头颈诊断病理学

DIAGNOSTIC PATHOLOGY: HEAD AND NECK

〔美〕莱斯特 · 汤普森（Lester Thompson）
〔美〕布鲁斯 · 韦尼希（Bruce Wenig） 主编
黄志刚　钟　琦　主译

北京科学技术出版社

著作权合同登记号 图字：01—2012—7428号

图书在版编目（CIP）数据

头颈诊断病理学 /（美）莱斯特 · 汤普森 (Lester Thompson)，（美）布鲁斯 · 韦尼希 (Bruce Wenig) 主编；黄志刚，钟琦主译 . -- 北京：北京科学技术出版社，2021.9

书名原文：DIAGNOSTIC PATHOLOGY: HEAD AND NECK

ISBN 978-7-5304-9285-7

Ⅰ . ①头… Ⅱ . ①莱… ②布… ③黄… ④钟… Ⅲ . ①头部—疾病—诊断学—病理学—图谱②颈—疾病—诊断学—病理学—图谱 Ⅳ . ① R365-64

中国版本图书馆 CIP 数据核字 (2017) 第 240350 号

免责声明

本书力求为读者提供准确的信息，但由于医学科学发展迅速，相关信息可能发生改变。相关从业及研究人员必须凭借其自身经验和知识对文中描述的信息数据、方法策略、搭配组合、实验操作进行评估和使用，临床诊断和给药剂量尤其需要经过独立验证。在法律允许的最大范围内，作者、编辑、出版者或发行者对因使用本书信息所造成的错误、疏忽或任何后果不承担责任，对出版物的内容不做明示或隐含的保证，作者、编辑、出版者或发行者对由本书引起的任何人身伤害或财产损害不承担任何责任。

策划编辑：杨　帆
责任编辑：张青山　刘瑞敏
责任校对：贾　荣
责任印制：吕　越
封面设计：申　彪
图文制作：北京八度出版服务机构
出 版 人：曾庆宇
出版发行：北京科学技术出版社
社　　址：北京西直门南大街 16 号
邮政编码：100035

电　　话：0086-10-66135495（总编室）
0086-10-66113227（发行部）
网　　址：www.bkydw.cn
印　　刷：北京捷迅佳彩印刷有限公司
开　　本：889 mm × 1194 mm　1/16
字　　数：2470 千字
印　　张：70
版　　次：2021 年 9 月第 1 版
印　　次：2021 年 9 月第 1 次印刷
ISBN 978-7-5304-9285-7

定　价：898.00元

译者名单

主　译　黄志刚　钟　琦

副主译　房居高　陈晓红

译　者（以姓氏笔画为序）

丁　硕　首都医科大学附属北京同仁医院头颈外科

马泓智　首都医科大学附属北京同仁医院头颈外科

冯　凌　首都医科大学附属北京同仁医院头颈外科

许洪波　首都医科大学附属北京同仁医院头颈外科

李平栋　首都医科大学附属北京同仁医院头颈外科

杨　征　首都医科大学附属北京同仁医院头颈外科

何时知　首都医科大学附属北京同仁医院头颈外科

张　洋　首都医科大学附属北京同仁医院头颈外科

陈晓红　首都医科大学附属北京同仁医院头颈外科

房居高　首都医科大学附属北京同仁医院头颈外科

钟　琦　首都医科大学附属北京同仁医院头颈外科

侯丽珍　首都医科大学附属北京同仁医院头颈外科

郭　伟　首都医科大学附属北京同仁医院头颈外科

黄志刚　首都医科大学附属北京同仁医院头颈外科

黄俊伟　首都医科大学附属北京同仁医院头颈外科

审校者名单

主　审　刘红刚　焦守恕

审　校（以姓氏笔画为序）

白玉萍　首都医科大学附属北京同仁医院病理科
刘红刚　首都医科大学附属北京同仁医院病理科
苏才丽　首都医科大学附属北京同仁医院病理科
李　雪　首都医科大学附属北京同仁医院病理科
何小金　首都医科大学附属北京同仁医院病理科
何春燕　首都医科大学附属北京同仁医院病理科
张　红　首都医科大学附属北京同仁医院病理科
岳常丽　首都医科大学附属北京同仁医院病理科
金玉兰　首都医科大学附属北京同仁医院病理科
周　全　首都医科大学附属北京同仁医院病理科
赵晓丽　首都医科大学附属北京同仁医院病理科
徐　仟　首都医科大学附属北京同仁医院病理科
崔素萍　首都医科大学附属北京同仁医院病理科
焦守恕　首都医科大学
魏　丽　首都医科大学附属北京同仁医院病理科

编著者

Lester D. R. Thompson, MD
Consultant Pathologist
Department of Pathology and Laboratory Medicine
Southern California Permanente Medical Group
Woodland Hills, CA

Brenda L. Nelson, DDS, MS
Head of Anatomic Pathology
Naval Medical Center San Diego
San Diego, CA

Francis H. Gannon, MD
Associate Professor of Pathology, Immunology, and Orthopedic Surgery
Director, Residency and Fellowship Programs
Deptartment of Pathology and Immunology
Baylor College of Medicine
Houston, TX

David Cassarino, MD, PhD
Consultant Dermatopathologist and Staff Pathologist
Southern California Permanente Medical Group
Los Angeles, CA
Clinical Professor
Department of Dermatology
University of California, Irvine
Irvine, CA

Bruce M. Wenig, MD
Chairman, Department of Diagnostic Pathology and Laboratory Medicine
Beth Israel Medical Center, St. Luke's–Roosevelt Hospitals
New York, NY
Professor of Pathology
Albert Einstein College of Medicine
Bronx, NY

Susan Müller, DMD, MS
Professor
Department of Pathology and Laboratory Medicine
Department of Otolaryngology, Head and Neck Surgery
Winship Cancer Institute
Emory University School of Medicine
Atlanta, GA

Kevin R. Torske, DDS, MS
Chairman and Residency Program Director
Department of Oral and Maxillofacial Pathology
Naval Postgraduate Dental School
Bethesda, MD

Nina Gale, MD, PhD
Professor of Pathology
Director of the Institute of Pathology
Faculty of Medicine
University of Ljubljana
Ljubljana, Slovenia

译者前言

随着医学水平的不断发展，治疗头颈部与耳鼻咽喉相关恶性肿瘤的需求在不断增加，单纯某一学科的理念已无法满足医生与患者的需求。20世纪50年代，美国首先出现了耳鼻咽喉科学的3级学科——头颈外科，随即在全世界范围内迅速推广开来。头颈外科兼具肿瘤外科、耳鼻咽喉科和口腔颌面外科的特点，多学科的交融推动了头颈部肿瘤治疗观念的进步。然而，头颈部涵盖器官众多，同时涉及全身多个系统，解剖结构十分复杂，疾病种类繁多，这使得治疗的难度大幅增加，病理科的支撑作用愈发突出。

著名的加拿大医生及教育家威廉·奥斯勒（William Osler）曾经提出“病理为医学之本”。病理学是临床医学与基础医学之间的桥梁，而头颈外科疾病，尤其是头颈部肿瘤的治疗，恰恰需要临床医学与基础医学之间的紧密结合。在临床医疗实践中，组织病理学诊断是诊断疾病最可靠的方法之一，并引导临床治疗不断深入到分子靶向治疗等领域。头颈部的主要疾病，如喉癌、甲状腺癌、喉咽癌等常见疾病的诊疗指南日益完善。此外，仍有大量少见病的诊断主要依靠病理学确诊，病理学在头颈部占位性疾病的诊治中所发挥的作用不可估量。

因此，在治疗头颈部疾病的过程当中，我们必须重视病理诊断能力的培养，这会对临床医生的进步大有帮助，这也是我们翻译《头颈诊断病理学》这本书的目的所在。本书将头颈部划分为10个解剖区域，从炎性疾病到肿瘤、从病因或发病机制到治疗和预后、从影像学特征到病理学特征、从大体到微观、从图片到文字，阐释得十分清晰和透彻，既方便读者对头颈部病理进行系统的学习，也方便日常工作中遇到病理相关问题时快速查阅并快速解决。

莱斯特·汤普森博士、布鲁斯·韦尼希博士等在头颈部病理相关领域有十分丰富的经验，并且贡献卓著，书中的每一个细节都体现着他们一丝不苟的工作态度和精益求精的工作精神，令人敬佩，十分值得我们学习。相信本书的翻译和出版，将对中国和西方头颈部病理诊断的学术交流起到非常积极的作用。

黄志刚

钟琦

出版说明

Amirsys出版公司是备受好评的放射学系列丛书“影像诊断”的出版者，现在它推出了新的“诊断病理学”系列丛书，为繁忙的外科病理学家提供了简单易用的参考书目。该系列丛书由世界知名的专家撰写，包括所有重要的外科病理诊断领域，共15个主题。

本系列丛书最新的一本——《头颈诊断病理学》，包含大约1100张图片，以及超过300个具体诊断的描述。Amirsys出版公司开创性的项目符号格式有利于提炼相关的信息。每一章都有相同的知识版块，如专业术语、病因/发病机制、临床表现、大体/组织病理学检查，以及鉴别诊断等，使你每次都能在相同的知识版块下找到所需的信息。

最重要的是，每一个诊断都附带许多高质量的图像，如大体病理学、HE和免疫组织化学染色及相关的影像学图像等。我们相信，这本图文并茂的图书，凭借其最前沿的信息和最具实用性的关注点，将成为你重要的参考资料。

伊丽莎白·哈默德，医学博士
执行编辑，病理学
Amirsys出版公司

安妮·奥斯本，医学博士
主席兼首席执行官
Amirsys出版公司

前　言

头颈部病变病理学类型广泛，即使对最有经验的外科病理学家而言，要想诊断清楚也是一种考验。任何一本试图囊括并深刻阐述头颈部所有病理类型的书，势必无功而返。在本书中，我们尽可能全面地阐述头颈部病变的病理学，并以一种查询便捷、插图丰富的形式，帮助读者做出准确诊断。

《头颈诊断病理学》包括鼻腔和鼻窦、咽、喉及气管、口腔、唾液腺、下颌、耳及颞骨、颈部、甲状腺及甲状旁腺等10章内容。每章内容包括非肿瘤性（如先天性、传染性、炎性和反应性）病变、良性肿瘤以及恶性肿瘤等疾病，以切除标本的病理记录作为总结。几乎所有章节内容都包括别名、定义、病因/发病机制、临床表现和流行病学参数、治疗、预后、影像学检查（如有相关）、病理学特征（大体和微观）、辅助检查（细胞学、特殊染色、免疫组织化学、分子生物学、细胞遗传学和超微结构观察）以及鉴别诊断。对每种病变的关键阐述都可以在独立的知识版块中快速查阅。表格和插图突出了每种疾病诊断的关键病理特点。很多章节包含相应病变的免疫组织化学结果，可快速查询重要的标志物，便于诊断以及与已知病变进行鉴别诊断。

头颈部病理学正在迅速发展，特别是在应用于个体化医疗时，其作用更趋显著。我们尽可能使本书中包含的信息保持先进性，但是我们意识到这个领域的飞速发展会使一些信息在本书出版后过时。为此，我们推出了Amirsys电子书，以持续及时更新有关内容。

我们希望本书能够为对头颈部疾病感兴趣的人提供有用的和有价值的信息。

布鲁斯·韦尼希，医学博士
病理诊断及临床试验系负责人
贝丝以色列医疗中心，圣卢克-罗斯福医院
纽约，纽约州
病理学教授
阿尔伯特·爱因斯坦医学院
布朗克斯，纽约州

莱斯特·汤普森，医学博士
病理学顾问
病理学和医学检验系
南加州医疗集团
伍德兰希尔斯，加利福尼亚州

致　谢

文字编辑

阿什利·日轮特，文学硕士

亚瑟·基辛格，文学硕士

马修·康奈利，文学硕士

罗娜·莫林，理学硕士

艾丽亚·莫尔顿

图片编辑

杰弗里·马莫斯顿

丽萨·马加尔

医学文字编辑

萨拉·夸德拉·阿里克，医学博士

插图

罗娜·塞斯托，文学硕士

理查德·库姆斯，理学硕士

莱恩·本尼恩，理学硕士

艺术指导与设计

罗娜·塞斯托，文学硕士

助理编辑

大卫·常斯，文学硕士

出版商

凯利·贺普

目　录

第1章　鼻腔和鼻窦

陈晓红　许洪波　译　　何春燕　何小金　周　全　苏才丽　审校

先天性和遗传性疾病

感染性疾病

炎症免疫功能障碍

反应性疾病

良性肿瘤

交界性肿瘤

恶性肿瘤

鼻腔和鼻窦标本检查

鼻神经胶质异位

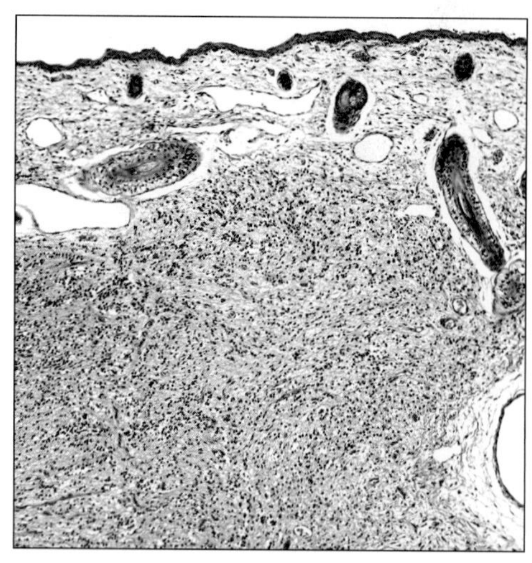
HE染色示含附属器结构（毛根）的完整皮肤包绕着杂乱排列的神经成分（神经胶质组织）

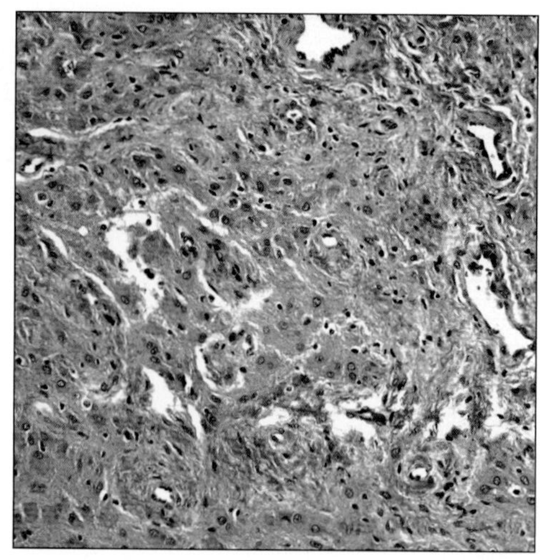
HE染色示伴有纤维化的神经胶质。这一改变提示很多病例为何需进行特殊染色观察

专业术语

缩写
- 鼻神经胶质异位（NGH）

别名
- 鼻神经胶质瘤：意味着肿瘤，不提倡使用

定义
- 鼻神经胶质发育异常是指正常、成熟神经胶质组织的异位（迷离瘤）
  - 通常不与颅内相连续
- 鼻脑膜脑膨出表现为大脑组织和软脑膜通过缺损的颅骨形成疝
  - 与颅腔保持连续性

病因/发病机制

发育性畸形
- 正常、成熟神经胶质组织先天性异位畸形

医源性
- 鼻脑膜脑膨出是脑组织通过颅骨缺损处形成的疝。通常继发于感染、外伤和手术

临床表现

流行病学
- 发病率
  - 鼻神经胶质发育异常较为罕见
  - 鼻脑膜脑膨出不常见
- 年龄
  - 鼻神经胶质发育异常通常发生于婴幼儿
  - 鼻脑膜脑膨出通常发生于稍年长的儿童和成人
- 性别
  - 无明显性别差异

部位
- 根据发生部位分为3型
  - 鼻外型（60%）：鼻梁皮下
  - 鼻内型（30%）：鼻腔上部
  - 混合型（10%）

症状
- 鼻梁坚硬的皮下结节
- 鼻腔上部内息肉
- 鼻塞
- 慢性鼻-鼻窦炎
- 流鼻涕
- 慢性中耳炎
- 脑脊液鼻漏提示鼻脑膜脑膨出

治疗
- 选择、风险及并发症
  - X线检查是避免活检后并发症的先决条件
    - 脑膜炎
    - 脑脊液鼻漏
- 手术方式
  - 切除必须充分

预后
- 很好
- 如果切除不完全，复发率高达30%

影像学检查

放射学检查
- 必须在活检前行X线检查
- 边界清晰的膨胀性肿块
- 需要记录与中枢神经系统的连续性
- 必须排除与颅内相连续（有通道或筛板缺失）
  - 如果缺损较小，CT或MRI很难辨认

鼻神经胶质异位

要点

病因/发病机制
- 正常、成熟神经胶质组织的先天性异位畸形

临床表现
- 通常分为鼻外型和鼻内型
- 通常在婴儿期表现出来
- 为避免活检后并发症，活检前必须行X线检查
- 如果切除不完全，复发率可高达30%

组织病理学检查
- 神经胶质组织中胶质增生
- 纤维化常取代神经胶质或使神经胶质成分模糊；需行特殊染色来证实

辅助检查
- 神经胶质组织：S-100蛋白和GFAP阳性

鉴别诊断
- 纤维化的鼻息肉

大体检查

一般特征
- 表面光滑、切面有光泽
- 肉眼观与脑组织相似
- 有时以纤维结缔组织为主，质地坚硬

大小
- 通常小于2cm

组织病理学检查

组织学特征
- 皮肤或表面黏膜完整
- 神经胶质组织的表现类似神经胶质增生
- 纤维结缔组织与神经胶质组织混杂
  - 纤维化常取代神经胶质或使神经胶质成分模糊；需行特殊染色来证实
- 纤维性神经胶质组织呈巢状和片状
- 明显的胶质纤维网
- 可见原浆性星形细胞
- 神经元不常见
- 脉络丛、室管膜、视网膜色素细胞罕见
- 鼻脑膜脑膨出表现为胶质变性，需结合临床和影像学检查

辅助检查

组织化学
- 三色法
  - 反应：阳性
  - 染色模式
    - 胶质组织为亮红色；纤维化组织为蓝色

免疫组织化学
- 神经胶质组织中S-100蛋白和GFAP阳性（GFAP更敏感）

鉴别诊断

纤维化的鼻息肉
- 缺乏神经胶质组织
- 包含有黏液浆液性腺体
- 通常可见明显的炎症

参考文献

1. Penner CR et al: Nasal glial heterotopia. Ear Nose Throat J.83(2): 92–3, 2004
2. Penner CR et al: Nasal glial heterotopia:a clinicopathologic and immunophenotypic analysis of 10 cases with a review of the literature. Ann Diagn Pathol, 7(6): 354–9, 2003
3. Kardon DE: Nasal glial heterotopia. Arch Pathol Lab Med. 124(12): 1849, 2000

影像图库

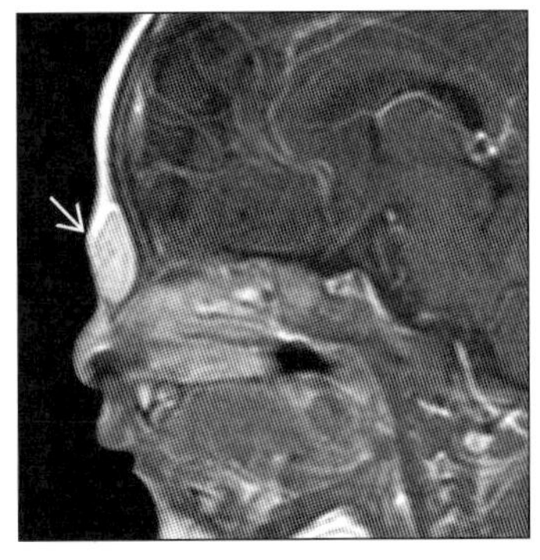
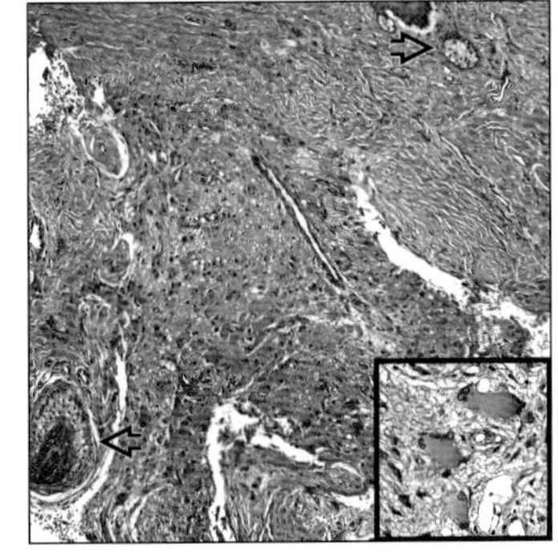
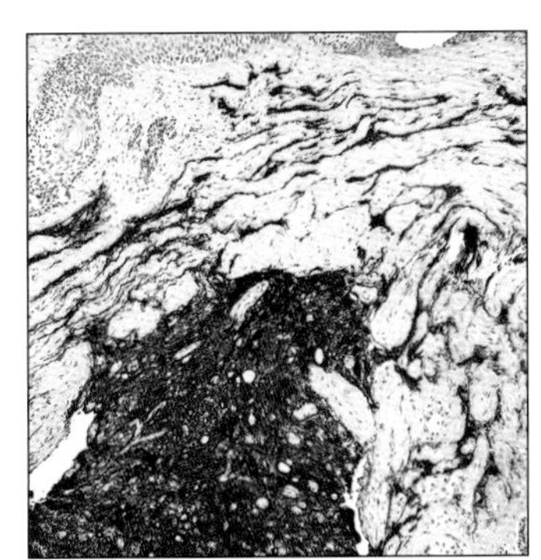

（左图）矢状位MRI显示鼻部上方一个增强的卵圆形团块影➡，与颅内不连续。（中图）HE染色显示毛囊皮脂腺⇨，纤维结缔组织中可见原浆性星形细胞样神经胶质增生。插图显示高倍镜下的原浆性星形细胞。（右图）完整的上皮下GFAP突显神经胶质组织。注意突触的"浸润性"形态被反应性的纤维化分隔开来

鼻皮样囊肿和瘘

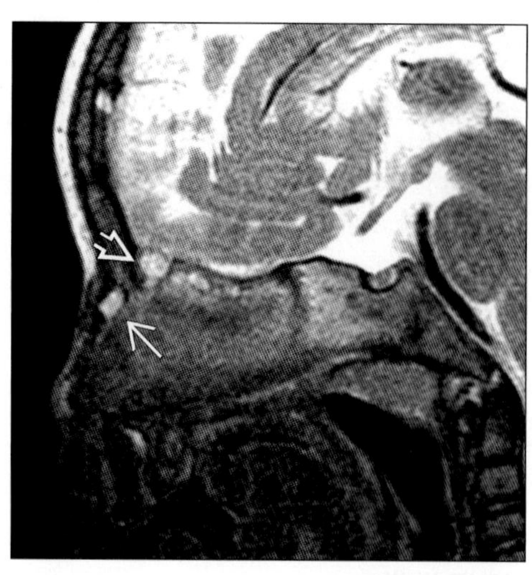

矢状位T2加权MRI显示鼻梁下小的颅外表皮样肿块➡，与第二个在盲孔区域的颅内表皮样肿块相关➡

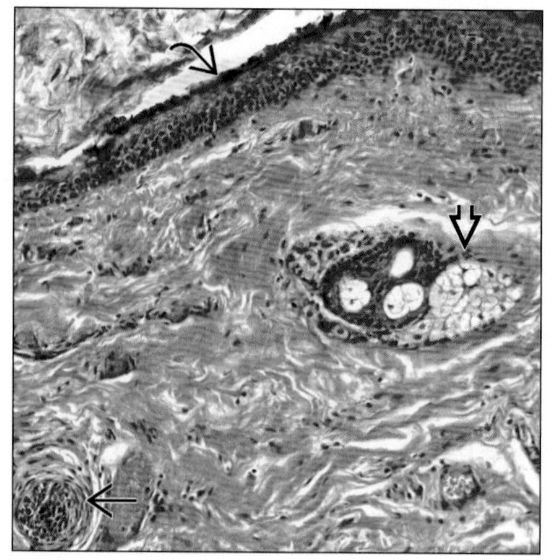

切除的囊性病变内衬复层扁平上皮➡，可见皮肤附属器，包括皮脂腺➡和囊壁上的毛囊➡

专业术语

别名

- 颅面皮样囊肿

定义

- 先天性发育异常，组织学上与其他部位发生的皮样囊肿相同

病因/发病机制

发育畸形

- 可能与其他先天性发育异常相关或共存
- 可能具有家族性
- 鼻梁上的中线病变多见
  - 与神经胶质异位有类似的发病部位，提示这些病变间相互联系

临床表现

流行病学

- 发生率
  - 大约10%的皮样囊肿发生在颈面部区域
- 年龄
  - 通常发生于婴幼儿
    - 也可发生于成人
- 性别
  - 性别分布无差异

部位

- 大多数发生于鼻根部（鼻梁）
  - 也可见于鼻的下部或侧部，靠近鼻翼

症状

- 中线肿胀

治疗

- 选择、风险及并发症
  - 大多数的治疗焦点可能是相关的深在部位的囊肿或涉及前路面中线的相关窦道
- 手术方法
  - 颅内扩散的区域传统上需要进行治疗
    - 侧鼻切开术
    - 颜面中部撕脱术
    - 外鼻整形术联合额颅骨切开术
  - 最近有建议采用颅下入路
    - 能够充分地暴露
    - 使额叶保留最小化
    - 减小脑脊液漏的可能性
    - 提供较好的美容效果
    - 长期随访无复发或对颜面生长无影响

预后

- 手术是根治性治疗手段
- 复发率低

影像学检查

- 需行术前评估排除颅内受累
- 应用CT和（或）MRI的目的
  - 确定深部组织是否有累及
  - 排除可能的颅内相关受累
- 需要判断病变的深度

大体检查

一般特征

- 小的病变或深在的囊肿可能在其发生感染后才表现出来
- 可见皮样瘘口
- 可能会发生颅内扩散

鼻皮样囊肿和瘘

要点

专业术语

- 先天性发育异常，与其他解剖部位的皮样囊肿几乎相同

临床表现

- 大约10%的皮样囊肿发生在颈面部区域
- 通常发生于婴幼儿
- 大多数发生于鼻根部（鼻梁）
- 手术为根治性治疗手段

组织病理学检查

- 囊肿被覆复层扁平上皮，包括皮肤附属器
  - 结缔组织囊壁上可见毛囊、皮脂腺、汗腺

鉴别诊断

- 正常皮肤表层
- 鼻咽皮样囊肿
- 鼻神经胶质异位

组织病理学检查

组织学特征

- 囊肿被覆复层扁平上皮，包括皮肤附属器
  - 毛囊
  - 皮脂腺
  - 汗腺
- 腔内充满角化物和脂性物质
- 可见呼吸上皮

鉴别诊断

正常皮肤表层

- 临床表现为肿块或肿胀有助于鉴别皮样囊肿和正常皮肤

鼻咽皮样囊肿

- 是异位副耳而不是真正的囊肿

鼻神经胶质异位

- 可辨识的神经胶质组织
  - 可通过免疫组织化学证实，包括
    - 胶质纤维酸性蛋白（GFAP）
    - 神经丝蛋白（NFP）

参考文献

1. Cambiaghi S et al: Nasal dermoid sinus cyst.Pediatr Dermatol. 24(6): 646–50, 2007
2. Sreetharan V et al: Atypical congenital dermoids of the face:a 25-year experience. J Plast Reconstr Aesthet Surg. 60(9): 1025–9, 2007
3. Blake WE et al: Nasal dermoid sinus cysts: a retrospective review and discussion of investigation and management. Ann Plast Surg. 57(5): 535–40, 2006
4. Zapata S et al : Nasal dermoids. Curr Opin Otolaryngol Head Neck Surg. 14(6): 406–11, 2006
5. Charrier JB et al: Craniofacial dermoids: an embryological theory unifying nasal dermoids sinus cysts. Cleft Palate Craniofac J. 42(1): 51–7, 2005
6. Meher R et al: Nasal dermoid with intracranial extension. J Postgrad Med. 51(1): 39–40, 2005
7. Rahbar R et al: The Presentation and management of nasal dermoid: a 30-year experience. Arch Otorhinolaryngol Head Neck Surg. 129(4): 464–71, 2003
8. Urth A et al: Nasal dermoid cyst: diagnosis and management of five cases. Acta Otorhinolaryngol Beig. 56(3): 325–9, 2002
9. Pivick EK et al: Gorlin syndrome associated with midline nasal dermoid cyst. J Med Genet. 33(8): 704–6, 1996
10. Allbery SM et al: MR imaging of nasal masses. Radiographics. 15(6): 1311–27, 1995
11. Posnick JC et al: Intracranial nasal dermoid and surgical results. Plast Reconstr Surg. 93(4): 745–54; discussion755–6, 1994
12. Pensler JM et al: Craniofacial dermoids. Plast Reconstr Surg. 82(6): 953–8, 1988
13. McCaffrey TVet al: Dermoid cysts of the nose : review of 21 cases. Otolaryngol Head Neck Surg. 87(1): 52–9, 1979

影像图库

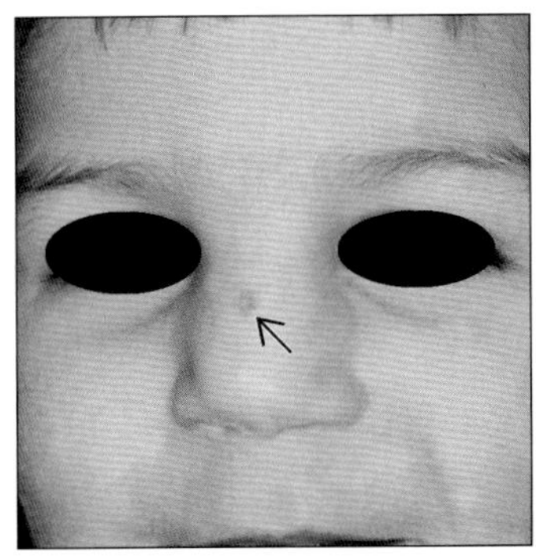

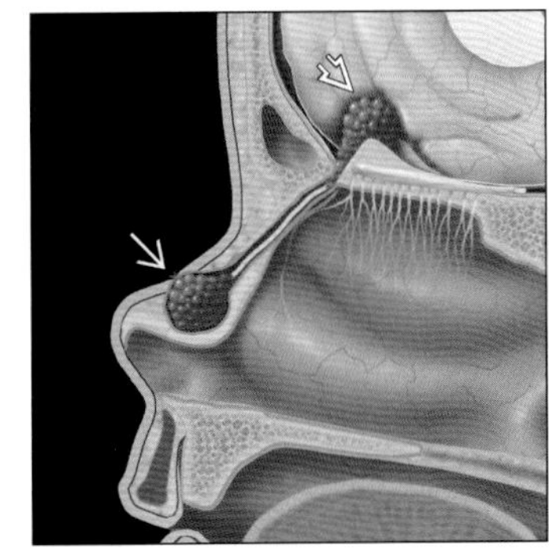

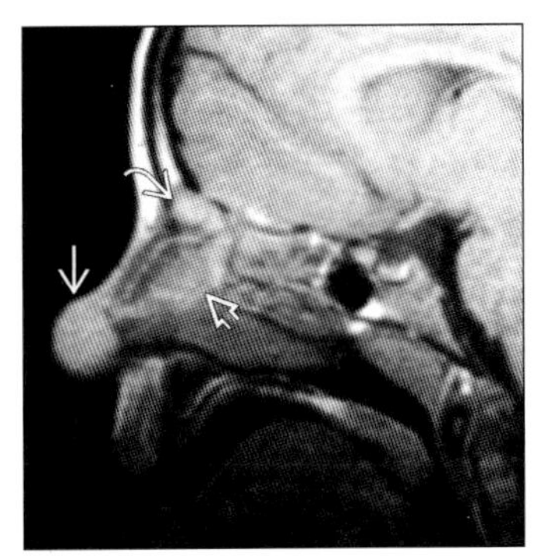

（左图）儿童鼻皮样瘘显示鼻梁上有个鼻窝➡。宽阔的鼻梁通常继发于皮下皮样囊肿。（中图）矢状位示伴有颅外皮样囊肿的鼻先天性皮样瘘，位于鼻窝下➡；裂开的鸡冠被颅内的皮样囊肿分隔开来➡。（右图）矢状位T1加权MRI显示鼻尖处有一个皮样囊肿➡，同时存在于鼻中隔➡和颅底➡

原发性纤毛运动障碍

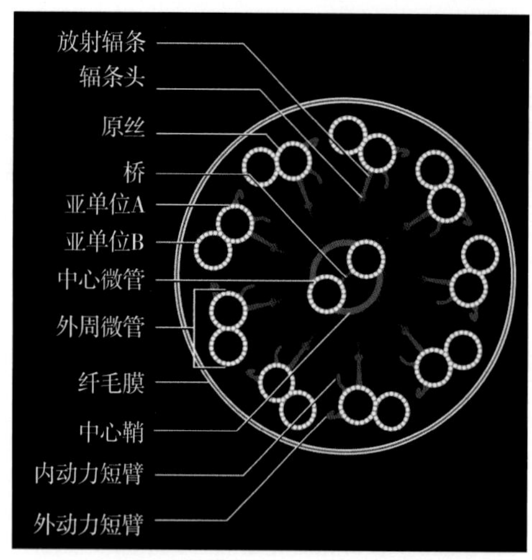

截面示意图显示了正常纤毛结构中的纤毛轴丝（纤毛结构的主体），包括1对中央性单管和9对周围双联体

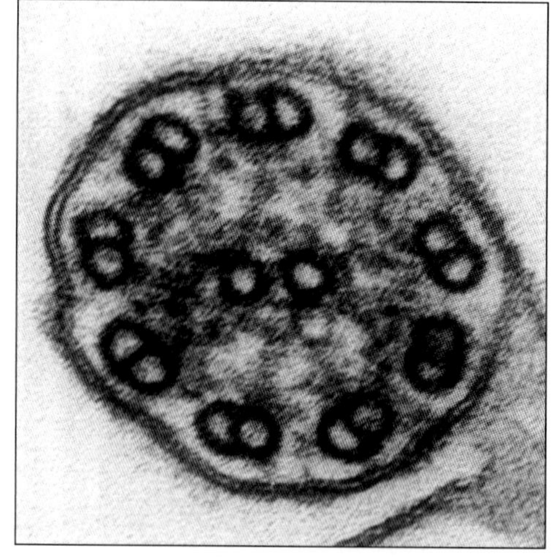

对怀疑有原发性纤毛运动障碍的患者进行鼻活检。电子显微镜下可见一个完全缺乏动力蛋白臂的纤毛，此特征可以作为最可靠的诊断纤毛结构异常的依据

专业术语

缩写

- 原发性纤毛运动障碍（PCD）

别名

- 纤毛不动综合征

定义

- 由呼吸道纤毛和精子尾部超微结构缺陷引起的多系统疾病

病因/发病机制

遗传性

- 大多数为常染色体隐性遗传
- 不同患者涉及的基因不同，突变位点也不同
  - *DNAI1*（染色体7p21），*DNAH5*（染色体5p15-5p14），*DNAH11*（染色体7p21）

获得性

- 称为继发性纤毛运动障碍，通常是炎性病变后上皮改变的结果

临床表现

流行病学

- 发病率
  - 未知
  - 见于大约50%的伴有完全性内脏转位的患者
- 年龄
  - 通常发生于早期的新生儿

症状

- 典型表现为复发性呼吸道感染、鼻窦炎、气管炎和男性生育能力低下
  - 鼻窦炎、黏脓性鼻涕、中耳炎通常明显，几乎发生于所有患者
- 慢性支气管炎、复发性肺炎和实际上为卡塔格内（Kartagener）综合征特发的肺不张
  - 这种情况不要求行纤毛评估来诊断
    - 大约有50%的患者没有内脏转位

实验室检查

- 呼出气和鼻一氧化氮的测量，有助于对儿童进行筛查和确定其中的原发性纤毛运动障碍患者
  - 与活检结果阴性的患者和健康对照组相比，证明有原发性纤毛运动障碍的儿童鼻一氧化氮浓度明显较低
  - 据报道，鼻一氧化氮浓度低于105μg/L的临界水平，其特异性在原发性纤毛运动障碍患者中为88%，阳性预测价值为89%
  - 鼻一氧化氮高于临界值水平105μg/L可完全排除原发性纤毛运动障碍

治疗

- 姑息性治疗，主要为保留通气
- 有鼻息肉时可能需要手术

预后

- 通常无生命威胁
- 纤毛异常代表普遍而持久的基因缺陷

大体检查

提交样本

- 鼻腔活检最容易获得标本
- 常见继发于慢性鼻炎的局灶性鳞状上皮化生
  - 此区域活检可能不见纤毛
  - 在此情况下，最好从后鼻腔取标本
- 气管黏膜取样或活检有更高的获取足够纤毛标本的概率

原发性纤毛运动障碍

要点

专业术语
- 由呼吸道纤毛和精子尾部超微结构缺陷引起的多系统疾病

病因/发病机制
- 通常为常染色体隐性遗传

临床表现
- 鼻窦炎、中耳炎、黏脓性鼻涕通常较显著，几乎发生于所有的患者
- 慢性支气管炎、复发性肺炎和肺不张常见

大体检查
- 鼻腔活检通常最容易获得标本

辅助检查
- 动力蛋白臂缺失为具有确诊意义的结构异常

辅助检查

电子显微镜观察
- 为达到诊断目的而行超纤维结构检查
  - 动力蛋白臂缺失为具有确诊意义的结构异常
  - 纤毛的外周相互运动的双重小管的平移运动需要动力蛋白臂
- 动力蛋白臂异常的评估可能存在困难
  - 需要有多个结构清晰的纤毛横截面
  - 即使最佳的照相结果，也不会在每个双重小管上均见到动力蛋白臂
  - 一般或较差的照相结果很难清晰地观察到动力蛋白臂
  - 在大多数情况下诊断动力蛋白臂缩短、缺陷或部分缺失格外困难
    - 尤其是诊断内臂缺失，因为内臂比外臂更不容易观察到

鉴别诊断

超微结构正常的纤毛
- 纤毛轴的内部结构为经典的“9+1”微管形式
  - 位于中央的1对组成单微管（单管）
  - 周围的9对为双管，包括亚单位A和B
  - 2个短的分叉的臂（动力蛋白臂）顺时针从每组双管的亚单位A伸出朝向下组双管
  - 放射状轮辐状连接亚单位A至包绕中央管的中央鞘

参考文献

1. Baker K et al: Making sense of cilia in disease: the human ciliopathies.Am J Med Genet C Semin Med Genet. 151C(4)281–95, 2009
2. Escudier E et al: Ciliary defects and genetics of primary ciliary dyskinesia.Paediatr Respir Rev. 10(2): 51–4, 2009
3. Santamaria F et al: Nasal nitric oxide assessment in primary ciliary dyskinesia using aspiration, exhalation, and humming. Med Sci Monit. 14(2): CR80–85, 2008
4. Geremek M et al: Primary ciliary dyskinesia: genes, candidate genes and chromosomal regions. J Appl Genet. 45(3): 347–61, 2004
5. Mierau GW et al: The role of electron microscopy in evaluating ciliary dysfuntion:report of a workshop.Ultrastruct Pathol. 16(1–2): 245–54, 1992

影像图库

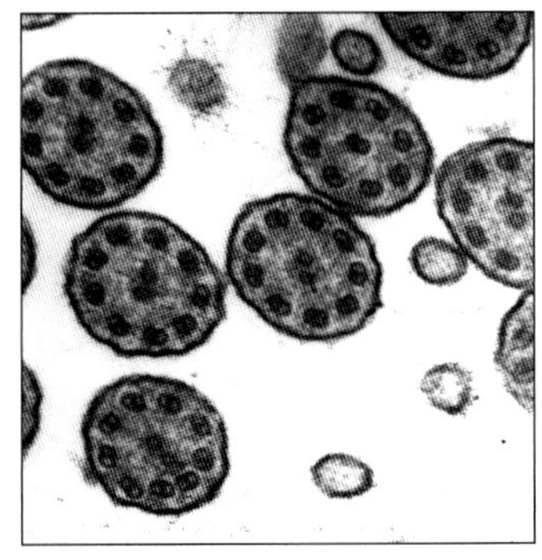

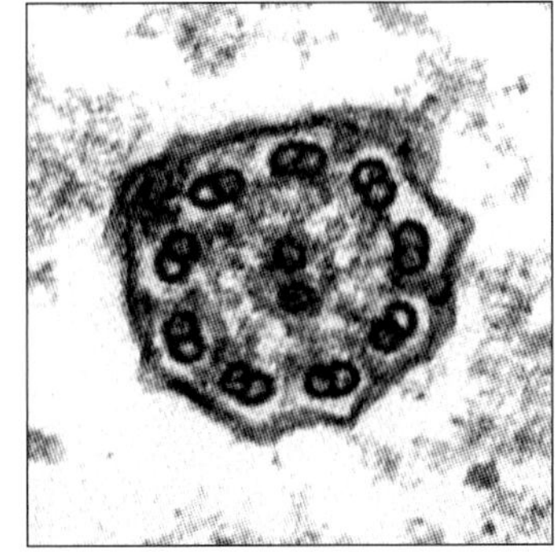

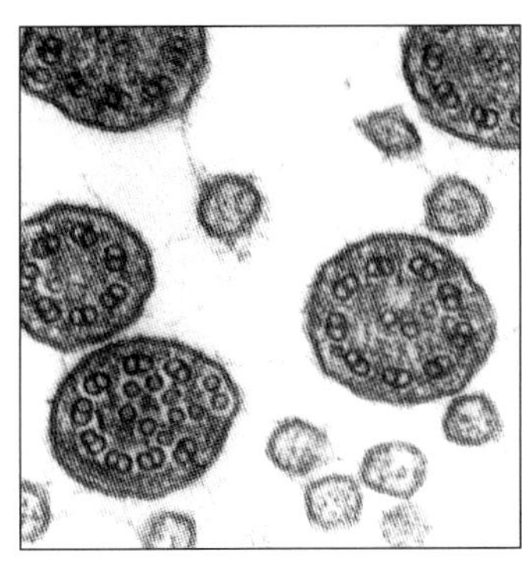

（左图）怀疑原发性纤毛运动障碍患者的活检标本，包括制作良好的电子显微镜图片，显示外侧动力蛋白臂缺失的纤毛。（中图）已知有卡塔格内综合征（内脏完全转位）的患者显示动力蛋白臂的缺失。患者未要求进行纤毛评估。（右图）显示了内侧和外侧动力蛋白臂部分缺失的例子。充分的准备对防止过度解释结构异常至关重要

变应性真菌性鼻窦炎

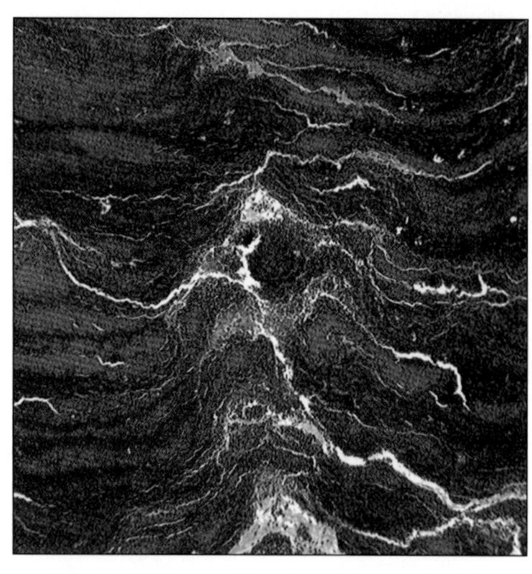

HE染色示“潮线”“年轮”或细胞核与细胞质碎片的交替带，此为变应性真菌性鼻窦炎的特征性表现

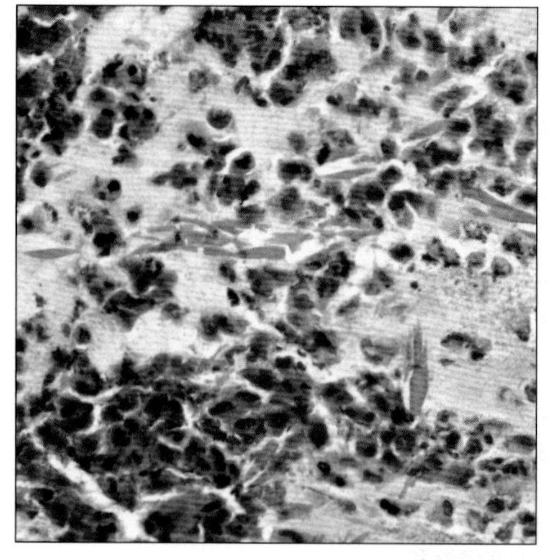

HE染色示退化的炎症细胞和伴夏科-莱登结晶（嗜酸性粒细胞的降解产物）的嗜酸性粒细胞

专业术语

缩写

- 变应性真菌性鼻窦炎（AFS）

别名

- 过敏黏蛋白
- 嗜酸性粒细胞性真菌性鼻窦炎（EFRS）
- 嗜酸性粒细胞黏蛋白性鼻窦炎（EMRS）
- 变应性真菌性鼻窦炎
- 肥厚性鼻窦疾病（HSD）
- 特应性真菌性鼻窦炎

定义

- 鼻窦黏膜对雾化真菌过敏原的变应性反应，被嗜酸性粒细胞放大和延续

病因/发病机制

环境暴露

- 对吸入真菌成分的变态反应
  - 在抗原呈递和免疫反应/调控中涉及主要组织相容性复合体中的Ⅱ类基因
  - 过敏反应发生于免疫活性人群
  - 曲霉菌属最常见
  - 黑色真菌（青铜棕色）
    - 广泛存在于土壤、树木、分解后的植物物质等
    - 链格孢属
    - 双极霉属
    - 弯孢属
    - 凸脐蠕孢属
    - 瓶霉菌属
  - 毛霉菌不常见

发病机制

- 特应性主体暴露于分散的真菌
- 炎性反应由IgE介导
  - Ⅰ型超敏反应
- 组织水肿致鼻窦阻塞和淤滞
- 真菌增殖导致更多的抗原暴露
- 持续循环产生过敏黏蛋白和可能发生息肉

临床表现

流行病学

- 发病率
  - 常见
    - 大约10%患有慢性鼻窦炎的患者或鼻息肉患者会并发变应性真菌性鼻窦炎
    - 患有哮喘、过敏和变应性支气管肺曲霉菌病的患者发生率增加
  - 温暖季节发病率增加
- 年龄
  - 通常发生于30~70岁人群
  - 未见儿童患者
- 性别
  - 性别分布无差异
    - 男性患者较女性患者更易发生骨侵蚀

部位

- 鼻腔
- 鼻旁窦
  - 上颌窦和筛窦最常见

症状

- 常见特应性反应（过敏）
- 慢性持续性鼻窦炎
- 团块
  - 可能会导致面部畸形和眼球突出
    - 如果有眼球突出，则会有视觉障碍
- 流涕

变应性真菌性鼻窦炎

要点

专业术语
- 嗜酸性粒细胞性真菌性鼻窦炎（EFRS）
- 鼻窦黏膜对雾化真菌过敏原的变应性反应，被嗜酸性粒细胞放大和延续

病因/发病机制
- 对吸入真菌成分的变态反应
- 曲霉菌属最常见

临床表现
- 常见特应性反应（过敏）
- 油灰样息肉
- 外周嗜酸性粒细胞增多
- 真菌特异性IgE升高
- 黏蛋白的彻底清除和广泛的清创是主要的治疗方式
- 术后抗感染治疗，包括口服糖皮质激素

大体检查
- 恶臭
- 油灰或花生油状黏稠物
- 泥泞或油腻样黏稠物

组织病理学检查
- “潮线”“年轮”、波浪或波纹状黏蛋白样物质与炎性碎片相间

辅助检查
- 六胺银染色；过碘酸-雪夫染色/淡绿

鉴别诊断
- 侵袭性真菌性鼻窦炎
- 足菌肿

- 鼻漏
- 头痛

实验室检查
- 外周嗜酸性粒细胞增多
- 真菌特异性IgE升高
  - 真菌特异性IgG3水平可能也升高
- 培养鉴别真菌病原体
  - 培养结果用来指导脱敏治疗
  - 培养不用来选择抗生素

治疗
- 选择、风险及并发症
  - 通常要求手术联合药物治疗来获得最好的长期结果
- 手术方式
  - 黏蛋白的彻底清除和广泛的清创是主要的治疗方式
  - 息肉切除术和受累鼻窦的最小袋形缝合术
  - 可在鼻内镜下操作
    - 功能性鼻内镜鼻窦手术（FESS）
- 药物
  - 术后抗感染治疗
    - 口服糖皮质激素通常会获得最好的效果
  - 术后给予唑类药物（特异性药物——伊曲康唑）可能会减少复发
  - 过敏性炎性疾病的药物治疗
- 过敏脱敏治疗（免疫疗法）

预后
- 综合药物和手术治疗预后较好
- 有一定的复发率
  - 患者的功能状态可能存在问题

影像学检查

CT
- 鼻腔鼻窦内膨胀性肿块，有时为阻塞性肿块
- 骨骼重塑或破坏
  - 眶内受累或骨骼侵蚀是主要特征
- 骨侵蚀可见于晚期患者

大体检查

一般特征
- 恶臭
- 息肉状碎片
- 油灰或花生油状黏稠物
- 泥泞样黏稠物
- 触诊脂样

大小
- 范围：0.1~0.4cm的组织碎片
  - 平均长度：大约8cm

组织病理学检查

组织学特征
- 组织学上可辨识的多重息肉样碎片
- 黏蛋白样物游离存在，不属于周围呼吸组织
- 呈“潮线”“年轮”、波浪或波纹状
  - 是由黏蛋白样物与炎性碎片相间存在而成
  - 整体呈“蓝粉”相间的外观
- 由中性粒细胞、嗜酸性粒细胞和黏蛋白组成
  - 碎片组成的降解产物
  - 常见细胞的外形轮廓
  - 核碎片聚集
- 夏科-莱登结晶（降解的嗜酸性粒细胞）

变应性真菌性鼻窦炎

- 长针状或双棱状结晶
- 调节载物台下面的聚光器可见结晶折射现象
- 真菌通常很难发现（即使是通过特殊染色）
  - 当找不到真菌时，可以用嗜酸性粒细胞黏蛋白性鼻窦炎代替
- 并发鼻窦病理
  - 鼻窦炎性息肉
    - 息肉可显示为炎性，但不是脓肿或坏死物
  - 慢性鼻窦炎

辅助检查

组织化学

- GMS（六胺银染色）
  - 明显的真菌菌丝（显露时）
- 过碘酸-希夫染色
  - 明显的真菌菌丝（显露时）

鉴别诊断

侵袭性真菌性鼻窦炎

- 真菌菌丝可见于
  - 血管壁或血管间隙
  - 组织
- 间质中重要的宿主反应
  - 组织中可见炎症细胞而不是通过AFS见到的游离的黏液池
    - 不是相间的形式

鼻窦息肉

- 有完整表面上皮的息肉状结构
- 黏蛋白样或水肿样物与炎症细胞混杂
  - 嗜酸性粒细胞可见，但通常不降解或与夏科-莱登结晶相关
- 缺乏相间模式
- 基质中通常可见小的黏液浆液性腺体

足菌肿

- 真菌的聚集体或真菌球[酵母菌和（或）菌丝]
- 在这种疾病中，常见孢子头
- 通常不是宿主反应
  - 如果存在，则是淋巴组织细胞或嗜酸性粒细胞
- 黑色真菌最常见

诊断要点

病理学要点

- 油灰状的外观
- 相间的“潮线”或“年轮”
- 嗜酸性粒细胞及其降解产物
- 不需要证明真菌成分的存在

参考文献

1. Wise SK et al: Antigen-specific IgE sinus mucosa of allergic fungal rhinosinusitis patients. Am J Rhinol. 22(5)-6, 2008
2. Aribandi M et al: Imaging features of invasive and noninvasive fungal sinusitis: a review. Radiographics. 27(5): 1283-96, 2007
3. Driemel O et al: [Allergic fungal sinusitis, fungus and invasive sinonasal mycosis - three fungal-related diseases] Mund Kiefer Gesichtschir. 11(3): 153-9, 2007
4. Ghegan MD et al: Socioeconomic factors in allergic fungal rhinosinusitis with bone erosion. Am J Rhinol. 21(5): 560-3, 2007
5. Kimura M et al: Usefulness of Fungiflora Y to detect fungus in a frozen section of allergic mucin. Pathol Int. 57(9): 613-7, 2007
6. Mirante JP et al: Endoscopic view of allergic fungal sinusitis. Ear Nose Throat J. 86(2): 74, 2007
7. Orlandi RR et al: Microarray analysis of allergic fungal sinusitis and eosinophilic mucin rhinosinusitis. Otolaryngol Head Neck Surg. 136(5): 707-13, 2007
8. Revankar SG:Dematiaceous fungi. Mycoses. 50(2): 91-101, 2007
9. Ryan MW et al: Allergic fungal rhinosinusitis: diagnosis and management. Curr Opin Otolaryngol Head Neck Surg. 15(1): 18-22, 2007
10. Schubert MS: Allergic fungal sinusitis. Clin Allergy Immunol. 20: 263-71, 2007
11. Schubert MS:Allergic fungal sinusitis. Clin Rev Allergy Immunol. 30(3): 205-16, 2006
12. Heffner DK: Allergic fungal sinusitis is a histopathologic diagnosis; paranasal mucocele is not. Ann Diagn Pathol. 8(5): 316-23, 2004
13. Huchton DM: Allergic fungal sinusitis: an otorhinplaryngologic perpective. Allergy Asthma Proc. 24(5): 307-11, 2003
14. Ferguson BJ: Definitions of fungal rhinosinusitis. Otolaryngol Clin North Am. 33(2): 227-35, 2000
15. Kuhn FA et al: Allergic fungal rhinosinusitis:perioperative management, prevention of recurrence, and role of steroids and antifungal agents. Otolaryngol Clin North Am. 33(2): 419-33, 2000
16. Mabry RL et al: Allergic fungal sinusitis: the role of immunotherapy. Otolaryngol Clin North Am. 33(2): 433-40, 2000
17. Marple BF: Allergic fungal rhinosinusitis: surgical management. Otolaryngol Clin North Am. 33(2): 409-19, 2000

变应性真菌性鼻窦炎

影像学、大体和显微镜下特征

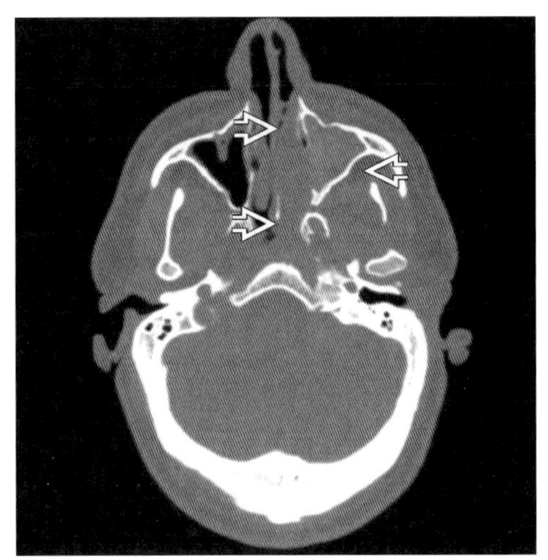

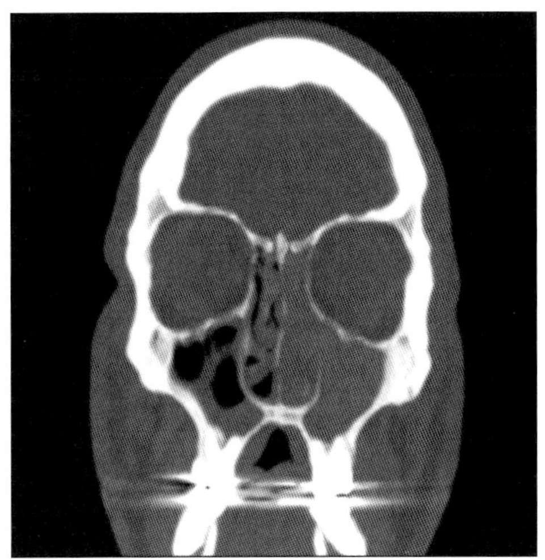

（左图）影像学检查示左侧变应性真菌性鼻窦炎鼻腔鼻窦中软组织影，但无堵塞➡。对侧上颌窦内示息肉，一种常见的并发症。（右图）示左侧鼻腔鼻窦中均匀密度的软组织影。对侧上颌窦中息肉样组织和黏膜增厚明显，常同时存在

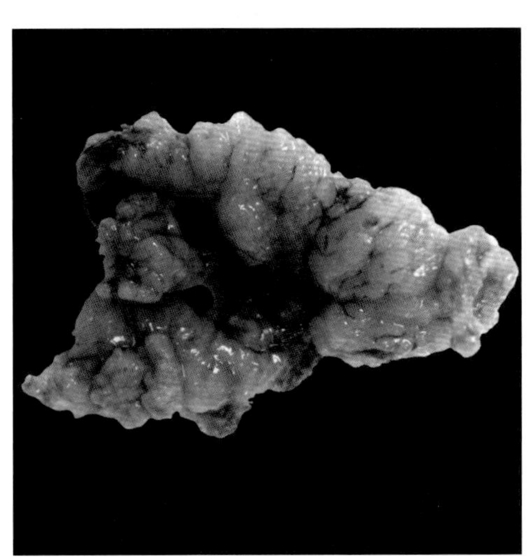

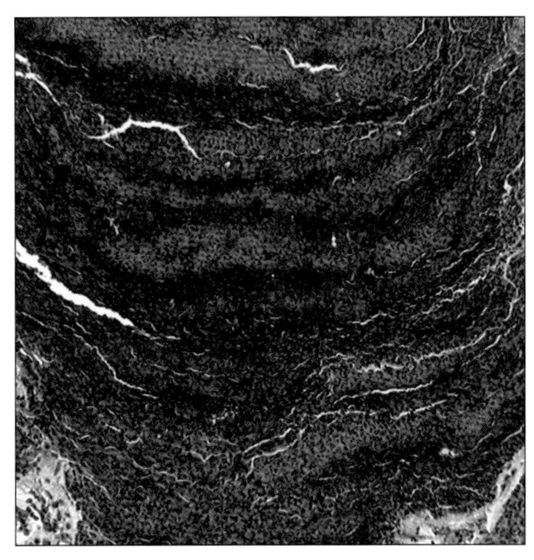

（左图）大体标本示一块有多个凸起的息肉样碎片组织。组织切面为油腻的泥泞状黏稠状物。（右图）HE染色示嗜酸性粒细胞和中性粒细胞相间呈波浪状。黏液样变性造成了这些明暗相间的"环"或"带"。此特征为本病的典型改变，通常不需要进一步的辅助检查

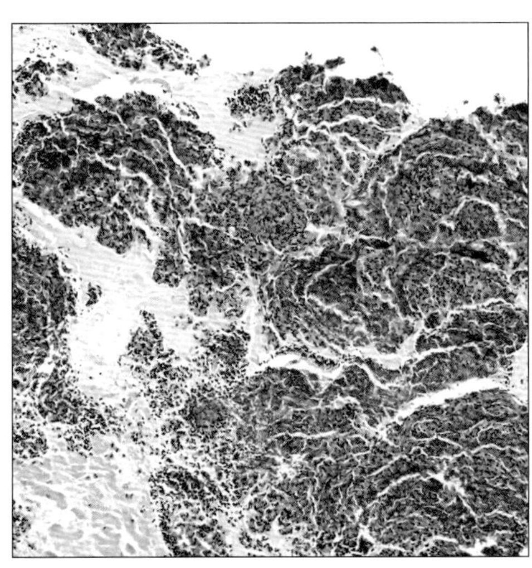

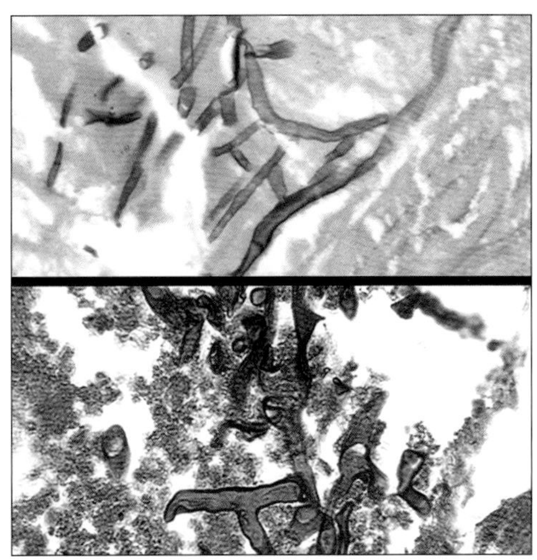

（左图）HE染色示退化的含黏蛋白样物的炎症细胞、中性粒细胞和嗜酸性粒细胞碎片。组织裂开假象显示出潮线形态。（右图）复合图像示真菌菌体嵌于退化的碎片内。上图：六胺银染色突出显示呈锐角分支和分隔的菌体。下图：HE染色突出显示宽大、带状的无隔膜的菌丝

足菌肿

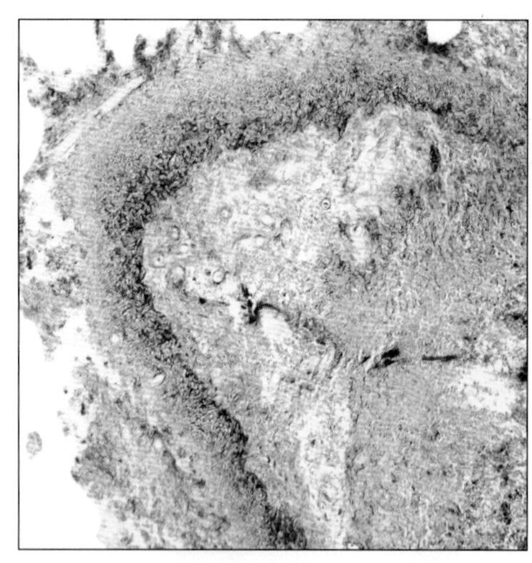

HE染色示无数的菌体聚集形成球状，酵母菌聚在外围

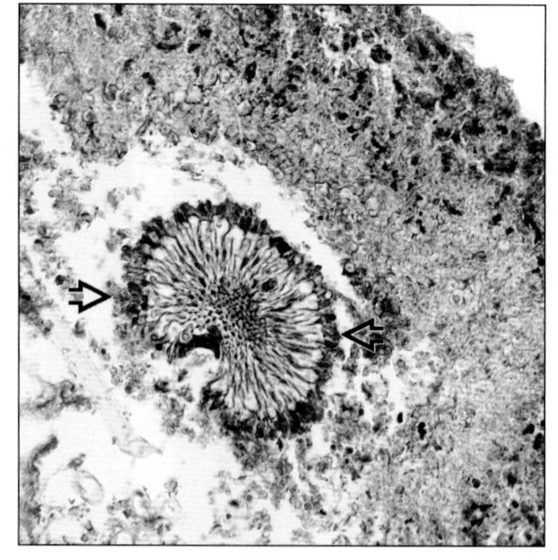

HE染色示真菌菌体包绕一个孢子头[⇨]，此现象可见于足菌肿

专业术语

别名

- 鼻窦真菌球、真菌球、非侵袭性真菌性鼻窦炎、非侵袭性鼻窦足菌肿、“snotoma”
- 黏膜外真菌性鼻窦炎（EFS）

定义

- 窦腔内的真菌聚集物激发局部反应，但不侵犯鼻道组织
- 非侵袭性或黏膜外真菌感染

病因/发病机制

病原体

- 可能起源于鼻内共生的真菌
- 曲霉菌属最常见

临床表现

流行病学

- 年龄
  - 任何年龄均可发病
- 性别
  - 无性别差异

部位

- 上颌窦最易受累（约占85%）
- 蝶窦、筛窦和额窦受累少见

症状

- 单侧鼻流涕、鼻塞和慢性鼻窦炎
- 通常表现为长期的流涕
- 可出现鼻息肉和特异性反应
- 疼痛不常见
- 患者通常具有免疫力
- 罕见：复视和新发作

实验室检查

- 真菌培养通常为阴性
- 免疫球蛋白水平正常

治疗

- 选择、风险及并发症
  - 不要求抗真菌治疗
    - 共发性侵袭性真菌性鼻窦炎：要求抗真菌药物疗法
  - 糖皮质激素鼻腔灌洗有助于改善术后结果
- 手术方式
  - 经窦口行功能性鼻内镜手术，完整地手术摘除
    - 确保充分地进入，小心地移除真菌成分，引流，通气
    - 纱布辅助技术可能有效
    - 可采用柯-陆手术，但缺点是改变了鼻窦的生理功能

预后

- 好；复发或残留罕见（<40%）

影像学检查

放射学表现

- CT上表现为不均质混浊影、微钙化点、窦扩张和窦内骨侵蚀
- 可注意到“异物”形态

大体检查

一般特征

- 干酪样，灰绿色到黄白色物质
- “球”可较硬或钙化

足菌肿

要点

专业术语
- 窦腔内真菌聚集，不侵犯鼻道组织

临床表现
- 单侧上颌窦累及（约85%）

影像学检查
- CT示上颌窦内不均质混浊影，微钙化

大体检查
- 干酪样，灰绿色到黄白色物质

组织病理学检查
- 菌丝球的巨大聚集体
- 曲霉菌属最常见

鉴别诊断
- 侵袭性真菌性鼻窦炎
- 变应性真菌性鼻窦炎

组织病理学检查

组织学特征
- 多量菌丝聚集形成凝结物或球
- 存在于腔隙，不累及黏膜或软组织
- 曲霉菌属最常见
- 孢子头可辨（侵袭性鼻窦炎中没有）
- 炎症细胞通常较局限

辅助检查

组织化学
- 六胺银染色（GMS）阳性菌体

鉴别诊断

侵袭性真菌性鼻窦炎
- 组织、血管间隙或骨内有真菌菌丝
- 需要仔细排除

变应性真菌性鼻窦炎
- 退化的炎症细胞特别是嗜酸性粒细胞与黏蛋白相间存在形成单纯的腔内聚集体
- 真菌组织较难辨认

鼻窦炎性息肉
- 息肉可见水肿和多量炎症细胞浸润，但无真菌聚集

参考文献

1. Costa fFet al: Functional endoscopic sinus surgery for the treatment of Aspergillus mycetomas of the maxillary sinus. Minerva Stomatol. 57(3): 117–25, 2008
2. Costa F et al: Surgical treatment of Aspergillus mycetomas of the maxillary sinus: review of the literature. Oral Surg Oral Med Oral Pathol Oral Radiol Endod. 103(6): e23–9, 2007
3. Chao TK et al: Gauze–assisted technique in endoscopic removal of fungus balls of the maxillary sinus. Am J Rhnol. 20(4): 417–20, 2006
4. Taxy JB: Paranasal gungal sinusitis:contributions of histopathology to diagnosis: a report of 60 cases and literature review.Am J Surg Pathol. 30(6): 713–20, 2006
5. Dufour X et al: Paranasal sinus fungus ball and surgery: a review of 175 cases. Rhnology. 43(1): 34–9, 2005
6. Schubert MS: Fungal rhinosinusitis: diagnosis and therpy. Curr Allergy Asthma Rep. 1(3): 268–76, 2001
7. Deshazo RD et al: A new classification and diagnostic criteria for invasive fungal sinusitis.Arch Otolaryngol Head Neck Surg. 123(11): 1181–8, 1997
8. Klossek JM et al: Functional endoscopic sinus surgery and 09 mycetomas of paransal sinuses. Laryngoscope. 107(1): 112–7, 1997

影像图库

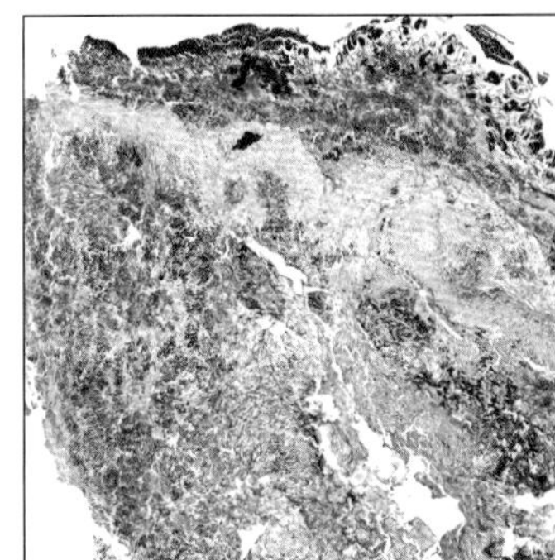

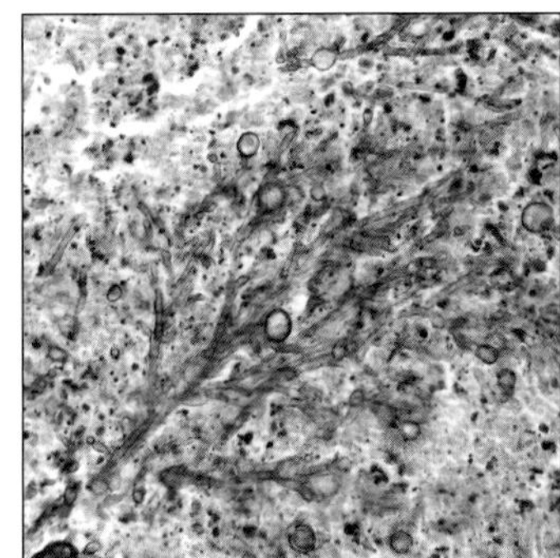

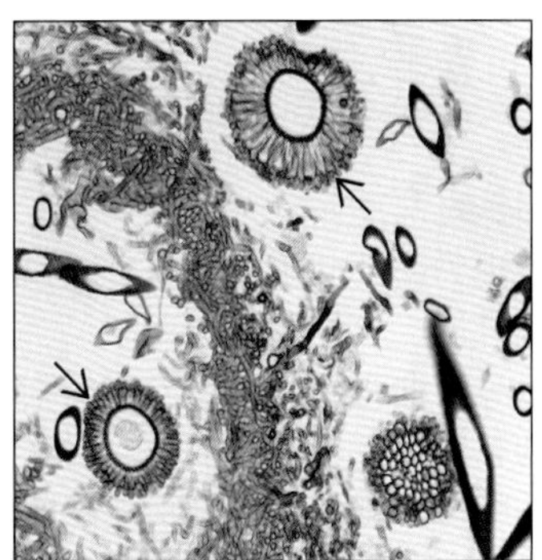

（左图）HE染色示此区域上部真菌成分（棕色、铁锈色和紫色）与细菌菌落相关联（蓝色物质）。分裂假象常见。（中图）HE染色示菌丝的锐角分支，有酵母形成附着于其尾部。（右图）GMS突出真菌成分和孢子头➡，但通常不是诊断所必需的

侵袭性真菌性鼻窦炎

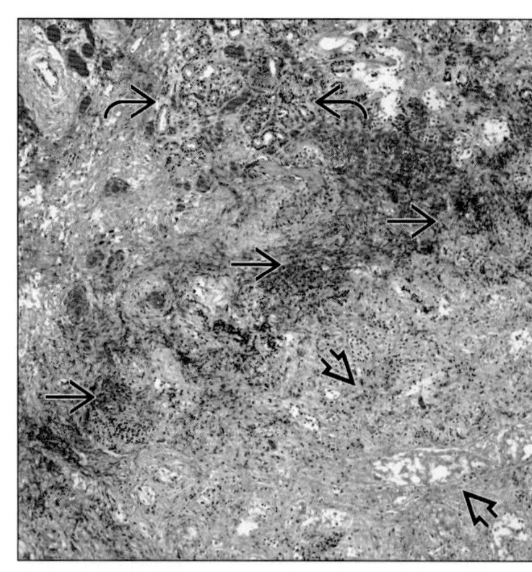

侵袭性真菌性鼻窦炎患者的切除物示坏死→和梗死⇨，正常黏膜结构消失，尽管存在残留的黏液浆液性腺体↗

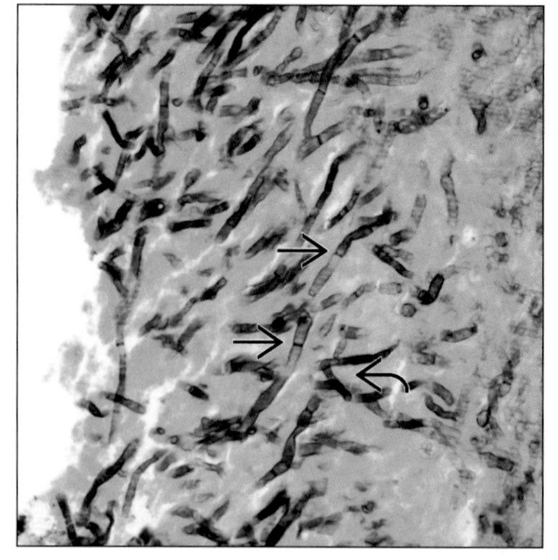

通过免疫组织化学染色很容易辨识出真菌。曲霉菌属以有隔菌丝→和锐角分支↗为特征

专业术语

别名

- 急性暴发性曲霉菌性鼻窦炎

定义

- 鼻道急性、暴发性真菌感染，通常在数天内造成受累鼻窦的破坏

病因/发病机制

病原体

- 最常由曲霉菌属引起
  - 其他发现的可致病的真菌包括暗色孢科真菌
    - 即双极霉菌、明脐菌属、弯孢属、内脐蠕孢属和链格孢属

临床表现

流行病学

- 年龄
  - 最常发生于成人，但也可发生于年轻（免疫功能缺陷）患者

症状

- 流涕和鼻窦部疼痛
  - 可表现为面部肿胀（上颌窦区和眶周区域）
  - 疾病进展，可导致失明
- 相比于鼻窦曲霉菌病其他形式的临床特征，暴发性感染的临床特点与毛霉菌病的临床特点更相似
- 典型的临床表现见于免疫功能缺陷患者（例如，糖尿病患者、免疫抑制患者）
  - 免疫抑制的情况可发生于移植后患者和恶性肿瘤患者
    - 例如，淋巴瘤
  - 可发生于有免疫力的患者
- 患者可能会要求立即行外科清创术，通常需要术中病理会诊（即冰冻切片）来确定引起暴发性临床改变的原因
  - 病理医师的任务为观察组织中有无真菌的存在
  - 术中标本还应做微生物学培养以进行菌种的鉴定

治疗

- 选择、风险及并发症
  - 需要行外科清创术和抗真菌药物治疗
    - 例如，伏立康唑、两性霉素B

预后

- 病死率可能较高
- 早期诊断和治疗可降低发病率和病死率

组织病理学检查

组织学特征

- 组织坏死较明显，但是炎性反应通常很局限
- 通过切除组织可发现真菌成分
  - 曲霉菌菌丝为2~5μm，伴锐角分支（45°），有隔
  - 真菌可见于黏膜和黏膜下组织，也可见于血管间隙内或周围（侵犯血管）

辅助检查

组织化学

- 六胺银染色（GMS）
  - 阳性；花纹式真菌
- 过碘酸-希夫染色（PAS）
  - 阳性；花纹式真菌

侵袭性真菌性鼻窦炎

要点

专业术语
- 鼻道的急性暴发性真菌感染，可在数天内导致组织破坏

临床表现
- 通常发生于免疫功能缺陷的患者
- 需要外科清创术和抗真菌药物治疗（例如，伏立康唑、两性霉素B）
- 病死率较高

组织病理学检查
- 组织坏死较明显，但是炎性反应通常很局限
- 通过切除组织可发现真菌成分，可能会侵犯血管

辅助检查
- 免疫组织化学染色（GMS、PAS）阳性

鉴别诊断

毛霉菌病
- 与曲霉菌相比，毛霉菌的菌丝更粗大（7~20μm），分支角度不定（45°~90°），无隔

韦格纳肉芽肿病
- 无微生物，胶原溶解、地图形粒状坏死
- 活动期表现为抗中性粒细胞胞质抗体和（或）蛋白水解酶3升高

恶性淋巴造血系统肿瘤
- 以恶性细胞浸润为特征

诊断要点

病理要点
- 组织坏死，其内可见真菌

参考文献

1. Nakaya K et al: New treatment for invasive fungal sinusitis: three cases of chronic invasive fungal sinusitis treated with surgery and voriconazole. Auris Nasus Larynx. 37(2): 244–9, 2010
2. Chakrabarti A et al: Fungal rhinosinusitis: a categorization and definitional schema addressing current controversies. Laryngoscops. 119(9): 1809–18, 2009
3. Das A et al: Spectrum of fungal rhinosinusitis; histopathologist' s perspective. Histopathology. 54(7): 854–9, 2009
4. Deshazo RD: Syndromes of invasive fungal sinusitis. Med Mycol. 47suppl 1: s309–14, 2009
5. Anselmo–Lima WT et al: Invasive fungal rhinosinusitis in immunocompromised patients.Rhinology. 42(3): 141–4, 2004
6. Granville L et al: Fungal sinusitis: histologic spectrum and correlation with culture. Hum Pathol. 35(4): 474–81, 2004
7. Parikh SL et al: Invasive fungal sinusitis: a 15–year review from a single institution. Am J Rhinol. 18(2): 75–81, 2004
8. Brandt ME et al:Epidemiology, clinical manifestations, and therapy of infections caused by dematiaceous fungi. J Chemother. 15suppl 2: 36–47, 2003
9. Streppel M et al: Successful treatment of an invasive aspergillosis of the skull base and paranasal sinuses with liposomal amphotericin B and itraconazole. Ann Otol rhinol Laryngol. 108(2): 205–7, 1999
10. Gillespie MB et al: An approach to fulminant invasive fungal rhinosinusitis in the immunocompromised host. Arch Otolaryngol Head Neck Surg. 124(5): 520–6, 1998
11. deShazo RDet al: A new classification and diagnostic criteria for invasive fungal sinusitis. Arch Otolaryngol Head Neck Surg. 123(11): 1181–8, 1997

影像图库

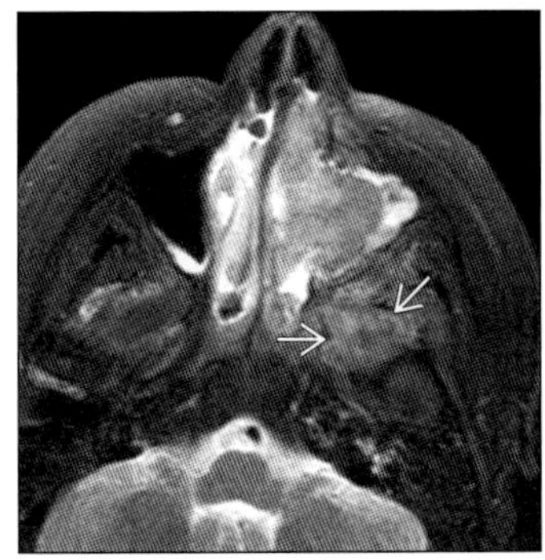
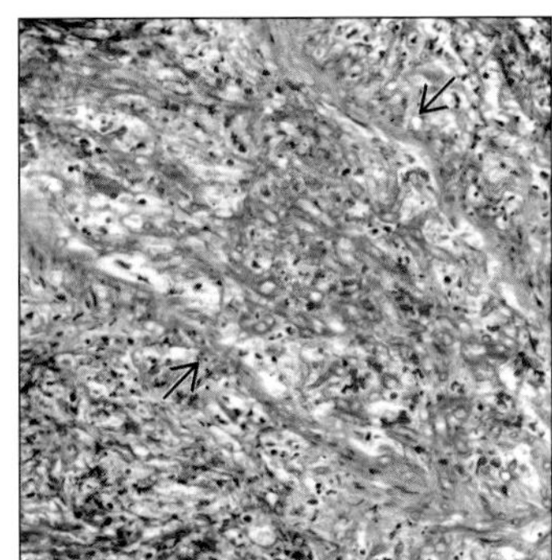
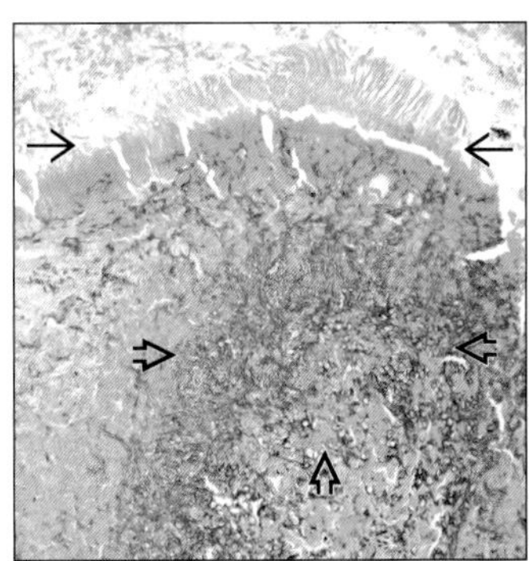

（左图）上颌窦内容物在T2加权MRI上表现为不均质影。在咀嚼肌间隙的肌肉组织内可见异常信号➡，提示窦外扩展。（中图）血管栓塞包含真菌，需要免疫组织化学染色来识别（未显示）；肌性管壁→可辅助识别血管。（右图）示真菌侵犯⇨，鼻窦黏膜消失。注意残留坏死的呼吸上皮

鼻硬结病

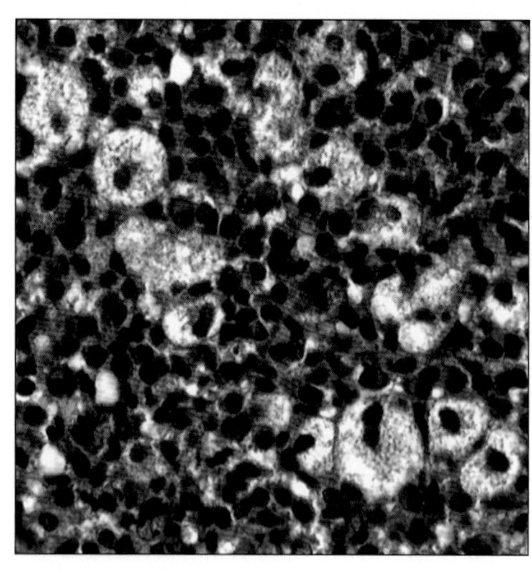

HE染色示在淋巴细胞背景中含多个泡沫状吞噬细胞（鼻硬结细胞）

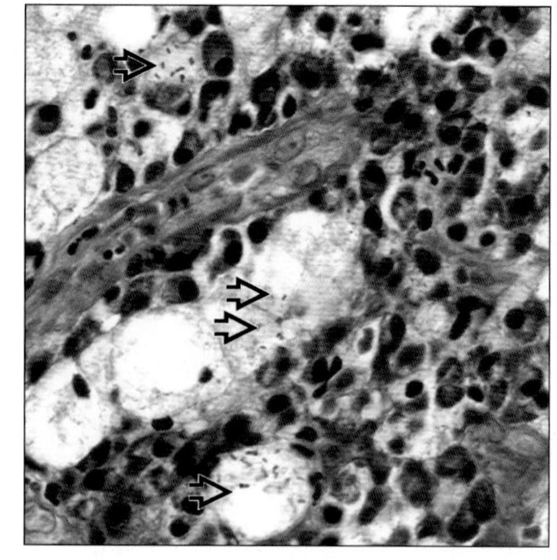

W-S法染色示吞噬细胞内的杆菌⇨

专业术语

别名

- 硬结
- 黑布拉鼻（由Hans von Hebra在1870年最早描述）
- 瘰疬性狼疮（不再使用）

定义

- 由鼻硬结克雷伯杆菌引起的地方性慢性渐进性肉芽肿性上气道感染
  - 肠杆菌科家族，也叫鼻硬结杆菌（Anton von Frisch在1882年最先发现此病原体）

临床表现

流行病学

- 发病率
  - 具有地方性，发生于中美洲、埃及、热带非洲、印度、印尼和东欧等地区
    - 在美国，由于移民增加，导致患者数量增加
- 年龄
  - 在20~30岁高发
- 性别
  - 女性多于男性
- 种族
  - 中非、中美洲、印度

部位

- 上呼吸道及消化道，特别是鼻腔

症状

- 环境拥挤、卫生条件及营养状况差，有助于传播
  - 倾向发生于有血缘关系的人群
  - 飞沫传播或吸入污染物
- 呼吸道的任意部分都可能受累
- 3个重叠的临床阶段
  - 臭鼻症（卡他期）：包括萎缩性鼻炎，伴鼻溢
  - 肉芽肿（增生期）：肉芽肿性炎为主，堵塞鼻道
  - 硬结（瘢痕期）：瘢痕组织形成和退缩

实验室检查

- CD4(+)细胞相对减少；CD8(+)细胞绝对值升高
  - CD4(+)/CD8(+)比值倒置
- 培养证实细菌和抗菌敏感性
  - 麦康基琼脂，尽管其生长仅见于约50%的患者

治疗

- 选择、风险及并发症
  - 在谨慎地监测潜在复发过程中应根据年龄、性别和重复活检进行长期抗菌治疗
    - 微生物很难被根除
- 手术方式
  - 清创术
    - 激光（二氧化碳）气药物治疗法可取得较好效果
    - 可能需要行鼻扩张来保持鼻生理功能
- 药物
  - 选择性延长抗菌治疗时间
    - 四环素或环丙沙星

预后

- 机会感染，由于复发率高需要频繁地后续观察
- 可能会引起明显的毁容
- 需要评估抗生素耐药性
- 脓毒症可以是致命性的，较罕见

组织病理学检查

组织学特征

- 成片的炎症细胞和吞噬细胞（鼻硬结细胞）
  - 鼻硬结细胞是内含病原体的泡沫状吞噬细胞

鼻硬结病

要点

专业术语
- 由鼻硬结克雷伯杆菌引起的地方性慢性渐进性肉芽肿性上气道感染

临床表现
- 环境拥挤、卫生条件差、营养状况差有助于传播
- 3个重叠临床阶段（臭鼻症、肉芽肿、硬结）
- 治疗方式为长期抗菌治疗和手术

组织病理学检查
- 吞噬细胞和浆细胞聚集
- 血管炎和急性炎症
- 假上皮瘤性增生、溃疡和黏膜下角质囊肿

辅助检查
- W-S法染色显示棒状杆菌

  - 主要的炎症细胞是浆细胞，包括Mott细胞和拉塞尔小体
- 血管炎、假上皮瘤样增生、溃疡和黏膜下角质脓肿

辅助检查

组织化学
- W-S法染色示鼻硬结细胞内包被的不动棒状杆菌
- PAS、侯-麦染色、乌洛托品硝酸银染色、姬姆萨染色、迪埃特尔染色、Brown及Brenn、Brown及Hopps法的染色结果不可靠

免疫组织化学
- 免疫组织化学染色对鼻硬结克雷伯菌荚膜抗原3具有高度敏感性和特异性

鉴别诊断

非典型分枝杆菌
- 淋巴浆细胞浸润较少，表现为伴巨细胞的肉芽肿性炎症

瘤型麻风
- 成片的充满抗酸杆菌的吞噬细胞

梅毒
- 血管炎伴浆细胞浸润，可见螺旋体

韦格纳肉芽肿病
- 胶原溶解伴少量巨细胞和血管炎

参考文献

1. Thompson ID: Rhinoscleroma. Ear Nose Throat J. 81(8): 506, 2002
2. Andraca R et al:Rhinoscleroma:a growing concern in the United States? Mayo Clinic experience.Mayo Clin Proc. 68(12): 1151-7, 1993
3. Meyer PR et al: Scleroma(Rhinoscleroma). A histologic immunohistochemical study with bacteriologic correlates. Arch Pathol Lab Med. 107(7): 377-83, 1983
4. Shum TK et al: Clinical update on rhinoscleroma. Laryngoscope. 92(10pt1): 1149-53, 1982

影像图库

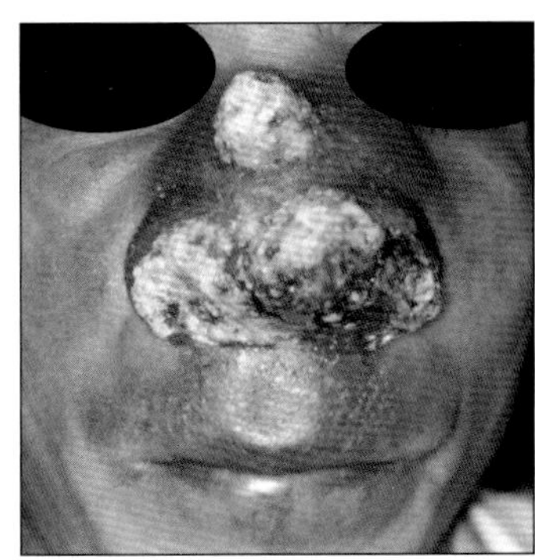

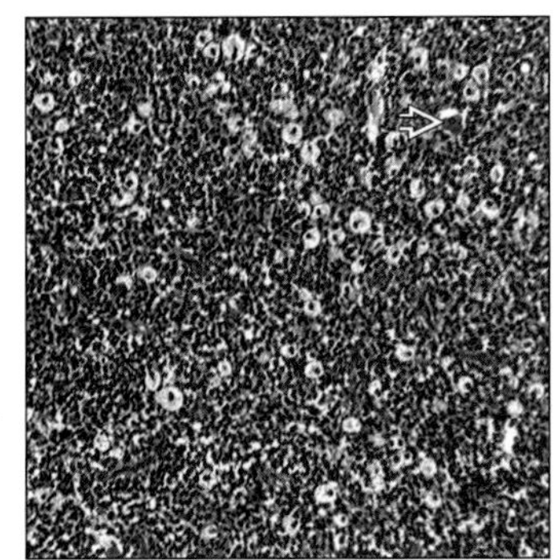

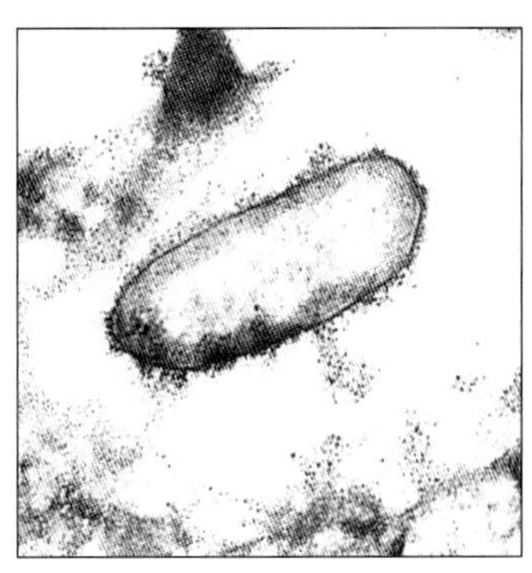

（左图）临床图片示一个有多年渐进性破坏性损害病史的42岁男性的鼻部病变。腭穿孔也需要注意。（中图）HE染色示大量的淋巴细胞中遍布吞噬细胞。可见拉塞尔小体➡。（右图）超微结构检查示棒状鼻硬结克雷伯杆菌。因为单独的超微结构观察对确定诊断是不充分的，需要进行微生物培养来确定诊断

鼻孢子菌病

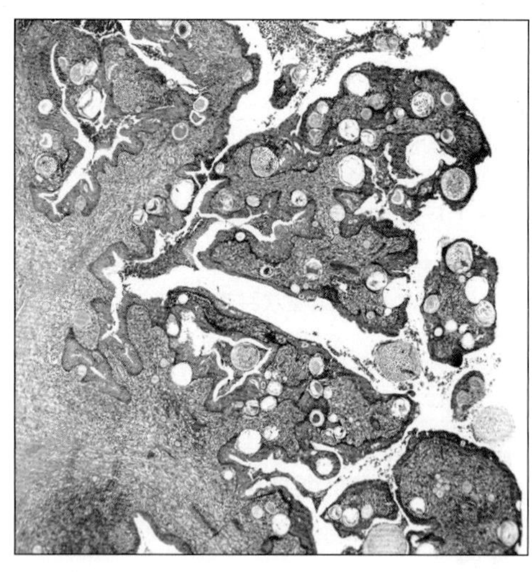

此息肉增生以上皮内和黏膜下可见囊泡（孢子囊）为特征。可见表面上皮的鳞状化生和不规则增生

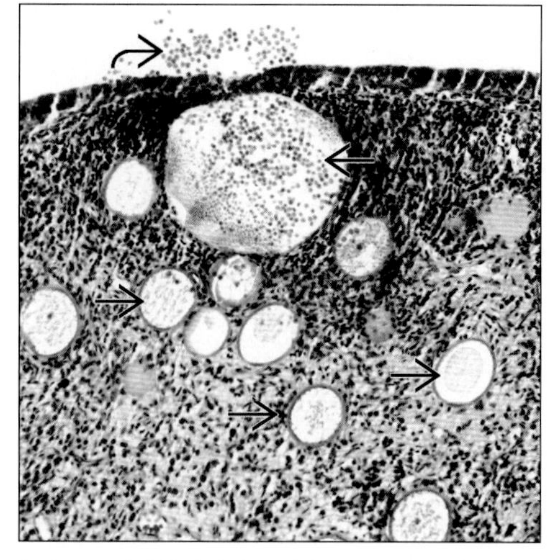

包含不同成熟期内生孢子的大小不一的厚壁黏膜下囊泡（单孢子囊）⇒。其中一个囊泡由于内生孢子挤压而裂开⇒，并穿出表面上皮

专业术语

定义

- 由形成孢子的微生物西伯鼻孢子菌引起的慢性无痛性上呼吸道感染

病因/发病机制

环境暴露

- 由于鼻孢子菌病常见于牛、马和骡，所以被认为是动物源性的
  - 通过水或灰尘传播
    - 内生孢子贯穿鼻黏膜，在黏膜下部发育成熟形成孢子囊
    - 随着发育成熟，孢子囊破裂释放出内生孢子到周围组织中

病原体

- *R. seeberi*菌
  - 真菌生物体
    - 在人工培养基中不生长
    - 可在细胞培养基中生长
    - 不通过接触传染

临床表现

流行病学

- 发病率
  - 具有地方性，印度、斯里兰卡和巴西
    - 在美国仅散发存在
- 年龄
  - 所有年龄都可发生，但30~40岁常见
- 性别
  - 男性多于女性

部位

- 最常累及鼻腔（下鼻甲沿鼻腔外侧壁）和鼻咽
  - 感染可能会累及其他黏膜部位
    - 例如，喉、支气管树、食管、咽、口腔、睑结膜和耳

症状

- 患者通常健康
- 症状包括
  - 鼻塞、鼻出血、鼻漏

治疗

- 手术方式
  - 手术切除
- 药物
  - 抗菌治疗无效

预后

- 高达10%的患者可能会复发，需要额外的手术切除

大体检查

一般特征

- 单发或多发息肉，有蒂或无蒂肿物
  - 严重者像鼻窦内炎性息肉
- 切面示粉紫相间组织，表面呈白色黏液状
  - 黏膜下基质中可见小包囊

组织病理学检查

组织学特征

- 黏膜和黏膜下囊泡（单孢子囊）直径为10~300μm
- HE染色示孢子囊中包含无数的孢子（内生孢子）
  - 可以见到两种大小的孢子

鼻孢子菌病

要点

专业术语
- 由形成孢子的真菌微生物鼻孢子菌引起的慢性感染性疾病

病因/发病机制
- 通过水和灰尘传播

临床表现
- 最常累及鼻腔和鼻咽
- 需要手术切除
- 抗菌治疗无效
- 高达10%的患者会复发

组织病理学检查
- 黏膜和黏膜下囊泡（单孢子囊），直径为10~300μm
- 在HE染色切片上单孢子囊包含无数的胞囊孢子（内生孢子）

    - 小孢子直径为1~2μm
    - 大孢子直径为5~10μm
  - 大孢子是更成熟的形式
    - 大孢子倾向于向中心集聚，而小孢子则更倾向于外周，从而根据孢子大小形成环纹状外观
- 也可见10~100μm的小的囊状结构（无胞囊孢子）
  - 称为滋养细胞
  - 被认为是来源于孢子囊释放的成熟胞囊孢子的自体感染
  - 孢子囊和滋养细胞的嗜酸性壁约有数微米厚
- 慢性炎性反应由淋巴细胞、浆细胞和嗜酸性粒细胞伴微生物组成
- 囊破裂会导致急性炎性反应
  - 肉芽肿性反应不常见，但囊破裂可导致多核巨细胞的出现
- 被覆上皮可增生和（或）鳞状上皮化生

辅助检查

组织化学
- 过碘酸-希夫染色
  - 反应：阳性
- 黏蛋白卡红
  - 反应：阳性

鉴别诊断

球孢子菌感染
- 鼻孢子菌通常比球孢子菌更大
- 粗球孢子菌黏蛋白不能被染色
  - 鼻孢子菌壁可被染色

乳头状瘤，柱状细胞型
- 与乳头状瘤相关的囊泡仅位于上皮内
  - 鼻孢子菌病的囊肿存在于上皮内和黏膜下

参考文献

1. Makannavar JH et al:Rhinosporidiosis–a clinicopatholosical study of 34 cases. Indian J Pathol Microbiol. 44(1): 17–21, 2001
2. Blitzer A et al: Fungal infections of the nose and paranasal sinuses. Part I. Otolaryngol Clin North Am. 26(6): 1007–35, 1993
3. Batsakis JG et al: Rhinoscleroma and rhinosporidiosis. Ann Otop Rhinol Laryngol. 101(10): 879–82, 1992
4. Thianprasit M et al: Rhinosporidiosis. Curr Top Med Mycol. 3: 64–85, 1989
5. Satyanarayana C: Rhinosporidiosis with a record of 255 cases. Acta Otolaryngol. 51: 348–66, 1960

影像图库

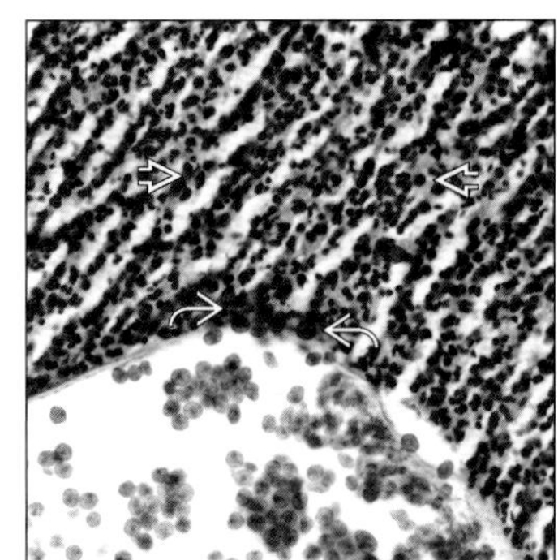

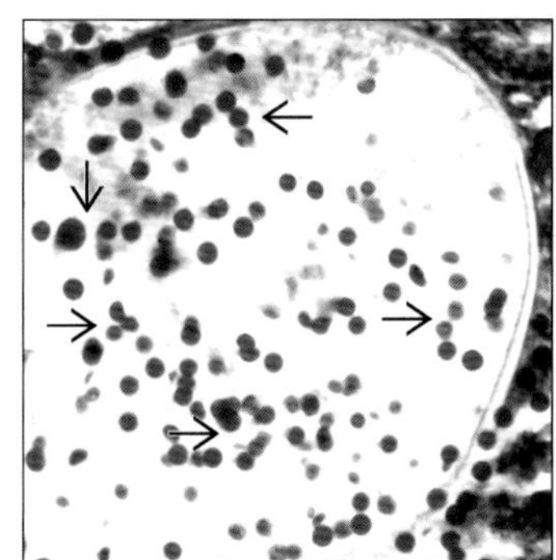

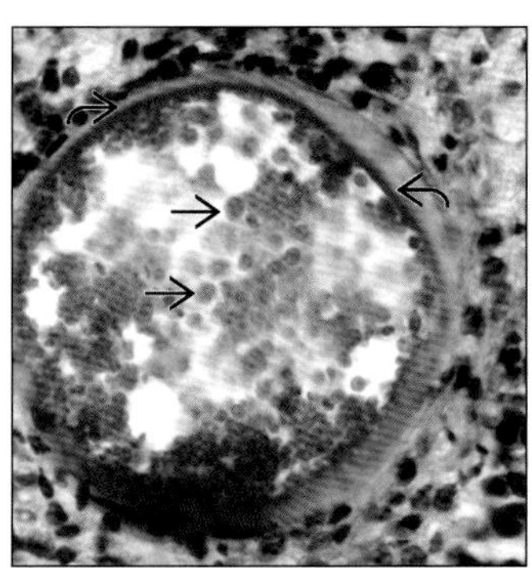

（左图）囊破裂导致以多量中性粒细胞为特征的微小脓肿形成➡。囊壁外可见内生孢子➡。（中图）除了HE染色，在免疫组织化学染色上可分辨微生物（鼻孢子菌病）。过碘酸-希夫染色示内生孢子➡。（右图）黏蛋白卡红染色示内生孢子阳性➡。孢子囊壁黏蛋白卡红染色也为阳性➡

麻风分枝杆菌感染

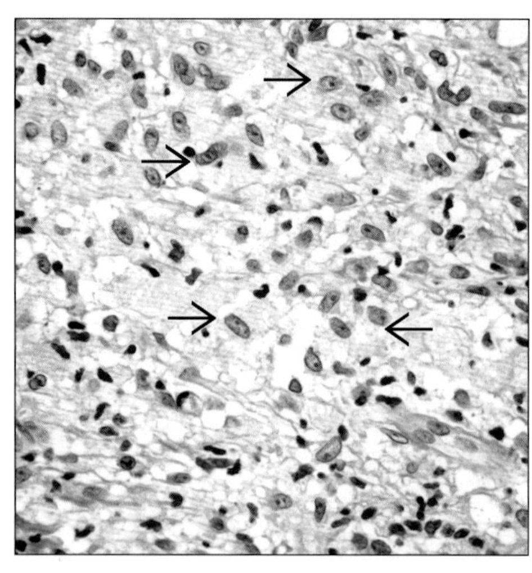

瘤型麻风示空泡状吞噬细胞（所谓的麻风细胞）➡弥漫性增生。不同于结核样型麻风，无结构良好的肉芽肿

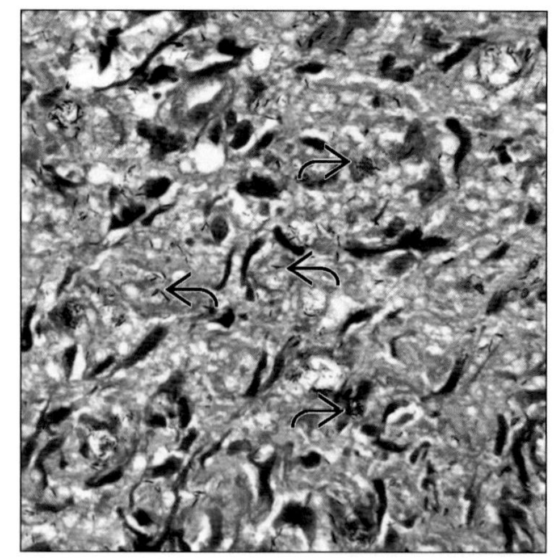

大量红染的麻风分枝杆菌成簇及单个散在➡位于空泡状吞噬细胞（麻风细胞）内

专业术语

缩写

- 瘤型麻风（LL）
- 结核样型麻风（TL)

别名

- 汉森病

定义

- 由以表皮、黏膜和周围神经侵犯为特点的麻风分枝杆菌引起的感染

病因/发病机制

病原体

- 麻风分枝杆菌
  - 感染率低，极少由于暴露导致感染
  - 需要较低的宿主体温才能生存
  - 感染身体周边较冷的区域，包括手指或足趾、耳、鼻和鼻腔
- 鼻窦（黏膜）侵犯较常见，可能在疾病的传播中起主要作用
  - 鼻分泌物中包含大量的分枝杆菌
  - 感染的原发部位可能是鼻或口咽黏膜
  - 口腔病变不常见
  - 较少侵犯上呼吸道及消化道，包括喉

临床表现

部位

- 可见鼻腔鼻窦受累
  - 黏脓性鼻窦炎、鼻出血和嗅觉丧失
    - 早期病变可表现为斑状
    - 晚期病变可为溃疡性和结节性，可能会导致鼻梁的塌陷
  - 由于侵犯周围神经，疼痛、肌肉萎缩和感觉丧失较常见
    - 感觉丧失首见于四肢，而后延及身体其他部位

症状

- 2个主要临床症状的发生基于宿主对微生物的免疫反应
  - 瘤型麻风
    - 也称多杆菌麻风
    - 发生于细胞免疫功能减低的患者
    - 病变通常是弥漫性的
    - 面部是受累的常见部位，由于皮肤肿胀和面部变形，可导致所谓的“狮面”
    - 麻风菌素皮肤试验阴性
    - 皮肤活检通常可见典型的病原体
  - 结核样型麻风
    - 也称paucicellular 麻风
    - 发生于高免疫反应患者
    - 疾病通常较局限

治疗

- 手术治疗
  - 重建手术可能要求美容术
- 药物治疗
  - 抗菌治疗
    - 利福平和氨苯砜治疗结核样型麻风（疗程6个月）
    - 利福平、氨苯砜和氯苯酚嗪治疗瘤型麻风（疗程12个月）

组织病理学检查

组织学特征

- 可见2种类型的病理过程

麻风分枝杆菌感染

要点

专业术语

- 由以侵犯表皮、黏膜和周围神经为特点的麻风分枝杆菌引起的感染

临床表现

- 侵犯周围神经导致疼痛和感觉丧失
- 由于鼻分泌物中存在大量的病菌，故鼻道侵犯对疾病的传播十分重要

组织病理学检查

- 瘤型麻风
  - 无肉芽肿性炎症
  - 可见成片的淋巴细胞和空泡状吞噬细胞（麻风细胞）
  - 大量的病原菌
- 结核样型麻风
  - 非干酪性肉芽肿性炎症
  - 病原菌少见

- 瘤型麻风
  - 无肉芽肿性炎症
  - 可见成片的淋巴细胞和空泡状吞噬细胞（麻风细胞）
  - 特殊染色见大量的病原菌
- 结核样型麻风
  - 结构良好的肉芽肿性炎症，混有吞噬细胞、多核巨细胞和淋巴细胞
  - 特殊染色示病原体贫乏
  - 可能紧靠或包绕周围神经
- 混合型
  - 病理过程局限于黏膜下与表面上皮相接
  - 可表现为假上皮瘤样增生

辅助检查

组织化学

- 菲特染剂（改良的抗酸染色）
  - 阳性
    - 瘤型麻风中可见大量的病原体
    - 结核样型麻风中缺乏病原体

聚合酶链反应

- 可辅助确定病原菌的存在

鉴别诊断

结核分枝杆菌病

- 以干酪性肉芽肿性炎症为特点
- 特殊染色可识别抗酸杆菌

参考文献

1. Bang PD et al: Evaluation of polymerase chain reaction-based detection of mycobacterium leprae for the diagnosis of leprosy. J Dermatol. 36(5): 269-76, 2009
2. Goullart IM et al: Leprosy:diagnostic and control challenges for a worldwide disease.Arch Dermatol Res. 300(6): 269-90, 2008
3. Mahlberg MJ et al: Lepromatous leprosy.Dermatol Online J. 14(10): 27, 2008
4. Bhat R et al: Otorhinolaryngologic manifestations of leprosy. Int J Dermatol. 46(6): 600-6, 2007
5. De freitas MR: Infectious neuropathy. Curr Opin Neurol. 20(5): 548-52, 2007
6. Menger DJ et al: Reconstructive surgery of the leprosy nose: a new approach. J Plast Reconstr Aesthet Surg. 60(2): 152-62, 2007

影像图库

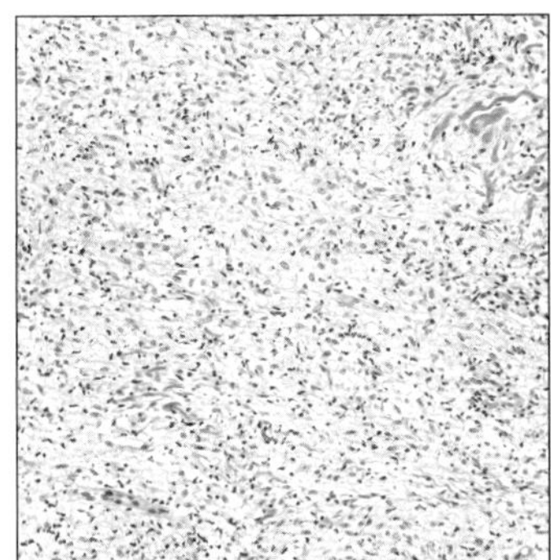

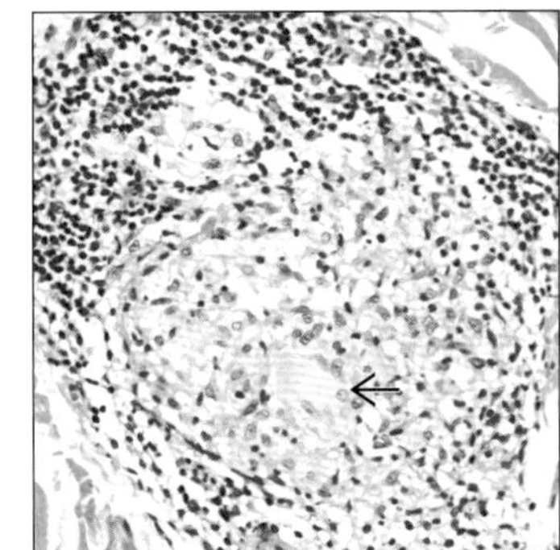

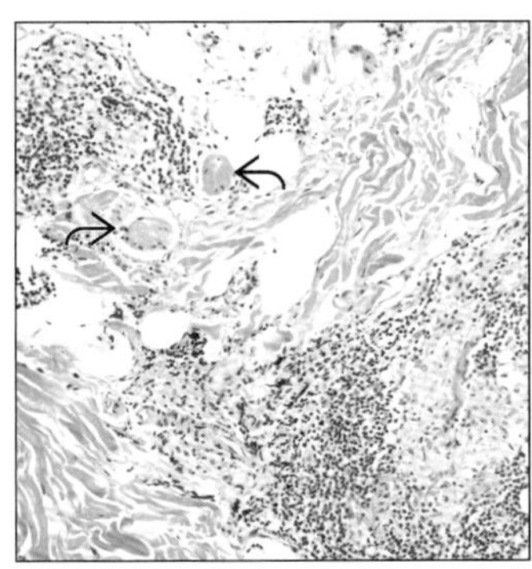

（左图）黏膜下可见空泡状吞噬细胞（麻风细胞）弥漫性增生而非以结构良好的肉芽肿为特点的瘤型麻风。（中图）结核样型麻风示由上皮样吞噬细胞和多核巨细胞组成的结构良好的肉芽肿→。病原体稀疏或无。（右图）结核型麻风肉芽肿紧贴小的周围神经→，后者S-100蛋白染色阳性（未附）

慢性鼻窦炎

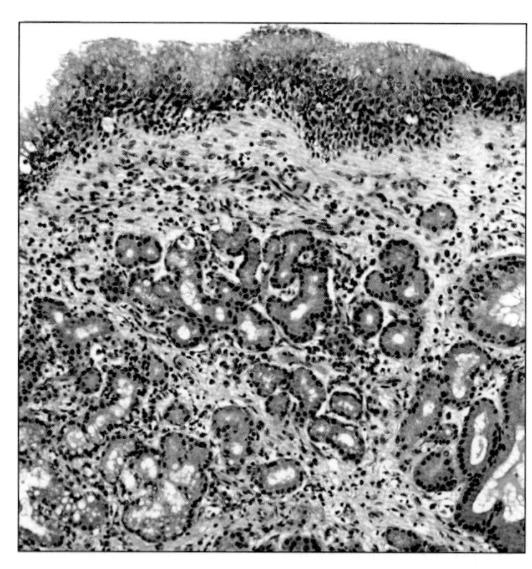

非特异性慢性鼻窦炎包括混合性炎症细胞浸润，含有淋巴细胞、浆细胞和嗜酸性粒细胞及完整的呼吸上皮和浆液黏液腺

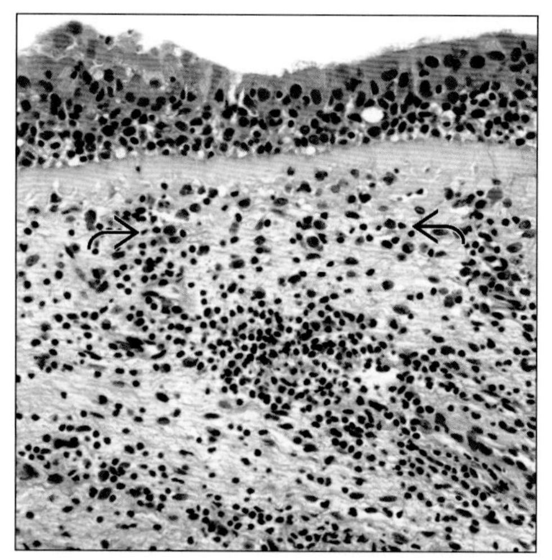

慢性变应性鼻窦炎显示为黏膜下水肿和混合性炎症细胞浸润，包括大量的嗜酸性粒细胞

专业术语

别称

- 普通感冒
- 臭鼻症（恶臭）
- 干燥性鼻炎

定义

- 鼻与鼻窦的非特异或特异性炎症
  - 可仅局限于鼻腔（鼻炎）
  - 可仅局限于鼻窦（鼻窦炎）
  - 鼻腔和鼻窦都涉及（鼻窦炎）

病因/发病机制

发育性异常

- 结构性或功能性原因包括
  - 鼻中隔偏曲、新生物、原发性纤毛运动障碍

环境暴露

- 变应性鼻窦炎
  - 过敏是成人中最常见因素
  - 在儿童中，上呼吸道感染是继过敏之后第2常见的病因
  - 敏感人群暴露于过敏原导致由IgE介导的Ⅱ型变态反应
    - 其中较常见的过敏原为花粉、动物皮屑、尘螨、真菌
  - 变应性鼻窦炎患者容易复发或发展为慢性鼻窦炎
  - 可为家族性

感染因素

- 感染性鼻窦炎
  - 由不同的微生物引起；病毒和细菌最常见
  - 病毒性鼻窦炎可导致“普通感冒”
    - 症状包括鼻塞和水样涕
    - 常见相关的病毒包括鼻病毒、流感和副流感病毒、腺病毒、呼吸道合胞病毒
    - 通常为自限性病程
  - 细菌性鼻窦炎
    - 常见相关细菌包括肺炎链球菌、血友病嗜血杆菌和溶血性链球菌

其他因素

- 萎缩性鼻窦炎
  - 也称为“臭鼻症”（恶臭）和“干燥性鼻炎”
  - 由不同的因素引起，包括以下几种
    - 慢性细菌感染、营养缺乏（例如，缺少维生素A、铁）
    - 慢性刺激
    - 既往受到辐射或接受手术
    - 慢性感染终末期
    - 血雌激素过少
    - 自身免疫性疾病
- 阿司匹林不耐受
  - 也称为Samter 三联征：包括阿司匹林不耐受、鼻息肉和哮喘
- 非变应性鼻窦炎伴嗜酸性粒细胞增多症
  - 可发生于阿司匹林不耐受之前
- 先天性
- 职业暴露或环境暴露
- 系统性疾病
  - 囊性纤维化，其他
- 包含的药物疗法
  - 鼻窦炎药剂
  - 可由外用或系统性药物（如普萘洛尔、口服避孕药、利血平）和鼻喷剂引起

慢性鼻窦炎

要点

专业术语
- 鼻与鼻窦的非特异性或特异性炎症

病因/发病机制
- 变应性鼻窦炎
  - 最常见于成人，其次是儿童（病毒为最常见原因）
- 感染性鼻窦炎
  - 由各种微生物引起，病毒和细菌最常见
- 萎缩性鼻窦炎
  - 由多种因素引起，包括慢性细菌感染、营养缺乏、长期接触刺激性物质、放射治疗或手术后、慢性感染末期、自身免疫性疾病
- 阿司匹林不耐受
  - 也称Samter三联征：包括阿司匹林不耐受、鼻息肉和哮喘

临床表现
- 针对所有类型的鼻窦炎
  - 预后较好，给予适当的治疗可治愈
  - 自限性疾病
  - 萎缩性鼻窦炎可自发停止

组织病理学检查
- 黏膜下混合性炎症细胞浸润，包括成熟的淋巴细胞混合不同程度的浆细胞、嗜酸性粒细胞、吞噬细胞和中性粒细胞

- 妊娠
  - 认为是由妊娠相关激素、血容量增加和呼吸道阻力联合作用于鼻黏膜所致

临床表现

流行病学
- 发病率
  - 估计每年美国有100万感冒患者
- 年龄
  - 变应性、感染性和非特异性鼻窦炎
    - 各年龄段患者分布广泛，从很小年龄到很大年龄均可发病
  - 萎缩性鼻窦炎
    - 起于儿童，通常在20岁时发作
  - 阿司匹林不耐受
    - 通常始于30~40岁
- 性别
  - 变应性、感染性和非特异性鼻窦炎
    - 性别分布无差异
  - 萎缩性鼻窦炎
    - 女性多于男性
  - 阿司匹林不耐受
    - 性别分布无差异

症状
- 变应性鼻窦炎
  - 敏感患者，暴露于过敏原引起过敏反应产生鼻塞伴流涕、喷嚏和瘙痒
    - 非感染患者鼻分泌物清亮
    - 感染患者鼻分泌物为脓性
    - 反应开始于暴露后数分钟，大约15分钟后达到高峰
- 感染性鼻窦炎
  - 与感染部位相关的疼痛，头痛不常见
  - 急性症状
    - 病程为1~3周，症状持续和加重
  - 亚急性症状
    - 病程为3周至3个月
  - 慢性症状
    - 病程大于3个月
    - 持续性或难治性鼻窦炎患者，金黄色葡萄球菌、厌氧菌、革兰阴性菌的感染率较高
    - 在进展阶段接受多疗程的抗菌治疗患者微生物培养常见铜绿假单胞菌
- 非特异性萎缩性鼻窦炎
  - 症状包括鼻塞、头痛、鼻硬、嗅觉丧失、鼻出血、口臭和鼻恶臭味
- 阿司匹林不耐受
  - 摄入阿司匹林数小时内，患者会感觉支气管收缩并流涕
    - 一些患者，也可出现于摄入非甾体抗炎药后
    - 症状可包括胃肠道痉挛，如恶心、呕吐、腹泻
    - 是精氨琥珀酸代谢物药理作用的干扰而不是过敏反应

内镜下表现
- 变应性非特异性鼻窦炎
  - 鼻窦黏膜苍白到淡蓝
  - 可有或无炎性息肉
- 萎缩性鼻窦炎
  - 以鼻黏膜萎缩、痂皮形成和鼻腔恶臭为特点
- 阿司匹林不耐受
  - 可见息肉，通常为双侧
    - 手术后症状加重，无明显改善，需要进一步的修补手术

实验室检查
- 变应性鼻窦炎
  - 检测过敏的金标准是皮肤测试
    - 皮肤中抗原和致敏肥大细胞的代表反应是引起皮肤风团和潮红
    - 由于伴IgE合成物的局部（鼻）组织比远处（皮肤）部位敏感性小，在变应性鼻窦炎患者

慢性鼻窦炎

中偶尔为阴性
- 感染性鼻窦炎
  - 微生物培养病毒（如H1N1）和细菌病原体
  - 针对细菌感染的药物敏感试验

治疗
- 手术方式
  - 手术可用于萎缩性鼻窦炎患者和阿司匹林不耐受患者，后者是为了移除息肉
- 药物
  - 变应性鼻窦炎
    - 抗组胺类
    - 鼻色甘酸制剂（稳定肥大细胞脱颗粒和释放炎性介质）
    - 局部用类固醇皮质激素
    - 针对证明有IgE介导的过敏反应的免疫疗法
  - 感染性鼻窦炎
    - 针对细菌感染的抗菌治疗
  - 萎缩性鼻窦炎
    - 抗生素和营养补充（如维生素A、铁、雌激素）
  - 阿司匹林不耐受
    - 避免应用诱发药物
    - 症状缓解
  - 非特异性鼻窦炎
    - 症状缓解

预后
- 对于所有类型的鼻窦炎，经适当的治疗后可治愈

影像学检查

放射学表现
- 急性鼻窦炎
  - 气-液平面是最好的诊断线索
- 慢性鼻窦炎
  - 鼻窦黏膜增厚或内有软组织影，窦壁增厚和硬化

组织病理学检查

组织学特征
- 变应性鼻窦炎
  - 黏膜下水肿伴以嗜酸性粒细胞为主的炎症细胞反应
    - 可见中性粒细胞，尤其是继发细菌感染
  - 可见被覆鳞状上皮化生
- 萎缩性鼻窦炎
  - 被覆上皮鳞状化生
  - 黏膜下水肿伴非特异性慢性炎症、纤维化
  - 浆液黏液腺萎缩改变
  - 血管扩张
- 阿司匹林不耐受
  - 息肉在组织学上与鼻窦炎性息肉（不发生于阿司匹林不耐受患者）类似
- 非特异性慢性鼻窦炎
  - 黏膜下混合炎症细胞浸润，包括成熟淋巴细胞伴有不同程度的浆细胞、嗜酸性粒细胞、吞噬细胞和中性粒细胞
    - 可见良性淋巴组织聚集
  - 黏膜下水肿改变
  - 通常可见被覆上皮鳞状化生（不一致）
  - 可出现旺盛的浆液黏液腺增生
  - 可见血管增生
- 在长期疾病和（或）复发性疾病/持续性疾病中的变化可包括
  - 上皮乳头状增生（增生性乳头状鼻窦炎）

鉴别诊断

腺癌
- 由单一细胞类型组成的复杂结构生长模式（如背对背腺体）

参考文献

1. Kountakis SE: Relationship between clinical measures and histopathlogic findings in chronic rhinosinusitis.Otolaryngol Head Neck Surg. 142(6): 920-1; author reply 921, 2010
2. Ly TH et al: Diagnostic criteria for atrophic rhinosinusitis. Am J Med. 122(8): 747–53, 2009
3. Babinski D et al:Rhinosinusitis in cystic fibrosis: not a simple story. Int J Pediar Otorhinolaryngol. 72(5): 619–24, 2008
4. Joe SA et al: Chronic rhinosinusitis and asthma. Otolaryngol Clin North Am. 41(2): 297–309, vi, 2008
5. Mynatt RG et al:Squamous metaplasia and chronic rhinosinusitis: a clinicopathological study.Am J Rhinol. 22(6): 602–5, 2008
6. Mafee MF et al:Imaging of rhinosinusitis and its complications: plain film, CT, and MRI.Clin Rev Allergy Immunol. 30(3): 165–86, 2006
7. Meltzer EO et al: Allergic rhinitis, asthma, and rhinosiusitis: diseases of the integrated airway. J Manag Care Pharm. 10(4): 310–7, 2004
8. Zeitz HJ: Bronchial asthma,nasal polyps, and aspirin sensitivity: samter's syndrome. Clin chest Med. 9(4): 567–76, 1988

慢性鼻窦炎

图解、影像学和显微镜下特征

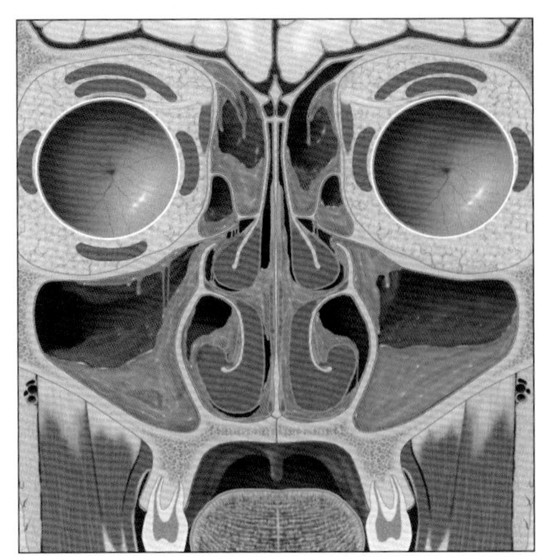

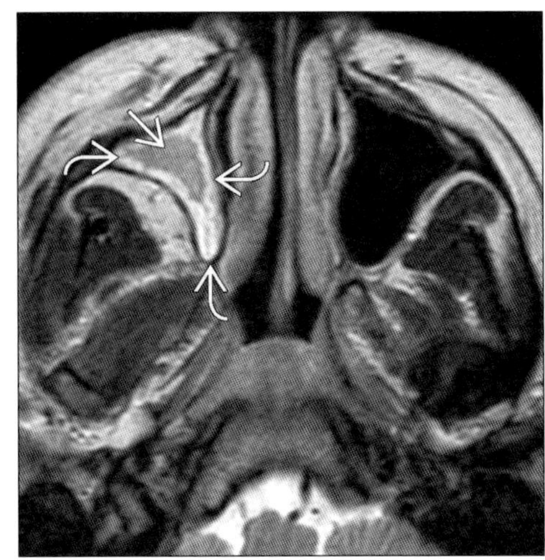

（左图）鼻窦炎黏液蓄积导致鼻腔和鼻窦内可变影，从而导致临床症状的出现，包括鼻塞、嗅觉丧失及气-液平面和组织浑浊影的放射学改变。（右图）轴位T2加权MRI示上颌窦内有浑浊影，窦腔消失。窦内中部分泌物呈不均一的低信号影➡，周围包绕高信号炎性黏膜➡

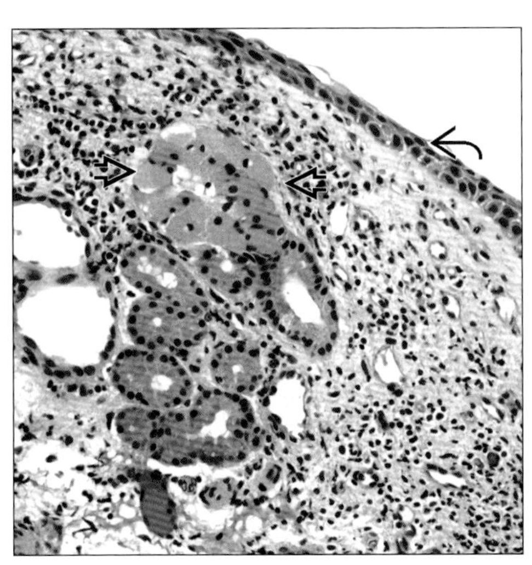

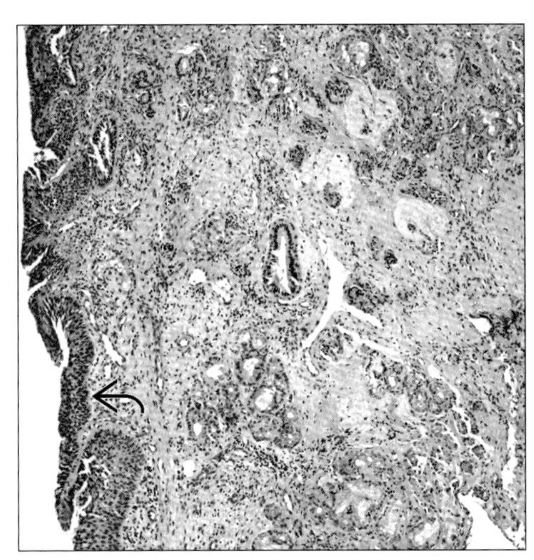

（左图）所有类型的鼻窦炎中可见呼吸道被覆上皮鳞状化生➡。可见浆液黏液腺的嗜酸性粒细胞化生➡，尽管通常与（慢性）鼻窦炎无关。（右图）变应性鼻窦炎包括被覆上皮鳞状化生➡、浆液黏液腺体萎缩、非特异性慢性炎症、黏膜下纤维化和黏膜下水肿改变

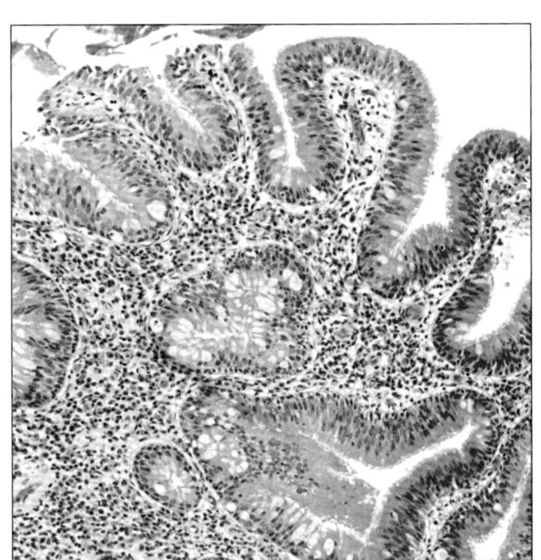

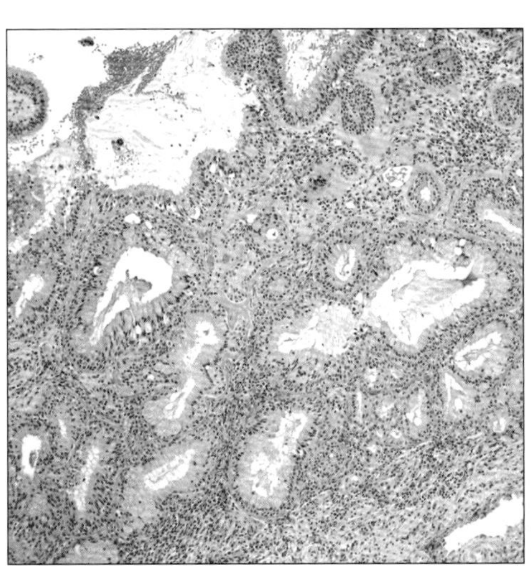

（左图）长期和（或）复发性/持续性的改变可能包括涉及增生性乳头状鼻窦炎的上皮乳头状增生。（右图）除了表面被覆上皮的改变，也可见浆液黏液腺体增生，增生可能较旺盛，可被误诊为腺体肿瘤。相比于腺体肿瘤，增生性腺体广泛散在分布，缺乏背靠背的生长模式

韦格纳肉芽肿病

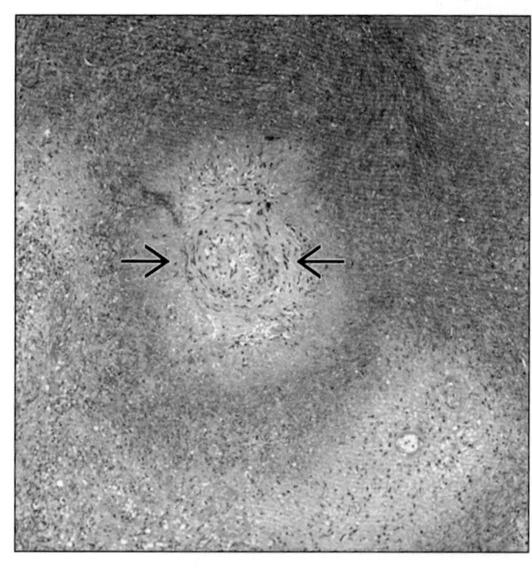

缺血性坏死伴嗜碱性改变围绕在退变血管周围➡，坏死深至组织内，非局限于组织表面

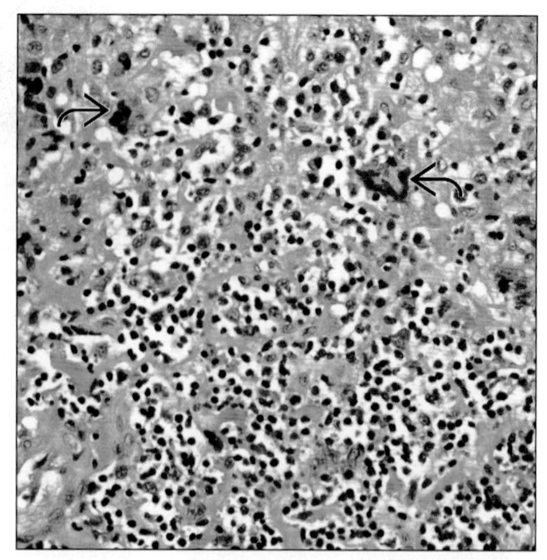

表现为混合性慢性炎症细胞浸润，缺乏异型性或恶性特征。可见散在的多核巨细胞➡，未见结构良好的肉芽肿

专业术语

缩写

- 韦格纳肉芽肿病（WG）

定义

- 以血管炎和坏死性病变为特征的非肿瘤性原发性无菌性坏死性疾病
  - 经典定义要求累及头颈部、肺和肾
  - 大多数患者首发症状不是典型的临床三联征

病因/发病机制

原发性病变

- 推测感染（如细菌）是该病的病因或辅助致病因子，依据如下
  - 据报道，在病程初期应用复方磺胺甲噁唑治疗有效
  - 疾病的组织学特征与感染性疾病改变类似

临床表现

症状

- 可为全身性或局限性
  - 临床表现反映疾病程度，局限性病变可能无症状
    - 累及全身者通常表现痛苦
- 疾病可从局限性发展到全身性，也可能会一直保持局限性状态或在治疗后消退
- ELK分类
  - E=累及耳、鼻和喉
  - L=累及肺
  - K=累及肾
  - 有E或EL者被认为是韦格纳肉芽肿的局限形式
  - 有ELK者被认为是系统性韦格纳肉芽肿病
- 局限性上呼吸消化道韦格纳肉芽肿病
  - 男性比女性更多见
    - 喉部韦格纳肉芽肿病以女性为主
  - 在上呼吸道和消化道中，最常见的发生部位是鼻窦区域，鼻腔多于上颌窦多于筛窦多于额窦多于蝶窦
  - 其他受累部位
    - 鼻咽、喉（声门上）、口腔、耳（外耳和中耳包括乳突）和唾液腺
  - 症状随着受累部位不同而变化，包括
    - 鼻窦：鼻窦炎伴或不伴脓性鼻涕、鼻塞、疼痛、鼻出血、嗅觉丧失和头痛
    - 口腔：溃疡病变、龈炎
    - 耳：听力丧失、疼痛
    - 喉：呼吸困难、声嘶、声音改变
  - 喉部者最常累及声门上区
    - 8%~25%的韦格纳肉芽肿病患者都会累及喉
    - 喉累及更常见于在他处已存在病变的情况下
    - 以喉韦格纳肉芽肿病为首发表现者极为罕见

实验室检查

- 重要的辅助检查包括
  - 抗中性粒细胞胞质抗体（ANCA）升高
  - 蛋白水解酶3（PR3）升高
- ANCA升高
  - 报道诊断韦格纳肉芽肿病的特异性为85%~98%
  - ANCA反应见于胞质（c-ANCA）和核周（p-ANCA）染色
    - 韦格纳肉芽肿病的特征性变化是c-ANCA，p-ANCA较罕见
    - c-ANCA的特异性要比p-ANCA高
  - 根据疾病的程度不同，其敏感性也不一样
    - 局限性韦格纳肉芽肿病患者50%~67%表现为c-ANCA阳性

韦格纳肉芽肿病

要点

专业术语
- 以血管炎和坏死性病变为特征的非肿瘤性原发性无菌性坏死性疾病

临床表现
- 在上呼吸道和消化道中，最常见的发生部位是鼻窦区域，鼻腔多于上颌窦多于筛窦多于额窦多于蝶窦
- 重要的辅助检查包括
  - ANCA升高
  - PR3升高

组织病理学检查
- 典型的三联征包括血管炎、肉芽肿性炎、组织坏死
- 实际上，在单次活检或多次活检中发现典型的组织学三联征并不常见
  - 仅见于16%的证实为韦格纳肉芽肿病患者的活检
- 炎症细胞浸润呈血管中心性并侵犯血管
- 局部缺血性或地图状（多灶坏死）嗜碱性污秽样表现
- 结构完好的肉芽肿非典型特征
  - 以散在或孤立的多核巨细胞为特征
- 多形性炎性浸润，由淋巴细胞、吞噬细胞和浆细胞组成
- 可见微脓肿伴或不伴肉芽肿形成

    - 全身性韦格纳肉芽肿病患者60%~100%阳性
    - 试验结果阴性者不能除外韦格纳肉芽肿病
  - 在其他血管炎病中也可见
    - 肠炎和肝胆疾病
  - 感染和淋巴瘤中ANCA滴度不升高
  - ANCA滴度随疾病病程变化
    - 疾病缓解时，ANCA滴度恢复到正常水平，疾病复发和残留时升高
    - 在临床缓解6~8周后，c-ANCA滴度可能才下降
- PR3
  - 为存在于中性粒细胞的嗜天青颗粒和单核细胞溶酶体颗粒中的中性丝氨酸蛋白水解酶
  - 在韦格纳肉芽肿病中作为c-ANCA的主要靶抗原
  - ANCA对PR3的特异性为韦格纳肉芽肿病患者所特有
  - 韦格纳肉芽肿病患者的mPR3（+）中性粒细胞的百分比显著高于健康对照组和其他炎性疾病患者
  - PR3-ANCA对韦格纳肉芽肿病有高度特异性
  - 约50%的局限性韦格纳肉芽肿病患者ANCA阳性，而约有95%的全身性韦格纳肉芽肿病患者PR3-ANCA阳性
  - 韦格纳肉芽肿病中血管损伤的机制可归于ANCA主要针对PR3的缘故
  - ANCA与嗜中性粒细胞ANCA抗原的相互作用是ANCA相关疾病发生的必要条件
    - ANCA绑定到膜表达PR3上，在处理后的中性粒细胞中完全激活
  - 韦格纳肉芽肿患者，PR3在处理前的中性粒细胞表面的高表达与发病率和复发率增高相关
- ANCA相关性血管炎（AAV），包括
  - 韦格纳肉芽肿病、显微镜下多脉管炎（MPA）和变应性肉芽肿性血管炎（AGA）
    - AAV的主要靶向抗原包括PR3和髓过氧化物酶（MPO）
    - PR3-ANCA是韦格纳肉芽肿病的标志物；MPO-ANCA与MPA和AGA相关
  - 血管炎病变中未检测到免疫球蛋白或补体成分
    - 同样地，AAV也被称作寡免疫性血管炎

治疗
- 选择、风险及并发症
  - 一旦疾病诊断和程度得到确立
    - 多数患者会接受联合应用环磷酰胺和泼尼松来诱导缓解
  - 局限性病变患者给予抗菌治疗（复方磺胺甲噁唑）
  - 利妥昔单抗疗法
    - 严重的AAV与日常环磷酰胺治疗来获得诱导缓解相类似
    - 在复发性疾病中可能效果更好
  - 暴发性疾病患者，特别是伴有肾衰竭的患者，要给予高剂量的泼尼松治疗
    - 维持治疗直到增强MRI、血清肌酸酐或ANCA滴度证实疾病得到控制，才开始改为环磷酰胺疗法
    - 用泼尼松持续治疗直到环磷酰胺开始发挥作用；至2~3周的时间或在治疗开始之后

预后
- 环磷酰胺和泼尼松疗法可获得75%的完全缓解率
  - 患者可能会在获得完全缓解后的3个月至16年期间经历1次或多次复发
  - 缓解的患者，不一定获得痊愈
    - 有终身复发的风险
- 局限性韦格纳肉芽肿病对环磷酰胺和（或）类固醇疗法反应良好，预后较好
- 已报道死亡率高达28%
  - 导致发病和死亡的主要原因是肾或肺功能不全和（或）治疗的并发症（例如，脓毒症、药物性恶性肿瘤）
- 在温和型疾病中当只有一个或几个器官受累时（不是肾），偶尔会有自发性缓解

大体检查

一般特征
- 鼻窦区域

韦格纳肉芽肿病

  - 弥漫性溃疡和伴组织破坏的陈旧性病变
  - 晚期患者，可见鼻中隔穿孔，导致“鞍鼻”畸形
- 口腔
  - 沿腭和牙周区域通常可见溃疡和破坏性损害
- 喉
  - 溃疡性声门下狭窄

组织病理学检查

组织学特征

- 韦格纳肉芽肿病的组织学特征包括三联征
  - 血管炎、肉芽肿性炎和组织坏死
    - 实际上，在单次或多次活检中发现典型的组织学三联征并不常见
    - 仅在16%的已证实为韦格纳肉芽肿病患者的活检中可见
    - 如要求在一个活检中存在所有特征再去诊断，将会导致“非诊断性”解释
    - 即使在活检中并不存在典型的组织学改变，也可提示诊断
    - 当缺乏典型的组织学证据时，存在对韦格纳肉芽肿病诊断不足的风险
    - 当过分依赖微小的组织学变化的存在时，则会导致过度诊断的风险
- 血管炎
  - 累及小到中等大小的动脉血管
  - 组织学上很难准确地辨认，通常不存在
  - 血管中心性（围绕血管）和血管侵袭性（穿透血管壁）可能会导致受累血管血栓形成
  - 血管炎不仅限于韦格纳肉芽肿病，也见于感染性疾病（如毛霉菌病、曲霉菌病）
- 坏死
  - 缺血性坏死或多灶性渐进性坏死伴嗜碱性改变
  - 坏死病灶需在间质结缔组织内，而不是在组织标本的表面或边缘
    - 在多种病变中可见表面或表浅的非特异性溃疡
- 肉芽肿性炎
  - 以散在或孤立的多核巨细胞为特征
  - 结构完好的肉芽肿为其非典型特征
- 炎症细胞浸润
  - 由淋巴细胞、吞噬细胞和浆细胞组成的多种炎症细胞浸润
  - 较少由嗜酸性粒细胞和多形核白细胞组成
    - 嗜酸性粒细胞有时可能很多
  - 可见微脓肿伴或不伴肉芽肿形成
- 黏膜细菌重复性感染如金黄色葡萄球菌，可能使临床表现变得复杂

辅助检查

组织化学染色

- 弹性纤维染色
  - 可协助辨别血管炎
  - 弹力膜的破裂
- 微生物染色阴性
- 免疫组织化学染色
  - B细胞（CD20）和T细胞（CD3）标志物免疫反应阳性
    - 提示良性（多克隆）细胞群

鉴别诊断

感染性疾病

- 通过光学显微镜和（或）特殊染色可辨别真菌、分枝杆菌和寄生菌

可卡因滥用

- 以异物巨细胞反应为特点，包括极化物质

Churg-Strauss病

- 也称变应性肉芽肿病和血管炎
- 以哮喘、系统性血管炎、组织和外周血嗜酸性粒细胞增多、鼻部改变为特征
  - 这些征象可以帮助与韦格纳肉芽肿病相鉴别
  - 报道ANCA水平在变应性肉芽肿性病中升高，故不能以此与韦格纳肉芽肿病相鉴别
  - 组织学表现包括
    - 透壁性炎症细胞浸润性小到中等大小的血管炎（血管壁受侵）
    - 炎性浸润主要为嗜酸性粒细胞
    - 肉芽肿性血管炎可见以血管壁内的多核巨细胞为特点（见于约38%的患者）
    - 可见血管无关性嗜酸性粒细胞性微脓肿

NK/T细胞淋巴瘤，鼻型

- 淋巴样浸润的细胞学特点通常可用于韦格纳肉芽肿病和NK/T细胞淋巴瘤鼻型的鉴别
  - NK/T细胞淋巴瘤鼻型以非典型细胞到异型恶性细胞为特征
  - 韦格纳肉芽肿病中的淋巴细胞浸润缺乏明显的非典型性
- 通过免疫组织化学证实单克隆性或通过分子解析确定基因重排可协助鉴别淋巴瘤
- ANCA、PR3阴性
- 与EB病毒有关 [EBER(+)]

弥漫性大B细胞淋巴瘤（DLBCL）

- 浸润淋巴细胞的细胞学特点通常可用于鉴别韦格纳肉芽肿病和DLBCL
  - 存在恶性肿瘤细胞

- 韦格纳肉芽肿病中浸润的淋巴细胞缺乏明显的非典型性
- 通过免疫组织化学证实单克隆性或通过分子解析确定基因重排可协助鉴别淋巴瘤
- ANCA、PR3阴性

恶性肿瘤

- 在鼻道中可见非淋巴造血细胞性恶性肿瘤的多样性
  - 以恶性肿瘤增生为特点
  - 韦格纳肉芽肿病以混合性炎症细胞浸润为特点，无恶性肿瘤细胞

诊断要点

临床相关病理特征

- 升高的ANCA及PR3是重要的辅助检查指标

病理学诊断注意事项

- 血管炎、肉芽肿性炎和组织坏死三联征仅见于16%的已证实韦格纳肉芽肿病患者

参考文献

1. Stone JH et al: Rituximab versus cyclophosphamide for ANCA-associated vasculitis. N Engl J Med. 363(3): 221-32, 2010
2. Chenm et al: New advances in the pathogenesis of ANCA-associated vasculities. Clin Exp Rheumatol. 27(1 suppl 52): s108-14, 2009
3. Grindler D et al: Computed tomography findings in sinonasal Wegener's granulomatosis. Am J Rhinol Allergy. 23(5): 497-501, 2009
4. Jayne D: Review article: Progress of treatment in ANCA-associated vasculities. Nephrology (Carlton). 14(1): 42-8, 2009
5. Oristrell J et al: Effectiveness of rituximab in severe Wegener's granulomatosis: report of two cases and review of the literature. Open Respir Med J.3: 94-9, 2009
6. Feng Z et al: Clinical relevance of anti-PR3 capture ELISA in diagnosing Wegener's granulomatosis. J Clin Lab Anal. 22(1): 73-6, 2008
7. Srouji I et al: Rhinologic symptoms and quality-of life in patients with Churg-Strauss syndrome vasculitis.Am J Rhinol. 22(4): 406-9, 2008
8. Sroji IA et al: Patterns of presentation and diagnosis of patients with Wegener's granulomatosis: ENT aspects. J Laryngol Otol. 121(7): 653-8, 2007
9. Lohrmann C et al: Sinonasal computed tomography in patients with Wegener's granulomatosis. J Comput Assist Tomogr. 30(1): 122-5, 2006
10. Rodrigo JP et al: Idiopathic midline destructive disease: fact or fiction. Oral Oncol. 41(4): 340-8, 2005
11. Benoudiba F et al: Sinonasal Wegener's granulomatosis: ct characteristics. Neuroradiology. 45(2): 95-9, 2003
12. Rutgers A et al: The role of myeloperoxidase in the pathogenesis of systemic vasculitis. Clin Exp Rheumatol. 21(6suppl32): s55-63, 2003
13. Kallenberg CG et al: New insights into the pathogenesis of antineutrophil cytoplasmic autoantibody-associcated vasculitis. Autoimmun Rev. 1(1-2): 61-6, 2002
14. Fransssen CF et al: Antiproteinase 3- and antimyeloperoxidase-associated vasculitis. Kidney Int. 57(6): 2195-206, 2000
15. Gross WL et al: Pathogensis of Wegener's granulomatosis.Ann Med Interne (Paris). 149(5): 280-6, 1998
16. Mcdonald TJ et al: Head and neck involvement in Wegener's granulomatosis(WG). Adv Exp Med Biol. 336: 309-13, 1993
17. Bini P et al: Antineutrophil cytoplasmic autoantibodies in Wegener's granulomatosis recognize conformational epitope(s)on proteinase 3.J Immunol. 149(4): 1409-15, 1992
18. Colby TV et al: Nasal biopsy in Wegener's granulomatosis. Hum Pathol. 22(2): 101-4, 1991
19. Noorduyn LA et al:Sinonasal non-Hodgkin's lymphomas and Wegener's granulomatosis: a clinicopathological study. Virchows Arch A Pathol Anat Histopathol. 418(3): 235-40, 1991
20. Devaney KO et al: Interpretation of head and neck biopsies in Wegener's granulomatosis. A pathologic study of 126 biopsies in 70 patients. Am J Surg Pahol. 14(6): 555-64, 1990
21. JennetteJC et al: Antineutrophil cytoplasmic autoantibodies and associated diseases: a review. Am J Kidney Dis. 15(6): 517-29, 1990
22. Specks U et al:Granulomatous vasculitis. Wegener's granulomatosis and Churg-Strauss syndrome. Rheum Dis Clin North Am. 16(2): 377-97,1990
23. Mcdonald TJ et al:Wegener's granulomatosis. Laryngoscope. 93(2): 220-31, 1983
24. Olsen KD et al: Nasal manifestations of allergic granulomatosis and angiitis(Churg-Strauss syndrome). Otolaryngol Head Neck Surg. 88(1): 85-9, 1980
25. Deremee RA et al: Wegener's granulomatosis. Anatomic correlates, a proposed classification. Mayo Clin Proc. 51(12): 777-81, 1976

韦格纳肉芽肿病

鼻道韦格纳肉芽肿病的鉴别诊断

	韦格纳肉芽肿病	NK/T 细胞淋巴瘤	弥漫性大 B 细胞淋巴瘤	变应性肉芽肿病和血管炎
性别 / 年龄	男性多于女性；40~50 岁	男性多于女性；60 岁多见	男性多于女性；70 岁多见	男性多于女性；年龄范围较广（30~60 岁）
部位	位于上呼吸道、消化道，大部分鼻腔多于鼻窦	通常局限于鼻窦和咽喉区域；此区之外者肿瘤分期较高	鼻腔和一个或多个鼻旁窦	多系统性疾病包括肺、鼻、肾、皮肤、心脏和神经系统
临床表现	鼻、鼻窦和咽喉：鼻窦炎伴或不伴脓性溢液、阻塞、疼痛、鼻出血、嗅觉丧失和头痛	面中线区域破坏性过程；可包括鼻中隔穿孔、腭部破坏、眶部肿胀	恶性溃疡、鼻出血、面部肿胀、疼痛、脑神经征象	哮喘、变应性鼻炎、血清和组织嗜酸性粒细胞增多症（如嗜酸性粒细胞增多性肺炎、嗜酸性粒细胞性增多性胃肠炎及其他）
血清学	ANCA、PR3 阳性	ANCA、PR3 阴性；无特异性血清标志物	ANCA、PR3 阴性；无特异性血清标志物	ANCA 水平可增高或不高；PR3 阴性
组织学	多形性（良性）细胞浸润，血管炎（血管中心性、血管侵袭性）、缺血性坏死、孤立性多核巨细胞（形态不完整的肉芽肿）	伴血管中心性和血管侵袭性，缺血性坏死、明显的恶性细胞浸润，无巨细胞或肉芽肿	弥漫性的中到大细胞增生，伴有大的圆形到椭圆形泡状（无核裂）核，明显的核仁、有丝分裂活性增加和坏死	多形（良性）细胞浸润，嗜酸性粒细胞明显；血管炎，可能为肉芽肿性血管炎（在受累的血管壁上见多核巨细胞）；嗜酸性粒细胞性微脓肿
免疫组织化学 / 分子生物学	多形性和多克隆；无基因重排	CD56、CD2、浆型 CD3e 阳性；T 细胞标志物（CD3、UCHL-1）阳性；基因重排	白细胞共同抗原和 B 细胞标志物（CD20、CD79）阳性；基因重排	多形性及多克隆性；无基因重排
EB 病毒	阴性	强相关	阴性至弱相关	阴性
治疗	环磷酰胺和泼尼松	局部放射治疗，播散性病例药物治疗	放射治疗和（或）药物治疗	系统性皮质类固醇治疗
预后	局限性患者预后最好，有时会自发缓解；死亡率与侵犯肾和肺并发症有关	总生存率为 30%~50%；局部复发和系统性失败常见	根据分期；生存率为 35%~60%	5 年生存率为 62%；侵犯心脏时发病率和死亡率增加，导致充血性心力衰竭或心肌梗死

韦格纳肉芽肿病

组织学、临床和影像学特征

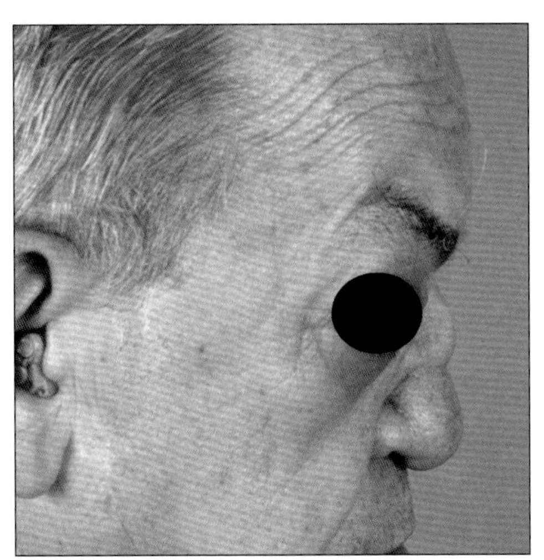

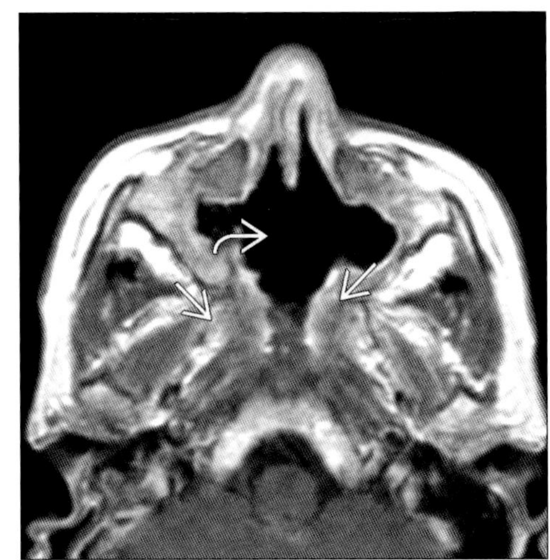

（左图）临床表现可见与韦格纳肉芽肿病相关的鼻中隔破坏、鞍鼻形成。（右图）轴位T1WIC+MRI显示侵犯上颌窦内的结节周围软组织增强影一直延伸到鼻咽。显示鼻中隔穿孔

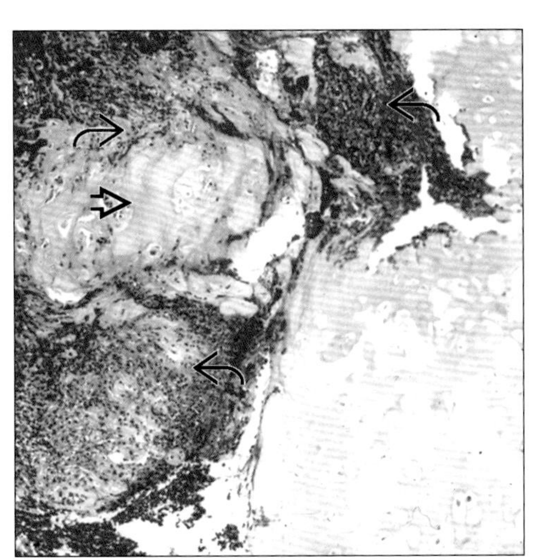

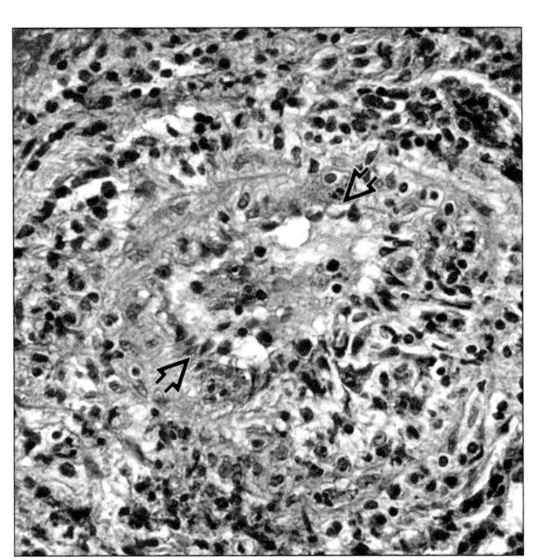

（左图）组织学上，鼻中隔破坏导致鞍鼻形成，与炎症细胞浸润及延伸和贯穿鼻中隔弹性软骨改变相关。（右图）血管炎包括炎症细胞环形浸润血管伴（或不伴）侵犯血管壁（血管侵犯），导致邻近内皮被覆的管腔闭塞

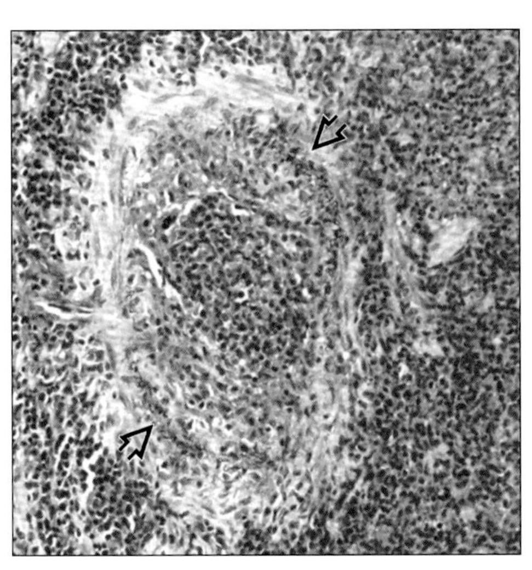

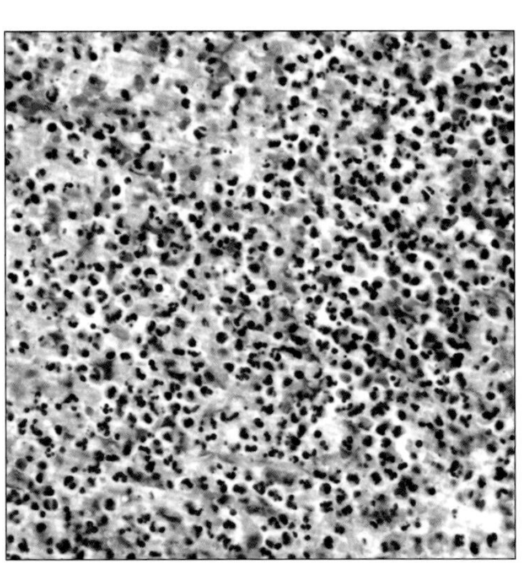

（左图）弹性纤维染色显示黑色外弹力膜被中心性血管和血管侵犯性炎症细胞浸润。炎性浸润完全堵塞血管腔。（右图）中性粒细胞性微脓肿形成是韦格纳肉芽肿病的另一特征

嗜酸性血管中心性纤维化

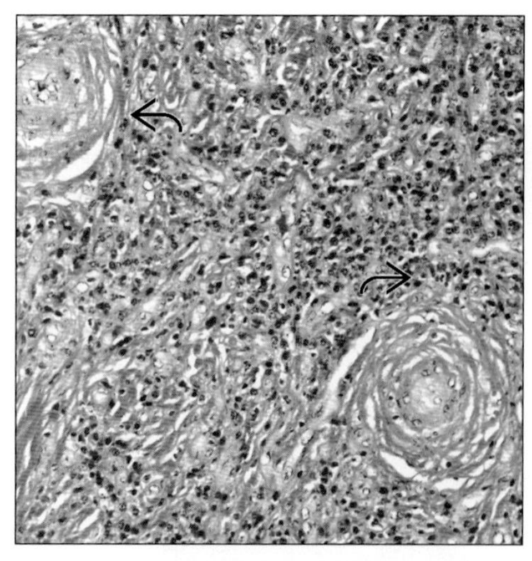

混合性炎症细胞浸润，包括多量嗜酸性粒细胞，可能与小血管壁相关，提示小血管性脉管炎

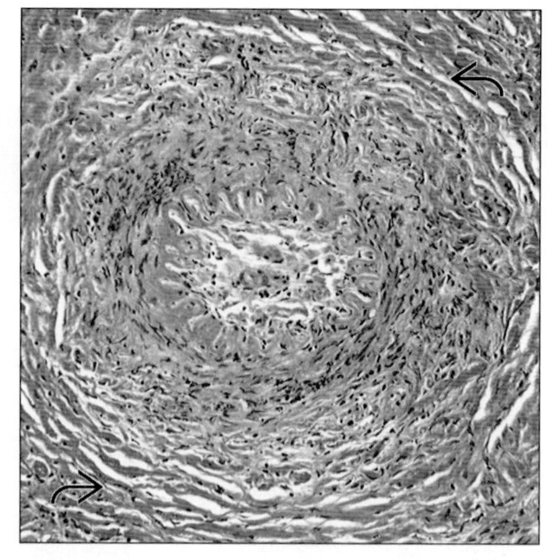

明显的间质纤维化，伴层状的“洋葱皮样”血管周纤维化是其特征之一。无缺血性坏死、肉芽肿和多核巨细胞

专业术语

缩写

- 嗜酸性血管中心性纤维化（EAF）

定义

- 上呼吸道和消化道罕见的慢性硬化性纤维炎性疾病

病因/发病机制

原发性

- 病因不明；与其他（系统性或局部性）疾病的相关性不明
- 推测为面部肉芽肿的黏膜变异型，其原因包括
  - 早期鼻黏膜病变和面部肉芽肿有组织学相似处
  - 同时发生EAF和面部肉芽肿见于约25%的患者

临床表现

流行病学

- 发病率
  - 不常见
- 年龄
  - 成人
- 性别
  - 女性远多于男性
    - 所有报道的病例均为女性

部位

- 主要侵犯鼻腔（单侧或双侧）
  - 中隔多于侧壁
  - 极少延伸到鼻窦（通常为上颌窦）或眼眶
- 极少涉及声门下区域

症状

- 持续多年渐进性气道（鼻道）堵塞
  - 一些患者与过敏相关，包括变应性鼻炎、慢性荨麻疹、对青霉素敏感
- 疼痛、鼻出血不常见

实验室检测

- 非特异性
  - ANCA、PR3水平不升高
  - 红细胞沉降率、尿常规检查无异常

治疗

- 手术方式
  - 气道堵塞的患者可能需要手术
- 药物
  - 皮质类固醇和抗组胺药治疗不是有效的治疗方式

预后

- 随着时间的推移，疾病逐步稳定，但通常是在气道堵塞发生之后

组织病理学检查

组织学特征

- 早期阶段
  - 嗜酸性粒细胞浸润血管周固有膜
    - 嗜酸性粒细胞包绕、延伸到毛细血管和小静脉（嗜酸性粒细胞性脉管炎）
    - 可见浆细胞和成熟的淋巴细胞
    - 血栓形成和缺血性坏死无法区分
- 晚期阶段
  - 典型特征是致密间质纤维化伴层状“洋葱皮样”血管周纤维化（血管中心性纤维化）
  - 纤维化为少细胞性，但是混合性炎症细胞区域里

嗜酸性血管中心性纤维化

要点

专业术语
- 上呼吸道和消化道罕见的慢性硬化性纤维炎性疾病

病因/发病机制
- 与系统性或其他局部性疾病相关性未知
- 推测为面部肉芽肿的黏膜变异型

临床表现
- 主要侵犯鼻腔
- 气道阻塞的患者可能需要进行手术

组织病理学检查
- 早期阶段：嗜酸性粒细胞浸润血管周固有膜，伴嗜酸性粒细胞性脉管炎
- 晚期阶段：致密纤维化伴层状“洋葱皮样”血管周纤维化（血管中心性纤维化）

仍包括嗜酸性粒细胞
- 在这两个阶段，没有缺血性坏死、肉芽肿性炎或多核巨细胞的证据

辅助检查

组织化学
- 针对微生物的特殊染色阴性

鉴别诊断

感染性疾病
- 可见微生物

韦格纳肉芽肿病
- 可见缺血性坏死、血管炎和（或）多核巨细胞
- 血清ANCA、PR3水平增高

Churg-Strauss病
- 以哮喘、系统性血管炎、组织和周围嗜酸性粒细胞增多症、鼻部表现为特征
- 透壁性浸润的血管炎
  - 主要为嗜酸性粒细胞浸润
- 肉芽肿性血管炎包括血管壁内可见多核巨细胞

纤维瘤病
- 致密纤维化缺乏EAF的特征

诊断要点

病理学要点
- 被认为是面部肉芽肿的黏膜变异型

参考文献

1. Jain R et al: Sinonasal eosinophilic angiocentric fibrosis: a report of four cases and review of literature. Head Neck Pathol, 2(4): 309–15, 2008
2. Narayan J et al: Eosinophilic angiocentric fibrosis and granuloma faciale; analysis of cellular infiltrate and review of literature.Ann Otol Rhinol Laryngol. 114(1 pt 1): 35–42, 2005
3. Pereira EM et al: Eosinophilic angiocentric fibrosis of the sinonasal tract: report on the clinicopathologic features of a case and review of the literature. Head Neck. 24(3): 307–11, 2002
4. Thompson LD et al: Sinonasal tract eosinophilic angiocentric fibrosis. A report of three cases. Am J Clin Pathol. 115(2): 243–8, 2001
5. Roberts PF et al: Eosinophilic angiocentric fibrosis of the upper respiratory tract: a mucosal variant of granuloma faciale? A report of three cases. Histopathology. 9(11): 1217–25, 1985

影像图库

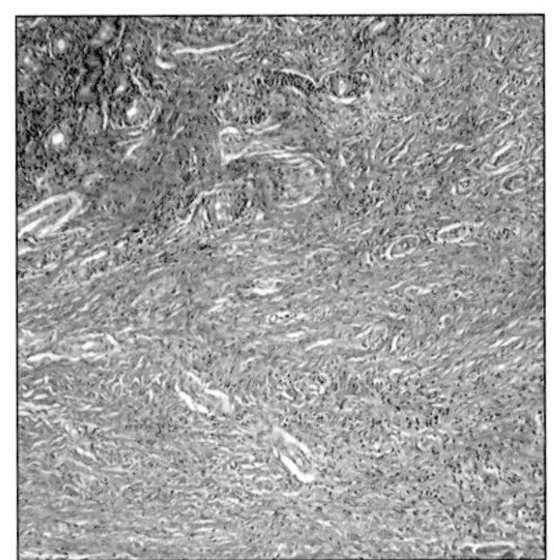

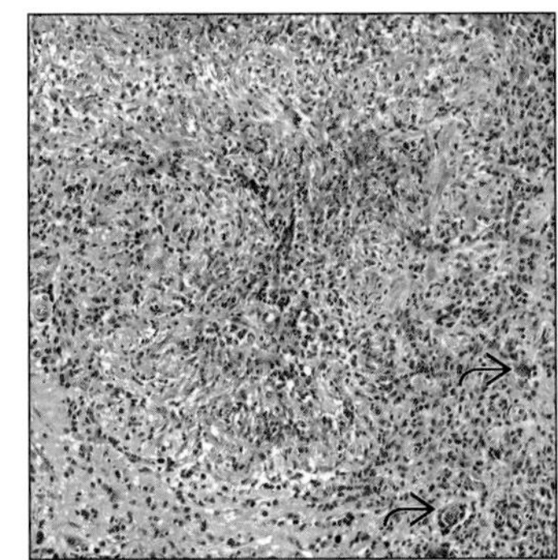

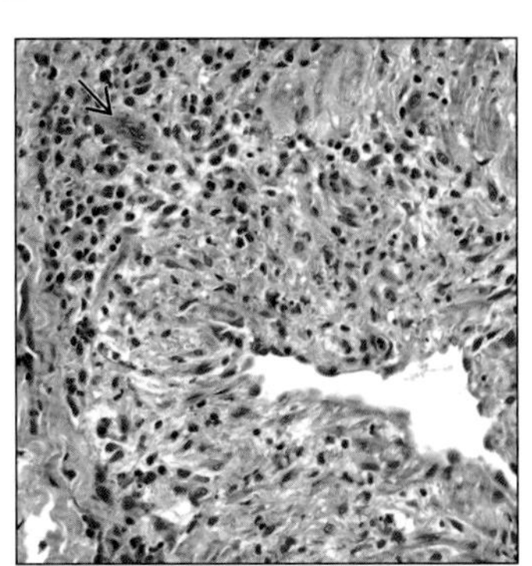

（左图）致密间质纤维化是嗜酸性血管中心性纤维化的一个典型特征。（中图）鼻腔鼻窦的Churg-Strauss病的组织学特征包括黏膜下炎症细胞浸润，主要有嗜酸性粒细胞、中性粒细胞、淋巴细胞、浆细胞和多核巨细胞➡。（右图）Churg-Strauss性血管炎为透壁性炎症细胞浸润，主要包括嗜酸性粒细胞、中性粒细胞、淋巴细胞、浆细胞和一个巨细胞➡

鼻腔鼻窦炎性息肉

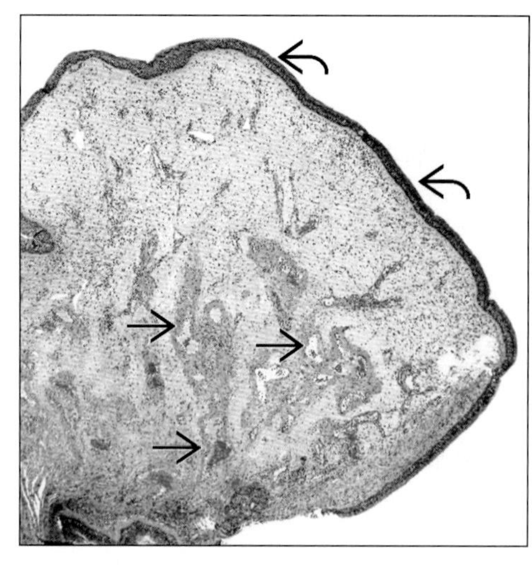

息肉样肿块可见完整的表面（呼吸）上皮➘及其下以水肿、炎性浸润、血管增生➙和缺乏黏液浆液腺为特征的间质

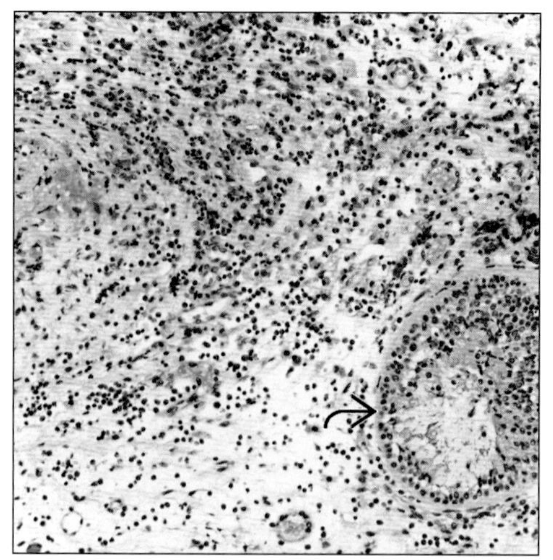

HE染色示水肿的间质内主要以嗜酸性粒细胞、成熟的淋巴细胞、浆细胞和中性粒细胞组成的混合性慢性炎症细胞浸润。➘示浆液黏液腺

专业术语

定义

- 鼻腔鼻窦黏膜的非肿瘤性炎性肿胀

病因/发病机制

多因素

- 涉及多因素的病因学包括
  - 过敏（特应性）
  - 感染
  - 囊性纤维化
  - 糖尿病
  - 阿司匹林不耐受
  - 家族性

临床表现

流行病学

- 年龄
  - 可发生于任何年龄，但通常见于20岁以上的成人
  - 小于5岁的儿童罕见
    - 除了囊性纤维化患者，这些患者会在0~20岁时发生鼻息肉
- 性别
  - 无性别分布差异

部位

- 最常见发生于鼻侧壁或筛隐窝
  - 鼻腔侧壁黏膜的生理特性使黏膜固有层内容易形成明显的水肿
    - 使得该部位更易发生息肉
  - 可为单侧或双侧，单发或多发
- 累及双侧鼻腔和鼻窦的并不少见

症状

- 鼻塞、鼻溢和头痛
- Samter三联征
  - 鼻息肉、哮喘和阿司匹林不耐受
- 少见，可能与骨侵蚀、破坏、失明有关

鼻内镜下表现

- 桑葚样鼻甲
  - 关于肿胀的鼻甲组织的临床术语
  - 由于水肿散布在正常鼻甲血管的致密的血管壁之间而形成
  - 这种外观可能临床上提示为病理性过程，如血管畸形

治疗

- 选择、风险及并发症
  - 识别和治疗可能的致病因素是治疗的首要方式
- 手术方式
  - 息肉切除
    - 内侧上颌窦切除术（Caldwell-Luc手术）包括上颌窦后鼻孔息肉蒂移除
- 药物
  - 囊性纤维化患者可能会对药物治疗有反应，但是可能需要手术切除

预后

- 约50%的患者会在手术后复发
  - 阿司匹林不耐受和哮喘患者的复发率最高
- 功能性鼻内镜鼻窦手术的发展有助于
  - 降低囊性纤维化患者的鼻息肉手术率和复发率
  - 哮喘患者的鼻相关症状改善

鼻腔鼻窦炎性息肉

要点

专业术语
- 鼻腔鼻窦黏膜的非肿瘤性炎性肿胀

病因/发病机制
- 病因涉及多因素

临床表现
- 多数源于鼻外侧壁或筛隐窝
- 鼻塞、鼻溢和头痛
- 鼻息肉手术切除
- 大约50%的患者会在手术后复发

组织病理学检查
- 表面纤毛呼吸上皮通常完整；可显示鳞状化生
- 明显水肿的间质，通常缺乏浆液黏液腺
- 混合性慢性炎症细胞浸润，主要包括嗜酸性粒细胞、浆细胞和淋巴细胞
- 继发性改变可包括
  - 表面溃疡
  - 纤维化
  - 梗死
  - 肉芽组织
  - 非典型间质细胞
  - 肉芽肿形成
  - 淀粉样间质沉积
  - 骨和（或）软骨化生

影像学检查

一般特征
- 软组织密度、气-液平面、黏膜增厚和鼻窦浑浊影
- 当疾病蔓延时，炎性息肉可膨胀，甚至破坏骨组织

大体检查

一般特征
- 息肉是伴有黏液或黏液样外观的柔软、肉质、息肉状病变

大小
- 大小不一，直径可达几厘米

组织病理学检查

组织学特征
- 表面纤毛呼吸上皮完整
  - 可显示鳞状化生
  - 基底膜可增厚和呈嗜酸性外观
- 间质
  - 明显的水肿；以无浆液黏液腺为特征
  - 有混合性慢性炎症细胞浸润，主要包括嗜酸性粒细胞、浆细胞和淋巴细胞
    - 感染性息肉中主要为中性粒细胞
  - 成纤维细胞形态温和，有小到中等大小血管
    - 腔隙内含有水样液体，类似淋巴管外观，让人联想到要诊断淋巴管瘤
    - 腔隙内缺乏内皮细胞衬附
  - 可见显著的血管成分
    - 不同的血管瘤性或血管扩张性息肉
    - 可类似于肿瘤性表观
- 继发性改变可包括
  - 表面溃疡
  - 纤维化
  - 梗死
  - 非典型间质细胞
    - 为肌成纤维细胞
    - 通常局限在损伤区域，特别是在血栓性血管周围
  - 肉芽组织
  - 淀粉样间质沉积
  - 骨和（或）软骨化生
  - 腺体增生
  - 引起肉芽肿形成的原因包括
    - 黏液囊肿破裂
    - 胆固醇性肉芽肿
    - 对鼻内注射（类固醇）或吸入的反应
  - 可见假性肉芽肿
    - 间质非水肿性胶原的小碎片伴周围炎症细胞浸润

鉴别诊断

感染性疾病
- 识别致病性微生物可通过
  - 光学显微镜
  - 特殊染色
- 息肉中无微生物

鼻腔鼻窦乳头状瘤
- 瘤性上皮增生特点
  - 明显的增厚的上皮增生包括
    - 鳞状、过渡型和（或）混有黏液细胞（杯状细胞）的柱状细胞
  - 上皮内黏液囊肿
  - 内生性（内翻性）和（或）外生性生长
- 嗜酸瘤细胞型特点
  - 多层上皮增生由含丰富的嗜酸性颗粒状细胞质的柱状细胞组成

呼吸上皮性腺瘤样错构瘤
- 组织病理学改变主要为腺体增生，表现如下
  - 管腔扩张的小到中等大小的由间质分隔的腺体

鼻腔鼻窦炎性息肉

- 可见腺体与内陷入黏膜的表面上皮直接相连
- 腺体由混有黏蛋白分泌（杯状）细胞的多层纤毛呼吸上皮组成
- 特征性表现为存在间质玻璃样变包绕的腺体，由厚的嗜酸性基底膜引起
- 萎缩性改变可表现为腺体被覆单层扁平到立方上皮

鼻咽血管纤维瘤

- 瘤性增生包括不同程度的混合物
  - 裂缝样血管腔缺乏壁平滑肌
  - 致密间质纤维化

血管和淋巴肿瘤

- 小叶毛细血管瘤在鼻腔鼻窦血管瘤中更常见
  - 特点
    - 黏膜下排列成叶状或簇状的内衬内皮血管增生
    - 包括中央毛细血管和小的分支
    - 中央毛细血管管径和形状不一；可包括“鹿角状”外观
- 淋巴管瘤在鼻腔鼻窦中罕见

异位中枢神经系统组织/脑膨出

- 识别中枢神经系统组织可通过
  - 光学显微镜
  - 胶质纤维酸性蛋白免疫染色

横纹肌肉瘤

- 非典型间质细胞可能混有恶性细胞（横纹肌母细胞）
- 胚胎性横纹肌肉瘤在鼻腔鼻窦中是最常见的类型
- 弥漫的细胞增生
- 细胞量多少不等，交替存在细胞量增多区和少细胞区域，后者通常与黏液样间质有关
- 细胞成分由各型细胞混合组成，包括
  - 核深染、细胞质不明显的小的未分化（原始表现）圆形或梭形细胞
  - 分化的伴嗜酸性细胞质的大圆形到椭圆形细胞
  - 圆形细胞中相间条纹罕见，但是在梭形细胞成分中更明显
- 可见核多形性、有丝分裂增多和坏死
- 免疫反应性肌原性标志物包括
  - 结蛋白、肌红蛋白、肌细胞生成蛋白

参考文献

1. Ardebali MM et al: The comparison of histopathological characteristic of polyps in asthmatic and nonasthmatic patients. Otolaryngol Head Neck Surg. 140(5): 748-51, 2009
2. Delagrand A et al: Nasal polyposis: is there an inheritance pattern? A single family study. Rhinology. 46(2): 125-30, 2008
3. Sheahan P et al: Infarcted angiomatous nasal polyps. Eur Arch Otorhinolaryngol. 262(3): 225-30, 2005
4. Yung MW et al: Nasal polyposis in children with cystic fibrosis: a long-term follow-up study. Ann Otol Rhinol laryngol. 111(12 pt 1): 1081-6, 2002
5. Greisner WA 3rd et al: Hereditary factor for nasal polyps. Allergy Asthma Proc. 17(5): 283-6, 1996
6. Holmberg K et al: Nasal polyps: medical or surgical management? Clin Exp Allergy. 26 Suppl 3: 23-30, 1996
7. Drutman J et al: Sinonasal polyposis. Semin Ultrasound CT MR. 12(6): 561-74, 1991
8. Levine HL: Functional endoscopic sinus surgery: evaluation, surgery: evaluation, surgery, and follow-up of 250 patients. Laryngoscope. 100(1): 79-84, 1990
9. Zeitz HJ: Bronchial asthma, nasal polyps, and aspirin sensitivity: samter's syndrome. Clin Chest Med. 9(4): 567-76, 1988
10. Som PM et al: CT appearance distinguishing benign nasal polyps from malignancies. J Comput Assist Tomogr. 11(1): 129-33, 1987
11. Kindblom LG et al: Nasal polyps with atypical stroma cells: a pseudosarcomatous lesion.A light and electron-microscopic and immunohistochemical investigation with implications on the type and nature of the mesenchymal cells. Acta Pathol Microbiol Immunol Scand A. 92(1): 65-72, 1984
12. Heffner DK: Problems in pediatric otorhinolaryngic pathology. I Sinonasal and nasopharyngeal tumors and masses with myxoid features. Int J Pediatr Otorhinolaryngol. 5(1): 77-9, 1983
13. Rejowski JE et al: Nasal polyps causing bone destruction and blindness. Otolaryngol Head Neck Surg. 90(4): 505-6, 1982
14. Winestock DP et al: Benign nasal polyps causing bonedestruction in the nasal cavity and paranasal sinuses. Laryngoscope. 88(4): 675-9, 1978
15. Settipane GA et al: Nasal polyps in asthma and rhinitis. a review of 6037 patients. J Allergy Clin Immunol. 59(1): 17-21, 1977
16. Compagno J et al: Nasal polyposis with stromal atypia. review of follow-up study of 14 cases. Arch Pathol Lab Med. 100(4): 224-6, 1976
17. Wolff M: Granulomas in nasal mucous membranes following local steroid injections. Am J Clin Pathol. 62(6): 775-82, 1974

鼻腔鼻窦炎性息肉

不同的组织学特征

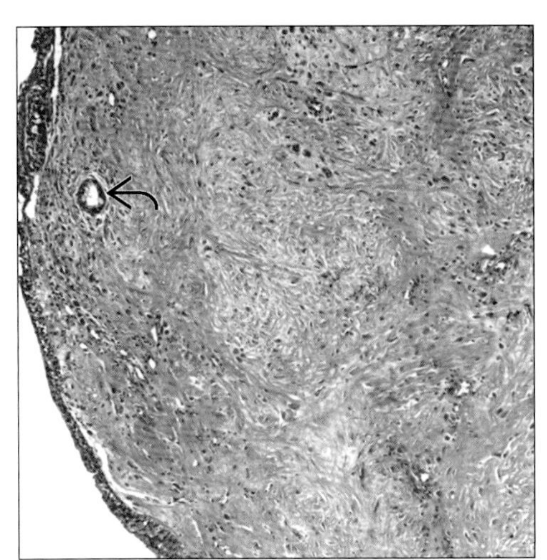

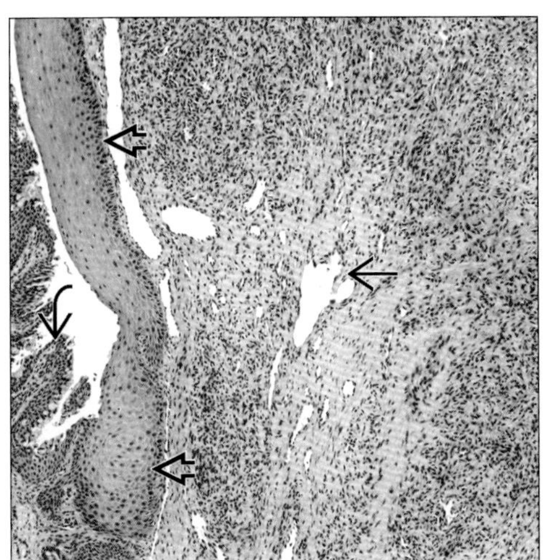

（左图）炎性息肉可发生各种不同的反应性和（或）退行性改变，包括黏膜下致密纤维化。可见相关的散在的炎症细胞和可识别的黏液浆液性腺体→。（右图）鼻腔鼻窦息肉另外的反应性改变可包括呼吸上皮→鳞状化生→、黏膜下肉芽组织，并伴有不同大小和形状的血管→

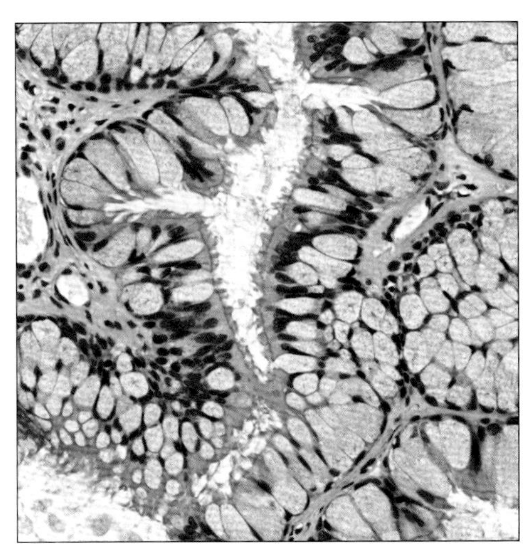

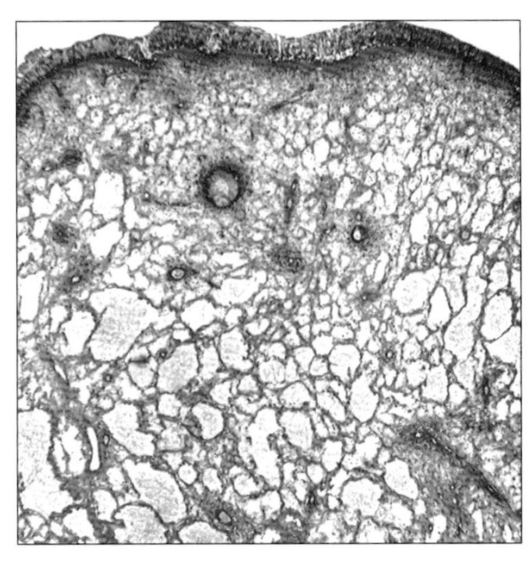

（左图）黏液腺体增生可能会潜在地导致考虑腺体性肿瘤的诊断。炎性息肉中可见典型的背景变化以及在腺体性肿瘤中无复杂（背靠背）的生长模式，可以用来鉴别。（右图）黏膜下扩张的管腔，内含水样液体，类似淋巴管腔隙，提示淋巴管瘤的诊断。然而与淋巴管瘤不同，腔隙内缺乏内皮衬覆

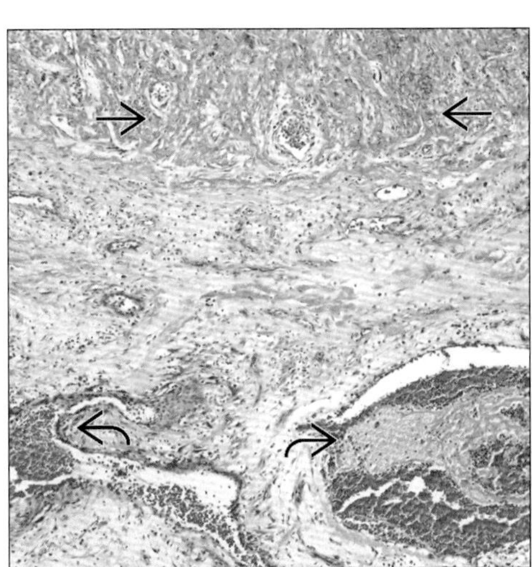

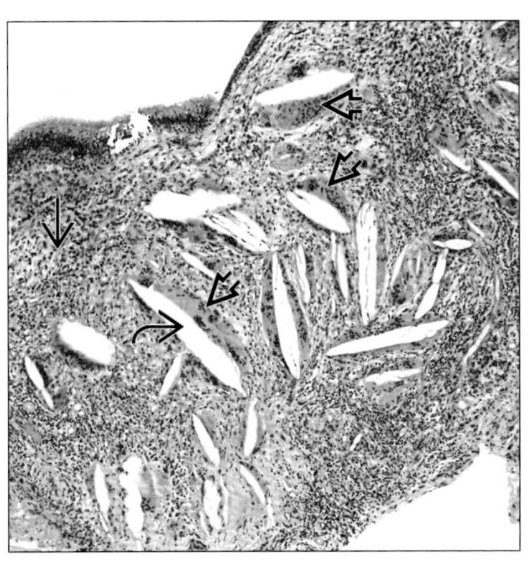

（左图）血栓性血管→伴出血→和梗死（未显示）可发生于创伤性鼻腔鼻窦炎性息肉。（右图）息肉中可见肉芽肿，包括由针状裂隙→组成的类固醇性肉芽肿，是由于来自外渗红细胞的脂质引起的多核巨细胞反应→。色素细胞→代表含铁血黄素沉积（铁阳性，未显示），提示有陈旧性出血

上颌窦后鼻孔息肉

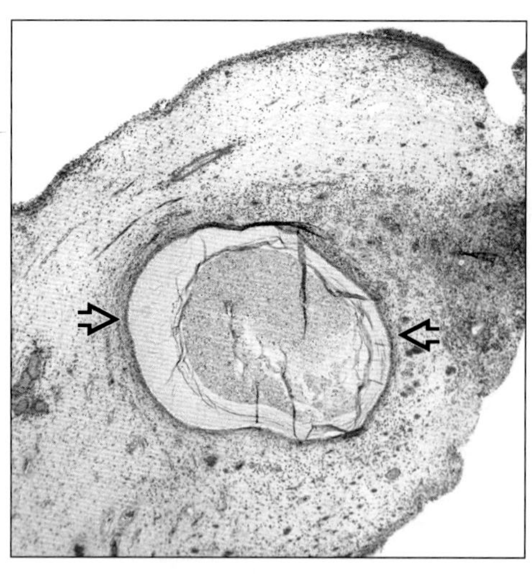

显示息肉有完整的呼吸上皮，伴散在炎症细胞的水肿间质，黏液浆液腺匮乏，可能扩张并被黏蛋白物质填塞⇨

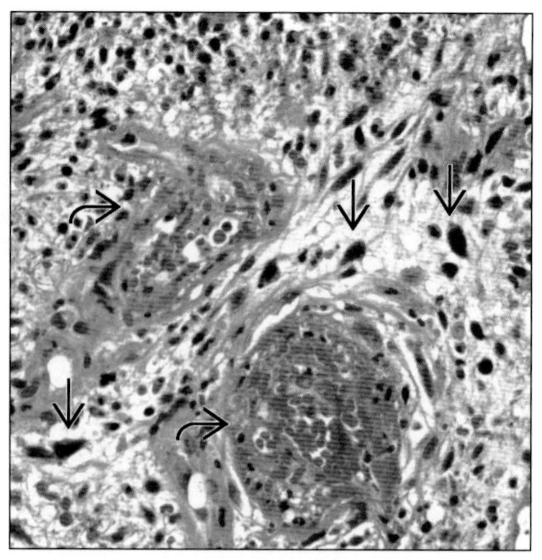

由于其需要扭转着通过窦，上颌窦后鼻孔息肉通常会有相关的变化，可能包括血管血栓形成↗和邻近浓染的非典型间质细胞→

专业术语

缩写

- 上颌窦后鼻孔息肉（ACP）
- 非典型间质细胞（ASC）

定义

- 鼻腔鼻窦炎性息肉的临床独特亚型
  - 源于上颌窦内（中壁区域），通过上颌窦口经蒂延伸至鼻腔

病因/发病机制

环境暴露

- 尽管高达40%的患者与过敏有关，但病因仍与炎症相关

临床表现

流行病学

- 发病率
  - 占所有鼻腔鼻窦息肉的3%~6%
- 年龄
  - 比发生鼻息肉患者的年龄要早
    - 主要发生于年轻人
- 性别
  - 男性多于女性

部位

- 上颌窦内（中壁区域）通过上颌窦口经蒂延伸至鼻腔
- 向后延伸至鼻咽可能导致鼻咽部阻塞，从而使临床怀疑为原发性鼻咽肿瘤
- 可能会延伸（“悬挂”）到鼻咽，可通过张口识别

症状

- 通常表现为单个，单侧息肉伴鼻塞
- 通常与双侧上颌窦炎有关
- 可能与更多的典型鼻腔鼻窦息肉有关
- 罕见可与蝶窦后鼻孔息肉并存
  - 蝶窦后鼻孔息肉起源于蝶窦，可通过以下方式扩展
    - 通过蝶窦口
    - 通过蝶筛隐窝
    - 进入鼻后孔（鼻腔和鼻咽的分界）

治疗

- 手术方式
  - 完整手术切除，包括蒂

预后

- 完整手术切除后可治愈
- 如果息肉包括蒂未被完整地切除可能会复发
  - 复发率较高，特别是有过敏史的患者
  - 鼻内镜下切除（由于切除不完全）可能会导致高复发率

大体检查

一般特征

- 除了存在附着于上颌窦内的蒂，与其他鼻息肉相同

组织病理学检查

组织学特征

- 除了相对缺乏黏液腺和嗜酸性炎症细胞浸润外，与鼻腔鼻窦息肉类似
- 继发于慢性或亚急性血管病损的继发性改变包括
  - 存在非典型间质细胞
    - 肌成纤维细胞性起源和损伤愈合的细胞组分

上颌窦后鼻孔息肉

要点

专业术语

- 鼻腔鼻窦炎性息肉的临床独特亚型，起源于上颌窦内（中壁区域），通过上颌窦口经蒂延伸至鼻腔

临床表现

- 占所有鼻窦息肉的3%~6%
- 比鼻息肉患者的发病年龄要早
- 完整手术切除，包括蒂，可治愈

组织病理学检查

- 除了缺乏相关的黏液腺，与鼻腔鼻窦息肉类似
- 由于血管并发症会有继发性改变
  - 部分或完全梗死
  - 存在非典型间质细胞

- 异形细胞有增大的多形性浓染核，模糊至明显的核仁，细胞质嗜酸性到嗜碱性
- 倾向于聚集于组织损伤周围（例如，在血栓形成的血管腔隙附近）
- 可能与恶性细胞相混淆（例如，横纹肌母细胞）
- 病变区域局限，不伴有核质比增加、有丝分裂增加，或横纹可排除恶性诊断

○ 部分或完全梗死
- 出血可为小范围也可为广泛性
- 相关的反应性改变可包括广泛的新生血管生成
- 毛细血管内皮增生可发生于机化的血栓
- 出血和反应性改变可导致单侧鼻腔-中部上颌窦壁的骨组织侵蚀

辅助检查

免疫组织化学

- 非典型间质细胞
  - 波形蛋白和肌动蛋白（平滑肌、肌特异性）阳性
  - 细胞角蛋白染色可为阳性
  - 结蛋白、肌红蛋白、肌细胞生成蛋白无免疫反应性

鉴别诊断

横纹肌肉瘤

- 非典型间质细胞可能会与恶性细胞相混淆（横纹肌母细胞）
- 与恶性细胞不同，非典型间质细胞局限于损伤病灶周围区域

参考文献

1. Yuca K et al: Evaluation and treatment of antrochoanal polyps.J Otolaryngol. 35(6): 420–3, 2006
2. Batsakis JG et al: Choanal and angiomatous polyps of the sinonasal tract. Ann Otol Rhinol Laryngol. 101(7): 623–5, 1992

影像图库

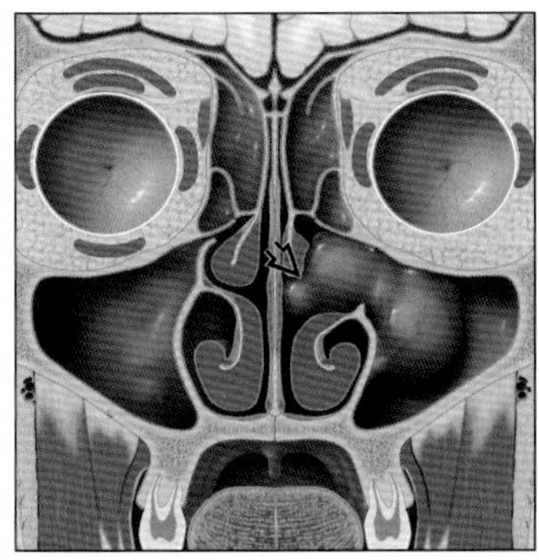

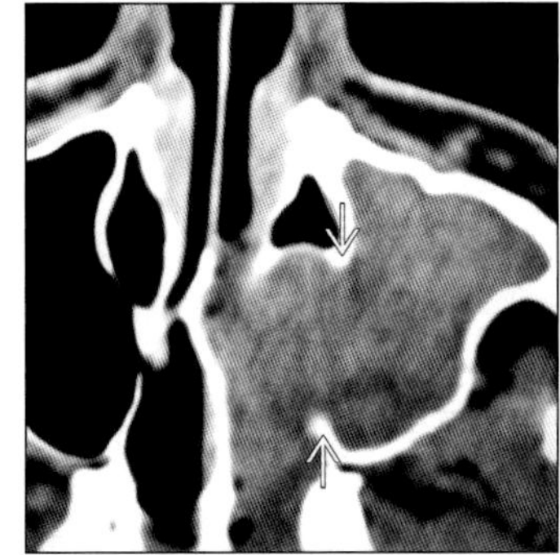

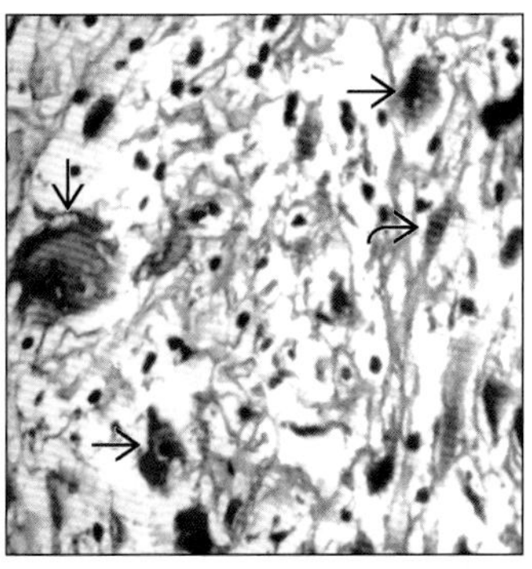

（左图）上颌窦后鼻孔息肉的示意图➪。（中图）轴位NECT示上颌窦后鼻孔息肉伴轻微不均质密度增高。这可能与慢性息肉或真菌定植相关。可见增宽的继发孔➡。（右图）尽管它们都有非典型表现，但非典型间质细胞➡的核质比较低，具有纤维样细胞质和轴位扩展延长表现➡，缺乏恶性细胞学形态特征

鼻腔鼻窦错构瘤

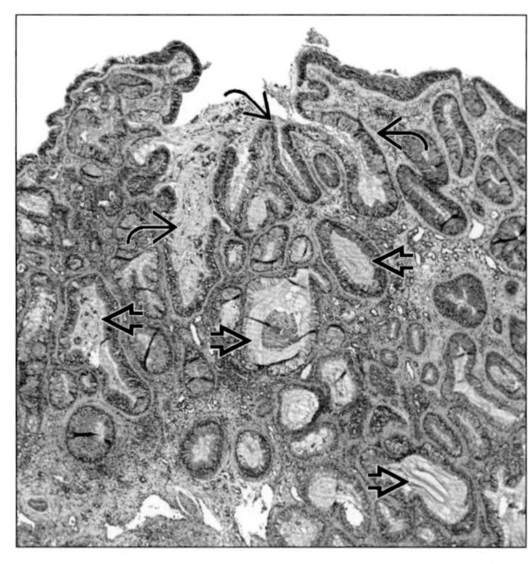

组织病理学改变示腺样增生，由内陷入黏膜下管腔扩张的小到中等大小的腺体[⇨]组成，腺体被间质组织[↷]分隔

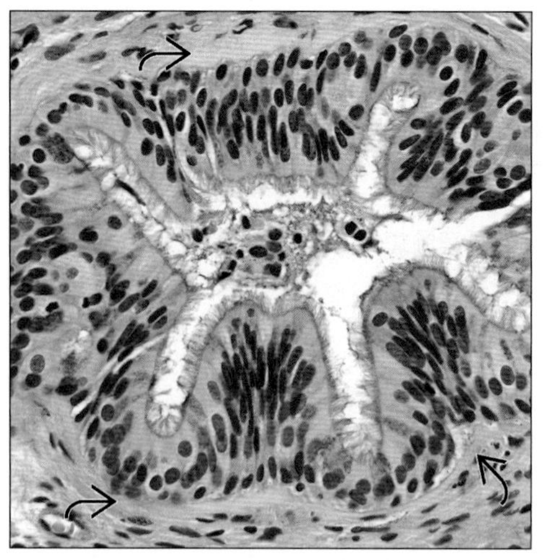

腺体为圆形或椭圆形，由复层纤毛呼吸上皮以及包绕其外的厚薄不一的嗜酸性基底膜[↷]组成

专业术语

缩写

- 呼吸上皮性腺瘤样（READ）错构瘤
- 软骨-骨呼吸上皮性（CORE）错构瘤
- 鼻软骨间叶性错构瘤（NCH）

别名

- 腺性错构瘤
- 浆液黏液性错构瘤
- 鼻错构瘤

定义

- READ错构瘤：鼻腔鼻窦和鼻咽部固有腺体的良性获得性非肿瘤性过度生长
  - 源于表面上皮
  - 缺乏外胚层、神经外胚层和（或）中胚层成分
- CORE错构瘤
  - 与READ错构瘤相关，但有软骨组织的额外特征
- NCH：鼻腔鼻窦的肿胀性病变
  - 由软骨和间叶成分的混合物组成，囊性特征与胸壁错构瘤类似
  - 组织学与READ和CORE错构瘤类似，可能属于同一病变的谱系

病因/发病机制

特发性

- 与任何特异病原都没有关系

继发性

- 出现于炎性息肉中的READ错构瘤
  - 可能由炎症病程后继发诱导产生

临床表现

流行病学

- 发病率
  - 罕见
- 年龄
  - READ错构瘤
    - 发生于成人
    - 范围在20~90岁
    - 报道的中位年龄为50岁
  - CORE错构瘤
    - 范围为11~73岁
  - NCH
    - 多数病变发生于头3个月的新生儿，但也可发生于十多岁的儿童
    - 偶尔发生于成人
- 性别
  - READ错构瘤
    - 性别分布无差异
  - CORE错构瘤
    - 性别分布无差异
  - NCH
    - 男性多于女性

部位

- 多数发生于鼻腔，特别是鼻中隔后部
  - 累及其他鼻腔内部位少见，并可加以识别
    - 沿着鼻外侧壁、中鼻道和下鼻甲
- 其他累及的部位包括鼻咽、筛窦和额窦
- 多数病变是单侧的，但有时也可双侧发生

症状

- READ错构瘤
  - 包括以下一个或几个症状

鼻腔鼻窦错构瘤

要点

专业术语
- READ错构瘤：鼻腔鼻窦和鼻咽部固有腺体的良性获得性非肿瘤性过度生长
- CORE错构瘤：与READ错构瘤相似，但有软骨样组织
- NCH：鼻腔鼻窦肿瘤，由软骨样组织和间叶成分混合组成，伴囊性特点，类似于胸壁的错构瘤

临床表现
- 保守治疗，但是如果选择手术，须完整切除
- 手术切除后可痊愈

组织病理学检查
- READ错构瘤
  - 病变主要为增生的腺体，由玻璃样变的间质包绕
- CORE错构瘤
  - 与READ错构瘤形态相似，但是混杂有软骨和（或）骨小梁成分
- NCH
  - 特征性的表现为软骨性结节，大小、形状和轮廓多变，伴不同程度分化
  - 软骨间叶成分相对细胞丰富和“不成熟”

    - 鼻塞、鼻出血和慢性（复发性）鼻窦炎；与过敏有关
    - 症状出现数月至数年不等
  - 无破坏性病变
- CORE错构瘤
  - 息肉样肿块
- NCH
  - 呼吸困难、鼻腔肿块或面部肿胀
  - 可能侵入颅内（通过筛板区域），临床表现类似于脑膜脑膨出

治疗
- 手术途径
  - 保守治疗，如选择手术须完整切除

预后
- 手术切除后可痊愈

大体检查

一般特征
- 典型的息肉样或外生性，橡皮样硬度，黄白色至红棕色

大小
- 直径最大可达6cm

组织病理学检查

READ错构瘤
- 病变主要为增生的腺体，由散在的、小至中等大小的腺体组成，腺体间有间质分隔
  - 在有些区域，可见腺体起源并与表面上皮相连，即由表面上皮内陷入黏膜下所致
  - 腺体呈圆形到卵圆形不等，有多层纤毛上皮构成，间杂黏蛋白分泌细胞（杯状细胞）
  - 可见腺体黏液潴留而扩张
- 特征性的表现包括：间质玻璃样变，腺体由厚的嗜酸性基底膜包绕
- 腺体萎缩改变可表现为腺体内衬单层扁平至单层立方上皮
- 水肿或纤维间质有混合性慢性炎症细胞浸润
- 其他表现包括
  - 鼻腔鼻窦息肉样炎症改变
  - 表面上皮增生和（或）鳞状上皮化生，与腺瘤样增生无关
  - 骨化生
  - 罕见伴发
    - 施耐德乳头状瘤，内翻性
    - 孤立性纤维瘤

CORE错构瘤
- 与READ错构瘤大体相似，此外
  - 与软骨和（或）骨小梁有密切关系
  - 在黏液至纤维性间质中可见软骨-骨分化谱，包括不成熟外观的间充质到分化成熟的骨小梁
  - 可见READ错构瘤成分，但不显著

NCH
- 特征性的表现为软骨结节，大小、形状和轮廓多变
- 分化程度多变，部分可类似于软骨黏液纤维瘤的软骨黏液瘤结节，而部分表现为分化好的软骨结节
- 软骨间叶成分相对细胞丰富和“不成熟”
- 软骨结节周围可见疏松的梭形细胞间质或突然移行至少细胞的纤维间质
- 其他发现包括
  - 黏液至梭细胞间质
  - 伴细胞性间质的纤维性骨增生
  - 小骨片或不成熟骨（编织骨）的骨小梁
  - 间质中可见灶状破骨细胞样巨细胞
  - 可见充满红细胞的空腔，类似于动脉瘤样骨囊肿的血腔
  - 可有成熟的脂肪组织
  - 增生的上皮成分不是显著特点

辅助检查

分子遗传学检查
- READ错构瘤分子表型
  - 据报道，31%有等位基因缺失

鼻腔鼻窦错构瘤

- 在非肿瘤性实体中比例较高
- READ错构瘤应考虑为良性肿瘤而不是错构瘤

鉴别诊断

鼻腔鼻窦炎性息肉

- 息肉样病变有间质的特征性改变，包括水肿以及混合性炎症细胞浸润
- 缺乏典型的在READ错构瘤中见到的腺体增生
  - 极少情况下可有浆液黏液腺增生
- 表面上皮可出现鳞状上皮化生

施耐德乳头状瘤

- 表面上皮增生伴内生（内翻）性或外生性生长，缺乏在READ错构瘤中见到的腺体增生

鼻咽纤维血管瘤

- 肿瘤包含纤维间质成分和良性的内衬内皮的血管成分

鼻腔鼻窦非肠型-非唾液腺性腺癌

- 腺体性肿瘤的特征性表现为
  - 复杂生长（背靠背腺体）
  - 腺体衬覆单层细胞
  - 通常分化好的肿瘤缺乏显著的细胞核多形性、有丝分裂和坏死
  - 典型的表现为黏膜下腺体增生缺乏与表面上皮的连续性
  - 免疫组织化学染色对区分分化型的腺癌和READ错构瘤没有诊断价值
    - 可以用p63（或者其他基底细胞标志物）确认的肌上皮细胞，在良性鼻腔鼻窦腺体性病变/肿瘤中可存在或缺乏，与恶性腺体性肿瘤一样
    - p63和其他肌上皮标志物不能被用来鉴别腺癌和错构瘤

参考文献

1. Cao Z et al: Respiratory epithelial adenomatoid hamartoma of bilateral olfactory clefts associated with nasal polyposis: three cases report and literature review. Auris Nasus Larynx. 37(3): 352-6, 2010
2. Seol JG et al: Respiratory epithelial adenomatoid hamartoma of the bilateral olfactory recesses: a neoplastic mimic? AJNR Am J Neuroradiol. 31(2): 277-9, 2010
3. Weinreb I: Low grade glandular lesions of the sinonasal tract: a focused review. Head Neck Pathol. 4(1): 77-83, 2010
4. Jo VY et al: Low-grade sinonasal adenocarcinomas: the association with and distinction from respiratory epithelial adenomatoid hamartomas and other glandular lesions. Am J Surg Pathol. 33(3): 401-8, 2009
5. Perez-Ordonez B: Hamartomas, papillomas and adenocarcinomas of the sinonasal tract and nasopharynx. J Clin Pathol. 62(12): 1085-95, 2009
6. Weinreb I et al: Seromucinous hamartomas: a clinicopathological study of a sinonasal glandular lesion lacking myoepithelial cells. Histopathology. 54(2): 205-13, 2009
7. Fitzhugh VA et al: Respiratory epithelial adenomatoid hamartoma: a review. Head Neck Pathol. 2(3): 203-8, 2008
8. Ozolek JA et al: Basal/myoepithelial cells in chronic sinusitis, respiratory epithelial adenomatoid hamartoma, inverted papilloma, and intestinal-type and nonintestinal-type sinonasal adenocarcinoma: an immunohistochemical study. Arch Pathol Lab Med. 131(4): 530-7, 2007
9. Sangoi AR et al: Respiratory epithelial adenomatoid hamartoma: diagnostic pitfalls with emphasis on differential diagnosis. Adv Anat Pathol. 14(1): 11-6, 2007
10. Ozolek JA et al: Tumor suppressor gene alterations in respiratory epithelial adenomatoid hamartoma (REAH): comparison to sinonasal adenocarcinoma and inflamed sinonasal mucosa. Am J Surg Pathol. 30(12): 1576-80, 2006
11. Roffman E et al: Respiratory epithelial adenomatoid hamartomas and chondroosseous respiratory epithelial hamartomas of the sinonasal tract: a case series and literature review. Am J Rhinol. 20(6): 586-90, 2006
12. Metselaar RM et al: Respiratory epithelial adenomatoid hamartoma in the nasopharynx. J Laryngol Otol. 119(6): 476-8, 2005
13. Delbrouck C et al: Respiratory epithelial adenomatoid hamartoma associated with nasal polyposis. Am J Otolaryngol. 25(4): 282-4, 2004
14. Wenig BM et al: Respiratory epithelial adenomatoid hamartomas of the sinonasal tract and nasopharynx: a clinicopathologic study of 31 cases. Ann Otol Rhinol Laryngol. 104(8): 639-45, 1995

鼻腔鼻窦错构瘤

显微镜下特征

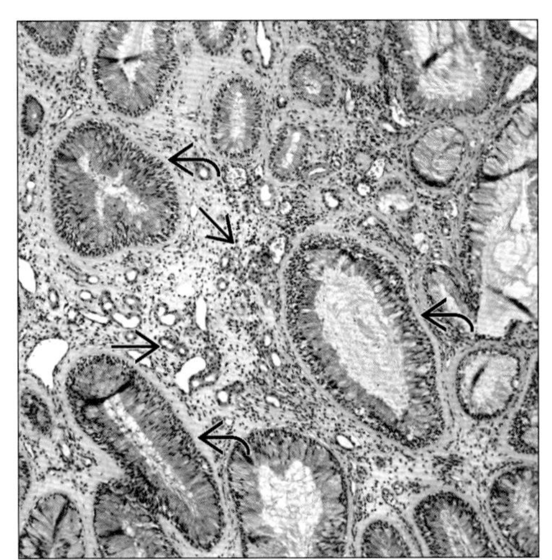

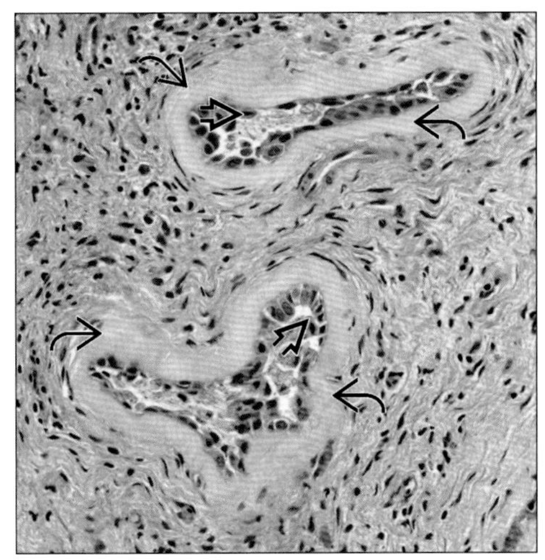

（左图）腺体呈圆形或椭圆形，腺腔宽大，内含数量不等的黏蛋白物质，并由嗜酸性基底膜包绕→，伴有纤维性或灶状水肿间质，间质内有混合性慢性炎症细胞浸润及残余的浆液黏液腺→。（右图）萎缩的腺体内衬单层扁平至立方上皮⇨。腺体被特征性的厚厚的嗜酸性基底膜包绕→

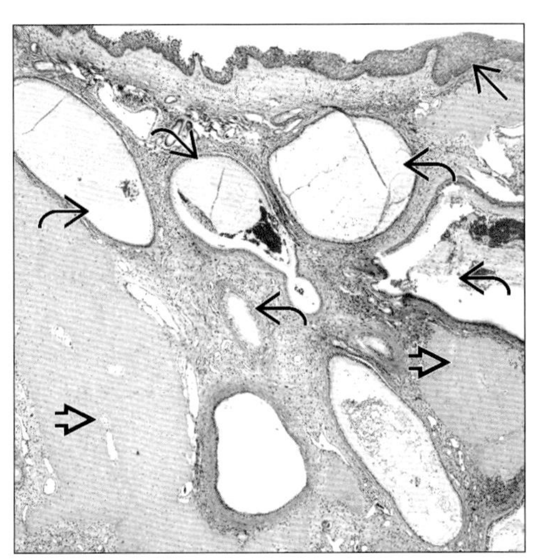

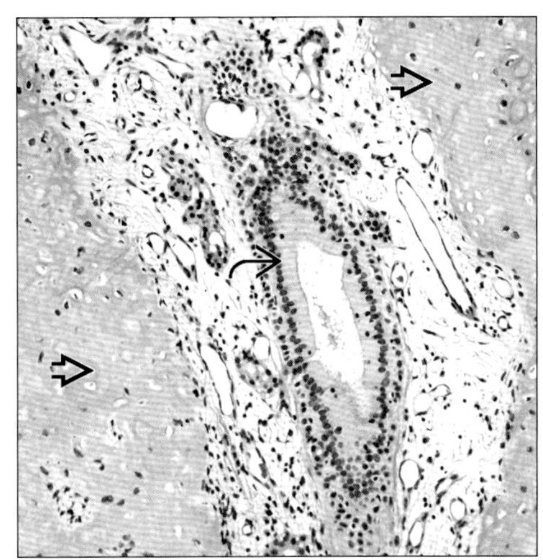

（左图）CORE错构瘤包括黏膜下增生的腺体→和轻度嗜酸性外观的软骨⇨，与READ错构瘤相比，黏膜下腺体增殖并不显著。注意表面上皮鳞状化生→。（右图）在高倍镜下观察，CORE错构瘤表现为腺体→和软骨结节⇨混合。可出现类似软骨内钙化的软骨带状现象（图中未显示）

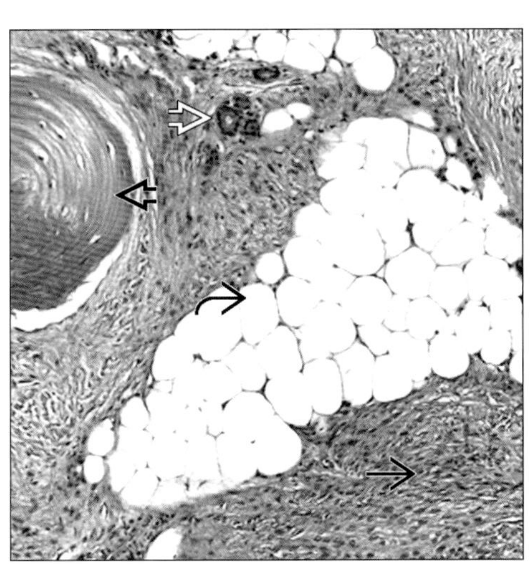

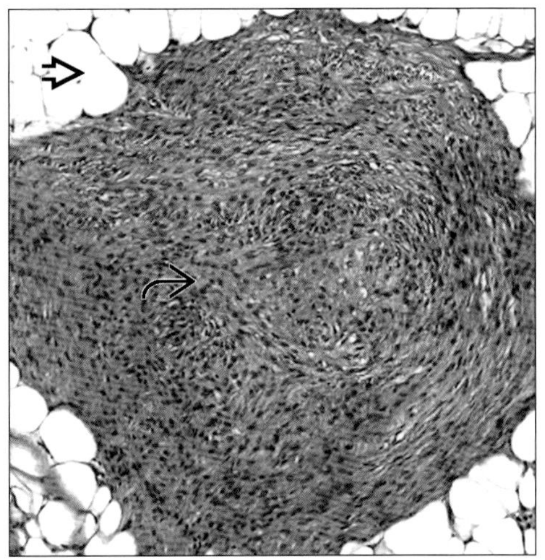

（左图）NCH由黏膜下增生的脂肪组织→、骨小梁⇨和细胞结节→组成。可见残余的浆液黏液性腺体➡。（右图）圆形黏液软骨样外观的细胞性结节由温和的梭形细胞组成→，外围被脂肪细胞环绕⇨。其他改变（图中未显示）包括软骨性结节、骨小梁和浆液黏液性腺体

鼻窦黏液囊肿

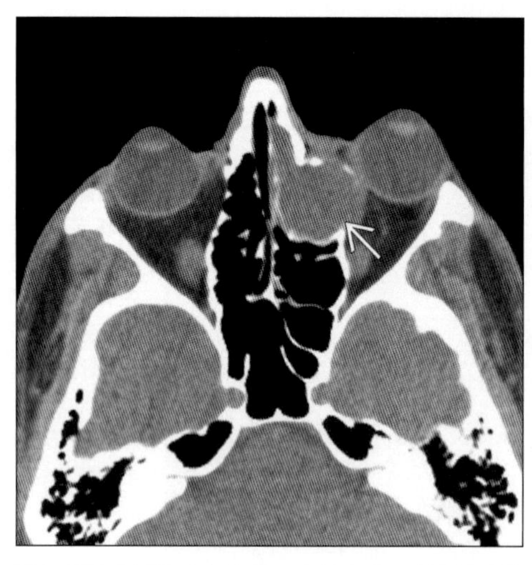

平扫CT水平面显示了左筛一个低密度、膨大的黏液囊肿。筛骨纸板重建，眼内直肌受到影响➡

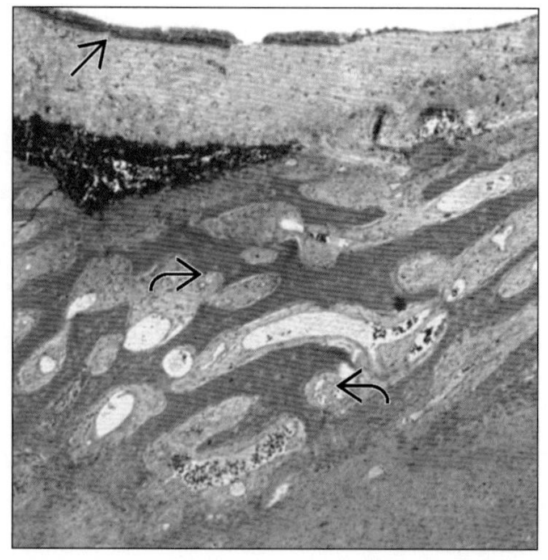

组织学上内生性黏液囊肿为一鼻窦骨壁↗附近的内衬呼吸上皮性囊肿↪，如图所示，骨质表现为反应性改变

专业术语

定义

- 临床病理有以下特点
  - 由于外流通道（窦口或管道）的阻塞，鼻窦腔得以扩张，导致了鼻窦囊性病变
  - 诊断需要结合临床、影像学和病理学改变，单一的组织病理学改变并不具备特异性
  - 鼻窦骨壁扩张是鼻窦黏液囊肿发生的必要条件

病因/发病机制

发育异常

- 认为囊肿的发生是由于某个鼻窦继发于鼻窦出口（孔）堵塞，而腔内压力升高所致
  - 多数由炎症或过敏性病程所致
- 其他影响因子包括创伤、既往手术或肿瘤

临床表现

流行病学

- 年龄
  - 各个年龄段均可发生
- 性别
  - 性别分布均等

位置

- 90%以上发生在额窦和筛窦
  - 额窦腔相对较长和狭窄，容易发生窦口堵塞，尤其是继发于该区域手术
- 发生在上颌窦不常见（5%~10%）
- 蝶窦的发生概率极低

症状

- 慢性病程伴随症状和体征的出现，而非急性病程
- 症状表现与发生的位置以及扩张方向、程度有关
  - 疼痛
  - 面部肿胀或畸形
  - 眼球突出、脱垂或复视
  - 流涕、鼻塞

治疗

- 手术方式
  - 手术根治性切除
    - 鼻内镜下入路成为一种趋势

预后

- 长期控制预后良好
  - 复发率几乎为0
- 并发症包括叠加感染（脓囊肿）、脑膜炎、脑脓肿

影像学检查

X线表现

- 造影显示鼻窦受累
- 鼻窦骨壁受侵蚀或破坏，黏膜骨膜失去典型的扇形边缘轮廓
- 骨质破坏导致异常放射现象
- 相邻骨质硬化
- 鼻窦腔轮廓光滑，扩张的骨壁反应性增厚
- 影像学所具有的高度特征性是基于
  - 圆形轮廓，黏液性内容物均一

大体检查

一般特点

- 分为两种类型

鼻窦黏液囊肿

要点

专业术语
- 临床病理特征包括
  - 由于阻塞，鼻窦腔扩张，导致了鼻窦囊性病变
  - 鼻窦骨壁扩张是鼻窦黏液囊肿发生的必要条件

病因/发病机制
- 认为囊肿的发生是由于继发于窦口堵塞，常由炎症或过敏过程引起，导致窦腔压力升高所致

临床表现
- 90%以上发生在额窦和筛窦
- 治疗可选择手术根治性切除

大体检查
- **内生性**：囊肿侵入邻近鼻窦骨壁黏膜下组织
- **外生性**：囊肿穿透鼻窦骨壁，侵犯皮下组织或颅腔

  - 内生性
    - 囊肿向邻近鼻窦骨壁黏膜下生长
  - 外生性
    - 囊肿穿透鼻窦骨壁，侵犯皮下组织或颅腔

组织病理学检查

组织学特征
- 囊肿细胞被覆扁平、假复层、纤毛、柱状上皮
- 慢性病程会出现鳞状细胞化生
  - 化生改变并不常见
- 反应性骨形成位于邻近囊肿上皮处
- 可见不同程度的慢性炎症细胞浸润
- 其他类型病理改变包括
  - 纤维化、肉芽组织、出血、胆固醇性肉芽肿
  - 如果病变侵及颅内，可见中枢神经组织

鉴别诊断

黏液潴留囊肿
- 又称唾液腺黏液囊肿
- 小唾液腺的囊性病变，其特征性表现为边界清楚、黏膜下充满黏液的有上皮衬覆的囊肿

诊断要点

病理学解读要点
- 诊断需要结合临床、影像学及病理学改变，因为组织病理学改变是非特异性的

参考文献

1. Socher JA et al: Diagnosis and treatment of isolated sphenoid sinus disease: a review of 109 cases. Acta Otolaryngol. 128(9): 1004–10, 2008
2. Serrano E et al: Surgical management of paranasal sinus mucoceles: a long-term study of 60 cases. Otolaryngol Head Neck Surg. 131(1): 133–40, 2004
3. Har-El G: Endoscopic management of 108 sinus mucoceles. Laryngoscope. 111(12): 2131–4, 2001
4. Evans C: Aetiology and treatment of fronto-ethmoidal mucocele. J Laryngol Otol. 95(4): 361–75, 1981
5. van Nostrand AW et al: Pathologic aspects of mucosal lesions of the maxillary sinus. Otolaryngol Clin North Am. 9(1): 21–34, 1976

影像图库

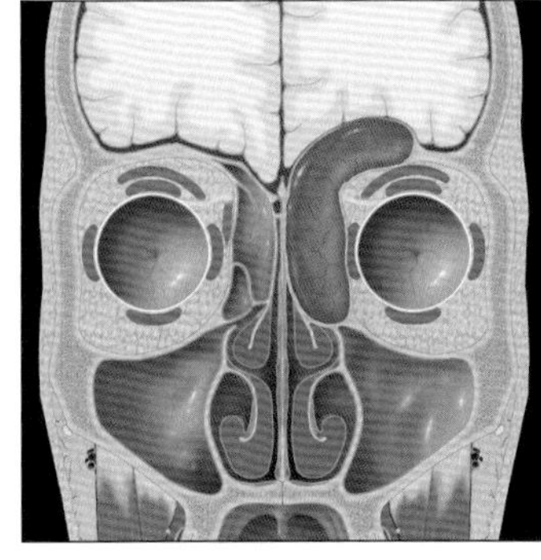

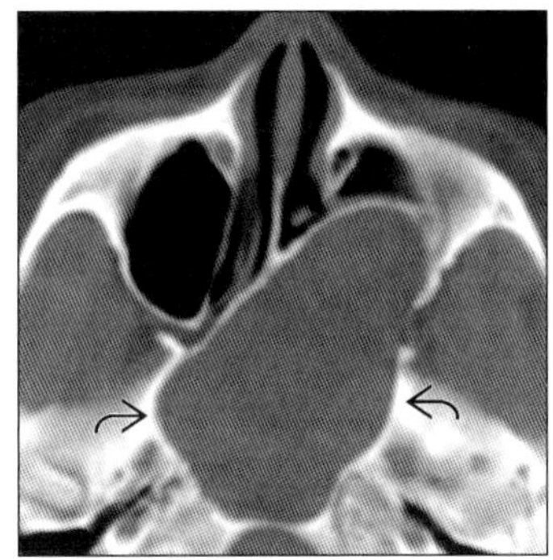

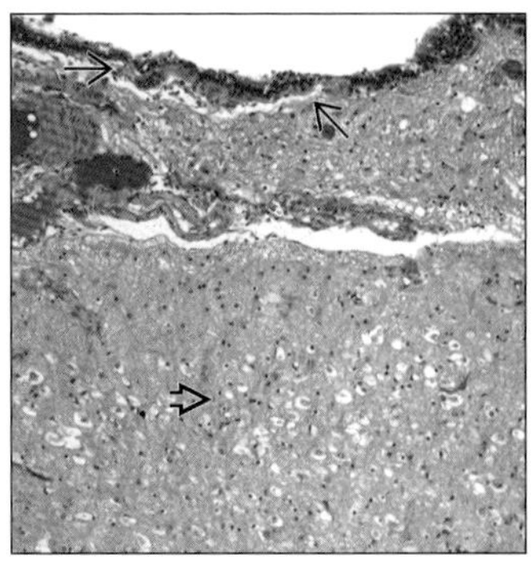

（左图）冠状位显示左侧前组筛窦黏液囊肿侵入左额窦。（中图）轴位CT显示一个无气体的严重扩张的蝶窦，伴骨壁扩张平滑⇨，部分区骨质侵蚀，侵入眶内壁和后壁。（右图）侵入颅腔的外生性黏液囊肿显示呼吸上皮性囊肿⇨，位于中枢神经组织的上方⇨

结外窦组织细胞增生症伴巨大淋巴结病

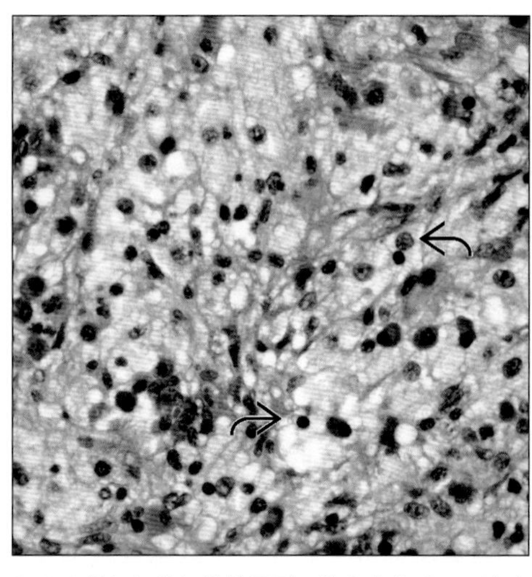

SHML组织细胞细胞核圆形，伴丰富的透明至淡嗜酸性胞质，其内偶见吞噬的单核细胞（伸入运动）

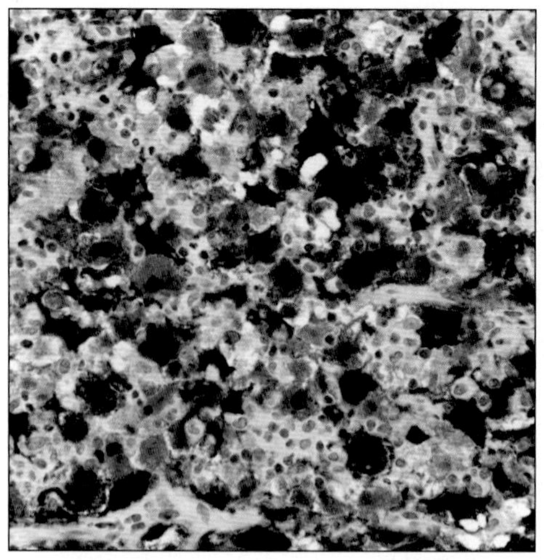

SHML组织细胞S-100蛋白免疫反应弥漫阳性，但是CD1a和朗格汉斯细胞特异蛋白（Langerin）阴性（图中未显示），CD1a和Langerin阴性排除了朗格汉斯细胞组织细胞增生症

专业术语

缩写

- 结外窦组织细胞增生症伴巨大淋巴结病（ESHML）
- 窦组织细胞增生症伴巨大淋巴结病（SHML）

别名

- Rosai-Dorfman病
- Destombes-Rosai-Dorfman综合征

定义

- 特发性组织细胞增生性疾病，淋巴结型疾病及惰性生物学行为为其特点
  - 结节外疾病累及部位以中上呼吸道最为常见

病因/发病机制

特发性

- 病因不明
- 曾有提示发病与感染有关，但是至今尚未分离出感染性病原体
  - 据报道，EB病毒（EBV）和人疱疹病毒（HHV）与疾病之间的关系仍不明确
- 其他可能但未得到证实的因素包括
  - 免疫缺陷
  - 自身免疫性疾病
  - 肿瘤过程

免疫表型

- 部分单核吞噬细胞和免疫调节效应（M-PIRE）系统属于巨噬细胞和组织细胞家族

临床表现

流行病学

- 发病率
  - 不常见
    - 40%有结外疾病的患者伴或不伴有淋巴结受累
- 年龄
  - 发病年龄较宽泛
- 性别
  - 女性多于男性

部位

- SHML是原发性的以淋巴结为基础的增生性疾病的一部分
- SHML可单独累及结外部位，而没有淋巴结病变
- 头颈部是最常见的受累部位
  - 好发于
    - 鼻腔
    - 鼻窦
  - 所有头颈部的部位均可能受累，伴或不伴淋巴结病变

症状

- 根据发病部位的不同，临床表现也不同
  - 鼻窦部位多表现为鼻塞
  - 非鼻窦部位症状包括
    - 肿块
    - 疼痛、喘鸣、脑神经功能障碍
    - 眼球突出、上睑下垂、视力下降
- 通常包括多个同时受累部位的症状
  - 可伴或不伴淋巴结受累

实验室检查

- 血液学和免疫检查基本正常

结外窦组织细胞增生症伴巨大淋巴结病

要点

专业术语
- 特发性组织细胞增生性疾病，淋巴结型疾病为其特点
  - 累及部位以上呼吸道最为常见

病因/发病机制
- 病因不明

临床表现
- 头颈部是结外受累部位中最常见的部位
  - 好发于鼻腔、鼻窦
- 被认为是惰性、自限性疾病

组织病理学检查
- 黏膜下淋巴组织聚集伴有淡染区域，该区由组织细胞和浆细胞组成
- 淋巴组织由成熟淋巴细胞和组织细胞聚焦而成，呈斑驳状
- 组织细胞呈簇状或巢状
  - 缺乏非典型特点
  - 特有的伸入运动
  - 细胞核缺乏

辅助检查
- 弥漫S-100蛋白阳性，但是CD1a、Langerin、CD207阴性

- 可能与多克隆血清蛋白水平升高和红细胞沉降率增快有关
- ANCA和蛋白激酶3阴性

治疗
- 方式、风险及并发症
  - 没有特别好的治疗手段
  - 根据临床表现制定治疗方案
    - 呼吸道受累，治疗针对缓解梗阻症状，需要手术干预
    - 侵袭性或范围很大的病例，可能需要更激进的外科干预
    - 手术根治颅面骨和（或）颅内受累的病例较为困难
- 辅助治疗
  - 放射治疗和药物治疗联合应用，但是效果还未经证实

预后
- 被认为是惰性、自限性疾病
- 与SHML相关的死亡罕见
  - 严重发病率和死亡率归因于SHML的并发症
  - 侵犯重要结构（如颅腔）可能导致死亡，罕见
- 预后不良因素包括
  - 弥漫的淋巴结病
  - 累及结外多个器官系统
  - 血液和（或）免疫功能缺陷

大体检查

一般特征
- 黏膜增厚或呈息肉样、结节状或外翻性生长，质韧至质硬

组织病理学检查

组织学特点
- 黏膜下淋巴组织聚集伴有淡染区域，主要由组织细胞、浆细胞构成
  - 淋巴细胞和浆细胞无特异性表现
  - 浆细胞胞质内可见嗜酸性小球（Russell 小体）
- 淋巴组织由成熟淋巴细胞和组织细胞聚集而成，呈斑驳状外观
  - 真正的生发中心不常见
- 组织细胞（所谓的SHML细胞）呈簇状或巢状
  - 细胞形态单一伴轻度多形性、圆形或卵圆形，泡状或深染的细胞核，胞质丰富，呈嗜双性或嗜酸性
  - 细胞核缺失
    - 核裂
    - 切迹
    - 纵向核沟
  - 可能被非组织细胞群（尤其是浆细胞）所掩盖
  - 伸入运动具有特异性
    - 被吞噬的细胞（如淋巴细胞、浆细胞、红细胞和多形核中性粒细胞）被吞噬入组织细胞胞质内
    - 不如在淋巴结病变中明显
- 未见结构清晰的肉芽肿和多核巨细胞

辅助检查

组织化学
- 针对微生物的特殊染色阴性
  - GSM
  - PAS
  - AFB
  - 其他

免疫组织化学
- SHML细胞
  - 弥漫S-100蛋白阳性
  - 不同程度阳性
    - CD68（KP1）
    - CD163
    - HAM56（CD64）

■ MAC387
■ 溶菌酶（Lysozyme）
■ α-1-抗胰凝乳蛋白酶（ACT）
- SHML细胞
  - CD1a阴性
  - Langerin、CD207阴性
- 淋巴细胞和浆细胞显示多克隆反应性模式

鉴别诊断

感染性疾病（肉芽肿性）
- 例如，鼻硬结病、麻风病和其他
- 缺乏微生物

朗格汉斯细胞组织细胞增生症
- 朗格汉斯细胞免疫反应阳性
  - S-100蛋白
  - CD1a
  - Langerin、CD207

韦格纳肉芽肿病
- 与血清ANCA和蛋白激酶3活化有关
- 组织学包括
  - 缺血性坏死
  - 脉管炎
  - 多核巨细胞
- 混合性炎症细胞浸润，但是组织细胞不是主要成分
- 没有SHML组织学特点
- S-100蛋白阴性

淋巴造血恶性肿瘤
- 淋巴瘤细胞单一形态、单克隆特点有助于鉴别SHML
  - SHML中异质性细胞群、多克隆免疫反应、S-100蛋白和CD68阳性有助于与淋巴造血恶性肿瘤相鉴别
- 虽然罕见，但B细胞淋巴瘤中可见伸入运动
- 极少情况下，SHML会出现在被恶性淋巴瘤累及的淋巴结中
- 有报道SHML可向高级别的淋巴瘤转化

参考文献

1. Belcadhi M et al: Rosai-Dorfman disease of the nasal cavities: A CO(2) laser excision. Am J Rhinol Allergy. 24(1): 91-3, 2010
2. Walid MS et al: Ethmo-spheno-intracranial Rosai-Dorfman disease. Indian J Cancer. 47(1): 80-1, 2010
3. Ensari S et al: Rosai-Dorfman disease presenting as laryngeal masses. Kulak Burun Bogaz Ihtis Derg. 18(2): 110-4, 2008
4. La Barge DV 3rd et al: Sinus histiocytosis with massive lymphadenopathy (Rosai-Dorfman disease): imaging manifestations in the head and neck. AJR Am J Roentgenol. 191(6): W299-306, 2008
5. Kare M et al: Rosai Dorfman syndrome with sinonasal mucosa and intraocular involvement. J Assoc Physicians India. 55: 448-50, 2007
6. Hagemann M et al: Nasal and paranasal sinus manifestation of Rosai-Dorfman disease. Rhinology. 43(3): 229-32, 2005
7. Kaminsky J et al: Rosai-Dorfman disease involving the cranial base, paranasal sinuses and spinal cord. Clin Neuropathol. 24(4): 194-200, 2005
8. Maeda Y et al: Rosai-Dorfman disease revealed in the upper airway: a case report and review of the literature. Auris Nasus Larynx. 31(3): 279-82, 2004
9. Dodson KM et al: Rosai Dorfman disease presenting as synchronous nasal and intracranial masses. Am J Otolaryngol. 24(6): 426-30, 2003
10. Ortonne N et al: Cutaneous Destombes-Rosai-Dorfman disease: absence of detection of HHV-6 and HHV-8 in skin. J Cutan Pathol. 29(2): 113-8, 2002
11. Ku PK et al: Nasal manifestation of extranodal Rosai-Dorfman disease--diagnosis and management. J Laryngol Otol. 113(3): 275-80, 1999
12. Luppi M et al: Expression of human herpesvirus-6 antigens in benign and malignant lymphoproliferative diseases. Am J Pathol. 153(3): 815-23, 1998
13. Goodnight JW et al: Extranodal Rosai-Dorfman disease of the head and neck. Laryngoscope. 106(3 Pt 1): 253-6, 1996
14. Tsang WY et al: The Rosai-Dorfman disease histiocytes are not infected by Epstein-Barr virus. Histopathology. 25(1): 88-90, 1994
15. Wenig BM et al: Extranodal sinus histiocytosis with massive lymphadenopathy (Rosai-Dorfman disease) of the head and neck. Hum Pathol. 24(5): 483-92, 1993
16. Paulli M et al: Immunophenotypic characterization of the cell infiltrate in five cases of sinus histiocytosis with massive lymphadenopathy (Rosai-Dorfman disease). Hum Pathol. 23(6): 647-54, 1992
17. Eisen RN et al: Immunophenotypic characterization of sinus histiocytosis with massive lymphadenopathy (Rosai-Dorfman disease). Semin Diagn Pathol. 7(1): 74-82, 1990
18. Foucar E et al: Sinus histiocytosis with massive lymphadenopathy (Rosai-Dorfman disease): review of the entity. Semin Diagn Pathol. 7(1): 19-73, 1990
19. Komp DM: The treatment of sinus histiocytosis with massive lymphadenopathy (Rosai-Dorfman disease). Semin Diagn Pathol. 7(1): 83-6, 1990
20. Foucar E et al: Immunologic abnormalities and their significance in sinus histiocytosis with massive lymphadenopathy. Am J Clin Pathol. 82(5): 515-25, 1984
21. Foucar E et al: Sinus histiocytosis with massive lymphadenopathy. An analysis of 14 deaths occurring in a patient registry. Cancer. 54(9): 1834-40, 1984
22. Rosai J et al: Sinus histiocytosis with massive lymphadenopathy: a pseudolymphomatous benign disorder. Analysis of 34 cases. Cancer. 30(5): 1174-88, 1972
23. Rosai J et al: Sinus histiocytosis with massive lymphadenopathy. A newly recognized benign clinicopathological entity. Arch Pathol. 87(1): 63-70, 1969

结外窦组织细胞增生症伴巨大淋巴结病

影像学、显微镜下以及免疫组织化学特点

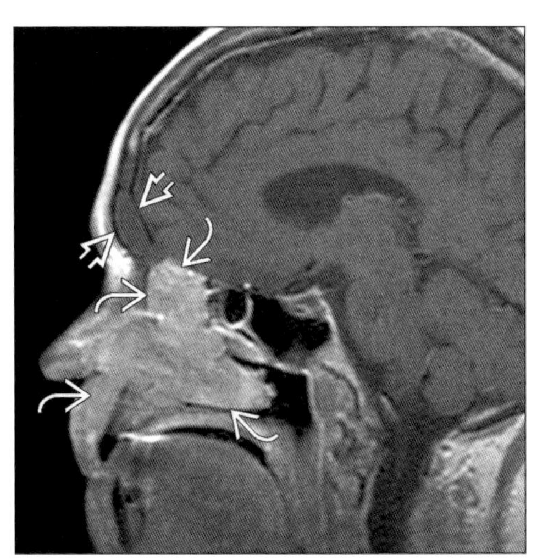

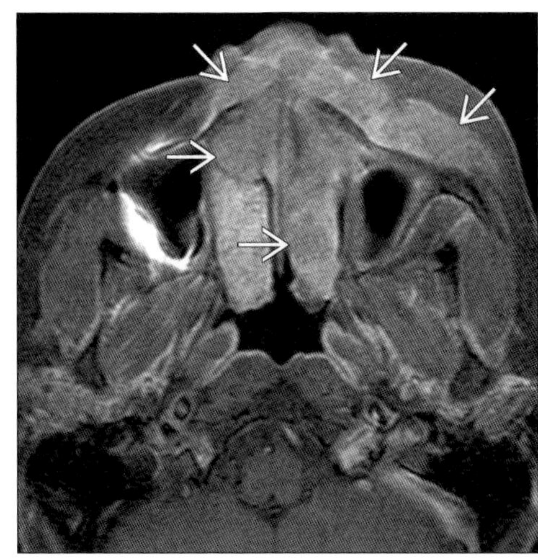

（左图）T1WI C+MRI矢状位显示增大的结外窦组织细胞增生症伴巨大淋巴结病的病灶➡，堵塞额隐窝，使分泌物潴留在额窦内➡。（右图）在水平轴位上，病变组织增强均一，但强化效果弱于黏膜组织

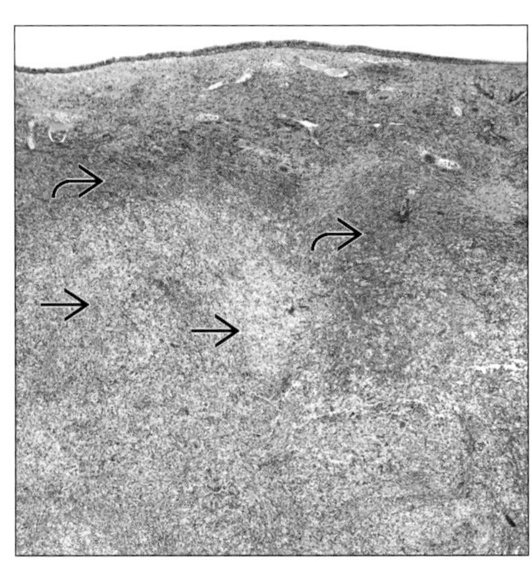

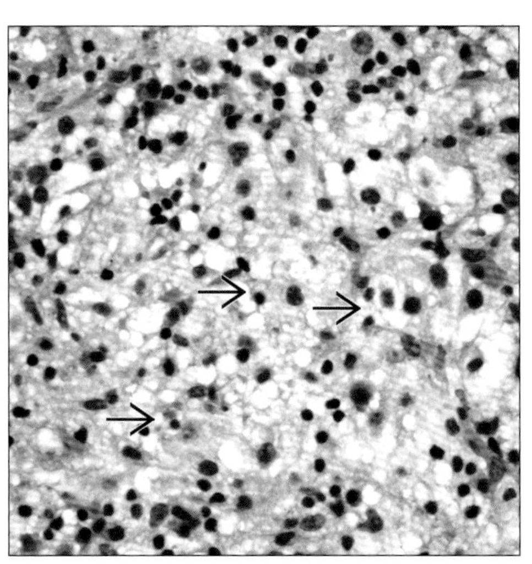

（左图）鼻腔鼻窦ESHML表现为黏膜下炎性浸润，包括淋巴组织聚集➡与淡染色区域➡交替，形成呈斑片状外观。（右图）容易识别的组织细胞胞核圆形，缺乏核切迹，胞质丰富，淡嗜酸性，细胞界限不清。杂有散在成熟的淋巴细胞和浆细胞，可见伸入运动➡

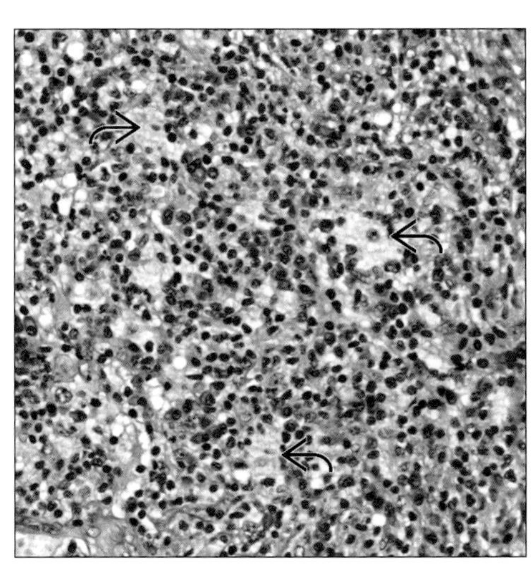

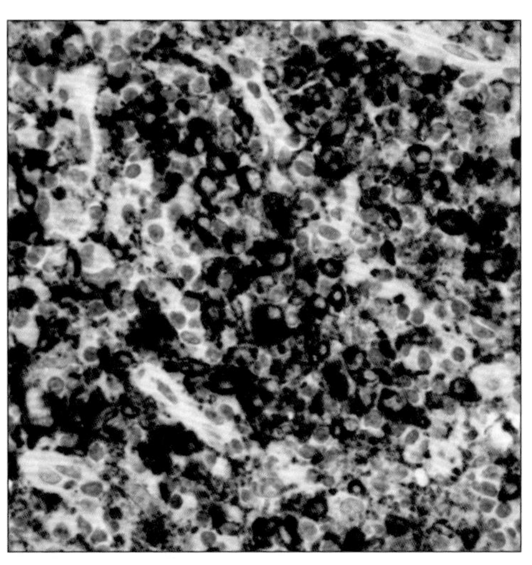

（左图）在诊断结外窦组织细胞增生症伴巨大淋巴结病中，大量密集的混合性炎症细胞浸润，包括浆细胞和成熟淋巴细胞，可能超过并掩盖了组织细胞，从而可能造成识别困难➡。（右图）SHML细胞也能被组织细胞标志物标记，包括CD68和其他标志物如CD163、HAM56、MAC387和溶菌酶（未显示）

肌小球体病

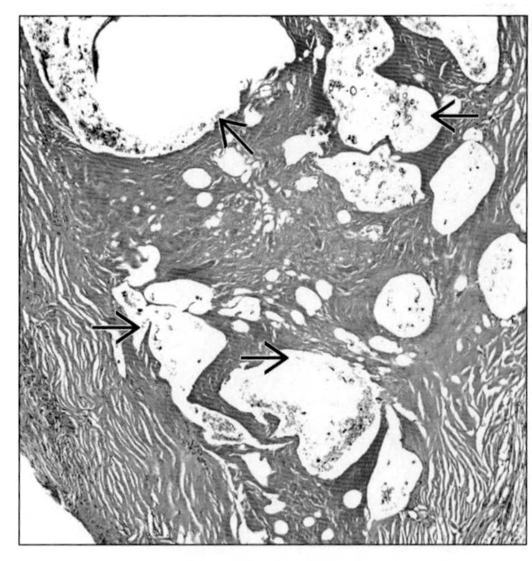

肌小球体病显示不规则的假囊腔[→]，内嵌在纤维组织中，腔内含有圆形囊样结构（“母体”）

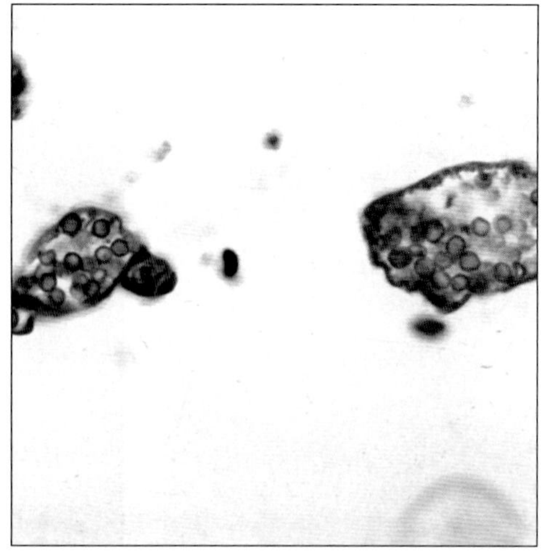

“母体”染色呈棕色，内含许多的小颗粒或内小体，与微生物类似，并容易与之相混淆。微生物染色呈阴性

专业术语

定义

- 一种无害的医源性假真菌性疾病，是由于红细胞和凡士林软膏相互作用引起的
  - 最早的描述出现在非洲，原发病变累及皮下组织或肌肉

病因/发病机制

- 常有手术史，肿块常发生于手术结束时用凡士林软膏填塞的区域
- 注射或应用外源性医疗物质引起
  - 肌小球体来源于术后填充鼻腔用的药膏中脂类或凡士林与红细胞的相互作用
  - 乳化脂肪也可能诱导肌小球体的形成，因此，脂肪坏死可能导致肌小球体病
- 实验室研究显示
  - 肌小球体病母体壁最初形成于含脂质材料与血液间的物理乳化现象
  - 然后红细胞被包裹入母体内
  - 母体膜由于血浆蛋白沉积而逐渐坚固，这种蛋白不溶于乙醇
  - 红细胞通过沉积其内容物至母体壁而成为内小体
  - 红细胞内容物（如血红蛋白）黏附到母体，形成肌小球体病

临床表现

部位

- 鼻腔和鼻窦更容易受侵犯
  - 其他部位包括
    - 耳
    - 四肢软组织

症状

- 发生在鼻腔和鼻窦部位的症状通常与肿块有关，伴或不伴呼吸道堵塞
  - 局部疼痛，可有压痛
  - 术后1个月至1年均可发生

治疗

- 选择、风险及并发症
  - 预防使用无凡士林的抗菌物质
- 手术方式
  - 对症治疗，包括保守性手术切除纤维化组织

预后

- 很好

组织病理学检查

组织学特点

- 假性囊肿或微囊肿被纤维组织包绕形成“瑞士乳酪”样外观
  - 假性囊肿或微囊肿直径可达1mm
    - 不规则轮廓内含圆形、囊样结构，被称为“母体”
    - 母体直径在50mm左右
    - 母体包含大量的小球体或内小体
  - 小球体或内小体
    - 直径约5mm
    - 大小和形状多变，杯状形态常见
    - 通常呈深棕色
- 慢性炎性浸润常见
  - 细胞成分
    - 淋巴细胞

肌小球体病

要点

专业术语
- 无害的医源性假真菌性疾病

病因/发病机制
- 由于术后注射或应用医疗用品（凡士林软膏）引起

临床表现
- 鼻腔和鼻窦是最常见的发病部位
- 对症治疗，包括保守手术切除纤维化组织

组织病理学检查
- 假性囊肿（微囊肿）被纤维组织包绕形成“瑞士乳酪”样外观
  - 假性囊肿包含母体
  - 母体包含深棕色内小体
- 特征性的小球体稀疏或缺失

辅助检查
- 针对微生物染色阴性

    - 组织细胞
    - 巨细胞
    - 浆细胞
  - 偶然可见异物性多核巨细胞
- 特征性的小球体可以稀疏或缺失
- 即使没有肌小球体，也可根据病史、解剖部位以及内有空腔的纤维化组织而做出诊断

辅助检查

组织化学
- 针对微生物的染色（如GMS、PAS、AFB、Warthin-Starry和其他）阴性

鉴别诊断

真菌感染
- 微生物的存在可鉴别感染性疾病和肌小球体病

诊断要点

病理学解读要点
- 即使没有小球体，也可以根据其他诊断
  - 吻合的病史包括
    - 先前有手术史，在发病区域曾用凡士林软膏填塞
  - 解剖学部位
    - 鼻腔和鼻窦是最常见的发病部位
  - 组织特点
    - 纤维组织内有空腔

参考文献

1. Kakizaki H et al: Experimental study of the cause of myospherulosis. Am J Clin Pathol. 99(3): 249-56, 1993
2. Wheeler TM et al: Myospherulosis: a preventable iatrogenic nasal and paranasal entity. Arch Otolaryngol. 106(5): 272-4, 1980
3. Rosai J: The nature of myospherulosis of the upper respiratory tract. Am J Clin Pathol. 69(5): 475-81, 1978
4. Kyriakos M. Myospherulosis of the paranasal sinuses et al: A possible iatrogenic disease. Am J Clin Pathol. 67(2): 118-30, 1977

影像图库

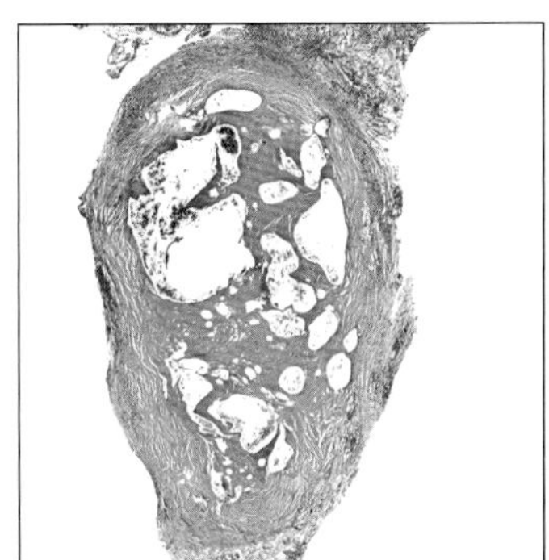

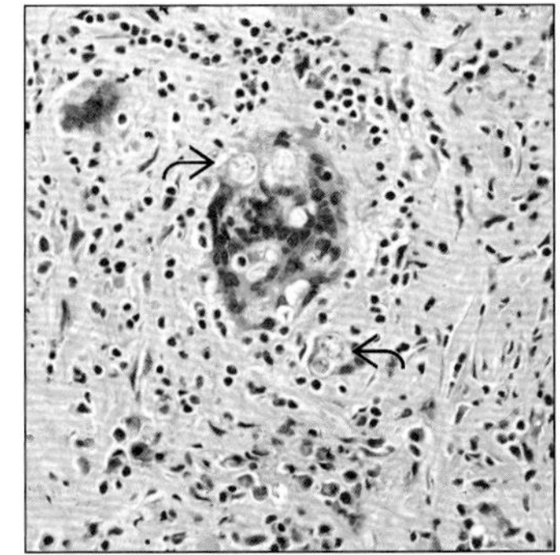

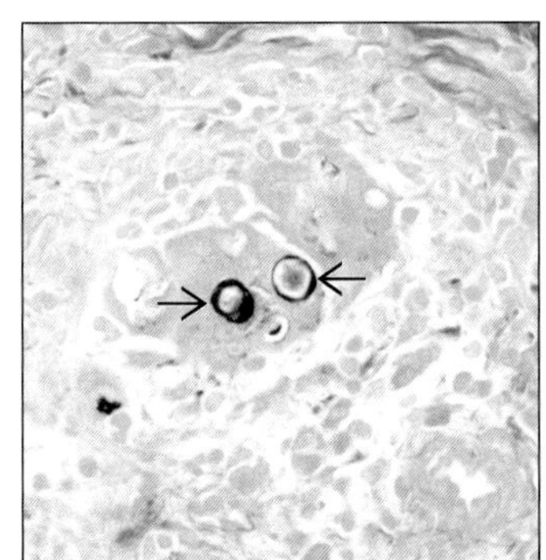

（左图）肌小球体病表现为鼻腔鼻窦息肉样肿物。低倍镜下，致密的纤维组织伴形状不规则的囊肿。（中图）鼻腔鼻窦芽生菌病特点为黏膜下多核巨细胞内可见病因体➡，这与肌小球体病不同，但是肌小球体病的内小体可能会被误认为真菌。（右图）与肌小球体病的内小体相反，真菌感染用组织化学染色（GMS）为阳性➡

鼻腔鼻窦乳头状瘤

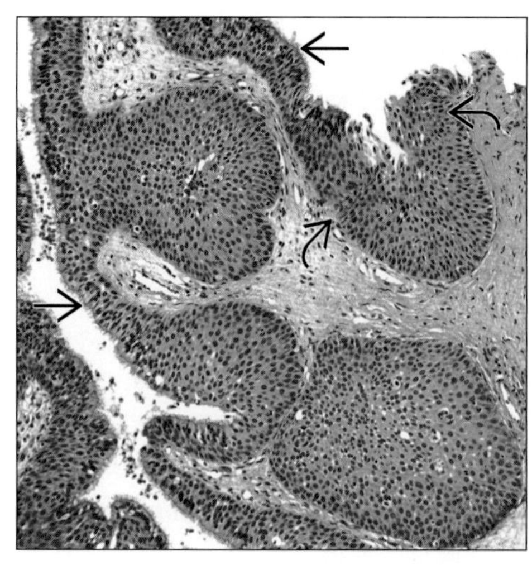

内生性或“内翻性”生长模式包括起源于表面呼吸上皮的增厚的上皮巢➡，向下生长。可见表面鳞状上皮化生➡

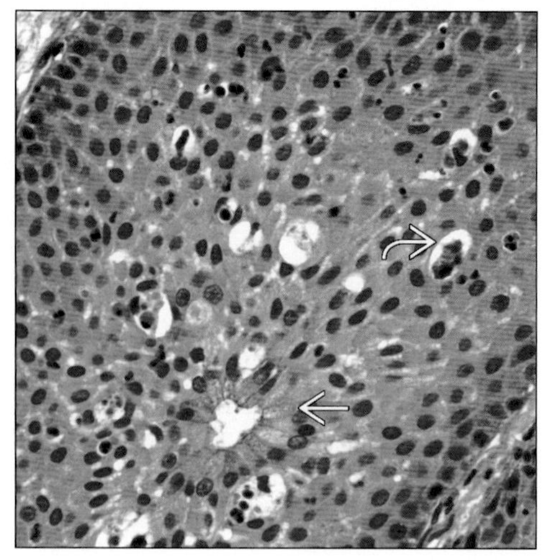

上皮增生为良性，细胞无异型性。上皮内炎症细胞、小囊➡和散在的黏液细胞➡是鼻腔鼻窦乳头状瘤的特征。

专业术语

别名

- 鼻腔鼻窦型乳头状瘤
- 根据形态学分为3种，包括
  - 内翻性
  - 外生性（菌状乳头，中隔）
  - 嗜酸性细胞性（圆柱或柱状细胞）

定义

- 一组起源于鼻腔鼻窦黏膜的良性上皮性肿瘤

病因/发病机制

传染性病原体

- 人乳头瘤病毒（HPV）
  - 原位杂交技术或PCR显示中隔和内翻性乳头状瘤中可发现HPV感染
  - HPV 6/11型最常见，16/18型次之，其余很少见（如HPV57）
  - HPV感染与鼻腔鼻窦乳头状瘤发生之间的关联和影响仍然不清楚
  - 到目前，嗜酸性细胞性乳头状瘤的分子生物学研究并没有发现HPV感染
- 关于鼻腔鼻窦乳头状瘤中是否有EB病毒的报道结果并不一致

临床表现

流行病学

- 发病率
  - 占鼻腔鼻窦肿瘤的比例不到5%
    - 文献报道中隔外生性乳头状瘤最常见，但是在实际临床中内翻性乳头状瘤最常见
    - 嗜酸性细胞性最少见
- 年龄
  - 各年龄段都可发生
    - 儿童少见
  - **内翻性**
    - 40~80岁最常见
  - **外生性**
    - 倾向于年轻人群
  - **嗜酸性细胞型**
    - 好发于年老人群（年龄>50岁）
    - 40岁以下人群较少发生

发病部位

- **内翻性**
  - 发生在鼻外侧壁（中鼻甲或筛窦隐窝）
    - 可继发蔓延至上颌窦或筛窦
    - 很少蔓延（累及）蝶窦或额窦
  - 较少部分病例原发于鼻窦
  - 也可能只发生在鼻窦而不累及鼻腔
- **外生性**
  - 大多数都局限于鼻中隔位置
- **嗜酸性细胞性**
  - 基本上都发生在鼻外侧壁
    - 也可能原发于鼻窦（上颌窦或筛窦）
- 内翻性和嗜酸性细胞性乳头状瘤罕见发生在鼻中隔
- 通常，鼻腔鼻窦乳头状瘤都是单侧发生
  - 双侧乳头状瘤发生比例，尤其是内翻性乳头状瘤，可能高达10%
  - 双侧发病情况中
    - 临床评估排除单侧病变蔓延所致（如中隔穿孔）
- 鼻腔鼻窦乳头状瘤也可起源于鼻咽或与鼻腔鼻窦不通的耳部

鼻腔鼻窦乳头状瘤

要点

专业术语

- 一组起源于鼻腔鼻窦黏膜的良性上皮性肿瘤

病因/发病机制

- 人乳头瘤病毒（HPV）
  - HPV感染与鼻腔鼻窦乳头状瘤发生之间的关联和影响仍然不清楚

临床表现

- 占鼻腔鼻窦肿瘤的比例不到5%
- 所有类型的乳头状瘤治疗手段均为完整手术切除，包括邻近未侵及的黏膜
  - 如果手术未完整切除，肿瘤容易复发

组织病理学检查

- 内翻性
  - 内生性或内翻性生长模式，由明显增厚的鳞状上皮向下增生形成
  - 增厚的鳞状上皮增生巢中可见黏液细胞、上皮内黏膜囊肿
- 外生性
  - 外生性（乳头状）生长
  - 增厚的鳞状上皮增生巢中可见黏液细胞、上皮内黏膜囊肿
- 嗜酸性细胞性
  - 外生性和（或）内翻性生长
  - 多层上皮增生，由柱状细胞组成，细胞胞质丰富，呈嗜酸性和颗粒状

- 可能起源于异位的来自鼻腔鼻窦的外胚层的上皮残余

症状

- 根据发病部位表现出不同的症状
  - 气道阻塞、鼻出血、无症状肿块、疼痛

治疗

- 外科治疗
  - 手术完整切除适合所有类型的鼻腔鼻窦乳头状瘤，切除范围包括邻近未受累的黏膜
    - 肿瘤沿着黏膜增生和蔓延是由于邻近化生的鳞状上皮诱导所致，因此，手术有必要切除相邻的黏膜
    - 扩大的手术包括鼻侧切开或内侧上颌骨整块切除
- 辅助治疗
  - 放射治疗和药物治疗并没有显示出有效果
    - 对于局部进展快、不能切除肿瘤的患者，放射治疗可能有一定效果

预后

- 完整切除肿瘤，预后会很好
- 并发症
  - 未完整切除会导致复发
    - 复发可能代表着这种疾病一直存在，而不是肿瘤多中心性所致
  - 如果未经检查发现，残余的病变会继续沿黏膜表面生长蔓延，造成重要结构的浸润或破坏
- 恶变
  - 不同类型的恶变率不同
    - 内翻性乳头状瘤恶变率为2%~27%
    - 嗜酸性细胞性乳头状瘤为4%~17%
    - 外生性乳头状瘤恶变也比较罕见
  - 大多数恶变的乳头状瘤为角化性鳞状细胞癌（SCC），非角化性SCC少见
  - 其他恶变类型也可发生，包括
    - 疣状癌、黏液表皮样癌、小细胞癌、腺癌和未分化癌
  - 癌变与乳头状瘤可能同时或非同时存在
  - 癌变局限或者广泛，可表现为鳞状上皮非典型增生/原位癌/浸润性癌
  - 之前有乳头状瘤存在的证据
    - 可能表现为明显的从良性乳头状瘤向典型癌的转变
    - 可能表现大部分为良性肿瘤（乳头状瘤），伴局限的癌
    - 可能表现大部分为癌仅残余小灶乳头状瘤
    - 可能没有证据显示之前有良性乳头状瘤，只是曾有过乳头状瘤病史
  - 没有可靠的证据证明哪种组织学特征更可能发生癌变
    - 鳞状细胞中重度不典型增生可能预示着恶变倾向
    - 表皮角化和角化不良被主观地认为有潜在癌变的可能
    - 鼻腔鼻窦乳头状瘤显示中-重度不典型增生或者表面角化者应该把所有的切除标本做病理检查
    - 复发次数和癌变进展没有关联
    - 细胞数量增加、细胞多形性、有丝分裂活动与癌变没有关系
  - 针对恶变的治疗包括手术和放射治疗
  - 不同类型恶变患者的预后情况并不相同
    - 癌瘤浸润局限患者治疗后预后较好
    - 癌瘤浸润广泛并累及重要器官组织和（或）转移的预后差
    - 预后与原发性鼻腔鼻窦鳞癌相似

鼻腔鼻窦乳头状瘤

影像学检查

一般特征
- 根据疾病范围不同而不同
  - 早期病变呈软组织密度
  - 病变范围广泛显示黏膜增厚、浑浊
  - 可见骨质压力性侵蚀

大体检查

一般特征
- 内翻性
  - 大的，半透明团块，红色至灰白色，质硬至质脆不等
- 外生性
  - 乳头状、外生性、疣状病变，粉红至褐色，质硬至质韧，与黏膜之间常有狭长或宽基底的蒂相连
- 嗜酸细胞性
  - 深红至褐色，乳头状或息肉样病变

组织病理学检查

组织学特征
- **内翻性**
  - 内生性或内翻性生长模式，由明显增厚的鳞状上皮向下增生形成
  - 上皮内由不同数量鳞状上皮细胞、移行上皮细胞或柱状细胞组成（3种细胞可见于同一组织），混杂黏液细胞（杯状细胞）和上皮内黏膜囊肿
    - 细胞通常形态温和，细胞核排列一致，未见核重叠但可有细胞多形性或异型性
    - 基底层或基底旁细胞可见有丝分裂象，但不见非典型分裂象
    - 上皮细胞可表现为广泛的透明细胞特点，提示细胞内富含糖原
  - 表面上皮细胞各层均可看到混合性慢性炎症细胞浸润
  - 间质可为不同程度的黏液样或纤维化，伴有混合性慢性炎症细胞浸润和不同数量的血管成分
  - 可能同时伴有鼻腔炎性息肉
  - 可见上皮角化
- **外生性**
  - 乳头状分叶主要由增厚的上皮构成，上皮主要为鳞状（表皮样）上皮，偶尔为呼吸上皮
  - 黏液细胞（杯状细胞）和上皮内黏液囊肿也可见到
  - 表面角化并不常见
  - 间质由纤细的纤维血管轴心构成
- **嗜酸性细胞性**
  - 外生性和（或）内生性（内翻性）生长
  - 可见多层上皮增生，由柱状上皮组成，胞质丰富呈嗜酸性和颗粒状
    - 细胞核呈空泡或核深染，核仁通常不清楚
    - 上皮增生的外表面可见纤毛
  - 上皮内的黏液囊肿经常包含中性粒细胞，黏膜下层内不见囊肿
  - 间质为不同程度的黏液样变或纤维化，伴有混合性炎症细胞浸润和多少不等的血管成分
  - 可同时伴发鼻息肉

辅助检查

组织化学
- 黏液卡红染色
  - 细胞质内黏蛋白阳性
- 淀粉酶消化后的PAS染色
  - 抗淀粉酶消化，PAS阳性

分子遗传学
- 内翻性乳头状瘤显示单细胞克隆增生，但是不像鳞状上皮不典型增生，并不含有与恶变相关的关键基因
- 在鼻腔鼻窦乳头状瘤中，p53基因突变表现出与恶变密切相关

鉴别诊断

鼻腔鼻窦炎性息肉
- 经常与鼻腔鼻窦乳头状瘤共存，但是缺乏构成鼻腔鼻窦乳头状瘤的增生上皮

鼻前庭鳞状上皮乳头状瘤
- 皮肤性病变完全由鳞状上皮构成，上皮内不含黏液细胞
- 上皮黏液染色（黏液卡红，DPAS）有助于鉴别

鼻前庭皮肤寻常疣
- 有组织病理学显著特点：明显的角化、疣状或乳头状生长、透明角质颗粒、挖空细胞和上皮钉突，并且上皮内缺乏黏液细胞

鼻孢子菌病
- 与嗜酸性乳头状瘤特异的鉴别诊断
- 上皮内和黏膜下囊内包含微生物

参考文献

1. Giotakis E et al: Clinical outcomes of sinonasal inverted papilloma surgery. A retrospective study of 67 cases. B-ENT. 6(2): 111-6, 2010
2. Shah AA et al: HPV DNA is associated with a subset of Schneiderian papillomas but does not correlate with p16(INK4a) immunoreactivity. Head Neck Pathol. 4(2): 106-12, 2010
3. Guillemaud JP et al: Inverted papilloma of the sphenoid sinus: clinical presentation, management, and systematic review of

鼻腔鼻窦乳头状瘤

鼻腔鼻窦（Schneiderian）乳头状瘤			
	内翻性	**外生性**	**嗜酸性细胞性**
发病率	47%~73%	20%~50%	3%~8%
性别	男性多于女性	男性多于女性	男性与女性间无差异
年龄	40~70 岁	20~50 岁	>50 岁
部位	鼻外侧壁中鼻甲区，可蔓延至鼻窦（上颌窦或筛窦）	鼻中隔	鼻外侧壁和鼻窦（上颌窦或筛窦）
病灶位置	大多数单侧，双侧罕见	单侧	单侧
组织学	内生性或内翻性生长，主要由鳞状（表皮样）细胞构成，中间混有散在黏液细胞或黏液囊，表面上皮全层可见混合性炎症细胞浸润	外生性至乳头状增生主要由鳞状（表皮样）上皮构成，混合有黏液细胞和上皮内黏液囊；纤细的纤维血管轴心	多层上皮增生，由柱状细胞组成，细胞嗜酸性，胞质丰富，颗粒状，上皮增生的外表面可见纤毛，上皮内黏液小囊常含中性粒细胞
与 HPV 的关系	约 38% 的患者阳性，常见 HPV6 和 HPV11，其次为 HPV16 和 HPV18，HPV57 罕见	约 50% 的患者阳性，常见 HPV6 和 HPV11，其次 HPV16 和 HPV18，HPV57 罕见	一般无
恶变情况	恶变率为 2%~27%，类型多为角化性 SCC	少见	4%~17%，最常见类型为角化性 SCC

注：HPV—人乳头瘤病毒；SCC—鳞状细胞癌。

the literature. Laryngoscope. 119(12): 2466–71, 2009

4. Perez-Ordonez B: Hamartomas, papillomas and adenocarcinomas of the sinonasal tract and nasopharynx. J Clin Pathol. 62(12): 1085–95, 2009
5. Sham CL et al: Treatment results of sinonasal inverted papilloma: an 18-year study. Am J Rhinol Allergy. 23(2): 203–11, 2009
6. Tanvetyanon T et al: Survival outcomes of squamous cell carcinoma arising from sinonasal inverted papilloma: report of 6 cases with systematic review and pooled analysis. Am J Otolaryngol. 30(1): 38–43, 2009
7. Wu HH et al: Fascin over expression is associated with dysplastic changes in sinonasal inverted papillomas: a study of 47 cases. Head Neck Pathol. 3(3): 212–6, 2009
8. Lawson W et al: The role of the human papillomavirus in the pathogenesis of Schneiderian inverted papillomas: an analytic overview of the evidence. Head Neck Pathol. 2(2): 49–59, 2008
9. Oikawa K et al: Clinical and pathological analysis of recurrent inverted papilloma. Ann Otol Rhinol Laryngol. 116(4): 297–303, 2007
10. Kaufman MR et al: Sinonasal papillomas: clinicopathologic review of 40 patients with inverted and oncocytic schneiderian papillomas. Laryngoscope. 112(8 Pt1): 1372–7, 2002
11. Kraft M et al: Significance of human papillomavirus in sinonasal papillomas. J Laryngol Otol. 115(9): 709–14, 2001
12. Maitra A et al: Malignancies arising in oncocytic schneiderian papillomas: a report of 2 cases and review of the literature. Arch Pathol Lab Med. 125(10): 1365–7, 2001
13. Califano J et al: Inverted sinonasal papilloma: a molecular genetic appraisal of its putative status as a precursor to squamous cell carcinoma. Am J Pathol. 156(1): 333–7, 2000
14. Finkelstein SD et al: Malignant transformation in sinonasal papillomas is closely associated with aberrant p53expression. Mol Diagn. 3(1): 37–41, 1998
15. Mirza N et al: Identification of p53 and human papilloma virus in Schneiderian papillomas. Laryngoscope. 108(4 Pt1): 497–501, 1998
16. Gaffey MJ et al: Human papillomavirus and Epstein-Barr virus in sinonasal Schneiderian papillomas. An in situ hybridization and polymerase chain reaction study. Am J Clin Pathol. 106(4): 475–82, 1996
17. Buchwald C et al: Human papillomavirus (HPV) in sinonasal papillomas: a study of 78 cases using in situ hybridization and polymerase chain reaction. Laryngoscope. 105(1): 66–71, 1995
18. Buchwald C et al: Sinonasal papillomas: a report of 82 cases in Copenhagen County, including a longitudinal epidemiological and clinical study. Laryngoscope. 105(1): 72–9, 1995
19. Lawson W et al: Inverted papilloma: a report of 112 cases. Laryngoscope. 105(3 Pt 1): 282–8, 1995
20. Kapadia SB et al: Carcinoma ex oncocytic Schneiderian (cylindrical cell) papilloma. Am J Otolaryngol. 14(5): 332–8, 1993
21. Barnes L et al: Oncocytic Schneiderian papilloma: a reappraisal of cylindrical cell papilloma of the sinonasal tract. Hum Pathol. 15(4): 344–51, 1984
22. Heffner DK: Problems in pediatric otorhinolaryngic pathology. IV. Epithelial and lymphoid tumors of the sinonasal tract and nasopharynx. Int J Pediatr Otorhinolaryngol. 6(3): 219–37, 1983

鼻腔鼻窦乳头状瘤

影像学、内镜下和显微镜下特点

（左图）CT骨窗显示位于中鼻道的分叶状内翻性乳头状瘤➡，肿瘤通过扩大漏斗进入上颌窦，部分出现钙化⇨。（右图）内镜下显示中鼻道的内翻性乳头状瘤呈苍白色，分叶状➡，病变内侧邻近鼻中隔⇨

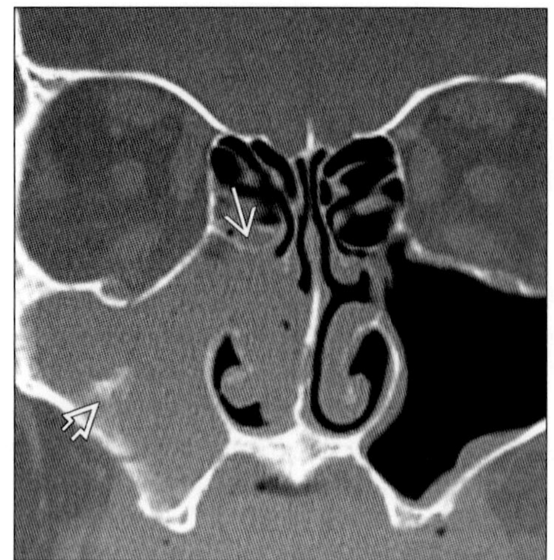

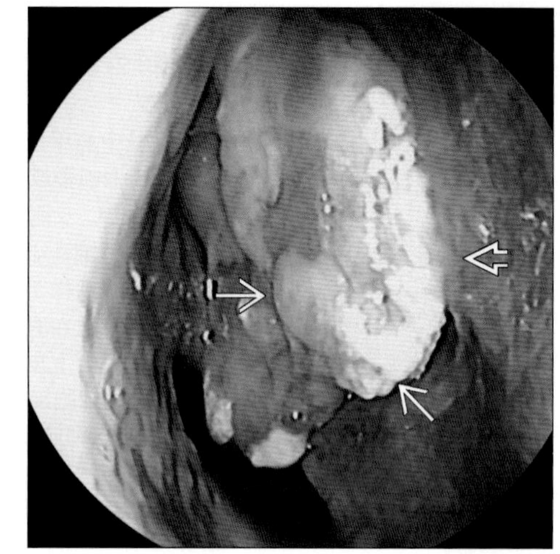

（左图）起源于表面上皮的增厚的上皮巢呈内生性或内翻性生长模式➡，这是内翻性乳头状瘤的特征性表现。间质改变和炎性息肉相似➡。（右图）典型的鼻腔鼻窦乳头状瘤缺乏角化，当有角化➡出现时需要考虑是否有SCC的可能(同时存在或发展成鳞状细胞癌），这时候，就应当把所有的送检标本进行组织学评估

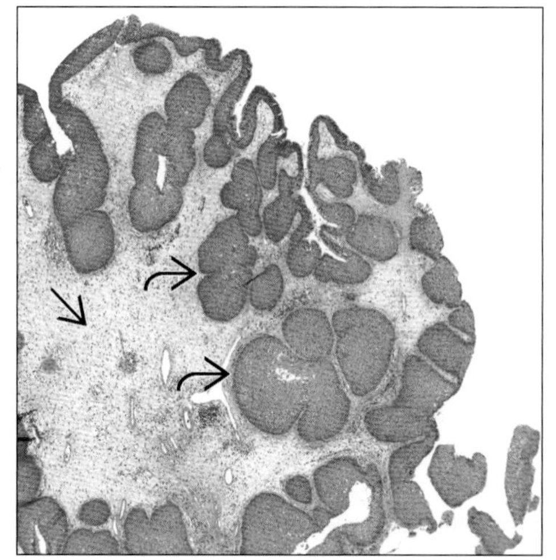

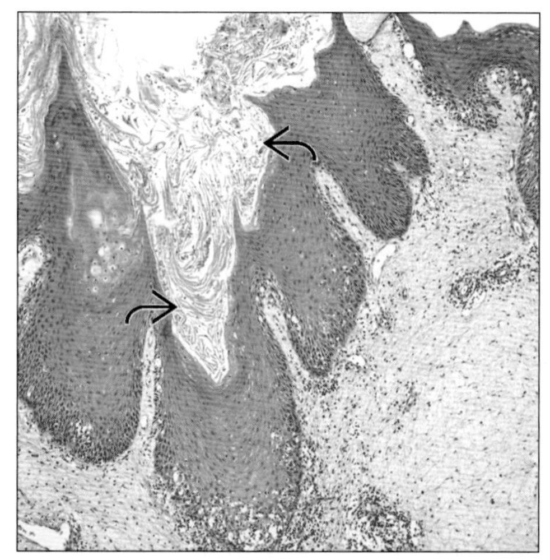

（左图）外翻性（菌状）乳头状瘤显示乳头状生长模式，起源于表面呼吸上皮，由增厚的非角化性鳞状（表皮样）上皮组成。（右图）高倍镜下非角化性鳞状上皮细胞形态一致，细胞成熟，保持细胞极性并且无细胞异型性。局部可见散在黏液细胞➡

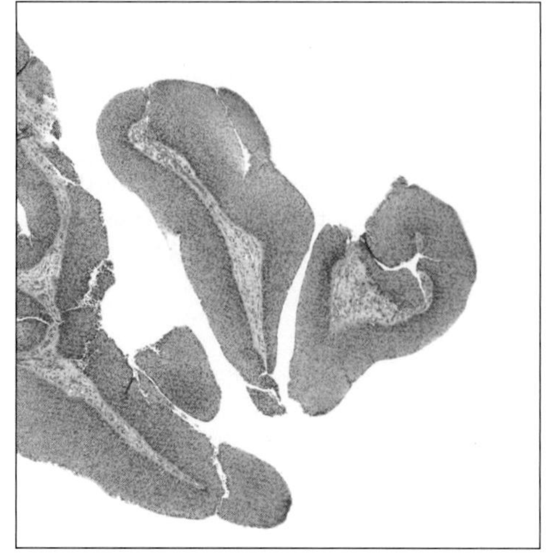

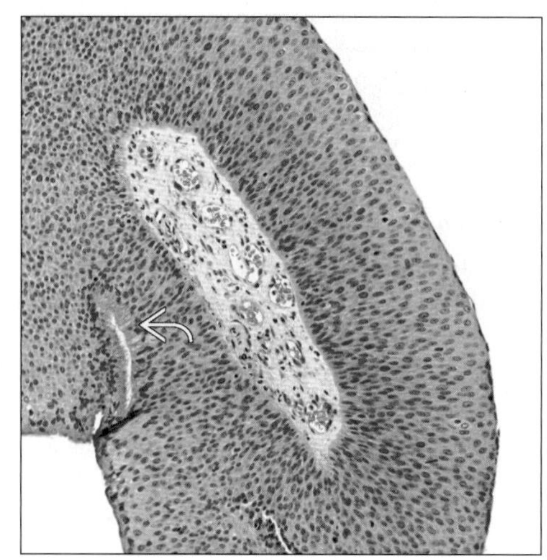

鼻腔鼻窦乳头状瘤

显微镜下特点

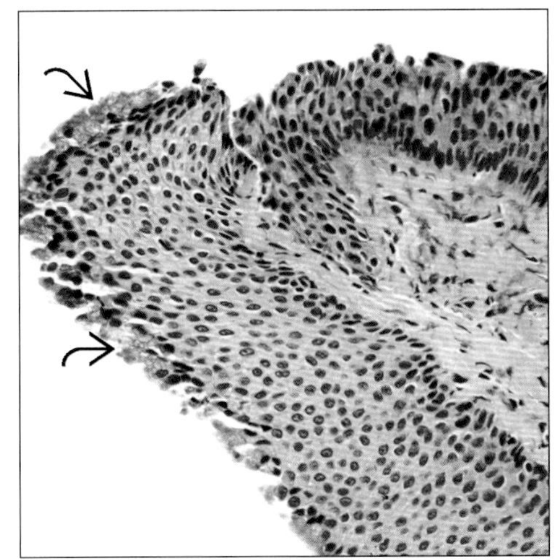

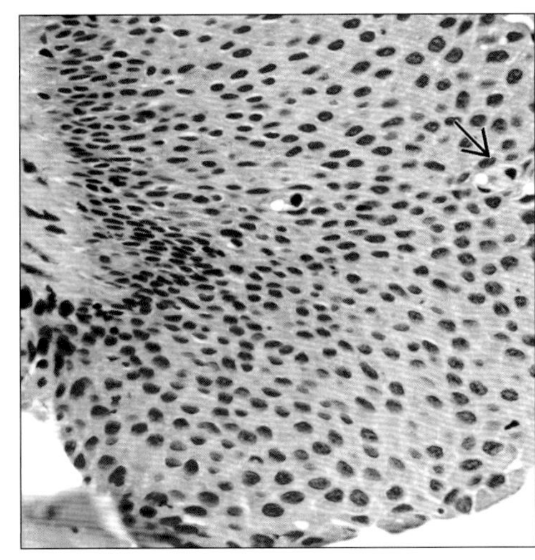

（左图）外生性乳头状瘤最易保留表浅的呼吸上皮黏液细胞→，但是部分被外观良性的鳞状（表皮样）上皮取代。（右图）示上皮内黏液细胞→，识别上皮内有黏液细胞能帮助确定乳头状瘤起源于鼻腔鼻窦（黏膜），而不是皮肤鳞状上皮

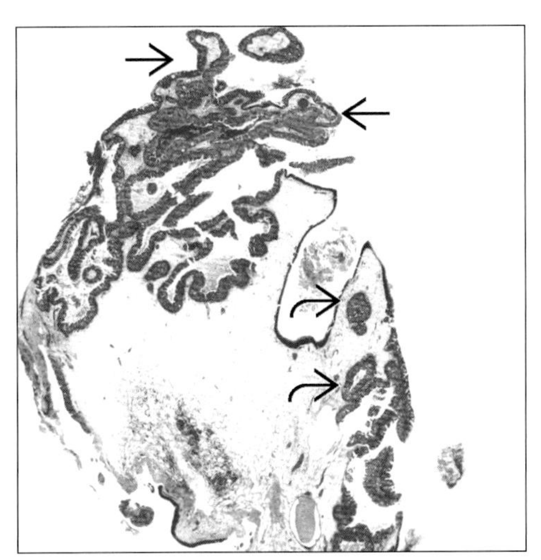

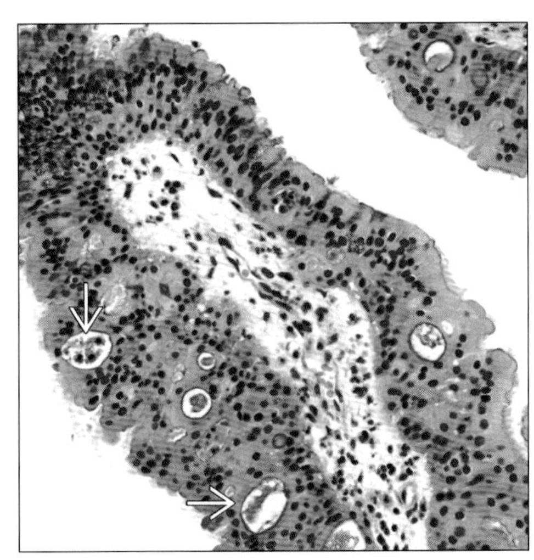

（左图）鼻腔鼻窦乳头状瘤，嗜酸性细胞性，显示增生的上皮呈外生性乳头状→，局部内生性→生长。间质水肿与鼻腔鼻窦息肉间质相似。（右图）病变由多层增生的乳头状上皮组成，上皮内可见多个黏液囊→。良性的上皮增生的细胞具有显著的嗜酸性至颗粒状胞质（嗜酸性细胞）

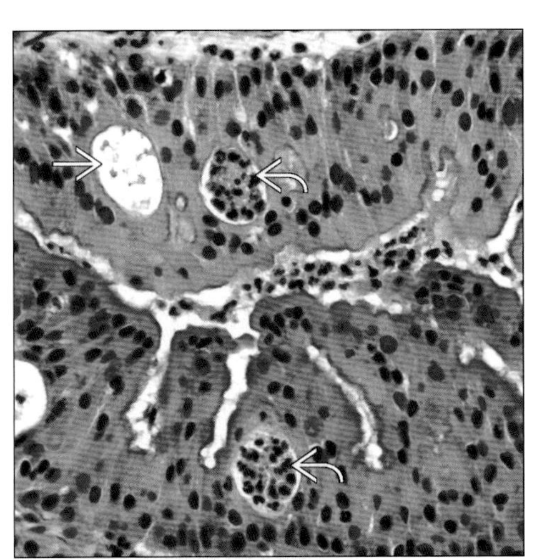

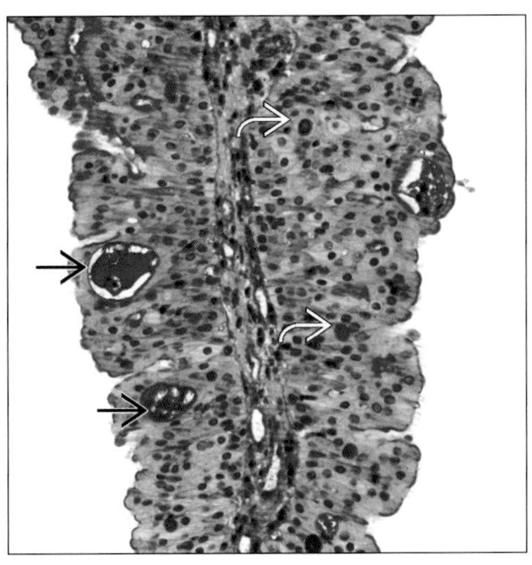

（左图）上皮呈多层，以显著颗粒状嗜酸性胞质以及上皮内黏液囊为特征性改变。黏液囊内含粉染无定形物→或中性粒细胞→。（右图）组织化学染色显示腔内→和细胞质内→抗淀粉酶PAS阳性物质。

多形性腺瘤

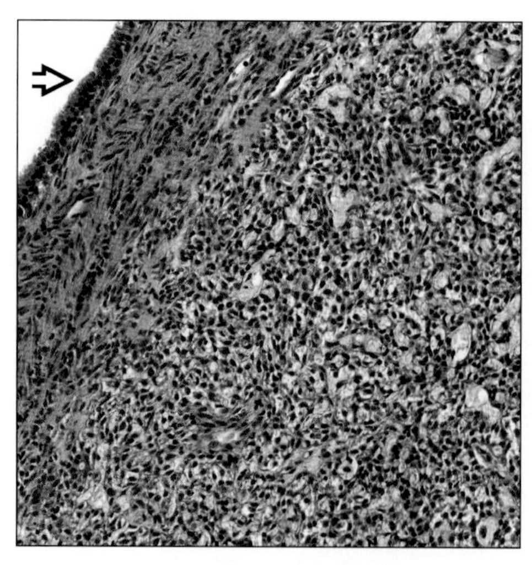

HE染色显示完整的呼吸上皮[➩]被覆于一个细胞丰富的多形性腺瘤表面，该肿瘤以腺管为主要成分

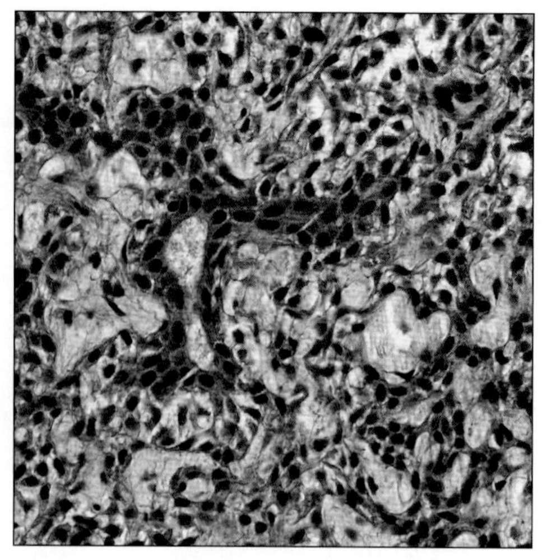

HE染色显示与上皮性肿瘤相关的黏液样基质，上皮呈腺管、带状及条索状

专业术语

缩写

- 多形性腺瘤（PA）

别名

- 良性混合肿瘤（BMT）、鼻腔内混合肿瘤、鼻腔母细胞瘤、混合性唾液腺肿瘤、软骨样汗管瘤

定义

- 良性、上皮源性肿瘤，肿瘤细胞包括上皮和间叶分化

临床表现

流行病学

- 发病率
  - 罕见，尽管占鼻腔鼻窦腺样肿瘤的25%左右
- 年龄
  - 多发生在20~60岁，中位年龄40岁
- 性别
  - 女性稍多于男性（1.1∶1）

发病部位

- 骨或软骨性鼻中隔黏膜是最容易发生的部位
- 鼻甲是第二常见的发病部位，在该部位发生可能侵入上颌窦内

症状

- 不具有特异性症状和体征
  - 单侧鼻塞、肿块、鼻出血
  - 充血、呼吸困难、流涕

治疗

- 手术方式
  - 局部手术，但需要完整切除肿瘤以防肿瘤残留或复发
    - 不同的手术方式：鼻内镜下手术切除、鼻侧切开、面中掀翻、经腭部手术

预后

- 极好
- 复发率小于8%，多由于手术切除不完整所致
- 恶变极少，通常恶变为腺样囊性癌

影像学检查

放射线检查

- 研究较少，在MR T1加权像上显示肿块低信号强度，在T2加权像中显示非均质中等信号
- 通常显示“骨重塑”或“骨吸收”，并不显示“骨破坏”

大体检查

一般特征

- 被覆黏膜，质韧，带蒂息肉样或无蒂基底样肿块
- 一般起源于中隔

大小

- 通常较小（0.5~5cm，平均2.5cm）

组织病理学检查

组织学特点

- 肿瘤无包膜但通常边界清楚
- 肿瘤细胞丰富、实性，缺乏黏液线粒体基质
- 浆细胞样肌上皮细胞通常占主导地位
- 上皮细胞成分显示混合性多形态，但小管状结构罕见

多形性腺瘤

要点

专业术语

- 良性、上皮源性肿瘤，肿瘤细胞包括上皮和间叶分化

大体检查

- 起源于骨或软骨的鼻中隔黏膜
- 被覆黏膜，质韧，息肉样肿块

组织病理学检查

- 肿瘤无包膜，细胞成分多
- 浆细胞样的肌上皮细胞通常占主导地位
- 缺乏黏液线粒体基质

辅助检查

- 上皮和肌上皮表达：角质蛋白、GFAP、S-100、SMA、p63阳性

- 肌上皮细胞可呈梭形、圆形、星形和多边形
- 黏液透明性或软骨样基质可在局部出现
- 细胞多形性很少
- 可见有丝分裂，但不增多也无非典型性
- 罕见可发展成为癌在多形性腺瘤中

辅助检查

免疫组织化学

- 上皮和肌上皮表达：角质蛋白、GFAP、S-100、SMA、p63阳性

鉴别诊断

基底细胞腺瘤

- 基底细胞不伴类浆细胞样特征，不具有黏液样基质

腺样囊性癌

- 呈浸润性、破坏性生长，筛状或钉突样细胞，有丝分裂活跃

多形性低级别腺癌

- 呈浸润性，神经周围浸润，泡状核染色质，缺乏软骨样基质

非肠型鼻腔鼻窦腺癌

- 小管-腺管性肿瘤，破坏性生长，可见有丝分裂，多形性

参考文献

1. Baradaranfar MH et al: Endoscopic endonasal surgery for resection of benign sinonasal tumors: experience with 105patients. Arch Iran Med. 9(3): 244-9, 2006
2. Lee SL et al: Nasopharyngeal pleomorphic adenoma in the adult. Laryngoscope. 116(7): 1281-3, 2006
3. Freeman SR et al: Carcinoma ex-pleomorphic adenoma of the nasal septum with adenoid cystic and squamous carcinomatous differentiation. Rhinology. 41(2): 118-21, 2003
4. Hirai S et al: Pleomorphic adenoma in nasal cavity: immunohistochemical study of three cases. Auris Nasus Larynx. 29(3): 291-5, 2002
5. Cho KJ et al: Carcinoma ex-pleomorphic adenoma of the nasal cavity: a report of two cases. J Laryngol Otol. 109(7): 677-9, 1995
6. Nonomura N et al: Immunohistochemical study of pleomorphic adenoma of the nasal septum. Auris Nasus Larynx. 19(2): 125-31, 1992
7. Compagno J et al: Intranasal mixed tumors (pleomorphic adenomas): a clinicopathologic study of 40 cases. Am J Clin Pathol. 68(2): 213-8, 1977

影像图库

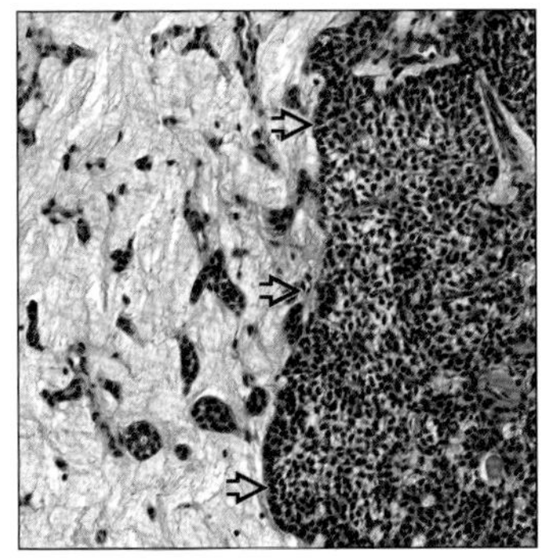

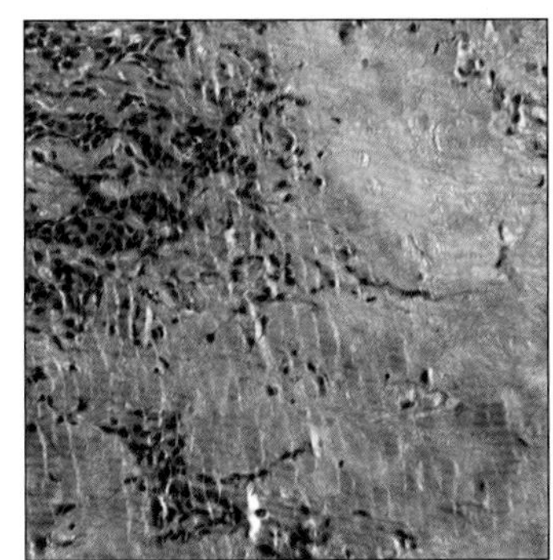

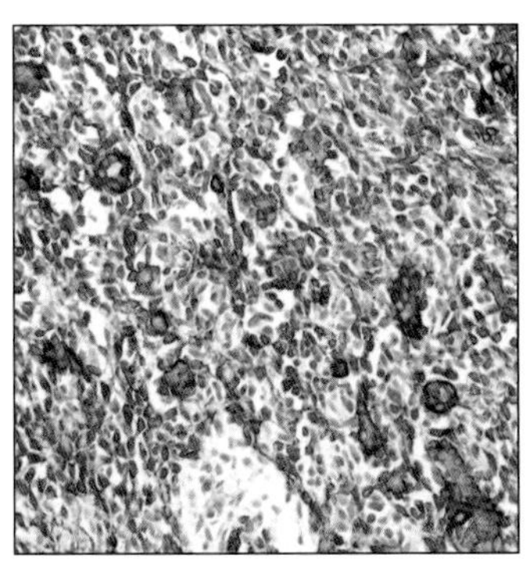

(左图)HE染色显示该多形性腺瘤中和黏液软骨样基质毗邻处过渡突然➲。(中图)HE染色显示肿瘤以黏液软骨样基质为主要成分，仅见孤立的腺上皮成分，这种现象在小唾液腺发生的多形性腺瘤中不常见。(右图)多形性腺瘤中广谱细胞角蛋白(CK-PAN)染色能突显出上皮性腺体和梭形细胞成分，而肌上皮分化的成分可用p63、SMA和(或)S-100蛋白染色突显出来

异位垂体腺瘤

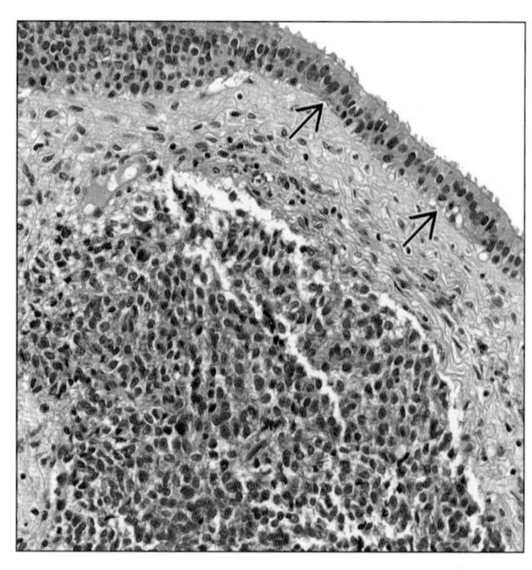

图示一个黏膜下无包膜的异位垂体腺瘤。表面上皮完整→，未被肿瘤累及，由明显的边界带（Grenz带）分隔

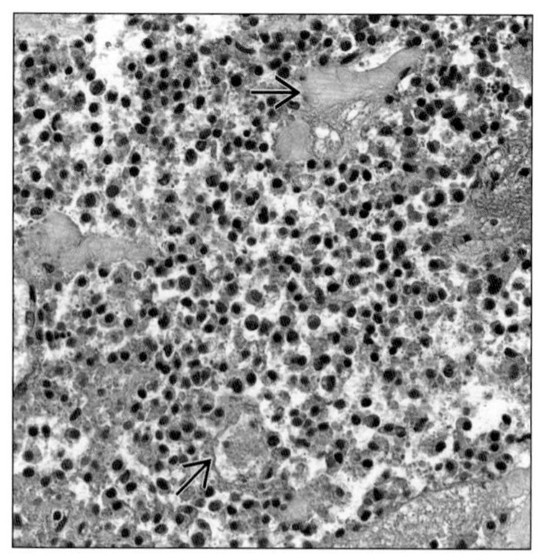

丰富的肿瘤细胞被纤细的纤维血管→分隔，肿瘤细胞形态单一，细胞核圆形，偏心位

专业术语

定义

- 良性的垂体腺瘤，发生在远离蝶鞍的位置且不累及蝶鞍（在正常腺垂体前部）
  - 由鞍内肿瘤直接蔓延更为常见（占垂体肿瘤的2%）

病因/发病机制

发病机制

- 垂体前叶在胚胎开始发育4周时出现
- 在胚胎发育第8周，垂体分成鞍部和咽部
  - 上隔连接垂体柄
  - 套入Rathke囊内（鞍下）
- 常沿颅底咽管生长迁移入蝶窦或咽部
  - 异位垂体腺瘤被认为是起源于沿Rathke囊迁移路径生长的胚胎残余
  - 发生在软脑膜常见，但是仍在颅内
- 在异位部位仍能正常发挥功能，可以维持正常生活
  - 咽部异位垂体在胎儿第17~18周时开始产生功能，即在鞍部垂体有功能8周后

临床表现

流行病学

- 发病率
  - 异位垂体腺瘤在颅内肿瘤中占10%~15%
  - 垂体腺瘤异位到上呼吸消化道很少见
- 年龄
  - 16~84岁
  - 中位年龄50岁
- 性别
  - 女性多于男性（2：1）

部位

- 发生概率，蝶窦远大于海绵窦大于第三脑室大于鼻咽部、鼻腔、斜坡大于颞骨岩部
  - 必须排除“浸润性鞍部”肿瘤或颅内原发肿瘤直接蔓延
  - 完整的垂体鞍部是必要条件

症状

- 占位性病变影响
  - 鼻塞或呼吸道堵塞
  - 头痛
  - 血性鼻溢液或鼻出血
  - 脑脊液漏（清亮液体）
  - 视野损失（复视）
- 50%的患者有内分泌失衡
  - 库欣病 [促肾上腺皮质激素（ACTH）] 最常见
  - 肢端肥大症 [生长激素（GH）]
  - 甲状腺功能亢进 [促甲状腺激素（TSH）]
  - 月经不调、多毛症、男性功能减退 [催乳素（PRL）]
  - 对未知无功能性肿瘤的诊断
- 慢性鼻窦炎
- 脑神经麻痹罕见

实验室检查

- 所有的异位肿瘤激素水平可以通过血清学或刺激/抑制试验检查
  - ACTH、GH、TSH、催乳素、皮质醇
  - 释放激素同样可以检测

治疗

- 手术方法
  - 除非能完全切除才可以手术
    - 经鼻或经蝶窦入路

异位垂体腺瘤

要点

专业术语
- 发生在远离蝶鞍的位置且不累及蝶鞍的良性垂体腺瘤（在正常腺垂体前部）

临床表现
- 鼻腔内很少见
  - 蝶窦 >>> 于鼻咽或鼻腔
- 中位年龄50岁
- 女性多于男性（2：1）
- 可见占位影响或内分泌症状
- 药物和内分泌治疗后，手术完整切除

影像学检查
- 跨蝶骨肿瘤不常侵犯鞍板
- 早期，明显的不均一增强

组织病理学检查
- 黏膜下的未包裹肿瘤
- 肿瘤有很多类型
- 通过纤维血管分隔分群
- 细胞形状多变，圆形到多边形不等

辅助检查
- 阳性表达：角质蛋白、嗜铬粒蛋白-A或嗜铬粒蛋白-B、突触囊泡、CD56、NSE、特异性激素

鉴别诊断
- 嗅神经母细胞瘤、尤因肉瘤/原始性神经外胚层瘤（PNET）、神经内分泌癌、鳞状细胞癌、淋巴瘤、黏膜黑色素瘤

- 药物
  - 药物或内分泌治疗
    - 多巴胺类（溴隐亭），生长抑素（奥曲肽），肾上腺皮质激素（氢化可的松、泼尼松），甲状腺激素
- 放射治疗
  - 常在肿瘤体积大或没有完全切除肿瘤情况下使用锕射线
  - 常规放射治疗

预后
- 手术完全切除后内分泌有效控制则预后良好
  - 内分泌失衡和局部侵袭（骨或颅腔肿瘤切除）易导致损伤
- 大的肿瘤可能会复发
- 癌变罕见
- 未见转移报道

影像学检查

放射线检查
- MR薄层（有/无增强）或CT可显示良好结果
- 跨蝶骨肿瘤不常侵犯鞍底
  - 肿瘤向上生长侵犯鞍部比较常见
- 发展较慢，明显的不均一增强
- CT和MR能鉴别肿瘤位置和生长方式
- 诊断过程能够鉴别肿瘤类型
  - 脊索瘤、鼻咽癌或转移肿瘤

MRI
- T1WI：圆形，蝶窦内均匀密度肿块，常占满鼻窦腔，部分在鞍部
  - 增强明显，异质性明显
- T2WI：蝶窦内均匀密度肿块
  - FLAIR技术能够检测肾上腺皮质功能亢进

CT
- 阴影区呈各种类型的等密度
- 出血或钙化现象少见
- 呈不同程度的加强对比

大体检查

一般情况
- 息肉状或带蒂肿块
- 单个肿块
  - 多结节的肿瘤非常少见

大小
- 0.5~7.5cm，平均2cm
- 肿瘤大小与症状严重程度并不相关

组织病理学检查

组织学特点
- 黏膜下无包膜的肿瘤
  - 表面上皮完整或未受累
  - 可见微小黏液性腺体
- 具有不同病变模式
  - 固态、器官样、小梁状、腺体状、齿状、带状、假菊形团状
- 肿瘤细胞团被纤维血管隔开
  - 可见细胞外基质玻璃样变性
- 各个细胞群呈圆形到多边形上皮细胞样
  - 圆形或椭圆形细胞核伴有盐和胡椒面样染色质
  - 核仁不显著或小核仁
  - 嗜酸性或双性、透明细胞样偏心细胞质
  - 多数属于嫌色细胞腺瘤
- 可见细胞核的异型性
- 有丝分裂和坏死少见

异位垂体腺瘤

辅助检查

免疫组织化学

- 阳性指标：角质蛋白、嗜铬粒蛋白-A、嗜铬粒蛋白-B、突触囊泡蛋白、CD56、NSE
  - 特异性肿瘤（催乳素瘤）嗜铬粒蛋白-A（-），嗜铬粒蛋白-B（+）
  - 内分泌多肽：ACTH，催乳素最常见（在某些类型中高尔基体功能亢进）
  - 不常见：GH、β-TSH、Pit-1、糖蛋白β-亚基和α-亚基、SF1、FSH、LH
  - 可能出现单一激素、多激素或无激素类型腺瘤

电镜

- 细胞内可见细胞质神经内分泌颗粒
  - 数量、尺寸、形状和颗粒类型由肿瘤激素产物决定
- 呈现显著粗大的内质网和高尔基体

鉴别诊断

嗅神经母细胞瘤

- 原发筛窦，破坏性肿瘤，分叶状结构，多核结构，神经细丝背景，红细胞玫瑰花结试验，高级别肿瘤中有有丝分裂现象和突起的细胞核
- 阳性：嗜铬粒蛋白、突触囊泡蛋白、CD56、S-100蛋白。阴性：角质蛋白、多肽指标

尤因肉瘤/PNET

- 小圆细胞肿瘤，成片状、肿瘤坏死，染色质分布细腻，有丝分裂象
- 阳性：FL1-1、CD99、SNF5、NSE、β-连环蛋白（细胞膜）。阴性：嗜铬粒蛋白、角质蛋白（常表达）

神经内分泌癌

- 高分化恶性肿瘤，多核结构，染色质，有丝分裂象，细胞坏死
- 阳性：角质蛋白、嗜铬粒蛋白、突触囊泡蛋白、CD56

鳞状细胞癌

- 鳞状上皮细胞增生，细胞间桥，异常角化，明显的异型性，有丝分裂象
- 阳性：角质蛋白。阴性：神经和多肽标志物

淋巴瘤

- B细胞和T细胞两种类型：核裂细胞，不规则细胞核，弥漫性病变，成片分布，核质比增加，染色质粗糙，突起的细胞核，有丝分裂象，细胞坏死
- 阳性：淋巴细胞标志物。阴性：角质蛋白、神经标志物

脑膜瘤

- 肿瘤细胞呈旋涡状，常常钙化，细胞间胞质包涵体，染色质粗糙
- 阳性：EMA、CK7。阴性：神经内分泌和多肽标志物

黏膜黑色素瘤

- 肿瘤细胞呈现梭形并且互相不黏附，色素沉着，细胞间细胞质包涵体，偏心细胞核
- 阳性：黑色素肿瘤标志物（S-100蛋白、HMB-45、Melan-A、MITF）。阴性：角质蛋白、神经内分泌标志物

诊断要点

病理学检查是金标准

- 异位垂体腺瘤常发生在蝶窦

参考文献

1. Gondim JA et al: Acromegaly due to an ectopic pituitary adenoma in the sphenoid sinus. Acta Radiol. 45(6): 689–91, 2004
2. Suzuki J et al: An aberrant ACTH–producing ectopic pituitary adenoma in the sphenoid sinus. Endocr J. 51(1): 97–103, 2004
3. Wick MR et al: Ectopic neural and neuroendocrine neoplasms. Semin Diagn Pathol. 20(4): 305–23, 2003
4. Matsuno A et al: Ectopic pituitary adenoma in the sphenoid sinus causing acromegaly associated with empty sella. ANZ J Surg. 71(8): 495–8, 2001
5. Oruçkaptan HH et al: Pituitary adenomas: results of 684surgically treated patients and review of the literature. Surg Neurol. 53(3): 211–9, 2000
6. Hori A et al: Pharyngeal pituitary: development, malformation, and tumorigenesis. Acta Neuropathol. 98(3): 262–72, 1999
7. Devaney K et al: Olfactory neuroblastoma and other round cell lesions of the sinonasal region. Mod Pathol. 9(6): 658–63, 1996
8. Langford L et al: Pituitary gland involvement of the sinonasal tract. Ann Otol Rhinol Laryngol. 104(2): 167–9, 1995
9. Tovi l et al: Ectopic pituitary adenoma of the sphenoid sinus: report of a case and review of the literature. Head Neck. 12(3): 264–8, 1990
10. Melmed S et al: Ectopic pituitary and hypothalamic hormone syndromes. Endocrinol Metab Clin North Am. 16(3): 805–21, 1987
11. Lloyd RV et al: Ectopic pituitary adenomas with normal anterior pituitary glands. Am J Surg Pathol. 10(8): 546–52, 1986

异位垂体腺瘤

解剖学、影像学和显微镜下特点

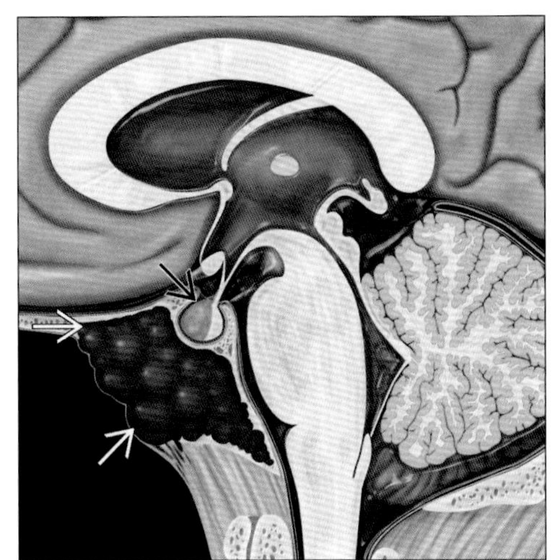

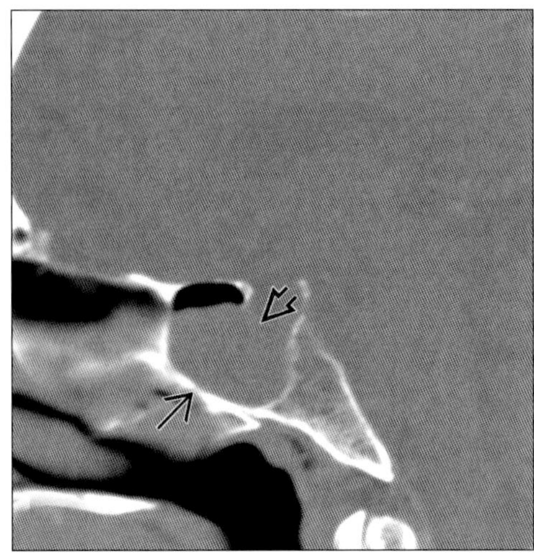

（左图）示意图显示了异位垂体腺瘤发病部位是在蝶窦部位→；正常的垂体肿瘤侵入鼻咽部→，并没有骨质破坏，这是该病的特征性病变。（右图）CT矢状位显示跨蝶窦的肿瘤，鞍底受侵但未被侵蚀→，鞍部完整是垂体腺瘤异位必要条件

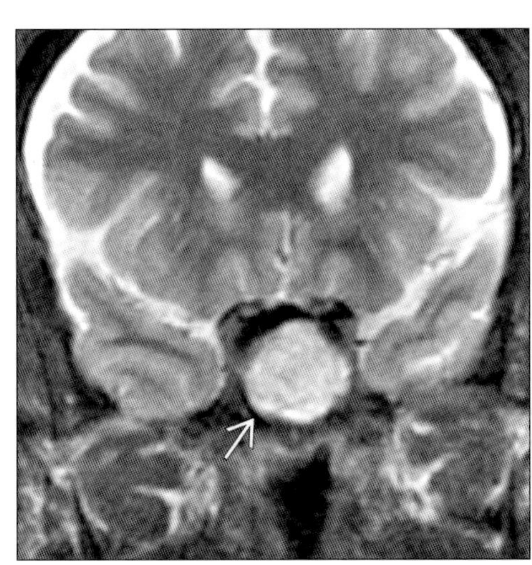

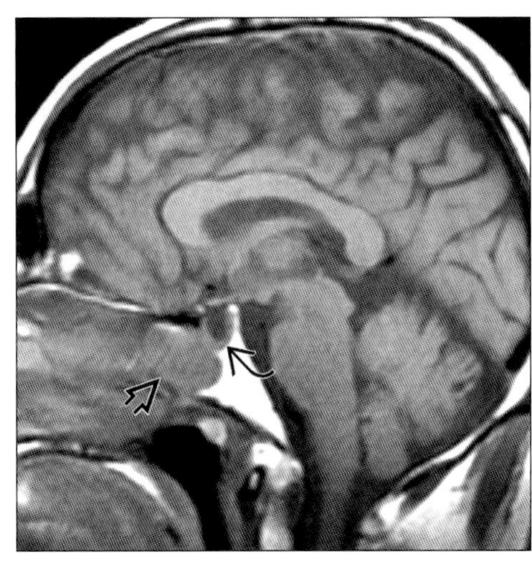

（左图）MRI T2显示蝶窦中一个高密度肿块→，但是这还不能直接判定异位垂体腺瘤。（右图）T1矢状位显示还有部分空间的鞍部→和圆形的孤立的蝶窦肿瘤→，影像学检查具有指导作用，并不能作为确诊手段

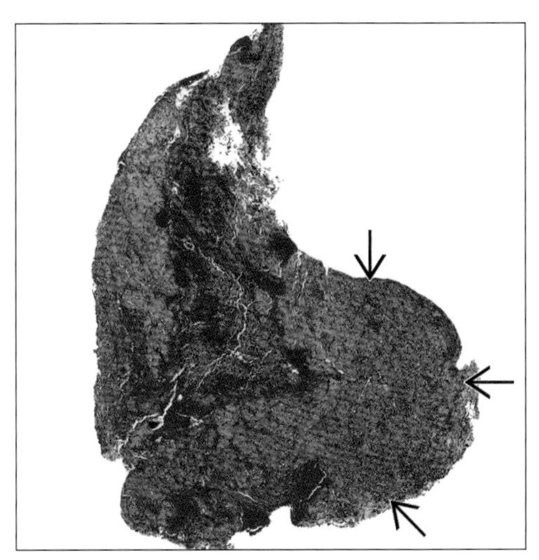

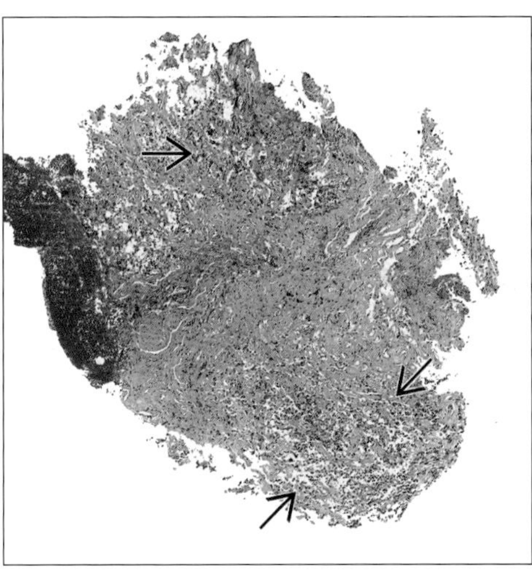

（左图）通过病理切片观察到肿瘤呈息肉状，大多为实性。此肿瘤小于1cm，没有被覆上皮仅呈小圆细胞类型→。（右图）许多病例的组织碎片中可见纤维化和出血，这些部分混淆了肿瘤组织→，表现为带状小细胞浸润模式，该病例可见细胞外基质玻璃样变性

异位垂体腺瘤

显微镜下特征

（左图）在肿瘤中可见不同类型的病变模式：腺体状或带状等。肿瘤增殖是多形性上皮细胞增生过程。（右图）可见实体瘤细胞被纤维血管组织分隔开来⟶。在许多情况中，可见变性

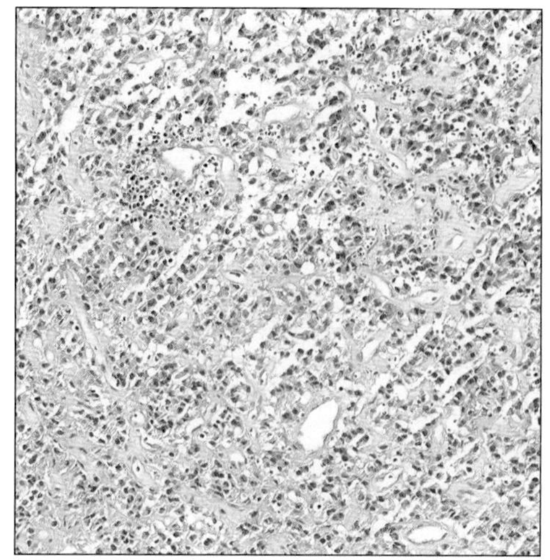

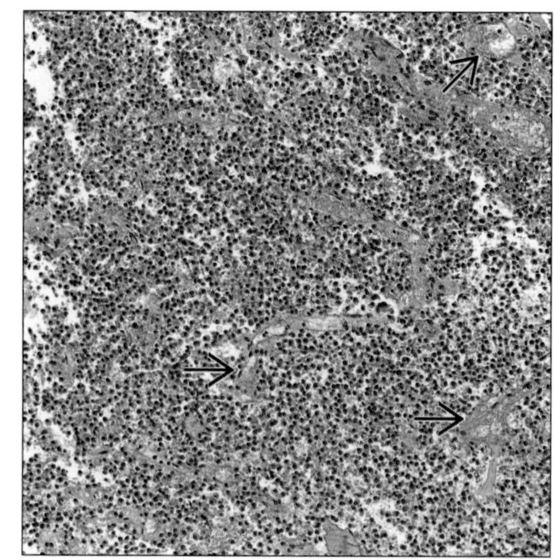

（左图）肿瘤被伴有红细胞的细胞外基质分隔开来，图中“小圆蓝细胞”肿瘤考虑为其他诊断。（右图）这些深染的细胞质在肿瘤中被分为单个细胞或岛状细胞群，细胞核深染，呈多形性⟶，但是多形性并不总能见到

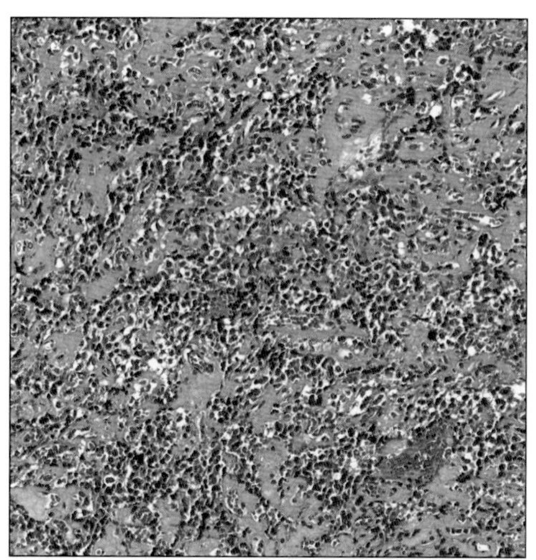

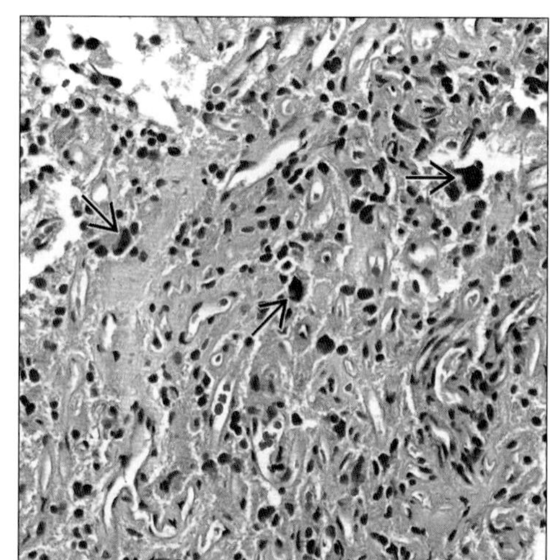

（左图）这些圆形到多形性的上皮细胞中有着圆形或椭圆形细胞核，内有染色轻的染色质；细胞核显著；有局灶蜕变。（右图）这些多形性细胞分散排列在一起，显示着双核化，成群染色质；细胞质嗜酸性。背景显示出血

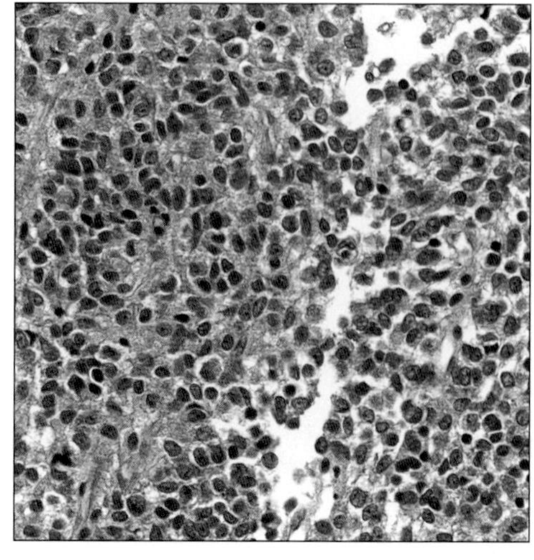

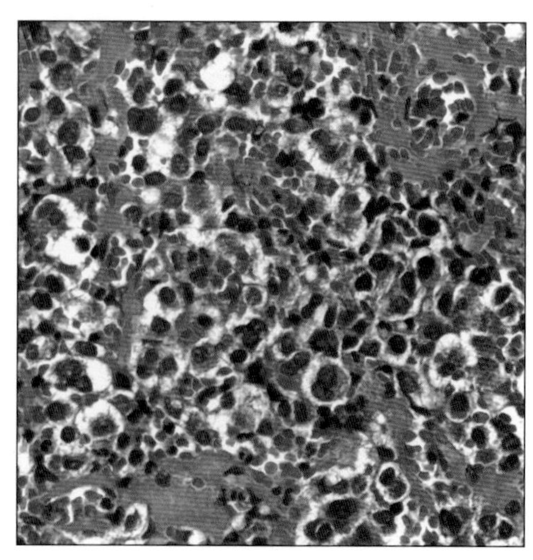

异位垂体腺瘤

辅助检查

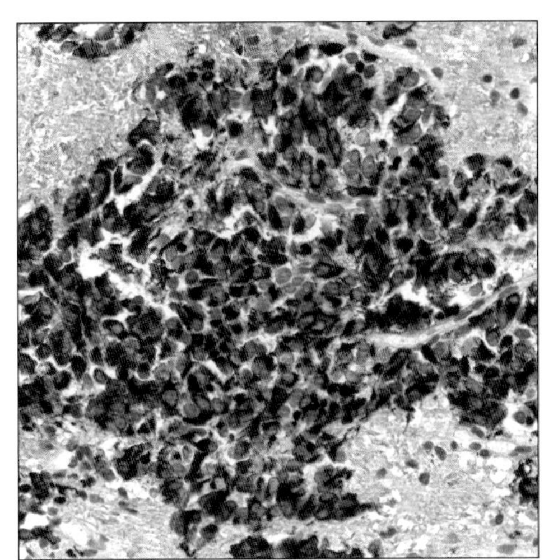

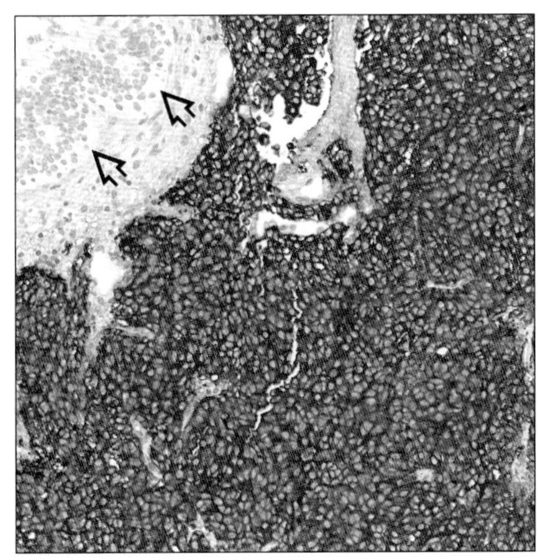

（左图）有多种免疫组织化学标志物可以辅助诊断。肿瘤CK阳性，有高尔基体深染的模式。基于不同激素的产生，可以有很多种特有的类型。（右图）许多神经内分泌标志物显示阳性，包括CD56、嗜铬粒蛋白-A或嗜铬粒蛋白-B、突触囊泡蛋白。在上皮细胞中这些标志物阴性➡

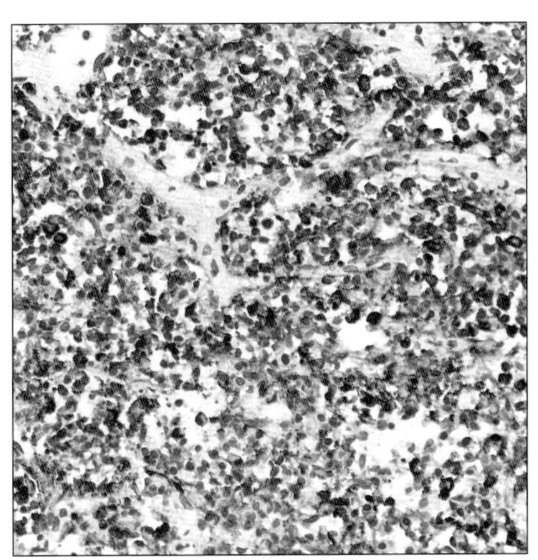

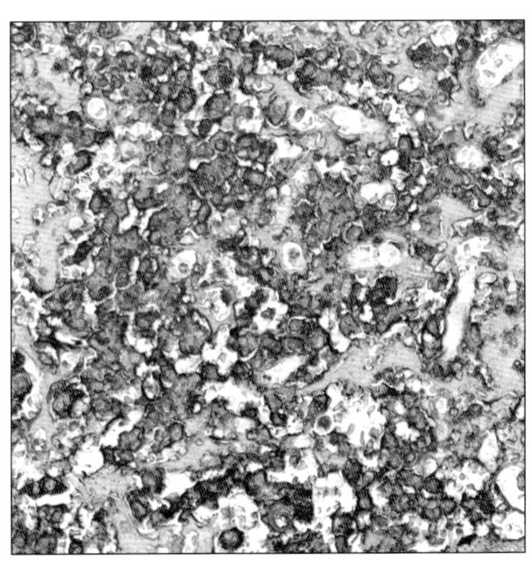

（左图）显示嗜铬粒蛋白-A阳性的垂体腺瘤细胞，基于这个发现，催乳素不可见。有的时候没有激素产生。（右图）如果肿瘤类型不确定，多肽表达和特异性肿瘤不一致，可以从血清分析出多肽表达，这个肿瘤显示细胞质催乳素阳性表达

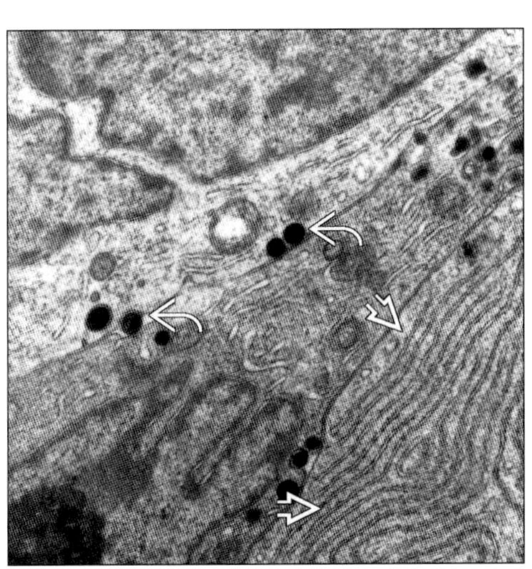

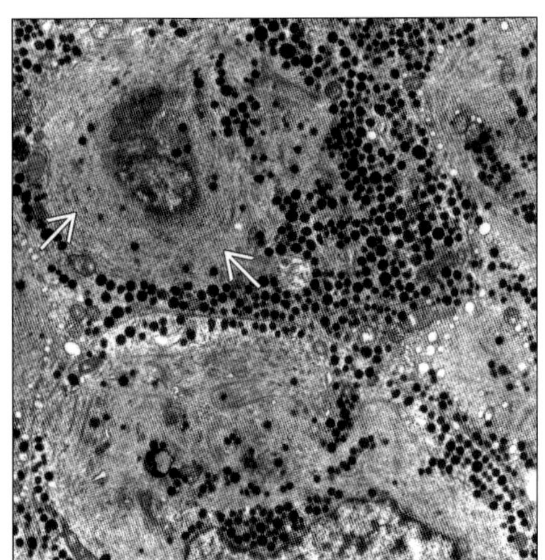

（左图）在电镜下观察催乳素阳性的肿瘤（直径200~300nm），可见显著的阳性颗粒➡和错位的侧壁细胞颗粒。➡（右图）在有功能的促肾上腺皮质激素细胞，ACTH阳性颗粒在250~500nm电镜下显示明显的颗粒➡

脑膜瘤

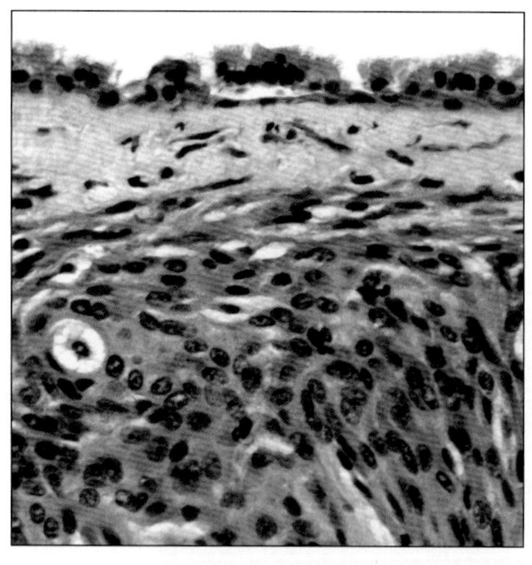

HE染色显示完整的呼吸上皮内混杂着增生的脑膜瘤细胞

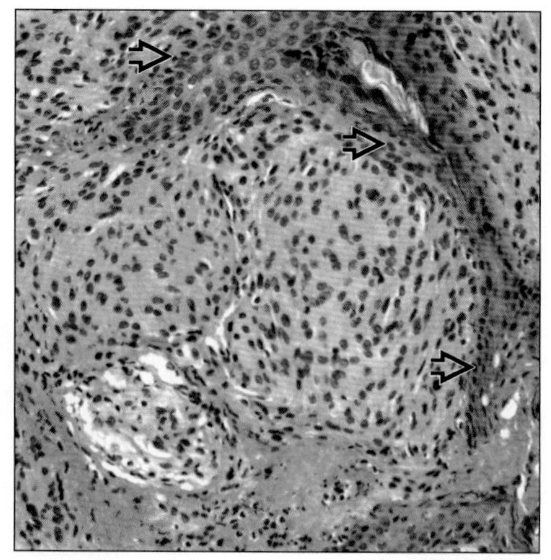

HE染色显示旋涡状的脑膜瘤细胞和邻近的未被累及的鳞状细胞➡

专业术语

定义

- 发生在鼻腔、鼻窦和鼻咽部的良性脑膜瘤

病因/发病机制

- 起源于蛛网膜粒或帕基奥尼体的蛛网膜细胞通过颅骨孔进入神经血管鞘

临床表现

流行病学

- 发病率
  - 占鼻腔和鼻咽部肿瘤的0.2%
    - 20%的病例有侵犯颅骨现象
- 年龄
  - 平均年龄40~48岁
  - 女性平均发病年龄比男性大10岁
- 性别
  - 女性多于男性（1.2：1）

部位

- 大多数累及鼻腔和鼻旁窦
- 局限于鼻腔的约占25%
- 额窦总是单独侵犯
- 大多数发生在左侧

症状

- 鼻塞、流涕、鼻出血
- 鼻窦炎、疼痛、头痛、癫痫发作
- 眼球突出、眼周水肿、视力变化，上睑下垂

治疗

- 手术方法
  - 完整切除（有时候比较困难）

预后

- 良好，10年生存率约为80%
- 有复发现象，通常在原发症发生5年以内

影像学检查

放射学检查

- 必须排除中枢神经系统（CNS）肿瘤
- 部分出现骨质破坏现象
- 颅骨孔有扩大现象

大体检查

一般特点

- 表面黏膜完整伴局部骨质浸润
- 呈浅灰色、苍白色、磨砂样、坚硬至橡皮样质地肿块
- 许多呈息肉样

大小

- 1~8cm，平均3.5cm

组织病理学检查

组织学特点

- 肿瘤浸润性生长，包括侵犯软组织和骨骼
- 脑膜瘤细胞形成的病变小体没有明显边界
- 旋涡状结构
- 砂砾体或假砂砾体
- 上皮细胞内可见圆形规则的细胞核，甚至细胞核染色质
- 细胞质内存在包涵体
- 组织学具有不同亚型
  - 包括移行性、化生性、不典型性

脑膜瘤

要点

专业术语
- 发生在鼻腔、鼻窦和鼻咽部的良性脑膜瘤

临床表现
- 占鼻腔和鼻咽部肿瘤的0.2%
- 女性多于男性（1.2：1）
  - 女性平均发病年龄比男性大10岁
- 预后良好，10年生存率约为80%

影像学检查
- 必须排除CNS肿瘤

组织病理学检查
- 肿瘤浸润性生长，包括侵犯软组织和骨骼
- 脑膜瘤细胞没有明显边界
- 可见旋涡状结构和砂砾体

辅助检查

免疫组织化学
- 阳性：EMA、角化蛋白（前砂砾体模式）、CAM5.2
- 弱阳性：S-100蛋白
- 阴性：嗜铬粒蛋白和突触囊泡蛋白

鉴别诊断

血管纤维瘤
- 只发生在男性，鼻咽部，胶原基质，星状基质细胞，发生在任意血管分叉处

侵袭性砂砾体骨化纤维瘤
- 多发生在年轻人群，丰富的砂砾体，可见破骨细胞和成骨细胞，致密的基质

嗅神经母细胞瘤
- 发生在筛板，分叶状生长，小圆细胞类型肿瘤，纤维背景，分叶状或菊形团样

黑色素瘤
- 异质性，细胞质内可见包裹体，显著的核仁，特异性黑色素瘤标志物阳性

副神经节瘤
- 鼻腔鼻窦内少见，巢状结构，细胞质嗜碱性，S-100支持蛋白和嗜铬粒蛋白副神经节瘤阳性

参考文献

1. Dekker G et al: Meningioma presenting as an oropharyngeal mass—an unusual presentation. S Afr Med J. 97(5): 342, 2007
2. Petrulionis M et al: Primary extracranial meningioma of the sinonasal tract. Acta Radiol. 46(4): 415-8, 2005
3. Thompson LD et al: Extracranial sinonasal tract meningiomas: a clinicopathologic study of 30 cases with a review of the literature. Am J Surg Pathol. 24(5): 640-50, 2000
4. Moulin G et al: Plaque-like meningioma involving the temporal bone, sinonasal cavities and both parapharyngeal spaces: CT and MRI. Neuroradiology. 36(8): 629-31, 1994
5. Gabibov GA et al: Meningiomas of the anterior skull base expanding into the orbit, paranasal sinuses, nasopharynx, and oropharynx. J Craniofac Surg. 4(3): 124-7; discussion134, 1993
6. Perzin KH et al: Nonepithelial tumors of the nasal cavity, paranasal sinuses, and nasopharynx. A clinicopathologic study. XⅢ: Meningiomas. Cancer. 54(9): 1860-9, 1984

影像图库

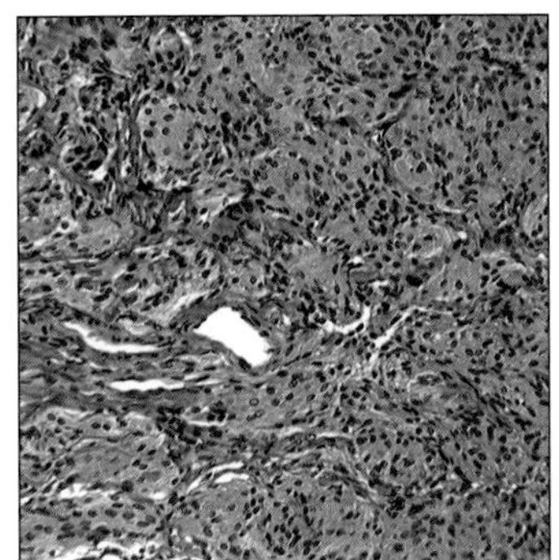

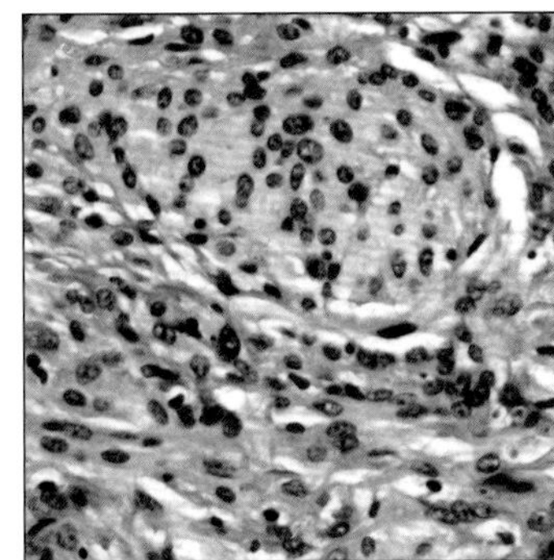

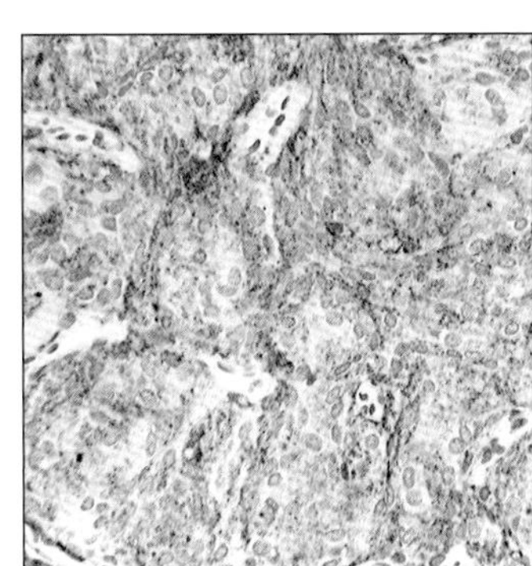

（左图）HE染色显示多发的由脑膜瘤细胞旋涡状排列形成的小巢。（中图）HE染色可见肿瘤细胞之间没有明显的界限，并显示了深染的细胞核。（右图）细胞质中EMA蛋白呈中度阳性

成釉细胞瘤

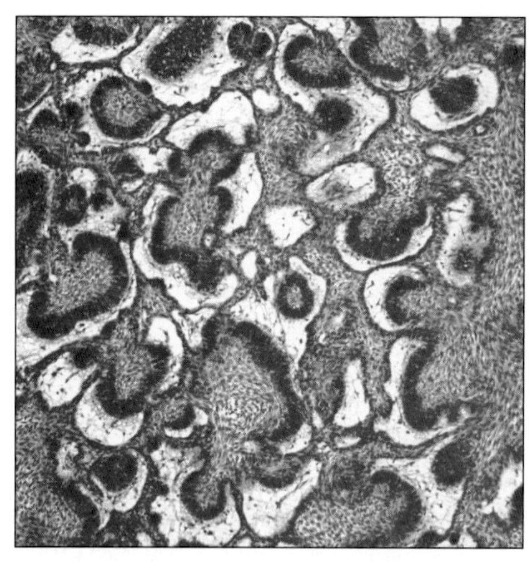

HE染色显示了经典的栅栏样的反极性排列细胞核和核下空泡。卫星网状组织呈多核结构，局部可见水肿

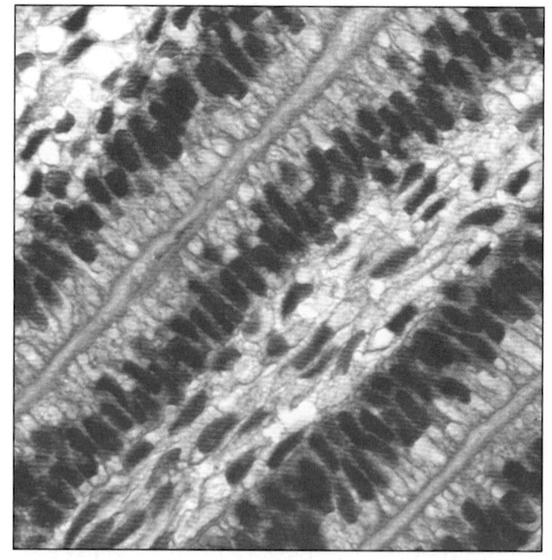

显示出明显的细胞核反极性排列。柱状细胞核在高细胞内显示核下空泡。这些空泡结构有纤维血管轴心

专业术语

定义

- 牙源性上皮形成的具有局部侵袭性的良性上皮肿瘤

临床表现

流行病学

- 发病率
  - 罕见
- 年龄
  - 平均在60~80岁
    - 比腭部肿瘤发病年龄大
- 性别
  - 男性多于女性（4：1）

部位

- 鼻腔或上颌窦，也可以侵入邻近部位
  - 可能并发相邻部位损伤症状

症状

- 症状不典型，包括单侧鼻肿块、鼻窦炎、鼻塞、鼻出血

治疗

- 手术方式
  - 根据患者病情，进行次全切除术（息肉切除术）或扩大范围切除（上颌窦切除）
  - 手术切除要保证足够的阴性的切缘
- 放射治疗
  - 不作为首选治疗

预后

- 良好，并且长期随访对发现复发很有意义
- 复发常发生在手术后最初1年内，复发率高达25%
- 可能死于其他疾病

影像学检查

一般特点

- 多生发中心，可以出现骨质溶解
- 单侧上颌窦浑浊

大体检查

一般特征

- 息肉样肿块最常见
- 苍白、浅灰、粉红或黄色
- 质地胶冻样或颗粒状不等
- 可见骨质

大小

- 0.3~9cm

组织病理学检查

组织学特点

- 由釉质细胞和上皮细胞混合组成，形似釉质器官
- 完整呼吸上皮被覆，并且可能是肿瘤起源细胞
- 在锯状结构中，釉质细胞以栅栏样排列在肿瘤巢外围
- 基底细胞以索条样排列（丛状模型）
- 基底圆柱细胞反极性（维氏戈林改变）和核下空泡
- 细胞核远离基底细胞远端并且深染
- 中央疏松排列的网状结构可以变为囊性
  - 细胞呈纺锤形、基底细胞样、颗粒状，或表现为鳞状细胞化
- 有丝分裂和细胞多形性罕见
- 很多组织类型：鼻腔中常见丝状、成釉细胞型和棘皮瘤型

成釉细胞瘤

要点

专业术语
- 牙源性上皮形成的具有局部侵袭性的良性上皮肿瘤

临床表现
- 平均发病年龄60~80岁，比腭部肿瘤发病年龄大
- 男性多于女性（4∶1）
- 发病部位多位于鼻腔或上颌窦，也可以侵入邻近部位
- 预后良好，并且长期随访对发现复发很有意义，复发率高达25%

大体检查
- 息肉样肿块最常见

组织病理学检查
- 釉质细胞和基底圆柱细胞排列在肿瘤表面，表现为反极性
- 通常，疏松排列的网状结构可以变为囊性
- 多形性和有丝分裂罕见

辅助检查

细胞遗传学
- Fos癌基因和肿瘤坏死因子受体-1（THFRSF-1A）高表达
- SHH、钙黏着糖蛋白12和14（CDH 12和CDH 13）、转化生长因子-β_1（TGF-β_1）不表达

鉴别诊断

基底细胞样鳞癌
- 基底细胞样的肿瘤细胞伴鳞状细胞化，也可呈棘皮细胞瘤型

基底细胞腺瘤
- 小细胞型，基底细胞样栅栏排列，没有核下空泡，缺乏卫星网状结构

多形性腺瘤
- 小梁和腺样结构，浆细胞样肌上皮，黏液软骨样基质

腺样囊性癌
- 筛状模式，黏液假腺体样结构，双层上皮

非肠型腺癌
- 恶性腺细胞肿瘤
- 缺少细胞核下空泡和卫星网状结构

参考文献

1. Press SG: Odontogenic tumors of the maxillary sinus. Curr Opin Otolaryngol Head Neck Surg. 16(1): 47–54, 2008
2. Bray D et al: Ameloblastoma: a rare nasal polyp. J Laryngol Otol. 121(1): 72–5, 2007
3. Ereño C et al: Primary sinonasal ameloblastoma. APMIS. 113(2): 148–50, 2005
4. Zwahlen RA et al: Maxillary ameloblastomas: a review of the literature and of a 15-year database. J Craniomaxillofac Surg. 30(5): 273–9, 2002
5. Schafer DR et al: Primary ameloblastoma of the sinonasal tract: a clinicopathologic study of 24 cases. Cancer. 82(4): 667–74, 1998
6. Wenig BL et al: An unusual cause of unilateral nasal obstruction: ameloblastoma. Otolaryngol Head Neck Surg. 93(3): 426–32, 1985
7. Tsaknis PJ et al: The maxillary ameloblastoma: an analysis of 24 cases. J Oral Surg. 38(5): 336–42, 1980
8. Vickers RA et al: Ameloblastoma: Delineation of early histopathologic features of neoplasia. Cancer. 26(3): 699–710, 1970

影像图库

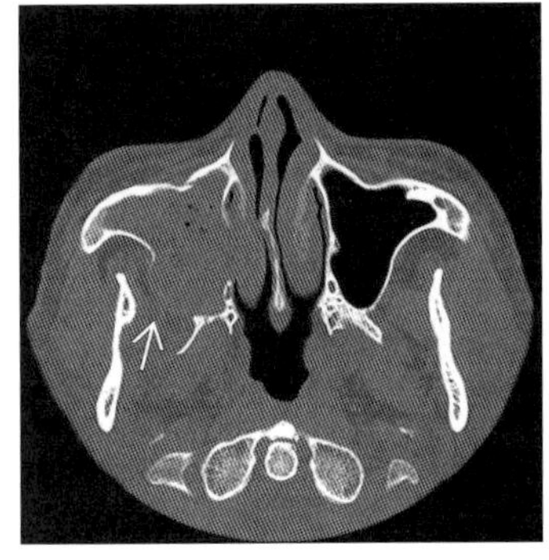

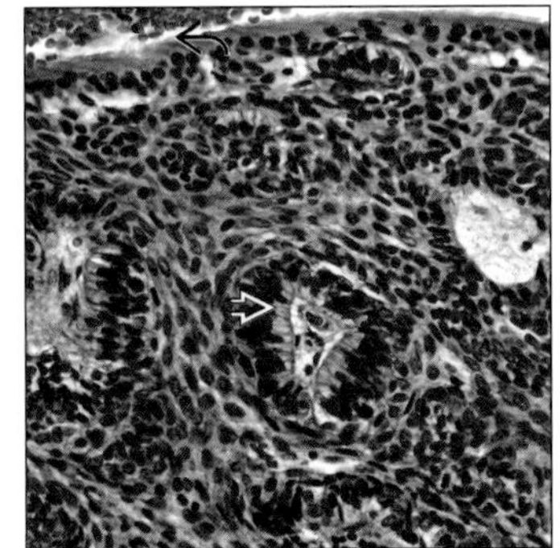

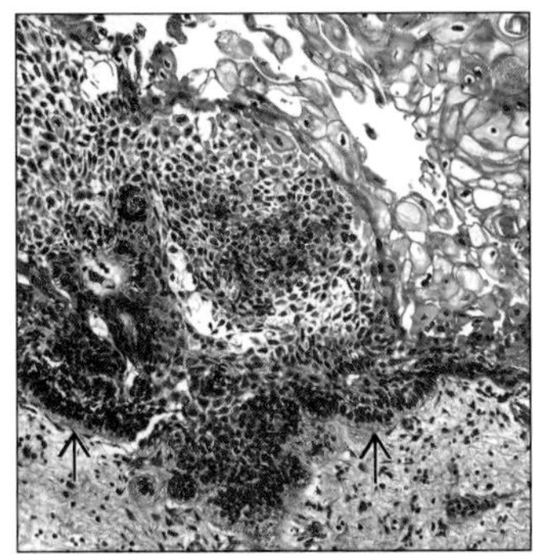

（左图）CT显示右上颌窦内肿块，指出了侵犯骨质的囊性肿块部位，其后区可见骨质缺失➡。（中图）完整的呼吸上皮➡结构包绕着卫星网状结构，其中可见高柱状细胞显著的反极性和核下空泡➡。（右图）高柱状细胞形成栅栏状➡，还可见角化的卫星网状结构

小叶毛细血管瘤（化脓性肉芽肿）

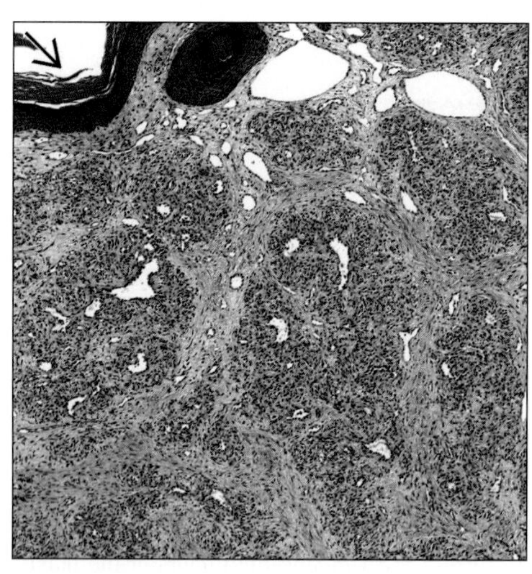

部分上皮囊→显著特点是局限叠加，毛细血管呈小叶状排列。每个小叶都有毛细血管内皮，中心为血管

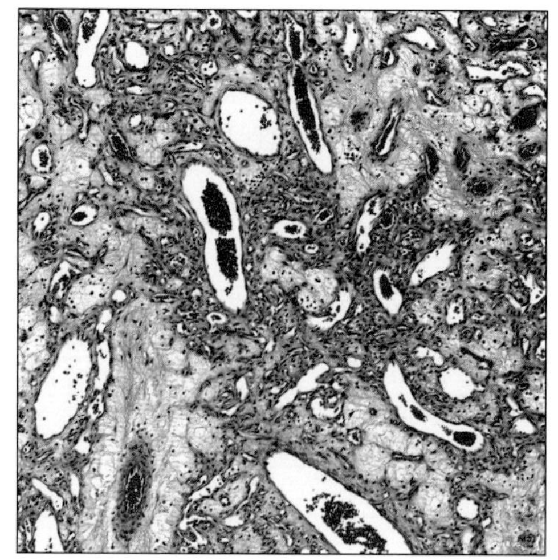

显示由内皮细胞组成的毛细血管排列成小叶状。中心的血管显示了网状分支，与周围针状细胞有密切联系。基质间有小动脉和小静脉

专业术语

缩写

- 小叶毛细血管瘤（LCH）

别名

- 化脓性肉芽肿（PG）
  - 虽然分类不明确，但是PG在医学领域已被确认
    - 其不是化脓、感染或肉芽肿
- 毛细血管瘤
- 妊娠性牙龈瘤

定义

- 小叶状毛细血管良性增生伴显著的血管表型改变

病因/发病机制

病因学

- 创伤或损伤
  - 外鼻包扎、鼻腔包扎、灼伤、刮伤、非特异性轻伤
    - 鼻腔包扎常用于鼻出血或术后出血的止血
- 激素
  - 妊娠或口服避孕药会增加
    - 妊娠期内分泌改变和代谢增高，可能会促进发病

家族遗传倾向

- 鼻腔鼻窦血管瘤和许多皮肤血管瘤
  - 多考虑为Sturge－Weber综合征或Hippel-Lindau病
- Kasabach-Merritt综合征与海绵状血管瘤有关（在鼻窦中很少见）

发病机制

- 血管瘤细胞来源于内皮细胞和外皮细胞

临床表现

流行病学

- 发病率
  - 黏膜血管瘤占所有头颈部血管瘤的10%
  - 大约30%发生在鼻腔
  - 占鼻腔鼻窦非上皮来源肿瘤的25%
- 年龄
  - 1~65岁均可发生
  - 平均30岁
  - 易发生在青春期男性和育龄女性
  - 有遗传倾向的症状常在年轻的时候发生

部位

- 头颈血管瘤发生部位
  - 口腔（60%）、鼻腔（30%）、鼻旁窦（8%）、鼻咽部（2%）
    - 口腔：牙龈（75%）、唇、舌、颊黏膜
    - 鼻腔：鼻中隔前端（Little区，60%）、鼻前庭和鼻甲（尖）

症状

- 鼻出血症状最常见（95%）
  - 自发、间断、单侧出血
  - 小创伤即易引发出血
- 大的肿块可出现鼻塞（35%）
- 生长迅速、无痛、血管瘤肿块
- 短期内可出现症状
  - 鼻出血是慢性症状
  - 肿瘤生长迅速
- 鼻窦血管瘤伴发鼻窦炎、眼球突出、肿块、感觉缺失、疼痛

小叶毛细血管瘤（化脓性肉芽肿）

要点

病因/发病机制
- 创伤或损伤以及激素

临床表现
- 黏膜血管瘤约占头颈部血管瘤的10%
- 最易发生在青春期男性和育龄期女性
  - 婴幼儿期：男性远多于女性
  - 成年期：女性远多于男性
- 鼻中隔前端（Little区，60%）
- 鼻出血症状最常见（95%）
- 生长迅速、无痛、血管瘤肿块
- 应该避免病理穿刺，以防止出血
- 内镜下切除是首选，以减少对周围正常组织的损伤

组织病理学检查
- 息肉样、结节状、分散或者无蒂肿块
- 纤维分泌物表面溃疡表现
- 溃疡周围区域可见上皮囊
- 围绕在中心血管的毛细血管呈小叶状排列
- 基质纤维黏液性变至水肿，然后为玻璃样变性

辅助检查
- 内皮细胞：CD31、CD34、FVIII RAg、Ulex 凝集素、波形蛋白阳性

鉴别诊断
- 鼻腔鼻窦息肉、鼻咽部纤维血管瘤、血管球瘤、血管肉瘤、肉芽组织

内镜下特征
- 鼻内镜下观察界限清楚的、无蒂或无柄的、深红棕色到紫色的肿块
- 溃疡，纤维蛋白渗出物表面质脆

生育史
- 妊娠后可能自行发生

治疗
- 选择、风险及并发症
  - 应避免病理穿刺，以防止穿刺后出血
  - 术后放射治疗也可作为治疗计划的一部分
  - 确认肿瘤范围和中心，避免病理活检和开放损伤
  - 鼻软骨发育不良的年轻患者可能损伤肿瘤
  - 妊娠相关肿瘤在分娩后肿瘤会退变
- 手术方式
  - 鼻内镜下切除是可以选择的手术方式
    - 注意正常黏膜或黏膜下切缘
    - 受侵软骨硬切除防止复发
  - 对于大的肿瘤可行术前栓塞

预后
- 临床长期效果较好
  - 曾有致命出血的报道
- 多发、复发常见于儿童（约20%）

影像学检查

- 超声和（或）多普勒：用来确认肿瘤解剖位置、病变程度和血管病变进程
- CT：鼻腔（中隔）中肿块信号增强
- MRI：注射钆同位素后，T2信号显示肿瘤信号增强
- 血管造影：术前定位病变血管

大体检查

一般特点
- 息肉样、结节状、分散或者无蒂（多在儿童）
- 质软，可压缩性黏膜下肿块
- 表面溃疡（40%），部分表面被黄色至白色的纤维分泌物包绕
- 粉红、蓝色至紫色或灰白，主要受到出血程度影响
- 海绵状血管瘤在切片上呈海绵孔状

大小
- 范围：1~8cm
- 平均：1.5cm

组织病理学检查

组织学特点
- 息肉样，富于细胞
- 溃疡表面被覆分泌物和纤维蛋白样物质
  - 溃疡表面可见上皮被覆
  - 也可见到继发性或非特异性改变
    - 基质水肿、毛细血管扩张、炎症和肉芽组织反应
- 边界清楚的毛细血管呈小叶状排列
  - 小叶由成簇的被覆内皮细胞的毛细血管排列而成
    - 管腔缺如、较小或者很明显
    - 内皮细胞形态扁平至饱满不等
    - 发育不成熟至成熟不等的血管
    - 基底核及嗜酸性胞质
  - 毛细血管和微静脉围绕中心血管排列
    - 也可以表现为网状分支结构
  - 在血管周围与针状外皮细胞联系紧密
  - 可见向外延伸管腔
- 周围基质可表现为纤维黏液样变性至水肿，但是也可见玻璃样变性，尤其是在慢性病程
- 炎症细胞和恶性分泌物常混合在一起
  - 小淋巴细胞、血细胞、肥大细胞、中性粒细胞
  - 按位置排列：表面较多，中心较少
- 有丝分裂易发现并增多
  - 无非典型有丝分裂

小叶毛细血管瘤（化脓性肉芽肿）

亚型

- 海绵状血管瘤
  - 鼻腔中非常罕见
  - 鼻窦骨壁和鼻甲是常见好发部位
  - 体积大、开放、囊性或者海绵状
  - 温和的内皮细胞充满薄壁空间
  - 分散的纤维结缔基质
  - 出血血管瘤内可见红细胞
  - 基质可见不同程度的炎症细胞浸润
- 葡萄状血管瘤
  - 常累及周围骨质、邻近皮肤和鼻窦
  - 血管构成具有不同尺寸和形状
  - 扁平内皮细胞
  - 可能含有脂肪

辅助检查

组织化学

- 网织染色：内皮细胞轮廓高亮度
- 弹性纤维染色：可勾勒出血管壁

免疫组织化学

- 阳性
  - 内皮细胞：CD31、CD34、FVIⅡRAg、Ulex 凝集素、波形蛋白
    - ER和PR不同程度阳性
  - 血管外周细胞：SMA 和MSA
  - 周细胞：胶原蛋白Ⅳ和层粘连蛋白（内皮细胞周围）

细胞遗传学

- 已经确认克隆突变位点（21）（q21.2q22.12）

鉴别诊断

鼻腔鼻窦息肉

- 息肉可能血管增生明显或变成出血性息肉
- 血管扩张或破坏
- 常表现为息肉样或带蒂样
- 水肿至基质纤维化，黏液腺体减少
- 嗜酸性细胞为主

纤维血管瘤（鼻咽部）

- 男性患者多，倾向侵犯鼻咽部至鼻骨侧壁
- 具有不同的血管成分，从毛细血管到肌血管
- 玻璃样变基质伴不同类型胶原蛋白沉积
- 梭形或卫星基质细胞伴有肥大细胞

血管球瘤

- 卵圆形或梭形细胞无规则或呈轻微束状排列
- 血管丰富，肿瘤显示特征性的血管周玻璃样变性
- 炎性反应经常富含肥大细胞和嗜酸性粒细胞

血管肉瘤

- 广泛浸润和破坏的肿瘤
- 网状血管通道由非典型内皮细胞被覆
- 有丝分裂增多和细胞坏死

肉芽组织

- 更多的血管结构
- 可见明显炎症细胞浸润
- 有丝分裂可见，但是没有肿瘤性坏死

血管病变

- 卡波西肉瘤、血管内皮细胞乳头状增生、血管功能不良、杆菌性血管瘤病、血管球瘤、淋巴管瘤、毛细血管扩张
  - 这些肿瘤在鼻腔鼻窦中都极其罕见，与其他组织表现相似
  - 小叶状结构缺失

参考文献

1. Lee DG et al: CT features of lobular capillary hemangioma of the nasal cavity. AJNR Am J Neuroradiol. 31(4): 749–54, 2010
2. Baradaranfar MH et al: Endoscopic endonasal surgery for resection of benign sinonasal tumors: experience with 105patients. Arch Iran Med. 9(3): 244–9, 2006
3. Puxeddu R et al: Lobular capillary hemangioma of the nasal cavity: A retrospective study on 40 patients. Am J Rhinol. 20(4): 480–4, 2006
4. Truss L et al: Deletion (21)(q21. 2q22. 12) as a sole clonal cytogenetic abnormality in a lobular capillary hemangioma of the nasal cavity. Cancer Genet Cytogenet. 170(1): 69–70, 2006
5. Sheen TS et al: Pyogenic granuloma--an uncommon complication of nasal packing. Am J Rhinol. 11(3): 225–7, 1997
6. Lim IJ et al: ‘Pregnancy tumour’ of the nasal septum. Aust N Z J Obstet Gynaecol. 34(1): 109–10, 1994
7. Kapadia SB et al: Pitfalls in the histopathologic diagnosis of pyogenic granuloma. Eur Arch Otorhinolaryngol. 249(4): 195–200, 1992
8. Nichols GE et al: Lobular capillary hemangioma. An immunohistochemical study including steroid hormone receptor status. Am J Clin Pathol. 97(6): 770–5, 1992
9. Mills SE et al: Lobular capillary hemangioma: the underlying lesion of pyogenic granuloma. A study of 73cases from the oral and nasal mucous membranes. Am J Surg Pathol. 4(5): 470–9, 1980

小叶毛细血管瘤（化脓性肉芽肿）

影像学、微观和免疫组织化学特点

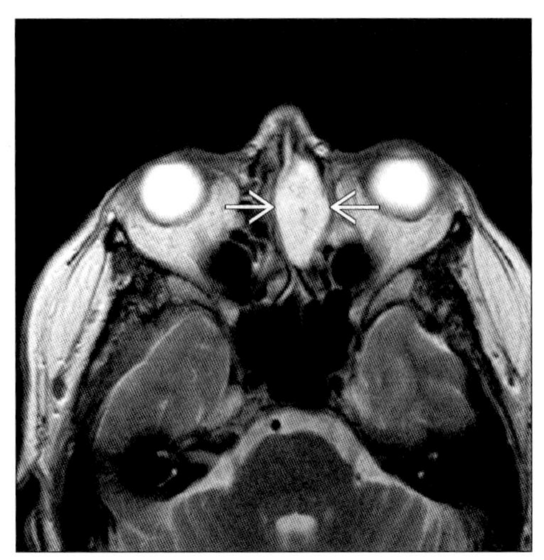

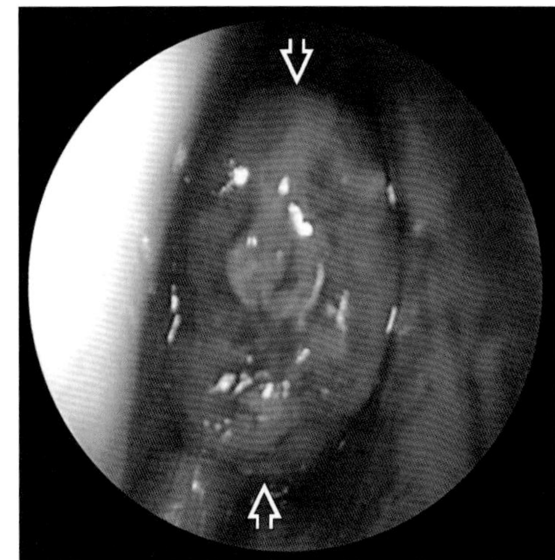

（左图）T2信号很容易发现鼻腔中的肿物➡，与周围组织相比，肿瘤呈高信号。（右图）鼻内镜显示了鼻腔中一个边界清楚的乳头状或带蒂的淡红色肿块⇨，表面水肿和溃疡，易脆表面包括渗出的纤维物质

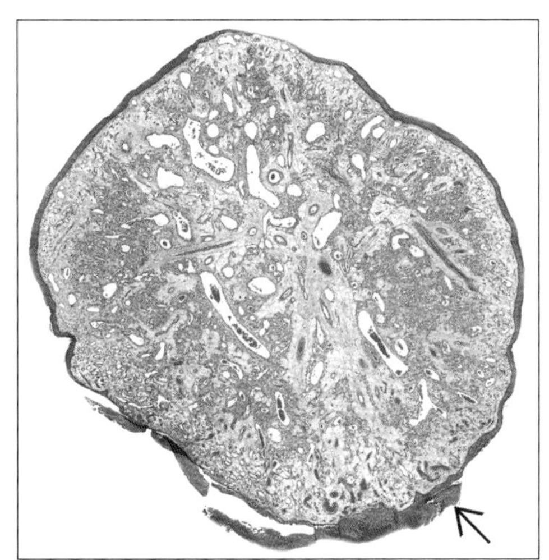

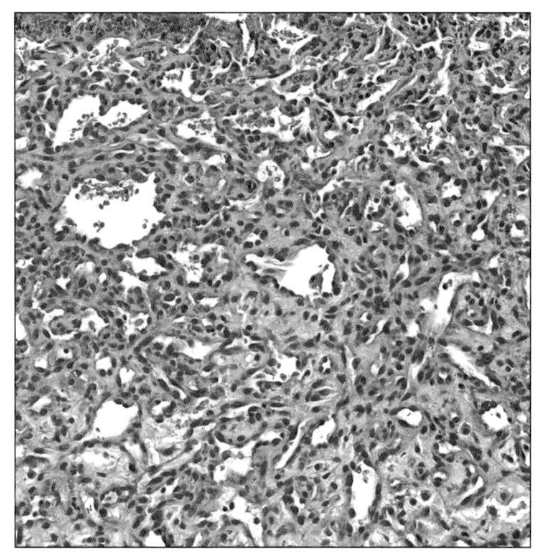

（左图）LCH多呈息肉样（带蒂）结节肿块，表面常有溃疡➡。可以看到边界不清的小叶结构，即使在恶变以后也可以见到。（右图）在不同直径的血管中，内皮细胞随机排列。血管内皮发育成熟度不等。也可见紧密排列的梭形血管周细胞，基质呈现纤维化

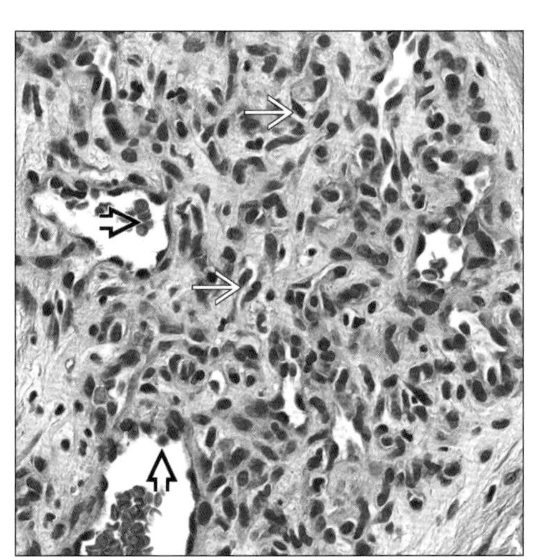

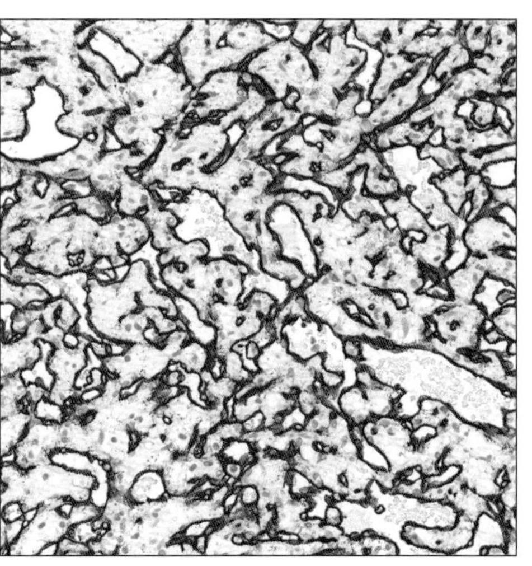

（左图）高倍镜下观察毛细血管呈清晰的小叶状排列。小叶由成簇的被覆内皮细胞的血管网构成，可见显著血管腔⇨和裂隙孔样细胞➡。（右图）上皮细胞CD34（如图所示）、CD31，FVⅡRAg、Ulex 凝集素和波形蛋白高表达。血管周细胞肌钙蛋白、胶原蛋白Ⅳ和层粘连蛋白高表达

施万细胞瘤（神经鞘瘤）

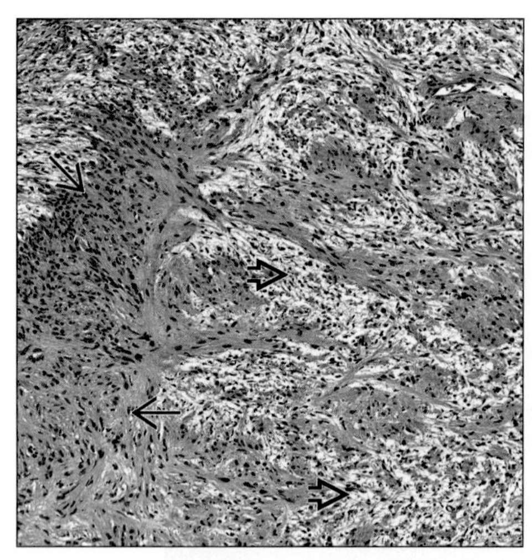

显示了Antoin A区域➡和Antoin B区域➡并列或相间排列。细胞核呈栅栏状。注意黏液样变的区域

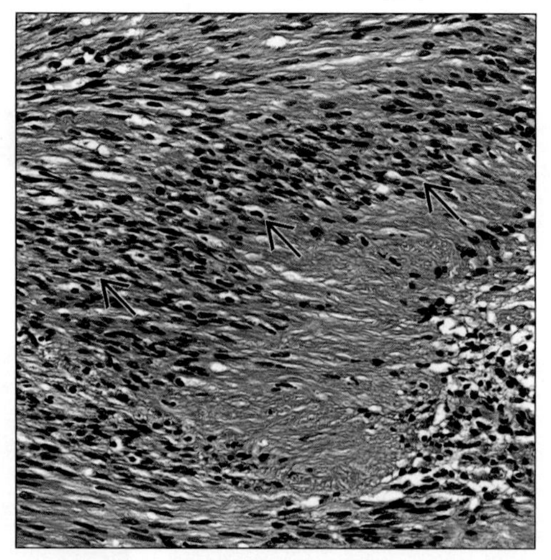

在施万细胞瘤中心的Antoin A区域可见在巢中拉长的细胞核➡（栅栏状）。Verocay小体是施万细胞瘤特征性表现

专业术语

别名

- 听神经瘤
- 良性周围神经鞘瘤

定义

- 施万细胞瘤：来源于分化型施万细胞的良性周围神经鞘瘤
- 神经纤维瘤：的肿瘤由神经束膜混杂细胞和神经内成纤维细胞组成

病因/发病机制

遗传因素

- 神经纤维瘤病2型（NF2）与遗传因素关系不大
- 施万细胞瘤病：可以多发，但不影响听力和前庭神经

临床表现

流行病学

- 发病率
  - 鼻腔鼻窦发病很罕见
    - 涉及鼻腔鼻窦的施万细胞瘤不到4%
  - 鼻腔鼻窦神经纤维瘤非常少见
- 年龄
  - 平均50~60岁
    - NF2患者年龄更小
- 性别
  - 男女发病比例相当

部位

- 筛窦和上颌窦
  - 侵犯第Ⅴ对脑神经（三叉神经）或自主神经系统
    - 第Ⅴ对脑神经——三叉神经眼支和上颌支
- 鼻腔、蝶窦和额窦不常见
- 倾向沿中线发展
- 侵入眼眶、鼻咽、翼腭窝、颅腔的情况少见

症状

- 非特异性症状
  - 鼻塞、肿块、鼻漏、鼻出血、失嗅、头疼、疼痛、发育不良、面部或眶部肿胀

治疗

- 手术方式
  - 可选择完整切除

预后

- 良性肿块，复发率非常低
- 恶变倾向罕见（在NF1型可见）

影像学检查

X线检查

- 最佳检查：MRI的T1WI加造影剂强化和脂肪抑制，尤其能够显示第Ⅴ对脑神经分支
- 软组织肿块边缘光滑或锐利

MRI结果

- T1WI：低强度肿块，如果有出血则呈高强度
- T2WI：高强度肿块，会随细胞构成和变性而改变

大体检查

一般特征

- 边界清楚但无包膜的息肉样肿块
- 球形、质硬或韧的黄色肿块
- 切面黏液变和囊性变，常伴出血

施万细胞瘤（神经鞘瘤）

要点

专业术语
- 施万细胞瘤：来源于分化型施万细胞的良性周围神经鞘瘤
- 神经纤维瘤：由神经束膜混杂细胞和神经内成纤维细胞组成的肿瘤

临床表现
- 涉及鼻腔鼻窦的施万细胞瘤占比不到4%
- 平均发病年龄50~60岁
- 发病部位多在筛窦和上颌窦
- 手术完整切除

影像学检查
- 软组织肿块边缘光滑或锐利

大体检查
- 边界清楚、息肉样、球形、质硬或韧的黄色肿块

组织病理学检查
- 被覆表面上皮的黏膜下肿块
- Antoni A区域细胞比Antoni B区域细胞大
  - Verocay小体是栅栏状细胞核聚集而成
- 纺锤形细胞内含纤维蛋白细胞质和纺锤形波状细胞核
- 血管中等程度扩张伴玻璃样变，偶有血栓形成

辅助检查
- S-100蛋白：强阳性表达，弥漫表达，细胞核和细胞质染色

鉴别诊断
- 脑膜瘤、平滑肌瘤、恶性周围神经鞘瘤

大小
- 可达7cm

组织病理学检查

施万细胞瘤
- 黏膜下肿块，表面附有完整的上皮。
- Antoni A区域和富于细胞的Antoni B区域混杂存在
  - Verocay小体是栅栏状细胞核聚集而成
- 富于细胞的Antoni B区域内有微囊性退化
  - 网状模式偶尔可见
  - 退行性改变可能很明显（组织细胞、囊性变和出血）
- 纺锤形细胞内含纤维蛋白细胞质
- 纺锤形、波状细胞核
- 异型性不明显
- 血管中等程度扩张伴明显玻璃样变，偶有血栓形成
- 有丝分裂少见
- 这个区域腺样变型少见

神经纤维瘤
- 黏膜下细胞较少的肿块
- 梭形细胞伴有波浪状和深染细胞核，细胞质淡染
- 背景内可见波状胶原纤维、黏液基质和肥大细胞

辅助检查

免疫组织化学
- 阳性
  - S-100蛋白：强阳性表达，弥漫表达，细胞核和细胞质染色
  - 波形蛋白
  - Antoni B区域CD34部分阳性
  - GFAP和NSE可强表达
- 阴性：神经丝、角蛋白、结蛋白

分子遗传学
- 鼻窦施万细胞瘤和神经纤维瘤通常与NF1或NF2无关

电镜下观察
- 施万细胞：瘦长，指状突起细胞质，被连续或不连续的基底层状外皮蛋白包裹（Luse 小体）

鉴别诊断

脑膜瘤
- 旋涡状结构，砂砾体，细胞质内可见包涵体，EMA免疫组织化学染色阳性

平滑肌瘤
- 梭形细胞，雪茄样细胞核，细胞核周透明，小束，肌动蛋白免疫组织化学染色阳性

恶性周围神经鞘瘤
- 细胞异型性程度明显，细胞坏死，有丝分裂增多，破坏性生长，S-100蛋白表达弱或局限
- 包括伴有横纹肌细胞瘤的蝾螈瘤

参考文献

1. Mey KH et al: Sinonasal schwannoma--a clinicopathological analysis of five rare cases. Rhinology. 44(1): 46-52, 2006
2. Buob D et al: Schwannoma of the sinonasal tract: a clinicopathologic and immunohistochemical study of 5 cases. Arch Pathol Lab Med. 127(9): 1196-9, 2003
3. Kardon DE et al: Sinonasal mucosal malignant melanoma: report of an unusual case mimicking schwannoma. Ann Diagn Pathol. 4(5): 303-7, 2000
4. Hasegawa SL et al: Schwannomas of the sinonasal tract and nasopharynx. Mod Pathol. 10(8): 777-84, 1997
5. Heffner DK et al: Sinonasal fibrosarcomas, malignant schwannomas, and "Triton" tumors. A clinicopathologic study of 67 cases. Cancer. 70(5): 1089-101, 1992

施万细胞瘤（神经鞘瘤）

影像学和显微镜下特征

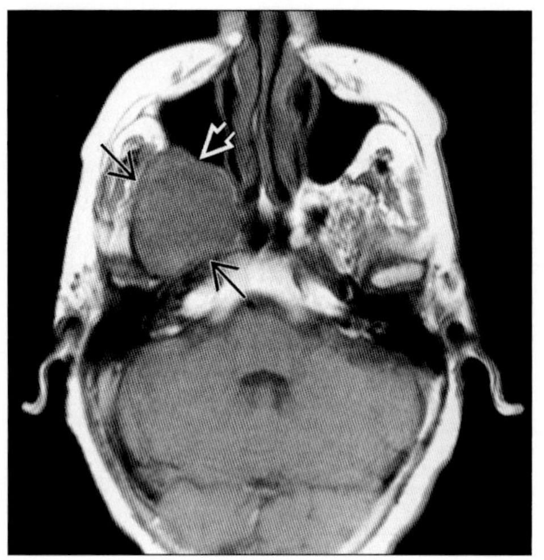
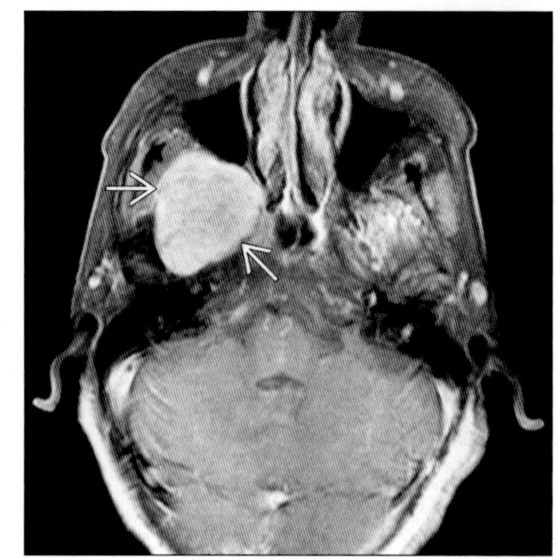

（左图）MRI的T1WI信号显示比脑组织密度低的肿块⇨，与邻近边界锐利，可见右上颌窦光滑的骨壁➡，非破坏性模型是良性肿瘤的特征。（右图）MRI的T1WI信号造影剂强化和脂肪抑制显示典型的出血性施万细胞瘤，肿块信号增强➡

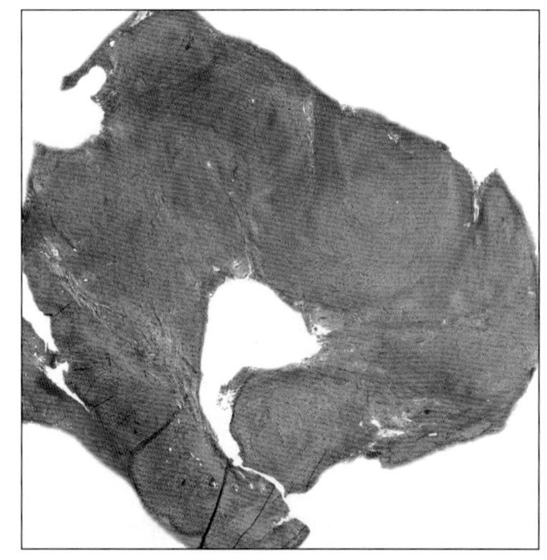
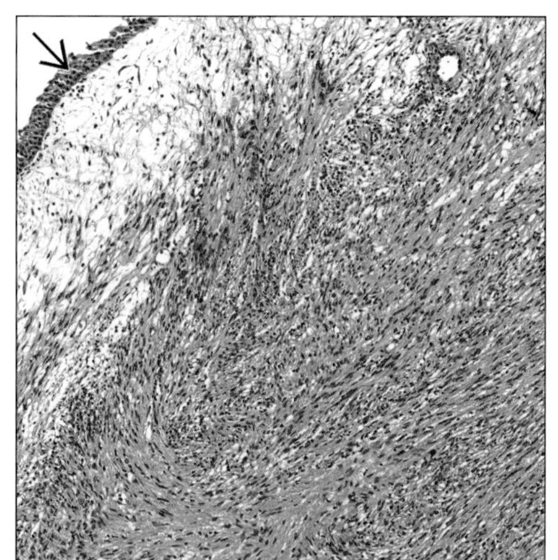

（左图）显示了被覆上皮的黏膜下息肉样肿块。虽然从图中可以看到细胞多少但是不能确定肿瘤类型。（右图）上皮完整⇨，黏膜下梭形肿瘤细胞增生，它们排列成长条束状，深入黏膜下间质

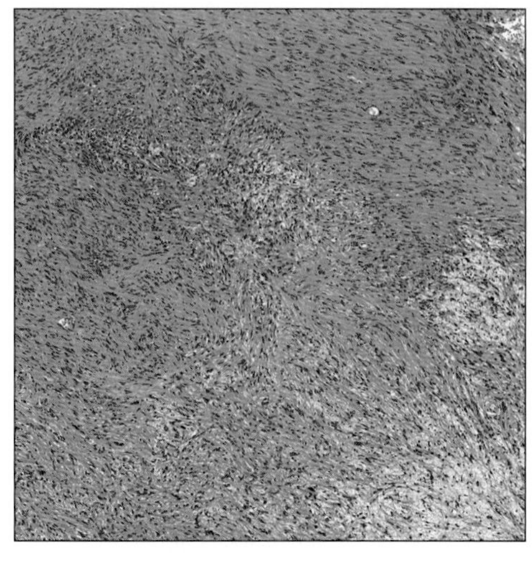
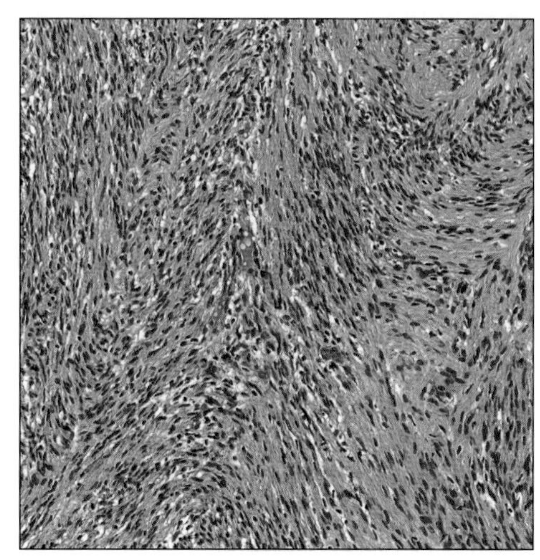

（左图）肿瘤细胞的丰富程度是可变的。在这个视野中，细胞较多，这是典型的施万细胞瘤。（右图）Antoni A区域显示细胞核栅栏样排列。细胞质为嗜酸性和纤维性，围绕着细胞核，细胞没有异型性

施万细胞瘤（神经鞘瘤）

显微镜下及免疫组织化学特征

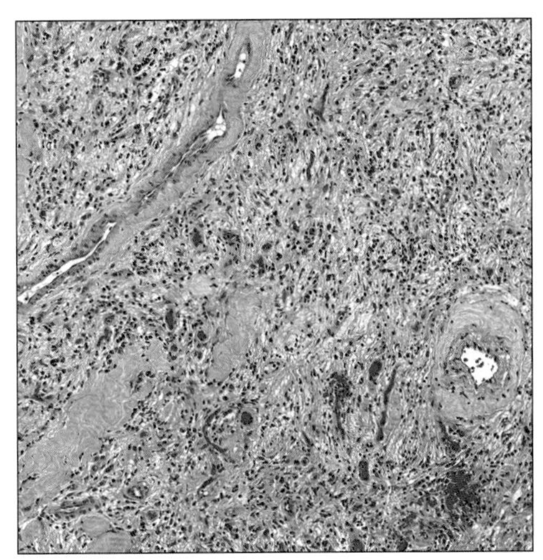

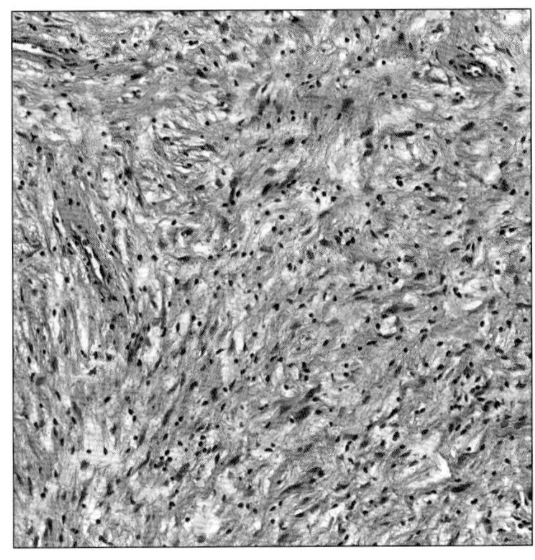

（左图）显示细胞较少的Antoni B区域，其内有发育较好的中等大小扩张血管伴玻璃样变。（右图）在那些细胞较少区域，疏松间质容易发现。但是可见含纤维蛋白细胞质的梭形细胞。细胞核异型性不明显。囊性变在某些肿瘤也可见

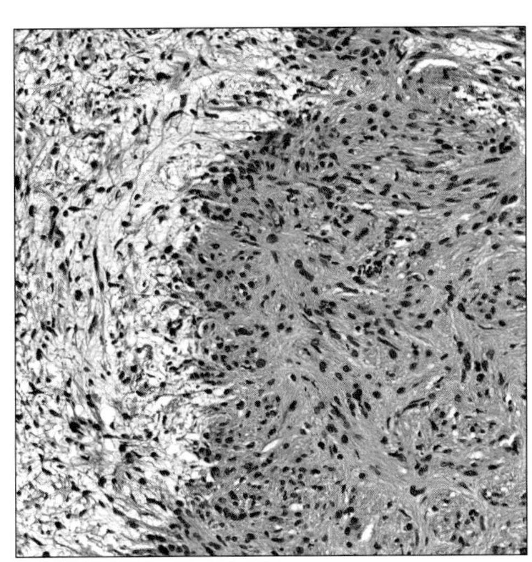

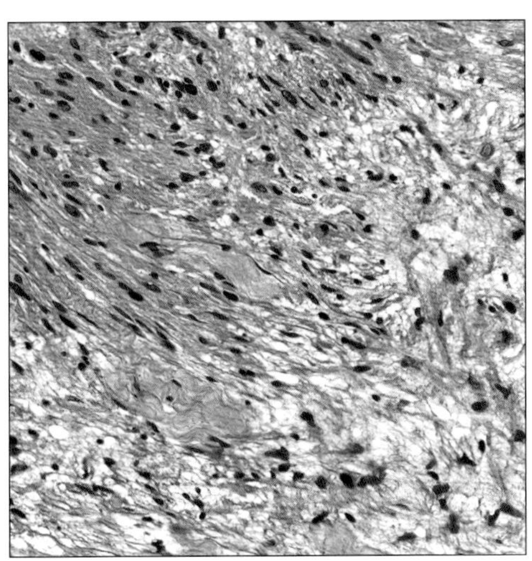

（左图）Antoni A区域和Antoni B区域界限很清楚，在这个例子中Antoni B区域仍可看到许多细胞核，但是没有Antoni A区域多，并且也无栅栏样排列。（右图）梭形细胞，即针形肿瘤细胞，含有纤维蛋白细胞质，包绕着波状细胞核（Antoni B区域）

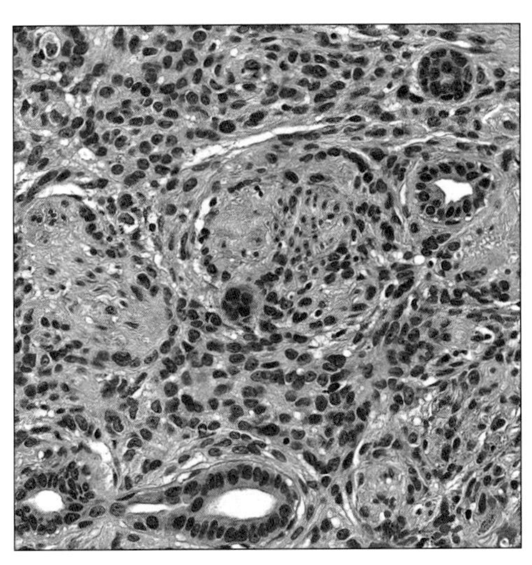

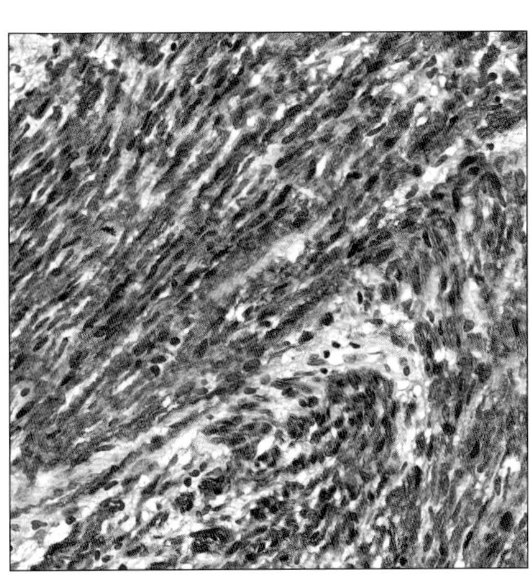

（左图）腺样变型很少见，由腺体增生和针状细胞组成，梭状Antoni A区域。组织固有的腺体容易混淆。（右图）施万细胞瘤的细胞核和细胞质均弥漫表达S-100蛋白，同样的情况也出现在波形蛋白染色中

平滑肌瘤和不明确恶性潜能的平滑肌肿瘤

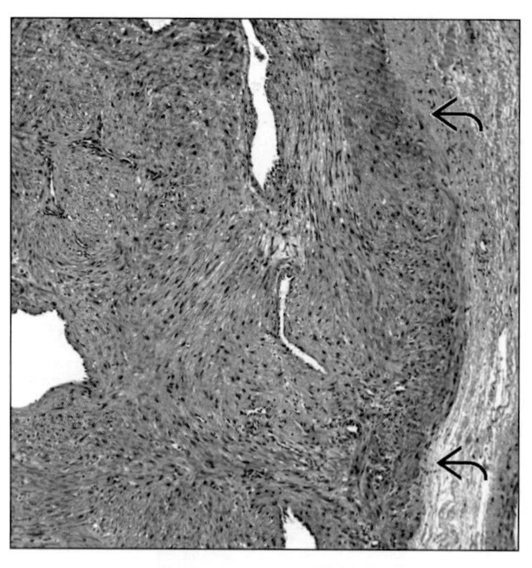

示梭形细胞呈丛状增生，在血管间隙交织成束

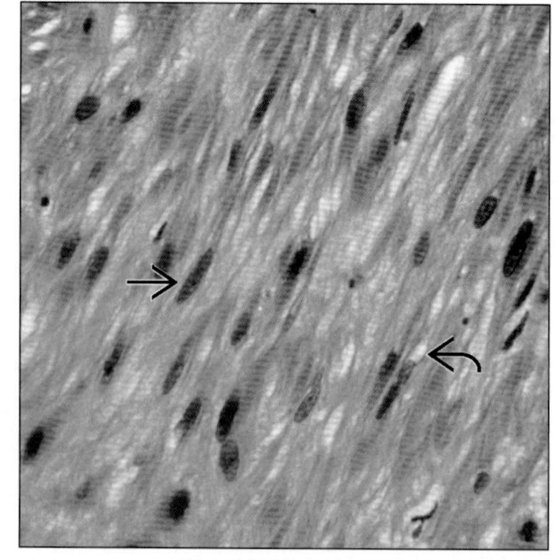

细胞具有末端圆钝或雪茄状细胞核、丰富的嗜酸性细胞质及核周空泡

专业术语

缩写
- 不明确恶性潜能的平滑肌肿瘤（SMTUMP）

别名
- 血管平滑肌瘤

定义
- 平滑肌的良性肿瘤

病因/发病机制

特发性
- 病因未明

临床表现

流行病学
- 发病率
  - 头颈黏膜部位常见的间质肿瘤
    - 平滑肌瘤在此部位相比血管瘤少见
    - 一般认为起源于有血管成分的平滑肌细胞（血管平滑肌瘤）
- 年龄
  - 所有年龄段均可发病，但是成人更多见
    - 60岁左右为发病高峰
- 性别
  - 男性多于女性

部位
- 多发生于头颈部
  - 皮肤
  - 口腔（唇、舌和上腭）
  - 鼻腔鼻窦
- 大多数累及鼻甲

症状
- 无痛性肿块、鼻塞
- 其他症状包括吞咽困难、声音改变、疼痛

治疗
- 手术方式
  - 完整切除

预后
- 很好
- 极少复发

影像学检查

放射学检查
- CT、MRI显示边界清楚，异质性，膨胀性生长不伴骨侵犯

大体检查

一般特征
- 单个，边界清楚，无蒂，苍白色黏膜下病变
- 切面可见显示旋涡状结构和异质性表现

大小
- 直径通常小于3cm
- 可能会更大

组织病理学检查

组织学特点
- 发生在黏膜下，特征性标志是束状细胞或梭形细胞
  - 末端圆钝或雪茄状细胞核，丰富的嗜酸性细胞质
  - 细胞核可出现上皮样分化

平滑肌瘤和不明确恶性潜能的平滑肌肿瘤

要点

临床表现
- 平滑肌的良性肿瘤
- 头颈部的一种不常见的间质来源肿瘤
- 症状包括无痛性肿块、鼻塞
- 起源于带血管结构的平滑肌（血管平滑肌瘤）

大体检查
- 切面可见旋涡状结构和异质性表现

组织病理学检查
- 束状或梭形细胞
- 末端圆钝或雪茄状细胞核，细胞质丰富
- 富于细胞的平滑肌瘤
  - 细胞显著增多，但是缺乏多形性、有丝分裂和坏死
- 不明确恶性潜能的平滑肌肿瘤
  - 与平滑肌瘤临床特点相似
  - 细胞增多
  - 中等细胞核多形性
  - 有丝分裂象不超过4个/10HPF
  - 可能出现局部浸润生长

辅助检查
- 肌动蛋白、波形蛋白和结蛋白阳性

鉴别诊断
- 良性周围神经鞘瘤、孤立性纤维性肿瘤、平滑肌肉瘤

- 细胞可呈栅栏样排列，可见核周空泡
- 没有显著的细胞多形性、有丝分裂和坏死
- 肿瘤细胞形成和血管有密切关系
- 可发生继发性变性，包括基质纤维化、黏液或黏液囊性改变
- 富于细胞的平滑肌瘤
  - 细胞数量显著增加但是缺乏多形性、有丝分裂和坏死
- 不明确恶性潜能的平滑肌肿瘤
  - 与平滑肌瘤临床特点相似
  - 组织学特征
    - 细胞数量增加
    - 细胞中等异型性
    - 有丝分裂象不超过4个/10HPF
    - 可能出现局部浸润生长

辅助检查

组织化学染色
- Masson三色染色
  - 细胞质肌原纤维着红色
- 苏木紫染色
  - 细胞质肌原纤维着蓝色

免疫组织化学染色
- 肌动蛋白（平滑肌和特异性肌）、波形蛋白、结蛋白阳性
- S-100蛋白、CD34、CD31阴性
- MIB-1（Ki-67）染色显示低增生率（<5%）

电镜观察
- 可见肌丝、胞饮囊泡、基底模板

鉴别诊断

良性周围神经鞘瘤
- S-100蛋白弥漫表达
- 肌动蛋白不表达

孤立性纤维性肿瘤
- 特征性的间质软骨样变性
- 血管周栅栏状血管结构
- 免疫组织化学CD34阳性

平滑肌肉瘤
- 细胞核多形性明显的细胞增多
- 有丝分裂增多（≥5个/HPF）
- 浸润性生长

参考文献

1. Yang BT et al: Leiomyoma of the sinonasal cavity: CT and MRI findings. Clin Radiol. 64(12): 1203–9, 2009
2. Farah-Klibi F et al: Sinonasal leiomyoma: an exceptional localization. Tunis Med. 86(8): 752–4, 2008
3. Agarwal AK et al: Sinonasal leiomyoma: report of 2 cases. Ear Nose Throat J. 84(4): 224, 226–30, 2005
4. Bel Haj Salah M et al: Leiomyoma of the nasal cavity. A case report. Pathologica. 97(6): 376–7, 2005
5. Huang HY et al: Sinonasal smooth muscle cell tumors: a clinicopathologic and immunohistochemical analysis of 12cases with emphasis on the low-grade end of the spectrum. Arch Pathol Lab Med. 127(3): 297–304, 2003
6. Bloom DC et al: Leiomyoma of the nasal septum. Rhinology. 39(4): 233–5, 2001
7. Trott MS et al: Sinonasal leiomyomas. Otolaryngol Head Neck Surg. 111(5): 660–4, 1994
8. Fu YS et al: Nonepithelial tumors of the nasal cavity, paranasal sinuses, and nasopharynx: a clinicopathologic study. IV. Smooth muscle tumors (leiomyoma, leiomyosarcoma). Cancer. 35(5): 1300–8, 1975

平滑肌瘤和不明确恶性潜能的平滑肌肿瘤

大体、显微镜下和免疫组织化学特征

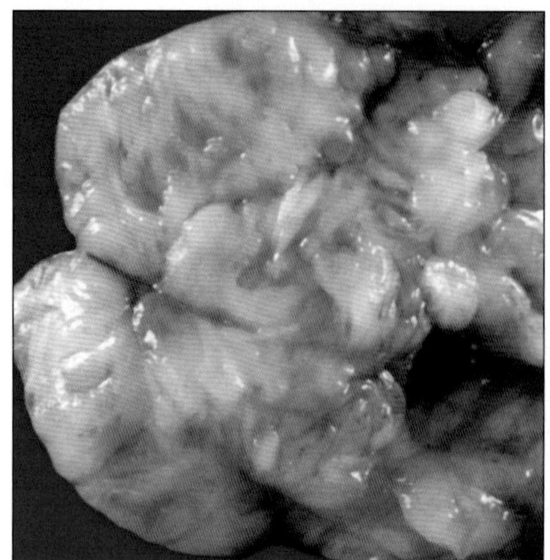

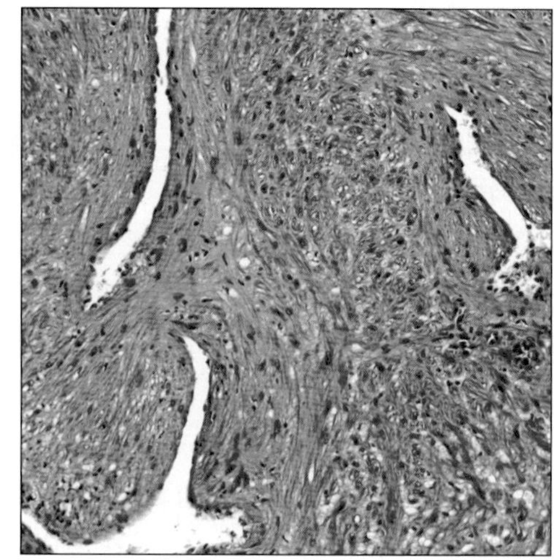

（左图）切开的鼻窦平滑肌瘤标本，显示了显著的一般特征：苍白色，旋涡状结构。组织学上，可见明显的细胞增多。（右图）肿瘤细胞位于内皮细胞排列的血管周围，这支持了鼻窦（或其他黏膜部位）平滑肌瘤起源于血管平滑肌细胞

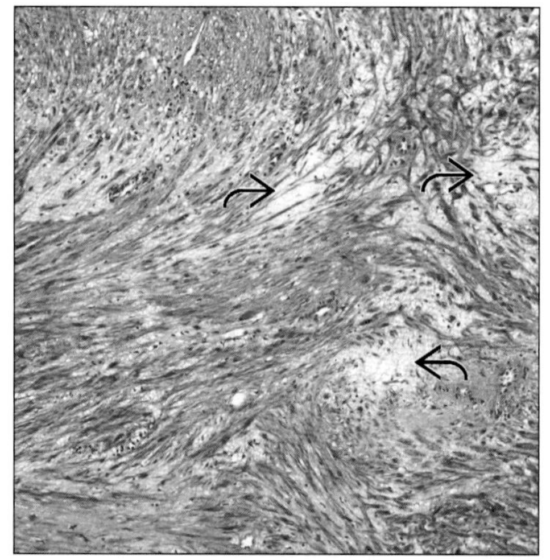

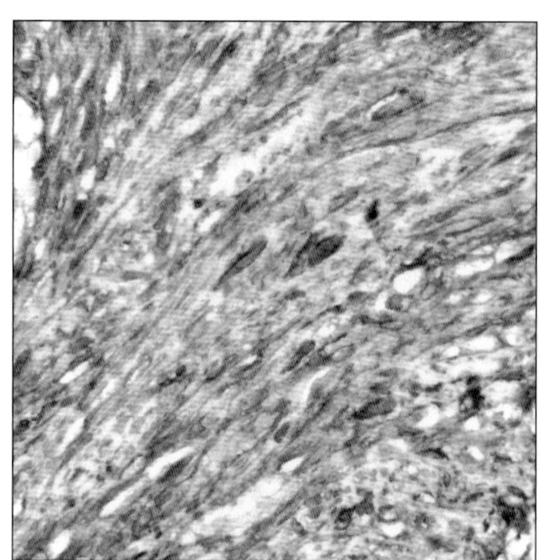

（左图）增生的肿瘤细胞在束状带和黏蛋白部位→之间排列成束，这显示了细胞变性过程。（右图）散在强阳性表达的平滑肌肌动蛋白（SMA）确定了肿瘤细胞的组织学来源

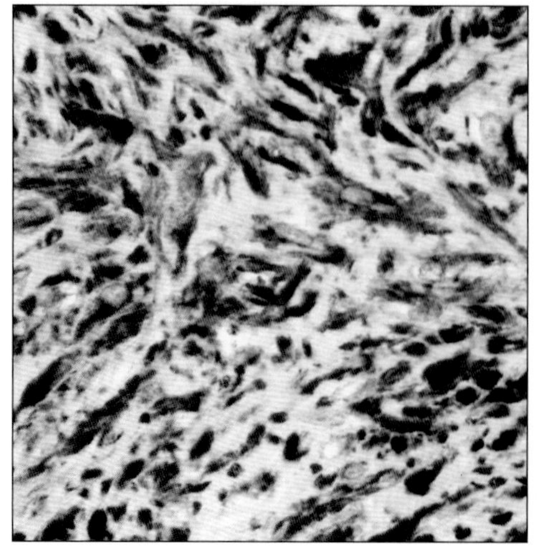

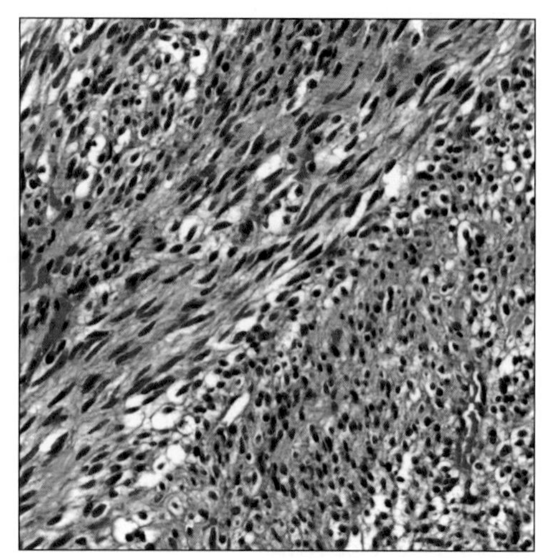

（左图）病变细胞散在表达肌动蛋白和结蛋白，此免疫反应能够与良性周围神经鞘瘤（如施万细胞瘤）和孤立性纤维瘤区别开来。（右图）相比于一般平滑肌瘤，富于细胞型显示细胞显著增多，增生的肿瘤细胞排列呈束状

平滑肌瘤和不明确恶性潜能的平滑肌肿瘤

微观和免疫组织化学特征

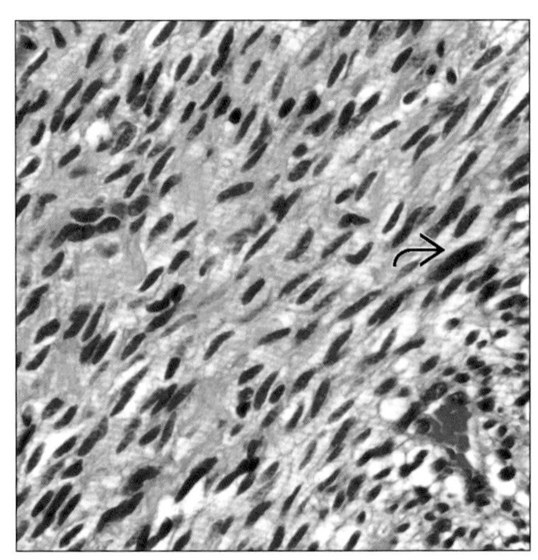

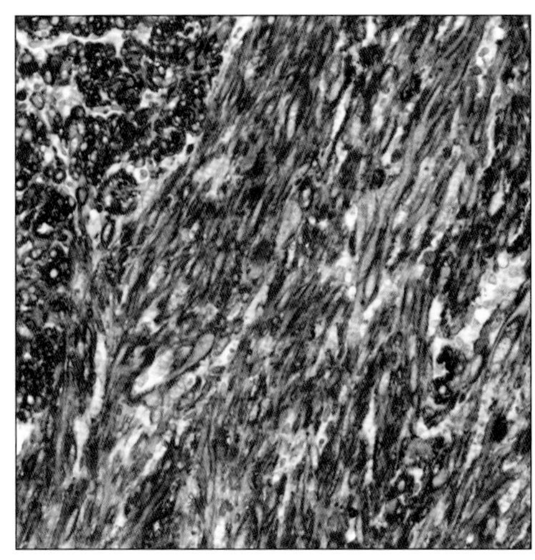

（左图）尽管细胞成分较多，但未见明显的核多形性和有丝分裂象。出现弥漫增多的细胞核核深染现象。散在增大的核深染细胞➡。（右图）免疫组织化学平滑肌肌动蛋白弥漫阳性。除了细胞成分增多外，所见到的其他特点均支持平滑肌瘤（尽管平滑肌瘤也有富于细胞型），没有证据支持平滑肌肉瘤

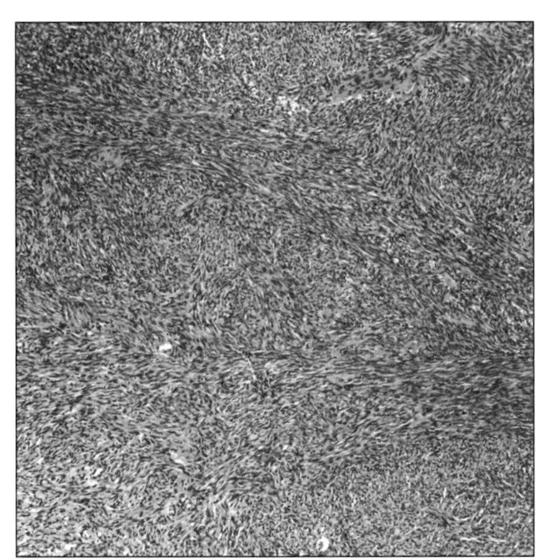

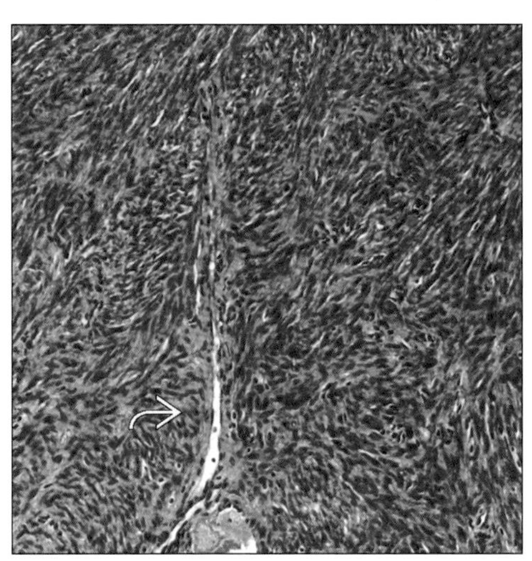

（左图）鼻腔鼻窦的不明确恶性潜能的平滑肌肿瘤细胞表现为明显的束状或车辐状排列。肿瘤位于黏膜下，呈局部浸润生长（未显示）。（右图）可见与鼻腔鼻窦平滑肌组织瘤相似，该部位的SMTUMP与鼻腔鼻窦血管紧密相关，故也可能起源于血管壁的平滑肌➡

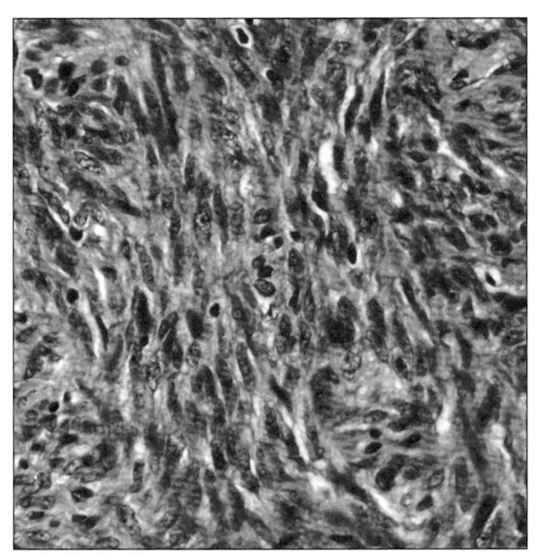

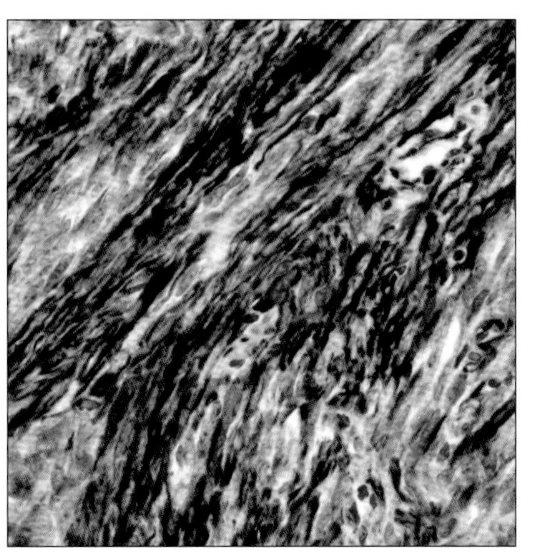

（左图）与富于细胞的平滑肌瘤不同的是，SMTUMP的肿瘤细胞显示中等程度的多形性且可见中度的核多形性和有丝分裂象增多（未显示，不超过4个/10HPF）与平滑肌肉瘤不同。（右图）SMTUMP弥漫强表达平滑肌肌动蛋白。SMTUMP可显示局部浸润性生长。但缺乏显著的有丝分裂象（≥4个/10HPF），借此可与平滑肌肉瘤相鉴别

纤维瘤病/硬化性纤维瘤病

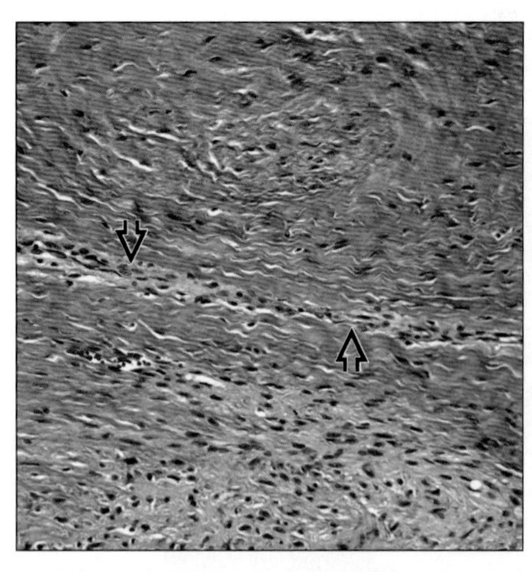

HE染色显示在形态温和的肿瘤细胞背景上平行排列的伸长的血管[⇨]。细胞数量轻度分布不一

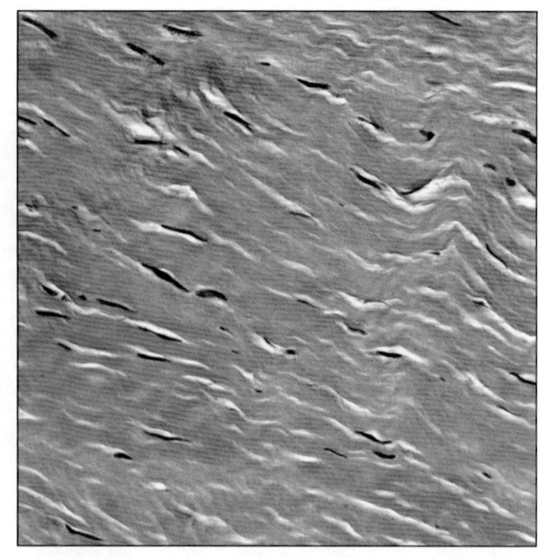

HE染色显示形态温和的肿瘤细胞呈宽阔的束状排列，朝向一致。注意明显的胶原沉积。通常无有丝分裂象或多形性

专业术语

别名

- 硬纤维瘤
- 腹腔外硬纤维瘤
- 腹腔纤维瘤病
- 侵袭性纤维瘤病
- 青少年硬化性纤维瘤
- 婴幼儿纤维瘤病
- 硬纤维瘤

定义

- 局部浸润的中间型、非转移性、高分化、肌成纤维细胞增生性肿瘤，有局部侵袭和复发的倾向
  - 介于良性纤维性病变和纤维肉瘤之间

病因/发病机制

环境因素

- 妊娠期间雌激素水平增高、外伤、手术均有可能

临床表现

流行病学

- 发病率
  - 不常见，约占头颈部纤维组织瘤的15%
- 年龄
  - 可见于任何年龄，以青年人多见
    - 平均发病年龄29岁
- 性别
  - 男性多于女性（2：1）

部位

- 上颌窦和鼻甲
- 鼻腔、其他鼻窦及鼻咽部少见

症状

- 体征和症状无特异性
  - 鼻塞、鼻出血、肿块、局部疼痛、牙齿移位
- 双侧发病约占25%

治疗

- 手术方式
  - 局部但完整的手术切除

预后

- 若没有其他部位的肿瘤则预后好
- 20%患者可复发或有病变残留
  - 咽旁肿瘤可能转移到口咽、声门下部位，咽部肿瘤晚期可能侵犯到胸锁乳突肌部位
- 无鼻咽鼻窦部转移

影像学检查

一般特征

- CT和MRI可用于确定肿瘤的范围

大体检查

一般特征

- 灰白色、有光泽、质韧如橡皮样肿块
- 常浸润生长，尽管可能是息肉样肿物
- 可能是多中心的，尤其是合并加特纳综合征时

大小

- 通常较小，但鼻咽肿瘤较大（可达7cm）

组织病理学检查

组织学特征

- 浸润性生长，细胞密度由低到中度

纤维瘤病/硬化性纤维瘤病

要点

专业术语
- 局部浸润、高分化、无包膜的肌成纤维细胞增生性肿瘤

临床表现
- 男性多于女性（2∶1）
- 以青年人多见（平均发病年龄29岁）
- 上颌窦和鼻甲
- 局部但完整的手术切除有助于降低复发率（20%）

组织病理学检查
- 浸润性生长，细胞密度由低到中度
- 形态温和的梭形肌成纤维细胞排列成宽束，朝向一致，其间血管平行走行
- 波形蛋白和肌动蛋白阳性

- 形态温和的梭形肌成纤维细胞排列成宽束
- 细胞朝向一致
- 常见伸长的血管平行排列
- 梭形细胞具有肌成纤维细胞的特点，核质比低，均匀一致的卵圆形核核仁不显著
- 有丝分裂象常见，无非典型有丝分裂
- 细胞外基质可呈胶原性或局灶黏液样，也可见瘢痕样胶原物质

辅助检查

免疫组织化学
- 波形蛋白和肌动蛋白阳性，结蛋白局灶阳性

鉴别诊断

骨化性纤维瘤
- 细胞成分丰富的间质背景上见骨性或钙化性骨刺

孤立性纤维性肿瘤
- 波浪状梭形细胞核，可见粗大的胶原束
- CD34及Bcl-2阳性

肥厚性瘢痕
- 细胞较少，大量的胶原沉积
- 血管杂乱生长

青幼年性骨化性纤维瘤（砂砾体型）
- 砂砾样骨钙化
- 无大量胶原沉积，旋涡状生长

鼻腔鼻窦型血管外皮细胞瘤
- 细胞排列无规则
- 血管周玻璃样变，肥大细胞、嗜酸性粒细胞较多

软骨黏液样纤维瘤
- 大量的软骨黏液样组织，纤维结缔组织丰富

参考文献

1. Neri HA et al: Ethmoidal desmoid tumor in a pediatric patient. Otolaryngol Head Neck Surg. 136(1): 13 7–8, 2007
2. Eller R et al: Common fibro–osseous lesions of the paranasal sinuses. Otolaryngol Clin North Am. 39(3): 585–600, x, 2006
3. Mannan AA et al: Infantile fibromatosis of the nose and paranasal sinuses: report of a rare case and brief review of the literature. Ear Nose Throat J. 83(7): 481–4, 2004
4. Gnepp DR et al: Desmoid fibromatosis of the sinonasal tract and nasopharynx. A clinicopathologic study of 25cases. Cancer. 78(12): 2572–9, 1996
5. el–Sayed Y: Fibromatosis of the head and neck. J Laryngol Otol. 106(5): 459–62, 1992
6. West CB Jr et al: Nonsurgical treatment of aggressive fibromatosis in the head and neck. Otolaryngol Head Neck Surg. 101(3): 338–43, 1989

影像图库

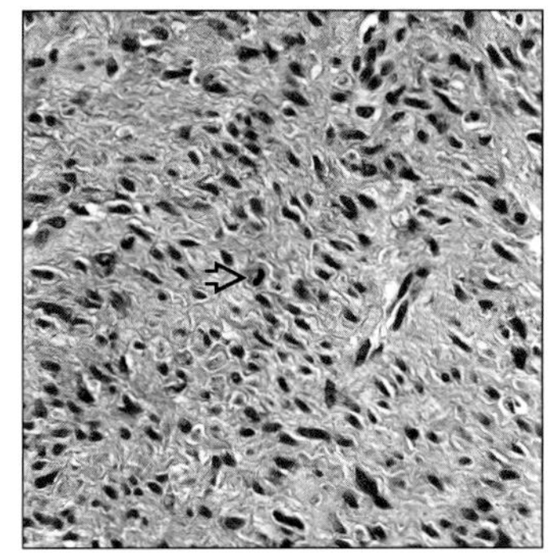
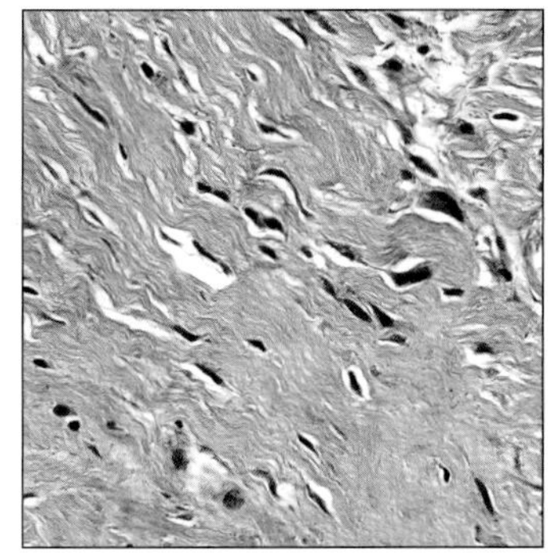
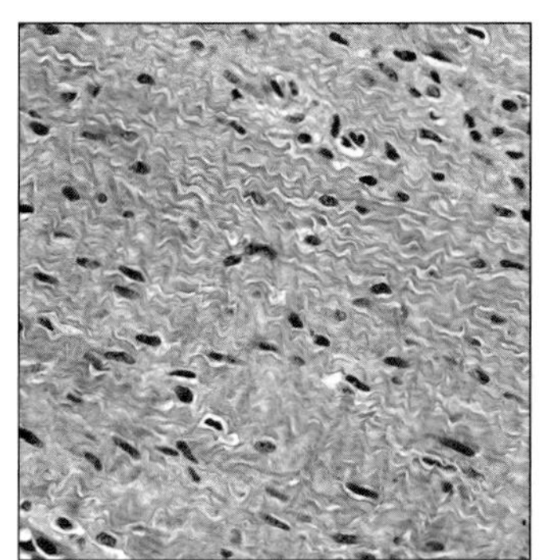

（左图）肿瘤细胞具有肌成纤维细胞特点，核质比低，呈均匀一致的温和的卵圆形核。注意图中唯一的有丝分裂象→，不常见，且无非典型性。（中图）胶原明显的背景上可见温和的肿瘤细胞。（右图）HE染色显示在胶原背景上可见梭形细胞成分，细胞形态温和、无明显核仁、染色质分布均匀

孤立性纤维性肿瘤

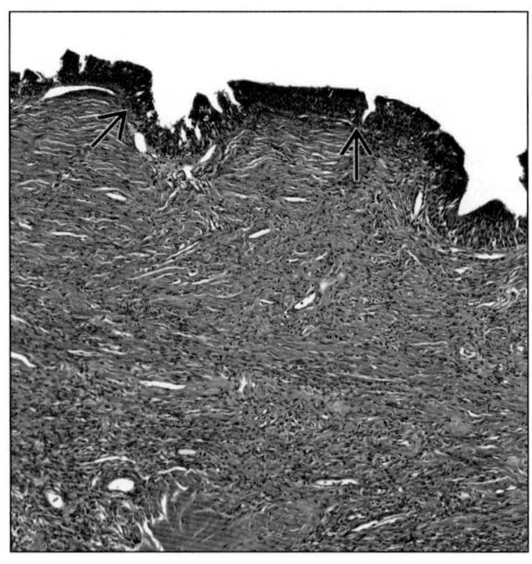

呼吸上皮完整→，其下梭形肿瘤细胞无明显排列方式，细胞数量多，伴胶原沉积。可见小血管

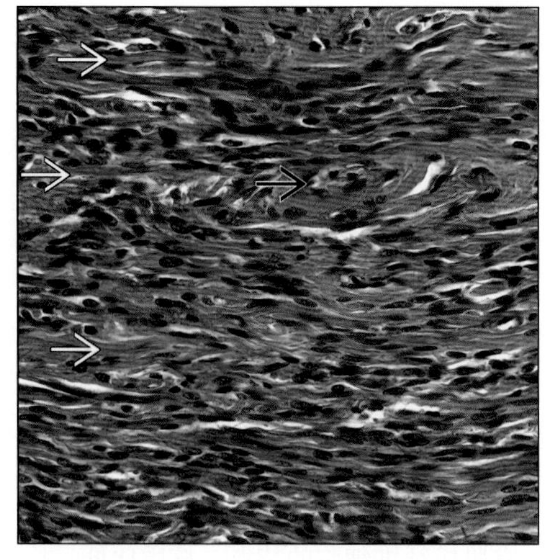

HE染色显示细胞成分丰富的区域梭形肿瘤细胞杂乱无章地排列，可见孤立的小血管→。注意绳索样嗜伊红的胶原沉积→

专业术语

缩写
- 孤立性纤维性肿瘤（SFT）

别名
- 胸膜外孤立性纤维性肿瘤
- 纤维性间皮瘤
- 血管外皮细胞瘤
  - 认为从SFT到血管外皮细胞瘤形态学具有连续性
  - 与鼻腔鼻窦血管外皮细胞瘤不同，鼻腔鼻窦的SFT是另外一种肿瘤

定义
- 与胸膜SFT相同，是可能起源于成纤维细胞的间叶性肿瘤
- 旧称血管外皮细胞瘤（即便不位于鼻腔鼻窦）

临床表现

流行病学
- 发病率
  - 非常罕见（已报道的病例不到50例）
  - 占所有鼻腔鼻窦肿瘤的比例不到0.1%
- 年龄
  - 中位年龄50岁
  - 范围：20~80岁
  - 儿童和青少年少见
- 性别
  - 男女发病率相等

部位
- 可以出现在任何部位
  - 眼眶（由脑膜病变直接侵犯而来）多于上颌窦多于蝶筛窦多于鼻腔（由鼻窦直接侵犯而来）多于口腔多于鼻咽

症状
- 无痛、单侧、缓慢生长
- 阻塞性的症状
- 鼻出血及鼻漏
- 常见非特异性症状（头痛）
- 副瘤综合征（因分泌胰岛素样生长因子导致的低血糖）

治疗
- 手术方式
  - 保守但完整的局部切除带来最佳预后
    - 内镜下切除效果较好（完整切除）
    - 手术切缘阴性能减少复发风险

预后
- 整体长期预后好
- 虽然多数为良性，但是生物学行为不可测，组织病理学特点常不能作为参考指标
  - 因此推荐长期随访
- 复发较少发生（<10%）
- 罕见（<2%）病例具有恶性生物学行为
  - 常见于肿瘤增大，有丝分裂象增多和出现坏死
  - 如果发生转移，最常转移至肺、骨、肝

影像学检查

一般特征
- 大多数肿瘤界限清晰
- CT显示界限清晰的肿瘤对比明显增强
- 大多数肿瘤在MRI检查的T2加权像上呈低或等密度影
- 肿瘤在T1加权像明显增强
- 可见反应性骨再塑现象

孤立性纤维性肿瘤

要点

专业术语
- 与胸腺膜SFT相同的、可能起源于成纤维细胞的间质肿瘤

临床表现
- 中位年龄50岁
- 无痛，单侧，缓慢生长，伴有鼻塞症状
- 完整但保守的局部切除预后最佳
- 长期预后好

大体检查
- 通常为息肉样、实性
- 多结节样，切面灰白色，可见黏液样区域和出血

组织病理学检查
- 需结合组织结构、细胞形态和免疫组织化学特征作为诊断依据
- 增生的短梭形细胞无明确排列方式，细胞疏松区和密集区间杂
- 细胞被粗大的线样瘢痕胶原束分隔

辅助检查
- CD34、Bcl-2和CD99免疫组织化学阳性

鉴别诊断
- 鼻窦型血管外皮细胞瘤
- 纤维细胞瘤和施万细胞瘤

大体检查

一般特征
- 通常为息肉样、实性
- 界限清楚，部分有包膜
- 多结节样，切面灰白色，可见黏液和出血区域
- 恶变的肿瘤常局部浸润和坏死

大小
- 平均2.5cm
  - 因为解剖部位所限，肿瘤可能受压
- 直径在1~6cm

组织病理学检查

组织学特征
- 需结合组织结构、细胞形态和免疫组织化学特征作为诊断依据
- 分为良性与恶性肿瘤
- 诊断时需排除多种病理类型
  - 与其他原发性肿瘤相比，缺乏特征性标志
- 完整、无受累的呼吸上皮下可见无包膜的肿物
- 肿瘤细胞无明确排列方式，细胞疏松区和密集区间杂
  - 可见血管外皮瘤样血管模式
- 短梭形细胞增生，常见细胞合体现象
- 圆形或梭形的肿瘤细胞边界不清
- 细胞被宽索状的瘢痕组织或条束状透明样变的胶质原分隔开
- 肿瘤细胞中间杂薄壁血管
  - 血管扩张或呈血管外皮瘤样变
- 可见黏液样变、纤维化及肥大细胞
- 有丝分裂不常见
- 在鼻腔鼻窦的病例中脂肪沉积和巨细胞非常少见
- 恶变的SFT非常罕见
  - 边缘浸润生长，细胞成分多，细胞多形性，肿瘤坏死，有丝分裂象增多

切缘
- 切缘阳性倾向于与复发有关

辅助检查

免疫组织化学
- 具有特征性，CD34、Bcl-2及CD99阳性

流式细胞术
- 多数为二倍体，但较少进行评价

细胞遗传学
- 细胞遗传学表现为异源性，肿瘤越大（在鼻窦肿瘤中不常见），基因越异常

电子显微镜观察
- 原始的肌成纤维细胞或成纤维细胞样细胞
- SFT的超微结构特征通常无特异性

鉴别诊断

鼻腔鼻窦血管周细胞瘤
- 旧称“鼻腔鼻窦型血管外皮细胞瘤”
- 可见含卵圆形合体细胞
- 血管显著，常有分支，随处可见
- 血管周围玻璃样变具有确诊价值
- 可见嗜酸性粒细胞、肥大细胞、红细胞外渗
- 免疫组织化学SMA、MSA强阳性
- CD34、Bcl-2、CD99阴性

纤维肉瘤
- 富于细胞
- 肿瘤细胞排列呈短小交织的簇状
- 有丝分裂象常见
- 仅波形蛋白弥漫强阳性

施万细胞瘤
- 多细胞、少细胞区域交替分布，伴有栅栏状结构
  - Antoni A区域在鼻窦肿瘤中更常见
- 细胞核狭长、波浪状

孤立性纤维性肿瘤

免疫组织化学			
抗体	**反应**	**染色模式**	**注释**
CD34	阳性	细胞质	肿瘤细胞弥漫强阳性
Bcl-2	阳性	细胞质	大多数肿瘤细胞呈强阳性
CD99	阳性	细胞质	许多肿瘤细胞呈强阳性
Vim	阳性	细胞质	肿瘤细胞弥漫强阳性
Actin-sm	阳性	细胞质	不足 25% 的肿瘤细胞弱阳性
Actin-HHF-35	阳性	细胞质	散在的、极少数细胞阳性
EMA	阳性	细胞核和细胞质	不足 25% 的肿瘤细胞弱阳性
GFAP	阳性	细胞质	散在的、极少数细胞阳性
Ki-67	阳性	细胞核	不足 3%~5% 细胞核阳性
CK-PAN	阴性		
S-100	阴性		
HBME-1	阴性		

- 缺乏瘢痕样胶原区域
- 血管玻璃样变常见，通常见于Antoni B区域
- S-100弥漫强阳性
- CD34、Bcl-2及SMA阴性

滑膜肉瘤

- 常具有双向分化
- 细胞丰富，短束状交错排列
- 双向性肿瘤中可见腺样结构
- 免疫组织化学显示上皮类标志物强阳性（EMA、角蛋白）
- 特征性的、独特的遗传学改变：t（x；18）（p11.2；q11.2）易位导致SYT-SSX融合

纤维组织细胞瘤

- 成纤维细胞和组织细胞杂乱无章地呈车辐状排列

平滑肌瘤

- 鼻腔鼻窦少见
- 细胞丰富，短束状交错排列，细胞核梭形
- SMA、MSA及结蛋白阳性
- CD34阴性

参考文献

1. Kodama S et al: Solitary fibrous tumor in the maxillary sinus treated by endoscopic medial maxillectomy. Auris Nasus Larynx. 36(1): 100–3, 2009
2. Furze AD et al: Pathology case quiz 2. Solitary fibrous tumor of the nasal cavity and ethmoid sinus with intracranial extension. Arch Otolaryngol Head Neck Surg. 134(3): 334, 336–7, 2008
3. Smith LM et al: Solitary fibrous tumor of the maxillary sinus. Ear Nose Throat J. 86(7): 382–3, 2007
4. Zeitler DM et al: Malignant solitary fibrous tumor of the nasal cavity. Skull Base. 17(4): 239–46, 2007
5. Eloy PH et al: Endonasal endoscopic resection of an ethmoidal solitary fibrous tumor. Eur Arch Otorhinolaryngol. 263(9): 833–7, 2006
6. Ganly I et al: Solitary fibrous tumors of the head and neck: a clinicopathologic and radiologic review. Arch Otolaryngol Head Neck Surg. 132(5): 517–25, 2006
7. Morales-Cadena M et al: Solitary fibrous tumor of the nasal cavity and paranasal sinuses. Otolaryngol Head Neck Surg. 135(6): 980–2, 2006
8. Abe T et al: Solitary fibrous tumor arising in the sphenoethmoidal recess: a case report and review of the literature. Auris Nasus Larynx. 32(3): 285–9, 2005
9. Alobid I et al: Solitary fibrous tumour of the nasal cavity and paranasal sinuses. Acta Otolaryngol. 123(1): 71–4, 2003
10. Cassarino DS et al: Widely invasive solitary fibrous tumor of the sphenoid sinus, cavernous sinus, and pituitary fossa. Ann Diagn Pathol. 7(3): 169–73, 2003
11. Konstantinidis I et al: A rare case of solitary fibrous tumor of the nasal cavity. Auris Nasus Larynx. 30(3): 303–5, 2003
12. Kessler A et al: Solitary fibrous tumor of the nasal cavity. Otolaryngol Head Neck Surg. 121(6): 826–8, 1999
13. Kohmura T et al: Solitary fibrous tumor of the paranasal sinuses. Eur Arch Otorhinolaryngol. 256(5): 233–6, 1999
14. Kim TA et al: Solitary fibrous tumor of the paranasal sinuses: CT and MR appearance. AJNR Am J Neuroradiol. 17(9): 1767–72, 1996
15. Fukunaga M et al: Solitary fibrous tumor of the nasal cavity and orbit. Pathol Int. 45(12): 952–7, 1995
16. Batsakis JG et al: Solitary fibrous tumor. Ann Otol Rhinol Laryngol. 102(1 Pt 1): 74–6, 1993
17. Witkin GB et al: Solitary fibrous tumor of the upper respiratory tract. A report of six cases. Am J Surg Pathol. 15(9): 842–8, 1991
18. Zukerberg LR et al: Solitary fibrous tumor of the nasal cavity and paranasal sinuses. Am J Surg Pathol. 15(2): 126–30, 1991

孤立性纤维性肿瘤

显微镜下及免疫组织化学特征

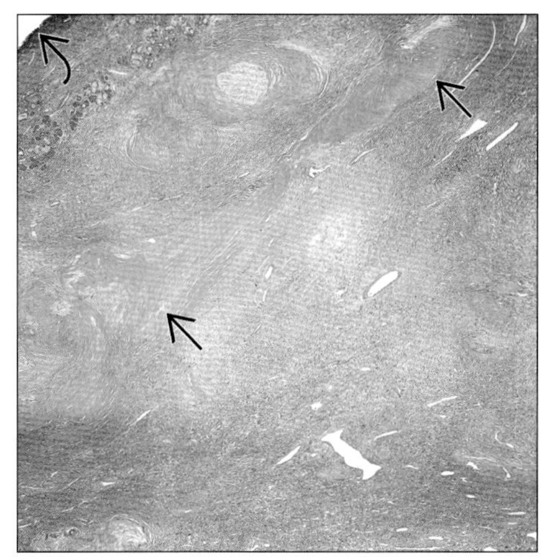

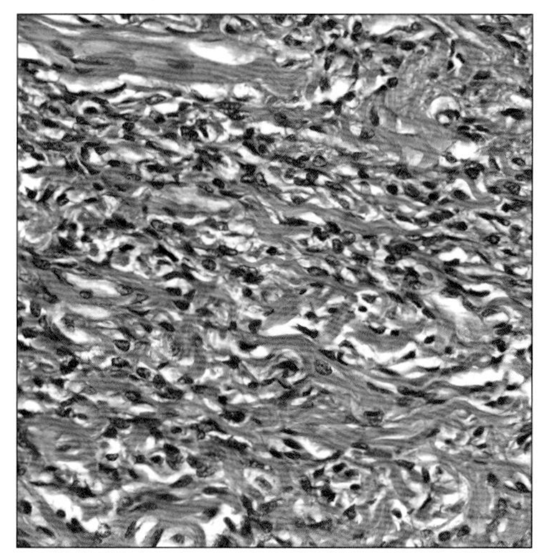

（左图）间叶性肿瘤表面有完整上皮覆盖➡。可见胶原沉积，此例先前活检部位的胶原沉积更为明显➡。可见无特殊排列方式的合体细胞。（右图）肿瘤细胞被在HE染色下呈现鲜艳的嗜酸性的宽大“绳状”瘢痕胶原束分隔。细胞核呈波浪状、或梭形

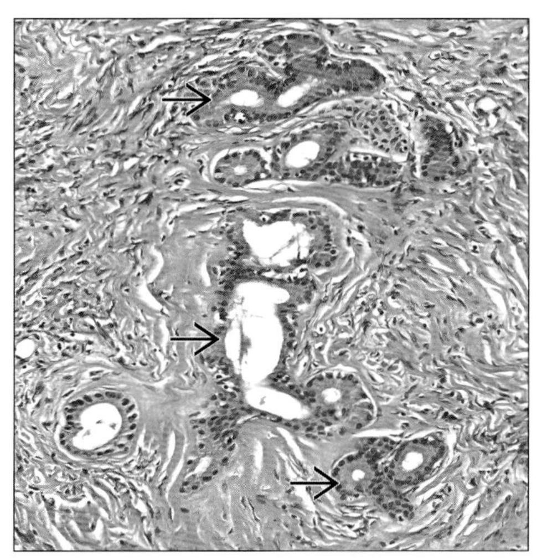

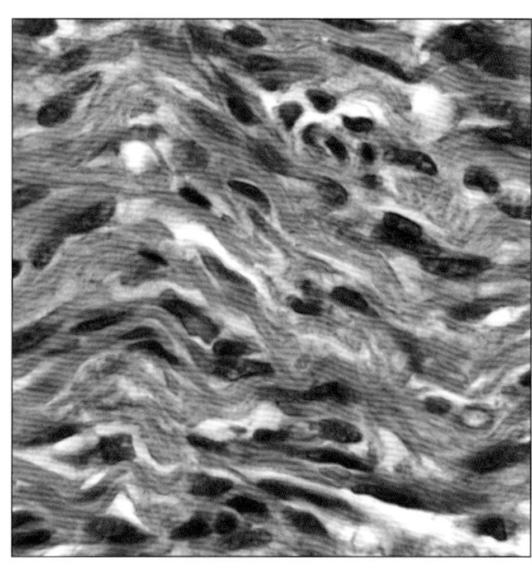

（左图）HE染色显示内陷的小黏液腺➡。周围肿瘤细胞包绕但不破坏这些腺体。肿瘤细胞排列杂乱无章，伴有明显的瘢痕样胶原沉积。（右图）高倍镜下显示梭形细胞呈波浪状分布，内含梭形细胞核。可见粗硬的瘢痕样胶原沉积。炎症细胞散在分布

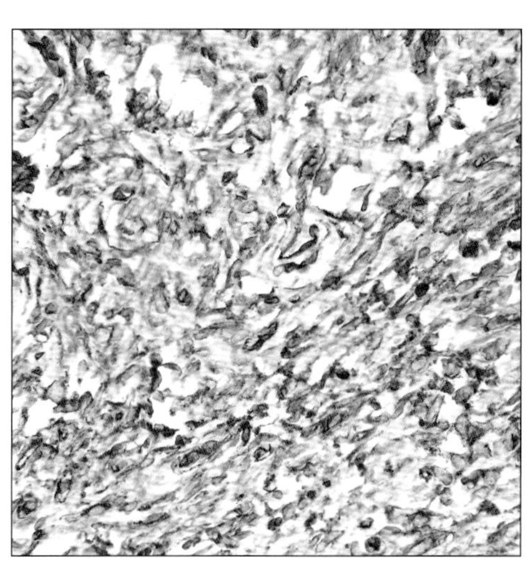

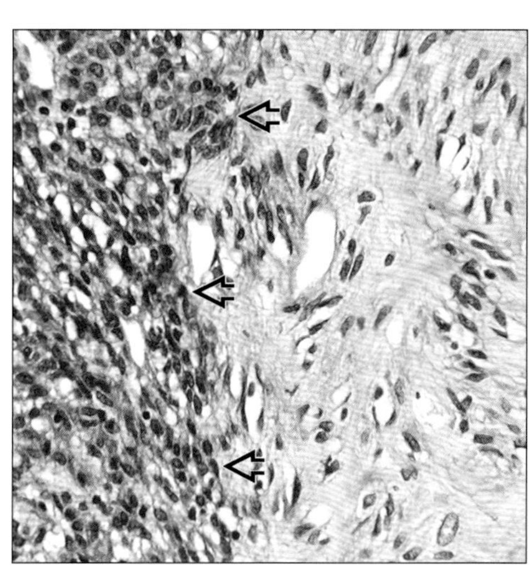

（左图）在孤立性纤维性肿瘤中几乎所有梭形细胞均显示CD34弥漫强阳性，Bcl-2及CD99也有类似表现。（右图）图中显示的为碰撞瘤。左侧显示鼻腔鼻窦血管周细胞瘤➡，细胞丰富，缺乏胶原沉积。右侧显示典型的孤立性纤维瘤。碰撞瘤罕见

黏液瘤/纤维黏液瘤

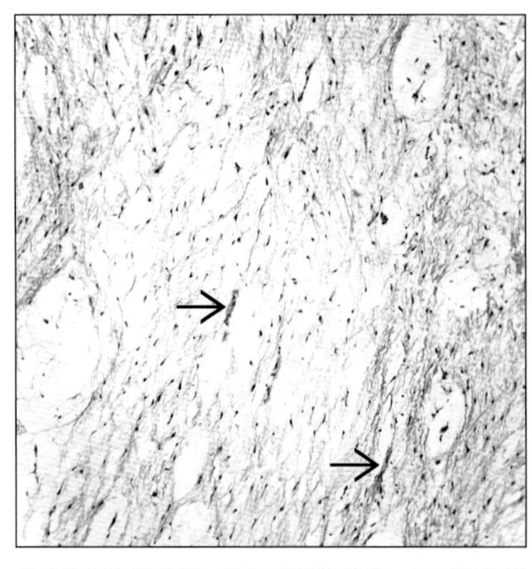

鼻腔鼻窦黏液瘤是一种间质黏液显著、相对细胞稀少的梭形细胞肿瘤。血管少但依然可见→

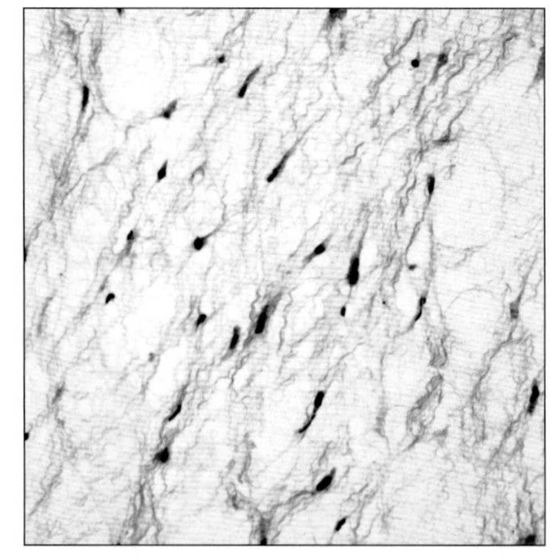

由梭形或星形细胞组成的肿物，间质呈黏液样或发生黏液性变。细胞无明显多形性，可见分支状血管

专业术语

定义

- 是一种组织起源不明的良性肿瘤，特征性表现为在黏液或纤维黏液性背景上可见形态温和的梭形至星形细胞
  - 头颈部有两种类型
    - 起源于面部骨骼
    - 起源于软组织

病因/发病机制

特发性

- 病因不明

继发性

- 颌骨的肿瘤提示可能起源于原始牙间叶组织或骨源性胚胎结缔组织
- 鼻窦的肿瘤可能是骨源性

临床表现

流行病学

- 发病率
  - 罕见
- 年龄
  - 发病的年龄范围广
    - 10~30岁多见
- 性别
  - 男女发病率相当

部位

- 面部骨骼衍生的
- 腭部
  - 比腭部外的更常见
  - 发生在下颌骨要多于上颌骨
    - 下颌骨病变常发生于后部和下颌骨髁突区
    - 上颌骨病变常发生于颧突和牙槽
- 腭外肿瘤
  - 主要发生在鼻窦鼻腔
    - 上颌窦最常见，并侵犯鼻腔鼻窦
    - 可能侵犯眼眶和颅腔
- 软组织来源
  - 在头颈部
    - 常见于口外软组织、咽部、喉部、腮腺、扁桃体、耳
    - 耳的黏液瘤常与卡耐综合征相关
  - 软组织黏液瘤和纤维结构不良之间的关系
    - Mazabraud综合征
    - 多发黏液瘤
    - 倾向位于肌间
    - 大多数患者合并多骨性纤维结构不良
    - 患者可能合并Albright综合征

症状

- 无痛性的局部隆起

治疗

- 手术方式
  - 广泛性切除是首选治疗方式

预后

- 缓慢生长，通常表现为良性过程
  - 切除不彻底会增加局部复发的风险
- 出现转移时需与良性肿瘤鉴别，可能是肉瘤

大体检查

一般特征

- 界限清楚但无包膜
- 多结节，质韧至质硬
- 棕黄色凝胶状

黏液瘤/纤维黏液瘤

要点

专业术语
- 组织起源不明的良性肿瘤，特征性地表现为形态温和的梭形至星形细胞，间质呈黏液样或纤维黏液样。

临床表现
- 腭部的肿瘤更常见
  - 下颌多于上颌
- 腭外肿瘤主要累及鼻腔鼻窦
- 生长缓慢，通常是良性生物学行为
- 切除不彻底常导致局部复发
  - 可见浸润性生长

组织病理学检查
- 细胞稀疏，在黏液性间质背景上可见梭形或星形细胞
- 血管可见，但数量有限
  - 缺乏纤细的毛细血管

组织病理学检查

组织学特征
- 无论肿瘤部位，组织病理学特点相同
  - 细胞稀疏，在黏液性间质背景上可见梭形或星形细胞
  - 小而深染的核
  - 缺乏细胞多形性、有丝分裂象或坏死
  - 胶原纤维数量多少不一
    - 数量多者，称为“纤维黏液瘤”
  - 边界清晰，但或可见局部浸润
- 血管可见，但是数量有限的
- 缺乏毛细血管口腔内病变可能包含牙源性上皮
- 缺少炎症细胞

辅助检查

组织化学
- 酸性黏多糖染色示黏液间质阳性
- 通常，特殊的染色有限

鉴别诊断

鼻腔鼻窦炎性息肉
- 大量炎症细胞混合存在
- 间质水肿而非黏液样改变

具有黏液成分的肉瘤
- 细胞成分、多形性及纤细的分支血管增多

诊断要点

临床相关病理学特征
- 转移分布
  - 一旦出现转移，即便组织学特点表现良性，也很有可能是肉瘤

参考文献

1. Andrews T et al: Myxomas of the head and neck. Am J Otolaryngol. 21(3): 184–9, 2000
2. Evans HL: Low-grade fibromyxoid sarcoma. A report of 12 cases. Am J Surg Pathol. 17(6): 595–600, 1993
3. Heffner DK: Sinonasal myxomas and fibromyxomas in children. Ear Nose Throat J. 72(5): 365–8, 1993
4. Fu YS et al: Non-epithelial tumors of the nasal cavity, paranasal sinuses and nasopharynx: a clinico-pathologic study. Ⅷ. Myxomas. Cancer. 39(1): 195–203, 1977

影像图库

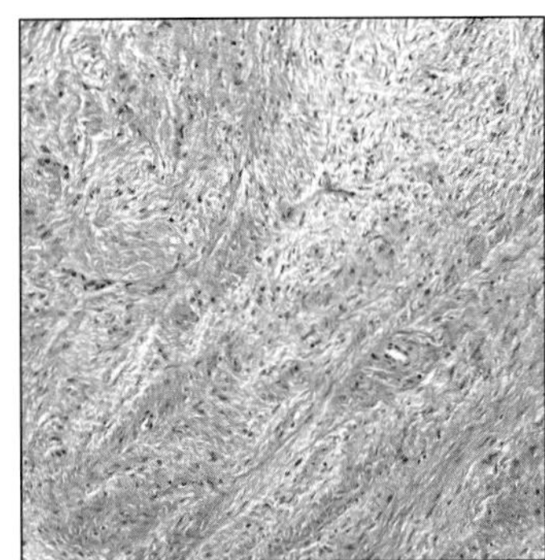

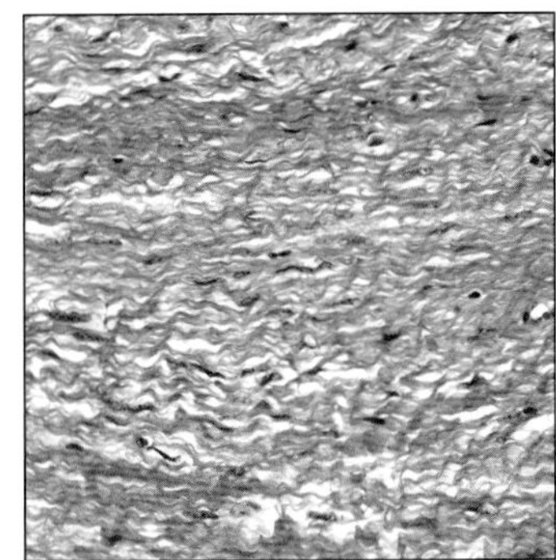

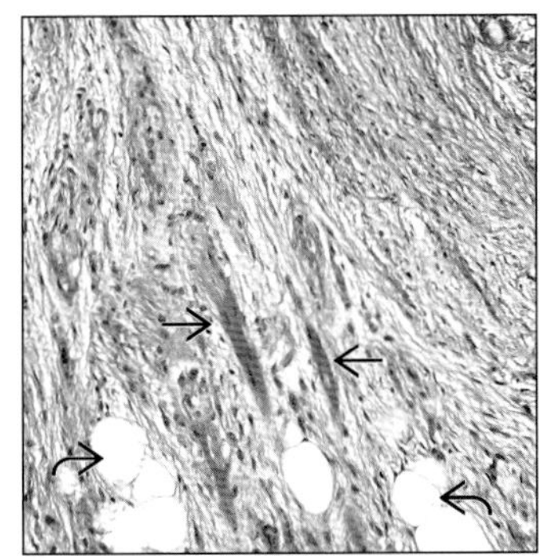

（左图）纤维性或纤维黏液性间质特征符合“纤维黏液瘤”诊断。（中图）细胞密度轻度增加，但梭形细胞形态温和，间质呈黏液性或发生黏液性变。（右图）病变细胞可能浸润周围软组织（骨骼肌→、脂肪↷），为完整手术切除带来了困难，也为术后局部复发埋下了隐患

鼻窦型血管外皮细胞瘤（血管外皮细胞瘤）

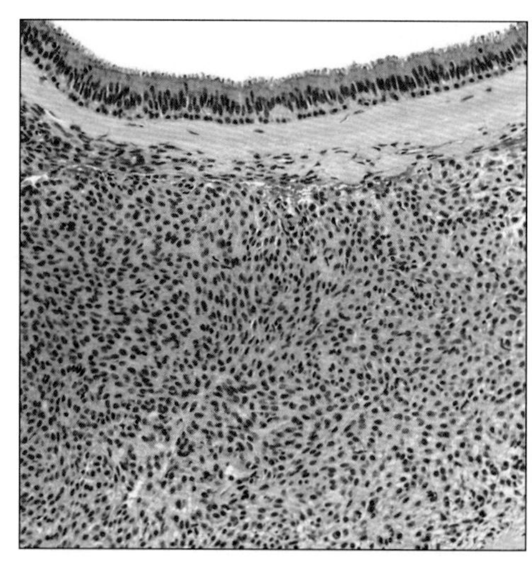
HE染色显示由一薄的带状物包裹的完整的未受累的呼吸道上皮，下方为形态不规则的变性的细胞增生结构

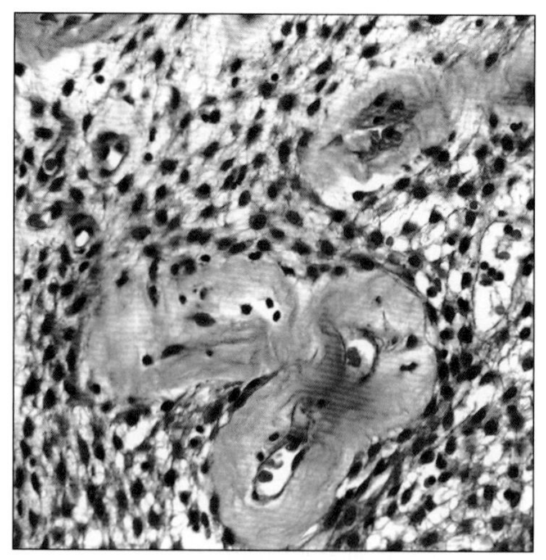
此肿瘤的特点为在细胞增殖的基础上出现血管周围透明样变，赘生物多出现于合胞体中

专业术语

缩写
- 鼻窦型血管外皮细胞瘤（SNTHPC）

别名
- 鼻窦血管外皮细胞样肿瘤
- 血管球瘤
- 血管外皮细胞瘤
- 单发纤维瘤（出现在鼻窦部位）
- 鼻内外周肌细胞瘤

定义
- 软组织肿瘤显示外周血管肌样改变，表现为同一区域的血管球以及外周血管瘤样特点

病因/发病机制

外周肌细胞
- 起源于鼻腔内血管相关的大量外周细胞

临床表现

流行病学
- 发病率
  - 罕见，不到鼻窦原发肿瘤的0.5%
- 年龄
  - 发病年龄范围广（5~90岁）
  - 平均年龄为70岁
  - 年龄对疾病预后无影响
- 性别
  - 女性多于男性（1.2：1）
  - 病变的结局无性别差异

部位
- 鼻腔通常为单独受累部位
  - 偶尔会单发于鼻甲以及鼻中隔
- 由于与鼻腔相通，上颌窦以及筛窦通常会受累
- 双侧的肿瘤并不常见（约占5%）

症状
- 鼻塞
- 出血
- 多发肿块
- 呼吸困难
- 鼻窦炎
- 头痛，局部充血，疼痛
- 异常流液
- 嗅觉改变
- 症状出现通常小于1年
- 很少与骨软化相关

治疗
- 选择、风险及并发症
  - 放射治疗曾用于非手术患者，但手术是治疗的主要选择
  - 通常不使用化学治疗
- 手术方式
  - 息肉切除术或者大范围的手术切除
  - 充分消除术后复发的风险（残留或者复发）

预后
- 有着良好的长期生存率（5年生存率约为90%）
- 可出现复发（约占18%）
  - 可见多处复发
- 复发相关因素
  - 症状长期出现
  - 骨受侵
  - 细胞核多形性改变
- 长期的临床随访发现复发可发生得较晚

鼻窦型血管外皮细胞瘤（血管外皮细胞瘤）

要点

专业术语
- 软组织肿瘤表现为血管周围肌样改变

临床表现
- 通常单发于鼻腔
- 伴有鼻塞和出血等情况
- 尽管会出现复发，但是手术之后的情况良好

大体检查
- 通常为3.1cm左右的多发肿块

组织病理学检查
- 外周血管透明样变为主要特点
- 呈多细胞、溶解状、合胞体样分布
- 上皮通常完整（呼吸道上皮样或者鳞状上皮化生）
- 在同样的肿瘤中存在多种生长标志
- 血管呈分支表现
- 背景常混杂炎症细胞
  - 嗜酸性细胞、肥大细胞为主要细胞，还伴有淋巴细胞
- 伴有红细胞渗出

辅助检查
- 呈肌样改变（肌红蛋白阳性）
- 缺乏血管标志物（CD34、CD31、FVIIIRAg）

鉴别诊断
- 小叶毛细血管瘤
- 单发的纤维瘤
- 鼻咽部的血管纤维瘤

影像学检查

CT表现
- 鼻腔充满浑浊样肿块，并且伴有骨质侵蚀以及硬化表现
- 鼻腔或鼻旁窦侵袭性肿块
- 无筛板的改变
- 血管造影片显示为肿瘤样改变
- 没有经常特发的鼻窦炎表现

大体检查

一般特征
- 多为多发息肉样
- 肉红色或者鱼肉粉样变化
- 局部病变较软，水肿状以及新鲜的病变状
- 常伴有出血表现

大小
- 0.8~8cm
- 平均3.1cm
  - 女性患者的肿瘤通常大于男性患者的（3.3cm vs 2.8cm）
- 肿瘤大小与复发情况无关

组织病理学检查

组织学特点
- 上皮通常完整（呼吸道上皮样或者鳞状上皮化生）
- 从表皮向表皮下扩散性增殖
- 增殖的组织替代原有组织并且其中可见少量的黏液腺存在
- 骨质变形或者受压，但是不会出现直接侵袭的表现
- 呈多细胞、溶解状、合胞体样分布
- 在同样的肿瘤中存在多种生长标志
  - 可能出现成簇样、席纹状、螺旋状、实体性、脑膜样、网状、层状以及内皮血管瘤样改变
- 纺锤样、上皮样以及圆形细胞伴不规则的细胞边界
- 清晰可见的轻度嗜酸性的嗜双性细胞
- 缺乏温和的多形性
- 椭圆或者纺锤形细胞核伴杂乱的核染色质
- 有丝分裂象异常（<1个/10HPF）
- 非典型性有丝分裂指数的缺失
- 薄壁血管呈分支样变化
  - 血管呈鹿角样或者其他样式
- 血管周围透明样变为主要特点
- 红细胞渗出性改变
- 背景常混杂炎症细胞
- 嗜酸性细胞、肥大细胞为主要细胞，还伴有淋巴细胞
- 肿瘤巨细胞，但不常见
- 罕见脂肪样变
- 造血功能少见
- 可见其他的肿瘤（单发的纤维瘤、纤维肉瘤、呼吸道上皮腺样错构瘤等）以及实体样改变（鼻窦息肉）
- 少见病例可出现多形性改变，如有丝分裂活动增加及坏死
  - 这些肿瘤常被视为恶性

辅助检查

组织化学检查
- 吉姆萨染色，明显的肥大细胞

免疫组织化学
- 呈肌样改变（肌动蛋白阳性）
- 瘤细胞缺乏血管标志物（只有背景血管阳性）

鉴别诊断

小叶毛细血管瘤
- 围绕中心血管小叶状生长

鼻窦型血管外皮细胞瘤（血管外皮细胞瘤）

免疫组织化学			
抗体	**反应**	**染色标记**	**注释**
波形蛋白	阳性	细胞质	100% 肿瘤细胞
肌动蛋白 -sm	阳性	细胞质	多数肿瘤细胞阳性
肌动蛋白 -HHF-35	阳性	细胞质	多数肿瘤细胞阳性
FXIIIA	阳性	细胞质	灶状，颗粒状免疫反应
层粘连蛋白	阳性	基质	紧邻瘤细胞
CD34	阳性	细胞质	<5% 病例
S-100	阳性	细胞核 / 细胞质	<3% 病例
CD68	阳性	细胞质	<2% 病例
GFAP	阳性	细胞质	<1% 病例
Bcl-2	阳性	细胞核	<1% 病例
CD117	阳性	细胞质	只出现在肥大细胞
Ki-67	阳性	细胞核	通常出现在不到 5% 的细胞核
CD31	阴性		
FVIIIRAg	阴性		
肌间线蛋白	阴性		
CK-PAN	阴性		
EMA	阴性		
NSE	阴性		

- 粒状组织伴溃疡样表面
- 肥大细胞浸润
- 缺少血管周围透明样变

单发纤维瘤

- 纺锤形细胞肿瘤伴薄壁血管改变
- 很明显的黏稠瘢痕样蛋白沉积
- 缺少炎症细胞
- 明显以及弥漫性的CD34、Bcl-2、CD99的免疫活动

鼻咽部的血管纤维瘤

- 鼻咽部原发
- 不同大小的血管平滑肌壁存在明显的周围透明样变
- 缺少弹性纤维，肥大细胞增加
- 缺少肌型表现

纤维肉瘤

- 多细胞型肿瘤伴有短形、相互交错的纺锤形细胞以及梭形细胞核
- 缺乏血管背景
- 有丝分裂象增加
- 只有波形蛋白阳性

脑膜瘤

- 脑膜上皮以及上皮细胞呈螺旋形生长
- 细胞核内溶解
- 砂砾样小体
- EMA免疫活动阳性

神经鞘膜瘤

- 施万细胞瘤或者神经鞘膜瘤
- 层状排列的梭形细胞
- 分布在Antoni A和Antoni B区域
- 血管周围透明样变
- 肌样改变
- Verocay 小体
- 明显的S-100蛋白阳性

参考文献

1. Beech TJ et al: A haemangiopericytoma of the ethmoid sinus causing oncogenic osteomalacia: a case report and review of the literature. Int J Oral Maxillofac Surg. 36(10): 956–8, 2007
2. Wilson T et al: Intranasal myopericytoma. A tumour with perivascular myoid differentiation: the changing nomenclature for haemangiopericytoma. J Laryngol Otol. 121(8): 786–9, 2007
3. Kuo FY et al: Sinonasal hemangiopericytoma-like tumor with true pericytic myoid differentiation: a clinicopathologic and immunohistochemical study of five cases. Head Neck. 27(2): 124–9, 2005
4. Folpe AL et al: Most osteomalacia-associated mesenchymal tumors are a single histopathologic entity: an analysis of32 cases and a comprehensive review of the literature. Am J Surg Pathol. 28(1): 1–30, 2004
5. Thompson LD: Sinonasal tract glomangiopericytoma(hemangiopericytoma). Ear Nose Throat J. 83(12): 807, 2004
6. Thompson LD et al: Sinonasal-type hemangiopericytoma: a clinicopathologic and immunophenotypic analysis of104 cases showing perivascular myoid differentiation. Am J Surg Pathol. 27(6): 737–49, 2003
7. Tse LL et al: Sinonasal haemangiopericytoma-like tumour: a sinonasal glomus tumour or a haemangiopericytoma?Histopathology. 40(6): 510–7, 2002
8. Watanabe K et al: True hemangiopericytoma of the nasal cavity. Arch Pathol Lab Med. 125(5): 686–90, 2001
9. Weber W et al: Haemangiopericytoma of the nasal cavity. Neuroradiology. 43(2): 183–6, 2001
10. Marianowski R et al: Nasal haemangiopericytoma: report of two cases with literature review. J Laryngol Otol. 113(3): 199–206, 1999

鼻窦型血管外皮细胞瘤（血管外皮细胞瘤）

显微镜下以及免疫组织化学特点

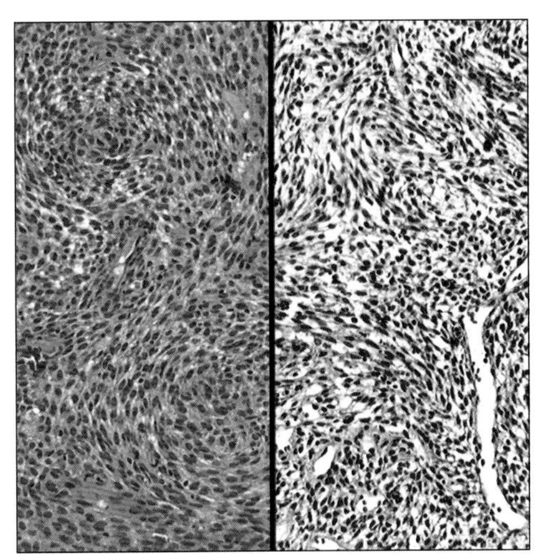

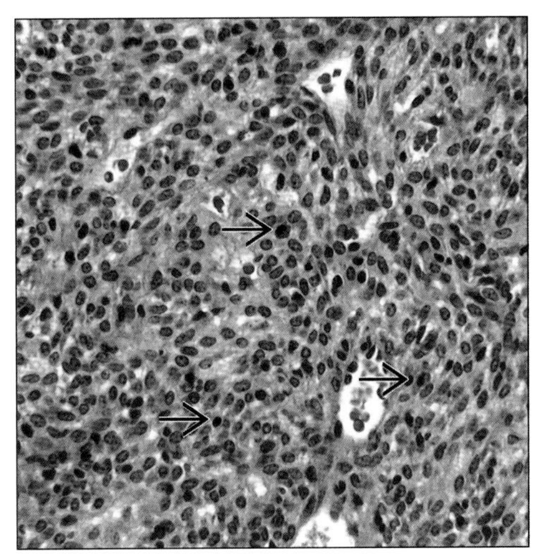

（左图）可见多种不同的标志特点。左侧显示广泛的血管基质样改变，右侧显示开放血管以及红细胞外渗。（右图）虽然在病变细胞中血管清晰可见，但是并没有明显的特征性变化，此肿瘤的特点为肥大细胞、炎症细胞以及红细胞外渗→

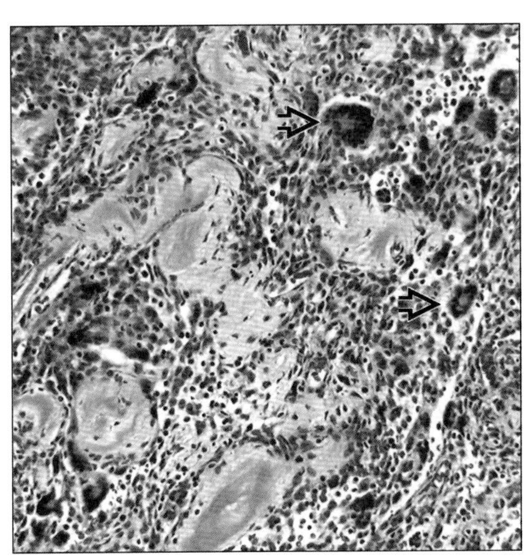

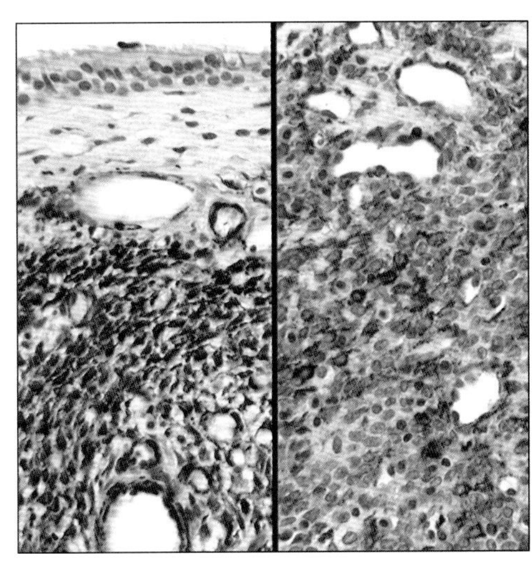

（左图）在病变中可见多核的巨大细胞，这些细胞对免疫组织化学存在阳性意义，证实了肿瘤性改变，标记为血管外皮细胞瘤⇒。（右图）在肿瘤细胞中表现出明显弥散的免疫反应，肌动蛋白阳性明显，也伴有不同形态的局部密集的损伤。可见平滑肌肌动蛋白（左侧）以及特定肌动蛋白（右侧）

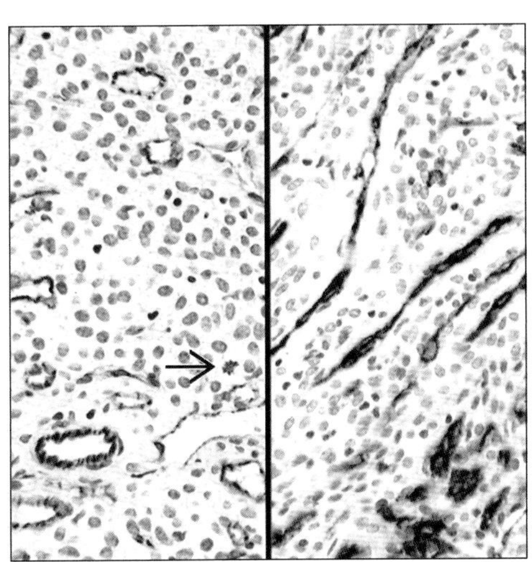

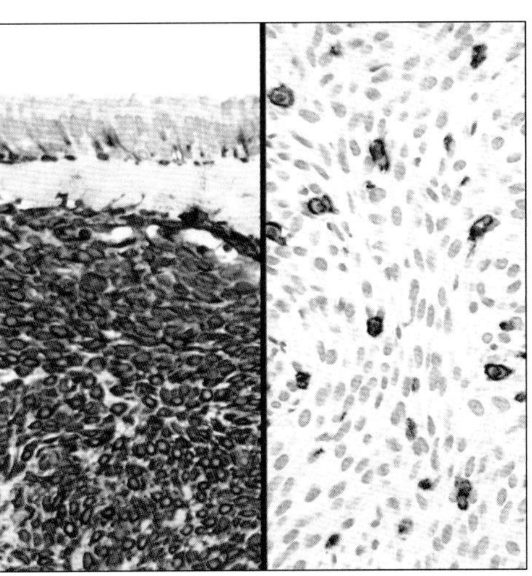

（左图）瘤细胞血管标志物显示为阴性，但CD31（左侧）、CD34、FVIIIAg（右侧）在血管内皮下细胞呈阳性，偶尔可见有丝分裂→。（右图）波形蛋白（左侧）呈弥散明显的免疫反应，CD117（右侧）对诊断无意义，但是CD117为肥大细胞的良好的标记点，所以肿瘤中存在肥大细胞时则呈明显的免疫反应阳性

鳞状细胞癌

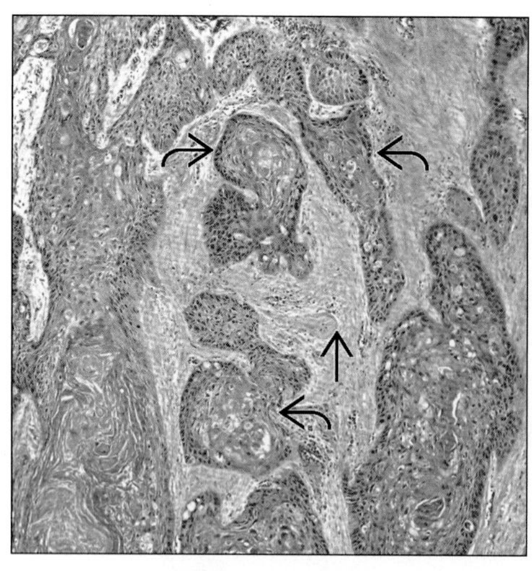

高度分化伴角化的鳞状细胞癌侵袭鼻窦，可见肿瘤内呈条索状或者巢状改变→。可见间质促纤维增生→

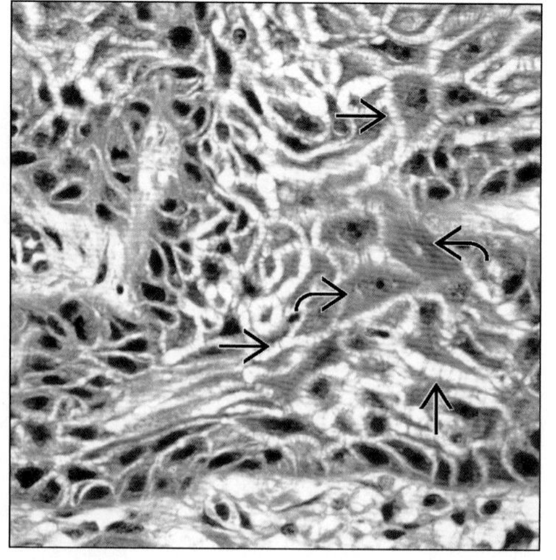

可以清楚地看到侵袭性高分化鳞状细胞癌的癌巢显示出容易识别的角化→以及细胞间桥→，提示为分化良好的肿瘤

专业术语

缩写
- 鳞状细胞癌（SCC）

症状
- 角化型鳞状细胞癌
  - 鼻窦癌
  - 表皮样细胞癌
- 非角化型鳞状细胞癌
  - 转移癌
  - 呼吸道上皮癌
  - 柱状细胞癌

定义
- 表皮出现鳞状细胞变异的恶性上皮赘生物
  - 两种组织类型
    - 角化型
    - 非角化型
  - 多种鳞状细胞癌发生（在其他章节讨论）
    - 疣状瘤
    - 乳头状鳞状细胞癌
    - 梭形细胞癌
    - 基底细胞样鳞状细胞癌
    - 腺鳞癌

病因/发病机制

环境暴露
- 相关危险因素
  - 镍暴露
  - 暴露于有毒粉尘
  - 吸烟
  - 使用氧化钍

疾病进展
- 可起源于鼻窦乳头
  - 大多进展为角化的鳞状细胞癌
  - 大多数起源与鼻窦内乳头瘤相关
  - 可以发现人乳头瘤病毒（HVP）
    - 并没有发现直接因素以及影响

临床表现

流行病学
- 发病率
  - 约占头颈恶性病变的3%
  - 不到全部恶性肿瘤的1%
  - 鼻窦最常见的恶性上皮病变
- 年龄
  - 大多数发生在60~70 岁
    - 95%的患者持续的年龄大于40岁
- 性别
  - 男性多于女性

部位
- 按照好发部位排序
  - 上颌窦>鼻腔>筛窦>蝶窦和额窦
  - 上颌窦
    - 无偏别偏向外
  - 鼻腔
    - 通常发生在后壁
    - 无偏别偏向外
    - 10%为双侧，其中很多通过鼻中隔向对侧转移
  - 鼻筛板
    - 通常起源于前部的筛板
  - 皮肤起源（非黏膜）的鼻前庭鳞状细胞癌

鳞状细胞癌

要点

专业术语
- 恶性上皮肿瘤，表皮出现鳞状细胞变异

病因/发病机制
- 危险因素包括：
    - 镍暴露、暴露于有毒粉尘、吸烟、使用氧化钍
- 可能由鼻窦乳头状瘤发展而来，大多数转化为角化型鳞状细胞癌

临床表现
- 大约占头颈部恶性肿瘤的3%
- 好发部位排序：上颌窦>鼻腔>筛窦>蝶窦和额窦

组织病理学检查
- 分为角化型与非角化型
- 角化型鳞状细胞癌
    - 常见类型，发生率80%~85%
    - 分为高分化、中分化、低分化鳞状细胞癌
- 非角化型鳞状细胞癌
    - 发生率15%~20%
    - 常表现为向内（反向或内生）生长，伴随广泛的肿瘤上皮细胞交联带或癌巢
    - 由细长的细胞组成，呈圆柱状或长柱状

症状
- 上颌窦
    - 早期症状容易与鼻窦炎混淆，导致延误诊断
    - 随着疾病进展，可分为5种类型
        - 鼻部：鼻塞、持续性化脓性鼻漏、不愈性疼痛或溃疡、鼻出血肿块
        - 口部：牵涉痛，包括上部前磨牙、臼齿、溃疡、牙齿松动、瘘管
        - 面部：肿胀、不对称
        - 眼部：眼睑肿胀、眼球突出
        - 神经：麻痹、感觉异常、疼痛、脑神经损伤
- 鼻腔
    - 单侧阻塞、不愈性疼痛、鼻漏、鼻出血
    - 肿块
    - 少数病例出现疼痛

治疗
- 选择、风险及并发症
    - 外科切除术合并辅助放射治疗
- 手术方式
    - 外科手术支持肿瘤切除及周围组织重建
        - 可改善功能及外观

预后
- 角化型鳞状细胞癌
- 上颌窦
    - 预后较差
        - 临床分期较高
        - 相对于组织学类型，临床分期对于预后更为重要
    - 复发率为30%~45%
    - 在疾病进程中，如果肿瘤局限在鼻窦，转移性癌不常见
        - 局部淋巴结转移（25%~30%）
        - 远处转移（10%~20%）
    - 导致预后较差的因素
        - 高临床分期伴随至少一个原发病灶
        - 初次治疗后复发性肿瘤
        - 区域淋巴结转移
        - 表现为面部麻痹/肿胀、眼眶相关症状、伴口腔及皮肤受累
- 鼻腔
    - 总体5年生存率大于50%
    - 局部复发（约20%）
    - 区域淋巴结转移（约30%）
    - 远处转移（约20%）
    - 转移病灶可发生在鼻窦、眼眶、口腔、皮肤、颅腔
    - 以下两项原发恶性肿瘤存在更高风险
        - 其他上呼吸道和消化道黏膜病灶
        - 除外头颈部的其他病灶（肺、胃肠道、乳腺）
- 鼻中隔
    - 5年生存率为60%~80%
    - 局部复发（约11%）
    - 区域淋巴结转移（约25%）
    - 远处转移（约15%）
    - 导致预后较差的因素
        - 肿瘤病灶大于2cm
        - 淋巴结转移
- 鼻前庭
    - 5年生存率为65%~87%
    - 局部复发（约24%）
    - 区域淋巴结转移（约18%）
    - 远处转移（<5%）
    - 导致预后较差的因素
        - 肿瘤病灶大于1.5cm
        - 病灶数目大于或等于2个
        - 局部复发
        - 远端淋巴结转移
        - 转移至软骨、骨、上唇、鼻尖
- 非角化型鳞状细胞癌
    - 预后好于角化型鳞状细胞癌
    - 极易局部恶化
        - 约10%转移至区域淋巴结或远处转移

鳞状细胞癌

影像学检查

放射学检查

- 是确定病灶范围的重要手段
- 疾病晚期
  - 鼻窦占位
  - 骨壁破坏
  - 侵犯邻近组织
    - 口腔、皮肤、颞下窝、眶周、软组织、眼眶

大体检查

一般特征

- 息肉样、乳头状、蕈样或内生性生长
- 局限的膨胀性生长，局限的浸润性生长
- 弥漫浸润性生长，坏死，出血

组织病理学检查

组织学特征

- 分为角化型和非角化型两种亚型
- 角化型鳞状细胞癌
  - 发生率为80%~85%
  - 间质浸润包括
    - 聚焦成癌巢或条索状
    - 孤立的浸润性恶性肿瘤细胞
    - 纤维组织生成，伴或不伴炎性反应的胶原沉积
  - 可见邻近上皮细胞不典型增生
    - 轻度、中度、重度不典型增生均可见
- 角化型鳞状细胞癌临床分级
  - 分为高分化、中分化、低分化
  - 高至中分化癌表现为
    - 明显的角化，可见“癌珠”，个别细胞角化
    - 细胞间桥
    - 轻度到中度核异型
    - 角化不良
    - 有丝分裂减少
  - 低分化癌表现为
    - 少见角化
    - 核异型明显
    - 有丝分裂增加，出现病理性有丝分裂
    - 局灶表现为角化
- 非角化型鳞状细胞癌
  - 发生率为15%~20%
  - 可呈蕈样或乳头状生长
  - 常表现为内生性生长，伴随广泛的肿瘤上皮细胞交联带或癌巢
    - 病灶可表现为圆形，有平滑边缘或被基底膜样物质包围
    - 可表现为重度非典型增生乳头状瘤
    - 生长方式类似于膀胱癌
  - 由长柱状细胞组成
    - 垂直指向表皮
    - 缺少角化表现
    - 局灶可出现角化，但不是特征性成分
  - 肿瘤细胞增生可表现为
    - 细胞核多形性
    - 核质比增加
    - 失去细胞极性
    - 有丝分裂增加，包括非典型有丝分裂
  - 可见上皮细胞不典型增生
    - 轻度、中度、重度不典型增生均可见

辅助检查

免疫组织化学

- 上皮细胞标志物阳性（如细胞角蛋白）
  - 不作为诊断标准
- 非角化型鳞状细胞癌表现为p16阳性
  - 不同于口咽部非角化型鳞状细胞癌，与HPV不相关
- EB病毒（–）

鉴别诊断

鼻腔鼻窦乳头状瘤

- 内生性乳头状瘤
- 组织学特点
  - 含黏液的鳞状上皮细胞呈乳头状增生
  - 上皮内黏液囊肿
  - 内生或内翻生长
    - 内生性生长入基质
  - 上皮细胞具有同形细胞核
    - 细胞异型可见
    - 基底层和副基底层可见有丝分裂，非典型有丝分裂不可见
  - 表皮内可见慢性炎症细胞浸润
- 与肿瘤鉴别
  - 缺少恶性细胞形态
  - 缺少浸润性生长
    - 巢状或束状
    - 孤立的浸润性恶性肿瘤细胞
    - 结缔组织增生
    - 无细胞间链接

口咽部非角化型鳞状细胞癌

- 甲状腺或舌根部肿瘤
- 口咽部非角化型鳞状细胞癌与鼻窦非角化型鳞状细胞癌相比有以下特点
  - 中央坏死（粉刺样癌）的癌巢浸润生长
  - 可见孤立的恶性肿瘤细胞或小灶癌巢浸润生长
    - 伴随淋巴细胞浸润

- 可不伴结缔组织增生
- 常转移至颈淋巴结
  - 单侧或双侧
- 在原发灶确诊之前可能已经发生病灶转移
  - 主要病灶很小和（或）位于隐窝上皮细胞给临床检查造成困难
  - PET检查有利于原发灶的确诊
- 与HPV16紧密相关
  - 通过免疫反应、PCR或原位杂交显示p16
  - p16阳性是口咽部癌的可靠指标（扁桃体和舌根肿瘤）
  - p16表达与HPV16表达相关（HPV相关性鳞状细胞癌）
- 与HPV阴性头颈部鳞状细胞癌（HNSCC）相比，HPV阳性HNSCC有以下特点
  - 无明确HNSCC危险因素的患者易发
  - 预后较好（更好的总体及特定生存期）
  - 对放射治疗敏感

NUT中线癌

- 肿瘤原发于中线上皮组织伴t（15;19）染色体易位，激活*BRDT4-NUT*致癌基因
- 病灶不仅发生在中线位置，还包括
  - 鼻窦、鼻咽
  - 眼眶
  - 声门上区（会厌软骨）
  - 气管、胸腺、纵隔、肺
- 女性多于男性
- 儿童、青年多发
  - 可见于老年人
- 低分化或未分化鳞状细胞癌
  - 鳞状细胞分化病例超过80%
  - 伴或不伴有角化
- 免疫组织化学
  - 细胞角蛋白（+）
  - CD34（+）
- 细胞遗传学与分子遗传学
  - 染色体易位疾病标志物
  - t（15; 19）导致致癌基因*BRD4-NUT*融合
  - 部分患者有*NUT*与*BRD4*基因融合点（*BRD4-NUT* 融合型）
  - 部分患者缺少*NUT*与*BRD4*基因融合点（*NUT*异变型）
- 死亡率高
  - 相对于*BRD4-NUT* 融合型，*NUT*异变型更少有暴发性临床症状
- 易于广泛扩散

参考文献

1. Agger A et al: Squamous cell carcinoma of the nasal vestibule 1993-2002: a nationwide retrospective study from DAHANCA. Head Neck. 31(12): 1593-9, 2009
2. Haack H et al: Diagnosis of NUT midline carcinoma using a NUT-specific monoclonal antibody. Am J Surg Pathol. 33(7): 984-91, 2009
3. Stelow EB et al: Carcinomas of the upper aerodigestive tract with rearrangement of the nuclear protein of the testis(NUT) gene (NUT midline carcinomas). Adv Anat Pathol. 16(2): 92-6, 2009
4. Allen MW et al: Long-term radiotherapy outcomes for nasal cavity and septal cancers. Int J Radiat Oncol Biol Phys. 71(2): 401-6, 2008
5. Dowley A et al: Squamous cell carcinoma of the nasal vestibule: a 20-year case series and literature review. J Laryngol Otol. 122(10): 1019-23, 2008
6. Stelow EB et al: NUT rearrangement in undifferentiated carcinomas of the upper aerodigestive tract. Am J Surg Pathol. 32(6): 828-34, 2008
7. Fasunla AJ et al: Sinonasal malignancies: a 10-year review in a tertiary health institution. J Natl Med Assoc. 99(12): 1407-10, 2007
8. Hoppe BS et al: Treatment of nasal cavity and paranasal sinus cancer with modern radiotherapy techniques in the postoperative setting the MSKCC experience. Int J Radiat Oncol Biol Phys. 67(3): 691-702, 2007
9. El-Mofty SK et al: Prevalence of high-risk human papillomavirus DNA in nonkeratinizing (cylindrical cell) carcinoma of the sinonasal tract: a distinct clinicopathologic and molecular disease entity. Am J Surg Pathol. 29(10): 1367-72, 2005
10. Bhattacharyya N: Cancer of the nasal cavity: survival and factors influencing prognosis. Arch Otolaryngol Head Neck Surg. 128(9): 1079-83, 2002
11. Dulguerov P et al: Nasal and paranasal sinus carcinoma: are we making progress? A series of 220 patients and a systematic review. Cancer. 92(12): 3012-29, 2001
12. Paulino AF et al: Epstein-Barr virus in squamous carcinoma of the anterior nasal cavity. Ann Diagn Pathol. 4(1): 7-10, 2000
13. Hermans R et al: Squamous cell carcinoma of the sinonasal cavities. Semin Ultrasound CT MR. 20(3): 150-61, 1999
14. Tufano RP et al: Malignant tumors of the nose and paranasal sinuses: hospital of the University of Pennsylvania experience 1990-1997. Am J Rhinol. 13(2): 117-23, 1999
15. Harbo G et al: Cancer of the nasal cavity and paranasal sinuses. A clinico-pathological study of 277 patients. Acta Oncol. 36(1): 45-50, 1997
16. Taxy JB: Squamous carcinoma of the nasal vestibule: an analysis of five cases and literature review. Am J Clin Pathol. 107(6): 698-703, 1997
17. Haraguchi H et al: Malignant tumors of the nasal cavity: review of a 60-case series. Jpn J Clin Oncol. 25(5): 188-94, 1995
18. Spiro JD et al: Squamous carcinoma of the nasal cavity and paranasal sinuses. Am J Surg. 158(4): 328-32, 1989

鳞状细胞癌

影像学及显微镜下特征

（左图）轴位T1 C+MRI 脂肪抑制扫描，显示上颌窦鳞状细胞癌，V_2 神经周围瘤，翼腭窝，可见翼管。（右图）周围神经完全被鳞状上皮肿瘤细胞包围，这与临床主诉疼痛相关，头颈部疼痛提示恶性肿瘤

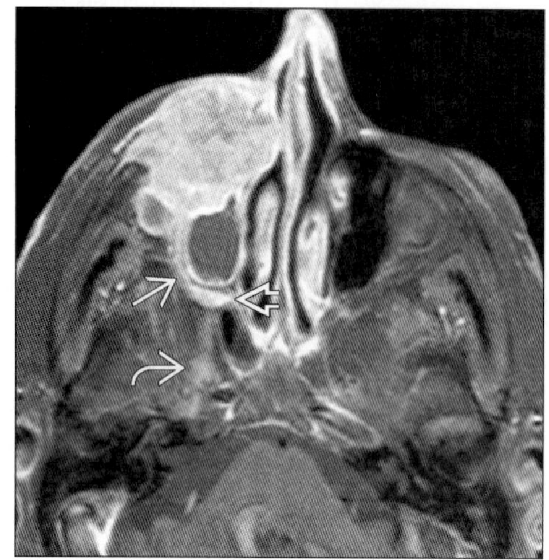

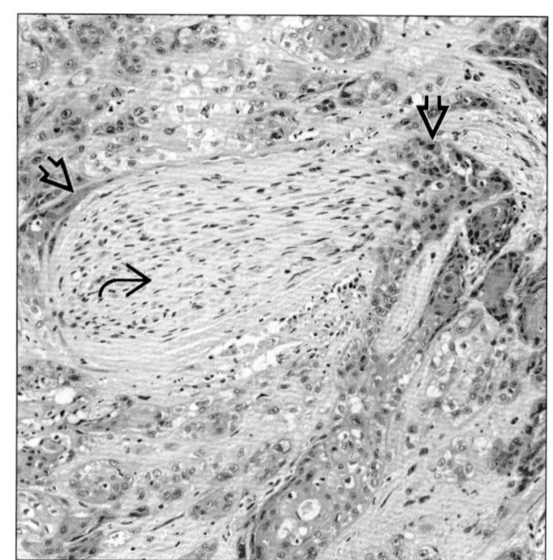

（左图）冠状CT扫描显示进展期鳞状细胞癌伴随骨结构破坏，并侵犯鼻腔与上颌骨。（右图）活检显示鳞状上皮肿瘤细胞广泛浸润，包括嗜神经性（未显示）、侵入血管壁（未显示）与骨浸润。低分化的癌巢浸润骨组织

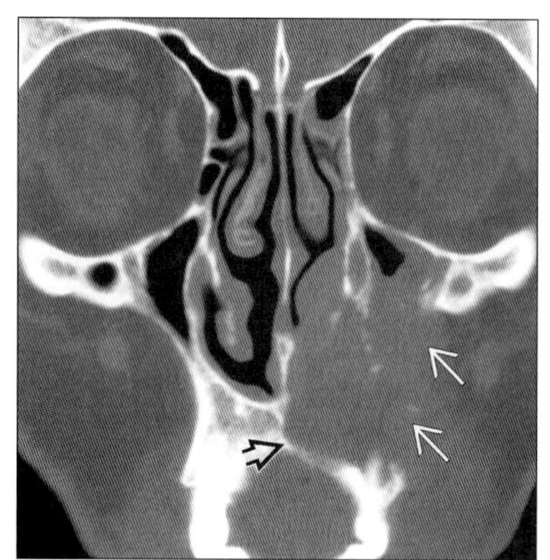

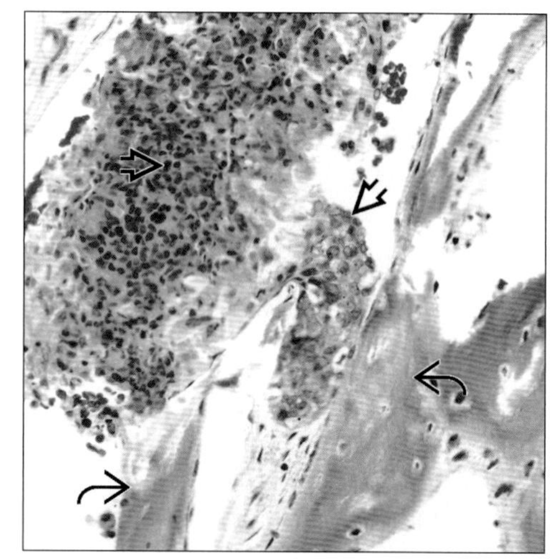

（左图）与高分化鳞状细胞癌比较，中分化角化型鳞状细胞癌显示出细胞核多形性，分化级别更低但仍能分辨出角化与细胞间桥。（右图）低分化鳞状细胞癌中，鳞状上皮细胞分化级别很低，癌巢局限生长与典型的角化细胞有助于确诊

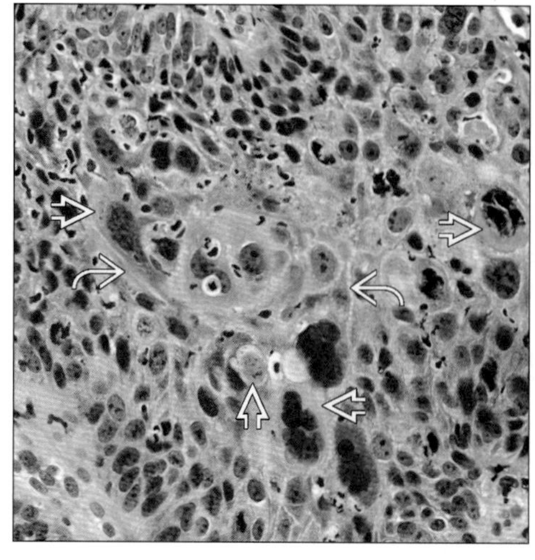

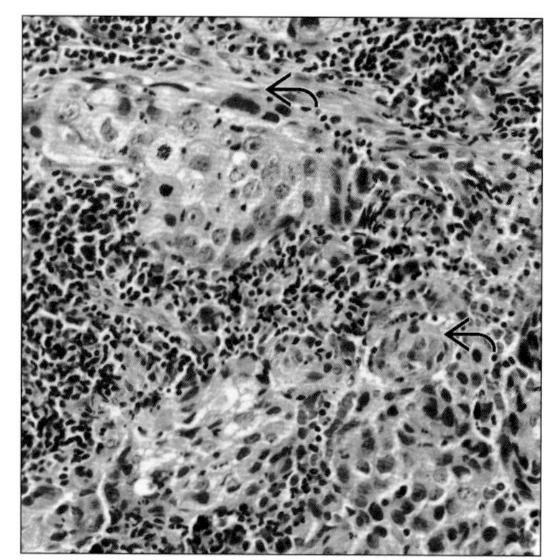

鳞状细胞癌

显微镜下特征

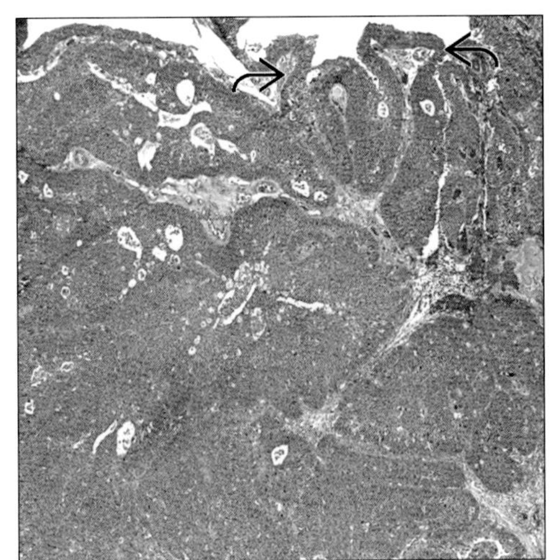

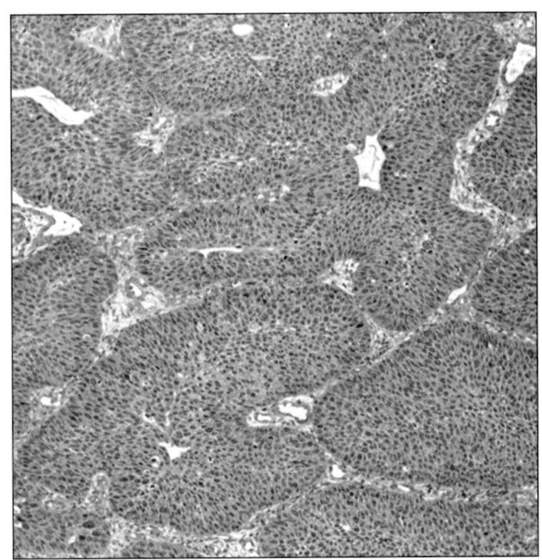

（左图）未分化鳞状细胞癌原发于表皮⇨，肿瘤上皮细胞巢向黏膜下层、基质层浸润（内翻性）。（右图）生长方式包括肿瘤上皮交联带，这是鼻窦非角化肿瘤的典型特征而鼻窦乳头状瘤缺乏该特点

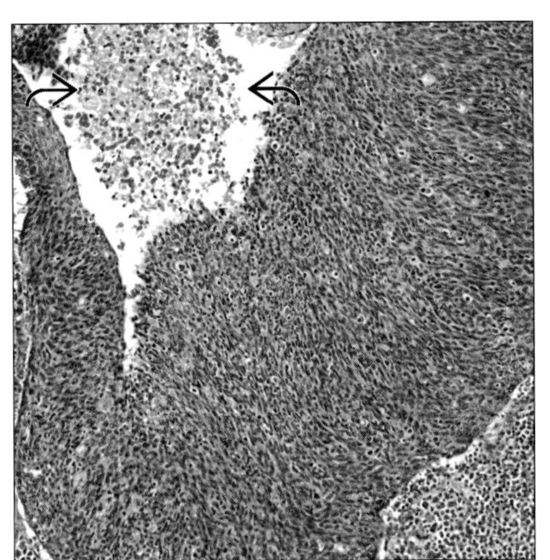

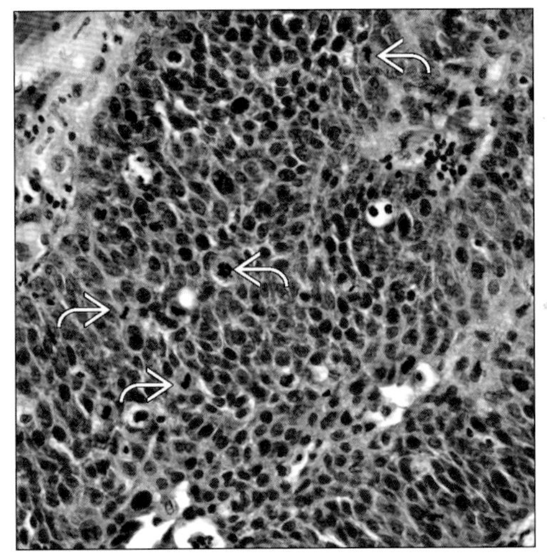

（左图）非角化肿瘤上皮细胞，出现囊性变⇨。（右图）非角化型鳞状细胞癌显示细胞核多形性、胞核深染、细胞极性缺失、核质比增大、有丝分裂增加➡。即使有局灶角化，但只要大部分病灶满足非角化型鳞状细胞癌特征，即可确诊非角化型鳞状细胞癌（未显示）

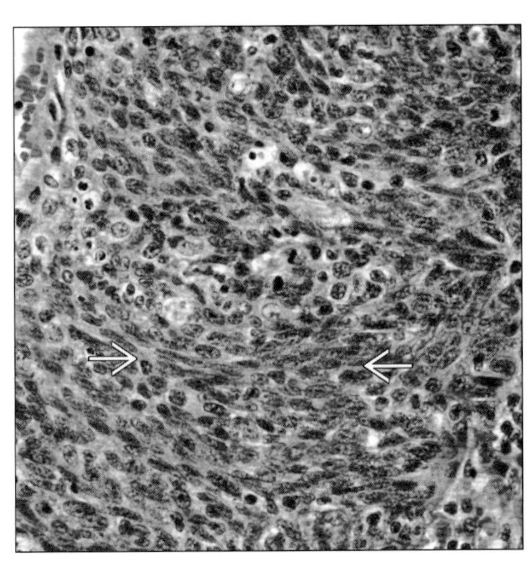

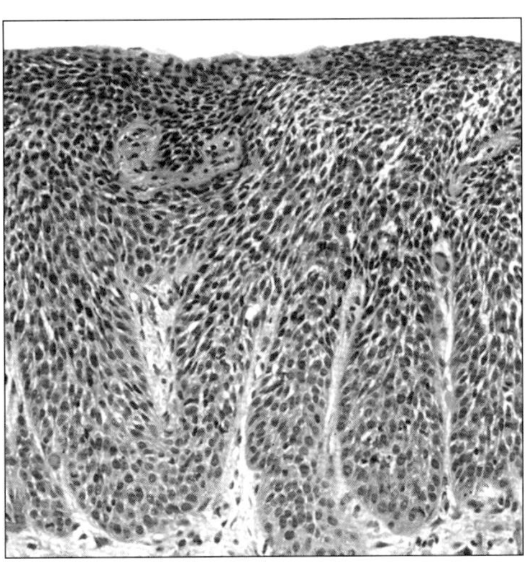

（左图）非角化型鳞状细胞癌病灶可见梭形细胞➡。（右图）原位癌有时可见。鳞状细胞癌镜下特征可与口咽部（扁桃体、舌根部）非角化型肿瘤相似。后者持续表达p16（+），然而鼻窦肿瘤与HPV无相关性

鼻窦未分化癌

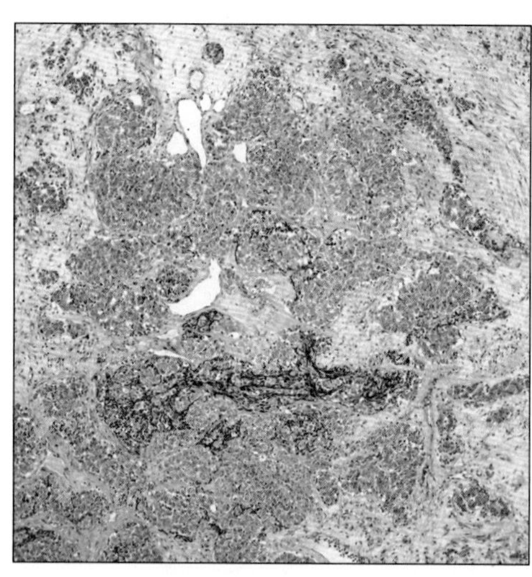

（左图）浸润癌中可见连续非特异性小叶、小梁生长，SNUC常见。其他高分期SNT恶性肿瘤中也可见类似特征

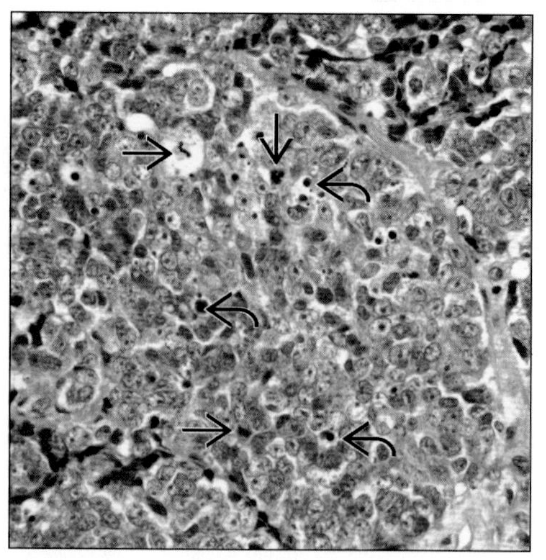

（右图）未分化肿瘤细胞显示泡状核、小核仁、模糊的细胞边缘。有丝分裂➡与单个细胞凋亡↶

专业术语

缩写

- 鼻窦未分化癌 （SNUC）
- 鼻腔鼻窦（SNT）

定义

- SNUC原来被定义为发生在鼻腔和鼻窦的高分期恶性肿瘤
  - 组织起源不明
  - 伴或不伴神经内分泌分化
  - 无鳞状上皮及腺上皮分化
- 目前普遍认为SNUC是一种进展迅速的具有特殊临床病理学特征的癌
  - 组织起源不明
  - 主要表现为局部浸润扩散
  - 由多形性肿瘤细胞组成，常伴坏死
  - 应与淋巴上皮肿瘤、嗅神经母细胞瘤区别

病因/发病机制

特发性

- 病因不明
- EB病毒（-）
  - 亚洲、意大利SNUC患者中检测到EB病毒RNA
- 部分患者于鼻咽癌放射治疗后发病
- 虽然无明确致病因素，但吸烟与镍暴露被认为与SNUC发生相关
- 视网膜母细胞瘤基因缺失可能与SNUC发生有关

临床表现

流行病学

- 发病率
  - 不常见
    - 发病率增加才逐渐被认知
- 年龄
  - 任何年龄段均可见，包括
    - 30~90岁
    - 中位年龄60岁
- 性别
  - 男性多于女性

部位

- 广泛浸润且易多发
  - 鼻腔
  - 单个或多个鼻窦
  - 眼眶、颅底、脑

症状

- 多种临床症状
  - 鼻塞、鼻出血、眼球突出、视力障碍（复视）
  - 面部疼痛
  - 累及脑神经相关症状
- 临床症状可在短时间内（数周至数月）迅速进展，为该病特征
  - 通常不伴随其他鼻窦恶性肿瘤急性发作
  - 急性发作是非特异性表现，但有助于确诊

治疗

- 选择、风险及并发症
  - SNUC的最佳治疗方法有不确定性
    - 通过多种治疗形式，确定最佳药物治疗药物、剂量，最佳放射治疗药物及靶点
    - 多用治疗手段能够使病情显著缓解
    - 对于有手术禁忌的患者，选用特定的化学治疗
    - 手术切除后，采取辅助化学治疗

鼻窦未分化癌

要点

专业术语
- 目前普遍认为SNUC是一种进展迅速的特殊肿瘤
  - 组织起源不明
  - 主要表现为局部浸润扩散
  - 由坏死的多形性肿瘤细胞组成
  - 应与淋巴上皮肿瘤、嗅神经母细胞瘤相鉴别

临床表现
- 广泛浸润且多发
- 临床症状可在短时间内（数周至数月）迅速进展

组织病理学检查
- 表现为肿瘤细胞过度增生，排列成小叶状、梁状、片状、带状、实性等
- 高级别未分化肿瘤特点
  - 有丝分裂增加，可包含非典型有丝分裂
  - 明显肿瘤细胞坏死（交界区域、单个细胞）
  - 淋巴管及血管浸润，神经浸润

辅助检查
- 不是诊断依据
- 上皮黏蛋白（一）

预后
- 高度浸润肿瘤预后较差，不能手术切除，放射治疗不敏感
- 平均生存期4个月
- 手术切除范围取决于肿瘤控制情况
- 外科根治术及放射治疗后，可采取药物治疗（环磷酰胺、阿霉素、长春新碱）延长生存期
- 局部复发常见
  - 反映发病率与死亡率
- 转移灶可发生在骨、脑、肝脏和颈淋巴结

影像学检查

放射学检查
- CT及MR显示大肿块（鼻窦）伴随局部浸润，突破骨壁累及眼眶和（或）颅骨
- 可见颅内转移

大体检查

一般特征
- 边界模糊，呈蕈样生长
  - 伴随相邻组织浸润，包括骨壁破坏

大小
- 最大可大于4cm

组织病理学检查

组织学特征
- 表现为细胞过度增生
  - 小叶状、梁状、片状、实性、带状
- 非典型增生，可不表现为原位癌
  - 偶尔可见
  - 非上皮细胞病变所致溃疡多见
- 浸润细胞包括
  - 中型、大型多角细胞
  - 卵圆形、深染的泡状细胞核
  - 不突出或突出的细胞核
  - 可见明显细胞边界，大量嗜酸性染色的细胞质，细胞膜不清
  - 细胞质透明
- 其他表现
  - 核质比增加
  - 有丝分裂增加，可包含非典型有丝分裂
  - 明显肿瘤细胞坏死（交界区域、单个细胞）和凋亡
  - 可表现为血管及淋巴管浸润，神经浸润
- 3种细胞类型
  - "Western"细胞特点
    - 有卵圆形深染的细胞核
    - 不突出或小的核仁
    - 淡红或双嗜性胞质
  - 与鼻咽癌未分化细胞类似
    - 泡状核，核仁明显
    - 主要可见（但不限于）亚洲患者
  - 大细胞形态与肺癌类似
    - 多形性细胞核，嗜酸性深染核仁
    - 主要可见（但不限于）亚洲患者
- 3种细胞形态在单个肿瘤中可见
- 神经元纤维与神经结不明显
- 鳞状上皮细胞与腺细胞分化不可见
- 极少数病例有鳞状上皮细胞分化，诊断标准如下
  - 临床指标与SNUC密切相关（急性发作）
  - 鳞状上皮病灶（角化性与非角化性桥）局限
  - SNUC病灶组织学特征明显
  - 注意：SNUC肿瘤可见伴突发角化的未分化癌细胞

辅助检查

组织化学
- 不是诊断依据
- 上皮黏蛋白（-）

恶性肿瘤

鼻窦未分化癌

鉴别诊断

嗅神经母细胞瘤（高级别）

- 神经特异性烯醇化酶
  - 常见阳性标记
  - 弥漫强阳性
- S-100蛋白（特征性的外周或支持细胞样结构）
- 神经内分泌标志物（嗜铬粒蛋白、突触小泡蛋白、CD57、CD56）不同程度阳性
- 细胞角蛋白（-）
  - 可见灶状阳性染色
  - SNUC中缺乏弥漫性染色
  - 极少嗅神经肿瘤有弥漫细胞角蛋白染色

小细胞未分化神经内分泌癌（SCUNC）

- 神经内分泌标志物（嗜铬粒蛋白、突触小泡蛋白、CD57）
- SNUC中不同程度阳性反应，神经内分泌标志物常为阴性

非角化型未分化型鼻咽癌（NPC）

- 临床、影像学标准为实体肿瘤
- EB病毒（+）
  - SNUC中缺乏EB病毒染色
- SNUC中不同细胞角蛋白染色
  - NPC：CK5/6、CK13（+）
  - SNUC：CK5/6、CK13（-）

鼻腔淋巴上皮癌

- 肿瘤形态与SNUC有交叉
- 放射治疗后转归良好
- EB病毒
  - SNUC中缺乏EB病毒染色

黏膜恶性黑色素瘤（MMM）

- S-100、HMB45、Melan-A、酪氨酸酶均阳性
- 细胞角蛋白（-）

鼻型NK/T 细胞淋巴瘤

- 淋巴系统标志物（CD45、CD3、CD56、其他）阳性
- 细胞角蛋白（-）（阳性率<5%）
- 上皮细胞及肌上皮细胞标志物p63有时阳性

横纹肌肉瘤（RMS）

- 结合蛋白、肌动蛋白、肌红蛋白、肌细胞生成素均阳性
- 细胞角蛋白（-）（阳性率<5%）
- 有时可见CD56（+）/CD57（+）

角化型SCC

- 鳞状上皮分化（角化，细胞间桥）
- 上皮非典型增生
- SNUC中不同细胞角蛋白染色
  - SCC：CK5/6、CK13、CK14（+）
  - SNUC：CK5/6、CK13、CK14（-）

非角化型鳞状上皮细胞癌（NKSCC）

- 瘤体交界性生长
- 可见p16（+）
- SNUC中不同细胞角蛋白染色
  - NKSCC：CK5/6、CK13、CK14（+）；CK7（-）
  - SNUC：CK5/6、CK13、CK14（-）；CK7（+）

原始神经外胚瘤PNET/尤因肉瘤

- FLI-1（胞核）与CD99（O13）阳性
- 上皮标志物可阴性或阳性
- t（11；22）（q24；q12）易位

NUT中线癌

- 鳞状上皮低分化或未分化癌
  - 鳞状上皮分化病例超过80%
- 特定染色体易位
  - t（15;19）导致致癌基因*BRD4-NUT*融合

诊断要点

临床病理特点

- 症状时间
  - 主要症状可在短时间内进展（数周至数月）
- 其他鼻腔恶性肿瘤无典型急性发作
- 急性发作有助于临床诊断

参考文献

1. Menon S et al: Sinonasal malignancies with neuroendocrine differentiation: case series and review of literature. Indian J Pathol Microbiol. 53(1): 28-34, 2010
2. Cordes B et al: Molecular and phenotypic analysis of poorly differentiated sinonasal neoplasms: an integrated approach for early diagnosis and classification. Hum Pathol. 40(3): 283-92, 2009
3. Wenig BM: Undifferentiated malignant neoplasms of the sinonasal tract. Arch Pathol Lab Med. 133(5): 699-712, 2009
4. Schmidt ER et al: Diagnosis and treatment of sinonasal undifferentiated carcinoma: report of a case and review of the literature. J Oral Maxillofac Surg. 66(7): 1505-10, 2008
5. Stelow EB et al: NUT rearrangement in undifferentiated carcinomas of the upper aerodigestive tract. Am J Surg Pathol. 32(6): 828-34, 2008
6. Weinreb I et al: Non-small cell neuroendocrine carcinoma of the sinonasal tract and nasopharynx. Report of 2 cases and review of the literature. Head Neck Pathol. 1(1): 21-6, 2007
7. Mendenhall WM et al: Sinonasal undifferentiated carcinoma. Am J Clin Oncol. 29(1): 27-31, 2006
8. Ejaz A et al: Sinonasal undifferentiated carcinoma: clinical and pathologic features and a discussion on classification, cellular differentiation, and differential diagnosis. Adv Anat Pathol. 12(3): 134-43, 2005

鼻窦未分化癌

免疫组织化学标记

IHC	SNUC	ONB	SCUNC	MMM	NK/T	RMS
CK	+	–	+	–	–	–
p63	±	–	±	–	±	–
CK5/6	+	–	–	–	–	–
CHR	±	+	+	–	–	–
SYN	±	+	+	–	—	–
CD57	–	+	+	–	–	±
NSE	–（局部+）	+	+	±	–	–
S-100 蛋白	–（局部+）	+（边缘+）	+(边缘不可见）	+（弥漫）	–	–
VIM	–	±	±	+（弥漫）	±	+
黑素细胞标志物	–	–	–	+	–	–
CD45RB	–	–	–	–	+	–
CD56	±	+	+	–	+	±
肌蛋白标志物	–	–	–	–	–	+
EBER	–	–	–	–	+	–

SNUC- 鼻腔未分化癌；ONB- 嗅神经母细胞瘤；SCUNC- 小细胞未分化神经内分泌癌；MMM- 黏膜亚性黑色素瘤；NK/T- 鼻型 NK/T 细胞淋巴瘤；RMS- 横纹肌肉瘤；CK- 细胞角蛋白（AE1/AE3、CAM5.2）；CHR- 嗜铬粒蛋白；SYN- 突触小泡蛋白；NSE- 神经特应性烯醇酶；VIM- 波形蛋白；EBER-EB 病毒编码 RNA。黑素细胞标志物包括 HMB-45、Melan-A 与酪氨酸酶。肌蛋白标志物包括结蛋白、肌红蛋白、肌细胞生成蛋白

9. Enepekides DJ: Sinonasal undifferentiated carcinoma: an update. Curr Opin Otolaryngol Head Neck Surg. 13(4): 222–5, 2005
10. Iezzoni JC et al: “Undifferentiated” small round cell tumors of the sinonasal tract: differential diagnosis update. Am J Clin Pathol. 124 Suppl: S110–21, 2005
11. Kim BS et al: Sinonasal undifferentiated carcinoma: case series and literature review. Am J Otolaryngol. 25(3): 162–6, 2004
12. Kramer D et al: Sinonasal undifferentiated carcinoma: case series and systematic review of the literature. J Otolaryngol. 33(1): 32–6, 2004
13. Franchi A et al: Sinonasal undifferentiated carcinoma, nasopharyngeal-type undifferentiated carcinoma, and keratinizing and nonkeratinizing squamous cell carcinoma express different cytokeratin patterns. Am J Surg Pathol. 26(12): 1597–604, 2002
14. Jeng YM et al: Sinonasal undifferentiated carcinoma and nasopharyngeal-type undifferentiated carcinoma: two clinically, biologically, and histopathologically distinct entities. Am J Surg Pathol. 26(3): 371–6, 2002
15. Musy PY et al: Sinonasal undifferentiated carcinoma: the search for a better outcome. Laryngoscope. 112(8 Pt1): 1450–5, 2002
16. Cerilli LA et al: Sinonasal undifferentiated carcinoma: immunohistochemical profile and lack of EBV association. Am J Surg Pathol. 25(2): 156–63, 2001
17. Smullen JL et al: Sinonasal undifferentiated carcinoma: a review of the literature. J La State Med Soc. 153(10): 487–90, 2001
18. Houston GD et al: Sinonasal undifferentiated carcinoma: a distinctive clinicopathologic entity. Adv Anat Pathol. 6(6): 317–23, 1999
19. Phillips CD et al: Sinonasal undifferentiated carcinoma: CT and MR imaging of an uncommon neoplasm of the nasal cavity. Radiology. 202(2): 477–80, 1997
20. Mills SE et al: “Undifferentiated” neoplasms of the sinonasal region: differential diagnosis based on clinical, light microscopic, immunohistochemical, and ultrastructural features. Semin Diagn Pathol. 6(4): 316–28, 1989
21. Levine PA et al: Sinonasal undifferentiated carcinoma: a distinctive and highly aggressive neoplasm. Laryngoscope. 97(8 Pt 1): 905–8, 1987
22. Frierson HF Jr et al: Sinonasal undifferentiated carcinoma. An aggressive neoplasm derived from schneiderian epithelium and distinct from olfactory neuroblastoma. Am J Surg Pathol. 10(11): 771–9, 1986

鼻窦未分化癌

影像学及显微镜下特征

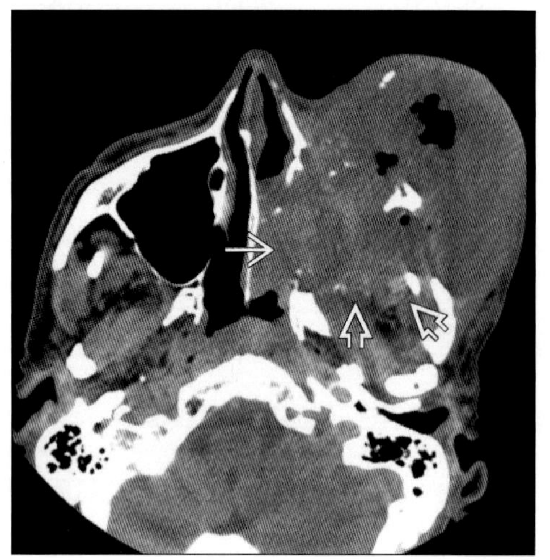

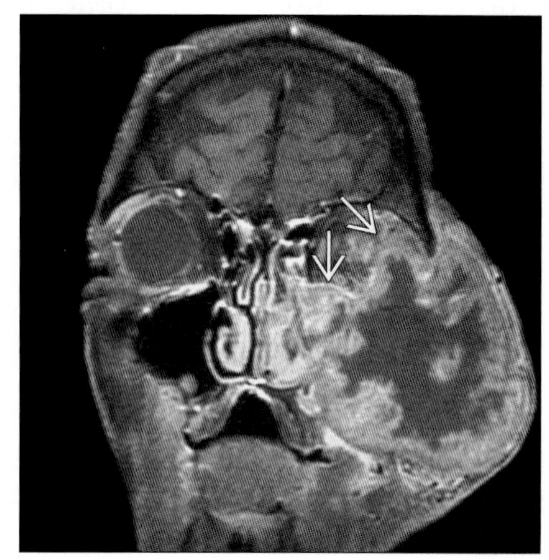

（左图）轴向NECT显示肿块位于左上颌骨伴大片骨质破坏区，并浸润至鼻腔➡、咀嚼肌间隙➡与面颊部软组织。病变坏死处可见含气空腔。（右图）冠状T1 C+FS MRI显示肿块中心坏死区外围有增厚、结节状的边缘。眼眶可见明显浸润➡

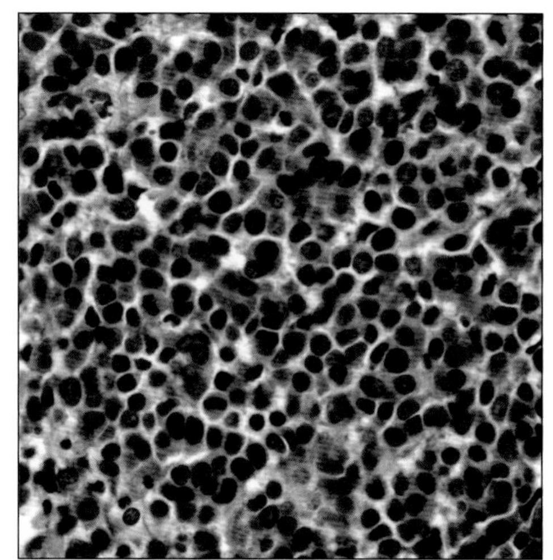

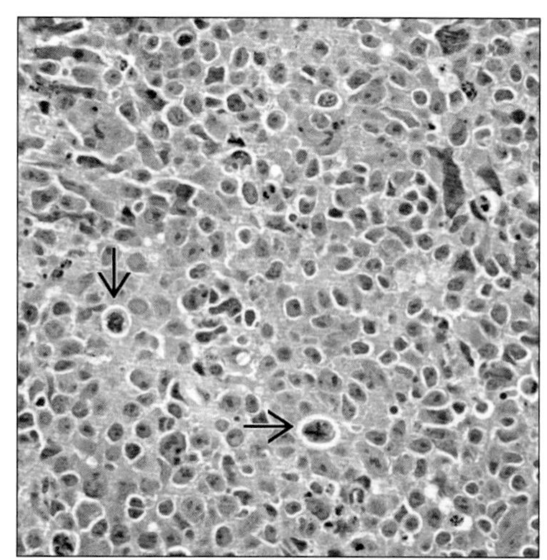

（左图）Western现象：圆形或椭圆形深染胞核，核仁小而不明显，胞质嗜双色性。（右图）未分化肿瘤细胞增殖与肺癌细胞相似，较大的多边形细胞伴多形性细胞核，核仁嗜伊红，胞质含量中等，可见非典型有丝分裂➡

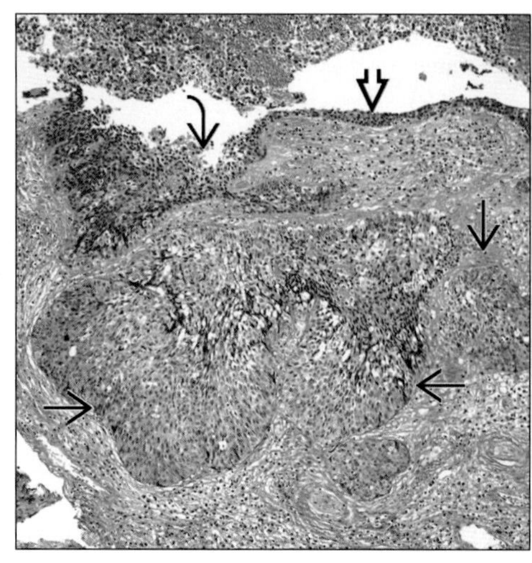

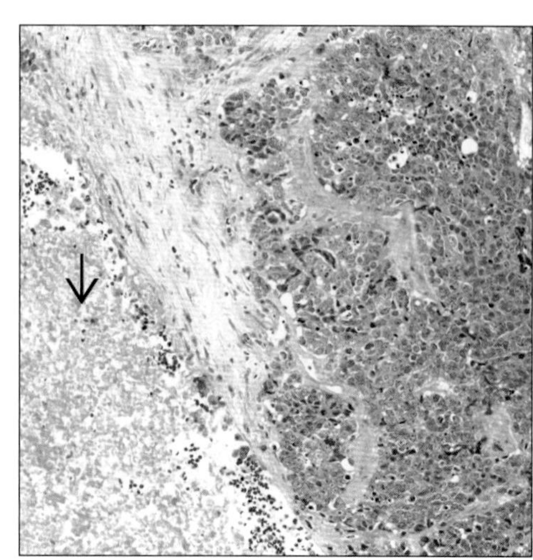

（左图）非肿瘤性上皮细胞（鳞状上皮化生➡）、肿瘤细胞➡相移行。SNUC中少见上皮内瘤变，如有则提示SNUC原发于鼻窦黏膜上皮细胞。小叶状肿瘤浸润黏膜下层➡。（右图）除可见单个肿瘤细胞坏死，典型者可见细胞坏死融合区➡

鼻窦未分化癌

免疫组织化学特点与鉴别诊断

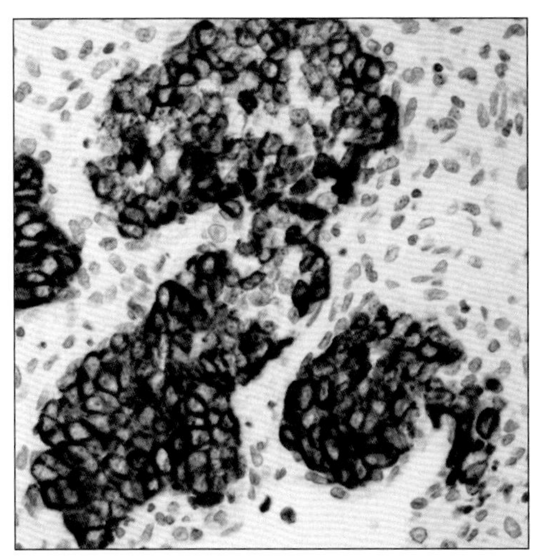

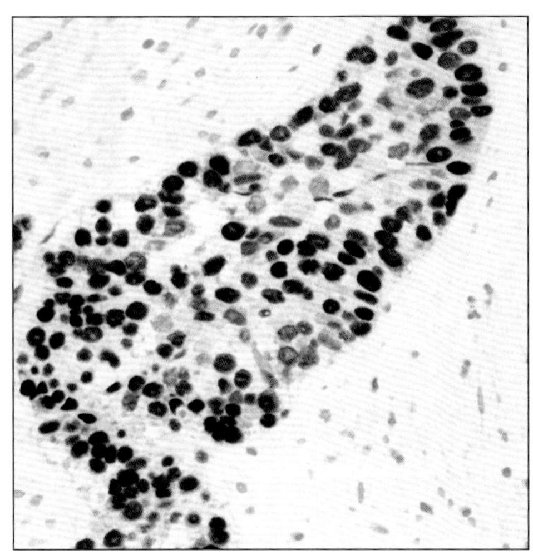

（左图）SNUC免疫组织化学常见CK阳性。（右图）p63是鳞状细胞分化标志物，即使同一肿瘤其表达也可不同。可见弥漫的（细胞核）p63阳性，但在肿瘤交界区p63阴性。在缺乏其他标志物反应时，上皮内瘤变、细胞角蛋白及p63阳性也可以支持诊断肿瘤来源于表皮

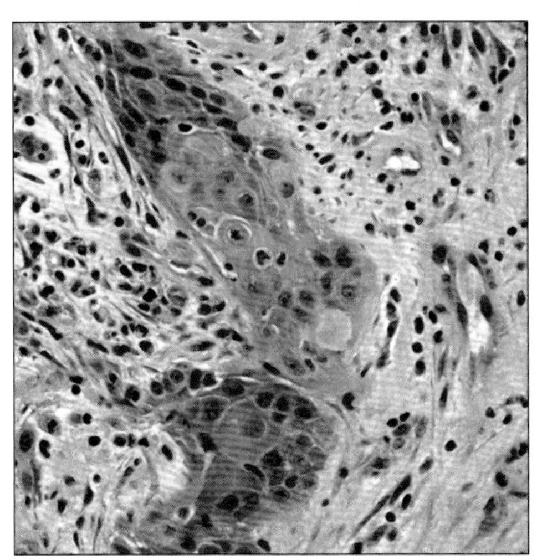

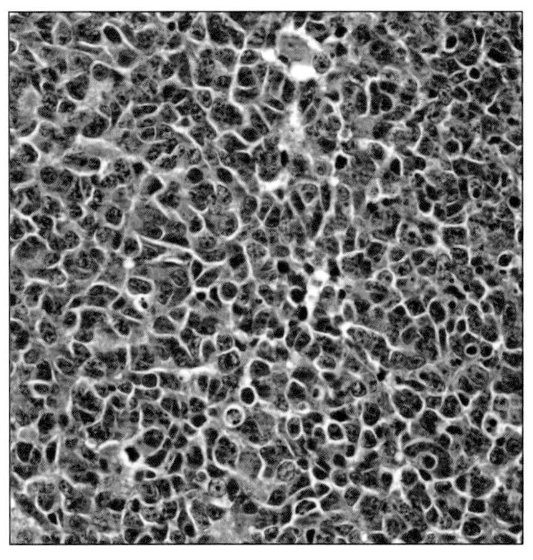

（左图）当SNUC中见鳞状上皮细胞分化时，SNUC患者的临床表现（急性发作特点）及浸润性生长方式必须存在。如果没有，可考虑其他诊断，如鳞状细胞癌或其他类型、NUT中位癌，后者需要t（15;19）易位。（右图）ONB与SNUC免疫组织化学有相似之处

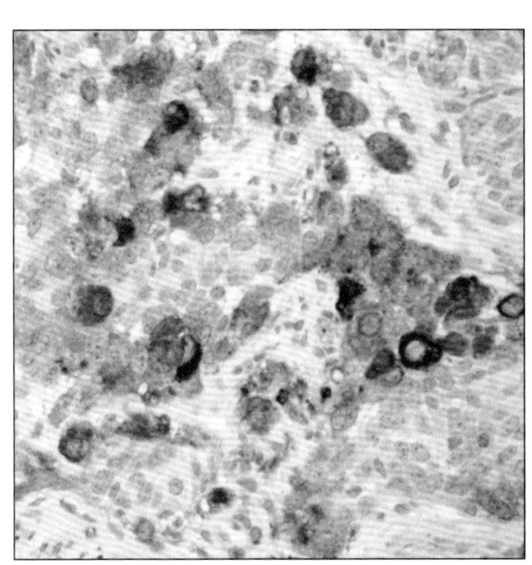

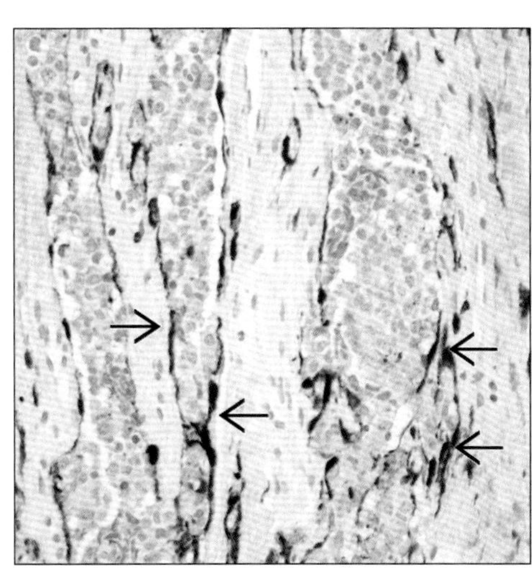

（左图）SNUC与ONB的区分需要免疫组织化学染色，ONB可见NSE弥漫阳性及角蛋白阴性（或者可见局灶性角蛋白弱阳性）。SNUC可见均匀的角蛋白阳性（弥漫、深染），可有局灶性NSE阳性。（右图）ONB可见特征性瘤细胞周围S-100蛋白阳性→，SNUC或其他高级别SNT中无该特点

淋巴上皮癌

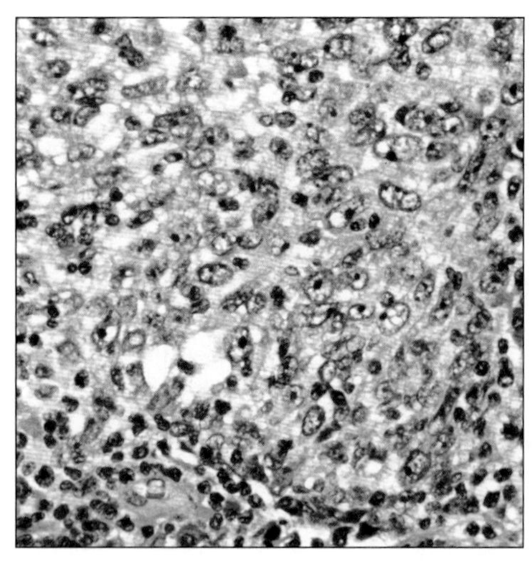

鼻窦淋巴上皮癌（LEC）可见典型细胞形态，泡状核及大而嗜酸性核仁

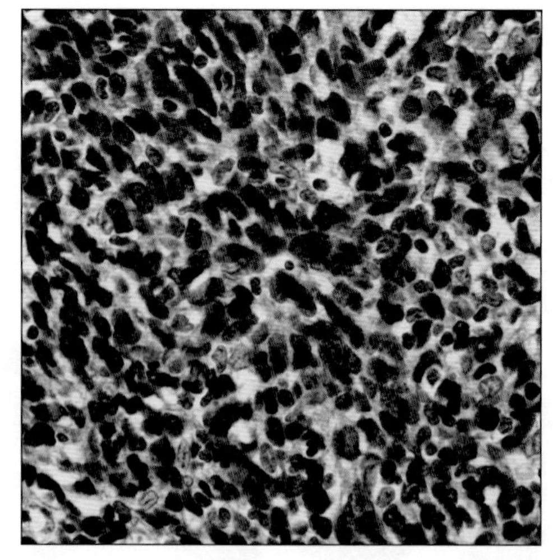

EBER阳性（伴角蛋白阳性）支持LEC诊断，同时有利于同其他鼻窦肿瘤相鉴别

专业术语

缩写

- 淋巴上皮癌（LEC）

别名

- 淋巴上皮样癌
- 鼻咽部未分化癌
- 未分化癌
- 未分化癌伴间质淋巴细胞浸润

定义

- 鼻窦的未分化癌，伴有明显的反应性淋巴浆细胞浸润，组织学上类似于鼻咽癌

病因/发病机制

致病因素

- 与EB病毒强相关
  - 几乎所有鼻窦型LEC均与EB病毒相关
  - 只有少数咽喉部LEC显示EB病毒（+）

临床表现

流行病学

- 发病率
  - 少见的鼻窦肿瘤
- 发病年龄
  - 50~70岁
- 性别
  - 男性多于女性（3：1）

部位

- 多见于鼻腔，鼻旁窦略少见
  - 极少数原发于上呼吸道、消化道黏膜
- 唾液腺（腮腺）
- 喉
- 咽

症状

- 鼻腔损害，涕中带血，鼻出血
- 眼球突出，视力障碍，可见脑神经功能障碍

治疗

- 放射治疗
  - 是有代表性的治疗选择

预后

- 取决于放射治疗的敏感性
  - 61%无瘤生存（中位随访时间48个月）

组织病理学检查

组织学特征

- 肿瘤细胞
  - 增大的圆形细胞核，明显的嗜酸性核仁，染色质松散（泡状核），缺乏嗜酸性或双嗜性细胞质
  - 缺少角化
  - 可见上皮细胞非典型增生和梭形细胞
- 由成熟的淋巴细胞与浆细胞组成的肿瘤间质
  - 可大量存在或相对缺乏
  - 大量存在时，肿瘤细胞不易发现
- 可见合体样生长方式：黏附或弥散非黏附的瘤细胞浸润
  - 无明显间质反应
- 有丝分裂、坏死少见

辅助检查

免疫组织化学

- AE1/AE3、CAM5.2阳性
  - CK5/6、CK13（+）

淋巴上皮癌

要点

专业术语

- 鼻窦未分化癌，伴有明显的反应性淋巴浆细胞浸润，组织学上类似于鼻咽癌

病因/发病机制

- 与EB病毒强相关

临床表现

- 少见的鼻窦肿瘤
- 多见于鼻腔，鼻旁窦略少见
- 预后取决于放射治疗的敏感性

组织病理学检查

- 增大的圆形细胞核，明显的嗜酸性核仁，染色质松散（泡状核）
- 缺少角化
- 明显的淋巴细胞与浆细胞组成的肿瘤间质

辅助检查

- CK（+），EBER（+）
  - EB病毒编码RNA（EBER）（+）
  - NSE（-）

鉴别诊断

鼻窦未分化癌（SNUC）

- 镜下和免疫组织化学特点与LEC类似
- 鉴别取决于临床表现、光镜下表现，与EB病毒相关
  - 临床急性发作与进展更多见SNUC
  - SNUC表现为有丝分裂象活跃、非典型有丝分裂、细胞坏死
  - SNUC与EB病毒无相关性
  - LEC中角蛋白阳性
    - SNUC: CK5/6、CK13(-)
    - LEC: CK5/6、CK13(+)

鼻咽部未分化癌

- 典型的组织学、免疫组织化学特征，与EB病毒强相关
- 鼻咽部肿瘤合并鼻窦原发肿瘤除外
  - 详细的临床/放射学评估有利于确定肿瘤来源

黏膜恶性黑色素瘤（MMM）

- S-100蛋白与黑色素细胞标志物（HMB-45、Melan-A、酪氨酸酶）阳性
- 上皮细胞标志物（角蛋白）阴性

非霍奇金淋巴瘤

- 淋巴造血系统标志物（CD45RB）、B细胞标志物、T细胞标志物、CD56等阳性
- 上皮细胞标志物（角蛋白）阴性

参考文献

1. Hajiioannou JK et al: Nasopharyngeal-type undifferentiated carcinoma (lymphoepithelioma) of paranasal sinuses: Rare case and literature review. J Otolaryngol. 35(2): 147-51, 2006
2. Franchi A et al: Sinonasal undifferentiated carcinoma, nasopharyngeal-type undifferentiated carcinoma, and keratinizing and nonkeratinizing squamous cell carcinoma express different cytokeratin patterns. Am J Surg Pathol. 26(12): 1597-604, 2002
3. Jeng YM et al: Sinonasal undifferentiated carcinoma and nasopharyngeal-type undifferentiated carcinoma: two clinically, biologically, and histopathologically distinct entities. Am J Surg Pathol. 26(3): 371-6, 2002
4. Zong Y et al: Epstein-Barr virus infection of sinonasal lymphoepithelial carcinoma in Guangzhou. Chin Med J(Engl). 114(2): 132-6, 2001

影像图库

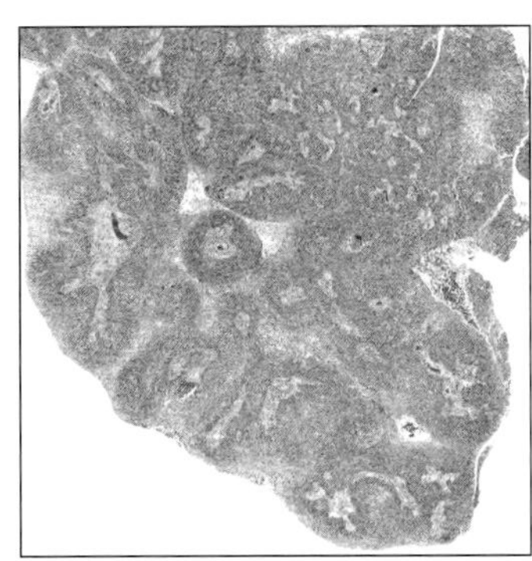

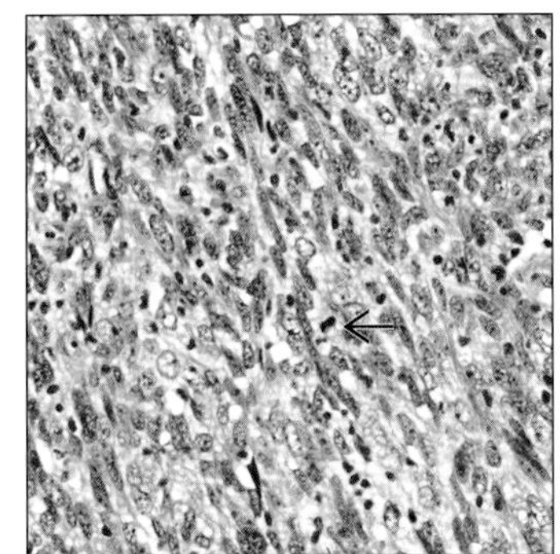

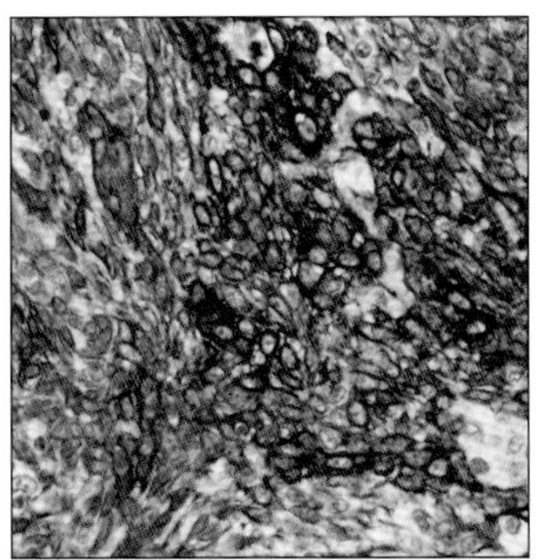

（左图）鼻窦LEC呈息肉状生长，瘤细胞条索状，组织学特征更常见于鼻窦非角化型癌，后者角蛋白（+）、EBER（-）。（中图）可见梭形肿瘤细胞，并可见有丝分裂象→。（右图）角蛋白及EBER阳性，支持LEC诊断

鼻窦肠型腺癌

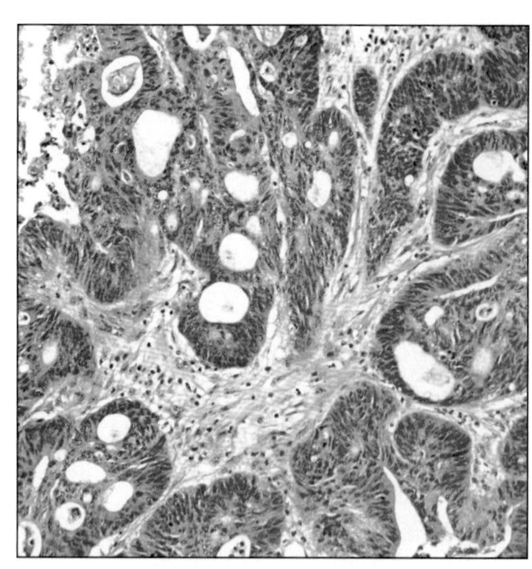

鼻窦肠型腺癌-结肠型，可见腺管样结构，与结肠腺癌特征类似

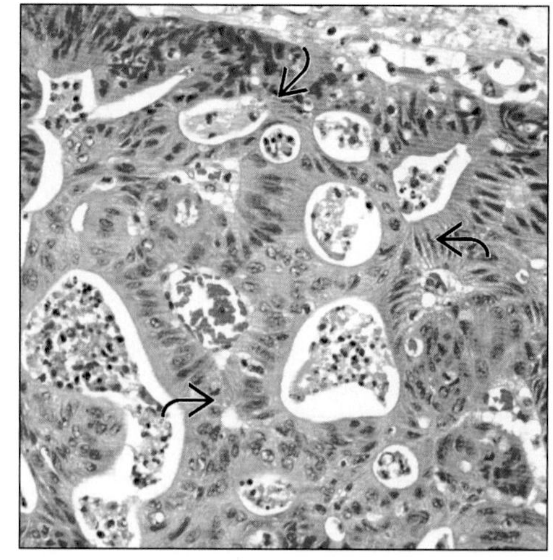

鼻窦肠型腺癌可见复杂的腺体增生➡，组织学、组织化学与免疫组织化学表现与原发结肠腺癌一致

专业术语

缩写

- 肠型腺癌（ITAC）

别名

- 结肠型腺癌
- 肠型腺癌

定义

- 一种原发于鼻腔、鼻窦的恶性腺样肿瘤，组织学上类似于肠道来源的腺癌和腺瘤

病因/发病机制

环境暴露

- 暴露于硬木灰尘、羽毛、软木灰尘
  - 高发病率可见于
    - 伐木工人
    - 制鞋厂、家具厂工人
  - 无环境暴露情况下可散在发生

临床表现

流行病学

- 发病率
  - 腺癌（所有类型）占鼻窦恶性肿瘤的10%~20%
    - ITAC少见
- 年龄
  - 大部分年龄段均可发生
    - 50~70岁多见
- 性别
  - 与环境暴露相关的ITAC
    - 男性多于女性
  - 与环境暴露不相关的ITAC
    - 女性多于男性

部位

- SNT可发生在任何部位，按照好发部位依次为
  - 筛窦>鼻腔（中、下鼻甲骨）>上颌窦

症状

- 早期症状
  - 不典型，可有不同程度的鼻塞、鼻部损害
  - 可有鼻出血
- 由于诊断不及时，症状出现时瘤体可迅速增大伴外部浸润
  - 进展期瘤体可表现为疼痛、脑神经功能障碍、视力障碍、眼球突出

治疗

- 手术方式
  - 外科切除术+放射治疗
    - 取决于瘤体范围：外科治疗可以采用局部切除术或扩大切除（上颌骨切除术、筛窦切除术）
  - 不包括颈淋巴结清除术
- 放射治疗
  - 广泛转移病灶或高级别肿瘤可采用放射疗法

预后

- 所有ITAC均被认为是潜在侵袭性、致死性肿瘤
- 累计5年生存率约为40%，大多数患者在3年内死亡
- 肿瘤侵袭进展伴随局部损害（约占50%）
- 颈部淋巴结转移及远处转移不常见，发生率分别为10%与20%
- 癌细胞浸润局部或周围重要结构及转移是导致死亡的主要因素
- 大多数患者病变表现为进展性，所以临床分期与预后无必然联系
- 组织学亚型对临床表现有指导意义
  - 乳头状型（1级）较其他组织型更为惰性

鼻窦肠型腺癌

要点

专业术语
- 一种原发于鼻腔和鼻窦的恶性腺样肿瘤，组织学上类似于肠道来源的腺癌

病因/发病机制
- 暴露于硬木灰尘、羽毛、软木灰尘
  - 伐木工人，制鞋厂、家具厂工人发病率增高
  - 无环境暴露情况下可散在发生

临床表现
- SNT可发生在任何部位，按好发部位依次为
  - 筛窦>鼻腔（中、下鼻甲骨）>上颌窦
- 外科切除术+放射治疗
- 所有ITAC均被认为是潜在侵袭性、致死性肿瘤
- 累计5年生存率约为40%，大多数患者在3年内死亡

组织病理学检查
- Barnes分型
  - 乳头型
  - 结肠型
  - 实体型
  - 黏液型
  - 混合型

辅助检查
- 胃肠型标志物
  - CK20、CDX-2、绒毛蛋白、黏蛋白相关性抗原（MUC）

- 职业暴露起源的ITAC与散发的ITAC无明显区别

影像学检查

放射学发现
- 有利于确定病灶范围及外科切除术式
- 早期损害
  - 软组织阴影
  - 小范围骨质破坏
- 进展期损害
  - 骨转移灶
  - 浸润邻近组织
    - 如眼眶、颅腔

组织病理学检查

组织学特点
- 2种组织学分型方法
  - Barnes分型与Kleinsasser和Schroeder分型
    - 两种方法均被接受，简化版Barnes分型更常用
  - Barnes分型
    - 乳头型
    - 结肠型
    - 实体型
    - 黏液型
    - 混合型
  - Kleinsasser和Schroeder分型
    - 乳头状柱状细胞型(PTCC) Ⅰ～Ⅲ(Ⅰ=高分化、Ⅱ=中分化、Ⅲ=低分化)
    - 腺泡杯状细胞型
    - 印戒细胞型
    - 过渡型
- **乳头型**
  - 占全部病例的18%
  - 以乳头样结构为主，偶尔伴有腺管状结构。轻微的细胞异型性，有丝分裂象少见
- **结肠型**
  - 占全部病例的40%
  - 主要以小管样-腺样结构组成，乳头样结构少见，核异型性更加明显，有丝分裂象增多
- **实体型**
  - 占全部病例的20%
  - 无明显腺样分化。特征性的改变为实性和梁状生长模式为主伴有散在的腺管结构
  - 肿瘤细胞为小立方细胞，圆形空泡状细胞核，细胞核具有明显异型性，有丝分裂象更多见，核仁明显
- **黏液型**
  - 较少见
  - 一种模式表现为
    - 实性细胞团、单独的腺体、印戒细胞、短的乳头，其中有或无纤维血管组成的轴心
    - 黏液主要在细胞内，黏液样基质也可以看到
  - 另一种模式表现为
    - 大而分化好的腺体，其内含被黏液或细胞外的黏液湖挤压向外扩张
    - 黏液湖被一些纤维间隔所分隔，形成腺泡状结构
    - 立方细胞或杯状细胞常单层排列在黏液湖周围
    - 黏液溢出可引起炎性反应，包括多核巨细胞反应
    - 肿瘤中黏液组成占较大比重（>50%），与结肠腺癌相似，也可以归为黏液型
- 无论是环境暴露相关还是散发，均以乳头型与结肠型最为常见
- 不考虑以上肿瘤组织学分型，ITAC在组织学上和正常的肠黏膜有些相似
  - 吸收上皮细胞、潘氏细胞、肠嗜铬细胞、黏膜肌层
- 在极少数病例中，肿瘤分化很好，柱状细胞表面富有绒毛，外观上和吸收细胞相似
  - 部分病例中绒毛下见似肠黏膜肌的平滑肌束
- **混合型**
  - 极少见
  - 由前面描述的各种类型成分的两种或多种混合而成

鼻窦肠型腺癌

辅助检查

组织化学
- 黏蛋白卡红染色
  - 细胞质及管腔内阳性
- PAS
  - 细胞质及管腔PAS（+）

免疫组织化学
- 胃肠型标志物
  - CK20阳性（高达86%）
  - CDX-2是一种核转化因子，与肠上皮分化有关，弥漫表达于肠型腺癌中，在ITAC中也总是呈阳性表达
  - ITAC证明有肠上皮的特征
  - 黏蛋白相关性抗原（MUC）包括MUC2（+）、MUC5（+）
- 角蛋白上皮标记弥漫阳性
- 不同程度的CK7（43%~93%）阳性
- 不同程度其他上皮标记阳性，包括
  - EMA、B72.3、Ber-EP4、BRST-1、Leu-M1、HMFG-2
  - 不同程度CEA阳性
- 神经内分泌细胞可能不同程度地表达激素肽，包括
  - 5-羟色胺、胆囊收缩素、促胃液素、生长激素抑制素和脑啡肽
- 可见嗜铬粒蛋白、突触小泡蛋白、CD56（+）

罕见混合型ITAC伴小细胞神经内分泌癌报道
- 表皮生长因子受体（EGFR）蛋白表达，EGFR基因复制转录
  - 与纺织工人和无职业史的人群相比，EGFR在伐木工人中过度表达
  - EGFR高表达与基因扩增、染色体多体相关
- 可见p53阳性
- Ki-67阳性显示肿瘤增殖指数

细胞遗传学
- 比较基因组杂交（CGH）能够检测出染色体位点的突变
  - 增加 5p15、20q13、8q24
  - 缺失4q31-qter、18q12-22、8p12-pter、5q11-qter
  - 未检测到微卫星不稳定

分子遗传学
- 不一致的分子学发现
  - *K-RAS*突变（0~20%）
  - *H-RAS*突变（0~25%）
  - *p53*突变（14%~44%）

鉴别诊断

胃肠道转移性腺癌
- 鼻腔鼻窦极少发生
- 结合病史排除其他胃肠道（GIT）恶性肿瘤转移到鼻窦
- ITAC大体检查、组织化学和免疫组织化学的特征与GIT腺癌一致

鼻窦非肠型非唾液腺型腺癌
- 形态学特点与ITAC不同
- 缺少胃肠型免疫标志物
  - CK20、CDX-2、绒毛蛋白、黏蛋白

唾液腺型腺癌
- 最常见的类型是腺样囊性癌
- 较少见的类型包括
  - 腺泡细胞癌
  - 黏液表皮样癌
- 唾液腺型腺癌的组织学特点与ITAC完全不同

低度恶性鼻咽部乳头状腺癌
- 经常发生在鼻咽部单侧
- TTF-1阳性
- 缺少胃肠型免疫标志物

乳头状鼻窦炎
- 纤毛呼吸道上皮组成的乳头，无复杂的生长方式
- 缺少非典型上皮改变
- 缺少浸润性生长

参考文献

1. Mayr SI et al: Characterization of initial clinical symptoms and risk factors for sinonasal adenocarcinomas: results of a case-control study. Int Arch Occup Environ Health. 83(6): 631-8, 2010
2. Stelow EB et al: Adenocarcinoma of the upper aerodigestive tract. Adv Anat Pathol. 17(4): 262-9, 2010
3. Thompson LD: Intestinal-type sinonasal adenocarcinoma. Ear Nose Throat J. 89(1): 16-8, 2010
4. Hermsen MA et al: Genome-wide analysis of genetic changes in intestinal-type sinonasal adenocarcinoma. Head Neck. 31(3): 290-7, 2009
5. Jain R et al: Composite intestinal-type adenocarcinoma and small cell carcinoma of sinonasal tract. J Clin Pathol. 62(7): 634-7, 2009
6. Llorente JL et al: Genetic and clinical aspects of wood dust related intestinal-type sinonasal adenocarcinoma: a review. Eur Arch Otorhinolaryngol. 266(1): 1-7, 2009
7. Martinez JG et al: Microsatellite instability analysis of sinonasal carcinomas. Otolaryngol Head Neck Surg. 140(1): 55-60, 2009
8. Perez-Ordonez B: Hamartomas, papillomas and adenocarcinomas of the sinonasal tract and nasopharynx. J Clin Pathol. 62(12): 1085-95, 2009
9. Castillo C et al: Signet-ring cell adenocarcinoma of sinonasal tract: an immunohistochemical study of the mucins profile. Arch Pathol Lab Med. 131(6): 961-4, 2007
10. Ozolek JA et al: Basal/myoepithelial cells in chronic

鼻窦肠型腺癌

鼻腔鼻窦ITAC分型			
Barnes	**Kleinsasser 和 Schroeder**	**比重**	**累积 3 年生存率**
乳头型	PTCC Ⅰ	18%	82%
结肠型	PTCC Ⅱ	40%	54%
实体型	PTCC Ⅲ	20%	36%
黏液型	腺泡杯状细胞型	不常见	48%
	印戒细胞型	不常见	0
混合型	过渡型	极少见	71%

sinusitis, respiratory epithelial adenomatoid hamartoma, inverted papilloma, and intestinal-type and nonintestinal-type sinonasal adenocarcinoma: an immunohistochemical study. Arch Pathol Lab Med. 131(4): 530–7, 2007

11. Luna MA: Sinonasal tubulopapillary low-grade adenocarcinoma: a specific diagnosis or just another seromucous adenocarcinoma? Adv Anat Pathol. 12(3): 109–15, 2005
12. Yom SS et al: Genetic analysis of sinonasal adenocarcinoma phenotypes: distinct alterations of histogenetic significance. Mod Pathol. 18(3): 315–9, 2005
13. Ariza M et al: Comparative genomic hybridization in primary sinonasal adenocarcinomas. Cancer. 100(2): 335–41, 2004
14. Cathro HP et al: Immunophenotypic differences between intestinal-type and low-grade papillary sinonasal adenocarcinomas: an immunohistochemical study of22 cases utilizing CDX2 and MUC2. Am J Surg Pathol. 28(8): 1026–32, 2004
15. Franchi A et al: CDX-2, cytokeratin 7 and cytokeratin20 immunohistochemical expression in the differential diagnosis of primary adenocarcinomas of the sinonasal tract. Virchows Arch. 445(1): 63–7, 2004
16. Kennedy MT et al: Expression pattern of CK7, CK20, CDX-2, and villin in intestinal-type sinonasal adenocarcinoma. J Clin Pathol. 5 7(9): 932–7, 2004
17. Perez-Ordonez B et al: Expression of mismatch repair proteins, beta catenin, and E cadherin in intestinal-type sinonasal adenocarcinoma. J Clin Pathol. 57(10): 1080–3, 2004
18. Bashir AA et al: Sinonasal adenocarcinoma: immunohistochemical marking and expression of oncoproteins. Head Neck. 25(9): 763–71, 2003
19. Sklar EM et al: Sinonasalintestinal-type adenocarcinoma involvement of the paranasal sinuses. AJNR Am J Neuroradiol. 24(6): 1152–5, 2003
20. Franchi A et al: Clinical relevance of the histological classification of sinonasal intestinal-type adenocarcinomas. Hum Pathol. 30(10): 1140–5, 1999
21. Gallo O et al: Prognostic significance of c-erbB-2oncoprotein expression in intestinal-type adenocarcinoma of the sinonasal tract. Head Neck. 20(3): 224–31, 1998
22. Saber AT et al: K-ras mutations in sinonasal adenocarcinomas in patients occupationally exposed to wood or leather dust. Cancer Lett. 126(1): 59–65, 1998
23. Franchi A et al: Prognostic implications of Sialosyl-Tn antigen expression in sinonasalintestinal-type adenocarcinoma. Eur J Cancer B Oral Oncol. 32B(2): 123–7, 1996
24. Van den Oever R: Occupational exposure to dust and sinonasal cancer. An analysis of 386 cases reported to the N. C. C. S. F. Cancer Registry. Acta Otorhinolaryngol Belg. 50(1): 19–24, 1996
25. Leung SY et al: Epstein-Barr virus is present in a wide histological spectrum of sinonasal carcinomas. Am J Surg Pathol. 19(9): 994–1001, 1995
26. McKinney CD et al: Sinonasal intestinal-type adenocarcinoma: immunohistochemical profile and comparison with colonic adenocarcinoma. Mod Pathol. 8(4): 421–6, 1995
27. Urso C et al: Intestinal-type adenocarcinoma of the sinonasal tract: a clinicopathologic study of 18 cases. Tumori. 79(3): 205–10, 1993
28. Franquemont DW et al: Histologic classification of sinonasal intestinal-type adenocarcinoma. Am J Surg Pathol. 15(4): 368–75, 1991
29. Lopez JI et al: Intestinal-type adenocarcinoma of the nasal cavity and paranasal sinuses. A clinicopathologic study of 6cases. Tumori. 76(3): 250–4, 1990
30. Alessi DM et al: Nonsalivary sinonasal adenocarcinoma. Arch Otolaryngol Head Neck Surg. 114(9): 996–9, 1988
31. Hayes RB et al: Wood-related occupations, wood dust exposure, and sinonasal cancer. Am J Epidemiol. 124(4): 569–77, 1986
32. Mills SE et al: Aggressive sinonasal lesion resembling normal intestinal mucosa. Am J Surg Pathol. 6(8): 803–9, 1982

鼻窦肠型腺癌

影像学及显微镜下特征

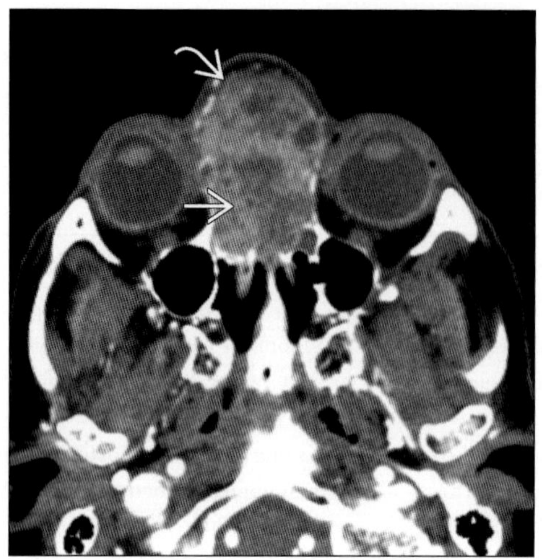
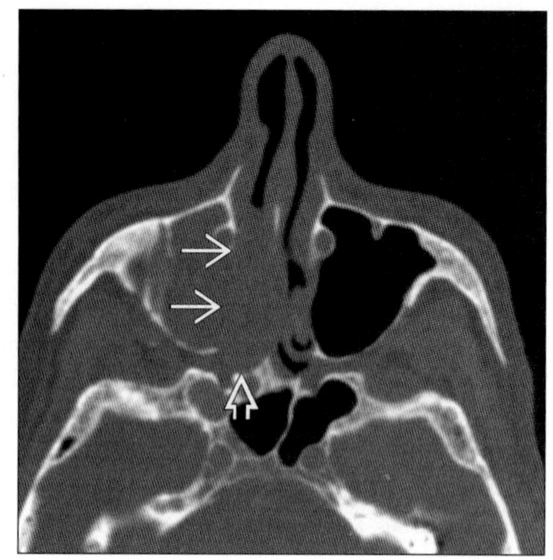

（左图）轴向增强CT显示前筛骨鼻窦可见不均匀模糊区，多为环境暴露相关的腺癌病灶。模糊区有局部浸润，包括鼻腔软组织。（右图）轴向CT可见右侧鼻腔大片破坏区，并侵蚀到内侧窦壁与翼腭窝

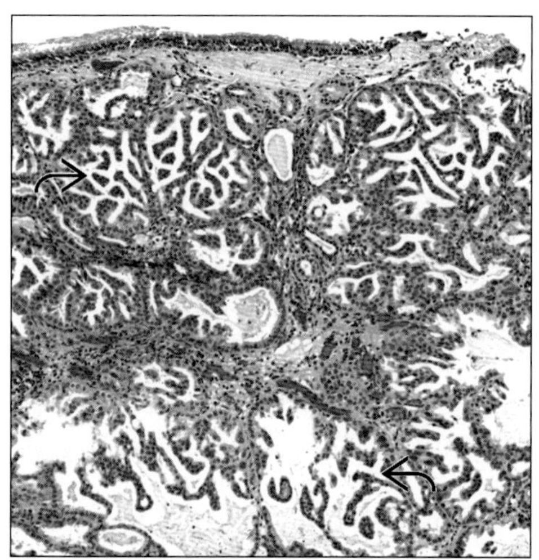
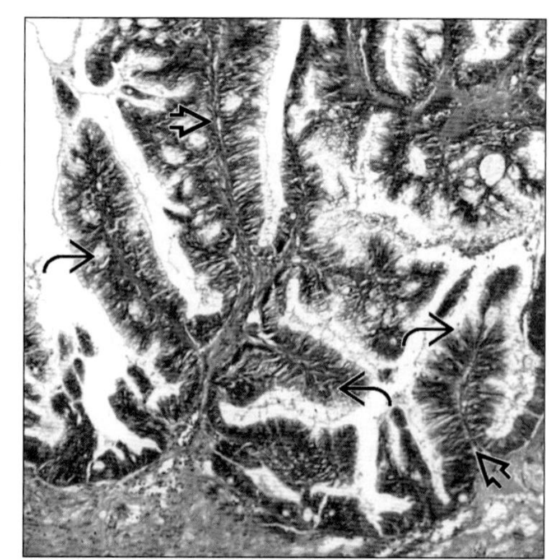

（左图）乳头型肠型腺癌，可见典型乳头状结构以及腺样、囊性生长。（右图）典型的含纤维血管轴心的乳头状结构，为乳头型肠型腺癌的组织学特点

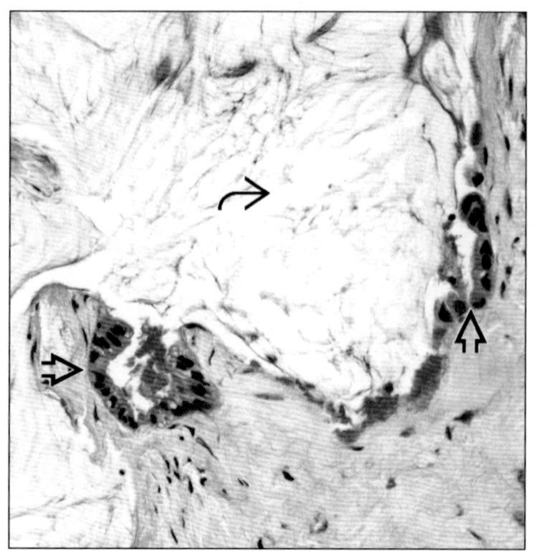
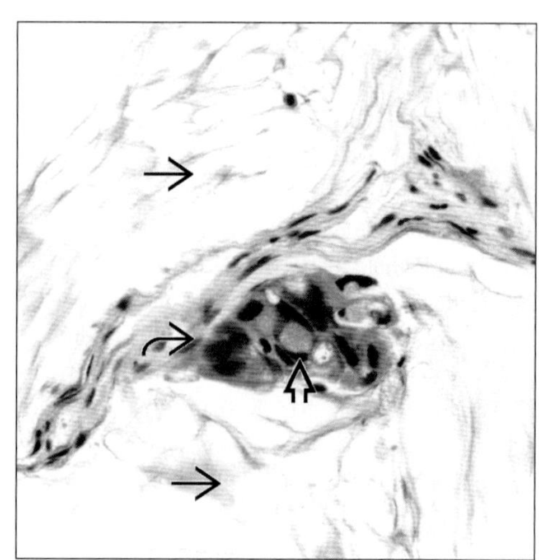

（左图）黏液型肠型腺癌，可见黏液湖及散在腺体组织。（右图）可见散在的恶性肿瘤细胞，可见细胞内黏液及黏液湖。细胞外黏液显示肿瘤的范围，即使未见明显肿瘤性上皮组织

鼻窦肠型腺癌

显微镜下以及免疫组织化学特征

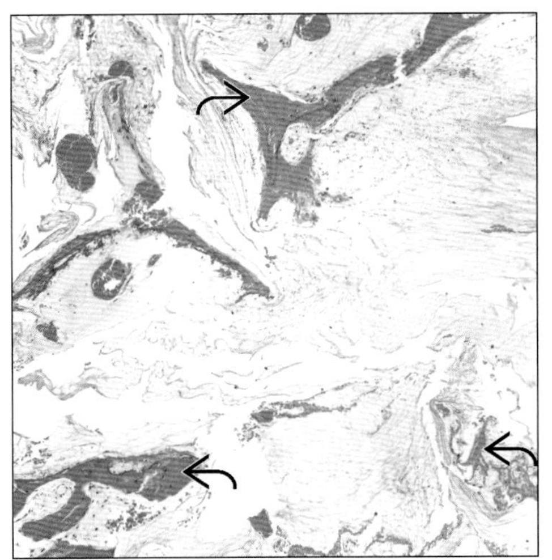

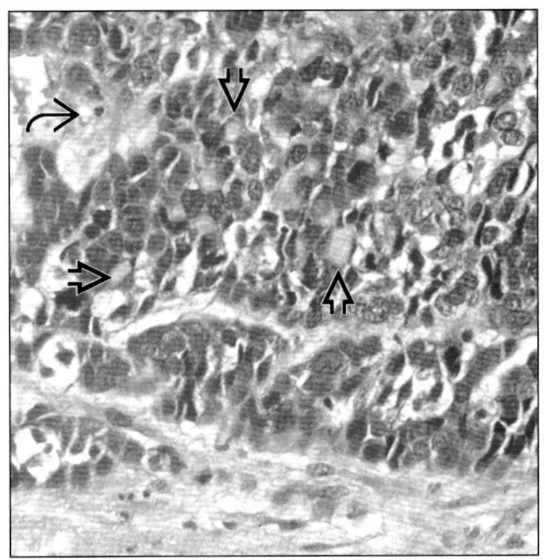

（左图）不考虑以上肿瘤组织学分型，所有类型的肠型腺癌（包括黏液型）都有可能会进展，浸润至骨→。（右图）实体型肠型腺癌缺乏特征性分化，实性生长伴有散在的腺管样结构→，散在的杯状细胞→，多形性胞核

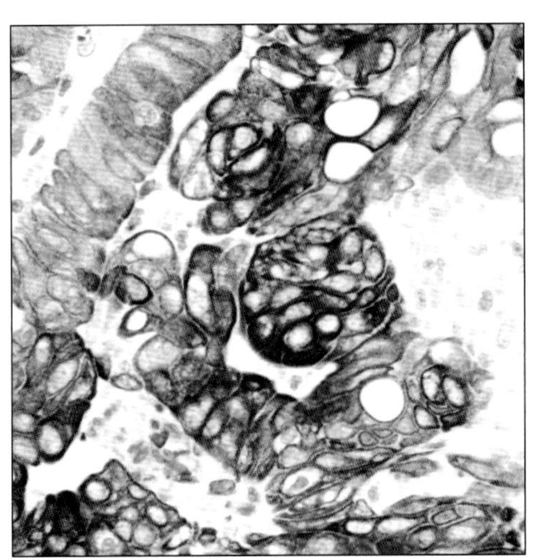

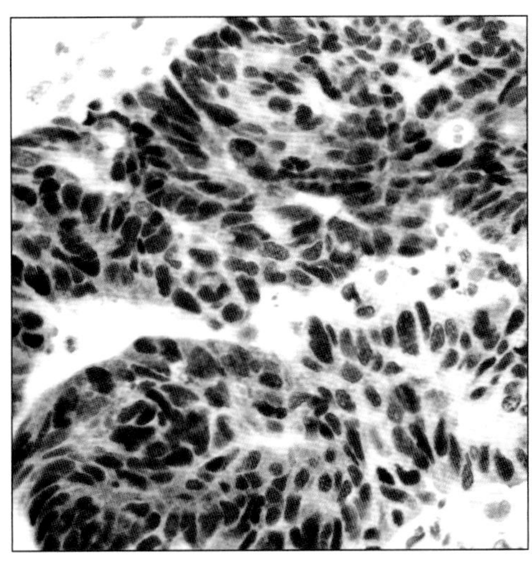

（左图）鼻窦的肠型腺癌与结肠型腺癌免疫组织化学特征类似，均有弥散的CK20阳性。（右图）CDX-2是一种核转化因子，与肠上皮分化有关，弥漫表达于结肠型腺癌中，在ITAC中也总是呈阳性表达

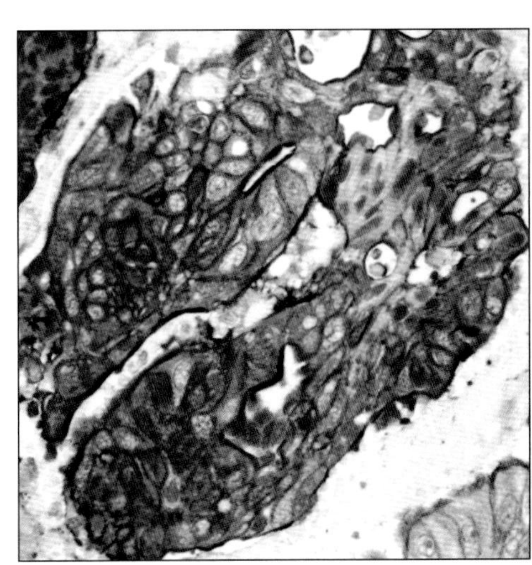

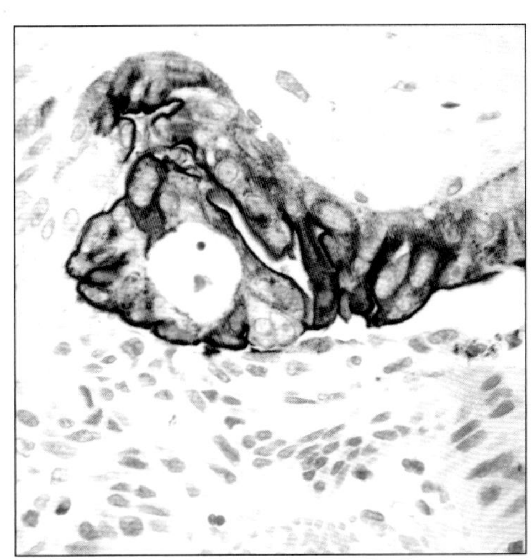

（左图）除了表达CK20、CDX-2，ITAC中也可见绒毛蛋白（+）。（右图）黏蛋白相关性抗原（MUC）包括MUC2（+）在ITAC中也有表达，显微镜下观察、组织化学及免疫组织化学染色，结肠型腺癌与ITAC无明显差别。病史对于区别ITAC与转移性肿瘤有帮助

鼻窦非肠型非唾液腺型腺癌

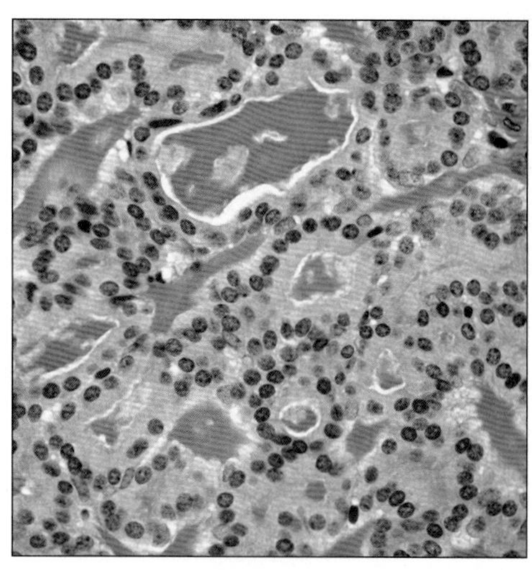
低级别腺癌可见背对背腺体生长，单层立方细胞，一致的圆形细胞核，缺乏非典型增生与有丝分裂象

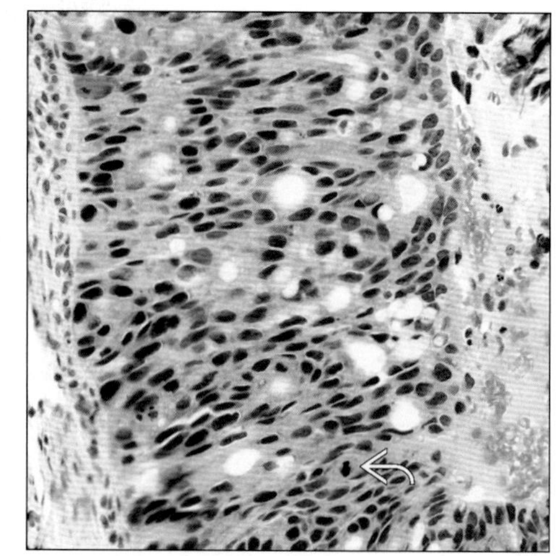
高级别腺癌细胞呈筛状生长，可见多形性胞核，有丝分裂增加➡

专业术语

缩写
- 鼻腔鼻窦（SNT）

别名
- 浆液型腺癌
- 非肠型腺癌
- 低级别管状乳头状鼻窦腺癌

定义
- 鼻窦癌：既不是肠型也不是唾液腺型腺癌
  - 分为2型
    - 低级别
    - 高级别

病因/发病机制

特发性
- 职业与环境因素影响不详

临床表现

流行病学
- 发病率
  - 各种腺癌占所有鼻窦恶性肿瘤的10%~20%
    - 非肠型非唾液腺型腺癌少见
- 年龄
  - **低级别**
    - 主要是成人发病，平均年龄为55~65岁
    - 9~89岁均可发病
  - **高级别**
    - 主要是成人发病，平均年龄为59岁
    - 15~80岁均可发病
- 性别
  - **低级别**
    - 男性多于女性
  - **高级别**
    - 男性远多于女性

部位
- **低级别**
  - 可见于任何部位，好发于鼻腔与筛窦
    - 发生于筛窦的肿瘤比肠型腺癌范围小
- **高级别**
  - 可见于任何部位，好发于上颌窦

症状
- **低级别**
  - 鼻塞
  - 鼻出血
- **高级别**
  - 鼻塞
  - 鼻出血
  - 疼痛及面部畸形（突眼）
  - 症状可持续2周至5年，中位持续时间为2.5个月

治疗
- 手术方式
  - 选择外科切除术
    - 一般采取鼻侧切开术
    - 取决于病灶大小及组织学分型，切除局部病灶或更多（上颌骨切除术、筛窦切除术、扩大眶内容切除术）
- 辅助疗法
  - 病变范围广或高级别可采取放射治疗

预后
- 低级别
  - 预后极好
    - 术后4年复发率为20%~30%
    - 极少远处或邻近转移

鼻窦非肠型非唾液腺型腺癌

要点

专业术语
- 鼻窦癌既不是肠型也不是唾液腺型腺癌

临床表现
- 低级别
  - 好发于鼻腔与筛窦
  - 预后极好
- 高级别
  - 好发于上颌窦
  - 3年生存率为20%

组织病理学检查
- 低级别
  - 大量均匀的小腺体或腺泡呈现背对背生长模式，无间质反应
  - 可见均匀的圆形细胞核，嗜酸性或透明细胞质
  - 无纤毛立方细胞或柱状细胞单层排列
- 高级别
  - 可见腺状或乳头状生长方式，但较低级别少见
  - 中度至明显的细胞多形性
  - 有丝分裂增加，可见病理性有丝分裂

辅助检查
- 肠型标志物CK20、CDX-2、绒毛蛋白、黏蛋白阴性

    - 本病致死率极低
- 高级别
  - 30%远处转移
  - 3年生存率为20%

组织病理学检查

组织学特征
- 低级别
  - 黏膜下腺样和（或）乳头状生长
  - 病灶可局限
  - 大量均匀的小腺体或腺泡呈现背对背生长模式而不破坏基底
  - 偶尔可见不规则大的囊腔
  - 无纤毛立方细胞或柱状细胞排列成单层
    - 可见均匀的圆形细胞核，透明或嗜酸性细胞质
    - 细胞核常位于基底部，也可分层排列失去极性
  - 轻度到中度细胞多形性
    - 偶尔可见有丝分裂，无病理性有丝分裂及细胞坏死
  - 可有浸润性生长
- 高级别
  - 黏膜下浸润性肿瘤主要表现为实体或片状生长
    - 可见腺状或乳头状生长模式，比低级别少见
  - 主要表现为
    - 中度至明显的细胞多形性
    - 有丝分裂，可见病理性有丝分裂
    - 可见细胞坏死
  - 浸润性生长可包括
    - 正常结构消失
    - 浸润血管
    - 嗜神经性
    - 侵袭软组织和骨

辅助检查

组织化学
- 黏蛋白卡红染色
  - 管腔内着色
  - 可见细胞质着色
- 过碘酸-希夫染色
  - 管腔内着色
  - 可见细胞质着色

免疫组织化学
- 广谱角蛋白与其他角蛋白
- CK7阳性
- 肠型标志物CK20、CDX-2、绒毛蛋白、黏蛋白阴性
- S-100蛋白可能阳性
- 肌上皮标志物阴性
  - p63、钙调节蛋白
- 神经内分泌标志物阴性
  - 嗜铬粒蛋白、突触小泡蛋白、CD56

鉴别诊断

肠型腺癌
- 组织学特征与非肠型非唾液腺型腺癌不同
- 胃肠型免疫标志物阳性
  - CK20
  - CDX-2
  - 绒毛蛋白
  - 黏蛋白

错构瘤
- 上皮来源
- 增厚的基底膜分隔包绕腺体，成分不复杂
- 腺体由核分层的纤毛上皮细胞组成

鼻腔乳头状瘤
- 上皮来源
- 组织结构特征
  - 上皮细胞和（或）呼吸上皮伴多种炎症细胞浸润
  - 可见
    - 上皮内囊腔

鼻窦非肠型非唾液腺型腺癌

- 微小脓肿
- 多种炎症细胞

唾液腺肿瘤

- 腺瘤
  - 多形性腺瘤与肌上皮多形性腺瘤最常见
  - 肌上皮细胞、组织学特征与非肠型非唾液腺型腺癌有明显区别
    - 光镜及免疫染色可见肌上皮分化（p63、钙调节蛋白）
- 癌
  - 腺样囊性癌最为常见
  - 少见类型包括
    - 腺泡细胞癌
    - 黏液表皮样癌
  - 组织学特征与非肠型非唾液腺型腺癌有明显区别

转移性腺癌

- 在鼻窦中极少发生
- 常见类型包括
  - 肾透明细胞癌
  - 前列腺腺癌
  - 乳腺癌
  - 黑色素瘤
- 免疫组织化学染色有助于鉴别诊断
    - 肾透明细胞癌
    - CD10、肾透明细胞癌标志物（+）
  - 前列腺腺癌
    - PSA、PSAP（+）
  - 乳腺癌
    - BRST-2、珠蛋白（+）
  - 黑色素瘤
    - S-100蛋白、HMB-45、Melan-A、酪氨酸酶、波形蛋白均阳性

参考文献

1. Mayr SI et al: Characterization of initial clinical symptoms and risk factors for sinonasal adenocarcinomas: results of a case-control study. Int Arch Occup Environ Health. 83(6): 631-8, 2010
2. Stelow EB et al: Adenocarcinoma of the upper aerodigestive tract. Adv Anat Pathol. 17(4): 262-9, 2010
3. Jardeleza C et al: Surgical outcomes of endoscopic management of adenocarcinoma of the sinonasal cavity. Rhinology. 47(4): 354-61, 2009
4. Jo VY et al: Low-grade sinonasal adenocarcinomas: the association with and distinction from respiratory epithelial adenomatoid hamartomas and other glandular lesions. Am J Surg Pathol. 33(3): 401-8, 2009
5. Perez-Ordonez B: Hamartomas, papillomas and adenocarcinomas of the sinonasal tract and nasopharynx. J Clin Pathol. 62(12): 1085-95, 2009
6. Tripodi D et al: Gene expression profiling in sinonasal adenocarcinoma. BMC Med Genomics. 2: 65, 2009
7. Ozolek JA et al: Basal/myoepithelial cells in chronic sinusitis, respiratory epithelial adenomatoid hamartoma, inverted papilloma, and intestinal-type and nonintestinal-type sinonasal adenocarcinoma: an immunohistochemical study. Arch Pathol Lab Med. 131(4): 530-7, 2007
8. Day TA et al: Management of paranasal sinus malignancy. Curr Treat Options Oncol. 6(1): 3-18, 2005
9. Orvidas LJ et al: Adenocarcinoma of the nose and paranasal sinuses: a retrospective study of diagnosis, histologic characteristics, and outcomes in 24 patients. Head Neck. 27(5): 370-5, 2005
10. Yom SS et al: Genetic analysis of sinonasal adenocarcinoma phenotypes: distinct alterations of histogenetic significance. Mod Pathol. 18(3): 315-9, 2005
11. Cathro HP et al: Immunophenotypic differences between intestinal-type and low-grade papillary sinonasal adenocarcinomas: an immunohistochemical study of22 cases utilizing CDX2 and MUC2. Am J Surg Pathol. 28(8): 1026-32, 2004
12. Licitra L et al: Head and neck tumors other than squamous cell carcinoma. Curr Opin Oncol. 16(3): 236-41, 2004
13. Choi HR et al: Sinonasal adenocarcinoma: evidence for histogenetic divergence of the enteric and nonenteric phenotypes. Hum Pathol. 34(11): 1101-7, 2003
14. Neto AG et al: Sinonasal tract seromucous adenocarcinomas: a report of 12 cases. Ann Diagn Pathol. 7(3): 154-9, 2003
15. Skalova A et al: Sinonasal tubulopapillary low-grade adenocarcinoma. Histopathological, immunohistochemical and ultrastructural features of poorly recognised entity. Virchows Arch. 443(2): 152-8, 2003
16. Lee CF et al: Sinonasal adenocarcinoma: clinical study of nine cases in Taiwan. Acta Otolaryngol. 122(8): 887-91, 2002
17. Rice DH: Endonasal approaches for sinonasal and nasopharyngeal tumors. Otolaryngol Clin North Am. 34(6): 1087-93, viii, 2001
18. Alessi DM et al: Nonsalivary sinonasal adenocarcinoma. Arch Otolaryngol Head Neck Surg. 114(9): 996-9, 1988
19. Heffner DK et al: Low-grade adenocarcinoma of the nasal cavity and paranasal sinuses. Cancer. 50(2): 312-22, 1982

鼻窦非肠型非唾液腺型腺癌

显微镜下特点

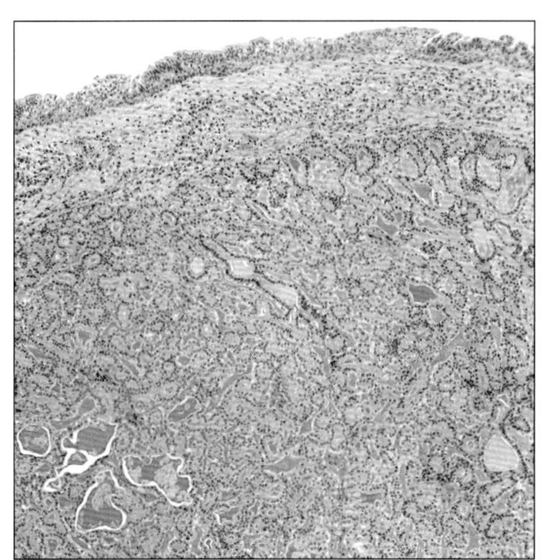

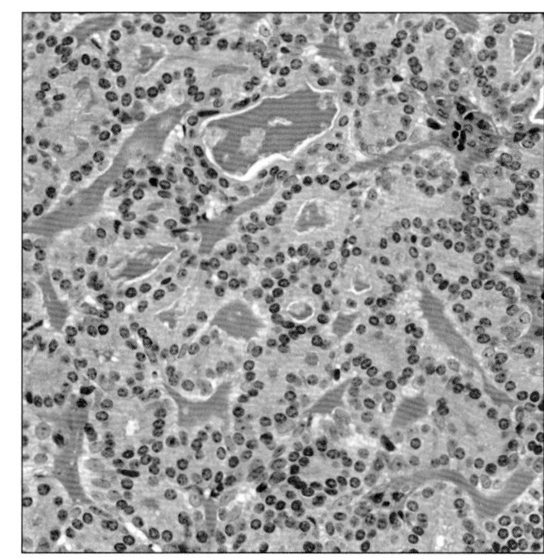

（左图）可见肿瘤局限于黏膜下层伴复杂腺体生长。（右图）复杂生长包括背对背腺体，不破坏基底部，同时可见细胞排列成单层，这是诊断低度恶性腺癌的依据。有以上组织学特征的鼻窦肿瘤，基本都为非良性

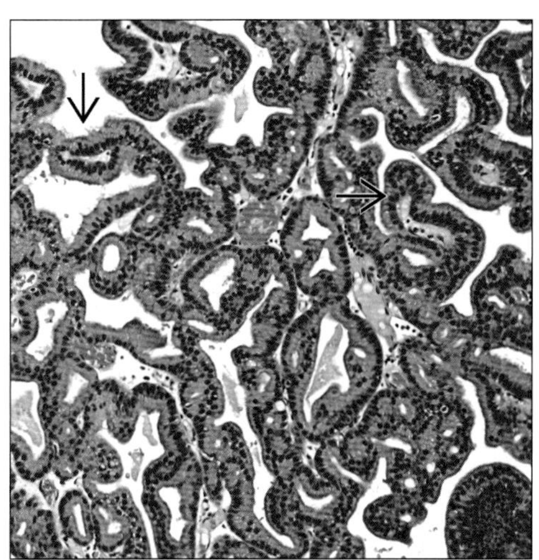

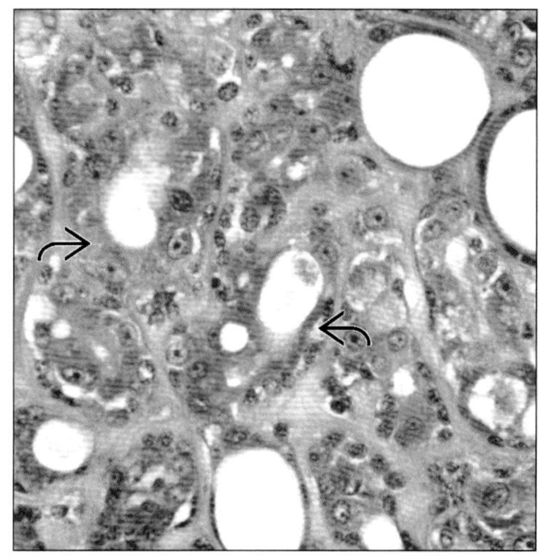

（左图）鼻窦低级别腺癌可见复杂腺体生长与乳头状结构。（右图）鼻窦低级别腺癌由嗜酸性细胞组成，胞质可见嗜酸性颗粒，大的空泡状核及明显核仁，多形性胞核与有丝分裂象少见

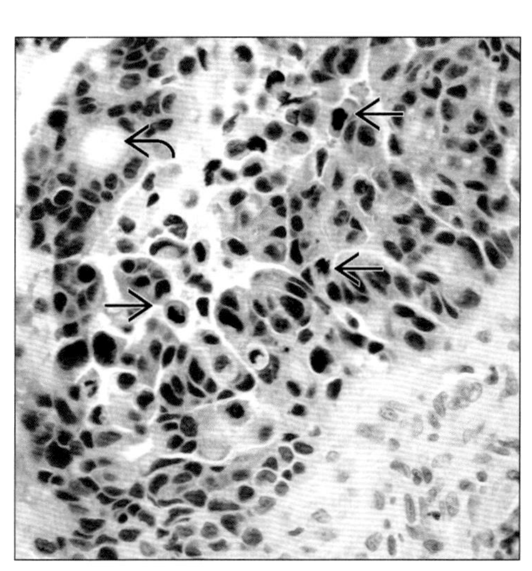

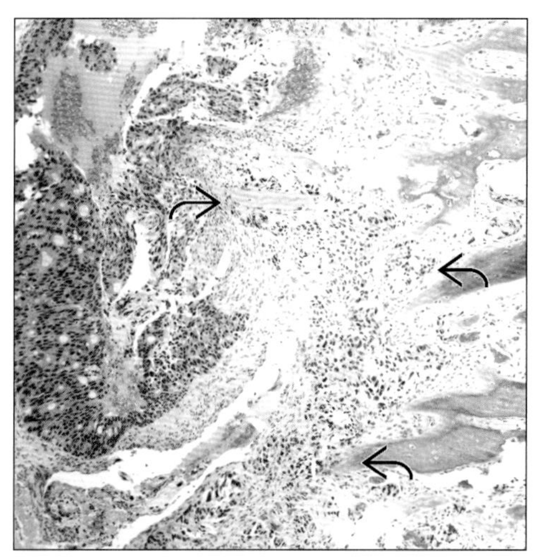

（左图）鼻窦高级别腺癌可见局部腺样分化，明显实体细胞巢伴多形性细胞核、有丝分裂象增加。镜下及免疫组织化学特点与肠型腺癌、唾液腺腺癌明显不同。（右图）鼻窦高级别腺癌可广泛浸润，甚至可侵犯骨质

嗅神经母细胞瘤

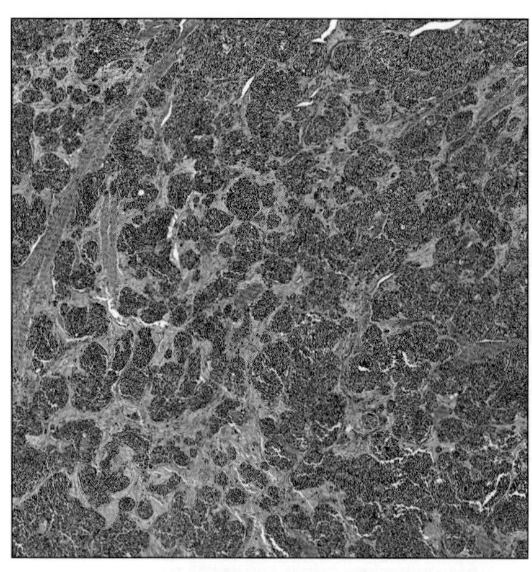

HE染色可见分化良好的神经母细胞瘤的瘤细胞呈小叶状结构，这是嗅神经母细胞瘤的典型特征，富含纤维血管间隔

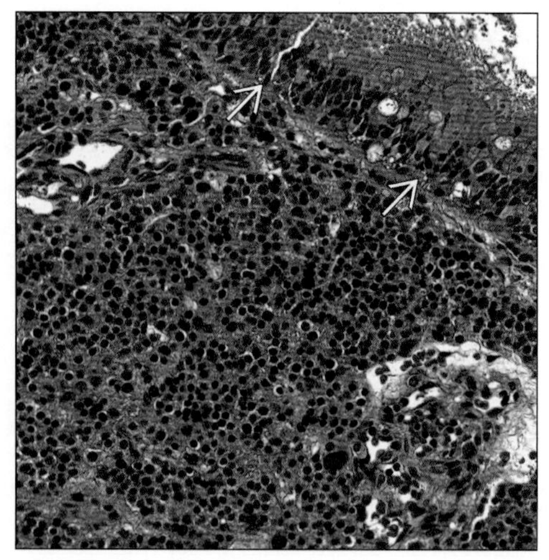

肿瘤“小圆蓝细胞”增殖，被覆完整呼吸上皮➡，为嗅神经母细胞瘤2级

专业术语

缩写

- 嗅神经母细胞瘤（ONB）

别名

- 鼻腔神经胶质瘤（ENB ）
- 嗅上皮肿瘤
- 感觉神经细胞瘤
- 神经上皮瘤
- 感觉神经母细胞瘤

定义

- 嗅神经母细胞瘤是起源于嗅神经的神经外胚层，一般发生于鼻腔顶部特别是筛窦筛板的恶性肿瘤

病因/发病机制

组织起源

- 起源于嗅神经的神经外胚层（双极神经元）
- 可分为
  - Jacobson起源（犁鼻骨起源）
  - 蝶腭神经节
  - 外胚层嗅基板母细胞
  - 神经节
  - 鼻黏膜自主神经节
  - 嗅神经上皮
    - 筛板
    - 鼻中隔1/3~1/2
    - 上鼻甲骨（鼻甲）
    - 上鼻咽部
- 嗅神经上皮包含3种细胞类型（肿瘤中也出现）
  - 基底细胞（干细胞，肿瘤来源于此细胞）
  - 嗅神经上皮细胞
  - 支持细胞

临床表现

流行病学

- 发病率
  - 占所有鼻窦肿瘤的2%~3%
  - 年人群发病率约为0.4/100万
- 年龄
  - 2~94岁均可发病
  - 发病高峰在10~20岁与50~60岁
- 性别
  - 男性多于女性（1.2：1）

部位

- 几乎经常在筛板发生
- 少见部位为上鼻甲、鼻中隔上部、鼻尖

症状

- 单侧鼻塞（70%）
- 鼻出血（50%）
- 其他症状
  - 头痛、疼痛、过度流泪、鼻漏、视力障碍
  - 嗅觉缺失症：小于5%的患者出现，即使肿瘤累及到嗅觉上皮
  - 症状并不典型，经常不时出现
- 极少产生ACTH或抗利尿激素

治疗

- 选择、风险及并发症
  - 由于瘤体血管丰富，不建议活检
  - 最佳治疗方法是手术加治疗
  - 脑膜炎、脑脊液漏、皮炎是潜在并发症
- 手术方式
  - 颅面手术

嗅神经母细胞瘤

要点

专业术语
- 嗅神经母细胞瘤是起源于嗅神经的神经外胚层，一般发生于鼻腔顶部的恶性肿瘤

临床表现
- 发病高峰为10~20岁与50~60岁
- 单侧鼻塞（70%）、鼻出血（50%）
  - 嗅觉缺失症：小于5%的患者出现
- 颅面手术+术后放射治疗是标准疗法
- 整体生存率：5年生存率为70%（取决于分期与分级）

组织病理学检查
- 原始神经母细胞排列成小叶状结构
- 小圆蓝细胞
  - 细胞呈现多核体、多核体有紊乱的神经元突触
  - 假菊形团：肿瘤细胞围绕神经元纤维丝成袖套样
  - 真菊形团：肿瘤细胞呈腺体样、紧密环形区

辅助检查
- 阳性：神经内分泌标志物，S-100蛋白、支持细胞阳性；角蛋白少见阳性

鉴别诊断
- 鼻窦未分化癌（SNUC）、神经内分泌癌、NUT中线癌、NK细胞/T细胞淋巴瘤鼻型、横纹肌肉瘤、恶性黑色素瘤、PNET/尤因肉瘤、脑垂体瘤、髓外浆细胞瘤、转移性神经母细胞瘤

    - 经鼻内镜手术及前颅骨切开术
    - 内镜手术与开放手术可获得更佳的生存期
    - 针对大型肿瘤倾向于采取开放手术
    - 瘤体边界清晰的患者手术效果好
  - 根据临床表现酌情采取颈淋巴结清扫术
- 药物治疗
  - 药物治疗适用于大病灶、高度恶性、不能切除、转移的肿瘤
    - 顺铂+依托泊苷足剂量药物治疗方案
- 放射治疗
  - 术后全方位放射治疗
  - 单独放射治疗预后较差
  - 质子束疗法可达到更佳剂量分布
  - 选择颈部照射可能有效果
- 自体骨髓移植
  - 少数患者有效

预后
- 整体生存率：5年生存率为70%（取决于分期与分级）
  - 低级别肿瘤的5年生存率为80%
  - 高级别肿瘤的5年生存率为25%
  - 大多数患者表现为Kadish C级
  - 外科手术合并放射治疗预后最好（5年生存率为85%）
- 大多数肿瘤有局部浸润（眼眶、颅腔）
- 局部复发率高达30%（15%~70%）
  - 有临床表现后1~2年内病情进展
- 35%的患者有远处转移
  - 颈部淋巴结（高达25%），预后差，5年生存率低于30%
  - 远处转移（10%）：腮腺、肺、骨、肝脏、皮肤、脊髓受累
- 预后较差的因素包括
  - 高级别肿瘤（Hyams 3级和4级）
  - 颈部或远处转移
  - 女性
  - 发病年龄小于20岁或大于50岁
  - 广泛颅内浸润
  - 肿瘤复发
  - 高增值指数
  - 多倍体/异倍性

影像学检查

一般特点
- 最佳诊断依据
  - 典型表现：上颅内窝大部分及上鼻腔小部分哑铃形阴影
    - 筛板可见“束带”表现
  - 颅内肿瘤边缘出现外周肿瘤性囊腔高度提示为嗅神经母细胞瘤
  - 影像学发现取决于瘤体大小及症状
    - 小：单侧鼻腔外侧壁可见阴影
    - 大：颅前窝、上颌窦、眼眶

MRI
- T1WI
  - 与脑组织相比，低-中强度信号回声区
  - 出血部位/坏死部位低回声区
- 增强T1WI
  - 肿瘤区域均匀增强
  - 坏死区域异常增强
- T2WI
  - 与脑组织相比，中-高强度信号回声区
  - 囊肿变性区域高强度回声

CT
- 骨CT（非增强）
  - 层状的骨侵蚀/重塑区，筛板和（或）中央窝
  - 瘤体中可有斑点状钙化
- 增强CT
  - 均匀的增强阴影
  - 非增强区域疑为坏死区

嗅神经母细胞瘤

大体检查

一般特征

- 光滑的被覆黏膜的息肉，质软
- 灰红色，剖面浅灰色、粉色
- 类似其他鼻窦原发恶性肿瘤

部位

- 范围：鼻腔与颅内可见大小不等肿块
  - 可能会浸润到鼻旁窦、鼻咽部

组织病理学检查

组织学特征

- 根据分化程度不同，呈现出不同的组织学特征
- 原始神经母细胞排列成小叶状结构，特征为
  - 小叶状结构被大量的血管间质与纤维血管间隔包围
  - 小叶周边为支持细胞（S-100蛋白深染）
- 被覆上皮结构完整
  - 呼吸上皮“原位”肿瘤很少发生
- 肿瘤细胞是经典的“小圆蓝细胞”，体积比成熟的淋巴细胞略大
  - 高核质比
  - 小且均匀的细胞核，核染色质似“胡椒盐”散在分布
  - 核仁小或缺失
- 细胞呈现多核体、多核体有紊乱的神经元突触
  - 神经元纤维形成“假菊形团”结构（Homer Wright型）
- 多形性细胞核，有丝分裂象，细胞坏死
  - 低级别中缺失或很少（1级或2级）
  - 高级别中可见（3级或4级）
- 2种菊形团结构
  - 假菊形团（Homer Wright型）
    - 肿瘤细胞周围神经元纤维呈栅栏状或袖套状排列
    - 高达30%的病例可出现
    - 1级与2级肿瘤中可见
  - 真菊形团（Flexner-Wintersteiner型）
    - 肿瘤细胞与无纤毛柱状细胞构成导管样结构
    - 5%的病例可见
    - 3级与4级肿瘤中可见
  - “菊形团”并不作为诊断依据
- 可见钙化点（砂砾体型或结石型）
  - 肿瘤级别越高越少见
- 很少出现
  - 血管浸润
  - 神经节细胞
  - 黑色素细胞
  - 横纹肌细胞
- 肿瘤被分为4个级别
  - 根据分化程度（神经元纤维、有丝分裂象与细胞坏死程度）来划分肿瘤级别

辅助检查

组织化学

- 银染：神经分泌颗粒深染
  - Bodian法，Churukian-Schenck法，Grimelius法

免疫组织化学

- 阳性：神经内分泌标志物，S-100蛋白，支持细胞
  - 低分子量细胞角蛋白（CAM5.2）很少阳性
- 阴性：结合蛋白，肌细胞生成素，CD45RB，CD99

流式细胞术

- 高比率的多倍体/异倍体，与不良预后相关

细胞学检查

- 19号染色体改变：18q，15q，22q，4q
- 11号染色体缺失：1p增殖，与远端转移及预后较差相关
- hASH1的RT-PCR表达可能是嗅神经母细胞瘤的特定标志物
- 没有*EWS/FL11*基因融合

电镜下病理

- 瘤细胞胞质见神经分泌颗粒
  - 颗粒直径：50~250μm
- 纤维化基质与未成熟神经元相关
  - 神经分化过程可包括神经管与神经丝形成
    - 偶尔可见施万细胞
- 组成真菊形团的细胞可有纤毛或微绒毛，以及嗅觉小泡

鉴别诊断

鼻窦未分化癌（SNUC）

- 高度恶性，经常表现为广泛损害的恶性肿瘤
- 广泛的凝固性坏死区，血管浸润
- 强且弥散的细胞角蛋白阳性，可有灶性神经内分泌标志物阳性

神经内分泌癌

- 高度恶性肿瘤，伴广泛坏死、有丝分裂明显及细胞凋亡
- 局灶性角蛋白免疫活性，可见TTF-1阳性

NUT中线癌

- 低分化，高度恶性肿瘤，经常伴鳞状上皮分化，年轻患者多见，主要发生在人体中线，伴t（15; 19）（q14; p13）
- 染色体15q14的*NUT*基因（FISH或RT-PCR）
  - 平衡异位：*BRD4*（19P13.1）与*NUT*（15Q14）

融合成BRD4-NUT
- 经常可见CD34阳性

NK细胞/T细胞淋巴瘤，鼻型
- 高度恶性肿瘤，伴广泛血管浸润与凝固样坏死
- NK细胞、T细胞标志物阳性；神经内分泌标志物，S-100蛋白、细胞角蛋白阴性

横纹肌肉瘤
- 具有同样的双峰发病高峰期；影像学检查、大体检查及临床表现相似
- 横纹肌肉瘤分化伴束带样细胞结构及嗜酸性胞质
- 阳性：横纹肌标志物，角蛋白，5%~10%病例中可见CD56阳性

恶性黑色素瘤
- 多种组织结构及多种形态学表现
- 多边形细胞，嗜酸性、类浆细胞胞质，细胞核内胞质包涵体及染色
- S-100蛋白、HMB-45、Melan-A、MIFT阳性；神经内分泌标志物阴性

PNET/尤因肉瘤
- 特征性“小圆蓝细胞”肿瘤，可见凝固性坏死
- 弥漫、片状瘤细胞边界不清，均匀一致的小细胞伴弥散的核染色质与小核仁
- FLI-1、CD99、NSE阳性；偶见突触小泡蛋白；嗜铬粒蛋白、GFAP阴性
- 荧光原位杂交：t（11; 22）（q24; q12）

脑垂体瘤
- 蝶窦可见带状模糊区，瘤细胞成小叶状结构，多边形细胞，缺乏非典型性有丝分裂
- 阳性：神经内分泌及多肽类标志物、角蛋白

髓外浆细胞瘤
- 浆细胞样肿瘤细胞可见“偏位”细胞核，核染色质分散，细胞质中有核窝区
- 阳性：CD138、CD79a、κ或λ限制性表达
- 阴性：上皮或神经内分泌标志物

转移性神经母细胞瘤
- 组织学相同，可有*myc*扩增

分级

Hyams分级
- 1级：大多数肿瘤呈小叶状，神经元纤维区，泡状核染色质，无有丝分裂或细胞坏死
- 2级：较少神经元纤维区，散在有丝分裂
- 3级：较多的多形性细胞，真菊形团，可见坏死区
- 4级：肿瘤细胞少，退行性变，有丝分裂增加，细胞坏死

分期

Kadish分期
- A：肿瘤局限在鼻腔（18%）
- B：肿瘤侵袭鼻窦及至少1个鼻旁窦（32%）
- C：肿瘤侵袭至鼻腔外（50%）

参考文献

1. Ozsahin M et al: Outcome and prognostic factors in olfactory neuroblastoma: a rare cancer network study. Int J Radiat Oncol Biol Phys. 78(4): 992-7, 2010
2. Bragg TM et al: Clinicopathological review: esthesioneuroblastoma. Neurosurgery. 64(4): 764-70; discussion 770, 2009
3. Devaiah AK et al: Treatment of esthesioneuroblastoma: a 16-year meta-analysis of 361 patients. Laryngoscope. 119(7): 1412-6, 2009
4. Faragalla H et al: Olfactory neuroblastoma: a review and update. Adv Anat Pathol. 16(5): 322-31, 2009
5. Folbe A et al: Endoscopic endonasal resection of esthesioneuroblastoma: a multicenter study. Am J Rhinol Allergy. 2009 Jan-Feb;23(1): 91-4. Erratum in: Am J Rhinol Allergy. 23(2): 238, 2009
6. Thompson LD: Olfactory neuroblastoma. Head Neck Pathol. 3(3): 252-9, 2009
7. Wenig BM: Undifferentiated malignant neoplasms of the sinonasal tract. Arch Pathol Lab Med. 133(5): 699-712, 2009
8. Bachar G et al: Esthesioneuroblastoma: The Princess Margaret Hospital experience. Head Neck. 30(12): 1607-14, 2008
9. Wang SL et al: Absence of Epstein-Barr virus in olfactory neuroblastoma. Pathology. 39(6): 565-6, 2007
10. Sugita Y et al: Olfactory neuroepithelioma: an immunohistochemical and ultrastructural study. Neuropathology. 26(5): 400-8, 2006
11. Iezzoni JC et al: "Undifferentiated" small round cell tumors of the sinonasal tract: differential diagnosis update. Am J Clin Pathol. 124 Suppl: S110-21, 2005
12. Klepin HD et al: Esthesioneuroblastoma. Curr Treat Options Oncol. 6(6): 509-18, 2005
13. Theilgaard SA et al: Esthesioneuroblastoma: a Danish demographic study of 40 patients registered between 1978and 2000. Acta Otolaryngol. 123(3): 433-9, 2003
14. Ingeholm P et al: Esthesioneuroblastoma: a Danish clinicopathological study of 40 consecutive cases. APMIS. 110(9): 639-45, 2002
15. Rinaldo A et al: Esthesioneuroblastoma and cervical lymph node metastases: clinical and therapeutic implications. Acta Otolaryngol. 122(2): 215-21, 2002
16. Dulguerov P et al: Esthesioneuroblastoma: a meta-analysis and review. Lancet Oncol. 2(11): 683-90, 2001
17. Resto VA et al: Esthesioneuroblastoma: the Johns Hopkins experience. Head Neck. 22(6): 550-8, 2000
18. Broich G et al: Esthesioneuroblastoma: a general review of the cases published since the discovery of the tumour in1924. Anticancer Res. 17(4A): 2683-706, 1997

嗅神经母细胞瘤

免疫组织化学

抗体	反应性	阳性区域	注释
EpCAM/BER-EP4/CD326	阳性	细胞质	几乎所有肿瘤细胞
嗜铬粒蛋白 -A	阳性	细胞质	大多数肿瘤细胞
突触小泡蛋白	阳性	细胞质	大多数肿瘤细胞
CD56	阳性	细胞膜及细胞质	几乎所有肿瘤细胞
NSE	阳性	细胞质	几乎所有肿瘤细胞
NFP	阳性	细胞质	突出神经区
β - 微管蛋白	阳性	细胞质	大多数肿瘤细胞
S-100	阳性	细胞核及细胞质	外部支持细胞
GFAP	阳性	细胞质	深染外部支持细胞
CK8/18/CAM5.2	阳性	细胞质	仅 5% 肿瘤可见
Ki-67	阳性	细胞核	增殖范围 5%~50%
EBER	阴性		
CD99	阴性		
结蛋白	阴性		
肌细胞生成蛋白	阴性		
CD45RB	阴性		

组织学分级（Hyams标准）

组织学特征	1 级	2 级	3 级	4 级
结构	小叶状	小叶状	± 小叶状	± 小叶状
多形性	不可见或轻度	可见	明显	显著
神经纤维区	明显	可见	有时可见	很少
菊形团	Homer Wright 型	Homer Wright 型	Flexner-Wintersteiner 型	Flexner-Wintersteiner 型
有丝分裂	不可见	可见	明显	显著
坏死	不可见	不可见	可见	明显
腺体	有时可见	有时可见	很少	局部可见
钙化	不一定	不一定	不可见	不可见

Hyams VJ et al. Tumors of the Upper Respiratory Tract and Ear. Armed Forces Institute of Pthology Fascicles. 2nd series. Washington: American Registry of Pathology Press, Armed Forces Institute of Pathology, 1988.

Kadish分期系统

分期	标准	转归
A	肿瘤局限在鼻腔	5 年生存率 >90%
B	肿瘤侵袭鼻窦及至少 1 个鼻旁窦	5 年生存率约为 70%
C	肿瘤侵袭至鼻腔外	5 年生存率 <50%

嗅神经母细胞瘤

影像学、大体以及显微镜下特征

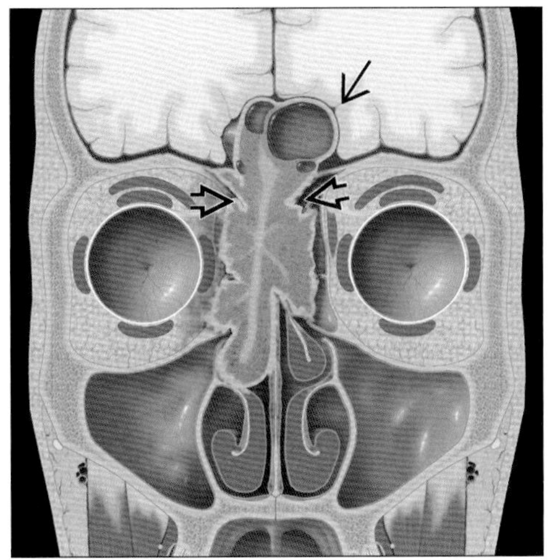

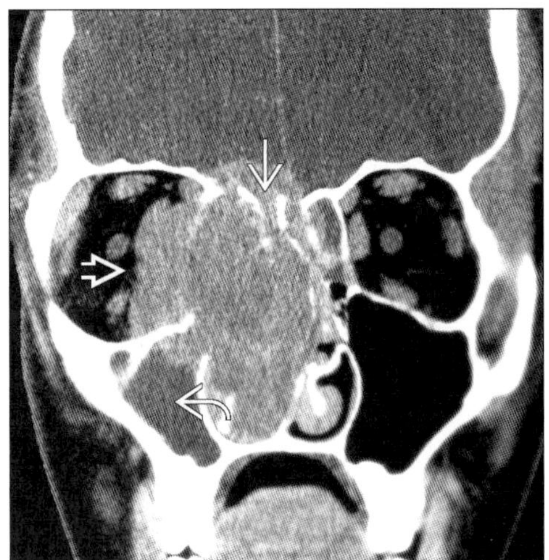

（左图）冠状图像中显示鼻窦集中损害区，经过筛板侵袭颅骨[箭头]。典型的颅内囊肿[箭头]，有助于肿瘤的诊断。（右图）冠状增强CT显示右侧鼻腔ONB，伴随筛板损害[箭头]，纸板样筛骨[箭头]，上颌骨部位有低密度阻塞区[箭头]

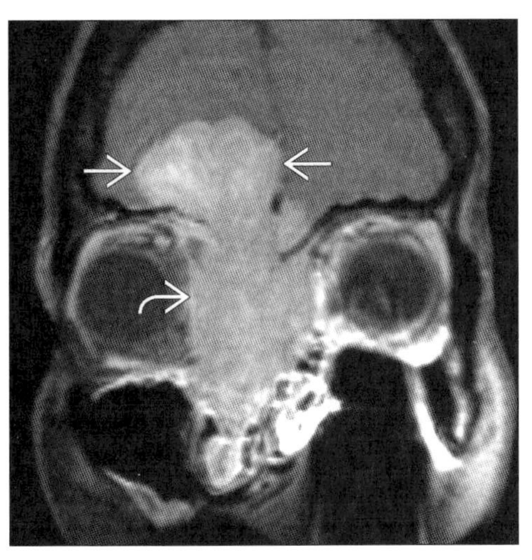

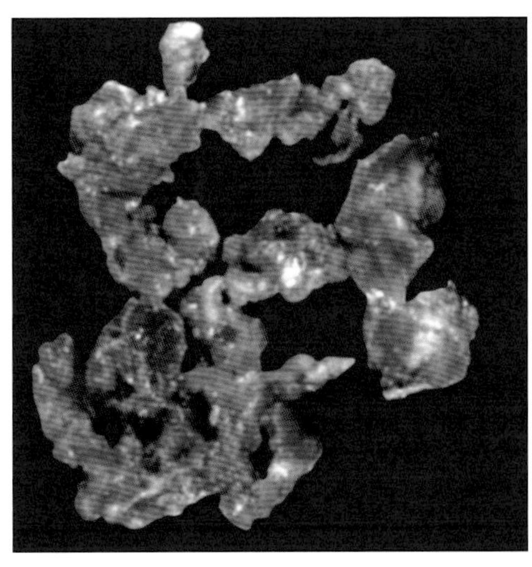

（左图）冠状T1增强MR图像，阴影区域显示轻度不均匀增强，筛板损害并且侵入大脑额叶区[箭头]。侵犯右眼眶[箭头]。（右图）附有黏膜的息肉状软组织显示灰红色外观，提示肿瘤富含血管

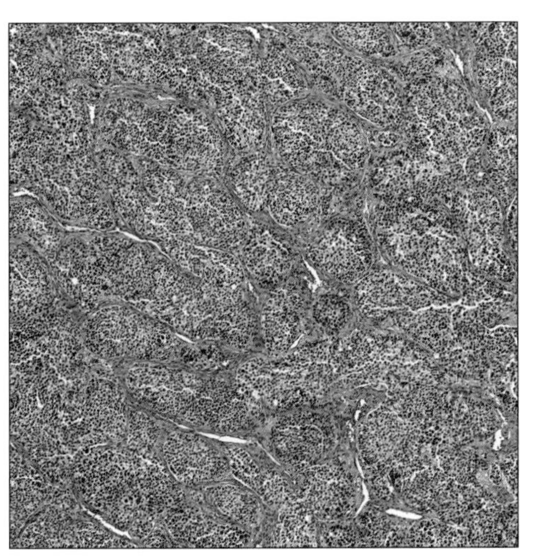

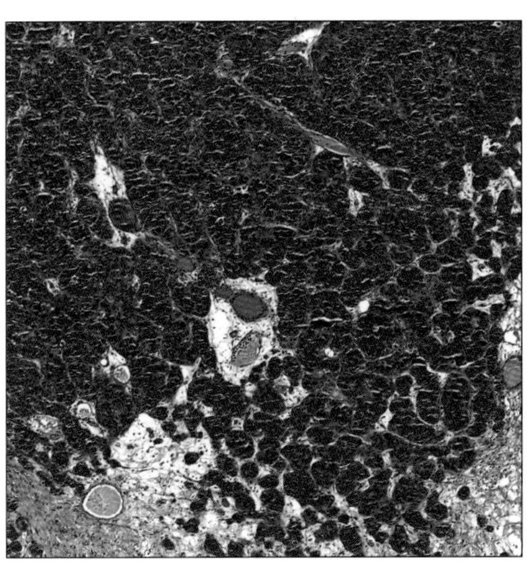

（左图）肿瘤被许多纤维血管组织分隔成小叶状。各级别的ONB均可见小叶结构。（右图）水肿、富含血管的间质内可见大量小且致密的肿瘤小叶，小叶结构是ONB的典型特征，并且支持诊断

嗅神经母细胞瘤

显微镜下特征

（左图）呼吸道上皮细胞保持完整，间质中小叶状肿瘤细胞被纤维组织分割。有少量多形性细胞，伴纤维化区。（右图）肿瘤由大量细胞构成，显示神经母细胞瘤细胞中核质比增加，排列成多核体。低倍镜下也易见少数血管➡

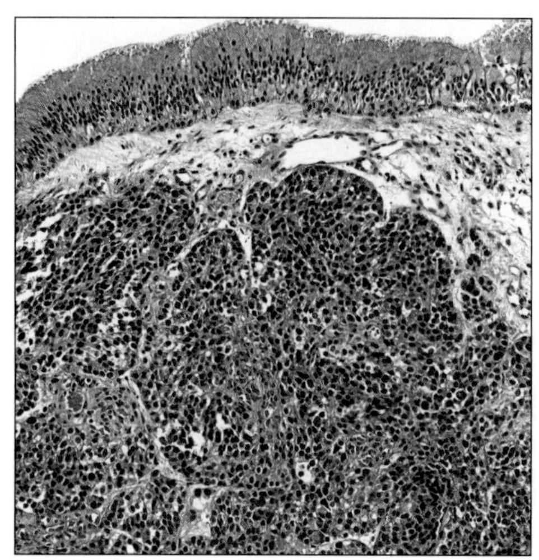

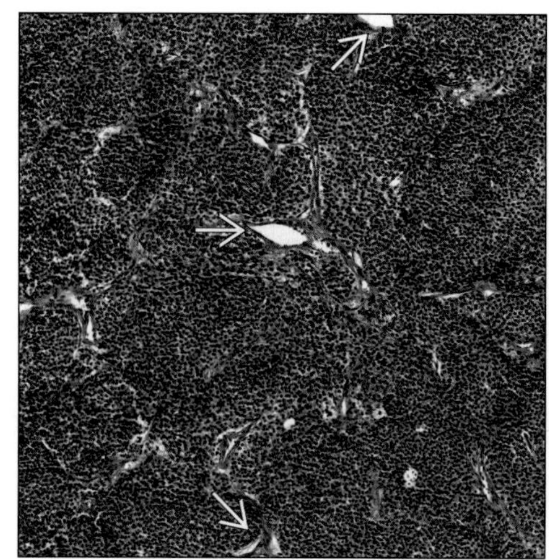

（左图）1级肿瘤显示出经典颗粒状核染色质，无细胞多形性；纤维血管间质将瘤细胞分隔成小叶状结构，其中可见神经元纤维区域。（右图）可见“小圆蓝细胞”，这是神经母细胞瘤的主要特征。细胞核无明显变化，弥散分布。可见血管化基质

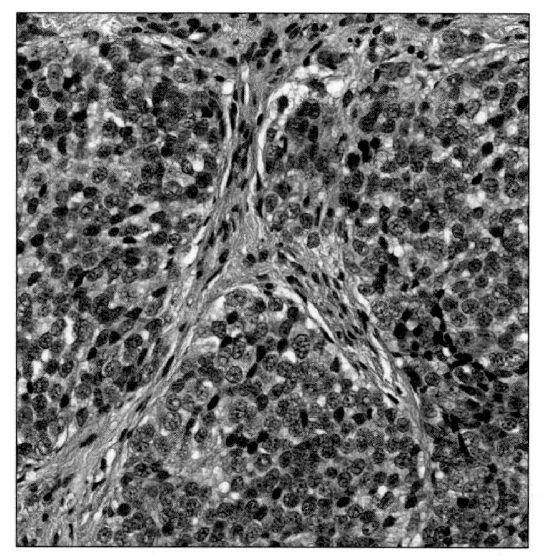

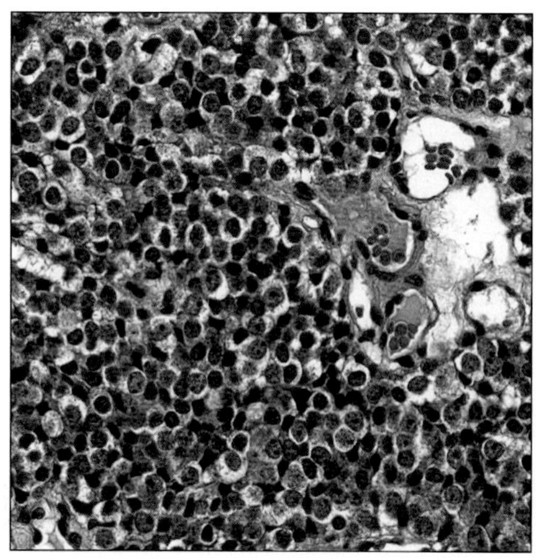

（左图）肿瘤细胞呈现出多核体形态，缺少清楚的边界。核质比增加。核仁比较明显，核染色质呈颗粒状分布。Homer Wright型菊形团➡，30%的2级肿瘤可见。（右图）2级肿瘤中可见细胞核高度异型性与多样性，非典型增生，无有丝分裂与细胞坏死

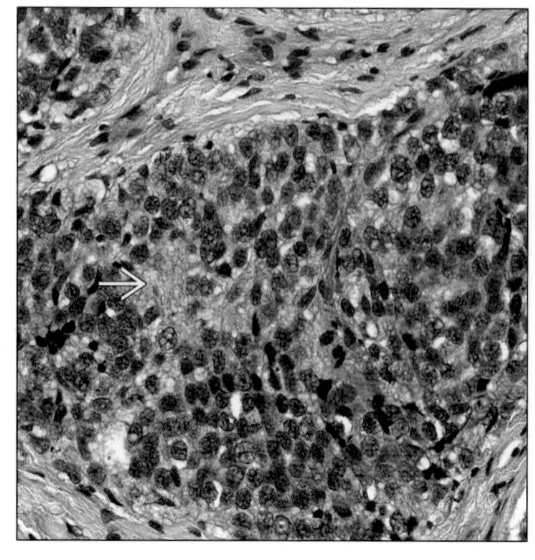

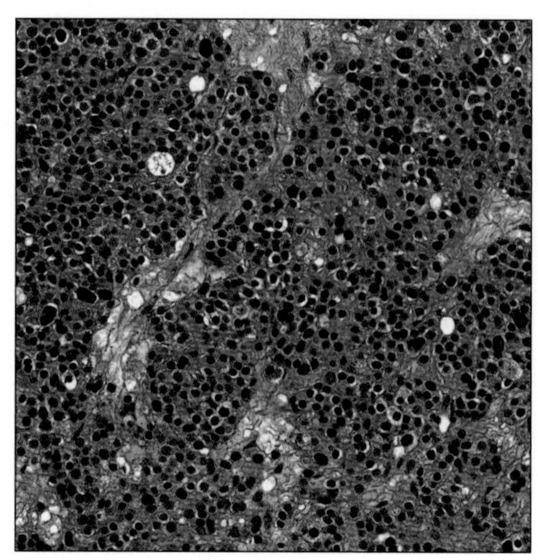

嗅神经母细胞瘤

显微镜下特征

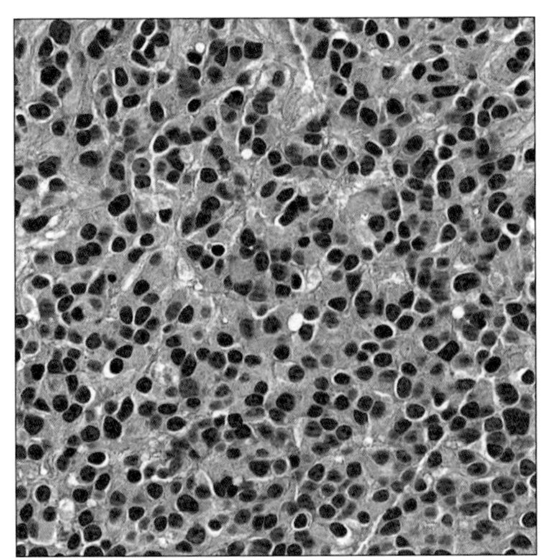

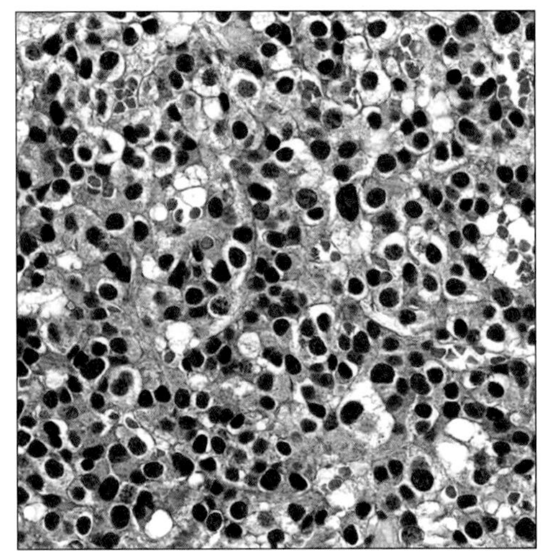

（左图）小叶状结构中可见核质比增加、细胞核深染以及假菊形团，还可见合胞体结构。（右图）3级肿瘤可见肿瘤细胞核仁多形性、细胞核深染。其他组织学特点在此图片中也可见

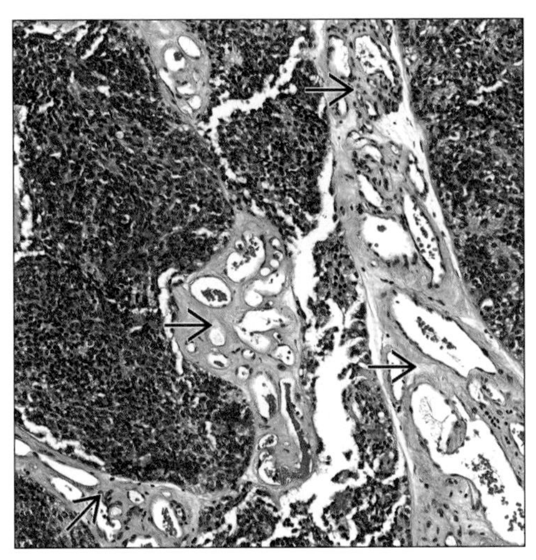

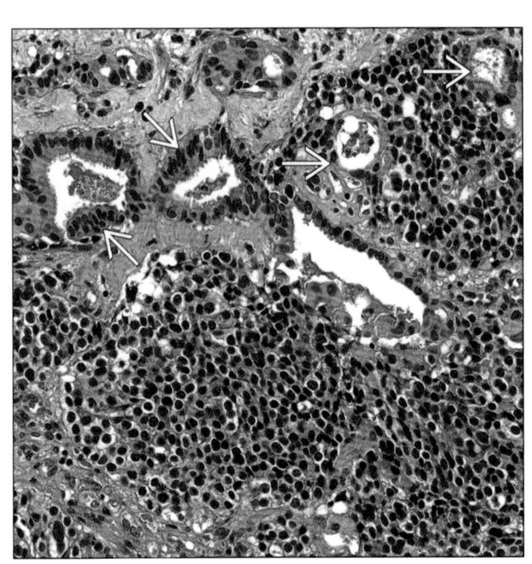

（左图）ONB是富集血管性肿瘤，伴丰富的血管纤维化基质与间隔⇨。活检可导致肿瘤出血，因此不建议进行活检。（右图）可见残存的小型浆液腺体➡被肿瘤细胞包绕、侵袭。将这些结构与真菊形团区分很重要，后者只在高度恶性肿瘤中可见

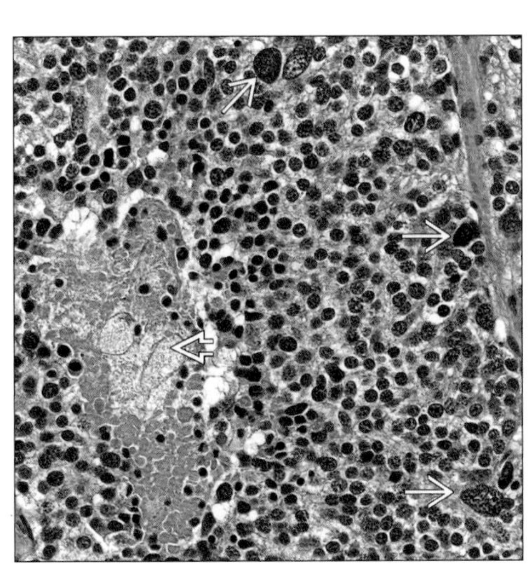

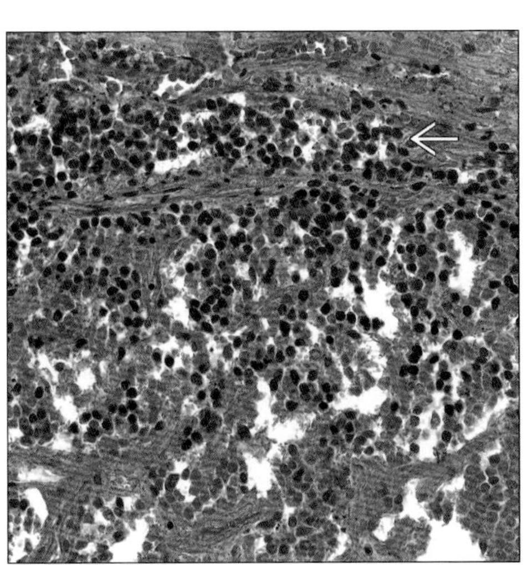

（左图）3级ONB可见多形性细胞核➡、肿瘤坏死区⇨、同时有丝分裂增加。在高度恶性肿瘤中可见深染细胞核。（右图）图中可见小叶结构中有大量肿瘤细胞➡，还可见肿瘤凝固性坏死区。这种生长模式在3级或4级肿瘤中可见

嗅神经母细胞瘤

显微镜下特征

（左图）单个瘤体中有许多不同的肿瘤细胞是很常见的，其中部分细胞体积略大，这在高度恶性肿瘤中可见。（右图）假菊形团可见肿瘤细胞呈栅栏状，中间为神经元纤维➡。这种假菊形团在30%的1级和2级肿瘤中可见

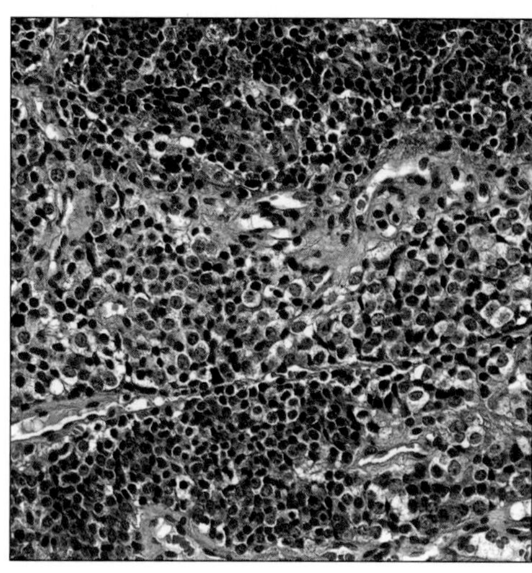

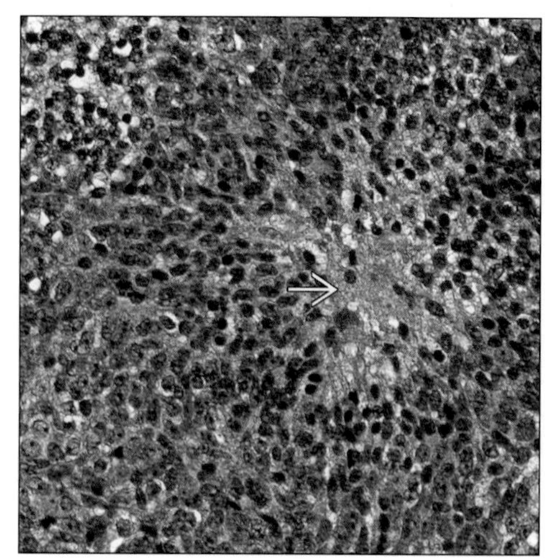

（左图）真菊形团结构中肿瘤细胞与无纤毛柱状细胞构成导管样结构，5%的3级或4级肿瘤中可见。（右图）3级肿瘤中可见大量腺体样结构，此图中不可见栅栏状结构。可见典型的多形性细胞核与明显核仁

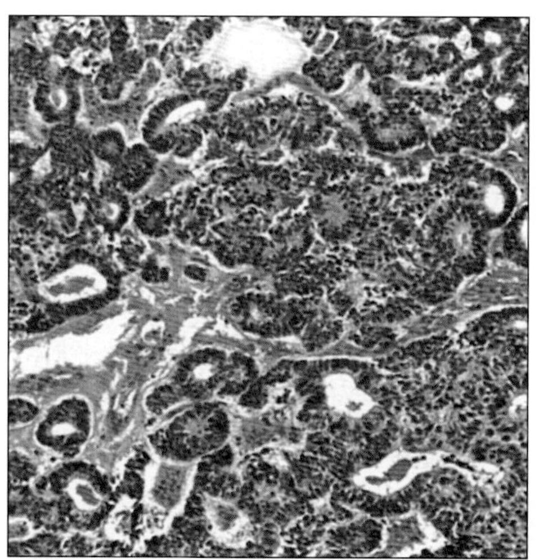

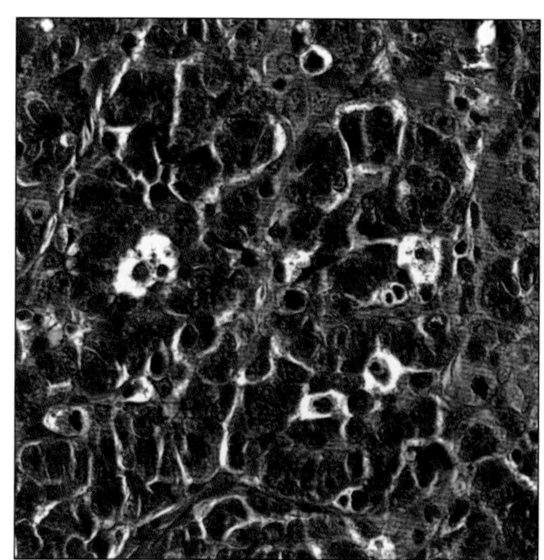

（左图）ONB中可见钙化，这在低度恶性肿瘤中更加常见。1级肿瘤中可见多种大量的钙化点。（右图）25%的患者可出现淋巴结转移，此图中几乎7/8的淋巴结被肿瘤细胞取代。转移灶保持了小叶状结构与富含血管的基质

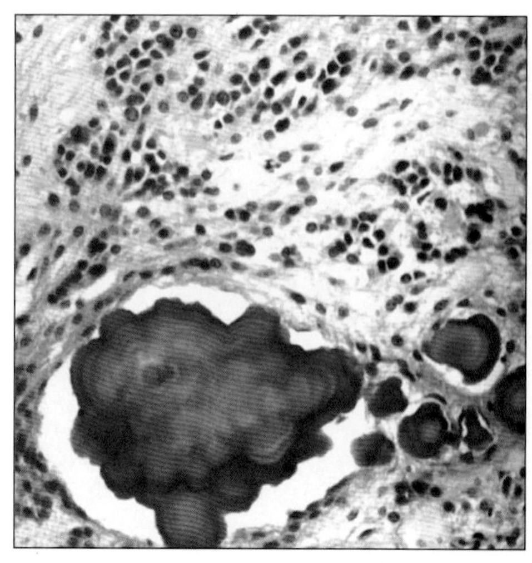

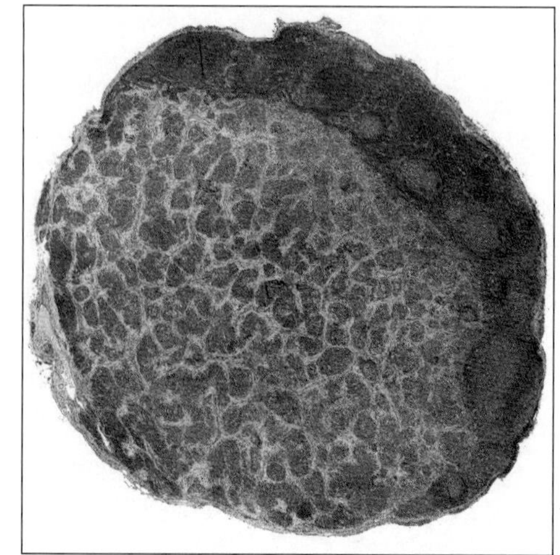

嗅神经母细胞瘤

显微镜下特征

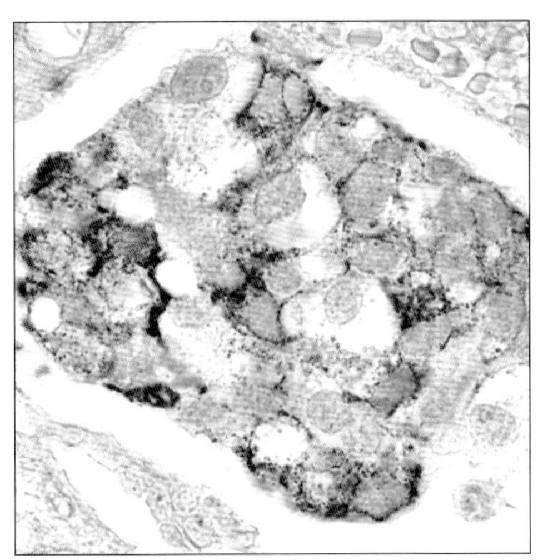

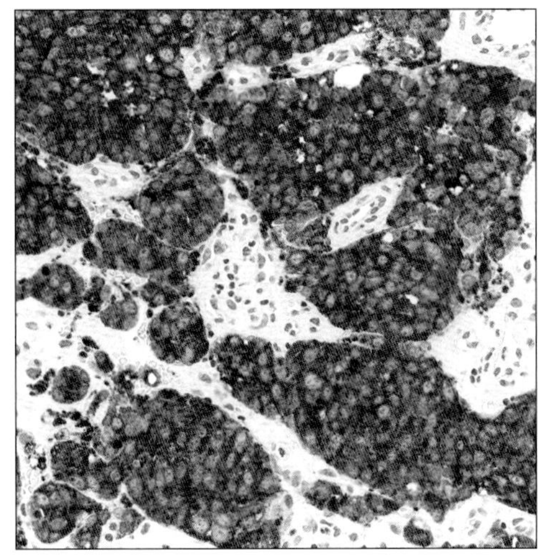

（左图）肿瘤细胞中的神经分泌颗粒可通过银染、Grimelius染色显著着色。（右图）肿瘤细胞中大量的神经内分泌标志物被染色。肿瘤细胞中突触小泡蛋白强阳性。这种着色形式有颗粒感

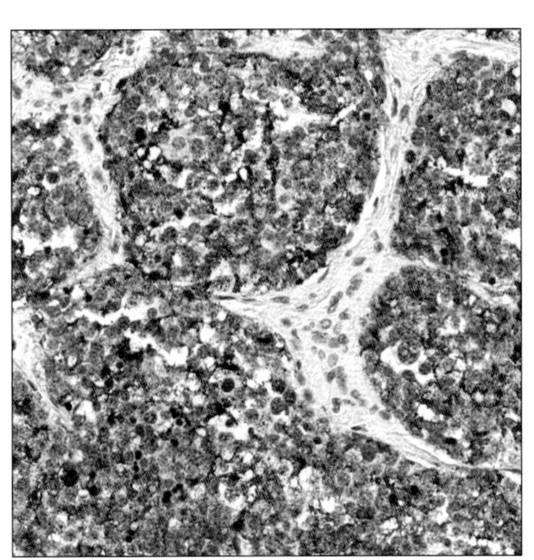

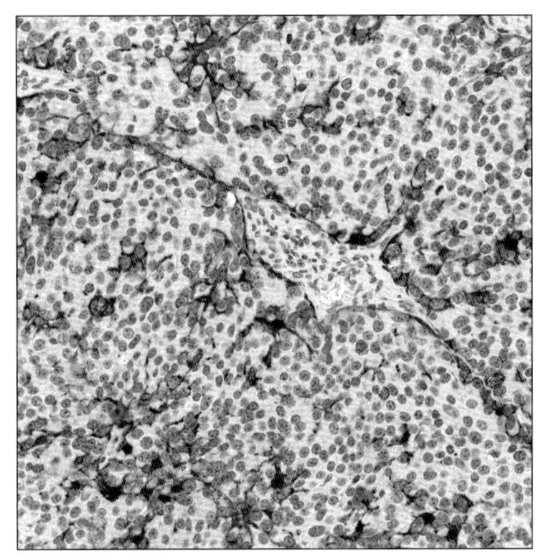

（左图）ONB中可见嗜铬粒蛋白在细胞质中弥散强阳性，嗜铬粒蛋白-A或嗜铬粒蛋白-B均可用，嗜铬粒蛋白-A更容易得出一致性的结果。（右图）小叶结构中的支持细胞可见S-100蛋白着色，细胞核与细胞质均阳性。这种支持嗅上皮不同细胞成分均在肿瘤中表达（基底细胞、感觉神经、支持细胞）

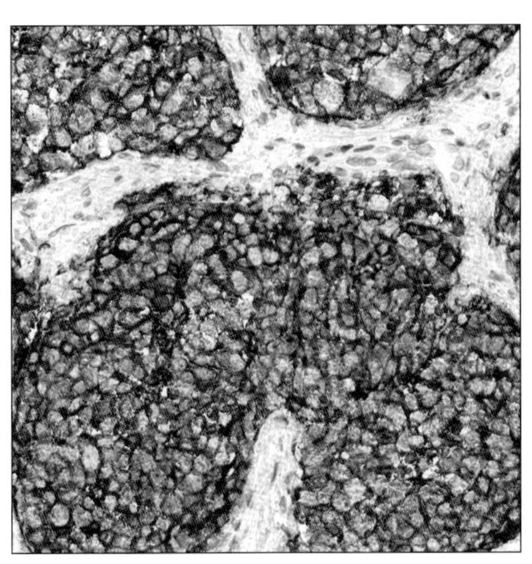

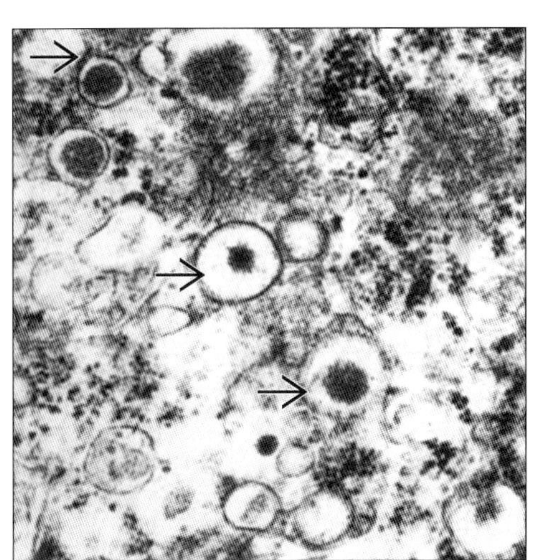

（左图）CD56在ONB细胞的细胞膜与细胞质中均有弥散强阳性。重要的是CD56在横纹肌肉瘤与NK细胞/T细胞淋巴瘤中也有阳性表达。（右图）低分化的嗅神经母细胞瘤在神经内分泌细胞中可见中心致密颗粒外周明显的光晕结构→

恶性黑色素瘤

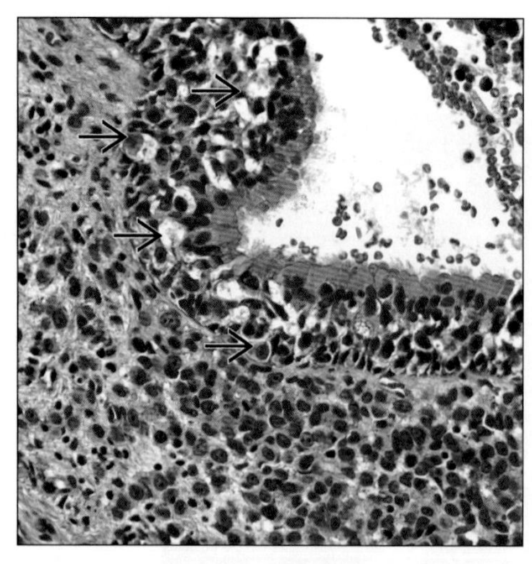

呼吸上皮中可见非典型交界性黑色素细胞，呈页状排列→，基质中也可见肿瘤细胞

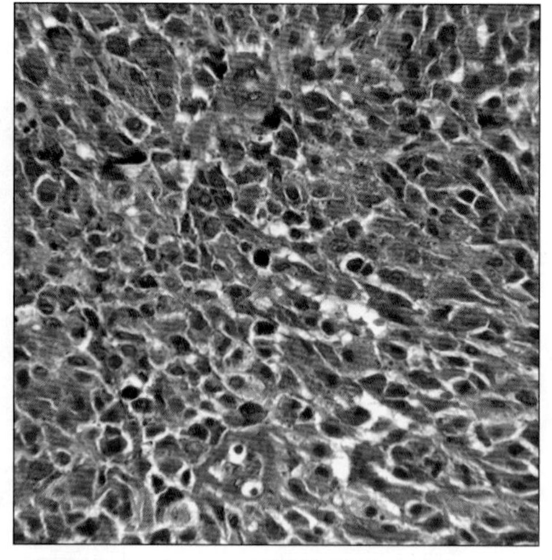

HE染色可见明显异型的梭形、多边形、色素沉着的肿瘤细胞。这些变化也是黑素瘤的主要特征

专业术语

缩写

- 黏膜恶性黑色素瘤（MMM）
- 鼻窦及鼻咽部黏膜恶性黑色素瘤（STMMM）

定义

- 肿瘤起源于生成黑色素细胞和具有向黑色素细胞分化的细胞

病因/发病机制

环境暴露

- 甲醛
- 可疑的辐射
- 紫外线（UV）暴露

临床表现

流行病学

- 发病率
  - 极低
    - 不到所有黑色素瘤的1%
    - 不到所有鼻窦肿瘤的5%
    - 占所有头颈部皮肤黑素瘤的15%~20%
    - STMMM不到头颈部黑色素瘤的4%
- 年龄
  - 各年龄段均可发病，常见于50~80岁
- 性别
  - 无性别差异
- 种族
  - 日本人的发病率较高

部位

- 15%~20%黑色素瘤发生在头颈部
  - 80%起源于皮肤
  - 其余恶性黑色素瘤大多数起源于眼部
  - 另一好发部位为鼻窦
- 发生于鼻中隔前侧多于上颌窦

症状

- 鼻部阻塞
- 鼻出血或鼻漏
  - 黑粪征：黑色素颗粒溢出
- 息肉
- 疼痛不常见

治疗

- 选择、风险及并发症
  - 鼻窦转移黑色素瘤可进展但极少被发现
  - 鼻窦中病灶不使用Clark分级
- 手术方式
  - 局部切除是首选
- 放射治疗
  - 可在术后应用
    - 对于大部分病例，可有缓解作用

预后

- 总体预后较差
- 5年生存率（17%~47%）
- 经常复发
- 预后较差的因素
  - 鼻腔阻塞
  - 累及鼻咽部及多部位
  - 瘤体直径≥3cm
  - 未分化组织学特征
  - 有丝分裂增多
  - 复发
  - 肿瘤分期
- 基质金属蛋白酶（MMP）表达可能与患者转归相关

恶性黑色素瘤

要点

专业术语

肿瘤起源于生成黑色素细胞和具有向黑色素细胞分化的细胞

临床表现

- 发生于鼻中隔前侧多于上颌窦
- 总体预后较差

大体检查

- 大多数呈息肉状

组织病理学检查

- 多变的组织学特点，许多原发肿瘤类别
- 交界区活动与表皮迁移可有助于确定原发病灶
- 多种生长模式
- 可见多种细胞类型
- 明显的、不规则的、嗜酸性增大的核仁
- 可见核内或细胞质内包涵体
- 可见含黑色素的肿瘤细胞

辅助检查

- 阳性：S-100蛋白、HMB-45、Melan-A、小眼畸形转录因子、酪氨酸酶、波形蛋白

鉴别诊断

- 嗅神经母细胞瘤
- 鼻窦未分化癌
- 婴儿黑色素神经外胚瘤
- 横纹肌肉瘤
- 平滑肌肉瘤
- 浆细胞瘤
- 转移性黑色素瘤
- 间叶性软骨肉瘤

  - MMP2表达降低与较好的生存期相关
  - MMP14表达阳性与较差的生存期相关

影像学检查

放射学检查

- 常用于确定肿瘤范围及骨侵袭
- PET更易发现鼻腔鼻窦部肿瘤，不容易发现鼻腔前部肿瘤
- 可观察到区域及远处转移

大体检查

一般特征

- 大多数呈息肉状
- 颜色呈白色、灰色、棕色或黑色
- 表面溃疡/破溃比较常见

大小

- 可达6cm
- 平均2~3cm

组织病理学检查

组织学特征

- 具有多变的组织学特点，类似许多其他原发肿瘤类别
- 交界区活动与表皮迁移有助于确定原发病灶
- 常见表面溃疡，原发病灶不易辨认
- 常见骨或软组织浸润
- 具有多种生长模式
  - 菊形团：STMMM独特的生长模式
  - 上皮样
  - 实体样
  - 器官样
  - 片状
  - 巢状
  - 交织束状
  - 席纹状
  - 脑膜上皮型
  - 血管外皮瘤样
  - 乳头状
- 可见多种细胞类型
  - 未分化型
  - 上皮样、多边形
  - 小细胞
  - 浆细胞样
  - 柱状细胞
  - 巨细胞
- 泡状核，可见核深染
- 明显的、不规则的、嗜酸性增大的核仁
- 可见核内和细胞质内包涵体
- 可见含黑色素的肿瘤细胞
- 常见肿瘤细胞坏死
- 有丝分裂象、非典型性有丝分裂象常见
- 有时可见炎性反应
- 纤维组织增生可见，但不常见
- 周围神经浸润，是预后较差的因素之一
- 对肿瘤浸润的深度（Clark分级）无法准确评估
- 鼻窦中肿瘤病灶的厚度（Breslow分级）无意义

淋巴结/血管浸润

- 经常发生但是很难评估

病灶边缘

- 很难测量，因为病灶经常呈现碎片化

辅助检查

组织化学

- 氨银液染色
  - 阳性反应

恶性黑色素瘤

- 着色类型
  - 黑色素源白剂可确定细胞质中有黑色素的存在

免疫组织化学

- 阳性：S-100蛋白、HMB-45、Melan-A、小眼畸形转录因子、酪氨酸酶、波形蛋白
- 大多数（74%）MMM患者中p16表达缺失

细胞学检查

- 比较基因组杂交（CGH）显示在几乎所有肿瘤中均有染色体1q
- 同时也检测出6p（93%）和8q（57%）

电镜观察

前黑色素小体与黑素小体有助于确定黑色素细胞起源

鉴别诊断

嗅神经母细胞瘤

- 小叶状结构
- 真/假菊形团中可见纤维化区域
- CD56、嗜铬粒蛋白、突触小泡蛋白、支持细胞S-100均阳性

鼻窦未分化癌

- 小细胞伴有核质比增加
- 坏死、破坏性生长及血管浸润
- 角蛋白弥漫强阳性

婴儿黑色素神经外胚瘤

- 发生于新生儿期，影响颌骨
- 双相肿瘤细胞，大细胞/小细胞，染色后易辨认

横纹肌肉瘤

- 儿童多发
- 呈巢状、腺泡状生长
- 带状或杆状细胞
- 细胞质内横纹有助于确诊
- 结合蛋白、MYOD1、肌细胞生成素、SMA、MSA、CD56均阳性

平滑肌肉瘤

- 束状结构，经常出现坏死及有丝分裂增加
- 胞核周围出现空泡，雪茄样核仁，在黑色素瘤中少见
- 平滑肌标志物阳性，黑色素瘤标志物阴性

浆细胞瘤

- 血液系统肿瘤，浆细胞样瘤细胞呈片状生长
- Hof区，核偏位，染色质呈车辐状排列
- CD138、CD79a、λ或κ以及其他血液学标志物阳性

转移性黑色素瘤

- 理论上认为，交界性区域有助于排除这一可能
- 临床表现与影像学检查是鉴别的唯一有效途径

间叶性软骨肉瘤

- 小的未分化细胞，多次切片能看到软骨特征
- S-100蛋白阳性（软骨肉瘤阳性），HMB-45、酪氨酸酶、Melan-A均阴性

参考文献

1. Wenig BM: Undifferentiated malignant neoplasms of the sinonasal tract. Arch Pathol Lab Med. 133(5): 699–712, 2009
2. Bachar G et al: Mucosal melanomas of the head and neck: experience of the Princess Margaret Hospital. Head Neck. 30(10): 1325–31, 2008
3. Dauer EH et al: Sinonasal melanoma: a clinicopathologic review of 61 cases. Otolaryngol Head Neck Surg. 138(3): 347–52, 2008
4. Kim DK et al: Ki67 antigen as a predictive factor for prognosis of sinonasal mucosal melanoma. Clin Exp Otorhinolaryngol. 1(4): 206–10, 2008
5. Kondratiev S et al: Expression and prognostic role of MMP2, MMP9, MMP13, and MMP14 matrix metalloproteinases in sinonasal and oral malignant melanomas. Hum Pathol. 39(3): 337–43, 2008
6. McLean N et al: Primary mucosal melanoma of the head and neck. Comparison of clinical presentation and histopathologic features of oral and sinonasal melanoma. Oral Oncol. 44(11): 1039–46, 2008
7. Cheng YF et al: Toward a better understanding of sinonasal mucosal melanoma: clinical review of 23 cases. J Chin Med Assoc. 70(1): 24–9, 2007
8. Martin JM et al: Outcomes in sinonasal mucosal melanoma. ANZ J Surg. 74(10): 838–42, 2004
9. Prasad ML et al: Clinicopathologic differences in malignant melanoma arising in oral squamous and sinonasal respiratory mucosa of the upper aerodigestive tract. Arch Pathol Lab Med. 127(8): 997–1002, 2003
10. Thompson LD et al: Sinonasal tract and nasopharyngeal melanomas: a clinicopathologic study of 115 cases with a proposed staging system. Am J Surg Pathol. 27(5): 594–611, 2003
11. van Dijk M et al: Distinct chromosomal aberrations in sinonasal mucosal melanoma as detected by comparative genomic hybridization. Genes Chromosomes Cancer. 36(2): 151–8, 2003
12. Patel SG et al: Primary mucosal malignant melanoma of the head and neck. Head Neck. 24(3): 247–57, 2002
13. Kardon DE et al: Sinonasal mucosal malignant melanoma: report of an unusual case mimicking schwannoma. Ann Diagn Pathol. 4(5): 303–7, 2000
14. Regauer S et al: Primary mucosal melanomas of the nasal cavity and paranasal sinuses. A clinicopathological analysis of 14 cases. APMIS. 106(3): 403–10, 1998

恶性黑色素瘤

免疫组织化学

抗体	反应性	着色部位	备注
S-100	阳性	细胞核与细胞质	常见弥散强染色，90% 的病例可见
HMB-45	阳性	细胞质	大部分病例有活性（约 75%）
酪氨酸酶	阳性	细胞质	大部分病例有活性（约 75%）
Melan-A103	阳性	细胞质	大多数病例有活性（约 66%）
MTTF	阳性	细胞核	大多数病例阳性（约 55%）
NSE	阳性	细胞质	少于 50% 的肿瘤细胞阳性，经常局限性
CDF17	阳性	细胞质	约 33% 的病例阳性
CD99	阳性	细胞质	约 25% 的病例阳性
波形蛋白	阳性	细胞质	所有肿瘤细胞
CD56	阳性	细胞膜与细胞质	约 7% 的病例
突触小泡蛋白	阳性	细胞质	非特异，约 10% 的病例
EMA	阳性	细胞质	少于 5% 的肿瘤细胞
嗜铬粒蛋白 -A	阴性		
CD45RB	阴性		
CK-PAN	阴性		
GFAP	阴性		
CD45RB	阴性		
Actin-HHF-35	阴性		
Actin-sm	阴性		
肌间线蛋白	阴性		
MYOD1	阴性		

鼻窦黑色素瘤分期方法

类别	描述
原发肿瘤	
T1	单个原发病灶
T2	2 个或多个原发病灶
区域淋巴结	
N0	无淋巴结受累
N1	有淋巴结转移
远处转移	
M0	无远处转移
M1	有远处转移
分期	
Ⅰ	T1 N0 M0
Ⅱ	T2 N0 M0
Ⅲ	任何 T、N1、M0
Ⅳ	任何 T，任何 N、M1

恶性黑色素瘤

放射学及显微镜下特征

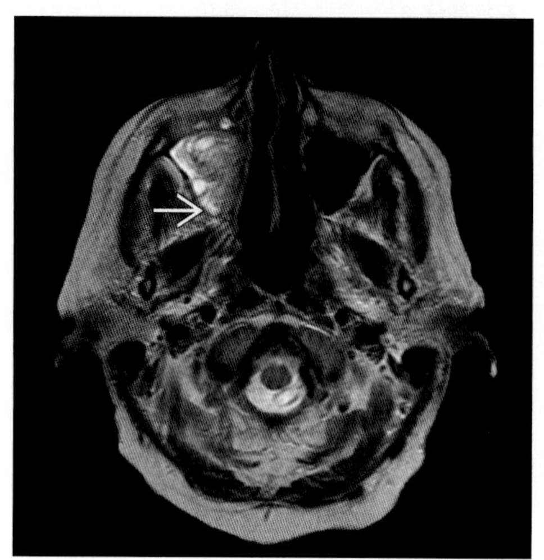

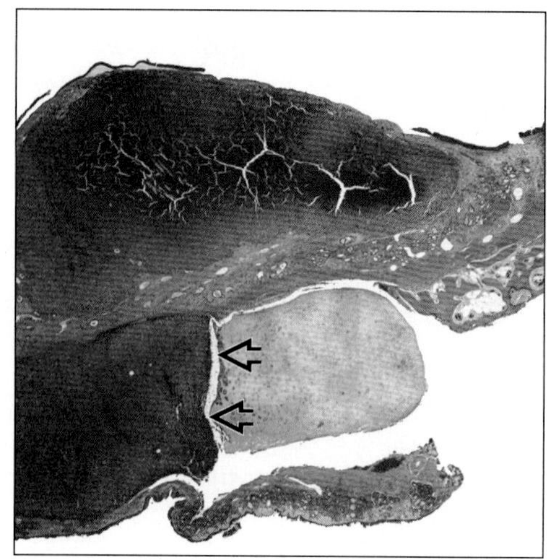

（左图）MRI检查可见上颌窦后部明显高信号区➡。该区域为上颌窦恶性黑色素瘤，未侵袭鼻窦。（右图）鼻中隔软骨⇨被浸润恶性肿瘤破坏。肿瘤呈较厚的层状分布。虽然可观察到溃疡，但生长方式不明确

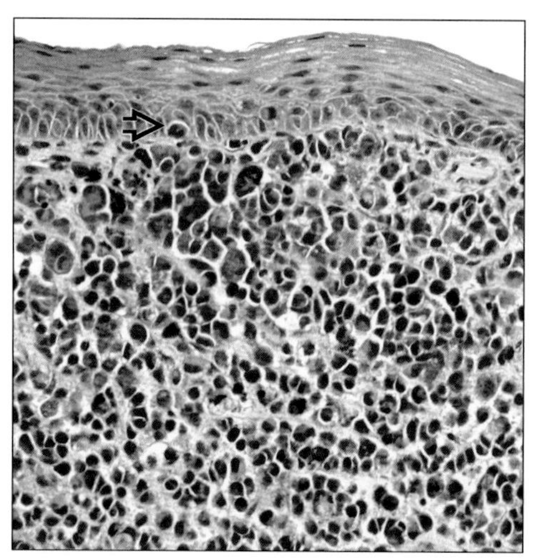

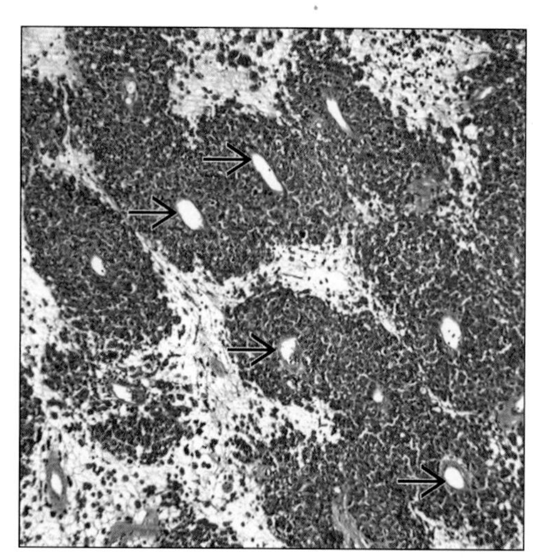

（左图）可见孤立的交界区黑色素瘤细胞⇨。间质内肿瘤细胞呈现出多形性浆细胞样外观。着色清晰可辨。（右图）肿瘤细胞在血管周围分布（亲血管性）→是黑色素瘤的典型特征。这种模式在其他肿瘤类型中也可见，但不如黑色素瘤常见

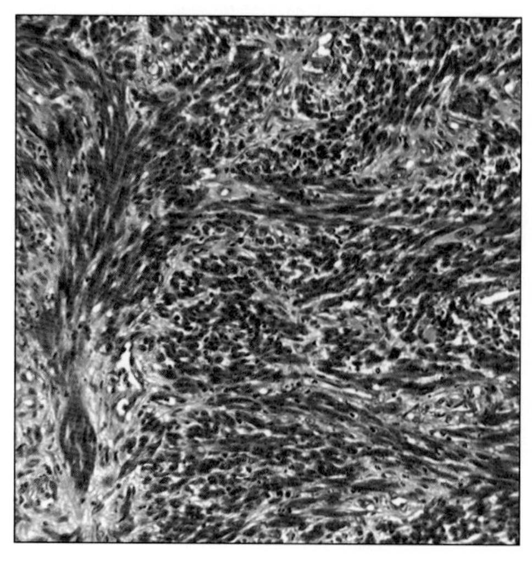

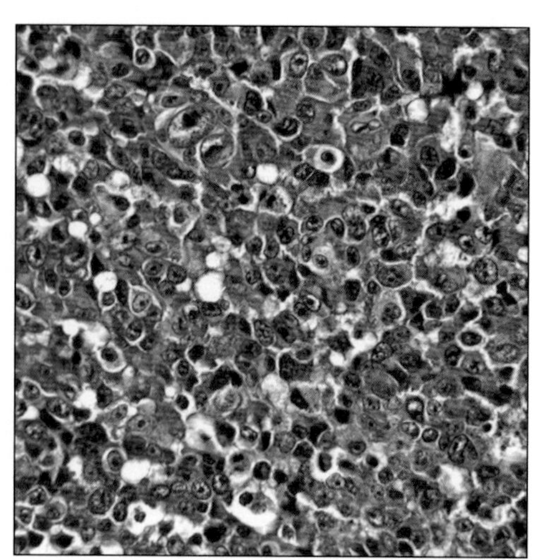

（左图）黑色素瘤可呈现出不同结构，本图中可见束状结构。梭形细胞排成短小、互相交叉的分支状，在一定程度上呈现合胞体外观。（右图）黑色素瘤中常见“未分化”细胞或“小圆蓝细胞”。有轻度的类浆细胞样变，核仁明显，可见有丝分裂象，着色缺失

恶性黑色素瘤

显微镜下以及免疫组织化学特点

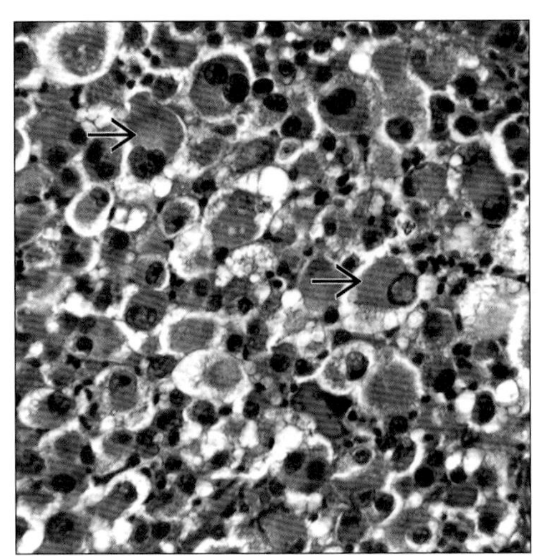

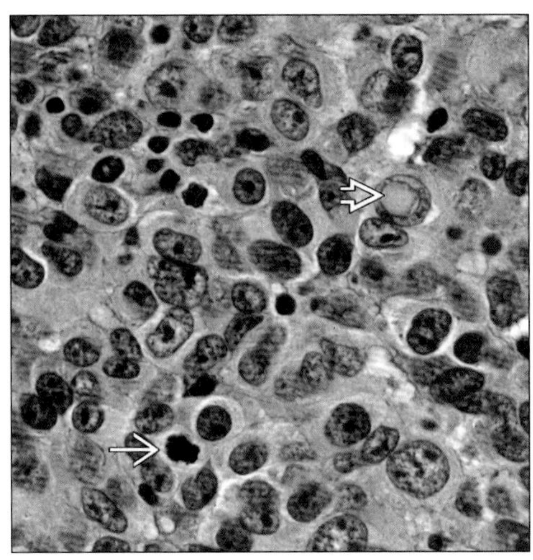

（左图）肿瘤呈现出类浆细胞样外观，细胞核周围出现“Hof区”➡。黑色素瘤中可见细胞核内包涵体及双核细胞。（右图）黑色素瘤由多边形细胞组成，细胞间存在多样性。可见明显嗜酸性核仁，伴细胞核内包涵体➡，有丝分裂象可见➡。

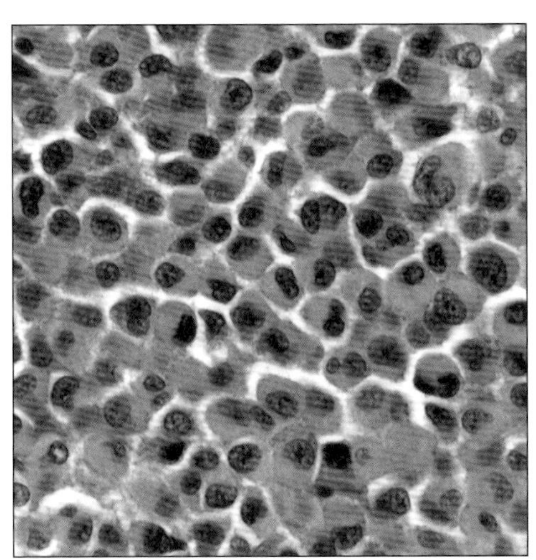

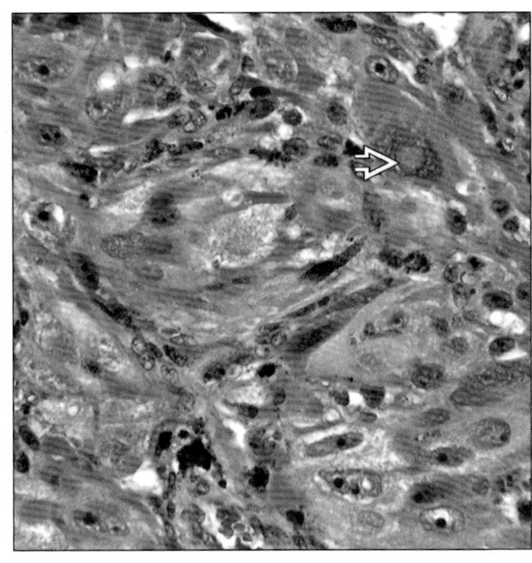

（左图）黑色素瘤中可见典型的不透明嗜酸性细胞质。核仁未增大。有丝分裂象、坏死及着色均不可见。（右图）单个肿瘤中常见多种结构与细胞形态。此图中多形性细胞及梭形细胞可见黑色素、明显的核仁及细胞质内包涵体➡

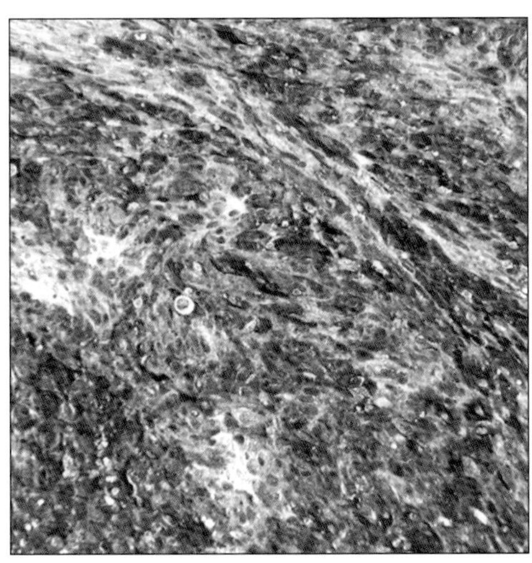

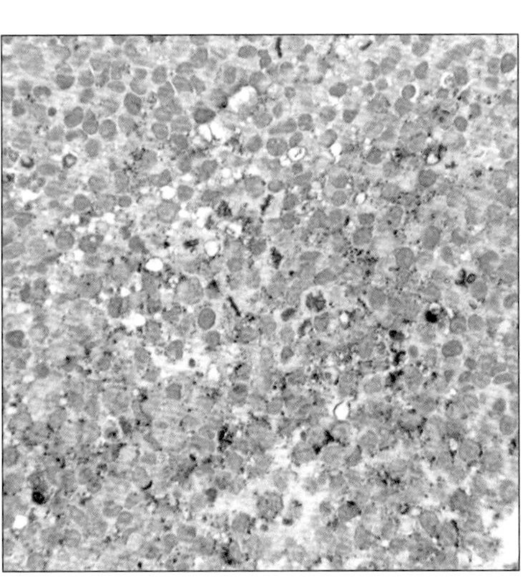

（左图）梭形细胞中S-100蛋白阳性。几乎所有细胞的胞质及胞核中均表达。（右图）“小圆蓝细胞”中HMB-45阳性，同一肿瘤或不同肿瘤间可显示出一定的阳性差异，包括着色强度与阳性细胞数量

尤因肉瘤

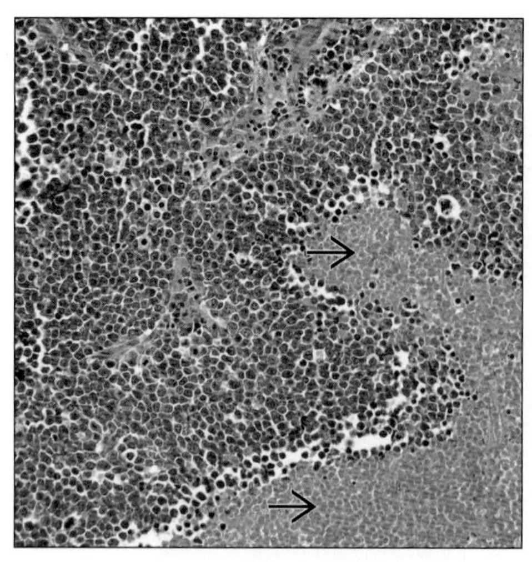

肿瘤细胞成弥漫片状排列被纤维间质分割。可见凝固坏死区域→，此区域肿瘤细胞较少

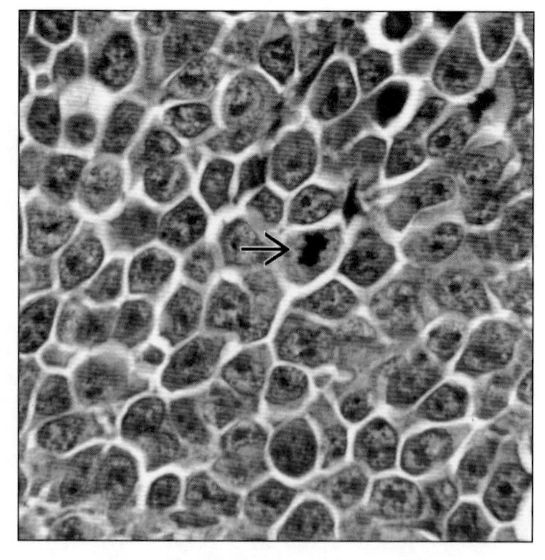

均匀的中等大小细胞可见高核质比，细胞核圆形或轻微不规则状，核染色质清晰分散，核仁较小。可见有丝分裂象→

专业术语

缩写

- 尤因肉瘤（EWS）
- 原始神经外胚层肿瘤（PNET）

别名

- PNET包含多种肿瘤类型
  - 成神经管细胞瘤，髓上皮瘤，嗅神经母细胞瘤，视网膜母细胞瘤，松果体母细胞瘤，成室管膜细胞瘤，成神经细胞瘤

定义

- 高级别的恶性肿瘤，主要由未分化的小圆形细胞或神经外胚层细胞或脑室周围生发基质细胞组成
- EWS与PNET的形态学特征与基因学表达相似
- 不包含骨内肿瘤

病因/发病机制

家族性

- 研究表明鼻窦EWS/PNET与家族遗传有关

发病机制

- 认为起源于多能的胎儿神经外胚层细胞
- 正常神经嵴起源于多种神经分化细胞

临床表现

流行病学

- 发病率
  - 极少
    - 全球儿童总体发病率为2/100万
  - 约有20%的EWS/PNET发生于头颈部
    - 以上病例中约有20%累及鼻腔鼻窦
- 年龄
  - 儿童及青年多发
    - 80%的肿瘤在20岁之前发生
    - 平均发病年龄12岁
  - 老年人发病少见
- 性别
  - 男性多发
- 种族
  - 黑种人很少发病

部位

- 最常累及鼻窦
  - 上颌窦多于鼻窝多于鼻甲

症状

- 患者表现为疼痛、肿块及阻塞
  - 特异性骨痛

实验室检查

- 血清LDH升高有助于控制复发

治疗

- 选择、风险及并发症
  - 综合治疗（药物治疗、放射治疗与外科治疗）可获得较好预后
  - 高剂量脊髓抑制放射疗法，伴自体骨髓或外周血干细胞治疗是激进的治疗选择
- 手术方式
  - 药物治疗后广泛切除
- 辅助治疗
  - 新辅助药物治疗
- 药物治疗
  - 合用多种化学疗法
    - 长春新碱、阿霉素、环磷酰胺、放线菌素D、异环磷酰胺、依托泊苷

尤因肉瘤

要点

专业术语
- 高级别的恶性肿瘤，主要由未分化的小圆形细胞或神经外胚层细胞或脑室周围生发基质细胞组成

临床表现
- 约有20%的EWS/PNET发生于头颈部
- 80%的肿瘤在20岁之前发生
- 男性多发
- 好发部位：上颌窦多于鼻窝多于鼻甲
- 综合治疗（药物治疗、放射治疗与外科治疗）可获得较好预后
  - 总体5年生存率为60%~70%
  - 高达30%的患者出现肿瘤转移

组织病理学检查
- 弥散、密集的肿瘤细胞
- 凝固性坏死区伴有丝分裂增加
- 均一的、小到中型圆形细胞，细胞质缺少且有空泡
- 圆形细胞核，可见弥散杂质，核仁小

辅助检查
- PAS染色可鉴别细胞质内糖原
- FLI1细胞核染色几乎全阳性
- FISH或RT-PCR检测t（11; 22）(q24; q12）

鉴别诊断
- 嗅神经母细胞瘤、淋巴瘤、横纹肌肉瘤、NUT中线癌
- 垂体腺瘤、间叶性软骨肉瘤、骨肉瘤（小细胞型）、鼻窦未分化癌、黏膜恶性黑色素瘤

  - 芬维A胺疗效明显
- 放射疗法
  - 作为辅助治疗用于控制局部肿瘤病灶

预后
- 总体5年生存率为60%~70%
  - 有赖于多种治疗方法及放射学检查
- 相对于其他部位，头颈部肿瘤预后较好
- 病灶大小及分期是影响预后的重要因素
  - EWS/FLI1型比其他少见类型预后较好
- 鼻内肿瘤常可侵袭至鼻窦
- 高达30%的患者出现肿瘤转移
- 常见转移部位
  - 肺、骨髓、骨、脑及淋巴结
  - 仅有肺部转移预后较好
- 预后较差的因素
  - 肿瘤病灶直径大于8cm
  - 白细胞计数及红细胞沉降率增高
  - 细丝状显微结构
  - 切除术前药物治疗不敏感

影像学检查

放射学检查
- 可见溶骨性破坏区
- 常见骨膜反应（洋葱皮样改变）
  - 附属骨骼中不如鼻窦常见

大体检查

一般特征
- 肿瘤呈多结节状或息肉样
- 灰白色的切面
- 表层黏膜有溃疡或出血
- 骨侵蚀常见

大小
- 范围：最大可到6cm
  - 鼻窦EWS/PNET肿瘤病灶比其他部位病灶略小
  - 这可能是由鼻腔比骨盆和长骨空间小

组织病理学检查

组织学特征
- 弥散、密集的肿瘤细胞
- 肿瘤细胞成巢、片状，细胞边界不清
- 清晰可见凝固性坏死区
  - 缺少恶性肿瘤细胞
- 均一的、小到中型圆形细胞
- 核质比增加
- 圆形细胞核，可见弥散杂质，核仁小
- 细胞质较少且有空泡
- 有丝分裂象增加
- 真菊形团和假菊形团不常见（占有10%）
  - 可认为是神经分化

非典型特征
- 小叶状组织
- 细胞外基质增加
- 肺泡样结构
- 有丝分裂象增加（>2/HPF）
- 多形性
- 梭形细胞增加（经常在肿瘤边缘）
- 胞质中缺少糖原（PAS染色）

辅助检查

细胞学
- 骨髓涂片检查可见未分化细胞
- 病变可局限成团，但仍以单个肿瘤细胞为主
  - 圆形肿瘤细胞，核质比增加

尤因肉瘤

  - 小型细胞，细胞质较少
  - 细胞质淡染且有空泡
    - 由于缺少糖原，呈现出不规则、“孔状”细胞质
  - 细胞核染色质细腻，可见小型嗜碱性核仁
  - 局部可见核挤压变形（非典型的细胞核形态）
- 有丝分裂及坏死不常见
- 少见肉芽肿、细胞分解、菊形团、嗜酸性纤维组织、类浆细胞
- 细胞化学、免疫组织化学、电镜、细胞遗传学、染色体分析和（或）分子技术有助于鉴别小圆细胞肿瘤

组织化学
- PAS染色可鉴别细胞质内糖原

免疫组织化学
- CD99（MIC2、O13、HBA-71、P30/32、12E7）几乎均阳性
  - CD99代表EWS/FLI1融合产物的单克隆抗体

细胞遗传学
- 染色体11与22易位
  - 染色体22号EWS基因与11号FLI1 基因融合
  - FLI1：Friend leukemia integration 1 转录因子
- 其他易位可见于：t（21；22）（q22，q12）

原位杂交
- 双色荧光原位杂交分析可有助于确定染色体易位
  - 可检测95%的病例

分子遗传学
  - 石蜡包埋组织可进行反转录聚合酶链反应（RT-PCR）检测EWS/FLI1融合产物，
  - 染色体易位：t（11; 22）（q24; q12）或t（21; 22）（q22; q12）
    - 很多嵌合体EWS/FLI1转录，表现出EWS与FLI1外显子多种合并方式
    - ERG、ETV1、E1A-F、FEV可互相易位
  - EWS是原癌基因：表达在正常细胞，一旦被激发，即可成为致癌基因
  - EWS基因氨基末端区域（22q12）与FLI1羧基末端区域（11q24）融合成嵌合蛋白

电镜下病理检查
- 可见指状突细胞、丝状体、微管
- 极少见到密集的神经分泌颗粒
- 丰富的细胞质内糖原
- 原始的细胞交联，类似于细胞桥粒

鉴别诊断

嗅神经母细胞瘤
- 特定的累及部位（筛窦、筛板）
- 小叶状结构，伴神经丝和菊形团（真、假菊形团）
- 在低级别肿瘤中，少见有丝分裂及坏死区域
- 嗜铬粒蛋白、CD56、突触小泡蛋白阳性，伴S-100蛋白反应性
- 可见角蛋白阳性，NSE阳性，CD99阴性

淋巴瘤
- 发病人群分散
- 淋巴组织标志物阳性：CD45RB、CD20、CD3、CD56等阳性

横纹肌肉瘤
- 小圆蓝细胞可出现明显重叠
- 可类浆细胞样变，细胞质嗜酸性，带状细胞
- 富含糖原
- 肌原性免疫组织化学：肌纤维蛋白、MYOD1、肌细胞生成素、MYF4、肌红蛋白、肌动蛋白

间叶性软骨肉瘤
- 血管外皮瘤样生成方式
- 同大多数肿瘤一样，形态学上可见小圆蓝细胞
- 多次切片后可观察到软骨样分化区域
- S-100蛋白可能有助于区分

小细胞型骨肉瘤
- 鼻窦肿瘤中较罕见类型
- 可见骨样基质

垂体腺瘤
- 常累及蝶窦
- 片状或小叶状结构
- 多种神经内分泌标志物阳性，但是CD99阴性
- 分子研究缺乏

黏膜恶性黑色素瘤
- 常表现为黏膜起源（原位）
- 多形性，类浆细胞样，梭形细胞外观，可见核内包涵体
- S-100蛋白强阳性，HMB-45、Melan-A阳性

鼻窦未分化癌
- 老年人多发，伴中线结构损害
- 显著结构破坏，血管浸润，骨侵袭，神经周围浸润
- 角蛋白弥漫强阳性

NUT中线癌
- 青年人发病（<30岁），低分化肿瘤
- 大部分累及中线结构，鼻窦不是好发部位
- 特异分子改变有助于确诊（*NUT*基因重排）

婴儿黑色素神经外胚瘤
- 婴儿期或儿童期好发
- 大的上皮样细胞，伴小圆蓝细胞
- 明显的间质反应背景
- HMB-45与S-100蛋白阳性

尤因肉瘤

免疫组织化学

抗体	反应活性	着色部位	注释
CD99	阳性	细胞质	几乎所有肿瘤阳性伴细胞膜深染
FLI-1	阳性	细胞核	大多数肿瘤细胞
SNF5	阳性	细胞核	所有肿瘤细胞
P14	阳性	细胞核	几乎所有肿瘤细胞
Rb	阳性	细胞核	几乎所有肿瘤细胞
波形蛋白	阳性	细胞质	大多数肿瘤细胞
NSE	阳性	细胞质	PNET 更多见
β 连接蛋白	阳性	细胞膜 / 细胞质	大部分肿瘤细胞
PGP9.5	阳性	细胞质	大多数肿瘤细胞
Claudin-1	阳性	细胞质	约 50% 的病例
CD117	阳性	细胞质	约 25% 的病例
突触小泡蛋白	阳性	细胞质	约 20% 的病例
S-100	阳性	细胞核 / 细胞质	约 20% 的病例
CK-PAN	阳性	细胞质	仅 15% 的细胞可见
肌细胞生成蛋白	阴性		
WT1	阴性		
嗜铬粒蛋白 -A	阴性		
GFAP	阴性		

分期

与横纹肌肉瘤分期相同

- 根据横纹肌肉瘤临床表现进行分期

参考文献

1. Cordes B et al: Molecular and phenotypic analysis of poorly differentiated sinonasal neoplasms: an integrated approach for early diagnosis and classification. Hum Pathol. 40(3): 283-92, 2009
2. Franchi A et al: Pediatric sinonasal neuroendocrine carcinoma after treatment of retinoblastoma. Hum Pathol. 40(5): 750-5, 2009
3. Wenig BM: Undifferentiated malignant neoplasms of the sinonasal tract. Arch Pathol Lab Med. 133(5): 699-712, 2009
4. Rischin D et al: Sinonasal malignancies of neuroendocrine origin. Hematol Oncol Clin North Am. 22(6): 1297-316, xi, 2008
5. Iezzoni JC et al: "Undifferentiated" small round cell tumors of the sinonasal tract: differential diagnosis update. Am J Clin Pathol. 124 Suppl: S110-21, 2005
6. Mills SE: Neuroectodermal neoplasms of the head and neck with emphasis on neuroendocrine carcinomas. Mod Pathol. 15(3): 264-78, 2002
7. Tsai EC et al: Tumors of the skull base in children: review of tumor types and management strategies. Neurosurg Focus. 12(5): e1, 2002
8. Cope JU et al: Ewing sarcoma and sinonasal neuroectodermal tumors as second malignant tumors after retinoblastoma and other neoplasms. Med Pediatr Oncol. 36(2): 290-4, 2001
9. Parham DM: Neuroectodermal and neuroendocrine tumors principally seen in children. Am J Clin Pathol. 115Suppl1: S113-28, 2001
10. Toda T et al: Primitive neuroectodermal tumor in sinonasal region. Auris Nasus Larynx. 26(1): 83-90, 1999
11. Klein EA et al: Sinonasal primitive neuroectodermal tumor arising in a long-term survivor of heritable unilateral retinoblastoma. Cancer. 70(2): 423-31, 1992
12. Frierson HF Jr et al: Unusual sinonasal small-cell neoplasms following radiotherapy for bilateral retinoblastomas. Am J Surg Pathol. 13(11): 947-54, 1989

尤因肉瘤

放射学、大体和显微镜下特征

（左图）T2加权MRI可见明显的高信号异构性肿瘤➡。左侧咽后淋巴结可见明显病灶⇨。此征象有助于诊断是肿瘤，但不能确定是尤因肉瘤。（右图）这是从一例28岁患者切除的鼻窦腔部位息肉样、多结节状肿瘤。瘤体表面完整，可见浸润区域及上皮下出血区

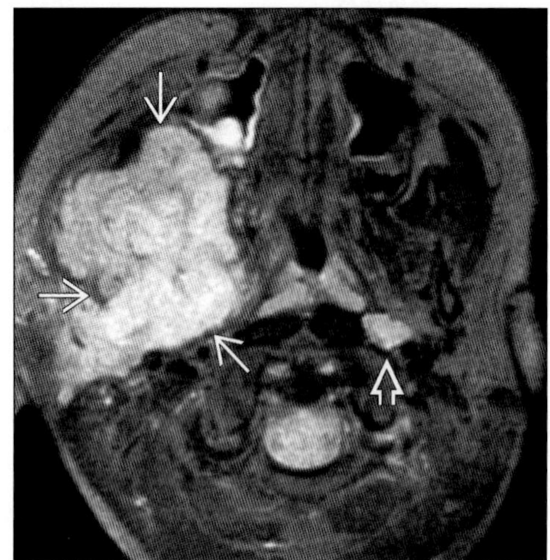

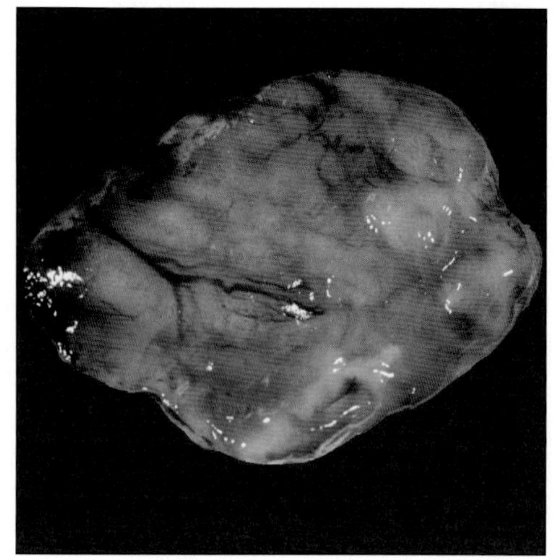

（左图）肿瘤通常由密集的、实体或片状分布的细胞组成。无明确的血管浸润。（右图）骨浸润区清晰可见→，坏死⇨与出血区附近可见“小圆蓝细胞”，这种模式不是尤因肉瘤特有的，在鼻窦其他类型肿瘤中也可见

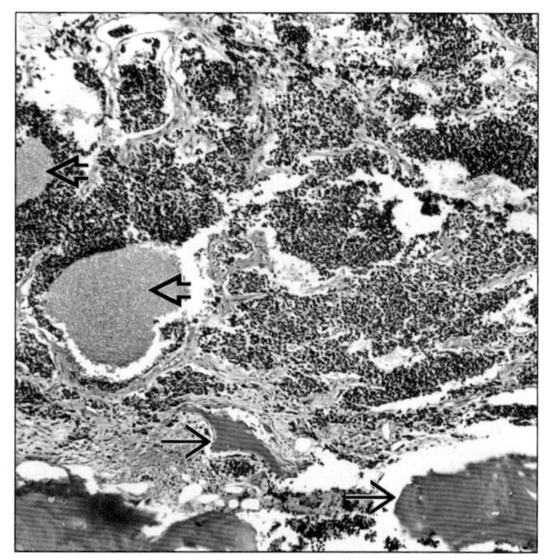

（左图）肿瘤细胞形态单一，呈模糊的小叶状分布。细胞核呈圆形，染色质细腻。核仁不显著。血管背景清晰可见。（右图）此图中肿瘤细胞无特定生长模式。肿瘤细胞很小，核质比增加。细胞核染色均匀，可见许多有丝分裂象➡

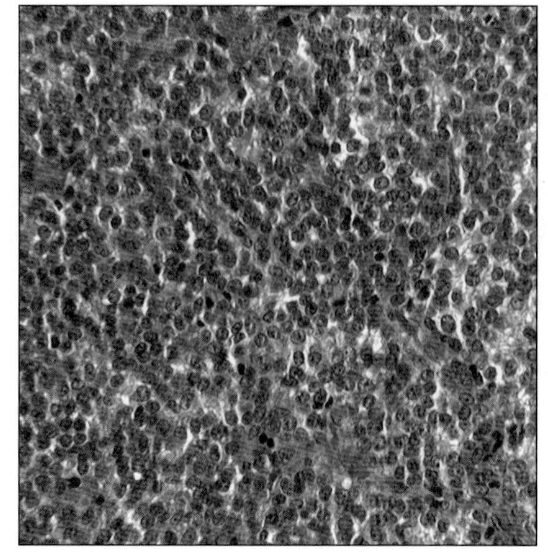

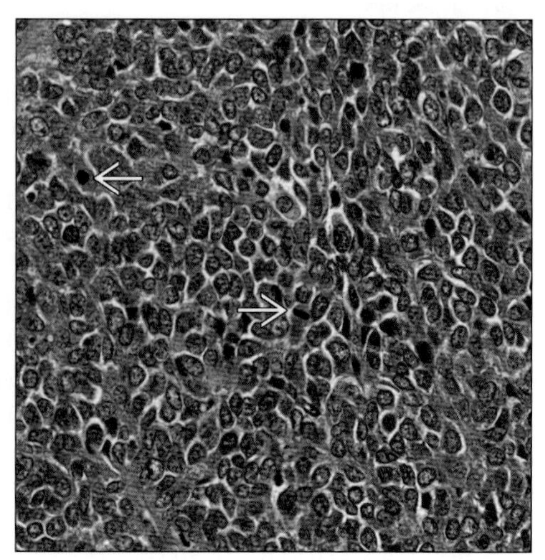

尤因肉瘤

显微镜下特征和辅助检查

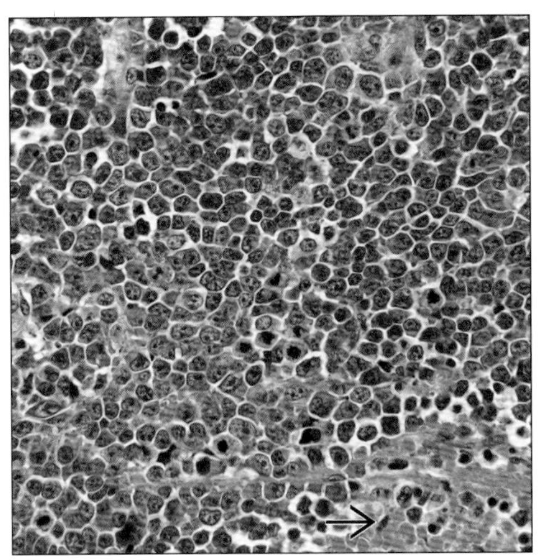

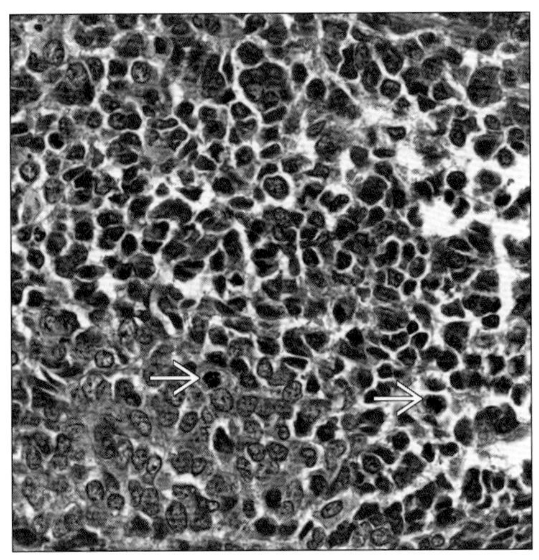

（左图）细胞缺少明显的边缘，呈现合胞体形式。可见凝固性坏死区域→、细胞凋亡及有丝分裂象。（右图）肿瘤细胞出现凋亡，开始退行性变化。瘤体中清晰可见有丝分裂象➡。以上特点可有助于尤因肉瘤与其他肿瘤的鉴别

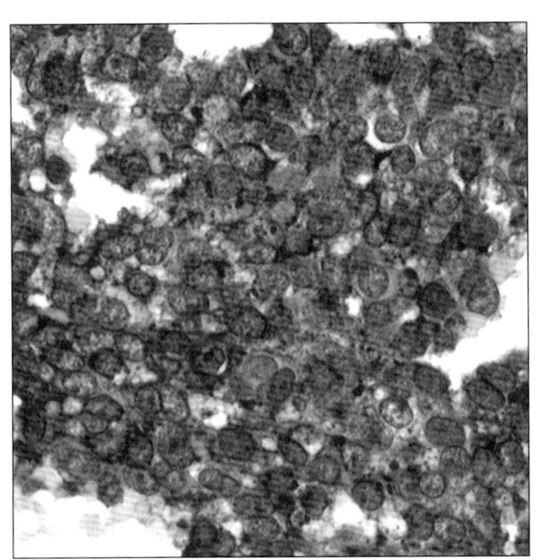

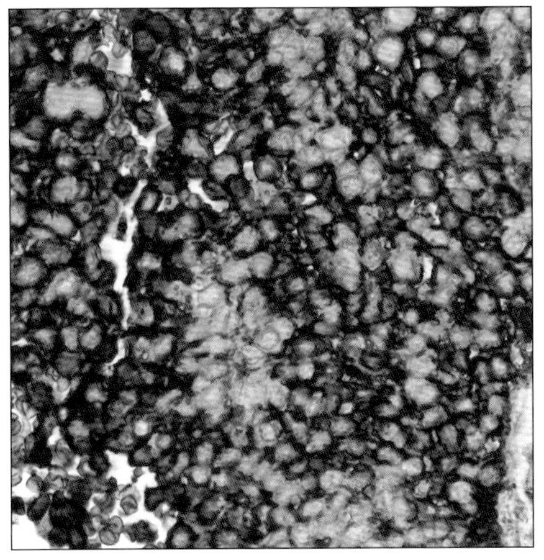

（左图）PAS染色可见细胞质糖原明显粉染，有助于诊断。横纹肌肉瘤也可在细胞质中见糖原着色。（右图）胞质中可见CD99明显的弥漫强阳性。这种结果在其他肿瘤类型中少见。CD99是ESW与FLI1融合蛋白的抗体

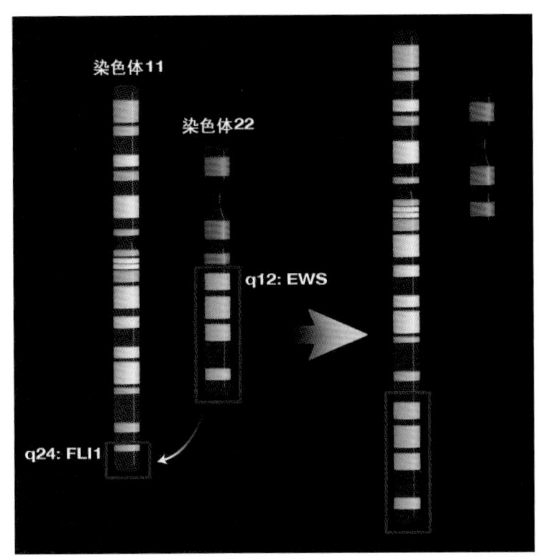

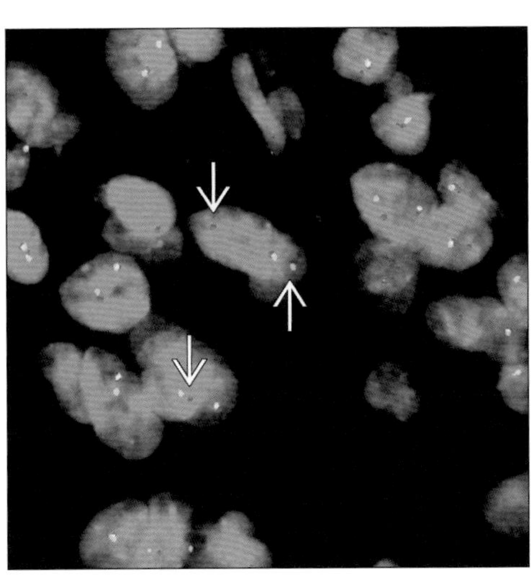

（左图）FLI1羧基末端（11q24）与EWS氨基末端（22q12）易位生成新的融合产物t（11；22）（q24；q12）。（右图）EWS基因22号染色体（内含子7–10）的探针，被标记为绿色和橙色（3′端与5′端）。经重排后，可见分散的红色➡与绿色信号，取代了之前融合的黄色信号（Courtesy A, Nguyen）

畸胎癌肉瘤

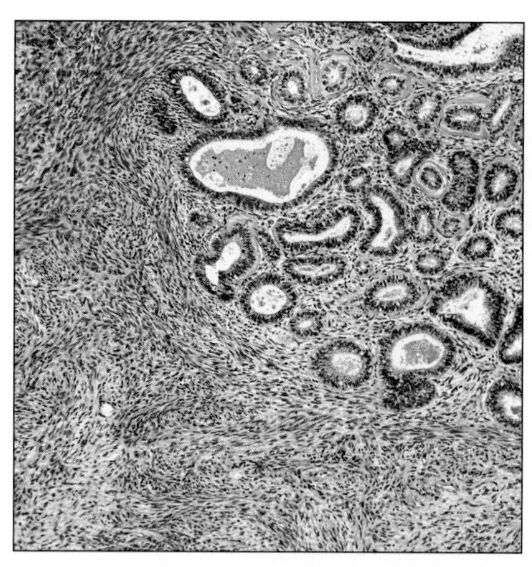

肿瘤的异质性，图中可见混合肿瘤的特征，包括腺癌、梭形细胞肉瘤。纤维肉瘤是常见肿瘤类型

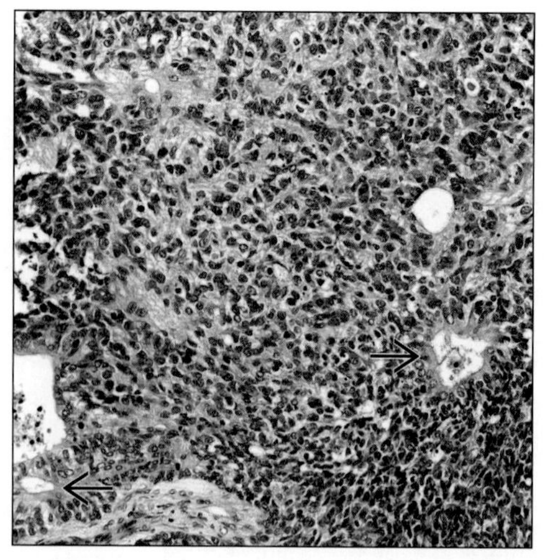

此区域内可见多种肿瘤特征，未成熟的梭形细胞（肉瘤）和胚细胞（畸胎瘤）。此图中仍可见很多菊形团结构➡

专业术语

缩写

- 鼻腔鼻窦畸胎癌肉瘤（SNTCS）

别名

- 恶性畸胎瘤
- 母细胞瘤
- 畸胎癌
- 畸形癌肉瘤
- 混合型嗅神经母细胞瘤与颅咽管瘤

定义

- 复杂的鼻窦恶性肿瘤，包含未成熟的恶性内胚层、中胚层、神经上皮成分，类似于未成熟的畸胎瘤
- 就定义来讲，生殖细胞瘤不应该出现（胚细胞癌、绒（毛）膜癌、精原细胞瘤）

病因/发病机制

发病机制

- 可能发生于嗅黏膜的、有多向分化潜能的原始细胞
- 有些观点认为是生殖细胞肿瘤

临床表现

流行病学

- 发病率
  - 极低
- 年龄
  - 平均年龄60岁
  - 范围：18~79岁
- 性别
  - 男性远高于女性

部位

- 最常见发生于鼻腔、筛窦与上颌窦
- 经常累及超过1处鼻旁窦

症状

- 最常见症状为鼻塞与鼻出血
- 症状持续时间较短
  - 平均小于4个月
- 可能出现其他症状
  - 流涕
  - 头痛
  - 鼻窦炎

实验室检查

- 抗利尿激素（ADH）可能异常增高

治疗

- 选择、风险及并发症
  - 综合治疗（外科手术、放射治疗与药物治疗）可获得较好转归
    - 40%患者无病生存期超过3年，60%患者死亡
- 手术方式
  - 外科根除术，包括颅颌面联合切除、开放手术和内镜切除术
- 药物治疗
  - 针对大多数患者，与放射治疗与外科手术联用
- 放射治疗
  - 术后应用

预后

- 高度侵袭性的临床行为
  - 60%的患者3年内死亡
    - 平均在1.7年死亡
  - 治疗失败的最常见原因是局部复发
  - 40%的患者对免疫疗法敏感

畸胎癌肉瘤

要点

专业术语
- 复杂的鼻窦恶性肿瘤，包含未成熟的恶性内胚层、中胚层与神经上皮成分，类似于未成熟畸胎瘤

临床表现
- 平均年龄60岁
- 发病率男性远高于女性
- 最常见发生于鼻腔、筛窦与上颌窦
- 最常见症状为鼻塞与鼻出血
- 综合治疗（外科手术、放射治疗与药物治疗）可获得较好转归
- 高度侵袭性的临床行为

组织病理学检查
- 肿瘤异质性，可见多种混杂特征，包括癌、肉瘤与未成熟畸胎瘤
  - 癌：可能是鳞癌或腺癌
  - 肉瘤由在不同发育程度的软骨、骨或肌肉构成
  - 神经成分包括原生神经上皮组织、胚细胞、神经元纤维与菊形团

鉴别诊断
- 嗅神经母细胞瘤，横纹肌肉瘤，鼻窦未分化癌，腺癌，生殖细胞瘤

    - 平均生存期6年
- 2年内出现复发常见（高达70%）
  - 鼻旁窦病变，侵袭颅内或眼眶
- 转移
  - 约30%出现颈部淋巴结转移
  - 肺部转移较少见

影像学检查

放射学检查
- 进展较快，边缘不清，大的软组织阴影，伴骨质破坏与面部筋膜浸润
- 骨CT与T1WI MRI是最好的检查手段
  - MR：累及软组织及神经
  - CT：骨质破坏

大体检查

一般特征
- 体积大、质碎、息肉样肿块
- 质软，鱼肉状伴坏死

大小
- 平均直径大于4cm

组织病理学检查

组织学特征
- 肿瘤异质性，可见多种混杂特征，包括癌、肉瘤与未成熟畸胎瘤
  - 就定义而言，生殖细胞瘤不可见（胚胎癌、绒毛膜癌、精原细胞癌）
- 良性与恶性，未成熟上皮细胞，间叶细胞，神经元混杂以及各成分之间的转变
  - 可能是鳞癌或腺癌
    - 角化/非角化鳞状细胞癌，偶见囊肿
    - 透明的未成熟鳞状上皮细胞
    - 假复层纤毛柱状上皮
    - 立方状细胞或柱状细胞构成的腺体样结构，伴或不伴黏液
  - 肉瘤由不同发育程度的软骨、骨或肌肉构成
    - 未成熟的梭形间叶细胞（黏液状、黏蛋白样）
    - 胚胎型可见软骨、骨或肌肉
    - 纤维肉瘤
  - 神经成分包括原生神经上皮组织、胚细胞、神经元纤维与菊形团
    - 药物治疗之后极少见神经元成熟

辅助检查

免疫组织化学
- 多种标志物阳性
- 阳性
  - 上皮细胞
    - 角蛋白、EMA
  - 梭形细胞
    - 波形蛋白、GFAP、钙调节蛋白、肌间线蛋白、肌红蛋白、肌细胞生成素、肌动蛋白
  - 神经上皮/胚芽
    - 神经特异性烯醇酶、CD56、嗜铬粒蛋白、突触小泡蛋白、CD99、S-100蛋白、极少见AFP
- 阴性
  - β-HCG
  - 神经微丝蛋白
  - CD45RB

分子基因学
- 可见12号染色体三体1p缺失

电镜观察
- 原始细胞
  - 神经突，平行微管，密集中心颗粒
- 梭形细胞
  - 肌动蛋白丝，骨骼肌分化
- 上皮细胞
  - 细胞桥粒，中间丝，微绒毛，张力微丝

畸胎癌肉瘤

鉴别诊断

嗅神经母细胞瘤
- 累及筛窦及筛状板
- 小叶状结构
- 神经纤维区，真菊形团，假菊形团
- 单一的“小圆蓝细胞”
- 神经内分泌标志物阳性
- 间叶细胞及上皮细胞标志物阴性（局灶的角蛋白阳性细胞可见）

横纹肌肉瘤
- 胚胎型或腺泡型常见
- 缺少上皮细胞及神经内分泌细胞分化（神经组织）
- 阳性：肌源标志物阳性，CD56与角蛋白也可阳性（5%）

鼻窦未分化癌
- 低分化肿瘤，中线区损坏，广泛坏死区，血管浸润
- 可能有菊形团，缺失间叶细胞或畸胎瘤样外观
- 角蛋白强表达，其他标志物不表达

腺癌
- 仅来源于上皮组织
- 分为不同类型
  - 高度恶性或低度恶性鼻窦腺癌
  - 唾液腺腺癌
- 缺少神经组织、胚细胞、肉瘤样成分

生殖细胞瘤
- 鼻腔鼻窦畸胎癌肉瘤中不可见胚细胞、卵黄囊以及精原细胞瘤的相关特征
- 特异性免疫组织化学检查有助于诊断

诊断要点

病理学依据
- 高度恶性肿瘤，具有腺癌、肉瘤、畸胎瘤（胚胎/原始）的混合特征

参考文献

1. Budrukkar A et al: Management and clinical outcome of sinonasal teratocarcinosarcoma: single institution experience. J Laryngol Otol. 124(7): 739-43, 2010
2. Nguyen BD: Sinonasal teratocarcinosarcoma: MRI and F18-FDG-PET/CT imaging. Ear Nose Throat J. 89(3): 106-8, 2010
3. Su YY et al: Sinonasal teratocarcinosarcoma. Am J Otolaryngol. 31(4): 300-3, 2010
4. Kane SV et al: Chemotherapy-induced neuronal maturation in sinonasal teratocarcinosarcoma--a unique observation. Head Neck Pathol. 3(1): 31-6, 2009
5. Salem F et al: Teratocarcinosarcoma of the nasal cavity and paranasal sinuses: report of 3 cases with assessment for chromosome 12p status. Hum Pathol. 39(4): 605-9, 2008
6. Smith SL et al: Sinonasal teratocarcinosarcoma of the head and neck: a report of 10 patients treated at a single institution and comparison with reported series. Arch Otolaryngol Head Neck Surg. 134(6): 592-5, 2008
7. Vranic S et al: Hamartomas, teratomas and teratocarcinosarcomas of the head and neck: Report of 3new cases with clinico-pathologic correlation, cytogenetic analysis, and review of the literature. BMC Ear Nose Throat Disord. 8: 8, 2008
8. Wei S et al: Sinonasal teratocarcinosarcoma: report of a case with review of literature and treatment outcome. Ann Diagn Pathol. 12(6): 415-25, 2008
9. Carrizo F et al: Pharyngeal teratocarcinosarcoma: review of the literature and report of two cases. Ann Diagn Pathol. 10(6): 339-42, 2006
10. Shimazaki H et al: Sinonasal teratocarcinosarcoma: ultrastructural and immunohistochemical evidence of neuroectodermal origin. Ultrastruct Pathol. 24(2): 115-22, 2000
11. Pai SA et al: Teratocarcinosarcoma of the paranasal sinuses: a clinicopathologic and immunohistochemical study. Hum Pathol. 29(7): 718-22, 1998
12. Heffner DK et al: Teratocarcinosarcoma (malignant teratoma?) of the nasal cavity and paranasal sinuses A clinicopathologic study of 20 cases. Cancer. 53(10): 2140-54, 1984

畸胎癌肉瘤

放射学及显微镜下特征

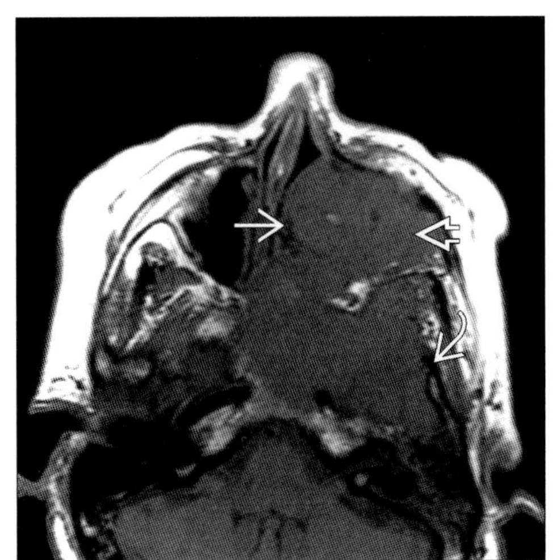

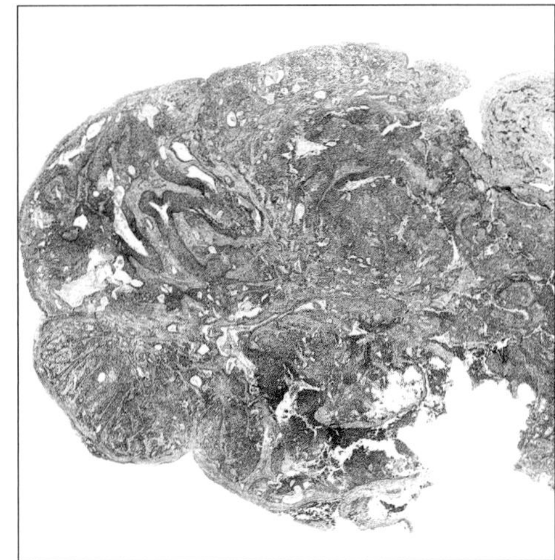

（左图）轴向T1WI MRI可见不均匀的软组织影，累及鼻窦与颅底中央区。病灶充满上颌窦➡及同侧鼻腔➡、鼻咽部➡。（右图）息肉样肿块，可见多种不同组成成分，包括癌、肉瘤、神经胚细胞型组织

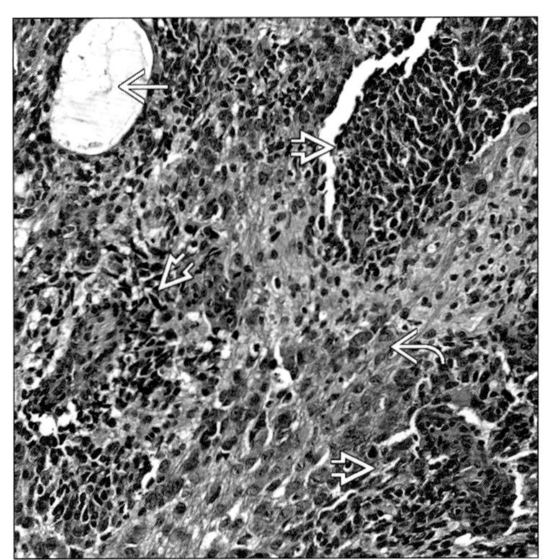

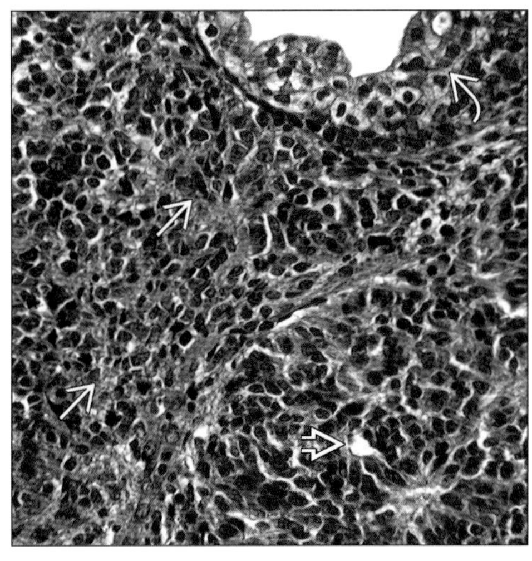

（左图）腺体样结构➡被肉瘤组织包围，肉瘤显示出轻微横纹肌样特征➡。神经成分中可见胚细胞➡。（右图）高倍镜下，未成熟鳞状上皮成分➡与未成熟的间叶细胞组织➡并列分布，后者可见菊形团结构➡。各种成分组合构成了肿瘤病灶

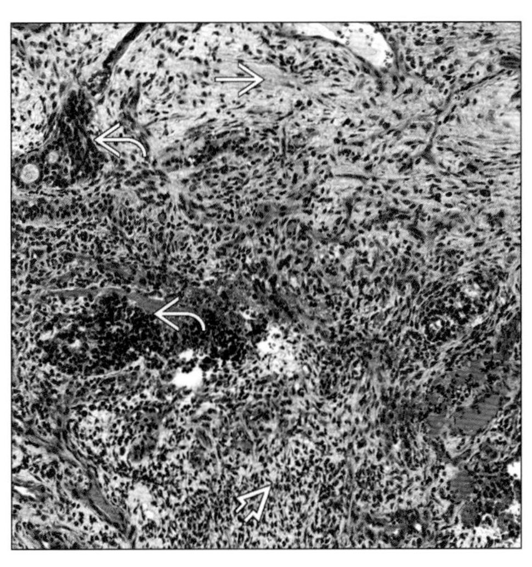

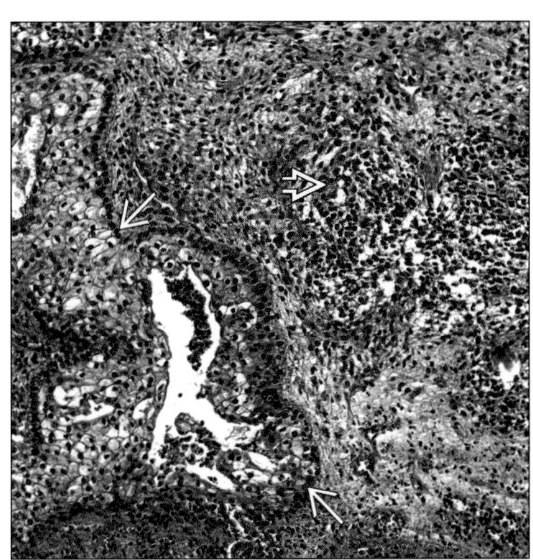

（左图）图中可见未成熟的间叶组织成黏液样外观➡，并被分隔成纤维状区域➡。有不成熟神经成分（菊形团）的畸胎瘤区域清晰可见➡。（右图）细胞边缘清晰的鳞状细胞癌➡，被未成熟的间叶组织包围。未成熟的间叶组织混合未成熟的神经成分➡。各种组成成分之间无明显界限

纤维瘤

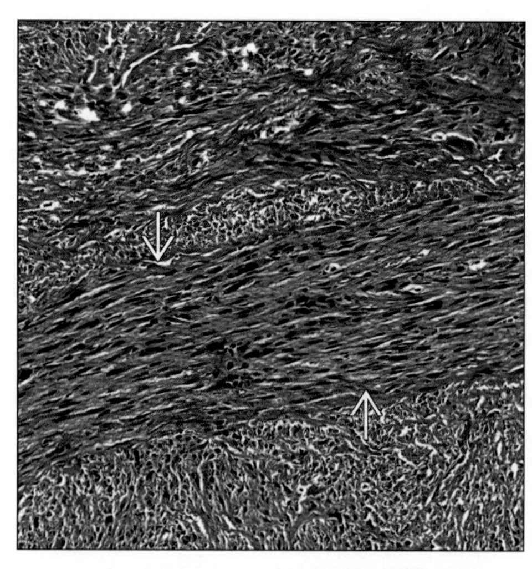

非局限性肿瘤显示中到高细胞密度，呈束状成角分布。其中一束与其他垂直➡。也可见局部多形性

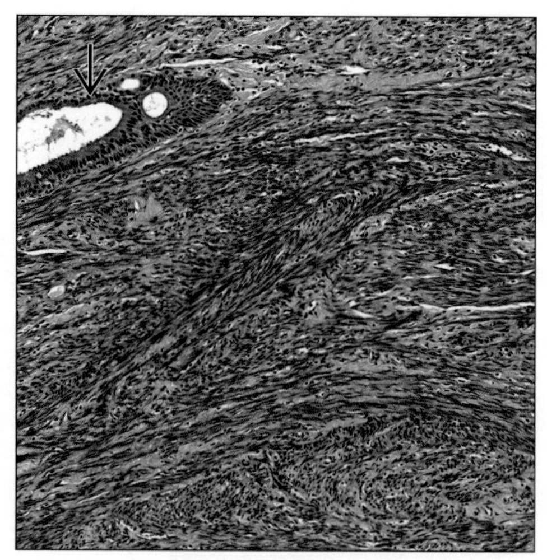

上皮组织➡内陷到肿瘤细胞间。肿瘤部分切除术后仍可见梭形细胞增生

专业术语

别名

- 黏液纤维肉瘤

定义

- 一种只有成纤维细胞和（或）肌成纤维细胞分化的恶性肿瘤
  - 肿瘤必须无其他的组织学或免疫表型分化特征

病因/发病机制

病因

- 放射线暴露后，单独病例发病

临床表现

流行病学

- 发病率
  - 不常见的鼻窦肿瘤
    - 第二常见的非上皮源性鼻窦恶性肿瘤（第一常见的是淋巴瘤）
    - 占鼻窦恶性肿瘤的3%
- 年龄
  - 50~60岁是发病高峰
- 性别
  - 男性多于女性（3：2）

部位

- 累及1处或多处鼻旁窦（上颌骨、筛骨）
  - 仅累及鼻腔少见

症状

- 常见鼻塞及鼻出血
- 疼痛、鼻窦炎、流涕、肿胀少见
- 症状持续时间较短
- 嗅觉缺失症或突眼极少见

治疗

- 手术方式
  - 完整切除术可获得很好的长期转归
- 放射治疗
  - 外科切除术后合并放射治疗

预后

- 一般来说预后较好，5年生存率为75%
  - 低度恶性肿瘤预后更好（大多数患者属于低度恶性）
- 局部浸润或远处转移可导致死亡
  - 复发率很高（高达60%），特别是未完整切除的肿瘤
  - 复发先于远处转移
  - 15%发生远处转移：最常见于肺部与骨（淋巴结少见）
- 预后较差的因素
  - 男性，肿瘤病灶较大，肿瘤分期，高度恶性肿瘤（包括高有丝分裂象及细胞密度），未完整切除肿瘤（活跃的边缘区）

影像学检查

放射学检查

- 进展迅速，边缘模糊的软组织影，伴骨质破坏及面部筋膜浸润
- 最佳方法：薄层骨CT联合T1WI对照MR

大体检查

一般特征

- 光滑，结节状或蕈样，溃疡、鱼肉状肿块
- 截面均匀致密，边界清楚

纤维瘤

要点

专业术语
- 一种只有成纤维细胞和（或）肌成纤维细胞分化的恶性肿瘤

临床表现
- 不常见
- 50~60岁是发病高峰
- 男性多于女性（3∶2）
- 累及1处或多处鼻旁窦（上颌骨、筛骨）
- 常见鼻塞及鼻出血
- 复发率很高，特别是未完整切除的肿瘤
- 完整切除术可获得很好的长期转归
- 一般来说预后较好，5年生存率为75%

组织病理学检查
- 局限或非局限性病灶，常伴骨浸润
- 常见上皮组织内陷（约1/3）
- 梭形肿瘤细胞排列成束状结构
- “人字形”或“V形”
- 纺锤形细胞位于中间，大而深染的杆状细胞核及较少的细胞质

辅助检查
- 波形蛋白弥散强阳性

鉴别诊断
- 纤维瘤（硬纤维瘤），孤立性纤维瘤，梭形细胞鳞状细胞癌，黑色素瘤（梭形细胞型），恶性周围神经鞘膜肿瘤（MPNST）

- 高度恶性肿瘤中可见坏死出血区域

大小
- 直径2~8cm

组织病理学检查

组织学特征
- 局限或非局限性病灶，常伴骨浸润
  - 边缘（非骨肉瘤）可见钙化
- 常见上皮组织内陷（约1/3）
  - 偶见上皮溃疡
  - 不要将内陷的上皮误认为是肿瘤的成分（内翻性乳头状瘤，滑膜肉瘤）
- 细胞密度多样，经常为高密度
- 梭形肿瘤细胞排列成束状结构
  - “人字形”或“V形”
  - 轮辐状少见
  - 可见模糊的束状
- 纺锤形细胞有位于中间、大而深染的杆状细胞核及较少的细胞质
  - 轻度多形性，小核仁，密集的异染色质
  - 合胞体多见
- 有丝分裂象：低级别肿瘤中少见
  - 高级别肿瘤中常见
- 奇异的、多形性细胞少见
- 基质中存在显著的长形、曲线形、薄壁血管
  - 黏液状或水肿样改变可见
- 低级别
  - 大部分肿瘤，细胞密度中等，多形性小，较少有丝分裂象，无坏死区
- 高级别
  - 细胞多形性，有丝分裂象增加，胶原纤维稀少，可见坏死出血区

辅助检查

免疫组织化学
- 阳性：波形蛋白弥散强阳性
  - 极少见，肌动蛋白局限的弱阳性

鉴别诊断

纤维瘤（硬纤维瘤）
- 富含胶原区域存在无异型性的成纤维细胞

孤立性纤维瘤
- 基质中富含成纤维细胞，有时可见血管，缺少有丝分裂象
- CD34、Bcl-2与波形蛋白弥漫强反应性

梭形细胞鳞状细胞癌
上皮来源恶性肿瘤，瘤细胞呈梭形和（或）上皮样形态，上皮标志物阳性（可有30%阴性）

黑色素瘤（梭形细胞型）
- S-100蛋白、HMB-45、Melan-A、酪氨酸酶均阳性

恶性周围神经鞘膜肿瘤（MPNST）
- 低度恶性与高度恶性肿瘤均显示出S-100阳性
- 恶性蝾螈瘤：S-100阳性伴横纹肌细胞分化的MPNST

未分化多形性肉瘤
- 多形性，高级别核，有丝分裂象增加，坏死

参考文献

1. Heffner DK et al: Sinonasal fibrosarcomas, malignant schwannomas, and “Triton” tumors. A clinicopathologic study of 67 cases. Cancer. 70(5): 1089–101, 1992
2. Fu YS et al: Nonepithelial tumors of the nasal cavity, paranasal sinuses, and nasopharynx. A clinicopathologic study. VI. Fibrous tissue tumors (fibroma, fibromatosis, fibrosarcoma). Cancer. 37(6): 2912–28, 1976

纤维瘤

影像学及显微镜下特点

（左图）增强CT显示左侧咀嚼肌➡大片低密度区域，伴骨浸润及重塑➡。虽然显示出恶性肿瘤征象，但此软组织影不是肉瘤特异性现象。（右图）图中可见许多上皮细胞内陷结构，上皮组织取材包埋不当也可出现内翻样乳头状结构、呼吸上皮错构瘤样结构、滑膜肉瘤样结构。但是，这种上皮结构缺少异型性

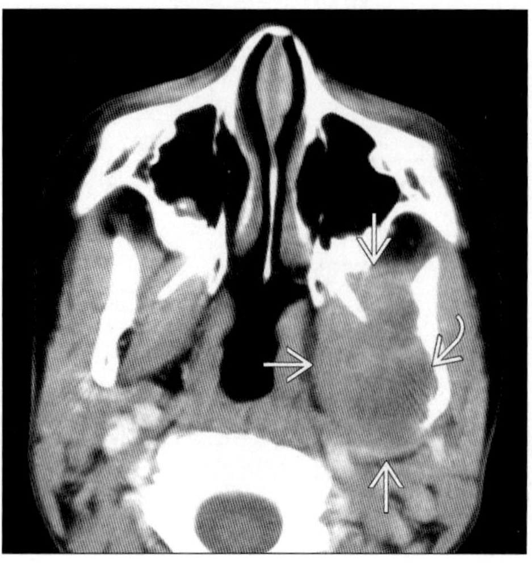

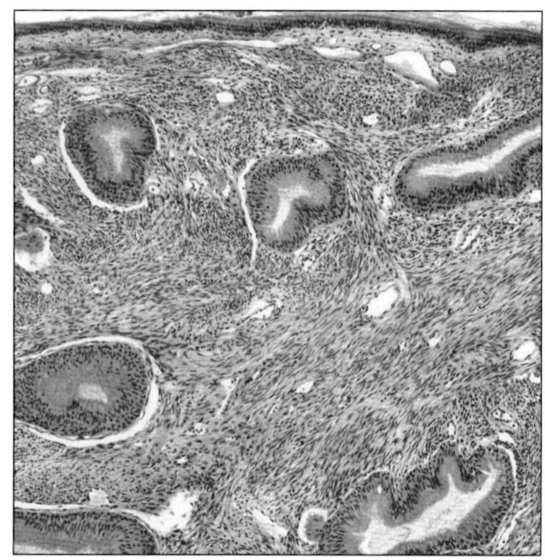

（左图）上皮结构➡被纤维化分隔成肿瘤细胞增殖区。肿瘤细胞可见富含胶原的基质，这种生长方式在高度恶性肿瘤中难以鉴别。（右图）低度恶性的纤维肉瘤，可见互相交叉的束状结构及梭形细胞。纤维肉瘤细胞密度很高，缺少显著的多形性

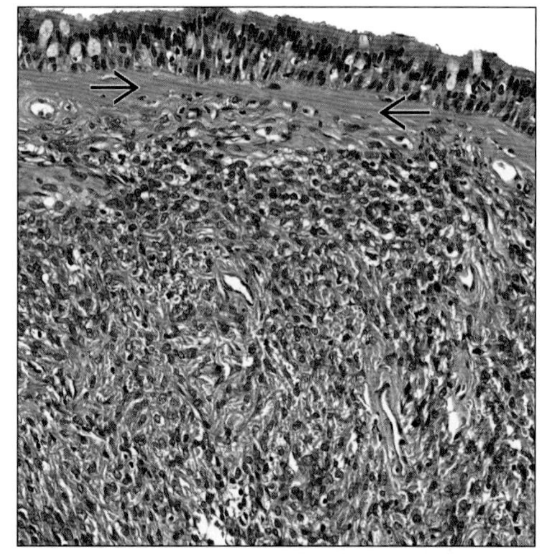

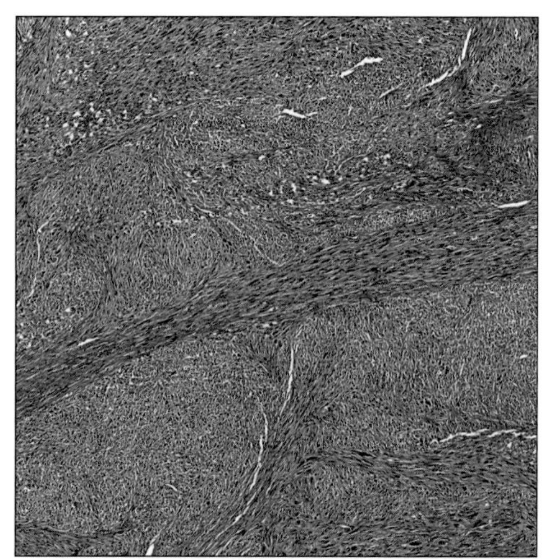

（左图）纤维肉瘤中偶见退行性变区域➡与组织细胞。细胞密度很高，染色质粗糙，有合胞体结构。（右图）纤维肉瘤中可见短小、纤维交叉区域。拉长的梭形细胞有深染的纺锤形胞核。细胞高密度是纤维肉瘤的主要特征

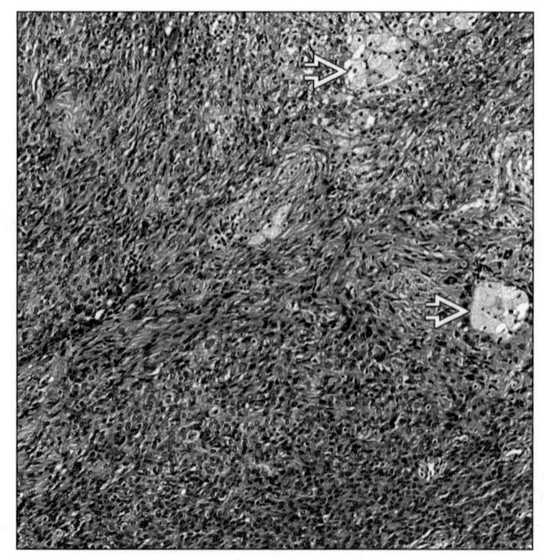

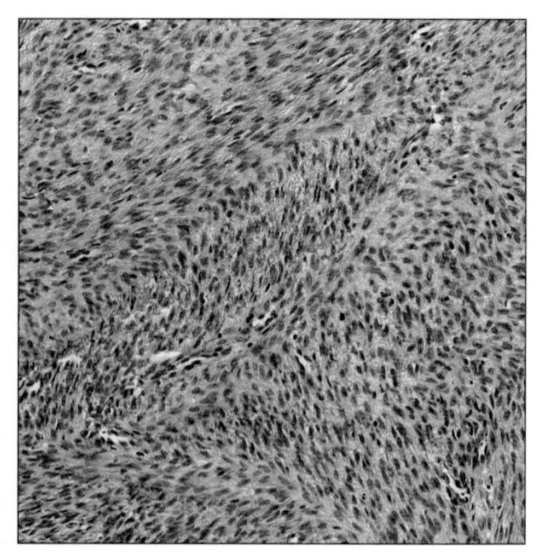

纤维瘤

显微镜下特点

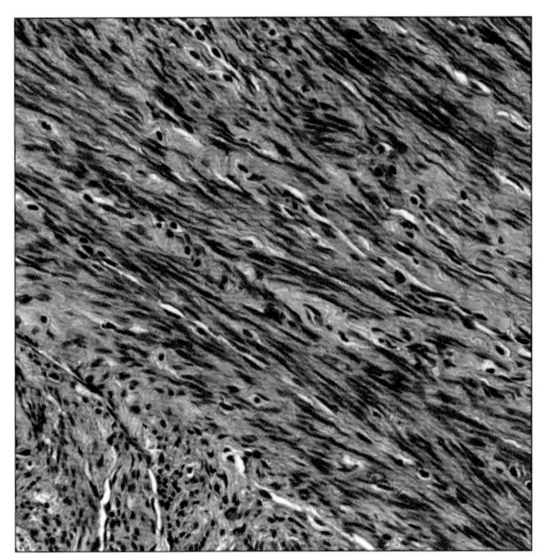

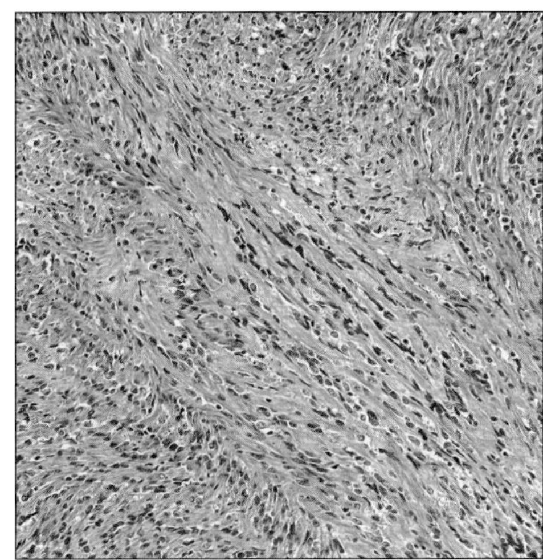

（左图）梭形细胞排列成密集的束状，合胞体细胞有位于中间、大而深染的细胞核及较少的细胞质，无多形性。（右图）梭形肿瘤细胞位于间质中，间质胶原纤维丰富，类似于嗜酸性瘢痕样胶原束。胶原形态在几乎所有肿瘤中可见

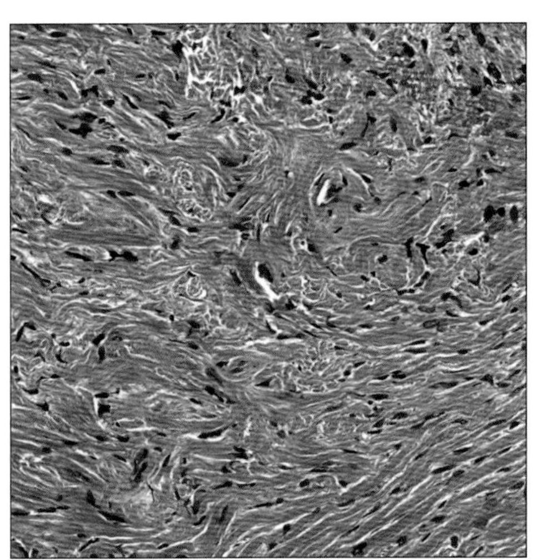

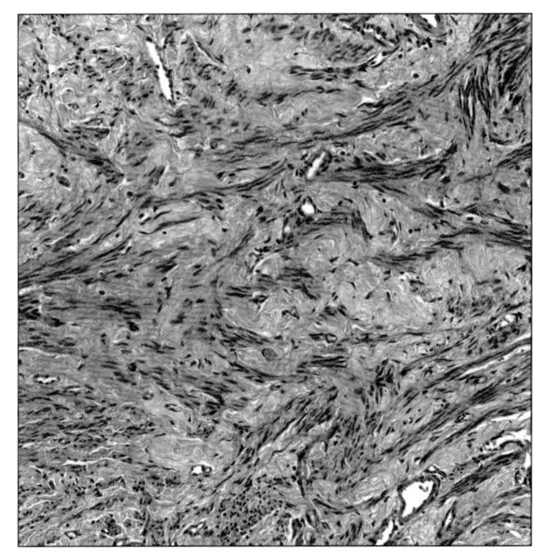

（左图）少数纤维肉瘤病例中可见大量瘢痕样胶原沉积，细胞密度较低。此图中可见孤立的、非典型的梭形细胞，可见轮辐状外观，其他区域中未见。（右图）肿瘤常表现为多种细胞密度，图中为低度恶性，低细胞密度的肿瘤模型。细胞密度仍然比反应性增生要高

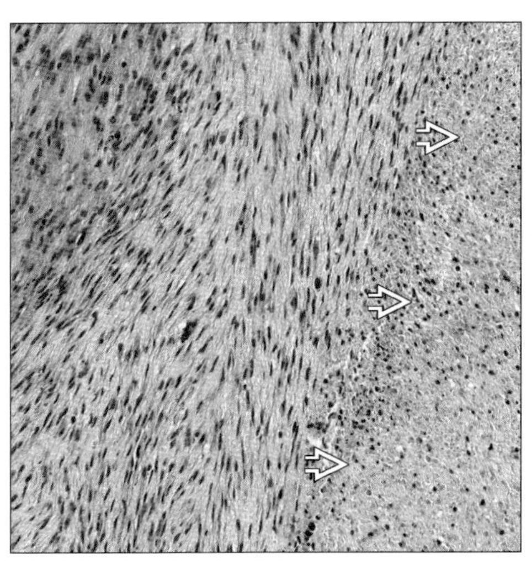

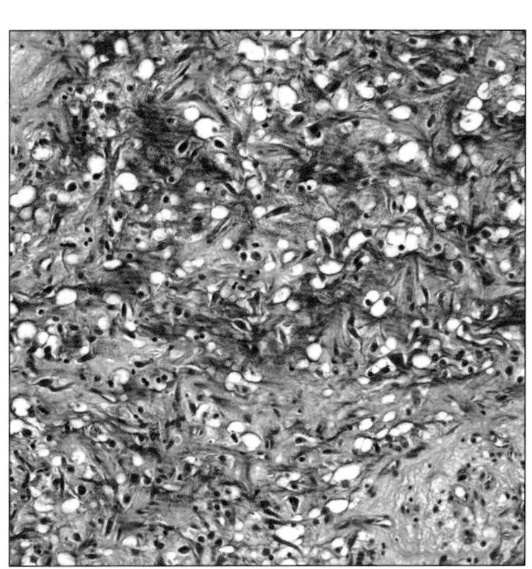

（左图）不常见的粉刺型或凝固性坏死区⇨。如果有上述发现，提示高度恶性肿瘤。（右图）纤维肉瘤在肿瘤细胞背景上的黏液样基质，在此肿瘤类型中，短小致密的纤维束状结构缺失，有轻度异型性，但缺少明显的细胞核多形性

平滑肌肉瘤

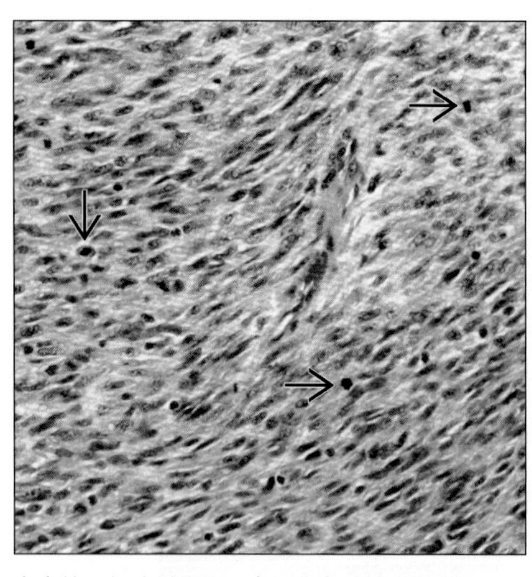

鼻窦梭形细胞增生显示出细胞多形性与有丝分裂象增加➡。有丝分裂象大于或等于4个/10HPF

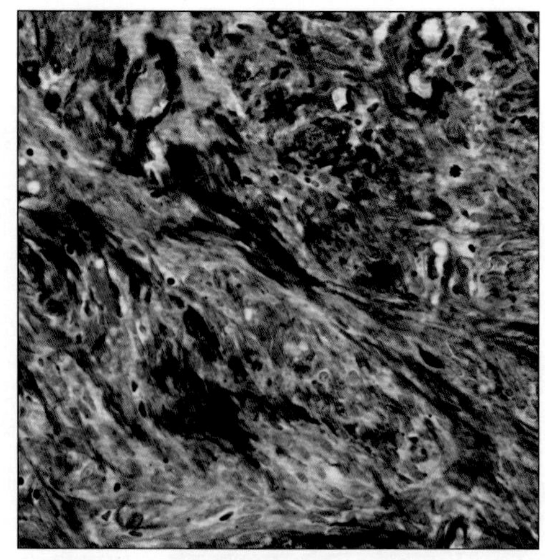

平滑肌动蛋白染色是LMS的镜下微观特征。头颈部LMS罕见，需与其他梭形细胞肿瘤相鉴别

专业术语

缩写

- 平滑肌肉瘤（LMS）

定义

- 来源于平滑肌的恶性肿瘤

病因/发病机制

环境暴露

- 可能与辐射损伤或环磷酰胺有关

感染位点

- LMS与EB病毒相关
- 可发生于免疫功能不全的患者

生发组织

- 可能起源于血管结构
  - 因头颈部平滑肌少见
  - 除了血管壁来源，组织结构类似非血管起源的LMS

临床表现

流行病学

- 发病率
  - 约4%发生于头颈部
  - 免疫功能不全者发病率增加
    - （肾、心脏、肝脏等）移植术后
    - AIDS
    - 肿瘤中可检测到EB病毒，称为EB病毒平滑肌肉瘤
    - 克隆的EB病毒DNA与EB病毒表面受体蛋白
    - 同一患者的不同肿瘤病灶可发现不同的附加型克隆DNA，提示多病灶肿瘤而非转移病灶
- 年龄
  - 非免疫功能不全型LMS
    - 任何年龄均可发病
    - 60岁左右发病常见
  - 免疫功能不全型LMS
    - 儿童或青年多发
- 性别
  - 无性别差异

部位

- 非免疫功能不全型LMS
  - 常见部位
    - 口腔（颊黏膜、牙龈、舌部、口底区）
    - 鼻窦
    - 皮肤及皮下组织
  - 少见部位
    - 喉部
    - 气管
    - 颈部
    - 咽部
    - 眼眶
    - 外耳道
- 免疫功能不全型LMS
  - 易发于内脏相关部位（胃肠道、肺）
  - 多病灶

症状

- 鼻部阻塞
- 疼痛
- 鼻出血
- 无痛性肿块
- 溃疡

治疗

- 手术方式

平滑肌肉瘤

要点

专业术语
- LMS：平滑肌恶性肿瘤

病因/发病机制
- 可能与辐射损伤或环磷酰胺有关
- 可能起源于血管结构
- LMS与EB病毒相关
- 发生于免疫功能不全的患者

临床表现
- 约4%发生于头颈部
- 免疫功能不全者发病率增加

组织病理学检查
- 梭形细胞呈现出交错的束状或轮辐状结构
  - 经常交叉成直角
- 恶性肿瘤细胞为梭形细胞，可见位于中央、两端钝圆、雪茄状细胞核与嗜酸性细胞质
- 可见细胞核周围空泡及空晕，形成印戒样
- 不同程度的细胞退变，可见细胞核多形性，细胞核深染，核质比增加，有丝分裂增加（典型或非典型）
- 恶性标准
  - 每10个高倍视野下有1~4个有丝分裂象，考虑潜在恶性，特别是在非典型细胞与坏死的交界区
  - 每10个高倍视野下大于4个有丝分裂象，即为恶性肿瘤

辅助检查
- 肌动蛋白（平滑肌或肌肉特异性）阳性

  - 外科根治术
    - 首选治疗方法
- 放射治疗和药物治疗效果不确定

预后
- 取决于部位及肿瘤范围
  - 不一定取决于组织学
  - 鼻腔
    - 预后好
    - 全切术后能够治愈
  - 鼻腔与鼻旁窦
    - 侵袭性肿瘤，复发率高（70%）
    - 死亡率升高（45%的患者确诊2年内死亡）
- 局部复发频率
  - 常与广泛的、不可控的局部浸润相关
- 早期转移较少见，晚期可发生
- 皮肤平滑肌肉瘤
  - 发生于皮肤
    - 病灶较小，直径小于2cm
    - 组织学低度恶性
    - 可复发，即使是高级别肿瘤也不发生转移
    - 预后较好
  - 皮下肿瘤
    - 40%可发生转移
    - 经常转移至肺部，淋巴结转移不常见
    - 预后比软组织平滑肌肉瘤好
  - 建议采取广泛切除术
- EB病毒平滑肌肉瘤可广泛转移并导致死亡

影像学检查

一般特征
- 软组织密度
- 浑浊化
- 骨侵蚀和（或）浸润

大体检查

一般特征
- 病灶局限
- 灰白色至粉红色
- 质韧或质硬
- 息肉状
- 溃疡，出血，坏死，邻近组织浸润

大小
- 通常直径大于5cm

组织病理学检查

组织学特征
- 梭形细胞呈现出交错的束状或轮辐状结构
  - 经常交叉成直角
- 恶性肿瘤细胞为梭形细胞，可见位于中央、两端钝圆、雪茄状细胞核与嗜酸性细胞质
- 可见细胞核周围空泡及空晕，形成印戒样
- 不同程度的细胞退变，可见细胞核多形性，细胞核深染，核质比增加，有丝分裂增加（典型或非典型）
  - 可存在显著的细胞核多形性
- 细胞排列成栅栏状可非常明显
  - 可提示诊断外周神经鞘膜瘤
- 其他细胞类型
  - 常见多核巨细胞
  - 上皮细胞为主时，提示“上皮型LMS”
- 基质中富含血管组织，且肿瘤与血管组织密切相邻
  - 黏液样基质明显，提示“黏液型LMS”
- 侵袭
  - 经常提示为恶性肿瘤
  - 潜在恶性的平滑肌肿瘤中，可见局限性浸润性生长

上皮型LMS
- 主要由上皮细胞组成，圆形或椭圆形细胞核

平滑肌肉瘤

- 可见显著透明或空泡状胞质
- 可有上皮细胞与梭形细胞的移行区

黏液型LMS
- 大量黏液可形成胶冻样外观
- 梭形细胞之间可见富含透明质酸的黏液样基质
- 整体表现出细胞减少
- 有丝分裂指数减少，组织学特征提示非恶性肿瘤
- 有丝分裂指数小于或等于2个有丝分裂象时考虑恶性肿瘤的可能

炎症型平滑肌肉瘤
- 主要特征为炎症细胞浸润
  - 包括黄色瘤细胞、淋巴细胞，偶见中性粒细胞
  - 无相关的系统症状

颗粒细胞型LMS
- 少见的LMS，细胞中以嗜酸性颗粒细胞质为主要特征

恶性程度标准
- 有丝分裂象1~4个/10HPF，考虑潜在恶性
  - 特别是同时存在细胞核异型性与坏死
- 有丝分裂象大于4个/10HPF，考虑恶性肿瘤
- 如果肿瘤没有或极少有丝分裂象，无细胞异型性，考虑良性肿瘤，即使出现
  - 细胞密度增加
  - 局部浸润生长
  - 显著玻璃样变或钙化

辅助检查

组织化学
- MASSON三色染色法
  - 深红，纵形线条
- PTAH
  - 紫色
- 糖原：PAS阳性

免疫组织化学
- 肌动蛋白（平滑肌与肌肉特异性）标志物阳性
- 结蛋白反应多变，大多数是阳性
- 阴性
  - 上皮细胞标志物（角蛋白等）
    - 角蛋白偶可阳性，常核周表达，伴结蛋白阳性
  - 黑色素细胞标志物，骨骼肌细胞标志物，血管内皮标志物均阴性
- S-100蛋白可能阳性

电镜观察
- 完整的细胞膜被以下成分围绕
  - 过度收缩的细胞核
  - 大量的同一走向的丝状体（6~8nm）
  - 胞饮小泡
  - 细胞间连接
  - 基底膜

鉴别诊断

平滑肌瘤
- 即使是富于细胞，也缺少明显的多形性与有丝分裂

恶性潜能未定的平滑肌肿瘤
- 表现出中度的细胞核多形性，有丝分裂象小于4个/10HPF

梭形细胞鳞癌
- 表现为鳞状细胞癌（癌前病变，浸润性分化型癌）
- 大部分病例中上皮细胞标志物阳性（细胞角蛋白、p63）

恶性周围神经鞘肿瘤（MPNST）
- 大部分特征类似，S-100蛋白阳性，actin阴性

纤维肉瘤/未分化多形性肉瘤
- 排除LMS相关的免疫活性标志物即有助于诊断

横纹肌肉瘤
- 骨骼肌分化标志物阳性包括：
  - 肌间线蛋白，特异性肌动蛋白，肌红蛋白，MYOD1，肌细胞生成素

参考文献

1. Ulrich CT et al: Sinonasal leiomyosarcoma: review of literature and case report. Laryngoscope. 115(12): 2242–8, 2005
2. Hsu JL et al: Epstein–barr virus–associated malignancies: epidemiologic patterns and etiologic implications. Crit Rev Oncol Hematol. 34(1): 27–53, 2000
3. McClain KL et al: Association of Epstein–Barr virus with leiomyosarcomas in children with AIDS. N Engl J Med. 332(1): 12–8, 1995
4. Kuruvilla A et al: Leiomyosarcoma of the sinonasal tract. A clinicopathologic study of nine cases. Arch Otolaryngol Head Neck Surg. 116(11): 1278–86, 1990

平滑肌肉瘤

显微镜下及免疫组织学特点

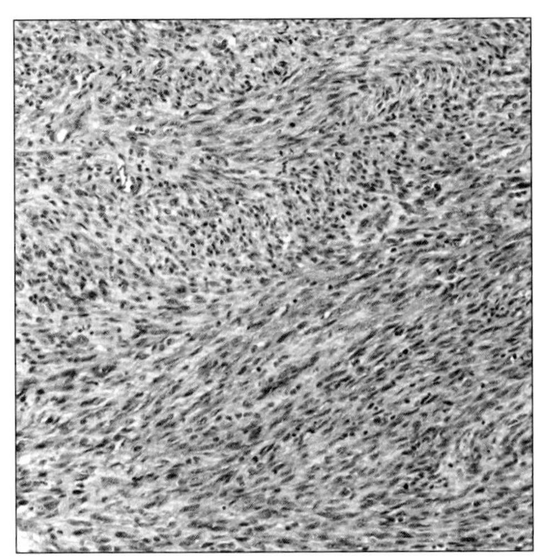

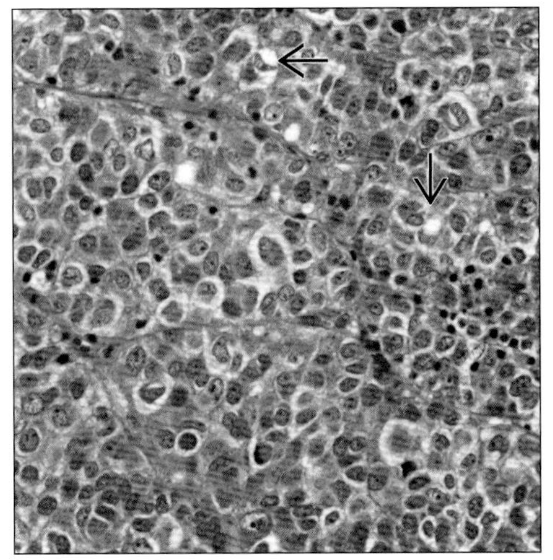

（左图）鼻窦黏膜下层细胞浸润，可见肿瘤细胞构成的束状结构交叉成直角，提示平滑肌来源肿瘤。（右图）上皮型LMS可见上皮细胞组成，圆形或椭圆形细胞核，透明或空泡状细胞质→。可见上皮细胞与梭形细胞交界区，同时平滑肌肌动蛋白着色（未显示）

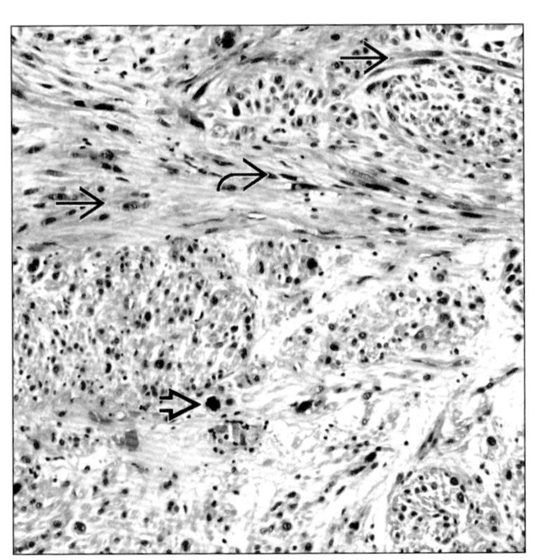

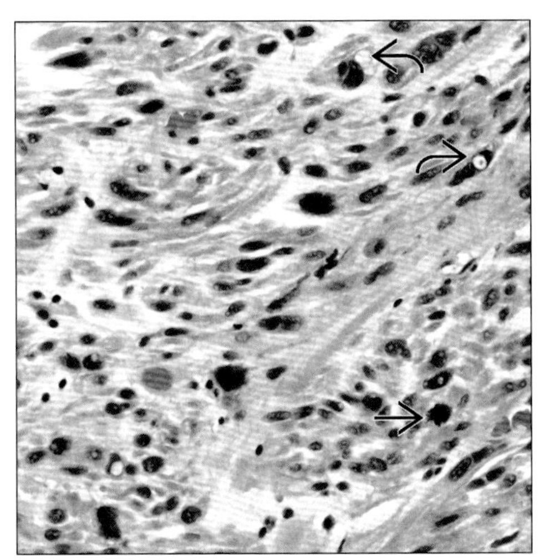

（左图）黏液型LMS可见束状结构及明显的黏液样基质，肿瘤细胞被拉长，钝圆的细胞核→及嗜酸性细胞质，偶见细胞核周围空泡→。有丝分裂象→。（右图）黏液型LMS可见多形性、深染细胞核，嗜酸性细胞质，细胞质内空泡→，有丝分裂象增多→。恶性肿瘤细胞中平滑肌肌动蛋白阳性（未显示）

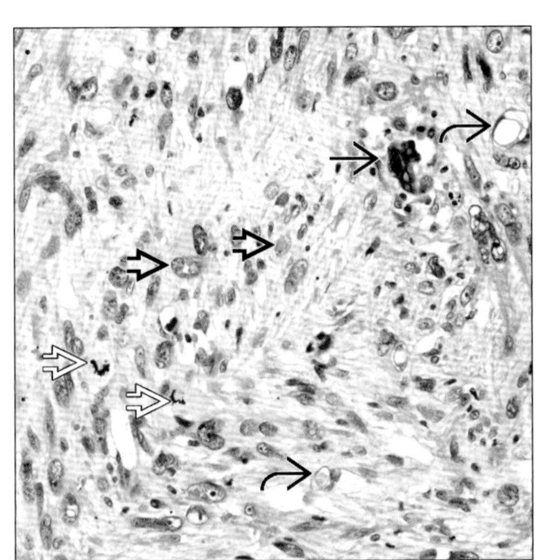

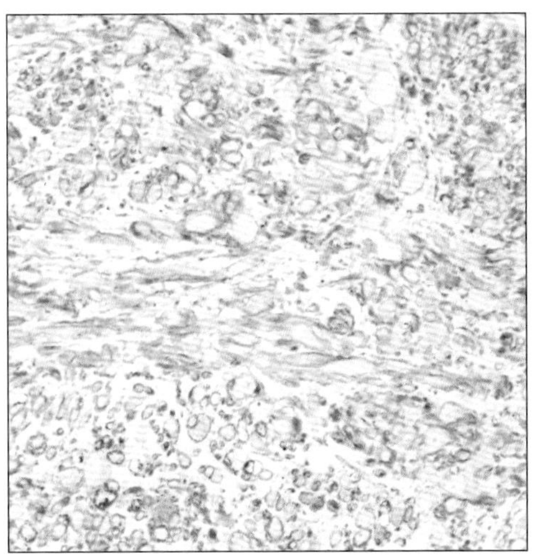

（左图）LMS中可见典型的多形性细胞核，包括多核细胞→，嗜酸性细胞核内包涵体→，空泡细胞→及有丝分裂象增加→。组织学特征提示可能为平滑肌原发性肿瘤，确诊还需要进行免疫组织化学染色。（右图）平滑肌肌动蛋白阳性，其他标志物（上皮细胞、黑素细胞、其他肉瘤标志物）阴性，有助于确诊LMS

恶性外周神经鞘瘤

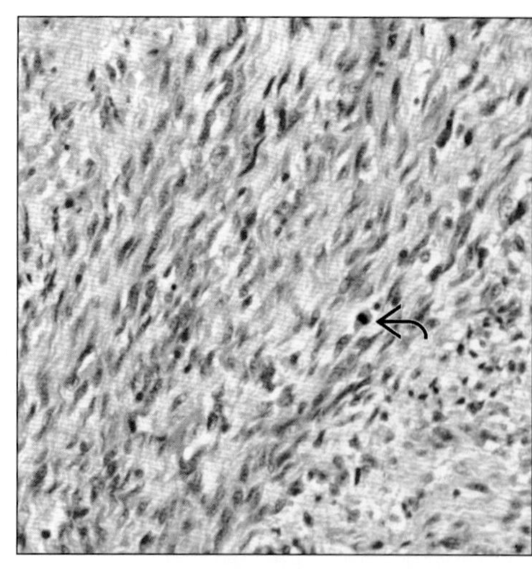

低度恶性MPNST可见束状结构，细胞核波浪状。与良性神经鞘瘤对比，细胞密度与多形性增加，有丝分裂增加

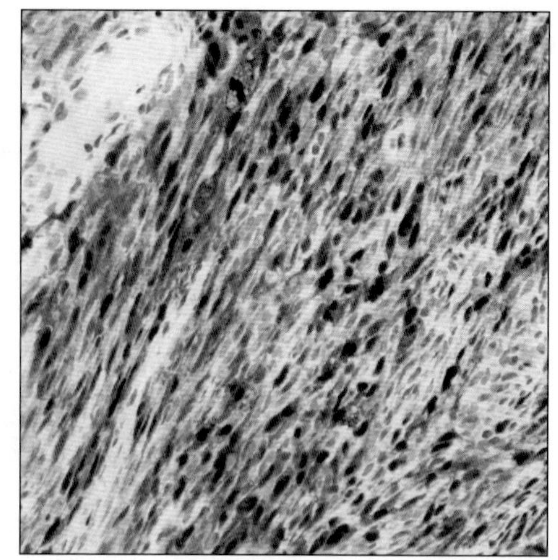

低度恶性MPNST中，强且弥漫的S-100蛋白阳性，与良性神经鞘瘤类似。需依靠细胞密度、异型性、有丝分裂象与浸润生长来鉴别两者

专业术语

缩写

- 恶性周围神经鞘瘤（MPNST）

别名

- 恶性神经鞘瘤
- 神经元性肉瘤
- 神经纤维肉瘤

定义

- 周围神经恶性肿瘤，或多种神经鞘膜成分异常分化
  - 散发性，与多发性神经纤维瘤病1型（NF1）有关联

病因/发病机制

多发性神经纤维瘤病

- 与NF1伴发

特发性

- 散发性MPNST

辐射后

- 不常见，见于辐射后部位

临床表现

流行病学

- 发病率
  - 占所有软组织肉瘤的5%~10%
    - 大多好发于下肢
  - 20%可发生于头颈部
  - 25%~50%的MPNST伴发NF1
  - NF1患者发展为MPNST的风险（4%~50%）
    - 经过10~20年后可发病
- 年龄
  - 散发性MPNST
    - 各年龄段均可发病，常见发病年龄在50岁左右
  - MPNST伴发NF1
    - 主要发病年龄为30~40岁
- 性别
  - 散发性MPNST
    - 无显著性别差异，女性略常见
  - MPNST伴发NF1
    - 无显著性别差异，女性略常见

部位

- 常见累及颈部
  - 较少见累及部位：鼻窦、鼻咽、口腔

症状

- 颈部症状包括
  - 疼痛性肿块，感觉异常，虚弱
- 鼻窦、鼻咽、口腔症状包括：
  - 肿块，疼痛，鼻出血，鼻塞

治疗

- 手术方式
  - 外科全切术是首选治疗方法
    - 大部分MPNST是高度恶性肿瘤，必须采取全切除术，并辅以放射治疗
- 辅助疗法
  - 对于具有手术禁忌或转移的肿瘤，可采取化学治疗

预后

- 散发型与NF1 相关型MPNST生存率不同
  - 散发型5年生存率为50%
  - NF1相关型5年生存率为15%~30%
- 其他预后不良的因素

恶性外周神经鞘瘤

要点

专业术语
- 周围神经恶性肿瘤，或多种神经鞘膜成分异常分化
- 散发性，与多发性神经纤维瘤病1型（NF1）有关联

临床表现
- 占所有软组织肉瘤的5%~10%
- 20%可发生于头颈部
- 25%~50%的MPNST伴发NF1
- 常见累及颈部
  - 较少见累及部位：鼻窦、鼻咽、口腔

组织病理学检查
- 肿瘤细胞可见拉长的锥形细胞核，轮廓不规则
- 细胞核呈波浪状或束带状，不对称的圆形轮廓
- 可见栅栏样细胞核
- 发生于鼻窦的MPNST，可表现为炎性息肉状
- 根据细胞密度、多形性、有丝分裂及坏死，可分为低级别恶性与高级别恶性肿瘤

辅助检查
- 50%~90%的肿瘤中可见S-100蛋白阳性，阳性的范围及强度取决于肿瘤的组织学分级

  - 肿瘤病灶较大（>5cm）
  - 切除边缘肿瘤细胞检查阳性
  - 辐射诱导的恶性肿瘤
- 局部复发常见，高达50%患者出现局部复发

大体检查

一般特征
- 梭形肿块，鱼肉状，黄白色外观
- 可侵犯神经

大小
- 直径通常大于5cm

组织病理学检查

组织学特征
- 由梭形细胞构成的肿瘤细胞，边界不清，细胞丰富
  - 细胞排列成束状结构，可见长纤维（人字形）呈旋涡状或互相交织
    - 较少见的生长模式：肿瘤细胞排列成结节状或涡轮状
    - 低细胞密度区域可见黏液性基质
  - 肿瘤细胞可见拉长的锥形细胞核，轮廓不规则
    - 细胞核呈波浪状或束带状，不对称的圆形轮廓
    - 细胞质模糊不清
  - 可见栅栏样细胞核
    - 小部分病例（不到10%）可见
    - 出现这种现象，需重点确定
  - 其他发现
    - 横截面可见透明带及类似菊形团的结节状结构
    - 神经周围或神经内扩散
    - 血管内皮下肿瘤细胞增殖，似细胞向管腔内突出
  - 15%的病例可发现异源性成分
    - 最常见的是成熟的软骨与骨
    - 与其他肉瘤相比，MPNST中更易见到
  - 发生于鼻窦的MPNST，可表现为炎性息肉状
    - 常为低度恶性
    - 可见无明显特征的梭形细胞在腺体内部或周围增生
    - S-100蛋白阳性是确诊的重要依据

组织学类型
- MPNST伴横纹肌肉瘤（恶性蝾螈瘤）
  - 约有60%的病例伴发NF1
  - 肿瘤中散在横纹肌肉瘤细胞，数目根据病例不同而变化
- MPNST伴腺体（恶性外周神经鞘瘤）
  - 75%伴发NF1
  - 腺体构成
    - 大部分为良性腺体，极少数是恶性
    - 由高分化、无纤毛立方形或柱状细胞构成，细胞质透明
    - 可见杯状细胞
    - 可见细胞内/细胞间黏蛋白
    - 极少，可出现鳞状细胞分化
    - 免疫反应性：细胞角蛋白、CEA、EMA、CK20、神经内分泌标志物（嗜铬素、生长抑素、Leu-7、降钙素）
    - 超微结构下腺体显示具有微绒毛的肠上皮的特征
- 上皮样恶性外周神经鞘瘤
  - 少见亚型，与NF1无关
  - 可能位于表浅部位（浅表上皮样MPNST）或者深部软组织
  - 主要或完全由多边形上皮样细胞组成
    - 大而圆的细胞核中含有明显的嗜酸性核仁
    - 可能包括含透明细胞或横纹肌样杆状细胞的肿瘤
    - 弥漫而强烈的S-100蛋白染色
    - 上皮细胞及黑色素细胞标志物阴性
- 合并血管肉瘤的MPNST
  - 罕见
  - 与NF1因子具有高度相关性
  - 倾向发生于年轻患者

恶性外周神经鞘瘤

- 预后不良

分级

- 依据细胞密度、细胞多形性、有丝分裂活跃程度及坏死，肿瘤分成低级别和高级别
- 低级别MPNST
  - 轻度到局灶中度的核异型性，有丝分裂象增加（与神经鞘瘤相比）
  - 分裂象可能少见
  - 病理性有丝分裂不常见
  - 坏死不常见
  - 局灶可见浸润性生长
    - 可能是鉴别低级别MPNST和富于细胞性（不典型）神经鞘瘤细胞的唯一指标
- 高级别MPNST
  - 富于细胞，细胞异型性大，核深染，有丝分裂象增多，不典型有丝分裂象，坏死
  - 浸润性生长

辅助检查

免疫组织化学

- 50%~90%的肿瘤可表达S-100蛋白，其范围和强度取决于肿瘤的分化等级别
  - 低级别MPNST
    - 表达S-100蛋白，但与神经鞘瘤和神经纤维瘤相比，范围或强度较弱
  - 高级别分化的MPNST
    - 可能局灶表达S-100蛋白，但甚至比低级别MPNST更弱
    - 可能不表达S-100蛋白
- 其他可能表达的标志物包括Leu-7（CD57）、神经胶质原纤维酸性蛋白、TLE1（约10%）
- 通常不表达上皮、神经内分泌、黑色素细胞和淋巴造血标志物

分子遗传学

- 与NF1有关的MPNST包括
  - NF1在生殖系统失活
  - 与神经纤维瘤进展为MPNST相关的染色体易位包括
    - 17q，7p，5p，8q，12q代表最常见的染色体易位
    - 其他多个基因突变的积累，包括*INK4A/ARF*和*p53*导致相应的信号级联异常

鉴别诊断

滑膜肉瘤（SS）

- 与MPNST有着重叠的组织学特点性
  - SS表达上皮标志物（EMA、CK7、CK19）、S-100蛋白（30%）、CD99、TEL1
  - 存在SS18（SYT）的基因重排

纤维肉瘤

- 更多的均匀束状生长方式
- 细胞形似成纤维细胞，呈匀称的纺锤形
- 无神经分化

平滑肌肉瘤（LMS）

- 与MPNST有相似的特征，LMS特有的形态包括
  - 两端钝圆的雪茄形状细胞核及核旁空泡
  - 表达一些肌源性标志物（肌动蛋白、结蛋白、钙调素结合蛋白）

恶性黑色素瘤

- 在免疫组织化学染色结果的基础上区分
  - 黑色素瘤表达黑色素细胞标志物包括HMB-45、Melancholy-A、酪氨酸酶

参考文献

1. Gottfried ON et al: Neurofibromatosis Type 1 and tumorigenesis: molecular mechanisms and therapeutic implications. Neurosurg Focus. 28(1): E8, 2010
2. Minovi A et al: Malignant peripheral nerve sheath tumors of the head and neck: management of 10 cases and literature review. Head Neck. 29(5): 439–45, 2007
3. Heffner DK et al: Sinonasal fibrosarcomas, malignant schwannomas, and "Triton" tumors. A clinicopathologic study of 67 cases. Cancer. 70(5): 1089–101, 1992
4. Laskin WB et al: Epithelioid variant of malignant peripheral nerve sheath tumor (malignant epithelioid schwannoma). Am J Surg Pathol. 15(12): 1136–45, 1991
5. Ducatman BS et al: Malignant peripheral nerve sheath tumors. A clinicopathologic study of 120 cases. Cancer. 57(10): 2006–21, 1986
6. Ducatman BS et al: Postirradiation neurofibrosarcoma. Cancer. 51(6): 1028–33, 1983

恶性外周神经鞘瘤

显微镜下及免疫组织化学特征

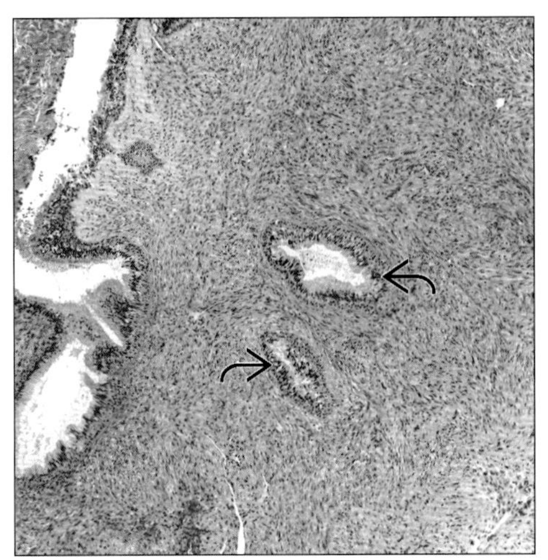

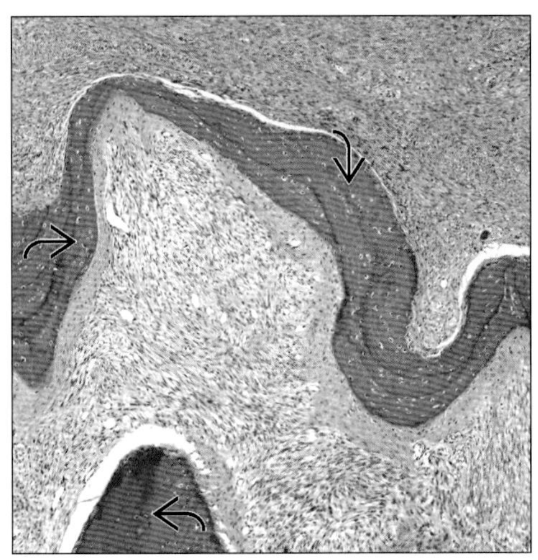

（左图）与软组织MPNST不同，头颈部MPNST黏膜都没有包膜。在鼻腔和鼻窦中，不管是良性还是恶性的，这些肿瘤往往和正常结构（例如浆黏液腺➡）交织在一起。（右图）与鼻腔鼻窦良性神经鞘瘤相比，恶性外周神经鞘瘤也可能出现浸润性生长，包括浸润或围绕骨（➡）

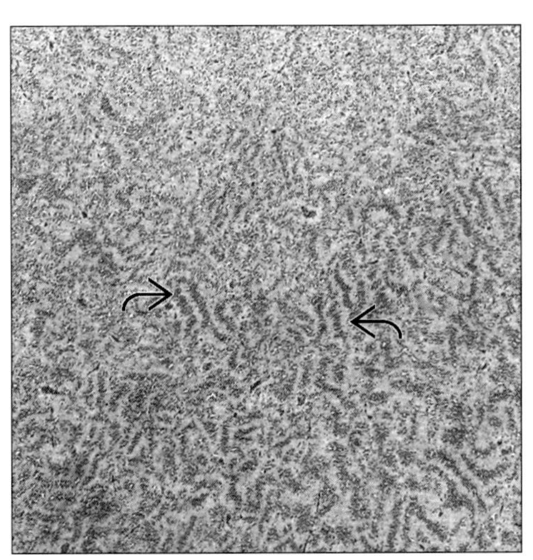

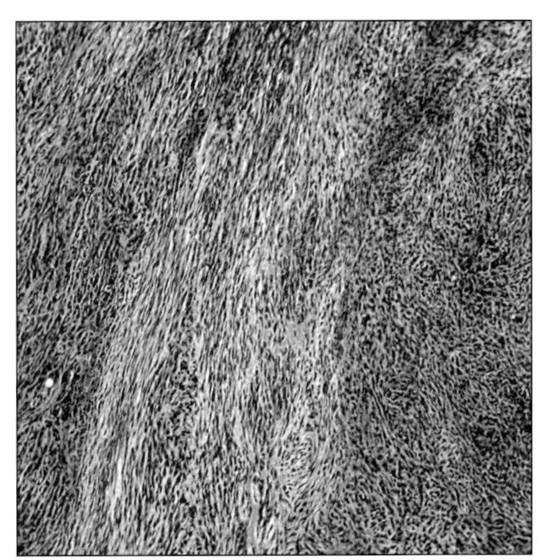

（左图）肿瘤细胞➡的细胞核像栅栏一样平行排列，这种特征在良性和恶性的周围神经鞘瘤（和其他类型肿瘤）中都可以看到。除了栅栏样的细胞核，低级别MPNST还显示核异型性、有丝分裂象增多，以及可能会有浸润性生长。（右图）与低级别MPNST相比，高级别MPNST细胞成分增多，常可见不明显但依然可辨的簇状结构

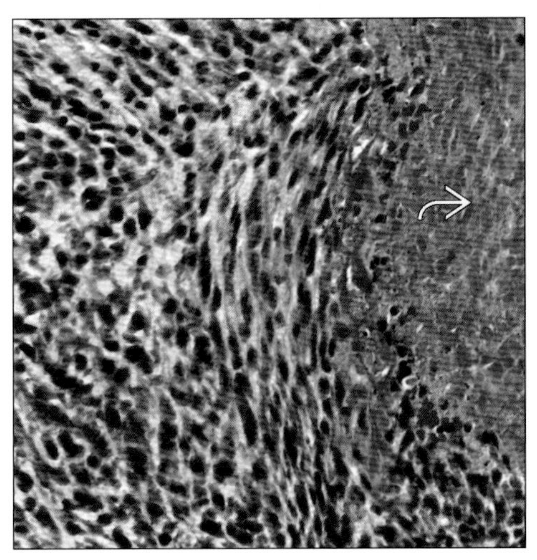

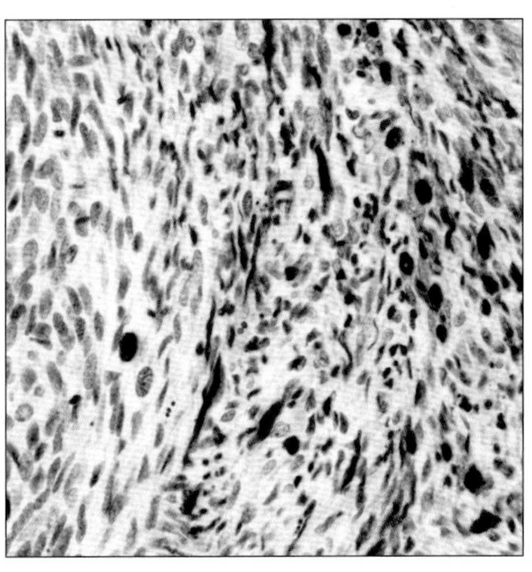

（左图）高级别MPNST显示细胞成分增多、核多形性、坏死➡、有丝分裂象增多（未显示）。这些特征都不能够作为神经源性肿瘤的诊断标准，它们可见于任一高级别的恶性肿瘤。与局灶诊断明确的神经鞘瘤的移行及局灶表达S-100蛋白支持诊断。（右图）S-100蛋白染色支持高级别MPNST

恶性纤维组织细胞瘤/未分化多形性肉瘤

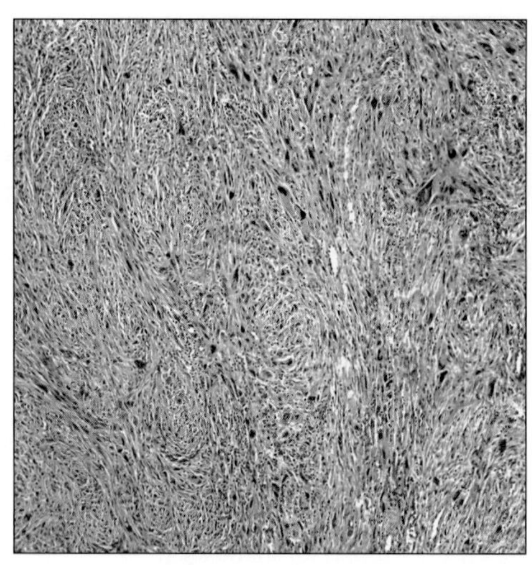

鼻腔鼻窦恶性纤维组织细胞瘤（MFH），席纹状多形性型，细胞密集，呈束状和席纹状生长方式。这些生长方式对于MFH并不是独一无二的

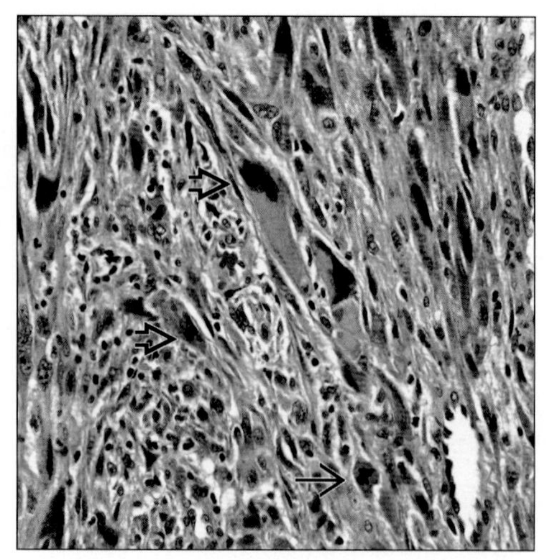

MFH的梭形肿瘤细胞异型性明显、染色质丰富，有丝分裂象增多，包括典型和非典型有丝分裂

专业术语

缩写

- 恶性纤维组织细胞瘤（MFH）

定义

- 高度恶性间叶性质肿瘤
  - 诊断需排除其他特殊类型肉瘤或非肉瘤性肿瘤

病因/发病机制

特发性

- 大多数为原发

放射治疗后

- 最常见的放射治疗后肉瘤
- 放射治疗后肉瘤的纳入标准
  - 必须发生于辐射区域
  - 在发生辐射和确认发病的潜伏期至少为3年
  - 组织学确诊
  - 肿瘤生长部位在辐射发生之前应该无异常

临床表现

流行病学

- 发病率
  - 曾经被认为是成人中较常发生的软组织肉瘤
    - 随着更加先进的诊断技术（如免疫组织化学）的应用，一些肿瘤被归入其他特殊类型肉瘤从而降低了MFH的发病率
  - 在头颈部不常见
    - 约3%的MFH发生于头颈部
- 年龄
  - 发生年龄范围较广
    - 大多见于成人
- 性别
  - 男性多于女性

部位

- 鼻腔鼻窦为最常见的发生部位
  - 上颌窦多于筛窦和鼻腔
  - 极少发生于额窦和蝶窦
- 颈部为第二常见的部位
- 在头颈部其他部位极少发生

症状

- 肿块，伴或不伴有头痛、鼻塞、鼻出血、面部不对称、眼球突出

治疗

- 手术方式
  - 完整的手术切除是治疗的首选
  - 淋巴结转移的发生率低于15%
    - 除非临床怀疑淋巴结转移，否则颈淋巴清扫术价值有限
- 辅助治疗
  - 药物治疗用于转移的患者
- 放射治疗
  - 放射治疗可用于手术切缘或近切缘肿瘤阳性的患者

预后

- 5年总生存率、无瘤生存率、疾病特异性生存率分别为55%、44%、69%。
- 复发率：据报道约27%
- 转移率：据报道约35%
  - 好发部位：肺多于淋巴结多于肝和骨骼
- 预后取决于
  - 肿瘤的深度
    - 与皮下肿瘤相比，深部软组织肿瘤更可能发生

恶性纤维组织细胞瘤/未分化多形性肉瘤

要点

专业术语
- 高度恶性间叶性质肿瘤
  - 诊断需排除其他特殊类型肉瘤或非肉瘤性肿瘤

病因/发病机制
- 多数为原发
- 最常见的放射治疗后诱发肉瘤

临床表现
- 约3%的MFH发生在头颈部
- 鼻腔鼻窦是最常见的发病部位
  - 颈部是第二常见部位
- 复发率：约27%
- 转移率：约35%

组织病理学检查
- 组织学亚型
  - 席纹状－多形性型
  - 黏液性型
  - 巨细胞型
  - 炎症型（黄色瘤型）
- 席纹状－多形性亚型是鼻部最常见的组织学亚型
  - 呈束状和席纹状生长方式
  - 显著的核异型性，有丝分裂活动增加，包括典型和非典型有丝分裂象
  - 多核巨细胞
- 异源成分，包括骨和软骨，可出现在任何组织学亚型中

辅助检查
- 无特定免疫表型

转移
  - 肿瘤的大小
    - 与较大的肿瘤相比，较小的肿瘤（小于2.5cm）不易发生转移
  - 曾有放射线暴露史
    - 据报道放射后MFH的5年无病生存率为0
  - 阳性切缘
    - 较低的生存率
  - 炎症细胞成分
    - 与缺乏显著炎症细胞浸润的肿瘤相比，含有较多炎症细胞的肿瘤更不易发生转移。
  - 黏液样成分
    - 与缺乏显著黏液样成分的肿瘤相比，含有较多黏液样成分的肿瘤更不容易发生转移

大体检查

一般特征
- 小结节或多结节性的病变呈现从灰白到灰色的病灶
- 可能有明显的坏死和出血
- 黏液样亚型呈现透明或胶冻样改变

组织病理学检查

组织学特征
- 组织学亚型
  - 席纹状—多形性型
  - 黏液型
  - 巨细胞型
  - 炎症型（黄色瘤型）
- 多数是组织学高级别肿瘤
- 异源成分，包括骨和软骨，可能出现在任何组织学亚型中
- 席纹状—多形性亚型
  - 鼻部最常见的组织学亚型
  - 呈束状和席纹状生长模式
    - 席纹状生长以旋转或螺旋式的短簇状为特点
  - 细胞丰富，由梭形细胞到上皮样细胞组成
  - 显著的核异型性，有丝分裂活动增加，包括典型和非典型有丝分裂象
  - 多核巨细胞
  - 形态怪异的巨细胞，具有多个染色质丰富的细胞核
  - 常见坏死
  - 数量不等的慢性炎症细胞，黄色瘤细胞（泡沫细胞）
  - 可见肉芽肿
  - 间质的变化包括程度不一的纤维化、透明样变、黏液样变、血管增生
- 黏液样恶性纤维组织细胞瘤的特征
  - 至少50%的肿瘤发生黏液样变
  - 黏液样变性的区域细胞减少但包括呈束状或席纹状排列的梭形和上皮样恶性肿瘤细胞
  - 细胞呈梭形至圆形，中—高度异型
  - 细胞可表现出脂肪母细胞变的特征，包括空泡状胞质和可辨认的细胞核
  - 特征性的间质血管，包括弯曲的纤细的血管
- 巨细胞亚型恶性纤维组织细胞瘤的特征
  - 结节或多结节样生长，也可呈无结节弥漫样
  - 细胞特点是多核巨细胞（核的数量可高达100个），核圆形至椭圆形，染色质细腻，可见核仁，嗜酸性细胞质
    - 多核巨细胞与单核细胞和梭形细胞混杂存在
    - 诊断要求多核巨细胞和单核细胞超过50%
- 炎性恶性纤维组织细胞瘤的特征
  - 组织细胞样细胞、黄色瘤细胞和炎症细胞混合存在
  - 炎症细胞包括中性粒细胞
    - 通常不会造成出现坏死
    - 肿瘤细胞可能会模糊不清
    - 患者可能有全身症状，包括发热和外周粒细胞增多

恶性纤维组织细胞瘤/未分化多形性肉瘤

辅助检查

免疫组织化学

- 没有特定的免疫表型反应性
  - 波形蛋白阳性
  - 肌动蛋白可能局灶阳性缺乏
    - 上皮标记
    - 黑色素细胞标记
    - 肌源性的标记
    - 淋巴造血系统标记

鉴别诊断

其他多形性肉瘤

- 包括
  - 脂肪肉瘤
  - 平滑肌肉瘤
  - 横纹肌肉瘤
- 有针对性的免疫组织化学染色
- 识别诊断细胞
  - 例如，成脂肪细胞、横纹肌母细胞
- 去分化脂肪肉瘤与MFH有相似的组织学特征
  - 脂肪源性肿瘤的标志物包括
    - PPAR-γ，CDK4，p16，MDM2
    - 对恶性脂肪源性肿瘤高度敏感

梭形细胞鳞状细胞癌

- 通常位置表浅
- 常与分化型鳞状细胞癌共同存在，包括
  - 上皮内异型增生
  - 浸润性分化型鳞状细胞癌
  - 免疫组学表达上皮标志物，包括细胞角蛋白、p63
    - 当有大量角蛋白时，p63阴性
    - 常表达波形蛋白，有时表达结蛋白和肌动蛋白

诊断要点

病理学依据

- 诊断需排除其他特殊类型肉瘤或非肉瘤性恶性肿瘤
  - 需要有针对性的免疫组织化学染色套餐
  - 可能需要分子基因检测

参考文献

1. Alaggio R et al: Undifferentiated high-grade pleomorphic sarcomas in children: a clinicopathologic study of 10 cases and review of literature. Pediatr Dev Pathol. 13(3): 209-17, 2010
2. Clark DW et al: Malignant fibrous histiocytoma of the head and neck region. Head Neck. Epub ahead of print, 2010
3. Chung L et al: Overlapping features between dedifferentiated liposarcoma and undifferentiated high-grade pleomorphic sarcoma. Am J Surg Pathol. 33(11): 1594-600, 2009
4. Matushansky I et al: MFH classification: differentiating undifferentiated pleomorphic sarcoma in the 21st Century. Expert Rev Anticancer Ther. 9(8): 1135-44, 2009
5. Wang CP et al: Malignant fibrous histiocytoma of the sinonasal tract. Head Neck. 31(1): 85-93, 2009
6. Franco Gutiérrez V et al: Radiation-induced sarcomas of the head and neck. J Craniofac Surg. 19(5): 1287-91, 2008
7. Nascimento AF et al: Diagnosis and management of pleomorphic sarcomas (so-called "MFH") in adults. J Surg Oncol. 97(4): 330-9, 2008
8. Dei Tos AP: Classification of pleomorphic sarcomas: where are we now? Histopathology. 48(1): 51-62, 2006
9. Fletcher CD: The evolving classification of soft tissue tumours: an update based on the new WHO classification. Histopathology. 48(1): 3-12, 2006
10. Sabesan T et al: Malignant fibrous histiocytoma: outcome of tumours in the head and neck compared with those in the trunk and extremities. Br J Oral Maxillofac Surg. 44(3): 209-12, 2006
11. Sturgis EM et al: Sarcomas of the head and neck region. Curr Opin Oncol. 15(3): 239-52, 2003
12. Iguchi Y et al: Malignant fibrous histiocytoma of the nasal cavity and paranasal sinuses: review of the last 30 years. Acta Otolaryngol Suppl. (547): 75-8, 2002
13. Rodrigo JP et al: Malignant fibrous histiocytoma of the nasal cavity and paranasal sinuses. Am J Rhinol. 14(6): 427-31, 2000
14. Patel SG et al: Radiation induced sarcoma of the head and neck. Head Neck. 21(4): 346-54, 1999
15. Ko JY et al: Radiation-induced malignant fibrous histiocytoma in patients with nasopharyngeal carcinoma. Arch Otolaryngol Head Neck Surg. 122(5): 535-8, 1996
16. Wanebo HJ et al: Head and neck sarcoma: report of the Head and Neck Sarcoma Registry. Society of Head and Neck Surgeons Committee on Research. Head Neck. 14(1): 1-7, 1992
17. Barnes L et al: Malignant fibrous histiocytoma of the head and neck. A report of 12 cases. Arch Otolaryngol Head Neck Surg. 114(10): 1149-56, 1988
18. Heffner DK: Problems in pediatric otorhinolaryngic pathology. I. Sinonasal and nasopharyngeal tumors and masses with myxoid features. Int J Pediatr Otorhinolaryngol. 5(1): 77-91, 1983
19. Perzin KH et al: Non-epithelial tumors of the nasal cavity, paranasal sinuses and nasopharynx: a clinico-pathologic study XI. fibrous histiocytomas. Cancer. 45(10): 2616-26, 1980

恶性纤维组织细胞瘤/未分化多形性肉瘤

显微镜下特征

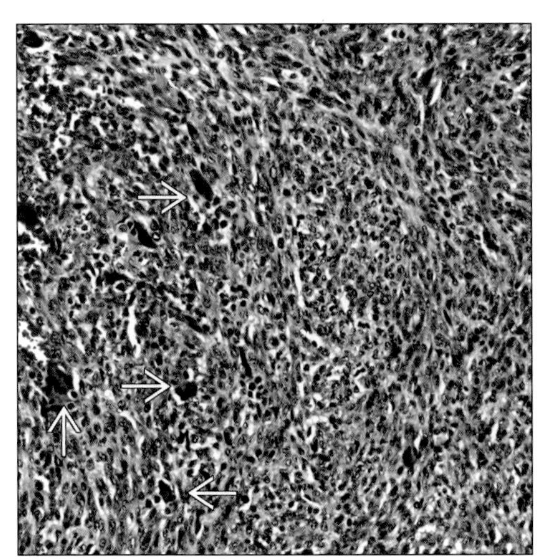

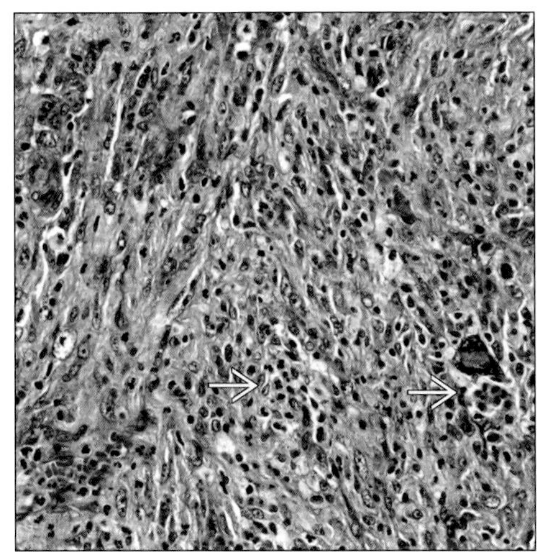

（左图）MFH席纹状-多形性亚型，图中显示散在的多核巨细胞存在➡。只有在其他更常见的未分化恶性肿瘤被排除时，MFH的诊断才有意义。（右图）MFH可能含有数量不等的炎症细胞，典型的包括成熟的淋巴细胞和浆细胞，但在许多病例中也可见大量中性粒细胞

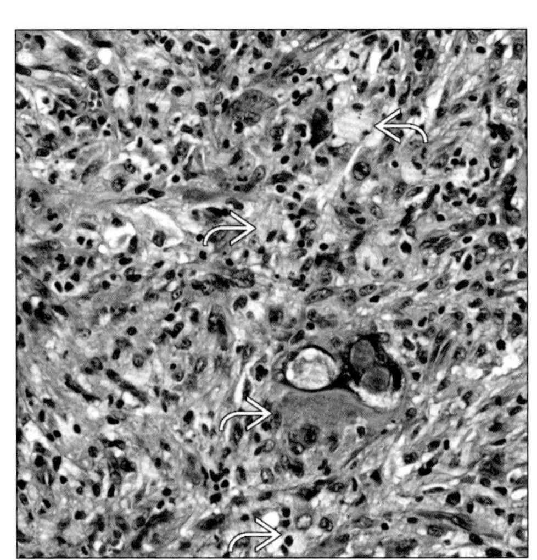

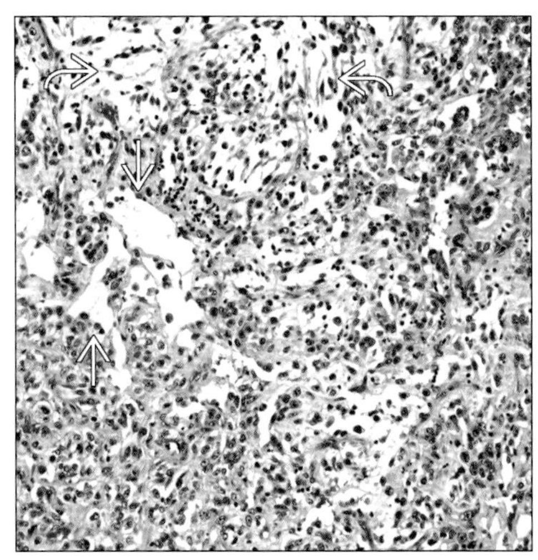

（左图）MFH 显示多种炎症细胞浸润，包括：淋巴细胞、浆细胞、嗜酸性粒细胞、中性粒细胞以及黄色瘤细胞➡。特别是黄色瘤细胞的存在，支持炎症性亚型的诊断。（右图）MFH中的血管类型可能包括类似鹿角或血管外皮细胞瘤样的结构➡。另外，可见局灶黏液变性➡

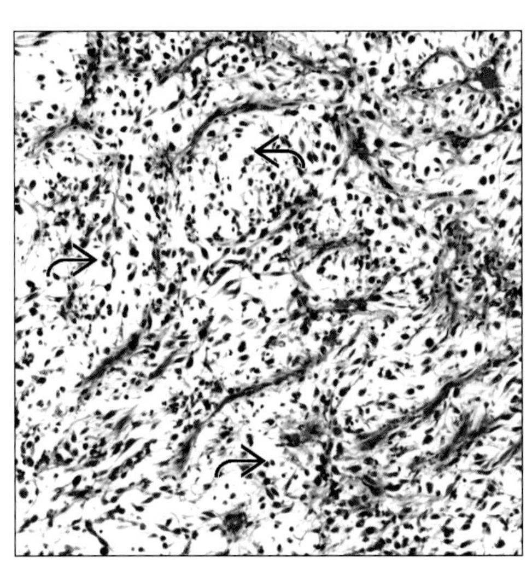

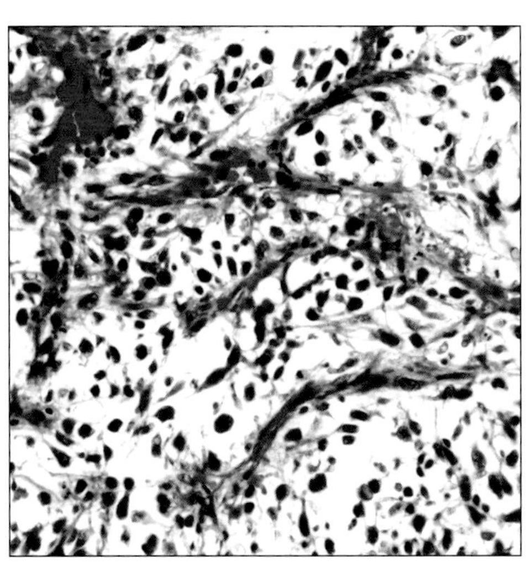

（左图）黏液型MFH的诊断要求至少50%的肿瘤显示黏液样间质➡。值得注意的是，血管可呈现复杂的丛状。（右图）肿瘤细胞和炎症细胞沿血管聚集。在黏液状MFH中所见的这种复杂丛状血管结构也可见于其他肉瘤的特点。特别是黏液状脂肪肉瘤

间叶性软骨肉瘤

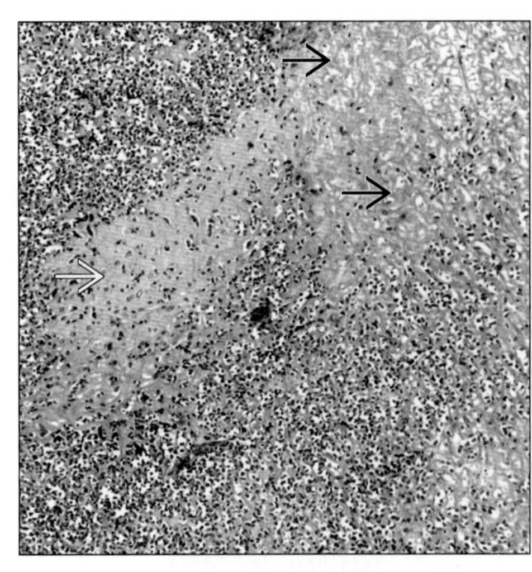

低倍镜显示小细胞肿瘤及坏死⇒的背景上可见一软骨岛➡。软骨和显示小细胞肿瘤及坏死⇒的背景上可见一软骨岛➡混合存在有助于诊断

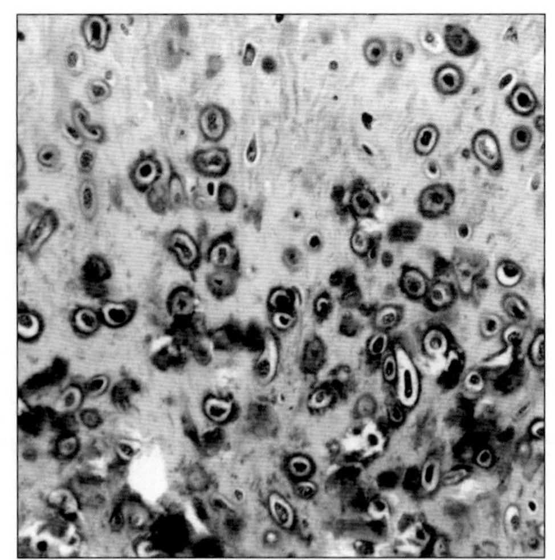

高倍镜下可见软骨细胞密度增加并有轻度异型性。这一发现表明为低级别的软骨病变，而此现象常见于软骨肉瘤

专业术语

定义

- 伴软骨分化的恶性间叶性肿瘤
  - 具有两种独立细胞群的双相分化肿瘤

临床表现

流行病学

- 发病率
  - 罕见
    - 占头颈部软骨肉瘤的比例小于1%
- 年龄
  - 各年龄段均可发病
  - 通常见于10~20岁
- 性别
  - 男女发病率均等

部位

- 绝大多数患者常常发生于上颌骨或者下颌骨
  - 可以发生于鼻腔鼻窦或眼眶

症状

- 无特异性的症状
  - 肿块、牙齿移位、鼻塞、鼻出血
- 一般无放射暴露史

治疗

- 选择、风险及并发症
  - 存在中高程度的复发风险
    - 由于解剖位置特殊，很难获得足够切缘
- 手术方式
  - 根治性手术切除是最佳治疗选择
- 辅助治疗
  - 对于软骨肿瘤没有意义
- 药物治疗
  - 对于软骨肿瘤没有意义

预后

- 从完全缓解和长期生存到局部快速进展
- 当发生转移时，通常转移至肺和骨
  - 在数月内死亡
- 总生存率有限
  - 5年生存率55%
  - 10年生存率27%

影像学检查

放射学检查

- 软骨肉瘤不具有诊断意义的影像学表现

MRI

- 在T1加权像上，非钙化部分显示的信号密度低于或等于灰质
- 在T2加权像上显示与灰质等信号
- T1加权像增强后显示钙化区与非钙化区信号不均匀。增强后钙化与非钙化区在T1表现为不等信号

CT

- CT表现为中等对比增强的界限清楚的肿块，多灶细小或粗大的钙化
- 强化CT表现为延迟增强

骨扫描

- 表现为核素聚集

大体检查

一般表现

- 与经典软骨肉瘤表现相似
- 肉瘤样区域提示为小梭形细胞成分

间叶性软骨肉瘤

要点

专业术语
- 伴软骨分化的恶性间叶性肉瘤

临床表现
- 10~20岁，颌骨
- 根治性手术切除是最佳治疗选择
- 预后：长期生存或局部快速进展

组织病理学检查
- 间叶质性软骨肉瘤的3种特征性构成成分
  - 密集的间变性小细胞；肿瘤细胞排列呈实性片状或血管外皮瘤样；突然出现的岛状软骨样基质

鉴别诊断
- 当未见到软骨时，需要与小细胞肿瘤鉴别

取材要求
- 需全部取材用以寻找软骨

大小
- 2~10cm

组织病理学检查

组织学特点
- 3种特征性构成成分
  - 密集的间变性小细胞
  - 肿瘤细胞排列呈实性片状或血管外皮瘤样
  - 突然出现的岛状软骨样基质

辅助检查

免疫组织化学
- 小细胞CD99阳性
- S-100蛋白阴性，明显有别于软骨细胞的软骨肉瘤

鉴别诊断

小细胞肿瘤
- 当缺乏软骨成分（取材不充分）时，考虑小细胞肿瘤
- 血管外皮细胞瘤
- 滑膜肉瘤
- 尤因肉瘤/PNET
- 嗅神经母细胞瘤
- 横纹肌肉瘤
- 小细胞骨肉瘤
- 间变性瘤（尤其是“燕麦细胞”癌）
- 白血病细胞沉积（粒细胞肉瘤）或者恶性淋巴瘤

参考文献

1. Pellitteri PK et al: Mesenchymal chondrosarcoma of the head and neck. Oral Oncol. 43(10): 970–5, 2007
2. Lee SY et al: Chondrosarcoma of the head and neck. Yonsei Med J. 46(2): 228–32, 2005
3. Knott PD et al: Mesenchymal chondrosarcoma of the sinonasal tract: a clinicopathological study of 13 cases with a review of the literature. Laryngoscope. 113(5): 783–90, 2003
4. Chidambaram A et al: Mesenchymal chondrosarcoma of the maxilla. J Laryngol Otol. 114(7): 536–9, 2000
5. Patel SC et al: Sarcomas of the head and neck. Top Magn Reson Imaging. 10(6): 362–75, 1999
6. Skoog L et al: Fine–needle aspiration cytology and immunocytochemistry of soft–tissue tumors and osteo/chondrosarcomas of the head and neck. Diagn Cytopathol. 20(3): 131–6, 1999
7. Granter SR et al: CD99 reactivity in mesenchymal chondrosarcoma. Hum Pathol. 27(12): 1273–6, 1996
8. Takahashi K et al: Mesenchymal chondrosarcoma of the jaw––report of a case and review of 41 cases in the literature. Head Neck. 15(5): 459–64, 1993
9. Bloch DM et al: Mesenchymal chondrosarcomas of the head and neck. J Laryngol Otol. 93(4): 405–12, 1979

影像图库

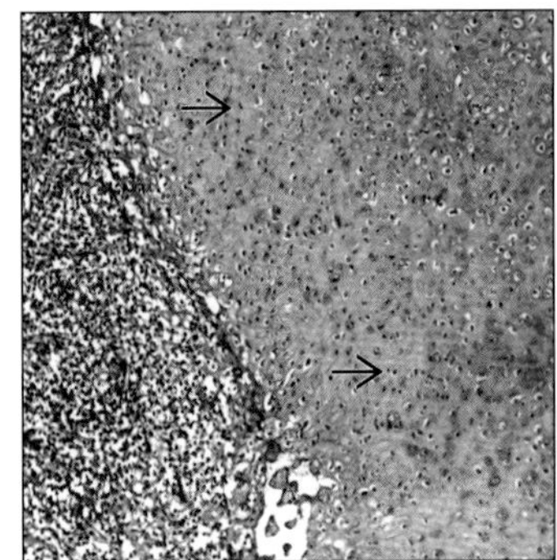

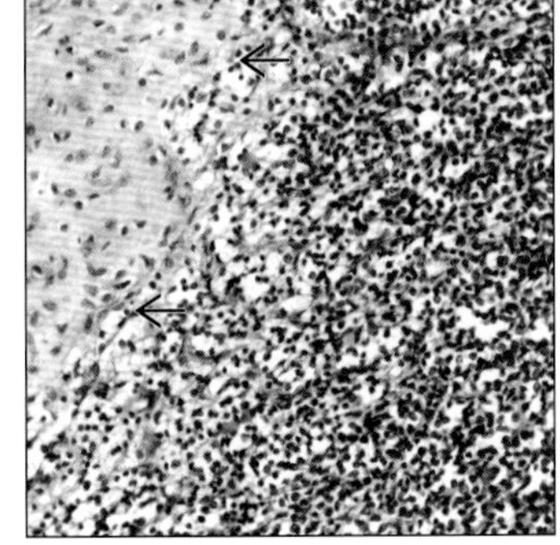

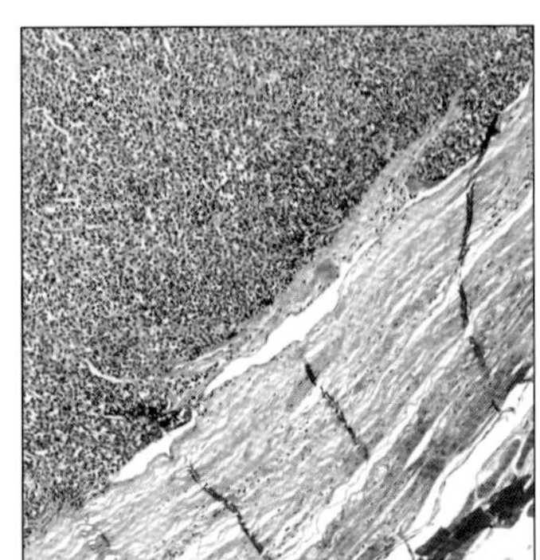

（左图）中倍镜下显示软骨→与非软骨成分的交界区域。交界区通常显示与软骨基质相同的嗜酸性，可与骨样基质混淆。软骨通常与周围组织有明显界限。（中图）高倍镜下显示排列成巢和成片的“小圆蓝细胞”，与软骨并存→。（右图）该肿瘤周围可见纤维包膜，未见软骨

血管肉瘤

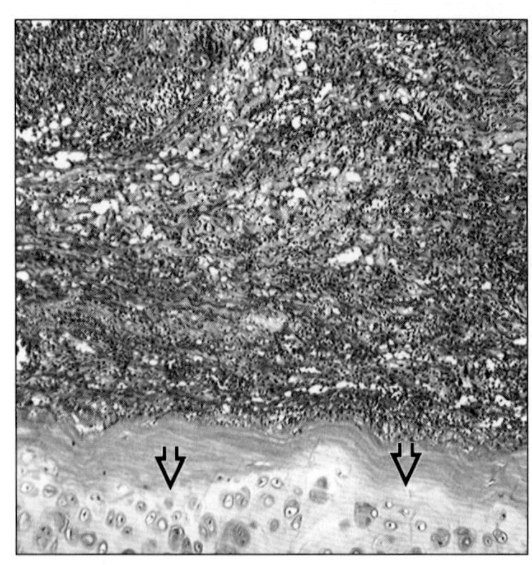

HE染色显示鼻中隔软骨附近存在一含有丰富细胞并伴大量红细胞外渗的血管性肿瘤

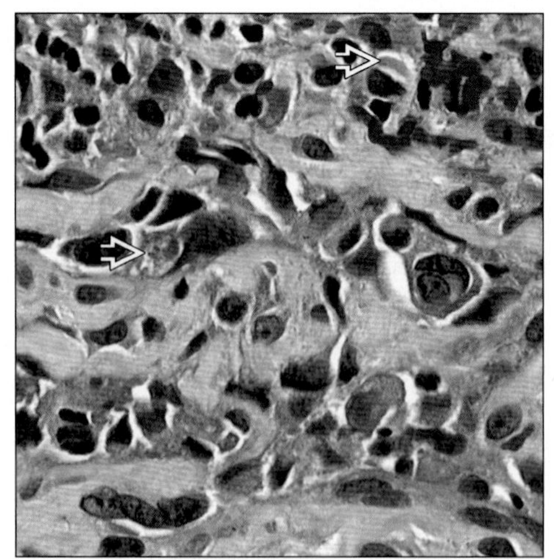

HE染色显示高度多形性细胞穿插在狭窄腔隙中。呈现出一个管状的结构

专业术语

别名

- 上皮样血管内皮细胞瘤
- 恶性脉管内皮细胞瘤
- 恶性血管内皮细胞瘤
- 淋巴管肉瘤
- 血管肉瘤
- 血管网状细胞瘤

定义

- 高级别恶性血管性肿瘤

病因/发病机制

辐射

- 经过长的潜伏期后可能发展为肿瘤

环境暴露

- 还未有报道化学物质可能导致肿瘤的发生发展

临床表现

流行病学

- 发病率
  - 少见，在所有鼻腔鼻窦恶性肿瘤中所占比例小于0.1%
  - 在头颈部的血管肉瘤中占约50%。
    - 在皮肤（头皮）和浅表的软组织中最常见
- 年龄
  - 平均年龄：47岁
  - 年龄范围：8~82岁
  - 女性患者的发病年龄低于男性
- 性别
  - 男性多于女性（2∶1）

部位

- 仅位于鼻腔
  - 可能累及鼻窦
- 仅位于鼻窦

症状

- 鼻出血是最常见的症状
- 流鼻涕
- 鼻塞
- 无相关的综合征（特别是Kasabach–Merritt综合征）

治疗

- 选择、风险及并发症
  - 手术联合放射治疗和药物治疗的综合治疗能够取得最好的效果
- 手术方式
  - 广泛切除
- 辅助治疗
  - 多药物联合药物治疗
- 放射治疗
  - 术后放射治疗

预后

- 一般较差
  - 60%在2年内死于该疾病
  - 因比皮肤或软组织肉瘤发现早，其预后也比后两者好
- 复发较常见，复发率大于40%
- 尽管总体的生存时间是相同的，但女性患者预后较男性患者差（患者死于此病的百分率增加）
- 老年患者的预后比年轻患者差
- 较大的肿瘤或来源于上颌窦的肿瘤预后较差
- 可转移至肺、肝、脾、骨髓
- 特殊病因者（受辐射）的生存时间更短

血管肉瘤

要点

专业术语
- 高级别的恶性血管性肿瘤

临床表现
- 鼻出血是最常见的症状
- 无相关的综合征（特别是Kasabach-Merritt综合征）

大体检查
- 结节状，息肉样肿块

组织病理学检查
- 表皮溃疡样改变（通常为呼吸道上皮型）
- 坏死和出血明显
- 交织的血管网结构
- 扭曲的、不规则的、大小不一的裂隙样结构
- 非典型、扩大的、梭形上皮细胞排列成管道
- 胞质内液泡或改变
- 有丝分裂象增加，包括非典型性形成
- 细胞外嗜酸性透明蛋白缺乏

辅助检查
- 多种血管标志物阳性

鉴别诊断
- 肉芽组织
- 小叶毛细血管瘤
- 初期的鼻咽血管肉瘤
- 上皮样血管瘤
- 卡波西肉瘤

影像学检查

一般特点
- 在软组织、软骨以及骨骼出现破坏性的可透射线的密集区
- CT显示肿瘤范围（肿块呈增强表现）
- MRI的T2加权像上显示为高密度影
- 血管成像可显示出肿瘤的供养血管，用来在术前检测血管的栓塞的情况

大体检查

一般特点
- 结节状，息肉样肿块
- 质软，易碎样
- 红紫色
- 出血伴血块和坏死

大小
- 0.7~8cm
- 平均4cm
- 女性患者的肿瘤更大（6cm vs 3cm）
- 鼻窦内的肿瘤较鼻腔内的更大（6.8cm vs 2.2cm）

组织病理学检查

组织学特点
- 表皮溃疡样改变（通常为呼吸道上皮类型）
- 坏死和出血明显
- 肿瘤浸润周围软组织以及较硬的区域
- 红细胞外渗明显
- 交织的血管网结构
  - 扭曲的、不规则的、大小不一的裂隙样结构
- 非典型、扩大的、梭形上皮细胞排列成管道
  - 内皮细胞可呈单个出现或呈层状、乳头状凸起以及成簇状
- 细胞质内液泡或改变
  - 通常包含红细胞
- 细胞核内染色体染色加深、加粗以及伴有不规则的细胞核的轮廓
- 有丝分裂象增加，包括非典型性形成
- 细胞外嗜酸性透明蛋白缺乏
- 病变处存在炎症细胞，通常出现在溃疡处

辅助检查

免疫组织化学
- 多种血管标志物阳性

鉴别诊断

肉芽组织
- 新生增殖的血管垂直表面生长伴有呈块状凸起的内皮细胞
- 较常见溃疡面的形成
- 存在炎症细胞并混有明显的组织细胞
- 不存在细胞的非典型样变、血管交织或非典型有丝分裂象

小叶毛细血管瘤
- 化脓性肉芽肿瘤（误称，因为并不存在感染性以及肉芽肿）
- 息肉样肿块伴表面溃疡以及纤维样坏死
- 中心静脉以及周围毛细血管呈小叶样变
- 块状凸起的上皮细胞伴束状细胞核
- 有丝分裂活动活跃
- 纤维基质水肿伴有巨噬细胞内含铁血黄素沉积
- 多种炎性反应

初期的鼻咽血管肉瘤
- 起源于青年男性患者的鼻咽部
- 多细胞以及明显的血管周围间叶组织的病变

血管肉瘤

免疫组织化学			
抗体	反应	染色标记	补充
CD34	阳性	细胞质	>98% 的瘤细胞中
CD31	阳性	细胞质	>95% 的瘤细胞中
FⅧ Ag	阳性	细胞质	>90% 的瘤细胞中
肌动蛋白 -sm	阳性	细胞质	位于血管间隙内
Ki-67	阳性	细胞核	>10% 的细胞
EMA	阳性	细胞膜	多种反应
CK-PAN	阴性		
S-100	阴性		
肌动蛋白 -HHF-35	不确定	细胞质	多种反应

- 纤维结缔组织基质作为背景，伴有不同大小及不完整的肌肉组成的厚度不同的血管
- 块状的上皮细胞非典型增生
- 血管壁缺乏弹性纤维
- 肥大细胞常见

上皮样血管瘤

- 也称为“血管瘤异型性增生伴嗜酸性细胞增多症”或者“组织细胞血管瘤”
- 结节外血管增生伴结节内嗜酸性淋巴细胞明显弥散
- 典型的上皮细胞增生扩大，长入血管腔内，形成卵石样或者钉状封闭在血管内
- 细胞质内可见空泡形成

血管外皮细胞瘤

- 卵圆形细胞周围伴有明显的合胞体生长
- 存在纤维束的交错伴有明显的血管化表现
- 毛细血管明显扩展形成鹿角样结构
- 存在明显的内皮透明样变
- 外渗的红细胞、肥大细胞以及嗜酸性细胞
- 肌动蛋白阳性但是血管标志物（CD31、CD34、FⅧ Ag）阴性

卡波西肉瘤

- 斑片状的肿瘤表现出筛样血管形成表现
- 轻度的非典型梭形细胞肿瘤改变
- 嗜酸性的透明样细胞内、外小体（PAS阳性）
- HHV8通常表现为阳性，有助于诊断

血管内血栓形成

- 血管内血栓再通
- 较易发现血管壁
- 没有非典型的内皮细胞，因为它们沿毛细血管在组织间隙分布

参考文献

1. Heffner DK: Sinonasal angiosarcoma? Not likely (a brief description of infarcted nasal polyps). Ann Diagn Pathol. 14(4): 233–4, 2010
2. Wang ZH et al: Sinonasal intravascular papillary endothelial hyperplasia successfully treated by endoscopic excision: a case report and review of the literature. Auris Nasus Larynx. 36(3): 363–6, 2009
3. Nelson BL et al: Sinonasal tract angiosarcoma: a clinicopathologic and immunophenotypic study of 10cases with a review of the literature. Head Neck Pathol. 1(1): 1–12, 2007
4. Fukushima K et al: A case of angiosarcoma of the nasal cavity successfully treated with recombinant interleukin–2. Otolaryngol Head Neck Surg. 134(5): 886–7, 2006
5. Ordoñez–Escalante KG et al: [Nasal cavity angiosarcoma: a case report and literature review.] Gac Med Mex. 142(2): 155–8, 2006
6. Yang C et al: [Clinical analysis of 48 cases sarcoma in nasal cavity and sinuses.] Lin Chuang Er Bi Yan Hou Ke Za Zhi. 18(10): 597–8, 2004
7. Di Girolamo A et al: Epithelioid haemangioendothelioma arising in the nasal cavity. J Laryngol Otol. 117(1): 75–7, 2003
8. Wong KF et al: Sinonasal angiosarcoma with marrow involvement at presentation mimicking malignant lymphoma: cytogenetic analysis using multiple techniques Cancer Genet Cytogenet. 129(1): 64–8, 2001
9. Alameda F et al: Reactive vascular lesion of nasal septum simulating angiosarcoma in a cocaine abuser. Hum Pathol. 31(2): 239–41, 2000
10. Velegrakis GA et al: Angiosarcoma of the maxillary sinus. J Laryngol Otol. 114(5): 381–4, 2000
11. Kimura Y et al: Angiosarcoma of the nasal cavity. J Laryngol Otol. 106(4): 368–9, 1992
12. Solomons NB et al: Haemangiosarcoma of the maxillary antrum. J Laryngol Otol. 104(10): 831–4, 1990
13. Kurien M et al: Angiosarcoma of the nasal cavity and maxillary antrum. J Laryngol Otol. 103(9): 874–6, 1989
14. Heffner DK: Problems in pediatric otorhinolaryngic pathology. II. Vascular tumors and lesions of the sinonasal tract and nasopharynx. Int J Pediatr Otorhinolaryngol. 5(2): 125–38, 1983
15. Bankaci M et al: Angiosarcoma of the maxillary sinus: literature review and case report. Head Neck Surg. 1(3): 274–80, 1979

血管肉瘤

显微镜下及免疫组织化学特点

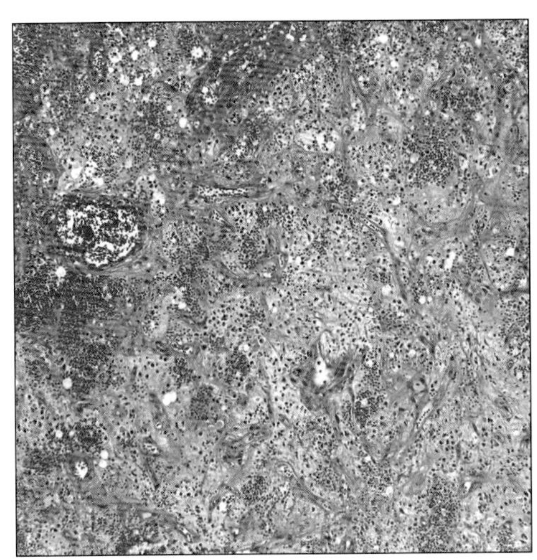

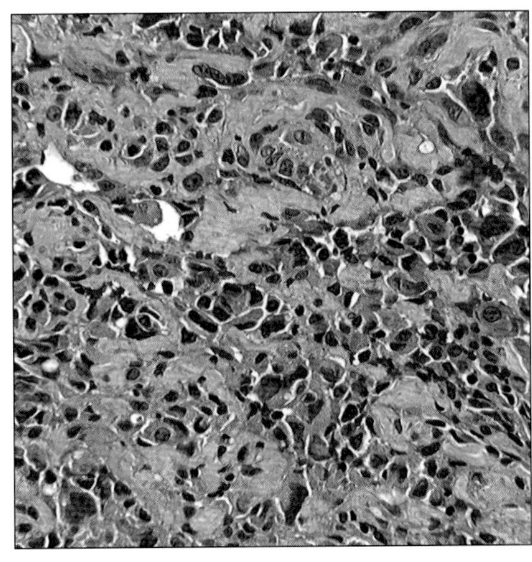

（左图）HE染色显示病变内的出血及退化样改变。（右图）HE染色显示偶然出现的局部的细胞多形性的增殖改变，位于不规则的血管管道中伴有红细胞外渗

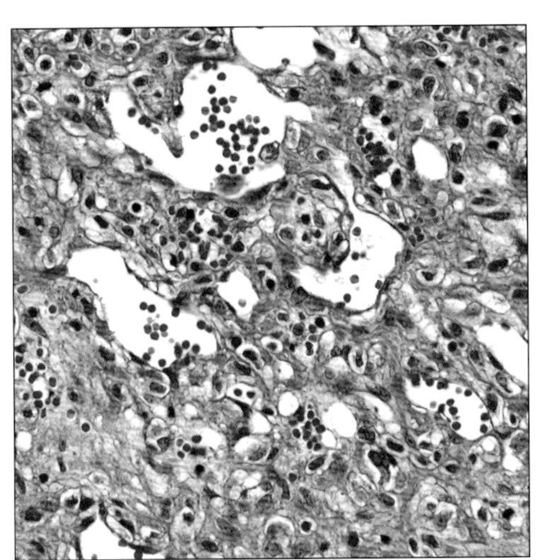

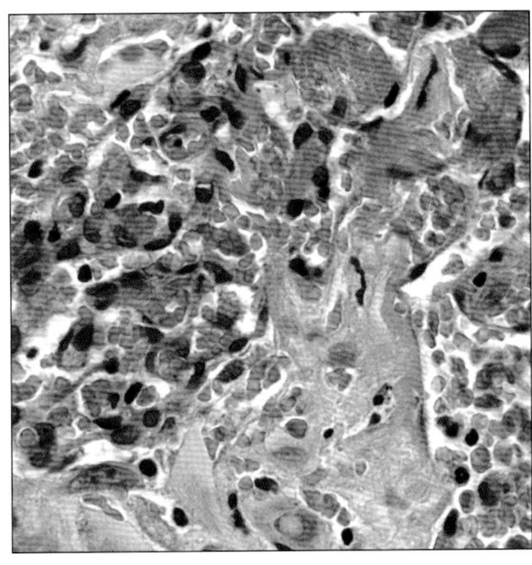

（左图）HE染色显示多种不同的血管管道伴有非典型内皮细胞的瘤样增殖，可见红细胞外渗。（右图）HE染色显示血管间隙充斥着钉状或者成簇状的内皮细胞

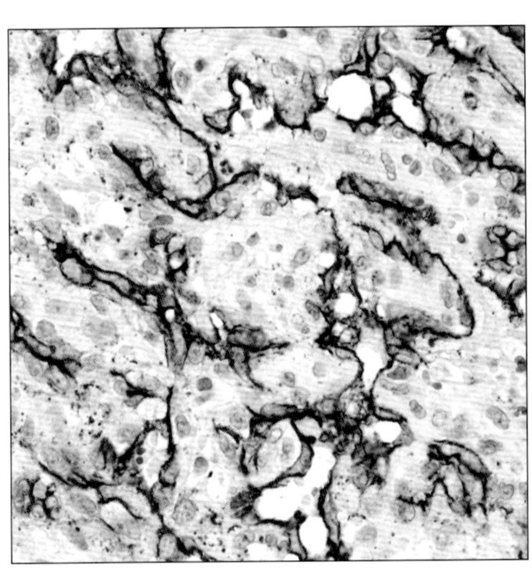

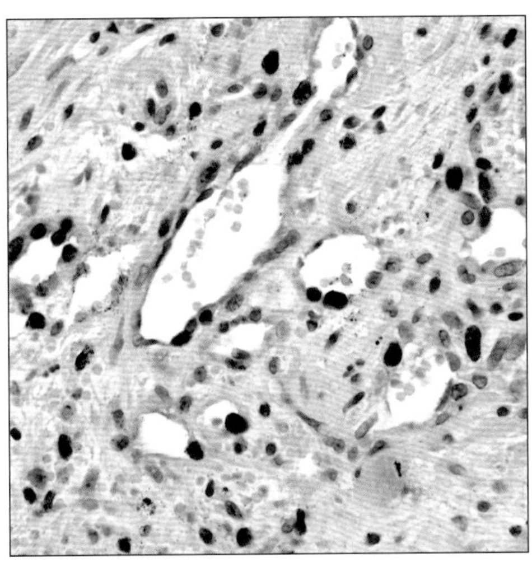

（左图）CD34在呈网状排列的内皮细胞胞质中表现出强的免疫反应。（右图）Ki-67在基质的内皮细胞的细胞核基质中呈阳性反应

鼻型结外NK细胞或T细胞淋巴瘤

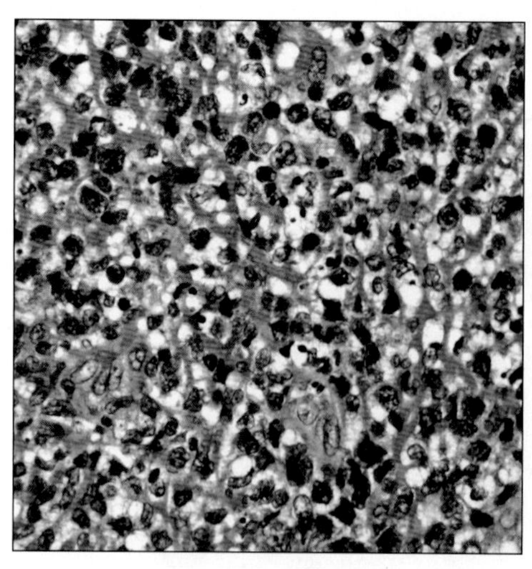

未分化的恶性肿瘤细胞松散排列，细胞中等大小或较大，具有圆形或椭圆形细胞核，染色质细腻至粗大，细胞质嗜酸性至透明

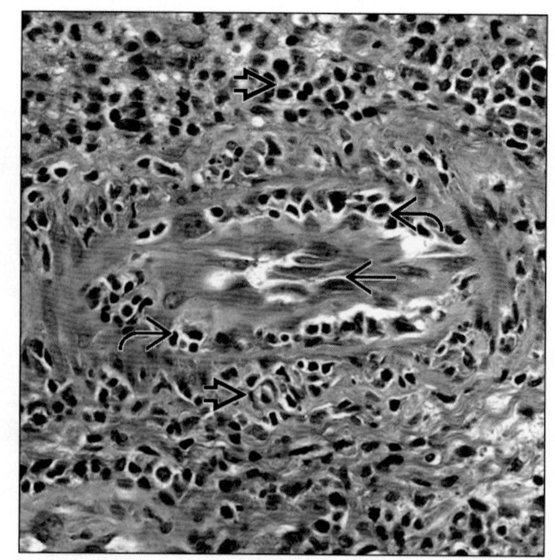

肿瘤细胞围绕（血管周围型）⇨或浸润（血管浸润型）↪衬有内皮细胞→的血管腔隙。血管堵塞导致缺血性坏死（未显示）

专业术语

别名

- 血管中心性免疫增殖性病变；外周T细胞淋巴瘤
- 鼻型血管中心性NK细胞或T细胞淋巴瘤
- 多态性网状细胞增生症
- 致死性中线肉芽肿
- 中线恶性网状细胞增多症
- 特发性中线堵塞性病变
- Stewart肉芽肿
- 世界卫生组织将NK细胞肿瘤分为3型：
  - 鼻型结外NK细胞或T细胞淋巴瘤
  - 非鼻型结外NK细胞或T细胞淋巴瘤
  - NK细胞白血病

定义

- 多态性肿瘤细胞浸润
  - 血管浸润和（或）血管破坏
  - CD2（+）、CD3（−）、细胞质CD3 ε（+）、CD56（+）表型
  - 与EB病毒密切相关

病因/发病机制

感染因素

- 与EB病毒密切相关
  - 见于95%以上的病例
- 克隆性EB病毒感染几乎总是存在

免疫抑制

- 发生于免疫抑制患者的概率明显升高，尤其是器官移植术后患者

临床表现

流行病学

- 发病率
  - 亚洲和南美地区发病率高
  - 西方国家罕见
  - 外周T细胞淋巴瘤不常见，占所有非霍奇金淋巴瘤的10%~15%
- 年龄
  - 成人发病的平均年龄在50岁
  - 发生于儿童的类似病变是牛痘水疱样淋巴瘤
    - 也是EB病毒阳性
- 性别
  - 男性多于女性
- 种族分布
  - 亚洲人最常见
  - 中南美洲及墨西哥常见
    - 在上述人群中，几乎都发生于美洲原住民
    - 提示种族倾向
  - 西方高加索人少见

部位

- 最常累及鼻腔

症状

- 颜面中部进行性破坏
  - 鼻中隔破坏
  - 腭部破坏/穿孔
  - 眼眶肿胀
  - 肿块导致的阻塞症状
- NK细胞或T细胞淋巴瘤定义中所涵盖的临床特征
- 少部分病例表现出嗜血综合征及全血细胞减少症
- 高IgE综合征（Job综合征）
  - 罕见原发性免疫缺陷与恶性肿瘤发生率增高相关

鼻型结外NK细胞或T细胞淋巴瘤

要点

专业术语
- 多态性肿瘤细胞浸润
  - 血管浸润和（或）血管破坏
  - CD2（+）、CD3（-）、细胞质CD3ε（+）、CD56（+）表型
  - 与EB病毒联系密切相关

临床表现
- 最常累及鼻腔
- 颜面中部进行性破坏
- 一线的放射治疗对治疗成功非常关键
  - 提倡针对局限性鼻NK细胞或T细胞淋巴瘤进行早期放射治疗
  - 放射治疗对局限性疾病有效，对广泛疾病的治疗效果尚不确定
- 除了部分早期发现的疾病，总体生存率偏低

组织病理学检查
- 多态性肿瘤细胞浸润，伴有血管浸润和血管破坏
- 细胞形态多样
  - 多形性细胞核，不规则、杆状、核仁明显，胞质嗜酸性至透明
- 血管中心性及血管破坏性生长方式
- 地图样（缺血性）坏死

辅助检查
- 常见的免疫表型：CD2（+）、表面CD3（-）、细胞质CD3ε（+）、CD56（+）
- EB病毒的RNA原位杂交

    - 包括结外NK细胞或T细胞淋巴瘤

实验室检查
- 血清EB病毒DNA复制量是特殊的肿瘤标志物
  - 可能具有预后价值

治疗
- 选择、风险及并发症
  - 多数鼻部的NK淋巴细胞发现时处在疾病的Ⅰ、Ⅱ期
  - 根据现有数据显示，鼻的NK细胞或T细胞淋巴瘤治疗方案是放射治疗，联合或不联合多药物治疗
- 辅助治疗
  - 许多Ⅰ、Ⅱ期放射治疗失败的患者，给予辅助药物治疗是必要的
  - 药物治疗被证实对鼻型NK细胞淋巴瘤和非鼻型浸润性亚型有效
    - NK细胞或T细胞淋巴瘤对以蒽环类抗生素为基础的药物治疗方案耐药
    - 非蒽环类（环磷酰胺、甲氨蝶呤、依托泊苷、泼尼松龙）的联合药物治疗作为一线或二线的药物对NK细胞或T细胞淋巴瘤有效
    - 治疗效果不甚满意
  - 大剂量的药物治疗药物联合造血干细胞移植对部分患者有益
  - 对严重的、复发的、顽固的疾病的治疗方法尚不确定
- 放射治疗
  - 一线的放射治疗对治疗成功非常关键
    - 提倡对局限性鼻里NK细胞或T细胞淋巴瘤进行早期放射治疗
    - 放射治疗对局限性疾病有效，对广泛疾病的治疗效果尚不确定

预后
- 除了部分早期发现的疾病，总体生存率偏低
- 单纯使用放射治疗和放射治疗联合药物药物治疗之间生存率无明显差别
- 5年生存率
  - 肿瘤局限者5年生存率接近70%
  - 肿瘤进展者5年生存率接近41%
- 10年生存率
  - 肿瘤局限者10年生存率接近57%
  - 肿瘤进展者10年生存率接近36%
- 预后不良因素
  - 大块肿瘤
  - 疾病处于进展期
  - 多个结外部位受累
  - 高龄

影像学检查

放射学检查
- 局部破坏性疾病的典型表现是鼻腔和上颌窦阻塞
- 大多数病例可见邻近的解剖部位受累（如牙槽骨、硬腭、眼眶、鼻咽）和广泛软组织肿物

组织病理学检查

组织学特征
- 多态性肿瘤细胞浸润，伴有血管浸润和血管破坏生长方式
- 细胞形态多样
- 通常（但并非总是）可见
  - 细胞小到中等大小或大，染色质丰富
    - 多形性细胞核，不规则、杆状、核仁明显，细胞质嗜酸性至透明
- 疾病早期可能恶性细胞不显著
  - 浸润的细胞无特异性，包括各种慢性炎症细胞
  - 临床破坏性过程和缺乏明显的恶性细胞，显得临

床行为与病理特点不一致
- ○ 即便在缺乏明显的恶性肿瘤细胞的情况下，EB病毒的表达也支持诊断
  - ■ 鼻腔黏膜或（和）鼻腔鼻窦炎症性疾病无EB病毒阳性细胞
- 有丝分裂增多，包括非典型的有丝分裂
- 可见亲上皮现象或假性上皮瘤增生
- 多种炎症细胞混合出现
  - ○ 多种炎症细胞浸润可能会掩盖非典型细胞
  - ○ 良性炎症细胞包括淋巴细胞、浆细胞、组织细胞和嗜酸性粒细胞
  - ○ 缺少多核巨细胞和肉芽肿
- 血管中心性和血管破坏性生长模式
  - ○ 非典型细胞侵入并破坏血管
    - ■ 肿瘤细胞围绕或位于血管腔隙，浸润并破坏血管壁
    - ■ 肿瘤细胞仅存在于血管周围不足以判断为血管中心性
    - ■ 浸润并破坏血管，因此称为“血管中心性淋巴瘤”
- 表现出地图样（缺血性）坏死的特点
  - ○ 坏死组织呈现灰蓝染色或“砂样”改变
  - ○ 坏死几乎总是存在但不具有特异性
  - ○ 带状分布提示与血管相关的发病机制

辅助检查

组织化学
- 弹性细胞膜染色对辨认血管浸润或血管破坏有帮助
  - ○ 肿瘤细胞渗透破坏血管壁的弹性膜
- 微生物的染色呈阴性

免疫组织化学
- 65%~75%病例表达NK细胞最常见的免疫表型
  - ○ CD2（+）、表面CD3（-）、细胞质CD3ε（+）、CD56（+）、CD94（+）
  - ○ 表达细胞毒性标志物
    - ■ TIA、颗粒酶B（GZM-B）、穿孔素
- 25%~35%病例表达T细胞谱
  - ○ CD2（+）、细胞质CD3ε（+）、CD5（+）、CD8（±）、CD56（-/+）、细胞毒性标志物
  - ○ CD45RB（白血病共同抗原）阳性
- EB病毒RNA（EBER）原位杂交
- CD56阴性的肿瘤细胞仍可以被划为NK细胞或T淋巴细胞，但需要表达以下标志物
  - ○ T细胞标志物
  - ○ 细胞毒性标志物
  - ○ EB病毒阳性
- p63可能阳性
- 波形蛋白阳性
- 上皮标志物（细胞角蛋白）、黑色素细胞标志物、中性粒细胞标志物、肌源性标志物阴性

细胞遗传学
- 染色体6q、11q、13q及17q的缺失，畸变

分子遗传学
- 几乎恒定可见EB病毒感染（超过95%的病例）
- T细胞受体（*TCR*）基因重排
  - ○ 在T细胞肿瘤中可见
    - ■ T细胞受体基因是一个种系
  - ○ NK肿瘤细胞不伴有*TCR*基因重排

鉴别诊断

非特异性慢性鼻窦炎
- 良性的临床症状，缺乏NK细胞或T细胞淋巴瘤常见的堵塞症状
- EB病毒阴性

韦格纳肉芽肿病
- 混合炎症细胞浸润，散在多核巨细胞，血管炎
- ANCA和PR3升高
- EB病毒阴性

鼻腔鼻窦的B细胞淋巴瘤
- 最常见的是弥漫大B细胞淋巴瘤
  - ○ 黏膜下形态单一的大细胞浸润
- 与NK细胞或T细胞淋巴瘤相比，血管中心或血管周围破坏较少
- B细胞淋巴瘤的免疫表型，包括
  - ○ CD20（+）、CD79a（+）、CD3（-）
- 分子生物学检查显示
  - ○ 单克隆IgH的基因重排
- EB病毒阴性

癌
- 免疫组织化学表达细胞角蛋白
- 不表达淋巴造血标志物
- EB病毒阴性

高级别嗅神经母细胞瘤
- 免疫组织化学染色表达特异化神经元烯醇化酶，神经内分泌标志物，S-100蛋白包括周围的支持细胞
- EB病毒阴性

黏膜的恶性黑色素瘤
- 免疫组织化学染色表达波形蛋白、黑色素细胞标志物（S-100蛋白、HMB-45、黑素-A、酪氨酸酶）
- EB病毒阴性

小细胞未分化的神经内分泌癌
- 免疫组织化学染色表达细胞角蛋白及神经内分泌标志物（嗜铬素、突触素、CD57）
- CD56阳性
- EB病毒阴性

鼻型结外NK细胞或T细胞淋巴瘤

横纹肌肉瘤

- 免疫组织化学染色表达结蛋白、肌红蛋白、肌形成蛋白和波形蛋白
- EB病毒阴性

原始神经外胚层肿瘤/骨外的尤因肉瘤

- 免疫组织化学染色表达FLI-1、CD99，可以表达神经内分泌标志物、特异性神经元烯醇化酶、上皮标志物等
- EB病毒阴性

诊断要点

临床相关的病理学特点

- 临床特点是诊断NK细胞或T细胞淋巴瘤很重要的依据

病理诊断注意事项

- 即便肿瘤细胞不显著，EB病毒阳性也有助于确诊
  - 鼻腔黏膜及鼻腔炎症性病变中缺乏EB病毒阳性细胞

参考文献

1. Chang CH et al: Hyper-IgE syndrome with Epstein-Barr virus associated extranodal NK/T cell lymphoma of skin. Kaohsiung J Med Sci. 26(4): 206-10, 2010
2. Chen SW et al: Upper aerodigestive tract lymphoma in Taiwan. J Clin Pathol. 63(10): 888-93, 2010
3. Huang YH et al: Nasopharyngeal Extranodal NK/T-Cell Lymphoma, Nasal Type: Retrospective Study of 18Consecutive Cases in Guangzhou, China. Int J Surg Pathol. Epub ahead of print, 2010
4. Watanabe K et al: A unique case of nasal NK/T cell lymphoma with frequent remission and relapse showing different histological features during 12 years of follow up. J Clin Exp Hematop. 50(1): 65-9, 2010
5. Greer JP et al: Natural killer-cell neoplasms. Curr Hematol Malig Rep. 4(4): 245-52, 2009
6. Harabuchi Y et al: Nasal natural killer (NK)/T-cell lymphoma: clinical, histological, virological, and genetic features. Int J Clin Oncol. 14(3): 181-90, 2009
7. Kim TM et al: Extranodal NK / T-cell lymphoma, nasal type: new staging system and treatment strategies. Cancer Sci. 100(12): 2242-8, 2009
8. Kohrt H et al: Extranodal natural killer/T-cell lymphoma: current concepts in biology and treatment. Leuk Lymphoma. 50(11): 1773-84, 2009
9. Zeglaoui I et al: Nasal NK/T-cell lymphoma in the paediatric population. Two case reports. B-ENT. 5(2): 119-23, 2009
10. Bourne TD et al: p63 Expression in olfactory neuroblastoma and other small cell tumors of the sinonasal tract. Am J Clin Pathol. 130(2): 213-8, 2008
11. Brodkin DE et al: Nasal-type NK/T-cell lymphoma presenting as hemophagocytic syndrome in an ll-year-old Mexican boy. J Pediatr Hematol Oncol. 30(12): 938-40, 2008
12. Liang X et al: Natural killer cell neoplasms. Cancer. 112(7): 1425-36, 2008
13. Li YX et al: Radiotherapy as primary treatment for stage IE and IIE nasal natural killer/T-cell lymphoma. J Clin Oncol. 2006 Jan 1;24(1): 181-9. Erratum in: J Clin Oncol. 24(18): 2973, 2006
14. Kim K et al: Treatment outcome of angiocentric T-cell and NK/T-cell lymphoma, nasal type: radiotherapy versus chemoradiotherapy. Jpn J Clin Oncol. 35(1): 1-5, 2005
15. Nakashima Y et al: Genome-wide array-based comparative genomic hybridization of natural killer cell lymphoma/leukemia: different genomic alteration patterns of aggressive NK-cell leukemia and extranodal Nk/T-cell lymphoma, nasal type. Genes Chromosomes Cancer. 44(3): 247-55, 2005
16. Nava VE et al: The pathology of NK-cell lymphomas and leukemias. Adv Anat Pathol. 12(1): 27-34, 2005
17. Ng SB et al: Nasal-type extranodal natural killer/T-cell lymphomas: a clinicopathologic and genotypic study of 42cases in Singapore. Mod Pathol. 17(9): 1097-107, 2004
18. Cheung MM et al: Natural killer cell neoplasms: a distinctive group of highly aggressive lymphomas/leukemias. Semin Hematol. 40(3): 221-32, 2003
19. Cheung MM et al: Early stage nasal NK/T-cell lymphoma: clinical outcome, prognostic factors, and the effect of treatment modality. Int J Radiat Oncol Biol Phys. 54(1): 182-90, 2002
20. Hu W et al: Multivariate prognostic analysis of stage I(E) primary non-Hodgkin's lymphomas of the nasal cavity. Am J Clin Oncol. 24(3): 286-9, 2001
21. Ooi GC et al: Nasal T-cell/natural killer cell lymphoma: CT and MR imaging features of a new clinicopathologic entity. AJR Am J Roentgenol. 174(4): 1141-5, 2000
22. Siu LL et al: Consistent patterns of allelic loss in natural killer cell lymphoma. Am J Pathol. 15 7(6): 1803-9, 2000
23. Jaffe ES et al: Extranodal peripheral T-cell and NK-cell neoplasms. Am J Clin Pathol. 111(1 Suppl 1): S46-55, 1999
24. Yoon TY et al: Nasal-type T/natural killer cell angiocentric lymphoma, Epstein-Barr virus-associated, and showing clonal T-cell receptor gamma gene rearrangement. Br J Dermatol. 140(3): 505-8, 1999
25. Cheung MM et al: Primary non-Hodgkin's lymphoma of the nose and nasopharynx: clinical features, tumor immunophenotype, and treatment outcome in 113 patients. J Clin Oncol. 16(1): 70-7, 1998
26. Jaffe ES et al: Report of the Workshop on Nasal and Related Extranodal Angiocentric T/Natural Killer Cell Lymphomas. Definitions, differential diagnosis, and epidemiology. Am J Surg Pathol. 20(1): 103-11, 1996
27. Jaffe ES: Classification of natural killer (NK) cell and NK-like T-cell malignancies. Blood. 87(4): 1207-10, 1996
28. Abbondanzo SL et al: Non-Hodgkin's lymphoma of the sinonasal tract. A clinicopathologic and immunophenotypic study of 120 cases. Cancer. 75(6): 1281-91, 1995
29. Heffner DK: Idiopathic midline destructive disease. Ann Otol Rhinol Laryngol. 104(3): 258, 1995

鼻型结外NK细胞或T细胞淋巴瘤

临床、影像学及显微镜下特征

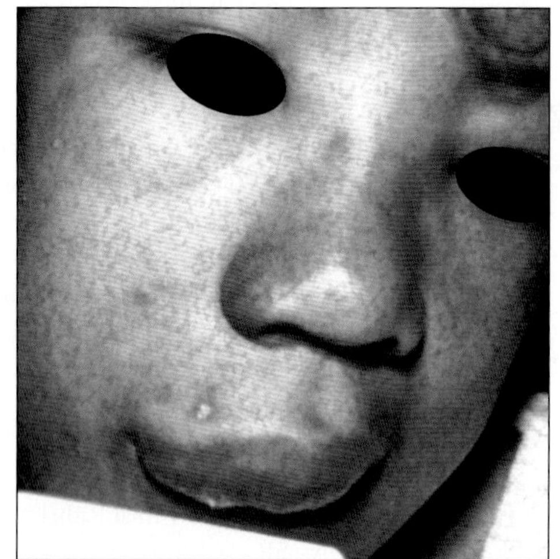

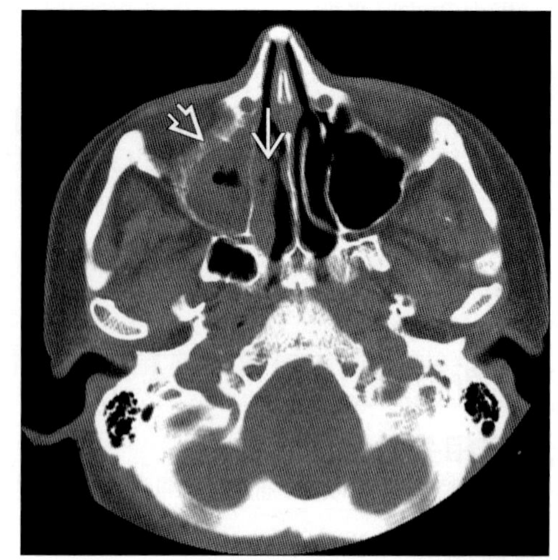

（左图）临床上，NK细胞或T细胞淋巴瘤是一个面部中央区域破坏性的过程。包括由于毗邻解剖部位之间的骨壁破坏导致的面部畸形。（右图）CT显示一个破坏性的鼻腔肿物➡，上颌窦几乎完全不透明⇨，并伴有鼻咽黏膜增厚。该患者为鼻型结外NK细胞或T细胞淋巴瘤

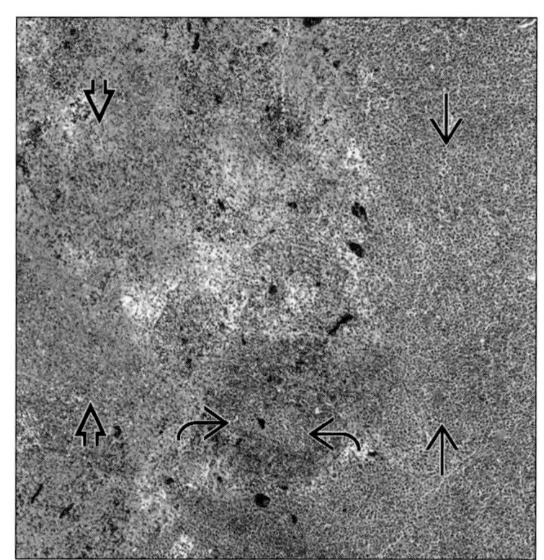

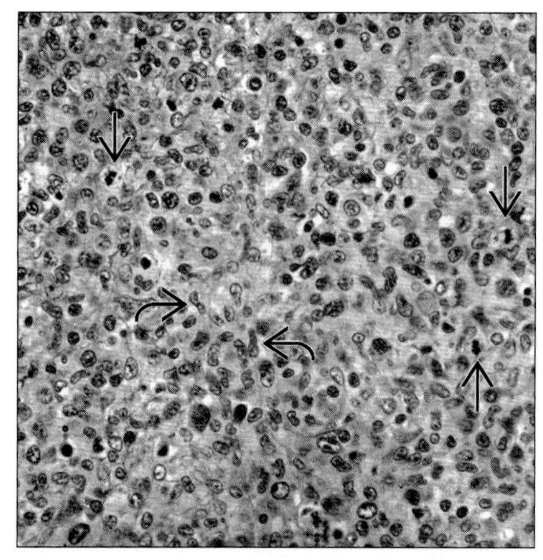

（左图）低倍镜下可见地图样（缺血性）坏死⇨，位于肿瘤组织附近➡闭塞血管周围↷。（右图）弥漫性的细胞增殖，细胞大小、形状各不相同。细胞核被拉长↷，核细腻或深染，核仁模糊至明显，细胞质嗜酸性至透明，注意散在的有丝分裂象➡

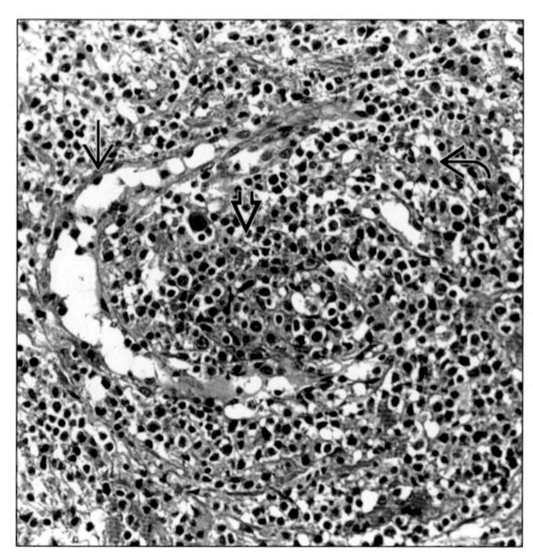

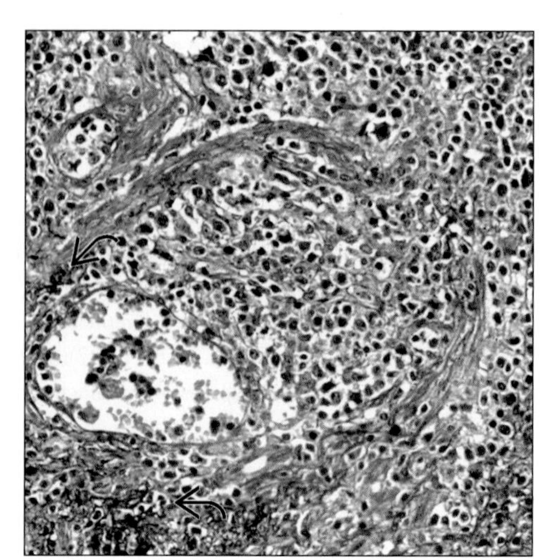

（左图）肿瘤细胞围绕（血管中心性）➡或浸润（血管浸润型）⇨血管，导致衬有血管内皮的血管腔隙闭塞，类似血栓的效果。结果是产生缺血性坏死（未显示）。（右图）血管炎比较难确定，弹性染色有助于显示弹性膜中断↷。肿瘤侵透血管壁，堵塞管腔

鼻型结外NK细胞或T细胞淋巴瘤

显微镜下及免疫组织化学特征

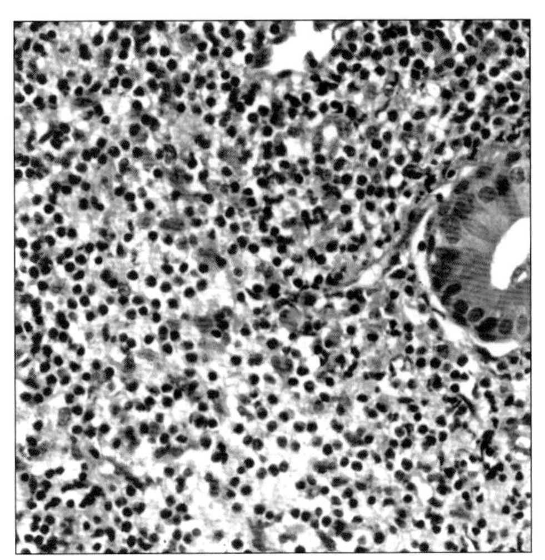

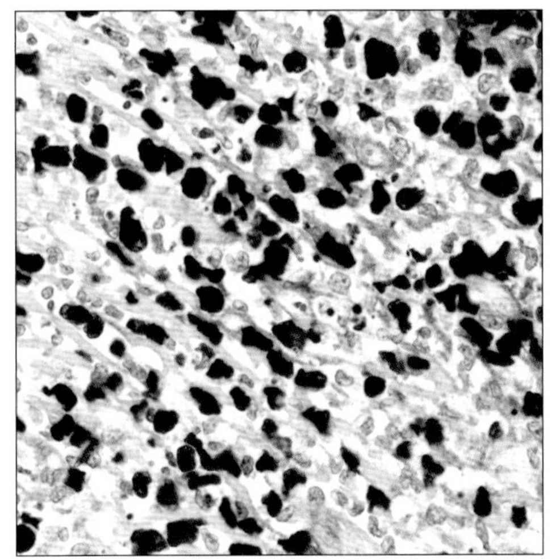

（左图）尽管临床生物学行为激进，但组织形态学上可能表现为缺乏恶性细胞形态特征的多种细胞混杂、多克隆基因型、缺乏*TCR*基因重排，这些特点都不符合恶性肿瘤的诊断。该情况下，EB病毒阳性支持NK细胞或T细胞淋巴瘤的诊断。（右图）弥漫性EBER阳性。相对于SNT未分化的恶性肿瘤，EBER对诊断NK细胞或T细胞淋巴瘤具有特异性

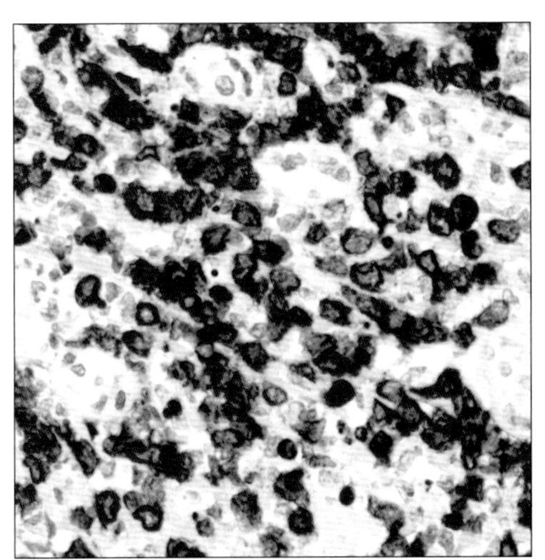

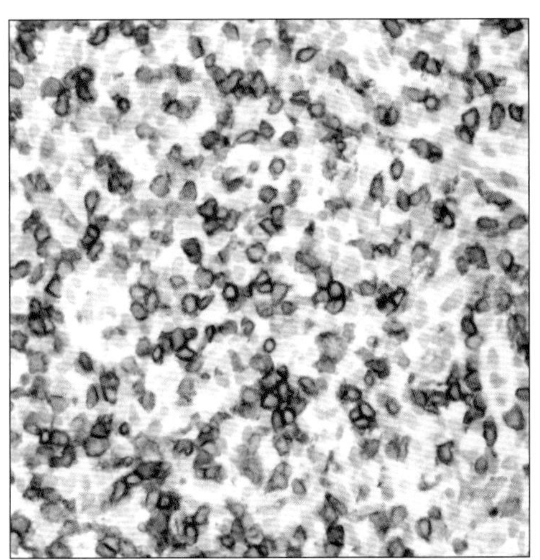

（左图）免疫组织化学抗原包括淋巴造血标志物（如CD45RB或白细胞共同抗原）以及CD2。（右图）弥漫性的CD3（胞质而非胞膜）阳性，NK细胞标志物常呈阳性，可见于65%~75%的病例，特征性表达CD2、细胞质CD3ε、CD56及细胞毒性标志物

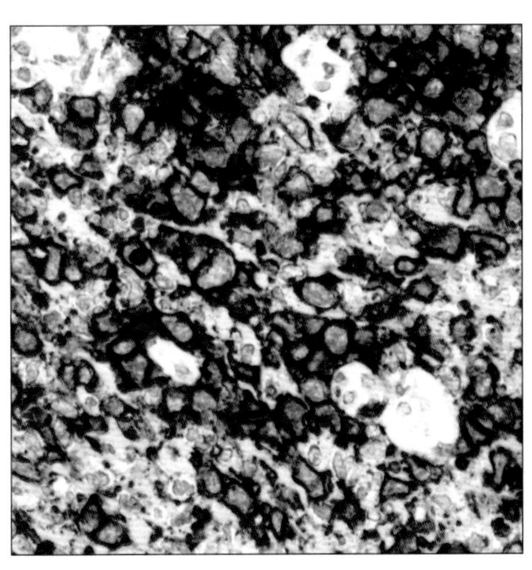

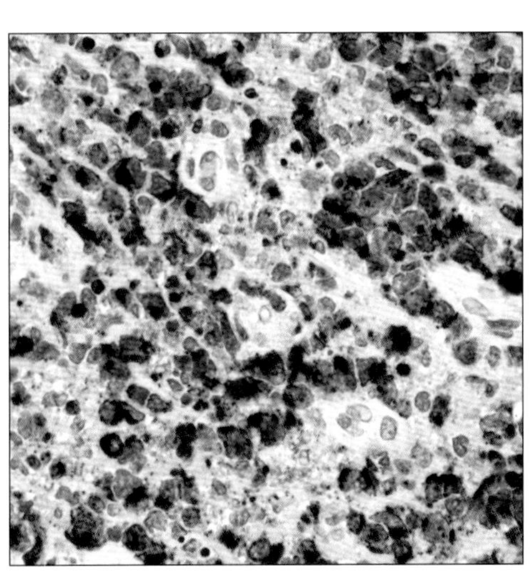

（左图）肿瘤细胞免疫组织化学弥漫性的表达CD56。（右图）肿瘤细胞的免疫组织化学弥漫性的表达细胞毒性标志物TIA1。与鼻腔鼻窦未分化恶性肿瘤的光镜下特征重叠，尤其在活检组织中，因此免疫组织化学套餐在肿瘤的诊断和鉴别诊断中非常重要

转移性/继发性肿瘤

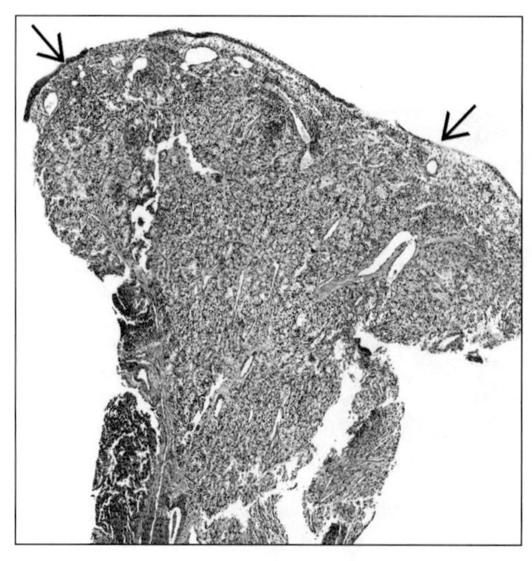

该"息肉"显示完整的鳞状上皮黏膜➡，但间质肿瘤细胞非常丰富。该例为转移性肾细胞癌，显示一些血管

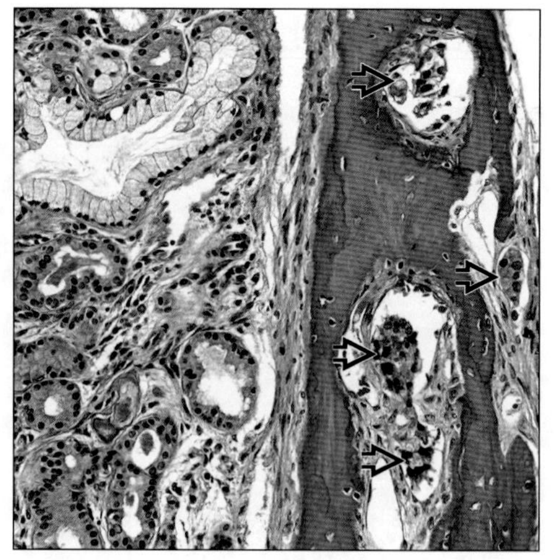

标本中的碎骨内可见转移性前列腺腺癌。黏膜固有的小黏液腺与骨内转移性病变明显不同➡

专业术语

定义

- 继发在鼻腔鼻窦的肿瘤，起源于其他部位的原发肿瘤，但无连续性
  - 淋巴瘤和白血病除外

临床表现

流行病学

- 发病率
  - 不常见
    - 在所有鼻腔鼻窦恶性肿瘤中所占比例小于0.5%
- 年龄
  - 见于老年人，因为其他部位的恶性肿瘤发病率增高
    - 在82例回顾性研究中，中位年龄57岁
- 性别
  - 男性多于女性（3∶2）

部位

- 上颌窦肿瘤（33%）
- 蝶窦肿瘤（22%）
- 多组鼻窦肿瘤（22%）
- 筛窦肿瘤（14%）
- 额窦肿瘤（9%）
- 局限于鼻腔肿瘤（10%~15%）

症状

- 与原发肿瘤相似
- 鼻塞
- 鼻出血
  - 尤其是转移性肾癌和甲状腺癌
- 头痛
- 面部疼痛
- 视觉障碍
- 突眼
- 脑神经损害

治疗

- 选择、风险及并发症
  - 转移可能是隐匿性癌的第一种表现形式
  - 罕见情况下，鼻腔鼻窦的转移灶有可能是唯一的孤立的转移灶
    - 最常见的是肾细胞癌
- 手术方式
  - 手术切除用以缓解症状

预后

- 与原发性肿瘤一致，但通常也是广泛播散病灶的一部分
- 预后通常欠佳
  - 还取决于鼻腔鼻窦转移是否是孤立的或存在广泛的转移性病灶
    - 局部转移，处理积极，可能多争取2~3年存活期
  - 肾细胞癌可能是例外，与其孤立转移灶有较良好的预后有关

大体检查

一般特征

- 转移灶可能是孤立的或多发的
- 可见息肉
- 表面上皮通常是完整的
- 通常表现为上皮下（黏膜下）肿瘤

大小

- 大小不一
  - 鼻窦病变常大于鼻腔病变

转移性/继发性肿瘤

要点

专业术语
- 继发在鼻腔鼻窦的肿瘤，起源于其他部位的原发肿瘤，但无连续性

临床表现
- 在所有鼻腔鼻窦恶性肿瘤中所占比例低于0.5%
- 男性多于女性（3∶2）
- 上颌窦肿瘤（33%），蝶窦肿瘤（22%），多组鼻窦肿瘤（22%）

组织病理学检查
- 不同的肿瘤类型具有不同的组织学特点
- 大多数此类肿瘤都是癌
  - 肾脏（40%）
  - 肺（9%）
  - 乳腺和甲状腺（均8%）
  - 前列腺（7%）

组织病理学检查

组织学特征
- 鼻腔鼻窦转移是血源性的
  - 在扩张的血管内寻找栓子
- 不同的肿瘤类型具有不同的组织学特点
- 大多数此类肿瘤都是癌（腺癌）
  - 肾脏（40%）
  - 肺（9%）
  - 乳腺（8%）
  - 甲状腺（8%）
  - 前列腺（7%）
  - 混合型（28%）
- 原发的唾液腺透明细胞肿瘤难以与转移性病变区分
- 黑色素瘤可能由表面皮肤浸润而来

辅助检查

免疫组织化学
- 详细周密的具有明确指向性的免疫组织化学染色有助于与原发肿瘤区分

鉴别诊断

原发肿瘤
- 原发的、分化差的肿瘤需要与转移性肿瘤区分
  - 通常需要病史、影像、免疫组织化学的检查来鉴别
  - 唾液腺的原发肿瘤比转移性肿瘤更常见

直接侵犯
- 口腔原发肿瘤（鳞状细胞癌、黑色素瘤、唾液腺型腺癌）可能直接侵犯鼻腔或鼻窦
  - 临床和影像学检查可以鉴别
- 上颌肿瘤（多发骨髓瘤、釉质母细胞瘤、牙源性肿瘤）可侵犯鼻窦，并应该纳入鉴别诊断
- 类似原发肿瘤（垂体腺瘤、脊索瘤、脑膜瘤）可侵犯脑

参考文献

1. Barnes L: Metastases to the head and neck: an overview. Head Neck Pathol. 3(3): 217–24, 2009
2. Prescher A et al: [Metastases to the paranasal sinuses: case report and review of the literature. J Laryngorhinootologie. 80(10): 583–94, 2001
3. Kent SE et al: Metastases of malignant disease of the nasal cavity and paranasal sinuses. J Laryngol Otol. 98(5): 471–4, 1984
4. Bernstein JM et al: Metastatic tumors to the maxilla, nose, and paranasal sinuses. Laryngoscope. 76(4): 621–50, 1966

影像图库

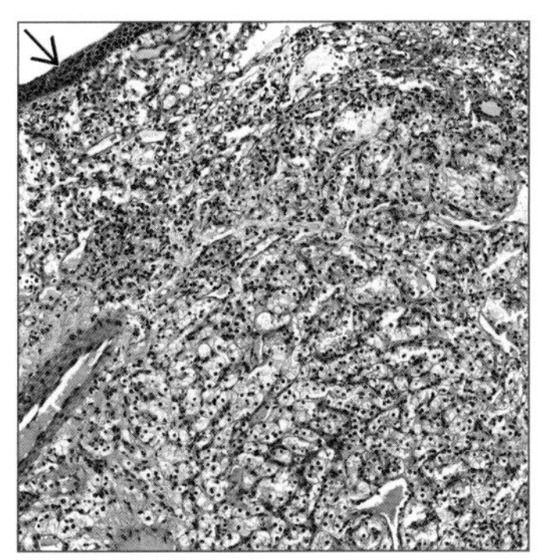
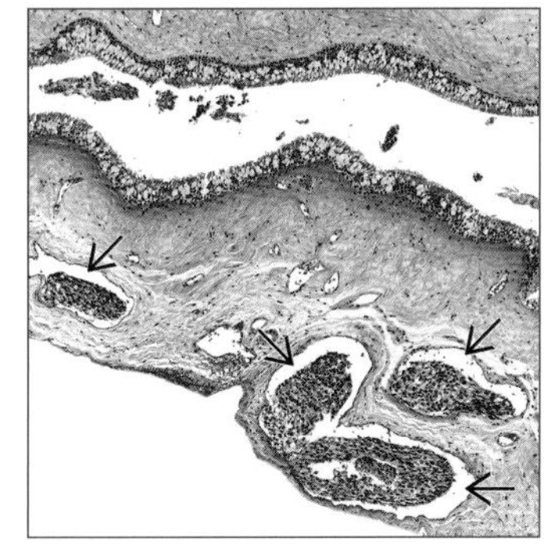
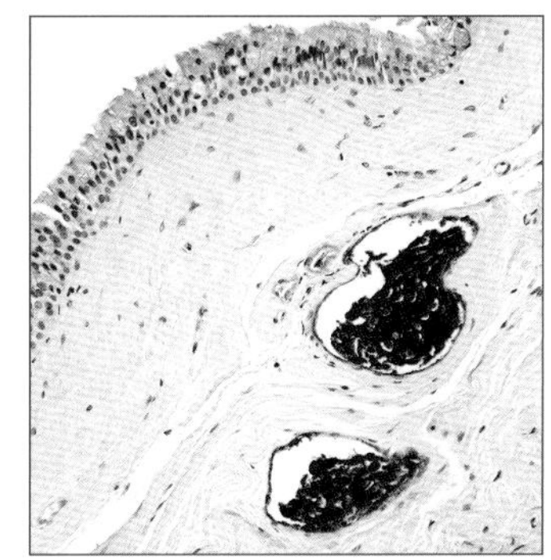

（左图）完整的呼吸上皮→覆盖在细胞丰富的转移性肾脏细胞癌上。腺泡样结构是由红细胞外渗所致。（中间）恶性肿瘤常充盈扩张的血管腔→。尽管该低倍镜下的图像很难确定恶性肿瘤的类型，但其在血管内分布明显可见。（右图）前列腺特异性抗原能够证明转移灶为恶性前列腺癌

鼻腔鼻窦标本的检查方案

鼻腔鼻窦

切开活检、切除活检、完整切除术

标本（选择所有符合条件者）

____ 鼻腔

  ____ 鼻中隔

  ____ 鼻底

  ____ 鼻腔外侧壁

  ____ 鼻前庭

____ 上颌窦

____ 筛窦

____ 额窦

____ 蝶窦

____ 其他（请注明）________

____ 未详细指定的部位

收到标本时状态

____ 新鲜的

____ 福尔马林浸泡

____ 其他（请注明）________

操作步骤（选择所有符合条件者）

____ 切开活检

____ 切除活检

____ 切除术（特殊类型）

  ____ 部分上颌骨切除

  ____ 根治性上颌骨切除

____ 颈部（淋巴结）清扫（请注明）

____ 其他（请注明）________

____ 无特异

标本的完整性

____ 完整性

____ 碎片的

标本大小

最大径______ cm × ______ cm × ______ cm

额外径（如果大于一块组织）______ cm × ______ cm × ______ cm

标本位于哪侧

____ 右侧

____ 左侧

____ 双侧

____ 中央

____ 未指定

肿瘤的位置（选择所有符合条件者）

____ 鼻腔

  ____ 鼻中隔

  ____ 鼻底

  ____ 鼻腔外侧壁

  ____ 鼻前庭

____ 上颌窦

____ 筛窦

____ 额窦

____ 蝶窦

____ 其他（请注明）________

____ 无特异

肿瘤个数

____ 单个孤立的

____ 双侧

鼻腔鼻窦标本的检查方案

____ 多病灶的（请注明）

肿瘤大小

最大径______ cm

* 额外径______ cm × ______cm

____ 不能测量

*** 肿瘤描述（选择所有符合条件者）**

* 大体形态

*____ 息肉样

*____ 外生型

*____ 内生型

*____ 溃疡型

*____ 无蒂型

*____ 其他（请注明）________

*** 肉眼观察肿瘤侵犯范围**

* 详细说明

组织学类型（选择所有符合条件者）

____ 经典型鳞状细胞癌

____ 角化型

____ 非角化型（旧称圆柱状细胞、移行性细胞）

____ 鳞状细胞癌亚型

____ 棘细胞鳞状细胞癌

____ 腺鳞癌

____ 基底细胞样鳞状细胞癌

____ 乳头状鳞状细胞癌

____ 梭形细胞鳞状细胞癌

____ 疣状癌

____ 巨细胞癌

____ 淋巴上皮癌（非鼻咽癌）

____ 鼻窦未分化癌

____ 非唾液腺型腺癌

____ 肠型

____ 乳头型

____ 结肠型

____ 实性型

____ 黏液型

____ 混合型

____ 非肠型

____ 低级别

____ 中级别

____ 高级别

____ 小唾液腺腺癌

____ 腺泡细胞癌

____ 腺样囊性癌

____ 腺癌，非特异性（NOS）

____ 低级别

____ 中级别

____ 高级别

____ 多形性腺瘤（恶性混合瘤）

____ 透明细胞腺癌

____ 上皮－肌上皮癌

____ 黏液表皮样癌

____ 低级别

____ 中级别

____ 高级别

鼻腔鼻窦标本的检查方案

____ 肌上皮癌（恶性肌上皮瘤）
____ 嗜酸性细胞癌
____ 多形性低度恶性腺癌
____ 唾液腺导管癌
____ 其他（请注明）__________
____ 神经内分泌癌
____ 典型类癌（高分化神经内分泌癌）
____ 非不典型类癌（中分化神经内分泌癌）
____ 小细胞癌（低分化神经内分泌肿瘤）
____ 复合型小细胞癌，神经内分泌型
____ 黏膜恶性黑色素瘤
____ 其他（请注明）________
____ 类型不能确定的癌

组织学级别

____ 不适用
____ GX：不能被评估
____ G1：高分化
____ G2：中分化
____ G3：低分化
____ 其他（请注明）________

*** 显微镜下肿瘤侵犯范围**

* 请注明________

切缘（选择所有符合条件者）

____ 不能评估的
____ 切缘未被侵袭性肿瘤侵犯
离最近的切缘的距离：____mm 或____cm
如果可能，请注明每个方位的切缘：________
____ 切缘未被原位癌累及（包括中–重度异型增生†）
离最近的切缘的距离：____mm 或____cm
如果可能，请注明每个方位的切缘：________
____ 切缘被原位癌累及（包括中–重度异型增生†）
如果可能，请注明每个方位的切缘：________
____ 不适用

*** 治疗效果**

*____ 不知道
*____ 有效（请注明）：________
*____ 不确定

淋巴管–血管浸润

____ 不知道
____ 可见
____ 不确定

侵犯神经

____ 不知道
____ 可见
____ 不确定

淋巴结，结外扩散

____ 不知道
____ 可见
____ 不确定

病理分期（pTNM）

TNM 的含义（选择所有符合条件者）
____ m（多发性原发肿瘤）
____ r（复发）
____ y（治疗后）

鼻腔鼻窦标本的检查方案

原发肿瘤（pT）

____ pTX：不能评估

____ pT0：未找到原位癌的证据

____ pTis：原位癌

除外黏膜恶性黑色素瘤的所有癌

原发肿瘤（pT）：上颌窦

____ pT1：肿瘤局限于上颌窦黏膜内，不伴有糜烂或骨破坏

____ pT2：肿瘤侵袭或破坏骨，包括侵犯硬腭和（或）鼻中隔，除外侵犯上颌窦后壁及翼板

____ pT3：肿瘤侵及以下任何部位

侵及上颌窦后壁骨质，皮下组织，眼眶底或内侧壁，翼状窝，筛窦

____ pT4a：中度进展性局部疾病

肿瘤侵犯眼眶前部，颊部皮肤，翼板，颞下窝，筛板，蝶窦，额窦

____ pT4b：高度进展的局部病变，侵及以下任何部位

眶尖，硬脑（脊）膜，脑，中颅窝，除上颌支外的三叉神经其他分支，鼻咽，斜坡

原发肿瘤（pT）：鼻腔和筛窦

____ pT1：肿瘤局限于任何一个部位，伴或不伴骨质浸润

____ pT2：肿瘤在一个区域内侵犯两个部位，或累及鼻筛窦组合的邻近区域，伴或不伴骨质浸润

____ pT3：肿瘤侵及眼眶内侧壁或底部，上颌窦，硬腭或筛板

____ pT4a：中度进展性局部疾病，侵犯以下任何结构

眼眶前部，鼻或脸颊皮肤，微灶浸润前颅窝，翼板，蝶窦和额窦

____ pT4b：高度进展的局部病变，侵及以下任何部位

眶尖，硬脑（脊）膜，脑，中颅窝，除上颌支外的三叉神经其他分支，鼻咽，斜坡

局部淋巴结（PN）††

____ pNX：不能评估

____ pN0：没有局部淋巴结转移的证据

____ pN1：单个同侧淋巴结转移，最大径不超过 3cm

____ pN2：单个同侧淋巴结转移，最大径大于 3cm，但不超过 6cm

或多个同侧淋巴结转移，最大径都不超过 6cm

或双侧或对侧淋巴结转移，最大径都不超过 6cm

____ pN2a：单个同侧淋巴结转移，最大径大于 3cm，但不超过 6cm

____ pN2b：多个同侧淋巴结转移，最大径都不超过 6cm

____ pN2c：双侧或对侧淋巴结转移，最大径都不超过 6cm

____ pN3：淋巴结转移，最大径大于 6cm

注明：被检淋巴结个数____

阳性淋巴结个数____

* 最大阳性淋巴结的大小____

* 转移病灶大小____

* 侵及的淋巴结的位置____

远处转移（pM）

____ 无远处转移

____ pM1：有远处转移

* 详细描述部位________________

* 转移标本的病理（详细描述）________________

黏膜恶性黑色素瘤

原发肿瘤（pT）

____ pT3：黏膜病变

____ pT4a：中度进展性疾病；肿瘤侵及深部软组织、软骨、骨或被覆皮肤

____ pT4b：高度进展性病变

肿瘤侵犯脑、硬脑膜、颅底、脑神经（Ⅸ、Ⅹ、Ⅺ、Ⅻ）、咀嚼肌、颈动脉、椎骨前间隙、纵隔

局部淋巴结（pN）

____ pNX：不能评估

____ pN0：没有局部淋巴结转移的证据

____ pN1：局部淋巴结转移

鼻腔鼻窦标本的检查方案

远处转移（pM）

____ 未见

____ pM1：有远处转移

* 详细描述部位________________

* 转移标本的病理（详细描述）________________

*** 额外的病理发现（选择所有符合条件者）**

*____ 不知道

*____ 原位癌

*____ 上皮异型增生发育不良

* 详细描述____

*____ 炎症（详细描述类型）

*____ 鳞状上皮化生

*____ 寄生

*____ 真菌

*____ 细菌

*____ 其他（详细描述）________________

*** 辅助检查**

* 详细描述类型________________

* 详细描述结果________________

*** 病史（选择所有符合条件者）**

*____ 新辅助治疗

*____ 有（详细描述）________________

*____ 没有

*____ 不确定

*____ 其他（请注明）________________

带 * 的数据不是必需的。但是这些要素可能在临床上很重要，但尚未经过验证或经常用于患者管理。适用于鳞状细胞癌和组织学变异。Ⅶ区转移灶被认为是局部淋巴结转移。中线节点被认为是同侧节点。美国病理学家协会通过了"鼻腔癌和双侧副鼻窦癌患者标本检查方案"。Web posting date 10 月 2009,www.csp.org

鼻腔鼻窦标本的检查方案

除了黏膜恶性黑色素瘤的所有肿瘤的分期			
阶段	**T**	**N**	**M**
0	T1s	N0	M0
Ⅰ	T1	N0	M0
Ⅱ	T2	N0	M0
Ⅲ	T1	N1	M0
	T2	N1	M0
	T3	N0, N1	M0
Ⅵ A	T1, T2, T3	N2	M0
	T4a	N0, N1, N2	M0
Ⅵ B	T4b	AnyN	M0
	AnyT	N3	M0
Ⅵ C	AnyT	AnyN	M1

黏膜恶性黑色素瘤的分期			
阶段	**T**	**N0**	**M0**
Ⅲ	T3	N0	M0
Ⅵ A	T4a	N0	M0
	T3–T4a	N0	M0
Ⅵ B	T4b	AnyN	M0
Ⅵ C	AnyT	AnyN	M1

鼻腔鼻窦标本的检查方案

解剖和肿瘤分期图解

(左图)矢状面图显示了鼻腔鼻窦的特殊解剖部位，以便对肿瘤精确定位。(右图)冠状位图显示了上颌窦的解剖分区。筛窦和眼眶也在图中显示。该解剖图可用于肿瘤的精确分期

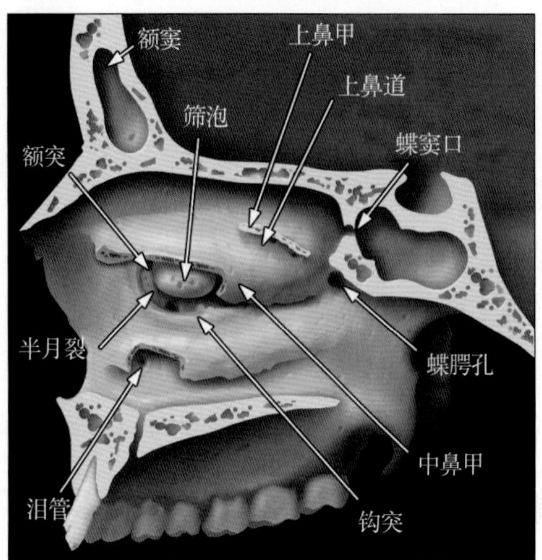

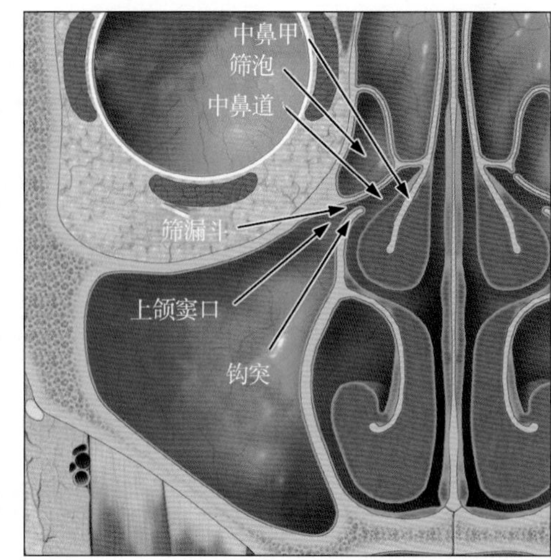

(左图)轴位图显示了鼻咽黏膜，也显示了上颌窦及鼻腔区域。(右图)中部矢状面图显示了发生在上颌窦及鼻腔的肿瘤并扩散到筛窦。这种多灶性癌原发于鼻腔并扩散到筛窦复合体，侵及上颌窦并伴有骨质破坏，应归为pT3期肿瘤

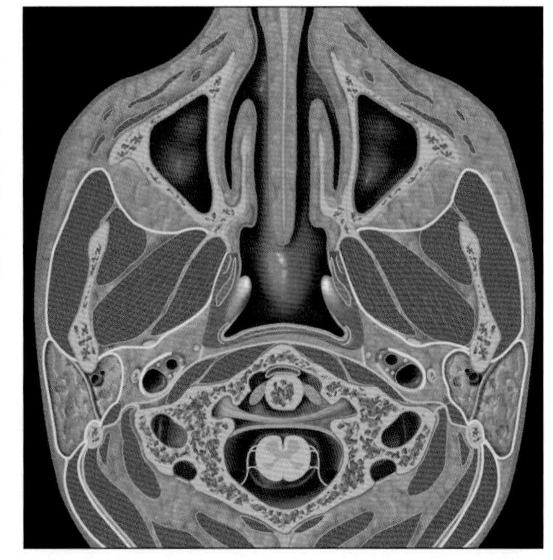

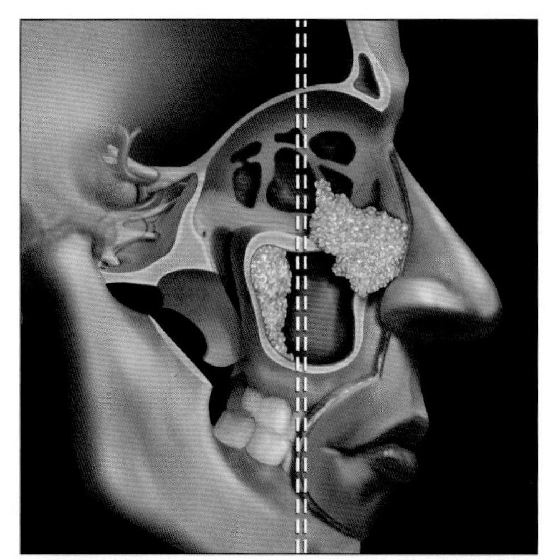

(左图)矢状面图中显示了一巨大肿瘤累及鼻腔、蝶窦，伴有颅底受侵，并扩散到鼻咽部。因肿瘤仅局部侵犯颅窝，故应归为pT4a。(右图)冠状位图中显示肿瘤累及双侧鼻腔，侵犯筛窦、额窦、上颌窦及眼眶前部(皮下组织)，应归为pT4a

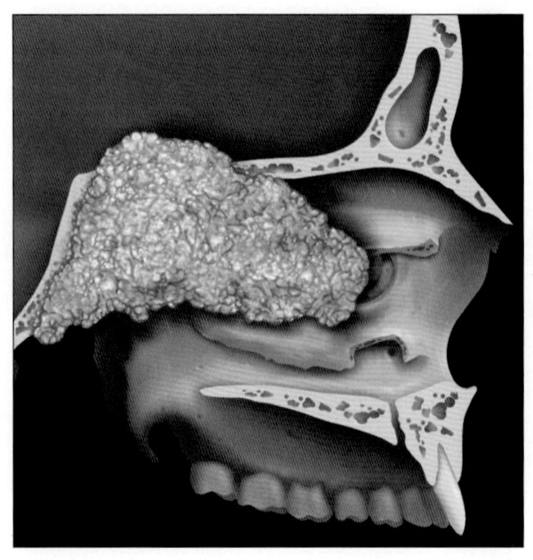

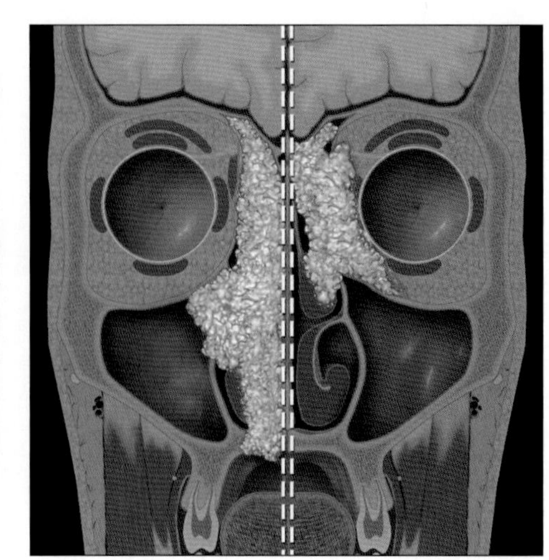

第2章　咽部（鼻咽部、口咽部及喉咽部）

房居高　冯　凌　译　　金玉兰　焦守恕　审校

先天性和遗传性疾病

感染性疾病

反应性疾病

良性肿瘤

恶性肿瘤

咽分期及分级

皮样囊肿

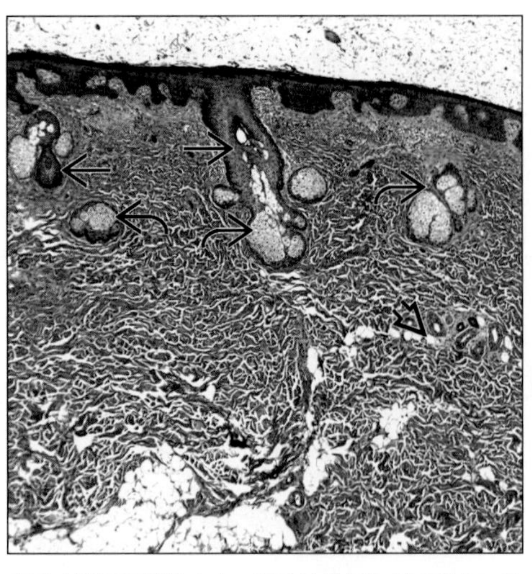

囊壁内衬复层鳞状上皮，纤维结缔组织性囊壁中可见皮肤附属器包括毛囊→、皮脂腺→和外泌汗腺⇨

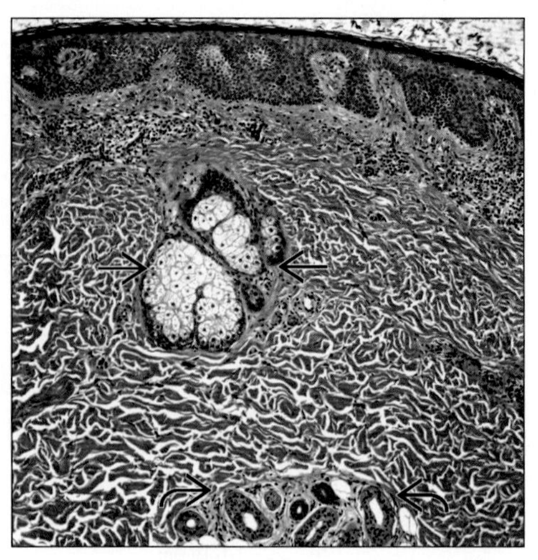

高倍镜下，囊壁组织内可见皮肤附属器，包括皮脂腺→和外泌汗腺→

专业术语

定义

- 良性进行性囊肿，起源于外胚层和中胚层，而不是起源于内胚层

临床表现

流行病学

- 发病率
  - 头颈部
    - 囊肿的多发部位
    - 约占所有囊肿的34%
- 年龄
  - 发病年龄跨度较大
    - 10岁之前最高发
- 性别
  - 男女比例大致相同

部位

- 主要发生在头颈部的皮下组织，但也可能发生在其他部位的黏膜组织
  - 常见非皮肤组织
    - 眼眶
    - 口腔
    - 鼻腔
  - 非常见部位
    - 下颌骨及上颌骨
    - 中耳
    - 颈部
    - 近甲状腺软骨

症状

- 缓慢性生长的无痛性肿块

治疗

- 手术治疗
  - 单纯手术切除是首选的治疗方法

预后

- 手术切除后可达到治愈

影像学检查

一般特征

- 薄壁囊肿包含灰白色的质脆组织
- 囊内壁光滑

大小

- 范围：最大径从几毫米到12cm

组织病理学检查

组织学特征

- 囊壁内衬复层鳞状上皮，纤维结缔组织性囊壁中可见皮肤附属器
  - 可能包括的皮肤附属结构
    - 毛囊
    - 皮脂腺
    - 外泌汗腺
    - 大汗腺
- 囊肿内可能包含角蛋白和脂质
- 可能破裂，导致异物巨噬细胞反应

鉴别诊断

畸胎瘤

- 主要是指来自内胚层、中胚层和外胚层的真性肿瘤

表皮样囊肿

- 由复层扁平上皮覆盖，内部由角蛋白组成的囊肿，

皮样囊肿

要点

专业术语
- 良性进行性囊肿，异常起源于外胚层和中胚层，而不是起源于内胚层

临床表现
- 发病年龄跨度较大，但是10岁之前最高发
- 主要发生在头颈部的皮下组织，但也可能发生在其他部位的黏膜组织
- 手术切除后可达到治愈

组织病理学检查
- 囊壁内衬复层鳞状上皮，纤维结缔组织性囊壁中可见皮肤附属器
- 囊肿内可能包含角蛋白和脂质
- 可能破裂，导致异物巨噬细胞反应

缺乏皮肤附属器

毛鞘囊肿（脂质型）

- 由复层扁平上皮覆盖，表现为单细胞的毛鞘角化，细胞数量增加，与囊肿内腔呈垂直方向生长。
  - 不伴发透明角质颗粒的形成
  - 在囊肿内腔出现由上皮细胞向嗜酸性角蛋白的突然转变
  - 类似滤泡峡部的外毛根鞘

参考文献

1. Al-Khateeb TH et al: Cutaneous cysts of the head and neck. J Oral Maxillofac Surg. 67(1): 52–7, 2009
2. Papadogeorgakis N et al: Surgical management of a large median dermoid cyst of the neck causing airway obstruction. A case report. Oral Maxillofac Surg. 13(3): 181–4, 2009
3. Handa U et al: Epidermal inclusion cyst: cytomorphological features and differential diagnosis. Diagn Cytopathol. 36(12): 861–3, 2008
4. Rosa PA et al: Congenital neck masses. Oral Maxillofac Surg Clin North Am. 20(3): 339–52, 2008
5. Naujoks C et al: Dermoid cyst of the parotid gland--a case report and brief review of the literature. Int J Oral Maxillofac Surg. 36(9): 861–3, 2007
6. Golden BA et al: Cutaneous cysts of the head and neck. J Oral Maxillofac Surg. 63(11): 1613–9, 2005
7. Pryor SG et al: Pediatric dermoid cysts of the head and neck. Otolaryngol Head Neck Surg. 132(6): 938–42, 2005
8. Longo F et al: Midline (dermoid) cysts of the floor of the mouth: report of 16 cases and review of surgical techniques. Plast Reconstr Surg. 112(6): 1560–5, 2003
9. Torske KR et al: Dermoid cyst of the maxillary sinus. Ann Diagn Pathol. 5(3): 172–6, 2001
10. Coppit GL 3rd et al: Nasopharyngeal teratomas and dermoids: a review of the literature and case series. Int J Pediatr Otorhinolaryngol. 52(3): 219–27, 2000
11. Rosen D et al: Dermoid cyst of the lateral neck: a case report and literature review. Ear Nose Throat J. 77(2): 125, 129–32, 1998
12. Kayhan FT et al: A nasopharyngeal dermoid causing neonatal airway obstruction. Int J Pediatr Otorhinolaryngol. 40(2–3): 195–201, 1997
13. Heffner DK et al: Pharyngeal dermoids（"hairy polyps"）as accessory auricles. Ann Otol Rhinol Laryngol. 105(10): 819–24, 1996
14. Smirniotopoulos JG et al: Teratomas, dermoids, and epidermoids of the head and neck. Radiographics. 15(6): 1437–55, 1995
15. Black EE et al: Dermoid cyst of the floor of the mouth. Oral Surg Oral Med Oral Pathol. 75(5): 556–8, 1993
16. Ward RF et al: Teratomas of the head and neck. Otolaryngol Clin North Am. 22(3): 621–9, 1989
17. Holt GR et al: Dermoids and teratomas of the head and neck. Ear Nose Throat J. 58(12): 520–31, 1979
18. McAvoy JM et al: Dermoid cysts of the head and neck in children. Arch Otolaryngol. 102(9): 529–31, 1976
19. Brownstein MH et al: Subcutaneous dermoid cysts. Arch Dermatol. 107(2): 237–9, 1973
20. Taylor BW et al: Dermoids of the head and neck. Minn Med. 49(10): 1535–40, 1966

影像图库

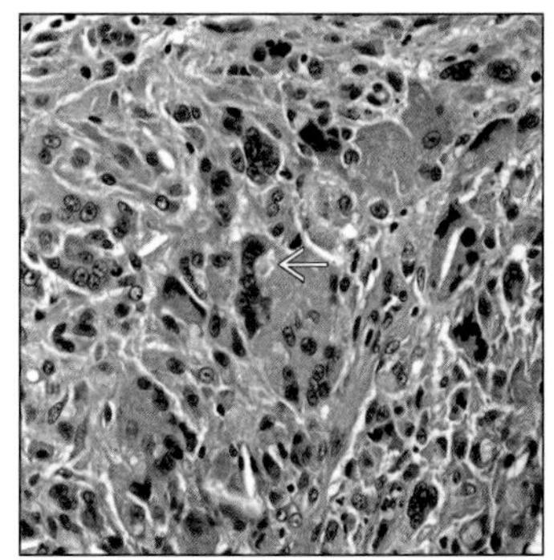

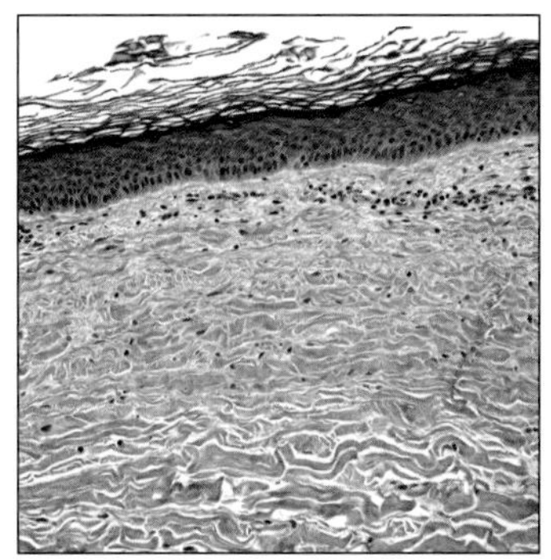

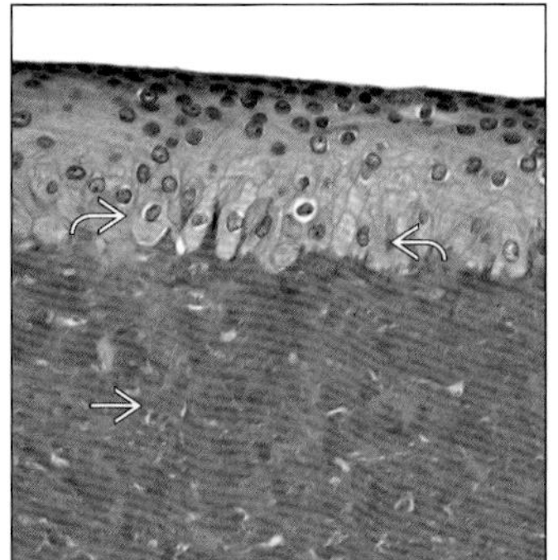

（左图）囊肿破裂引起异物巨噬细胞反应，可见很多包含角蛋白碎片的多核巨噬细胞➡。（中图）表皮样囊肿由复层扁平上皮覆盖，但是在纤维连接组织壁内缺乏皮肤附属器。（右图）毛鞘囊肿由复层扁平上皮覆盖，伴有毛鞘角化➡以及囊腔内的角蛋白突然转变➡

拉克囊肿

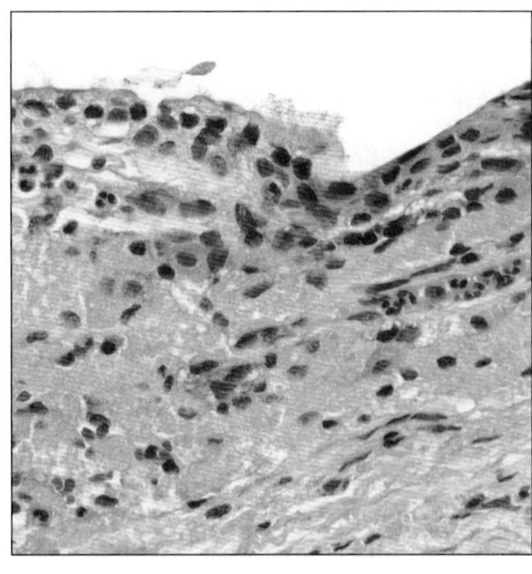

HE染色显示囊腔内的柱状上皮细胞上出现纤毛细胞。上皮细胞层下出现纤维变性。不存在细胞学异型性和垂体细胞

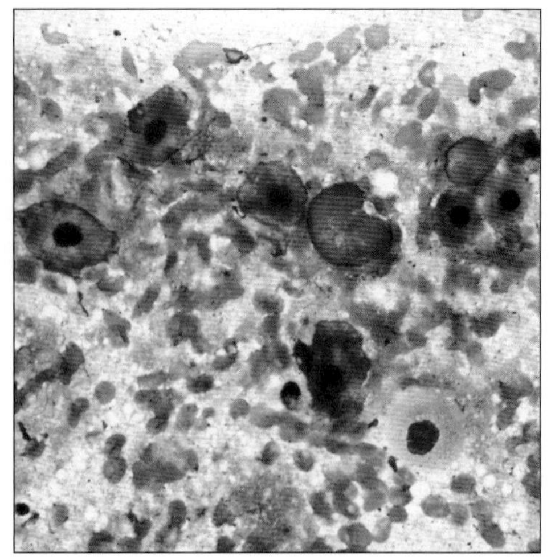

血涂片染色背景中出现有核细胞。这种发现出现在表皮样囊肿，也出现在拉克囊肿中。需要进一步结合临床及影像学检查的结果

专业术语

缩写

- 拉克囊肿（RCC）

定义

- 蝶鞍区充满液体的囊性肿瘤，由柱状上皮及化生的鳞状上皮构成

病因/发病机制

异常发育

- 拉克袋状内皮细胞异常增殖

临床表现

流行病学

- 发病率
  - 临床不常见，但偶发病例在进行病理解剖时常见
- 年龄
  - 范围较大，40~50岁为发病高峰
- 性别
  - 女性多于男性（比例1.3∶1）

部位

- 蝶鞍内或蝶鞍上

症状

- 大多数病例主诉头痛
- 视力损伤（压迫视交叉和垂体导致）
- 通常被诊断为垂体-紧张素系统紊乱
  - 可能出现高催乳素血症，生长激素分泌过多，闭经以及尿崩症
  - 少见垂体性脑卒中

治疗

- 选择、风险及并发症
  - 如果是无症状的或是没有增大的囊肿（偶发的损伤），可以通过放射影像学检查结果等方式进行随访
  - 顽固性的垂体或者视觉障碍需要治疗
    - 手术并发症包括糖尿病性尿崩症
  - 蝶鞍填充可导致囊肿复发的可能性增加
- 手术方式
  - 经蝶骨（经鼻）或者经颅蝶鞍部手术
- 药物治疗
  - 通过硬化剂（纯乙醇）治疗残留的囊肿

预后

- 约1/3的患者发展为顽固性或者复发性囊肿
  - 囊肿切除的程度和囊肿壁的鳞状化生会增加囊肿复发的可能性
  - 由于囊肿复发是一个长时间的过程，推荐术后影像学随访的时间至少为10年

影像学检查

MRI

- 拉克囊肿组织密度的变化引起放射影像学结果与其他组织实体重叠
- 蝶鞍上部和内部占位内椭圆形，较小的肿瘤组织，囊性特征，没有钙化，囊肿壁薄或缺失是拉克囊肿的常见特点
- 加强MRI结果证明垂体移位，表现为后部突出
- 囊肿壁缺乏钆的加强显影

大体检查

一般特性

- 手术中可见囊肿内液澄清（脑脊液样）至黄色的黏

拉克囊肿

要点

病因/发病机制
- 拉克袋状内皮细胞异常增殖

临床表现
- 蝶鞍内或蝶鞍上受损
- 无症状的或是没有增大的囊肿可进行随访，密切关注
- 约1/3的患者为顽固性或复发性
- 并发症可能包括糖尿病性尿崩症

大体检查
- 囊肿内液为澄清至黄色的黏液或血性液体

组织病理学检查
- 由高柱状假复层纤毛上皮覆盖
- 可见鳞状上皮化生和复层鳞状上皮
- 可见炎症细胞，包括急性期和慢性期细胞

液或血性液体

大小
- 范围：0.5~4cm，平均2cm

组织病理学检查

组织学特征
- 囊内充满黏蛋白和鳞状碎片
- 由高柱状假复层纤毛上皮覆盖
- 可见鳞状上皮化生和复层鳞状上皮
- 可见炎症细胞，包括急性期和慢性期细胞
- 可见孤立的腺体
- 可能并发垂体腺瘤

辅助检查

细胞学
- 通常需要与临床放射学特点相结合
- 可见单核或者聚集的角化鳞状细胞，无核鳞屑，包含含铁血黄素的巨噬细胞

免疫组织化学
- LMW角蛋白阳性：CK8和CK20
- β-联蛋白核表达阴性

鉴别诊断

颅咽管瘤
- 往往体积更大
- 可见钙化和鳞状碎片
- CK8和CK20阴性

表皮囊肿
- 垂体组织直接与鳞状上皮相连接，形成明显的角蛋白颗粒

转移性鳞状细胞癌
- 显著的非典型上皮细胞，背景可见炎症坏死碎片

参考文献

1. Aho CJ et al: Surgical outcomes in 118 patients with Rathke cleft cysts. J Neurosurg. 102(2): 189–93, 2005
2. Parwani AV et al: Keratinized squamous cells in fine needle aspiration of the brain. Cytopathologic correlates and differential diagnosis. Acta Cytol. 47(3): 325–31, 2003
3. Kleinschmidt-DeMasters BK et al: The pathologic, surgical, and MR spectrum of Rathke cleft cysts. Surg Neurol. 44(1): 19–26; discussion 26–7, 1995

影像图库

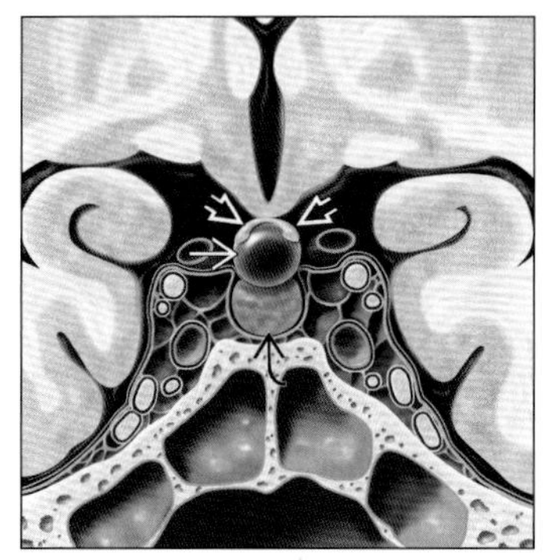

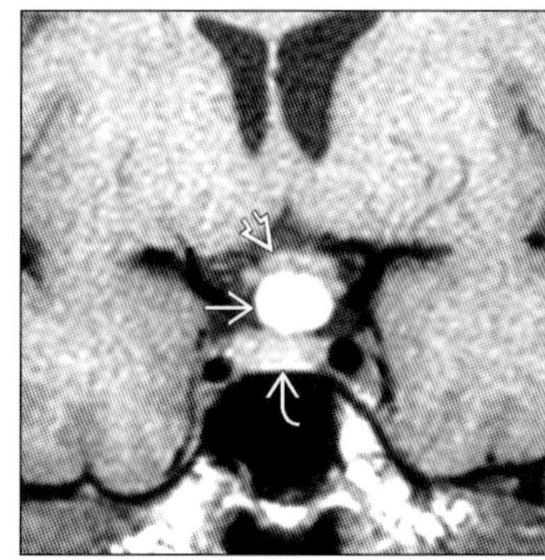

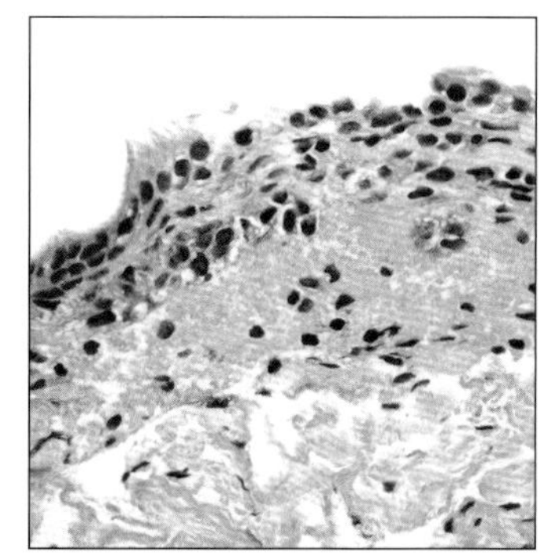

（左图）冠状图像显示典型的蝶鞍上位拉克囊肿➡，位于垂体⇨和视交叉➡之间，由于囊肿的占位效应，引起视交叉呈弓形隆起。（中图）冠状位T1相MRI显示一个典型的拉克囊肿➡，提升并遮盖了视交叉➡。垂体➡正常，约50%的患者表现为T1相MRI的高信号（亮）影像，其余的50%为低信号（暗）。（右图）立方形细胞的表面可见细小的纤毛。囊肿腔内没有内容物。上皮层下出现纤维变性

Tornwaldt囊肿

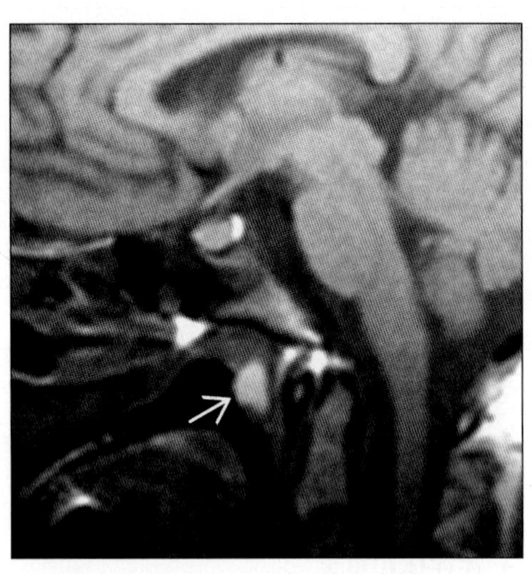

矢状位T1WI相MRI显示鼻咽部表面高信号Tornwaldt囊肿。高信号是由于囊肿腔内的高蛋白内容物

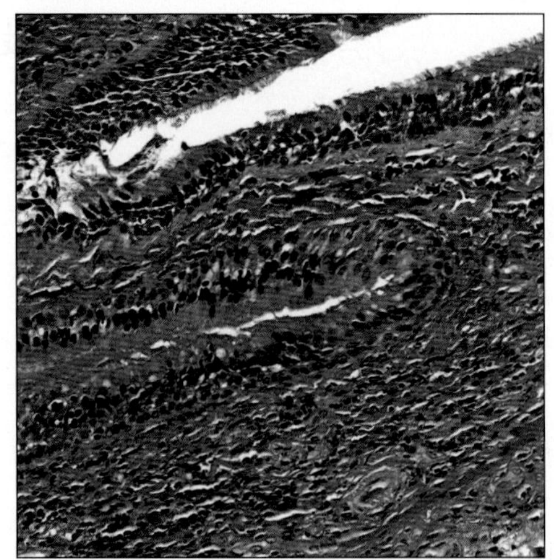

HE染色显示呼吸上皮覆盖的囊肿腔。这是Tornwaldt囊肿的常见表现，要求结合临床和影像学检查结果

专业术语

别名

- 咽囊炎，Thornwaldt囊肿，Tornwaldt囊肿等
- Thornwaldt病

定义

- 鼻咽部中线向黏膜囊的实质性扩张，多位于胚胎脊索和鼻咽部外胚层交界处
  - 起初形成小憩室，随着时间延长发展成囊肿
    - 尤其是在炎症的影响下可能堵塞囊肿的开口（口腔）
  - 脊索迁延到脊椎
    - 囊肿在脊椎方向呈闭合状

病因/发病机制

异常发育

- 咽扁桃体黏液囊（咽囊）位于鼻咽部和脊索的交汇处
  - 在脊索和鼻咽部外胚层之间
  - 如果引流到鼻咽部的滑囊开口堵塞，就会形成Tornwaldt囊肿
  - 胚胎发育大概10周左右，会在脊索的颅骨端方向形成由鼻咽部外胚层向脊索突出的袋状结构

机械性损伤

- 腺样体切除术可能引起鼻咽部导管口的损伤，进而引起炎症导致囊肿形成

临床表现

流行病学

- 发病率
  - 在健康的成人中的发病率高达5%
    - 由于其他各种原因进行放射影像学检查时发现此病
    - 较大囊肿的患者占0.6%（53013例患者中经CT和MRI检查发现32例）
- 年龄
  - 发病高峰期在30~55岁
- 性别
  - 男女比例大致相同

部位

- 鼻咽部中线处的后部或者上部

症状

- 大多数病例是无症状的，由放射性影像学检查发现
  - 机械性损伤可能引起临床症状
- 上呼吸道感染的典型症状
  - 炎症和脓肿可能引起症状
- 临床症状的迁延不愈；导管堵塞导致囊液蓄积，逐渐形成囊肿
- 周期性、化脓性、味道难闻的液体流进口腔，或形成鼻后滴漏
- 鼻塞，阻塞性睡眠呼吸暂停
- 口臭
- 耳塞，耳痛，耳部不适（咽鼓管功能障碍）
- 习惯性清嗓
- 头枕部痛/头痛，颈部痛
- 头晕和眩晕

治疗

- 选择、风险及并发症
  - 无症状患者可以通过一系列影像学进行随访（囊肿大小稳定）
  - 并发症可能包括耳部渗漏
- 手术方法

Tornwaldt囊肿

要点

专业术语
- 鼻咽部中线向黏膜囊的实质性扩张，多位于胚胎脊索和鼻咽部外胚层交界处

临床表现
- 发病高峰期在30~55岁
- 鼻咽部中线处的后部或者上部
- 大多数病例是无症状的，由影像学检查发现
- 症状包括气味难闻的液体外流、头痛、口臭、耳部症状等

影像学检查
- 头肌之间的占位性病变，直径大于或等于7mm，不伴发软组织炎症改变或骨骼受累

组织病理学检查
- 囊肿由呼吸上皮细胞覆盖

  - 囊袋缝合术
  - 完整切除（内镜方法或者经上腭手术）

影像学检查

MRI
- MRI筛查
  - MRI检查能够检出高达5%的Tornwaldt 囊肿
- T1和T2相共同出现高信号归因于囊内的蛋白或者出血
- 头肌之间的占位性病变，直径大于或等于7mm，不伴发软组织炎症改变或骨骼受累
  - 脂肪饱和轴向T1相，前后成像对比效果最好
  - 有侵犯颈椎的病例报道

组织病理学检查

组织学特征
- 囊肿可达3cm（平均0.6cm）
- 四周包裹严密的囊肿直接伸入黏膜
- 囊肿由呼吸上皮细胞覆盖
- 囊肿液含不等的蛋白性或炎性的碎片

鉴别诊断

鼻咽部畸胎瘤
- 无蒂息肉样病变，颅骨畸形（无脑畸形、偏头痛、腭裂）；成熟的胶质组织混杂着皮肤、毛发、骨骼和牙齿

鳃裂囊肿
- 通常为对称的双侧囊肿，伴有迁延上皮组织的炎症

脑膨出/脑膜膨出
- 囊肿内出现脑和脑膜，没有上皮组织

参考文献

1. Christmas DA Jr et al: Endoscopic view of obstructing nasopharyngeal cysts (Tornwaldt's cysts). Ear Nose Throat J. 86(10): 591–2, 2007
2. Magliulo G et al: Tornwaldt's cyst and magnetic resonance imaging. Ann Otol Rhinol Laryngol. 110(9): 895–6, 2001
3. Ikushima I et al: MR imaging of Tornwaldt's cysts. AJR Am J Roentgenol. 172(6): 1663–5, 1999
4. Miyahara H et al: Tornwaldt's disease. Acta Otolaryngol Suppl. 517: 36–9, 1994
5. Weissman JL: Thornwaldt cysts. Am J Otolaryngol. 13(6): 381–5, 1992
6. Kwok P et al: Tornwaldt's cyst: clinical and radiological aspects. J Otolaryngol. 16(2): 104–7, 1987
7. Miller RH et al: Tornwaldt's bursa. Clin Otolaryngol Allied Sci. 10(1): 21–5, 1985

影像图库

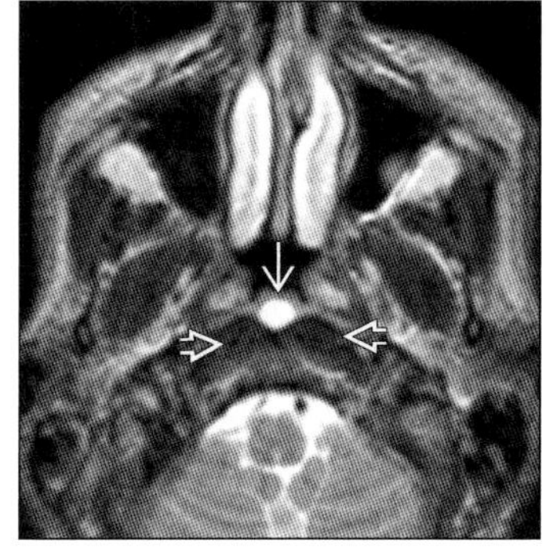
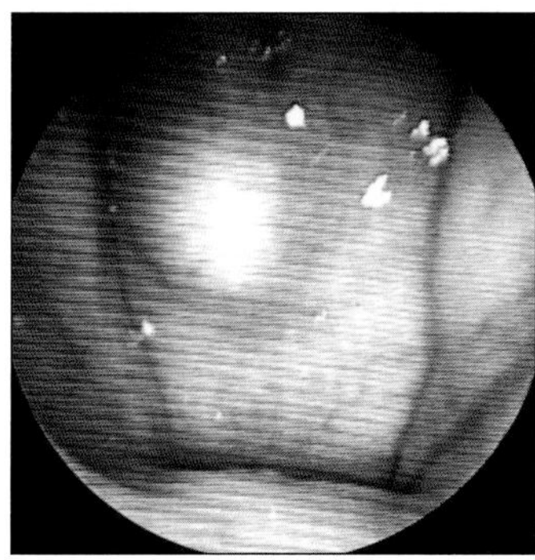
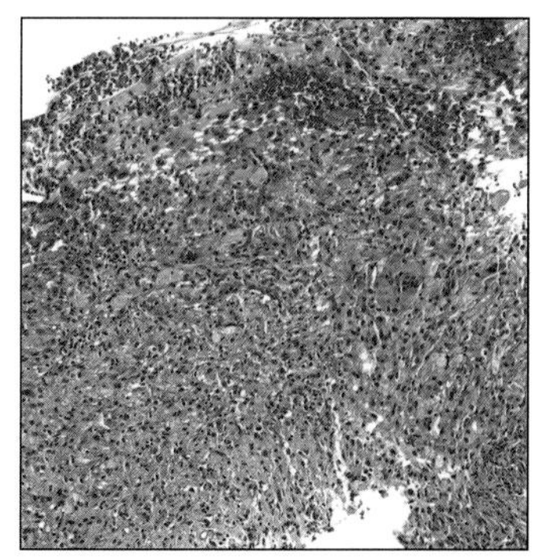

（左图）矢状位T2相MRI显示位于鼻咽部中线后壁的包膜完整的、椭圆形、高信号囊肿➡。箭头显示囊肿发生在椎骨前肌的前部⇨。（中图）内镜成像显示鼻咽部浆膜处结节。鼻咽部可见一个黄色的凸出结节。（右图）可见由于囊肿破裂，炎症细胞和组织细胞与异物巨细胞发生反应

丹吉尔病

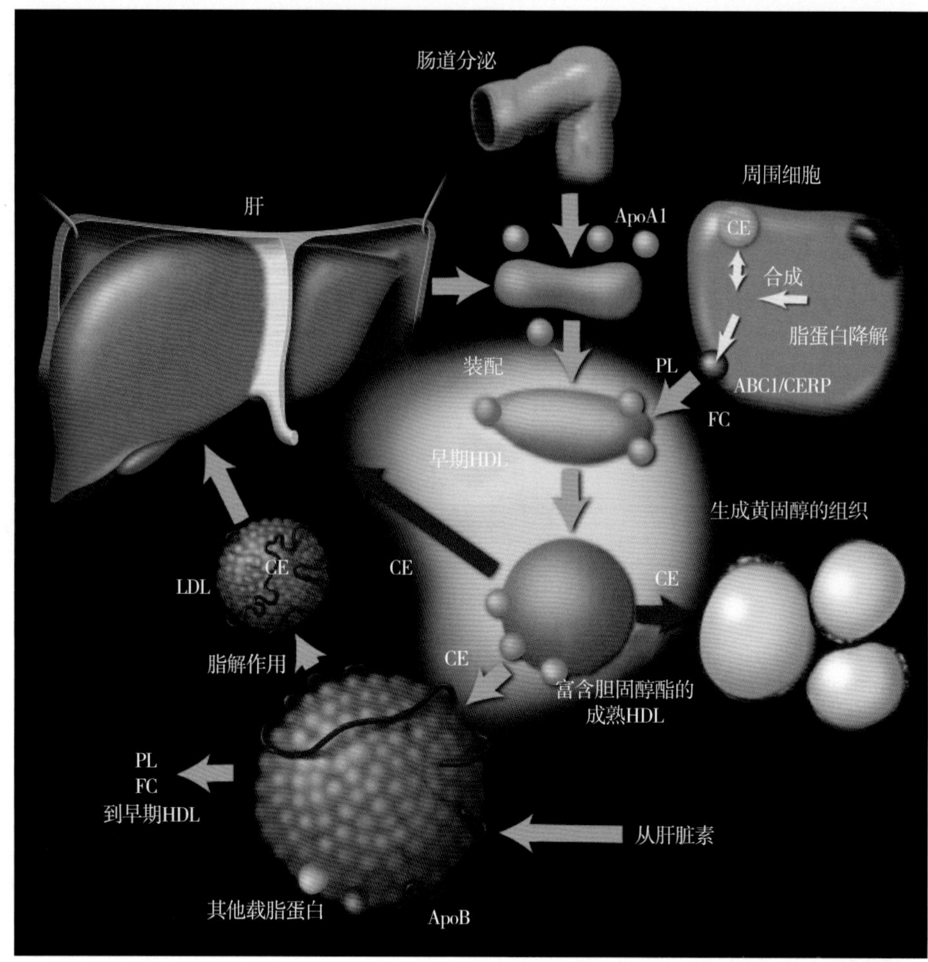

CERP是胆固醇和游离脂肪酸大量向细胞外排的过程中所必需的调节蛋白。载脂蛋白A1和高密度脂蛋白作为胆固醇的受体。胆固醇被酯化由SRB1转运到低密度脂蛋白和细胞。丹吉尔病患者缺乏CERP，导致载脂蛋白A1被迅速清除并降解（丹吉尔病在图中用浅绿色标出）

专业术语

定义

- 严重的高密度脂蛋白缺陷，表现为多发的动脉粥样硬化组织内的巨噬细胞内胆固醇堆积（α-脂蛋白缺陷）

病因/发病机制

异常发育

- 常染色体隐性遗传异常
  - 染色体9q31缺陷
  - 可能是因为不同代谢障碍或者是导致不同遗传学结果的相同代谢障碍
- 高密度脂蛋白在将胆固醇从外周组织转运到肝脏进行降解的过程中发挥着主要作用
- 高密度脂蛋白介导的胆固醇转运障碍促进了胆固醇在动脉壁的沉积
- 是由细胞膜蛋白ATP结合盒式转运子A1和胆固醇外流调节蛋白通路的变异引起的

临床表现

流行病学

- 发病率
  - 偶发，常染色体隐性遗传障碍
  - 丹吉尔岛、加利福尼亚州、切萨皮克湾为多发地区
    - 也见于密苏里、肯塔基和欧洲等地区
- 年龄
  - 可见于所有年龄，但是最早出现症状多在40岁之前
  - 儿童胆固醇酯堆积会引起扁桃体的异常增大
- 性别
  - 男女比例相当

部位

- 多组织的巨噬细胞内胆固醇酯大量的、非正常堆积
- 扁桃体的堆积最为显著
- 同时也出现在神经和血管

症状

- 临床表现与胆固醇酯的非正常储存有关

丹吉尔病

要点

专业术语
- 严重的高密度脂蛋白缺陷，表现为多发的动脉粥样硬化组织内的巨噬细胞内胆固醇堆积

病因/发病机制
- 常染色体隐性遗传异常，由细胞膜蛋白ATP结合盒式转运子A1和胆固醇外流调节蛋白通路的变异引起

临床表现
- 丹吉尔岛、加利福尼亚州等地多发
- 巨噬细胞内胆固醇酯大量堆积

大体检查
- 呈鲜亮的橘色或黄色

组织病理学检查
- 成片的泡沫样组织细胞（黄瘤细胞）显著堆积

- 非正常堆积多发生在扁桃体、淋巴结、脾脏、肝脏和骨髓
- 外周神经病可出现多处神经受累
  - 慢性进行性神经病
  - 可见受累的外周神经出现脱髓鞘和髓鞘再生
  - 动脉粥样硬化
  - 角膜浸润可能影响视力

实验室检查
- 取决于纯合子和杂合子的情况
- 杂合子高密度脂蛋白浓度低
- 纯合子
  - 血浆高密度脂蛋白-C严重不足或缺失
    - A蛋白之一减少到不足正常的1%
  - 低密度脂蛋白趋于减少
- 甘油三酯水平正常或增加

预后
- 早期的血管疾病可能在患者年龄很小时引起心脏疾病

大体检查

一般特征
- 呈鲜亮的橘色或黄色
- 较大、分叶状、增生

组织病理学检查

组织学特征
- 成片的泡沫样组织细胞（黄瘤细胞）显著堆积
- 发生在滤泡旁或滤泡间区域
- 组织细胞内可见脂质液滴（胆固醇酯），偶见结晶体
- 必须排除感染性致病原

鉴别诊断

克雷伯杆菌感染
- 泡沫样细胞内充满感染性有机体

参考文献

1. Kolovou GD et al: Tangier disease four decades of research: a reflection of the importance of HDL. Curr Med Chem. 13(7): 771-82, 2006
2. Nofer JR et al: Tangier disease: still more questions than answers. Cell Mol Life Sci. 62(19-20): 2150-60, 2005
3. Nelson BL et al: Tonsil with Tangier disease. Ear Nose Throat J. 82(3): 178, 2003

影像图库

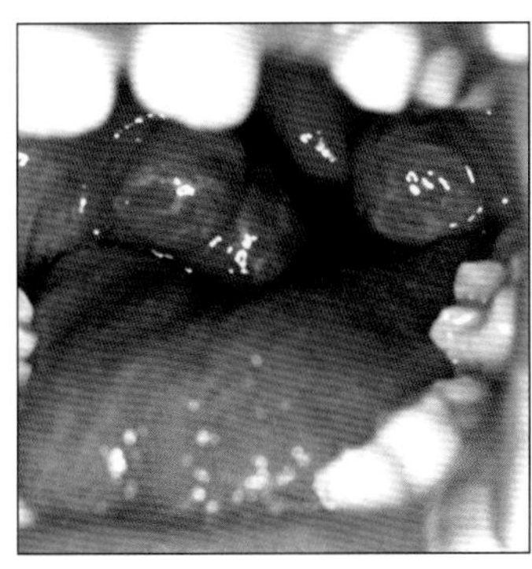
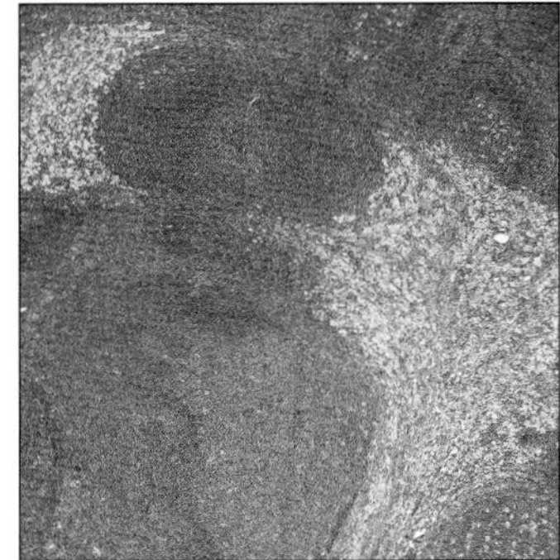
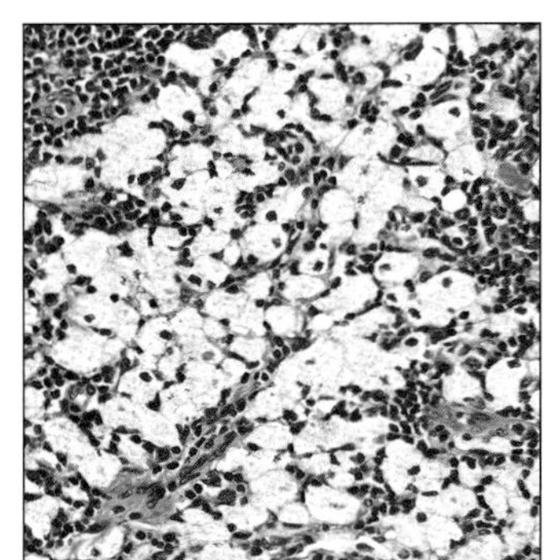

（左图）放大的扁桃体大体照片显示轻微的橘色外观。（中图）淡染的泡沫样组织细胞在滤泡旁聚集。（右图）HE染色显示组织细胞充满透明脂质。有机物不能被识别（使用其他组织化学方法）

传染性单核细胞增多症

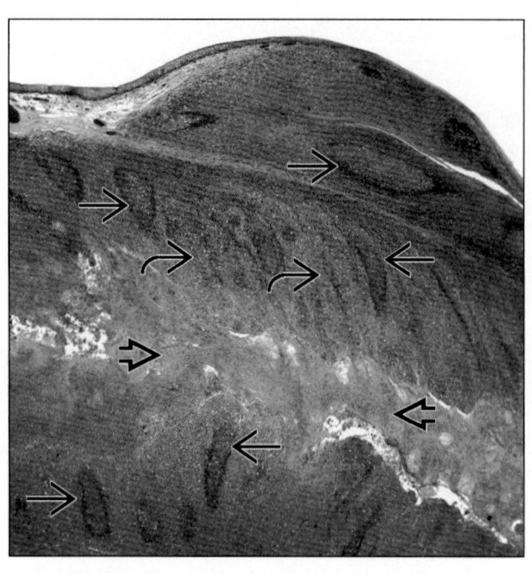

手术切除的扁桃体变形，扁桃体结构局部破坏，但保留了生发中心➔。出现滤泡间距增大➔以及坏死灶➔

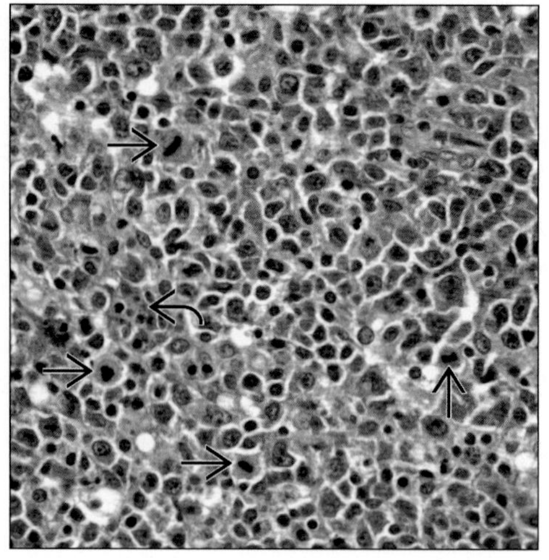

滤泡间的细胞组成中出现明显的细胞核异型及有丝分裂增加➔，出现单个细胞凋亡，这种现象让人担心是淋巴瘤➔

专业术语

缩写

- 传染性单核细胞增多症（IM）

定义

- 系统性、良性的、自限性的感染性淋巴细胞增生性疾病，主要是由于但不仅限于EB病毒感染

病因/发病机制

致病因子

- 80%~95%的传染性单核细胞增多症是由EB病毒感染引起
- EB病毒
  - 由双链DNA编码的折叠的二十面体疱疹病毒
  - 多攻击B淋巴细胞
    - 也会攻击T淋巴细胞
  - 相关疾病
    - 口腔黏膜白斑病
    - NK细胞或T细胞淋巴瘤，鼻型
    - 伯基特淋巴瘤
    - 霍奇金淋巴瘤
    - 非角化型鼻咽癌（分化型和未分化型）
  - 病毒穿入鼻咽部上皮细胞并感染B淋巴细胞
  - EB病毒感染的B细胞增殖、细胞液外流和细胞免疫反应
- 其他与单核细胞增多样综合征有关的微生物，包括
  - 巨细胞病毒
  - 刚地弓形虫
  - 风疹病毒
  - 甲型肝炎病毒
  - 腺病毒

临床表现

流行病学

- 年龄
  - 任何年龄段均可发生，但主要是青年人
- 性别
  - 男女比例大致相同

部位

- 扁桃体

症状

- 急性扁桃体炎患者会出现咽痛、发热、心神不宁
  - 扁桃体炎通常较严重且可能为渗出性的
  - 扁桃体的特点为明显肿胀和被灰色渗出物覆盖
- 淋巴结病变和由肝炎引起的脾大表示出现全身系统性病变
  - 淋巴结病变通常发生在颈部淋巴结，但也会出现上部和后部淋巴结同时受累的情况
  - 轻微的淋巴结病变
- 全身症状发生之前会出现2~5天的潜伏期，主要表现为频繁的身体不适和疲劳

实验室检查

- 真性淋巴细胞增多症中，淋巴细胞在5000/mm^3的所有白细胞中大于50%
- 在外周血中非典型淋巴细胞中，主要的非典型细胞（Downey细胞）通常大于淋巴细胞总数的10%
  - 外周血的非典型淋巴细胞被认为对于B细胞感染引起的T细胞活化最具有代表性
- 肝转移酶轻度至中度升高，包括天冬氨酸转移酶和丙氨酸转移酶
- 血清抗体检查能明确诊断
  - 马红细胞（单斑实验阳性）

传染性单核细胞增多症

要点

专业术语
- 系统性、良性的、自限性的感染性淋巴细胞增生性疾病，主要是由于但不仅限于EB病毒感染

病因/发病机制
- 80%~95%的病例是由EB病毒感染引起

临床表现
- 任何年龄段均可发生，但主要影响青年人
- 急性扁桃体炎患者会出现咽痛、发热、心神不宁
- 全身症状发生之前会出现2~5天的潜伏期，主要表现为频繁的身体不适和疲劳
- 真性淋巴细胞增多症中，淋巴细胞在5000/mm^{3}的所有白细胞中大于50%
- 在外周血中非典型淋巴细胞中，主要的非典型细胞（Downey细胞）通常大于淋巴细胞总数的10%

组织病理学检查
- 结节样/扁桃体变形和（或）部分结构消失，伴有反应性滤泡增生
  - 以增大的不规则形的生发中心为特点
- 各种形态学表现的增殖导致滤泡内空间扩大
  - 小淋巴细胞，转化的淋巴细胞，免疫母细胞，浆细胞，Reed-Sternberg样细胞

  - 羊胚胎细胞（Paul-Bunnell嗜异性抗体试验阳性）
- 非EB病毒感染引起的感染性单核细胞增多症与嗜异性抗体试验和单斑试验阳性不相关
- 如果患者的嗜异性抗体试验和单斑试验持续阴性；血清学检查便没有价值，其中包括
  - 出现临床症状时，明显的针对EB病毒外壳抗体的血清学反应，包括IgG和IgM
    - 针对病毒外壳抗原的IgM抗体在感染后的2~3个月内消失
    - 针对病毒外壳抗原的IgG抗体终身存在，提示慢性带毒状态
  - 临床症状期或短时间之内，很多感染患者会产生针对早期抗原复合物（EA）的抗体
    - 针对抗原复合物产生的抗体在感染后2~6个月内消失
  - 感染的早期，通常不产生针对EB病毒核心抗原的抗体
    - 针对EB病毒核心抗原的抗体终身存在，提示慢性带毒状态

治疗
- 选择、风险及并发症
  - 主要是支持治疗，包括休息和补液

预后
- 治疗结果较好，通常经过几个月的治疗能够减轻临床症状
- 很少出现严重的和潜在严重的并发症，包括
  - 气道梗阻和脾破裂，后者是仅次于占位性脾大的脾脏病变

组织病理学检查

组织学特点
- 结节样/扁桃体变形和（或）部分结构消失，伴有反应性滤泡增生
  - 以增大的不规则形的生发中心为特点
- 各种形态学表现的增殖导致滤泡内空间扩大
  - 小淋巴细胞
  - 转化的淋巴细胞
  - 免疫母细胞
  - 浆细胞
  - Reed-Sternberg样细胞
  - 免疫母细胞可能导致斑驳现象的形成
- 淋巴细胞和免疫母细胞增殖经常导致明显的细胞非典型性改变，包括
  - 一个或多个明显的核仁
  - 有丝分裂增加
  - 吞噬作用
- 免疫母细胞可能导致
  - 组织聚集或形成片状溶解，类似恶性淋巴瘤
  - 偶尔出现双核相，与霍奇金淋巴瘤的Reed-Sternberg细胞类似
- 可能出现坏死
  - 通常较集中
  - 以单细胞坏死为特点，但也会出现坏死的聚合区
- 多出现高内皮静脉的血管增生

辅助检查

组织化学
- 微生物染色阴性

免疫组织化学
- T细胞和B细胞反应不伴有CD15免疫激活（Lue M1）
- 免疫母细胞可能为CD30阳性
- 免疫反应可能针对
  - EB病毒膜蛋白
  - EB病毒编码的RNA（EBER）原位杂交

细胞遗传学
- 缺乏基因重组

分子遗传学
- PCR分析检测蛋白
  - 包含EB病毒编码的多肽序列的蛋白扩增
  - 与血清学检测相比能够更准确、更敏感地检测病毒

传染性单核细胞增多症

鉴别诊断

HIV感染

- 急性和慢性HIV感染时扁桃体的形态学改变与传染性单核细胞增生症不同
  - 滤泡增生更加活跃
  - 滤泡溶解
  - 套区变薄或消失
  - 巨细胞出现在表面和（或）隐窝上皮
- HIVp24免疫反应阳性

淋巴瘤

- 弥漫大B细胞性淋巴瘤或CD3(+)的间变大细胞淋巴瘤
  - 典型改变包括组织结构的溶解，生发中心缺失
  - 免疫组织化学显示单克隆性
  - 存在基因重组

霍奇金淋巴瘤

- 上消化道的扁桃体和黏膜的原发性霍奇金淋巴瘤极其少见
- 上消化道的扁桃体和黏膜的原发性霍奇金淋巴瘤通常继发于原发的结节性病变

参考文献

1. Gulley ML et al: Laboratory assays for Epstein–Barr virus–related disease. J Mol Diagn. 10(4): 279–92, 2008
2. Rezk SA et al: Epstein–Barr virus–associated lymphoproliferative disorders. Hum Pathol. 38(9): 1293–304, 2007
3. Kutok JL et al: Spectrum of Epstein–Barr virus–associated diseases. Annu Rev Pathol. 1: 375–404, 2006
4. Kojima M et al: Lymph node lesion in infectious mononucleosis showing geographic necrosis containing cytologically atypically B–cells. A case report. Pathol Res Pract. 200(1): 53–7, 2004
5. Vetsika EK et al: Infectious mononucleosis and Epstein–Barr virus. Expert Rev Mol Med. 6(23): 1–16, 2004
6. Taylor GH: Cytomegalovirus. Am Fam Physician. 67(3): 519–24, 2003
7. Kojima M et al: Lymph node infarction associated with infectious mononucleosis: report of a case resembling lymph node infarction associated with malignant lymphoma. Int J Surg Pathol. 10(3): 223–6, 2002
8. Chan SC et al: The management of severe infectious mononucleosis tonsillitis and upper airway obstruction. J Laryngol Otol. 115(12): 973–7, 2001
9. Beazley DM et al: Toxoplasmosis. Semin Perinatol. 22(4): 332–8, 1998
10. Peter J et al: Infectious mononucleosis. Pediatr Rev. 19(8): 276–9, 1998
11. Kapadia SB et al: Hodgkin's disease of Waldeyer's ring. Clinical and histoimmunophenotypic findings and association with Epstein–Barr virus in 16 cases. Am J Surg Pathol. 19(12): 1431–9, 1995
12. Bailey RE: Diagnosis and treatment of infectious mononucleosis. Am Fam Physician. 49(4): 879–88, 1994
13. Strickler JG et al: Infectious mononucleosis in lymphoid tissue. Histopathology, in situ hybridization, and differential diagnosis. Arch Pathol Lab Med. 117(3): 269–78, 1993
14. Gaffey MJ et al: Association of Epstein–Barr virus with human neoplasia. Pathol Annu. 27 Pt 1: 55–74, 1992
15. Isaacson PG et al: Epstein–Barr virus latent membrane protein expression by Hodgkin and Reed–Sternberg–like cells in acute infectious mononucleosis. J Pathol. 167(3): 267–71, 1992
16. Abbondanzo SL et al: Acute infectious mononucleosis. CD30 (Ki–l) antigen expression and histologic correlations. Am J Clin Pathol. 93(5): 698–702, 1990
17. Childs CC et al: Infectious mononucleosis. The spectrum of morphologic changes simulating lymphoma in lymph nodes and tonsils. Am J Surg Pathol. 11(2): 122–32, 1987

传染性单核细胞增多症

显微镜下及免疫组织化学特点

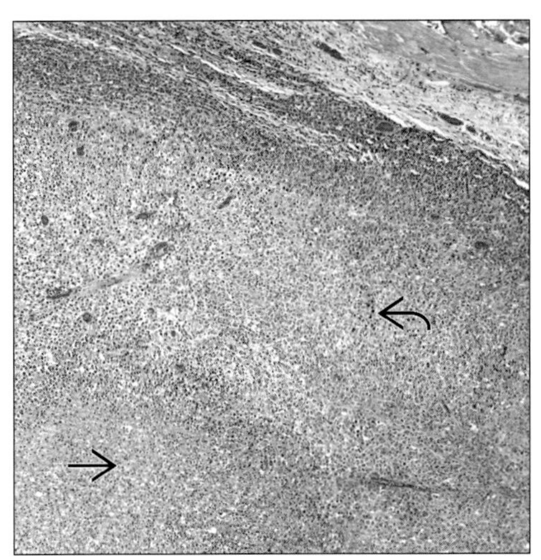

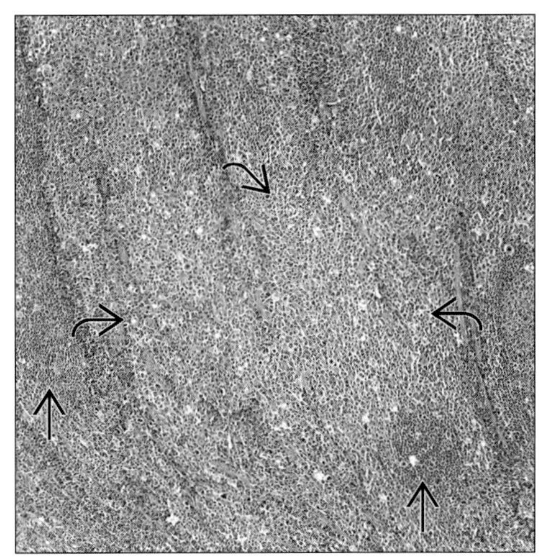

（左图）图片显示弥漫细胞增殖↪和融合性细胞坏死→。（右图）可见生发中心→，由于明显的滤泡内（细胞内）扩张↪导致扁桃体结构变形，光学显微镜成像显示，包括坏死在内，尤其是显著的异型细胞浸润等特点可提高淋巴瘤诊断的可能性

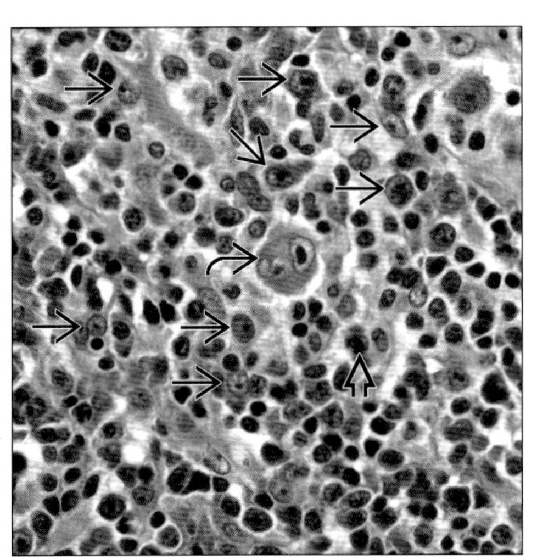

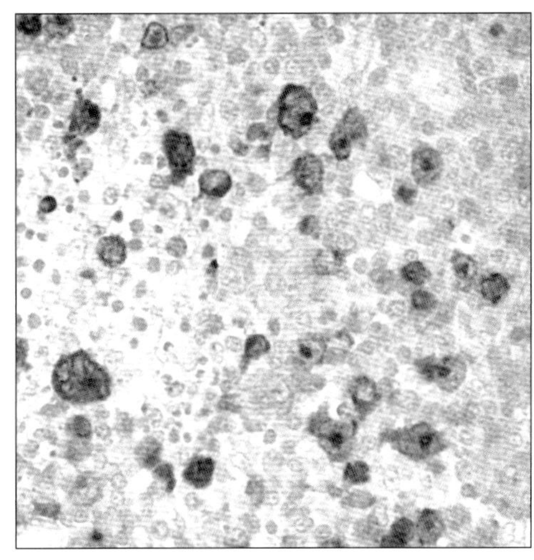

（左图）滤泡内包含多个免疫母细胞增殖→，同时包含淋巴细胞，浆细胞⇨以及Reed-Sternberg样细胞↪。视野之外，更高的放大倍数下观察细胞形态学特点无疑表明淋巴瘤诊断的可能性。（右图）通过EB病毒膜蛋白的免疫反应能够证明大多数感染性单核细胞增多症是由EB病毒感染所致

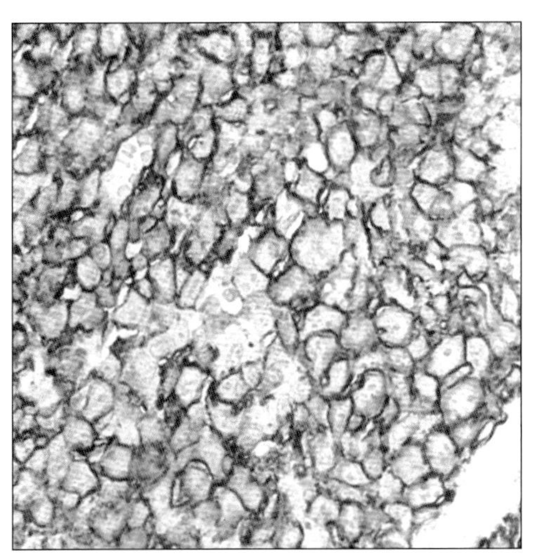

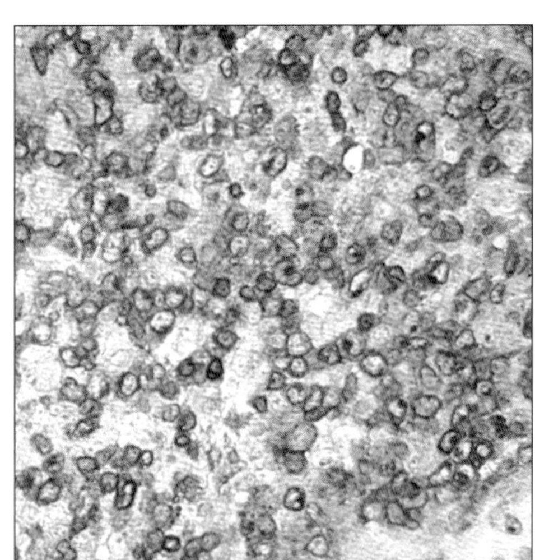

（左图）B细胞标志物CD20阳性的免疫反应。（右图）T细胞标志物CD3阳性的免疫反应。由于B细胞和T细胞标志物阳性，尽管存在显著的细胞异型性伴有丝分裂的增加和坏死，依然更加支持良性淋巴细胞增殖，而不是淋巴瘤。免疫性单核细胞增多症的诊断需要建立在患者临床表现和相关的实验室检查结果上

扁桃腺HIV感染及扁桃腺肥大

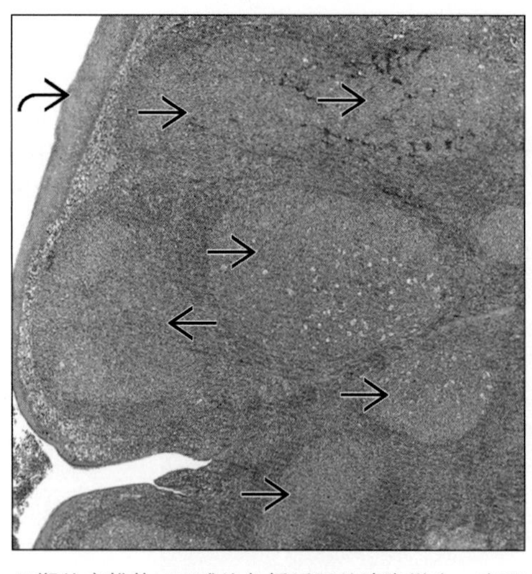

早期的扁桃体HIV感染包括活跃的滤泡增生，表现为生发中心增大和形态异常➡，有些类似于表面上皮细胞➡

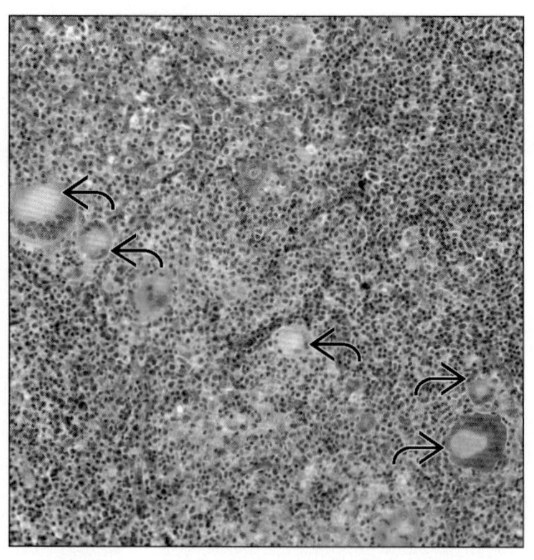

活跃的滤泡增生，同时可见多核巨细胞➡，特征性地位于上皮（图中未示），是HIV感染的特点

专业术语

定义

- 咽淋巴环结节外组织的原发HIV感染
  - 与已经表现出的系统性病变相关
  - 对于不知道感染HIV的患者来说，也可能是HIV感染的首发症状

病因/发病机制

致病因子

- HIV感染
  - 导致细胞免疫破坏，进一步导致免疫抑制的宿主对机会性感染和肿瘤的易感性，是艾滋病的特点
  - 1型HIV属于人类慢病毒属的逆转录病毒
  - 对CD4阳性的T淋巴细胞和表面同时带有CD4受体和1、2型趋化因子受体（CCR-5和CXCR-4）的免疫系统的其他细胞易感
    - 同时包括树突细胞和巨噬细胞
  - 传播途径包括
    - 血行传播
    - 性传播（体液传播）
    - 母婴传播

临床表现

流行病学

- 发病率
  - 全世界范围内1型HIV感染者超过3000万
  - 据报道西方国家的大多数早期病例来自于男性之间有性行为的男性（同性恋或双性恋）
    - 属于高风险人群（53%）
    - 但发病率增长最快的是美国，经血液药物注射的人群（36%）以及女性（18%）
  - 非洲和亚洲的大部分病例在异性恋之间转播
- 年龄
  - 30~50岁的发生频率较高（中位年龄40岁）
    - 可能发生在小儿年龄组
- 性别
  - 男性多于女性

部位

- 腺样体和腭扁桃体

症状

- 临床表现各异，包括
  - 鼻塞
  - 气道阻塞
  - 咽痛（咽炎）
  - 耳炎对抗生素没有反应
  - 耳痛、面瘫、发烧
  - 鼻咽部或者扁桃体占位性病变
    - 通常为双侧的扁桃体或者腺样体的增大，但也可能为单侧
    - 可能出现较大的溃疡
    - 可能并发颈部淋巴结疾病
    - 可能更加关注肿瘤性细胞的增殖（淋巴造血系统或者上皮系统）

实验室检查

- 血清学检查能够确诊HIV感染

治疗

- 选择、风险及并发症
  - 抗病毒化学疗法
    - 典型治疗包括3~4种化学药品的联合治疗
    - 高强度抗病毒疗法（HAART）
- 手术方式

扁桃腺HIV感染及扁桃腺肥大

要点

专业术语

- 咽淋巴环结节外组织的原发HIV感染
  - 与已经表现出的系统性病变相关
  - 对于不知道感染HIV的患者来说，也可能是HIV感染的首发症状

病因/发病机制

- 1型HIV属于人类慢病毒属的逆转录病毒
- 对CD4阳性的T淋巴细胞易感

临床表现

- 通常为双侧的扁桃体或者腺样体的增大，但也可能为单侧
- 可能并发颈部淋巴结疾病
- 抗逆转录病毒化学疗法能够明显的延长患者的生存期和无病生存期

组织病理学检查

- 急性期或慢性期
  - 明显的滤泡增生，滤泡萎缩的区域内可见滤泡降解
  - 单核细胞样B细胞增生
  - 多核巨细胞紧邻或者进入腺体的表面上皮或者扁桃腺的隐窝上皮
- 进展期
  - 正常淋巴细胞消失，由良性的浆细胞渗透所代替，血管增生，多核巨细胞缺失

辅助检查

- 对HIV核心抗原p24的反应（抑制蛋白）

  - 出现占位性病变时，患者会因对肿瘤增殖的关注而选择手术切除甲状腺肿或甲状腺

预后

- 早期进行抗逆转录病毒药物治疗能够明显延长患者的生存期和无病生存期

组织病理学检查

组织学特点

- 组织形态学改变代表了疾病根据时程和进展程度不同而持续性变化
- 急性期或慢性期
  - 明显的滤泡增生伴或不伴有滤泡分裂
  - 滤泡萎缩区域的滤泡溶解
  - 单核细胞样B细胞增生
  - 副皮质区和滤泡间区扩大，充满免疫母细胞和浆细胞
  - 高内皮静脉在滤泡间区聚集
  - 滤泡内出血
  - 多核巨细胞（MGC）
    - 典型的聚集为结合或者进入腺体的表面上皮或者扁桃腺的隐窝上皮
- 进展期
  - 在HIV感染的后期，可能以淋巴结构溶解的出现为特点
  - 淋巴结结构消失
  - 正常淋巴细胞消失，由良性的浆细胞渗透所代替
  - 出现血管增加的现象
  - 疾病的早期和慢性期出现典型的多核巨细胞，但是并不出现在疾病的进展期

辅助检查

组织化学

- 微生物的特殊染色阴性（非HIV）

免疫组织化学

- 对HIV核心抗原p24的反应（抑制蛋白）
  - 在疾病的早期以及慢性期，可见持续性的活跃的HIV感染的证据
  - 抗HIVp24的反应
    - 在生发中心的滤泡树突状细胞（FDC）网内
    - 散在的滤泡内的淋巴细胞
    - 多核巨细胞
    - 隐窝上皮的上皮内细胞
  - HIVp24（+）的上皮内的多核巨细胞中S-100蛋白阳性（树突状细胞标志物）
    - 形态学的表现与树突状细胞（DC）的出现相关
- 与B细胞（CD20）和T细胞标志物或者子集（CD45RO、CD3、OPD4）的反应
  - 在生发中心和滤泡间区可见，也可散在出现在内皮细胞间
- 疾病的进展阶段
  - 淋巴细胞标志物的相对缺失（CD4RB、CD3或OPD4）
  - 浆细胞浸润与κ和λ轻链反应，提示良性增殖
- 免疫反应缺失
  - EB病毒膜蛋白
  - EB病毒编码的RNA 原位杂交（EBER）
  - 单纯疱疹病毒（HSV）
  - 巨细胞病毒（CMV）
- 表皮和隐窝上皮反应针对上皮性标志物（细胞角质素，其他）的反应

分子遗传学

- HIV RNA的原位杂交出现在
  - 滤泡树突状细胞网
  - 多核巨细胞
  - 成熟的淋巴细胞，位于
    - 生发中心

扁桃腺HIV感染及扁桃腺肥大

   - 滤泡内区
   - 在表面和（或）隐窝上皮内

电子显微镜
- 传播
  - HIV颗粒的大量存在与滤泡树突状细胞网复合物有关

鉴别诊断

感染性疾病（非艾滋病）
- 可能表现出肉芽肿性感染的特点
  - 伴或不伴有干酪样坏死
    - 分枝杆菌病
    - 海绵状感染
    - 肉瘤状病变
- 可能表现出细胞核内的包涵物
  - 单纯疱疹病毒（HSV）
  - 巨细胞病毒（CMV）
- 组织化学和免疫组织化学染色能确定存在其他感染因素
  - 分枝杆菌病的抗酸杆菌
  - 单纯疱疹病毒和巨细胞病毒的免疫反应

传染性单核细胞增多症
- 传染性单核细胞增多症缺乏HIV感染时的组织学特性
- 传染性单核细胞增多症出现的非典型细胞不会出现在HIV感染时
- 与传染性单核细胞增多症相关的血清学标志物

非霍奇金淋巴瘤
- 包括生发中心的结构性缺失
- 最常见的大细胞淋巴瘤
  - 低黏附细胞的片状增生
    - 增大的泡状细胞核
    - 明显的嗜酸性的核仁
  - B细胞抗原的表达（如CD20）
    - T细胞标志物阴性
  - 缺乏HIVp24的免疫反应
  - 作为轻链抑制因子，流式细胞免疫表型可以证明其单克隆特点
  - 存在基因重组

参考文献

1. Orenstein JM: Hyperplastic lymphoid tissue in HIV/AIDS: an electron microscopic study. Ultrastruct Pathol. 32(4): 161–9, 2008
2. Orenstein JM: The macrophage in HIV infection. Immunobiology. 204(5): 598–602, 2001
3. Blauvelt A et al: HIV-infected human Langerhans cells transmit infection to human lymphoid tissue ex vivo. AIDS. 14(6): 647–51, 2000
4. Dargent JL et al: HIV-associated multinucleated giant cells in lymphoid tissue of the Waldeyer's ring: a detailed study. Mod Pathol. 13(12): 1293–9, 2000
5. Kapadia SB et al: HIV-associated Waldeyer's ring lymphoid hyperplasias: characterization of multinucleated giant cells and the role of Epstein-Barr virus. Hum Pathol. 30(11): 1383–8, 1999
6. Orenstein JM et al: The macrophage origin of the HIV-expressing multinucleated giant cells in hyperplastic tonsils and adenoids. Ultrastruct Pathol. 23(2): 79–91, 1999
7. Pope M: Mucosal dendritic cells and immunodeficiency viruses. J Infect Dis. 179 Suppl 3: S427–30, 1999
8. Vicandi B et al: HIV-1 (p24)-positive multinucleated giant cells in HIV-associated lymphoepithelial lesion of the parotid gland. A report of two cases. Acta Cytol. 43(2): 247–51, 1999
9. Orenstein JM: The Warthin-Finkeldey-type giant cell in HIV infection, what is it? Ultrastruct Pathol. 22(4): 293–303, 1998
10. Frankel SS et al: Active replication of HIV-1 at the lymphoepithelial surface of the tonsil. Am J Pathol. 151(1): 89–96, 1997
11. Frankel SS et al: Replication of HIV-1 in dendritic cell-derived syncytia at the mucosal surface of the adenoid. Science. 272(5258): 115–7, 1996
12. Wenig BM et al: Lymphoid changes of the nasopharyngeal and palatine tonsils that are indicative of human immunodeficiency virus infection. A clinicopathologic study of 12 cases. Am J Surg Pathol. 20(5): 572–87, 1996
13. Heath SL et al: Follicular dendritic cells and human immunodeficiency virus infectivity. Nature. 377(6551): 740–4, 1995
14. Schuurman HJ et al: Follicular dendritic cells and infection by human immunodeficiency virus type l--a crucial target cell and virus reservoir. Curr Top Microbiol Immunol. 201: 161–88, 1995
15. Sprenger R et al: Follicular dendritic cells productively infected with immunodeficiency viruses transmit infection to T cells. Med Microbiol Immunol. 184(3): 129–34, 1995
16. Steinman RM: Dendritic cells: clinical aspects. Res Immunol. 140(9): 911–8; discussion 918–26, 1989

扁桃腺HIV感染及扁桃腺肥大

显微镜下及免疫组织化学特点

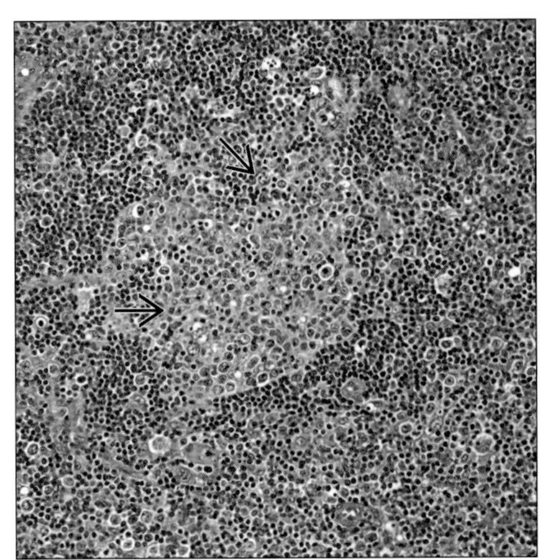

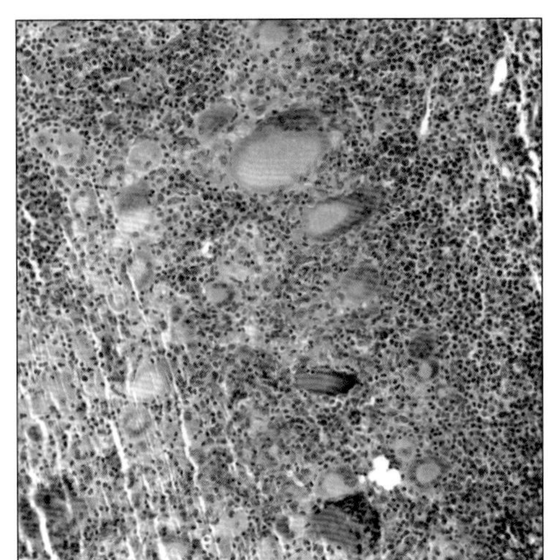

（左图）慢性感染早期的高分化淋巴滤泡显示套区变薄或部分缺失，淋巴细胞和滤泡降解➡，以小淋巴细胞对滤泡的渗透为特点，形成“虫蛀状”改变。（右图）Warthin-Finkeldey样多核巨细胞在某个特定的病例中可以出现或不出现，但仍是相对恒定的特征性表现，在有明显多核巨细胞簇的病例中也是如此

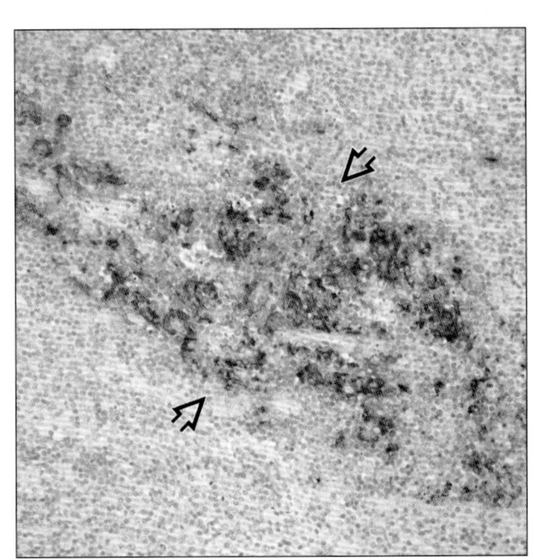

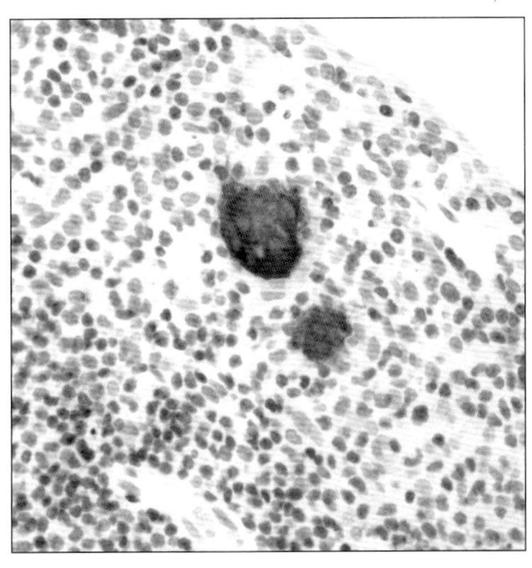

（左图）系列光学显微镜成像显示可能存在HIV感染，但是需要进一步确诊。为了这个目的，除了通过血清学对HIV感染进行确认，HIVp24在滤泡树突状细胞➡内的免疫反应也可以明确诊断。（右图）除了滤泡，p24的免疫反应同样出现在多核巨细胞内。这些细胞同样是S-100阳性细胞

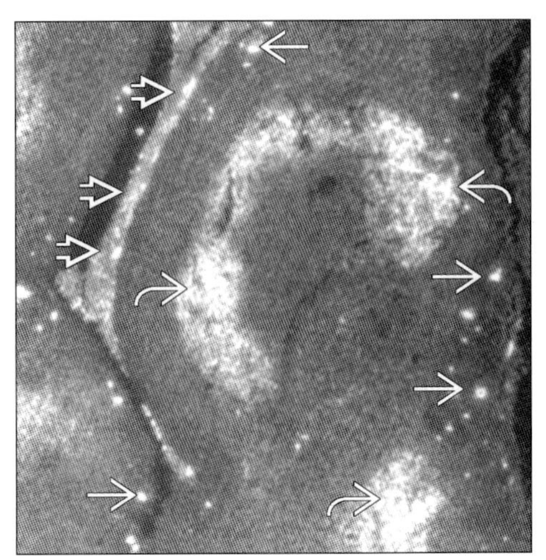

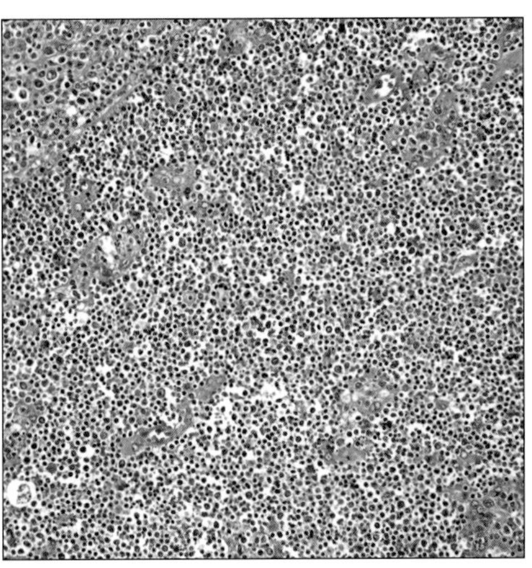

（左图）通过反义探针进行1型HIV的原位杂交，暗视野显微镜显示信号出现在增大的不规则形的生发中心➡和滤泡内的散在的多核巨细胞➡及上皮层内➡。（右图）进展期内表现为淋巴溶解，正常淋巴细胞消失，由良性浆细胞浸润所取代并出现血管增生

多毛性息肉

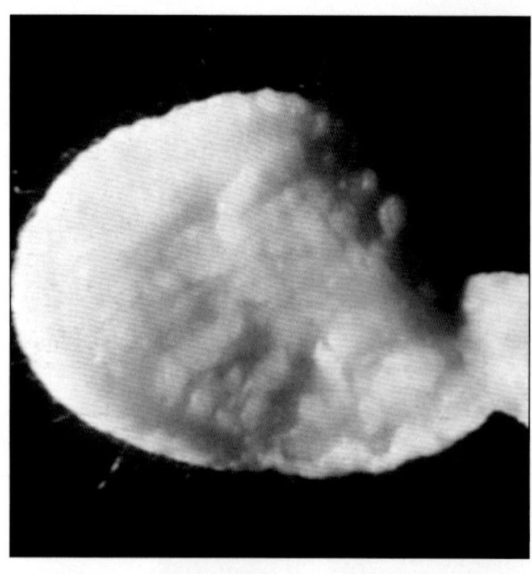
多毛性息肉同样以鼻咽部皮样改变为特点。损伤发生在新生儿阶段，表现为气道阻塞和息肉状实性肿块，表面有明显的毛发组织

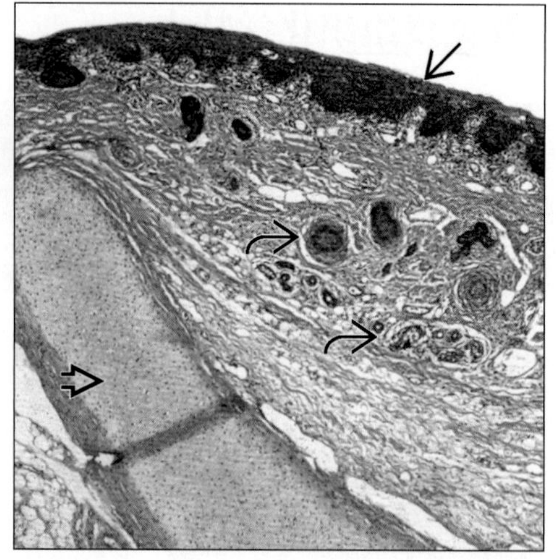
多毛性息肉的组织学改变包括外胚层和中胚层组织结合，由类似角化的鳞状上皮→、附属结构→和软骨结构形成⇨

专业术语

别名
- 鼻咽部皮样或畸形病变

定义
- 外胚层和中胚层组织显著地进行性（先天性）异常结合，但是缺乏内胚层组织

病因/发病机制

进行性异常
- 基本分类包括
  - 起源于第一鳃弓
    - 以皮肤为主，包括毛囊、皮脂腺以及弹性软骨
    - 研究发现那些类似耳屏的组织为先天性附耳郭，起源于第一鳃弓
  - 迷离瘤
    - 存在皮肤组织、鼻咽部组织类型异常
  - 畸胎瘤
    - 基于组织学特性，一些权威人士认为此类病变最好按良性畸胎瘤进行分级
    - 缺乏内胚层起源结构，组织类型缺乏异质性的特点，不支持良性淋巴瘤的判断

临床表现

流行病学
- 年龄
  - 发生于新生儿或婴儿
- 性别
  - 男女比例大致相同

部位
- 鼻咽部

症状
- 呼吸、吞咽和吸吮困难

治疗
- 手术方式
  - 单纯手术切除是治疗的首选

预后
- 手术切除后能治愈

大体检查

一般特性
- 息肉状、以实性为主，但也有一部分为囊性病变
- 可以有蒂或无蒂

组织病理学检查

组织学特征
- 各种外胚层和中胚层组织混合在一起
  - 外胚层结构
    - 皮肤（角化鳞状上皮）
    - 皮肤的附属结构
  - 中胚层结构
    - 软骨，骨组织
    - 肌肉（横纹肌或平滑肌）
    - 纤维组织
    - 成熟脂肪组织
    - 血管组织
- 覆盖息肉状病变的包括
  - 黏膜下层皮脂腺和弹性软骨
  - 这些组织学特点提示鳃裂起源，并代表先天性附属的耳郭和耳屏

多毛性息肉

要点

专业术语
- 外胚层和中胚层组织显著地进行性（先天性）异常结合

病因/发病机制
- 存在皮肤组织提示分级为迷离瘤
- 可能起源于第一鳃弓

临床表现
- 发生于新生儿或婴儿
- 呼吸、吞咽和吸吮困难
- 手术切除后能治愈

组织病理学检查
- 各种外胚层和中胚层组织混合在一起
  - 皮肤（角化鳞状上皮）和皮肤附属结构
  - 软骨、骨组织、肌肉、纤维组织、成熟的脂肪组织以及血管

鉴别诊断

畸胎瘤
- 代表由3个胚层组织组成的真正的赘生物
- 在畸胎瘤中出现内胚层来源组织和存在多变的组织类型要考虑区别这些病变

表皮包涵囊肿
- 由分层的鳞状上皮覆盖的充满角化蛋白的囊肿
- 囊肿壁缺乏附属结构

参考文献

1. Russo E et al: Dermoid of the nasopharynx: an unusual finding in an older child. Ear Nose Throat J. 89(4): 162–3, 2010
2. Gambino M et al: Two unusual cases of pharyngeal hairy polyp causing intermittent neonatal airway obstruction. Int J Oral Maxillofac Surg. 3 7(8): 761–2, 2008
3. Roh JL: Transoral endoscopic resection of a nasopharyngeal hairy polyp. Int J Pediatr Otorhinolaryngol. 68(8): 1087–90, 2004
4. Burns BV et al: 'Hairy polyp' of the pharynx in association with an ipsilateral branchial sinus: evidence that the 'hairy polyp' is a second branchial arch malformation. J Laryngol Otol. 115(2): 145–8, 2001
5. Coppit GL 3rd et al: Nasopharyngeal teratomas and dermoids: a review of the literature and case series. Int J Pediatr Otorhinolaryngol. 52(3): 219–27, 2000
6. Kayhan FT et al: A nasopharyngeal dermoid causing neonatal airway obstruction. Int J Pediatr Otorhinolaryngol. 40(2–3): 195–201, 1997
7. Heffner DK et al: Pharyngeal dermoids ("hairy polyps")as accessory auricles. Ann Otol Rhinol Laryngol. 105(10): 819–24, 1996
8. Kelly A et al: Hairy polyp of the oropharynx: case report and literature review. J Pediatr Surg. 31(5): 704–6, 1996
9. Olivares–Pakzad BA et al: Oropharyngeal hairy polyp with meningothelial elements. Oral Surg Oral Med Oral Pathol Oral Radiol Endod. 79(4): 462–8, 1995
10. Nicklaus PJ et al: Hairy polyp of the eustachian tube. J Otolaryngol. 20(4): 254–7, 1991
11. Aughton DJ et al: Nasopharyngeal teratoma ('hairy polyp'), Dandy–Walker malformation, diaphragmatic hernia, and other anomalies in a female infant. J Med Genet. 27(12): 788–90, 1990
12. Kochanski SC et al: Neonatal nasopharyngeal hairy polyp: CT and MR appearance. J Comput Assist Tomogr. 14(6): 1000–1, 1990
13. Resta Let al: The s. c. 'hairy polyp' or 'dermoid' of the nasopharynx. (An unusual observation in older age). J Laryngol Otol. 98(10): 1043–6, 1984
14. Heffner DK. Problems in pediatric otorhinolaryngic pathology et al: Teratoid and neural tumors of the nose, sinonasal tract, and nasopharynx. Int J Pediatr Otorhinolaryngol. 6(1): 1–21, 1983

影像图库

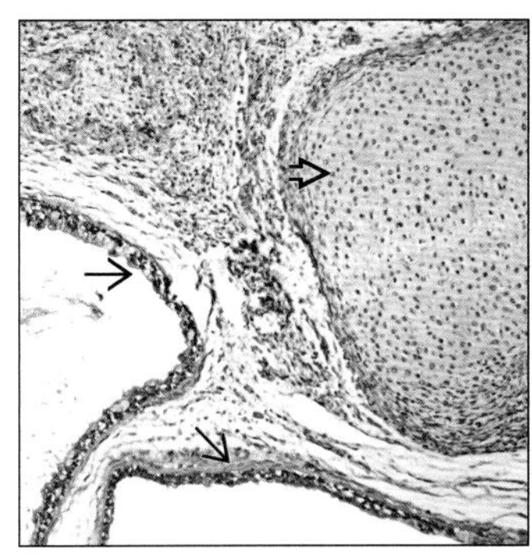
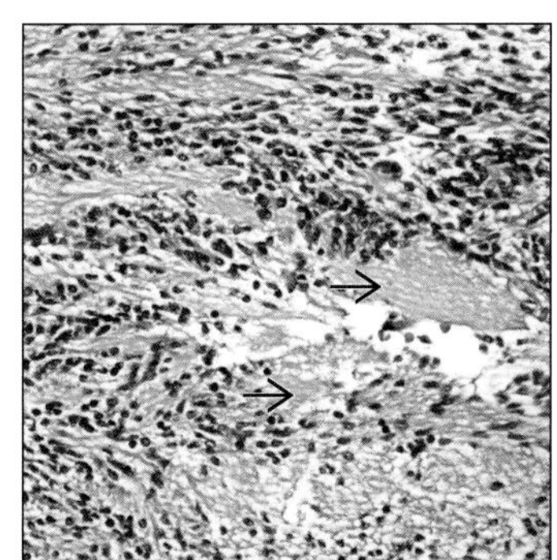
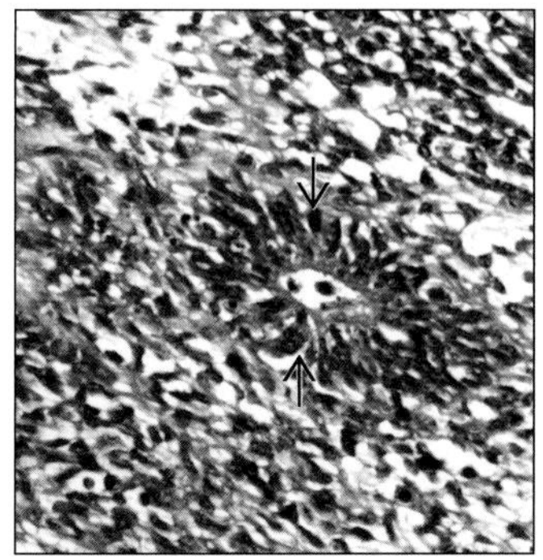

（左图）组织学方面，畸胎瘤包括来自所有胚层的成分，包括上皮组织、间充质结构和中枢神经系统组织。上皮覆盖的腺体→和不成熟软骨⇨。（中图）除了上皮组织和间充质结构，畸胎瘤可能会出现中枢神经系统组织，包括神经纤维基质→。（右图）畸胎瘤的中枢神经系统组织内可能出现真正的神经丛→

鼻咽纤维血管瘤

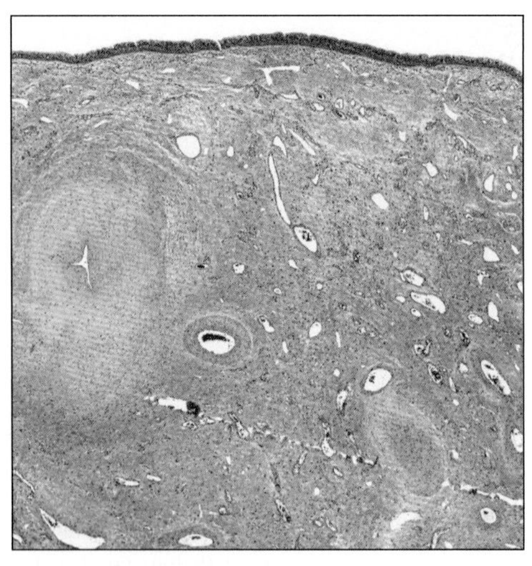

HE染色表面完整的富含血管的纤维性间质。部分血管含有平滑肌，另一些不包含。可见扩张和压缩的血管

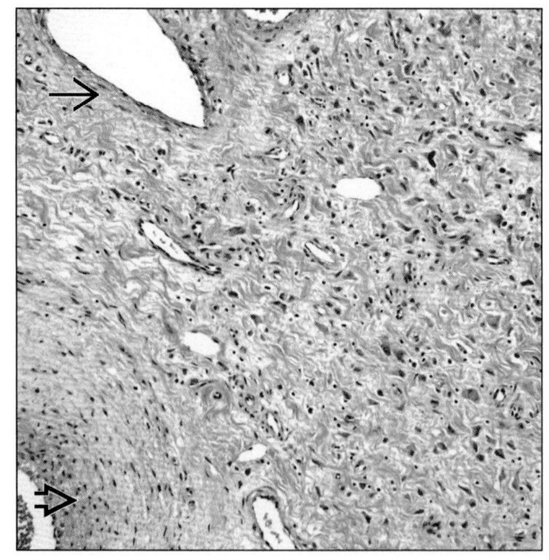

HE染色可见纤维间质内含有平滑肌细胞的血管⇨与不含平滑肌细胞的血管→毗邻，同时出现大量毛细血管

专业术语

缩写

- 幼年血管纤维瘤（JNA）
- 血管纤维瘤（AF）

别名

- 血管肌成纤维细胞瘤样肿瘤
- 血管纤维瘤
- 纤维血管瘤
- 纤维瘤病

定义

- 良性的、富含细胞和血管的间质增生的肿瘤，多发生在男性的鼻咽部

病因/发病机制

激素水平

- 雌激素和（或）黄体酮治疗可能抑制睾酮依赖的青春期生长

遗传因素

- 据报道，与家族性腺瘤性息肉病相关

临床表现

流行病学

- 发病率
  - 占所有鼻咽部肿瘤的不到1%
  - 占所有头颈部肿瘤的不到1%
- 年龄
  - 小于20岁
    - 青少年到青年男性
    - 在10~20岁高发
- 性别
  - 只发生在男性
  - 如果在女性身上发现，需要进行性染色体检查以确认真实性别
- 种族倾向
  - 红色头发的白种人发病率较高
    - 全世界范围内均可发生

部位

- 通常在鼻咽部受累
- 鼻翼状区域多受累
- 可能发展到牵连周围组织结构（30%的病例）
  - 前方的：鼻咽顶部的鼻腔和上颌窦
  - 侧方的：通过鼻翼状裂的颞骨和颞颥骨下窝，导致颊部或口腔内占位病变
  - 后方的：中颅窝
  - 上方的：通过上下眶裂的翼腭窝和眼眶，导致眼外凸
  - 中间的：对侧

症状

- 鼻塞
- 反复的自发性鼻出血
- 流鼻涕
- 脸部变形（外凸），眼球突出症，复视
- 鼻音及鼻窦炎
- 中耳炎，耳鸣，耳聋
- 头痛
- 罕有嗅觉缺失症和疼痛
- 红头发、白皮肤的男孩发病率增加
  - 高加索人易发
- 症状可持续12~24个月（非特异性症状）

治疗

- 选择、风险及并发症

鼻咽纤维血管瘤

要点

专业术语
- 良性的、多细胞、富含血管的间质增生，多发生在男性的鼻咽部

临床表现
- 反复的自发性鼻出血
- 通常累及鼻咽部
- 患者年龄小于20岁
- 只发生于男性
- 约20%的患者出现复发
- 肿瘤大小可达22cm

影像学检查
- 上颌窦后壁向前弯曲，后壁被翼突内侧板取代（Holman-Miller征）
- 血液学检查确定荷瘤血管并且考虑术前血管栓塞的可能
- 特点为肿瘤呈红色

组织病理学检查
- 黏膜下纤维基质内血管结构增生
- 很多大小不定的、紊乱的血管
- 纤维基质由粗纺锤状、星状或角状的细胞组成
- 粗细不等的弹性纤维
- 基质内未出现弹性组织

鉴别诊断
- 叶状毛细血管瘤
- 炎性息肉
- 上颌窦后鼻孔息肉

  - 良性肿瘤可发生局部浸润性生长
  - 由于可能导致出血，活检是绝对禁忌
  - 如果不断生长可能导致面部变形
- 手术方式
  - 手术是一种治疗选择
  - 出现明确的临床表现时，准确地切除的可能性较高
- 药物治疗
  - 术后激素治疗
    - 不如其他物理疗法常用
    - 青少年男性不适合授受雌激素治疗
- 放射疗法
  - 用于治疗较大的、颅内的或者复发性肿瘤
- 血管造影疗法
  - 通过选择性血管造影进行硬化剂栓塞或冷冻治疗

预后
- 较好
- 如果治疗不当可引起严重出血
- 20%的患者出现复发
  - 通常出现在确诊后的两年内
  - 一般向颅内侵犯

影像学检查

一般特征
- 最佳的诊断线索
  - 上颌窦后壁向前弯曲，后壁被翼突内侧板取代（Holman-Miller征）
- 定位
  - 鼻咽部向周围组织延伸
- 血液学检查确定荷瘤血管并且考虑术前血管栓塞的可能
  - 明显特征为肿瘤红染

CT
- 能够精确地确定大小和范围
- 加强扫描可见肿瘤组织不同于周围肌肉，注意对比
- 骨性边缘可能被侵蚀

大体检查

一般特性
- 息肉状占位出现多个结节样结构
- 红染，灰至棕色的切面

大小
- 平均4cm
- 可达22cm

组织病理学检查

组织学特征
- 黏膜下纤维基质内血管结构增生
- 很多大小不定的、紊乱的血管
  - 由于血管内肌肉的不协调导致血管壁厚度的变化
  - 血管大多数是薄壁的、撕裂状的（鹿角状）
  - 范围包括从毛细血管到较大的、扩张的血管
- 血管壁内平滑肌呈灶状、板状增厚
- 内皮细胞可能增大，但更多是变得细长
- 纤维基质由粗纺锤状、星状或角状的细胞组成
- 完好的或粗糙的胶原纤维的数量是变化的
- 通常出现黏液样的降解（尤其是出现栓塞的病例）
  - 发生栓塞的病例中血管内可能出现异物
- 随着基质的增加，血管增生可能形成非实质性的腔体
- 基质内未出现弹性组织
- 基质细胞可能是角状的、多核的以及多面体形的
- 很少出现纺锤结构
- 可见柱状细胞
- 激素治疗的病例可见基质内胶原化增加，伴有少量厚壁血管
- 肉瘤形成是极不寻常的
  - 在大剂量放射治疗后发生

鼻咽纤维血管瘤

免疫组织化学			
抗体	反应	染色部位	注释
Vimentin	阳性	细胞质	肿瘤的所有成分
Actin-sm	阳性	细胞质	血管壁平滑肌细胞
Actin-HHF-35	阳性	细胞质	血管壁平滑肌细胞
Desmin	阳性	细胞质	只在大血管壁
Androgen receptor	阳性	细胞核	基质细胞和内皮细胞核
ER	阳性	细胞核	变化的反应，以血管内细胞核为主
PR	阳性	细胞核	变化的反应，以血管内细胞核为主
FVIIIRAg	阳性	细胞质	只在内皮细胞
CD34	阳性	细胞质	只在内皮细胞
CD41	阳性	细胞质	只在内皮细胞
PDGF-B	阳性	细胞质	
IGF-2	阳性	细胞质	
S-100	阳性	细胞核及细胞质	突显受累神经而非肿瘤细胞

鼻咽部纤维血管瘤分级	
分级	放射学、临床或病理表现
Ⅰ	肿瘤局限于鼻咽部不伴骨质破坏
Ⅱ	肿瘤侵犯鼻腔、上颌骨、筛骨、蝶骨，不伴骨质破坏
Ⅲ	肿瘤侵犯翼腭窝、颞下窝、眼眶、蝶鞍区
Ⅳ	占位性侵犯颅腔、海绵窦、视交叉或垂体窝

辅助检查

组织化学

- 羟基链霉素可以使基质细胞和血管呈现阳性暗染
- 弹性纤维染色可以显示血管壁内的弹性组织

免疫组织化学

- 肌成纤维细胞基质内血管明显

鉴别诊断

叶状毛细血管瘤

- 损伤是溃疡性的；发生在不同的解剖位置；有颗粒状组织以及各种感染；血管排列更加有序

炎性息肉

- 尤其是出现非典型基质细胞；通常水肿更加严重；缺乏丰富的血管组织

上颌窦后鼻孔息肉

- 起源于不同位置；基质纤维组织丰富，但是缺乏典型的JNA样血管

参考文献

1. Bleier BS et al: Current management of juvenile nasopharyngeal angiofibroma: a tertiary center experience1999-2007. Am J Rhinol Allergy. 23(3): 328-30, 2009
2. Carrillo JF et al: Juvenile nasopharyngeal angiofibroma: clinical factors associated with recurrence, and proposal of a staging system. J Surg Oncol. 98(2): 75-80, 2008
3. Coutinho-Camillo CM et al: Genetic alterations in juvenile nasopharyngeal angiofibromas. Head Neck. 30(3): 390-400, 2008
4. Glad H et al: Juvenile nasopharyngeal angiofibromas in Denmark 1981-2003: diagnosis, incidence, and treatment. Acta Otolaryngol. 127(3): 292-9, 2007
5. Tyagi I et al: Staging and surgical approaches in large juvenile angiofibroma--study of 95 cases. Int J Pediatr Otorhinolaryngol. 70(9): 1619-27, 2006
6. Thompson LDR et al: Tumours of the Nasopharynx: Nasopharyngeal angiofibroma. Barnes EL et al: Pathology and Genetics of Head and Neck Tumours. World Health Organization Classification of Tumours. Lyon, France: IARC Press. 102-3, 2005
7. Fletcher CD: Distinctive soft tissue tumors of the head and neck. Mod Pathol. 15(3): 324-30, 2002
8. Lee JT et al: The role of radiation in the treatment of advanced juvenile angiofibroma. Laryngoscope. 112(7 Pt1): 1213-20, 2002
9. Coffin CM et al: Fibroblastic-myofibroblastic tumors in children and adolescents: a clinicopathologic study of 108examples in 103 patients. Pediatr Pathol. 11(4): 569-88, 1991
10. Makek MS et al: Malignant transformation of a nasopharyngeal angiofibroma. Laryngoscope. 99(10 Pt1): 1088-92, 1989

鼻咽纤维血管瘤

放射学及显微镜下特点

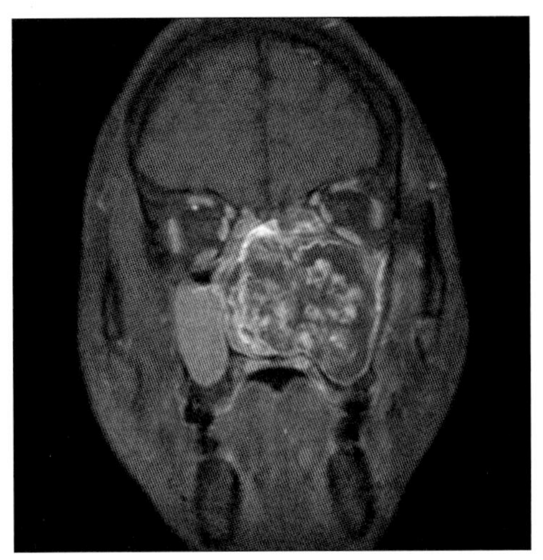

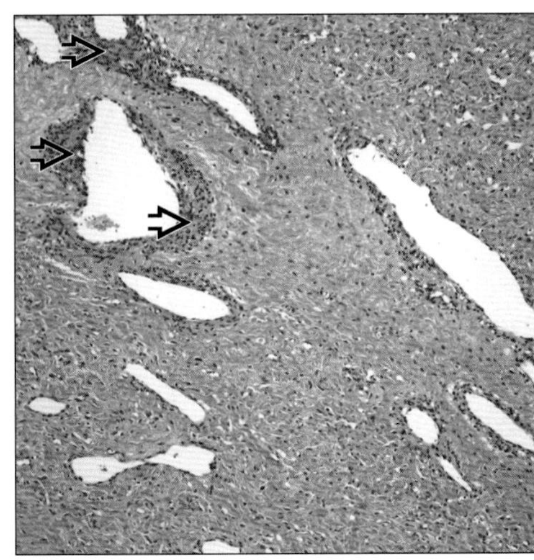

（左图）MRI显示鼻咽部的向颅内伸展的较大的、破坏性的高密度占位。出现了骨重建和侧向移位。注意梗阻导致的窦内积液。（右图）HE大量胶原基质内直径各异的大量血管，部分可见平滑肌。基质缺乏细胞

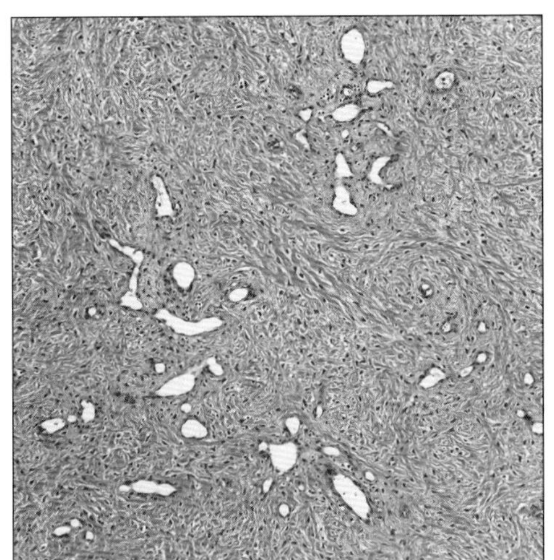

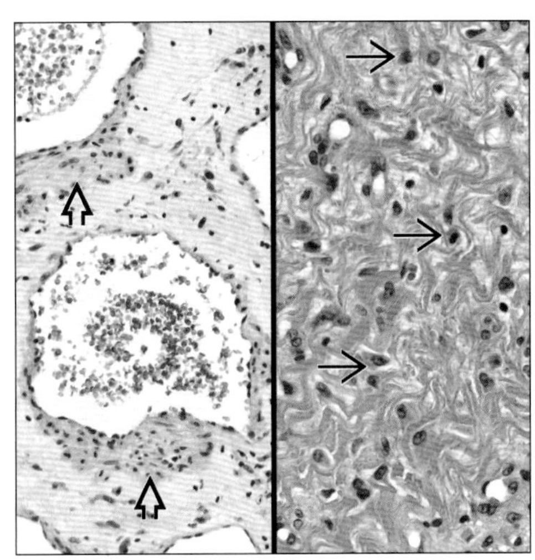

（左图）HE染色显示胶原蛋白沉积增加，通常出现在长期病变中。显示血管被压缩形成裂隙状改变。（右图）HE染色显示血管壁平滑肌细胞呈“片状”⇨。血管内可见红细胞。基质内肥大细胞→增多，胶原沉积

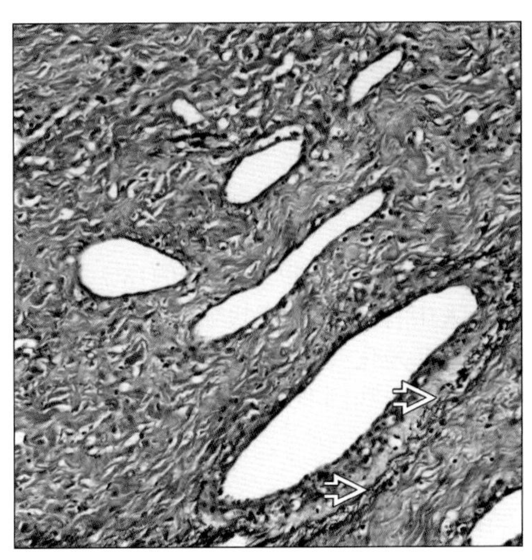

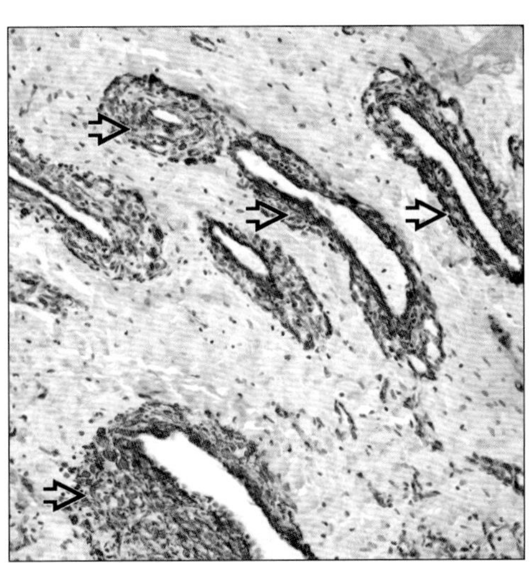

（左图）弹性纤维染色显示弹性纤维组织出现在大血管➡内而不是小血管（由于缺乏卷曲的碎片而导致暗染）。这也导致大量鼻出血，由于血管收缩障碍而致顽固性出血。（右图）肌肉特异性染色（MSA）显示肌肉包围血管⇨。反应强度的变化有助于显示血管平滑肌量的变化

非角化型鼻咽癌

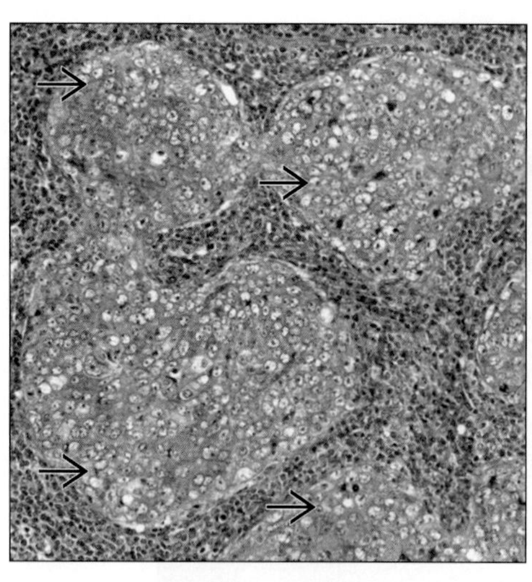

非角化未分化的鼻咽癌以癌巢→为特点，与周围基质界限清晰，后者缺乏促进结缔组织增生反应

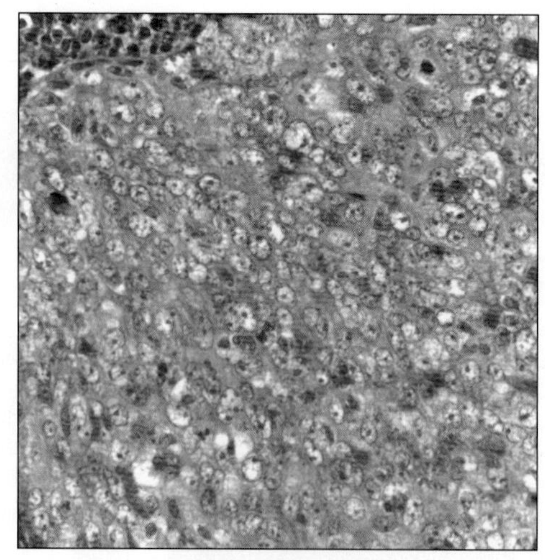

癌巢由增大的椭圆形至圆形细胞核以及泡状染色质组成，表现出以嗜酸性核仁、缺乏细胞质、模糊的细胞间隙为特点的合胞体现象

专业术语

缩写

- 鼻咽癌（NPC）

别名

- 淋巴上皮癌，Rigaud-Schmincke型淋巴上皮癌；移行细胞癌
  - 淋巴上皮癌的叫法并不恰当
    - 肿瘤整体来源于上皮组织，继发于良性的淋巴组织
  - Rigaud-Schmincke型的命名与合胞体和个体细胞生长方式有关，是各自进行的，没有生物学含义

定义

- 一种起源于鼻咽部黏膜的鳞状细胞癌，以鳞状细胞的分化为特点
- NPC的世界卫生组织分级为
  - Ⅰ角化型
  - Ⅱ非角化型
    - 分化的
    - 未分化的
- 之前的世界卫生组织分类不再使用，包括
  - Ⅰ型鳞状细胞癌；Ⅱ型非角化腺癌；Ⅲ型未分化腺癌

病因/发病机制

感染因子

- 与EB病毒感染密切相关
  - 非角化型分化型和未分化型均与EB病毒相关
  - 密切相关性提示NPC发展过程中EB病毒可能有致癌作用
  - EB病毒在NPC发展过程中的早期作用
    - 癌变前，鼻咽部损伤时就能发现EB病毒
    - 克隆EB病毒DNA标志物，发现非侵袭性病变来自于单纯EB病毒感染细胞，进展形成侵袭性癌
- 人乳头瘤病毒感染的作用尚不明确

环境暴露

- 易感性风险因子包括
  - 在本病高发地区，腌制食物中的高含量亚硝胺被认为是致癌因素
  - 吸烟
  - 对化学烟雾、香烟以及甲醛的职业暴露
  - 对放射性物质的暴露

遗传因素和地域因素

- 在中国发病率增加（尤其以广东省为主）
- 中国人从高发区域迁移到低发区域后发病率有所降低，但仍然较非华裔人口的发病率高

临床表现

流行病学

- 发病率
  - 在中国，鳞状细胞癌占到所有癌症的18%，72岁之前每40个人中有1个患有鳞状细胞癌
  - 鳞状细胞癌，非角化型分化型
    - 最不常见，占总病例不足15%
- 年龄
  - 40~60岁为发病高峰
    - 很少发生在40岁以下的人群
- 性别
  - 男性多于女性

非角化型鼻咽癌

要点

专业术语
- 一种起源于鼻咽部黏膜的鳞状细胞癌，以鳞状细胞的分化为特点

病因/发病机制
- 与EB病毒感染密切相关
- 人乳头瘤病毒感染的作用尚不明确

临床表现
- 无症状的颈部占位性病变，典型地出现在颈部三角的后方或者颈静脉淋巴结链上部
- 超高压放射治疗（65~70Gy）被认为对所有鳞状上皮细胞癌组织亚型有效
- 5年生存率（约75%）

组织病理学检查
- 分化的细胞出现多形性，细胞核浓染显示不存在或基本不存在角化
- 增大的圆形细胞核内可见泡状的核染色质，明显的嗜酸性核仁，缺乏嗜酸性或者是嗜双性细胞质

辅助检查
- EB病毒检测
  - 用PCR或原位杂交的方法检测EB病毒发现75%~100%的非角化型鼻咽癌患者EB病毒阳性
  - p16阴性反应

- 种族倾向
  - 高发地区包括中国、东南亚、北非、北极地区

部位
- 侧壁多于上壁、后壁

临床表现
- 无症状的颈部占位性病变，典型地出现在颈部三角的后方或者颈静脉淋巴结链上部
- 其他体征和症状包括
  - 鼻塞、流鼻涕、鼻出血、疼痛、中耳炎、耳痛、听力丧失、头痛
- 病变早期的体征和症状轻微或特异性不强，可延误疾病的诊断
  - 通常在临床分期的晚期表现出症状
- 高达25%的患者出现脑神经受累
  - 被认为是预后不良的特点
  - 脑神经受累可能包括
    - Ⅲ、Ⅳ、Ⅴ的眼神经分支、Ⅴ的第三分支（穿过咽旁空间突向鼻咽部侧壁）、Ⅵ、Ⅸ~Ⅻ

实验室检查
- 据报道，90%的患者针对EB病毒的血清学检查为阳性
  - IgA抗体（针对病毒壳抗原 VCA）和IgG抗体（针对早期抗原 EA）的滴度增加
    - 检出率高达93%
    - 抗体滴度的增加被用作标志物针对高危地区进行疾病筛选以及疾病复发的潜在指标
  - 定量PCR检测血浆和血清中EB病毒DNA的扩增，发现阳性率高达96%
  - 根据重组EB病毒抗原进行的更新抗体检测［例如，EB病毒核心（EBNA）抗原、膜抗原（MA）及其他］被应用于诊断
  - EB核心抗原-1（EBNA-1）的表达，隐匿性膜蛋白-1（LMP-1），EB病毒编码的RNA（EBER）的表达

治疗
- 选择、风险及并发症
  - 由于鼻咽部解剖学的限制以及鳞状细胞癌出现时的晚期倾向，高压药物治疗可作为一种治疗选择
- 手术方式
  - 手术干预适用于放射治疗失败的病例
- 辅助治疗
  - 对晚期接受放射治疗（RT）的患者采用药物治疗
- 放射疗法
  - 超高压放射治疗（65~70Gy）被认为对所有鳞状上皮细胞癌组织亚型有效
    - 应用于鼻咽部或者颈部高压放射治疗的计量在70Gy左右

预后
- 5年生存率（约75%）
- 不同阶段的临床表现代表最重要的诊断因素
  - 疾病特异性5年生存率（DSS）
    - Ⅰ期（98%）
    - Ⅱ期A-B（95%）
    - Ⅲ期（86%）
    - Ⅳ期A-B（73%）
- 患者接受诱导性药物治疗联合放射治疗（CRT）与单纯接受放射治疗（RT）的长期疗效相比较，发现
  - 复发明显减少，而且晚期鳞状细胞癌相关的生存率明显增加
    - 包括在单纯放射治疗的基础上增加了以顺铂为基础的诱导性药物治疗（顺铂、博来霉素、氟尿嘧啶或者顺铂和阿霉素）
  - 但是在所有报道存活的病例中没有本质的改善
- 影响预后的因素可能包括
  - 患者的临床分期越低、年龄越小以及女性患者的预后较好
  - 患者的临床分期越高、年龄越大以及男性患者的预后较差

非角化型鼻咽癌

  - 局部淋巴结的频繁转移
    - 出现淋巴结转移，生存率下降10%~20%
  - 大部分鳞状细胞癌，尤其是未分化型，转移至锁骨下组织，包括肺、骨骼（肋骨和脊柱）、肝脏
    - 导致预后较差
  - HLA-Aw33-C3-B58/DR9单体型患者预后较差，而A2-Cw11-Bw46/DR9单体型患者生存时间较长
  - 大量血管生成以及c-erb-B22表达预示预后较差
- 同期或非同期发生第二种原发性恶性肿瘤的风险为4%
  - 第二种原发性恶性肿瘤易发生于上消化道

影像学检查

放射学检查

- 评估病变的范围和转移瘤是否存在对于诊断很有帮助
- 正电子发射断层成像（PET）和计算机断层扫描（CT）被应用于肿瘤的局部以及远端转移的检测

MRI

- 对浸润软组织、向颅内发展、侵犯骨组织的肿瘤检测效果较好

大体检查

一般特征

- 变化包括
  - 无可见的占位性病变
  - 复层表皮覆盖的黏膜膨出
  - 表层上皮广泛受累的明显的占位性病变

组织病理学检查

组织学特征

- 非角化型分化型
  - 包含存在内部连接柱和小梁结构的组织
    - 坏死导致的囊性改变是普遍现象
    - 经常转移至淋巴结以及含有坏死中心的囊性改变
  - 分化的细胞出现多形性，细胞核浓染显示不存在或基本不存在角化
    - 细胞边界清晰，并出现模糊的细胞间桥
    - 可见角化细胞
  - 与周围基质分解清晰
  - 有丝分裂增加，包括非典型有丝分裂
  - 缺乏典型的针对浸润生长而产生的促结缔组织增生性基质反应
- 非角化型未分化型
  - 变化的生长包括黏附细胞和嵌入细胞（合胞体形式）以及导致细胞分散渗透的非黏附细胞
  - 肿瘤细胞特点
    - 增大的圆形细胞核内可见泡状的核染色质，明显的嗜酸性核仁，缺乏嗜酸性或者是嗜双性细胞质，细胞边界不清
    - 没有典型的角化，但是在某些病例中存在局灶性改变
  - 可见有丝分裂，但并不典型
  - 明显的非肿瘤的淋巴组织成分包括
    - 成熟的淋巴细胞和浆细胞
    - 可超过并掩盖浸润癌
  - 渗透性生长一般不产生宿主细胞的促结缔组织生长反应
    - 促结缔组织生长作用的缺失结合显著的良性淋巴细胞浸润以掩盖病变细胞可迷惑诊断
    - 促结缔组织生长作用的缺失可能也和淋巴结转移有关
- 罕见的前期病变（例如，上皮异型增生以及原位癌）
  - 表面和隐窝细胞可见上皮异型增生
  - 大多数浸润癌的发生没有明显的上皮异型增生以及原位癌表现
  - 鼻咽癌起源于鼻咽部的表面和（或）隐窝细胞，即使不存在明确的上皮异型增生以及原位癌
- 大约25%的鼻咽癌患者出现不止一种组织学类型
  - 根据优势细胞对“混合型”肿瘤进行分级
- 鼻咽癌的组织学特点，非角化型有时并不明显
  - 在一个肿瘤组织中可能出现重叠的组织学特点

辅助检查

免疫组织化学

- 对细胞角蛋白的强免疫反应
  - 全角蛋白和高分子量的细胞角蛋白强阳性
  - 低分子量的细胞角蛋白出现较弱的免疫反应
  - 细胞角蛋白7和20为典型的阴性反应
- EB病毒检测
  - EB病毒的免疫反应阳性
  - EB病毒编码的RNA（EBER）出现原位杂交
  - p16阴性

分子遗传学

- 用PCR或原位杂交的方法检测EB病毒发现75%~100%的非角化型鼻咽癌患者EB病毒阳性
  - 对于角化亚型的检测并不准确，因为EB病毒基因组的检测是可变性的
  - EB病毒阳性的角化亚型通常被限制在分散的发育异常的上皮内细胞
- 鼻咽癌的发生可能是遗传和环境因素导致的遗传和后天改变的积累

非角化型鼻咽癌

鼻咽癌的临床病例对比			
	角化型	**非角化型分化型**	**非角化型未分化型**
发病率	约占 25%	约占 15%	约占 60%
性别 / 年龄	男性多于女性，40~60 岁高发，小于 40 岁病例少见	男性多于女性，40~60 岁高发	男性多于女性，40~60 岁高发，儿童可能发生
组织学	角化，细胞间桥；常规鳞状细胞癌按照高、中、低分化分级；促结缔组织增生反应以及浸润	角化很少或缺失，相互连接条索状生长，典型地缺乏促结缔组织增生反应以及浸润	非角化，合胞体生长，圆形核的黏附或非黏附细胞，核仁嗜酸性，细胞质缺乏；主要为非肿瘤性淋巴组分；典型地缺乏促结缔组织增生反应以及浸润
与 EB 病毒相关性	弱相关	强相关	强相关
治疗	超高压放射治疗（65~70Gy）	超高压放射治疗（65~70Gy）	超高压放射治疗（65~70Gy）
预后	5 年生存率（20%~40%）	5 年生存率（约 75%）	5 年生存率（约 75%）
NK：非角化型			

鉴别诊断

口咽部非角化肿瘤

- 扁桃体和舌根部的癌症可能出现和鼻咽癌类似的症状，包括分化型和未分化型
  - 这些肿瘤中p16阳性而EBER阴性
  - 淋巴结转移的p16阳性而EBER阴性，可能起源于潜伏的原发的口咽部肿瘤
  - 对和鼻咽癌表现类似的淋巴结转移的肿瘤的诊断检查，不论分化型和未分化型，都应该包含对EBER和p16的染色

弥漫性大B细胞淋巴瘤

- 淋巴造血系统的标志物呈阳性，包括CD45（白细胞共同抗原）和B细胞标志物
- 细胞角蛋白和EB病毒阴性

黏膜恶性黑色素瘤

- S-100蛋白、黑色素瘤标志物（HMB-45、Melan-A、酪氨酸酶）阳性
- 细胞角蛋白和EB病毒阴性

横纹肌肉瘤

- 肌源性标志物（结蛋白、肌红蛋白、肌细胞生成蛋白）阳性
- 细胞角蛋白和EB病毒阴性

参考文献

1. Caponigro F et al: Treatment approaches to nasopharyngeal carcinoma: a review. Anticancer Drugs. 21(5): 471–7, 2010
2. Singhi AD et al: Lymphoepithelial-like carcinoma of the oropharynx: a morphologic variant of HPV-related head and neck carcinoma. Am J Surg Pathol. 34(6): 800–5, 2010
3. Afqir S et al: Nasopharyngeal carcinoma in adolescents: a retrospective review of 42 patients. Eur Arch Otorhinolaryngol. 266(11): 1767–73, 2009
4. Liu T et al: FDG-PET, CT, MR1 for diagnosis of local residual or recurrent nasopharyngeal carcinoma, which one is the best? A systematic review. Radiother Oncol. 85(3): 327–35, 2007
5. Tao Q et al: Nasopharyngeal carcinoma: molecular pathogenesis and therapeutic developments. Expert Rev Mol Med. 9(12): 1–24, 2007
6. Thompson LD: Update on nasopharyngeal carcinoma. Head Neck Pathol. 1(1): 81–6, 2007
7. Brennan B: Nasopharyngeal carcinoma. Orphanet J Rare Dis. 1: 23, 2006
8. Mirzamani N et al: Detection of EBV and HPV in nasopharyngeal carcinoma by in situ hybridization. Exp Mol Pathol. 81(3): 231–4, 2006
9. Wei WI et al: Nasopharyngeal carcinoma. Lancet. 365(9476): 2041–54, 2005
10. Licitra L et al: Cancer of the nasopharynx. Crit Rev Oncol Hematol. 45(2): 199–213, 2003
11. Ensley JF et al: Locally advanced nasopharyngeal cancer. Curr Treat Options Oncol. 2(1): 15–23, 2001
12. Erkal HS et al: Nasopharyngeal carcinomas: analysis of patient, tumor and treatment characteristics determining outcome. Radiother Oncol. 61(3): 247–56, 2001
13. Wenig BM: Nasopharyngeal carcinoma. Ann Diagn Pathol. 3(6): 374–85, 1999

非角化型鼻咽癌

显微镜下及免疫组织化学特点

（左图）通常良性淋巴细胞浸润与非角化型未分化型鼻咽癌的肿瘤细胞相关，即使是浸润性生长，也不存在结缔组织增生。（右图）非角化型未分化型鼻咽癌，可见异常黏附细胞呈弥漫性生长，伴有泡状染色质和明显的核仁。所有这些特点导致被误诊为弥漫性大B细胞淋巴瘤的概率增加

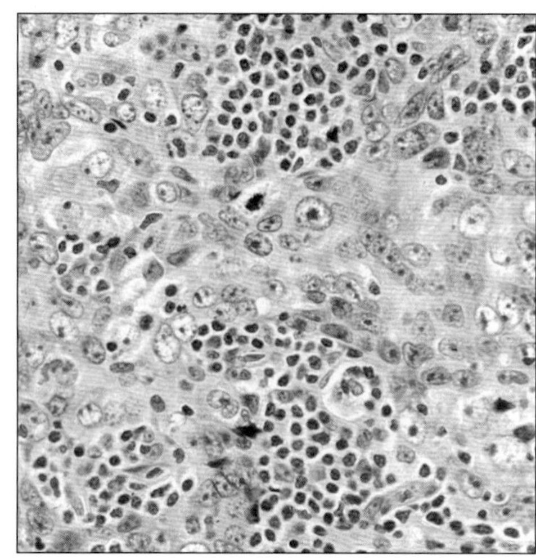

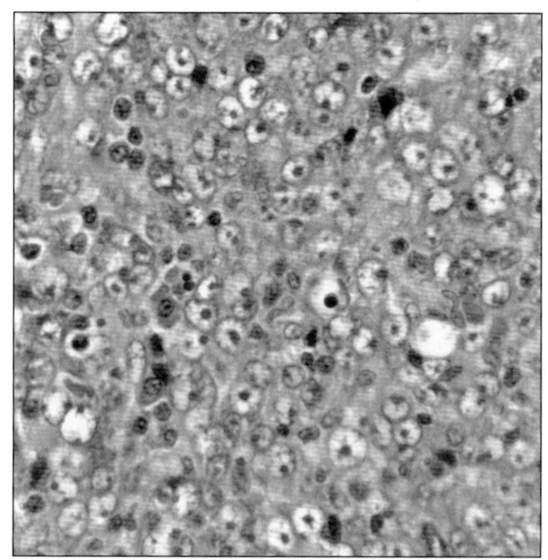

（左图）虽然细胞形态类似导致难以分辨，但是细胞角蛋白免疫反应的出现证明了癌症的诊断，并且能够区分出弥漫性大B细胞淋巴瘤。（右图）非角化型未分化型鼻咽癌，存在肿瘤细胞核标志物，证明与EB病毒强相关（通过EBER的原位杂交在癌巢➡和单个细胞→中发现）

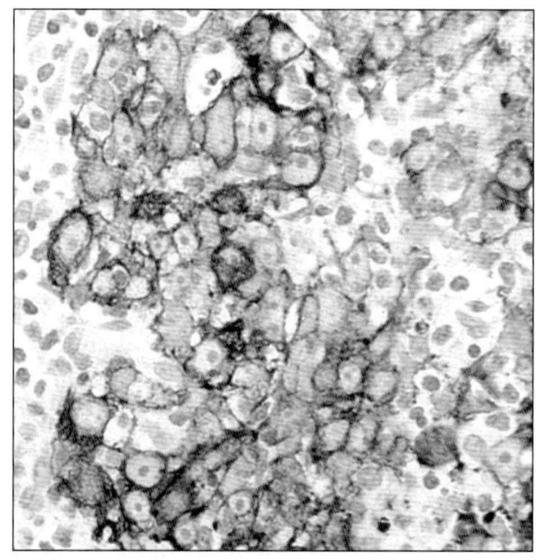

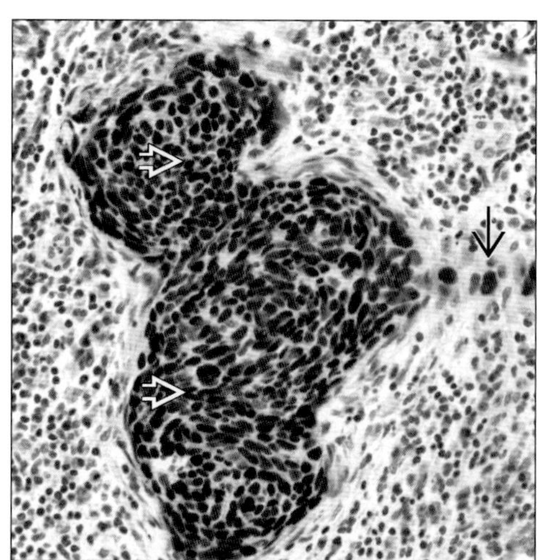

（左图）在低度恶性的非角化型未分化型的鼻咽癌中，没有证据证明浸润性肿瘤的存在，因为没有促结缔组织增生反应。取而代之的是混合的炎症细胞增生的表现。（右图）更高程度的恶性肿瘤中，可见肿瘤细胞→，但是很容易被忽视而视作炎症细胞浸润反应，因为没有相关结缔组织增生

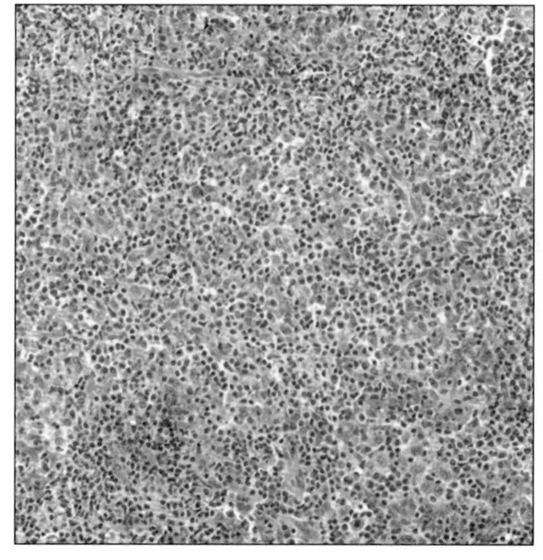

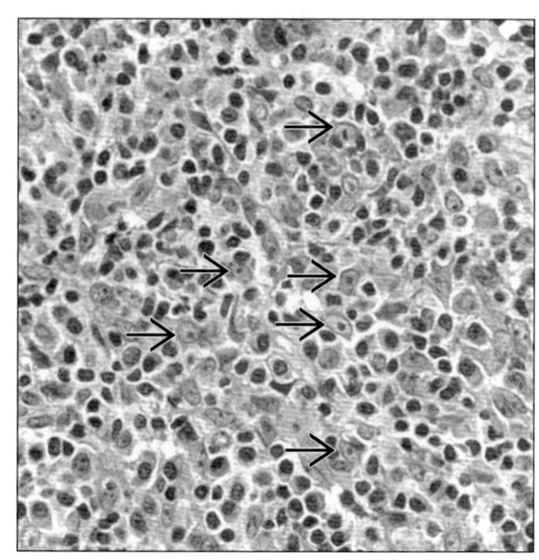

非角化型鼻咽癌

显微镜下及免疫组织化学特点

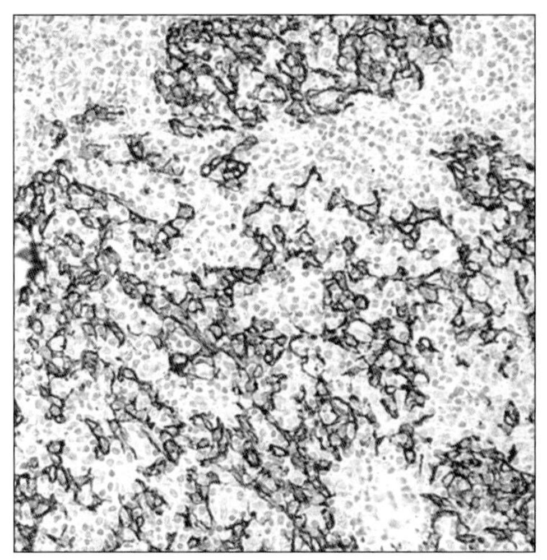

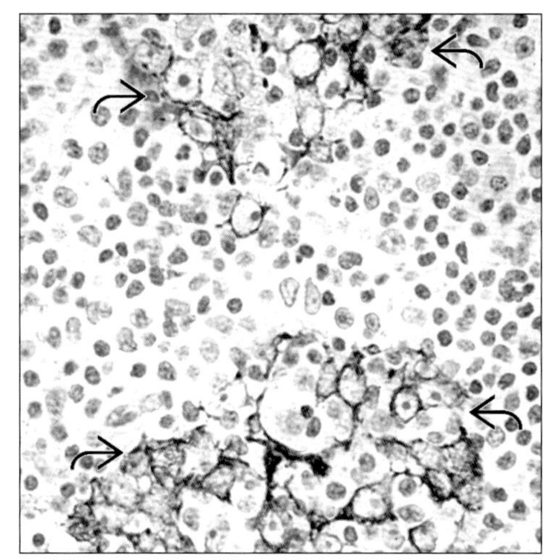

（左图）细胞角蛋白染色显示癌细胞的非正常聚集，可见肿瘤浸润的范围。通过细胞角蛋白染色显示出的肿瘤浸润范围在光学显微镜下可能不明显。（右图）恶性程度较高的肿瘤中，细胞角蛋白反应能够勾画出肿瘤细胞形成网状染色➡。肿瘤上皮细胞可能对淋巴造血系统标志物没有反应

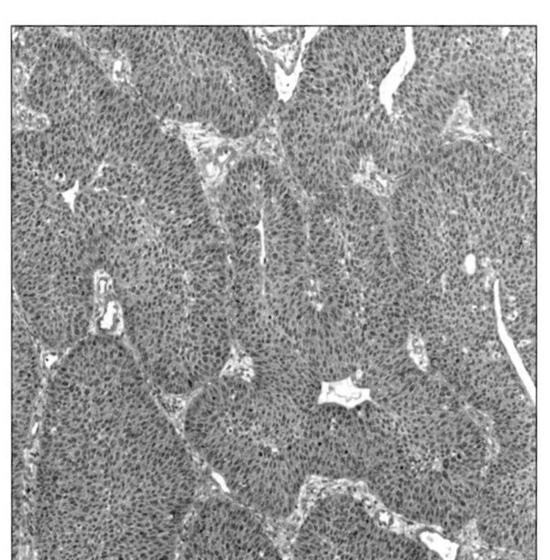

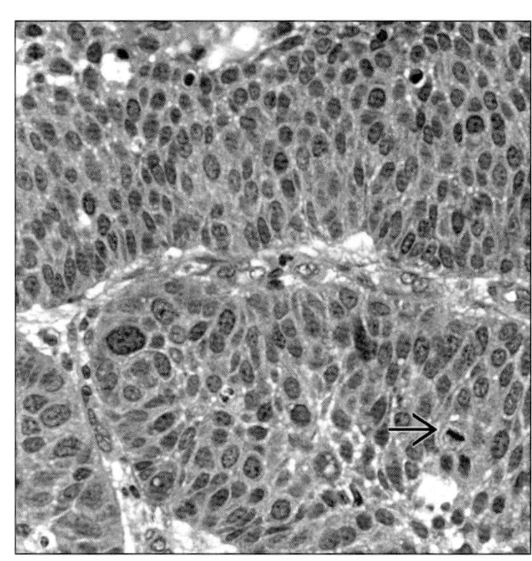

（左图）非角化型分化型鼻咽癌的特点为浸润性癌中广泛的细胞间连接索。生长方式提示浸润性肿瘤。（右图）恶性程度较高的肿瘤中，非角化型分化型鼻咽癌的肿瘤细胞，由于细胞核多形性而分层生长，核质比增加，有丝分裂活动也增加➡

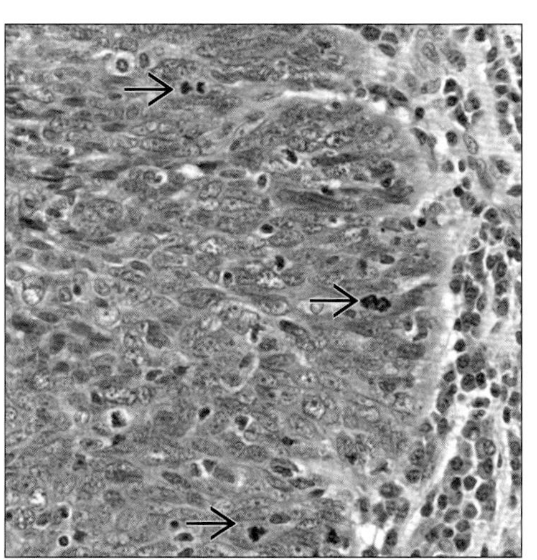

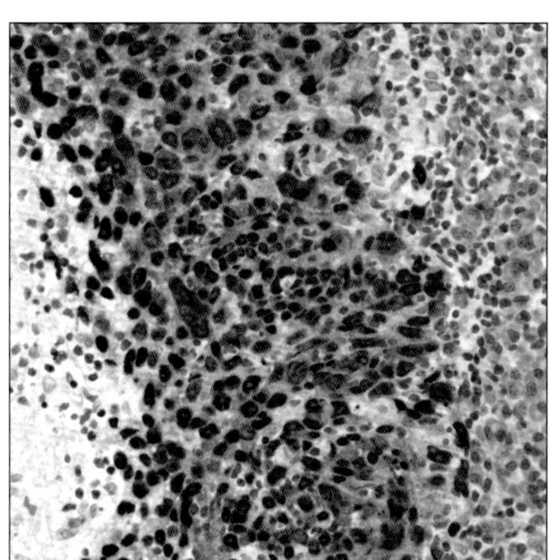

（左图）非角化型分化型鼻咽癌，由于细胞核多形性导致细胞核分层，有丝分裂象增加➡，细胞间桥消失。（右图）非角化型分化型鼻咽癌，与EB病毒强相关。在肿瘤细胞中针对EBER细胞核标记的原位杂交呈阳性

非角化型鼻咽癌

显微镜下及免疫组织化学特点

（左图）非角化型分化型鼻咽癌，出现以形成充满坏死组织的较大囊肿为特点的囊性病变→。与坏死相关的囊性表现是肿瘤向颈部淋巴结转移时的表现形式（例如，囊性转移性非角化型癌）。（右图）非角化型未分化型鼻咽癌的淋巴结转移，显示囊性病变以及结缔组织增生缺失

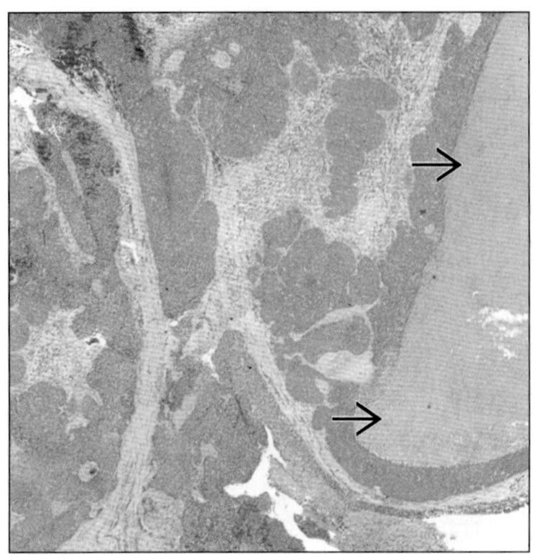

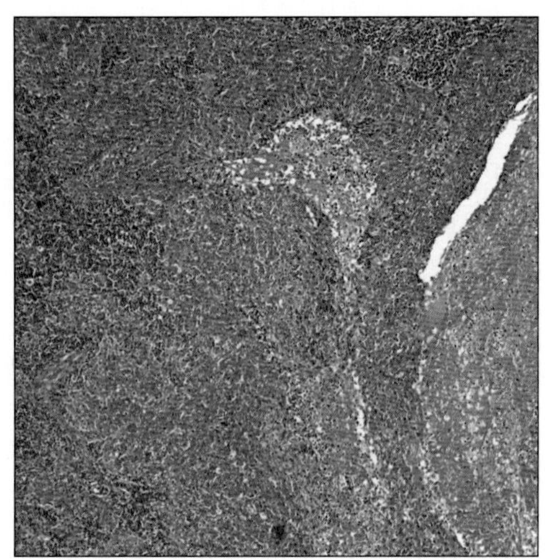

（左图）恶性程度较高的肿瘤中，非角化型未分化型鼻咽癌的转移瘤细胞，包括含有增大的泡状染色质和明显核仁的异常黏附细胞。这些发现可能导致弥漫性大B细胞淋巴瘤的错误诊断。（右图）与肿瘤细胞的特点类似，存在细胞角蛋白证实了癌性诊断，并排除了弥漫性大B细胞淋巴瘤的诊断

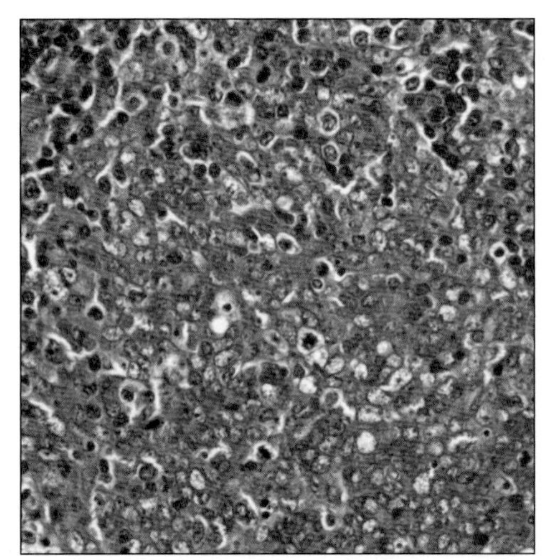

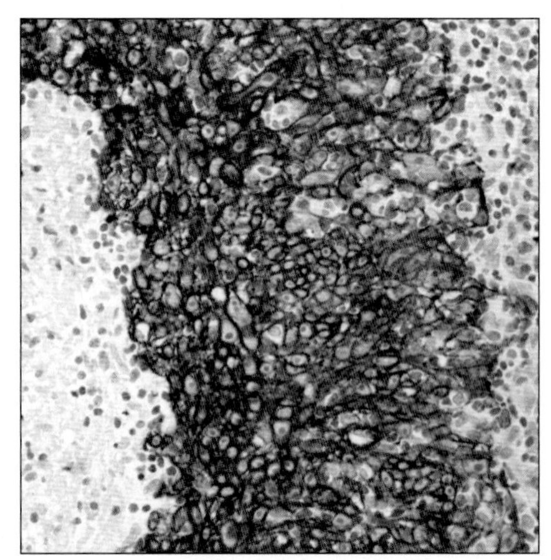

（左图）非角化型未分化型转移性鼻咽癌，显示EBER核标记原位杂交阳性。（右图）非角化型分化型鼻咽癌，可能起源于黏膜下层的隐窝上皮→细胞，而表面上皮↩没有异型增生和（或）癌。肿瘤表现出坏死相关的隐窝性改变，作为原发性肿瘤可能向颈部淋巴结转移

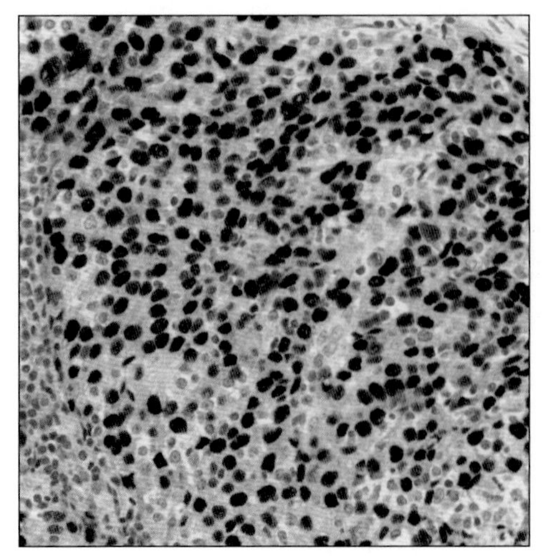

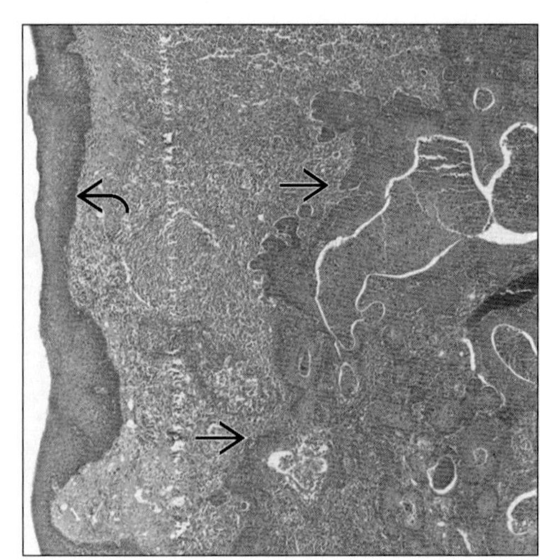

非角化型鼻咽癌

显微镜下及免疫组织化学特点

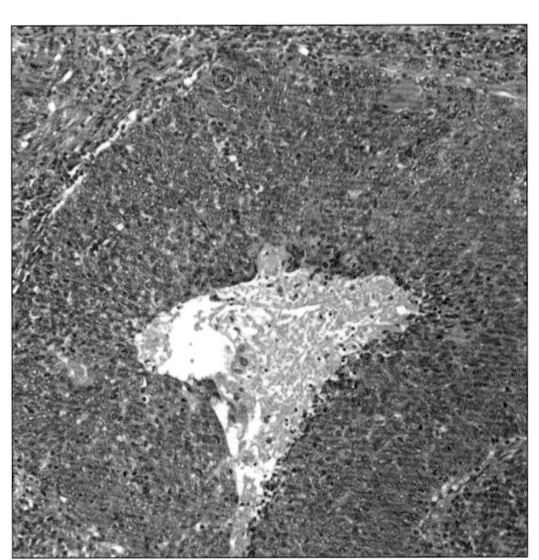

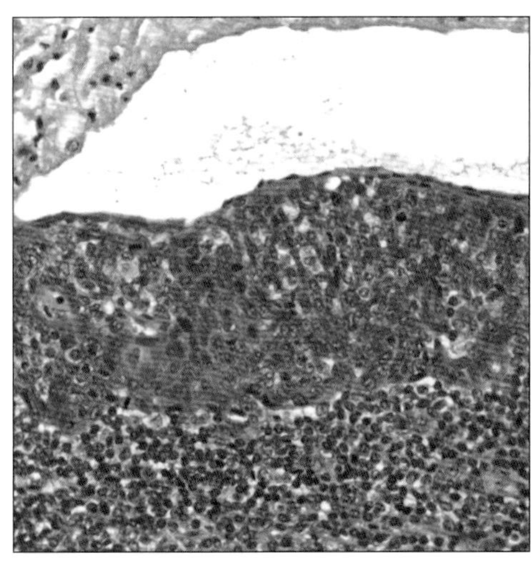

（左图）口咽部（扁桃腺、舌根部）非角化型癌，有坏死表现的囊性肿瘤的组织学特点与鼻咽癌类似。（右图）恶性程度较高的肿瘤中，口咽部（扁桃腺、舌根部）未分化癌的肿瘤细胞，包含细胞核片状改变，角化程度较低或缺失，与非角化型分化型鼻咽癌的组织学改变类似

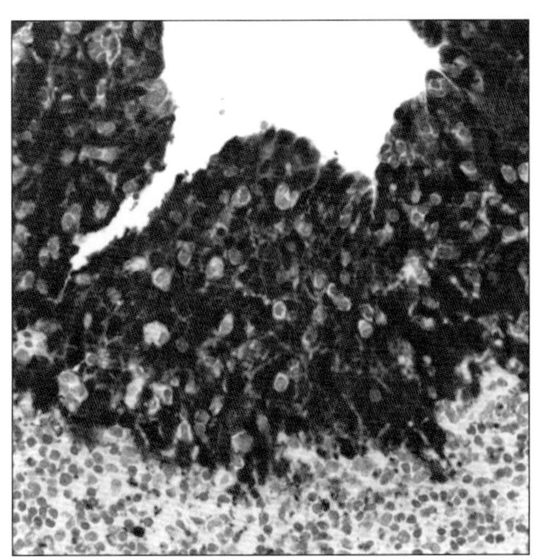

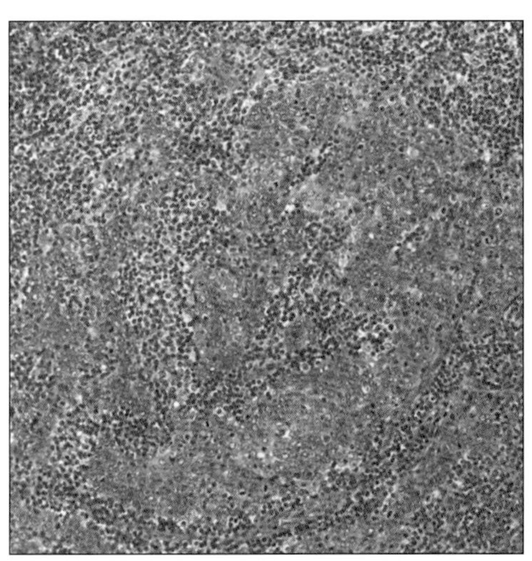

（左图）与非角化型淋巴癌和EB病毒有强烈相关性的特点相比较，口咽部未分化癌出现类似的组织学改变的特点与人乳头瘤病毒感染有关，表现为p16的细胞核和胞质染色如图所示。（右图）口咽部（扁桃腺、舌根部）非角化型癌同样也表现出类似于非角化型未分化型鼻咽癌的组织学特点，包括相关的淋巴细胞浸润以及结缔组织增生障碍

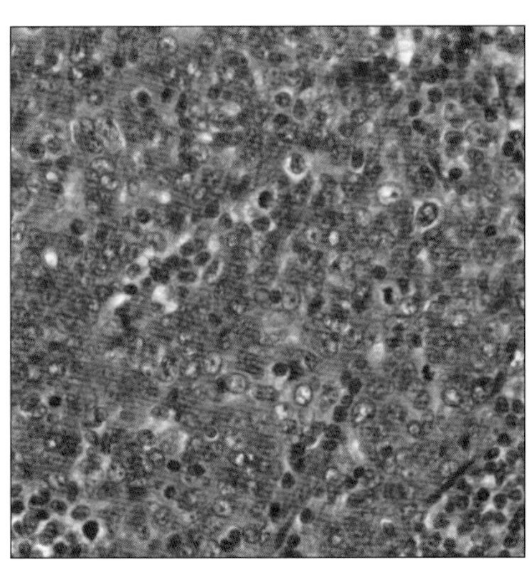

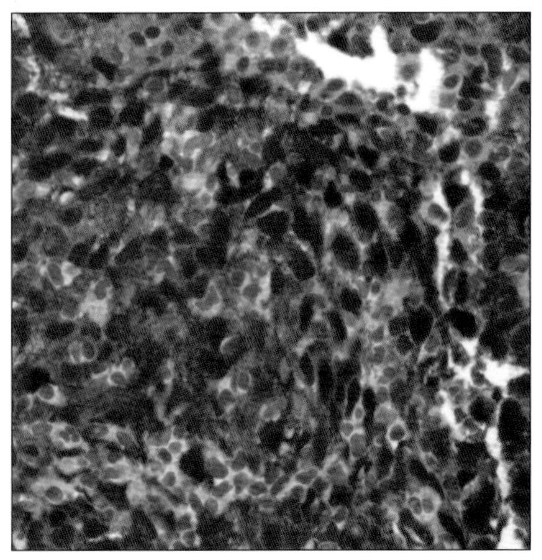

（左图）口咽部非角化型癌的肿瘤细胞，包括出现明显嗜酸性核仁的增大细胞核，都与非角化型未分化型鼻咽癌类似。（右图）口咽部非角化型癌可见p16的强阳性染色。这种肿瘤作为潜在原发癌可能发生转移，提示可能为鼻咽部起源的肿瘤。p16的强阳性染色证实了原发口咽部肿瘤的诊断

角化型鼻咽癌

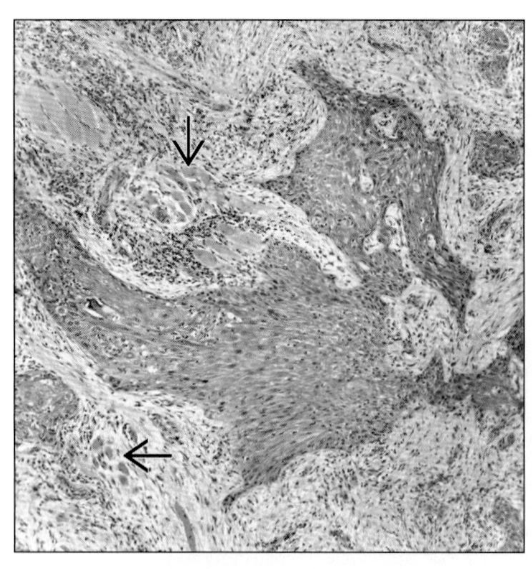

鼻咽部浸润性角化型鳞状上皮癌浸润到黏膜下层，伴有结缔组织增生反应并浸润到骨骼肌⇨

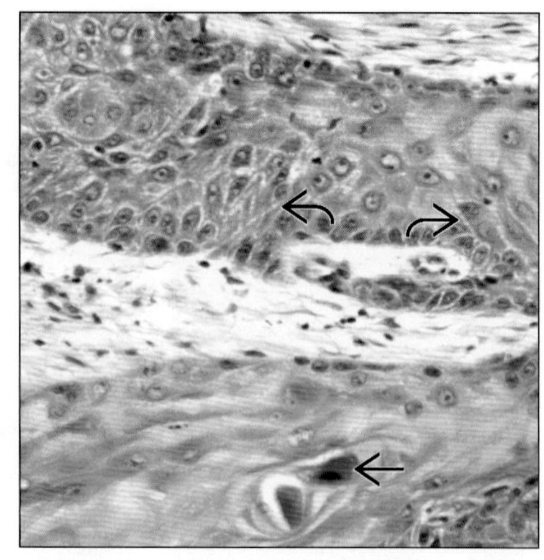

高分化型角化鳞状上皮细胞癌特点是一定的（轻度的）细胞异型性，明确的细胞角化⇨以及细胞间桥⇨

专业术语

缩写

- 鼻咽癌（NPC）

定义

- 一种起源于鼻咽部黏膜的鳞状细胞癌，以鳞状细胞的分化为特点
- NPC的世界卫生组织分级为
  - Ⅰ角化型
  - Ⅱ非角化型
    - 分化的
    - 未分化的
- 之前的世界卫生组织分类不再使用，包括
  - Ⅰ型鳞状细胞癌，Ⅱ型非角化腺癌，Ⅲ型未分化腺癌

病因/发病机制

环境暴露

- 易感性风险因子包括
  - 在本病高发地区，腌制食物中亚硝胺的含量高被认为是致癌因素
  - 吸烟
  - 对化学烟雾、香烟以及甲醛的职业暴露
  - 对放射性物质的暴露
- 角化型鼻咽癌，被认为与EB病毒感染不相关
  - 非角化型鼻咽癌，与EB病毒感染有关

临床表现

流行病学

- 发病率
  - 约占全部鼻咽癌的25%
- 年龄
  - 多发于40~60岁
- 性别
  - 男性多于女性
- 种族倾向
  - 高发地区包括中国、东南亚、北非、北极地区

部位

- 侧壁多于上壁和后壁

症状

- 鼻塞，流鼻涕，鼻出血，疼痛，中耳炎，耳痛，听力丧失，头痛
- 脑神经受累可能出现在较晚期病变

治疗

- 手术方式
  - 手术干预适用于放射治疗失败的病例
- 辅助治疗
  - 对晚期接受放射治疗的患者采用药物治疗
- 放射疗法
  - 超高压放射治疗（65~70Gy）被认为对所有鳞状上皮细胞癌组织亚型有效

预后

- 5年生存率：20%~40%
  - 局部肿瘤的发病率较高，但是淋巴转移和（或）远端转移的发生率较低
  - 继发的局部病变发展迅速导致患者死亡的发生率增加是5年生存率低的主要原因

影像学检查

影像学特征

- 疾病评估时重要的辅助诊断方法
- MRI检查能够检测到肿瘤的软组织侵袭，向颅内扩

角化型鼻咽癌

要点

专业术语
- 一种起源于鼻咽部黏膜的鳞状细胞癌，以鳞状细胞的分化为特点

病因/发病机制
- 与EB病毒感染不相关

临床表现
- 约占全部鼻咽癌的25%
- 超高压放射治疗是可选的治疗方法
- 5年生存率：20%~40%

组织病理学检查
- 浸润型肿瘤的主要特点是存在角化现象和细胞间桥
- 按照高、中、低分化分级

散，以及骨组织浸润

组织病理学检查

组织学特征
- 浸润型肿瘤的主要特点是存在角化现象和细胞间桥
  - 按照高、中、低分化分级
- 促进结缔组织增生的基质促进肿瘤浸润
- 淋巴细胞浸润相对缺乏

辅助检查

免疫组织化学
- 细胞因子，p63的强阳性染色

分子遗传学
- EB病毒在分子水平的研究
  - 发病部位内阳性，其他正常区域阴性

鉴别诊断

反应性上皮增生
- 可能发生反应性不典型性，但是缺乏以下表现
  - 显著的上皮异型
  - 肿瘤的浸润癌巢
  - 相关的结缔组织增生

参考文献

1. Mirzamani N et al: Detection of EBV and HPV in nasopharyngeal carcinoma by in situ hybridization. Exp Mol Pathol. 81(3): 231–4, 2006
2. Licitra L et al: Cancer of the nasopharynx. Crit Rev Oncol Hematol. 45(2): 199–213, 2003
3. Ensley JF et al: Locally advanced nasopharyngeal cancer. Curr Treat Options Oncol. 2(1): 15–23, 2001
4. Wenig BM: Nasopharyngeal carcinoma. Ann Diagn Pathol. 3(6): 374–85, 1999
5. Marks JE et al: The National Cancer Data Base report on the relationship of race and national origin to the histology of nasopharyngeal carcinoma. Cancer. 83(3): 582–8, 1998
6. Zhang JX et al: Epstein–Barr virus expression within keratinizing nasopharyngeal carcinoma. J Med Virol. 55(3): 227–33, 1998
7. Nicholls JM et al: The association of squamous cell carcinomas of the nasopharynx with Epstein–Barr virus shows geographical variation reminiscent of Burkitt ' s lymphoma. J Pathol. 183(2): 164–8, 1997

影像图库

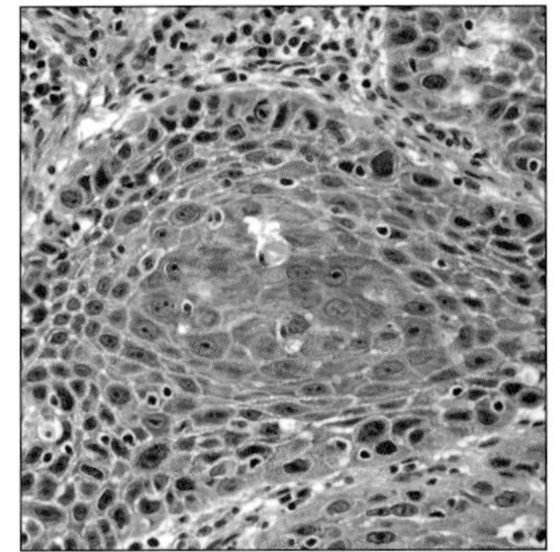

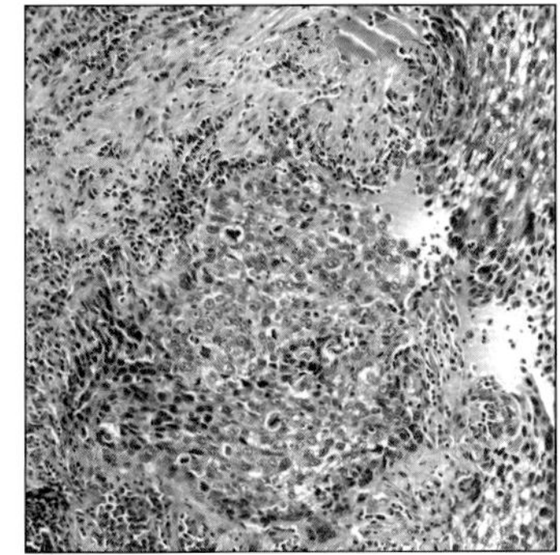

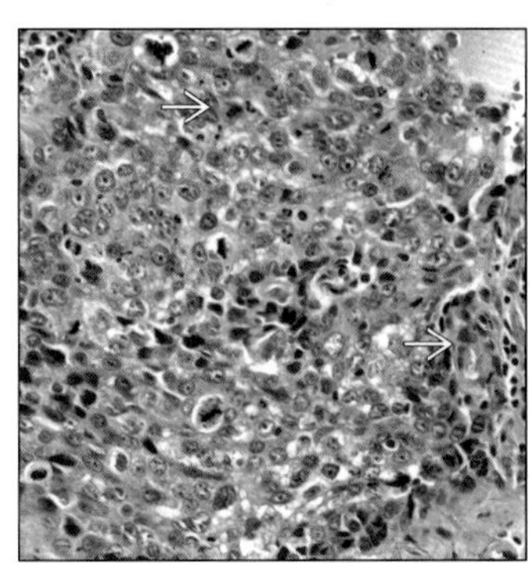

（左图）鼻咽部浸润型中分化角化型鳞状细胞癌较高分化癌的细胞核多形性更加严重。（中图）鼻咽部浸润型低分化角化型鳞状细胞癌出现相关结缔组织增生。（右图）恶性程度较高的的肿瘤，而与高分化的肿瘤相比，缺乏鳞状细胞分化的证据，但因为存在角化现象➡而提示鳞状细胞癌

基底细胞样鳞状细胞癌

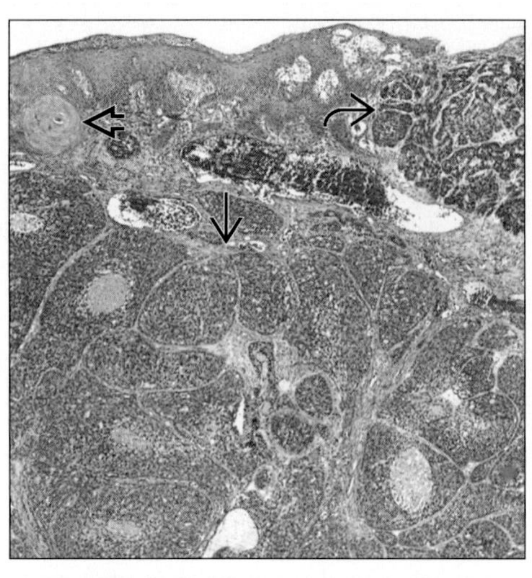
基底细胞样鳞状细胞癌是一种浸润性类基底细胞肿瘤，可见各种各样的肿瘤生长，包括叶状的⇨、小梁状⇨的形式，存在突然的鳞状细胞分化⇨

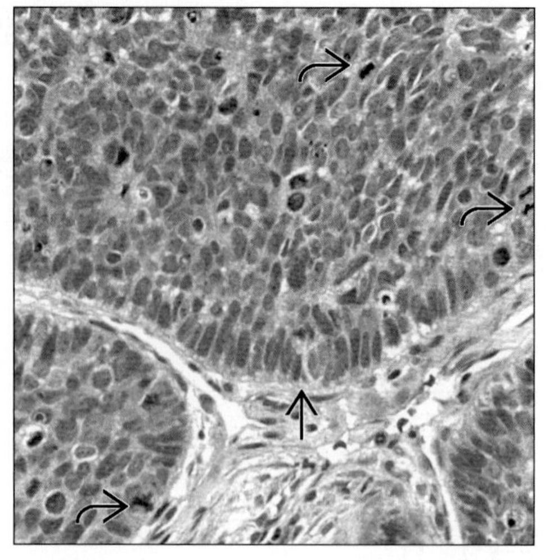
基底细胞表现为明显的细胞核多形性、深染以及有丝分裂活动增加⇨。外周细胞核呈栅栏状⇨，但未见收缩效应

专业术语

缩写
- 基底细胞样鳞状细胞癌（BSCC）

定义
- 鳞状细胞癌的高级变异表现，组织学特征为主要由基底样多形性细胞和变化的鳞状细胞构成的侵袭性肿瘤

病因/发病机制

酒精和烟草
- BSCC的发病因素较常见，包括过量的饮酒和（或）吸烟

感染因素
- 本病是否与EB病毒相关，文献中观点不一致
  - 有报道显示，亚洲患者EB病毒（+）而非亚洲患者EB病毒（–）
    - 可能与EB病毒无关；EB病毒在亚洲具有地方性特点
  - BSCC与人乳头瘤病毒无关

临床表现

流行病学
- 发病率
  - 罕见的原发性鼻咽部肿瘤
  - 可能发生于上消化道黏膜的任何位置，但主要发生在咽部（梨状隐窝）、喉部（声门上）、腭扁桃体
- 年龄
  - 发病年龄段较广，30~80岁（平均55岁）
- 性别
  - 男性多于女性

症状
- 症状取决于病变发生的位置以及是否有喉部肿瘤
  - 声音嘶哑，吞咽困难，疼痛，颈部占位

治疗
- 选择、风险及并发症
  - 手术彻底切除
  - 由于早期局部淋巴结转移以及远端血行播散，进一步彻底清扫结合放药物治疗应作为首选治疗方案

预后
- 鼻咽部BSCC较其他头颈部BSCC临床侵袭性低
  - 报道每6例患者
    - T3或T4期4例
    - 2例出现淋巴结转移
    - 没有远端转移
    - 3例34~52个月内没有出现症状
    - 3例带瘤生存19~46个月
- BSCC发生在头颈部常见部位时更具有侵袭性，高级别肿瘤多灶性、深部浸润及转移倾向更强
  - 肿瘤转移以淋巴和血行为主，包括局部和远端的淋巴结、肺、骨骼、皮肤和脑
  - 转移包括基底细胞和鳞状细胞
  - 明确诊断后1年内的死亡率高

大体检查

一般特征
- 质硬，褐色到白色占位病变，经常出现中心坏死
- 可能为外植性表现

大小
- 大小可能很大，最大径可达6cm

基底细胞样鳞状细胞癌

要点

专业术语

- 鳞状细胞癌的高级变异表现，组织学特征为主要由基底样多形性细胞和变化的鳞状细胞构成的侵袭性肿瘤

临床表现

- 罕见的原发性鼻咽部肿瘤
- 鼻咽部BSCC较其他头颈部BSCC临床侵袭性低

组织病理学检查

- 主要由基底细胞和鳞状细胞组成的侵袭性肿瘤
- 变化的生长方式包括实性、小叶状、孔状、条索状、小梁状、腺状或囊状
- 基底细胞为主要的细胞成分，特点是细胞核呈多形性、深染、有丝分裂增加
- 鳞状细胞具有典型性，但所占比例较少，包括角化的浸润性鳞状细胞癌

辅助检查

- 免疫反应验证细胞角蛋白的存在
- 神经内分泌标志物通常为阴性，但偶尔可能阳性

组织病理学检查

组织学特征

- 主要由基底细胞和鳞状细胞组成的侵袭性肿瘤
  - 变化的生长方式包括实性、小叶状、孔状、条索状、小梁状、腺状或囊状
  - 多表现为深部浸润，包括神经性和淋巴血管性浸润
    - 表浅的组织活检不能说明浸润的深度和范围
- 基底细胞成分
  - 主要的细胞成分
  - 可见表面上皮内的连续性分布
  - 多形性的深染的细胞核，缺乏细胞质，大小变化明显的核仁
  - 可见外周细胞核呈栅栏状
  - 有丝分裂活动增加，包括非典型有丝分裂
  - 常见坏死，包括
    - 可见肿瘤小叶中心出现粉刺样坏死
    - 单个细胞坏死
  - 可见细胞间透明蛋白和黏膜透明蛋白组织堆积
    - 类似于唾液腺肿瘤中出现的基底膜组织重复生长的表现
  - 可能包括其他发现
    - 可见胞质丰富的细胞集中或大范围存在
    - 可能以梭形细胞混合存在为特征，但常常是局部的，不是主要细胞类型
    - 偶尔出现真正神经样玫瑰花结形成细胞
    - 可能出现钙化
- 鳞状细胞成分
  - 具有典型性，所占比例较少
    - 存在较集中
    - 组织活检中，可能看不到鳞状细胞
  - 包括上皮异型增生（中到重度异型增生）和（或）浸润性鳞状细胞癌，伴或不伴不连贯的角化灶
  - 可能与表面上皮细胞相连接

辅助检查

组织化学

- 糖化酶敏感，过碘酸-希夫反应（+），细胞质内结构提示细胞质透明的细胞中存在糖原

免疫组织化学

- 始终存在上皮标志物的免疫反应，包括细胞角蛋白（AE1/3、CAM5.2等）、EMA、CEA
- 神经内分泌标志物，包括嗜铬粒蛋白、突触素。通常CD56为阴性，但偶尔也会出现阳性（突触素多于嗜铬粒蛋白）
- EB病毒（–），虽然有与之相反的报道
- p16（–）
  - 口咽部（扁桃体、舌根部）BSCC可能出现p16（+）
  - 鼻咽部BSCC一般 p16（–）
- 波形蛋白、NSE、S-100蛋白、肌动蛋白表达不定
- 黑色素细胞（HMB-45、Melan-A、酪氨酸酶）和淋巴造血标志物阴性

电子显微镜

- 细胞通过囊内的大量张力丝束、细胞桥粒、上皮珠、星形颗粒、重复的基底层而聚集
- 不存在腺体分化

鉴别诊断

口咽部非角化癌

- 人乳头瘤病毒相关性与BSCC不同
- 以广泛的细胞间连接索为特点的原位或浸润性肿瘤，经常伴有囊性改变和中心坏死
- 细胞非角化，以多形性基底样外观的细胞核内有丝分裂活动增加为特征
- 鳞状细胞的分化（角化）灶有限
- p16的免疫反应

腺样囊性癌（AdCC）

- 特点是同形的浓染的基底细胞缺乏多形性、有丝分裂活动和坏死

基底细胞样鳞状细胞癌

基底细胞样鳞状细胞癌的鉴别诊断			
	基底细胞样鳞状细胞癌	腺样囊性癌	小细胞未分化神经内分泌癌
性别/年龄	男性多于女性，60~70岁高发	60~70岁高发；除了下颌腺肿瘤倾向于女性高发外，男女比例大致相同	男性多于女性，60~70岁高发
部位	倾向于咽部（梨状隐窝）、喉部（声门）、口咽部（腭扁桃体）	大的和小的唾液腺	头颈部少见；声门上喉部常见
表面受累	表现为上皮细胞内发育不良	缺失	缺失
鳞状上皮组成	存在但是次要成分，而且可能为局灶性的	缺失	可能存在，但大小固定
嗜神经性	存在	存在	存在
免疫组织化学	细胞角蛋白的免疫反应；神经内分泌标志物通常为阴性，偶尔为阳性（嗜铬蛋白和突触蛋白）	细胞角蛋白、p63、S-100蛋白、钙调蛋白、肌动蛋白、波形蛋白等免疫反应；神经内分泌标志物阴性	细胞角蛋白的免疫反应；神经内分泌标志物（嗜铬蛋白、突触蛋白、CD56、CD57、TTF-1）免疫反应阳性，血降钙素偶尔阳性
人乳头瘤病毒相关性	不存在	不存在	不存在
治疗	手术，放射治疗，药物治疗	手术，放射治疗	系统性药物治疗和治疗性照射
预后	取决于临床分期但是总体预后较差；鼻咽部BSCC较颈部BSCC的生物侵袭性较弱	短期预后较好，长期预后较差；生存率：5年（71%~89%），10年（29%~71%），15年（29%~55%）	预后差；生存率：2年（16%），5年（5%）

BSCC—基底细胞样鳞状细胞癌；AdCC—腺样囊性癌；SCUNC—小细胞未分化神经内分泌癌

- 上皮分化情况与AdCC的特点不同
- 免疫组织化学染色对鉴别诊断帮助有限

小细胞未分化神经内分泌癌（SCUNC）

- 神经内分泌标志物（嗜铬粒蛋白、突触蛋白、CD56、CD57、TTF-1）免疫反应阳性

参考文献

1. Begum S et al: Basaloid squamous cell carcinoma of the head and neck is a mixed variant that can be further resolved by HPV status. Am J Surg Pathol. 32(7): 1044–50, 2008
2. Muller E et al: The basaloid squamous cell carcinoma of the nasopharynx. Rhinology. 38(4): 208–11, 2000
3. Paulino AF et al: Basaloid squamous cell carcinoma of the head and neck. Laryngoscope. 110(9): 1479–82, 2000
4. Barnes L et al: Basaloid squamous cell carcinoma of the head and neck: clinicopathological features and differential diagnosis. Ann Otol Rhinol Laryngol. 105(1): 75–82, 1996
5. Wan SK et al: Basaloid-squamous carcinoma of the nasopharynx. An Epstein-Barr virus-associated neoplasm compared with morphologically identical tumors occurring in other sites. Cancer. 76(10): 1689–93, 1995
6. Raslan WF et al: Basaloid squamous cell carcinoma of the head and neck: a clinicopathologic and flow cytometric study of 10 new cases with review of the English literature. Am J Otolaryngol. 15(3): 204–11, 1994
7. Klijanienko J et al: Basaloid squamous carcinoma of the head and neck. Immunohistochemical comparison with adenoid cystic carcinoma and squamous cell carcinoma. Arch Otolaryngol Head Neck Surg. 119(8): 887–90, 1993
8. Banks ER et al: Basaloid squamous cell carcinoma of the head and neck. A clinicopathologic and immunohistochemical study of 40 cases. Am J Surg Pathol. 16(10): 939–46, 1992

基底细胞样鳞状细胞癌

显微镜下特点

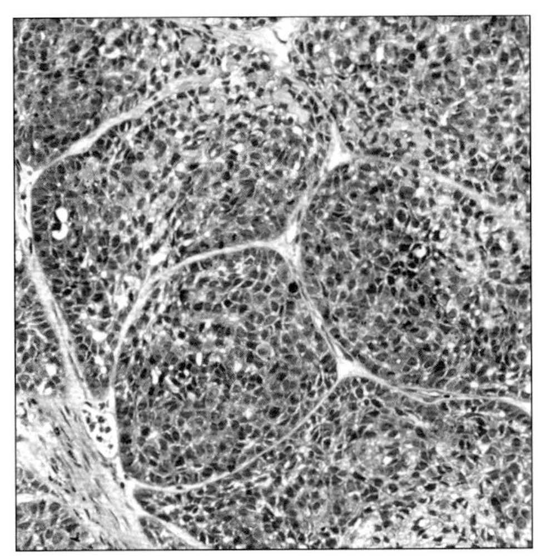

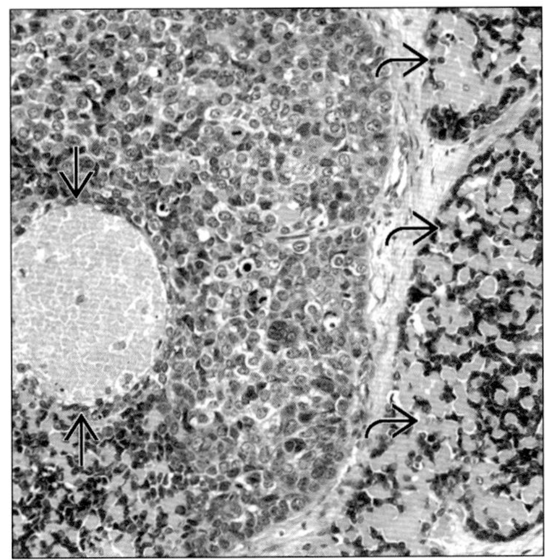

（左图）浸润性癌巢或小叶内出现拼图样结构，主要由恶性的基底细胞组成，可见明显的多形细胞核；未见鳞状细胞分化中心。（右图）浸润性癌巢或小叶内出现粉刺样坏死➡和相邻区域出现的重复性基底膜样的组织提示唾液腺肿瘤➡。基底细胞为主而没有鳞状细胞分化

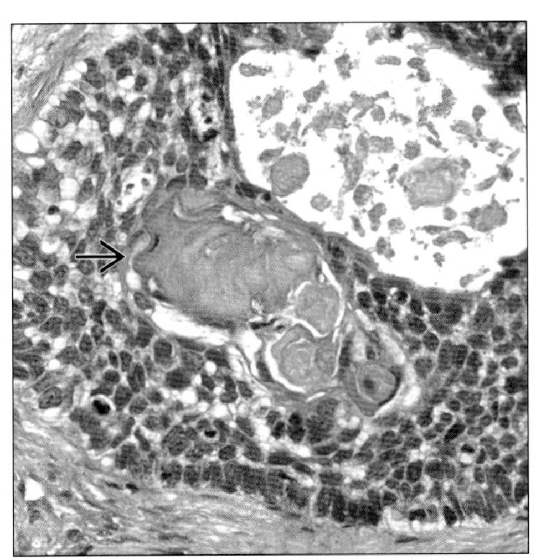

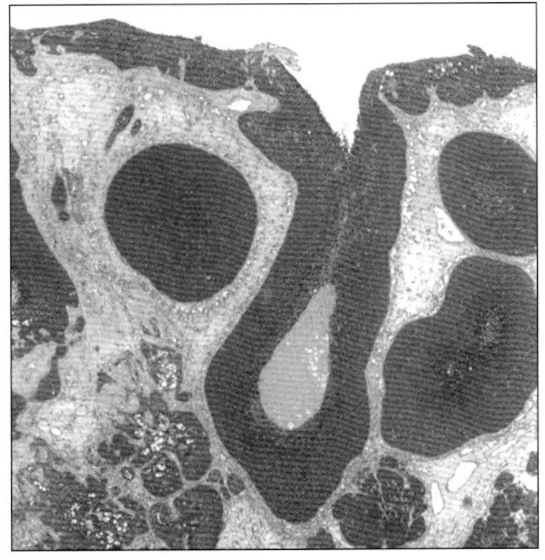

（左图）BSCC的鳞状细胞分化是次要组分，由局部的突然角化现象可以证明。➡示更大的角化灶或侵袭性角化鳞状上皮癌（图中未显示）。（右图）除了角化现象或浸润性鳞状细胞癌，可能出现异型增生或者原位癌，是支持表层上皮起源的证据

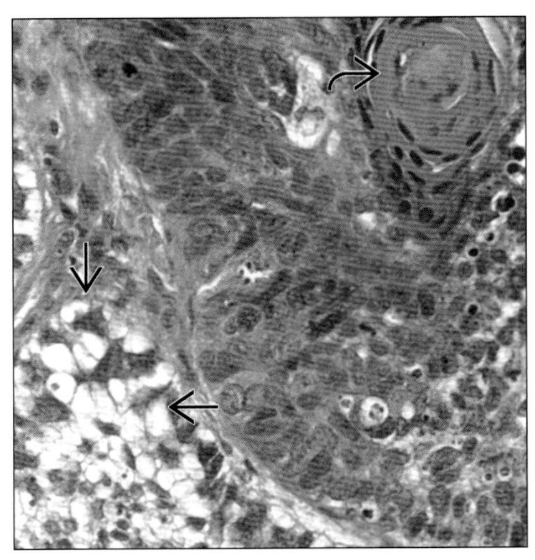

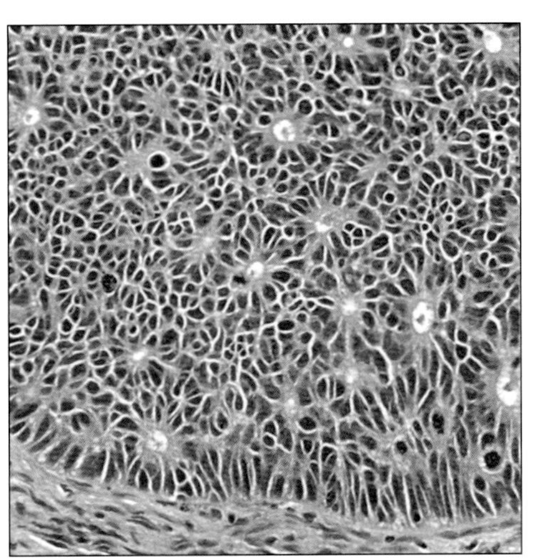

（左图）BSCC中可见的其他细胞类型是通过糖原特殊染色法染色透明细胞➡。主要恶性基底细胞和外突性角化中心➡。（右图）BSCC中可见神经提示小细胞未分化神经内分泌癌（SCUNC）。典型的BSCC缺乏神经内分泌标志物的免疫染色，有助于与SCUNC区分

鼻咽部乳头状腺癌

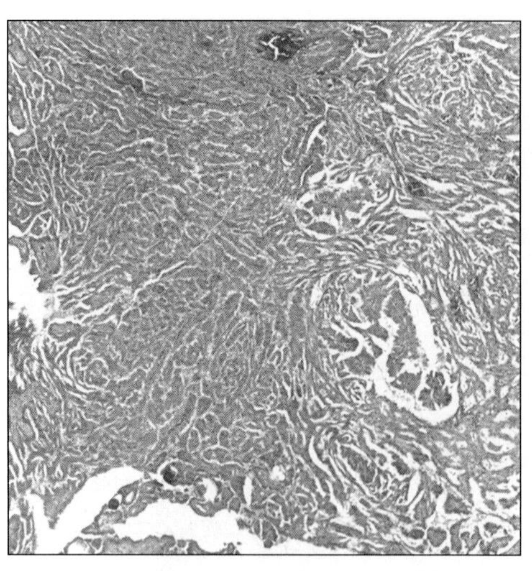

鼻咽部乳头状腺癌可见以腺管状和乳头状混合生长为特点的浸润性肿瘤。若出现这种病理现象，即使是低度恶性的也视作恶性肿瘤

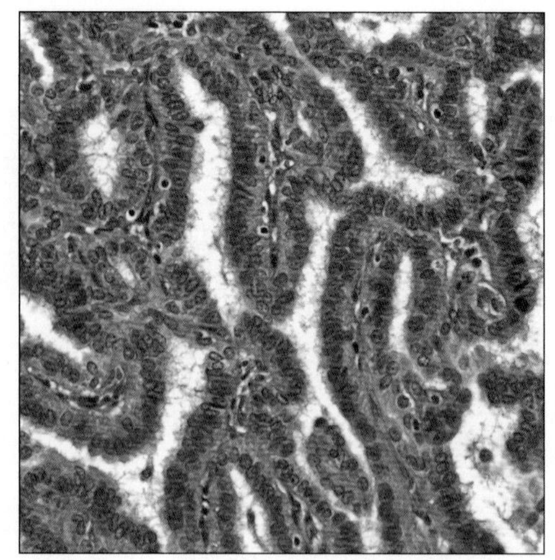

可见乳头状生长和纤维血管轴心由假复层柱状或立方形细胞组成，伴有细胞核聚集或重叠性增大以及分散的和轮廓清晰的核染色质

专业术语

缩写

- 鼻咽部乳头状腺癌（NPPA）

定义

- 表面上皮起源的恶性肿瘤，伴有腺癌性分化和无痛的生物学行为
  - 光镜下观察和免疫组织化学结果支持这种肿瘤来源于表面上皮而不是下层的小唾液腺的说法

病因/发病机制

自发性

- 自发因素不明确
- 与感染因素不相关（例如，EB病毒、人乳头瘤病毒及其他）
- 罕见病例与特纳综合征有关，但是和其他疾病的相关性不明确

临床表现

流行病学

- 发病率
  - 罕见的原发性鼻咽部肿瘤
- 年龄
  - 发病年龄段较广，20~70岁（平均37岁）
- 性别
  - 男女比例大致相同

部位

- 可能发生在鼻咽部的任何部位，最常见的部位是鼻咽部的后壁、侧壁以及基底部

症状

- 鼻塞是最常见的症状
  - 偶尔合并中耳炎伴或不伴听力障碍及鼻后滴漏

治疗

- 选择、风险及并发症
  - 经鼻入路完整切除是可选择的治疗方法
- 放射治疗
  - （术前和术后）放射治疗效果不明确

预后

- 手术切除后治愈
- 肿瘤生长缓慢，但如果手术切除不完整有复发的可能
- 不发生转移

大体检查

一般特征

- 向外生长，柔软至韧性占位伴有乳头状、小叶状和菜花样外观

大小

- 从几毫米到3cm或更大

组织病理学检查

组织学特征

- 由乳头状或腺状生长组成的未被完全包裹的浸润性肿瘤
  - 乳头状结构和树枝状透明的纤维血管中心相结合
  - 腺状生长的特点是背对背式和筛状生长
- 细胞形态变化，从假复层柱状上皮到立方形
  - 细胞核椭圆形到圆形，伴有泡状或透明外观的染色质

鼻咽部乳头状腺癌

要点

专业术语
- 表面上皮起源的恶性肿瘤，伴有腺癌性分化和无痛的生物学行为

临床表现
- 发病年龄段较广，20~70岁（平均37岁）
- 可能发生在鼻咽部的任何部位但是最常见的部位是鼻咽部的后壁、侧壁以及基底部
- 鼻塞是最常见的症状
- 手术完整切除是可选择的治疗方法

组织病理学检查
- 由乳头状或腺状生长组成的未被完全包裹的浸润性肿瘤
- 细胞核椭圆形到圆形，伴有泡状或透明外观的染色质
- 可以识别出砂砾体

辅助检查
- 甲状腺转录因子-1（TTF-1）阳性，甲状腺球蛋白阴性

  - 可见细胞核轻度到中度异型性
  - 细胞核聚集或重叠，基底部极性缺失
  - 细胞核（假性）内含物不典型
  - 可以识别出砂砾体
- 有丝分裂和明显的核仁不常见
- 可能出现坏死

辅助检查

组织化学
- 存在表皮黏蛋白
  - 胞质内和管腔内的黏蛋白胭脂红阳性物质
  - 胞质内淀粉酶抑制性PAS阳性物质

免疫组织化学
- 细胞角蛋白和表皮膜抗原（EMA）的广泛和强烈反应
- 甲状腺转录因子-1（TTF-1）阳性
- 癌胚抗原（CEA）局灶性反应
- 甲状腺球蛋白、S-100蛋白、神经胶质纤维酸性蛋白（GFAP）阴性

鉴别诊断

乳头状瘤（表面上皮或小唾液腺来源）
- 向外突出性生长缺乏NPPA的混合式（背对背）和浸润式的生长方式

小唾液腺瘤
- 依据表层上皮来源、复合型乳头状生长、细胞形态学特征，以及免疫组织化学特点（例如，TTF-1反应）来进行鉴别

转移性甲状腺乳头状瘤
- 两者均为TTF-1阳性肿瘤，但是只有甲状腺乳头状瘤会出现甲状腺球蛋白阳性

参考文献

1. Fu CH et al: Primary thyroid-like papillary adenocarcinoma of the nasopharynx. Auris Nasus Larynx. 35(4): 579-82, 2008
2. Pineda-Daboin K et al: Nasopharyngeal adenocarcinomas: a clinicopathologic study of 44 cases including immunohistochemical features of 18 papillary phenotypes. Ann Diagn Pathol. 10(4): 215-21, 2006
3. Wenig BM et al: Nasopharyngeal papillary adenocarcinoma. A clinicopathologic study of a low-grade carcinoma. Am J Surg Pathol. 12(12): 946-53, 1988

影像图库

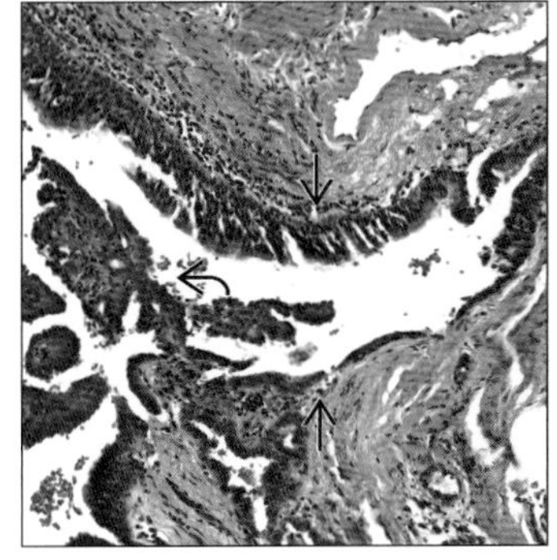

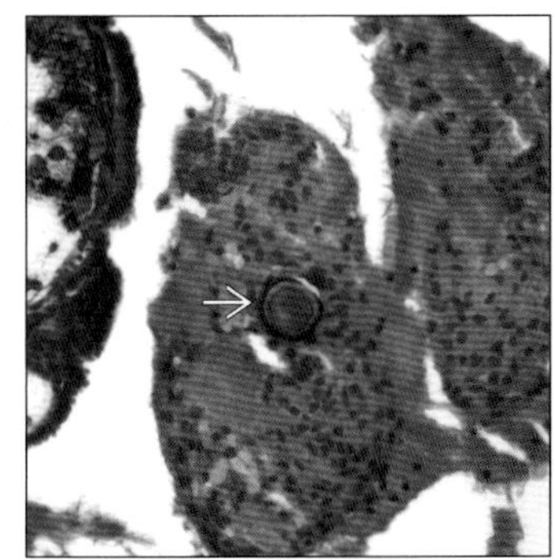

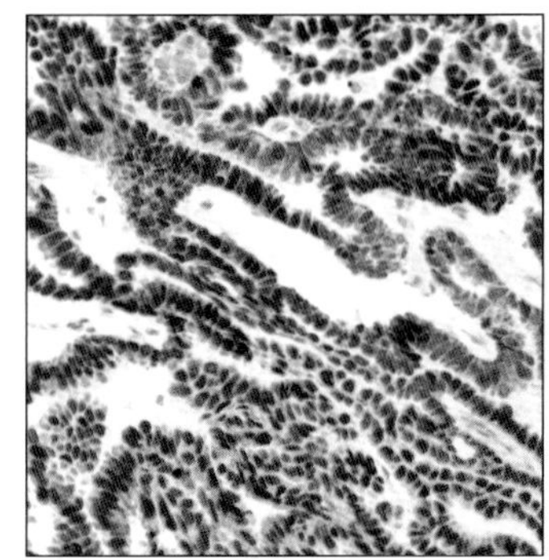

（左图）从正常表面上皮→向肿瘤增生组织→过渡，证明了肿瘤来源于鼻咽部表面上皮。（中图）除了乳头状生长和细胞核特点外，可见沙瘤体➡，证明是甲状腺乳头状瘤。（右图）甲状腺转录因子-1（核染色）免疫阳性，而甲状腺球蛋白染色阴性（图中未显示）

弥漫性大B细胞淋巴瘤

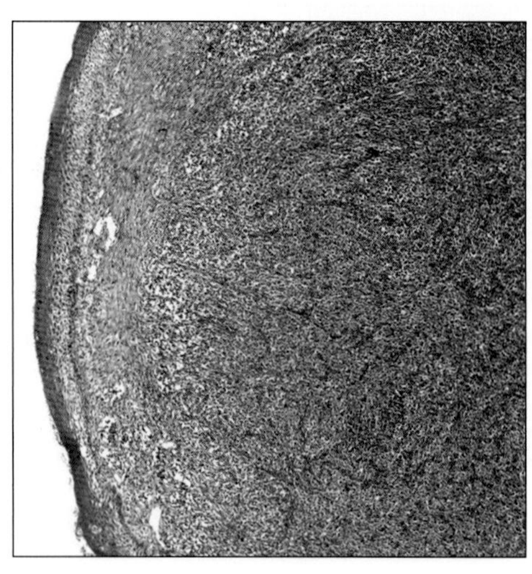

鼻咽部弥漫性大B细胞淋巴瘤光镜下可见正常结构被黏膜下弥漫性的细胞增殖所取代

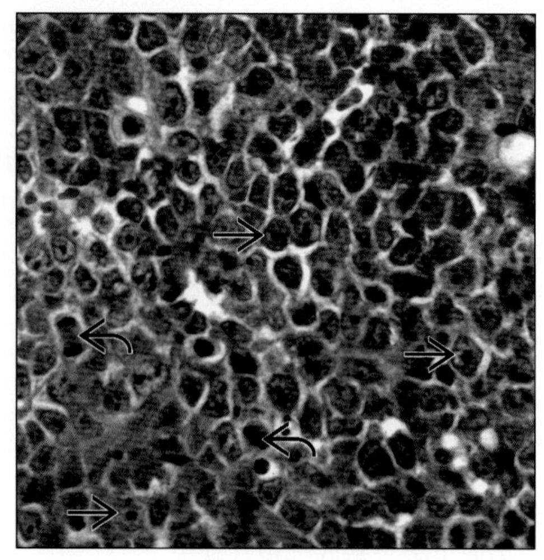

在高倍镜下可见肿瘤细胞较大伴有泡状和染色质，嗜酸性核仁⇨和有丝分裂活性增加⇨

专业术语

缩写

- 弥漫性大B细胞淋巴瘤（DLBCL）

定义

- 原位恶性淋巴造血系统肿瘤，大部分病变发生在韦氏淋巴环
  - 淋巴结以外的淋巴组织，包括腭扁桃体、鼻咽部扁桃体（扁桃腺）、舌根部/舌扁桃体
- 任何一种非霍奇金淋巴瘤均可能发生，但是DLBCL最常见，占韦氏环非霍奇金淋巴瘤50%以上

病因/发病机制

自发性

- 很少有患者出现提示非霍奇金淋巴瘤的免疫缺陷
  - 移植术后、HIV/AIDS
- 与NHL的相关性较低，尤其是带有EB病毒的弥漫性大B细胞淋巴瘤

临床表现

流行病学

- 发病率
  - 韦氏环霍奇金淋巴瘤所占比例
    - 西方国家非霍奇金淋巴瘤的5%~10%
    - 亚洲国家非霍奇金淋巴瘤的20%~25%
    - 所有头颈部非霍奇金淋巴瘤的16%
    - 所有头颈部原发性结外淋巴瘤的50%
  - 口咽部（以及口腔）非霍奇金淋巴瘤占所有原发性结外霍奇金淋巴瘤的13%
    - 大约70%发生在扁桃体
  - 鼻咽部非霍奇金淋巴瘤占所有原发性结外霍奇金淋巴瘤的2.5%
- 年龄
  - 发病年龄段较广，60~80岁（平均37岁）
    - 存在免疫缺陷的患者通常较年轻
- 性别
  - 男性多于女性

部位

- 扁桃体多于鼻咽部多于舌根部

症状

- 最常见的症状包括吞咽困难、吞咽痛、喉部水肿或肿块、听力下降、疼痛和咽喉痛
  - 大部分为单侧（80%~90%的病例）
  - 约65%患者出现颈部腺体病变
  - 全身症状不常见（例如，发热、盗汗及其他）
  - 可能出现多个病灶

治疗

- 选择、风险及并发症
  - 治疗方法包括手术切除、放射治疗、药物治疗
- 手术方法
  - 手术切除能够减轻症状
- 辅助治疗
  - 治疗主要包括放射治疗和（或）药物治疗

预后

- 大部分（80%）韦氏扁桃体环的非霍奇金淋巴瘤患者为局部病变/较低临床分期（例如，IE、IIE期）
- 对B细胞淋巴瘤，包括DLBCL，需要根据临床分期做出诊断
  - 5年生存率约为65%
  - 30%~45%的患者发生复发
    - 可能局限于颈部淋巴结
    - 可能包括non-H&N位置，20%的患者以消化道（GIT）复发为主
    - 消化道受累可能发生在出现临床表现时或韦氏

弥漫性大B细胞淋巴瘤

要点

专业术语
- 原位恶性淋巴造血系统肿瘤，大部分病变发生在韦氏淋巴环
- DLBCL占韦氏环非霍奇金淋巴瘤50%以上

病因/发病机制
- 大多数患者的发病机制不明
- 与非霍奇金淋巴瘤及EB病毒相关性较低，尤其是弥漫性大B细胞淋巴瘤

临床表现
- 发病部位：扁桃体多于鼻咽部多于舌根部
- 大部分为单侧（80%~90%的病例）
- 治疗主要包括放射治疗和（或）药物治疗
- 大部分（80%）为局部病变/较低临床分期
- 5年生存率约为65%

组织病理学检查
- 散在的黏膜下非黏附细胞浸润取代正常结构，包括生发中心缺失
- 膜结合的小核仁或小的位于中心的嗜酸性核仁

辅助检查
- CD45、CD20、CD79a、Bcl-6、CD10阳性；T细胞标志物阴性；p63可能阳性
- 上皮细胞、黑色素细胞、神经内分泌细胞以及肌原性标志物缺失
- 免疫球蛋白的重链和轻链基因的克隆性基因重组

环受累之前，迫使对这些部位做出临床评价
  - 其他部位受累较少见，例如骨髓、肝脏、脾脏
- 可能影响预后的因素包括
  - 临床分期较晚（例如，大量淋巴结外病灶）
  - 较高组织学分级
  - 异常的T细胞抗原表达
  - 治疗效果较差
  - 肿瘤较大
  - 并症状，包括发热、大量盗汗、6个月内体重减少10%

大体检查

一般特征
- 经常是较大的，向外生长的黏膜下占位病变伴或不伴表面溃疡

组织病理学检查

组织学特征
- 散在的黏膜下非黏附细胞浸润取代正常结构，包括生发中心缺失
  - 由于淋巴瘤不完全受累，所以可能发现残余生发中心
- 中到大型细胞伴有
  - 大的圆形到椭圆形水泡状或多形细胞核
  - 膜旁的小核仁或小的位于中心的嗜酸性核仁
- 细胞核可见团块状
- 有丝分裂活动增加，包括非典型的
- 可见融合坏死性和凋亡表现
- 表层上皮可能是完整的或溃疡性的；隐窝上皮通常完整

辅助检查

免疫组织化学
- 韦氏环非霍奇金淋巴瘤主要为滤泡中心细胞来源，与泛B细胞标志物产生反应阳性而与T细胞标志物反应阴性
  - 白细胞共同抗原（LCA或CD45）和泛B细胞标志物，包括CD20（+）和CD79a（+）
  - 表达CD10（30%~60%）和Bcl-6（60%~90%）
  - 高增值率（Ki67或MIB-1）可能超过90%
  - p63（+），波形蛋白（-）
  - 上皮细胞、黑色素细胞、神经内分泌细胞以及肌原性标志物缺失
  - EB病毒检测阴性（免疫组织化学，原位杂交等）

细胞遗传学
- 免疫球蛋白的重链和轻链基因的克隆性基因重组
- *BCL2*基因移位，t（14；18）发生在20%~30%的病例
  - t（14；18）为滤泡淋巴瘤的特征
- 3p27区的异常，包括原癌基因*BCL6*在内出现在高达30%的病例中

鉴别诊断

反应性淋巴增生异常
- 细胞浸润包括成熟的淋巴细胞、浆细胞、组织细胞及其他
- 包括生发中心等正常结构的保留（而不是被取代）
- B细胞和T细胞标志物的多克隆染色反应

传染性单核细胞增多症
- 组织学检测结果提示DLBCL，但是结果要考虑到区别因素，包括
  - 年轻患者
  - 生发中心保留
  - B细胞和T细胞标志物阳性
  - 血清学检测结果
  - 不出现基因重组

非角化型鼻咽癌
- 细胞角蛋白的免疫反应和EB病毒的原位杂交反应阳性

弥漫性大B细胞淋巴瘤

淋巴瘤的Ann Arbor与AJCC分级系统

分级	定义	治疗	5年生存率
Ⅰ	单一的淋巴组织受累（例如，淋巴结区、韦氏环、胸腺、脾脏）（Ⅰ）；单一淋巴外组织局部或没有淋巴结受累的部位受累（IE）	放射治疗（45~50Gy）	50%
Ⅱ	同一侧两个以上淋巴结区域受累（Ⅱ）；单一淋巴外组织局部或局部淋巴结受累区域伴或不伴有同一侧其他淋巴结区域受累（Ⅱ E）	放射治疗（45~50Gy）	25%
Ⅲ	两侧的淋巴结区域同时受累（Ⅲ）；可能同时伴有由相邻淋巴结受累导致的淋巴外扩散（Ⅲ E）或脾脏受累（Ⅲ S）或二者同时发生（Ⅲ E，Ⅲ S）	整个淋巴系统放射治疗；如果脾脏受累可行药物治疗	17%
Ⅳ	至少一个以上淋巴外组织弥散性受累，伴或不伴有相关淋巴结受累；或独立淋巴外组织受累而不伴有相邻区域淋巴结受累，但是出现远端病变	药物治疗	非常低

每个分级应该根据是否出现全身症状再细分为A或B级：发热（>38℃），严重盗汗，原因不明的6个月内体重下降10%

- 淋巴造血系统标志物免疫反应阴性

黏膜恶性黑色素瘤

- S-100蛋白和黑色素瘤细胞标志物（例如，HMB-45、Melan-A、酪氨酸酶）免疫反应阳性
- 淋巴造血系统标志物免疫反应阴性

横纹肌肉瘤

- 肌原性标志物（肌间蛋白、肌球蛋白、肌动蛋白）免疫反应阳性
- 淋巴造血系统标志物免疫反应阴性

参考文献

1. Aanaes K et al: Improved prognosis for localized malignant lymphomas of the head and neck. Acta Otolaryngol. 130(5): 626-31, 2010
2. Laskar S et al: Non-Hodgkin lymphoma of the Waldeyer's ring: clinicopathologic and therapeutic issues. Leuk Lymphoma. 49(12): 2263-71, 2008
3. Hedvat CV et al: Expression of p63 in diffuse large Bcell lymphoma. Appl Immunohistochem Mol Morphol. 13(3): 237-42, 2005
4. Mohammadianpanah M et al: Treatment results of tonsillar lymphoma: a 10-year experience. Ann Hematol. 84(4): 223-6, 2005
5. Vega F et al: Extranodal lymphomas of the head and neck. Ann Diagn Pathol. 9(6): 340-50, 2005
6. Krol AD et al: Waldeyer's ring lymphomas: a clinical study from the Comprehensive Cancer Center West population based NHL registry. Leuk Lymphoma. 42(5): 1005-13, 2001
7. Hanna E et al: Extranodal lymphomas of the head and neck. A 20-year experience. Arch Otolaryngol Head Neck Surg. 123(12): 1318-23, 1997
8. Economopoulos T et al: Primary extranodal non-Hodgkin's lymphoma in adults: clinicopathological and survival characteristics. Leuk Lymphoma. 21(1-2): 131-6, 1996
9. Economopoulos T et al: Primary extranodal non-Hodgkin's lymphoma of the head and neck. Oncology. 49(6): 484-8, 1992
10. Goldwein JW et al: Prognostic factors in patients with early stage non-Hodgkin's lymphomas of the head and neck treated with definitive irradiation. Int J Radiat Oncol Biol Phys. 20(1): 45-51, 1991
11. Burton GV et al: Extranodal head and neck lymphoma. Prognosis and patterns of recurrence. Arch Otolaryngol Head Neck Surg. 116(1): 69-73, 1990
12. Shima N et al: Extranodal non-Hodgkin's lymphoma of the head and neck. A clinicopathologic study in the Kyoto-Nara area of Japan. Cancer. 66(6): 1190-7, 1990
13. Shirato H et al: Early stage head and neck non-Hodgkin's lymphoma. The effect of tumor burden on prognosis. Cancer. 58(10): 2312-9, 1986
14. Saul SH et al: Primary lymphoma of Waldeyer's ring. Clinicopathologic study of 68 cases. Cancer. 56(1): 157-66, 1985

弥漫性大B细胞淋巴瘤

显微镜下及免疫组织化学特点

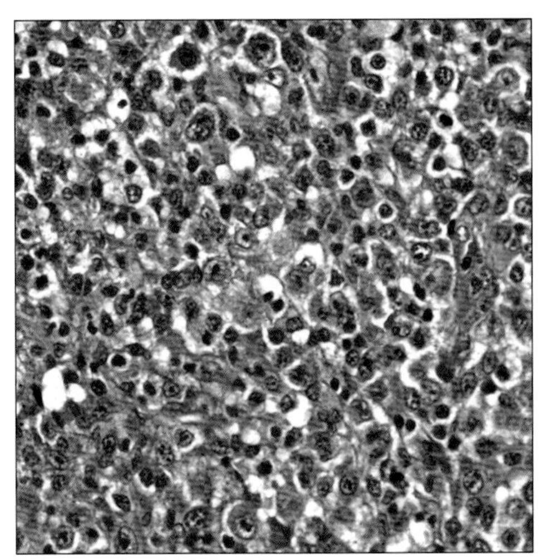

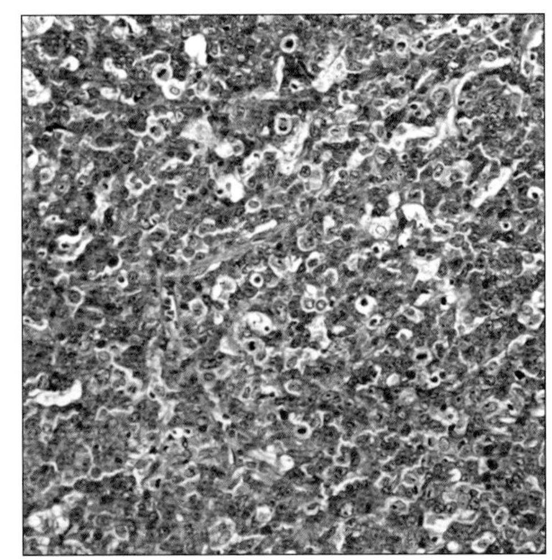

（左图）在大多数DLBCL病例中，光学显微镜下可见散在的恶性细胞增殖，这些肿瘤细胞缺乏黏附性生长。这种形式对于淋巴瘤是非特异性的，但是提示淋巴造血系统病变。（右图）DLBCL的少数病例中，肿瘤浸润可能表现为黏附性生长，这类特点在其他恶性肿瘤中常见，其中包括癌症

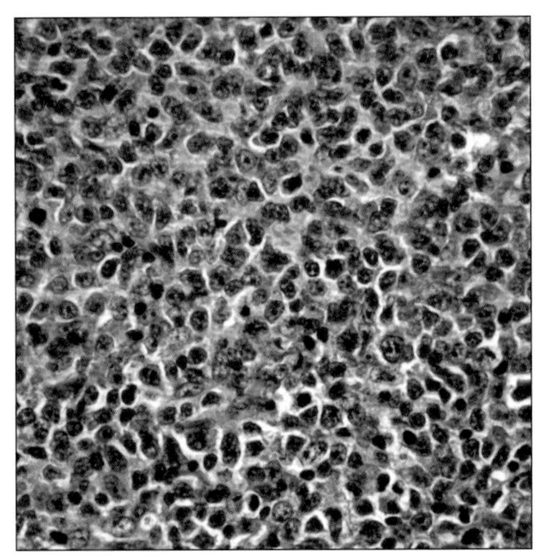

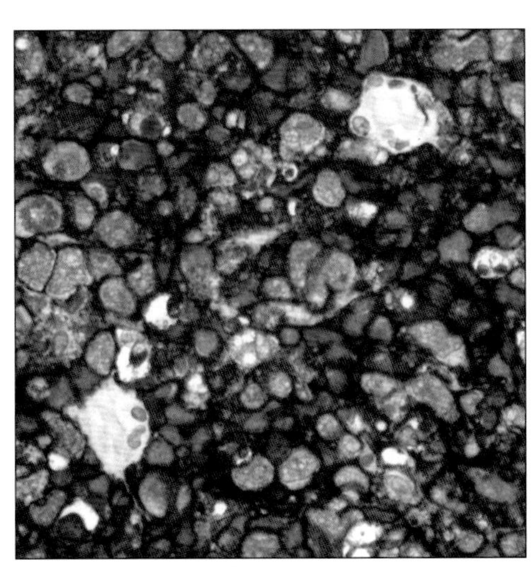

（左图）不考虑生长特点，DLBCL的特点是分散的恶性肿瘤细胞，表现为细胞核多形性、增大的泡状的核染色质和嗜酸性核仁。这些特点指向淋巴造血系统病变，不同的诊断包括其他类型肿瘤，需要通过免疫组织化学染色法确认淋巴瘤的诊断。（右图）DLBCL显示弥漫的CD20（B细胞标志物）免疫反应阳性

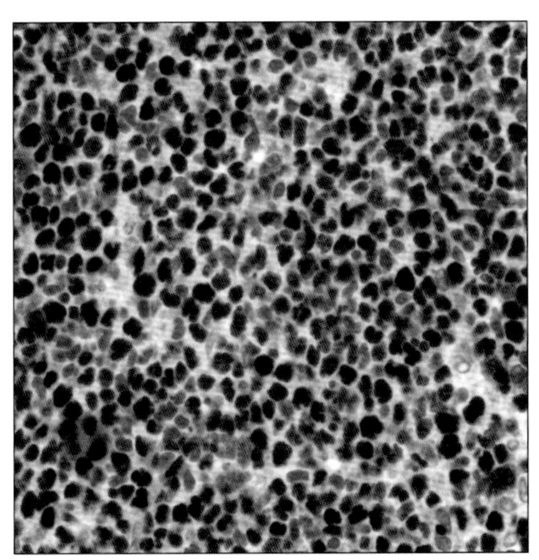

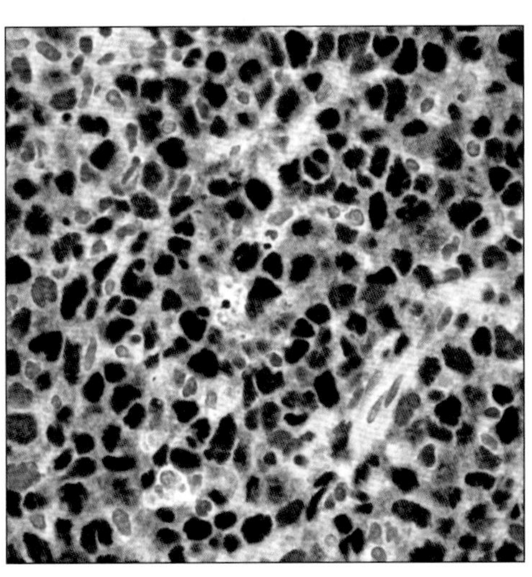

（左图）核染色Bcl-6阳性支持DLBCL的诊断，出现在60%~90%的病例。（右图）恶性淋巴瘤中可见p63核染色阳性，包括DLBCL。在有限的组织样品中，出现p63提示上皮恶性病变，因为p63在鳞状和肌上皮细胞表达。然而，另一种肿瘤（上皮细胞、黑色素细胞和其他）特异性标志物的缺失，则应该考虑淋巴瘤的诊断

咽标本的检查方案

咽（鼻咽部、口咽部、喉咽部）

切除活检，切除术

标本（选取所有相关项）

____ 鼻咽部
____ 口咽部
____ 喉咽部
____ 其他（说明）____________________
____ 未说明

接收状态

____ 新鲜
____ 福尔马林浸泡
____ 其他（说明）________________________

获取方法（选取所有相关项）

____ 切开活检
____ 切除活检
____ 切除术
　　____ 扁桃腺切除术
　　____ 喉咽切除术
　　____ 其他（说明）________________________
____ 颈部（淋巴结清扫）（说明）________________________
____ 其他（说明）________________________
____ 未说明

*** 标本完整性**

*____ 完整
*____ 破碎

标本大小

　　最大径：____cm × ____cm × ____cm
　　* 额外径（如不止一个部分）：____cm × ____cm × ____cm

标本位于哪侧（选取所有相关项）

____ 右侧
____ 左侧
____ 双侧
____ 中线
____ 未说明

肿瘤部位（选取所有相关项）

____ **鼻咽部**
　　____ 鼻咽部扁桃体（扁桃腺）
____ **口咽部**
　　____ 腭扁桃体
　　____ 舌根部，包括舌扁桃体
　　____ 软腭
　　____ 悬雍垂
　　____ 咽壁（后壁）
____ **口咽部**
　　____ 梨状隐窝
　　____ 环状软骨后区
　　____ 咽壁［后壁和（或）侧壁］

咽标本的检查方案

____ 其他
____ 其他（说明）______________________________
____ 未说明

肿瘤侧别

____ 右侧
____ 左侧
____ 双侧
____ 中线
____ 未说明

肿瘤灶

____ 单灶
____ 双侧
____ 多灶（说明）______________________________

肿瘤大小

最大径：____ cm
* 额外径：____cm × ____cm
____ 不能确定

肿瘤描述（选取所有相关项）

* 大体类型
*____ 息肉样
*____ 外生型
*____ 内生型
*____ 溃疡型
*____ 无柄的
*____ 其他（说明）______________________________

*** 肿瘤大体范围**

* 说明：______________________________

组织学类型（选取所有相关项）

____ **鼻咽部癌症**
____ 角化型鳞状细胞癌
____ 非角化型癌
____ 分化癌
____ 未分化癌
____ 基底细胞样鳞状细胞癌
____ **口咽部和喉咽部癌**
____ 常见的鳞状细胞癌
____ 鳞状细胞癌变异性
____ 棘层鳞状细胞癌
____ 腺鳞癌
____ 基底细胞鳞状细胞癌
____ 乳头状鳞状细胞癌
____ 纺锤形细胞鳞癌
____ 疣状癌变
____ 黏膜恶性黑色素瘤
____ **腺癌（非唾液腺型）**
____ 鼻咽部乳头状腺癌
____ 腺癌，未另行规定（NOS）

咽标本的检查方案

____ 低级别
____ 中级别
____ 高级别
____ **小唾液腺癌**
____ 腺泡细胞癌
____ 腺样囊性癌
____ 腺癌
____ 低级别
____ 中级别
____ 高级别
____ 基底细胞腺癌
____ 多形性腺癌（恶性混合型肿瘤）
____ 类型未定的癌
____ 透明细胞腺癌
____ 囊腺癌
____ 上皮黑色素癌
____ 黏液表皮样癌
____ 低级别
____ 中级别
____ 高级别
____ 黏蛋白腺癌（胶样癌）
____ 肌上皮癌（恶性肌上皮癌）
____ 肿瘤细胞性癌
____ 多形性低级别腺癌
____ 唾液管癌
____ 其他（说明）________________________
____ **神经内分泌癌**
____ 典型的良性肿瘤（高分化神经内分泌癌）
____ 非典型的良性肿瘤（中分化神经内分泌癌）
____ 小细胞癌（低分化神经内分泌癌）
____ 混合性小细胞癌（神经内分泌型）
____ 黏膜恶性黑色素瘤
____ 其他癌（说明）________________________
____ 类型未定的癌

组织学分级

____ 不适用
____ GX：无法评价
____ G1：高分化
____ G2：中分化
____ G3：低分化
____ 其他（说明）________________________

*** 镜下肿瘤范围**

* 说明：________________________

切缘（选取所有相关项）

____ 不能评价
____ 浸润癌未累及切缘
距最近切缘：____mm 或____cm

如果可能，注明切缘每个方向：____________________

____ 浸润癌累及切缘

如果可能，注明切缘每个方向：____________________

____ 原位癌（含中度和重度不典型增生）未累及切缘

距最近切缘：_______mm 或 _______cm

如果可能，注明切缘每个方向：____________________

____ 原位癌（含中度和重度不典型增生）累及切缘

如果可能，注明切缘每个方向：____________________

____ 不适用

仅适用于鳞状细胞癌和组织学变体

*** 治疗效果（适用于采取新辅助治疗的癌）**

*____ 无效

*____ 有效（说明）：____________________

*____ 不确定

淋巴血管侵犯

____ 无

____ 有

____ 不确定

神经侵犯

____ 无

____ 有

____ 不确定

淋巴结，结外扩散

____ 无

____ 有

____ 不确定

病理分期（pTNM）

TNM 描述

____ m（多发原发瘤）

____ r（复发）

____ y（治疗后）

原发瘤（pT）

____ pTX：不能评价

____ pT0：无原发瘤证据

____ pTis：原位癌

除黏膜恶性黑色素瘤外所有癌

原发肿瘤（pT）：鼻咽部 †

____ pT1：肿瘤局限于鼻咽部或肿瘤侵犯口咽部和（或）鼻腔不合并咽周扩散

____ pT2：肿瘤累及咽周

____ pT3：肿瘤浸润颅底的骨性结构和（或）鼻旁窦

____ pT4a：肿瘤合并颅内侵犯和（或）累及脑神经、喉咽部、眼眶或侵犯颞下窝 / 咀嚼肌

肿瘤的咽周扩散导致肿瘤后外侧扩散

原发肿瘤（pT）：口咽部 †

____ pT1：肿瘤最大径不超过 2cm

____ pT2：肿瘤最大径大于 2cm 且不超过 4cm

____ pT3：肿瘤最大径大于 4cm 或扩散到会厌的舌表面

____ pT4a：中晚期局部病变

咽标本的检查方案

肿瘤侵犯喉头、舌部深部和外部肌肉、内侧翼状肌、硬腭、下腭

____ pT4b：晚期局部病变

肿瘤侵犯外侧翼状肌、翼状板、侧鼻咽部、颅底或颈动脉

注：黏膜从舌根部原位癌向会厌表面延伸不等同于喉头浸润

原发肿瘤（pT）：喉咽部†

____ pT1：肿瘤局限于喉咽部的一个亚单位和（或）最大径不超过 2cm

____ pT2：肿瘤累及喉咽部的不止一个亚单位或周围组织；肿瘤最大径大于 2cm 且不超过 4cm，没有喉部固定

____ pT3：肿瘤最大径大于 4cm 或喉部分固定，侵犯会厌软骨

____ pT4a：中晚期局部病变；肿瘤侵犯甲状腺 / 环状软骨、舌骨、软组织的主要成分

____ pT4b：极晚期局部病变；肿瘤侵犯椎前间隙，包绕颈动脉，或侵犯纵隔结构

注：软组织的主要成分包括喉前带状肌和皮下脂肪

区域淋巴结（pN）

____ pNX：不能评价

____ pN0：无区域淋巴结转移

区域淋巴结（pN）：鼻咽部†

____ pN1：同侧淋巴结转移，最大径不超过 6cm，位于锁骨上窝之上

____ pN2：双侧淋巴结转移，最大径不超过 6cm，位于锁骨上窝之上

____ pN3：淋巴结转移，最大径大于 6cm 和（或）锁骨上窝浸润

____ pN3a：最大径大于 6cm

____ pN3b：锁骨上窝浸润

说明：检查数________

阳性数：________

*最大阳性淋巴结大小（最大径）：________

Ⅶ级转移为局部淋巴结转移。中线淋巴结作同侧淋巴结认定。锁骨上区域或锁骨上窝与鼻咽癌的分级有关并有三点定义其三角形区域

1：锁骨的胸骨端上缘

2：锁骨的外侧端上缘

3：颈肩部连接点。这点可能包括 IV 和 VB 水平的末端。所有窝内淋巴结转移被认为是 pN3b

区域淋巴结（pN）：口咽部和喉咽部†

____ pN1：同侧淋巴结转移，最大径不超过 3cm

____ pN2：双侧淋巴结转移，最大径大于 3cm 且不超过 6cm 或同侧多个淋巴结转移但最大径不超过 6cm，或双侧或对侧淋巴结转移但最大径不超过 6cm

____ pN2a：同侧单个淋巴结转移，最大径大于 3cm 且不超过 6cm

____ pN2b：同侧多个淋巴结转移，最大径不超过 6cm

____ pN2c：双侧或对侧淋巴结转移但最大径不超过 6cm

____ pN3：淋巴结转移，最大径大于 6cm

说明：检查数________

阳性数：________

*最大阳性淋巴结大小（最大径）：________

Ⅶ级转移为局部淋巴结转移。中线淋巴结作同侧淋巴结认定

远处转移（pM）

____ 不适用

____ pM1：远处转移

*说明部位，如果知晓：________________________

*转移标本来源（说明）：________________________

恶性黏膜黑色素瘤

原发肿瘤（pT）†

____ pT3：黏膜病变

咽标本的检查方案

____ pT4a：中晚期病变；肿瘤累及深部软组织，软骨、骨或表面皮肤

____ pT4b：极晚期病变；肿瘤侵犯脑、硬膜、颅底、后组脑神经（Ⅸ、Ⅹ、Ⅺ、Ⅻ）、咀嚼肌间隙、颈动脉、椎前间隙或纵隔结构

区域淋巴结（pN）†

____ pNx：区域淋巴结无法评价

____ pN0：无区域淋巴结转移

____ pN1：有区域淋巴结转移

远处转移（pM）†

____ 不适用

____ pM1：有远处转移

* 说明部位，如果知晓____________________________

* 转移标本来源（说明）____________________________

*** 其他病理学特点（选取所有相关项）**

*____ 无

*____ 角化型不典型增生

*____ 轻度

*____ 中度

*____ 重度（原位癌）

*____ 非角化型不典型增生

*____ 轻度

*____ 中度

*____ 重度（原位癌）

*____ 炎症（说明类型）____________________________

*____ 鳞状化生

*____ 上皮增生

*____ 克隆形成

*____ 真菌

*____ 细菌

*____ 其他（说明）____________________________

辅助检查（选取所有相关项）

____ 人乳头瘤病毒相关性癌（p16 免疫反应、原位杂交等）

____ 是

____ 否

____ EB 病毒［EB 病毒编码的 RNA（EBER）等］

____ 是

____ 否

____ 其他（说明）____________________________

____ 不确定

*** 临床史（选取所有相关项）**

*____ 新辅助治疗

*____ 是（说明类型）____________________________

*____ 否

*____ 不确定

*____ 其他（说明）____________________________

带星号的项目不是必须。但是，这些因素可能在临床上很重要，只是尚未确证或常规用于患者处置。† 适用于临床表现要求进行 AJCC 分期的情况。病理医师并不知道临床信息，此处说明是为了完善信息，网上数据发表于 2009 年 10 月。www.cap.org. 方案适用于所有咽部（鼻咽部、口咽部、喉咽部）侵袭性肿瘤包括舌根部、扁桃体、软腭和悬雍垂，包括黏膜恶性黑色素瘤，不包括淋巴瘤和肉瘤。

咽标本的检查方案

解剖的分级/预后的分组：鼻咽部

分组	T	N	M
0	Tis	N0	M0
Ⅰ	T1	N0	M0
Ⅱ	T1	N1	M0
	T2	N0	M0
	T2	N1	M0
Ⅲ	T1	N2	M0
	T2	N2	M0
	T3	N0	M0
	T3	N1	M0
	T3	N2	M0
Ⅳ A	T4	N0	M0
	T4	N1	M0
	T4	N2	M0
Ⅳ B	AnyT	N3	M0
Ⅳ C	AnyT	AnyN	M1

摘自第七版 AJCC 分级表格。

解剖的分级/预后的分组：口咽部、喉咽部

分组	T	N	M
0	Tis	N0	M0
Ⅰ	T1	N0	M0
Ⅱ	T2	N0	M0
	T2	N0，N1	M0
Ⅲ	T3	N0，N1	M0
Ⅳ A	T1，T2，T3	N2	M0
	T4a	N0，N1，N2	M0
Ⅳ B	T4b	AnyN	M0
	AnyT	N3	M0
Ⅳ C	AnyT	AnyN	M1

摘自第七版 AJCC 分级表格。

分级总体说明

说明	描述
m 后缀	提示一个位置出现多个原发性肿瘤并用圆括号记录；如 pT（m）NM
y 前缀	提示在初始多疗法治疗过程中或治疗后进行疾病分级的病例。cTNM 或 pTNM 级别由 y 前缀进行定义。ycTNM 或 ypTNM 检查时肿瘤的实际大小进行分类。y 分类法并不是在治疗前对肿瘤进行的一种估计
r 前缀	提示无瘤间歇期后对复发性肿瘤的分级，用 r 前缀表示：rTNM
a 前缀	尸检时进行的分级：aTNM
手术边缘	由登记员记录的所切除的原位标本的手术边缘的数据，以病理报告的形式发出
新辅助疗法	最终手术治疗之前进行放射治疗或系统治疗（包括放射治疗、激素治疗或免疫治疗）。如果不手术，所行治疗不能达到新辅助治疗的明确疗效

摘自第七版 AJCC 分级表格。

咽标本的检查方案

解剖学和肿瘤分级图解

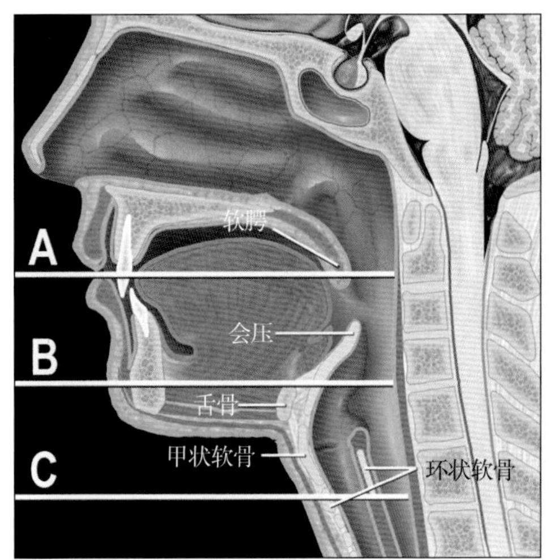

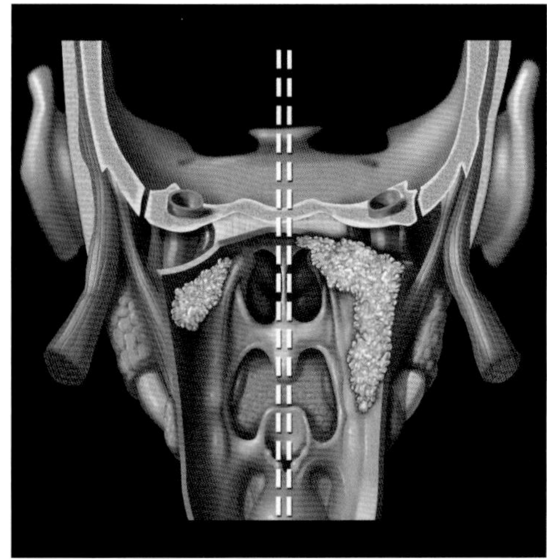

（左图）咽部被分为鼻咽部（A）、口咽部（B）和喉咽部（C），软硬腭之间的连接部为鼻咽部的起始，口咽部包括软腭的内表面、悬雍垂、舌根部、扁桃体和扁桃体柱，喉咽部从舌骨上缘一直延伸到环状软骨下缘。（右图）图示双侧鼻咽部肿瘤向咽旁浸润（pT2）

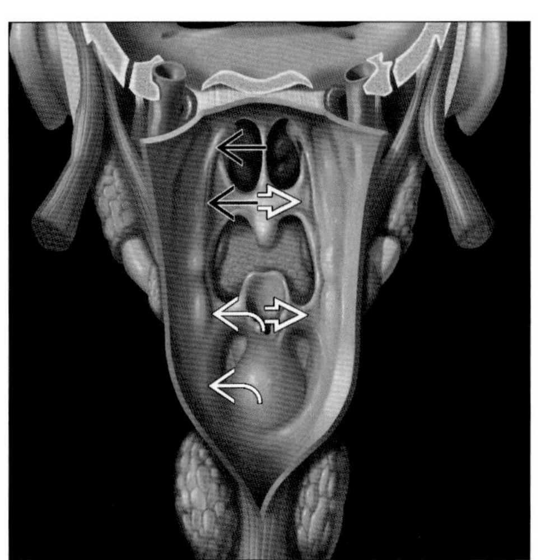

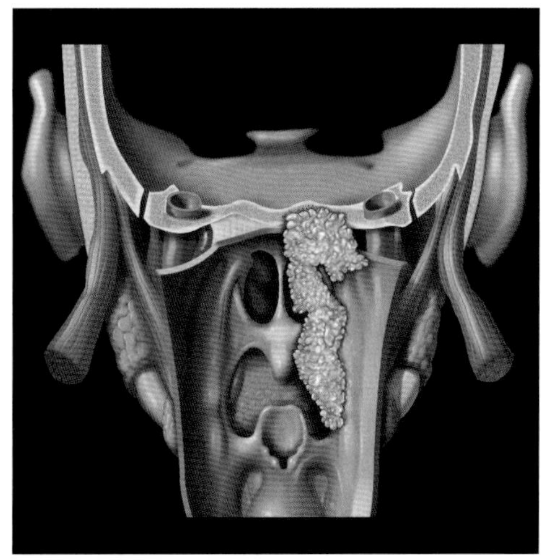

（左图）咽部后面展开图示不同视角的解剖分区。鼻咽部→、口咽部➡、喉咽部➡。各个解剖位置的肿瘤转移能力不同，因此分区很重要。（右图）肿瘤累及鼻咽部和口咽部并向鼻腔后部发展，累及咽两侧以及颅底的骨性结构（pT3）

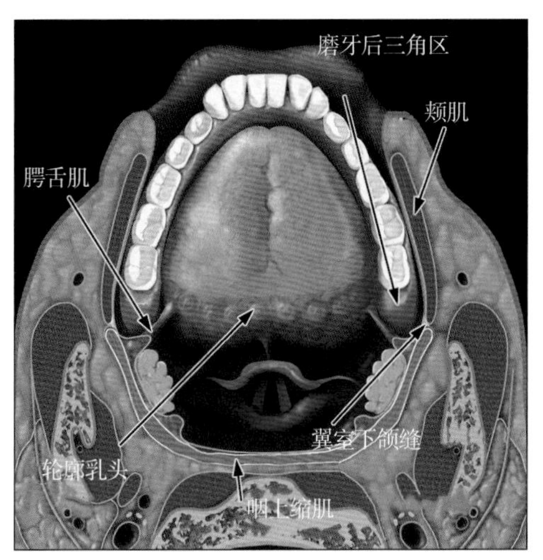

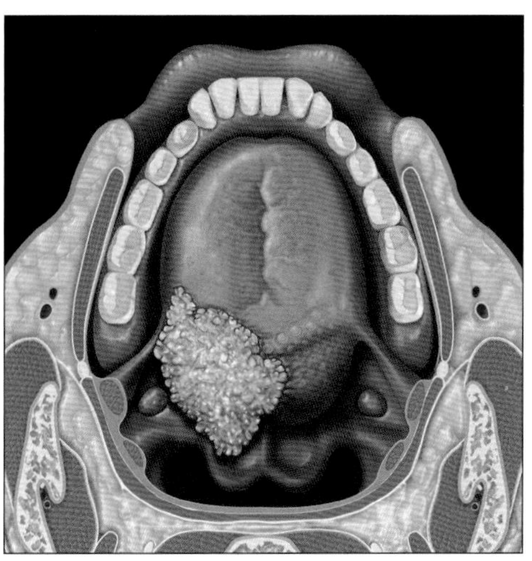

（左图）口咽部包括舌根部（后1/3）、会厌、扁桃体、扁桃体窝、扁桃体柱、软腭、悬雍垂内表面以及咽后壁。其他解剖学标记作为参考点。（右图）此口咽部癌大小为4.8cm，向会厌部和舌中部1/3的舌表面浸润。该肿瘤分级为pT3

咽标本的检查方案

解剖学和肿瘤分级图解

（左图）从后部冠状切面可见口咽部和喉咽部结构连接紧密，它们以喉部相连。通过每个解剖学标记（尤其是舌骨和环状软骨）来区分口咽部和喉咽部。（右图）此喉咽部肿瘤大小为5.1cm，像软组织中央区浸润。没有肿瘤血管生成，此肿瘤的分级为pT4a

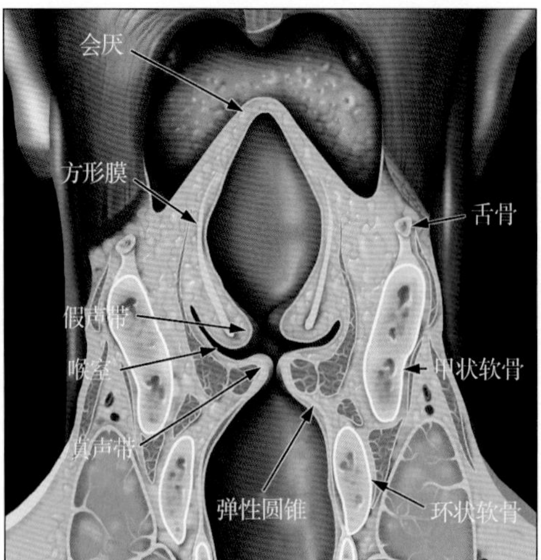

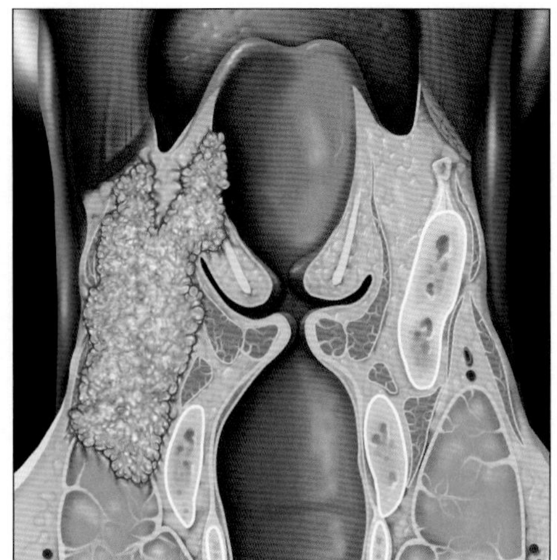

（左图）喉咽部的矢状切面可见各种解剖学分区的骨骼和血管神经束。（右图）图示双侧喉咽癌向包括喉头上边界以及会厌软骨浸润。这是一个pT3级肿瘤，因为没有晚期局部病变

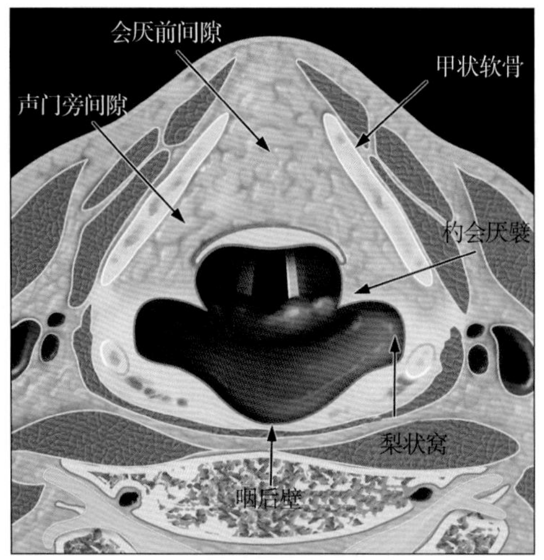

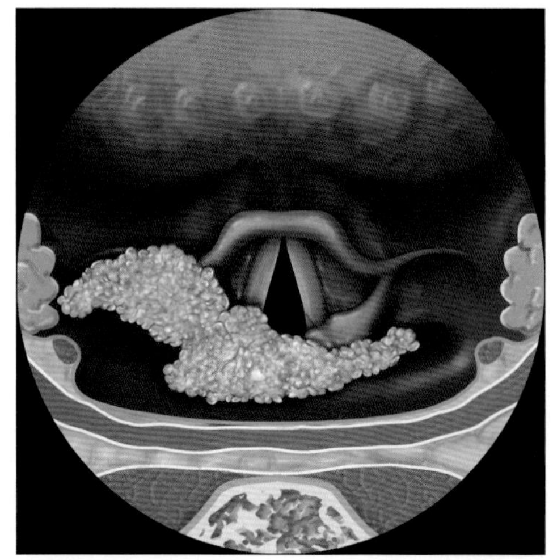

（左图）咽部所有肿瘤（鼻咽部、口咽部、喉咽部）经常向颈部淋巴环内的淋巴结进行转移。根据颈内静脉（上、中、下1/3）和胸锁乳突肌（前部）为界限被分为同侧、对侧、双侧以及解剖学分区。后三角位于胸锁乳突肌之后。（右图）鼻咽部肿瘤表现为Ⅲ和Ⅳ级淋巴结转移（pN2b）

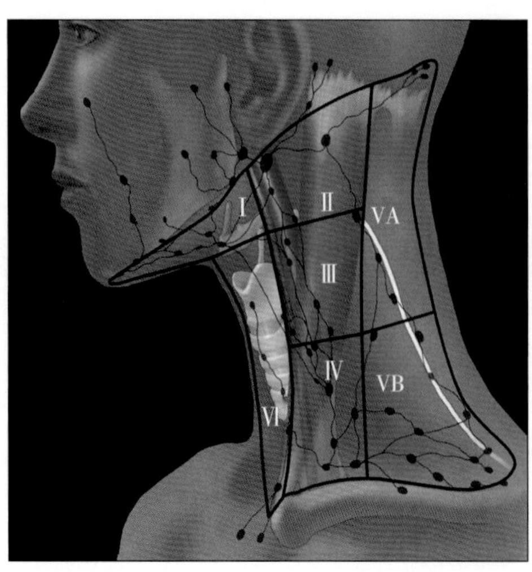

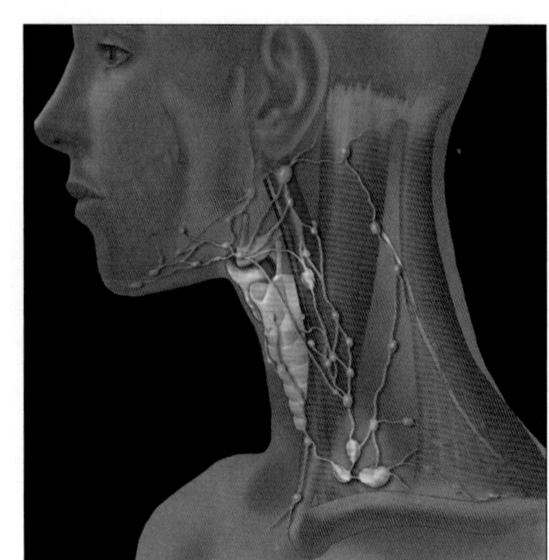

第3章　喉及气管

房居高　冯　凌　译　　金玉兰　何春燕　审校

先天性和遗传性疾病

感染性疾病

反应性疾病

良性肿瘤

恶性肿瘤

喉标本检查

喉气囊肿和喉囊肿

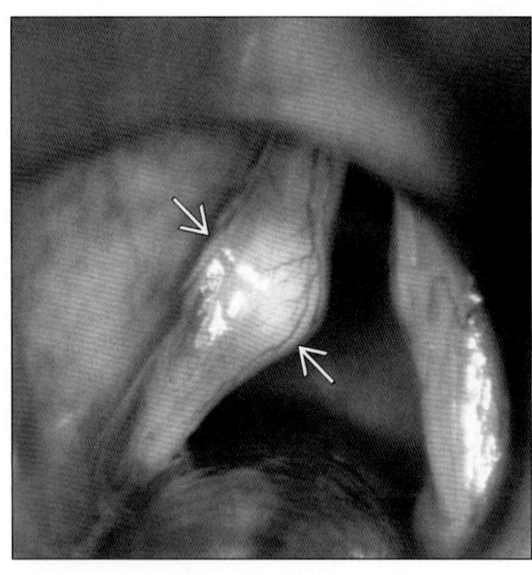

内镜下可见左声带中部结节➡。仅从此外观尚不能确定该囊肿的组织学类型

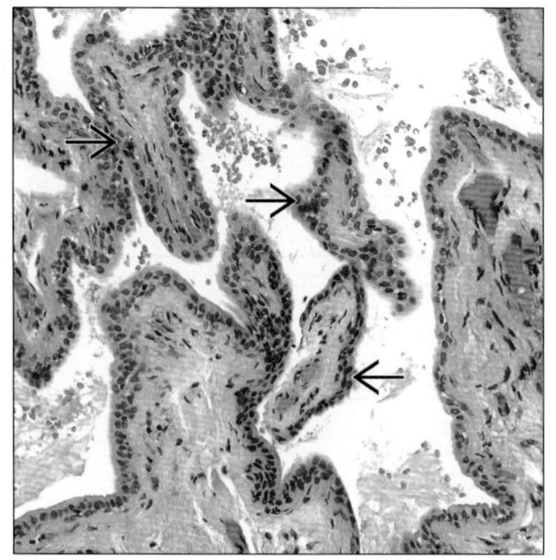

HE染色显示管囊腔内多发乳头样突起➡，被覆双层导管上皮，无细胞异型性

专业术语

定义

- 囊样、导管样、嗜酸瘤细胞样或扁桃体样囊肿

别名

- 喉气囊肿
- 喉囊肿
- 囊形囊肿
- 导管囊肿
- 嗜酸性细胞囊肿
- 扁桃体囊肿
- 喉气囊肿与喉腔相通，因喉室小囊充气扩张而形成
- 黏膜内浆黏液腺导管或喉小囊阻塞，无法与喉腔相通

病因/发病机制

发育异常

- 先天性喉气囊肿

其他

- 成人反复喉内压升高
- 肿瘤
- 感染或创伤

临床表现

流行病学

- 发病率
    - 罕见（喉气囊肿约为1/250万）
    - 约占喉部良性病变的5%
        - 喉囊肿中导管囊肿占75%、囊形囊肿占25%
- 年龄
    - 所有年龄均可发病，但主要集中在50~60岁
- 性别
    - 喉气囊肿：男性多于女性
    - 喉囊肿：男女比例大致相等

部位

- 单侧，喉内型喉气囊肿局限于喉腔（30%），喉外型穿过甲状舌骨膜至颈部（26%），混合型同时存在于喉内和颈部（44%）
- 囊形囊肿发生于真假声带间的喉腔
- 导管囊肿可发生于声带、喉室、室带、杓会厌襞和会厌的喉咽侧，可单发也可多发
- 嗜酸瘤细胞囊肿见于喉室及室带
- 扁桃体囊肿见于会厌

症状

- 喉内型和混合型喉气囊肿表现为声嘶、咳嗽、呼吸困难、吞咽困难和异物感
- 喉外型喉气囊肿表现为颈侧游走性包块，12%的病例也可表现为无症状性喉气囊肿
- 喉囊肿可表现为声嘶、呼吸和吞咽困难、异物感，也可无症状

治疗

- 有症状的喉气囊肿可行内镜下或颈外入路手术切除
- 喉囊肿可采取保守的抽吸治疗，或行造袋术、内镜下切除

预后

- 极好，尽管偶有气道阻塞和感染（喉气囊肿）或复发（喉囊肿切除不彻底）
- 多达29%的喉气囊肿可能进展为喉鳞状细胞癌

影像学检查

CT

- 含气或含液体的局限性囊性病变，发生于喉内和

喉气囊肿和喉囊肿

要点

专业术语

- 喉气囊肿定义为与喉腔相通的含气小囊
- 喉囊肿的命名可以是病因学上的（导管囊肿、囊形囊肿）或典型组织学特征上的（嗜酸性细胞囊肿）

临床表现

- 可发生于所有年龄段，但主要集中在50~60岁
- 喉气囊肿和喉囊肿的发病部位各具特点
- 喉外型喉气囊肿可表现为颈侧游走性包块

组织病理学检查

- 喉小囊的正常组织结构；呼吸上皮或双层导管上皮（伴或不伴嗜酸性细胞）

鉴别诊断

- 与不同类型的囊肿相鉴别，包括囊形囊肿、鳃裂囊肿、皮样囊肿、喉气囊肿和畸胎瘤

（或）喉外，可存在交通

大体检查

一般特征

- 喉囊肿据大体表现可分为喉内型、喉外型和混合型
- 与喉腔相通（喉气囊肿）或不相通（喉囊肿）
- 囊内含气（喉气囊肿）、黏液或角蛋白

大小

- 0.5~7.5cm（喉囊肿）

组织病理学检查

组织学特征

- 喉气囊肿
  - 呼吸或柱状上皮，局部鳞状或嗜酸性细胞样化生
  - 纤维组织壁伴局灶慢性单核炎症细胞浸润
- 囊形囊肿
  - 纤毛呼吸上皮含大量杯状细胞，部分或完全鳞状或嗜酸性细胞上皮化生
  - 纤维组织壁伴局灶淋巴细胞浸润
- 导管囊肿
  - 双层柱状上皮、立方上皮或扁平导管上皮伴鳞状或嗜酸性细胞样化生
  - 纤维组织壁伴局灶淋巴细胞浸润
- 嗜酸性细胞囊肿
  - 皱褶的囊壁伴乳头样突起，双层上皮
  - 含嗜酸性颗粒细胞质的柱状细胞环绕囊腔，外层是小基底细胞
- 扁桃体囊肿
  - 囊肿结构类似于扁桃体隐窝，被覆鳞状上皮，囊腔内含角蛋白，囊壁含淋巴组织

鉴别诊断

不同类型的囊肿

- 从组织学上区分囊形囊肿、鳃裂囊肿、皮样囊肿、喉气囊肿和畸胎瘤

参考文献

1. Pennings RJ et al: Giant laryngoceles: a cause of upper airway obstruction. Eur Arch Otorhinolaryngol. 258(3): 137–40, 2001
2. Arens C et al: Clinical and morphological aspects of laryngeal cysts. Eur Arch Otorhinolaryngol. 254(9–10): 430–6, 1997
3. Celin SE et al: The association of laryngoceles with squamous cell carcinoma of the larynx. Laryngoscope. 101(5): 529–36, 1991
4. Newman BH et al: Laryngeal cysts in adults: a clinicopathologic study of 20 cases. Am J Clin Pathol. 81(6): 715–20, 1984

影像图库

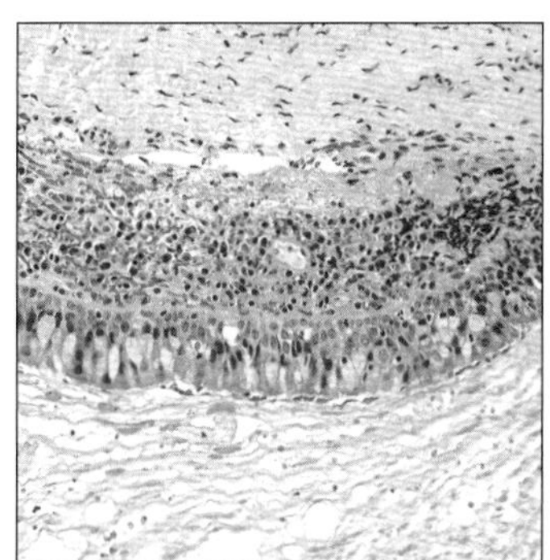

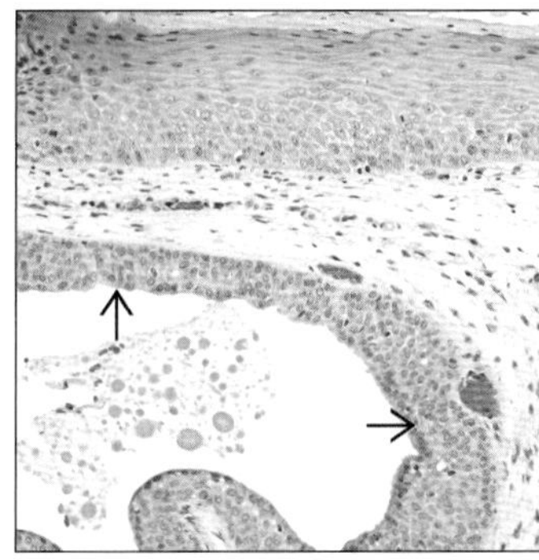

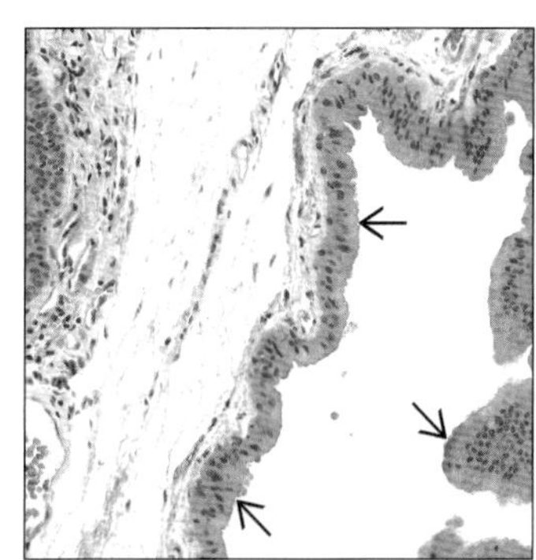

（左图）囊形囊肿，扩张的囊袋内充满黏蛋白样物质。囊壁被覆呼吸上皮伴黏液细胞。（中图）导管囊肿，扩张的导管被覆化生的鳞状上皮→。上皮下有水肿的纤维组织间质。（右图）嗜酸性细胞囊肿，其内层由柱状嗜酸性细胞→构成，外层排列着基底细胞

骨质沉着性气管病

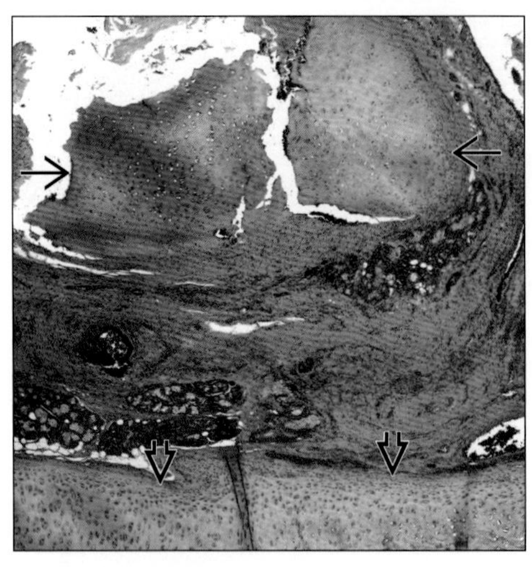

HE染色显示软骨环⇨和紧邻黏膜表面的数个软骨结节⇨。间质中可见小黏液浆液腺

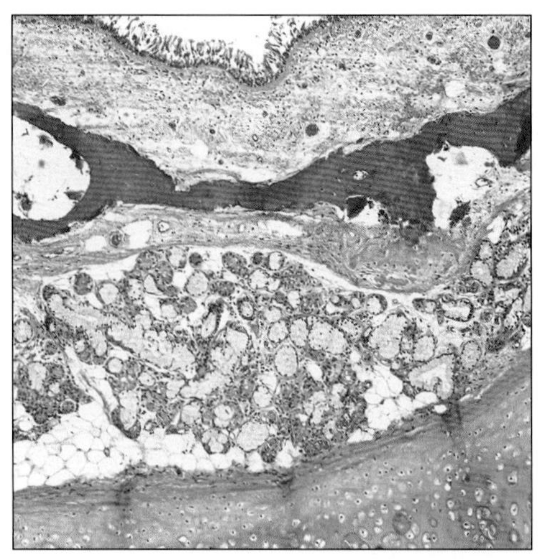

HE染色显示完整的呼吸上皮下的钙化和骨形成。小黏液浆液腺与脂肪组织将骨质与深部的软骨环间隔开来

专业术语

缩写
- 骨质沉着性气管病（TPO）

别名
- 骨软骨沉着性气管病

定义
- 以黏膜下多发大小不一的软骨或骨性结节导致上呼吸道狭窄为特征的气管支气管树的节段性退行性病变

病因/发病机制

感染
- 长期化脓性气管炎继发钙质沉积，导致周围骨或软骨形成并聚积

退行性病变
- 气管软骨环退行性改变形成结节

临床表现

流行病学
- 发病率
  - 临床少见
    - 尸检时发现多于临床中诊断
- 年龄
  - 平均年龄大于50岁；范围11~71岁
  - 女性发病较男性约晚10年
- 性别
  - 男性多于女性

部位
- 气管支气管树，常于声门下间隙
  - 气管支气管树膜部不受累

症状
- 绝大多数患者无症状（90%）
- 有症状者，症状体征无特异性，可与哮喘相似
- 喉喘鸣、呼吸困难、气短
- 慢性、复发性咳嗽、声嘶、啸鸣
- 咯血或咳痰
- 可导致插管困难
- 很少累及整个气管而进展为气道梗阻
- 一些病例可合并萎缩性鼻炎或喉炎

内镜下表现
- 支气管镜检查有诊断价值
- 喉气管腔内可见黏膜下突起

治疗
- 选择、风险及并发症
  - 局限性病变可不予治疗
  - 明显的狭窄需激光切除并扩张
- 手术方式
  - 内镜CO_2激光手术或全气管线性成形术
    - 虽然支架（硅胶管）植入存在困难，却可避免喉/气管的广泛开放

预后
- 疾病趋向于缓慢进展
- 长期的临床治疗中要严格保证气管支气管卫生
- 发病率和死亡率较低，正确的诊断可以避免不必要的手术

骨质沉着性气管病

要点

专业术语
- 以黏膜下多发大小不一的软骨或骨性结节导致上呼吸道狭窄为特征的气管支气管树的节段性退行性病变

临床表现
- 男性多于女性；平均年龄大于50岁
- 绝大多数患者无临床症状（90%）
- 支气管镜检有诊断价值

影像学检查
- 喉气管腔内可见黏膜下固定结节
- 黏膜下气管软骨的串珠样、圆齿状或结节样钙化
- 气管支气管树的膜部不受累

组织病理学检查
- 黏膜下化生或异位的骨和软骨

影像学检查

放射学检查
- X线或CT可见气管或喉内软组织肿块伴钙化
- 黏膜下气管支气管软骨的串珠样、圆齿状或结节样钙化

大体检查

一般特征
- 支气管镜检见黏膜下固定结节

大小
- 常为直径小于3~4mm的结节镶嵌于软骨环

组织病理学检查

组织学特征
- 黏膜下化生或异位的骨和软骨
- 与气管软骨的内表面相延续
- 骨质可突入黏膜
- 被覆黏膜完整，可表现为正常或化生
- 不规则的薄壁骨刺环绕脂髓
- 可见炎症（气管炎）遗迹
- 小块活检及缺乏影像学/支气管镜检信息难以明确诊断

鉴别诊断

弥漫性气管狭窄
- 见于多种疾病的终末期，无钙化或骨化，通常范围达2~4cm，导致气道受损，形成向心性或离心性狭窄

复发性多软骨炎
- 混合性炎症合并软骨自外而内的破坏；系统性疾病

气管支气管肥大症和气管软化
- 两种疾病气管都表现出软化、有弹性或扩张性改变

参考文献

1. Penner CR et al: Tracheopathia osteoplastica. Ear Nose Throat J. 82(6): 427, 2003
2. Tibesar RJ et al: Tracheopathia osteoplastica: effective long-term management. Otolaryngol Head Neck Surg. 129(3): 303-4, 2003
3. Young RH et al: Tracheopathia osteoplastica: clinical, radiologic, and pathological correlations. J Thorac Cardiovasc Surg. 79(4): 537-41, 1980
4. Härmä RA et al: Tracheopathia chondro-osteoplastica. A clinical study of thirty cases. Acta Otolaryngol. 84(1-2): 118-23, 1977

影像图库

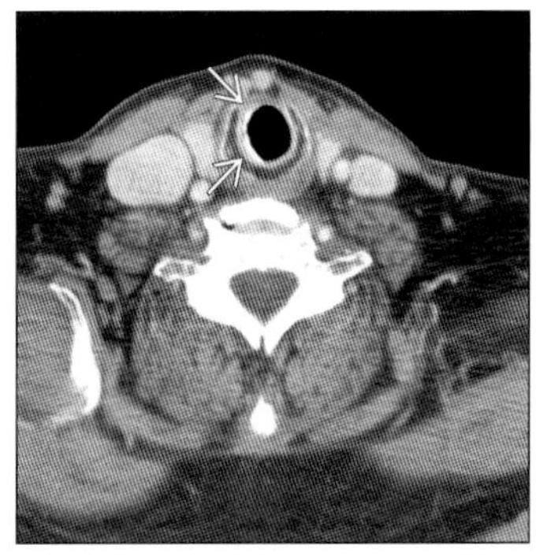

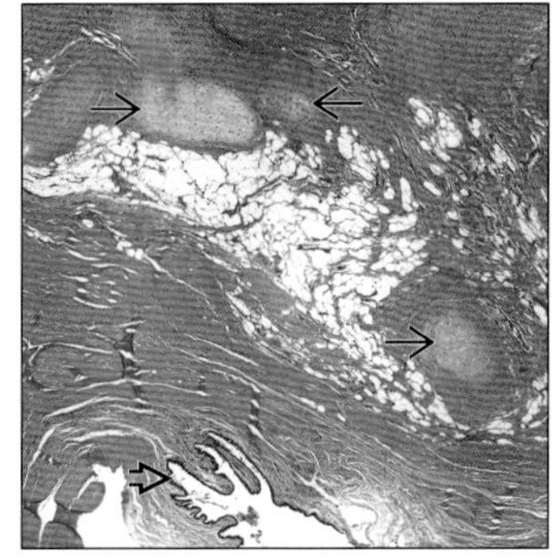

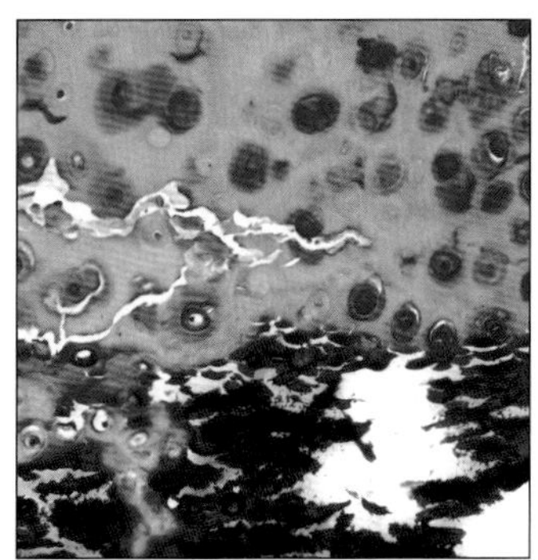

（左图）轴位CECT显示声门下黏膜下弥漫性钙化➡。TPO可表现为薄层的、非结节状的或局限性的不连续骨化。（中图）呼吸上皮⇨深部组织纤维化，其内可见很多良性、成熟的软骨结节。（右图）软骨结节伴钙化。依病程长短及病期不同，"囊性纤维性骨炎"的成分可包括钙化、骨针或成熟的层状骨

喉炎：病毒性、细菌性、真菌性

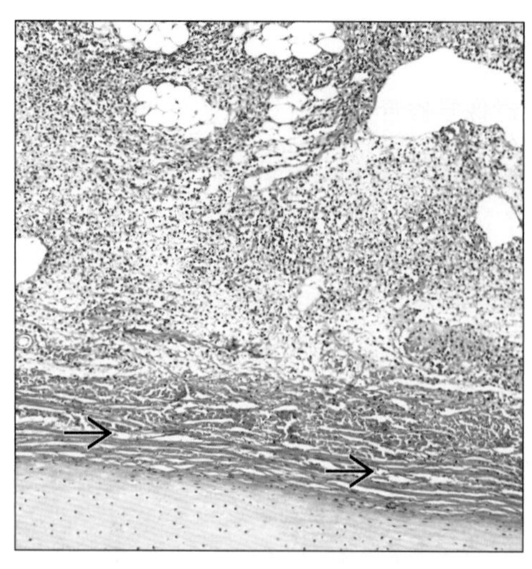

表层上皮缺失。可见脂肪和水肿液的混合炎性渗出。紧邻软骨可见纤维化➡

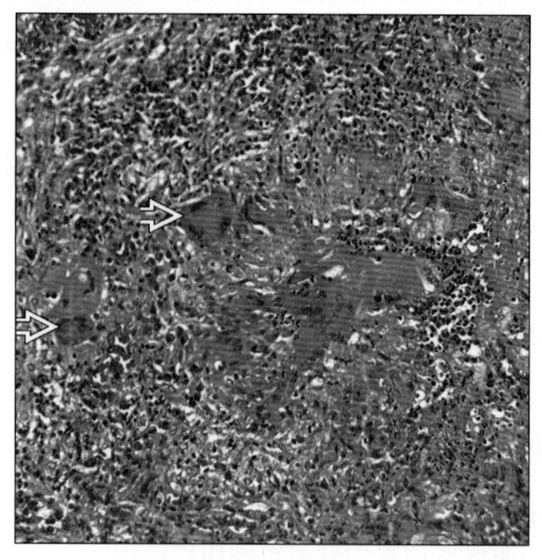

干酪性肉芽肿，背景中可见混合性炎症细胞。➡所示为孤立的巨细胞。该标本取自一例结核性喉炎

专业术语

别名

- 依据受累部位不同而命名不同
  - 喉气管支气管炎，咽炎，喉炎，假膜性喉炎，会厌炎

定义

- 喉炎可为感染性或炎症性，急性或慢性
  - 喉炎常为多因素共同作用所致

病因/发病机制

感染

- 多种病毒、细菌、真菌可导致喉炎
  - 1型副流感病毒（假膜性喉炎）
- 不同病因可同时作用

创伤/机械刺激

- 异物导致感染
- 异物导致溃疡形成诱发喉炎

肿瘤

- 肿瘤可导致溃疡

医源性

- 手术（血管损伤）
- 胃管，气管切开套管（特别是气道梗阻急症时）
- 放射治疗后
- 环境暴露（接触有毒物质）

临床表现

流行病学

- 发病率
  - 较常见（6%），有季节因素和年龄差异
  - 喉炎通常作为临床诊断
- 年龄
  - 由于年龄的不同，相同的病原体可以引起不同的疾病
    - 婴儿：毛细支气管炎
    - 稍大儿童：假膜性喉炎
    - 青年人：咽炎
    - 中年人：亚临床症状
  - 假膜性喉炎：通常小于6岁
  - 疱疹：年幼、年老、孕妇、免疫受损患者

症状

- 根据病史，包括职业和用声情况，可以指导进一步评估
- 临床表现取决于年龄、性别、营养和免疫状况
- 假膜性喉炎：声嘶、犬吠样咳嗽、吸气性喘鸣（喘鸣音、奋力呼吸）
- 会厌炎：三凹征、发热、喘鸣、喉痛、吞咽痛、气促、流涎
- 免疫受损患者：单纯疱疹或真菌性喉炎
  - 艾滋病、癌症、白血病/淋巴瘤、使用糖皮质激素、糖尿病、肺病、气管移植患者
- 声带功能可能受损

内镜检查

- 直接喉镜评估气道状况

实验室检查

- 除个别特殊病例外，无须针对特殊病原体进行详细的实验室检查
  - 感染前后血清滴度检查或可确认病原体（补体结合；沉淀检测）

治疗

- 药物
  - 药敏指导抗生素种类和疗程

喉炎：病毒性、细菌性、真菌性

要点

专业术语
- 据受累部位不同而命名不同
- 喉炎可为感染性或炎症性，急性或慢性

临床表现
- 由于年龄的不同，相同的病原体可以引起不同的疾病
- 临床表现取决于年龄、性别、营养和免疫状况
- 假膜性喉炎：声嘶、犬吠样咳嗽、吸气性喘鸣（喘鸣音、奋力呼吸）
- 会厌炎：三凹征、发热、喘鸣、喉痛、吞咽痛、气促、流涎
- 总体而言，采取支持治疗控制症状
  - 药敏指导抗生素种类和疗程

组织病理学检查
- 非特异性炎症细胞和水肿液
- 表面上皮糜烂或溃疡
- 过度角化常合并上皮内中性粒细胞（浸润）
- 假性上皮瘤样增生合并真菌感染

鉴别诊断
- 胃食管反流性疾病
- 鳞状细胞癌
- Wegener 肉芽肿
- 复发性多软骨炎

    - 临床实践中很少进行药敏检查
  - 单剂皮质类固醇和支气管扩张剂可减轻假膜性喉炎的病情和缩短病程
  - 重症假膜性喉炎患者给予肾上腺素雾化吸入
  - 真菌感染者给予抗真菌治疗
- 总体而言，采取支持治疗控制症状
  - 空气湿化，镇痛剂

预后
- 自限性病毒性疾病，预后良好
- 少数情况需气管插管维持气道
  - 避免反复尝试插管
- 少数情况死于并发症

大体检查

- 黏膜红肿
- 可见渗出液

组织病理学检查

组织学特征
- 非特异性炎症细胞和水肿液
- 表上皮糜烂或溃疡
- 过度角化常合并上皮内中性粒细胞（浸润）
- 继发性细菌繁殖伴渗出
- 假性上皮瘤样增生合并真菌感染
- 多核巨细胞内可见不透明的毛玻璃样细胞核（单纯疱疹）或明显的Cowdry A型包涵体（巨细胞病毒，CMV）
- 慢性喉炎病例可见萎缩或增生合并非特异性炎性浸润

辅助检查

组织化学
- 特异性组织化学染色可突出病原体
  - 革兰染色、抗酸染色、荧光染色、吉姆萨染色（GMS）、过碘酸-希夫（PAS）/亮绿染色

免疫组织化学
- 选择性使用：单纯疱疹病毒、巨细胞病毒

鉴别诊断

胃食管反流性疾病
- 纤维素样坏死；肉芽组织形成，机化

鳞状细胞癌
- 真菌感染所致假性上皮瘤样增生与鳞状细胞癌类似

Wegener 肉芽肿
- 生物胶原溶解；蓝色颗粒状地图样坏死；异物巨细胞；脉管炎，ANCA滴度上升

复发性多软骨炎
- 混合炎症导致软骨破坏；无肉芽肿；自身抗体

参考文献

1. Tulunay OE: Laryngitis--diagnosis and management. Otolaryngol Clin North Am. 41(2): 437-51, ix, 2008
2. Thompson L: Herpes simplex virus laryngitis. Ear Nose Throat J. 85(5): 304, 2006
3. Cherry JD: State of the evidence for standard-of-care treatments for croup: are we where we need to be? Pediatr Infect Dis J. 24(11 Suppl): S198-202, discussion S201, 2005
4. Leung AK et al: Viral croup: a current perspective. J Pediatr Health Care. 18(6): 297-301, 2004
5. Mehanna HM et al: Fungal laryngitis in immunocompetent patients. J Laryngol Otol. 118(5): 3 79-81, 2004
6. Sack JL et al: Identifying acute epiglottitis in adults. High degree of awareness, close monitoring are key. Postgrad Med. 112(1): 81-2, 85-6, 2002

喉炎：病毒性、细菌性、真菌性

显微镜下以及组织学特征

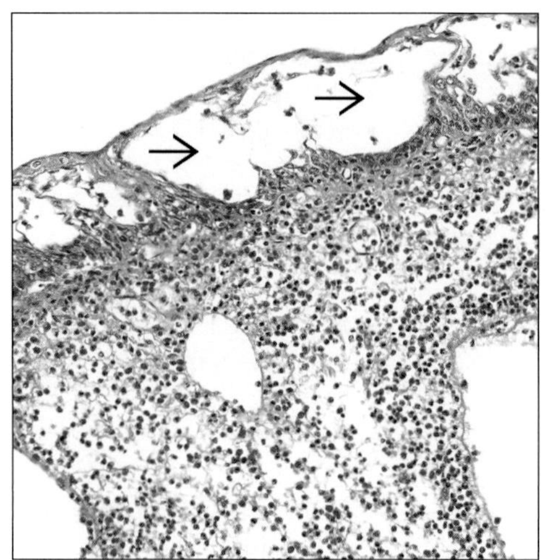

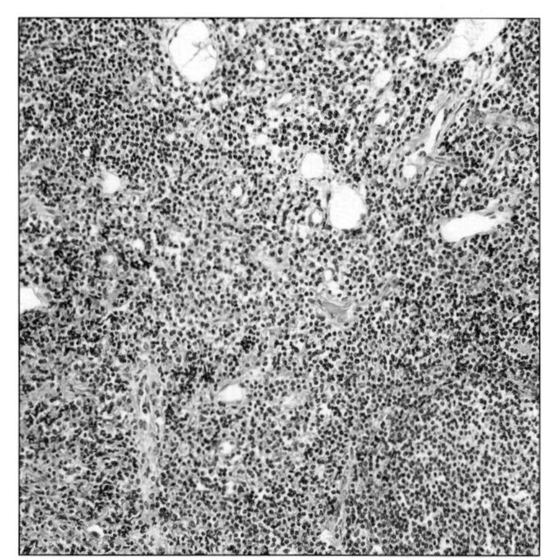

（左图）表面上皮棘细胞层水肿合并变性大疱➡。炎症细胞排列于表面上皮及其下间质中。急性喉炎以急性炎症细胞为主。这种情况下很少做活检。（右图）此例急性喉炎（病毒性）可见上皮下间隙大量炎性浸润，提示脓肿形成

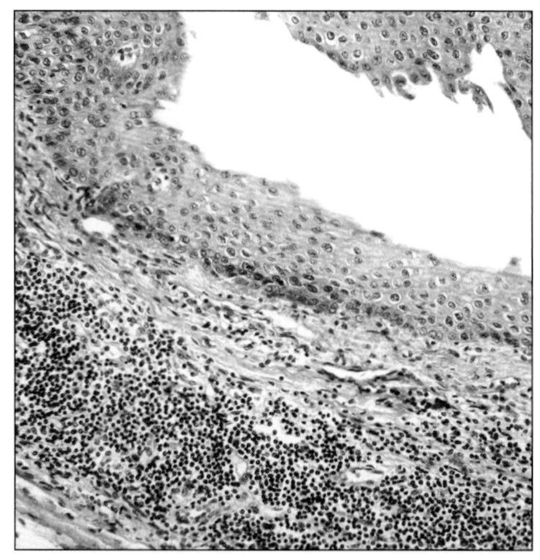

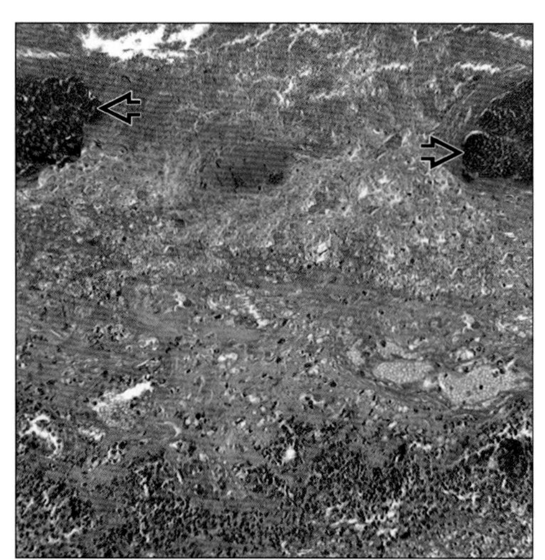

（左图）表面上皮化生，深层包绕慢性炎症细胞带。该标本取材自一例有长期毒性气体职业接触史的慢性喉炎患者。（右图）此例急性病毒性喉炎伴有继发性细菌感染。该患者有鳞状细胞癌及放射治疗史。细菌菌落➡多处可见，并伴有糜烂或溃疡

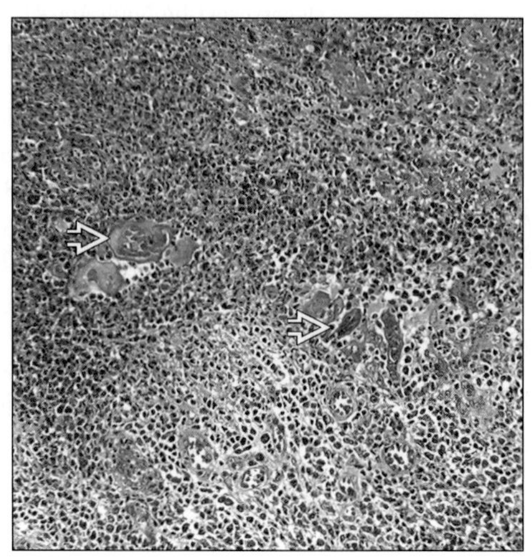

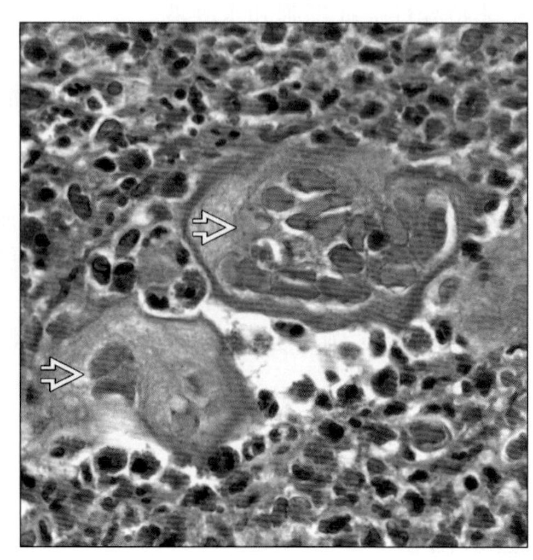

（左图）单纯疱疹病毒感染标本一例，在大量急慢性炎症细胞浸润的背景下，可见许多多核巨细胞➡。这种巨细胞是单纯疱疹病毒感染的特异性病理表现。（右图）➡所示为单纯疱疹病毒感染的特征性多核巨细胞。注意巨细胞中细胞核重叠和粉末样或黑点样核染色质

喉炎：病毒性、细菌性、真菌性

显微镜下以及组织学特征

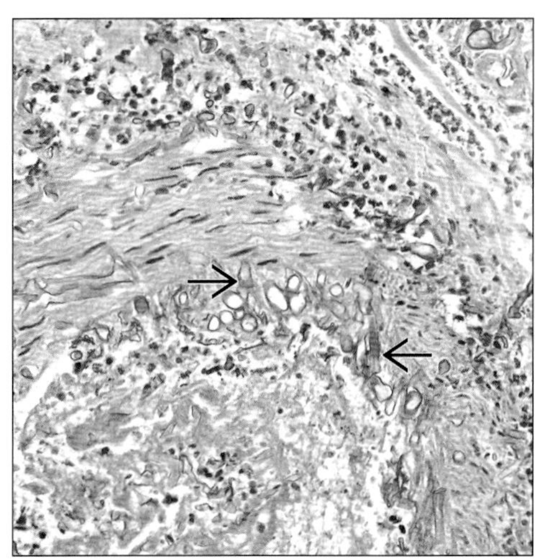

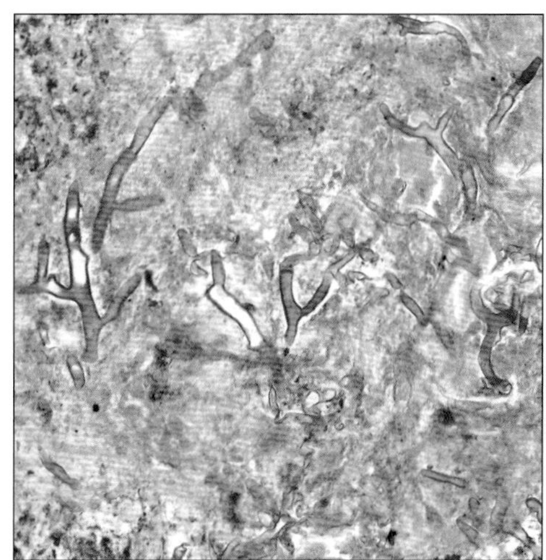

（左图）真菌感染不仅可以累及表层上皮，还可以造成深部感染。此图所示深部真菌感染可见血管壁内大量真菌菌丝➔。（右图）此真菌性喉炎标本中坏死物和炎性渗出物中偶见真菌菌丝。这意味着这种“侵袭性”喉炎需要抗真菌治疗

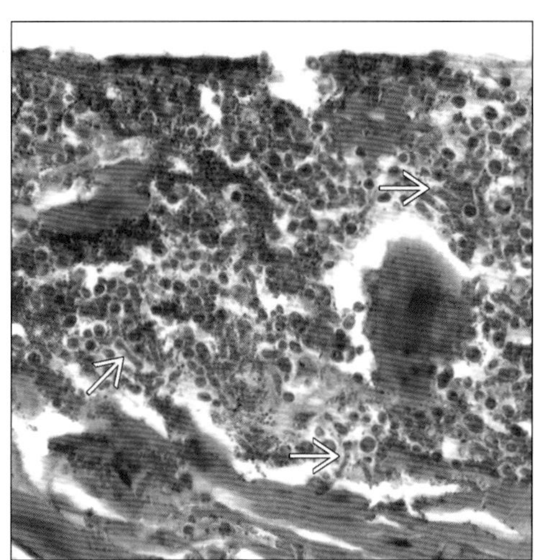

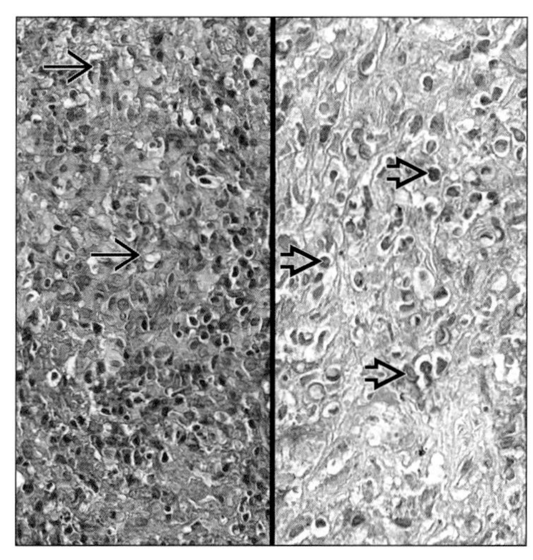

（左图）角质层中满是真菌孢子，分化良好的真菌菌丝➔贯穿其中。看到真菌菌丝贴附于角质层即可确诊真菌感染。（右图）显示重度肉芽肿性炎症。可见空泡➔，病原体不易辨认。但是，经黏液洋红染色，隐球菌➔被染成洋红色，遍布整个标本

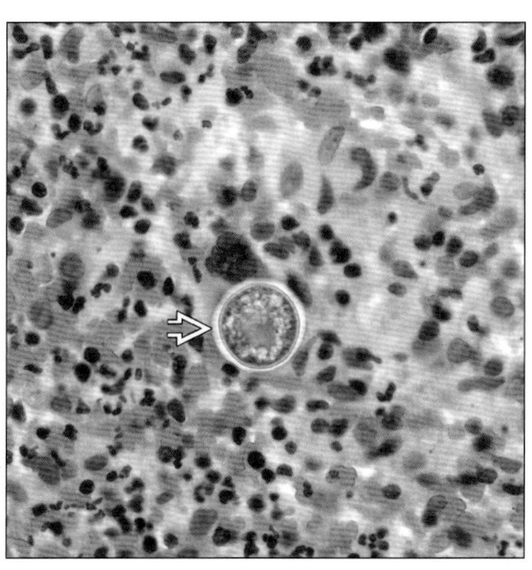

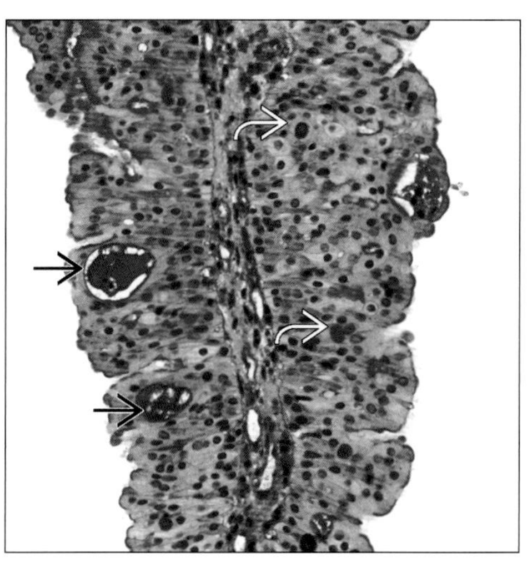

（左图）球霉菌病喉部感染可看做系统性疾病的一部分。充满内生孢子的内孢囊➔是这种真菌的特征。注意混合炎性浸润和背景中的巨细胞形成。（右图）真菌性喉炎标本经银染可见大量真菌菌丝。这意味着需要抗真菌药物治疗（例如，两性霉素B或唑类药物）

声带小结和声带息肉

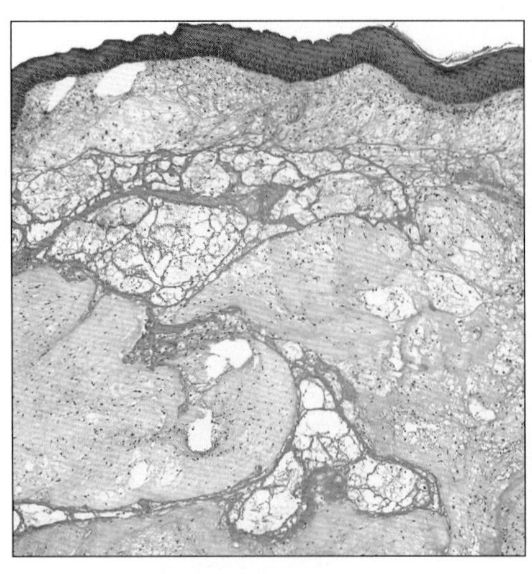

被覆完整的鳞状上皮黏膜。可见间质水肿和纤维素变性，透明素沉着和炎症细胞

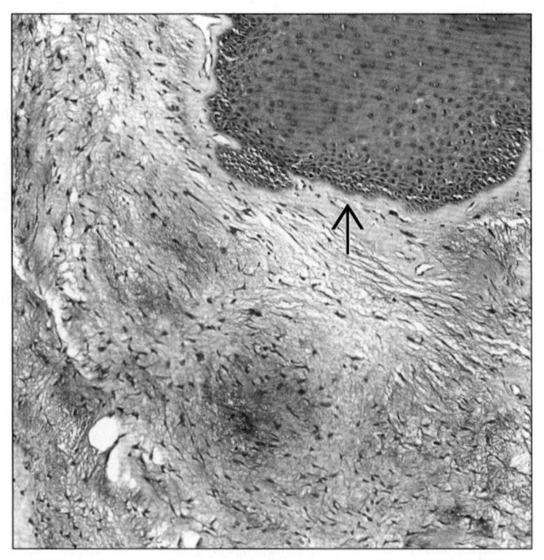

化生的鳞状上皮黏膜→覆盖黏液样间质。息肉的主要特征是淡蓝色黏液-黏蛋白样间质中混杂细胞结构

专业术语

别名
- 小结
- 息肉

定义
- 喉黏膜及邻近间质的反应性改变，形成良性的息肉样或结节样增生

病因/发病机制

多因素致病
- 用声过度、事故、手术均可造成喉损伤
  - 过度和不当用声
  - 医源性或功能性损伤
- 感染
- 甲状腺功能减低
- 吸烟

发病机制
- 外向型个性特征易患声带息肉或小结

临床表现

流行病学
- 发病率
  - 不常见
    - 人群中约1.5%出现声音嘶哑
    - 声带息肉或小结是声音嘶哑最常见的原因之一
    - 约2.5%的儿童患声带小结（普遍）
- 年龄
  - 声带小结和声带息肉发病年龄不同
  - 声带小结
    - 年轻人和中年人常见
    - 儿童不常见
  - 声带息肉：任何年龄组均可发病
- 性别
  - 声带小结
    - 年轻患者中女性多于男性
    - 儿童中（7~16岁）男孩多于女孩（约2：1）
  - 声带息肉：无性别差异

部位
- 声带小结
  - 声带前中1/3交界处
  - 几乎均为双侧发病
- 声带息肉
  - 杓状会厌襞、喉室、声带、Reinke间隙
  - 超过90%的病例为单侧发病

症状
- 行为引发的声音改变
  - 职业和非职业用声者都会受到影响
    - 职业用声者
    - 歌手、演员、演说家、讲师、教练
  - 过度和不当用声
  - 紧张性发音或用力发音
- 相关的声带疾病
  - 感染
  - 甲状腺功能减低
  - 吸烟
- 声嘶
- 发音改变

内镜所见
- 可结合喉镜和频闪喉镜所见做出诊断
- 声带小结常为双侧，有时可见出血

声带小结和声带息肉

要点

专业术语
- 喉黏膜及邻近间质的反应性改变，形成良性的息肉样或结节样增生

病因/发病机制
- 过度和不当用声

临床表现
- 患者表现为声嘶和发音改变
- 声带小结：几乎全为双侧发病，位于声带前中1/3交界处，通常小于0.3cm
- 声带息肉：超过90%的病例为单侧发病，喉室或Reinke间隙，通常大于0.3cm红莓样肿块
- 嗓音训练是一线治疗
  - 顽固性病变手术治疗

组织病理学检查
- 显示病变发展过程（组织学特征取决于活检时的发病阶段）
- 水肿，上皮下蛋白质沉积
- 疏松黏液间质伴出血及血管化间质
- 毛细血管扩张合并肉芽组织和出血/纤维蛋白
- 黏液样的，浅蓝-粉红物质
- 纤维结缔组织沉积

鉴别诊断
- 淀粉样变、接触性溃疡、木样结膜炎
- 黏液瘤、梭形细胞鳞状细胞癌、颗粒细胞瘤

- 声带息肉表现为发红、水肿的凸出改变
- 超声检查和虚拟喉镜有一定诊断价值
  - 血红蛋白浓度的光谱分析有助于临床评估
    - 声带息肉中血红蛋白为低浓度

治疗
- 选择、风险及并发症
  - 对于职业用声者，嗓音问题会带来显著的负面影响
    - 工作能力，幸福感，自我感觉
- 手术方式
  - 将手术干预作为一线治疗方法的证据不足
    - 如确有必要，CO_2激光手术和（或）微切割都可选用，疗效相似
- 治疗策略包括嗓音训练、药物治疗和手术
- 嗓音训练是一线治疗
  - 1/3的劳动者需要良好的嗓音功能以满足工作需要
  - 行为改变
  - 注意嗓音卫生有益于治疗
  - 如果经过初步的言语治疗无明显好转，需考虑求助于专业言语治疗师
- 治疗甲减亦可获益

预后
- 良好，通常不需要长期随诊
- 如果刺激因子未被发现、移除或处理可复发

大体检查

一般特征
- 声带小结
  - 双侧，声带表面对应部位发病
  - 常见于声带前中1/3交界处
  - 可表现为水肿样、凝胶样或出血性，质硬而活动度差
- 声带息肉
  - 单发
  - 柔软，橡皮样肿物
  - 半透明至红色
  - 广基固着的
  - 红莓样带蒂的

大小
- 声带小结：通常小于0.3cm
- 声带息肉：通常大于0.3cm
  - 可至数厘米

组织病理学检查

组织学特征
- 声带小结和声带息肉间没有绝对的组织学差异
  - 临床上虽有明显区别，组织学上却有互变性
- 病变发展过程
  - 水肿和蛋白质样物质沉积于间质和上皮下组织
  - 疏松黏液间质伴出血及血管化间质
    - 常无炎症表现
  - 毛细血管扩张合并肉芽组织和出血/纤维蛋白
  - 黏液样的、浅蓝-粉红物质占主要成分
  - 纤维结缔组织沉积
    - 纤维蛋白样物质邻近血管间隙
    - 终末期完全胶原化或纤维变性
    - 仅见孤立的成纤维细胞
- 声带息肉可分为4种主要的组织学亚型
  - 水肿型
  - 血管型
  - 黏液型
  - 玻璃样变或纤维型
    - 这几种类型重叠或混合存在也不罕见
- 表面上皮
  - 化生
  - 萎缩
  - 角化

声带小结和声带息肉

- ○ 增生
- ○ 无非典型性或多形性增生
- 息肉中偶见结晶

鉴别诊断

淀粉样变

- 假声带常见
- 无细胞的、细胞外的、嗜酸性物质
- 血管周围和腺体周围显著
- 刚果红或甲酚紫染色阳性
- 可见轻链限制（不常见）
  - ○ κ 或 λ 轻链限制

黏液瘤

- 不常见的瘤样病变
- 少细胞的黏液样病变间有星形梭形细胞
- 常为无色或极浅的蓝色基质
- 有时与黏液样息肉难于区分

梭形细胞鳞状细胞癌

- 息肉样肿物伴表层溃疡或剥脱
- 上皮可见（通常位于隐窝或息肉基底）
- 细胞基质
- 由多形性和核深染的非典型梭形细胞构成
- 有丝分裂象可见，包含非典型形式
- 免疫组织化学角蛋白可为阳性（阳性率约70%）
- 增殖标记趋于表达增高

接触性溃疡

- 双侧，喉后部
- 真声带相对应的表面
- 息肉样肿物
- 表面溃疡合并纤维素样坏死
- 内含血管垂直于表面生长的肉芽组织
- 可见富含含铁血黄素的巨噬细胞炎症
- 有丝分裂象可见（血管或成纤维细胞）

颗粒细胞瘤

- 假性上皮瘤样上皮增生
  - ○ 仅被覆肿瘤细胞
- 大多边形细胞，富含颗粒样嗜酸性胞质
- 常与神经伴生
- S-100蛋白免疫反应强阳性

木样结膜炎

- 喉部不常见
- 固定的、富含纤维蛋白的基质沉积
- 坚硬的、上皮下结节

参考文献

1. Syed I et al: Hoarse voice in adults: an evidence-based approach to the 12 minute consultation. Clin Otolaryngol. 34(1): 54–8, 2009
2. Altman KW: Vocal fold masses. Otolaryngol Clin North Am. 40(5): 1091–108, viii, 2007
3. Franco RA et al: Common diagnoses and treatments in professional voice users. Otolaryngol Clin North Am. 40(5): 1025–61, vii, 2007
4. Akif Kiliç M et al: The prevalence of vocal fold nodules in school age children. Int J Pediatr Otorhinolaryngol. 68(4): 409–12, 2004
5. Wallis L et al: Vocal fold nodule vs. vocal fold polyp: answer from surgical pathologist and voice pathologist point of view. J Voice. 18(1): 125–9, 2004
6. Johns MM: Update on the etiology, diagnosis, and treatment of vocal fold nodules, polyps, and cysts. Curr Opin Otolaryngol Head Neck Surg. 11(6): 456–61, 2003
7. Marcotullio D et al: Exudative laryngeal diseases of Reinke ' s space: a clinicohistopathological framing. J Otolaryngol. 31(6): 376–80, 2002
8. Thompson LD: Diagnostically challenging lesions in head and neck pathology. Eur Arch Otorhinolaryngol. 254(8): 357–66, 1997
9. Milutinović Z et al: Functional trauma of the vocal folds: classification and management strategies. Folia Phoniatr Logop. 48(2): 78–85, 1996
10. Yamaguchi M et al: Mucosal blood volume and oxygen saturation in the human vocal fold. Acta Otolaryngol. 110(3–4): 300–8, 1990

声带小结和声带息肉

内镜和显微镜下特征

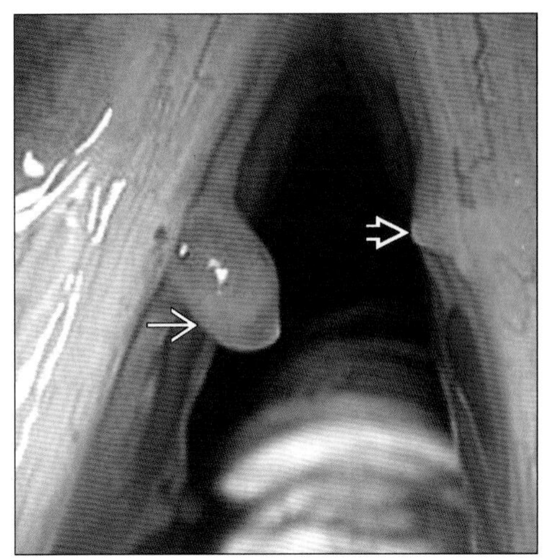

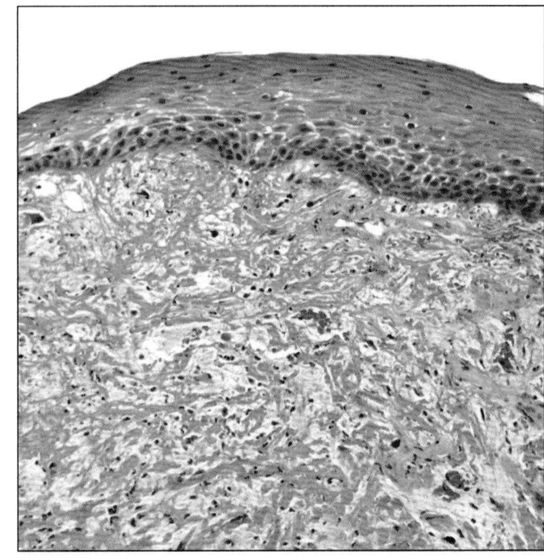

（左图）可见声带上息肉样突起➡。对侧声带对应部位可见结节样突起➡，提示为双侧病变。（右图）可见纤维结缔组织间质混杂黏液样物。这种现象在息肉或小结的发生过程中很常见

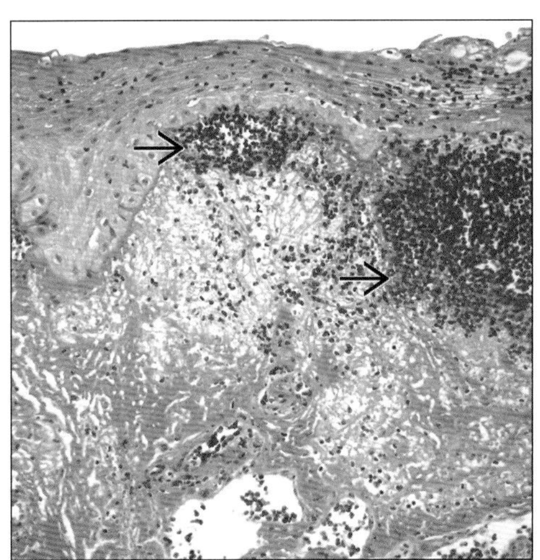

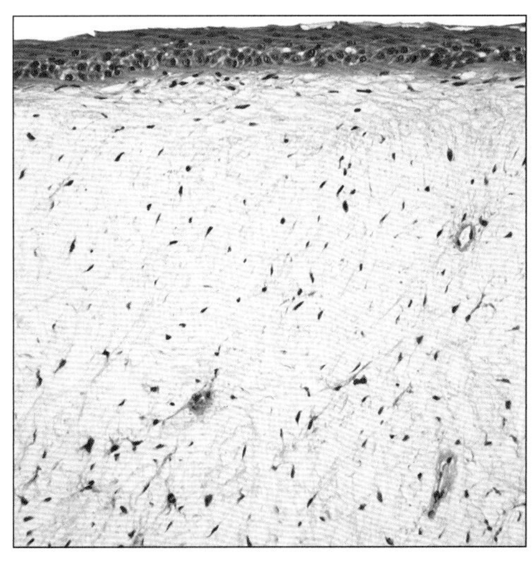

（左图）息肉发生早期，可见在完整或伴有溃疡的上皮下间质水肿和间质内出血➡。间质内可见纤维素样物提示出血机化。（右图）此例息肉标本中水肿明显，充满黏液样间质，但细胞含量少。间质中可见一些孤立的梭形细胞，但无非典型性。未见有丝分裂象

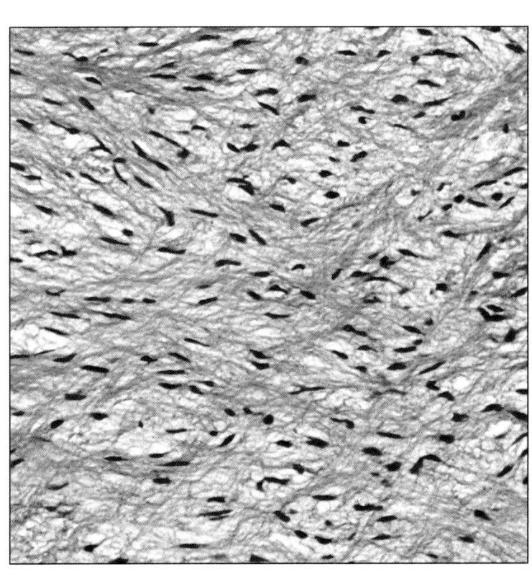

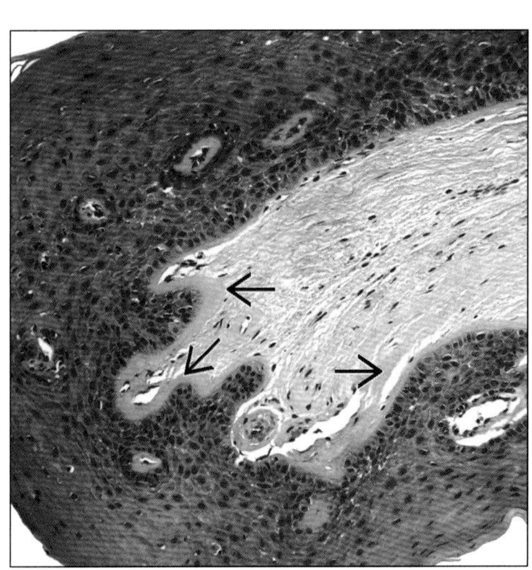

（左图）息肉继续进展，可见黏液样间质和纤维结缔组织混杂。注意淡染的梭形成纤维细胞。（右图）在息肉或小结进展末期，可见上皮下重度纤维化➡，有时会生成明显的基底膜。上皮可呈现增生伴角化，但不出现异型性细胞

反应性上皮改变

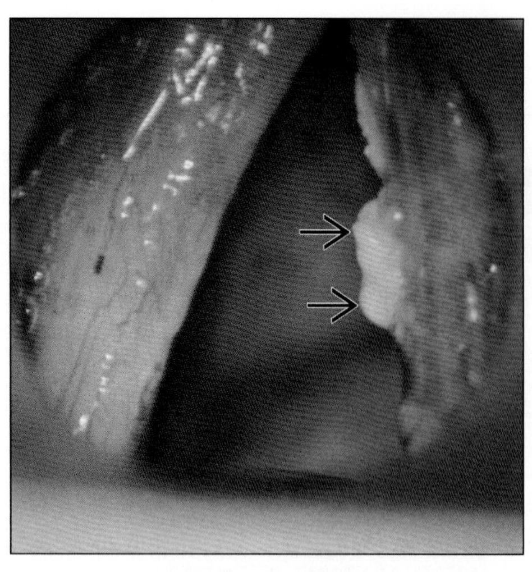

内镜下见右侧声带界限清楚，表面不平的外生性白色斑块（白斑）⇒。这一临床表现涵盖了多种不同的组织学改变

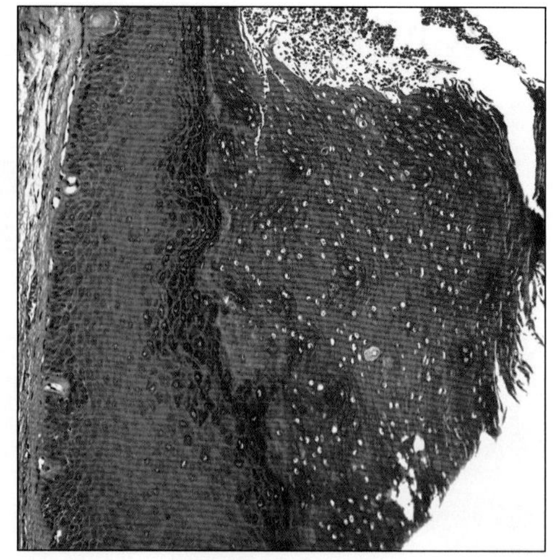

HE染色显示鳞状上皮增生、角质透明蛋白层和角蛋白过度增生层，称为角化症。未见角化不全及细胞异型性

专业术语

别名

- 白斑
- 角化症不伴不典型增生
- 假上皮瘤样增生
- 特氟隆瘤

定义

- 角化症
  - 鳞状上皮表面的角蛋白层，常合并有粒细胞层
- 假性上皮瘤样增生（PEH）
  - 鳞状上皮棘细胞层过度增生不伴细胞异型性
- 放射治疗改变
  - 放射治疗引起的长期或终生的形态学改变
  - 影响到表面上皮、小唾液腺、纤维组织、血管和软骨
- 特氟隆肉芽肿（TG）
  - 由于特氟隆浆注射过多、过浅或过深引起的异物肉芽肿
    - 特氟隆可用于治疗声带麻痹

病因/发病机制

环境暴露

- 角化症：吸烟、空气污染、慢性刺激
- PEH：慢性刺激，吸烟
- 放射治疗改变：喉部放射治疗，通常是针对恶性肿瘤，少数因其他原因的头颈部放射治疗
- TG：特氟隆浆注射
  - 四氟乙烯和甘油

感染因素

- 多种细菌和真菌可引起PEH
  - 分枝杆菌、皮炎芽生菌、隐球菌

肿瘤

- 颗粒细胞瘤常合并PEH

临床表现

部位

- 不同类型的反应性改变有其对应的解剖部位
  - 声带：角化症、PEH、TG
  - 喉结核见于声带
  - 声带后部、假声带、声门下：颗粒细胞瘤和PEH
  - 任何部位均可出现放射治疗并发症

症状

- 声嘶
- 咳嗽
- 异物感
- 气道梗阻
- 吞咽困难

内镜下表现

- 隆起的、扁平的，有时为溃疡性
- 白斑
- 红斑
- 表现无特异性，可与肿瘤极其相似

自然史

- 多数反应性改变可自愈
  - 取决于病因是否去除

治疗

- 选择、风险及并发症
  - 多数病变可自愈
  - 反应性增生和肿瘤间无前瞻性特征
- 手术方式

反应性上皮改变

要点

专业术语
- 角化症：角蛋白层过度增生
- PEH：上皮增生伴不规则突起，不伴细胞异型性
- 放射治疗改变：上皮萎缩，纤维化，异常成纤维细胞，腺体萎缩
- TG：特氟隆颗粒周围的异物反应

大体检查
- 角化症：声带上隆起的白色斑块
- PEH：表面发白、光滑的息肉样增厚
- 放射治疗：黏膜萎缩，声门狭窄，软骨坏死或骨坏死
- TG：坚实的息肉样病变（可达2cm）

组织病理学检查
- 角化症
  - 角化层增厚，棘细胞层增生，无异型增生
- PEH
  - 增生的鳞状上皮，不规则的上皮突起，无细胞异型性
- 放射治疗改变
  - 急性期：急性坏死性炎症
  - 慢性期：上皮和小唾液腺萎缩，纤维化，浑圆的内皮细胞，异常成纤维细胞，内膜增生

鉴别诊断
- 侵袭性鳞状细胞癌
- 痛风石

  - 内镜下病变切除的诊断价值大于治疗

预后
- 真正的反应性病变预后极佳
- 如果无非典型增生或异型增生，则没有恶变风险

大体检查

一般特征
- 角化症：常表现为声带上界限清楚、轻度隆起的白色斑块
- PEH：表面光滑发白的增厚或息肉样病变
- 放射治疗改变
  - 早期：水肿、黏膜炎、溃疡、出血
  - 晚期：黏膜萎缩或增生、纤维化、声门狭窄、骨坏死
- TG：边界清楚，坚实的息肉样病变（约2cm）

组织病理学检查

组织学特征
- 角化症表现为不同程度增厚的角化层，其间可有或无细胞核；或可见颗粒细胞层；棘细胞层不规则增生；可伴慢性炎症
- PEH表现为上皮增生，不伴细胞异型性；基底膜清晰，伴突向间质的不规则上皮突起
  - 除外颗粒细胞瘤或感染
  - 特殊检查除外病原体
  - TB荧光染色、抗酸染色、PAS/亮绿染色、吉姆萨染色
- 放射治疗改变具有阶段性特征
  - 急性期：急性坏死性炎症
  - 慢性期：表面溃疡，鳞状细胞异型性，上皮和小唾液腺萎缩
  - 导管鳞状化生，内皮细胞肥大，密集纤维化中可见异常成纤维细胞，异常骨骼肌改变
  - 偶见软骨坏死或骨坏死
- TG：特氟隆，可极化的，双折射的外源性物质伴纤维化间质中异物巨细胞反应

鉴别诊断

鳞状细胞癌（SCC）
- PEH与侵袭性癌相似
- 异型性上皮细胞侵袭性生长
- 有丝分裂象增多，包括非典型有丝分裂象

异型增生或癌
- 放射治疗改变或PEH可能导致过度评估异型增生或侵袭性鳞状细胞癌

痛风石
- 被巨细胞和组织细胞包裹的无定形结晶
- 无染区的针状结晶

参考文献

1. Hamdan AL et al: Vocal changes following radiotherapy to the head and neck for non-laryngeal tumors. Eur Arch Otorhinolaryngol. 266(9): 1435-9, 2009
2. Thompson LD: Diagnostically challenging lesions in head and neck pathology. Eur Arch Otorhinolaryngol. 254(8): 357-66, 1997
3. Wenig BM et al: Teflonomas of the larynx and neck. Hum Pathol. 21(6): 617-23, 1990
4. Dedo HH et al: Histologic evaluation of Teflon granulomas of human vocal cords. A light and electron microscopic study. Acta Otolaryngol. 93(5-6): 475-84, 1982
5. Hellquist H et al: Hyperplasia, keratosis, dysplasia and carcinoma in situ of the vocal cords--a follow-up study. Clin Otolaryngol Allied Sci. 7(1): 11-27, 1982

反应性上皮改变

显微镜下特征

(左图)HE染色显示假上皮瘤样增生中突入间质的不规则上皮突起。可见细胞巢和清晰的基底膜。间质中可见粒细胞瘤⇨。(右图)高倍镜下，可见表层上皮及附着的纤维蛋白样物质缺失。腺上皮缺失，但其结构保留。小黏液腺可见鳞状上皮化生⇨

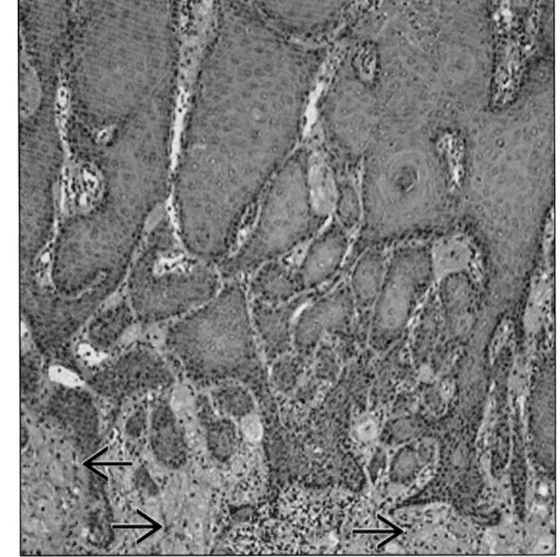

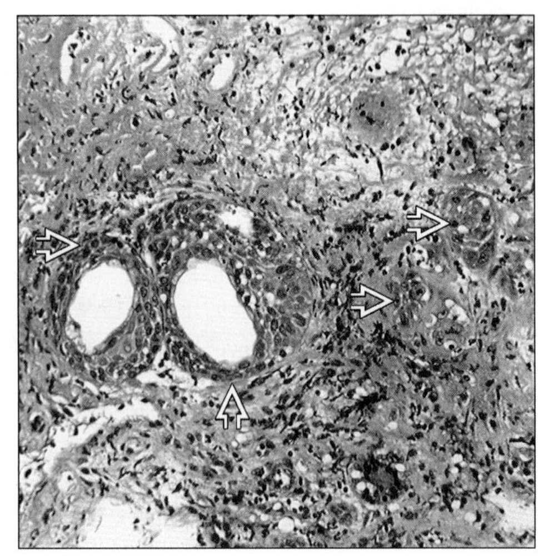

(左图)鳞状上皮增厚，可见突出的颗粒细胞层和角化⇨，并可见角化不全。(右图)基底细胞增生⇨，可见上皮基底区增厚。基底层增生在两种上皮的过渡区极其常见，勿与不典型增生混淆。无非典型性

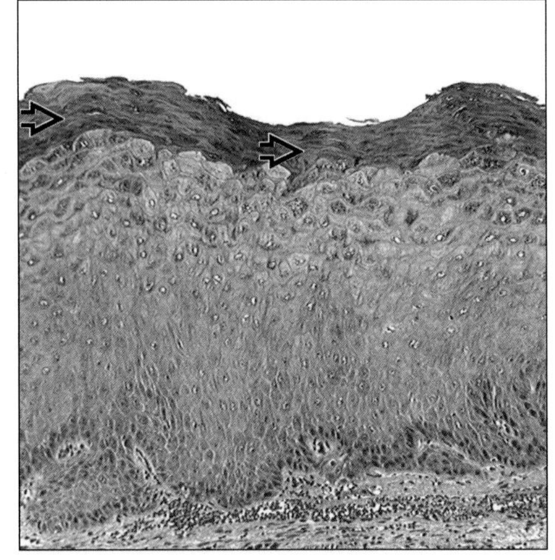

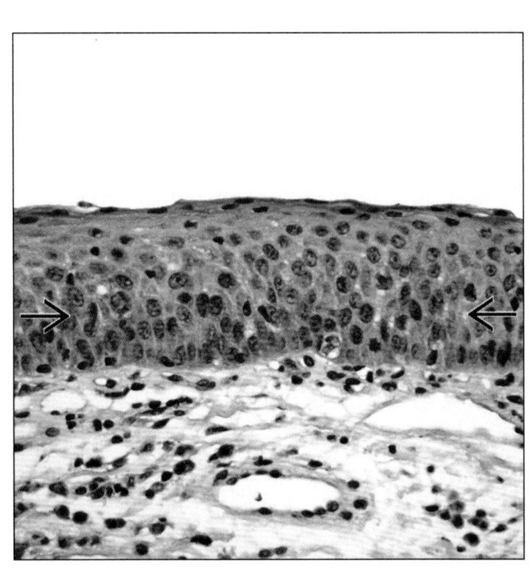

(左图)疣状增生难以准确诊断。可见大量角蛋白，上皮突起，无细胞异型。但是，疣状鳞状细胞癌可有相同的特征，特别是活检部位表浅时。(右图)喉活检标本间质中小唾液腺的放疗后改变，可见腺泡萎缩，间生导管增多，导管鳞状化生⇨。注意背景中的纤维化

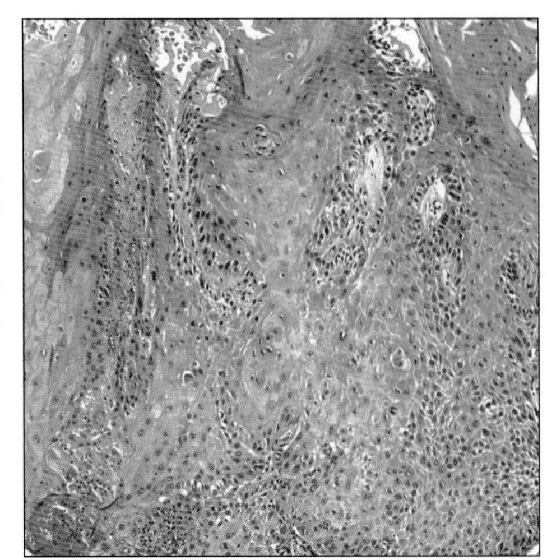

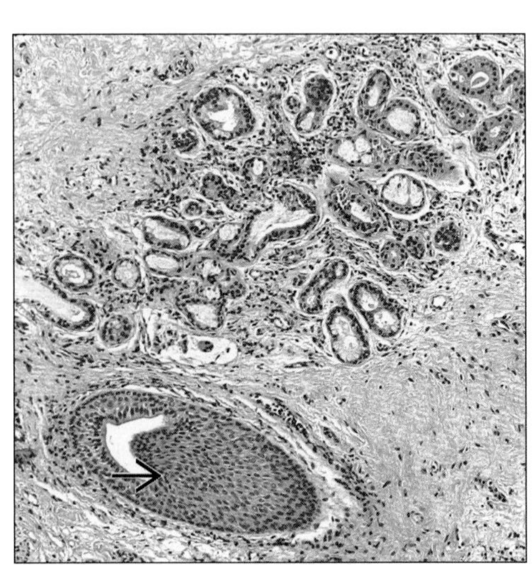

反应性上皮改变

显微镜下特征

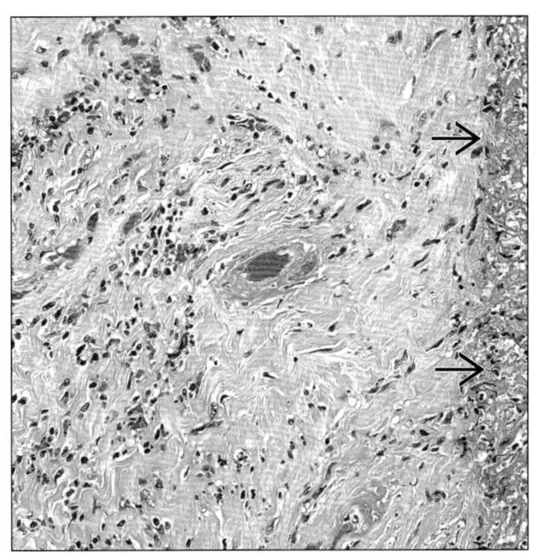

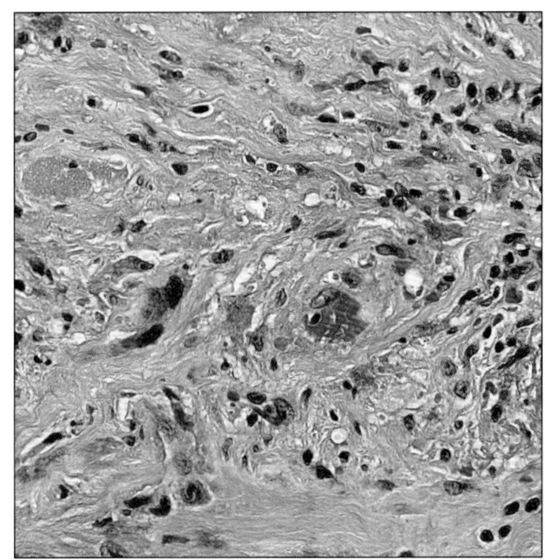

（左图）HE染色显示喉黏膜放射性改变伴表层坏死→，纤维化增加，混合性炎症细胞浸润。（右图）HE染色显示放射性改变如纤维化、混合性炎症细胞反应、多形性成纤维细胞伴深染异型核。但核质比不变

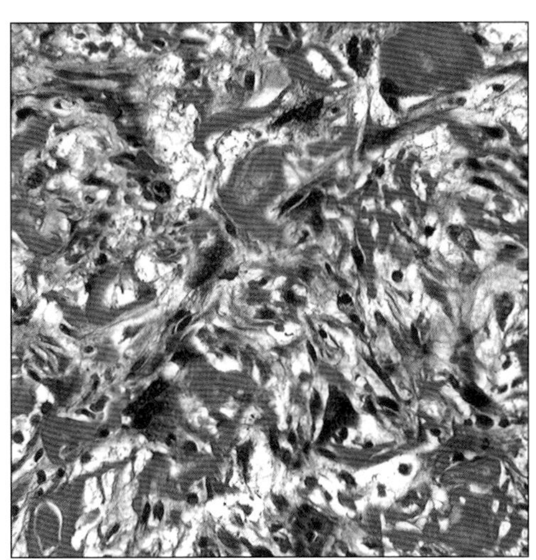

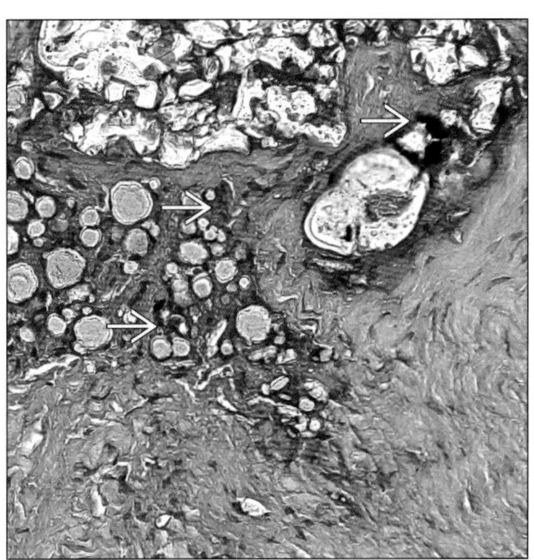

（左图）这是一例接受过放射治疗的患者的喉部标本，间质中可见显著异型性成纤维细胞和显著的纤维化。成纤维细胞呈星形改变。有丝分裂象常不可见。（右图）HE染色显示多核巨细胞环绕的特氟隆颗粒→。特氟隆颗粒呈卵圆形或圆形，中央清亮而边界色深。特氟隆目前已不常用

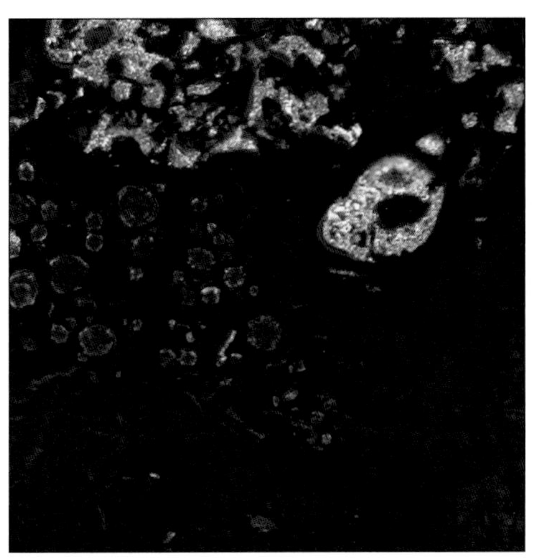

（左图）特氟隆颗粒在偏振光下特别明显且可偏振。滑石粉也可偏振，但在HE染色下表现不同。痛风结晶呈分层状，且排列形式也不相同。（右图）小的特氟隆颗粒在HE染色下不易发现，但被背景中的纤维化包被，仅在偏振光下明显可见

接触性溃疡

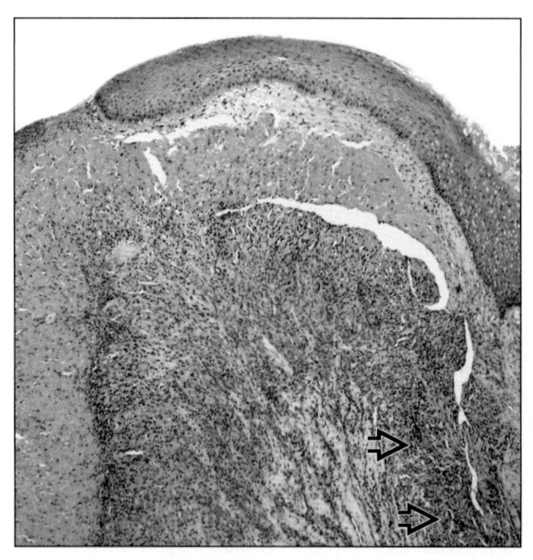

HE染色显示纤维素样坏死、溃疡、纵行血管伴肉芽组织及含铁血黄素巨噬细胞➡

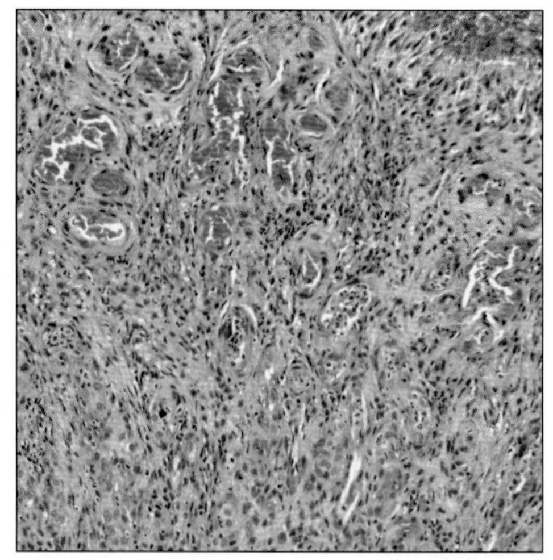

HE染色显示肉芽样组织伴垂直的内皮细胞及混合炎症

专业术语

别名
- 脓性肉芽肿
- 声带突肉芽肿
- 插管肉肿
- 消化性肉芽肿

定义
- 损伤引起的良性上皮反应

病因/发病机制

病因
- 胃食管反流性疾病（GERD）
- 插管并发症，特别是紧急情况下使用不合适的气管内插管
  - 女性更常见
- 过度发声

临床表现

流行病学
- 发病率
  - 常见
  - GERD会增加发病率
- 年龄
  - 通常为成人
- 性别
  - 男性多于女性（插管因素导致的除外）

部位
- 喉后部（真声带，后联合）

症状
- 声嘶、咳嗽、喉痛、清嗓
- GERD（胃喉反流）时出现胃灼热

治疗
- 选择、风险及并发症
  - 去除诱发因素
    - 有力的抑酸治疗控制GERD
    - 克服习惯性的咳嗽或清嗓、喊叫
    - 嗓音康复（特别是歌唱家）
- 手术方式
  - 切除

预后
- 极好

大体检查

一般特征
- 累及喉后部的双侧，息肉样肿物
  - 引起对侧声带“亲吻溃疡”

大小
- 可达3cm

组织病理学检查

组织学特征
- 表层溃疡
- 表层明显的纤维素样坏死
- 高度增生的肉芽组织
- 肉芽组织中的血管常与表面垂直
- 内皮细胞垂直且呈反应性，但无异型性
- 大量淋巴细胞、浆细胞、中性粒细胞和组织细胞浸润
- 含铁血黄素巨噬细胞（特别在基底）
  - 病程越长越多见
- 表层可见细菌繁殖

接触性溃疡

要点

专业术语
- 损伤引起的良性上皮反应

病因/发病机制
- GERD

临床表现
- 喉后部
- 去除诱发因素

大体检查
- 双侧、息肉样团块，引起对侧声带“亲吻溃疡”

组织病理学检查
- 表层溃疡伴纤维素样坏死
- 随时间推移表层再生或再上皮化
  - 愈合过程中坏死紧邻表层（诊断线索）

- 随时间推移表层再生或再上皮化
  - 纤维素样坏死紧邻表层（诊断线索）
  - 上皮增生伴反应性异型性
  - 随时间推移在间质中出现显著的纤维化

鉴别诊断

血管瘤
- 喉部罕见
- 卡波西肉瘤和血管肉瘤罕见
  - 可见显著的多形性、无序的血管吻合、非典型有丝分裂象、玻璃样变、嗜酸性小球（卡波西肉瘤）

炎症性疾病
- Wegener肉芽肿：地图样、生物溶胶原蛋白的、蓝色颗粒状坏死，血管炎，少见的肉芽肿
- 可用特殊染色除外感染性因素

梭形细胞“肉瘤样”鳞状细胞癌
- 异型梭形细胞群伴有丝分裂象增加，包括非典型有丝分裂象

参考文献

1. Qadeer MA et al: Correlation between symptoms and laryngeal signs in laryngopharyngeal reflux. Laryngoscope. 115(11): 1947–52, 2005
2. Thompson L: Larynx contact ulcer. Ear Nose Throat J. 84(6): 340, 2005
3. Thompson LD: Diagnostically challenging lesions in head and neck pathology. Eur Arch Otorhinolaryngol. 254(8): 357–66, 1997
4. Toohill RJ et al: Role of refluxed acid in pathogenesis of laryngeal disorders. Am J Med. 103(5A): 100S–106S, 1997
5. Shin T et al: Contact granulomas of the larynx. Eur Arch Otorhinolaryngol. 251(2): 67–71, 1994
6. Benjamin B et al: Vocal granuloma, including sclerosis of the arytenoid cartilage: radiographic findings. Ann Otol Rhinol Laryngol. 102(10): 756–60, 1993
7. Olson NR: Laryngopharyngeal manifestations of gastroesophageal reflux disease. Otolaryngol Clin North Am. 24(5): 1201–13, 1991
8. Wenig BM et al: Contact ulcers of the larynx. A reacquaintance with the pathology of an often underdiagnosed entity. Arch Pathol Lab Med. 114(8): 825–8, 1990
9. Miko TL: Peptic (contact ulcer) granuloma of the larynx. J Clin Pathol. 42(8): 800–4, 1989
10. Ward PH et al: Contact ulcers and granulomas of the larynx: new insights into their etiology as a basis for more rational treatment. Otolaryngol Head Neck Surg. 88(3): 262–9, 1980

影像图库

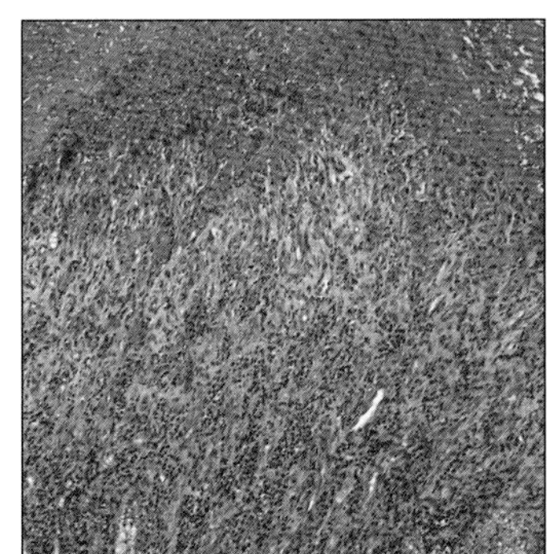

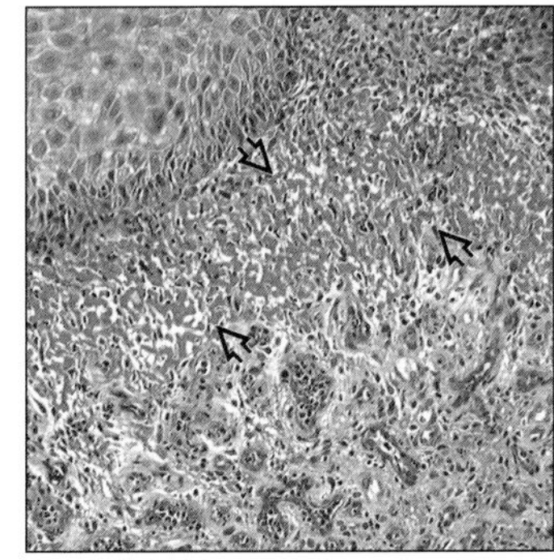

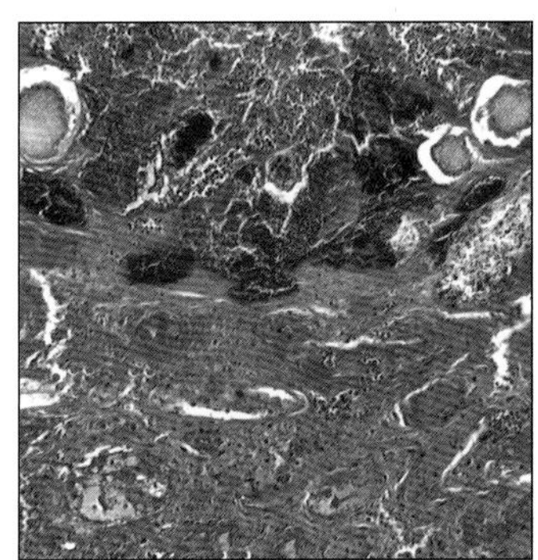

（左图）HE染色显示表层溃疡，代之以纤维素样坏死。注意与表层垂直排列的血管。炎症随处可见。（中图）HE染色显示肉芽组织上的表层再上皮化，层间仍可见纤维素样坏死➩。（右图）HE染色显示纤维素渗出伴炎症，表层可见大量菌落

鳞状上皮乳头状瘤

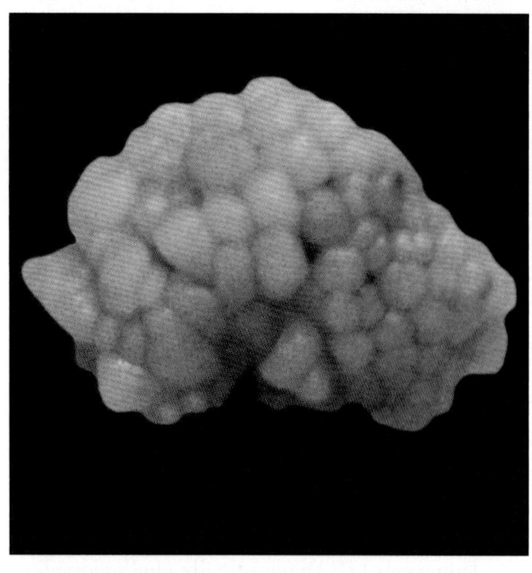

大体标本照片显示肿物为无柄细小分叶状外观，与上皮多发球根样突起的组织学特征相符，没有溃疡

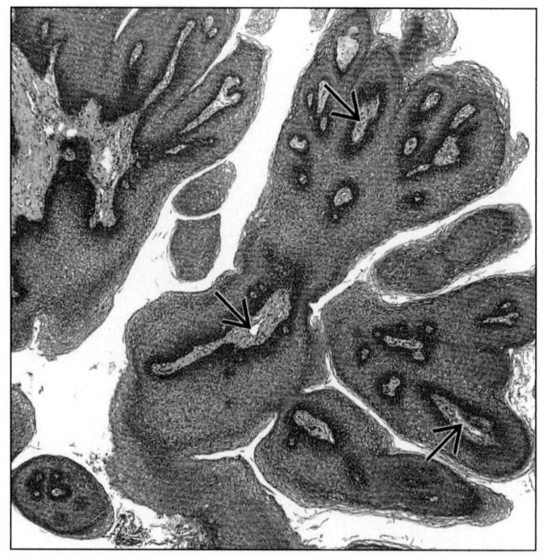

喉部的外生型肿物标本显示病变有着纤细的纤维血管间质轴心，周围是多发的、乳头状的鳞状上皮突起→。无异型性

专业术语

缩写

- 鳞状上皮乳头状瘤（SP）

别名

- 复发性呼吸道乳头状瘤
- 喉乳头状瘤
- 儿童乳头状瘤
- 成人乳头状瘤
- 侵袭性乳头状瘤

定义

- 上皮来源的良性肿瘤，呈外生型分叶状外观，组织学上表现为鳞状上皮覆盖纤维血管组织，与人乳头瘤病毒（HPV）感染相关

病因/发病机制

感染源

- HPV感染
  - 基因6型或11型
  - 16、18、31、33、35、39型少见
- 不同发病年龄的感染模式不同
  - 儿童
    - 围生期母婴传播
  - 成人
    - 性传播或围生期感染再发

发病机制

- HPV通过微创伤点进入鳞状上皮基底细胞
- 病毒在棘细胞层复制并干扰上皮成熟
- 儿童组和成人组发病的生物学本质相同，但临床病程不同

临床表现

流行病学

- 发病率
  - 0.4~4.3/100万
- 年龄
  - 第1个发病高峰：5岁前
  - 第2个发病高峰：20~40岁
- 性别
  - 儿童
    - 男女比例相同
  - 成人
    - 男性多于女性（3：2）

部位

- 真声带、假声带、声门下和喉室最常见
  - 喉内多发乳头状瘤并不罕见
- 偶见喉外播散累及气管、支气管、喉咽和（或）口咽

症状

- 发病年龄不同其临床表现也不同
- 儿童
  - 发音困难
  - 声嘶
  - 喘鸣
  - 不太频繁的慢性咳嗽和致命性事件
  - 侵袭性较强
    - 多发乳头状瘤
    - 频繁复发
    - 30%有喉外播散
- 成人
  - 发音困难
  - 声嘶
  - 侵袭性较弱

鳞状上皮乳头状瘤

要点

病因/发病机制
- 与HPV感染相关的多发性良性乳头状肿瘤

临床表现
- 累及喉内，偶累及气管、支气管、喉咽和口咽
- 表现依年龄的不同而不同
  - 儿童：通常5岁前起病
  - 成人：常见于20~40岁
  - 成人中男性多于女性（3∶2）
- 治疗需多次手术
  - 可应用CO_2激光
- 抗病毒药物治疗
- 通常累及真声带和假声带
- 其次累及声门下和喉室

组织病理学检查
- 鳞状上皮包裹纤维血管间质形成乳头样分支突起
- 基底和旁基底细胞增生
- 上皮上部可见挖空细胞
- 偶见异型上皮

辅助检查
- HPV检测：免疫组织化学，ISH，PCR

鉴别诊断
- 成人孤立角化鳞状乳头状瘤
- 疣状癌
- 乳头状鳞状细胞癌

    - 可为多发乳头瘤
    - 较少复发
    - 16%累及喉外

内镜下表现
- 乳头样外生型病变
- 单发或多发肿瘤

治疗
- 手术方式
  - 手术切除
  - 喉镜下CO_2激光手术
- 辅助治疗
  - 抗病毒药物
    - 西多福韦

预后
- 不可预见的生物学行为
- 表面上正常的黏膜中可潜伏HPV病毒并导致复发
- 新生儿鳞状乳头状瘤
  - 不良预后因素
  - 气管切开的可能性增加
  - 高增殖指数和异倍体可能增加复发风险
- HPV基因型11和16
  - 与侵袭性临床病程相关
  - 增加了复发率
- 恶变
  - 大量吸烟者多见
  - 14%有放射治疗史患者恶变
  - 2%无放射治疗史患者恶变
  - 儿童：恶变常发生于气管支气管
  - 成人：恶变常发生于喉部
- 总体死亡率4%~14%
  - 死亡原因
    - 窒息
    - 肺部受累
    - 恶变

大体检查

一般特征
- 常为多发
- 有蒂或无蒂
- 外生分枝样
- 常呈簇状
- 粉红或微红
- 分叶状表面

大小
- 差别很大
- 多数最大径小于1cm

组织病理学检查

组织学特征
- 指状突起
- 纤细的纤维血管轴心
- 轴心被覆鳞状上皮
- 基底和旁基底细胞增生
  - 通常可达鳞状上皮中部
  - 基底和旁基底区有丝分裂活动增加
- 上皮上部可见成簇的挖空细胞
  - 皱缩、浓染的细胞核
  - 核周空晕或透明
  - 细胞间界限清晰
- 细胞或核异型少见
- 上皮结构破坏极少见
- 上皮全层的有丝分裂活跃少见

辅助检查

免疫组织化学
- HPV阳性染色

鳞状上皮乳头状瘤

- p16可作为替代标志
- p16染色不能区分血清型
- 高Ki-67增殖指数提示患儿复发风险增加

流式细胞术

- 检测到DNA异倍体或可预测患儿复发风险增加

原位杂交

- 挖空细胞中细胞核HPV信号

PCR

- 最敏感的HPV检测手段，可区分HPV基因型
- 日常实践中不常用（常用于科研）

鉴别诊断

孤立角化鳞状乳头状瘤

- 见于成人
- 显著的表层角化
- 可见透明角质颗粒
- 无挖空细胞
- 多为异型增生上皮

疣状癌

- 病变更大
- 显著地浅表角化层（角化过度）
  - 教堂尖塔形角化过度
- 上皮-间质连接处广泛深入渗透
- 角化不全隐窝
- 通常为非有丝分裂活跃的病变
  - 有丝分裂可见于基底/旁基底区
- 表现为朝向表层的成熟过程
- 无挖空细胞

乳头状鳞状细胞癌

- 广基，分叶纤维血管间质，被覆异型上皮
- 肿瘤组织以细胞成分为主
- 无朝向表层的成熟过程
- 显著的细胞多形性
- 有丝分裂象增加，遍及上皮全层
- 异型有丝分裂象
- 有或无间质侵犯

寻常疣

- 喉部极少见
- 无分叉的纤维血管轴心
- 显著的表层角化
- 显著的透明角化颗粒

报告需考虑的问题

报告要点

- 如出现癌前改变（不典型增生），需记录在案

参考文献

1. Broekema FI et al: Side-effects of cidofovir in the treatment of recurrent respiratory papillomatosis. Eur Arch Otorhinolaryngol. 265(8): 871-9, 2008
2. Derkay CS et al: Recurrent respiratory papillomatosis: a review. Laryngoscope. 118(7): 1236-47, 2008
3. Stamataki S et al: Juvenile recurrent respiratory papillomatosis: still a mystery disease with difficult management. Head Neck. 29(2): 155-62, 2007
4. Gerein V et al: Incidence, age at onset, and potential reasons of malignant transformation in recurrent respiratory papillomatosis patients: 20 years experience. Otolaryngol Head Neck Surg. 132(3): 392-4, 2005
5. Shehab N et al: Cidofovir for the treatment of recurrent respiratory papillomatosis: a review of the literature. Pharmacotherapy. 25(7): 977-89, 2005
6. Wiatrak BJ: Overview of recurrent respiratory papillomatosis. Curr Opin Otolaryngol Head Neck Surg. 11(6): 433-41, 2003
7. Aaltonen LM et al: Human papillomavirus in larynx. Laryngoscope. 112(4): 700-7, 2002
8. Derkay CS: Recurrent respiratory papillomatosis. Laryngoscope. 111(1): 5 7-69, 2001
9. Bauman NM et al: Recurrent respiratory papillomatosis. Pediatr Clin North Am. 43(6): 1385-401, 1996
10. Mahnke CG et al: Recurrent laryngeal papillomatosis. Retrospective analysis of 95 patients and review of the literature. Otolaryngol Pol. 50(6): 567-78, 1996
11. Gale N et al: Laryngeal papillomatosis: molecular, histopathological, and clinical evaluation. Virchows Arch. 425(3): 291-5, 1994
12. Gaylis B et al: Recurrent respiratory papillomatosis: progression to invasion and malignancy. Am J Otolaryngol. 12(2): 104-12, 1991

鳞状上皮乳头状瘤

显微镜下特征及相关鉴别诊断要点

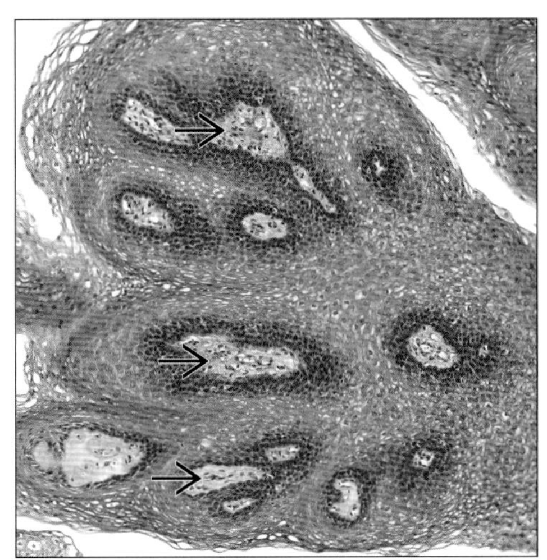

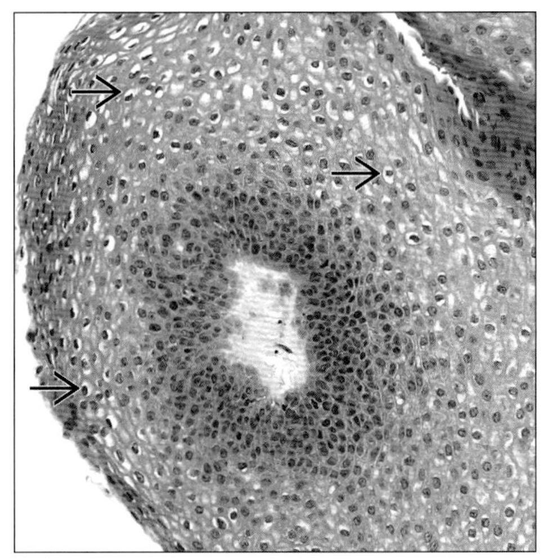

（左图）HE染色显示分叉的乳头样突起主要由增生的鳞状上皮及较细的纤维血管组织束组成→。上皮呈现朝向表层的成熟过程，可见挖空细胞。（右图）可见乳头状分叶的横断面（与纤维血管轴心垂直）。表层可见众多挖空细胞→，这里也是挖空细胞最常见的地方

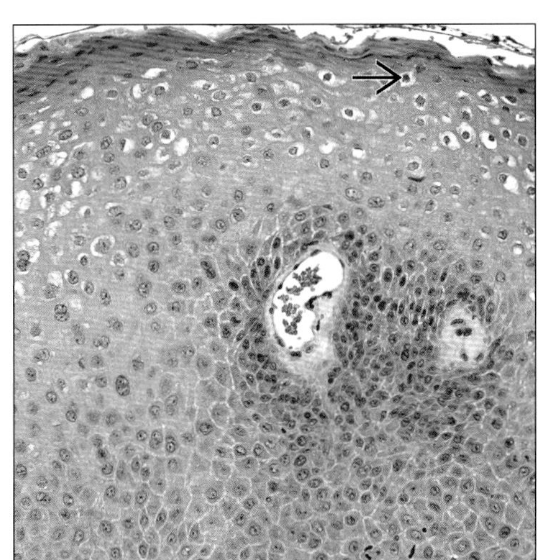

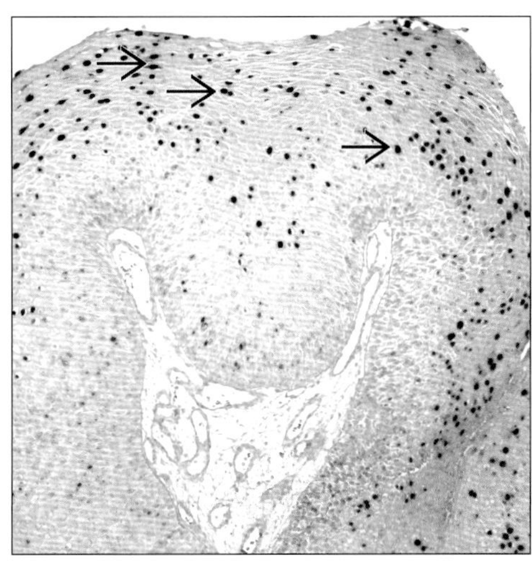

（左图）乳头样突起的鳞状上皮表层可见大量的挖空细胞→，亦可见轻度的角化不全。这种程度的细胞异型性还属于鳞状乳头状瘤的范畴。（右图）针对HPV基因6型和11型的原位杂交显示鳞状上皮上部可见多个阳性信号→。一般而言，原位杂交并不是确诊所必须的

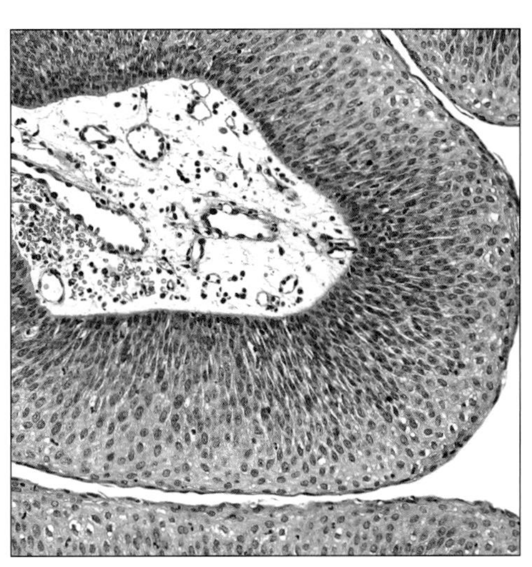

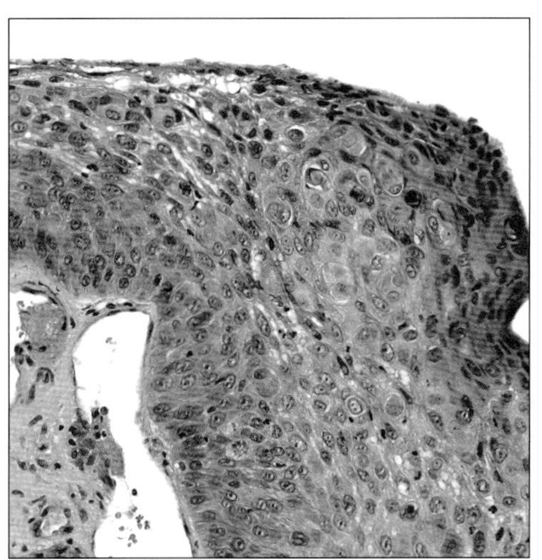

（左图）该例鳞状乳头状瘤标本可见细胞异型性增加，存在轻度的不典型增生（基底和旁基底细胞增生）。这种程度的细胞异型性可重复性有限，观察者前后对比及观察者间对比的变异性都很高。（右图）上皮全层可见异常，可见重度不典型增生。仅有有限的表层成熟。有丝分裂象增加

颗粒细胞瘤

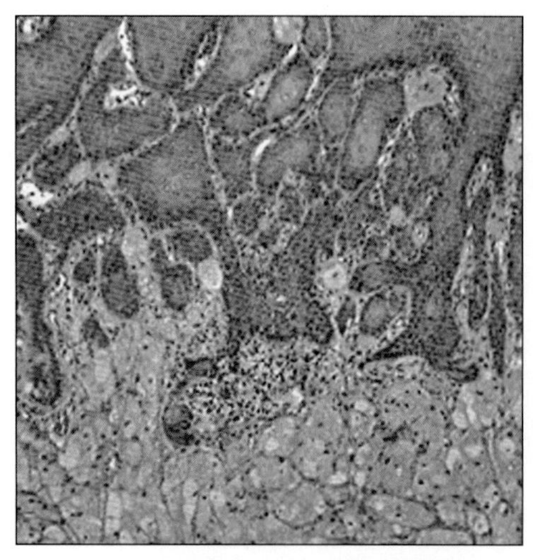

HE染色显示颗粒细胞瘤被假上皮瘤样增生覆盖。它通常仅与肿瘤增殖相关，却与侵袭性鳞状细胞癌相似

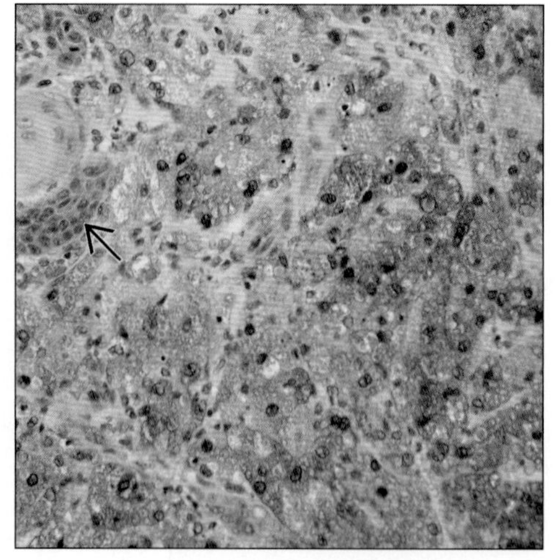

颗粒细胞瘤的肿瘤细胞的细胞核及细胞质对S－100呈弥漫的强阳性反应。表层上皮→呈阴性

专业术语

缩写
- 颗粒细胞瘤（GCT）

别名
- 成肌细胞瘤
- 颗粒细胞成肌细胞瘤
- 施万细胞瘤
- 喉黄色瘤
- 阿布里科索夫瘤

定义
- 施万细胞起源的良性肿瘤，由多边形细胞和梭形细胞组成，由于溶酶体数量增加，细胞中含有丰富的颗粒样细胞质

临床表现

流行病学
- 发病率
  - 常见肿瘤，约10%的病例发生于喉部
    - 最常见的发病部位是皮肤、舌、乳腺和喉
- 年龄
  - 发病年龄范围广：4~70岁
  - 平均34岁
    - 儿童少见
- 性别
  - 女性多于男性（2∶1）

部位
- 最常见于声带的后1/3
  - 可发生于喉的任何部位

症状
- 声嘶
- 气道梗阻

治疗
- 手术方式
  - 完整而保守的手术

预后
- 预后极好，复发率低
  - 复发率最高为10%

大体检查

一般特征
- 固定的、息肉样或无蒂的肿瘤
- 很少为囊性
- 通常被覆完整黏膜
- 切面呈浅灰-黄色
- 可为多发

大小
- 通常小于2cm

组织病理学检查

组织学特征
- 肿瘤界限不清
- 合胞体形式常见
- 由大的、圆形、多边形或细长的细胞组成，边界不清
  - 合胞体常见
- 小的深染或泡状核，位于细胞中央
- 胞质丰富，嗜酸性、粗糙颗粒样
- 表层上皮假性上皮瘤样增生
  - 通常仅限于颗粒细胞瘤延伸区域
  - 与侵袭性鳞状细胞癌相似
- 富含结缔组织，特别是陈旧GCT
- 围绕神经生长
  - 不显著，因为神经在肿瘤增殖过程中被包埋

颗粒细胞瘤

要点

专业术语
- 施万细胞起源的良性肿瘤

临床表现
- 见于年轻患者，女性居多（女性：男性=2：1）
- 最常见发病部位包括皮肤、舌、乳腺和喉
- 完整切除预后良好

大体检查
- 固定的、息肉样无蒂肿瘤，黏膜完整

组织病理学检查
- 表层上皮假性上皮瘤样增生
- 肿瘤边界不清
- 大多角细胞含颗粒样胞质
- S-100蛋白染色阳性

鉴别诊断
- 鳞状细胞癌，成人横纹肌瘤，副神经节瘤，恶性GCT

- 细胞异型性、有丝分裂象及坏死不常见
  - 如果出现这些特征，需怀疑恶性GCT

辅助检查

组织化学
- PAS阳性，淀粉酶抵抗的胞质颗粒（非糖原）

免疫组织化学
- 强而弥漫的阳性表现
  - S-100蛋白、波形蛋白、NSE、MBP
- 阴性
  - 细胞角蛋白及肌肉标志物

电镜下观察
- 透射电镜
  - 特征性的胞质内富含溶酶体，各期均可见

鉴别诊断

鳞状细胞癌
- GCT中上皮细胞无多形性和核异型性
- GCT上皮无有丝分裂象增多的表现

成人横纹肌瘤
- 细胞边界清晰
- 大的、颗粒样、空泡细胞，富含糖原和横纹
- 骨骼肌标记免疫组织化学染色阳性

副神经节瘤
- 器官样结构
- 主细胞神经内分泌标志物染色阳性（嗜铬素和突触素）

恶性GCT
- 细胞和核异型性，坏死，有丝分裂象增多

参考文献

1. Thompson LD: Laryngeal granular cell tumor. Ear Nose Throat J. 88(3): 824-5, 2009
2. Arevalo C et al: Laryngeal granular cell tumor. J Voice. 22(3): 339-42, 2008
3. Scala WA et al: Granular cell tumor of the larynx in children: a case report. Braz J Otorhinolaryngol. 74(5): 780-5, 2008
4. Lassaletta L et al: Immunoreactivity in granular cell tumours of the larynx. Auris Nasus Larynx. 26(3): 305-10, 1999
5. Kamal SA et al: Granular cell tumour of the larynx. J Laryngol Otol. 112(1): 83-5, 1998
6. Brandwein M et al: Atypical granular cell tumor of the larynx: an unusually aggressive tumor clinically and microscopically. Head Neck. 12(2): 154-9, 1990
7. Compagno J et al: Benign granular cell tumors of the larynx: a review of 36 cases with clinicopathologic data. Ann Otol Rhinol Laryngol. 84(3 Pt 1): 308-14, 1975

影像图库

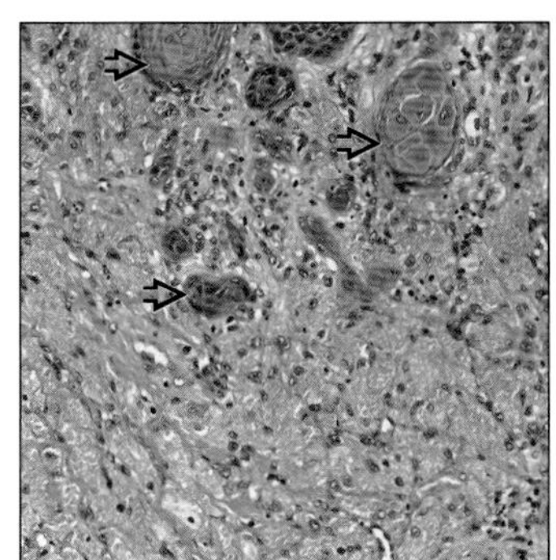

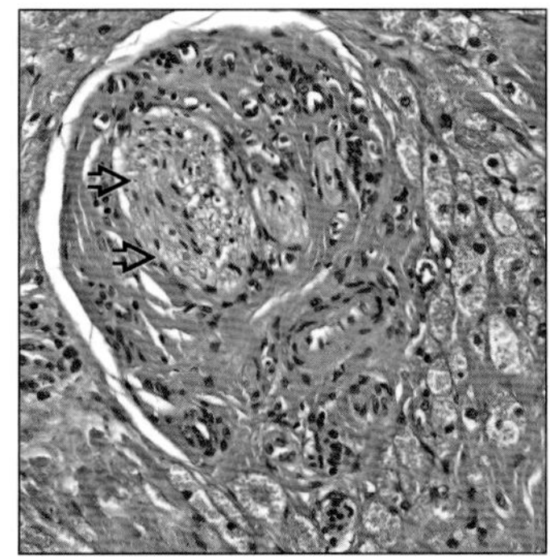

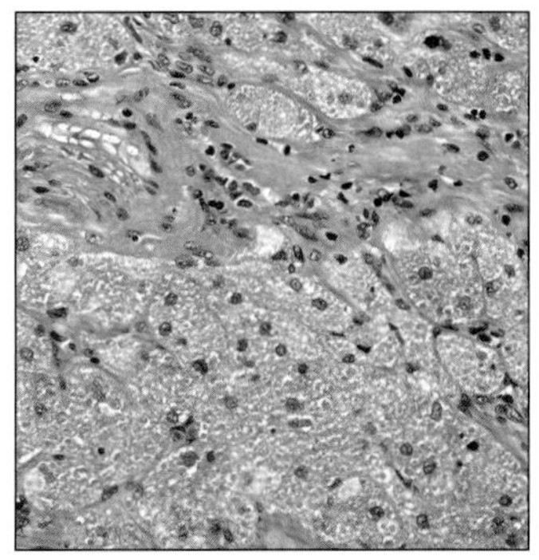

（左图）表层上皮假性上皮瘤样增生⇨与增殖的颗粒细胞混合在一起，此为特征性发现。（中图）可见结缔组织生成和颗粒细胞围绕神经生长，神经⇨被肿瘤细胞包埋。（右图）肿瘤细胞以特征性的合胞体样排列。注意灰色的胞质围绕着泡状核

淀粉样变性

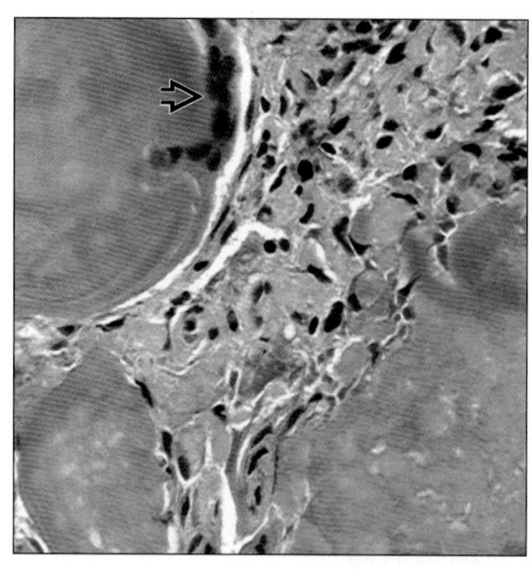

HE染色显示嗜酸性细胞外基质中可见巨细胞➡。基质缝隙内可见炎症细胞。这是淀粉沉积的典型特征

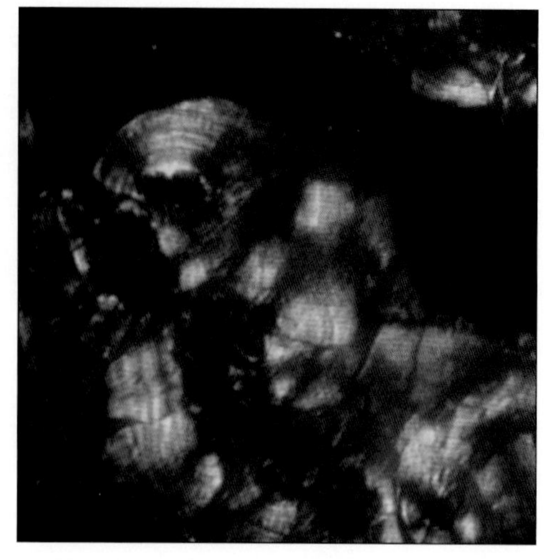

刚果红染色后，偏振光下可见淀粉呈“苹果绿”双反射，可见其突出的环形特征

专业术语

别名
- 淀粉样瘤

定义
- 细胞外非细胞成分的嗜酸性的不溶性蛋白的良性沉积

病因/发病机制

肿瘤相关
- 可以是黏膜相关淋巴组织（MALT）的组成部分，或是神经内分泌肿瘤产物

临床表现

流行病学
- 发病率
  - 在喉部肿物中比例小于1%
- 年龄
  - 成人常见
- 性别
  - 男女比例相等

部位
- 最常累及假声带
- 多达15%的患者可在上呼吸道和消化道的其他部位出现多灶性病变

症状
- 声嘶
- 发音改变

实验室检查
- 定量免疫球蛋白测定
- 血清类风湿因子检查
- 血清和（或）尿液电泳除外单克隆丙种球蛋白病（本周蛋白）

治疗
- 手术方式
  - 切除

预后
- 预后良好，但取决于病变是局灶性还是全身性，原发还是继发
- 多发性骨髓瘤可以出现喉部沉积，属于全身性病变的一部分

大体检查

一般特征
- 切面可见表层下淀粉样、蜡样、半透明物质

大小
- 可达4cm，但通常小于该尺寸

组织病理学检查

组织学特征
- 上皮下的、细胞外的、无细胞的、嗜酸性的、均一的沉积
- 好发于腺体周围，周皮瘤样
- 异物巨细胞反应
- 淋巴浆细胞浸润
  - 如来源于黏膜相关淋巴组织的一部分，可以是单克隆起源

辅助检查

组织化学
- 偏振光下呈刚果红苹果绿双反射

淀粉样变性

要点

临床表现
- 预后与病变是局灶性还是全身性、原发性还是继发性相关
- 多达15%的患者可在上呼吸消化道的其他部位出现多灶性病变
- 假声带最常受累

大体检查
- 切面可见表层下淀粉样、蜡样、半透明物质

组织病理学检查
- 细胞外的、嗜酸性的、均一的沉积
- 好发于腺体周围，周皮瘤样

辅助检查
- 浆细胞内偶见轻链限制
- 偏振光下呈刚果红：苹果绿双反射

鉴别诊断
- 黏膜层淋巴组织，声带息肉，神经内分泌癌

- 结晶紫：异染性反应

免疫组织化学
- 部分病例见浆细胞轻链限制（κ或λ）
- 淀粉P阳性
- 反应性淋巴组织内混杂CD3和CD20阳性细胞群

电镜下观察
- 无分支纤维交织成网状结构
- β折叠片

鉴别诊断

黏膜相关淋巴组织
- 结外边缘区B细胞淋巴瘤可合并淀粉样变
- 轻链限制

声带息肉
- 透明息肉无炎性浸润或基质沉积

木样结膜炎
- 可为全身性疾病，但淀粉染色阴性

类脂蛋白沉积症
- 淀粉染色阴性

肿瘤相关
- 神经内分泌癌
  - 可产生淀粉样物质，但不伴有血清降钙素升高
- 甲状腺髓样癌
  - 从甲状腺直接侵犯，伴血清降钙素升高

参考文献

1. Penner CR et al: Head and neck amyloidosis: a clinicopathologic study of 15 cases. Oral Oncol. 42(4): 421–9, 2006
2. Bartels H et al: Laryngeal amyloidosis: localized versus systemic disease and update on diagnosis and therapy. Ann Otol Rhinol Laryngol. 113(9): 741–8, 2004
3. Piazza C et al: Endoscopic management of laryngo-tracheobronchial amyloidosis: a series of 32 patients. Eur Arch Otorhinolaryngol. 260(7): 349–54, 2003
4. Thompson LD et al: Amyloidosis of the larynx: a clinicopathologic study of 11 cases. Mod Pathol. 13(5): 528–35, 2000
5. Lewis JE et al: Laryngeal amyloidosis: a clinicopathologic and immunohistochemical review. Otolaryngol Head Neck Surg. 106(4): 372–7, 1992
6. Hellquist H et al: Amyloidosis of the larynx. Acta Otolaryngol. 88(5–6): 443–50, 1979
7. Michaels L et al: Amyloid in localised deposits and plasmacytomas of the respiratory tract. J Pathol. 128(1): 29–38, 1979
8. Barnes EL Jr et al: Laryngeal amyloidosis: clinicopathologic study of seven cases. Ann Otol Rhinol Laryngol. 86(6 Pt1): 856–63, 1977

影像图库

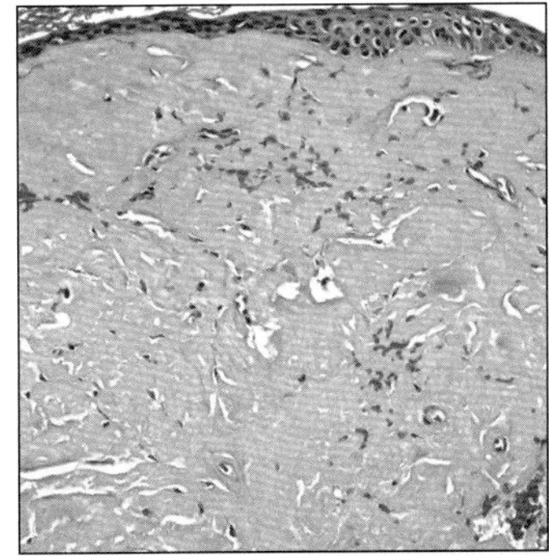

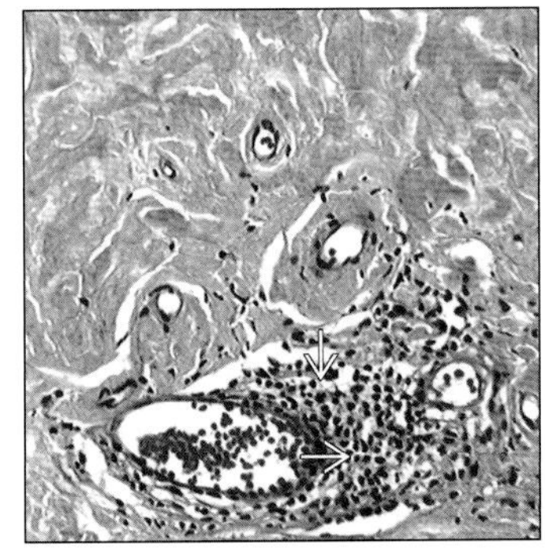

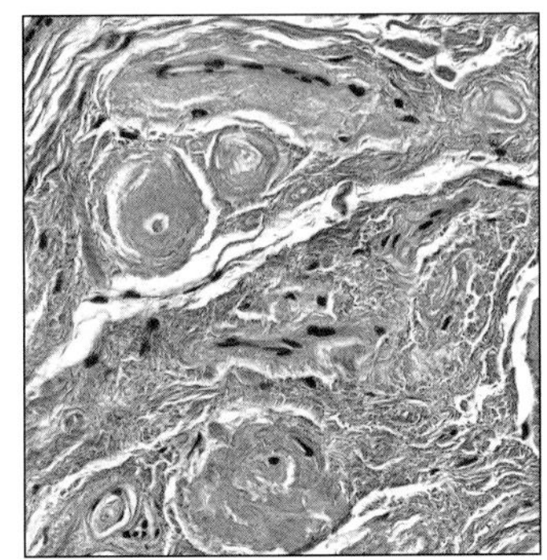

（左图）表层上皮变得薄而稀。大量的无细胞的、嗜酸性的、蜡样的细胞外基质沉积，破坏了上皮下结缔组织。（中图）血管周围少量的淀粉样物质积聚伴少量炎症细胞（主要是浆细胞和淋巴细胞）➡。（右图）主要展示淀粉样沉积多见于血管周围

成人横纹肌瘤

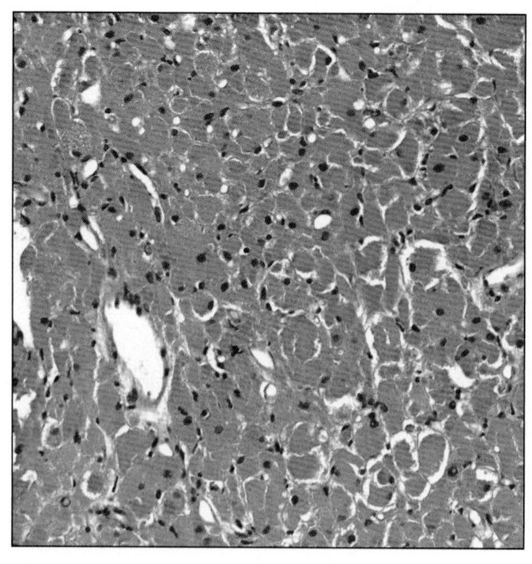

图示散在分布的多角细胞伴丰富的嗜酸性细胞质以及小圆形细胞核。注意肿瘤细胞间的纤维血管基质

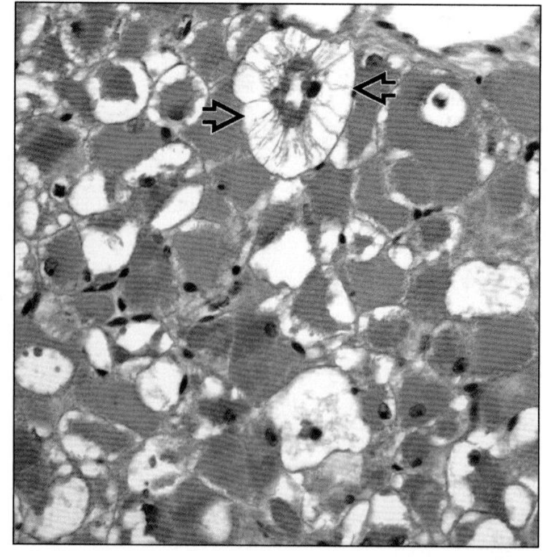

可见空泡以及嗜伊红染色，伴颗粒样细胞基质的多边形细胞。小而深染的细胞核注意分布在细胞的边缘处，⇨示网状细胞

专业术语

缩写
- 成人横纹肌瘤（AR）

定义
- 骨骼肌来源的良性肿瘤
- 肿瘤可分为心肌型和心肌外型
  - 心肌外型又可分为成人型（70%位于头颈处）、胎儿型以及遗传性

病因/发病机制

发病机制
- 起源于胚胎中层的第三和第四鳃弓处

临床表现

流行病学
- 发生率
  - 罕见的肿瘤
- 年龄
  - 主要为60岁左右，范围16~82岁
- 性别
  - 男性远多于女性，为（3~4）：1

位置
- 喉部（声门上、声门型）以及喉咽
- 软组织区主要发生于颈部

症状
- 吞咽困难、呼吸困难、声嘶

治疗
- 完整切除

预后
- 预后良好
  - 喉部的肿瘤无侵袭性以及恶变可能
- 未完整切除可复发（达40%）

大体检查

一般特征
- 局部圆形边界清楚非囊性的黏膜下肿瘤
- 单发，可多发
- 褐色或者灰红棕色

大小
- 平均3cm，范围1.5~8cm

组织病理学检查

组织学特点
- 层状、巢状或者管样
- 病变区紧密，大量的多边形细胞由纤维血管基质分隔
- 大量嗜伊红染色，颗粒细胞基质以及空泡细胞
  - 空泡形成的“蛛网样”条带分隔肿瘤细胞的基质
- 细胞核呈小而圆的结构位于细胞的周围或者中心
- 细胞基质交织呈纹状
- 水晶样细胞质结构称为稻草人样包含物（杆状）

辅助检查

组织化学
- PAS阳性，耐淀粉酶糖原颗粒
- PTAH可突出细胞基质的条带结构以及结晶

免疫组织化学
- 骨骼肌标志物阳性

成人横纹肌瘤

要点

专业术语
- 骨骼肌来源的良性心外肿瘤

临床表现
- 罕见，主要见于中年男性，男性远多于女性[(3~4)：1]

大体检查
- 圆形、分叶状、边界清楚的黏膜下肿瘤

组织病理学检查
- 大多边形细胞，富含嗜酸性，颗粒样，含液泡的细胞质
- 细胞质呈“蛛网样”

辅助检查
- 结蛋白、肌动蛋白和肌球蛋白

鉴别诊断
- 颗粒细胞瘤，副神经节瘤，嗜酸性细胞腺瘤

免疫组织化学

抗体	反应	染色部位	注释
Desmin	阳性	细胞质	骨骼肌细胞
Actin-HHF-35	阳性	细胞质	骨骼肌细胞
Myoglobin	阳性	细胞质	骨骼肌细胞
CK-PAN	阴性		
CD68	阴性		
Actin-sm	可疑	细胞质	骨骼肌细胞
S-100	可疑	细胞核及细胞质	骨骼肌细胞

分子遗传学
- 15、17号染色体易位
- 10q多种改变

电镜下观察
- 粗肌丝和细肌丝交错
- 退化的肌原纤维浓缩（Z线肥大）
- 糖原和线粒体多少不等

鉴别诊断

颗粒细胞瘤
- 假上皮瘤样增生；细胞边界不清，无空泡形成；S-100蛋白阳性

副神经节瘤
- 器官样结构；神经内分泌标志物及支持细胞S-100阳性

嗜酸性细胞腺瘤
- 无空泡及横纹

参考文献

1. Brys AK et al: Rhabdomyoma of the larynx: case report and clinical and pathologic review. Ear Nose Throat J. 84(7): 437-40, 2005
2. Johansen EC et al: Rhabdomyoma of the larynx: a review of the literature with a summary of previously described cases of rhabdomyoma of the larynx and a report of a new case. J Laryngol Otol. 109(2): 147-53, 1995
3. Kapadia SB et al: Adult rhabdomyoma of the head and neck: a clinicopathologic and immunophenotypic study. Hum Pathol. 24(6): 608-17, 1993

影像图库

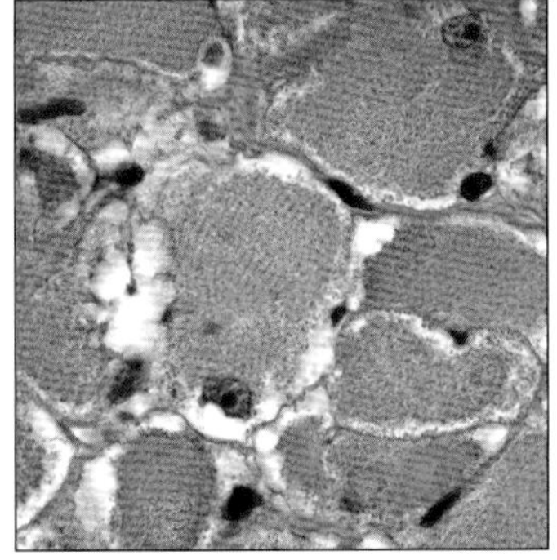

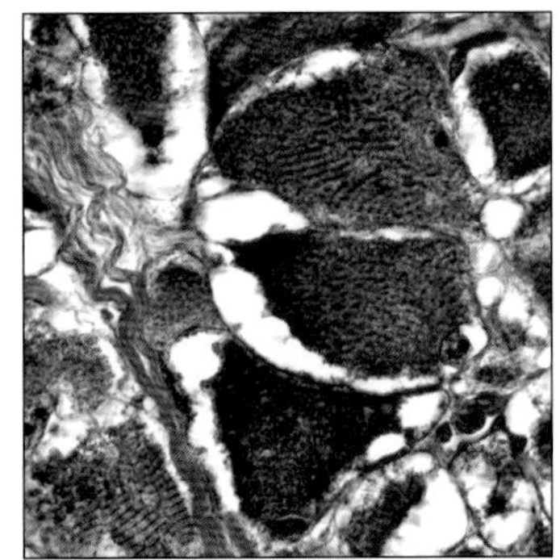

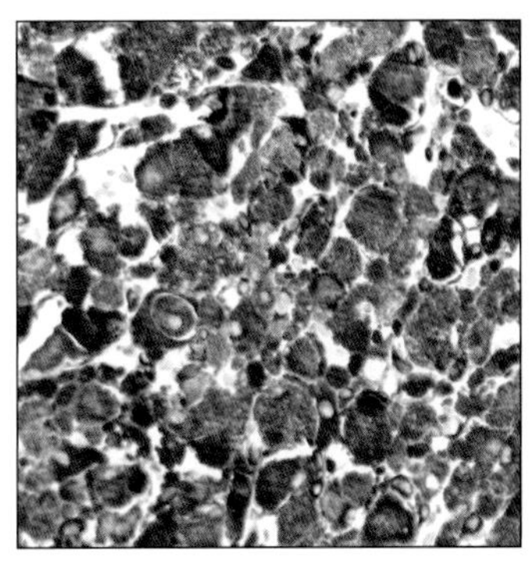

（左图）HE染色高倍镜下可见肿瘤细胞的胞质中特征性的横纹。细胞核呈泡状，含单个明显的核仁。（中图）PTAH染色突显肌细胞的细胞质内的横纹，形成细胞质内的指纹样表现。（右图）Desmin染色显示细胞质内弥漫的强阳性反应，为横纹肌瘤的特征性表现

软骨瘤

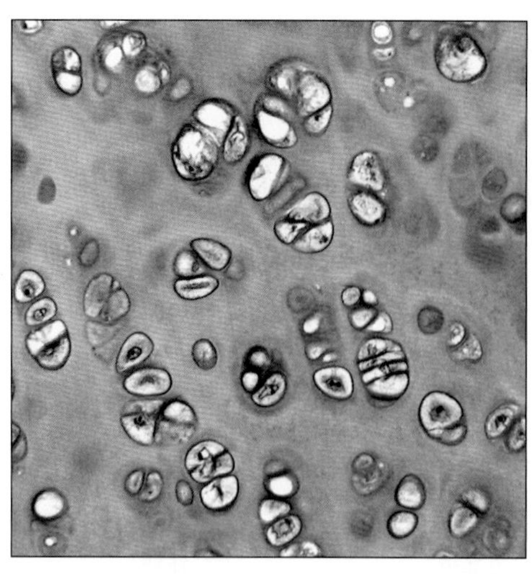

细胞数增多，但无排列紊乱、双核形成及异型性表现。如果不结合影像学及大体标本所见，此例与低级别软骨肉瘤不易区分

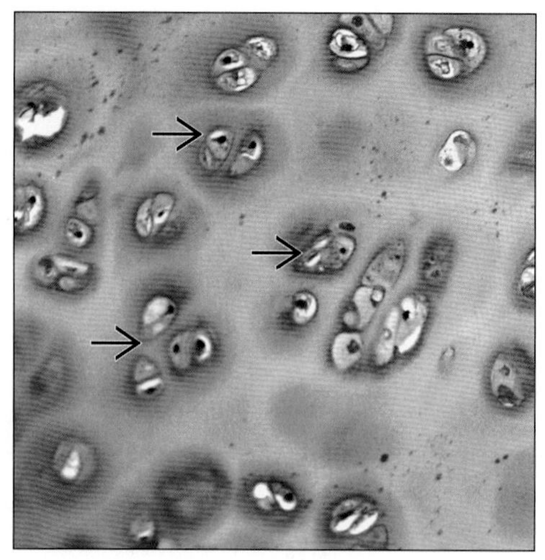

HE染色显示细胞数稍有增多→，但无细胞异型性、双核形成或排列紊乱。本例的细胞特征是典型的软骨瘤表现

专业术语

别名

- 骨软骨瘤

定义

- 喉软骨支架来源的良性间叶肿瘤

病因/发病机制

发病机制

- 喉透明软骨机械应力点（肌肉附着点）软骨内成骨
- 如果有缺血性改变，则恶变可能性增加

临床表现

流行病学

- 发病率
  - 罕见：占喉部肿瘤的比例不到1%
    - 软骨肉瘤远多于软骨瘤（17：1）
- 年龄
  - 平均：50~60岁（较软骨肉瘤年轻约10岁）
- 性别
  - 男性多于女性 [(2~3) ：1]

部位

- 环状软骨板前面
  - 甲状软骨、杓状软骨和会厌软骨极少受累

症状

- 缓慢进展性喉阻塞
- 声门下肿瘤：呼吸困难、声嘶、喘鸣
- 声门上肿瘤：声嘶、呼吸困难、吞咽困难及吞咽痛
- 颈部肿物（仅见于甲状软骨受累）

内镜下表现

- 从后部突入喉腔内

治疗

- 选择、风险及并发症
  - 充分取材除外软骨肉瘤
  - 如果环状软骨环破坏，需重构喉部稳定性
- 手术方式
  - 完整而保守的切除（包括内镜下激光手术）

预后

- 预后极好，但有复发可能
  - 可能原发病变为漏诊的软骨肉瘤
  - 复发率达10%；手术切除多年后复发（平均9年）
- 恶变为软骨肉瘤（约为7%）
- 同时合并软骨肉瘤（高达60%），特别是软骨瘤中有缺血性改变时
- 肿瘤的充分取材和随访非常重要

影像学检查

一般特征

- CT可以准确显示肿瘤大小、范围及是否呈“破坏性”生长
  - 软骨中心低密度边界清楚的肿物
  - 有微小钙化
- MRI在判断肿瘤与软组织的关系及肿瘤范围时较CT更有优势

大体检查

一般特征

- 坚韧、玻璃样、蓝白色切面

软骨瘤

要点

病因/发病机制
- 缺血性改变通常与恶变相关

临床表现
- 发病年龄较软骨肉瘤年轻约10岁（50~60岁）
- 男性多于女性[(2~3)：1]
- 环状软骨板前面
- 充分取材，除外软骨肉瘤

大体检查
- 坚韧、玻璃样、蓝白色切面
- 按照定义，直径小于2cm

组织病理学检查
- 透明软骨，少细胞成分
- 均匀分散，边界清楚，分叶状
- 特殊情况下可见软骨细胞

大小
- 按照定义，直径小于2cm

组织病理学检查

组织学特征
- 通常有完整的上皮
- 透明软骨，少细胞成分
- 均匀分散，边界清楚，分叶状
- 细胞内含单个、均一、浓染的小细胞核，细胞质透明或嗜酸性
- 特殊情况下可见双核软骨细胞
- 可见钙化及骨化

辅助检查

细胞学
- 纤维基质中正常外观的软骨细胞

鉴别诊断

软骨肉瘤
- 依靠活检有时难以区分
- 活检病例，使用“软骨源性病变，无恶性肿瘤的确切证据，需完整病变检查”作为诊断
- 骨质破坏或侵犯
- 细胞成分增多，组织性丧失，分叶状，排列紊乱，多形性增加，多核化

软骨化生
- 边界不清、黏膜下的、弹性丰富的软骨结节，累及声带，非软骨来源

软骨沉着性气管病
- 多发黏膜下结节，附着于软骨

多形性腺瘤
- 黏液软骨基质中混杂上皮/肌上皮成分

参考文献

1. Franco RA Jr et al: Laryngeal chondroma. J Voice. 16(1): 92–5, 2002
2. Thompson LD et al: Chondrosarcoma of the larynx: a clinicopathologic study of 111 cases with a review of the literature. Am J Surg Pathol. 26(7): 836–51, 2002
3. Bielecki I et al: [Laryngeal chondromas: review of the literature and report of three cases.]Otolaryngol Pol. 55(3): 331–4, 2001
4. Chiu LD et al: Laryngeal chondroma: a benign process with long-term clinical implications. Ear Nose Throat J. 75(8): 540–2, 544–9, 1996
5. Jones SR et al: Benign neoplasms of the larynx. Otolaryngol Clin North Am. 17(1): 151–78, 1984

影像图库

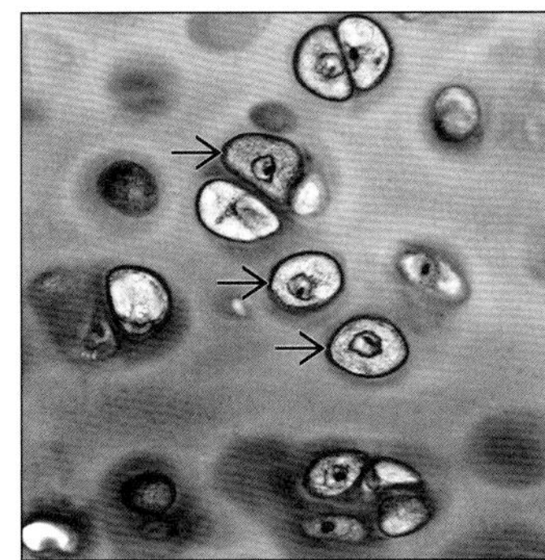
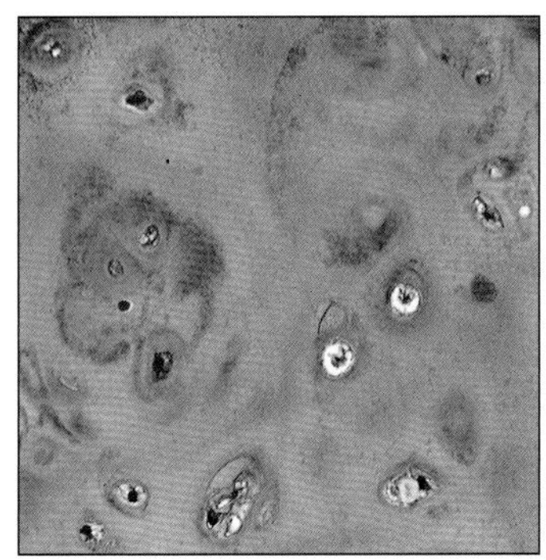
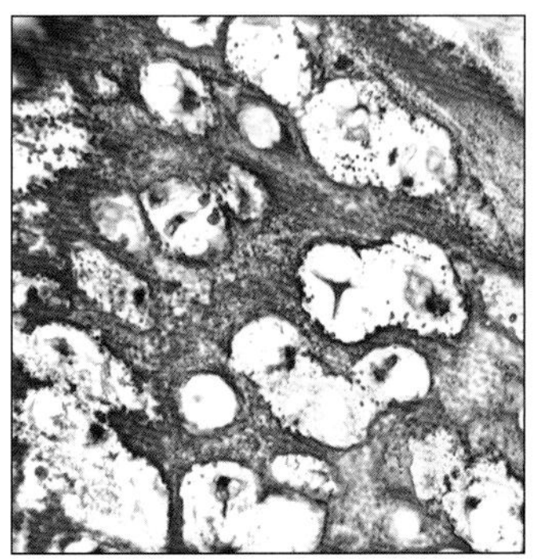

（左图）可见细胞相对较少，每个软骨陷窝内仅含单个细胞→，细胞核外观正常。无杂乱细胞簇。（中图）此例肿瘤细胞成分轻微增多，如果没有临床或影像学确切证据，可能归于正常软骨范畴。（右图）软骨瘤呈现缺血性改变，细胞质和邻近间质中可见蓝色、颗粒样物质

炎性肌成纤维细胞瘤

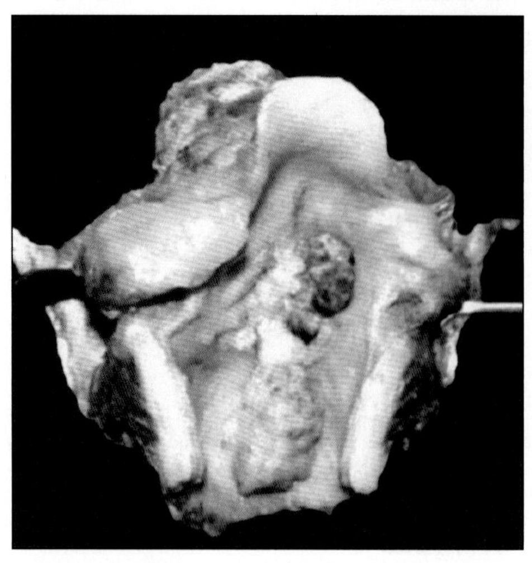

喉IMT表现为息肉样或结节状病变，通常可通过较保守的手术切除治愈，但该患者病变多次复发，有必要行喉全切除术

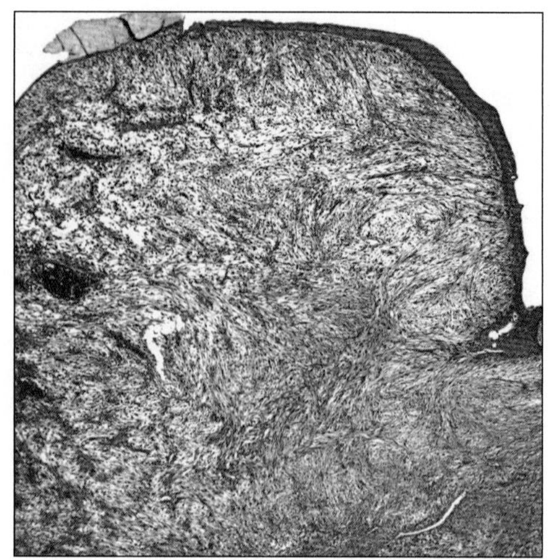

喉IMT表现为息肉样病变，被覆完整的表面上皮，黏膜下层细胞增生，疏松排列呈席纹样或束状，间质黏液水肿

专业术语

缩写

- 炎性肌成纤维细胞瘤（IMT）

别名

- 炎性（肌成纤维细胞）假瘤
- 浆细胞肉芽肿
- 浆细胞假瘤
- 假肉瘤样（肌成纤维细胞）病变/肿瘤

定义

- 主要由肌成纤维细胞混杂多种慢性炎症细胞和细胞外胶原构成的独特病变

病因/发病机制

病因学

- 总的来说病因不明，上呼吸道和消化道病变较特殊
- 病例相关因素包括
  - 吸烟
  - 之前有插管创伤史
  - 肾移植后近十年发生
  - HHV-8 DNA序列、白介素-6和细胞周期蛋白-D1过表达最近在IMT中也有报道
  - EB病毒
    - 炎性假瘤中用原位杂交确定

临床表现

流行病学

- 年龄
  - 上呼吸消化道IMT
    - 年龄跨度大，成人常见，也见于儿童
  - 喉IMT
    - 中位年龄：59岁
- 性别
  - 喉IMT
    - 男性多于女性

部位

- 上呼吸道和消化道罕见
  - 喉部最常见
    - 真声带（声门区）最常受累，其次是声门上区、声门下区
  - 喉部以外部位包括口腔、扁桃体、咽旁间隙、鼻腔鼻窦、唾液腺和气管

症状

- 喉部IMT
  - 声嘶、喘鸣、发音困难、喉部异物感
    - 病程数天至数月
- 上呼吸消化道IMT
  - 无痛性肿块（伴或不伴溃疡）、鼻塞、鼻出血、头痛、吞咽困难
- 软组织和内脏IMT
  - 局部和（或）全身性体征和症状（通常不包括上呼吸道消化道IMT）
    - 发热、体重减轻、疼痛、不适感、贫血、血小板增多症、多克隆高球蛋白血症、红细胞沉降率升高

治疗

- 手术方式
  - 保守外科手术切除，包括激光局部切除或喉镜技术
- 药物
  - 应用皮质激素和非甾体抗炎药可使部分病例好转

炎性肌成纤维细胞瘤（IMT）

要点

专业术语
- 主要由肌成纤维细胞混杂多种炎症细胞包括成熟淋巴细胞、组织细胞、浆细胞、嗜酸性粒细胞和细胞外胶原构成的独特病变

临床表现
- 真声带（声门）最常受累
- 常可经保守切除治愈

组织病理学检查
- 梭形或星形，增大的圆形或椭圆形核，不显著或显著的嗜酸性核仁以及丰富的嗜碱性纤维样细胞质
- 上皮样或组织细胞样肌成纤维细胞，圆形或卵圆形核，显著的核仁，丰富的嗜碱性纤维样胞质
- 轴突（蜘蛛样）细胞，细长的细胞核，核仁不显著，长条形胞质延伸形成双极或多极（蝌蚪样）细胞
- 可见核内包涵体

辅助检查
- 波形蛋白免疫反应胞质弥散强阳性
- 平滑肌肌动蛋白和肌肉特异性肌动蛋白可见，局灶性至弥散性不同程度表达
- 可见胞质内ALK1阳性
- ALK1阳性亦可见于核内包涵体

预后
- 保守切除常可治愈
- 很少部分病例，肿瘤切除后可复发。
  - 据报道肺外IMT复发率约为25%
  - 偶见肺外（非头颈部）IMT转移
- 有证据认为核异型性、神经节样细胞、TP53表达和DNA非整倍体预示着更强的侵袭性

大体检查

一般特征
- 息肉样、带蒂的或结节样实性病变，表面光滑，质地或软或硬
- 上呼吸道和消化道IMTs常表现为孤立病变

大小
- 最大径0.4~3cm

组织病理学检查

组织学特征
- 息肉样及无明显包膜的黏膜下梭形或星形细胞疏松增生
- 细胞增生疏松排列呈席纹状至束状，水肿黏液样至纤维黏液样间质，血管丰富，及数量不等的炎症细胞浸润
  - 成熟淋巴细胞、组织细胞、浆细胞、嗜酸性粒细胞和散在中性粒细胞

肌成纤维细胞
- 梭形或星形，增大的圆形或卵圆形核，不显著或显著的嗜酸性核仁以及丰富的嗜碱性纤维样胞质
- 肌成纤维细胞亦可表现为
  - 上皮样或组织细胞样，具有圆形至卵圆形核，显著的核仁，丰富的嗜碱性纤维样胞质
  - 轴突（蜘蛛样）细胞，细长的细胞核，不显著的核仁，长条形胞质延伸形成双极或多极（蝌蚪样）细胞
- 在所有病例中，均呈现低核质比
- 可见核内包涵体
- 常见有丝分裂象增加并且可能数量较大，但非典型有丝分裂不常见
- 无明显的核多形性或核坏死

间质
- 差异很大，可以表现为水肿黏液样背景至纤维黏液样和较多纤维样间质
- 罕见的类似于神经纤维基质的纤维样间质偶可见
- 血管成分形态多样，包括广泛扩张的中等大小血管到裂隙样血管
  - 可被肌成纤维细胞或炎症细胞遮盖
- 无血栓形成

表面上皮
- 外观可完整或存在不明显的溃疡或增生
- 肌成纤维细胞增殖接近表层上皮
  - 通常肌成纤维细胞和表层上皮分离
- 可见反应性上皮非典型性
  - 无显著的上皮异型增生（中-重度异型增生），原位癌，浸润性鳞癌

辅助检查

免疫组织化学
- 胞质中波形蛋白呈弥散强阳性
- 平滑肌肌动蛋白、特异性肌动蛋白、钙调蛋白、钙调素结合蛋白呈不同程度阳性染色
- 结蛋白可阳性
- 变性淋巴瘤激酶（ALK）可呈胞质阳性
  - 阳性率小于50%
  - ALK1反应亦可见于核内包涵体
- 细胞角蛋白、S-100蛋白、HMB-45、肌红蛋白、肌浆蛋白，MYOD1（肌调节蛋白）、CD34、CD117（c-kit）常为阴性

炎性肌成纤维细胞瘤（IMT）

分子遗传学

- IMT中存在*ALK*基因重排及表达
  - 儿童及年轻患者常出现克隆细胞遗传重排，激活位于2p23的*ALK*受体激酶基因
    - 这种现象在大于40岁的IMT患者中不常见
- 基因重排及蛋白激活限于IMT中的肌成纤维细胞
  - 炎症细胞没有基因重排或ALK蛋白表达
- IMT中*ALK*和*RANBP2*基因融合扩展了ALK异常的类型，并进一步表明IMT的克隆性和肿瘤属性

电镜

- 透射电镜
  - 肌成纤维细胞和成纤维细胞分化，可见胞质细胞器，包括
    - 发达的粗面内质网和高尔基复合体
    - 成束的微丝沿细胞长轴平行排列，局灶排列致密（“张力纤维”）
    - 碎片化的基板、胞饮小泡和纤维连接复合体
    - 纤维连接复合体指的是位于细胞表面的细胞内肌丝和细胞外纤维连接蛋白纤维的聚集点

鉴别诊断

接触性溃疡

- 通常位于声带后端的单侧或双侧肿物
- 肌成纤维细胞可见但稀疏，通常作为肉芽组织背景下慢性炎症细胞反应的成分之一

梭形细胞鳞癌

- 是鳞状细胞癌在组织学上的高级别亚型
- 通常由密集的恶性梭形和（或）多形细胞群构成，有丝分裂象和非典型有丝分裂增加
- 上皮内异型增生（中到重度）和（或）浸润性分化型鳞癌可见
  - 表面溃疡常见，可不伴分化型鳞癌组分
  - 细胞角蛋白免疫反应阳性率大于70%

低级别肌纤维肉瘤

- 细胞学上看，细胞均一性更高，但细胞质和细胞核的多形性甚于IMT
- 较IMT更广泛地浸润性生长
- ALK阴性

参考文献

1. Chabbi AG et al: Inflammatory myofibroblastic tumor of the larynx: A case report. Tunis Med. 88(12): 942–4, 2010
2. Volker HU et al: Laryngeal inflammatory myofibroblastic tumors: Different clinical appearance and histomorphologic presentation of one entity. Head Neck. 32(11): 1573–8, 2010
3. Biron VL et al: Inflammatory pseudotumours of the larynx: three cases and a review of the literature. J Otolaryngol Head Neck Surg. 37(2): E32–8, 2008
4. Qiu X et al: Inflammatory myofibroblastic tumor and low-grade myofibroblastic sarcoma: a comparative study of clinicopathologic features and further observations on the immunohistochemical profile of myofibroblasts. Hum Pathol. 39(6): 846–56, 2008
5. Coffin CM et al: Inflammatory myofibroblastic tumor: comparison of clinicopathologic, histologic, and immunohistochemical features including ALK expression in atypical and aggressive cases. Am J Surg Pathol. 31(4): 509–20, 2007
6. Tavora F et al: Absence of human herpesvirus–8 in pulmonary inflammatory myofibroblastic tumor: immunohistochemical and molecular analysis of 20 cases. Mod Pathol. 20(9): 995–9, 2007
7. Cessna MH et al: Expression of ALK1 and p80 in inflammatory myofibroblastic tumor and its mesenchymal mimics: a study of 135 cases. Mod Pathol. 15(9): 931–8, 2002
8. Coffin CM et al: ALK1 and p80 expression and chromosomal rearrangements involving 2p23 in inflammatory myofibroblastic tumor. Mod Pathol. 14(6): 569–76, 2001
9. Cook JR et al: Anaplastic lymphoma kinase (ALK)expression in the inflammatory myofibroblastic tumor: a comparative immunohistochemical study. Am J Surg Pathol. 25(11): 1364–71, 2001
10. Coffin CM et al: Inflammatory myofibroblastic tumor, inflammatory fibrosarcoma, and related lesions: an historical review with differential diagnostic considerations. Semin Diagn Pathol. 15(2): 102–10, 1998
11. Coffin CM et al: Extrapulmonary inflammatory myofibroblastic tumor (inflammatory pseudotumor). A clinicopathologic and immunohistochemical study of 84cases. Am J Surg Pathol. 19(8): 859–72, 1995
12. Wenig BM et al: Inflammatory myofibroblastic tumor of the larynx. A clinicopathologic study of eight cases simulating a malignant spindle cell neoplasm. Cancer. 76(11): 2217–29, 1995

炎性肌成纤维细胞瘤（IMT）

显微镜下及免疫组织化学特征

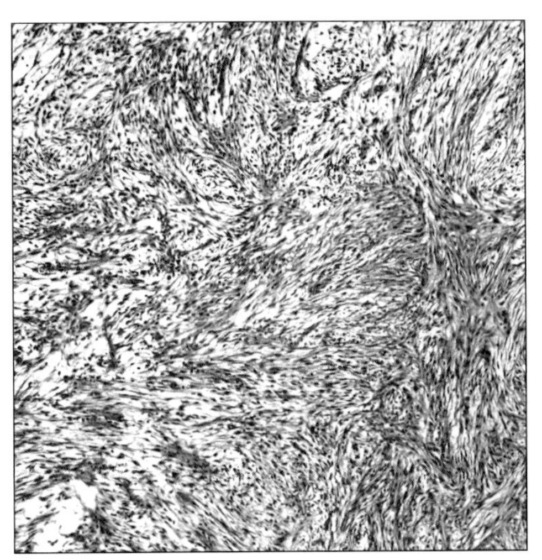

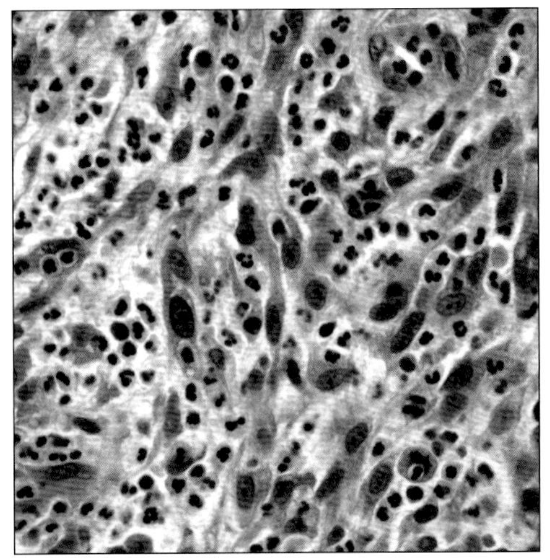

（左图）可见类似于结节性筋膜炎的组织学特征，包括疏松排列的梭形细胞增生伴席纹样至束状生长及黏液样间质。（右图）肌成纤维细胞在不同病例中表现各异，甚至在同一标本中也不尽相同。右图中的肌成纤维细胞包括梭形至星形细胞，圆形至卵圆形的细胞核，显著至不显著的嗜酸性核仁，丰富的嗜碱性纤维样细胞质；背景中可见炎症细胞浸润

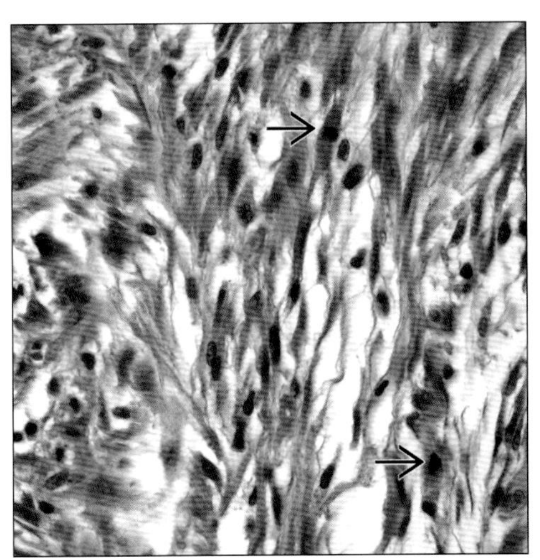

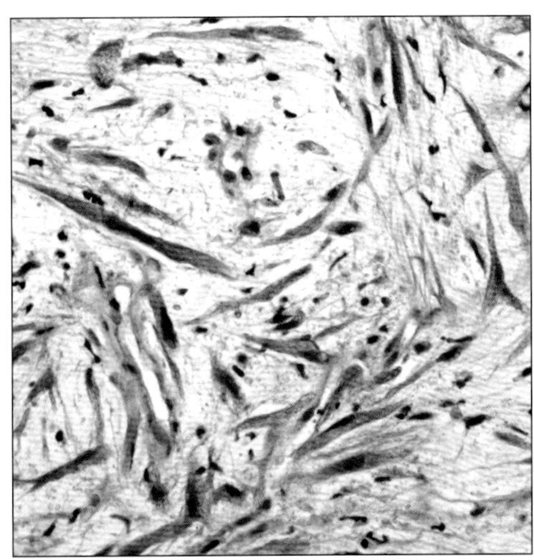

（左图）肌成纤维细胞主要表现为梭形细胞，长形核以及丰富的嗜酸性至嗜碱性胞质。注意有丝分裂象→。（右图）肌成纤维细胞胞质延伸呈轴索样（蜘蛛样），细胞呈双极到多极（蝌蚪样）外观。可见混杂炎症细胞浸润。炎症细胞成分在不同病例间差异明显

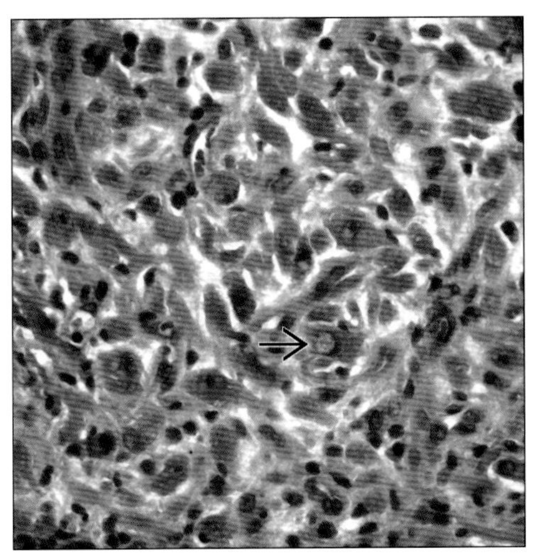

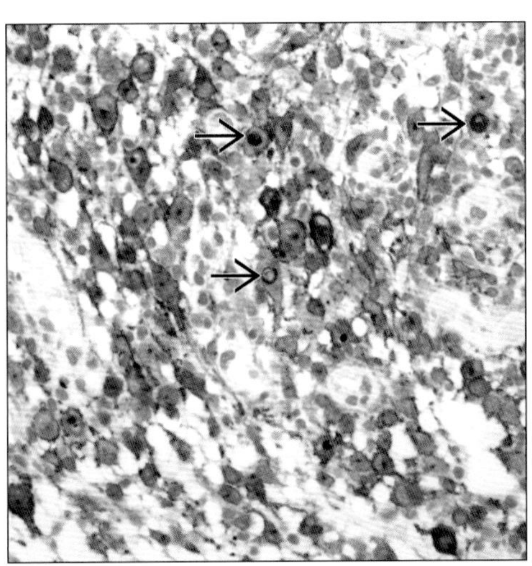

（左图）肌成纤维细胞呈上皮样外观，圆形或卵圆形核，显著嗜酸性核仁，丰富的嗜碱性或嗜酸性纤维样细胞质。此外，可见核内包涵体→。（右图）ALK1免疫阳性有助于诊断IMT。病变细胞呈现出细胞质内ALK染色；核内包涵体也表现为ALK1阳性→

副神经节瘤

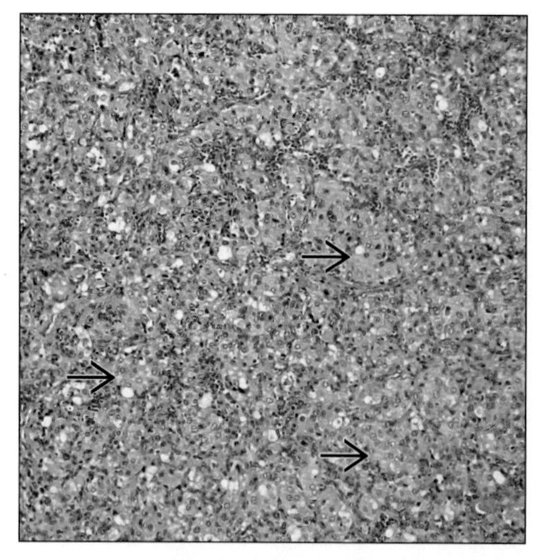

HE染色显示副神经节瘤特征性的泡状器官样结构。小巢状细胞→被富含血管的纤维血管间质包绕

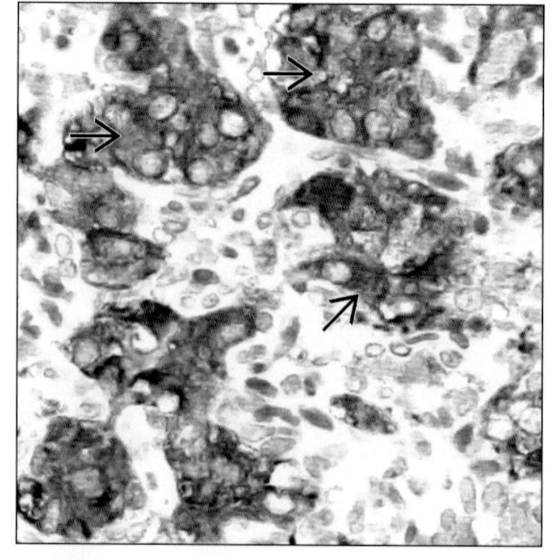

主细胞→突触素染色显示为弥散强阳性，而支持细胞不着色（但S-100蛋白染色阳性）

专业术语

别名
- 化学感受器瘤
- 神经内分泌肿瘤
- 非嗜铬性副神经节瘤

定义
- 来源于喉上或喉下副神经节的神经内分泌肿瘤，由主细胞和支持细胞以器官样形式排列组成

临床表现

流行病学
- 发病率
  - 极为罕见的喉部肿瘤
- 年龄
  - 平均：47岁
  - 范围：5~83岁
- 性别
  - 女性多于男性（3：1）

部位
- 声门上（82%）
- 声门下（15%）
- 声门（3%）
- 偶见多中心

症状
- 声音嘶哑是主要症状
- 吞咽困难、呼吸困难、喘鸣、喉痛

治疗
- 手术方式
  - 喉外径路切除
    - 术中出血可能较多

预后
- 极好
- 约20%的患者可能出现局部复发
  - 术后1~16年

影像学检查

一般特征
- 术前血管造影不常使用

大体检查

一般特征
- 圆形黏膜下肿物
- 切面均质或结节状
- 粉红到褐色或暗红色

大小
- 0.5~6cm

组织病理学检查

组织学特征
- 肿瘤细胞巢被丰富的血管纤维组织环绕
- 2种细胞类型
  - 主细胞和支持细胞形成泡样（器官样）模式
- 主细胞有嗜酸性、细颗粒状胞质和位于中心细胞核
  - 可能存在细胞多形性，但对预后影响不大
- 支持细胞呈梭形，不显眼地存在于细胞球的外围
- 有丝分裂少见

鉴别诊断

神经内分泌肿瘤
- 典型和非典型类癌

副神经节瘤

要点

专业术语
- 来源于喉副神经节的良性肿瘤

临床表现
- 主要位于声门上的散发性肿瘤
- 女性多于男性（3∶1）
- 术后预后极好

大体检查
- 圆形，黏膜下肿瘤

组织病理学检查
- 成簇的，泡状（器官样）模式
- 主细胞有颗粒状胞质
- 富含血管纤维的间质

辅助检查
- 神经内分泌标志物和S-100蛋白染色阳性

鉴别诊断
- 典型和非典型类癌，恶性黑色素瘤，转移性肾细胞癌，甲状腺髓样癌

免疫组织化学

抗体	反应	着色部位	备注
嗜铬素 A	阳性	细胞质	主细胞，副神经节细胞
突触素	阳性	细胞质	主细胞，副神经节细胞
CD56	阳性	细胞膜	主细胞，副神经节细胞
NSE	阳性	细胞质	主细胞，副神经节细胞
S-100	阳性	细胞核和细胞质	支持细胞
GFAP	阳性	细胞质	支持细胞
CK-PAN	阴性		

- 器官样、小梁状或腺状
- 阳性：神经内分泌和上皮标志物都阳性

恶性黑色素瘤
- 多种生长模式
- 阳性：S-100蛋白、HMB-45、Melan-A

转移性肾细胞癌
- 器官样模式
- 阳性：角蛋白、波形蛋白、CD10、pax-2、肾细胞癌标志物
- 阴性：嗜铬素、S-100蛋白

甲状腺髓样癌
- 含淀粉样物的多种生长模式
- 阳性：降钙素、TTF-1、CEA-m

参考文献

1. Ferlito A et al: Neuroendocrine neoplasms of the larynx: advances in identification, understanding, and management. Oral Oncol. 42(8): 770–88, 2006
2. Myssiorek D et al: Laryngeal and sinonasal paragangliomas. Otolaryngol Clin North Am. 34(5): 971–82, vii, 2001
3. Peterson KL et al: Subglottic paraganglioma. Head Neck. 19(1): 54–6, 1997
4. Ferlito A et al: Laryngeal paraganglioma versus atypical carcinoid tumor. Ann Otol Rhinol Laryngol. 104(1): 78–83, 1995
5. Ferlito A et al: Identification, classification, treatment, and prognosis of laryngeal paraganglioma. Review of the literature and eight new cases. Ann Otol Rhinol Laryngol. 103(7): 525–36, 1994
6. Barnes L: Paraganglioma of the larynx. A critical review of the literature. ORL J Otorhinolaryngol Relat Spec. 53(4): 220–34, 1991

影像图库

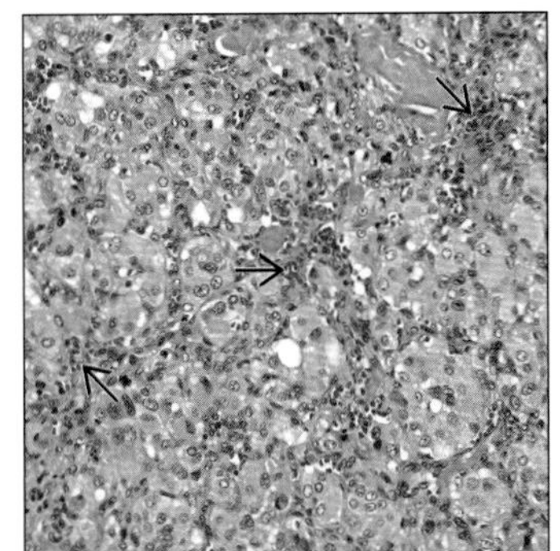

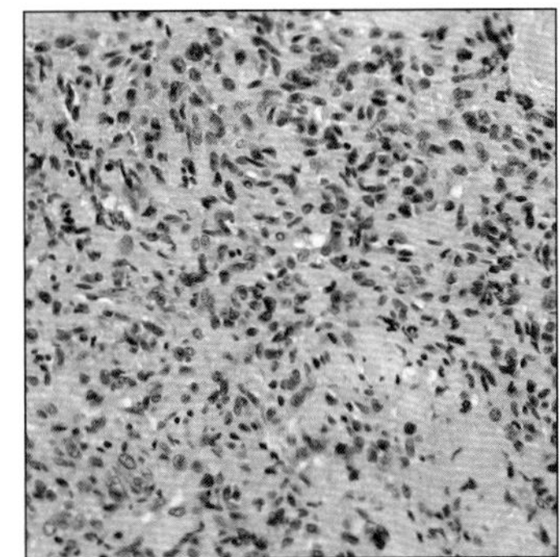

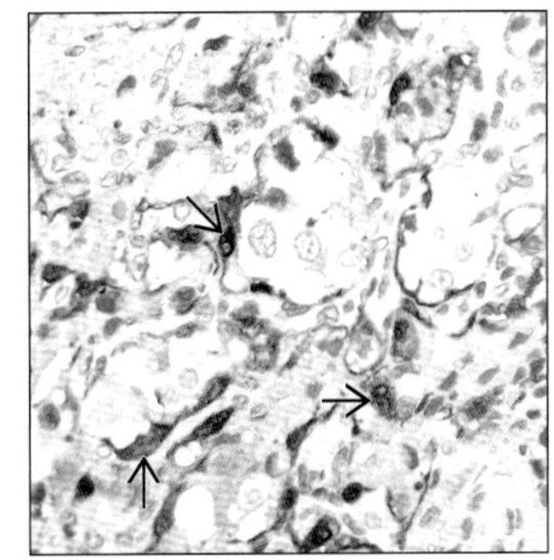

（左图）HE染色显示副神经节瘤的特征性生长模式：小细胞岛被薄层纤维血管间质分割。可见红细胞外渗→。（中图）HE染色的这个副神经节瘤区域特征性的巢状或泡状结构不明显。这种病例诊断起来更困难。（右图）可见S-100蛋白阳性的支持细胞→围绕未染色的主细胞

角化型异型增生和原位癌

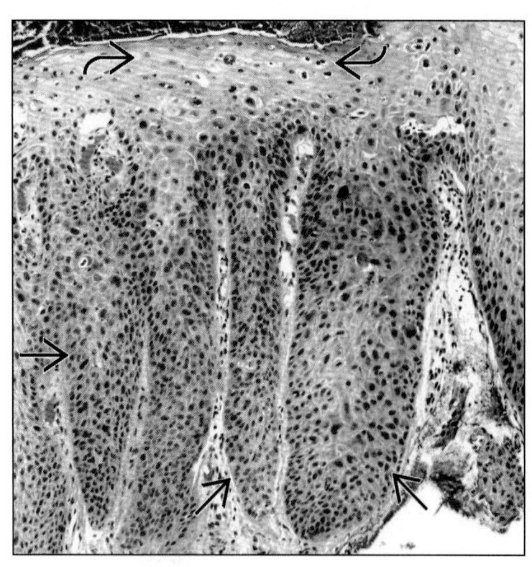

角化型重度异型增生显示增宽的和向下生长的上皮脚➡以及明显的非异型增生的细胞学改变，尽管只局限于基底区伴有表层上皮成熟➡

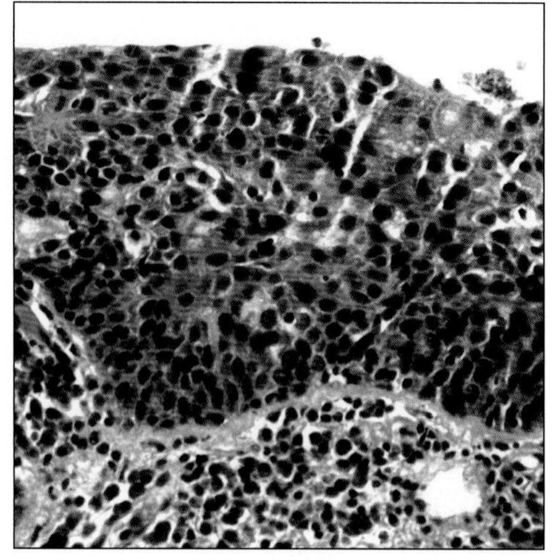

重度（非角化型）异型增生代表“经典的”原位癌，可见表层上皮全层的不典型增生，未见突破基底膜的浸润灶

专业术语

缩写

- 原位癌（CIS）

别名

- 伴非典型的角化症
- 异型增生（轻度、中度、重度）
- 鳞状上皮内病变（SIL）或瘤变（SIN）
- 喉上皮内瘤变（LIN）
- 单纯性增生
- 基底和旁基底增生
- 非典型增生

定义

- 角化异型增生
  - 上皮细胞在恶变方向上潜在可逆的（质的）改变，细胞异型进一步发展可呈现与鳞状细胞癌相似的表现
- 原位癌
  - “经典的”定义为细胞异型增生累及上皮全层而未突破基底膜的恶变
  - 如果不予治疗，将不可逆地发展为浸润癌
  - 异型增生可能累及黏液浆液腺体，但仍认为是原位病变

病因/发病机制

环境暴露

- 吸烟（最常见）和过量饮酒
  - 酒精对吸烟造成的影响有增强作用
  - 异型增生性病变的发生风险与吸烟和（或）饮酒时间呈正相关

感染因素

- 人乳头瘤病毒（HPV）在这些病变发生过程中的作用尚未被证实
  - 据报道上皮癌前病变中HPV阳性率近12%
  - DNA见于12%~25%的正常（临床和组织学上）喉体
  - 越来越多的证据显示HPV与某些头颈部鳞癌相关
    - 不确定的是HPV在上呼吸道和消化道上皮癌前异型增生中是否直接发挥作用

临床表现

流行病学

- 发病率
  - 原位癌
    - 占全部喉癌的1%~13%
- 年龄
  - 角化型异型增生
    - 基本限于成人，诊断年龄平均50~70岁
  - 原位癌
    - 年龄范围较宽，但主要发生于60~70岁
- 性别
  - 男性多于女性

部位

- 角化型异型增生
  - 可发生于喉的任何部位，但主要见于声带
    - 常见于单侧，但双侧发生的病例可高达30%
- 原位癌
  - 可发生于喉的任何部位，但主要见于一侧或双侧声带的前1/3
    - 可累及整个声带
    - 可发生于双侧

角化型异型增生和原位癌

要点

专业术语

- 角化型异型增生
  - 上皮细胞在恶变方向上潜在可逆的（质的）改变，细胞异型进一步发展可呈现与鳞状细胞癌相似的表现
- 原位癌
  - “经典的”定义为细胞异型增生累及上皮全层而未突破基底膜的恶变
  - 如果不予治疗，将不可逆地发展为浸润癌

组织病理学检查

- “经典”或非角化型异型增生
  - 在上呼吸道消化道不常见，特别是喉声门及口腔
- 角化型异型增生
  - 是上呼吸道消化道最常见的异型增生类型
  - 依据细胞和成熟改变的程度和范围，分级与非角化型异型增生相似（即轻度、中度、重度）
  - 角化型重度异型增生的定义，特别是喉和口腔，比非角化型异型增生更加宽泛、异质性，而重复性较差
  - 浸润癌可发生于仅局限于基底区的上皮异型增生（即缺乏全层的异型增生）

    - 常伴有浸润性鳞状细胞癌，距离或近或远
    - 可作为孤立病变存在而与浸润癌无相关性
    - 可多灶性发生

症状

- 声嘶或嗓音改变最为常见

自然病程

- 进展为浸润癌的风险
  - 存在有力的证据支持浸润前异型增生在终止或去除诱发因素（如吸烟）后是潜在可逆的
  - 轻度和中度异型增生是潜在可逆病变
  - 轻度和中度异型增生是反应性还是肿瘤性并非总是很明确
  - 临床上异常病变往往是反应性非典型增生或增生性病变
    - 可逆性病变，很少发展为癌
    - 反应性非典型增生和增生性病变可予较保守的治疗
  - 预测异型增生病变特别是中度异型增生恶变潜能的相关问题
    - 无法区分可逆的中度异型增生性病变和恶变最早期的中度异型增生
    - 诊断中度异型增生应确保密切随访患者
    - 复发或持续可能意味着恶变
  - 无异型增生的角化型上皮发展为浸润癌的风险极低，报道的发病率为1%~5%
  - 伴有异型增生的角化型上皮发展为癌前病变或癌的风险增高，概率为11%~18%
  - 伴有异型增生的角化病发展为癌的风险较不伴异型增生的角化病高3~5倍
  - 伴有异型增生的角化病发展为浸润癌的风险取决于非典型增生/异型增生的程度
    - 轻度异型增生：约6%
    - 中度异型增生：约23%
    - 重度异型增生：约28%
    - 从伴有异型增生的角化病发展为浸润癌的平均时间为3.8年
  - 在上呼吸道和消化道中度和重度异型增生进展为浸润癌的风险无统计学差异
    - 风险相似
    - 认为类似于子宫颈Bethesda系统的分类涵盖了2类上呼吸道消化道异型增生
    - 低级别鳞状上皮内瘤变（即轻度异型增生）
    - 高级别鳞状上皮内瘤变（即中度和重度异型增生）
  - 要注意诊断重度角化型异型增生/原位癌需考虑下列因素
    - 多灶性病变，包含其他角化型重度异型增生和（或）浸润癌病灶
    - 常发生于浸润癌病灶的邻近部位
    - 需对整个上呼吸道消化道进行临床评估以除外其他异型增生或癌变灶的可能
  - 文献中关于喉原位癌进展为浸润癌的发生率差异较大
    - 统计上的差异反映了在原位癌诊断上的不一致，因为这是一个典型的主观诊断
    - 整理后喉原位癌进展为浸润癌的发生率为23%~27%
    - 从诊断原位癌后进展为浸润癌的时间为3~5年

治疗

- 选择、风险及并发症
  - 中断高危因素
    - 轻、中度异型增生为潜在可逆性病变
    - 间接证据支持在中断或移除诱发因素（如吸烟）后，非浸润的不典型增生为潜在可逆性病变
- 手术方法
  - 角化性异型增生
    - 声带剥脱或钳取活检可作为治疗选择
  - 原位癌
    - 无标准化治疗方法；包括声带剥脱、激光消融、声带切除、半喉切除、放射治疗或综合治疗

角化型异型增生和原位癌

预后

- 角化型异型增生
  - 治愈率极高，但初次治疗后复发或肿瘤残留率在15%~30%
- 原位癌
  - 治愈率高（约为75%），但需要密切随访，包括定期喉镜检查
  - 治疗失败的原因包括
    - 广泛和（或）多灶性病变
    - 合并了未发现的浸润性鳞癌
    - 原位癌累及黏膜下腺体，导致黏膜剥脱后肿瘤残留，并进一步发展为浸润癌

大体检查

一般特征

- 角化型异型增生
  - 局限性扁平或乳头状区域，呈现白色（黏膜白斑）、红色（黏膜红斑）或灰色外观
- 原位癌
  - 局限或弥散性病变，呈白色、红色或灰色，光滑至颗粒状外观

组织病理学检查

组织学特征

- 组织形态学改变分为细胞学异常、成熟异常和包括不成熟或“未定型”的细胞增生
  - 细胞学异常
    - 核多形性（即核的大小、形状不同）
    - 核深染且轮廓不规则
    - 有丝分裂增多，特别是基底区以外的上皮中部和上部（表浅）；可包含非典型形式
    - 核仁显著（并非异型增生特有，亦可见于反应性或修复过程）
  - 成熟异常
    - 上皮内成熟缺失伴细胞内容丰富
    - 正常情况下在成熟鳞状上皮中，从基底区到角化层细胞内容减少（被称为成熟）
    - 细胞拥挤，极性紊乱
    - 相对于细胞质，细胞核体积增大（核质比增大）
    - 异常角化（角化不良）
  - 异型增生过程起始于基底和旁基底区
- 异型增生分级
  - 轻度异型增生（Ⅰ级）
    - 异型增生局限于上皮的下部或内侧1/3（基底区非典型增生）
  - 中度异型增生（Ⅱ级）
    - 异型增生累及上皮厚度2/3
  - 重度异型增生（Ⅲ级）
    - 异型增生超过上皮厚度2/3，接近全层
    - 几乎可等同于原位癌
- “经典的”或非角化型异型增生
  - 上呼吸道消化道不常见，特别是喉声门和口腔
  - 无表面上皮角化
  - 分级包括
    - 轻度异型增生（Ⅰ级）
    - 中度异型增生（Ⅱ级）
    - 重度异型增生（Ⅲ级）意味着鳞状上皮全层被非典型、小的、不成熟的基底细胞样细胞占据，等同于原位癌
  - 分级体系有可重复性和临床意义
- 角化型异型增生
  - 上呼吸道消化道最常见的异型增生类型
  - 角化型异型增生包含表层角化伴成熟，但细胞学异常（通常为结构上的）
    - 保留了表层成熟，仅部分上皮被异型增生细胞取代，并可由此发展成浸润癌
    - 与非角化型异型增生分级相似（即：轻、中、重度），取决于细胞学和成熟异常累及的程度和范围
    - 角化型异型增生的评估标准不如非角化型明确，角化型重度不典型增生的诊断仍有争议
    - 角化型重度异型增生的定义，特别是喉和口腔，较非角化型更具宽泛性、异质性，可重复性差
    - 角化型异型增生的上皮通常有伸长的、不规则上皮脚下延至黏膜下层
    - 角化型重度异型增生如不治疗，极有可能进展为浸润癌
    - 上述表述即使成立，也仅代表对此类疾病主观评价的结果，因为该诊断缺乏可重复性
  - 上呼吸道消化道角化型异型增生的组织病理学描述和分级是不精确且主观的
    - 临床医师和病理医师的认识不同可能导致对患者不恰当的治疗
- 原位癌
  - 异型增生累及鳞状上皮全层但未突破基底膜
  - 上呼吸道消化道不常见，即使发生，多见于非角化型上皮
  - 鳞状上皮可增厚或不增厚
  - 改变包括
    - 细胞成熟和极性消失
    - 核质比增加
    - 核多形伴浓染和轮廓不规则
    - 有丝分裂见于黏膜全层，包括正常和异常形式
    - 可见角化不良
    - 累及黏液浆液腺仍视为原位癌
  - 原位癌的经典定义（即异型增生累及全层）用于

角化型异型增生和原位癌

角化型异型增生并不合适，因为异型增生累及全层并不常见
- 更恰当的命名应该是重度角化型异型增生
- 此类病变即使未累及上皮全层，也可能进展为浸润癌

鉴别诊断

反应性上皮改变
- 可包括角化病伴上皮增厚，上皮脚下延但不伴异型增生
- 有时反应性细胞改变和异型增生细胞改变鉴别上有困难

过渡上皮
- 位于声门上和声门下区呼吸型上皮和声门区鳞状上皮间过渡区的正常上皮
- 活检时可能误诊为异型增生上皮
- 表现为细胞丰富伴成熟缺失，但无核多形性及有丝分裂活跃

感染性疾病
- 表层和（或）上皮内中性粒细胞浸润意味着可能存在真菌感染
- 用于真菌的特殊染色，包括过碘酸-希夫（PAS）和（或）六胺银（Grocott）
  - 局部上皮表浅部位有真菌结构成分 [孢子和（或）菌丝]，表明有真菌植入
  - 上皮深部有真菌结构成分表明真菌感染，需抗真菌治疗
  - 真菌感染可引起与鳞状上皮相似的临床和组织病理学表现

微浸润癌
- 上皮-间质交界处出现游离鳞状细胞，伴固有层浅表浸润

参考文献

1. Baumann JL et al: Human papillomavirus in early laryngeal carcinoma. Laryngoscope. 119(8): 1531–7, 2009
2. Eversole LR: Dysplasia of the upper aerodigestive tract squamous epithelium. Head Neck Pathol. 3(1): 63–8, 2009
3. Gale N et al: Current review on squamous intraepithelial lesions of the larynx. Histopathology. 54(6): 639–56, 2009
4. Sadri M et al: Management of laryngeal dysplasia: a review. Eur Arch Otorhinolaryngol. 263(9): 843–52, 2006
5. Wenig BM: Squamous cell carcinoma of the upper aerodigestive tract: precursors and problematic variants. Mod Pathol. 15(3): 229–54, 2002
6. Gale N et al: The Ljubljana classification: a practical strategy for the diagnosis of laryngeal precancerous lesions. Adv Anat Pathol. 7(4): 240–51, 2000
7. Blackwell KE et al: Laryngeal dysplasia: epidemiology and treatment outcome. Ann Otol Rhinol Laryngol. 104(8): 596–602, 1995
8. Bouquot JE et al: Laryngeal precancer: a review of the literature, commentary, and comparison with oral leukoplakia. Head Neck. 13(6): 488–97, 1991
9. Stenersen TC et al: Carcinoma in situ of the larynx: an evaluation of its natural clinical course. Clin Otolaryngol Allied Sci. 16(4): 358–63, 1991
10. Crissman JD et al: Dysplasia, in situ carcinoma, and progression to invasive squamous cell carcinoma of the upper aerodigestive tract. Am J Surg Pathol. 13 Suppl1: 5–16, 1989
11. Crissman JD et al: Carcinoma in situ and microinvasive squamous carcinoma of the laryngeal glottis. Arch Otolaryngol Head Neck Surg. 114(3): 299–307, 1988
12. Crissman JD et al: Preinvasive lesions of the upper aerodigestive tract: histologic definitions and clinical implications (a symposium). Pathol Annu. 22 Pt 1: 311–52, 1987
13. Gillis TM et al: Natural history and management of keratosis, atypia, carcinoma–in situ, and microinvasive cancer of the larynx. Am J Surg. 146(4): 512–6, 1983
14. Hellquist H et al: Hyperplasia, keratosis, dysplasia and carcinoma in situ of the vocal cords––a follow–up study. Clin Otolaryngol Allied Sci. 7(1): 11–27, 1982

角化型异型增生和原位癌

上皮癌前病变分类图

WHO 分类 *	SIN	Ljubljana 分类
轻度异型增生	SIN1	基底和旁基底细胞增生
中度异型增生	SIN2	非典型增生
重度异型增生 **	SIN3	非典型增生
原位癌	SIN3	原位癌

* 推荐分类体系；** 总而言之，重度异型增生和原位癌代表相同病变

异型增生的组织形态学改变

细胞学异常	成熟异常
核多形性伴核大小及细胞大小的异常变化	成熟缺失
核浓染	细胞极性缺失
有丝分裂活性增加，特别是远离基底区的区域	核质比增大
非典型有丝分裂	异常角化（角化不良）
显著的核仁	

结合细胞学异常和成熟异常，结构改变（包括不规则及伸长上皮脚下延），影响着异型增生的程度

上呼吸道消化道上皮内异型增生

推荐的 2 层分类

低级别鳞状上皮内病变包含轻度异型增生

高级别鳞状上皮内病变包含中度和重度不典型增生 *

* 上呼吸道消化道中度和重度异型增生进展为浸润癌的风险无统计学差异（分别为约 23% 和 28%）。因此，考虑将中度和重度异型增生合为一类高级鳞状上皮内病变，类似于子宫颈异型增生的 Bethesda 分级

角化型异型增生和原位癌

显微镜下特征

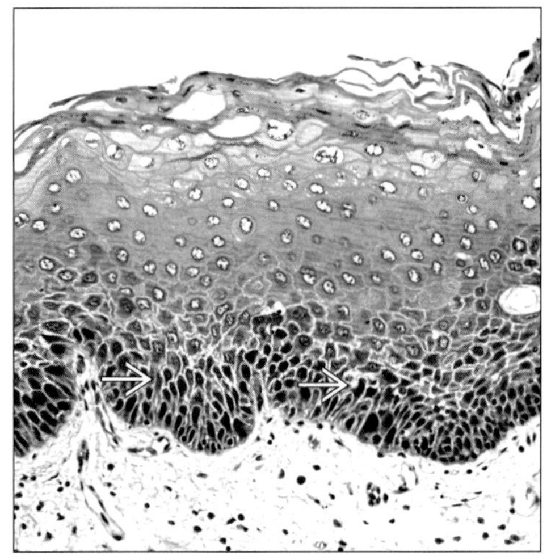

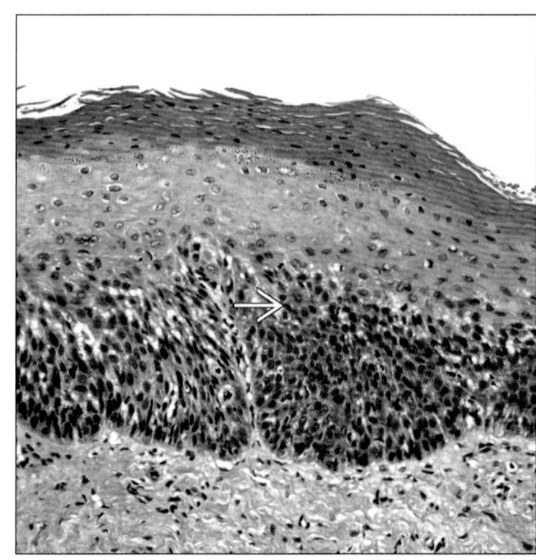

（左图）角化症伴轻度异型增生显示异型增生上皮➡局限于基底区（表面上皮的下1/3），仅有轻度上皮脚下延。（右图）角化症合并中度异型增生，异型增生上皮➡累及上皮层厚的2/3。此外，上皮脚轻度下延，未达黏膜下层

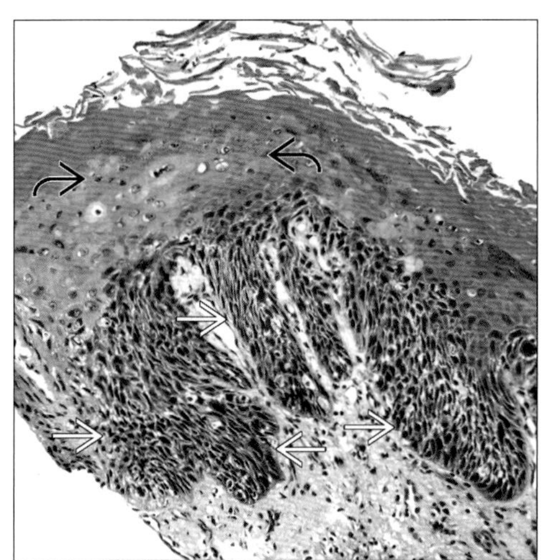

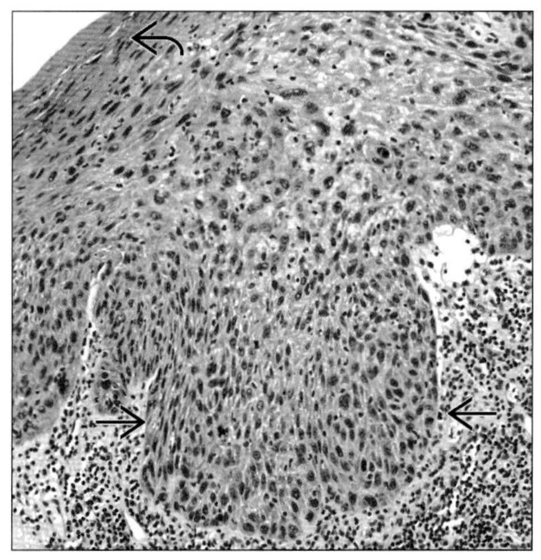

（左图）角化性重度异型增生显示异型增生改变局限于基底区➡，伴表层成熟⇨。（右图）角化性重度异型增生显示异型增生改变局限于基底区⇨伴表层成熟⇨。这些证据按经典标准不足以诊断原位癌（全层异型增生），但其结构及细胞形态学改变足以诊断角化性重度异型增生

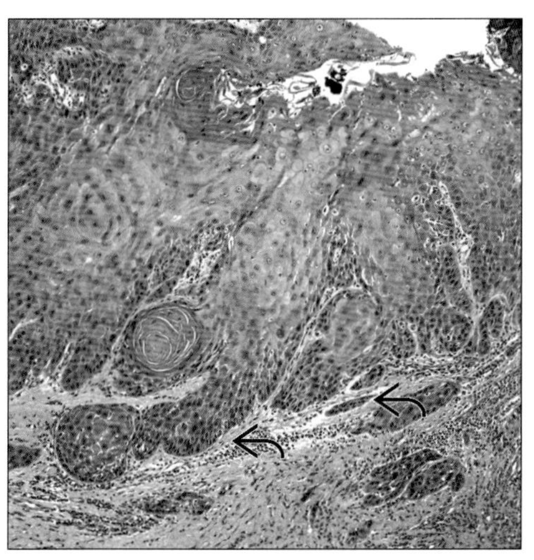

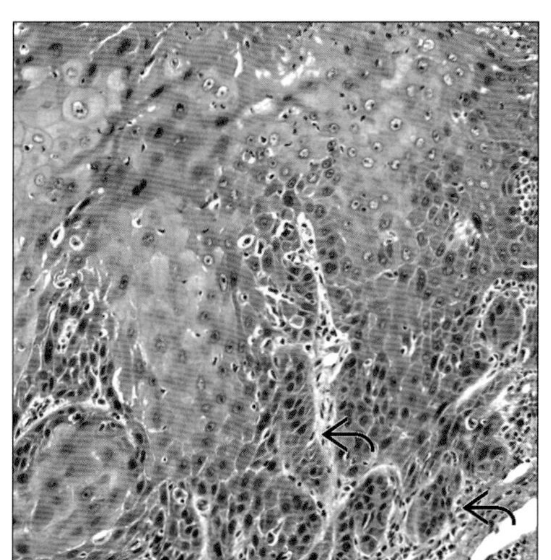

（左图）可见浸润性鳞状细胞癌⇨起源自异型增生局限于上皮下部而未达全层的角化性异型增生。类似情况是角化性重度异型增生分级存在问题的原因，且缺乏可重复性。（右图）浸润性鳞状细胞癌⇨起源自局限于上皮下1/3而未累及全层的异型增生

角化型异型增生和原位癌

显微镜下特点

（左图）喉非角化型轻度异型增生，特征性异型改变局限于上皮层的下1/3。非角化型异型增生分级与宫颈的异型增生分级相似，且较角化型性异型增生更具可重复性。（右图）喉非角化型中度异型增生，特征性异型改变累及上皮层的2/3

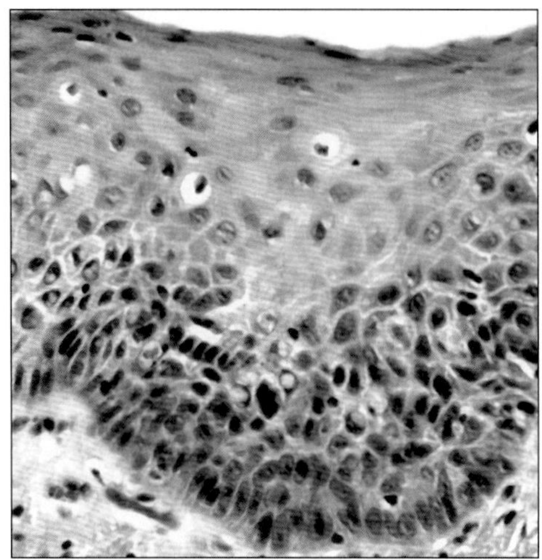

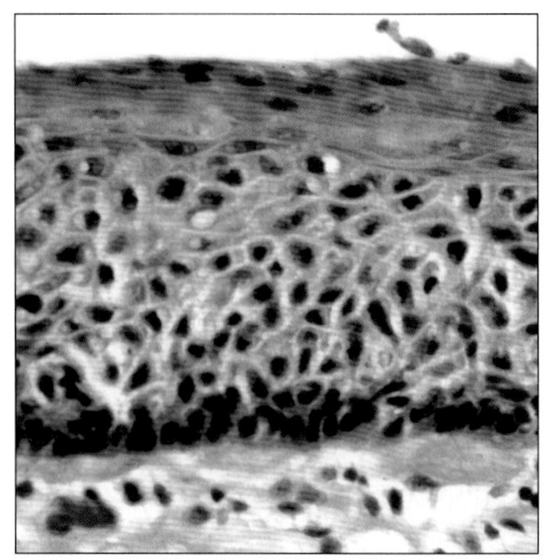

（左图）非角化性重度异型增生，异型改变累及上皮全层，而未累及基底膜。注意大量的有丝分裂象➡，包括上方远离基底区的非典型有丝分裂。这类病变等同于原位癌。（右图）喉非角化性重度异型增生中可见异型改变累及黏液浆液腺⇨，发现病变仍然保持在腺体结构原位，而不是浸润癌

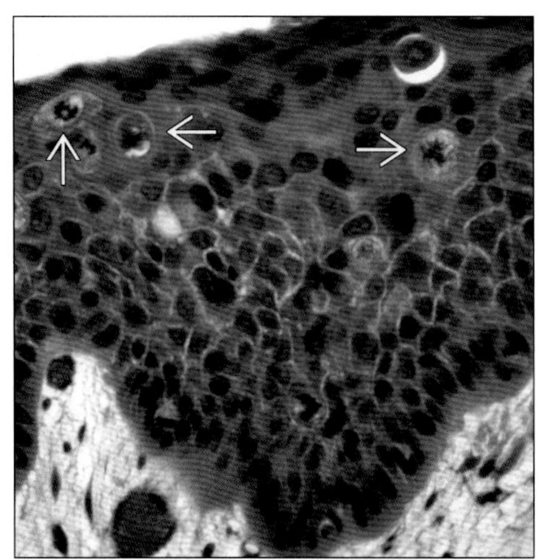

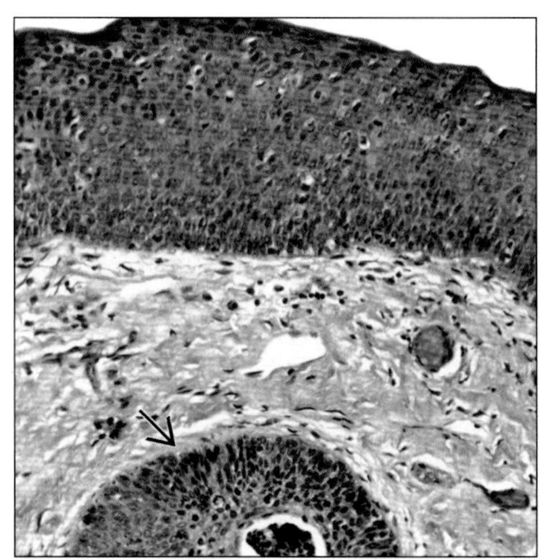

（左图）由非角化性重度异型增生至经典的原位癌进展而来的浸润癌。这种情况远比未累及全层的角化性异型增生进展而来的浸润癌少见。（右图）正常声带的非角化型鳞状上皮，特征是细胞成熟。一般来说，有丝分裂象➡可见于基底区⇨（增生区）

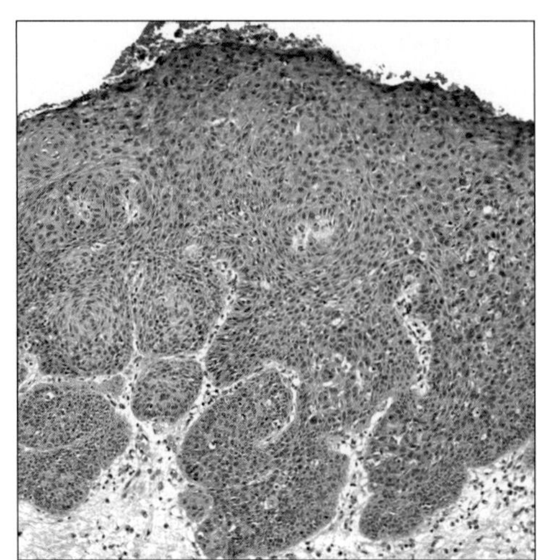

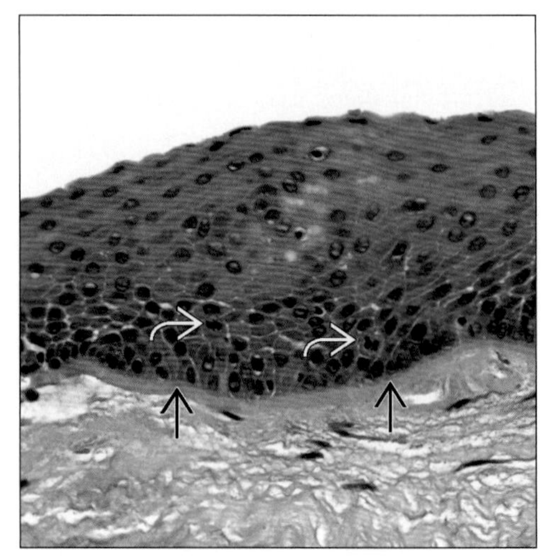

角化型异型增生和原位癌

鉴别诊断

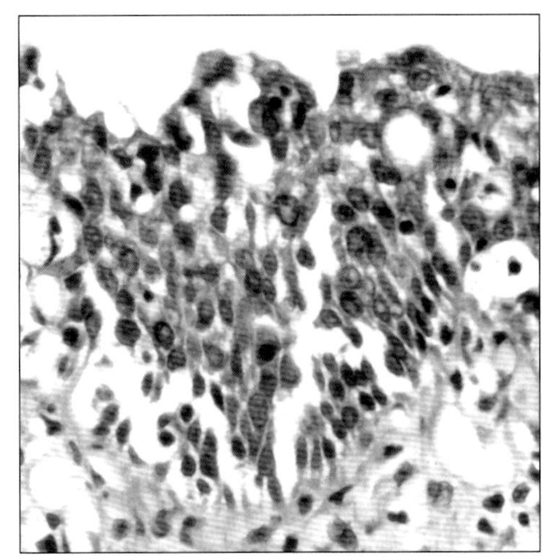

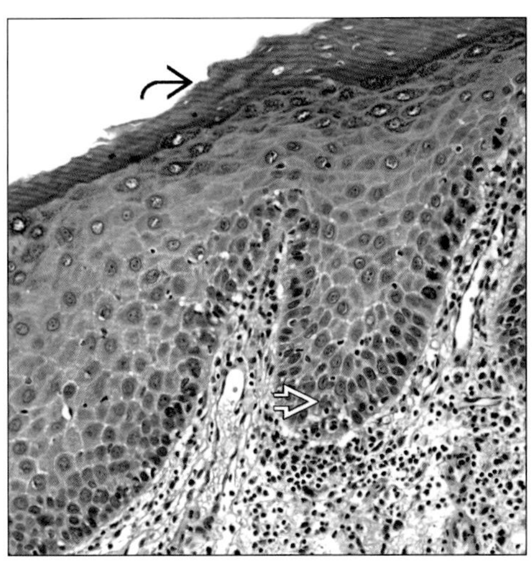

（左图）过渡型上皮主要由基底样或不成熟鳞状细胞构成，可能被误诊为原位癌。但这类细胞呈泡状核，细胞核轮廓光滑，无显著的多形性，无远离基底膜的有丝分裂。（右图）异常声带上皮可见上皮角化→、上皮增生、上皮脚下延➡，但没有异型增生。临床上常见于白斑

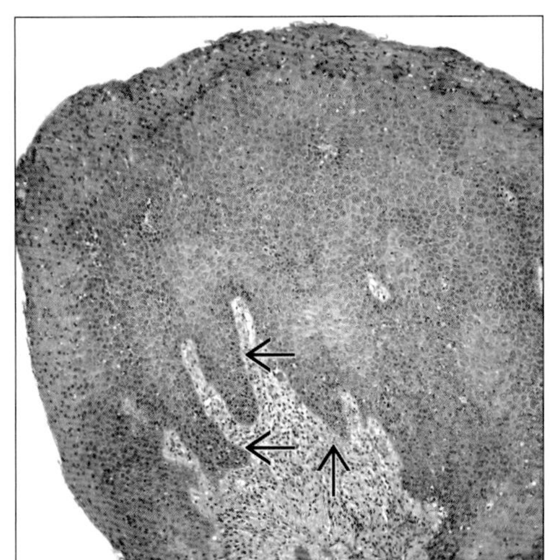

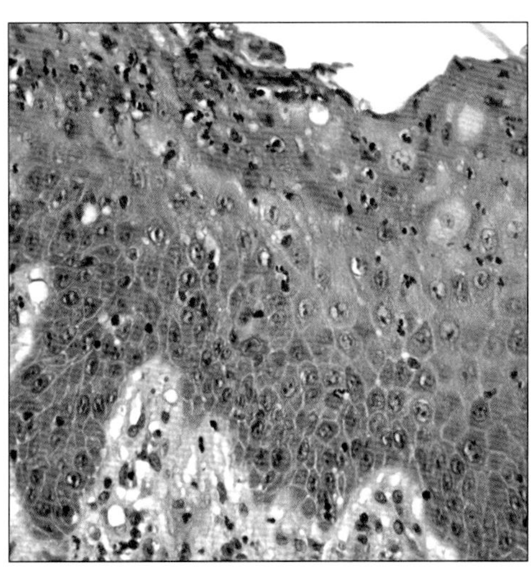

（左图）临床上可疑为癌变的喉白斑。低倍镜下可见角化上皮增生伴上皮脚下延→，增加了诊断为角化型异型增生和（或）癌的可能性。（右图）高倍镜下，可见反应性上皮非典型增生，但没有异型增生，可见中性粒细胞沿上皮层并穿过上皮层浸润

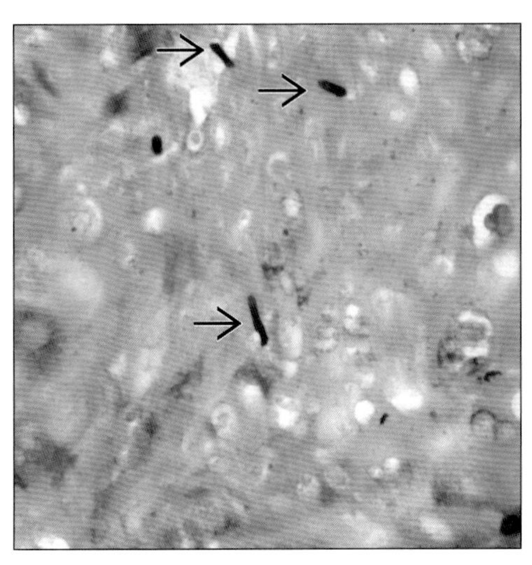

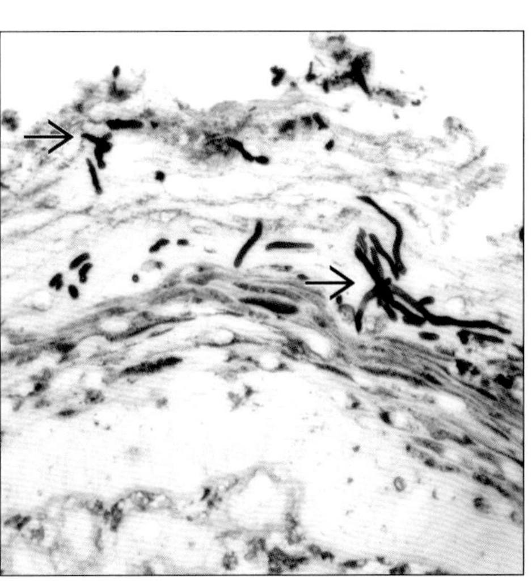

（左图）组织化学染色（GMS）显示上皮深部可见真菌菌丝→，表明存在真菌感染。真菌感染可能是角化病和不规则上皮增生的原因。（右图）与真菌感染不同，真菌植入是真菌成分局限于鳞状上皮表面和（或）浅层，而未达深部

普通性鳞状细胞癌

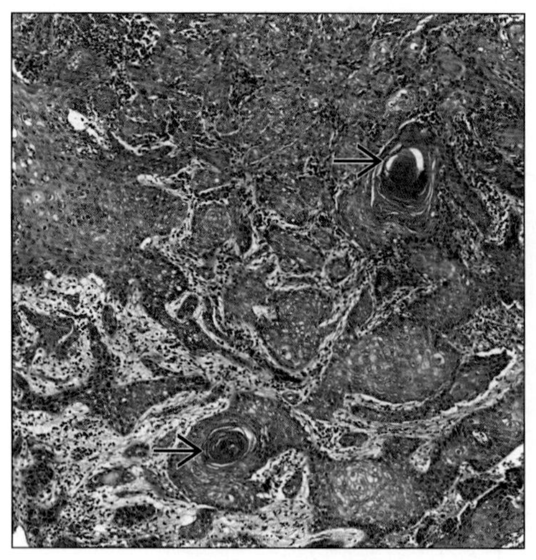

鳞状细胞癌的特征性表现包括间质浸润、异常角化➡、不规则鳞状上皮巢以及细胞多形性

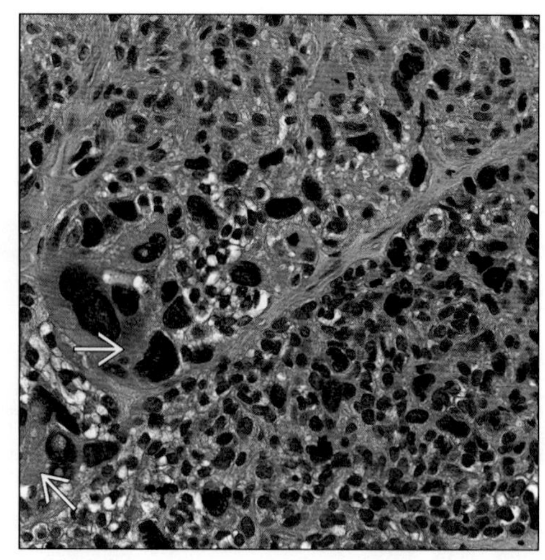

在不同的病例中，细胞的非典型性程度可以差异很大。细胞质模糊➡，是鳞状分化的典型特征。可见很多纤维化带

专业术语

缩写

- 鳞状细胞癌（SCC）

别名

- 表皮样癌

定义

- 以鳞状细胞分化为特征的恶性肿瘤

病因/发病机制

发育异常

- 遗传易感性不常见，但免疫缺陷和高龄起一定作用
  - Lynch II综合征、Bloom综合征、Fanconi贫血、着色性干皮病、共济失调毛细血管扩张症以及Li-Fraumeni综合征都与SCC相关

环境暴露

- 吸烟（香烟、雪茄、烟斗、无烟烟草）
- 饮酒
  - 独立于吸烟，但相互有增益作用
  - 马黛茶亦被认为是危险因素
- 胃食管反流或喉咽反流（慢性炎症的诱变作用）
- 辐射暴露（治疗性或环境性）
- 职业因素/暴露可能起一定作用
- 大量食用水果及蔬菜有保护作用

感染因素

- 人乳头瘤病毒（HPV）、HHV-8、EB病毒可能有较弱的诱发作用

前驱病变

- SCC起源于鳞状黏膜或化生的鳞状黏膜
- 白斑：临床上50%在组织学上无异型增生
- 各种上皮发展为浸润癌的概率
  - 反应性/角化病：1%~5%
  - 轻度异型增生：6%
  - 中度/重度异型增生/原位癌：28%

多因素

- 所有因素在多步演进中相互作用

临床表现

流行病学

- 发病率
  - 在所有癌症中占1%
    - 90%的头颈肿瘤
  - 在喉恶性肿瘤中占比超过95%
    - 男性10/10万
    - 女性1/10万
  - 城市较农村发病率略高
  - 发病率在上升，可能与烟酒消费增加有关
- 年龄
  - 各年龄段均可发病
  - 平均：50~70岁
    - 儿童少见
- 性别
  - 男性远多于女性（6∶1）
- 种族
  - 欧洲、南美和美国黑种人发病率最高
  - 东南亚和非洲中部发病率最低

部位

- 声门上区和声门区最常见
- 地理差异
  - 欧洲（法国、西班牙、意大利、芬兰、荷兰）：声门上型为主

普通性鳞状细胞癌

要点

病因/发病机制
- 烟酒、胃食管反流

临床表现
- 在喉恶性肿瘤中占比超过95%
- 主要发生于50~70岁男性
- 常见于声门上区和声门区
- 治疗包括手术和（或）放射治疗
- TNM分级（部位、大小和分期）与无病生存率和总生存率密切相关
  - 切缘，淋巴-血管侵犯，神经侵犯，淋巴结转移，淋巴结包膜外侵犯

组织病理学
- 组织学分类：原位癌或浸润癌
  - 广泛浸润
  - 锯齿状、散点状或单个细胞浸润
- 分级：高分化、中分化、低分化
  - 无序生长，极性缺失，成熟缺失
  - 核质比增大，核染色质不规则，核仁显著
  - 有丝分裂象增加，非典型有丝分裂象
  - 促纤维增生性间质反应，炎症细胞浸润
- 角化不良，异常的角化珠形成
- 必须报告切缘

鉴别诊断
- 假性上皮瘤样增生，放射性改变，鳞状细胞癌亚型，鳞状乳头状瘤，坏死性唾液腺化生

  - 美国、英格兰、瑞典：声门型为主
  - 日本：无明显差异

症状
- 声门型：早期出现声嘶
- 声门上型和（或）喉咽肿瘤：吞咽困难、发音改变、喉部异物感、吞咽痛
- 声门下型：呼吸困难和喘鸣最常见
- 气管肿瘤：呼吸困难、喘鸣（喘息）、咳嗽、咯血最常见
- 颈部肿物（淋巴结）常见于贯声门肿瘤

内镜下表现
- 内镜检查前应先做影像学检查
  - 内镜检查可能引起水肿，降低影像学检查的准确性
- 评估病变范围，记录多发癌灶（近10%的患者可见），取活检
- 是边界清楚、外生型、息肉样、扁平的还是内生型肿物
- 边界是规则隆起的还是杂乱无章的
- 白斑、红斑还是褐色的
- 可能有溃疡形成

实验室检查
- 肝功能检查（评估转移的可能）

治疗
- 选择、风险及并发症
  - 治疗目标包括：治愈、保留发音功能、理想的吞咽功能、减少口腔干燥
    - 喉功能包括发音、呼吸、吞咽、空气湿化，参与形成味觉和嗅觉
  - 临床分期和部位很大程度上决定了治疗方法的选择
  - 重要因素：病理诊断，局部肿瘤范围，区域淋巴结情况、远处转移情况
  - 造瘘口复发是少见并发症（声门下型和环后肿瘤）
  - 治疗方法包括手术和（或）放射治疗
- 手术方式
  - 手术切除肿瘤
    - 经口激光显微手术、声带剥脱、局限切除、开放性喉部分切除术、全喉切除术和（或）颈清扫
    - 向非浸润性、非破坏性方向发展
- 辅助治疗
  - 偶尔采用新辅助药物治疗以保留喉功能
- 放射治疗
  - 放射治疗：根治性或术后放射治疗
  - 外照射及近程放射治疗

预后
- TNM分级（部位、大小、分期）与无病生存率及总生存率密切相关
  - T1：5年生存率90%
  - T4：5年生存率小于50%
  - 声门型：5年生存率80%~85%
  - 声门上型：5年生存率65%~75%
  - 声门下型：5年生存率40%
  - 气管：5年生存率50%
- 切缘
  - 阴性切缘降低复发率，增加生存率
  - 难于确定精确距离：通常认为大于3~5mm较合适
- 淋巴-血管侵犯
  - 脉管侵犯增加淋巴结和（或）远处转移机会
  - 与复发及较差的生存率相关
- 神经侵犯
  - 神经内和神经周围侵犯增加局部复发和区域淋巴结转移风险
  - 与生存率下降相关
- 区域淋巴结转移相对常见

普通性鳞状细胞癌

- 转移淋巴结包膜外侵犯
  - 淋巴结转移是独立的、最差的预后因素
  - 癌肿穿透淋巴结包膜，浸润包膜外组织
    - 包膜外侵犯可分为大体侵犯和微侵犯
    - 大体侵犯：肉眼可见（淋巴结粘连成团）
    - 微侵犯：仅组织学可见
  - 淋巴结包膜外侵犯与区域复发和远处转移密切相关，并导致生存率下降
- 增殖期比例
  - 高增殖指数（MIB-1/Ki-67）与低分化肿瘤和淋巴结转移相关
  - 不是独立预后因素
- 血行转移不常见，常发生于肿瘤晚期
  - 远处转移：依次为肺、肝和骨
- 死亡率达25%（与部位、肿瘤分期相关）
- 如果“局部”干预失败，后期挽救性的喉部分或全切术仍然可以获得良好的结果
- 其他预后因素包括年龄、并发症和体力状态
- 预后标志物
  - 表皮生长因子（EGFR）及细胞周期蛋白D1（CCND1）过表达预后不良
    - EGFR仅在诱导药物治疗后行单纯放射治疗（不做喉切除术）时有参考价值
  - CCND1扩增，预后不良
  - CDK4和CCND1同时过表达，预后不良
  - CDKN2A突变，预后不良（晚期肿瘤中）

影像学检查

一般特征

- CT、MR、PET均可显示病变的部位和范围
  - 显示黏膜下侵犯有优势
  - 可显示会厌前间隙、声门旁间隙、喉软骨受累情况
    - 这些指标有助于肿瘤分期
- 肺、骨影像有助于发现转移病灶

大体检查

一般特征

- 声门上区、声门区、声门下区胚胎发育来源不同
  - 各区有独立的淋巴引流
  - 声门区肿瘤：相对较小（临床症状出现较早）
  - 声门上区肿瘤：肿瘤生长较大时才出现临床症状
- 呈红色至白色或褐色
- 扁平、边界清楚、边缘隆起、息肉样、外生型、疣状或内生型、溃疡样
- 触之质韧至质脆

大小

- 既可以是微小的黏膜增厚，也可以是充满喉腔的巨大肿物
- 平均：约2cm

组织病理学检查

组织学特征

- 可以按多个标准分类
  - 组织学分类：原位癌、浅表浸润、深浸润
  - 组织学分级：高分化、中分化、低分化
  - 角化情况：有或无
- 局限于上皮未突破基底膜：原位癌
- 浸润表现为延伸至或显著突破基底膜：浅表浸润或深浸润
  - 浸润可以不伴非典型上皮
  - 广泛浸润：大的癌岛周边是境界清楚的推挤边界
  - 锯齿状、散点状、不规则核心或单个细胞浸润，边界不清
  - 浸润边缘的类型和预后相关（锯齿形的预后不良）
- 鳞状分化的不同程度
  - 无序生长
  - 极性缺失和成熟缺乏
  - 角化不良和角化珠形成，特别是基底区（异常角化）
  - 细胞间桥易见
  - 核质比增大
  - 核染色质不规则（粗糙、浓染）
  - 显著的嗜酸性核仁
  - 有丝分裂象增加
  - 非典型有丝分裂象
- 肿瘤和间质连接处可见炎症细胞浸润（常见淋巴细胞、浆细胞）
- 致密的促纤维增生性间质反应
  - 细胞外基质沉积和成纤维细胞增生
- 神经血管浸润需记录
  - 与治疗方案和（或）预后相关
- 角化型SCC较非角化型SCC或低分化类型常见
- 分化越差，有丝分裂象和坏死越多
- 可直接扩散至邻近结构
  - 声门上型：梨状窝、舌根、甲状软骨
  - 声门型：对侧声带、声门上和声门下、甲状软骨和颈部软组织
  - 声门下型：甲状腺、喉咽、颈段食管和气管壁
  - 贯声门型：跨越喉室，累及声门上和声门区

淋巴/血管侵犯

- 预后因素，与预后不良相关

切缘

- 必须报告
- 切除后的收缩（可达50%）必须考虑在内
- 冰冻切片和永久切片的评估

普通性鳞状细胞癌

- 切除后（加工后）收缩
- 切缘状态影响复发和预后
- 喉功能保留
- 骨切缘难以评估

淋巴结
- 必须报告
- 特表示肿瘤淋巴结包膜外侵犯（预后不良）

辅助检查

细胞学
- 原发性喉肿瘤不常做
- 可用于淋巴结评估

冰冻切片
- 5个可能出错的环节
  - 不准确的沟通
    - 必须清晰、坦诚、冷静、直接地沟通
    - 由手术医师和（或）病理医师分别在手术室和实验室进行大体观察，以获得最佳预后
  - 术中评估的指征
    - 如果标本需要做特殊评估（培养、分子研究、超结构检查，流式细胞学），则术中仅提交部分样品
    - 可能行不同的根治性治疗
    - 先前多次诊断尝试都未成功
    - 评估手术切缘
    - 绝不能因为知识或学术上的好奇心，医师自己的意愿、家庭保障、经济收益而检查或作为常规检查
    - 避免作为初步诊断的方法
  - 不适当的取材（外科医师或病理医师）
    - 恰当的组织定位非常重要
    - 有必要用缝线或记号笔标记标本切缘
    - 主要标本上多切面取材
  - 错误解释
    - 上皮病变如：增生、假性上皮瘤样增生、放射性改变易与SCC混淆（包括疣状癌和梭形细胞癌）
    - 间叶细胞性病变和炎性病变需深部取材
    - 临床病史缺乏 [前期放射治疗、药物治疗和（或）手术情况] 可能导致错误
    - 作为个人偏好，宁可把恶性病变漏诊为良性病变而延误根治性治疗，也比把良性病变误诊为恶性病变而行根治性手术好
  - 技术难点
    - 标本应该新鲜（不要浸泡于福尔马林），用无菌盐水纱布包裹以保持潮湿
    - 钙化和脂肪组织不易切割
    - 小标本可能在冰冻制片中用尽
    - 冰冻困难引起染色质量差可导致技术问题

- SCC表达上皮标志物，如细胞角蛋白
- 特别的角蛋白亚型可能与组织学分级、角化程度、转移可能性相关

细胞遗传学
- 细胞遗传学和比较基因组学杂交（CGH）表明+3q21-29和-3p最常见
- CCND1（11q13）扩增并过表达；转移瘤中表达下降
  - CDH1启动子过甲基化导致的表达沉默在转移瘤中更常见
- MMP13表达和MMP14过表达与晚期肿瘤相关
- EGFR可能出现扩增但未过表达
- P53突变是SCC的早期事件，但不是预后指标
- 转移瘤中8p，9q，13缺失较原发癌中更常见
- 分子切缘检测尚未成为日常项目

电镜下观察
- SCC可见细胞桥粒、半桥粒和附加张力微丝

鉴别诊断

假性上皮瘤样增生
- 细长、圆形、球形上皮突的良性反应性增生，见于感染和颗粒细胞瘤
- 无细胞非典型或核多形性

放射性改变
- 上皮、内皮和基质细胞受影响
- 显著地核多形性，但增大的细胞核质比低
- 腺体可萎缩，脉管可增生；间质内可见单个非典型细胞

鳞状细胞癌亚型
- 基底样SCC有外围栅栏样，小的，基底细胞，粉刺样坏死，仅有局部角化
- 疣状SCC可见乳头样突起和球形内陷，缺乏细胞非典型性

鳞状乳头状瘤
- 不见无序生长，无浸润，缺乏多形性

坏死性唾液腺化生
- 保留小叶结构，合并坏死，不同程度细胞非典型性，可见黏液细胞
- 必须有足够标本的活检

分期

TNM系统（AJCC和UICC）
- 分期是最重要的预后因素
- 多数患者分期为pT1或pT2

普通性鳞状细胞癌

免疫组织化学

抗体	反应	着色部位	备注
AE1/AE3	阳性	细胞质	几乎所有肿瘤细胞
CK1	阳性	细胞质	见于多数癌
CK-HMW-NOS	阳性	细胞质	低级别肿瘤多表达高分子量（HMW）角蛋白
CK-LMW-NOS	阳性	细胞质	高级别肿瘤多表达低分子量（LMW）角蛋白
CK8/18/CAM52	阳性	细胞质	高级别肿瘤倾向表达
CK5/6	阳性	细胞质	可突出膜性结构
CK10	阳性	细胞质	多数癌表达阳性
p63	阳性	细胞核	高级别肿瘤易于表达
p16	阳性	细胞核及细胞质	罕有阳性
CK7	阳性	细胞质	见于多数喉肿瘤
EMA	阳性	细胞质	不同程度表达但通常局限且反应较弱
p53	阳性	细胞核及细胞质	约 75% 肿瘤；与淋巴结转移相关
EGFR	阳性	细胞膜及细胞质	表达上调在药物治疗方案选择中有益
CK20	阴性		

鳞状细胞癌分级

分级	特征
级别 1（高分化）	类似正常鳞状上皮，但存在浸润
级别 2（中分化）	易见核多形性，极性消失，无序生长，有丝分裂增加，角化减少
级别 3（低分化）	不成熟细胞居多，高核质比，局限角化，大量典型和非典型有丝分裂

参考文献

1. Gale N et al: Current review on squamous intraepithelial lesions of the larynx. Histopathology. 54(6): 639–56, 2009
2. Lefebvre JL et al: Larynx preservation clinical trial design: key issues and recommendations−−a consensus panel summary. Head Neck. 31(4): 429–41, 2009
3. Becker M et al: Imaging of the larynx and hypopharynx. Eur J Radiol. 66(3): 460–79, 2008
4. Chang AR et al: Expression of epidermal growth factor receptor and cyclin D1 in pretreatment biopsies as a predictive factor of radiotherapy efficacy in early glottic cancer. Head Neck. 30(7): 852–7, 2008
5. Chu EA et al: Laryngeal cancer: diagnosis and preoperative work−up. Otolaryngol Clin North Am. 41(4): 673–95, v, 2008
6. Isenberg JS et al: Institutional and comprehensive review of laryngeal leukoplakia. Ann Otol Rhinol Laryngol. 117(1): 74–9, 2008
7. Galli J et al: Laryngeal carcinoma and laryngo−pharyngeal reflux disease. Acta Otorhinolaryngol Ital. 26(5): 260–3, 2006
8. Heffner DK: Infinitesimals, quantum mechanics, and exiguous carcinomas: how to possibly save a patient ' s larynx. Ann Diagn Pathol. 7(3): 187–94, 2003
9. Koren R et al: The spectrum of laryngeal neoplasia: the pathologist's view. Pathol Res Pract. 198(11): 709–15, 2002
10. Kau RJ et al: Diagnostic procedures for detection of lymph node metastases in cancer of the larynx. ORL J Otorhinolaryngol Relat Spec. 62(4): 199–203, 2000
11. Batsakis JG: Surgical excision margins: a pathologist's perspective. Adv Anat Pathol. 6(3): 140–8, 1999

普通性鳞状细胞癌

图解、一般特征及显微镜下特征

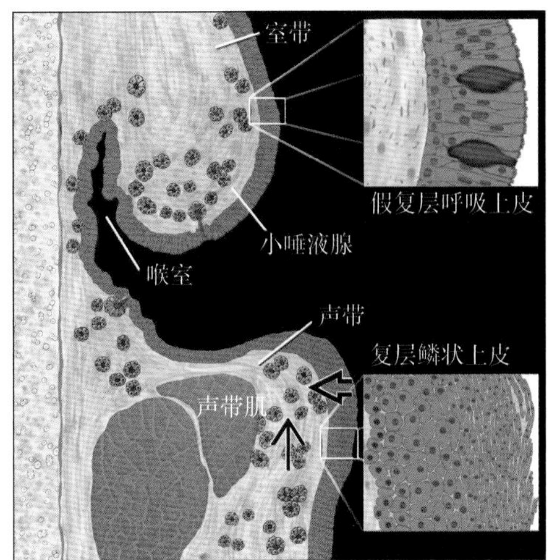

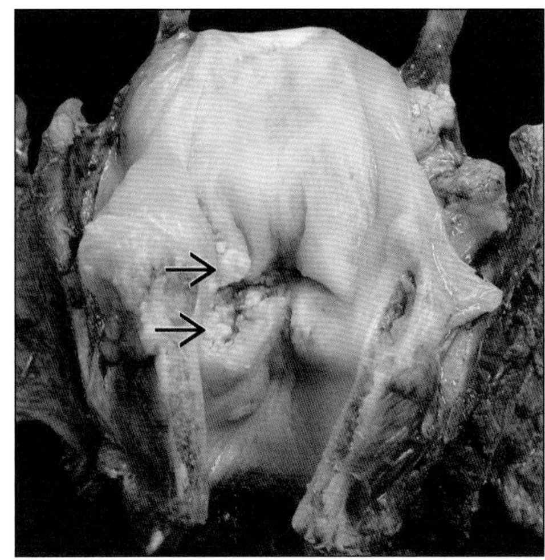

（左图）显示喉的正常组织学特点，存在假复层呼吸上皮到鳞状上皮的过渡。Reinke间隙⇨邻近弹性圆锥→，覆盖于声带肌表面。（右图）此例喉切除术标本显示跨声门型肿瘤→。此外生型肿瘤累及声带、声门下和声门上区域。标本已从后部中线切开（Courtesy J.C. Flowler, MPAS, PA-C）

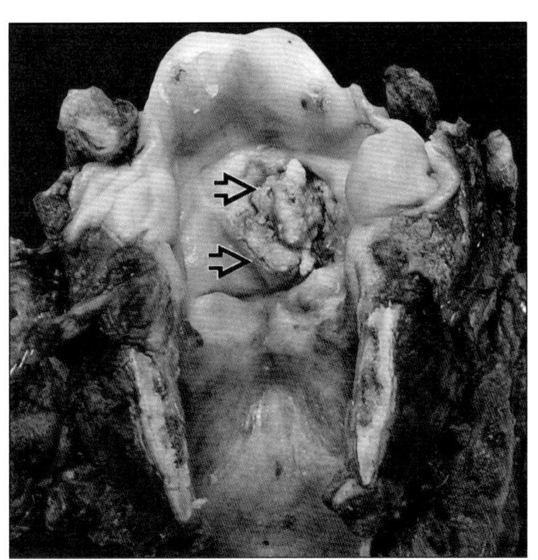

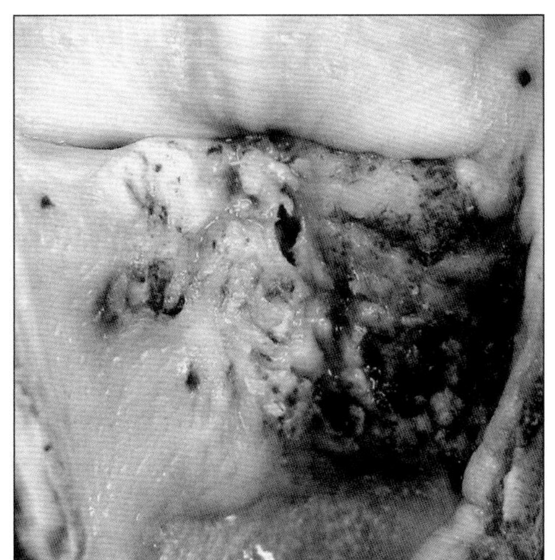

（左图）鳞癌局限于声门上区⇨。肿瘤为外生型，也有很多肿瘤组织突起突入喉腔。声带未受累。（Courtesy J.C. Flowler, MPAS, PA-C）。（右图）肿瘤仅累及声门下区，这种情况很少见。可见明显的溃疡和组织破坏，肿瘤边缘不规则（Courtesy J.C. Flowler, MPAS, PA-C）

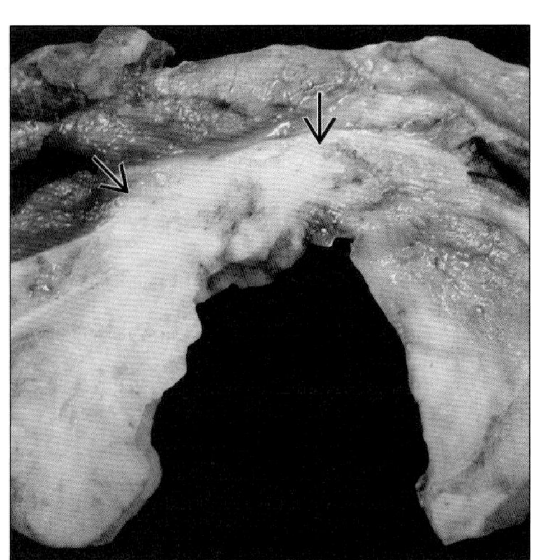

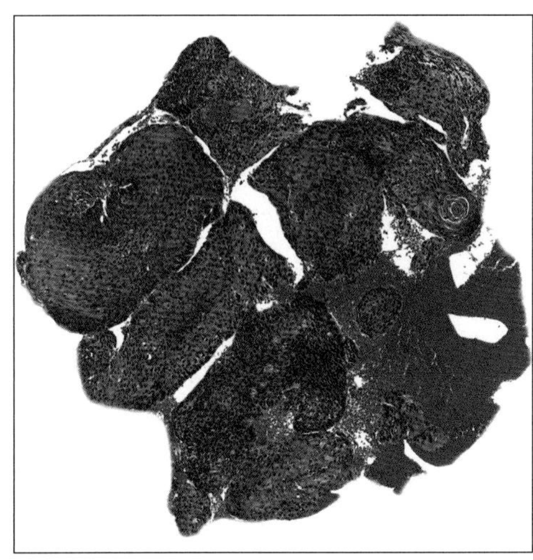

（左图）喉标本横断面显示肿瘤侵犯并破坏软骨→。肿瘤发白，质地较硬。（Courtesy J.C. Flowler, MPAS, PA-C）（右图）多块组织活检标本。标本中很难看到肿瘤-间质交界面。注意非典型上皮增生。尽管此例可诊断为原位鳞癌，但如需判断有无浸润，标本中需包含间质

普通性鳞状细胞癌

显微镜下特征

（左图）浸润性鳞状细胞癌显示上皮呈宽体舌样突入间质。这种浸润类型比“锯齿型”或不规则型的预后好。（右图）该例浸润模式表现为单个细胞或小癌巢浸润伴促纤维增生性间质反应。细胞非典型性易见。这种片状的浸润模式有时不易辨认病变的浸润特性

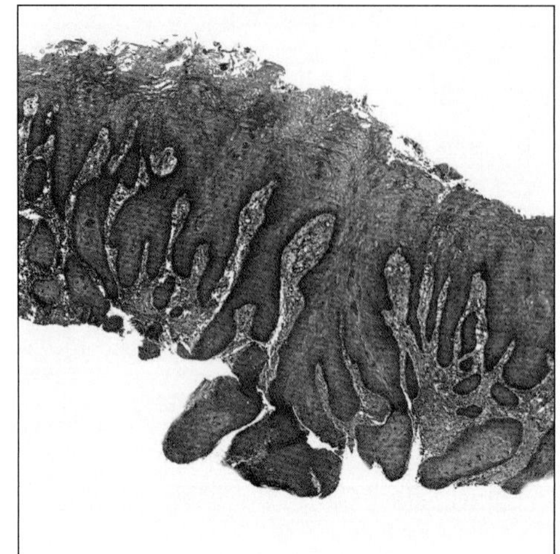

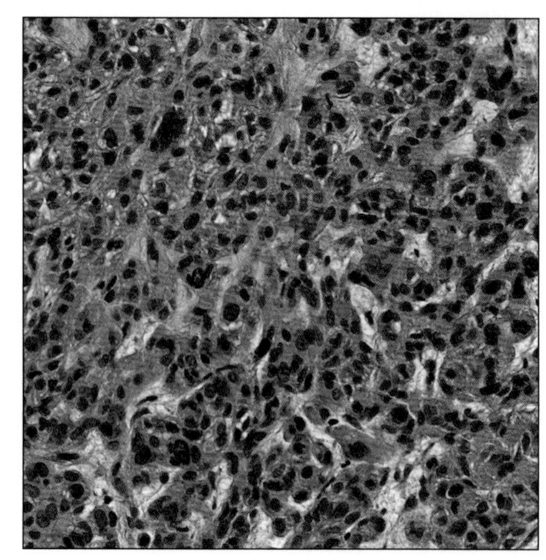

（左图）高分化鳞状细胞癌可见容易辨认的鳞状上皮，以破坏性的方式侵入间质。注意炎症细胞浸润➡。（右图）低分化鳞状细胞癌仍可见孤立的角化细胞➡。注意“墨黑”的非典型细胞核。可见未受累的小黏浆液腺➡，常见于声门上型肿瘤

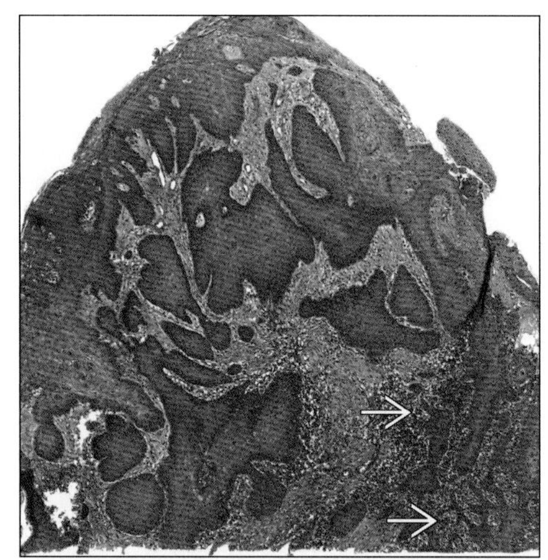

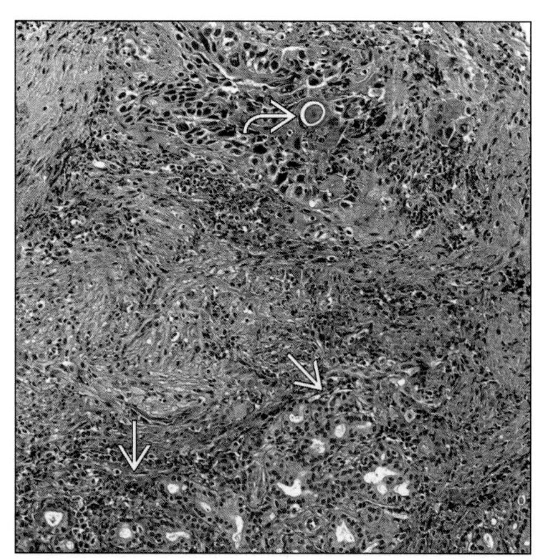

（左图）促纤维增生性间质反应和纤维化变或退行性病变相比染色特征略有不同。间质中可见成纤维细胞。注意孤立的小巢状和条索状鳞状上皮➡。（右图）不累及表层上皮的鳞癌较罕见。在黏膜和肿瘤之间可见境界带➡。注意该低分化鳞癌中显著的多形性细胞➡

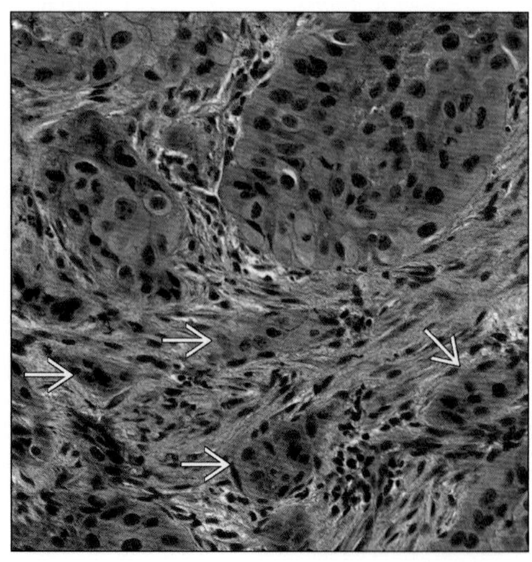

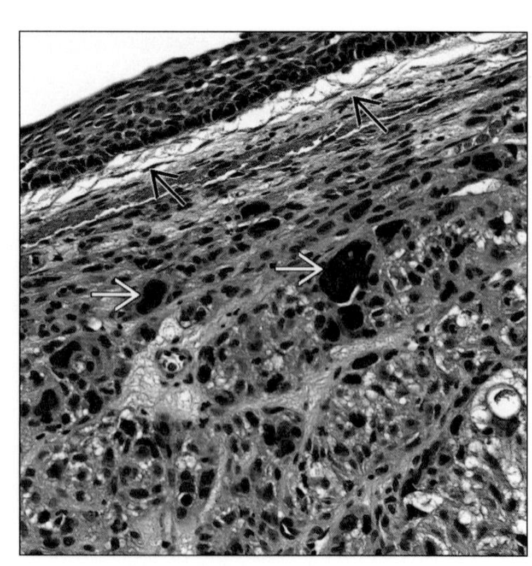

普通性鳞状细胞癌

显微镜下及免疫组织化学特征

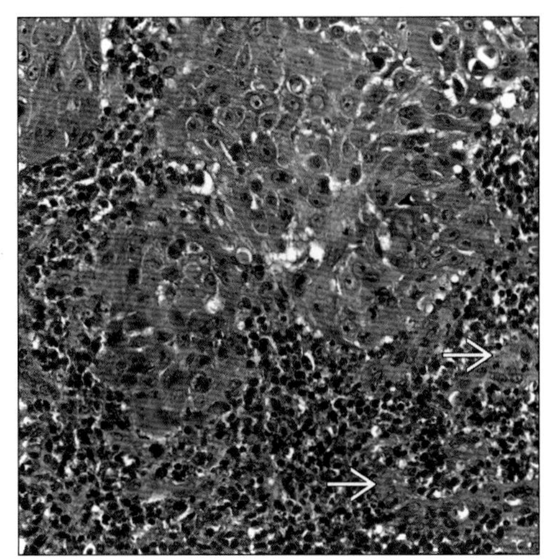

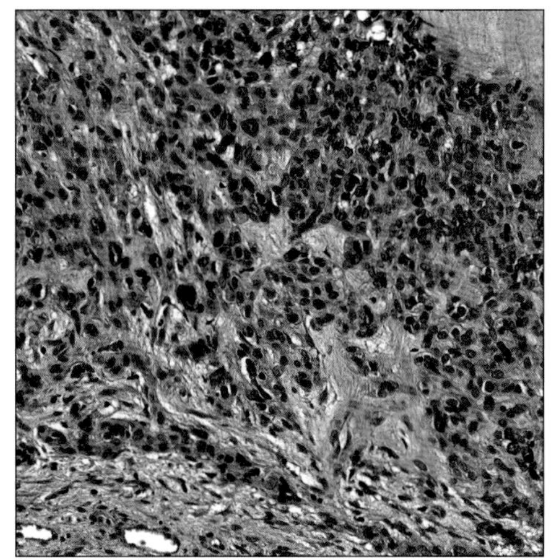

（左图）肿瘤细胞和炎症细胞浸润混杂有时给肿瘤浸润的评估带来困难。此例中，孤立的细胞群→和细胞多形性给癌症诊断提供了依据。（右图）SCC基底区有时不易评估，特别是断面正好与其相切时。在稍显蓝色的促纤维增生性间质反应中看到条状、带状、流水状的上皮细胞，有助于浸润癌的诊断

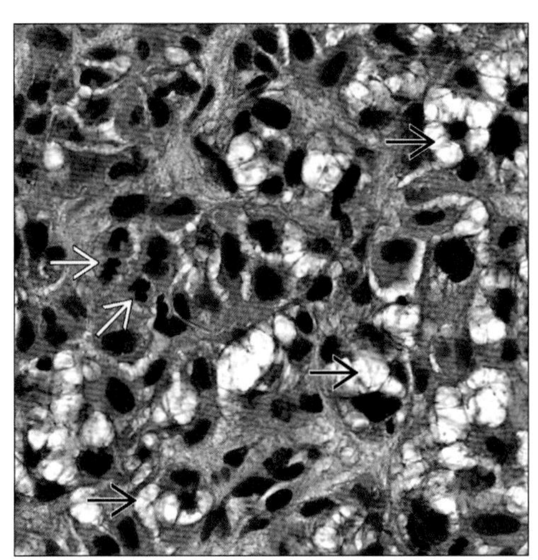

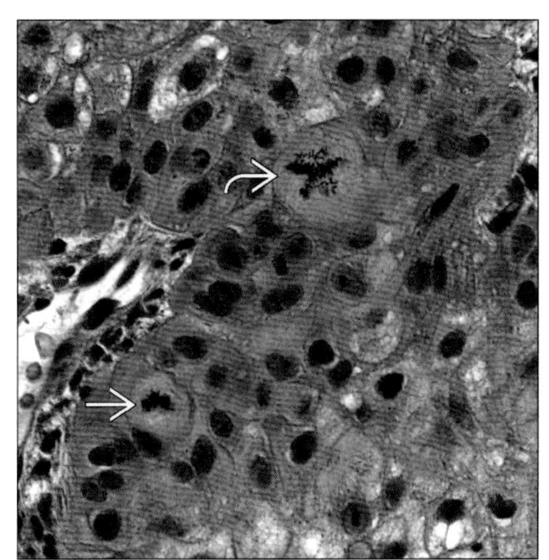

（左图）当存在细胞间桥→（相邻细胞间的人工收缩）时，可明确鳞状分化。多数情况下，细胞间桥看起来像细胞间的“梯子”或“锁链”。注意有丝分裂→。（右图）SCC中很容易看到有丝分裂象增加→。非典型有丝分裂象→有助于确定恶性肿瘤的诊断，非典型有丝分裂象可见于多种不同的恶性肿瘤

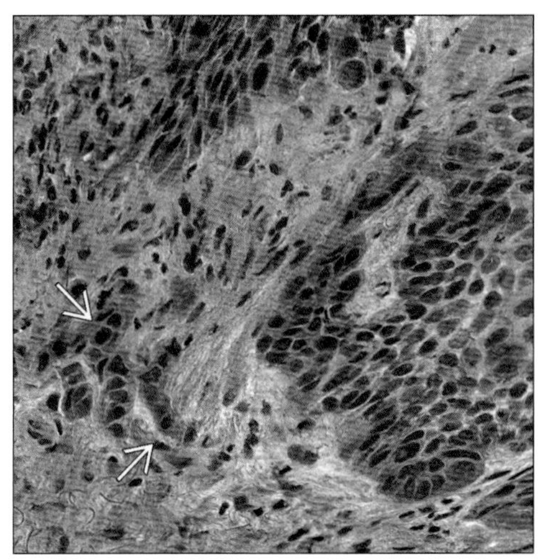

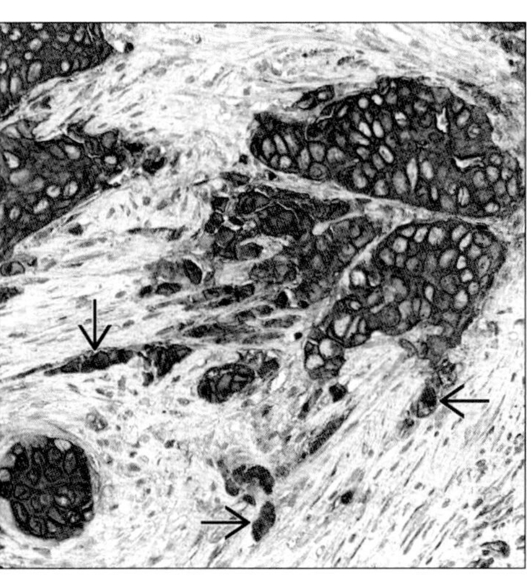

（左图）冰冻切片显示不规则浸润癌→，可见鳞状分化。如果这些出现在冰冻切缘中，可诊断为切缘阳性。良性肿瘤中不会出现这种异型性。（右图）诊断鳞状分化通常无须免疫组织化学。CK5/6染色可凸显促纤维增生性间质反应中的上皮细胞→。其他角蛋白染色结果与之相似

疣状鳞状细胞癌

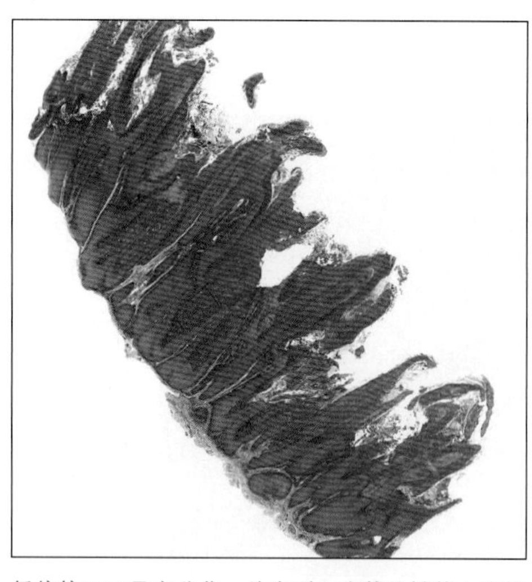

低倍镜下可见高分化、外生型、疣状的鳞状上皮性肿瘤，伴有推挤性的边缘。乳头状突起伴广泛的角化。此例取材典型

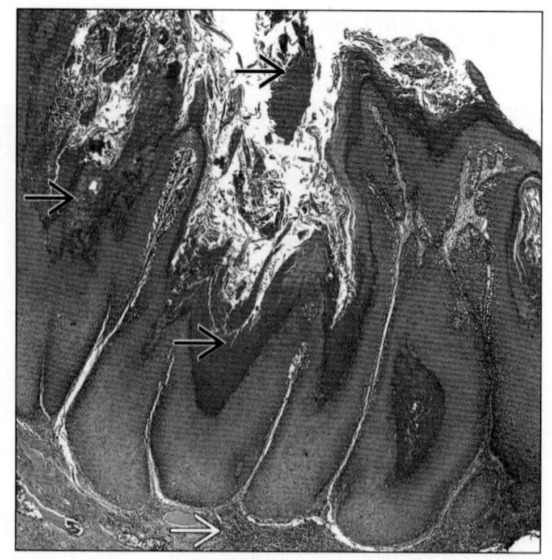

宽广的植入性的、钝底的、棒状的乳头，显示朝向表面的成熟。可见明显的角化→，伴密集的淋巴浆细胞浸润的炎性基底反应→

专业术语

缩写
- 疣状鳞状细胞癌（VSCC）

别名
- 阿克曼瘤
- 疣状棘皮症

定义
- 一种高分化、低级别鳞状细胞癌亚型。其特征是外生性，疣状生长，伴推挤性边缘。细胞学形态温和，无有丝分裂的鳞状上皮

病因/发病机制

环境暴露
- 与吸烟、酗酒密切相关

感染因素
- 人乳头瘤病毒（HPV）基因型16和18（6和11型少见）可见于部分VSCC

临床表现

流行病学
- 发病率
  - 在喉鳞状细胞癌中可达4%
- 年龄
  - 平均：50~70岁
- 性别
  - 男性多于女性（4：1）
    - 口腔：女性多于男性（3：2）

部位
- 喉为VSCC的第二高发部位
  - 口腔最常见（56%），其次是喉（35%）、鼻腔鼻窦和鼻咽
  - 占VSCC的15%~35%
- 声门，尤其是声带前部
  - 声门上、声门下、喉咽、气管不常受累

症状
- 长期声嘶是最常见的症状
- 其他症状包括呼吸道阻塞、体重下降、吞咽困难、喉痛
- 淋巴结肿大常见，但通常是反应性的而非肿瘤转移

内镜下表现
- “良性”乳头瘤样外观使早期诊断困难增加并可能延误治疗
- 广基、真菌样生长，质硬肿物
- 可有广泛的环绕白斑
- 表面溃疡不常见

治疗
- 选择、风险及并发症
  - 尽量采用保留发音质量的策略
  - 即使有颈部淋巴结肿大，通常是反应性的而不是肿瘤转移
    - 无颈部清扫指征
  - 单纯手术治疗似乎效果最好
  - 放射治疗
    - 理论上存在放射治疗后间变转化风险
    - 少数情况下，放射治疗后肿瘤可进展
- 手术方式
  - 早期（T1或T2）肿瘤局部切除
    - 内镜下切除（CO_2激光）或扩大的激光声带切除术
  - 对广泛或复发病变采取更激进的切除方式
    - 喉部分切除术或喉全切术
- 辅助治疗
  - 少数情况下，对无手术适应证病例采取药物治疗

疣状鳞状细胞癌

要点

专业术语
- 高分化、低级别SCC亚型。特征是外生性生长，伴推挤性边缘，细胞形态温和，无有丝分裂的鳞状上皮

病因/发病机制
- 与吸烟、酗酒密切相关，部分与HPV感染有关

临床表现
- 累及声门，特别是声带前段
- 单纯手术治疗似可取得最佳疗效
- 约20%总体复发/残留率（和治疗相关）
- 单纯VSCC不发生转移

大体检查
- 疣状、外生性、乳头状或真菌样生长的肿瘤
- 活检取材需充分，以包含深部边缘并足以做出准确诊断

组织病理学检查
- 分化良好的鳞状上皮呈多发丝状或指样突起，向表面成熟
- 大量的角化（正角化或不全角化），"教堂尖塔"角化，伴不全角化陷窝
- 宽广的伴密集炎性反应的推挤性边缘

鉴别诊断
- 疣状增生，外生性/乳头状鳞状细胞癌，鳞状上皮乳头状瘤，寻常疣

或同步放射治疗
- 放射治疗
  - 尽管不是完全的放射抵抗，比普通性鳞状细胞癌的放射治疗敏感性要弱得多
  - 放射治疗可以保留功能
  - 可用于无法切除的肿瘤
  - 复发/残留率为30%~35%
    - 放射治疗失败手术挽救仍然有效
  - 单纯放射治疗生存率较低

预后
- 生长缓慢，局限侵袭性的肿瘤
- 单纯VSCC不发生转移
  - 因其浅表生长，非破坏性浸润，转移能力极低
- 总体5年生存率：85%~95%
  - 进行年龄和性别匹配后结论仍然相近
    - 仅约5%的患者死于VSCC（疾病特异生存率）
  - 单纯放射治疗生存率较低（65%）
- 多数肿瘤为pT1或pT2（Ⅰ期或Ⅱ期）
  - 尽管存在争议，T分期、临床分期、手术类对生存率无影响
- 对局限性病变，单纯手术疗效优于单纯放射治疗
- 约20%总体复发/残留率（与治疗方法相关）
  - 如果存在广泛的周围白斑，复发率可能增高
- 当VSCC合并普通性鳞状细胞癌时，治疗方法与浸润性普通性鳞状细胞癌相同

大体检查

一般特征
- 边界清晰，广泛植入
- 疣状、外生性、乳头状或真菌样生长肿瘤
- 体积大，质韧至硬；褐色到白色肿物

提交的切片
- 活检取材需充分，以包含深部边缘并足以做出准确的诊断
  - 如果取材过小、过浅或破碎，应表述为：疣状病变，建议进一步充分取材
- 必须垂直切片（而不是切向切片）以取得明确诊断

大小
- 大，可达8cm

组织病理学检查

组织学特征
- VSCC是鳞状细胞癌的高分化亚型
- 鳞状上皮缺乏诊断恶性肿瘤的细胞学特征
  - 分化极好的鳞状上皮
  - 细胞通常比普通性鳞状细胞癌大
  - 朝向表面成熟
  - 如果存在异型增生，通常范围很小且局限于基底区
- 表面包含乳头样分叶
  - 分化好的鳞状上皮的多发丝状、指状突起
  - 粗大的棒状乳头伴有纤细的纤维血管轴心
  - 乳头可见表面溃疡
- 大量的角化（全角化或不全角化）
  - 厚的角化层覆盖上皮
  - "教堂塔顶"样角化
  - 不全角化陷窝（不全角化细胞及其碎片的堆积）
  - 可见上皮内微脓肿
  - 角化渗出可引起异物巨细胞间质反应
- 浸润呈宽广的推挤性边界
  - 圆钝的间质内凹陷皱
  - 上皮间质交界处间质的球形脊
  - 癌周上皮下陷呈"杯状"或"臂状"围绕在疣状癌周围
    - 该交界处是取活检的理想部位
  - 合并密集的淋巴浆细胞炎性反应
- 即使出现有丝分裂象，也非常局限
  - 如果可见也仅限于基底区，且无非典型性
- 肿瘤周边上皮可见增生性改变（向癌进展）
- 约10%VSCC为杂交肿瘤
  - 普通性鳞状细胞癌合并VSCC

疣状鳞状细胞癌

- ○ 如果表现为杂交瘤，鳞状细胞癌必须诊断，其与治疗及预后密切相关

辅助检查

冰冻切片

- 取材必须充分，包含深部间质，垂直切片
  - ○ 切向切片、卷曲、取材过小或破碎几乎无法避免
- 必须了解临床大小和外观

免疫组织化学

- p53过表达（约40%）

细胞遗传学

- 特异性LOH不出现于增生

PCR

- 可能检测到HPV 6、11、16、18型

鉴别诊断

疣状增生

- 在发展谱中需加以考虑
  - ○ 增生的大小和范围可有帮助
  - ○ 最难以诊断的病变之一
  - ○ 需病理医师和临床医师沟通，病理医师需全面的解读组织学所呈现的所有信息
- 增生的鳞状上皮，规则的间隔，疣状突起，过度角化，清晰的间质界面
- 建议密切随访以防止复发和残留进展

外生性/乳头状鳞状细胞癌

- 显著地多形性和非典型性，有丝分裂象，非典型有丝分裂象，浸润

VSCC和鳞状细胞癌杂交瘤

- 同时发生的细胞学恶性上皮肿瘤（普通性鳞状细胞癌）
- 不规则浸润岛或孤立细胞群
- 应以鳞状细胞癌为主要考虑因素，因为它决定治疗和预后

鳞状上皮乳头状瘤

- 乳头状瘤具有纤细的、成形的乳头状突起
- 局限角化
- 挖空细胞非典型性常见

假性上皮瘤样增生

- 无非典型性内翻性上皮增生，伴球状网向间质延伸
- 缺乏外生性/乳头样生长，临床上通常不是大型病损
- 合并感染或颗粒细胞瘤

寻常疣

- 喉部不常见，特征是多层角化不全鳞状细胞伴大量透明角质颗粒以及边界清楚的棘层表皮突起

诊断要点

临床相关病理特征

- 喉科专家需与病理学家密切交流合作
  - ○ 组织学良性，但广泛植入、真菌样肿物提示恶性
- 活检需充分，以包含间质

分期

注意

- 即使存在临床阳性淋巴结，也不意味着组织学肿瘤转移

低分期

- 约75%为pT1

参考文献

1. Huang SH et al: Truths and myths about radiotherapy for verrucous carcinoma of larynx. Int J Radiat Oncol Biol Phys. 73(4): 1110–5, 2009
2. G ü venç MG et al: Detection of HHV–8 and HPV in laryngeal carcinoma. Auris Nasus Larynx. 35(3): 357–62, 2008
3. Strojan P et al: Verrucous carcinoma of the larynx: determining the best treatment option. Eur J Surg Oncol. 32(9): 984–8, 2006
4. McCaffrey TV et al: Verrucous carcinoma of the larynx. Ann Otol Rhinol Laryngol. 107(5 Pt 1): 391–5, 1998
5. Orvidas LJ et al: Verrucous carcinoma of the larynx: a review of 53 patients. Head Neck. 20(3): 197–203, 1998
6. Damm M et al: CO_2 laser surgery for verrucous carcinoma of the larynx. Lasers Surg Med. 21(2): 117–23, 1997
7. Thompson LD: Diagnostically challenging lesions in head and neck pathology. Eur Arch Otorhinolaryngol. 254(8): 357–66, 1997
8. L ó pez–Amado M et al: Human papillomavirus and p53oncoprotein in verrucous carcinoma of the larynx. J Laryngol Otol. 110(8): 742–7, 1996
9. Lundgren JA et al: Verrucous carcinoma (Ackerman ' s tumor) of the larynx: diagnostic and therapeutic considerations. Head Neck Surg. 9(1): 19–26, 1986
10. Ferlito A: Diagnosis and treatment of verrucous squamous cell carcinoma of the larynx: a critical review. Ann Otol Rhinol Laryngol. 94(6 Pt 1): 575–9, 1985
11. Batsakis JG et al: The pathology of head and neck tumors: verrucous carcinoma, Part 15. Head Neck Surg. 5(1): 29–38, 1982
12. Fechner RE et al: Verruca vulgaris of the larynx: a distinctive lesion of probable viral origin confused with verrucous carcinoma. Am J Surg Pathol. 6(4): 357–62, 1982
13. Ferlito A et al: Ackerman's tumor (verrucous carcinoma) of the larynx: a clinicopathologic study of 77 cases. Cancer. 46(7): 1617–30, 1980

疣状鳞状细胞癌

显微镜下特征

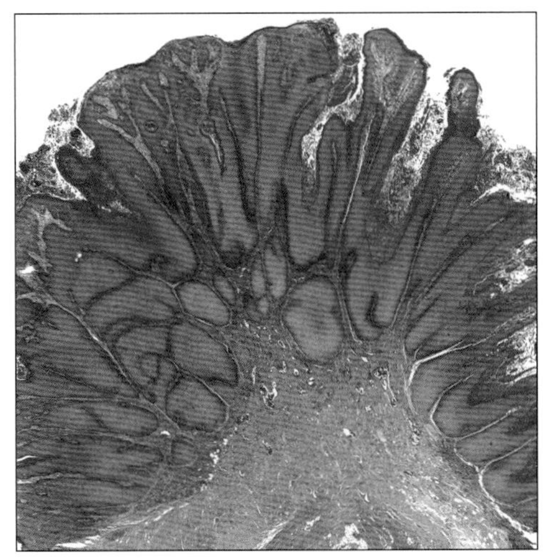

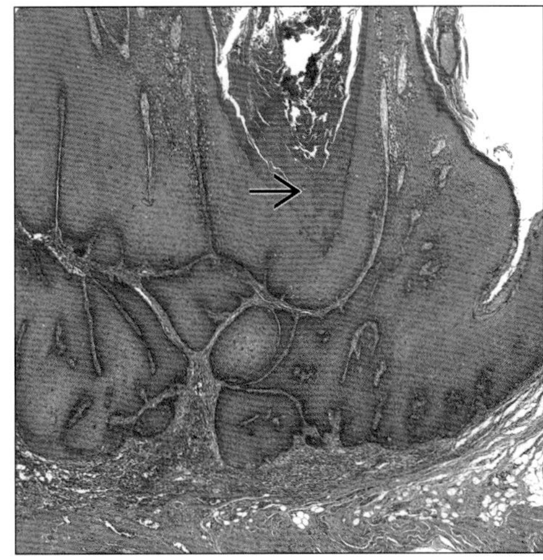

（左图）可见宽广的推挤性边界浸润，伴增厚的球状界面上皮脚。乳头状突起表面覆盖角化层。间质上皮交界面界限清晰，可见炎性浸润。（右图）可见界限清楚的广基种植性上皮增生。膜层增厚，呈球状或棒状。上皮向表层成熟。→示角化不全腺窝

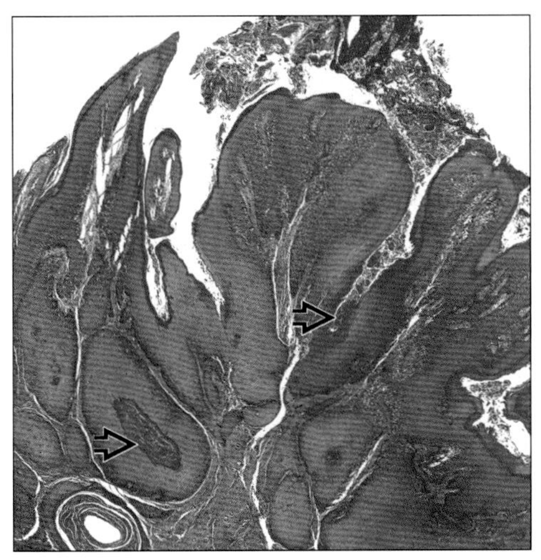

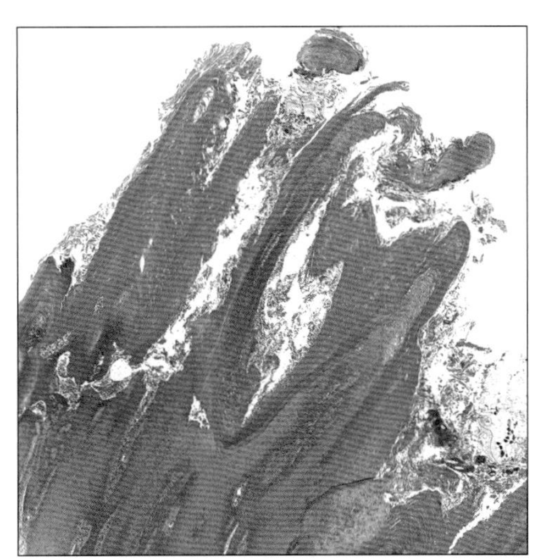

（左图）此VSCC由分化良好的鳞状上皮形成的多丝状和指状突起构成。可见纤细纤维血管轴心。可见角化不全陷窝⇨。（右图）这些纤细的乳头样突起伴“教堂塔尖”样角化。可见全角化和（或）不全角化。此图仅展示乳头突起尖部，如果这是标本的全部，则意味着取材不充分

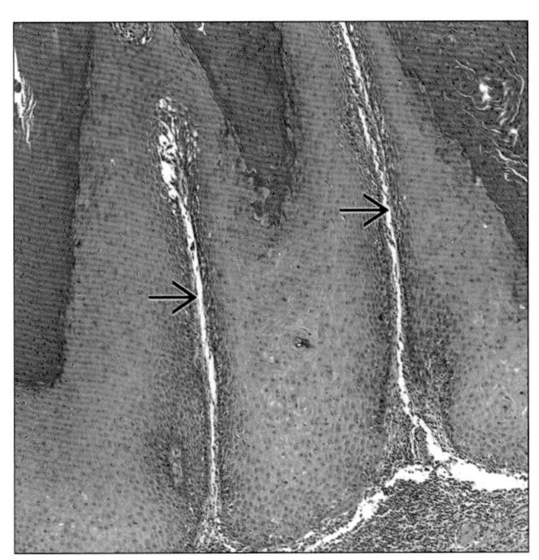

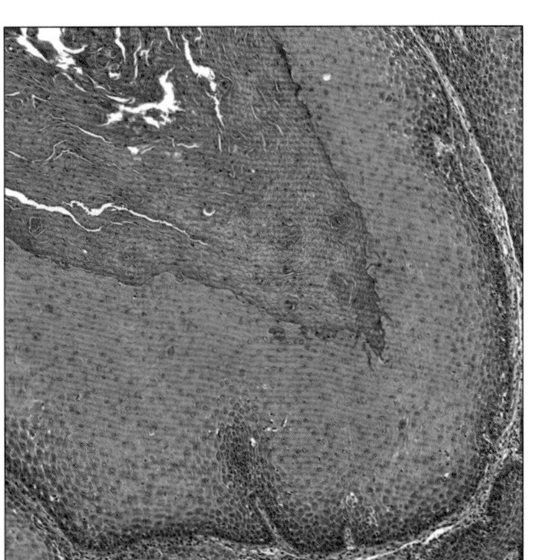

（左图）可见乳头状突起中朝向表层的成熟，显示纤细的纤维血管轴心→。存在广泛的全角化及不全角化。（右图）细胞形态温和，无有丝分裂活跃，成熟的鳞状上皮。可见球形推挤性边界。角化可见，填充乳头状突起间的间隙。这是一例高倍镜下的VSCC表现

梭形细胞“肉瘤样”鳞状细胞癌

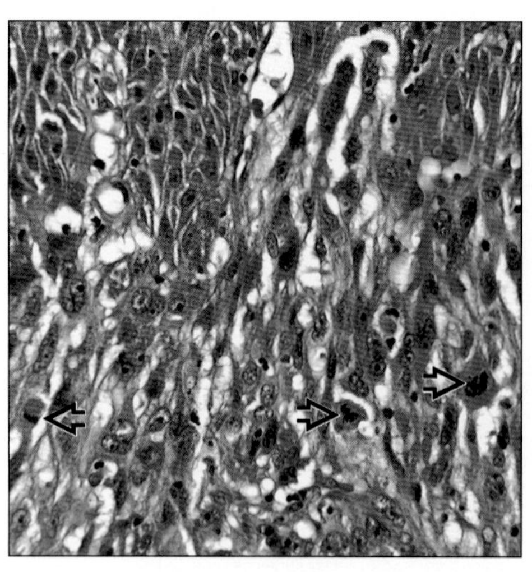

HE染色显示表面上皮转化为梭形细胞群，与表面上皮掺杂。可见大量的有丝分裂象➡

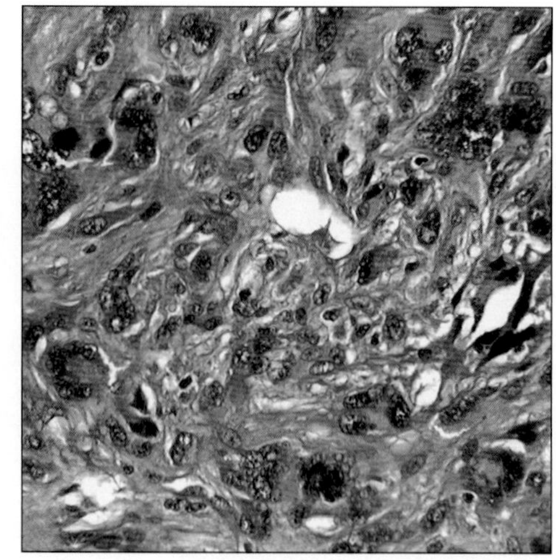

HE染色显示梭形细胞群显著的多形性。可见间质纤维化。有丝分裂象在此视野未见，但通常易于找到

专业术语

缩写

- 梭形细胞“肉瘤样”鳞状细胞癌（SCSCC）

别名

- 癌肉瘤
- 假肉瘤
- 假癌
- 假癌肉瘤
- 假肉瘤样癌
- 梭形细胞癌
- 鳞状细胞癌梭形细胞亚型
- 鳞状细胞癌伴假肉瘤
- Lane瘤
- 癌伴假肉瘤
- 多形性癌
- 化生癌

定义

- 鳞状细胞癌因发生梭形细胞转化而形成双相性表现

病因/发病机制

环境暴露

- 吸烟强相关
- 酒精强相关
- 放射暴露偶有报道（约10%）

临床表现

流行病学

- 发病率
  - 在喉部肿瘤中占2%~3%
- 年龄
  - 平均：65岁
  - 范围：30~95岁
- 性别
  - 男性远多于女性（12∶1）

部位

- 声门（声带、前联合、后联合）（约70%）
- 声门上（15%）
- 贯声门（12%）
- 声门下（2%）

症状

- 息肉样肿物
- 声嘶
- 声音改变
- 气道阻塞、气短、呼吸困难
- 喉痛
- 吞咽困难
- 咳嗽、喘鸣

内镜下表现

- 息肉样、溃疡性肿物，通常有蒂与声带相连

治疗

- 选择、风险及并发症
  - “息肉切除术”多数情况可治愈
  - 约85%为低级别肿瘤
- 手术方式
  - 广泛局部切除
  - 如果息肉切除术不能彻底切除，则需要额外手术
- 放射治疗
  - 术后，限定野照射疗效与相同级别及分期的鳞癌相似（多数接受放射治疗）

预后

- 5年无病生存率约80%
- 预后不良
  - 高级别肿瘤

梭形细胞“肉瘤样”鳞状细胞癌

要点

专业术语
- 鳞状细胞癌因发生梭形细胞转化而具有双相性表现

临床表现
- 男性远多于女性（12∶1）
- 声门（声带、前联合、后联合）（约70%）
- 息肉样肿物
- 5年无病生存率约80%
- 声门区肿瘤预后好于非声门区肿瘤
- 前期放射治疗史不利预后
- 上皮阴性肿瘤好于阳性肿瘤

大体检查
- 绝大多数呈息肉样（>98%）
- 几乎都有溃疡表面

组织病理学检查
- 息肉样肿物伴表面溃疡
- 不显著的鳞状细胞和梭形细胞混合
- 细胞成分少的病变难于诊断
- 有丝分裂象可见，包括非典型形式
- 多形性可见，虽然非典型细胞群常见

辅助检查
- 高达30%的病例上皮免疫反应阴性

  - 非声门区肿瘤
  - 肿瘤较大
  - 声带固定
  - 前期有放射治疗史
  - 组织学上有坏死改变
  - 上皮免疫反应阳性
- 约20%区域淋巴结转移率
  - 通常见于非声门区肿瘤

大体检查

一般特征
- 息肉样、有蒂、外生性肿瘤
  - 绝大多数病例（>98%）
- 几乎都是溃疡表面

提交的切片
- 包含息肉及蒂的连接部
  - 溃疡病变是最有可能见到上皮的部位

大小
- 平均：小于2cm
- 范围：0.2~8.5cm

组织病理学检查

组织学特征
- 息肉样肿物伴表面溃疡及纤维素样坏死
- 虽然局限，通常可见经典鳞状细胞癌区域（表面或病变深部）
- 不显著的鳞状细胞和梭形细胞混合
- 席纹样、实性、束状结构
- 细胞数量常为低度至中度
  - 细胞成分少的病变难于诊断
- 通常不见肿瘤坏死
- 有丝分裂象易见，包括非典型形式
  - 平均：12个/10HPF
- 轻到中度核多形性，孤立非典型细胞群常见
- 肿瘤巨细胞和多核细胞可见
- 结缔组织增生，间质纤维化见于约50%的病例
- 梭形细胞群中见良性或恶性骨或软骨成分
- 可见黏液样改变或急性炎症细胞

辅助检查

免疫组织化学
- 高达30%的病例上皮免疫反应阴性

鉴别诊断

接触性溃疡
- 双侧溃疡性息肉
- 缺乏细胞学非典型性
- 有丝分裂象可见

纤维肉瘤
- 人字形排列
- 梭形细胞
- 颈部软组织起源而非喉腔内组织

滑膜肉瘤
- 低龄发病
- 上皮及梭形细胞肿瘤
- 上皮标志物阳性（EMA、角蛋白）
- 特异性分子改变[t（X, 18）]

黏膜黑色素瘤
- 梭形细胞黑色素瘤
- 表面起源
- 黑色素细胞标志物免疫反应阳性

结节性筋膜炎
- 喉周软组织假肉瘤样增生
- 黏液样间质，席纹样梭形细胞群
- 红细胞外渗，瘢痕疙瘩样胶原蛋白，巨细胞，有丝分裂象
- Actin-sm, MSA, desmin, 肌成纤维细胞标志物阳性（角蛋白阴性）

梭形细胞“肉瘤样”鳞状细胞癌

免疫组织化学

抗体	反应	着色部位	备注
CK-PAN	阳性	细胞质	阳性率约 70%
Vimentin	阳性	细胞质	阳性率近 100%
EMA	阳性	细胞质	阳性率高达 20%
CK1	阳性	细胞质	阳性率高达 40%
CK5/6	阳性	细胞质	阳性率约 7%
CK7	阳性	细胞质	阳性率约 5%
CK14	阳性	细胞质	阳性率约 15%
CK18	阳性	细胞质	阳性率约 25%
CK17	阳性	细胞质	阳性率约 15%
34βE12	阳性	细胞质	阳性率约 10%
Actin-sm	阳性	细胞质	阳性率约 30%
Actin-HHF-35	阳性	细胞质	阳性率约 15%
S-100	阳性	细胞核及细胞质	阳性率约 5%
p63	阳性	细胞核	阳性率约 5%
CK4	阴性		
CK10	阴性		
CK20	阴性		
CK8/18/CAM52	阴性		
HMB-45	阴性		

诊断要点

病理学要点

- 几乎全部呈息肉样突入喉腔
- 溃疡表面伴纤维素性坏死
- 梭形细胞数量多变
- 诊断不要依赖上皮标志物反应

分期

TNM

- 多数为T1和T2病变（>85%）
- 生存率取决于分期及肿瘤位置

参考文献

1. Marioni G et al: Squamous cell carcinoma of the larynx with osteosarcoma-like stromal metaplasia. Acta Otolaryngol. 124(7): 870–3, 2004
2. Thompson LD et al: Spindle cell (sarcomatoid) carcinomas of the larynx: a clinicopathologic study of 187 cases. Am J Surg Pathol. 26(2): 153–70, 2002
3. Ballo MT et al: Radiation therapy for early stage (T1–T2) sarcomatoid carcinoma of true vocal cords: outcomes and patterns of failure. Laryngoscope. 108(5): 760–3, 1998
4. Lewis JE et al: Spindle cell carcinoma of the larynx: review of 26 cases including DNA content and immunohistochemistry. Hum Pathol. 28(6): 664–73, 1997
5. Olsen KD et al: Spindle cell carcinoma of the larynx and hypopharynx. Otolaryngol Head Neck Surg. 116(1): 47–52, 1997
6. Thompson LD: Diagnostically challenging lesions in head and neck pathology. Eur Arch Otorhinolaryngol. 254(8): 357–66, 1997
7. Cassidy M et al: Pseudosarcoma of the larynx: the value of ploidy analysis. J Laryngol Otol. 108(6): 525–8, 1994
8. Klijanienko J et al: True carcinosarcoma of the larynx. J Laryngol Otol. 106(1): 58–60, 1992
9. Avagnina A et al: [Spindle cell carcinomas. Immunohistochemical analysis of 15 cases] Medicina (B Aires). 50(4): 325–9, 1990
10. Hellquist H et al: Spindle cell carcinoma of the larynx. APMIS. 97(12): 1103–13, 1989
11. Slootweg PJ et al: Spindle-cell carcinoma of the oral cavity and larynx. Immunohistochemical aspects. J Craniomaxillofac Surg. 17(5): 234–6, 1989
12. Toda S et al: Polypoid squamous cell carcinoma of the larynx. An immunohistochemical study for ras p21 and cytokeratin. Pathol Res Pract. 185(6): 860–6, 1989
13. Recher G: Spindle cell squamous carcinoma of the larynx. Clinico-pathological study of seven cases. J Laryngol Otol. 99(9): 871–9, 1985
14. Lambert PR et al: Pseudosarcoma of the larynx: a comprehensive analysis. Arch Otolaryngol. 106(11): 700–8, 1980
15. Kleinsasser OK et al: [Sarcomalike patterns in laryngeal carcinoma (pseudosarcoma, carcinosarcoma, spindle-cell-carcinoma, pleomorphic carcioma (author's transl)]Laryngol Rhinol Otol (Stuttg). 5 7(3): 225–34, 1978
16. Hyams VJ: Spindle cell carcinoma of the larynx. Can J Otolaryngol. 4(2): 307–13, 1975

梭形细胞“肉瘤样”鳞状细胞癌

临床及镜下特征

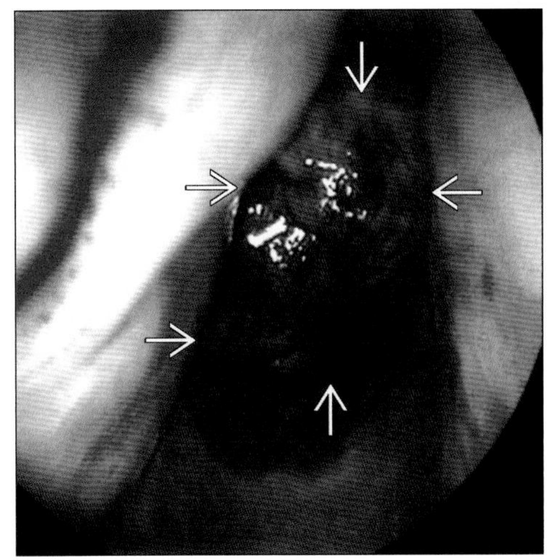

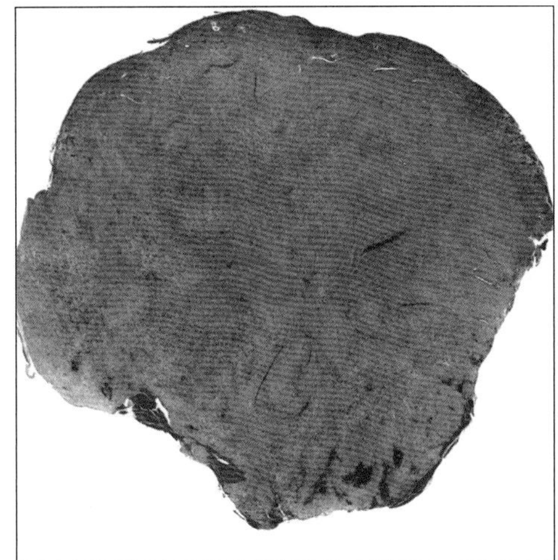

（左图）临床照片显示息肉样肿物➡几乎全部堵塞喉腔。可能导致“球瓣现象”，患者体位改变导致气道完全堵塞。（右图）HE染色显示息肉样肿物伴表面溃疡。茎部可见中央胶原蛋白沉积区，通常被视为退行性变现象

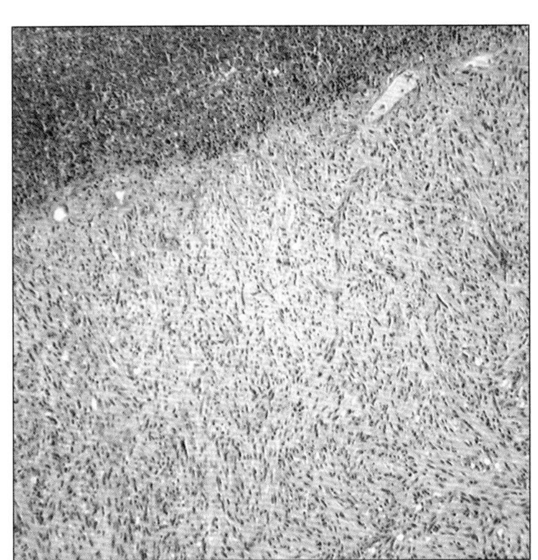

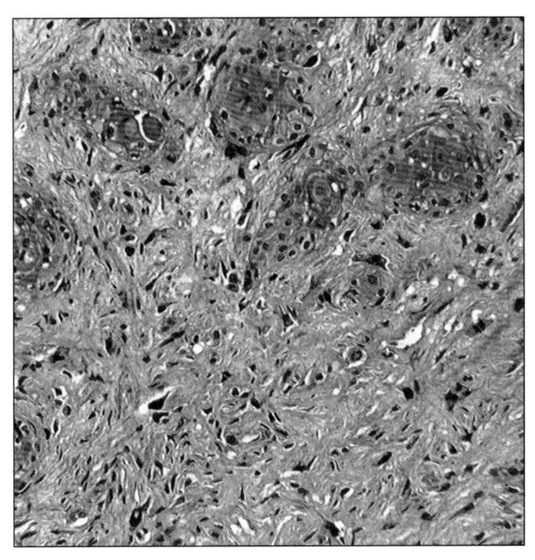

（左图）HE染色显示表面溃疡伴包裹于梭形细胞群中的纤维素样坏死。细胞数量多，缺乏血管增生。（右图）HE染色显示鳞状细胞癌与梭形细胞间质截然的界面。间质中包含大量梭形到星形非典型细胞

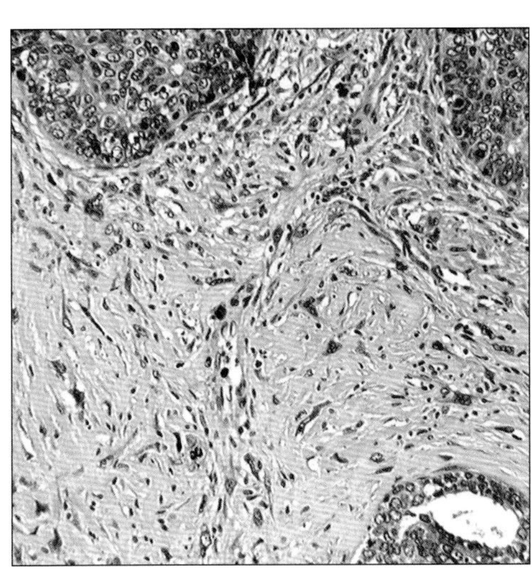

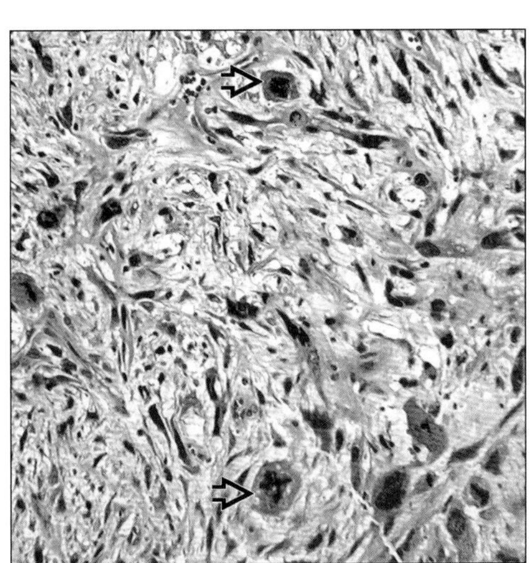

（左图）HE染色可见胶原化间质中大量非典型鳞状上皮伴非典型梭形细胞群。梭形细胞群的细胞数量多变，可从多细胞多到少细胞不等。（右图）HE染色显示大量非典型梭形到星形细胞杂乱到席纹样排列，伴非典型有丝分裂象⇨。细胞质模糊

梭形细胞"肉瘤样"鳞状细胞癌

显微镜下特征

（左图）HE染色显示长核梭形细胞短束状交织排列呈人字纹（人字形）。（右图）HE染色显示席纹样，无序排列的束状梭形细胞。梭形细胞呈高核质比及多形性

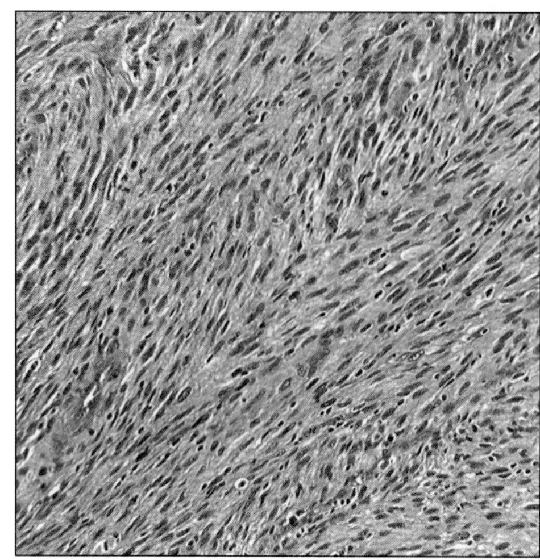

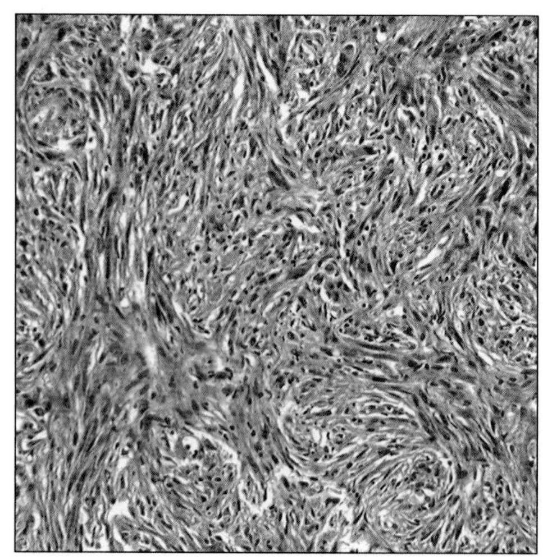

（左图）HE染色显示梭形细胞癌中少细胞区域和多细胞区域。大量胶原蛋白沉积类似其他喉良性或反应性病变。（右图）HE染色显示梭形细胞及其细胞质内嗜酸性小球⇨。小球无特异性，但在其他多种喉部病变中并不出现。有丝分裂象可见→

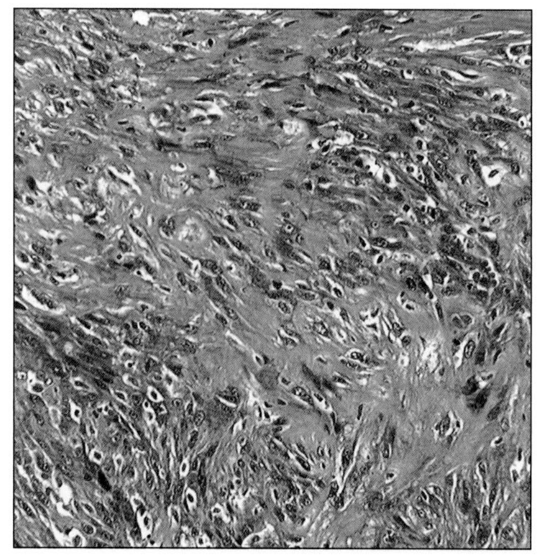

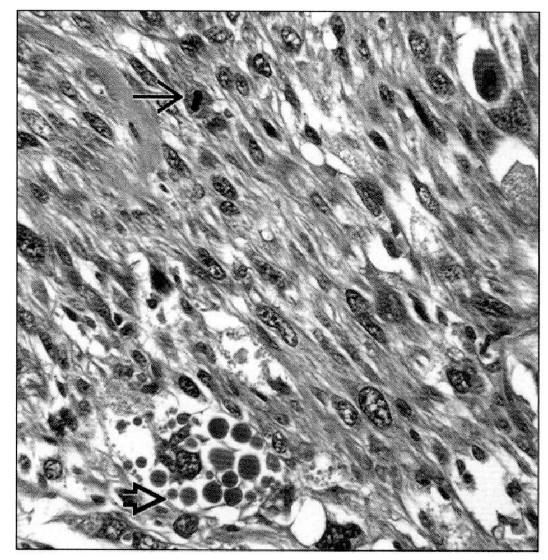

（左图）HE染色显示梭形细胞群邻近坏死区→。细胞减少区紧邻坏死区。喉部的良性肿瘤中没有这种类型的肿瘤坏死。（右图）HE染色显示少细胞肿瘤中单个高度多形性的肿瘤细胞。这些细胞通常位于高度胶原化的间质中。血管可见，但通常是小毛细血管

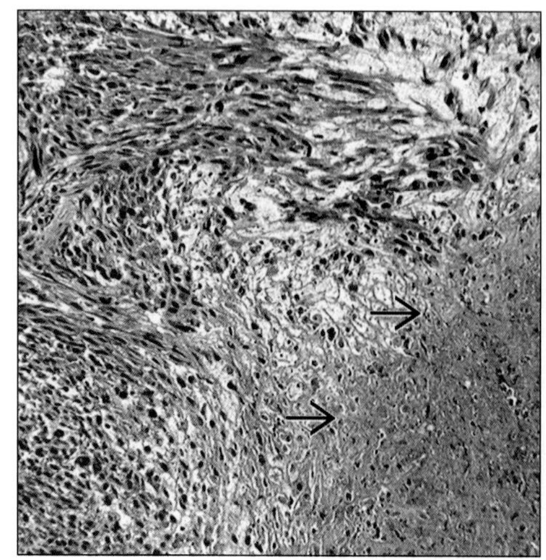

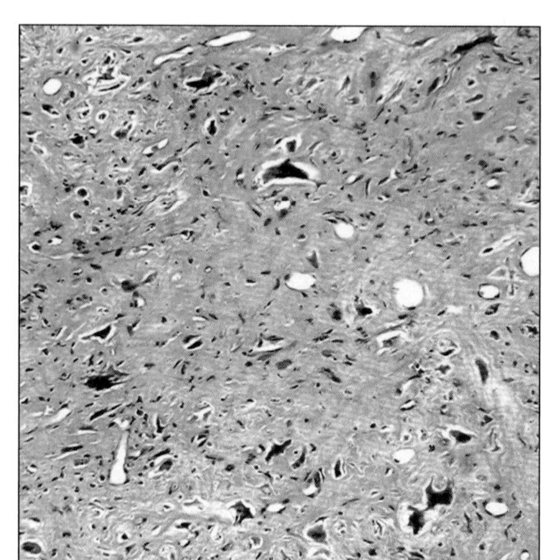

梭形细胞“肉瘤样”鳞状细胞癌

显微镜下及免疫组织化学特征

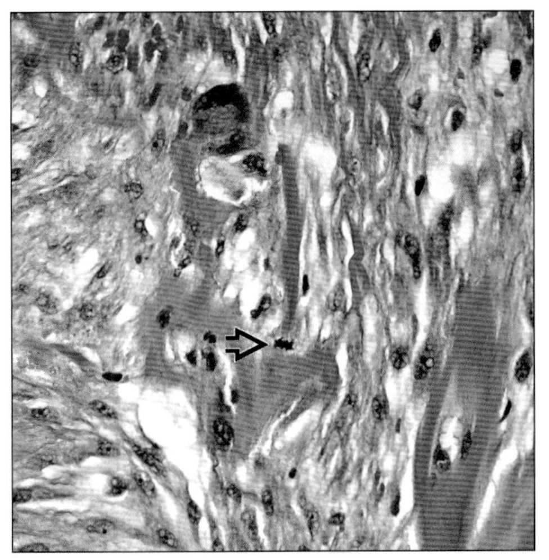

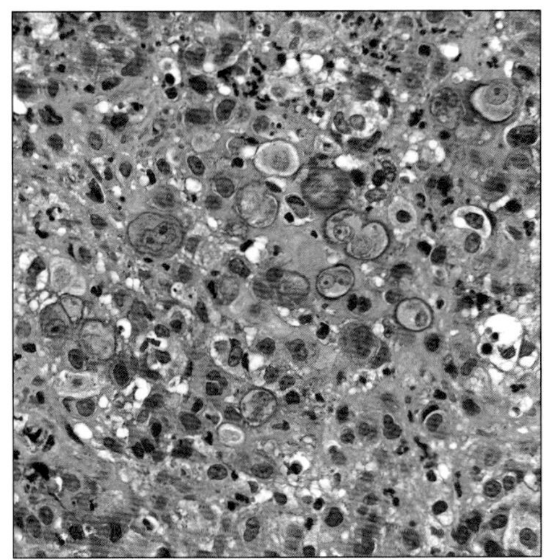

（左图）HE染色显示高度间质纤维化，区别于伴有丝分裂象的非典型梭形细胞➡。少细胞表现类似良性反应性病变，是诊断的难点之一。（右图）HE染色显示这例梭形细胞癌中的软骨分化。软骨可为恶性（软骨肉瘤）或良性型（软骨）。此例显示软骨肉瘤，构造上与喉的软骨没有关联

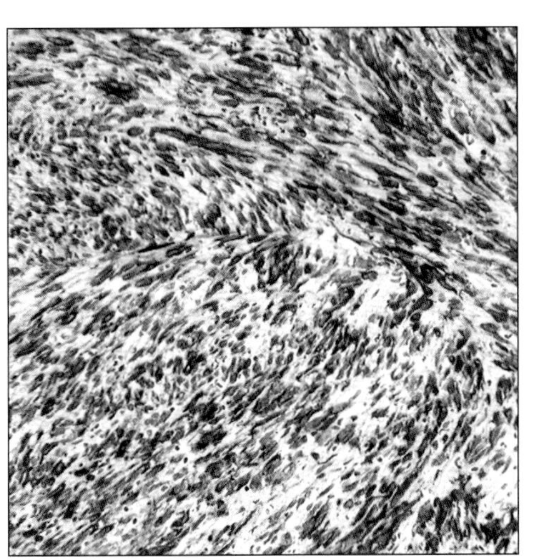

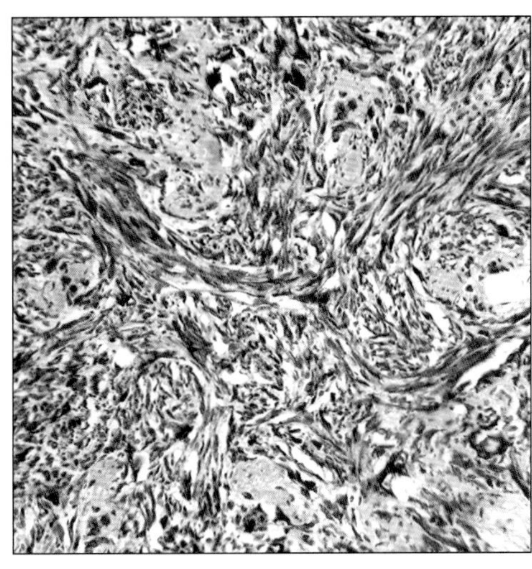

（左图）CK-PAN显示梭形肿瘤细胞强而弥漫的细胞质免疫反应。梭形特征更加明显。（右图）CK18显示梭形细胞内强而弥漫的免疫反应。血管和胶原不染色

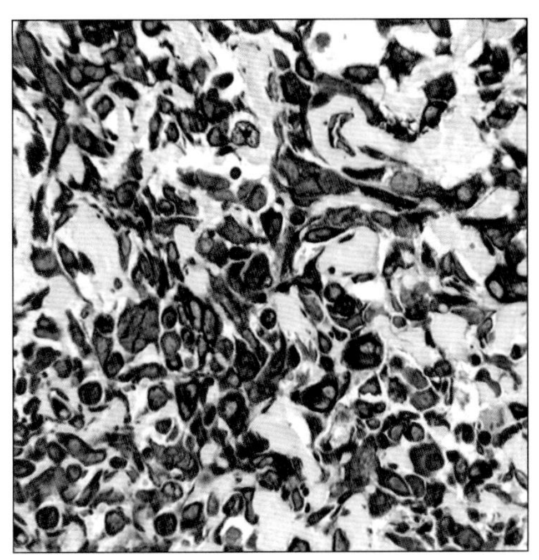

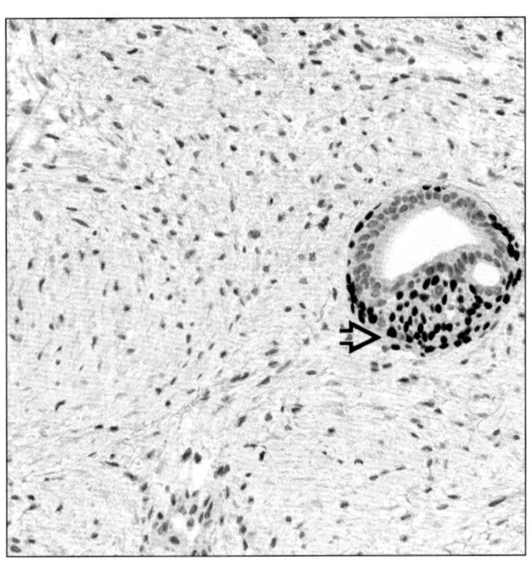

（左图）Vimentin显示非典型梭形和多边形细胞群内强而弥漫的细胞质免疫反应。Vimentin可用来检测肿瘤组织的抗原性，但不能区分喉部肿瘤的类型。（右图）p63显示阳性上皮细胞的基底增生➡，而梭形细胞群为阴性。SCSCC的梭形细胞群p63可阳性，但并不常见

基底样鳞状细胞癌

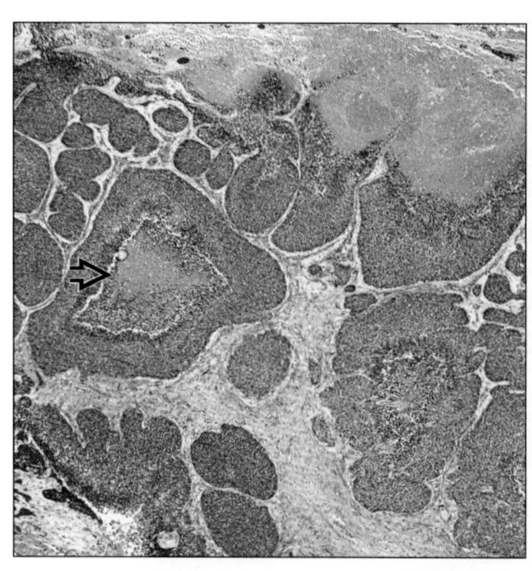

HE染色显示基底细胞形成的小叶伴中央粉刺样坏死区[➩]

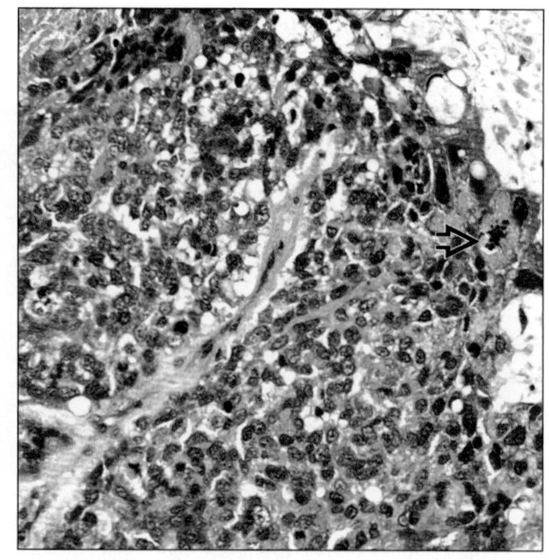

HE染色显示基底细胞伴突然的显著的非典型鳞状上皮区，包含非典型有丝分裂象[➩]

专业术语

缩写

- 鳞状细胞癌（SCC）
- 基底样鳞状细胞癌（BSCC）

定义

- 以基底细胞为主伴鳞状分化（角化、异型增生、原位癌或浸润癌）的独特鳞状细胞癌亚型

病因/发病机制

环境暴露

- 经常的吸烟饮酒

干细胞

- 多能干细胞伴不同方向分化

临床表现

流行病学

- 发病率
  - 少见
- 年龄
  - 平均：50~70岁
- 性别
  - 男性远多于女性

部位

- 梨状窝（喉咽）
- 声门上或贯声门（喉）

症状

- 吞咽困难
- 疼痛
- 咳嗽
- 咯血
- 颈部肿物（不常见）
- 常为多灶性

治疗

- 手术方式
  - 根治性手术（喉切除），并根治性颈部清扫
- 辅助治疗
  - 需考虑药物治疗
- 放射治疗
  - 术后放射治疗

预后

- 区域和远处转移常见
- 就诊时较其他鳞状细胞癌类型的分期明显要晚
- 生物学行为更具侵袭性，与分期相关
  - 多数患者生存期小于3年

大体检查

一般特征

- 坚硬，白-褐色肿物伴中心坏死

大小

- 可达6cm

组织病理学检查

组织学特征

- 基底样肿瘤组织形式多样，但最常见为光滑小叶状
  - 实体、分叶状、条索状、筛状、囊状、腺样
- 周边栅栏状细胞
- 高核质比伴泡状-圆形核
- 高分裂指数
- 肿瘤小叶中粉刺样坏死

基底样鳞状细胞癌

要点

专业术语

- 以基底细胞为主伴鳞状分化（角化、异型增生、原位癌或浸润癌）的独特鳞状细胞癌亚型

临床表现

- 男性远多于女性
- 平均：50~70岁
- 声门上或贯声门（喉）
- 区域或远处转移常见

大体检查

- 坚硬，白-褐色肿物伴中心坏死

组织病理学检查

- 基底样肿瘤组织形式多样
- 周边栅栏状细胞
- 肿瘤小叶中粉刺样坏死
- 鳞状分化，程度有限
- 高分裂指数
- 高核质比

- 偶尔囊状间隙可见黏液透明物质
- 鳞状分化，通常程度有限
    - 异型增生表面上皮，突现的角化，角化珠形成，原位鳞状细胞癌，浸润性鳞状细胞癌
- 可见菊形团；约5%可有梭形成分

辅助检查

免疫组织化学

- 阳性
    - AE1/AE3，34βE12，CAM5.2，EMA，CK5/6
    - p63，p53，CEA，MIB-1（Ki-67>50%）
- 阴性
    - 嗜铬素，突触素，p27Kip1，HPV，EBV

鉴别诊断

鳞状细胞癌

- 表浅的活检可能遗漏基底样成分

腺样囊性癌

- 明显的筛网样，成角的细胞核，无核仁，无鳞状分化，S-100阳性

非典型类癌，小细胞癌

- 核塑形，无囊性和周边栅栏样结构，无鳞状细胞成分
- 神经内分泌标志物和TTF-1阳性

参考文献

1. Khaldi L et al: Basaloid squamous carcinoma of the larynx. A potential diagnostic pitfall. Ann Diagn Pathol. 10(5): 297-300, 2006
2. Erisen LM et al: Basaloid squamous cell carcinoma of the larynx: a report of four new cases. Laryngoscope. 114(7): 1179-83, 2004
3. Kleist B et al: Different risk factors in basaloid and common squamous head and neck cancer. Laryngoscope. 114(6): 1063-8, 2004
4. Bahar G et al: Basaloid squamous carcinoma of the larynx. Am J Otolaryngol. 24(3): 204-8, 2003
5. Paulino AF et al: Basaloid squamous cell carcinoma of the head and neck. Laryngoscope. 110(9): 1479-82, 2000
6. Wieneke JA et al: Basaloid squamous cell carcinoma of the sinonasal tract. Cancer. 85(4): 841-54, 1999
7. Morice WG et al: Distinction of basaloid squamous cell carcinoma from adenoid cystic and small cell undifferentiated carcinoma by immunohistochemistry. Hum Pathol. 29(6): 609-12, 1998
8. Ferlito A et al: Basaloid squamous cell carcinoma of the larynx and hypopharynx. Ann Otol Rhinol Laryngol. 106(12): 1024-35, 1997
9. Ereño C et al: Basaloid-squamous cell carcinoma of the larynx and hypopharynx. A clinicopathologic study of 7cases. Pathol Res Pract. 190(2): 186-93, 1994

影像图库

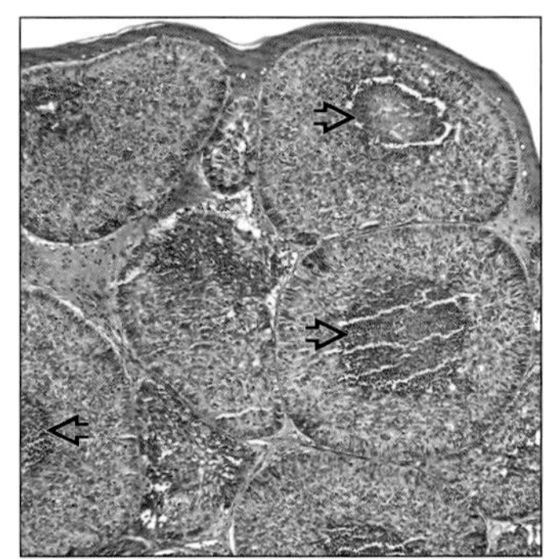

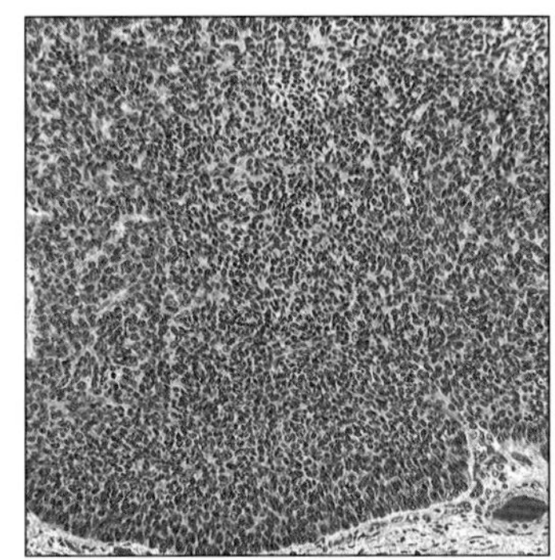

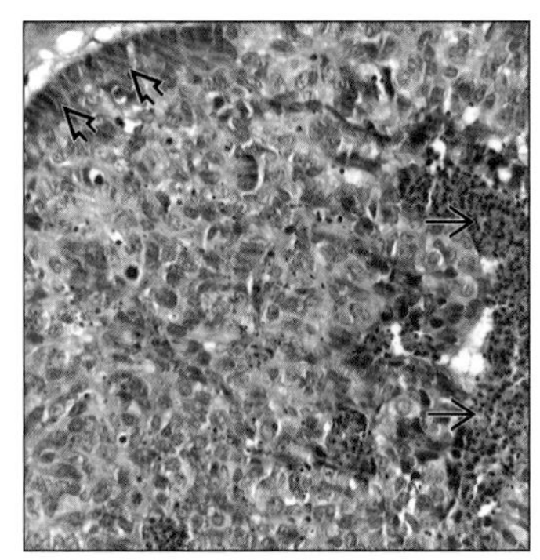

（左图）HE染色显示黏膜表面完整。基底样增生显示周围细胞呈栅栏状，中央粉刺样坏死➲。（中图）HE染色显示基底细胞片状生长周边呈栅栏状。（右图）HE染色显示局部栅栏状➲及坏死➔的基底细胞，呈高核质比及泡状核

外生性和乳头状鳞状细胞癌

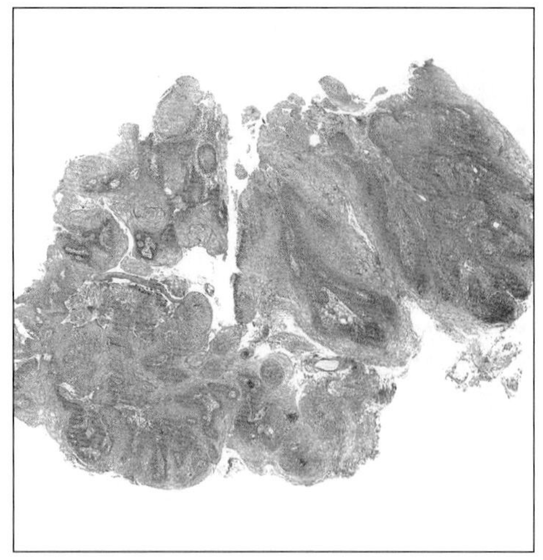

乳头状鳞状细胞癌常被切向切片，形成“端点”表现。然而，超过70%的增生为乳头状，有纤细的纤维血管轴心

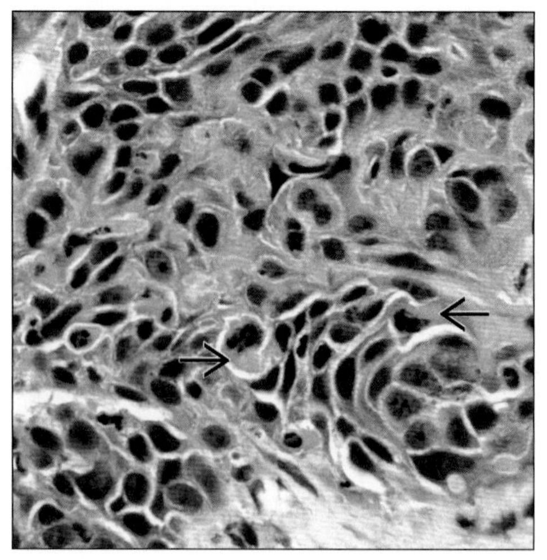

高倍镜视野下见高度异型增生的鳞状上皮伴角化不良➡，结构无序，缺乏极性，伴核深染及多形性

专业术语

缩写

- 外生性鳞状细胞癌（ESCC）
- 乳头状鳞状细胞癌（PSCC）

定义

- ESCC以宽大的、菜花样突起的恶性鳞状上皮为特征
- PSCC以纤细的、茎蒂样乳头状生长的恶性鳞状上皮为特征

病因/发病机制

环境暴露

- 吸烟
- 酗酒
- HPV被认为在15%~20%病例中为致病因素
  - HPV 6或16型（用ISH法检测）最常见

恶性变

- 可能起源自先前存在的鳞状上皮乳头状瘤或乳头状增生

临床表现

病因学

- 发病率
  - 鳞状细胞癌的不常见亚型
- 年龄
  - 平均：50~70岁
- 性别
  - 男性远多于女性（4∶1）

部位

- 声门上远多于声门远多于声门下

症状

- 声嘶、气道阻塞
- 其他症状包括吞咽困难、喉痛、咳嗽、咯血
- 多灶性（同时或异时）常见

治疗

- 手术方式
  - 完整切除
    - 切除活检，声带剥脱
    - 针对难治性病例考虑喉切除
- 放射治疗
  - 多数病例需术后放射治疗

预后

- PSCC预后比鳞状细胞癌（NOS）好
  - 预后好可能与其侵袭局限相关
- ESCC预后比鳞状细胞癌（NOS）好，与部位和分期相关
  - 侵袭性较PSCC强
- 易复发
  - 约1/3患者
    - 复发常为多发
  - 治疗上先保守后激进
- 多数肿瘤为低分期（T1或T2）
- 区域淋巴结转移不常见
  - 常见于T3和T4期肿瘤
- 远处转移少见
  - 肺、肝、骨
- p53和HPV患病率呈负相关，与较差的预后相关

大体检查

一般特征

- 息肉样、外生性、较大的、乳头状或真菌样肿瘤

外生性和乳头状鳞状细胞癌

要点

专业术语
- ESCC以宽大的、菜花样突起的恶性鳞状上皮为特征
- PSCC以纤细的、茎蒂样乳头状生长的恶性鳞状上皮为特征

病因/发病机制
- 吸烟、酗酒
- HPV见于15%~20%病例（HPV 6或16型）

临床表现
- 男性远多于女性（4：1）
- 声门上远多于声门远多于声门下
- 多灶性（同时或异时）常见
- 多数肿瘤为低分期（T1或T2）
- 易复发

组织病理学检查
- 鳞状细胞癌主要为（>70%）外生性或乳头状结构
- 外生型
  - 宽基底，球状外生性生长，圆形突起
- 乳头状
  - 多发、纤细、丝状、指状突起伴纤维血管轴心
- 间质浸润可见

鉴别诊断
- 疣状鳞状细胞癌
- 原位癌
- 乳头状增生
- 鳞状上皮乳头状瘤

  - 宽基底或细蒂
- 质地软到韧，通常易碎

大小
- ESCC：平均1.5cm
- PSCC：平均1cm

组织病理学检查

组织学特征
- 肿瘤鳞状上皮增生表现主要为（>70%）外生性或乳头状结构
- 外生性
  - 宽基底，球状外生性生长
  - 圆形突起，菜花样
  - 切向切片可见大量中心纤维血管轴心及分叶边缘
- 乳头状
  - 多发、纤细、丝状、指状乳头状突起
  - 乳头包含纤细纤维血管轴心，包以肿瘤上皮
  - 切向切片如“一把芹菜”被横切蒂部
- 组织类型可重叠或共存
  - 当重叠时，默认为ESCC
- 明确的恶性细胞形态学证据
  - 两种类型都常有局限表面角化
  - 结构紊乱伴细胞极性丧失
  - 细胞核增大，核质比增加，核仁显著
  - 常为不成熟、基底样表型
  - 大量有丝分裂象，包含非典型形式
  - 可见局灶坏死
- 间质浸润可见
  - 紧密的细胞巢或单个细胞浸润
  - 伴慢性炎性浸润
  - 可能需连续切片或重定向以显示浸润
  - 浸润常表浅，无神经周围、血管或软骨-骨浸润
- 挖空细胞非典型增生常见
  - 浓染、锯齿形核围以空晕，细胞膜清楚

鉴别诊断

疣状鳞状细胞癌
- 宽大、推挤性浸润边界
- 角化不全陷窝，“教堂塔顶”样角化
- 成熟，有限多形性，有限有丝分裂象

原位癌
- 非典型上皮增生，未形成明显的临床病变
- 浸润可能不易评估，特别是在切向切片的肿瘤
  - 如不确定，较大的肿瘤倾向于诊断浸润癌

乳头状增生
- 缺乏纤维血管轴心；缺乏多形性；无非典型有丝分裂象

鳞状上皮乳头状瘤
- 非复杂乳头状突起；缺乏多形性、浸润、坏死、非典型有丝分裂象

参考文献

1. Cobo F et al: Review article: relationship of human papillomavirus with papillary squamous cell carcinoma of the upper aerodigestive tract: a review. Int J Surg Pathol. 16(2): 127–36, 2008
2. Suarez PA et al: Papillary squamous cell carcinomas of the upper aerodigestive tract: a clinicopathologic and molecular study. Head Neck. 22(4): 360–8, 2000
3. Thompson LD et al: Exophytic and papillary squamous cell carcinomas of the larynx: A clinicopathologic series of 104cases. Otolaryngol Head Neck Surg. 120(5): 718–24, 1999
4. Ishiyama A et al: Papillary squamous neoplasms of the head and neck. Laryngoscope. 104(12): 1446–52, 1994
5. Crissman JD et al: Squamous papillary neoplasia of the adult upper aerodigestive tract. Hum Pathol. 19(12): 1387–96, 1988

外生性和乳头状鳞状细胞癌

显微镜下特征

（左图）肿瘤轮廓为菜花样，可见大量的纤维血管轴心➡。这是外生性鳞状细胞癌特征。（右图）该乳头状鳞状细胞癌中可见多发、纤细、丝状乳头状突起拥挤、聚集。切向切片仍显示大量突起朝向肿瘤边缘。纤维血管轴心纤细

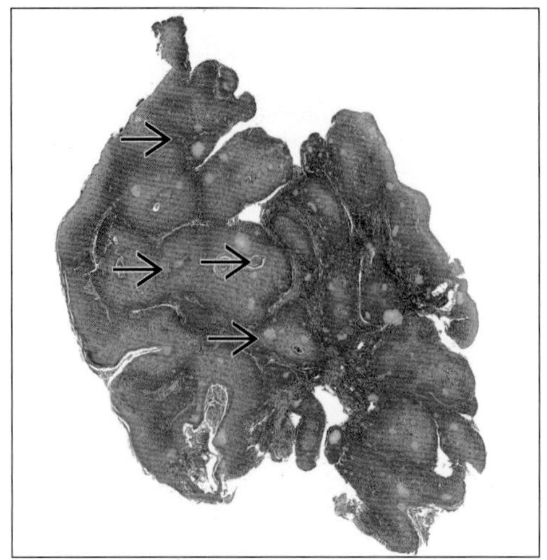

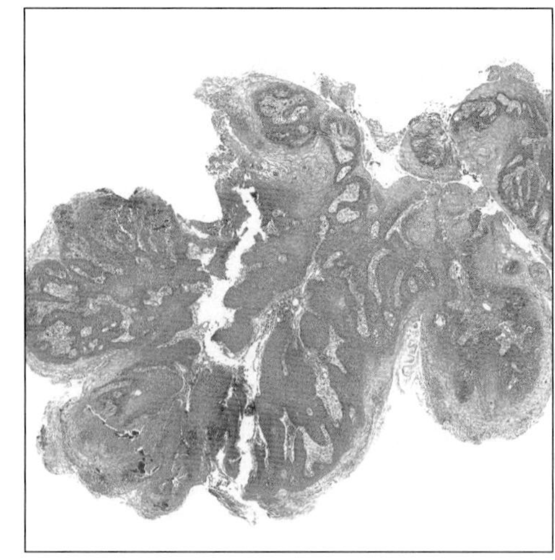

（左图）鳞状细胞癌中乳头状突起显示中央纤维血管轴心➡围以高度异型增生的鳞状上皮。成熟缺失，局灶表面角化，增多的有分裂象。（右图）外生性鳞状细胞癌显示光滑外界。多个纤维血管轴心➡朝向肿瘤表面延伸。这种表现需占主要成分才能诊断这种鳞状细胞癌亚型

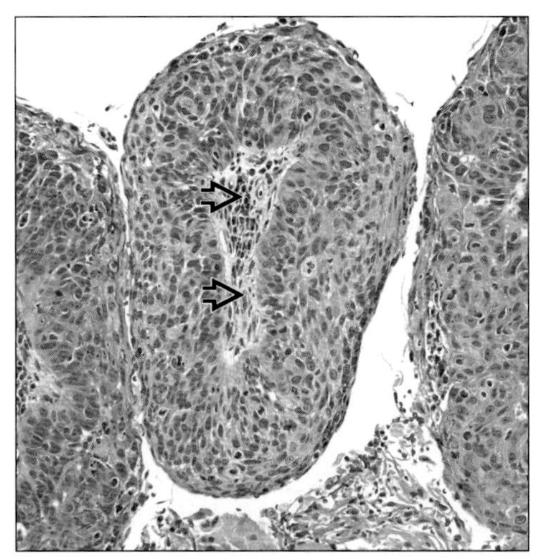

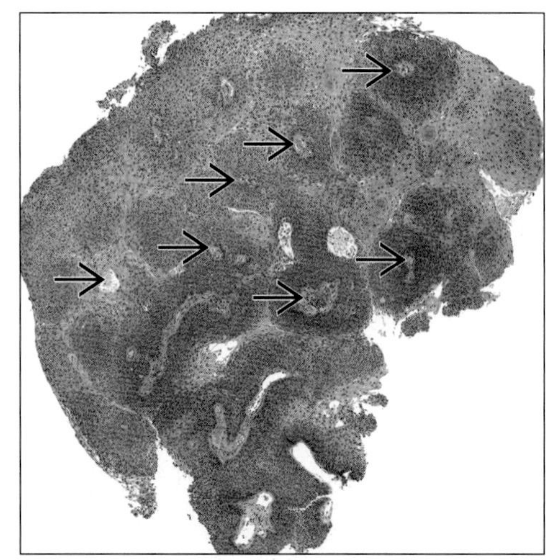

（左图）此乳头状鳞状细胞癌表层上皮剥蚀。注意平行排列贯穿标本的上皮指状突起。上皮间质交界处可见炎症表现。（右图）乳头状鳞状细胞癌中见大量纤细乳头状突起围绕纤维血管轴心➡。上皮呈现显著地多形性、角化不良、成熟缺失、有丝分裂象。但是“浸润”不易证实

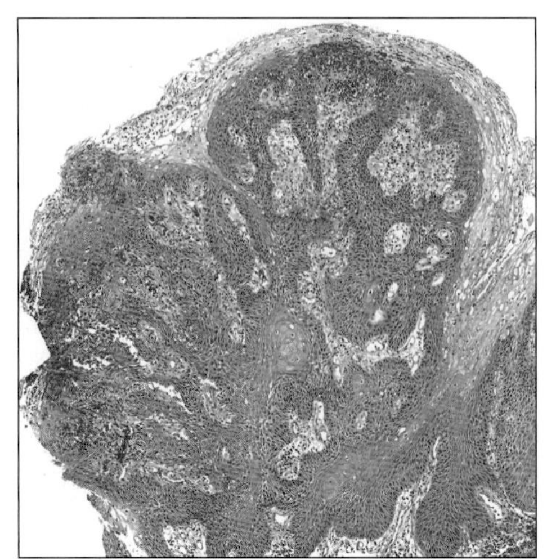

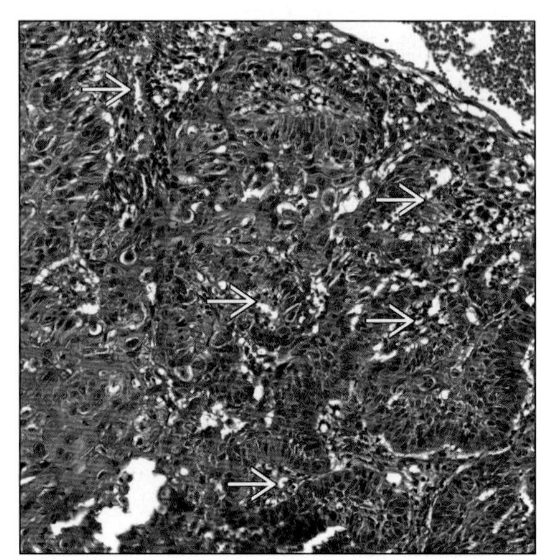

外生性和乳头状鳞状细胞癌

显微镜下特征

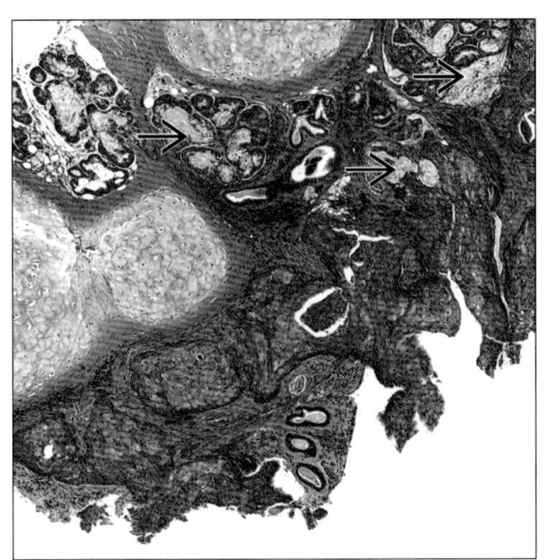

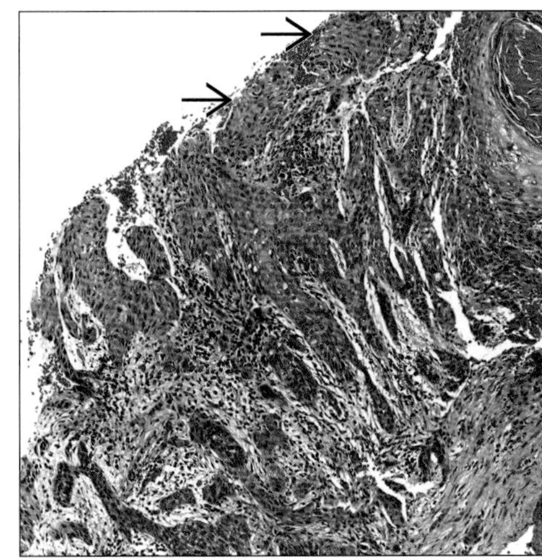

（左图）在肿瘤的另一个区域，可见外生性特征。此处可见浸润，向软骨延伸。注意小黏浆液腺→，局灶被肿瘤性增生围绕。（右图）乳头状鳞状细胞癌表面，肿瘤上皮呈巢样或指状突入间质，这些区域可定为浸润。注意表面溃疡→

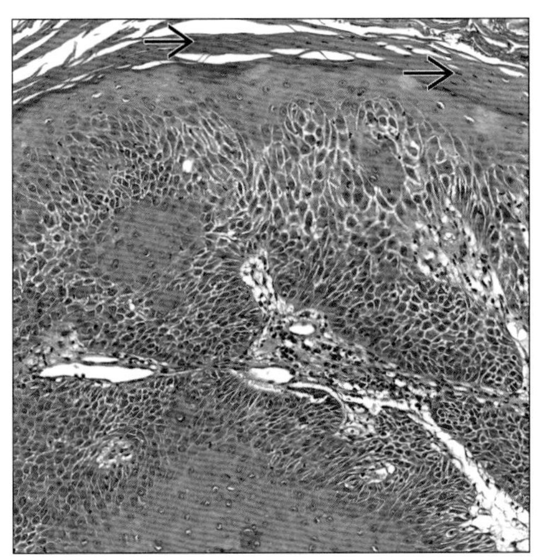

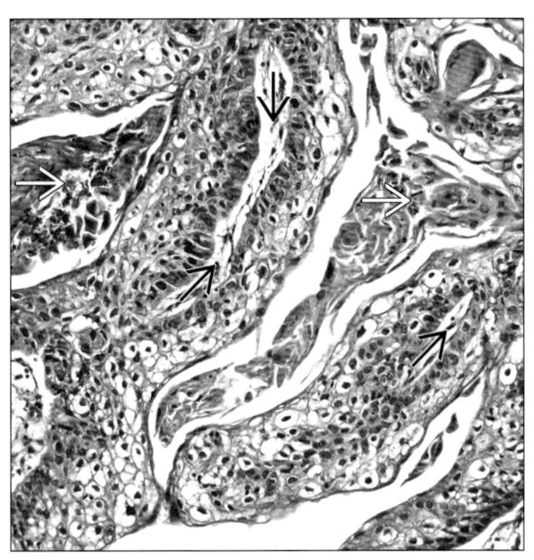

（左图）外生性鳞状细胞癌的球状突起，显示该宽突起两侧的"表面"上皮。可见角化不全→及角化。说明该肿瘤有朝向表面的成熟。（右图）多个纤细的指状或丝状乳头状突起构成该乳头状鳞状细胞癌。在乳头状突起间可见角化及角化碎片➡。纤维血管轴心纤细→

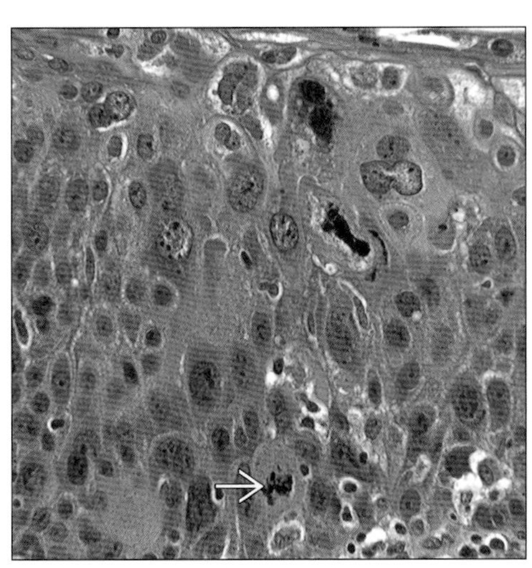

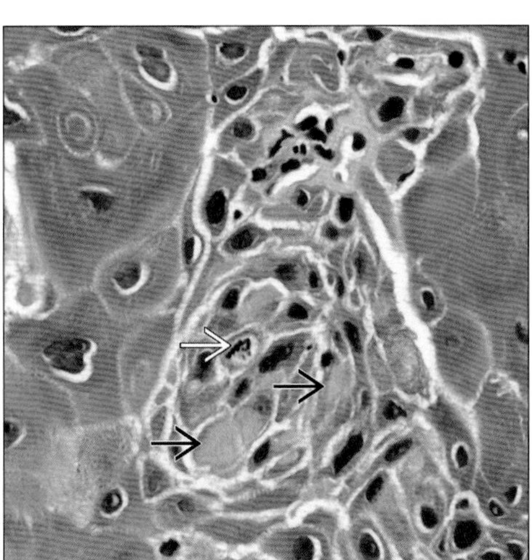

（左图）肿瘤的细胞核形特征易见。可见非典型有丝分裂象➡，缺乏朝向表面成熟，显著的核多形性，核质比增加。可见角化不良。（右图）乳头状突起的中心部两侧可见异常角化。该乳头状鳞状细胞癌中可见角化不良→和有丝分裂象➡。中度多形性

腺鳞癌

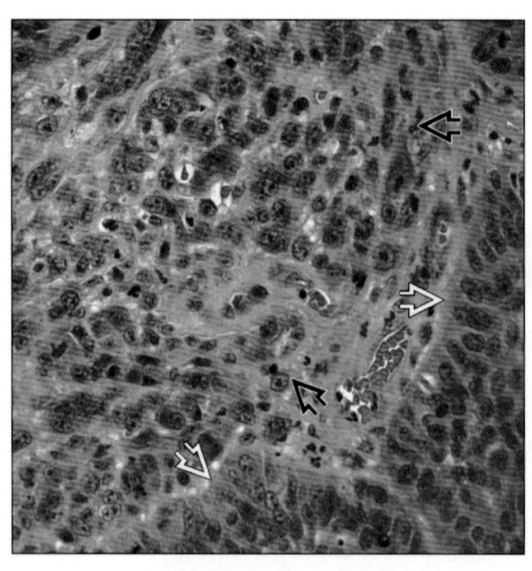

可见两种不同类型的癌。腺癌[空心箭头]显示细胞呈片状到腺样，这些细胞核仁显著。鳞癌[实心箭头]表现为“铺路石”样外观

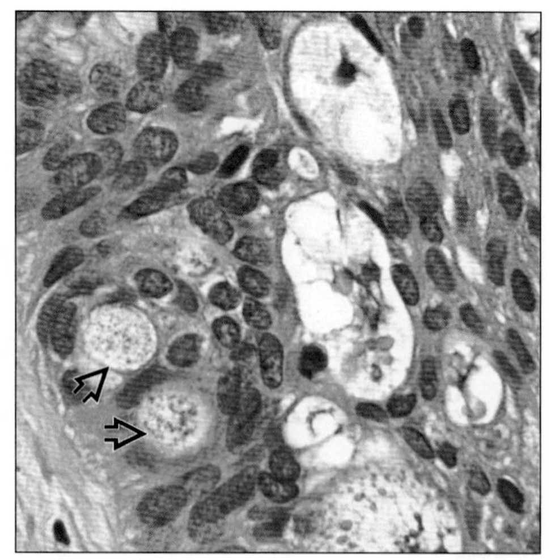

该肿瘤中鳞状上皮成分与腺癌部分相邻。注意黏蛋白产物[空心箭头]，确证了肿瘤的腺癌成分

专业术语

缩写

- 腺鳞癌（ASC）
- 鳞状细胞癌（SCC）

定义

- 具有真腺癌和鳞状细胞癌两种成分混合的双相性肿瘤

病因/发病机制

环境暴露

- 与吸烟及饮酒相关
- 胃食管反流的作用尚不明确

发病机制

- 腺鳞癌起源于具有多向分化潜力的上皮基底细胞

临床表现

流行病学

- 发病率
  - 头颈部黏膜恶性肿瘤超过90%为鳞状细胞癌，腺鳞癌不到1%
- 年龄
  - 常见于高龄患者
  - 平均：50~70岁
- 性别
  - 男性多于女性（1.2：1）

部位

- 喉的任何部位，有时累及喉咽

症状

- 声嘶
- 喉痛
- 吞咽困难
- 咯血
- 高达75%的患者就诊时有颈淋巴结转移

治疗

- 手术方式
  - 需要广泛切除
  - 即使没有临床病变，也需要颈清扫
- 放射治疗
  - 放射治疗联合手术对疗效有帮助

预后

- 预后不良；比传统鳞癌明显要差
- 5年生存率：15%~25%
  - 2年生存率：55%
- 多数患者出现淋巴结转移
  - 平均：65%
- 多数患者为晚期
  - 分期与预后相关
  - 尚无关于分期和肿瘤类型的多因素分析
- 远处转移发生率约25%
  - 最常见为肺转移

大体检查

一般特征

- 外生性肿物
- 息肉样肿物
- 边界不清的黏膜下实性结节
- 溃疡常见

大小

- 平均：约1cm
  - 最大径可达5cm

腺鳞癌

要点

专业术语
- 具有真腺癌和鳞状细胞癌两种成分混合的双相性肿瘤

临床表现
- 罕见，在鳞状细胞癌中不到1%
- 就诊时淋巴结转移（高达75%）
- 手术需激进，包括颈清扫
- 预后差（5年生存率为15%~25%）

大体检查
- 外生性、息肉样肿物到质硬的黏膜下结节，常有溃疡，约1cm

组织病理学检查
- 分离或混合的双相性肿瘤表现，可见过渡区
- 鳞状细胞癌成分可以是原位癌或浸润癌
- 腺癌成分远离表层
- 管状、泡状或腺状
- 黏蛋白（腔内或细胞内）可见，但非必须
- 未分化或“中间”过渡细胞可见，通常细胞质透亮
- 转移灶可见两种肿瘤成分

辅助检查
- 腺癌通常CK7阳性
- 鳞状细胞癌为CK5/6和p63阳性

鉴别诊断
- 黏液表皮样癌，棘层松解性鳞状细胞癌，基底样鳞状细胞癌
- 坏死性唾液腺化生

组织病理学检查

组织学特征
- 真腺癌和鳞状细胞癌两种成分的混合
  - 双相性表现
- 两种成分可以是泾渭分明彼此接近，也可以是互相混合掺杂，呈现过渡区
- 鳞状细胞癌成分可以是原位癌或浸润癌
  - 肿瘤分化可好可差
  - 鳞状分化确认
    - 铺路石样生长
    - 细胞间桥
    - 角化珠形成
    - 角化不良
    - 单个细胞内角化
- 腺癌成分多发生于肿瘤深部（远离表层）
  - 管状结构引起“腺内有腺”，泡状到腺状
    - 腺癌细胞可为基底样
    - 与基底样鳞癌有时不易区分
  - 黏蛋白产物通常可见（腔内或细胞内），但不是必须的
    - 少数情况下，印戒细胞可见
- 未分化或“中间”过渡细胞可见，通常细胞质透亮
- 两种成分可能具有以下表现
  - 坏死
  - 有丝分裂象增多
  - 浸润周围组织，包括神经周围侵犯
- 常有稀疏的炎症细胞浸润
- 结缔组织间质反应通常少或无
- 转移灶可出现两种成分，但多数以一种为主

辅助检查

组织化学
- 黏蛋白卡红
  - 反应：阳性
  - 染色模式
    - 仅在腺癌成分

免疫组织化学
- 通常，两种成分中高分子量细胞角蛋白阳性
- 腺体成分表达
  - CEA
  - 低分子量细胞角蛋白
    - 特异的，CK7阳性
    - CK20阴性
- 鳞状细胞成分通常表达
  - CK5/6
  - p63

流式细胞
- 非整倍体多见

电镜
- 鳞状和腺状分化特征可见

鉴别诊断

黏液表皮样癌（MEC）
- MEC预后比腺鳞癌好得多
- 没有表面成分
  - 没有不典型增生或原位癌
- MEC没有真“鳞状细胞”分化，可见中间细胞
- 在MEC中没有邻近鳞状细胞癌的真腺癌
- 真“黏液变细胞”（压扁的、偏心核）在腺鳞癌中罕见
- 有时难以区分
  - 有些人将腺鳞癌视为高级别MEC

棘层松解性（腺样）鳞状细胞癌
- 棘层松解或荒芜表现类似腺癌
- 在棘层松解性鳞状细胞癌中看不到真腺腔内含黏蛋白

腺鳞癌

基底样鳞状细胞癌

- 基底细胞为主
- 周围核栅栏样排列常见
- 鳞状分化
  - 可见孤立的角化
  - 鳞状化生不伴非典型性
  - 可有鳞状细胞癌
- 无细胞内或细胞外黏蛋白

坏死性唾液腺化生

- 鳞状细胞癌可延伸至腺管单位，进入小黏浆腺
  - 腺体成分为良性表现
- 保留分叶状、腺体结构（特别在低倍镜下）
- 坏死或炎性区域常见
- 细胞不典型性可见，但未见明显的多形性

腺癌伴鳞状化生

- 鳞状成分缺乏恶性表现
- 通常在肿瘤中仅为孤立或微小成分

并发肿瘤

- 需要鉴定暂时分离的并发肿瘤

参考文献

1. Passon P et al: Long-surviving case of adenosquamous carcinoma of the larynx: case report and review of literature. Acta Otorhinolaryngol Ital. 25(5): 301–3, 2005
2. Alos L et al: Adenosquamous carcinoma of the head and neck: criteria for diagnosis in a study of 12 cases. Histopathology. 44(6): 5 70–9, 2004
3. Thompson LDR: Squamous cell carcinoma variants of the head and neck. Curr Diag Pathol. (9): 384–396, 2003
4. Keelawat S et al: Adenosquamous carcinoma of the upper aerodigestive tract: a clinicopathologic study of 12 cases and review of the literature. Am J Otolaryngol. 23(3): 160–8, 2002
5. Ferlito A et al: Mucosal adenoid squamous cell carcinoma of the head and neck. Ann Otol Rhinol Laryngol. 105(5): 409–13, 1996
6. Fujino K et al: Adenosquamous carcinoma of the larynx. Am J Otolaryngol. 16(2): 115–8, 1995
7. Snow RT et al: Mucoepidermoid carcinoma of the larynx. J Am Osteopath Assoc. 91(2): 182–4, 187–9, 1991
8. Batsakis JG et al: Basaloid-squamous carcinomas of the upper aerodigestive tracts. Ann Otol Rhinol Laryngol. 98(11): 919–20, 1989
9. Damiani JM et al: Mucoepidermoid-adenosquamous carcinoma of the larynx and hypopharynx: a report of 21cases and a review of the literature. Otolaryngol Head Neck Surg. 89(2): 235–43, 1981
10. Ferlito A et al: Mucoepidermoid carcinoma of the larynx. A clinicopathological study of 11 cases with review of the literature. ORL J Otorhinolaryngol Relat Spec. 43(5): 280–99, 1981

腺鳞癌

显微镜下及组织化学特征

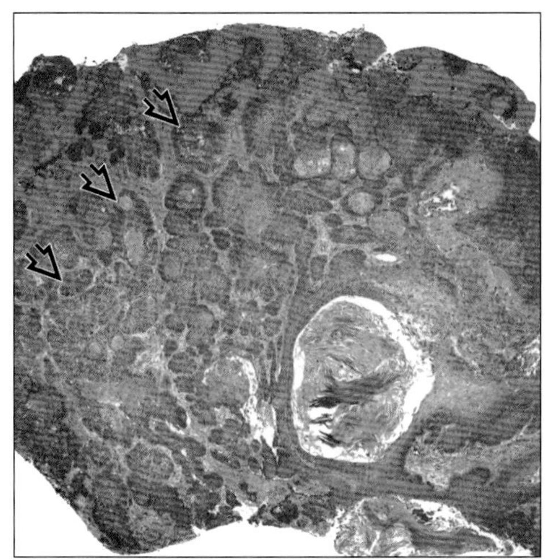

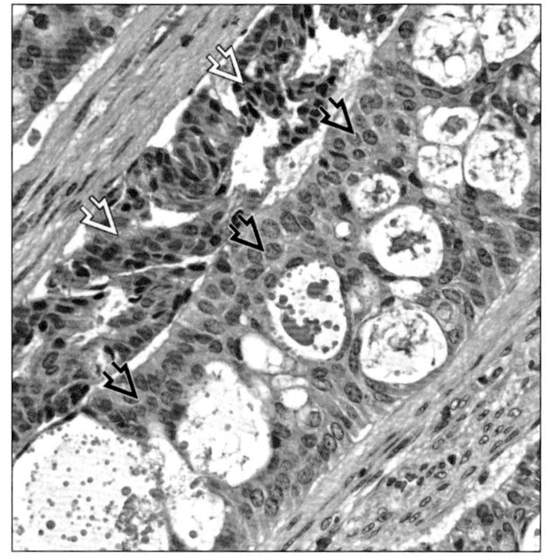

（左图）喉肿瘤在低倍镜下显示同一个标本中鳞状细胞癌和腺癌成分的混合。鳞状细胞癌靠近表面而腺癌⇨更深在。（右图）此标本中可见腺鳞癌非常接近。腺癌中可见黏蛋白物质⇨，鳞状细胞成分中可见角化不全和不透亮细胞质➡

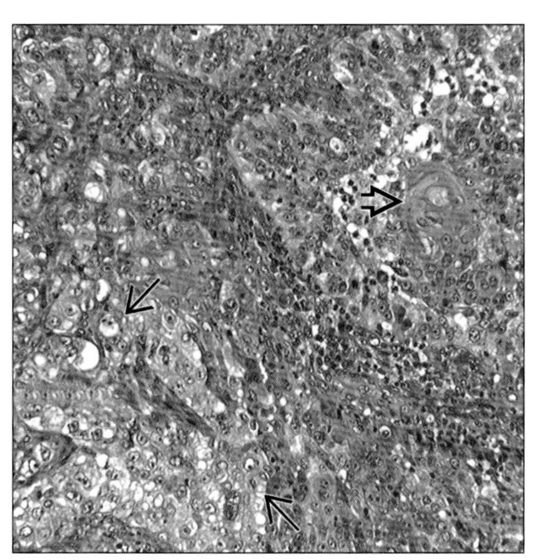

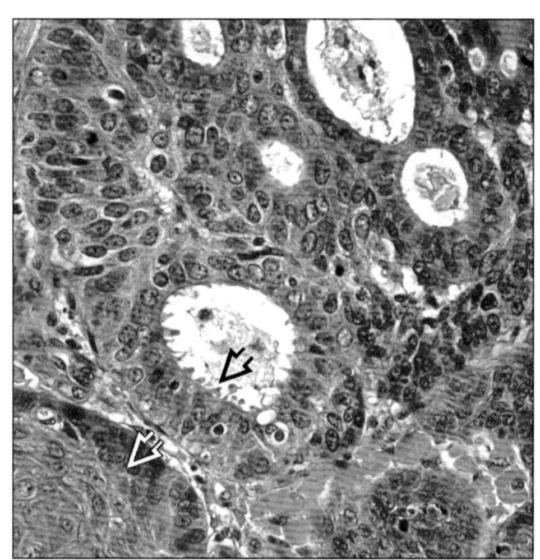

（左图）此例标本中可见明显的肿瘤混合，两种成分之间可见中间或“未分化”成分。角化珠形成突出了其中的鳞状成分⇨，而更多的“未分化”成分有着透亮胞质→。（右图）腺癌中可见成形的腺体，表面可见空泡⇨和浓缩物质。注意鳞状细胞癌区域➡

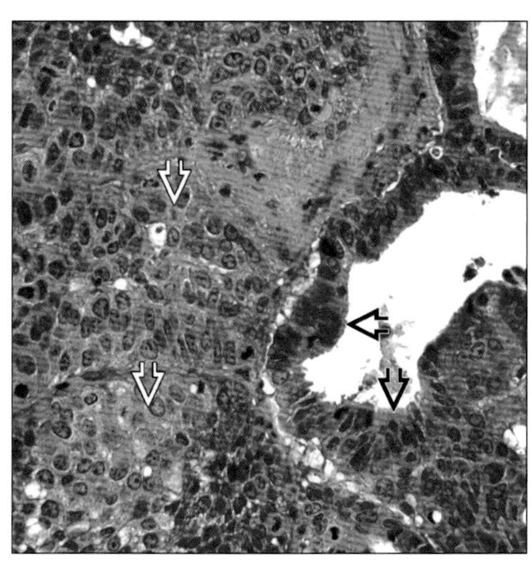

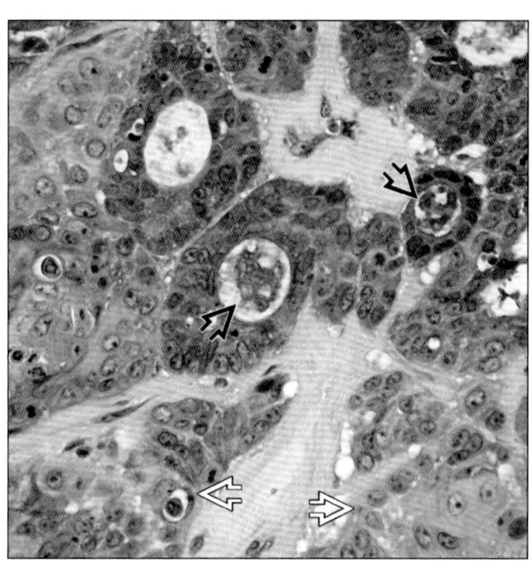

（左图）肿瘤混合性明显，难以精确地区分鳞状细胞癌和腺癌成分。腺癌可见腔隙⇨，而鳞状细胞癌可见透亮到过渡细胞成分混合其中➡。（右图）黏蛋白卡红染色突出大量腺癌岛⇨中腔内的黏蛋白物质，而在鳞状上皮中无反应➡

神经内分泌癌

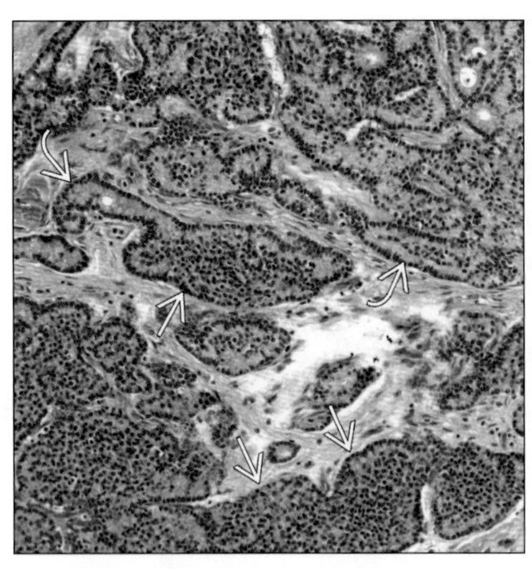

喉类癌➡伴黏膜下细胞新生物➡显示小梁状，实体，器官样生长模式

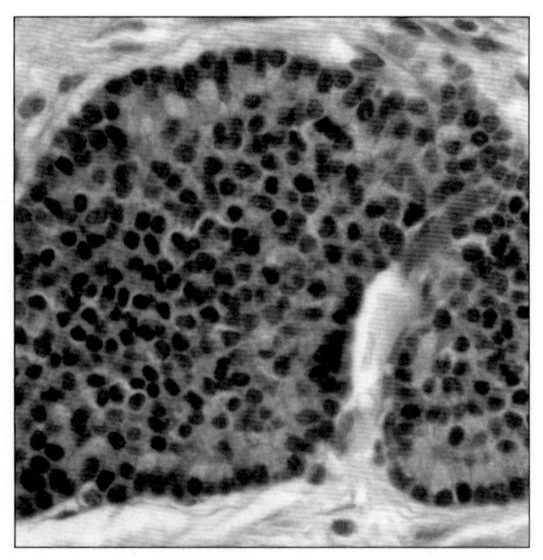

肿瘤由均一细胞构成，这些细胞有着居中的圆形核及分散的核染色质，缺乏核多形性，有丝分裂象或坏死

专业术语

缩写

- 神经内分泌癌（NEC）

别名

- 头颈部（喉）神经内分泌癌分类
  - 类癌或高分化神经内分泌癌
  - 非典型类癌或中分化神经内分泌癌
  - 小细胞未分化神经内分泌癌或低分化神经内分泌癌
    - 燕麦细胞癌

定义

- 呈现上皮及神经内分泌分化特征的一组异质性恶性肿瘤，预后与肿瘤类型相关

病因/发病机制

环境暴露

- 非典型类癌和小细胞未分化神经内分泌癌
  - 吸烟史
- 类癌
  - 通常与吸烟史无关

临床表现

流行病学

- 发病率
  - 一般而言，NEC在头颈部不常见
  - 可能发生于头颈部任何部位
    - 可能性较大的部位：喉多于鼻腔鼻窦和唾液腺
  - 喉NEC所有亚型的人口统计学和临床特征有显著的重叠
- 年龄
  - 常见于50~70岁
- 性别
  - 男性多于女性

部位

- 喉部最常见
  - 声门上区是最常见的单一部位
  - 声门及声门下区偶发
- 喉部不同肿瘤类型发生频率
  - 非典型类癌多于小细胞癌多于类癌

症状

- 声嘶
  - 最常见主诉
- 副癌综合征
  - 与类癌或非典型类癌伴发少见
  - 偶尔与小细胞癌伴发，可包括
    - Cushing综合征，Lambert-Eaton综合征，Schwartz-Bartter综合征

治疗

- 手术方式
  - 类癌
    - 保守的完整切除
    - 颈清扫没有指征，淋巴结转移发生率低
  - 非典型类癌
    - 依发生部位不同，手术可包括部分或全喉切除术
    - 颈淋巴结转移率高，即使cN0也需颈清扫
- 辅助治疗
  - 对小细胞未分化神经内分泌癌而言，首选治疗包括药物治疗和放射治疗
  - 辅助放射治疗和药物治疗可用于非典型类癌，但仍有争议

神经内分泌癌

要点

专业术语
- 呈现上皮及神经内分泌分化特征的一组异质的恶性肿瘤，预后与肿瘤类型相关

临床表现
- 喉部最常见
  - 声门上区是最常见的单一部位
- 非典型类癌多于小细胞癌多于类癌
- 类癌生物学行为较为惰性，手术切除一般可治愈
- 非典型类癌5年生存率为48%，10年生存率为30%
- 小细胞未分化神经内分泌癌预后差（2年生存率为16%，5年生存率为5%）

组织病理学检查
- 所有NEC都是黏膜下肿瘤，呈现不同的生长模式，包括器官样、小梁样、缎带状、筛状或实性生长，伴或不伴纤维血管间质

辅助检查
- 所有NEC对细胞角蛋白（AE1/AE3、CAM5.2及其他）和神经内分泌标志物（嗜铬蛋白、突触素、CD56、CD57、TTF-1及其他）有不同程度的免疫反应
- 非典型类癌（原发和转移）降钙素免疫反应大于80%

预后
- 类癌
  - 生物学行为较为惰性，手术切除后一般可治愈
  - 近1/3患者可能出现转移
    - 转移可发生于病程晚期，至肝和骨
- 非典型类癌
  - 预后取决于就诊时病变的范围
    - 病变局限于喉：中位时间3.9年，62%患者无瘤生存
    - 5年生存率：48%
    - 10年生存率：30%
  - 常见转移，一旦出现转移（不论是初诊时还是在后续过程中），通常在1~6年内死亡
    - 颈部淋巴结转移（43%）
    - 肺、骨、肝转移（44%）
    - 皮肤和皮下组织转移（22%）
    - 死于转移癌
- 小细胞未分化神经内分泌癌
  - 预后差
    - 2年生存率：16%
    - 5年生存率：5%
  - 转移常见
    - 多数患者（60%~90%）区域淋巴结转移
    - 肝、肺、骨及脑

大体检查

一般特征
- 类癌
  - 黏膜下结节样或息肉样肿物，呈褐到白色，大小从直径几毫米到3cm不等
  - 常无表面溃疡
- 非典型类癌
  - 黏膜下结节样或息肉样肿物，呈褐到白色，大小从直径几毫米到4cm不等
  - 可有表面溃疡
- 小细胞未分化神经内分泌癌
  - 黏膜下肿物，常伴表面溃疡

组织病理学检查

组织学特征
- 类癌
  - 黏膜下肿瘤，呈器官样、小梁样、缎带状或实性生长，伴纤维血管间质
  - 均一细胞，中央圆形核，泡状染色质，嗜酸性细胞质
    - 低核质比
    - 点彩（“胡椒盐”）核染色质模式
  - 缺乏多形性、有丝分裂象、坏死
  - 腺体和（或）鳞状分化可见
  - 表面溃疡不常见
  - 无血管、淋巴管、神经周侵犯
- 非典型类癌
  - 黏膜下肿瘤，呈器官样、小梁样、缎带状、筛状或实性生长，有显著的纤维血管间质
    - 就诊时呈浸润性生长，可包括神经及淋巴血管侵犯
  - 细胞成分增多，伴轻度到显著的核多形性，圆形到卵圆形核，点彩样到泡状染色质，嗜酸性到透亮的嗜酸瘤细胞样细胞质
    - 细胞核可居中或偏心（浆细胞样）
    - 核仁显著
  - 有丝分裂罕见但可见，含非典型形式
  - 可见局灶性坏死
  - 腺体、鳞状分化、神经型菊形团可见
  - 可有明显的表面溃疡
- 小细胞未分化神经内分泌癌
  - 黏膜下肿瘤排列呈实体巢、片状或缎带状，不伴纤维血管间质成分
  - 细胞成分增多，伴染色质浓染，多形性，椭圆到梭形核，核质比增加，难以辨别胞质，细胞边界不清
    - 点彩状（“胡椒盐”）核染色质，核仁未见或不明显
    - 人工挤压常见
    - 大量有丝分裂象，包括非典型形式
    - 单个细胞坏死和坏死融合灶常见

- 核塑形可见
  - 腺体、鳞状分化、神经型菊形团可见
  - 可与鳞癌并发，较少与腺癌并发
    - 可为并发或混合肿瘤
  - 表面溃疡可见
  - 神经及淋巴血管侵犯常见
  - 报告的喉部大细胞神经内分泌癌与肺大细胞神经内分泌癌相似

辅助检查

免疫组织化学

- 所有NEC免疫反应
  - 细胞角蛋白（AE1/AE3、CAM5.2及其他），上皮膜抗原（EMA）
  - 神经内分泌标志物（嗜铬素、突触素、CD56、CD57及其他）
  - 神经特异性烯醇化酶（NSE）
- 非典型类癌（原发和转移）降钙素免疫反应大于80%

电镜

- 透射电镜
  - 神经分泌颗粒，细胞连接复合体，胞间及胞内腔

鉴别诊断

喉副神经节瘤

- 细胞角蛋白免疫反应阴性
- 特异性的细胞巢外周S-100蛋白免疫反应（支持细胞样模式）阳性

甲状腺髓样癌

- 甲状腺床肿物
- 和非典型类癌的光镜及免疫组织化学特点重叠
  - 血清降钙素水平在甲状腺髓样癌中几乎无例外的升高，而在非典型类癌中多在正常范围内

恶性黑色素瘤

- S-100和黑色素细胞免疫标志物（HMB-45、Melan-A、酪氨酸酶）阳性
- 细胞角蛋白和神经内分泌标志物免疫反应阴性

诊断要点

病理学要点

- 所有的NEC显示点彩样（"胡椒盐"样）染色质，而在不同类型中，核多形性程度、有丝分裂活跃程度及坏死程度不同

参考文献

1. Davies-Husband CR et al: Primary, combined, atypical carcinoid and squamous cell carcinoma of the larynx: a new variety of composite tumour. J Laryngol Otol. 124(2): 226-9, 2010
2. Ferlito A et al: Neuroendocrine neoplasms of the larynx: an overview. Head Neck. 31(12): 1634-46, 2009
3. Gillenwater A et al: Moderately differentiated neuroendocrine carcinoma (atypical carcinoid) of the larynx: a clinically aggressive tumor. Laryngoscope. 115(7): 1191-5, 2005
4. Greene L et al: Large cell neuroendocrine carcinoma of the larynx: a case report and a review of the classification of this neoplasm. J Clin Pathol. 58(6): 658-61, 2005
5. Jaiswal VR et al: Primary combined squamous and small cell carcinoma of the larynx: a case report and review of the literature. Arch Pathol Lab Med. 128(11): 1279-82, 2004
6. Mills SE: Neuroectodermal neoplasms of the head and neck with emphasis on neuroendocrine carcinomas. Mod Pathol. 15(3): 264-78, 2002
7. Wenig BM: Neuroendocrine tumors of the larynx. Head Neck. 14(4): 332-4, 1992
8. el-Naggar AK et al: Carcinoid tumor of the larynx. A critical review of the literature. ORL J Otorhinolaryngol Relat Spec. 53(4): 188-93, 1991
9. Gnepp DR: Small cell neuroendocrine carcinoma of the larynx. A critical review of the literature. ORL J Otorhinolaryngol Relat Spec. 53(4): 210-9, 1991
10. Woodruff JM et al: Atypical carcinoid tumor of the larynx. A critical review of the literature. ORL J Otorhinolaryngol Relat Spec. 53(4): 194-209, 1991
11. Wenig BM et al: The spectrum of neuroendocrine carcinomas of the larynx. Semin Diagn Pathol. 6(4): 329-50, 1989
12. Wenig BM et al: Moderately differentiated neuroendocrine carcinoma of the larynx. A clinicopathologic study of 54cases. Cancer. 62(12): 2658-76, 1988
13. Woodruff JM et al: Neuroendocrine carcinomas of the larynx. A study of two types, one of which mimics thyroid medullary carcinoma. Am J Surg Pathol. 9(11): 771-90, 1985
14. Mills SE et al: Small cell undifferentiated carcinoma of the larynx. Report of two patients and review of 13 additional cases. Cancer. 51(1): 116-20, 1983

神经内分泌瘤

喉部神经内分泌瘤临床特点

	喉副神经节瘤	类癌	非典型类癌	小细胞未分化神经内分泌癌
发生率	罕见	最不常见 LNEC	最常见 LNEC	第二常见 LNEC
年龄 / 性别	40~50 岁；女性多于男性	60~70 岁（平均）；男性多于女性	60~70 岁（平均）；男性多于女性	50~70 岁；男性多于女性
风险因素	未知	未知	吸烟	吸烟
部位	声门上；杓会厌襞；室带			
症状	声嘶，吞咽困难，呼吸困难，喘鸣	声嘶	声嘶	声嘶
副癌综合征	特异性；可与头颈部其他副神经节瘤多中心起源	罕见	罕见	偶发
治疗	手术可治愈	手术	手术；可使用辅助放药物治疗，但有争议	系统药物治疗，放射治疗
转移	无	约 33% 远处转移（肝和骨）	常转移至颈部淋巴结、肺、骨、肝、皮肤	常转移(即使在初诊时)至区域淋巴结、肝、肺、骨、脑
预后	极好	生物学惰性，预后好	完全的恶性肿瘤；肿瘤局限于喉：3.9 年生存率 62%，5 年生存率 48%，10 年生存率 30%	差；2 年生存率 16%，5 年生存率 5%

喉部神经内分泌瘤的病理学

	喉副神经节瘤	类癌	非典型类癌	小细胞未分化神经内分泌癌
组织学	细胞巢或“器官样”结构，被显著的纤维血管组织分隔	黏膜下肿瘤，器官样或小梁样生长伴纤维血管间质	黏膜下肿瘤，器官样、小梁样、筛状或实性生长，伴纤维血管间质	黏膜下肿瘤，呈实性巢、片状或缎带状，无纤维血管间质
	主细胞是主要的细胞类型	肿瘤细胞均一，核染色质呈“胡椒盐”样	肿瘤细胞呈“胡椒盐”样染色质	肿瘤细胞多伴“胡椒盐”样核染色质；人工“挤压”常见
	支持细胞排列于细胞巢周围，但在光镜下不易发现	无多形性、有丝分裂象、坏死	轻度到明显的核多形性，有丝分裂象增加，坏死不常见	灶状坏死和单个细胞坏死可见；丰富的有丝分裂象，包括非典型形式
侵袭性	无	基本没有	有；包括神经侵犯和淋巴血管侵犯	有；通常包括神经侵犯和淋巴血管侵犯
组织化学	网状纤维染色勾画出细胞巢状生长；肿瘤细胞嗜银[Churukian-Schenck(+)]；嗜银性（Fontana）、黏蛋白卡红，PAS（-）	上皮黏蛋白可见；淀粉酶抵抗，PAS（+）；嗜银	上皮黏蛋白可见；淀粉酶抵抗，PAS（+）；偶尔黏蛋白卡红（+）；嗜银；少见的，嗜银性（+）	上皮黏蛋白通常缺失，但有时可见；嗜银少见
免疫组织化学	主细胞：CHR、SYN、NSE、NFP 阳性；支持细胞：S-100（+）；CK（-）	CK、CHR、SYN、CD56、CD57、NSE、EMA、CEA、TTF-1 阳性；降钙素、血清素、生长抑素、铃蟾素可能阳性	CK、CHR、SYN、CD56、CD57，降钙素阳性(>80%)；NSE、NFP、EMA、CEA、TTF-1 阳性	CK、CHR、SYN、CD56、CD57 阳性；NSE、NFP、EMA、CEA、TTF-1 也阳性；降钙素阳性少见

CEA—癌胚抗原；CHR—嗜铬素；CK—细胞角蛋白；EMA—上皮膜抗原；NFP—神经纤维蛋白；NSE—神经元特异性烯醇化酶；SYN—突触素；TTF-1—甲状腺转录因子 1

神经内分泌癌

显微镜下及免疫组织化学特征

（左图）在高倍镜视野下，类癌的细胞形态学特征包括均一的圆形或卵圆形核，伴特征性散布的（“胡椒盐”样）核染色质，缺乏核多形性、有丝分裂象和坏死。（右图）病变细胞对细胞角蛋白（CAM5.2）呈弥漫阳性。在不同的病例中，细胞角蛋白反应程度各异，即使在同一病例中，染色也可能呈现弥漫性或局灶性

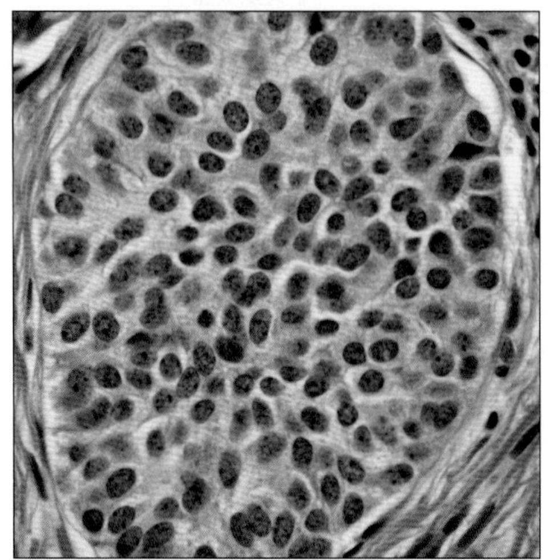

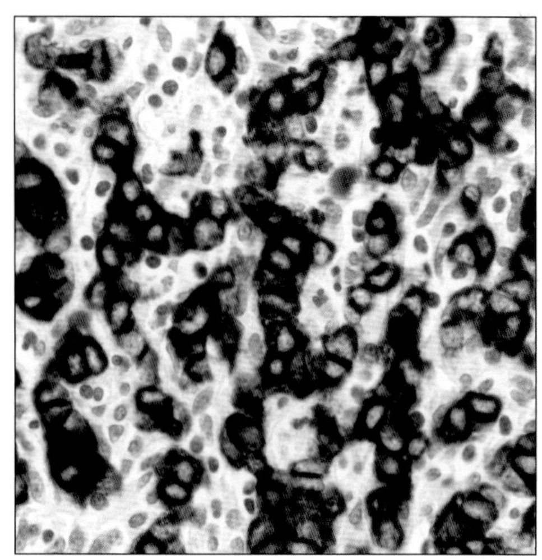

（左图）除上皮标志物外，类癌对嗜铬素也呈弥漫阳性。（右图）病变细胞对突触素呈弥漫阳性。光镜特征包括核染色质形式、缺乏显著的多形性和有丝分裂象，连同上皮标志物和神经内分泌标志物阳性，指向某种神经内分泌肿瘤（即类癌）

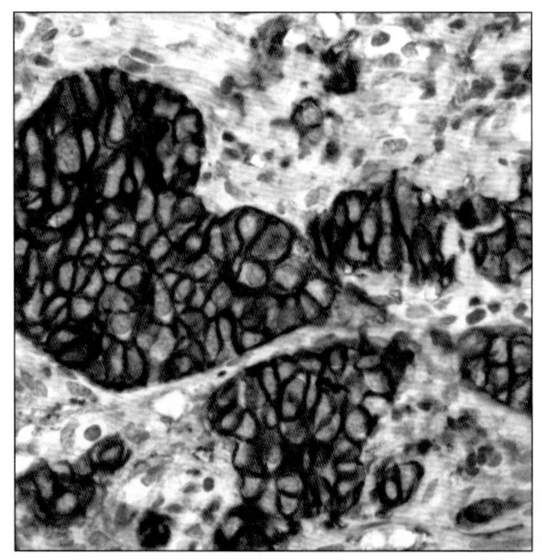

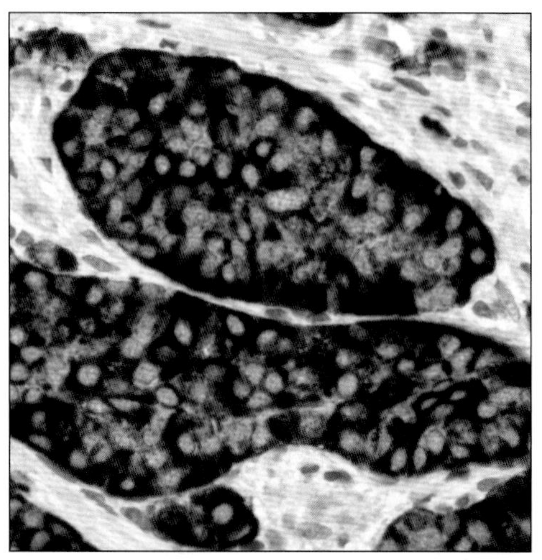

（左图）非典型类癌表现为黏膜下细胞浸润伴器官样生长和纤维血管间质。（右图）在高倍镜视野下，可见由圆形到卵圆形核细胞构成的细胞巢，分散的（“胡椒盐”样）核染色质，不显著到小核仁，嗜酸性细胞质；不同程度但易见的核多形性，缺乏有丝分裂象和坏死

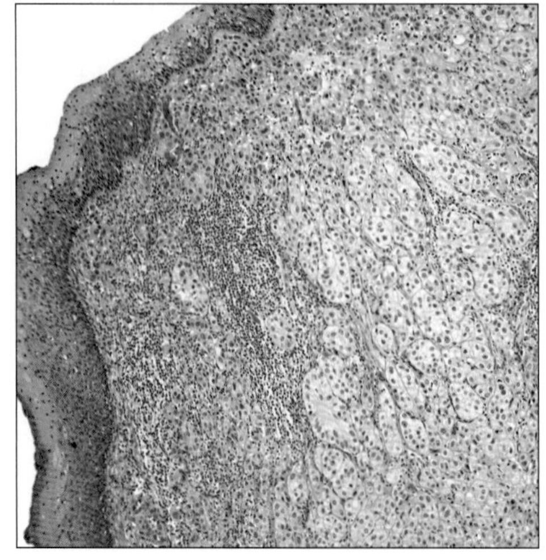

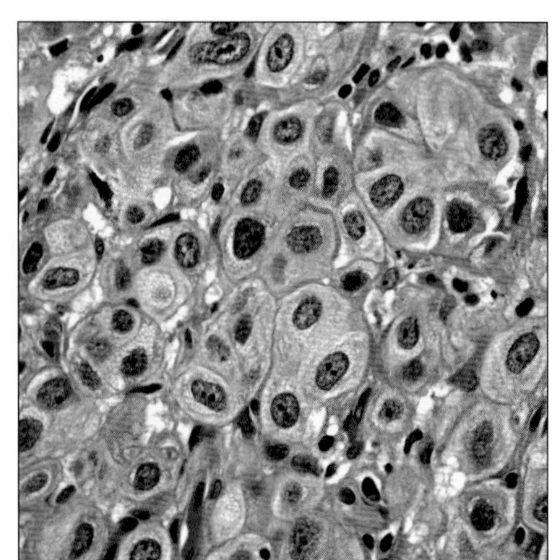

神经内分泌癌

显微镜下及免疫组织化学特征

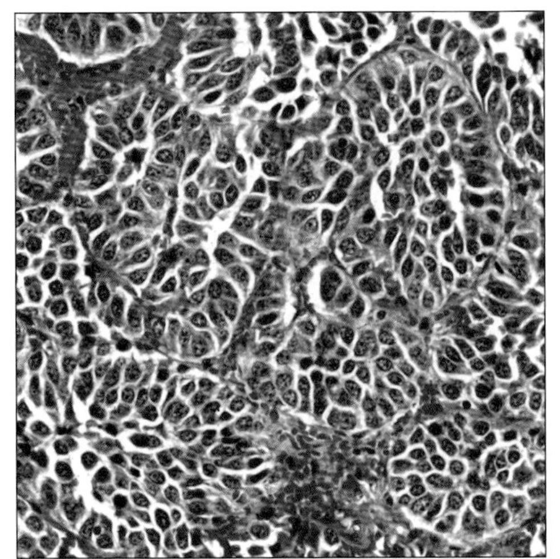

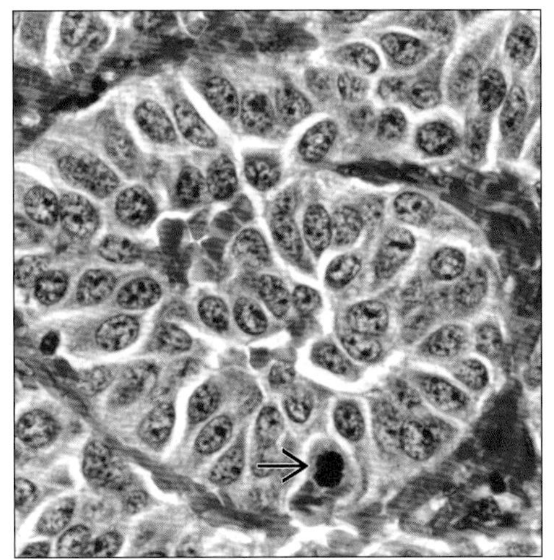

（左图）非典型类癌呈器官样（细胞巢）生长伴纤维血管间质。（右图）由圆形或卵圆形核细胞构成细胞巢，分散（“胡椒盐”样）的核染色质，不显著到小核仁，嗜碱性到嗜酸性细胞质。核多形性可见，并可见一处有丝分裂象→。明显的核多形性和有丝分裂象的出现是非典型类癌与类癌的区别

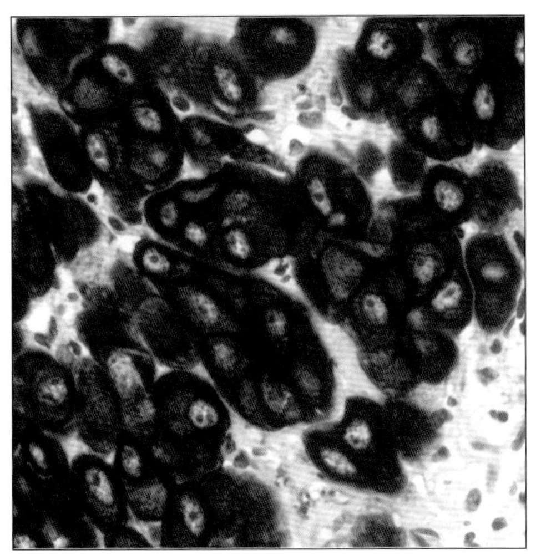

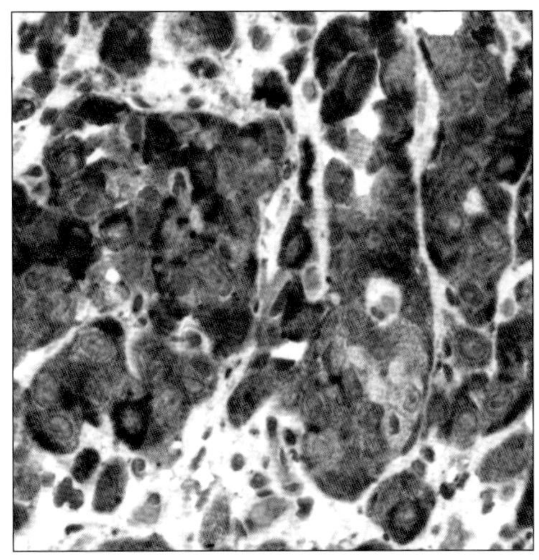

（左图）非典型类癌对CAM5.2呈弥漫免疫反应。（右图）非典型类癌显示对突触素的免疫反应。与类癌相似，结合光镜特征，包括分散的染色质以及对细胞角蛋白和神经内分泌标志物的免疫反应，提高了神经内分泌癌诊断的可能性

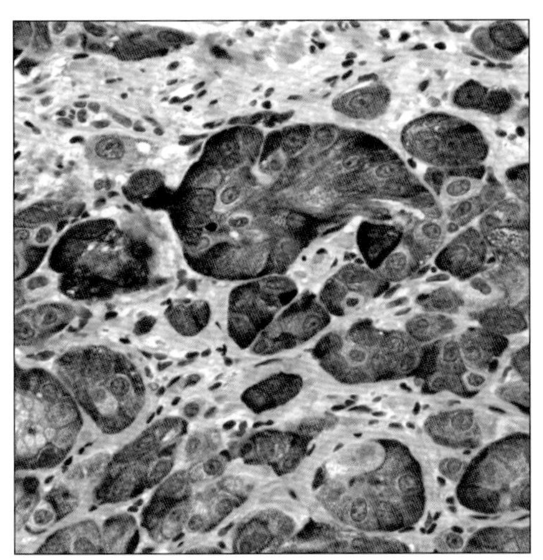

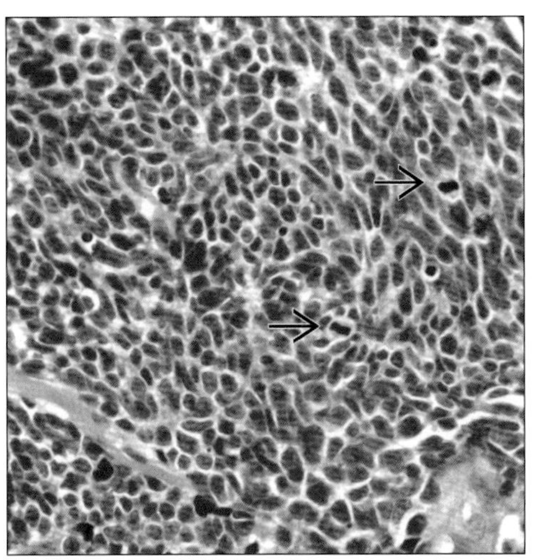

（左图）在大多数非典型类癌中可见对降钙素的免疫反应。与甲状腺髓样癌相比，血清降钙素水平不升高。（右图）喉部小细胞未分化神经内分泌癌的特征是高细胞增生伴实体性生长。其细胞特征是核浓染、核染色质分散（“胡椒盐”样），核塑形，不显著核仁，有丝分裂象增加→

神经内分泌癌

显微镜下及免疫组织化学特征

（左图）该例喉小细胞未分化神经内分泌癌，肿瘤细胞更接近梭形，点状（“胡椒盐”样）核染色质，不显著到小核仁，有丝分裂象增加➡，单个细胞坏死➡。（右图）此例喉小细胞未分化神经内分泌癌中，可见融合性坏死区域➡邻近小圆细胞恶性肿瘤浸润

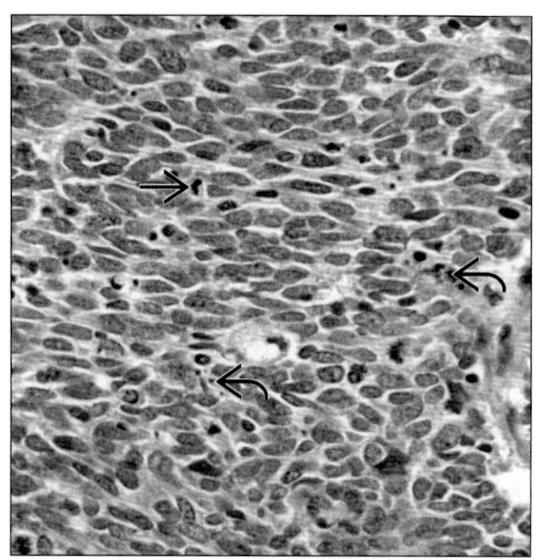

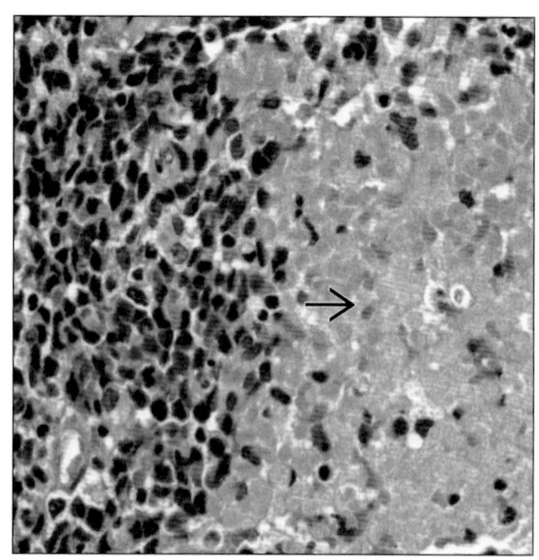

（左图）此例喉小细胞未分化神经内分泌癌中，可见神经型菊形团➡。菊形团不仅见于神经内分泌癌，也见于其他类型肿瘤，包括嗅神经母细胞瘤和基底样鳞癌。（右图）可见对CAM5.2的弥漫免疫反应

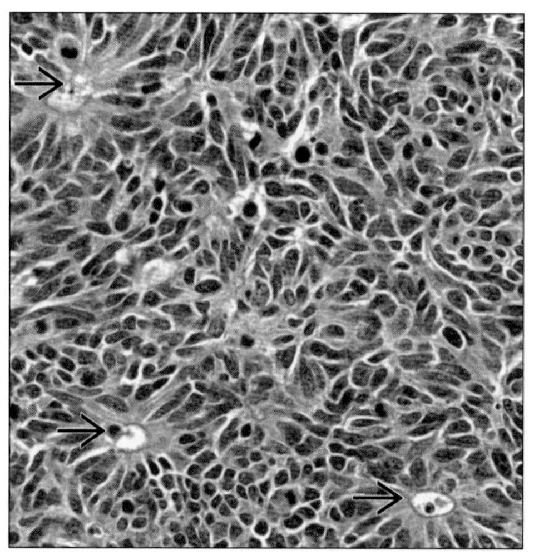

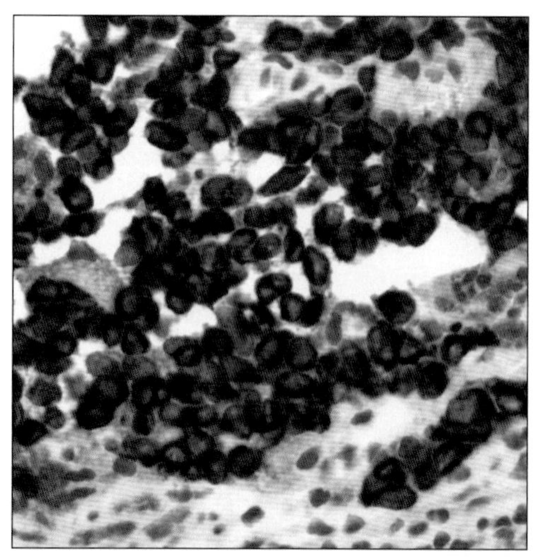

（左图）对嗜铬素免疫反应阳性。（右图）对突触素免疫反应阳性。与类癌和非典型类癌相似，光镜特征结合对上皮及神经内分泌标志物的免疫反应有助于诊断。核多形性，有丝分裂象增加以及坏死将小细胞神经内分泌癌与类癌和非典型类癌区分开

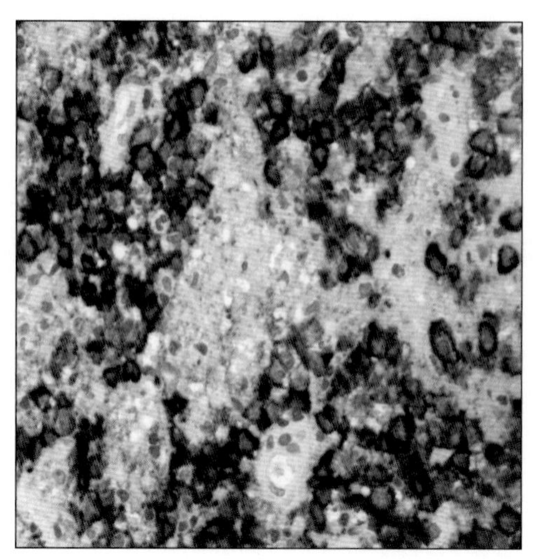

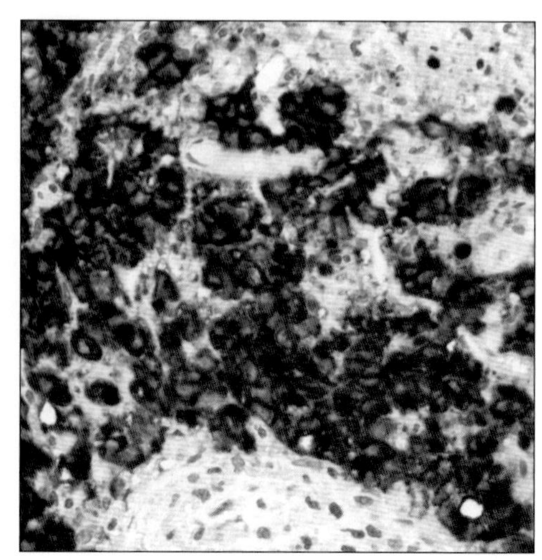

神经内分泌癌

显微镜下及免疫组织化学特征

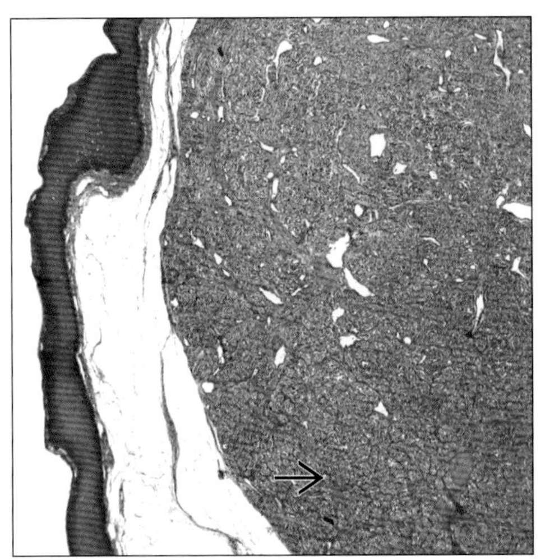

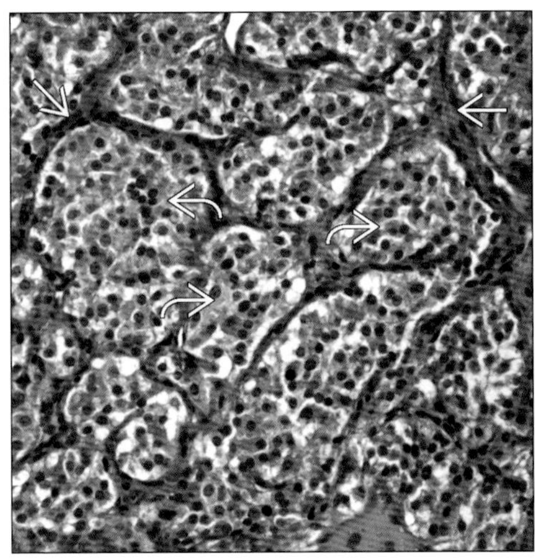

（左图）喉副神经节瘤，可见黏膜下细胞丰富的肿瘤，呈器官样生长➡伴明显的血管，含不同管径的血管。（右图）经典的细胞巢（器官样）生长模式➡，巢间被纤维血管间质分隔➡是各个部位副神经节瘤的特征。相似的结构特征也可见于神经内分泌肿瘤，特别是类癌和非典型类癌

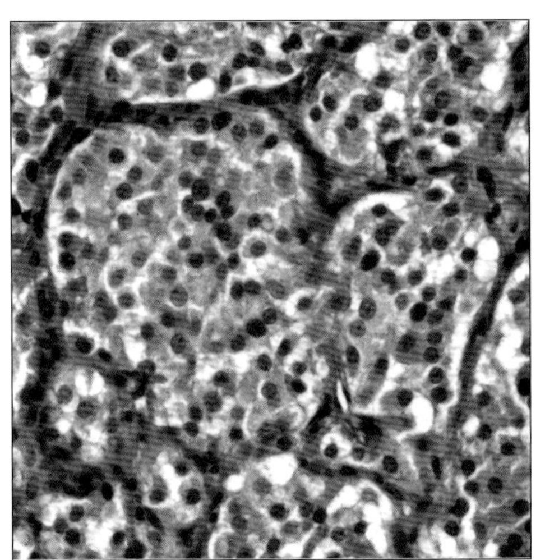

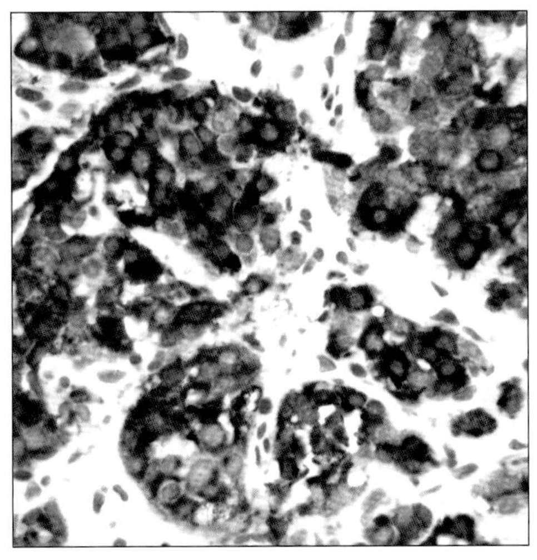

（左图）副神经节瘤主要由主细胞构成，这些细胞为圆形或椭圆形均一核，分散的核质，丰富的嗜酸性、颗粒样或空泡样细胞质。支持细胞在光镜下难以辨认，因为它们与纤维血管轴心中的细胞特征相似（即梭形，嗜碱性细胞）。（右图）副神经节瘤主细胞对嗜铬素呈弥漫免疫反应

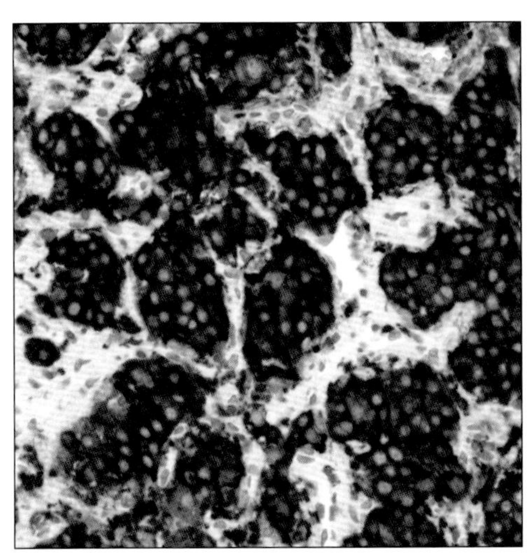

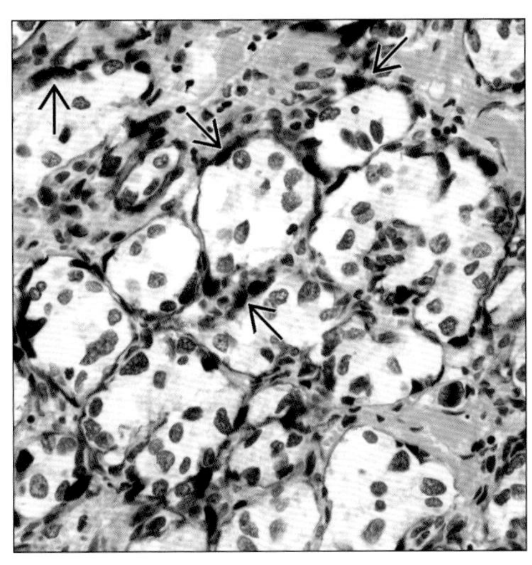

（左图）除嗜铬素外，副神经节瘤主细胞对突触素也呈弥漫免疫反应。类癌与副神经节瘤有许多共同的光镜和免疫组织化学特征，但类癌对上皮标志物（如细胞角蛋白）呈免疫反应，而副神经节瘤没有。（右图）副神经节瘤中S-100蛋白染色通常局限于外周的支持细胞➡

软骨肉瘤

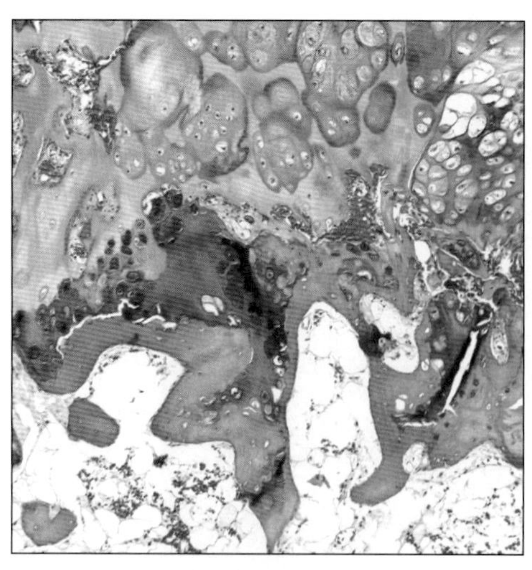

HE染色显示视野上部肿瘤性软骨浸润入骨和原生软骨。可见簇状紊乱

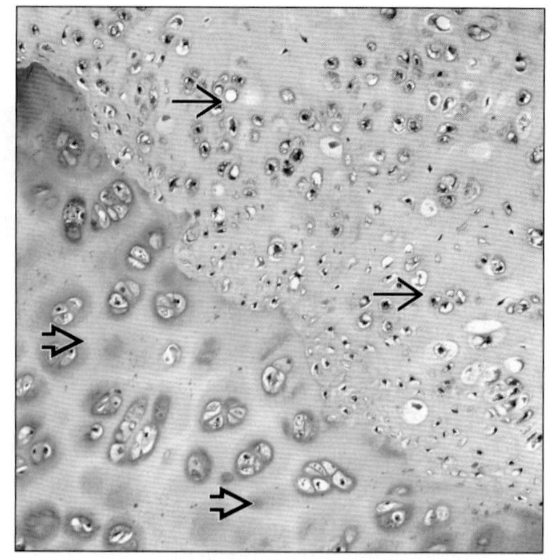

HE染色显示正常软骨➩紧邻细胞成分增多的低级别软骨肉瘤→。可见细胞大小和陷窝分布的不同

专业术语

定义

- 以形成肿瘤性软骨为特征的恶性肿瘤

病因/发病机制

无序骨化

- 喉透明软骨的机械压力/张力点（肌肉附着点）的骨化

缺血性改变

- 与机械创伤相关的软骨瘤缺血性改变具有使其向恶性转化倾向

软骨瘤的进展

- 软骨瘤通常发生于十几年前，提示为进展性改变

临床表现

流行病学

- 发病率
  - 在喉部原发恶性肿瘤中占1%，但在喉部肉瘤中占75%
- 年龄
  - 平均：60~65岁
  - 范围：25~91岁
- 性别
  - 男性远多于女性（4：1）

部位

- 环状软骨（85%）
- 不会来源于弹性软骨（即会厌）

症状

- 喉内生长引起进展性狭窄进而引起呼吸困难
- 声嘶，呼吸困难，吞咽困难，喘鸣
- 特征性的甲状软骨新生肿物
- 病程长（>2年）

治疗

- 选择、风险及并发症
  - 需要长期随访，经常需要重复“局限”手术以维持发音
- 手术方式
  - 彻底但是保留喉功能的手术
    - 多年间多次手术应对复发
    - 保留发音的手术获得最佳的长期生活质量（气管自体移植和肋骨植入）

预后

- 极好，10年生存率超过95%
- 40%的患者可出现复发，但转移罕见
- 肿瘤级别不影响预后
- 组织学亚型不改变结局，但黏液样肿瘤可能更易复发

影像学检查

CT

- 边界不清、侵袭性、破坏性、低密度肿物
- 细小点状到粗大（爆米花样）钙化

大体检查

一般特征

- 环状软骨内后板（中线）处
- 易碎、质硬、分叶肿物
- 闪亮、蓝-灰、半透明黏液样切面
- 去分化肿瘤有肉质区

软骨肉瘤

要点

病因/发病机制
- 喉透明软骨的机械压力/张力点（肌肉附着点）的无序骨化

临床表现
- 环状软骨（85%）
- 不会来源于弹性软骨（即会厌）
- 男性远多于女性（4∶1）
- 平均年龄60~65岁
- 保留喉功能的手术
- 分级不影响预后
- 转移极其罕见

影像学检查
- 肿瘤内细小点状到粗大（爆米花样）钙化

大体检查
- 环状软骨内后板（中线）处最常受累

组织病理学检查
- 骨侵犯和破坏
- 与正常软骨相比，细胞成分增多
- 正常结构和陷窝分布消失（簇状紊乱）
- 肿瘤分3级
- 3种肿瘤亚型：黏液型、间叶型、去分化型

鉴别诊断
- 软骨瘤
- 梭形细胞“肉瘤样”鳞状细胞癌

大小
- 平均：3.5cm
- 范围：可达12cm

组织病理学检查

组织学特征
- 骨侵犯和破坏
- 可见嗜碱性软骨基质，而正常软骨嗜酸性
- 细胞性肿瘤丧失正常结构和陷窝分布（簇状紊乱）
- 核非典型性，伴双核或多核化，核质比增加
- 有丝分裂象和坏死罕见（仅见于高级别肿瘤）
- 肿瘤分3级
- 3种肿瘤亚型
  - 黏液型软骨肉瘤（Ⅱ级）
  - 间叶型软骨肉瘤（Ⅲ级）
  - 去分化型软骨肉瘤（Ⅲ级）

鉴别诊断

软骨瘤
- 病变小（<2cm），非常罕见，细胞成分比正常稍多

梭形细胞“肉瘤样”鳞状细胞癌
- 可出现化生/恶性软骨，但肿瘤呈息肉样，伴梭形细胞增生
- 角蛋白免疫反应阳性率为70%

软骨化生
- 声带内多灶性弹性软骨结节，有周围组织包绕（非肿物）

分级

低级
- 细胞量轻度增加，轻度多形性

中级
- 中度细胞量，中度多形性，软骨间质减少

高级
- 高度细胞量，重度多形性，有丝分裂象和坏死增加

参考文献

1. Delaere P et al: Organ preservation surgery for advanced unilateral glottic and subglottic cancer. Laryngoscope. 117(10): 1764–9, 2007
2. Sauter A et al: Chondrosarcoma of the larynx and review of the literature. Anticancer Res. 27(4C): 2925–9, 2007
3. Baatenburg de Jong RJ et al: Chondroma and chondrosarcoma of the larynx. Curr Opin Otolaryngol Head Neck Surg. 12(2): 98–105, 2004
4. Casiraghi O et al: Chondroid tumors of the larynx: a clinicopathologic study of 19 cases, including two dedifferentiated chondrosarcomas. Ann Diagn Pathol. 8(4): 189–97, 2004
5. Garcia RE et al: Dedifferentiated chondrosarcomas of the larynx: a report of two cases and review of the literature. Laryngoscope. 112(6): 1015–8, 2002
6. Thompson LD et al: Chondrosarcoma of the larynx: a clinicopathologic study of 111 cases with a review of the literature. Am J Surg Pathol. 26(7): 836–51, 2002
7. Rinaldo A et al: Laryngeal chondrosarcoma: a 24-year experience at the Royal National Throat, Nose and Ear Hospital. Acta Otolaryngol. 120(6): 680–8, 2000
8. Kozelsky TF et al: Laryngeal chondrosarcomas: the Mayo Clinic experience. J Surg Oncol. 65(4): 269–73, 1997
9. Lewis JE et al: Cartilaginous tumors of the larynx: clinicopathologic review of 47 cases. Ann Otol Rhinol Laryngol. 106(2): 94–100, 1997
10. Devaney KO et al: Cartilaginous tumors of the larynx. Ann Otol Rhinol Laryngol. 104(3): 251–5, 1995

软骨肉瘤

影像学、大体和显微镜下特点

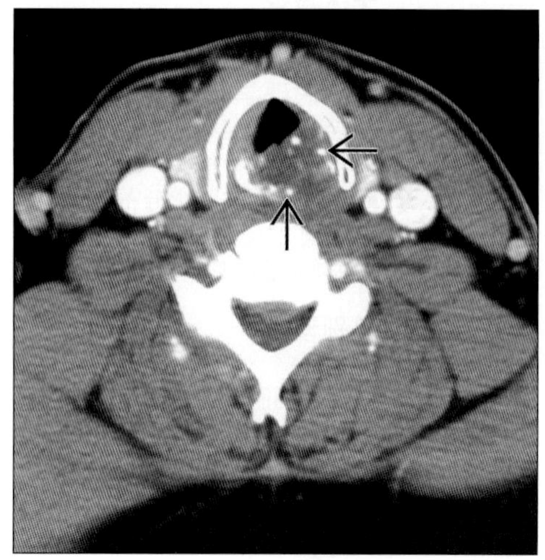

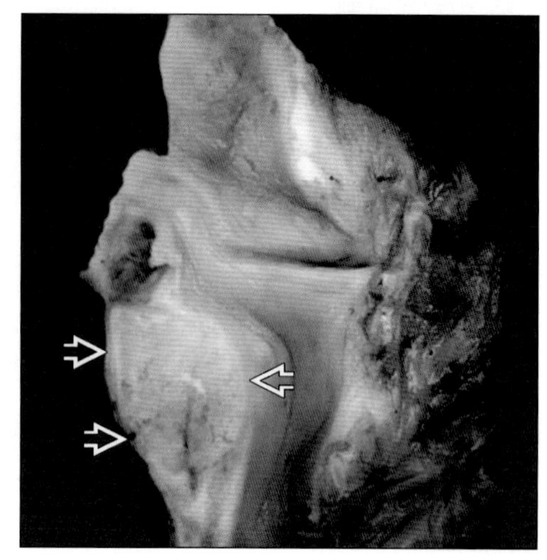

（左图）放射学影像显示环状软骨后板被肿瘤破坏。注意点状钙化➡。（右图）环状软骨肿瘤的大体照片➡

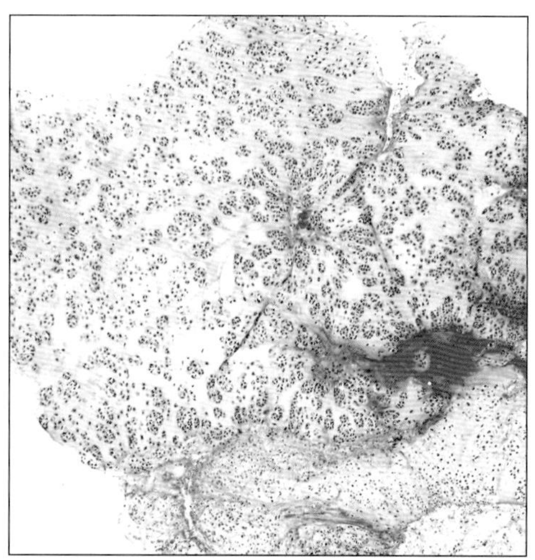

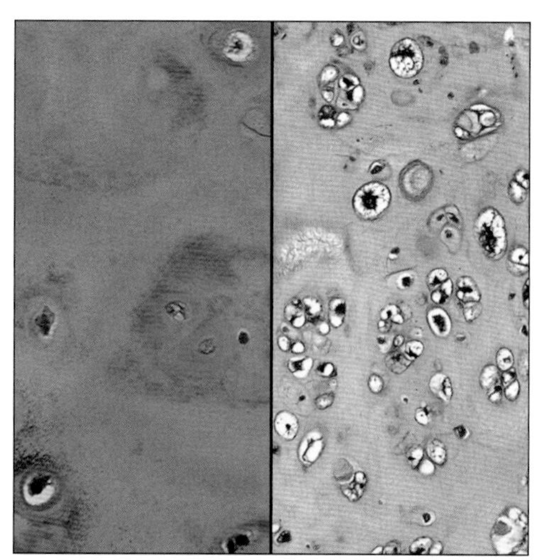

（左图）HE染色显示高细胞量的软骨源性肿瘤。（右图）HE染色显示正常软骨（左）和肿瘤软骨（右）。显示软骨陷窝增多，核质比增加

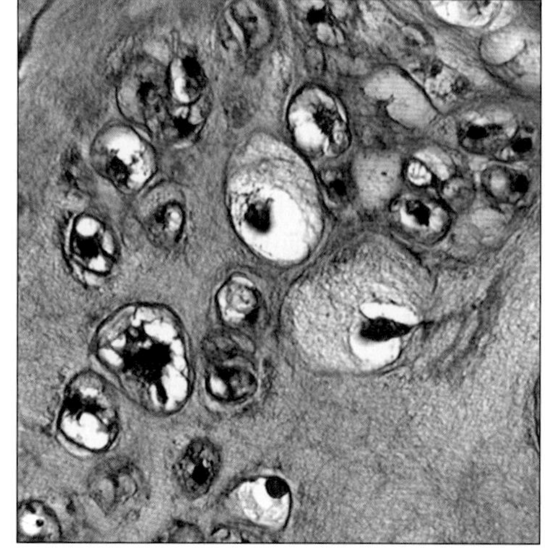

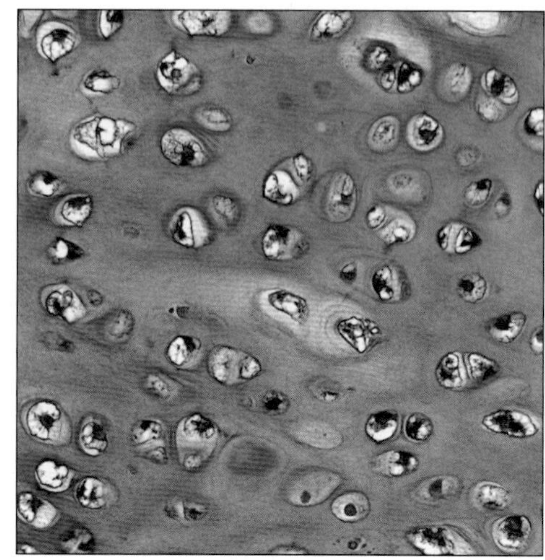

（左图）HE染色显示I级软骨肉瘤中扩大陷窝腔内的非典型核。（右图）HE染色显示该I级软骨肉瘤中陷窝紊乱，细胞量增加

软骨肉瘤

显微镜下及免疫组织化学特征

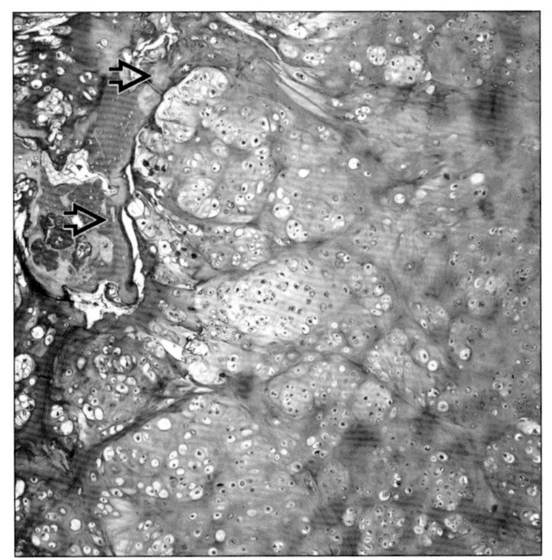

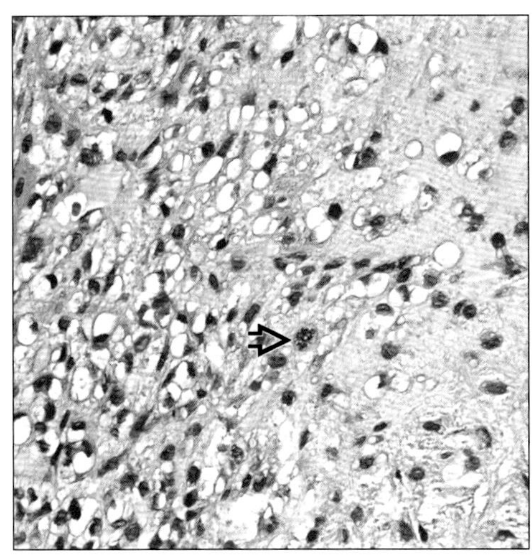

（左图）HE染色显示在该I级软骨肉瘤中，软骨肿瘤破坏骨质[⇨]，其中细胞量增加。（右图）HE染色显示在该II级软骨肉瘤中细胞量增加，单个的有丝分裂象[⇨]

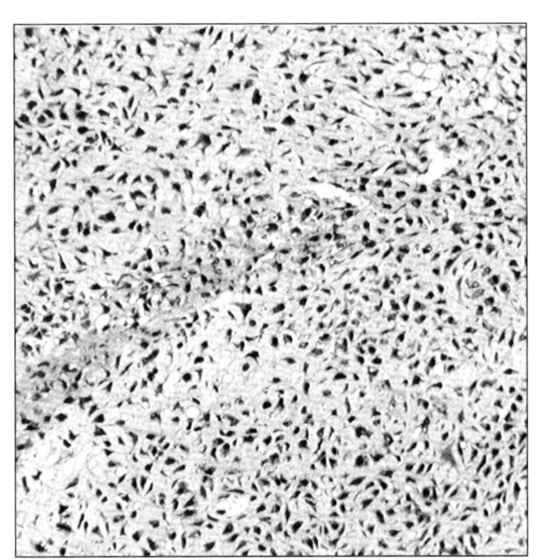

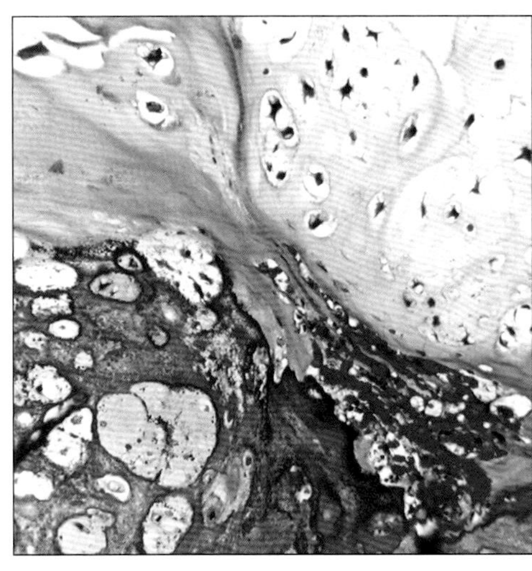

（左图）HE染色显示该III级软骨肉瘤中细胞量显著增加，陷窝腔紊乱。（右图）HE染色显示软骨瘤中的缺血性改变（左下），紧邻软骨肉瘤（右上）

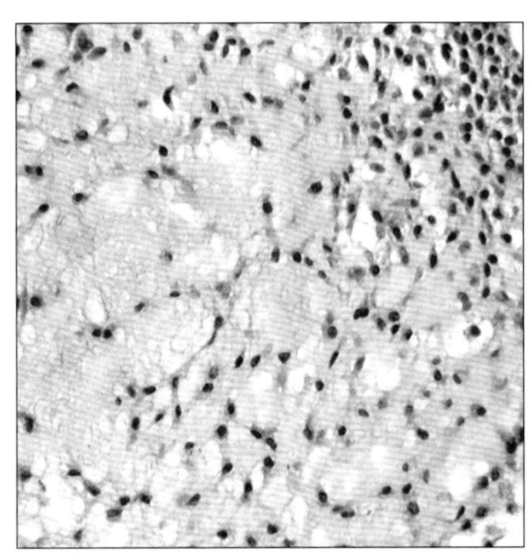

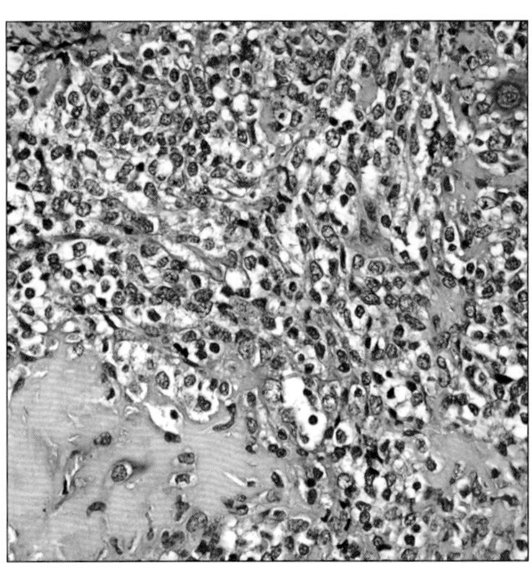

（左图）HE染色可见"串珠样"表现，诊断为黏液型软骨肉瘤。（右图）HE染色显示与软骨相关的"小圆蓝细胞"群，诊断为间叶型软骨肉瘤。未分化型软骨肉瘤与此不同，为梭形细胞群（肉瘤）

转移性/继发性肿瘤

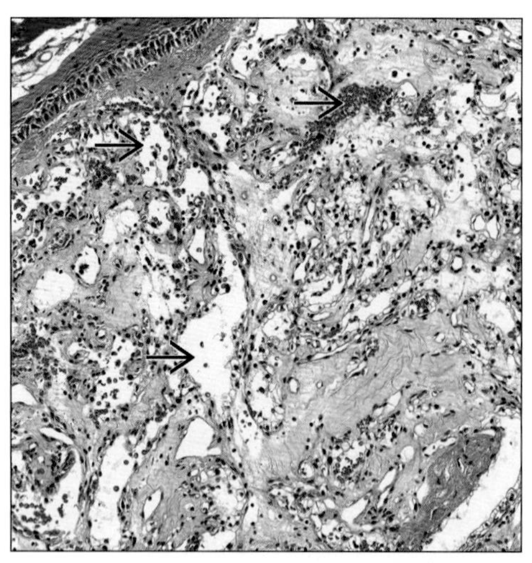

HE染色显示完整的鳞状黏膜覆盖富血管化的转移性肾透明细胞癌。注意血管化的肿瘤腔→。

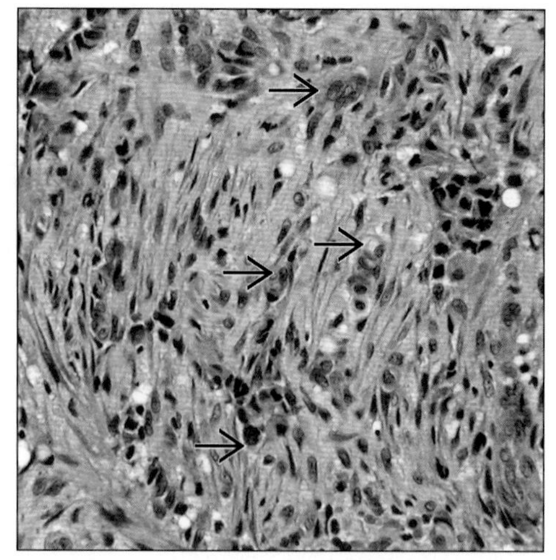

视野中可见腺癌细胞浸润→。肿瘤原发于乳腺。大量的成纤维细胞性间质分割肿瘤细胞。

专业术语

定义

- 起源于其他部位，但又不相延续的、累及喉及喉咽的继发肿瘤
  - 根据定义不包括淋巴瘤和白血病

临床表现

流行病学

- 发病率
  - 不常见
    - 在所有喉部恶性肿瘤中小于0.2%
- 年龄
  - 老年人多见，与其他部位的肿瘤发生增加相关
- 性别
  - 男性多于女性（2∶1）

部位

- 黏膜–黏膜下
  - 声门上最常见（40%）
  - 声门下（20%）
  - 声门（10%）
- 软骨
  - 常见于软骨内成骨区域
- 喉内多灶性常见
  - 约占35%

症状

- 声嘶
- 发音改变
- 呼吸困难
- 喘鸣

治疗

- 选择、风险及并发症
  - 罕见情况下，喉部转移是仅有的孤立转移
    - 最常见的为肾癌
- 手术方式
  - 切除以缓解症状

预后

- 与原发疾病相关，但常部分与转移病变相关
- 预后通常不好
  - 但肾癌除外，孤立转移灶预后良好

大体检查

一般特征

- 黏膜下肿物
- 表面上皮通常完整

组织病理学检查

组织学特征

- 肿瘤类型决定组织学特点
- 最常见的肿瘤是黑色素瘤或癌
  - 黑色素瘤（40%）
  - 肾（13%）
  - 乳腺（9%）
  - 肺（8%）
  - 前列腺（7%）
  - 胃肠道（结肠和胃）（6%）
- 在癌中，腺癌最常见，而这种肿瘤类型在喉部原发肿瘤中不常见
- 间叶性肿瘤很少转移到喉
  - 平滑肌肉瘤是最常见转移的间叶性病变

转移性/继发性肿瘤

要点

专业术语

- 起源于其他部位，但又不相延续的、累及喉及喉咽的继发肿瘤
  - 根据定义不包括淋巴瘤和白血病

临床表现

- 不常见（在所有喉部恶性肿瘤中不到0.2%）
- 男性多于女性（2∶1）
- 声门上最常见（40%）
- 预后通常不好

组织病理学检查

- 肿瘤类型决定组织学特点
- 最常见的肿瘤是黑色素瘤或癌
  - 黑色素瘤（40%）
  - 肾（13%）
  - 乳腺（9%）
  - 肺（8%）

鉴别诊断

原发肿瘤

- 原发低分化肿瘤须与转移性肿瘤鉴别
  - 可通过组织学、影像学、免疫组织化学进行鉴别
  - 喉部原发腺癌少见
  - 原发于唾液腺的肿瘤类型常见

直接扩散

- 甲状腺肿瘤（特别是髓样癌）必须区分原发病变和转移病变
  - 通常需要结合影像学，仅凭免疫组织化学是不够的
    - 喉部原发非典型类癌通常降钙素免疫反应阳性
    - 甲状腺肿瘤降钙素在血清中水平升高而在原发喉癌中阴性
- 食管鳞癌可扩散至喉
- 血液系统肿瘤（淋巴瘤和浆细胞瘤/多发性骨髓瘤）可与原发肿瘤相似
  - 临床、影像学或实验室检查常可解决这个问题

参考文献

1. Ferlito A et al: Primary and secondary small cell neuroendocrine carcinoma of the larynx: a review. Head Neck. 30(4): 518–24, 2008
2. Ramanathan Y et al: Laryngeal metastasis from a rectal carcinoma. Ear Nose Throat J. 86(11): 685–6, 2007
3. Marioni G et al: Laryngeal metastasis from sigmoid colon adenocarcinoma followed by peristomal recurrence. Acta Otolaryngol. 126(6): 661–3, 2006
4. Abbas A et al: Leiomyosarcoma of the larynx: A case report. Ear Nose Throat J. 84(7): 435–6, 440, 2005
5. Sano D et al: A case of metastatic colon adenocarcinoma in the larynx. Acta Otolaryngol. 125(2): 220–2, 2005
6. Prescher A et al: Laryngeal prostatic cancer metastases: an underestimated route of metastases? Laryngoscope. 112(8Pt 1): 1467–73, 2002
7. Nicolai P et al: Metastatic neoplasms to the larynx: report of three cases. Laryngoscope. 106(7): 851–5, 1996
8. Bern á ldez R et al: Pulmonary carcinoma metastatic to the larynx. J Laryngol Otol. 108(10): 898–901, 1994
9. Marlowe SD et al: Metastatic hypernephroma to the larynx: an unusual presentation. Neuroradiology. 35(3): 242–3, 1993
10. Batsakis JG et al: Metastases to the larynx. Head Neck Surg. 7(6): 458–60, 1985
11. Ritchie WW et al: Uterine carcinoma metastatic to the larynx. Laryngoscope. 95(1): 97–8, 1985
12. Coakley JF et al: Metastasis to the larynx from a prostatic carcinoma. A case report. J Laryngol Otol. 98(8): 839–42, 1984
13. Abemayor E et al: Metastatic cancer to the larynx. Diagnosis and management. Cancer. 52(10): 1944–8, 1983

影像图库

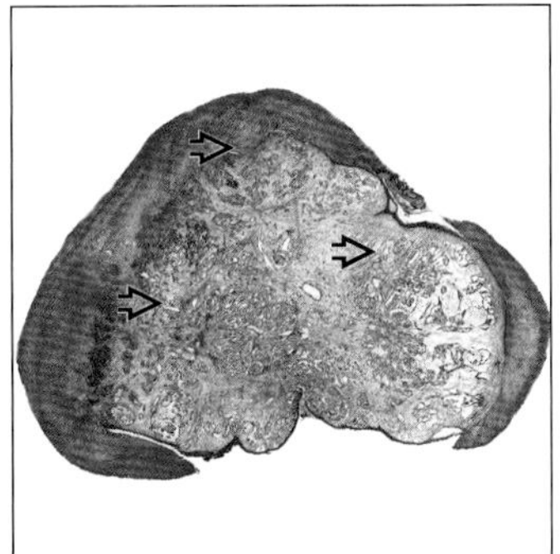

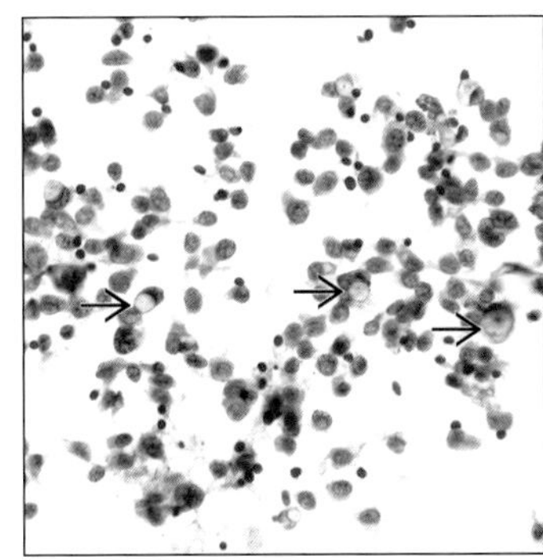

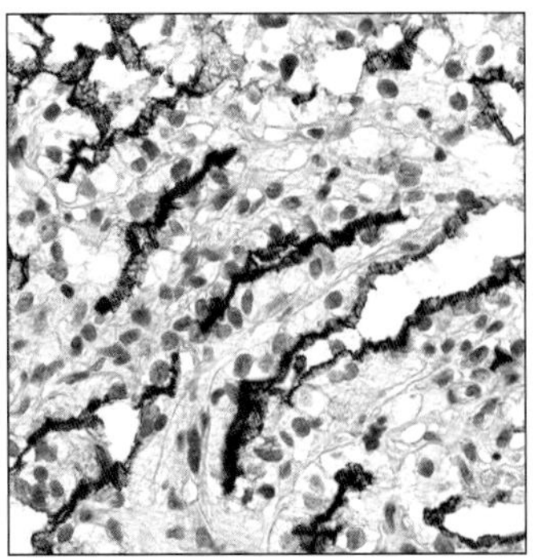

（左图）HE染色显示息肉样肿物伴溃疡。肿瘤增生填满息肉间质➩。这是转移性肾透明细胞癌伴血管化间质。（中图）巴氏细胞涂片显示乳腺癌喉转移的细胞质中的黏蛋白空泡➞。（右图）CD10显示强的膜反应，可以帮助确定肾转移癌的诊断

喉标本的检查方案

喉（声门上、声门、声门下）

切开活检，切除活检，切除术

标本（选取所有相关项）

___ 喉，声门上

___ 喉，声门

___ 喉，声门下

___ 其他（说明）_______________

___ 未说明

接收状态

___ 新鲜

___ 福尔马林浸泡

___ 其他（说明）_______________

获取方法（选取所有相关项）

___ 切开活检

___ 切除活检

___ 切除术

  ___ 剥脱（声门）

  ___ 经口激光切除（声门）

  ___ 声门上喉切除术

  ___ 垂直半喉切除（侧别）_____

  ___ 部分喉切除（类型）_____

  ___ 全喉切除

___ 颈部（淋巴结清扫）（说明）_______________

___ 其他（说明）_______________

*** 标本完整性**

*___ 完整

*___ 破碎

喉切除术

___ 开放

___ 非开放

标本大小

  最大径：___cm × ___cm × ___cm

  * 额外径（如不止一个部分）：___cm × ___cm × ___cm

肿瘤侧别（选取所有相关项）

___ 右侧

___ 左侧

___ 双侧

  贯声门

  ___ 是

  ___ 否

___ 中线

___ 未说明

肿瘤部位（选取所有相关项）

___ 喉，声门上

  ___ 会厌

    ___ 舌面

    ___ 喉面

  ___ 杓会厌襞

  ___ 杓状软骨

  ___ 室带

喉标本的检查方案

____ 喉室
____ 喉，声门
____ 声带
____ 前联合
____ 后联合
____ 喉，声门下
____ 其他（说明）____________________________
____ 未说明

肿瘤灶

____ 单灶
____ 双侧
____ 多灶（说明）____________________________
____ 未说明

肿瘤大小

最大径：______ cm
* 额外径：______ cm × ______ cm
____ 不能确定

肿瘤描述（选取所有相关项）

* 大体类型
*____ 息肉样
*____ 外生性
*____ 内生性
*____ 溃疡性
*____ 无柄的
*____ 其他（说明）____________________________

* **肿瘤大体范围**

* 说明____________________________

组织学类型（选取所有相关项）

____ 经典鳞状细胞癌
____ 鳞状细胞癌亚型
*____ 棘层松解型鳞状细胞癌
*____ 腺鳞癌
*____ 基底样鳞状细胞癌
*____ 乳头状鳞状细胞癌
*____ 梭形细胞鳞状细胞癌
*____ 疣状鳞状细胞癌
____ 巨细胞癌
____ 淋巴上皮癌（非鼻咽）
____ 神经内分泌癌
____ 经典类癌（高分化神经内分泌癌）
____ 非典型类癌（中分化神经内分泌癌）
____ 神经内分泌型小细胞癌（低分化神经内分泌癌）
____ 联合（或组成性）神经内分泌型小细胞癌
____ 黏膜恶性黑色素瘤
____ 小唾液腺癌
____ 腺样囊性癌
____ 黏液表皮样癌
____ 低级别
____ 中级别
____ 高级别

喉标本的检查方案

____ 其他（说明）____________________________
____ 其他癌（说明）____________________________
____ 类型不能确定的癌____________________________
组织学级别
____ 不适用
____ GX：不能评价
____ G1：高分化
____ G2：中分化
____ G3：低分化
____ 其他（说明）____________________________
* **镜下肿瘤范围**
* 说明____________________________
切缘（选取所有相关项）
____ 不能评价
____ 浸润癌未累及切缘
距最近切缘：______ mm 或______ cm
如果可能，说明切缘，每个方向：____________________________
____ 浸润癌累及切缘
如果可能，说明切缘，每个方向：____________________________
____ 原位癌（含中度和重度不典型增生）未累及切缘†
距最近切缘：______ mm 或______ cm
如果可能，说明切缘，每个方向：____________________________
____ 原位癌（含中度和重度不典型增生）累及切缘†
如果可能，说明切缘，每个方向：____________________________
____ 不适用
* **治疗效果（适用于采取新辅助治疗的癌）**
*____ 无效
*____ 有效（说明）____________________________
*____ 不确定
淋巴血管侵犯
____ 无
____ 有
____ 不确定
神经侵犯
____ 无
____ 有
____ 不确定
淋巴结，结外扩散
____ 无
____ 有
____ 不确定
病理分期（pTNM）
TNM 描述（仅当适用时）（选取所有相关项）
____ m（多发原发瘤）
____ r（复发）
____ y（治疗后）
原发瘤（pT）
____ pTX：不能评价
____ pT0：无原发瘤证据
____ pTis：原位癌

喉标本的检查方案

除黏膜恶性黑色素瘤外所有癌

原发肿瘤（pT）：声门上

____ pT1：肿瘤局限于声门上区 1 个亚区，声带运动正常

____ pT2：肿瘤累及声门上超过 1 个相邻亚区或声门或超出声门上区域（如舌根黏膜、会厌谷、梨状窝内侧壁），喉未固定

____ pT3：肿瘤局限于喉内伴声带固定和（或）侵犯下列任一部位环后区、会厌前间隙、声门旁间隙和（或）甲状软骨内板

____ pT4a：中晚期局部病变；肿瘤突破甲状软骨和（或）侵犯喉外组织（如气管、颈部软组织含深部舌外肌、带状肌、甲状腺或食管）

____ pT4b：极晚期局部病变；肿瘤侵犯椎前间隙，包绕颈动脉，或侵犯纵隔结构

原发肿瘤（pT）：声门

____ pT1：肿瘤局限于声带（可累及前联合或后联合），声带运动正常

____ pT1a：肿瘤局限于一侧声带

____ pT1b：肿瘤累及双侧声带

____ pT2：肿瘤累及声门上和（或）声门下和（或）声带运动受限

____ pT3：肿瘤局限于喉内伴声带固定和（或）侵犯声门旁间隙和（或）甲状软骨微小侵犯（如内板）

____ pT4a：中晚期局部病变；肿瘤突破甲状软骨外板和（或）侵犯喉外组织（如气管、颈部软组织含深部舌外肌、带状肌、甲状腺或食管）

____ pT4b：极晚期局部病变；肿瘤侵犯椎前间隙，包绕颈动脉，或侵犯纵隔结构

原发肿瘤（pT）：声门下

____ pT1：肿瘤局限于声门下

____ pT2：肿瘤累及声带，声带运动正常或受限

____ pT3：肿瘤局限于喉内伴声带固定

____ pT4a：中晚期局部病变；肿瘤侵犯环状软骨或甲状软骨和（或）侵犯喉外组织（如气管、颈部软组织含深部舌外肌、带状肌、甲状腺或食管）

____ pT4b：极晚期局部病变；肿瘤侵犯椎前间隙，包绕颈动脉，或侵犯纵隔结构

区域淋巴结（pN）††

____ pNX：不能评价

____ pN0：无区域淋巴结转移

____ pN1：同侧单个淋巴结转移，最大径不超过 3cm

____ pN2：同侧单个淋巴结转移，最大径大于 3cm 但不超过 6cm，或同侧多个淋巴结转移，最大径不超过 6cm，或双侧或对侧淋巴结转移，最大径不超过 6cm

____ pN2a：同侧单个淋巴结转移，最大径大于 3cm 但不超过 6cm

____ pN2b：同侧多个淋巴结转移，最大径不超过 6cm

____ pN2c：双侧或对侧淋巴结转移，最大径不超过 6cm

____ pN3：转移淋巴结最大径大于 6cm

说明：检查数______

阳性数______

* 最大的阳性淋巴结大小（最大径）______

远处转移（pM）

____ 不适用

____ pM1：远处转移

* 说明部位，如果知晓______________________________

* 转移标本来源（说明）______________________________

黏膜恶性黑色素瘤

原发肿瘤（pT）

____ pT3：黏膜病变

____ pT4a：中晚期病变；肿瘤累及深部软组织、软骨、骨或表面皮肤

喉标本的检查方案

____ pT4b：极晚期病变；肿瘤侵犯脑、硬膜、颅底、后组脑神经（Ⅸ、Ⅹ、Ⅺ、Ⅻ）、咀嚼肌间隙、颈动脉、椎前间隙或纵隔结构

区域淋巴结（pN）

____ pNX：区域淋巴结无法评价

____ pN0：无区域淋巴结转移

____ pN1：有区域淋巴结转移

远处转移（pM）

____ 不适用

____ pM1：有远处转移

* 说明部位，如果知晓____________________________

* 转移标本来源（说明）____________________________

*** 其他病理学特点（选取所有相关项）**

*____ 无

*____ 角化性非典型增生

*____ 轻度

*____ 中度

*____ 重度（原位癌）

*____ 非角化性不典型增生

*____ 轻度

*____ 中度

*____ 重度（原位癌）

*____ 炎症（说明类型）____________________________

*____ 鳞状化生

*____ 上皮增生

*____ 菌落形成

*____ 真菌

*____ 细菌

*____ 其他（说明）____________________________

*** 辅助检查**

* 说明类型____________________________

* 说明结果____________________________

*** 临床史（选取所有相关项）**

*____ 新辅助治疗

*____ 是（说明类型）____________________________

*____ 否

*____ 不确定

*____ 其他（说明）____________________________

* 带星号的项目不是必须。但是，这些因素可能在临床上很重要，只是尚未确证或常规用于患者处置。† 仅适用于鳞状细胞癌及其组织学亚型。†† 上纵隔淋巴结视作区域淋巴结（Ⅶ区）。中线淋巴结视作同侧淋巴结。获得美国病理学家学会允许并改编，“喉癌标本检查流程”。网上数据发表于 2009 年 10 月。www.cap.org

喉标本的检查方案

解剖分期/预后分组；分期组：声门上、声门、声门下，除黏膜恶性黑色素瘤外的所有癌

分期	**T**	**N**	**M**
0 期	Tis	N0	M0
Ⅰ期	T1	N0	M0
Ⅱ期	T2	N0	M0
Ⅲ期	T1	N1	M0
	T2	N1	M0
	T3	N0, N1	M0
Ⅳ A 期	T1, T2, T3	N2	M0
	T4a	N0, N1, N2	M0
Ⅳ B 期	T4b	任何 N	M0
	任何 T	N3	M0
Ⅳ C 期	任何 T	任何 N	M1

改编自 AJCC 分期表第 7 版

解剖分期/预后分组；分期组：黏膜恶性黑色素瘤

分期	T	N	M
Ⅲ期	T3	N0	M0
Ⅳ A 期	T4a	N0	M0
	T3–T4a	N1	M0
Ⅳ B 期	T4b	任何 N	M0
Ⅳ C 期	任何 T	任何 N	M1

改编自 AJCC 分期表第 7 版

喉标本的检查方案

解剖和肿瘤分期图

（左图）基本的喉部解剖标志用于准确分区和描述肿瘤位置及分期。声带把肿瘤分为声门上、声门、声门下，这是最有用的分期参考。侵犯软骨或穿透膜性结构也会改变肿瘤分期。（右图）一个大的声门上区肿瘤占满了会厌喉面，并侵犯甲状舌骨膜

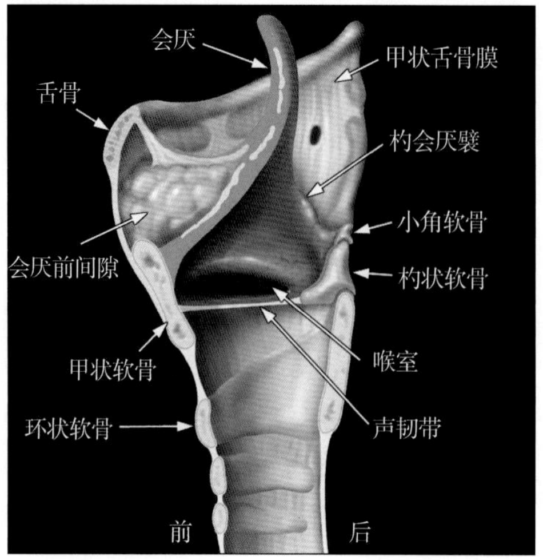

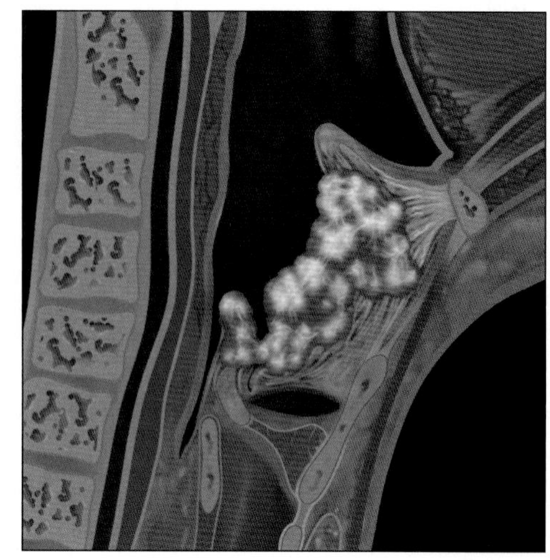

（左图）通过声带中点的喉部冠状位图，显示解剖间隔和特殊屏障，这在记录原发肿瘤时非常重要。声门上、声门、声门下用于肿瘤分期。（右图）冠状位图显示贯声门鳞状细胞癌，累及声带➡和室带➡（贯声门），并侵犯甲状软骨和声门旁间隙

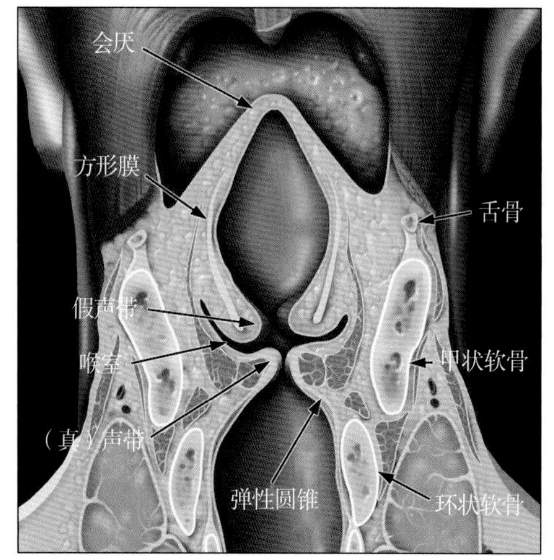

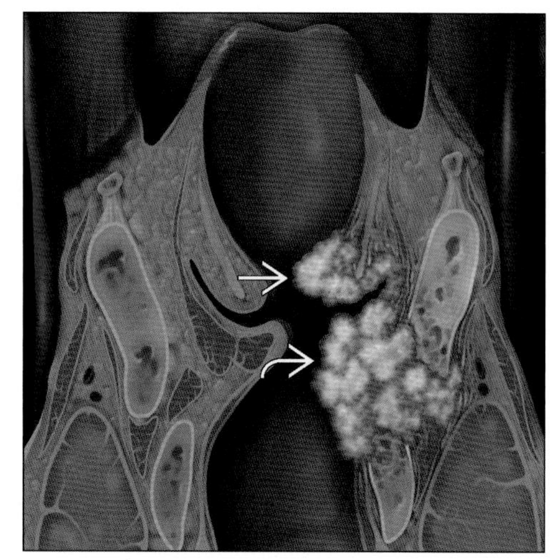

（左图）轴位图显示喉的不同的间隔和屏障。这些参照在喉部肿瘤分期中很重要。自然屏障可以容纳肿瘤或被侵犯，提示转移扩散的特殊路径。（右图）喉镜图显示声门区被大块肿瘤占据，并取代声带

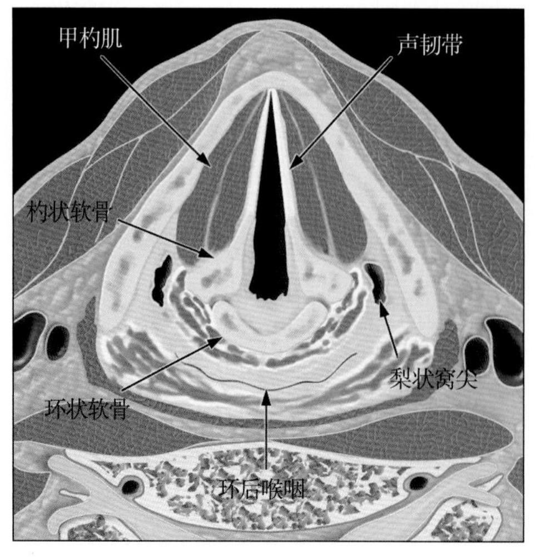

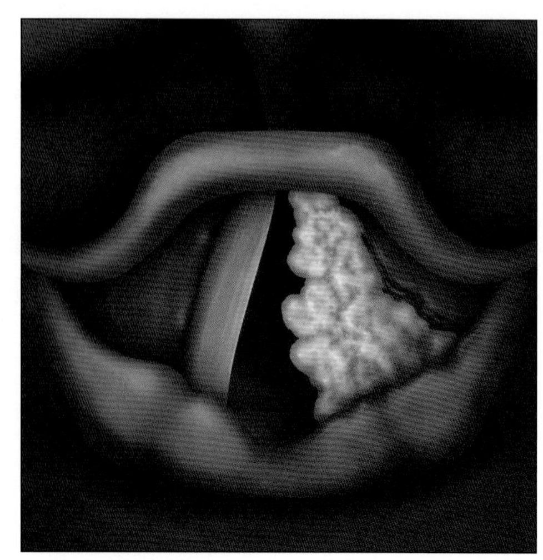

第4章　口腔

张　洋　焦守恕　译　　何春燕　李　雪　何小金　审校

先天性和遗传性疾病

感染性疾病

炎症免疫功能障碍

反应性疾病

非肿瘤性病变

良性肿瘤

恶性肿瘤

唇和口腔标本检查

异位（舌）甲状腺

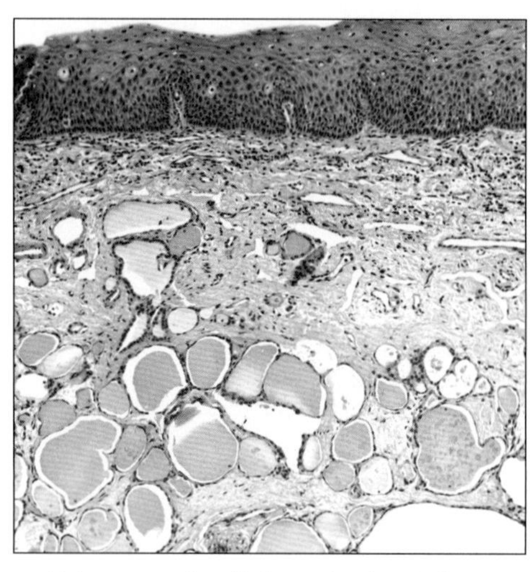

HE染色显示舌异位甲状腺。正常的复层鳞状上皮覆盖在良性的、无包膜的甲状腺滤泡之上，在周围结缔组织和肌肉之间相互交错

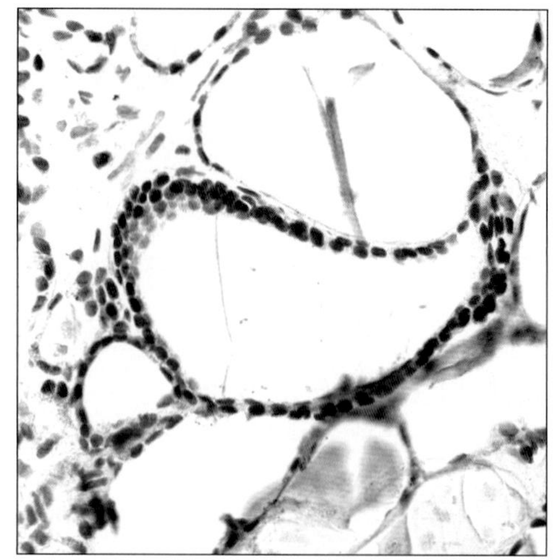

TTF-1免疫组织化学染色显示滤泡细胞核强阳性，虽然免疫组织化学已经很少用于证实甲状腺起源的细胞

专业术语

定义

- 异位（舌）甲状腺是指在胚胎发育过程中，甲状腺未能下降至正常的喉前方区域，是一种发育异常

病因/发病机制

发育异常

- 在胚胎发生期，甲状腺组织从位于舌背侧中线区的盲孔沿着甲状舌管下降
- 异位的甲状腺组织可以出现在沿甲状舌管走行的任意部位
  - 90%以上出现在舌
    - 大部分出现在盲孔和会厌之间
    - 很少一部分出现在盲孔前方

发病机制

- 甲状腺下降失败的原因尚不明确
  - 关于在先天性甲状腺疾病的发展过程中，母体甲状腺可能起到了阻断免疫球蛋白作用的假说尚有争议

临床表现

流行病学

- 发病率
  - 不常见，报道发病率为1/10万
- 年龄
  - 可见于各个年龄段（平均44岁）
- 性别
  - 女性多于男性（约7∶1）

部位

- 舌背侧中线后2/3

症状

- 吞咽困难是最常见的症状
- 如果甲状腺增大可能导致呼吸困难
- 异物感或癔球症
- 发音困难
- 睡眠呼吸暂停
- 有出血可能
- 1/3的异位（舌）甲状腺患者存在甲状腺功能减退
  - 75%以上的异位（舌）甲状腺是有功能的

治疗

- 选择、风险及并发症
  - 术前检查包括^{99m}Tc甲状腺扫描或放射性碘的检查
    - 能够检测出正常甲状腺组织（如果存在）
    - 能够检测出任何其他可能的异位甲状腺组织
  - 手术切开活检可能导致异位（舌）甲状腺的坏死或脱落
  - 细针穿刺活检能证实异位甲状腺的诊断
- 手术方式
  - 对有症状的患者应采用手术切除
    - 口腔内入路或经咽部切开入路
    - 对无正常甲状腺的患者，推荐颈部肌肉内的自体移植
- 放射治疗
  - ^{131}I能够使肿块缩小
    - 对非手术患者有治疗作用
    - 此治疗方式是非选择性的，对正常位置的正常甲状腺组织也会产生影响
- 抑制疗法
  - 甲状腺素能够缩小肿块体积，从而达到缓解症状的治疗作用

预后

- 预后好
- 很少恶变（＜1%）

异位（舌）甲状腺

要点

专业术语

- 异位（舌）甲状腺是指在胚胎发育过程中，甲状腺未能下降至正常的喉前方区域，是一种发育异常

病因/发病机制

- 在胚胎发生期，甲状腺组织从位于舌背侧中线区的盲孔沿着甲状舌管下降

临床表现

- 不常见，报道发病率为1/10万
- 可见于各个年龄段（平均44岁）

组织病理学检查

- 类似正常的甲状腺组织
- 无包膜

鉴别诊断

- 显微镜下表现是特异性的

组织病理学检查

组织学特点

- 类似正常的甲状腺组织
  - 大小不同的滤泡，内衬立方上皮
  - 腔内含有蛋白质胶冻样物
- 无包膜
- 甲状腺组织在黏膜下层，也可能延伸进入舌骨肌
- 可能呈结节状，细胞显著增多（临床性的甲状腺肿）

辅助检查

免疫组织化学

- 细胞质中甲状腺球蛋白、低分子量细胞角蛋白和上皮细胞膜抗原阳性表达
- 细胞核TTF-1染色阳性

鉴别诊断

临床鉴别诊断

- 血管发育异常
  - 淋巴管瘤
  - 血管瘤
- 脓肿
- 舌扁桃体肥大

病理鉴别诊断

- 显微镜下表现是特异性的
- 排除甲状腺乳头状癌（罕见）

诊断要点

临床相关的病理特点

- 舌根处的结节性、充血性占位

病理学的解读要点

- 甲状腺滤泡外观正常，通常无包膜

参考文献

1. Iglesias P et al: Iodine 131 and lingual thyroid. J Clin Endocrinol Metab. 93(11): 4198–9, 2008
2. Rahbar R et al: Lingual thyroid in children: a rare clinical entity. Laryngoscope. 118(7): 1174–9, 2008
3. Kang HC: Lingual thyroid: marked response to suppression therapy. Thyroid. 14(5): 401–2, 2004
4. Abdallah–Matta MP et al: Lingual thyroid and hyperthyroidism: a new case and review of the literature. J Endocrinol Invest. 25(3): 264–7, 2002
5. Basaria S et al: Ectopic lingual thyroid masquerading as thyroid cancer metastases. J Clin Endocrinol Metab. 86(1): 392–5, 2001

影像图库

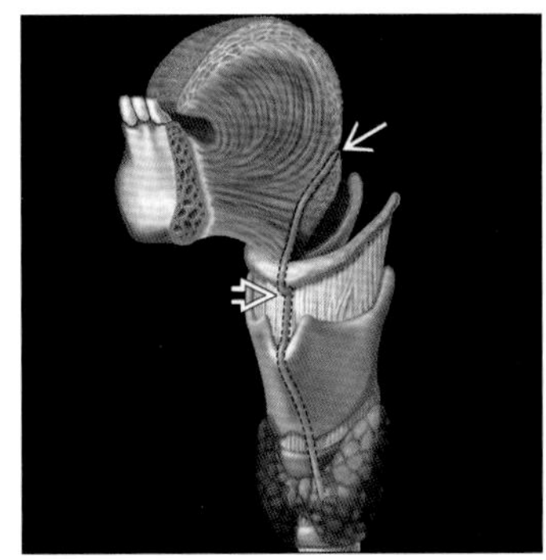

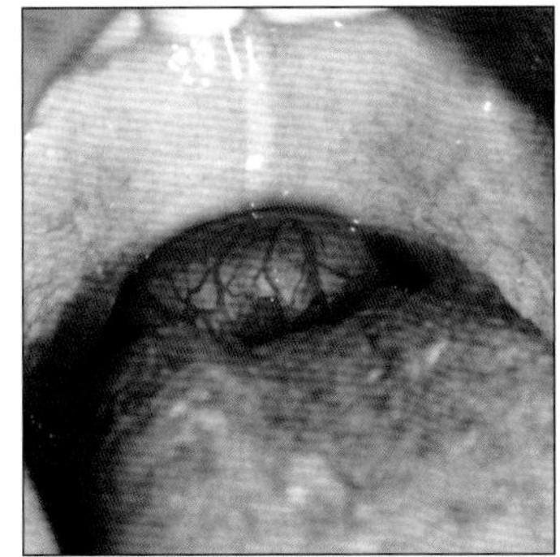

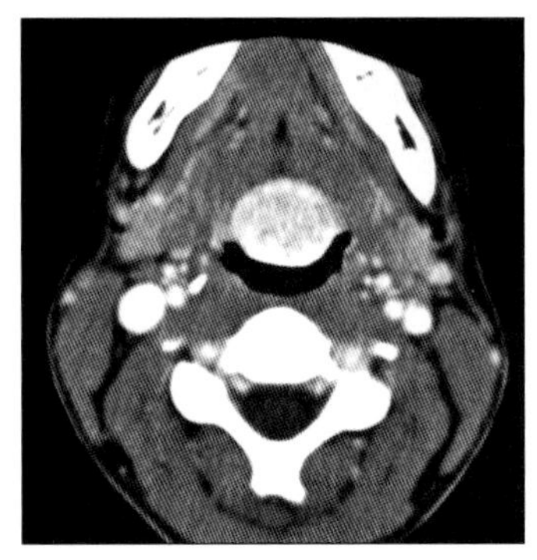

（左图）甲状腺组织从盲孔➡下降⇨到颈部正常位置的通路能够被追踪到。异位（舌）甲状腺累及舌根。（中图）临床照片显示一舌甲状腺，表现为光滑、无蒂、充血性占位，在舌背侧，即轮廓乳头的后方。（右图）异位（舌）甲状腺的轴位CT显示舌根处一个大的、有明确边界的肿块

白色海绵状斑痣

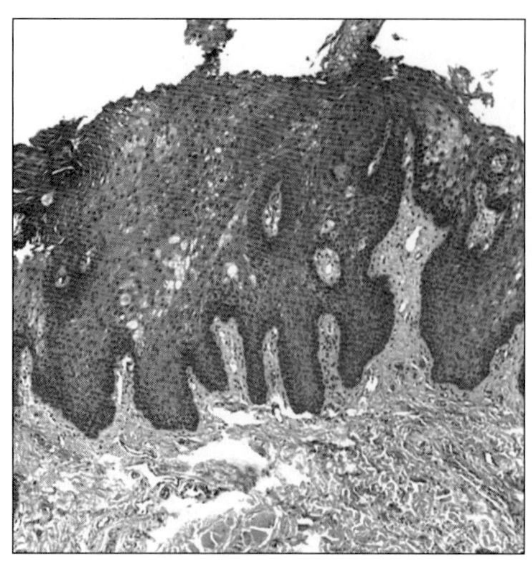

白色海绵状斑痣的低倍显微镜照片显示明显的角化不全、棘层肥厚、海绵层水肿及钝圆的大的上皮脚。炎性反应并不常见

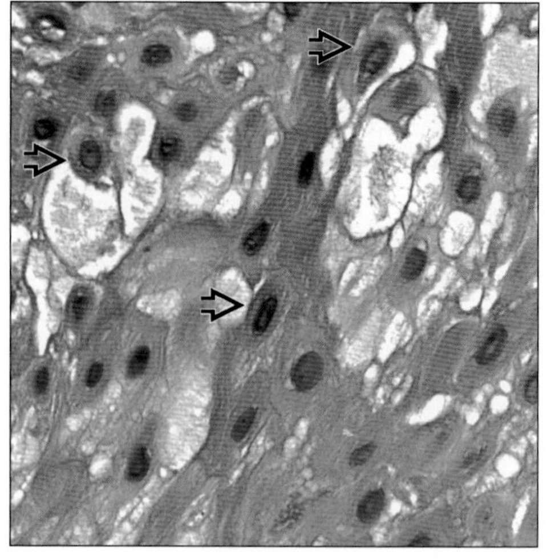

白色海绵状斑痣的高倍显微镜照片显示棘层明显空泡化及核周嗜酸性凝集物➡

专业术语

缩写
- 白色海绵状斑痣（WSN）

别名
- 加农病
- 家族性白色皱褶性黏膜发育不良
- 遗传性白斑病

定义
- 一种罕见的常染色体显性遗传性皮肤病，典型表现为明显的白斑病

病因/发病机制

常染色体显性遗传病
- 不完全外显
- 表现的变异性
- 新的突变发生

角蛋白4和角蛋白13基因突变
- 角蛋白4和角蛋白13是形成棘层特定1型和2型的角蛋白对
    - 有报道角蛋白4和角蛋白13的植入、丢失和替换

临床表现

流行病学
- 发病率
    - 尚不明确；是具有表现变异性的常染色体显性遗传病
- 年龄
    - 多起病于幼儿期
        - 发病很少持续到青春期

部位
- 非角化性鳞状上皮黏膜
- 颊黏膜是最常见的口腔内发病部位
    - 其他口腔内部位包括唇、舌、腭和口底
- 口腔外发病也曾有报道但并不常见
    - 喉、食管、鼻腔和肛门生殖器黏膜

症状
- 无临床症状

自然病程
- 急性发作期
- 青春期后病情恶化减轻

治疗
- 没有标准化的治疗
    - 维生素A和维A酸乳膏可能有治疗作用
    - 抗生素治疗成功率不确定
        - 抗生素能发挥抗炎作用
        - 青霉素、氨苄西林和四环素

预后
- 疾病进展通常在青春期后停止
- 未见恶变的报道

组织病理学检查

组织学特点
- 明显的角化不全和棘层肥厚
- 棘层细胞空泡化或透明变
- 基底膜完整
- 结缔组织内通常没有炎症

白色海绵状斑痣

要点

专业术语
- 一种罕见的常染色体显性遗传性皮肤病，以明显的白斑病为典型表现

临床表现
- 进入青春期后疾病进展将会停止
- 没有恶变的报道

组织病理学检查
- 明显的角化不全和棘层肥厚
- 棘层细胞空泡化或透明变

辅助检查
- 巴氏染色下可见核周特征性角蛋白张力丝凝聚物

鉴别诊断
- 遗传性良性上皮内角化不良
- 白斑水肿
- 口腔毛状白斑

辅助检查

细胞学
- 用巴氏染色法进行脱落细胞学研究
  - 核周角蛋白张力丝凝聚物是病理特点
    - 这个特征在细胞学检查中比组织切片更明显

电镜
- 核周嗜酸性凝聚物为成团的角蛋白张力原纤维
- 仅见于棘层的浅表层

鉴别诊断

遗传性良性上皮内角化不良
- 角化不良的细胞见于棘层上部
  - 角化不良的细胞表现为被相邻的上皮细胞所包围（“细胞内细胞”）
- 结膜病变表现为胶状斑块

白斑水肿
- 经常出现在口腔内的颊黏膜
  - 是正常黏膜有水肿
- 过度角化不全
- 显著的细胞内水肿，伴有大空泡细胞
- 没有核周嗜酸性凝聚物

口腔毛状白斑
- 在棘层上部可见气球样细胞
- EB病毒阳性

诊断要点

临床相关的病理特点
- 年龄分布
  - 通常在儿童期无意中发现
- 大体外观
  - 弥漫性增厚的斑块伴有波纹状或皱褶表面

病理学的解读要点
- 浅表上皮部可见核周的凝聚物
- 没有不典型增生
- 对脱落细胞进行巴氏染色的特征性检查

参考文献

1. López Jornet P: White sponge nevus: presentation of a new family. Pediatr Dermatol. 25(1): 116–7, 2008
2. Martelli H Jr et al: White sponge nevus: report of a three-generation family. Oral Surg Oral Med Oral Pathol Oral Radiol Endod. 103(1): 43–7, 2007
3. Smith F: The molecular genetics of keratin disorders. Am J Clin Dermatol. 4(5): 347–64, 2003

影像图库

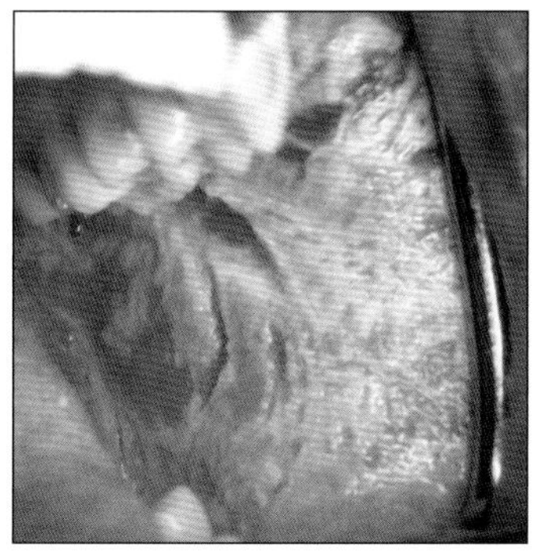

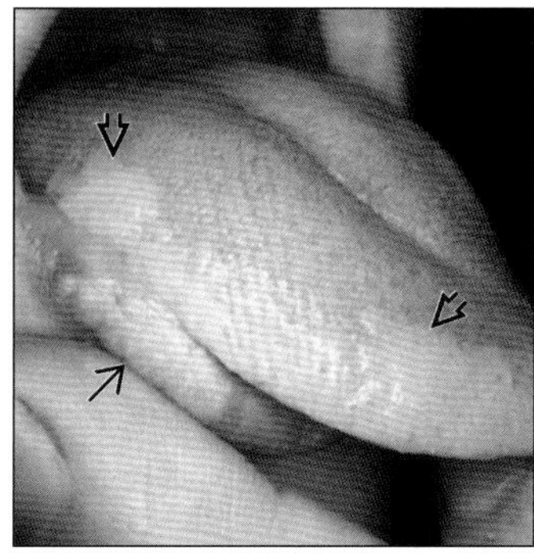

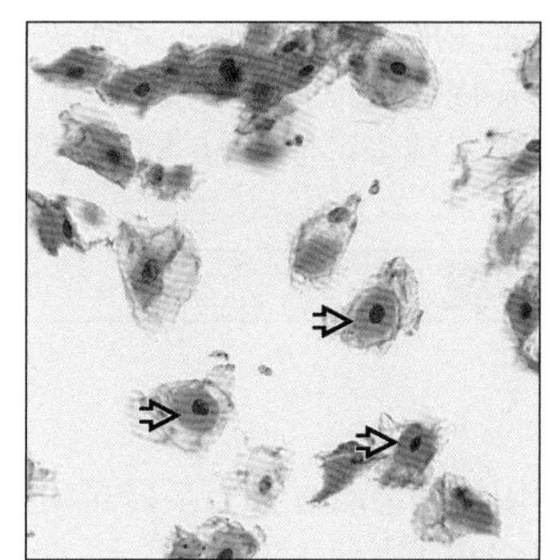

（左图）临床图片显示白色海绵状斑痣，颊黏膜上表现为厚重的白色的褶曲的斑块。（中图）虽然不像颊黏膜那样常见，白色海绵状斑痣也可以发生在口腔其他部位，包括唇→和舌⇨。（右图）脱落细胞巴氏染色显示明显的特征性核周角蛋白张力细丝嗜酸性凝聚⇨。（Courtesy B. W. Neville DDS）

毛状白斑

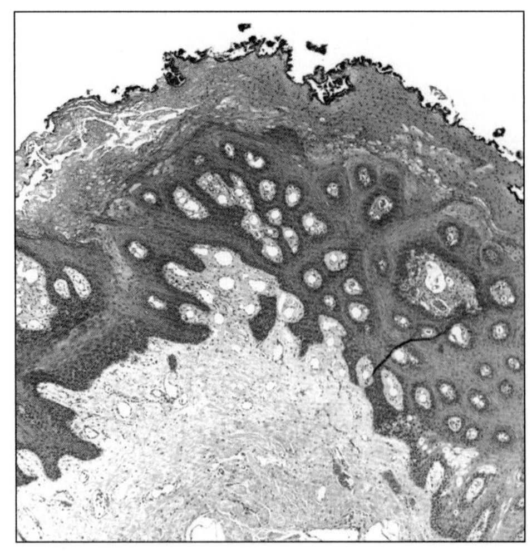

口腔毛状白斑以角化不全及上皮的过度生长、皱缩为特点。可见上皮表面增殖的细菌

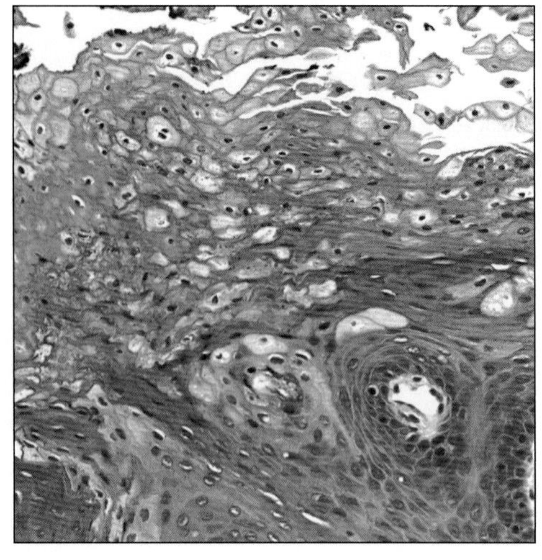

高倍镜下可见棘层的“气球样”细胞，这种特征是病毒引起的细胞病变

专业术语

缩写

- 口腔毛状白斑（OHL）

定义

- EB病毒相关的上皮过度生长，通常位于免疫力低下的患者的舌侧方

病因/发病机制

病原学

- OHL与HIV感染和（或）免疫抑制相关
- 疾病与病毒含量以及CD4数量相关
- HIV感染患者，如果每天吸烟量大于一包，则有更高的患病风险

发病机制

- EB病毒和疱疹病毒都可能和OHL相关，是潜在的危险因素
- 细胞毒性T细胞使HIV感染的患者的EB病毒下降
  - EB病毒感染B细胞增加
- OHL患者朗格汉斯细胞减少或者缺失
  - 在上皮内免疫细胞起到抗原作用
  - 细胞数量减少可使EB病毒持续感染

临床表现

流行病学

- 发病率
  - HIV阳性的患者在进行反转录治疗后发病率下降至10%以下
  - 在实体肿瘤以及骨髓转移患者中都有报道
    - 确切的发病率未知
- 年龄
  - 所有年龄
- 性别
  - 常见于HIV阳性的男性

部位

- 通常位于舌侧的边界处

症状

- 上皮角化不全伴皱缩表现
- 病变区黏附不能剥离
- 病变可呈多种改变，消失后可复发
  - 可以延伸至双侧以及在舌内
- 通常无症状，除非伴有念珠菌感染
- 其他部位罕见

治疗

- 无须治疗
- 若伴有念珠菌感染，需要抗真菌治疗

预后

- 虽然不是艾滋病，但是预后和HIV感染相关
- 艾滋病患者患OHL后寿命更短
- 一些OHL病例的病情可自愈

组织病理学检查

组织学特点

- 以棘层肥厚及角化不全为特点
- 上皮过度生长并伴有网状结构延伸
- 棘层存在“气球样”细胞
  - 病毒的细胞病变效应
    - 细胞内气球样变
    - 细胞核明显伴染色质边集

毛状白斑

要点

专业术语
- EB病毒相关的上皮过度生长，通常位于免疫力低下的患者的舌侧方

病因/发病机制
- OHL通常与HIV感染和（或）免疫抑制相关

组织病理学检查
- 以棘层肥厚以及角化不全为特点
- 棘层存在“气球样”细胞
- EBER检查可显示出棘层中“气球样”细胞的细胞核

鉴别诊断
- 角化不全
- 念珠菌过度增生
- 黏膜白斑病
- 扁平苔藓

- 念珠菌表层可见角蛋白
- 感染较少见
- 无发育不良

辅助检查

免疫组织化学染色
- PAS染色轻度绿色
  - 明显的念珠菌

原位杂交
- EBER检查显示棘层的“气球样”细胞的细胞核

鉴别诊断

角化不全
- 由于咀嚼的创伤，所以舌侧的边界通常为发病部位
- 棘层没有气球样细胞

念珠菌过度增生
- 口腔的念珠菌可以过度的生长并且有同样的临床表现
- PAS染色显示表层的角蛋白存在大量的念珠菌

黏膜白斑病
- 常见的口腔黏膜白斑病
- 无EB病毒感染
- 可见不同程度的发育不良

扁平苔藓
- 可呈过度生长的临床表现
- 基底细胞溶解以及大量淋巴细胞聚集于基底细胞旁，可见浆细胞
- 上皮连接处可见到角化不良的上皮细胞

诊断要点

临床相关的病理特点
- 在HIV阳性的男性患者的舌侧存在EB病毒相关的病变区

病理学的解读要点
- EBER检查可见棘层“气球样”细胞
- 可能合并感染念珠菌

参考文献

1. Mendoza N et al: Mucocutaneous manifestations of Epstein-Barr virus infection. Am J Clin Dermatol. 9(5): 295-305, 2008
2. Coogan MM et al: Oral lesions in infection with human immunodeficiency virus. Bull World Health Organ. 83(9): 700-6, 2005
3. Walling DM et al: Effect of Epstein-Barr virus replication on Langerhans cells in pathogenesis of oral hairy leukoplakia. J Infect Dis. 189(9): 1656-63, 2004

影像图库

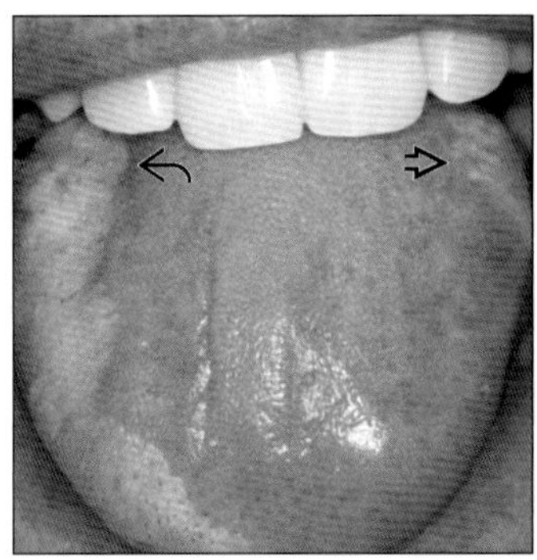
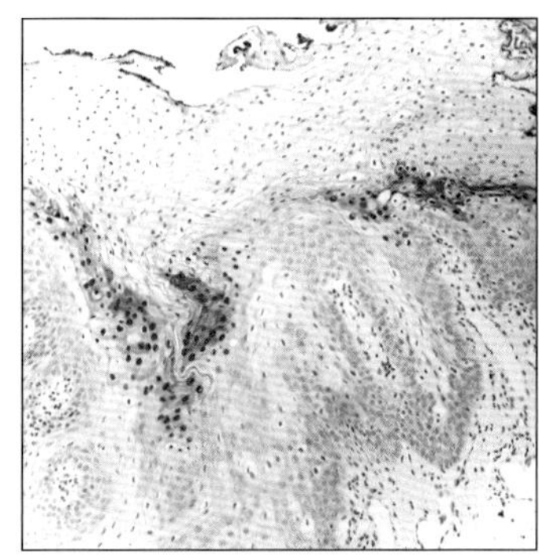
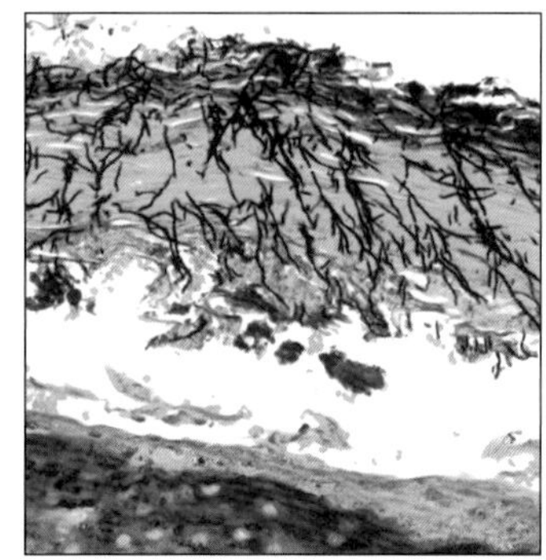

（左图）一例HIV阳性男性患者的口腔毛状白斑。病变为双侧、弥漫➙。在某些区域增厚➩。（中图）EB病毒编码的RNA（EBER）的原位杂交显示点状的细胞核强阳性，出现在“气球”样细胞出现的区域。（右图）PAS染色突显出表面角蛋白内大量的念珠菌菌丝和孢子。这种合并感染是口腔毛状白斑的常见现象。

口腔感染

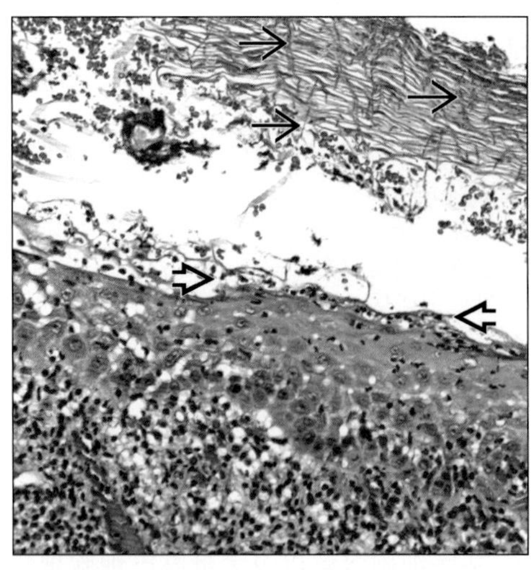

增生性念珠菌病表现为表层角质内明显的角化物质并伴有中性粒细胞性微小脓肿⇨。分离的角质内含有大量的真菌→

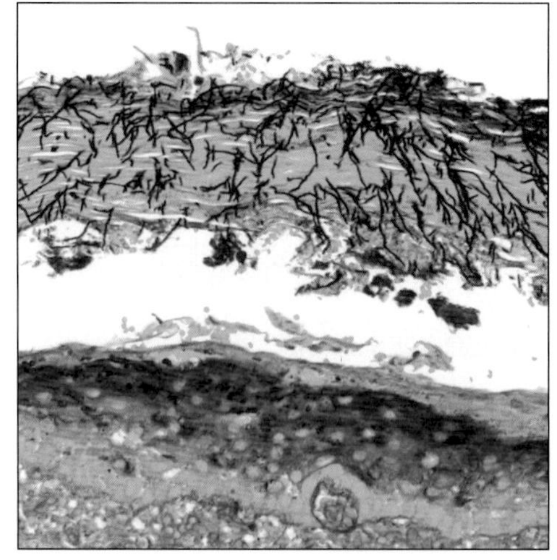

增生性念珠菌病的PAS染色突显表层角化层内大量的菌丝和孢子

专业术语

缩写

- 单纯疱疹病毒1型（HSV1）
- 手足口病（HFMD）

定义

- 念珠菌病：最常见的口腔真菌感染，可有不同的临床表现
  - 大多数病例和白色念珠菌感染有关
- 单纯疱疹病毒1型：可通过直接接触或唾液传播的DNA病毒
  - 口腔、眼睛和面部区域感染最常见，包括咽部、嘴唇、口内区和皮肤
- 放线菌：正常的腐生性革兰阳性厌氧菌，可寄居在骨骼和皮肤
- 疱疹性咽峡炎：幼童常见的病毒感染，表现为软腭和扁桃体柱的水疱
- 手足口病：婴儿和儿童的常见病毒性疾病，表现为发热、口腔和（或）皮肤处的水疱破裂

病因/发病机制

念珠菌病

- 真菌过度增生，该真菌在高达50%的人群中可能是正常口腔菌群组成之一
  - 除了白色念珠菌，热带假丝酵母和克柔念珠菌也能引起此病
- 由应用广谱抗生素、局部或全身应用泼尼松、口腔干燥、免疫系统受损或修补牙齿引起

HSV1

- 急性疱疹性龈口炎（原发性疱疹）
  - 由人类HSV1引起
  - 通过直接接触或唾液传播
  - 潜伏期为3~9天
- 复发性HSV1
  - 潜伏于感觉神经的病毒被激活
    - 三叉神经节是头颈部HSV1最常见的潜伏部位
  - 病毒激活的原因可能是紫外线照射、身体或精神压力、创伤或牙科治疗

放线菌病

- 主要是由衣氏放线菌（*A.israeli*）引起
  - 其他种类还包括黏性放线菌（*A.viscous*）、内氏放线菌（*A.naeslundii*）
- 病原体通常通过创面进入软组织
- 与双膦酸盐相关的口腔骨坏死有关

疱疹性咽峡炎

- 由肠道病毒属的病毒引起（脊髓灰质炎病毒、柯萨奇病毒、埃可病毒）
  - 柯萨奇A16病毒是最常见的病因，但其他柯萨奇病毒也能引起本病
    - 通常和柯萨奇病毒A1、A2、A3、A4、A5、A6、A8、A10或A22相关
- 通过直接接触传播，粪口途径传播常见
- 在很多国家每隔几年就会流行一次

HFMD

- 由肠道病毒属的病毒引起
- 通过人与人之间的直接接触传播
  - 分泌物中发现病毒，分泌物包括唾液、鼻和喉的分泌物、水疱液和粪便

口腔感染

要点

专业术语
- 念珠菌病：最常见的口腔真菌感染，可有不同的临床表现
- 单纯疱疹病毒1型：由单纯疱疹病毒1型引起
  - 通过活动期直接接触或感染的唾液传播
  - 复发性单纯疱疹病毒1型：病毒潜伏在三叉神经节并被活化
- 放线菌：正常的腐生性革兰阳性厌氧菌，可寄居在骨骼和皮肤
  - 大于55%的放线菌病出现在头颈颜面部
- 疱疹性咽峡炎：幼童常见的病毒感染，表现为软腭和扁桃体柱的水疱
- 手足口病：婴儿和儿童的常见病毒性疾病，表现为发热、口腔和（或）皮肤处的水疱破裂

组织病理学检查
- 念珠菌病：PAS染色可突显副角质层中的病原体
  - 角化层内可见中性粒细胞性微小脓肿
- HSV1：感染的上皮细胞表现为棘皮症（Tzanck 细胞）
  - HSV1原位杂交可证实病毒感染细胞的细胞核染色
- 放线菌病：嗜碱性棒状细菌菌落呈放射性菊形团排列，周围围绕中性粒细胞

临床表现

症状
- 念珠菌病的临床表现多样；患者可能同时出现不止一种症状
  - 假膜性念珠菌感染（鹅口疮）表现为凝乳状斑块，可以刮除
  - 红斑性念珠菌感染经常表现为伴灼烧感的红色萎缩性黏膜
    - 正中菱形舌炎出现在舌背部中心区，出现舌乳头萎缩
    - 义齿口腔炎表现为义齿下的全部或部分区域的红斑
    - 口角唇炎表现为嘴角口裂处的红斑
  - 增生性念珠菌病由白色的斑块组成，但是不能被擦除
    - 很难和口腔黏膜白斑病二次继发念珠菌感染相区别
  - 皮肤黏膜念珠菌病
    - 与免疫异常相关，包括内分泌系统
- HSV1
  - 原发性HSV1
    - 不到15%的患者出现HSV1初期感染的临床症状
    - 突发症状包括：发热、眩晕、寒战、淋巴结病和口腔炎
    - 牙龈部出现红斑，疼痛并肿大
    - 大量不规则的融合的溃疡可分布在整个口腔
    - 一般来说，病变发生在口内或口周、咽、面部皮肤和腰部以上的皮肤
    - 口臭
  - 复发性HSV1
    - 最常见的部位是唇红缘或嘴唇皮肤的四周（唇疱疹、“热病性疱疹”）
    - 感染6~36小时，受累部位通常会出现刺痛、发痒、疼痛等前驱症状
    - 充满液体的小水疱发展成簇，并在2天内破溃，然后形成硬痂
    - 口腔内的复发出现在角化黏膜，包括硬腭和相应的牙龈部
- 放线菌病
  - 55%以上的放线菌病出现在头颈颜面部
  - 可为急性或慢性病程
  - 脓肿内可能含有黄色颗粒（硫磺样颗粒），是细菌菌落
  - 直接侵入软组织导致窦道形成
  - 软组织纤维化
  - 有关于口咽放线菌性骨髓炎的报道
- 疱疹性咽峡炎
  - 病变以急性发热和喉咙痛起病
    - 其他症状包括食欲下降、吞咽困难、肌痛、腹泻、呕吐和头痛
  - 直径为2~4mm的红色的小斑点，然后形成小疱，数量为2~6个，发生在口咽部
  - 身体症状数天内恢复
  - 嘴唇部溃疡通常7~10天内恢复
- HFMD
  - 通常表现为精神萎靡、发热、食欲下降
  - 开始发热后48小时，嘴唇部（舌、牙床、颊黏膜）形成水疱
  - 非瘙痒性皮肤皮疹可发生在手掌和脚底，有时发生在臀部和外阴部

实验室检查
- 念珠菌病
  - 培养能够明确感染的病原体
    - 特异性和敏感性检测只用于治疗耐药的病例
- HSV1
  - 可以进行病毒检测，但是准确性不如最新试验
  - 可用聚合酶链反应（PCR），但一般多用于脑脊液检查
  - 如果初始暴露后检测确认的话，血清学检测可忽略

口腔感染

- 为防止假阴性，检测应该在暴露后12~16周进行
- 酶联免疫吸附试验（ELISA）用于测定HSV类型，准确性很高

- 放线菌病
  - 由于其他细菌的污染或之前抗生素治疗，隔离培养很困难
- 疱疹性咽峡炎
  - 喉部或粪便标本可用于病毒培养
  - PCR可快速明确特定的肠道病毒
- HFMD
  - 喉部、皮肤或粪便标本可送实验室检测，明确特定的肠道病毒
    - 很少做，因为HFMD有自限性
    - PCR可快速明确特定的肠道病毒

治疗

- 念珠菌病
  - 局部和（或）全身抗真菌治疗
- HSV1
  - 原发性HSV1可全身性抗病毒治疗
  - 复发性HSV1可局部和（或）全身性抗病毒治疗
- 放线菌病
  - 切开和引流脓肿
  - 慢性病例或骨髓炎可长期静脉注射抗生素（青霉素、阿莫西林）
- 疱疹性咽峡炎
  - 全身症状对症治疗
- HFMD
  - 全身症状对症治疗

组织病理学检查

组织学特点

- 念珠菌病
  - 病原体内可见PAS染色的副角质层
    - 可见直径2μm，带有卵圆形孢子的分支菌丝
  - 角化层内可见中性粒细胞性微脓肿
  - 炎症细胞外渗
- HSV1
  - 感染的上皮细胞表现为棘皮症（Tzanck 细胞）
  - 细胞核气球样变，染色质边集深染
  - 感染细胞可融合形成多核细胞
  - HSV1原位杂交可证实病毒感染细胞的细胞核染色
- 放线菌病
  - 嗜碱性棒状细菌菌落呈放射性菊形团排列，周围中性粒细胞包绕
- 疱疹性咽峡炎和HFMD
  - 自限性疾病，很少进行活检

鉴别诊断

念珠菌病

- 地图舌：可见上皮内中性粒细胞性微小脓肿
- 口腔发育不良可能继发感染
  - 有时很难区分反应性非典型真菌感染和真性发育不良
  - 正确治疗之后需要再次活检
- 放射性黏膜炎：上皮和基质细胞异常
- 念珠菌可伴发严重炎症细胞浸润，类似于苔藓样变

HSV1

- 多形性红斑（EM）
  - 应依据临床表现
  - EM出现皮肤靶样病变，而HSV1没有
- 坏死性溃疡性牙龈炎
  - 局限于牙龈部的病变
- 带状疱疹
  - 显微镜下表现和HSV1一致
  - 原位杂交可区分疱疹病毒亚型

参考文献

1. Allen MR et al: The pathogenesis of bisphosphonate-related osteonecrosis of the jaw: so many hypotheses, so few data. J Oral Maxillofac Surg. 67(5 Suppl): 61–70, 2009
2. Lafleur MD et al: Patients with Long-term Oral Carriage Harbor High-persister Mutants of C. albicans. Antimicrob Agents Chemother. Epub ahead of print, 2009
3. Samaranayake LP et al: Oral mucosal fungal infections. Periodontol 2000. 49: 39–59, 2009
4. Cernik C et al: The treatment of herpes simplex infections: an evidence-based review. Arch Intern Med. 168(11): 1137–44, 2008
5. Nasser M et al: Acyclovir for treating primary herpetic gingivostomatitis. Cochrane Database Syst Rev. (4): CD006700, 2008
6. Fatahzadeh M et al: Human herpes simplex virus infections: epidemiology, pathogenesis, symptomatology, diagnosis, and management. J Am Acad Dermatol. 57(5): 737–63; quiz 764–6, 2007
7. Sharkawy AA: Cervicofacial actinomycosis and mandibular osteomyelitis. Infect Dis Clin North Am. 21(2): 543–56, viii, 2007
8. McCullough MJ et al: Oral viral infections and the therapeutic use of antiviral agents in dentistry. Aust Dent J. 50(4 Suppl 2): S31–5, 2005
9. Frydenberg A et al: Hand, foot and mouth disease. Aust Fam Physician. 32(8): 594–5, 2003

口腔感染

念珠菌感染

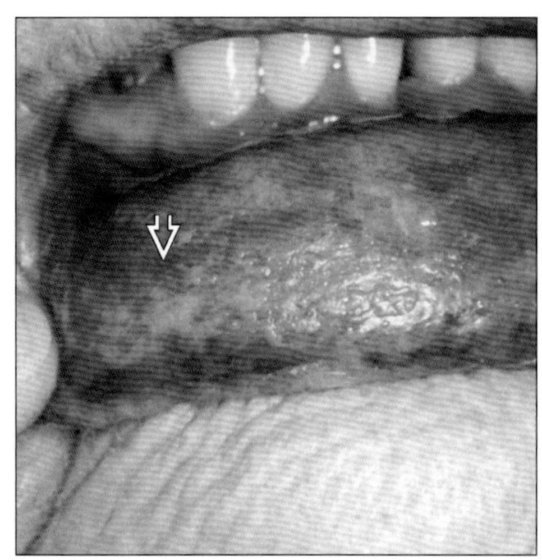

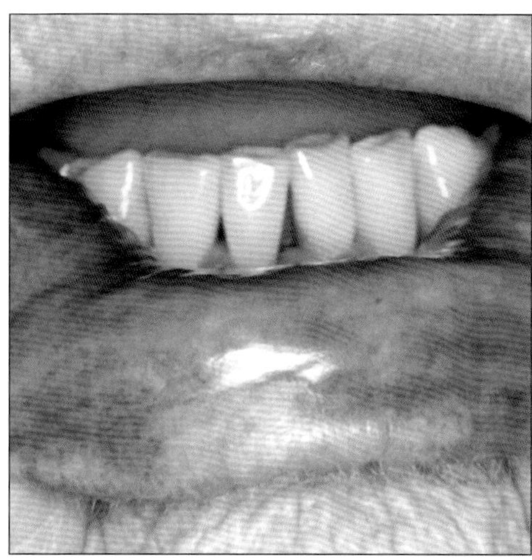

（左图）下唇增生性念珠菌病➡。与假膜性念珠菌病不同，白色的区域刮不掉，临床上类似于黏膜白斑病。（右图）克霉唑锭剂治疗2周后，白色的病灶彻底治愈。然而，如果病灶的任何一部分没有治愈，活检可排除覆盖在之前黏膜白斑病灶之上的增生性念珠菌病变

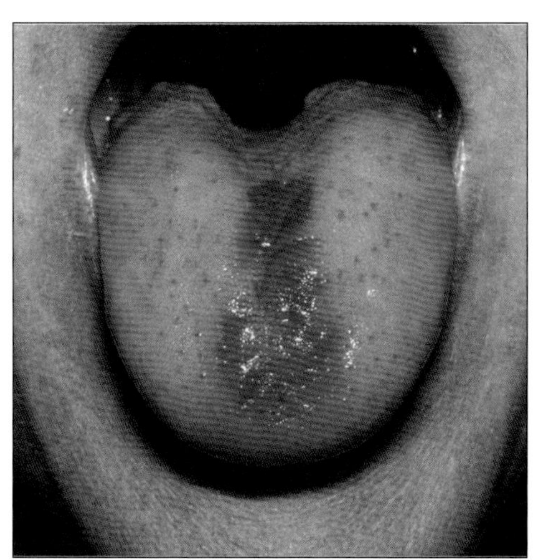

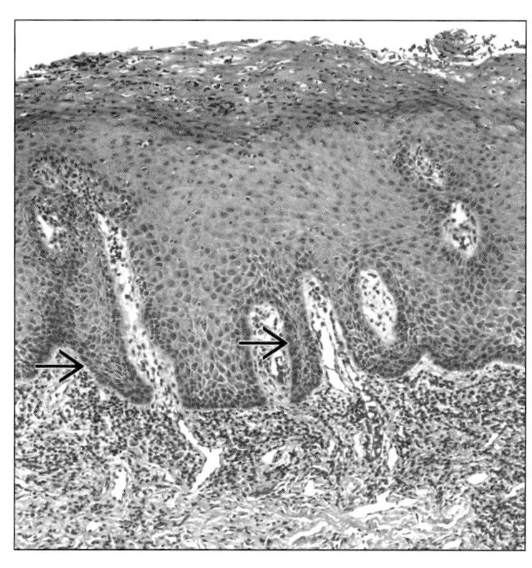

（左图）正中菱形舌炎，一种红斑性念珠菌病，通常累及舌背部中线，为丝状乳头的缺失。该病可能无症状，或者患者仅有一般的烧灼感。（右图）正中菱形舌炎的病理表现为副角质层增厚，炎性渗出，上皮脚下延→，伴其下慢性炎症。PAS染色可见假菌丝和孢子

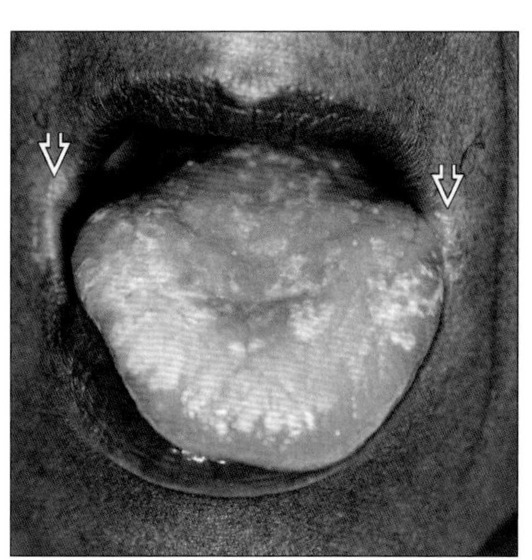

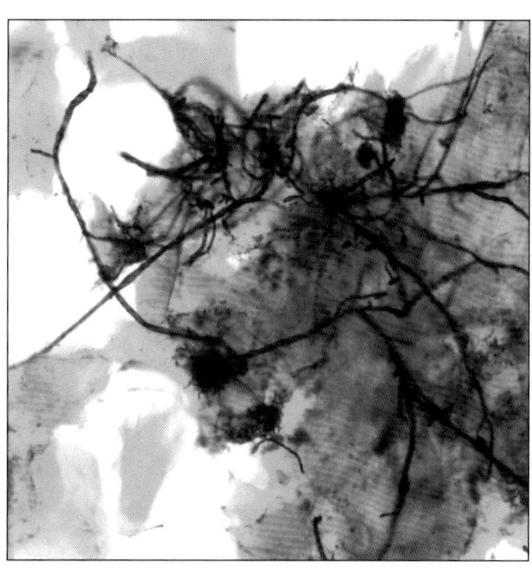

（左图）假膜性念珠菌病以舌背面多个白色斑块的形式出现在缺铁性贫血的患者中。这些斑片能轻易被擦除，不同于增生性念珠菌病。患者同时也患有传染性口角炎，特点是口角处的多形性红斑和裂隙➡。（右图）脱落细胞的PAS染色显示菌丝和假菌丝，以及白色念珠菌病的典型芽生孢子。同时可见鳞状上皮细胞和炎症细胞

口腔感染

单纯疱疹病毒感染

（左图）年轻患者的原发性HSV1（急性疱疹性龈口炎），可见下唇多发性溃疡以及肿大的、红斑性的、疼痛性的牙龈➡。取决于疾病的严重程度，病变一般持续7~14天。（右图）多个复发性HSV1唇疱疹，特征性表现为唇红缘水疱➡。溃疡增大是由于水疱的机械性破裂导致病毒蔓延至嘴唇的其他部位

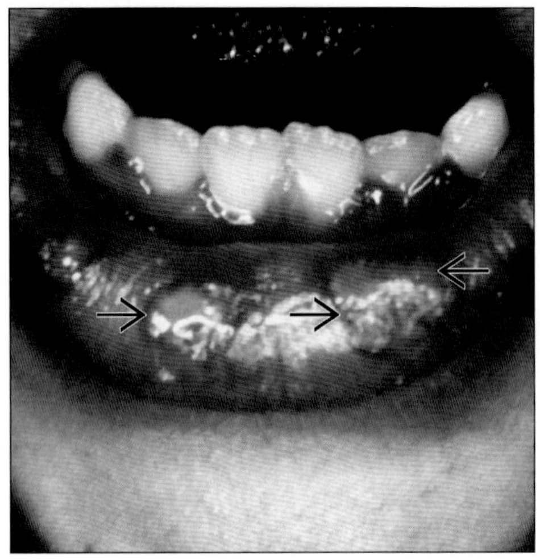

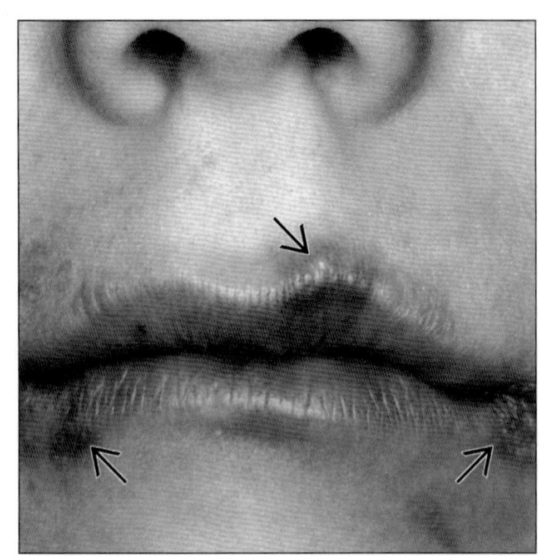

（左图）HSV1病变活检表现为上皮表层内破裂的水疱中出现变化的上皮细胞⇨以及继发性炎症。表面可见溃疡和渗出物。（右图）来自HSV1破裂水泡的高倍镜像，显示由于病毒而改变的棘层上皮细胞（Tzanck细胞）。可见细胞核周围的气球样变性（核增大）以及深染染色质，如同多核细胞➡

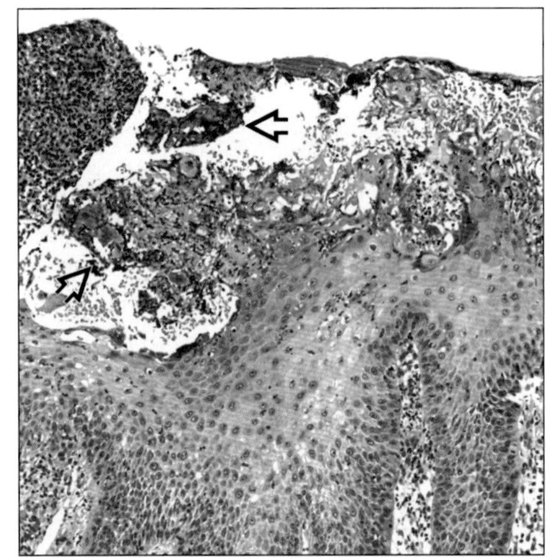

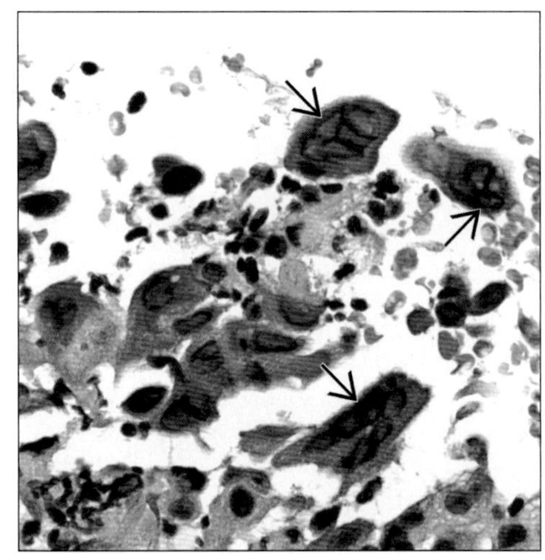

（左图）HSV1原位杂交可见由于病毒而改变的棘层上皮细胞及多核细胞细胞核强阳性染色➡。（右图）复发性HSV1可发生在口腔内。多出现在附着在骨组织上的角化组织，如硬腭和牙龈部➡。通常7~10天可以完全治愈。在免疫抑制患者中，病变可发生在口腔的任何部位，并且呈慢性病程

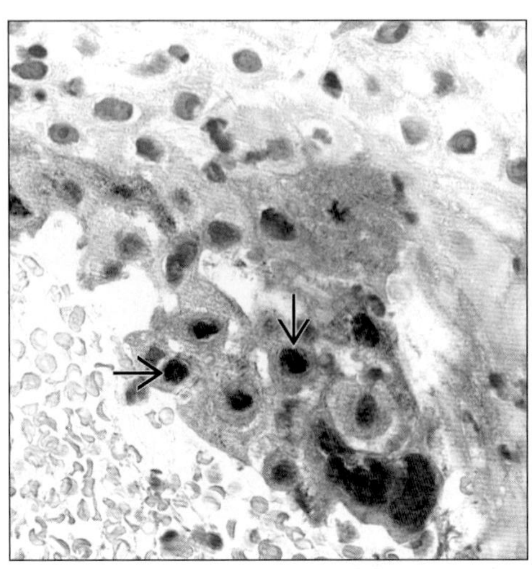

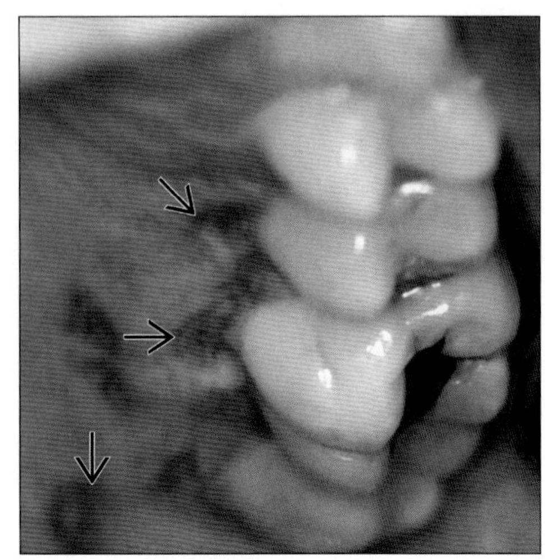

口腔感染

放线菌病和手足口病

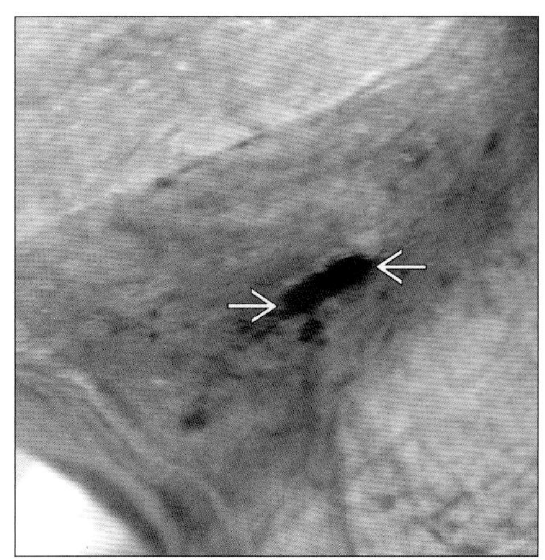

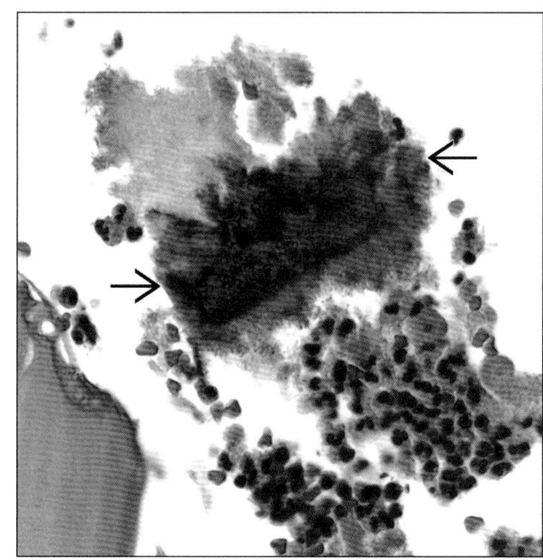

（左图）可见下颌下区域出现慢性的引流瘘道➡；放线菌培养结果阳性。化脓区可见黄色斑点，即放线菌菌落（硫磺样颗粒）。（右图）放线菌病表现为典型的杵状的丝状病原体，以放射状花环样排列➡。可见周围的无髓骨和中性粒细胞浸润。这与下颌骨的骨坏死有关

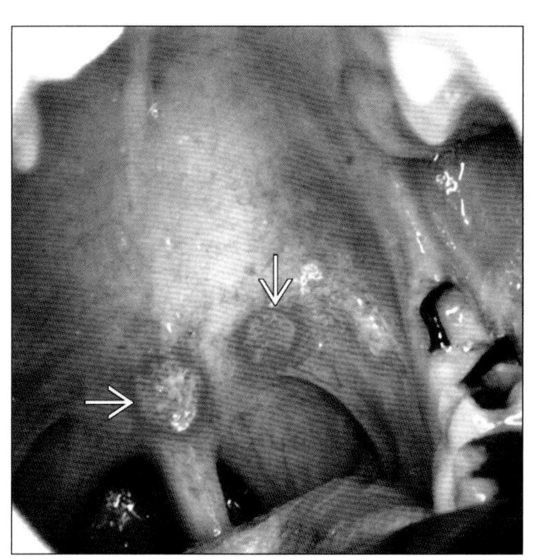

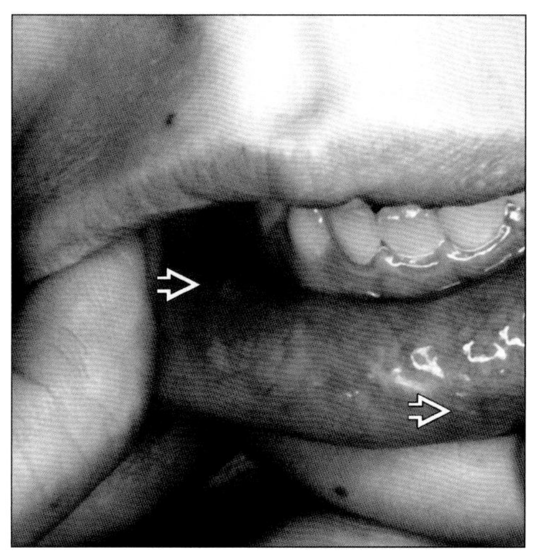

（左图）疱疹性咽峡炎表现为软腭的巨大口疮样溃疡➡。这些区域的病变以小的囊泡改变开始，而后快速形成溃疡并持续7~10天。（右图）手足口病表现为唇黏膜处多发的口疮样溃疡➡。病灶类似于疱疹性咽峡炎，但通常更加多发，而且颊黏膜、舌和唇黏膜处的发生率更高。口腔病变通常早发于皮肤病变，通常1周内自愈

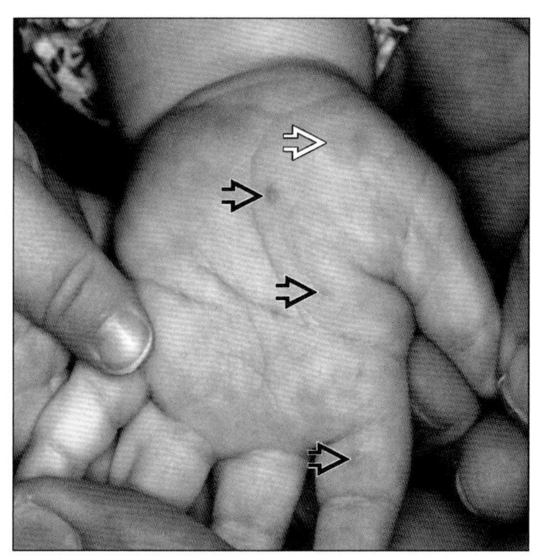

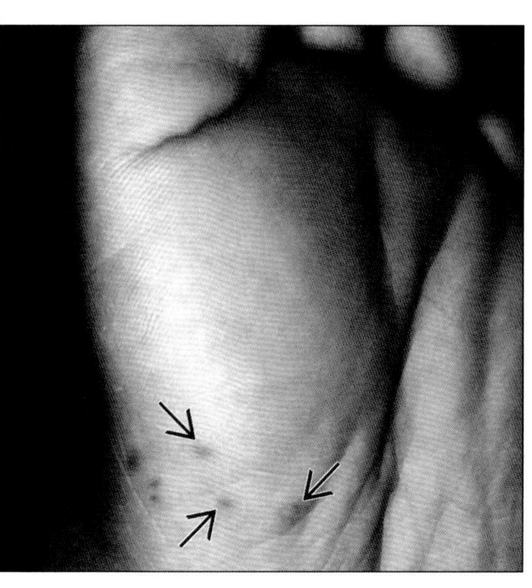

（左图）显示手足口病手掌处典型的水疱➡。病灶开始为红色斑点➡，随后发展成中心性水疱，之后自愈而不结痂。在出现溃疡之前有流感样症状，包括发热、咽喉痛、肌肉痛。（右图）手足口病表现为足底的多发性红色斑点➡。其他部位皮肤也可受累，包括臀部、腿和外阴部，但较罕见

局灶性上皮增生

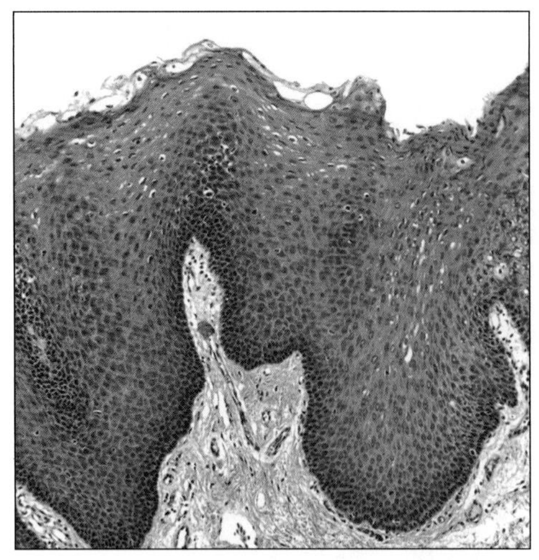
局灶性上皮增生表现为棘层明显增厚、上皮脚增长和轻微的乳头样表面。乳头样改变不多见

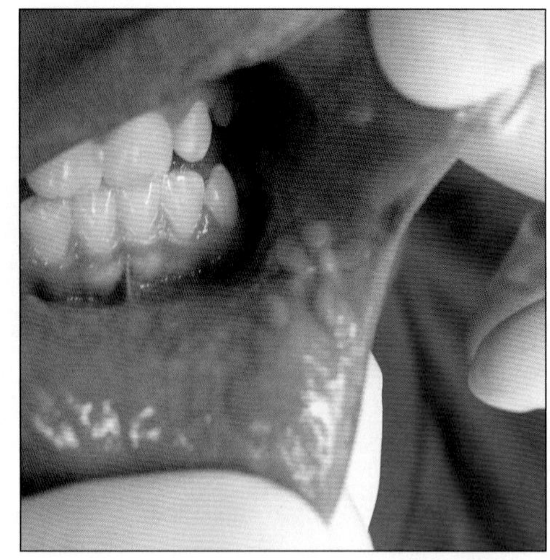
该局灶性上皮增生表现为下唇黏膜的多发性有色丘疹和结节。病变可以表现为乳头状

专业术语

别名
- Heck病
- 多灶性上皮增生

定义
- 口腔黏膜处由病毒诱导的良性上皮增生

病因/发病机制

感染因素
- 人乳头瘤病毒（HPV）亚型13和32
  - 经常多个家庭成员同时感染
    - 关于此病是由于基因缺陷还是病毒感染引起并不明确

社会经济学因素
- 居住环境拥挤和饮食条件较差的区域更加常见

免疫抑制
- 局灶性上皮增生发生在HIV阳性患者

遗传学
- HLA-DR4（DRB1*0404）等位基因可能在疾病易感性方面发挥作用
  - 美国本土居民中常见的等位基因

临床表现

流行病学
- 发病率
  - 具体发病率不详
- 年龄
  - 大多数报道的病例为儿童（2~13岁）
- 性别
  - 女性稍多见
- 种族倾向
  - 首先出现在北美土著居民和因纽特人
    - 发病的包括美国北部、南部和中部的印第安人
    - 黑种人和白种人更易发病

症状
- 多发性的直径为0.3~1.0cm黏膜着色的软性丘疹
  - 无不适症状
  - 唇和颊黏膜以及舌部最高发
  - 牙龈部、腭部和口咽部发病的可能性较小
- 丘疹可融合形成簇状，呈鹅卵石外观
- 通常表面光滑，但是可表现为乳头样改变
- 很少累及其他部位

治疗
- 病灶经常自发恢复
  - 可在口内存在数年
  - 这可能解释了为什么很少有成人发病
- 冷冻疗法和二氧化碳激光消融等已经应用于本病的治疗
  - 通常因病灶影响功能，或者被创伤，或者为了美观而治疗
  - 治疗后病变可能复发
- 药物治疗作用明显
  - 5%咪喹莫特药膏

预后
- 恶变的可能性很小

组织病理学检查

组织学特点
- 棘层明显增厚
  - 增厚的上皮层向上发展
  - 增生局部的上皮脚与周围正常组织的上皮脚深度相同
- 增长、增宽的上皮脚
- 可见乳头样表面

局灶性上皮增生

要点

专业术语
- 口腔黏膜处由病毒诱导的良性上皮增生，常与HPV13和HPV32相关

临床表现
- 大多数报道的病例为儿童（2~13岁）
- 多发性、直径为0.3~1.0cm的黏膜着色的软性丘疹
- 唇和颊黏膜以及舌部最高发
- 病灶经常自发恢复
- 没有关于恶变的报道

组织病理学检查
- 棘层明显增厚
- 增长、增宽的上皮脚
- 有丝分裂样细胞
- 不应该存在角化不良和（或）异型性
- 通过DNA原位杂交检测发现，75%~100%报道的病例中检测到HPV13或HPV32

- 表面角化细胞内可见挖空细胞样改变
- 有丝分裂样细胞
  - 代表气球样变或细胞核变性
  - 在整个上皮内均可见
- 不应该存在角化不良和（或）异型性

原位杂交
- 通过DNA原位杂交检测发现，75%~100%报道的病例中检测到HPV13或HPV32

鉴别诊断

临床鉴别诊断
- 口腔寻常疣
  - 主要发生在角化的黏膜
    - 唇红缘、硬腭、牙龈部
  - 白色的乳头状外观
- 尖锐湿疣
- MEN2黏膜神经瘤

显微镜下鉴别诊断
- 乳头状瘤
  - 有蒂的指样乳头状突起伴有血管纤维轴心
  - 棘层可见挖空样细胞
  - 与HPV6和（或）HPV11相关
- 尖锐湿疣
  - 角化的乳头状表面
  - 棘层可见大量挖空样细胞
  - 与HPV6和（或）HPV11相关
- 口腔寻常疣
  - 多发的乳头状突起伴有明显的颗粒层（颗粒层增厚）
  - 可见上皮脚凸向病变中心
  - 常可见炎症
  - 颗粒层内可见嗜酸性病毒包涵体
  - 与HPV亚型2、4、6、40、57有关

诊断要点

病理学的解读要点
- 由于局灶性上皮增生向上突起，增长的上皮脚与周围正常的上皮脚深度相同
- 有丝分裂样细胞不应该被解释为异型性

参考文献

1. Bennett LK et al: Heck's disease: diagnosis and susceptibility. Pediatr Dermatol. 26(1): 87–9, 2009
2. Durso BC et al: Extensive focal epithelial hyperplasia: case report. J Can Dent Assoc. 71(10): 769–71, 2005
3. Bassioukas K et al: Oral focal epithelial hyperplasia. Eur J Dermatol. 10(5): 395–7, 2000
4. Cohen PR et al: Focal epithelial hyperplasia: Heck disease. Pediatr Dermatol. 10(3): 245–51, 1993

影像图库

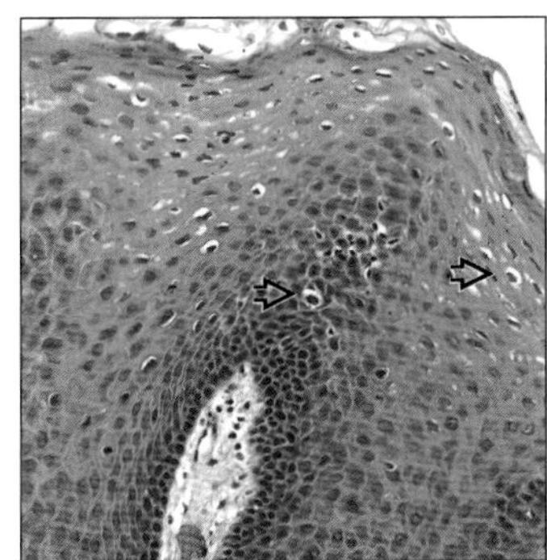
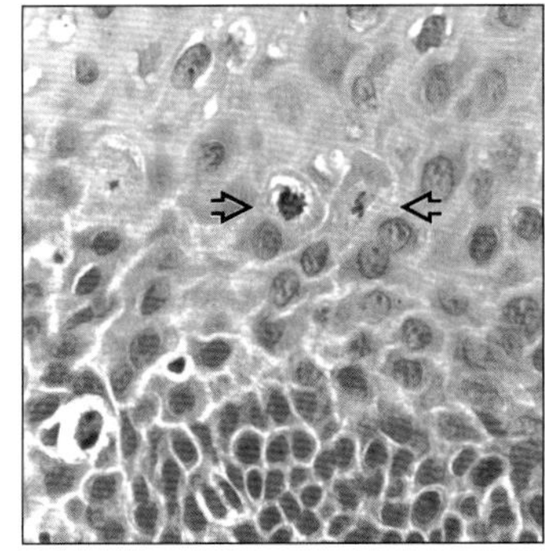
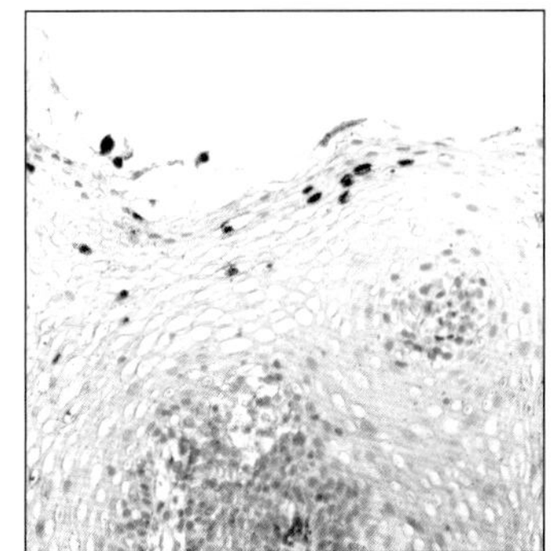

（左图）局灶性上皮增生在高倍显微镜下可见一些表层角化细胞的挖空细胞样改变⇨，类似于其他HPV感染的上皮组织。（中图）在一个原本正常的复层鳞状上皮中可见代表着细胞核改变的有丝分裂样细胞⇨。（右图）HPV13的DNA原位杂交可见上皮棘层内大量的HPV阳性细胞核

复发性阿弗他口炎

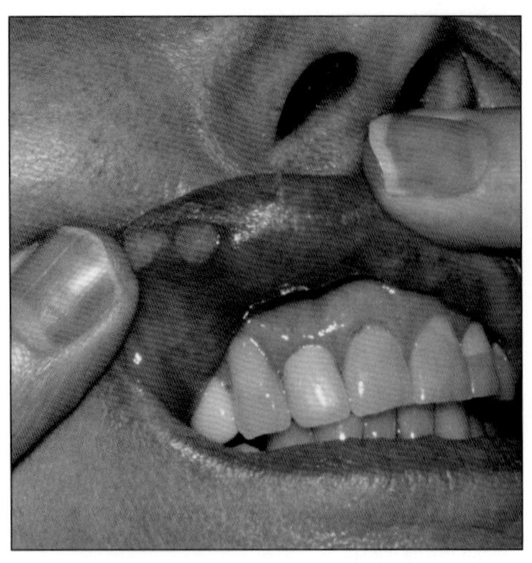

临床图像显示小的复发性阿弗他口炎。2个分离的溃疡，每个都小于1cm，出现在上唇黏膜内。小的溃疡可融合形成较大的溃疡

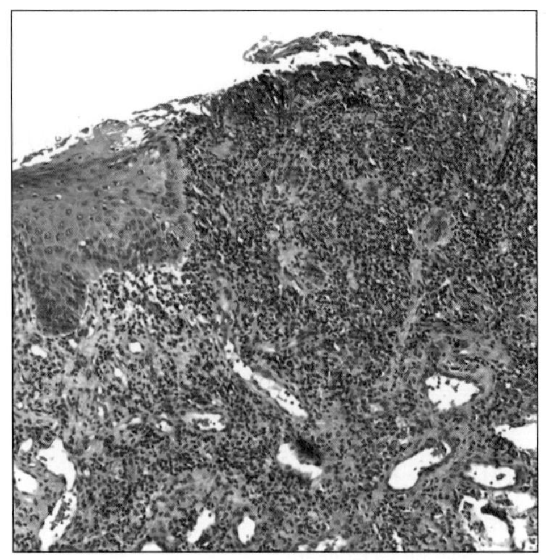

HE染色显示复发性阿弗他口炎。组织学特点是非特异性溃疡被覆纤维素性化脓性膜。溃疡底部可见混合症炎症细胞浸润

专业术语

缩写

- 复发性阿弗他口炎（RAS）

别名

- 复发性阿弗他溃疡、口疮

定义

- 非感染性的、正常T细胞介导的非角化型黏膜溃疡

病因/发病机制

多种因素

- 过敏原被认为在触发RAS中发挥了作用
  - 常见过敏原包括肉桂、谷物、巧克力、坚果，以及某些水果和蔬菜
- 机械性创伤：例如，牙齿矫正
- 压力和焦虑
- 营养不足，包括维生素B_{12}
- RAS有家族倾向
  - 如果双亲均有RAS，后代患病的可能性为90%
- 感染性因素的相关性不明确，例如，疱疹病毒、链球菌、幽门螺杆菌

免疫学

- 确切的起始原因不明确
- RAS患者外周血CD4/CD8细胞比例下降，而肿瘤坏死因子-α（TNF-α）升高
- 局部黏膜破坏是由局部T细胞介导的反应引起
  - TNF-α由T细胞、巨噬细胞和肥大细胞产生，破坏组织

临床表现

流行病学

- 发病率
  - 平均35%
- 年龄
  - RAS发病于儿童期和青春期，一直持续成年期
- 性别
  - 男女比例大致相同

症状

- 轻型RAS
  - 最常见类型，占80%
  - 病变几乎完全发生在非角化黏膜
  - 颊黏膜和唇部是最常见部位
  - 经常表现为多发性溃疡
  - 发病前可能有烧灼感或者刺痛感等前驱症状
  - 疼痛性溃疡一般小于等于1cm，由黄色的纤维素性化脓性膜所覆盖，由红斑边界包围
  - 7~14天愈合而不结疤
  - 每隔几周或几年可能在任何部位复发
    - 有些患者过去出现过少量的阿弗他溃疡，可能会因为不明原因导致发病频率增加
- 重型RAS
  - 大于1cm的溃疡可能持续数周
  - 软腭和扁桃体柱是最常见的发病部位
  - 根据愈合时间不同可能会结疤
- 疱疹样RAS
  - 1~3mm的小溃疡经常成簇发生
  - 同时可能出现多达100个溃疡
  - 变异极可能导致频繁复发
  - 经常发生在非角化黏膜，但也可发生在任何部位
  - 不能检测出疱疹病毒

复发性阿弗他口炎

要点

病因/发病机制
- 过敏原是引发RAS的主要因素
  - 肉桂，谷物，巧克力，坚果，某些水果和蔬菜

临床表现
- 平均35%
- 病变区基本在非角化黏膜区
- 小的RAS：最常见的类型，见于80%的RAS患者
- 大的RAS：持续数周的大于1cm的溃疡
- 疱疹样溃疡通常呈簇出现，范围1~3mm
- 治疗使用传统的皮质醇类药物

组织病理学检查
- 没有特别的病理特点
  - 早期的溃疡面被纤维素性化脓性膜覆盖

鉴别诊断
- 白塞病
  - 显微镜下特点与RAS相似
- 莱特尔综合征
  - 不到20%的患者会出现口腔的症状
  - 舌区的活检表现类似于地图舌以及牛皮癣状
- 克罗恩病
  - 可见非干酪样肉芽肿性炎症

  - 7~14天愈合而不结疤

治疗
- 手术治疗
  - 激光切除
    - 缩短病程
- 药物
  - 类固醇激素治疗
    - 当出现多发性溃疡时系统治疗有效，尤其是病变在口咽部
    - 病变内部注射类固醇可帮助治疗重症RAS
    - 局部应用低效类固醇能够缩短愈合时间
  - 氨苯砜
  - 秋水仙素
  - 己酮可可碱
  - 四环素
  - 萨力多胺
    - 通常只限于HIV相关性重症阿弗他溃疡
- 化学烙术
  - 有着解毒的实际作用

预后
- 散在的复发可能发生在多年之后

组织病理学检查

组织学特点
- 无独特的显微镜下特点
- 早期病变表现为溃疡被纤维素性化脓性膜覆盖
- 溃疡床下的混合性炎症细胞包括淋巴细胞、组织细胞和中性粒细胞
- 血管组织增加

鉴别诊断

白塞病（BD）
- 临床特点
  - 多系统异常，包括视觉、皮肤黏膜、心血管、肾以及中枢神经系统
  - 在美国不是常见病，但是在地中海国家高发（1：10000）
  - 男性远远多于女性 [(16–24) ：1]
  - 通常发生在20~30岁
  - 确切病因未知，但是被认为是免疫调节异常性疾病
    - 触发因素包括细菌、病毒和环境过敏原
    - 常与HLA–B51相关
    - TNF–α水平上升
  - 口腔或生殖器溃疡和后葡萄膜炎是常见症状
  - 口腔溃疡形成通常出现临床症状
  - 口腔溃疡和RAS在外观、数量、位置和病程基本相似
  - 生殖器溃疡外观和口腔病变类似，发生在75%的患者中
  - 皮肤病变包括脓疱、水疱、毛囊炎、痤疮样疹和脓皮病
    - 皮肤过敏反应测试阳性，BD特异性
- 显微镜下特点
  - 与RAS类似，因此诊断要根据临床特点
  - 可以观察到小血管的白细胞破碎性血管炎
- 口腔白塞病的治疗
  - 与RAS类似
  - 四环素漱口水有效
- 预后
  - 临床过程多变，导致难以判断疾病的长期预后
  - 男性患者更加严重

莱特尔综合征（反应性关节炎）
- 不明原因的系统性失调
  - 年轻男性中更加常见
  - 男性远远多于女性（9：1）
  - 经常由泌尿系统和肠道系统感染引发
    - 细菌包括：志贺杆菌、沙门菌、链球菌、分枝杆菌、衣原体、耶尔森鼠疫杆菌

复发性阿弗他口炎

- 与HLA-B27有关
- HIV感染时常见
- 临床特点
  - 口腔表现
    - 不到20%的患者出现口腔病灶
    - 口腔和口咽部红斑和溃疡形成
    - 舌的环状病变外观类似于地图舌
  - 环状龟头炎、结膜炎、虹膜炎、关节炎、角化病斑疹以及脚底和手掌的脓疱
- 显微镜下特点
  - 口腔溃疡活检为非特异性，与RAS类似
  - 舌环状区活检与地图舌或牛皮癣的表现类似
    - 牛皮癣样的过度角化症伴有伸长的上皮脚
    - 表层上皮内可见中性粒细胞微小脓肿
- 治疗
  - 非甾体类抗炎药
    - 在控制关节炎时有效
  - 免疫抑制剂
    - 皮质类固醇、咪唑硫嘌呤、甲氨蝶呤
    - 只用于HIV阳性患者
- 预后
  - 2/3患者有自限性病程
  - 可有慢性复发性眼部炎症

克罗恩病（节段性回肠炎、节段性肠炎）

- 胃肠道的特发性炎症性病变
  - 主要影响结肠近端和小肠远端
  - 很可能是免疫介导的疾病
    - 提示与遗传、细菌、环境、饮食和血管因素有关
  - 美国的发病率为7/10万
    - 在北部高纬度地区的发病率增加
  - 与黑种人和亚洲人相比，白种人更常见
    - 犹太人的发病率是正常的2~4倍
  - 女性多于男性（1.2∶1）
  - 发病年龄出现双峰：15~30岁，60~80岁
    - 大多数病例在30岁之前被诊断
- 临床特点
  - 口腔病变
    - 可能是疾病的最初表现
    - 曾经有广泛的口腔病变的报道
    - 阿弗他溃疡形成
    - 口腔或口周组织弥漫或结节样肿胀称为口面部肉芽肿病
    - 牙龈部片状红斑
- 显微镜下特点
  - 口腔活检可见表浅黏膜内非干酪样肉芽肿性炎症
    - 特点多变
    - 特殊染色未查见病原体
  - 非特异性溃疡形成，与RAS类似
- 治疗
  - 随着胃肠道治疗口腔病变会好转
  - 顽固性口腔溃疡可以通过局部甾体类药物进行治疗
- 预后
  - 复发性慢性疾病
  - 病程长会增加死亡率
    - 消化道癌症是死亡的主要疾病相关原因

创伤性溃疡性肉芽肿

- 组织学上，炎症向下浸润深达横纹肌
- 可见片状的组织细胞和淋巴细胞伴有散在的嗜酸性粒细胞

HSV1

- 大多数HSV溃疡发生在唇红部
- 口腔内HSV通常发生在角化性黏膜（硬腭及附属牙龈部）
- 溃疡内可见棘层松解的上皮细胞（Tzanck细胞）
  - 受累细胞出现气球样变性伴有染色质边集
  - 受累细胞可相互融合形成多核细胞
- 受累细胞的HSV1的原位杂交反应阳性
- 陈旧性HSV1相关病灶与RAS较难区分

诊断要点

临床相关的病理特点

- 疼痛性口腔溃疡大小从1mm到大于1cm
- 溃疡通常持续7~14天
- 非感染性病因

病理学的解读要点

- 显微镜下为非特异性溃疡
- 明确诊断需要和临床相结合

参考文献

1. Keogan MT: Clinical Immunology Review Series: an approach to the patient with recurrent orogenital ulceration, including Behçet's syndrome. Clin Exp Immunol. 156(1): 1–11, 2009
2. Oh SH et al: Comparison of the clinical features of recurrent aphthous stomatitis and Behçet's disease. Clin Exp Dermatol. 34(6): e208–12, 2009
3. Scully C et al: Oral mucosal disease: recurrent aphthous stomatitis. Br J Oral Maxillofac Surg. 46(3): 198–206, 2008
4. Wu IB et al: Reiter's syndrome: the classic triad and more. J Am Acad Dermatol. 59(1): 113–21, 2008
5. Harty S et al: A prospective study of the oral manifestations of Crohn's disease. Clin Gastroenterol Hepatol. 3(9): 886–91, 2005

复发性阿弗他口炎

临床和显微镜下特点

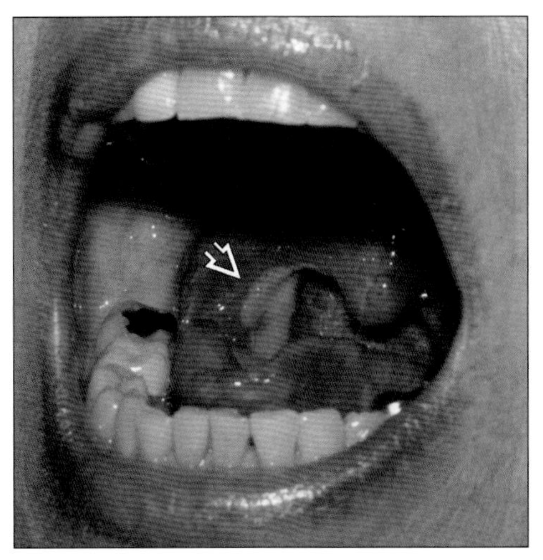

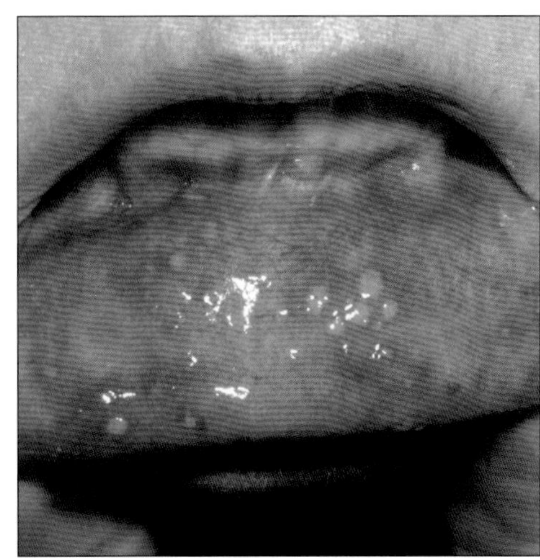

（左图）临床图像显示扁桃体柱部位的重型阿弗他溃疡 ➩。这些溃疡很痛，并能够形成反应性淋巴结病。由于溃疡大，恢复可能需要数周。（右图）临床图像显示疱疹样阿弗他溃疡。这些溃疡没有感染性病因。可见整个下唇部布满无数个1~3mm的簇状溃疡。有些患者可能一次出现多达100个小溃疡

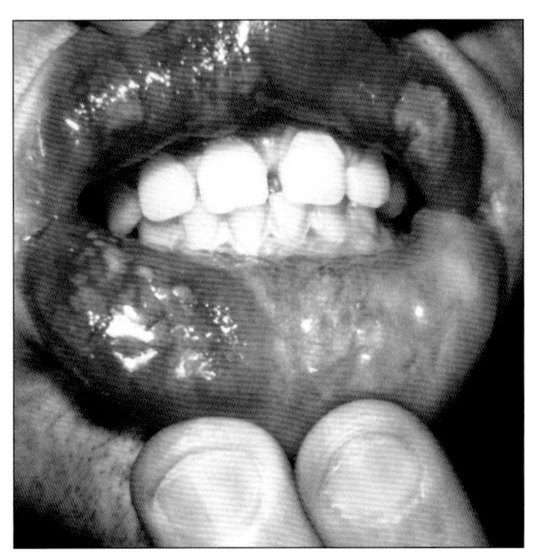

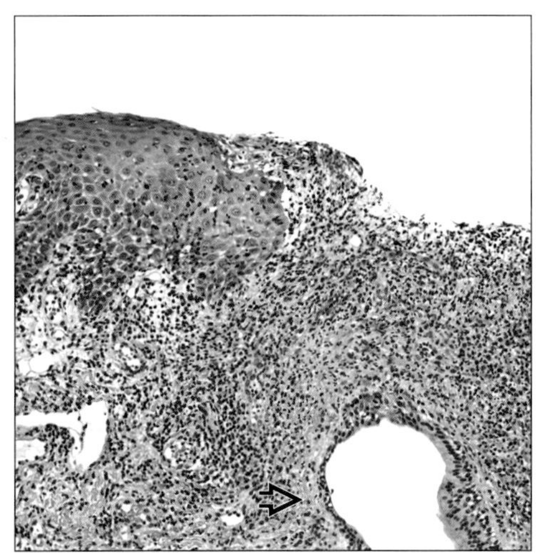

（左图）临床图像显示白塞病。上下唇同时出现大量0.5cm到大于1cm的溃疡。白塞病的溃疡很难与阿弗他溃疡相区分，因此诊断主要是结合临床表现而不是病理改变。（右图）对白塞病患者的唇部溃疡进行活检，发现唾液腺管增生 ➩ 伴炎症浸润。显微镜下所见并不独特，与阿弗他溃疡类似

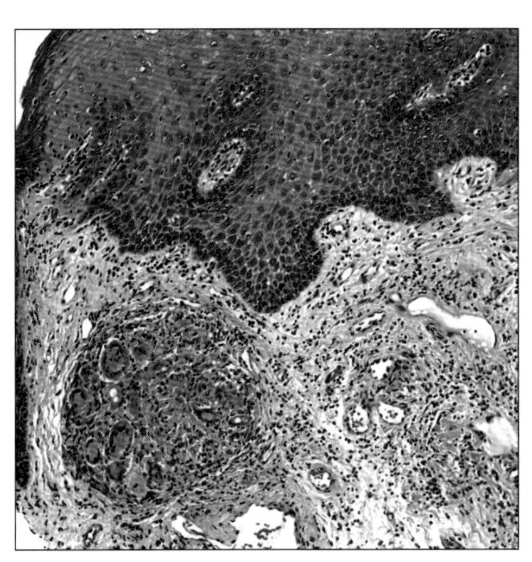

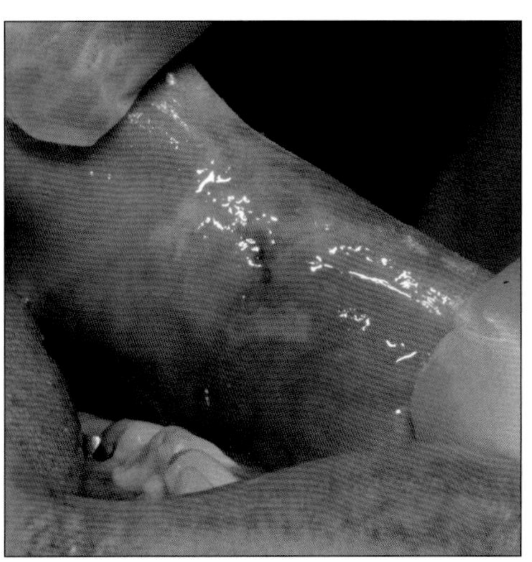

（左图）克罗恩病患者的口腔活检显示表浅固有层内的非坏死性肉芽肿性炎症。通常阿弗他活检标本中看不到肉芽肿组织。（右图）一例反应性关节炎（莱特尔综合征）患者的临床图像显示大的口疮样溃疡形成，关节炎急性发病，出现带有核心的角化斑点。显微镜下表现为非特异性溃疡，和阿弗他溃疡类似

寻常型天疱疮

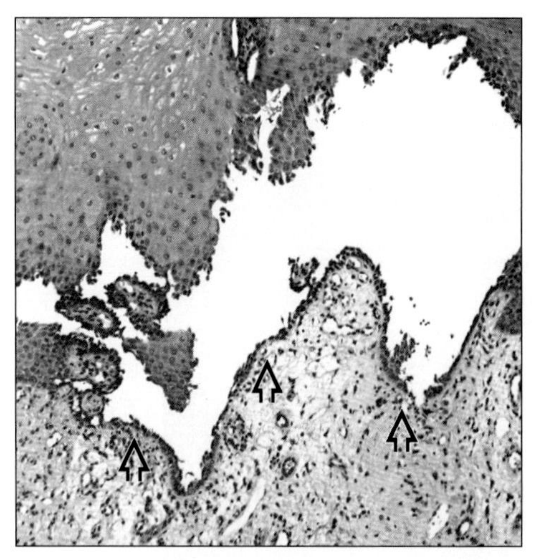

低倍镜下寻常型天疱疮表现为典型的上皮内裂隙，紧邻基底层的正上方⇨。可能存在轻到中度的慢性炎症细胞浸润

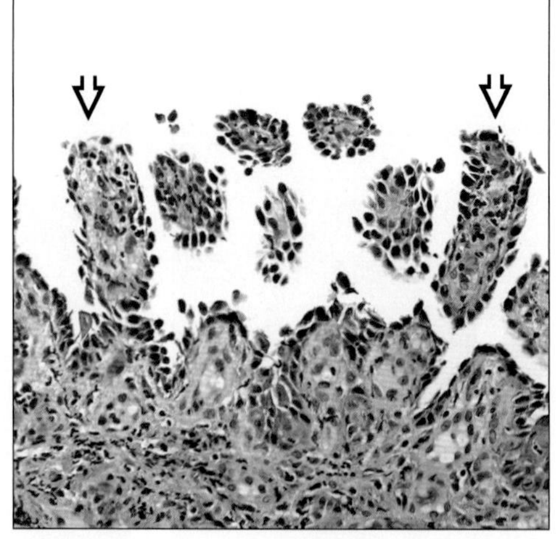

高倍镜下寻常型天疱疮表现为位于黏膜下的不规则乳头状突起，其上被覆单层立方形基底细胞⇨

专业术语

缩写

- 寻常型天疱疮（PV）

定义

- 自身免疫性黏膜与皮肤病变，特点为上皮内水疱

病因/发病机制

病因

- 针对鳞状上皮细胞内的桥粒蛋白1和桥粒蛋白3的黏附分子的循环性自身免疫抗体
  - 细胞间的黏附抑制导致棘层松解和水疱形成

临床表现

流行病学

- 发病率
  - 可达3.2/10万
  - 年龄
  - 40~60岁之间多发
    - 在所有年龄段可见
- 性别
  - 男女比例大致相同
- 种族倾向
  - 犹太人的发病率较高
  - 地中海血统的人发病率增加

部位

- 黏膜：口腔、鼻部、食管、喉部、鼻咽部、结膜、生殖器和肛门处的黏膜
- 皮肤病变多出现在擦烂的部位、躯干、头部和颈部

症状

- 黏膜PV可能是疾病的唯一表现或者是平均提前5个月出现的皮肤PV 的前驱病变
- 50%~70%的患者只出现口腔黏膜PV
- 容易破裂的大疱和（或）水疱导致不规则形、疼痛性溃疡和糜烂
- 90%以上的患者在病程中会出现口腔受累
- 口咽部受累可表现为吞咽困难
- 喉部受累可表现为声音嘶哑
- 皮肤PV特征性表现为充满液体的松弛水疱，破裂后留下疼痛性溃疡
- Nikolsky征和Asboe-Hansen征阳性
  - 大疱受到侧方挤压会向未受累黏膜扩展

自然病程

- 通过治疗，可以达到完全治愈，病程为2~10年

治疗

- 药物治疗
  - 根据疾病严重程度进行局部和（或）系统性治疗
  - 系统性和（或）局部应用皮质类固醇治疗
  - 如果类固醇出现“节约效应”则进行辅助的免疫抑制治疗
    - 甲氨蝶呤、环磷酰胺、环孢素、利妥昔单抗
  - 血浆除去法
  - 大剂量静脉注射IgG
  - 抗炎药物
    - 米诺环素、氨苯砜、四环素

预后

- 报道的死亡率高达6%
  - 全身感染是死亡的常见原因
  - 主要是由于长期的免疫抑制治疗引起的并发症

寻常型天疱疮

要点

专业术语

- 自身免疫性黏膜与皮肤病变，特点为上皮内水疱

临床表现

- 40~60岁之间多发
- 黏膜PV可能是疾病的唯一表现或者是平均提前5个月出现的皮肤PV的前驱病变
- 容易破裂的大疱和（或）水疱导致不规则形、疼痛性溃疡和糜烂

组织病理学检查

- 副基底层大疱形成导致上皮内裂隙

辅助检查

- 水疱的脱落细胞标本可见棘层松解细胞（Tzanck细胞）
- 病灶周围组织的直接免疫荧光检测可见细胞间隙中均一染色的IgG

组织病理学检查

组织学特点

- 副基底层大疱形成导致上皮内裂隙
- 裂隙内圆形、肿胀、深染的棘层松解细胞（Tzanck细胞）
- 黏膜下的不规则乳头状突起被覆单层立方形基底细胞
- 早期大疱阶段很少或没有炎性反应

辅助检查

细胞学

- 水疱的脱落细胞标本可见棘层松解细胞（Tzanck细胞）

免疫荧光染色

- 病灶周围组织的直接免疫荧光检测（DIF）可见细胞间隙中均一染色的IgG
- 亦可见补体C3或IgA
- 使用PV患者的血清和猴子食管基底层进行间接免疫荧光检查（IIF）
- 80%~90%患者出现抗桥粒蛋白1和（或）桥粒蛋白3的循环性IgG抗体阳性
- 抗体滴度和疾病活动度相关

鉴别诊断

黏膜类天疱疮（MMP）

- 水疱性病变的特点是上皮基底下分离
- 直接免疫荧光染色显示基底膜区IgG（A）的线性带

副肿瘤性天疱疮

- 组织学上与PV、MMP或EM相似
- 能够通过直接或间接免疫荧光与PV鉴别

糜烂型扁平苔藓

- 能够通过直接或间接免疫荧光与PV鉴别

多形性红斑（EM）

- 能够通过直接免疫荧光与PV鉴别

诊断要点

病理学的解读要点

- 皮肤棘层松解伴副基底层分离
- 明确诊断需要进行免疫荧光染色

参考文献

1. Mignogna MD et al: Oropharyngeal pemphigus vulgaris and clinical remission: a long-term, longitudinal study. Am J Clin Dermatol. 11(2): 137-45, 2010
2. Patr í cio P et al: Autoimmune bullous dermatoses: a review. Ann N Y Acad Sci. 1173: 203-10, 2009

影像图库

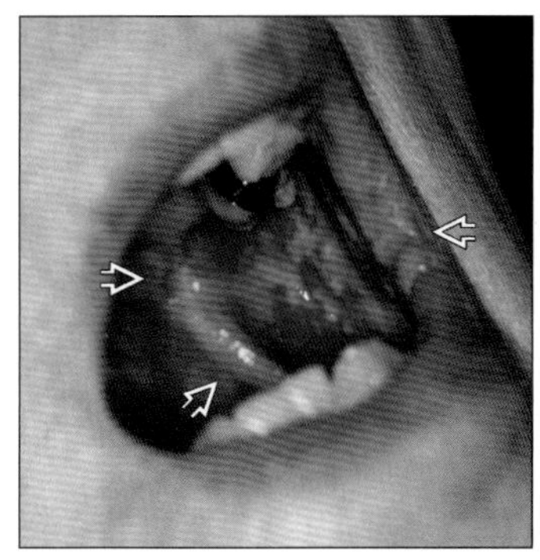

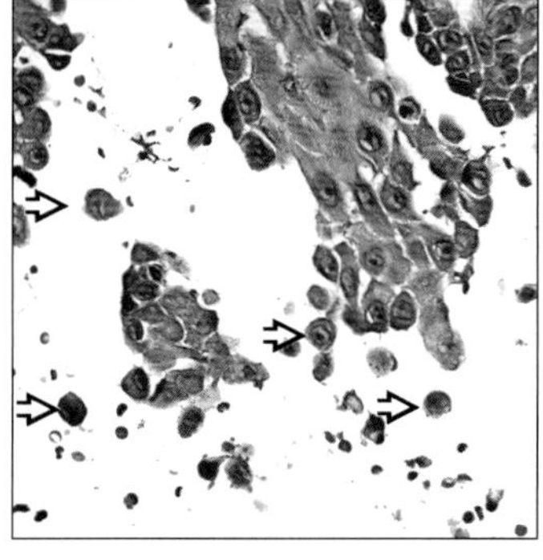

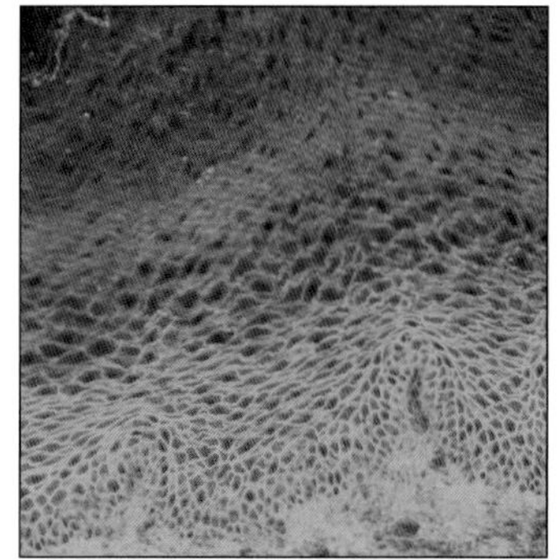

（左图）临床图像显示寻常型天疱疮累及颊黏膜并蔓延至唇红缘➡。白色区域为破溃的大疱而红色区域为黏膜糜烂。（中图）在寻常型天疱疮的上皮层裂隙内通常可见圆形、肿胀的棘层松解细胞（Tzanck细胞）⇨。（右图）寻常型天疱疮病灶周围皮肤的直接免疫荧光染色可见典型的“渔网状”结构，IgG沉积在各层表皮细胞间桥区

黏膜类天疱疮（瘢痕性类天疱疮）

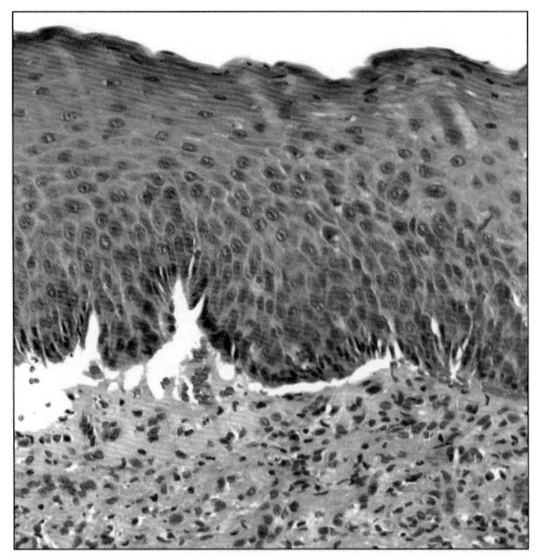
黏膜类天疱疮表现为典型的上皮下的裂隙和完整的基底细胞。固有层浅层内可见稀疏的炎症细胞浸润

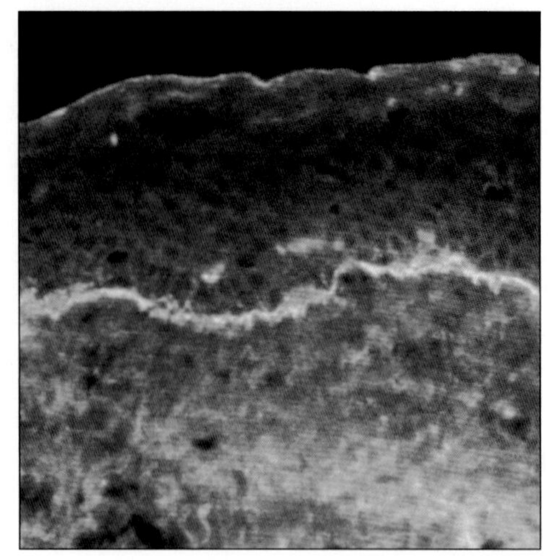
一例黏膜类天疱疮患者，其病灶周围黏膜的直接免疫荧光染色，可见基底膜区IgG连续线性沉积

专业术语

缩写
- 黏膜类天疱疮（MMP）

别名
- 瘢痕性类天疱疮

定义
- 皮肤黏膜的慢性水疱样自身免疫性疾病

病因/发病机制

不明确
- 有研究显示对半桥粒抗体BPAG1或BPAG2的抗体特异反应
- 部分患者有整合素β_4，层粘连蛋白5、层粘连蛋白6抗体及其他来源不明抗原的抗体
- 在美国，MMP与HLA-DQB1*0301有关

临床表现

流行病学
- 发病率
  - 不明确，但是是寻常型天疱疮发病率的2倍
- 年龄
  - 通常发生在60~70岁
- 性别
  - 女性多于男性（2：1）

症状
- 口腔病变
  - 黏膜小水疱或水疱，破裂，留下破溃的区域
  - Nikolsky征阳性（诱发外伤可能引起临床上正常黏膜形成水疱）
  - 64%的患者出现牙龈受累，表现为脱屑性牙龈炎
  - 颊黏膜、腭、隐窝、舌和下嘴唇处亦可见病变
- 眼部病变
  - 高达37%的口腔黏膜类天疱疮患者发生
  - 慢性结膜刺激
    - 异物或烧灼感
  - 结膜溃疡导致瘢痕形成
    - 粘连（睑球粘连）导致巩膜和睑结膜融合
    - 随着病程发展形成睑内翻，导致倒睫，损伤角膜
    - 如果不进行治疗可能导致失明
- 上呼吸道和上消化道
  - 由于反复的未治疗的溃疡可导致食管狭窄
  - 喉部受累不常见，但是能够影响声带引起发声困难和声音嘶哑
  - 鼻部和鼻咽部受累可引起鼻出血和黏膜瘢痕
- 其他部位
  - 肛门、直肠和阴道可能受累
  - 皮肤受累占10%~43%

治疗
- 手术治疗
  - 手术切除向内生长的睫毛以减轻睑内翻
  - 食管狭窄可能需要扩张术
  - 喉部水肿可能需要气管切开术
  - 在手术干预上疾病进一步加重期间MMP不应是活跃的
- 药物治疗
  - 皮质类固醇，局部和全身应用
  - 节制激素疗法：氨苯砜、米诺环素、四环素、咪唑硫嘌呤
  - 免疫球蛋白静脉滴注
  - 抗炎药物：四环素

黏膜类天疱疮（瘢痕性类天疱疮）

要点

专业术语
- 皮肤黏膜的慢性水疱样自身免疫性疾病

临床表现
- 通常发生在60~70岁
- 女性多于男性（2：1）
- 64%的患者出现牙龈部受累，表现为脱屑性牙龈炎
- 高达37%的口腔黏膜类天疱疮患者发生眼部病变
- 伴有缓解期的慢性终身性疾病

组织病理学检查
- 病灶周围黏膜出现上皮下裂隙
- 直接免疫荧光检测发现基底膜区IgG或补体C3呈连续线性沉积

鉴别诊断
- 糜烂性扁平苔藓
- 寻常型天疱疮

预后
- 伴有缓解期的慢性终身性疾病

组织病理学检查

组织学特点
- 病灶周围黏膜出现上皮下裂隙
- 稀疏的炎症细胞浸润，通常为淋巴细胞和浆细胞

免疫病理学
- 直接免疫荧光检测（DIF）
  - 基底膜区IgG或补体C3呈连续线性沉积
  - 还可见IgM和IgA
- 间接免疫荧光检测
  - 可以检测基底膜区的循环性抗体
  - 不是所有患者都出现循环性抗体
  - 抗体滴度与疾病活动度无关

鉴别诊断

糜烂性扁平苔藓
- 两者的临床和组织学特点相似，但直接免疫荧光可以进行区分

寻常型天疱疮
- 临床表现类似，但寻常型天疱疮可见副基底层分离

诊断要点

临床相关的病理特点
- 牙龈受累几乎是广泛性的
- 结膜溃疡导致瘢痕形成

病理学的解读要点
- 上皮下裂隙、固有层浅层内可见稀疏的炎症细胞浸润
- 直接免疫荧光检测发现基底膜区IgG或补体C3呈连续线性沉积

参考文献

1. Carrozzo M: A reappraisal of diagnostic criteria for mucous membrane pemphigoid. J Oral Pathol Med. 38(1): 160, 2009
2. Olasz EB et al: Bullous pemphigoid and related subepidermal autoimmune blistering diseases. Curr Dir Autoimmun. 10: 141-66, 2008
3. Scully C et al: Oral mucosal diseases: mucous membrane pemphigoid. Br J Oral Maxillofac Surg. 46(5): 358-66, 2008
4. Bruch-Gerharz D et al: Mucous membrane pemphigoid: clinical aspects, immunopathological features and therapy. Eur J Dermatol. 17(3): 191-200, 2007
5. Hertl M et al: T cell control in autoimmune bullous skin disorders. J Clin Invest. 116(5): 1159-66, 2006
6. Rashid KA et al: Antigen specificity in subsets of mucous membrane pemphigoid. J Invest Dermatol. 126(12): 2631-6, 2006
7. Sollecito TP et al: Mucous membrane pemphigoid. Dent Clin North Am. 49(1): 91-106, viii, 2005

影像图库

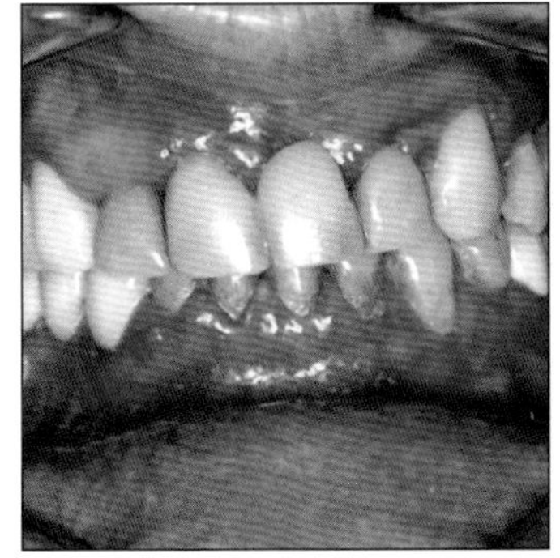
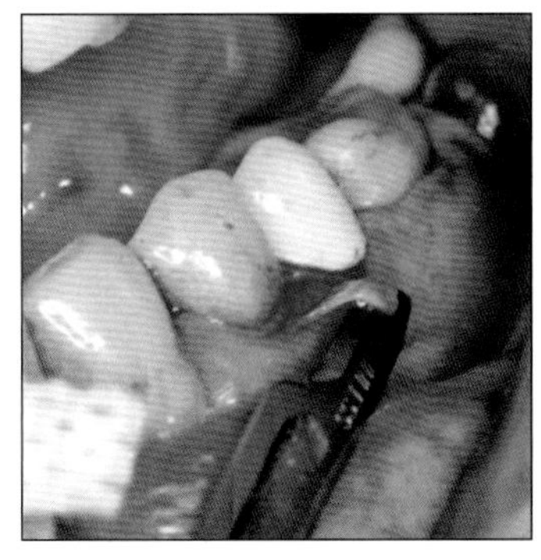
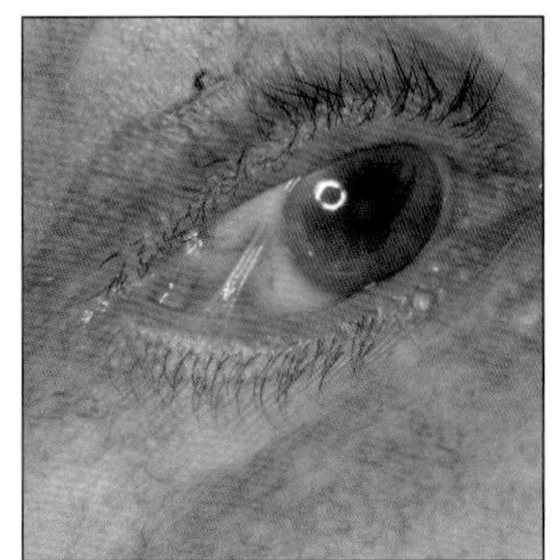

（左图）黏膜类天疱疮表现为脱屑性牙龈炎。这是黏膜类天疱疮最常见的表现之一。（中图）黏膜类天疱疮的黏膜非常脆弱，容易脱落。可能引起临床上正常黏膜形成水疱（Nikolsky征阳性）。（右图）眼部受累的黏膜类天疱疮患者，可见眼球和睑结膜之间形成睑球粘连

扁平苔藓

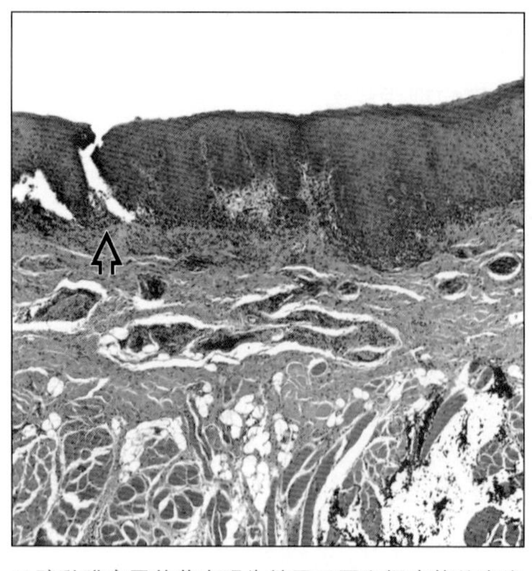

口腔黏膜扁平苔藓表现为棘层肥厚和锯齿状的表皮突。在标本的边缘是一个近基底层的分离，常见于糜烂性扁平苔藓⇨

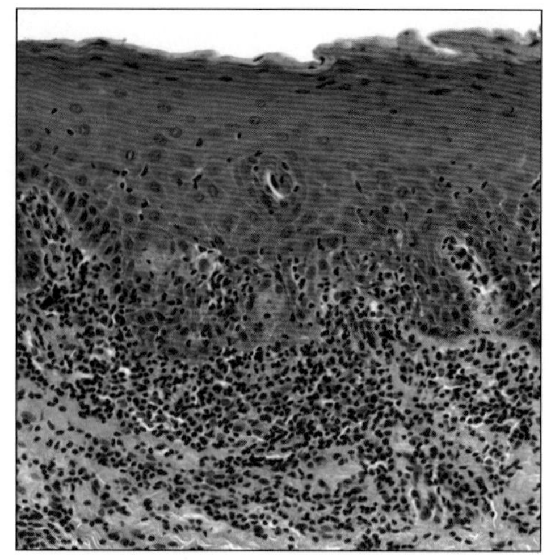

邻近基底膜可见带状淋巴细胞浸润、基底细胞变性

专业术语

缩写

- 扁平苔藓（LP）

定义

- 慢性自限性炎症性疾病，累及黏膜、皮肤、指甲和毛发

病因/发病机制

病因

- 准确的病因不明

发病机制

- T细胞免疫调节反应
  - CD8（+）T细胞激活诱发基底细胞凋亡
  - 准确的发病机制不明，可能与肥大细胞的趋化性及基质金属蛋白酶破坏基底膜有关
- 无HLA相关性
  - 遗传因素未涉及
- 药物反应
  - 已经有报道一些药物与扁平苔藓的发生相关
    - 当停用致病药物后，病变并不一定消失
- 丙型肝炎
  - 相关性有争议

临床表现

流行病学

- 发病率
  - 发病率为1%~2%
- 年龄
  - 中年人高发
- 性别
  - 女性多于男性（3：2）

临床表现

- 网状LP
  - 通常无自主症状
  - 包括多部位病变
  - 颊黏膜、牙龈和嘴唇可见细白花边状条纹（威克姆纹）
  - 白色丘疹能够聚结形成斑块
  - 舌背部白色斑块
  - 高达44%的口腔扁平苔藓患者发展成皮肤扁平苔藓
  - 单纯口腔扁平苔藓患者很少累及头发和指甲
- 侵蚀性LP
  - 进食时疼痛明显，尤其进食辛辣食物时疼痛剧烈
  - 萎缩性红斑性黏膜溃疡
  - 病变周围可见网状LP特征性改变
  - 可局限于牙龈
    - LP局限于牙龈和生殖器，女性尤其普遍
- 大疱性LP
  - 上皮细胞分离大疱形成过程可见异常变异
  - 可见尼氏征阳性

治疗

- 佐剂治疗
  - 网状LP
    - 不需要治疗
  - 侵蚀性LP
    - 局部或全身应用皮质醇类激素
    - 外用抗真菌药，预防口腔念珠菌二次感染
    - 他克莫司用于激素耐药性LP

预后

- 慢性疾病
  - 症状维持或减轻
- 恶变
  - 一些病例没有确切的LP组织学变化，因此存在争议

扁平苔藓

要点

专业术语
- 慢性自限性炎症性疾病，累及黏膜、皮肤、指甲和毛发

临床表现
- 人群发病率1%~2%
- 中年人高发
- 网状LP通常无自主症状
- 侵蚀性LP呈现萎缩性红斑性黏膜溃疡

组织病理学检查
- 不同程度的角化或角化不全
- 表皮突起呈锯齿状
- 基底细胞层呈现液化（水样变性）
- T淋巴细胞沿基底膜呈带状分布
- 溃疡或基底层下分离可见于侵蚀性LP
- 病灶周围组织直接免疫荧光
  - 没有特异性或诊断结论

鉴别诊断
- 黏膜类天疱疮
- 牙科用汞合金致苔藓样反应
- 药物和外用药致苔藓样反应

诊断要点
- 口腔LP多发病灶，并且无明显的发育异常
- 上皮结缔组织亚基底层分离

  - 有记录的病例发生于萎缩性或慢性溃疡性区域
  - 侵蚀性LP建议长期临床随访

组织病理学检查

组织学特点
- 不同程度的角化或角化不全
- 可见萎缩和棘皮症
- 表皮突起呈锯齿状
- 基底细胞层呈现液化（水样变性）
- 上皮-结缔组织界面可见退化的角质形成细胞（Civatte，透明或胶样小体）
- T淋巴细胞沿基底膜呈带状分布
  - 亦可见浆细胞
- 溃疡或基底层下分离可见于侵蚀性LP
- 无有意义的异型性
  - 反复的念珠菌感染可引起反应性非典型性

免疫病理学
- 病灶周围组织的直接免疫荧光
  - 没有特异性或诊断结论
  - 可见纤维蛋白或纤维蛋白原呈线性或粒状沉积
  - 偶可见C3、IgM、IgG、IgA沉积
  - 胶样小体

鉴别诊断

黏膜类天疱疮
- 免疫病理有助于对LP疾病的诊断
  - 直接免疫荧光在基底膜区域显示IgG和C3呈连续线性条带
  - 偶可见IgA或IgM沉积
    - 血清间接免疫荧光可见，但研究显示广泛表达（5%~90%）

牙科用汞合金引起的苔藓样反应
- 注意只发生在有黏膜与牙科用汞合金直接接触部位
- 通常淋巴细胞浸润形成三级淋巴滤泡

药物引起的苔藓样反应
- 无特异性区别
- 可见炎症扩散类型，包括外周血管炎症

线性IgA 疾病
- 直接免疫荧光显示基底膜区域出现IgA连续线性条带

红斑狼疮
- 浅表和深层的血管周围炎性浸润
- 免疫病理不特异

肉桂诱导的口腔炎
- 棘层肥厚伴中性粒细胞胞外分泌
- 浅表固有层混合炎症细胞浸润
- 明显的界面改变

慢性移植物抗宿主病
- 上皮可见基底细胞液化伴大量角化不良的角化细胞
- 黏膜下层见片状中度淋巴细胞浸润
- 诊断依据：慢性病史
  - 平均移植6个月后出现病变

口腔发育不良
- 常可见类似LP的重度慢性炎症细胞浸润
- 可见角化不良的上皮细胞
- 所见的直接发育不良不能归因于炎症或溃疡

寻常型天疱疮
- 临床表现类似的自身免疫介导的疾病
- 基底上的分离而不是上皮基底下分离
- 直接免疫荧光检测可见细胞间桥粒区IgG沉积
- 患者血清的间接免疫荧光检测发现80%~90%的患者出现循环的IgG抗体

诊断要点

临床相关的病理特点
- 口腔扁平苔藓应该是多灶性的
  - 单发病变中可见苔藓样角化物

扁平苔藓

口腔扁平性反应的病原体	
口腔苔藓样药物反应	**口腔苔藓样接触反应**
降压药	**牙科材料**
普萘洛尔	水银
氢氯噻嗪	镍
螺内酯	钯
抗疟疾药	银
氯喹	金
奎尼丁	苍白球
喹诺酮	铋
抗体	玻璃离子树脂
四环素	复合材料
酮康唑	瓷
非甾体类抗炎药	**芳香剂**
萘普生	肉桂（肉桂醛）
布洛芬	薄荷（欧薄荷）
双氯芬酸	控制牙垢的牙膏
混合的	丁香酚
金	秘鲁香胶
钯	**牙科粘合剂**
青霉胺	丙烯酸酯化合物
别嘌呤醇	丁香酚

病理学的解读要点

- 可见无意义的异型性
  - 伴异常增生的苔藓样病变不应该被诊断为伴异常增生的扁平苔藓
    - 多发的苔藓样病变显示不同程度的异常增生，最可能表现为疣状增生的白斑

参考文献

1. Buffon RB et al: Vulvovaginal-gingival lichen planus--a rare or underreported syndrome? Int J Dermatol. 48(3): 322-4, 2009
2. Bidarra M et al: Oral lichen planus: a condition with more persistence and extra-oral involvement than suspected? J Oral Pathol Med. 37(10): 582-6, 2008
3. Cooper SM et al: Vulvovaginal lichen planus treatment: a survey of current practices. Arch Dermatol. 144(11): 1520-1, 2008
4. Leao JC et al: Desquamative gingivitis: retrospective analysis of disease associations of a large cohort. Oral Dis. 14(6): 556-60, 2008
5. Lo Russo L et al: Diagnostic pathways and clinical significance of desquamative gingivitis. J Periodontol. 79(1): 4-24, 2008
6. McCartan BE et al: The reported prevalence of oral lichen planus: a review and critique. J Oral Pathol Med. 37(8): 447-53, 2008
7. Scully C et al: Oral mucosal disease: Lichen planus. BrJ Oral Maxillofac Surg. 46(1): 15-21, 2008
8. Thongprasom K et al: Steriods in the treatment of lichen planus: a review. J Oral Sci. 50(4): 377-85, 2008
9. Al-Hashimi I et al: Oral lichen planus and oral lichenoid lesions: diagnostic and therapeutic considerations. Oral Surg Oral Med Oral Pathol Oral Radiol Endod. 103Suppl: S25, 2007
10. Kulthanan K et al: Direct immunofluorescence study in patients with lichen planus. Int J Dermatol. 46(12): 1237-41, 2007
11. Acay RR et al: Evaluation of proliferative potential in oral lichen planus and oral lichenoid lesions using immunohistochemical expression of p53 and Ki67. Oral Oncol. 42(5): 475-80, 2006
12. van der Meij EH et al: The possible premalignant character of oral lichen planus and oral lichenoid lesions: a prospective study. Oral Surg Oral Med Oral Pathol Oral Radiol Endod. 96(2): 164-71, 2003
13. Eisen D: The clinical features, malignant potential, and systemic associations of oral lichen planus: a study of 723patients. J Am Acad Dermatol. 46(2): 207-14, 2002
14. Fayyazi A et al: T lymphocytes and altered keratinocytes express interferon-gamma and interleukin 6 in lichen planus. Arch Dermatol Res. 291(9): 485-90, 1999
15. Kirby AC et al: LFA-3 (CD58) mediates T-lymphocyte adhesion in chronic inflammatory infiltrates. Scand J Immunol. 50(5): 469-74, 1999

扁平苔藓

临床和显微镜下特点

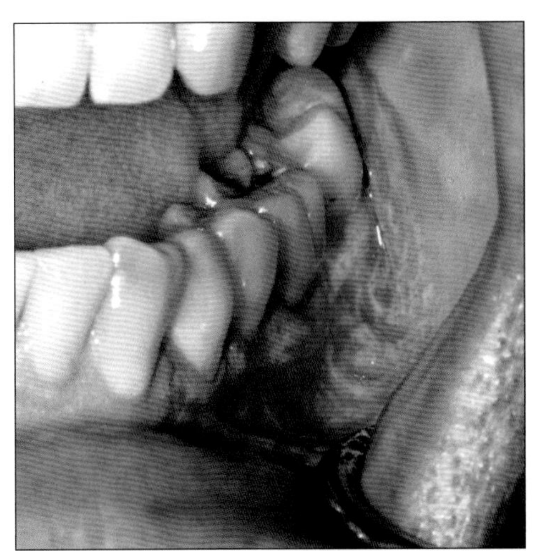

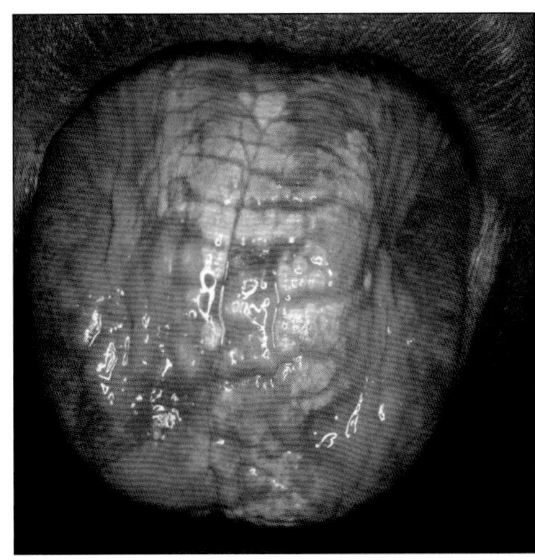

（左图）颊黏膜的扁平苔藓蔓延至前庭处并累及牙龈。沿着病变四周可见花边网状结构。在中心区域可见灶状红斑。（右图）扁平苔藓累及舌背部。在中心区，病变有白色斑块，局部较典型。然而，延伸到达舌侧缘，可观察到红斑区域

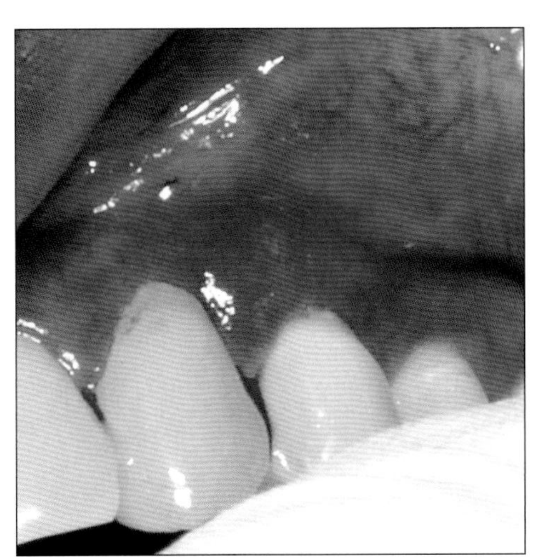

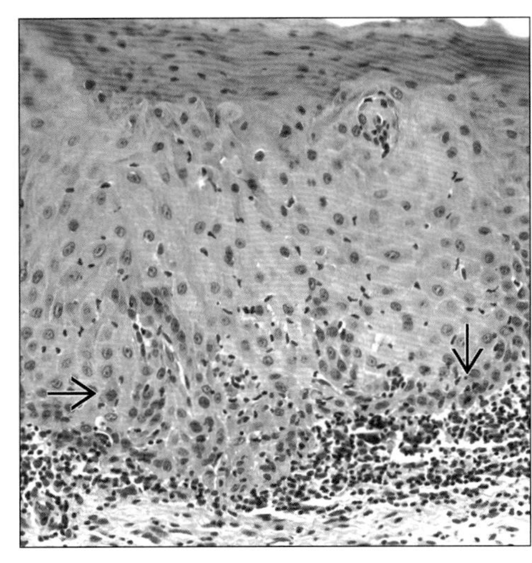

（左图）侵蚀性扁平苔藓表现为剥脱性龈炎。当这是唯一的临床表现时，很难与寻常型天疱疮或黏膜类天疱疮区分，明确诊断需要进行组织活检。（右图）高倍显微镜显示基底细胞的水肿变性。胶样小体或胶质体→分散在上皮和连接组织交界处。可见炎症细胞浸润

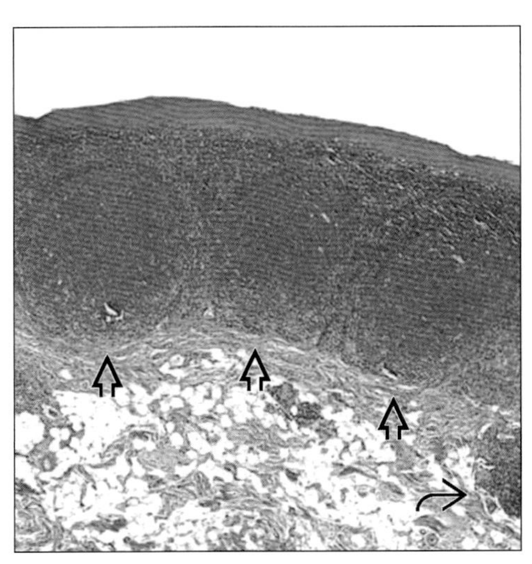

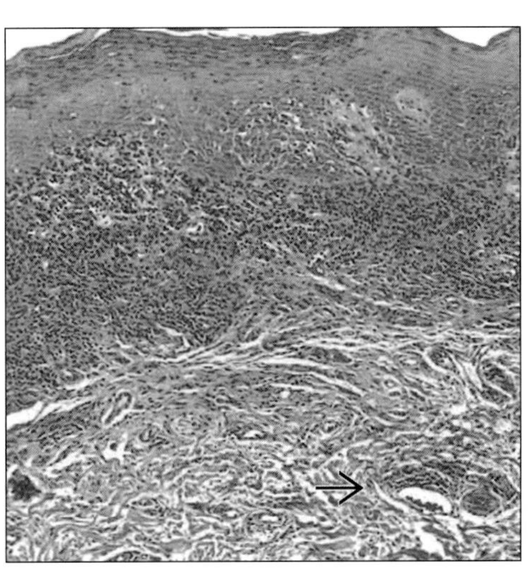

（左图）银汞合金患者的苔藓样反应表现为固有层内可见上皮层发育不良和大量淋巴细胞浸润。存在大量的第三级淋巴滤泡⇒和血管外周的炎性反应→。（右图）明显的棘层细胞和炎症细胞外溢出现在此例肉桂性口炎患者中。与LP相比，黏膜下的炎症细胞浸润更加具有混合性。血管四周炎性浸润常见→

多形性红斑

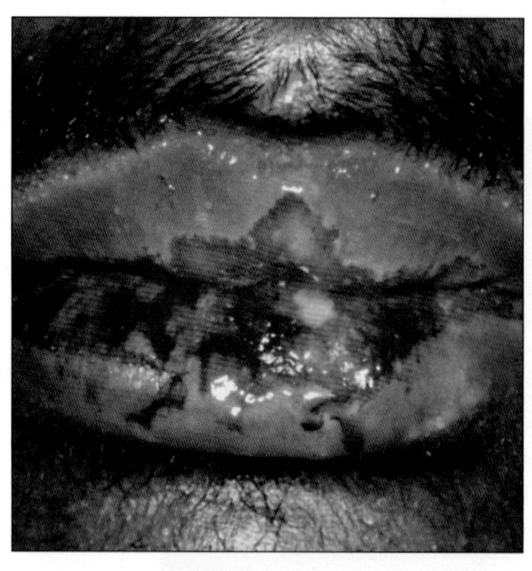

口唇部的多形性红斑表现为大范围溃疡和出血，最终形成特征性的坚硬外皮。唇部是口腔受累最常见的部位

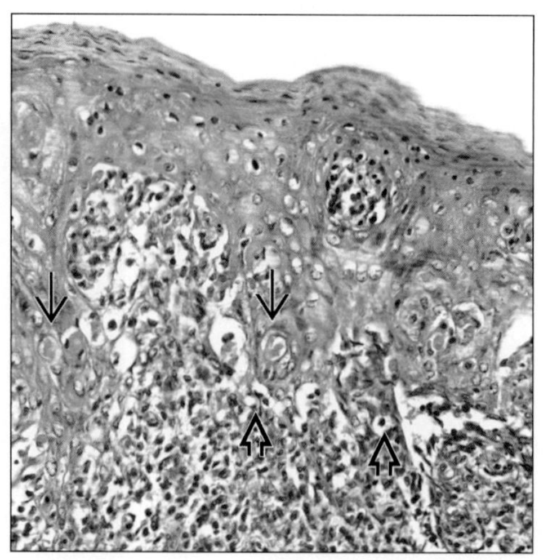

基底-上皮连接处⇨的空泡接触面改变伴有角化不良→的基底细胞的水肿变性，是早期多形性红斑的典型改变。炎症改变可能是多变的

专业术语

缩写

- 多形性红斑（EM）

定义

- 急性的免疫介导的自限性黏膜与皮肤的炎症性疾病

病因/发病机制

免疫反应

- 大部分病例为针对沉淀剂的T细胞相关的免疫反应
- 单纯疱疹病毒、肺炎支原体和相关药物与引发EM有关

临床表现

流行病学

- 发病率
  - 不明确
- 年龄
  - 高峰：20~40岁
  - 据报道，20%的患者为儿童
- 性别
  - 在大多数报道的病例中，女性多于男性

部位

- 小型多形性红斑：主要和皮肤的靶样病变有关，通常发生在不超过一个以上的黏膜区（通常是口腔）
- 大型多形性红斑：包括多处黏膜的靶样病变，偶尔发生皮肤大疱

症状

- 小型多形性红斑
  - 皮肤的靶样和牛眼病灶是多形性红斑的特点
    - 以暗红色扁平斑块或乳头为起始病变，通常为圆形，直径小于3cm
    - 四肢为最常见部位
  - 当存在黏膜受累，通常为单发
  - 口腔受累
    - 唇部>颊黏膜>唇黏膜>舌>软腭
    - 开始为不定状红斑，并出现坏死和溃疡
    - 唇部表现为典型的出血性硬皮结痂
- 大型多形性红斑
  - 皮肤病变和小型多形性红斑类似，但可能形成突起或者大疱
  - 多发性的黏膜红斑包括
    - 口部、眼部、生殖器、喉部、食管

自然病程

- 自限性疾病，病程为2~6周
- 部分患者出现复发（20%）

治疗

- 选择、风险及并发症
  - 致病因子或药物，如果明确，应该进行处理和（或）停止
  - 通过镇痛药对症治疗
- 药物治疗
  - 疱疹病毒相关的EM可以用抗病毒疗法进行治疗
    - 疱疹相关复发性多形性红斑通常行预防性治疗
  - 环孢素、左旋咪唑、氨苯砜等被用来治疗严重病变
  - 系统性皮质类固醇治疗通常应用于
    - 没有关于其疗效明确的证据，颇有争议

预后

- 自限性疾病

多形性红斑

要点

专业术语
- 急性的免疫介导的自限性黏膜与皮肤的炎症性疾病

临床表现
- 小型多形性红斑：主要和皮肤的靶样病变有关，通常发生在不超过一个以上的黏膜区
- 大型多形性红斑：包括多处黏膜的靶样病变，偶尔发生皮肤大疱

组织病理学检查
- 早期：表现为上层固有层水肿，导致水疱形成
- 混合型炎症细胞浸润
- 基底细胞水样变性
- 上皮内可见散在的单个的坏死角化细胞

鉴别诊断
- 原发性疱疹性口炎、寻常型天疱疮、黏膜类天疱疮、白塞病

组织病理学检查

组织学特点
- 早期病变表现为上层固有层水肿，导致水疱形成
  - 可形成上皮内或上皮下的水疱
- 混合型炎症细胞浸润包括淋巴细胞、中性粒细胞偶尔可见嗜酸性细胞
  - 出现在血管周围或表面固有层
- 炎症细胞通过海绵性水肿和上皮的细胞内水肿进行胞外分泌
- 基底细胞水样变性
- 上皮内可见散在的单个的坏死角化细胞

辅助检查

免疫荧光检测
- 基底膜区和血管壁内发现IgM和C3

鉴别诊断

原发性疱疹性口炎
- 没有皮肤病变的情况下很难做出正确诊断
  - 原发性疱疹经常出现在牙龈部，但是不会出现在多形性红斑中

寻常型天疱疮
- 发生在较大年龄患者的慢性黏膜皮肤疾病
- 基底部的裂隙伴有典型的棘层细胞
- 可以通过直接免疫荧光进行诊断

黏膜类天疱疮
- 发生在较大年龄患者的慢性疾病
- 上皮下裂隙不伴有中性粒细胞
- 沿着基底膜的IgG（A）直接免疫荧光反应

白塞病
- 没有侵犯皮肤的病灶

诊断要点

病理学的解读要点
- 病理学上相对非特异而需要和临床相结合

参考文献

1. Wetter DA et al: Recurrent erythema multiforme: clinical characteristics, etiologic associations, and treatment in a series of 48 patients at Mayo Clinic, 2000 to 2007. J Am Acad Dermatol. 62(1): 45–53, 2010
2. Scully C et al: Oral mucosal diseases: erythema multiforme. Br J Oral Maxillofac Surg. 46(2): 90–5, 2008
3. Ayangco L et al: Oral manifestations of erythema multiforme. Dermatol Clin. 21(1): 195–205, 2003

影像图库

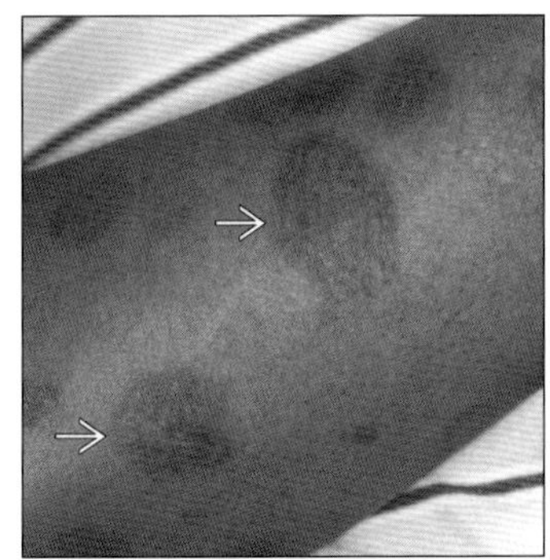

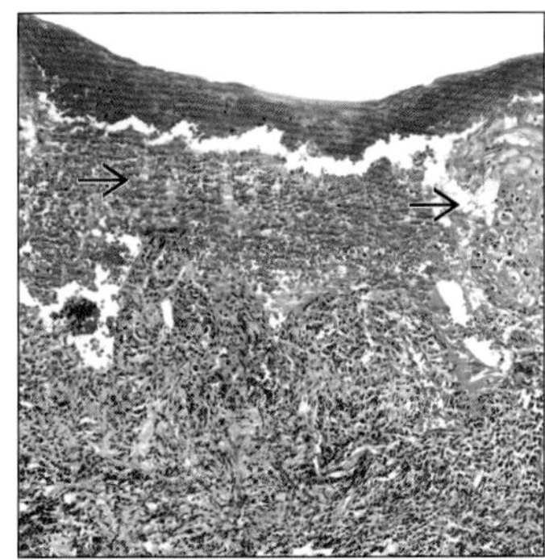

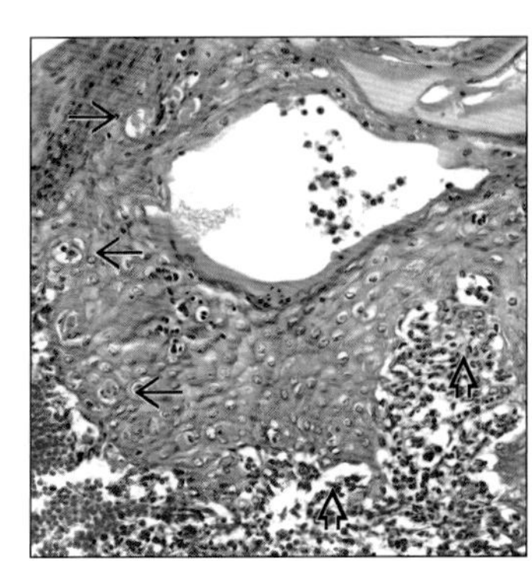

（左图）典型的靶样的或牛眼样病灶➡是多形性红斑的典型特点。四肢是最常见的发病部位，但通常会出现系统性病变。（中图）陈旧性多形性红斑表现为局部或全部的增厚样坏死➡伴随中度的炎症细胞浸润。（右图）多形性红斑在高倍镜下可见基底细胞水样变性⇨，存在大量分散的坏死角质细胞➡

红斑狼疮

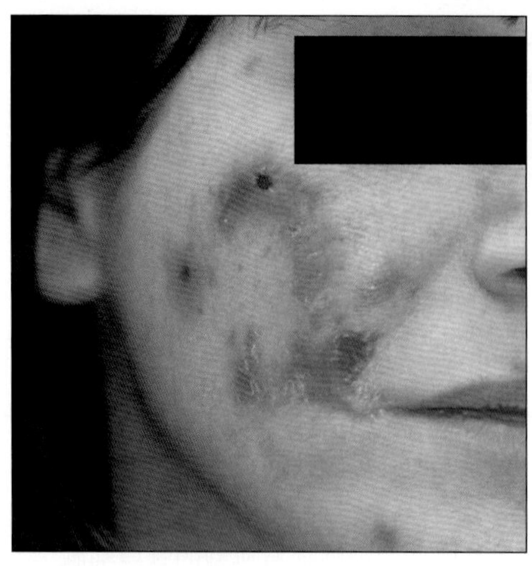

图示为面部发生的慢性皮肤狼疮（盘状）。这种病变区经常会以囊泡伴角化栓为中心离心式扩散。在陈旧病变区可见萎缩和瘢痕

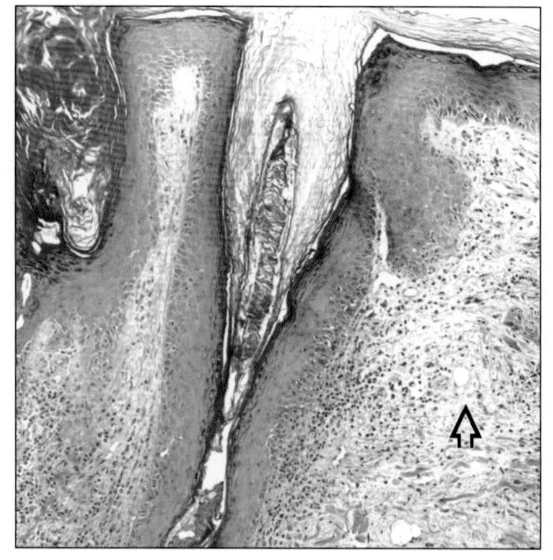

皮肤型红斑狼疮，面部狼疮的萎缩上皮和毛囊角化栓活检显示阑尾周围慢性炎症细胞浸润到真皮层。标记⇨为皮肤水肿

专业术语

缩写

- 红斑狼疮（LE）
- 系统性红斑狼疮（SLE）

定义

- 自身免疫性疾病影响周围连接组织和多个器官，可分为3个类别
  - 系统性红斑狼疮，涉及多个器官，主要表现为皮肤和口腔特征
  - 慢性皮肤型红斑狼疮（CCLE）或慢性盘状狼疮，主要表现为皮肤和口腔特征
  - 亚急性皮肤红斑狼疮（SCLE），可兼有SLE和CCLE的表现

病因/发病机制

病因学

- 尚不清楚；但是循环中自身抗核抗体（ANA）是SLE的特征
- 已有报道药物导致的红斑狼疮
- 紫外线可能导致或加重LE

临床表现

流行病学

- 发病率
  - 每10万人中15~50人发病
- 年龄
  - 范围：15~40岁
  - 平均：30岁
- 性别
  - 女性远远多于男性[(5~10)：1]
- 种族
  - 黑人多于白人（1：250 vs 1：1000）

症状

- SLE
  - 疲乏、肌肉疼痛、关节痛
    - 高达95%的患者可出现这些表现
  - 85%的患者出现皮肤黏膜病变
    - 40%~50%患者出现蝴蝶样皮疹（颧骨区域和鼻梁）
  - 85%的患者出现血液系统症状
  - 30%~50%的患者肾脏受损
    - 狼疮性肾炎和尿毒症是严重的并发症
  - 心肺症状
    - 心包炎是最常见的并发症
  - 神经系统症状，包括癫痫和精神错乱
  - 雷诺现象
- CCLE
  - 皮肤病变区表现为鳞屑、狼疮样斑块，治疗后相应部位出现瘢痕和色素减退或色素沉着
    - 大多数会出现在面部，尤其是鼻梁和颧骨区域
    - 病灶一般由中心呈圆形向周围扩散
    - 以毛囊栓和色素改变为特征
  - 大约50%的病变出现在头皮或胡须部位
  - 病变位置多变，一般在头部和颈部区域
    - 通常这是LE唯一的明显特征
  - 口腔临床表现类似于侵蚀性苔藓样病变
    - 很少不伴有皮肤病变
  - 对于普通CCLE患者，当病变区域发展到颈部以下时，将会增加发展为SLE的风险
- SCLE
  - 皮肤病变区主要在躯干和手臂（80%）
  - 轻度系统疾病，常出现关节痛的表现

红斑狼疮

要点

专业术语
- 自身免疫性疾病影响周围连接组织和多个器官，可分为3个类别
  - 系统性红斑狼疮，涉及多个器官，主要表现为皮肤和口腔特征
  - 慢性皮肤型红斑狼疮或慢性盘状狼疮，主要表现为皮肤和口腔特征
  - 亚急性皮肤红斑狼疮，可兼有SLE和CCLE的表现

临床表现
- 每10万人中15~50人发病
- 女性远远多于男性 [(5~10) ：1]
- 黑人多于白人（1：250 vs 1：1000）

组织病理学检查
- 组织学检查因临床分期而异
- 真皮层水肿，丝状黏蛋白沉积
- 角化过度，毛囊角质栓形成
- 浅层及深层血管周围及附属器淋巴浸润
- 真皮层黑色素失控
- 皮炎交界处可见大量淋巴细胞

辅助检查
- SLE和CCLE病变组织直接荧光免疫测验法显示基底层颗粒状或线状IgG、IgM、C3沉积

诊断要点
- 诊断应结合临床血清学检查和病理学表现
- 微观特征与其他疾病有重叠，不是其唯一表现

- 一般不出见肾脏疾病
- 20%的患者会出现脸部和头皮损害
- 一般治愈后不留瘢痕
  - 可见色素沉着

实验室检查
- SLE
  - ANA、抗-DNA或抗-Sm抗体阳性
  - 蛋白尿超过0.5g/24小时或+++,肾病综合征，细胞管型
  - 溶血性贫血伴网织红细胞增多
  - 抗磷脂抗体综合征
- CCLE
  - 25%~80%的患者ANA阳性
- SCLE
  - 多数患者ANA阳性

治疗
- 避免过度日光照射，因紫外线可能会加重病情
- 病情严重的患者可使用激素联合免疫抑制剂
- 皮肤和口腔病变部位可局部使用类固醇
- 轻度患者可用NSAID和抗疟药

预后
- SLE预后取决于疾病严重程度及受损器官
  - 肾衰竭是最常见的死因
  - 慢性免疫抑制由于会增加感染和恶化的风险而增加死亡率

组织病理学检查

组织学特点
- SLE
  - 皮炎交界处可见少量炎症细胞
  - 丝状黏蛋白沉积，真皮层水肿
  - 基底膜区域正常
- CCLE
  - 角化过度，可见毛囊角质栓
  - 基底膜增厚，可见PAS（+）物质
  - 上皮下水肿
  - 皮炎交界处可见大量淋巴细胞
  - 浅层及深层血管周围及附属器淋巴浸润
  - 真皮层纤维化
  - 真皮层黑色素失控
  - 组织学检查因临床分期而异
- SCLE
  - 炎症细胞的基底层上胞外分泌
  - 皮炎表层轻度到中度炎性改变

辅助检查

荧光免疫测验法
- SLE和CCLE病变组织直接荧光免疫测验法（DIF）显示基底层颗粒状或线状IgG、IgM、C3沉积
- SLE正常组织狼疮带试验（DIF）一般为阳性，而CCLE不是
  - 并非SLE特异表现，在Sjögren综合征、类风湿关节炎、系统性硬化病也可见到

鉴别诊断

口腔扁平苔藓
- 可见与LE相似的病理学表现，需要结合临床和实验室检查
- 无上皮下水肿
- 基底膜无PAS（+）物质
- DIF有助于鉴别诊断

药物反应
- 一般不会出现真皮层黏蛋白沉积，可用爱先蓝——PAS染色区分
- 一般可见嗜酸性粒细胞，而LE则没有

红斑狼疮

美国风湿病学会系统性红斑狼疮分类（1997年修订标准）	
发病部位	**表现**
皮肤黏膜病变	面颊红斑
	圆盘状红斑
	光敏性
	口腔或鼻咽部溃疡
非糜烂性关节炎	涉及 2 个或多个关节肿胀和压痛
心肺疾病	肋膜炎或胸腔积液
	或
	心包炎
肾脏疾病	蛋白尿超过 0.5g/24h 或 +++
	或
	细胞管型
神经系统紊乱	在不明确致病药物或代谢紊乱时可发生癫痫
	或
	在不明确致病药物或代谢紊乱时可发生精神错乱
血液学失调	溶血性贫血
	或
	白细胞减少 $<4\times10^9$/L 超过 2 次
	或
	淋巴细胞减少 $<1.5\times10^9$/L 超过 2 次
	或
	在不明确致病药物时血小板减少 $<100\times10^9$/L
免疫系统紊乱	抗 -DNA 抗体浓度测定异常
	或
	抗 -Sm 抗体和核抗原 Sm
	或
	异常 IgG 或 IgM 抗心磷脂抗体中抗磷脂抗体阳性
	狼疮抗凝试验阳性
	或
	可通过连续 6 个月梅毒螺旋体制动试验或密螺旋体抗体吸收试验，降低假阳性
抗核抗体阳性	荧光免疫检测法或等效检测 ANA 浓度异常
SLE 诊断需满足至少 4 条以上所列标准	

诊断要点

临床相关的病理特点

- 诊断应结合临床血清学检查和病理学表现

病理学的解读要点

- 微观特征与其他疾病有重叠，不是其唯一表现

参考文献

1. Knott HM et al: Innovative management of lupus erythematosus. Dermatol Clin. 28(3): 489–99, 2010
2. Pincus LB et al: Marked papillary dermal edema--an unreliable discriminator between polymorphous light eruption and lupus erythematosus or dermatomyositis. J Cutan Pathol. 37(4): 416–25, 2010
3. Muñoz-Corcuera M et al: Oral ulcers: clinical aspects. A tool for dermatologists. Part II. Chronic ulcers. Clin Exp Dermatol. 34(4): 456–61, 2009
4. Walling HW et al: Cutaneous lupus erythematosus: issues in diagnosis and treatment. Am J Clin Dermatol. 10(6): 365–81, 2009
5. Nico MM et al: Oral lesions in lupus erythematosus: correlation with cutaneous lesions. Eur J Dermatol. 18(4): 376–81, 2008
6. Brennan MT et al: Oral manifestations of patients with lupus erythematosus. Dent Clin North Am. 49(1): 127–41, ix, 2005
7. Tebbe B: Clinical course and prognosis of cutaneous lupus erythematosus. Clin Dermatol. 22(2): 121–4, 2004
8. Position paper: oral features of mucocutaneous disorders. J Periodontol. 74(10): 1545–56, 2003
9. Crowson AN et al: The cutaneous pathology of lupus erythematosus: a review. J Cutan Pathol. 28(1): 1–23, 2001

红斑狼疮

临床、显微镜下以及免疫组织学特点

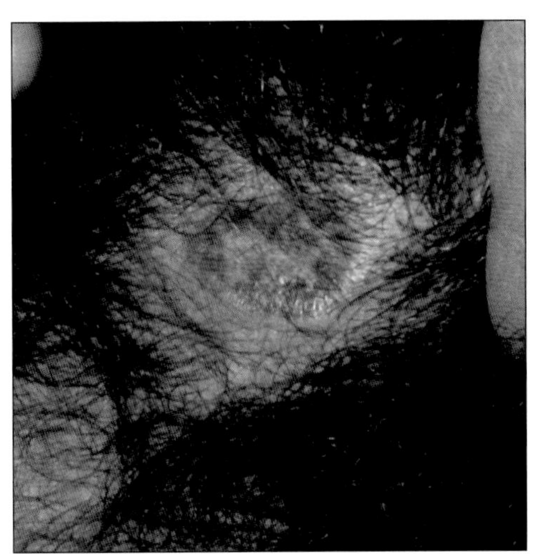

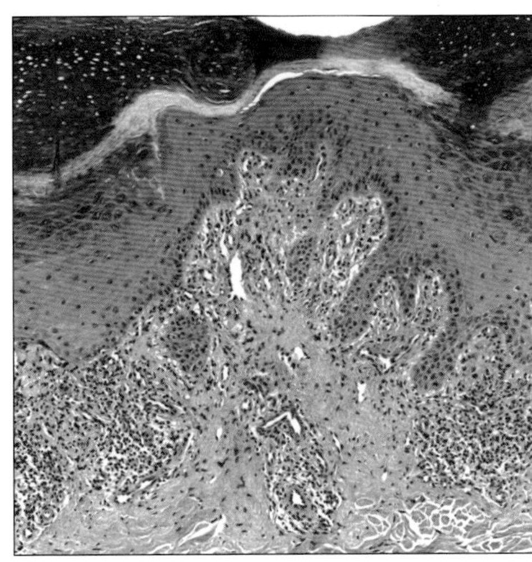

（左图）慢性皮肤性盘状狼疮患者瘢痕性脱发伴有色素沉着和色素丢失，可见纤维化瘢痕及中心凹陷的萎缩区域。（右图）肥厚性慢性皮肤性（盘状）红斑狼疮的低倍镜图片。可见浅表及深部血管周围淋巴细胞和浆细胞形成的一块炎症细胞浸润区域。未见扁平苔藓淋巴细胞带状浸润

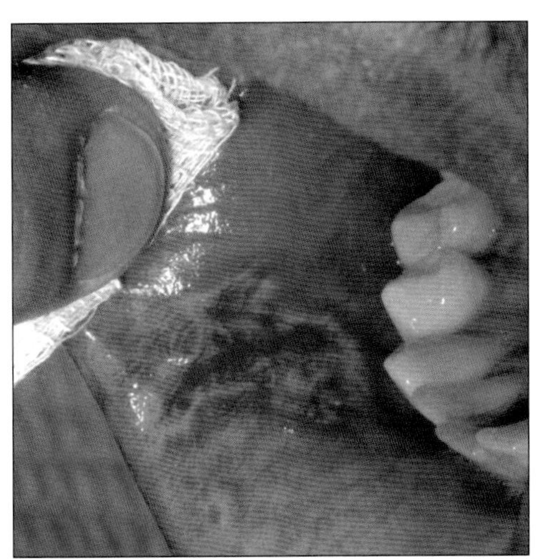

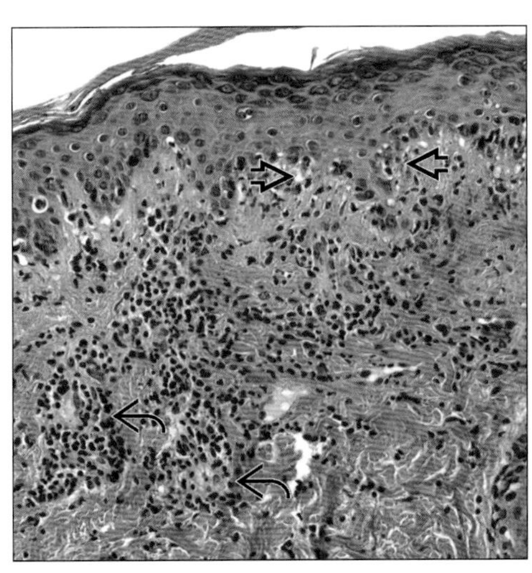

（左图）系统性红斑狼疮（SLE）口腔内表现为中心浸润区周围辐射角化型条纹，类似于扁平苔藓。SLE没有特征性表现。（右图）系统性红斑狼疮患者口腔病变区标本活检证明基底层细胞⇨和黑色素空泡性变性。深部固有层血管周围炎性反应⇨

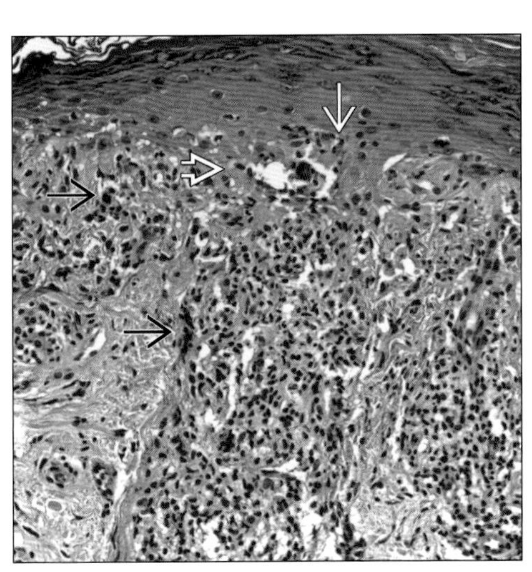

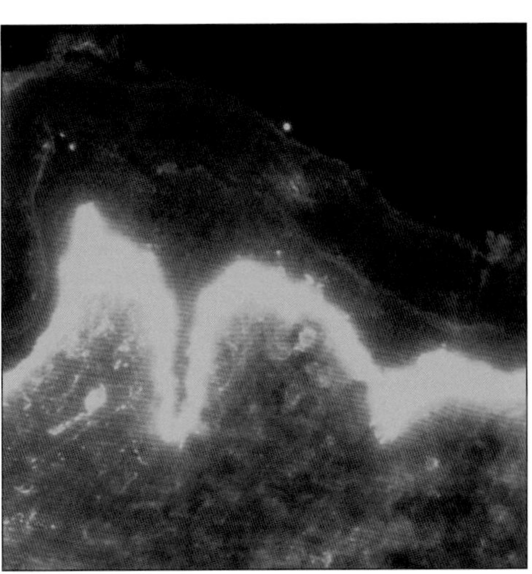

（左图）红斑狼疮高倍镜下照片显示皮炎交界处空泡性改变⇨和浅表及深部血管周围炎性浸润。可见退化的角质细胞➡和基底层炎症细胞胞吐。真皮层陈旧病变区常见色素失控⇨。（右图）红斑狼疮病变区直接荧光免疫检测法显示基底层区域IgM线性沉积

创伤性溃疡

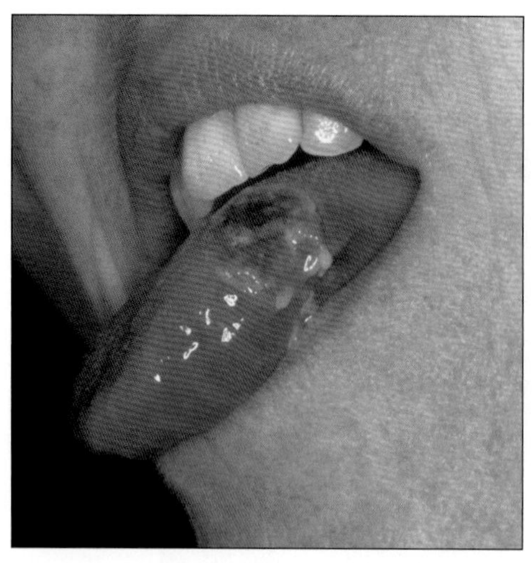

图示舌侧方的一处创伤性溃疡。患者在牙科治疗麻醉的过程中咬了舌头

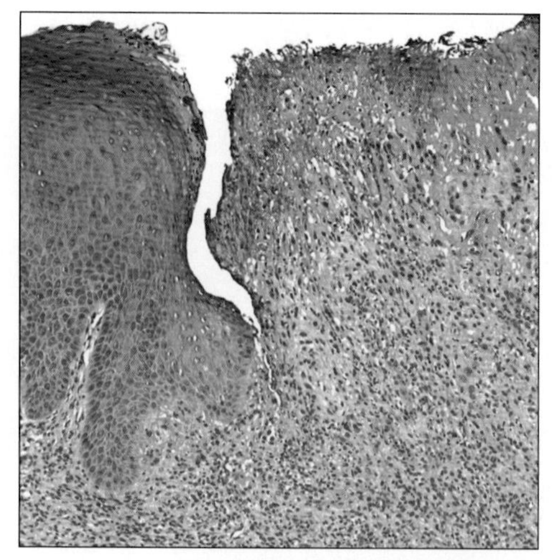

高倍镜下可见病变表层覆盖以增厚的纤维蛋白，多由化脓反应刺激。以及由混合的炎症细胞构成的肉芽组织

专业术语

别名
- 间质嗜酸性粒细胞增多症
- 舌嗜酸性肉芽肿
- 外伤性肉芽肿
- 非典型组织细胞肉芽肿
- 里费二氏病

定义
- 口腔黏膜的慢性创伤性溃疡，具有独特的组织病理学特点

病因/发病机制

机械性破坏
- 偶然性的被咬伤
- 牙齿断裂或错骀
- 锐利的食物

自伤
- 功能异常的习惯
  - 夜间磨牙
  - 咬伤舌头和嘴唇
- 里费二氏病
  - 由舌挤压伤导致的舌腹侧面的溃疡
  - 在有产后或新生儿牙齿的婴儿中有发生
- 电和热损伤
  - 电线
  - 热的食物和饮料
- 致命伤
  - 莱-尼综合征
  - 抽动秽语综合征
  - 强迫症

临床表现

流行病学
- 发病率
  - 根据报道，该疾病真实的发病率是不清楚的
  - 比复发性阿弗他口炎更少见
- 年龄
  - 新生儿和婴儿
    - 里费二氏病
  - 儿童
    - 热和电烧伤
    - 功能异常的习惯
  - 成人
    - 骨折或错位牙
    - 功能异常的习惯
  - 性别
    - 男性多于女性

部位
- 能够发生在口腔内的各个角落
- 舌侧边界最常见

症状
- 痛性溃疡从1mm到大于1cm
- 溃疡表面覆盖脓性纤维素膜
- 溃疡周边区域过度角化经常可见
- 硬结样鳞状细胞癌

治疗
- 手术方式
  - 如果溃疡没有消退的话可能需要全部切除
  - 对溃疡的活检有时甚至可以诱导溃疡完全愈合
- 辅助治疗
  - 病灶内注射类固醇

预后
- 复发很常见

创伤性溃疡

要点

专业术语
- 口腔黏膜的慢性创伤性溃疡，具有独特的组织病理学特点

病因/发病机制
- 偶然性的被咬伤或牙齿断裂
- 里费二氏病

临床表现
- 可发生于口腔内任何区域

组织病理学检查
- 溃疡床由肉芽肿组织慢性炎症细胞、浸润淋巴细胞、组织细胞、中性粒细胞和浆细胞组成
- 炎症包括散在的嗜酸性粒细胞延伸到下面的肌肉

鉴别诊断
- 复发性阿弗他口炎

- 如果可能的话，创伤源必须要去除

组织病理学检查

组织学特点
- 溃疡表面覆盖增厚的脓性纤维素膜
- 可以看出邻近上皮的假性上皮瘤样增生
- 溃疡床由肉芽肿组织慢性炎症细胞、浸润淋巴细胞、组织细胞、中性粒细胞和浆细胞组成
- 炎症包括散在的嗜酸性粒细胞延伸到下面的肌肉
- 创伤性溃疡的一部分，非典型组织细胞是值得注意的
    - 可以见到细胞的多型性和有丝分裂象
    - 这些细胞是CD30（+），而且单克隆重排是报道过的
    - 淋巴细胞、嗜酸性粒细胞和非典型细胞混合
    - 这些发现的意义是不确定的
- 坏死是创伤性溃疡的一个特点，这是由热或电伤导致的

鉴别诊断

复发性阿弗他口炎
- 溃疡表浅而且不会浸润肌层

皮肤CD30（+）T细胞淋巴瘤
- 只有在非典型组织细胞一部分病例才考虑

参考文献

1. Segura S et al: Eosinophilic ulcer of the oral mucosa: a distinct entity or a non-specific reactive pattern? Oral Dis. 14(4): 287-95, 2008
2. Pilolli GP et al: Traumatic ulcerative granuloma with stromal eosinophilia of the oral mucosa: histological and immunohistochemical analysis of three cases. Minerva Stomatol. 56(1-2): 73-9, 2007
3. Baroni A et al: Lingual traumatic ulceration (Riga-Fede disease). Int J Dermatol. 45(9): 1096-7, 2006
4. Hirshberg A et al: Traumatic ulcerative granuloma with stromal eosinophilia: a reactive lesion of the oral mucosa. Am J Clin Pathol. 126(4): 522-9, 2006
5. Segura S et al: Eosinophilic ulcer of the oral mucosa: another histological simulator of CD30+lymphoproliferative disorders. Br J Dermatol. 155(2): 460-3, 2006
6. Alobeid B et al: Eosinophil-rich CD30+lymphoproliferative disorder of the oral mucosa. A form of "traumatic eosinophilic granuloma". Am J Clin Pathol. 121(1): 43-50, 2004
7. Ficarra G et al: Traumatic eosinophilic granuloma of the oral mucosa: a CD30+(Ki-1) lymphoproliferative disorder?Oral Oncol. 33(5): 375-9, 1997
8. el-Mofty SK et al: Eosinophilic ulcer of the oral mucosa. Report of 38 new cases with immunohistochemical observations. Oral Surg Oral Med Oral Pathol. 75(6): 716-22, 1993

影像图库

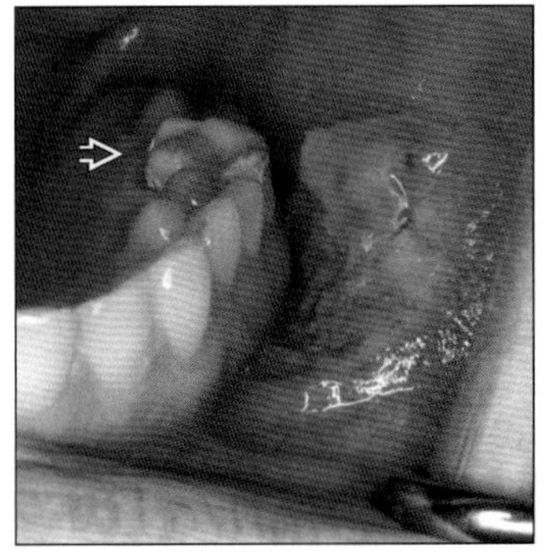

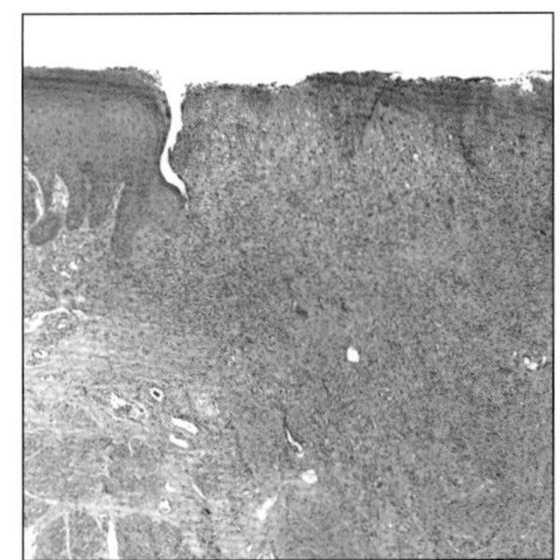

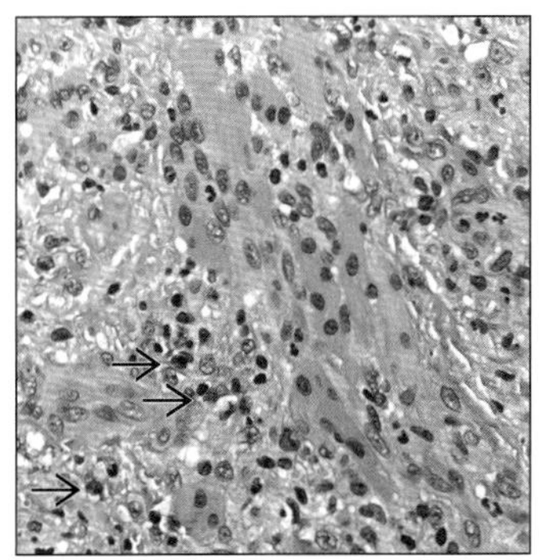

（左图）牙科治疗后导致创伤性溃疡的临床照片，箭头显示接受治疗的牙齿➡。（中图）HE染色显示舌侧方的创伤性溃疡。在倍镜下可见炎症细胞渗透到下方的肌层。（右图）高倍镜可见混合的炎症细胞渗透➡。大量的嗜酸性粒细胞广泛分布于横纹肌

摩擦性角化过度症

要点

病因/发病机制
- 面颊、舌或唇咬伤
  - 咬颊症，咬舌症
- 牙刷磨损：经常发生在牙龈
- 义齿或错殆

临床表现
- 表现
  - 最常见的表现是白线：单白线在颊黏膜接近咬合面
  - 面颊舌头或嘴唇增厚的白色区域
  - 经常多于1个部位
  - 表面可有不规则或切丝外观
  - 偶尔可以看见红斑或瘀斑
- 预后
  - 反应性病变，无恶变的可能

组织病理学检查
- 有明显的对位/正角化的棘皮病的复层鳞状上皮
- 牙龈和牙槽黏膜的角化和白线处活检
- 角蛋白表面光滑
- 粗糙的角蛋白与饮食习惯有关
- 表面经常可见细菌菌落
- 没有异型性
- 在浅表固有层存在慢性炎症

鉴别诊断
- 口腔毛状白斑
  - HIV相关疾病伴阳性EBER
- 无烟烟草角化
  - 前庭是最常见的位置
- 肉桂口腔炎
  - 炎症细胞数目增多
- 口腔白斑
  - 对病变的临床术语，不能归类于其他疾病
  - 可以看到发育不良

（左图）一个慢性习惯性舌咬伤的患者，舌右侧摩擦导致的过度角化。（右图）在一个面颊咬伤的患者，可以观察到颊黏膜由于摩擦导致的过度角化，通常出现在咬合平面。这通常被称为白线，是一个单独的、界限清楚的角化区域，沿着咬合平面走行。有时，下唇黏膜也会受累，并与颊黏膜相连。摩擦性角化病的其他常见部位包括牙刷摩擦部位的附着牙龈和缺牙区牙槽

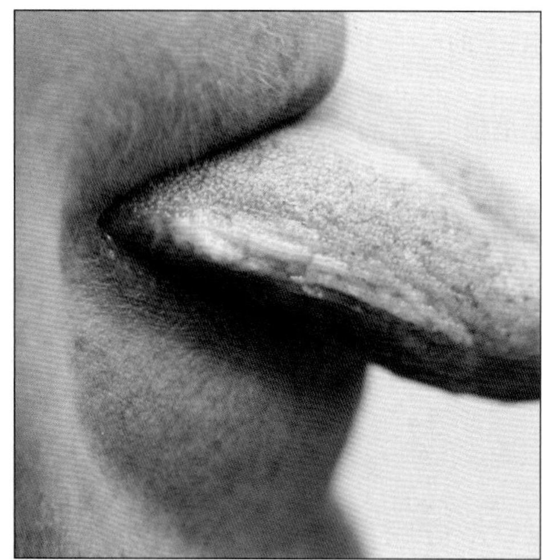

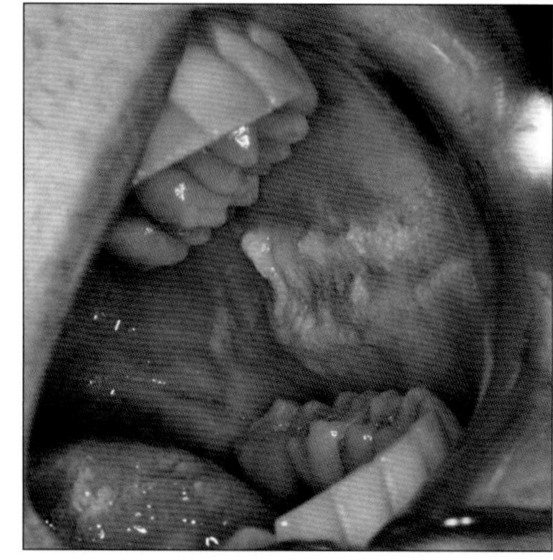

（左图）低倍镜下可见口腔摩擦过度角化，在舌的侧边，类似于棘皮病的复层鳞状上皮表现出显著的角化不全。而且不存在异型性。（右图）高倍镜下可见口腔摩擦过度角化，显示显著的颗粒细胞层。随着大量的细菌菌落嵌入表面角蛋白内，表层的角质有色丝状的外观。炎症在标本中不一定会出现

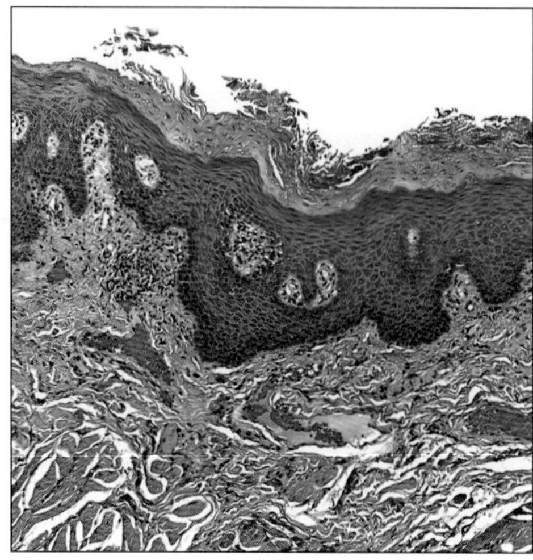

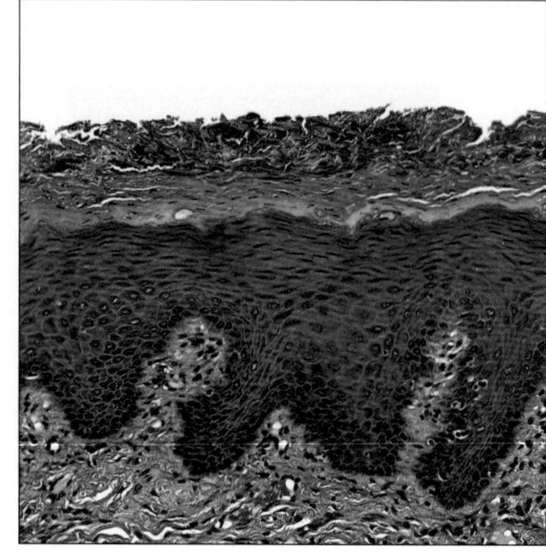

假上皮瘤样增生

要点

专业术语
- 反应性的上皮增生和从脂质层延伸至深部固有层的浸润性鳞状细胞癌

缩写
- 假上皮瘤样增生（PEH）

别名
- 假癌性增生

病因/发病机制
- 与PEH相关联的占位病变
  - 颗粒细胞肿瘤（GCT）
  - 增生性念珠菌病
  - 炎性的乳头状增生
  - 正中菱形舌炎
  - 黏膜溃疡
  - 坏死性唾液腺化生

组织病理学检查
- 显著的上皮增生
- 脂肪层能够延伸至深部的黏膜固有层
  - 类似舌状突起的吻合
- 可能形成角化珠
- 没有或甚少的细胞异型性
- 有丝分裂可能存在
  - 典型性
- 角蛋白中中性粒细胞的微脓肿可见与念珠菌相关的假上皮瘤样增生
- 感染性和溃疡性的假上皮瘤样增生会有炎症

鉴别诊断
- 鳞状细胞癌
  - 细胞异型性普遍存在
  - 核多形性和有丝分裂
- 颗粒细胞肿瘤：经常发生在舌背侧，一个很少发生口腔肿瘤的部位
- 念珠菌病：假上皮瘤样增生中的细胞异型性在抗真菌治疗后应该被临床评估
- 坏死性唾液腺化生
  - 浅表组织活检可以证实小唇腺化生管
  - 细胞异型性

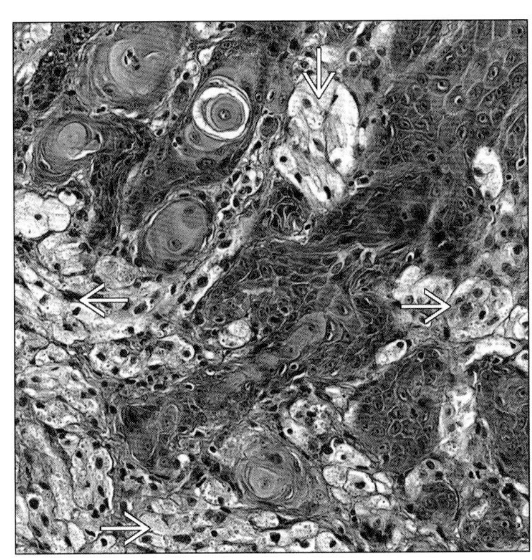

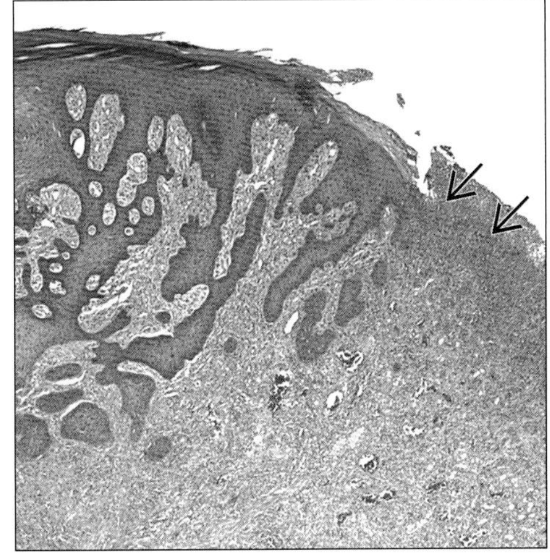

（左图）颗粒细胞肿瘤➡和鲜红的假上皮瘤样增生，尽管有明显的个别细胞角化，但没有有丝分裂或细胞异型性存在。舌状突起显示吻合口的类癌组织。（右图）口腔黏膜溃疡➡和邻近组织的假上皮瘤样增生。这种显微镜下的特点能够在大多数溃疡中发现，包括阿弗他溃疡、创伤性溃疡、疱疹性溃疡和未愈合的拔牙窝

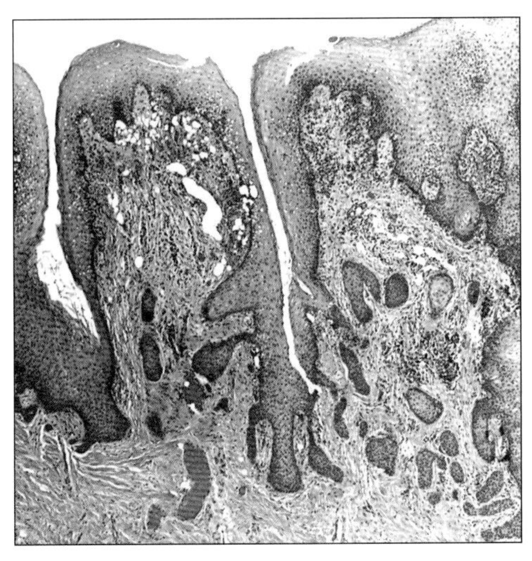

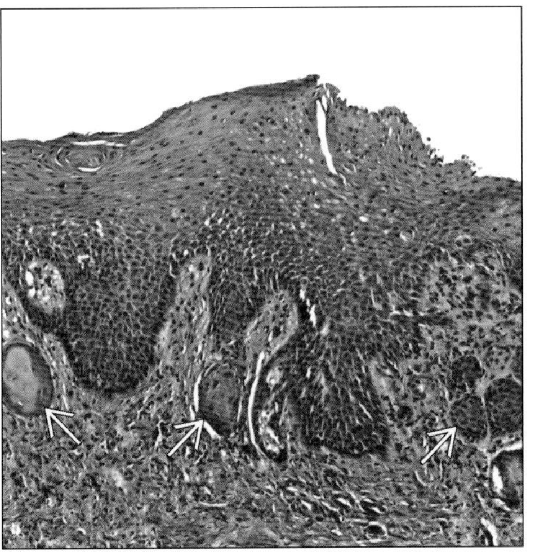

（左图）一个患者的硬腭活检，这个患者戴有不合适的义齿。显示炎性增生伴有假上皮瘤样增生。碘酸-希夫染色法显示浅表角蛋白中的孢子和菌丝。（右图）硬腭非自愈性溃疡的浅表组织活检结果显示坏死性唾液腺化生。化生管➡可能会被误认为浅表鳞状细胞癌。这个病变通常发生在硬腭，一个口腔肿瘤不常见的部位

坏死性唾液腺化生

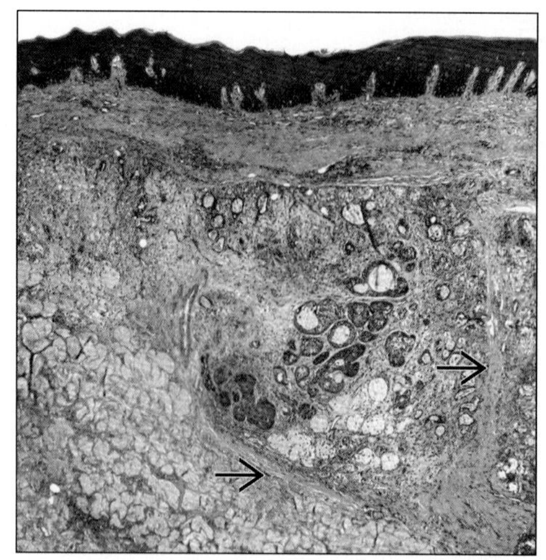

如图所示的HE染色切片中可见由纤维条索→分隔的坏死性唾液腺化生病变，并保留小叶样结构，还可见坏死凝集的腺泡和鳞状上皮巢

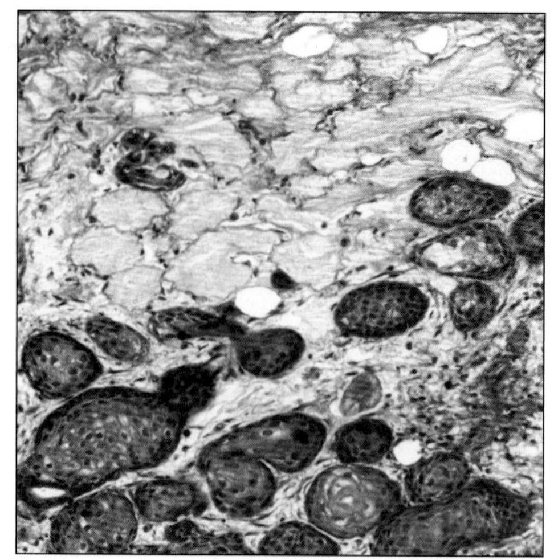

如图所示，图中央位置可见明显的坏死的唾液腺腺泡伴鳞状上皮巢。大体上，腺叶样结构仍在

专业术语

缩写

- 坏死性唾液腺化生（NSM）

别名

- 唾液腺梗死

定义

- 一种主要发生于唾液腺的非肿瘤性并有自愈倾向的唾液腺病变，可以导致唾液腺腺泡的凝固性坏死和腺管结构的鳞状上皮化生

病因/发病机制

炎性条件

- 病因学仍是推测的
- 可能是由于血管折压导致缺血坏死
  - 通常与牙科治疗、外科手术或其他医源性事件引起的创伤有关
    - 不合适的义齿、上呼吸道感染，以及相邻的肿瘤或囊肿
  - 通常情况下，患者不能回忆起病因

临床表现

流行病学

- 年龄
  - 平均50岁
  - 广泛的年龄分布，从10~90岁
- 性别
  - 男性多于女性

部位

- 大多数病变影响口腔内的小唾液腺
  - 硬腭、软腭经常受累（约75%）
    - 一般是单侧
    - 偶尔会出现在双侧或中线区域
  - 下嘴唇、舌头、磨牙后垫和颊黏膜偶尔会受影响
  - 很少累及上呼吸道上消化道部位
    - 鼻窦和喉
- 小于10%的病变会累及大唾液腺

症状

- 最初表现为患处肿胀
  - 肿胀最终被“火山口”状的溃疡取代
    - 很少影响下颌骨
  - 可能与麻木和疼痛相关

治疗

- 在诊断明确后是不需要治疗的，因为这个疾病是自愈性的
  - 3~12周内（平均5~6周）自愈
  - 手术清创和无菌生理盐水冲洗可以帮助愈合

大体检查

一般特征

- “火山口”状溃疡

大小

- 通常是1~5cm

组织病理学检查

组织学特点

- 腺泡凝固性坏死和唾液腺导管鳞状上皮化生
- 尽管有坏死，腺小叶结构仍然存在
  - 存在坏死性唾液腺腺泡
- 管状结构的鳞状细胞化生存在平滑的、圆形的鳞状表皮细胞巢

坏死性唾液腺化生

要点

专业术语

- 一种主要发生于唾液腺的非肿瘤性并有自愈倾向的唾液腺病变，可以导致唾液腺腺泡的凝固性坏死和腺管结构的鳞状上皮化生

临床表现

- 大多数病变影响口腔内的小唾液腺
- 硬腭、软腭常受累

组织病理学检查

- 组织学图片显示腺泡的凝固性坏死和唾液腺导管鳞状上皮化生
- 亚急性炎症浸润存在于周围组织和（或）黏蛋白池中
- 可能存在覆盖的鳞状黏膜上皮假上皮瘤样增生PEH的证据
  - PEH有时表现出合并导管鳞状化生提示恶变
  - 可能类似恶性肿瘤

  - 可能存在残余的导管管腔和黏液变细胞
    - 可能显示小的导管扩张和小囊肿样形成
  - 发育不良的表现，例如多形性、核深染和异常有丝分裂，是不常见的
- 亚急性炎症浸润存在于周围组织和（或）黏蛋白池中
- 可能存在覆盖的鳞状黏膜上皮假上皮瘤样增生PEH的证据
  - PEH有时表现出合并导管鳞状化生提示恶变
  - 可能类似恶性肿瘤

鉴别诊断

鳞状细胞癌（SCC）

- 假上皮瘤样增生和结缔组织中鳞状上皮巢可能类似于SCC
  - 当化生不良或不当活检时特别重要
- 特点有利于NSM与SCC鉴别
  - 维持唾液腺小叶结构
  - 存在腺泡凝固性坏死
  - 边界光滑化生的鳞状细胞缺乏细胞异型性，排列成卵圆形巢
    - 可以显示导管管腔

黏液表皮样癌（MEC）

- 黏液池和鳞状上皮提示存在MEC
  - 小叶保持唾液腺结构
  - 没有侵袭和小囊肿形成
  - 没有中间或透明细胞增生
  - 真正的鳞状岛屿的形成
    - MEC倾向于显示表皮细胞，而不是真正的鳞状上皮细胞

参考文献

1. Carlson DL: Necrotizing sialometaplasia: a practical approach to the diagnosis. Arch Pathol Lab Med. 133(5): 692–8, 2009
2. Kom í nek P et al: Necrotizing sialometaplasia: a potential diagnostic pitfall. Ear Nose Throat J. 85(9): 604–5, 2006
3. Penner CR et al: Necrotizing sialometaplasia. Ear Nose Throat J. 82(7): 493–4, 2003
4. Sandmeier D et al: Necrotizing sialometaplasia: a potential diagnostic pitfall. Histopathology. 40(2): 200–1, 2002
5. Brannon RB et al: Necrotizing sialometaplasia. A clinicopathologic study of sixty–nine cases and review of the literature. Oral Surg Oral Med Oral Pathol. 72(3): 317–25, 1991
6. Abrams AM et al: Necrotizing sialometaplasia. A disease simulating malignancy. Cancer. 32(1): 130–5, 1973

影像图库

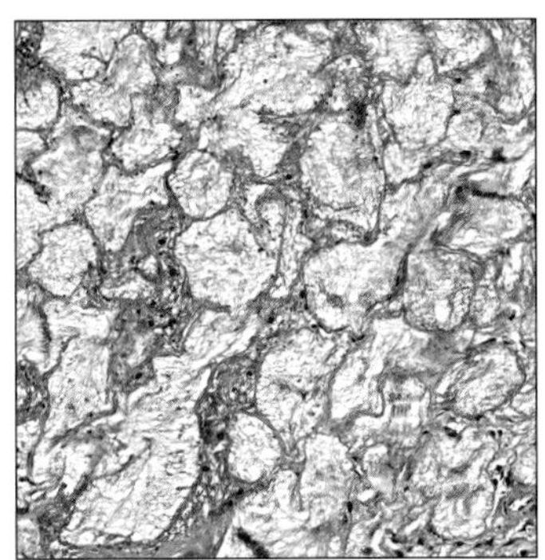

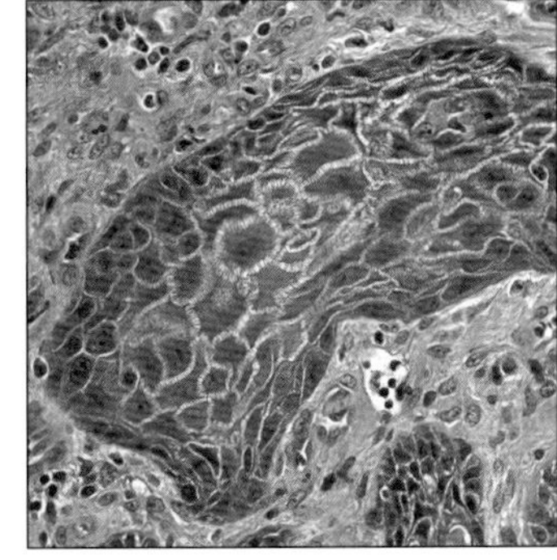

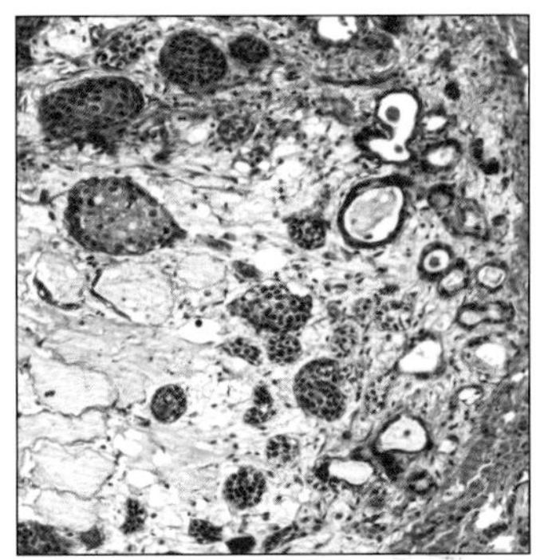

（左图）如图所示可见坏死性唾液腺化生病变内大量坏死腺泡，缺少细胞核及正常细边界，但尚维持整体的腺体结构。（中图）如图所示，高倍镜下可见病变的腺体导管，可见明显的鳞状细胞样基底层及大范围棘层。（右图）如图所示可见囊样扩张的腺体导管伴实性上皮细胞巢以及残余腺体

淋巴管瘤性息肉

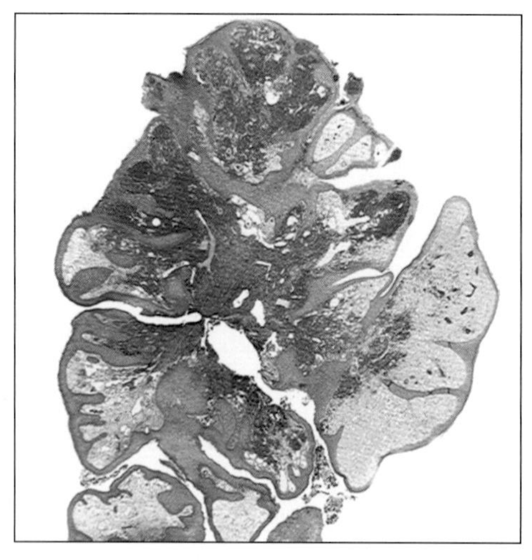
低倍镜显示息肉样结构有完整的表面鳞状上皮。基质中有大量血管，可能与淋巴细胞有关

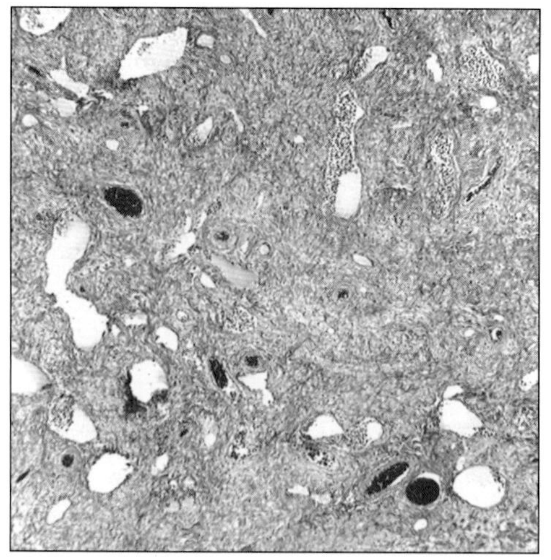
淋巴管瘤性息肉的基底部纤维化或硬化现象可能较严重。虽然这些成分的密度有所不同，但是扩张的血管和淋巴细胞清晰可见

专业术语

缩写
- 淋巴管瘤性息肉（LAP）

别名
- 淋巴管扩张性纤维性息肉
- 纤维血管性息肉
- 息肉样淋巴管瘤
- 乳头样淋巴息肉
- 淋巴性乳头状增生
- 血管瘤
- 血管纤维瘤
- 纤维血管瘤
- 纤维脂肪瘤

定义
- 起源于腭扁桃体的淋巴血管瘤

病因/发病机制

发育异常
- 基质比血管更丰富
- 可能是一种错构瘤而不是肿瘤
  - 成分的杂乱增生通常发生在扁桃体

临床表现

流行病学
- 发病率
  - 罕见（约占全部扁桃体肿瘤的2%）
  - 90%以上的淋巴管瘤发生在头颈部的皮肤或皮下组织
- 年龄
  - 平均：25岁
  - 范围：3~50岁
- 性别
  - 男女比例大致相同

部位
- 腭扁桃体

症状
- 吞咽困难
- 喉部疼痛
- 喉部异物感（球状）
- 梗阻性症状（和大小有关）
- 损伤可能存在多年

治疗
- 手术方法
  - 单纯切除

预后
- 如果不切除，占位病变可能引起“球阀”效应

大体检查

一般特征
- 双侧息肉

大小
- 平均：1.6cm
- 范围：可达8cm

组织病理学检查

组织学特点
- 息肉状或乳头状突起
- 明显的血管扩张
  - 通常没有典型的淋巴血管瘤那么明显

淋巴管瘤性息肉

要点

专业术语
- 起源于腭扁桃体的淋巴血管瘤

临床表现
- 平均年龄：25岁；范围：3~50岁
- 梗阻性症状（和大小有关）

大体检查
- 双侧息肉

组织病理学检查
- 息肉状或乳头状突起
- 明显的血管扩张
- 变化的基质
- 纤维连接组织和淋巴成分

辅助检查
- 与内皮组织反应阳性：CD31、CD34、FⅧRAg、VEGF-1、平足蛋白（D2-40）

- 增生形成完整的表皮
  - 淋巴细胞的局部的上皮趋化性
- 血管内蛋白质与淋巴细胞一起流动
- 变化的基质
  - 基质由纤维连接组织和淋巴成分构成
  - 可能存在脂肪和肌肉
  - 往往是缺乏细胞的纤维性背景基质

辅助检查

组织化学检查
- 与内皮组织反应阳性：CD31、CD34、FⅧRAg、VEGF-1、平足蛋白（D2-40）
- 多形性淋巴细胞、T细胞（CD3）支配

鉴别诊断

青少年血管纤维瘤
- 男性高发，在鼻咽部的、破坏性较大的病变，伴鼻出血

乳头状淋巴息肉
- 只发生在儿童，乳头状、典型的淋巴滤泡（与LAP形成弧状）

血管瘤
- 膨胀的血管内充血，没有背景基质，缺乏淋巴细胞，往往缺乏纤维变性

纤维瘤
- 充满胶原的基质中没有血管成分

鳞状乳头状瘤
- 多个外生性突起由鳞状上皮细胞层覆盖，非典型空细胞，没有淋巴性基质，没有血管增殖

参考文献

1. Kardon DE et al: Tonsillar lymphangiomatous polyps: a clinicopathologic series of 26 cases. Mod Pathol. 13(10): 1128-33, 2000
2. Sah SP et al: Lymphangiectatic fibrolipomatous polyp of the palatine tonsil. Indian J Pathol Microbiol. 43(4): 449-51, 2000
3. Borges A et al: Giant fibrovascular polyp of the oropharynx. AJNR Am J Neuroradiol. 20(10): 1979-82, 1999
4. Roth M: Lymphangiomatous polyp of the palatine tonsil. Otolaryngol Head Neck Surg. 115(1): 172-3, 1996
5. Lupovitch A et al: Benign hamartomatous polyp of the palatine tonsil. J Laryngol Otol. 107(11): 1073-5, 1993
6. Giusan AO: [2 cases of fibrous polyps of palatine tonsils] Vestn Otorinolaringol. (2): 42, 1992
7. Shara KA et al: Hamartomatous tonsillar polyp. J Laryngol Otol. 105(12): 1089-90, 1991
8. Heffner DK: Pathology of the tonsils and adenoids. Otolaryngol Clin North Am. 20(2): 279-86, 1987

影像图库

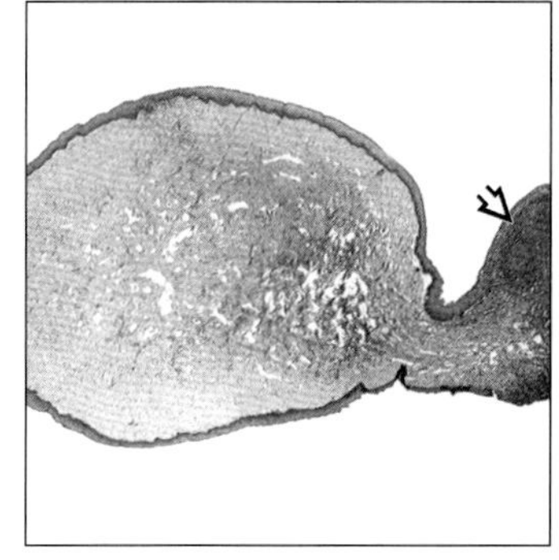

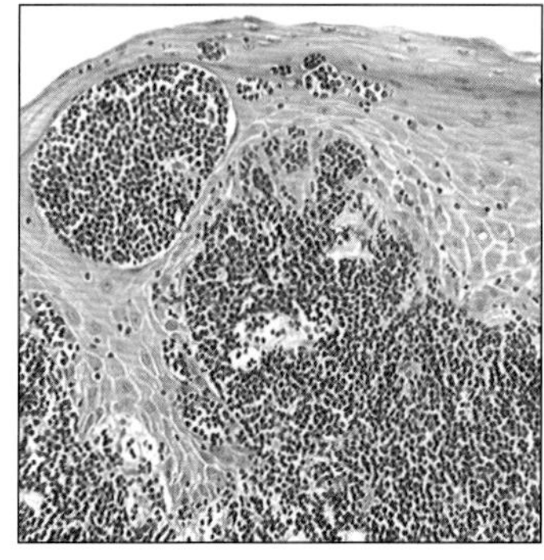

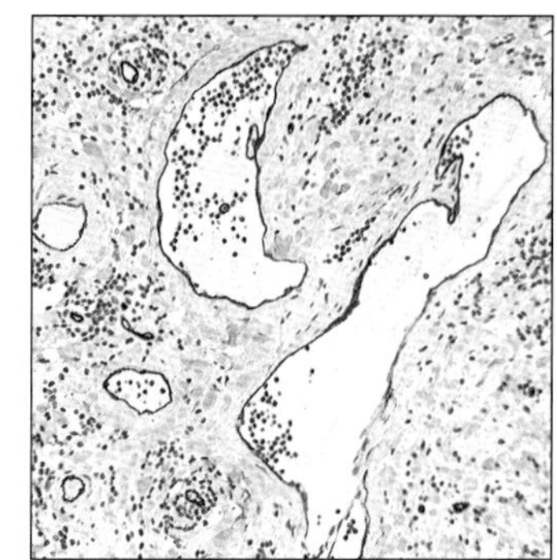

（左图）图中可见息肉状结构来源于扁桃体➡，是淋巴血管瘤息肉的常见特点，与丰富的纤维和血管扩张有关。（中图）淋巴细胞的表皮趋化性，在上皮内以小群或小块状存在。淋巴细胞缺乏细胞异型性。（右图）病变内血管丰富导致血管标志物阳性，包括CD3

银汞文身

要点

专业术语

- 局部蓝色、灰色或黑色染色，通常在进行牙齿处理时由于银汞嵌入口腔内组织而形成

病因/发病机制

- 通常是在进行牙齿处理时，牙科银汞（成分包括银、锡、汞和其他物质）进入口腔内组织

临床表现

- 表现
  - 牙龈部和颊黏膜处的蓝灰色至黑色染色最常见
  - 无症状的扁平斑点，范围从几毫米到大于1cm
- 治疗
  - 如果临床诊断不明确可进行活检
  - 可以通过美容术切除

影像学表现

- 放射学成像下通常不可见

组织病理学检查

- 小的黑色颗粒散在于上皮连接组织中
- 着色可能出现在胶原、组织细胞、成纤维细胞、弹性纤维、周围血管壁
- 染色通常不引起感染
- 38%以上的病例出现多核巨细胞异物反应

鉴别诊断

- 着色性口腔病变
  - 口腔内黑色素痣
  - 口腔黑色素斑
  - 口腔黑色素瘤
- 静脉瘤
- 意外的黏膜文身
  - 外部物质的意外进入，如铅笔芯

（左图）临床图像显示银汞文身时典型的蓝灰色色素沉着。这个染色可能和牙齿缺失以及前槽牙银汞沉积有关。（右图）颊黏膜处银汞文身的HE染色显示固有层内分散的片状黑色组织。覆盖的上皮层正常。虽然银汞文身通常很少或不伴有炎性反应，但是本病例可见炎性反应

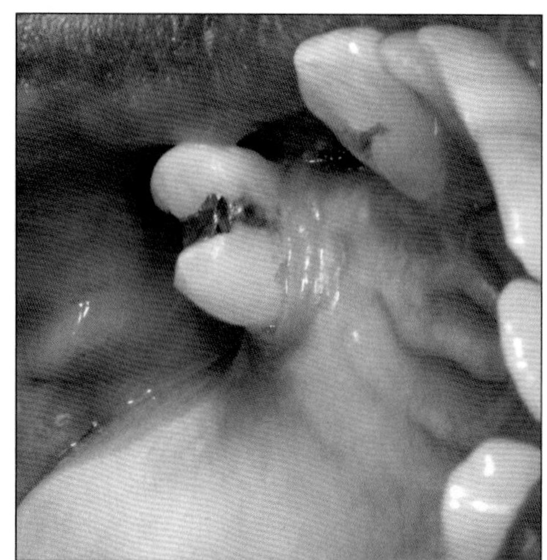

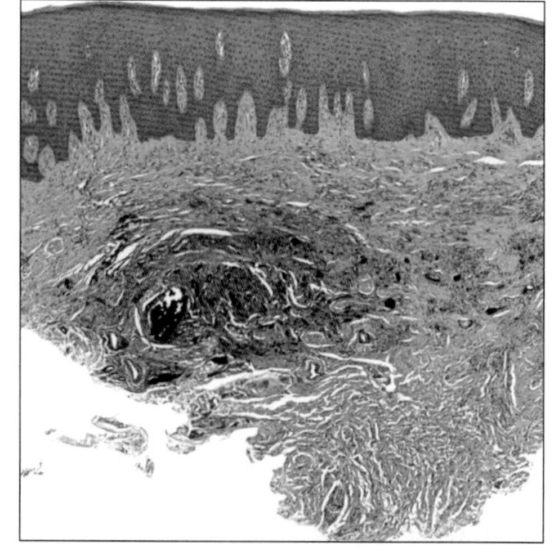

（左图）银汞文身在高倍显微镜下可见血管外周的银汞染色➡。牙科的银汞合金内的银盐将神经和血管周围的网状蛋白纤维染色。（右图）HE染色可见巨细胞正在清除异物的反应。分散的巨细胞以及相关的浆细胞和淋巴细胞内出现银汞染色。有时放射影像学能够证实文身的金属特性

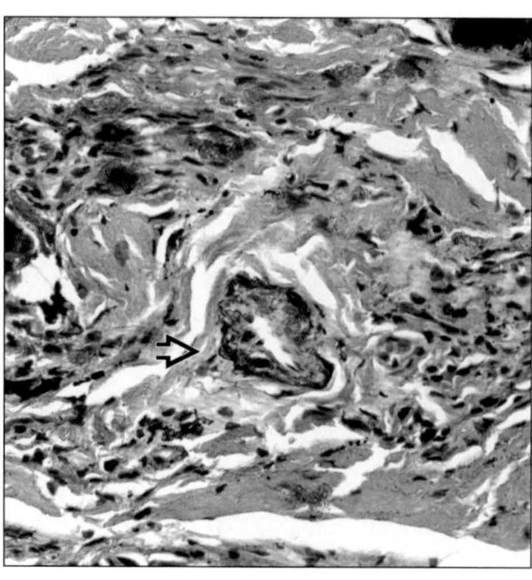

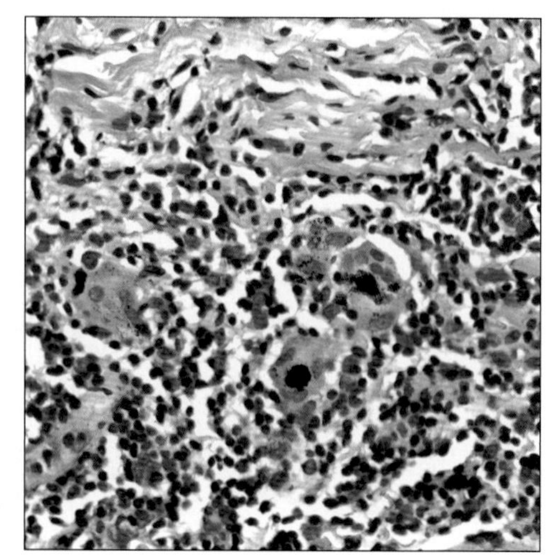

福代斯斑

要点

专业术语

- 定义
  - 良性异常皮脂腺
- 别名
  - 异常皮脂腺，福代斯斑

病因/发病机制

- 被认为是正常的变化
  - 认为是在上下腭融合的过程中，起源于外胚层物质

临床表现

- 和儿童相比，成人的发病更加常见
- 男女比例大致相等
- 小于10岁儿童中大约60%出现皮脂腺异常
- 上下唇和颊黏膜侧缘更加常见
- 牙龈部、磨牙后区和软腭部相对少见
- 表现
  - 偶然发病，无症状
  - 多发的大小均一（1~3cm）的黄色丘疹和（或）斑块
  - 范围广泛或分散形成片状
- 正常改变而通常不需要治疗
- 与其他疾病没有相关性

组织病理学检查

- 正常皮脂腺缺乏毛囊
- 可发生皮脂过度增生，尤其是老年患者
- 可能是单发的结节，但是大多时候为表面固有层多发的腺泡状小叶
- 可见中心导管伸到表面上皮
- 每个小叶由嗜碱性立方形细胞组成
- 居中的多边形细胞有丰富的脂质胞质
- 腺体可能堵塞而形成假囊肿
  - 腺体内含黏蛋白、皮脂和（或）角蛋白

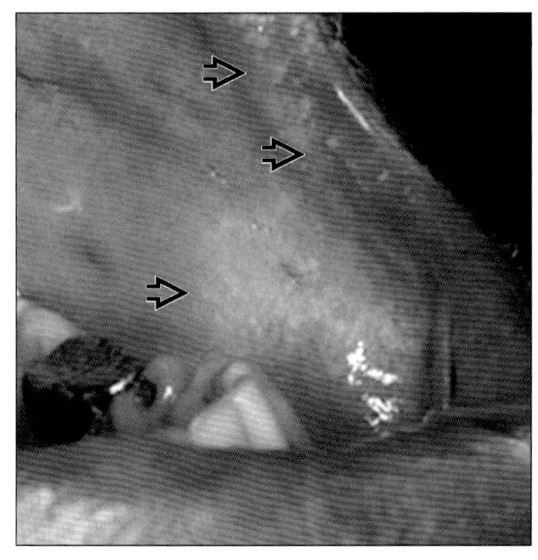

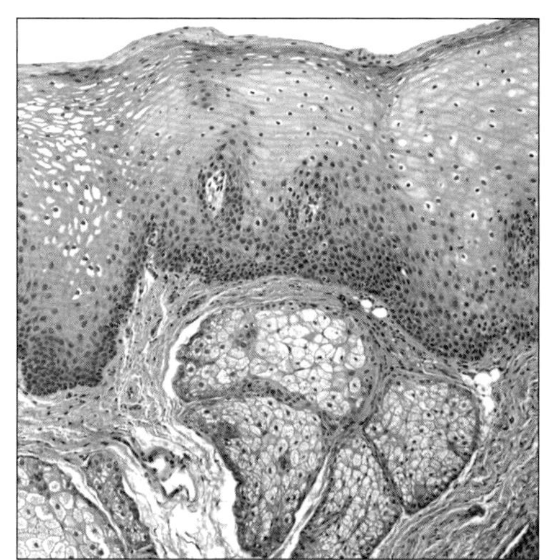

（左图）福代斯斑表现为唇部或颊黏膜处无症状的黄色丘疹➡。这种表现和年龄无关，虽然图片来源于成年患者。（右图）颊黏膜处福代斯斑的典型显微镜下表现。皮脂腺由外观正常上皮下的腺泡状小叶构成。通常每个腺体少于15个小叶，如果多于15个小叶应该考虑皮脂腺癌

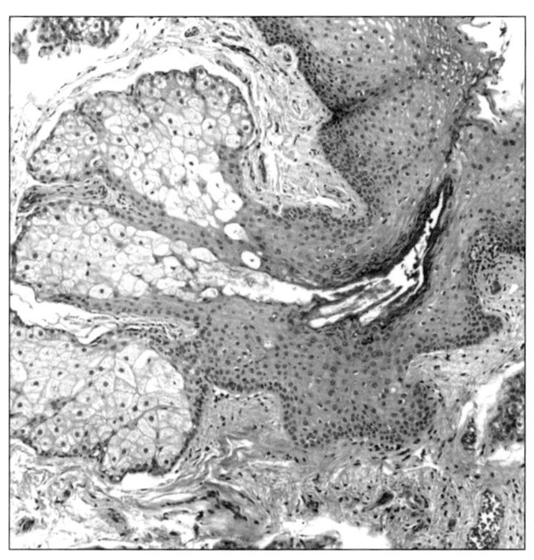

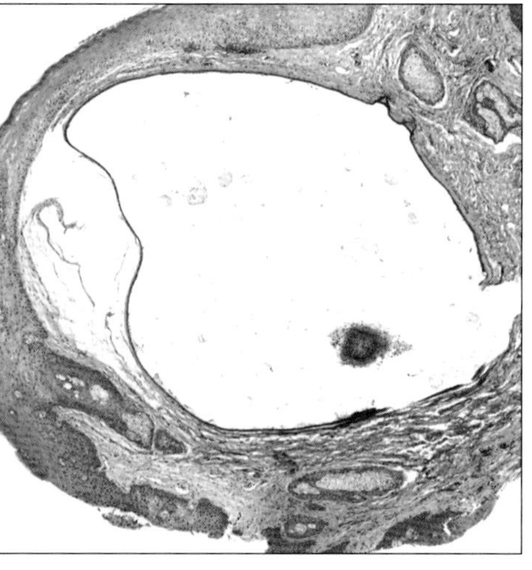

（左图）福代斯斑在高倍显微镜下可见腺泡状小叶内的中心导管连接腺体和上皮表面。（右图）唇部福代斯斑的活检，显微镜下可见假囊肿；这种囊肿通常发生在皮脂腺的分泌导管内。囊腔通常包含黏蛋白、皮脂和（或）角蛋白。这可能和皮肤的粟丘疹有可比性

地图舌

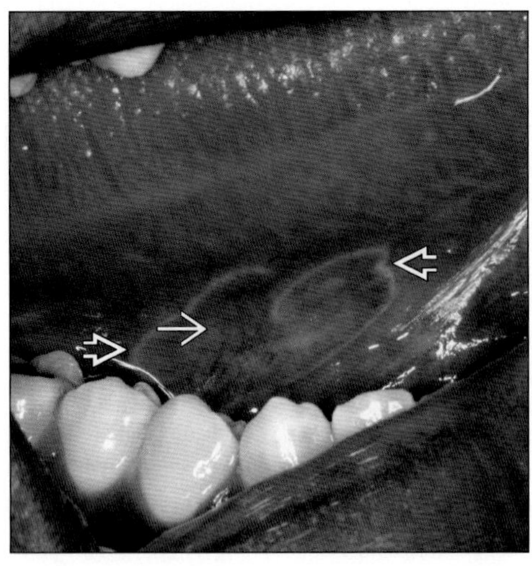

地图舌的临床图像，可见边界清楚的红斑区域➡，由黄白色边界环绕➩

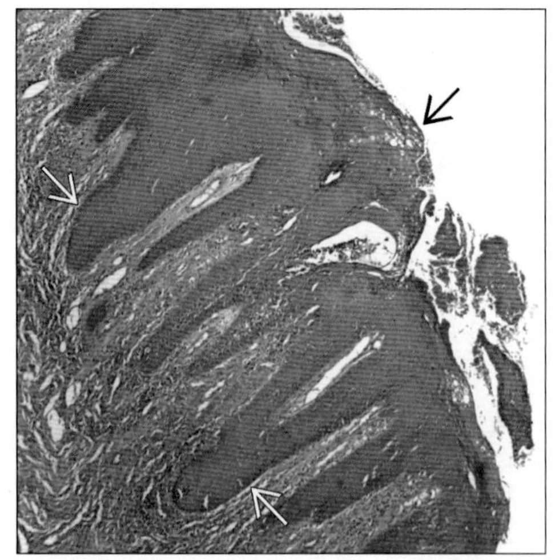

HE染色可见低倍镜下典型的地图舌，明显细长的网状嵴➡和角化不全→

专业术语

别名
- 游走性红斑
- 良性迁移性舌炎
- 牛皮癣样黏膜炎

定义
- 良性炎症，主要发生于舌部，病因不明

病因/发病机制

不明确
- 与裂缝舌高度相关
- 与特异性反应有关
  - 哮喘
  - 鼻炎
- 可能的家族背景
  - HLA-Cw6相关性
- 可能和激素的应用有关

临床表现

流行病学
- 发病率
  - 占总人口的1%~2.5%
- 年龄
  - 年龄范围广
  - 20~30岁最高发
- 性别
  - 女性多于男性（1.5：1）

部位
- 主要为舌
  - 唇边缘
  - 外侧缘
  - 背部
  - 腹侧罕见
- 口腔黏膜其他位置罕见
  - 颊部
  - 唇部
  - 软腭

症状
- 通常无临床症状
- 偶有报道吃饭时发热感
  - 疼痛
  - 辛辣感
  - 热感

自然病程
- 多发的边界清楚的红斑，由很快出现的突起的黄白色的边界包围
- 数天或数周内能恢复
- 病变在另一个区域内发展
- 病变可以移动或“游走”在舌表面四周

治疗
- 几乎所有的病例都不需要治疗
  - 打消患者顾虑
  - 解释病情
- 偶尔需要治疗
  - 严重的烧灼感
    - 典型的类固醇药物
    - 避免刺激性食物

预后
- 良好

大体检查

一般特征
- 红斑区域
  - 代表丝状乳头营养不良
- 突起的黄白色边界

地图舌

要点

专业术语
- 良性炎症，主要发生于舌部，病因不明

临床表现
- 占总人口的1%~2.5%
- 起源于舌
- 通常是无症状的
- 多发的边界清楚的红斑伴迅速出现的黄白色的边界
- 病变可以移动或“游走”在舌表面四周

组织病理学检查
- 上皮
  - 过度角化不全
  - 棘皮症
  - 海绵层水肿
  - 细长的网状嵴
  - 芒罗脓肿

组织病理学检查

组织学特点
- 上皮
  - 过度角化不全
  - 海绵层水肿
  - 棘皮症
  - 细长的网状嵴
  - 芒罗脓肿（中性粒细胞聚集）
- 固有层
  - 淋巴细胞浸润
  - 中性粒细胞浸润
- 让人联想到牛皮癣

鉴别诊断

念珠菌病
- 可能存在真菌成分

扁平苔藓
- 带状淋巴细胞浸润
- 基底细胞层破坏
- 角化细胞变性

青苔状的黏膜炎
- 相关性
  - 牙科银汞
  - 药物治疗
  - 食物作用
  - 口腔保健产品
- 非特异性
- 带状慢性炎性浸润

牛皮癣
- 非常罕见，不发生在口腔
- 和皮肤病相关
  - 接触性口炎
- 和肉桂调味有关
  - 病因解除后症状自然消失
- 非特异性
- 血管周围炎性反应

参考文献

1. Miloğlu O et al: The prevalence and risk factors associated with benign migratory glossitis lesions in 7619 Turkish dental outpatients. Oral Surg Oral Med Oral Pathol Oral Radiol Endod. 107(2): e29–33, 2009
2. Shulman JD et al: Prevalence and risk factors associated with geographic tongue among US adults. Oral Dis. 12(4): 381–6, 2006
3. Jainkittivong A et al: Geographic tongue: clinical characteristics of 188 cases. J Contemp Dent Pract. 6(1): 123–35, 2005
4. Pass B et al: Geographic tongue: literature review and case reports. Dent Today. 24(8): 54, 56–7; quiz 57, 2005

影像图库

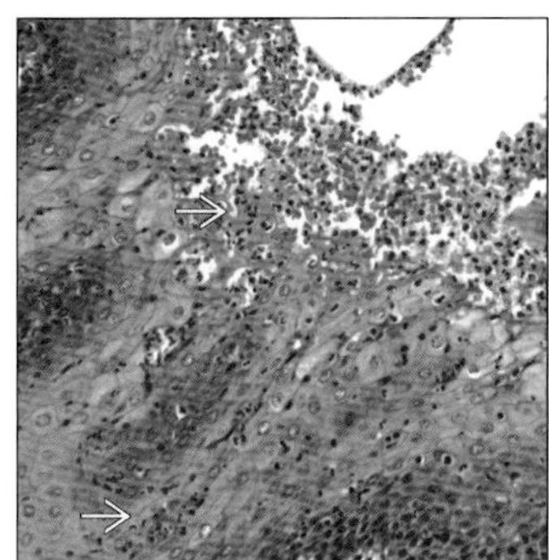

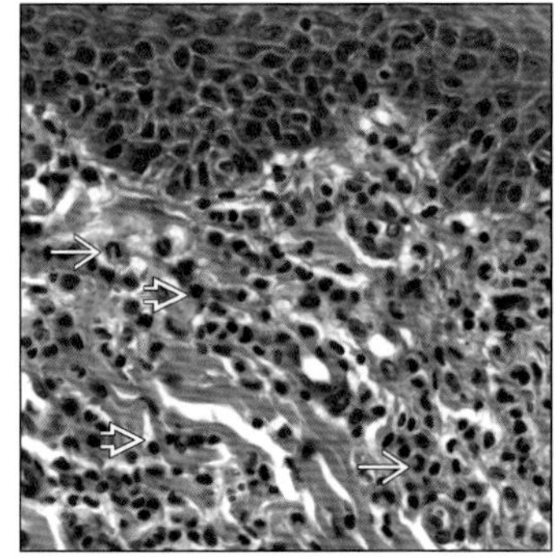

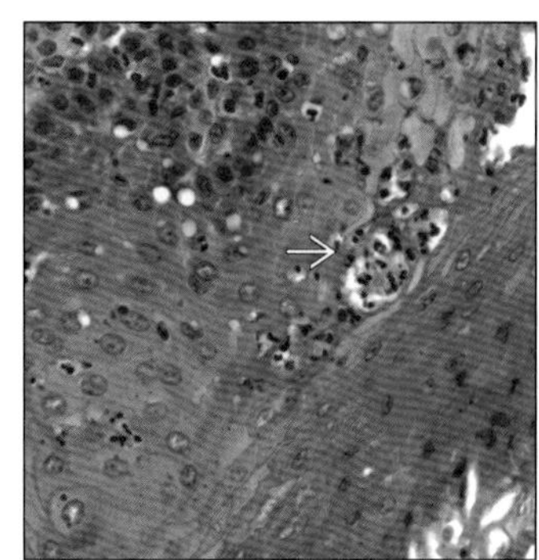

（左图）高倍镜显示中性粒细胞浸润➡。浸润导致上皮层破坏，导致临床上的红色损伤。（中图）HE染色显示固有层的炎性浸润，主要由淋巴细胞➡和中性粒细胞➡组成。（右图）高倍镜显示典型的中性粒细胞聚集➡，在上皮层内叫作芒罗脓肿

契维茨口旁器官

要点

专业术语

- 位于大颌升支内侧面颊颞肌筋膜的正常组织结构
  - 由上皮细胞组成巢状，与颊神经的小神经分支有关，伴有实性支撑

病因/发病机制

- 正常解剖结构
- 最早在1885年，由丹麦组织学家J.H.Chievitz提出
- 终身存在
- 功能不明

临床表现

- 关于契维茨口旁器官过度增生的报道罕见
- 没有关于契维茨口旁器官导致癌症的报道

组织病理学检查

- 不是非常明显
- 大小：长度0.7~1.7cm，宽度0.1~0.2cm
- 可见纤维基质内被包裹的良性外观的鳞状细胞巢
  - 细胞外观一致而正常
  - 无有丝分裂的特征
  - 不存在结缔组织增生
  - 细胞异型性少见或不见
  - 围绕单个的上皮细胞岛的基底膜被PAS染色
- 角化现象不可见
- 可能存在基底细胞样细胞的栅栏样细胞核
- 可能存在导管样管腔
  - 黏蛋白阴性
- 可见上皮层内的钙化
- 基底层神经丰富
  - 上皮细胞岛通常与神经关系密切
  - 神经内和神经外周的上皮可能同时存在
- 没有炎性反应
- 有关于周围基质内黑色素沉积的报道

鉴别诊断

- 鳞状细胞癌
  - 缺乏基底膜
  - 多形性
  - 角化型上皮细胞癌中的角化现象和角化珠
  - 炎症细胞反应
  - 可见结缔组织增生
  - 有丝分裂现象常见
- 黏液表皮样癌
  - 囊性，伴有黏液细胞和表皮样细胞
  - 黏蛋白阳性细胞
- 腺样囊性癌
  - 较强的核周倾向性
  - 细胞往往包含小的深染的细胞核伴有胡萝卜样或钉样细胞
- 牙源癌
  - 浓染的栅栏样基底细胞类似于牙源性上皮
  - 骨内肿瘤

诊断要点

- 临床相关的病理特点
  - 与外科医生的交流很重要，可以有效避免误诊为侵袭性肿瘤
- 病理学的解读要点
  - 契维茨口旁器官可同时表现为神经内和神经周围浸润
  - SCC通常浸润神经周围组织而神经内组织受累罕见
  - 不存在角化现象

（左图）契维茨口旁器官由在纤维脂肪基质内的上皮细胞巢组成。这些巢状结构与小神经→密切相关（颊神经分支）。（右图）契维茨口旁器官高倍镜下可见深染的基底细胞，有些可见神经栅栏状→。同时可见小的神经分支⇨。

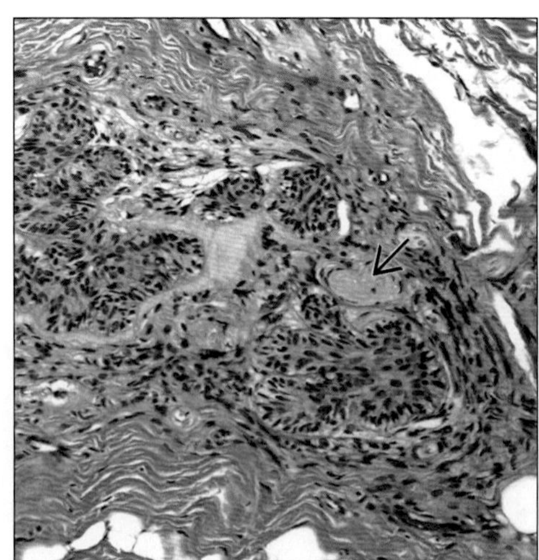

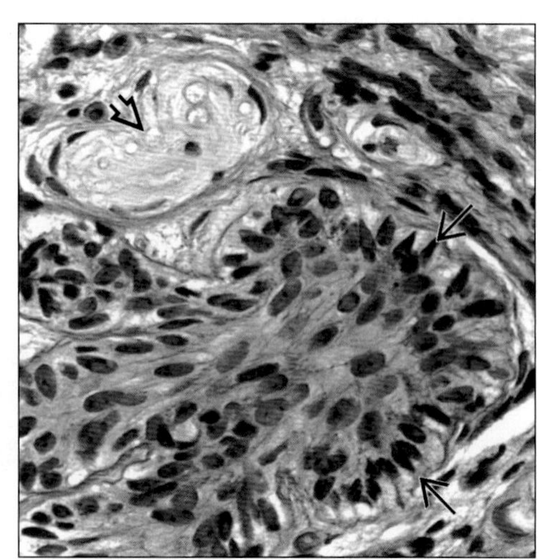

异位唾液腺

要点

专业术语

- 组织学上正常的唾液腺组织出现在不正常的解剖学位置
- 别名
  - 唾液异位、唾液腺迷离瘤、异常的唾液腺

临床表现

- 偶然发现
- 大多数异位唾液腺出现在头颈部结构内
  - 中耳、外耳
  - 颈部、胸腺
  - 下颌骨（骨内）
  - 甲状旁腺
  - 颈部和腮腺旁淋巴结
- 可能包含非头颈部位
  - 纵隔膜、胃、前列腺、直肠或外阴
- 可能由于产生炎症或肿瘤的临床症状或表现而被发现
- 颈部的异位唾液腺可能作为引流窦道
  - 常见于右侧
  - 经常与胸锁乳突肌前下方有关
- 偶发病例不需要治疗

组织病理学检查

- 组织学表现与正常的小唾液腺组织类似
  - 唾液腺小叶由纤维隔分开
- 腺细胞类型
  - 单纯黏液性细胞
  - 单纯浆液性细胞
  - 混合腺泡（黏液浆液性细胞）
- 相关病理学特征可与特异性诊断相结合
  - 可能包括囊肿形成，肿瘤的转化/增生，良性或恶性肿瘤生成

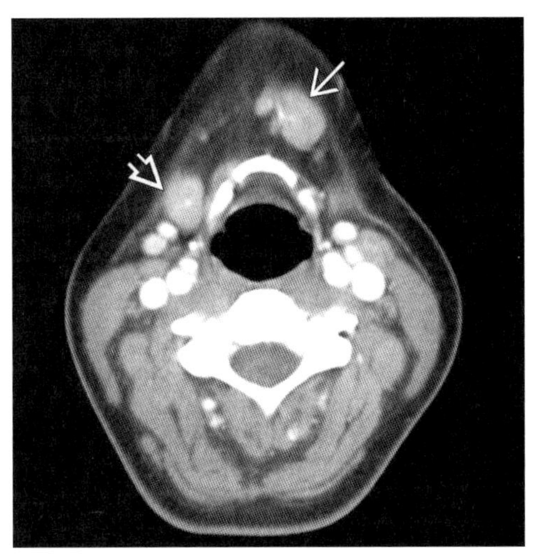

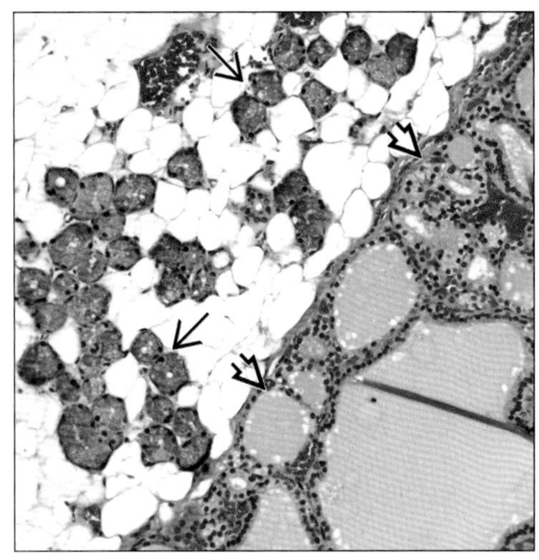

（左图）矢状位CECT显示附属唾液腺组织→，在软组织中线左侧。密度和强度与正常下颌下腺→类似。（右图）唾液腺软组织在结构和组织结构上→是正常的，但是被证明直接和甲状腺→毗邻。这被认为是异常的或是异位组织

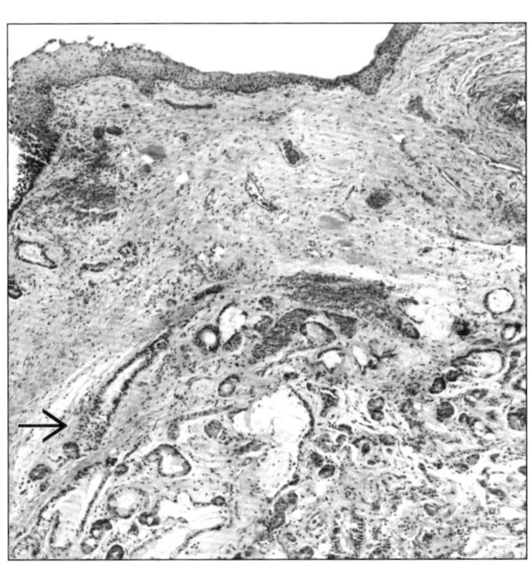

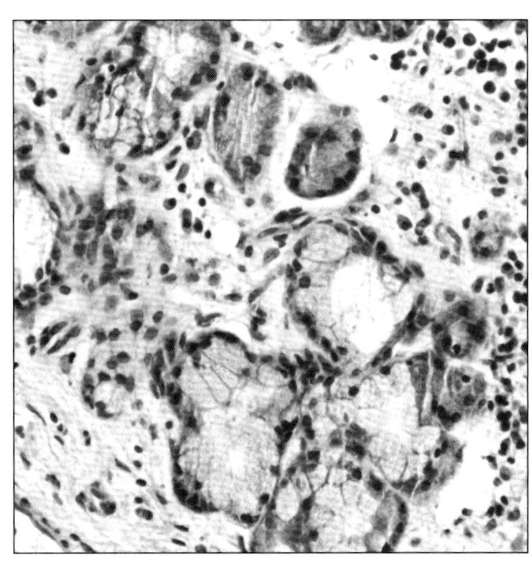

（左图）HE染色显示异位的小唾液腺→，表现为导管扩张和唾液腺炎。浆液黏液腺是咽鼓管的软骨或鼻咽部典型结构。但是对中耳附近组织并不典型。（右图）高倍镜显示原发的黏膜腺泡和轻度慢性唾液腺炎

黏液囊肿和舌下囊肿

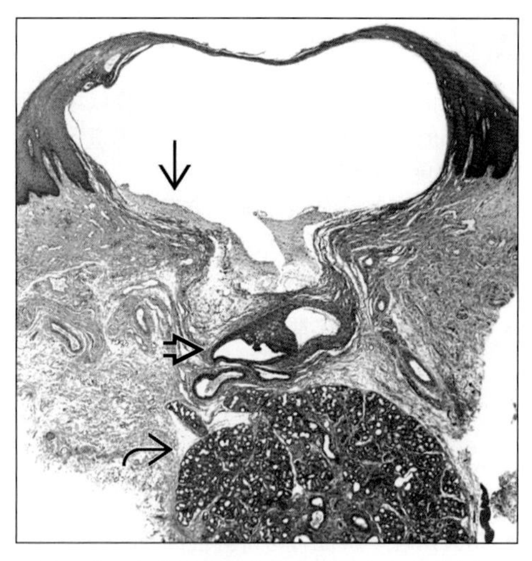

可见下嘴唇上皮固有层的黏液囊肿内充满溢出性黏蛋白➩，以及上皮层萎缩。慢性唾液腺炎➩时可见固有层深部在周围组织内生成的管道➩和腺体

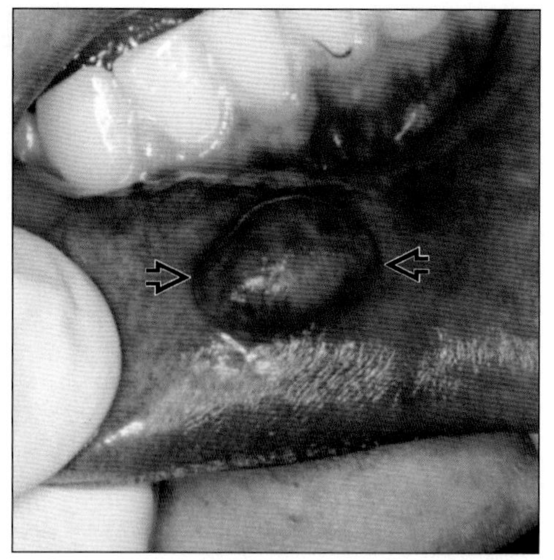

临床图像显示下嘴唇蓝色的、圆顶形水肿➩，这是黏液囊肿的最好发部位。黏液囊肿通常是波动的，虽然陈旧性病变在触诊时可能是固定的

专业术语

别名

- 黏液逃避反应
- 黏液滞留现象

定义

- 由于黏液从损伤的唾液腺管溢出到周围组织而引起的常见病变

病因/发病机制

发病机制

- 最可能发生在唾液腺管的创伤处

临床表现

流行病学

- 发病率
  - 常见
- 年龄
  - 儿童和年轻人发病最常见
  - 发病高峰在20岁

部位

- 黏液囊肿
  - 报道的病例中70%~81%发生在下嘴唇
  - 口底、舌腹侧、腭部较少见
- 蛤蟆肿
  - 口底
- 表面黏液囊肿
  - 软腭和磨牙后区

症状

- 黏液囊肿
  - 下嘴唇最常见
  - 通常表现为圆顶形水肿，以及由黏液外溢引起的蓝色着色
- 表皮黏液囊肿
  - 单发或多发的水疱
- 舌下囊肿
  - 口底肿胀，颜色发蓝
  - 较大病变可能抬高舌
  - 蛤蟆肿可能是由于黏液外溢局限在舌骨肌而导致颈部肿胀

自然病程

- 大多数黏液囊肿和舌下囊肿需要切除
  - 表面囊肿通常数天之后好转，但经常复发

治疗

- 手术方法
  - 黏液囊肿
    - 慢性且无好转病例需要手术切除
    - 需要切除周围腺体以降低复发率
  - 舌下囊肿
    - 表层的病变行袋形缝合术
    - 较大病变需行舌下腺切除

预后

- 没有后遗症

大体检查

大小

- 黏液囊肿
  - 大小从几毫米到大于1cm
- 表皮黏液囊肿
  - 通常1~3cm

黏液囊肿和舌下囊肿

要点

专业术语
- 通常来说发病是由于黏液从损伤的唾液腺导管溢出到周围组织而引起的常见病变

临床表现
- 多见于年轻人以及儿童
- 下嘴唇黏液囊肿占所有报道病例的70%~81%
- 黏液囊肿：慢性病变由手术切除
- 舌下囊肿：表层的病变行袋形缝合术

组织病理学检查
- 可见正常上皮组织
- 黏液渗出物由肉芽组织包裹
- 周围腺体表现出慢性或者硬化性唾液腺炎
- 除外黏液溢出的情况，扩张的导管可出现黏液堵塞的现象，或者唾液腺管扩张

组织病理学检查

组织学特点
- 可见正常的上皮组织
  - 可能存在表面溃疡，尤其是黏液囊肿再次受到创伤的时候
  - 表皮囊肿处可见黏液渗出进入表皮层
- 黏液渗出物由肉芽组织包裹
  - 可见包括空泡组织细胞的炎症细胞
  - 急性炎症表现不常见
- 周围腺体表现为慢性或硬化性唾液腺炎
- 周围管道可见表皮细胞或肿瘤细胞化生
- 除外黏液溢出的情况，扩张的导管可出现黏液堵塞的现象，或者唾液腺管扩张
  - 扩张的腺管可能引起乳头状突起进入管腔
    - 当存在肿瘤化生，这些特点与淋巴瘤性乳头状囊腺瘤的表现类似，只是不包含淋巴成分

鉴别诊断

黏液管囊肿
- 进展性的，有上皮覆盖的囊肿厚度均一
- 在大、小唾液腺均有可能发生
- 临床表现与黏液囊肿类似
- 由鳞状细胞、立方形细胞和柱状细胞上皮覆盖
- 囊肿壁炎性反应轻微或缺失

低级黏液表皮样癌
- 临床表现与黏液囊肿类似
- 囊肿壁厚度不均
- 囊肿内壁可见明确的黏液细胞
- 仔细检查周围囊肿可以发现黏液表皮样癌的更多典型区域
- 如果黏液组织吸收，会导致细针穿刺活检困难

参考文献

1. Harrison JD: Modern management and pathophysiology of ranula: literature review. Head Neck. 32(10): 1310–20, 2010
2. Morton RP et al: Plunging ranula: congenital or acquired? Otolaryngol Head Neck Surg. 142(1): 104–7, 2010
3. Granholm C et al: Oral mucoceles; extravasation cysts and retention cysts. A study of 298 cases. Swed Dent J. 33(3): 125–30, 2009
4. Patel MR et al: Oral and plunging ranulas: What is the most effective treatment? Laryngoscope. 119(8): 1501–9, 2009
5. Nico MM et al: Mucocele in pediatric patients: analysis of36 children. Pediatr Dermatol. 25(3): 308–11, 2008
6. Inoue A et al: Superficial mucoceles of the soft palate. Dermatology. 210(4): 360–2, 2005

影像图库

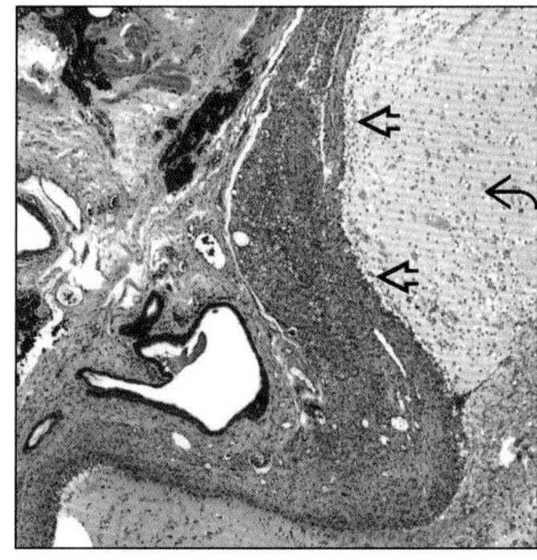
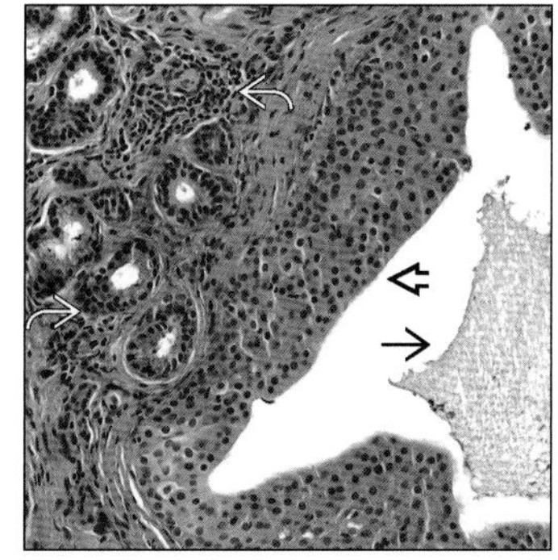
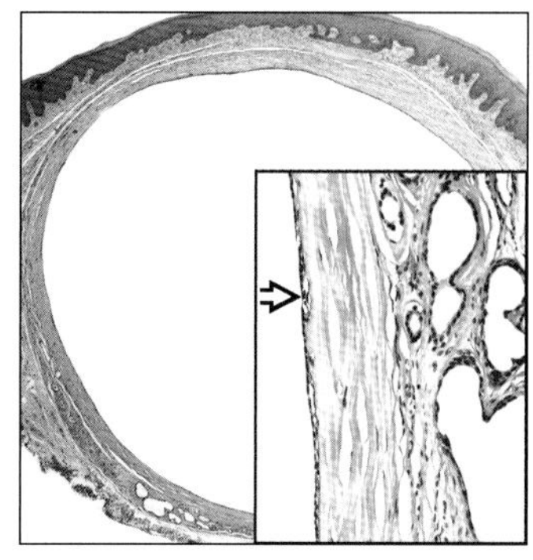

（左图）HE染色显示口底部舌下囊肿的典型组织学特点，内有浓缩的黏蛋白➡，导致典型的肉芽组织增生⇨。（中图）HE染色显示黏液囊肿内出现黏液滞留现象（囊肿）。囊肿的肿瘤化生⇨伴口腔内的黏液分泌以及毗邻处典型的唾液腺炎➡。（右图）HE染色显示黏液管囊肿内壁由一致的平滑的立方形上皮细胞⇨所覆盖。周围为缺乏炎性反应的连接组织

鳞状乳头状瘤（包括疣和尖锐湿疣）

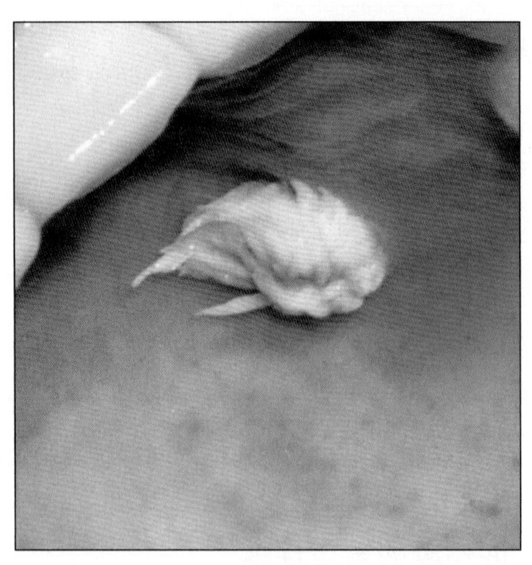

硬腭的鳞状乳头状瘤表现为带状病变伴大量刺状的角化的疣状突起。鳞状乳头状瘤呈白色或红色，取决于角化的程度

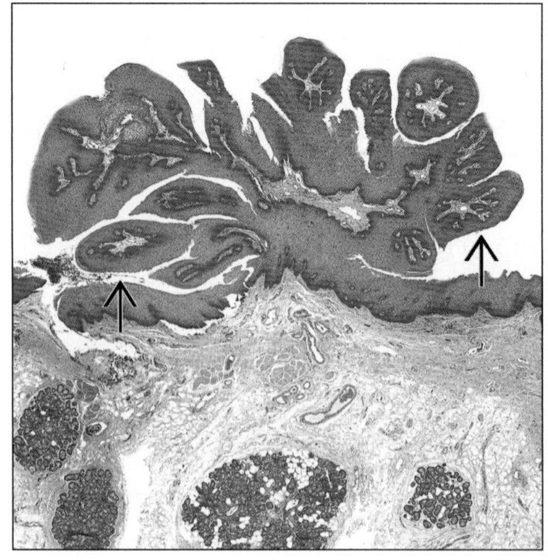

鳞状乳头状瘤低倍成像可见有蒂病变，有复杂分支的乳头状结构由纤维血管结缔组织支撑→

专业术语

缩写
- 鳞状乳头状瘤（SP）
- 寻常疣（VV）
- 尖锐湿疣（CA）

别名
- VV：普通疣、口腔疣
- CA：性病疣

定义
- SP：鳞状上皮向外部良性增生，伴有分支状的纤维血管组织核，通常表现为乳头状生长，与人乳头瘤病毒感染有关
- VV：良性的，人乳头瘤病毒导致的鳞状上皮增生，通常在皮肤，但也出现在口腔
- CA：人乳头瘤病毒感染导致的生殖器、肛周、口腔、咽部的鳞状上皮细胞增生

病因/发病机制

感染因素
- SP：大约50%的患者检测出人乳头瘤病毒亚型6和11感染
  - 带毒率和传染率往往较低
  - 偶尔检测出人乳头瘤病毒
- VV：人乳头瘤病毒亚型2、4、6、40、57的检出率为100%
  - 通过接触性感染以及接种传播到身体的各部位
- CA：被认为是性传播疾病
  - 接触部位或外伤部位发生病变
  - 通常为人乳头瘤病毒亚型2、6、11、53、54
    - 偶尔出现高风险人乳头瘤病毒亚型16、18、31（通常在肛门与生殖器）
  - 口腔尖锐湿疣来源于自身接种和母婴传播

发病机制
- 人乳头瘤病毒通过创伤和伤口进入上皮层，主动感染基底细胞
- 病毒诱变棘突层的上皮细胞（空细胞）

临床表现

流行病学
- 发病率
  - SP：口腔最常见的良性上皮肿瘤
  - VV：在口腔不常见
  - CA：在口腔不常见
- 年龄
  - SP：发病高峰为30~50岁，但任何年龄均可发生
  - VV：通常在儿童和青年人常见
  - CA：通常发生在青年人和青少年
    - 有报道母亲向婴儿垂直传播的病例
    - 儿童患者可能提示被性侵
- 性别
  - SP和VV：男女大致相等

部位
- SP：可能发生在任何部位，但最常见部位包括软腭、悬雍垂、硬腭、舌系带和舌
- VV：口腔损伤最常见部位为唇红缘、舌和唇黏膜
- CA：口腔损伤最常见部位为软腭、舌系带和唇黏膜

症状
- SP
  - 通常表现为非典型外生性生长，蒂状损伤
  - 颜色：白色、红色或黏膜颜色取决于表面的角化程度
  - 通常不超过5mm，也可能较大

鳞状乳头状瘤（包括疣和尖锐湿疣）

要点

专业术语

- 鳞状上皮向外部良性增生，伴有分支状的纤维血管组织核，通常表现为乳头状生长，与人乳头瘤病毒感染有关

临床表现

- 可发生在任何部位的无症状的外生性损伤，最常发生在软腭、悬雍垂、硬腭、舌系带和舌
- SP：口腔最常见的良性上皮肿瘤
- SP：发病高峰：30~50岁
- VV：发病高峰：儿童和青年人
- CA：发病高峰：青年人和青少年
- 传统性手术、激光消融术、冷冻疗法

组织病理学检查

- SP：鳞状上皮指状突起覆盖在纤维血管组织上，基底部和副基底部的染色过深，棘层可见空细胞
- VV：在颗粒层形成多个乳头状突起（颗粒层增厚），明显的过度角化，延长的网状脊往往向中心区聚集
- CA：由棘皮状分层的鳞状上皮组成，伴有乳头状小叶，与SP相比突起更加圆钝

辅助检查

- 人乳头瘤病毒检测：原位杂交的方法和PCR

鉴别诊断

- 增殖性疣状白斑，疣状癌，乳头状鳞状细胞癌

    - 钉状或指状突起
    - 乳头状突起呈"菜花样"外观
- VV
    - 无症状的
    - 可能是无蒂的或有蒂的
    - 口腔：通常为白色
        - 皮肤侵犯：可能为黄色、粉色或白色
    - 通常不超过5mm
    - 对称的圆形或椭圆形丘疹或结节，表面为卵石花纹状，中心区过度角化
    - 部分病变可能有乳头样突起
    - 肿瘤分区边界清晰
- CA
    - 通常无柄
    - 经常多病灶融合，形成较大占位
    - 通常1~1.5cm，可能更大
    - 乳头状突起更加圆钝

自然病程

- SP和VV可能自愈

治疗

- 手术治疗
    - 传统性手术治疗
    - 激光消融术
        - 这种技术可能导致人乳头瘤病毒传播，尤其是CA
    - 冷冻疗法：形成皮下水疱而导致脱落性病变
- 药物治疗
    - 典型的皮肤治疗（病灶内博来霉素和5氟尿嘧啶）不用来治疗口腔VV
    - 病灶内和局部使用西多福韦，以治疗CA

预后

- SP和VV
    - 有复发的报道
    - 部分病灶可自愈
- CA
    - 口腔CA还没有恶变的报道，不像肛门与生殖器部位

大体检查

一般特征

- 取决于病灶类型
- 无蒂的外生性或有蒂的占位病变
- 粗糙的卵石样花纹表面或多指样乳头状突起，有时圆钝

组织病理学检查

组织学特点

- SP
    - 指状突起
    - 小的血管纤维核由鳞状上皮覆盖
    - 基底部和副基底部的染色过深
        - 可以观察到有丝分裂活动增加，但并不代表发育异常或恶化
    - 棘层可见空细胞
        - 深染的核仁和出现褶皱现象
        - 细胞核周围透明
        - 细胞间边界清晰
- VV
    - 基底部较宽且扁平
    - 在颗粒层形成多个乳头状突起（颗粒层增厚）以及明显的过度角化
        - 粗糙的透明角质颗粒
    - 缺乏树枝状血管纤维核心
    - 延长的网状脊往往向中心区聚集
    - 空细胞出现在表面棘层
- CA
    - 棘皮状分层的鳞状上皮伴有乳头状小叶
        - 与SP相比突起更加圆钝
        - 充满角质的隐窝出现在突起之间

鳞状乳头状瘤（包括疣和尖锐湿疣）

- ○ 网状脊一般呈球形
- ○ 棘层的空细胞数量不定
  - ■ 与肛门和生殖器CA相比，口腔的病变并不多见
- ○ 表面角化现象比VV和大多口腔SP少
- ○ 可能累及小唾液腺下的分泌导管
  - ■ 需要与唾液腺的乳头肿物相区别

辅助检查

原位杂交

- 通过特定的探针对石蜡包埋组织进行原位杂交是可靠的办法
  - ○ 一般不用来指导诊断、治疗方案和预后

PCR

- 检测人乳头瘤病毒以及分型的最敏感方法
  - ○ 通常只用于研究机构

鉴别诊断

增殖性疣状白斑

- 损伤是多部位、广泛分布的
- 组织学改变
  - ○ 早期病变可见大量角化发生在疣或乳头状突起表面
  - ○ 明显的棘层增厚
  - ○ 发育异常不是早期病变的特点
- 不断发展最终导致普通型鳞状细胞瘤的发生

疣状癌

- 损伤较大
- 上皮和基质分界线处有较宽的浸润
- 明显的角化不全伴有角化不全隐窝和“教堂塔尖样”角化
- 正常的成熟上皮
- 基底层和（或）亚基底层偶尔可见正常的有丝分裂特点
- 没有空细胞

乳头状鳞状细胞癌

- 由非典型或典型的恶性上皮细胞覆盖的乳头状突起
- 多细胞性肿瘤
- 上皮细胞成熟异常
- 细胞异型性
- 有丝分裂增加，包括非典型有丝分裂特点
- 基底层的侵犯可见或不可见

局灶性上皮增生（Heck病）

- 主要发生在儿童和青年人的多处病变
- 急性上皮性棘层增厚
- 通常没有乳头状表面
- 长的、宽的网状脊
- 散在的纺锤细胞
  - ○ 核仁聚集成纺锤状

HIV相关人乳头瘤病毒乳头状瘤

- 通常为多处病变
  - ○ 表现为黏膜染色的丘疹，菜花状生长或角化的乳头状突起
- 异常的细胞类型出现在表面棘层
  - ○ 较大的多形性细胞核和散在的巨细胞
- 通常不累及基底层和亚基底层
- 分散的空细胞
  - ○ 能分离出人乳头瘤病毒亚型7和32
- 没有恶变的报道

诊断要点

临床相关的病理特点

- 细胞核特点
  - ○ 凹空细胞提示病毒性病因

参考文献

1. Syrjänen S: Current concepts on human papillomavirus infections in children. APMIS. 118(6-7): 494-509, 2010
2. Carneiro TE et al: Oral squamous papilloma: clinical, histologic and immunohistochemical analyses. J Oral Sci. 51(3): 367-72, 2009
3. Trottier H et al: Epidemiology of mucosal human papillomavirus infection and associated diseases. Public Health Genomics. 12(5-6): 291-307, 2009
4. Wang YP et al: Oral verrucous hyperplasia: histologic classification, prognosis, and clinical implications. J Oral Pathol Med. 38(8): 651-6, 2009
5. Owotade FJ et al: Prevalence of oral disease among adults with primary HIV infection. Oral Dis. 14(6): 497-9, 2008
6. Smith EM et al: Prevalence of human papillomavirus in the oral cavity/oropharynx in a large population of children and adolescents. Pediatr Infect Dis J. 26(9): 836-40, 2007
7. Rinaggio J et al: Oral bowenoid papulosis in an HIV-positive male. Oral Surg Oral Med Oral Pathol Oral Radiol Endod. 101(3): 328-32, 2006
8. Henley JD et al: Condyloma acuminatum and condyloma like lesions of the oral cavity: a study of 11 cases with an intraductal component. Histopathology. 44(3): 216-21, 2004
9. Anderson KM et al: The histologic differentiation of oral condyloma acuminatum from its mimics. Oral Surg Oral Med Oral Pathol Oral Radiol Endod. 96(4): 420-8, 2003
10. Kui LL et al: Condyloma acuminatum and human papilloma virus infection in the oral mucosa of children. Pediatr Dent. 25(2): 149-53, 2003
11. Syrjänen S: Human papillomavirus infections and oral tumors. Med Microbiol Immunol. 192(3): 123-8, 2003
12. Flaitz CM: Condyloma acuminatum of the floor of the mouth. Am J Dent. 14(2): 115-6, 2001
13. Garlick JA et al: Detection of human papillomavirus (HPV) DNA in focal epithelial hyperplasia. J Oral Pathol Med. 18(3): 172-7, 1989

鳞状乳头状瘤（包括疣和尖锐湿疣）

临床、显微镜下特点

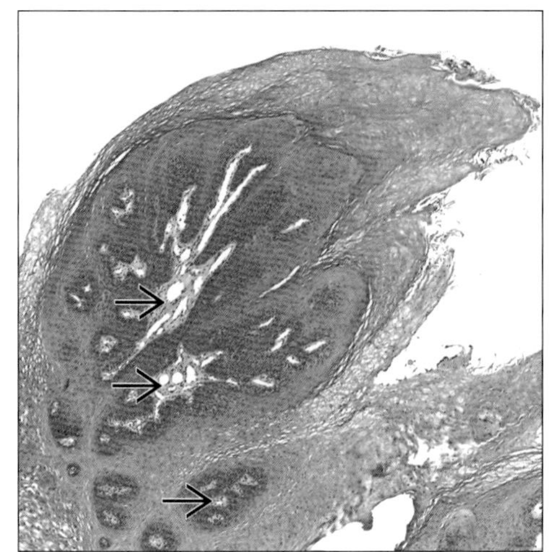
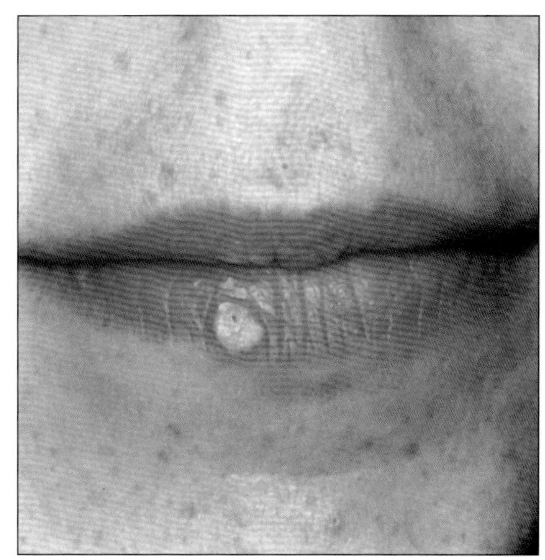

（左图）高倍显微镜下，鳞状乳头状瘤可见乳头状小叶由纤维血管核支持➡。表层的角化可能较大，临床可见白色外观。（右图）儿童下嘴唇的寻常疣。嘴唇的红色边界是寻常疣的好发部位，表现为粗糙的乳头状表面。寻常疣也可以表现为与鳞状乳头状瘤类似的乳头状突起

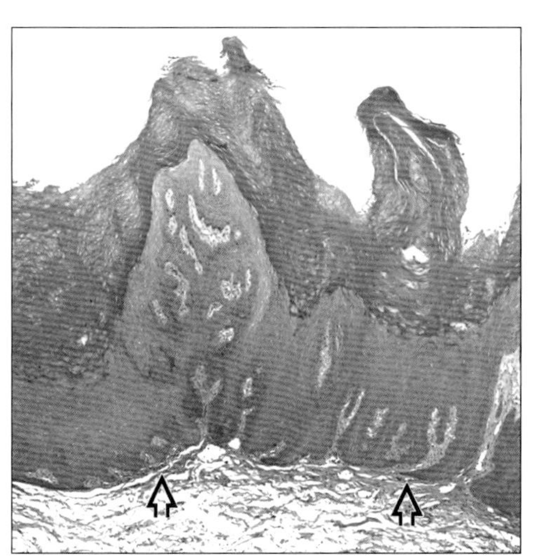
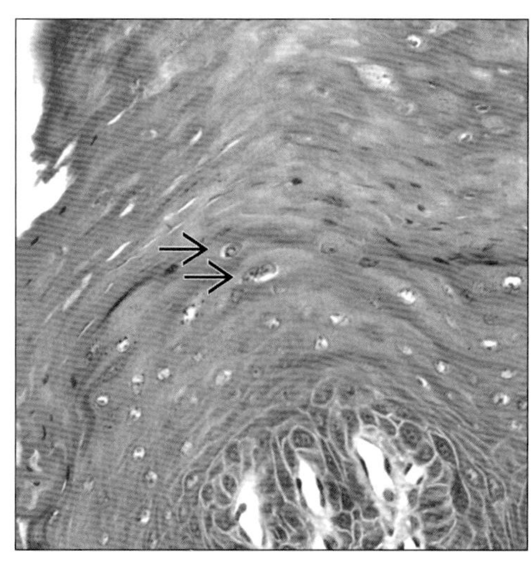

（左图）寻常疣表现为多个乳头状突起，由明显的角化鳞状上皮细胞覆盖。与鳞状乳头状瘤的蒂状病变不同，寻常疣的基底部宽平，延长的网状脊往往向中心区聚集⇨。（右图）高倍镜下表面棘层内可见空细胞➡，特点为细胞核深染而细胞质透明

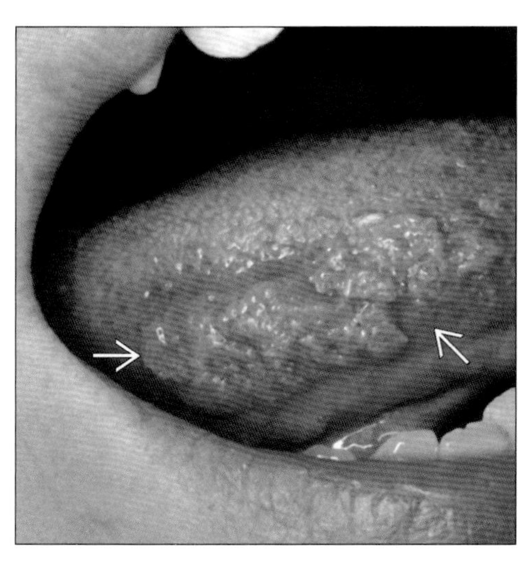
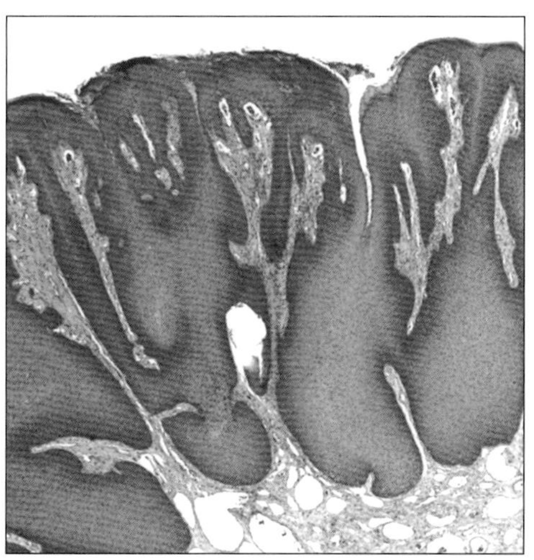

（左图）口腔内舌外侧的尖锐湿疣表现为粉色的、宽基底的、表面呈现钝性突起的非蒂状病变➡。病变通常与周围正常组织界限清晰，并可能多发。（右图）尖锐湿疣的典型特点为较鳞状乳头状瘤的乳头状突起基底部更宽，突起更圆钝。上皮呈明显的棘皮样改变。棘层可见空细胞，但是比生殖器尖锐湿疣更加稀少

颗粒细胞瘤

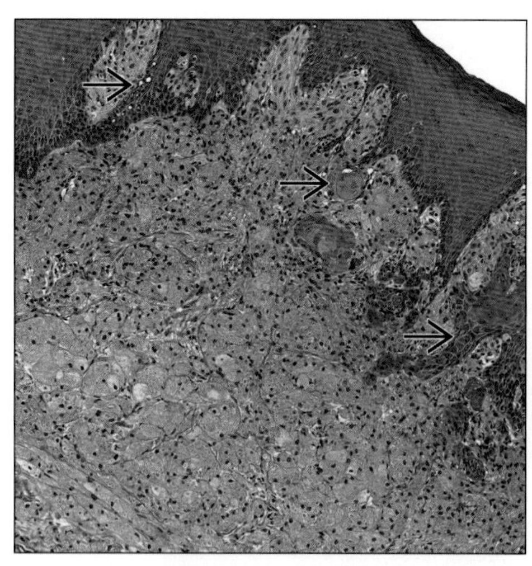

典型的假性上皮瘤样异常增生→覆盖了颗粒细胞瘤。肿瘤是开放性的，增生的颗粒细胞呈片状分布

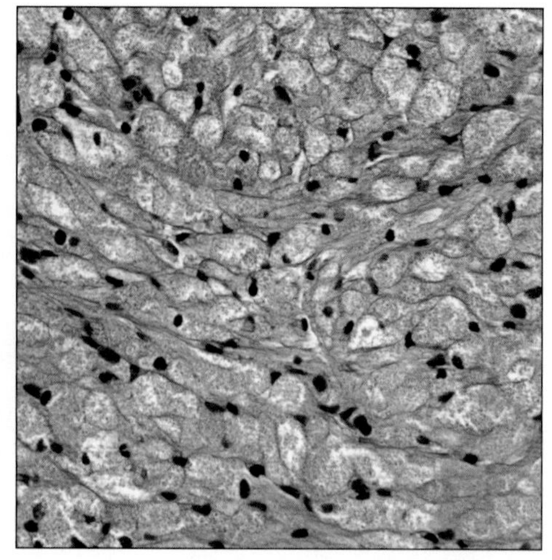

乳头状细胞为多边形，呈纺锤样。细胞质内包含多个嗜酸性颗粒。细胞核小，呈圆形或椭圆形，深染

专业术语

缩写
- 颗粒细胞瘤（GCT）

别名
- 颗粒细胞肌母细胞瘤
- 阿布里科索夫瘤

定义
- 边界不清的良性肿瘤，饱满的颗粒细胞聚集
  - 与新生儿先天性龈瘤（婴儿牙龈部的颗粒细胞瘤）相区分

病因/发病机制

施万细胞来源
- 认为由施万细胞引起
  - 神经相关抗体阳性
  - 颗粒是自吞噬溶酶体聚集的衰老性改变

临床表现

流行病学
- 发病率
  - 少见
    - 占头颈部肿瘤的1%以下
- 年龄
  - 任何年龄
    - 发病高峰：40~60岁
- 性别
  - 女性多于男性（2：1）
- 种族倾向
  - 黑种人多于白种人

部位
- 50%以上的颗粒细胞瘤发生在头颈部
  - 高达70%的病例发生在口腔（舌、口腔黏膜、硬腭）
- 舌是单发的最常见部位（占全部头颈部肿瘤的50%以上）
  - 背部远大于侧缘
- 可以发展到嘴唇、颊黏膜、口腔底或腭部
- 高达20%的患者为多病灶
  - 口腔其他部位或者口腔外

症状
- 大多数为无痛性占位
  - 出现症状的时间通常少于12个月
- 偶发，可能出现依格尔综合征
  - 吞咽、转头或伸舌时诱导疼痛
    - 认为由舌咽神经刺激引起

内镜检查结果
- 覆盖的表层上皮可能颜色稍暗
- 偶尔并发念珠菌感染

治疗
- 手术治疗
  - 局部手术彻底切除的效果最好
  - 可行激光切除

预后
- 长期预后好
- 复发、顽固性病变不常见（约10%）
- 口腔恶性颗粒细胞瘤非常罕见

大体检查

一般特征
- 表面光滑、黏膜下肿胀或结节

颗粒细胞瘤

要点

专业术语
- 边界不清的良性肿瘤，饱满的颗粒细胞聚集
- 认为由施万细胞引起

临床表现
- 女性多于男性（2∶1）
- 黑种人多于白种人
- 70%的病例发生在口腔（舌最常见）
- 20%的患者为多病灶
- 复发、顽固性病变不常见（约10%）

大体检查
- 切面质地为实性，呈淡黄色或奶油色

组织病理学检查
- 散在性的、饱满的多边形或细长的嗜酸性细胞与周围软组织融合，尤其是骨骼肌
- 细胞膜不清晰，产生合胞体
- 假性上皮瘤样异常增生

辅助检查
- 颗粒呈阶段性希夫试验（PAS）阳性,淀粉酶抵抗
- S-100蛋白全部呈强阳性反应

鉴别诊断
- 鳞状细胞癌、横纹肌瘤、神经鞘瘤、新生儿先天性龈瘤

  - 病灶边界不清
- 切面质地为实性
- 呈淡黄色或奶油色
- 并发念珠菌感染可能导致有散在的白色血小板

大小
- 平均：1~2cm

组织病理学检查

组织学特点
- 散在性的
  - 与周围软组织连接，尤其是骨骼肌常见
  - 可延伸至上皮，尤其是乳头状突起
  - 可出现卫星结节
- 饱满的多边形或细长的嗜酸性细胞
- 细胞膜不清晰，产生合胞体
- 丰富的颗粒状嗜酸性细胞质
  - 代表溶酶体
- 假性上皮瘤样异常增生（PEH）
  - 通常仅限于上皮直接覆盖肿瘤
  - 约30%的患者中可见
- 少见，可见基质粘连形成

辅助检查

冰冻切片
- 假性上皮瘤样异常增生掩盖肿瘤
- 通常容易检测到颗粒状的嗜酸性细胞质

组织化学染色
- 颗粒呈阶段性希夫试验（PAS）阳性，淀粉酶抵抗

免疫组织化学染色
- S-100蛋白全部呈强阳性反应（细胞核和细胞质）

电子显微镜
- 髓鞘样外形，轴突样结构，有棱角的细胞，基底部变薄

鉴别诊断

鳞状细胞癌
- PEH可能与鳞状细胞癌类似
  - PEH只和颗粒细胞瘤相关，而它自身不是肿瘤
- 较小，获取表层表面上皮活检标本困难
- 必须正确导向
- 鳞状细胞癌通常p53和E-钙黏蛋白免疫阳性，而在PEH中阴性
  - 免疫组织化学检查不能替代正确导向的标准的HE染色材料

横纹肌瘤
- 口腔不常见
- 多形性细胞片状分布，均匀的嗜酸性细胞质
- 细胞质透明的“蛛网状”细胞是特征
- PTAH染色可见细胞质内横纹
- 没有相关的PEH

神经鞘瘤
- 经常为开放性的，边界清晰
- 有束状形和网状形区，可见拉塞尔小体
- 纺锤样细胞结构较多
- 与PEH无关
- S-100蛋白阳性反应，胶囊状EMA染色发现CD68缺乏

新生儿先天性龈瘤
- 在组织学上与颗粒细胞瘤不易区分
- 只发生在新生儿和婴儿
- S-100蛋白免疫反应阴性，但是波形蛋白和NSE阳性

平滑肌瘤
- 不常见的口腔肿瘤
- 长短不一、拉伸交错的束状结构
- 肿瘤细胞对肌肉标志物阳性，包括肌动蛋白-sm、肌动蛋白-HHF-35、肌间线蛋白，而对S-100蛋白反应阴性

颗粒细胞瘤

免疫组织化学

抗体	反应	染色部位	注释
S-100	阳性	细胞核和细胞质	几乎所有肿瘤细胞
CD68	阳性	细胞质	颗粒细胞瘤的施万细胞和组织细胞（正常施万细胞阴性）
波形蛋白	阳性	细胞质	在所有肿瘤细胞中，反应强而呈弥漫性
NSE	阳性	细胞质	在所有肿瘤细胞中，反应强或弱均有
CD57	阳性	细胞核	在几乎所有肿瘤细胞中，但是反应弱
PGP9.5	阳性	细胞核	大多数肿瘤细胞
抑制素-α	阳性	细胞核和细胞质	在大多数肿瘤细胞中阳性，但是有所变化
钙调蛋白	阳性	细胞膜	p75/NGFR 一致
胶原蛋白 IV	阳性	基质	基底膜阳性，包围肿瘤细胞
Ki-67	阳性	细胞核	通常 <2% 的核仁
GFAP	阴性		
CK-PAN	阴性		
α_1 胰蛋白酶抑制剂	阴性		
结蛋白	阴性		

非神经性颗粒细胞瘤

- 共同的组织学特点，但缺乏S-100蛋白
- 不是新生儿肿瘤，而是成人肿瘤
- 偶尔可见细胞异型，较颗粒细胞瘤严重

扁平苔藓反应

- 与口腔扁平苔藓有关的较大颗粒细胞
  - 又叫作口腔蜡质样肉芽肿
- 典型的交界处炎性浸润伴有胶样小体
- 扁平苔藓反应典型的直接免疫荧光反应
- 细胞的S-100蛋白反应阳性
  - 被认为是由炎性浸润引发的反应现象
- 颗粒细胞瘤和口腔扁平苔藓可能同时存在

参考文献

1. Fitzhugh VA et al: Fine-needle aspiration biopsy of granular cell tumor of the tongue: a technique for the aspiration of oral lesions. Diagn Cytopathol. 37(11): 839-42, 2009
2. Vered M et al: Granular cell tumor of the oral cavity: updated immunohistochemical profile. J Oral Pathol Med. 38(1): 150-9, 2009
3. Lerman M et al: Nonneural granular cell tumor of the oral cavity: a case report and review of the literature. Oral Surg Oral Med Oral Pathol Oral Radiol Endod. 103(3): 382-4, 2007
4. Angiero F et al: Granular cells tumour in the oral cavity: report of eleven cases treated with laser surgery. Minerva Stomatol. 55(7-8): 423-30, 2006
5. Eguia A et al: Granular cell tumor: report of 8 intraoral cases. Med Oral Patol Oral Cir Bucal. 11(5): E425-8, 2006
6. Zarovnaya E et al: Distinguishing pseudoepitheliomatous hyperplasia from squamous cell carcinoma in mucosal biopsy specimens from the head and neck. Arch Pathol Lab Med. 129(8): 1032-6, 2005
7. Brannon RB et al: Oral granular cell tumors: an analysis of10 new pediatric and adolescent cases and a review of the literature. J Clin Pediatr Dent. 29(1): 69-74, 2004
8. van der Meij EH et al: Granular cells in oral lichen planus. Oral Dis. 7(2): 116-8, 2001
9. Junquera LM et al: Granular-cell tumours: an immunohistochemical study. Br J Oral Maxillofac Surg. 35(3): 180-4, 1997
10. Williams HK et al: Oral granular cell tumours: a histological and immunocytochemical study. J Oral Pathol Med. 26(4): 164-9, 1997
11. Zangari F et al: Granular cell myoblastoma. Review of the literature and report of a case. Minerva Stomatol. 45(5): 231-7, 1996
12. Collins BM et al: Multiple granular cell tumors of the oral cavity: report of a case and review of the literature. J Oral Maxillofac Surg. 53(6): 707-11, 1995
13. Garlick JA et al: A desmoplastic granular cell tumour of the oral cavity: report of a case. Br J Oral Maxillofac Surg. 30(2): 119-21, 1992
14. Okada H et al: Granular cell tumor of the tongue: an electron microscopical and immunohistochemical study. J Nihon Univ Sch Dent. 32(1): 35-43, 1990
15. Payne-James JJ et al: Granular cell tumour (myoblastoma): two cases and a review of the literature. Br J Clin Pract. 44(8): 334-6, 1990
16. Mirchandani R et al: Granular cell lesions of the jaws and oral cavity: a clinicopathologic, immunohistochemical, and ultrastructural study. J Oral Maxillofac Surg. 47(12): 1248-55, 1989
17. Stewart CM et al: Oral granular cell tumors: a clinicopathologic and immunocytochemical study. Oral Surg Oral Med Oral Pathol. 65(4): 427-35, 1988

颗粒细胞瘤

临床、大体检查、组织病理学检查、辅助检查特点

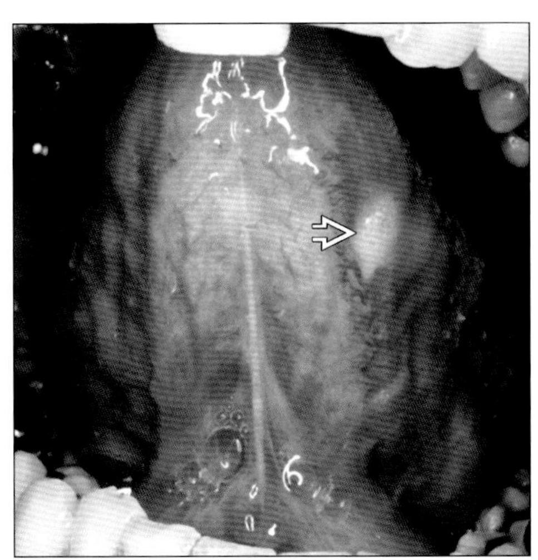
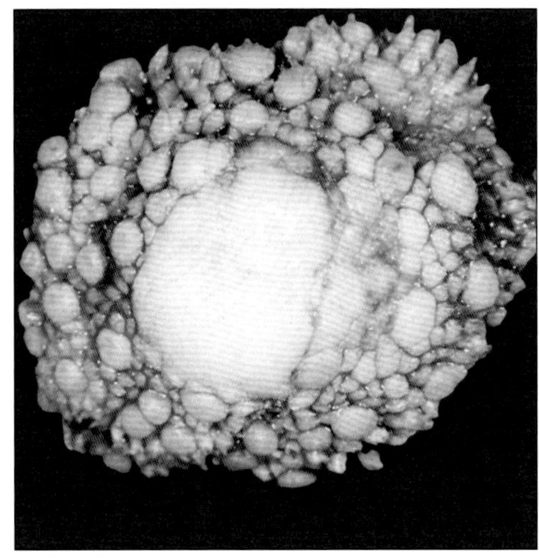

（左图）临床颗粒细胞瘤，有的表面光滑、黏膜下层肿胀，有的呈结节样，有的呈灰色或白色的不连续的斑块状病变➡。覆盖的上皮可能是灰色的。并发或继发性的念珠菌感染可能是导致灰色板块样改变的原因。（右图）显微镜显示表面光滑、黏膜下结节、灰色外观。PEH部分，可见明显的多个乳头状突起

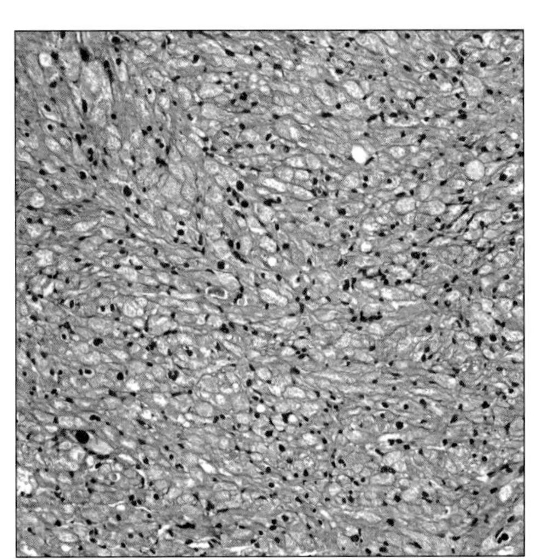
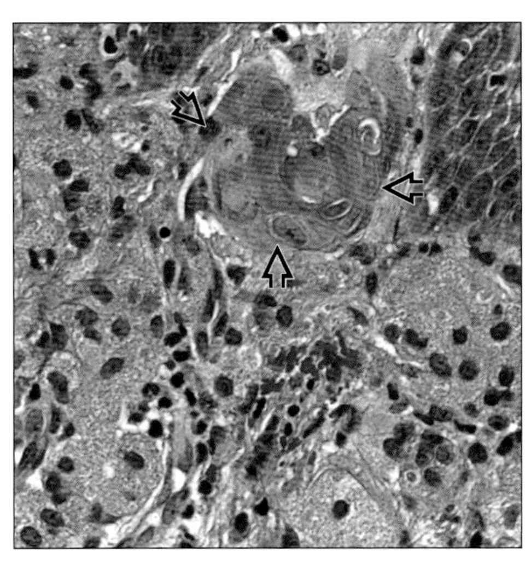

（左图）模糊的束状结构伸入多边形颗粒细胞。可见颗粒细胞胞质丰富。通过中倍放大，可见细胞核较小而深染。（右图）有时PEH现象和鳞状细胞癌相似⇨。角化不良和异常成熟。颗粒细胞与PEH区域关系密切，可见颗粒细胞胞质内居中的圆形细胞核

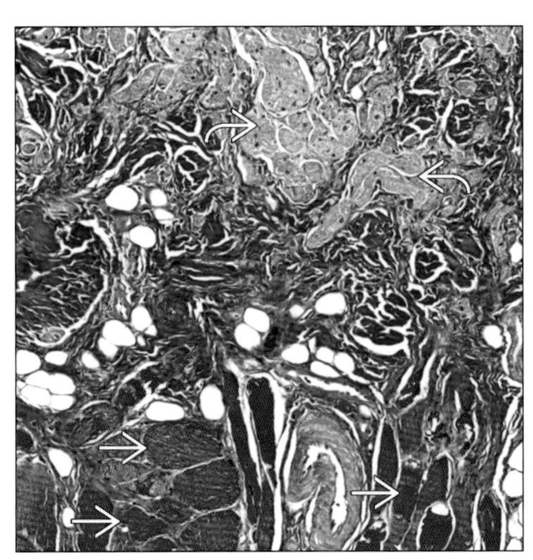
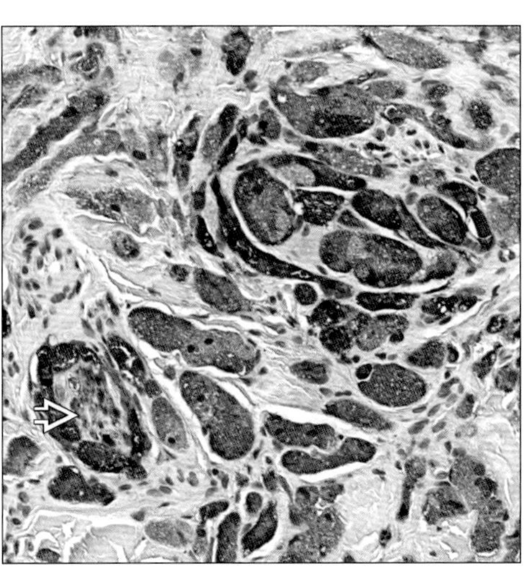

（左图）大量的特殊染色可能对区别口腔软组织损伤有帮助。毛状体染色可见呈明显的嗜酸性（红色）➡，而纤维连接组织为蓝色➡。箭头是颗粒细胞为淡蓝色。（右图）S-100蛋白在颗粒细胞胞质和细胞核呈强阳性染色。箭头是受累的外周神经➡。肿瘤起源于施万细胞，所以具有神经相关性

新生儿先天性龈瘤

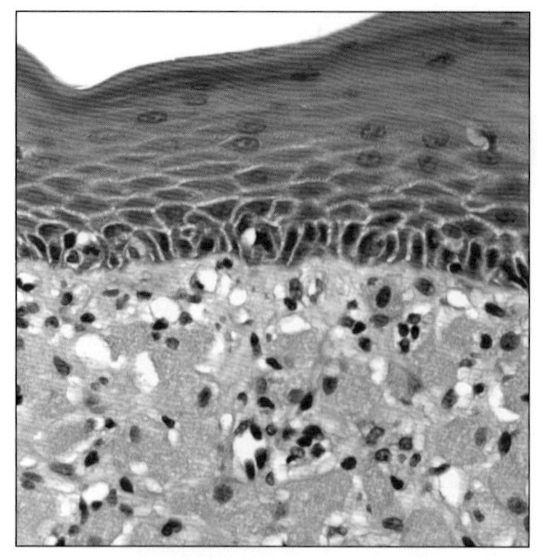

先天性龈瘤，高倍显微镜下显示上皮细胞均一伴有网状脊萎缩。固有层内可见细胞充满颗粒状细胞质和嗜碱性细胞核

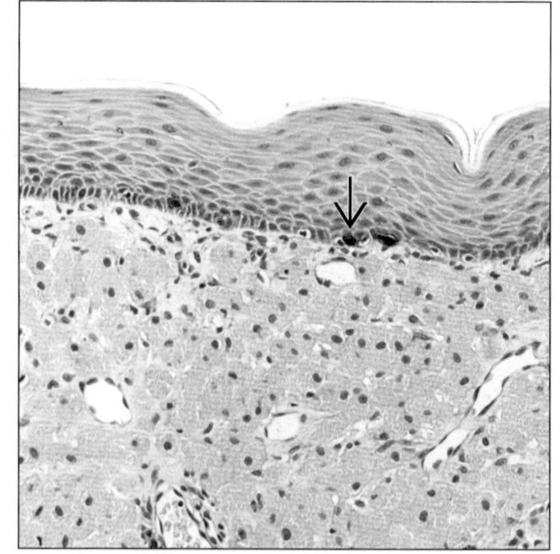

与颗粒细胞瘤不同，先天性龈瘤对S-100没有免疫反应。覆盖的上皮内可见独立的黑色素细胞对S-100蛋白阳性染色

专业术语

别名

- 诺伊曼瘤
- 婴儿牙龈部的颗粒细胞瘤

定义

- 少见，新生儿牙槽黏膜的良性的先天性生长

病因/发病机制

病因

- 发病机制不确定，但可能是神经细胞起源

临床表现

流行病学

- 发病率
    - 不明确
        - 据推测大概为0.0006%
- 年龄
    - 新生儿
- 性别
    - 女性远远多于男性 [(8~10) ：1]

部位

- 上颌骨或下颌骨的牙龈部黏膜
    - 上颌骨多于下颌骨（3：1）
- 舌上罕见报道

症状

- 临床症状出现在刚出生或出生1周内
    - 有些病例是通过超声检查在子宫被发现
- 通常发生在侧方到中线、尖牙到侧切牙区
- 表面光滑
- 可能引起呼吸障碍
- 可能引起哺乳困难
- 通常表现为单个占位性病变
    - 10%的患者为多病灶病变

自然病程

- 出生后损伤有自愈的可能
- 罕见：未经治疗彻底恢复正常

治疗

- 局麻或全麻下手术切除病灶

预后

- 没有手术治疗后复发病例的报道
- 没有病变的报道

影像学检查

MRI

- 均一的占位性病变而没有T1WI相的增强显影
    - 一般排除血管病变
- 占位性病变往往呈泡状改变，不引起骨体增大

大体检查

一般特征

- 息肉样占位
- 颜色由粉到红

大小

- 通常不超过2cm
    - 报道的最大病变为9cm

新生儿先天性龈瘤

要点

专业术语
- 新生儿牙槽黏膜的良性的先天性生长

临床表现
- 女性远远多于男性 [(8~10) ：1]
- 上颌骨多于下颌骨（3：1）
- 临床症状出现在刚出生或出生1周内
- 出生后损伤有自愈的可能
- 麻醉下手术切除病灶

组织病理学检查
- 基底层由大的呈片状的多边形细胞组成
  - 大量的嗜酸性颗粒性细胞质
  - 小的圆形或椭圆形嗜碱性细胞核
- 覆盖的上皮层厚度均一

诊断要点
- 婴儿口腔窝软组织内占位病变内的S-100蛋白阴性颗粒细胞的显微镜下特点能够明确先天性龈瘤的诊断

组织病理学检查

组织学特点
- 覆盖的上皮层厚度均一，缺乏网状脊
- 基底层由大的呈片状的多边形细胞组成
  - 大量的嗜酸性颗粒性细胞质
  - 小的圆形或椭圆形的嗜碱性细胞核
- 可见小的毛细血管
- 陈旧性病变可能含有纤维中隔，而颗粒细胞聚集

辅助检查

免疫组织化学
- 波形蛋白和CD68阳性
- S-100蛋白、细胞角蛋白、肌动蛋白、肌间线蛋白、雌激素和黄体酮受体阴性

电子显微镜
- 颗粒细胞胞质表现为不均匀的高电子密度的颗粒、溶酶体和脂滴
- 细胞质边界不规则
- 没有证据表明施万细胞或上皮细胞分化

鉴别诊断

临床区分性诊断法（DDx）
- 婴儿黑色素神经外胚层肿瘤
  - 中线处的病变表现为黑色素染色
- 血管瘤和血管畸形
  - 颜色通常为红色或蓝红色
  - 超声检查结果能够区分这两种实体病变
- 淋巴畸形
  - 可压缩的病变，由超声检查诊断

颗粒细胞瘤
- 有假性上皮瘤样异常增生
- S-100蛋白呈弥散性强阳性反应

诊断要点

病理学的解读要点
- 婴儿口腔窝软组织内占位病变内的S-100蛋白阴性颗粒细胞的显微镜下特点能够明确先天性龈瘤的诊断

参考文献

1. Bosanquet D et al: Congenital epulis: a case report and estimation of incidence. Int J Otolaryngol. 2009: 508780, 2009
2. Eghbalian F et al: Congenital epulis in the newborn, review of the literature and a case report. J Pediatr Hematol Oncol. 31(3): 198-9, 2009
3. Küpers AM et al: Congenital epulis of the jaw: a series of five cases and review of literature. Pediatr Surg Int. 25(2): 207-10, 2009

影像图库

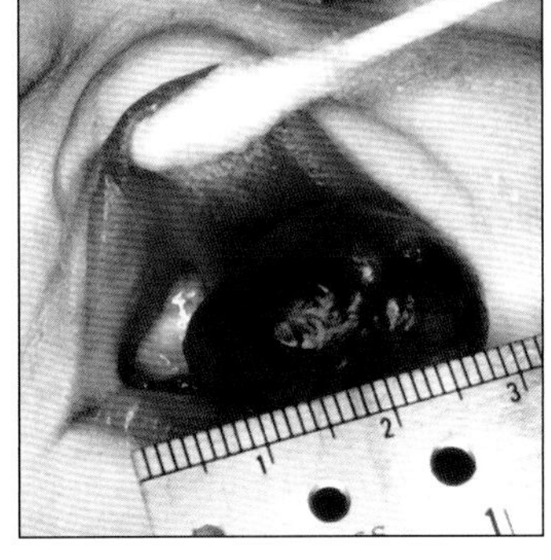
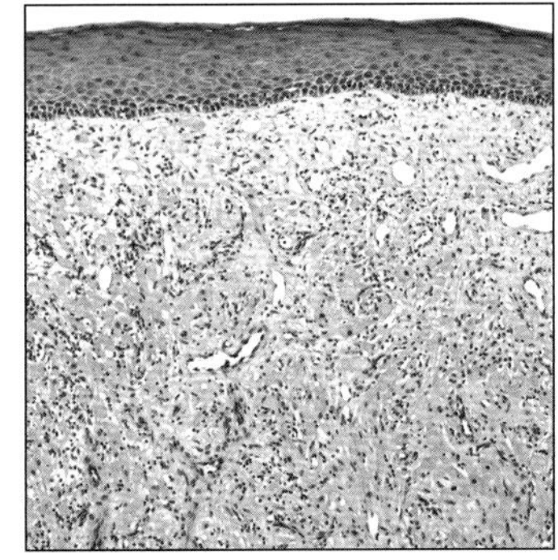
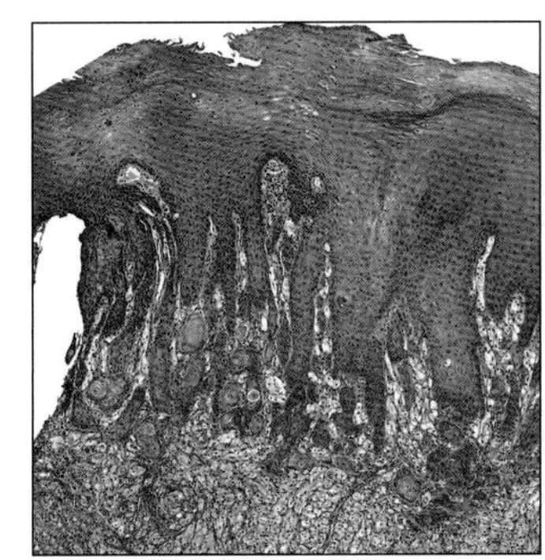

（左图）新生儿龈瘤表现为新生儿上颌小窝处的红色息肉样占位病变。大多数病例不超过2cm，90%以上的病例为女性新生儿。（中图）新生儿龈瘤的低倍显微镜图像，可见新生儿龈瘤的上皮均一而缺乏网状脊。（右图）50%以上的口腔颗粒细胞瘤表现为假性上皮瘤样异常增生，是在新生儿龈瘤看不到的特征性表现

化脓性肉芽肿

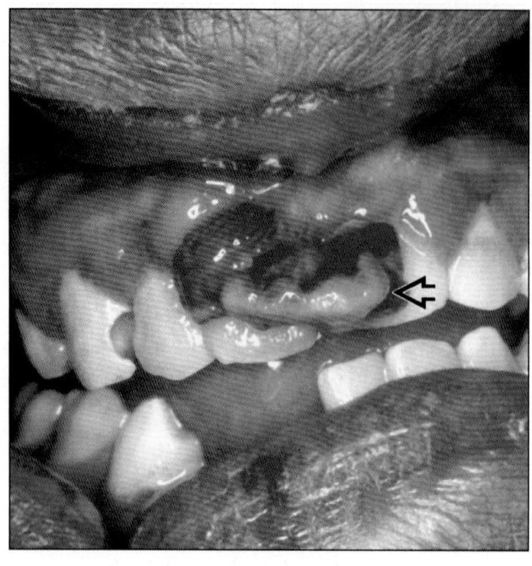

某妊娠患者上颌骨前部牙龈处的化脓性肉芽肿，表现为红色小叶状占位伴有溃疡⇨，这是伴随出血的常规体征，是由于进食和刷牙引起的反复创伤

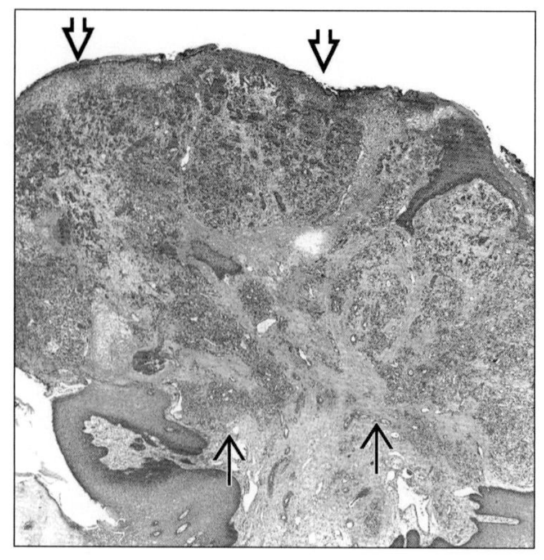

溃疡性的⇨化脓性肉芽肿的低倍镜图像显示息肉样损伤的特点以及炎症的带状进展方式。典型的小叶状生长方式在基底部→更加明显

专业术语

缩写
- 化脓性肉芽肿（PG）

别名
- 叶状毛细血管瘤（LCH）
- 妊娠肿瘤（龈瘤性子痫）
- 龈瘤肉芽肿

定义
- 毛细血管网的良性生长，有明显的血管表型

病因/发病机制

病因
- 口腔卫生差
- 局部刺激物：断齿，复位较差
- 局部损伤（咬伤）
- 激素
  - 在妊娠和口服避孕药时发病增加

发病机制
- 起源于内皮和外周细胞的双细胞起源

临床表现

流行病学
- 发病率
  - 世界各地均常见
- 年龄
  - 范围宽
  - 最常见：儿童和青年人
- 性别
  - 女性多于男性（2∶1）
    - 约1%的孕妇患有化脓性肉芽肿
    - 与雌激素对血管的影响有关
  - 儿科年龄（直到18岁）：男性多于女性

部位
- 牙龈部
  - 口腔是化脓性肉芽肿的最常见部位（75%）
  - 上颌骨牙龈部>下颌骨牙龈部
  - 表面区>舌或腭部组织
  - 面部>舌或腭龈部
    - 然而有些病变可能从侧面延伸到舌面或腭组织
  - 妊娠妇女经常的发病部位
- 嘴唇、舌和颊黏膜为常见部位
- 牙槽窝（龈瘤肉芽肿）

症状
- 通常为无痛性的小叶状或息肉状占位病变
- 病灶颜色随着患病时间而改变
  - 早期病变往往因血管充足而表现为紫红色
  - 陈旧性病变纤维化严重而呈粉色
- 表面出现溃疡而出血
- 起源于近期病变部位的肉芽组织生长旺盛
  - 可能与死骨片有关

自然病程
- 妊娠期化脓性肉芽肿可能发生在妊娠早期
  - 整个妊娠过程发病率增加
  - 分娩后有些化脓性肉芽肿可以自愈

治疗
- 手术方法
  - 保守切除
    - 牙龈部：必须向骨膜延伸
- 除去刺激因素
  - 洗牙并改善口腔卫生

预后
- 长期的临床预后好

化脓性肉芽肿

要点

专业术语
- 毛细血管网的良性生长，有明显的血管表型

病因/发病机制
- 口腔卫生差
- 局部损伤（咬伤）

临床表现
- 女性倾向性
- 口腔是化脓性肉芽肿的最常见部位（75%）
- 约1%的孕妇患有化脓性肉芽肿（妊娠肿瘤）

组织病理学检查
- 表面溃疡
- 大小血管分布在小叶内，小叶内有纤维间隔
- 陈旧性病变倾向于更胶原化

- 偶尔有病变复发
  - 妊娠期切除化脓性肉芽肿后经常复发
  - 儿童的复发更常见

大体检查

一般特征
- 息肉状（有蒂的）、小叶状或结节样占位病变，经常有表面溃疡
- 息肉由柄部连接
- 质软而可压缩

大小
- 范围：0.3~8cm

组织病理学检查

组织学特点
- 表面溃疡
  - 上皮的圆形溃疡
- 增厚的纤维素性化脓性的膜
- 溃疡下区域为中性粒细胞、淋巴细胞和浆细胞组成的炎性反应
  - 表面和病变中心远端炎性反应较重
- 大小血管分布在小叶内，小叶内有纤维间隔
  - 如果出现溃疡，这种结果可能发生在病变的深层
  - 内腔缺失，裂隙状甚至是突出的
  - 内皮细胞从丰满到扁平
  - 毛细血管和小静脉围绕着中心血管
- 血管内通常充满红细胞
- 有丝分裂活动多变
  - 早期：有丝分裂活动频繁但不典型
- 陈旧性病变倾向于更胶原化

鉴别诊断

临床表现类似疾病
- 外周骨化纤维瘤；外周巨细胞肉芽肿
- 均发生在牙龈部，可能有继发性溃疡
- 显微镜下可以区分这3种病变

卡波西肉瘤
- 非典型有丝分裂和透明的嗜酸性颗粒

血管肉瘤
- 口腔罕见

参考文献

1. Buchner A et al: Relative frequency of localized reactive hyperplastic lesions of the gingiva: a retrospective study of 1675 cases from Israel. J Oral Pathol Med. 39(8): 631–8, 2010
2. Gordón–Núñez MA et al: Oral Pyogenic Granuloma: A Retrospective Analysis of 293 Cases in a Brazilian Population. J Oral Maxillofac Surg. Epub ahead of print, 2010

影像图库

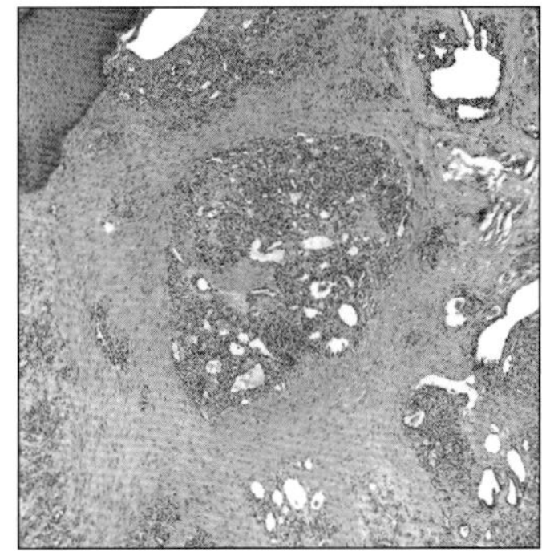

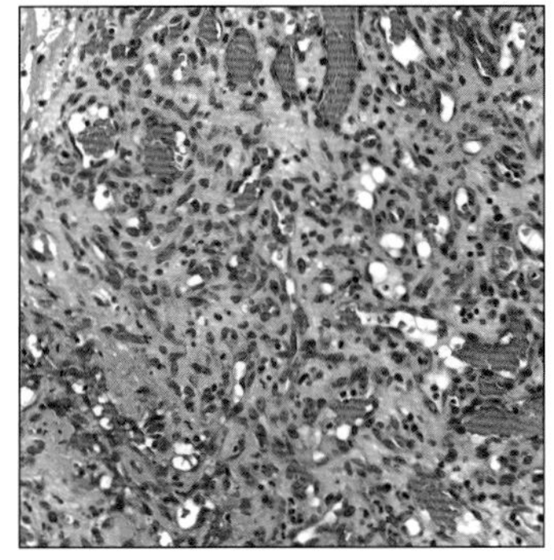

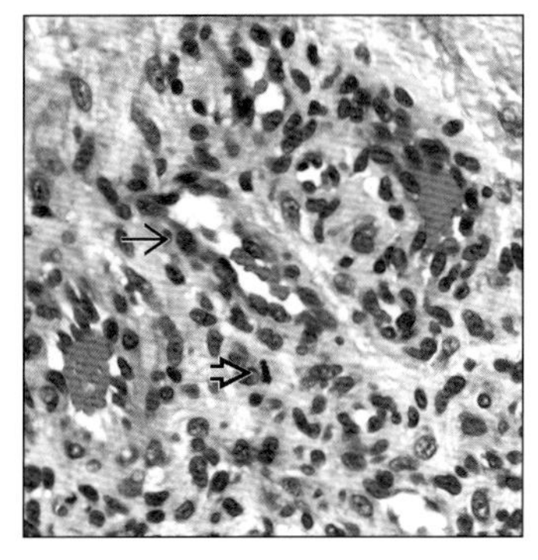

（左图）由小的和大的内皮细胞覆盖的小叶样增生（由连接组织包裹）。随着时间发展，病灶表现为纤维化。（中图）化脓性肉芽肿在高倍镜下可见大量血管内充满红细胞。可见散在的炎症细胞，尤其是在溃疡病变区。（右图）化脓性肉芽肿内可见有丝分裂⇨，尤其是在早期病变内；但是，没有非典型有丝分裂。内皮细胞丰满呈现上皮样外观→

外周巨细胞肉芽肿

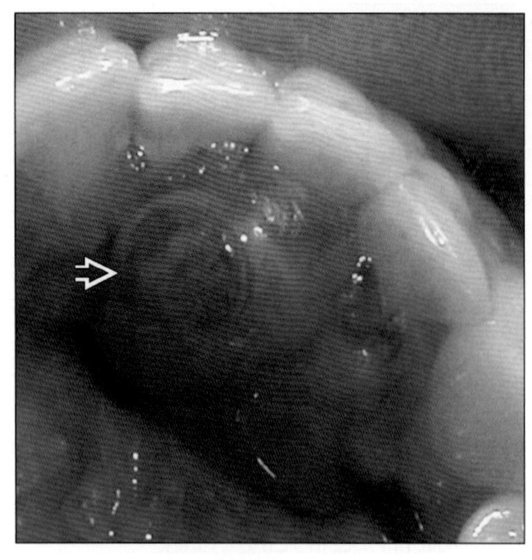
一个红色结节状病变➡发生表面溃疡的临床图像

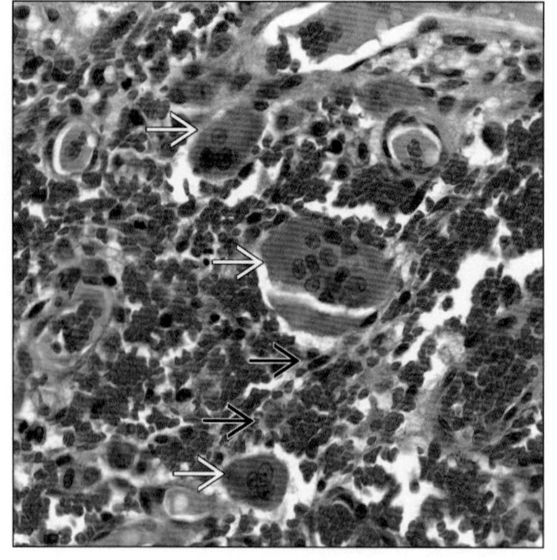
HE染色可见数个多核巨细胞➡。背景为椭圆形到纺锤形的基质细胞➡。背景中的出血是典型特点

专业术语

缩写
- 外周巨细胞肉芽肿（PGCG）

别名
- 外周巨细胞修复性肉芽肿
- 巨细胞龈瘤

定义
- 创伤和刺激引起的多核巨细胞反应性增殖，不包括牙龈和牙槽嵴

病因/发病机制

病因
- 可能来源于牙周的韧带和骨膜
- 巨细胞表现出破骨细胞的特点

临床表现

流行病学
- 发病率
  - 常见
- 年龄
  - 范围宽
  - 高峰：40~60岁
- 性别
  - 轻微的女性倾向性
    - 女性多于男性（1.5：1）

部位
- 不包括牙龈和牙槽嵴
  - 下颌骨较上颌骨轻微高发

症状
- 红色到蓝色的占位病变
- 无蒂且表面光滑
- 有蒂
- 可能有溃疡

治疗
- 手术方法
  - 切口伸入骨膜
    - 术后进行复发随访
- 口腔保健
  - 扩大和邻近牙齿间距，解除局部刺激

预后
- 约10%患者复发

影像学特点

放射影像学特点
- 偶发，下层的骨质“杯状”再吸收样表现（经常在术中可见）
- 不应该含有骨质组分

大体检查

一般特征
- 黏膜覆盖的结节样占位
- 切面上软组织有弹性，连贯

大小
- 范围通常小于2cm

组织病理学检查

组织学特点
- 开放性病变
- 多核巨细胞增殖
  - 细胞核数量不定
  - 大的泡状细胞核或小细胞核

外周巨细胞肉芽肿

要点

专业术语
- 创伤和刺激引起的多核巨细胞反应性增殖，不包括牙龈和牙槽嵴

临床表现
- 常见
- 不包括牙槽嵴
- 经常有溃疡
- 轻微的女性倾向性
- 发病年龄广泛，高峰在40~60岁
- 治疗主要为深入下层骨质的切除术
- 复发率大约为10%

组织病理学检查
- 多核巨细胞增殖

鉴别诊断
- 外周骨化纤维瘤、化脓性肉芽肿、纤维瘤

- 基底层
  - 丰满的或卵圆形细胞
  - 有丝分裂发生率低
  - 出血（间隙内）
  - 含铁血黄素沉积
- 上皮经常发生溃疡
  - 化脓性纤维膜
  - 肉芽肿组织
- 急性或慢性炎症
- 偶尔出现异常矿物质化或骨样改变

鉴别诊断

外周骨化纤维瘤
- 细胞基质更多，主要为纺锤样外观
- 可能包含巨细胞
- 矿物质化（钙化或骨化）

化脓性肉芽肿
- 通常小叶内的血管围绕中心血管
- 血管增殖伴有明显的炎症病变

纤维瘤
- 偶尔出现束状胶原内小的成纤维细胞

牙龈脓肿
- 被感染牙齿的窦道在远端开口
- 肉芽肿组织伴有急性炎症

中心性巨细胞病变
- 中心性巨细胞肉芽肿
  - 骨质内的，可能出现骨穿孔
- 甲状旁腺功能亢进性棕色肿瘤
  - 骨质内的，可能出现骨穿孔
  - 甲状旁腺水平增高
- 巨细胞瘤
  - 发生在长骨的干骺端
- 颌骨增大症
- 儿童常染色体显性的骨质病变
  - 通常累及双侧下颌骨

参考文献

1. Salum FG et al: Pyogenic granuloma, peripheral giant cell granuloma and peripheral ossifying fibroma: retrospective analysis of 138 cases. Minerva Stomatol. 57(5): 227–32, 2008
2. Mighell AJ et al: Peripheral giant cell granuloma: a clinical study of 77 cases from 62 patients, and literature review. Oral Dis. 1(1): 12–9, 1995
3. Whitaker SB et al: Intraoral giant cell lesions: the peripheral and central forms of these entities. Pract Periodontics Aesthet Dent. 7(6): 41–7; quiz 48, 1995
4. Shields JA: Peripheral giant-cell granuloma: a review. J Ir Dent Assoc. 40(2): 39–41, 1994
5. Katsikeris N et al: Peripheral giant cell granuloma. Clinicopathologic study of 224 new cases and review of956 reported cases. Int J Oral Maxillofac Surg. 17(2): 94–9, 1988

影像图库

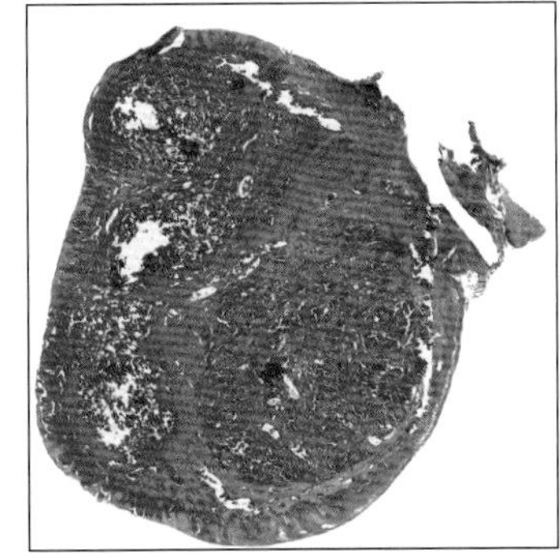

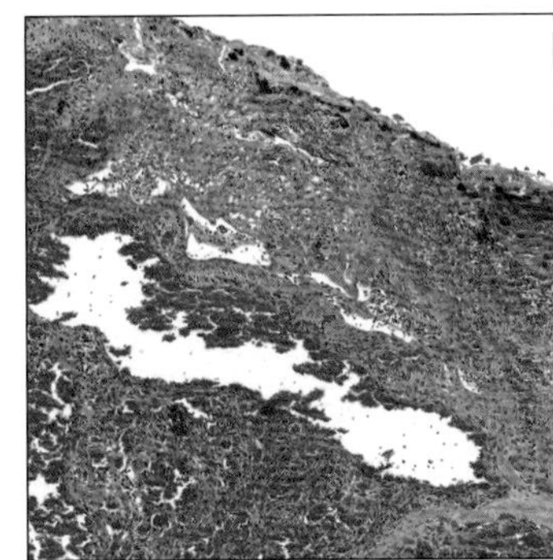

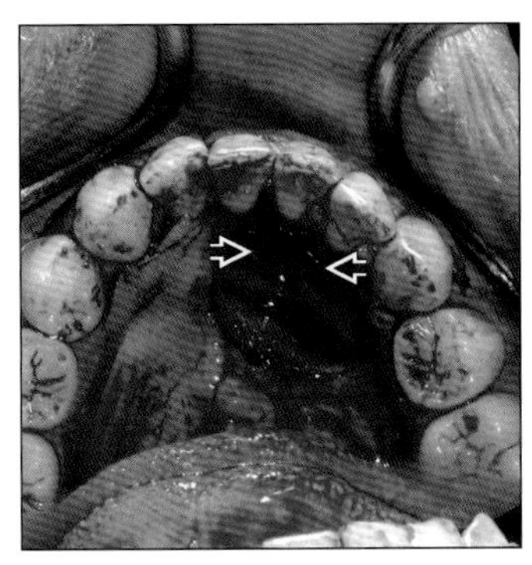

（左图）低倍镜HE染色可见外生性软组织占位性病变。出血常见。（中图）HE染色可见溃疡覆盖血管基质，致密的急性或慢性炎症浸润。（右图）术中图像显示外周巨细胞肉芽肿切除术后损伤。损伤下可见骨骼被轻微侵蚀➡

纤维瘤

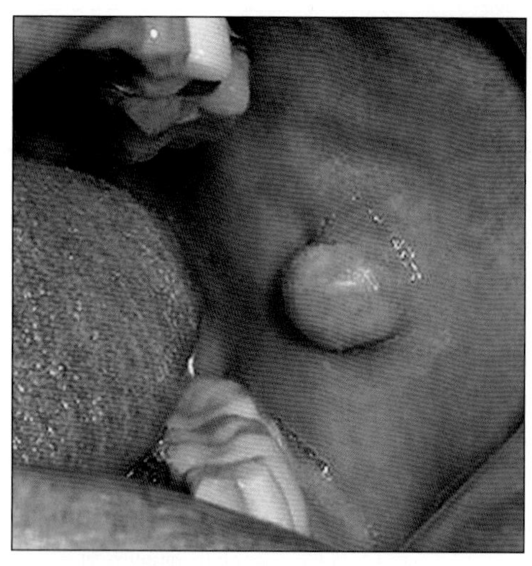

临床图像显示颊黏膜处表面光滑的结节。像这样的纤维瘤通常是由上下齿咬合损伤导致

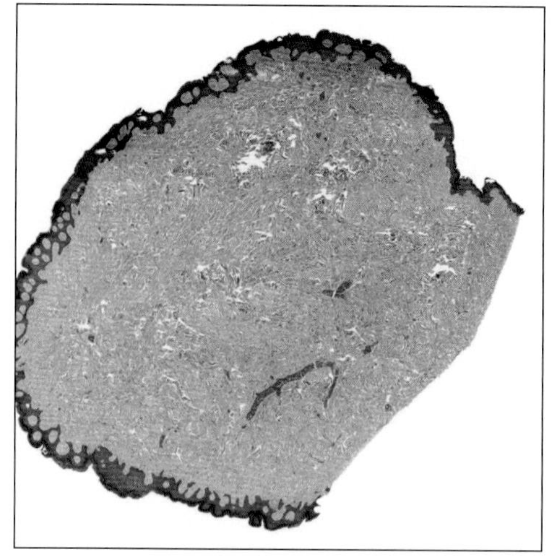

低倍镜下HE染色显示外生性结节占位性病变，由致密的胶原组成

专业术语

别名

- 刺激性纤维瘤
- 创伤性纤维瘤
- 局灶性或局部过度增生

定义

- 局部刺激导致纤维连接组织增生

病因/发病机制

病因

- 对创伤和刺激的反应性纤维增生
  - 创伤
    - 嘴唇或脸颊咬伤
    - 车祸损伤
    - 个人习惯
  - 刺激
    - 菌斑或结石的累积
    - 牙齿复位后轮廓或边界不清
    - 牙齿矫正术
    - 补牙

临床表现

流行病学

- 发病率
  - 最常见的口腔“肿瘤”
- 年龄
  - 40~60岁
- 性别
  - 男性多于女性（2∶1）

部位

- 游离的黏膜部位
  - 颊部、嘴唇、舌
- 固定的黏膜部位
  - 牙龈部

症状

- 乳头状或息肉状占位
  - 疼痛和继发性损伤性溃疡有关

治疗

- 手术方法
  - 单纯切除术

预后

- 复发罕见

大体检查

一般特征

- 结节样病变表面由黏膜覆盖
- 可能有溃疡形成

大小

- 直径通常大于1.5cm

组织病理学检查

组织学特点

- 胶原束出现具有随机性
- 开放性
- 由分层的鳞状上皮细胞覆盖
  - 可能出现上皮萎缩
  - 继发性创伤可能导致过度角化或溃疡

鉴别诊断

外周骨化纤维瘤

- 不发生在牙龈部

纤维瘤

要点

专业术语
- 局部刺激导致纤维连接组织增生
- 别名：刺激性纤维瘤，创伤性纤维瘤，局灶性或局部过度增生

临床表现
- 疼痛
- 黏膜或牙龈部
- 单纯手术切除

组织病理学检查
- 胶原束出现具有随机性
- 由分层的鳞状上皮细胞覆盖
- 继发性创伤可能导致过度角化或溃疡

鉴别诊断
- 外周骨化纤维瘤
- 颗粒细胞瘤
- 外周巨细胞肉芽肿
- 化脓性肉芽肿

- 基质内细胞更加丰富
- 基质层内矿物质化或骨化

颗粒细胞瘤
- 致密的基底部出现嗜酸性颗粒细胞，但是S-100蛋白阳性

外周巨细胞肉芽肿
- 不发生在牙龈部
- 多核巨细胞增生
- 基底部包含圆形或椭圆形细胞伴有红细胞

化脓性肉芽肿
- 血管性增生，通常是小叶状
- 大量炎症细胞浸润的表面溃疡

黏液囊肿（固定性的或溢出性的）
- 黏液蛋白溢出到基底部
- 周围红肿的小唾液腺

牙龈部的牙龈脓肿
- 被感染牙齿的窦道在远端开口
- 肉芽肿组织伴有急性炎症

间叶细胞瘤
- 脂肪瘤
  - 脂肪细胞的小叶状组成
- 血管瘤
  - 血管增生
- 神经纤维瘤
  - 纺锤细胞的束状交错
  - 波浪形细胞核
- 创伤性神经瘤
  - 成熟的神经束的增生
- 巨细胞纤维瘤
  - 粗糙的乳头状突起外观
  - 大量较大的星形成纤维细胞瘤

参考文献

1. Stoopler ET et al: Clinicopathologic challenge: a solitary submucosal mass of the oral cavity. Int J Dermatol. 47(4): 329-31, 2008
2. Torres-Domingo S et al: Benign tumors of the oral mucosa: a study of 300 patients. Med Oral Patol Oral Cir Bucal. 13(3): E161-6, 2008
3. Esmeili T et al: Common benign oral soft tissue masses. Dent Clin North Am. 49(1): 223-40, x, 2005
4. Ono Y et al: Clinical study of benign lesions in the oral cavity. Acta Otolaryngol Suppl. (547): 79-84, 2002
5. Satorres Nieto M et al: Prevalence of biopsied oral lesions in a service of oral surgery. Med Oral. 6(4): 296-305, 2001
6. McGinnis JP Jr: Review of the clinical and histopathologic features of four exophytic gingival lesions--the pyogenic granuloma, irritation fibroma, peripheral giant cell granuloma, and peripheral ossifying fibroma. J Okla Dent Assoc. 77(3): 25-30, 1987

影像图库

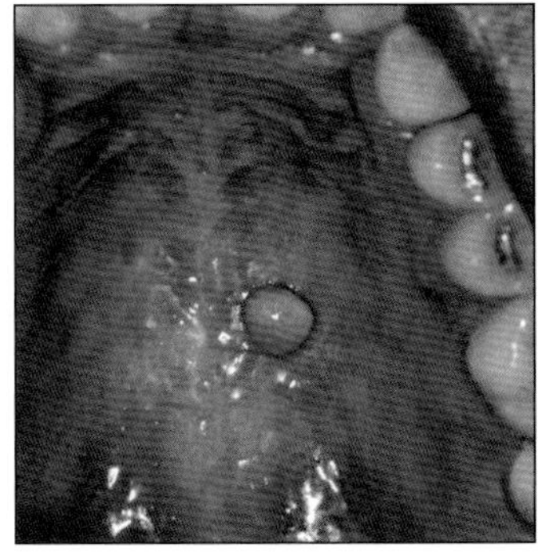

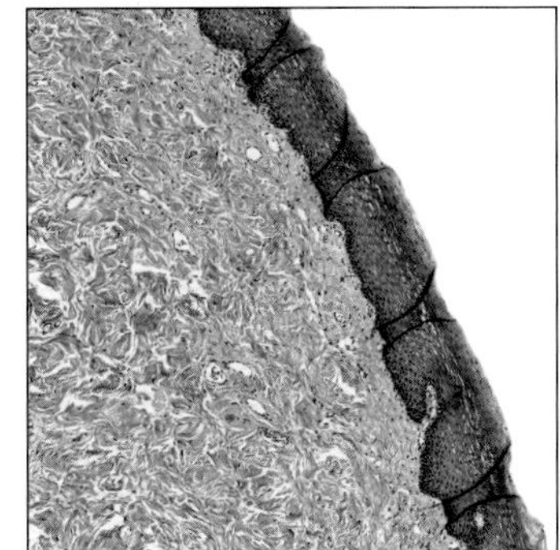

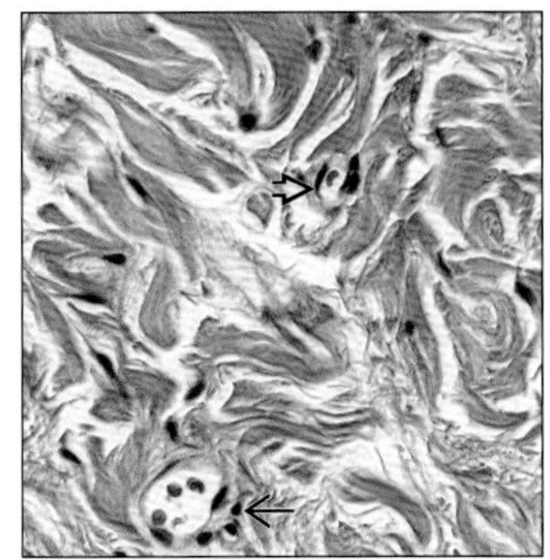

（左图）临床图像显示表面光滑的粉色的硬腭部结节样病变。（中图）HE染色可见上皮层下致密的胶原组织，网状脊萎缩。（右图）高倍镜下HE染色可见胶原束随意出现。可见散在的炎症细胞，通常是淋巴细胞➔或浆细胞。标本中小血管随处可见➲

外周骨化纤维瘤

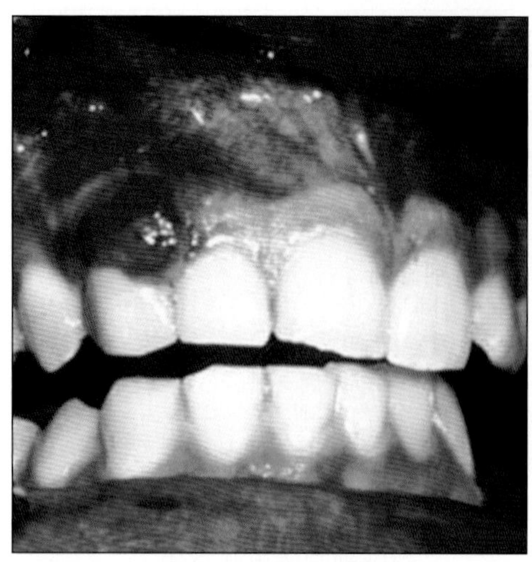

临床图像显示腭部牙龈的粉红色局灶性溃疡性占位病变

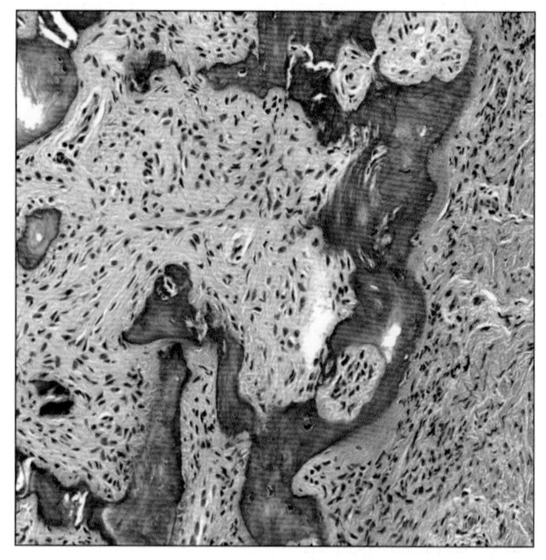

低倍镜下HE染色显示与骨组织有关的细胞成纤维细胞增殖

专业术语

缩写

- 外周骨化纤维瘤（POF）

别名

- 钙化的外周纤维瘤
- 外周牙源性纤维瘤
  - 现在认为是明确的实质性病变

定义

- 伴有矿化的纤维组织的反应性增生，排除牙龈部改变

病因/发病机制

病因

- 可能与慢性刺激有关
  - 补牙效果差
  - 牙齿矫正
  - 菌斑和钙化

起源

- 细胞源于骨膜
- 细胞源于牙周韧带

临床表现

流行病学

- 发病率
  - 常见
- 年龄
  - 范围较广，高峰在20岁
- 性别
  - 女性多于男性（2：1）

部位

- 排除牙龈部，通常在牙间乳头
  - 上颌骨受累最常见
  - 切牙到尖牙区

症状

- 疼痛或无痛性占位病变
  - 有蒂
  - 固定
  - 红色或粉色
  - 经常形成溃疡

治疗

- 手术方法
  - 手术切口延伸至骨膜
- 牙齿保健
  - 彻底增大与相邻牙齿的空间以解除局部刺激

预后

- 很好
- 复发率偏高

大体检查

一般特征

- 结节样占位病变
- 可能有溃疡形成
- 切面可见砂砾状矿化组分

大小

- 大小不一，但通常小于2cm

组织病理学检查

组织学特点

- 细胞性的成纤维细胞基质

外周骨化纤维瘤

要点

专业术语
- 伴有矿化的纤维组织的反应性增生，排除牙龈部改变

临床表现
- 排除牙龈部，通常在牙间乳头
- 疼痛或无痛性占位病变
- 复发率偏高，彻底增大与相邻牙齿的空间以解除局部刺激可能有所帮助

组织病理学检查
- 细胞性的成纤维细胞基质
- 矿化组分包括钙化、骨质、牙骨质

鉴别诊断
- 外周巨细胞肉芽肿
- 化脓性肉芽肿
- 刺激性纤维瘤

- 矿化组分
  - 骨质，骨小梁
  - 骨质，纹状
  - 营养不良性钙化
  - 牙骨质
  - 复合型
  - 偶尔缺失
- 表面发生溃疡
  - 纤维蛋白化脓性表面沉积
  - 肉芽肿组织
- 大量较大的星形成纤维细胞瘤

伴有骨质的和软骨瘤化生的缝龈瘤
- 由补牙效果差导致
- 多发性增生组织
- 可变的慢性炎性浸润
- 可能出现炎性乳头状增生

鉴别诊断

外周巨细胞肉芽肿
- 多核巨细胞增生
- 基底部包含圆形或椭圆形细胞

化脓性肉芽肿
- 血管性增生，通常是小叶状
- 反应性内皮细胞炎症

刺激性纤维瘤
- 偶发的胶原束
- 缺乏钙化或骨组织

牙龈部的牙龈脓肿
- 被感染牙齿的窦道在远端开口
- 肉芽肿组织伴有急性炎症

巨细胞纤维瘤
- 粗糙的乳头状突起外观

参考文献

1. Garc í a de Marcos JA et al: Peripheral ossifying fibroma: a clinical and immunohistochemical study of four cases. J Oral Sci. 52(1): 95-9, 2010
2. Prasad S et al: Peripheral ossifying fibroma and pyogenic granuloma. Are they interrelated? N Y State Dent J. 74(2): 50-2, 2008
3. Salum FG et al: Pyogenic granuloma, peripheral giant cell granuloma and peripheral ossifying fibroma: retrospective analysis of 138 cases. Minerva Stomatol. 57(5): 227-32, 2008
4. Moon WJ et al: Peripheral ossifying fibroma in the oral cavity: CT and MR findings. Dentomaxillofac Radiol. 36(3): 180-2, 2007
5. Zhang W et al: Reactive gingival lesions: a retrospective study of 2, 439 cases. Quintessence Int. 38(2): 103-10, 2007
6. Kumar SK et al: Multicentric peripheral ossifying fibroma. J Oral Sci. 48(4): 239-43, 2006
7. Carrera Granó I et al: Peripheral ossifying fibroma. Report of a case and review of the literature. Med Oral. 6(2): 135-41, 2001

影像图库

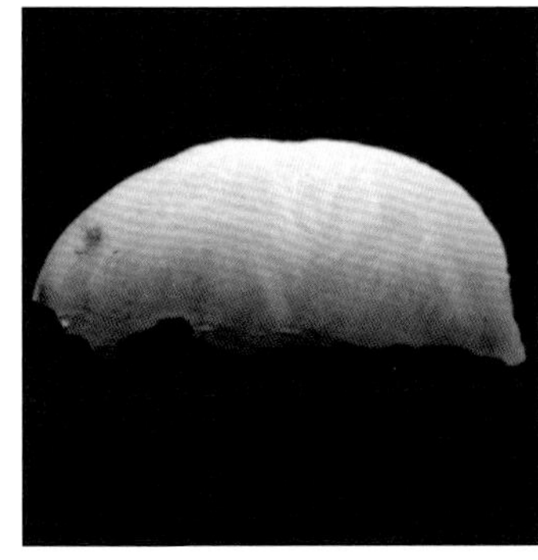
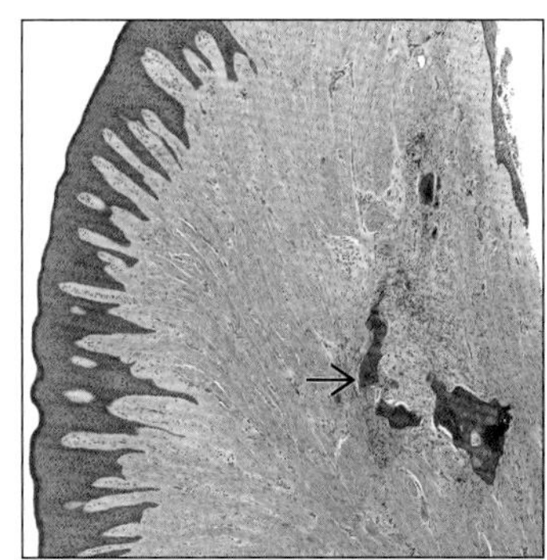
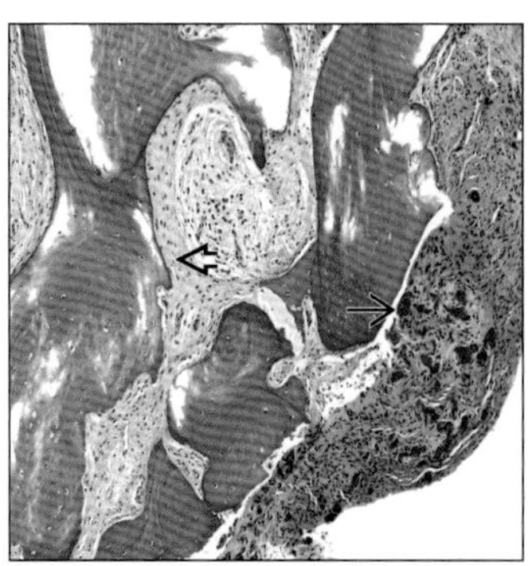

（左图）大体检查显示完整的鳞状黏膜覆盖纤维基质，伴有组织间的骨化组织和纤维连接组织构成的条纹。（中图）HE染色显示非溃疡性纤维性占位，伴有中心矿化→。在本病例中，病变由矿化组织的一小部分组成。（右图）HE染色可见细胞组成的纤维基质内营养不良的钙化区→结构良好的骨质⇨

黏膜神经瘤

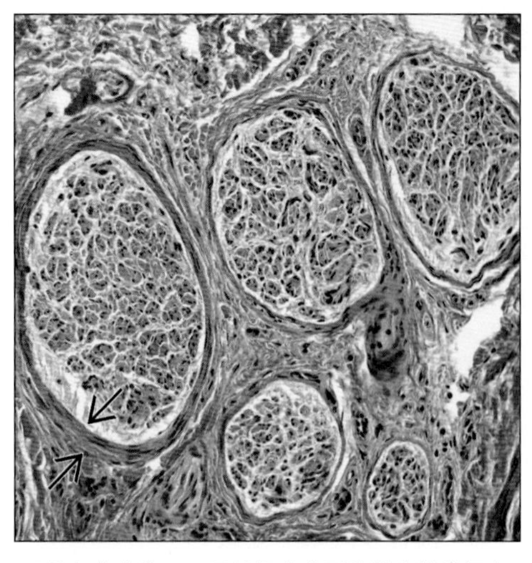

HE染色中倍镜下可见神经瘤典型的增生性神经束。在这样的放大倍数下可观察到增厚的神经束膜→

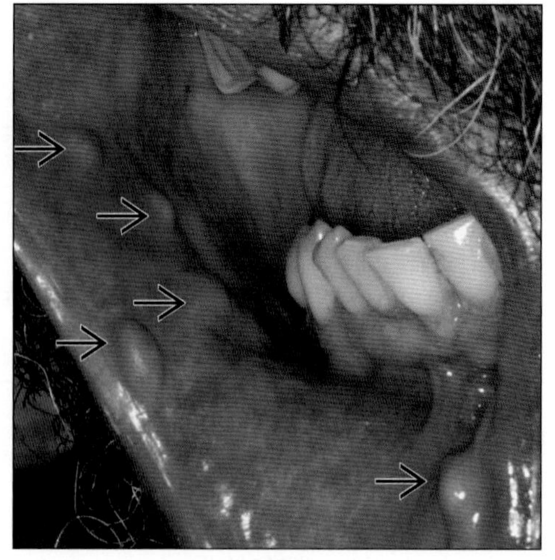

临床图像显示患者出现多内分泌肿瘤（MEN）2B型。这类患者中多发的黏膜神经瘤→常见，经常是疾病的最初表现

专业术语

定义

- 神经增生，通常呈丛状生长的形式

病因/发病机制

症状相关性

- 多发性内分泌肿瘤（尤其是MEN2B）
  - 10号染色体上RET原癌基因的变异
  - 常染色体显性遗传
  - 自发性变异约占50%
- 错构瘤综合征（PHTS）
  - Cowden综合征
  - Bannayan-Riley-Ruvalcaba综合征

临床表现

流行病学

- 发病率
  - 大多数多发性病变发生在患有多发性内分泌肿瘤的患者之中
  - 单发性病例较少
- 年龄
  - 最早在儿童发现
- 性别
  - 男女比例大致相同

部位

- 舌
- 嘴唇
  - 特征是双侧结合
- 不常见
  - 牙龈部腭颊黏膜
- 口腔外部
  - 结膜和肠道

症状

- 质软、黏膜染色的丘疹

实验室检查

- MEN2B的血清学和遗传学检查
  - 尤其可以通过钙化水平排除甲状腺髓样癌

自然病程

- MEN2B
  - 经常是综合征的第一个表现
- 甲状腺髓样癌
  - 发生在20~30岁之间
  - 90%的患者会发生
- 嗜铬细胞瘤（肾上腺）
  - 随着年龄的增加患病风险也增加
  - 可能是双侧病变
- 畸形的特点
  - 马凡综合征，脸瘦，嘴唇变厚

治疗

- 黏膜神经瘤不需要治疗
- MEN2B的治疗
  - 预防性甲状腺切除
  - 严密随访嗜铬细胞瘤的发展

预后

- 单发病变：很好
- MEN2B
  - 取决于早期诊断
  - 尤其是取决于相关的恶性程度

大体检查

一般特征

- 黏膜覆盖性疱疹

大小

- 小，通常0.2~0.4cm

黏膜神经瘤

要点

专业术语

- 神经增生，通常呈丛状生长的形式

临床表现

- 单发性病例较少
- 舌和嘴唇多发
- 大多数多发性病变发生在患有多发性内分泌肿瘤（MEN2B）患者
- 质软、黏膜着色的丘疹

组织病理学检查

- 无包膜
- 增生的神经束
- 明显增厚的神经束膜

鉴别诊断

- 神经纤维瘤
- 创伤性神经瘤
- 栅栏样开放性神经瘤
- 施万细胞瘤（神经鞘瘤）

组织病理学检查

组织学特点

- 无包膜，偶尔扩散
- 神经束的异常增生
- 神经束膜明显增厚

辅助检查

免疫组织化学

- S-100蛋白阳性

鉴别诊断

神经纤维瘤

- 和周围组织融合
- 纺锤细胞与变化的胶原交错
- 与多发性神经纤维瘤有关

创伤性神经瘤

- 缺乏典型的神经束膜
- 创伤史

栅栏样开放性神经瘤

- 开放性，至少是部分开放
- 纺锤样细胞

施万细胞瘤（神经鞘瘤）

- 束状形和网状形区
- 拉塞尔小体
- 透明血管

诊断要点

临床相关的病理特点

- 多发的黏膜神经瘤可能提示综合相关性

参考文献

1. Sallai A et al: Orolabial signs are important clues for diagnosis of the rare endocrine syndrome MEN2B. Presentation of two unrelated cases. Eur J Pediatr. 167(4): 441–6, 2008
2. Schaffer JV et al: Mucocutaneous neuromas: an underrecognized manifestation of PTEN hamartoma–tumor syndrome. Arch Dermatol. 142(5): 625–32, 2006
3. Nishihara K et al: Solitary mucosal neuroma of the hard palate: a case report. Br J Oral Maxillofac Surg. 42(5): 457–9, 2004
4. Toogood AA et al: No mutation at codon 918 of the RET gene in a family with multiple endocrine neoplasia type2B. Clin Endocrinol (Oxf). 43(6): 759–62, 1995
5. Cangiarella J et al: Mucosal neuromas and plexiform neurofibromas: an immunocytochemical study. Pediatr Pathol. 13(3): 281–8, 1993

影像图库

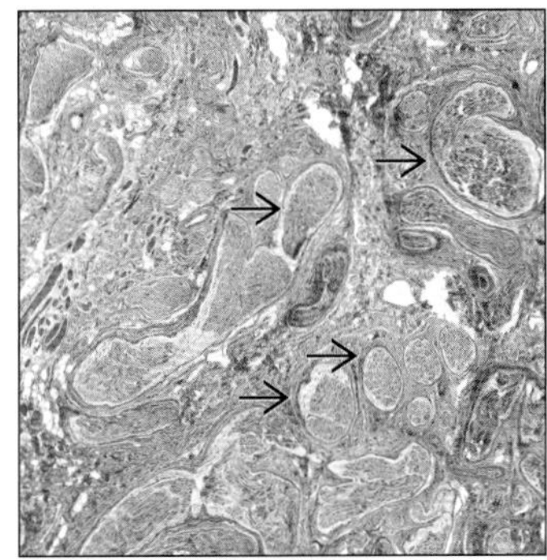

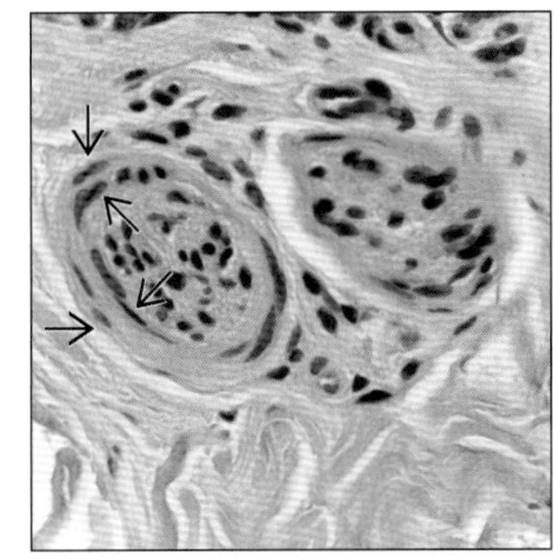

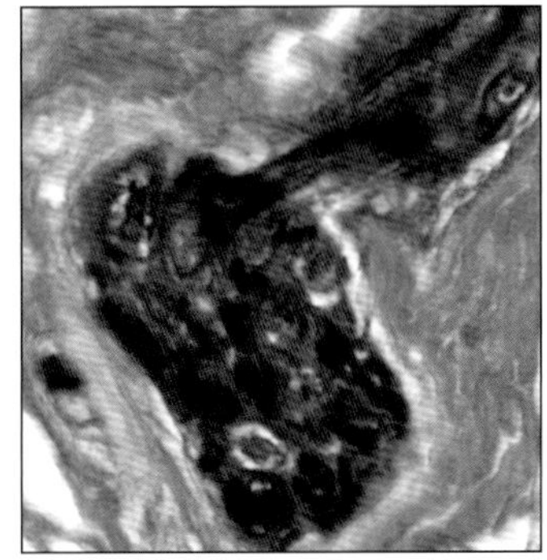

（左图）低倍镜下显示疏松的神经血管连接组织背景内，黏膜神经瘤中明显的神经束→。（中图）高倍镜显示黏膜神经瘤中神经束膜增厚→。典型的创伤性神经瘤缺乏这种典型的特点来帮助区分二者，因为它们的组织学改变类似。（右图）高倍镜下显示细胞核和细胞质S-100蛋白染色强阳性

后天性黑痣

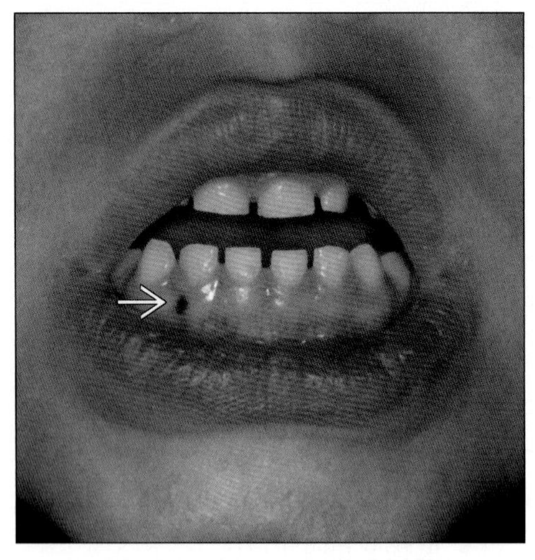

3岁儿童患者的交界痣，表现为受累牙龈部无症状的着色性病变→。在1岁之内由母亲发现

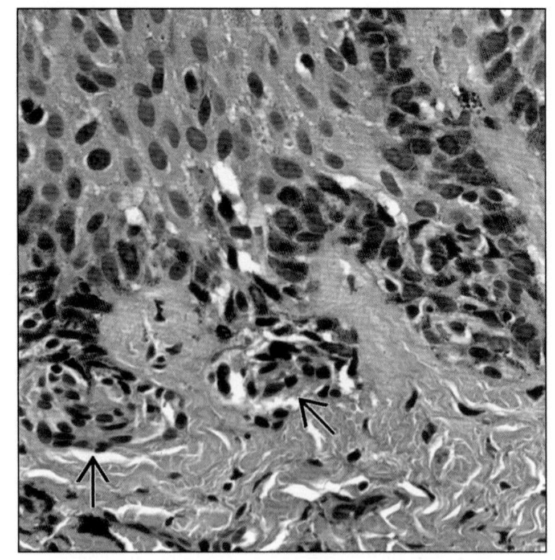

交界痣高倍镜显微成像，表现为基底细胞内大量黑色素沉着和网状脊末梢神经细胞巢→

专业术语

别名
- 黑色素细胞痣
- 痣

定义
- 上皮内良性黑色素细胞的局部增生

病因/发病机制

病因
- 起源于神经嵴，胚胎形成过程痣细胞迁移到外胚层结构

临床表现

流行病学
- 发病率
  - 每1000万人约 4.35人患病/年
- 年龄
  - 诊断时年龄范围广：3~85岁
  - 平均：35岁
- 性别
  - 女性多于男性（1.5∶1）
- 种族倾向
  - 白种人较黑种人和亚洲人表现为更多痣

部位
- 口腔内最高发的部位
  - 腭、牙龈部、颊黏膜、口唇
- 蓝色痣：硬腭部位最高发

症状
- 类似皮肤侵犯性的、口腔的黑色素痣有很多分级，对应于相应的显微镜检查结果
  - 交界痣
    - 棕色到黑色斑点
    - 边界清楚
    - 通常小于0.6cm
  - 混合痣
    - 无痛性褐色到黑色丘疹
    - 光滑的表面上皮
  - 黏膜内痣
    - 口腔黑色素痣最常见
    - 可表现为单个的固着的占位性病变而被误诊为纤维瘤
    - 高达15%的口腔内痣无黑色素沉积
    - 通常小于1cm
    - 最终可能自愈
  - 蓝色痣
    - 是口腔黑色素痣第2常见
    - 蓝色是由于廷德尔效应
    - 圆顶形或斑点小于1cm
    - 蓝色痣内的细胞变化不常见，尤其是口腔内

治疗
- 手术方法
  - 任何口腔着色如果只是基于临床检查结果，都不足以明确诊断，应该结合组织活检
    - 活检的临界值应该较低，尤其染色是近期开始的
  - 较小的病变在活检时就可直接清除

预后
- 没有关于口腔内黑色素痣或蓝色痣恶变的报道
  - 即使是多发性痣患者也没有类似报道

大体检查

一般特征
- 大多数小于1cm

后天性黑痣

要点

专业术语
- 上皮内良性黑色素细胞的局部增生

临床表现
- 口腔内最高发的部位是腭、牙龈部、颊黏膜、口唇
- 蓝色痣最高发部位是硬腭
- 类似皮肤侵犯性的、口腔的黑色素痣有很多分级，对应于相应的显微镜检查结果
- 高达15%的口腔内痣无黑色素沉积
- 蓝色痣是口腔黑色素痣第2常见
- 任何口腔着色如果只是基于临床检查结果，都不足以明确诊断，应该结合组织活检
- 没有关于口腔内黑色素痣或蓝色痣恶变的报道

组织病理学检查
- 交界痣：基底细胞层可见由黑色素细胞构成的巢或细胞团
- 混合痣：基底细胞层可见由黑色素细胞构成的巢
- 黏膜内痣：黑色素细胞只出现在固有层
- 蓝色痣：纺锤样的黑色素细胞出现在固有层深部
- 蓝色痣和黑色素细胞痣共同出现的情况罕见

组织病理学检查

组织学特点
- 交界痣
  - 基底细胞层可见由黑色素细胞构成的巢或细胞团
  - 缺乏树突状改变
  - 可见细胞核大小和形状的变化，但是不典型
  - 有丝分裂少见
- 混合痣
  - 基底细胞层可见由黑色素细胞构成的巢
  - 黑色素细胞团开始“减少”而进入表面的薄层
  - 上皮和黏膜下染色可变
  - 膜层有增长的可能
  - 存在细胞异形
- 黏膜内（真皮内）痣
  - 上皮内黑色素细胞不可见
  - 黑色素细胞只出现在固有层
  - 黑色素细胞大小变化
  - 更多的表面黑色素细胞更大，上皮样外观形成巢（黑色素细胞团）
    - 可见细胞内黑色素
  - 位于中心的黑色素细胞体积较小，胞质较少，通常缺乏染色
    - 淋巴细胞样表现
  - 深在的黑色素细胞经常为纺锤样，与施万细胞类似
- 蓝色痣
  - 纺锤样的黑色素细胞出现在固有层深部
    - 细胞和上皮细胞平行分布
    - 黑色素染色明显
    - 树枝状延伸
  - 蓝色痣和黑色素细胞痣共同出现的情况罕见

鉴别诊断

黑色素斑/黑素沉着病
- 基底部细胞偶尔出现黑色素沉积
- 通常，黑色素细胞没有明显增大
- 上皮固有层出现大量的黑色素和（或）嗜黑素细胞

生理性色素沉着
- 与黑色素斑的组织学特点类似

黑棘皮瘤
- 棘皮症上皮内到处分布着树突状的黑色素细胞
- 黑色素细胞没有增加

口腔黑色素瘤
- 肢端雀斑样和表面播散型
- 基底层黑色素细胞非典型地侵犯表皮（变形性骨炎样侵犯）
- 黑色素细胞浸润固有层

参考文献

1. Muller S: Melanin-associated pigmented lesions of the oral mucosa: presentation, differential diagnosis, and treatment. Dermatol Ther. 23(3): 220–9, 2010
2. De Giorgi V et al: Prevalence and distribution of solitary oral pigmented lesions: a prospective study. J Eur Acad Dermatol Venereol. 23(11): 1320–3, 2009
3. Meleti M et al: Pigmented lesions of the oral mucosa and perioral tissues: a flow-chart for the diagnosis and some recommendations for the management. Oral Surg Oral Med Oral Pathol Oral Radiol Endod. 105(5): 606–16, 2008
4. Meleti M et al: Melanocytic nevi of the oral mucosa-no evidence of increased risk for oral malignant melanoma: an analysis of 119 cases. Oral Oncol. 43(10): 976–81, 2007
5. Hatch CL: Pigmented lesions of the oral cavity. Dent Clin North Am. 49(1): 185–201, ix–x, 2005
6. Kauzman A et al: Pigmented lesions of the oral cavity: review, differential diagnosis, and case presentations. J Can Dent Assoc. 70(10): 682–3, 2004

后天性黑痣

显微镜下特点

（左图）低倍镜下显示嘴唇部位的混合痣，表现为上皮内由黑色素细胞构成的均一的黑色素巢或团。黑色素巢同样出现在上皮固有层。图片上可见有大细胞的分化区域➡，外观类似于上皮组织；在深部，出现更多的纺锤细胞➡。（右图）高倍镜下显示混合痣，伴有黑色素细胞有上皮层“减少”而进入固有层➡

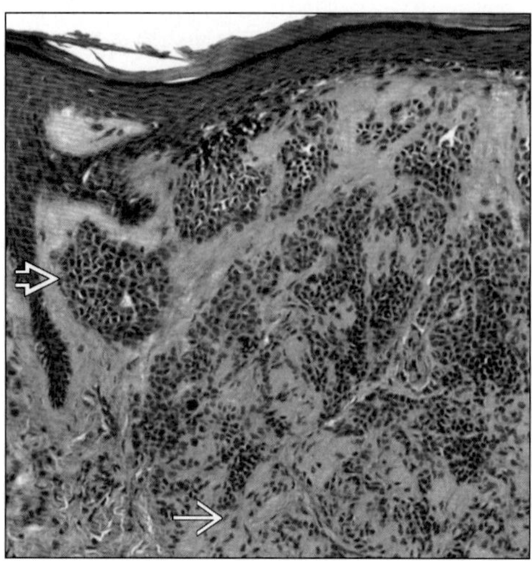

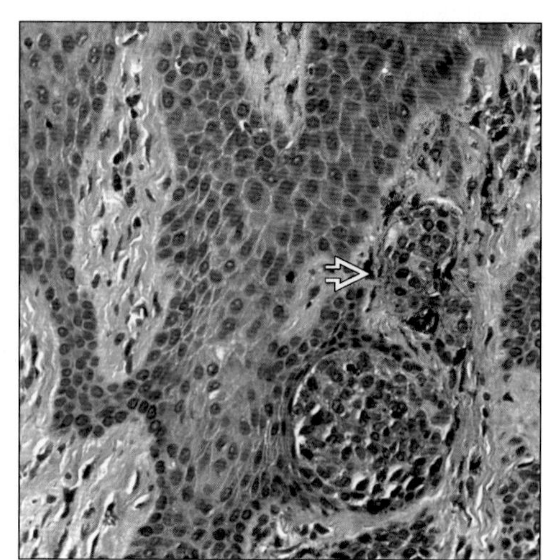

（左图）混合痣表面的高倍成像显示上皮内黑色素细胞胞质丰富。黑色素细胞有成团倾向➡。（右图）固有层最深部的黑色素细胞可出现纺锤样表现，类似成纤维细胞或施万细胞。本图所示一个较成熟痣的特点。黑色素细胞缺乏黑色素而表现为中性外观，即细胞栅栏状周围由波浪形或成熟胶原包裹

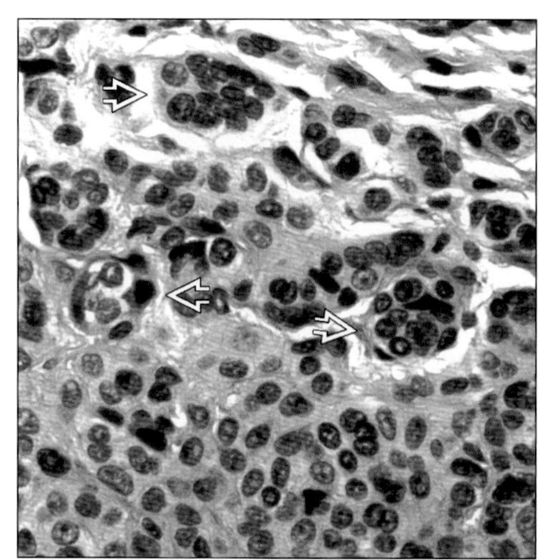

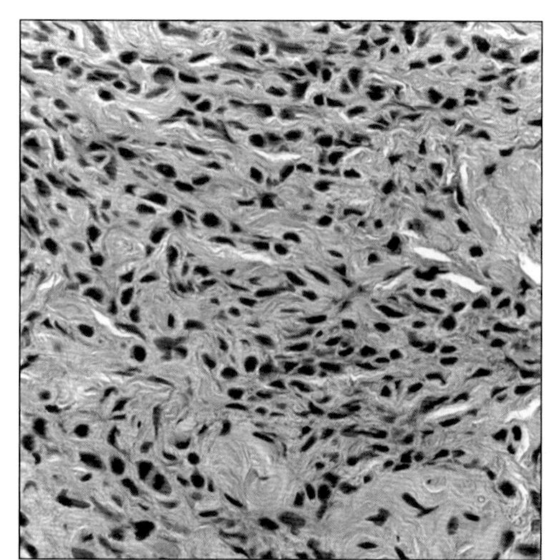

（左图）可见颊黏膜处的色素沉着的黏膜内（真皮内）痣。黏膜下出现大量的着色黑色素细胞形成多个巢或团。与混合痣不同，上皮内没有黑色素细胞。（右图）此真皮内痣缺乏黑色素沉着以及痣巢。细胞缺乏细胞质而更加类似于淋巴细胞。这种更加成熟型痣缺乏细胞异型性而且可以通过S-100蛋白免疫反应进行确认

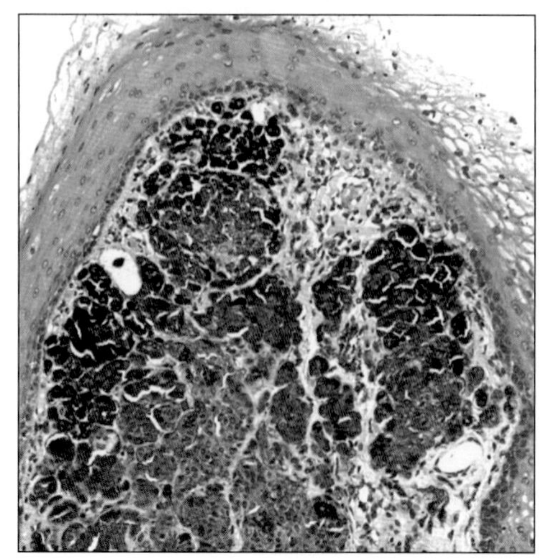

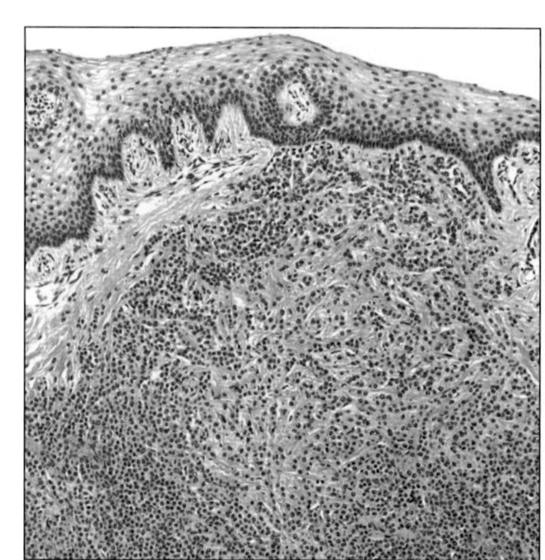

后天性黑痣

显微镜下特点和鉴别诊断

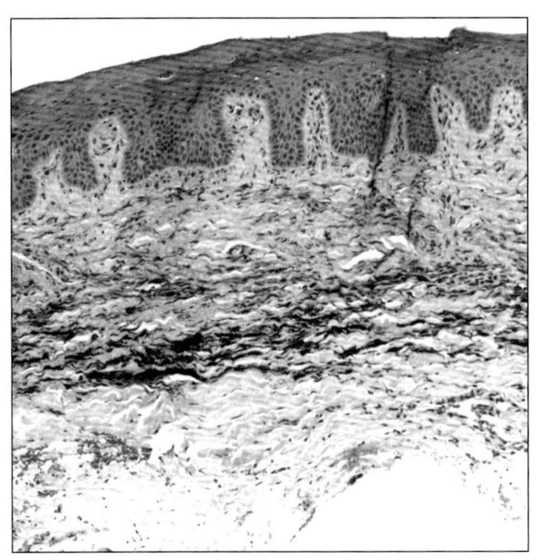

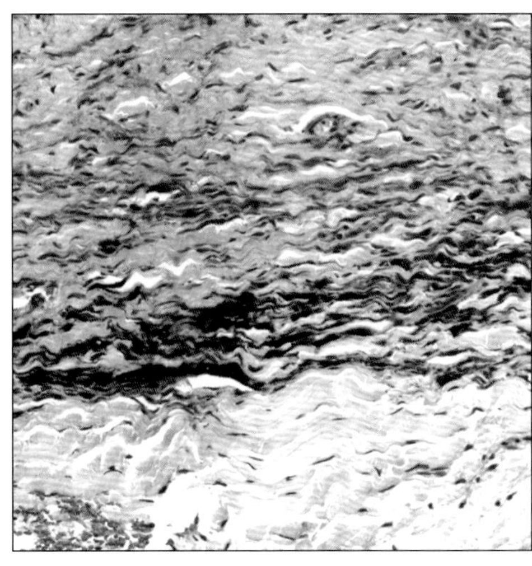

（左图）硬腭部的蓝色痣表现为固有层深部的黑色素细胞色素沉着，并与上皮表层平行。蓝色痣与周围组织边界清楚。（右图）固有层深部着色的、细长的、纺锤样的黑色素细胞是蓝色痣的特点。蓝色痣可能与覆盖的黑色素痣相关联，称作混合痣

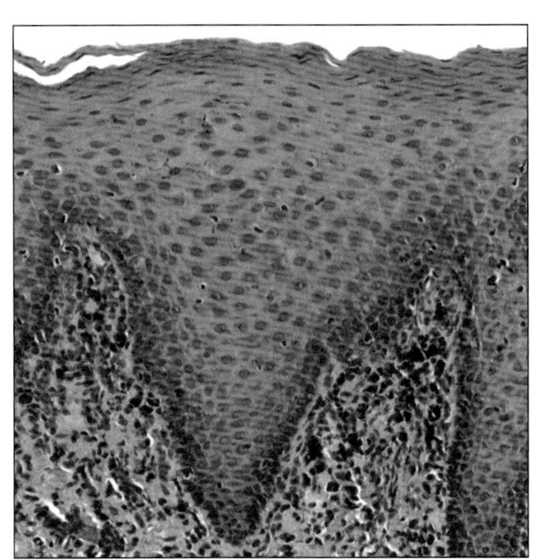

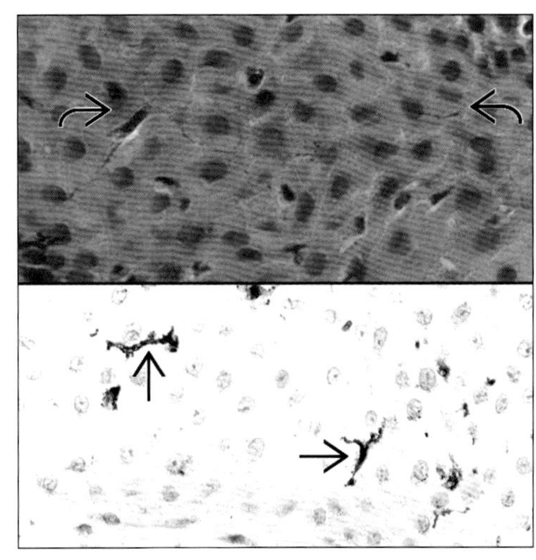

（左图）颊黏膜的黑棘皮瘤表现为明显的上皮性棘皮样改变，海绵性水肿和慢性炎症细胞浸润，以及表面固有层的黑色素沉着。（右图）黑棘皮瘤的高倍镜下显示树突状黑色素细胞分布在棘上皮层的细胞间隙⇨。S-100蛋白的免疫组织化学染色显示黑色素细胞⇨

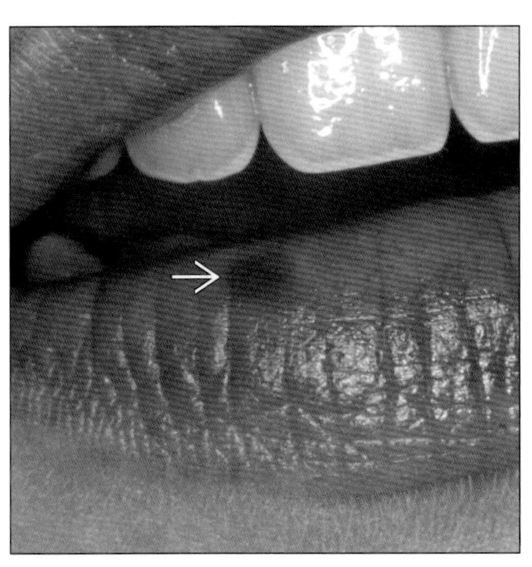

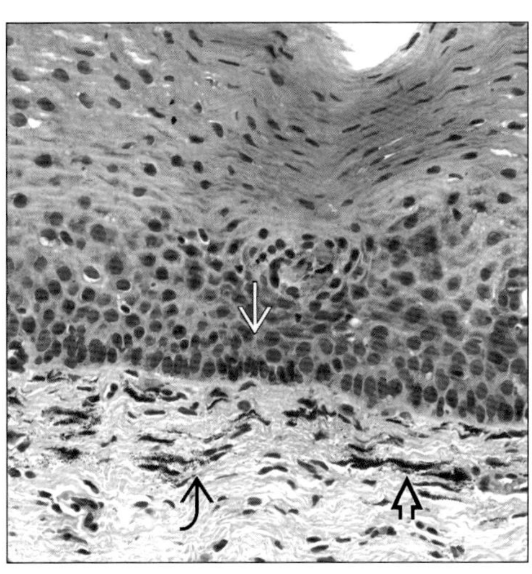

（左图）下嘴唇黑斑表现为均一褐色斑点➡。下嘴唇是黑斑的最好发部位，但是黑斑可以发生在口腔的任何部位，包括牙龈部、腭和颊部。（右图）口腔黑斑的典型表现，包括偶发的基底部细胞的黑色素沉积➡，以及黏膜下层表面⇨嗜黑素细胞⇨和色素失调，可能不伴黑色素细胞增加

畸胎瘤

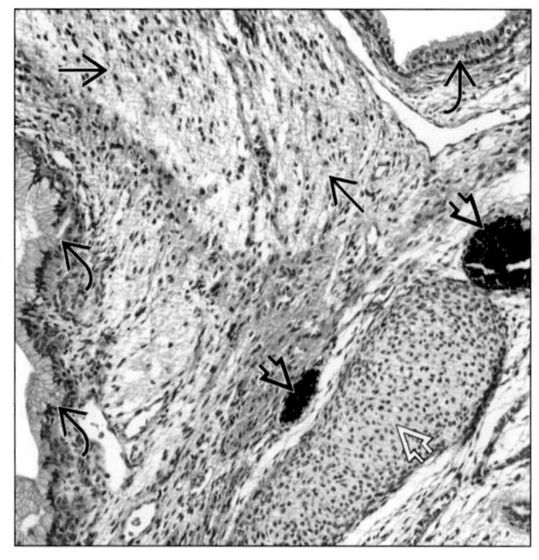

成熟的良性畸胎瘤内可见排列杂乱无章。这是神经胶质组织➡、视交叉上皮➡、腺体组分➡和不成熟软骨➡

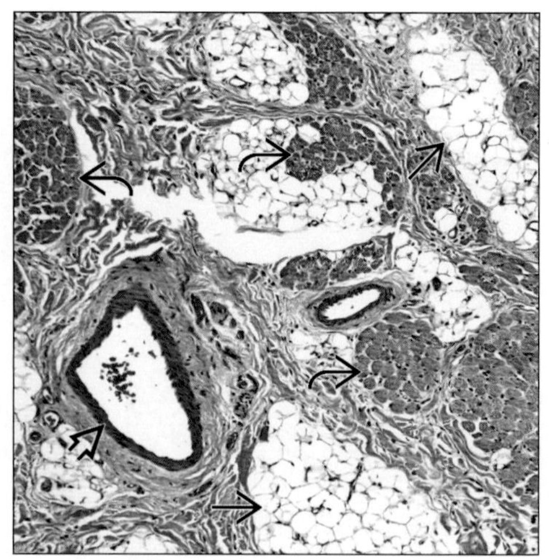

在一个出生2天的婴儿畸胎瘤切片中可见任何组织类型，例如成熟的骨骼肌➡、脂肪组织➡和血管➡

专业术语

别名

- 上颌寄生胎：发生在口腔的畸胎瘤

定义

- 胚细胞来源的细胞增殖，由来自内、中、外3胚层的成熟或不成熟组织组成

病因/发病机制

病因学

- 胚胎形成时期，起源于退化的多能细胞
- 起源于错位的其他胚胎细胞，而在新的位置生长
- 双胞胎不完全分开生长（极少见）

临床表现

流行病学

- 发病率
  - 罕见
    - 每4000个存活的新生儿中有1例
    - 这些病例中1%~2%包含头颈部
- 年龄
  - 大多数出现在新生儿
    - 妊娠期影像学能确诊
- 性别
  - 女性多于男性

部位

- 口咽部
  - 腭部和舌

症状

- 出生时
  - 严重的呼吸障碍
  - 从口腔伸出的占位性病变
- 产前
  - 大的占位由超声检查检出
  - 婴儿吞咽功能受损导致羊水过多

实验室检查

- 产前α-肽蛋白浓度增加

治疗

- 选择、风险及并发症
  - 呼吸困难
    - 气管切开或气管插管
  - 无法喂养，需要鼻饲管
- 手术方法
  - 新生儿或产前病例必须马上开始手术以避免发病或死亡
  - 如果子宫有占位，考虑诱导分娩治疗（EXIT）取出胎儿

预后

- 即使组织学检查结果大部分为良性，但是不好的结果取决于
  - 大的肿瘤
  - 颅内受累
- 并发的胚胎细胞肿瘤需要排除
  - 尤其是卵黄囊肿瘤
- 如果没有及时进行手术切除有恶变的可能
- 可能发生复发
  - 并不意味着恶变

影像学特征

放射影像学特征

- 超声影像学图像
  - 混合的回声信号是多囊性占位最常见特点

畸胎瘤

要点

专业术语
- 胚细胞来源的细胞增殖，由来自内、中、外3胚层的成熟或不成熟组织组成

临床表现
- 大部分肿瘤在出生或产前确诊
  - 超声：多囊性占位；混合的回声信号
- 必须马上开始手术，包括诱导分娩治疗（EXIT）
- 较差的预后：大的肿瘤；颅内受累

组织病理学检查
- 大部分是良性的，其中可见各种组织类型
  - 外胚层、中胚层、内胚层来源
- 神经组织常见
  - 原始的神经组织提示恶性的可能

鉴别诊断
- 皮样囊肿，脑膨出

大体检查

一般特征
- 不均匀组织，硬到软和韧
  - 骨、软骨、毛发、牙齿常见
- 切面半透明，呈灰褐色或黄白色
- 多叶状，囊性腔体
  - 腔内充满白褐色奶油状组织，黏液状蛋白组织或深色的出血表现

大小
- 范围：可达15cm

组织病理学检查

组织学特点
- 组织来源于原始的所有胚层：外胚层、中胚层、内胚层
- 各种组织类型的随意组合
- 上皮组分变化（鳞状上皮、呼吸上皮、过渡期上皮、组织上皮）
- 神经组织常见
  - 脑、胶质、脉络丛、着色的视网膜组织
  - 原始的神经组织提示恶性的可能
- 间叶细胞成分（软骨、骨骼、肌肉、脂肪）

鉴别诊断

皮样囊肿
- 更加常见
- 组织学改变只发生在皮肤成分
  - 囊肿由上皮以及皮肤附属器覆盖

脑膜脑膨出
- 由神经胶质组织取代
- 和神经系统相连接

神经胶质异位
- 由神经胶质组织取代
- 不和神经系统相连接

先天性横纹肌肉瘤
- 肌肉来源的恶性细胞
  - 阳性：肌间线蛋白、肌球蛋白、肌动蛋白、生肌蛋白
- 缺乏其他组织类型

参考文献

1. Benson RE et al: A large teratoma of the hard palate: a case report. Br J Oral Maxillofac Surg. 47(1): 46–9, 2009
2. Freitas Rda S et al: Epignathus: two cases. Br J Oral Maxillofac Surg. 46(4): 317–9, 2008
3. Hassan S et al: Massive lingual teratoma in a neonate. Singapore Med J. 48(8): e212–4, 2007

影像图库

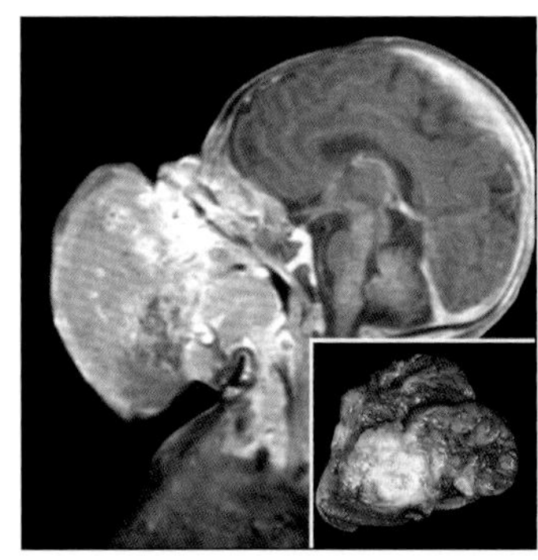

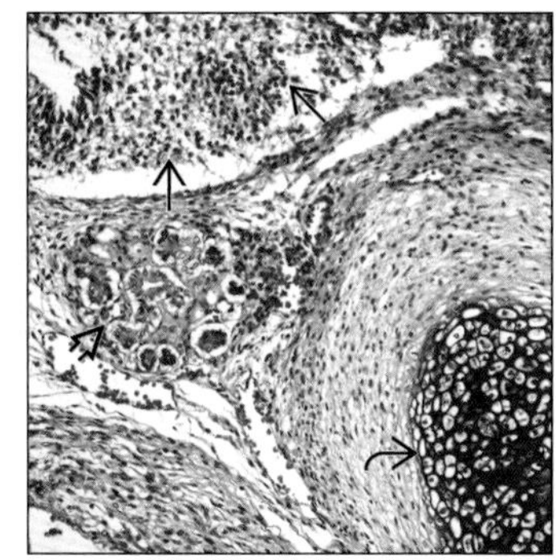

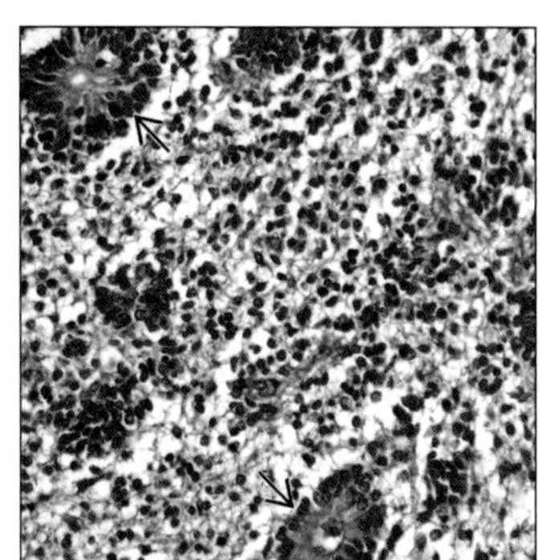

（左图）分娩后，矢状位钆加强扫描显示加强区出现大的固体占位，包括双侧口咽部和鼻咽部。插图显示切除的占位病变中有分支状物质。（中图）各种神经性→和器官（胰腺）⇒成分出现在不成熟间质。在这个畸胎瘤内同样可以看到成熟的软骨组织→。（右图）有时出现原始神经组织，包括形成神经花环→

外胚间充质软骨黏液瘤

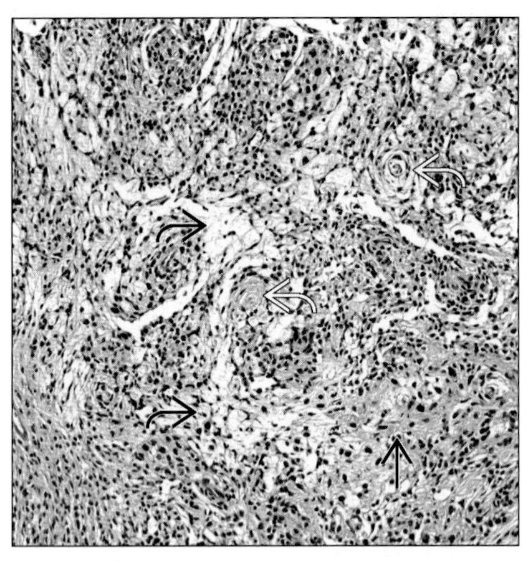

细胞呈网状生长样增殖➡，可见黏液状的局部透明的基质组织➡。旋涡状➡的形成提示神经增殖

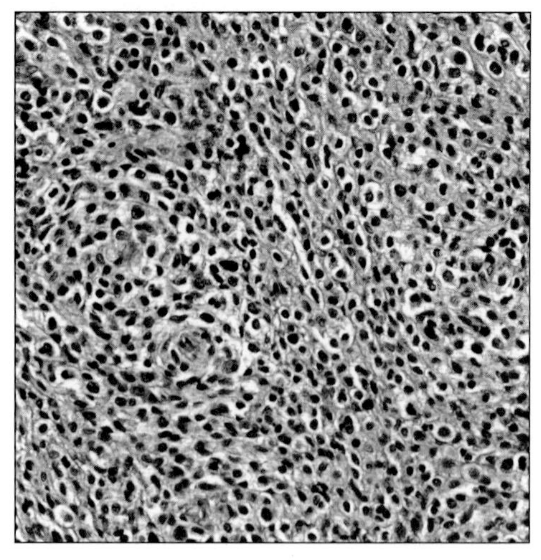

细胞呈核心状或串状，细胞可见外观一致的小的深染的细胞核和嗜碱性或嗜酸性或透明的细胞质；可见透明基质

专业术语

缩写
- 外胚间充质软骨黏液瘤（ECT）

定义
- 良性的口腔内肿瘤，认为起源于未分化的外胚间充质细胞

病因/发病机制

各种学说的争议
- 由神经嵴迁移而成的间充质细胞起源
  - 由免疫表型支持
- 小唾液腺起源
  - 这些位置缺乏唾液腺组织
- 肌原性起源
  - 免疫表型不支持
- 等同于软组织肌上皮
  - 形态学和免疫组织化学有相似性
  - 有些理论提倡可变换地使用这些名称

临床表现

流行病学
- 发病率
  - 罕见
- 年龄
  - 范围广：9~78岁之间均可发病
    - 平均：36.6岁
- 性别
  - 男女比例大致相同

部位
- 舌的前部和背部最高发
  - 1例发生在舌背部
  - 1例发生在硬腭

症状
- 慢性生长的占位性病变
  - 黏膜下层，覆盖完整的表面，没有溃疡
- 无痛性

治疗
- 手术方法
  - 切除是可选的治疗方法

预后
- 很好
  - 复发率较低，可能是由于不完全切除

大体检查

一般特征
- 局限在黏膜下，但是没有被包裹的结节样占位
  - 可见外周的肌束
- 切面褐色-黄色胶状外观

大小
- 范围：0.3~2.0cm

组织病理学检查

组织学特点
- 黏膜下开放性，但是边界清楚或局部的结节有纤维基质分隔
- 小的圆形、椭圆形、纺锤样、星形细胞增生
  - 外观较一致的小的深染的细胞核和嗜碱性或嗜酸性或透明的细胞质
  - 细胞可能排列
    - 条索状

外胚间充质软骨黏液瘤

要点

专业术语
- 良性的口腔内肿瘤，认为起源于未分化的外胚间充质细胞

临床表现
- 只发生在舌
  - 舌的前部和背部最高发
- 慢性生长的无痛性占位性病变
- 手术切除是可选的治疗方法
- 预后良好
  - 复发率较低，可能是由于不完全切除

组织病理学检查
- 黏膜下开放性，但是边界清楚或局部的结节有纤维基质分隔
- 小的圆形、椭圆形、纺锤样、星形细胞增生
- 软骨黏液状到黏液样基质，但是可见透明基质
- 缺乏腺体和（或）肌上皮组分

辅助检查
- GFAP阳性率为100%
- 细胞角蛋白阳性率超过90%
- S-100蛋白阳性率超过60%
- 平滑肌细胞肌动蛋白阳性率为54%
- 上皮膜抗原和肌间线蛋白阴性
- p63和钙调蛋白阴性

    - 束状
    - 所谓的网状片层
  - 核多形性，多核的，不存在典型的有丝分裂特征
    - 可见细胞内非典型的多形性深染的细胞核
    - 可见非典型的有丝分裂和坏死
- 软骨黏液状到黏液样基质，但是可见透明基质
  - 软骨区域
    - 包含较大细胞
    - 通常为小的组分
- 旋涡状形成提示可能存在神经分化
- 缺乏腺体和（或）肌上皮组分
- 可能延伸到软组织结构
  - 骨骼肌
  - 神经分支

辅助检查

组织化学
- 阿尔辛蓝染色
  - 反应：阳性
  - 染色部位
    - 基质组织
- PAS染色反应
  - 反应：阴性
- 黏蛋白胭脂红
  - 反应：阳性
  - 染色部位
    - 基质组织

免疫组织化学
- GFAP阳性率为100%
- 细胞角蛋白阳性率超过90%
- S-100蛋白阳性率超过60%
- 平滑肌细胞肌动蛋白阳性率为54%
- 上皮膜抗原和肌间线蛋白阴性
- p63和钙调蛋白阴性

电子显微镜
- 很少有超微结构的报道
  - 存在于部分基底层
  - 不存在细胞桥粒或细丝蛋白

鉴别诊断

肌上皮瘤
- 发生在舌前部者罕见
  - 周围唾液腺缺失
- 通常表现为多种模式
- 光镜下可见典型的肌上皮细胞
  - 浆细胞样的和（或）纺锤样
- 阳性表现更加明确诊断
  - p63
  - 钙调蛋白
  - 平滑肌细胞肌动蛋白

多形性腺瘤
- 偶尔发生在舌的前部或基底部的唾液腺肿瘤
- 光镜下可见同样的颗粒状分化
- 肌上皮细胞的免疫组织化学染色阳性
  - p63
  - 钙调蛋白

黏液神经纤维瘤
- 波形蛋白
- 非软骨区
- 弥漫性S-100蛋白免疫反应

神经鞘黏液瘤（典型的）
- 代表性地发生在皮肤和皮下组织
  - 偶尔可见病变和黏膜相关
- 免疫组织化学染色限于
  - S-100蛋白
  - PGP9.5

外胚间充质软骨黏液瘤

免疫组织化学			
抗体	**反应**	**染色部位**	**注释**
GFAP	阳性	细胞质	散在的强阳性；100% 病例
波形蛋白	阳性	细胞质	散在的强阳性；大多数病例
CK-PAN	阳性	细胞质	染色可变性（局灶性或散在）；超过 90% 病例
S-100	阳性	细胞核和细胞质	局部中到强阳性；超过 60% 病例
结蛋白	阴性		胞质正常染色
钙调蛋白	阴性		胞质正常染色
p63	阴性		细胞核正常染色
EMA	阴性		胞质正常染色
肌动蛋白 -sm	均可		局部；30%~50% 病例

GFAP= 神经胶质原纤维酸性蛋白质；EMA= 外周膜抗原

软组织的骨化纤维黏液瘤

- 代表性的发生在皮下组织，虽然有可能发生在头颈部的黏膜
  - 鼻腔部位最常见
  - 没有发生在舌前部的报道
- 和外周板层骨边缘有组织相关性
  - 高达20%的病例没有骨化现象
- 免疫组织化学染色包括
  - S-100蛋白
  - Leu-7
  - 神经元特异性烯醇化酶
  - 肌间线蛋白可能为阳性（占20%）
  - 典型的阴性染色包括
    - 平滑肌肌动蛋白
    - 细胞角蛋白

骨外黏液样软骨肉瘤

- 好发部位和任何软骨肉瘤不同
- 组织学
  - 未分化的圆形、椭圆形、纺锤样细胞呈片状
  - 突然变成良性外观透明软骨的结节结构
  - 软骨通常包括中心钙化或骨化
  - 可能存在血管外皮细胞瘤样血管
- 未分化细胞的免疫反应
  - 神经元特异性烯醇化酶、Leu-7、CD99（膜性的）
  - 细胞角蛋白、GFAP阴性
- 软骨S-100蛋白阳性

软骨样迷离瘤

- 主要为软骨样的
- 没有异型性

局部口腔黏蛋白增多症

- 最常见部位是牙龈部
- 黏液瘤组织内有纺锤样或星形成纤维细胞

黏液滞留现象（黏液囊肿）

- 存在渗出性黏蛋白和炎症细胞有关
  - 大量的泡沫状巨噬细胞
  - 黏蛋白胭脂红染色强阳性

参考文献

1. Angiero F: Ectomesenchymal chondromyxoid tumour of the tongue. A review of histological and immunohistochemical features. Anticancer Res. 30(11): 4685–9, 2010
2. Chopra R et al: Ectomesenchymal chondromyxoid tumor of the tongue masquerading as pleomorphic adenoma on fine needle aspiration cytology smears: a case report. Acta Cytol. 54(1): 82–4, 2010
3. Seo SH et al: Reticulated myxoid tumor of the tongue: 2 cases supporting an expanded clinical and immunophenotypic spectrum of ectomesenchymal chondromyxoid tumor of the tongue. Am J Dermatopathol. 32(7): 660–4, 2010
4. Pires FR et al: Clinical, histological and immunohistochemical features of ectomesenchymal chondromyxoid tumor. Oral Surg Oral Med Oral Pathol Oral Radiol Endod. 108(6): 914–9, 2009
5. Portnof JE et al: Oral ectomesenchymal chondromyxoid tumor: case report and literature review. Oral Surg Oral Med Oral Pathol Oral Radiol Endod. 108(4): e20–4, 2009
6. Allen CM: The ectomesenchymal chondromyxoid tumor: a review. Oral Dis. 14(5): 390–5, 2008
7. Goveas N et al: Ectomesenchymal chondromyxoid tumour of the tongue: Unlikely to originate from myoepithelial cells. Oral Oncol. 42(10): 1026–8, 2006
8. Nigam S et al: Ectomesenchymal chondromyxoid tumor of the hard palate--a case report. J Oral Pathol Med. 35(2): 126–8, 2006
9. Woo VL et al: Myoepithelioma of the tongue. Oral Surg Oral Med Oral Pathol Oral Radiol Endod. 99(5): 581–9, 2005
10. Kaplan I et al: Ectomesenchymal chondromyxoid tumour of the anterior tongue. Int J Oral Maxillofac Surg. 33(4): 404–7, 2004
11. de Visscher JG et al: Ectomesenchymal chondromyxoid tumor of the anterior tongue. Report of two cases. Oral Oncol. 39(1): 83–6, 2003
12. Ide F et al: Ectomesenchymal chondromyxoid tumor of the anterior tongue with myxoglobulosislike change. Virchows Arch. 442(3): 302–3, 2003
13. Kannan R et al: Ectomesenchymal chondromyxoid tumor of the anterior tongue: a report of three cases. Oral Surg Oral Med Oral Pathol Oral Radiol Endod. 82(4): 417–22, 1996
14. Smith BC et al: Ectomesenchymal chondromyxoid tumor of the anterior tongue. Nineteen cases of a new clinicopathologic entity. Am J Surg Pathol. 19(5): 519–30, 1995

外胚间充质软骨黏液瘤

临床、显微镜下和免疫组织化学特点

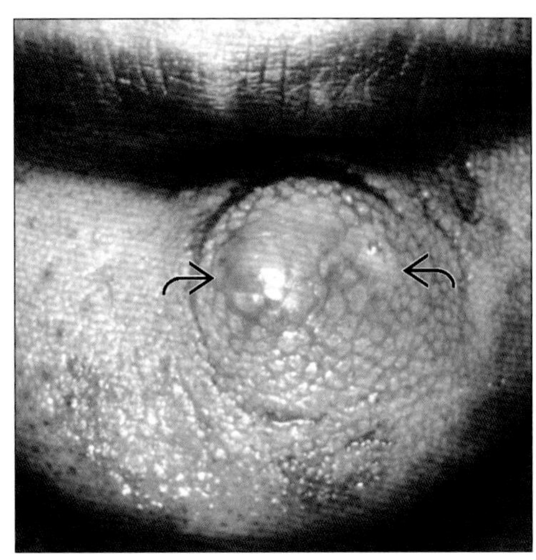

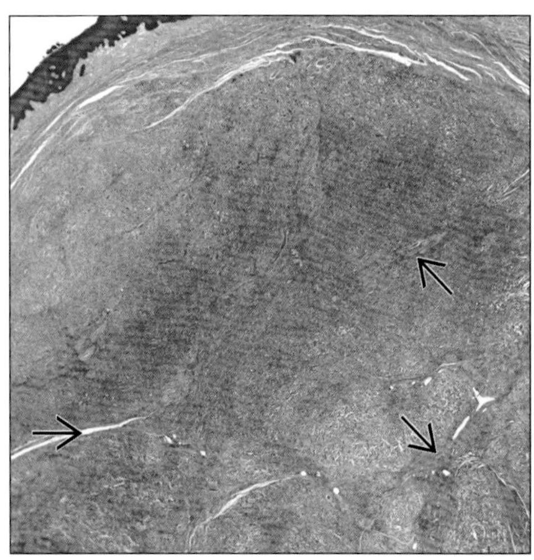

（左图）肿瘤表现为舌前部的黏膜下结节➩。复层上皮完整，没有溃疡。（右图）黏膜下局限的、边界清楚但是开放性的多细胞结节状增生，结节中心由纤维基质分隔➩。没有腺体的和（或）肌上皮成分

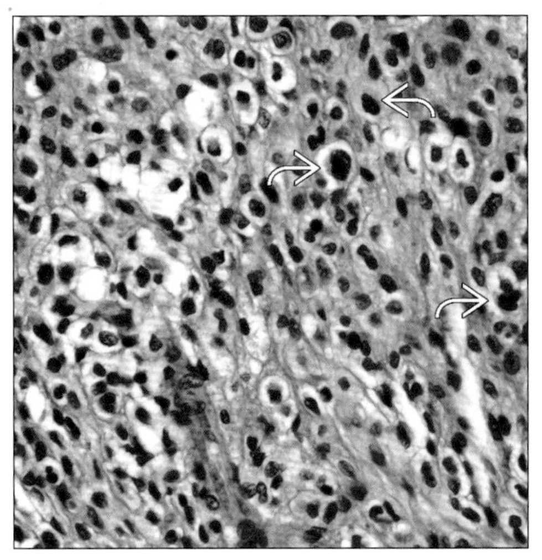

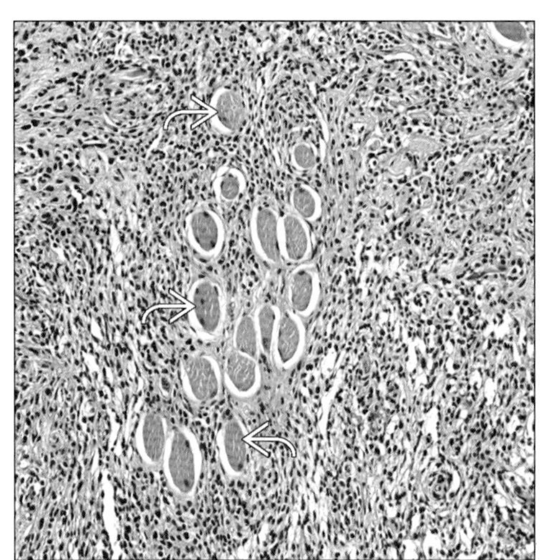

（左图）细胞呈圆形、椭圆形、纺锤样或星形，细胞核小而均一、深染呈条索状。偶尔可见细胞核多形性➡。（右图）肿瘤生长浸润包裹骨骼肌➡，也可能包括肿瘤组织内的树突状神经（图中未显示）。该肿瘤缺乏典型的明确的细胞核多形性，增多的有丝分裂或坏死

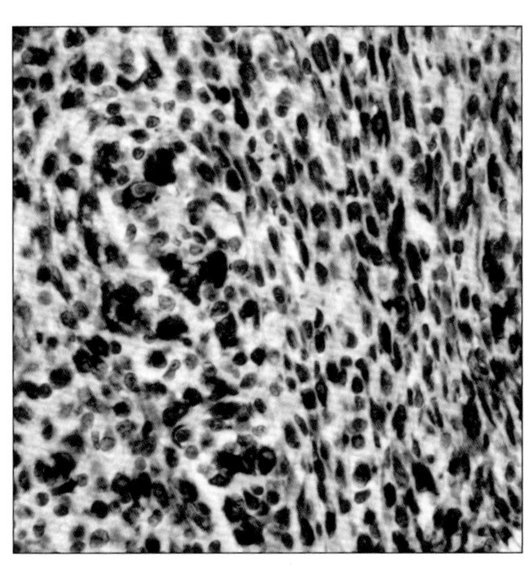

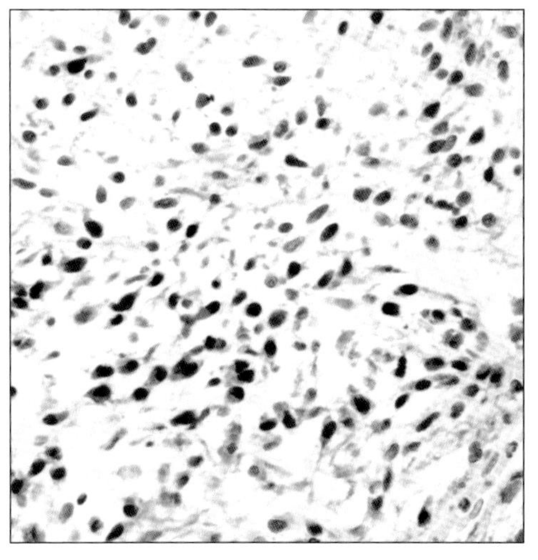

（左图）肿瘤细胞对GFAP免疫反应，100%的病例阳性。（右图）大部分病例中，肿瘤细胞对S-100蛋白的免疫反应阳性（细胞核和胞质）。其他可能阳性的免疫标志物包括细胞角蛋白和平滑肌肌动蛋白（图中未显示）。有报道称病变细胞对肌上皮特异性标志物的免疫反应阳性（例如，p63、钙调蛋白）

原位癌以及异型增生

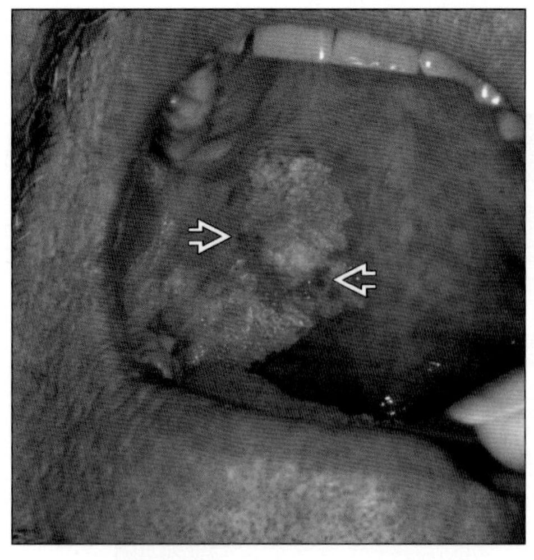

图中区域为软腭黏膜的红白斑病，局部的黏膜呈现均匀增厚的斑片状红斑，活检十分重要，其中也必须包括红斑区域➡

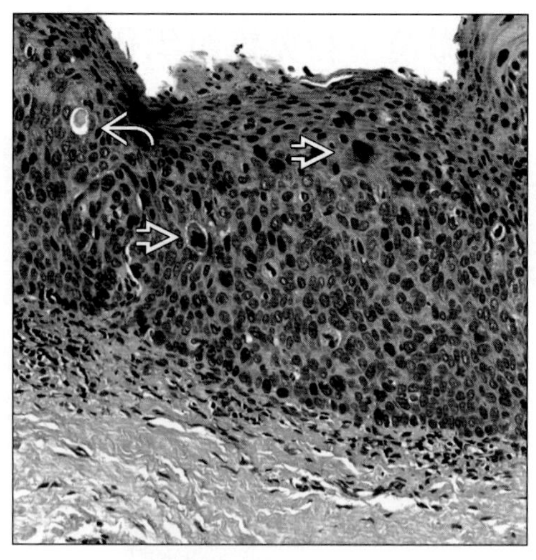

软腭的原位癌表现出明显的局部细胞的异常增厚，包括标记处的多形性变化以及非典型的有丝分裂数➡以及局部的角化不良➡伴基底膜完整

专业术语

症状

- 异型增生（轻度、中等或者严重）
- 非典型上皮增生
- 上皮内鳞状上皮病变（SIL）或者瘤样物形成（SIN）
- 黏膜白斑病
- 黏膜红斑病

定义

- 异型增生
  - 从形态学上考虑，病变处与正常部分相比，上皮恶变的危险性增加
- 原位癌（CIS）
  - 异型增生包括上皮组织变薄，但没有任何向分叶侵袭的征象
  - 被视为癌前病变，如果不进行相应的治疗的话存在转变为侵袭性鳞癌（SCC）的可能性
- 口腔黏膜白斑病
  - 临床上可以进行排除并且不存在显微组织学的改变
  - 白斑的形态没有其他特殊的名称
  - 通常分为两型
    - 均匀的黏膜白斑：统一为白色病变
    - 不均匀的或者红白斑样病变：有红斑的成分混杂
- 口腔黏膜红斑病
  - 存在红斑或者半片样结构无其他的命名
- 增殖性疣状白斑（PVL）
  - 通常白斑的形态特征为许多扁平的角化组织最终发展为疣状或者外向生长的组织
  - 恶变率几乎为100%

病因/发病机制

环境因素

- 与吸烟明确相关
  - 口腔黏膜白斑病的患者中70%~90%为吸烟者
    - 吸烟史严重的患者的病变区通常更大数量更多
  - PVL与吸烟的相关性不高
- 紫外线照射
  - 黏膜白斑病的患者唇色变淡

感染介质

- 念珠菌等微生物
  - 通常和异型增生相关
    - 不能明确这些微生物是直接侵袭或者是继发感染异型增生的黏膜
- 人乳头瘤病毒（HPV）
  - 在口腔黏膜白斑病中并不常见
  - 不明确HPV的感染是否与病变的恶变相关

临床表现

流行病学

- 发病率
  - 口腔黏膜白斑病的发病原因还尚未明确
    - 通常在西方国家的发病率为2%左右
    - 小于25%的患者存在异型增生的情况
    - 黏膜红斑病不常见，但超过90%的病例存在异型增生、CIS或者侵袭性的SCC
- 年龄
  - 通常大于40岁，危险性随年龄增加
- 性别
  - 男性多于女性（2.3：1）
  - PVL：女性多于男性（4：1）

原位癌以及异型增生

要点

专业术语
- 异型增生：上皮结构异常的组织学改变，较正常的组织恶变率增加
- 原位癌：异型增生侵及上皮全层，但并没有侵袭性癌的证据
  - 被视为癌前病变，如果不进行治疗的话有进展为侵袭性SCC的可能性
- 增殖性疣状白斑：特点为许多扁平的角化组织最终可发展为疣状或者向外生长的病变
  - 恶变率几乎为100%

组织病理学检查
- 多细胞改变以及成熟度异常通常在不同分级的上皮异型增生中可见
- 过度增生：基底棘层细胞数量增加
- 轻度异型增生：局限于基底层内
- 中度异型增生：局限于基底层以及棘层中部
  - 如果存在细胞的非典型改变则可视为重度的异型增生
- 重度异型增生：异型增生侵及上皮的2/3
- 原位癌：异型增生的上皮分布在基底层至黏膜表面

部位
- 可发生于任何位置
  - 最易恶变的部位为：舌侧以及舌腹，口腔底和下唇
- 可出现多灶性的病变，尤其在PVL区域

症状
- 白色，红色，或者红白相间

自然病程
- 存在恶变的风险
  - 轻度以及中度的异型增生可以逆转
    - 症状可因溃疡药物刺激以及念珠菌感染出现改变
  - 存在轻度异型增生进展为SCC的报道
  - 黏膜白斑病的恶变率为1%~4%
  - 多数的黏膜红斑病将恶变

治疗
- 治疗选择，危险性以及综合治理
  - 病原学方面的终止可能会使轻度以及中度的黏膜白斑病出现逆转
- 手术治疗
  - CIS或者重度异型增生的患者切除或者激光去除病变区域

预后
- 没有相应的标志物来判断SCC的愈合情况
- 治疗后的复发率可达到30%
  - 没有黏膜红斑病切除后的复发数据
- 恶变的危险因素包括
  - 病史长，局部红斑，位于舌或者口腔底部的位置，女性，非吸烟人群

病理特征

一般特征
- 黏膜白斑病
  - 薄层的白斑，或呈灰色，存在早期的变异改变
  - 进展期黏膜更薄或者出现白色的角化改变
  - 结节样变化伴不规则的疣状改变
  - 存在多处斑片以及许多疣状的表现，表明存在PVL
    - 牙龈通常为PVL的进展病变位置
  - 进展或为瘢痕区域的病变组织证实不存在上皮的角化
- 黏膜红斑病
  - 边界规则的红色斑片质地较软

组织病理学检查

组织学特点
- 多细胞改变以及成熟度异常通常在不同分级的上皮异型增生中可见
  - 细胞的异常增长
    - 细胞核呈多形性
    - 细胞核过度染色
    - 细胞核异常扩大（表现为活跃阶段）
    - 细胞质比例增大
    - 不正常的有丝分裂系数
    - 角化不良
    - 成熟异常
  - 膜形成异常
    - 缺少一定的基底细胞
    - 细胞成熟度降低伴棘层细胞增多
    - 角化不良从基底层开始出现
- 异型增生的分级
  - 过度增生
    - 在基底层增多的细胞向棘皮层浸润
    - 有些黏膜白斑病存在一定的上皮萎缩
    - 没有细胞的非典型变化
    - 异常化脓
    - 可能存在邻近部位的角化
  - 轻度异型增生
    - 仅限于基底层
    - 棘皮样改变
    - 可偶尔出现淋巴细胞
  - 中度异型增生
    - 局限于基底层到棘层
    - 球网状结构
    - 可见中等数量的淋巴细胞

原位癌以及异型增生

口腔上皮异型增生的分级情况		
WHO 分级	**SIN**	**Ljubljana 分级：SIL***[*]
增生不伴异型增生		增生不伴异型增生
轻度异型增生	SIN1	基底部增生
中等程度异型增生	SIN2	非典型增生 **
重度异型增生	SIN3***	非典型增生 **
原位癌	SIN3***	原位癌

SIN= 磷状上皮内瘤变；SIL= 磷状上皮病变；* 喉异型增生分级；** 异型增生的较高等级；*** 某些学者认为异型增生与原位癌无区别

        - 如果存在细胞的非典型变化，通常可视为重度异型增生
    - 重度异型增生
        - 异型增生超过上皮的2/3
        - 上皮萎缩
        - 可同时存在角化区以及非角化区
        - 异型增生可侵袭至腮腺导管
        - 上皮相邻部位存在细胞基质中度染色的淋巴细胞
        - 可见相应的炎症细胞
        - 有专家表明重度异型增生是CIS的征兆
- 原位癌
    - 异型增生的上皮细胞分布在基底层至黏膜表面
    - 基底膜完整
    - 病变区通常为非角化状态
    - 在CIS中可见角化珠，提示相邻区域存在侵袭性的SCC
    - 异型增生可侵袭至腮腺导管
- 增殖性疣状白斑
    - 早期病变区可存在独特的标志提示非典型的上皮异型增生
        - 标志性的部分角化不伴有异型增生
        - 与疣状瘤（VC）存在一定的相同的特性虽然膜部不同于球状
        - 通常可见念珠菌的形成
    - 病变区可发展为SCC或者VC

鉴别诊断

反应性异型增生

- 可在溃疡周围的上皮处出现，包括口疮型溃疡，疱疹样溃疡以及创伤造成的溃疡
- 中性粒细胞显示有真菌的存在，特别是念珠菌上皮的角化区的孢子是特殊的特征变化

微小侵袭性癌

- 对于重度异型增生以及CIS的组织学检查应由多等级的评价来确定是否存在浸润其他叶的证据
- 需要仔细的评估上皮的情况
- 如果重度异型增生以及CIS的组织学检查只是大范围病变的一小部分，则建议进行扩大或者全部清除病变区域

VC

- 疣状黏膜白斑与VC有很大相似的特点，有时组织学难以区分
- VC通常为巨大的肿块样结构

参考文献

1. Mehanna HM et al: Treatment and follow-up of oral dysplasia-a systematic review and meta-analysis. Head Neck. 31(12): 1600-9, 2009
2. Smith J et al: Biomarkers in dysplasia of the oral cavity: a systematic review. Oral Oncol. 45(8): 647-53, 2009
3. van der Waal I: Potentially malignant disorders of the oral and oropharyngeal mucosa; terminology, classification and present concepts of management. Oral Oncol. 45(4-5): 317-23, 2009
4. Napier SS et al: Natural history of potentially malignant oral lesions and conditions: an overview of the literature. J Oral Pathol Med. 37(1): 1-10, 2008
5. Warnakulasuriya S et al: Nomenclature and classification of potentially malignant disorders of the oral mucosa. J Oral Pathol Med. 36(10): 575-80, 2007
6. Greer RO: Pathology of malignant and premalignant oral epithelial lesions. Otolaryngol Clin North Am. 39(2): 249-75, v, 2006

原位癌以及异型增生

临床和显微镜下特点

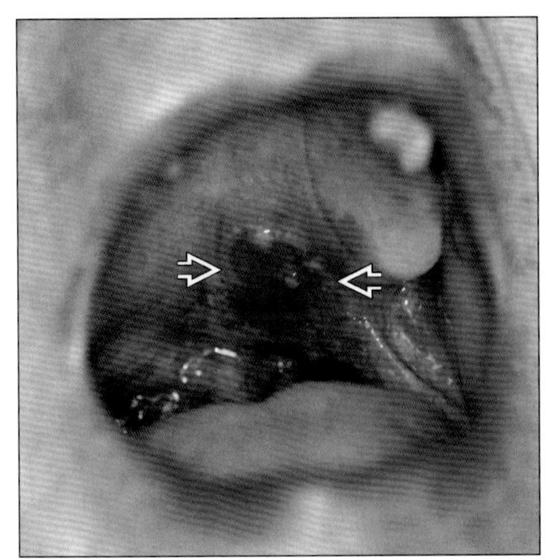

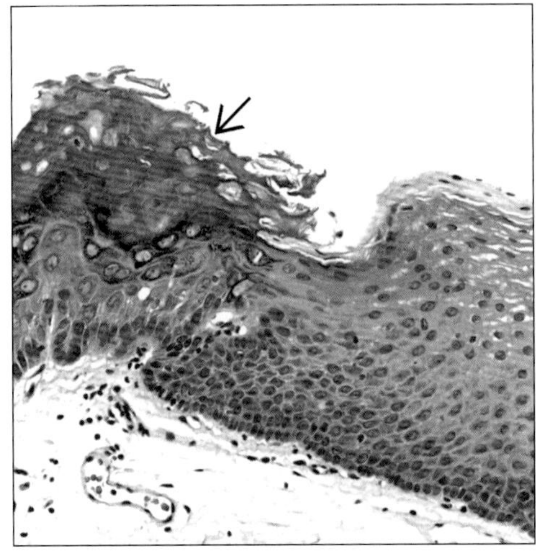

（左图）左侧软腭的黏膜红斑病表现为局部的边界良好的病变区伴丝绒样表面➡，不同于口腔黏膜白斑病通常不表现为异型增生，黏膜红斑病通常表现为重度异型增生，CIS或者SCC。（右图）黏膜白斑病的临床组织学检查显示出局部以及周围的角化改变➡不伴有异型增生，尽管旁角化区很明显，但是正角化区并不存在诊断意义

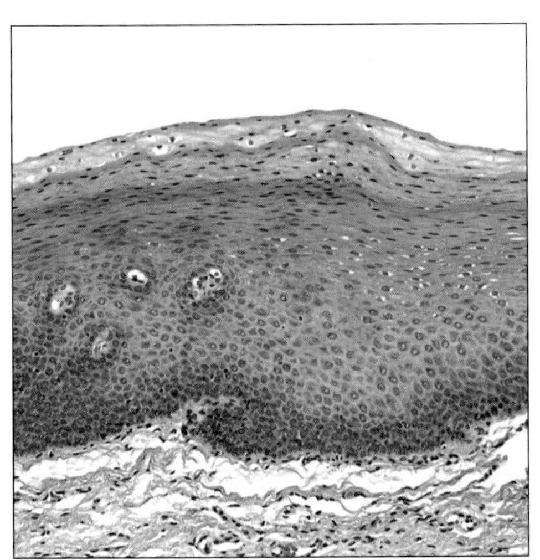

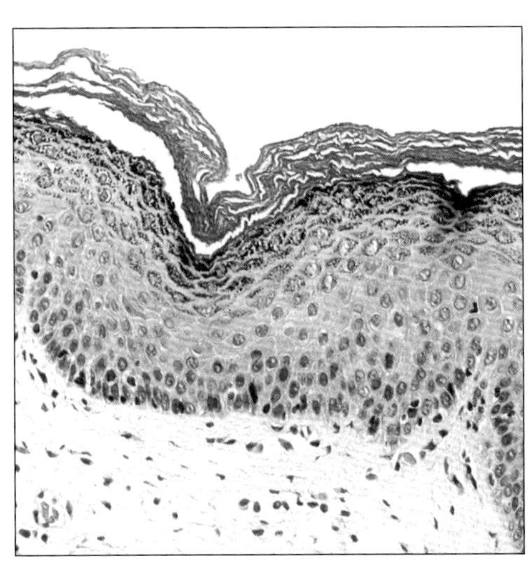

（左图）舌侧的白色病变区显示过度的角化以及棘皮不伴有细胞的非典型改变，这种病例的改变通常提示为创伤性的，病情可以逆转。（右图）舌侧的组织学检查显示基底层轻度的异型增生伴细胞核染色加深，但是上皮的成熟度正常。这个病变区域可恢复正常也可以出现重度的异型改变

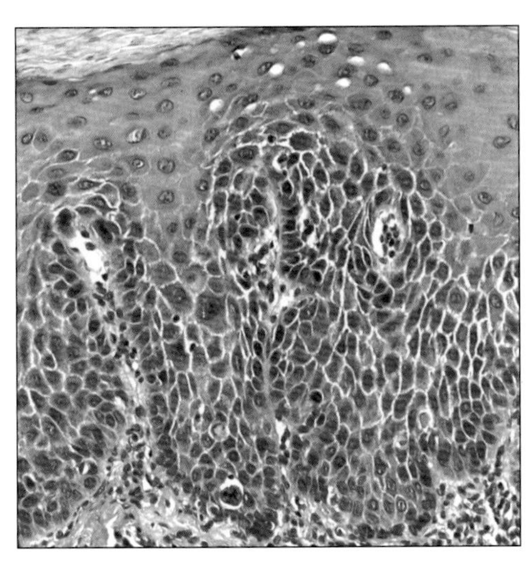

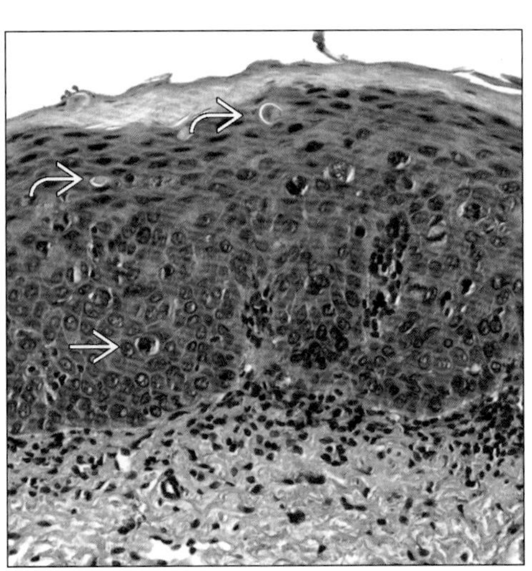

（左图）中度异型增生伴标记出的棘层细胞以及细胞核的多形性改变，并且扩散至1/3上皮，虽然可能存在逆转的可能性，不过还是建议切除。（右图）舌腹重度异型增生表现，伴大部分的结构紊乱、角化不良➡、细胞核多形性，以及非典型组成➡

原位癌以及异型增生

临床和显微镜下特点

（左图）组织学特点为液滴状或早期网样结构不伴有任何的细胞异常，这种特点通常与上皮的萎缩相关，如果位于舌部或者口腔底部，则需要提高分级。（右图）侵袭性鳞状细胞癌⇨位于上皮周围，显示较少甚至无异型增生→，尽管不常见，但是恶变也会出现在没有异型增生的黏膜白斑病患者中

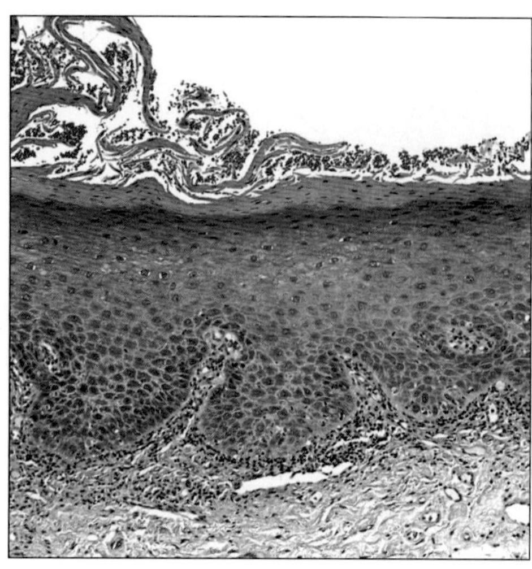

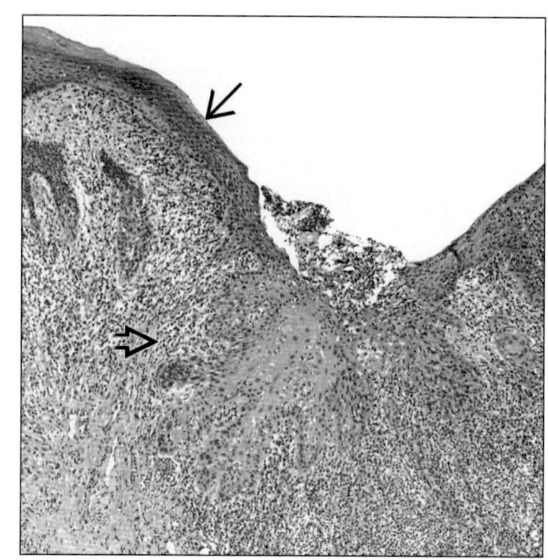

（左图）显示为低倍镜下舌腹的白色病变区伴上皮的萎缩以及不规则形态，显著的炎症细胞的浸润呈现出青苔样的外观。（右图）高倍镜下显示为中度异型增生，包括细胞核的多形性改变以及染色质染色加深，并扩散至中部的上皮，不应与扁平苔藓混淆

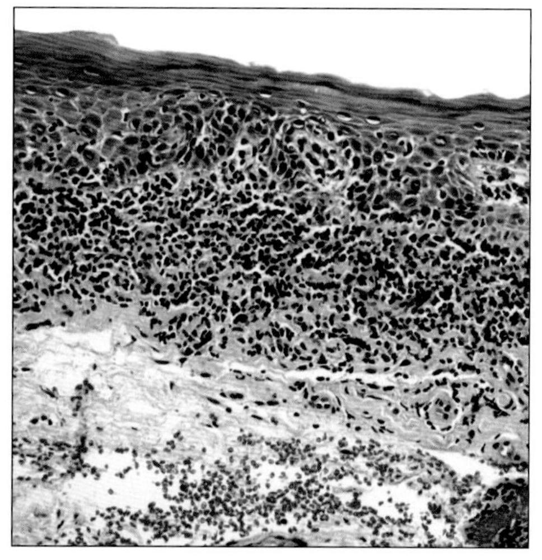

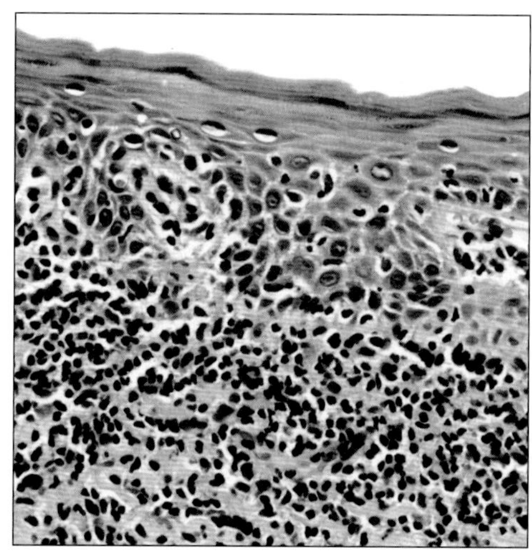

（左图）紫外线、辐射形成的唇裂比较常见，紫外线的损伤以及对于皮肤的侵犯→如箭头所示，伴随斑块增厚⇨。（右图）组织学检查有明确的旁角质表现，上皮的异型性改变侵袭至滤泡⇨，可见组织的嗜碱性改变⇨

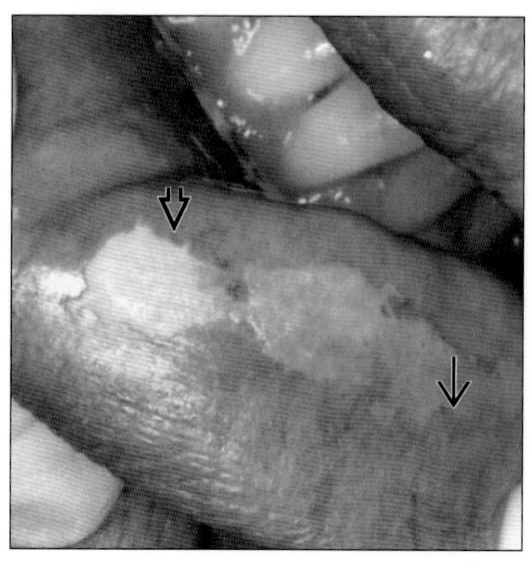

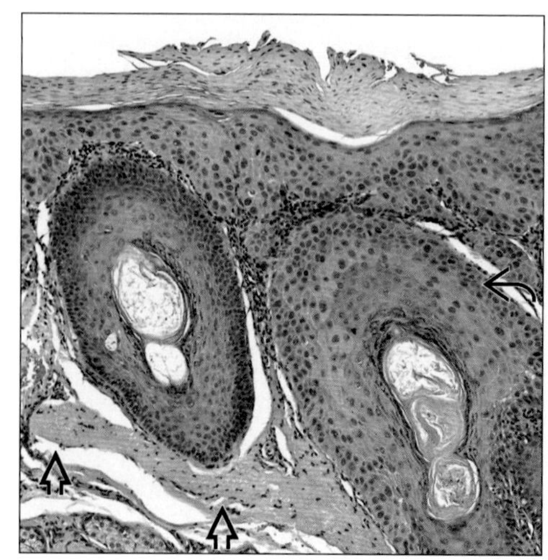

原位癌以及异型增生

临床和显微镜下特点

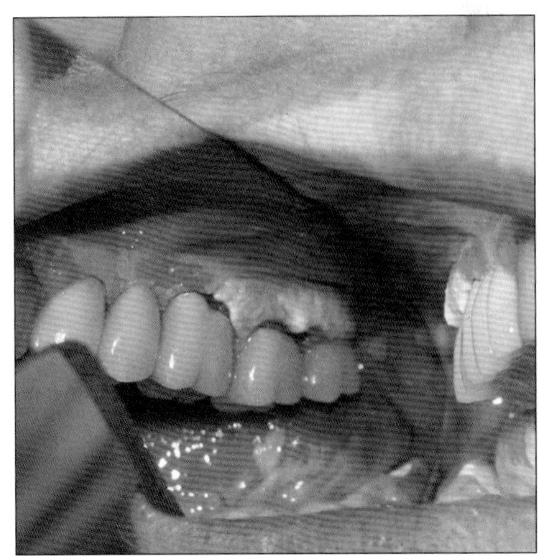

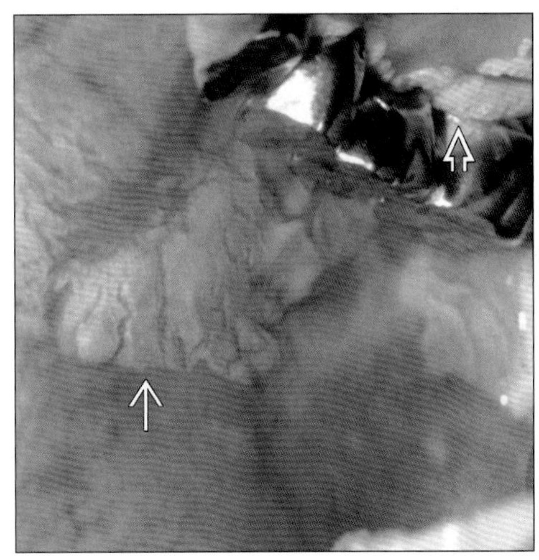

（左图）图片显示70岁女性患者的增殖性疣状白斑（PVL），无烟酒史。PVL有嗜牙龈性，通常也是恶性病变的高发区，与典型的口腔黏膜白斑病不同。在牙龈以及舌上可见广泛的、白色、薄层的斑片。（右图）临床图片显示PVL伴多处的黏膜➡以及牙龈⇨的角质样改变

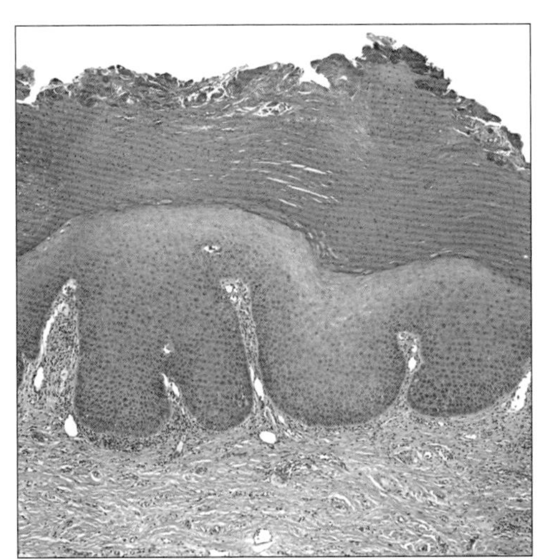

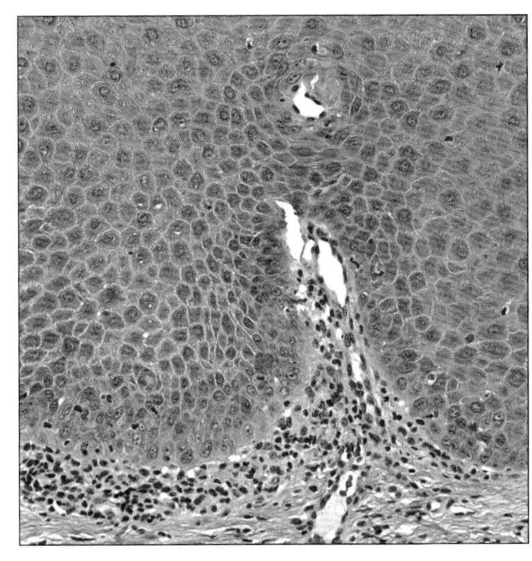

（左图）低倍镜的图片显示为PVL患者的上皮非典型的异型增生，表面的角化不多，棘层细胞可见延续呈网状，没有明确的异型增生可见，不过整体的结构还是对预后存在一定的影响。（右图）高倍镜下无明显发育不良特征，但这例患者非典型的上皮异型增生被认为是有潜在恶变可能的癌前病变

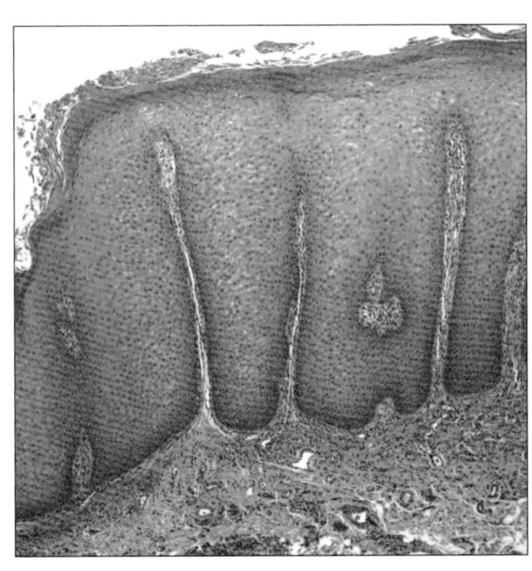

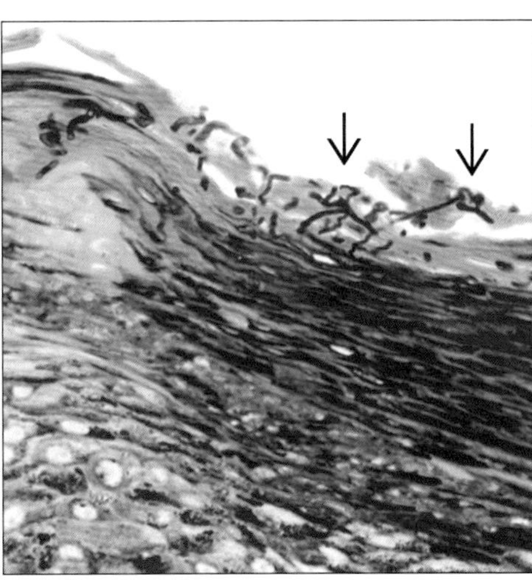

（左图）低倍镜显示一位PVL患者上皮非典型的异型增生。表面上皮角化不全。可见明显的带有细长网状结构的棘皮层。虽然没有明显的异型性，但是整体结构上仍然趋向于癌。（右图）角化层可见念珠菌生长，在PAS染色下十分明显➡。念珠菌感染经常在PVL病变中发生

鳞状细胞癌

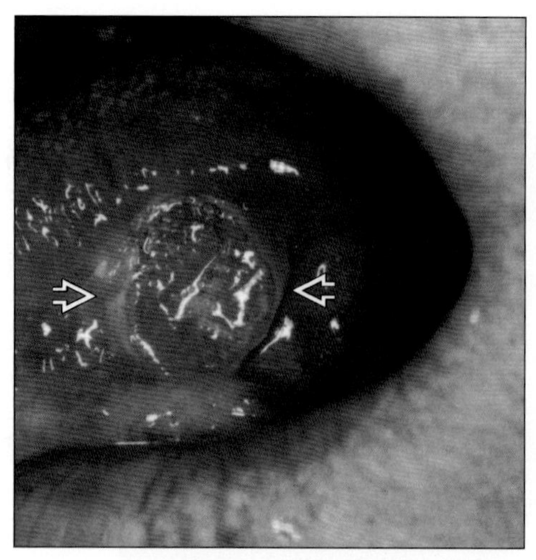
可见位于舌侧后方的鳞状细胞癌呈圆形变异的肿块

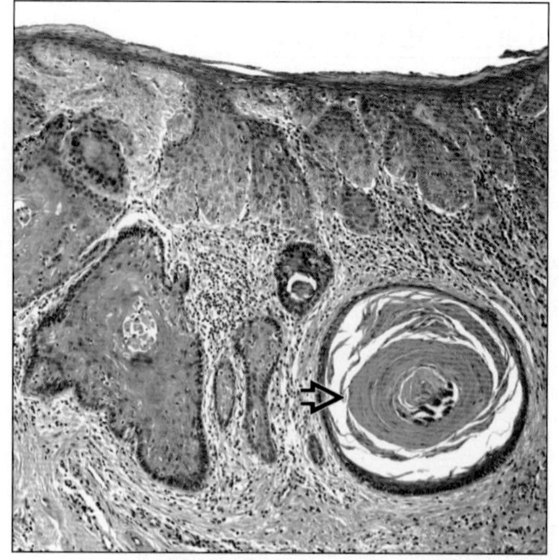
高分化鳞状细胞癌表现为广泛的上皮固有层中孤立的角化珠形成

专业术语

缩写
- 鳞状细胞癌（SCC）
- 疣状增生型鳞状细胞癌（VSCC）

定义
- 起源于鳞状上皮的恶性病变

病因/发病机制

环境暴露
- 烟草的使用
- 嚼槟榔
  - 在南亚常见
- 饮酒史
- 放射线暴露（紫外线或者放射线治疗）
- 营养不良
  - 铁缺乏可增加SCC患病的风险

传染介质
- 致瘤病毒：人乳头瘤病毒是舌根癌以及扁桃体癌的危险因素
  - 与口腔SCC的相关性并未证实

免疫抑制
- HIV/AIDS 患者存在高风险
- 器官转移

癌前病变
- 可从黏膜白斑以及黏膜红斑病的区域发展而来
  - 源自重度异型增生或者原位癌的恶性转移

临床表现

流行病学
- 发病率
  - 美国每年大约有3.5万例新发病例（包括口咽部）
  - 全球每年大于40万例新发病例（包括咽部）
    - 南亚的发病率较高，大致占所有新发癌症的30%
- 年龄
  - 中位年龄：62岁
  - 范围：20~100岁
- 性别
  - 男性大于女性 [(2~3) ：1]
    - 男女比例呈下降趋势，因为女性的吸烟率有所提高
- 种族
  - 黑人多于白人（17/10万 vs 15.5/10万）(美国人)
    - 生存率的差异比较明显，白人和黑人的5年生存率分别为61%和36%

部位
- 舌侧以及舌腹在所有病例中超过50%
- 位于口腔底部
- 唇（90%以上为下唇）
- 后磨牙三角区
- 牙龈黏膜以及上腭在美国较少见

症状
- 吞咽以及进食困难
- 治疗但未治愈
- 不适合使用义齿
- 体重减轻
- 耳朵疼痛
- 牙齿松动

治疗
- 手术治疗
  - 手术主要处理口腔SCC以及淋巴结清扫
  - 哨位淋巴结
    - 试验性用于临床分期N0期的患者

鳞状细胞癌

要点

病因/发病机制
- 烟草、酒精、紫外线照射以及免疫抑制

临床表现
- 占口腔恶性病变的90%以上
- 通常发生于60~70岁的男性
- 舌部的病变占总体病变的50%以上
- 治疗方法包括手术、放射治疗、药物治疗
- 无病生存率以及总体生存率与TNM分期相关
  - 切除边缘、周围神经以及侵袭的淋巴血管
  - 淋巴结转移以及囊外转移

组织病理学检查
- 多数口腔SCC表现为典型的角化特点
- 组织学分级包括分化良好、中等分化以及低分化
- 周围区域可出现CIS或者异型增生的表现，但是侵袭的出现不伴有表层的非典型改变
- 肿瘤的扩散与原发位置相关
- 可发现多种角化类型的SCC
  - VSCC：75%以上发生于口腔
  - 明显的上皮异型增生伴边界的扩展

鉴别诊断
- 假性上皮细胞瘤异型增生、坏死性唾液腺化生、放射性改变

- 辅助治疗
  - 诱导以及术后放射治疗有时可使用
    - 顺铂、5-氟尿嘧啶
    - 同时使用卡铂以及紫杉醇
    - 对于口腔SCC的标准还是较少的
- 放射治疗
  - 术后的放射治疗需要看肿瘤的分期

预后
- 无病生存率以及总体生存率与肿瘤的TNM分期相关
  - 1~2期：5年生存率为82%
  - 3期：5年生存率为53%
  - 转移癌：5年生存率为28%
- 第二原发肿瘤
  - 10%~35%会增加恶性的风险
  - 可能代表出现新的肿瘤或者原位再生
- 切除范围
  - 若手术边缘阳性则总体生存率降低
- 淋巴血管以及周围神经浸润
  - 局部复发率增加以及总体生存率降低
- 局部区域淋巴结的转移
  - 会降低总体的生存率
  - 舌侧肿瘤的大小大于4~5mm会增加淋巴结转移的风险
    - 需要从局部表面至深部侵袭的检测
- 淋巴结转移的囊外扩散
  - 与局部以及远处的转移和低生存率相关
- 发病年龄与肿瘤的预后相关

影像学检查

一般特征
- 术前肿瘤的分期以及治疗计划需要进行CT以及（或）MRI检查
- 使用胸部CT或平片来排查肺癌的情况
- PET用于判断疾病的转移情况
  - 口腔癌的远处转移在临床表现上不常见

大体检查

一般特征
- 黏膜白斑病、黏膜红斑病以及黏膜的红白斑病
  - 临床上通常难以区分异常的角化以及异型增生
- 外向生长
  - 肿瘤可呈真菌样生长、乳头瘤或者疣状生长
  - 表皮通常呈溃疡表现
  - 质易碎或者坚固
  - 呈典型的疣状瘤样生长
- 内向生长
  - 受压的，或者溃疡病变处坚硬
  - 边界可呈卷曲样

组织病理学检查

组织学特点
- 主要表现为典型的角化特点
- 组织学分级包括分化良好、中等分化以及低分化
- 可见周围区域的异型增生以及CIS
  - 可见侵袭不伴有非典型改变
- 侵袭的指征
  - 表面以及微小浸润癌
    - 基底膜侵袭以及表面分叶存在肿瘤细胞
    - 肿瘤深度只有1~2mm，基底膜完整
  - 巨大的瘤岛边界清晰
  - 可见不规则的指样结构扩展至分叶层
  - 小的瘤岛、单个细胞浸润以及广泛的浸润表现
  - 浸润的表现与疾病的预后相关
    - 不规则或者条索状、小的分散的“肿瘤岛”往往提示预后不良
- 多种等级的鳞状细胞分化
  - 角化不良以及鳞状细胞珠
  - 多形性改变

鳞状细胞癌

- 有丝分裂包括非典型有丝分裂
- 需要注意周围神经的浸润
  - 与复发生存以及重要的治疗相关
- 随着等级的变化有丝分裂数以及细胞核增多
- 炎症细胞浸润
  - 淋巴细胞浸润较常见
    - 可出现"苔藓样改变"
  - 不同数量的嗜伊红染色细胞
- 肿瘤的扩散与原发位置相关
  - 舌SCC可以浸润至完整的基底膜下以及深部的肌肉间
  - 牙龈的肿瘤通常经过牙周的韧带侵犯至骨骼
  - 缺少牙齿处的牙龈SCC可通过狭窄的间隙直接侵袭骨骼
  - 肿瘤可以沿前牙槽神经向下颌骨后侧扩散
  - 唇癌早期就可出现表面的扩散
    - 进展期病变可侵袭下颌骨
  - 口腔底部的SCC早期即可浸润表面，然后向双侧的腮腺以及肌肉扩散
  - 上腭的肿瘤通常出现表浅的扩散

淋巴血管侵袭

- 这种情况和预后有一定的关系

边缘

- 边缘情况必须要注意报告（包括骨骼）
- 如果出现50%的缩减必须引起注意
  - 这在存在术后肌肉反应的舌侧肿瘤中是尤为重要的
- 肿瘤下的骨骼需要用来标记侵袭的情况
  - 下颌骨表面的侵蚀并不代表骨骼的侵袭以及等级的改变

淋巴结

- 要考虑是否存在任何的淋巴结转移情况
- 如果在术中发现淋巴结必须报告分级
- 存在囊外的扩散需要报告

多种角化类型的SCC

- 疣状增生型鳞状细胞癌（VSCC）
  - 口腔部位占所有VSCC的75%以上
  - 明显的上皮异型增生伴边界的扩展
  - 乳头状瘤表面伴明显的角化、角质堵塞以及旁角化细胞
  - 上皮成熟度异常伴少量的非典型增生
  - 有丝分裂罕见，在基底层可见
  - 密集的淋巴细胞的免疫反应
  - 其他的标本可用来排查典型的SCC，其占VSCC的20%
- 梭形细胞鳞状细胞癌
  - 在喉以及咽部较常见
  - 通常为息肉样
  - 多形性细胞呈束样出现伴大量的细胞分裂
  - 可见CIS以及更加典型的SCC肿瘤区域
- 基底鳞状细胞癌
  - 在口咽、喉咽以及喉比较常见
  - 表面的肿瘤表现出典型的鳞状细胞分化
  - 深部的肿瘤由层状的基底细胞以及上皮细胞的栅栏细胞组成
  - 中央坏死
  - 高有丝分裂率
- 乳头状鳞状细胞癌
  - 在口咽部比较少见，除非是典型的SCC的一部分
- 淋巴上皮癌
  - 口腔较少见
  - 形态学上与鼻咽部相近
- 棘层松解样鳞状细胞癌
  - 口腔不常见，通常发现于下唇
  - 表层区域类似于典型的SCC
  - 深部的肿瘤类似于腺样结果改变伴散在的棘层细胞
- 隧道型癌
  - 原发于一侧的足但是可以出现在口腔
  - 上皮增生伴广泛的网状以及角化核的形成
  - 生长缓慢，但是浸润较深，可侵袭周围软组织以及骨骼
  - 不伴有非典型细胞变化

辅助检查

细胞学

- 用于淋巴结的评估

冰冻组织

- 用来评估手术中的软组织边缘
- 可能存在的误导
  - 冰冻评估骨组织边缘的情况时可能存在问题，但是印记可显示出边缘的标志物
  - 小标本或者不良的方向则可导致评估偏低
  - 冰冻难以区分组织学分级
    - 组织的变性以及异型性使异型增生的分级变得具有挑战性
    - 过度增生与假性上皮细胞瘤的异型增生通常容易发生混淆
    - 活跃的上皮形成溃疡面
    - 放射线改变：之前的病变比较重要
  - Chievitz口旁器官
    - 位于两侧上颌骨角的异常病变
    - 包括非角化、腺体、均一的上皮细胞围绕在与神经细胞相关的基底细胞周围
    - 要清楚地明确结构关系以免误判侵袭性疾病

免疫组织化学

- 上皮细胞细胞角蛋白（CK）标志物阳性，包括广泛的角化以及较高数值的CK

鳞状细胞癌

- 高分化肿瘤：CK、CK8、CK18、CAM5.2、CK5/6，均呈低表达
- CK7和CK20阴性
- p63过度表达并且与预后相关
- p53过度表达，尽管低分化的SCC可能很少甚至不表达

分子基因学

- 缺少的染色体通常为3p（FHIT）、9p（CDKN2A）、17p（TP53）
- 变异的TP53，作用肿瘤的支持基因，位于人类17染色体的短臂，随吸烟的情况增加
  - 非吸烟者的口腔肿瘤通常很少出现p53的变异
- 发生于上呼吸道的上皮细胞的克隆性增殖在一定程度上或者多方面保护了基因的变异
  - TP53变异可在肿瘤周围黏膜处出现，可以提示局部肿瘤的复发
- COX-2的过度表达在未来的分子治疗中表现出重要的作用

鉴别诊断

假性上皮细胞瘤异型增生

- 良性病变过程，缺乏细胞核的非典型以及多形性

坏死性唾液腺化生

- 需要充足的组织学检查，因为一些被覆上皮存在一定的假性上皮细胞增生的表现

放射性改变

- 可以看到被标记的多形性上皮、内皮细胞以及基质细胞
- 需要角化的标志物

诊断要点

临床相关的病理特点

- 临床的级别对预后十分重要
  - 75%以上的口腔SCC在进展期被诊断出来，通常表示不良的总体预后
  - 患者上呼吸道二次复发的危险性增加

病理学的解读要点

- 不管什么形态的SCC，所有的级别都是相似的

参考文献

1. Al-Swiahb JN et al: Clinical, pathological and molecular determinants in squamous cell carcinoma of the oral cavity. Future Oncol. 6(5): 837-50, 2010
2. Stucken E et al: Oral cavity risk factors: experts' opinions and literature support. J Otolaryngol Head Neck Surg. 39(1): 76-89, 2010
3. Vered M et al: Oral tongue squamous cell carcinoma: recurrent disease is associated with histopathologic risk score and young age. J Cancer Res Clin Oncol. 136(7): 1039-48, 2010
4. Stoeckli SJ et al: Sentinel node biopsy for early oral and oropharyngeal squamous cell carcinoma. Eur Arch Otorhinolaryngol. 266(6): 787-93, 2009
5. Woolgar JA et al: Pitfalls and procedures in the histopathological diagnosis of oral and oropharyngeal squamous cell carcinoma and a review of the role of pathology in prognosis. Oral Oncol. 45(4-5): 361-85, 2009
6. Muller S et al: Changing trends in oral squamous cell carcinoma with particular reference to young patients: 1971-2006. The Emory University experience. Head Neck Pathol. 2(2): 60-6, 2008
7. Kowalski LP et al: Elective neck dissection in oral carcinoma: a critical review of the evidence. Acta Otorhinolaryngol Ital. 27(3): 113-7, 2007
8. Woolgar JA: Histopathological prognosticators in oral and oropharyngeal squamous cell carcinoma. Oral Oncol. 42(3): 229-39, 2006
9. Brandwein-Gensler M et al: Oral squamous cell carcinoma: histologic risk assessment, but not margin status, is strongly predictive of local disease-free and overall survival. Am J Surg Pathol. 29(2): 167-78, 2005
10. Kademani D et al: Prognostic factors in intraoral squamous cell carcinoma: the influence of histologic grade. J Oral Maxillofac Surg. 63(11): 1599-605, 2005
11. Ferlito A et al: The incidence of lymph node micrometastases in patients pathologically staged NO in cancer of oral cavity and oropharynx. Oral Oncol. 38(1): 3-5, 2002

鳞状细胞癌

影像、显微镜下特点

(左图)图中为一35岁男性患者的舌侧癌的PET/CT检查，疾病为进展期伴胸腔内多个淋巴结转移，舌侧是40岁以下患者SCC的常见发病部位，占口腔SCC的80%。(右图)图示为上皮旁的侵袭性的鳞状细胞癌伴少量的细胞非典型改变，这种侵袭情况通常和较好的预后相关

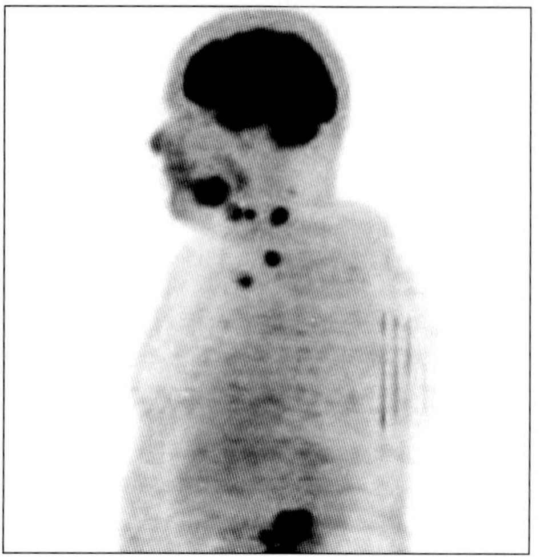

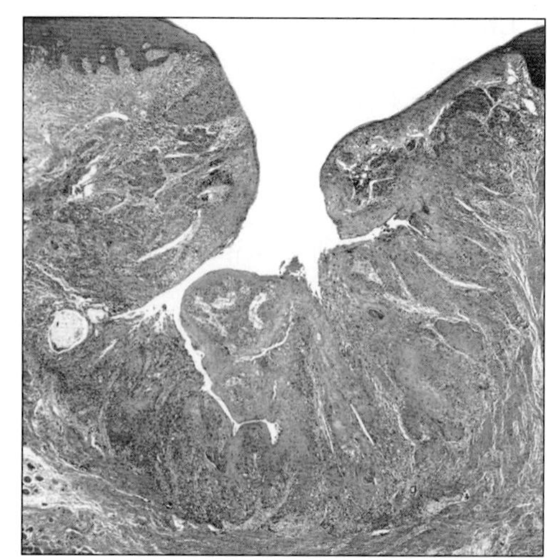

(左图)高倍镜下显示基底膜被恶性上皮细胞破坏➡并伴有炎症细胞浸润，散在的角化细胞已被标记出➡。(右图)图片显示舌的SCC伴有明显的淋巴细胞反应以及角化珠的形成，束状的淋巴细胞➡浸润至基底层下，存在仿青苔样表现，在表皮的组织学检查中，需要仔细地检查排查异型增生情况

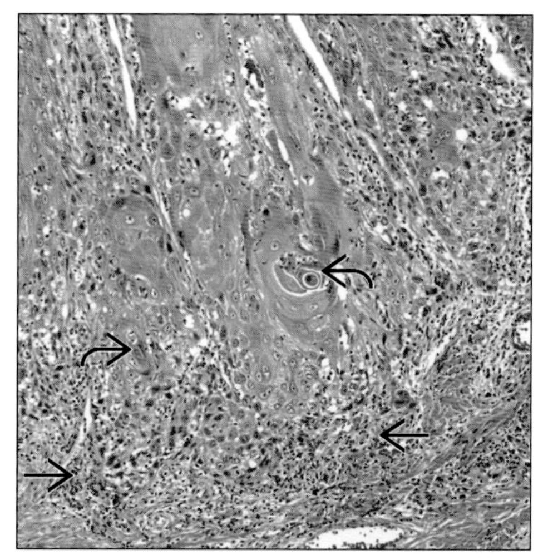

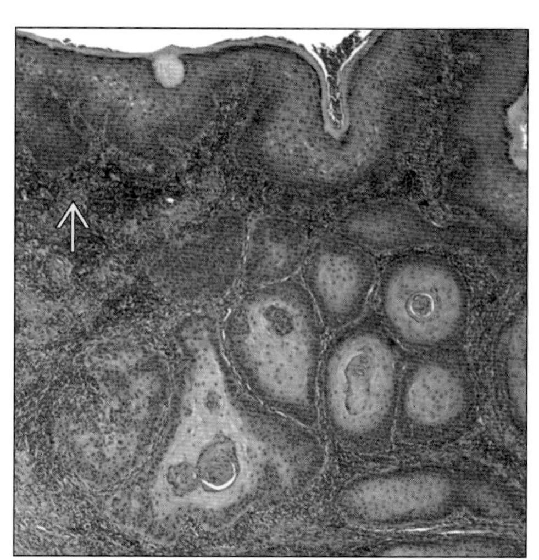

(左图)中度分化的SCC伴有特征性的上皮细胞汇集以及少量的角化珠的形成，伴细胞核的多形性改变。(右图)下唇低分化的SCC，伴有肿瘤深部棘层皮肤松解的表现，并且出现肿瘤鳞状上皮癌巢➡，中心区存在角化组织以及棘层细胞➡

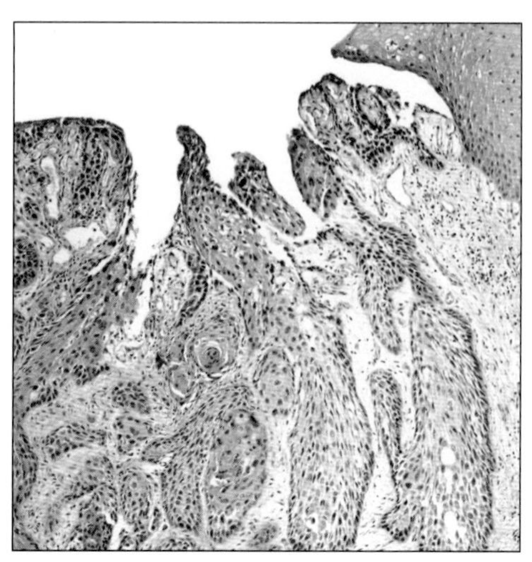

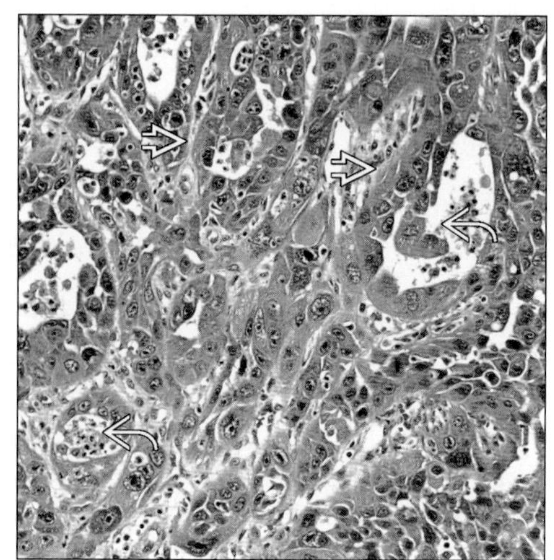

鳞状细胞癌

临床、显微镜下特点

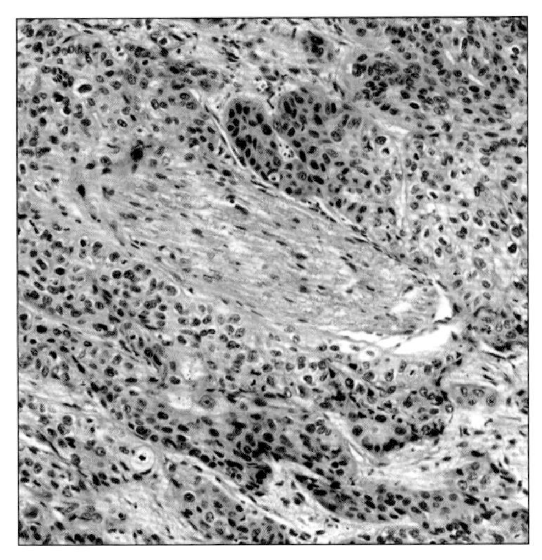

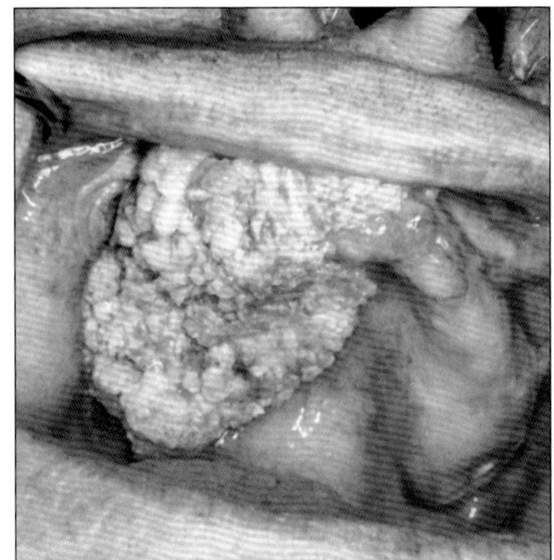

（左图）图示为位于大直径神经周围的中等程度分化的SCC，周围神经的侵袭对疾病的愈合以及复发和降低生存率相关。（右图）上颌骨疣状增生的鳞状细胞癌，通常表现为分化良好的上皮组织伴侧方乳头样组织的形成，VC表面的溃疡可视为SCC的一部分

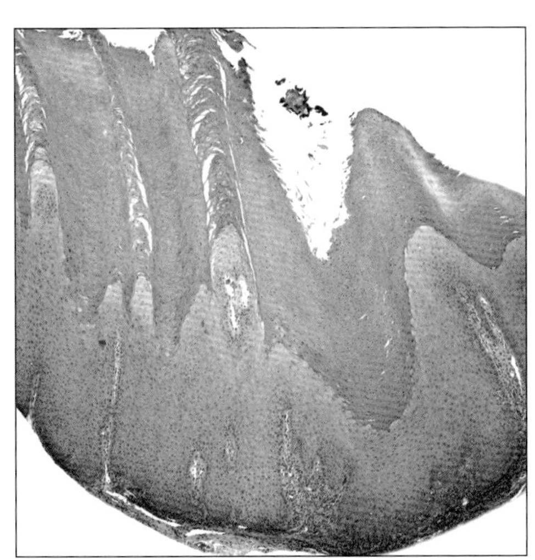

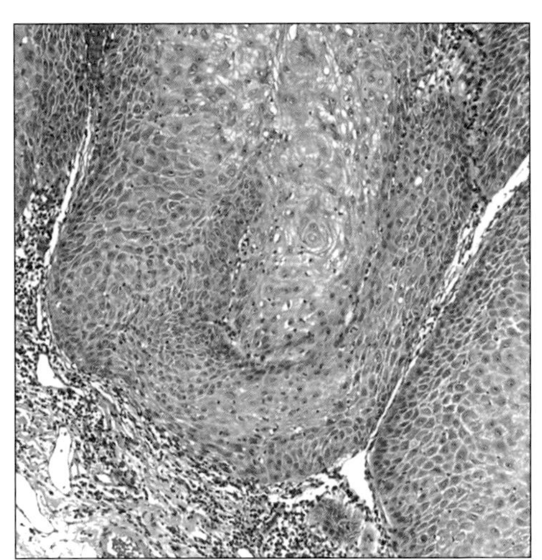

（左图）VSCC的低倍镜图像显示广泛的基底上皮的增生伴有旁角化样变以及角化上皮的阻塞，上皮向黏膜下层浸润但不存在侵袭性的变化，在肿瘤前方存在明显的炎症细胞浸润。（右图）高倍镜下VSCC显示广泛的薄层的上皮网，缺乏非典型性细胞增生，表现为正常的成熟

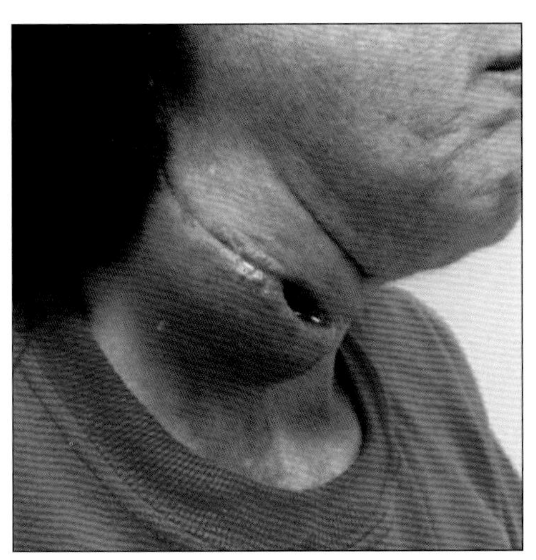

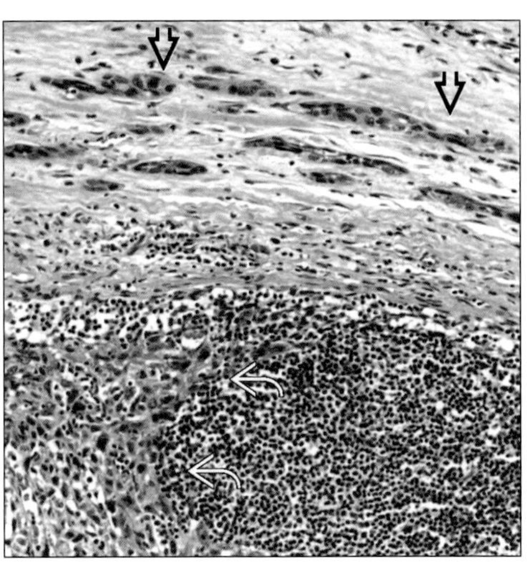

（左图）图示患者的颈部分区显示SCC的囊外侵袭至胸腔的淋巴结，尽管使用术后放射治疗，但是还是考虑患者的肿瘤生长情况和局部的瘘管相关。（右图）图示为囊外进展的SCC的局部转移的胸腔淋巴结表现，同样是位于囊外，囊外的侵袭对于颈部疾病的患者以及患者的总体生存率来说都是独立因素

口咽癌

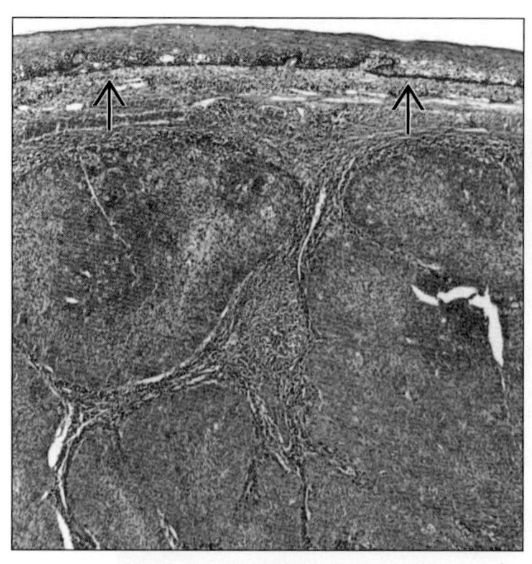

扁桃体HPV相关的非角化典型鳞状细胞癌发生于扁桃体隐窝以及上皮表面，经常表现为发育异常⇨。箭头显示肿瘤表现为典型的基底细胞样外观

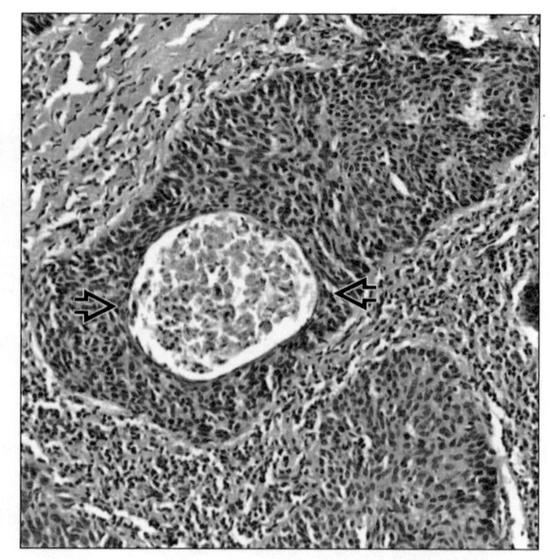

扁桃体非角化鳞状细胞癌的常见特点为粉刺样坏死⇨，以及凋亡和有丝分裂。这些特点不应该被误认为是基底细胞样鳞状细胞癌

专业术语

别名

- 口咽部鳞状细胞癌（OPSCC）

定义

- 口咽部的恶性上皮病变，包括软腭、扁桃体、舌根部以及口咽壁（包括韦氏淋巴环）

病因/发病机制

环境暴露

- 在人乳头瘤病毒阳性的口咽癌病例中，大麻吸食者较多
- 在人乳头瘤病毒阴性的口咽癌病例中，吸烟和酗酒者较多

传染介质

- 70%以上的OPSCC患者与高危型HPV感染相关
  - HPV16优势型，虽然其他HPV高危类型已被发现

临床表现

流行病学

- 发病率
  - 在过去的20年中，在美国男性中口OPSCC的发病率以每年1%~2%的比率增长，而口腔癌的发病率在减少
- 性别
  - 男性多于女性（3：1）
- 种族倾向
- 在白种人中多发

部位

- 扁桃体柱和隐窝组织前部是继舌根部之后最常见的发病部位

症状

- 通常早期病变无症状
- 扁桃体不对称
- 吞咽困难
- 耳痛
- 牙关紧闭症
- 增大的颈淋巴结
  - 通常出现症状
- 70%以上的患者为临床Ⅲ或Ⅳ期病变

治疗

- 多种治疗方式取决于临床分期
  - 对扁桃体内小的T1型肿瘤行扁桃体切除术
  - 放射治疗包括强度调节性放射治疗
  - 放射治疗与多样药物治疗同时进行
  - 爱必妥作为靶向药物
  - 必要时紧急气管切开

预后

- HPV阳性的患者生存率会增加
- 肿瘤大小与转移与否影响预后

影像学检查

一般特征

- PET-CT尤其对原因不明的原发性肿瘤的诊断有意义

大体检查

一般特征

- 外生性或没有溃疡形成
- 临床检验和（或）放射性影像学可能检测不到
- 囊肿淋巴结
- 舌根部原发的鳞状细胞癌可能向深部浸润到舌、会

口咽癌

要点

专业术语
- 口咽部的恶性上皮病变，包括软腭、扁桃体、舌根部以及口咽壁（包括韦氏淋巴环）

病因/发病机制
- 70%以上的OPSCC患者与高危型HPV感染相关

临床表现
- 在过去的20年里，OPSCC的患病率在美国男性中每年以1%~2%的比率增长
- 通常存在颈淋巴结增大的情况
- 70%以上的患者处于临床Ⅲ或者Ⅳ期病变
- HPV阳性的患者生存率会增加

组织病理学检查
- HPV阳性的OPSCC：非角化组织
  - 通常病变起源于扁桃体隐窝的上皮组织
  - 不到10%的肿瘤可见成熟分化的鳞状上皮以及角化区
- 淋巴上皮样OPSCC：同EB病毒相关的鼻咽癌相似
  - p16(+),EB病毒(–)
- HPV阴性的OPSCC：具有SCC典型的特点

辅助检查
- 在HPV阳性的OPSCC中p16呈强阳性
- HPV16 相关性需要p16免疫组织化学检查

厌软骨、会厌前间隙以及扁桃体

送检标本
- 临床上，需要明确是否有潜在的原发性肿瘤和（或）没明显的占位性病变时，需要提交整个扁桃体组织

组织病理学检查

组织学特点
- HPV阳性的OPSCC
  - 非角化OPSCC
    - 肿瘤通常来源于扁桃体隐窝的上皮组织而不是复层上皮
    - 基底部的椭圆形到纺锤形细胞内含有深染的细胞核以及较少的细胞质，形成边界清楚的小梁结构或片状、巢状结构
    - 经常出现粉刺样坏死
    - 活跃的有丝分裂活动和大量的散在的凋亡细胞
    - 淋巴细胞渗透
    - 可见分化成熟的鳞状上皮和角化区，但是占肿瘤的10%以下
  - 混合型OPSCC
    - 既有非角化型OPSCC，又有角化型鳞状细胞癌的特点
    - 成熟的鳞状细胞总数超过10%
    - 不是所有的病例，通过原位杂交的方式都呈现出人乳头瘤病毒标志物p16免疫反应阳性
  - 淋巴上皮样OPSCC
    - 在组织学上与EB病毒相关的鼻咽癌相似
    - 合胞体样、边界清晰且有泡状细胞核的较大肿瘤细胞与淋巴细胞和浆细胞共存
    - 肿瘤细胞对细胞角蛋白免疫反应阳性
    - 免疫组织化学p16阳性而原位杂交EBER阴性
  - 乳头状OPSCC
    - OPSCC的异常形态学变异可能发生在口咽部
    - 细胞学上恶性上皮细胞形成的指状突起出现纤维血管性核心
    - 表面角化缺失或有限
    - 可能很难看见明确的侵袭性鳞状细胞癌，尤其是在组织活检的时候
    - 高达2/3的病例p16阳性，而高危型人乳头瘤病毒阳性率小于50%
- HPV阴性的OPSCC
  - 角化型鳞状细胞癌
    - 鳞状细胞癌的典型特点包括上皮细胞形成的癌巢、细胞含有丰富的嗜酸性细胞质而且细胞边界清晰
    - 可见明显的角化现象
    - 没有基底细胞样的形态学改变
    - 肿瘤被分为：高、中、低分化

辅助检查

细胞学
- 颈部淋巴结细针穿刺可能是最早期的组织活检
  - 非角化OPSCC表现为具有黏附力的细胞群，细胞边界清晰，细胞核深染
    - 角化缺失或较少
    - 细胞碎片和炎症细胞
    - 由于囊肿形成细胞数可能减少
    - 囊肿内的浆液出现淋巴结转移
    - 与伴有中心坏死的淋巴结转移不同

免疫组织化学
- HPV相关的OPSCC中p16出现强阳性染色
  - 肿瘤细胞细胞核和细胞质同时染色
  - 正常上皮染色阴性或者出现最微弱的背景染色
  - p16被认为是可信的有代表性的诊断高危型HPV相关的OPSCC的标志物
- p16对细针穿刺显示颈部不明转移癌的口咽部原发灶诊断有帮助
- 细胞角蛋白反应强阳性
  - 通常不是诊断所必需，除了淋巴上皮样变异

口咽癌

原位杂交（ISH）

- HPV16与p16免疫组织化学有相关性
  - 阳性试验出现核点，可能从强阳性到散在的几个细胞阳性
  - 可见肿瘤细胞内，单个加强的核点或多个核点
  - 正常扁桃体上皮检测不出HPV16
  - 发育异常的上皮细胞内可出现杂交信号
- 可以检测出其他人乳头瘤病毒亚型，包括HPV6、18、33、35、45和52/58
- HPV的原位杂交能应用于阻止FNA细胞的淋巴结转移

鉴别诊断

基底细胞样鳞状细胞癌

- 倾向于口咽部、喉咽部和喉部的高侵袭性肿瘤
- 小叶状或小梁状的生长方式形成“拼图”结构
- 多形性基底细胞出现大量的有丝分裂，而外周细胞核呈栅栏样
- 可见细胞内透明或黏液透明组织类似于某些唾液腺肿瘤基底膜组织倍增时的表现
- 明显的粉刺样坏死
- 鳞状成分较少，在发育异常、CIS、侵袭性SCC可见
- 经常转移至局部淋巴结或肺
- HPV阴性
  - 在口咽部基底细胞样鳞状细胞癌中检测出HPV提示预后较好；最好将这类肿瘤归类到非角化鳞状细胞癌
- 细胞角质蛋白、波形蛋白、神经元特异性烯醇化酶、S-100蛋白和肌动蛋白均有免疫反应
- 预后不良

鼻咽癌（NPC）

- 与颈部淋巴结增大（早期症状）的临床症状类似
  - 与EB病毒的相关性强
    - EBER原位杂交可能对区分来源于鼻咽部或口咽部的隐匿性淋巴结转移有帮助

诊断要点

病理学的解读要点

- 在评价老年患者的囊性颈部占位病变时，作为第一位考虑的应该是口咽部原发病变的囊性转移
  - 鳃裂囊肿在50岁以上的患者中不常见
  - 鳃裂囊肿的p16阴性
- OPSCC应该对p16/HPV进行评价，因为它能直接影响治疗方案和预后

参考文献

1. Allen CT et al: Human papillomavirus and oropharynx cancer: Biology, detection and clinical implications. Laryngoscope. 120(9): 1756-72, 2010
2. Ang KK et al: Human papillomavirus and survival of patients with oropharyngeal cancer. N Engl J Med. 363(1): 24-35, 2010
3. Evans M et al: The changing aetiology of head and neck cancer: the role of human papillomavirus. Clin Oncol (R Coll Radiol). 22(7): 538-46, 2010
4. Singhi AD et al: Lymphoepithelial-like carcinoma of the oropharynx: a morphologic variant of HPV-related head and neck carcinoma. Am J Surg Pathol. 34(6): 800-5, 2010
5. Stelow EB et al: Human papillomavirus-associated squamous cell carcinoma of the upper aerodigestive tract. Am J Surg Pathol. 34(7): e15-24, 2010
6. Chernock RD et al: HPV-related nonkeratinizing squamous cell carcinoma of the oropharynx: utility of microscopic features in predicting patient outcome. Head Neck Pathol. 3(3): 186-94, 2009
7. Westra WH: The changing face of head and neck cancer in the 21st century: the impact of HPV on the epidemiology and pathology of oral cancer. Head Neck Pathol. 3(1): 78-81, 2009
8. Begum S et al: Basaloid squamous cell carcinoma of the head and neck is a mixed variant that can be further resolved by HPV status. Am J Surg Pathol. 32(7): 1044-50, 2008
9. Fakhry C et al: Improved survival of patients with human papillomavirus-positive head and neck squamous cell carcinoma in a prospective clinical trial. J Natl Cancer Inst. 100(4): 261-9, 2008
10. Zhang MQ et al: Detection of human papillomavirus-related squamous cell carcinoma cytologically and by in situ hybridization in fine-needle aspiration biopsies of cervical metastasis: a tool for identifying the site of an occult head and neck primary. Cancer. 114(2): 118-23, 2008
11. Begum S et al: Detection of human papillomavirus-16 in fine-needle aspirates to determine tumor origin in patients with metastatic squamous cell carcinoma of the head and neck. Clin Cancer Res. 13(4): 1186-91, 2007
12. El-Mofty SK et al: Human papillomavirus (HPV)-related oropharyngeal nonkeratinizing squamous cell carcinoma: characterization of a distinct phenotype. Oral Surg Oral Med Oral Pathol Oral Radiol Endod. 101(3): 339-45, 2006

口咽癌

影像学和免疫组织化学特点

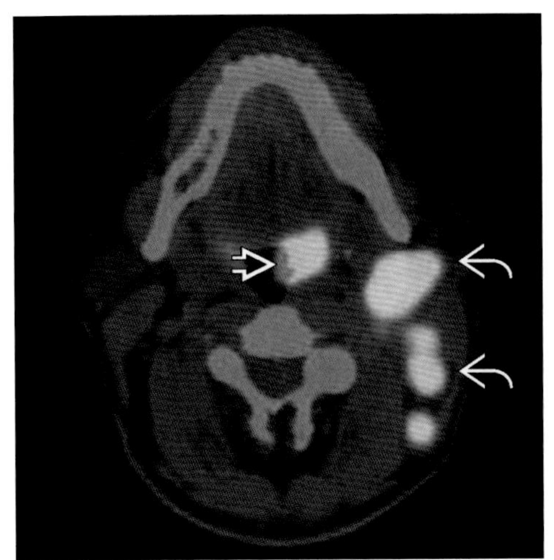

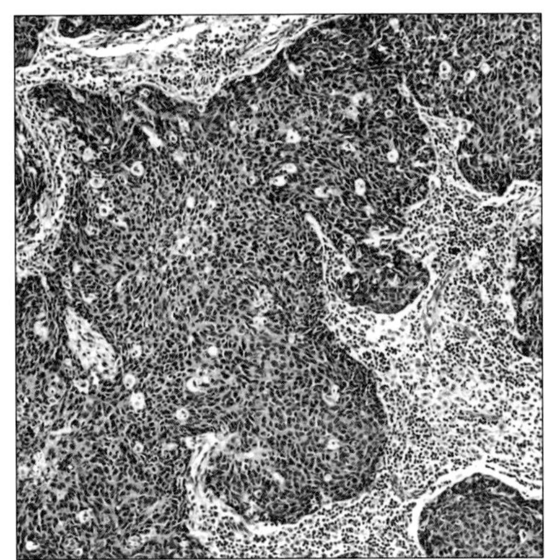

（左图）扁桃体鳞状细胞癌的患者通常为晚期，正如图中PET影像所示，扁桃体的原发病变➡伴有数个颈部淋巴结转移➡。（右图）可见扁桃体非角化鳞状细胞癌的典型显微镜下特点，基底细胞瘤呈片状或巢状改变，周围边界清晰锐利。没有肿瘤基质反应

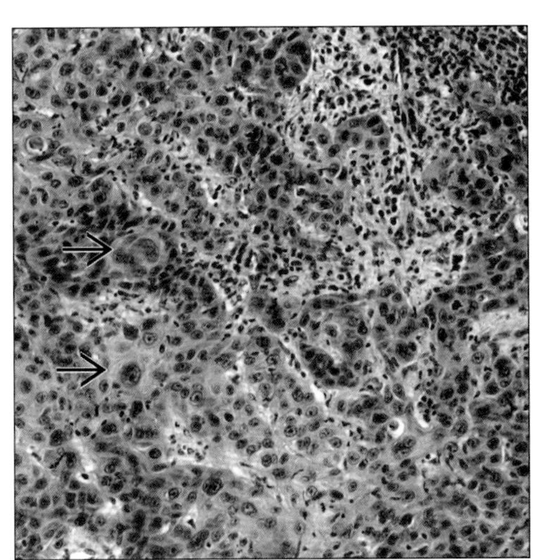

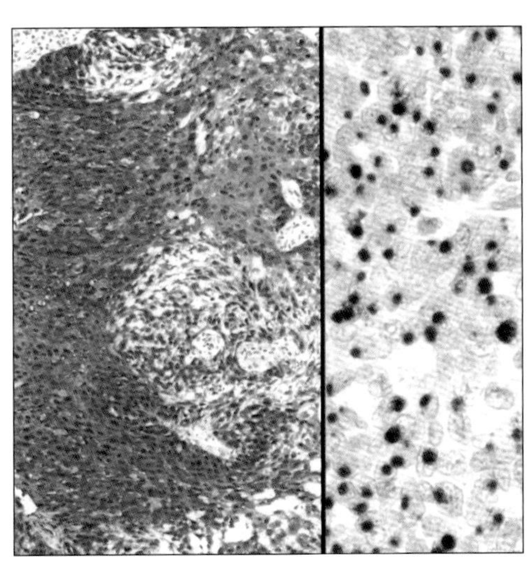

（左图）扁桃体非角化鳞状细胞癌可见局部角化现象➡，但是所占比例不到10%。混合型损伤可能表现为鳞状化生中心向外周的基底细胞样形态学改变。（右图）HPV相关的非角化鳞状细胞癌表现为在散在细胞核和细胞质内对p16的强免疫反应（左）。HPV16/18的原位杂交表现为核点的强信号（右）

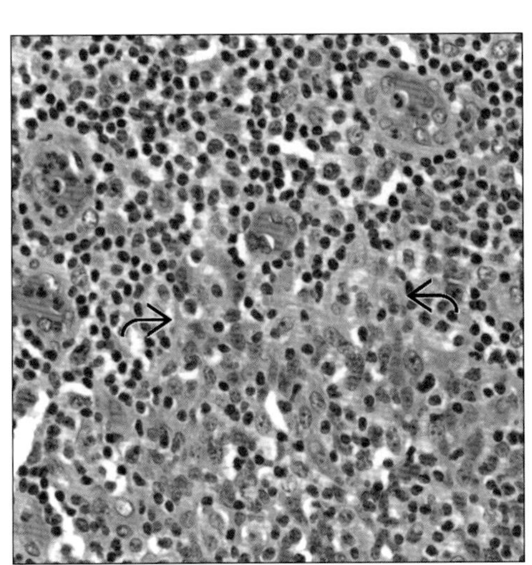

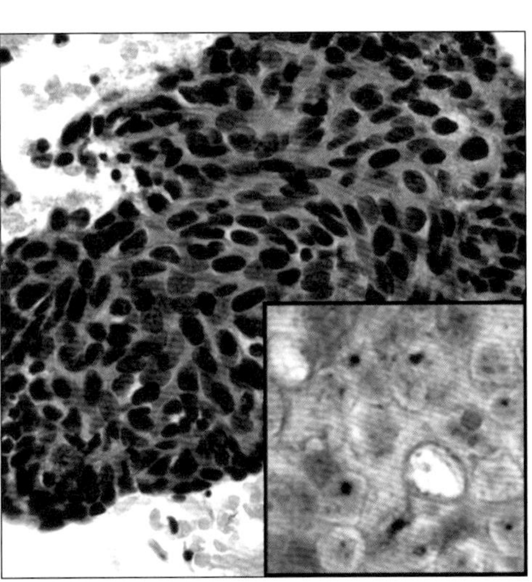

（左图）HPV相关的OPSCC的形态学的变异型为淋巴上皮样癌，很难与非角化型鼻咽癌相区分。肿瘤细胞边界清楚，呈合胞体样生长方式➡以及淋巴浆细胞性浸润。（右图）颈部转移瘤的细针穿刺活检对诊断有帮助，因为p16免疫组化和HPV原位杂交（插图）两者都会出现在细胞中，如果阳性，可以确诊为来自口咽部的癌变

口腔黑色素瘤

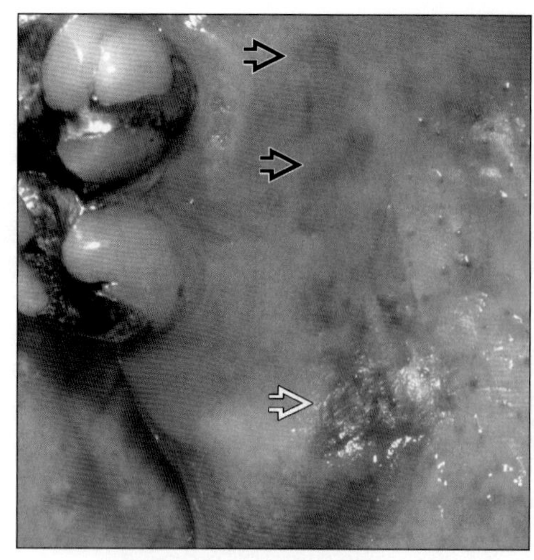

硬腭处原发的黑色素瘤表现为弥散的、拼凑样的区域，着色较深而边界不清➡。主要色素沉着区的外周可见卫星样病变⇨

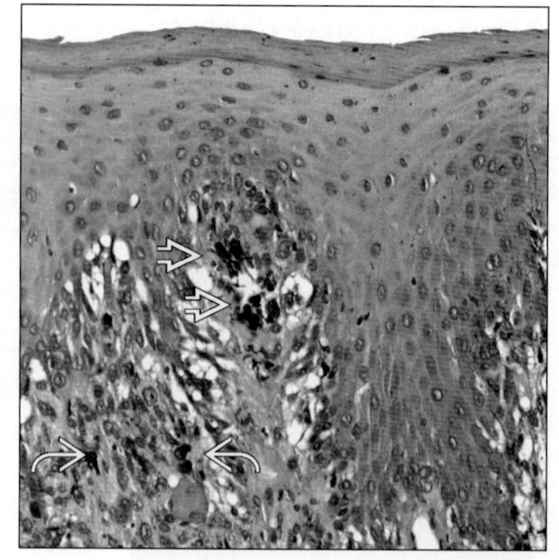

高倍镜下组织学显示硬腭处的肢端雀斑样黑色素瘤，上皮基底层内有大量的非典型黑色素细胞➡，入侵至黏膜下层➡

专业术语

定义

- 恶性神经系统嵴源化生，伴有黑色素细胞分化
  - 上皮连接组织内非典型黑色素细胞，与向上迁移的或连接组织浸润相交界

病因/发病机制

病因学

- 不明确

临床表现

流行病学

- 发病率
  - 极其罕见，占所有黑色素瘤的比例不到1%
    - 美国每年每10000000人中有2例
  - 占所有头颈部黏膜黑色素瘤的比例大约为50%
  - 占所有口腔恶性肿瘤的比例不到0.5%
  - 不同于皮肤的黑色素瘤，口腔黑色素瘤的发病率趋于稳定
- 年龄
  - 平均在60~70岁之间
    - 儿童罕见
- 性别
  - 男性多于女性 [(2.5~3) ：1]
- 种族倾向
  - 在日本人和西非人种中更加常见

部位

- 硬腭和上颌小窝是最常见的受累部位（约80%）
- 剩下的20%包括
  - 下颌骨牙龈部
  - 颊黏膜
  - 舌

症状

- 大部分从开始就能发现，虽然有1/3的患者出现持续数月到数年的色素沉着改变
  - 在发展成为黑色素瘤之前，通常诊断为“黑色素沉着”
- 对称的无痛的色素沉着病变
  - 边界或轮廓不清楚
  - 呈黑色、紫色、红色或灰色
    - 15%的口腔黑色素瘤无黑色素沉积
  - 有斑点，并有结节区
- 很多患者晚期出现疼痛、溃疡和牙齿松动
- 颈部淋巴结转移出现在高达75%的临床期患者
- 临床期约50%的患者出现远处转移

治疗

- 手术方法
  - 手术彻底切除
    - 由于此部位有一些重要结构不总能获得阴性切缘
  - 很多机构推荐区域性淋巴结清扫，即使颈部淋巴结没有出现临床转移
- 辅助治疗
  - 没有明确的证据证明药物治疗或是免疫治疗能够改善口腔黑色素瘤患者的存活率
    - 通常作为姑息疗法
  - 不推荐最为单独的治疗手段
- 放射治疗
  - 可能延长姑息治疗时间，但是对于提高患者的存活率没有明显的作用

预后

- 所有患者，预后较差
  - 存活期：约2年

口腔黑色素瘤

要点

专业术语
- 恶性神经系统嵴源化生，伴有黑色素细胞分化

临床表现
- 极其罕见，占所有黑色素瘤的比例不到1%
  - 占所有口腔恶性肿瘤的比例不到0.5%
- 平均在60~70岁之间
- 男性多于女性 [(2.5~3) ：1]
- 硬腭和上颌小窝是最常见的受累部位（约80%）
- 临床期约50%的患者出现远处转移
- 对称的、无痛的色素沉着病变
- 手术彻底切除
- 所有患者预后较差（存活期:2年）

影像学特征
- T1WI相核MRI高信号的口腔占位

组织病理学检查
- 原位局部的变形性骨炎样散布：上皮内单个或多个黑色素瘤细胞
- 形态学上上皮样或纺锤样黑色素细胞包含细小的黑色素颗粒
- 1/3的患者出现骨骼或软骨浸润

辅助检查
- 通常对S－100蛋白、HMB－45和波形蛋白弥漫性强阳性染色

鉴别诊断
- 黑色素瘤转移瘤、纺锤细胞鳞状细胞癌、多形性肉瘤

  - 5年生存率：5%~10%
- 肝、脑、肺的转移率高
- 出现下列情况预后更差
  - 厚度大于5cm
  - 血管入侵
  - 坏死
  - 明显的多形性
  - 年龄较大
  - 分级较高

影像学特征

核MRI特征
- 最好的影像学方法是二维核MRI
- T1WI相核MRI高信号的口腔占位
  - 黑色素性的黑色素瘤表现为信号增加，原因是黑色素、游离自由基、金属离子和出血，给出高等或中等的T1信号

大体检查

一般特征
- 边界不清的棕色到黑色的色素沉着病变
- 扁平的斑块向侧方延伸（放射状生长）、结节样病变（垂直生长）
  - 有些口腔黑色素瘤缺乏放射状生长相
- 黑色素瘤的卫星样病变常见

送检标本
- 骨骼或软骨，用来进行临床分期

大小
- 范围：通常可达4cm

组织病理学检查

组织学特点
- 放射性生长的特点类似于肢端雀斑样黑色素瘤
  - 原位局部的变形性骨炎样散布：上皮内单个或多个黑色素瘤细胞
  - 基底层的非典型黑色素细胞向侧方散布
  - 黑色素细胞向固有层浸润
  - 可见明显的树枝状改变
- 结节样生长
  - 形态学上上皮样或纺锤样黑色素细胞包含细小的黑色素颗粒
    - 15%的口腔黑色素瘤中黑色素缺乏或缺失
  - 1/3的患者出现骨骼或软骨浸润
  - 血管或外周神经浸润不明显
  - 有丝分裂往往是罕见的，但在侵袭性增加
  - 多形性细胞伴有非典型有丝分裂
  - 上皮表面溃疡或发育异常常见

辅助检查

组织化学
- Masson－Fontana和Schmorl染色可以显示黑色素

免疫组织化学
- 通常对S－100蛋白、HMB－45和波形蛋白弥漫性强阳性染色
  - 酪氨酸酶、Melan－A以及MITF 阳性染色
- 阴性：细胞角蛋白、肌源性标志物和上皮细胞膜抗原

分子遗传学
- NRAS和KIT突变出现在黏膜黑色素瘤
  - 对靶向治疗有帮助

口腔黑色素瘤

免疫组织化学			
抗体	**反应**	**染色部位**	**注释**
S-100	阳性	细胞质和细胞核	弥漫性，较强
HMB-45	阳性	细胞质	大部分肿瘤细胞阳性
酪氨酸酶	阳性	细胞质	大多数病例反应变异性
Melan-A103	阳性	细胞质	大多数病例反应变异性
MITF	阳性	细胞核	大部分肿瘤细胞阳性
波形蛋白	阳性	细胞质	所有肿瘤细胞阳性
CD117	阳性	细胞质	单独的肿瘤细胞阳性
NSE	阳性	细胞质	很多病例反应变异性
CK-PAN	阴性		
结蛋白	阴性		
CD45RB	阴性		

口腔黑色素瘤的AJCC TNM分级量表（2010）		
TNM	**分级量表**	**定义**
原发肿瘤（T）	pT3	只是黏膜性病变
	pT4a	中晚期病变
		肿瘤累及深层软组织、软骨、骨或表面皮肤
	pT4b	中晚期病变
		肿瘤起于脑、硬脑膜、颅底、后组脑神经（Ⅸ、Ⅹ、Ⅺ、Ⅻ）、咀嚼区、冠状动脉、颈椎前区或者纵隔结构
局部淋巴结（N）	pNX	没有局部淋巴结转移
	pN0	存在局部淋巴结转移
	pN1	没有远端转移（没有病理性 M0）；通过临床转移来完成分级
远端转移（M）	pM1	远端转移

摘自第七版 AJCC 分级表格

口腔黑色素瘤的AJCC病理预后分组（2010）			
分组	**T**	**N**	**M**
Ⅲ	T3	N0	M0
Ⅳ A	T4a	N0	M0
	T3-T4a	N1	M0
Ⅳ B	T4b	AnyN	M0
Ⅳ C	AnyT	AnyN	M1

摘自第七版 AJCC 分级表格

鉴别诊断

黑色素瘤转移瘤

- 非常少见，关于口腔转移瘤的报道较少
- 最常见部位：舌、颊黏膜、嘴唇
- 需要临床组织学证据
- 特殊染色无法进行区分

纺锤细胞鳞状细胞癌

- 没有色素沉着时考虑
- 通常表现为交叉处来源
- 高分化级别肿瘤，明显的细胞多形性，有丝分裂增加
- 免疫组织化学可区分这些病变
  - 70%的病例中上皮标志物阳性
  - 缺乏黑色素瘤标志物

多形性肉瘤

- 高分化级别纺锤细胞瘤
- 表面起源或表面受累少见
- 从定义看，缺乏黑色素瘤和上皮标志物

参考文献

1. Moreno MA et al: Management of mucosal melanomas of the head and neck: did we make any progress? Curr Opin Otolaryngol Head Neck Surg. 18(2): 101-6, 2010
2. Bachar G et al: Mucosal melanomas of the head and neck: experience of the Princess Margaret Hospital. Head Neck. 30(10): 1325-31, 2008
3. Femiano F et al: Oral malignant melanoma: a review of the literature. J Oral Pathol Med. 37(7): 383-8, 2008
4. Meleti M et al: Head and neck mucosal melanoma: experience with 42 patients, with emphasis on the role of postoperative radiotherapy. Head Neck. 30(12): 1543-51, 2008
5. Wagner M et al: Mucosal melanoma of the head and neck. Am J Clin Oncol. 31(1): 43-8, 2008

口腔黑色素瘤

显微镜下和免疫组织化学特点

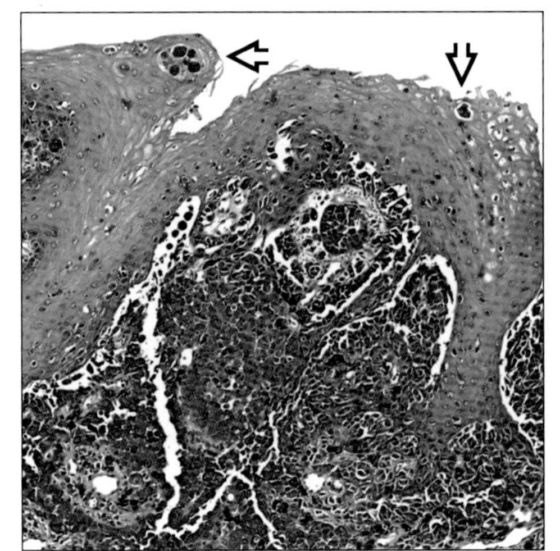

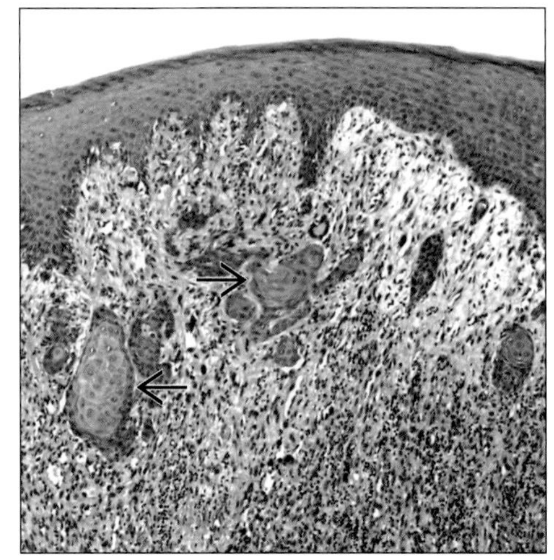

（左图）硬腭部的结节状黑色素瘤，可见上皮样的恶性黑色素细胞，固有层可能出现黑色素沉着。可见单个的黑色素细胞侵入上皮层⇨。（右图）并发的假性上皮癌的增生⇨与非典型黑色素细胞增生有关。同时存在炎性浸润。这种处理可能会导致病变被遮盖而被忽略

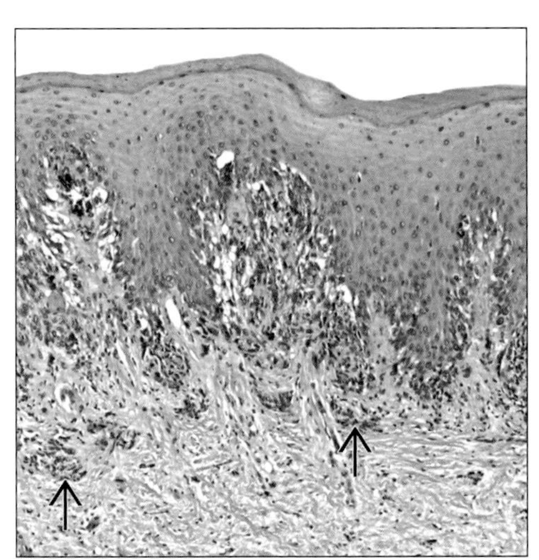

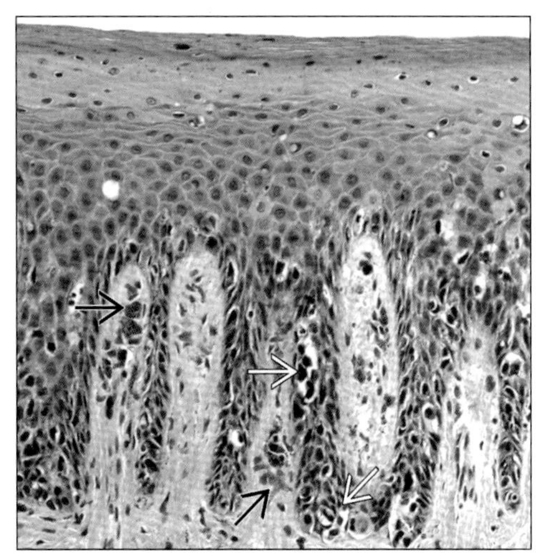

（左图）这个黑色素瘤的主要细胞增殖出现在基底部结合区的上皮层。然而，非典型黑色素细胞组成的独立的细胞巢出现在基底部的表面⇨。炎症细胞不明显。（右图）一个原位生长、上皮到基底部连接处非典型而明显增大的黑色素细胞。大量的嗜黑色素细胞⇨出现在基底部并着色。非典型黑色素细胞巢明显➡

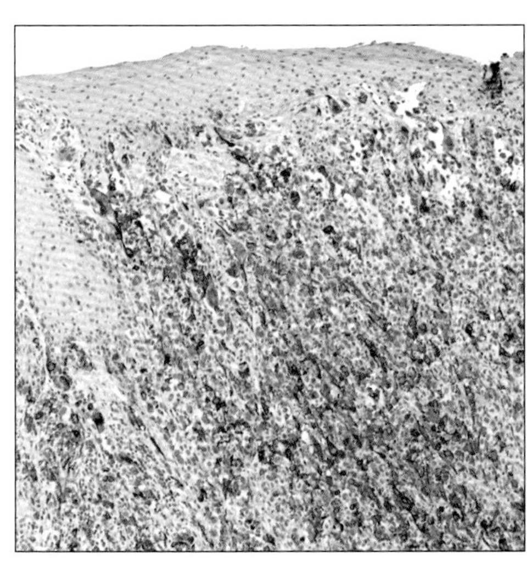

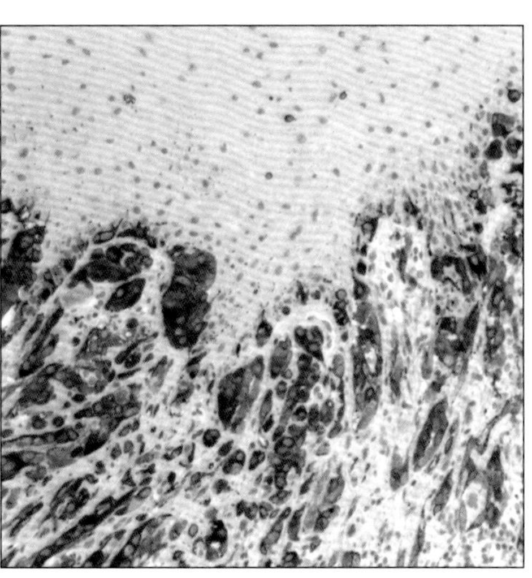

（左图）S-100蛋白免疫染色显示异常增生细胞内细胞核和细胞质染色呈弥漫的强阳性反应，是由于细胞从表面上皮向基底部扩展。很难评价口腔黑色素瘤的浸润深度。（右图）HMB-45免疫组织化学染色显示黑色素细胞同时出现在基底层和黏膜下层。它是黑色素瘤较特异性的标志物之一。了解阳性染色表现可能为不均匀或局部的这一点很重要

血管肉瘤

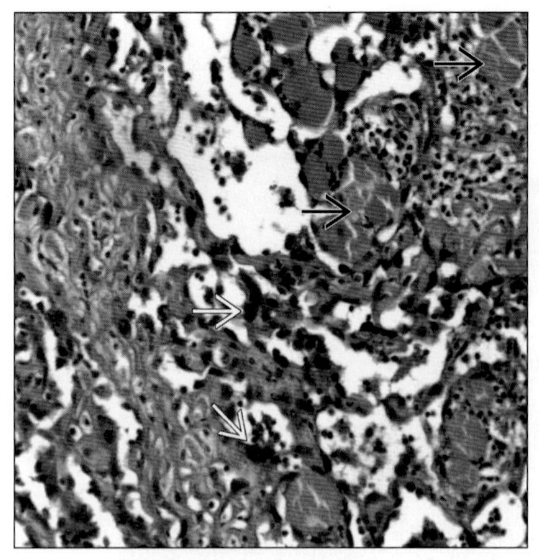

中度分化的血管肉瘤的特点是由非典型的内皮细胞构成的血管呈不规则浸润➡。肿瘤会侵犯周围肌肉组织⇨

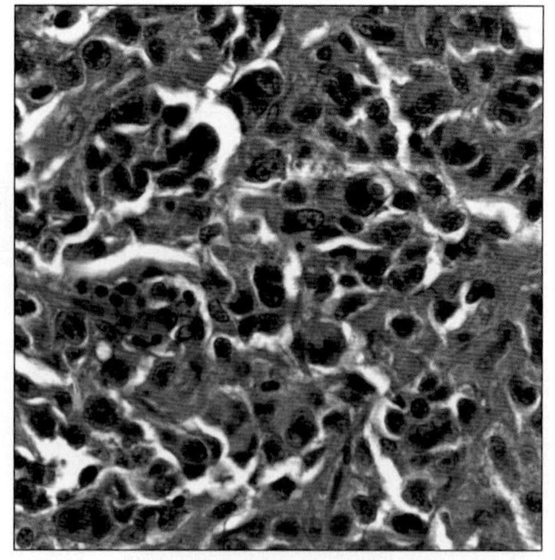

低分化的血管肉瘤表现为非典型细胞浸润，缺乏血管形成。明确诊断需进行IHC染色

专业术语

定义

- 血管内皮的恶性肿瘤

病因/发病机制

相关性

- 长时间淋巴水肿
- 针对其他肿瘤的放射治疗
- 创伤或异物
- 免疫系统障碍
- 先前存在的良性血管肿瘤

临床表现

流行病学

- 发病率
    - 罕见；口腔血管肉瘤约占所有血管肉瘤的1%
        - 头皮是血管肉瘤最常见的发病部位（约占血管肉瘤的50%）
- 年龄
    - 范围较广，中老年人发病率较高
- 性别
    - 男性多于女性（1.1：1）

部位

- 舌>嘴唇>牙龈部>腭
    - 继发性肿瘤时牙龈部是最好发部位

症状

- 出血是常见表现
- 疼痛性占位，伴随病变部位近期增大
    - 红色到蓝紫色
- 溃疡形成常见

治疗

- 选择、风险及并发症
    - 为了避免出血尽量不行活检
- 手术方法
    - 局部大范围切除
- 辅助治疗
    - 认为放射治疗和药物治疗对本病无效

预后

- 预后可能有利
    - 嘴唇和舌的原发病变预后相对较好
    - 似乎比其他部位预后较好
- 转移和复发常见
    - 转移到肺肝和骨骼

大体检查

一般特征

- 侵袭性肿瘤伴有肿瘤切面出血
- 多结节病变多见

大小

- 范围：可达7cm（平均：2.5cm）

组织病理学检查

组织学特点

- 组织学表现形式各异：有血管形成的、固态的、息肉状的
- 吻合血管通道
    - 由中度异形的内皮细胞覆盖
    - 可见肿瘤细胞细长：细长的细胞核伴有明显的核仁
- 乳突状束常见
- 细胞质内空泡（瘤腔）包含红细胞
- 上皮样的亚型

血管肉瘤

要点

专业术语
- 血管内皮的恶性肿瘤

临床表现
- 口腔血管肉瘤约占所有血管肉瘤的1%
- 发病年龄范围较广，中老年人发病率较高
- 男性多于女性（1.1：1）
- 出血、疼痛性占位
- 舌>嘴唇>牙龈部>腭
- 局部大范围切除

组织病理学检查
- 组织学表现形式各异：有血管形成的、固态的、息肉状的
- 吻合血管通道
- 瘤腔包含红细胞
- 较大的、多边形嗜酸性细胞，泡状细胞核，明显的核仁和瘤腔

免疫组织化学

抗体	反应	染色部位	注释
CD31	阳性	细胞膜	更加弥漫，特异性更强
CD34	阳性	细胞膜	局部
FV Ⅷ RAg	阳性	细胞质	弥漫性，大多数肿瘤细胞
肌动蛋白 -sm	阳性	细胞质	与血管组织毗邻
Ki-67	阳性	细胞核	>10% 的细胞
CK-PAN	阴性		± 在软组织血管肉瘤

- ○ 较大的、多边形嗜酸性细胞，泡状细胞核，明显的核仁和瘤腔
  - ■ 上皮样的内皮细胞
- 肿瘤分级不同导致有丝分裂的比例不同
- 常出现明显的坏死
- 通常炎性浸润少见或缺失
- 肿瘤分级：低，中，高

辅助检查

流式细胞仪检查
- 亚二倍体和超二倍体

电子显微镜
- 怀布尔－帕拉德小体包含平行细管，形成内皮细胞胞质内的颗粒样沉积

鉴别诊断

血管瘤
- 缺乏多形性和破坏性的生长

纺锤细胞癌
- 比血管肉瘤更常见
- 阴性：内皮细胞标志物

黏膜恶性黑色素细胞瘤
- 相似的细胞核多形性和大核仁
- 阳性：黑色素瘤标志物

其他肉瘤
- 阴性：内皮细胞标志物

参考文献

1. Florescu M et al: Gingival angiosarcoma: histopathologic and immunohistochemical study. Rom J Morphol Embryol. 46(1): 57-61, 2005
2. Fanburg-Smith JC et al: Oral and salivary gland angiosarcoma: a clinicopathologic study of 29 cases. Mod Pathol. 16(3): 263-71, 2003

影像图库

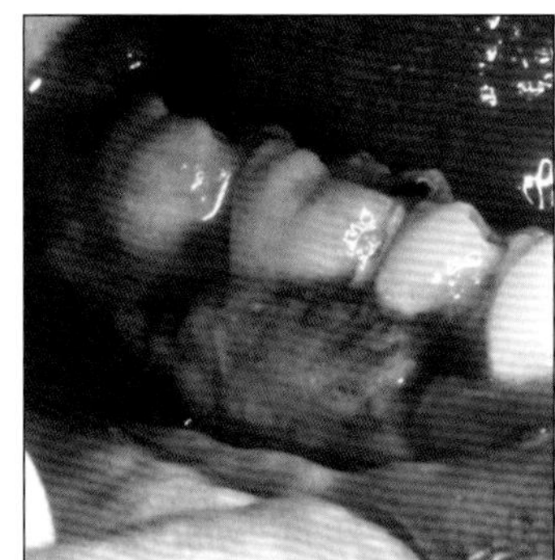

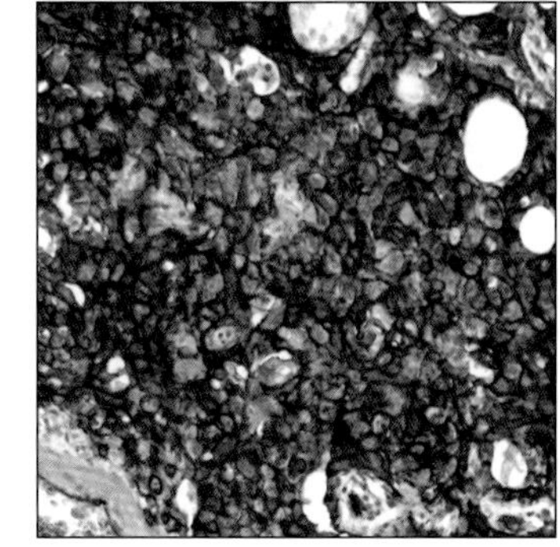

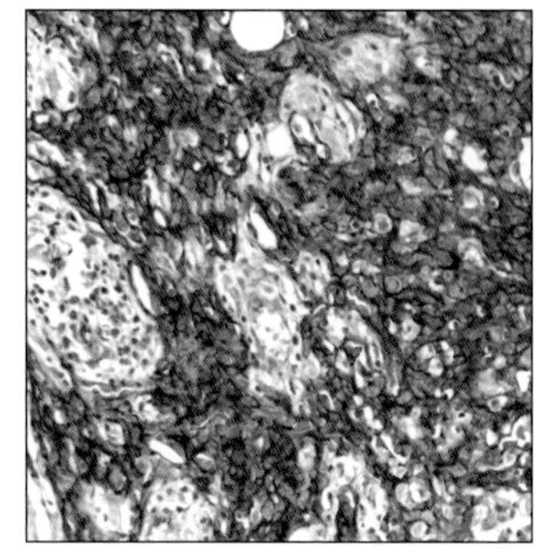

（左图）一例15岁女孩的牙龈部血管肉瘤表现为出血性占位，临床诊断考虑为化脓性肉芽肿。活检后诊断为血管肉瘤。患者在本病发现后2年去世。（中图）一例血管肉瘤，可见细胞质内CD34反应。（右图）一例血管肉瘤，可见细胞质内较强的弥漫性的CD31阳性反应

卡波西肉瘤

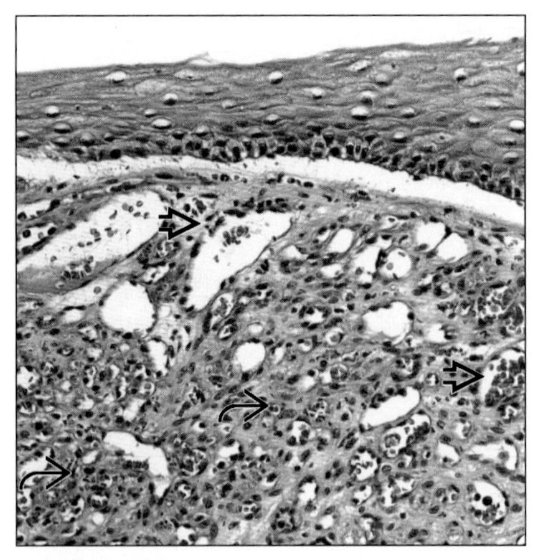

硬腭部的卡波西肉瘤表现为正常复层黏膜和黏膜下大量的大小不一的血管。血管内⇨和血管之间↗的组织内可见红细胞

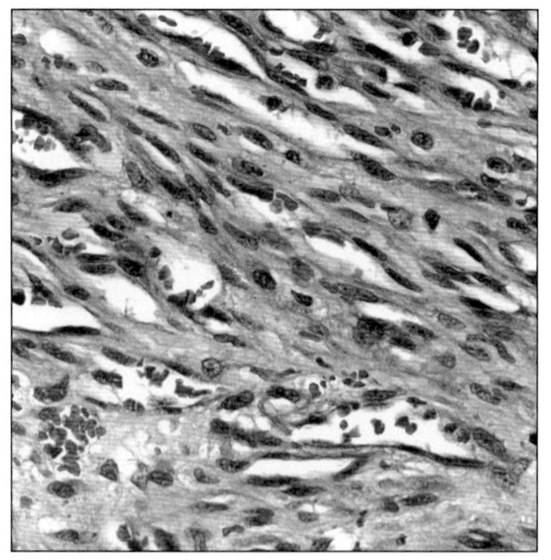

高倍显微镜下可见修复阶段的卡波西肉瘤，特点是大量的裂缝样空间将连接组织分离。血管通常和上皮组织平行

专业术语

缩写

- 卡波西肉瘤（KS）

定义

- 局性侵略性的中间体肿瘤，很少出现转移
  - 认为是艾滋病的典型病变

病因/发病机制

病因

- 与人类疱疹病毒8型（HHV8）的相关性一致

临床表现

流行病学

- 发病率
  - 艾滋病相关的卡波西肉瘤占HIV感染患者的比例高达20%
- 年龄
  - 艾滋病相关的卡波西肉瘤：40~50岁
- 性别
  - 艾滋病相关的卡波西肉瘤：西方国家中主要发生在同性恋或双性恋的男性

部位

- 口腔是艾滋病相关的卡波西肉瘤最常见部位
  - 硬腭是最常见的位置
    - 然后是牙龈部和舌

症状

- 多个微红到紫色的模糊斑点，最终发展成为斑块或结节
- 出血、疼痛和溃疡形成

实验室检查

- 外周血内可检测到HHV8

治疗

- 手术方法
  - 只有当病变引起明显的功能障碍时行手术治疗
- 药物治疗
  - 对侵犯性卡波西肉瘤进行单一用药
    - 包括依托泊苷、博来霉素、紫杉醇
  - 对于小的口腔病变
    - 病变内注射长春花
    - 可以使用冰冻疗法

预后

- 取决于免疫状态

组织病理学检查

组织学特点

- 修复阶段：小的不规则形血管增生，经常和内皮细胞层平行
  - 红细胞和淋巴细胞渗出
  - 裂缝样的血管空间分隔胶原束
- 斑块阶段：更进一步的血管增殖，伴有纺锤样细胞组分
  - 细胞内或细胞外的透明颗粒
  - 更密集的炎症细胞浸润
- 结节阶段：非典型和有丝分裂的纺锤样细胞表现为开放性的浸润束

辅助检查

组织化学

- 透明颗粒PAS阳性，淀粉酶抵抗

卡波西肉瘤

要点

专业术语
- 局部侵略性的中间体肿瘤，很少出现转移

临床表现
- 口腔是艾滋病相关的卡波西肉瘤最常见部位
- 多个微红到紫色的模糊斑点，最终发展成为斑块或结节
- 外周血内可检测到HHV8

组织病理学检查
- 修复阶段：小的不规则形血管增生，常与内皮细胞层平行
- 斑块阶段：更进一步的血管增殖，伴有纺锤样细胞组分
- 结节阶段：非典型和有丝分裂的纺锤样细胞表现为开放性的浸润束

卡波西肉瘤的临床量表

类型	风险分级	受累部位	临床病程
典型的	70% 以上的老年男性有斯拉夫、犹太或者意大利血统	下肢皮肤	无痛
地方病	儿童和中年男性	四肢皮肤；内脏受累常见；淋巴结病型在儿童患者常见	成年患者无痛；儿童患者为侵犯性的
医源性或移植相关	实体器官移植（0.5% 肾移植患者），免疫抑制治疗	四肢皮肤；可能出现内脏受累	变化性的；免疫抑制治疗结束后可能自愈
HIV 相关	HIV 感染患者；同性或双性恋的男性，青年男性患者发病比典型的卡波西肉瘤更常见	头颈部、四肢、生殖器处皮肤；上消化道黏膜；淋巴结	侵犯性的

免疫组织化学
- 在所有类型中HHV8的细胞核染色阳性
- 纺锤细胞通常CD34和CD31阳性，但是对FVⅧRAg阴性
- VEGFR-3、FLI-1（核转录因子）和波形蛋白阳性

鉴别诊断

化脓性肉芽肿
- 小叶状，内皮样生长，炎症，没有血细胞

卡波西样血管内皮瘤
- 罕见，通常发生在10岁以内
- 与HIV或HHV8感染无关
- 阳性：VEGER-3、CD31、CD34；阴性：FVⅧRAg

纺锤细胞鳞状癌
- 纺锤样细胞；细胞角化蛋白阳性，HHV8阴性

血管肉瘤
- 明显的异型性，有丝分裂，坏死；没有HHV8

参考文献

1. Pantanowitz L et al: Immunohistochemistry in Kaposi's sarcoma. Clin Exp Dermatol. 35(1): 68-72, 2010
2. Bagni R et al: Kaposi's sarcoma-associated herpesvirus transmission and primary infection. Curr Opin HIV AIDS. 4(1): 22-6, 2009
3. Pantanowitz L et al: Pathology of Kaposi's sarcoma. J HIV Ther. 14(2): 41-7, 2009
4. Laurent C et al: Human herpesvirus 8 infections in patients with immunodeficiencies. Hum Pathol. 39(7): 983-93, 2008

影像图库

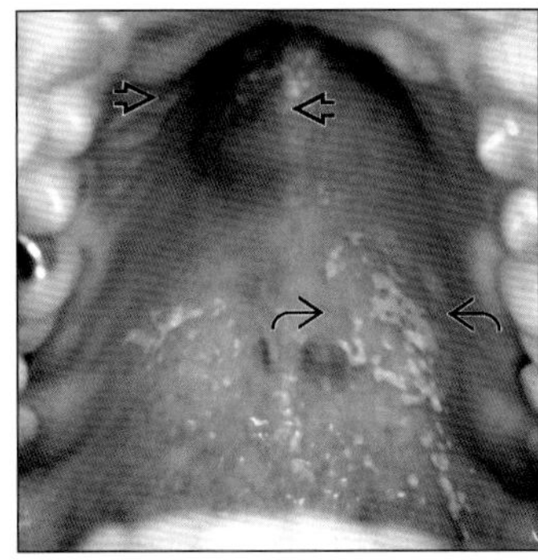

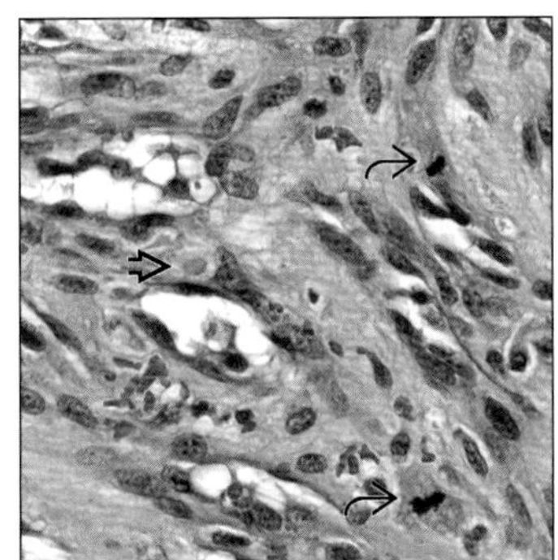

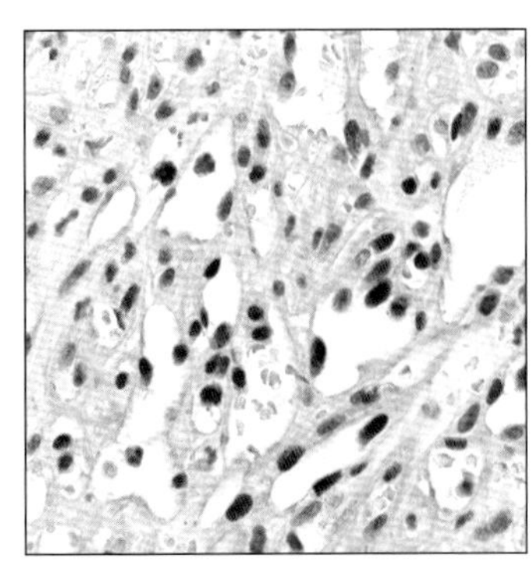

（左图）HIV相关卡波西肉瘤表现为硬腭前部的棕色或紫色斑点⇨，伴有念珠菌感染↷。（中图）卡波西肉瘤在高倍镜下可见纺锤样内皮细胞形成裂缝样空间。透明颗粒⇨和有丝分裂↷特点明确。这些组织学特点在斑块阶段和结节阶段均可出现。（右图）肿瘤细胞表现为对人类疱疹病毒8型（HHV8）潜伏期核抗原有强的弥散性的细胞核免疫反应

转移性或继发性肿瘤

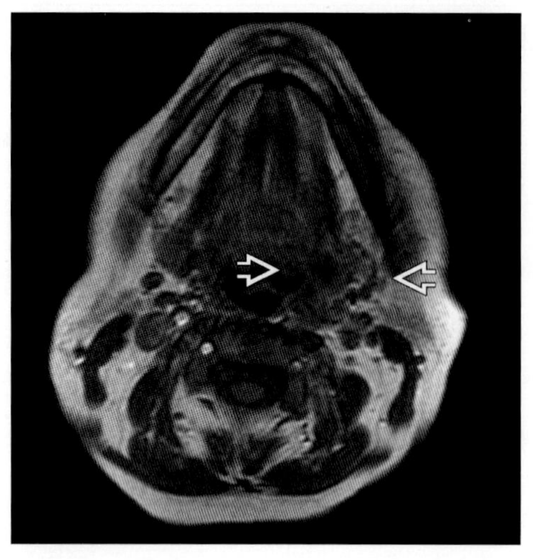

一例85岁女性患者主诉3个月的下颌疼痛史。磨牙后三角近心端的T1WIMR显示大的破坏性占位病变 ➡，并出现骨转移

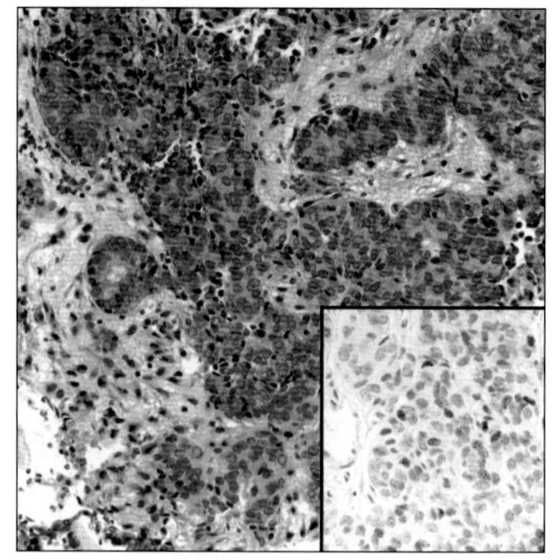

患者有子宫内膜癌病史，下颌后占位活检提示转移性肿瘤，与之前的诊断相符。肿瘤中ER（插图）和PR受体阳性

专业术语

定义

- 继发性肿瘤累及口腔黏膜和下颌，肿瘤来源于其他部位的原发恶性肿瘤（但不总是这样）
  - 根据定义，淋巴瘤和白血病是排除在外的

病因/发病机制

- 转移包含各种复杂的信号通道，包括上皮细胞到间叶细胞的过度、血管生成、生长因子和凋亡抑制机制

临床表现

流行病学

- 发病率
  - 罕见
    - 约占口腔恶性肿瘤的1%
- 年龄
  - 50~70岁
- 性别
  - 软组织：男性多于女性（2∶1）
  - 骨骼：男女发病率大致相同

部位

- 软组织
  - 附属的牙龈部是最常见发病部位，占所有病例的50%以上
  - 舌部是第2最常见发病部位，约占所有病例的25%
- 骨骼
  - 与软组织相比，腭骨的受累更加常见（2∶1）
  - 下颌骨远超上颌骨（4∶1）
    - 磨牙区最常见的位置很少
    - 下巴很少会受到影响

症状

- 软组织定位
  - 牙龈部的转移可能类似于炎性反应的过程，例如化脓性肉芽肿
  - 出血
  - 黏膜下占位病变
  - 偶发的表面溃疡
- 腭骨定位
  - 锐痛和肿胀
  - 牙齿松动
  - 非治疗性提取部位
    - 假定转移发生在提取之前，可能形成潜在的病因
  - 感觉异常
  - Numb-chin综合征：由于下牙神经受累导致下嘴唇和下巴的感官缺失
    - 转移的非特异性特点，在炎症病变和原发的下颌病变中也可见

自然病程

- 20%~25%的口腔转移表现为恶性疾病的早期临床症状
- 口腔症状可能是恶性病变的第一个特征

治疗

- 手术方法
  - 手术通常是为了减轻痛苦的姑息治疗
  - 如果仅有口腔内的转移，推荐局部切除
- 辅助治疗
  - 治疗通常起到姑息和提高生活质量的作用
- 放射治疗
  - 通常被用于防止疾病大范围扩散和作为姑息措施

转移性或继发性肿瘤

要点

专业术语
- 继发性肿瘤累及口腔黏膜和下颌，肿瘤来源于其他部位的原发恶性肿瘤（但不总是这样）

临床表现
- 约占口腔恶性肿瘤的1%
- 附属的牙龈部是最常见发病部位，占所有病例的50%以上
- 与软组织相比，腭骨的受累更加常见（2∶1）
- 下颌骨远超上颌骨（4∶1）

组织病理学检查
- 男性患者最常见的口腔转移癌的原发部位是肺、肾和前列腺
- 女性患者最常见的口腔转移癌的原发部位是乳腺、生殖器官和肾

预后
- 差；平均生存期为7个月

组织病理学检查

组织学特点
- 转移瘤在组织学上应该和原发部位的肿瘤相似
- 转移到软组织
  - 男性：肺（33%）、肾（14%）、直结肠（5%）
  - 女性：乳腺（25%）、生殖器官（15%）、肾（12%）、肺（9%）
- 腭骨转移
  - 男性：肺（22%）、前列腺（11%）、肾（9%）、肾上腺（8%）
  - 女性：乳腺（41%）、肾上腺（8%）、生殖器官（8%）、肾（7%）
- 其他的原发部位包括皮肤、肝、前列腺、甲状腺、胃、胆囊、食管
- 腺癌是最常见的肿瘤类型
- 口腔的转移性肉瘤罕见

辅助检查

免疫组织化学
- 肿瘤标志物的特异性对判定原发部位具有很大的作用，尤其当转移性肿瘤是恶性病变的最初表现时

鉴别诊断

原发性肿瘤
- 软组织和骨骼的低分化肿瘤可能需要和转移瘤相鉴别
- 软组织和骨内的高度恶性的唾液性腺癌可能和转移性肿瘤的组织学特点相类似
  - 乳腺腺癌相对于唾液腺腺癌未另行规定
- 肾透明细胞癌和骨内的透明细胞癌的特点类似
- 免疫组织化学染色临床病程和放射性影像对以下有帮助
  - 拔牙后该部位的组织生长旺盛，应该考虑转移瘤
- 当转移瘤表现为初始临床症状时，通过PET扫描来寻找原发部位

参考文献

1. Divya KS et al: Numb chin syndrome: a case series and discussion. Br Dent J. 208(4): 157–60, 2010
2. Hirshberg A et al: Metastatic tumours to the oral cavity–pathogenesis and analysis of 673 cases. Oral Oncol. 44(8): 743–52, 2008
3. van der Waal RI et al: Oral metastases: report of 24 cases. Br J Oral Maxillofac Surg. 41(1): 3–6, 2003
4. Hirshberg A et al: Metastatic tumors to the jawbones: analysis of 390 cases. J Oral Pathol Med. 23(8): 337–41, 1994

影像图库

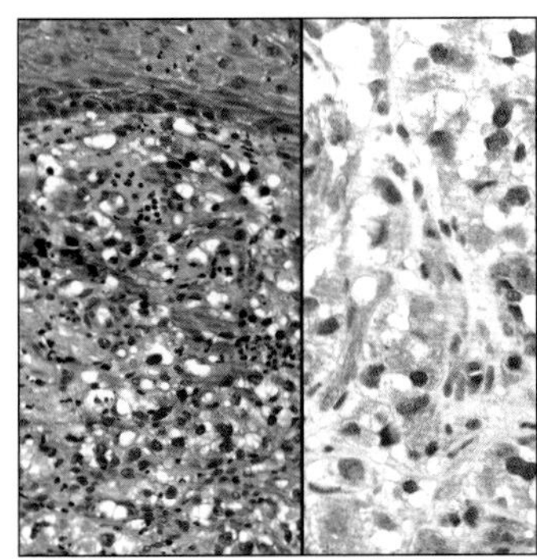

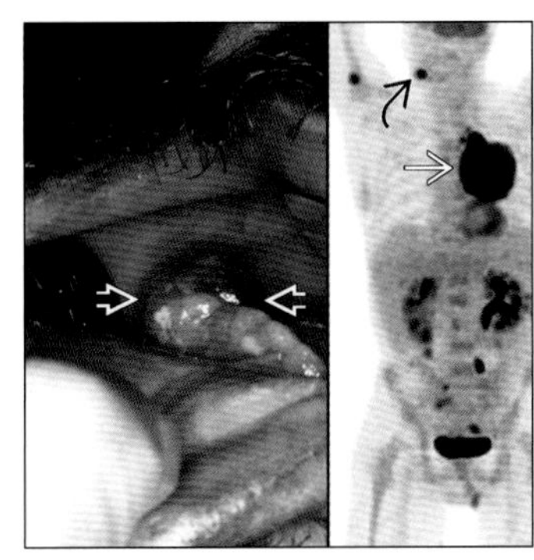

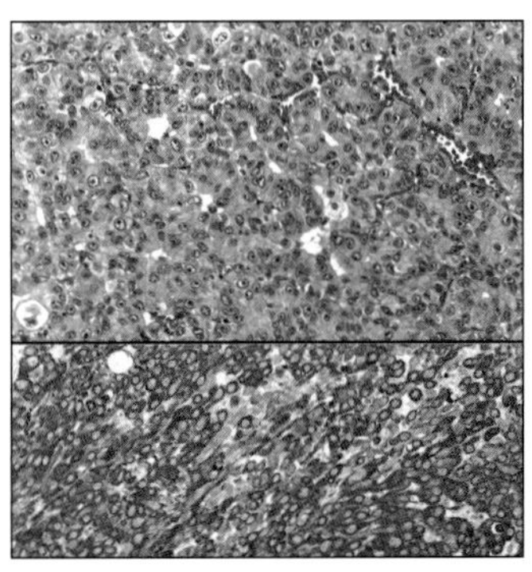

（左图）肾透明细胞转移到下颌牙龈部（左），可以通过包括pax-2（右）的免疫组织化学染色进行验证。（中图）一例55岁男性患者的软组织占位病变➡向小窝外生长，是原发性肺癌的最初临床表现。PET显示10cm大小的肺部占位病变➡以及肱骨和下颌骨的转移➡。（右图）此腺癌为转移性肺腺癌（上），通过免疫组织化学染色（包括CK7染色的方式）（下）可以证明

唇和口腔标本的检查方案

唇和口腔

切除活检，切除术

标本（选取所有相关项）

____ 上唇的唇红缘
____ 下唇的唇红缘
____ 上唇的黏膜
____ 下唇的黏膜
____ 口唇结合处
____ 舌的外侧缘
____ 舌的侧缘，未另行规定
____ 舌的背侧面，未另行规定
____ 舌的前 2/3，未另行规定
____ 上牙龈区
____ 下牙龈区
____ 口底前部
____ 口底，未另行规定
____ 硬腭
____ 颊黏膜（颊内侧）
____ 口腔前庭
  ____ 上部
  ____ 下部
____ 牙槽突
  ____ 上部
  ____ 下部
____ 下颌骨
____ 上颌骨
____ 其他（说明）________________________
____ 未说明

接收状态

____ 新鲜
____ 福尔马林浸泡
____ 其他（说明）________________________

获取方法（选取所有相关项）

____ 切开活检
____ 切除活检
____ 切除术
  ____ 舌切除术（说明）
  ____ 下颌骨切除术（说明）
  ____ 上颌骨切除术（说明）
  ____ 腭部切除术
____ 颈部（淋巴结清扫）（说明）________________________
____ 其他（说明）________________________
____ 不能确定

* **标本完整性**

* ____ 完整
* ____ 破碎

标本大小

最大径：____ × ____ × ____ cm
  * 额外径（如不止一部分）：____ × ____ × ____ cm

标本侧别

____ 右侧
____ 左侧
____ 双侧
____ 中线
____ 未说明

唇和口腔标本的检查方案

肿瘤部位（选取所有相关项）
____ 上唇的唇红缘
____ 下唇的唇红缘
____ 上唇的黏膜
____ 下唇的黏膜
____ 口唇结合处
____ 舌的外侧缘
____ 舌的侧缘，未另行规定
____ 舌的背侧面，未另行规定
____ 舌的前 2/3，未另行规定
____ 上牙龈区（牙龈）
____ 下牙龈区（牙龈）
____ 口底前部
____ 口底，未另行规定
____ 硬腭
____ 颊黏膜（颊内侧）
____ 口腔前庭
  ____ 上部
  ____ 下部
____ 牙槽突
  ____ 上部
  ____ 下部
____ 下颌骨
____ 上颌骨
____ 其他（说明）____________________________
____ 不能确定
____ 未说明
肿瘤灶
____ 单灶
____ 多灶（说明）____________________________
肿瘤大小
  最大径：______cm
  * 其他径：____ × ____cm
* **肿瘤厚度（pT1 和 pT2 型肿瘤）**
  * 肿瘤厚度：______cm
  * 完整表皮黏膜：______或溃疡表面：______
* **肿瘤描述（选取所有相关项）**
  * 大体类型
    *____ 息肉样
    *____ 外生型
    *____ 内生型
    *____ 溃疡型
    *____ 无柄的
    *____ 其他（说明）：____________________________
* **肿瘤大体范围**
  * 说明：____________________________
组织学类型（选取所有相关项）
____ 角化性鳞状细胞癌，传统型
____ 鳞状细胞癌，变异性
  ____ 棘层鳞状细胞癌
  ____ 未分化癌
  ____ 基底细胞样鳞状细胞癌
____ **口咽部和喉咽部癌**
  ____ 鳞状细胞癌，常见的
    ____ 鳞状细胞癌，变异性
      ____ 棘层鳞状细胞癌

唇和口腔标本的检查方案

____ 腺鳞癌
____ 基底细胞鳞状细胞癌
____ 隧道型癌
____ 乳头状鳞状细胞癌
____ 梭形细胞鳞癌
____ 疣状癌变
____ 淋巴上皮癌（非鼻咽癌）
____ 小唾液腺型腺癌
____ 腺泡细胞癌
____ 腺癌，未另行规定
____ 低级别
____ 中级别
____ 高级别
____ 其他（说明）____________________________
____ 其他癌（说明）____________________________
____ 小唾液腺癌
____ 腺泡细胞癌
____ 腺样囊性癌
____ 腺癌（未另行规定）
____ 低级别
____ 中级别
____ 高级别
____ 基底细胞腺癌
____ 多形性腺癌（恶性混合型肿瘤）
分级
____ 低级别
____ 高级别
侵袭性
____ 囊内的（非侵袭性）
____ 侵袭性较小
____ 侵袭性
____ 癌，未进行分型
____ 癌肉瘤
____ 透明细胞癌
____ 上皮－肌上皮癌
____ 黏液表皮样癌
____ 低级别
____ 中级别
____ 高级别
____ 黏液腺癌（胶样癌）
____ 肌上皮癌（恶性肌源性上皮癌）
____ 嗜酸性细胞癌
____ 多形性低级别腺癌
____ 唾液腺导管癌
____ 其他癌（说明）____________________________
____ 腺癌，非唾液腺型腺癌
____ 腺癌，未另行规定
____ 低级别
____ 中级别
____ 高级别
____ 其他（说明）____________________________
____ 神经内分泌癌
____ 典型类癌（高分化的神经内分泌癌）
____ 非典型类癌（中分化的神经内分泌癌）
____ 小细胞癌（低分化的神经内分泌癌）
____ 混合型（复合型）小细胞癌，神经内分泌型

唇和口腔标本的检查方案

____ 其他（说明）____________________________
____ 癌，类型未定
____ 黏膜恶性黑色素瘤

组织学分级

____ 不适用
____ GX：无法评价
____ G1: 高分化
____ G2: 中分化
____ G3: 低分化
____ 其他（说明）____________________________

*** 镜下肿瘤范围**

* 说明____________________________

切缘（选取所有相关项）

____ 不能评价
____ 浸润癌未累及切缘
距最近切缘：________ mm 或________ cm
说明切缘，每个方向，如果可能：____________________________
____ 浸润癌累及切缘
说明切缘，每个方向，如果可能：____________________________
____ 原位癌（含中度和重度不典型增生）未累及切缘 +
距最近切缘：________ mm 或________ cm
说明切缘，每个方向，如果可能：____________________________
____ 原位癌（含中度和重度不典型增生）累及切缘 +
说明切缘，每个方向，如果可能：____________________________
____ 不适用

*** 治疗效果（适用于采取新辅助治疗的癌）**

*____ 无效
*____ 有效（说明）____________________________
*____ 不确定

病理分期（pTNM）

TNM 描述（仅当适用时）（选取所有相关项）
____ m（多发原发瘤）
____ r（复发）
____ y（治疗后）

对于所有肿瘤（不包括黏膜恶性黑色素瘤）

原发瘤（pT）

____ pTX；不能评价
____ pT0：无原发瘤证据
____ pTis：原位癌
____ pT1：肿瘤最大径≤ 2cm
____ pT2：2cm< 肿瘤最大径≤ 4cm
____ pT3：肿瘤最大径 >4cm 或扩散到会厌的舌表面
____ pT4a：中晚期局部病变
唇部：肿瘤侵犯软骨、下级牙槽神经、口底或面部皮肤，例如下巴或鼻子
口腔：组织只侵犯周围组织 [例如，通过骨密质（上颌骨和下颌骨），伸入舌（外部）肌肉（颏舌肌、舌骨舌肌、腭肌、茎突舌肌）、上颌窦、面部皮肤]
____ pT4b：晚期局部病变
肿瘤侵犯咀嚼肌间隙、翼状板、侧鼻咽部、颅底或颈动脉
注：黏膜从舌根部原位癌向会厌表面延伸不等同于喉头浸润

区域淋巴结（pN）

____ pNX：不能评价
____ pN0：无区域淋巴结转移
____ pN1：单个同侧淋巴结转移，最大径≤ 3cm
____ pN2a：单个同侧淋巴结转移，3cm< 最大径≤ 6cm
____ pN2b：多个同侧淋巴结转移，最大径 >6cm
____ pN2c：双侧或对侧淋巴结转移，最大径 >6cm

唇和口腔标本的检查方案

____ pN3：淋巴结转移，最大径 >6cm

说明：检查数：______

阳性数：______

* 最大阳性淋巴结（最大径）：______

远处转移（pM）

____ 不适用

____ pM1：远处转移

* 说明部位，如果知晓：______

* 转移标本来源（说明）：______

恶性黏膜黑色素瘤

原发肿瘤（pT）

____ pT3：黏膜病变

____ pT4a：中晚期病变；肿瘤累及深部软组织、软骨、骨或表面皮肤

____ pT4b：极晚期病变；肿瘤起于脑、硬脑膜、颅底、后组脑神经（Ⅸ，Ⅹ，Ⅺ，Ⅻ）

咀嚼肌间隙，颈动脉，椎前间隙或纵隔结构

区域淋巴结（pN）

____ pNX：区域淋巴结无法评价

____ pN0：无区域淋巴结转移

____ pN1：有区域淋巴结转移

远处转移（pM）

____ 不适用

____ pM1：有远处转移

* 说明部位，如果知晓：______

* 转移标本来源（说明）：______

*** 其他病理学特点（选取所有相关项）**

*____ 无

*____ 角化型不典型增生

*____ 轻度

*____ 中度

*____ 重度（原位癌）

*____ 非角化型不典型增生

*____ 轻度

*____ 中度

*____ 重度（原位癌）

*____ 炎症（说明类型）______

*____ 鳞状化生

*____ 上皮增生

*____ 克隆形成

*____ 真菌

*____ 细菌

*____ 其他（说明）______

*** 辅助检查**

指定类型：______

特定结果：______

*** 临床史（选取所有相关项）**

*____ 新辅助治疗

*____ 是（说明类型）______

*____ 否

*____ 不确定

*____ 其他（说明）______

* 带星号的项目不是必须。但是，这些因素可能在临床上很重要，只是尚未确证或常规用于患者处置。+ 只适用于鳞状细胞癌和组织学变异。# 上纵隔淋巴结被认为是区域性淋巴结（Ⅶ级）。中线淋巴结被认为是同侧淋巴结。获得美国病理学家学会允许并改编，“唇部和口腔癌标本检查流程”。网上数据发表于 2009 年 10 月。网址：www.cap.org.

唇和口腔标本的检查方案

解剖的分级/预后的分组

分组	T	N	M
0	Tis	N0	M0
Ⅰ	T1	N0	M0
Ⅱ	T2	N0	M0
Ⅲ	T3	N0	M0
	T1、T2、T3	N1	M0
	T1	N2	M0
	T2	N2	M0
	T3	N2	M0
ⅣA	T4a	N0	M0
	T4a	N1	M0
	T4a	N2	M0
	T4b	N1	M0
ⅣB	AnyT	AnyN	M0
ⅣC	AnyT	AnyN	M1

摘自第七版 AJCC 分级表格。

总体说明

说明	描述
m 后缀	提示一个位置出现多个原发性肿瘤并用圆括号记录，如 Pt（m）NM
y 前缀	提示在初始多疗法治疗过程中或治疗后进行疾病分级的病例。cTNM 或 pTNM 级别由 y 前缀进行定义。ycTNM 或 ypTNM 检查时肿瘤的实际大小进行分类。y 分类法并不是在治疗前对肿瘤进行的一种估计
r 前缀	提示无瘤间歇期后对复发性肿瘤的分级，用 r 后缀表示：rTNM
a 前缀	尸检时进行的分级：aTNM
手术边缘	由登记员记录的所切除的原位标本的手术边缘的数据，以病理报告的形式发出
新辅助疗法	最终手术治疗之前进行放射治疗或系统治疗（包括放射治疗，激素治疗或免疫治疗）。如果不手术，所行治疗不能达到新辅助治疗的明确疗效

摘自第七版 AJCC 分级表格。

唇和口腔标本的检查方案

解剖学和肿瘤分级图片

（左图）口腔（口咽部）和唇部的解剖学分区是对肿瘤进行预后分级的重要参数。通过轮廓乳头将舌分为前2/3和后1/3区两部分，有助于提示疾病转移的方式。（右图）图像显示一个2.8cm的前2/3的舌背部肿瘤，舌侧缘同时受累。肿瘤在轮廓乳头处结束。这个肿瘤分期为pT2

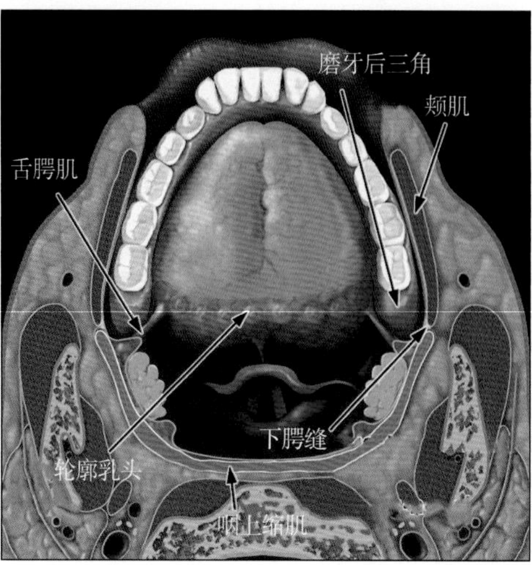

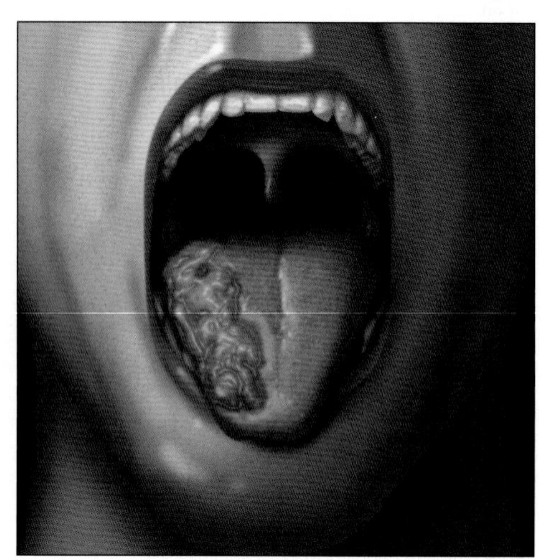

（左图）口底部癌以生物学侵犯闻名。局部解剖学和肌肉组成的相关知识对肿瘤分级有帮助（矢状位）。这些参数与放射影像学结果相互验证。（右图）下嘴唇中线黏膜处的肿瘤，被发现向下颌的软组织和骨骼内发展，并发展到表面皮肤。这个肿瘤的分级是pT4a级

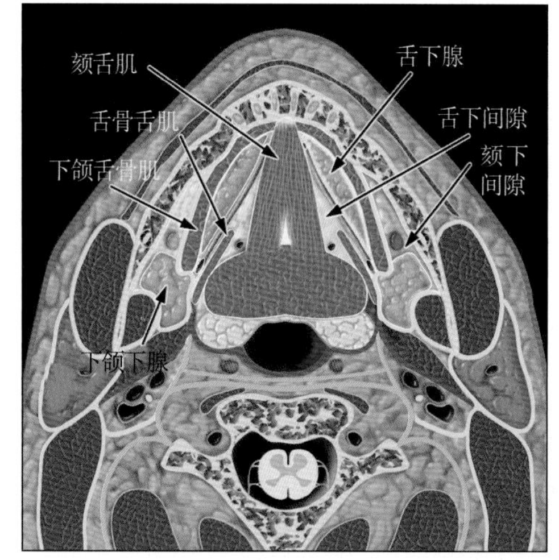

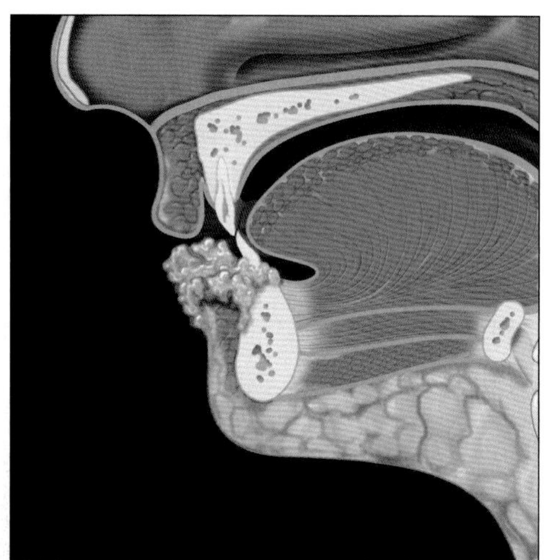

（左图）口腔中部的冠状位图像有助于明确解剖学标志，这些标志出现在放射影像学图片和大体检查标本中。神经和血管是口腔肿瘤分级的重要参数。（右图）冠状位图像显示侧部和底部的鳞状细胞癌已经侵犯了舌部肌肉的深层以及下颌骨的骨密质。这个肿瘤的分级是pT4a级舌癌

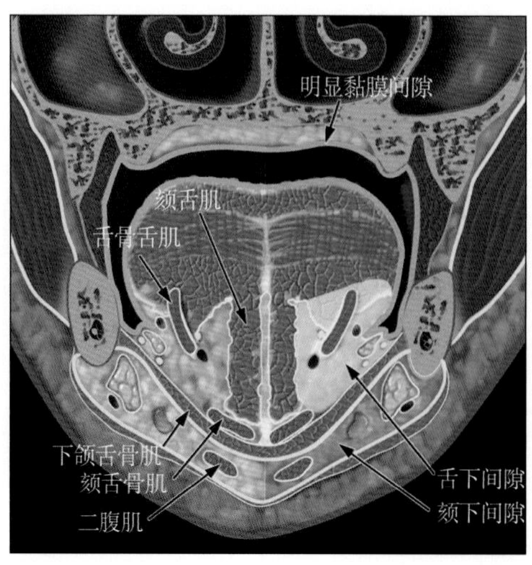

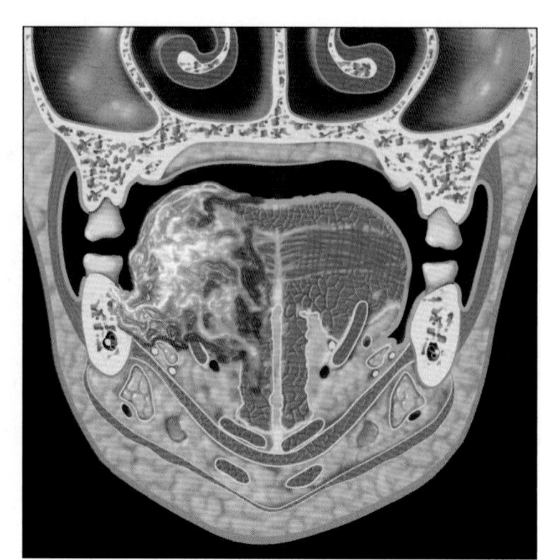

唇和口腔标本的检查方案

解剖学和肿瘤分级图片

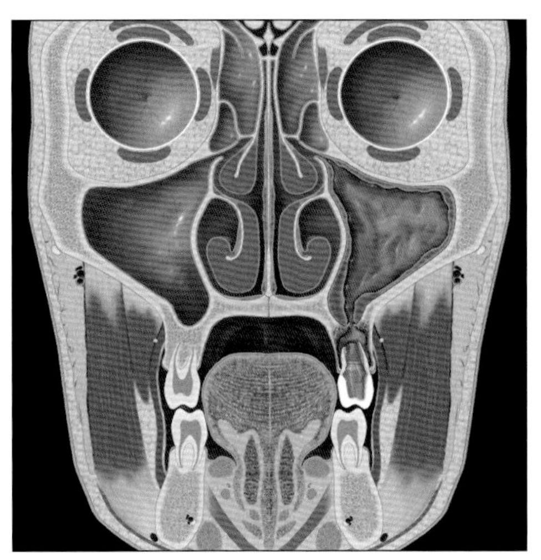

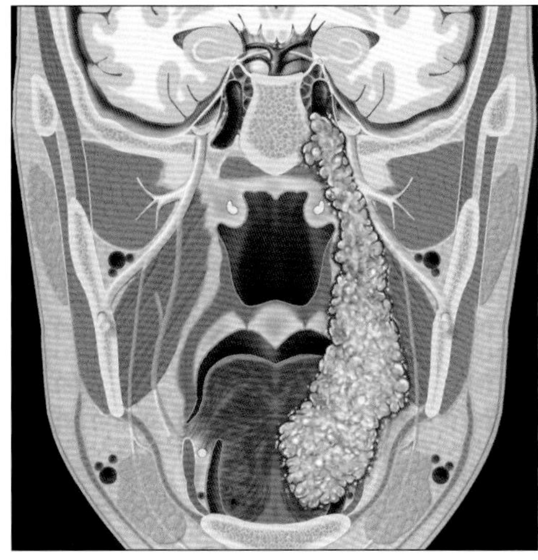

（左图）面中部的冠状位图像明确了口腔、咀嚼肌、牙齿结构鼻窦复合体之间的位置关系。累及腭部和腭骨的肿瘤可以轻易地穿过这些组织进入周围结构。（右图）一例原发于颊黏膜的晚期肿瘤，发展到舌、口底、咀嚼肌间隙，然后进入蝶窦区（颅底）。这个肿瘤的分级是pT4b

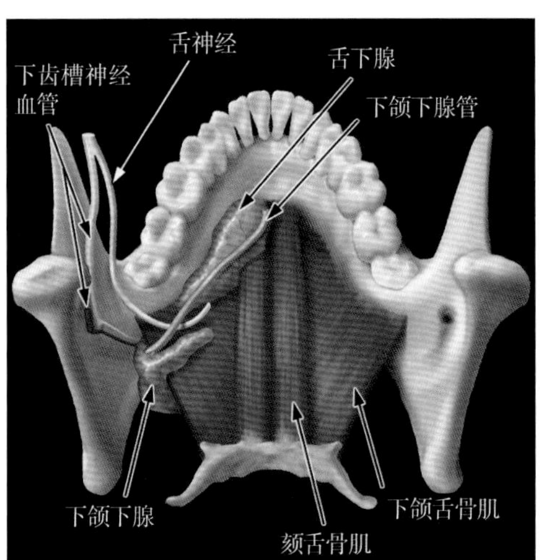

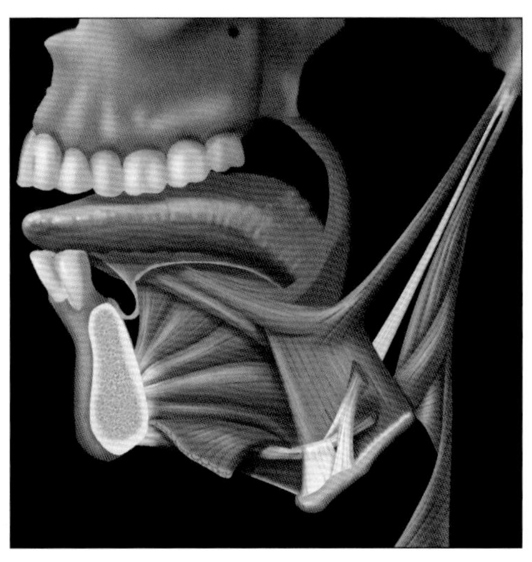

（左图）下颌下腺/颌下腺的小唾液腺肿瘤与口腔肌肉、腭骨结构、神经和血管密切相关。探查的时候需要小心切开以分离这些组织。（右图）舌是口腔内的主要肌肉，很多其他肌肉与咀嚼和语言有关

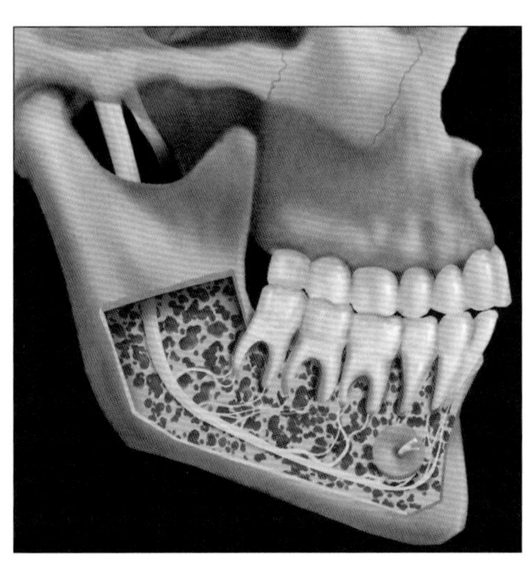

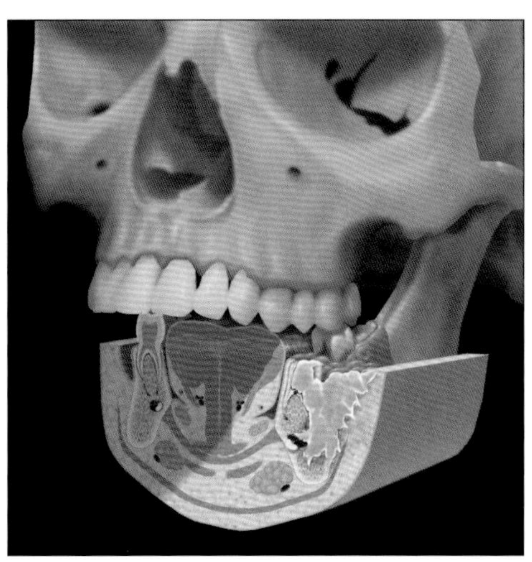

（左图）口腔肿瘤通常累及下巴的骨骼，也可能是原发肿瘤的根源（成釉细胞瘤等）。与神经（黄色）和牙齿之间关系对于肿瘤的分级很重要。（右图）部分切除的图像显示肿瘤通过口腔的骨骼和肌肉进行扩展，而没有侵犯到皮肤。这个肿瘤的分级考虑为pT4a级

第5章 唾液腺

李平栋 焦守恕 **译** 何小金 岳常丽 白玉萍 **审校**

先天性和遗传性疾病

感染性疾病

炎症免疫功能障碍

反应性疾病

良性肿瘤

恶性肿瘤

唾液腺标本检查

腮腺多囊性疾病

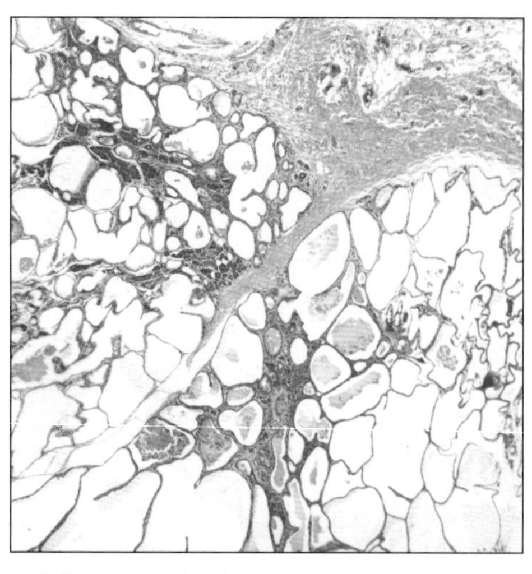

低倍镜下示腮腺多囊性疾病。正常腮腺实质被不同大小的囊性结构代替。可见残存的小叶性结构

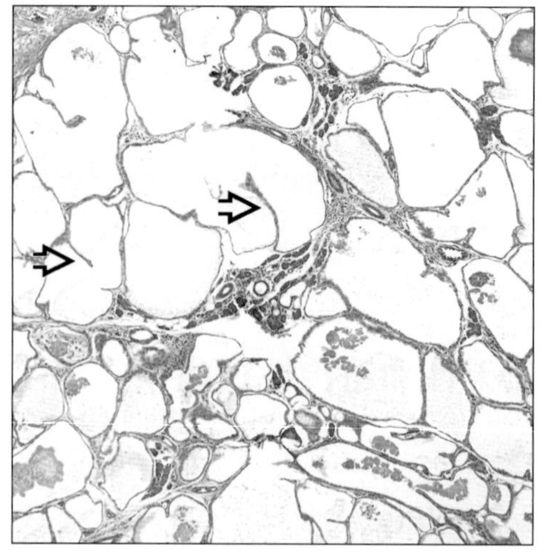

低倍镜下示多发的和大小不一的腮腺囊变区。可见独立的间隔延伸到囊腔内

专业术语

别名

- 发育障碍性多囊性腮腺病

定义

- 腮腺闰管明显的扩张及囊变
  - 横管及外分泌管未受影响

病因/发病机制

遗传性或家族性

- 可能和性别有关
  - 女性占绝大多数

临床表现

流行病学

- 发病率
  - 为较罕见的发育畸形
  - 与其他器官系统多囊性病变无关
- 年龄
  - 通常在儿童期明显
  - 但明显的临床症状可能延迟到成年期才出现
- 性别
  - 女性远远多于男性

症状

- 反复发生双侧腮腺的波动性肿胀
- 可能在出现临床表现多年后才诊断
- 肿胀与饮食无关
- 通常无痛

治疗

- 活检或切除仅用于诊断或美容

预后

- 无恶性转变
- 与其他退行性囊性病变无关

影像学检查

放射学检查

- 双侧、均匀、强化后一致的多基质性囊性病变，反映多种实质性囊变
- 腮腺主导管未累及

组织病理学检查

组织学特点

- 唾液腺腺叶增大，可见多灶性或弥散性闰管囊性扩张
  - 腺叶结构保留
    - 纤维隔可能增厚
    - 小叶内蜂窝状或筛网状结构
  - 小叶可能受到不同程度影响
    - 残存浆液性腺泡样结构
- 囊肿大小不规则及相互间不相连接
  - 上皮细胞排列的形态多样
    - 扁平和薄层
    - 立方柱状
    - 顶质分泌
    - 多边形并伴有微囊胞质液泡
  - 囊腔内可能出现囊泡性上皮细胞
  - 短小指状上皮细胞样间隔延伸至囊腔面
  - 囊肿可能与正常的浆液性腺泡或纹状导管相通
    - 与闰管扩张相符
- 囊腔内可能含有蛋白样嗜伊红物质，伴随增生
  - 分泌物表现为多种形态
    - 无定形

腮腺多囊性疾病

要点

专业术语
- 腮腺闰管的明显扩张及囊性改变

临床表现
- 女性远远多于男性
- 反复发生双侧腮腺的波动性肿胀

组织病理学检查
- 唾液腺腺叶增大，可见多灶性或弥散性闰管囊性扩张
- 腺叶结构保留
- 囊肿大小不规则及相互间不相连接
- 上皮细胞排列的形态多样
- 腔内可能含有蛋白样嗜伊红物质，伴随增生
    - 聚合成板状涎石样
    - 水晶样及放射状星样
  - 腔内物质可能与刚果红反应，在偏光镜下表现为苹果绿
    - 持续性淀粉样变
- 轻微或无炎性变化

辅助检查

细胞学
- 少量蛋白样背景下细胞数量较少
- 簇状上皮细胞、单个上皮细胞、红细胞、组织细胞
  - 中等量细胞质的多角形上皮细胞
    - 细胞核呈圆形且有小或不清楚的核仁
    - 空泡细胞胞质均匀
- 缺乏淋巴样细胞成分

鉴别诊断

囊性唾液腺肿瘤
- 黏液表皮样癌或囊腺癌
- 非双侧，多叶，或伴有残存小叶结构

唾液腺导管扩张或慢性唾液腺导管扩张
- 导管扩张或终末导管湖形成

参考文献

1. Layfield LJ et al: Histologic and fine-needle aspiration cytologic features of polycystic disease of the parotid glands: case report and review of the literature. Diagn Cytopathol. 26(5): 324-8, 2002
2. Brown E et al: Polycystic disease of the parotid glands. AJNR Am J Neuroradiol. 16(5): 1128-31, 1995
3. Smyth AG et al: Polycystic disease of the parotid glands: two familial cases. Br J Oral Maxillofac Surg. 31(1): 38-40, 1993
4. Batsakis JG et al: Polycystic (dysgenetic) disease of the parotid glands. Arch Otolaryngol Head Neck Surg. 114(10): 1146-8, 1988
5. Dobson CM et al: Polycystic disease of the parotid glands: case report of a rare entity and review of the literature. Histopathology. 11(9): 953-61, 1987
6. Seifert G et al: Bilateral dysgenetic polycystic parotid glands. Morphological analysis and differential diagnosis of a rare disease of the salivary glands. Virchows Arch A Pathol Anat Histol. 390(3): 273-88, 1981

影像图库

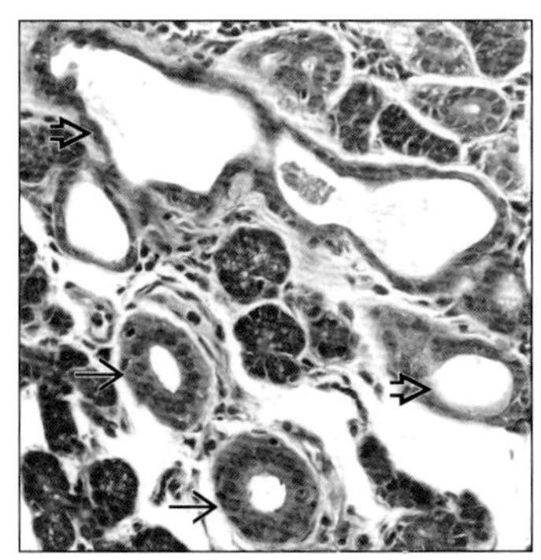

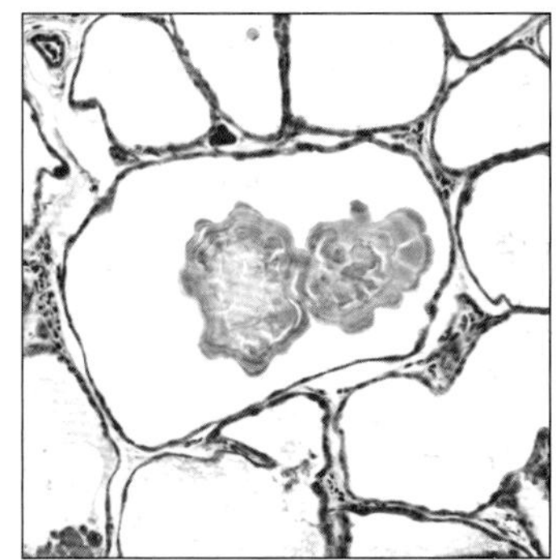

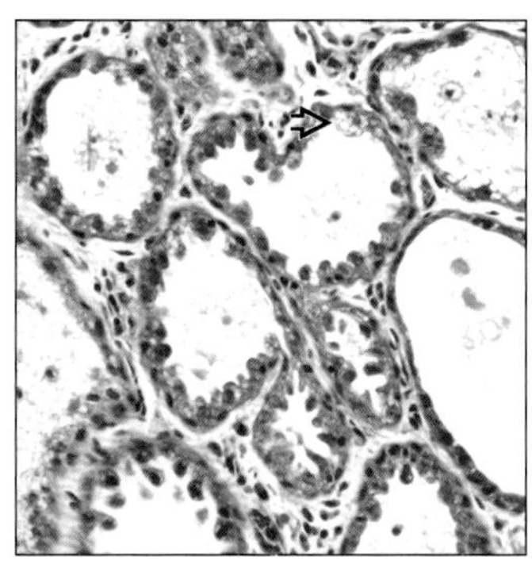

（左图）中倍镜下示残存浆液性腺泡、2个纹状导管→及扩张的闰管⇨。注意纹状管与囊肿无关。（中图）囊性结构主要由立方柱状上皮单层排列而成。小涎石残存于一个囊腔内。（右图）鞋钉样细胞形态在囊肿上皮排列中比较明显。腮腺的囊性病变中常见微囊泡胞质空泡⇨

HIV唾液腺疾病

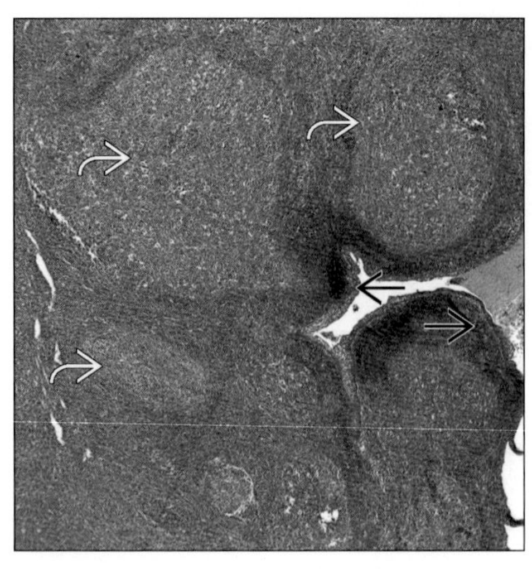

腮腺增大的特征是唾液腺内囊性上皮的增生➡，伴随囊壁内大小不一的淋巴滤泡的增生➡

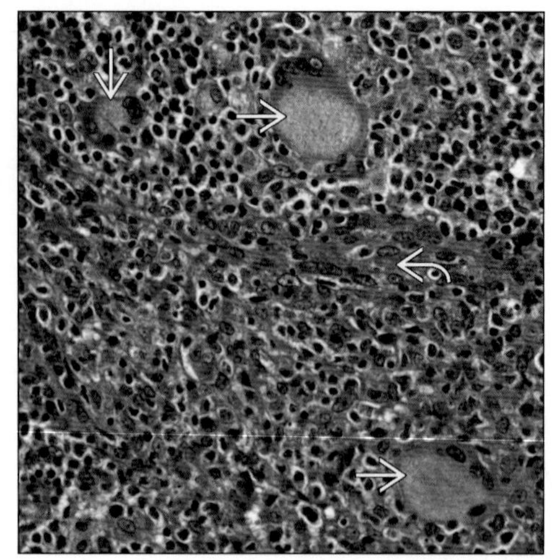

多核巨细胞通常出现在表皮周围并且病变中出现淋巴滤泡的增生，这两项是诊断HIV唾液腺疾病的特征

专业术语

缩写

- 人类免疫缺陷病毒唾液腺疾病（HIV-SGD）

别名

- AIDS相关腮腺囊肿（ARPC）

定义

- HIV-SGD包括HIV感染引起的口干燥症和（或）一个或多个大唾液腺的增大

病因/发病机制

感染因素

- HIV感染引起

临床表现

流行病学

- 发病率
  - 在HIV感染个体中该病的确切发病率目前仍不清楚，可能出现在约5%的成年患者中
- 年龄
  - 原发于20~60岁的成年男性
    - 可能在HIV感染的母亲中形成母婴传播
- 性别
  - 男性远远多于女性（9∶1）
  - 母婴传播的男女比例基本相等

部位

- 98%累及腮腺
  - 下颌下腺发病较少（2%）
- 双侧累及的病例约占60%

症状

- 一侧或双侧唾液腺无痛性肿胀、口腔干燥、眼干、关节痛
- 唾液腺的受累通常发生在HIV感染的早期阶段，未进展为AIDS
- AIDS患者中
  - 出现干燥综合征样疾病
  - HIV/AIDS患者免疫系统破坏的证据
- 弥漫浸润性淋巴细胞增多综合征（DILS）及HIV相关CD8（+）淋巴细胞增多综合征
  - 腮腺最初的特征表现为：增大、口腔干燥、HIV相关的肺部感染
  - DILS相关CD8（+）淋巴细胞增多和出现HLA-DR5
  - 基因决定宿主对HIV的反应
  - 在DILS中，某些HIV感染个体单克隆产生CD8（+）淋巴细胞，典型的是循环中持续存在CD8（+）淋巴细胞增多
  - 细胞可浸润多个器官，但主要是唾液腺和肺部结构
  - 浸润过程与干燥综合征相似，由内脏淋巴细胞浸润引起
  - DILS相关的肺部病变过程类似于肺囊虫导致的肺部感染
  - 其他与DILS相关的：
    - 周围神经病变的急性形式
    - 肝炎时显著的淋巴细胞浸润肝脏
    - 肌炎
    - 淋巴细胞间质性肾炎
  - DILS可能最终发展为腮腺囊肿

实验室检查

- 血清学检测确定HIV阳性
- 干燥综合征的血清学标志物
  - 抗唾液腺导管自身抗体、抗核抗体（ANA），抗-RO（SS-A）、抗-LA（SS-B）通常在HIV-SGD中不出现

HIV唾液腺疾病

要点

专业术语
- HIV-SGD包括HIV感染引起的口干燥症和（或）一个或多个大唾液腺的增大

病因/发病机制
- HIV感染引起

临床表现
- 原发于20~60岁的成年男性
- 98%累及腮腺
- 唾液腺的受累通常出现在HIV感染的早期阶段，未进展为AIDS

组织病理学检查
- 早期阶段包括滤泡增生、套区淋巴细胞减少或缺失，以及生发中心的破坏等
- 多核巨细胞出现在滤泡内或者滤泡外，并且通常可见上皮周围区域
- 存在许多鳞状上皮囊腔以及肌上皮细胞岛

辅助检查
- 生发中心可见HIV p24核心抗原的免疫反应以及分散的淋巴细胞和多核细胞

治疗
- 选择、风险及并发症
  - HIV-SGD的治疗方案很多，包括外科切除（腮腺切除、次全切除、刮除术）、放射治疗及症状缓解疗法
- 药物
  - 高效的抗病毒药物治疗能减轻腮腺肿胀，甚至抑制HIV-SGD进展
  - 在HAART治疗后DILS的患病率明显下降，表明DILS是病毒抗原引起的反应，早期治疗应行抗病毒治疗

预后
- 腮腺在疾病进展至AIDS的过程中不发挥任何作用
- 病毒的减少及免疫力的保存表明HAART疗法的成功
- HIV-SGD是良性的，但血液恶性肿瘤可能与HIV-SGD相关，或由其继发
  - 多形性淋巴B细胞增殖症可能与HIV感染相关
  - 多形性淋巴B细胞增殖症的生物意义及恶性状态仍不清楚
  - 实体器官移植后会出现类似于多形性淋巴B细胞增生症样的形态学和分子学变化

影像学检查

放射学检查
- CT扫描和MRI检查示：单侧或双侧大小不等的多中心性囊腔

组织病理学检查

组织学特点
- 淋巴样相关改变
  - 可以在淋巴结内看到类似于早期到慢性期的病变，包括：
    - 滤泡增生，套区淋巴细胞减少或缺失
    - 生发中心破坏（滤泡分解）
    - 多核巨细胞出现在滤泡间或滤泡内区域，这些淋巴滤泡和上皮有一定的联系
  - 可见簇状增生的单核样B细胞，细胞形态较单一并有透明细胞质
  - 滤泡间可见混合的炎症细胞浸润，包括成熟的淋巴细胞、组织细胞、中性粒细胞、浆细胞
- 囊性上皮改变
  - 许多鳞状上皮囊腔及肌上皮细胞岛
  - 许多鳞状上皮囊腔及肌上皮细胞岛内通常有弥漫成熟淋巴细胞浸润
    - 肌上皮细胞岛中含有典型单细胞样B细胞
- 这些囊肿的来源是唾液腺上皮，唾液腺上皮起源于腮腺内或腮腺旁淋巴结的上皮成分，其中的淋巴样成分也来源于此

辅助检查

细胞学
- 多种特征
  - 血性淋巴样成分
  - 分散的单个和（或）簇状泡沫样巨噬细胞
  - 大量多核巨细胞
  - 浅表和（或）无核的鳞状细胞

免疫组织化学
- 淋巴样成分对B细胞系和T细胞系标志物呈现阳性反应
- 囊肿被覆的鳞状上皮和肌上皮细胞岛对表皮细胞标志物（如细胞角蛋白、EMA等）呈现阳性反应
- 在生发中心（滤泡树突细胞）、散在的淋巴样细胞和多核巨细胞内可见HIV p24核心抗原的免疫反应
  - 多核巨细胞S-100蛋白和p55（肌动蛋白结合蛋白）阳性

细胞遗传学
- 单克隆*TCR*基因可见于DILS和HIV相关CD8（+）淋巴细胞增多症
  - 虽然出现单克隆*TCR*基因
    - CD8（+）扩增是反映细胞群对病毒感染的免疫反应而非恶性病变

HIV唾液腺疾病

■ CD8（+）扩增能介导非细胞毒性的HIV复制的抑制作用

鉴别诊断

感染性疾病

- 无特异性感染原
- 囊性上皮增生、多核巨细胞、淋巴样成分通常见于HIV-SGD而非感染性疾病中

淋巴上皮样囊肿

- 囊性上皮增生类似于HIV-SGD，但是缺乏淋巴滤泡或生发中心的多样性，且缺少多核巨细胞
- 缺乏p24核心抗原的免疫反应

干燥综合征

- HIV-SGD中通常缺乏干燥综合征中的特异性的血清标志物
- HIV中的DILS可能与典型的干燥综合征具有相似的表现，包括临床、血清学、免疫学和免疫基因学特征
- DILS与典型的干燥综合征的鉴别要点
- 唾液腺肿胀、明显增大，伴有腺体外疾病（肺、肾、胃肠道、乳腺肌）
- 部分病例有自身抗体
- 不同的HLA相关物

囊性唾液腺肿瘤

- 需要与唾液腺肿瘤（良性和恶性）进行鉴别诊断，唾液腺肿瘤中的肿瘤细胞在HIV-SGD不可见

恶性淋巴瘤（ML）

- 相较于HIV-SGD，恶性淋巴瘤可见单一的细胞形态、恶性细胞和单克隆细胞群，可以通过辅助检查进行鉴别［免疫组织化学染色和（或）分子生物学诊断］

参考文献

1. Gupta N et al: Multinucleated giant cells in HIV-associated benign lymphoepithelial cyst-like lesions of the parotid gland on FNAC. Diagn Cytopathol. 37(3): 203–4, 2009
2. Shanti RM et al: HIV-associated salivary gland disease. Oral Maxillofac Surg Clin North Am. 21(3): 339–43, 2009
3. Franco-Paredes C et al: Diagnosis of diffuse CD8+lymphocytosis syndrome in HIV-infected patients. AIDS Read. 12(9): 408–13, 2002
4. Chhieng DC et al: Utility of fine-needle aspiration in the diagnosis of salivary gland lesions in patients infected with human immunodeficiency virus. Diagn Cytopathol. 21(4): 260–4, 1999
5. Vicandi B et al: HIV-1 (p24)-positive multinucleated giant cells in HIV-associated lymphoepithelial lesion of the parotid gland. A report of two cases. Acta Cytol. 43(2): 247–51, 1999
6. Kordossis T et al: Prevalence of Sjogren's-like syndrome in a cohort of HIV-1-positive patients: descriptive pathology and immunopathology. Br J Rheumatol. 37(6): 691–5, 1998
7. Mandel L et al: Parotid gland swelling in HIV diffuse infiltrative CD8 lymphocytosis syndrome. Oral Surg Oral Med Oral Pathol Oral Radiol Endod. 85(5): 565–8, 1998
8. Williams FM et al: Prevalence of the diffuse infiltrative lymphocytosis syndrome among human immunodeficiency virus type 1-positive outpatients. Arthritis Rheum. 41(5): 863–8, 1998
9. Kazi S et al: The diffuse infiltrative lymphocytosis syndrome. Clinical and immunogenetic features in 35patients. AIDS. 10(4): 385–91, 1996
10. Itescu S et al: Tissue infiltration in a CD8 lymphocytosis syndrome associated with human immunodeficiency virus-1 infection has the phenotypic appearance of an antigenically driven response. J Clin Invest. 91(5): 2216–25, 1993
11. Itescu S et al: Diffuse infiltrative lymphocytosis syndrome: a disorder occurring in human immunodeficiency virus-1infection that may present as a sicca syndrome. Rheum Dis Clin North Am. 18(3): 683–97, 1992
12. Schiødt M et al: Natural history of HIV-associated salivary gland disease. Oral Surg Oral Med Oral Pathol. 74(3): 326–31, 1992
13. Schiødt M: HIV-associated salivary gland disease: a review. Oral Surg Oral Med Oral Pathol. 73(2): 164–7, 1992
14. Strigle SM et al: A review of the fine-needle aspiration cytology findings in human immunodeficiency virus infection. Diagn Cytopathol. 8(1): 41–52, 1992
15. Itescu S et al: A diffuse infiltrative CD8 lymphocytosis syndrome in human immunodeficiency virus (HIV) infection: a host immune response associated with HLA-DR5. Ann Intern Med. 112(1): 3–10, 1990
16. Bruner JM et al: Immunocytochemical identification of HIV (p24) antigen in parotid lymphoid lesions. J Laryngol Otol. 103(11): 1063–6, 1989

HIV唾液腺疾病

影像学、显微镜下特点及辅助检查

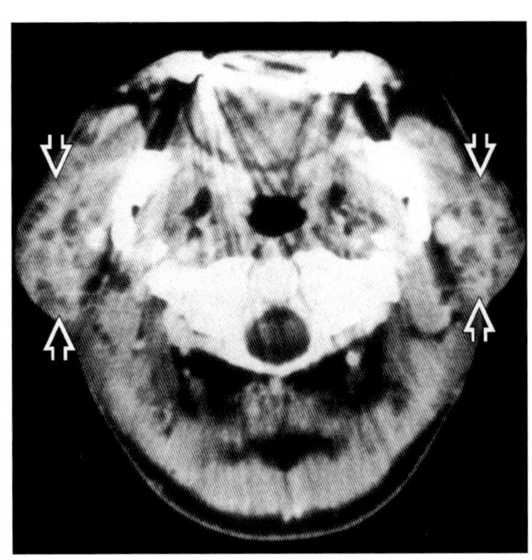

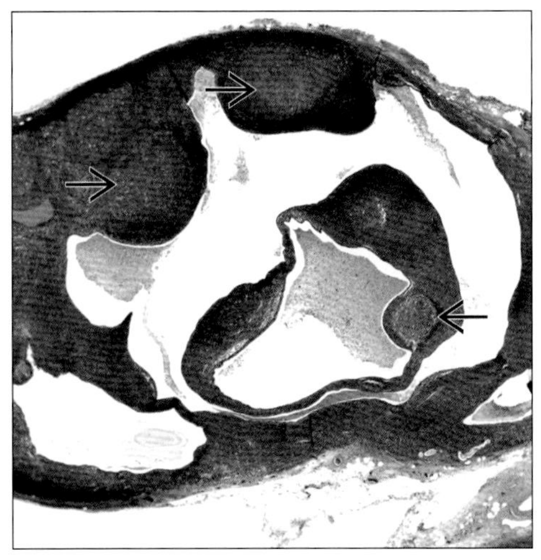

（左图）成年男性放射影像（CT扫描）显示双侧多中心性大小不一的囊腔➡。影像学表现结合临床表现可诊断为HIV-SGD。（右图）腮腺内多囊性病变。囊壁内衬有良性上皮细胞和增大的不规则样淋巴滤泡➡

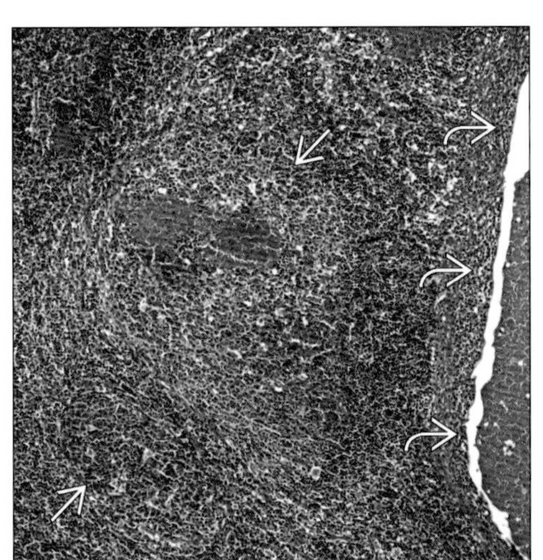

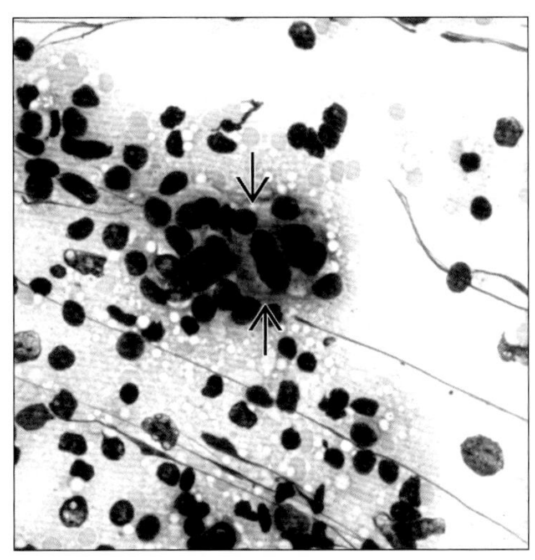

（左图）囊壁上有形态不规则的淋巴滤泡➡，其内缺乏套区淋巴细胞及淋巴滤泡裂解。囊壁内衬上皮细胞➡，并可见淋巴细胞浸润导致上皮不清晰。（右图）HIV-SGD患者细针穿刺活检表现为异质性的淋巴细胞群及多核巨细胞➡。临床检验结果与HIV感染一致

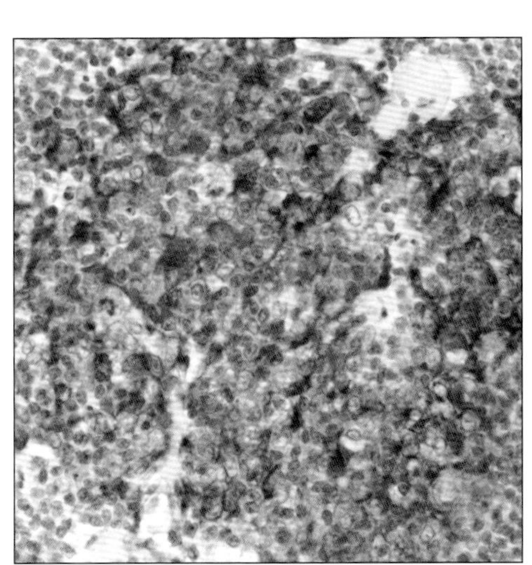

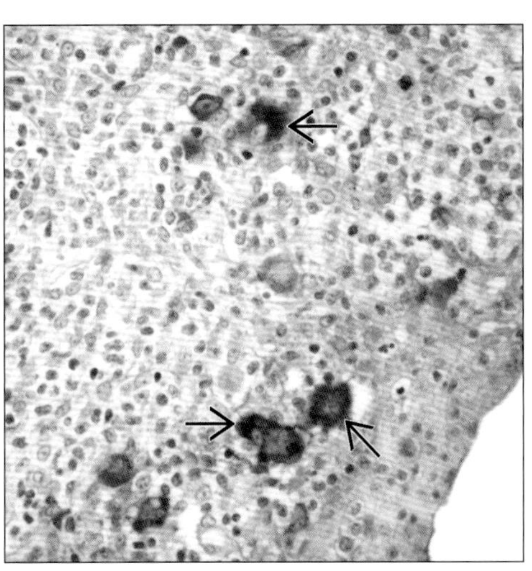

（左图）生发中心（滤泡树突细胞）可见HIV p24核心抗原免疫反应阳性，这里是病毒复制的原发部位。（右图）多核巨细胞内HIV p24核心抗原免疫反应阳性➡。结合临床病史、一个或多个唾液腺囊性病变、组织学特点及HIV p24免疫反应阳性，可确立HIV-SGD的诊断

慢性硬化性唾液腺炎

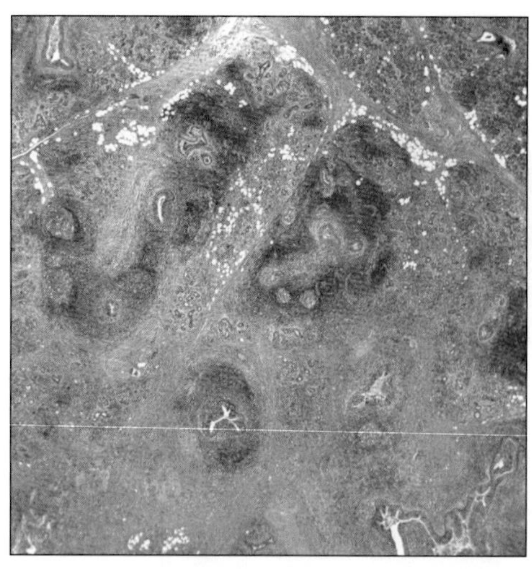

下颌下腺的慢性硬化性唾液腺炎组织学上可见典型的小叶状结构、致密的炎症细胞浸润、腺泡萎缩及小叶间纤维化

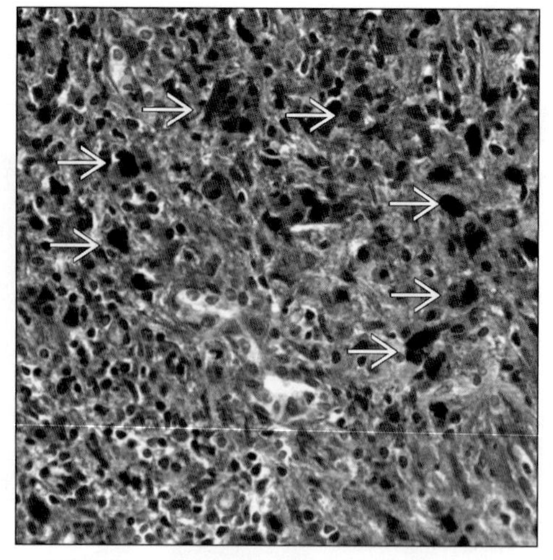

目前认为下颌下腺的慢性硬化性唾液腺炎可能是IgG4相关疾病。其内含有大量IgG4免疫反应阳性的浆细胞➡

专业术语

缩写

- 慢性硬化性唾液腺炎（CSS）

别名

- Küttner肿瘤
- IgG4相关性唾液腺炎
- 点状腮腺炎

定义

- 慢性硬化性唾液腺炎是典型的IgG4相关性疾病，其内有典型的形态学改变

病因/发病机制

免疫介导

- 越来越多证据表明CSS与IgG4相关，可能是IgG4相关系统性疾病的一部分
  - IgG4相关系统性疾病包括：
    - 自身免疫性胰腺炎
    - 涉及胰腺外器官包括：肾、肺、腹膜后、肝、胆囊、淋巴结、乳房、唾液腺、泪腺、主动脉弓
  - 表明疾病为免疫介导的形态学特征包括：
    - 显著的淋巴浆细胞浸润及淋巴滤泡
    - 出现不常见的细胞毒性T细胞群

阻塞性唾液腺炎

- 主要与IgG4相关，涎石病最常与下颌下腺CSS相关
  - 可能在非IgG4相关的疾病中是存在的

临床表现

流行病学

- 发病率
  - 不明，但确诊率低
- 年龄
  - 多数在40~70岁发病
- 性别
  - 男性比女性受影响小

部位

- 原发部位主要为下颌下腺
  - 单个病例中多唾液腺（主要及次要）受累罕见

症状

- 受累腺体通常疼痛及肿胀
  - 时常与进食有关
- 可能局限于受累唾液腺
- 唾液腺外组织器官可能出现硬化（IgG4 相关系统性疾病）

实验室检查

- 血清IgG4、IgG、IgG4/IgG比（3%~6%）通常升高
- 干燥综合征中的抗体（包括抗SS-A，抗SS-B）不出现在CSS中
- 缺乏抗中性粒抗体（细胞质及核周）
- 嗜酸性细胞增多症、高丙种球蛋白血症及抗核抗体出现在系统性疾病中但不出现在局部疾病中

治疗

- 选择、风险及并发症
  - IgG4相关性涎石病对类固醇激素敏感
- 外科手术
  - CSS相关性涎石病
    - 外科手术取石、内镜下取石或碎石术

慢性硬化性唾液腺炎

要点

专业术语
- 慢性硬化性唾液腺炎是典型的IgG4相关性疾病，其内有典型的形态学改变

病因/发病机制
- 越来越多的证据表明CSS与IgG4相关，可能是IgG4相关系统性疾病的一部分
- 主要与IgG4相关，涎石病最常与下颌下腺CSS相关
  - 可能在非IgG4相关的疾病中是存在的

临床表现
- 原发部位主要为下颌下腺
- IgG4相关的CSS对类固醇激素敏感

组织病理学检查
- 存在小叶结构
- 小叶内致密的淋巴浆细胞浸润
- 大而不规则的淋巴滤泡伴生发中心扩张
- 成熟浆细胞片状浸润
- 腺泡萎缩
- 小叶被成纤维细胞和慢性炎症细胞形成纤维分隔
- 静脉炎（栓塞性或非栓塞性）可有可无

辅助检查
- 存在大量IgG4免疫反应阳性的浆细胞
- IgG4阳性浆细胞主要存在于小叶内、小叶间隔，偶尔出现在生发中心

    - 约20%的病例，症状持续，被迫手术切除相关腺体

预后
- IgG4相关
  - 对类固醇激素反应极佳
- 涎石病相关
  - 取石后肿胀及疼痛减轻
- 结外边缘区B细胞淋巴瘤（MALT）和唾液腺导管癌可起源于CSS，但罕见

影像学检查

放射学检查
- 超声显示下颌下腺弥漫性改变
  - 不常见，局灶性受累
- 腺体弥散，超声显示为肝硬化样表现
  - 不常见，弥散不均一伴导管扩张，可见钙石
- 局灶病变表现为低回声、不均一肿块，伴放射状血管影

组织病理学检查

组织学特点
- 整个腺体出现不同程度的、界限分明的、结节状病变
- 特征包括：
  - 存在小叶结构
  - 小叶内致密的淋巴浆细胞浸润
  - 大而不规则的淋巴滤泡伴生发中心扩张
  - 成熟浆细胞片状浸润
  - 腺泡萎缩
  - 小叶被成纤维细胞和慢性炎症细胞形成纤维分隔
- 静脉炎（栓塞性或非栓塞性）可有可无
- 组织硬化使叶间隔增厚
- 导管化生包括鳞状和（或）黏液性化生
- 系统非干酪样坏死性肉芽肿
  - 涎石病相关病例中导管内可能向外排黏液

辅助检查

细胞学
- 结合临床表现和细胞学发现可强烈支持此诊断
  - 吸取物中细胞成分少或者中等量，呈现散在的结节样或管状结构排列
  - 存在少量或缺乏腺泡
  - 小梁或管状上皮常被胶原束包被，或其内有淋巴浆细胞浸润
  - 可见纤维基质
  - 背景富含淋巴细胞和浆细胞

免疫组织化学
- 大量细胞毒性T细胞，特别是与导管或腺泡相关
  - B细胞多局限于淋巴滤泡内
  - IgG4相关性涎石病
  - 存在大量IgG4免疫反应阳性的浆细胞
  - IgG4/IgG阳性浆细胞比例大于45%
  - IgG4阳性浆细胞主要位于小叶内、小叶间隔，偶见于生发中心

细胞遗传学
- 绝大多数病例免疫球蛋白重链为多克隆重排
  - 表明CSS可能是由导管内物质触发的免疫过程引起的

鉴别诊断

慢性唾液腺炎，非特异性
- 本病组织学特征与CSS有相似之处，但缺乏IgG4免疫反应阳性的浆细胞的增多
- 可能与涎石病相关

涎石病
- 唾液腺导管和（或）实质内钙石沉积，因矿物质碎片堆积于导管腔内

慢性硬化性唾液腺炎

- 80%~90%的病例下颌下腺导管内可见钙石
  - 10%~20%的病例有腮腺疾病
- 放射线分析表明多数确实可见钙化
- 显微镜下特征包括
  - 钙石可见于腺体实质或导管
  - 腺体实质随时间改变包括：纤维化、伴有腺泡消失的实质萎缩、慢性炎症、导管扩张、瘢痕形成
- 本病组织学特征与CSS有相似之处，但缺乏IgG4免疫反应阳性浆细胞的增多

唾液腺结石病

- 常见于腮腺，疾病独立存在或作为综合征——眼色素沉着腮腺炎的一部分，特征为
  - 腮腺炎、口干燥、眼色素层炎、面瘫
- 存在非干酪样坏死性肉芽肿性炎症，CSS中没有此病变

干燥综合征

- 典型的腮腺疾病，几乎很少单独发生于下颌下腺CSS
- 不表现出与CSS相关的特征小叶间纤维化、小叶间致密的淋巴浆细胞浸润、成片的浆细胞及淋巴组织增生

淋巴上皮唾液腺炎（LESA）

- 不表现出与CSS相关的特征小叶间纤维化、小叶间致密的淋巴浆细胞浸润、成片的浆细胞及淋巴组织增生

唾液腺病

- 唾液腺（特别是腮腺）的非肿瘤性和非炎症性增生，与潜在的系统性疾病或分泌功能破坏有关
- 与CSS相比，组织形态学特征为腺泡细胞增生，但缺乏炎症细胞浸润

参考文献

1. Geyer JT et al: Chronic sclerosing sialadenitis (K ü ttner tumor) is an IgG4-associated disease. Am J Surg Pathol. 34(2): 202-10, 2010
2. Dhobale S et al: IgG4 related sclerosing disease with multiple organ involvements and response to corticosteroid treatment. J Clin Rheumatol. 15(7): 354-7, 2009
3. Gill J et al: Salivary duct carcinoma arising in IgG4-related autoimmune disease of the parotid gland. Hum Pathol. 40(6): 881-6, 2009
4. Kamisawa T et al: Lacrimal gland function in autoimmune pancreatitis. Intern Med. 48(12): 939-43, 2009
5. Tabata T et al: Serum IgG4 concentrations and IgG4-related sclerosing disease. Clin Chim Acta. 408(1-2): 25-8, 2009
6. Van Moerkercke W et al: A case of IgG4-related sclerosing disease with retroperitoneal fibrosis, autoimmune pancreatitis and bilateral focal nephritis. Pancreas. 38(7): 825-32, 2009
7. Cheuk W et al: Lymphadenopathy of IgG4-related sclerosing disease. Am J Surg Pathol. 32(5): 671-81, 2008
8. Chow TL et al: Kuttner's tumour (chronic sclerosing sialadenitis) of the submandibular gland: a clinical perspective. Hong Kong Med J. 14(1): 46-9, 2008
9. Kamisawa T et al: IgG4-related sclerosing disease. World J Gastroenterol. 14(25): 3948-55, 2008
10. Cheuk W et al: Advances in salivary gland pathology. Histopathology. 51(1): 1-20, 2007
11. Kamisawa T et al: IgG4-related sclerosing disease incorporating sclerosing pancreatitis, cholangitis, sialadenitis and retroperitoneal fibrosis with lymphadenopathy. Pancreatology. 6(1-2): 132-7, 2006
12. Yamamoto M et al: A new conceptualization for Mikulicz's disease as an IgG4-related plasmacytic disease. Mod Rheumatol. 16(6): 335-40, 2006
13. Kitagawa S et al: Abundant IgG4-positive plasma cell infiltration characterizes chronic sclerosing sialadenitis(Küttner's tumor). Am J Surg Pathol. 29(6): 783-91, 2005
14. Ahuja AT et al: Kuttner tumour (chronic sclerosing sialadenitis) of the submandibular gland: sonographic appearances. Ultrasound Med Biol. 29(7): 913-9, 2003
15. Kamisawa T et al: A new clinicopathological entity of IgG4-related autoimmune disease. J Gastroenterol. 38(10): 982-4, 2003
16. Cheuk W et al: Kuttner tumor of the submandibular gland: fine-needle aspiration cytologic findings of seven cases. Am J Clin Pathol. 117(1): 103-8, 2002
17. Tiemann M et al: Chronic sclerosing sialadenitis of the submandibular gland is mainly due to a T lymphocyte immune reaction. Mod Pathol. 15(8): 845-52, 2002
18. Ochoa ER et al: Marginal zone B-cell lymphoma of the salivary gland arising in chronic sclerosing sialadenitis(K ü ttner tumor). Am J Surg Pathol. 25(12): 1546-50, 2001
19. Chan JK: Kuttner tumor (chronic sclerosing sialadenitis) of the submandibular gland: an underrecognized entity. Adv Anat Pathol. 5(4): 239-51, 1998
20. Isacsson G et al: Salivary calculi as an aetiological factor in chronic sialadenitis of the submandibular gland. Clin Otolaryngol Allied Sci. 7(4): 231-6, 1982

慢性硬化性唾液腺炎

影像学和显微镜下特点

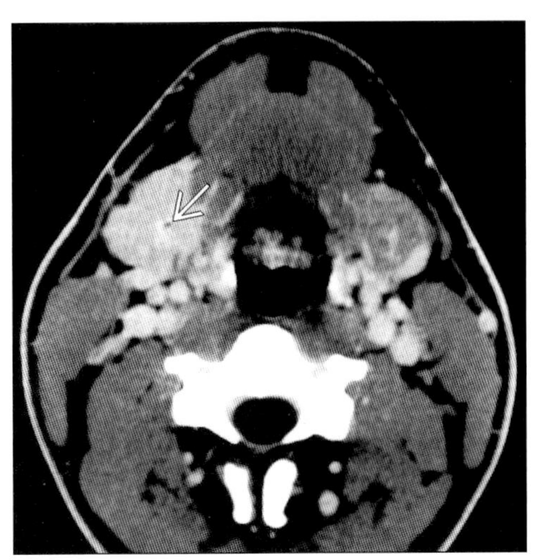

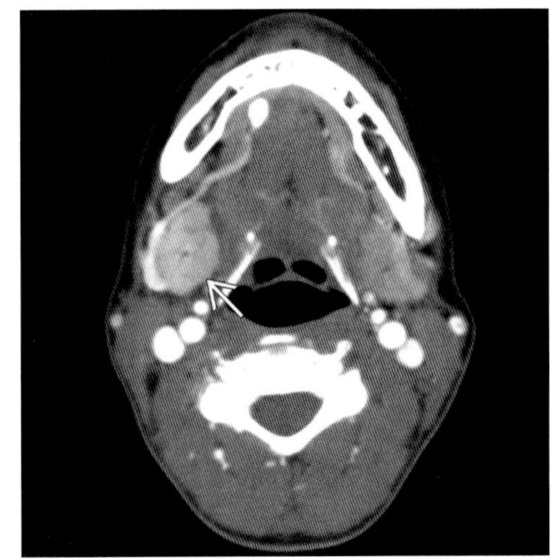

（左图）慢性硬化性唾液腺炎可导致2度涎石病。图中可见不对称增大的右侧下颌下腺。注意，下颌下腺导管轻度扩张➡。（右图）轴向CECT显示与继发于导管乳头部远端导管水平的结石相比，右侧下颌下腺的增大较少➡。组织学检查可见结石形成，伴继发性慢性硬化性唾液腺炎（图中未显示）

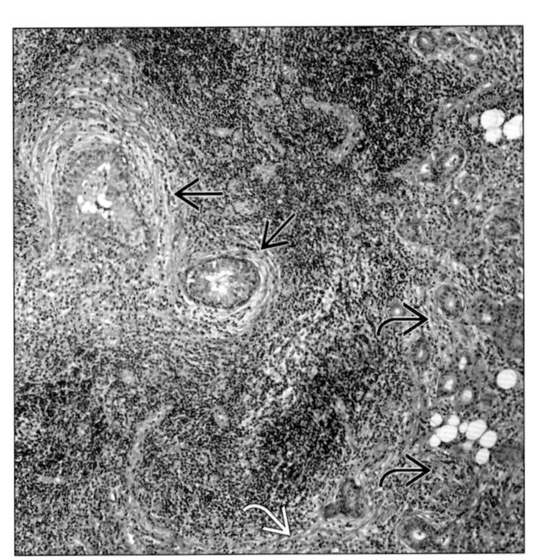

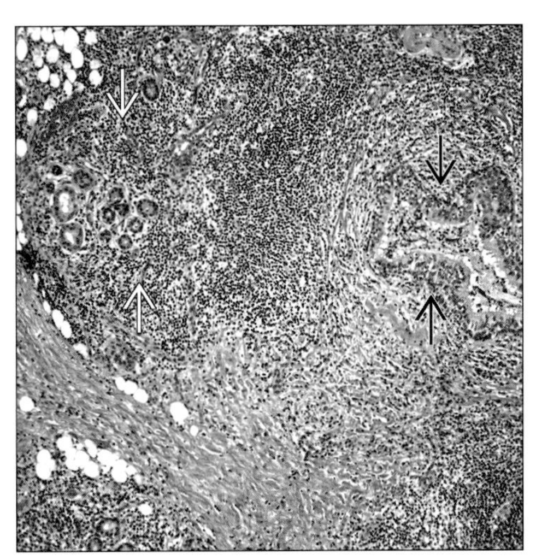

（左图）慢性硬化性唾液腺炎内的纤维化常表现为环境导管➡和环绕小叶➡。其他表现包括致密的炎症细胞浸润和腺泡萎缩。（右图）导管➡和小叶内➡可见致密的炎症细胞浸润，后者以腺泡萎缩为特征。炎性成分也累及小叶周围的纤维化带。这是慢性硬化性唾液腺炎的特征

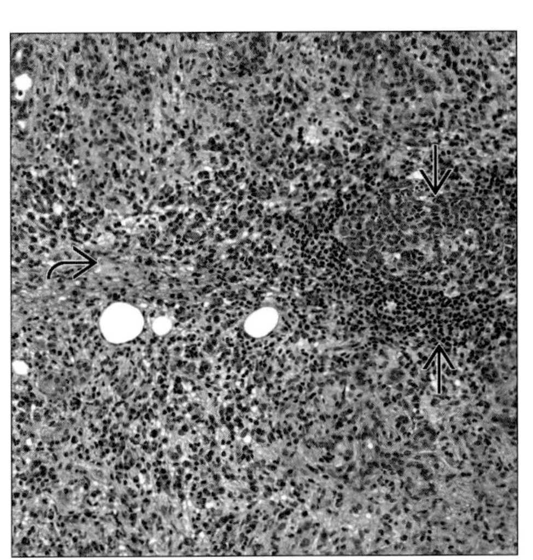

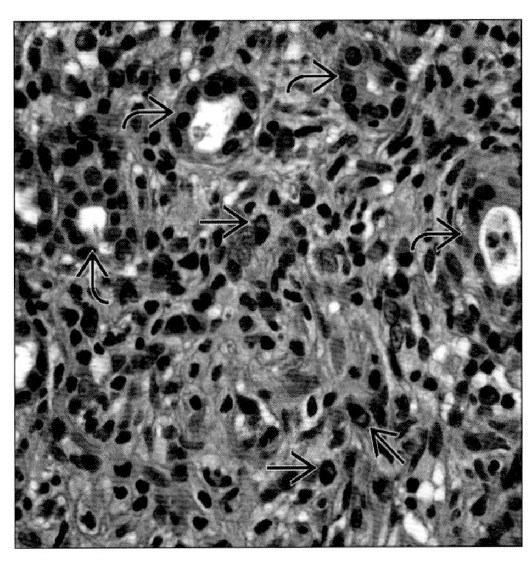

（左图）整个下颌下腺实质内可见致密的炎症细胞浸润，包括小叶周围➡和生发中心内➡。（右图）可见浸润的炎症细胞特征，炎症细胞包括成熟的淋巴细胞和成熟的浆细胞，后者的特征是有“核周空晕”➡，代表高尔基体的“隐窝”，并存在明显的腺体萎缩➡

良性淋巴上皮囊肿

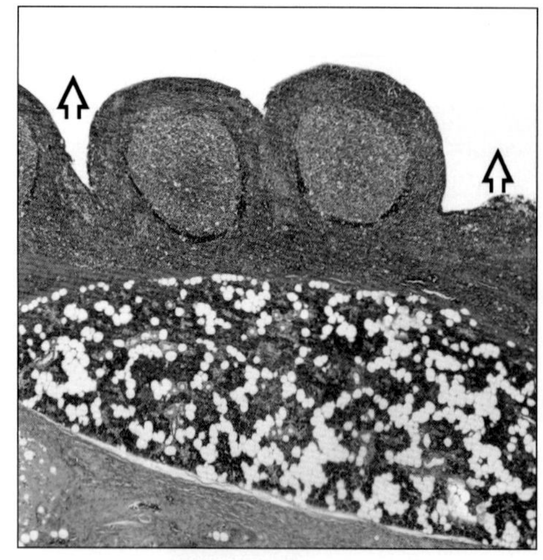

由于生发中心的形成，该腮腺良性淋巴上皮囊肿具有皱纹状结构。囊肿腔⇨显示为空腔

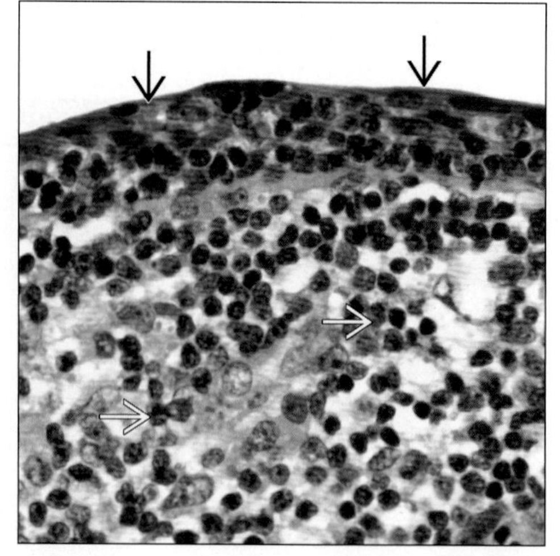

高倍镜下可见扁平的鳞状上皮层⇨，与淋巴样细胞➡密切相关，常可见于良性淋巴上皮囊肿

专业术语

缩写

- 良性淋巴上皮囊肿（BLEC）

定义

- 与囊壁内淋巴细胞增生密切相关的良性囊性上皮病变

病因/发病机制

发育异常

- 囊性唾液腺上皮和淋巴样成分的"二源"理论
  - 可能来自于胚胎的鳃裂遗迹，表现为腮腺内鳃裂囊肿
  - 唾液腺上皮被包埋在腮腺内或腮腺周围的淋巴结中
  - 融入淋巴成分的唾液腺导管囊肿
    - 与肿瘤相关淋巴增殖（TALP）相似，可见唾液腺恶性改变（例如，腺泡细胞癌、黏液表皮样癌）

感染

- 如果双侧发病，则与感染人类免疫缺陷病毒1型（HIV-1）关系很大

临床表现

流行病学

- 发病率
  - 罕见
    - 早期HIV-1感染患者发病率为3%~6%。
- 年龄
  - 可发生于任何年龄范围
  - 平均年龄：50~60岁
- 性别
  - 据以往经验，较常见于男性
  - 最新研究显示，女性BLEC发生率稍高

部位

- 几乎全部BLEC均发生在腮腺内
  - 尽管组织学结果相同，但口腔淋巴上皮囊肿被认为源自扁桃体（此处不做进一步考虑）
- 通常单侧发病
  - 如果双侧发病，应该考虑与HIV有关

症状

- 常无症状
- 通常有压迫感，单侧肿胀
- 患者偶尔出现触痛、疼痛或面神经麻痹

治疗

- 选择手术切除治疗

预后

- 据目前所知BLEC不会复发

大体检查

大小

- 平均：3cm

组织病理学检查

组织学特点

- 通常为腮腺内边界清晰的单房和单囊病变
- 囊壁内侧常覆盖复层鳞状上皮
  - 囊壁内侧偶尔可见立方柱状细胞、圆柱状细胞或假复层上皮细胞
  - 可见杯状细胞、嗜酸性细胞或皮脂腺细胞

良性淋巴上皮囊肿

要点

专业术语
- 与囊壁内淋巴细胞增生密切相关的良性囊性上皮病变

临床表现
- 几乎所有BLEC均发生在腮腺内
- 选择手术切除治疗

组织病理学检查
- 通常为腮腺内边界清晰的单房和单囊病变
- 囊壁内侧常覆盖复层鳞状上皮，偶尔可见立方柱状细胞、圆柱状细胞或假复层上皮细胞
- 囊壁内可见致密的淋巴成分，包括生发中心形成

  - 囊壁内可见致密的淋巴成分
  - 可见生发中心生成

鉴别诊断

与HIV相关的唾液腺病
- 与HIV相关的囊性疾病常为多发囊肿，可双侧发病，也可含有淋巴上皮岛
- 生发中心较大且较不规则
  - 淋巴滤泡内含有大量浆细胞、中性粒细胞、组织细胞以及较大且不规则的单核或多核细胞

囊性鳞状细胞癌（SCC）
- 淋巴结结构，其内囊腔衬以“带状”不典型上皮，上皮有有丝分裂象和角化鳞屑

淋巴瘤性乳头状囊腺瘤
- 即沃辛瘤
- 囊性上皮增生伴乳头状内褶和淋巴样成分
- 乳头衬以双层、嗜酸性细胞上皮

黏液表皮样癌（MEC）
- 常含囊性成分，可能为TALP
- BLEC缺乏实性的上皮细胞巢、中间型细胞或MEC的浸润性生长模式

参考文献

1. Kojima M et al: HIV-unrelated benign lymphoepithelial cyst of the parotid glands containing lymphoepithelial lesion--like structures: a report of 3 cases. Int J Surg Pathol. 17(6): 421-5, 2009
2. Wu L et al: Lymphoepithelial cyst of the parotid gland: its possible histopathogenesis based on clinicopathologic analysis of 64 cases. Hum Pathol. 40(5): 683-92, 2009
3. Varnholt H et al: Salivary gland lymphoepithelial cysts. Ear Nose Throat J. 86(5): 265, 2007
4. Layfield LJ et al: Cystic lesions of the salivary glands: cytologic features in fine-needle aspiration biopsies. Diagn Cytopathol. 27(4): 197-204, 2002
5. Som PM et al: Nodal inclusion cysts of the parotid gland and parapharyngeal space: a discussion of lymphoepithelial, AIDS-related parotid, and branchial cysts, cystic Warthin's tumors, and cysts in Sjogren's syndrome. Laryngoscope. 105(10): 1122-8, 1995
6. Auclair PL: Tumor-associated lymphoid proliferation in the parotid gland. A potential diagnostic pitfall. Oral Surg Oral Med Oral Pathol. 77(1): 19-26, 1994
7. Cleary KR et al: Lymphoepithelial cysts of the parotid region: a “new face” on an old lesion. Ann Otol Rhinol Laryngol. 99(2 Pt 1): 162-4, 1990
8. Elliott JN et al: Lymphoepithelial cysts of the salivary glands. Histologic and cytologic features. Am J Clin Pathol. 93(1): 39-43, 1990
9. Fujibayashi T et al: Lymphoepithelial (so-called branchial) cyst within the parotid gland. Report of a case and review of the literature. Int J Oral Surg. 10(4): 283-92, 1981
10. Stewart S et al: Lymphoepithelial (branchial) cyst of the parotid gland. J Oral Surg. 32(2): 100-6, 1974
11. Weitzner S: Lymphoepithelial (branchial) cyst of parotid gland. Oral Surg Oral Med Oral Pathol. 35(1): 85-8, 1973

影像图库

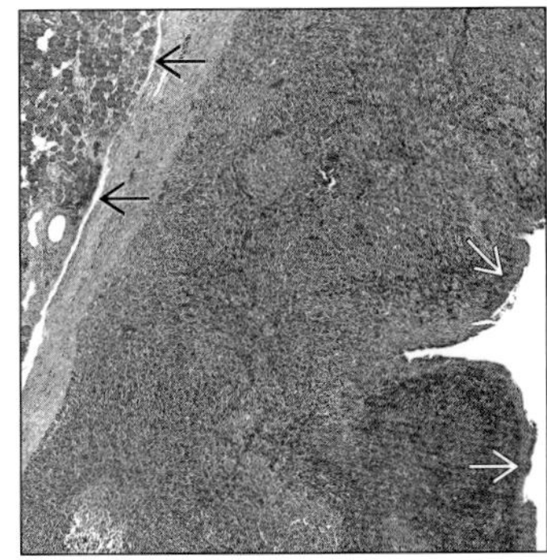
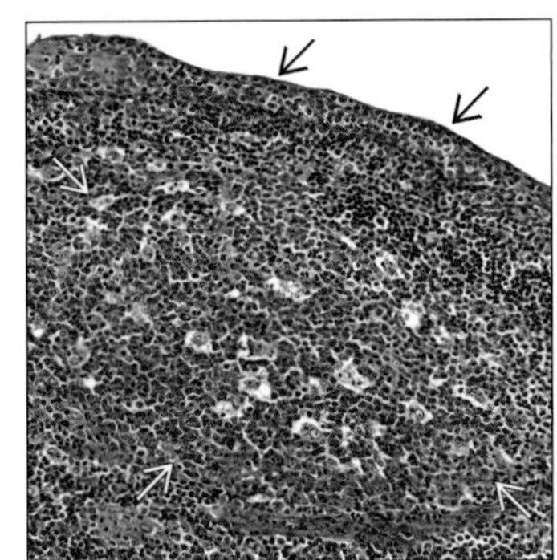
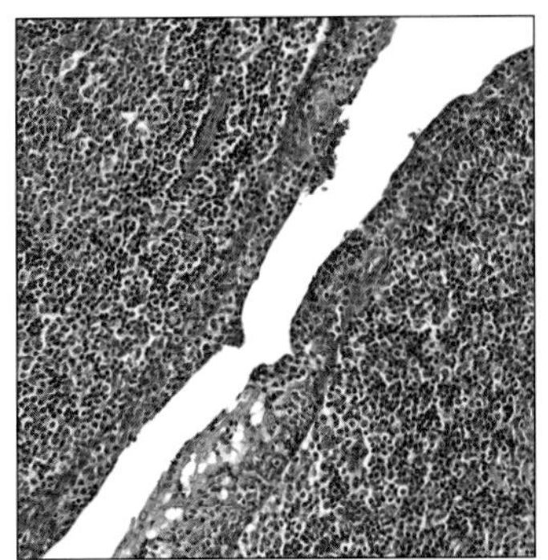

（左图）可见分界清晰的淋巴成分与纤维结缔组织结合处→，此处可将囊肿和正常唾液腺分开。➡指示囊肿上皮层。（中图）中倍放大后囊壁内侧的鳞状上皮层→下方的淋巴滤泡生发中心➡。（右图）中倍放大后淋巴上皮囊肿覆盖着鳞状上皮的囊壁。部分上皮表面可见角化不全

良性淋巴上皮病变

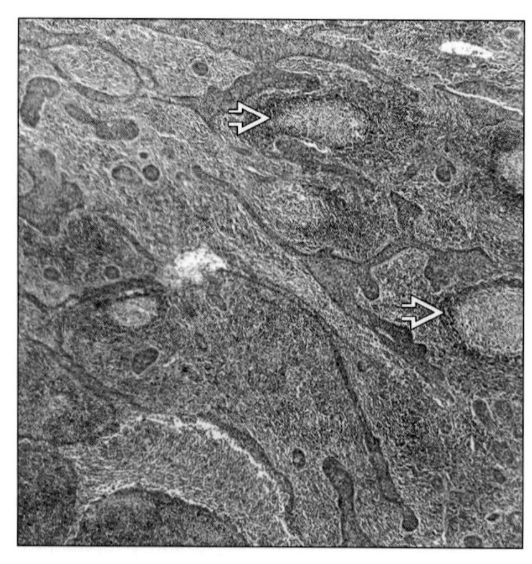

图中可见腮腺内慢性炎症细胞浸润导致唾液腺小叶不同程度的破坏。➡为与淋巴上皮复合体相关的生发中心

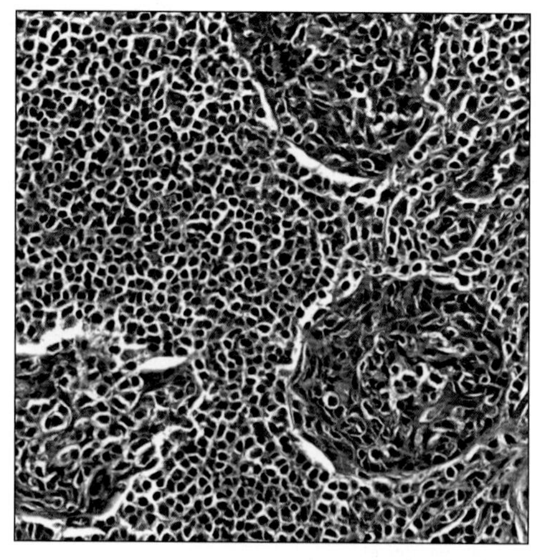

显示良性淋巴上皮病变中的淋巴上皮复合体。复合体大小不一，被致密淋巴细胞群包绕。本病例未检测到淋巴细胞的单克隆增生，因此确诊为良性病变

专业术语

缩写

- 良性淋巴上皮病变（BLEL）

别名

- 淋巴上皮唾液腺炎（LESA）
- 肌上皮唾液腺炎（MESA）

定义

- 唾液腺内局部或弥漫性的反应性淋巴组织浸润导致唾液腺实质萎缩、腺体成分退化，形成形态不规则的上皮复合体

病因/发病机制

相关性

- 与干燥综合征（SS）关系密切
  - 大多数SS患者常伴有腮腺BLEL
  - 通常双侧发病

临床表现

流行病学

- 发病率
  - 不常见
  - 大多数病例与SS有关
  - BLEL偶尔也可独立于SS存在
    - 常单侧发病
    - 可以继发于梗阻

年龄

  - 平均：50~60岁
- 性别
  - 女性多于男性（3：1）

部位

- 大多数累及腮腺
- 常为双侧发病

症状

- 累及腺体出现弥漫性增大或肿胀，触之坚实，可复发
- 可伴或不伴有疼痛

治疗

- 可能需要切除病变腺体

预后

- 大多数病例预后极佳
- 可能发展为结外边缘区B细胞淋巴瘤（EMZBCL）

大体检查

一般特征

- 唾液腺被膜完好
- 多结节弥漫性增大形成不连续的小结节

组织病理学检查

组织学特点

- 致密的淋巴细胞和浆细胞浸润导致唾液腺实质消失
  - 小叶结构尚存
    - 小叶被纤维隔明确分开
  - 小叶消失程度不同
    - 晚期病变中可全部消失
  - 嗜酸性粒细胞和中性粒细胞通常不可见
- 腺体和导管上皮萎缩
- “淋巴上皮复合体”形成
  - 也被称为肌上皮岛
  - 复合体大小和形状不规则

良性淋巴上皮病变

要点

专业术语
- 唾液腺内局部或弥漫性的反应性淋巴组织浸润导致唾液腺实质萎缩、腺体成分退化，形成形态不规则的上皮复合体

临床表现
- 与干燥综合征（SS）关系密切
- 平均发病年龄：50~60岁
- 女性多于男性（3∶1）
- 大多数累及腮腺
- 累及腺体出现弥漫性增大或肿胀，触之坚实，可复发

组织病理学检查
- 致密的淋巴细胞和浆细胞浸润使唾液腺实质消失
- 小叶结构尚存
- 形成“淋巴上皮复合体”

辅助检查
- T淋巴细胞和B淋巴细胞都可见

  - 上皮由缺乏细胞质的不规则小细胞组成
    - 呈多边形或梭性
    - 细胞边界可能不清晰
  - 不同程度B淋巴细胞浸润
    - 复合体内淋巴细胞可很小且不清楚，或相对较大，周围可见清晰的晕环
- 细胞外可见嗜酸性透明物质沉积
  - 常位于淋巴上皮复合体内
- 生发中心可以没有，也可以很明显

辅助检查

细胞学
- 细胞涂片可见炎症细胞与组织细胞混合
- 肌上皮和导管上皮细胞中夹杂着淋巴细胞浸润
- 可见钙化小体

免疫组织化学
- T淋巴细胞和B淋巴细胞都可见
- 克隆研究（κ 和 λ）显示多克隆群

流式细胞仪
- 新鲜组织（初步活检）用于流式细胞仪检查

鉴别诊断

干燥综合征（SS）
- BLEL高度提示存在SS，但不能作为诊断依据
- 眼部和口部体征与症状，可伴随SS-A/SS-B自身抗体

结外边缘区B细胞淋巴瘤
- 纤维隔破坏导致小叶结构丧失
- 病变突破腺体包膜进入邻近组织
- 中等大小的非典型B细胞成片分布
  - 单核细胞样B细胞侵入上皮复合体
- 浆细胞成片分布

肿瘤相关淋巴增生
- 与唾液腺恶性肿瘤相关的继发性淋巴组织增生
- 在肿瘤进展性的边缘或内部出现

良性淋巴上皮囊肿
- 内含淋巴样基质的鳞状上皮囊性病变

参考文献

1. Ellis GL: Lymphoid lesions of salivary glands: malignant and benign. Med Oral Patol Oral Cir Bucal. 12(7): E479–85, 2007
2. Quintana PG et al: Salivary gland lymphoid infiltrates associated with lymphoepithelial lesions: a clinicopathologic, immunophenotypic, and genotypic study. Hum Pathol. 28(7): 850–61, 1997
3. DiGiuseppe JA et al: Lymphoid infiltrates of the salivary glands: pathology, biology and clinical significance. Curr Opin Oncol. 8(3): 232–7, 1996

影像图库

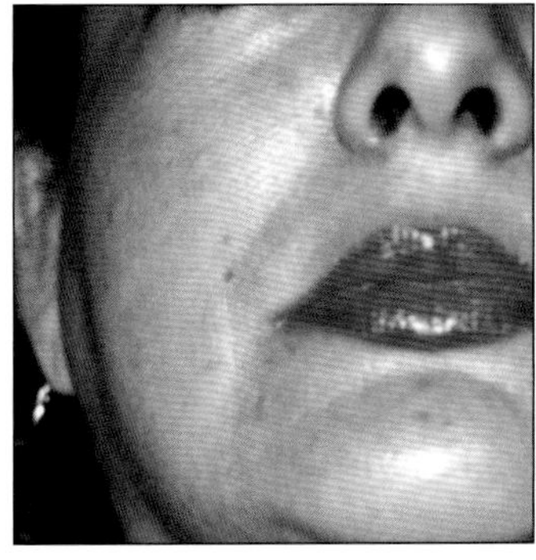

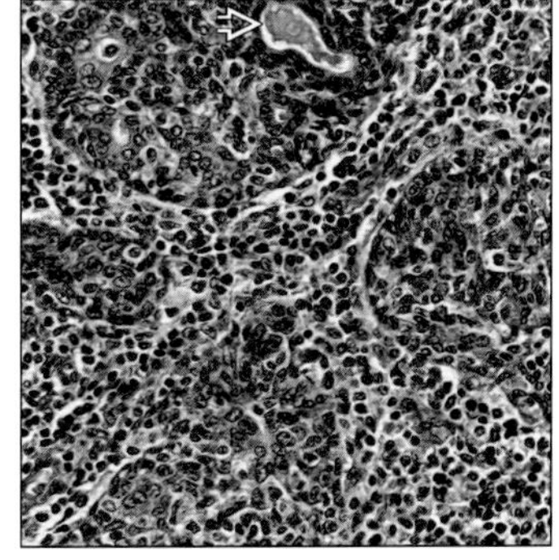

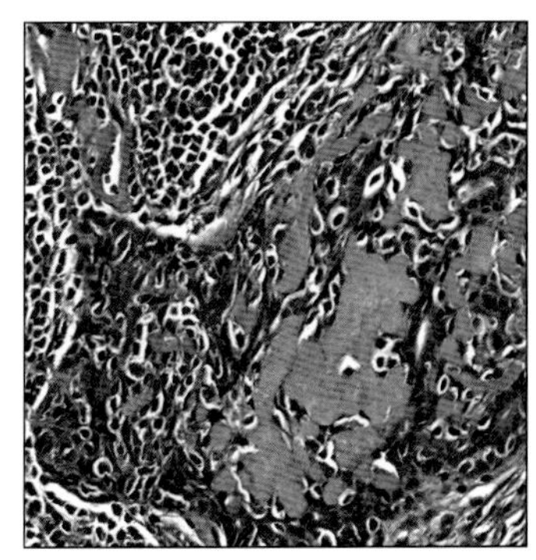

（左图）该临床照片显示患者双侧腮腺增大（图中显示为右侧）（由E.Childer，DDS提供）。（中图）上皮复合体由缺乏细胞质的不规则小细胞组成，表现为不同程度的小淋巴细胞浸润。少量透明物质聚集明显。（右图）在该淋巴上皮复合体中出现大量嗜酸性透明物质，可见大量周围有晕环的散在淋巴细胞

干燥综合征

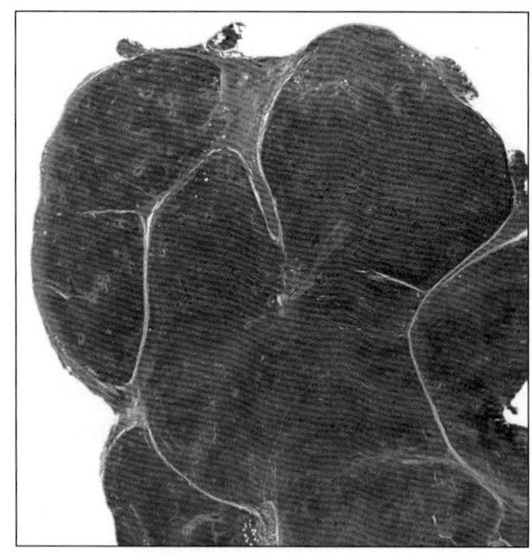

腮腺中可见慢性淋巴细胞弥漫浸润。正常结构形态完好，纤维隔分隔腺体小叶。未出现腺体消失的情况

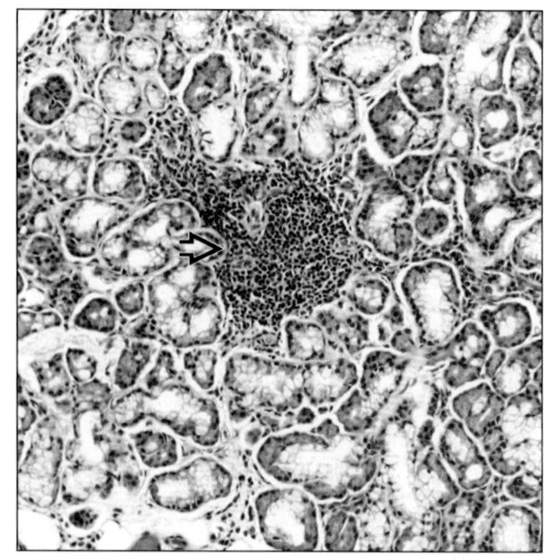

唇小唾液腺活检显示唾液腺泡内淋巴细胞聚集➩。$4mm^2$的唾液腺内出现一个或多个病灶，支持干燥综合征的诊断

专业术语

缩写

- 干燥综合征（SS）

别名

- Mikulicz病、Sicca综合征

定义

- 原发性SS：主要累及腮腺和泪腺等外分泌腺的慢性全身性免疫疾病，可分别导致口干燥症和眼干燥症。
- 继发性SS：与其他免疫疾病、结缔组织病有关的上述疾病
  - 通常为类风湿关节炎和系统性红斑狼疮

病因/发病机制

原发性SS

- 病因尚不清楚，可能很复杂且与多因素有关
  - 内分泌：系统性和局部雄激素缺乏
  - 遗传
    - 1度SS与*HLA-B8*和*HLA-Dw3*有关
    - 2度SS与*HLA-DRw4*有关
  - 病毒感染：EB病毒柯萨奇病毒、HTLV-1病毒
  - 自主神经系统
    - 抗毒蕈碱抗体（抗M3R）导致受体结合位点阻滞
  - INF-α 和INF-β 细胞激活因子上调

临床表现

流行病学

- 发病率
  - 发病率为0.5%~3%
    - 近一半患者被漏诊
- 年龄
  - 平均年龄：50~70岁
    - 发病高峰出现在月经初潮期和绝经期
- 性别
  - 女性远多于男性（9：1）
    - 男性患者多发生于青春期
- 种族
  - 无人种差异

部位

- 常累及泪腺和腮腺
  - 常双侧发病
- 不常累及下颌下腺、舌下腺和小唾液腺
- 上呼吸道
    - 鼻窦黏膜、咽鼓管和喉
- 可能累及其他多个脏器

症状

- 口干燥症（口干）
  - 通常发现唾液生成量减少至正常的50%以下
  - 味觉改变
  - 语言和咀嚼困难
  - 可能伴有烧灼感
  - 较少伴有
    - 龋齿
    - 唇干、唇裂、口角炎
    - 慢性念珠菌病
    - 口腔溃疡
- 眼干燥症（眼干、角膜结膜炎）
  - 疼痛和异物感
  - 对光敏感，眼部疲劳
  - 发红、视力丧失、丝状角膜炎
- 腮腺

干燥综合征

要点

专业术语
- 唾液腺内局部或弥散性的反应性淋巴组织浸润导致唾液腺实质萎缩、腺体成分退化，形成不规则的上皮复合体
- 原发性SS：主要累及腮腺和泪腺等外分泌腺的慢性全身性免疫疾病
- 继发性SS：与其他免疫疾病有关的上述疾病

临床表现
- 平均年龄：50~70岁
- 女性远多于男性（9：1）
- 常累及泪腺和腮腺，常双侧发病
- 持续数周至数月的腮腺弥漫性增大，触之坚实，可复发，偶有缓解
  - 通常无痛，双侧眼眶侧缘肿胀
- 诊断基于多种检查结果
  - 抗-SS-A（RO）和（或）抗-SS-B（LA）阳性
  - 高达95%的患者的类风湿因子阳性
- 主要行支持治疗
  - 发展为淋巴瘤的风险增加44倍

影像学检查
- 唾液腺MRI检查是最好的诊断方法

组织病理学检查
- 小唾液腺内淋巴细胞和浆细胞浸润
  - 淋巴细胞聚集：不少于50个淋巴细胞
- 大唾液腺内淋巴细胞浸润、腺泡萎缩、肌上皮岛形成

- 持续数周至数月的腮腺弥漫性增大，触之坚实，可复发，偶有缓解
  - 增大程度与疾病严重程度有关
  - 持续肿胀可能提示转变为低分化的淋巴瘤
- 可能出现不适或疼痛，主要发生在进食时
- 可能沿着腮腺管出现逆行感染

- 泪腺
  - 常无痛，双侧眼眶侧缘肿胀
  - 伴有慢性泪腺炎
  - 伴有感染（特别是病毒）、结节病、Grave病和眼眶炎性综合征
- 其他表现取决于受累的系统
- 很多患者存在结缔组织、免疫系统或类风湿性其他疾病
  - 糖尿病、结节病、营养不良、感染、酗酒、贪食症
  - 药物治疗与疾病发展有关

实验室检查
- 诊断基于多种检查结果
  - 眼部检查
    - Schirmer试验：泪液分泌减少
    - 玫瑰红和丽丝胺绿：用于检查眼表面干燥点的染料
  - 唾液流量试验（唾液流量计）
  - 血清学检查
    - 抗-SS-A（RO）和（或）抗-SS-B（LA）阳性
    - 抗毒蕈碱自身抗体M3、IFI16、KLHL12、KLHL7阳性
    - 高达95%的患者的类风湿因子阳性
    - 80%患者的抗核抗体（ANA）阳性
    - 红细胞沉降率（ESR）常升高
    - 免疫球蛋白：SS患者通常升高

治疗
- 主要行支持治疗
- 口干燥症：适当饮水和刺激唾液分泌
  - 局部刺激：不含糖的口香糖、糖果或糖果锭剂
  - 全身刺激：毛果芸香碱、西维美林、溴己新、替勃龙
- 眼干燥症
  - 局部：人工泪液，包括滴眼液或眼药膏
  - 全身：雄激素（甲基睾酮）或环孢素
- 口腔卫生指导，局部氟化物和氯已定漱口
- 对慢性念珠菌病进行抗真菌治疗

预后
- 在几十年中呈慢性进行性发展
  - 可随时间的延长变大或缩小
- 最严重的并发症为淋巴瘤
  - 发展为淋巴瘤的风险增加44倍
    - 占SS患者的4%~10%
  - 典型低分化
    - 最常见为黏膜相关淋巴组织（MALT）的结外边缘区B细胞淋巴瘤（EMZBCL）
    - 85%的SS患者表现类似淋巴瘤
    - 预后良好，除非转变为弥漫性B细胞淋巴瘤
- 青少年患者可以在青春期自行缓解

影像学检查

放射学检查
- 唾液腺造影术
  - 导管扩张，造影剂斑片状聚集
  - 类似于“硕果累累的无枝树”
- 闪烁扫描术
  - 无创性核医学技术测量唾液腺的功能
    - 高锝酸盐（^{99m}Tc）的吸收与分泌
    - 唾液腺功能丧失时数值较低

MRI检查结果
- 唾液腺MRI检查是最好的诊断方法
  - 斑片状、结节状、空腔状或破坏性腮腺导管改变，显示为高T2信号

干燥综合征

- STIR MR序列使检查结果更明确
- T1WI：不连续聚集的低信号强度
- T2WI：双侧弥漫的高T2信号，病灶大小为1~2mm，甚至大于2mm

CT检查结果
- 双侧腮腺增大，内可见多个囊性和实性病灶，有或无斑片样钙化
  - 常累及泪腺
- 在中期，可见两侧腮腺内弥漫性“粟粒状”小囊肿
- 晚期可见囊性和实性肿物（淋巴细胞聚集）

大体检查

一般特征
- 腺体整体增大
- 唾液腺包膜保持完好
- 多结节弥散分布，伴有或无小结节

大小
- 尽管总体增大，但腺体大小不一

组织病理学检查

组织学特点
- 大唾液腺内可见淋巴细胞浸润、腺泡萎缩、肌上皮岛形成
  - 如良性淋巴上皮病变
- 泪腺内可见淋巴细胞和浆细胞浸润
- 唇小唾液腺体活检
  - 小唾液腺体内局灶性淋巴细胞浸润
    - 淋巴细胞浸润位于正常腺泡周围
    - 实质性腺泡萎缩、纤维化，导管扩张（慢性硬化性唾液腺炎），或与SS不一致的急性炎性表现
  - 淋巴细胞聚集：不少于50个淋巴细胞
    - 检测中不计数导管周围淋巴细胞聚集（唾液腺导管炎）
  - 至少需要4mm^{2}的小唾液腺实质（5~10个小唾液腺腺体）
  - 病灶评分为每4mm^{2}唾液腺组织中的淋巴细胞聚集数量
    - 病灶评分大于等于1支持SS
    - 相关性随着病灶评分的增加而增加

辅助检查

细胞学
- 细胞涂片可见炎症细胞与组织细胞混合
- 肌上皮和导管上皮细胞中夹杂淋巴细胞浸润

免疫组织化学
- B淋巴细胞和T淋巴细胞混合存在
  - CD4（+）T淋巴细胞
- 克隆研究（κ和λ）显示多克隆群

流式细胞仪
- 新鲜组织（初步活检）用于流式细胞仪检查
  - 多克隆群可能有助于排除淋巴瘤

细胞遗传学
- 基因重组研究排除淋巴瘤

鉴别诊断

良性淋巴上皮病变
- BLEL高度提示SS，特别是双侧发病时
- 眼部和口部体征与症状，当伴随SS-A/SS-B自身抗体时，支持SS而不是BLEL

良性淋巴上皮囊肿
- 与囊壁内淋巴细胞增生密切相关的良性囊性上皮病变
- 腮腺内边界清晰的单房和单囊病变
- 囊壁内常衬以复层鳞状上皮
  - 囊壁内可衬以立方柱状细胞、圆柱状细胞或假复层上皮细胞
- 囊壁内含致密的淋巴细胞成分
  - 生发中心明显

慢性唾液腺炎
- 含有浆细胞、淋巴细胞和中性粒细胞的慢性炎症细胞混杂浸润
- 明显的导管周围和腺泡纤维化
- 实质内腺泡萎缩
- 导管扩张（慢性硬化性唾液腺炎），或与SS不一致的急性炎性表现
- 小叶结构尚存
- 无淋巴上皮病变

结节病
- 致密、形态良好的上皮样组织细胞聚集
  - 组织细胞在周围形成“栅栏”
- 可出现巨细胞
- 大多数病例出现非干酪样坏死样变
- 常可见淋巴细胞和浆细胞

沃辛瘤
- 包膜或边界清晰的肿瘤
- 呈乳头状，肿瘤上皮形成囊肿
- 周围淋巴细胞聚集，常伴生发中心形成

结外边缘区B细胞淋巴瘤
- 纤维隔破坏导致小叶结构丧失
- 病变突破腺体包膜进入邻近组织
- 中等大小的非典型B细胞成片分布
  - 单核细胞样B细胞侵入上皮复合体

干燥综合征

美国-欧洲干燥综合征分类修订标准*

症状或检测	结果或解释
Ⅰ. 眼部症状（三项之一）	眼内异物感 每天眼干，持续超过 3 个月 每天使用人工泪液超过 3 次
Ⅱ. 口腔症状（三项之一）	每天口干并持续 3 个月以上 唾液腺复发性或持续性增大 需用液体辅助吞咽
Ⅲ. 眼部试验（两项之一）	非麻醉下的 Schirmer 试验（5 分钟内 <5mm） 眼染色（1% 孟加拉红）（van Bijsterveld 量表系统得分≥ 4）
Ⅳ. 唇腺活检阳性	病灶评分为 1 或大于 1（每 $4mm^2$ 唾液腺组织中淋巴细胞聚集：超过 50 个淋巴细胞）
Ⅴ. 口部试验（三项之一）	唾液流量检查：非刺激情况下每分钟唾液流量少于 0.1ml 腮腺造影结果异常 腮腺闪烁扫描检查结果异常
Ⅵ. 血清学检查	抗 SS-A（RO）和（或）抗 -SS-B（LA）阳性
原发性 SS	需要符合 6 项标准中的 4 项，包括唇腺活检阳性或血清学检查阳性，或者 符合 6 项客观标准（Ⅲ、Ⅳ、Ⅴ、Ⅵ）中的 3 项
继发性 SS	存在自身免疫性结缔组织病（例如，类风湿关节炎、系统性红斑狼疮），以及 存在标准Ⅰ和Ⅱ，以及任何两项客观标准（Ⅲ、Ⅳ、Ⅴ）

* 摘自：Classification criteria for sjögren's syndrome. Ann Rheum Dis. 61(6): 554–8, 2002.

干燥综合征的腺体外表现

器官和系统	症状疾病类目
甲状腺	自身免疫性甲状腺炎
肝脏	原发性胆管肝硬化
肺	肺间质纤维化
肾脏	肾小球肾炎和间质性肾炎
皮肤	干燥，血管炎和周围神经病
神经	周围神经病，腕管综合征
关节	疼痛和关节炎
胃肠道	吞咽困难，反流，恶性贫血

- 浆细胞成片分布

肿瘤相关淋巴增生

- 与唾液腺恶性肿瘤相关的淋巴组织增生
- 在肿瘤进展的边缘或内部出现

转移癌

- 非典型性细胞，破坏性生长，无肌上皮岛

分期

基于MRI唾液腺造影

- Ⅰ期：斑片状造影剂/高信号小于等于1mm
- Ⅱ期：球状造影剂/高信号1~2mm
- Ⅲ期：空腔状造影剂/高信号大于2mm
- Ⅳ期：腮腺实质完全被破坏

参考文献

1. Margaix-Munoz M et al: Sjögren's syndrome of the oral cavity. Review and update. Med Oral Patol Oral Cir Bucal. 14(7): E325–30, 2009
2. Nikolov NP et al: Pathogenesis of Sjogren's syndrome. Curr Opin Rheumatol. 21(5): 465–70, 2009
3. Gutta R et al: Sjögren syndrome: a review for the maxillofacial surgeon. Oral Maxillofac Surg Clin North Am. 20(4): 567–75, 2008
4. Vitali C et al: Classification criteria for Sjogren's syndrome: a revised version of the European criteria proposed by the American-European Consensus Group. Ann Rheum Dis. 61(6): 554–8, 2002
5. Quintana PG et al: Salivary gland lymphoid infiltrates associated with lymphoepithelial lesions: a clinicopathologic, immunophenotypic, and genotypic study. Hum Pathol. 28(7): 850–61, 1997
6. Andrade RE et al: Distribution and immunophenotype of the inflammatory cell population in the benign lymphoepithelial lesion (Mikulicz's disease). Hum Pathol. 19(8): 932–41, 1988

干燥综合征

解剖图、临床和影像学特点

（左图）图中显示大唾液腺➡和唇小唾液腺➡出现与炎症相关的增大，但小叶结构尚存。（右图）伴有腮腺增大的干燥综合征，显示双侧发病，中间可有缓解阶段。根据症状的持续时间，持续性增大常提示恶性变（由G. Illei，DDS提供）

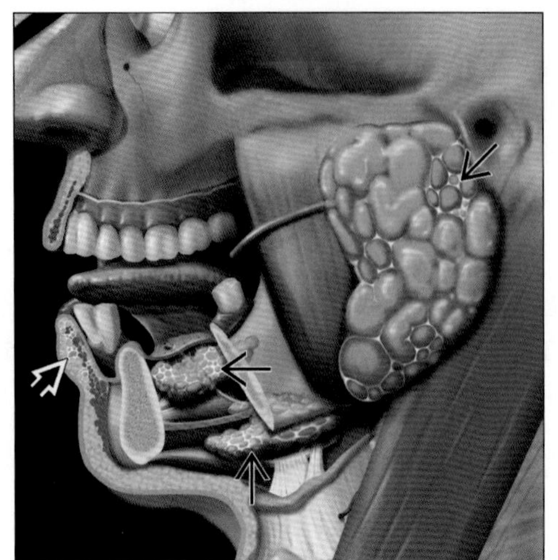

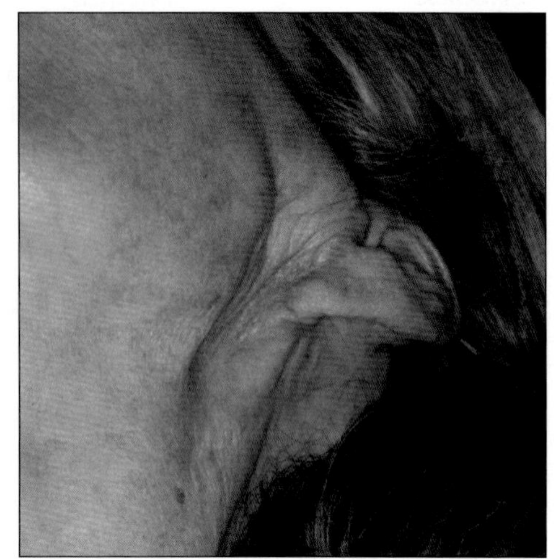

（左图）干燥综合征患者临床表现为泪腺小叶肿胀。血清学和放射学检查有助于确诊（由G. Illei，DDS提供）（右图）图中显示干燥综合征患者口腔干燥所继发的丝状乳头消失。该情况常会伴随烧灼感或味觉改变（照片由G. Illei，DDS提供）

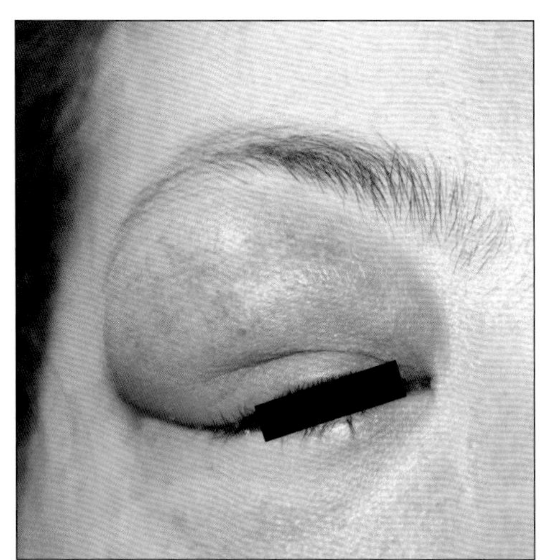

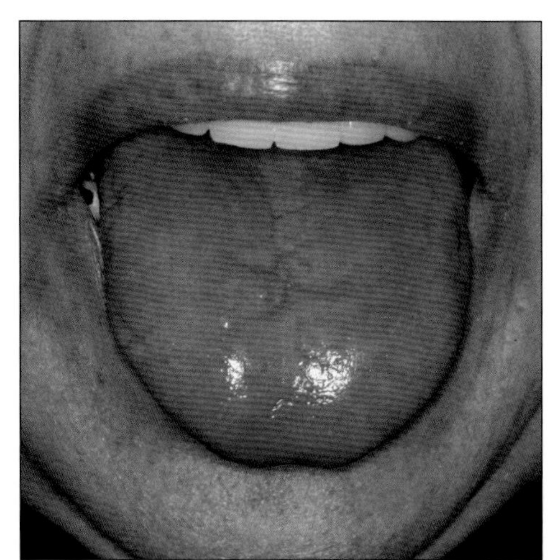

（左图）横断面T1WI MRI示，双侧腮腺增大➡，伴弥漫性信号强度改变的1~2mm非均质病灶。同时累及咬肌浅表面的附属小叶➡。MR唾液腺造影是干燥综合征的首选方法。（右图）CT检查显示双侧腮腺增大➡。整个腮腺内可见弥漫性分布的模糊不清“粟粒状”小囊肿

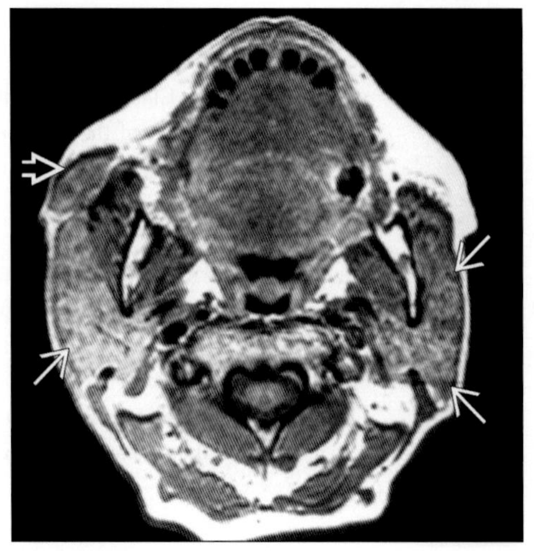

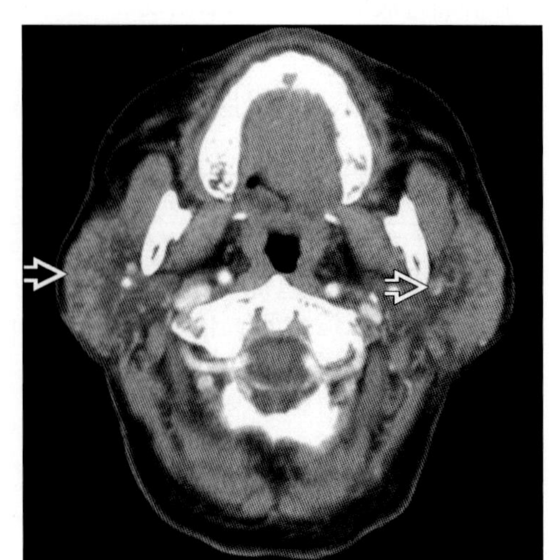

干燥综合征

影像学和显微镜下特点

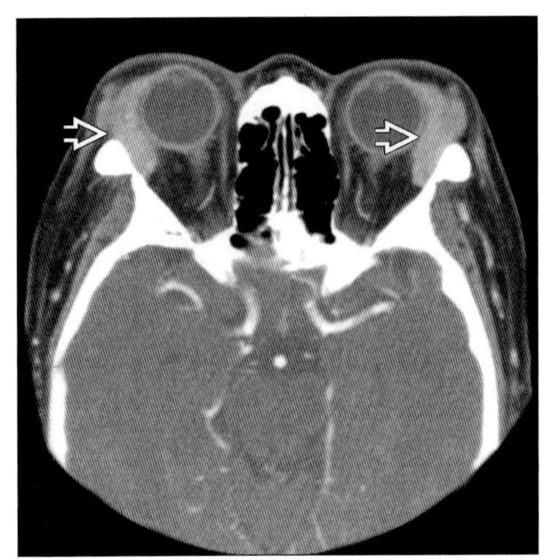

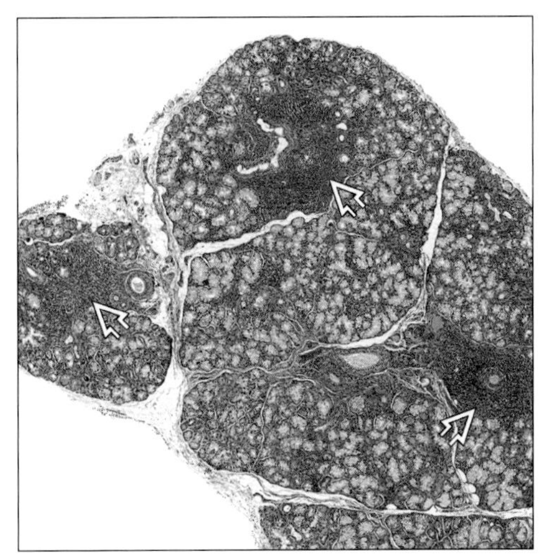

（左图）CT扫描检查显示泪腺双侧增大➡。对于这种改变有很多不同的考虑，但是血清学检测和活检可明确诊断。（右图）唇小唾液腺活检可见唾液腺的多个结节（需要4mm²唾液腺组织），每个病变区域内含有50个以上淋巴细胞或浆细胞➡。导管周围的淋巴细胞计数不包括在内

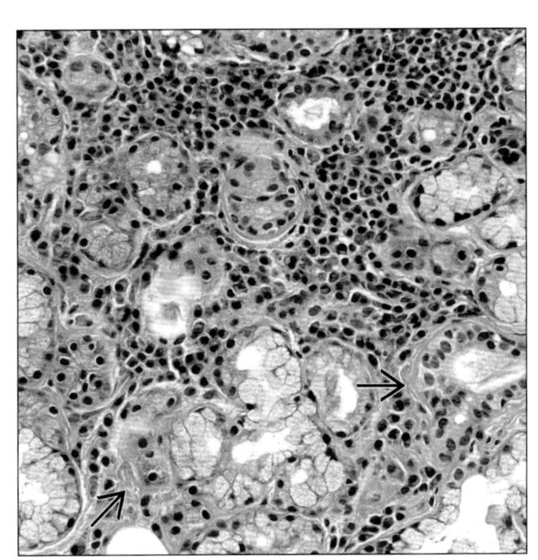

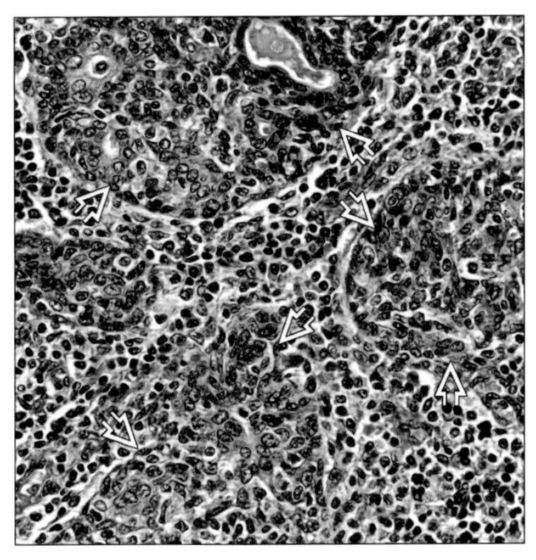

（左图）可见淋巴细胞和浆细胞数量增加，和正常的未萎缩的唾液腺实质并列。出现小范围的纤维变性→，但没有导管扩张和中性粒细胞。（右图）在某些病例中，有分化好的淋巴上皮病变（上皮-肌上皮复合体➡），内含淋巴组织和上皮-肌上皮岛的混合物。大多数分化好的干燥综合征病例可见BLEL

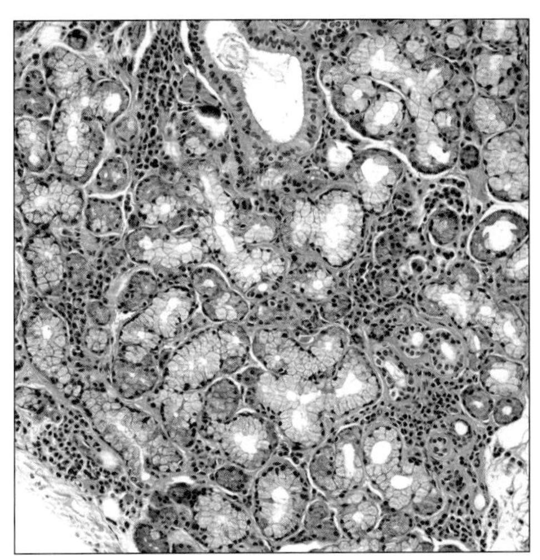

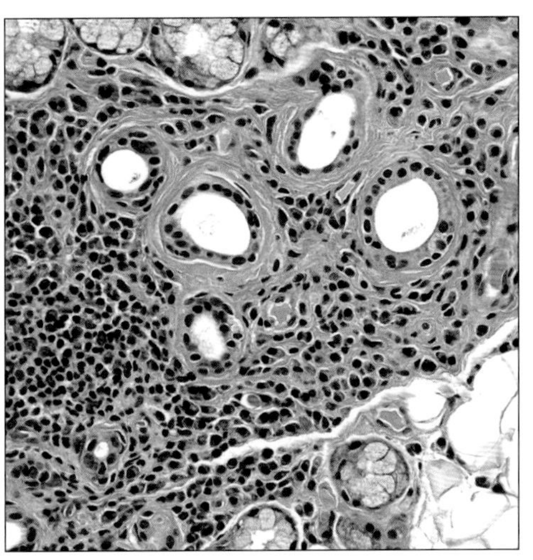

（左图）唾液腺小叶中，淋巴细胞和浆细胞明显多于50个。有局部纤维变性，而没有导管扩张和腺泡萎缩。不存在急性炎症细胞。患者SS-A抗体阳性。（右图）慢性硬化性唾液腺炎病例，和SS不同，其有明显的管周或腺泡周纤维变性，表现为导管扩张和淋巴细胞及浆细胞的炎性浸润

嗜酸性细胞增多症（嗜酸性细胞增生）

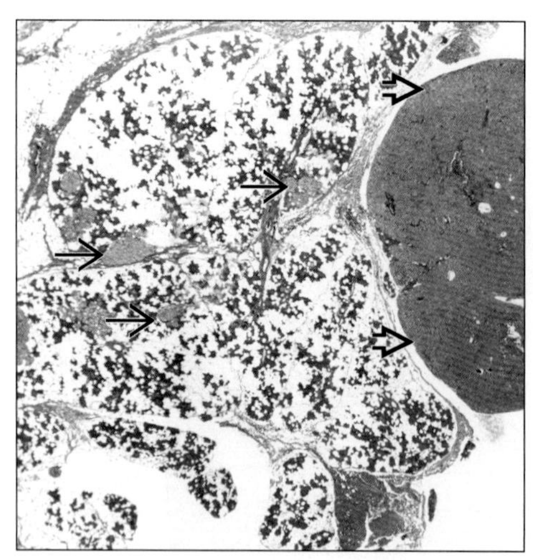

本例可见腮腺内的嗜酸性细胞增生的多个小病灶→。巨大的增生性结节出现在视野右侧⇨

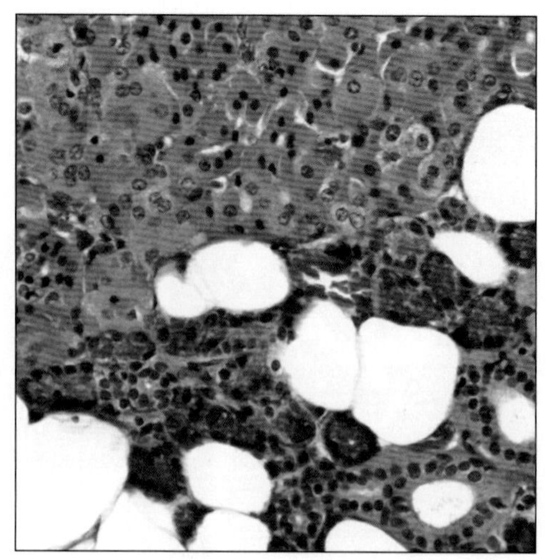

可见嗜酸性细胞增生（上半部分）和正常腮腺实质（下半部分）紧密融合。无包膜

专业术语

别名

- 嗜酸性细胞增生

定义

- 嗜酸性细胞是发生转化的上皮细胞，细胞质含有大量异常线粒体
  - 细胞大而多角，边界清晰，含有颗粒样的嗜酸性细胞质
- 嗜酸性细胞增多症是没有肿瘤占位的病变，细胞由颗粒样上皮细胞向嗜酸性细胞转化
- 嗜酸性细胞增多症（又称嗜酸性细胞增生）是嗜酸性细胞的非肿瘤性增生，可能是局部的、多灶性的或者弥散的（弥散性嗜酸性细胞增生）
  - 可能形成无包膜的结节（结节样嗜酸性细胞增生）分布在小叶内

病因/发病机制

老年化

- 嗜酸性改变和正常的老年化有关

临床表现

流行病学

- 发病率
  - 随着年龄增长发病率增加
    - 70岁以后局部嗜酸性细胞增生几乎很普遍
- 年龄
  - 通常发生在50岁以后

部位

- 可见于任何唾液腺
  - 腮腺是最常见受累部位

症状

- 通常是无症状的
  - 受影响的腺体可能比较敏感
- 结节样嗜酸性细胞增生可能存在明显的占位

治疗

- 手术方法
  - 嗜酸性细胞增生没有治疗的必要
  - 嗜酸性细胞增生是良性病程
    - 诊断后不需要进一步治疗

预后

- 由于嗜酸性细胞增多症的多灶性特点，可见临床上的“复发”

大体检查

一般特征

- 嗜酸性细胞增生通过肉眼很难分辨
- 有弥散性或结节样的嗜酸性细胞增生的标本，肉眼可见非常明显的小结节

组织病理学检查

组织学特点

- 嗜酸性细胞为较大的多边形细胞，内含大量细颗粒状嗜酸性胞质
  - 嗜酸性改变可能累及唾液腺泡、闰管和条纹管
  - 细胞核为圆形或椭圆形，居中，可能包含一个或多个突出的核仁
    - 细胞核可能皱缩而致密
    - 可见双核细胞
  - 细胞质内糖原沉积可能导致细胞质内线粒体周边化
    - 导致细胞质透明（透明细胞嗜酸性细胞增多症）

嗜酸性细胞增多症（嗜酸性细胞增生）

要点

专业术语
- 嗜酸性细胞是发生转化的上皮细胞，细胞质含有大量异常线粒体

组织病理学检查
- 嗜酸性细胞为较大的多边形细胞
- 嗜酸性细胞增生表现为嗜酸性细胞与正常唾液腺实质及间质亲密地直接接触
- 嗜酸性细胞增生可能为少量的细胞聚集，也可能为大的无包膜结节

辅助检查
- PTAH染色、Novelli染色、卢克索固蓝染色、甲酚紫V染色均可见胞质内线粒体

- 嗜酸性细胞增生表现为嗜酸性细胞与正常唾液腺实质及间质亲密地直接接触
- 嗜酸性细胞增生可能为少量的细胞聚集，也可能为大的无包膜结节
  - 可能是单发的或多发的
  - 弥散性嗜酸性细胞增生（弥漫性嗜酸性细胞增多症）发生在几乎所有的唾液腺实质，且无结节或肿瘤形成

辅助检查

免疫组织化学
- PTAH染色显示细胞质内线粒体呈深蓝黑色
- Novelli染色显示细胞质内线粒体呈蓝紫色
- 卢克索固蓝染色显示细胞质内线粒体的异染性阳性
- 甲酚紫V染色显示细胞质内颗粒的异染性阳性

鉴别诊断

嗜酸性细胞瘤
- 嗜酸性细胞瘤和临床上明确的结节样嗜酸性细胞增生不易区别
- 提示为嗜酸性细胞瘤的特点包括肿瘤部分或全部有包膜，肿瘤内缺乏导管样结构

其他唾液腺肿瘤
- 嗜酸性改变可能出现在很多唾液腺肿瘤中
  - 包括沃辛瘤、多形性腺瘤以及黏液表皮样癌
  - 嗜酸性细胞增生缺乏乳头状囊性结构和致密的淋巴细胞浸润
  - 存在其他细胞类型（肌上皮细胞、黏液细胞、上皮样细胞）提示其他肿瘤

参考文献

1. Capone RB et al: Oncocytic neoplasms of the parotid gland: a 16-year institutional review. Otolaryngol Head Neck Surg. 126(6): 657-62, 2002
2. Loreti A et al: Diffuse hyperplastic oncocytosis of the parotid gland. Br J Plast Surg. 55(2): 151-2, 2002
3. Dardick I et al: Differentiation and the cytomorphology of salivary gland tumors with specific reference to oncocytic metaplasia. Oral Surg Oral Med Oral Pathol Oral Radiol Endod. 88(6): 691-701, 1999
4. Chang A et al: Oncocytes, oncocytosis, and oncocytic tumors. Pathol Annu. 27 Pt 1: 263-304, 1992
5. Brandwein MS et al: Oncocytic tumors of major salivary glands. A study of 68 cases with follow-up of 44 patients. Am J Surg Pathol. 15(6): 514-28, 1991
6. Palmer TJ et al: Oncocytic adenomas and oncocytic hyperplasia of salivary glands: a clinicopathological study of 26 cases. Histopathology. 16(5): 487-93, 1990

影像图库

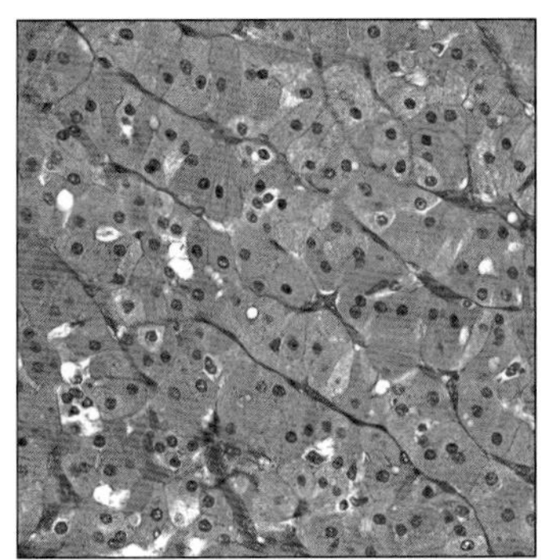
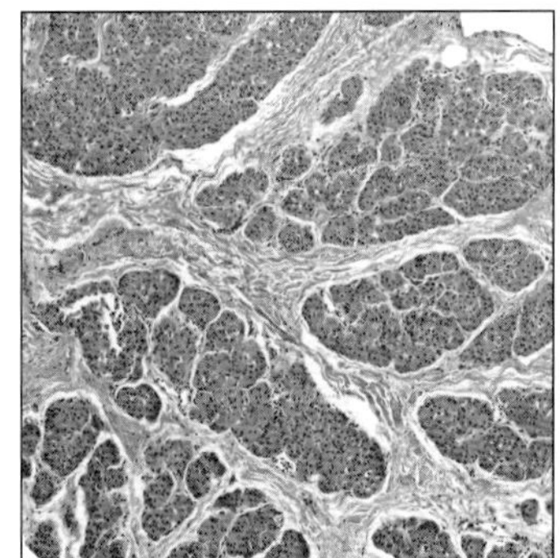
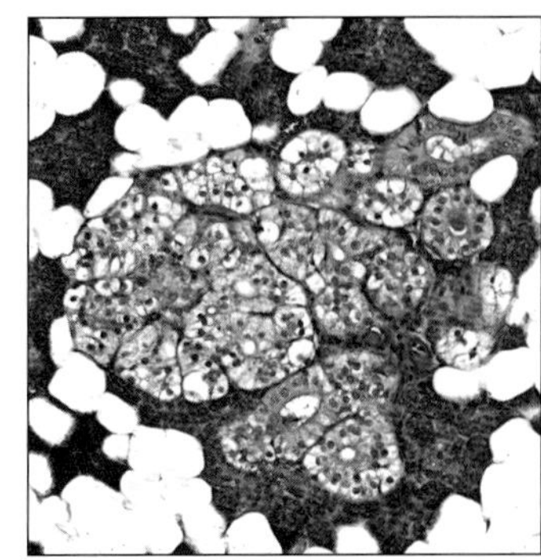

（左图）嗜酸性细胞增生的细胞特点为：大量的颗粒状嗜酸性细胞质，圆形或椭圆形细胞核，多边形形态。（中图）弥散性嗜酸性细胞增生（弥散性嗜酸性细胞增多症）的细胞特点为：唾液腺腺泡完全由嗜酸性细胞所取代。可见小叶状结构。（右图）透明细胞样嗜酸性细胞的特点为：细胞质内糖原堆积和细胞质内线粒体周边化

硬化性多囊性腺病

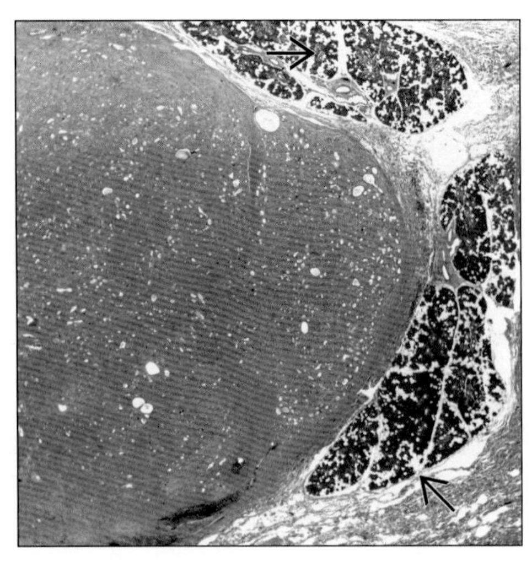

低倍镜下可见外周包裹良好的小叶状上皮增生伴有中间纤维带。周围的唾液腺实质→不明显

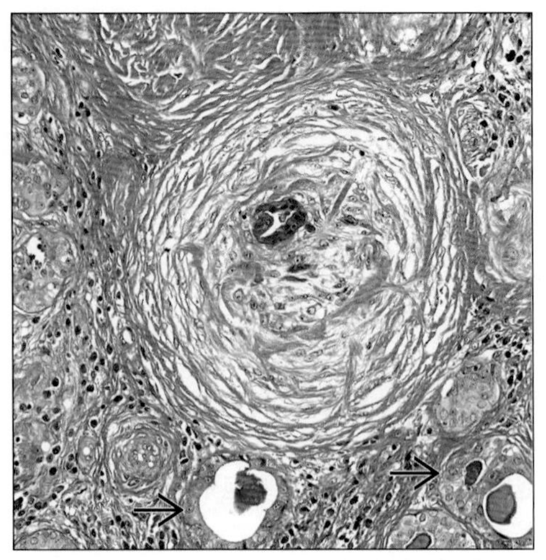

中倍镜下可见硬化性多囊性腺病内的纤维结节。在实性巢内，增生的导管上皮和导管同时存在→

专业术语

缩写
- 硬化性多囊性腺病（SPA）

别名
- 史密斯瘤

定义
- 唾液腺的假瘤性炎性病变，组织学上类似于乳腺纤维囊性增生性疾病

临床表现

流行病学
- 发病率
  - 唾液腺的罕见病变
- 年龄
  - 儿童到老年人
  - 症状平均出现在40~50岁
- 性别
  - 女性发病率稍高于男性

部位
- 大多数发生在腮腺
  - 偶尔发生在下颌下腺或小唾液腺

症状
- 慢性生长，通常为无症状的占位性病变

治疗
- 手术方法
  - 完整地，保护性局部手术切除
  - 保护腮腺病变部位的面神经

预后
- 约1/3的患者有复发的可能
  - 通常和不完全切除有关，或可能存在多发性病变
- 无转移性传播或者相关死亡病例的报道

大体检查

一般特征
- 境界清楚、灰白色、有弹性的占位性病变
- 可能表现为多结节

大小
- 范围：1~12cm

组织病理学检查

组织学特点
- 境界清楚但无包膜
  - 通常由正常的唾液腺组织包围
- 明显的纤维性硬化病变伴局部玻璃样变的硬化性结节形成
- 小叶的病变模式内有导管、小叶内导管上皮性增生和腺泡样细胞增生
  - 可形成实性或者筛状巢
    - 囊性扩张可能很明显
    - 嗜酸性、球形、层状的玻璃样变结节（“胶原小体病”）可能在上皮巢内较明显
- 腺样上皮细胞外观变化
  - 可能包含平整的立方形、柱状、顶泌样、黏液样、鳞状细胞样或泡沫样细胞
  - 腺泡样细胞嗜酸性明显，细胞质颗粒PAS染色阳性
    - 组织学特点类似于小肠潘氏细胞
  - 泡沫上皮样细胞质可能的原因是退行性改变
    - 可能类似皮脂腺细胞
- 黄瘤巨噬细胞巢的出现可能和上皮退行性改变有关

硬化性多囊性腺病

要点

专业术语
- 唾液腺的假瘤性炎性病变，组织学上类似于乳腺纤维囊性增生疾病

组织病理学检查
- 腺泡样细胞可见明显嗜酸性细胞质颗粒
  - 和小肠潘氏细胞类似
- 境界清楚但无包膜
- 小叶样的
- 小叶的病变模式有导管、小叶内导管上皮增生和腺泡样细胞增生
- 由正常唾液腺组织包围
- 明显的纤维性硬化病变伴有局部玻璃样变的硬化性结节形成

鉴别诊断
- 多形性腺瘤及慢性硬化性唾液腺炎

- 可见上皮异型性或发育异常（相当于原位瘤变）
  - 无侵袭性恶性病变的报道

辅助检查

免疫组织化学
- 上皮细胞和潘氏细胞角化蛋白阳性
- 肌上皮细胞S-100蛋白、平滑肌肌动蛋白和钙调蛋白阳性
- 内腔上皮细胞雌激素受体（20%）和孕激素受体（80%）阳性

鉴别诊断

多形性腺瘤（PA）
- 正常情况下，硬化性多囊性腺病的典型小叶样生长方式在多形性腺瘤中不常见
- 硬化性多囊性腺病的腺泡样潘氏细胞样上皮细胞在多形性腺瘤中不常见
- 硬化性多囊性腺病缺乏多形性腺瘤的明显的肌上皮组分
- 硬化性多囊性腺病缺乏黏液软骨背景和分散的非黏附性肌上皮细胞

慢性硬化性唾液腺炎
- 虽然两者都能出现纤维化，慢性硬化性唾液腺炎缺乏硬化性多囊性腺病时的结节样纤维化改变
- 慢性硬化性唾液腺炎缺乏腺泡样潘氏细胞样上皮细胞

参考文献

1. Gupta R et al: Sclerosing polycystic adenosis of parotid gland: a cytological diagnostic dilemma. Cytopathology. 20(2): 130–2, 2009
2. Cheuk W et al: Advances in salivary gland pathology. Histopathology. 51(1): 1–20, 2007
3. Noonan VL et al: Sclerosing polycystic adenosis of minor salivary glands: report of three cases and review of the literature. Oral Surg Oral Med Oral Pathol Oral Radiol Endod. 104(4): 516–20, 2007
4. Gnepp DR: Sclerosing polycystic adenosis of the salivary gland: a lesion that may be associated with dysplasia and carcinoma in situ. Adv Anat Pathol. 10(4): 218–22, 2003
5. Skálová A et al: Sclerosing polycystic adenosis of parotid gland with dysplasia and ductal carcinoma in situ. Report of three cases with immunohistochemical and ultrastructural examination. Virchows Arch. 440(1): 29–35, 2002
6. Smith BC et al: Sclerosing polycystic adenosis of major salivary glands. A clinicopathologic analysis of nine cases. Am J Surg Pathol. 20(2): 161–70, 1996

影像图库

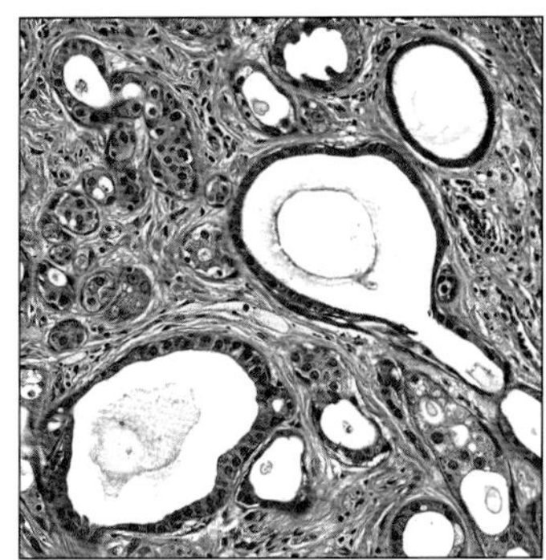

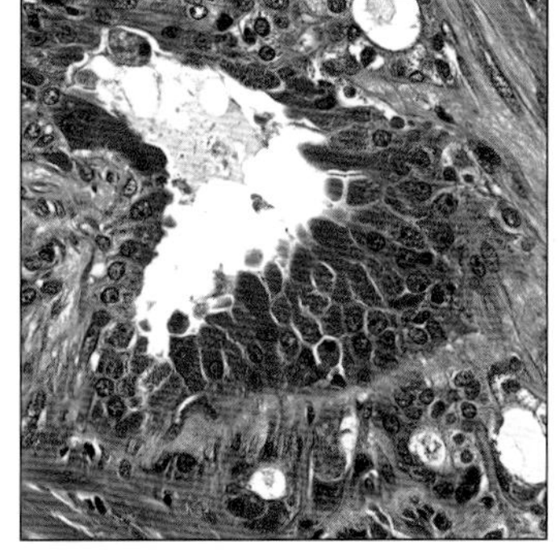

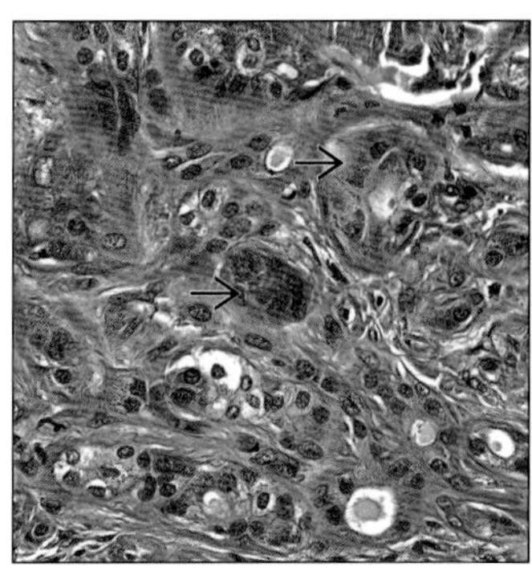

（左图）中倍镜示小巢、导管、扩张的囊性结构内的上皮增生，周围环绕致密的纤维结缔组织。（中图）高倍镜示导管结构由腺泡样上皮细胞组成，可见明显的嗜酸性细胞质颗粒。（右图）高倍镜示大量小的导管样结构。局灶导管上皮细胞包含嗜酸性颗粒→。可见纤维化发生在上皮细胞间

涎石病

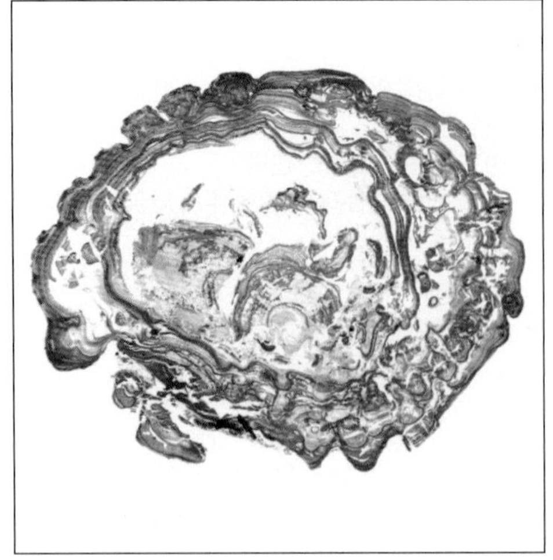
低倍镜下涎石病，涎石形成是由于碎片中心病灶周围的多层钙化

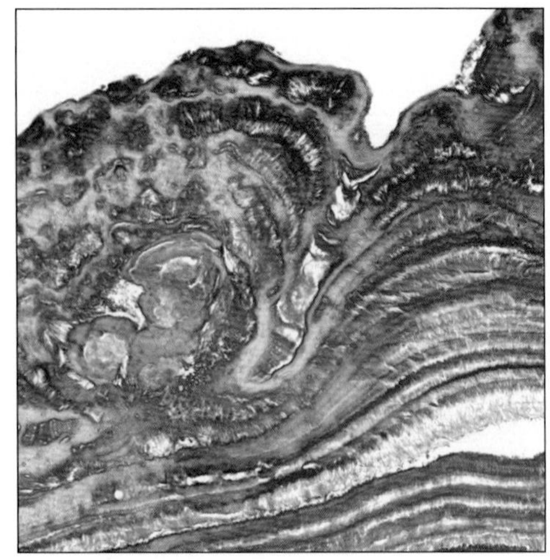
高倍镜下涎石病，可见钙化的层状结构。同心圆的层状结构提示涎石形成已有一定的时间

专业术语

别名
- 唾液腺导管涎石
- 唾液腺钙化

定义
- 唾液腺导管或实质内分散的钙化性占位（由于所包裹碎片的钙化作用）
  - 中心的碎片可能为细菌、黏液或异物

临床表现

流行病学
- 发病率
  - 不常见
- 年龄
  - 中年人是最常见受累人群
    - 平均年龄：大约50岁
    - 儿童患病不常见
- 性别
  - 男性稍多

部位
- 涎石在下颌下腺的导管结构（沃顿管）中最常见
  - 发生在沃顿管是由于黏液性唾液的含量较高
  - 腮腺斯坦森导管内涎石形成不常见
  - 舌下腺或小唾液腺内不常见

症状
- 症状取决于占位的程度、持续时间以及涎石的大小
  - 早期症状可能包括疼痛或水肿的复发
    - 症状通常和饮食相关
  - 长期障碍可能导致慢性唾液腺炎和细菌感染
- 如果结石足够大并靠近导管孔口，可以在身体表面检测到

治疗
- 小的涎石可以通过手工操作去除
  - 可能对其治疗有帮助
- 大的涎石可能需要手术切除
- 其他治疗包括
  - 体外震波碎石术
  - 内镜下激光碎石术
  - 影像介导下取石
- 如果出现明显的炎症改变，可能需要切除受累腺体

预后
- 取决于涎石的大小和堵塞的时间
- 无死亡报道

影像学检查

一般特征
- 如果钙化充分，放射影像学检查可能发现不透射线的占位病变
  - 口底部或唾液腺的软组织内可鉴定
- 全景X线片示不透射线的钙化可能叠加到下颌体上
  - 可能类似于骨内病变，如骨瘤

大体检查

一般特征
- 受累的唾液腺体积增大、坚硬
- 涎石为坚硬、圆形到椭圆形、白色到黄棕色的占位病变

大小
- 变化的
- 下颌下腺的涎石往往比其他唾液腺部位形成的病变大

涎石病

要点

专业术语
- 唾液腺导管或实质内的分离的钙化性占位（由于所包裹碎片的钙化作用）
- 由钙盐在细菌、黏液或异物中心周围沉积形成

临床表现
- 涎石在下颌下腺的导管结构中最常见
- 症状可能包括疼痛或水肿的复发，通常和饮食有关

组织病理学检查
- 涎石可能出现在导管腔内或唾液腺实质内
- 周围导管（如果存在）可能表现为鳞状、黏膜样或嗜酸性化生改变
- 腺体实质可能出现纤维化、囊腺萎缩和黏膜炎

组织病理学检查

组织学特点
- 涎石可能出现在导管腔内或唾液腺实质内
- 涎石为圆形到椭圆形，可见同心圆的钙化层
  - 碎片的中心区钙化可能较明显
- 周围导管（如果存在）可能出现鳞状、黏膜样或嗜酸性化生改变
- 腺体实质可能出现纤维化、腺泡萎缩和黏膜炎

鉴别诊断

慢性硬化性唾液腺炎
- 涎石可能部分或全部被唾液腺炎包裹
  - 但是，慢性硬化性唾液腺炎和涎石病都应该进行单独的诊断

骨内不能透过射线的病变
- 下颌体或其分支的影像学叠加可能错误地提示骨内病变
- 多个放射影像角度应该可以定位射线真正不能透过的软组织

参考文献

1. Harrison JD: Causes, natural history, and incidence of salivary stones and obstructions. Otolaryngol Clin North Am. 42(6): 927-47, Table of Contents, 2009
2. Iro H et al: Outcome of minimally invasive management of salivary calculi in 4, 691 patients. Laryngoscope. 119(2): 263-8, 2009
3. Su YX et al: Sialoliths or phleboliths? Laryngoscope. 119(7): 1344-7, 2009
4. Walvekar RR et al: Combined approach technique for the management of large salivary stones. Laryngoscope. 119(6): 1125-9, 2009
5. Walvekar RR et al: Endoscopic sialolith removal: orientation and shape as predictors of success. Am J Otolaryngol. 30(3): 153-6, 2009
6. Angiero F et al: Sialolithiasis of the submandibular salivary gland treated with the 810-to 830-nm diode laser. Photomed Laser Surg. 26(6): 517-21, 2008
7. Alves de Matos AP et al: On the structural diversity of sialoliths. Microsc Microanal. 13(5): 390-6, 2007
8. Damm DD: Oral diagnosis. Panoramic radiopacities. Sialolithiasis. Gen Dent. 55(6): 592, 595, 2007
9. Shah D et al: Salivary sialoliths. Br Dent J. 203(6): 295, 2007

影像图库

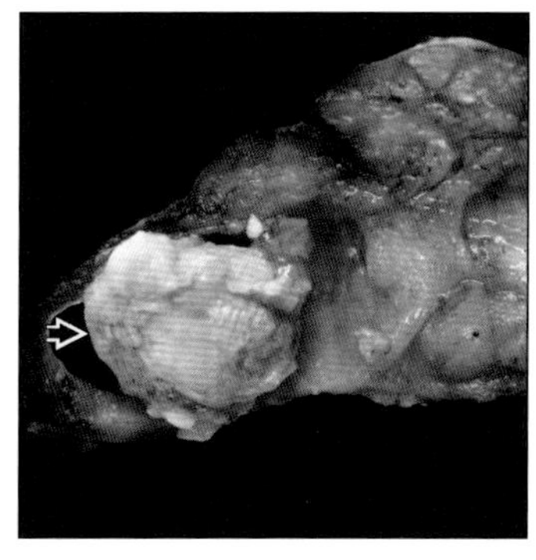
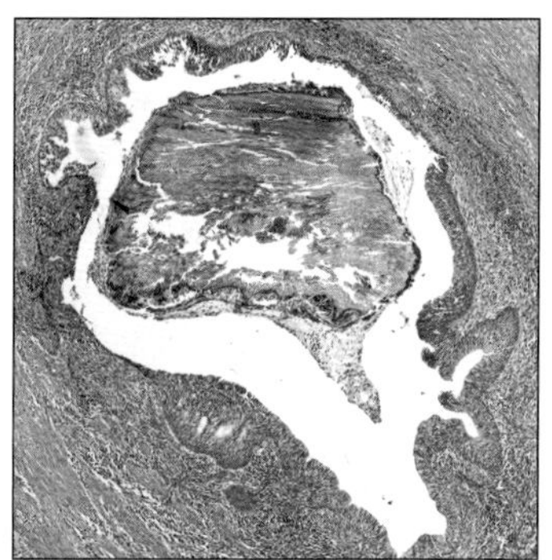
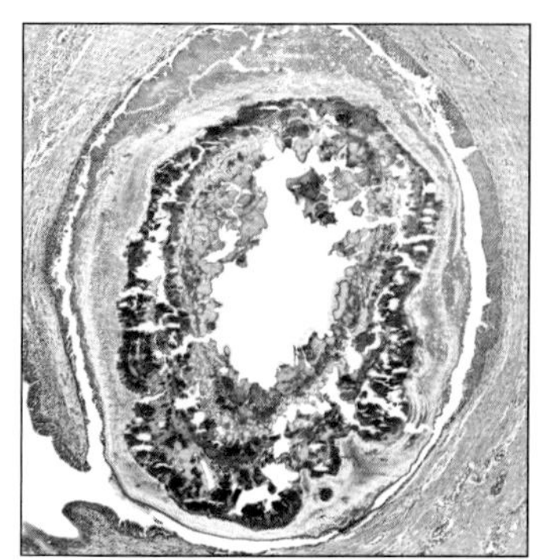

（左图）大体照片示腮腺扩张导管内的涎石。涎石呈黄色，伴有某些碎片和崩解➡。（中图）小的涎石出现在沃顿管内。扩张的导管周围出现明显的慢性炎症细胞浸润。（右图）高倍镜下示涎石出现在扩张的唾液管腔内。此例中可见逐层增加的生长方式

多形性腺瘤

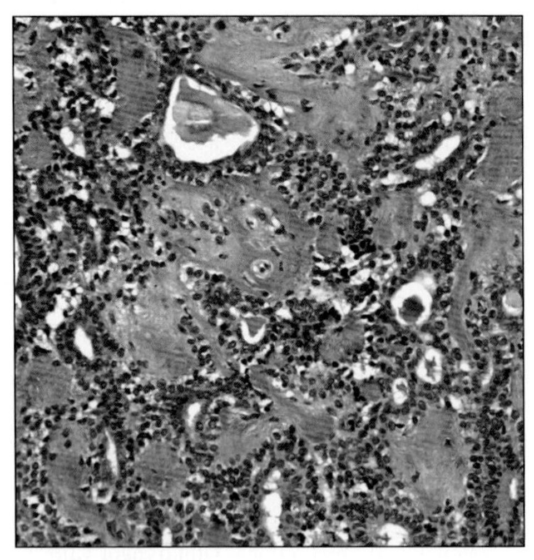
瘤体呈现结节及管状结构特点，背景为透明玻璃样变。多形性腺瘤显微镜下呈现出明显的多形性

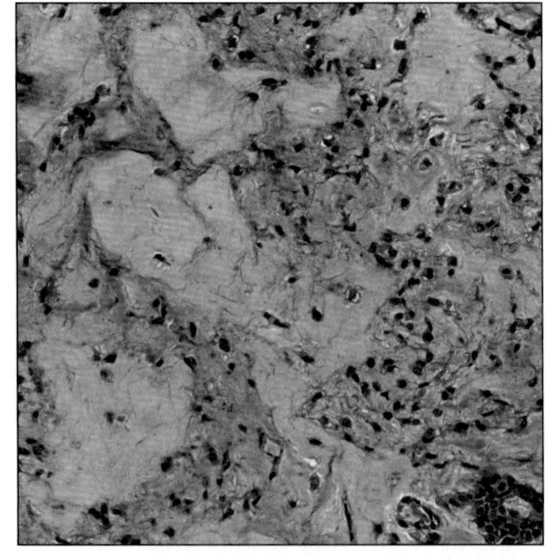
HE染色显示瘤体黏液样基质为主的，其内散在上皮样结构，上皮与基质的比例在不同瘤体间变化较大

专业术语

缩写
- 多形性腺瘤（PA）

别名
- 良性混合性肿瘤（BMT）
- 混合性肿瘤
- 软骨样汗管瘤
  - 仅用于以皮肤/真皮为主时

定义
- 良性上皮肿瘤，包括上皮细胞和变性的肌上皮两种成分，混合了黏液性间质、黏液或软骨样间质
  - 显著的结构多样性，比细胞学的多形性更明显

临床表现

流行病学
- 发病率
  - 最常见的唾液腺肿瘤起源
    - 占所有唾液腺肿瘤的45%~76%
    - 占所有主要唾液腺肿瘤的75%
    - 占小唾液腺肿瘤的40%
  - 发病率约3/10万
- 年龄
  - 广泛的年龄分布
    - 于40~60岁高发
    - 儿童最常见的唾液腺肿瘤
- 性别
  - 在成人中，女性稍多于男性
  - 在儿童（小于18岁）中，男性多于女性

部位
- 腮腺是最常见的部位（接近80%）
  - 最常见于腮腺浅叶
    - 下叶（下极）或腮腺的“尾巴”
  - 不常累及深叶
    - 大型占位可能压迫气道
- 小唾液腺是第2常见部位
  - 腭部
    - 最常见的小唾液腺部
    - 包括软硬腭的连接部
    - 单侧、混合占位（没有软组织让它移动）
  - 颊黏膜
  - 上唇
  - 较少累及下唇和舌
- 下颌下腺和舌下腺不常见
- 可影响喉部、鼻腔、耳、眶、上消化道和胃肠道
- 极少数可能在异位唾液腺组织内发展

症状
- 通常是无痛、缓慢生长的占位
- 单个、平滑、可移动、坚固的结节
  - 极少出现第2个肿瘤
    - 异时性vs同时性
    - 同时伴有沃辛瘤，这点可与其他疾病鉴别
- 黏膜溃疡较少见
- 由于神经压迫所致的感觉异常较罕见
- 如果存在疼痛，肿瘤很可能发生梗死

自然病程
- 生长缓慢
- 无症状的
- 如果不治疗可能达到很大体积
- 恶变不常见
  - 最高占所有病例的7%

治疗
- 选择、风险及并发症
  - 手术并发症
    - 弗雷综合征（耳颞神经综合征）

多形性腺瘤

要点

专业术语
- 别名：良性混合性肿瘤
- 良性上皮肿瘤，显示为上皮、肌上皮以及间叶细胞样分化

临床表现
- 最常见的唾液腺肿瘤起源
- 腮腺是最常受累的部位
- 增长缓慢
- 小唾液腺是第2常见部位

大体检查
- 复发肿瘤一般是多结节的
- 不规则的占位
- 腮腺
  - 增厚的包膜
  - 少见无包膜的
- 小唾液腺
  - 分化差，较少形成囊性结构

组织病理学检查
- 免疫细胞以及结构特点
- 上皮组织
- 间叶样组织

鉴别诊断
- 肌上皮瘤
- 基底细胞腺瘤
- 腺样囊性癌
- 多形性低度恶性腺癌
- 多形性腺瘤癌变

    - 控制面部肌肉的功能下降（如果面神经已失去功能了）
    - 胶囊破裂可能导致肿瘤播散（增加复发的可能性）
    - 摘除术能够导致较高的复发率（高达50%）
- 手术方式
  - 腮腺
    - 浅表的腮腺切除术
    - 囊外切除（包括边缘为未受累的正常组织）
    - 尽量保留面神经
  - 小腺体
    - 保留周围组织，全部切除肿瘤
  - 下颌下腺
    - 全部切除

预后
- 虽然受复发和恶变的影响，但此病的长期预后良好
  - 总体复发率：最高2.5%，大多于10年内复发
- 腮腺肿瘤有8%的复发率
  - 复发倾向于多发结节或多病灶
- 下颌下腺和小唾液腺肿瘤很少复发
- 7%的患者可发生恶变，危险因素如下：
  - 长期未治疗的肿瘤病史
  - 多次复发
  - 患者年龄（通常大于40岁）
  - 男性
  - 肿瘤最大径大于2cm
  - 深叶肿瘤
  - 腮腺肿瘤更容易恶变

影像学检查

一般特征
- 影像学提供精确解剖部位、病变范围和可能的侵袭或淋巴转移信息
- 推荐超声或CT进行影像学引导下的细针穿刺
  - 良好的分辨率和组织特定性，而且没有辐射损害，特别是对浅叶病变
- MRI或CT是必须要做的，用于评估肿瘤范围并排除局部浸润
  - 单侧占位，显示后期对比增强，高T2信号，不会浸润周围组织，这些都符合多形性腺瘤的诊断
  - MR波谱可以从多形性腺瘤中区分沃辛瘤，虽然尚未被普遍认可
- 超声尤其适合儿童，因为大多数肿瘤是良性的，并且许多是囊性或血管性的（后者可用彩色多普勒超声）
  - 高分辨率超声探头对发现腮腺内肿瘤的灵敏度接近100%
  - 可以精确地勾勒出肿瘤边界
  - 能够发现多发的或双侧病变
- 造影可以勾勒出导管系统，但在肿瘤评估中作用有限

大体检查

一般特征
- 不规则的占位
- 纤维包膜
  - 腮腺
    - 有时会有增厚的不完整的包膜，但是很少见无包膜的
  - 小唾液腺
    - 分化差，较少形成囊性结构
- 切面均匀，白色至灰白色
- 复发肿瘤一般是多结节的
- 出血
  - 继发于FNA或先前的外科手术
- 梗死

多形性腺瘤

- 继发于FNA或先前的外科手术

大小
- 大多数在2~5cm
- 极少的可能比较巨大

组织病理学检查

- 组织学特点
  - 多种组织结构类型
  - 实性的
  - 管状或小梁
  - 囊性的
- 上皮组织显示不同程度的多样性
  - 梭形
  - 透明细胞样
  - 鳞状细胞样
  - 基底细胞样
  - 浆细胞样
  - 间质成分
  - 黏液样基质
  - 黏液软骨样
  - 玻璃样变基质
  - 罕见的脂肪瘤样
  - 骨
- 导管结构
  - 内衬立方上皮
  - 内衬柱状上皮
- 极少的结晶体会出现
  - 胶原纤维晶体：针状的嗜酸性粒细胞呈放射状排列
  - 酪氨酸丰富的晶体：圆钝的嗜酸性粒细胞呈管状排列
  - 类似草酸晶体
- 有时可见鳞化
- 极少坏死
- 极少见皮脂腺细胞

辅助检查

细胞学检查
- 结果变化不一
- 细胞涂片以上皮细胞核间充质细胞为背景
- 上皮细胞呈团簇状或黏附在一起
  - 分支细胞脱落进入基质的小梁
  - 多形性细胞或梭形细胞
    - 双极性的肌上皮细胞有偏心圆核
    - 梭形细胞往往在基质中嵌入
  - 圆形、卵圆形或梭形核
  - 细胞核染色质细腻
  - 可以看到鳞状和皮脂腺细胞
  - 可以看到非典型细胞，但往往是单个的
- 纤维黏液软骨样基质
  - 羽毛状的边缘，融合和包围上皮或肌上皮细胞
  - 细胞可能沿基质边缘排列，与腺样囊性癌相似
  - 用乙醇固定的巴氏染色呈浅绿色
  - 用风干的罗氏染色（Diff-Quik、吉姆萨）呈深紫红色
    - 用吉姆萨染色呈现明显的异染性
  - 与黏液、坏死物质或炎性碎片不同
- 高细胞密度而基质有限，应诊断为“唾液腺肿瘤”，以避免误诊

免疫组织化学
- 免疫组织化学染色是敏感的，但是并不特异
- 推荐采用CK系列、p63、GFAP、S-100蛋白和SMA，可以出现不同程度的阳性

细胞遗传学
- 4种主要的细胞遗传学异常，涉及重组
  - 8q12（39%）
    - t（3；8）（p21；q12）和t（5；8）（p13；q12）是最常见的能够识别的易位
    - 靶基因是多形性腺瘤基因1（*PLAG1*），一个锌指转录因子
    - 基因重排并激活，从而在约50%的情况下导致过度表达
  - 12q13–15（8%）
    - t（9；12）（p24；q14–15）或者ins（9；12）（p24；q12q15）是最常见的能够识别的易位
    - 靶基因是高迁移率族蛋白基因，*HMGA2*（或*HMGIC*）过度表达的
    - HMGA2编码促进活化基因表达的建筑转录因子
  - 其他基因的零星克隆重排（23%）
  - 正常核型（30%）
    - 富含基质的肿瘤比8q12异常的肿瘤更常见
  - 目前识别5*PLAG1*–和*HMGA2*–含融合基因是肿瘤的特异性
  - p53肿瘤蛋白偶尔的过度表达（约15%的病例），可能是恶性肿瘤转移的早期表现

电镜特征
- 结构上发生了改变的肌上皮细胞出现基底膜、小微绒毛以及发达的桥粒
- 细胞排列及超微结构类似正常唾液腺导管
- 间充质细胞能利用张力原纤维、微丝、细胞膜的线密度、吞饮小泡和基底膜的残渣呈现改良肌上皮细胞的形态
- 弹性纤维通常是靠近肿瘤的肌上皮样细胞

鉴别诊断

肌上皮瘤
- 实质上是完全由肌上皮细胞组成的唾液腺良性肿

多形性腺瘤

免疫组织化学			
抗体	反应	染色部位	注释
CK-PAN	阳性	细胞质	导管上皮细胞和梭形细胞
S-100	阳性	细胞核和细胞质	肌上皮细胞
GFAP	阳性	细胞质	肌上皮细胞和黏液样区域
肌动蛋白	阳性	细胞质	导管周细胞和梭形细胞，浆细胞样细胞阴性
调节蛋白	阳性	细胞质	浆细胞样细胞
CK7	阳性	细胞质	浆细胞样细胞
微支肽	阳性	细胞质	上皮细胞和肌上皮细胞
P63	阳性	细胞核	
SMHC	阳性	细胞质	肌上皮细胞
CD10	阳性	细胞质	肌上皮细胞
CD117	阴性		
CK20	阴性		

瘤，但是无腺样分化且无黏液软骨样基质
- 可能是多形性腺瘤疾病谱的一部分
- 不常见

基底细胞腺瘤
- 一致的基底细胞增殖
- 缺乏黏液软骨样基质
- 明显可见基底膜包围细胞巢

腺样囊性癌
- 细胞大小一致，呈椭圆形或多边形
- 多种病变模式，但大多数有非结晶嗜酸性透明质的区域
- 浸润性的边缘
- 神经束膜侵袭

多形性低度恶性腺癌
- 一致的卵圆形细胞
- 多种生长模式
- 无包膜
- 神经浸润
- 几乎为小唾液腺所独有

多形性腺瘤癌变
- 浸润性的边缘，周围神经和血管侵犯
- 显著多形性、有丝分裂、坏死
- 非特异性腺癌（待分类腺癌），但唾液腺导管癌也很常见

皮肤混合瘤（软骨样汗管瘤）
- 本质上是相同的，即皮肤发生的多形性腺瘤

参考文献

1. Ito FA et al: Histopathological findings of pleomorphic adenomas of the salivary glands. Med Oral Patol Oral Cir Bucal. 14(2): E57-61, 2009
2. Shah SS et al: Glial fibrillary acidic protein and CD57immunolocalization in cell block preparations is a useful adjunct in the diagnosis of pleomorphic adenoma. Arch Pathol Lab Med. 131(9): 1373-7, 2007
3. da Cruz Perez DE et al: Salivary gland tumors in children and adolescents: a clinicopathologic and immunohistochemical study of fifty-three cases. Int J Pediatr Otorhinolaryngol. 68(7): 895-902, 2004
4. Stennert E et al: Recurrent pleomorphic adenoma of the parotid gland: a prospective histopathological and immunohistochemical study. Laryngoscope. 114(1): 158-63, 2004
5. Alves FA et al: Pleomorphic adenoma of the submandibular gland: clinicopathological and immunohistochemical features of 60 cases in Brazil. Arch Otolaryngol Head Neck Surg. 128(12): 1400-3, 2002
6. Hill AG: Major salivary gland tumours in a rural Kenyan hospital. East Afr Med J. 79(1): 8-10, 2002
7. Verma K et al: Role of fine needle aspiration cytology in diagnosis of pleomorphic adenomas. Cytopathology. 13(2): 121-7, 2002
8. Pinkston JA et al: Incidence rates of salivary gland tumors: results from a population-based study. Otolaryngol Head Neck Surg. 120(6): 834-40, 1999
9. Yamamoto Y et al: DNA analysis at p53 locus in carcinomas arising from pleomorphic adenomas of salivary glands: comparison of molecular study and p53 immunostaining. Pathol Int. 48(4): 265-72, 1998
10. Kilpatrick SE et al: Mixed tumors and myoepitheliomas of soft tissue: a clinicopathologic study of 19 cases with a unifying concept. Am J Surg Pathol. 21(1): 13-22, 1997
11. Auclair PL et al: Atypical features in salivary gland mixed tumors: their relationship to malignant transformation. Mod Pathol. 9(6): 652-7, 1996
12. Renehan A et al: An analysis of the treatment of 114patients with recurrent pleomorphic adenomas of the parotid gland. Am J Surg. 172(6): 710-4, 1996
13. Takai Y et al: Diagnostic criteria for neoplastic myoepithelial cells in pleomorphic adenomas and myoepitheliomas. Immunocytochemical detection of muscle-specific actin, cytokeratin 14, vimentin, and glial fibrillary acidic protein. Oral Surg Oral Med Oral Pathol Oral Radiol Endod. 79(3): 330-41, 1995
14. Allen CM et al: Necrosis in benign salivary gland neoplasms. Not necessarily a sign of malignant transformation. Oral Surg Oral Med Oral Pathol. 78(4): 455-61, 1994
15. Humphrey PA et al: Crystalloids in salivary gland pleomorphic adenomas. Arch Pathol Lab Med. 113(4): 390-3, 1989

多形性腺瘤

影像、临床和大体检查特点

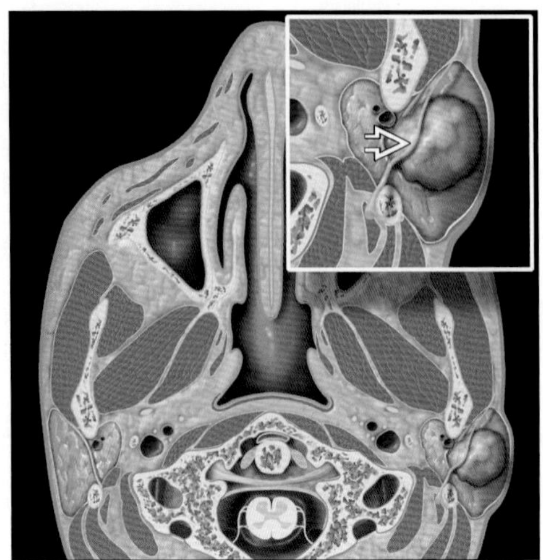

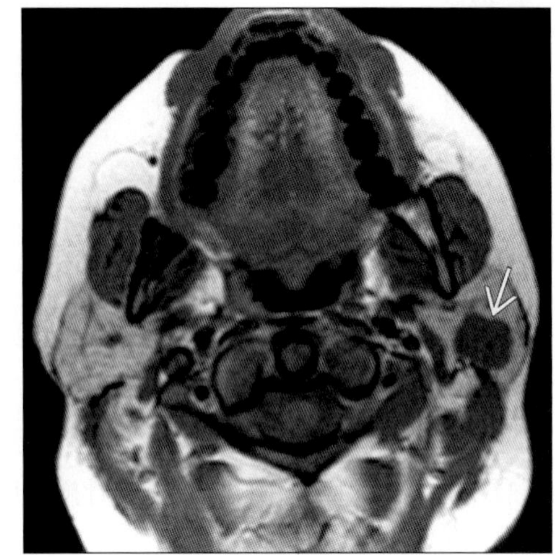

（左图）轴位像显示面神经➡与腮腺的关系密切。手术切除时要求辨别和保留面神经；破坏该神经能导致面部肌肉控制功能减弱和弗雷综合征。（右图）T1像非增强扫描显示腮腺浅叶内的一个边界清晰的低信号的肿瘤➡。这个肿瘤对比增强，而且T2像通常是高信号

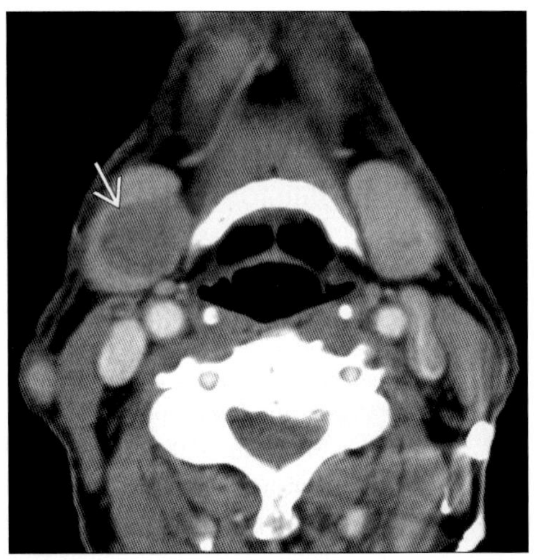

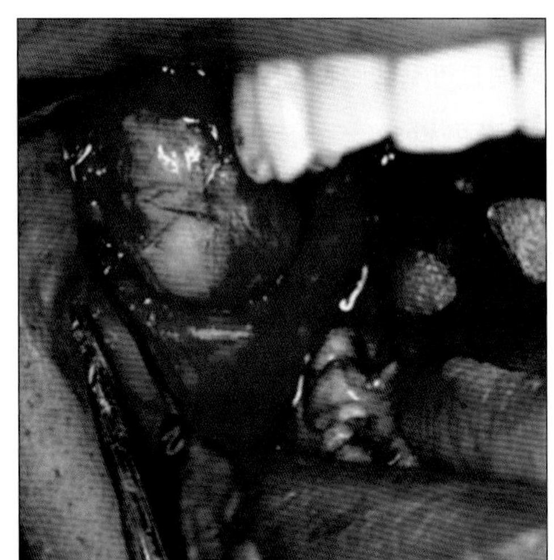

（左图）CT对比显示右侧下颌下腺➡内的一个多形性腺瘤。腺体增强比肿瘤显著，通过CT可以容易地鉴别。下颌下腺约50%的肿瘤是多形性腺瘤。（右图）术中照片显示通过口腔内入路切除一个小唾液腺起源的多形性腺瘤。这名患者在同意手术之前诊断肿瘤超过3年

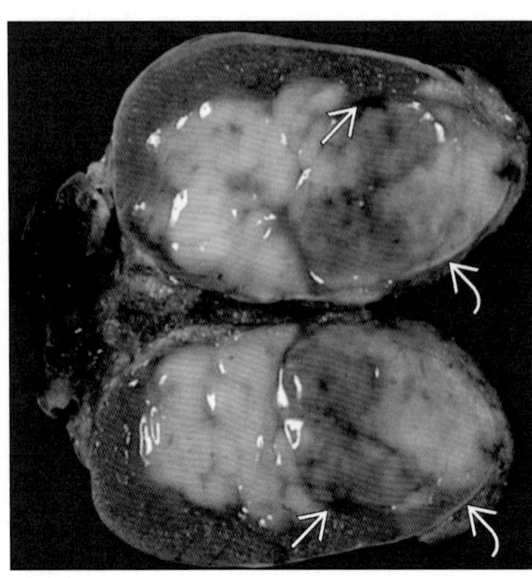

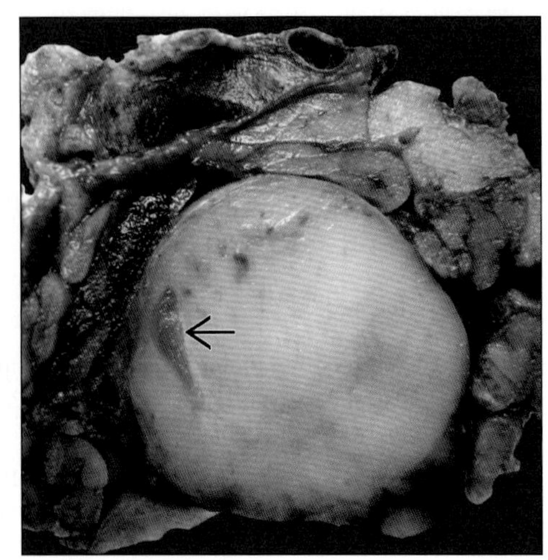

（左图）大体照片显示一个边界清晰的椭圆形的多形性腺瘤。切开标本后肿瘤显示粉红色到白色的切面，表面有薄的纤维包膜➡。局部出血可能被发现，其继发于细针穿刺➡。（右图）大体照片显示一个福尔马林溶液固定的多形性腺瘤，肿瘤有清晰的边界，被正常腺体组织和软组织包绕。注意半透明组织→区域，代表黏液样组织

多形性腺瘤

显微镜下特点

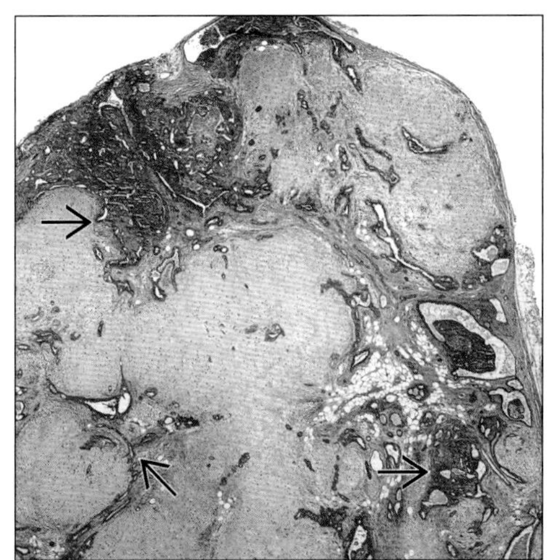

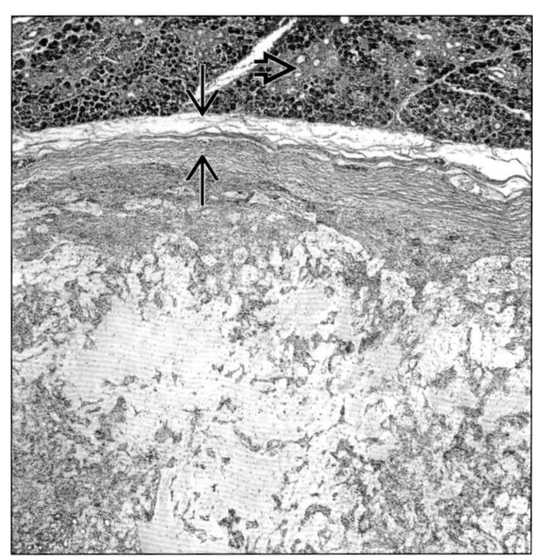

（左图）HE染色显示典型的多形性腺瘤在一张切片内有多种不同的病变模式。导管增生区域→靠近黏液样基质。（右图）一个大唾液腺的多形性腺瘤显示清晰可见的纤维包膜→，将它与正常唾液腺→相分隔。小唾液腺肿瘤可能有不完整或缺失的包膜；常见于腭部肿瘤

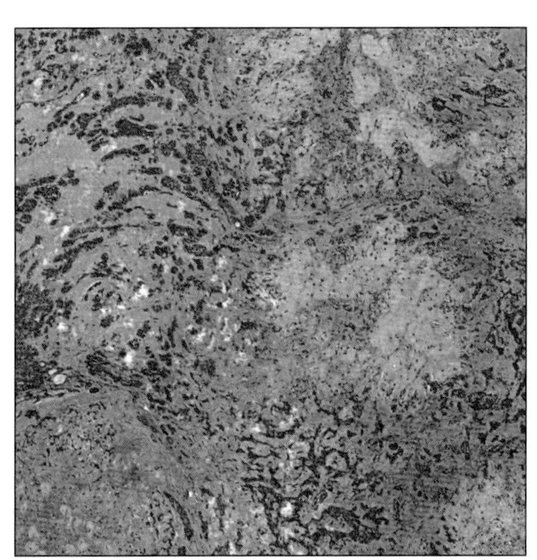

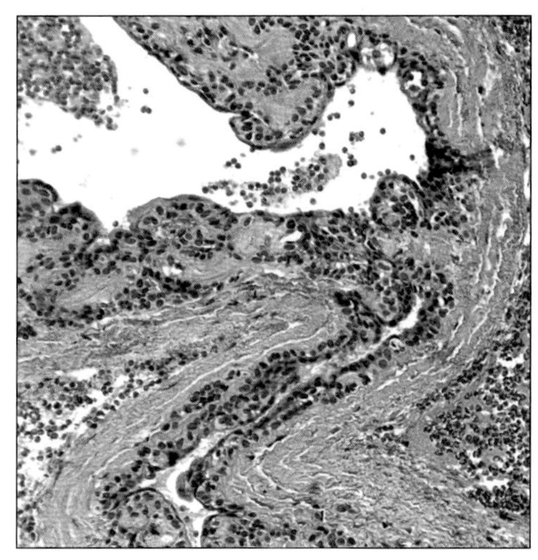

（左图）HE染色显示黏液样背景的肌上皮网状链和肌上皮岛。此病例在手术切除前通过细针穿刺活检被确诊。（右图）显示多形性腺瘤中心的囊肿。少量囊性区可能有角化。较多的囊性区域是黏液表皮样癌的特点，应排除存在恶性肿瘤

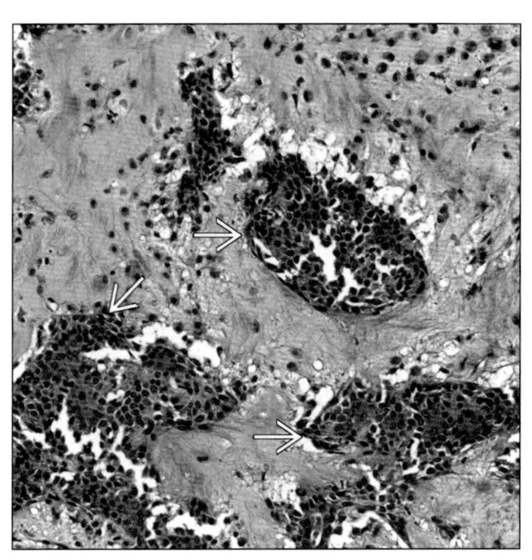

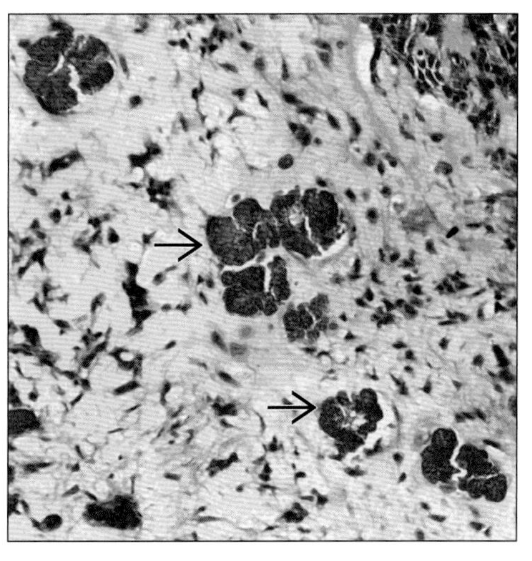

（左图）显示椭圆形的浆细胞样细胞→组成的局灶实性区域。当缺乏导管结构时，在鉴别诊断时必须考虑肌上皮瘤的可能。在肿瘤的其他区域，腺管结构很丰富。同时，黏液样基质并不是单形性腺瘤的特点。（右图）HE染色显示富含酪氨酸的晶体，分散在黏液基质内。在所有唾液腺肿瘤中，多形性腺瘤是最常见的有晶体的肿瘤

多形性腺瘤

显微镜下和细胞学特点

（左图）HE染色的高倍镜视图显示腺管内被覆圆形和立方形细胞，旁边有局灶黏液基质。（右图）多形性腺瘤的高倍镜视图显示局灶软骨样变的区域。软骨样变的区域常见，但肿瘤很少有成熟的软骨区域。骨化偶尔可见

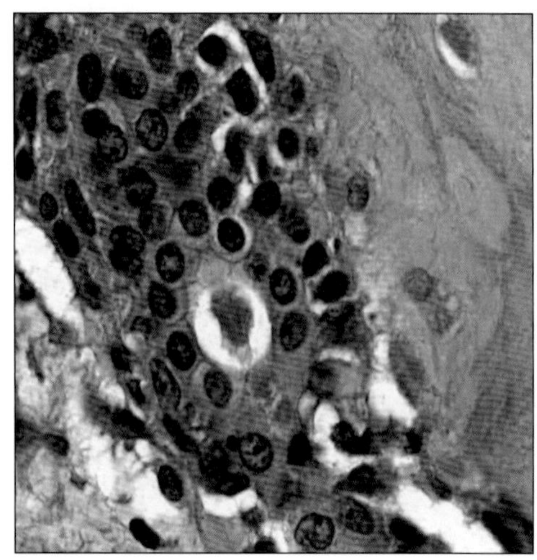

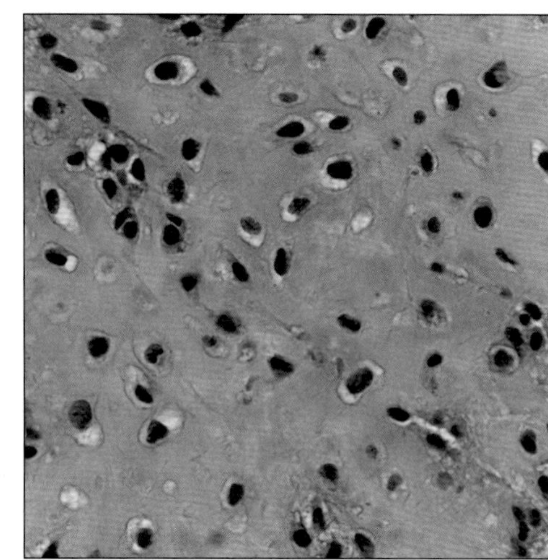

（左图）HE染色显示上皮细胞与黏液-黏液样基质成分混合。（右图）多形性腺瘤中的一个细胞低增生的纤维结缔组织玻璃样变突出区。细胞低增生的透明基质的存在提示腺癌和癌前多形性腺瘤恶性转化的非典型特征，而多形性腺瘤没有这个特征。当这个特点存在时，需要结合其他切片排除恶性肿瘤

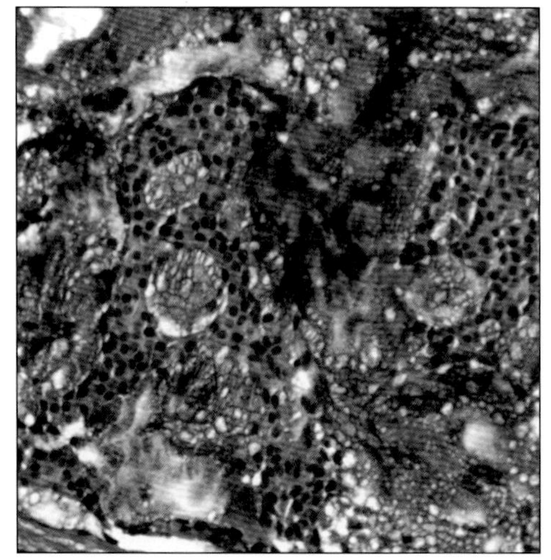

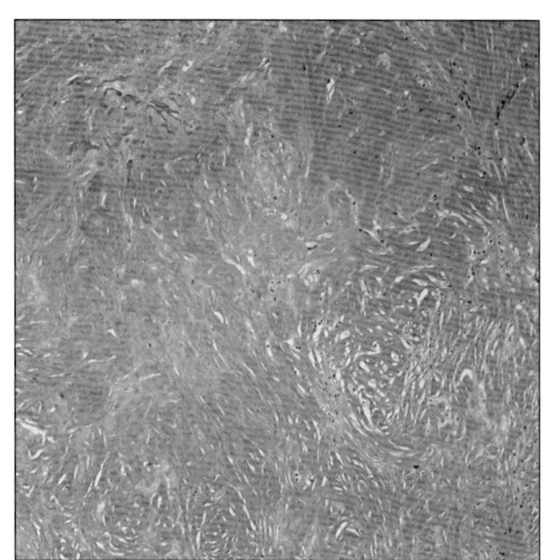

（左图）Diff-Quik染色显示纤维性背景基质和组织内上皮细胞溪流状分布。出现小灶上皮细胞聚集和背景黏液软骨性基质融合。（右图）Diff-Quik染色可见纤维性黏液软骨基质内明亮的品红样外观。图示上皮-肌上皮细胞怎样与基质混合，虽然单聚焦[⇒]显示细胞核形成外围栅栏

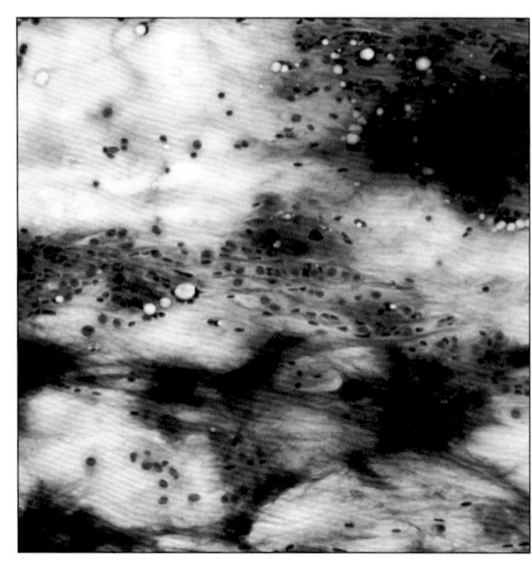

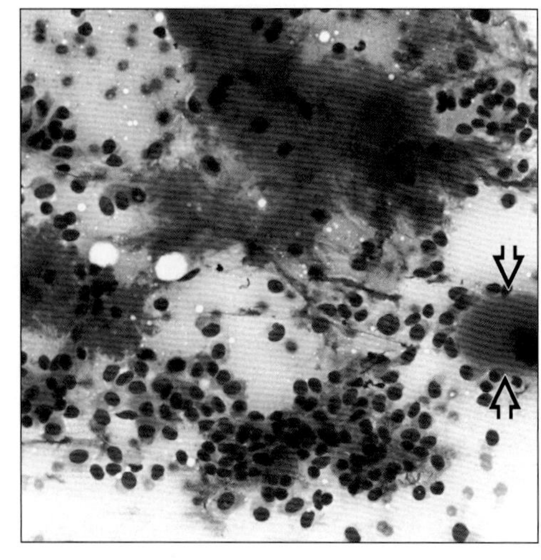

多形性腺瘤

细胞学和免疫组织化学染色特点

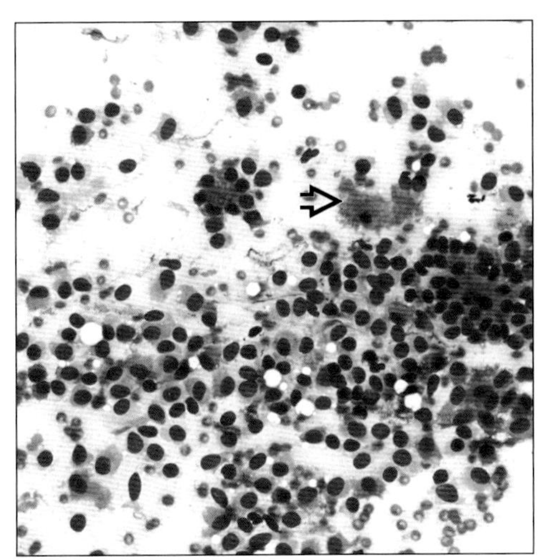

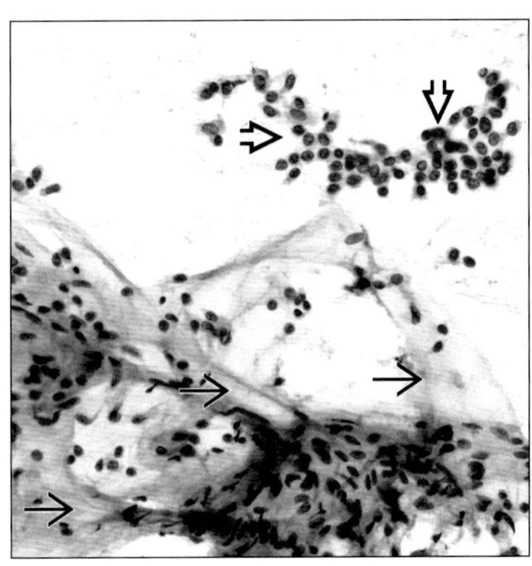

（左图）Diff-Quik染色显示在多细胞型多形性腺瘤中肿瘤细胞明显增生，只有少量基质成分⇨。细胞为浆细胞样，偏位核（呈圆形且排列规则）。（右图）巴氏涂片染色可见上皮性成分⇨和背景基质→，虽然和Diff-Quik染色相比，基质并不容易明确识别

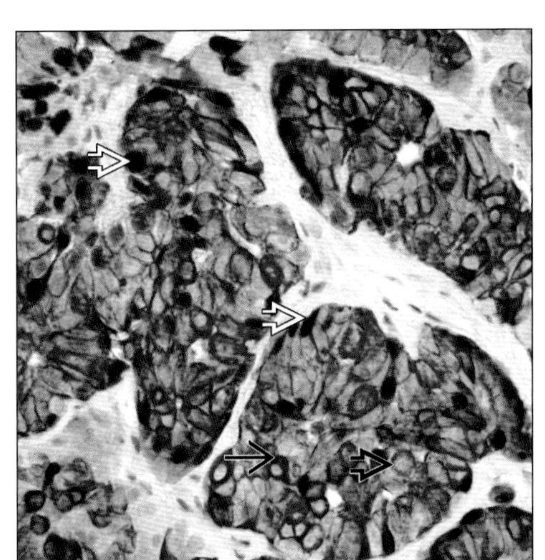

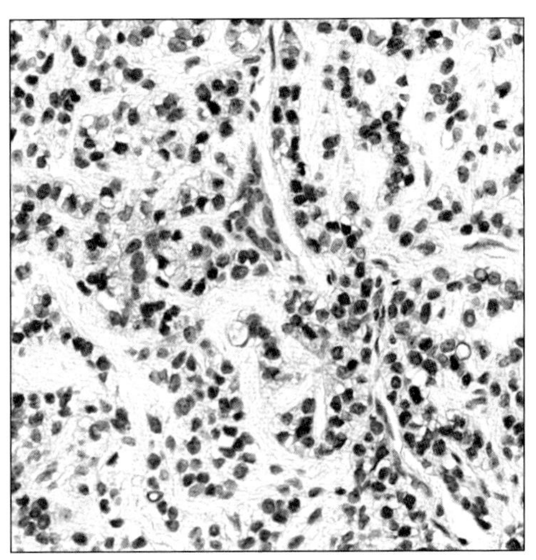

（左图）3种免疫组织化学联合染色显示上皮细胞膜（EMA）⇨、肿瘤细胞被染成淡棕色（CK5/6）→，基底细胞样肌上皮细胞核的p63染色阳性➡。（右图）S-100蛋白染色显示肌上皮细胞胞核和细胞质阳性，而其他细胞为不同程度阳性

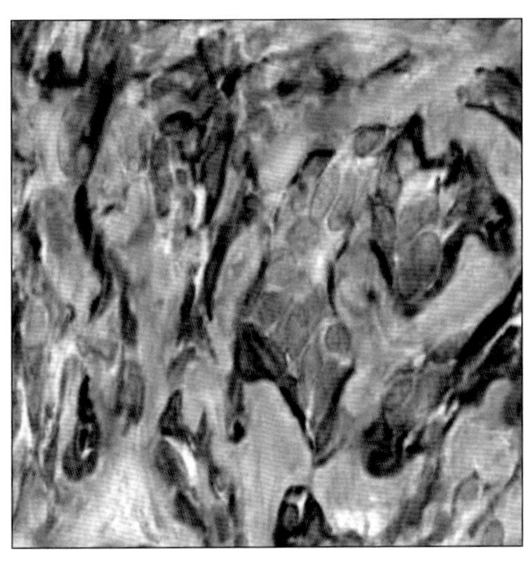

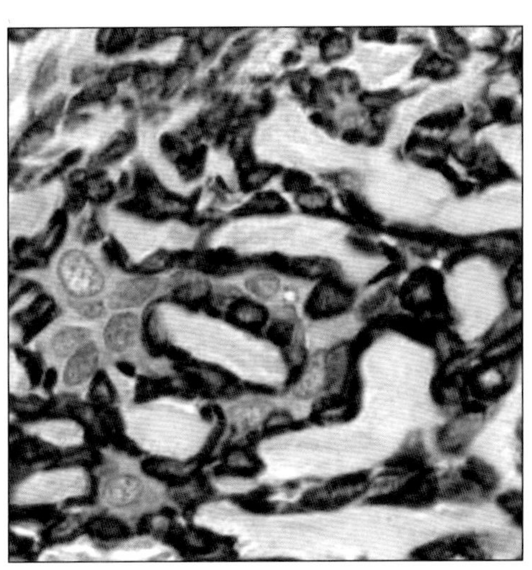

（左图）平滑肌肌动蛋白（SMA）染色显示梭形细胞和多边形肌上皮细胞阳性。（右图）神经胶质纤维酸性蛋白（GFAP）染色显示肿瘤黏液区域内的肌上皮细胞强阳性

肌上皮瘤

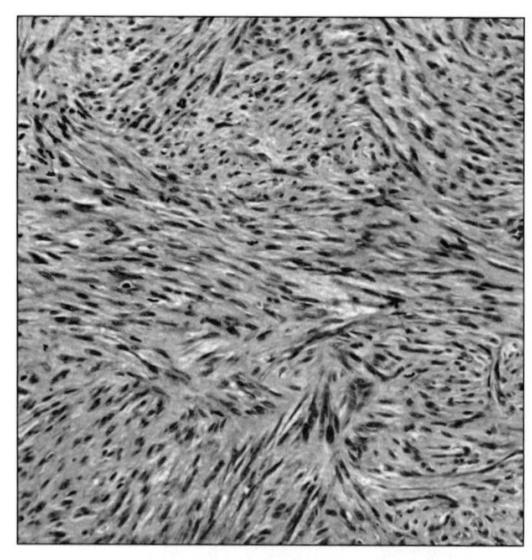

肌上皮瘤以梭形细胞为主。这种类型的肿瘤常见于大唾液腺。它容易与平滑肌瘤或施万细胞瘤相混淆

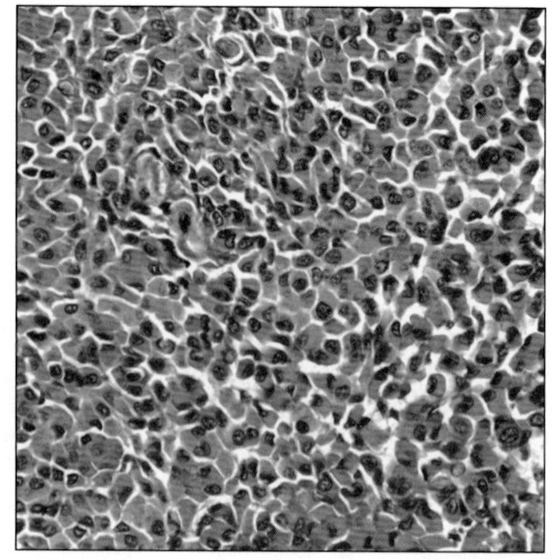

浆细胞样肌上皮为主型肌上皮瘤位于硬腭是这种组织学类型的一个常见部位。细胞核偏位，周围充满了嗜酸性细胞质

专业术语

别名

- 肌上皮腺瘤
- 良性肌上皮肿瘤

定义

- 良性的唾液腺肿瘤，完全由分化的肌上皮细胞组成
  - 没有导管细胞

临床表现

流行病学

- 发病率
  - 占所有唾液腺肿瘤的2%
    - 占小唾液腺肿瘤的6%
- 年龄
  - 年龄分布广泛：40~49岁
  - 平均：44岁
    - 发病高峰期为30~40岁
- 性别
  - 性别分布均衡

部位

- 约50%发生在腮腺
- 软、硬腭是第2个易发生部位

症状

- 一般无症状
- 受累区域缓慢肿胀
- 无痛性肿块

治疗

- 手术方法
  - 手术切除到正常组织的边缘
    - 表浅的腮腺切除术、广泛的局部切除或下颌骨下切除

预后

- 比多形性腺瘤更少复发
- 临床复发率与手术边缘的肿瘤检测阳性有关
- 良性肌上皮瘤有潜在的恶变可能
  - 尤其是长期存在或多次复发的肿瘤

大体检查

一般特征

- 边界清楚，但可有或无包膜
- 暖灰色、白色或黄褐色占位
- 质地从胶样到坚硬

大小

- 通常小于3cm

组织病理学检查

组织学特点

- 边界清楚，但很少有包膜
  - 因病变结构多样表现不一
- 实性、黏液样、网状、巢状、带状
  - 典型的由梭形细胞和（或）浆细胞样细胞构成
  - 可能以一种细胞为主，也可能是混合的细胞形态
    - 浆细胞样细胞含有丰富的嗜酸性细胞质，细胞核偏心，呈圆形或椭圆形
    - 这是它的特点但并不是特异性的
  - 可出现在肌上皮瘤和腭部多形性腺瘤中
- 虽然不常见，但透明细胞样、多边形（上皮样的）或星形样细胞可能会被发现

肌上皮瘤

要点

专业术语
- 良性的唾液腺肿瘤，完全由分化的肌上皮细胞组成

组织病理学检查
- 典型的由梭形细胞和（或）浆细胞样细胞构成
- 背景可见不同程度的胶原化
- 缺乏软骨样或黏液样基质

辅助检查
- CK-pan、CK7、CK14、p63、GFAP、S-100蛋白、肌动蛋白和钙调蛋白阳性

鉴别诊断
- 多形性腺瘤
  - 如果腺管结构存在，诊断为细胞为主型的（肌上皮细胞为主）多形性腺瘤
- 肌上皮癌
- 浆细胞瘤

  - 背景可见不同程度的胶原化
- 可能包含大量的无细胞的基质黏液
- 缺乏软骨样或黏液样基质
- 缺乏浸润，神经侵犯，明显的多形性，坏死，有丝分裂象增加

辅助检查

免疫组织化学
- CK-pan、CK7、CK14、p63、GFAP和S-100蛋白阳性
- 肌动蛋白-sm、肌动蛋白-HHF-35、SMHC和钙调蛋白不同程度阳性
  - 梭形细胞肌动蛋白阳性，浆细胞样肌上皮阴性
- 基因突变可见

电镜表现
- 显示上皮细胞和肌上皮分化

鉴别诊断

多形性腺瘤
- 如果导管结构存在，诊断为细胞为主型的（肌上皮为主）多形性腺瘤
- 黏液软骨样基质是多样性腺瘤的典型特征

肌上皮癌
- 肌上皮瘤无坏死、非典型有丝分裂象或者侵入周围实质
  - 由于细针穿刺导致没有取到正确的部位，可能导致错误的诊断

梭形细胞软组织肿瘤
- 与神经、平滑肌或其他梭形细胞软组织肿瘤难以区别
- CK阳性支持为上皮细胞分化

浆细胞瘤
- 浆细胞的核周有空晕
- 缺乏肌上皮细胞的免疫组织化学染色表现

参考文献

1. Bakshi J et al: Plasmacytoid myoepithelioma of palate: three rare cases and literature review. J Laryngol Otol. 121(9): e13, 2007
2. Cuadra Zelaya F et al: Plasmacytoid myoepithelioma of the palate. Report of one case and review of the literature. Med Oral Patol Oral Cir Bucal. 12(8): E552–5, 2007
3. Furuse C et al: Myoepithelial cell markers in salivary gland neoplasms. Int J Surg Pathol. 13(1): 57–65, 2005
4. Sugiura R et al: Myoepithelioma arising from the buccal gland: histopathological and immunohistochemical studies. J Oral Sci. 42(1): 39–42, 2000

影像图库

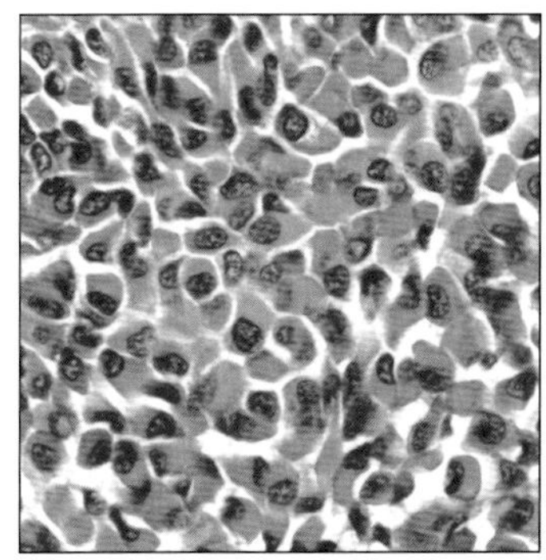
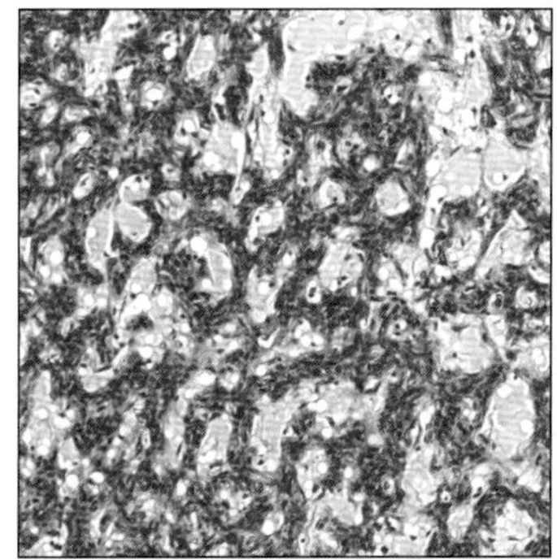
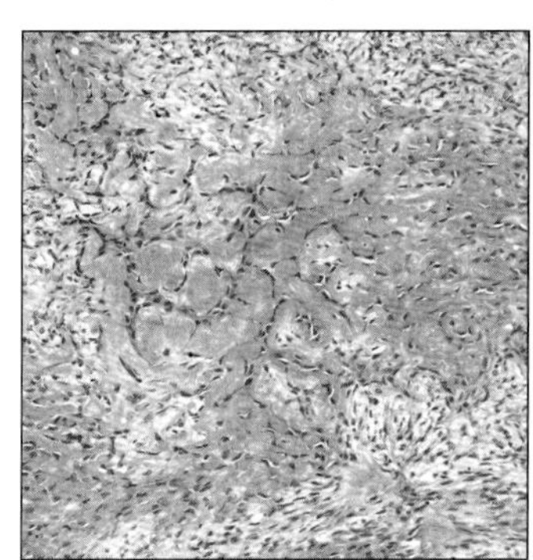

（左图）浆细胞样细胞的细胞核是偏位的，被嗜酸性细胞质包绕。细胞无核周空晕。没有多形性和坏死。（中图）肌上皮瘤呈稀疏网状排列，由梭形细胞或基底细胞组成。有黏液样的背景。（右图）肌上皮瘤大部分由梭形细胞组成，在此图中能够显示出来，玻璃样变和栅栏状排列需要和神经来源的肿瘤鉴别

基底细胞腺瘤

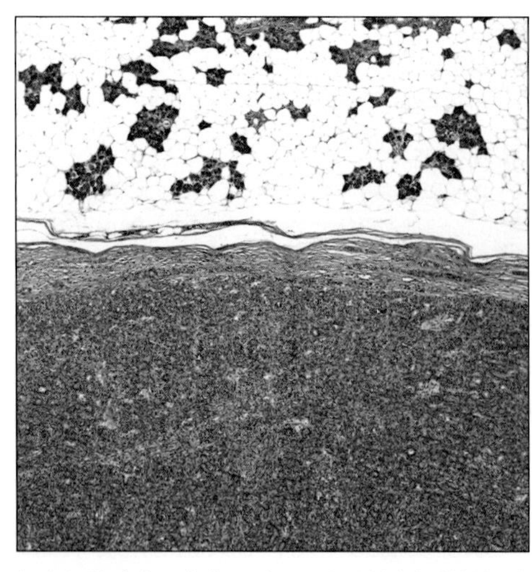

基底细胞腺瘤，实体亚型可见小的基底细胞样细胞呈片状和巢状增生，有包膜。较少浸润至周围唾液腺实质，因此为良性肿瘤

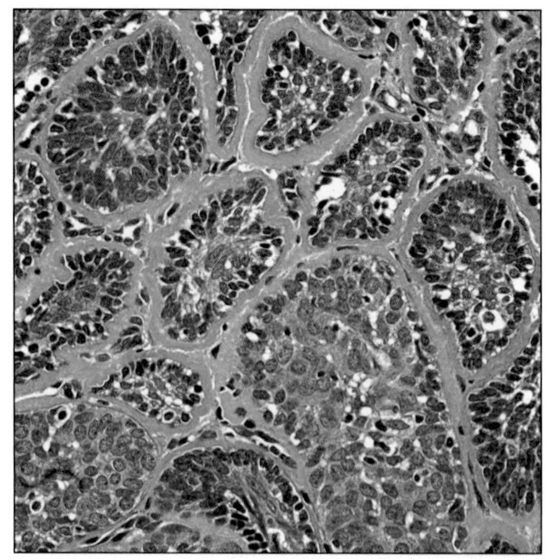

基底细胞腺瘤，膜性亚型是以大小不一的拼图般花纹样式排列的基底细胞样细胞岛为特征，这些细胞岛由玻璃样变的物质包绕，即PAS（+）（未显示）

专业术语

缩写

- 基底细胞腺瘤（BCA）

别名

- 膜性亚型：类似于发生在皮肤的肿瘤

定义

- 良性的唾液腺上皮性肿瘤，由缺少软骨黏液样基质的基底细胞组成

临床表现

流行病学

- 发病率
  - 占有所有唾液腺肿瘤的2%~3%
- 年龄
  - 年龄分布广泛
  - 发病高峰期为60~70岁
- 性别
  - 女性明显高于男性（2∶1）
  - 膜性亚型：男性稍多见

部位

- 约75%发生在腮腺
- 其余在下颌下腺和小唾液腺之间均匀分布
  - 小唾液腺区域包括唇、腭和颊黏膜

症状

- 常单侧发病，通常无症状
- 膜性亚型相对特殊
  - 可能呈现为多中心或多病灶的生长
  - 可能与伴随的皮肤附属器肿瘤相关
    - 皮肤圆柱瘤（最常见）
    - 毛发上皮瘤、汗腺螺旋腺瘤

治疗

- 手术全切除
  - 固体、骨小梁和管状亚型：保守地切除到正常组织的边缘
  - 膜性亚型：根据是否为多灶病变，进行腮腺切除术（从浅表到全部）

预后

- 复发并不常见，除非是膜性亚型
  - 膜性亚型的复发率高达25%
    - 对潜在的皮肤附属器肿瘤进行评估
- 可能演变成恶性
  - 膜性亚型最高（可高达28%）
  - 其他类型，恶变风险约4%

大体检查

一般特征

- 边界清楚、有包膜的结节
- 膜性亚型可能存在多结节或多病灶
- 切面是实性的且均匀一致或为囊性

大小

- 一般为1~3cm

组织病理学检查

组织学特点

- 所有亚型均由基底细胞样细胞组成
  - 可能有2种细胞形态
    - 小细胞有少量嗜酸性细胞质和圆形至椭圆形的深嗜碱性细胞核
    - 稍大的细胞有更丰富的细胞质及淡染的细胞核
  - 较小的细胞可能围绕在瘤巢或小梁周围，或环绕在较大的中央细胞周围

基底细胞腺瘤

要点

专业术语

- 良性的唾液腺上皮性肿瘤，由缺少软骨黏液样基质的基底细胞组成

临床表现

- 膜性亚型可能与伴随的皮肤附属器肿瘤相关

组织病理学检查

- 可能有2种细胞形态
  - 较小的细胞在瘤巢周围
  - 较大的细胞在瘤巢内部
- 实体亚型、小梁亚型、管状亚型和膜性亚型
  - 膜性亚型可能呈多灶性生长

鉴别诊断

- 基底细胞腺癌、管状腺瘤、腺样囊性癌

  - ■ 尤其出现在实体亚型和膜性亚型中
- 鳞状上皮旋涡和小管状结构
- 多种组织学结构亚型
  - 实体亚型
    - ■ 基底细胞形成大小不一的片状和巢状
  - 小梁亚型
    - ■ 基底细胞呈席纹样排列
  - 管状亚型
    - ■ 基底细胞带连接许多小导管管腔
    - ■ 常见以小梁形式相连接，因此有“小管小梁性”之称
  - 膜性亚型
    - ■ 大小不一的基底细胞岛被嗜酸性玻璃样变物质包绕
    - ■ 外围呈栅栏状排列的细胞可能会很明显
    - ■ 肿瘤细胞巢形成拼图般的花纹
    - ■ 肿瘤细胞巢可含有滴状玻璃样变物质
    - ■ 大多数常见类型均显示多灶性增长
  - 所有亚型内都可以看到不同程度的胶原背景
  - 发生在大唾液腺的肿瘤多境界清楚或有包膜
    - ■ 多结节生长可能类似于浸润

辅助检查

免疫组织化学

- 在所有上皮细胞中角蛋白不同程度的阳性
  - 内部的较大的基底细胞表达较强
- 在外周的较小的基底细胞内，肌动蛋白-sm、p63和钙调蛋白阳性
- 在所有上皮细胞中S-100蛋白不同程度的阳性

鉴别诊断

基底细胞腺癌

- 实质组织侵袭、坏死，大量有丝分裂象
- 必须和多结节及多灶病变进行鉴别

管状腺瘤

- 通常发生在上唇，由类似“珠链”的短柱状细胞组成

腺样囊性癌

- 可见多棱角固缩核的透明细胞
- 实质组织和（或）周围神经组织侵袭
- 基底细胞腺瘤中筛状结构罕见

参考文献

1. Machado de Sousa SO et al: Immunohistochemical aspects of basal cell adenoma and canalicular adenoma of salivary glands. Oral Oncol. 37(4): 365-8, 2001

影像图库

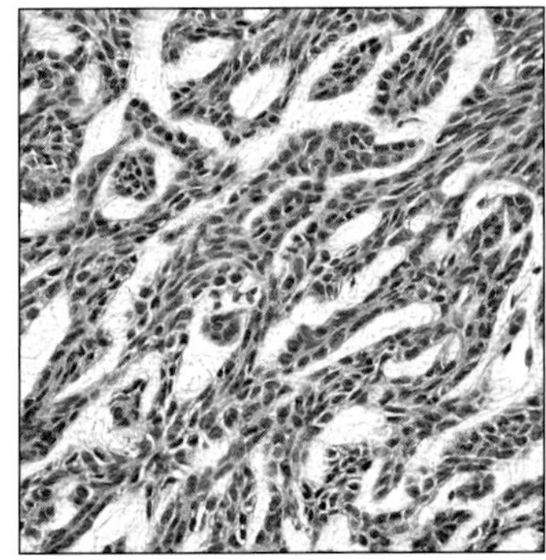

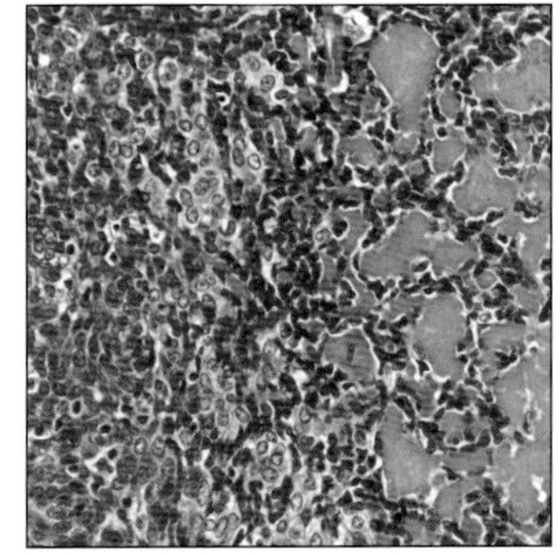

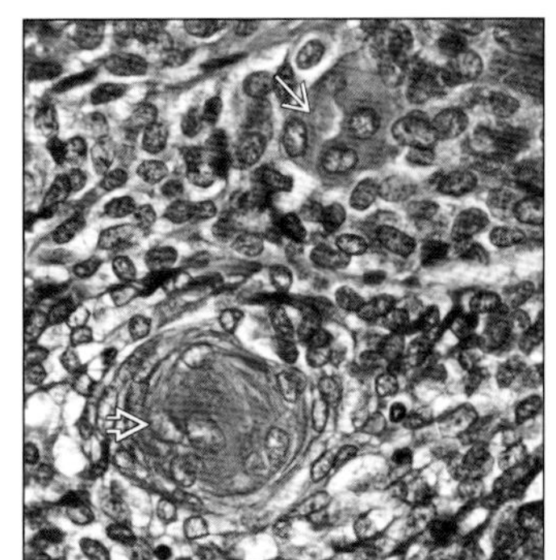

（左图）基底细胞腺瘤小梁亚型，在松散基质中有链状或绳索状的基底细胞排列。外周栅栏状排列在此亚型中可能并不常见。（中图）在基底细胞腺瘤中，可出现不同程度的水滴状嗜伊红玻璃样变的物质，周围有小基底细胞样上皮细胞包绕。（右图）基底细胞腺瘤，实体亚型包括鳞状的旋涡➡和被基底细胞包绕的小导管➡

沃辛瘤（淋巴瘤性乳头状囊腺瘤）

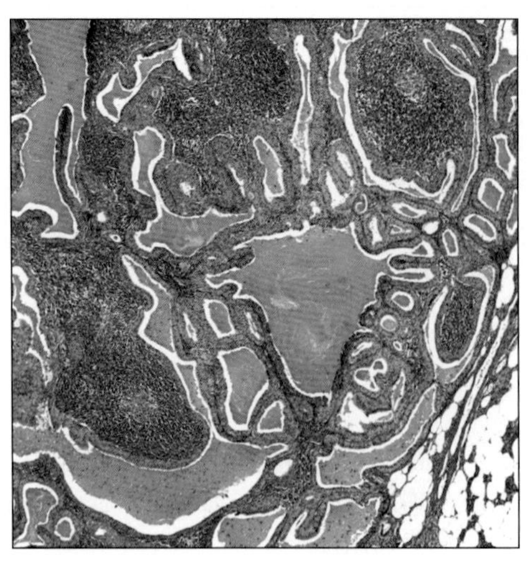

沃辛瘤的典型组织学特点包括囊性结构、乳头状结构、嗜酸性上皮、囊肿壁的炎症细胞浸润

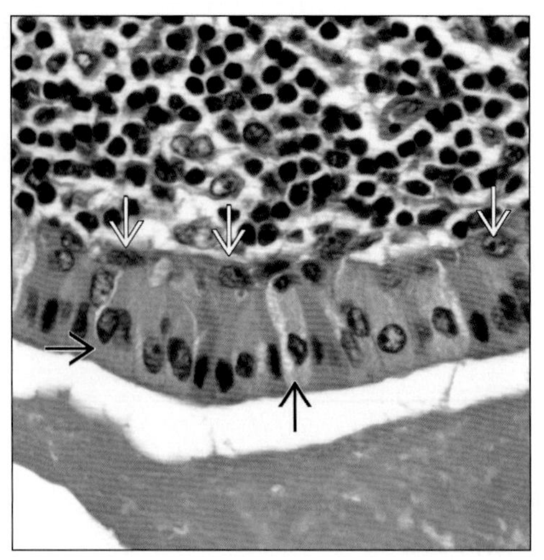

颗粒状嗜酸性细胞由管腔柱状细胞组成，这种细胞的细胞核深染一致地伸向管腔的方向➡，基底部柱状细胞出现泡状核⇨

专业术语

缩写
- 沃辛瘤（WT）

别名
- 腺淋巴瘤、囊腺淋巴瘤

定义
- 良性的唾液腺肿瘤，特点为
  - 囊性或乳头状生长
  - 存在双层上皮性增生
  - 存在相关的成熟的淋巴性细胞基质

病因/发病机制

环境暴露
- 沃辛瘤与吸烟有很强的相关性

感染因素
- EB病毒、人类疱疹病毒8型（HHV-8）和沃辛瘤的发展有关，但尚未被证实

发病机制
- 来源于腮腺内或旁淋巴结包绕唾液腺管上皮引起的肿瘤样改变
  - 个体发育上，腮腺是最发育的唾液腺，被包裹而导致
    - 合并或捕获腮腺内的淋巴组织/合并或捕获腮腺淋巴结内的腮腺实质组织
    - 存在囊下淋巴窦证实这种结构的淋巴结不是非淋巴结组织的特点
    - 沃辛瘤的淋巴成分内存在B-和T-细胞标志物

临床表现

流行病学
- 发病率
  - 第2常见的良性唾液腺肿瘤（仅次于多形性腺瘤）
    - 占所有唾液腺肿瘤的5%~6%
    - 占良性腮腺肿瘤的12%
- 年龄
  - 发病年龄较广，但主要集中在50~70岁
    - 30岁以前发病不常见
- 性别
  - 男性多于女性，但是
    - 证据显示男性的发病率在下降，而女性的发病率相对上升
    - 人口统计学上的改变主要和吸烟习惯有关（男性吸烟率下降，而女性上升）

部位
- 几乎只侵犯腮腺，尤其是与下颌角相毗邻的腮腺上叶
  - 出现在下颌下腺、腭、唇、扁桃体、喉部和上颌窦处的病变的报道较罕见
- 10%的患者为双侧肿瘤，而12%的患者为多发性肿瘤
  - 双侧或多发性肿瘤可能是同步的，也可能是非同步的

症状
- 最常见的症状是无痛性占位病变
  - 主诉头痛的患者少见

自然病程
- 可能和其他唾液腺肿瘤同步或非同步发生，包括
  - 多形性腺瘤（最常见）、单形腺瘤、嗜酸性细胞瘤、基底细胞腺瘤

沃辛瘤（淋巴瘤性乳头状囊腺瘤）

要点

专业术语
- 良性的唾液腺肿瘤，特点为
  - 囊性或乳头状生长
  - 存在双层上皮性增生
  - 存在相关的成熟的淋巴性细胞基质

病因/发病机制
- 沃辛瘤与吸烟有很强的相关性

临床表现
- 第2常见的良性唾液腺肿瘤（仅次于多形性腺瘤）
- 几乎只侵犯腮腺，尤其是与下颌角相毗邻的腮腺上叶
- 手术切除是可选的治疗方法
- 可能发生肿瘤局部复发，与手术切除不充分或肿瘤存在多个生发中心有关

组织病理学检查
- 上皮组分覆盖由双层颗粒样嗜酸性细胞组成的乳头状突起（嗜酸性突起）
- 淋巴组分主要由成熟的包含生发中心的淋巴滤泡组成
- 沃辛瘤容易发生退行性改变、自发性或继发性病变（极细针吸活组织检查），包括
  - 梗死/坏死、鳞状化生和细胞异型性

- 腺泡细胞瘤、导管腺癌、导管囊性癌

治疗
- 手术方法
  - 手术切除是可选的治疗方法
    - 应将病灶完全切除
    - 保留面部神经

预后
- 可能发生肿瘤局部复发，与手术切除不充分或肿瘤存在多个生发中心有关
- 恶性转化的可能性很小（<0.1%），可能包括
  - 上皮组分（沃辛瘤外肿瘤）
    - 鳞状细胞癌（最常见）、嗜酸性细胞癌、非特异性腺癌、未分化癌、黏膜上皮癌
    - 可能转移到区域性淋巴结；远端转移较少见
  - 淋巴组分
    - 恶性淋巴瘤，通常是非霍奇金型

影像学检查

放射学检查
- 放射性核素影像
  - ^{99m}Tc吸收增加，而注射催涎剂后没有被冲出
  - 对诊断发挥重要作用，能够明确存在肿瘤细胞以及线粒体增加

CT影像表现
- 腮腺浅叶后下部的密度增加，边界清晰

大体检查

一般特征
- 有包膜，柔软且有波动性，圆形至椭圆形占位，表面平滑或分叶状
- 切面呈棕褐色，可见乳头状突起，内有多个囊性空间
  - 棕色的黏性分泌物可能从囊肿腔流出
- 实性区较明显，可见白色的结节区

大小
- 直径1~8cm

组织病理学检查

组织学特点
- 由上皮和淋巴组分构成的乳头状或囊性病变
- 上皮组分覆盖由双层颗粒样嗜酸性细胞组成的乳头状突起（嗜酸性突起）
  - 里层的或细胞腔：非纤毛的高柱状细胞，细胞核向空泡方向聚集
  - 外层或基底细胞：圆形细胞、立方形细胞或多形性细胞可见泡状核
  - 明显的嗜酸性细胞外观是由线粒体的含量增加导致的
- 淋巴组分主要由成熟的包含生发中心的淋巴滤泡组成
  - 上皮组分与淋巴组分之间的分界清楚
  - 可见其他炎症细胞，包括浆细胞、组织细胞、肥大细胞，偶尔可见多核巨细胞（朗格汉斯细胞）
- 囊肿腔内可能包含黏稠的分泌物、胆固醇结晶、细胞残片、淀粉样片状小体
- 可见鳞状化生和局部坏死，与继发性感染有关
- 由于存在嗜酸性细胞，沃辛瘤容易发生退行性改变
  - 自发性或继发性病变（极细针吸活组织检查）包括
    - 梗死或坏死
    - 细胞异型性
    - 鳞状化生
    - 肉芽组织、炎症、纤维化、出血
    - 假性渗透生长方式
- 沃辛瘤的化生或梗死变异
  - 占所有沃辛瘤的不到10%
  - 可能由于之前的操作引起（极细针吸活组织检查）
  - 严重坏死合并保留鬼影样乳头结构
  - 鳞状化生（非角化型）

沃辛瘤（淋巴瘤性乳头状囊腺瘤）

  ◦ 明显的细胞异型性，有丝分裂象的细胞增加，但是没有非典型性有丝分裂
  ◦ 在外周可见显著的纤维化伴有密集的胶原蛋白和反应性肌纤维增生
  ◦ 急性和慢性炎症混合存在
  ◦ 可能存在脂性肉芽肿和胆固醇肉芽肿
  ◦ 沃辛瘤中可见残存的非梗死性滤泡

辅助检查

细胞学

- 穿刺可抽吸出浅棕褐色的液体；液体可以是黏液
- 嗜酸性外观的上皮细胞和成熟的淋巴细胞混合存在
- 嗜酸性外观的上皮细胞以黏着的细胞团和单个细胞出现，可能出现蜂巢样排列，特点为
  - 大量颗粒和嗜酸性细胞质
  - 一致性的圆形细胞核有明显的核仁
  - 细胞边界明确
  - 上皮细胞簇内没有淋巴细胞
- 鳞状（化生的）细胞可能被识别
- 抽吸物的背景可能很“脏”，是因为较多细胞碎片和相关的淋巴细胞

组织化学

- PTAH染色标记线粒体，显示两层上皮内均有蓝黑色颗粒

免疫组织化学染色

- 所有的上皮细胞CK阳性
  - 内层上皮细胞CK7、CK8和CK18、EMA阳性
- S-100蛋白、p63、钙调蛋白、GFAP和肌动蛋白阴性
- B细胞（CD20）和T细胞（CD3）标志物阳性，CD56、CD4（辅助细胞）和CD8（抑制细胞）阴性

细胞遗传学

- T（11；19）异位和CRTC1/MAML2融合转录在沃辛瘤中较明显
  - 很多黏膜上皮癌出现T（11；19）异位和CRTC1/MAML2融合转录
  - 沃辛瘤和其他黏膜上皮癌肿的类似的异位和融合转录通常提示遗传相关性

鉴别诊断

囊腺瘤

- 缺乏沃辛瘤相关的典型特点，包括
  - 双层上皮和明显的带有生发中心的淋巴组织增生

唾液腺瘤伴有嗜酸性细胞

- 嗜酸性细胞出现在很多肿瘤和异常增生中（如嗜酸性细胞癌、黏液表皮样癌、腺泡细胞癌和其他）
  - 缺乏典型的双层上皮层和沃辛瘤典型的致密淋巴组织

参考文献

1. Bell D et al: CRTC1/MAML2 fusion transcript in Warthin tumor and mucoepidermoid carcinoma: evidence for a common genetic association. Genes Chromosomes Cancer. 47(4): 309-14, 2008
2. Dalpa E et al: High prevalence of Human Herpes Virus 8(HHV-8) in patients with Warthin's tumors of the salivary gland. J Clin Virol. 42(2): 182-5, 2008
3. Fehr A et al: A closer look at Warthin tumors and the t(11;19). Cancer Genet Cytogenet. 180(2): 135-9, 2008
4. Sadetzki S et al: Smoking and risk of parotid gland tumors: a nationwide case-control study. Cancer. 2008 May1;112(9): 1974-82. Erratum in: Cancer. 113(3): 662-3, 2008
5. Maiorano E et al: Warthin tumour: a study of 78 cases with emphasis on bilaterality, multifocality and association with other malignancies. Oral Oncol. 38(1): 35-40, 2002
6. Di Palma S et al: Metaplastic (infarcted) Warthin's tumour of the parotid gland: a possible consequence of fine needle aspiration biopsy. Histopathology. 35(5): 432-8, 1999
7. Ballo MS et al: Sources of diagnostic error in the fine-needle aspiration diagnosis of Warthin tumor and clues to a correct diagnosis. Diagn Cytopathol. 17(3): 230-4, 1997
8. Klijanienko J et al: Fine-needle sampling of salivary gland lesions. Ⅱ. Cytology and histology correlation of 71 cases of Warthin's tumor (adenolymphoma). Diagn Cytopathol. 16(3): 221-5, 1997
9. Eveson JW et al: Infarcted (infected) adenolymphomas. A clinicopathological study of 20 cases. Clin Otolaryngol Allied Sci. 14(3): 205-10, 1989

沃辛瘤（淋巴瘤性乳头状囊腺瘤）

影像学、细胞学、大体检查和组织学变化

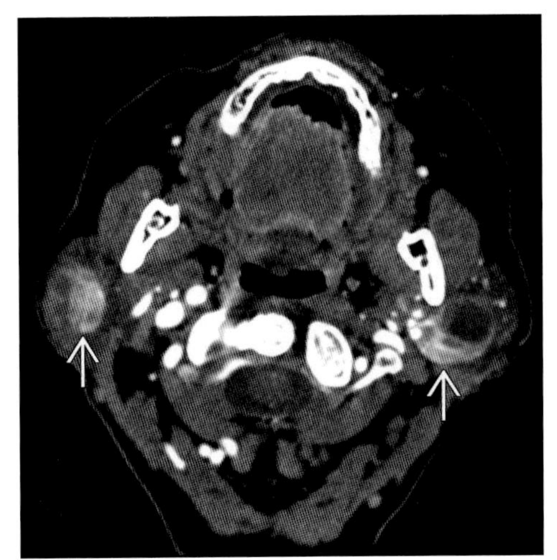

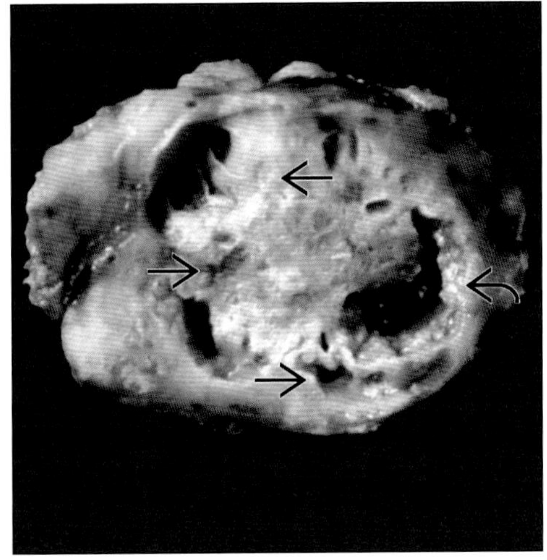

（左图）矢状位腮腺CECT显示双侧的不均一、大小不一的占位性病变→。病变表现为典型的明显不均一性和不均一性的对比增强。（右图）切除的腮腺沃辛瘤表现为囊性、实性和局部乳头状→生长，中间区域是肉色外观的淋巴组织。可见局灶性坏死→，可能继发于针吸活组织检查

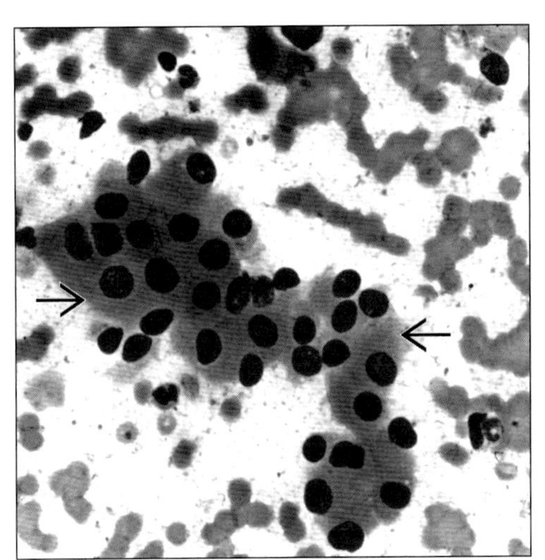

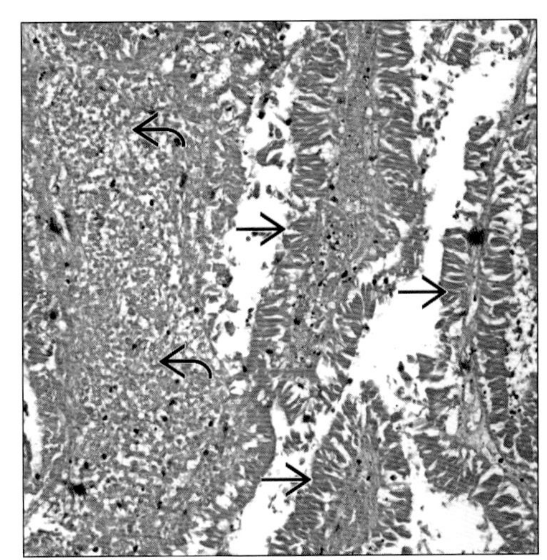

（左图）唾液腺病变的原始诊断包括极细针吸活检。这些成群的嗜酸性细胞核→分散在成熟淋巴细胞背景中，可支持沃辛瘤的诊断。（右图）沃辛瘤的化生和梗死变异有大量坏死和残留的鬼影样乳头结构，包括嗜酸性上皮细胞→和淋巴细胞组分→

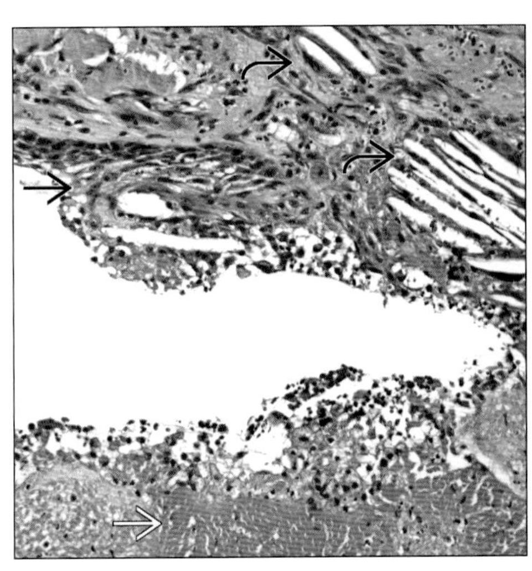

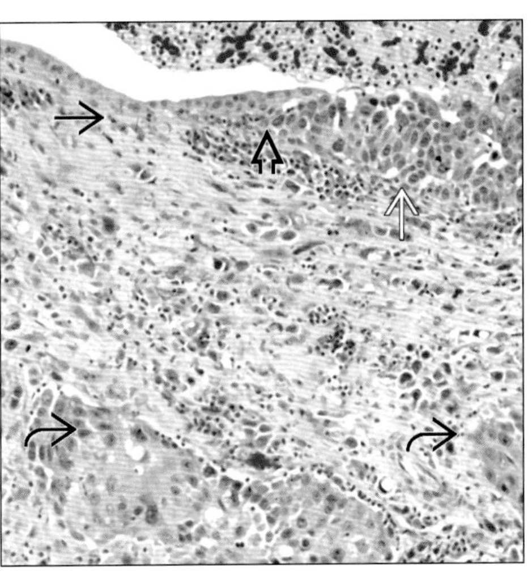

（左图）梗死性沃辛瘤可见鳞状化生→和胆固醇性肉芽肿→。可见坏死→。在此病例中，细胞异型性明显，可见有丝分裂象。但是不存在非典型有丝分裂象和浸润性生长，排除了癌的可能性。（右图）沃辛瘤的恶性演变表现为从沃辛瘤的良性上皮→，过渡到癌，→到浸润性的未分化癌→

嗜酸性细胞瘤

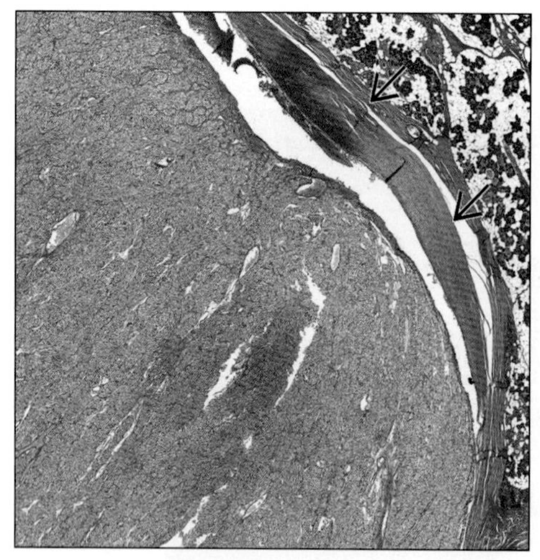
肿瘤有包膜，较厚的结构完整的包膜将其与周围的腮腺实质➡分开。肿瘤的组成成分只有嗜酸性细胞

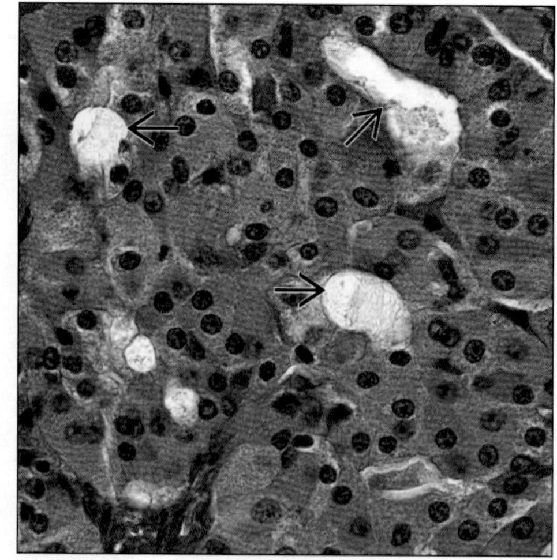
高倍镜下见嗜酸性细胞瘤呈腺样结构，腺腔较明显➡。细胞呈多边形，包含大量嗜酸性颗粒状细胞质。细胞核为圆形

专业术语

别名
- 嗜酸性细胞腺瘤
- 嗜酸性腺瘤

定义
- 良性的唾液腺肿瘤，仅由大的多边形上皮细胞组成，包含大量异常的线粒体（嗜酸性细胞）
  - 通过定义，可知其没有其他类型唾液腺肿瘤的特点

病因/发病机制

环境暴露
- 电离辐射（约占20%）
  - 治疗性或职业性的接触，通常要早5年或更久出现
  - 有辐射暴露史的患者通常比没有辐射暴露的患者平均年轻20岁

发病机制
- 纹状管
  - 通常含有很多的线粒体
- 老年化
  - 嗜酸性细胞瘤随着年龄增长而增加（尤其是腮腺）
  - 可能因内部紊乱或对细胞外环境的反应

临床表现

流行病学
- 发病率
  - 约占所有唾液腺肿瘤的1.5%
    - 占腮腺肿瘤的3%
- 年龄
  - 平均：60~80岁
    - 有辐射暴露史的患者较正常患者平均年轻20岁
    - 下颌下腺肿瘤更年轻化（平均：58岁）
  - 不会发生在儿童中
- 性别
  - 女性发病率稍高
    - 透明细胞型嗜酸性细胞瘤有明显的女性倾向性
- 种族倾向
  - 主要累及白种人

部位
- 腮腺发病率远远高于下颌下腺
- 小唾液腺：下嘴唇、腭、喉部、颊黏膜

症状
- 无症状，慢性生长性肿胀或占位性
- 约7%患者累及双侧
- 很少有疼痛或不适
- 症状通常持续时间较长（2年）

治疗
- 选择、风险及并发症
  - 可能出现多灶性或双侧病变
- 手术方法
  - 完整切除可治愈（腮腺切除术）
- 放射治疗
  - 不采用，因为嗜酸性细胞有放射性抵抗

预后
- 完全切除后复发率较低
  - 局部复发可能为双侧或多发
  - 复发可能发生在较长时间之后（平均13年）
- 如果肿瘤是双侧的，复发的可能性增加
- 可疑性恶变

嗜酸性细胞瘤

要点

专业术语
- 良性的唾液腺肿瘤，仅由大的多边形上皮细胞组成，包含大量异常的线粒体（嗜酸性细胞）

临床表现
- 平均：60~80岁
- 腮腺发病率远远高于下颌下腺
- 无症状，慢性生长性肿胀或占位性
  - 约7%患者累及双侧

大体检查
- 质软，部分有包膜且界限清晰

组织病理学检查
- 单个结节，和周围的实质分界清晰
- 结构变化：实性、腺泡样、管状、小梁状等
- 整体由嗜酸性细胞组成
  - 大多边形细胞（腺泡细胞的2倍大小）
  - 大量嗜酸性细颗粒样细胞质
  - 细胞边界清楚
- 可能出现胞质内糖原堆积，表现为透明细胞样外观
- 局部淋巴细胞较少或缺失

辅助检查
- 线粒体染色阳性:PTAH染色、Novelli染色
- 电镜显示细胞质内充满线粒体
  - 约占体积的60%

鉴别诊断
- 结节样嗜酸性细胞增生、嗜酸性细胞化生
- 沃辛瘤、黏液表皮样癌、透明细胞肿瘤

影像学检查

放射学检查
- ^{99m}Tc吸收增加，保留时间增长，注射催涎剂后仍保留
  - 和细胞线粒体内容物增加有关

CT
- 通常表现为密度增加，区域界限清楚

大体检查

一般特征
- 通常单发
  - 和结节状嗜酸性细胞化生不同：多个小结节
- 质软，部分有包膜且界限清晰
- 淡棕色结节
- 囊性少见

大小
- 范围：0.5~7cm
- 平均：3.5cm

组织病理学检查

组织学特点
- 境界清楚的结节，有不同厚度的包膜
- 应该是单个结节，和周围的实质分界清晰
  - 周围实质组织中偶尔可见嗜酸性细胞
- 没有肿瘤浸润的证据
- 结构变化
  - 实性、腺泡样、管状、小梁状（螺旋管）、乳头状、囊性、滤泡状
- 整体由嗜酸性细胞组成
  - 大多边形细胞（腺泡细胞的2倍大小）
  - 缺乏细胞异型性
  - 大量嗜酸性细颗粒样细胞质
    - 由于存在大量的线粒体
  - 均一的粗染色质，核居中
  - 可见明显的核仁
  - 根据嗜酸性的强度，两种细胞类型可见
    - 主细胞：大量的嗜酸性细胞质环绕的圆形泡状核
    - 闰细胞：明亮的嗜酸性细胞质伴有致密细胞核
  - 细胞边界清楚
- 可能出现胞质内糖原堆积，表现为透明细胞样外观
- 致密的血管纤维间质
  - 基质玻璃样变，血管增生或退行性变
- 局部淋巴细胞较少或缺失
- 有丝分裂不常见

透明细胞亚型
- 如果以透明细胞为主：则为透明细胞嗜酸性细胞瘤
  - 透明改变是固定的人工伪像和（或）胞质内糖原堆积

辅助检查

细胞学
- 通常细胞聚集
- 多形性上皮细胞，排列成碎乳头状、片状、腺泡样结构，或者单个细胞
- 大细胞内充满颗粒样细胞质
- 可见明显的细胞核
- 背景没有淋巴细胞

组织化学染色
- 线粒体染色阳性
  - PTAH染色（48小时孵育；深蓝色颗粒）
  - Novelli染色
  - 甲酚紫V
  - 卢克索固蓝
- PAS ± 淀粉酶染色显示透明细胞内糖原

嗜酸性细胞瘤

免疫组织化学

- 阳性
  - 角化蛋白：CK5/6、CK8/18、CK19
  - EMA
  - 抗线粒体抗体
  - p63（基底细胞）
- 阴性
  - S-100蛋白
  - 肌动蛋白（SMA、MSA）
  - 钙调蛋白、p63
  - GFAP

细胞遗传学

- 罕见，可以检测到线粒体DNA变异

电子显微镜

- 细胞质内充满线粒体（约占体积的60%）
  - 不规则性线粒体通常表现为不正常的，细长嵴伴有部分片状结构
- 不规则的细胞核伴有内含物和糖原颗粒

鉴别诊断

结节样嗜酸性细胞增生

- 在很多病例中将增生和肿瘤相区别是伴有主观色彩的
  - 区别在于临床上没有相关性
- 一般来说不是临床占位
  - 可见普遍的腺体受累（双侧）
- 包膜不完整
- 多发的、位置上特定的、大小不一的结节
- 罕见，弥散性、进行性地累及整个腺体（嗜酸性细胞瘤）
- 涉及所有细胞类型，包括纹状管、腺泡细胞
  - 嗜酸性细胞和正常腺泡组分的混合物

嗜酸性细胞化生

- 正常唾液腺和肿瘤区域内出现嗜酸性细胞化生
- 多形性腺瘤、黏液表皮样癌和多形性低级别腺癌是出现嗜酸性细胞化生的最常见肿瘤
  - 肌上皮特点、软骨黏液样基质及其他特点能够帮助区分

沃辛瘤

- 即淋巴瘤性乳头状囊腺瘤
- 特异性乳头状囊性结构
- 嗜酸性细胞组成肿瘤的上皮组分
- 淋巴间质（FNA组织）在嗜酸性细胞瘤中很少见

黏液表皮样癌（MEC）

- 黏液细胞在嗜酸性细胞瘤中很少见，但在MEC中却必不可少，包括表皮样细胞和中间细胞
- 通常出现表皮样生长方式并伴有囊性改变
- 器官样结构在MEC中不常见

透明细胞肿瘤

- 尤其要和透明细胞变异型进行鉴别
- 透明细胞黏液表皮样癌（MEC）、上皮-肌上皮癌（EMC）、透明细胞腺泡细胞腺癌、转移性肾细胞癌（RCC）
  - 均为浸润性生长的恶性肿瘤
  - 这些肿瘤中没有一种完全由透明细胞组成
  - 肿瘤的特异性特点有助于相互区分
    - MEC的表皮样细胞、黏液细胞和中间细胞
    - EMC的双向外观
    - 腺泡细胞腺癌的嗜碱性颗粒样细胞质、缺乏糖原和PTAH反应
    - 细胞核不规则，明显的血管生成和红细胞渗出，CD10（+）、RCC（+）、pax-2和肾细胞癌的临床病史
- 透明细胞肌上皮癌可以通过免疫组织化学染色方法检测出肌上皮标志物

参考文献

1. Wakely PE Jr: Oncocytic and oncocyte-like lesions of the head and neck. Ann Diagn Pathol. 12(3): 222-30, 2008
2. Hughes JH et al: Pitfalls in salivary gland fine-needle aspiration cytology: lessons from the College of American Pathologists Interlaboratory Comparison Program in Nongynecologic Cytology. Arch Pathol Lab Med. 129(1): 26-31, 2005
3. Verma K et al: Salivary gland tumors with a prominent oncocytic component. Cytologic findings and differential diagnosis of oncocytomas and Warthin's tumor on fine needle aspirates. Acta Cytol. 47(2): 221-6, 2003
4. Capone RB et al: Oncocytic neoplasms of the parotid gland: a 16-year institutional review. Otolaryngol Head Neck Surg. 126(6): 657-62, 2002
5. Dardick I et al: Differentiation and the cytomorphology of salivary gland tumors with specific reference to oncocytic metaplasia. Oral Surg Oral Med Oral Pathol Oral Radiol Endod. 88(6): 691-701, 1999
6. Paulino AF et al: Oncocytic and oncocytoid tumors of the salivary glands. Semin Diagn Pathol. 16(2): 98-104, 1999
7. Ellis GL: Clear cell neoplasms in salivary glands: clearly a diagnostic challenge. Ann Diagn Pathol. 2(1): 61-78, 1998
8. Thompson LD et al: Oncocytomas of the submandibular gland. A series of 22 cases and a review of the literature. Cancer. 78(11): 2281-7, 1996
9. Damm DD et al: Benign solid oncocytoma of intraoral minor salivary glands. Oral Surg Oral Med Oral Pathol. 67(1): 84-6, 1989

嗜酸性细胞瘤

影像学、大体检查和显微镜下特点

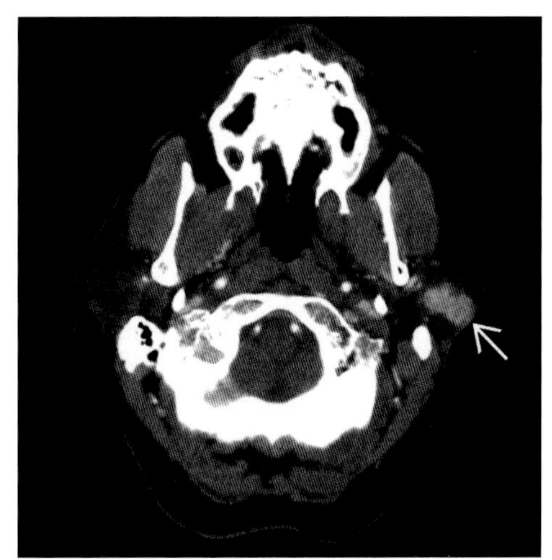

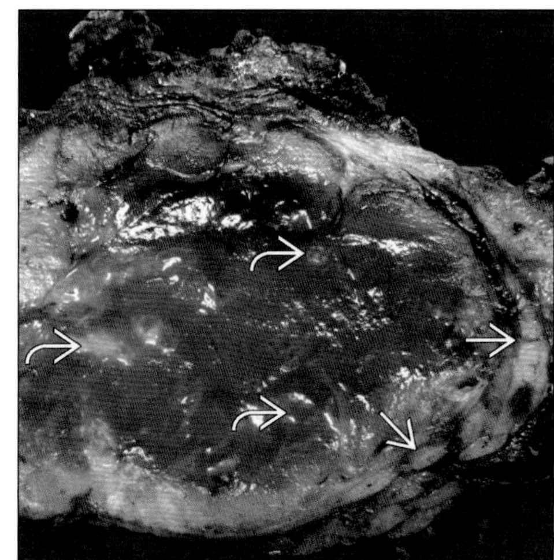

（左图）左侧腮腺内➡的占位性病变中可见高密度信号。肿瘤类型不同，信号密度和特性会有所不同，但是大部分只有细微差别。（右图）外周的腮腺实质➡被肿瘤压迫。肿瘤切面呈褐色到略带红色的棕色，局部区域出现退行性变或囊性变➡

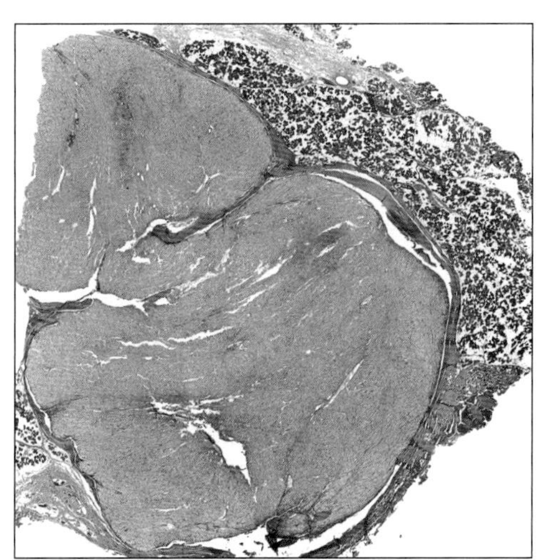

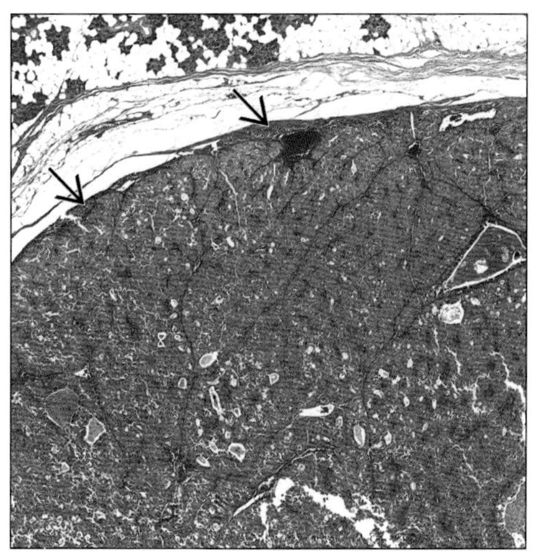

（左图）腮腺内可见一个单发、境界清楚、有包膜的肿瘤。即使在低倍镜下肿瘤也表现为明亮的嗜酸性外观。唾液腺实质内没有发现嗜酸性结节。（右图）境界清楚的嗜酸性细胞瘤和唾液腺实质明显分开。边缘➡出现非常细的淋巴细胞带，该病变不常见。可见实性至腺样结构

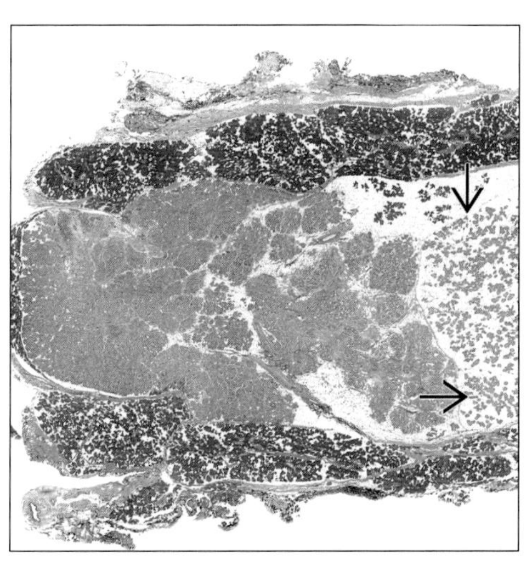

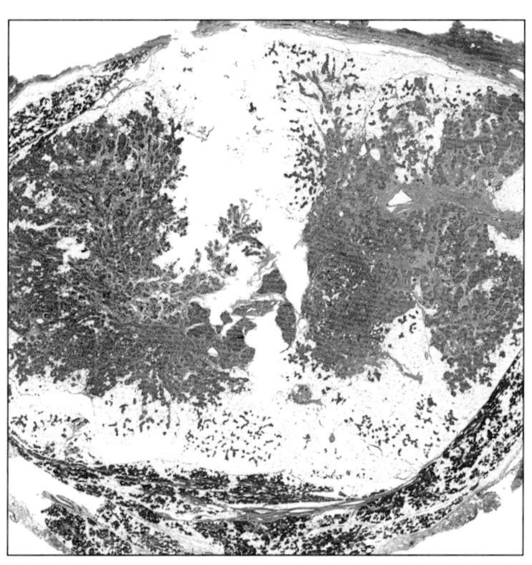

（左图）腮腺内嗜酸性细胞瘤由明显的结节组成。但脂肪样变出现在肿瘤内，造成较少的肿瘤细胞外观➡。肿瘤细胞为嗜酸性细胞。（右图）肿瘤为单发性结节，由嗜酸性细胞和脂肪组成。但是，此病变的细针活检可能诊断为嗜酸性细胞腺瘤或结节样嗜酸性细胞增生。肿瘤境界清楚但是无完整包膜

嗜酸性细胞瘤

显微镜下特点

（左图）肿瘤细胞是较大的多形性细胞，伴有明亮的嗜酸性颗粒细胞质。细胞核呈圆形，且通常伴有不规则或泡状核，染色质分散。血管纤维基质将细胞分开。（右图）仅由嗜酸性细胞组成的肿瘤中可见腺样或腺泡样外观。细胞缺乏异型性而细胞核呈圆形且规则

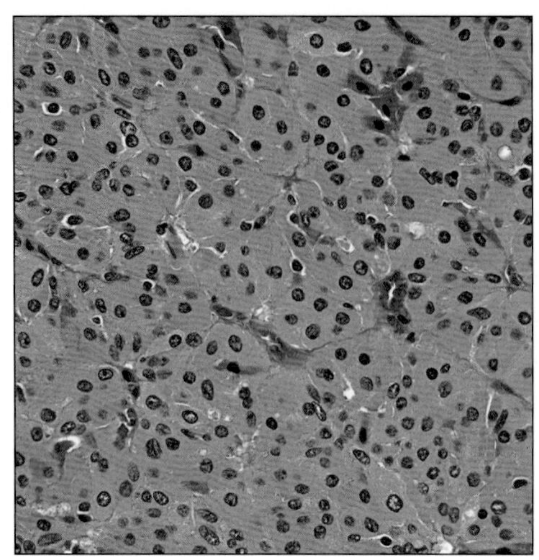

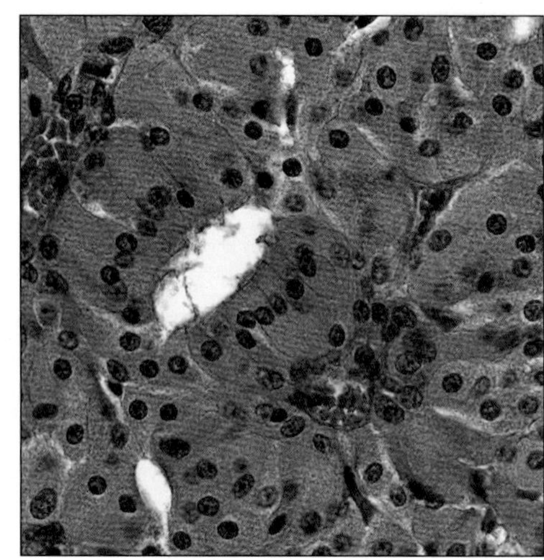

（左图）部分病例中纤维结缔组织基质可能更加疏松且明显，在嗜酸性细胞瘤内形成小结节或腺样结构。细胞类型依然单一而缺乏多形性。（右图）嗜酸性细胞瘤有时可见副神经节瘤样生长方式。表现为结构完整的纤维连接组织基底膜将肿瘤分隔成小巢或器官样巢。细胞质呈嗜酸性颗粒样

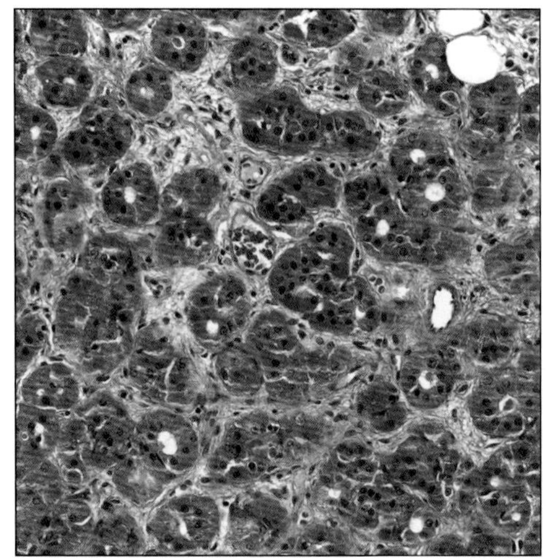

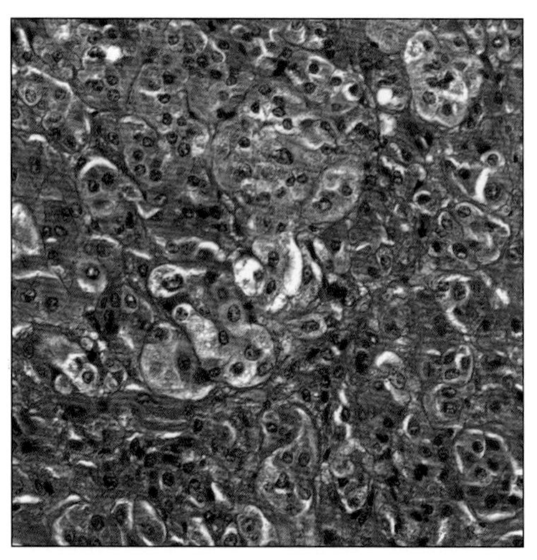

（左图）嗜酸性细胞瘤内可见轻微的透明细胞质，非常明显的细胞边界。发育非常良好的纤维血管基底膜将肿瘤细胞分隔成小梁样结构。（右图）嗜酸性细胞瘤可出现囊性改变。囊内可能出现絮状浆液组织，由嗜酸性细胞覆盖。囊肿的大小和形状不一。总体缺乏淋巴细胞，这一点可以用来区分嗜酸性细胞瘤和沃辛瘤

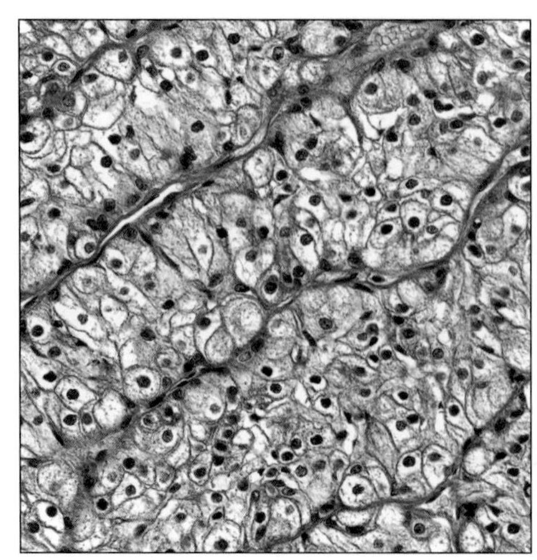

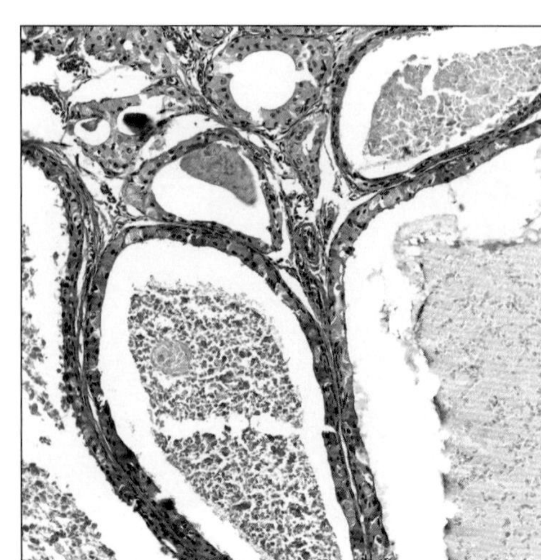

嗜酸性细胞瘤

辅助检查

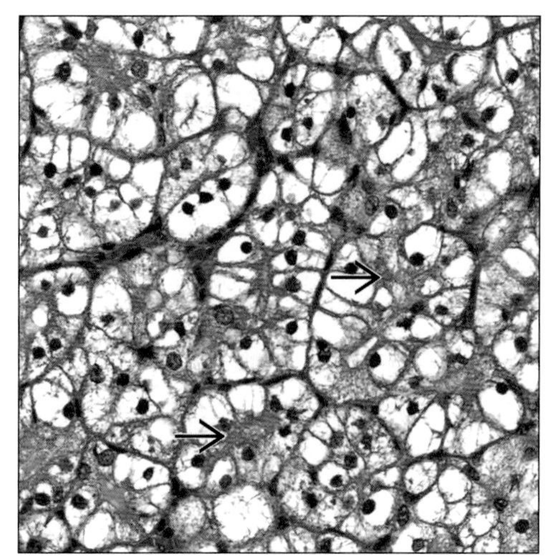

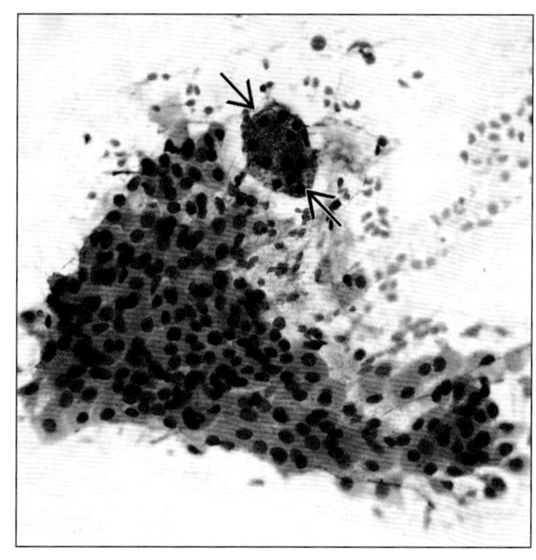

（左图）透明细胞嗜酸性细胞瘤细胞质透明，可见非常明显且结构明确的细胞边界。一些区域内仍有嗜酸性细胞瘤特点➡。这一点和转移性肾细胞癌类似。（右图）涂片显示片状嗜酸性细胞。嗜酸性细胞稍有重叠，伴有小的、圆形的、深染的细胞核。有腺泡➡形成，需要和嗜酸性细胞进行区分。背景中无淋巴细胞

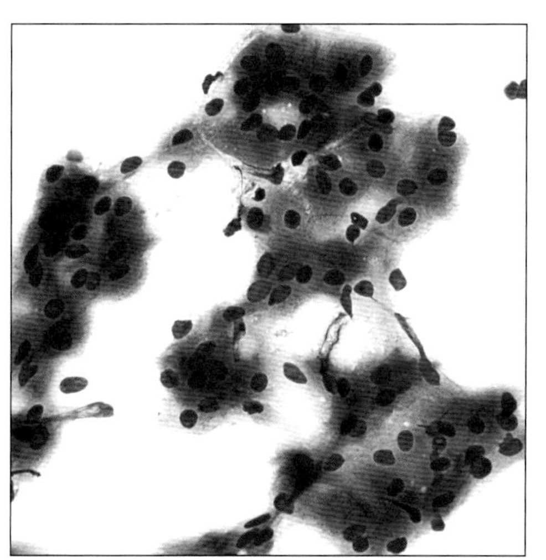

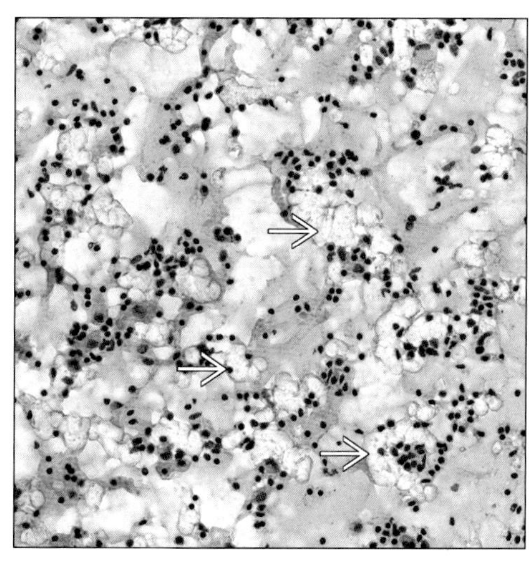

（左图）Diff-Quik染色涂片显示嗜酸性细胞瘤细胞的紫色外观。圆形且规则的细胞核周围胞质丰富。可见细胞无明显异型性和淋巴细胞。（右图）透明细胞嗜酸性细胞瘤FNA涂片可见明显的肿瘤细胞。透明的细胞质造成背景➡透明。细胞核小而圆。背景缺乏红细胞和淋巴细胞，有助于与其他肿瘤进行鉴别诊断

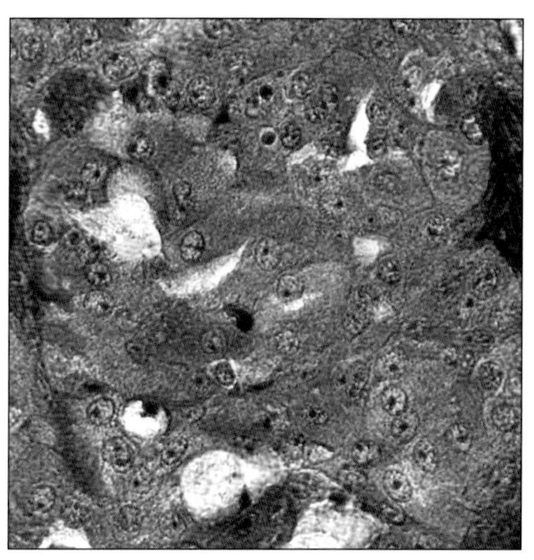

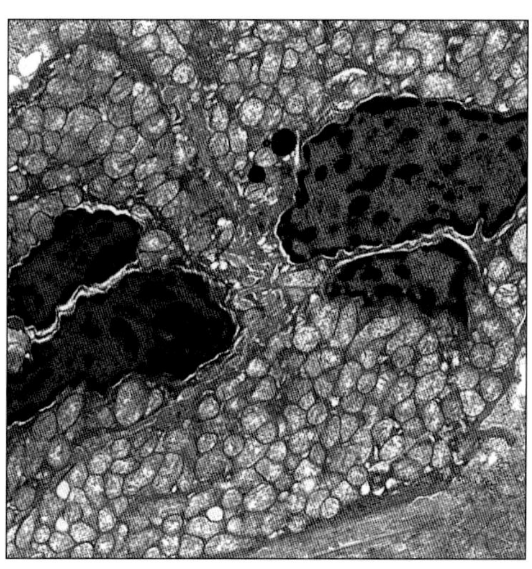

（左图）PTAH染色通过将异常线粒体染成深蓝色颗粒来明确线粒体。这种组织化学染色步骤复杂。（右图）此例嗜酸性细胞瘤胞质内充满圆形、椭圆形或不规则形线粒体，相互挤压并挤压细胞核。线粒体表现为非正常、细长的嵴，伴有部分片状结构。电镜观察可见嗜酸性细胞瘤特征

管状腺瘤

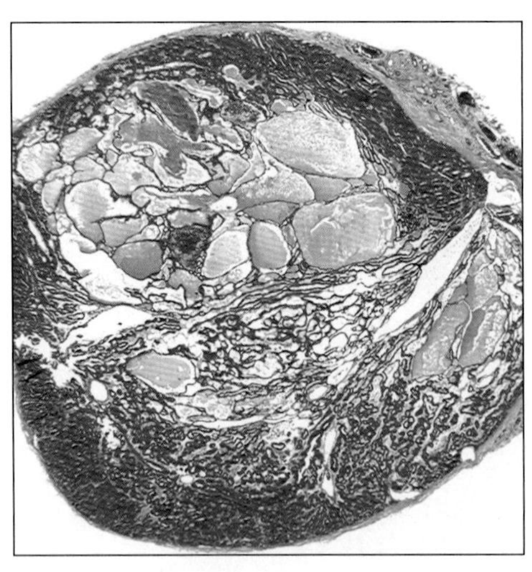

HE染色显示境界清楚的占位性病变，有完整包膜和囊性区域，囊内充满蛋白质性的液体

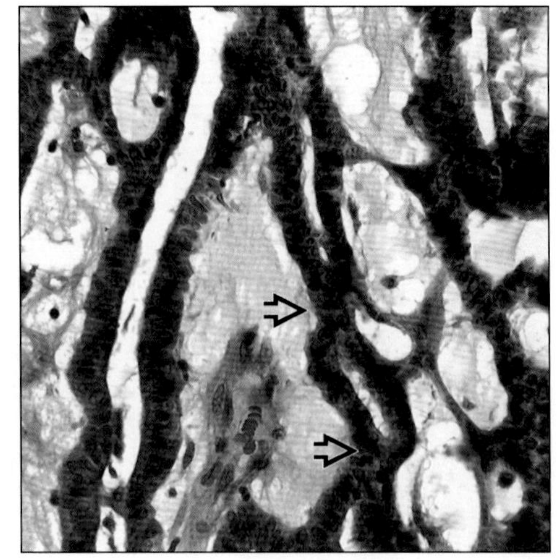

HE染色显示“串珠样”➡微管结构，是管状腺瘤的特点

专业术语

别名
- 单形性腺瘤

定义
- 良性上皮唾液腺肿瘤，由相互连接、呈条状的柱状细胞构成

临床表现

流行病学
- 发病率
  - 不常见
    - 约占所有唾液腺肿瘤的2%；约占所有良性肿瘤的4%
    - 约占所有唾液腺肿瘤的20%
- 年龄
  - 范围较广：30~90岁
  - 平均：65岁
- 性别
  - 女性明显多于男性（2：1）
    - 透明细胞嗜酸性细胞瘤有明显的女性倾向性

部位
- 广泛发生于上唇部
  - 颊黏膜和硬腭很少受累

症状
- 缓慢增大的占位性病变
- 移动的、可压缩的，通常可见浅蓝色黏膜下结节
- 多病灶常见
  - 最常见的良性多病灶肿瘤

治疗
- 手术方法
  - 保守地局部切除，包括多灶性肿瘤

预后
- 很好
  - 多灶性肿瘤切除不完全会导致复发

大体检查

一般特征
- 境界清楚
- 淡黄色、棕色或褐色结节
- 切面可见囊性改变，伴有凝胶状物质

送检材料
- 多病灶肿瘤，如果存在
- 肿瘤周围的黏膜或基质

大小
- 范围：0.5~4cm，但是大多数小于1cm

组织病理学检查

组织学特点
- 无完整包膜
- 丝和丝带改变的微管呈现在空间上相互连接的柱状上皮间
  - 串珠：柱状细胞在小管内相互连接成串珠样
- 小管互相连接为格子结构
- 立方形或柱状细胞
- 基底细胞可见圆形或椭圆形细胞核
- 细胞质较少，呈现轻微的嗜酸性
- 无有丝分裂象
- 疏松的纤维间质；透明质酸和硫酸软骨素丰富
- 可见钙化（微晶）

空白
- 可能由于多病灶而被发现

管状腺瘤

要点

专业术语
- 良性上皮唾液腺肿瘤，由相互连接、呈条状的柱状细胞构成

临床表现
- 广泛发生于上唇部
- 常见多病灶（大部分为多病灶良性肿瘤）
- 复发多发生于未完全切除的多灶性肿瘤

组织病理学检查
- 微管中可见极性相反的柱状上皮中充满相互连接的点或球状物
- 疏松的纤维间质：其中富含透明质酸和硫酸软骨素

鉴别诊断
- 基底细胞腺瘤
- 腺样囊性癌

辅助检查

免疫组织化学
- CK不同程度的阳性
  - 包括AE1/AE3、CK7
- 阳性：S-100蛋白、CD117
- 阴性：肌动蛋白、钙调蛋白、肌球蛋白重链、GFAP

鉴别诊断

基底细胞腺瘤
- 多种病变模式
- 无串珠样改变
- 几乎均为基底细胞
- 柱状上皮不明显
- 具有特征性胶原基质

腺样囊性癌
- 失去线性排列的柱状上皮
- 细胞边界不清
- 细胞核
  - 钉突状
  - 有角
  - 不规则
- 边界有浸润
- 多见周围神经侵袭
- 背景的基质缺少毛细血管

诊断要点

病理诊断为金标准
- 球形柱状上皮为特征性病变

参考文献

1. Machado de Sousa SO et al: Immunohistochemical aspects of basal cell adenoma and canalicular adenoma of salivary glands. Oral Oncol. 37(4): 365–8, 2001
2. Zarbo RJ et al: Salivary gland basal cell and canalicular adenomas: immunohistochemical demonstration of myoepithelial cell participation and morphogenetic considerations. Arch Pathol Lab Med. 124(3): 401–5, 2000
3. Ferreiro JA: Immunohistochemical analysis of salivary gland canalicular adenoma. Oral Surg Oral Med Oral Pathol. 78(6): 761–5, 1994
4. Waldron CA et al: Tumors of the intraoral minor salivary glands: a demographic and histologic study of 426 cases. Oral Surg Oral Med Oral Pathol. 66(3): 323–33, 1988
5. Daley TD et al: Canalicular adenoma: not a basal cell adenoma. Oral Surg Oral Med Oral Pathol. 5 7(2): 181–8, 1984
6. Gardner DG et al: The use of the terms monomorphic adenoma, basal cell adenoma, and canalicular adenoma as applied to salivary gland tumors. Oral Surg Oral Med Oral Pathol. 56(6): 608–15, 1983
7. Nelson JF et al: Monomorphic adenoma (canalicular type). Report of 29 cases. Cancer. 31(6): 1511–3, 1973

影像图库

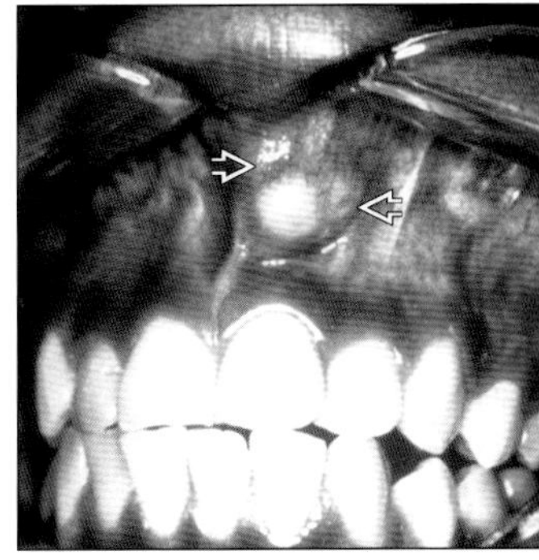

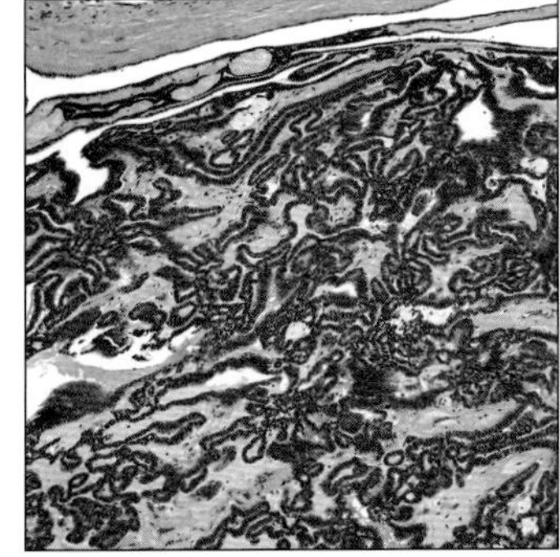

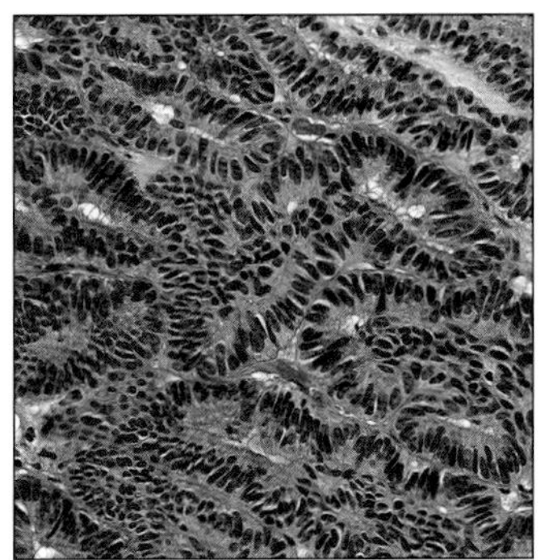

（左图）临床图片可见典型的唇齿间➡境界清楚的小结节。（中图）HE染色显示非特异性血管基质内有微管结构，细胞具有柱状细胞或者基底细胞形态。（右图）HE染色可见局灶基质中松散排列的基底样柱状上皮细胞

淋巴腺瘤和皮脂腺淋巴腺瘤

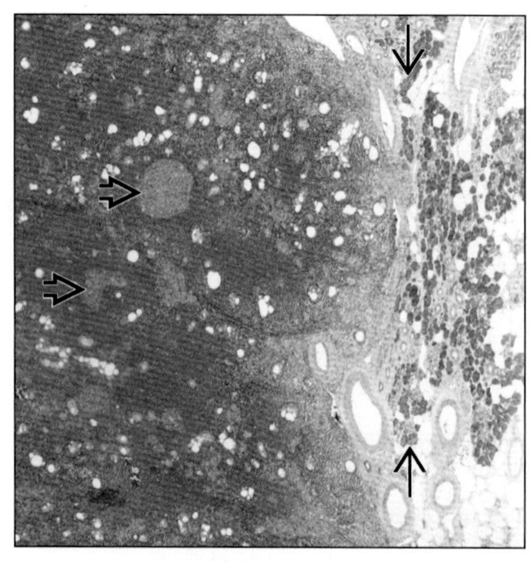

（左图）皮脂腺淋巴腺瘤呈推挤样突入到腮腺实质内，致密的淋巴组织中可见囊肿，其中包含生发中心

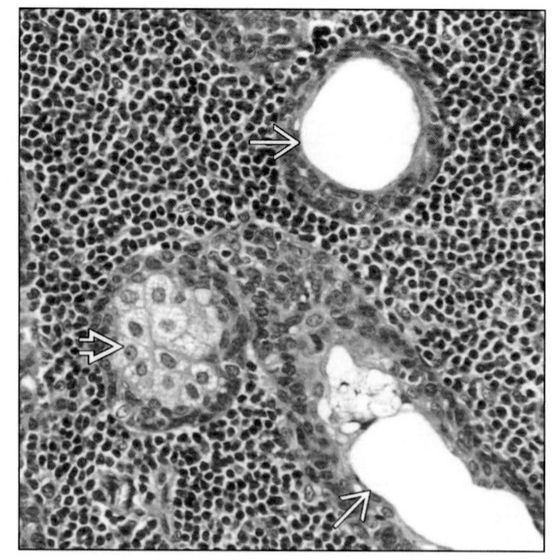

（右图）皮脂腺淋巴腺瘤中可见小的皮脂腺细胞巢、大小不一的囊腔及致密的淋巴组织。在囊肿壁内可见皮脂腺细胞

专业术语

缩写

- 皮脂腺淋巴腺瘤（SLA）
- 淋巴腺瘤（LA）

定义

- 皮脂腺淋巴腺瘤
  - 含有上皮细胞巢和囊肿的罕见唾液腺肿物，细胞巢和囊肿中含有多灶皮脂细胞，散在分布大量的增生淋巴组织
- 淋巴腺瘤
  - 组织学上与皮脂腺淋巴腺瘤相似，但缺少皮脂成分

临床表现

流行病学

- 发病率
  - 非常罕见
    - 占腮腺肿瘤的比例低于0.2%
- 年龄
  - 平均：60~80岁
- 性别
  - 男女发病率无明显差异

部位

- 90%以上位于腮腺及其周边组织
- 少见位于唾液腺的报道

症状

- 腮腺无肿块
  - 症状持续时间：1~15个月

治疗

- 保守性手术切除

预后

充分手术切除后未见复发病例报道

大体检查

一般特征

- 圆形至椭圆形的软组织肿块
- 实性或囊性
- 黄色或奶油样

大小

- 范围：1~6cm

组织病理学检查

组织学特点

- 界限清晰
  - 有完整的包膜
  - 推挤，但不侵袭
- 上皮成分
  - 均衡散布的上皮细胞巢和囊肿
  - 大小不一的囊肿
    - 鳞状上皮、柱状上皮或立方上皮
    - 可以含有分泌性物质
  - SLA：位于皮脂细胞巢或囊肿壁上的皮脂细胞
  - LA：缺少皮脂成分
  - 无特征性细胞学改变
- 淋巴组织成分
  - 密度均一
  - 生发中心局部增生或大量增生
  - 无上皮成分浸润或侵袭
- 囊肿破裂可引起异物反应

淋巴腺瘤和皮脂腺淋巴腺瘤

要点

专业术语
- 皮脂腺淋巴腺瘤
  - 上皮细胞巢和囊肿中含有多灶皮脂细胞，散在分布大量的增生淋巴组织
- 淋巴腺瘤在组织学上与皮脂腺淋巴腺瘤相似，但缺少皮脂成分

临床表现
- 保守性手术切除
- 腮腺切除后未见复发的报道
- 大部分位于腮腺及其周边组织

组织病理学检查
- 包膜完整
- 无细胞学活性

鉴别诊断
- 沃辛瘤、肿瘤相关性淋巴细胞增殖、转移癌

辅助检查

免疫组织化学染色
- 上皮成分CK阳性
- 皮脂巢基底细胞p63阳性
- 增生的淋巴组织中淋巴标志物（CD3、CD20、Bcl-2等）阳性

鉴别诊断

沃辛瘤
- 乳头样囊性生长模式
- 囊肿覆盖着双层嗜酸性细胞上皮
- 沃辛瘤内大都无脂肪成分

肿瘤相关性淋巴细胞增殖（TALP）
- 淋巴组织阳性浸润通常与黏液表皮样癌和腺泡细胞癌相关
- TALP浸润多无明显的边界，密度不同
- SLA和LA显示肿瘤边界清晰，淋巴细胞分散

转移癌
- 皮脂腺腺瘤和淋巴腺瘤可能与淋巴结转移肿瘤相似

参考文献

1. Gallego L et al: Non-sebaceous lymphadenoma of the parotid gland: immunohistochemical study and DNA ploidy analysis. Oral Surg Oral Med Oral Pathol Oral Radiol Endod. 107(4): 555-8, 2009
2. Dardick I et al: Lymphadenoma of parotid gland: Two additional cases and a literature review. Oral Surg Oral Med Oral Pathol Oral Radiol Endod. 105(4): 491-4, 2008
3. Hayashi D et al: Sebaceous lymphadenoma of the parotid gland: report of two cases and review of the literature. Acta Otorhinolaryngol Ital. 27(3): 144-6, 2007
4. Maffini F et al: Sebaceous lymphadenoma of salivary gland: a case report and a review of the literature. Acta Otorhinolaryngol Ital. 27(3): 147-50, 2007
5. Yang S et al: Non-sebaceous lymphadenoma of the salivary gland: case report with immunohistochemical investigation. Virchows Arch. 450(5): 595-9, 2007
6. Maruyama S et al: Sebaceous lymphadenoma of the lip: report of a case of minor salivary gland origin. J Oral Pathol Med. 31(4): 242-3, 2002
7. Auclair PL: Tumor-associated lymphoid proliferation in the parotid gland. A potential diagnostic pitfall. Oral Surg Oral Med Oral Pathol. 77(1): 19-26, 1994
8. Batsakis JG et al: Sebaceous lesions of salivary glands and oral cavity. Ann Otol Rhinol Laryngol. 99(5 Pt 1): 416-8, 1990
9. Gnepp DR et al: Sebaceous neoplasms of salivary gland origin. Report of 21 cases. Cancer. 53(10): 2155-70, 1984

影像图库

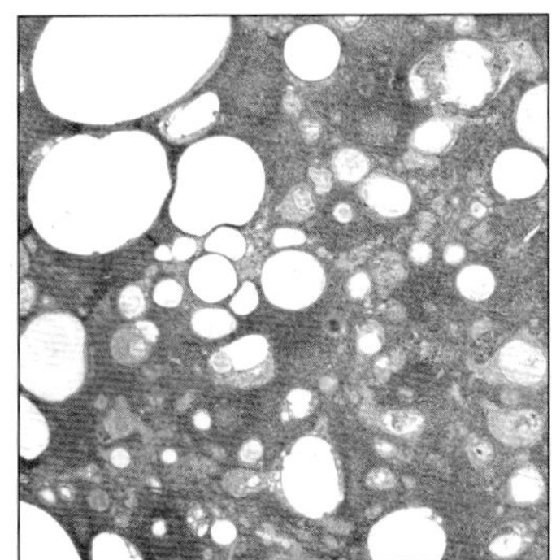

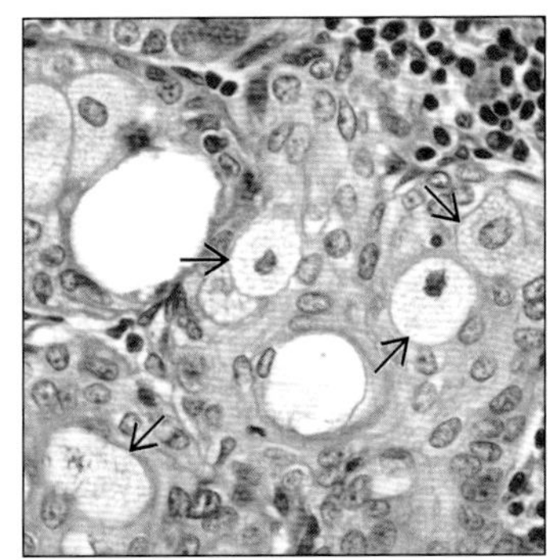

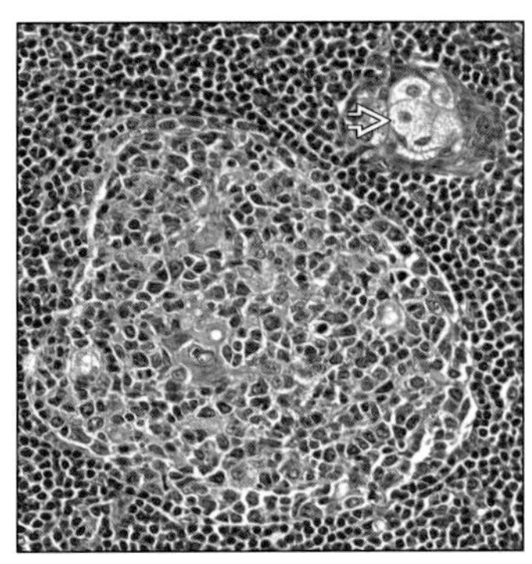

（左图）皮脂腺淋巴腺瘤有大量大小不一的细胞巢或囊状结构，之间有致密的淋巴组织。上皮成分均匀分散在肿瘤内。（中图）在细胞巢或囊壁→内可见分化好的皮脂腺细胞。2个囊性空间明显可见。（右图）在两种亚型内，都可见大小不一的淋巴组织生发中心，数量不等。标注处为皮脂腺⇨

皮脂腺腺瘤

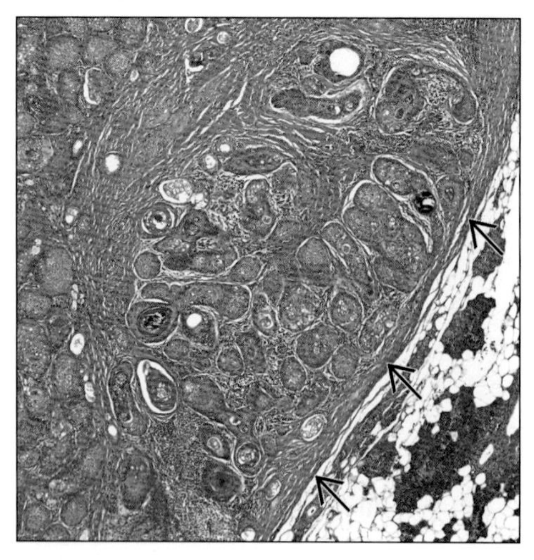

低倍镜下显示皮脂腺腺瘤，境界清楚、无包膜⟶，很多囊性病灶呈现不规则的外观，周围环绕有间质

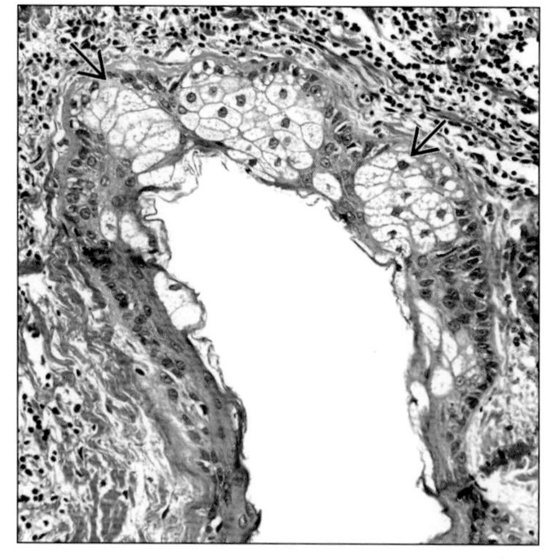

可见皮脂腺腺瘤囊性变。大小不一的皮脂腺细包巢⟶位于复层鳞状上皮形成的囊肿内

专业术语

缩写

- 皮脂腺腺瘤（SA）

定义

- 由增生的上皮细胞组成的罕见的良性唾液腺瘤，局灶有皮脂腺分化

临床表现

流行病学

- 发病率
  - 占所有唾液腺腺瘤的比例低于1%
- 年龄
  - 年龄分布广泛
    - 主要为成人，平均60~70岁
- 性别
  - 男性多于女性

部位

- 大多位于腮腺
  - 少数报道位于下颌下腺
  - 口腔内肿瘤可能原发于唾液腺

症状

- 无症状
- 缓慢生长的硬团块

治疗

- 保守治疗或者手术全切除

预后

- 无复发或恶变报道
- 可能与Muir-Torre综合征相关
  - 遗传性皮肤病的特点为皮肤皮脂腺腺瘤和内脏恶性肿瘤（胃肠癌和泌尿系统癌症）
    - *MLH1*和*MSH2*（分别位于第3号和第2号染色体异常）
    - 尚未得知基于唾液腺的皮脂腺腺瘤是否属于这种综合征的一部分
    - 很难区分来自颊黏膜唾液腺附属器官的损伤

大体检查

一般特征

- 硬的、边界清楚的粉红色、灰色或者白色包块
- 实性或囊性

大小

- 通常1~3cm

组织病理学检查

组织学特点

- 上皮增生形成大小不一的实性细胞巢或者囊肿
- 边界清楚
  - 囊性区域与周围软组织形成不规则的边界
- 周围上皮细胞不成熟，环绕不同分化程度的皮脂腺细胞
  - 分化成熟的皮脂腺细胞数量从少到多
- 可见鳞状分化
  - 在囊性空间边界尤其明显
- 偶然可见嗜酸性细胞或者黏液细胞
  - 分别经苏木素和胭脂红染色显示
  - 皮脂腺细胞经组织化学染色为阴性
- 囊性物质溢出到周围可见异物反应

辅助检查

- 免疫组织化学染色

皮脂腺腺瘤

要点

专业术语

- 由增生的上皮细胞组成的罕见的良性唾液腺瘤，局灶有皮脂腺分化

临床表现

- 大多发生于腮腺
- 保守治疗或者手术全切除
- 无复发或恶变报道

组织病理学检查

- 上皮增生形成各种大小不一的实性细胞巢或者囊肿
- 囊性区域与周围软组织形成不规则的边界
- 周围上皮细胞不成熟，环绕不同分化程度的皮脂腺细胞
- 分化成熟的皮脂腺细胞数量从少到多
- 可见鳞状分化

- CK和EMA阳性
- 肌动蛋白-sm和S-100蛋白阴性

鉴别诊断

黏液表皮样癌

- 局灶性黏液细胞和鳞状分化可能提示黏液表皮样癌（MEC）
- 皮脂腺腺瘤通常为局限性和非浸润性
- 在MEC中高度分化的皮质腺细胞巢非常罕见，接近为零
- 尽管存在表皮样细胞形态，MEC缺乏真正的鳞状分化
- MEC中的透明细胞和中间细胞在皮脂腺瘤中不存在

皮脂腺腺癌

- 由于只有部分包膜，导致周围软组织浸润，提示为恶性
- 皮脂腺腺瘤缺乏特征性有丝分裂活性
  - 未发现异常的、非典型性有丝分裂
- 其他恶性特征（坏死、周围神经侵害，或者典型的同质异型性）在皮脂腺瘤中均未发现

皮脂腺增生

- 皮脂腺增生小叶数量很少并且不环绕排泄导管
- 皮脂腺腺瘤缺乏排泄导管，但是却有很多上皮细胞巢

参考文献

1. Apple SK et al: Sebaceous adenoma of the parotid gland: a case report with fine needle aspiration findings and histologic correlation. Acta Cytol. 53(4): 419–22, 2009
2. Welch KC et al: Sebaceous adenoma of the parotid gland in a 2-year-old male. Otolaryngol Head Neck Surg. 136(4): 672–3, 2007
3. de Vicente Rodríguez JC et al: Sebaceous adenoma of the parotid gland. Med Oral Patol Oral Cir Bucal. 11(5): E446–8, 2006
4. Izutsu T et al: Sebaceous adenoma in the retromolar region: report of a case with a review of the English literature. Int J Oral Maxillofac Surg. 32(4): 423–6, 2003
5. Iezzi G et al: Sebaceous adenoma of the cheek. Oral Oncol. 38(1): 111–3, 2002
6. Liu CY et al: Sebaceous adenoma in the submandibular gland. Otolaryngol Head Neck Surg. 126(2): 199–200, 2002
7. Batsakis JG et al: Sebaceous lesions of salivary glands and oral cavity. Ann Otol Rhinol Laryngol. 99(5 Pt 1): 416–8, 1990
8. Gnepp DR et al: Sebaceous neoplasms of salivary gland origin. Report of 21 cases. Cancer. 53(10): 2155–70, 1984

影像图库

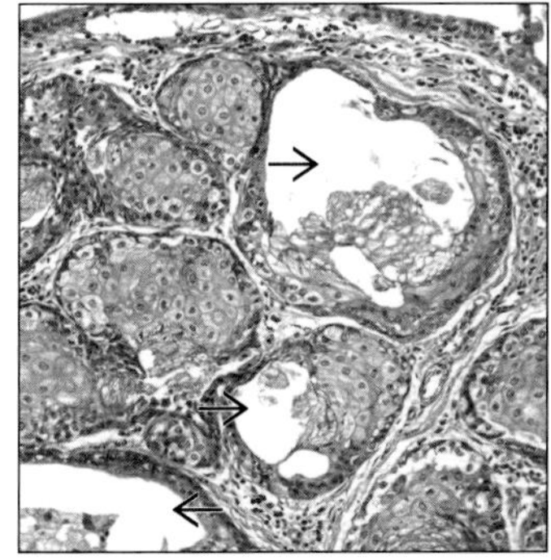

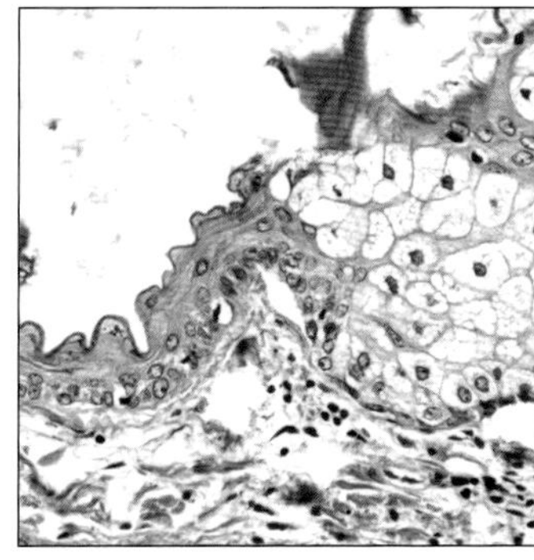

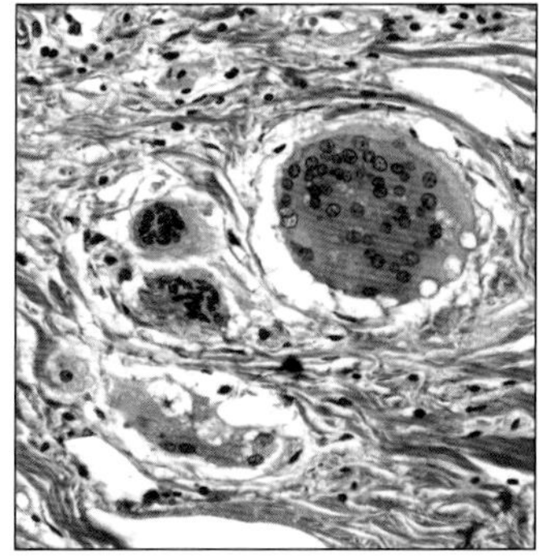

（左图）在这个皮脂腺腺瘤中，皮脂腺细胞的实性细胞巢可能会发生囊性变→。小的原始基底细胞围绕在实性细胞巢和囊肿周围。（中图）皮脂腺细胞被鳞状上皮细胞形成的囊壁包绕。注意鳞状细胞呈波纹样排列。（右图）在溢出的囊内容物周围可以看到异物巨细胞反应。此肿瘤之前进行过细针穿刺

导管乳头状瘤

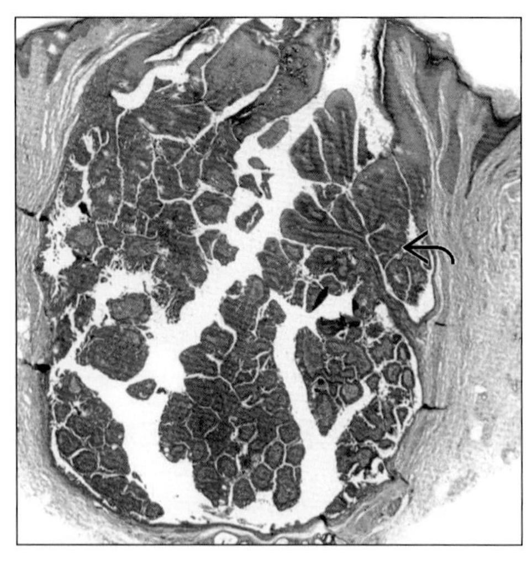

导管乳头状瘤特征性表现为内陷的囊腔，囊壁内衬有乳头状上皮，表面可见鳞状上皮，且鳞状上皮过渡到➡黏液上皮

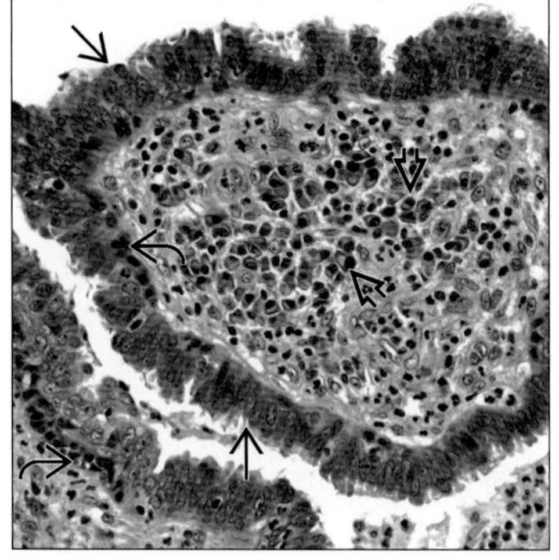

导管腺乳头状瘤的导管上皮包括外层的柱状细胞➡和内层的立方形（基底）细胞➡；间质有混合的成熟浆细胞➡和淋巴细胞

专业术语

缩写

- 乳头状涎腺瘤（SP）
- 内翻性导管乳头状瘤（IDP）
- 导管内乳头状瘤（IP）

别名

- 表皮乳头状腺瘤
  - 导管乳头状瘤与鼻腔鼻窦内翻性乳头状瘤有相同的组织学特点，但生物学行为不同
- 被称为SP是由于其与皮肤乳头状汗管囊腺瘤相似

定义

- 导管乳头状瘤：不常见的良性上皮性唾液腺肿瘤，具有独特的组织学特征，包括SP、IP、IDP
  - SP：良性唾液腺肿瘤，特点为外生性和内生性的上皮增生，上皮来源于黏膜或唾液腺导管
  - IP：良性唾液腺肿瘤，特点为食管乳头状囊导管扩张增生，来源于间段导管
  - IDP：良性唾液腺肿瘤，有以下特点
    - 腔内乳头状突起发生在唾液腺导管和口腔黏膜表皮细胞连接处且伴有外生性增长

临床表现

流行病学

- 发病率
  - SP、IP：不常见
  - IDP：罕见
- 年龄
  - SP、IDP：在成人中广泛存在但主要集中在60~70岁
  - IP：主要影响40~70岁成人
- 性别
  - SP：男性多于女性
  - IDP，IP：男女比例相同

部位

- SP：最常见部位在腭部（>80%）尤其是软硬腭交界处
  - 其他小的唾液腺包括颊黏膜、磨牙后区、扁桃体的支柱、嘴唇和鼻咽部
  - 除了腮腺主要的大的腺体罕见发病
- IP：口腔内小的唾液腺体最常受累
  - 颊黏膜和嘴唇最常见
  - 其他不常见的部位包括口腔的基底部、软腭和舌头
  - 大的腺体受累罕见
- IDP：常见的部位是下嘴唇和颊（前庭沟）黏膜
  - 其他受累部位为上嘴唇、口腔底部和软腭

症状

- SP：无痛性病变，常为偶然发现
  - 临床常被误诊为乳头状瘤
  - 症状持续时间从数月到数年
- IP：无痛性肿块
- IDP：常无症状，有的表现为缓慢增长的疼痛、结节性黏膜下肿胀

治疗

- 外科手术
  - SP、IP、IDP：保守性完全切除术

预后

- SP、IP、IDP：完全切除后治愈
  - 复发罕见
  - SP的恶性转移罕见，IP、IDP未见有恶性转移

导管乳头状瘤

要点

专业术语
- 导管乳头状瘤是不常见的良性上皮性唾液腺体肿瘤，具有独特的组织学特点，包括以下几种类型
  - 乳头状涎腺瘤（SP）
  - 导管内乳头状瘤（IP）
  - 内翻性导管乳头状瘤（IDP）

临床表现
- SP：腭为最常见部位（>80%），尤其是软硬腭的交界处
- IDP：常见的部位是下嘴唇和颊（前庭沟）黏膜
- IP：颊黏膜和嘴唇最常见
- 保守性完全切除术可以治疗所有类型的导管乳头状瘤

组织病理学检查
- SP：表面上皮细胞或导管上皮细胞的内生性或外生性增长
- IP：单个囊腔内衬立方形或柱状上皮细胞，并组成乳头状突起
- IDP：无包膜但是界限清楚，内生性增长的基底细胞和立方细胞或者上皮细胞

主要鉴别诊断
- 黏液表皮样癌、乳头状囊腺瘤、疣状癌

大体检查

一般特征
- SP：境界清楚，乳头状或疣状，圆形到椭圆形，褐色粉红色病变
  - 病变的基底部较宽或有蒂
- IP：边界清，黏膜包绕（无溃疡）的结节
  - 切面显示囊性病变中有碎片组织
- IDP：黏膜下的硬结节
  - 表面可见小的、连续性的腔性肿瘤突起

大小
- SP：从很小的几毫米到7cm
- IP：直径在0.5~2cm
- IDP：最大径可达1.5cm

组织病理学检查

组织学特点
- SP：表面上皮细胞或导管上皮细胞的外生性或内生性的增生
  - 由复层鳞状上皮细胞组成的乳头状或疣状形态，有纤维血管轴心
    - 可见棘状和角化不全的鳞状上皮细胞
    - 导管上皮的内生性增长出现在鳞状上皮的下方或鳞状上皮表面
    - 由复层鳞状上皮包裹的乳头状增生突然过渡到由柱状上皮组成的导管
    - 没有包膜的导管上皮组成扩展迂曲的结构
    - 深部导管结构具有乳头状的突起和微囊形成
    - 基底部没有包膜且与正常组织缺少明显的界限，易与侵袭性增长相混淆
    - 导管上皮有两层
    - 外层的柱状细胞伴随嗜酸性粒细胞浸润
    - 内层的立方细胞伴随嗜酸性粒细胞浸润
  - 黏液细胞和嗜酸性细胞穿插其间
  - 慢性炎症细胞主要是浆细胞伴成熟淋巴细胞，在固有层内和腺体间质出现
- IP：由1层或者2层上皮细胞组成的单囊性病变，形成无数个纤薄的乳头，其内有纤维血管轴心
  - 由1层或2层柱状或立方形上皮细胞组成，细胞有嗜酸性胞质
    - 乳头状突起由相似的上皮细胞被覆
    - 无细胞异型性和明显的有丝分裂
    - 上皮内可见杯状细胞样的黏液细胞
    - 在囊壁上可见连续的乳头状投影，但与部位有关，有的表现为在腔中漂浮
  - 上皮成分只局限在囊腔内
- IDP：没有包膜但是界限清楚，内生性增长
  - 厚的、球状连续增生但是不突出表面
  - 可见窄的开口与表面连接
  - 内生性增长填充了管腔
    - 内生性增长是挤向黏膜下而不是浸润生长
  - 由基底细胞和鳞状上皮细胞穿插着黏液细胞
  - 细胞无异型性，分裂活性不显著
  - 管腔表面和乳头表面上皮细胞由立方形和柱状细胞组成

辅助检查

组织化学
- 黏液细胞：细胞内淀粉酶抵抗试验，PAS（+）

免疫组织化学
- SP导管上皮细胞中CK（AE1/AE3、CK7、CK19、CAM5.2）、CEA、EMA、S-100蛋白阳性
- SP基底细胞CK7、CK14和S-100蛋白阳性
- SP朗格汉斯细胞中S-100蛋白、CD1a阳性

鉴别诊断

黏液表皮样癌（MEC）
- 典型的细胞形态包括上皮细胞、黏液细胞和中间细胞在MEC中显著增生，而在SP、IP、IDP中没有
- 侵袭性生长的特点在SP、IP、IDP中没有

导管乳头状瘤

	SP	IP	IDP
性别	男 > 女	男＝女	男＝女
年龄	主要 60~70 岁	40~70 岁	60~70 岁
部位	腭部（>80%），尤其是软腭和硬腭的交接处	口腔黏膜，嘴唇	下嘴唇、口腔黏膜
表现	无痛性病变，偶然发现	无痛性结节	无痛性结节，黏膜下肿胀
组织学特点	复层鳞状上皮和内增长性的导管状上皮细胞增生形成的扩展迂曲结构	单囊性结构内衬立方形或柱状上皮细胞，并组成乳头状突起填充管腔	无包膜，界限清楚，内生性，基底细胞和鳞状上皮细胞组成的厚、圆形连续增生但不突破上皮表面
治疗	手术完全切除	手术完全切除	手术完全切除
预后	复发罕见，恶性转移罕见	复发罕见，恶性转移未见	复发罕见，恶性转移未见

  - 诊断MEC可以没有侵袭性肿瘤，只要看到典型的细胞类型（上皮细胞、黏液细胞和中间细胞）

乳头状囊腺瘤（PC）

- 与IP诊断相鉴别主要包括以下几个特点
  - IP只有单囊病变，而PC常为多囊
  - IP常伴随唾液腺管腔扩张，而PC无管腔扩张
  - IP管腔内乳头比PC多且复杂

疣状癌（VC）

- 主要与SP鉴别
  - 分层角化病在VC中出现，而SP中没有
  - SP中有导管成分而VC没有

参考文献

1. Kubota N et al: Inverted ductal papilloma of minor salivary gland: case report with immunohistochemical study and literature review. Pathol Int. 56(8): 457–61, 2006
2. Cabov T et al: Oral inverted ductal papilloma. Br J Oral Maxillofac Surg. 42(1): 75–7, 2004
3. Gomes AP et al: Sialadenoma papilliferum: immunohistochemical study. Int J Oral Maxillofac Surg. 33(6): 621–4, 2004
4. Brannon RB et al: Ductal papillomas of salivary gland origin: A report of 19 cases and a review of the literature. Oral Surg Oral Med Oral Pathol Oral Radiol Endod. 92(1): 68–77, 2001
5. Ubaidat MA et al: Sialadenoma papilliferum of the hard palate: report of 2 cases and immunohistochemical evaluation. Arch Pathol Lab Med. 125(12): 1595–7, 2001
6. Mirza S et al: Intraductal papilloma of the submandibular gland. J Laryngol Otol. 1 14(6): 481–3, 2000
7. Nagao T et al: Intraductal papillary tumors of the major salivary glands: case reports of benign and malignant variants. Arch Pathol Lab Med. 124(2): 291–5, 2000
8. Maiorano E et al: Sialadenoma papilliferum: an immunohistochemical study of five cases. J Oral Pathol Med. 25(6): 336–42, 1996
9. de Sousa SO et al: Inverted ductal papilloma of minor salivary gland origin: morphological aspects and cytokeratin expression. Eur Arch Otorhinolaryngol. 252(6): 370–3, 1995
10. Koutlas IG et al: Immunohistochemical evaluation and in situ hybridization in a case of oral inverted ductal papilloma. J Oral Maxillofac Surg. 52(5): 503–6, 1994
11. Waldron CA et al: Tumors of the intraoral minor salivary glands: a demographic and histologic study of 426 cases. Oral Surg Oral Med Oral Pathol. 66(3): 323–33, 1988

导管乳头状瘤

显微镜下特点

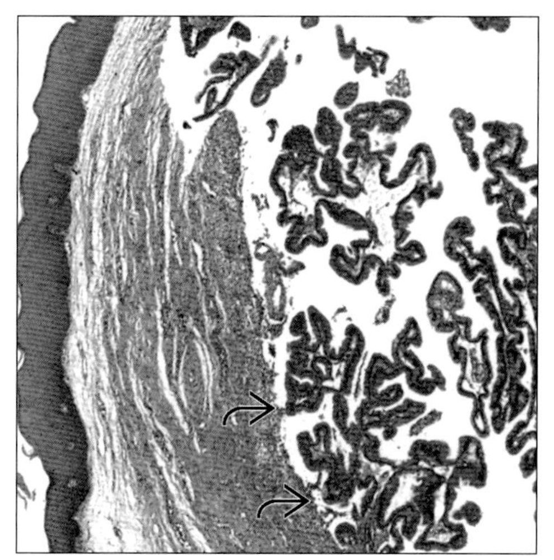

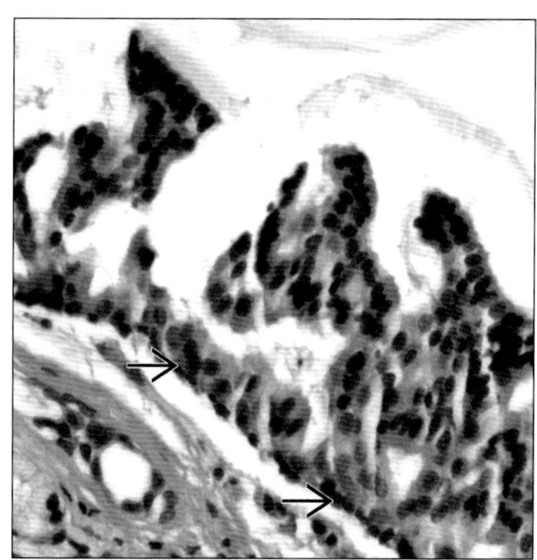

（左图）导管内乳头状瘤的特征性改变是由上皮形成的单囊囊腔，导致→囊内由有血管轴心的乳头增生填充。（右图）高倍镜下可见囊壁由1~2层上皮细胞→组成，囊内有立方形和柱状上皮细胞增生，伴随着嗜酸性细胞质

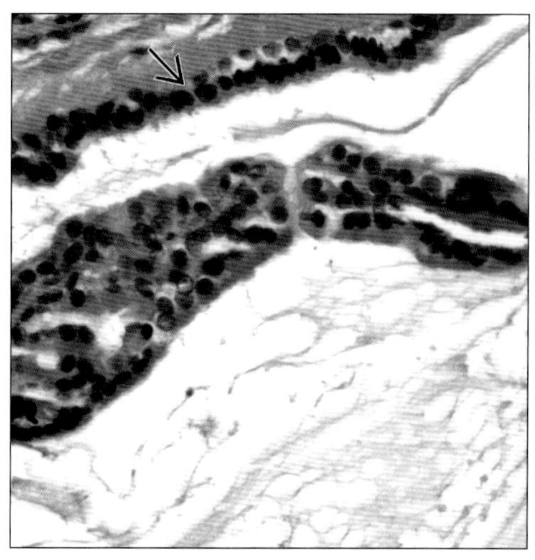

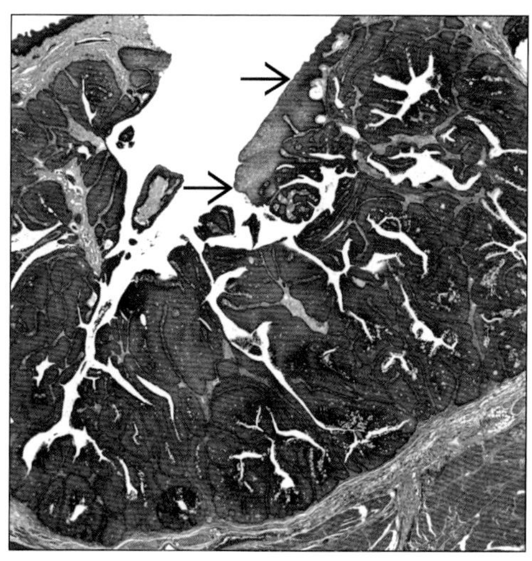

（左图）导管内乳头状瘤的另一个区域显示囊内乳头状结构的细胞是由有立方形和柱状上皮细胞构成，伴随着嗜酸性细胞质→。（右图）内生型导管内乳头状瘤无包膜但界限清楚，内生的上皮增生形成厚的圆形连续病灶→填充管腔，但向上不突出表面

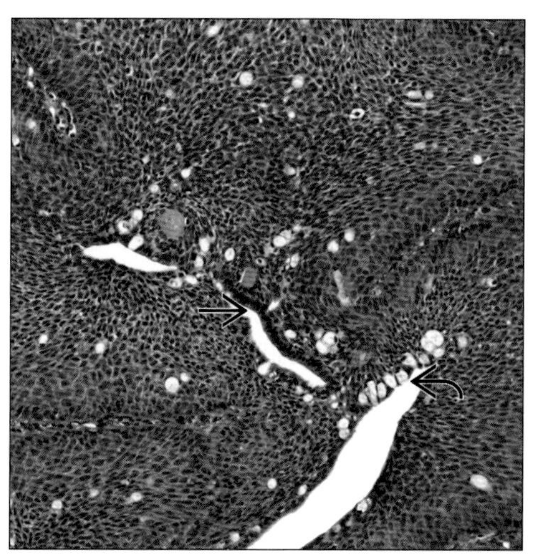

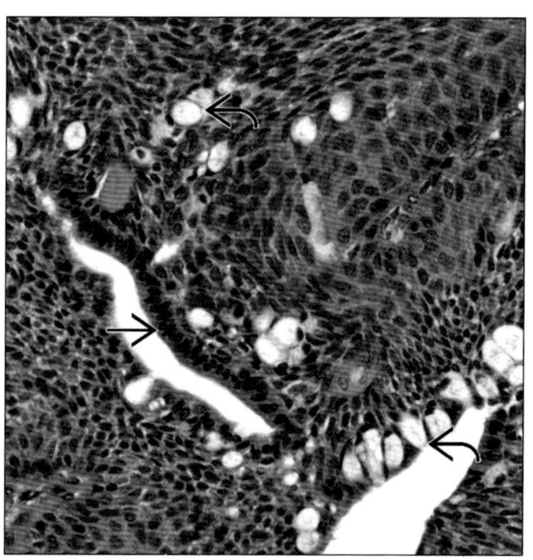

（左图）内翻性导管乳头状瘤主要是基底细胞和基底细胞样鳞状上皮细胞的增生，伴随着黏液细胞→和管腔，管腔被覆立方形或柱状细胞→。（右图）高倍镜下，基底细胞和鳞状上皮细胞增生明显，细胞没有异型性，增生不活跃。黏液细胞→和管腔表面细胞清楚→显示为立方形或柱状细胞

囊腺瘤

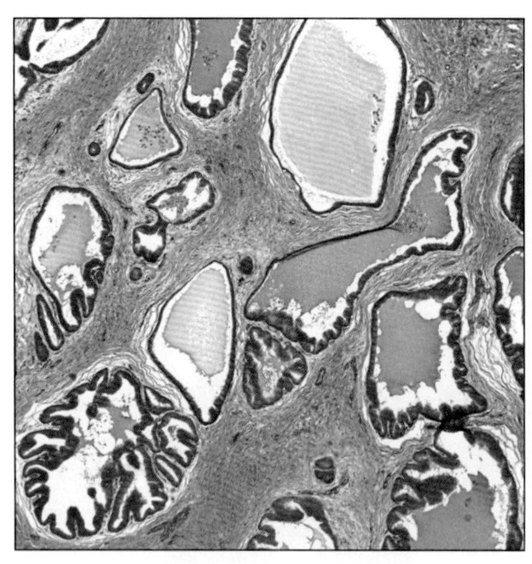

囊腺瘤为多个大小不一的被纤维分隔的囊性空间，囊性空间内明显可见乳头状突起和嗜伊红染色细胞的液体

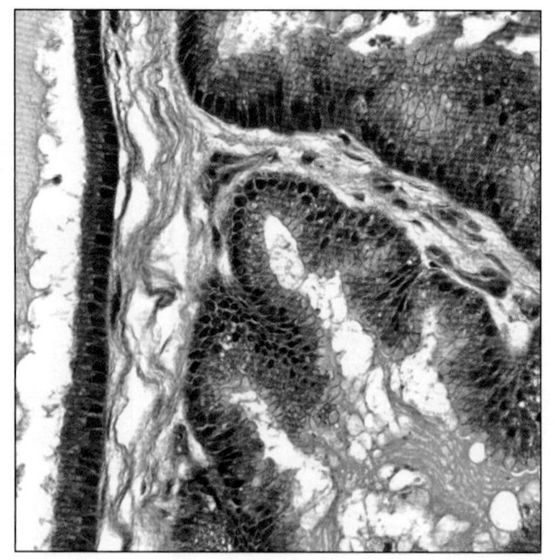

囊腺瘤的上皮覆盖着多样的立方形以及柱状上皮细胞。图示为一个高的柱状上皮细胞，伴有黏膜细胞样形态

专业术语

别名

- 囊性导管腺瘤

定义

- 缺乏腔外实性病变的良性非囊性及多囊性上皮样病变

临床表现

流行病学

- 发病率
  - 约占所有良性唾液腺上皮肿瘤的4%
  - 约占所有小唾液腺肿瘤的10%
- 年龄
  - 比较广泛
  - 范围：60~70岁
- 性别
  - 女性多于男性 [(2–3) ：1]

部位

- 具体的常见发病部位还在研究中
- 约50%的病例会累及腮腺
- 小唾液腺为次常见的位置
  - 唇>颊黏膜>腭
- 偶尔会出现下颌下腺受累

症状

- 进展缓慢的无痛性肿块
- 黏膜的病变会出现类黏液囊肿的表现

治疗

- 保守性手术切除

预后

- 完全切除后复发率低
- 很少出现恶变

大体检查

一般特征

- 不同大小的单个以及多个囊腔
- 可能出现腔内扩散

组织病理学检查

组织学特点

- 边界清晰且存在多种不同的包膜
  - 可能出现不规则的界面以及周围的软组织结构
  - 存在多种纤维间隔囊性组织
  - 存在局灶或者点状的感染
- 不同大小、不同数量的囊腔
  - 上皮层多由立方形以及柱状上皮细胞构成
    - 鳞状上皮层比较少见，大多为局灶性的
  - 可见腔内的乳头状增生
    - 尤其是非囊性区域
  - 乳头状嗜酸性囊腺瘤
    - 囊腺瘤伴典型的腔内乳头样结构，并通过嗜酸性上皮细胞相连
    - 上皮结构与沃辛瘤相似
    - 囊腔内存在嗜伊红染色细胞的液体以及分散的细胞
- 细胞伴有少见的有丝分裂
- 腔外的实性增生不具有典型性
  - 如果存在异常的细胞表现则可以考虑为恶性病变

囊腺瘤

要点

专业术语
- 缺乏腔外实性病变的良性非囊性或多囊性上皮样病变

临床表现
- 多发于腮腺、唇唾液腺、口腔或上腭的黏膜
- 保守性手术切除
- 完全切除后复发率低

组织病理学检查
- 边界清晰且存在多种不同的包膜
- 不同大小及数量的囊腔
- 上皮层多由立方形和柱状上皮细胞组成
- 腔内明显的乳头状增生

鉴别诊断
- 黏液表皮样癌、唾液腺管囊肿、囊腺癌、沃辛瘤

鉴别诊断

黏液表皮样癌
- 可能含有明显的囊性成分和乳头状增生
- 支持为黏液表皮样癌的特点
  - 有实性增生的上皮细胞、中间细胞和透明细胞
  - 浸润性的边界

唾液腺管囊肿
- 明显的腺管扩张
  - 大部分在腮腺
  - 典型的为单囊
  - 明显的单型细胞
  - 平整的表皮界限，周围有稠密的结缔组织
- 支持为单细胞形态囊腺瘤，如果表现为腔内增殖

囊腺癌
- 囊腺瘤和低度恶性囊腺癌在细胞学与形态学上类似
- 囊腺癌的恶性定义为对实质组织的直接侵犯

沃辛瘤（淋巴瘤性乳头状腺囊瘤）
- 多囊腔的双层嗜酸性上皮细胞
- 与嗜酸性乳头状囊腺瘤相似
- 囊腺瘤中不存在明显稠密的淋巴基质

参考文献

1. Zhang S et al: Papillary oncocytic cystadenoma of the parotid glands: a report of 2 cases with varied cytologic features. Acta Cytol. 53(4): 445–8, 2009
2. Lim CS et al: Papillary cystadenoma of a minor salivary gland: report of a case involving cytological analysis and review of the literature. Oral Surg Oral Med Oral Pathol Oral Radiol Endod. 105(1): e28–33, 2008
3. Buchner A et al: Relative frequency of intra-oral minor salivary gland tumors: a study of 380 cases from northern California and comparison to reports from other parts of the world. J Oral Pathol Med. 36(4): 207–14, 2007
4. Toida M et al: Intraoral minor salivary gland tumors: a clinicopathological study of 82 cases. Int J Oral Maxillofac Surg. 34(5): 528–32, 2005
5. Michal M et al: Micropapillary carcinoma of the parotid gland arising in mucinous cystadenoma. Virchows Arch. 43 7(4): 465–8, 2000
6. Simionescu C et al: Histopathologic and immunohistochemical study in one case of cystadenoma of parotid gland becoming malignant. Rom J Morphol Embryol. 45: 159–64, 1999
7. Alexis JB et al: Papillary cystadenoma of a minor salivary gland. J Oral Maxillofac Surg. 53(1): 70–2; discussion 73, 1995
8. Waldron CA et al: Tumors of the intraoral minor salivary glands: a demographic and histologic study of 426 cases. Oral Surg Oral Med Oral Pathol. 66(3): 323–33, 1988

影像图库

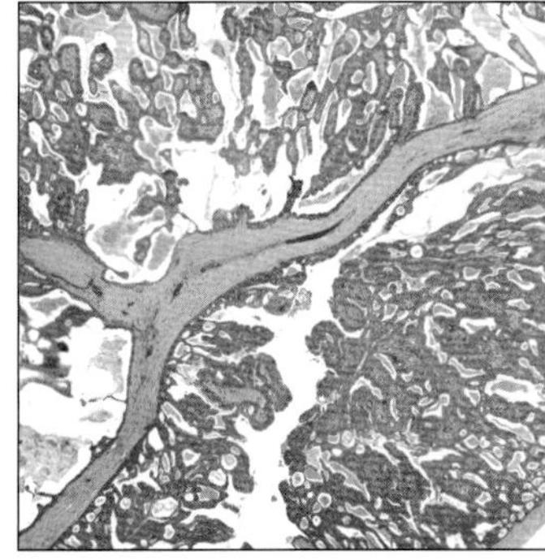

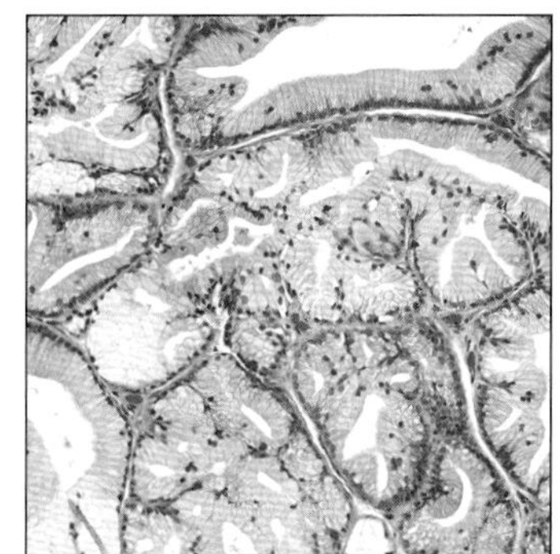

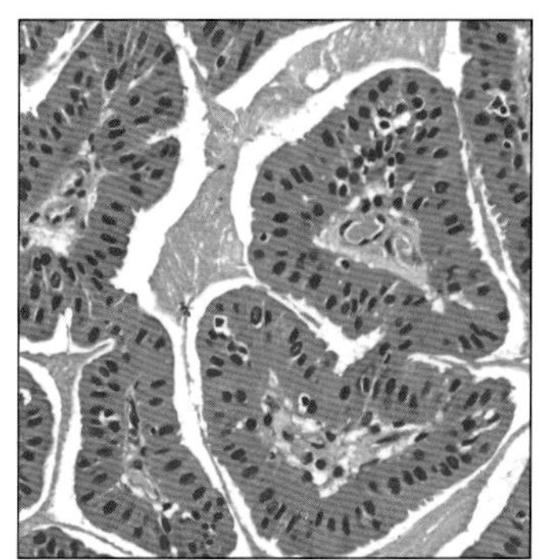

（左图）相对大一些的囊腔包括乳头状腺管内上皮增殖，囊由结缔组织分隔。（中图）囊腺瘤包括大的柱状嗜酸性瘤细胞，这种少见的结构定义为黏液腺瘤，或称为腺瘤，黏液型。（右图）乳头状嗜酸性瘤细胞表现为嗜酸性乳头状，双层的嗜酸性瘤细胞上皮，类似于沃辛瘤

血管瘤

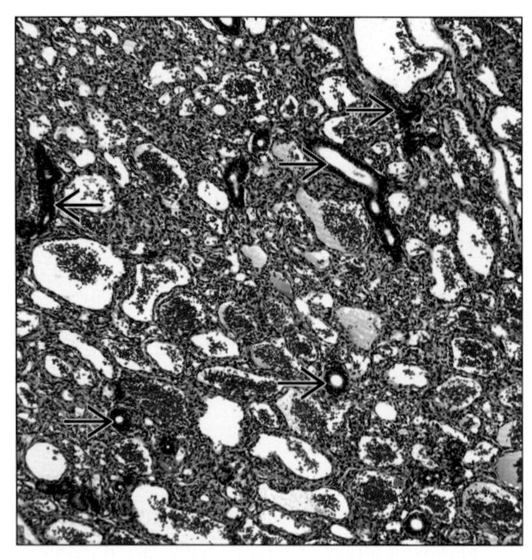

幼年型毛细血管瘤表现为唾液腺导管➡与无数被覆血管内皮的血管腔隙相互联系，导管结构完好，但腺泡结构已经消失

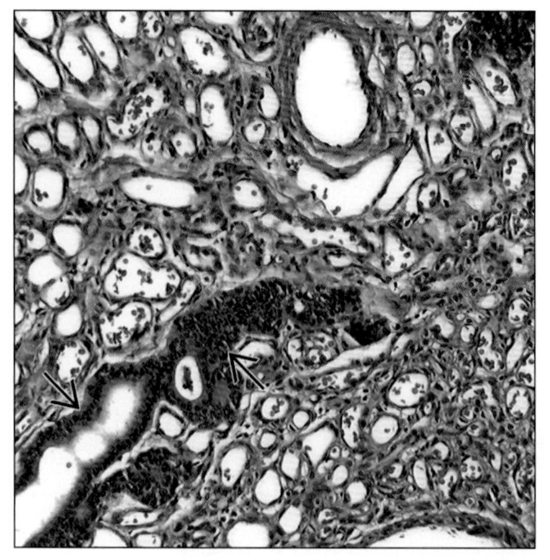

腮腺➡的排泄腺管周围完全由血管包绕，管腔中可见大量红细胞，没有非典型或相通的血管腔

专业术语

别名

- 良性的胎儿型血管内皮瘤
- 胎儿型血管瘤
- 细胞血管瘤
- 不成熟的毛细血管瘤
- 幼年型血管瘤

定义

- 由内皮细胞增殖所形成的不同成熟度的血管肿瘤
  - 血管瘤的所有亚型都可以发生在唾液腺，但是毛细血管瘤最常见

临床表现

流行病学

- 发病率
  - 低
    - 占唾液腺肿瘤的比例低于0.5%
    - 间叶细胞瘤占唾液腺肿瘤的3.5%
    - 1%的血管瘤发生于唾液腺
    - 神经鞘瘤及脂肪瘤发病率仅次于血管瘤
- 年龄
  - 近90%的病例于20岁以内确诊
    - 围生期或新生儿期高发
  - 1岁内的腮腺肿瘤90%为血管瘤
  - 幼年型血管瘤多见于青少年和成人
- 性别
  - 女性远多于男性 [(2~4) ：1]
    - 毛细血管瘤比率
    - 幼年型血管瘤发病倾向于年龄较大的患者

部位

- 腮腺为最常见部位（约90%）
  - 下颌下腺、舌下腺、唾液腺少见
- 普遍在左侧
- 双侧发病占25%

症状

- 无症状的腮腺膨大
- 发展
  - 出生后数周会出现小的膨大
    - 50%的患者有出生时的皮肤侵犯
    - 皮肤发绀
    - 病情加剧时，患儿因哭泣而缺氧，由此皮肤发绀
  - 大部分于6个月龄发现
    - 表现为迅速扩大
    - 50%~60%表现为皮肤溃疡
  - 一些于1岁后发现，进展缓慢
    - 良性
    - 非常慢的进展型
- 常见血管瘤变大，常累及的邻近结构
  - 耳、喉咽部、咽旁间隙、颅底、声门下、唇、眼、鼻
- 疼痛及柔软都是不典型的
- 消耗性凝血障碍与唾液腺血管瘤无关
- 并发症增加，包括皮肤溃疡、出血、呼吸困难、充血性心力衰竭
- 很少有头面部巨大的扩展肿块
- 考虑诊断为血管畸形或血管瘤
  - 很少有恶变

治疗

- 选择、风险及并发症
  - 可通过观察、药物治疗或（和）手术控制
  - 推迟任何治疗，希望其可自发缓解

血管瘤

要点

专业术语
- 由内皮细胞增殖所形成的不同成熟度的血管肿瘤
  - 血管瘤最常见

临床表现
- 近90%的患者于20岁以内确诊
- 女性远多于男性 [(2~4) ：1]
- 腮腺为最常见部位（约90%）
- 双侧发病占25%
- 当患儿哭泣时皮肤发绀
- 在增殖期可能会出现迅速扩大，累及邻近结构
- 可通过观察、药物治疗或（和）手术控制
- 大部分患儿7岁前自发缓解（75%~95%）
- 药物治疗反应好

大体检查
- 弥散性的腺管扩大，伴随小叶增生

组织病理学检查
- 腺体被弥散的内皮细胞和小的未成熟毛细血管替代，遗留完整的腺管
- 各种形状和大小的血管
- 有丝分裂象常见，但是无非典型性有丝分裂象

辅助检查
- 内皮细胞CD31、CD34、FⅧRAg 阳性
- 引流的腺管角蛋白阳性

鉴别诊断
- 血管肉瘤、卡波西肉瘤

  - 生物学良性，但偶有表现为扩张性及对生命有威胁的生长
    - 偶有必须气管插管的
    - 分流导致充血性心力衰竭
  - 并发症包括发育不良、瘢痕、面神经损伤（术中）、血肿、失血、面部畸形及死亡
  - 如肿瘤大，行压力治疗或者栓塞治疗
  - 出血并发症后不要行细针穿刺或切片活检
- 手术方法
  - 早期的美容切除可以治愈畸形的肿瘤
- 成人幼年型血管瘤应予以切除（不能自发缓解）
    - 药物治疗后及自发缓解后的重建步骤是必需的
    - 多余的皮肤及软组织或耳重建的移除
- 药物治疗
  - 药物治疗（激素和干扰素）对98%的患者有效
    - 可能需要几年时间缓解、溶解或消除
    - 药物治疗无特殊并发症
  - 激素可使80%的肿瘤退化或稳定
  - INF-α 2a或2b对95%的激素抵抗病例有额外的缓解作用
- 其他
  - 激光或放射治疗仅用于很少见的有生命威胁的病例
  - 不再使用乙醇注射

预后
- 胎儿型肿瘤增长快，但大部分可缓解
  - 大部分（75%~95%）于7岁或更早自发缓解
- 患者很少发生恶变
- 缓解后需要进行重建

影像学检查

放射学检查
- 因为病变是囊性的，所以倾向于使用超声检查进行初步影像学研究
  - 血管损伤可通过彩色多普勒成像证实
- 可运用^{99m}Tc标志的红细胞闪烁扫描术

MRI影像表现
- T1加权图像：肿物信号与肌肉一致
- T2加权图像：肿瘤明显高信号，内含大量小血管
- 氧化钆增强的强化明显
- 病变范围容易标识，帮助指导控制

大体检查

一般特征
- 弥散性腺体扩大，伴随小叶增生
- 未见明显分离的肿瘤块
- 出血
- 红色到棕色

大小
- 通常较大（>10cm）

组织病理学检查

组织学特点
- 唾液腺小叶扩张，代替正常的间质
- 分化为血管瘤（>90%）和淋巴管瘤（<10%）
- 血管瘤分为幼年型毛细血管瘤、海绵状血管瘤和动静脉畸形

幼年型毛细血管瘤
- 腺管的小叶结构是完整的，通过隔膜分开，但小叶扩张
- 唾液腺被弥散的内皮细胞和小的未成熟毛细血管代替
  - 腺管突出，周围增殖
  - 未累及外周神经
- 可见成团的外膜细胞和内皮细胞
- 血管分化仅限于小而不明显的管腔

血管瘤

- ○ 各种形状和大小的血管
- 小的毛细血管周边有圆形到卵圆形的内皮细胞
  - ○ 无明显细胞界限
    - ■ 卵圆形的细胞核，很少见核沟和小核仁
    - ■ 大的、薄壁血管经常在肿瘤外周
  - ○ 有丝分裂象常见，但是无非典型性有丝分裂象
- 退化处可见弥散的间隙纤维和梗死
- 可见静脉栓塞和静脉炎
  - ○ 无海绵状血管瘤

辅助检查

细胞学

- 穿刺细胞学具有较高的准确性，但因易致出血临床很少采用
- 血性抽出物内有成簇的梭形细胞和成片的内皮细胞
  - ○ 细胞核呈椭圆形，有少量细胞质
- 单独的导管结构可能会很明显

组织化学染色

- 网状纤维染色可标记出血管内丰富的纤维

免疫组织化学染色

- 内皮细胞CD31、CD34和FⅧRAg阳性
- 幼年血管瘤葡糖转运蛋白-1（GLUT-1）阳性

鉴别诊断

血管肉瘤

- 好发血管瘤的年龄组内很少见
- 自由吻合的血管腔隙、多形性细胞、较多有丝分裂象、非典型有丝分裂、坏死、浸润、破坏性增长（腺管结构被破坏）

卡波西肉瘤

- 见于获得性免疫缺陷综合征，好发于老年男性
- 常累及下颌下腺、腮腺，表现为血管性的梭形细胞呈束状增生、多形核、有有丝分裂象、红细胞溢出和透明球体
- HHV-8阳性

静脉结石

- 可能类似涎石，但年轻患者不常见
- 静脉石结构展示为各种各样或低或高矿物含量的结石，与纤维及血液有关
  - ○ 在退化的血管瘤中可见

参考文献

1. Sinno H et al: Management of infantile parotid gland hemangiomas: a 40-year experience. Plast Reconstr Surg. 125(1): 265-73, 2010
2. Greene AK et al: Management of parotid hemangioma in 100 children. Plast Reconstr Surg. 113(1): 53-60, 2004
3. Wong KT et al: Vascular lesions of parotid gland in adult patients: diagnosis with high-resolution ultrasound and MRI. Br J Radiol. 77(919): 600-6, 2004
4. Fanburg-Smith JC et al: Oral and salivary gland angiosarcoma: a clinicopathologic study of 29 cases. Mod Pathol. 16(3): 263-71, 2003
5. Childers EL et al: Hemangioma of the salivary gland: a study of ten cases of a rarely biopsied/excised lesion. Ann Diagn Pathol. 6(6): 339-44, 2002
6. Thompson LD: Hemangioma of the parotid. Ear Nose Throat J. 81(11): 769, 2002
7. Khurana KK et al: The role of fine-needle aspiration biopsy in the diagnosis and management of juvenile hemangioma of the parotid gland and cheek. Arch Pathol Lab Med. 125(10): 1340-3, 2001
8. Castle JT et al: Kaposi sarcoma of major salivary gland origin: A clinicopathologic series of six cases. Cancer. 88(1): 15-23, 2000
9. North PE et al: GLUT1: a newly discovered immunohistochemical marker for juvenile hemangiomas. Hum Pathol. 31(1): 11-22, 2000
10. Lack EE et al: Histopathologic review of salivary gland tumors in childhood. Arch Otolaryngol Head Neck Surg. 114(8): 898-906, 1988
11. Batsakis JG: Vascular tumors of the salivary glands. Ann Otol Rhinol Laryngol. 95(6 Pt 1): 649-50, 1986
12. Seifert G et al: [Mesenchymal (non-epithelial) salivary gland tumors. Analysis of 167 tumor cases of the salivary gland register.]Laryngol Rhinol Otol (Stuttg). 65(9): 485-91, 1986
13. Schuller DE et al: Salivary gland neoplasms in children. Otolaryngol Clin North Am. 10(2): 399-412, 1977

血管瘤

显微镜下特点

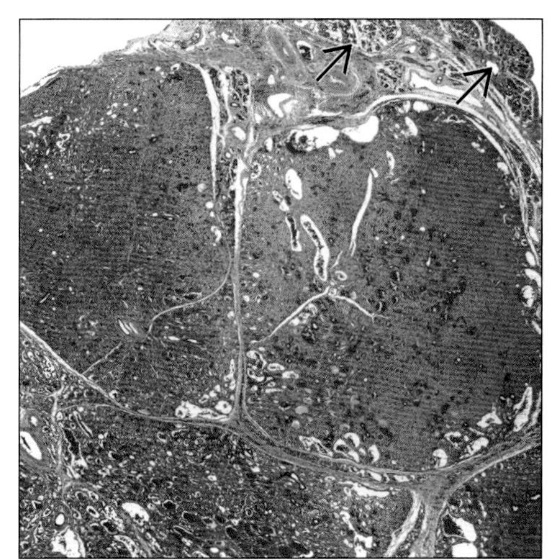

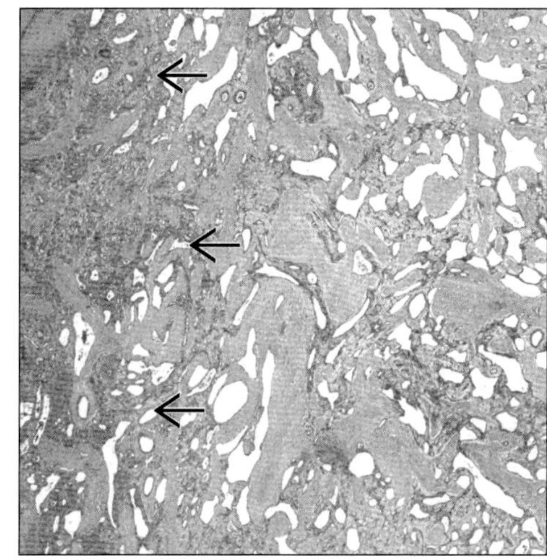

（左图）在低倍镜下，可见残余的唾液腺实质→。可见小叶结构，有纤维分隔。低倍镜下即可见许多血管结构（其内充满红细胞）。（右图）虽然在该肿瘤中血管周围有明显的纤维化，但是箭头标注出为残余唾液腺体→。肿瘤成分正在逐渐消失，清晰可见扩大的血管空间

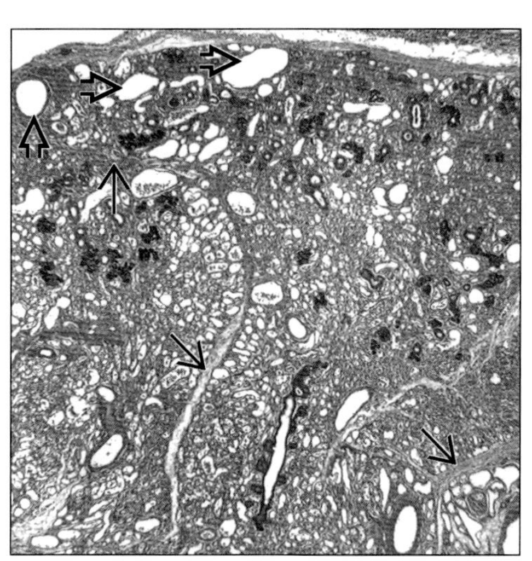

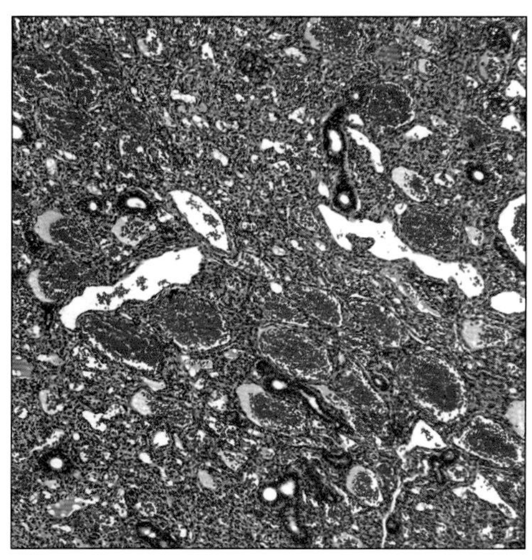

（左图）低倍镜下，在血管细胞增生的背景下深蓝色的唾液腺导管对比明显。清晰可见纤维分隔→，血管腔大小不一，可见外围大血管⇨。（右图）中倍镜显示大血管内充满红细胞。部分血管空虚。可见背景中血管细胞“实性”增生。导管（深蓝色组织）未被破坏

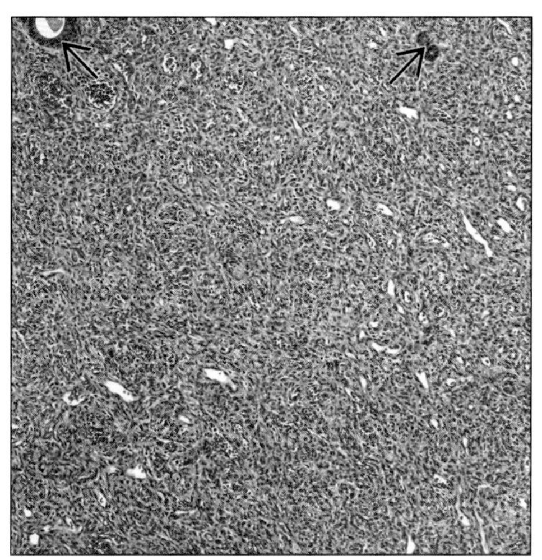

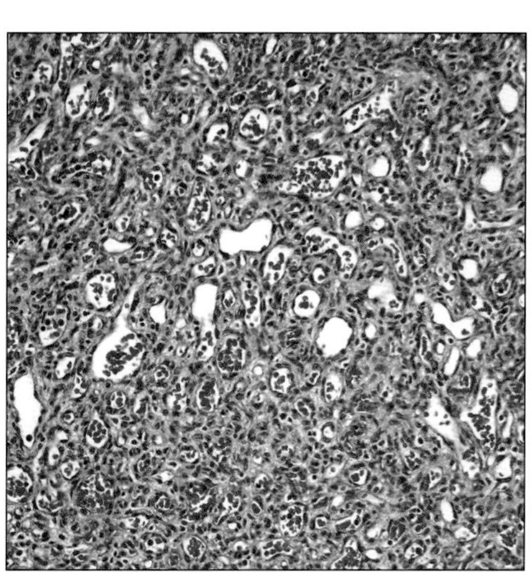

（左图）该病例肿瘤细胞高度增殖取代了唾液腺体腺泡，标注处为孤立导管→。病变血管腔可见小裂隙。然而，病变中绝大部分由不成熟的血管组织和内皮细胞构成。（右图）大量的毛细血管内被覆不明显的血管内皮细胞。许多血管腔内可见红细胞，无异型性

黏液表皮样癌

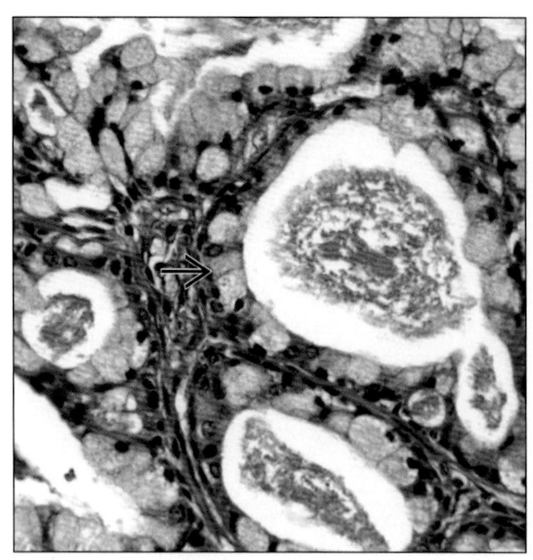

HE染色显示囊腔被覆黏液细胞→。该细胞为卵圆形，体积大且富有泡沫样细胞质。细胞核常被挤压至周边

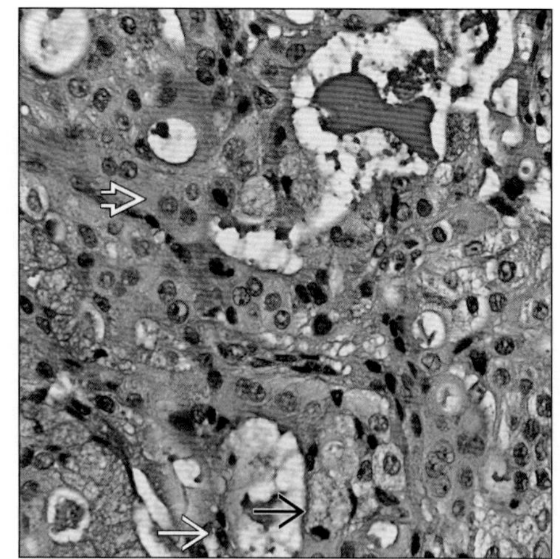

此为上皮细胞→、中间细胞→和黏液细胞→。虽然细胞类型是变化的，但是这都是诊断黏液表皮样癌所需要的

专业术语

缩写

- 黏液表皮样癌（MEC）

定义

- 以黏液细胞、表皮样细胞及中间细胞为特征的恶性上皮肿瘤

病因/发病机制

环境暴露

- 电离辐射
  - 辐射致恶变有潜伏期
    - 需要长期跟踪随访

原发骨内肿瘤的发病机制

- 牙源性囊肿的黏膜上皮恶变
  - 倾向机制
- 异位唾液腺恶变

临床表现

流行病学

- 发病率
  - 唾液腺癌发病率低，占所有肿瘤的0.3%
  - 为最常见的恶性唾液腺肿瘤
    - 占唾液腺肿瘤的16%
  - 颌骨受累最常见
- 年龄
  - 所有年龄段
  - 小儿最常见唾液腺肿瘤
- 性别
  - 女性多于男性

部位

- 大腺体
  - 腮腺是最常见发病部位
- 小腺体
  - 腭及颊黏膜
- 原发骨内中心
  - 起源于颌骨
    - 好发于下颌

症状

- 无痛性缓慢增大的肿块
- 腮腺
  - 常为不对称性质硬肿块
  - 症状
    - 疼痛、面部麻木及麻痹
    - 同侧耳内渗出
    - 吞咽困难、牙关紧闭
    - 体积增长迅速
- 小腺体
  - 临床上可能被误诊为炎性病损
  - 肿胀、波动感、红蓝肿块
  - 有时继发于溃疡
  - 出血或其他渗出
  - 吞咽困难、感觉异常
- 骨内原发
  - 牙齿X线片可透见病损
  - 肿胀、疼痛、面部不对称、牙关紧闭
- 极少与其他唾液腺良性腺体肿瘤相关
  - 可为同时性或异时性
  - 混合瘤、沃辛瘤、嗜酸性细胞瘤

治疗

- 手术方法
  - 大唾液腺
    - Ⅰ期和Ⅱ期采取腮腺保守切除

黏液表皮样癌

要点

专业术语
- 以黏液细胞、表皮样细胞及中间型细胞为特征的恶性上皮肿瘤

临床表现
- 最常见的恶性唾液腺肿瘤
- 最常累及大腺体，其次是小腺体
- 低度恶性肿瘤少见转移
- 手术切缘阳性的患者提示复发或者肿瘤残余

大体检查
- 与周围组织边界清晰、部分有包膜或者边界不清晰

组织病理学检查
- 多种大小不一的囊腔
- 包括表皮样细胞、中间细胞以及黏液细胞
  - 透明细胞占大多数
- 肿瘤相关的淋巴组织增生
- 肿瘤分级有助于判断预后及临床处理

辅助检查
- 黏液细胞黏蛋白卡红阳性

主要鉴别诊断
- 唾液腺化生
- 黏液外渗反应
- 鳞状细胞癌
- 透明细胞癌以及肌上皮癌

    - 尽可能保留面神经
    - 颌下腺全切
    - 考虑有转移、肿瘤体积大或高度恶性肿瘤行颈部清扫
  - 小唾液腺
    - 切除边缘要宽
    - 有组织浸润或紧邻骨头可做骨切除处理
    - 考虑有转移、肿瘤体积大或高度恶性肿瘤行颈部清扫
  - 骨内原发
    - 刮除术或摘除术
    - 部分切除术
    - 结合临床发现决定是否行颈部清扫
- 辅助治疗
  - 放射治疗
    - 用于不能手术治疗或切缘阳性的患者
    - 高度恶性肿瘤
  - 药物治疗
    - 对高度恶性肿瘤或有效用

预后
- 低度恶性肿瘤
  - 转移率低
  - 死亡率仅为2.5%
- 高度恶性肿瘤
  - 55%~80%的患者有转移或死亡
- 阳性切缘为复发预测因素
- 转移
  - 预示预后不良
    - 肺、骨、脑
- 任何级别的侵袭性肿瘤发生部位提示预后
  - 发生于颌下腺的肿瘤预后与高度恶性肿瘤相似
  - 舌或口底MEC
- 骨内原发MEC很少有转移

影像学检查

一般特征
- MRI、CT、X线片检查主要腺体
- 小腺体可有邻近骨侵犯表现
- 骨内原发肿瘤通常可见边界清楚的透亮区

大体检查

一般特征
- 与周围组织边界清晰、部分有包膜或边界不清
- 切面
  - 粉红、褐色或黄色组织
  - 囊性，有时带血

大小
- 大小不一
  - 直径小于1cm 至面部大面积损毁

组织病理学检查

组织学特点
- 囊腔
  - 其内富含黏液
  - 偶有乳头状突起
- 表皮样细胞
  - 巢状或分散
  - 多边形细胞
- 中间细胞
  - 大多边形表皮样细胞
  - 小基底细胞
  - 多为巢状或片状
- 黏液细胞
  - 细胞质内黏蛋白
  - 大的或卵圆形的
  - 空泡或透明细胞质

黏液表皮样癌

- ○ 散在或群集
- 透明细胞
  - ○ 通常占细胞总数的10%，但容易发现
  - ○ 含有胶原蛋白或黏蛋白
- 溢出的黏液
  - ○ 引起炎性反应
  - ○ 可能被误认为免疫逃逸反应
- 肿瘤相关性淋巴组织增生
  - ○ 伴有生发中心的淋巴细胞
  - ○ 容易与淋巴结转移相混淆
- 坏死、间变、有丝分裂多种表现
- 可见周围神经及血管侵犯
- 肿瘤分级用于判断预后及临床处理
- 极少数可转变为肉瘤
- 硬化性黏液表皮样癌
  - ○ 富有纤维间质且可发生玻璃样变
  - ○ 可见炎症细胞（包括嗜酸性粒细胞）

辅助检查

细胞学

- 中间细胞或上皮细胞束状分布
- 簇状黏液细胞
- 背景内数量不定的黏蛋白
- 若在囊性区域穿刺取材或发现少量肿瘤细胞或无肿瘤细胞
- 巴氏染色：上皮细胞呈致密、蓝绿细胞质
- Diff-Quik染色：细胞内可见黏液细胞，红染黏蛋白小滴
  - ○ 上皮细胞呈粉红染细胞质

冰冻切片

- 特征常较明显
- 高度恶性肿瘤可被误诊为鳞状细胞癌

免疫组织化学

- p63
  - ○ 基底细胞核强阳性
  - ○ 偶尔在中间细胞和上皮细胞高表达
  - ○ 高度阳性的病变提示预后不良
- CK5/6
  - ○ 在表皮样细胞中高表达，但在转化细胞内常为阴性
- Ki-67
  - ○ 增生越活跃表达越强，在高级别肿瘤常见
  - ○ 高表达可提示预后不良
- HER2
  - ○ 在高度恶性肿瘤常呈高反应性
  - ○ 高表达可视为预后不良的指标
  - ○ 阳性可指导单克隆抗体特异性治疗

细胞遗传学

- T（11；19）（q21-22；p13）
  - ○ 黏液表皮样癌19p13上1号外显子与MAML2基因家族11q21上的2-5号外显子融合
  - ○ 只在中、低度恶性细胞高表达
- 2q、5p、12p和16p不同程度丢失
- 异倍体肿瘤
  - ○ 高复发率及低生存率
  - ○ 颈部淋巴结更易受累

鉴别诊断

唾液腺化生

- 常呈小叶型，缺乏囊性增生，没有中间细胞
- 唾液腺残留黏液细胞

黏液外渗反应

- 缺乏中间细胞及上皮细胞
- 大部分黏液存在于巨噬细胞内

鳞状细胞癌

- 通常见角化及成熟的细胞间桥
- 缺乏中间细胞

透明细胞癌

- 透明细胞腺癌
  - ○ 缺少中间细胞或黏液细胞分化
- 上皮-肌上皮癌
  - ○ 缺少中间细胞及黏液细胞分化
  - ○ 显示特征性明显的双相性腺样体增生

囊腺瘤

- 无浸润
- 缺少上皮细胞片状增生及中间细胞
- 局部少量黏液细胞

囊腺癌

- 缺乏中间细胞
- 局部少量黏液细胞

原发骨内肿瘤

- 腺体内牙源性肿瘤
- 反应性囊肿伴黏液化生
- 透明细胞牙源性癌

参考文献

1. Cheuk W et al: Advances in salivary gland pathology. Histopathology. 51(1): 1-20, 2007
2. Do Prado RF et al: Calcifications in a clear cell mucoepidermoid carcinoma: a case report with histological and immunohistochemical findings. Oral Surg Oral Med Oral Pathol Oral Radiol Endod. 104(5): e40-4, 2007
3. Triantafillidou K et al: Mucoepidermoid carcinoma of minor salivary glands: a clinical study of 16 cases and review of the literature. Oral Dis. 12(4): 364-70, 2006
4. Haddad R et al: Herceptin in patients with advanced or

黏液表皮样癌

免疫组织化学			
抗体	**反应**	**染色部位**	**注释**
CK-PAN	阳性	细胞质	大多数细胞，虽然只有局灶黏液细胞
CK5/6	阳性	细胞质	与中间细胞相比，在上皮细胞更常见
CK7	阳性	细胞质	在中间细胞 / 移行细胞有更强烈的染色
p63	阳性	细胞核	基底细胞反应；强染色提示预后较差
CK14	阳性	细胞质	
CK19	阳性	细胞质	
CK17	阳性	细胞质	
EpCAM/BER-FP4/ CD326	阳性	细胞膜和细胞质	
HER2	阳性	细胞膜	阳性程度越高，肿瘤分级越高
Ki-67	阳性	细胞核	增殖指数越高，肿瘤分级越高，预后越差
CK20	阴性	细胞质	
S-100	阴性	细胞核和细胞质	
GFAP	阴性	细胞质	
Actin-HHF-35	模糊	细胞质	5% 阳性

肿瘤分级	
参数	**分值**
囊内成分< 20%	2
神经侵犯	2
坏死	3
可见 4 个或更多的有丝分裂 /10HP	3
间变	4
等级	**总分数**
低度恶性	0~4
中度恶性	5~6
高度恶性	≥ 7

组织化学			
组织化学	**反应**	**染色部位**	**注释**
黏蛋白胭脂红染色	阳性	细胞质	确认黏液细胞
PAS 染色	阳性	细胞质	确认糖原
阿尔辛蓝染色	阳性	细胞质	确认黏液细胞
加淀粉酶的 PAS 染色	阴性		

metastatic salivary gland carcinomas. A phase Ⅱ study. Oral Oncol. 39(7): 724–7, 2003

5. Nguyen LH et al: HER2/neu and Ki-67 as prognostic indicators in mucoepidermoid carcinoma of salivary glands. J Otolaryngol. 32(5): 328–31, 2003
6. Curry JL et al: Synchronous benign and malignant salivary gland tumors in ipsilateral glands: a report of two cases and a review of literature. Head Neck. 24(3): 301–6, 2002
7. Foschini MP et al: Low-grade mucoepidermoid carcinoma of salivary glands: characteristic immunohistochemical profile and evidence of striated duct differentiation. Virchows Arch. 440(5): 536–42, 2002
8. Guzzo M et al: Mucoepidermoid carcinoma of the salivary glands: clinicopathologic review of 108 patients treated at the National Cancer Institute of Milan. Ann Surg Oncol. 9(7): 688–95, 2002
9. Brandwein MS et al: Mucoepidermoid carcinoma: a clinicopathologic study of 80 patients with special reference to histological grading. Am J Surg Pathol. 25(7): 835–45, 2001
10. Ellis GL: Clear cell neoplasms in salivary glands: clearly a diagnostic challenge. Ann Diagn Pathol. 2(1): 61–78, 1998
11. Goode RK et al: Mucoepidermoid carcinoma of the major salivary glands: clinical and histopathologic analysis of234 cases with evaluation of grading criteria. Cancer. 82(7): 1217–24, 1998
12. Loyola AM et al: Study of minor salivary gland mucoepidermoid carcinoma differentiation based on immunohistochemical expression of cytokeratins, vimentin and muscle-specific actin. Oral Oncol. 34(2): 112–8, 1998
13. Auclair PL: Tumor-associated lymphoid proliferation in the parotid gland. A potential diagnostic pitfall. Oral Surg Oral Med Oral Pathol. 77(1): 19–26, 1994
14. Auclair PL et al: Mucoepidermoid carcinoma of intraoral salivary glands. Evaluation and application of grading criteria in 143 cases. Cancer. 69(8): 2021–30, 1992

黏液表皮样癌

影像学、临床和大体检查特点

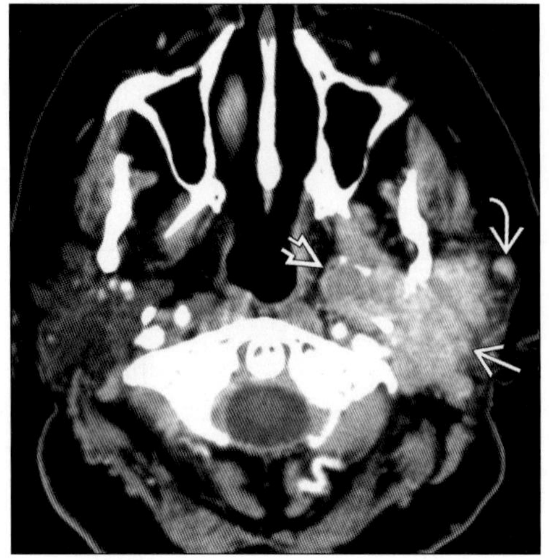

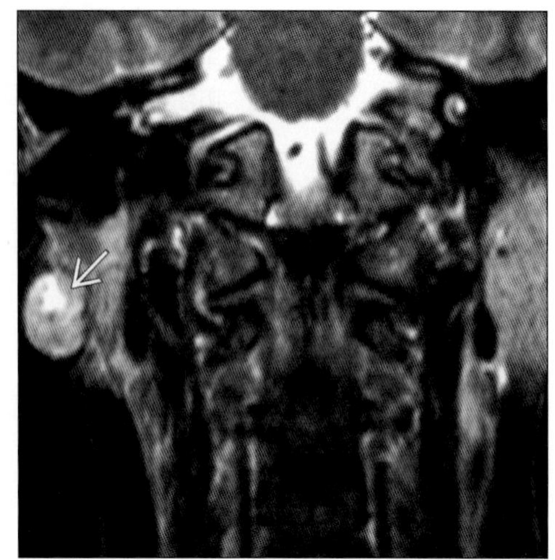

（左图）轴向增强CT显示侵袭性高度恶性黏液表皮样癌累及浅叶➡和深叶⇨。肿瘤对腮腺实质有明显破坏，注意单个腮腺内的淋巴结➡。（右图）MRIT2加权像清晰地显示了伴有囊性坏死的肿瘤➡，这很可能被误认为是另一个肿瘤类型

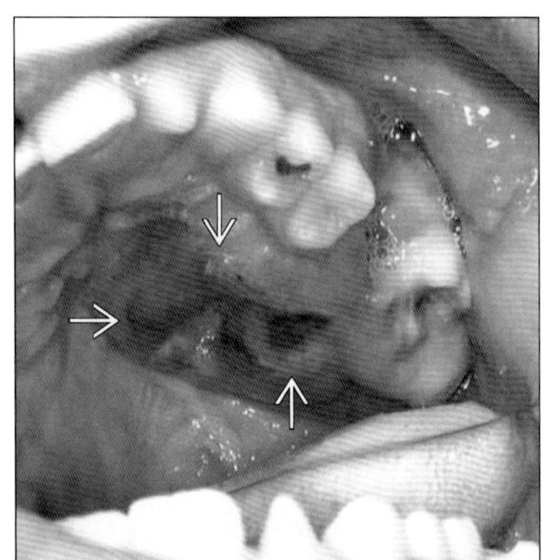

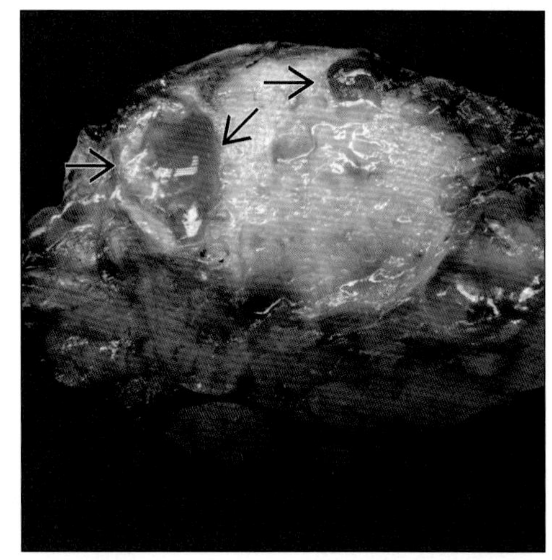

（左图）临床照片显示后侧硬腭有溃疡红团➡，显微镜下证实是来自小唾液腺的低度恶性黏液表皮样癌。硬腭最初通常没有囊性空间。（右图）肿瘤大体检查照片显示了黄色切面，囊腔中可见黏液样物⇨，残存的间质被压缩向边缘

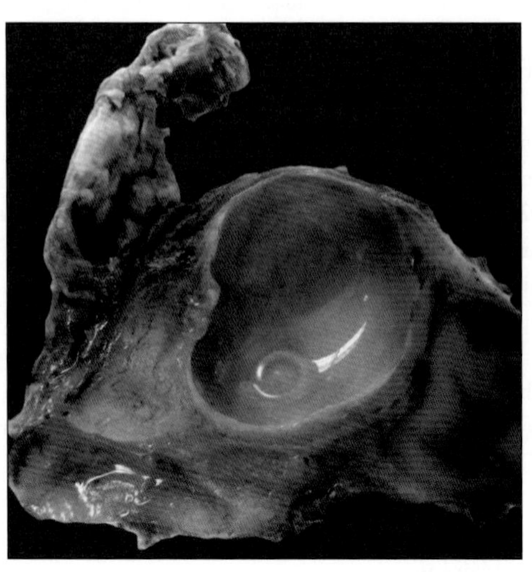

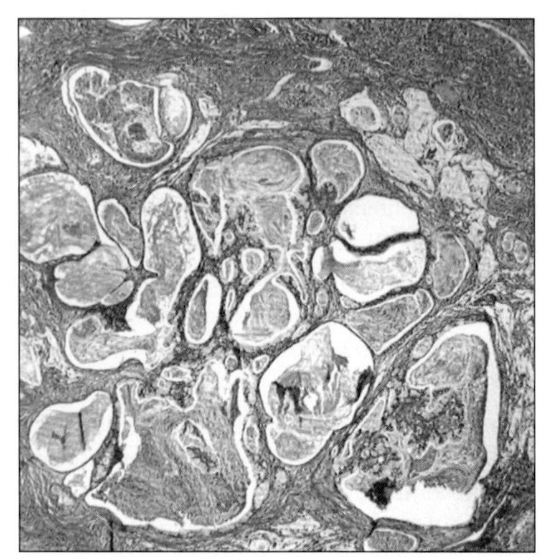

（左图）肿瘤大体检查照片显示以单一囊腔为主的黏液表皮样癌，管腔内充满了稠密、黏着的黏液样物。这种类型的病变在临床上很容易被误认为是黏液囊肿。（右图）HE染色显示肿瘤由无数大小不一的上皮细胞囊腔组成。因为囊腔结构超过了20%，所以这种类型为低度恶性肿瘤（估计总分≤4）

黏液表皮样癌

显微镜下特点

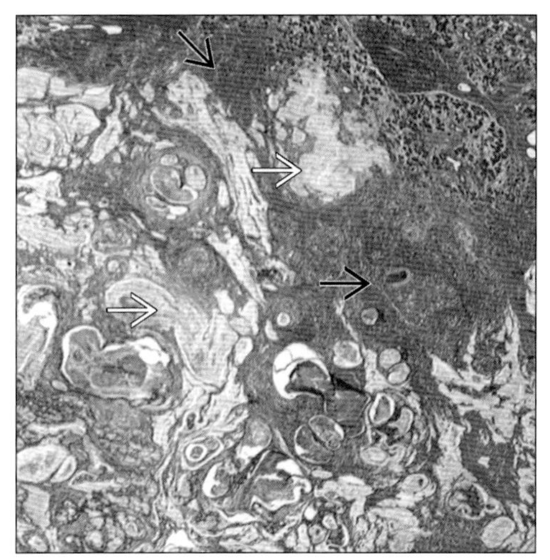

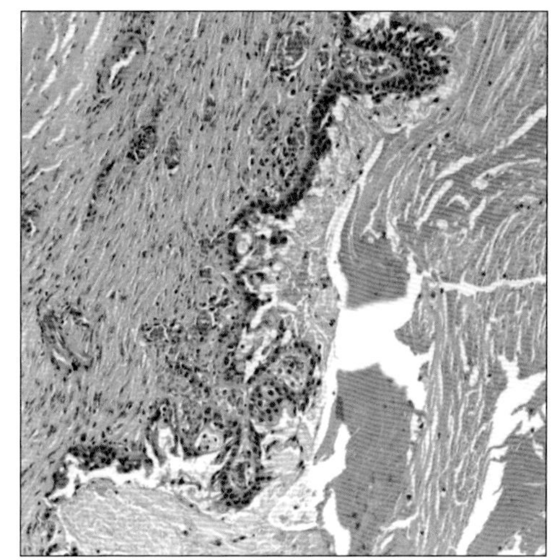

（左图）HE染色显示有黏液溢出的囊性肿瘤➡。通常由于肿瘤破裂所产生的黏液，可以刺激机体产生炎性反应⇨。在小的组织活检中，这些特征可能被误诊断为黏液逃逸反应（黏液囊肿）。（右图）显示的是腮腺的单囊性肿瘤。临床上认为这是鳃裂囊肿

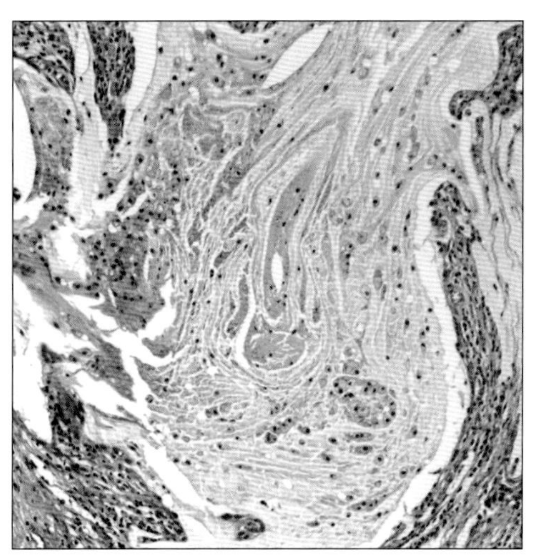

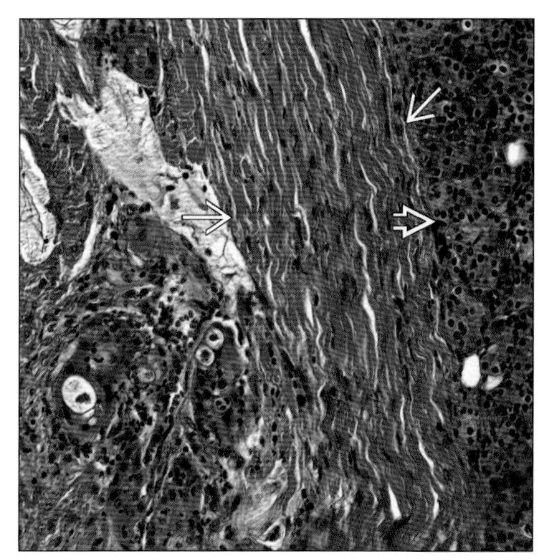

（左图）HE染色显示有大量游离黏液，且引起了炎性反应。黏液可能含有炎性碎屑和组织细胞。这些不应该被认为是真正的“黏液细胞”，而是内衬上皮。（右图）HE染色显示部分区域有包膜➡，与正常组织的界限清晰➪，注意腺囊样区域和肿块中的黏液渗出物

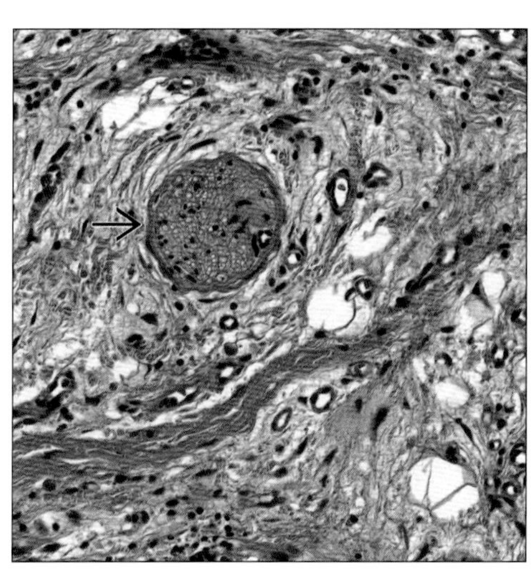

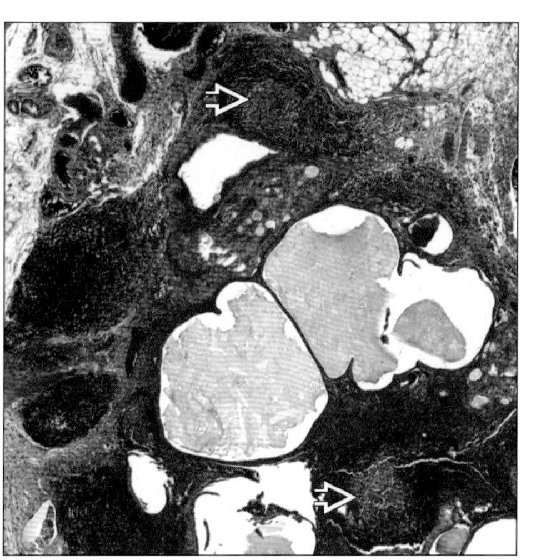

（左图）肿瘤细胞浸润邻近的软组织。有时，黏液物质会出现在神经周围⇨。孤立的上皮细胞经常悬浮在黏液池中。（右图）这种黏液表皮样肿瘤有肿瘤相关淋巴组织增殖（TALP），形成较好的很容易辨认的生发中心➪，但是没有发现包膜，这表明它不是在淋巴结内发生的肿瘤转移

黏液表皮样癌

显微镜下特点

（左图）有时黏液表皮样癌中上皮细胞和中间细胞可发生透明细胞转化。此时，它可以是主要的成分。在这种情况下，需要认真鉴别。（右图）HE染色显示清晰、局灶的透明细胞。细胞间有明显的边界，细胞核小而深染。透明细胞含有糖原和少量黏蛋白。PAS或黏液卡红染色可能有助确认

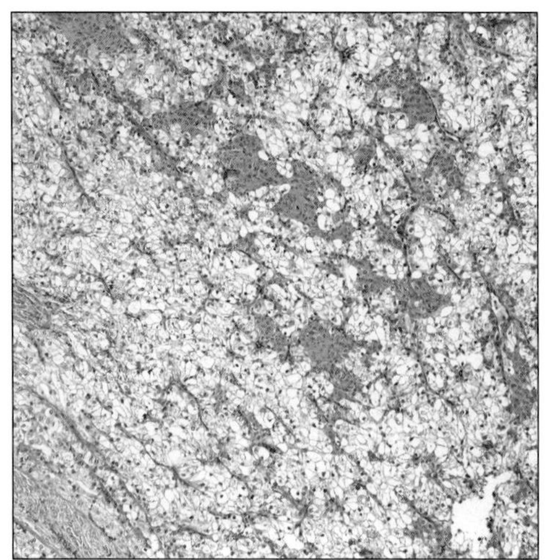

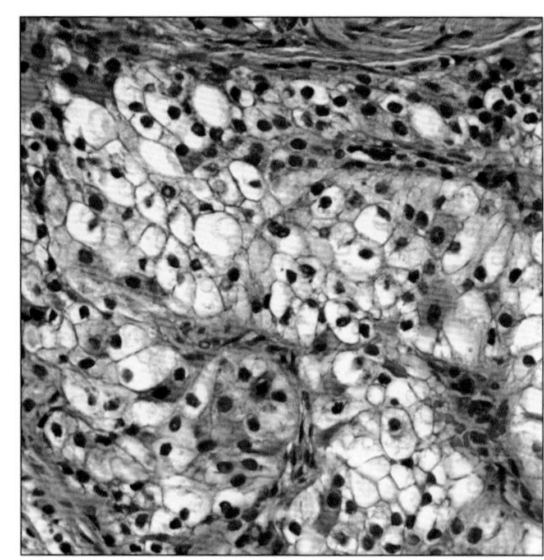

（左图）黏液表皮样癌的组成成分往往错综复杂。黏液细胞➡有时相当突出，并且混有表皮细胞或中间细胞。在这个区域里没有形成明显的囊腔，炎症细胞经常出现。（右图）HE染色显示细胞的明显间变和局灶急性炎症。黏液细胞如箭头所示➡。这些特征提示肿瘤为高度恶性

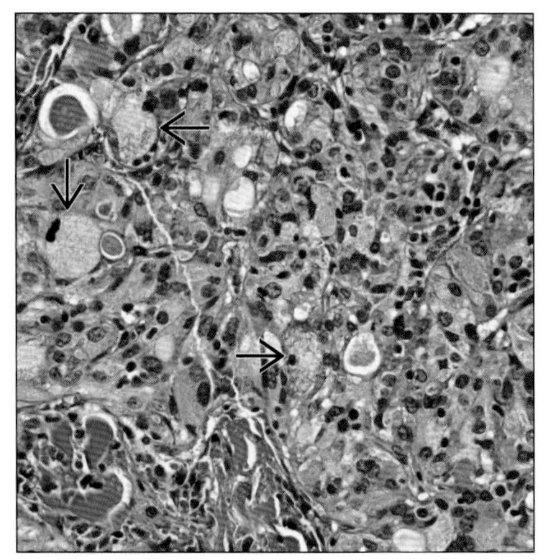

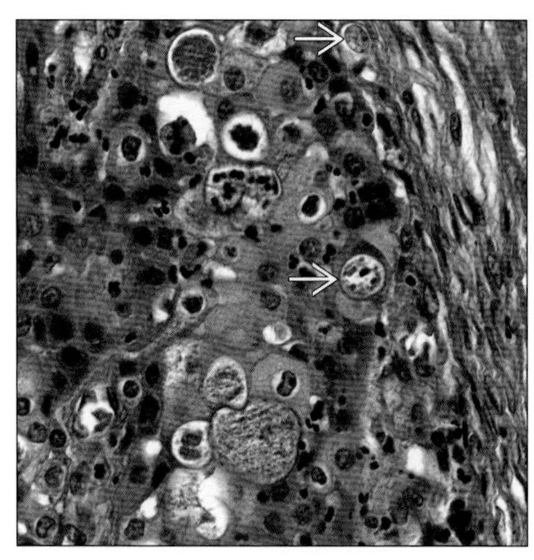

（左图）HE染色显示一个多形性高度恶性肿瘤内高倍镜下的非典型有丝分裂象➡。紧挨着这个非典型有丝分裂象，出现了一个增生的中间型上皮细胞。（右图）HE染色显示一团泡沫状黏液细胞。泡沫状的细胞质也可以在组织细胞中见到。正因为这一原因，需要使用黏蛋白卡红或者其他特殊染色对两者进行鉴别诊断

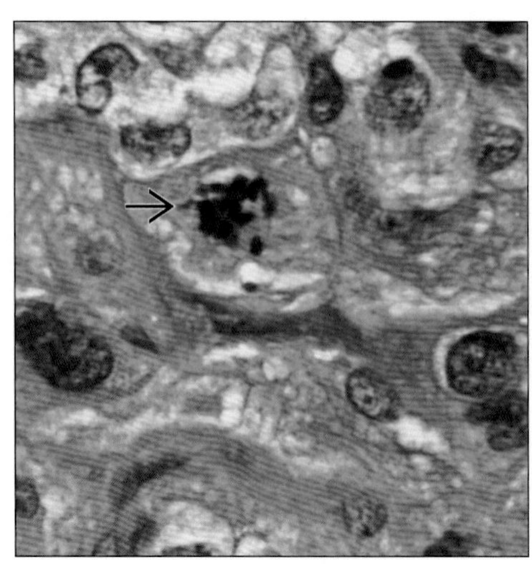

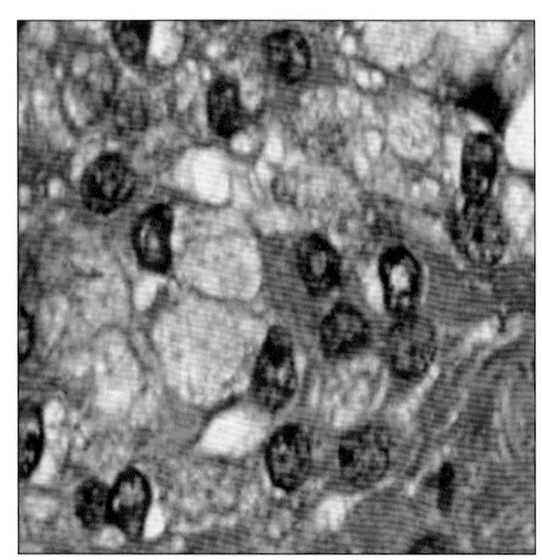

黏液表皮样癌

辅助检查和免疫组织化学特点

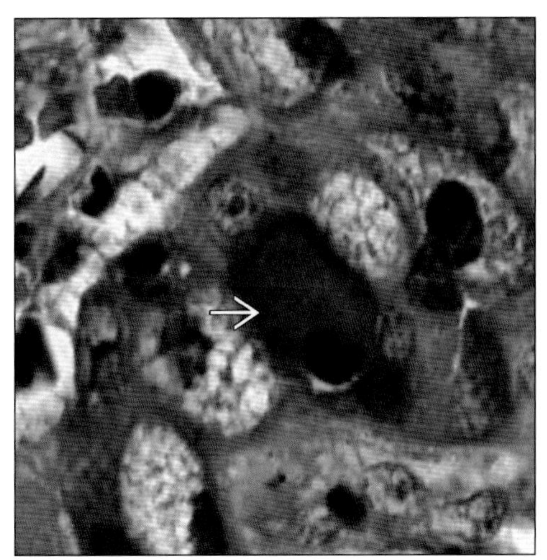

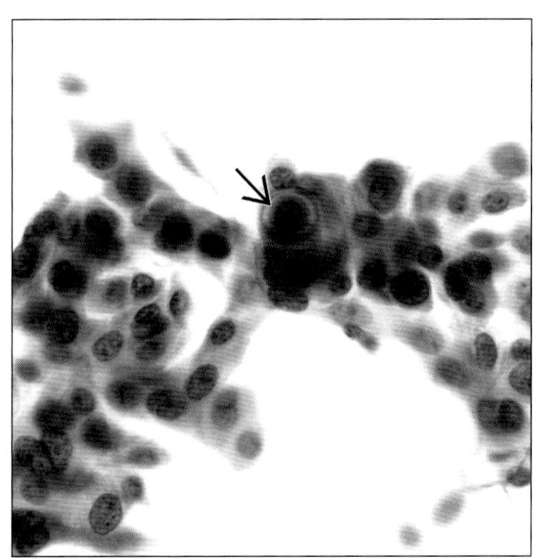

（左图）黏液蛋白卡红染色有助于确认细胞内黏液➡。通过HE染色很难确认这些黏液。周围细胞也有一个“空泡”外观，但不含黏蛋白，必须进行组织化学染色明确黏液。（右图）细胞学涂片显示成片或成簇的上皮样转化的细胞。肿瘤细胞的细胞质内可见细胞空泡➡

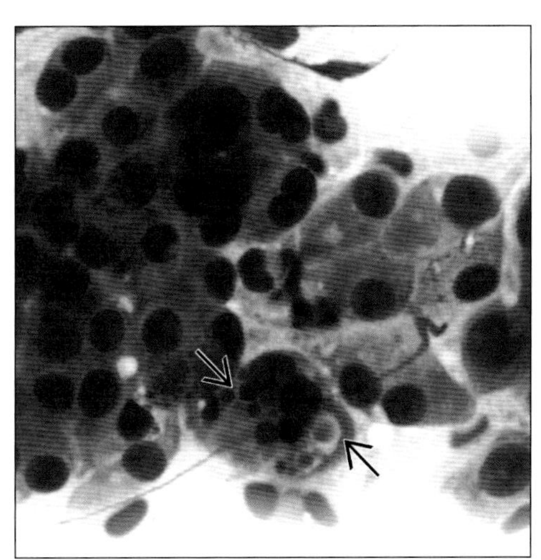

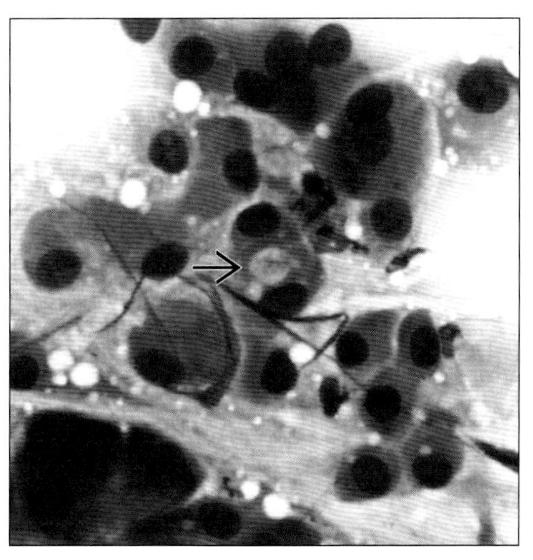

（左图）上皮样肿瘤细胞成片样分布，形成肿瘤的表皮样外观。注意黏蛋白填充的细胞质➡，它凸显了细胞涂片上的黏液细胞。黏液蛋白通常为深红色，经常可以出现在背景上。（右图）在视野中央有一个黏液变细胞➡被表皮和转化细胞围绕。注意细胞质中出现的“浅蓝色”，类似于鳞状细胞

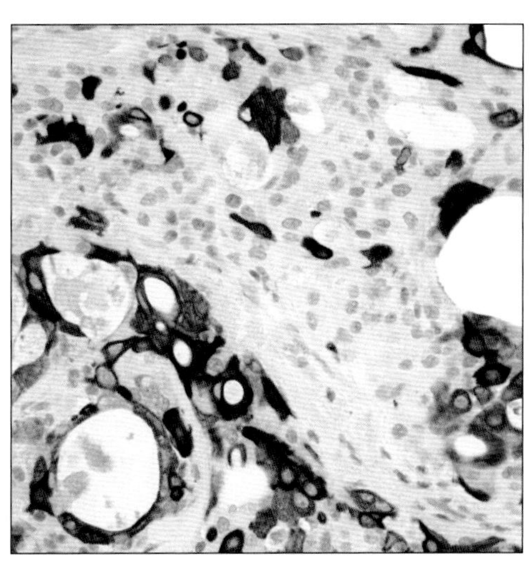

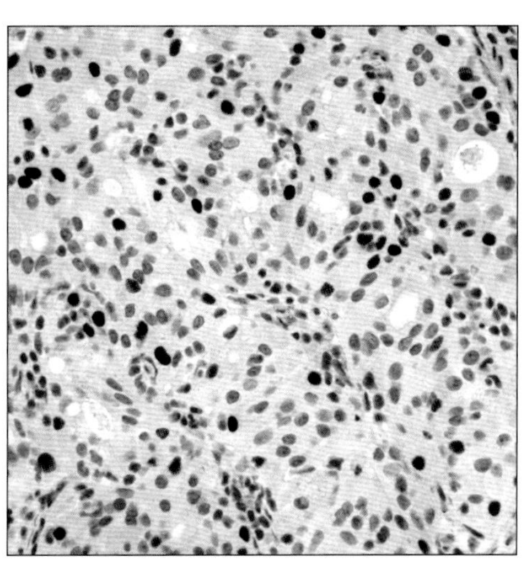

（左图）CK5/6标示具有导管样结构的上皮细胞。染色强度强弱不一。（右图）通常无须免疫组织化学研究，而且它对确定诊断黏液表皮样癌并无帮助。然而，p63将会标示出中间细胞的细胞核，而黏液细胞或上皮细胞通常为阴性

腺样囊性癌

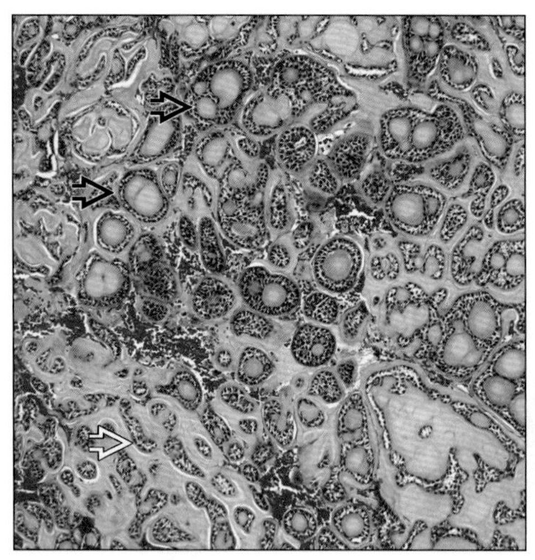

HE切片显示腺样囊性癌中的筛状⇨和管状➡结构。肿瘤可呈现多种结构，但通常以一种结构为主

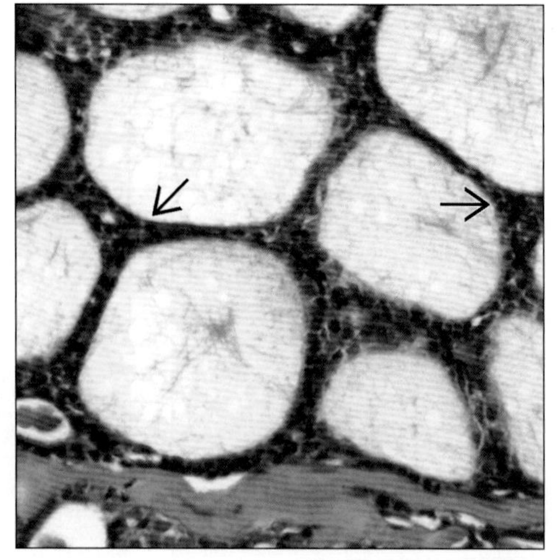

HE染色显示肿瘤的筛状结构。这种结构最常见，被形象称为“瑞士奶酪”或“电话拨号盘”样改变。注意箭头所示为暗色细胞

专业术语

缩写
- 腺样囊性癌（ACC或ACCa）

别名
- 圆柱瘤
  - 过时用语
  - 可能与皮肤良性肿瘤相混淆
- 腺囊癌
  - 过时用语
  - 可能与外分泌腺起源的癌相混淆

定义
- 有肌上皮及导管分化的恶性上皮性肿瘤

临床表现
- 发病率
  - 是第4常见的腮腺恶性肿瘤
- 年龄
  - 好发于成人，发病高峰为60岁
  - 儿童罕见
- 性别
  - 女性多于男性（3∶2）

部位
- 在大唾液腺及小唾液腺中发病率相同
- 大唾液腺中
  - 腮腺最常见
  - 舌下腺
- 小唾液腺中
  - 上腭最常见
  - 舌
  - 唇
- 其他
  - 鼻窦
  - 鼻咽部
  - 喉/器官
  - 泪腺
  - 身体的其他部位
    - 乳腺和肺

症状
- 肿块
- 伴疼痛或触痛
- 肿胀
- 面神经麻痹
- 口腔溃疡类的口内病变

治疗
- 选择、风险及并发症
  - 扩大切除可能导致严重的容貌改变
- 外科手术
  - 行根治手术
  - 必要时行重建术
- 辅助治疗
  - 肿瘤较大以及晚期时可应用药物治疗
    - 没有明确方案
- 放射治疗
  - 临床疗效尚不一致

预后
- 临床分期可以预测预后及生存率
- 复发率高
- 晚期转移是其特点
  - 5年生存率高
  - 20年生存率低
- 伴有实性结构的患者预后较差
  - 预后较差的因素
  - 肿瘤大，直径大于4cm
  - 局部淋巴结转移

腺样囊性癌

要点

专业术语
- 有肌上皮及导管分化的恶性上皮性肿瘤

临床表现
- 是腮腺第4常见的恶性肿瘤
- 在大唾液腺及小唾液腺中发病率相同
- 好发于成人，发病高峰为60岁
- 症状
  - 肿块
  - 伴疼痛或触痛
  - 面神经麻痹
- 肿瘤复发率高，晚期可发生转移
- 行根治性切除术

组织病理学检查
- 可见多种结构
  - 筛状、管状、实性或混合性
- 细胞一般很小，细胞质少，呈嗜酸性，或呈透明状
- 细胞核呈椭圆形或角形（钉子状），染色质粗且可见小核仁
- 分裂象罕见

辅助检查
- 冰冻多处周围神经组织送检，可见肿瘤跳跃性浸润

鉴别诊断
- 多形性低度恶性腺癌、多形性腺瘤、基底细胞腺瘤/腺癌、上皮-肌上皮癌

  - 远处转移
    - 肺和骨
- Ki-67的高表达提示预后不良
  - 周围神经浸润与不同预后相关
  - 可能是复发的原因
- 手术切缘情况不影响生存率
- 发生部位与预后有关
  - 上腭部位预后最好
  - 腮腺肿瘤预后好于下颌下腺

影像学检查

放射学检查
- 可有骨质破坏

大体检查

一般特征
- 病变边界不清
- 无包膜
  - 罕见有包膜
- 切面呈灰白色
- 质实性

大小
- 大小不一，可长至巨大

组织病理学检查

组织学特点
- 浸润性
  - 周围神经浸润常见
  - 可侵及脂肪组织、骨骼肌肉、软组织
- 混合性常见，但通常以一种结构为主
- 筛状结构
  - “瑞士干酪”状或“电话拨号盘”状
  - 上皮巢中含有假囊腔
    - 假囊腔并不是真正的腺腔，而是肿瘤基质的一部分
  - 假囊腔内含有下列1项或2项
    - 非结晶糖胺聚糖
    - 玻璃样变的基底膜
- 管状结构
  - 管腔明显
  - 真性管腔围以导管细胞和肌上皮细胞双层细胞
  - 细胞小巢被嗜酸性透明基质分割
- 实性结构
  - 实性结构的比例大于等于30%
  - 细胞核的多形性较其他类型严重
  - 与细胞的有丝分裂象增多有关
  - 可见坏死
- 细胞学特征
  - 小至中等大小细胞，细胞质呈嗜酸性或呈透明状
  - 细胞核呈椭圆形或角形，染色质粗呈嗜碱性
    - 偶见小核仁
  - 分裂象罕见
    - 实性结构除外

辅助检查

细胞学
- 与其他唾液腺肿瘤鉴别困难
- 细胞团周围有球形的黏多糖物质
- 细胞核呈钉子状或胡萝卜状
- 核质比高
- 染色质粗
- 特征性的黏多糖呈圆形或分散的片状，围绕着肿瘤细胞
  - Diff-Quik染色：紫红色，泡泡糖样
  - 巴氏染色：呈亮绿色、橙红色或无色
  - 细胞位于外围，未嵌入间质中
- 周围神经组织常多处送检
  - 肿瘤可沿神经走向跳跃性浸润

腺样囊性癌

组织化学检查
- 阿尔辛蓝染色：假囊腔基底膜样物质阳性
- PAS染色：假囊腔基底膜样物质阳性

免疫组织化学
- 实际作用有限
  - 与其他肿瘤的表达相似
- MCM2蛋白：在G1、G2、S期表达，标记细胞增殖能力
  - 微小染色体维持蛋白
  - 6种蛋白家族可以形成复合体使DNA复制
  - 促使细胞分裂；整个细胞周期中都可表达
  - 在许多肿瘤中有过表达。但是MCM2在ACC中表达率最高（>10%），在PLGA和PA中低表达甚至不表达（<10%）

细胞遗传学
- 无特定基因型鉴定
- 有30%可能性发生染色体9p13-23和6q易位
- 有50%可能性发生染色体12q12缺失
- 6q23-25发生杂合性丢失：提示预后较差
- p53突变：与肿瘤复发和进展为实性结构型有关

电子显微镜检查
- 可见管腔内和腔外分化，呈现上皮和肌上皮特征

鉴别诊断

多形性低度恶性腺癌
- 多数难以与ACC区分
- 只发生在小唾液腺中
- 低倍镜下
  - 单个细胞浸润，常呈柱状
  - 靶样、旋涡状或“风暴眼”状围绕神经
- 细胞呈单一的椭圆形或圆形
  - 缺乏多形性
  - 无有丝分裂象
  - 细胞核染色质细腻或呈泡状
- 免疫组织化学染色对鉴别无帮助
  - 增殖标志物可辅助与ACC相鉴别，如MCM2

多形性腺瘤（PA）
- 无浸润现象，尤其是无周围神经浸润
- 黏液软骨样基质不同，可见上皮细胞融入其中
- 浆细胞样和纺锤样细胞常见
- 可见导管
- 鳞状细胞化生和嗜酸性细胞化生常见

基底细胞腺癌
- 可见周边肿瘤细胞分化良好，呈栅栏状排列
- 可浸润生长
- 缺乏多形性
- 罕见有丝分裂象
- 缺乏黏多糖物质，但有基底膜样物

基底细胞腺瘤
- 无浸润生长
- 可见周边分化良好，呈栅栏状排列
- 缺乏多形性
- 缺乏有丝分裂

上皮-肌上皮癌
- 周围导管细胞巨大，无棱角，透亮
- 缺乏多形性
- 缺乏有丝分裂

多形性腺瘤癌变
- 有多形性腺瘤的形态（或有多形性腺瘤的病史）
- ACC可为多形性腺瘤癌变的恶性成分

基底细胞样鳞状细胞癌
- 可能与发育不良的上皮细胞有关
- 常见于舌底或咽喉部
- 明显的粉刺状坏死
- 可见鳞状细胞分化，该特征在ACC中不可见

圆柱瘤
- 皮肤肿瘤，好发于头颈部
- 上皮细胞岛排列呈拼图状，周围环绕增厚的基底膜
- 细胞学无典型变化

唾液腺母细胞瘤
- 仅发病于儿童
- 基底细胞，含有泡状细胞核
- 常见细胞核周栅栏样排列结构

神经内分泌癌
- 小的活检常难以诊断
- 唾液腺中罕见
- 无筛状结构
- 神经内分泌标志物阳性

诊断要点

病理诊断
- 肿瘤分期对于预测远期预后优于肿瘤分级

参考文献

1. Dardick I et al: Sialoblastoma in adults: distinction from adenoid cystic carcinoma. Oral Surg Oral Med Oral Pathol Oral Radiol Endod. 109(1): 109-16, 2010
2. Oplatek A et al: Patterns of recurrence and survival of head and neck adenoid cystic carcinoma after definitive resection. Laryngoscope. 120(1): 65-70, 2010
3. Barrett AW et al: Perineural invasion in adenoid cystic carcinoma of the salivary glands: a valid prognostic indicator? Oral Oncol. 45(11): 936-40, 2009
4. Friedrich RE et al: Adenoid cystic carcinoma of salivary and

腺样囊性癌

免疫组织化学			
抗体	**反应**	**染色部位**	**注释**
CK-PAN	阳性	细胞质	所有肿瘤细胞，表达不一
CD117	阳性	细胞膜和细胞质	实性型阳性多于管型
肌动蛋白 -sm	阳性	细胞质	近腔面细胞
Calponin	阳性	细胞质	近腔面细胞
p63	阳性	细胞质	近腔面细胞
CK7	阳性	细胞质	所有肿瘤细胞
SMHC	阳性	细胞质	近腔面细胞
S-100	阳性	细胞核和细胞质	近腔面细胞
MCM2	阳性	细胞核	通常超过 10% 的细胞核阳性
TTF-1	阴性		
CD56	阴性		
GFAP	不确定	细胞质	仅仅孤立细胞阳性

腺样囊性癌分级			
参数	**1 级**	**2 级**	**3 级**
每级肿瘤百分数	45%	35%	20%
细胞膜	清楚	不清或不规则	无
坏死	少见	可见	易见
骨侵犯	少见	可见	常见
外周神经侵犯	可见	易见	明显包括大的神经
主要的结构	管状	筛状	实体
多形性	缺乏	可见	明显
有丝分裂象	罕见	少见	多见
复发	50%	80%	100%
15 年生存率	39%	26%	5%

基于肿瘤分级系统的生存率	
分级	**10 年生存率**
Ⅰ	75%
Ⅱ	43%
Ⅲ和Ⅳ	15%

摘自 Spiro RH et al :Stage means more than grade in adenoid cystic carcinoma. Am J Surg，164（6）:623-8，1992.

lacrimal gland origin: localization, classification, clinical pathological correlation, treatment results and long-term follow-up control in 84 patients. Anticancer Res. 23(2A): 931-40, 2003

5. Penner CR et al: C-kit expression distinguishes salivary gland adenoid cystic carcinoma from polymorphous low-grade adenocarcinoma. Mod Pathol. 15(7): 687-91, 2002
6. Araújo VC et al: The cribriform features of adenoid cystic carcinoma and polymorphous low-grade adenocarcinoma: cytokeratin and integrin expression. Ann Diagn Pathol. 5(6): 330-4, 2001
7. Jeng YM et al: Expression of the c-kit protein is associated with certain subtypes of salivary gland carcinoma. Cancer Lett. 154(1): 107-11, 2000
8. Norberg-Spaak L et al: Adenoid cystic carcinoma: use of cell proliferation, BCL-2 expression, histologic grade, and clinical stage as predictors of clinical outcome. Head Neck. 22(5): 489-97, 2000
9. Jones AS et al: Tumours of the minor salivary glands. Clin Otolaryngol Allied Sci. 23(1): 27-33, 1998
10. Jones AS et al: Adenoid cystic carcinoma of the head and neck. Clin Otolaryngol Allied Sci. 22(5): 434-43, 1997
11. Kapadia SB et al: Fine needle aspiration of pleomorphic adenoma and adenoid cystic carcinoma of salivary gland origin. Acta Cytol. 41(2): 487-92, 1997
12. Spiro RH: Distant metastasis in adenoid cystic carcinoma of salivary origin. Am J Surg. 174(5): 495-8, 1997
13. Jin Y et al: Characteristic karyotypic features in lacrimal and salivary gland carcinomas. Br J Cancer. 70(1): 42-7, 1994
14. Spiro RH et al: Stage means more than grade in adenoid cystic carcinoma. Am J Surg. 164(6): 623-8, 1992
15. Hamper K et al: Prognostic factors for adenoid cystic carcinoma of the head and neck: a retrospective evaluation of 96 cases. J Oral Pathol Med. 19(3): 101-7, 1990
16. Waldron CA et al: Tumors of the intraoral minor salivary glands: a demographic and histologic study of 426 cases. Oral Surg Oral Med Oral Pathol. 66(3): 323-33, 1988

腺样囊性癌

影像学及大体检查特点

（左图）该图显示腺样囊性癌有侵犯神经倾向。该特点并非腺样囊性癌独有，但在腺样囊性癌侵犯的神经上表现出“跳跃征”，这使得冰冻切片切缘情况判读困难并缺乏可靠性。（右图）轴位T1加权像增强压脂核磁片显示侵袭性腮腺浅叶➡及深叶➡。腺样囊性癌累及茎乳孔➡

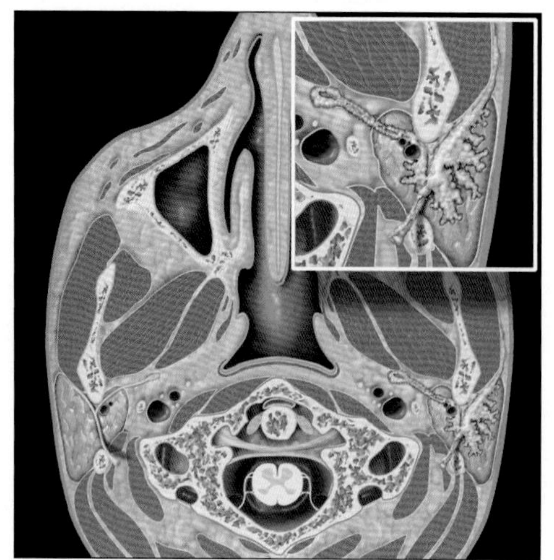

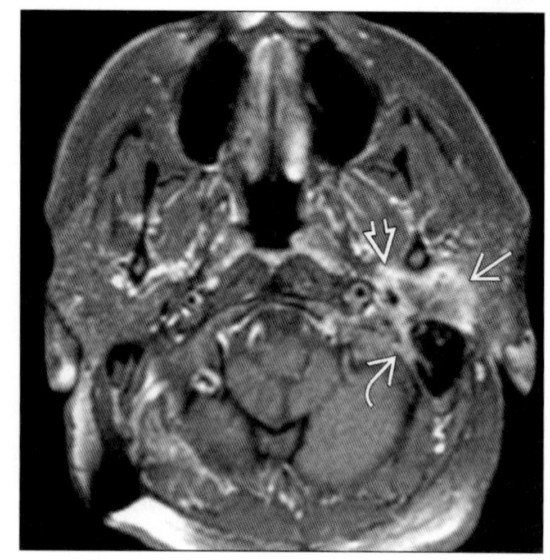

（左图）超声灰度变化提示腺样囊性癌为低回声、混杂信号的肿瘤➡，伴囊性坏死➡。并且，肿瘤突起于腺体表面，并呈多形性。（右图）同一病例，超声多普勒检查提示瘤体血供较周围丰富，该特点不是腺样囊性癌特有，但是能提供恶性可能依据

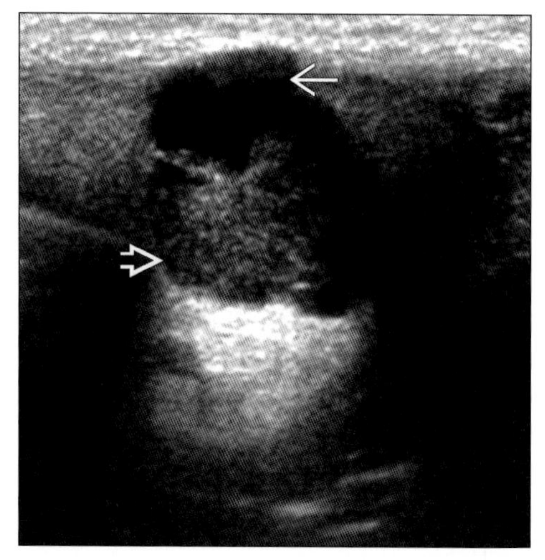

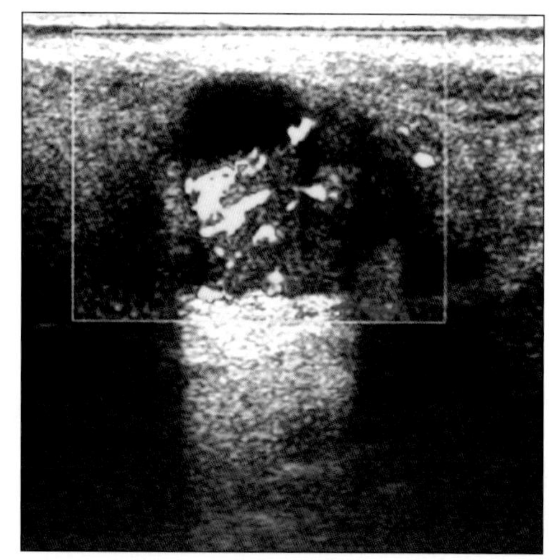

（左图）该图展示腭腺样囊性癌，其表面因进食破溃➡。该病例在病理诊断为腺样囊性癌之前，多次以软组织感染收治。（右图）切下的瘤体总体来看是腮腺的多结节性局限瘤➡。值得注意的，切出瘤体表观上边界清楚、包膜完整并不能否定其组织学上具侵袭性

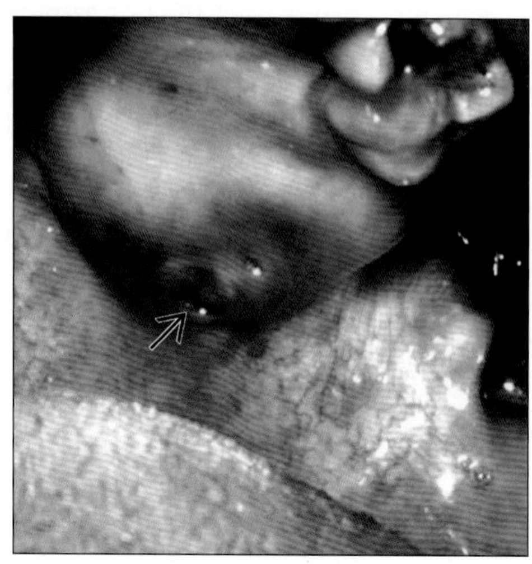

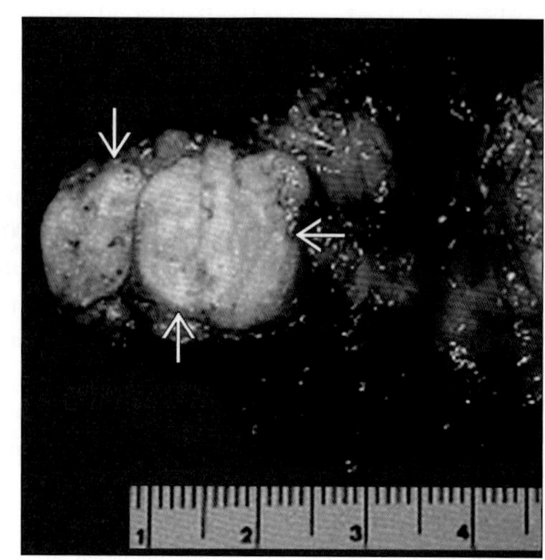

腺样囊性癌

显微镜下特点

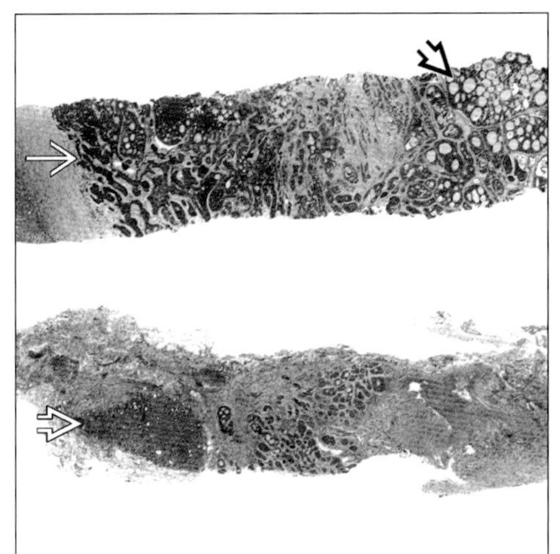

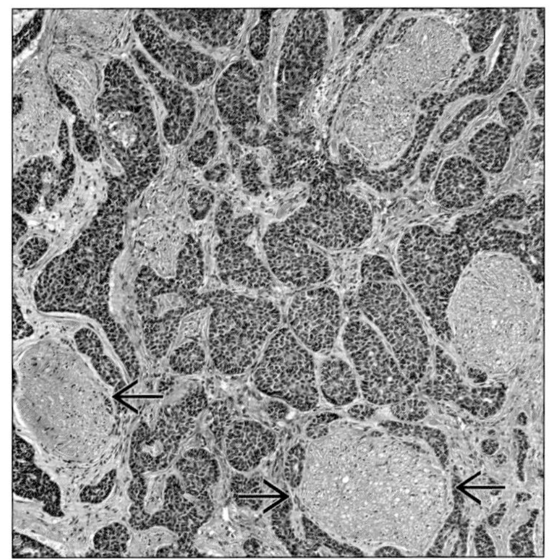

（左图）对腺样囊性癌行针刺活检检出团块状➡、筛状结构⇨和管样结构➡。针刺活检对于ACC的确诊有困难，但恶性腮腺肿瘤的诊断对指导治疗有帮助。（右图）HE染色显示肿瘤细胞围绕神经末梢→。这是ACC典型表现（尽管在其他肿瘤也可出现），这可能造成神经麻痹

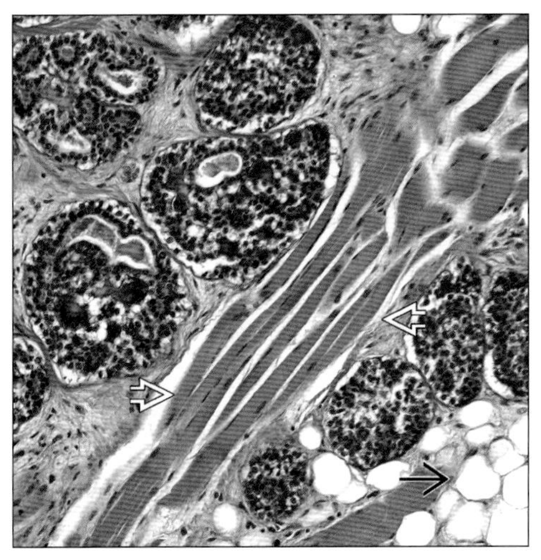

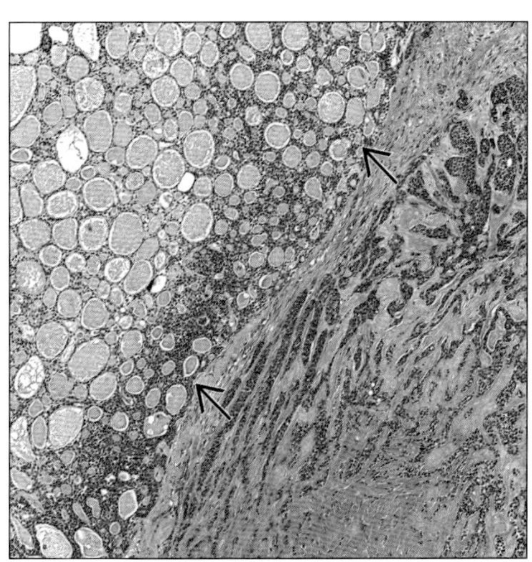

（左图）HE染色显示ACC癌灶侵犯周围肌肉➡和脂肪组织→。手术切除有一定复发率及死亡率，而且患者可能因为会容貌破坏而拒绝手术。（右图）图示为ACC典型的筛状结构→，它因毗邻单细胞侵袭区域易被识别。PLGA可见该种结构，细胞核结构可供鉴别

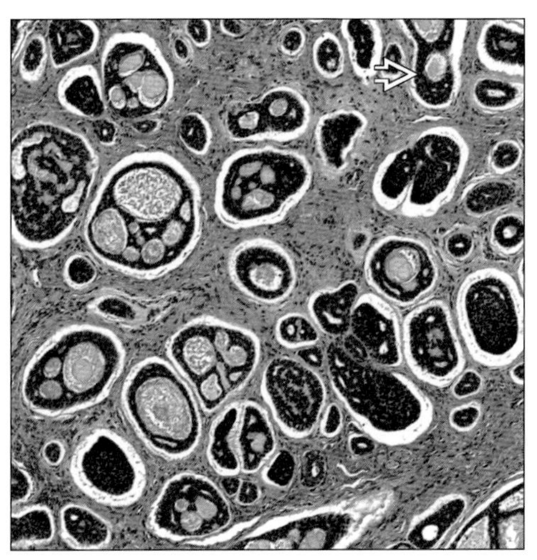

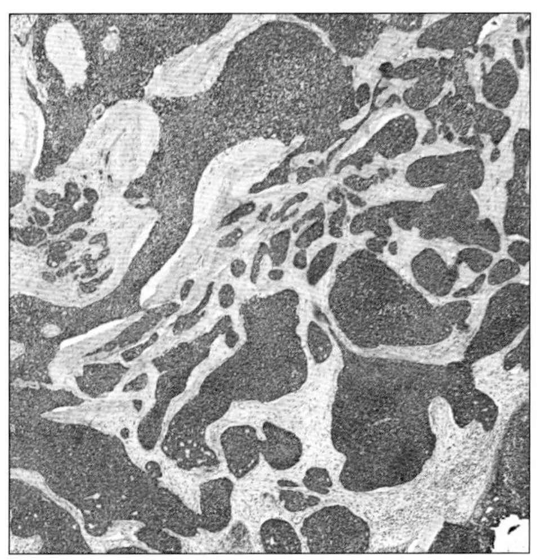

（左图）这是一张典型的筛状ACC。不看整体表现，单独一个囊腔样结构与其内包裹的基质有关。而癌细胞环绕基质形成“C”形➡。（右图）在实质型ACC可见巨大癌巢，该型增殖活跃，预后较其他型差

腺样囊性癌

显微镜下特点

（左图）低倍镜下显示腺样囊性癌被疏松结缔组织分隔的多个囊性间隙细胞在此病变区呈嗜酸性。（右图）⇨所示的细胞实际上是连续的，也是ACC的诊断特点，腔内为无定型的黏多糖、透明变的基膜，或两者相联合组成的基质，➡所表示的为小管结构

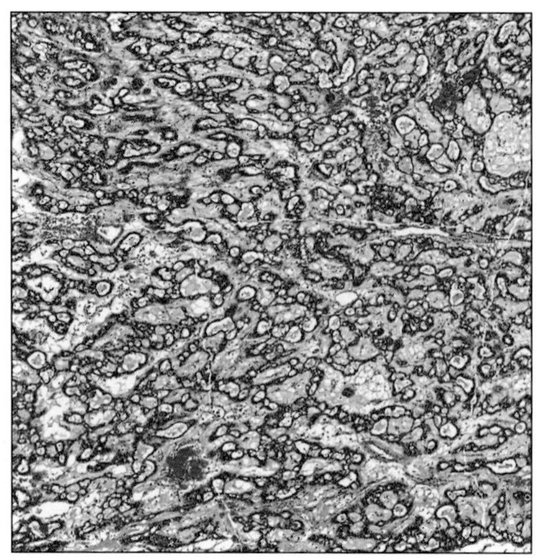

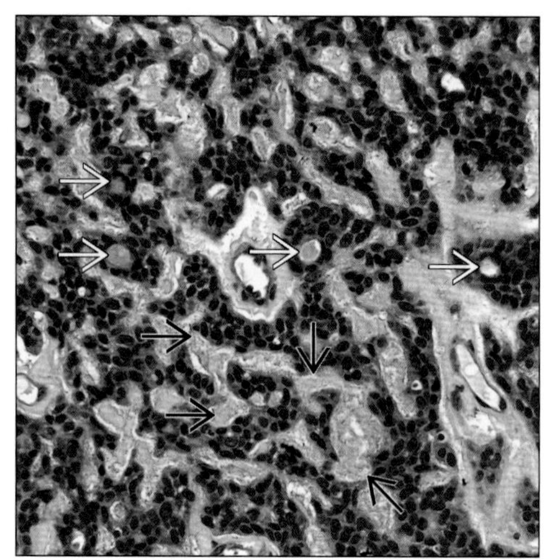

（左图）图中肿瘤细胞分散分布，伴增强的黏蛋白基质⇨。基质由薄层样结构构成，这种结构在细胞标本中可见也有利于ACC的诊断。（右图）ACC有许多特点，这种肿瘤的囊性结构有仿微管样腺癌或者细胞腺癌的情况。并且高倍镜下可有助于与其他肿瘤区分

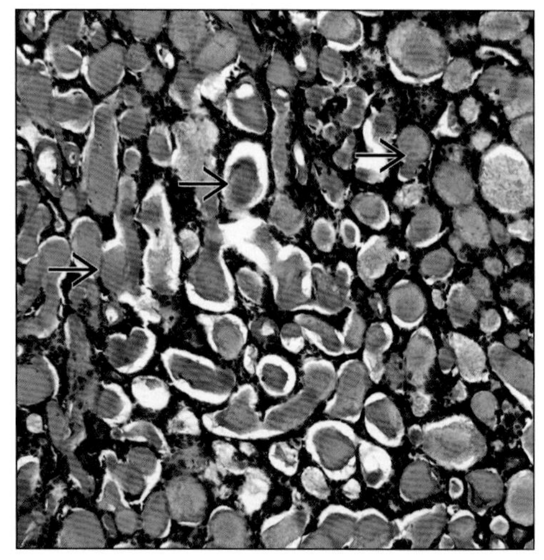

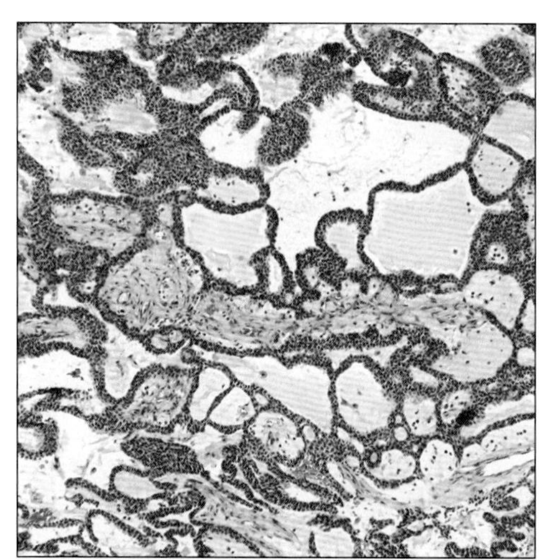

（左图）HE染色显示肿瘤细胞岛伴有清晰的细胞质➡以及卵圆形的细胞⇨。角形细胞有助于同多形性低分化腺癌的鉴别，因为其存在典型的带状卵圆形细胞核。（右图）可见ACC病灶中的肌上皮细胞聚集，这种聚集是ACC的组织化学特点

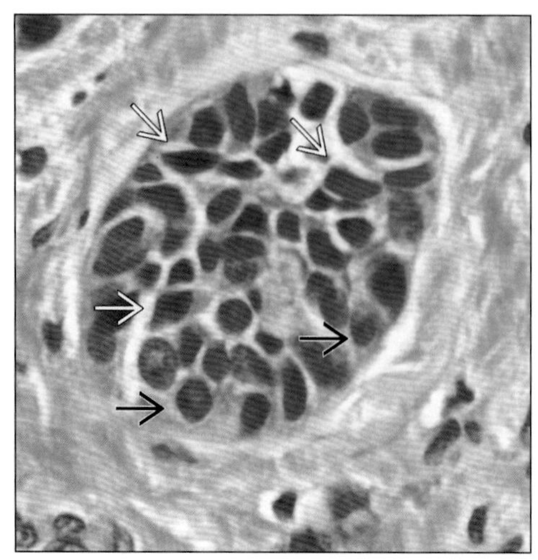

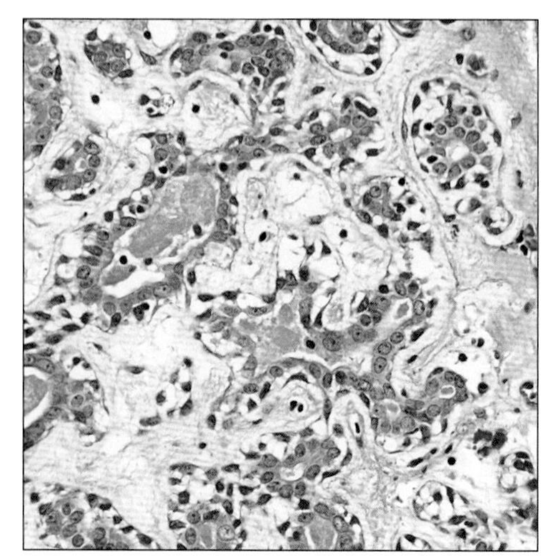

腺样囊性癌

辅助检查

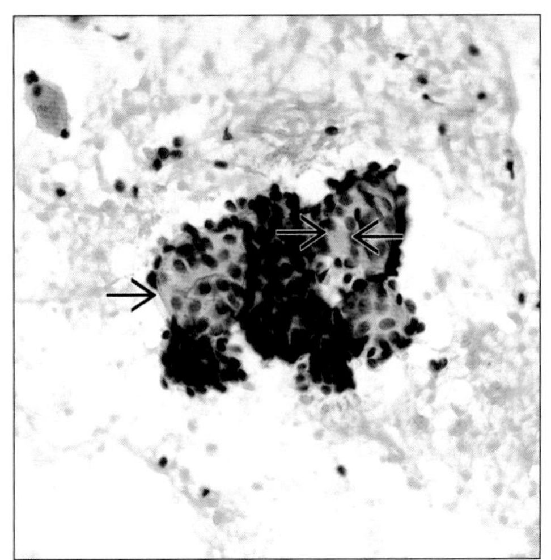

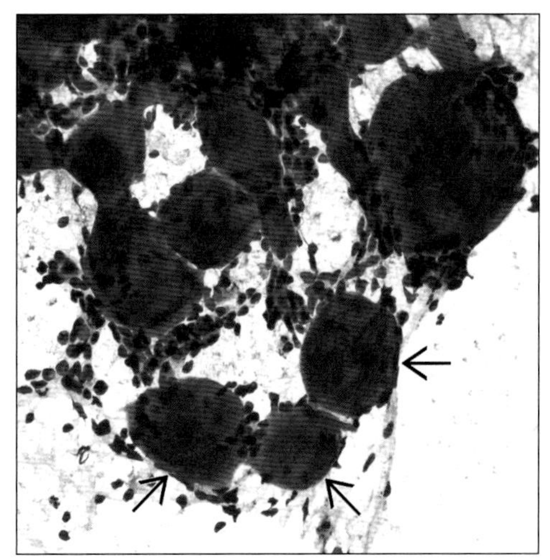

（左图）巴氏染色显示小的椭圆形细胞聚集呈浅绿色➡，细胞位于物质周围。（右图）Diff-Quik染色显示细胞聚集（细胞核叶圆形），呈紫色透明样球状➡。紫色的区域有时呈泡泡样结构，也是诊断的特点。透明物质多位于细胞的周围而不融合，也可以在多形性腺瘤中见到

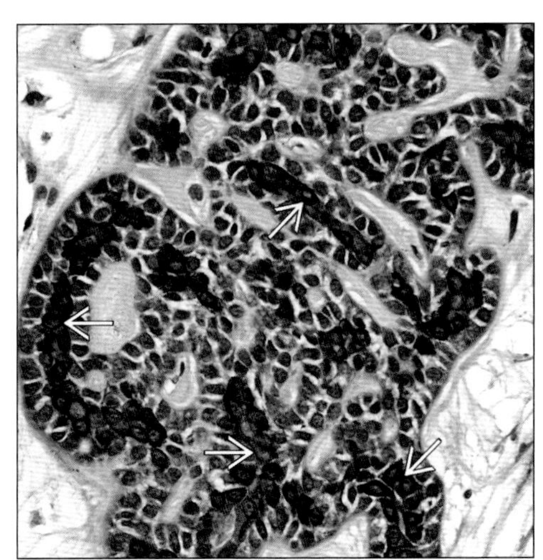

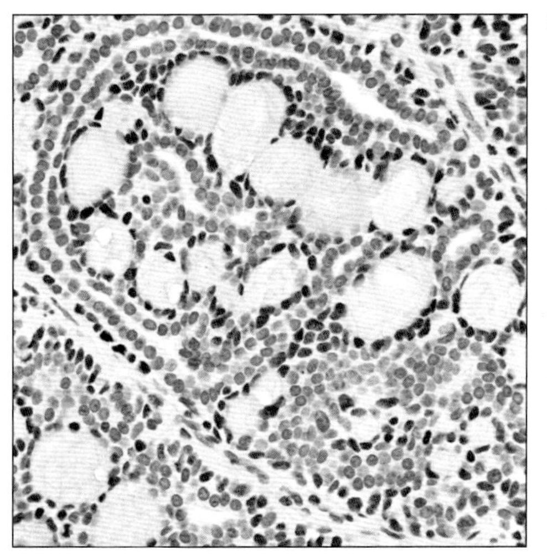

（左图）ACC呈现CK-PAN表达。在不同肿瘤间，甚至在同一肿瘤中，染色强度都可以有差异。呈细胞质染色；在本例肿瘤中，甚至管腔细胞中均有相当强度的染色。（右图）在ACC的管腔细胞核中p63呈强阳性。在肿瘤中数量占第2位的细胞中没有其表达，这种特征在上皮-肌上皮亚型中十分明显

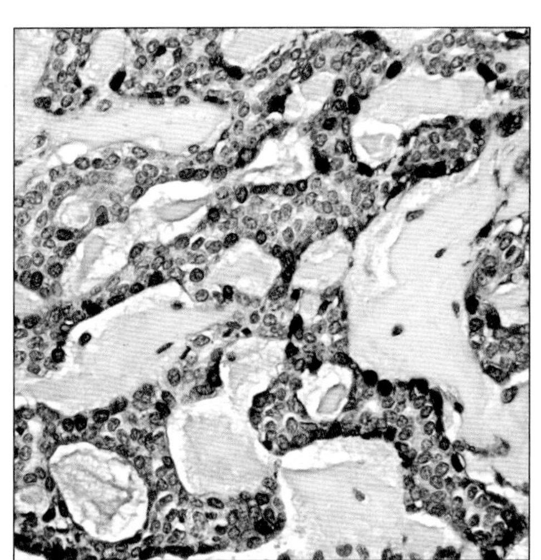

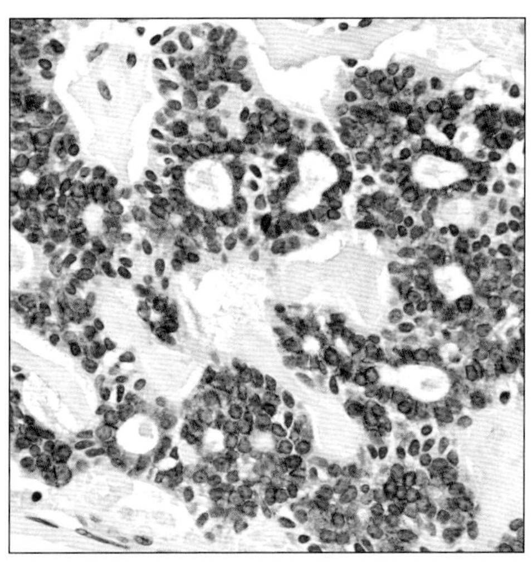

（左图）S-100蛋白在腺样囊性癌中有明显的细胞核活性。在不同的肿瘤中甚至在同一肿瘤中S-100蛋白有多种的活性表现。（右图）在腺样囊性癌的细胞膜以及细胞质中CD117的活性增强，并且在实体病变中比微管中更加的明显。这种免疫反应的不同在管腔细胞中十分明显

腺泡细胞癌

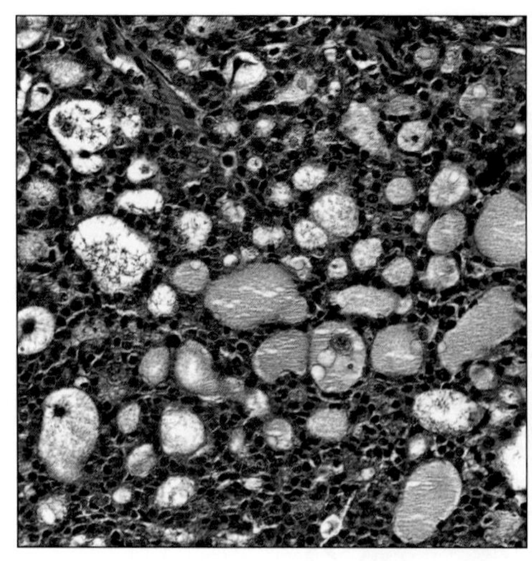

腺泡细胞癌呈现多发小囊、微囊结构。这种格状或筛状表现相当有特点。腔内可见分泌物

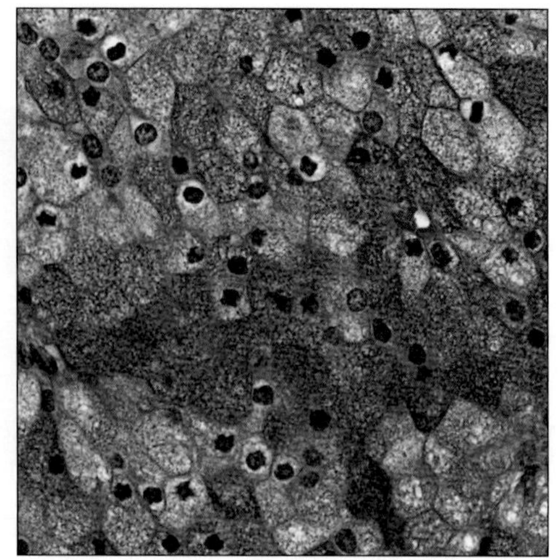

浆液性腺泡细胞（腺泡细胞癌的特征性表现）巨大、多边形、富含大量明暗嗜碱性细胞质颗粒。可见密集的由蓝色到紫色、由细小到粗大的酶原粒

专业术语

缩写
- 腺泡细胞癌（AcCC）

别名
- 腺泡细胞腺癌
- 腺泡癌
- 腺泡细胞肿瘤
  - 不鼓励使用，因为本病为恶性

定义
- 一种恶性上皮源性唾液腺肿瘤，呈现明显的腺泡细胞分化，细胞质富含酶原分泌颗粒
  - 不仅是，甚至必须具备典型细胞
  - 唾液腺导管细胞也是肿瘤的一部分

病因/发病机制

环境暴露
- 放射暴露可能是致病因素

发病机制
- 来源是具有酶原分泌颗粒的浆液性腺泡细胞
- 来源于向浆液性腺泡细胞分化的闰管样细胞

临床表现

流行病学
- 发病率
  - 占所有唾液腺肿瘤的6%
  - 占所有唾液腺恶性肿瘤的10%~12%
  - 仅次于黏液表皮样癌
- 发病年龄
  - 分布的年龄段广
  - 20~70岁均有
  - 平均40岁左右
  - 第2常见的儿童唾液腺恶性肿瘤
- 性别：女性多于男性（3∶2）

部位
- 腮腺占80%
- 腮腺是最大的唾液腺，含有大量的浆液性腺泡细胞
- 小唾液腺是第2高发部位
- 口腔内、颊黏膜、上唇及腭部（6%~15%）
- 颌下腺（4%）和舌下腺（1%）
  - 尽管颌下腺含有较多的浆液性腺泡细胞
- 少见：泪腺、喉、咽及鼻腔
- 最常累及双侧唾液腺的恶性肿瘤
- 仅次于双侧沃辛瘤和混合瘤

症状
- 缓慢增大的孤立的腮腺或者面部包块，其可活动或固定
  - 病程从数周到几十年不等
  - 一半以上患者出现疼痛（轻度-中度）或者感觉过敏
  - 面瘫发生50%患者中
  - 面肌力量弱或者面肌刺痛感
  - 很少多个结节
  - 很少与皮肤或者肌肉粘连固定

治疗
- 手术方式
  - 完整切除是最佳方案
  - 切除不完整者预后差
- 放疗
  - 不用于初始治疗
  - 对不能完整切除或者晚期病例可以提高生存期
  - 对隐匿转移者有帮助

腺泡细胞癌

要点

专业术语
- 浆液性腺泡细胞来源的恶性肿瘤

临床表现
- 约占所有恶性唾液腺肿瘤10%
- 腮腺最常见（80%）
- 通常预后良好（5年生存率：80%~90%）
- 局部复发率约为35%

大体检查
- 边界清楚、孤立、卵圆形或圆形团块

组织病理学检查
- 特征（按发生频率）
  - 实体或小叶状，乳头状囊性，微囊性
  - 滤泡型罕见
- 细胞类型多样
  - 浆液性腺泡细胞：大的、多边形细胞，胞质富含弱碱性颗粒
  - 闰管型细胞：小的、嗜酸性或双嗜性的细胞
  - 空泡细胞：可见清晰的细胞质空泡
  - 非特异性腺细胞：圆形或多边形，常有合胞体，且比腺泡细胞更小
  - 透明细胞：细胞质不着色，细胞边界清楚
- 与淋巴浸润相关，有时比较明显

辅助检查
- PAS（+），抗淀粉酶原颗粒

要鉴别诊断
- 正常唾液腺组织、乳头状囊腺癌、黏液表皮样癌、透明细胞肿瘤

预后
- 通常预后良好
  - 5年生存率：80%~90%（疾病特异性）
  - 10年生存率：65%
- 临床分期预测预后比组织学分级更可靠
- 35%病例有复发（原位）
  - 常在诊断5年内发生
- 肿瘤细胞的行为和肿瘤分度与生长模式无关
- 预后不佳（包括肿瘤复发）与以下有关
  - 局部淋巴结和远处转移
    - 最初颈部淋巴结转移
    - 肺和骨是最常见远处转移部位（约见于15%的病例）
  - 多处复发
  - 切除不完全
  - 波及颌下腺体位置和腮腺深叶
    - 小的唾液腺体比大腺体预后好
  - 年龄大于30岁
  - 症状持续时间短
  - 病变较大
  - 多结节
  - 组织细胞学：多形性细胞、坏死、神经周围侵犯、基质透明样变、无淋巴结侵犯、去分化
  - 有丝分裂增加（超过10% Ki-67标记）

大体检查

一般特征
- 边界清楚、孤立、卵圆形或圆形团块
  - 偶有恶变，边界不规则
  - 常无包囊
  - 双侧或多发肿瘤罕见
- 多发结节不常见
- 切面分叶状，黄褐色到红色
- 质硬
- 实性或囊性（有出血）

大小
- 范围：0.5~13cm
- 平均：1~3cm

组织病理学检查

组织学特点
- 常见肿瘤侵犯正常组织，虽然有明显包膜
- 通常以一种模式或细胞类型为主导，常有多种混合
- 特征（按发生频率）
  - 实体或小叶状肿瘤中可见条状、结节状或者侵袭性肿瘤（最容易识别的特征）
    - 肿瘤细胞呈蓝色点状：嗜碱性、圆形细胞质颗粒，嗜碱性细胞核
  - 微囊性结构内可见微小间隙
    - 可出现晶体状或滤孔状表现
    - 破裂和退变的空泡细胞共同出现
  - 大囊腔内可见上皮细胞的乳头状结构，构成囊乳头状结构
    - 因结构复杂和有分隔形成，囊肿表面有乳头状突起“漂浮”
    - 可见微小的纤维轴心
    - 常有出血，腔面细胞内可见含铁血黄素
    - 上皮细胞腔内可见“钉”样或“墓碑”样结构
    - 常见闰管型和有液泡的细胞
  - 在滤泡型中，多发上皮性囊腔内可见嗜酸性蛋白物质
    - 约5%的肿瘤中清晰可见
    - 常为闰管型细胞
    - 可见线粒体
    - 嗜酸性，同质，蛋白性微粒体很像甲状腺滤泡（滤泡亚型）
- 细胞类型多样（按常见顺序）

腺泡细胞癌

- ○ 浆液性腺泡细胞为大的多边形细胞，胞质中含有丰富的弱嗜碱性颗粒
  - ■ 最常见的细胞类型
  - ■ 与正常浆液性腺泡细胞非常相似
  - ■ 圆形、大小一致、轻度偏心细胞核，细胞质深染
  - ■ 稠密的、颜色从灰蓝色到紫色、粗细不等的酶原颗粒
  - ■ 颗粒往往在突出管腔
  - ■ 细胞质可能是细网状或泡沫状
- ○ 闰管型细胞为管腔周围细胞，细胞很小，为嗜酸性或是嗜双性
  - ■ 细胞核为立方形，位于细胞中央
- ○ 空泡细胞可见清晰的细胞质空泡
  - ■ 多细胞组分存在于不到10%的肿瘤中
  - ■ 细胞质中充满空泡，大小不等，并且在细胞质中数量越多体积越小
  - ■ 空泡的PAS和黏液卡红染色呈阴性
  - ■ 剩下的细胞质呈嗜酸性或是嗜双性
- ○ 非特异性腺细胞呈圆形至多边形，常呈合胞体，而且比腺泡细胞小
  - ■ 多细胞组分存在于不到10%的肿瘤中
  - ■ 嗜双性或嗜酸性细胞质及圆形细胞核
  - ■ 细胞质无颗粒
  - ■ 细胞核更多样
- ○ 透明细胞细胞质不着色，细胞边界清楚
  - ■ 存在于6%肿瘤细胞中，在大多数细胞成分中占有少于1%比例
  - ■ 无糖原标志（因此，透明可能是一种人为假象）
  - ■ 通常表现为小灶状聚集，且很少是主要成分
- 淋巴浸润，有时有突出的生发中心形成
  - ○ 详见“肿瘤相关淋巴组织增生病变（TALP）”的定义
  - ○ 有时它类似一个淋巴结，但是不应该误以为是转移
- 罕见间质纤维化及结缔组织粘连
- 高级别转化（去分化）成高级别癌（小细胞癌）不常见，预示着预后不良

变异型

- 某具体模式占主导地位或仅发现一种模式
  - ○ 实体型、微囊型、囊乳头状、滤泡型
- 某种特殊细胞类型占主导地位或是被唯一发现的细胞
  - ○ 闰管型细胞、空泡细胞、非特异性腺细胞和透明细胞类型

辅助检查

细胞学

- 假阴性率高（解释为正常细胞）
- 细胞涂片背景干净
- 细胞凝聚在一起形成小的簇状结构似正常腺泡
  - ○ 纤维血管轴心可明显
- 纤维血管中无导管和脂肪细胞
- 细胞体积大，细胞核为规则圆形、大小一致，染色质粗（淋巴细胞样核）
  - ○ 浆液性腺泡细胞有中央核
- 细胞质充足，含有空泡及颗粒，缺乏粗颗粒
  - ○ 剥离细胞质引起裸核
- 淋巴细胞可能组成间质部分

组织化学染色

- PAS（+），抗淀粉酶原颗粒
  - ○ 反应可能会不一致且有限
  - ○ 无糖原标志
- 黏液卡红染色阴性或仅见局灶阳性颗粒

免疫组织化学染色

- 免疫表型无特异性，所以诊断价值不大

流式细胞学

- DNA倍体不能预测结果

细胞遗传学

- 没有一致的或特定的染色体结构改变
- 曾有报道6号染色体短臂缺失、Y染色体丢失及21-三体综合征
- 杂合性染色体缺失常见于4p、5q、6p和17p区段
  - ○ 染色体4p15-16、6p25-q末端和17p11是发病率最高的

电子显微镜

- 可识别腺泡细胞的类型和导管细胞类型
- 细胞质中会有分泌酶原颗粒
  - ○ 圆形、高电子密度内分泌颗粒
  - ○ 粗面内质网通常存在网状结构
- 基底膜将基质和上皮分离开
- 透明细胞是由于粗面内质网、脂质体、吞噬体或胞质内假腔扩张形成的
- 导管细胞缺乏内分泌颗粒

鉴别诊断

正常唾液腺组织

- 呈分叶状，伴有纹状管、小叶间导管、腺泡和脂肪细胞
- 常可检测到间质纤维化
- 分化良好的肿瘤可能难以通过穿刺活检明确诊断

乳头状囊腺癌

- 排列成乳头状或是微囊肿状，与AcCC相似
- 缺乏酶原颗粒（腺泡细胞）、空泡细胞，导管分化
- 缺乏黏液变细胞 [黏液卡红染色(+)]

腺泡细胞癌

免疫组织化学			
抗体	**反应**	**染色部位**	**注释**
CK-PAN	阳性	细胞质	所有肿瘤细胞
α_1抗胰蛋白酶	阳性	细胞质	绝大部分肿瘤细胞
α_1抗胰凝乳蛋白酶	阳性	细胞质	绝大部分肿瘤细胞
CEA-M	阳性	细胞质	许多肿瘤细胞
淀粉酶	阳性	细胞质	在大多数肿瘤中呈阳性，但弱而片状
LF	阳性	细胞质	乳铁蛋白；大多数肿瘤细胞
S-100	阳性	细胞质或细胞核	可见于10%肿瘤细胞
α-淀粉酶	阴性	——	酶（+），是在正常浆液性腺泡细胞而不是肿瘤细胞
p63	阴性	——	
钙调蛋白	阴性	——	
肌动蛋白-sm	阴性	——	

黏液表皮样癌

- 具体来说，微囊模式可能会导致与AcCC混乱（虽然罕见）
- 黏液卡红染色（+）的物质必须位于细胞质内，不仅是囊腔
- 无可识别浆液性腺泡分化

甲状腺转移癌

- AcCC滤泡型与甲状腺癌相似
- 胶体、甲状腺球蛋白和TTF-1呈阳性反应证实转移性疾病

透明细胞肿瘤

- AcCC的透明细胞亚型变罕见，透明细胞往往在病灶中呈灶状，且局限
- 鉴别诊断包括
  - 上皮-肌上皮癌：通常呈双相性分化，而缺乏浆液性腺泡细胞分化
  - 透明细胞腺癌与较强的纤维化和含有大量糖原有关
  - 透明细胞嗜酸性腺瘤：肿瘤中可见嗜酸性变，伴线粒体着色（+）
  - 转移性肾细胞癌:假肺泡样结构模式，突出的细胞边界，糖原明显，且通常为多形性

多形性低度恶性腺癌

- 发生于小唾液腺；呈多种生长模式；单个浸润；侵袭神经倾向；细胞温和，核呈空泡状；无浆液性腺泡的分化

参考文献

1. Al-Zaher N et al: Acinic cell carcinoma of the salivary glands: a literature review. Hematol Oncol Stem Cell Ther. 2(1): 259-64, 2009
2. Daneshbod Y et al: Diagnostic difficulties in the interpretation of fine needle aspirate samples in salivary lesions: diagnostic pitfalls revisited. Acta Cytol. 53(1): 53-70, 2009
3. Skálová A et al: Acinic cell carcinoma with high-grade transformation: a report of 9 cases with immunohistochemical study and analysis of TP53 and HER-2/neu genes. Am J Surg Pathol. 33(8): 1137-45, 2009
4. Rau AR et al: Infarction of acinic cell carcinoma in a patient infected with HIV: a complication of fine-needle aspiration cytology obscuring definitive diagnosis. Diagn Cytopathol. 29(4): 222-4, 2003
5. Ali SZ: Acinic-cell carcinoma, papillary-cystic variant: a diagnostic dilemma in salivary gland aspiration. Diagn Cytopathol. 27(4): 244-50, 2002
6. Hoffman HT et al: National Cancer Data Base report on cancer of the head and neck: acinic cell carcinoma. Head Neck. 21(4): 297-309, 1999
7. Ellis GL: Clear cell neoplasms in salivary glands: clearly a diagnostic challenge. Ann Diagn Pathol. 2(1): 61-78, 1998
8. Slater LJ: Acinic cell carcinoma and PAS-positive granules. Oral Surg Oral Med Oral Pathol Oral Radiol Endod. 86(5): 507-8, 1998
9. Crivelini MM et al: Immunohistochemical study of acinic cell carcinoma of minor salivary gland. Oral Oncol. 33(3): 204-8, 1997
10. Michal M et al: Well-differentiated acinic cell carcinoma of salivary glands associated with lymphoid stroma. Hum Pathol. 28(5): 595-600, 1997
11. Napier SS et al: Acinic cell carcinoma in Northern Ireland: a10-year review. Br J Oral Maxillofac Surg. 33(3): 145-8, 1995
12. Skalova A et al: Cell proliferation correlates with prognosis in acinic cell carcinomas of salivary gland origin. Immunohistochemical study of 30 cases using the MIB1 antibody in formalin-fixed paraffin sections. J Pathol. 173(1): 13-21, 1994
13. Oliveira P et al: Acinic cell carcinoma of the salivary glands. A long term follow-up study of 15 cases. Eur J Surg Oncol. 18(1): 7-15, 1992
14. Colmenero C et al: Acinic cell carcinoma of the salivary glands. A review of 20 new cases. J Craniomaxillofac Surg. 19(6): 260-6, 1991
15. Hiratsuka H et al: Acinic cell carcinoma of minor salivary gland origin. Oral Surg Oral Med Oral Pathol. 63(6): 704-8, 1987

腺泡细胞癌

组织病理学检查及浸润特点

（左图）肿瘤通常呈局限性包块，边界不规则。多个瘤结节周围有一个不完整的纤维结缔组织包膜➡。可见浸润实质⇨。（右图）在这个肿瘤中可明显看见肿瘤相关淋巴组织增生。箭头➡所指的为唾液腺组织，看起来像是淋巴结。可见浸透包膜⇨

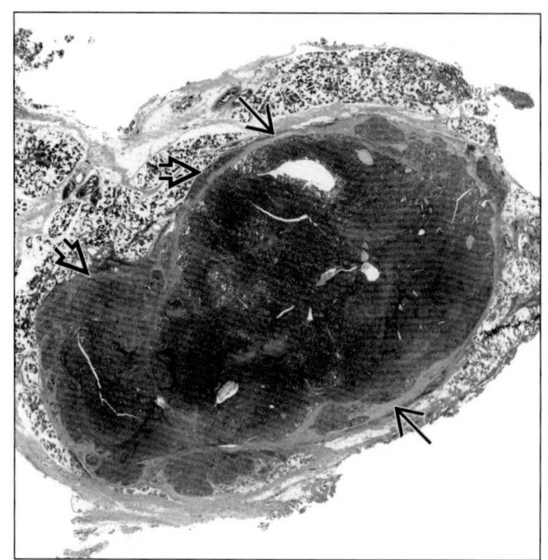

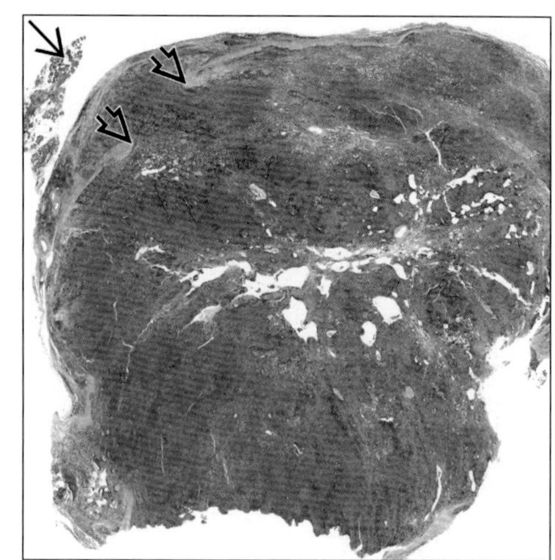

（左图）肿瘤边界不规则，具有实性小叶状至结节状结构。血管浸润区明显➡，但是有时很难从一个结节肿瘤上分离。注意肿瘤内囊肿⇨。（右图）虽然罕见，小唾液腺肿瘤可能渗透到邻近骨组织➡，就像该显微镜下所显示一样。原发口底的肿瘤切除后，可见癌巢存在于切下的下颌骨中

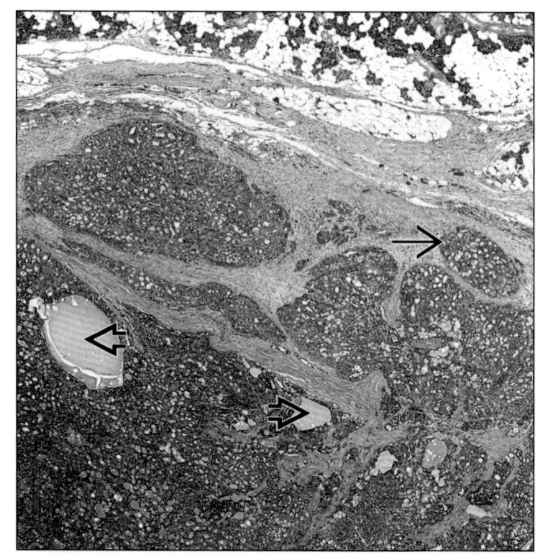

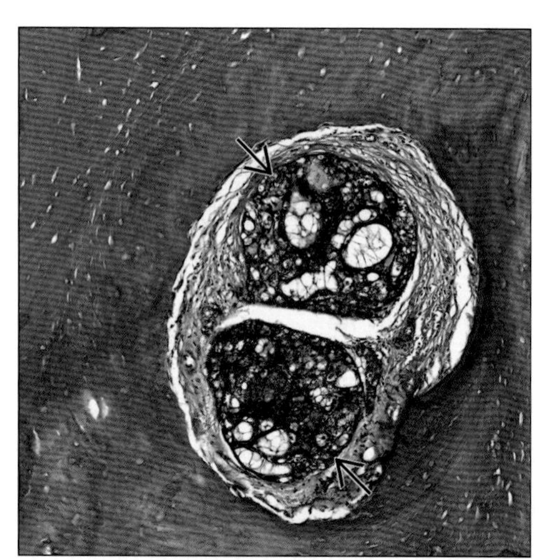

（左图）多数情况下，在同一肿瘤内可见多种细胞类型和形态存在。在该例实体肿瘤中可见微囊、滤泡结构，同时存在淋巴细胞浸润➡。瘤内纤维化很容易识别⇨。（右图）嗜碱性细胞颗粒，嗜碱性细胞质包绕在嗜碱性核周，因此俗称“蓝点肿瘤”

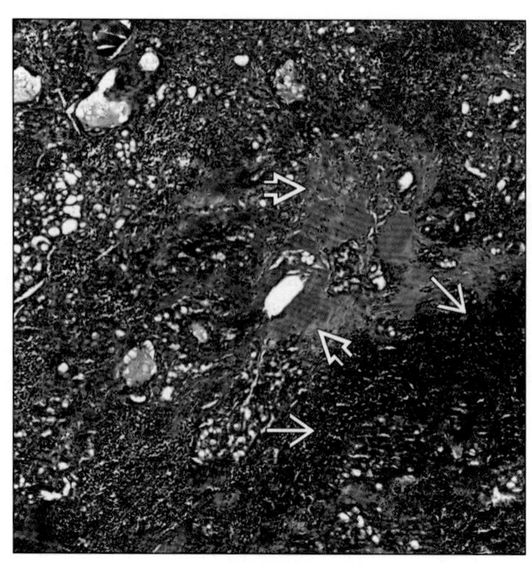

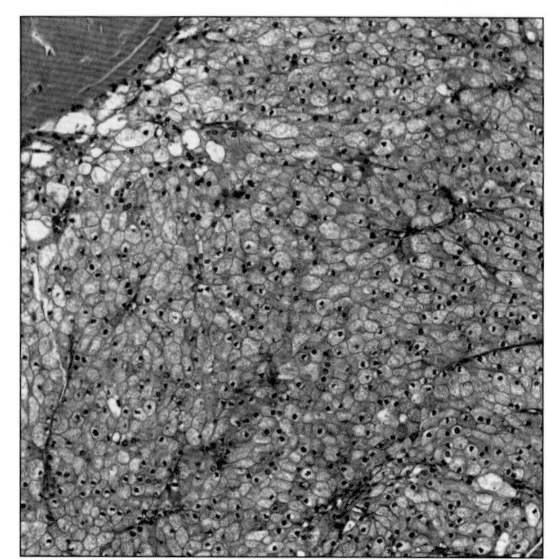

腺泡细胞癌

生长模式特点

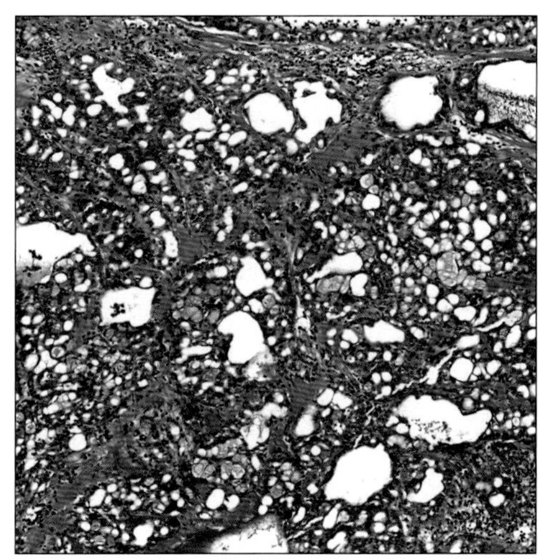

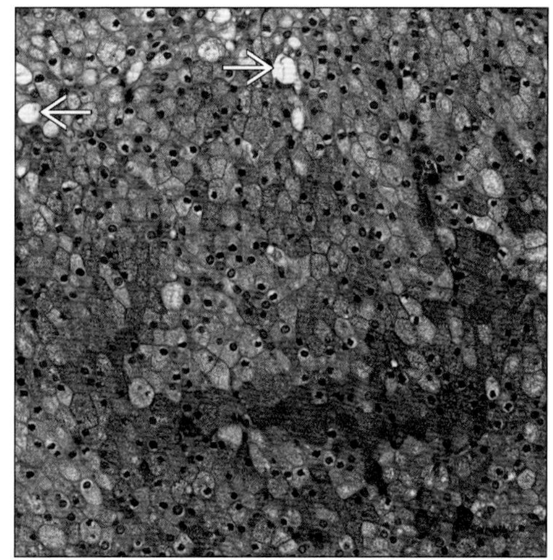

（左图）该肿瘤中有各种不同种类的囊腔，虽然以微囊腔外观为主要类型。可见纤维血管组织隔膜分离了肿瘤细胞。肿瘤细胞中有一些是由“空泡”细胞类型组成的，更进一步突显了“囊性”外观。（右图）该肿瘤细胞在细胞质外观上也有轻微的变化，即有些细胞具有更深的细胞质。该肿瘤中有一些空泡细胞➡或少量网状细胞

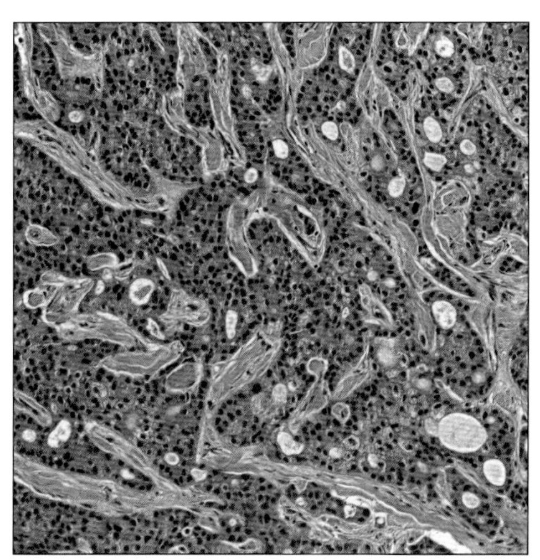

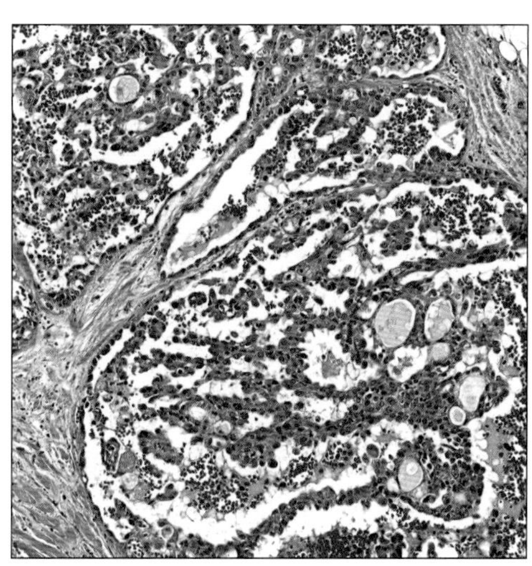

（左图）该肿瘤主要排列成小叶状和腺样结构，包括肿瘤内纤维化。该肿瘤中闰管型细胞占主导地位，伴有短立方细胞表达于核仁中央。（右图）这种乳头状囊性生长类型产生了一种复合结构，即乳头状突起位于囊性空腔内。这种乳头状突起在管腔细胞里显示有“钉状”或“墓碑排列样”外观。红细胞渗出随处可见

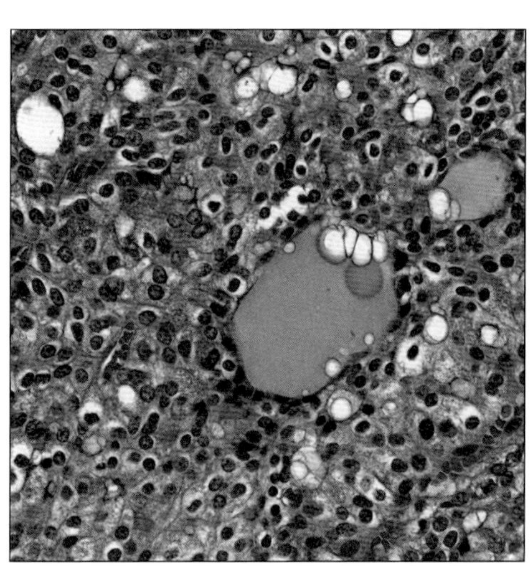

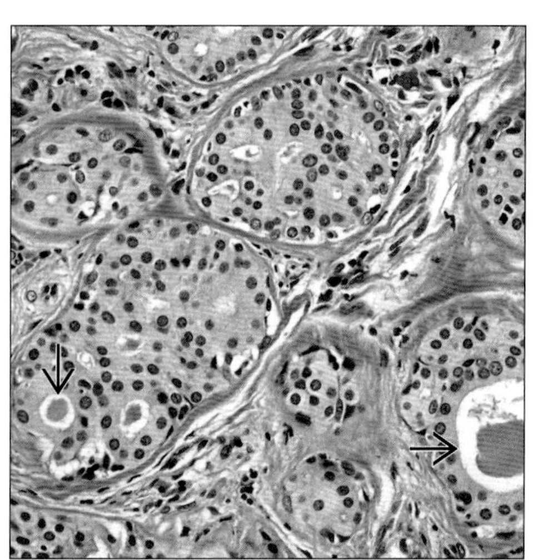

（左图）该图显示了浆液性腺泡细胞及一些闰管型细胞；这里并没有发现空泡细胞。（右图）该肿瘤为滤泡样类型。有一些小的腺样细胞排列在腺体周围，中心➡是一些结石样凝固物。这种组织学表现类似于甲状腺滤泡肿瘤中所见到的

腺泡细胞癌

罕见的组织学特点

（左图）这些浆液性腺泡细胞中有着丰富的嗜碱性胞质颗粒；核染色深，椭圆形，略偏心位。（右图）腺泡细胞癌中可见明显的淋巴细胞浸润伴淋巴滤泡形成→，周围是一些小的淋巴细胞。肿瘤出现在淋巴滤泡周围。这种结构不同于淋巴结结构

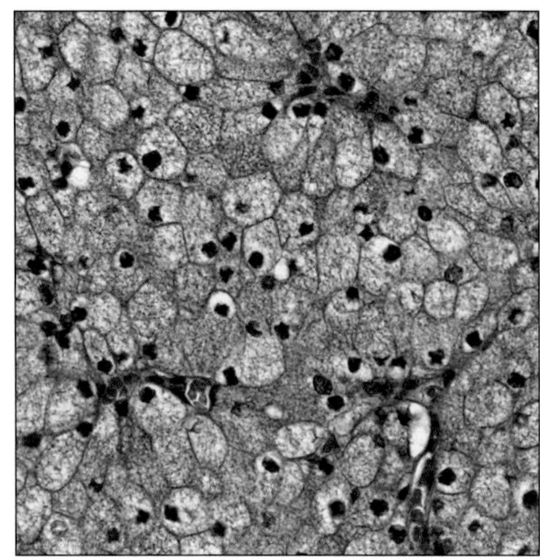

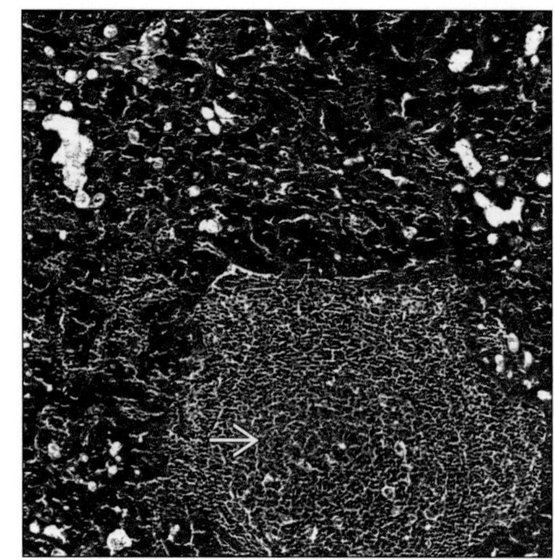

（左图）该例肿瘤中，在大量淋巴细胞背景下，混有极少数腺泡细胞→。低倍镜下上皮成分不明显，类似淋巴结结构。存在的分泌物⇨，有助于AcCC的诊断。（右图）腺泡细胞→围绕着一些反应性增生的鳞状化生的细胞增殖。这是继细针穿刺后很罕见的反应性发现。这种程度的细胞非典型增生可能是很有意义的

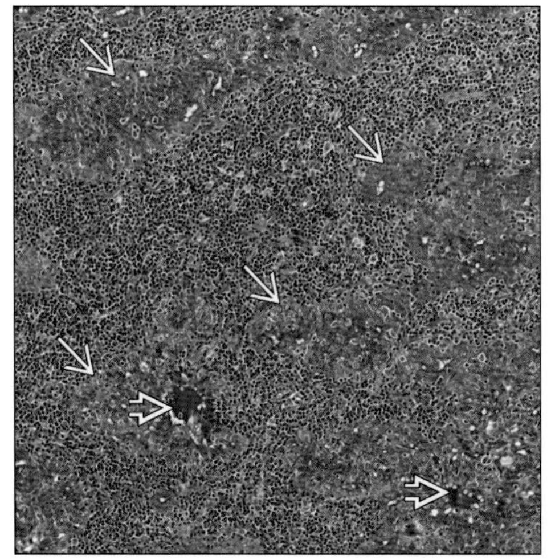

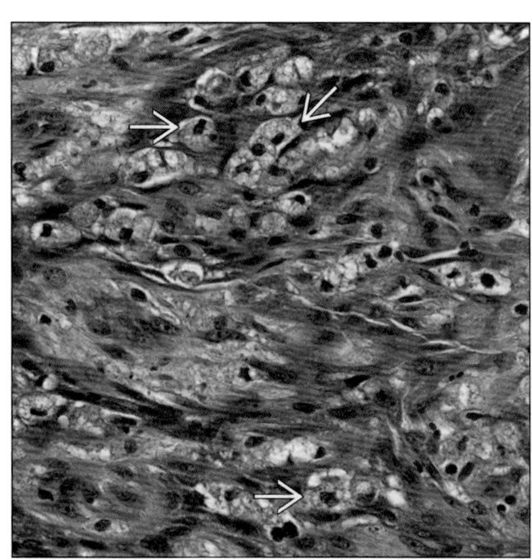

（左图）在AcCC中，可见高级别转化（去分化）。在该例中，腺泡细胞→与低分化癌的片状结构并存。可见很少的腺体样或导管样结构⇨。（右图）高度恶性肿瘤经常与坏死→及退变相关。该肿瘤内仍有许多区域显示了特征性的腺泡细胞外观⇨

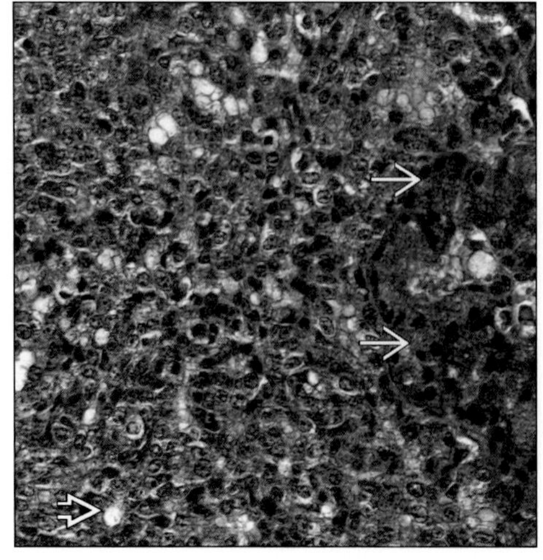

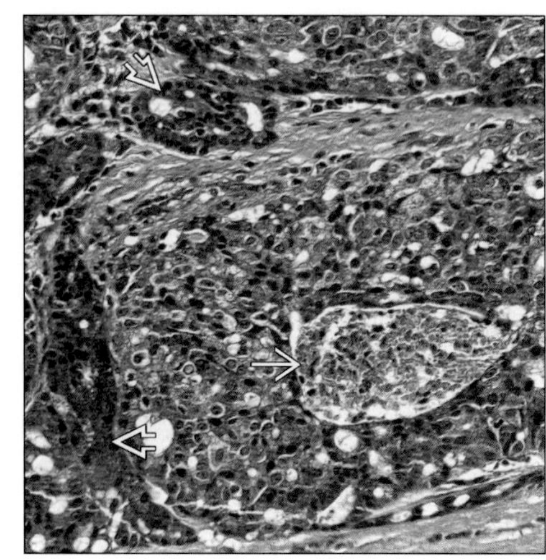

腺泡细胞癌

组织病理学检查与辅助检查

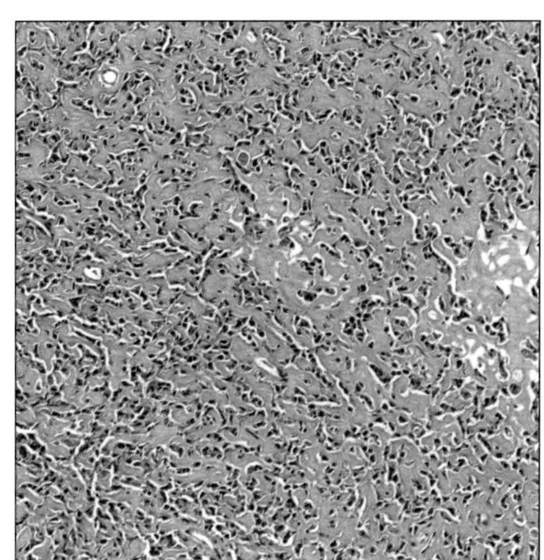

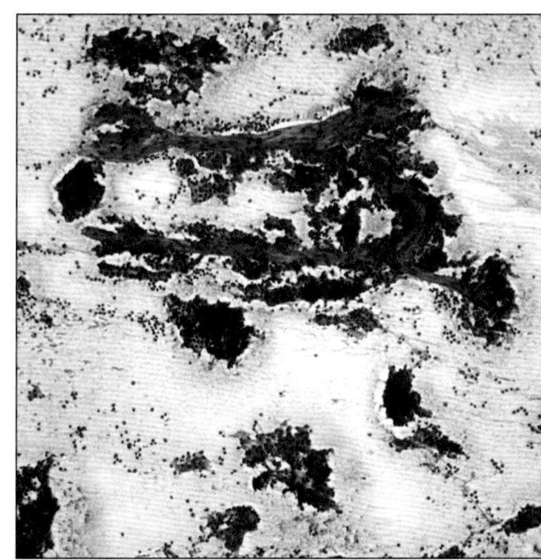

（左图）该肿瘤伴大量间质纤维化。这种纤维将肿瘤细胞压缩成细胞线和细胞巢。在低倍视野下，特殊的肿瘤类型不容易被发现。但典型的细胞成分在其他区域可见。（右图）这个细胞涂片中可见黏附性强，伴纤维血管轴心的小细胞簇。背景内可见裸核和蛋白质液

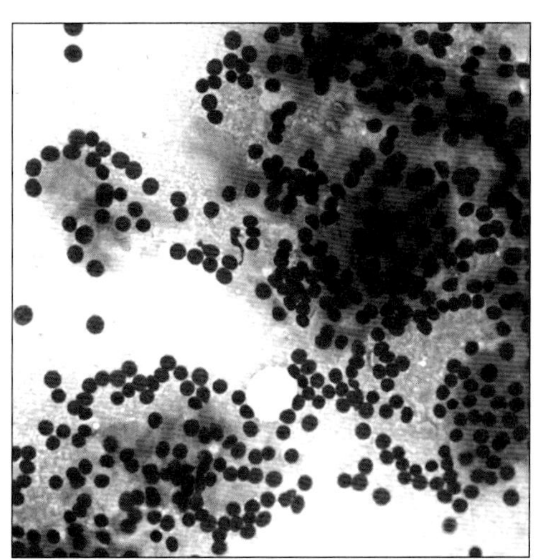

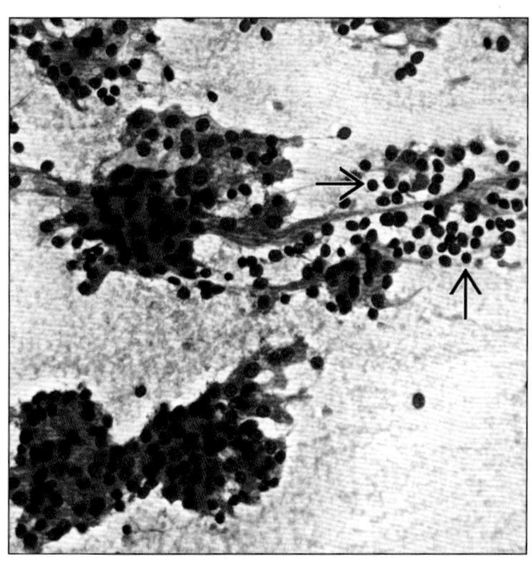

（左图）Diff-Quik染色处理后，细胞簇细小，黏附性强，类似正常的腺泡细胞。其细胞核呈圆形且规则，染色质粗。其细胞质轻微空泡化。（右图）这些紧致的腺泡细胞与显示有裸核的细胞相关➡。其仅限于没有细胞异型性。细胞核大约与背景中淋巴腺体一样大小

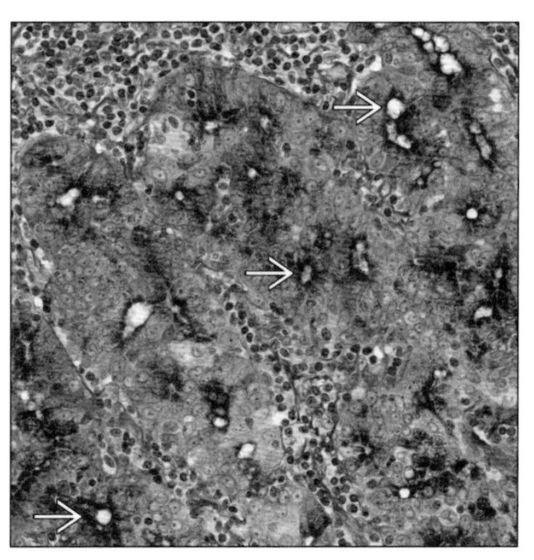

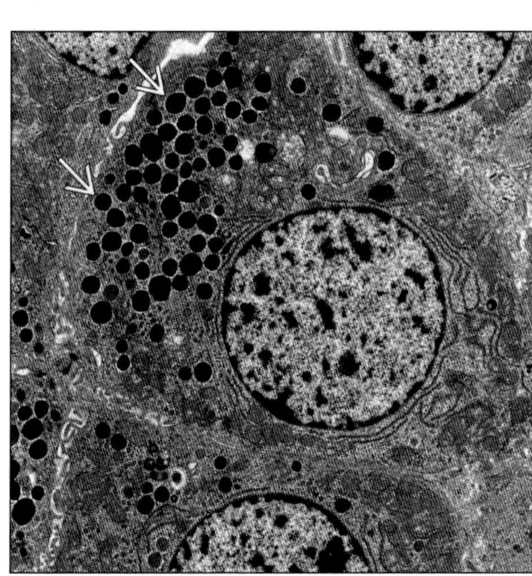

（左图）PAS（+），即抗淀粉酶酶原颗粒在AcCC细胞腔中➡突显。（右图）组织病理学检查照片显示了在浆液性腺泡细胞胞质中的特异性酶原颗粒。它们是电子致密物，显示了其在形状及大小方面的细微变化➡。还有其他细胞器，包括线粒体和内质网

多形性低度恶性腺癌

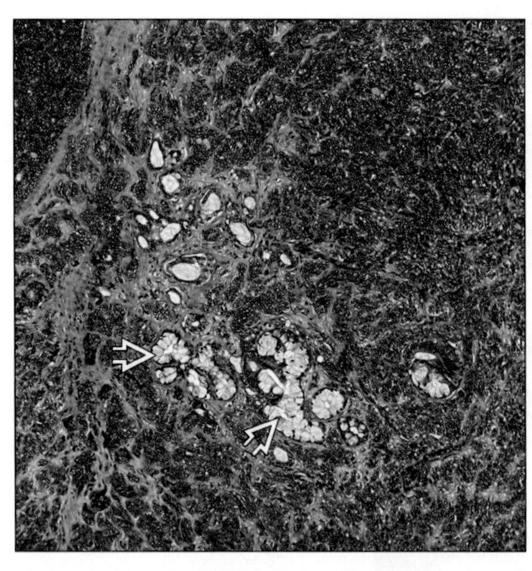
肿瘤无包膜，显示被剩余的小唾液腺组织包裹，肿瘤包围在小唾液腺组织周围却没有破坏它

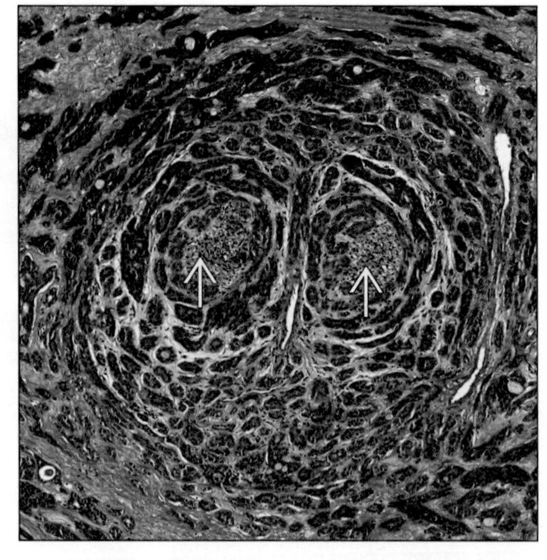
中倍镜下显示病灶中间为两个神经纤维➡，其周围为呈线样排列的肿瘤细胞，这种末梢神经周围的靶形表现是典型的病理类型

专业术语

缩写

- 多形性低度恶性腺癌（PLGA）

别名

- 终末导管癌
- 小叶癌

定义

- 以细胞学形态一致的肿瘤细胞呈多种组织学模式浸润性生长为特点的恶性上皮肿瘤

病因/发病机制

发病机制

- 可能来源于闰管或终末导管的临床表现

流行病学

- 发病率
  - 罕见：占所有唾液腺肿瘤的2%
  - 在口腔小唾液腺恶性肿瘤中发病率位居第2（约25%）
- 年龄
  - 年龄跨度大：16~95岁均可发病
  - 平均：60岁
    - 大部分于50~70岁发病
  - 儿童极少见
- 性别
  - 女性多于男性（2∶1）
- 种族
  - 好发于黑人

部位

- 多发于小唾液腺
- 好发部位排序
  - 上腭（60%），尤其是硬腭和软腭间的黏膜连接处
  - 颊黏膜（约15%）
  - 唇（尤其是上唇）（约10%）
  - 磨牙后区域
  - 口底、舌（特别是舌后部）、口咽、扁桃体
  - 其他部位：泪腺、鼻窦、鼻咽、上/下呼吸道
- 少有多发

症状

- 多有缓慢生长的无触痛的硬肿块
  - 有类似“义齿不合适”的表现
- 在常规口腔检查中发现
- 少见溃疡、出血、毛细血管扩张和疼痛
- 少见骨骼损害和浸润
- 肿瘤是可移动的或固定的
- 口底肿瘤患者在颈部很少能看见肿块
- 症状持续时间从几天到40年不等
  - 平均2年

治疗

- 选择、风险及并发症
  - 需保证长期临床随访，因其无痛的表现和较长的潜伏期
- 手术方法
  - 可选择用保守方法完全切除
  - 利用高频神经周围切除术来广泛切除病灶
  - 颈部切开切除已发现的局部转移灶
- 放射治疗
  - 不常用，术后放射治疗用于顽固的复发
    - 可缓解而非治愈

预后

- 远期预后很好

多形性低度恶性腺瘤

要点

专业术语
- 以细胞学形态一致的肿瘤细胞呈多种组织学模式浸润性生长为特点的恶性上皮肿瘤

临床表现
- 第2常见的口腔内小唾液腺恶性肿瘤（约25%）
- 女性多于男性（2：1）
- 多发于小唾液腺（上腭：60%）
- 常形成缓慢生长的无触痛硬肿块
- 可选择用保守方法完全切除
- 远期预后好

组织病理学检查
- 虽然边界清楚，但无包膜
- 浸润性生长
  - 包绕小唾液腺
  - 明显的周围神经侵犯
- 多种生长模式
  - “风暴中心”或“旋涡状”表现
  - 细胞围绕中央病灶集中分布，形成“靶环”图案
- 一致的、椭圆形至多边形或梭形肿瘤细胞
- 板状灰蓝色基质通常均为局灶性

辅助检查
- 表达上皮和肌上皮标志物

鉴别诊断
- 多形性腺瘤、腺样囊性癌、乳头状囊腺癌

  - 10年生存率约为95%
  - 患者可能带瘤去世，但不是肿瘤致死
- 局部复发占9%~15%病例
  - 尤其是硬腭肿瘤
  - 原发之后数年可能复发（平均5~7年）
  - 女性比男性更易复发
- 局部淋巴结浸润占9%~15%病例
  - 切缘阳性病例转移风险增加
- 远处转移少见
  - 肺转移常见

影像学检查

放射学检查
- 放射照相是为了显示骨骼上覆盖的黏膜肿瘤来确定手术范围

大体检查

一般特征
- 均匀一致的质地，从韧到硬的卵圆形肿块
- 以无包膜但病灶局限为特征
- 肿瘤覆盖几乎无溃疡的上皮表面
- 切面颜色均匀，淡黄色到褐色都有

大小
- 范围：0.4~6cm
- 平均2cm
- 唇肿瘤一般更小一些
  - 常通过临床表现诊断而非生物学异常
- 大小对预后无影响

组织病理学检查

组织学表现
- 浸润性生长，结构多样，细胞一致，分布在特征性的基质中
- 浸润性生长
  - 无包膜，但边界清楚
  - 未累及部分通常有完整上皮层
  - 包裹、覆盖或完全包绕小唾液腺，但是未被肿瘤细胞破坏
  - 侵入软组织，尤其是脂肪，较少侵入骨骼肌
  - 明显的周围神经的侵犯
  - 可见侵入骨骼，尤其是上腭肿瘤
- 生长模式
  - 多种生长模式
  - 低倍镜可见“风暴中心”“流动样”或“旋涡状”
  - 特征性的细胞集中在中央病灶周围形成“靶环”样图案
    - 病灶由小神经末梢组成
  - 周围常有线性、单行细胞浸润
  - 分布在小叶、痣细胞团、腺体剖面、小管、骨小梁、筛板
    - 相互连接的条形结构与实性癌巢相平行
    - 小管由一层立方形细胞线状排列而成
  - 病灶内被诊断出的乳头状突起不显著
- 细胞形态
  - 一致的、卵圆形至多边形或梭形肿瘤细胞
  - 细胞边界模糊，形态小或中等
  - 大量的无色到嗜酸性细胞质
  - 核呈圆形至卵圆形，染色质呈泡状
  - 不显著的或很小的核仁
- 基质内物质
  - 板状灰蓝色基质通常呈灶状
  - 透明的、轻微嗜酸性基质分隔肿瘤细胞
- 有丝分裂象不明显
- 酪氨酸样结晶不易识别（小于5%）
- 少见化生：鳞状、脂肪、黏液、嗜酸性瘤细胞

多形性低度恶性腺癌

免疫组织化学			
抗体	反应	染色部位	注释
CK-PAN	阳性	细胞质	所有病例的肿瘤细胞均为阳性
波形蛋白	阳性	细胞质	几乎所有肿瘤细胞
p63	阳性	细胞核	色深而且分散，局限在连接在组织基质周围的肿瘤细胞中
S-100	阳性	细胞核 & 细胞质	几乎 100% 肿瘤细胞
CEA-M	阳性	细胞质	约 55% 肿瘤细胞为阳性
EMA	阳性	细胞质	大部分肿瘤细胞有反应
CD117	阳性	细胞质	几乎所有肿瘤都有不同程度免疫反应
肌动蛋白 -sm	阳性	细胞质	10%~15% 肿瘤细胞显示阳性
Actin-HHF-35	阳性	细胞质	不同
GFAP	阳性	细胞质	10%~15% 腔内肿瘤细胞呈弱反应
Bcl-2	阳性	细胞核	所有肿瘤细胞均为阳性
Ki-67	阳性	细胞核	低级别指数（<6%）
p53	阳性	细胞核	只在少量分离细胞中
MCM2	阳性	细胞核	一般 <9%
半乳凝素 -3	阳性	细胞质	在许多病例中阳性率变化较大

辅助检查

细胞学检查
- 经验有限，因小唾液腺肿瘤标本较少

免疫组织化学染色
- 不同程度表达上皮和肌上皮标志物

细胞遗传学
- 12号染色体异常最常见，在p或q臂（12q22和12p2.3）

鉴别诊断

多形性腺瘤
- 活检很难鉴别
- 小唾液腺多形性腺瘤无包膜，但是有结节状或圆形突起
- 无神经浸润
- 浆细胞样细胞常见，但在PLGA中少见
- 常表现出黏液瘤样基质（除非在细胞性肿瘤中）
  - 二者都有透明的或黏液透明性基质
- 上皮细胞和间质细胞强阳性及弥漫表达GFAP
  - PLGA仅上皮细胞呈局灶、弱阳性表达

腺样囊性癌（ACC）
- 多种生长方式类似PLGA，虽然筛状模式在ACC中更常见
  - 成束生长不见于ACC
- 核仁呈钉状、胡萝卜状或成角，染色质多
- 充满糖胺聚糖类的假囊样腔隙
  - 板状灰蓝色间质不常见
- 增殖指数常比PLGA高

乳头状囊腺癌
- 乳头状结构很明显
- 肿瘤是囊性，PLGA不是
- 有丝分裂象和坏死更多见

参考文献

1. Thompson LD. Polymorphous low grade adenocarcinoma. Pathol Case Rev. 9(6): 259–63, 2004
2. Evans HL et al: Polymorphous low-grade adenocarcinoma: a study of 40 cases with long-term follow up and an evaluation of the importance of papillary areas. Am J Surg Pathol. 24(10): 1319–28, 2000
3. Castle JT et al: Polymorphous low grade adenocarcinoma: a clinicopathologic study of 164 cases. Cancer. 86(2): 207–19, 1999
4. Gnepp DR et al: Polymorphous low-grade adenocarcinoma: glial fibrillary acidic protein staining in the differential diagnosis with cellular mixed tumors. Oral Surg Oral Med Oral Pathol Oral Radiol Endod. 83(6): 691–5, 1997
5. Kelsch RD et al: Polymorphous low-grade adenocarcinoma: flow cytometric, p53, and PCNA analysis. Oral Surg Oral Med Oral Pathol Oral Radiol Endod. 84(4): 391–9, 1997
6. Simpson RH et al: Polymorphous low-grade adenocarcinoma of the salivary glands: a clinicopathological comparison with adenoid cystic carcinoma. Histopathology. 19(2): 121–9, 1991
7. Gnepp DR et al: Polymorphous low-grade adenocarcinoma of minor salivary gland. An immunohistochemical and clinicopathologic study. Am J Surg Pathol. 12(6): 461–8, 1988

多形性低度恶性腺癌

临床和组织病理学检查特点

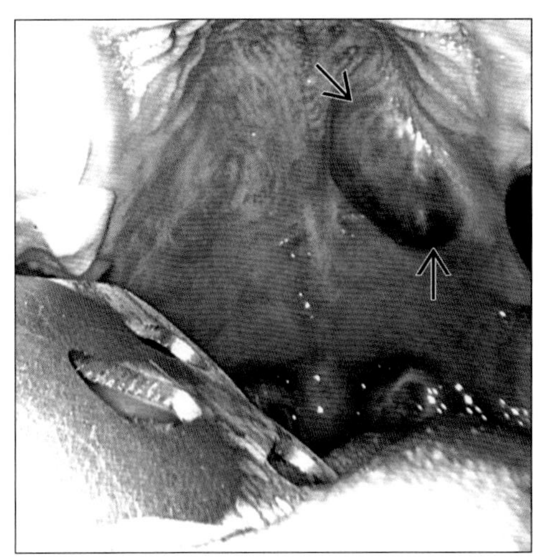

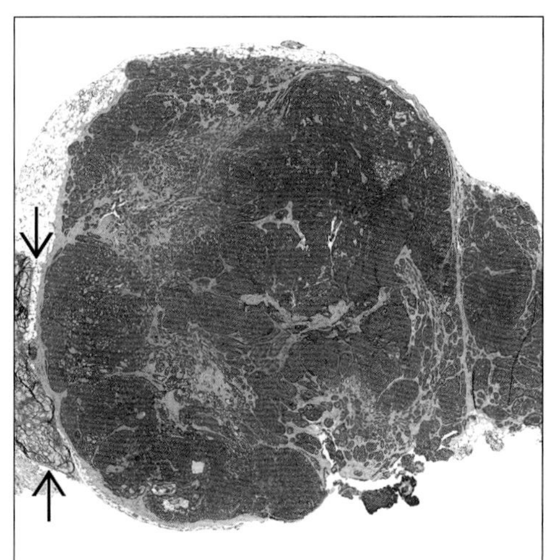

（左图）临床照片显示一个上腭肿块→。虽然表面有斑点但是无溃疡。这些改变不是特异性的并且仅通过这些表现不能证明肿块是恶性的。（右图）这个无包膜的肿瘤周围可见少量小唾液腺残余组织→。在这个切除物的边缘可见肿瘤。可见多个结节

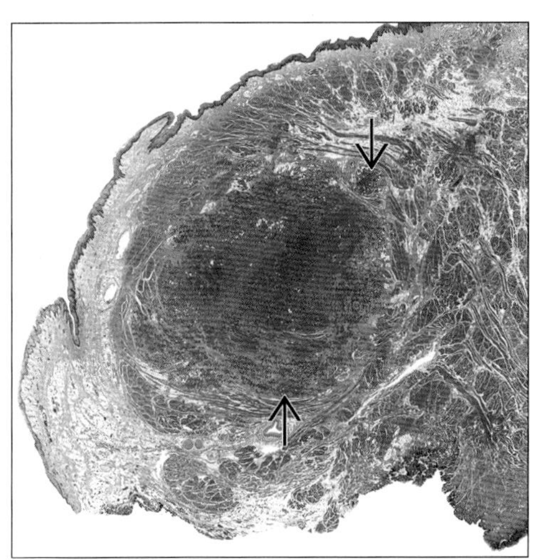

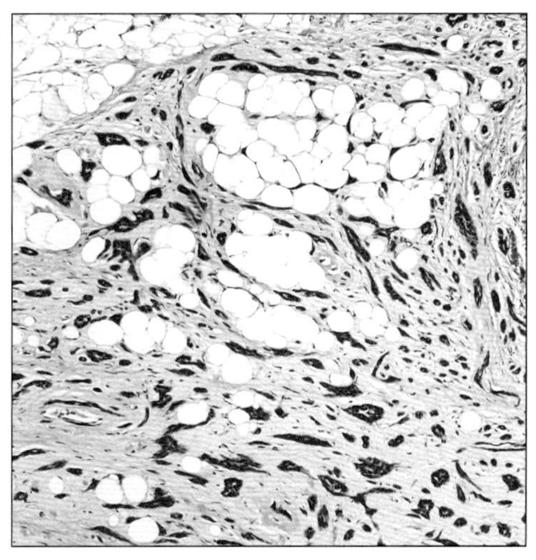

（左图）在这块舌组织中有一个肿瘤结节。尽管肿瘤轮廓非常明显但它无包膜。扩大的范围可见→。（右图）单个细胞和呈线状排列的肿瘤细胞浸润到邻近脂肪组织。背景是蓝灰色基质。细胞很小而且无特征，即使在低倍镜下也是如此

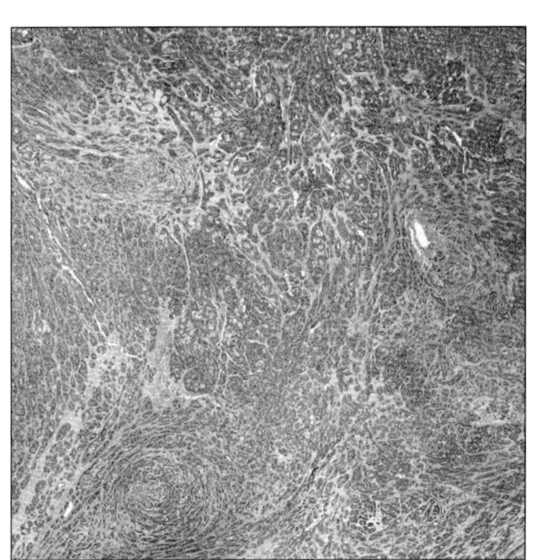

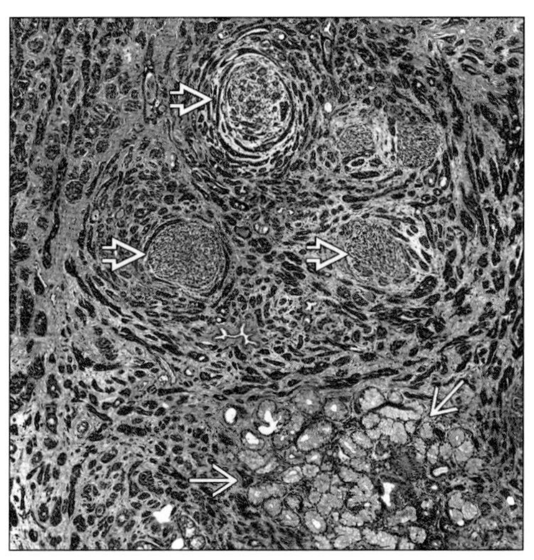

（左图）这些肿瘤低倍镜下可见多种生长模式，因此命名“多形性”。“风暴中心”或“旋涡状”是这种肿瘤的特征表现。（右图）显示了低倍镜下PLGA两种特征性的组织学表现。被包裹的小唾液腺组织→和集中分布在神经周围的细胞形成“靶环”样结构→

多形性低度恶性腺癌

显微镜下特点

(左图)一个小唾液腺和导管在这个区域中央→,虽然被肿瘤完全包裹但未被破坏。可见密集的胶原样的基质和一片蓝色黏液状基质。(右图)中央的结节周围有细细的一圈集中分布的肿瘤细胞。虽然隐约可见一根神经,但是在这个视野下并不能确定

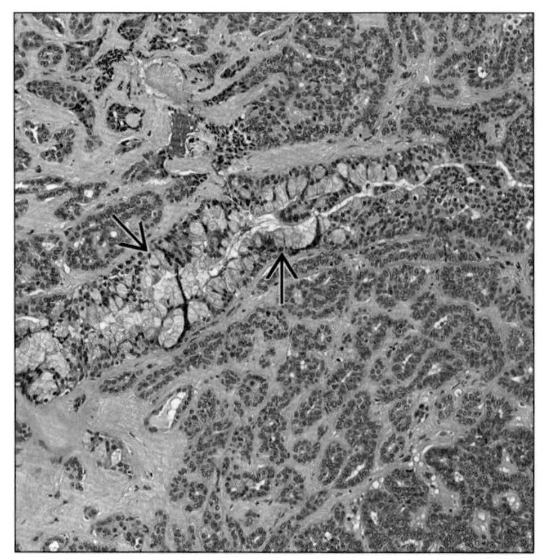

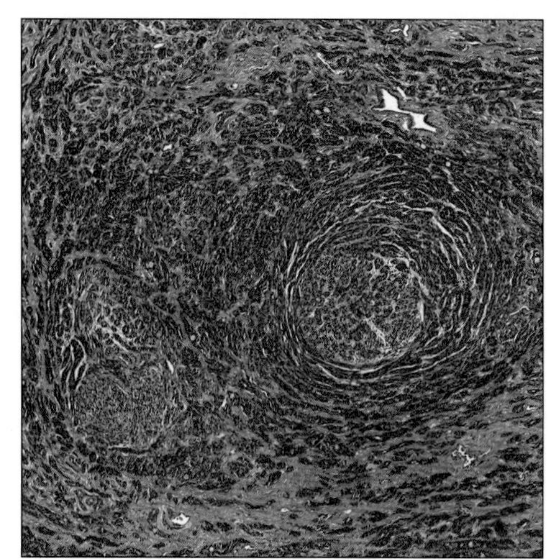

(左图)高倍镜下显示肿瘤细胞浸润神经纤维,形成"靶环"样结构。注意神经纤维内"小腺体"或"小管"结构→。(右图)这些肿瘤细胞细胞学形态一致。这个区域有一个从层状到实体状过渡区域。神经→周围被肿瘤细胞围绕但无浸润

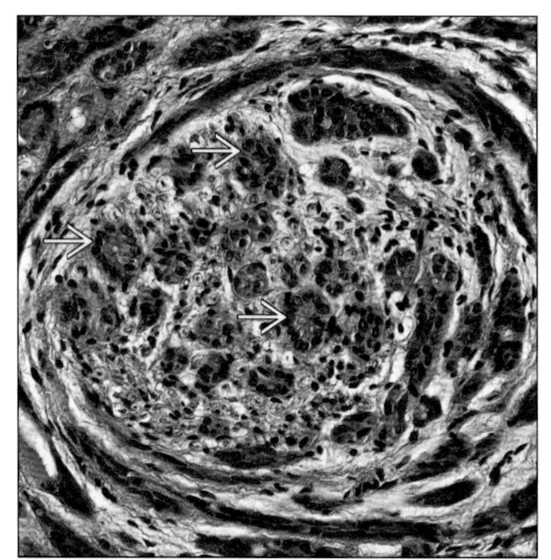

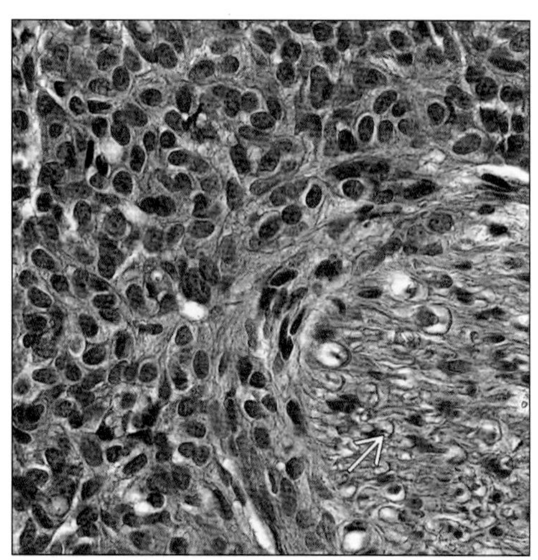

(左图)肿瘤细胞紧密排列成一列("印第安排列"),类似乳腺小叶浸润癌(以前的名字)。有明显的纤维分隔肿瘤细胞。(右图)周围有小管、小梁样的筛状生长模式→在PLGA中常见。这种模式经常和另一种模式并列存在

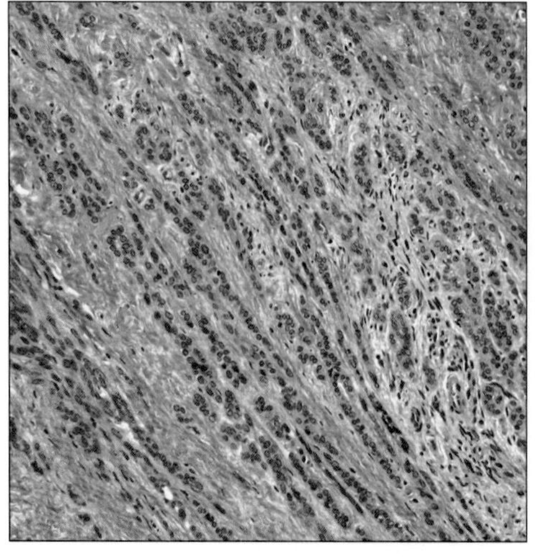

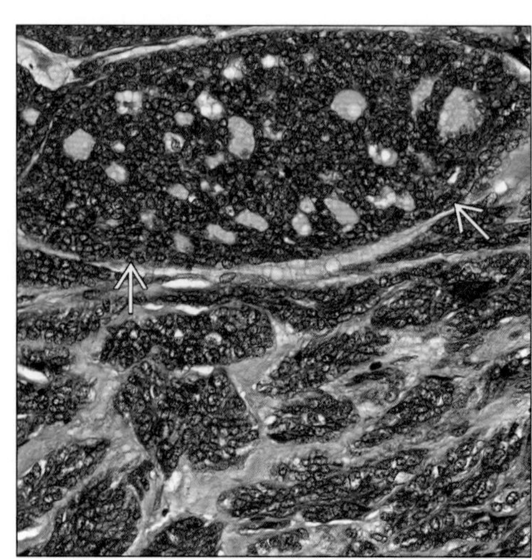

多形性低度恶性腺癌

显微镜下和免疫组织化学特点

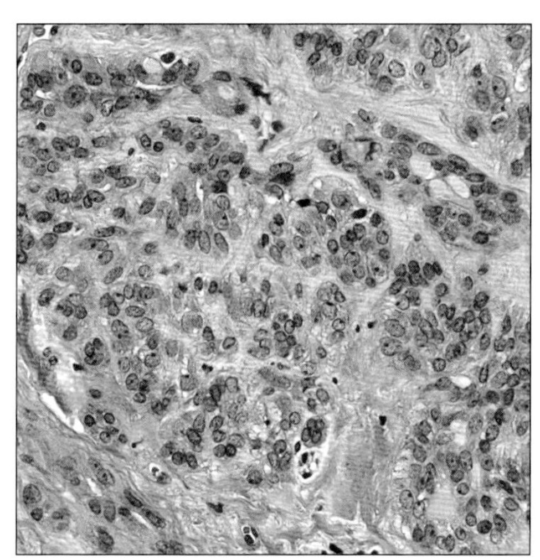

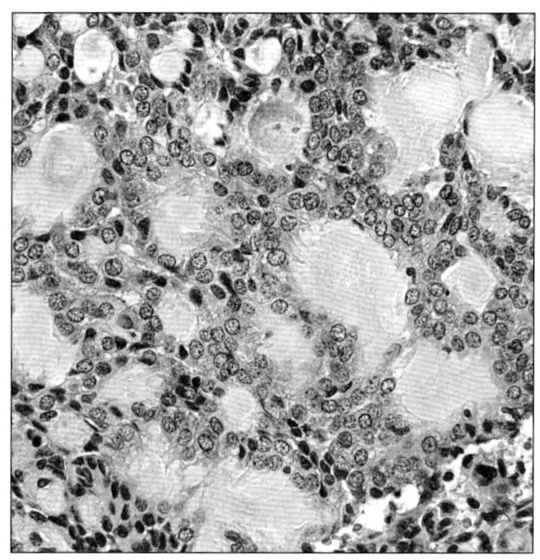

（左图）肿瘤细胞在细胞学形态上呈模糊巢状，排列在不明显的巢状或腺体结构中。染色质呈泡状，核仁小且不显著。（右图）肿瘤细胞呈筛状排列，周围有双层基底膜样物质，类似腺样囊性癌。但细胞学形态不同，核染色质很细腻而非粗糙

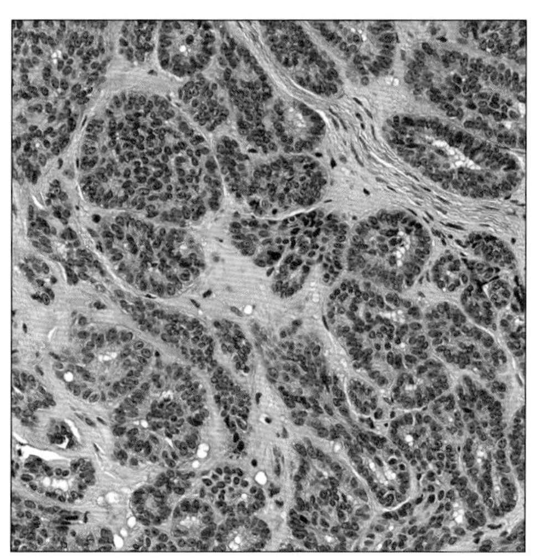

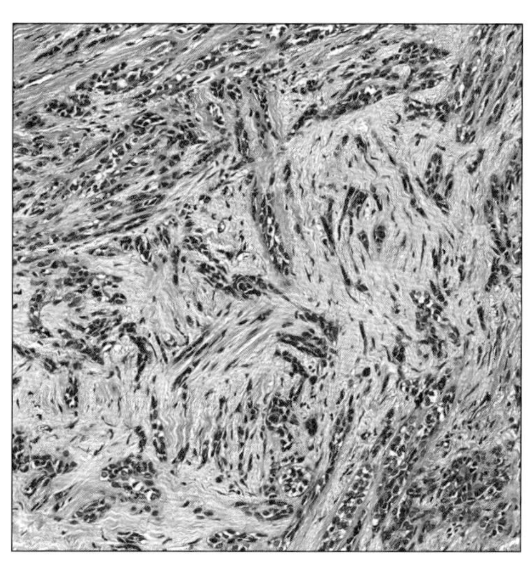

（左图）背景基质中板状灰蓝色黏液样改变是PLGA常见的表现。肿瘤细胞呈线样和小管样排列。（右图）肿瘤细胞呈梭形旋涡状排列。这种特征性的板状灰蓝色黏液状改变与多形性腺瘤不同。可见肿瘤细胞和基质间的突然变化，而不是多形性腺瘤中两种细胞混合存在

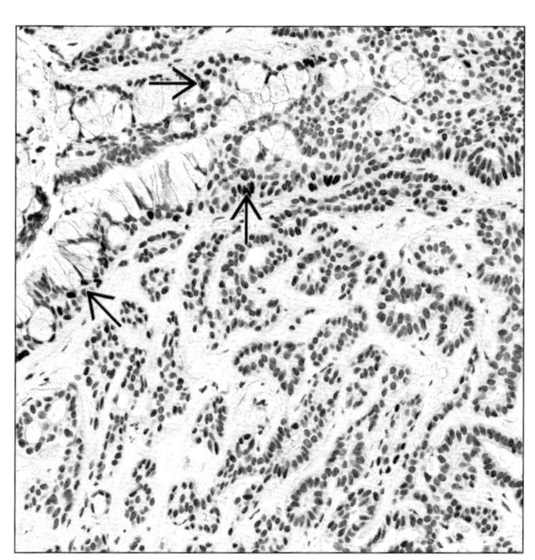

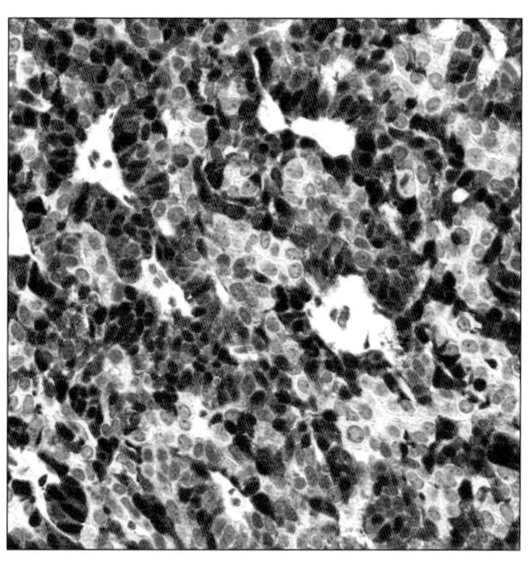

（左图）肿瘤细胞来源于上皮细胞和肌上皮细胞，因此，弥散性强阳性表达p63、S-100蛋白、角蛋白和CEA。这个病例中，残留导管基地/肌上皮细胞⇨阳性表达p63。（右图）几乎所有肿瘤细胞的细胞核和细胞质阳性表达S-100蛋白。然而，本病例中腺样结构S-100阴性

多形性腺瘤癌变

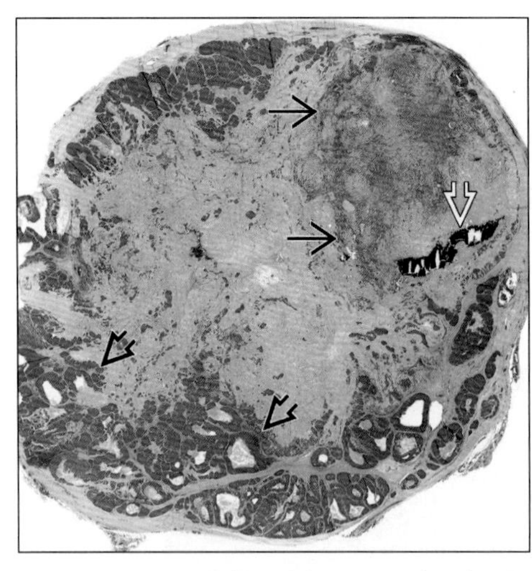

图中显示一个包膜完整的肿瘤，可见剩余的多形性腺瘤→和钙化灶➡。然而，尽管在低倍镜下，仍可见癌变区域⇨细胞丰富，伴腺样结构

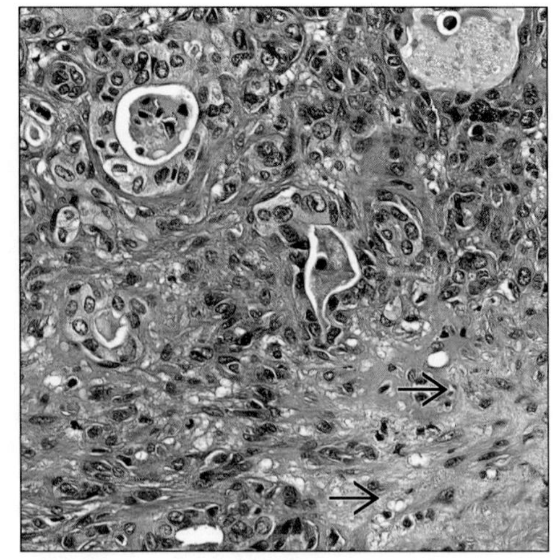

图中显示明显的细胞多形性伴硬化的基质。在高倍镜下仍可见残留的多形性腺瘤→

专业术语

缩写

- 多形性腺瘤癌变（Ca ex-PA）

别名

- 良性混合性肿瘤
- 恶性混合性肿瘤

定义

- 在多形性腺瘤（PA）中出现癌变
  - 有多形性腺瘤PA组织学表现并且在相同部位有过PA病史
  - 癌可以是任何上皮性肿瘤

病因/发病机制

发病机制

- 上皮成分恶变
- 连续切片中的移行区有助于证实

临床表现

流行病学

- 发病率
  - 占唾液腺肿瘤的4%
    - 占恶性唾液腺肿瘤的12%
    - 占PA的7%
- 年龄
  - 多见于60~70岁
    - 在出现PA之后10~12年
    - 儿童罕见
- 性别
  - 男女基本一致

部位

- 大唾液腺最多见（80%）
  - 腮腺（80%）多于下颌下腺（18%）多于舌下腺（<2%）
  - 可能是因为大唾液腺的位置肿瘤较大且复发率增高
- 小唾液腺（20%）
  - 上腭远超鼻咽多于鼻腔多于喉

症状

- 有很长的PA病史
  - 带瘤时间越长，恶变概率越高
    - 5年：1.6%；15年：9.6%
    - 症状或肿块可出现长达44年
  - 若无良性PA的组织学证据，则需要有充分的证据证明之前在相同解剖部位的肿瘤是PA
    - 有些缓慢生长的肿瘤无症状，因此，病史长的肿块不一定诊断为PA癌变
- 可能动过多次手术
  - 约20%有过手术史
- 近期常迅速增大
- 神经麻痹较常见（40%）
- 大部分无痛
- 少见：皮肤溃疡、软组织粘连、骨骼侵袭

治疗

- 手术方法
  - 完全手术切除
  - 常需要淋巴结清扫（约20%）
    - 对所有大唾液腺肿瘤推荐颈部清扫
    - 低度恶性或局限侵袭性肿瘤不一定需要淋巴结清扫
- 放射治疗
  - 大部分患者接受术后放射治疗
    - 尤其是广泛转移和（或）高度恶性肿瘤

多形性腺瘤癌变

要点

专业术语
- 在PA中出现癌变

临床表现
- 多发于60~70岁，比PA晚10年
- 腮腺远超小唾液腺
- 很长的无痛肿块病史，近期迅速增大
- 完全手术切除
- 局部复发常见（高达50%）
- 局部或远处转移常见（高达70%）
- 生存率低
- 影响预后的因素包括年龄、肿瘤分期、癌变所占比例、侵袭范围

组织病理学检查
- 癌可能是特殊的肿瘤类型
- 癌细胞可呈明显的多形性，有丝分裂增加，坏死和破坏性生长均增加
- 癌和腺瘤的相对比例变化较大
- 分为低度恶性和高度恶性
- PA常发生广泛透明样变（纤维化或瘢痕）

报告要求
- 必须报告侵袭范围
  - 非浸润性癌（包膜内癌）无包膜侵犯的证据
  - 小范围浸润（≤1.5mm）
  - 浸润（>1.5mm）

    - 对控制原发灶可能有作用

预后
- 可见局部复发（25%~50%）
  - 大部分在确诊后5年内
  - 很多患者复发不止一次
  - 小唾液腺原发肿瘤复发率较低
  - 局部复发患者死亡率高
- 原位或远处转移常见（50%~70%）
  - 局部淋巴结转移：高达25%
    - 如果之前做过手术可更高
  - 远处：肺、骨骼（脊柱）、肝、脑、皮肤
    - 最常见于局部复发
- 生存率低
  - 大部分因病去世（60%）
  - 5年生存率为30%
- 影响预后的因素（按重要性顺序排列）
  - 分级
    - 低度恶性一般不死于肿瘤
    - 高度恶性大部分死于肿瘤
  - 分期
  - 癌变占全部肿瘤的比例
  - 侵袭范围
    - 无浸润（包膜内）：长期预后好（与传统PA一致）
    - 小范围侵袭肿瘤（≤1.5mm）：预后较好（5年生存率为75%~85%）
    - 大范围侵袭（>1.5mm）预后差（5年生存率为25%~65%）
  - 肿瘤较大
  - 组织学亚型
    - PLGA：5年生存率为96%
    - 唾液腺导管癌：5年生存率为62%
    - 肌上皮细胞癌：5年生存率为50%
    - 未分化癌：5年生存率为30%
  - 高增殖指数
  - 切缘情况
    - 边缘有癌细胞预示更高的复发率和死亡率

影像学检查

放射学检查
- 可显示出肿瘤位置、范围和淋巴结状态
- 可判断良性PA区域
  - PA中钙化灶区域更常见
- 包膜不完整或边界模糊经常是恶变的征兆
- 肿块中低T2核磁信号是恶变的征象
- 沿颞骨内面神经播散
  - 面神经仅分布于表面，腮腺深处可能没有

大体检查

一般特征
- 可见局限的、有包膜的肿瘤
- 大部分肿瘤非局限性侵袭灶易见
  - 局限性区域可见残存的PA病灶
  - 瘢痕位置也可有残存的PA
- 可见坏死、出血
- 良性区域：半透明蓝灰色
- 癌区域：实性，白色、褐色或灰色

需注意的部位
- 一定要注意良恶性过渡区
- 一定要注意外周浸润范围

大小
- 可达25cm
- 平均约5cm
- 平均大小是PA的2倍

组织病理学检查

组织学特点
- 癌成分可能为特殊类型肿瘤的一部分

多形性腺瘤癌变

- ○ 腺癌、NOS、唾液腺导管癌、腺样囊性癌、黏液表皮样癌、肌上皮癌、多形低分化腺癌、上皮-肌上皮癌
  - ■ 上皮和肌上皮成分混合物
  - ■ 仅有上皮内容物
- ○ 癌细胞表现
  - ■ 明显的多形性（伸长的多形细胞、细胞核深染、核仁突出）
  - ■ 有丝分裂增加
  - ■ 坏死区
  - ■ 破坏性生长
- 癌和腺瘤的相对比例变化较大
  - ○ 恶性和良性并列
  - ○ 恶性和良性混合
  - ○ 恶性肿瘤中的硬化结节提示有PA残余
  - ○ 多病灶，明显的孤立恶性结节
  - ○ 癌的种类分为局限和弥散
    - ■ 大多数病例中，癌占肿瘤体积的50%
  - ○ 恶性肿瘤细胞取代内层导管层，外层肌上皮层完整
  - ○ 需广泛取材证明PA存在
    - ■ 癌细胞通常过度生长或取代良性区域
    - ■ 在极少病例中，同一部位的肿瘤史可能为PA存在的唯一证据
- 分为低度恶性和高度恶性
  - ○ 依据多形性、坏死和有丝分裂象分级
- 并存的PA通常发生广泛透明样变（纤维化、瘢痕化）
- 根据侵袭程度分类
  - ○ 无侵袭性（包膜内）癌，无包膜浸润的证据
  - ○ 微小侵袭，包膜距肿瘤远端距离小于等于1.5mm
  - ○ 侵袭性，包膜距肿瘤远端距离大于1.5mm
- 侵犯常破坏软组织（脂肪、骨骼和肌肉）
- 通常可见神经、血管浸润
- 低分化的高度恶性腺癌因Ca ex-PA可能性增高而难以分类

淋巴、血管侵犯

- 必须确定在血管腔内为“非典型”上皮

癌肉瘤

- 真正的恶性混合性肿瘤
- 多形性腺瘤和癌、肉瘤一同出现
- 比Ca ex-PA更具侵袭性
- 软骨肉瘤和癌为最常见
  - ○ 可见骨肉瘤、纤维肉瘤、横纹肌肉瘤

良性转移性多形性腺瘤

- 良性多形性腺瘤伴远处转移
  - ○ 肺、肝、肾、淋巴结
- PA多处复发、多次手术史的患者考虑为医源性
- 良性上皮内容物于血管内附着于多形性腺瘤
- 远处表现为组织学良性，无任何细胞学表现
- 大多数预后的表现类似于PA，但可有相反表现

辅助检查

细胞学

- 明显的不确定因素，如癌的类型、分级以及良恶性的比例，使得FNA解释困难
- 足够的标本量至关重要
  - ○ 必须广泛取材排除恶性转化
    - ■ 病变大，复发性或长期持续存在的肿瘤
  - ○ 恶性细胞的分级有助于区分
    - ■ 高度恶性上皮细胞（唾液导管癌）相对好区分（尤其是蜡块病理）
    - ■ 低度恶性癌（黏液表皮样癌、腺癌、NOS）更难以区分
- 细胞涂片，上皮细胞占主要部分
- 显示两种不同的形态
  - ○ 明确的细胞群和单一恶性肿瘤细胞中混有良性PA上皮和基质
    - ■ 细胞群，薄片，乳头状结构，有孔模型
    - ■ 大细胞，多形性细胞核，明显的核仁，有丝分裂增加，坏死
  - ○ 易变的多形性细胞，无明显恶性标准，与PA的上皮和基质性内容物混合

免疫组织化学染色

- 癌分为
  - ○ 仅有上皮（主要）：AE1/AE3、EMA、CK7、CK8、CK19阳性
  - ○ 含上皮和肌上皮（约25%）
    - ■ AE1/AE3、EMA、CK7、CK8、CK19：导管
    - ■ α-SMA、CK14、波形蛋白：肌上皮
- S-100蛋白、GFAP：有助于确定PA内容物
- 癌区域有以下内容概率增加
  - ○ Ki-67（MIB-1）
  - ○ 上皮生长因子受体（EGFR）
  - ○ HER-2/neu强过度表达和扩大效应
  - ○ MCM2标记指数（20%）比PA（7%）更高
- 层粘连蛋白、Ⅳ型胶原、生肌蛋白和纤连蛋白根据肿瘤类型及侵犯程度不同而表现各异
- 神经细胞粘连颗粒（NCAM）在癌内容物中缺如或弱表达

流式细胞学

- 可识别出高度恶性Ca ex-PA的癌细胞存在变异体
- 肿瘤细胞的行为并不像预期一样呈倍数关系

细胞遗传学

- 有报道多结构、数值型、染色体缺失
  - ○ 6q、8q、12q
  - ○ 12q13-15位点（*HMGIC*和*MDM2*基因扩增）
- 8q、12q和17p可见LOH染色体

- 特别是8q11.23-q12、12q23-qter、17p13、17p11
- 3号染色体臂通常可见变异
- 17号染色体改变可能与疾病阶段和增殖率有关

鉴别诊断

多形性腺瘤

- 完全于包膜内，外可有突起和结节
- 常呈多结节、多灶
- 弗兰克间变缺失
- 软骨样物质通常易见
- 在广泛硬化/透明样变的肿瘤，为提高阳性率建议增加取样量
- 分裂指数高的PA更易转化为恶性
- 可有出血、坏死、炎症、鳞状细胞化生
- Ca ex-PA中必须确定PA的存在

转移性癌

- 常多发
- 在多形性腺瘤背景下有明显的形态学表现
- 淋巴-血管瘤栓清晰可见
- 通常无临床病史

唾液腺导管癌（SDC）

- 高度恶性肿瘤
- 可能有Ca ex-PA成分
  - 原发及转化的SDC的预后均较差

报告要求

报告关键要素

- 组织学亚型
- 变异程度（肿瘤分级）
- 必须包括浸润范围
  - 原位、囊内、非侵袭、侵袭前期癌、PA异型程度
  - 小范围浸润（≤1.5mm）
  - 浸润（>1.5mm）

分期

AJCC

- T：根据肿瘤尺寸（<2cm、2~4cm、>4cm）和实质外侵犯
- N：根据淋巴结尺寸（<3cm、3~6cm、>6cm）、淋巴结数目、单/双侧
- M：远处转移情况

参考文献

1. Katabi N et al: Prognostic factors of recurrence in salivary carcinoma ex pleomorphic adenoma, with emphasis on the carcinoma histologic subtype: a clinicopathologic study of 43 cases. Hum Pathol. 41(7): 927-34, 2010
2. Altemani A et al: Carcinoma ex pleomorphic adenoma(CXPA): immunoprofile of the cells involved in carcinomatous progression. Histopathology. 46(6): 635-41, 2005
3. Di Palma S et al: Non-invasive (intracapsular) carcinoma ex pleomorphic adenoma: recognition of focal carcinoma by HER-2/neu and MIB1 immunohistochemistry. Histopathology. 46(2): 144-52, 2005
4. Wahlberg P et al: Carcinoma of the parotid and submandibular glands--a study of survival in 2465 patients. Oral Oncol. 38(7): 706-13, 2002
5. Olsen KD et al: Carcinoma ex pleomorphic adenoma: a clinicopathologic review. Head Neck. 23(9): 705-12, 2001
6. Auclair PL et al: Atypical features in salivary gland mixed tumors: their relationship to malignant transformation. Mod Pathol. 9(6): 652-7, 1996
7. Brandwein M et al: Noninvasive and minimally invasive carcinoma ex mixed tumor: a clinicopathologic and ploidy study of 12 patients with major salivary tumors of low (or no?) malignant potential. Oral Surg Oral Med Oral Pathol Oral Radiol Endod. 81(6): 655-64, 1996
8. Wenig BM et al: Metastasizing mixed tumor of salivary glands. A clinicopathologic and flow cytometric analysis. Am J Surg Pathol. 16(9): 845-58, 1992
9. Gamer SL et al: Salivary gland carcinosarcoma: true malignant mixed tumor. Ann Otol Rhinol Laryngol. 98(8pt 1): 611-4, 1989
10. Hellquist H et al: Malignant mixed tumour. A salivary gland tumour showing both carcinomatous and sarcomatous features. Virchows Arch A Pathol Anat Histopathol. 409(1): 93-103, 1986
11. Eneroth CM et al: Malignancy in pleomorphic adenoma. A clinical and microspectrophotometric study. Acta Otolaryngol. 77(6): 426-32, 1974

多形性腺瘤癌变

影像学、临床、大体检查以及显微镜下特点

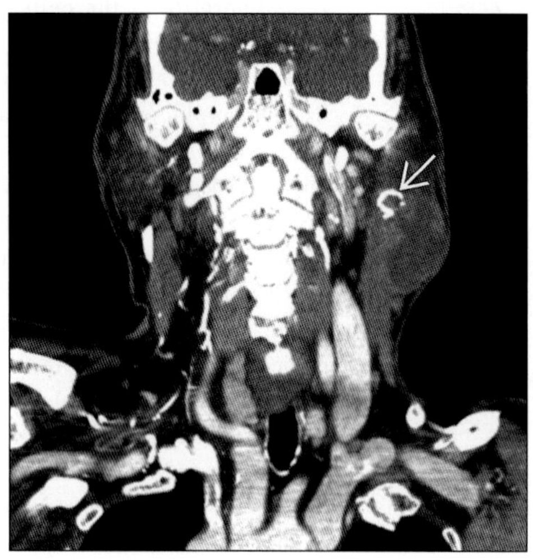

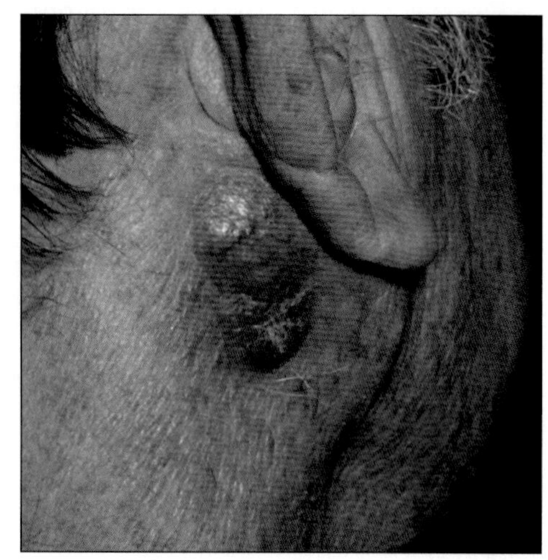

（左图）在腮腺浅叶的肿瘤伴有局灶骨转移➡。钙化是多形性腺瘤常见表现。但此例有囊样变，呈破坏性生长，这是癌变在多形性腺瘤中的特征表现（唾液腺导管癌）。（右图）耳后肿瘤显示出明显的皮肤红斑。尚未形成溃疡，若不予处理，有可能形成溃疡。该患者有多形性腺瘤病史

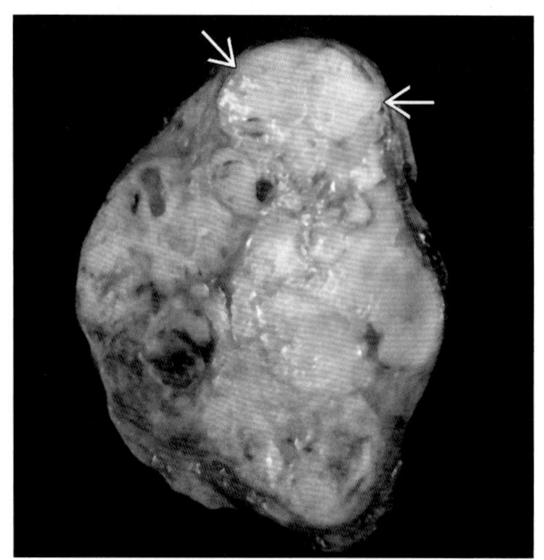

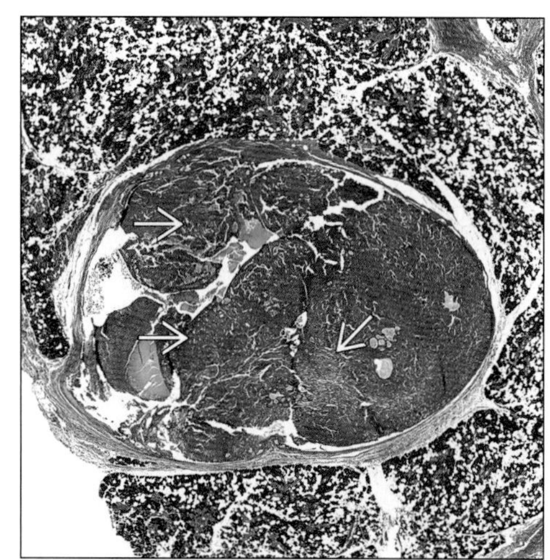

（左图）肿瘤大体外观，局部有黄色变性、囊样改变和出血。残留的多形性腺瘤。肉眼很少可发现残余的多形性腺瘤➡。（右图）显示包膜内Ca ex-PA。该PA呈现多细胞的、孤立的➡、多灶的、被高倍镜证实的癌变区域

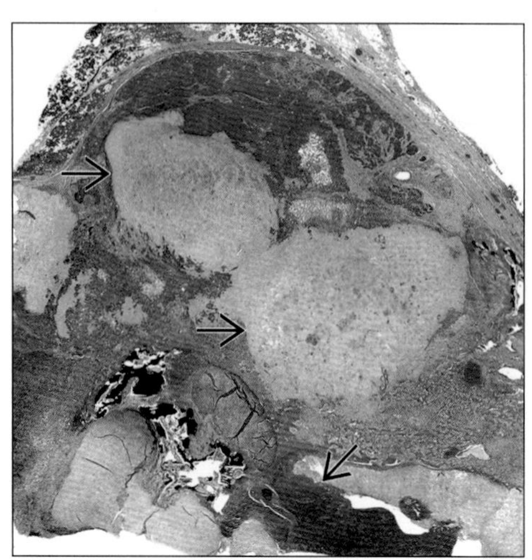

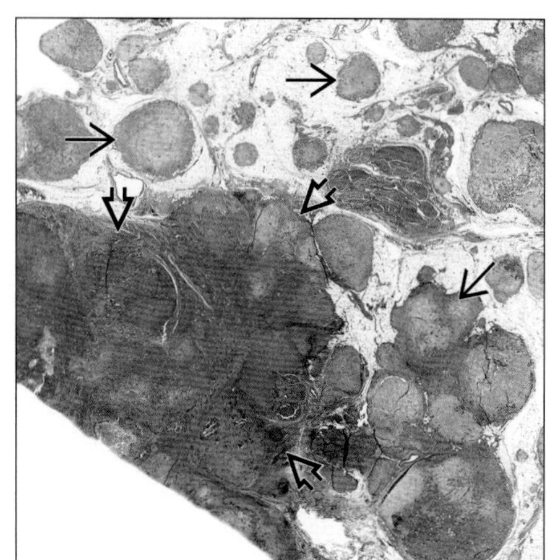

（左图）该病例中癌细胞的数量和变异程度造成诊断困难。➡为软骨改变。（右图）➡为脂肪细胞中PA的多发远处结节，为复发PA的典型特征。细胞破坏性结节提示癌变⇨。癌变的病例常见多处复发

多形性腺瘤癌变

显微镜下特点

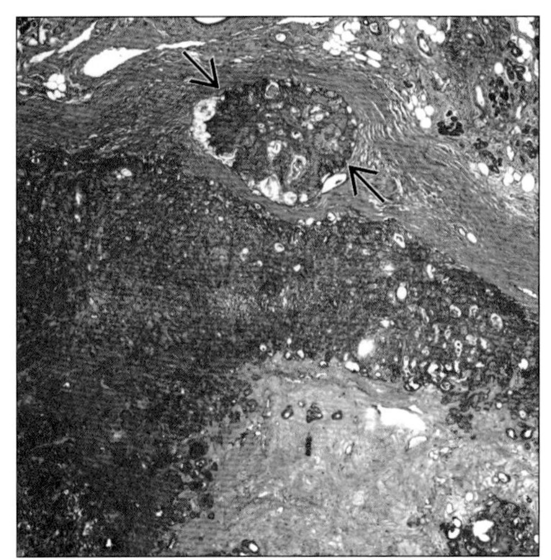

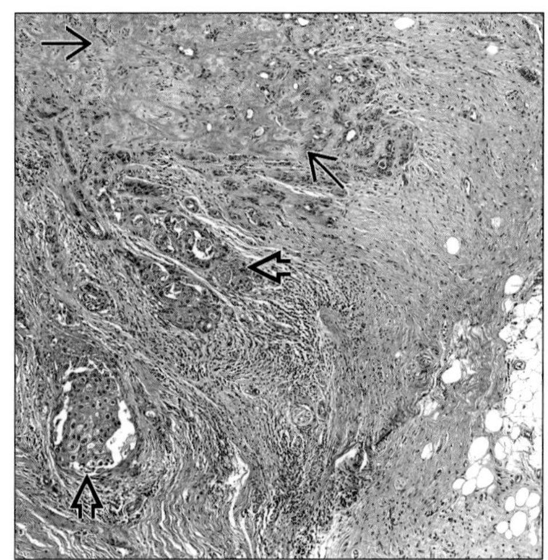

（左图）→为癌细胞侵入并穿破包膜，但浸润范围小于1.5mm。考虑为微浸润性肿瘤。（右图）为Ca ex-PA中良性PA→并局部存在癌细胞⇨。邻近脂肪组织有肿瘤细胞浸润，无论浸润范围小于还是大于等于1.5mm，与肿瘤分级一样，均为重要的预测指标，该病变中肿瘤细胞为高度恶性

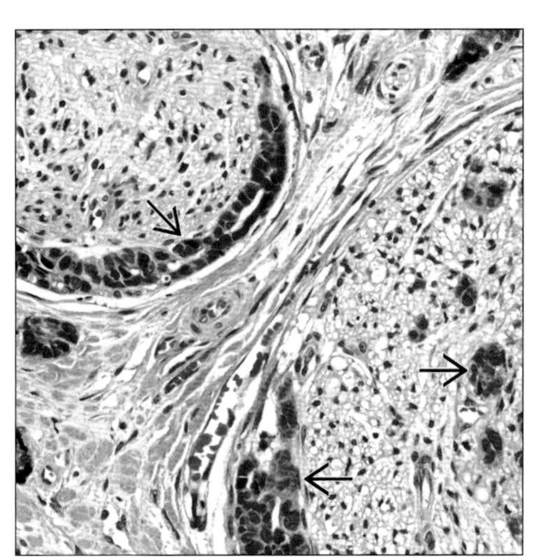

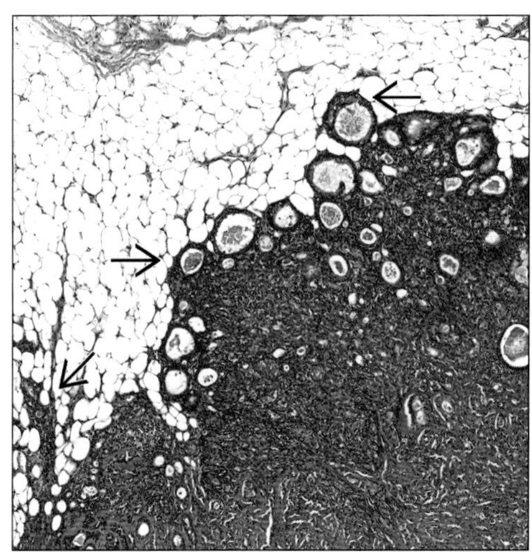

（左图）肿瘤性腺体成分总是与神经（外周神经和颅内神经）侵犯有关。尽管无特异性，但在Ca ex-PA中常发现神经周围和神经内侵犯→。（右图）癌细胞显示有腺样分化，并侵及邻近的脂肪组织→。良性PA存在透明样变性

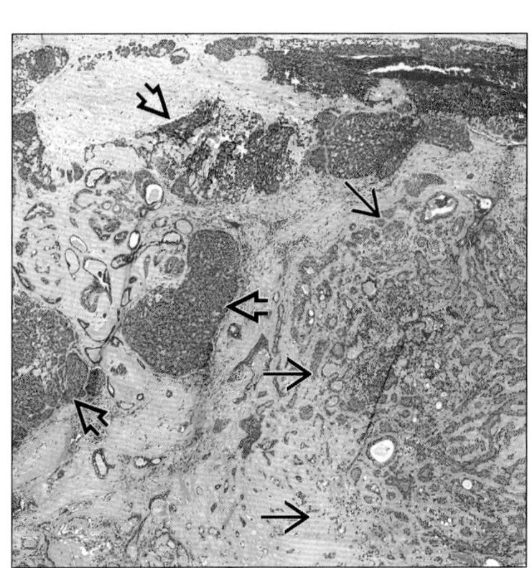

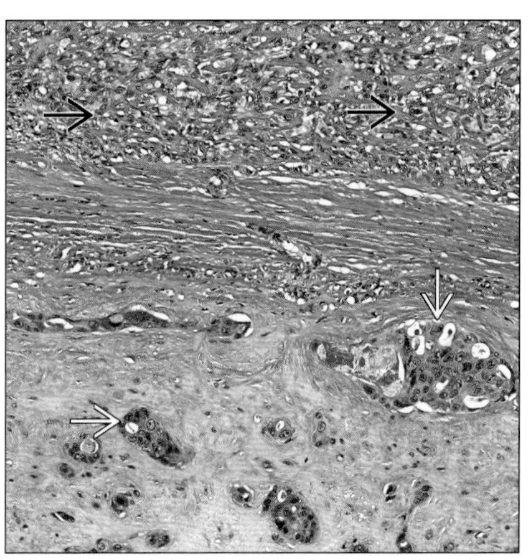

（左图）在同一病变中标注出良恶性肿瘤很重要，该病变中良性PA→的细胞性和细胞学异型性与恶性肿瘤⇨有区别。（右图）PA区域尽管有明显的硬化和纤维化→，但仍为细胞性。这些纤维性物质混合在PA➡中。癌变中异型性和坏死常见

多形性腺瘤癌变

显微镜下特点

（左图）Ca ex-PA的癌成分在同一肿瘤内或不同肿瘤间有各种各样不同的肿瘤类型。此病例中，癌表现为腺样囊性改变➡，混合区域性的PA。（右图）此病例中的恶性肿瘤是非特异性腺癌（NOS）。很容易发现恶性上皮成分➡。与区域性的良性PA并列，NOS是恶性肿瘤最常见的类型。其次为唾液腺导管癌

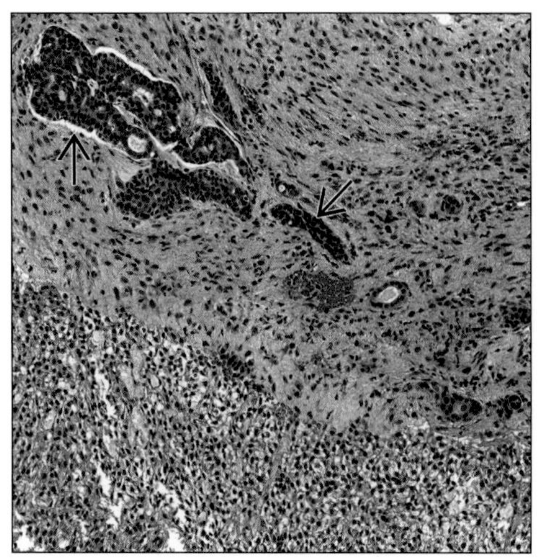

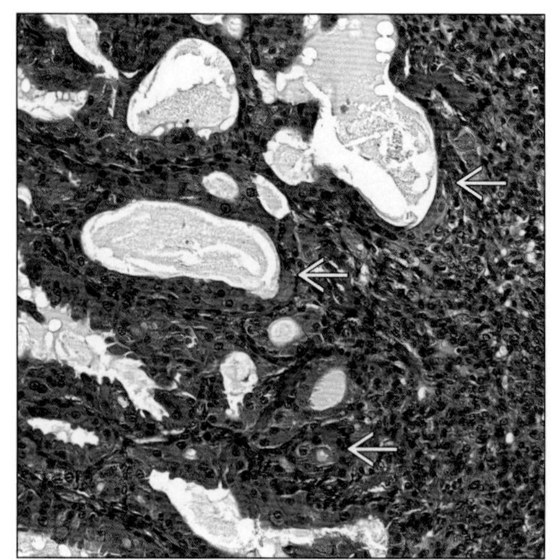

（左图）各种各样不同的生长模式对PA来说是很常见的，但是恶性区域的细胞异型性超出了良性肿瘤的范围。并且有明显的脂肪浸润。（右图）这是一个高度恶性的腺癌，大多随着唾液腺导管癌的分型而改变。可见粉刺性坏死➡和增多的纤维变性

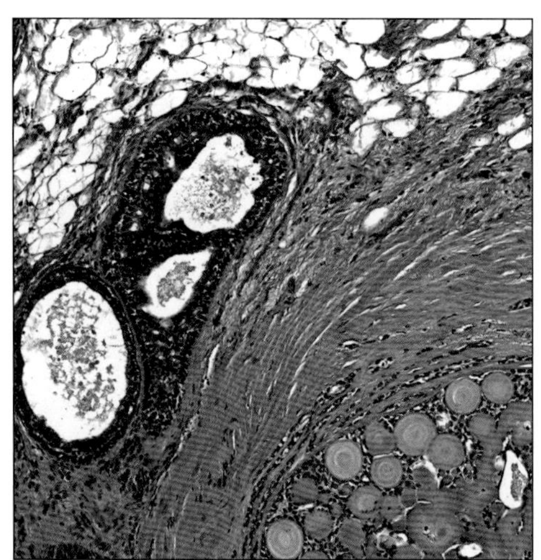

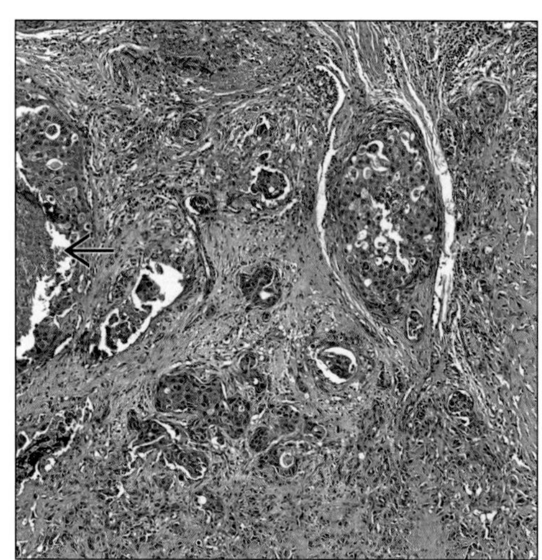

（左图）许多肿瘤的恶变从管腔状结构区域开始，沿着肌上皮空间排列生长。运用免疫组织化学染色的方法可以将该特征显现出来。（右图）在PA中基质透明样变或者瘢痕样变的程度提示病理学恶变的可能性。无论何时，一旦发现这种类型的纤维化，建议补取或进行更深部的取材，以除外合并癌

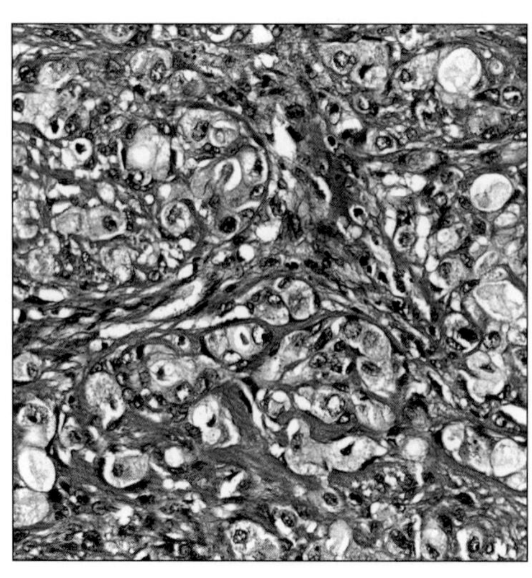

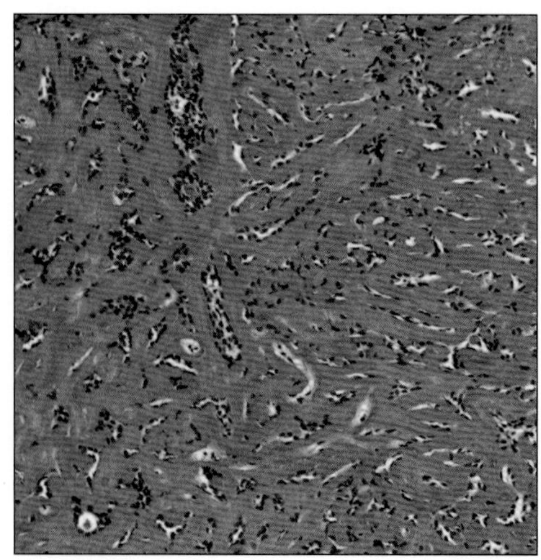

多形性腺瘤癌变

显微镜下、大体检查以及免疫组织化学特点

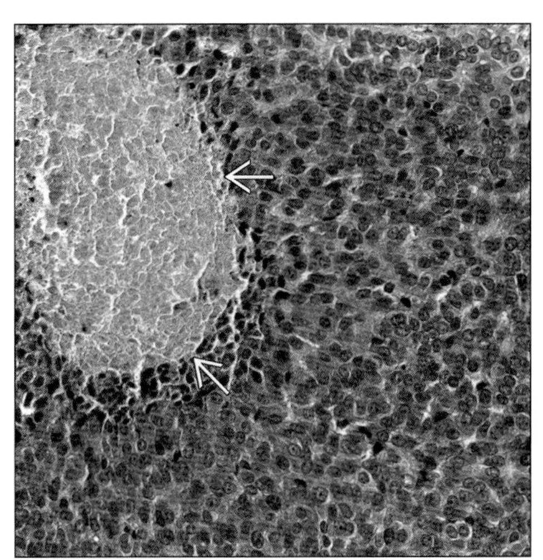

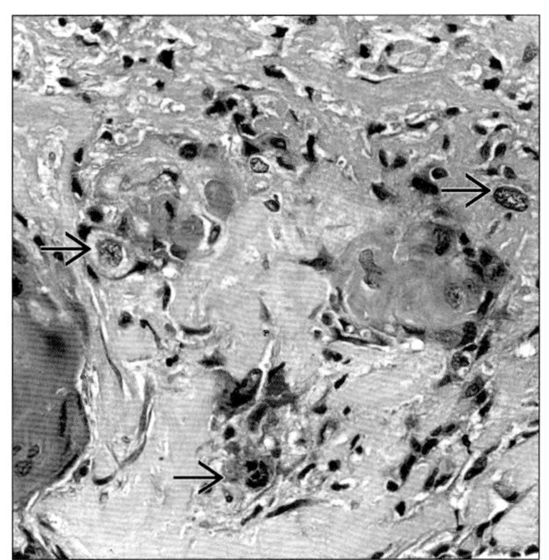

（左图）在Ca ex-PA的中心发现粉刺状坏死➡。细胞丰富伴有丝分裂象增加，核/质比和细胞异型性高。（右图）以密集的透明样变的背景内可见灶状鳞状上皮化生。有许多孤立的、高度异型性的上皮细胞➡。这些特征在Ca ex-PA是非常典型的

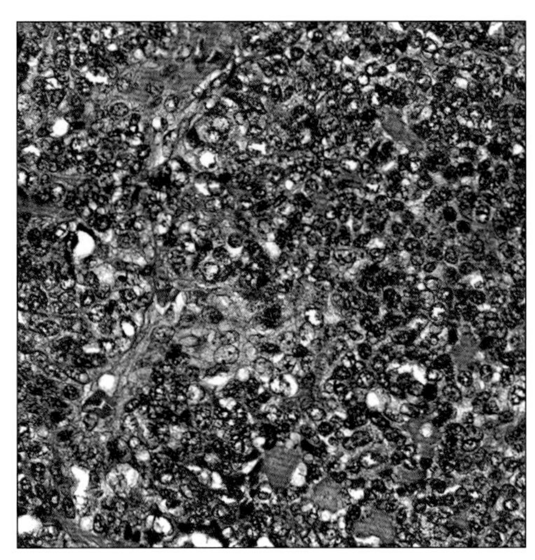

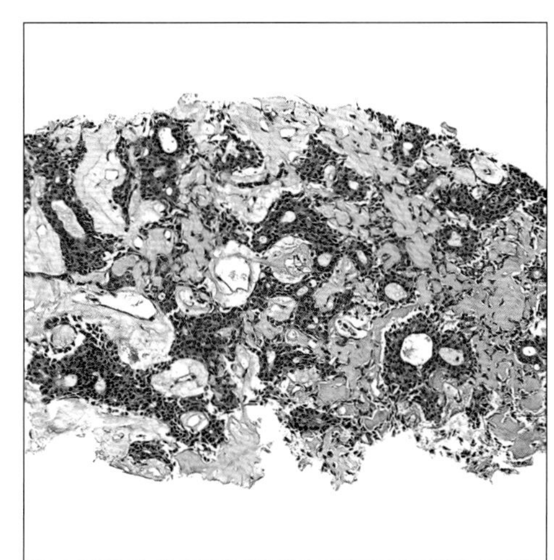

（左图）Ca ex-PA中可见未分化的或者低分化的癌。核/质比很高。无残存的PA。（右图）癌巢中心穿刺活检表明良性的PA。在黏液软骨样基质中有不明显的上皮细胞增殖。患者之前因为腮腺PA做过多种手术，这是"良性转移性PA"的一个例子

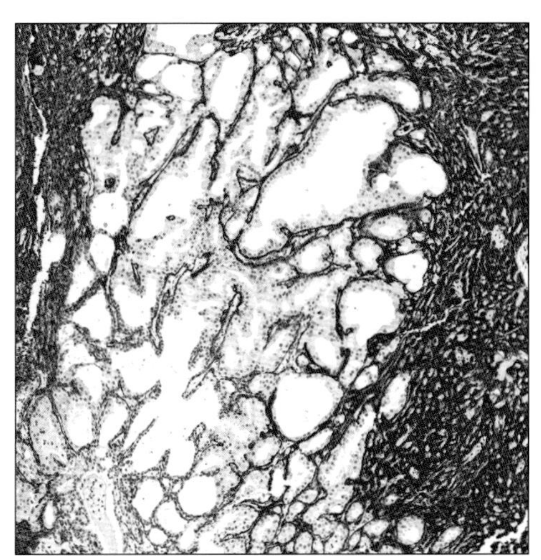

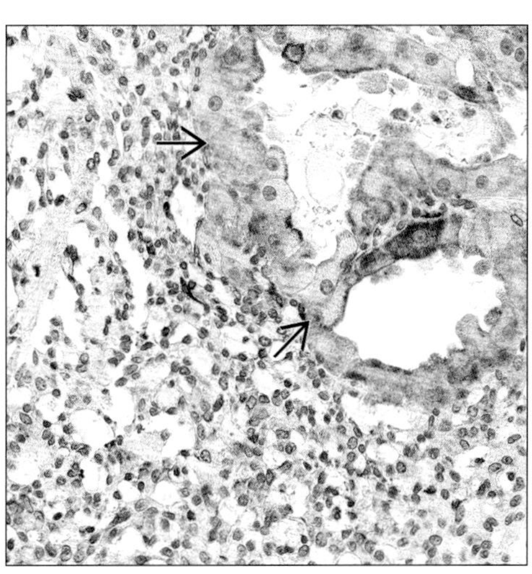

（左图）CK14是一种基底/肌上皮标志物，在PA背景中高度表达，但是在恶变细胞中缺乏反应。（右图）在PA中肌上皮成分➡良好表达S-100蛋白。但是，癌成分只在细胞质表达，不同于周围PA细胞的细胞核和细胞质的阳性表达

唾液腺导管癌

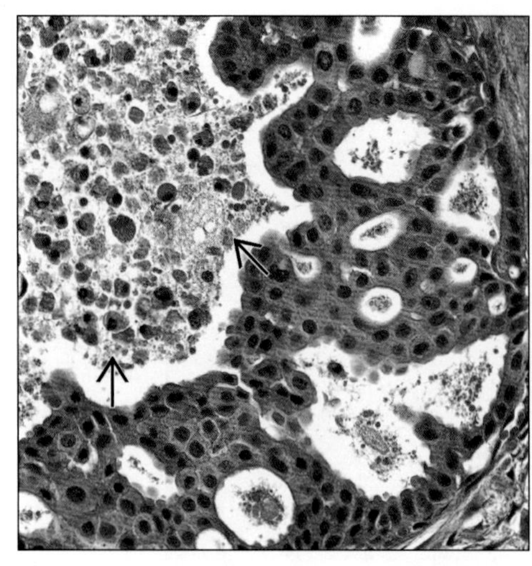

一个大的导管内充满了以典型的“罗马桥”结构分布的肿瘤性增生。导管的中央是粉刺状坏死⇨

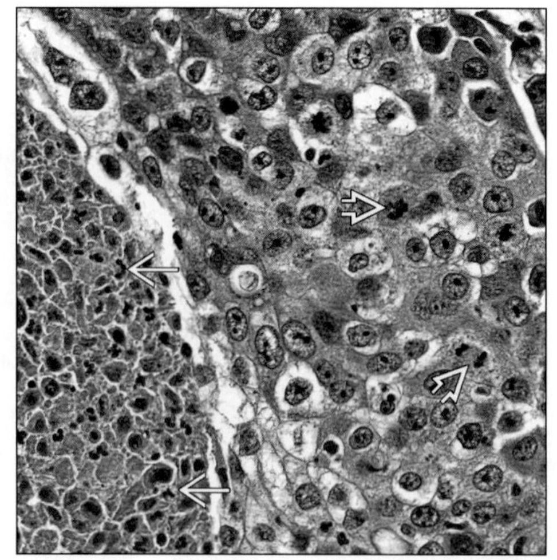

粉刺状坏死的区域➡充满了癌巢的中心。这些细胞有明显的同质异形现象，明显的核仁和有丝分裂象⇨

专业术语

缩写
- 唾液腺导管癌（SDC）

别名
- 分泌导管的唾液腺筛状癌
- 高度恶性唾液腺导管癌
- 筛状癌

定义
- 起源于小叶内和小叶间分泌导管的高度恶性腺癌，类似于高度恶性乳腺导管癌
  - 根据临床意义将其分为特殊的类别
- 低度恶性筛状囊腺癌是一个特殊的类别，或许并不是唾液腺导管癌的一种低度恶性变异

病因/发病机制

- 据报道，SDC出现在长期的慢性阻塞性唾液腺炎之后
- SDC是多形性腺瘤癌变（Ca ex-PA）中的常见肿瘤

临床表现

流行病学
- 发病率
  - 不常见的唾液腺恶性肿瘤
    - Ca ex-PA的新生和（或）一部分
  - 占恶性唾液腺肿瘤的9%
- 年龄
  - 比最初的报道年龄大（通常>50岁）
  - 高峰：70岁
- 性别
  - 男性多于女性 [(2~4) ：1]

部位
- 腮腺是最常发病的部位，占70%~95%
- 下颌下腺是次要发病的唾液腺（特别是腭部），以及很少发病的舌下腺
- 额窦和喉是极少发病的部位

症状
- 肿大的腮腺是最常见的迹象
  - 其快速生长而易被发现
- 多数的患者会经历面部神经感觉异常、疼痛、瘫痪、麻痹无力
- 可见浅层的溃疡
- 大约1/3的患者最初表现为颈部淋巴结肿瘤，随后，多数患者发生淋巴结转移
- 当SDS发展为多形性腺瘤（PA），症状持续时间变得不确定

治疗
- 选择、风险及并发症
  - 侵入性的联合治疗方法
  - 手术和放射治疗
    - 药物治疗和曲妥单抗（赫赛汀）是实验性治疗
- 手术方法
  - 清扫淋巴结的广泛切除术
- 药物治疗
  - 曲妥单抗（赫赛汀）可被作为HER-2/NEU 表达阳性的肿瘤患者的辅助治疗
- 放射治疗
  - 辅助性的放射疗法结合手术治疗

预后
- 预后较差，5年生存率小于35%
  - 最具有侵袭性的唾液腺恶性肿瘤
  - 局部侵袭，常有淋巴管转移

唾液腺导管癌

要点

专业术语
- 高度恶性腺癌，类似于高度恶性乳腺导管癌

临床表现
- 高峰：70岁
- 男性多于女性 [(2~4) ：1]
- 常累及腮腺
- 近期快速生长，累及面部神经
- 大多数患者表现为疾病的Ⅲ期或Ⅳ期
- 急需综合性治疗
- 整体预后较差（5年生存率小于35%）

组织病理学检查
- 常有周围神经及淋巴血管浸润
- 粉刺状坏死显著
- 肿瘤细胞呈圆形、固态或囊状结节
- 呈实心带状、乳头状或筛状排列
- 典型的"罗马桥"样结构
- 多边形细胞显示了中度至高度的多形性，周围具有大量胞质内含嗜酸性颗粒的细胞
- 可见有丝分裂象，包括非典型的有丝分裂象
- 变异型：肉瘤样、微乳头状瘤、富含黏液、破骨细胞型巨细胞

辅助检查
- 对上皮细胞受体、雄激素受体、HER-2/neu有免疫反应性

鉴别诊断
- 转移性乳腺癌、囊腺癌、多形性低度恶性腺癌、嗜酸性细胞癌、黏液表皮样癌

- 局部复发率高达50%
- 淋巴结及远处转移率高（60%~70%）
  - 一般早期发生远处转移
  - 淋巴结转移提示预后差
    - 表现为淋巴结转移预示远处转移
  - 远处包括肺、骨、肝、脾脏、皮肤、肾上腺、肾脏和大脑
- 大多数患者表现为疾病的Ⅲ、Ⅳ期
- 预后较差的因素
  - 直径大于3cm，外科切除后边缘呈阳性反应
  - 淋巴管或边缘侵袭、淋巴结或远处转移、微乳头形态
  - 阳性HER-2/neu高表达，缺乏ERP-β表达
- 与预后无关：p53蛋白、非整倍体DNA、高增殖状态

影像学检查

放射学检查
- 边界不清，常伴坏死
- 有助于发现转移灶

MRI
- 在T2加权像是低度到中度的高强度信号（相较于健侧腮腺）
- 早期强化及低清除率提示存在恶性唾液腺肿瘤（但无特异性）

大体检查

一般特征
- 可见无包膜和非局限性肿块
  - 侵及邻近实质
- 通常可见多结节表现
- 切面是坚硬、实性、灰白色至黄白色
- 经常可见囊肿、坏死灶
- 常常有显著的纤维化
- 可见并发或已经存在的PA

大小
- 平均：3.5cm
- 范围：1~10cm

组织病理学检查

组织学特点
- 肿瘤细胞结节大小不一，呈圆形、固态或囊状，类似于乳腺导管癌或浸润乳腺导管癌
- 小结节（约两倍于小叶间唾液腺导管直径）充满肿瘤细胞
- 较大的囊性结节形态不规则
- 有明显的粉刺状坏死（中央导管状坏死型或填充囊腔）
- 常有神经浸润（60%）及血管浸润（31%）
- 明显的、密集的、促结缔组织增生性（透明）纤维化非常显著
- 常有淋巴炎症细胞浸润
- 细胞排列呈筛状、实心带状和乳头状
- "罗马桥"是典型结构
- 大的结节间有小癌巢浸润
  - 结节间不存在非肿瘤性腺体实质
- 上皮细胞中度至重度多形性，呈立方形、多边形，包括大量胞质内含嗜酸性颗粒的细胞
  - 虽然在任何单个肿瘤中肿瘤细胞常单一
- 细胞核
  - 圆形，位于中心，核仁大，染色质深染
- 可见有丝分裂象，包括非典型的有丝分裂象
- 砂砾体和鳞状细胞化生罕见
- 通常，SDC是Ca ex-PA的癌成分

唾液腺导管癌

浸润淋巴结或血管
- 通常广泛转移

边缘
- 由于肿瘤的浸润性，边缘常阳性

淋巴结
- 病例中60%~70%已受侵犯，多发生在早期

变异型
- 所有变异型仍保持唾液腺导管癌的典型病理特征
- 肉瘤样
  - 兼具SDC和肉瘤（梭形细胞肉瘤）性质的双相肿瘤
  - 黏附性差的多形性细胞群以梭形细胞为主
  - 也可见并发异源元素（骨、软骨）
  - 并发多形性腺瘤
  - 肉瘤区阳性:EMA;CK4（局灶性约50%）;p53（弥漫性约30%）
- 微乳头状瘤
  - 侵袭性微乳头状瘤结构
    - 桑葚胚状小上皮细胞簇，无空白区域环绕的纤维血管轴心
  - 嗜酸性细胞质含有分泌型细胞质顶端小球
  - 免疫反应性:CK7,EMA（独特的“内-外模式”），HER-2/neu，p53，Ki-67（高指数）
  - 较其他变异型SDC具更积极的生物学活性（高淋巴结转移率），而且较传统SDC的平均生存期短
- 富含黏液
  - 具有恶性细胞巢的SDC漂浮在细胞外上皮黏蛋白池中
- 破骨细胞型巨细胞
  - 破骨细胞型巨细胞与骨巨细胞肿瘤的细胞相似
  - 单核细胞对上皮细胞标志物和雄激素受体呈阳性反应
- 低度恶性SDC
  - 争议性实体瘤（筛状囊腺癌）
    - 可能为乳头状囊腺癌的一部分
  - 显示筛状和“罗马桥”样结构
  - 低核级而且无细胞坏死
  - 较传统SDC预后好

辅助检查

细胞学
- 细胞散在于大量碎片和坏死的背景中
- 上皮肿瘤细胞排列紧密成簇状
- 层状或3D乳头状细胞簇
- 孤立、单个的非典型上皮细胞散在于细胞簇的外周部分
- 圆形、多边形、纺锤形的肿瘤细胞有丰富的、细小颗粒状或空泡状的细胞质
- 中等到大的多形性、深染的细胞核
- 核仁突出
- 可见有丝分裂象
- 雄激素受体的检测可以用于细胞标本的确诊

组织化学染色
- 黏蛋白胭脂红染色和阿尔辛蓝染色无反应

免疫组织化学
- 对上皮细胞受体、雄激素受体、HER-2/neu有免疫反应
  - 许多乳腺上皮标志反应阳性

流式细胞计数
- 非整倍体DNA常见

细胞遗传学
- 9P21、6q、16q、17p和17q区域的LOH比较常见
  - 在9q21区域包含*CDKN2A/P16*抑癌基因的失活

电镜表现
- 基底较薄、桥粒链接、中空样细胞有微绒毛
- 肌上皮细胞偶尔出现

鉴别诊断

转移性乳腺癌
- 非常少见，往往有乳腺原发的临床或者影像表现
- 限定肿瘤小结节的“罗马桥”、筛状有孔的结构、凝固性坏死、多形性在两者均可见
  - 坏死性唾液腺化生可排除转移
- ER/PR阳性，但是AR通常阴性

囊腺癌
- 不同于筛状囊腺癌
- 主要是乳突状、囊状的肿瘤，伴有低度恶性肿瘤细胞特征
- 没有凝固性坏死
- 缺乏浸润

多形性低度恶性腺癌
- 少数发在唾液腺
- 多有局灶筛状生长模式，但通常有多种生长模式
- 细胞形态一致，无坏死，有丝分裂象不明显

嗜酸性细胞癌
- 两者细胞质中均可见丰富的嗜酸性颗粒
- 缺少囊状的、乳突状的、筛状结构
- 瘤细胞大
- 通常没有粉刺状坏死
- 大量线粒体（PATH或EM）

腺样囊性癌
- 筛状生长模式常见，但不是“罗马桥”样结构
- 通常没有粉刺状坏死
- 显示导管和肌上皮细胞

唾液腺导管癌

免疫组织化学染色

抗体	反应	染色部位	注释
CK-PAN	阳性	细胞质	大部分肿瘤细胞
CK7	阳性	细胞质	大部分肿瘤细胞
EMA	阳性	细胞膜 & 细胞质	
CEA-M	阳性	细胞质	
雄激素受体	阳性	细胞核	在高达 90% 的肿瘤细胞中有强反应性；男性多于女性（80%vs30%）
HER-2	阳性	细胞膜	强的、弥散的、线性的反应出现于超过 30% 的肿瘤细胞中；存在于 50% 的肿瘤内
EGFR	阳性	细胞膜	50% 的肿瘤有阳性反应
p53	阳性	细胞核	大多数肿瘤细胞内强阳性，但在 20%~80% 肿瘤范围内
GCDFP-15	阳性	细胞质	病灶处的免疫反应性的细胞强阳性
周期蛋白 -D1	阳性	细胞核	在大多数肿瘤细胞中强烈过表达
ERP-β	阳性	细胞核	多变的，在 70% 肿瘤中表达
PRP	阳性	细胞核	< 5% 肿瘤内
PSA	阳性	细胞质	< 5% 肿瘤内
PAP	阳性	细胞质	< 5% 肿瘤内
TGF-α	阳性	细胞质	约 2/3 的肿瘤会显示阳性反应
p63	阳性	细胞核	在大多数肿瘤中凸显肌上皮 / 基底细胞
CK14	阳性	细胞质	仅存在于围绕“导管”或大空间的肌上皮细胞（但谨慎解释）
钙调蛋白	阳性	细胞质	仅存在于围绕“导管”或大空间的肌上皮细胞（但谨慎解释）
肌动蛋白 -sm	阳性	细胞质	仅存在于围绕“导管”或大空间的肌上皮细胞（但谨慎解释）
PPAR-γ	阳性	细胞质	约 70% 病例显示阳性
S-100	阴性		
Bcl-2	阴性		

  - 用过染色显示小而呈角的细胞核
- 黏多糖和（或）透明基底层为表皮背景
- 免疫组织化学染色显示肌上皮细胞

黏液表皮样癌，高度恶性

- 缺乏明显的乳头状或筛状结构
- 出现黏液细胞（杯状细胞）、表皮细胞和过渡区

参考文献

1. Kashiwagi N et al: Salivary duct carcinoma of the parotid gland: clinical and MR features in six patients. Br J Radiol. 82(982): 800–4, 2009
2. Johnson CJ et al: HER-2/neu expression in salivary duct carcinoma: an immunohistochemical and chromogenic in situ hybridization study. Appl Immunohistochem Mol Morphol. 16(1): 54–8, 2008
3. Simpson RH et al: Salivary duct carcinoma in situ of the parotid gland. Histopathology. 53(4): 416–25, 2008
4. Nabili V et al: Salivary duct carcinoma: a clinical and histologic review with implications for trastuzumab therapy. Head Neck. 29(10): 907–12, 2007
5. Jaehne M et al: Clinical and immunohistologic typing of salivary duct carcinoma: a report of 50 cases. Cancer. 103(12): 2526–33, 2005
6. Brandwein-Gensler M et al: Low-grade salivary duct carcinoma: description of 16 cases. Am J Surg Pathol. 28(8): 1040–4, 2004
7. Nagao T et al: Invasive micropapillary salivary duct carcinoma: a distinct histologic variant with biologic significance. Am J Surg Pathol. 28(3): 319–26, 2004
8. Nagao T et al: Sarcomatoid variant of salivary duct carcinoma: clinicopathologic and immunohistochemical study of eight cases with review of the literature. Am J Clin Pathol. 122(2): 222–31, 2004
9. Etges A et al: Salivary duct carcinoma: immunohistochemical profile of an aggressive salivary gland tumour. J Clin Pathol. 56(12): 914–8, 2003
10. van Heerden WF et al: Intraoral salivary duct carcinoma: a report of 5 cases. J Oral Maxillofac Surg. 61(1): 126–31, 2003
11. Hoang MP et al: Molecular and biomarker analyses of salivary duct carcinomas: comparison with mammary duct carcinoma. Int J Oncol. 19(4): 865–71, 2001

唾液腺导管癌

影像学以及显微镜下特点

（左图）CT图像显示左侧腮腺有一肿块，肿块中心呈囊性变➡。这是高度恶性肿瘤的特点，但对肿瘤分型不特异。（右图）CT图像显示左侧腮腺有一肿块，肿块中心呈囊性变性➡。钙化灶➡，提示原先为多形性腺瘤

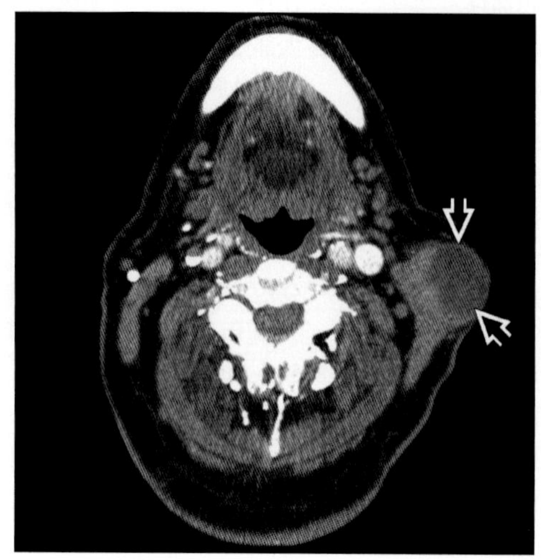

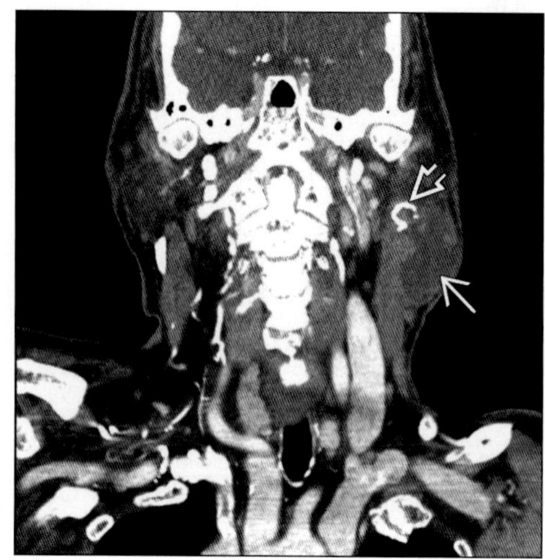

（左图）肿瘤通常很大，几乎完全取代了整个腺体。低倍镜下，坏死及纤维化常见。可以看到肿瘤中有一模糊的结节。（右图）显示出的SDC的微乳头结构，表明肿瘤已经侵犯邻近的腮腺实质➡。肿瘤缺少形态良好的包膜而且有广泛侵犯的趋势

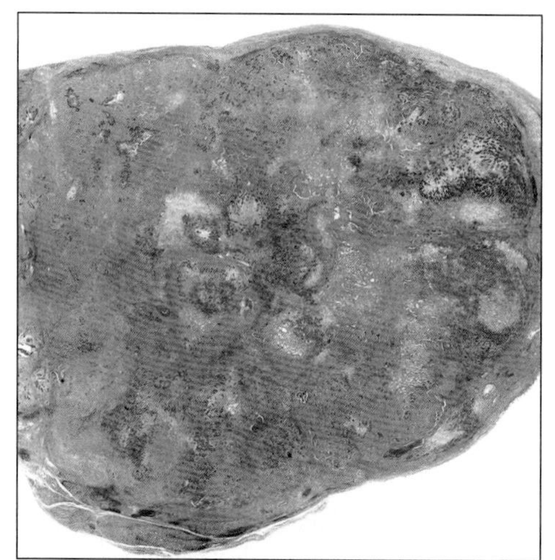

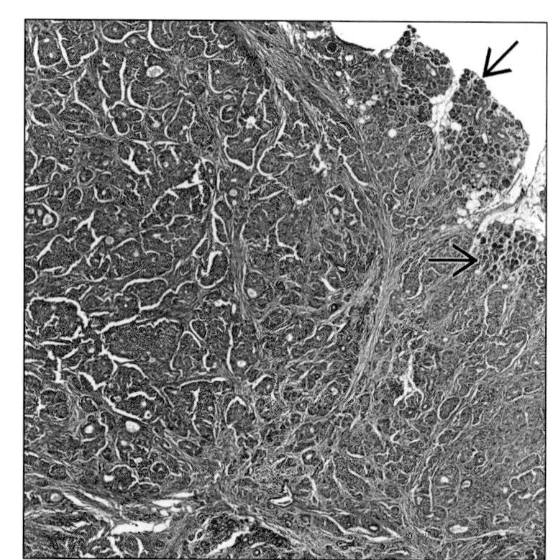

（左图）在SDC中，肿瘤的神经周围和神经内的侵犯是明显的。这里，大的神经纤维束内可见肿瘤细胞➡。（右图）肿瘤细胞岛和癌巢呈现腺管结构。明显增生的纤维组织分隔肿瘤细胞岛。然而，许多区域可见单个细胞浸润➡，这是SDC的常见特点，粉刺状坏死➡常见

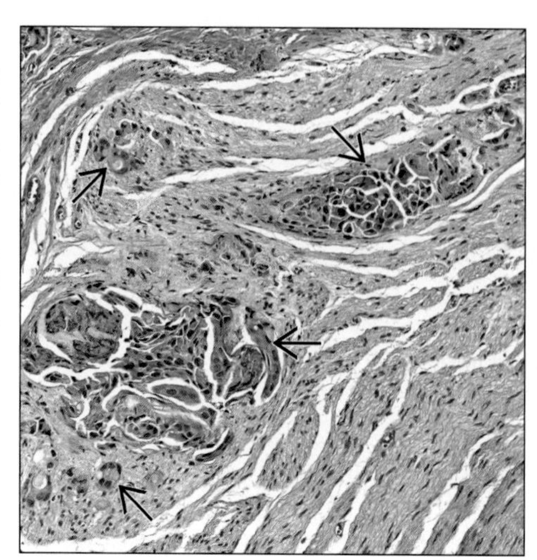

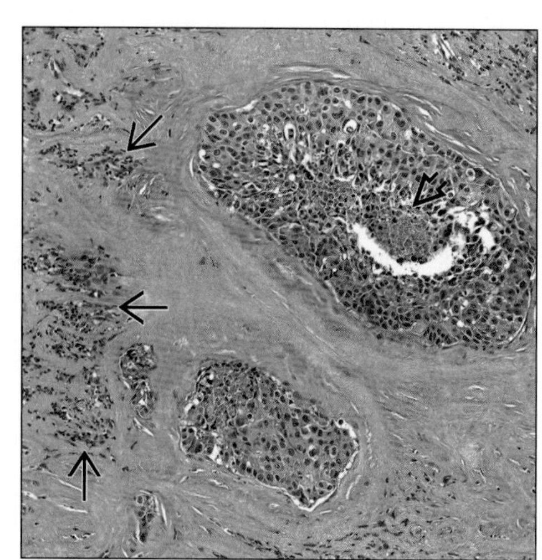

唾液腺导管癌

显微镜下特点

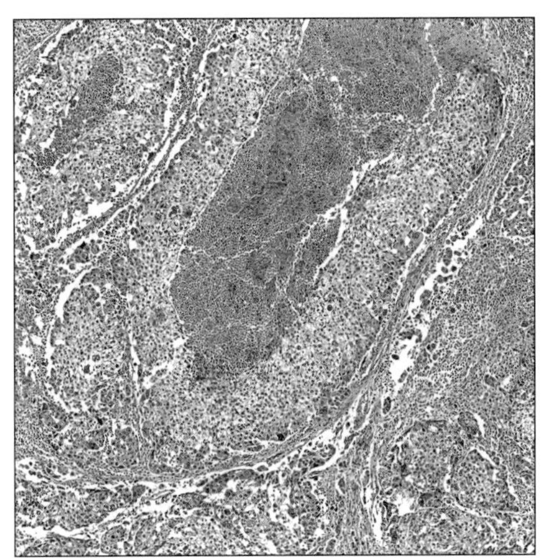

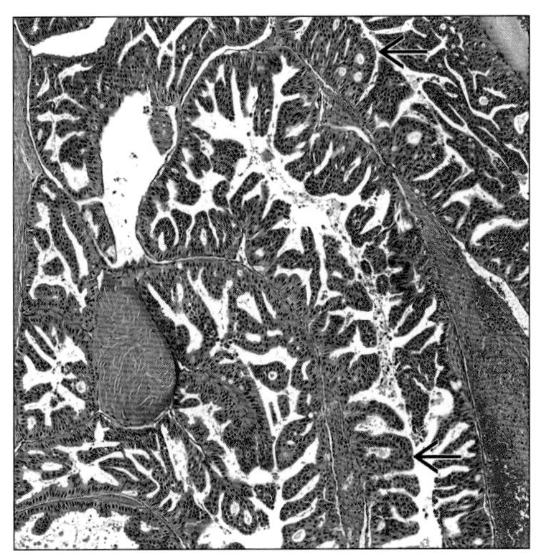

（左图）肿瘤细胞的病理切片显示了由导管内中心性坏死组成的多灶、大的粉刺样坏死区域。这种特殊模式在其他的唾液腺恶性肿瘤中不易见。（右图）肿瘤细胞排列呈筛状、带状的实性区和乳头状。这个区域显示大量的乳头，“罗马桥”→结构可见

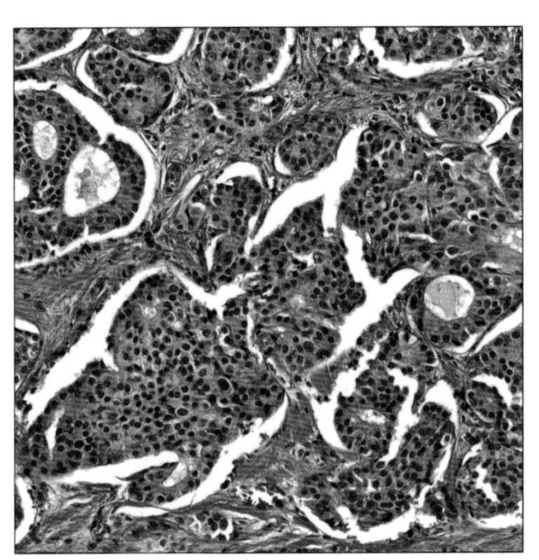

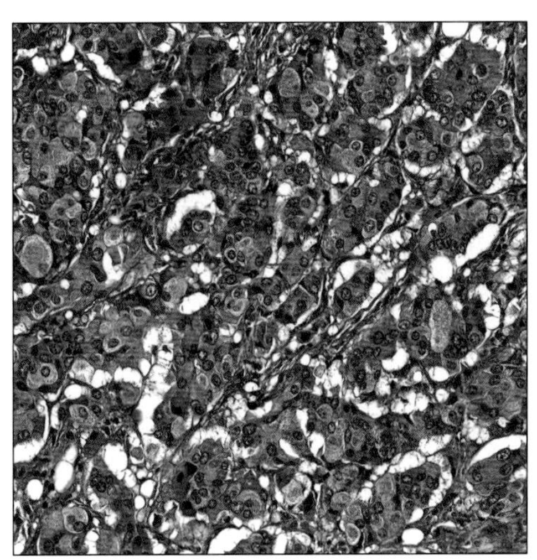

（左图）肿瘤细胞小结节形成导管状的外观。可见大量纤维结缔组织的分离，在这个区域细胞具有单一性，虽然所有的细胞是非典型的。（右图）显示多个肿瘤细胞小巢。这不是微乳头表现，而代替的是SDC中常见的一种人为退缩改变

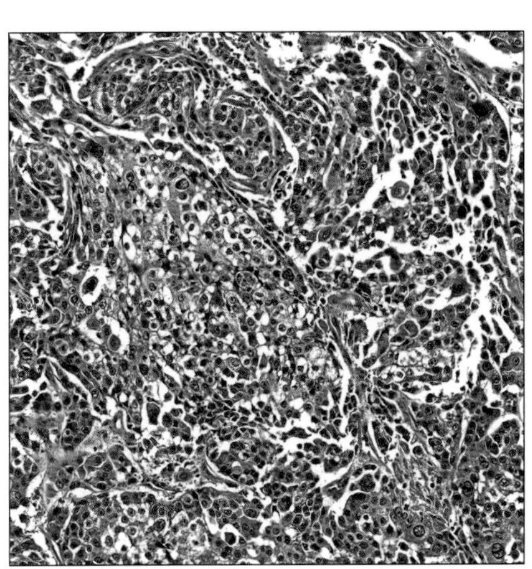

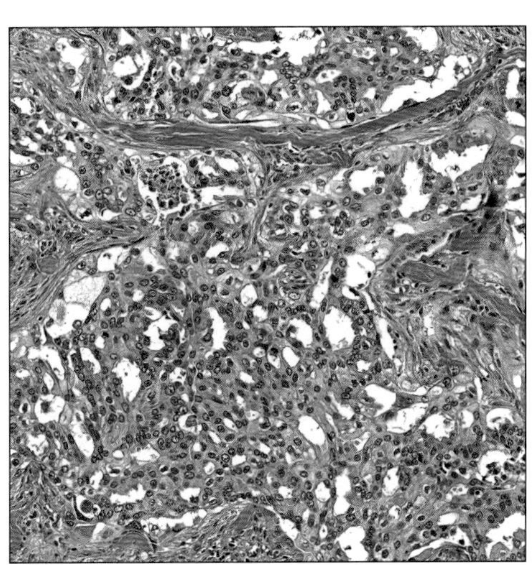

（左图）大的囊性区域充满了呈实性至假乳头状增生的高度异型的肿瘤细胞，这是高度恶性肿瘤的表现。（右图）肿瘤细胞排列呈筛状，肿瘤结节被纤维结缔组织分隔。囊腔易见，形态类似乳腺导管原位癌。细胞异型性大于乳头状囊腺癌

唾液腺导管癌

显微镜下特点

（左图）上皮细胞显示中度到重度多形性，细胞呈多边形。细胞质丰富，嗜酸性，呈颗粒状。核仁在大多数的肿瘤细胞很容易识别。（右图）肿瘤细胞排列成小巢，细胞为多边形伴中度多形性。细胞质呈颗粒状或空亮，可见早期变性或粉刺样坏死的区域→

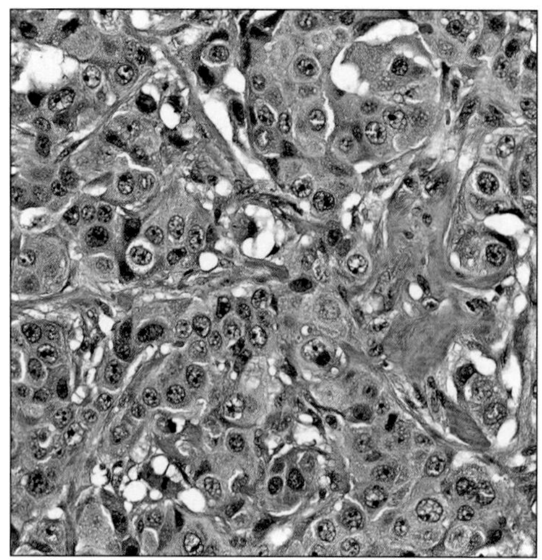

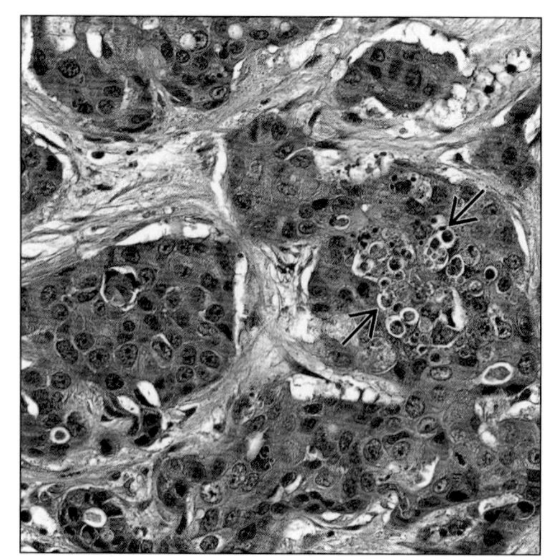

（左图）虽然少见，但在典型的SDC区域可见肿瘤细胞胞质空亮。肿瘤排列成筛状或腺管状。（右图）这个肿瘤重点展示了浸润性的生长模式伴鳞状细胞化生。甚至可见细胞内角质→。这个区域多形性明显

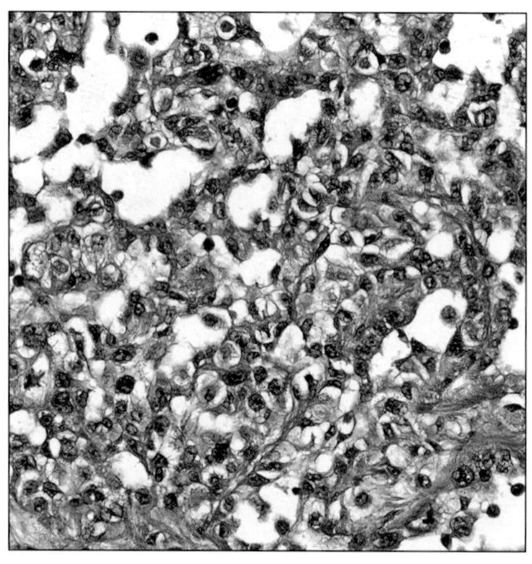

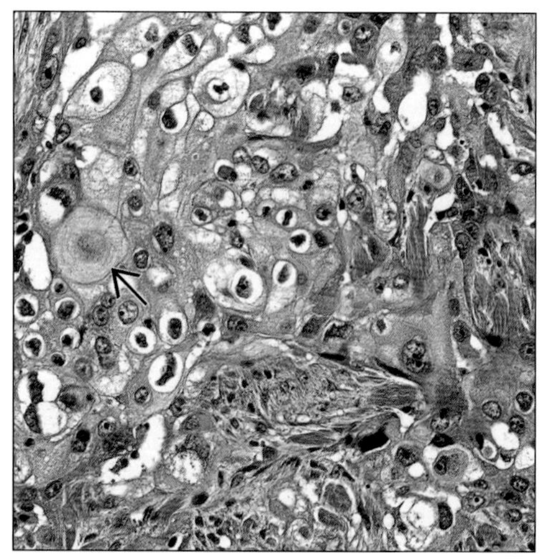

（左图）肿瘤主要由呈双相分化的肿瘤细胞构成：黏附性差的多形性上皮细胞与肉瘤样（梭形细胞）成分相平行或混杂。（右图）在肉瘤样SDC中，双相分化的肿瘤细胞主要为上皮细胞和梭形细胞。上皮细胞黏附性差→，混杂在呈束状排列的梭形细胞间。背景黏液样变

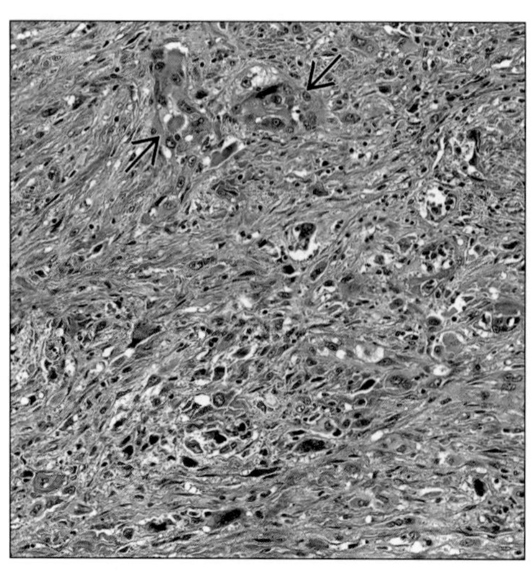

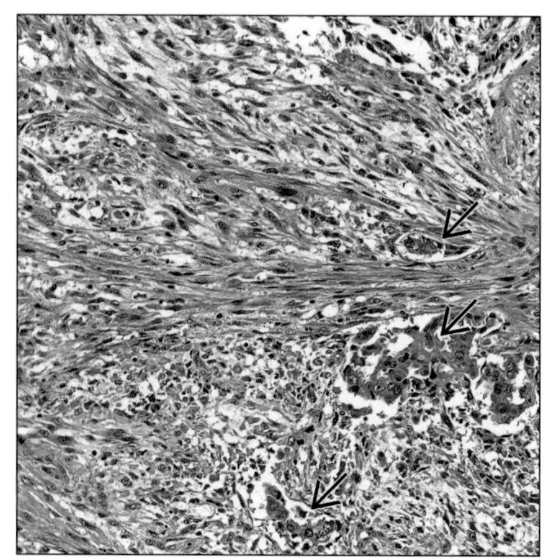

唾液腺导管癌

辅助检查

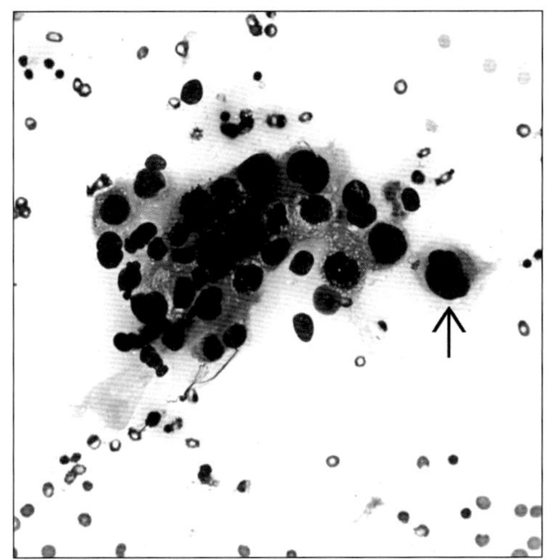
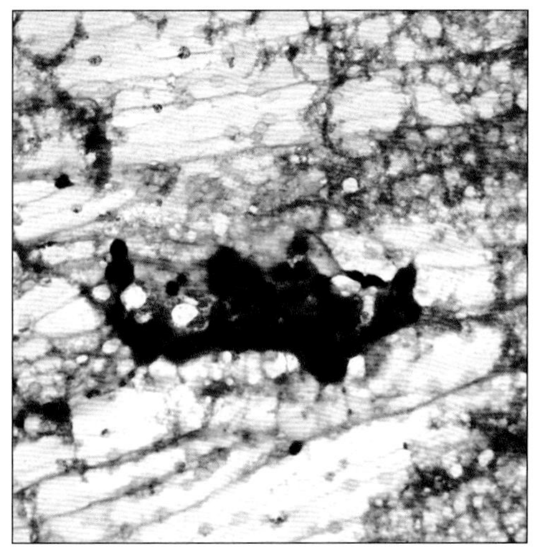

（左图）涂片显示一黏附性强的上皮性肿瘤细胞团，在细胞团周围可见孤立的异型上皮细胞→，肿瘤细胞呈多边形，细胞质呈细空泡状。（右图）在退变坏死的背景内可见筛状排列的上皮细胞团，这是高度恶性肿瘤的常见背景。高倍镜下可见细胞呈多形性和明显的核仁

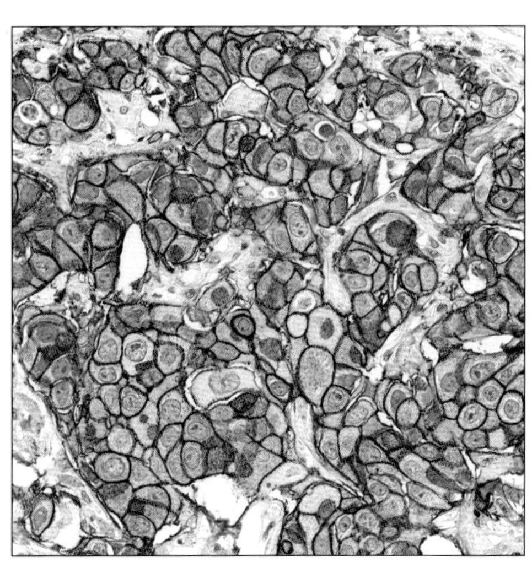
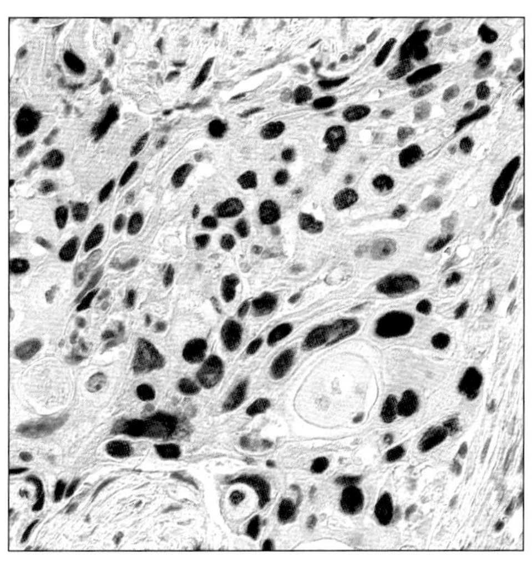

（左图）与乳腺癌相似，SDC显示HER-2/neu强阳性，在超过30%的肿瘤细胞中，表现为散在的基底膜高表达。在一些病例中也表现为仅在孤立细胞中有染色。（右图）虽然p63通常表达在基底及肌上皮细胞中，但是在这个SDC病例中，此视野中大部分多形性肿瘤细胞呈弥漫性p63强阳性表达

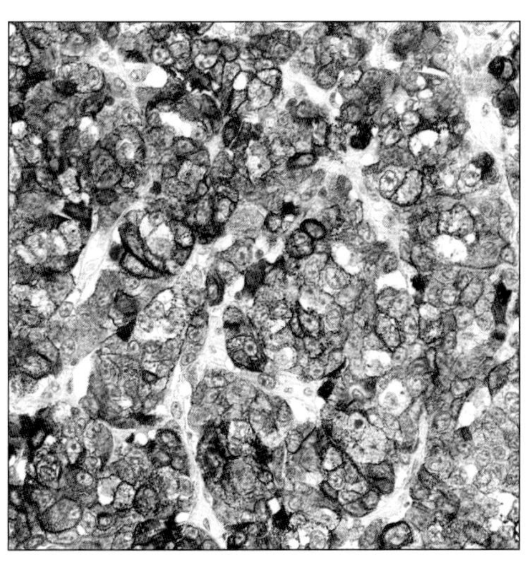
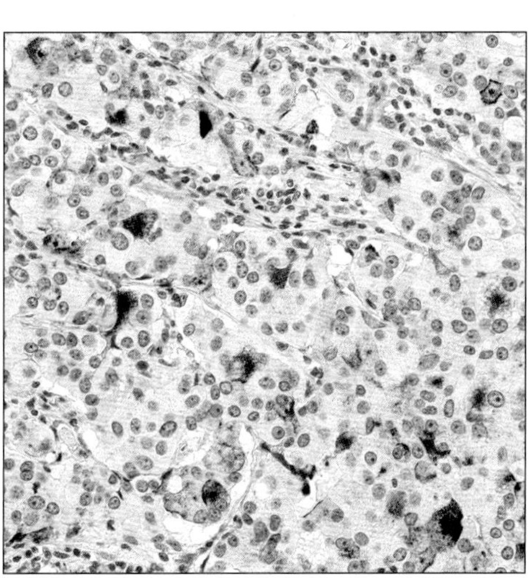

（左图）EMA通常为细胞膜强阳性，但细胞质也常呈片状或颗粒状阳性反应，此上皮标记很有特异性。（右图）在SDC中，往往只有个别肿瘤细胞BRST-2阳性。很显然，仅有极少数肿瘤细胞阳性，此特点较常见并有助于明确诊断

上皮-肌上皮癌

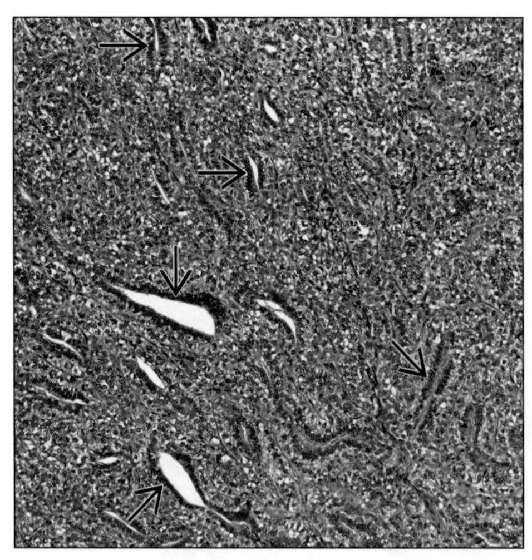

EMC呈典型的双相（双层）管状结构。管腔内细胞染色质深，可见周边围以肌上皮样的透明细胞➡

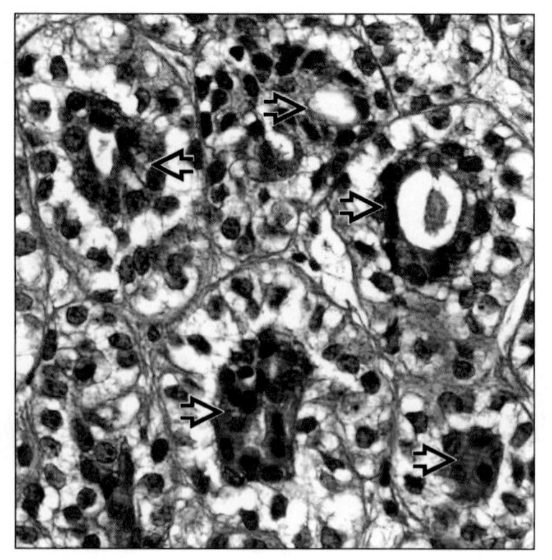

内层由单层立方形上皮细胞组成➡位于管腔内侧。外层由大的多边形的肌上皮细胞组成，细胞胞质透明，边界不清

专业术语

缩写

- 上皮-肌上皮癌（EMC）

别名

- 腺肌上皮瘤
- 富含糖原腺癌
- 透明细胞癌
- 管状实性腺瘤
- 单型的透明细胞肿瘤

定义

- 恶性肿瘤，曲呈双相形式的内层导管样上皮细胞和外层肌上皮样细胞组成

病因/发病机制

细胞起源

- 可能是闰管起源（双相分化）

临床表现

流行病学

- 发生率
  - 占唾液腺肿瘤的1%
  - 占唾液腺恶性肿瘤的2%
- 年龄
  - 从青少年到90岁的老人，发病高峰为60~70岁
  - 儿童罕见
- 性别
  - 女性多于男性（2∶1）

部位

- 多发生在大唾液腺
  - 腮腺大约占70%
  - 下颌下腺大约占12%
- 18%会累及小唾液腺
  - 上下呼吸道、上腭区域

症状

- 生长缓慢，无痛性肿物
- 肿瘤常常存在多年
- 小唾液腺病变表现为黏膜下小结
  - 会出现溃疡，和大唾液腺相比边界不清楚
- 少见，高度恶性肿瘤生长迅速、疼痛且伴有面神经麻痹
- 同时出现双侧肿瘤罕见

治疗

- 手术方法
  - 手术全切
    - 腮腺切除或者广泛的腮腺切除术
- 放射治疗
  - 只用于次全切除术

预后

- 通常来说预后较好（低度恶性肿瘤）
  - 5年生存率为90%
  - 10年生存率为75%
- 高达50%的复发率
  - 复发通常发生在5年之内
  - 预测复发指标
    - 边缘状态、脉管侵犯、肿瘤坏死、肌上皮间变
- 约20%发生远处转移
  - 转移至颈部淋巴结、肺、肝、肾
- 10%的死亡率
- 预后差相关原因
  - 小唾液腺肿瘤

上皮-肌上皮癌

要点

专业术语
- 恶性肿瘤，由呈双相形式的内层导管样上皮细胞和外层肌上皮样细胞组成

临床表现
- 占有唾液腺肿瘤的1%
- 女性多于男性（2∶1）
- 多发生在大唾液腺
- 整体预后较好（复发率约50%）

大体检查
- 结节状或多结节状团块，边界不规则

组织病理学检查
- 典型的双相管状组织学特征，占主导
- 内层由单层立方形或柱状上皮细胞组成
- 外层由肌上皮细胞组成，大的多边形细胞边界模糊，呈多层排列多
  - 细胞质透明，周围有泡状细胞核
- 基底膜样透明物质可能会分隔导管样结构

辅助检查
- 上皮和肌上皮标志物双相分化

主要鉴别诊断
- 多形性腺瘤、肌上皮瘤
- 肌上皮癌、透明细胞型腺泡细胞癌、透明细胞腺癌

- 生长迅速的肿瘤
- 肿瘤体积较大
- 实性增长型，核异型性
- 高增殖指数，非整倍体性
- 高级别转化

大体检查

一般特征
- 边界清晰但没有包膜的肿块
- 结节状或多结节状肿块，有不规则的边界
- 小唾液腺肿瘤的边界不清
- 肿瘤是坚硬、灰褐白色的
- 在切面上可以看到囊性区

需要取材部位
- 肿瘤与唾液腺实质的交界

大小
- 范围：2~12cm；平均：2.5cm

组织病理学检查

组织学特点
- 肿瘤小叶
- 表面溃疡（小唾液腺肿瘤）占病例的40%
- 典型的双相（双层）管状组织学特征，占主导
  - 内层由单层立方形或柱状上皮细胞组成
    - 致密的细颗粒状细胞质围绕卵形核周围
    - 导管细胞呈闰管样
- 外层由肌上皮细胞形成
    - 大的多边形细胞，边界模糊，呈多层排列
    - 透明细胞质周围有偏心的泡状核
    - 富含糖原 [PAS(+)]
- 透明细胞可能占主导地位，包括少许散在的导管上皮细胞（未形成导管状）
  - 腔内细胞占总细胞数的1/3
- 腔内可见蛋白质物质
  - PAS阳性，但黏蛋白卡红染色阴性
- 管状、腺体样和实性型混合
  - 可见器官样或痣样排列
  - 致密的、梭形细胞巢可见
- 乳头状和囊性区占肿瘤的小部分（20%）
- 绝大多数肿瘤呈轻度的多形性
- 基底膜样透明物质可能会分隔导管样结构
- 神经和血管侵犯是常见的
  - 骨侵犯并不常见
- 有丝分裂象稀疏 [(1–2)/HP]
- 罕见
  - 鳞状和（或）皮脂腺分化
  - 梭形细胞型
  - 退变
  - 嗜酸性腔细胞
  - Verocay样改变
  - 高级别转化（去分化）（约2%）
    - 异型性明显的肿瘤细胞呈栅栏状和巢状，伴坏死分裂象增加
    - 典型的EMC区域仍可见
  - 可为Ca ex-PA中的成分（约1%）

辅助检查

细胞学
- 假阴性率高的肿瘤之一
- 导管细胞和较大的透明细胞的双相涂片
- 大的细胞易破裂，呈裸核
- 透明样变的基底膜形成小球

组织化学
- PAS染色突出了基底膜样物质和肌上皮内的糖原（含有淀粉酶）

免疫组织化学
- 上皮和肌上皮均可被适当的免疫组织化学染色显示出

上皮-肌上皮癌

免疫组织化学			
抗体	反应	染色部位	注释
CK-PAN	阳性	细胞质	导管细胞特异
EMA	阳性	细胞质	导管细胞特异
CK5/6	阳性	细胞质	表现多变，导管细胞和肌上皮细胞
p63	阳性	细胞核	仅肌上皮细胞
肌动蛋白 -sm	阳性	细胞质	仅肌上皮细胞
钙调蛋白	阳性	细胞质	仅肌上皮细胞
CK14	阳性	细胞质	仅肌上皮细胞
SMHC	阳性	细胞质	仅肌上皮细胞
S-100	阳性	细胞核 & 细胞质	主要为肌上皮细胞
波形蛋白	阳性	细胞质	肌上皮细胞优先
CD117	阳性	细胞质	表现多变，肌上皮细胞特异性突出
p53	阳性	细胞核	仅出现在分化中的肿瘤
GFAP	不明确	细胞质	偶尔出现在肌上皮细胞

流式细胞术

- 染色体呈非整倍与预后差相关

电镜表现

- 导管细胞在管腔的表面有微绒毛，与连接复合体及细胞桥粒相连
- 电子密度低的肌上皮细胞包围着导管细胞，包含大量的糖原，而且可见角蛋白丝、突起的斑块以及多层基膜

鉴别诊断

多形性腺瘤

- 伴随双相上皮/肌上皮群的、多结节的隆突状生长
- 黏液软骨样基质与上皮细胞团融合或混合
  - EMC细胞与基质急剧分离
- 双层管状结构不显著，透明细胞也不明显

腺样囊性癌

- 在EMC细胞未发现筛孔状结构（此结构在腺样囊性癌中很常见）
- 细胞个体小，有锥形或胡萝卜形的浓染细胞核

肌上皮瘤/肌上皮癌

- 梭形细胞肿瘤无导管或细管形成（按照定义来确定）

黏液表皮样癌

- 特指透明细胞亚型
- 在肿瘤的局部可见囊肿、黏液变细胞及过渡型
  - 缺乏双相分化

透明细胞型腺泡细胞癌

- 双相分化
- 透明细胞区小且不明显
- 嗜碱性、颗粒状的细胞质占大部分
- 未见高糖原内容物
- 免疫组织化学染色未见肌上皮表型

透明细胞腺癌

- 小唾液腺（口腔内）部位好发
- 单一细胞群落，缺乏肌上皮分化
- 小岛和单一细胞浸润与纤维结缔组织间质有关

嗜酸性粒细胞瘤，透明细胞型

- 大多边形细胞，成单相分化
- 明显的透明细胞改变占主导，但嗜酸性、颗粒状的细胞质依然可见

参考文献

1. Kusafuka K et al: Dedifferentiated epithelial-myoepithelial carcinoma of the parotid gland: a rare case report of immunohistochemical analysis and review of the literature. Oral Surg Oral Med Oral Pathol Oral Radiol Endod. 106(1): 85-91, 2008
2. Seethala RR et al: Epithelial-myoepithelial carcinoma: a review of the clinicopathologic spectrum and immunophenotypic characteristics in 61 tumors of the salivary glands and upper aerodigestive tract. Am J Surg Pathol. 2007 Jan; 31(1): 44-57. Erratum in: Am J Surg Pathol. 32(12): 1923, 2008
3. Wang B et al: Primary salivary clear cell tumors--a diagnostic approach: a clinicopathologic and immunohistochemical study of 20 patients with clear cell carcinoma, clear cell myoepithelial carcinoma, and epithelial-myoepithelial carcinoma. Arch Pathol Lab Med. 126(6): 676-85, 2002
4. Tralongo V et al: Epithelial-myoepithelial carcinoma of the salivary glands: a review of literature. Anticancer Res. 18(1B): 603-8, 1998
5. Maiorano E et al: Clear cell tumors of the salivary glands, jaws, and oral mucosa. Semin Diagn Pathol. 14(3): 203-12, 1997
6. Brocheriou C et al: [Epithelial-myoepithelial carcinoma of the salivary glands. Study of 15 cases and review of the literature.] Ann Pathol. 11(5-6): 316-25, 1991
7. Dardick I et al: Myoepithelial cells in salivary gland tumors--revisited. Head Neck Surg. 7(5): 395-408, 1985
8. Corio RL et al: Epithelial-myoepithelial carcinoma of intercalated duct origin. A clinicopathologic and ultrastructural assessment of sixteen cases. Oral Surg Oral Med Oral Pathol. 53(3): 280-7, 1982

上皮-肌上皮癌

显微镜下特点

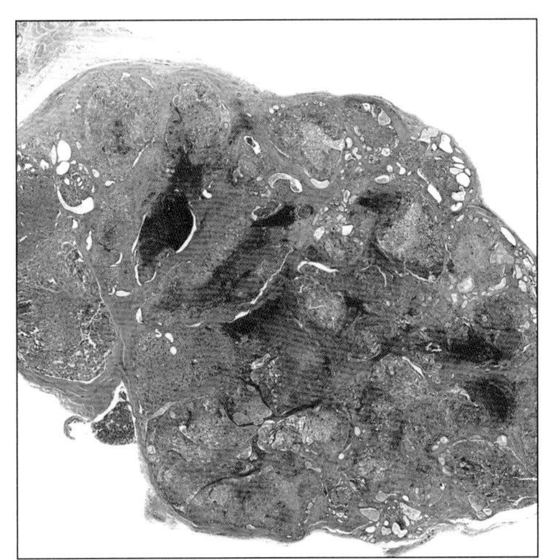

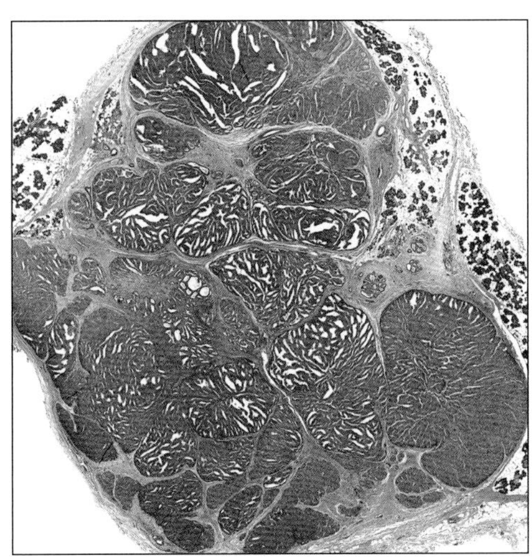

（左图）在低倍镜下，肿瘤边界清楚，无包膜，边界不规则，呈多结节生长。（右图）肿瘤与唾液腺实质细胞之间有一个不规则的边缘。包膜不清楚。多结节肿瘤可见纤维间隔和少数的囊性变区域。浸润是确诊的有价值的特点，但在低倍镜下很难发现

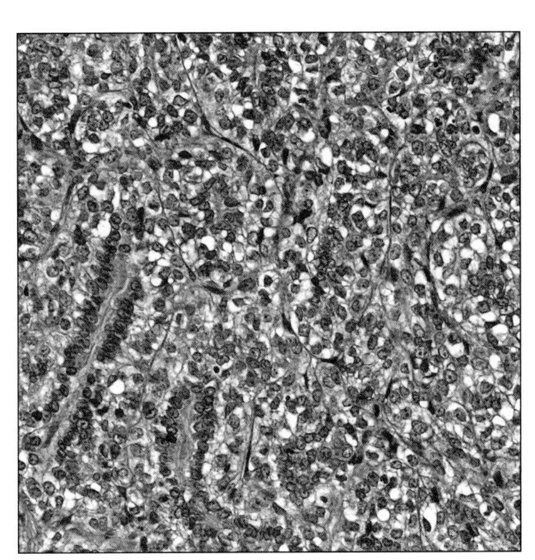

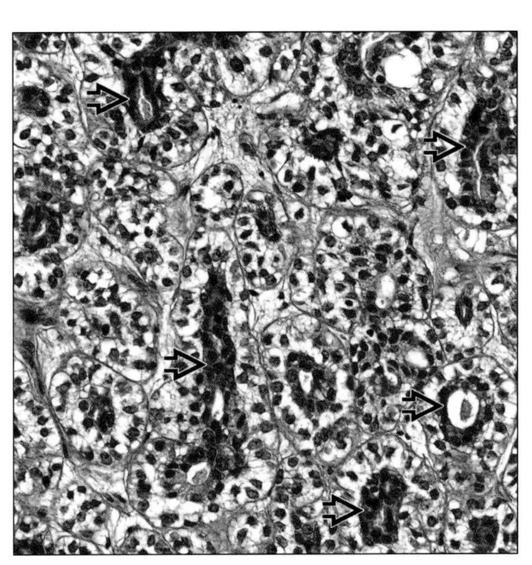

（左图）肿瘤细胞丰富，呈实体型生长模式，但双层管状结构易辨认，外层肌上皮细胞胞质透明。（右图）纤细的纤维间质围绕在癌巢周围。癌巢中央为特征性导管样结构（立方形细胞）⇨，周围是呈合体细胞排列的肌上皮细胞，其细胞质透明

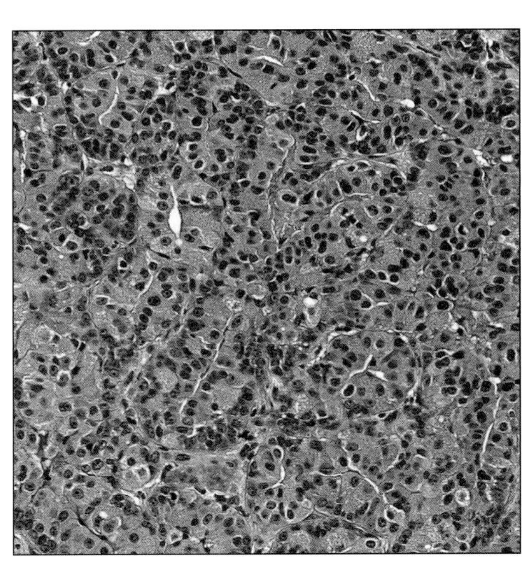

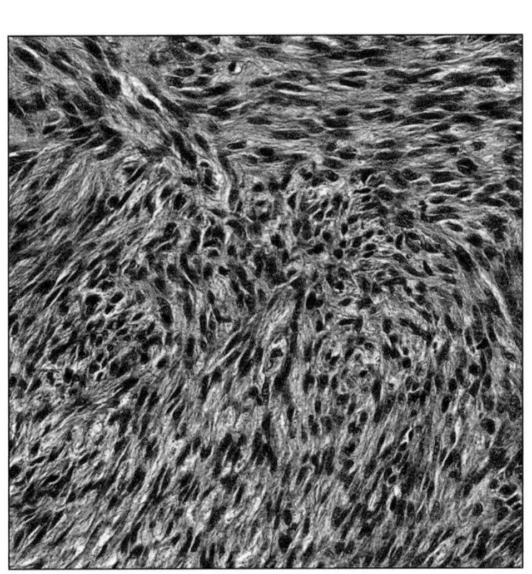

（左图）该肿瘤有一个层状到巢状区域。然而，可见闰细胞与嗜酸性变的区域相邻。此肿瘤在其他区域有典型的双相型表现。（右图）梭形肌上皮细胞常见，但一般不是主要生长模式。这里可见模糊的束状结构。如果肿瘤只有这一种生长模式，那该肿瘤应该为上皮-肌上皮癌

上皮-肌上皮癌

不同的显微镜下特点

（左图）在左侧呈现典型的双相表现，但其中一囊性变表现同样显著➡。这在EMC中不是一种常见的生长模式。（右图）在少数肿瘤里，导管腔细胞可呈嗜酸性。双相性表现同样出现在这个肿瘤，腺管周围肌上皮细胞核染色加深，应用免疫组织化学染色有助于区分

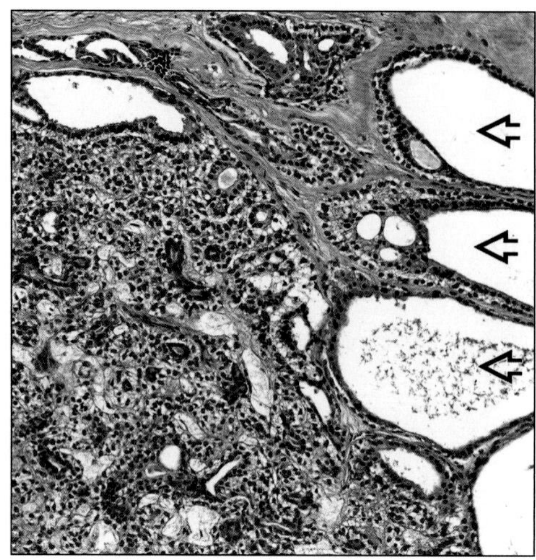

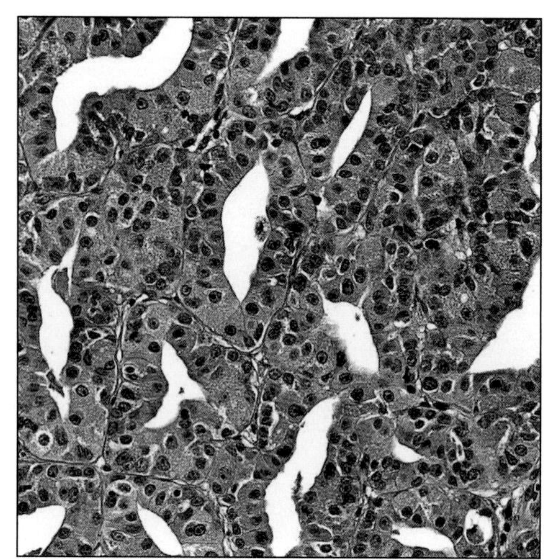

（左图）尽管透明细胞样改变在肌上皮细胞中占主导地位，然而有一些肿瘤却缺乏这个特征。这些肿瘤导管腔内的分泌物不被黏蛋白卡红着色。肿瘤细胞存在中等程度的核多型现象。（右图）在一个像这样的肿瘤实质区，仅仅局灶可见“小管”➡。这些管腔内的细胞有嗜酸性或颗粒状细胞质。在这个区域，肌上皮细胞表现得更像“基底细胞”

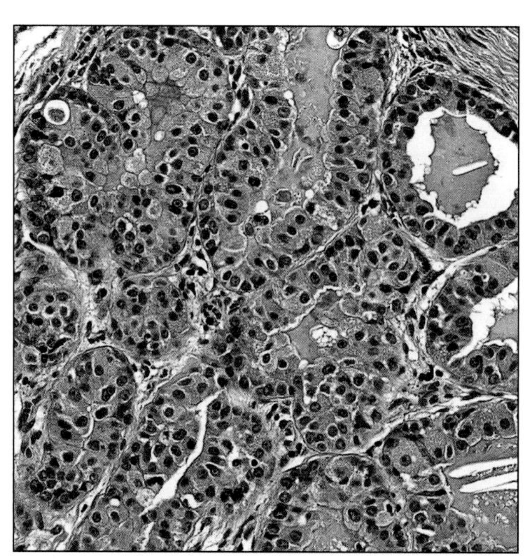

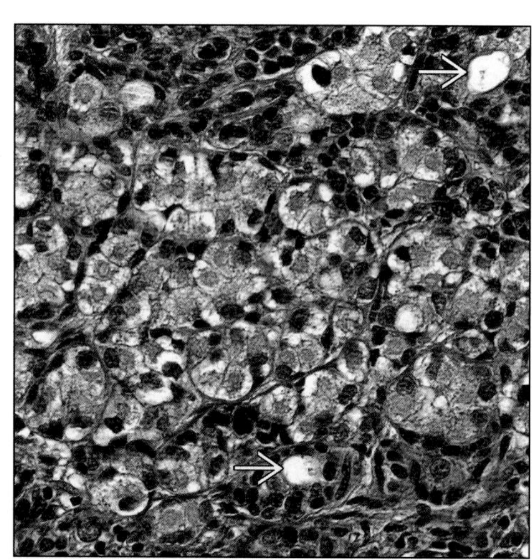

（左图）在高倍镜下，组织学形态与基底细胞腺瘤类似。基底膜样玻璃样变物质分隔导管样结构。然而如果仔细评估，肿瘤双相性表现仍然可见➡。（右图）尽管在一些肿瘤中会出现肿瘤细胞坏死病灶，然而肿瘤细胞坏死➡在这种肿瘤中并不是常见特征，在别处可见典型的双相小管形成➡

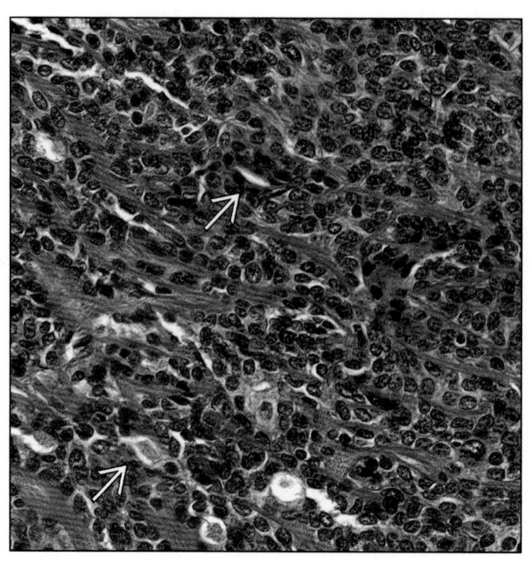

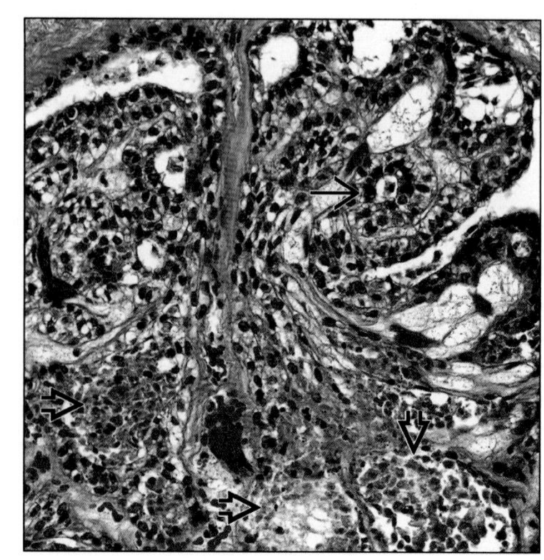

上皮-肌上皮癌

免疫组织化学特点

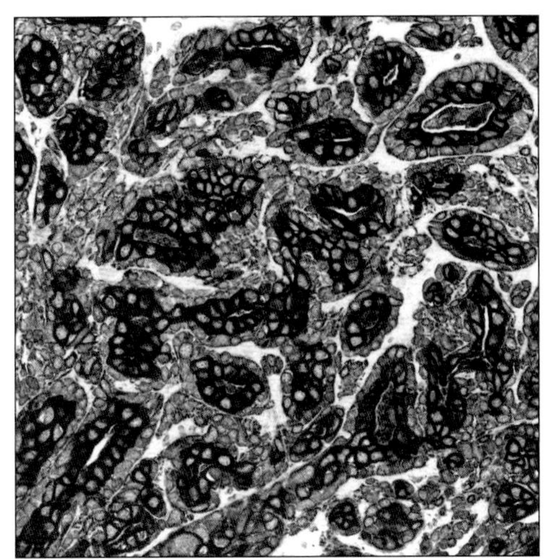

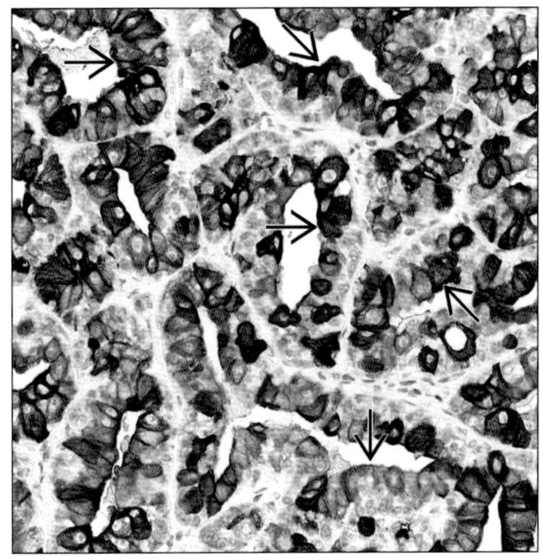

（左图）上皮和肌上皮细胞角蛋白阳性。而管腔内细胞比肌上皮细胞染色更深。（右图）在许多肿瘤，角蛋白（在这里指CK7）只在管腔内细胞表达→。这种类型的染色有助于加强这个肿瘤的组织学双相性

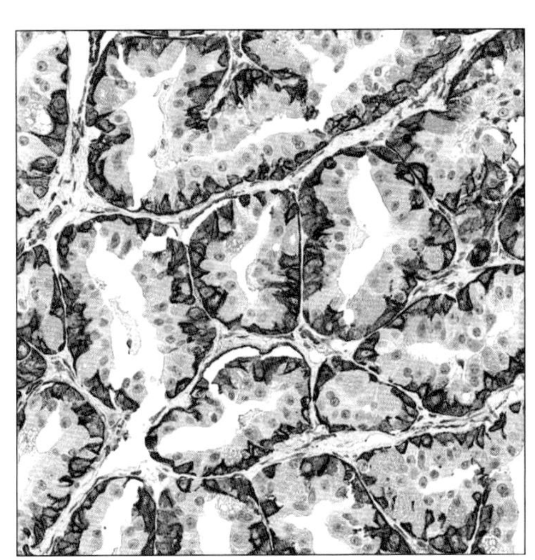

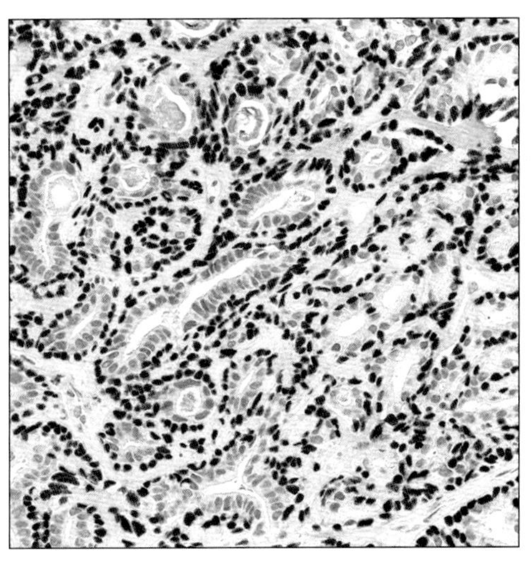

（左图）肌上皮细胞表达多种抗体，虽然平滑肌肌动蛋白通常呈特异性强阳性表达。钙调蛋白、肌动蛋白和CK14也有相似的表达模式。（右图）p63强烈弥漫地表达在EMC肿瘤细胞核上。请注意管腔内的/导管细胞不表达。当然，p63在许多唾液腺肿瘤中阳性表达

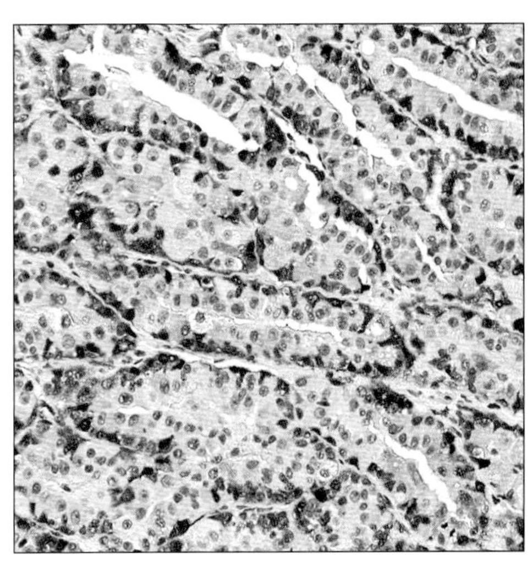

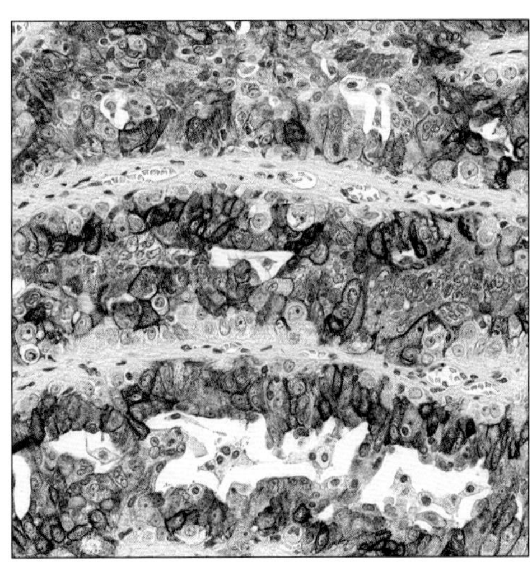

（左图）S-100蛋白主要阳性表达在肌上皮细胞的细胞质和细胞核。然而，一些导管细胞也可阳性表达此标志物。它不是一个独特的和特定的标志物。（右图）CD177是一个已应用于许多唾液腺肿瘤的标志物。不幸的是，任何肿瘤的特异性和灵敏度是未知的。在这里我们可以看到，有肌上皮以及导管细胞免疫反应性

腺癌（未特指）

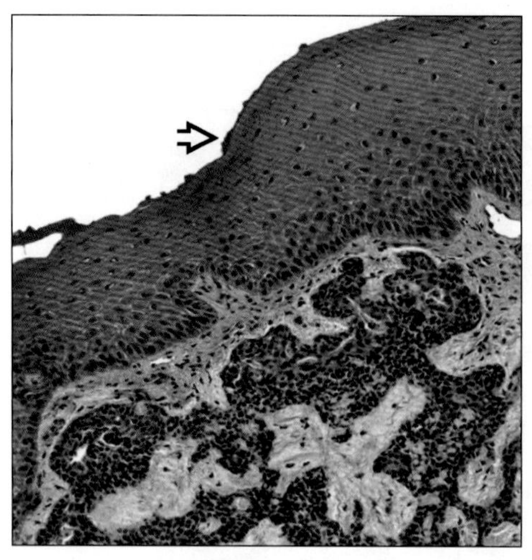

HE染色显示黏膜下的肿瘤呈腺管样排列[➩]。此肿瘤来源于小唾液腺，为2级肿瘤

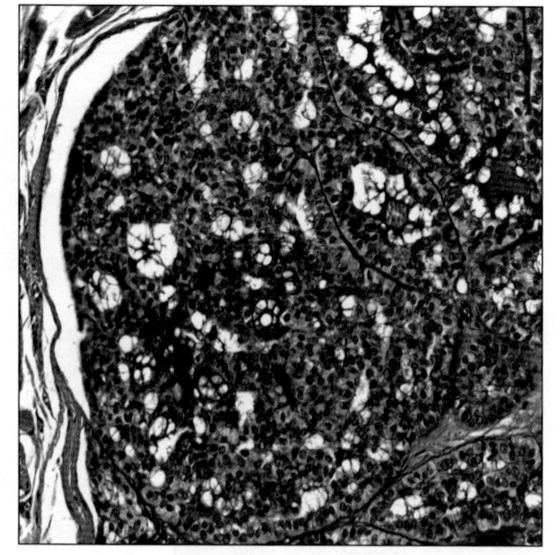

HE染色显示肿瘤细胞呈复杂的腺管样排列成器官样肿瘤岛，几乎无间质浸润。此肿瘤为2级

专业术语

缩写

- 腺癌（未特指）（NOS）

定义

- 恶性唾液腺肿瘤伴导管分化，缺乏其他唾液腺癌鲜明的组织学特征

临床表现

流行病学

- 发病率
  - 根据报告，是第3常见的液腺恶性肿瘤
  - 文献报道和诊断标准缺乏一致性
- 年龄
  - 年龄范围广泛
  - 60~70 岁高发
- 性别
  - 女性稍微多于男性

部位

- 多发于大的腺体附近（腮腺的特异性）
- 小腺体占了40%
  - 硬腭、颊黏膜、嘴唇

症状

- 大多数为单发的，无症状的
- 疼痛（20%的患者）
  - 大多数发生于下颌下腺肿瘤
- 面神经无力（20%的患者）
- 小唾液腺肿瘤可能出现破溃
- 上腭肿瘤可能破坏骨组织（超过25%）
- 各种症状的持续时间长（超过10年）

治疗

- 外科手术
  - 完整切除是首选。
  - 根据肿瘤位置决定手术入路
- 辅助治疗
  - 中、高度恶性肿瘤是术后放射治疗的指征

预后

- 由于研究有限，预后难以预测
- 临床分级、疾病涉及部位、肿瘤分级都是影响预后的因素
- 部位
  - 口腔内肿瘤预后较好
  - 大唾液腺肿瘤生存期较短
- 肿瘤分级
  - 低度恶性肿瘤
    - 无病生存期长
    - 较少远处转移
    - 然而是否手术对整个生存期无影响
  - 高度恶性肿瘤
    - 更容易复发
    - 更可能远处转移

大体检查

一般特征

- 点状分布或局灶分布
- 边界不规则，伴浸润性边缘模糊
- 切面
  - 黄白色
  - 肿瘤相关的坏死及出血

组织病理学检查

组织学特点

- 各种类型的增生
  - 巢状、岛状、线状、管状、实性层状

腺癌（未特指）

要点

专业术语
- 恶性唾液腺癌伴导管样分化，缺乏其他唾液腺癌的特征

临床表现
- 发病率排名第3的唾液腺恶性肿瘤
- 多见于腮腺
- 常没有症状

大体检查
- 边界呈不规则浸润

组织病理学检查
- 可能有小范围的特定的唾液腺肿瘤的特征
- 肿瘤级别反映细胞学异型性

鉴别诊断
- 排除性诊断

 - 导管状：在低中度恶性肿瘤中更常见
   - 有时可见囊肿
   - 导管的存在有助于区别其他肿瘤类型
- 肿瘤上皮
  - 立方形到椭圆形到柱状细胞
  - 明显的细胞边界
  - 偶见透明细胞
  - 偶见嗜酸性细胞
- 细胞显示变异的多形性、有丝分裂象、核仁
- 基质胶原化或黏液样变
- 可能存在嗜酸性变、细胞外基质或细胞外黏液
- 肿瘤通常为浸润性
  - 浸润血管周围、血管内或神经周围
- 可能有坏死或出血
- 可能有小范围的特定的唾液腺肿瘤的特征

鉴别诊断

其他唾液腺肿瘤
- 非特异性腺癌是一个排除性诊断

转移性疾病
- 其他恶性肿瘤史
- 免疫组织化学染色有助于确定具体来源

分级

体现在细胞学异型性
- 根据增加的多形性、较少的导管分化、增加的有丝分裂分成3个等级
- 1级：结构良好的导管/管状结构，轻度多形性，小核仁，几乎没有有丝分裂
- 2级：较少导管/管状结构，中度多形性，有丝分裂增加
- 3级：有限的导管/管状结构（足够诊断腺癌），中度至重度多形性，核深染，有丝分裂增加，非典型构成，坏死和出血

参考文献

1. Buchner A et al: Relative frequency of intra-oral minor salivary gland tumors: a study of 380 cases from northern California and comparison to reports from other parts of the world. J Oral Pathol Med. 36(4): 207-14, 2007
2. Li J et al: Salivary adenocarcinoma, not otherwise specified: a collection of orphans. Arch Pathol Lab Med. 128(12): 1385-94, 2004
3. Ihrler S et al: Differential diagnosis of salivary acinic cell carcinoma and adenocarcinoma (NOS). A comparison of (immuno-)histochemical markers. Pathol Res Pract. 198(12): 777-83, 2002
4. Neely MM et al: Tumors of minor salivary glands and the analysis of 106 cases. J Okla Dent Assoc. 86(4): 50-2, 1996

影像图库

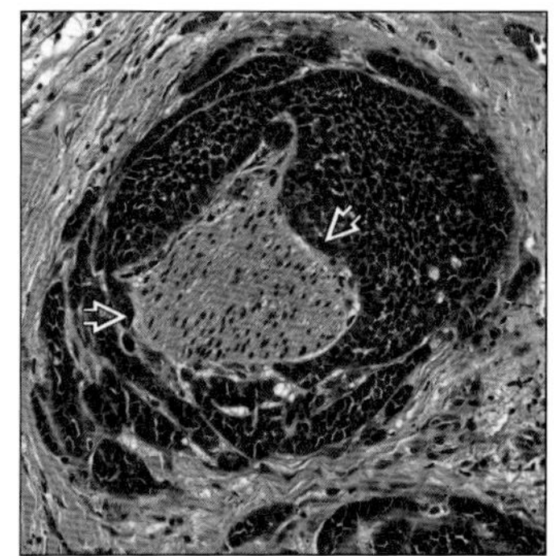

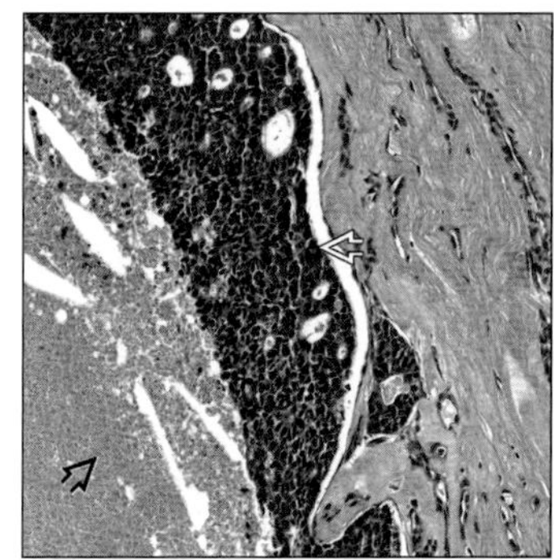

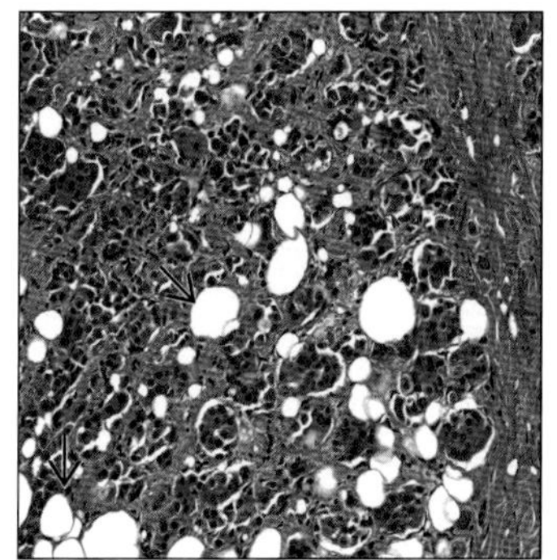

（左图）HE染色显示神经周高度浸润➡这是高度恶性肿瘤的一个特征。（中图）HE染色显示深染肿瘤细胞⇨邻接坏死的区域。（右图）HE染色显示紧密排列的类器官细胞岛，肿瘤正在浸润受累唾液腺周的脂肪组织⇨

透明细胞癌（透明样变/硬化）

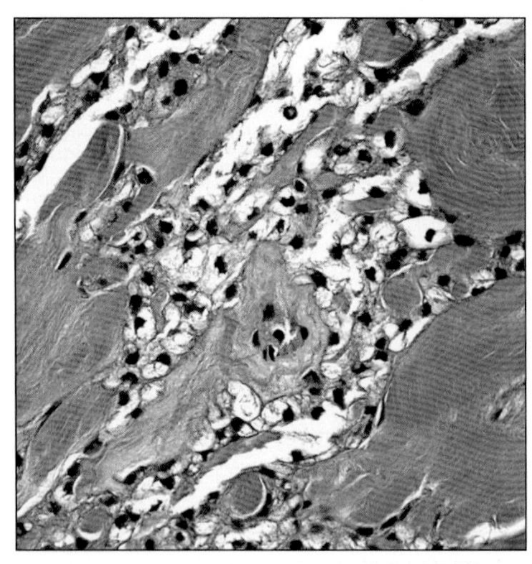

高倍镜下透明细胞癌位于致密胶原化的无细胞基质内。瘤细胞排列成条状及索状，伴不同程度细胞质透明样变

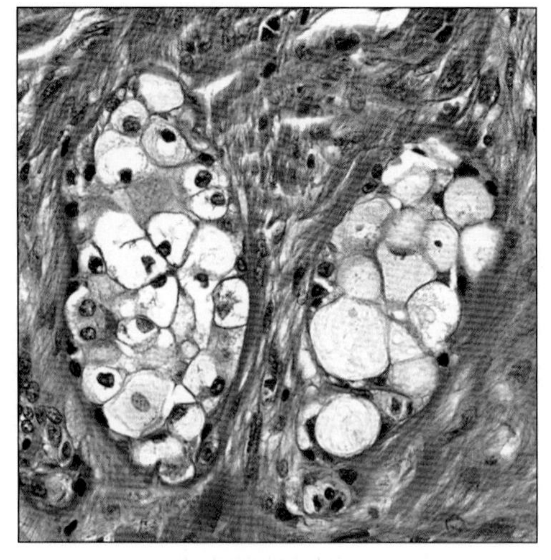

上皮细胞是细胞质边界清楚的圆形至多边形，细胞质内的糖原及聚集物使细胞增大呈透明样变

专业术语

缩写
- 透明细胞癌（CCC）

别名
- 透明细胞腺癌
- 透明样细胞腺癌

定义
- 上皮恶性唾液腺肿瘤，增生的透明细胞位于疏松至致密的玻璃样变的基质内
  - 通过定义可知，缺乏其他含有透明细胞的唾液腺肿瘤的特征性表现

病因/发病机制

细胞起源
- 腺样或鳞状细胞起源
- 缺乏肌上皮细胞成分

临床表现

流行病学
- 发病率
  - 低（占所有唾液腺瘤的比例＜1%）
- 年龄
  - 平均：60岁；范围：24~78岁
- 性别
  - 女性多于男性（1.2∶1）

部位
- 主要位于小唾液腺（约80%）
  - 舌、上腭、口底、口腔黏膜、嘴唇、扁桃体区域
- 主要腺体占少部分
  - 腮腺远多于下颌下腺

症状
- 小肿块或较大的肿物
  - 穹隆形、无蒂
  - 可有黏膜表面溃疡
- 可以侵蚀或扩散至深层骨质
- 很少出现疼痛
- 症状持续时间：1个月~15年不等
  - 通常生长缓慢
- 约25%有区域淋巴结转移
  - 少数发生远处转移：如肺、骨

治疗
- 手术术式
  - 扩大切除至阴性切缘
  - 根据区域淋巴结转移规律，需考虑颈部相应的解剖
- 辅助治疗
  - 等待时机完全切除

预后
- 生存率较高
  - 约11%的复发率
- 很少死于本病
- 对于可能复发和区域淋巴结转移的患者进行长期随访

影像学检查

放射学检查
- 位于软、硬腭黏膜下层的肿块
- MRI是最好的影像学诊断方法，很少受到牙齿金属材料的影响
- 大体标本
- 边界不清，浸润周边组织，切面呈灰白色

透明细胞癌（透明样变/硬化）

要点

专业术语

- 上皮恶性唾液腺肿瘤，增生的透明细胞位于疏松至致密玻璃样变的基质内

临床表现

- 主要位于小唾液腺（约80%）
- 约25%有区域淋巴结转移

组织病理学检查

- 浸润性肿瘤是由片状、条状、巢或小梁状排列的单一上皮细胞组成，伴不同程度胞质透明样变
- 间质疏松黏液样至致密玻璃样变

辅助检查：

- 阳性：AE1/AE3，34βE12，CAM5.2，CK7，EMA
- 阴性：S-100蛋白，α-SMA，MSA，肌球蛋白，钙调蛋白，GFAP，CK20

大小

- 平均2cm（大多数＜3cm）

组织病理学检查

组织学特点

- 浸润性肿瘤是由呈片状、条状、巢状或小梁状排列的单一上皮细胞组成，伴细胞质不同程度透明样变
  - 大多数肿瘤细胞为圆形至多边形，伴偏心核
    - 细胞边界清楚
  - 少数细胞相对小，细胞质呈嗜酸性
    - 在透明细胞周围与透明细胞相混合
    - 也可以形成小的团块或岛
  - 不存在明显的腺体导管
  - 几乎无减数分裂
  - 1/3的病例具有周围神经侵犯
  - 几乎无中央鳞癌分化
- 间质
  - 疏松黏液样至致密玻璃样变
  - 致密玻璃样变的间质最常见

辅助检查

组织化学

- 透明细胞对PAS及淀粉酶呈阳性反应
  - 提示在细胞质内糖原的积累
- 黏液卡红染色阴性

免疫组织化学

- 阳性表达：AE1/AE3，34βE12，CAM5.2，CK7，EMA（75%）
- 阴性表达：S-100蛋白，α-SMA，肌肉特异性抗原（MSA），肌球蛋白，钙调蛋白，GFAP，CK20

鉴别诊断

透明细胞型唾液腺肿瘤

- 恶性：黏液上皮样癌，上皮-肌上皮癌，腺泡细胞癌，肌上皮癌
- 良性：嗜酸性细胞瘤，肌上皮瘤，多形性腺瘤

转移性肾细胞癌

- 突出的窦状血管、出血和IHC、角蛋白、波形蛋白和CD10表达有利于原发性肾细胞癌的诊断

参考文献

1. Dardick I et al: Clear cell carcinoma: review of its histomorphogenesis and classification as a squamous cell lesion. Oral Surg Oral Med Oral Pathol Oral Radiol Endod. 108(3): 399-405, 2009
2. Solar AA et al: Hyalinizing clear cell carcinoma: case series and comprehensive review of the literature. Cancer. 115(1): 75-83, 2009

影像图库

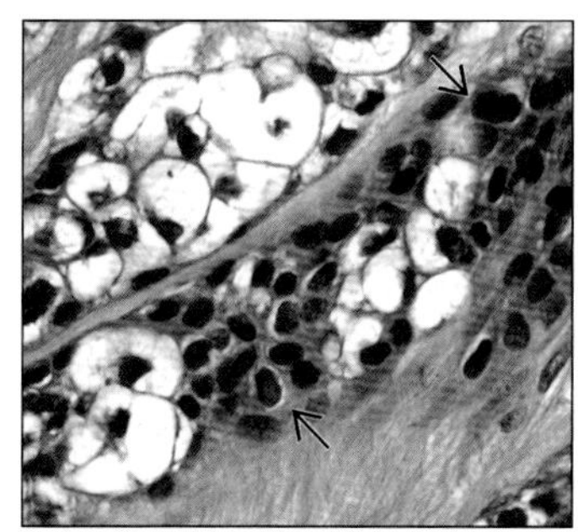

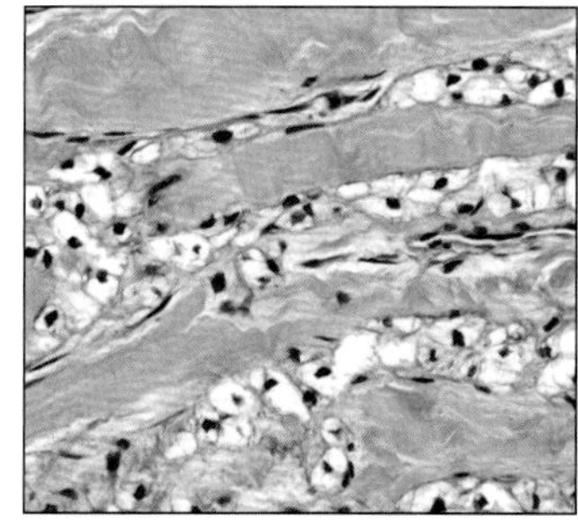

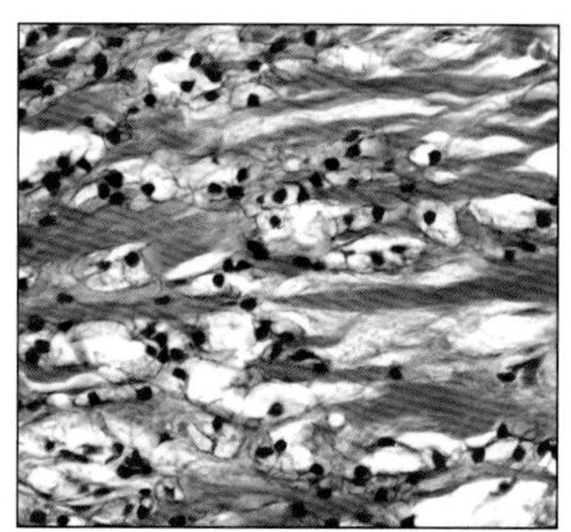

（左图）高倍镜下，存在两种细胞类型：小多边形上皮细胞→与相对大的透明细胞混合在一起（中心区）。（中图）玻璃样变的基质中可见条状结构和透明细胞巢。上皮细胞表现为偏心、细胞核混染和边界清晰。（右图）标本中的胶原基质从疏松到浓密改变呈带状。上皮部分呈小巢状、条索状及散在细胞分布状

乳头状囊腺癌

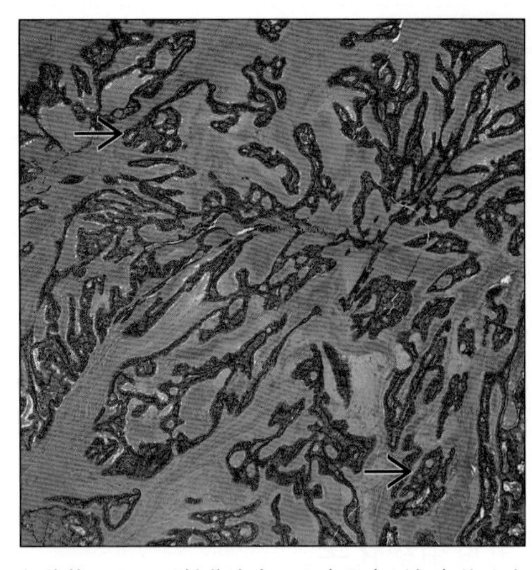

低倍镜下显示黏性浆液中可见大量多形复杂的乳头状结构。乳头状结构纤细，局灶呈筛状→

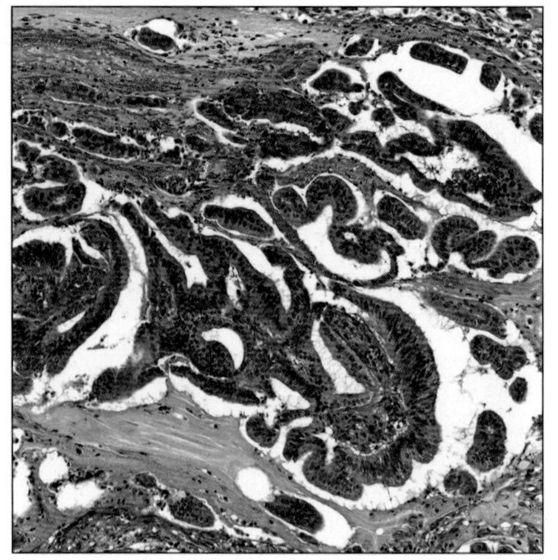

肿瘤组织增生显示黏蛋白背景中大量导管样结构和乳头状结构，细胞排列成乳头状结构呈多层柱状

专业术语

别名

- 低度恶性乳头状腺癌

定义

- 恶性上皮唾液腺肿瘤，以囊性增生为主，伴有乳头状突起
  - 恶性囊腺瘤
  - 缺少其他唾液腺癌囊性增生的特异性组织病理学特征
  - 一些病例报道非乳头状结构

临床表现

流行病学

- 发病率
  - 较低（<1%）
- 年龄
  - 范围较大（20~86岁）
    - 平均年龄：60岁
    - 约75%患者大于50岁
- 性别
  - 男女无差异

部位

- 腮腺部位发病最多（约70%）
- 少部分为唾液腺（约25%）
  - 累及部位由多到少：颊黏膜，唇，上腭，口底，舌头，磨牙后区域

症状

- 增长缓慢，无痛性肿胀或增大
- 肿瘤可压缩
- 上腭肿瘤可侵蚀骨骼，并延及鼻腔/鼻窦
- 症状持续时间久（平均4年）

治疗

- 手术治疗
  - 完全手术切除
    - 小唾液腺肿瘤需要扩大切除

预后

- 总体预后较好
  - 5年生存率接近100%
- 复发少见（约10%）
  - 初诊10年后
- 淋巴结转移少见（约10%）

大体检查

一般特征

- 部分呈局限性但无包膜
- 多囊的，其内充满液体及黏液

大小

- 范围：0.5~6cm

组织病理学检查

组织学特点

- 呈局限性但无包膜
- 浸润周围的实质或者软组织，神经和（或）血管常受累
  - 浸润性囊肿可为实性型
  - 囊肿可能在距离癌灶很远的地方出现
- 显著的囊肿外观
  - 囊肿多样，有时充满黏蛋白
  - 囊肿有时背靠背，或者受限于纤维结缔组织间质
  - 腺样结构可以是囊肿的一部分
  - 相关性很少，可见大囊肿
  - 可见营养不良性钙化

乳头状囊腺癌

要点

专业术语

- 恶性上皮唾液腺肿瘤，以囊性增生为主，伴有乳头状突起

临床表现

- 生长缓慢，疼痛轻，可压缩
- 一般患者年龄较大（平均60岁）
- 大多发生在腮腺（约70%）
- 完全手术切除
- 总体预后好

组织病理学检查

- 呈局限性，但无包膜
- 显著的囊肿外观
  - 囊肿多样，有时充满黏蛋白
  - 囊肿有时背靠背，或者受限于纤维结缔组织间质
- 乳头状生长常见
  - 形态多样的乳头充满囊腔，可为具有纤细血管轴心的单个乳头、复杂乳头和分叉结构
- 囊肿和乳头状结构的上皮成分是大的或者小的立方形或者柱状上皮细胞
- 细胞学形态一致
- 有丝分裂象不常见
- 与肿瘤相关的淋巴增生（TALP）常见

鉴别诊断

- 囊腺瘤，腺泡细胞癌（乳头状囊性亚型），黏液表皮样癌，唾液腺导管癌，多形性低度恶性腺癌

- 常见乳头状生长
  - 乳头多样，可以为具有纤维血管轴心的单个乳头、复杂乳头和分叉结构
- 囊肿和乳头状结构由大小不一的立方形或柱状上皮细胞组成
  - 可以是黏液性细胞、透明细胞，或是嗜酸性细胞（较少见）
  - 柱状上皮细胞通常沿乳头状结构分布
  - 可见到多层细胞甚至筛孔样结构
  - 偶尔可见表皮样细胞
- 细胞学形态一致
  - 常可见核仁
  - 细胞质呈空泡状或呈泡沫状
- 有丝分裂象不常见
- 囊肿破裂引发肉芽肿反应或异物巨细胞反应
- 与肿瘤相关的淋巴增生（TALP）较常发生
- 坏死较少见
- 单纯性黏液性囊腺癌较少发生，类似于原发性胃肠道肿瘤

辅助检查

细胞学

- 液体背景、炎症细胞，偶尔发生黏液性变
- 数量不等的细胞，少数黏附性强的肿瘤细胞簇和微乳头结构
- 肿瘤细胞从小至中等，可相互重叠
  - 细胞质呈空泡状
  - 核圆形，常呈偏心位

免疫组织化学

- 阳性：角蛋白，CK7，CEA-M，EMA

鉴别诊断

囊腺瘤

- 通常为局限性的，缺乏入侵性
- 多囊性的表现不等同于入侵性

腺泡细胞癌（乳头状囊性亚型）

- 胞质有空泡的小细胞排列成微囊状和乳头状
- 实性区细胞大，显示有腺泡细胞分化——嗜碱性颗粒状细胞质

黏液表皮样癌

- 囊腔是其特征（低度恶性肿瘤）
- 排列成囊的3种细胞类型：黏液变细胞、中间细胞、表皮样细胞
- 实性区占据优势
- 表皮样特征在囊腺癌中少见

唾液腺导管癌

- 囊腔显著
- 大的、多形性的细胞胞质丰富
- 有丝分裂象和坏死易见
- 低度恶性唾液腺导管癌：筛状结构

多形性低度恶性腺癌

- 可以看到带有乳头状结构的囊腔，但不是主要类型
- 单细胞浸润，靶环样生长，“旋风眼”表现，周围神经侵犯

参考文献

1. Kawahara A et al: Cytological features of cystadenocarcinoma in cyst fluid of the parotid gland: Diagnostic pitfalls and literature review. Diagn Cytopathol. 38(5): 377–81, 2010
2. Koc M et al: MRI findings of papillary cystadenocarcinoma of the submandibular gland. Diagn Interv Radiol. 16(1): 20–3, 2010
3. Foss RD et al: Salivary gland cystadenocarcinomas. A clinicopathologic study of 57 cases. Am J Surg Pathol. 20(12): 1440–7, 1996

乳头状囊腺癌

显微镜下特点

（左图）尽管有些人为造成的间隙，仍可见大量乳头状肿瘤组织突入囊腔[→]。该病例取材于舌腹口底组织，表面黏膜未见受累。（右图）可见局限性肿瘤，可见繁杂树枝状乳头结构充满囊腔，无侵袭浸润，图中可见囊腔内的胶样物质

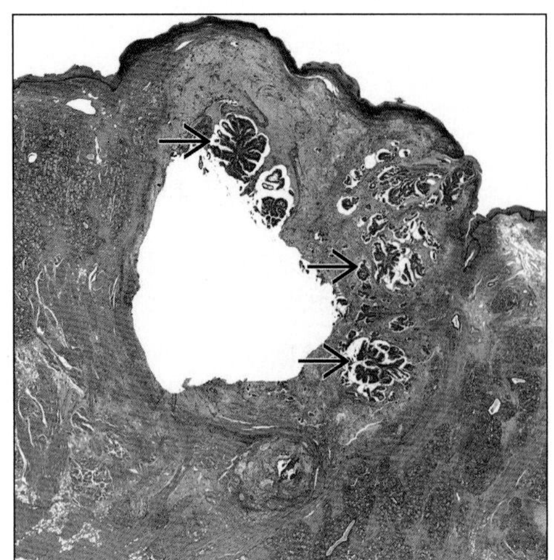

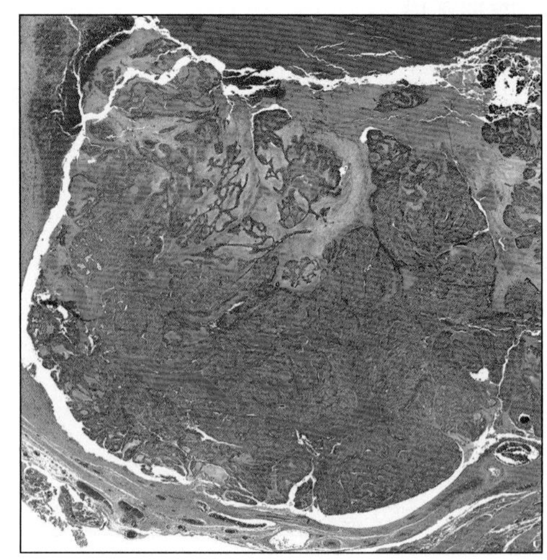

（左图）外周可见纤维结缔组织环绕[⇒]，但无完整包膜。上皮增生排列成复杂、分叉样至铅笔样乳头状结构。（右图）可见上皮组织浸润到周围的实质和软组织[→]。可见囊腔，但本例实性区更为多见。乳头状结构由柱状细胞排列形成

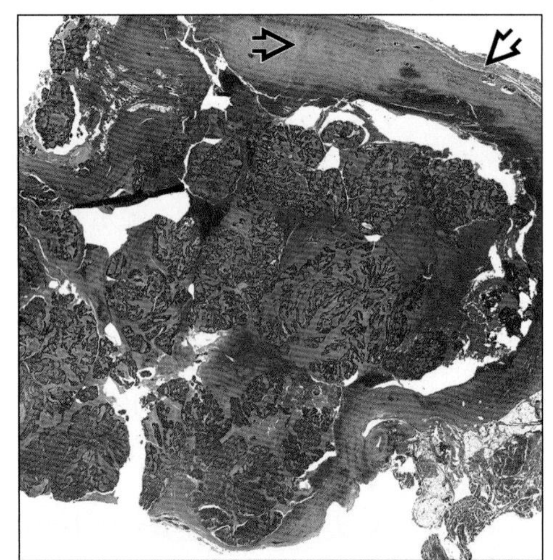

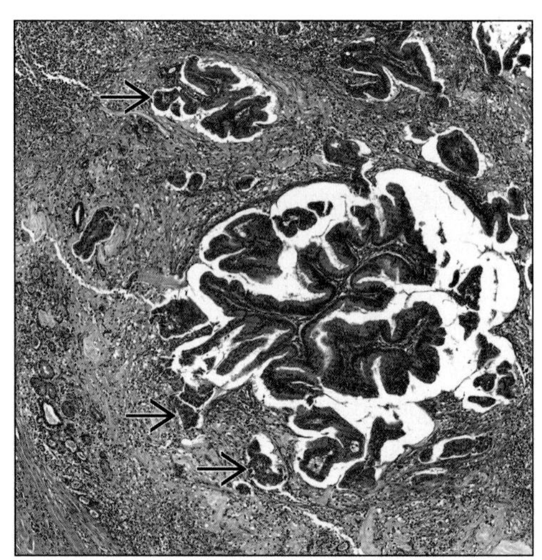

（左图）这个肿瘤显示了明显的复杂的乳头状结构。漂浮的乳头是复杂乳头状结构的证据。细胞在空间排列的形状从立方形到矮柱形。在高倍镜下，与腺泡细胞癌的区别更为明显。（右图）本例可以看到一个更突出、更厚的乳头结构。然而，排列成乳头状结构的柱状细胞缺乏细胞学的异型性

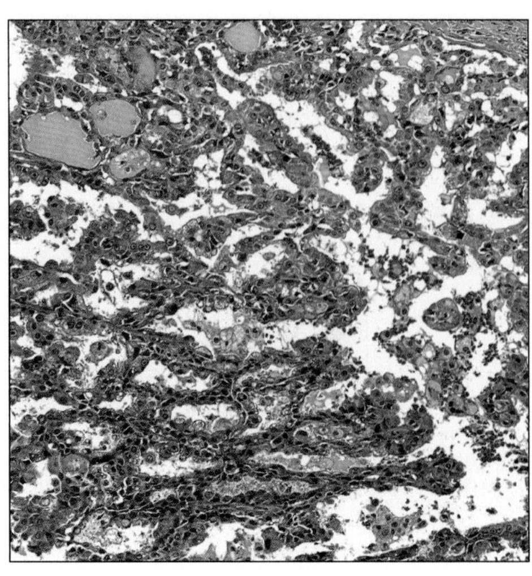

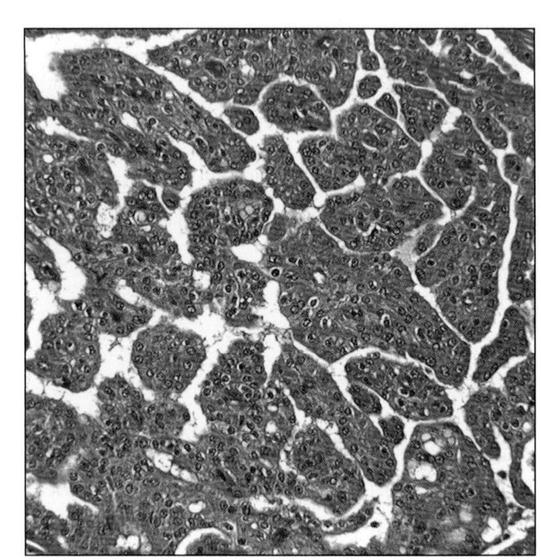

乳头状囊腺癌

显微镜下特点以及辅助检查

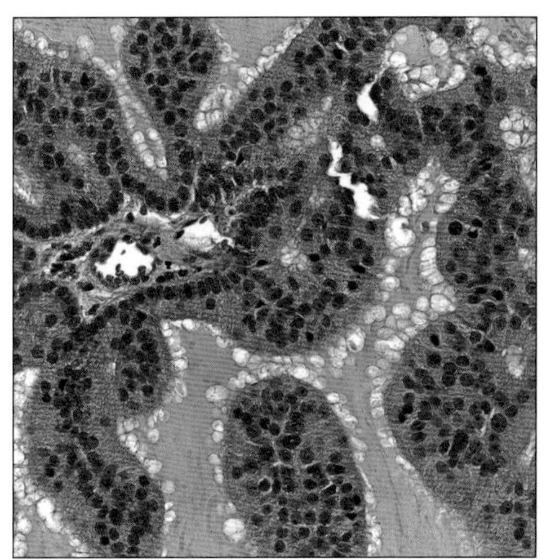

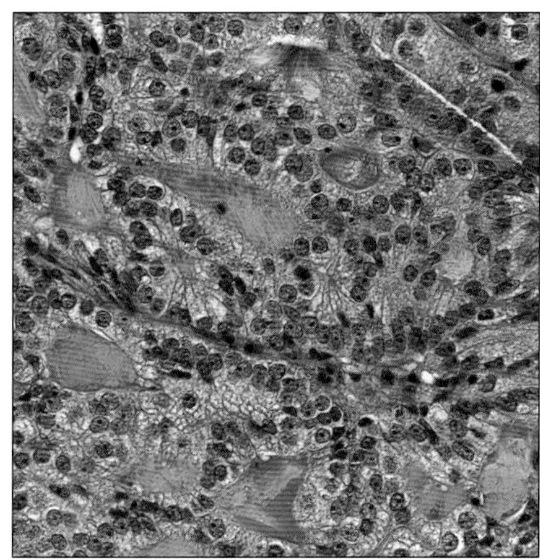

(左图)放大的高清图显示立方形到柱状上皮细胞。它们有圆而规则的细胞核和稍微嗜酸性的细胞质。(右图)细胞学形态一致，呈腺样的或管状排列的细胞在囊腺癌中多见。它们的细胞质稍有液泡，外观似“肥皂泡”，核仁小而不明显，无有丝分裂象

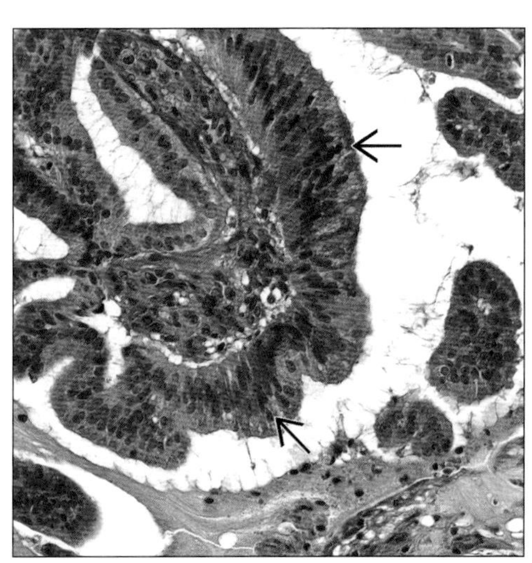

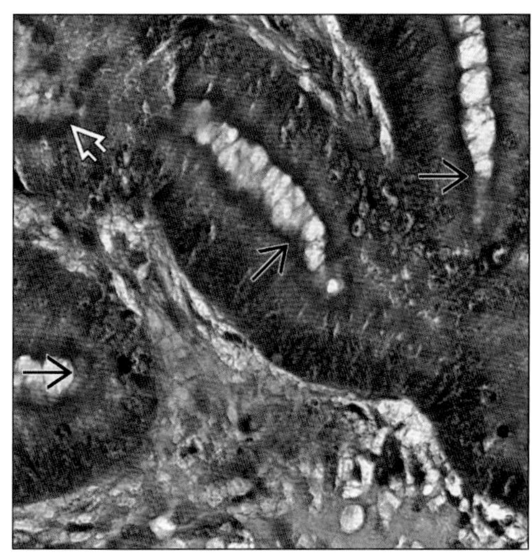

(左图)在这个乳头状结构中，复层细胞核很明显→。然而，细胞核形态一致。在囊性区有些模糊的黏蛋白物质。(右图)黏液卡红染色显示腔面黏液→，这在细胞内顶端细胞质中也可见➡。黏液卡红染色和PAS染色阳性，尽管类似本例呈强阳性反应并不常见

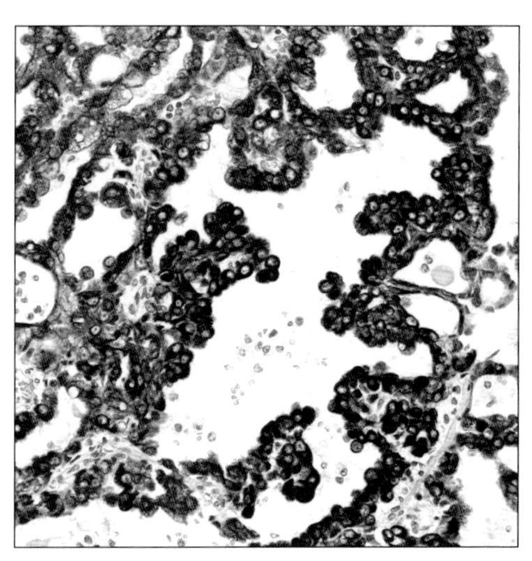

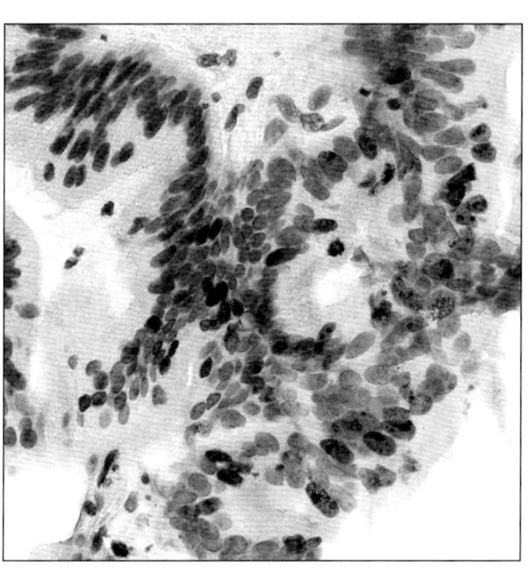

(左图)虽然免疫组织化学研究在做出诊断方面没有太大价值，然而在这些肿瘤中，CK7、角蛋白、EMA和CEA在不同程度上均为阳性。这些结果并不能真正区分良恶性肿瘤。(右图)有丝分裂象不常见，Ki-67 标记指数有时能显示局灶增殖指数高。在本例，瘤体中局灶阳性增加

肌上皮癌

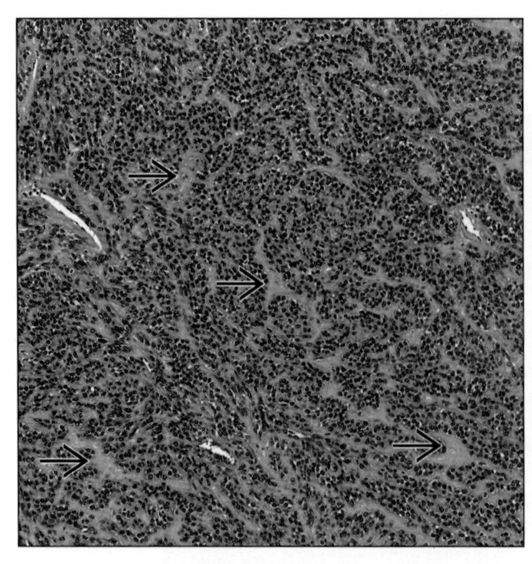

在肌上皮癌中有多种生长模式，明显嗜酸性基底膜样物质→包绕在肿瘤细胞巢/岛周围

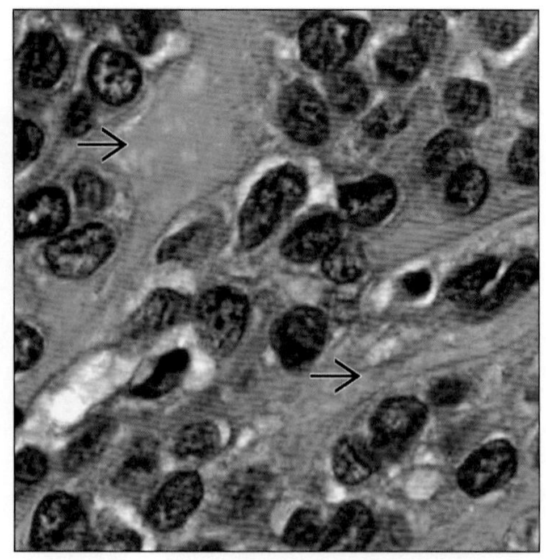

高倍镜下显示肌上皮细胞核质比高、细胞质略透明。嗜酸性基底膜样物质→也清楚可见

专业术语

别名
- 恶性肌上皮肿瘤

定义
- 由肌上皮分化而来的恶性肿瘤
- 与肌上皮细胞极其相似的恶性细胞

病因/发病机制

发病机制
- 约50%的肌上皮癌由多形性腺瘤或肌上皮瘤发展而来

临床表现

流行病学
- 发病率
  - 罕见的：占恶性唾液腺肿瘤中的比例低于2%
  - 可能正在报道
    - 包括1991年WHO分类中
- 年龄
  - 年龄范围广：平均60岁
    - 儿童中很少见
- 性别
  - 男女无差异

部位
- 大部分发生于腮腺（约75%）
- 很少感染下颌下腺和小唾液腺

症状
- 通常病情发展迅速，无痛性肿块
- 肿瘤常有局部破坏倾向
- 偶尔有疼痛或触痛
- 吞咽困难不常见
- 体重减轻可见

自然病程
- 一些患者被报道其良性肿瘤迅速增长（比如多形性腺瘤）
- 多形性腺瘤和肌上皮瘤的多次复发为危险因素

治疗
- 外科手术
  - 根治性切除
    - 大腺体：腮腺切除术或下颌下腺切除术
    - 小腺体：广泛局部切除术
- 辅助治疗
  - 联合放疗药物治疗，目前还存在争议

预后
- 肿瘤可能局部浸润
- 被认为是中到高度恶性的肿瘤：约1/3的患者死于该疾病
  - 明显的细胞多形性和高增殖指数提示临床预后差
    - 复发很常见（大约1/3）
- 常为多次
- 早期局部和远处转移不常见，但是可发生在疾病晚期
- 宫颈转移常早于远处转移
  - 肺和其他部位
- 原发和那些源于多形性腺瘤和肌上皮瘤的肿瘤预后无差别

影像学检查

放射学检查
- 骨质破坏在小唾液腺疾病中最为常见

大体检查

一般特征
- 许多肿瘤没有包膜，而且轮廓分明

肌上皮癌

要点

专业术语
- 由肌上皮分化而来的恶性肿瘤
- 与肌上皮细胞极其相似的恶性细胞

临床表现
- 不常见；主要发生在腮腺
- 根治性切除
- 多形性腺瘤和肌上皮瘤的多次复发是危险因素
- 发病年龄广泛

大体检查
- 大部分没有包膜
- 有结节

组织病理学检查
- 多种生长方式
- 浸润性生长
- 肌上皮细胞：浆细胞样、上皮细胞样或梭形
- 黏液样变性或有黏液样间质
- 可以是Ca ex-PA中的恶性成分
- 未见导管

辅助检查
- 免疫组织化学染色最为有用
- 实用性不大
  - CK5/6（+）
  - S-100 蛋白（+）
  - GFAP（+）
  - 波形蛋白（+）

- 表面有结节或圆形突起
- 灰白色、质硬、玻璃样切面
- 囊性变与坏死较为少见

大小
- 范围：2~10cm

组织病理学检查

组织学特点
- 浸润性生长
  - 区别于良性肿瘤最显著的特点
  - 邻近的骨质可能被破坏
  - 侵及周围血管神经
- 生长模式
  - 呈结节样至弥散性分布
  - 肿瘤细胞常常以巢状、片状或绳索状出现
  - 常常表现为细胞增多，但也会有细胞的减少
- 未见导管（根据定义）
- 肌上皮细胞
  - 以不同的形态结合，如浆细胞样、上皮细胞样或梭形
  - 可以看到明显的多形性细胞，但这些细胞常常受限
  - 细胞质常空亮
- 基质
  - 呈黏液或黏蛋白样
    - 蛋白聚糖的积累所致
  - 可见基底膜样物质
  - 软骨组织罕见
- 有丝分裂象易见，包括病理性有丝分裂象
- 坏死不常见
  - 可能与FNA或活检有关
- 可以是Ca ex-PA中的恶性成分
  - PA可能包括导管结构
- 罕见有鳞状细胞分化

辅助检查

细胞学
- 形态多样或缺少恶性特征
- 细胞排列呈小簇状
- 细胞可呈现上皮样、浆细胞样、梭形细胞或透明细胞样
  - 通常多种细胞混合出现

免疫组化
- 非肿瘤性肌上皮细胞可与多种抗原反应
- 一般诊断无用
  - 除外肉瘤时有用
- 组合的或者有限的抗体组合很有用
  - CK5/6、S-100蛋白、GFAP及波形蛋白阳性

细胞遗传学
- 超过一半有遗传畸变
  - 染色体8改变很常见

电镜
- 常可见肌动蛋白丝、胞饮小体、增粒及基膜
  - 长6~18nm细胞质微丝
- 很少用于诊断

鉴别诊断

肌上皮瘤
- 缺乏浸润性生长
- 缺乏细胞异型性

肉瘤
- 滑膜肉瘤
  - 双相型肿瘤有腺体结构
  - 特殊染色体易位（X；18）
  - GFAP阴性
- 平滑肌肉瘤
  - 成簇细胞肿瘤

肌上皮癌

免疫组织化学			
抗体	反应	染色部位	注释
波形蛋白	阳性	细胞质	弥散性强表达
S-100 蛋白	阳性	细胞核及细胞质	通常为在所有肿瘤细胞内弥散性强表达
钙调蛋白	阳性	细胞质	阳性反应没有 S-100 蛋白常见
CK-PAN	阳性	细胞质	大多数细胞呈阳性
SMHC	阳性	细胞质	反应强度多变
肌动蛋白 -sm	阳性	细胞质	
CK5/6	阳性	细胞质	
GFAP	阳性	细胞质	通常在单个细胞中较为突出
CK14	可疑	细胞质	表达具有多变性
CK7	可疑	细胞质	表达具有多变性

- 雪茄开关的核周有空晕
- S-100蛋白、GFAP、CD117蛋白阴性

上皮-肌上皮癌

- 大量导管
  - 内腔上皮为嗜酸性、立方形的导管细胞
  - 导管细胞周围是多形性空泡状的肌上皮细胞
- 通常与免疫组织化学染色显示双向表达

浆细胞瘤

- 细胞染色质呈钟面分布
- 细胞核周围的“霍夫征”或空晕是其特点
- CD138、CD79-α 呈阳性表达，κ、λ 呈限制性表达
- S-100蛋白、GFAP、肌动蛋白（平滑肌、肌肉特定）和SMHC呈阴性

诊断要点

临床相关的病理特点

- 肌上皮癌与肌上皮瘤的鉴别
  - 浸润性增长伴细胞异型性

病理学的解读要点

- 诊断需要结合肿瘤的形态学和免疫组织化学染色

参考文献

1. Yang S et al: Myoepithelial carcinoma of intraoral minor salivary glands: a clinicopathological study of 7 cases and review of the literature. Oral Surg Oral Med Oral Pathol Oral Radiol Endod. 110(1): 85–93, 2010
2. Losito NS et al: Clear-cell myoepithelial carcinoma of the salivary glands: a clinicopathologic, immunohistochemical, and ultrastructural study of two cases involving the submandibular gland with review of the literature. Pathol Res Pract. 204(5): 335–44, 2008
3. Losito NS et al: Clear-cell myoepithelial carcinoma of the salivary glands: a clinicopathologic, immunohistochemical, and ultrastructural study of two cases involving the submandibular gland with review of the literature. Pathol Res Pract. 204(5): 335–44, 2008
4. Said S et al: Myoepithelial carcinoma ex pleomorphic adenoma of salivary glands: a problematic diagnosis. Oral Surg Oral Med Oral Pathol Oral Radiol Endod. 99(2): 196–201, 2005
5. Ogawa I et al: Dedifferentiated malignant myoepithelioma of the parotid gland. Pathol Int. 53(10): 704–9, 2003
6. Yu G et al: Myoepithelial carcinoma of the salivary glands: behavior and management. Chin Med J (Engl). 116(2): 163–5, 2003
7. Chhieng DC et al: Cytology of myoepithelial carcinoma of the salivary gland. Cancer. 96(1): 32–6, 2002
8. Savera AT et al: Myoepithelial carcinoma of the salivary glands: a clinicopathologic study of 25 patients. Am J Surg Pathol. 24(6): 761–74, 2000
9. Di Palma S et al: Myoepithelial carcinoma with predominance of plasmacytoid cells arising in a pleomorphic adenoma of the parotid gland. Histopathology. 33(5): 485, 1998
10. Nagao T et al: Salivary gland malignant myoepithelioma: a clinicopathologic and immunohistochemical study of ten cases. Cancer. 83(7): 1292–9, 1998
11. Alós L et al: Myoepithelial tumors of salivary glands: a clinicopathologic, immunohistochemical, ultrastructural, and flow-cytometric study. Semin Diagn Pathol. 13(2): 138–47, 1996
12. Bombí JA et al: Myoepithelial carcinoma arising in a benign myoepithelioma: immunohistochemical, ultrastructural, and flow-cytometrical study. Ultrastruct Pathol. 20(2): 145–54, 1996
13. Wang J et al: Quantitative multivariate analysis of myoepithelioma and myoepithelial carcinoma. Int J Oral Maxillofac Surg. 24(2): 153–7, 1995

肌上皮癌

显微镜下特点

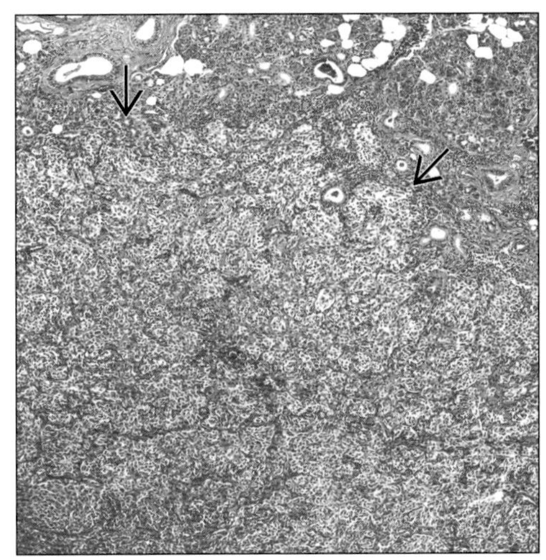

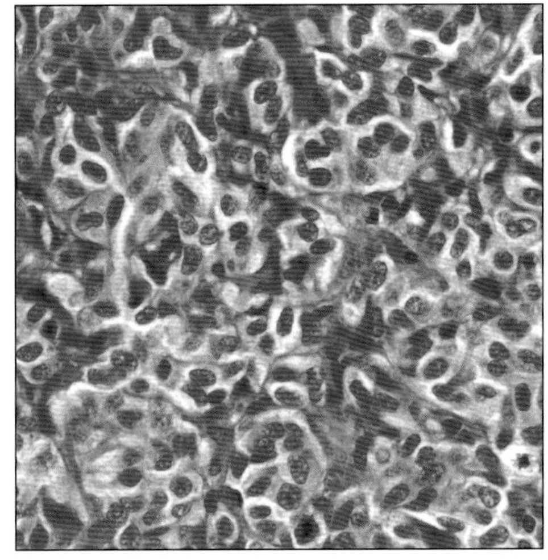

（左图）HE染色低倍镜下显示典型透明细胞肿瘤。肿瘤无包膜，可见浸润周围唾液腺组织→，需要与其他类型的透明细胞唾液腺肿瘤相鉴别。（右图）高倍镜下显示透明细胞肿瘤，核染色质分布清晰可见，其他视野下可见上皮细胞样和浆细胞样细胞

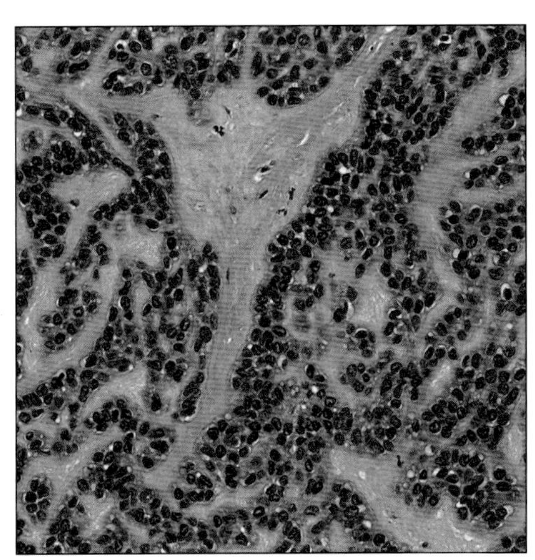

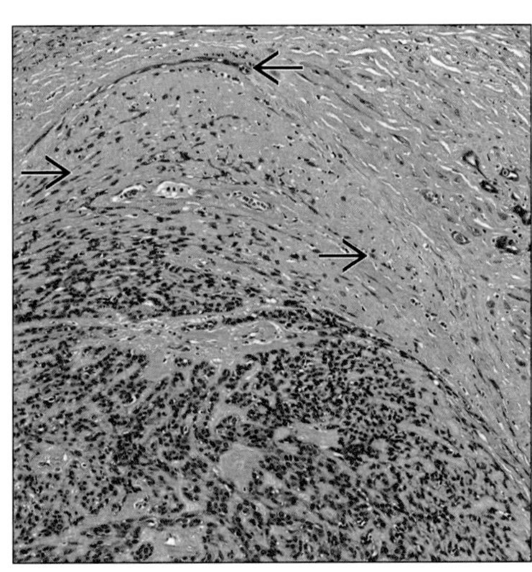

（左图）HE染色显示均匀一致的基底样肿瘤细胞呈小梁状排列在嗜酸性玻璃样变的间质中。（右图）肿瘤细胞浸润至周围实质和纤维结缔组织→。显示细胞稍被挤压，呈现单行浸润模式，注意缺乏腺管和基底膜样物质

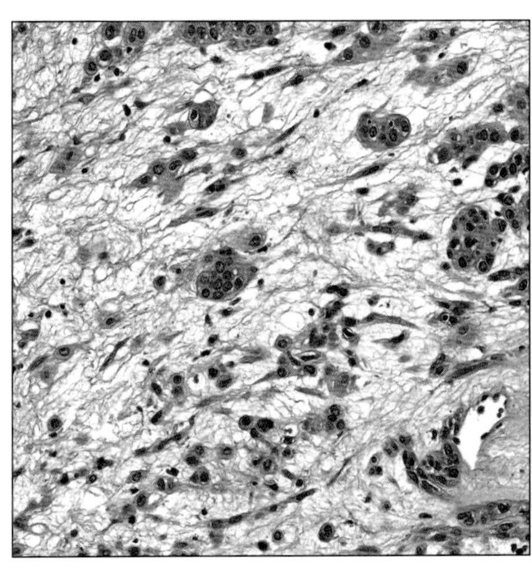

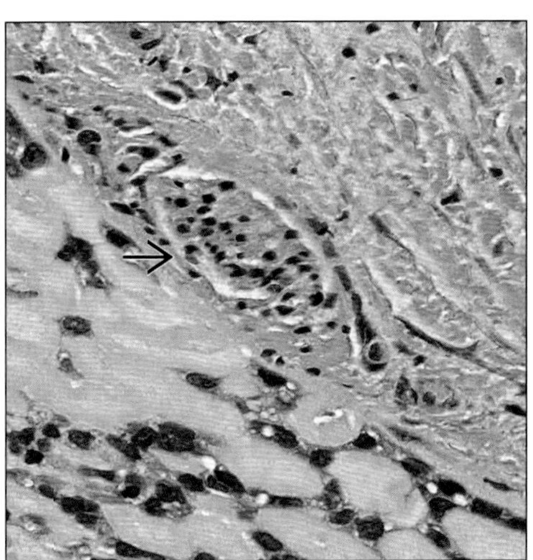

（左图）此肿瘤中出现了黏液样基质，替代了玻璃样变。这些细胞是上皮性的，呈随机分布，尽管浆细胞样特点明显。（右图）此肿瘤的肌上皮特性在此高倍镜下很难分辨。然而，有非常突出的嗜酸性基底膜样物质包绕并分割肿瘤细胞。可神经分支与肿瘤性的上皮紧邻→

小细胞未分化癌

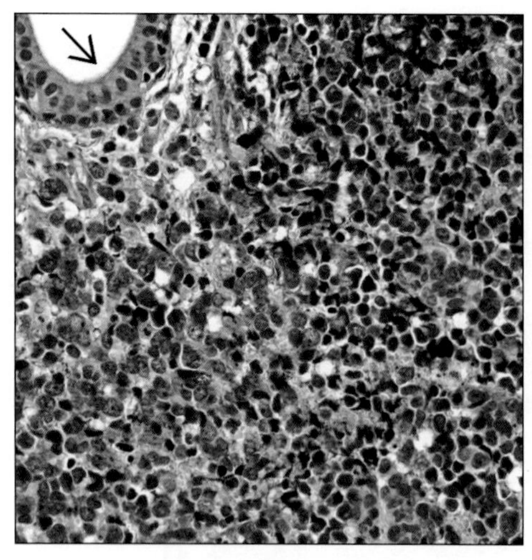

“小、圆、蓝细胞”肿瘤浸润唾液腺导管➡。可见细胞凋亡和核碎裂，染色质增多并且均匀

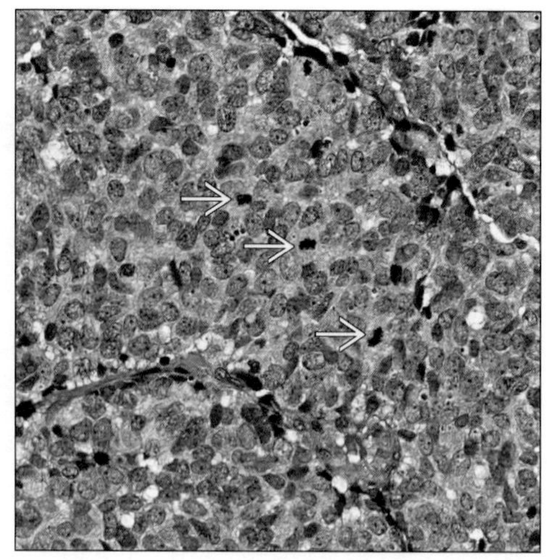

由核质比很高的合体细胞组成的模糊的小梁状结构。核染色质均匀，无核仁，有丝分裂象明显➡

专业术语

缩写

- 小细胞未分化癌（SCUC）

别名

- 神经内分泌癌

定义

- 恶性上皮肿瘤，特点是细胞小、细胞未分化、细胞质稀少、核染色质细、核仁不明显
    - 显示神经内分泌分化
    - 缺乏腺体或鳞状分化的特征

病因/发病机制

- 推测可能来源于导管多能干细胞

临床表现

流行病学

- 发病率
    - 罕见：占所有唾液腺肿瘤的1%，占所有唾液腺恶性肿瘤的比例低于3%
- 年龄
    - 年龄跨度5~90岁
    - 平均60~80岁
- 性别
    - 男性多于女性（2∶1）

部位

- 绝大多数发生在腮腺（大约80%）
    - 下颌下腺多于口腔小唾液腺（颊黏膜、舌头、扁桃体）

症状

- 无痛的、快速增大的硬性肿物
    - 症状持续时间短（小于3个月）
- 与邻近组织（包括皮肤）粘连
- 可见面神经麻痹症状
- 常见颈部淋巴结肿大
- 抗利尿激素分泌失调综合征的症状不同于副瘤综合征

治疗

- 选择、风险及并发症
    - 联合治疗效果最好
- 手术方法
    - 患侧颈部侵犯部位的大范围手术切除
- 药物治疗
    - 局部复发及远处转移采用药物治疗
- 放射治疗
    - 术后患者放射剂量达到600cG

预后

- 高侵袭性肿瘤，远期预后较差
    - 其远期预后较肺部对应的疾病稍好
- 死亡率接近70%（5年生存率为10%~45%）
- 约50%的患者会局部复发
- 超过50%的患者会发生远处转移
    - 常见转移部位为肝、脑、纵隔膜，通过血行播散
    - 颈淋巴结远处转移罕见（经淋巴管转移）
- 预后较差的因素：肿瘤体积较大（>3cm）（最重要），CK20的免疫反应阴性（–），神经内分泌标志物的数量较少
    - 肿瘤大小是最重要的预后因素
    - 大肿瘤与神经周浸润、唾液腺外浸润和复发有关

小细胞未分化癌

要点

专业术语
- 恶性上皮肿瘤，特点是细胞小、细胞质稀少、细胞未分化、核染色质细、核仁不明显

临床表现
- 男性多于女性（2∶1）
- 绝大多数发生在腮腺（80%）
- 无痛，快速增长，肿块质硬
  - 常见颈部淋巴结肿大
- 高侵袭性肿瘤，预后差
- 联合治疗效果最好

组织病理学检查
- 广泛浸润
- 排列成实性片状、巢状或不规则的束状
  - 局灶、小范围的碎核呈暗蓝色
- 低分化肿瘤细胞较淋巴细胞稍大
- 细胞形态一致，染色质致密，核仁不明显
- 坏死和有丝分裂象常见

辅助检查
- CK20细胞核周的点状反应

鉴别诊断
- 皮肤梅克尔细胞癌，转移性小细胞癌，淋巴瘤，黑色素瘤

大体检查

一般特征
- 无包膜，小叶状，侵袭至周围组织
- 质硬，实性至鱼肉状
- 从灰白到黄褐色，伴坏死和出血

大小
- 范围：2~10cm，一般大于3cm

组织病理学检查

组织学特点
- 广泛浸润
  - 邻近实质器官
  - 肌肉、脂肪、皮肤、骨骼
  - 周围神经和血管浸润常见
- 排列成实性片状、巢状或不规则的束状
  - 细胞失黏附可能形成假腺管型或管型
  - 常常有菊形团结构形成或外周栅栏结构形成
- 局灶、小范围的碎核呈现暗蓝色
- 丰富、密集的纤维化可将肿瘤分为岛屿或巢
  - 血管纤维化或透明样化
- 低分化肿瘤细胞比淋巴细胞稍大
  - 细胞形态一致，染色质致密，核仁明显
  - 可见核挤压
  - 细胞质缺乏，但偶尔可以看到较多的细胞质
- 可看到凝固性或粉刺样坏死
- 淋巴细胞浸润是局限而零散的
- 有丝分裂象是常见的
- 文献报道可见局灶鳞状分化

变异
- 大细胞型
  - 已有一致标准用于肺大细胞神经内分泌癌（LCNEC）
  - 大量的坏死和有丝分裂象
  - 显著的神经和血管侵犯
  - 大的多边形的细胞排列成器官样，实性型，小梁状，玫瑰花环样和黏附性差结构
    - 中度的核质比，大量细胞质，粗染色质，核仁明显
    - 细胞质为透明样、嗜酸性
  - CK20染色阴性

辅助检查

细胞学
- 细胞涂片可见分散着小至中等大小的细胞团
- 轻至中度多形性、胞质缺乏、可见核挤压
  - 可能出现模糊核
- 玫瑰花环或假菊形团
- 多核瘤细胞或巨噬细胞较罕见

免疫组织化学染色
- CK20细胞核周的点状反应是最敏感、最特异的反应
  - 皮肤梅克尔细胞癌也可出现
  - 未见于其他唾液腺肿瘤或肺小细胞癌
  - 推荐的神经内分泌标志物：嗜铬粒蛋白A、突触小泡蛋白CD56、CD57、NSE、NFP（预后意义）

细胞遗传学
- 对个别标本的研究显示，p21Waf1和p27Kip1表达显著减少
- 已经有报道显示染色体9p21杂合性在大细胞型消失

电子显微镜
- 20%~30%的标本显示膜结合型神经内分泌颗粒

鉴别诊断

皮肤梅克尔细胞癌
- 直接从皮肤转移至腮腺、淋巴结
- 核旁角蛋白免疫反应，尤其是CK20；NFP球粒型（+）；TTF-1（-）

小细胞未分化癌

免疫组织化学染色			
抗体	**反应**	**染色部位**	**注释**
CK-PAN	阳性	点状阳性	细胞核周围球状或点状阳性
CK20	阳性	点状阳性	细胞核周围球状或点状阳性（梅克尔型）
嗜铬粒蛋白-A	阳性	细胞质	颗粒状反应
突触小泡蛋白	阳性	细胞质	颗粒状反应
CD56	阳性	细胞膜和细胞质	大部分肿瘤细胞
NSE	阳性	细胞质	大部分肿瘤细胞（非特异性）
CD57	阳性	细胞质	大部分肿瘤细胞
CK7	阳性	细胞质	一些标本阳性
EMA	阳性	细胞膜	大部分肿瘤细胞
神经丝蛋白	阳性	细胞质	很少、个别肿瘤细胞阳性
Ki-67	阳性	细胞核	>50% 肿瘤细胞阳性
S-100	阴性		
HMB-45	阴性		
TTF-1	可疑（不确定）	细胞核	有些标本超过 20% 的细胞可能阳性

转移性小细胞癌

- 由肺转移至唾液腺的小细胞癌少见
- 组织学完全相同
- 免疫组织化学可能有助于诊断：TTF-1（+）；CK20（-），提示肺部原发
- 在小细胞腺癌中，角蛋白常位于核旁呈点状分布

淋巴瘤

- 多呈层状排列，浸润于腺体和导管之间
- 缺乏假腺管腔隙、管样结构、玫瑰花环结构
- 多形性坏死和有丝分裂特点
- 细胞比SCUC小，但轮廓不规则，无核挤压
- 淋巴瘤强阳性
- 免疫组织化学（例如，CD4SRB、CD20、CD3、CD30、CD43、CDS6、ALK、TIA-1）

黑色素瘤

- 皮肤黑色素瘤常转移至腮腺内淋巴结
- 肿瘤细胞常常很大，缺乏具体形状，具有显著的细胞核和核内胞质内容物
- 黑色素颜料有助于分离
- 黑色素标记阳性（S-100蛋白、Melan-A、HMB-45、酪氨酸酶）

参考文献

1. Jorcano S et al: Primary neuroendocrine small cell undifferentiated carcinoma of the parotid gland. Clin Transl Oncol. 10(5): 303-6, 2008
2. Nagao T et al: Small cell carcinoma of the major salivary glands: clinicopathologic study with emphasis on cytokeratin 20 immunoreactivity and clinical outcome. Am J Surg Pathol. 28(6): 762-70, 2004
3. Pontius AT et al: Metastatic neuroendocrine tumors of the parotid gland. Am J Otolaryngol. 25(2): 129-33, 2004
4. Klijanienko J et al: Fine-needle sampling of primary neuroendocrine carcinomas of salivary glands: cytohistological correlations and clinical analysis. Diagn Cytopathol. 24(3): 163-6, 2001
5. Nagao T et al: Primary large-cell neuroendocrine carcinoma of the parotid gland: immunohistochemical and molecular analysis of two cases. Mod Pathol. 13(5): 554-61, 2000
6. Ordóñez NG: Value of thyroid transcription factor-1 immunostaining in distinguishing small cell lung carcinomas from other small cell carcinomas. Am J Surg Pathol. 24(9): 1217-23, 2000
7. Toyosawa S et al: Small cell undifferentiated carcinoma of the submandibular gland: immunohistochemical evidence of myoepithelial, basal and luminal cell features. Pathol Int. 49(10): 887-92, 1999
8. Chan JK et al: Cytokeratin 20 immunoreactivity distinguishes Merkel cell (primary cutaneous neuroendocrine) carcinomas and salivary gland small cell carcinomas from small cell carcinomas of various sites. Am J Surg Pathol. 21(2): 226-34, 1997

小细胞未分化癌

显微镜下特点以及辅助检查

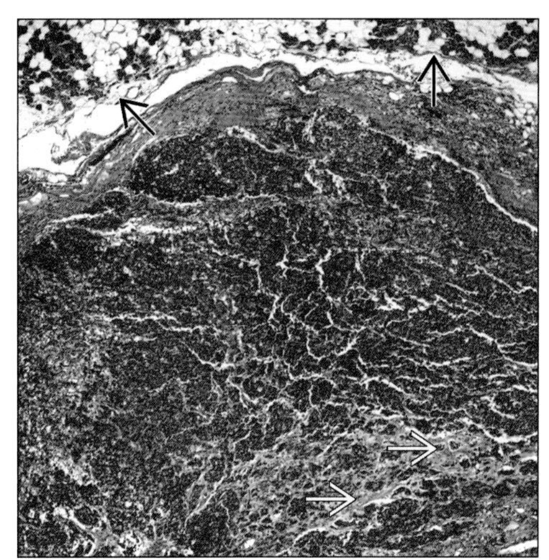

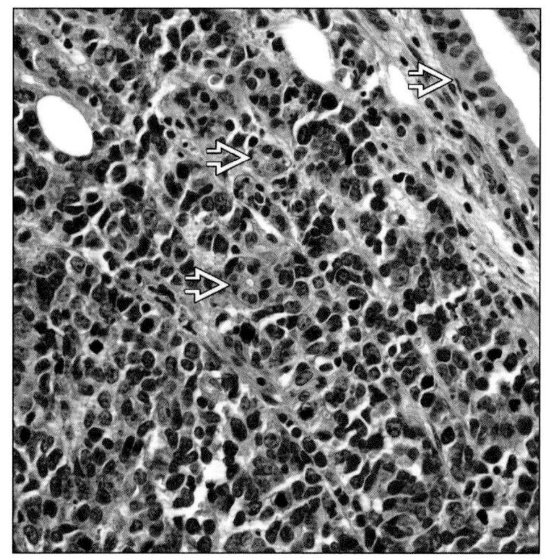

（左图）切片外围为腮腺实质➝，该肿瘤组织呈分叶状，小叶结构模糊不清，未分化癌细胞杂乱分布其中。退变明显➡。（右图）这些小细胞细胞学形态一致，可见凋亡，它们浸润到唾液腺导管及其间质➡。有些细胞有铸形核，染色质分布密集，这是此类肿瘤特征性的表现形式

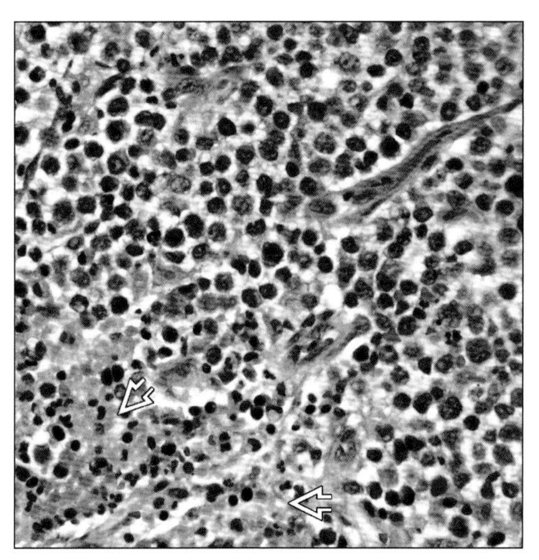

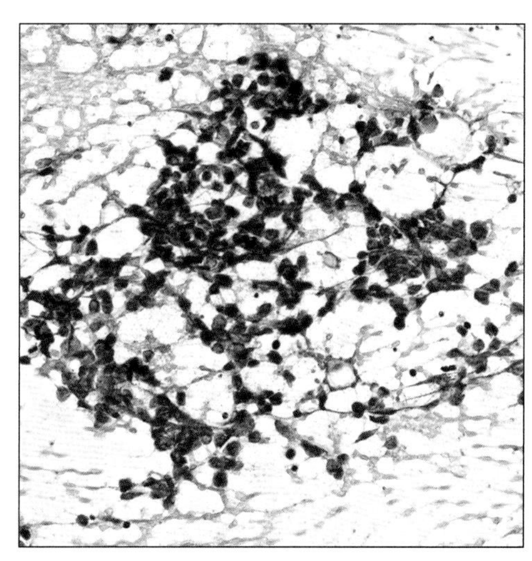

（左图）在这片肿瘤小细胞中可看到一部分粉刺样坏死区➡，这些细胞胞质呈嗜酸性，核质致密且均一。（右图）从细胞涂片中观察到散在分布的中小型细胞，其中的多形性细胞缺乏铸形核和细胞质，且未见淋巴组织分布。以上现象在小细胞肺癌患者的肺穿刺活检中同样存在

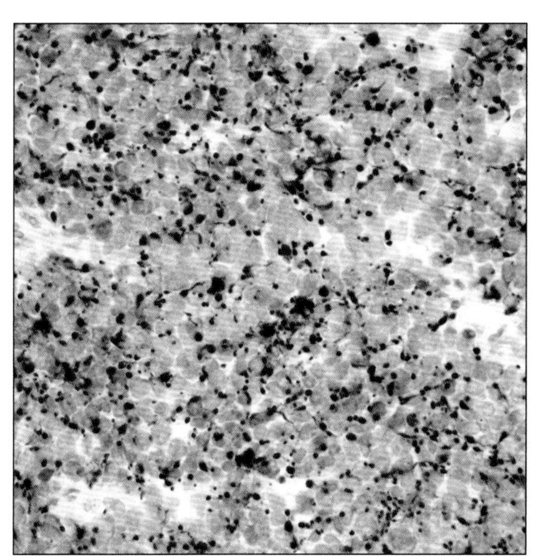

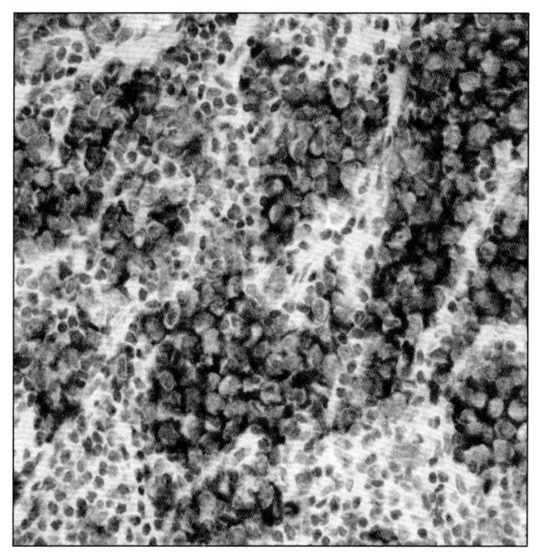

（左图）几乎所有肿瘤细胞CK20典型核周点状阳性。它是灵敏度和精确性最高的检测方法之一。因为CK20既不在唾液腺肿瘤也不在小细胞肺癌中出现，但却出现在梅克尔细胞癌中。（右图）建议检测一组神经内分泌标志物，表达神经内分泌标志物种类（如图中的CD56）越多，患者预后越好

淋巴上皮癌

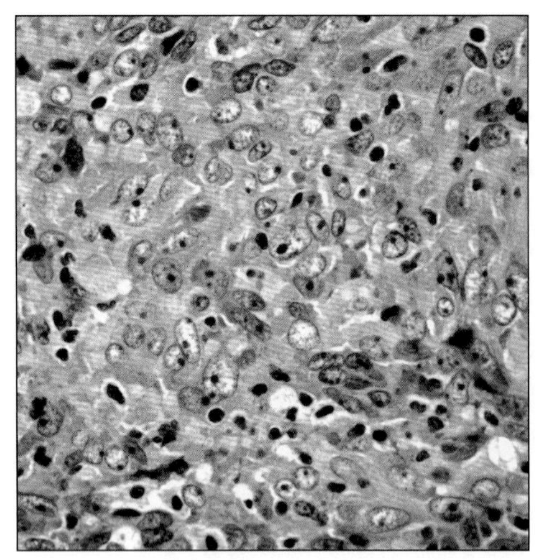
肿瘤细胞的特点为大的泡状核，核仁明显，细胞边界不清，呈合体生长模式

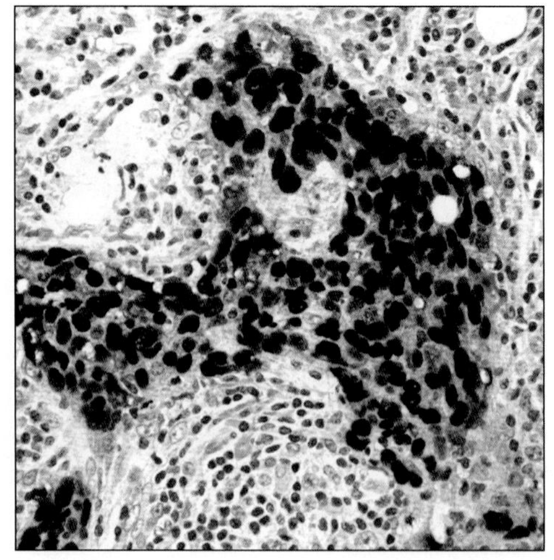
编码EB病毒的RNA（EBER）的原位杂交证明，肿瘤细胞弥散性核阳性表达支持淋巴上皮癌的诊断

专业术语

缩写

- 淋巴上皮癌（LEC）

别名

- 未分化癌
- 淋巴上皮样肿瘤
- 淋巴组织的未分化癌
- 恶性淋巴上皮病变
- 淋巴上皮病变癌变

定义

- 淋巴上皮癌是一种未分化癌，伴有明显的淋巴浆细胞浸润

病因/发病机制

感染因素

- 病原学相关的EB病毒
  - 流行区患者几乎100%携带
  - 非流行区，通常没有EB病毒，但也很少会被识别
  - 以克隆性游离基因型，出现提示EB病毒在肿瘤发生中的作用

家族性

- 有LEC中出现遗传性毛发上皮瘤的文献报道，提示肿瘤有遗传倾向

临床表现

流行病学

- 发病率
  - 罕见的唾液腺肿瘤，占所有唾液腺肿瘤的比例低于1%
    - 世界范围内发生率最高的是因纽特人（爱斯基摩人）
- 年龄
  - 很多年龄段都能发生，但最多的是发生在50岁左右
- 性别
  - 在因纽特人中，女性更多见
- 种族
  - 好发于北极地区的土著居民（来自美国阿拉斯加州、加拿大及丹麦格陵兰的因纽特人），中国东南部的居民和日本人

部位

- 腮腺也是最常发生的部位（80%），其次是下颌下腺
  - 上消化道的小唾液腺很少发生

症状

- 肿胀的团块，伴随或者没有伴随相关疼痛和（或）面神经麻痹
  - 在晚期肿瘤中可看到固定于皮肤或者皮下的组织
  - 10%~40%患者可见颈淋巴结肿大

实验室检查

- 在流行区域，患者抗EB病毒表面抗原的抗体IgA升高，抗EB病毒核心抗原的抗体IgG也升高

自然病程

- 许多与淋巴上皮唾液腺炎有关
  - 没有已知的其他相关的自身免疫性疾病
    - 比如：干燥综合征

治疗

- 选择、风险及并发症
  - 联合治疗
    - 手术切除
    - 颈部淋巴结清扫

淋巴上皮癌

要点

术语

- 淋巴上皮癌是一种未分化癌，伴有明显的淋巴浆细胞浸润

病因/发病机制

- 与EB病毒有关
- 流行区患者EB病毒几乎100%阳性；非流行区，EB病毒通常阴性

临床表现

- 好发于北极地区的土著居民（来自美国阿拉斯加州、加拿大及丹麦格陵兰的因纽特人），中国东南部居民及日本人
- 腮腺是最常见的发病部位（80%）
- 联合治疗（外科手术、颈部淋巴结清除术及放射治疗）
- 5年生存率为75%~85%

组织病理学检查

- 多形性或纺锤形伴有大的、圆形至椭圆形、嗜碱性、水泡状核

辅助检查

- 细胞角蛋白、上皮细胞膜抗原（EMA）及p63阳性
- EBER常呈阳性（流行地区的患者）

  - 放射治疗
- 外科手术方法
  - 全腮腺切除术
  - 颈部局部淋巴结清除术（对于高度怀疑有淋巴结转移的）

预后

- 据报道5年生存率为75%~85%
- 与临床分期相关
- 据报道，在因纽特人中，有较多的侵袭性临床病例和较晚的临床分期

大体检查

一般特征

- 局限但是无包膜、呈分叶状、质硬、灰白色肿块

大小

- 1~10cm（最大径）

组织病理学检查

组织学特点

- 浸润肿瘤的特征包括
  - 小叶
  - 薄片
  - 巢
  - 岛
  - 小梁
  - 肿瘤细胞索被过多的淋巴间质分开
- 肿瘤细胞包括
  - 多形性或者纺锤形伴有大的、圆形至椭圆形、嗜碱性、水泡状核
  - 一个或者多个显著的细胞核
  - 大量两性至微嗜酸性细胞质
  - 细胞没有明确的边界，且常有明显的合胞体生长
- 出现轻微或者明显的细胞核多形性
- 有丝分裂象和坏死多见
- 非肿瘤性的淋巴浆细胞浸润伴或不伴生发中心
  - 出现在癌巢中间或周边，蔓延至上皮成分模糊不清
  - 大量组织可能有“星空”现象
  - 非干酪性肉芽肿炎症明显
- 可能出现淀粉样变性
- 侵入
  - 非肿瘤唾液腺组织
  - 周围的结缔组织
  - 神经（嗜神经性）
  - 血管（血管侵入）

辅助检查

细胞学

- 细胞黏附聚集或分散分布
  - 中到大的细胞伴有大的水泡状核
  - 一个或者多个显著的细胞核
  - 核质比高
- 肿瘤相关的成熟淋巴细胞和浆细胞尤其增多

免疫组织化学

- 细胞角蛋白、上皮细胞膜抗原（EMA）、p63阳性
- 原位杂交检测到EB病毒编码的RNA（EBER）
- p16阳性
- CD20和CD3标记

分子遗传学

- SLEC-LMP1和B95-8-LMP1核苷酸序列、LMP1的分子克隆与SLEC相孤立可能是一种有效的方法来鉴别高致病性EB病毒株
  - 与唾液腺淋巴上皮癌有关

鉴别诊断

转移性未分化癌

- 瓦尔代尔扁桃体环起源
  - 鼻咽
  - 舌根部
  - 扁桃体
- 重叠组织学、免疫组织化学、超微结构以及分子特征

淋巴上皮癌

- 通过临床评估排除原发咽淋巴环的癌肿转移

恶性淋巴瘤

- 血淋巴细胞相关抗原阳性
- 上皮细胞相关抗原阴性

恶性黑色素瘤

- 黑色素细胞相关抗原阳性
  - S-100蛋白
  - HMB-45
  - 黑色素瘤-A
  - 酪氨酸酶
- 上皮细胞相关抗原阴性

淋巴腺炎（LESA）

- 特点
  - 存在淋巴上皮岛
  - 混合炎症细胞
  - 恶性细胞缺失

参考文献

1. Schneider M et al: Lymphoepithelial carcinoma of the parotid glands and its relationship with benign lymphoepitheliallesions. Arch Pathol Lab Med. 132(2): 278–82, 2008
2. Ellis GL: Lymphoid lesions of salivary glands: malignant and benign. Med Oral Patol Oral Cir Bucal. 12(7): E479–85, 2007
3. Manganaris A et al: Lymphoepithelial carcinoma of the parotid gland: is an association with Epstein–Barr virus possible in non–endemic areas? Int J Oral Maxillofac Surg. 36(6): 556–9, 2007
4. Larbcharoensub N et al: Epstein–Barr virus associated lymphoepithelial carcinoma of the parotid gland; a clinicopathological report of three cases. J Med Assoc Thai. 89(9): 1536–41, 2006
5. Wang CP et al: Lymphoepithelial carcinoma versus large cell undifferentiated carcinoma of the major salivary glands. Cancer. 101(9): 2020–7, 2004
6. Saku T et al: Epstein–Barr virus infected lymphoepithelial carcinomas of the salivary gland in the Russia–Asia area: a clinicopathologic study of 160 cases. Arkh Patol. 65(2): 35–9, 2003
7. Jayaram G et al: Lymphoepithelial carcinoma of salivary gland–cytologic, histologic, immunocytochemical, and in situ hybridization features in a case. Diagn Cytopathol. 22(6): 400–2, 2000
8. Jang SJ et al: Lymphoepithelial carcinoma of the submandibular gland––a case report. J Korean Med Sci. 12(3): 252–5, 1997
9. Safneck JR et al: Fine needle aspiration biopsy findingsin lymphoepithelial carcinoma of salivary gland. Acta Cytol. 41(4): 1023–30, 1997
10. Worley NK et al: Lymphoepithelial carcinoma of the minor salivary gland. Arch Otolaryngol Head Neck Surg. 123(6): 638–40, 1997
11. Abdulla AK et al: Lymphoepithelial carcinoma of salivary glands. Head Neck. 18(6): 577–81, 1996
12. Nagao T et al: Epstein–Barr virus–associated undifferentiated carcinoma with lymphoid stroma of the salivary gland in Japanese patients. Comparison with benign lymphoepithelial lesion. Cancer. 78(4): 695–703, 1996
13. Christiansen MS et al: Spindle cell malignant lymphoepithelial lesion of the parotid gland: clinical, light microscopic, ultrastructural, and in situ hybridization findings in one case. Mod Pathol. 8(7): 711–5, 1995
14. Leung SY et al: Lymphoepithelial carcinoma of the salivary gland: in situ detection of Epstein–Barr virus. J Clin Pathol. 48(11): 1022–7, 1995
15. Chan JK et al: Specific association of Epstein–Barr virus with lymphoepithelial carcinoma among tumors and tumorlike lesions of the salivary gland. Arch Pathol Lab Med. 118(10): 994–7, 1994
16. Hamilton–Dutoit SJ et al: Undifferentiated carcinoma of the salivary gland in Greenlandic Eskimos: demonstration of Epstein–Barr virus DNA by in situ nucleic acid hybridization. Hum Pathol. 22(8): 811–5, 1991
17. Cleary KR et al: Undifferentiated carcinoma with lymphoid stroma of the major salivary glands. Ann Otol Rhinol Laryngol. 99(3 Pt 1): 236–8, 1990
18. Kott ET et al: Lymphoepithelial carcinoma (malignant lymphoepithelial lesion) of the salivary glands. Arch Otolaryngol. 110(1): 50–3, 1984
19. Hanji D et al: Malignant lymphoepithelial lesions of the salivary glands with anaplastic carcinomatous change. Report of nine cases and review of literature. Cancer. 52(12): 2245–52, 1983

淋巴上皮癌

镜下及免疫组织化学特点

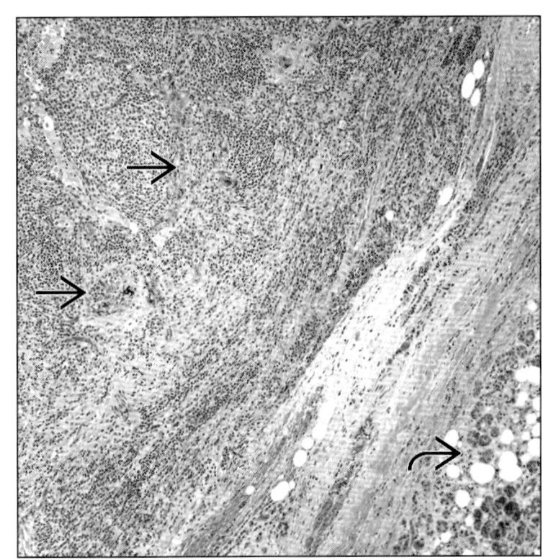

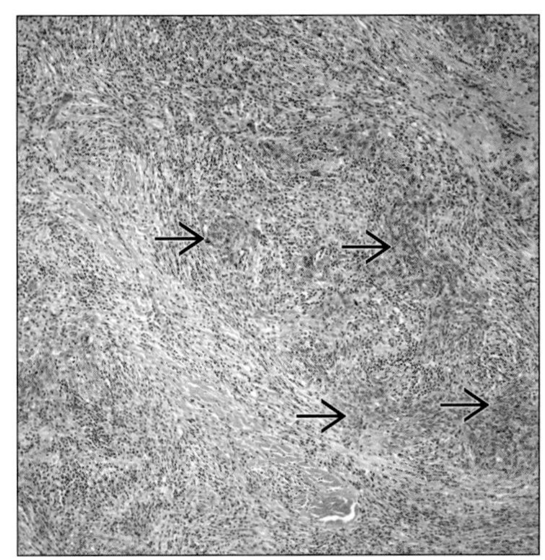

（左图）肿瘤由致密的癌巢→组成，同时伴有密集的淋巴细胞增生，这些有别于剩余腮腺组织↷。（右图）致密的癌巢→伴纤维化很容易辨认，即使存在密集的非肿瘤淋巴细胞增生。并非所有的淋巴上皮癌都伴有结缔组织增生

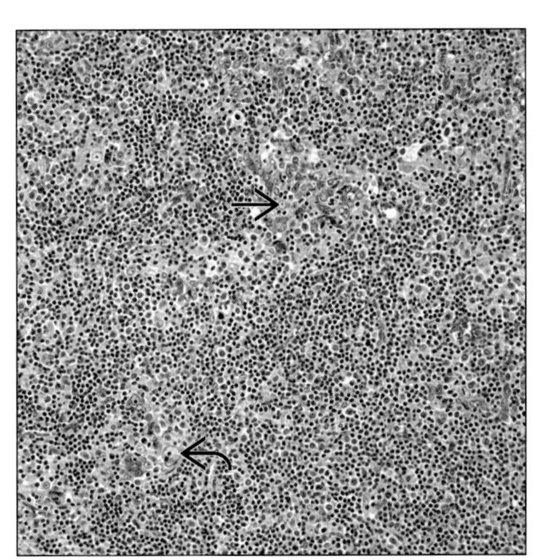

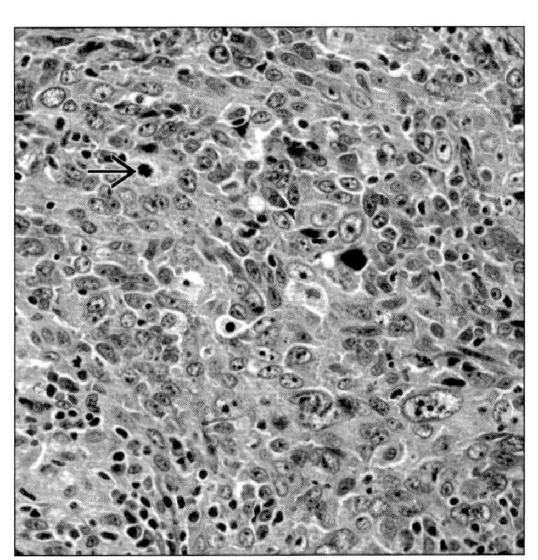

（左图）结缔组织的缺失和密集的非肿瘤淋巴细胞浸润或可蔓延过侵袭性癌肿，这将导致诊断困难。浸润癌可能呈巢状→，也可能呈单个细胞状↶。（右图）肿瘤细胞核大，核仁明显，边界不清，细胞核多形性，有丝分裂象→增加

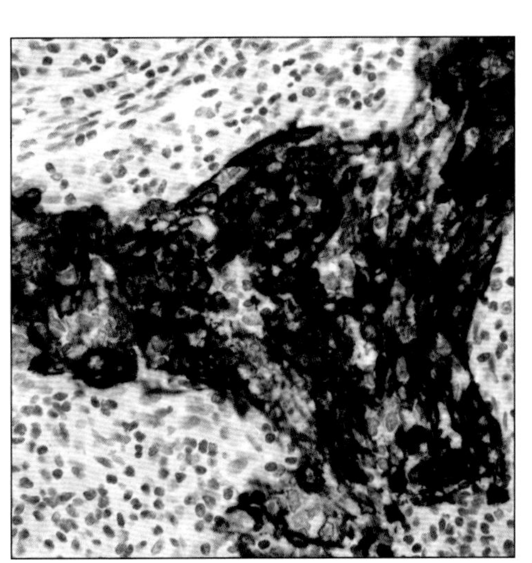

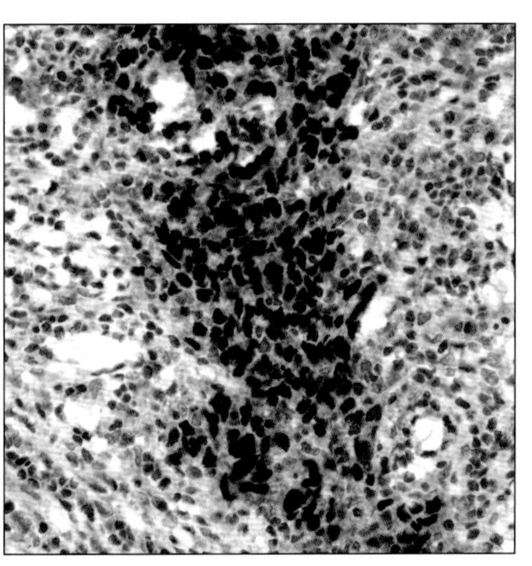

（左图）IHC染色鉴别恶性淋巴瘤和唾液腺上皮恶性肿瘤至关重要。为此，淋巴上皮癌的肿瘤细胞对各种上皮标志物呈弥散性强阳性反应。（右图）除了角蛋白，肿瘤细胞对标志鳞状细胞起源的p63阳性表达

基底细胞腺癌

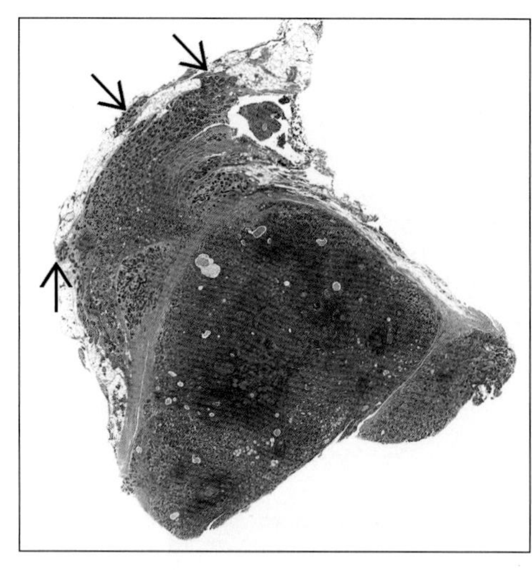

该肿瘤边界清楚，有不规则的纤维包膜。肿瘤侵入邻近的脂肪→中，对诊断基底细胞腺癌有帮助

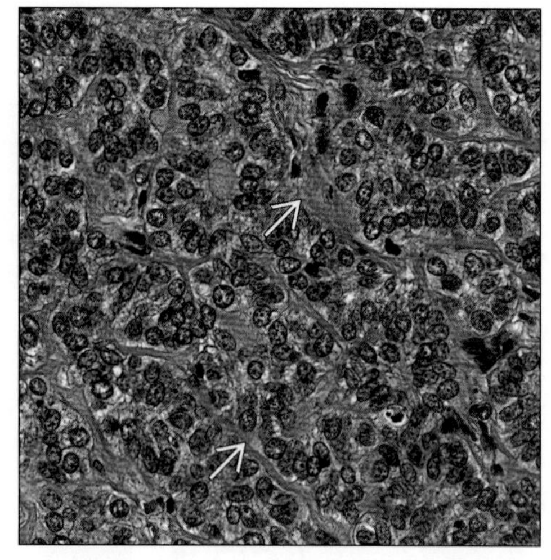

恶性肿瘤细胞巢被嗜酸性基底膜样物质→分离。这些细胞小，形态一致，染色深。基底细胞，细胞质少，细胞边界不清

专业术语

别名

- 恶性基底细胞腺癌
- 基底细胞癌
- 恶性基底细胞癌
- 基底唾液腺癌
- 单形性腺瘤癌变

定义

- 除了具有侵袭性和转移性，恶性基底细胞腺癌与基底细胞腺瘤基本相同
  - 在概念上与基底细胞腺瘤恶性程度相当
  - WHO在1991年对其进行首次分类，但是1998年由Ellis和Gnepp第一次使用

病因/发病机制

遗传

- 常染色体显性遗传
  - 在众多肿瘤类型中，多种良性皮肤肿瘤（汗腺腺瘤或圆柱瘤）可能会发生罕见的向基底细胞腺癌的恶性转化

前体

- 有些基底细胞腺癌来自基底细胞腺瘤
- 大部分都是原发的

组织遗传学

- 来自多能细胞
- 来自导管和肌上皮细胞

临床表现

流行病学

- 发生率
  - 罕见，占所有唾液腺肿瘤的1%~2%
- 年龄
  - 多发于成人；平均：70~80岁
    - 几乎不发生于幼儿，如果发生于儿童，只能是唾液腺母细胞瘤
- 性别
  - 女性多于男性（12：1）

部位

- 多发于腮腺（85%~90%）
  - 多发于浅叶
- 下颌下腺（约10%）
- 极少发生于小唾液腺（多位于口腔内）

症状

- 无痛性肿胀、膨大或团块
- 罕见疼痛或质软
- 临床症状可能会长期存在，可以为几年
- Brooke-Spiegler 综合征
  - 伴发于基底细胞腺癌的多个皮肤附属器肿瘤

治疗

- 外科手术
  - 切除肿瘤至边缘阴性
    - 对于小唾液腺起源的肿瘤来说可能更困难
    - 没有摘除术或刮除术
  - 仅对临床阳性病例的颈部淋巴结进行清扫
- 放射治疗
  - 可用于小唾液腺肿瘤

基底细胞腺癌

要点

专业术语
- 除了具有侵袭性和转移性，恶性基底细胞腺癌和基底细胞腺瘤基本相同

临床表现
- 平均年龄：70~80岁
- 腮腺通常受累（85%~90%）
- 无痛性肿胀、膨大或团块
- 被认为是低度恶性肿瘤，有很好的远期预后
- 可能出现局部复发

组织病理学检查
- 包膜不完整，局部浸润
- 可侵袭实质、脂肪、骨骼肌、血管、神经
- 可见坏死（约45%）
- 有丝分裂象增加
- 多种生长模式：实性型、膜状、管梁状
- 细胞巢被嗜酸性基底膜样物质分隔
- 小的、深染的基底细胞占优势
- 可见大的、多边形细胞
- 周围细胞核呈栅栏状排列，与间质相连

辅助检查
- 免疫组织化学可以识别双向分化：导管上皮细胞和肌上皮细胞

鉴别诊断
- 基底细胞腺瘤、腺样囊性癌、多形性腺瘤

预后
- 低度恶性肿瘤，有良好的远期预后
- 可能会出现局部复发
  - 复发病例可高达50%
  - 在小唾液腺中最高
  - 复发可出现在初诊后最高10年内（顽固性）
- 不常见转移
  - 大多数出现在颈部淋巴结（多达15%）
  - 极少见于肺部
- 因病死亡率很低（小于4%）
- 较差预后因素
  - 小唾液腺、晚期、肿瘤残留、肿瘤复发

大体检查

一般特征
- 切面均质，局灶囊性变，灰白色至棕褐色
- 包膜不完整，局部浸润

用于检查的标本
- 包括周围浸润范围（实质、软组织、神经、血管）

大小
- 不定，通常小于5cm

组织病理学检查

组织学特点
- 除浸润外，与基底细胞腺瘤一样
- 边缘清晰，但缺少包膜
- 诊断所需要的浸润
  - 相邻实质、脂肪、骨骼肌、真皮层
  - 血管侵犯（约75%）
  - 神经侵犯（约40%）
- 可见坏死（约45%）
  - 粉刺状坏死、凝固性坏死、细胞凋亡
- 多种生长模式
  - 实性型（最常见）
  - 膜状（非常厚的胶原基质）
  - 管梁状
- 肿瘤细胞巢被嗜酸性基底膜样物质分隔
  - 胶原分隔
  - 厚且密集透明样化的基底膜
  - 肿瘤细胞巢内可见透明小滴
- 由两种细胞群组成的簇状或小叶
  - 小且深染的基底细胞占主导
    - 细胞均匀一致
    - 细胞质少
    - 细胞边界不清
    - 圆形至椭圆形的嗜碱性细胞核
  - 大的多边形细胞
    - 大量嗜酸性至双嗜性细胞质
- 周围细胞核呈栅栏状排列，与间质相连，但栅栏状结构不如腺瘤明显
- 可观察到管腔分化（通常为管梁状模式）
  - 立方状，导管细胞围成管腔
- 核多形性不常见
- 有丝分裂象
  - 不常见
  - 范围为1~10/10HP
- 很少观察到鳞状分化
- 淋巴细胞和浆细胞浸润不常出现
- 混合瘤（BCAC与其他瘤混合）极其少见
  - 同一区域内2个组织学特征明显的肿瘤
    - BCAC和腺样囊性癌
    - BCAC和上皮-肌上皮癌
  - 比值一定大于等于10%

辅助检查

细胞学
- 细胞学无法区分基底细胞腺瘤和基底细胞腺癌

基底细胞腺癌

- 涂片是细胞性的，呈不规则片状、梁状、管状、3D簇状和单个细胞
  - 可见周边呈栅栏状排列
- 细胞形态一致的小基底细胞，核质比高
  - 核密集，呈圆形至卵圆形
  - 多形性和核仁蛋白提示恶性
  - 裸核很常见
- 可见肿瘤细胞围绕在嗜酸性无定型基质小球或小体周围
- 出现坏死有助于诊断
- 有时可见有丝分裂象

免疫组织化学

- 识别双向分化：导管上皮细胞和肌上皮细胞
- 肿瘤内和肿瘤间的表达不一
- Ki-67标记指数增加（>5%）提示癌

流式细胞学

- 几乎所有肿瘤都是二倍体

细胞遗传学

- 没有发现特殊或特定染色体异常

电子显微镜

- 基底细胞腺瘤与BCAC的超微结构一致
- 可见基底细胞、肌上皮细胞和导管细胞
  - 基底细胞（非腔面）有张力丝和细胞桥粒
  - 导管细胞有管腔微绒毛，紧密连接
  - 肌上皮细胞有细胞质肌丝、质膜扩展和细胞桥粒
- 在非腔面细胞周围，细胞间可见大量的基底膜

鉴别诊断

基底细胞腺瘤

- 局限性，无软组织，无血管或（和）神经侵犯
- 多发性或膜性病变类似浸润
- 肿瘤细胞缺乏异型性
- 有丝分裂象少（少于3/10HP）
- 免疫组织对鉴别意义不大

腺样囊性癌（ACC）

- 预后更差
- 用粗针穿刺活检或者细针穿刺活检（FNA）很难鉴别，因为两者均有形态一致的基底细胞
- 实性型腺样囊性癌的特异性
  - 可见腺样囊性癌独特的组织学形态
- 筛状结构和假囊腔内充满了嗜碱性多糖
- 栅栏状不是典型的特征
- 缺少BCAC内常见的“大而苍白和小而暗”细胞
- 高核质比；胡萝卜形、钉状或细胞核成角
- 核染色质粗糙，有丝分裂象高，细胞坏死

多形性腺瘤

- 多结节和圆凸的生长模式类似浸润
- 出现软骨黏液样基质
  - 细胞多样，基质成分少
- 浆细胞和梭形细胞常见（在BCAC里无）
- 上皮/肌上皮细胞融入基质中
  - BCAC和基质界面清
- 往往缺少栅栏状排列、坏死和高有丝分裂象

基底样鳞状细胞癌

- 高度恶性肿瘤，非唾液腺原发肿瘤，但可原发于小唾液腺，区分很困难
- 基底细胞样表型在两种肿瘤中都存在
- 两种肿瘤都有粉刺状坏死和嗜酸性透明样物质
- 不连续的鳞状分化：角化，原位鳞状细胞癌，鳞状细胞癌
  - 常累及黏膜表面

转移性基底细胞癌

- 皮肤肿瘤可能会转移到腮腺内淋巴结
- 栅栏状、基底细胞样结构，坏死，有丝分裂增加
- 没有双相的外观，无肌上皮细胞分化

参考文献

1. Klijanienko J et al: Comparative cytologic and histologic study of fifteen salivary basal-cell tumors: differential diagnostic considerations. Diagn Cytopathol. 21(1): 30–4, 1999
2. Quddus MR et al: Basal cell adenocarcinoma of the salivary gland: an ultrastructural and immunohistochemical study. Oral Surg Oral Med Oral Pathol Oral Radiol Endod. 87(4): 485–92, 1999
3. Nagao T et al: Basal cell adenocarcinoma of the salivary glands: comparison with basal cell adenoma through assessment of cell proliferation, apoptosis, and expression of p53 and bcl-2. Cancer. 82(3): 439–47, 1998
4. Fonseca I et al: Basal cell adenocarcinoma of minor salivary and seromucous glands of the head and neck region. Semin Diagn Pathol. 13(2): 128–37, 1996
5. Muller S et al: Basal cell adenocarcinoma of the salivary glands. Report of seven cases and review of the literature. Cancer. 78(12): 2471–7, 1996
6. Williams SB et al: Immunohistochemical analysis of basal cell adenocarcinoma. Oral Surg Oral Med Oral Pathol. 75(1): 64–9, 1993

基底细胞腺癌

免疫组织化学

抗体	反应	染色部位	注释
CK-PAN	阳性	细胞质	所有细胞，除了导管细胞
AE1/AE3	阳性	细胞质	有腔细胞优先
CK7	阳性	细胞质	很多情况都是阳性
EMA	阳性	细胞膜 / 细胞质	突出有腔细胞优先
p63	阳性	细胞质	突出有腔细胞优先
S-100	阳性	细胞核	基底 / 肌上皮细胞
钙调蛋白	阳性	细胞核 / 细胞质	基底 / 肌上皮细胞
肌动蛋白 -sm	阳性	细胞质	基底 / 肌上皮细胞
Actin-HHF-35	阳性	细胞质	基底 / 肌上皮细胞
CK14	阳性	细胞质	基底 / 肌上皮细胞
波形蛋白	阳性	细胞质	基底 / 肌上皮细胞
CD117	阳性	细胞质	扩散免疫反应
EGFR	阳性	细胞膜 / 细胞质	超过 50% 细胞阳性，只有 25% 是肿瘤
p53	阳性	细胞核	超过 10% 的细胞阳性
Ki-67	阳性	细胞核	超过 5% 暗示基底细胞癌
雄激素受体	阳性	细胞核	罕见或个别细胞
Bcl-2	阳性	细胞核	大部分病例中超过 50% 的肿瘤细胞
TAG72	阴性		B72.3
HER2	阴性		
HMFG	不定		奶脂蛋白

基底细胞腺癌

显微镜下特点

（左图）图中显示基底细胞腺癌有一个血管浸润的区域➔，并且边缘不规则，浸润至周围脂肪结缔组织⇨。（右图）这张肿瘤染色图片可以看到纤维化的区域，但这与侵犯周围脂肪组织的多个小癌灶有关➔，图中还可以见到不明显的唾液腺体实质⇨

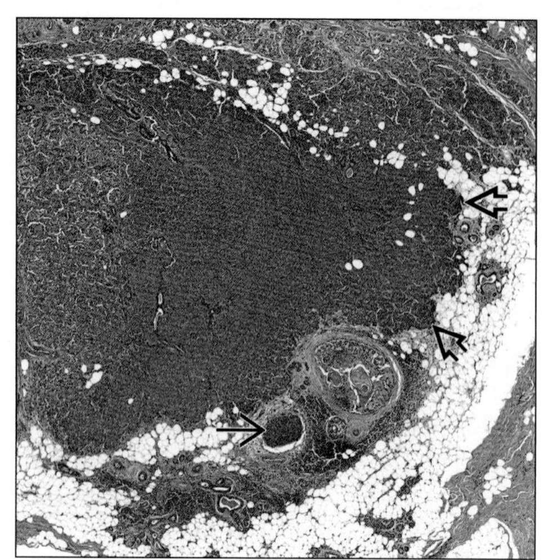

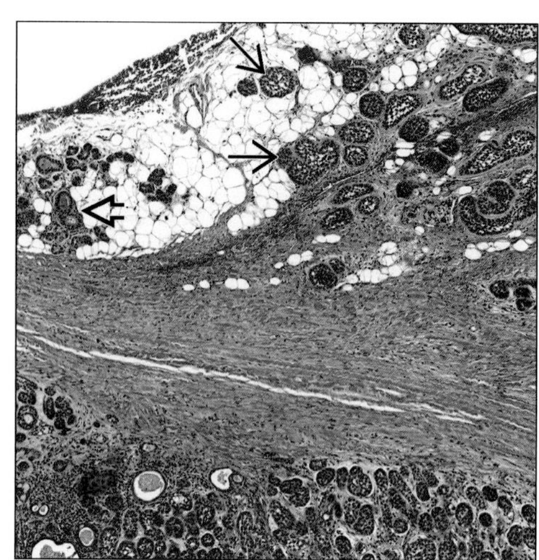

（左图）如图所示，局灶浸润范围要大于小细胞癌灶。图中有一个大的突破了肿瘤边缘的癌灶➔，并且突破纤维化的区域。（右图）基底细胞腺癌中肿瘤细胞具有多种不同的生长模式。在此例中，以实性型和小梁状结构为主，纤细的结缔组织间质明显

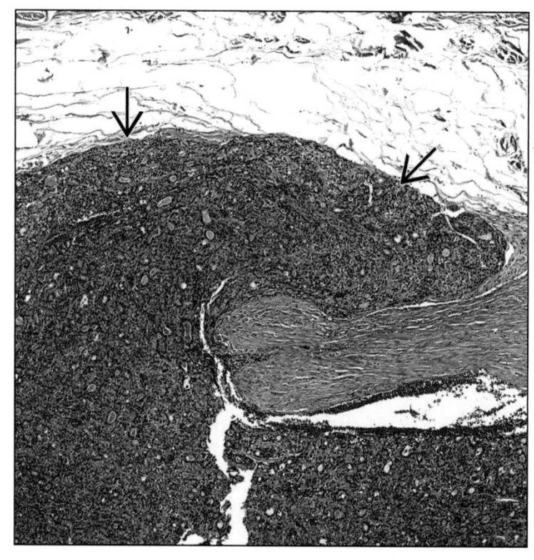

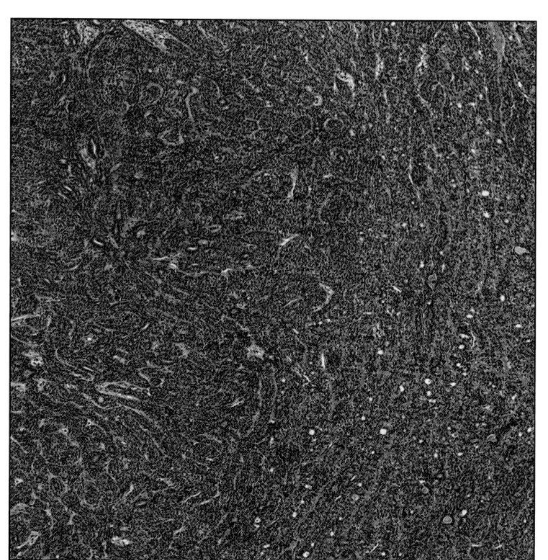

（左图）嗜伊红的基底膜将肿瘤灶分割为一个个“小岛”。这些细胞类似于栅栏。图中标注的具有管腔的细管结构，这种细管结构贯穿瘤体➡。（右图）基底细胞小叶占据肿瘤的大部分。肿瘤组织还有一些染色较浅的嗜伊红物质。这种肿瘤具备类似于腺样囊性癌（另外一种肿瘤）的结构特征

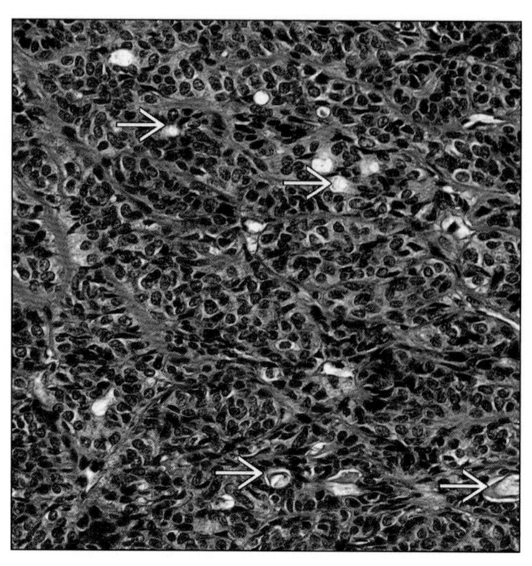

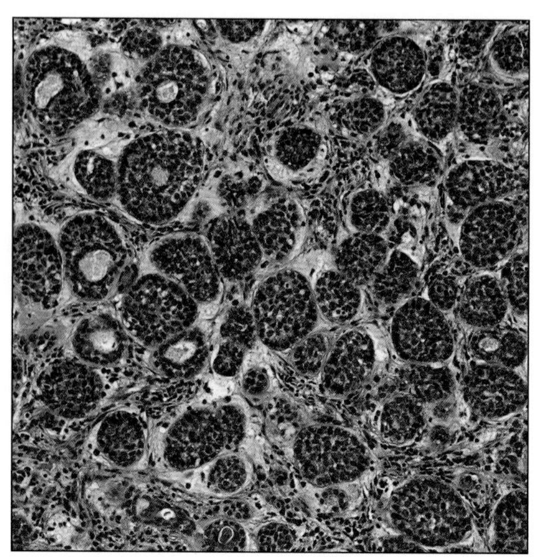

基底细胞腺癌

免疫组织化学特点

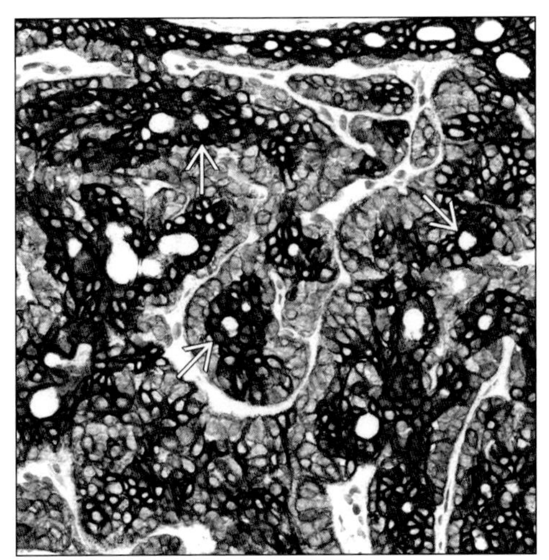

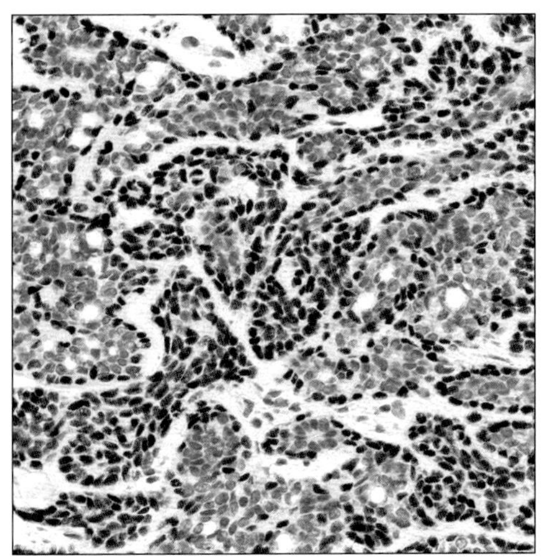

（左图）肿瘤岛内腔细胞或导管细胞➡高度表达细胞角蛋白。细胞角蛋白不能分区BCAC内各种细胞成分。（右图）腔细胞或导管细胞不表达p63，基底细胞或肌上皮细胞表达。这与基底细胞腺瘤一致

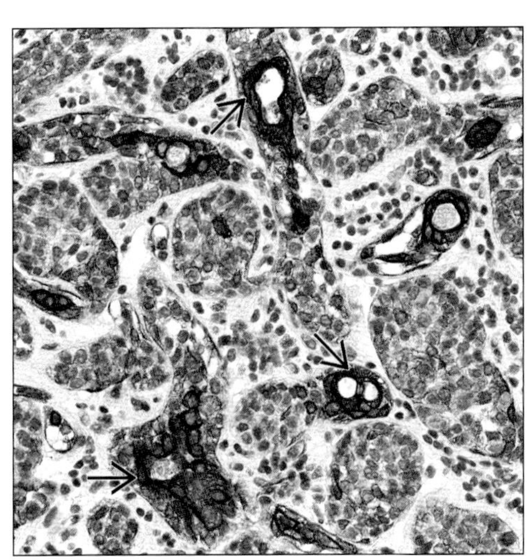

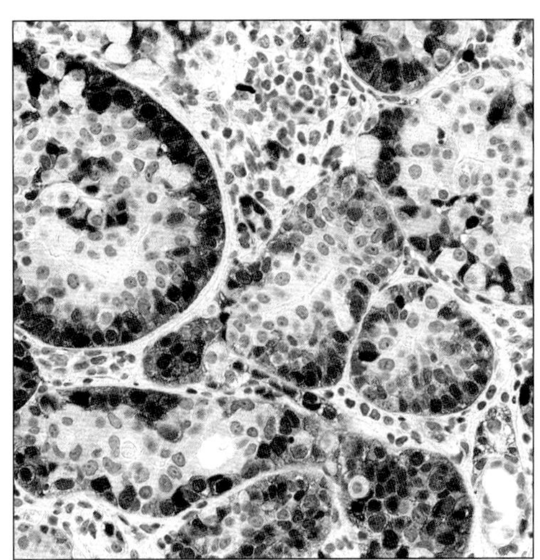

（左图）在BCAC中可见多种角蛋白。在这种情况下，CK5/6阳性区提示鳞状分化➡。（右图）S-100蛋白突出BCAC中的肌上皮细胞，因此在细胞簇的周边细胞表达。在中央腔面细胞不表达S-100。因此，S-100蛋白可以用来显示神经周围的肿瘤，进而提示神经侵犯

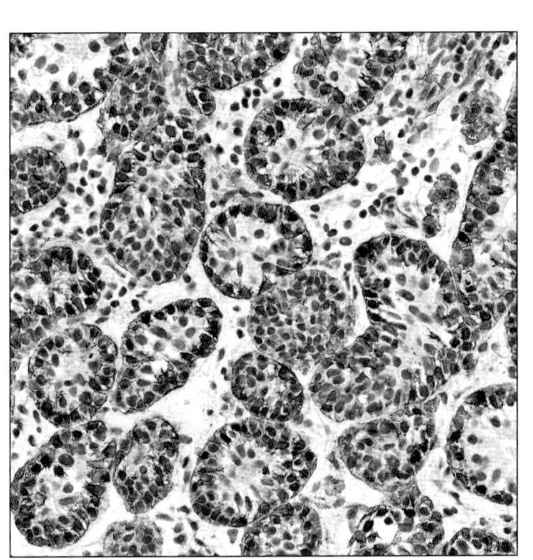

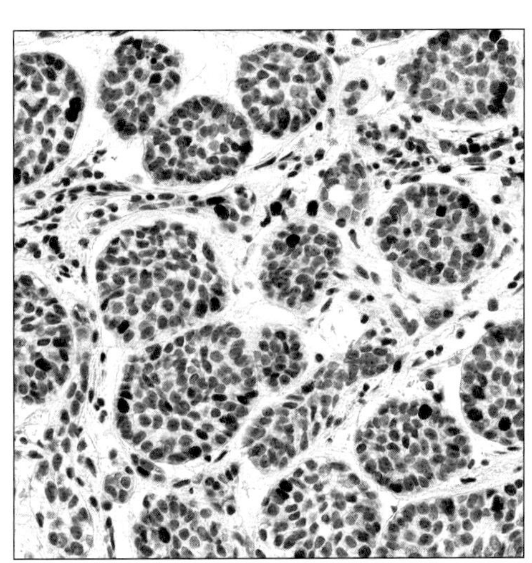

（左图）各种各样的肌标志物可用来显示肿瘤的肌上皮分化。肌特异性肌动蛋白，平滑肌肌动蛋白、钙调蛋白、CK903可以显示这类细胞。（右图）Ki-67可以用来显示增殖的细胞。用增殖指数阈值5%或10%来区分良恶性。一般增殖指数大于5%提示恶性

嗜酸性细胞癌

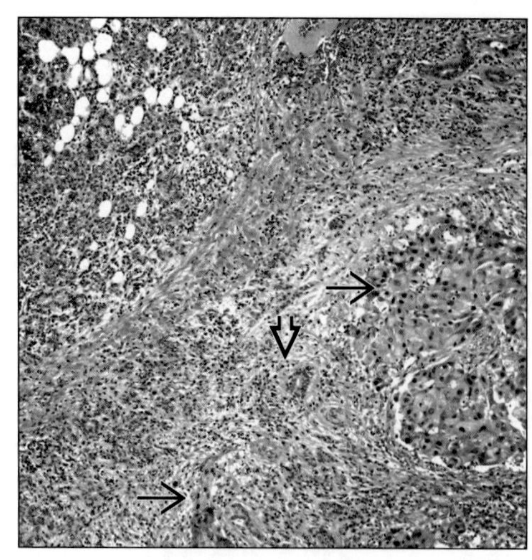

嗜酸性细胞癌表现为具有不完整细胞膜增生性肿瘤组成的实性细胞巢➡并浸润进腮腺实质➡

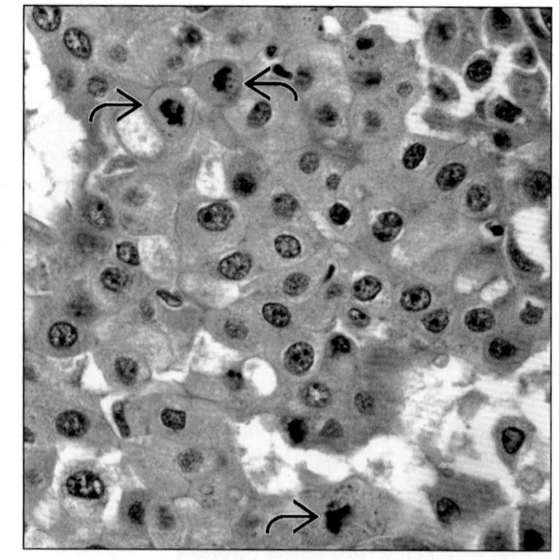

肿瘤细胞的细胞质呈嗜酸性，细胞核为圆形或椭圆形，有些细胞核仁突出；可见有丝分裂象➡

专业术语

别名
- 恶性嗜酸细胞瘤
- 嗜酸性细胞腺癌

定义
- 恶性唾液腺上皮肿瘤，主要或全部由具有恶性细胞学形态的嗜酸性细胞构成，呈侵袭性生长

临床表现

流行病学
- 发病率
  - 为极度罕见的肿瘤类型，占所有唾液腺肿瘤的比例低于1%
- 年龄
  - 多发生于50~80岁
- 性别
  - 男性多于女性

部位
- 主要发生于腮腺（80%）
  - 其次可发生于下颌下腺
  - 极少发生于小唾液腺

症状
- 局部包块或肿胀，伴或不伴疼痛、面神经麻痹
- 可源于长期存在或近期出现的良性嗜酸性细胞瘤
  - 表现为肿物迅速增大
  - 极少数源于乳头状囊腺瘤
- 多合并颈部淋巴结肿大

治疗
- 手术治疗
  - 腮腺全切术
  - 因局部淋巴结转移发生率高，建议同时行局部淋巴结清扫
- 放射治疗
  - 有效性尚未证实

预后
- 警惕
  - 有复发倾向
  - 有局部淋巴结转移和远处转移倾向
  - 远处转移可发生于肺、肾、纵隔、肝、骨、胸腺
  - 提示预后不良，可在4年内发生肿瘤相关性死亡

大体检查

一般特征
- 无包膜的单独或多结节融合的灰褐色实质性肿物
- 可有中心坏死

组织病理学检查

组织学特点
- 有局部包膜或无包膜，生长模式呈多样性
  - 包膜和癌巢细胞周边缺乏正常的小叶支持结构
- 肿瘤细胞较大，呈圆形或椭圆形，并且细胞质有嗜酸性颗粒
  - 核增大，中位，圆形近椭圆形，泡状染色质，常见大核仁
- 细胞核多形性
  - 局灶缺乏核的多形性，接近或者与中重度异型性核相混合
    - 这些特征提示嗜酸性细胞癌可能来自嗜酸性细胞瘤
- 透明细胞样病呈局灶性或弥散性
- 分裂活动增加或者可能存在坏死

嗜酸性细胞癌

要点

专业术语

- 恶性唾液腺上皮肿瘤，主要或全部由具有恶性细胞学的嗜酸性细胞构成，并呈侵袭性生长

临床表现

- 主要发生在腮腺（80%）
- 局部包块或肿胀，伴或不伴疼痛、面神经麻痹
- 来源于长期存在或近期出现的良性嗜酸性细胞瘤
  - 肿块快速增大
- 全部切除
- 因局部淋巴结转移率高，建议局部淋巴结清扫

组织病理学检查

- 肿瘤细胞较大，呈圆形或椭圆形，并且细胞质有嗜酸性颗粒
- 浸润性包括浸润腮腺实质、周围结缔组织、神经和（或）血管

辅助检查

- 电子显微镜
  - 形状及大小不同的线粒体

- 浸润性包括浸润腮腺实质、周围结缔组织、神经和（或）血管

辅助检查

细胞学

- 吸取物的特点与嗜酸性细胞瘤相似
- 细胞学特征中提示恶性包括
  - 显著的细胞核多形性
  - 非典型的有丝分裂的活动增加
  - 细胞坏死

组织化学

- 线粒体染色，包括Novelli和PTAH，分别显示出紫色和蓝色细胞质颗粒
- 上皮黏蛋白阴性

免疫组织化学

- 细胞角蛋白AE1/AE3、CK7、CK8、CK19阳性
- CEA、EMA阳性
- S-100蛋白、p63、钙调蛋白、平滑肌肌动蛋白阴性
- 增殖活性可由Ki-67染色显示

电子显微镜

- 许多线粒体大小和形状不同
- 细胞桥粒、几乎连续的基底层和微绒毛腔被显示出来

鉴别诊断

嗜酸性细胞瘤

- 缺少局限性细胞膜的病变
  - 显著的细胞核多形性
  - 有丝分裂的活动增加
  - 侵袭性生长
- 嗜酸性细胞癌核多形性，有丝分裂象不常见，但可见浸润性生长

嗜酸性细胞化生

- 在组织结构上，嗜酸性区域
  - 无包膜
  - 呈多灶（常为2个或更多）分开的结节
  - 可见未嗜酸性变的唾液腺实质区
    - 包括导管上皮和浆液性腺泡细胞
  - 缺乏细胞核多形性、有丝分裂活动增加和侵袭性生长

特定唾液腺癌的嗜酸性细胞瘤的变异型

- 其中可能包括的肿瘤种类
  - 黏液表皮样癌
  - 腺泡细胞腺癌
  - 唾液腺导管癌
- 为了清楚地诊断特定唾液腺肿瘤的细胞变异型
  - 特定肿瘤类型的其他证据（如黏液表皮癌等）必须明确
  - 可接受，如果有局灶特定肿瘤类型发现
- 唾液腺导管癌
  - 雄激素受体或（和）HER-2/neu的免疫反应性
    - 这种免疫反应在嗜酸性细胞癌中不表达

特定恶性唾液腺癌的透明细胞变异型

- 可能包括的肿瘤类型
  - 黏液表皮样癌
  - 腺癌
  - 肌上皮样癌
- 为了明确诊断
  - 特定肿瘤类型（例如，肌上皮样癌等）的残留证据必须明确
  - 可接受，如果有局灶特定肿瘤类型发现

转移性癌

- 伴有嗜酸性细胞和（或）透明细胞的癌很少转移到唾液腺
- 主要包括肾细胞癌和少见的甲状腺癌
- 转移性肾细胞癌的特征
  - 维管组织中心、周围包绕红细胞

- 免疫组织化学反应
  - CD10
  - pax-2
  - 肾细胞癌标志物
- 转移性甲状腺癌的特征
  - 免疫组织化学反应
    - 甲状腺球蛋白
    - 甲状腺转录因子-1（TTF-1）

参考文献

1. Weinreb I et al: Oncocytic mucoepidermoid carcinoma: clinicopathologic description in a series of 12 cases. Am J Surg Pathol. 33(3): 409-16, 2009
2. Di Palma S et al: Oncocytic change in pleomorphic adenoma: molecular evidence in support of an origin in neoplastic cells. J Clin Pathol. 60(5): 492-9, 2007
3. Caloglu M et al: Oncocytic carcinoma of the parotid gland. Onkologie. 29(8-9): 388-90, 2006
4. Giordano G et al: Oncocytic carcinoma of parotid gland: a case report with clinical, immunohistochemical and ultrastructural features. World J Surg Oncol. 4: 54, 2006
5. Guclu E et al: A rare malignancy of the parotid gland: oncocytic carcinoma. Eur Arch Otorhinolaryngol. 262(7): 567-9, 2005
6. Brannon RB et al: Oncocytic mucoepidermoid carcinoma of parotid gland origin. Oral Surg Oral Med Oral Pathol Oral Radiol Endod. 96(6): 727-33, 2003
7. Cinar U et al: Oncocytic carcinoma of the parotid gland: report of a new case. Ear Nose Throat J. 82(9): 699-701, 2003
8. Kimura M et al: Oncocytic carcinoma of the parotid gland. A case report. Acta Cytol. 47(6): 1099-102, 2003
9. Capone RB et al: Oncocytic neoplasms of the parotid gland: a 16-year institutional review. Otolaryngol Head Neck Surg. 126(6): 657-62, 2002
10. Stanley MW: Selected problems in fine needle aspiration of head and neck masses. Mod Pathol. 15(3): 342-50, 2002
11. Alberty J et al: [Oncocytic neoplasms of the parotid gland. Differential diagnosis, clinical course and review of the literature.]HNO. 49(2): 109-17, 2001
12. Jahan-Parwar B et al: Oncocytic mucoepidermoid carcinoma of the salivary glands. Am J Surg Pathol. 23(5): 523-9, 1999
13. Paulino AF et al: Oncocytic and oncocytoid tumors of the salivary glands. Semin Diagn Pathol. 16(2): 98-104, 1999
14. Nakada M et al: Oncocytic carcinoma of the submandibular gland: a case report and literature review. J Oral Pathol Med. 27(5): 225-8, 1998
15. Shintaku M et al: Identification of oncocytic lesions of salivary glands by anti-mitochondrial immunohistochemistry. Histopathology. 31(5): 408-11, 1997
16. Brandwein MS et al: Oncocytic tumors of major salivary glands. A study of 68 cases with follow-up of 44 patients. Am J Surg Pathol. 15(6): 514-28, 1991
17. Bengoechea O et al: Oncocytic adenocarcinoma arising in Warthin's tumor. Pathol Res Pract. 185(6): 907-11; discussion 911-4, 1989
18. Ellis GL: “Clear cell” oncocytoma of salivary gland. Hum Pathol. 19(7): 862-7, 1988
19. Goode RK et al: Oncocytic adenocarcinoma of salivary glands. Oral Surg Oral Med Oral Pathol. 65(1): 61-6, 1988
20. Austin MB et al: Oncocytoid adenocarcinoma of the parotid gland. Cytologic, histologic and ultrastructural findings. Acta Cytol. 31(3): 351-6, 1987
21. Johns ME et al: Oncocytic neoplasms of salivary glands: an ultrastructural study. Laryngoscope. 87(6): 862-71, 1977
22. Gray SR et al: Oncocytic neoplasms of salivary glands: a report of fifteen cases including two malignant oncocytomas. Cancer. 38(3): 1306-17, 1976
23. Lee SC et al: Malignant oncocytoma of the parotid gland. A light and electron microscopic study. Cancer. 37(3): 1606-14, 1976
24. Johns ME et al: Oncocytic and oncocytoid tumors of the salivary glands. Laryngoscope. 83(12): 1940-52, 1973

嗜酸性细胞癌

显微镜下以及免疫组织化学特点

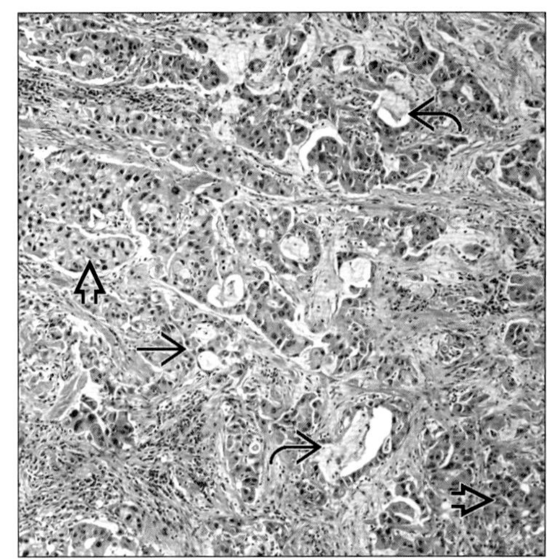

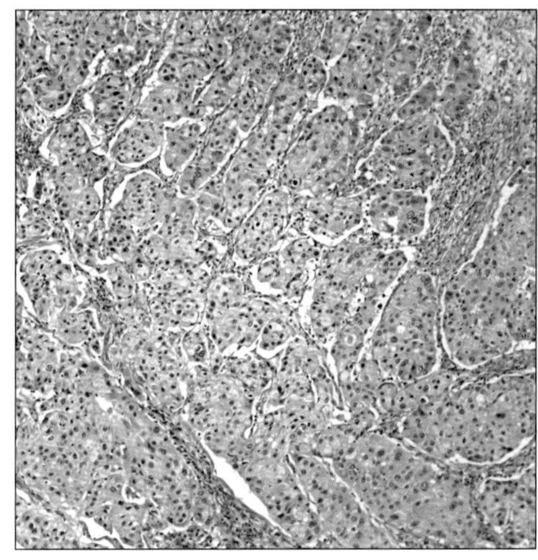

（左图）肿瘤呈浸润性生长，伴结缔组织增生和多种生长模式，包括腺样→实性型⇨。局灶可见背靠背复杂的腺样生长模式→。（右图）其他生长模式包括梁状和器官样。若不考虑生长方式，肿瘤由细胞质内存在嗜酸性颗粒样嗜酸性细胞组成

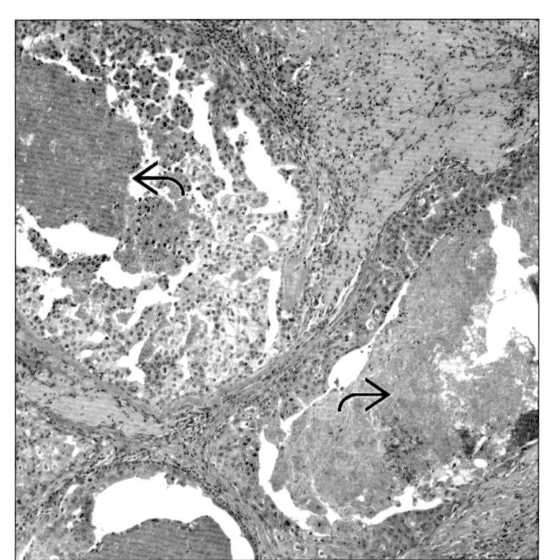

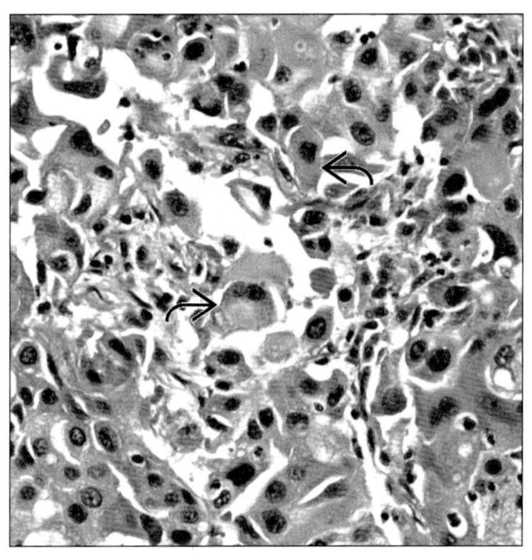

（左图）嗜酸性细胞癌的囊性的生长和向心性的坏死↷，类似唾液腺导管癌（SDC）。相反，嗜酸性细胞癌是完全由缺乏雄激素受体和HER-2/neu表达的嗜酸性癌细胞组成的。（右图）嗜酸性细胞癌是由含丰富颗粒样嗜酸性细胞组成。可见细胞核多形性和核深染↷

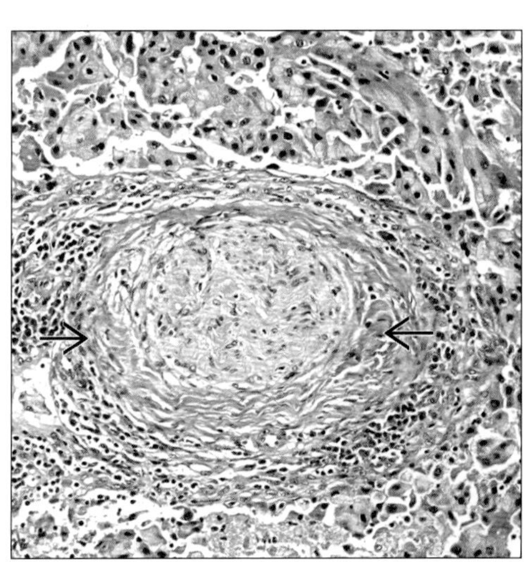

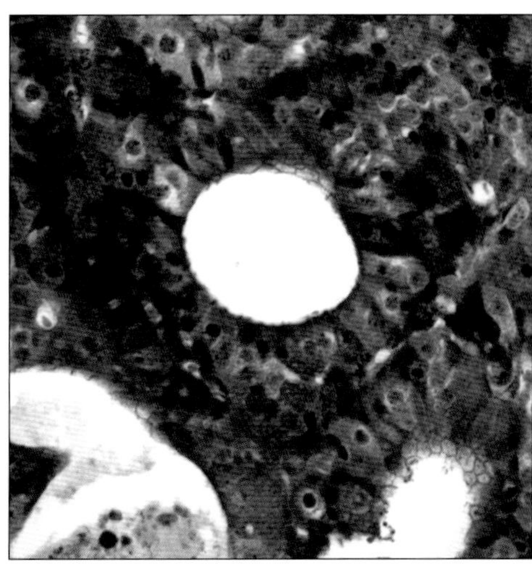

（左图）嗜酸性细胞癌的细胞特点与嗜酸性细胞瘤相似。不同点是浸润性生长模式包括浸润邻近的唾液腺细胞组织、淋巴管浸润和软组织浸润（包括周围神经→）。（右图）PTAH线粒体染色显示，细胞质内（蓝黑）存在颗粒样嗜酸性细胞

皮脂腺癌和皮脂腺淋巴腺癌

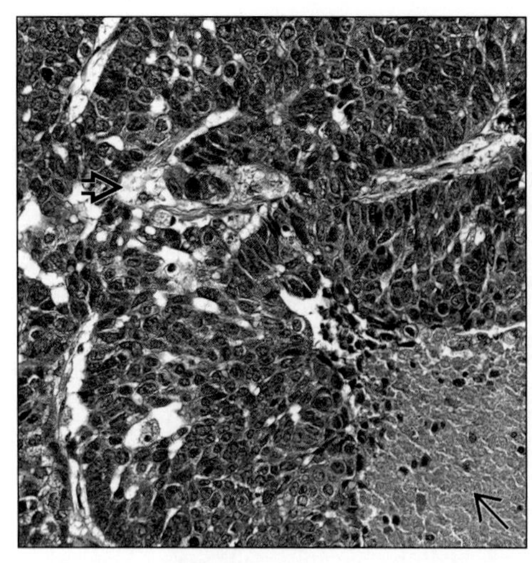

基底细胞样肿瘤细胞的小梁板与[→]处的粉刺样坏死组织共同构成皮脂腺癌。这个区域皮脂腺细胞[⇒]不常见

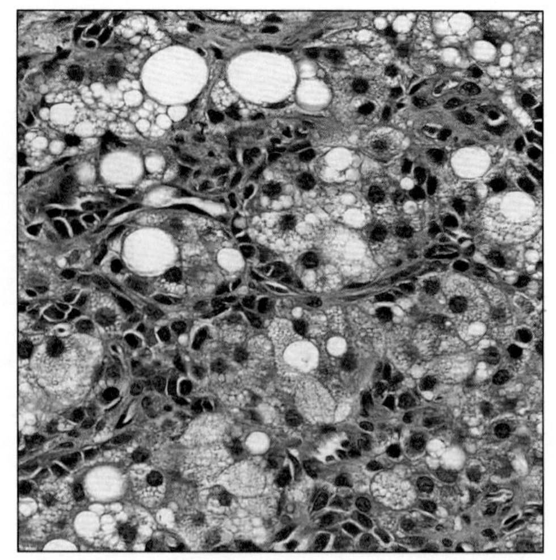

此区域肿瘤的显著特征为，一个基底细胞被一些细胞质中含多囊或多空泡的大细胞围绕。此处可见一定的异型性

专业术语

别名

- 皮脂腺癌

定义

- 皮脂腺癌（SC）：恶性上皮性肿瘤，伴有局灶皮脂腺分化变异
- 皮脂腺淋巴腺癌：由皮脂腺淋巴瘤发展而来的肿瘤

病因/发病机制

细胞来源

- 多能细胞
  - 皮脂与腺体在同一细胞分化提示为多能细胞来源
  - 在许多不同唾液腺肿瘤组织中可见皮脂腺细胞

临床表现

流行病学

- 发病率
  - 极少见
- 年龄
  - 范围：青少年至93岁
  - 双峰峰值：30岁和70岁
- 性别：
  - 男女比例相近

部位

- 绝大多数位于腮腺（90%以上）
  - 小唾液腺（口腔）少发

症状

- 表现多样
  - 无痛性、生长缓慢的肿物
  - 痛性团块
  - 可出现面神经麻痹
  - 有时会与面部皮肤粘连固定
  - 与Muir-Torre综合征无相关性
  - 不增加发生内脏恶性肿瘤的风险

治疗

- 手术方法
  - 首选广泛切除手术治疗
  - 根治性手术，适用于预后不良的肿瘤，包括选择性颈淋巴结清扫术
- 放射治疗
  - 推荐用于晚期和高度恶性肿瘤术后

预后

- 被认为是一种有较好预后的中级别恶性肿瘤
- 5年生存率为60%~70%，比皮肤原发的肿瘤差（5年生存率为85%）
- 约30%患者会复发
- 转移（区域淋巴结和远处转移）较罕见
- 预后不良指标：细胞学异型性、面神经受累

大体检查

一般特征

- 部分有包膜，往往边界清楚
- 挤压周围组织或局部浸润边缘
- 黄色、棕褐色或灰白色

大小

- 范围：0.6~8.5cm

皮脂腺癌和皮脂腺淋巴腺癌

要点

专业术语
- 皮脂腺癌：伴局灶皮脂腺分化变异的恶性上皮性肿瘤

临床表现
- 双峰：30岁和70岁时高发
- 绝大多数位于腮腺，约占90%
- 无痛性、生长缓慢的肿物
- 与Muir-Torre综合征无相关性
- 5年生存率为60%~70%

组织病理学检查
- 包膜不完整，通常边界清楚
- 有时可见侵犯周围神经（约20%）
- 可见粉刺状坏死
- 肿瘤呈片状、不规则岛状、小梁状和大巢状
- 导管结构常见，有时可呈囊性
- 皮脂腺细胞：可呈孤立小簇样或片状排列
  - 细胞质多泡、空泡化明显
- 以基底细胞或鳞状细胞为主
  - 基底细胞主要集中在癌巢周边

辅助检查
- 皮脂腺细胞：EMA、CD15、GCDFP-2

鉴别诊断
- 皮脂腺腺瘤
- 皮脂腺淋巴腺瘤
- 由皮肤皮脂腺癌直接浸润

组织病理学检查

皮脂腺癌
- 可以看见神经浸润（约20%）
  - 血管浸润少见
- 肿瘤呈片状、不规则岛状、小梁状和大巢状
- 肿瘤细胞可浸润到周围组织中
- 导管结构常见，有时可呈囊性
  - 衬细胞是立方形矮柱状，无明显异型性
- 皮脂腺细胞的分化程度是非常多变的
  - 皮脂腺细胞：可呈孤立小簇样或片状排列
  - 细胞质多泡、空泡化明显
    - 不只是清晰的细胞质
- 以基底细胞或鳞状细胞为主
  - 细胞是呈多形性，可变
  - 绝大多数的细胞核大、浓染，细胞质呈透明至嗜酸性
  - 核仁明显
  - 基底细胞主要集中在癌巢周围
  - 可存在孤立的黏液细胞
- 有时可见粉刺状坏死（肿瘤岛中心）
- 淋巴细胞可能存在，但并非形成生发中心

皮脂腺淋巴腺癌
- 存在皮脂腺淋巴瘤或淋巴瘤时，会发生
- 癌有界限，缺乏淋巴基质，表现为浸润性、多形性，有丝分裂象增加

辅助检查

组织化学
- 皮脂腺细胞脂肪染色（油红O苏丹三染色）呈阳性

免疫组织化学
- 皮脂腺细胞常见表型：细胞质小泡（EMA）、CD15、乳铁蛋白、GCDFP-2和雄激素受体

鉴别诊断

皮脂腺腺瘤
- 局限性肿瘤伴大小不一的实性巢或囊
- 周边上皮细胞不成熟，且环绕多种成熟的皮脂细胞
- 缺乏细胞异型性，有丝分裂象增加

皮脂腺淋巴腺瘤
- 均匀分布的实性上皮巢和囊
- 囊内衬以鳞状、柱状或立方形细胞
- 皮脂腺细胞在实性巢内或在囊壁内
- 背景为均匀一致的淋巴细胞，通常形成生发中心

由皮肤皮脂腺癌直接浸润
- 直接入侵唾液腺
- 临床或影像学对于鉴别有帮助

皮脂样EMC
- 皮脂腺分化混入上皮-肌上皮癌（EMC），可以分散或者集中
- 特有的双层管状结构
- 细胞异型性小
- 皮脂腺癌缺乏肌上皮标记（平滑肌肌动蛋白、钙调蛋白）

参考文献

1. Ahn SH et al: Sebaceous lymphadenocarcinoma of parotid gland. Eur Arch Otorhinolaryngol. 263(10): 940–2, 2006
2. Croitoru CM et al: Sebaceous lymphadenocarcinoma of salivary glands. Ann Diagn Pathol. 7(4): 236–9, 2003
3. Gnepp DR et al: Sebaceous neoplasms of salivary gland origin. Report of 21 cases. Cancer. 53(10): 2155–70, 1984
4. Gnepp DR: Sebaceous neoplasms of salivary gland origin: a review. Pathol Annu. 18 Pt 1: 71–102, 1983

皮脂腺癌和皮脂腺淋巴腺癌

影像学以及显微镜下特点

(左图)CT图像显示了右侧腮腺➡的一个肿瘤，显示了一个囊性退化区域，然而，这是个非典型图像，并不能帮助确定肿瘤类型。(右图)一小部分唾液腺组织→，肿瘤呈浸润性生长，呈小叶状，肿瘤中间有纤维分隔瘤巢

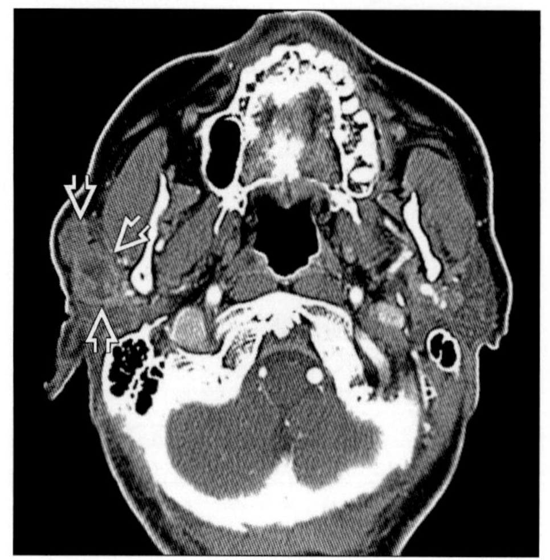

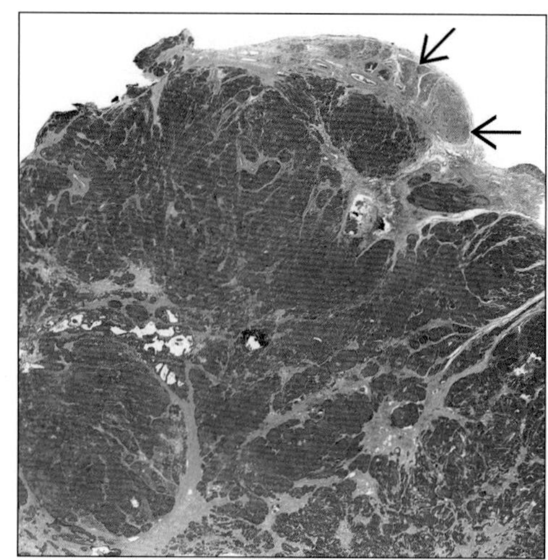

(左图)可见浸润相邻的基质如➡伴有一层很厚的纤维组织。尽管放大倍数较低，可以在部分皮脂腺分化部位看到透明微血管细胞质。(右图)这个切片突出显示了一个或多个区域被侵袭的神经➡，这种特点可以在大约20%的肿瘤当中看到。同时，在瘤巢中央有一个粉刺状坏死区域➡。这些对于确诊恶性肿瘤的帮助很大

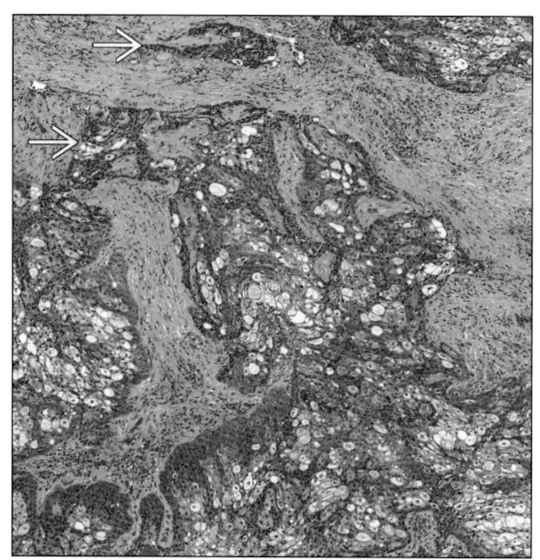

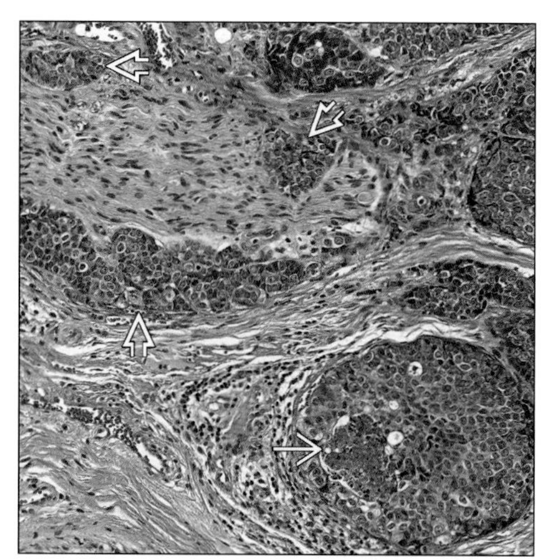

(左图)残余的唾液腺组织→与基底节样肿瘤性增生相邻。它们呈边缘模糊的栅栏状排列在肿瘤岛周围，虽然可见组织细胞，但无发育成熟的皮脂腺细胞。(右图)在皮脂腺癌中常见囊腔形成，腔中有分泌物。在基底细胞和导管分化区域➡内有罕见的皮脂腺细胞➡

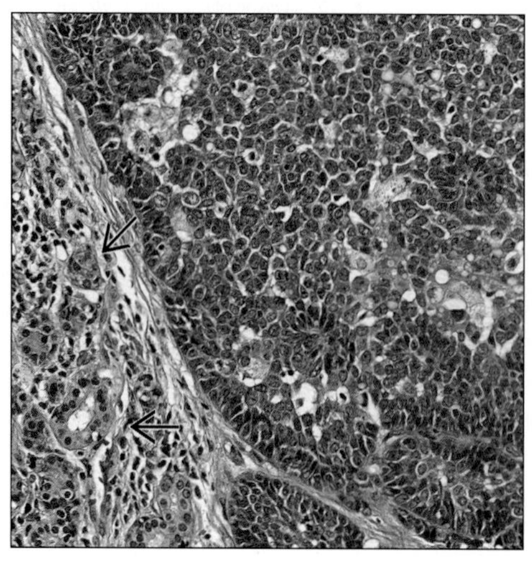

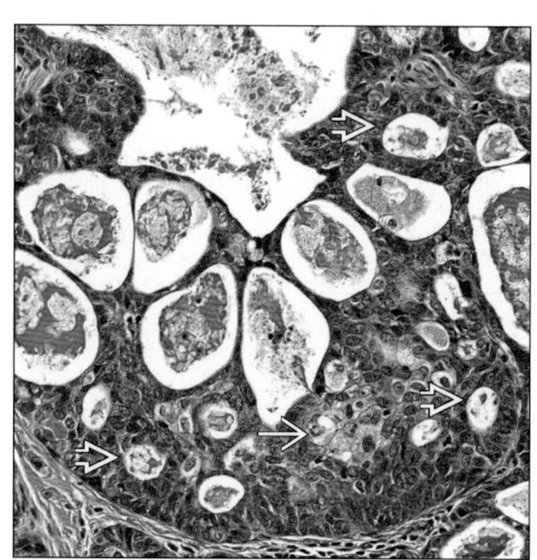

皮脂腺癌和皮脂腺淋巴腺癌

显微镜下以及免疫组织化学特点

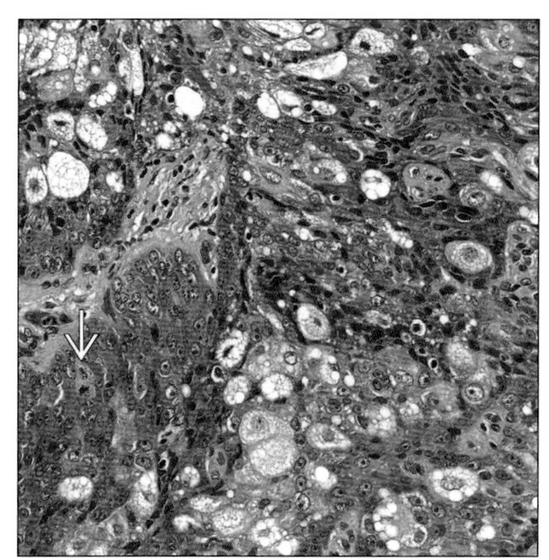

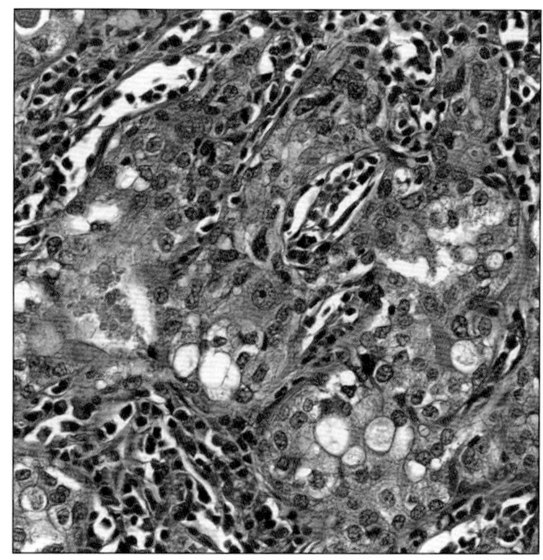

（左图）此区域的肿瘤细胞具有高分化多形性，显示了主要的基底细胞样表型。可见成簇或单个皮脂腺细胞。有丝分裂象可见➡。（右图）此区域显示了各种炎症因素和肿瘤增殖混合的背景。此区域显示了主要的导管和鳞状上皮，无高分化皮脂腺

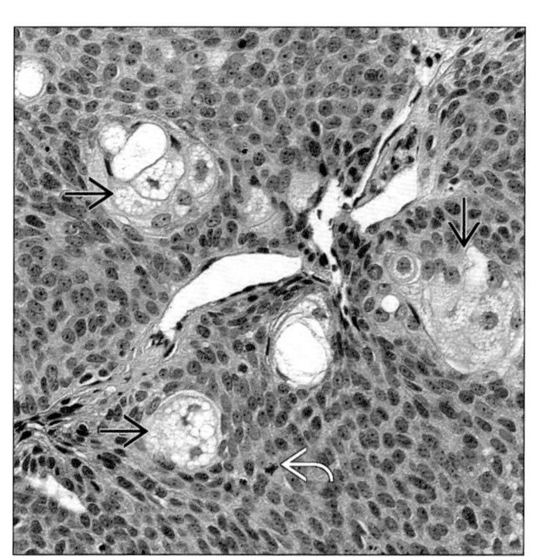

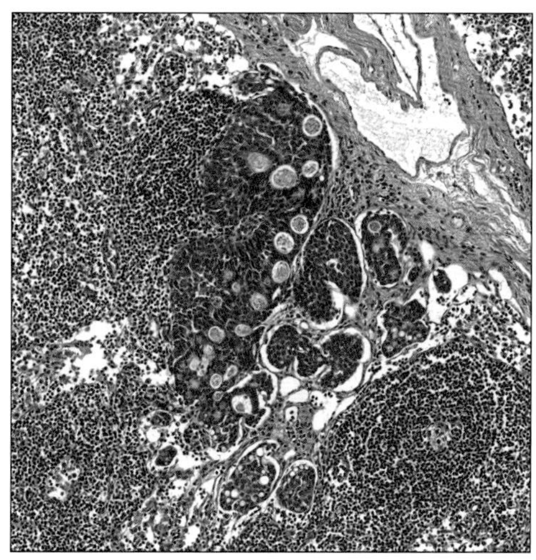

（左图）在该图中可见到明显鳞状表现的肿瘤中有一些皮脂腺细胞➡，肿瘤细胞有着明显的轨道征，且伴有孤立的有丝分裂➡。（右图）腮腺淋巴结需要仔细辨认，这样来自皮脂腺癌的转移癌才能被辨别出来。这个肿瘤图片说明：基底细胞样和囊性的肿瘤与原发肿瘤有着一定程度的相似性

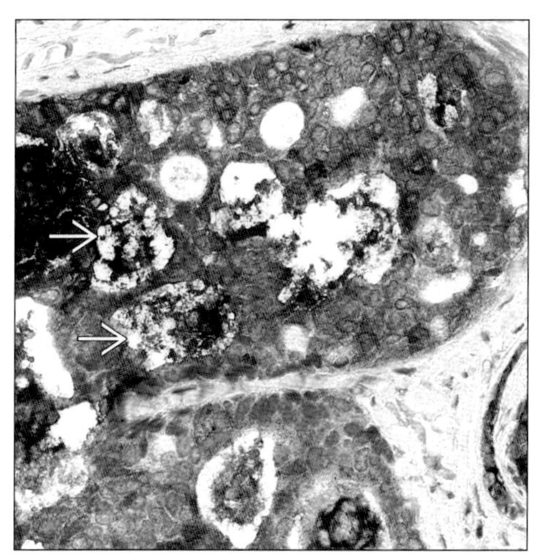

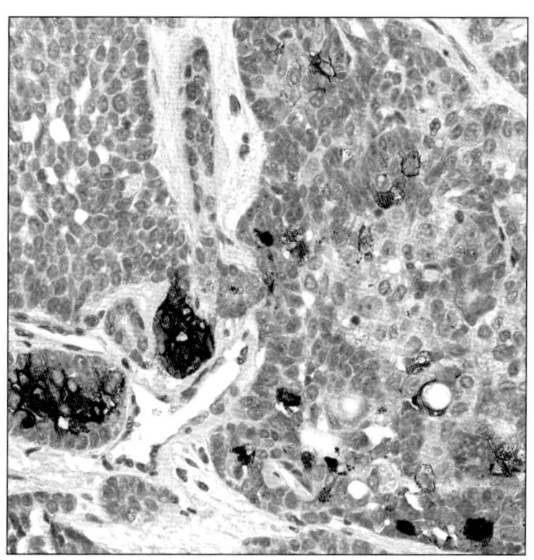

（左图）可以用EMA鉴别皮脂腺分化，皮脂腺细胞有着明显的沉积现象。在许多例子中，细胞水肿都会出现明显的强化➡。（右图）如图所示，BRST-2也可以用于显示皮脂腺，而背景中的鳞状或者基底细胞并没有染色，因此重新审视整个肿瘤并寻找孤立的免疫反应的区域是相当重要的

唾液腺母细胞瘤

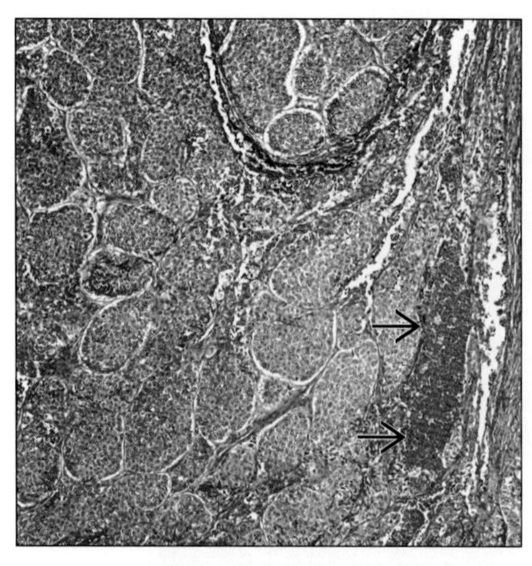

肿瘤呈小叶状结构，小叶周围伴有轻微的人工裂隙。可见粉刺状坏死→和肿瘤细胞小叶

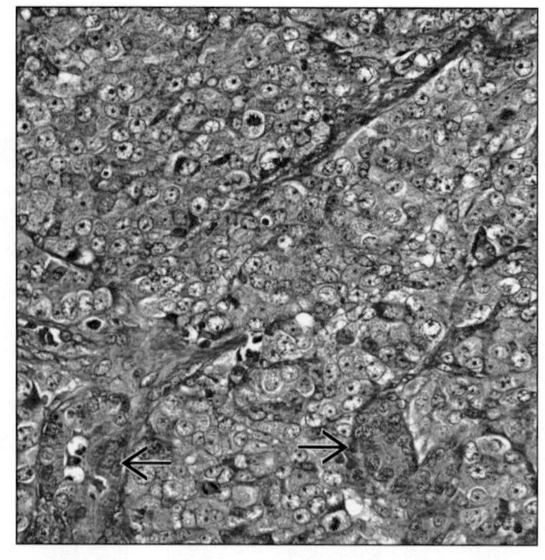

基底细胞呈现合胞样，核染色质呈多孔状浅色改变。在肿瘤内可见小导管样立方形细胞→

专业术语

别名

- 先天性基底细胞腺瘤
- 胚胎瘤
- 先天性杂交性基底细胞腺瘤——腺样囊性癌
- 基底细胞样腺癌

定义

- 唾液腺母细胞瘤是一种起源于唾液腺胚细胞的低度恶性上皮细胞和肌上皮细胞肿瘤

病因/发病机制

储备细胞起源

- 可能来自于一直更新的原始细胞
  - 癌旁组织呈现胚胎发育不良改变
  - 末端导管上皮球局灶增生
  - 唾液腺胚细胞处于分化停滞状态
- 可能来自于基部的储备细胞

临床表现

流行病学

- 发生率
  - 极度罕见
    - 全球不足100例
- 年龄
  - 产前、围生期、新生儿期
    - 2岁以后罕见发病
- 性别
  - 男性多于女性（1.2：1）

部位

- 腮腺多于下颌下腺（3：1）

症状

- 在脸颊或下颌下腺区有肿块
- 如果肿瘤大，可能可以看到皮肤溃疡
- 快速增长非常常见
- 与皮脂腺痣和肝母细胞瘤关联不大
  - 一般被认为是原始病变

治疗

- 选择、风险及并发症
  - 药物治疗存在长期的不良反应和后遗症，特别是对于年轻的患者
- 手术方法
  - 完全手术切除
- 辅助治疗
  - 可能有用，但其并发症阻碍了其在小孩身上的运用
  - 如果早期肿瘤不可切除，考虑药物治疗

预后

- 生物学行为不可预测且多变
  - 肿瘤可能是良性的、恶性的或有攻击性的
- 对于大多数的患者，外科手术是可以治愈的
- 复发率达30%
  - 大部分在诊断4年后
- 局部转移达到10%
- 远处转移不常见
  - 大多数转移到肺
- 对于一些不太乐观的组织建议采用比较紧急的临床疗法
  - 周围神经和（或）血管侵犯、坏死，伴明显的多形性

影像学检查

放射学检查

- 产前超声检查可能会发现肿瘤

唾液腺母细胞瘤

要点

专业术语
- 唾液腺母细胞瘤是一种起源于唾液腺胚细胞的低度恶性上皮细胞和肌上皮细胞肿瘤

临床表现
- 发病年龄：产前、围生期和新生儿时期
- 部位：腮腺多于下颌下腺
- 多生长迅速
- 完全手术切除，很少采用药物治疗
- 生物学行为不可预测且多变
- 下列表现预示着恶性
    - 周围神经和（或）血管侵犯、坏死，伴明显的多形性

大体检查
- 肿瘤大小：直径2~7cm

组织病理学检查
- 生长模式包括
    - 实性巢状、筛状、小梁状、结节状
- 基底上皮细胞胞质较少
    - 核卵圆形，单个小核仁，染色质颗粒较细
- 成熟的立方形细胞形成导管样结构
- 梭形肌上皮细胞不明显
- 有丝分裂象易见
- 有时可见粉刺样坏死

辅助检查
- 导管细胞和基底细胞的双相免疫组织化学染色

鉴别诊断
- 多形性腺瘤，基底细胞瘤
- 腺样囊性癌

- 大的、膨胀呈分叶状的肿块
- 病理性出血和坏死可能有助于诊断

大体检查

一般特征
- 肿瘤可呈结节状或分叶状，与周围组织的界限常不清楚
- 表面呈灰黄色或灰白色
- 出血或坏死可能对诊断有帮助

提交标本
- 术前针刺活检可能有助于避免其他检查方法所带来的损伤

大小
- 范围：直径2~7cm

组织病理学检查

组织学特点
- 接近于第3个月唾液腺胚胎学发展的大致特点
- 两种生长模式对预后有意义
    - 一般模式
        - 部分有包膜
        - 形态一致的基底细胞浸润间质
    - 特殊模式
        - 广泛地推挤至浸润性边界
        - 神经或血管侵犯
        - 间变性肌细胞样肿瘤细胞，间质稀少
- 生长模式包括
    - 实性巢状
    - 筛状
    - 小梁状或结节状，外周呈栅栏状排列
- 基底上皮细胞胞质较少
- 圆形或椭圆形的细胞核
    - 通常可见含有稀薄染色质的单一核仁
    - 可以看到多个核仁
- 成熟的立方形细胞形成导管样结构
    - 周围栅栏样排列可见
- 局灶肿瘤细胞多形性
- 基质呈疏松、不成熟、黏液样
- 梭形肌上皮细胞不明显
- 有丝分裂象易见
    - 复发病例有丝分裂象增加
- 可见粉刺样坏死

辅助检查

细胞学检查
- 基底细胞呈实性、簇状等多种排列
    - 细胞群内混有导管细胞和圆形、密集、透明样变的球形物质
        - 球形用Diff-Quik洋红染色
- 背景可见单个的肌上皮细胞和上皮细胞

组织化学
- 囊内分泌物PAS阳性

免疫组织化学
- 肿瘤显示双相表达
    - 导管细胞：细胞角蛋白、CK7、CK19
    - 基底/上皮细胞：S-100蛋白、肌动蛋白、钙调蛋白、p63
- p53在肿瘤细胞过度表达提示具有更强的侵袭性行为
- Ki-67指数增加和不良预后相关

鉴别诊断

多形性腺瘤
- 在新生儿中非常少见

唾液腺母细胞瘤

免疫组织化学染色			
抗体	反应	染色部位	注释
S-100	阳性	细胞核 & 细胞质	几乎所有肿瘤细胞表达阳性，尤其在梭形细胞中
波形蛋白	阳性	细胞质	几乎所有细胞
CK-PAN	阳性	细胞质	导管细胞表达，但所有细胞均可见
CK7	阳性	细胞膜	腔细胞、导管样细胞
CK19	阳性	细胞膜	腔细胞、导管样细胞
p63	阳性	细胞核	不同程度表达，基底细胞明显
平滑肌肌动蛋白	阳性	细胞质	肌上皮、基底细胞明显
钙调蛋白	阳性	细胞质	肌上皮细胞明显
p53	阳性	细胞核	恶性肿瘤中表达增加
α-胎蛋白	阳性	细胞质	极少表达，但表达病例预后差
HER-2	阳性	细胞膜	在部分细胞中中度表达
Ki-67	阳性	细胞核	< 2% 预后好，40%~80% 预后差

- 上皮细胞和肌上皮细胞、导管细胞组合
- 黏液软骨样基质或细胞间质
- 鳞状细胞化生
- 嗜酸性细胞样变
- 没有侵袭

基底细胞瘤
- 在新生儿中发病率极低
- 均匀一致的基底细胞
- 无有丝分裂象
- 缺乏多形性
- 大量基底膜样物质和PAS阳性的玻璃样物质

腺样囊性癌
- 在新生儿中发病率极低
- 有较强的周围神经侵袭倾向
- 筛板、网状结构常见
- 在栅栏细胞质中有钉状、胡萝卜状细胞排列
- 有复层的基底膜结构
- 可分泌黏多糖

畸胎瘤
- 来源于3个胚层
  - 内胚层
  - 中胚层
  - 外胚层
- 未分化肿瘤
  - 高度恶性
  - 细胞多形性
  - 坏死
  - 有丝分裂象增多

参考文献

1. Dardick I et al: Sialoblastoma in adults: distinction from adenoid cystic carcinoma. Oral Surg Oral Med Oral Pathol Oral Radiol Endod. 109(1): 109–16, 2010
2. Patil DT et al: Sialoblastoma: utility of Ki–67 and p53 as a prognostic tool and review of literature. Pediatr Dev Patbol. 13(1): 32–8, 2010
3. Mertens F et al: Clonal chromosome aberrations in a sialoblastoma. Cancer Genet Cytogenet. 189(1): 68–9, 2009
4. Scott JX et al: Treatment of metastatic sialoblastoma with chemotherapy and surgery. Pediatr Blood Cancer. 50(1): 134–7, 2008
5. Williams SB et al: Sialoblastoma: a clinicopathologic and immunohistochemical study of 7 cases. Ann Diagn Pathol. 10(6): 320–6, 2006
6. Herrmann BW et al: Congenital salivary gland anlage tumor: a case series and review of the literature. Int J Pediatr Otorhinolaryngol. 69(2): 149–56, 2005
7. Yekeler E et al: Sialoblastoma: MRI findings. Pediatr Radiol. 34(12): 1005–7, 2004
8. Huang R et al: Imprint cytology of metastatic sialoblastoma. A case report. Acta Cytol. 47(6): 1123–6, 2003
9. Mostafapour SP et al: Sialoblastoma of the submandibular gland: report of a case and review of the literature. Int J Pediatr Otorhinolaryngol. 53(2): 157–61, 2000
10. Brandwein M et al: Sialoblastoma: clinicopathological/ immunohistochemical study. Am J Surg Pathol. 23(3): 342–8, 1999
11. Seifert G et al: The congenital basal cell adenoma of salivary glands. Contribution to the differential diagnosis of congenital salivary gland tumours. Virchows Arch. 430(4): 311–9, 1997
12. Som PM et al: Sialoblastoma (embryoma): MR findings of a rare pediatric salivary gland tumor. AJNR Am J Neuroradiol. 18(5): 847–50, 1997
13. Dehner LP et al: Salivary gland anlage tumor (“congenital pleomorphic adenoma”). A clinicopathologic, immunohistochemical and ultrastructural study of nine cases. Am J Surg Pathol. 18(1): 25–36, 1994
14. Batsakis JG et al: Embryoma (sialoblastoma) of salivary glands. Ann Otol Rhinol Laryngol. 101(11): 958–60, 1992
15. Taylor GP: Congenital epithelial tumor of the parotid–sialoblastoma. Pediatr Pathol. 8(4): 447–52, 1988

唾液腺母细胞瘤

临床、显微镜下以及免疫组织化学染色特点

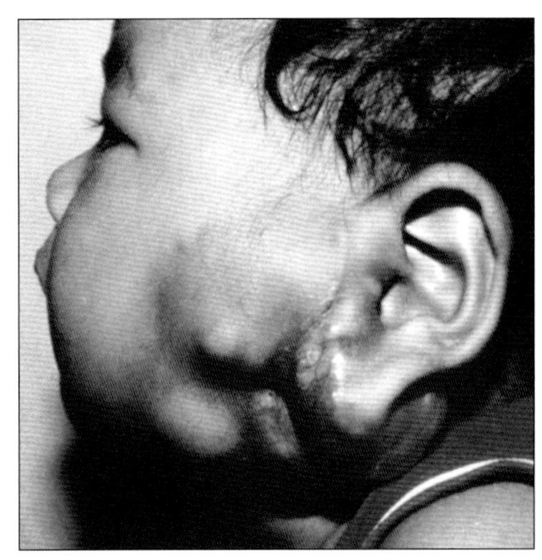

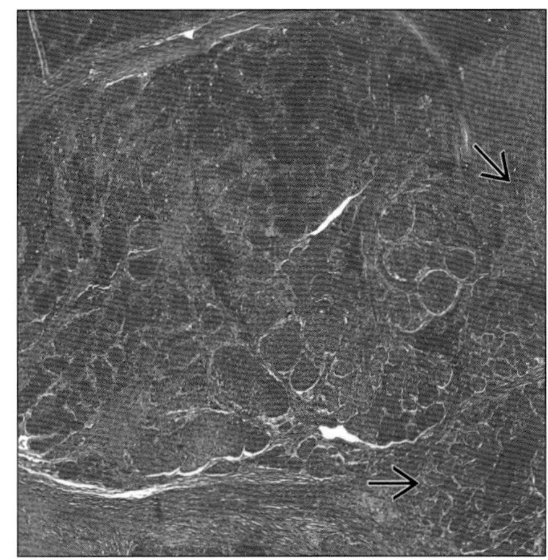

（左图）显示未满1岁男孩腮腺区有一个迅速增大的肿块，可见表面溃疡，肿瘤累及耳前、耳后和颈上区域。这是这种罕见肿瘤的典型表现。（右图）这种肿瘤有一个结节样的外观，显示出厚厚的纤维结缔组织，有肿瘤延伸至纤维结缔组织包膜→。（Courtesy R Foss，DDS）

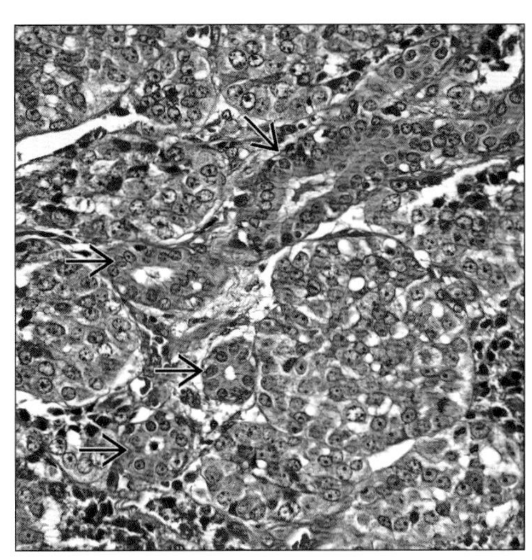

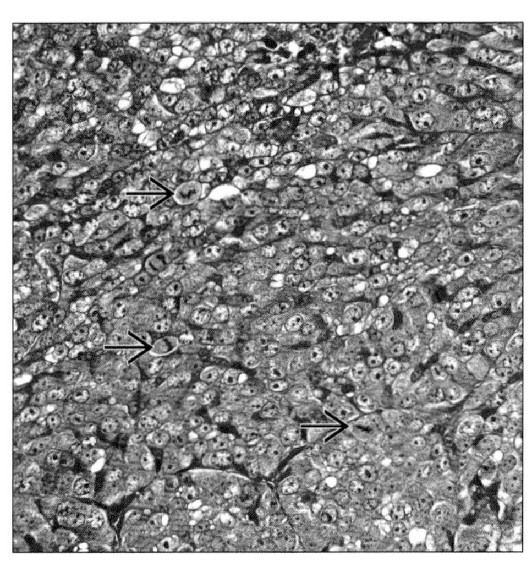

（左图）此图突出了肿瘤的双相外观，基底细胞巢紧邻更成熟并形成导管的柱状细胞→。可见栅栏状排列。（右图）这个肿瘤里面也显示了一个片状的局灶性结节形态。注意水泡核染色质分布和单个核仁明显。这个区域有丝分裂象常见

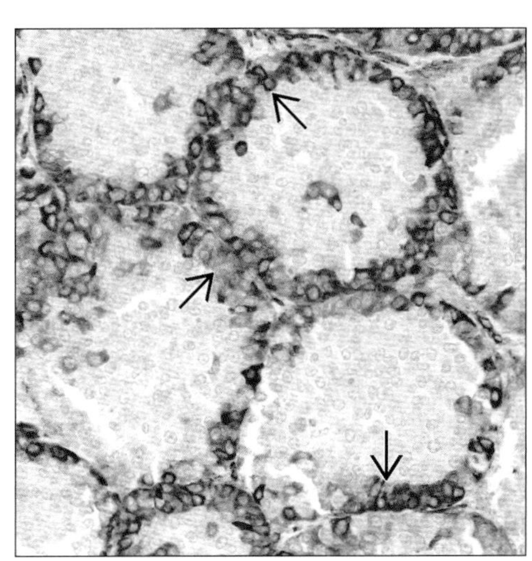

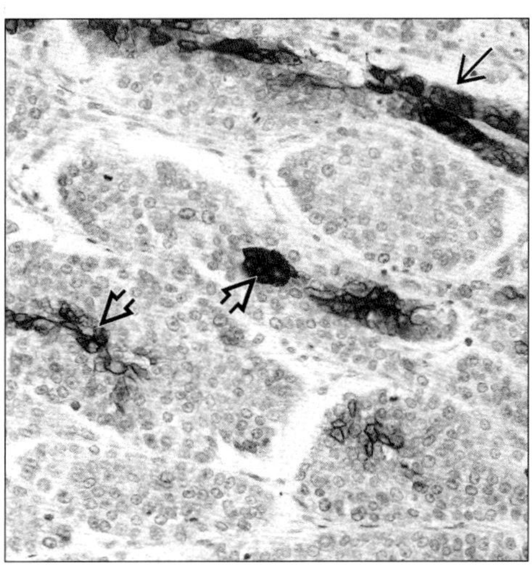

（左图）平滑肌肌动蛋白在外围细胞阳性→。其他标记（S-100蛋白、钙调蛋白、p63蛋白）也可以用以显示肌上皮细胞。（右图）该导管→和管膜细胞⇨细胞角质蛋白均阳性。其他细胞局灶阳性，提示双相表达（Courtesy R Foss，DDS）

唾液腺标本的检查方案

大唾液腺标本

内部活检，外部切除活检，切除活检

标本

____ 腮腺

  ____ 仅浅叶

  ____ 仅深叶

  ____ 整个腮腺

____ 下颌下腺

____ 舌下腺

送检形态

____ 新鲜标本

____ 福尔马林浸泡

____ 其他（详细说明）____________

过程

____ 内部活检

____ 外部切除活检

____ 切除活检，腮腺

  ____ 腮腺浅叶切除术

  ____ 腮腺全切

____ 切除活检，下颌下腺

____ 切除活检，舌下腺

____ 颈清（淋巴结切除）

____ 其他（仔细说明）____________

____ 无法明确

*** 标本完整性**

*____ 完整

*____ 部分

标本大小

最大径____ × ____ × ____ cm

其他标本直径（如果为多块）____ × ____ × ____cm

标本部位

____ 右侧

____ 左侧

____ 单侧

____ 没有说明

肿瘤部位

____ 腮腺

  ____ 仅浅叶

  ____ 仅深叶

  ____ 整个腮腺

____ 下颌下腺

____ 舌下腺

____ 其他（仔细说明）____________

____ 无法明确

肿瘤情况

____ 单发

____ 双侧

____ 多发

肿瘤大小

唾液腺标本的检查方案

最大径____ × ____ × ____cm

其他部位直径____ × ____ × ____cm

____ 无法确定

*** 肿瘤的描述（按所提供选项选择）**

*____ 有包膜的 / 局限性的

*____ 侵袭性的

*____ 实性

*____ 囊性

*____ 其他（详述）________

*____ 肿瘤的镜下范围（侵袭程度）

*____详述________

组织学类型（按所提供选项选择）

____ 腺泡细胞癌

____ 腺样囊性癌

____ 腺癌（未特指）

  ____ 低度恶性

  ____ 中度恶性

  ____ 高度恶性

____ 基底细胞腺癌

____ 多形性腺瘤癌变（恶性混合瘤）

  ____ 等级

    ____ 低度恶性

    ____ 高度恶性

    ____ 侵袭性

    ____ 有囊壁包裹（非侵袭性）

    ____ 中等程度浸润

    ____ 侵袭性

____ 癌性肉瘤（恶性混合瘤）

____ 透明细胞癌

____ 囊腺癌

____ 上皮 - 肌上皮细胞癌

____ 大细胞癌

____ 低度恶性的筛状囊腺癌

____ 淋巴上皮细胞癌

____ 转移性多形性腺癌

____ 黏液表皮样癌

  ____ 低度恶性

  ____ 中度恶性

  ____ 高度恶性

____ 黏液样腺癌（胶样癌）

____ 肌上皮细胞癌（恶性肌上皮细胞癌）

____ 嗜酸性细胞癌

____ 低度恶性多形性腺癌

____ 唾液腺导管癌

____ 皮脂腺癌

  ____ 皮脂腺癌

  ____ 皮脂腺淋巴腺癌

____ 唾液腺母细胞瘤

____ 小细胞（神经内分泌）癌

唾液腺标本的检查方案

____ 鳞状细胞癌
____ 未分化癌（大细胞型）
____ 其他类型，详述____________
____ 癌，类型无法描述

组织学分级

____ 不适用型
____ Gx: 无法评估
____ G1: 高分化
____ G2：中等程度分化
____ G3：低分化
____ 其他：（详述）____________

*** 肿瘤的镜下进展**

*详述____ ____ ____ ____ ____ ____

肿瘤边缘____ ____ ____ ____ ____ ____

____无法评估
____肿瘤边界不规整
肿瘤的最大径为 _mm 或者 _cm
如果可以请详述边界____________
——肿瘤边界规整
如果可以请详述边界____________

*** 治疗效果（适用于使用新辅助疗法治疗的肿瘤）**

*____ 无效
*____ 存在效果（详述）____________
*____ 不确定

淋巴血管浸润情况

____ 无
____ 存在
____ 不确定

淋巴结，远处转移

____ 无
____ 存在
____ 不确定

病理分级（pTNM）

TNM 分期（仅在可用的情况下使用）
____ m(多发性原发肿瘤）
____ r（复发）
____ y(治疗后）

原发肿瘤（pT）†

____ pTX: 无法评估
____ pT0: 无原发肿瘤的迹象
____ pT1: 肿瘤最大径≤ 2cm, 无外周组织浸润
____ pT2:2cm< 肿瘤最大径≤ 4cm, 无外周组织浸润
____ pT3: 肿瘤最大径> 4cm, 或者存在外周组织浸润
____ pT4a: 肿瘤进展缓慢，浸润皮肤、下颌骨、耳道或者面神经
____ pT4b: 肿瘤进展快速，浸润颅骨、翼状板以及包绕颈动脉

局部淋巴结（pN）#

____ pNx: 无法评估
____ pN0: 无局部淋巴结转移
____ pN1: 同侧淋巴结转移，最大径≤ 3cm

唾液腺标本的检查方案

____ pN2: 同侧淋巴结转移，3cm< 最大径≤ 6cm, 或者存在多个淋巴结转移，最大径 <6cm, 或者存在双侧或对侧淋巴结转移，最大径 <6cm

____ pN2a: 同侧淋巴结转移，3cm< 最大径≤ 6cm

____ pN2b: 存在多个淋巴结转移，最大径 <6cm

____ pN2c: 存在双侧或对侧淋巴结转移，最大径 <6cm

____ pN3: 存在淋巴结转移，最大径> 6cm

详述：检测数量______________

包括的数量______________

* 阳性淋巴结的最大径______________

远处转移（pM）

____ 无

____ pM1: 存在远处转移

* 如果可以请详述______________

其他的病理发现

*____ 唾液腺炎

*____ 肿瘤经淋巴扩散

*____ 其他（详述）______________

⋆辅助检查

* 详述类型______________

* 详述结果______________

⋆临床病史

*____ 新辅助疗法治疗

*____ 有（详述类型）______________

*____ 无

*____ 不确定

*____ 其他（详述）______________

⋆数据不是必需的。但是，这些数据在临床上也许很重要，但尚未在患者管理中得到验证或常规使用。†在大唾液腺癌、小唾液腺癌中没有原位癌这一分类。#上纵隔淋巴结被认为是区域淋巴结（Ⅶ区）。中线淋巴结被认为是同侧淋巴结。“唾液腺标本的检查方案”来自美国病理学院。Web 发布日期为 2009 年 10 月，www.CAP.com

组织学分级/预后分组

分组	T	N	M
Ⅰ	T1	N0	M0
Ⅱ	T2	N0	M0
Ⅲ	T1,T2,T3	N1	M0
	T3	N0	M0
Ⅳ A	T1,T2,T3	N2	M0
	T4a	N0，N1，N2	M0
Ⅳ B	T4b	任何 N	M0
	任何 T	N3	M0
Ⅳ C	任何 T	任何 N	M1

注释

注释	描述
m 后缀	表示同一部位的多处原发性肿瘤，并用病理上的 pT（m）NM 记录
y 前缀	在最初的综合治疗中显示了临床分期，在 cTNM 以及 pTNM 分期前加前缀 y。ycTNM 和 ypTNM 分类显示了在检测时的肿瘤的具体进展程度，此时的 y 不表示为肿瘤初始的综合治疗
r 前缀	表示为有一段治愈期的复发性肿瘤，用 r 标记：rTNM
a 前缀	表示为肿瘤的病理分期：aTNM

唾液腺标本的检查方案

肿瘤解剖与分期图片

（左图）大唾液腺被丰富的淋巴管丛以及淋巴结包绕，如图中所示处，许多淋巴结位于腮腺的内部。（右图）图示一个巨大的腮腺肿瘤，并向耳道以及面神经浸润，按肿瘤的分期为pT4a期。同样，要正确判断淋巴结的情况，以确定肿瘤的TNM分期

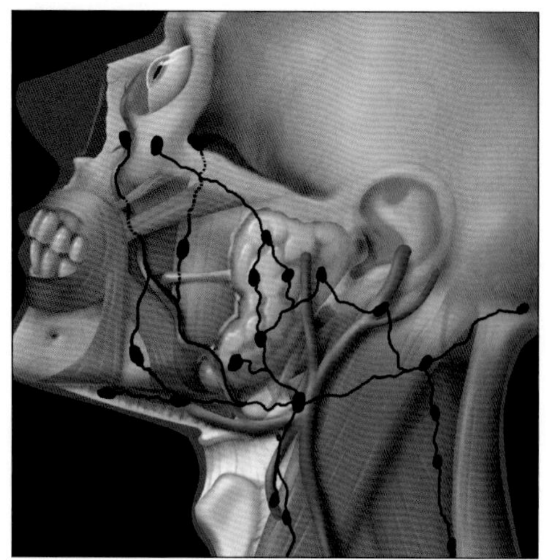

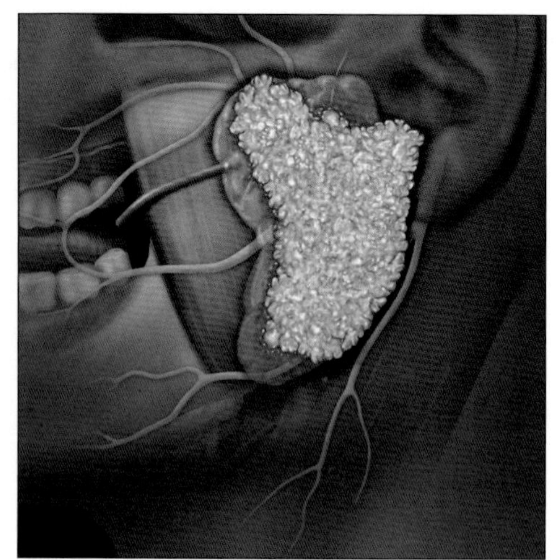

（左图）如图所示，腮腺的浅叶和深叶与周围骨骼，神经，血管的密切关系，在唾液腺肿瘤的分级中非常重要。（右图）如图所示，在腮腺浅叶中有一个直径为1.8cm的肿瘤，无包膜外以及周围神经的浸润，此肿瘤为pT1期

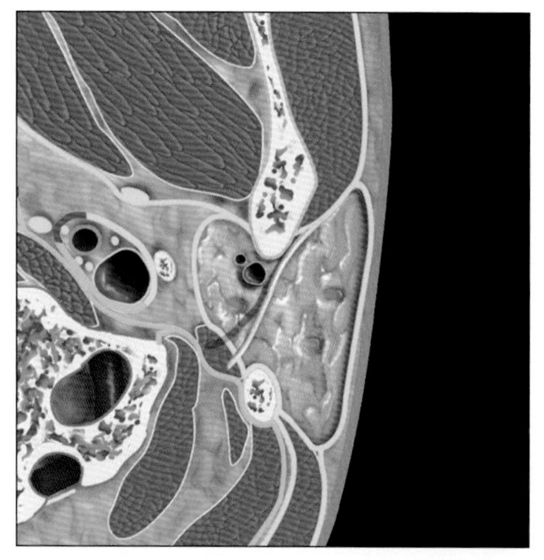

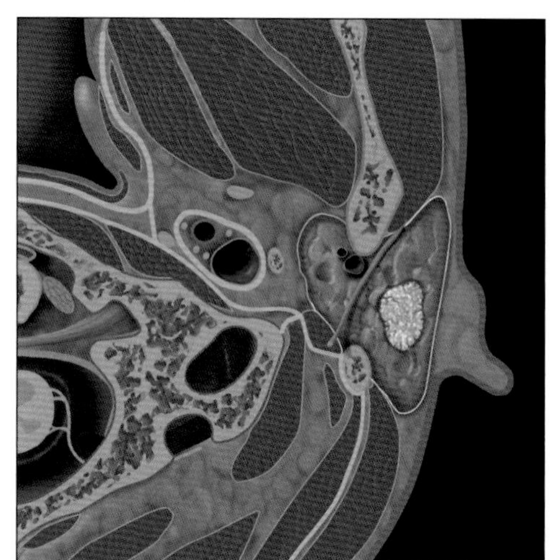

（左图）轴向图显示了颈部腮腺水平的多处间隙结构。颈动脉间隙与咀嚼肌间隙紧邻，所以为了更加准确地判断疾病的分期、临床治疗、放射治疗以及整体评估，要格外重视这一解剖特点。（右图）此图显示一个起源于腮腺深叶的巨大肿瘤，向周围浸润且充满咀嚼肌间隙及动脉鞘，此肿瘤为pT4b期。CS—颈动脉间隙；RPS/DS—咽后间隙；MS—咀嚼肌间隙；PS—腮腺间隙；SMS—颌下腺间隙；SLS—舌下腺间隙；PPS—咽旁间隙；PCS—颈后间隙；PVS—椎旁间隙；PMS—扁桃体周围间隙

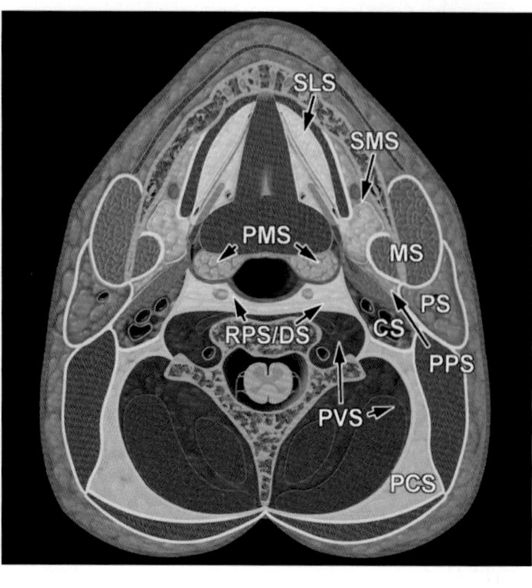

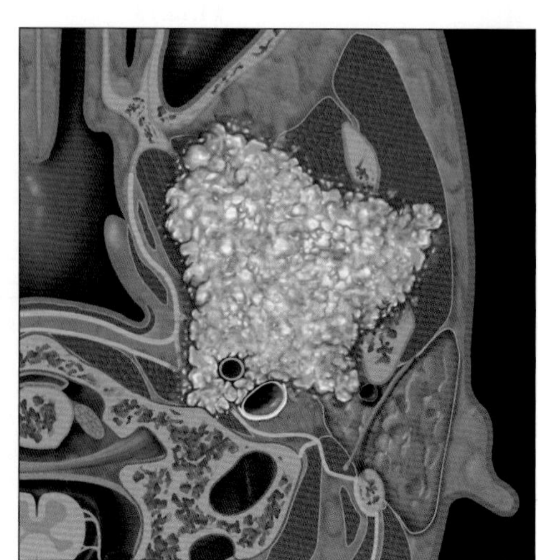

唾液腺标本的检查方案

肿瘤解剖与分组图片

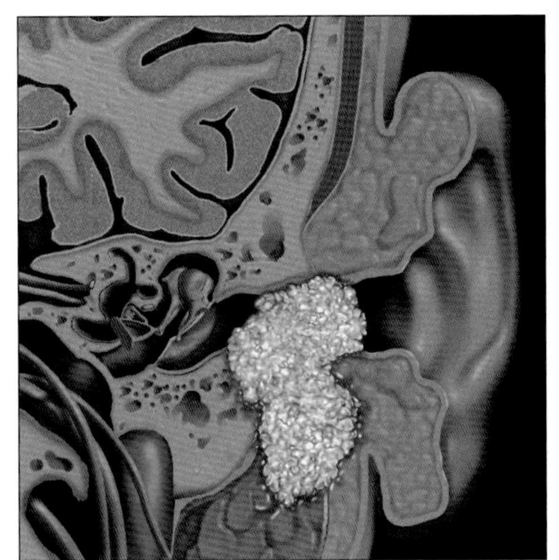

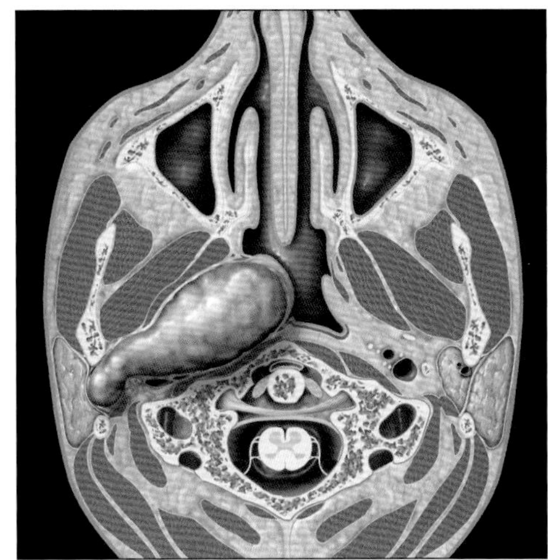

（左图）在一些患者中腮腺肿瘤可以表现为外耳道的肿块（如图所示），可为良性肿瘤（多形性腺瘤）。（右图）轴位图显示腮腺深叶肿瘤侵犯口咽或鼻咽部，表现为黏膜下肿块。颈动脉鞘受压，但未被多形性腺瘤侵犯

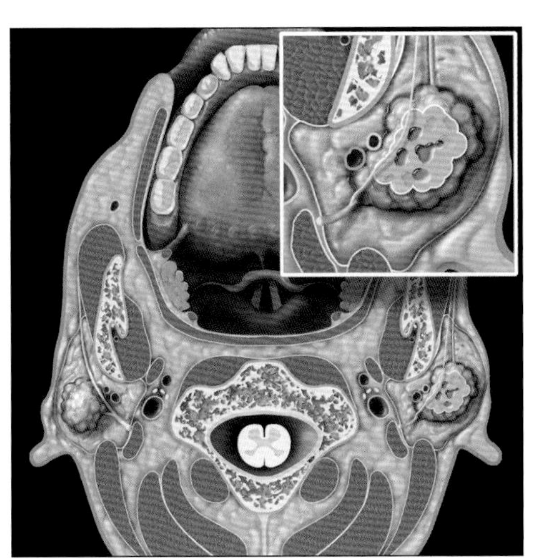

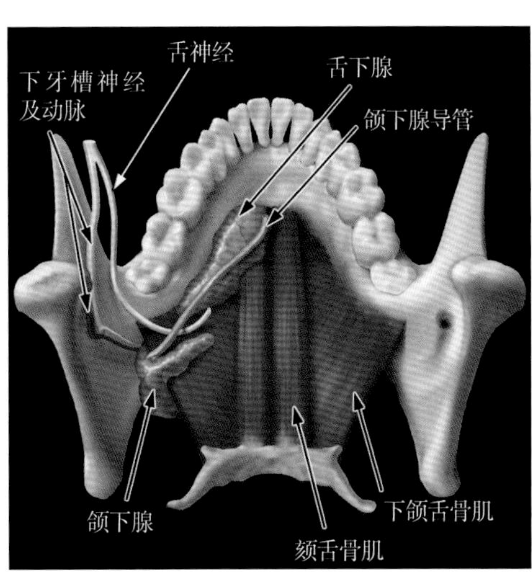

（左图）唾液腺双侧同时发生肿瘤很少见，良性肿瘤多于恶性肿瘤。识别神经受压或包绕非常重要。（右图）解剖示意图显示舌下腺、颌下腺及其与周边肌肉、骨及神经的关系。仔细评估这些区域对于肿瘤的分级非常有必要

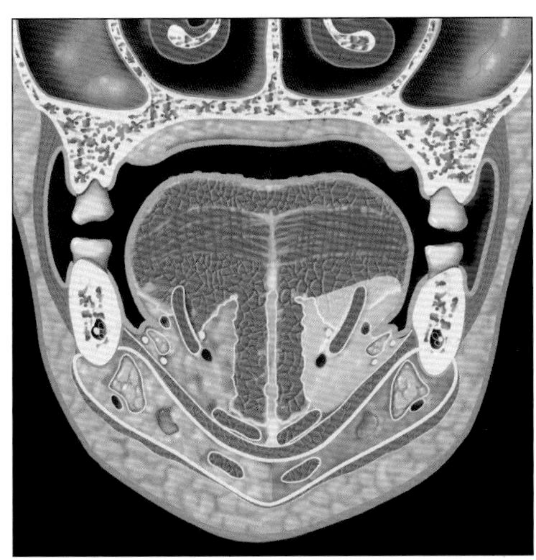

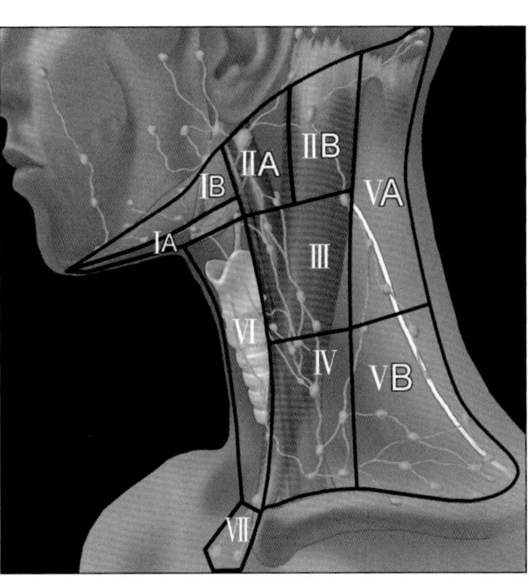

（左图）冠状位断层解剖图显示来源于口腔、舌及软腭小唾液腺肿瘤的解剖毗邻关系。（右图）头颈部恶性肿瘤通常需要进行颈部淋巴结清扫。颈部淋巴结通常分为Ⅰ~Ⅶ区，淋巴结受累一般受肿瘤原发部位或者肿瘤类型影响。每个分区均应分开报告

第6章　下颌

张　洋　何时知　**译**　　魏　丽　白玉萍　焦守恕　**审校**

先天性和遗传性疾病

感染性疾病

反应性疾病

囊肿

良性肿瘤

恶性肿瘤

家族性巨颌症

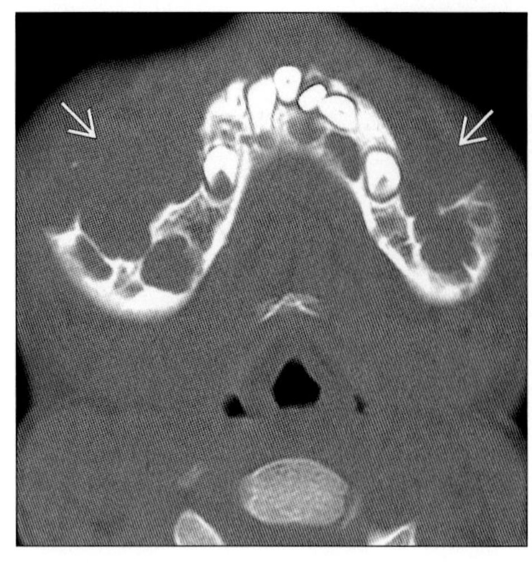

CT显示下颌骨内双侧、多腔、可透射线的区域➡，穿孔的骨皮质引发的相应的牙齿移位

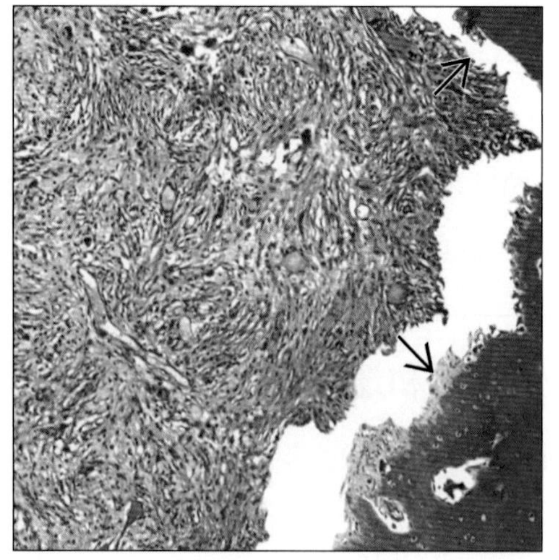

家族性巨颌症常表现为梭形的细胞病变，伴有相邻骨的重吸收➡及随后骨的再形成，引起了临床上和放射学上的骨膨胀

专业术语

定义

- 遗传性疾病，以进展性、无痛性、对称性颌骨膨大为特征，导致面部的巨颌外观
  - 以骨缺失、纤维组织被代替为特征，局限于下颌
  - 患者像文艺复兴时期画作中的天使，圆圆的脸向上凝视着天堂

病因/发病机制

遗传性疾病

- 常染色体显性遗传性儿童疾病，表达多变，导致双侧颌骨自限性纤维-骨发育不良
  - 与纤维性发育不良无关
- 散发的病例也有报道

临床表现

流行病学

- 发病率
  - 罕见
- 年龄
  - 几乎都在5岁以下发病
    - 大多数在12~24个月发病
    - 没有出生发病的报道
- 性别
  - 男性>女性（2∶1）
    - 男性的外显率为100%
    - 女性的外显率为50%~70%

部位

- 双侧颌骨
- 下颌受累最常见
  - 特别是下颌支、后磨牙区域和臼齿区域
  - 冠突可能会受累
  - 髁通常不会受累
- 上颌后牙区较少受累

症状

- 1933年被Jones最先报道为家族性颌骨多房囊性病
- 明显的临床差异
  - 症状和体征取决于疾病的严重程度
    - 无临床或放射学特征
    - 形状奇怪的下颌骨和上颌骨过度生长
  - 呼吸不畅、视觉和听觉损害
  - 出现症状的年龄越小，发展越快
  - 偶尔有颈腺病
- 颌骨对称性、硬性、无痛性肿大，“天使脸”样，圆圆的
  - 颌骨以外的骨（肋骨、肱骨、股骨、胫骨）受累罕见
- 发生于精神和身体健康的儿童的独立性疾病
  - 常有其他家庭成员发病的病史
- 红润的眶下上颌骨受累，使巩膜下缘显得更加突出，呈现“眼睛望向天堂”的经典外观
- 牙列不齐、阻生牙、出牙迟延
- 罕见与Noonan综合征、Ramon综合征、脆性X综合征有关

实验室检测

- 血清磷、钙水平通常正常
- 活动期碱性磷酸酶的水平可能偏高

自然病史

- 骨组织被包含巨细胞的增殖的纤维组织取代
- 上颌骨早于下颌骨发生
  - 上颌窦再现
- 受累的儿童出生时看起来是正常的

家族性巨颌症

要点

专业术语
- 遗传性疾病，以进展性、无痛性、对称性颌骨膨大为特征，导致面部的巨颌外观

临床表现
- 常染色体显性遗传性儿童疾病，表达多变
- 几乎都在5岁以下发病
- 男性>女性（2∶1）
- 下颌受累最常见
- 临床表现差异明显
- 颌骨对称性、硬性、无痛性肿大，“天使脸”样，圆圆的
- 尚没有特异性、统一的治疗方法
  - 一般情况下，严密观察待其到成年期自行消退
  - 绝对禁止放射性治疗

影像学检查
- 下颌骨内双侧、多腔、可透射线的区域

组织病理学检查
- 没有临床学和放射学的证据，只有组织学表现不能诊断
- 富含血管的纤维基质（成纤维细胞）呈旋涡状排列
- 存在大量有明显核仁的破骨型多核巨细胞
  - 巨细胞排列在出血灶附近

鉴别诊断
- 纤维结构不良、婴儿皮质骨肥大、甲状旁腺功能亢进、巨细胞肿瘤

- 骨膨胀一般在发病的2年内最严重
- 青年时期可能出现自发性的退化
  - 上颌骨的退化早于下颌骨
  - 疾病可能会在青春末期趋于稳定
- 40~50年后，面部外观可能会恢复正常

治疗
- 选择、风险及并发症
  - 尚没有统一的治疗方法
  - 一般情况下，严密观察待其到成年期自行消退
  - 自限性疾病
    - 治疗取决于患者的功能性和审美需求
- 手术方式
  - 禁止早期的手术干预，因为该疾病有复发倾向
  - 手术仅适用于以下患者
    - 语言功能障碍、咀嚼或吞咽困难
    - 能引发心理问题的较严重畸形
  - 整形手术仅适用于个别病例
- 放射性治疗
  - 由于有潜在的放射性骨坏死和纤维肉瘤的风险，所以绝对禁止放射性治疗

预后
- 长期预后极好
- 大多数患者在30岁后无残留病灶
  - 少数患者的颌骨肥大仍然存在

影像学检查

放射学检查
- 下颌骨内双侧、多腔、可透射线的区域
- 损伤范围可以从小损伤到累及双颌骨的大损伤
- 解剖定位
  - 通常出现在下颌角，然后扩展至升支和下颌体
  - 上颌突也可受累
  - 其他的面骨可能会受影响
- 成年后，多腔、疏松部分随着进行性钙化而逐渐硬化
- X线有时只显示疾病的一种体征
  - 双侧病变时的诊断
- 骨皮质可能会穿孔
- 牙齿可能会移位、不萌出，看起来像浮在囊样腔隙里
- 随着病变累及牙槽突、下颌角和下颌支，下牙槽（下颌）可能移位
- 可扩展至门牙，下颌切迹消失，但髁状突不受累
- 上颌骨：牙槽变宽导致狭窄的V形上腭
  - 可能引起舌的后移
  - 严重的病例上腭穹隆会消失
    - 可能引起发音困难、吞咽困难、呼吸困难

大体检查

一般特征
- 无包膜，骨膜不常见
- 呈红色、灰白、黄色或蓝色
- 质地不一，从硬、半硬半软至软、胶冻样

大小
- 随临床表现而变化

组织病理学检查

组织学特征
- 没有临床学和放射学的证据，只有组织学表现不能诊断
- 富含血管的纤维基质（成纤维细胞）呈旋涡状排列
  - 有大量的成纤维细胞
  - 存在有丝分裂，但有丝分裂没有增加，也没有非典型性
  - 血管形成良好，内皮细胞增大
- 存在大量破骨型多核巨细胞

家族性巨颌症

- 核仁明显
- 主要位于出血灶和退化的含铁血黄素附近
- 血管外周胶原围绕有小的毛细血管成套管状
- 成熟病变有更多致密的纤维组织和较少的多核巨细胞
- 外周能看到骨的重建
  - 代表骨小梁的重构，而非初级骨的形成
  - 偏振光可突显出编织骨的外形
- 少数病例中可以看到不成熟的牙源性物质
  - 牙胚可能会被病变包绕
- 少数病例中可见大量巨细胞
  - 可能导致与中央性巨细胞肉芽肿或甲状旁腺功能亢进性棕色瘤相混淆

辅助检查

细胞遗传学
- *SH3BP2*基因点突变

分子遗传学
- *SH3BP2*基因编码的衔接蛋白的种系突变
  - 染色体4p16.3
  - 突变引发*Msx-1*基因的调节失常，面部发育过程中，*Msx-1*基因参与调控间充质细胞的相互作用
  - 不是在所有病例中都能检测到突变

鉴别诊断

纤维结构不良
- 常为非家族性
- 10~30岁之间发病
- 很少双侧发病
- 骨质异常，背景基质中有明显的字母样纤细骨小梁

婴儿皮质骨肥大
- 出生6个月内发病
- 非双侧发病
- 放射学上不显示囊性区
- 下颌下缘增厚

甲状旁腺功能亢进
- 30岁以下较罕见
- 一般非对称或双侧发病
- 血清碱性磷酸酶升高，血清钙升高，血磷降低，尿磷升高

巨细胞肿瘤
- 一般不发生在下颌
- 巨细胞修复性肉芽肿一般不是双侧的，放射学表现也不相同，可能为外周性

牙源性病变
- 双侧囊肿少见
- 5岁以下少见
- 成釉细胞瘤：大的囊性病变显示成釉细胞瘤的上皮、星网状组织和极性倒置的核
- 牙源性纤维瘤：独特的放射学特征，厚纤维组织包绕着小的牙源性岛状病灶，缺乏巨细胞

分级

根据临床表现的推荐分级
- 1级
  - 局限于双侧下颌支
- 2级
  - 累及上颌结节及下颌支（第3臼齿先天缺失）
- 3级
  - 累及除外冠突和髁外的双侧下颌

参考文献

1. Carvalho VM et al: Novel mutations in the SH3BP2 gene associated with sporadic central giant cell lesions and cherubism. Oral Dis. 15(1): 106-10, 2009
2. Mortellaro C et al: Diagnosis and treatment of familial cherubism characterized by early onset and rapid development. J Craniofac Surg. 20(1): 116-20, 2009
3. Hatani T et al: Adaptor protein 3BP2 and cherubism. Curr Med Chem. 15(6): 549-54, 2008
4. Jing X et al: Fine-needle aspiration cytological features of Cherubism. Diagn Cytopathol. 36(3): 188-9, 2008
5. Carvalho Silva E et al: Cherubism: clinicoradiographic features, treatment, and long-term follow-up of 8 cases. J Oral Maxillofac Surg. 65(3): 517-22, 2007
6. Peñarrocha M et al: Cherubism: a clinical, radiographic, and histopathologic comparison of 7 cases. J Oral Maxillofac Surg. 64(6): 924-30, 2006
7. Beaman FD et al: Imaging characteristics of cherubism. AJR Am J Roentgenol. 182(4): 1051-4, 2004
8. Kozakiewicz M et al: Cherubism--clinical picture and treatment. Oral Dis. 7(2): 123-30, 2001
9. Von Wowern N: Cherubism: a 36-year long-term follow-up of 2 generations in different families and review of the literature. Oral Surg Oral Med Oral Pathol Oral Radiol Endod. 90(6): 765-72, 2000
10. Yamaguchi T et al: Cherubism: clinicopathologic features. Skeletal Radiol. 28(6): 350-3, 1999

家族性巨颌症

图解、显微镜下和分子学特征

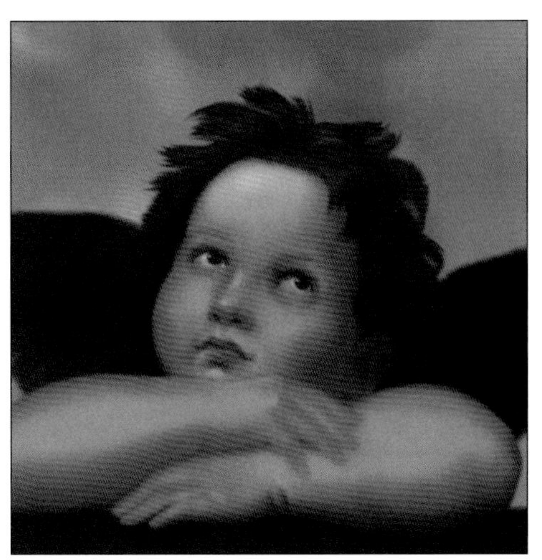

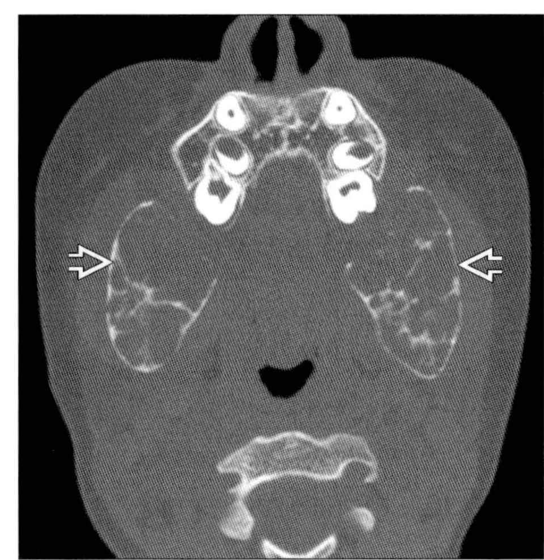

（左图）这是一张家族性巨颌症患者的照片，由照片可以看出该综合征名称的由来。眼睛轻度向上看，由于其下骨组织的改变导致双侧面颊不对称。临床照片印证了这一外观。（右图）横断面的骨CT显示，下颌的损伤较上颌严重，骨膨大并逐渐被多个充满纤维组织的囊腔取代➡，呈现对称性骨受累

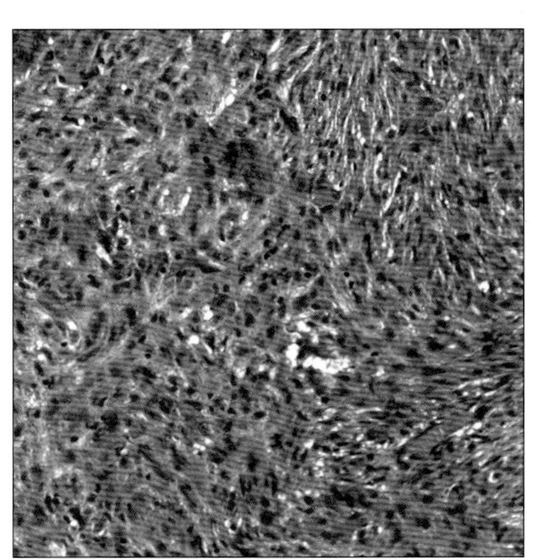

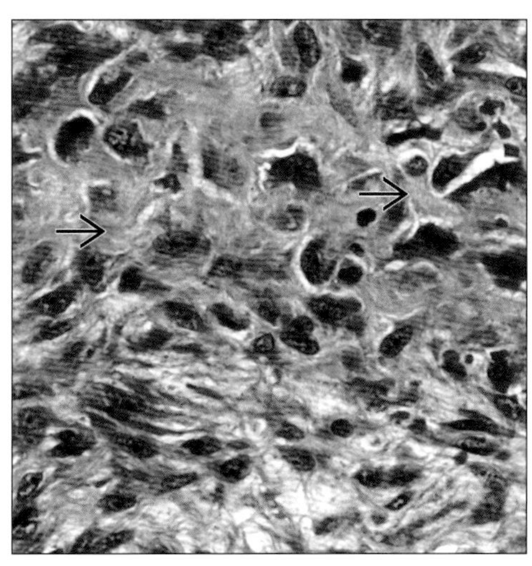

（左图）家族性巨颌症组织学与巨细胞修复性肉芽肿相似，梭形细胞呈席纹状排列，伴有细小的血管、散在的炎症，偶有含铁血黄素。（右图）高倍镜显示的非常细小的骨基质→，于单核细胞外直接形成，混合了转变为梭形纤维母细胞的过程。渗出的红细胞被标记，常同时显示含铁血黄素

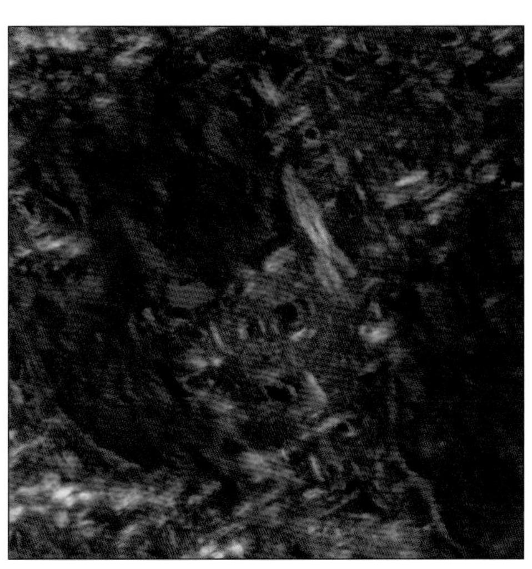

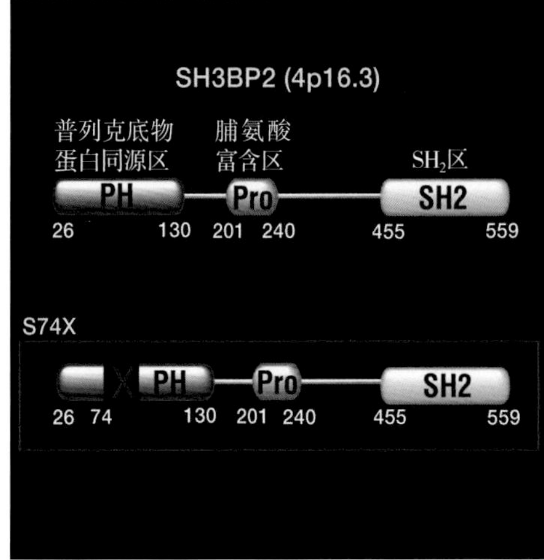

（左图）病变组织的偏光镜检查显示编织状排列的胶原纤维束，是这一状态下骨基质的特征。（右图）该疾病异常基因概况图，c-Abl瞄定蛋白*SH3BP2*基因的改变。pleckstrin同源性结构域的点突变导致了过度活化的变异蛋白产生

骨髓炎

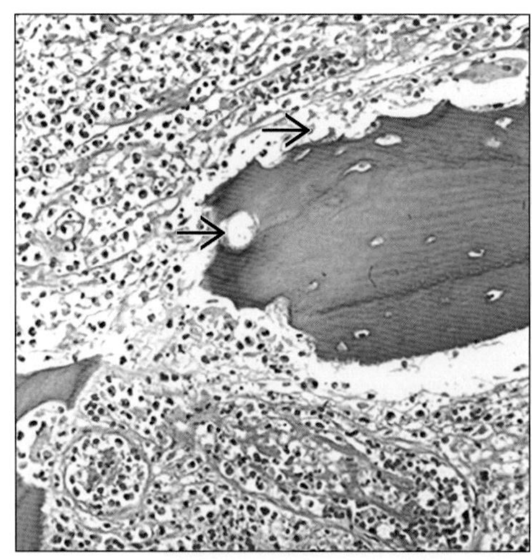

骨感染表现为骨髓的炎症和坏死，伴有邻近骨的继发破坏➡。急性炎症细胞使得该病被归类为急性骨髓炎

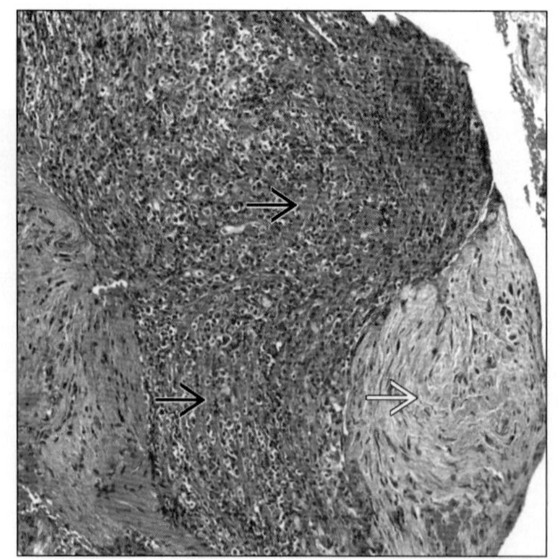

炎症，尤其是急性炎症，经常伴有纤维素沉积➡及相关的微小纤维化➡。不见骨组织，可能已完全被吸收

专业术语

别名

- 骨炎

定义

- 骨髓炎是骨和骨髓的炎性反应/感染
- 多个分类标准
  - 浸润成分
    - 急性：中性粒细胞
    - 亚急性：中性粒细胞和慢性炎症细胞（淋巴细胞、单核细胞、血细胞）
    - 慢性：慢性炎症细胞和纤维化
    - 肉芽肿：组织细胞、巨细胞、急性或慢性炎症
  - 感染源
    - 细菌、真菌、病毒、寄生虫
  - 感染途径
    - 血源性（远处病灶经血感染，如肺、膀胱）
    - 邻近部位直接扩散（从口腔到下巴，从黏膜到鼻旁窦）
    - 直接感染（骨折、直接损伤）
  - 感染部位
    - 下颌（下巴）
    - 鼻旁窦
    - 乳突/颞骨
    - 脊椎

病因/发病机制

- 起源于骨髓血管结缔组织的炎性反应
  - 开始于骨基质
  - 沿着骨髓腔扩散
  - 导致破骨型骨吸收
  - 骨坏死
  - 成骨细胞反应性重塑
- 慢性骨髓炎的发生是多因素的
  - 坏死骨无血液供应或缺血导致低氧含量
  - 抗生素不能渗入
  - 低氧含量明显降低了中性粒细胞的抗菌活性
  - 有利于需氧性感染向厌氧性感染的转化

危险因素

- 损伤
  - 骨折或较深的穿刺伤
  - 医源性损伤（牙清洗、矫正、外科手术过程中的损伤）
  - 静脉药物的使用（未消毒的针头）
- 血液循环不足
  - 糖尿病、外周血管疾病、镰刀型细胞贫血症、动脉粥样硬化、高血压
- 医源性
  - 留置的尿管、中央导管、呼吸机、透析仪
  - 喉炎常为多因素共同作用所致

临床表现

流行病学

- 发病率
  - 通常头、颈发病不常见
  - 以下情况下，骨髓炎的发病率增加
    - 慢性的全身性疾病、糖尿病、口腔卫生差、嗜烟、嗜酒、免疫抑制、营养不良、静脉吸毒、恶性病
    - 免疫抑制和静脉吸毒者革兰阴性需氧菌和念珠菌感染更常见
- 年龄
  - 通常各年龄段都会被波及

骨髓炎

要点

专业术语
- 骨髓炎是骨和骨髓的炎症反应或感染，有多个分类标准

病因/发病机制
- 损伤、静脉吸毒（不洁针头）、医源性原因

临床表现
- 高热、寒战、烦躁、嗜睡、疼痛、头痛、脑神经病变
  - 亚急性或慢性骨髓炎的症状不典型
- 骨扫描对疾病早期病变最敏感
- 通过穿刺或开放性活检培养被侵犯的组织很重要
- 手术切除坏死骨，并静脉输注抗生素治疗

组织病理学检查
- 特征是骨髓纤维化或水肿
- 骨髓纤维化、骨坏死和骨吸收
- 急性：中性粒细胞浸润伴有微小的骨髓纤维化或水肿
- 亚急性：中性粒细胞和慢性炎症细胞浸润
- 慢性：慢性炎症细胞浸润

辅助检查
- 革兰染色、抗酸测试、荧光染色、GMS和PAS-LG检测致病菌

鉴别诊断
- 炎性反应、淋巴瘤、结节病、二磷酸盐疗法、放射性骨髓炎

  - 下颌：一般60~70岁
- 性别
  - 通常男女平均分布
  - 下颌骨髓炎：男性>女性

部位
- 下颌
  - 通常颌面部受侵犯
  - 牙源性感染或骨折是诱发因素
  - 下颌体后部被累及最常见
  - 口腔菌群（一般为共生菌）
- 上颌：儿童更常见
- 其他：鼻旁窦、颞部、颅底、颈椎

症状
- 总体表现
  - 高热、寒战、烦躁、嗜睡、疼痛、头痛、脑神经病变
  - 感染部位水肿、皮温升高、发红
  - 高度怀疑有持续性颈部疼痛或吞咽困难的患者
- 亚急性或慢性骨髓炎的症状不典型，诊断有一定困难
- 下颌
  - 由于拔牙、手术、创伤或骨折处理不当引发的并发症
  - 婴儿期，因下颌面积较大、血流供应较充足而更容易受累
- 鼻窦
  - 鼻窦炎能导致眼眶的蜂窝织炎、骨膜下脓肿、眼眶脓肿、面部的骨髓炎、海绵窦/皮肤静脉血栓
- 眼眶
  - 多见于儿童，邻近鼻窦炎更易扩散波及眼眶
- 乳突和颅底
  - 开始于外耳炎（恶性或坏死性），演化为蜂窝织炎、软骨炎，经由哈弗系统变为骨髓炎
  - 患者通常免疫力低下：糖尿病患者、白血病患者、艾滋病患者以及之前用过细胞毒药物或激素类药物的患者
  - 铜绿假单胞菌是最常见的病原微生物（毛霉菌、曲霉菌罕见）
    - 必须认真鉴别这些病原微生物，对它们的处理完全不同，应避免危及生命。

实验室检查
- 培养感染部位的病原微生物很重要
  - 穿刺或开放性活检
- 血培养通常呈阴性

治疗
- 选择、风险和并发症
  - 根据致病微生物进行治疗，致病微生物的种类不是本书讨论的范围
    - 手术切除坏死骨，并静脉输注抗生素治疗
  - 并发症
    - 骨坏死、化脓性关节炎、生长障碍、神经麻痹（颅底）、鳞状细胞癌（覆盖引流瘘管）罕见
- 手术方式
  - 手术治疗涉及
    - 坏死骨和组织的清创术
    - 脓液引流
    - 病原恰当的培养
    - 清除异物（引起再次感染的潜在病灶）
    - 保持骨稳定，包括骨移植
  - 基于头颈部的解剖特点，手术比较困难

预后
- 大多数病例是自限性的和可治愈的
  - 早期的诊断和积极治疗很重要
- 小于4周的治疗有25%的复发率
- 病情恶化需要其他组合治疗
- 颅底骨髓炎的预后差：需要高剂量的抗生素静脉注射治疗

骨髓炎

影像学检查

放射学发现
- 发病3周后传统的X线片即能诊断
- 由于解剖学的原因，平片难以诊断

MR发现
- 护理诊断标准，不接受放射性治疗
- 评价疾病的范围、显示骨髓的改变和累及的软组织

CT发现
- 不如MR或闪烁扫描术有效

骨扫描
- 最敏感（首次诊断的金标准）
  - 感染2~3天后出现炎症的超灌注期
  - 特异性低、空间分辨率差
  - 不能区分骨髓炎和骨代谢活动增强的骨肿瘤

大体检查

一般特征
- 形似刮匙

大小
- 范围：1~5cm
  - 脓肿可能更大（波及软组织）

组织病理学检查

组织学特征
- 特征是骨髓纤维化或水肿
  - 骨死亡可通过骨髓的纤维化和炎症评估
  - 由于过度钙化，成骨细胞较少
- 急性
  - 中性粒细胞浸润伴有微小的骨髓纤维化或水肿
  - 骨坏死和骨吸收
    - 渗透压力下发生了破骨性吸收
    - 中性粒细胞释放的中性蛋白酶形成了微吸收
- 亚急性
  - 中性粒细胞和慢性炎症细胞浸润
  - 骨髓纤维化、骨坏死和吸收
- 慢性
  - 慢性炎症细胞浸润
  - 致密的纤维化
  - 骨坏死伴有新的骨灶形成
- 肉芽肿
  - 单核样组织细胞浸润伴/不伴干酪样坏死和外周淋巴管套

辅助检查

组织化学
- 革兰染色、抗酸测试、荧光染色、GMS和PAS-LG检测致病菌
  - 未能给出抗生素的敏感性

免疫组织化学
- 用抗体去确定感染源是可行的

鉴别诊断

炎性反应
- 骨折修复过程中的炎性反应
- 出现在肿瘤边缘
- 缺乏急性炎症和死骨

淋巴瘤
- 不典型淋巴细胞浸润，伴有骨重建和致密的纤维化
- 单克隆免疫组织化学反应

结节病
- 非干酪性、紧密、形成良好的肉芽肿
- 并发肺、纵隔及其他部位病变

二磷酸盐疗法
- 骨坏死伴随骨死亡，继之有效的骨重建
- 常为慢性过程

放射性骨髓炎
- 伴随慢性炎症，有骨坏死和骨死亡
- 常有放射史

参考文献

1. Sethi A et al: Tubercular and chronic pyogenic osteomyelitis of cranio-facial bones: a retrospective analysis. J Laryngol Otol. 122(8): 799-804, 2008
2. Prasad KC et al: Osteomyelitis in the head and neck. Acta Otolaryngol. 127(2): 194-205, 2007
3. Sharkawy AA: Cervicofacial actinomycosis and mandibular osteomyelitis. Infect Dis Clin North Am. 21(2): 543-S6, viii, 2007
4. Otto KJ et al: Invasive fungal rhinosinusitis: what is the appropriate follow-up? Am J Rhinol. 20(6): 582-5, 2006
5. Dudkiewicz M et al: Acute mastoiditis and osteomyelitis of the temporal bone. Int J Pediatr Otorhinolaryngol. 69(10): 1399-405, 2005
6. Marshall AH et al: Osteomyelitis of the frontal bone secondary to frontal sinusitis. J Laryngol Otol. 114(12): 944-6, 2000
7. Perloff JR et al: Bone involvement in sinusitis: an apparent pathway for the spread of disease. Laryngoscope. 110(12): 2095-9, 2000
8. Aitasalo K et al: A modified protocol for early treatment of osteomyelitis and osteoradionecrosis of the mandible. Head Neck. 20(5): 411-7, 1998

骨髓炎

图解、影像和镜下特征

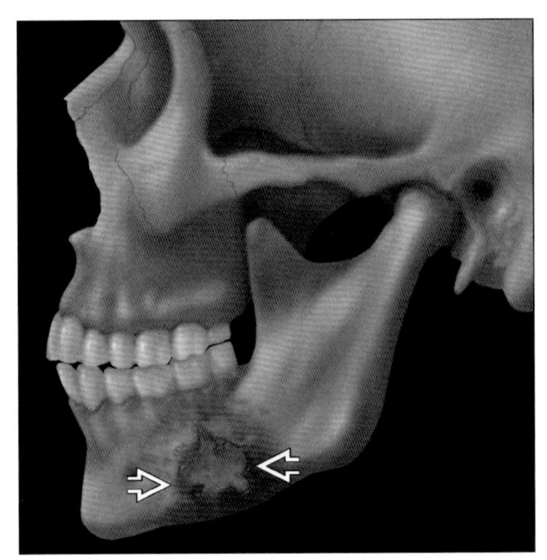

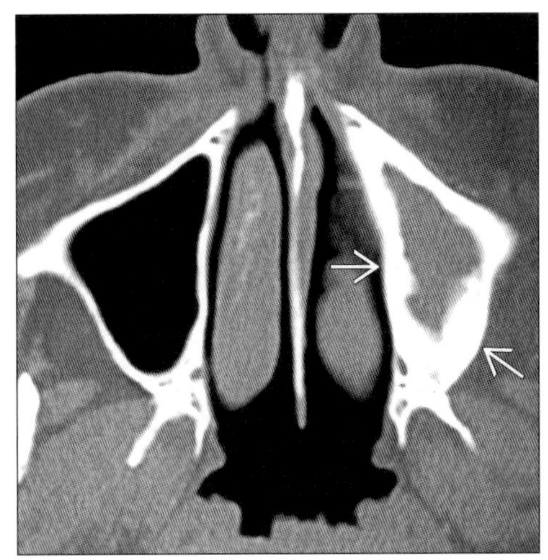

(左图)这是骨髓炎的图片，➡导致了下颌骨的破坏，并扩散到了邻近的软组织。这种破坏主要是由中性粒细胞释放的中性蛋白酶，尤其是胶原酶导致的。(右图)横断面骨CT显示了左侧上颌窦局限性的不透明影，可以看到窦壁➡增厚，与慢性骨髓炎一致，这是慢性鼻窦炎的一般特征

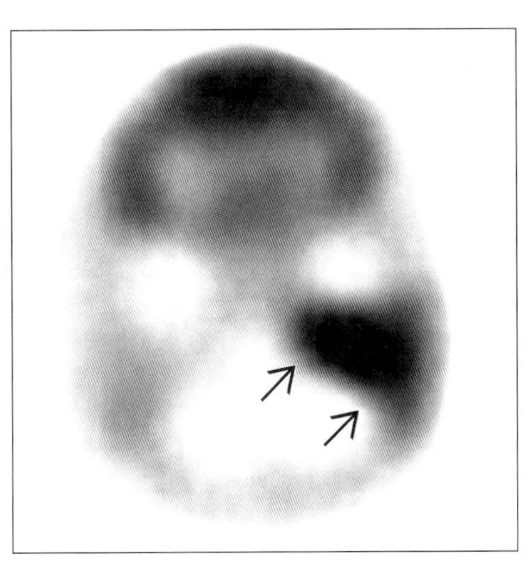

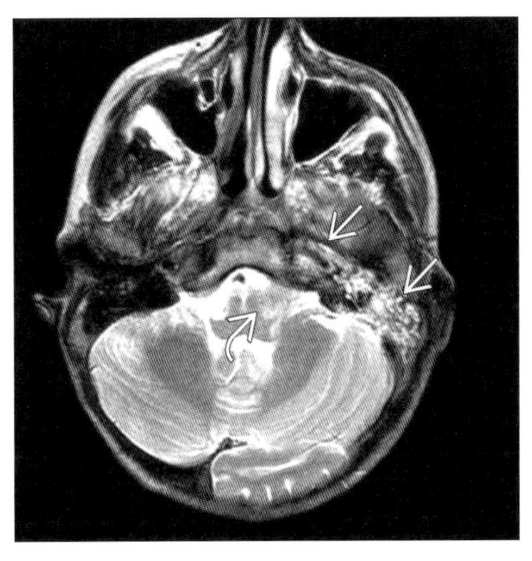

(左图)横断面颅^{99m}Tc MDP SPECT 显示左侧颞骨➡摄取量增加，扩散到颞骨岩部。该表现不具有特异性，但可以帮助区别恶性外耳炎。(右图)横断面T2WI MR 显示左侧乳突弥散性的不透明影和岩部的气泡➡以及左侧CPA蛛网膜下腔部位➡似脓液的异常信号，这与闪烁扫描中增加的摄取量相对应

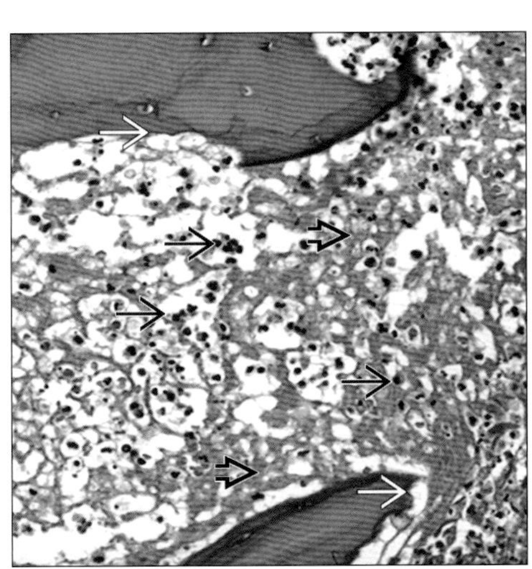

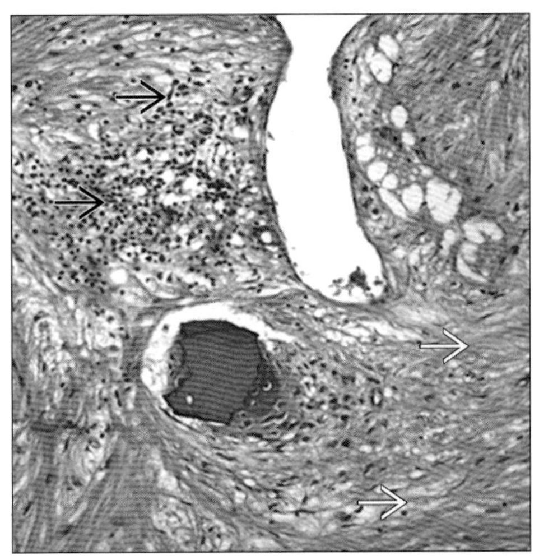

(左图)急性炎症主要是中性粒细胞，➡经常伴有坏死。➡中性粒细胞脱颗粒释放中性蛋白酶导致炎症区骨损坏。➡这种骨吸收与骨折的骨吸收明显不同。(右图)慢性骨髓炎以单核的炎症细胞➡(淋巴细胞、浆细胞、巨噬细胞)浸润为特征，伴有致密的纤维化背景➡

外生性骨疣

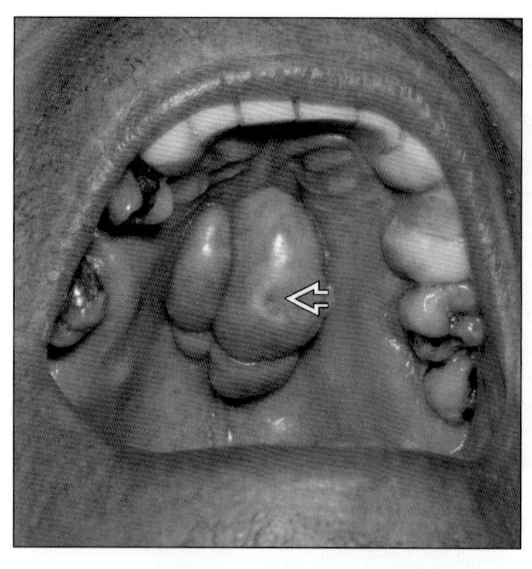

上腭的外生性骨疣表现为大的、分叶状的骨样硬块。由于上腭的面积较大、容易受伤，覆盖的薄的黏膜会发生溃疡

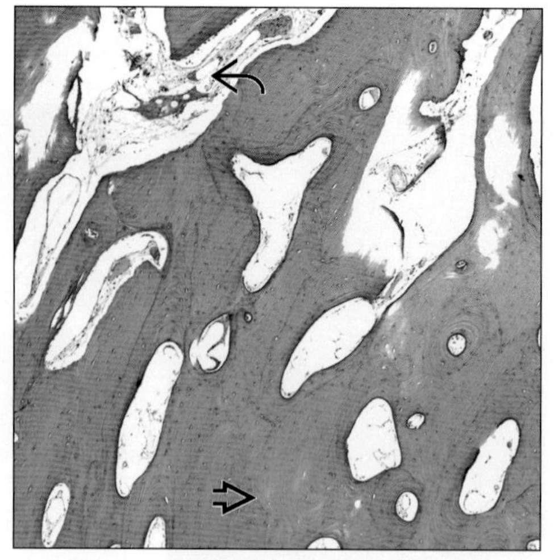

脱钙骨疣高倍镜显微图片，由致密的板层皮质骨组成，伴随梁状骨的黄骨髓很明显，这个特征并非总能见到

专业术语

缩写

- 上腭的外生性骨疣（TP）
- 下颌的外生性骨疣（TM）

别名

- 外生性骨疣

定义

- 局部良性的肥大样骨生长，起源于皮层骨
  - 上腭的外生性骨疣：起源于坚硬的上腭中线的骨生长
  - 下颌的外生性骨疣：起源于下颌舌骨上部的下颌小舌的骨生长

病因/发病机制

病因学

- 确切的病因尚未可知，但包括环境和遗传因素

临床表现

流行病学

- 发病率
  - TP：确切的发病率尚未可知，但该疾病较常见（美国发病率为25%~40%）
    - 特定种族的发病率更高（大于50%）
  - TM：5%~10%的发病率
    - 与用力咀嚼有关，如磨牙症
- 年龄
  - 一般是青年期
- 性别
  - TP：女>男（2∶1）
  - TM：男性略高于女性（1.1∶1）
- 种族
  - TP：报道称因纽特人和亚洲人的发病率较高

部位

- TP：硬的上腭中线
- TM：下颌小舌，通常在磨牙-双尖牙区

症状

- 口腔内的骨样肿块

自然疾病史

- TP和TM：通常首先发生在青年期
  - 多年后体积增大
  - 也可能经历吸收和体积的缩小

治疗

- 选择、风险和并发症
  - TP和TM：没有症状，临床可以诊断
    - 由于有咀嚼伤，可能发生溃疡
  - 与下颌相似，有与二磷酸盐相关的骨坏死
- 手术方法
  - 只有当骨突出影响到牙齿的功能才进行手术切除
  - 切除后还可能再生长

预后

- TP：在白人女性中，矿物质密度较大与较大的上腭外生性骨疣相关
- 没有恶性转化的报道

影像学检查

放射学检查

- TP：例行牙片中通常看不到
  - CT和MR扫描能看到肿物体积
- TM：大的肿块根尖和咬合处X线片中

外生性骨疣

要点

专业术语

- 上腭的外生性骨疣（TP）起源于坚硬的上腭中线的骨生长
- 下颌的外生性骨疣（TM）起源于下颌舌骨上部的下颌小舌的骨生长

临床表现

- 通常在青年期被首次发现
- TP和TM：没有症状，临床可以诊断
- 没有恶性转化的报道

组织病理学检查

- 致密、成熟的板层骨，伴极弱的成骨细胞活性
- 可能有小的纤维脂肪骨髓空隙
- 少数病例有致密的皮质骨覆盖骨小梁（松质骨）

    - CT和MR扫描能看到

大体检查

一般特征

- TP：大多小于2cm
    - 大体形态多变
        - 可能是广基、微小对称性隆起
        - 大的、发生于单一基底的分叶状病变可为对称性或非对称性
        - 多结节的外生性骨疣发生于多个融合的骨隆凸
- TM：可能是单侧的或是双侧的
    - 一般为单一骨凸起，也可见多个骨隆凸
    - 可以变大及变成分叶状

大小

- 范围：0.2~4cm

组织病理学检查

组织学特征

- 致密的、成熟的板层骨
- 散在的成骨细胞
- 可能有少量的纤维脂肪骨髓间隙
- 极弱的成骨细胞活性
- 少数病例有致密的皮质骨覆盖骨小梁（松质骨）

鉴别诊断

颊骨软骨瘤

- 通常骨生长沿着上颌和（或）者下颌的面部方向生长
- 诊断主要依靠临床表现
- 组织学与TP和TM相似

骨瘤

- 见于颅面骨，包括下颌骨
- 通常单独存在，无症状
    - 多发性骨瘤与加德纳综合征相关
- 可能是外生型的（骨膜的）或内生型的（骨内的）
- 放射片显示边界清楚的骨硬化
- 组织学与TP和TM相似，尽管有较多的成骨细胞活性

参考文献

1. Jainkittivong A et al: Prevalence and clinical characteristics of oral tori in 1, 520 Chulalongkorn University Dental School patients. Surg Radiol Anat. 29(2): 125-31, 2007
2. Chohayeb AA et al: Occurrence of torus palatinus and mandibularis among women of different ethnic groups. Am J Dent. 14(5): 278-80, 2001
3. Jainkittivong A et al: Buccal and palatal exostoses: prevalence and concurrence with tori. Oral Surg Oral Med Oral Pathol Oral Radiol Endod. 90(1): 48-53, 2000

影像图库

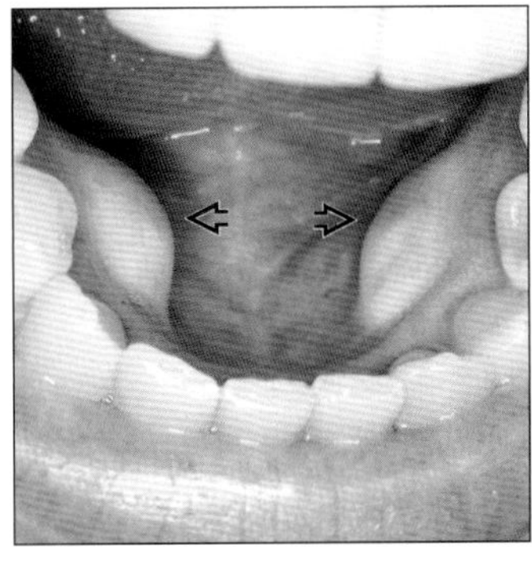

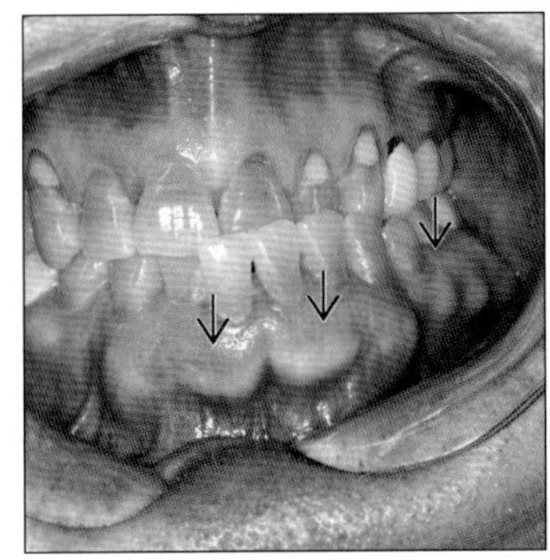

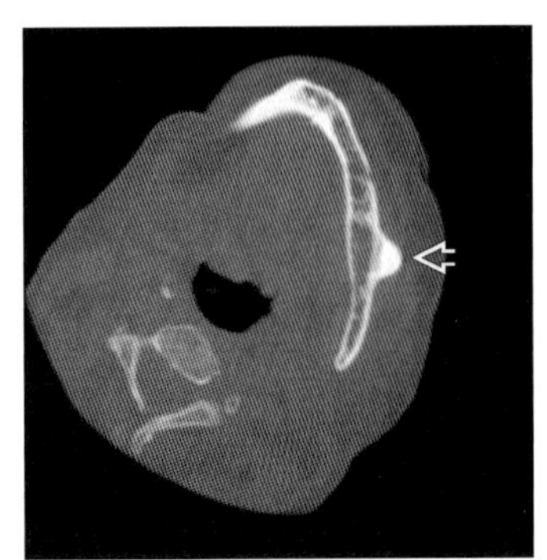

（左图）下颌的外生性骨疣或下颌舌骨的外生性骨疣表现为下颌牙槽嵴的双侧骨凸起，⇨骨疣会变得很大并且分叶。（中图）可见下颌嵴多发的颊外生型骨疣，→一般是非对称的，除非为继发溃疡。（右图）CT扫描显示起源于下颌骨膜颊面的骨瘤，⇨与外生型骨疣不同，外生型骨疣是多发的、骨瘤通常是单一的，组织学上与外生型骨疣相似

骨纤维结构发育不良

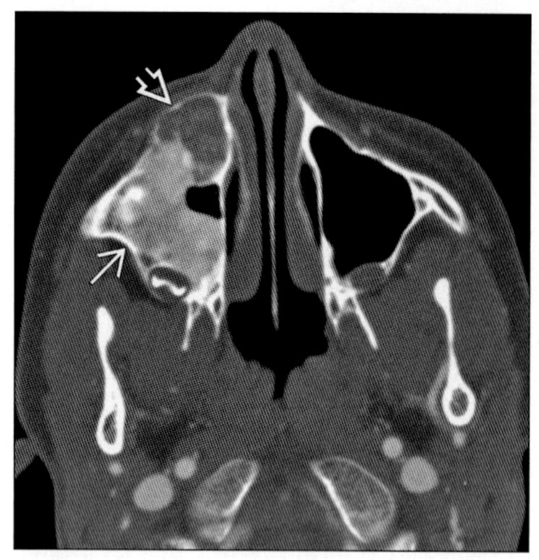

CT显示了膨大的骨，皮质增厚，表现为特征性的毛玻璃密度影➡，间或有多个低密度的囊性区➡

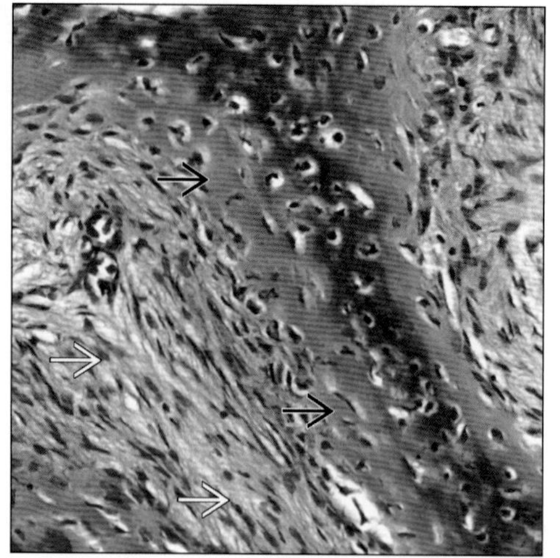

骨基质➡直接产生于背景适中的单核梭形细胞➡，边缘缺乏骨母细胞，没有细胞的异型性

专业术语

缩写

- 骨纤维结构发育不良（FD）

别名

- 纤维性骨炎
- 纤维性骨营养不良
- 纤维性骨瘤
- 骨化性纤维瘤
- 单侧冯雷克林豪森病

定义

- 骨纤维结构发育不良是遗传性散发疾病，有3个临床亚型
  - 单骨性的（一块骨）
  - 多骨性的（多块骨）
  - 麦・奥尔布赖特综合征
    - 最初被多诺万・麦和富勒・奥尔布赖特的不同团队鉴定
    - 多个骨的骨纤维结构发育不良，皮肤色素沉着过度，内分泌功能亢进性失调
- 骨纤维结构发育不良的术语是1938年由利希滕斯坦提出的

病因/发病机制

遗传性疾病

- 一致认为该疾病是由激活*GNAS1*基因的错义突变引起的，*GNAS1*基因编码刺激性G 蛋白α 亚单位
- 克隆性染色体畸变意味着有肿瘤病灶

临床表现

流行病学

- 发病率
  - 不常见的疾病
    - 颅面骨经常受累
  - 单骨 vs 多骨的发病率不同
    - 单骨性FD发病占所有发病的80%~85%
    - 严重的多骨性FD发病的病例，几乎100%累及颅面骨
- 年龄
  - 儿童和青年
  - 老年人少见
- 性别
  - 颅面骨发病在男女之间无区别
    - 单骨性FD发病在男女之间无区别
    - 多骨性FD发病：女性>男性

部位

- 单骨性FD发病有不到10%的患者有典型的颅面骨受累，多骨性FD发病有接近100%的患者有典型的颅面骨受累
- 颅底是最常受累的骨骼部位
- 上颌和鼻部区域受累较下颌受累更常见
  - 可能从骨缝处延伸累及邻近的骨
- 术语单骨性通常不用于上颌或面部

症状

- 下颌的无痛性肿胀导致面部的不对称
- 上颌肿胀可能导致鼻阻塞或慢性鼻窦炎
- 颅底受累时，脑神经受压可能引起视力障碍和听力丧失
  - 颅底受累时无症状，偶尔能检测到
  - 颅底受累有时会有疼痛
    - 疼痛的部位和程度不固定
- 大约3%的多骨性FD患者有内分泌紊乱
  - 麦・奥尔布赖特综合征
    - 功能亢进性内分泌紊乱，包括性早熟、波动性乳房发育、甲状腺功能亢进、生长激素过量、

骨纤维结构发育不良

要点

专业术语
- 骨纤维结构发育不良是遗传性散发疾病，有3个临床亚型

临床表现
- 儿童和青年
- 下颌的无痛性肿胀导致面部的不对称，鼻阻塞、慢性鼻窦炎
- 单骨性FD发病占所有发病的80%~85%
- 颅底>上颌>鼻窦区
- 颅底FD可能引起视力障碍和听力丧失（脑神经受累）
- 大约3%的多骨性FD患者有内分泌紊乱（麦·奥尔布赖特综合征）

影像学检查
- 异常浑浊，有许多小到弥漫分布的浑浊（棉绒状、毛玻璃），与邻近骨融合

组织病理学检查
- 中等细胞性纤维组织，含有细小分支的、由编织骨构成的骨小梁
- 边缘几乎完全没有骨母细胞
- 骨针与相邻骨融合

辅助检查
- 激活*GNAS1*基因的错义突变

鉴别诊断
- 骨化性纤维瘤、骨异常增殖症、骨肉瘤、骨髓炎

佝偻病/骨软化症
    - 咖啡牛奶斑
- 合并肌内黏液瘤时被称为mazabraud综合征
- 准确分类依赖于临床、放射学和组织形态学的特征

自然疾病史
- 骨骼发育成熟后，疾病进展倾向于减缓或停止
- 能造成严重的变形和不对称
  - 最严重：失明

治疗
- 选择、风险及并发症
  - 用双膦酸盐治疗通常可缓解疼痛
    - 不改变疾病的自然史
- 手术路径
  - 手术通常用来达到整形效果或改善功能状态
  - 途经颅面骨FD区域的骨折不常见

预后
- 被认为是一种自限性疾病
- 罕有骨肉瘤发生

影像学检查

放射学检查
- 放射学表现的变异取决于患者的年龄
- 横断面的骨结果显示不同的颅面部疾病
- 颅面部FD不容易界定，更不易透光
  - 横断面FD片经常显示硬化的边缘包绕的透亮区
- 异常浑浊，尤其是单骨性FD
  - 有许多小到弥漫分布的浑浊（棉绒状）
  - 产生特征性的毛玻璃或橘皮样外观
- 疾病早期表现为不透光
  - 疾病进展后不透明区域扩大
  - 放射学的异常骨逐渐与邻近骨融合
- 分成3个不同的亚型
  - Paget样（56%）
  - 囊性（21%）
  - 硬化性（23%）
    - 优先累及面骨和颅底

CT结果
- 与邻近骨融合很难界定

大体检查

一般特征
- 砂样的骨碎片

组织病理学检查

组织学特征
- 正常骨被中等细胞性纤维组织替代
  - 梭形的成纤维细胞含有中等含量的胶原
- 基质含有细小分支的、由编织骨构成的骨小梁
  - 形状不规则
- 骨小梁几乎完全没有成骨性边缘
- 骨针不知不觉地与邻近松质骨或上面的骨皮质融合
- 下颌病变可看到板层骨
- 极少情况下，可见到微小的钙化球
- 应用偏振光，编织骨有排列不齐的胶原束
- 颅面骨与长骨FD不同可能有以下原因
  - 颅面骨源自膜成骨，有广泛的骨小梁网络
  - 板层骨偶尔发生FD

辅助检查

分子遗传学
- 散在的、先天性的cAMP调控蛋白Gsa突变
  - 体细胞嵌合的病例可能造成广泛的疾病谱
- 激活*GNAS1*基因的错义突变
  - GNAS1编码刺激性G蛋白的α亚单位
- Gsa 是细胞信号通路的中心，导致细胞内第二信使

骨纤维结构发育不良

cAMP的产生
- 激活突变导致配体非依赖性cAMP/蛋白激酶A信号活化
- cAMP参与多个细胞表面受体的信号转导
  - 甲状旁腺激素（PTH）
  - 卵泡刺激素（FSH）
  - 黄体生成素（LH）
  - 促甲状腺刺激素（TSH）
- 在201Arg（精氨酸）部位所有的突变都相同
  - 95%以上的精氨酸被半胱氨酸或组氨酸取代（R201C或R201H）
- 这些突变导致Gsa蛋白的内源性GTPase活性被抑制
  - GTPase活性被抑制导致组成性的配体非依赖性胞内cAMP 的产生
- 用基因组DNA和等位基因PCR能检测到
  - 通常是*GNAS1*基因的外显子8和9

鉴别诊断

骨化性纤维瘤
- 必须有放射学的相关性
  - 界限清楚
  - FD往往弥漫、与周围骨混合
- 有骨针，有成骨边缘
- 基质的细胞构成多变

骨异常增殖症
- 有很多不同类型的矿物质
- 基质的细胞构成相当多变
- 缺乏编织骨骨小梁与健康骨的融合

骨肉瘤（低级别）
- 从皮质骨向软组织侵犯
- 骨样背景下有成骨边缘
- 缺乏编织骨骨小梁与健康骨的融合

骨髓炎（硬化型）
- 粗糙的板层骨骨小梁
- 含淋巴细胞的水肿基质
- 缺乏编织骨骨小梁与健康骨的融合

参考文献

1. Kim YH et al: Role of surgical management in temporal bone fibrous dysplasia. Acta Otolaryngol. 129(12): 1374–9, 2009
2. Mendonça Caridad JJ et al: Fibrous dysplasia of the mandible: Surgical treatment with platelet–rich plasma and a corticocancellous iliac crest graft–report of a case. Oral Surg Oral Med Oral Pathol Oral Radiol Endod. 105(4): e12–8, 2008
3. Menezes AH: Craniovertebral junction neoplasms in the pediatric population. Childs Nerv Syst. 24(10): 1173–86, 2008
4. Mäkitie AA et al: Bisphosphonate treatment in craniofacial fibrous dysplasia––a case report and review of the literature. Clin Rheumatol. 27(6): 809–12, 2008
5. Yu Hon Wan A et al: Fibrous dysplasia of the temporal bone presenting with facial nerve palsy and conductive hearing loss. Otol Neurotol. 29(7): 1039–40, 2008
6. Conejero JA et al: Management of incidental fibrous dysplasia of the maxilla in a patient with facial fractures. J Craniofac Surg. 18(6): 1463–4, 2007
7. Galvan O et al: Fibro–osseous lesion of the middle turbinate: ossifying fibroma or fibrous dysplasia? J Laryngol Otol. 121(12): 1201–3, 2007
8. Panda NK et al: A clinicoradiologic analysis of symptomatic craniofacial fibro–osseous lesions. Otolaryngol Head Neck Surg. 136(6): 928–33, 2007
9. Gerceker M et al: Fibrous dysplasia in the retropharyngeal area. Ear Nose Throat J. 85(7): 446–7, 2006
10. Hempel JM et al: Fibrous dysplasia of the frontal bone. Ear Nose Throat J. 85(10): 654, 656–7, 2006
11. Mendonça–Caridad JJ et al: Frontal sinus obliteration and craniofacial reconstruction with platelet rich plasma in a patient with fibrous dysplasia. Int J Oral Maxillofac Surg. 35(1): 88–91, 2006
12. Berlucchi M et al: Endoscopic surgery for fibrous dysplasia of the sinonasal tract in pediatric patients. Int J Pediatr Otorhinolaryngol. 69(1): 43–8, 2005
13. Chan EK: Ethmoid fibrous dysplasia with anterior skull base and intraorbital extension. Ear Nose Throat J. 84(10): 627–8, 2005
14. Post G et al: Endoscopic resection of large sinonasal ossifying fibroma. Am J Otolaryngol. 26(1): 54–6, 2005
15. Song JJ et al: Monostotic fibrous dysplasia of temporal bone: report of two cases and review of its characteristics. Acta Otolaryngol. 125(10): 1126–9, 2005
16. Hullar TE et al: Paget's disease and fibrous dysplasia. Otolaryngol Clin North Am. 36(4): 707–32, 2003
17. Nelson BL et al: Fibrous dysplasia of bone. Ear Nose Throat J. 82(4): 259, 2003
18. Ozbek C et al: Fibrous dysplasia of the temporal bone. Ann Otol Rhinol Laryngol. 112(7): 654–6, 2003
19. Wenig BM et al: Fibro–osseous, osseous, and cartilaginous lesions of the orbit and paraorbital region. Correlative clinicopathologic and radiographic features, including the diagnostic role of CT and MR imaging. Radiol Clin North Am. 36(6): 1241–59, xii, 1998

骨纤维结构发育不良

影像学、显微镜下和分子学特征

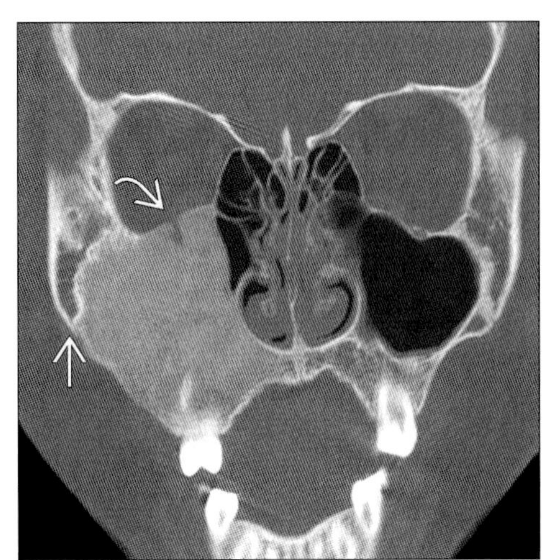

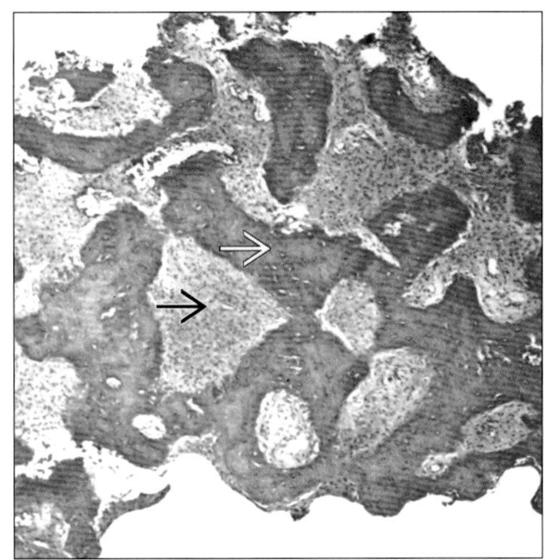

（左图）由于单骨性FD，上颌窦增大，延伸到颧上颌与软骨结合➡，延伸到眼眶下将神经淹没➡。CT图像显示非特异的不透明影，与平片的表现相反。（右图）低倍镜显示不规则形的岛状和编织骨的形成➡，背景是适中的单核梭形细胞，⇨注意成骨边缘的缺失

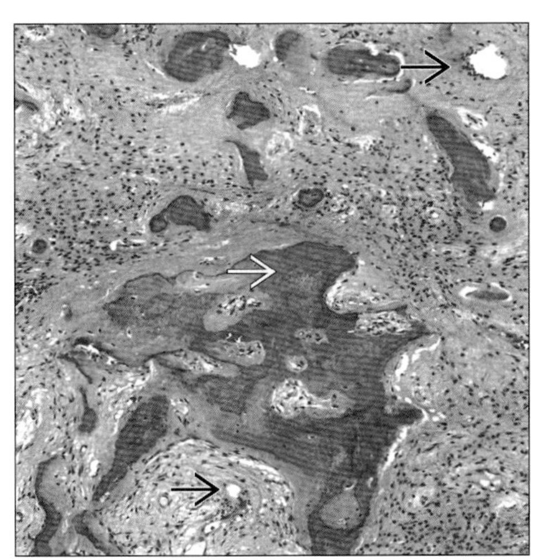

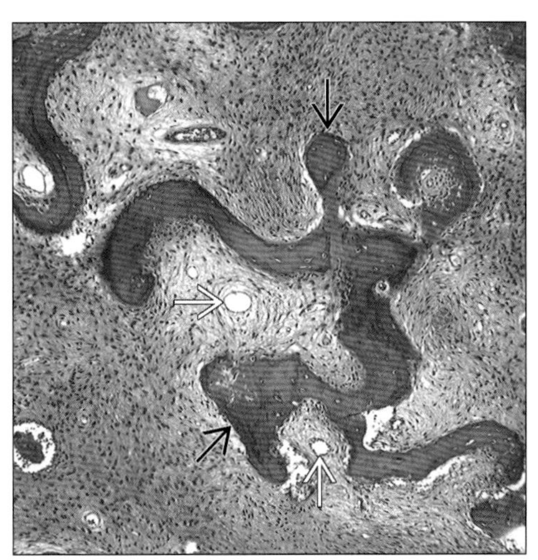

（左图）陈旧性的纤维结构不良病变显示，大的岛状、不连续的骨形成是骨重塑的结果。➡基质背景包括许多小的或中等大小的血管⇨，基质是多变的蜂窝状。（右图）高倍镜显示在梭形细胞和微小血管➡背景下的曲线字母样编织骨片块⇨。这种没有成骨边缘的无边界状态是有助于鉴别的特征

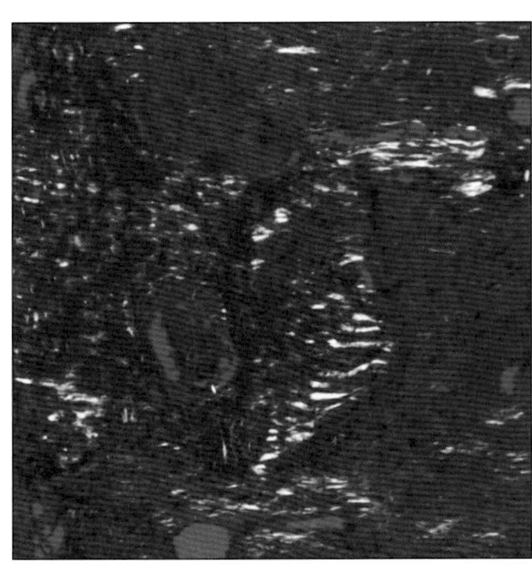

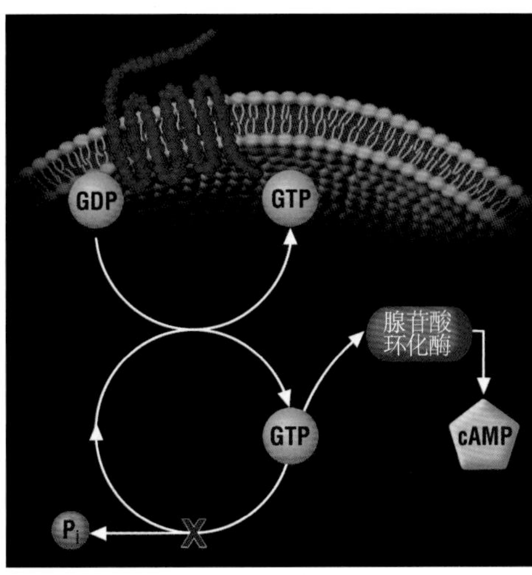

（左图）偏振光下显示无序的、介于黄色和橘色的胶原束，即编织骨的特征，呈现为无序或哈弗/层状外观。（右图）突变阻断了内源性GTPase的活性，阻止了Gs α亚单位的灭活。一旦Gs α亚单位被激活，突变的Gs α亚单位会持续性激活腺苷酸环化酶，细胞内的cAMP增加，引发下游cAMP信号级联的持续激活

放射性骨坏死

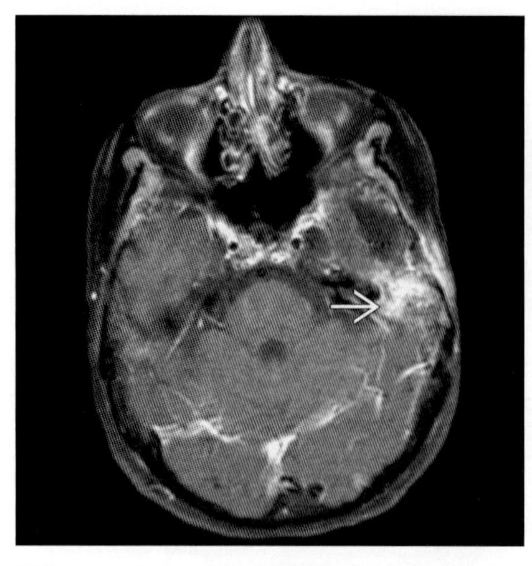

轴向T1WI后MRI对比显示为典型的不明确斑驳图案，图中的碎片明显增多➡。这是非特异性的，但却是特征性的

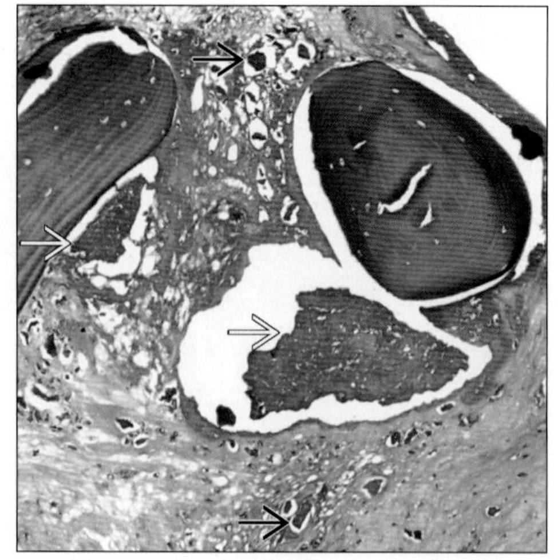

显示板层骨小梁、完全的骨髓纤维化和一堆骨碎片➡以及无定形碎屑⇨。这些表现共同出现可支持放射性骨坏死的诊断

专业术语

缩写

- 放射性骨坏死（ORN）

别名

- 放射性骨炎
- 放射性骨坏死
- 放射性骨髓炎
- 骨坏死

定义

- 由放射造成的无血管性骨坏死

病因/发病机制

病因学

- 多个理论
  - 组胺释放
    - 组胺破坏周围组织
  - 放射损伤
    - 射线直接损害再生组织
    - 进展的关键在于成纤维细胞的活化和失调，造成原先被照射区域组织萎缩
    - 间接的射线损伤产生活性氧或自由基
    - 骨基质减少，被纤维组织取代
    - 照射后成骨细胞死亡，成骨细胞不能再生，肌成纤维细胞过度增殖
  - 创伤
    - 手术操作影响愈合过程
  - 感染
    - 干扰正常的再生性应答
  - 缺氧、血供不足、细胞缺少
    - 这些问题协同作用可导致骨坏死和随后的纤维化
    - 内皮细胞的损伤
    - 血管栓塞
    - 导致微血管的坏死、局部缺血和组织缺失
  - 活性氧介导的细胞因子释放
    - 肿瘤坏死因子
    - 血小板源性生长因子
    - 成纤维细胞生长因子
    - 白介素1、白介素4、白介素6
    - 转化生长因子
    - 结缔组织生长因子
  - 受损的内皮细胞
    - 产生趋化因子激发了急性炎性反应
    - 进一步导致了中性粒细胞和巨噬细胞释放氧
- 所有这些均导致了成纤维细胞活化的失调和肌成纤维细胞的持续存在
  - 以高增殖率为特征
  - 细胞外基质分泌不正常的产物
  - 降解这些组分的能力低下

临床表现

流行病学

- 发病率
  - 被照射患者中不到30%发病
    - 一般约5%的患者
  - 尽管放射治疗前口腔和牙齿的护理得到了改善，但没有明显地降低发病率
- 年龄
  - 通常是老年人
    - 与头、颈癌患者的发病年龄相似
- 性别
  - 通常男性>女性
    - 取决于需要射线治疗的原因

放射性骨坏死

要点

专业术语
- 由放射造成的无血管性骨坏死

病因/发病机制
- 多个理论解释发病原因
- 放射损伤、创伤、感染、缺氧、细胞因子释放、内皮细胞损伤

临床表现
- 发病率没有明显下降
  - 放射治疗患者一般约5%发病
  - 射线剂量低于60Gy的患者罕发
  - 接受短距离放射治疗的患者更常见
- 患者主诉疼痛，这种疼痛严重而且难治
- 黏膜的溃疡或坏死
- 坏死骨的暴露超过3个月
- 下颌较上颌更易受累
  - 下颌体最常受累
- 一些不同的治疗方法
  - 保守治疗、手术介入和高压氧治疗

影像学检查
- 边界不清的斑驳的射线的透明/不透明影

组织病理学检查
- 与骨髓炎重合，组织学分期与创伤愈合的伤口相类似
- 内皮因炎性反应而改变
- 坏死骨和无活性骨
- 以异常的成纤维活性为主，伴随无结构的细胞外基质

部位
- 下颌较上颌更易受累
- 下颌体最常受累

症状
- 头颈放射治疗常引起最严重的口腔并发症
  - Regaud于1922年发表第1篇关于放射治疗所致的下颌骨放射性坏死的报道
- 大多数患者有严重的疼痛经历
  - 疼痛为难治性
- 破伤风
- 黏膜的溃疡或坏死
- 坏死骨的暴露超过3个月
- 局部感染，经常伴有口腔内瘘或外瘘
- 可见病理性骨折
- 咀嚼困难
- 其他相关表现包括
  - 感觉迟钝
  - 口臭
  - 味觉障碍
  - 在暴露的死骨区域有食物嵌塞
- 疾病早期可能无症状
  - 尽管可以从皮肤或黏膜的溃疡处看到暴露的无活性骨
- 可能引发坏死性骨炎的因素包括
  - 接受放射治疗的原发肿瘤的大小和部位
  - 射线的剂量
  - 下颌切除术的类型、外伤、拔牙
  - 感染
  - 免疫缺陷
  - 营养不良

自然史
- 疾病的发展由一系列事件决定
  - 放射治疗
    - 72~80Gy超分割放疗后少见
  - 无血管+无细胞+缺氧组织形成
  - 创伤介导的或自发的黏膜损伤
  - 没有愈合的伤口
- 射线剂量低于60Gy的患者罕发
  - 短距离放射治疗患者更常见
- 药物治疗结合放射治疗，放射性骨坏死的发病率可能增加
- 文献报道拔牙后的发病率为5%
  - 齿状患者的发病率比无牙颌患者高3倍
  - 主要是拔牙和牙周病感染引起的
- 放射治疗的间隔不同和放射性骨坏死开始的时间不同
  - 大多数发生在4个月到2年之间
- 有生命危险，尽管程度较小
  - 局部创伤发生后可能出现得更早

治疗
- 选择、风险及并发症
  - ORN是不可逆转的，很难治疗
  - 几种不同的方法
    - 保守治疗（指征是小的坏死骨区域）
    - 手术介入
    - 高压氧治疗（HBO）
- 手术方法
  - 严重的、难治性的疼痛是手术治疗的主要原因
  - 多种手术方法
    - 从简单的死骨切除术到偏侧下颌骨切除术
  - 死骨切除术可推迟到死骨可以容易取出时
    - 未受损区幼嫩的肉芽组织
  - 除非计划实施根治性手术，手术应尽可能减小创口
  - 不采取措施改善血管，治疗往往是有问题的

预后
- 进展后能导致病理性骨折
- 结果取决于放射治疗的原因
- 可以看到口腔内瘘或外瘘

放射性骨坏死

- 症状永远不可能完全消除

影像学检查

放射学检查

- 全景X线片显示骨质溶解
  - 显示典型的无边界斑驳图
    - 射线透亮区被不透明区取代

MRI

- T1W1低信号强度
- 后对比T1W1显示对比性增强
- T2信号强度可变
  - 发生感染时，T2信号高，且对比增强

大体检查

一般特征

- 不规则骨碎片
- 无活性骨软化

大小

- 变化多达数厘米

组织病理学检查

组织学特征

- 与骨髓炎重合
- 组织学分期与创伤愈合的伤口类似
- 可以看到3个不同的分期
  - 起始的纤维化前期
    - 内皮细胞的改变为主伴随相关的炎性反应
  - 构成组建期
    - 异常的成纤维活性为主，伴随无结构的细胞外基质
  - 纤维萎缩期
    - 组织重构的发生
- 通常出现一些非特异性特征
  - 红细胞外渗
  - 血管减少伴血栓形成
  - 可出现动脉内膜炎
  - 透明样变和纤维化
  - 坏死骨和无活性骨
- 含空骨细胞陷窝的硬化骨
- 随着时间的推移，可出现继发感染
- 反应性、化生的鳞状细胞黏膜可衬覆于瘘管

鉴别诊断

双膦酸盐骨坏死

- 双膦酸盐主要用来治疗固体瘤和多发性骨髓瘤的骨代谢
- 静脉注射制剂比口服制剂骨坏死发生率高
- 高达12%的治疗患者有进展
- 下颌较上颌更易受累（2：1）
- 经常与牙科手术准备有关（拔牙）
- 临床特征包括未愈的溃疡、牙齿松动和感染
- 组织学重叠：坏死骨、纤维蛋白渗出和混合性炎症细胞浸润，经常伴随细菌克隆
- 差异：坏死骨取代了健康骨，毛细血管数量无减少

复发癌

- 鳞状细胞癌经放射治疗后，内衬鳞状上皮的瘘管有非典型性可能有问题
- 鳞状上皮与肉芽组织直接相关，坏死骨会产生瘘管
- 详细回顾表明，是反应性发生了改变而非肿瘤的多形性

放射性改变

- 辐射引发的细胞的非典型变化也可以形似恶性肿瘤
- 成纤维细胞、内皮细胞和鳞状/上皮细胞都受射线的影响
- 组织学有助于区分

参考文献

1. Benlier E et al: Massive osteoradionecrosis of facial bones and soft tissues. J BUON. 14(3): 523–7, 2009
2. Freiberger JJ et al: Multimodality surgical and hyperbaric management of mandibular osteoradionecrosis. Int J Radiat Oncol Biol Phys. 75(3): 717–24, 2009
3. Kelishadi SS et al: Is simultaneous surgical management of advanced craniofacial osteoradionecrosis cost–effective? Plast Reconstr Surg. 123(3): 1010–7, 2009
4. Le Stanc E et al: Mandibular lesion differential diagnoses in a patient with a previous history of locally advanced head and neck carcinoma. Clin Nucl Med. 34(7): 435–8, 2009
5. McLeod NM et al: Management of patients at risk of osteoradionecrosis: results of survey of dentists and oral& maxillofacial surgery units in the United Kingdom, and suggestions for best practice. Br J Oral Maxillofac Surg. Epub ahead of print, 2009
6. Zevallos JP et al: Complications of radiotherapy in laryngopharyngeal cancer: effects of a prospective smoking cessation program. Cancer. 115(19): 4636–44, 2009
7. Gevorgyan A et al: Bisphosphonate–induced necrosis of the jaws: a reconstructive nightmare. Curr Opin Otolaryngol Head Neck Surg. 16(4): 325–30, 2008
8. Lyons A et al: Osteoradionecrosis of the jaws: current understanding of its pathophysiology and treatment. Br J Oral Maxillofac Surg. 46(8): 653–60, 2008
9. Ferguson HW et al: Advances in head and neck radiotherapy to the mandible. Oral Maxillofac Surg Clin North Am. 19(4): 553–63, vii, 2007
10. Otmani N: Oral and maxillofacial side effects of radiation therapy on children. J Can Dent Assoc. 73(3): 257–61, 2007
11. Sandel HD 4th et al: Microsurgical reconstruction for radiation necrosis: an evolving disease. J Reconstr Microsurg. 23(4): 225–30, 2007

放射性骨坏死

影像学和显微镜下特征

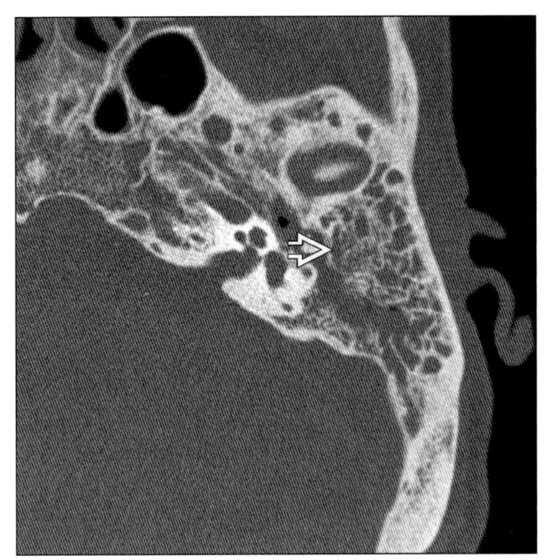

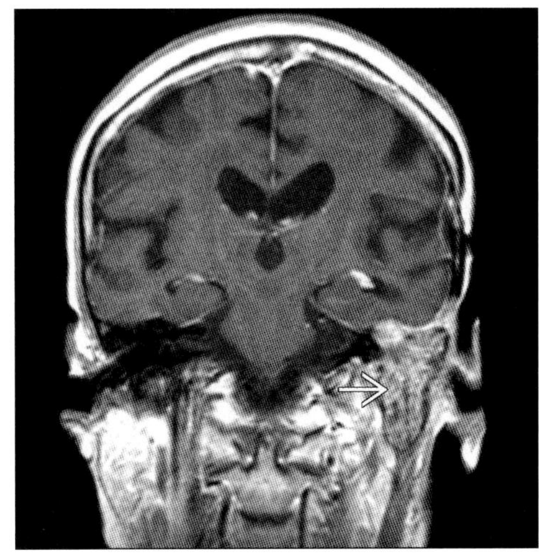

（左图）横断面CT显示中间耳裂处碎片。检查乳突分割显示外侧皮质聚结的改变➡以及大的缺损，这是放射性骨坏死的照片。（右图）横断面MR T1WI 后对比显示碎片增强➡，注意骨和周围软组织的损伤

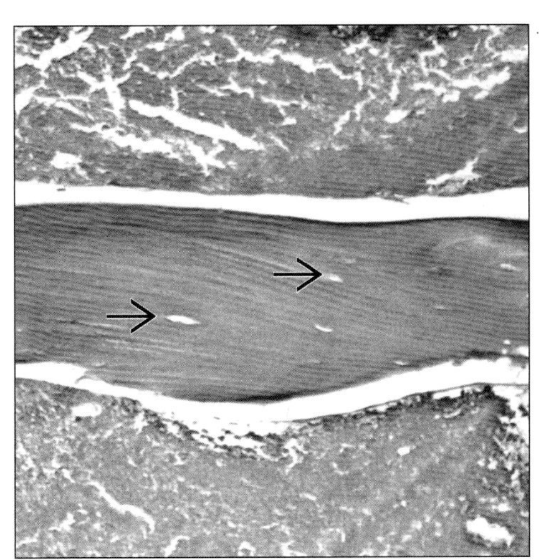

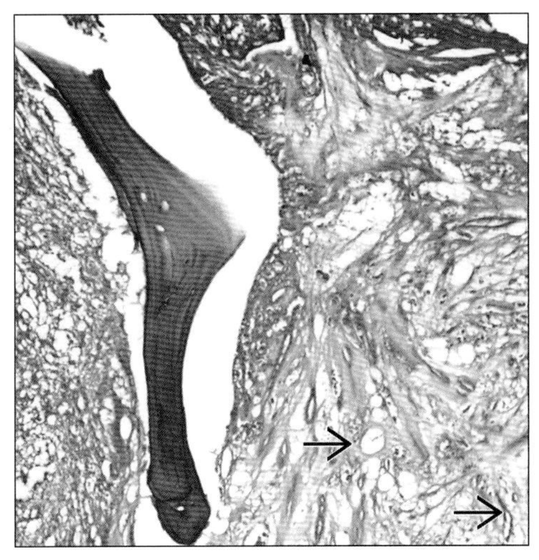

（左图）可见骨细胞缺失和含空陷窝的骨小梁➡，这是骨坏死的指征。这一过程中有大量的坏死碎屑，很多时候该区域会发生继发感染。（右图）骨坏死显示陷窝空隙内缺乏细胞核，骨髓重度纤维化并有丰富的血管➡。如果没有次级感染，则会出现一些炎症（常为慢性炎症）

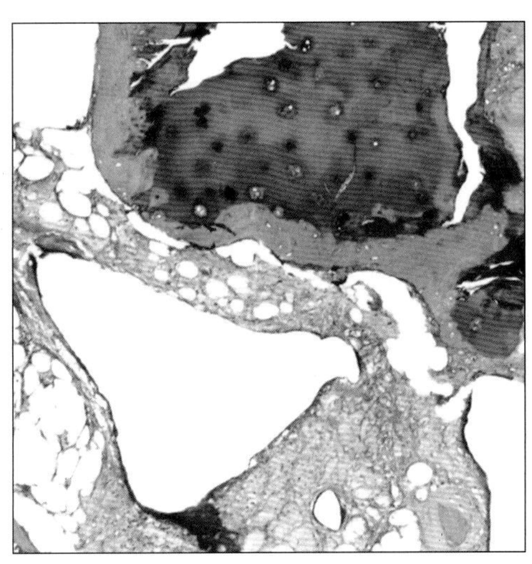

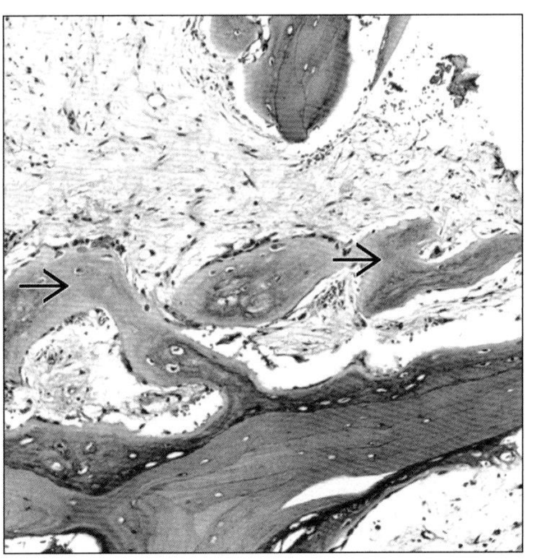

（左图）骨髓坏死在早期阶段会发生纤维黏液性或水肿样变性，使诊断变得困难。然而，在正确的临床背景下出现任何骨髓的改变则可确诊。（右图）在放射性骨坏死后期的修复阶段，在坏死的小梁周围可以看到新骨的形成，➡反折线相当明显。常有相关散在的慢性炎症，有助于确诊

佩吉特病

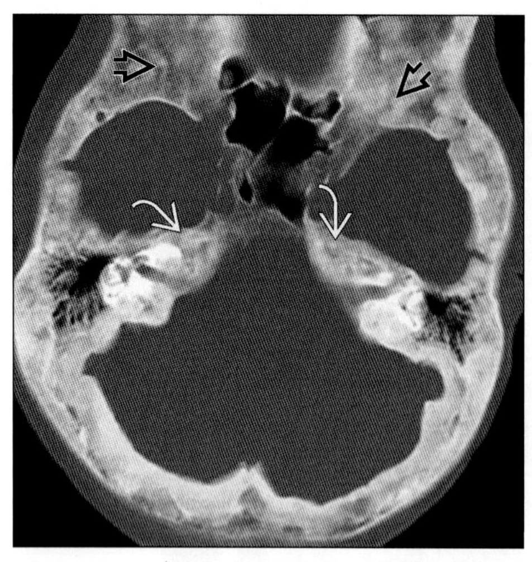

横断面图像非常清楚地显示颞骨岩部➡和前颅窝基底⇨的一些片状的去矿物质化残留物

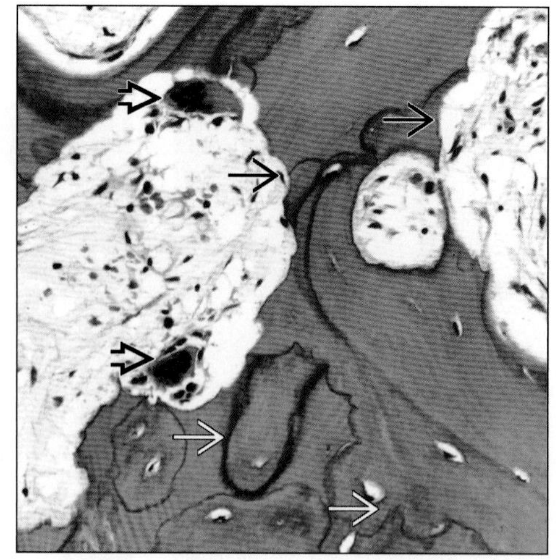

截面图显示骨组织有不规则扇形边缘⇨伴多发反折线➡和破骨细胞⇨。这种变化在其他骨异常中也可见到，所以需要放射学上的相关性

专业术语

别名
- 畸形性骨炎

定义
- 佩吉特病是局限性的骨骼异常，以多核破骨细胞增多及增大为特征
  - 骨组织的大量破坏和形成
  - 以James Paget命名，他最先于1877年描述了此病

病因/发病机制

感染源
- 根据电子显微镜数据推断得到
- 没有感染性物质的结论性证据

临床表现

流行病学
- 发病率
  - 发生于家族成员，也可以散发
  - 15%~40%的患者有家族史
  - 非遗传性因素也与疾病表观相关
    - 家庭成员有可变的外显性
    - 疾病的高度聚集性
    - 源自过去25年的流行病学数据
  - 在超过45岁的人群中，每100~150人中有1名佩吉特患者
- 年龄
  - 通常见于40岁以上的成人
- 性别
  - 平均分布
- 种族
- 亚洲人通常不易发病

部位
- 任何骨均易受累
- 单骨性：一块骨
- 多骨性：多块骨
- 最常见的部位
  - 骨盆（70%）
  - 股骨（55%）
  - 腰椎（50%~55%）
  - 颅骨（40%）
  - 胫骨（30%）
  - 足、手和面部骨极少受累，但仍可见于某些患者

症状
- 非特异性
- 疾病使骨变得无力
- 导致许多症状
  - 骨痛最常见（经常与关节相关）
  - 头痛
  - 听力丧失
  - 由血管窃血综合征导致的嗜睡
  - 变形：头颅体积增大、脊柱弯曲
    - 如果眼眶受累会引起视觉的改变
  - 骨折
  - 关节炎：关节软骨损害
  - 牙外移：肌肉异常地被拉向骨，导致口腔内牙齿的移位、咬合不正和咀嚼困难
  - 牙骨质增生（牙根部牙骨质沉积增加）
- 心血管疾病常见
- 肾结石更常见
- 中枢神经系统由于骨对脊髓和神经的压力而受累

佩吉特病

要点

专业术语
- 佩吉特病是局限性的骨骼异常，以多核破骨细胞增多及增大为特征

临床表现
- 发生于家族成员
- 通常见于40岁以上的成人
- 可以是单骨性也可以是多骨性
- 在疾病监控过程中，骨损伤的生化标志物（碱性磷酸酶）很重要
- 口服双膦酸盐是治疗的根本

影像学检查
- 平片：草刀样征象
- 典型的棉毛样或毛玻璃样外观
- 疾病后期：硬化为主

组织病理学检查
- 受累骨大体形态呈增大的浮石状
- 中期：成骨和破骨活性
  - 破骨细胞体积较大，有多个核
- 由于骨重塑增强，可见大量折返线
- 骨小梁间可见高度的血管化
- 起始阶段骨质疏松占主导

鉴别诊断
- 肾性骨营养不良、甲状旁腺功能亢进、骨化血管瘤

实验室检查
- 在监控疾病进展和对治疗的应答过程中，骨损伤的生化标志物很重要
- 总的血清碱性磷酸酶（ALP）在疾病监控过程中是有用的
  - 超过85%的佩吉特患者有ALP水平升高
- 佩吉特患者的血清钙、磷、氨基转移酶是正常的

自然史
- 佩吉特患者过高的破骨细胞活性促进了骨吸收
- 此区域紧跟着出现成骨细胞的聚集
- 结果是不规则骨组织的快速、无序形成，与正常骨相比，力学结构较弱
  - 有骨折和变形的后果
- 某些患者有高输出性心力衰竭
  - 损伤部位的高度血管化在骨内窃取了大量的循环血
- 少数患者发展为继发的肉瘤
  - 骨肉瘤
  - 恶性纤维组织细胞瘤
  - 纤维肉瘤
  - 骨巨细胞瘤
  - 继发瘤一般是高分化的

治疗
- 选择、风险及并发症
  - 双膦酸盐是治疗的根本之一
    - 治疗的并发症是骨坏死
  - 骨折的风险仍旧很高
    - 钙和维生素D补充治疗骨质疏松症
    - 在接受双膦酸盐治疗和肾结石患者中应小心使用
  - 继发性肉瘤的风险为4%~10%
  - 外科方法
- 由于潜在的骨异常，实施关节置换比较困难
  - 骨折修复由于骨潜在的特性而比较困难
  - 继发性肉瘤患者需要行原位癌手术
- 药物
  - 口服双膦酸盐被佩吉特患者广泛采用
    - 由于复杂的剂量要求以及较差的胃肠吸收，口服双膦酸盐的使用可能受限
    - 在某些患者中，药物治疗可能导致下颌骨坏死
  - 降钙素类似物较少使用

预后
- 继发肉瘤的预后较差
  - 恶性纤维组织细胞瘤和骨肉瘤是最常见的继发肉瘤
- 高输出性心力衰竭难以管理

影像学检查

放射学检查
- 起始的诊断检查包括骨骼测量和骨扫描
- 平片起初表现为骨质疏松症
- 受累骨增大变厚
- 平片起初多显示为草刀样征象
  - 由增多的、沿着骨长轴发生的破骨细胞骨吸收造成
- 随着疾病进展，可见到典型的棉毛样或毛玻璃样外观
  - 这个外观是由于成骨细胞合成骨矩阵而出现的
- 疾病后期以骨硬化为主
- 牙部放射学显示硬骨板的丧失、牙骨质增生、髓腔钙化

骨扫描
- 受累部位示踪物的强吸收
- 由增强的成骨活性引发的代谢增强
- 诊断多骨性受累时是有帮助的

大体检查

一般特征
- 受累骨大体形态像增大的浮石

佩吉特病

- 骨质易碎

取材
- 如发生肉瘤，每1cm取1块

大小
- 依据受累骨改变

组织病理学检查

组织学特征
- 镜下所见反映了疾病的阶段
  - 起始阶段是破骨活动的体现
    - 大量的破骨细胞
    - 血供增加
    - 许多吸收性表面
  - 中期显示混合模式
    - 破骨型吸收
    - 血供增加
    - 许多表面覆盖活化成骨细胞
  - 后期主要是硬化
- 破骨细胞体积较大，有多个核
- 由于骨重塑增强，可见很多折返线
- 骨小梁间可见高度的血管化
- 起始阶段，骨质疏松占主导
- 中期阶段，成骨和破骨活性同时存在
- 当病变不再活跃，骨髓开始纤维化

辅助检查

组织化学
- 标本中成骨细胞碱性磷酸酶染色

细胞遗传学
- 家族性病例显示，常染色体显性遗传模式有不同的外显率
- 对家族性佩吉特病的研究发现有几个基因位点
  - 2q36
  - 5q31
  - 5q35
  - 10p13
  - 18q22、13、14
  - 5号染色体*SQSTSM1*基因

鉴别诊断

肾性骨营养不良
- 由继发性甲状旁腺功能亢进导致的较高的破骨活性
- 低血管化
- 类骨质缝的产生显著增多
- 经常可见骨小梁旁区纤维化
- 高比例的吸收性表面，无折返线
- 马赛克形态往往不显著

甲状旁腺功能亢进
- 破骨细胞数量增加
- 吸收表面增加

骨化血管瘤
- 发育良好的微小血管数量可变
- 受累区域较小，佩吉特患者受累区域较大
- 骨围绕血管形成较薄的边缘
- 马赛克样形态不常见

诊断依据

病理要点
- 许多疾病都会出现骨的折返线
- 需要观察到临床和病理的征象
- 用放射学的重要发现去解释活检标本
- 诊断前需要排除甲状旁腺功能亢进
- 任何非典型的表现都必须随访，以排除继发性肉瘤

参考文献

1. Goytia RN et al: Bisphosphonates and osteonecrosis: potential treatment or serious complication? Orthop Clin North Am. 40(2): 223–34, 2009
2. McNeill G et al: Re: Paget's disease of the bone: a review. Rheumatol Int. 29(10): 1253–4, 2009
3. Singer FR: Paget disease: when to treat and when not to treat. Nat Rev Rheumatol. 5(9): 483–9, 2009
4. Colina M et al: Paget's disease of bone: a review. Rheumatol Int. 28(11): 1069–75, 2008
5. Cundy T et al: Paget disease of bone. Trends Endocrinol Metab. 19(7): 246–53, 2008
6. Haugeberg G: Imaging of metabolic bone diseases. Best Pract Res Clin Rheumatol. 22(6): 1127–39, 2008
7. Ralston SH et al: Pathogenesis and management of Paget's disease of bone. Lancet. 372(9633): 155–63, 2008
8. Ralston SH: Pathogenesis of Paget's disease of bone. Bone. 43(5): 819–25, 2008
9. Silverman SL: Paget disease of bone: therapeutic options. J Clin Rheumatol. 14(5): 299–305, 2008
10. Monsell EM: The mechanism of hearing loss in Paget's disease of bone. Laryngoscope. 114(4): 598–606, 2004
11. Hullar TE et al: Paget's disease and fibrous dysplasia. Otolaryngol Clin North Am. 36(4): 707–32, 2003
12. Carter LC: Paget's disease: important features for the general practitioner. Compendium. 11(11): 662, 664–5, 668–9, 1990

佩吉特病

图解、放射学和显微镜下特征

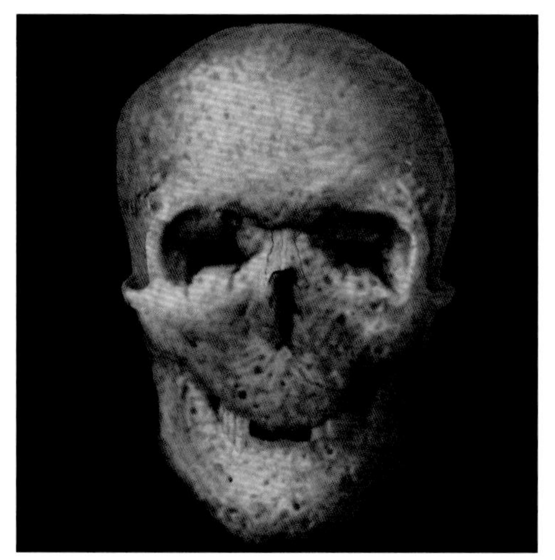

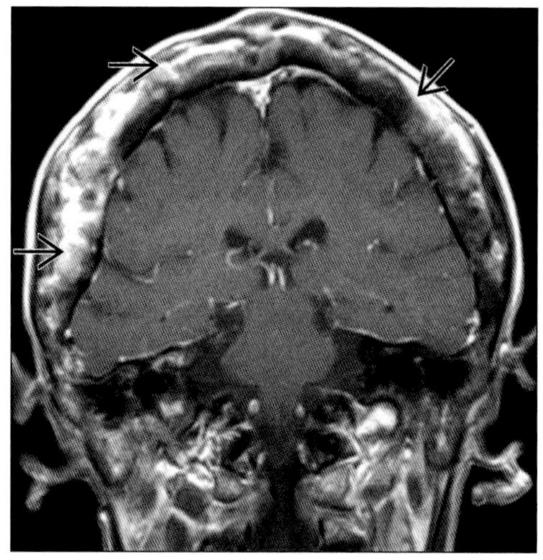

（左图）这是一张佩吉特患者颅部多骨受累的图片。骨变形、增宽，类似火山孔隙或铺路石。（右图）增强的T1-权重性MR图像显示，可视化颅骨内血管结缔组织➡强异质性增强，这被认为是最有利的头部后增强图像

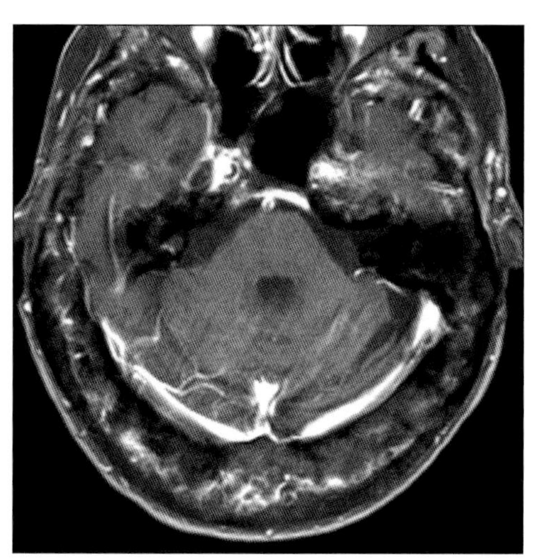

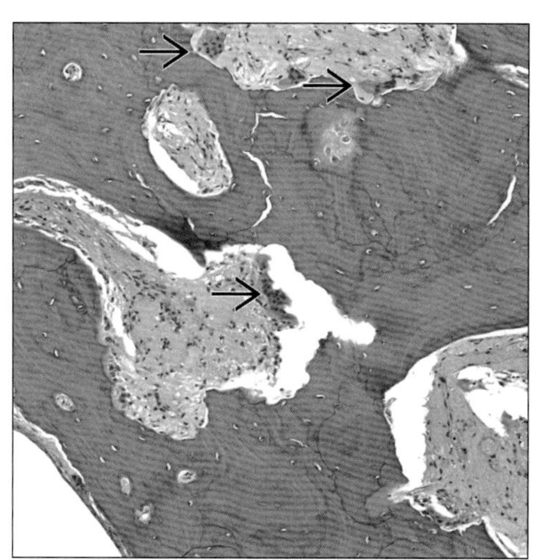

（左图）增强的T1-权重性MR图像显示，颅底可视化的头部血管性结缔组织强异质性增强，这是佩吉特病的典型表现。（右图）这个图像显示增厚的骨小梁结构有明显的折返线，有许多破骨细胞➡，成骨细胞不常见

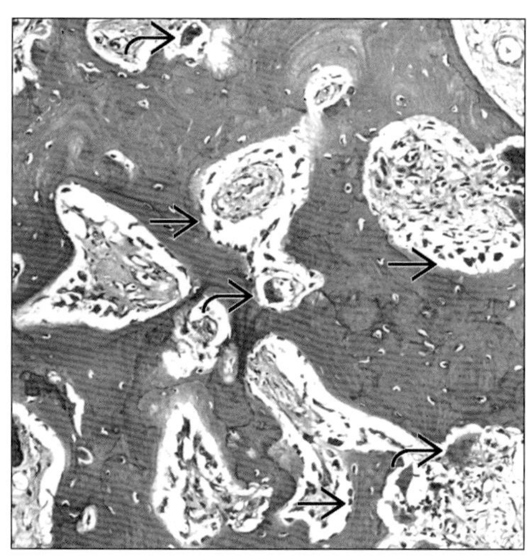

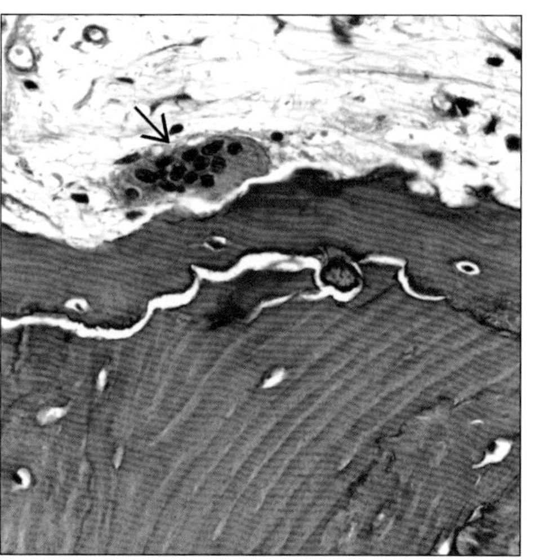

（左图）这个图为中期佩吉特病，图像显示存在广泛的编织骨和大量的破骨细胞➡及活动性骨细胞➡。折返线可见，但不像某些病例那么明显。这些改变是非特异的，需要有临床和放射学的相关性。（右图）佩吉特患者的破骨细胞➡较正常的破骨细胞大，细胞核数目增多

中央巨细胞病变

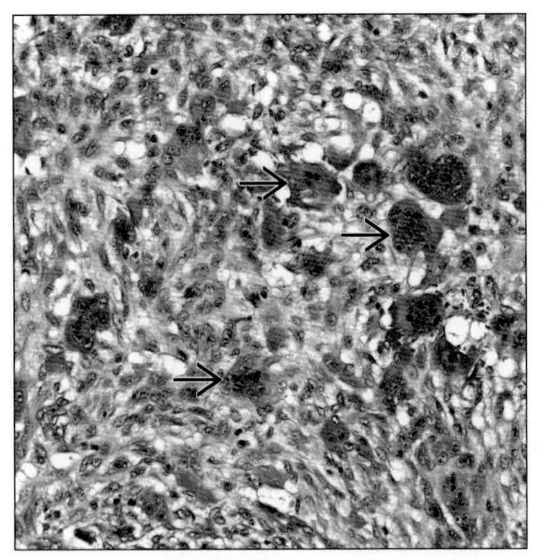

HE染色显示有许多多核巨细胞，伴红细胞外渗。多核巨细胞的细胞核➡与基质细胞相似

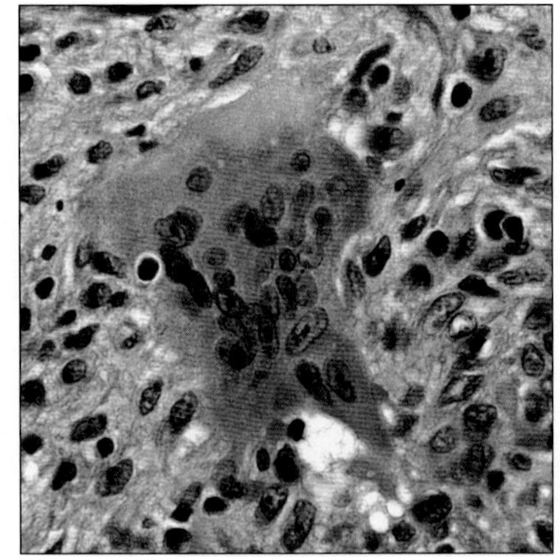

HE染色显示了巨细胞病变的巨细胞大小和形状的多变性

专业术语

别名

- 中央巨细胞肉芽肿
- 巨细胞肿瘤
- 巨细胞修复性肉芽肿

定义

- 颌骨潜在的、局部侵袭性溶骨性病变

病因/发病机制

- 有争议的
  - 新生的
    - 侵袭性 vs 非侵袭性
  - 反应性（不支持）

临床表现

流行病学

- 发病率
  - 不常见
- 年龄
  - 范围较宽
    - 高峰期在青年中晚期
- 性别
  - 女>男（2∶1）

部位

- 下颌更常受累
  - 更常见于前部区域
  - 频繁穿过中线

症状

- 非侵袭性
  - 无症状，可通过例行的牙科放射学检查到
  - 少症状
    - 进展缓慢的无痛性骨膨大
- 侵袭性
  - 疼痛和（或）感觉异常
  - 皮质板侵蚀、邻近根部的吸收和牙齿的移位

治疗

- 手术方法
  - 刮除术
  - 严重的侵袭性损伤较少用手术切除
    - 重建
- 药物
  - 皮质类固醇（如曲安西龙）
    - 在损伤部位每周注射1次
  - 降钙素
    - 皮下注射或是鼻腔喷雾
  - 注射干扰素 α

预后

- 通常会复发

影像学检查

放射学检查

- 膨隆性、透光性缺损
  - 单房性
  - 多房性
- 边界清楚
- 吸收邻近牙根部
- 偶尔穿过下颌中线

大体检查

一般特征

- 脆弱的、棕色的、出血的

中央巨细胞病变

要点

专业术语
- 颌骨潜在的、局部侵袭性溶骨性病变

临床表现
- 下颌受累多见
- 手术切除，严重的侵袭性损伤较少用手术切除
- 替代疗法：类固醇皮质激素、降钙素、干扰素α
- 通常会复发

影像学检查
- 透光性缺损

组织病理学检查
- 巨细胞
  - 最可能与破骨细胞相关
  - 几个或20个以上的细胞核
- 基质

组织病理学检查

组织学特征
- 巨细胞
  - 最可能与破骨细胞相关
  - 局灶聚集至弥漫分布
  - 大小、形状多变
  - 每个细胞内细胞核可达20个以上
- 基质
  - 疏松排列成纤维状
  - 细胞性
  - 红细胞外渗伴含铁血黄素沉积
- 组织学与侵袭性的相关性
  - 存在争议，观点混杂
  - 细胞性间质，均匀分布的、有丝分裂象（无非典型性）增加的巨核细胞

辅助检查

分子遗传学
- *SH3BP2*基因无突变（已知会导致家族性巨颌症），使之成为一个独立的实体

鉴别诊断

甲状旁腺亢进性棕色瘤
- 甲状旁腺功能障碍的症状和体征
- 血清钙和甲状旁腺激素水平异常

家族性巨颌症
- 临床症状明显；家族性；出现在儿童早期，双侧下颌受累

动脉瘤样骨囊肿
- 囊肿越多，出血越多

巨细胞肿瘤
- 被认为只发生在长骨

参考文献

1. de Lange J et al: Central giant cell granuloma of the jaw: a review of the literature with emphasis on therapy options. Oral Surg Oral Med Oral Pathol Oral Radiol Endod. 104(5): 603–15, 2007
2. Motamedi MH et al: Peripheral and central giant cell granulomas of the jaws: a demographic study. Oral Surg Oral Med Oral Pathol Oral Radiol Endod. 103(6): e39–43, 2007
3. Comert E et al: Oral and intralesional steroid therapy in giant cell granuloma. Acta Otolaryngol. 126(6): 664–6, 2006
4. de Lange J et al: Calcitonin therapy in central giant cell granuloma of the jaw: a randomized double-blind placebo-controlled study. Int J Oral Maxillofac Surg. 35(9): 791–5, 2006

影像图库

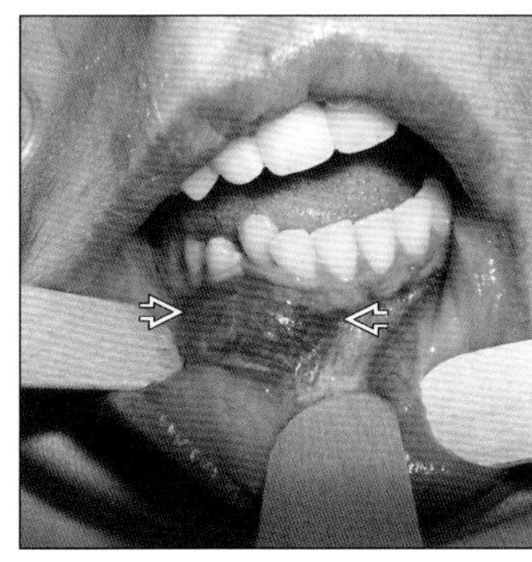

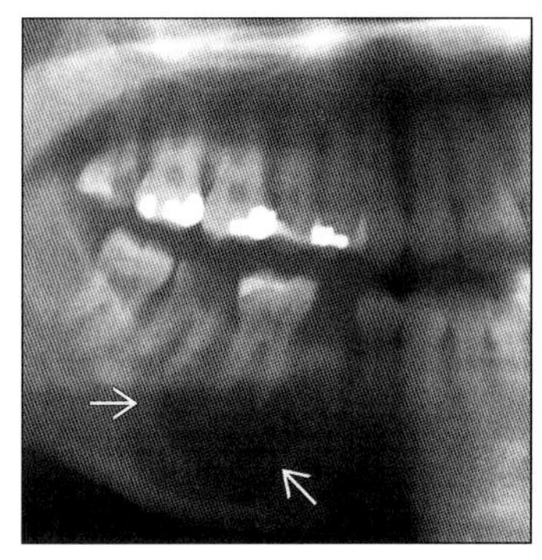

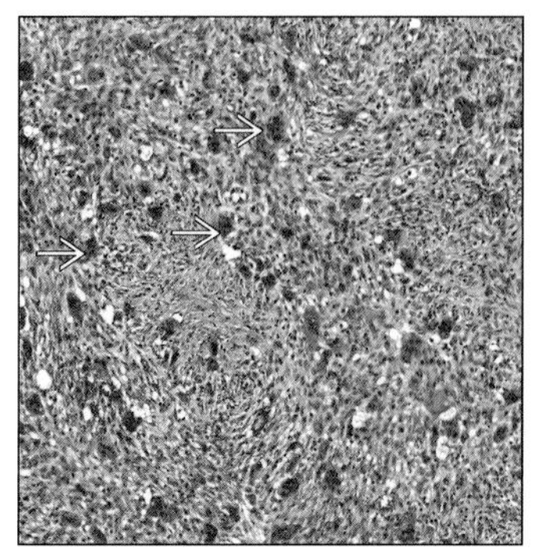

（左图）临床照片显示了一个牙龈肿块➡，在中央巨细胞病变患者中从下颌骨延伸而来（courtest B.W. Walline,MD）。（中图）X线片显示一个单室透亮区域，与第1和第2臼齿的顶部相关➡。这在术前被认为是一个根尖肉芽肿或根尖周囊肿。（右图）HE染色显示在纤维血管基质中均匀分布的巨细胞➡。基质为细胞性，没有明显的红细胞外渗

单纯性骨囊肿

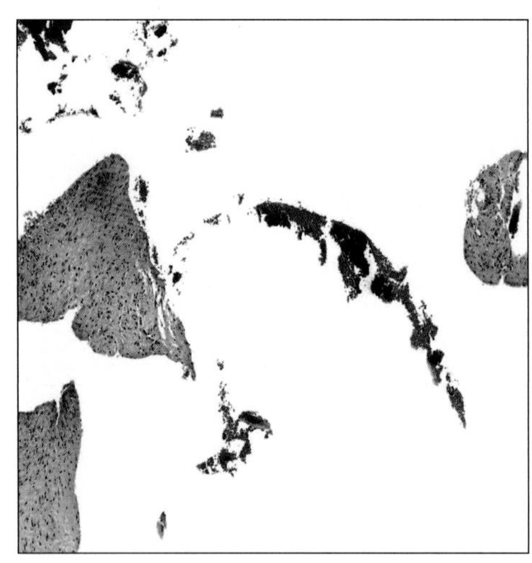

HE染色显示稀少的纤维血管结缔组织碎片和缺乏条理性的骨碎片，这是单纯性骨囊肿的一个特征

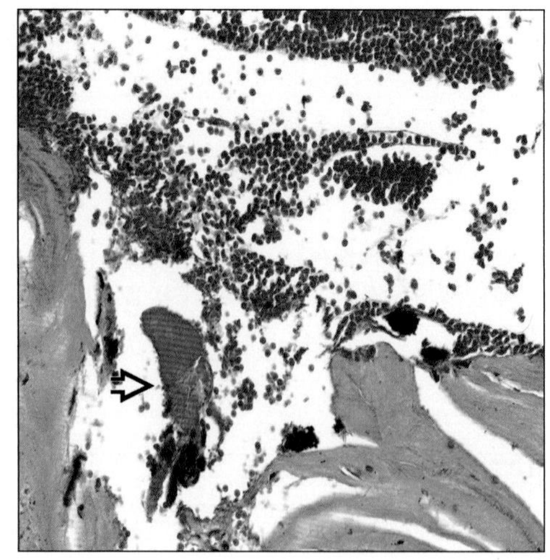

HE染色显示稀少的纤维血管结缔组织和大量的红细胞，可见一小段骨碎片➡

专业术语

别名

- 创伤性骨囊肿
- 创伤骨腔
- 孤立性骨囊肿
- 出血性囊肿

定义

- 良性的骨空腔或充满液体的腔

病因/发病机制

病理遗传学

- 不明，有争议性
- 创伤（不常报道）
  - 引起骨内血肿
  - 血肿不能消失导致囊肿/囊腔
- 骨生长紊乱
- 血管化异常
- 轻度感染的结果

临床表现

流行病学

- 发病率
  - 常见
- 年龄
  - 主要发生在20岁
- 性别
  - 男性>女性

部位

- 下颌
  - 前磨牙-磨牙区
- 上颌发病罕见

症状

- 大多无症状
  - 例行的牙齿放射学检查可以发现
- 疼痛
- 肿胀
- 邻近牙齿敏感
  - 牙齿测试至关重要
- 罕见：感觉异常、病理性骨折、骨膨胀

治疗

- 手术方法
  - 开腔活检确认
  - 骨壁的刮除术
  - 大的病灶可能需要植骨

预后

- 术后一般问题能解决
- 可能复发
  - 多个骨囊肿的复发率更高
  - 如果复发，通常在3年内

影像学检查

放射学检查

- 边界清楚的透光区
- 缺损经常表现为齿根间的扇形
  - 50%的病例
- 多灶性罕见
- 伴发良性的纤维骨肿瘤罕见
  - 牙骨质-骨发育不良

单纯性骨囊肿

要点

专业术语
- 良性的骨空腔或充满液体的腔

临床表现
- 通常累及20岁左右的男性
- 大多无症状
- 下颌，尤其是前磨牙-磨牙区

影像学检查
- 透光区
- 缺损经常表现为齿根间的扇形

组织病理学检查
- 小的纤维血管结缔组织碎片
- 小的骨碎片

鉴别诊断
- 发育性牙源性囊肿
  - 含牙囊肿、侧牙周囊肿
- 反应性牙源性病变（根尖周囊肿、根尖周肉芽肿）

大体检查

一般特征
- 临床上，空腔或含有血液或浅黄色液体
- 易碎的软组织碎片少见
- 小的骨碎片
- 较大的骨碎片
  - 去除骨片后形成“骨窗”可进入骨腔

大小
- 范围：1~10cm

组织病理学检查

组织学特征
- 小的纤维血管结缔组织碎片
- 小的骨碎片
  - 反应性的细胞小梁
- 红细胞
- 巨细胞罕见
- 无内衬上皮
- 营养不良性钙化

鉴别诊断

发育性牙源性囊肿
- 含牙囊肿
  - 伴有冠埋伏牙
  - 囊肿有内层
- 侧牙周囊肿
  - 与齿根的外侧面有关
  - 囊肿有内层

反应性牙源性病变
- 根尖周囊肿
  - 囊肿有内层
  - 伴有无活性的牙根
- 根尖周肉芽肿
  - 密集的炎症细胞浸润
  - 伴有无活性的牙根

诊断依据

病理要点
- 齿根间的扇形透光区

影像图库

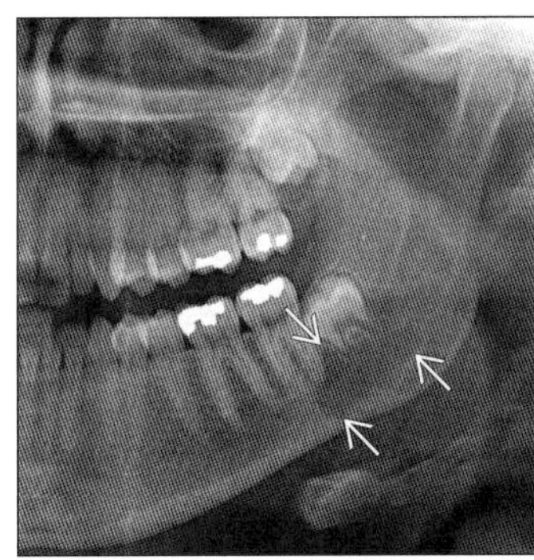

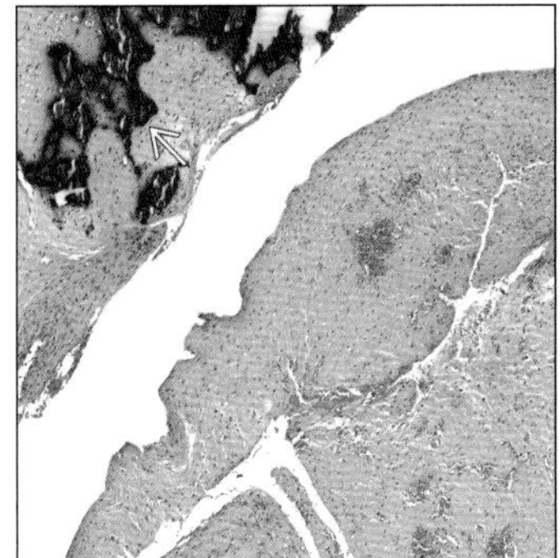

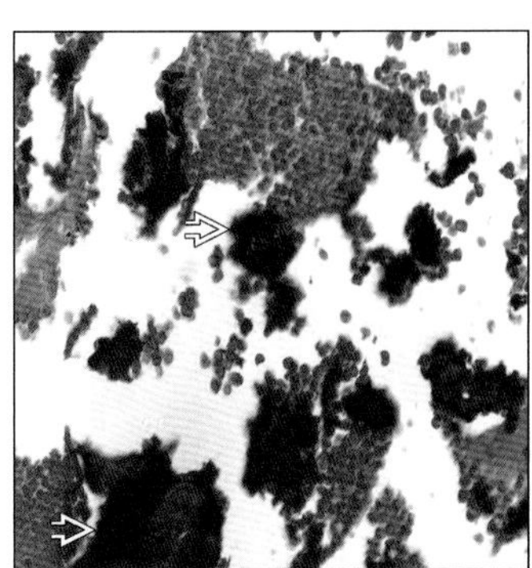

（左图）X线片显示了下颌角的单纯性骨囊肿。这个囊肿有扇形边缘➡，投射在第二磨牙和受累的第三磨牙齿根部。（中图）HE染色显示了从实质上为空的骨腔壁上刮除的疏松的纤维血管结缔组织，软组织内显示营养不良性钙化区➡。（右图）HE染色显示有散在的红细胞和营养不良性钙化⇨

含牙囊肿

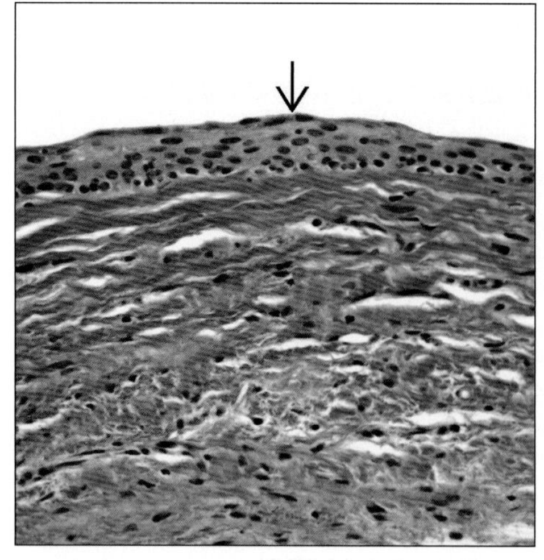

HE染色显示了非炎性的含牙囊肿，内衬一薄层角化上皮➡，无基础细胞栅栏、无折光角蛋白层及人工分离现象

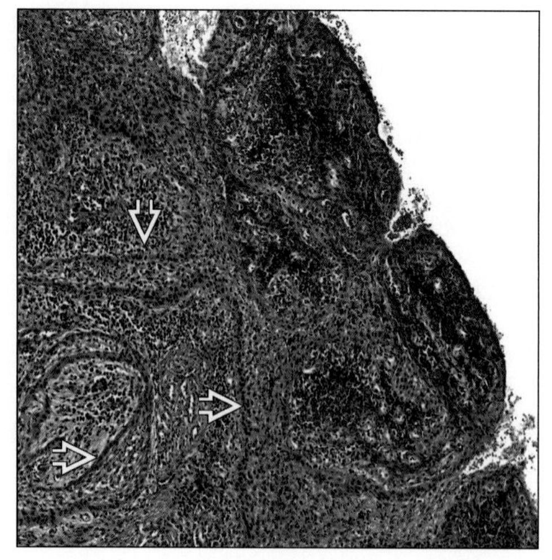

HE染色显示了炎性的含牙囊肿，伴增生的表皮突起➡和密集的炎性浸润，这是继发炎症或感染性囊肿的一个常见发现

专业术语

缩写

- 含牙囊肿（DC）

别名

- 滤泡囊肿

定义

- 受累牙齿的牙冠周围的发育性囊肿

病因/发病机制

病理遗传学

- 由于釉上皮和牙冠之间液体聚集减少而发展

临床表现

流行病学

- 发病率
  - 发育性囊肿最常见
    - 占所有下颌囊肿的25%
- 年龄
  - 范围很广
  - 发病高峰：20~30岁
- 性别
  - 男性稍高发

部位

- 下颌第三磨牙最常受累
- 上颌尖牙
- 上颌第三磨牙
- 上颌第二前磨牙

症状

- 小囊肿可能是无症状的
  - 例行的牙齿放射学检查可被发现
- 骨膨大
- 邻近牙的齿吸收
- 疼痛
- 感染
  - 通常与口头交流相关

治疗

- 小心摘除囊肿
- 拔牙
  - 如果需要，进行口腔修复
- 保存牙齿要有指征
- 较大的囊肿偶尔用造袋术治疗

预后

- 非常好
- 复发罕见
- 恶性转化罕见

影像学检查

放射学检查

- 通常累及牙冠周围的单房透光区
- 边界清楚的硬化边界
- 病灶较大，可能会出现多房透光区
- 受累牙齿可能移位
  - 下颌第三磨牙
    - 下颌角
    - 升支
  - 上颌尖牙
    - 鼻子底
    - 窦底

含牙囊肿

要点

专业术语
- 受累牙齿的牙冠周围的发育性囊肿

临床表现
- 发育性囊肿最常见
- 下颌第三磨牙或上颌尖牙最常受累
- 囊肿应小心摘除

影像学检查
- 通常受累牙冠周围的单房透光区有边界清楚的硬化边界

组织病理学检查
- 非炎症型：2~3层立方-卵圆形上皮细胞，偶有黏液或纤毛细胞
- 炎症型：增生的上皮伴慢性炎症细胞

    - 眼眶罕见
- 与牙齿的关系
  - 中央型
    - 牙冠周围
  - 侧向型
    - 囊肿沿着牙根侧向生长，部分沿着牙冠生长
  - 周围型
    - 围绕牙冠和大部分牙根

大体检查

一般特征
- 纤维性的褐色易碎的软组织
- 拔牙
  - 与牙齿的关系的缺失通常与拔牙的过程有关

组织病理学检查

组织学特征
- 非炎症型
  - 纤维-纤维黏液结缔组织
  - 2~3层立方-卵圆形上皮细胞
  - 偶尔有黏液细胞
  - 罕见纤毛细胞
  - 偶尔有营养不良性钙化
  - 牙源性上皮保留
- 炎症型
  - 纤维结缔组织
  - 增生的上皮
  - 增生性的表皮突
  - 慢性炎症细胞
  - 急性炎症细胞
  - 胆固醇结晶
  - 拉什顿（Rushton）小体
  - 罕见黏液细胞
  - 罕见纤毛细胞
  - 罕见皮脂腺细胞

鉴别诊断

肥大型牙滤泡
- 放射学上看，通常小于3mm
- 无囊性上皮

参考文献

1. Grossmann SM et al: Demographic profile of odontogenic and selected nonodontogenic cysts in a Brazilian population. Oral Surg Oral Med Oral Pathol Oral Radiol Endod. 104(6): e35-41, 2007
2. Yeo JF et al: Clinicopathological study of dentigerous cysts in Singapore and Malaysia. Malays J Pathol. 29(1): 41-7, 2007

影像图库

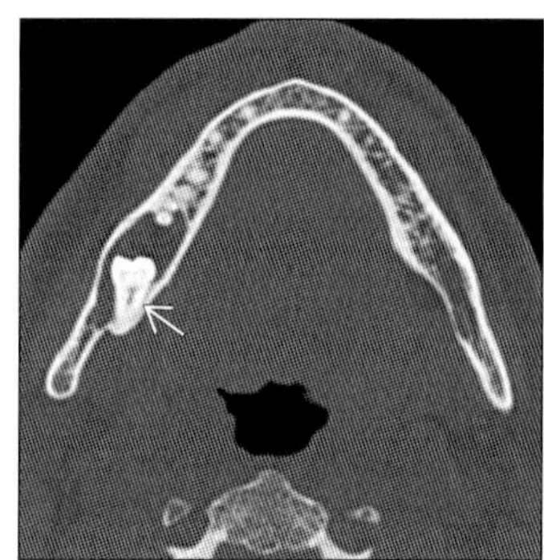

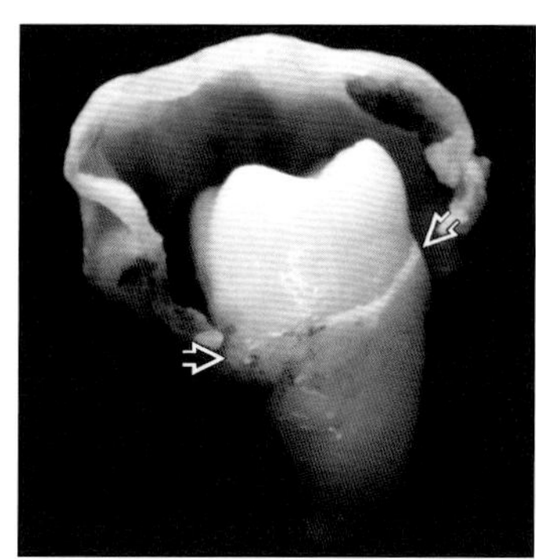

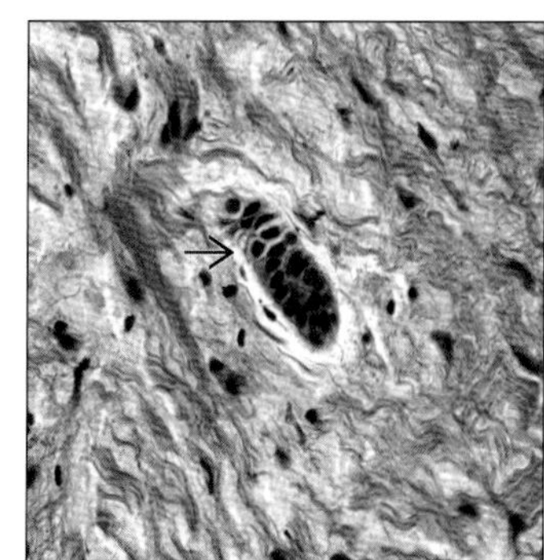

（左图）横断面骨CT显示从未出的第三下颌磨牙➡发出的典型的含牙囊肿，下颌皮质的轻微扩张也是典型的特征。（中图）大体照片显示了囊肿内的牙冠，囊壁附着于牙骨质和牙釉质交界处➡，并形成领状。这个特征很少能被保存，除非将样品小心地分离和切开。（右图）HE染色显示了含牙囊肿的结缔组织壁上存留的牙源性上皮➡

根尖周囊肿/肉芽肿

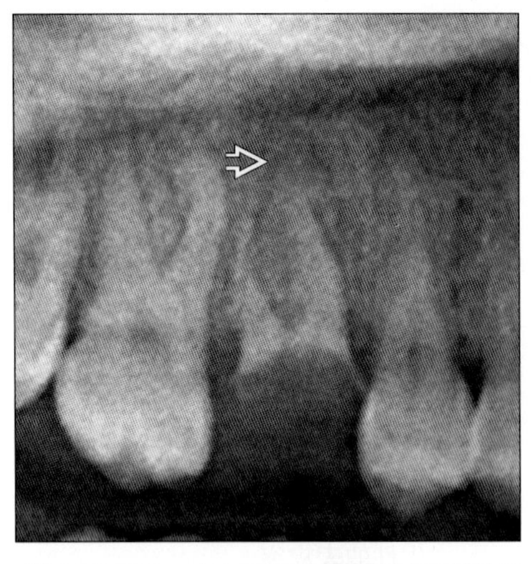
X线片显示龋齿，在牙根的顶部➡有边界不清的透光区，经牙齿测试无活性，随后被拔除

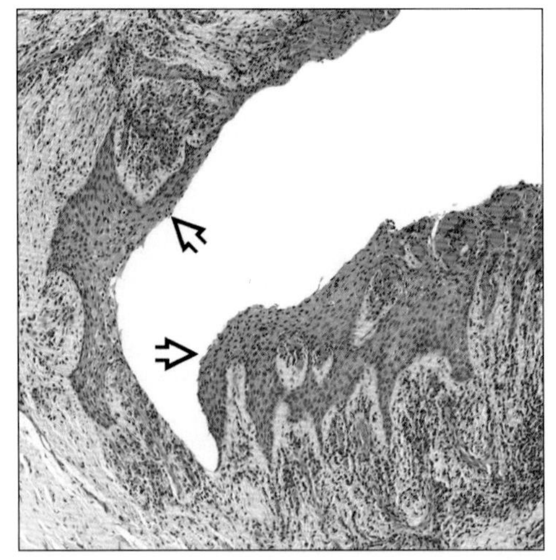
HE染色显示了根尖周囊肿的复层鳞状上皮内衬➡，纤维组织性囊壁上有致密的炎症细胞浸润

专业术语

别名
- 根尖周囊肿
  - 根尖周囊肿
  - 根尖牙周囊肿
- 根尖周肉芽肿
  - 根尖周肉芽肿
  - 根尖周牙周炎

定义
- 炎性组织与无活性牙齿的顶端或根部表面相连

临床表现

流行病学
- 发病率
  - 根尖周囊肿
    - 大约75%的根尖周囊肿
    - 下颌囊肿最常见
  - 根尖周肉芽肿
    - 不常见
- 年龄
  - 范围较广
- 性别
  - 男女平均分布

部位
- 总与牙根表面相关

症状
- 无症状
  - 例行的牙齿放射学检查可以发现
- 症状
  - 疼痛
  - 对温度变化敏感
  - 受累牙齿可移动
  - 对临床测试的应答不正常
    - 电活力测试
    - 叩诊

自然史
- 龋齿导致牙齿的空化
- 细菌侵入牙髓组织
- 毒素产生
- 牙髓组织失活

治疗
- 根管治疗
  - 非手术牙髓治疗（根管）
  - 手术牙髓治疗
    - 牙齿对传统的根管治疗不能应答
    - 大的病灶损伤
  - 相关牙齿的修复
  - 定期随访
- 相关牙齿的拔除
- 抗生素治疗
  - 针对有急性感染的病灶
  - 病灶有放线菌

预后
- 通过恰当的治疗都有好的预后

影像学检查

放射学检查
- 透光区
  - 大小可变
  - 局限性、非局限性
  - 总与牙顶端或牙根表面相关
  - 引起牙根部的吸收
- 相关牙齿的状况

根尖周囊肿/肉芽肿

要点

专业术语
- 炎性组织与无活性牙齿的顶端或根部表面相连

临床表现
- 根尖周囊肿是最常见的下颌囊肿
- 无症状或有症状
- 根管治疗、拔牙或抗生素治疗

影像学检查
- 透光区
- 与牙顶端或牙根表面相关

组织病理学检查
- 根尖周囊肿
  - 复层鳞状上皮内衬
- 炎性反应不一
- 营养不良性钙化

- 龋坏或断裂
- 大的修复
- 以往牙髓治疗的证据
- 没有显著病理证据

大体检查

一般特征
- 呈现拔除牙齿后连接的根尖组织

组织病理学检查

组织学特征
- 纤维组织
- 根尖周囊肿
  - 复层鳞状上皮内衬
- 炎症反应不一
  - 慢性和急性：淋巴细胞、浆细胞、多核巨细胞、组织细胞、嗜酸性粒细胞和中性粒细胞
- 营养不良性钙化
- 胆固醇结晶
- 外源性异物（如果以前进行过根管治疗）

鉴别诊断

瘢痕
- 致密的纤维结缔组织，几乎不伴炎性反应

角化型牙源性肿瘤（牙源性角化囊肿）
- 常缺乏炎性反应
- 上皮表面
  - 缺乏表皮突起
  - 角化不全伴波纹外观
  - 6~8层细胞伴深染的、栅栏状基底层

正角化牙源性囊肿
- 一般缺少炎性反应
- 正角化的上皮表面

外侧型牙周尖囊肿
- 一般缺少炎性反应
- 较薄的上皮内层伴局部病灶的增厚

鼻腭导管囊肿
- 局限于前腭
- 多种上皮类型
- 与血管、神经相关，偶尔与小的唾液腺相关

影像图库

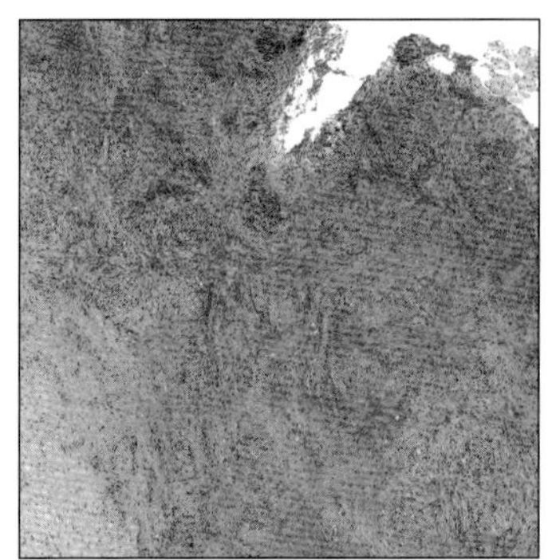

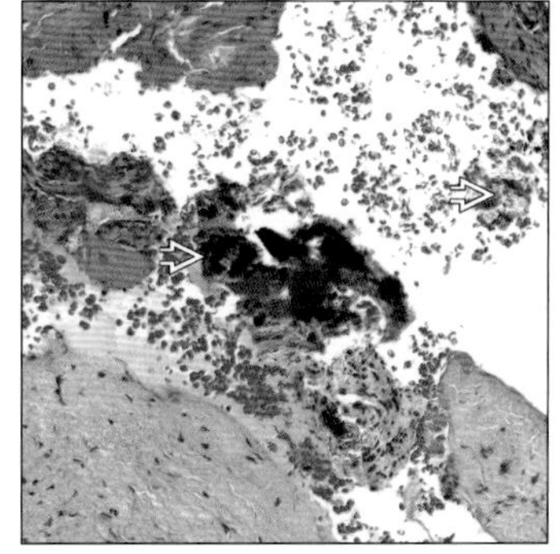

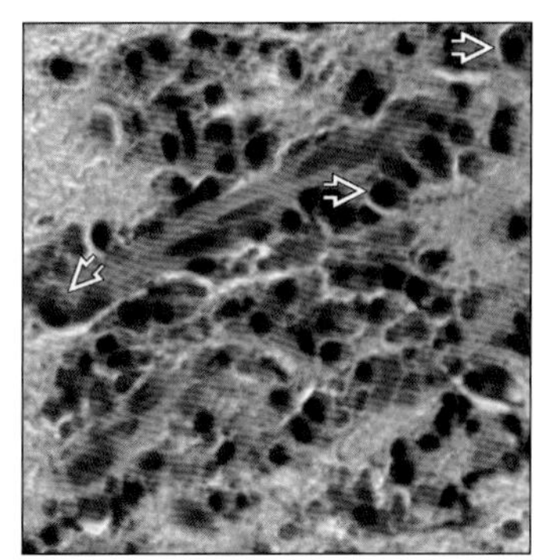

（左图）低倍镜图显示根尖周肉芽肿有混合的炎症细胞浸润，主要包括淋巴细胞、浆细胞、组织细胞和中性粒细胞。（中图）HE染色显示与以前的根管治疗过程相关的外源性异物➡。（右图）HE染色显示慢性炎症细胞浸润与牙根尖周囊肿或肉芽肿相关，该灶主要显示浆细胞➡

造釉细胞瘤

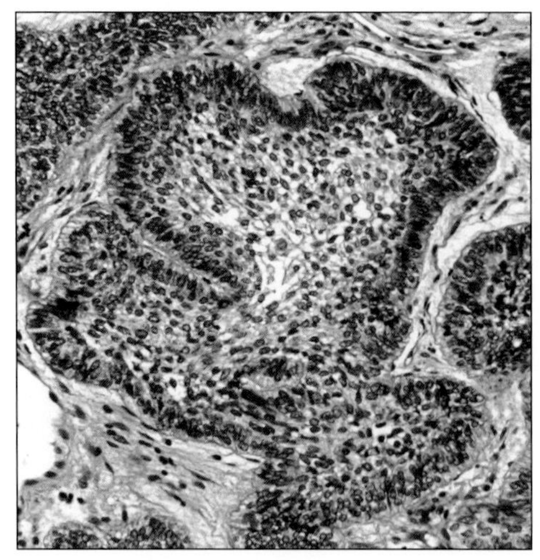

HE染色显示造釉细胞瘤的滤泡变形。滤泡型是目前最常见、可识别的造釉细胞瘤，基底部栅栏样明显

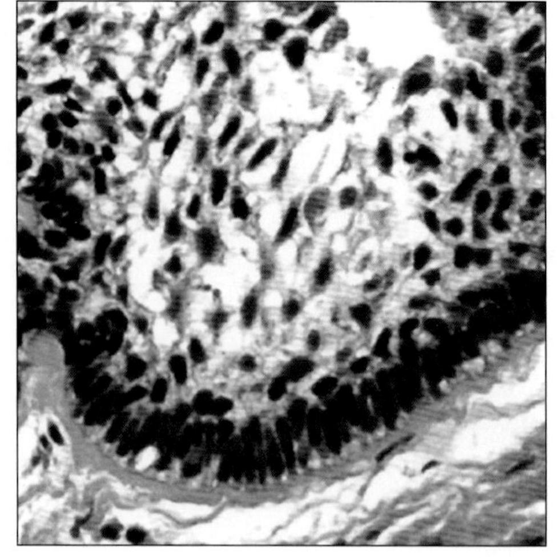

造釉细胞瘤的典型特征包括被高成釉细胞样细胞包绕的中央星、网状组织所形成的上皮岛，注意核的极向倒置

专业术语

定义

- 良性、生长缓慢、局部侵袭性牙源性上皮肿瘤

病因/发病机制

起源

- 不明确
  - 细胞起源于釉器
  - 牙板
  - 牙源性囊肿上皮内层
  - 口腔黏膜基底细胞

临床表现

流行病学

- 发病率
  - 最常见的牙源性肿瘤
    - 剔除牙瘤
  - 发病率等于所有其他牙源性肿瘤的总和
  - 外周釉母细胞瘤是最常见的外周牙源性肿瘤
- 年龄
  - 骨内型
    - 范围较广：20~60岁
    - 平均年龄：36岁
    - 10岁以下罕见
  - 单囊型
    - 倾向于在年轻期发病
    - 75%在20~30岁发病
  - 外周型
    - 平均年龄：51岁
- 性别
  - 男女比例相同
- 种族
  - 建议对种族变异行进一步的研究

部位

- 80%~85%发生在下颌后部
- 牙龈有外周型变异体
  - 通常见于下颌前部
- 窦管处罕见

症状

- 通常无症状
  - 常在例行牙科X线片检查时被偶然发现
- 无痛性肿大
- 下颌膨大
- 大的病灶可表现为大面积的毁容
- 疼痛不常见

治疗

- 手术方法
  - 传统的釉母细胞瘤一般需要整块切除
    - 手术切缘超出肿瘤至少1cm
    - 手术方式多应采用更激进的方式
    - 必要时进行术后重建
  - 单囊型病变局部摘除术治疗
  - 外周型病变用局部切除术很容易治疗
- 所有的釉母细胞瘤都需要密切的随访

预后

- 传统的釉母细胞瘤
  - 复发率高达35%
  - 持久的渗透性行为
  - 入侵重要结构患者可能会死亡
    - 特别是上颌后牙的肿瘤

造釉细胞瘤

要点

专业术语
- 良性的局部侵袭性牙源性上皮肿瘤

临床表现
- 最常见的牙源性肿瘤（排除牙瘤）
- 80%~85%发生在下颌后部
- 牙龈有外周型变异体
- 通常无症状，常在例行牙科X线片检查时被偶然发现
- 大的病灶可表现为大面积的毁容
- 传统型釉母细胞瘤一般需要整块切除
- 周围型病变用局部切除术很容易治疗
- 传统型釉母细胞瘤的复发率高达35%

影像学检查
- 传统型釉母细胞瘤通常呈现多房型透光区

组织病理学检查
- 长、网状条索或片样的牙源性上皮
- 星网状
- 核下空泡
- 细胞核极性倒置（Vickers-Gorlin化）
- 许多变型
  - 丛状、滤泡状、基底样、颗粒细胞样、棘皮型、单囊型

- 单囊型釉母细胞瘤
  - 5%~10%的复发率
- 周围型釉母细胞瘤
  - 复发率高达25%
  - 很容易用局部切除术再治疗
- 组织分型不影响预后
- 转化为造釉细胞癌较罕见
  - 局部侵袭性、存活期短
- 转化为恶性的造釉细胞瘤较罕见
  - 存活期短
  - 转移
    - 75%的患者有肺转移
    - 肝、颅、脑和肾不常见

影像学检查

一般特征
- 传统型釉母细胞瘤通常呈现多房型透光区
  - 多房型
    - 肥皂泡样或蜂窝状外观
- 单房型或单囊型
  - 单囊型肿瘤缺少小腔形成
- 经常伴随牙齿受累
- 外周型病变可表现出骨的一些潜在性侵蚀
  - 不会侵犯骨
- 促纤维增生性变异通常表现为混合的不透光/透光病变
  - 通常情况下被认为是良性纤维骨病变
- 经常可看到皮质膨胀
- 肿瘤可能导致相邻牙齿的吸收

大体检查

一般特征
- 实性-囊性
- 小的病变可能会在外周出现
- 较大的病灶围绕骨渗透或扩大
- 根据定义，单囊型病变必须是单囊的

提取的切片
- 骨的边缘

大小
- 范围较广
  - 有潜在的增长可能

组织病理学检查

组织学特征
- 牙源性上皮细胞岛
  - 中央星形网状组织由松散排列的有角细胞组成
  - 由单层的造釉细胞样细胞包绕
  - 细胞核远离基底膜，极性倒置
    - Vickers-Gorlin化
  - 基底细胞胞质空泡化
- 基质可变
  - 疏松
  - 致密
- 可见多种变型
  - 单房型可能占主导地位
  - 混合型
- 侵袭性

变型
- 丛状
  - 长、网状条索或片样的牙源性上皮
  - 外周栅栏样
  - 基质疏松
- 滤泡状
  - 牙源性上皮岛
  - 外周栅栏样
  - 纤维性基质
- 促纤维增生型
  - 致密的、有角的牙源性上皮岛
  - 仅局灶呈外周栅栏样
  - 致密的胶原基质

造釉细胞瘤

- 基底细胞样
  - 一致的基底细胞形成的巢
  - 无中央星网状结构
- 颗粒细胞样
  - 中央上皮细胞有颗粒状嗜酸性胞质
- 棘皮型
  - 牙源性上皮细胞岛内鳞状上皮化
  - 角蛋白的形成
- 单囊型
  - 肿瘤局限于单一囊肿腔壁

辅助检查

分子遗传学

- 肿瘤抑制基因家族ING有高频率的杂合性缺失（LOH）
  - ING5 局部性 LOH与实体瘤相关
- Notch信号分子可能与特定肿瘤的表型相关
- 参与牙齿正常发育的多个基因的失调可能起一定的作用
  - *FOS*致癌基因过表达
  - 低表达基因包括
    - *SHH*、*TRAF3*、*DCC*、*CDH12*、*TDGF1*、*TGFB1*

鉴别诊断

成釉细胞纤维瘤

- 发病年龄较小
- 间充质基质类似牙乳突
  - 圆形细胞
  - 星形细胞
  - 基质疏松
- 上皮成分
  - 细索状或束状
  - 小岛

成釉细胞纤维牙瘤

- 发病年龄较小
- 间充质基质类似牙乳突
  - 圆形细胞
  - 星形细胞
  - 基质疏松
- 上皮成分
  - 细索或束状牙源性上皮细胞
  - 小而分离的牙源性上皮细胞岛
- 矿物化组织
  - 牙釉质基质
  - 牙质
  - 牙骨质

牙源性腺样瘤

- 好发于上颌前部
- 封闭
- 管状间隙
- 结节状、旋涡样结构
- 无定形淀粉样物质
- 钙化

牙源性钙化囊肿

- 有影细胞出现
- 钙化

成釉细胞癌

- 破坏性生长
- 恶性细胞学特征，包括多形性和有丝分裂象增加

恶性成釉细胞瘤

- 有转移病灶发生
  - 通常是肺

鳞状牙源性肿瘤

- 囊肿罕见
- 上皮细胞团的外周细胞没有极化表现

鳞状细胞癌

- 与棘皮样造釉细胞瘤有相似性
- 恶性的细胞学特征

牙源性造釉细胞瘤

- 实质上是牙瘤并发造釉细胞瘤

基底细胞癌

- 外周肿瘤可能有类似的组织学外观
- 不发生在牙龈

含牙囊肿

- 总与未萌出的牙齿相关
- 可能与单囊型肿瘤有相似之处
- 缺乏极性倒置和核下空泡

参考文献

1. Adeline VL et al: Clinicopathologic features of ameloblastoma in Kenya: a 10-year audit. J Craniofac Surg. 19(6): 1589-93, 2008
2. Odukoya O et al: Clinicopathological study of 100 Nigerian cases of ameloblastoma. Niger Postgrad Med J. 15(1): 1-5, 2008
3. Scheper MA et al: Expression and alterations of the PTEN/ AKT / mTOR pathway in ameloblastomas. Oral Dis. 14(6): 561-8, 2008
4. Heikinheimo K et al: Gene expression profiling of ameloblastoma and human tooth germ by means of a cDNA microarray. J Dent Res. 81(8): 525-30, 2002
5. Ord RA et al: Ameloblastoma in children. J Oral Maxillofac Surg. 60(7): 762-70; discussion, 770-1, 2002
6. Philipsen HP et al: Peripheral ameloblastoma: biological profile based on 160 cases from the literature. Oral Oncol. 37(1): 17-27, 2001

造釉细胞瘤

影像学、大体和显微镜下特征

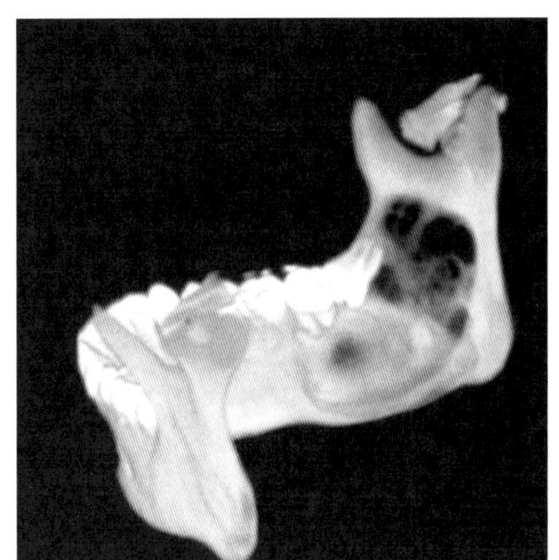

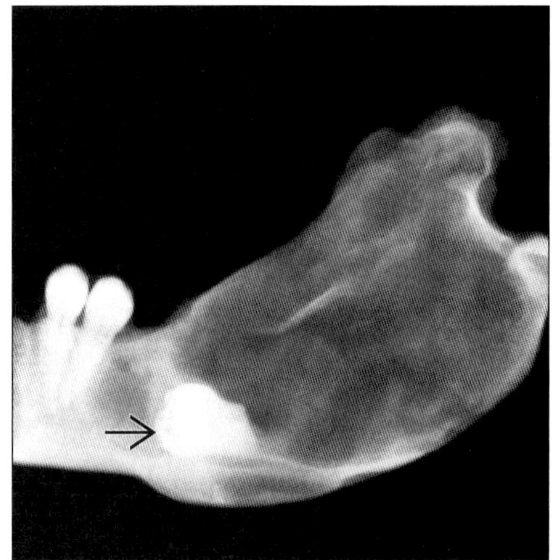

（左图）该3D重建图像强调了大多数成釉细胞瘤的多囊性性质。下颌骨升支和下颌体膨大，几乎被肿瘤完全取代。（右图）这个标本的放射学照片突出了肿瘤的透光性外观，需注意肿瘤外周的牙齿➡，标本的肥皂泡样外观很容易被识别

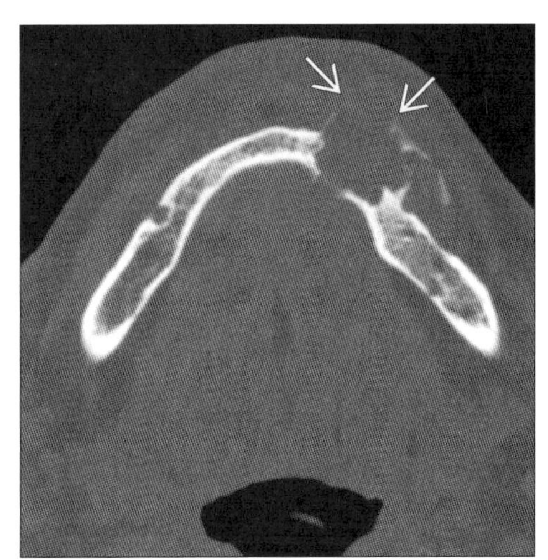

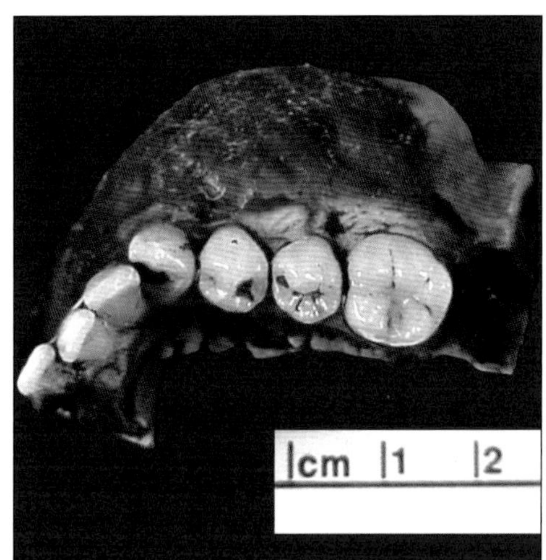

（左图）CT扫描显示，成釉细胞瘤已使骨穿孔，并侵入软组织➡。这是一个罕见的发现，因为通常会在肿瘤外周发生骨的重建或硬化。（右图）大体图片显示了完全除去肿瘤需要切除的程度，尽管它是一种良性瘤，行这种切除术的患者仍需重建并通过密切随访来识别复发

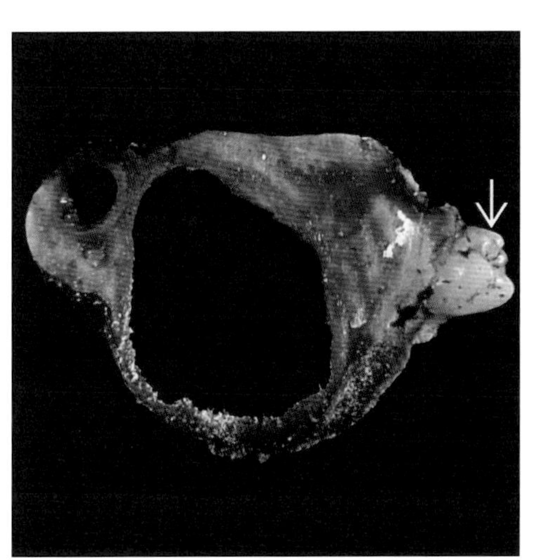

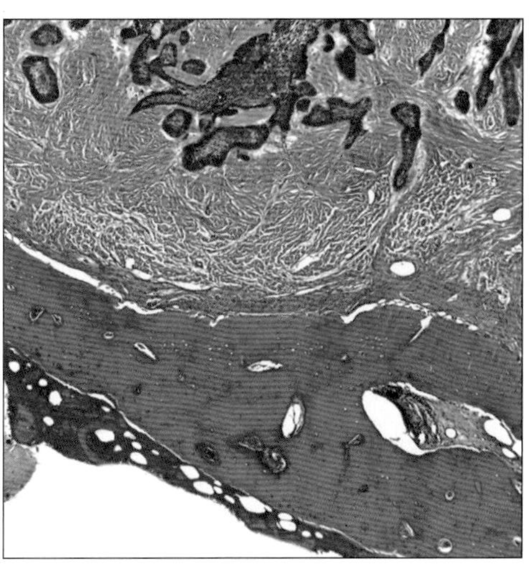

（左图）大体图片显示了下颌的一个大的多囊性病变。大体检查中发现空囊这种类型的情况并不少见。注意切除组织中的牙齿➡。这个病例的诊断是传统滤泡型成釉细胞瘤。（右图）HE染色显示骨边缘的肿瘤。术中和放射学检查均认为这一边缘是阴性的。这种肿瘤往往超越放疗所涉及范围

造釉细胞瘤

显微镜下和放射学特征

(左图)HE染色显示致密的胶原基质中的牙源性上皮细胞团，图中仍有形成良好的星网状结构➡，尽管外周基底细胞的栅栏样结构没出现。(右图)HE染色显示的主要是丛状型➡的巨大肿瘤的囊性变➡。囊肿形成在这一组织学类型中相对少见，在滤泡型中更常见

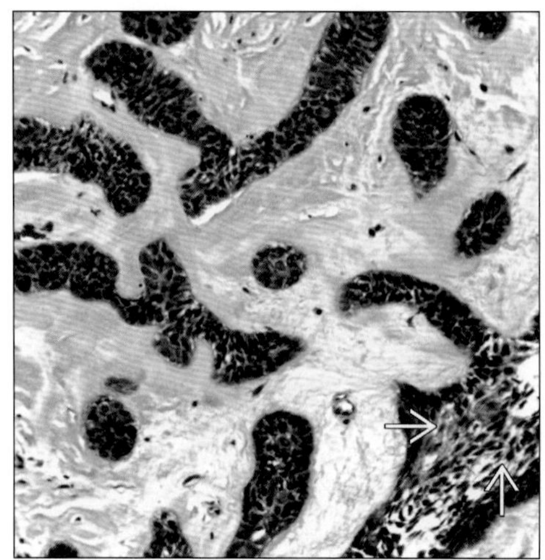

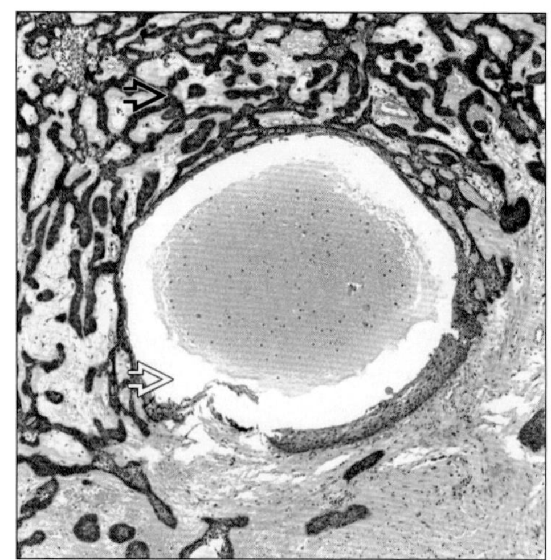

(左图)X线片显示了一个单囊型成釉细胞瘤，这是一个边界清楚的骨之间的单房囊性空间，注意根部的再吸收➡，这在成釉细胞瘤中经常出现。(右图)HE染色显示了一个单囊型成釉细胞瘤的不同基底细胞层➡。星网状细胞位于囊肿上皮的表面➡。低倍镜下，这可能被误认为是炎症或发育型牙源性囊肿

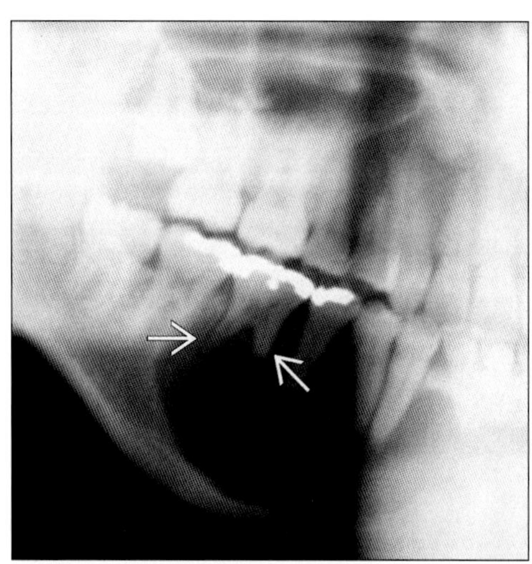

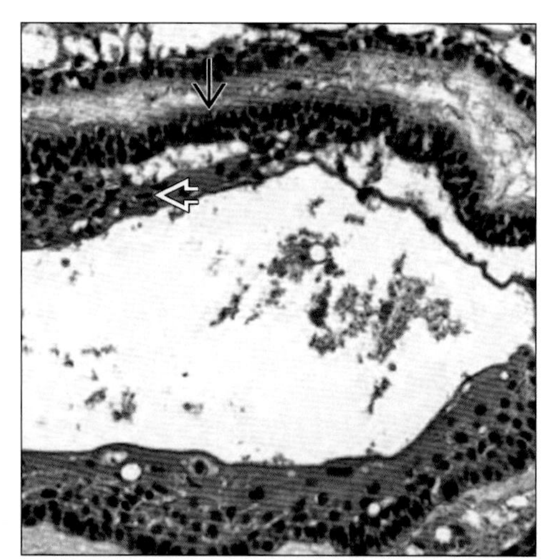

(左图)X线片显示促结缔组织增生型成釉细胞瘤，特点是透亮和不透亮混合的外观➡。结缔组织增生性成釉细胞瘤好发于上颌前部，从这里可看到张开的牙根。(右图)HE染色显示成釉细胞瘤的促结缔组织增生型变型。牙源性上皮细胞团➡被致密的胶原基质挤压。成釉细胞、极性倒置和星状网结构很难被看到

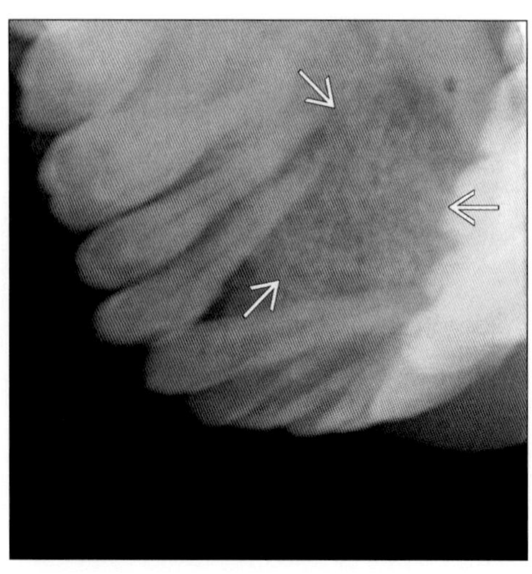

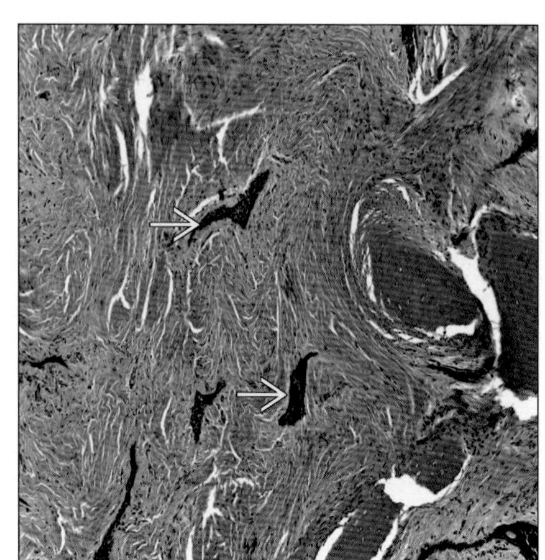

造釉细胞瘤

变异体的显微镜下特征

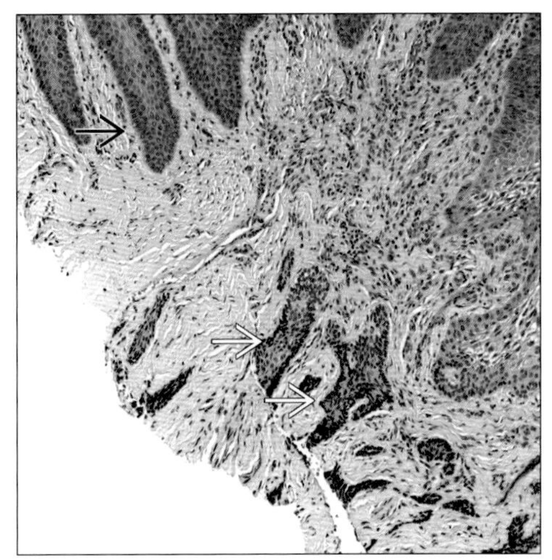

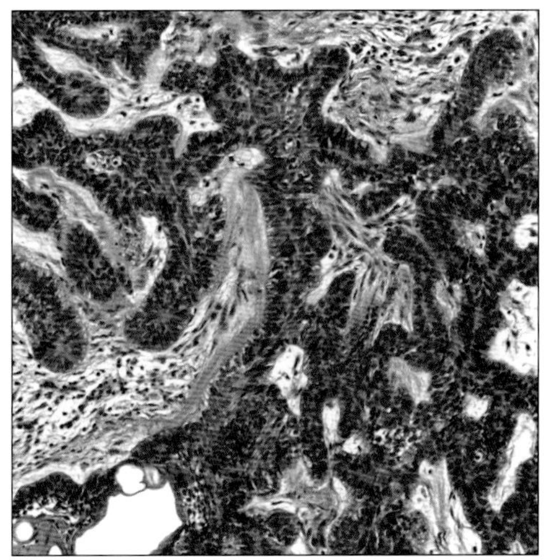

（左图）HE染色显示外周型造釉细胞瘤固有层有明显的牙源性上皮岛➡。注意覆盖牙龈⇨的上皮细胞。与浸润性鳞状细胞癌进行区别较困难。（右图）HE染色显示造釉细胞瘤的丛状变型。这种类型以交织的条索状和岛状牙源性上皮为特征，可以看到小的星状网结构

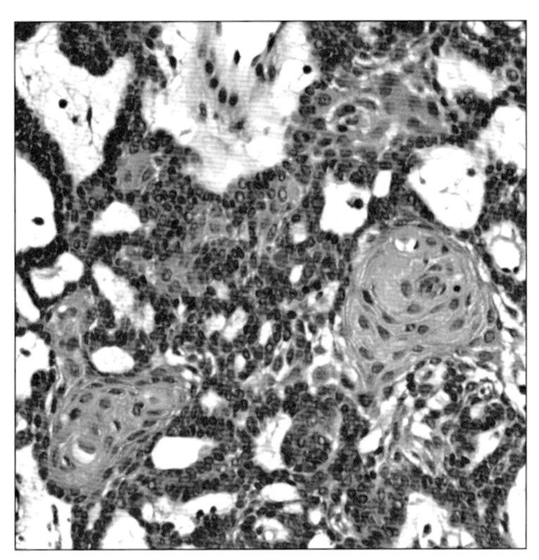

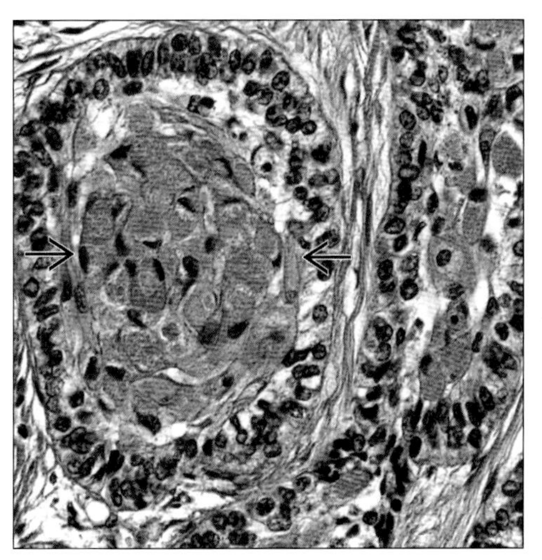

（左图）HE染色显示成釉细胞瘤的棘皮样变型。这些细胞团的中央区有占主导地位的鳞状分化，以适用此变型分类。（右图）HE染色显示成釉细胞瘤的颗粒型变型。注意细胞团⇨中的细胞内突起的颗粒状细胞质。类似于其他变异体，这一类型是肿瘤内的主要类型

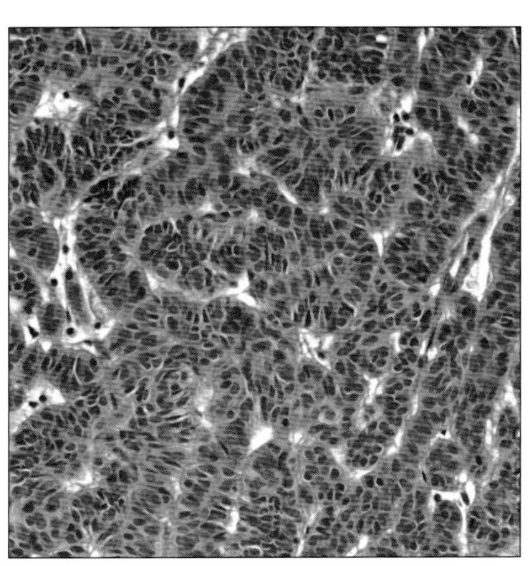

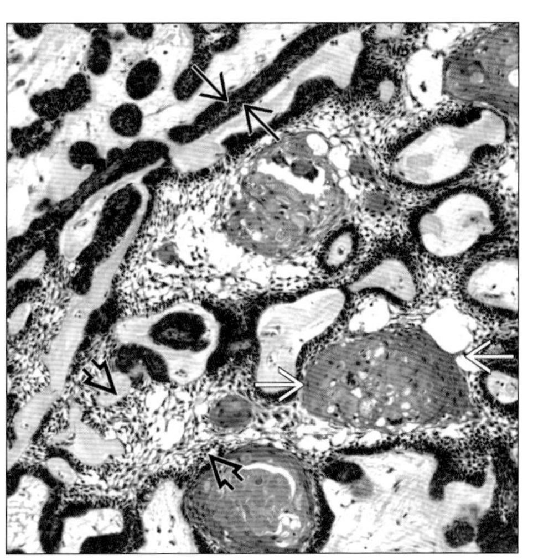

（左图）HE染色显示成釉细胞瘤的基底细胞变异体。注意多个立方形外周细胞、核深染、缺乏星网状。这是成釉细胞瘤最少见的变异体，并且相当难诊断。（右图）HE染色显示肿瘤内丛状⇨、棘皮样➡和滤泡型⇨区域。这种情况不常见，特别是在较大的肿瘤中，超过1种的组织学类型不常见

牙源性鳞状细胞瘤

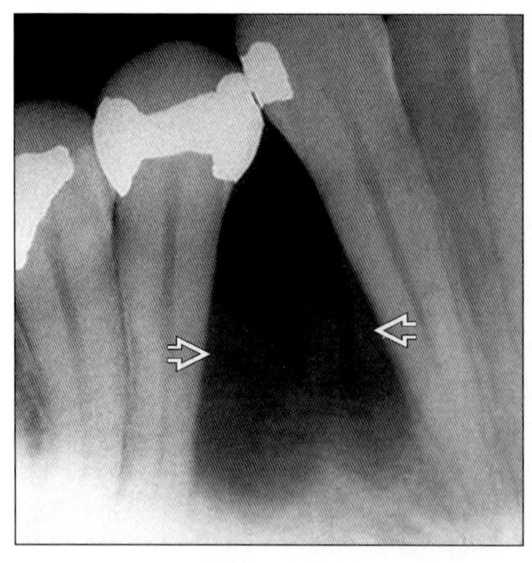

X线片显示在前磨牙和尖牙之间的三角形的透亮缺损➩。按牙周疾病治疗这个病例，但未能做出应答，随后活检

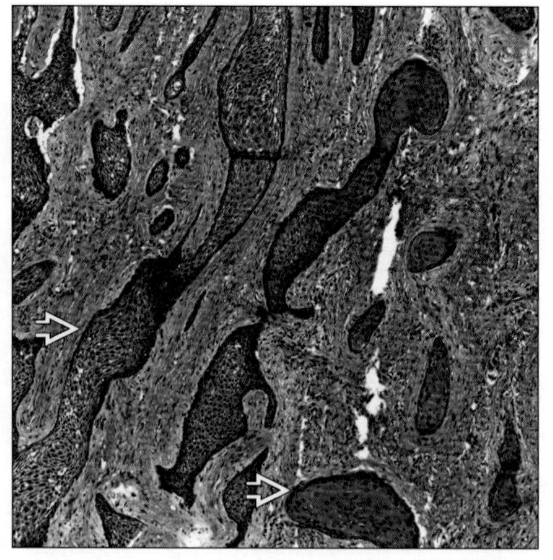

HE染色显示纤维基质内温和的鳞状上皮细胞团➩，在低倍镜下，鉴别诊断包括鳞状细胞癌

专业术语

缩写

- 牙源性鳞状细胞瘤（SOT）

定义

- 良性的牙源性鳞状上皮细胞肿瘤，可能表现为局部的侵袭性行为

病因/发病机制

- 被认为是源自牙周韧带的牙周上皮残留
- 外周病变可能源自表面上皮

临床表现

流行病学

- 发病率
  - 很罕见
    - 1975年第1例病例被描述
- 年龄
  - 范围较广
    - 20~70岁

部位

- 上颌前部
- 下颌后部
- 牙龈的外周病变罕见报道

症状

- 在没有牙周疾病的情况下牙齿的局部松动
  - 较深的牙周袋
- 牙龈肿胀
- 疼痛
- 无症状
  - 例行的牙齿放射学检查可以偶然发现
- 多房型罕见
- 相关的牙齿一般测试是有活性的

治疗

- 手术方法
  - 保守性移除病灶和受累牙齿
    - 受累骨的积极性切除
  - 邻近牙齿的刮治和根面平整
  - 牙齿拔除后的假体修复
  - 外周病变可能被切除，深至骨膜

预后

- 复发罕见
- 上颌病变需要密切的随访，因为被认为更有侵袭性
  - 局部解剖
  - 多孔性骨使移除变得困难
- 多发灶病变已被报道侵袭性较低
- 恶性转化的病例极罕见

影像学检查

放射学检查

- 非特异性，通常包括牙齿周边三角形的透光缺损区
  - 疑似牙周疾病造成的骨缺损
- 边界清楚或不清楚的透光区
- 边缘硬化
- 偶尔有皮质侵蚀
- 偶尔有邻近牙齿的移位

大体检查

一般特征

- 大体标本可能包括刮除的碎片

牙源性鳞状细胞瘤

要点

专业术语
- 良性的牙源性鳞状上皮细胞肿瘤，可能表现为局部的侵袭性行为

临床表现
- 很罕见
- 保守性移除病灶和受累牙齿
- 复发罕见

影像学检查
- 非特异性，通常包括牙齿周边三角形的透光缺损区

组织病理学检查
- 上皮细胞巢和岛
  - 温和
- 基质
  - 纤维结缔组织

- 骨碎片
- 拔除的牙

组织病理学检查

组织学特征
- 上皮细胞巢和岛
  - 不同的形状
  - 温和
  - 单个细胞的角化可见
  - 微小囊肿
  - 层状钙化
- 基质
  - 纤维结缔组织
  - 可见岛周围的透明样变

鉴别诊断

釉母细胞瘤
- 更常见
- 更具有破坏性
- 外周栅栏样核
- 星形网状组织

鳞状细胞癌
- 经常有软组织成分
- 非典型的细胞学特征，包括非典型的有丝分裂象

转移性癌
- 原发疾病史
- 非典型的细胞学特征

牙源性上皮细胞残留
- 小的牙源性上皮聚集
- 在其他情况下偶然发现
  - 牙滤泡组织
  - 含牙囊肿
  - 其他牙源性囊肿和肿瘤

契维茨器官
- 邻近口腔的契维茨器官
- 在后磨牙垫区域最常见
- 具有鲜明鳞状细胞外观的离散的细胞巢聚合物

参考文献

1. Kim K et al: Squamous odontogenic tumor causing erosion of the lingual cortical plate in the mandible: a report of 2cases. J Oral Maxillofac Surg. 65(6): 1227–31, 2007
2. Haghighat K et al: Squamous odontogenic tumor: diagnosis and management. J Periodontol. 73(6): 653–6, 2002
3. Regezi JA: Odontogenic cysts, odontogenic tumors, fibroosseous, and giant cell lesions of the jaws. Mod Pathol. 15(3): 331–41, 2002
4. Melrose RJ: Benign epithelial odontogenic tumors. Semin Diagn Pathol. 16(4): 271–87, 1999

影像图库

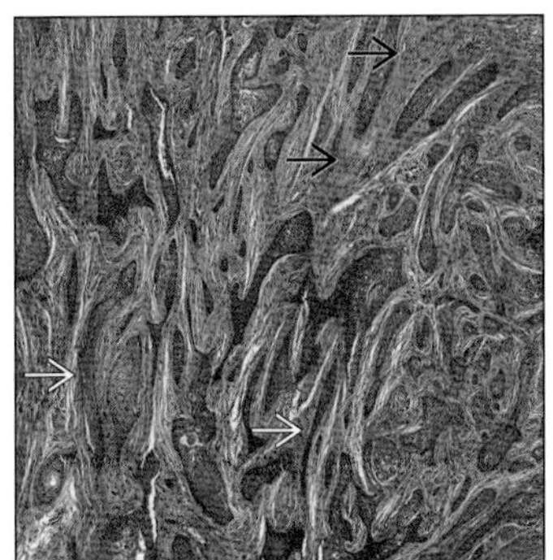

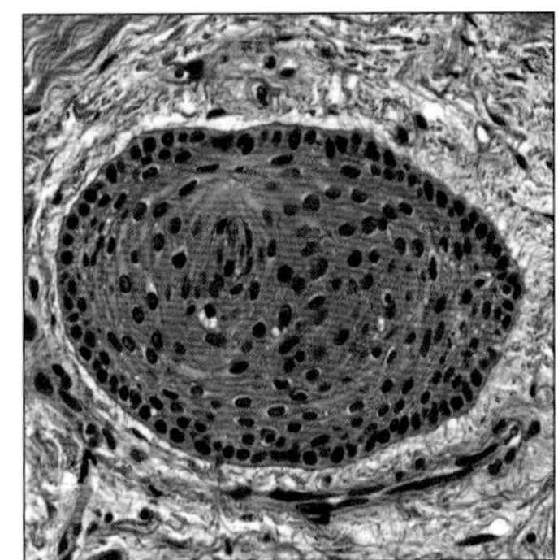

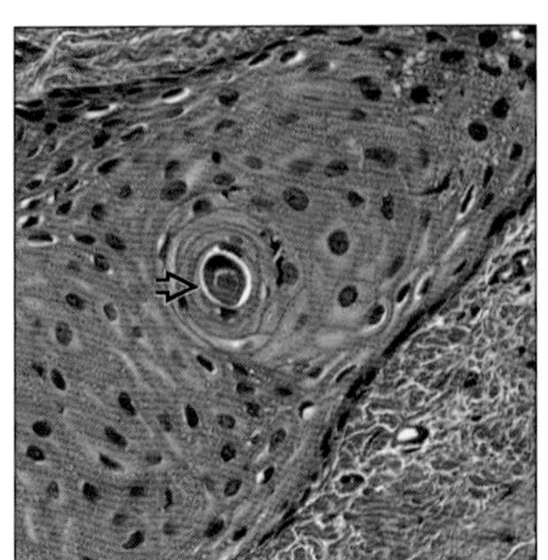

（左图）牙源性鳞状细胞瘤主要由条索状温和的鳞状上皮巢组成➡，注意纤维性基质⇨。（中图）肿瘤岛的高倍镜图显示缺乏癌所具有的细胞学异型性。另外，外周细胞没有显示造釉细胞瘤的极性倒置特征。（右图）HE染色显示一具有小的层状钙化结构的上皮岛⇨

牙源性钙化上皮瘤

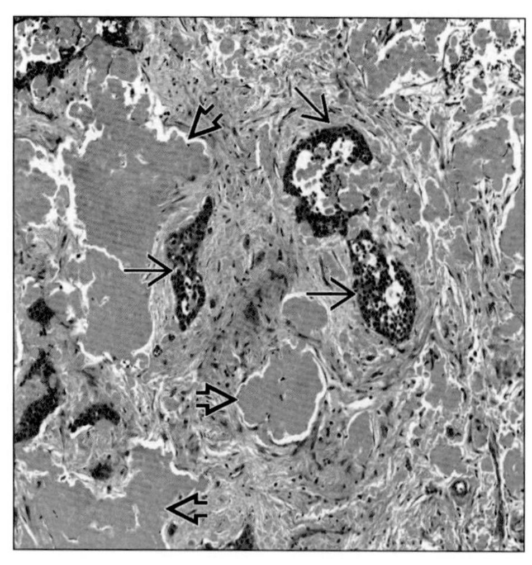
低倍镜显示纤维基质中的多边形上皮细胞岛➡。肿瘤中的无定形、嗜酸性、淀粉样物质⇨易于识别

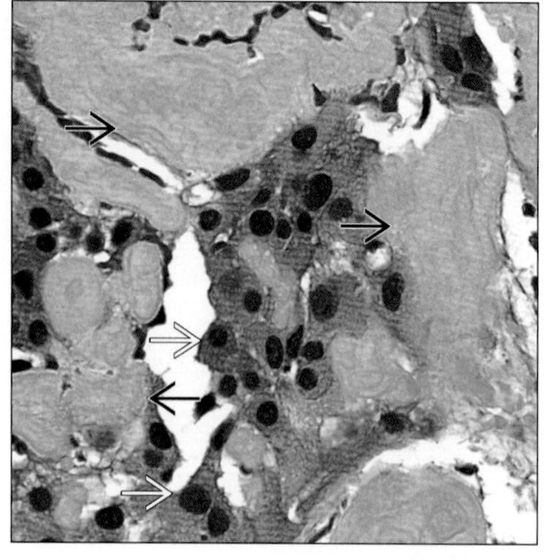
具有显著嗜酸性胞质的多边形肿瘤细胞聚集显示无定形的嗜酸性、淀粉样物质➡，区域遍布整个肿瘤➡，这一现象极具特征性

专业术语

缩写
- 牙源性钙化上皮瘤（CFOT）

别名
- Pindborg瘤

定义
- 局部侵袭性的牙源性上皮细胞肿瘤，以淀粉样物质和钙化为特征

临床表现

流行病学
- 发病率
  - 罕见
  - 占所有牙源性肿瘤的比例小于1%
- 年龄
  - 范围较广：20~60岁最常见
  - 平均发病年龄：40岁
- 性别
  - 性别分布平均

部位
- 骨内型占大多数
  - 约75%起源于下颌
    - 通常是后支：磨牙或前磨牙区
  - 源于下颌的残留物
- 骨外型：外周型变异体
  - 约5%的病例累及牙龈前部

症状
- 无症状，无痛膨胀性肿块
- 缓慢生长性肿大
- 牙龈紧实、无痛性肿块

治疗
- 手术方法
  - 局部切除，其中包括骨缘
  - 外周型变异体切除到骨膜

预后
- 复发率：15%
  - 透明细胞变异体复发率略高（22%）
- 推荐长期随访
- 恶性转化罕见

影像学检查

放射学检查
- 混合透光-不透光的病灶有相当大的变异
- 单房或者多房透光区
- 包含钙化
  - 通常围绕埋伏牙冠聚集
- 50%以上的病例伴有阻生牙
  - 最常见于下颌第三磨牙
- 外周变异体可能表现为潜在的杯口状骨

大体检查

一般特征
- 实体瘤（无囊肿形成）
- 钙化程度不同

切除部分
- 骨边缘

组织病理学检查

组织学特征
- 上皮细胞

牙源性钙化上皮瘤

要点

专业术语
- 局部侵袭性的上皮细胞肿瘤，有淀粉样物质和钙化

临床表现
- 罕见
- 75%起源于下颌
- 外周型变异体切除到骨膜
- 局部切除，其中包括骨缘

影像学检查
- 单房成多房透光区

组织病理学检查
- 片状、索状或岛状的多边形细胞
- 丰富的嗜酸性胞质，有明显的细胞边界和细胞间桥
- 透明样、嗜酸性、均质性基质
- Liesegang环：嗜碱性同心钙化层

  - 细胞呈片状、索状或岛状
  - 多边形细胞具有丰富的嗜酸性胞质
  - 细胞间桥发育良好
  - 明显的、边界分明的细胞边界
  - 多形性通常存在
    - 偶尔可见巨大的肿瘤细胞核
  - 有丝分裂象罕见
  - 透明细胞变型少见
- 基质
  - 透明样或纤维样结缔组织间质
  - 嗜酸性和均质性
- 钙化
  - Liesegang环：嗜碱性同心层
  - 通常邻近肿瘤细胞
  - 非钙化变型
- 几乎与牙源性腺瘤无关

辅助检查

组织化学
- 基质呈刚果红和硫磺素T（淀粉样蛋白）阳性

鉴别诊断

鳞状细胞癌
- 缺乏淀粉样和钙化
- 通常显示更多的细胞多形性

牙源性透明细胞癌
- 缺乏淀粉样和钙化

转移性肿瘤
- 鳞状细胞癌
  - 必须识别原发部位
  - 缺乏淀粉样和钙化
  - 通常显示更多的细胞多形性
- 肾细胞癌（透明细胞变型）
  - 必须识别原发部位
  - 血管型有红细胞外渗
  - 缺乏淀粉样和钙化
  - 对肾细胞癌的标志物CD10、pax-2有免疫反应

参考文献

1. Cicconetti A et al: Calcifying epithelial odontogenic(Pindborg) tumor. A clinical case. Minerva Stomatol. 53(6): 379-87, 2004
2. Belmonte-Caro R et al: Calcifying epithelial odontogenic tumor (Pindborg tumor). Med Oral. 7(4): 309-15, 2002
3. Kaplan I et al: Radiological and clinical features of calcifying epithelial odontogenic tumour. Dentomaxillofac Radiol. 30(1): 22-8, 2001
4. Aviel-Ronen S et al: The amyloid deposit in calcifying epithelial odontogenic tumor is immunoreactive for cytokeratins. Arch Pathol Lab Med. 124(6): 872-6, 2000

影像图库

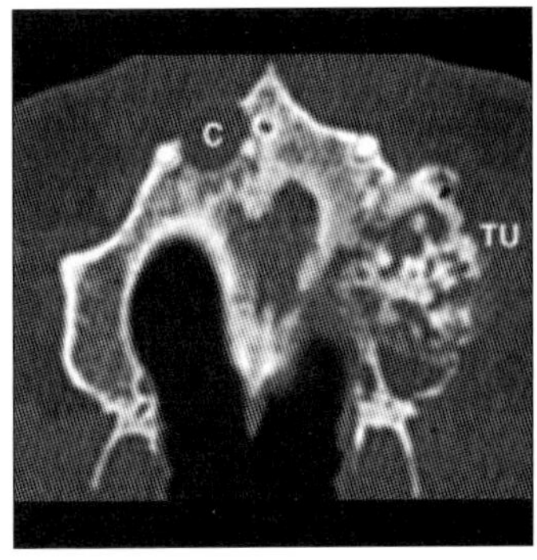

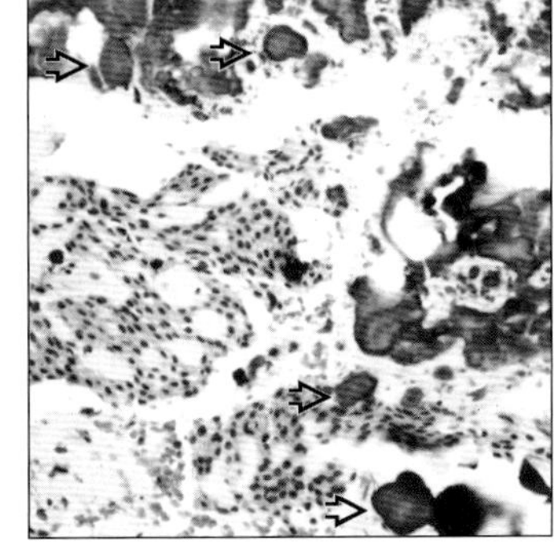

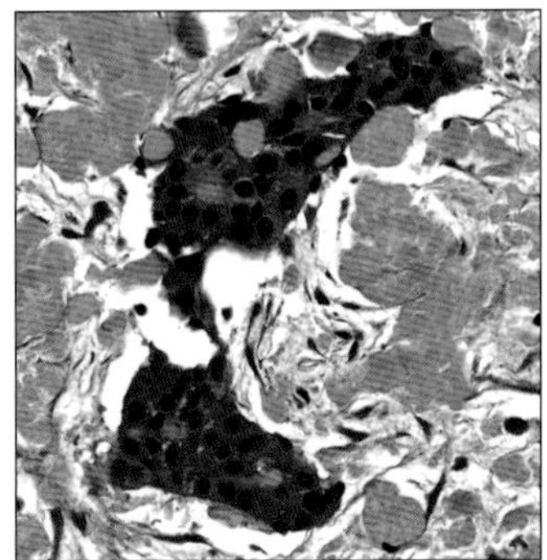

（左图）左上颌骨CT显示混合透光和不透光区（TU）。此外，右上颌显示牙根囊肿（C），这虽不相关，但恰好存在。（中图）肿瘤伴有明显同心层结构的致密钙化，称为Liesegang环➩。（右图）HE染色显示上皮细胞岛具有特征性的多形性，这一特征可能会被误认为是恶性肿瘤的特征

牙源性腺样瘤

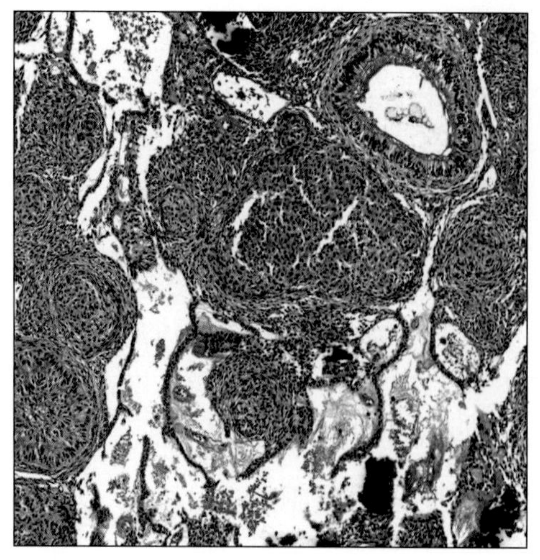

HE染色显示旋涡状细胞团，混有一些腺样结构，小的钙化灶散布于整个肿瘤中

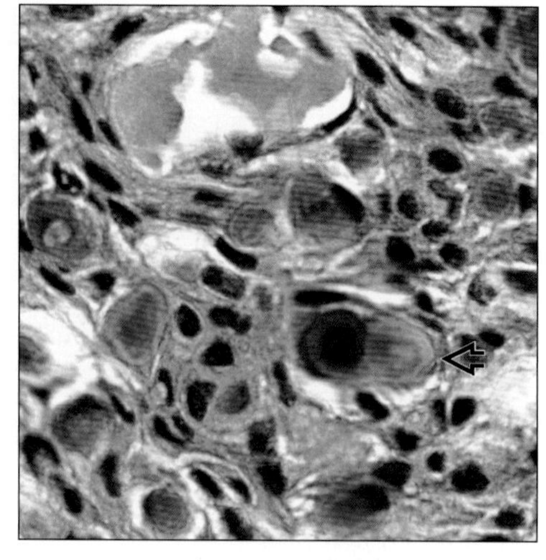

HE染色显示明显分层的钙化区域

专业术语

缩写
- 牙源性腺样瘤（AOT）

别名
- 原名腺成釉细胞瘤
  - 应避免与成釉细胞瘤混淆

定义
- 牙源性上皮的良性肿瘤，有明显的管状外观嵌入成熟的结缔组织间质中

病因/发病机制

发育异常
- 可能源于牙釉质上皮细胞

临床表现

流行病学
- 发病率
  - 3%~7%的牙源性肿瘤
- 年龄
  - 20岁左右最常见
    - 90%以上在30岁前被发现
- 性别
  - 女>男（2∶1）

部位
- 最常见于上颌前部
- 骨外变异体罕见
  - 牙龈
  - 好发于上颌

症状
- 通常无症状
- 无痛性骨膨大
- 与埋伏牙有关
- 可能引起邻近牙齿的移位
- 骨外变异体
  - 小的、固定的
  - 继发创伤可能引发溃疡
- 偶尔可见与牙源性上皮细胞有关的钙化瘤

治疗
- 手术方法
  - 骨剜除术
- 畸齿矫正学纠正咬合不正

预后
- 复发极其罕见，甚至是不存在的

影像学检查

放射学检查
- 边界清楚透光，通常为单房性
- 经常与埋伏牙有关
  - 通常是上颌尖牙
- 可能包含微小的钙化，呈雪片状

大体检查

一般特征
- 常被厚的、边界清楚的包膜包绕
- 切片可能显示
  - 囊肿或实性结构
  - 钙化
  - 未萌出的牙齿

大小
- 通常小于3cm

牙源性腺样瘤

要点

专业术语
- 牙源性上皮的良性肿瘤，有明显的管状外观，常呈簇状

大体检查
- 常被厚的、边界清楚的包膜包绕

组织病理学检查
- 管状巢或由立方至柱状细胞做内衬的条索状巢
- 核极性倒置，远离中央腔样间隙
- 管状间隙为内含嗜酸性分泌物的假腔
- 含有无定形淀粉样物质和矿化物

诊断依据
- 2/3的肿瘤

组织病理学检查

组织学特征
- 牙源性上皮结节
  - 管状巢或由立方至柱状细胞做内衬的条索状巢
  - 核极性倒置，远离中央腔样间隙
  - 管状间隙为内含嗜酸性分泌物的假腔
- 间质
  - 梭形-多边形嗜酸性细胞
  - 旋涡状或结节状
  - 包含无定形淀粉样物质（肿瘤微滴）
  - 矿化物
  - 小血管
- 牙源性细胞和间质细胞的黑色素沉着均已有报道

鉴别诊断

造釉细胞瘤
- 缺乏腺样结构
- 较大且更具侵袭性
- 缺乏包膜

唾液腺肿瘤
- 部位罕见，通常没有钙化
- 缺乏核的极性倒置，间质不明显

诊断依据

病理要点
- 2/3的肿瘤
  - 2/3为女性，20岁左右，与上颌前部的埋伏牙有关

参考文献

1. Philipsen HP et al: An updated clinical and epidemiological profile of the adenomatoid odontogenic tumour: a collaborative retrospective study. J Oral Pathol Med. 36(7): 383–93, 2007
2. Philipsen HP et al: Adenomatoid odontogenic tumour: facts and figures. Oral Oncol. 35(2): 125–31, 1999
3. Arotiba GT et al: The adenomatoid odontogenic tumor: an analysis of 57 cases in a black African population. J Oral Maxillofac Surg. 55(2): 146–8; discussion 149–50, 1997
4. Buchner A et al: Pigmented lateral periodontal cyst and other pigmented odontogenic lesions. Oral Dis. 2(4): 299–302, 1996
5. Chattopadhyay A: Adenomatoid odontogenic tumour. Review of literature and report of 30 cases from India. Indian J Dent Res. 5(3): 89–95, 1994
6. Montes Ledesma C et al: Adenomatoid odontogenic tumour with features of calcifying epithelial odontogenic tumour. (The so-called combined epithelial odontogenic tumour.) Clinico-pathological report of 12 cases. Eur J Cancer B Oral Oncol. 29B(3): 221–4, 1993
7. Philipsen HP et al: Adenomatoid odontogenic tumor: biologic profile based on 499 cases. J Oral Pathol Med. 20(4): 149–58, 1991

影像图库

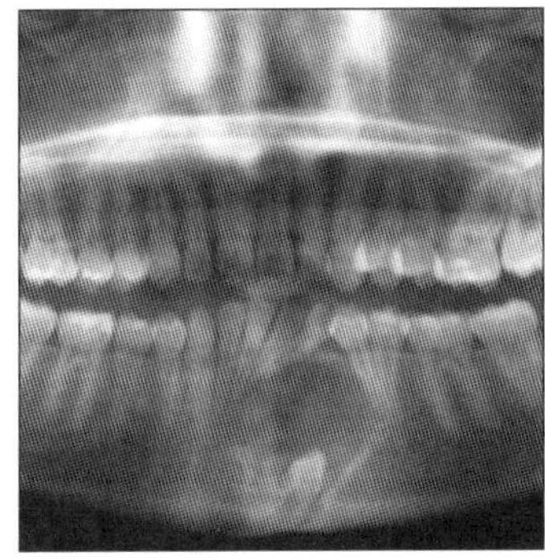

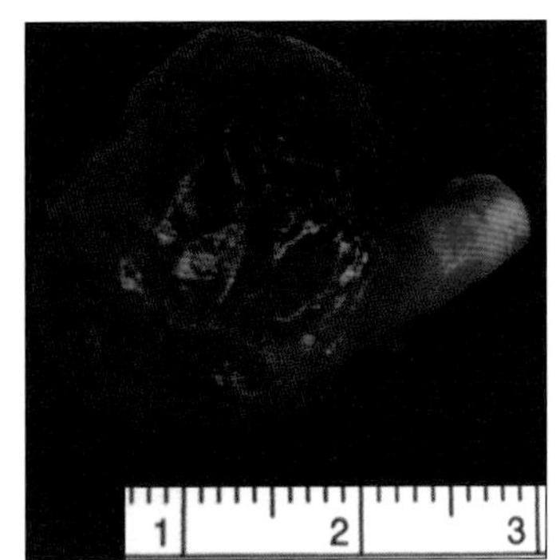

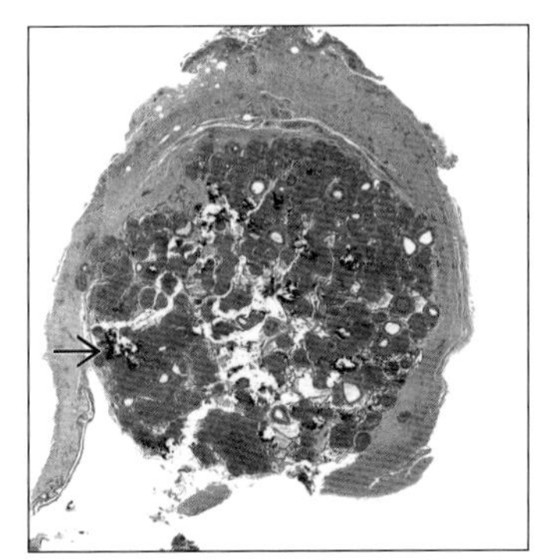

（左图）X线片显示埋伏的下颌尖牙牙冠的透光区，该病灶被认为含牙囊肿。（中图）整体图片显示边界清楚的实性肿块包绕下颌尖牙的牙冠，该病灶从周围骨弹出。（右图）HE染色显示低倍镜下包绕肿瘤的厚厚的包膜，整个标本可见矿化→

牙源性角化囊性瘤

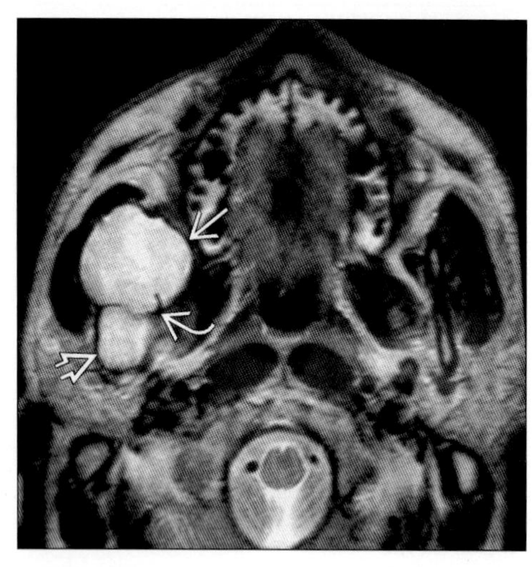

轴向T2 MR 显示下颌的牙源性角化囊性瘤为冠突➡和升支➪的强信号、膨大肿块，注意内部的分割作用↪

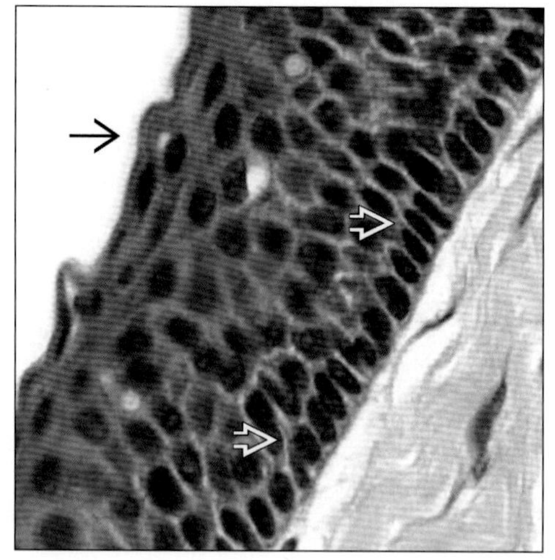

上皮基底层细胞显示特征性的栅栏状排列和染色加深➪，上皮有6~8层细胞，表面角化不全、呈波浪状➡

专业术语

别名

- 牙源性角化囊性瘤（OKC）
- 始基囊肿
- 牙源性角化囊肿

定义

- 明显的牙源性发育性囊肿，具有局部侵袭性

病因/发病机制

组织起源

- 可能源于牙板
- 可能源于覆盖于口腔上皮的基底细胞的扩展

遗传性疾病

- 痣样基底细胞癌综合征（格林综合征，NBCCS）
  - 常染色体显性遗传
    - 高外显率，表达不同
  - 自发突变
  - 9q22，累及*PTCH*基因

临床表现

流行病学

- 发病率
  - 4%~12%的发育性囊肿
- 年龄
  - 范围较广，通常在10~40岁
  - NBCCS患者囊肿被发现时年龄较小
- 性别
  - 男性稍好发
- 种族
  - 高加索人受累最常见

部位

- 下颌好发（60%~80%）
  - 后部和升支
- 上颌病灶较小

症状

- 无症状
- 疼痛、不适、肿胀
- 口内流涎、由神经压迫导致的神经症状罕见
- 痣样基底细胞癌综合征（NBCCS）
  - 多发的牙源性角化囊肿（KOT）
    - 约75%的患者可见同样的特征
  - 基底细胞癌
    - 见于年轻人，发生于非阳光照射部位
  - 掌跖凹
  - 骨骼异常
    - 双歧肋骨、脊柱后侧凸、轻度下颌前突和大脑镰的钙化
  - 其他肿瘤
    - 成神经管细胞瘤和卵巢纤维瘤
  - 其他特征
    - 器官过距、表皮囊肿

治疗

- 手术方法
  - 剜除术或刮除术
  - 造袋术
  - 整块切除后进行重建

预后

- 多个复发（约30%的病例）
  - NBCCS患者更常见
- 恶性转化罕见

牙源性角化囊性瘤

要点

专业术语
- 牙源性角化囊性瘤（OKC）
- 明显的牙源性发育性囊肿，具有局部侵袭性

病因/发病机制
- 起源于牙板细胞
- 痣样基底细胞癌综合征（格林综合征）与多发性牙源性角化囊肿相关

临床表现
- 好发于下颌
- 多个复发
- 卵巢纤维瘤

影像学检查
- 边界清楚的单房透光区
- 光滑的有皮层的边界

大体检查
- 薄而质脆的软组织
- 角质碎片

组织病理学检查
- 上皮内衬
- 6~8层细胞
- 缺乏表皮突
- 上皮细胞角化不全
- 波浪状或皱褶表面
- 基底层呈栅栏状、染色加深
- 炎性反应可能改变组织学特征

鉴别诊断
- 正角化牙源性囊肿
- 含牙囊肿

影像学检查

放射学检查
- 边界清楚的单房透光区
- 光滑的有皮层的边界
- 较大的病变可能是多房的
- 轻微的骨膨胀
- 通常发生于埋伏牙
  - 牙齿移位多于吸收

大体检查

一般特征
- 薄而质脆的软组织
- 囊腔内角质碎片
- 骨碎片和埋伏牙

组织病理学检查

组织学特征
- 上皮内衬
  - 6~8层细胞
  - 缺乏表皮突
    - 上皮细胞经常从纤维壁分离，产生裂缝
  - 基底层呈栅栏状、染色加深
  - 上皮细胞角化不全
  - 波浪状或皱褶表面
  - 腔内角质碎片
  - 痣样基底细胞癌综合征
    - 有更多的卫星囊肿、子囊肿、出芽和增生的牙源性上皮残留
- 纤维结缔组织
  - 可以与被覆上皮分离
- 发生炎症时上皮改变
  - 急性和慢性炎症细胞
  - 特征性的组织学改变，有明显的嵴
- 可见上皮玻璃样小体（Rushton体）
  - 角蛋白中有折光的、明亮的不规则嗜酸性小体
- 恶性转化罕见

辅助检查

免疫组织化学
- Ki-67高表达代表增殖
- TP53过表达

分子遗传学
- 肿瘤抑制基因*PTCH*基因（染色体9q22.3-q31）功能丧失
  - 导致BCL-1和TP53的过表达

鉴别诊断

正角化牙源性囊肿
- 腔面内衬上皮正角化
- 明显的透明角质颗粒
- 基础层缺乏栅栏状

含牙囊肿
- 与埋伏牙相关
- 菲薄的，上皮腔面无角化

根尖周囊肿
- 与失活的牙根尖表面有关
- 腔面内衬复层鳞状上皮
- 密集的炎性反应

诊断依据

病理要点
- 多发的牙源性角化囊肿表明了痣样基底细胞癌综合征的存在

牙源性角化囊性瘤

格林综合征的临床表现

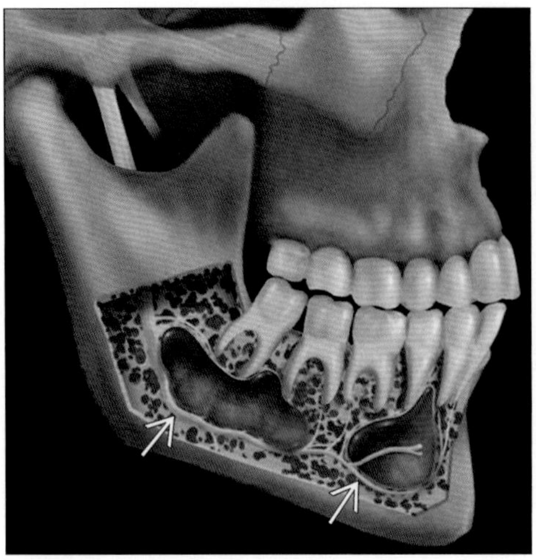

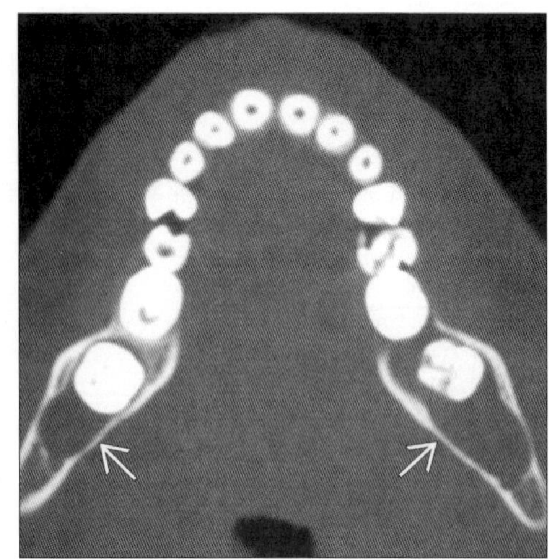

（左图）去外皮层的下颌横向平面图显示NBCCS之多发性OKC的典型外观。病变扩展到牙齿根部，下齿槽神经移位➡，牙齿吸收不常见。（右图）轴位CT显示在磨牙后三角区包含未萌磨牙的双侧膨胀性OKC➡。这是一例确诊的NBCCS患者。牙源性角化囊肿是格林综合征中最常见的临床表现之一

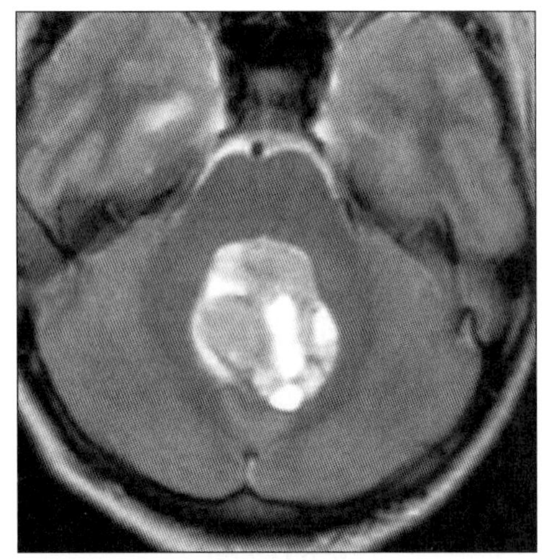

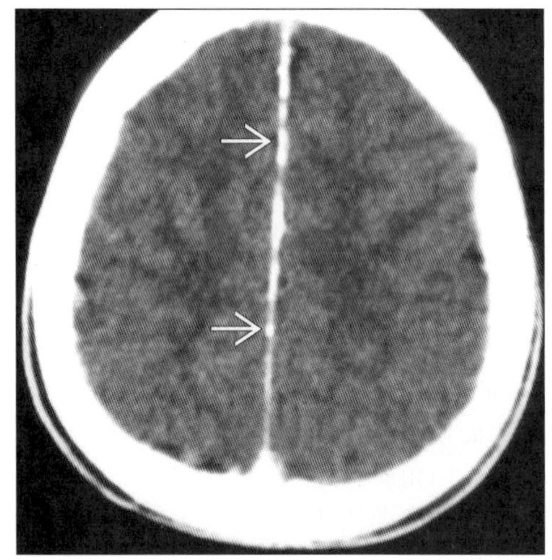

（左图）轴向T2 MR图像显示了患有NBCCS儿童的第四脑室髓母细胞瘤。（右图）轴向NECT显示患有NBCCS儿童钙化的大脑镰➡。在NBCC中，骨骼异常是常见的症状之一，还包括双歧肋骨和脊柱侧后凸

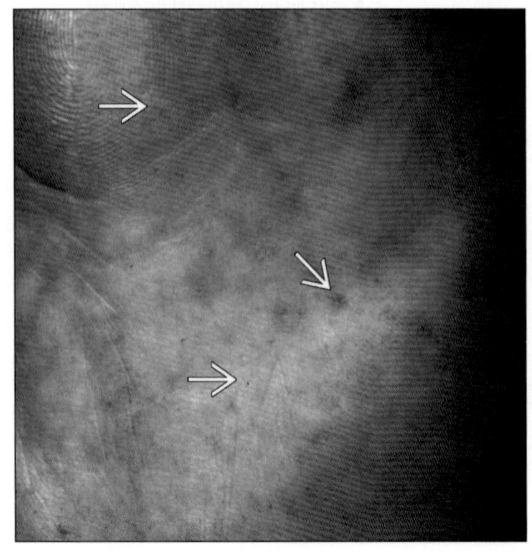

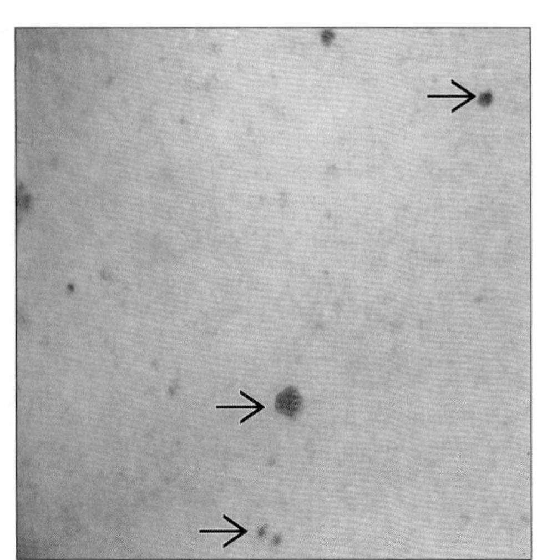

（左图）足底和手掌凹➡是痣样基底细胞癌综合征的一种常见表现，是基底上皮细胞发育过程中改变的结果。（右图）临床图片显示痣样基底细胞癌综合征患者多发性基底细胞癌➡。这些皮损是此综合征的主要组成部分，可有数百处。全身多发性基底细胞癌的治疗会导致明显的整形性毁容

牙源性角化囊性瘤

显微镜下特征

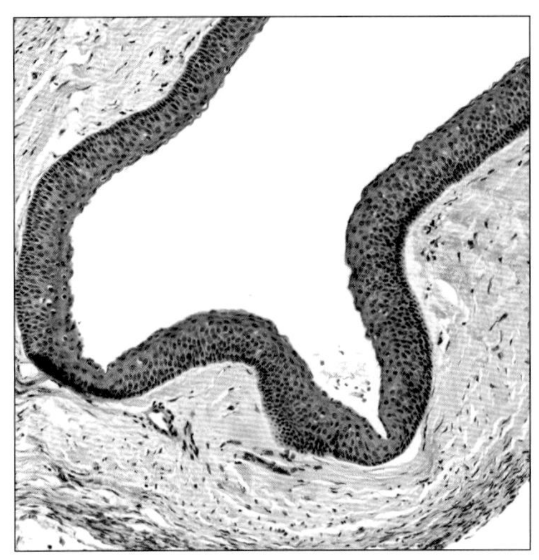

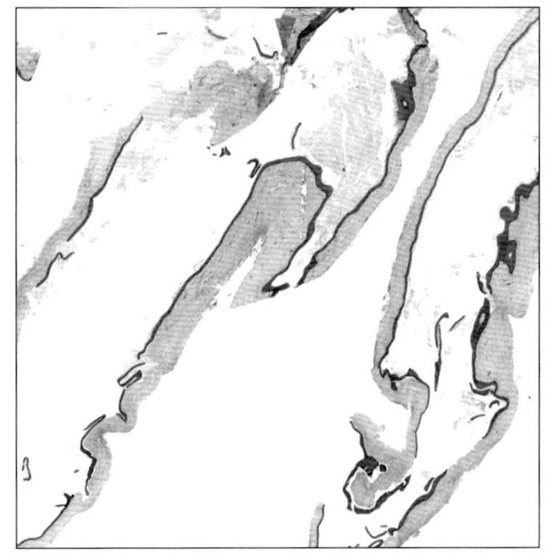

（左图）囊肿内衬较薄的上皮，与纤维结缔组织的分界面平坦，经常出现裂隙是由于缺乏发育良好的表皮突。这种病变易于识别，即使在低倍镜和中倍镜下也可识别。（右图）牙源性角化囊肿一般有薄而易碎的壁和明显的腔

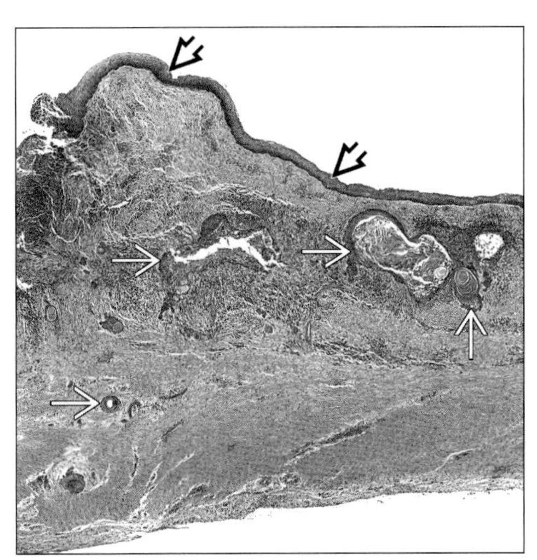

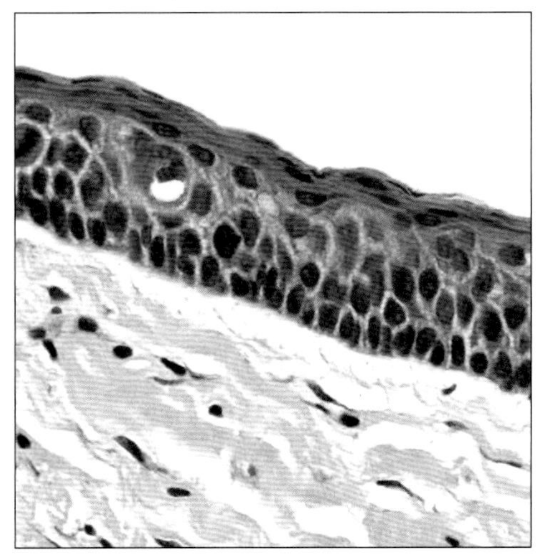

（左图）子囊肿或卫星囊肿➡不仅见于牙源性角化囊肿⇨，更常见于格林综合征患者或NBCCS患者。纤维间质内密集的炎性浸润也是这种病变的特别之处。（右图）部分薄的上皮已与其下方的纤维血管结缔间质分离，这是这一病变的常见表现，因缺乏表皮突所致

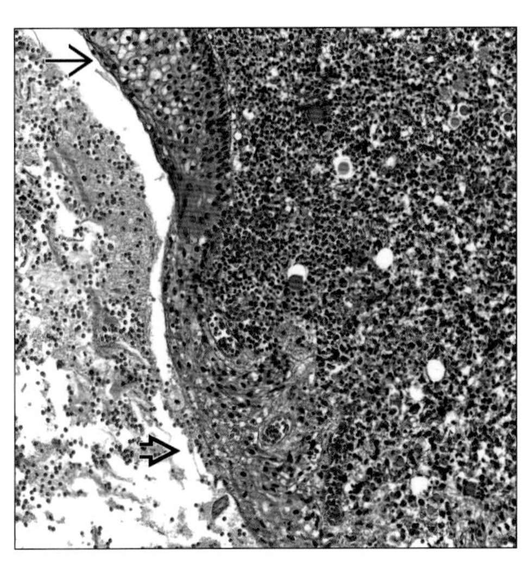

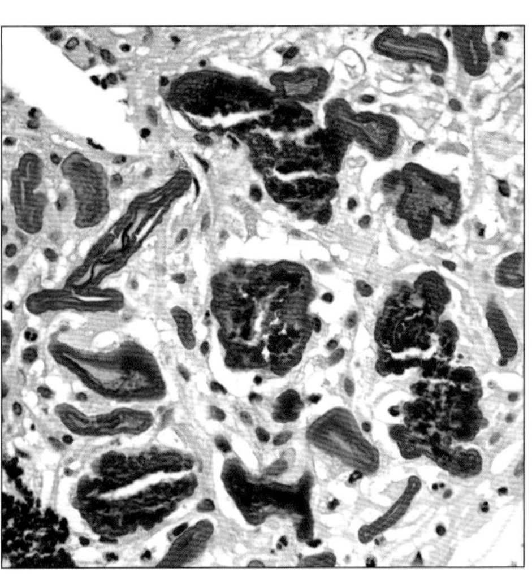

（左图）注意上皮从特征性、构造良好的非炎症区域→到密集的炎症区域⇨的移行。（右图）拉什顿小体不是这种肿瘤的特异性表现，但是一个有用的表现。它们由角蛋白的分解产物与碎片、钙化物和血液成分混合形成。这种折光物质在炎症区常见

成釉细胞纤维瘤

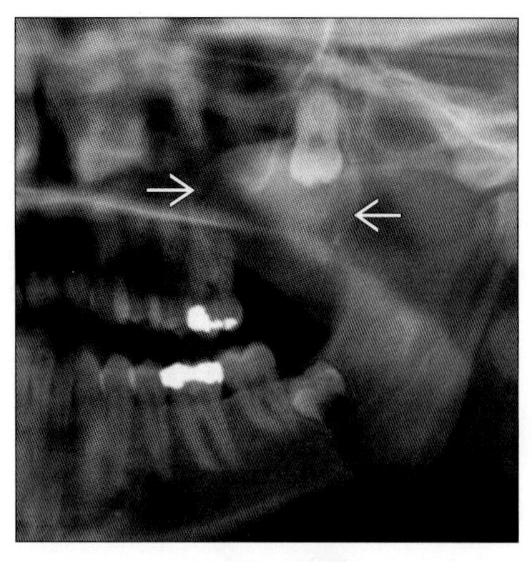

X线片显示一处大的透光性病变➡，与受累的上颌第三磨牙相关。缺乏硬化和正在发育的牙列表明患者的年纪较小

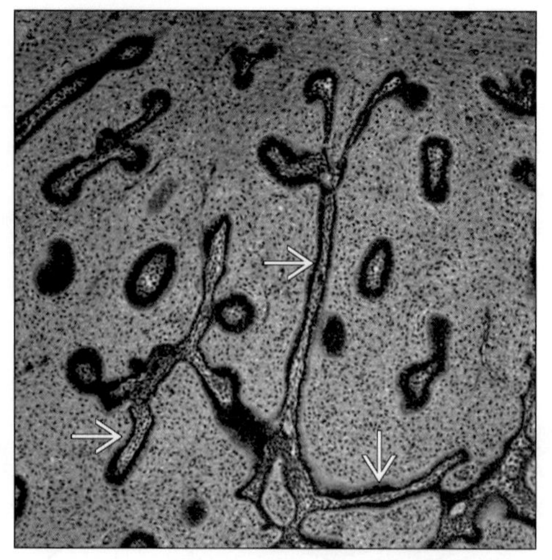

HE染色显示长而窄的牙源性上皮条索➡。间质为松散的基质，与发育中的牙乳头类似，细胞含量少

专业术语

缩写

- 成釉细胞纤维瘤（AF）
- 成釉细胞纤维牙瘤（AFO）

定义

- 成釉细胞纤维瘤
  - 包含牙源性上皮和间质组织的真性肿瘤
- 成釉细胞纤维牙瘤
  - 包含牙源性上皮和间质组织，也包含牙质和牙釉质的肿瘤

病因/发病机制

- 成釉细胞纤维瘤
  - 真性肿瘤
- 成釉细胞纤维牙瘤
  - 可能代表发育的牙瘤的一个阶段
  - 错构瘤
  - 罕见与家族性腺瘤性息肉病（FAP）相关

临床表现

流行病学

- 发病率
  - 罕见，1891年首次报道
    - 最常见的发病部位是皮肤、舌、乳腺和喉
- 年龄
  - 常见于20岁以下患者
  - 成人罕见
- 性别
  - AF：男性稍好发
  - AFO：男女平均分布

部位

- 下颌后部是最常见的部位
- 上颌后部
- 下颌前部

症状

- 小病灶
  - 通常无症状
  - 例行的牙片检查可发现
- 较大的病灶
  - 肿胀
  - 可能阻止出牙

治疗

- 手术方法
  - 依据年龄和表现根治或保守管理
    - 刮除术或切除术
  - AF患者应采取保守切除术，尤其是年轻患者

预后

- 成釉细胞纤维瘤
  - 与保守方法相比，根治术有较长的非复发生存期
  - 复发率不同
    - 保守治疗的病例复发率最高（高达90%），对比根治切除术（不到10%）
  - 成釉细胞纤维瘤的恶性转化不常见（不到10%）
    - 45%的成釉细胞肉瘤的发展与成釉细胞纤维瘤的复发有关
  - 需要密切随访
- 成釉细胞纤维牙瘤
  - 没有复发的报道

成釉细胞纤维瘤

要点

专业术语
- AF：真性混合性牙源性肿瘤
- AFO：包含牙质和牙釉质的混合性牙源性肿瘤

临床表现
- 常见于20岁以下患者

影像学检查
- 透光性
- AFO有不同量的钙化性物质

组织病理学检查
- 由小的岛状、索状或束状的牙源性上皮组成
- 间质与胚胎发育中的牙乳头类似
- 只在AFO中有矿化组织
  - 牙釉质、牙质、钙化物质
- 复发性/恶性AF中间质MIB-1高表达

影像学检查

放射学检查
- 透光性
  - 单房或多房
- 硬化边缘边界清楚
- 经常与埋伏牙有关
- 成釉细胞纤维牙瘤有不同量的钙化性物质
  - 片样或实性致密的肿块

大体检查

成釉细胞纤维瘤
- 白到褐色、透明状

成釉细胞纤维牙瘤
- 白到褐色、透明状
- 矿化的牙结构

组织病理学检查

组织学特征
- 上皮组分
  - 小的岛状、索状或束状的牙源性上皮
    - 外周细胞呈柱状和成釉细胞样
    - 中央区域星网状组织缺乏
- 间质
  - 蜂窝状黏液样组织类似发育中的牙乳头
    - 光滑的圆形或多边形细胞
  - 少许或没有有丝分裂象
- 矿化组织：只存在于成釉细胞纤维牙瘤中
  - 牙釉质、牙质、钙化物质

辅助检查

免疫组织化学
- 复发性/恶性AF中间质MIB-1高表达

鉴别诊断

成釉细胞瘤
- 不同的模型，有疏松或胶原状的间质

牙瘤
- 位于正常牙滤泡样组织中的小的牙源性上皮残留
- 无束状上皮或白色黏液样间质

成釉细胞纤维肉瘤
- 间质中富含有丝分裂细胞

影像图库

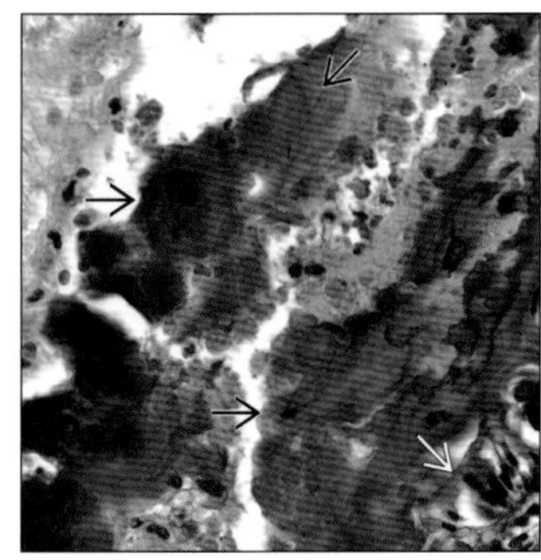

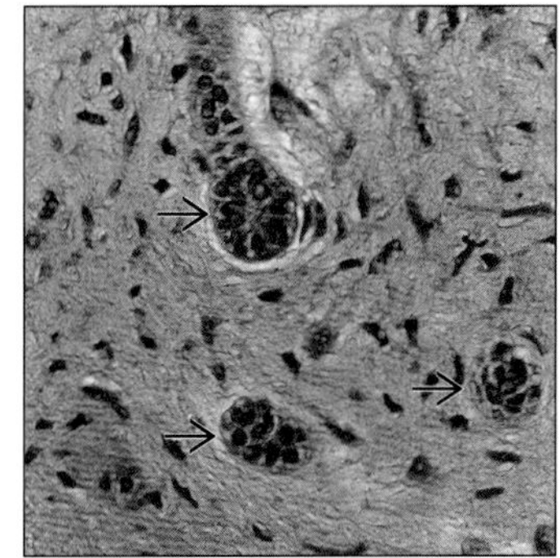

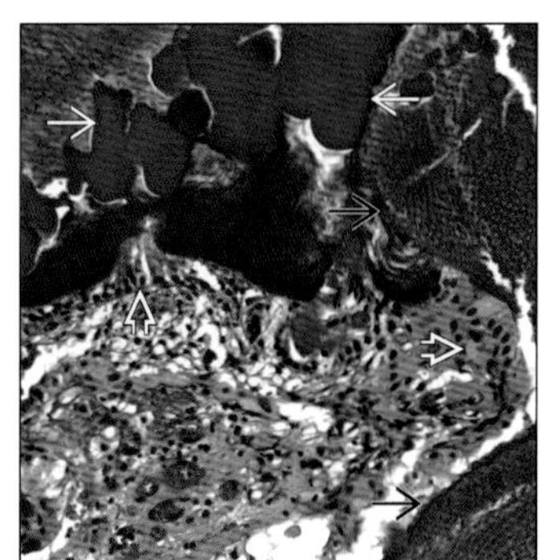

（左图）此成釉细胞纤维牙瘤以钙化物质➡占主导，不容易辨认牙质或牙釉质，注意微小的牙源性上皮➡。（中图）HE染色显示，成釉细胞纤维瘤中，轻度黏液的间质中有许多小的分散的牙源性上皮岛➡。（右图）成釉细胞纤维牙瘤显示，成熟的牙质➡钙化物质➡与牙源性上皮➡密切相关

牙瘤（合成型和复合型）

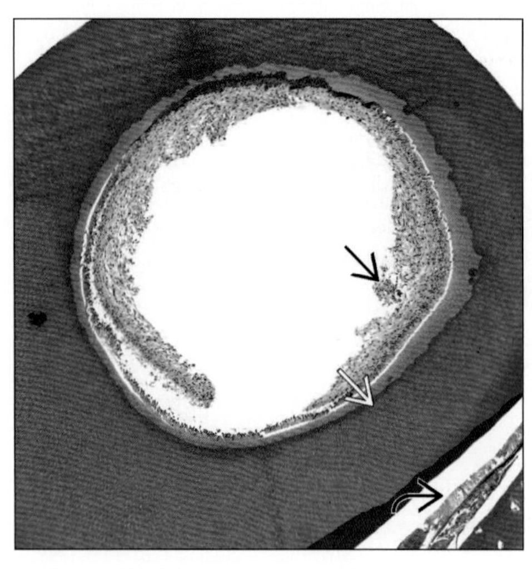

HE染色显示复合型牙瘤，中央牙髓组织➡被牙质➡和一团牙釉质基质➡包绕，这种关系让人想到正常的牙齿

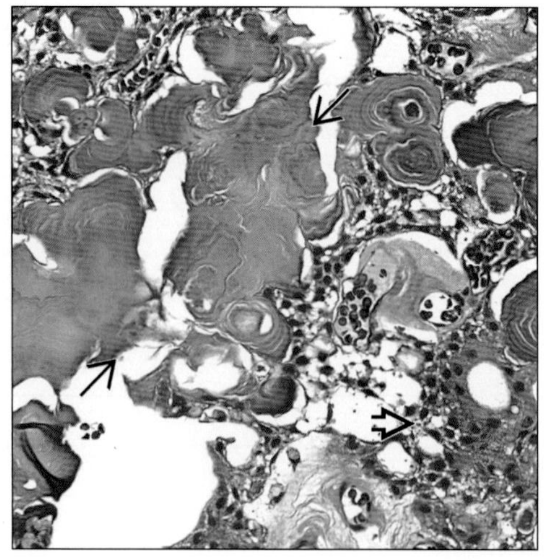

HE染色显示一团杂乱无章的牙釉质基质➡和牙源性上皮➡

专业术语

定义

- 牙源性上皮和外胚层间质的错构瘤

病因/发病机制

发育异常

- 错构瘤
  - 合成型牙瘤
    - 小的牙齿样结构
  - 复合型
    - 牙釉质和牙质的随意聚集
  - 混合型

临床表现

流行病学

- 年龄
  - 大多数发生在20岁左右
- 性别
  - 男女平均分布

部位

- 上颌最常见
  - 合成型牙瘤最常见于上颌前部
  - 复合型牙瘤最常见于下颌后部

症状

- 通常能通过例行的牙科X线片检测到
- 绝大多数无症状
- 可能阻止正常牙列的萌出
- 少数情况下，可能会使牙齿萌出
- 少数情况下，可能会引起骨扩张
- 可能是Rubinstein-Taybi综合征的一部分

治疗

- 简单的手术切除
  - 相关软组织的完全移除
    - 牙滤泡状组织
    - 含牙囊肿
- 如果需要的话，可用畸齿矫正去矫正咬合不正

预后

- 非常好，无复发

影像学检查

放射学检查

- 放射学特征被认为具有诊断性
  - 极少情况下，可能与骨瘤混淆
- 合成型
  - 牙齿样结构
  - 被透光性区域包绕
- 复合型
  - 放射密度肿块
  - 被透光性区域包绕

大体检查

一般特征

- 合成型
  - 牙齿样硬性组织
  - 相关纤维结缔组织
- 复合型
  - 由白-黄硬性组织组成的不规则肿块
  - 相关纤维结缔组织

大小

- 通常不超过正常牙齿大小
- 极少情况下可达到6cm

牙瘤（合成型和复合型）

要点

专业术语
- 牙源性上皮和外胚层间质的错构瘤

临床表现
- 大多数发生在20岁左右
- 最常见于上颌

大体检查
- 牙齿样硬性组织
- 由白-黄色硬性组织组成的不规则肿块

组织病理学检查
- 牙质、牙釉质基质、牙骨质和牙髓组织
- 合成型牙瘤的结构与正常牙齿相似
- 复合型牙瘤不规则排列

鉴别诊断
- 多生牙、根尖、阻生牙

组织病理学检查

组织学特征
- 合成型牙瘤的结构与正常牙齿相似
  - 成熟的管状牙质
  - 牙釉质基质
    - 在去钙化的过程中丧失了成熟的牙釉质
  - 牙骨质
  - 牙髓组织
  - 牙滤泡组织
  - 偶尔有含牙囊肿
- 复合型牙瘤不规则排列
  - 不规则排列的管状牙质
  - 牙质经常包绕牙釉质/基质团
  - 薄的牙骨质层包绕肿块
  - 经常可见上皮影细胞
  - 牙滤泡样组织
  - 偶尔可见含牙囊肿
- 可能与其他牙源性囊肿或肿瘤一起被发现
  - 牙源性成釉细胞瘤

鉴别诊断

多生牙（多余的牙齿）
- 完整、发育良好的牙齿，通常见于男性
- 极少情况下与综合征相关
  - 加德纳斯特奇韦伯综合征，锁骨和颅骨发育不良

根尖
- 不完全的牙齿拔除史
- 可能是有症状的

阻生齿
- 正常牙列的一部分

参考文献

1. da Silva LF et al: Odontomas: a clinicopathologicstudy in a Portuguese population. Quintessence Int. 40(1): 61–72, 2009
2. Ferrés–Padró E et al: A descriptive study of 113 unerupted supernumerary teeth in 79 pediatric patients in Barcelona. Med Oral Patol Oral Cir Bucal. 14(3): E146–52, 2009
3. Hidalgo–Sanchez O et al: Metaanalysis of the epidemiology and clinical manifestations of odontomas. Med Oral Patol Oral Cir Bucal. 13(11): E730–4, 2008
4. Yoon RK et al: Impacted maxillary anterior supernumerary teeth. A survey of forty–two cases. N Y State Dent J. 74(6): 24–7, 2008
5. Fregnani ER et al: Odontomas and ameloblastomas: variable prevalences around the world? Oral Oncol. 38(8): 807–8, 2002
6. de Oliveira BH et al: Compound odontoma––diagnosis and treatment: three case reports. Pediatr Dent. 23(2): 151–7, 2001

影像图库

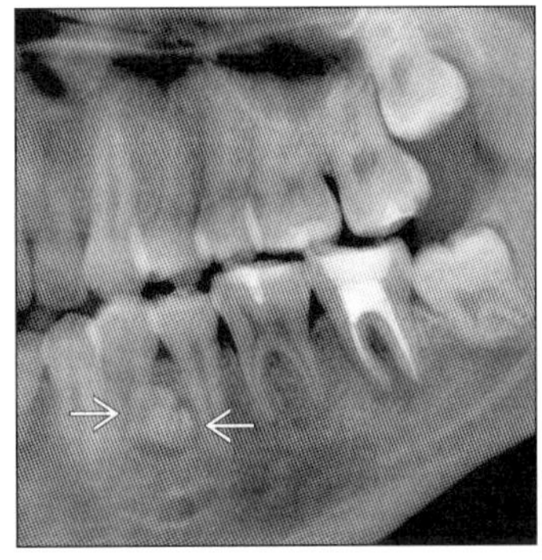
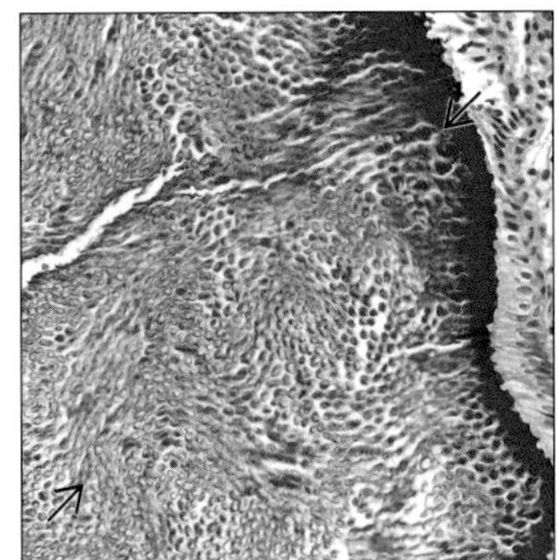
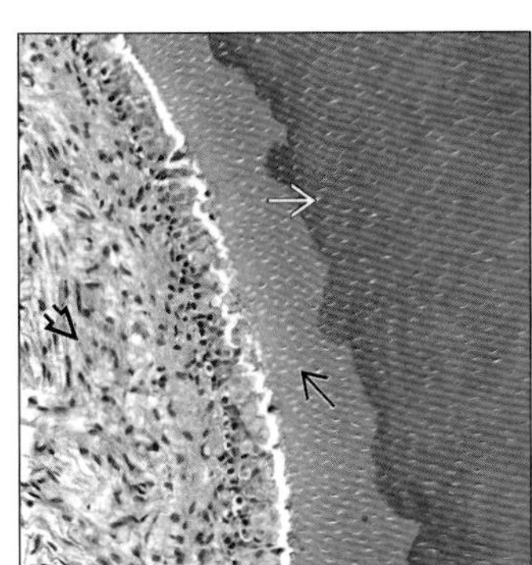

（左图）X线片显示合成型牙瘤➡，类似一小簇牙状结构。注意钙化周围的透亮边缘，这可能代表一个含牙囊肿或牙滤泡。（中图）HE染色显示高倍镜下脱钙的牙釉质基质➡。注意鱼鳞状外观。成熟的牙釉质在脱钙的过程中完全丧失。（右图）HE染色显示牙髓组织➡紧挨着前牙牙质➡和成熟的矿化牙质➡

中央牙源性纤维瘤

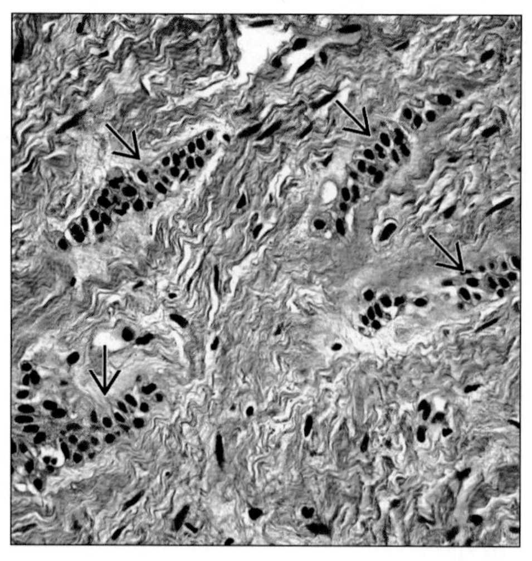

中央牙源性纤维瘤有疏松的间质、细小的胶原纤维和较小的牙源性上皮残留➡，牙源性残留并不总能看见

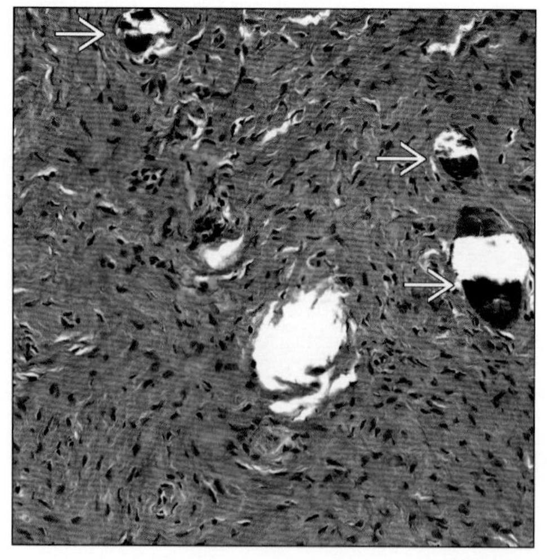

致密的纤维基质呈模糊的旋涡形状，灶性钙化➡是WHO型变型的特征，这种亚型正逐渐被淘汰

专业术语

缩写

- 中央牙源性纤维瘤（COF）

定义

- 良性牙源性肿瘤显示不同数量的看起来无活性的牙源性上皮细胞，根植于成熟的纤维基质中

病因/发病机制

发病机制

- 大多数被认为是起源于牙周韧带
- 牙滤泡可能是需要考虑的因素
- 外周牙源性纤维瘤是软组织的类似物

临床表现

流行病学

- 发病率
  - 不常见
- 年龄
  - 范围较广
    - 平均：40岁
- 性别
  - 男性>女性（3：1）

部位

- 下颌
  - 通常向后到第一磨牙
- 上颌
  - 通常是前部到第一磨牙/前磨牙区

症状

- 无症状
  - 例行的牙片检查可发现
- 有症状
  - 肿胀
  - 牙齿松动
  - 轻度疼痛到无痛
  - 流涎
  - 前上颌病灶
    - 可能有上腭的骨低下
    - 偶尔产生特征性的骨裂

治疗

- 手术方法
  - 剜除
  - 刮除

预后

- 非常好
  - 复发少见
  - 有局限性生长的可能
    - 尤其是在上颌前部

影像学检查

放射学检查

- 单房透光区
  - 通常是小病灶
- 多房透光区
- 经常与埋伏牙有关
- 受累骨膨大
- 牙根吸收
- 相关牙齿根部分歧
- 偶尔有不透射线的斑块
- 硬化有清楚的边界

中央牙源性纤维瘤

要点

专业术语
- 罕见的良性牙源性肿瘤，看起来无活性的牙源性上皮细胞根植于成熟的纤维基质中

病因/发病机制
- 大多数被认为起源于牙周韧带

临床表现
- 年龄范围较广
- 女性>男性（3∶1）

组织病理学检查
- 边界清楚的黄-白色切面
- 胶原性间质，致密至黏液样
- 牙源性上皮可以存在或不存在
- 牙骨质或牙质样钙化
- 营养不良性钙化

鉴别诊断
- 牙滤泡组织、结缔组织增生性纤维瘤、黏液纤维瘤

大体检查

一般特征
- 边界清楚
- 切面黄-白色、质韧

组织病理学检查

组织学特征
- 多样性
  - 单一型
    - 成纤维细胞
    - 胶原性间质，致密至黏液样
    - 牙源性上皮可以存在或不存在
    - 牙骨质或牙质样钙化
    - 营养不良性钙化
    - 局灶性炎症
  - WHO型
    - 此亚型正被逐步淘汰
    - 细胞纤维组织的复合型，致密至黏液样
    - 长的条索状或较大的巢状牙源性上皮细胞占主导
    - 营养不良性钙化
    - 牙骨质或牙本质样钙化
    - 局灶性炎症
  - 颗粒细胞型牙源性纤维瘤
    - 罕见，由大而圆的颗粒细胞组成

鉴别诊断

牙滤泡组织
- 总与未萌牙相关
- 通常基质是黏液状的

结缔组织增生性纤维瘤
- 表现为更强的侵袭性
- 缺乏牙源性上皮残留

黏液纤维瘤
- 更多的非细胞物质
- 黏液状
- 牙源性上皮残留罕见

纤维肉瘤
- 细胞性肿瘤伴随束状、均一的梭形细胞
- 通常有大量有丝分裂象
- 更强的侵袭性表现

影像图库

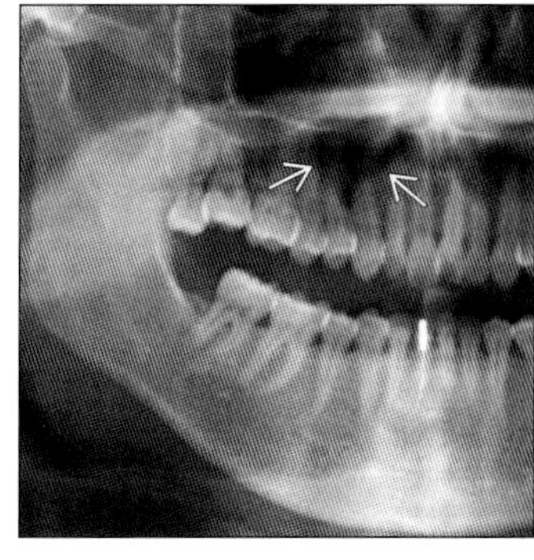

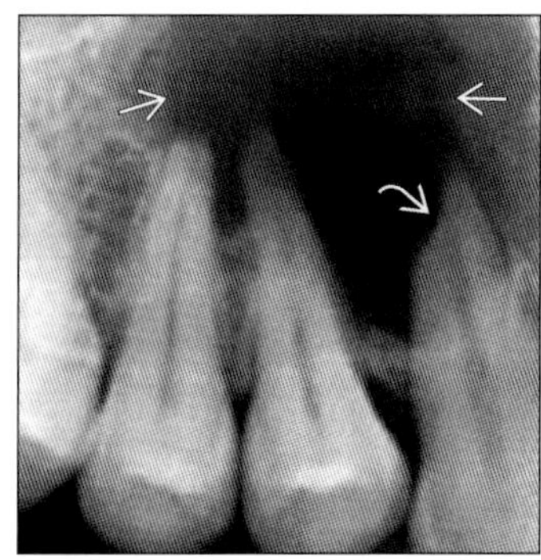

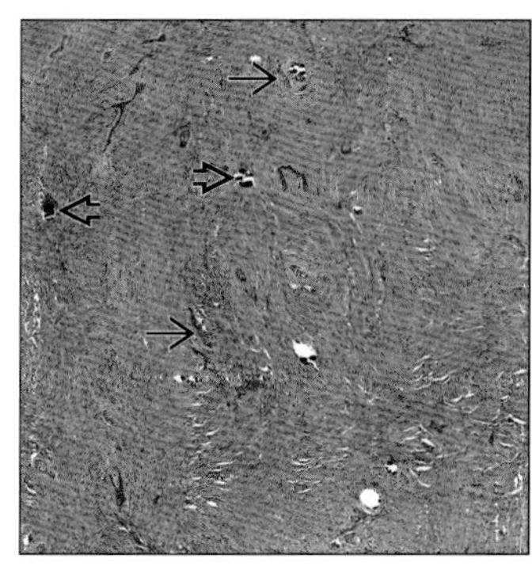

（左图）裁剪的全景片显示了上颌脊的一个膨胀、透亮的中央牙源性纤维瘤➡（Courtesy P. Sikorski，MD）。（中图）X线片显示了一处透亮的膨胀性病变➡。＃4＆＃5牙齿的牙根吸收是轻微的，而＃6牙齿的牙根吸收很严重➡（Courtesy P. Sikorski，MD）。（右图）低倍镜图显示在致密基质中孤立的上皮细胞岛➡伴有钙化⇨

牙源性钙化囊性瘤

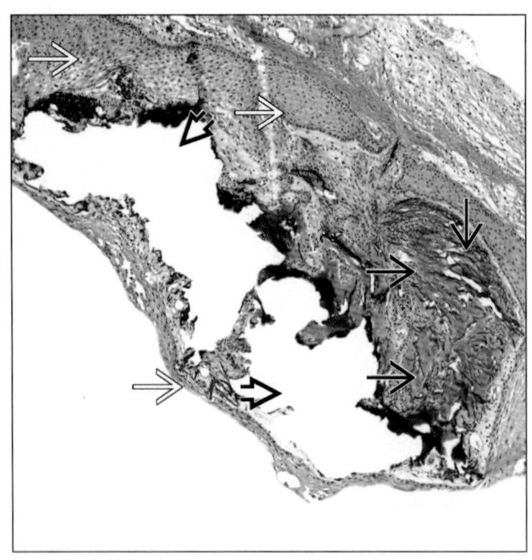

低倍镜图像显示了典型的牙源性上皮➡、特征性影细胞➡和钙化区域➡，其中一些组织在处理过程中可能丢失了

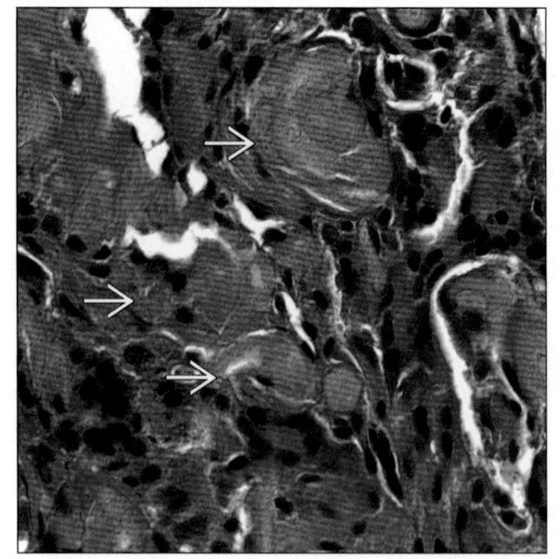

高倍镜图像显示许多大的嗜酸性影细胞➡。影细胞只存在于少数几种实体瘤中，从组织学上缩小了鉴别诊断的范围，无星状网组织存在

专业术语

缩写

- 牙源性囊性钙化瘤（CCOT）
- 牙源性钙化囊肿（COC）
- 外周牙源性钙化囊肿（PCOC）

别名

- 格林囊肿
- 牙源性钙化囊肿

定义

- 牙源性良性囊性肿瘤，以伴有影细胞的成釉细胞样上皮为特征，可能有钙化
  - 分为中央型（骨内型）和外周型（牙龈/牙槽黏膜）

病因/发病机制

发病机制

- 关于发育性囊肿和真性肿瘤的争论

临床表现

流行病学

- 发病率
  - 不常见
- 年龄
  - 范围较广
    - 20~30岁最常见
  - 若合并牙瘤，发病年龄更小
  - 侵袭性变异体更常见于年龄偏大的患者
- 性别
  - 男性稍好发

部位

- 中央型
  - 上颌稍常见
    - 前部最常见
    - 前磨牙和磨牙区
  - 下颌前部
- 外周型
  - 牙龈和牙槽黏膜
  - 占肿瘤的1/3
  - 通常前部到第一磨牙：门牙-尖牙区

症状

- 疼痛
- 骨膨胀
- 无症状，偶尔可在例行的牙片检查中发现
- 可能与其他牙源性肿瘤相关
- 外周型病灶看起来没有描述的牙龈肿块

治疗

- 手术方法
  - 牙源性钙化囊肿
    - 单纯的剜除术
  - 伴有其他牙源性肿瘤的牙源性钙化囊肿
    - 治疗应像治疗侵袭性更强的病变那样
  - 外周型囊肿
    - 单纯切除术

预后

- 非常好，有少数复发的报道
- 若与另一肿瘤相关，预后表现为更具侵袭性的肿瘤

影像学检查

放射学检查

- 中央型
  - 单房型或多房型
  - 边界清楚的透光区

牙源性钙化囊性瘤

要点

专业术语
- 牙源性良性囊性肿瘤，以伴有影细胞的成釉细胞样上皮为特征，可能有钙化

临床表现
- 上颌稍常见，通常在前部
- 发病年龄范围较广，男性稍好发
- 可能伴发其他牙源性肿瘤
- 骨透光性，经常是埋伏牙

组织病理学检查
- 分为中央型和外周型
- 薄的上皮，有柱状或立方形基底细胞（成釉细胞样）
- 影细胞：最具有特征性的发现
- 钙化物质

鉴别诊断
- 成釉细胞瘤、牙源性囊肿
- 外周骨化纤维瘤、颅咽管瘤

    - 包含不规则的内部钙化灶，尤其在外周
  - 可能与未萌/阻生牙相关
  - 可以看到牙根吸收和根分歧
- 外周型
  - 可能会出现软组织钙化和杯状

组织病理学检查

组织学特征
- 囊肿可能为非增殖型（单纯型）、增殖型、成釉细胞瘤型、合并牙瘤或其他牙源性肿瘤
- 囊肿
  - 可能是单一囊肿（最常见）或有子囊肿的多发囊肿
  - 薄的上皮纤维性囊壁，上皮有柱状或立方形基底细胞（成釉细胞样）
  - 管腔内衬类似星网状结构的组织
- 影细胞
  - 最具特征性的发现（实体瘤中很少见）
  - 大的无核上皮细胞
    - 由凝固性坏死进展而来
- 钙化物质
  - 可能与其他牙源性肿瘤相关
    - 最常见牙瘤（合成型）
    - 成釉细胞瘤、影细胞型牙源性癌

鉴别诊断

成釉细胞瘤
- 没有影细胞

其他牙源性或发育性囊肿
- 没有影细胞

外周骨化性纤维瘤
- 含骨的牙龈肿块，没有影细胞

颅咽管瘤
- 组织学相同，儿童易受累
- 垂体受累（独特的解剖部位）

参考文献

1. Li TJ et al: Clinicopathologic spectrum of the so-called calcifying odontogenic cysts: a study of 21 intraosseous cases with reconsideration of the terminology and classification. Am J Surg Pathol. 27(3): 372-84, 2003
2. Toida M: So-called calcifying odontogenic cyst: review and discussion on the terminology and classification. J Oral Pathol Med. 27(2): 49-52, 1998
3. Buchner A et al: Peripheral (extraosseous) calcifying odontogenic cyst. A review of forty-five cases. Oral Surg Oral Med Oral Pathol. 72(1): 65-70, 1991

影像图库

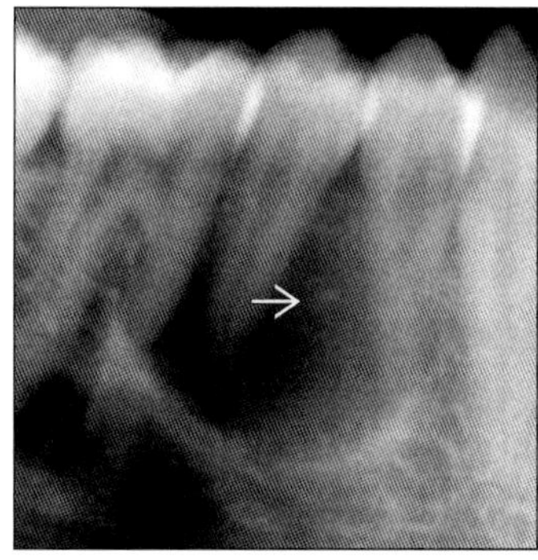

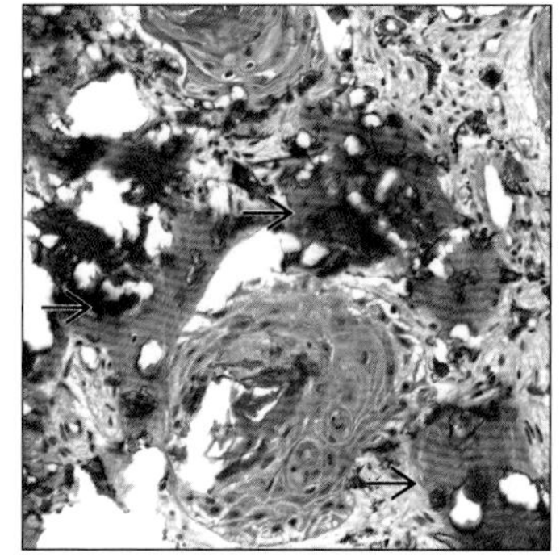

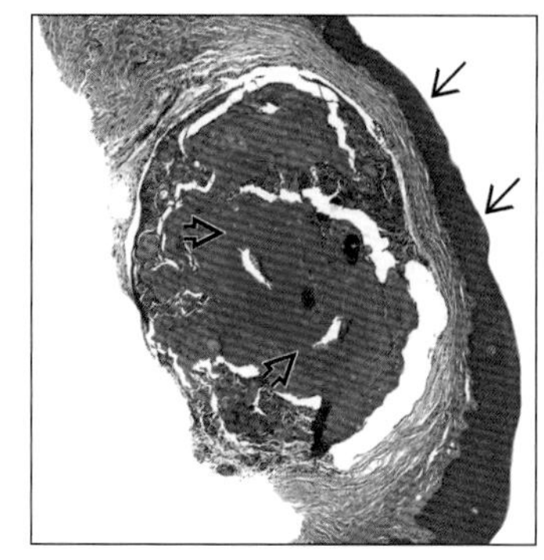

（左图）这张CCOT的X线片显示下颌的透光区，伴随不规则的小钙化灶➡（Courtesy J.T., Castle,DDS.）。（中图）显示有钙化区➡的CCOT。钙化通常始于影细胞，可能导致大面积的钙化。（右图）该低倍镜图像展示了一个外周型CCOT，显示了被覆上皮➡。据估计，外周型肿瘤约占这类肿瘤的1/3，影细胞占主导地位➡

牙骨质母细胞瘤

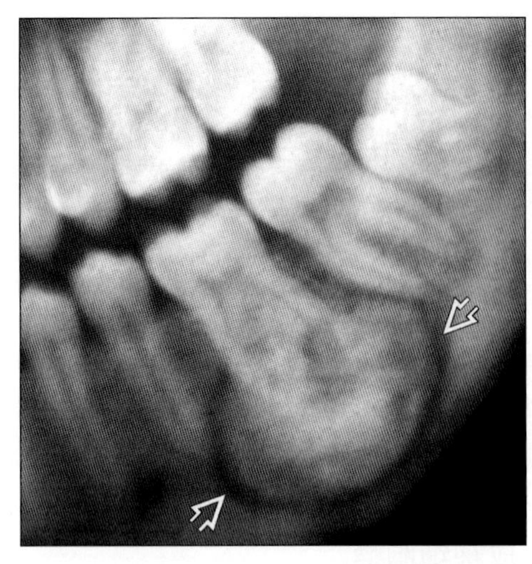

X线片显示紧邻下颌第一磨牙根部的放射密度，肿块的外周由可透射线的特征性边缘包绕➡

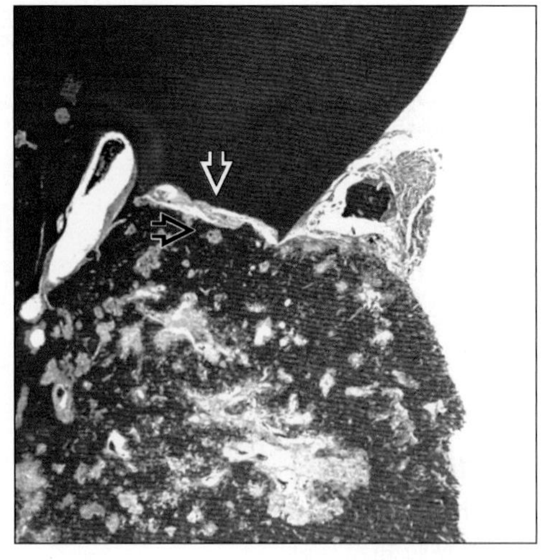

HE染色显示牙质的吸收➡和由牙骨质母细胞瘤造成的移位➡

专业术语

别名
- 真性牙骨质瘤
- 良性牙骨质母细胞瘤

定义
- 牙骨质肿瘤，与牙根受累紧密相关

临床表现

流行病学
- 发病率
  - 小于6%的牙源性肿瘤
- 年龄
  - 20~30岁最常见
- 性别
  - 可能是男女平均分布
    - 变异源于选择偏倚

部位
- 下颌好发
  - 前磨牙-磨牙区
- 上颌
- 总与牙根部密切相关
  - 萌出的恒牙
  - 阻生牙罕见
  - 乳牙罕见

症状
- 无症状
- 症状
  - 疼痛
  - 肿胀
- 相关牙
  - 牙齿可能有活性
  - 活性测试结果可能是模棱两可的
- 多发性罕见

治疗
- 手术方法
  - 受累牙齿和肿块的切除
    - 完全刮除
    - 外周骨切除
- 替代治疗
  - 保留牙齿优先内分泌治疗（根管）
    - 手术移除肿块
    - 根部部分切除
- 受累牙齿的假体取代

预后
- 完全切除后复发罕见
- 不完全切除可能导致复发
- 必须随访

影像学检查

放射学检查
- 射线可透性肿块
- 狭窄的透光边缘
- 与牙根密切相关（诊断病征）
- 皮质穿孔罕见
- 可以看到根部吸收

大体检查

一般特征
- 黄色的矿化组织
- 融合到根部

牙骨质母细胞瘤

要点

专业术语
- 牙骨质肿瘤，与牙根受累紧密相关

临床表现
- 下颌好发
  - 前磨牙-磨牙区
- 完全切除后复发罕见

影像学检查
- 与牙根密切相关（诊断病征）
- 射线可透性肿块
- 狭窄的透光边缘

组织病理学检查
- 致密的牙骨质样组织
- 明显的嗜碱性折返线

组织病理学检查

组织学特征
- 致密的牙骨质样组织
  - 明显的嗜碱性折返线
  - 不规则缺损
  - 小梁可能衬有肥胖的成牙骨质细胞
  - 矿化小梁之间的细胞性成纤维组织
- 病变外周
  - 未钙化的基质
- 偶尔可见巨细胞
- 有组织学活性的牙髓组织

鉴别诊断

成骨细胞瘤
- 与牙根没有密切的关系
- 下颌罕见

骨样骨瘤
- 与牙根没有密切的关系
- 下颌罕见
- 可能会疼痛

骨肉瘤
- X线片显示边界不清
- 可能增长很快
- 非典型组织学增生

反应性病变
- 根尖周囊肿
  - 几乎总是与无活性的牙齿相关
  - 透光性病灶
  - 内衬上皮伴炎性反应
- 根尖周肉芽肿
  - 总是与无活性的牙齿相关
  - 透光性病灶
  - 炎性反应性肉芽型组织

诊断依据

病理要点
- 放射学表现几乎是诊断病征

参考文献

1. Sumer M et al: Benign cementoblastoma: a case report. Med Oral Patol Oral Cir Bucal. 11(6): E483-5, 2006
2. Ohki K et al: Benign cementoblastoma involving multiple maxillary teeth: report of a case with a review of the literature. Oral Surg Oral Med Oral Pathol Oral Radiol Endod. 97(1): 53-8, 2004
3. Brannon RB et al: Cementoblastoma: an innocuous neoplasm? A clinicopathologic study of 44 cases and review of the literature with special emphasis on recurrence. Oral Surg Oral Med Oral Pathol Oral Radiol Endod. 93(3): 311-20, 2002
4. El-Mofty SK: Cemento-ossifying fibroma and benign cementoblastoma. Semin Diagn Pathol. 16(4): 302-7, 1999

影像图库

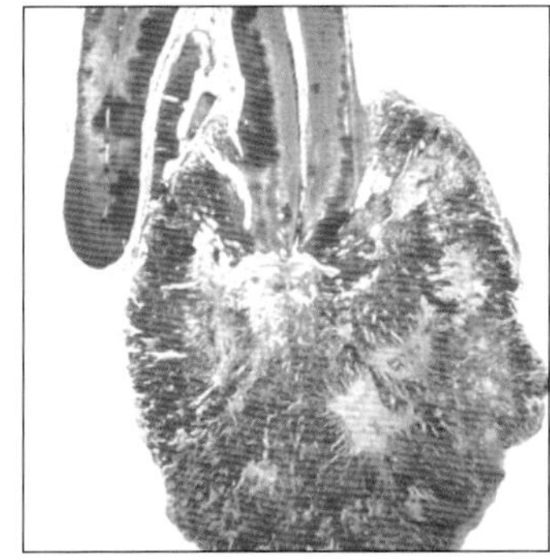

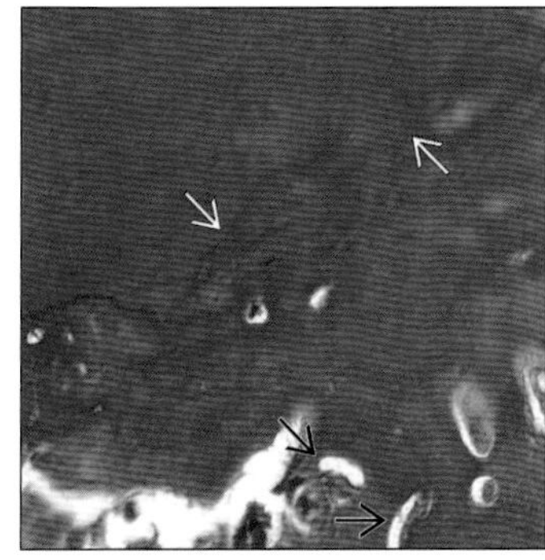

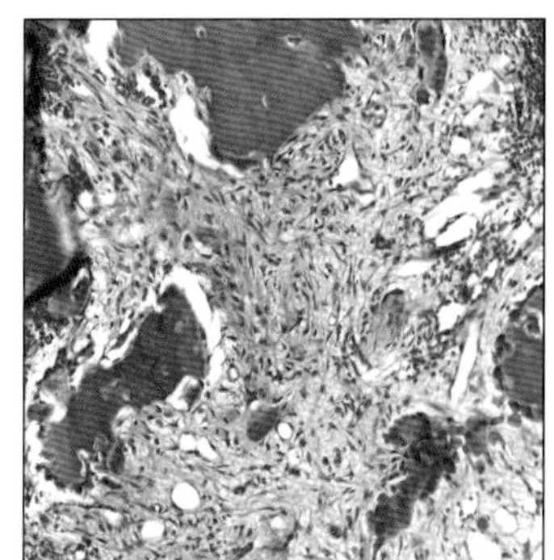

（左图）HE染色显示肿瘤和下颌磨牙牙根的关系。（中图）HE染色显示矿化的牙质以及明显的嗜碱性折返线➡，牙骨质母细胞间的缺损很容易看到⇨。（右图）HE染色显示小梁间的细胞性纤维血管组织

骨化性纤维瘤

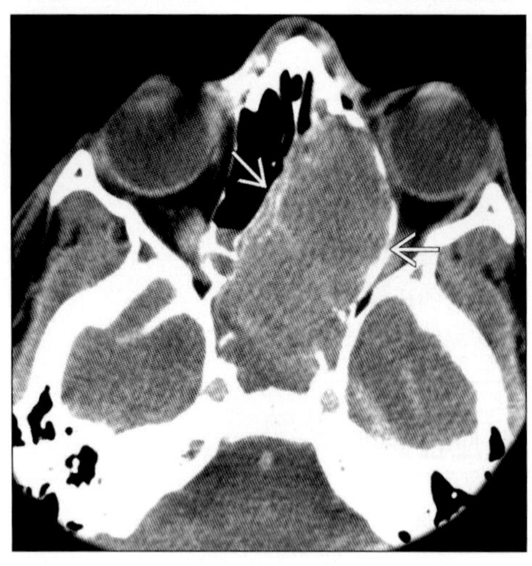

CT显示一个边界清楚的膨胀性大肿块，填充在左侧筛窦和蝶窦。外周有骨化物质➡，是在OF中经常可见的一个特征

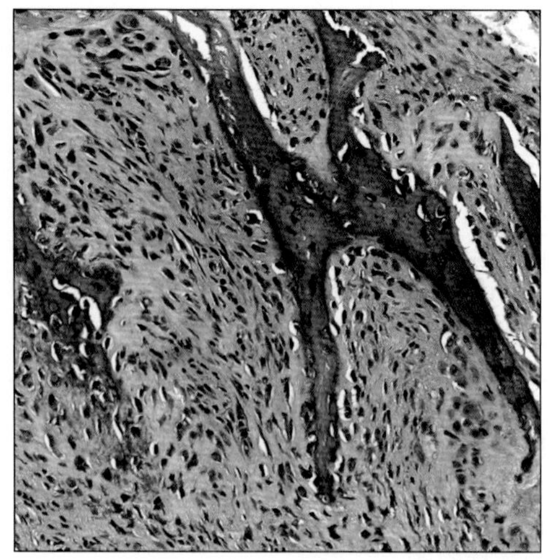

均匀分布的编织骨骨针由增殖的梭形细胞分隔。注意骨针周围局灶性的成骨细胞边缘，可存在破骨细胞

专业术语

缩写

- 骨化性纤维瘤（OF）

定义

- 骨的良性瘤，有板层骨形成、成骨细胞边缘和结缔组织间质
- 当出现牙骨质时，使用牙骨质性纤维瘤或牙骨质-骨化性纤维瘤

病因/发病机制

发病机制

- 属于纤维-骨性肿瘤组的真性肿瘤，而非发育异常
- 被归为纤维发育不良和骨发育不良

临床表现

流行病学

- 发病率
  - 罕见
- 年龄
  - 高峰：20~40岁
    - 平均：31岁
- 性别
  - 女性远高于男性（5：1）

部位

- 下颌受累最常见（高达90%）
  - 后部，尤其是前磨牙区

症状

- 绝大多数无症状，例行的放射性研究可鉴别
- 一般增长缓慢，但病变进展时体积可快速增大
- 症状包括面部不对称、肿胀、感觉神经紊乱、疼痛或感觉过敏

治疗

- 选择、风险及并发症
  - 小病灶可以先观察
  - 如果没有完全切除，可能引发并发症
- 手术方法
  - 彻底清除，以避免复发
- 放射治疗
  - 禁止放射治疗，因为放射治疗可能会诱发恶变

预后

- 预后非常好
- 如果没有完全切除，可能复发

影像学检查

放射学

- 最好的诊断线索是一个边界清楚的膨胀的单骨性肿块，中心为混合性软组织，被骨化的边缘包绕
- 可能引发牙齿移位、牙根分歧

CT检查

- 边界清楚的膨胀的混合软组织和骨质的致密病灶
  - 边界清楚，类似其他良性骨病变
  - 厚的骨壁显示有重塑和增厚

大体检查

一般特征

- 边界清楚，有明确边界，但没有包膜
- 切面：黄褐色的干燥无血管光滑肿块

骨化性纤维瘤

要点

专业术语
- 良性骨肿瘤，有板层骨形成，周围环绕成骨细胞，有结缔组织间质

临床表现
- 年龄范围：20~40岁
- 女性远高于男性（比例5：1）
- 位于下颌（高达90%）
- 通常无症状

影像学检查
- 边界清楚、膨胀的单骨性肿块，中心为混合性软组织，周围环绕骨化边缘

组织病理学检查
- 编织骨的骨针均匀分布
- 成骨细胞和破骨细胞围绕骨针
- 明显的钙化结构
- 细胞性的梭形细胞间质

大小
- 范围：0.5~10cm

组织病理学检查

组织学特征
- 由各种纤维组织增生以及钙化组成
- 编织骨的骨针均匀分布
  - 外周板层骨变形
  - 成骨细胞和破骨细胞围绕骨针
    - 成骨细胞环绕现象明显
- 明显的钙化结构（小骨片、牙骨质小体）
  - 类骨样的嗜酸性或嗜碱性小球
- 细胞性的梭形细胞间质
- 可见多核巨细胞

辅助检查

免疫组织化学
- 非必须
- Runx2：梭形细胞细胞核反应
- 骨钙素：分布于整个钙化结构

分子遗传学
- 已报道*HRPT2*基因突变
  - *HRPT2*基因行RT-PCR检测，显示突变

鉴别诊断

骨纤维异常增生症
- 放射成像难以区分
  - 弥散，难以确定扩展边界，经典的“磨玻璃”状，以不同方式混合在一起
- 当表现为多骨成像的（30%），有助于排除骨化性纤维瘤
- 形状不规则的不成熟编织骨小梁无成骨细胞围绕

活动性骨化性纤维瘤
- 又名砂砾体骨化性纤维瘤、青少年活动性骨化性纤维瘤
- 富于细胞间质、有丝分裂、砂砾体样钙化

牙骨质-骨发育不良
- 常见于非裔美国人，累及牙周韧带
- 硬化性放射，缺乏骨母细胞性边缘

参考文献

1. Liu Y et al: Ossifying fibromas of the jaw bone: 20 cases. Dentomaxillofac Radiol. 39(1): 57–63, 2010
2. MacDonald-Jankowski DS: Ossifying fibroma: a systematic review. Dentomaxillofac Radiol. 38(8): 495–513, 2009
3. Mintz S et al: Central ossifying fibroma: an analysis of 20 cases and review of the literature. Quintessence Int. 38(3): 221–7, 2007

影像图库

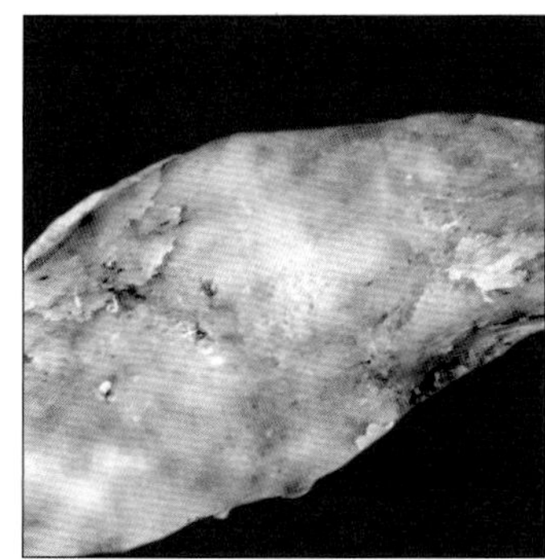

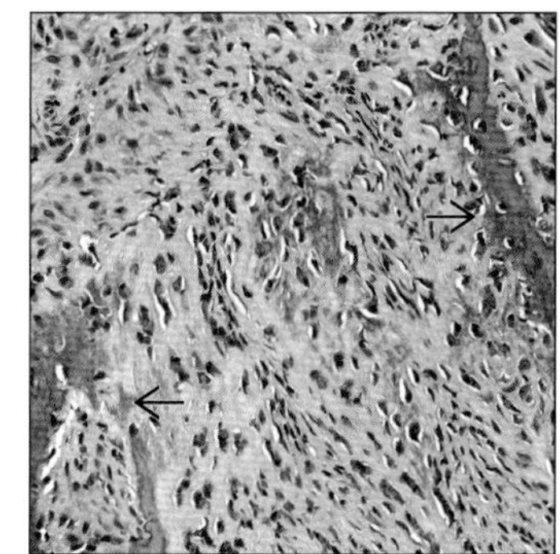

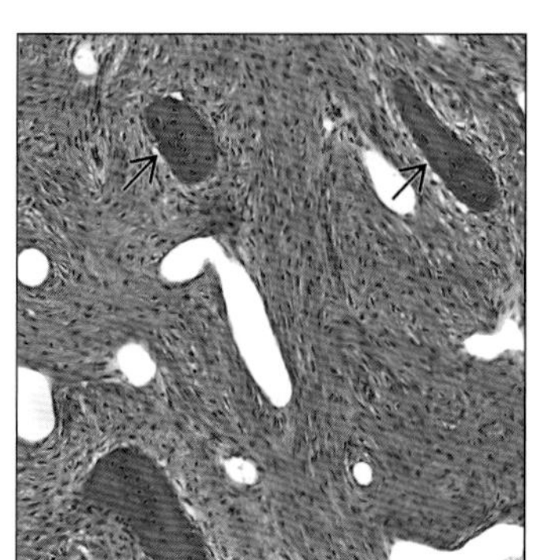

（左图）此损害边界明确，切面呈黄褐色，干燥无血管，易碎，钙化表现为砂样外观。（中图）骨化性纤维瘤显示编织骨岛和不规则状骨针→，背景为纤维化间质。（右图）当病变成熟，骨针成熟变为板层骨→，在周边，间质变得更致密、有序

青少年活动性骨化性纤维瘤

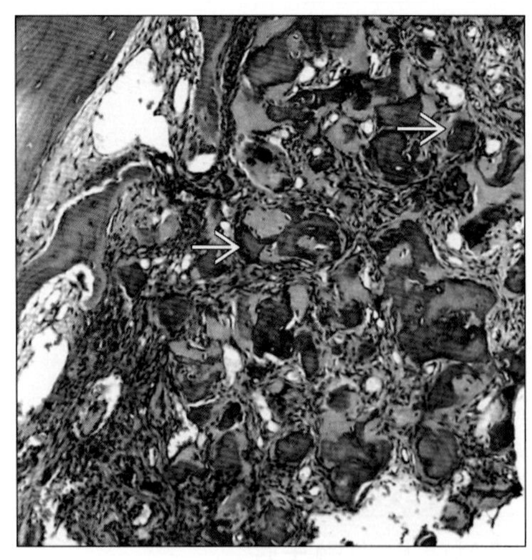

病变显示牙骨质小体➡，类似真正的砂砾体。背景的梭形细胞形态温和，无有丝分裂象。血管薄而纤细

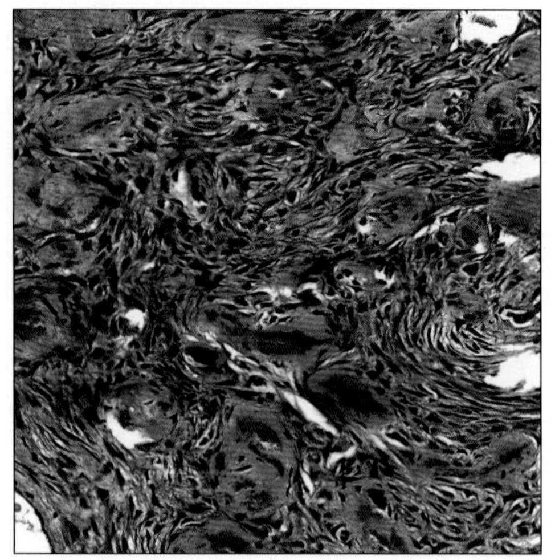

梭形的细胞间质。钙化周围显示一个重度胶原化的环，此区域未见类砂砾体

专业术语

缩写

- 青少年活动性骨化性纤维瘤（JAOF）
- 活动性骨化性纤维瘤（AOF）

别名

- 侵袭性砂砾体骨化性纤维瘤

定义

- 良性的纤维化骨性肿瘤，由间质和从快速破坏性生长为特征的骨混合构成

临床表现

流行病学

- 发生率
  - 罕见，比传统的骨化性纤维瘤少见得多
- 年龄
  - 发病时多样化
    - 范围：3个月~70岁，平均发病年龄小于15岁
- 性别
  - 性别平均分布

部位

- 最常见于鼻旁窦（约为90%）
  - 筛骨>额部>腭部>蝶骨
  - 可累及颞骨
  - 偶有病例出现软组织
- 腭骨是第2个最常见的发生部位
  - 下腭不常被累及
- 罕见累及颅顶或颅外

症状

- 无症状，可在常规放射成像检查时意外发现
- 如果出现症状，症状如下
  - 慢性鼻窦炎、鼻漏、鼻塞、疼痛
  - 因皮质膨胀伴牙齿移位而导致面部增大
  - 突眼、复视或视敏度丧失

治疗

- 手术方式
  - 在最早期可全部清除
    - 内镜下全切（可能难以做到）

预后

- 全部切除后预后佳
- 如果未完全切除，复发率增加
  - 30%~58%
  - 窦>下颌骨/腭骨肿瘤

影像学检查

放射学检查

- 骨重建CT研究是最好的方法
- 分界清楚（有边界）的膨胀的肿块
  - 混合的软组织密度中央区围绕着骨化性边缘

MRI

- 低信号和高信号混合（T1WI或T2WI）
- T1WI：纤维化区域为中密度，而骨化区为低密度
- T2WI：纤维化区为高密度（常在中央以及囊肿区），而骨化区为低密度

CT检查

- 边界清楚、膨胀的混合性软组织、骨密度肿块
- 通常为单房的
- 厚的骨壁围绕低密度纤维化区
  - 骨可能有薄的蛋壳样边缘
- 无法通过CT与骨纤维异常增生症相区分

青少年活动性骨化性纤维瘤

要点

专业术语
- 肿瘤由间质和以快速破坏性生长为特征的骨混合构成

临床表现
- 平均年龄：小于15岁
- 鼻旁窦是最常见的发生部位（约为90%）

影像学检查
- 骨重建CT研究是最好的方法
- 分界清楚（有边界）的膨胀的肿块

组织病理学检查
- 由不同数量的纤维组织增生以及钙化灶组成
- 大量砂砾样小骨有着厚的不规则胶原边缘
- 可显示明显的成骨细胞边缘

鉴别诊断
- 骨纤维异常增生症、脑膜瘤、成牙骨质细胞瘤

大体检查

一般特征
- 边界清楚，表面光滑，虽然有可见浸润
- 常发生肿瘤剥落
- 切面：黄褐色、有弹性的均质肿块，质地为砂砾样至坚硬

大小
- 范围：0.5~10cm

组织病理学检查

组织学特征
- 由不同数量的纤维组织增生及钙化灶组成
- 小的、均一的星形细胞以及梭形成纤维细胞样细胞的细胞性间质
- 大量小的圆形矿化胶原小骨以及不成熟类骨质
  - 弯曲的小体有厚实、不规则的胶原边缘
  - 小骨可融合形成更大的结构
  - 胶原性小软骨片、牙骨质样砂砾体（牙骨质小体）
- 可显示明显的成骨细胞边缘
- 多核巨细胞以及散在的有丝分裂象

鉴别诊断

骨纤维异常增生症
- 难以通过放射成像区分
  - 弥散，无明确边界，经典的毛玻璃样外观，各种类型混合
- 大部分为单骨性（70%），但出现多骨性有助于排除活动性骨化性纤维瘤

脑膜瘤
- 上皮样外观呈涡旋结构，含砂砾体
- 免疫组织化学显示EMA或CK7以及波形蛋白阳性

成牙骨质细胞瘤
- 密度大的肿块与牙根相关联，在牙周韧带区域生成
- 牙骨质小体类似青少年活动性骨化性纤维瘤中的钙化或牙骨质样沉淀

参考文献

1. Zama M et al: Juvenile active ossifying fibroma with massive involvement of the mandible. Plast Reconstr Surg. 113(3): 970-4, 2004
2. Brannon RB et al: Benign fibro-osseous lesions: a review of current concepts. Adv Anat Pathol. 8(3): 126-43, 2001
3. Wenig BM et al: Aggressive psammomatoid ossifying fibromas of the sinonasal region: a clinicopathologic study of a distinct group of fibro-osseous lesions. Cancer. 76(7): 1155-65, 1995

影像图库

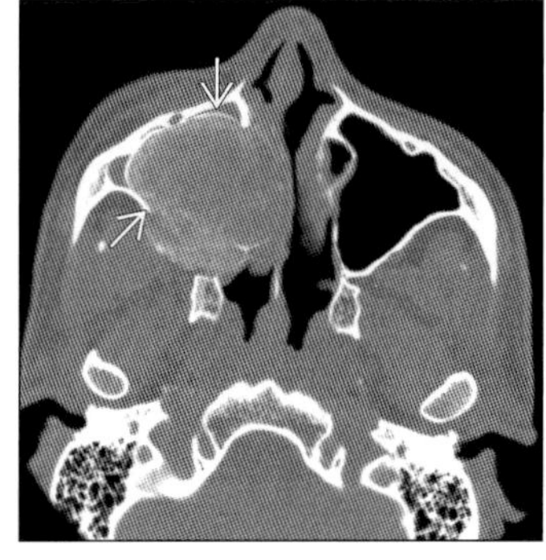

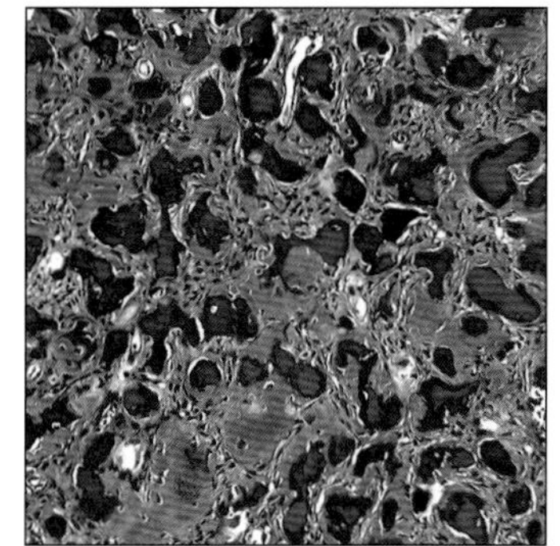

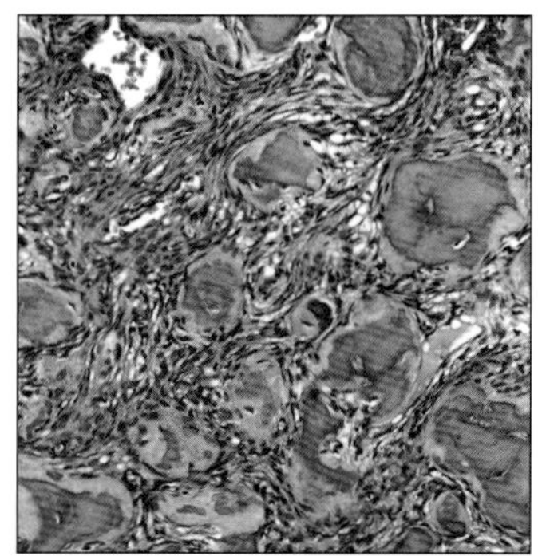

（左图）轴面骨CT显示腭骨窦充满骨化的纤维瘤，伴随可预见的增多的钙化区沿表面损坏边缘走行➡。（中图）细胞性间质充满小的圆形到弯曲的矿化胶原小骨，胶原性边缘厚且不规则，小骨局灶融合。（右图）小骨或牙骨质小体显示不同程度的矿化，材质呈骨性，可出现巨细胞

骨瘤

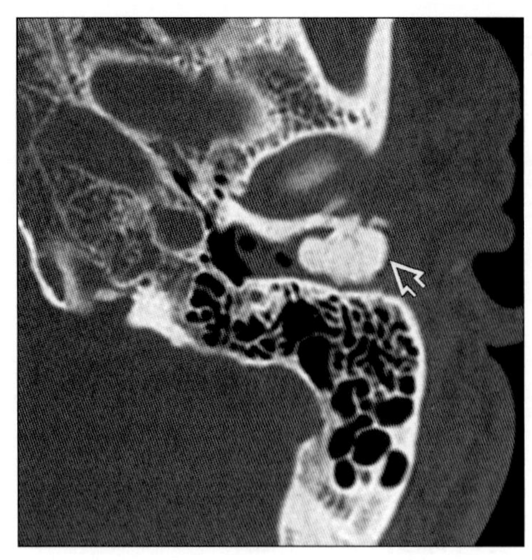

可见高密度骨瘤填充于旁边的外耳道➡，信号强度以及不透光是诊断线索

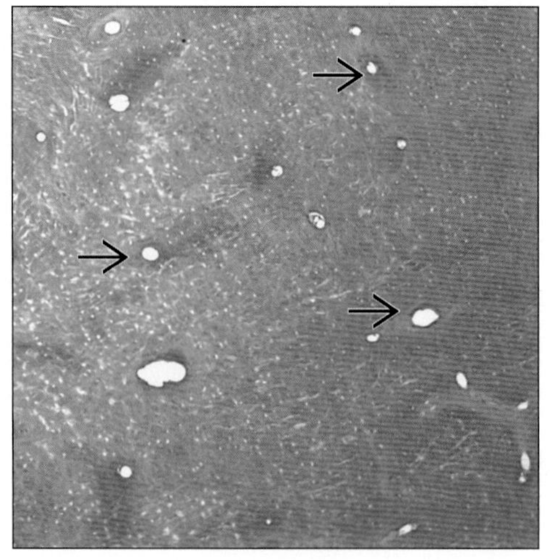

致密的板层骨伴哈弗样系统➡是这一病变的组织学标志，包括较高比例的纤维组织

专业术语

别名
- 松质骨骨瘤：海绵样骨瘤
- 致密骨瘤：密质骨瘤

定义
- 骨瘤为良性成骨损害，特征是致密或松质骨增生
  - 也涉及网状骨或牙质骨
- 根据特殊的发生部位分为
  - 中央：发生于骨内膜
  - 外周：发生于骨膜
  - 骨外：发生在一块肌肉内

病因/发病机制

发病机制
- 未明
  - 一些研究人员认为该病是真正的肿瘤
  - 其他研究人员将其定义为发育异常

临床表现

流行病学
- 发病率
  - 较低
- 年龄
  - 20~40岁为发病高峰
- 性别
  - 性别分布均等
    - 鼻的轻度骨肿瘤好发于男性

部位
- 可单发或多发
- 发生于头部和颈部的最常见部位如下
  - 外耳道（EAC）最常见
  - 颞骨
  - 鼻部：鼻窦、鼻旁窦以及鼻骨
  - 下巴：腭骨最常受侵犯
- 网状骨骨瘤：腭骨以及筛窦最常见
- 致密或松质骨瘤：额窦

症状
- 缓慢生长的损害
- 临床迹象和症状的表现取决于骨瘤的以下几点
  - 部位、大小以及生长方向
- 传导性听力丧失是最常见症状
  - 原因是听骨链被侵犯
- 咽鼓管阻塞可引起中耳炎伴溢液
- 窦口阻塞：面部疼痛、鼻部阻塞、鼻窦炎或黏液囊肿
- 鼻泪管受压迫可导致溢泪
- Gardner综合征
  - 应考虑骨瘤的诊断
  - 常染色体显性遗传的综合征
  - Gardner综合征包括大量的骨瘤
    - 大肠息肉、表皮样或脂肪囊肿、表皮纤维瘤

治疗
- 选择、风险及并发症
  - 无症状的骨瘤可进行周期性放射成像评估，而不需要手术探查
- 手术方式
  - 手术用于治疗有症状的损害

预后
- 预后佳，无复发

骨瘤

要点

专业术语
- 骨瘤为良性的成骨损害，特征是致密或松质骨增生

临床表现
- 缓慢生长的损害
- 20~40岁为发病高峰
- 因耳朵受损而出现传导性听力丧失
- 最重要的临床症状与Gardner综合征相关
- 手术用于治疗有症状的损害

影像学检查
- 通常在影像学检查时意外发现
- 骨扫描可确定活动程度

组织病理学检查
- 致密的半层骨伴有序的哈弗管

鉴别诊断
- 骨软骨瘤、软骨瘤、外生骨

影像学检查

放射学检查
- 通常在影像学检查时意外发现
- CT的3D重建成像可获得较好的分辨率以及更精确的定位

骨扫描
- 鉴定生理学活动

大体检查

一般特征
- 非常致密，皮质骨，表面光滑

大小
- 不等

组织病理学检查

组织学特征
- 致密的半层骨伴有序的哈弗管
- 3种组织类型的不同程度存在
  - 外周为致密骨
  - 下方为纤维血管间质内、有小梁网络的海绵状骨
  - 中央部分为含有血管和圆胖的成骨细胞的疏松纤维性间质
- 小梁之间的间质
  - 成骨细胞、成纤维细胞、巨细胞
  - 成骨细胞和破骨细胞的多种活动
  - 无造血细胞
- 很多纤维血管管道被板层状骨包绕
- 骨瘤的3种组织学类型
  - 致密型、皮肤棘层细胞水肿型、混合型

鉴别诊断

骨软骨瘤
- 放射学表现：骨茎有有柄或无柄的损害
  - 软骨帽有或没有矿化
- 病理学特征：与生长面相似的软骨内骨化
  - 骨茎覆盖有软骨帽

软骨瘤
- 放射学表现：小叶组织以及钙化
- 病理学特征：透明软骨小叶

外生骨
- 放射学表现：没有与髓腔的潜在相连
- 病理学特征：骨茎上覆盖有软骨帽

影像图库

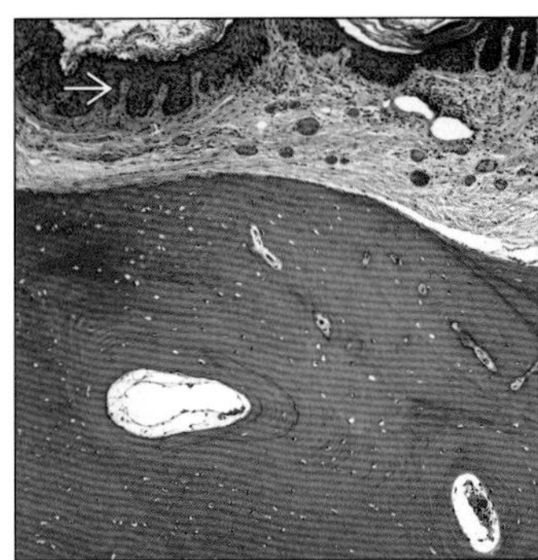
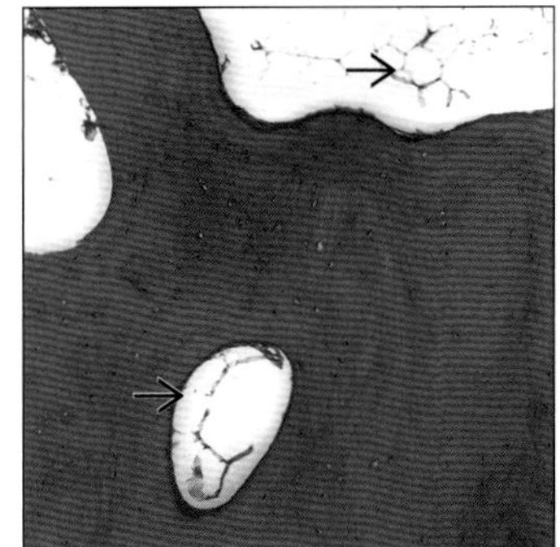
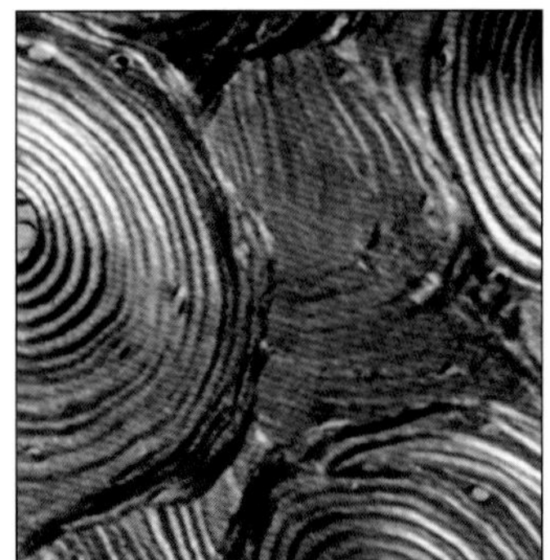

（左图）耳朵的骨瘤显示完整的鳞状被覆上皮➡，下方是一个骨瘤。骨成熟，有哈弗系统。注意推挤性边缘。（中图）成熟病变可重建为类似增厚的皮质骨以及小梁骨，可见成熟的脂肪组织➡。（右图）偏振光显示胶原层的中央环呈哈弗样重排，与树干横截面类似

成骨细胞瘤

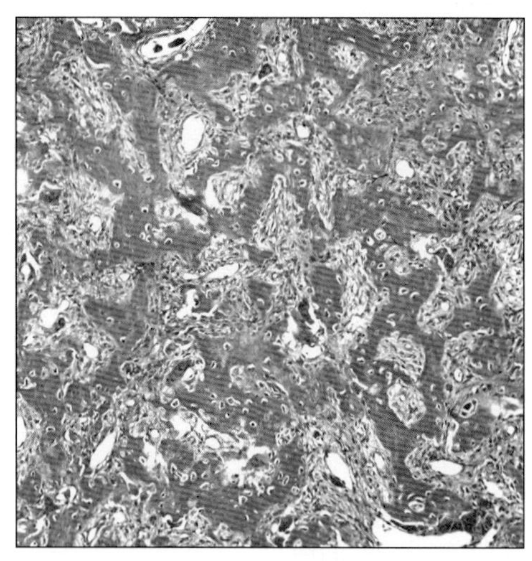

随意排列的岛状骨针显示成骨细胞以及一些毗邻骨小梁的多核细胞，间质细胞轻度增多

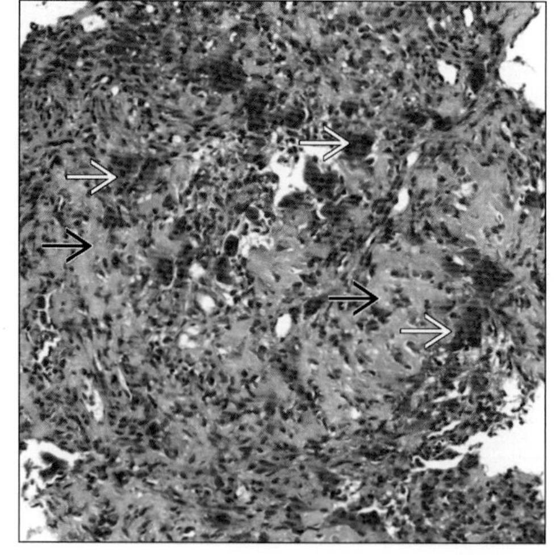

岛状及细丝状类骨质➡及大量的巨细胞➡是成骨细胞瘤的特征。背景梭形细胞形态可、细胞核圆胖

专业术语

定义

- 良性成骨性肿瘤，产生编织骨骨针，边缘有明显的成骨细胞

临床表现

流行病学

- 发病率
  - 罕见，少于所有颌面肿瘤的1%
  - 年龄
  - 约90%的病例发生在20岁以内
- 性别
  - 男性>女性（3：1）

部位

- 低于10%的成骨细胞瘤发生于腭部和头盖骨
  - 倾向发生在后下腭

症状

- 临床表现取决于部位和损害程度，特征如下
  - 疼痛
  - 隆起
  - 软组织水肿以及红斑覆盖肿瘤
  - 如果侵犯中耳或听小骨，则听力丧失
  - 面瘫以及面神经受压迫
- 罕见多病灶的肿瘤

治疗

- 手术方式
  - 局部保守切除，通常彻底刮除即可

预后

- 绝大多数为良性
- 不完全切除的肿瘤病例中有10%的复发率
  - 下颌骨的肿瘤最有可能复发
  - 通常在初次手术的1年内病情进展
- 不转移
- 有报道称有自发退化
- 恶性转化极其罕见

影像学检查

放射学检查

- 不同的放射成像表现
  - 取决于钙化程度
  - 可表现为放射线可穿透的或不完全穿透及伴不可穿透的斑点
  - 边界清楚，放射线可穿透边缘
- 边界清楚，但可延伸至骨
  - 皮质侵蚀以及延伸/穿孔，周边一般围绕新的骨薄片
  - 不成熟的病变处放射线穿透更多，但当成熟时发生骨化

CT检查

- CT是为诊断而选择的检测手段
  - 在确定肿瘤范围时有很大的价值
  - 评估钙化程度

大体检查

一般特征

- 因矿化呈黄色到红色的砂砾样或砂纸样
- 常为囊性，腔内充血

大小

- 范围：2~10cm
- 必须大于2cm时才能与骨样骨瘤区分开

成骨细胞瘤

要点

专业术语

- 良性成骨性肿瘤，产生编织骨骨针，边缘有显著的成骨细胞

临床表现

- 约90%的病例发生在20岁以内
- 发病率：男性>女性（3：1）
- 低于10%的成骨细胞瘤发生于腭部和头盖骨
- 不完全切除的肿瘤病例有10%的复发率

组织病理学检查

- 骨针、成骨细胞以及血管化间质混合
  - 类骨质岛有不同程度的钙化
  - 丰富的、大量的成骨细胞围绕类骨质和不成熟的骨小梁

鉴别诊断

- 骨肉瘤、骨纤维异常增生症、牙骨质母细胞瘤

组织病理学检查

组织学特征

- 以骨针、成骨细胞以及血管化间质混合为特征
- 随意排列的岛状骨针经过不同程度钙化
  - 明显的嗜碱性返折线
  - 不会浸润生成的板层骨
- 丰富的、大量的成骨细胞围绕类骨质和不成熟的骨小梁
- 间质血管形成良好
- 大量多核细胞毗邻骨头
- 少量慢性炎症细胞毗邻血管
- 无非典型有丝分裂象以及多形性

辅助检查

- 细胞遗传学
- 15号、17号、20号染色体有3种不平衡易位
- 有报道称*MDM2*基因扩增

鉴别诊断

骨肉瘤

- 肿块伴破坏性边缘、皮质穿透以及软组织延伸
- 外周板层骨的混合/破坏
- 细胞多形性、恶性类骨质、非典型有丝分裂、坏死

骨纤维异常增生症

- 放射成像难以确定，呈多房，放射线可穿透，伴毛玻璃样外观
- 不成熟的编织骨，但呈特征性的“α β字母”分布
- 梭形细胞间质更致密，比成骨细胞瘤的血管少

牙骨质母细胞瘤

- 与牙根相关或融入牙根
- 由牙骨质样组织组成

骨化性纤维瘤

- 无痛，纤维化程度更高，血管较少，缺乏大量的成骨细胞

Paget病

- 通常侵犯整块骨，伴混合的透明区和硬化区
- 骨岛，广泛重建以及返折线、大的破骨细胞、成骨细胞
- 血管增多，无梭形细胞间质

软骨母细胞瘤

- 在腭部罕见，软骨细胞伴软骨基质，无成骨活性

影像图库

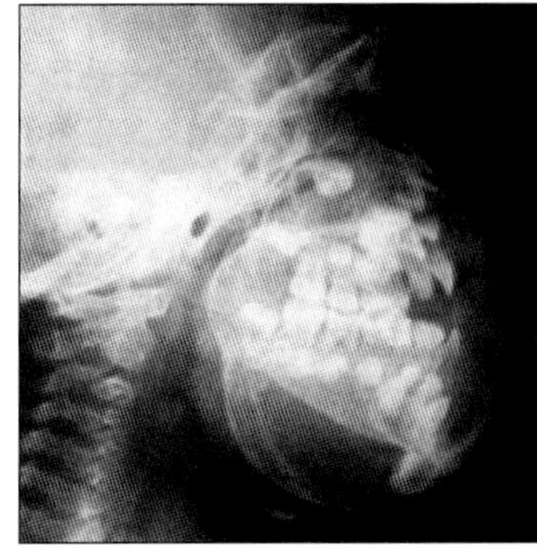

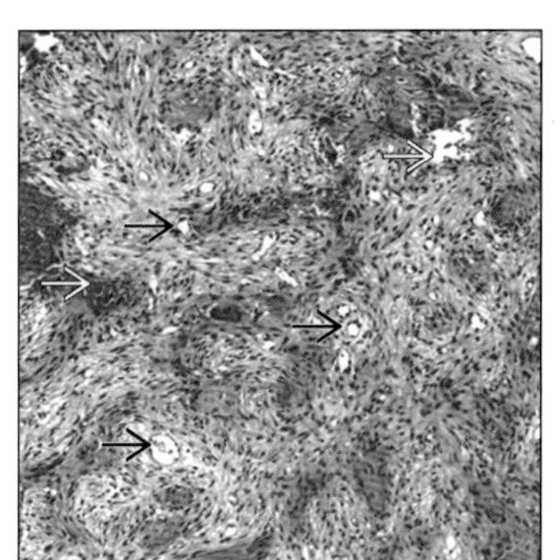

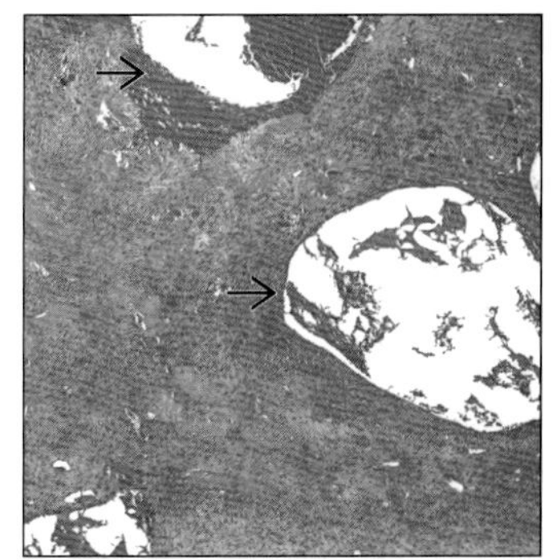

（左图）一处下颌骨大损害，表现为放射线穿透的肿块伴辐射透不过的斑点。界限清楚，窄的放射线穿透边缘。需注意延伸骨伴新骨薄片。（中图）较高倍镜下可看到较小、纤细的血管→以及偶发的红细胞外渗➡。（右图）当成骨细胞瘤成熟时，通常表现为放射学上的继发性囊性变→，类似动脉瘤样骨囊肿

婴儿期黑色素神经外胚瘤

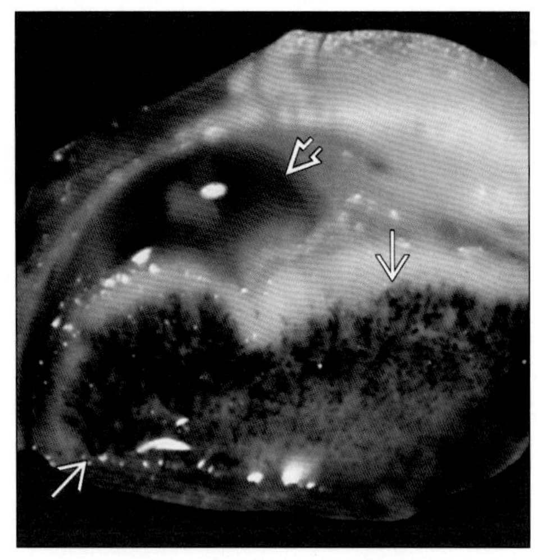

标本大体照片显示深蓝黑色的肿块➡伴囊性变区➡，这是在上颌骨内发现的肿瘤

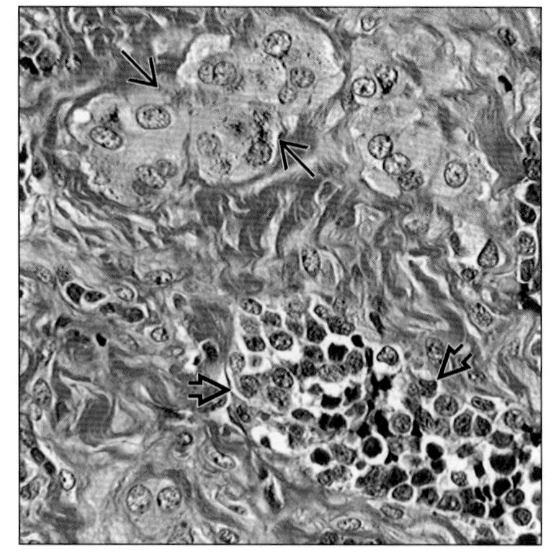

苏木素&伊红染色显示双相细胞群伴重度促结缔组织增生性间质。大的上皮样细胞内含色素➡，小圆蓝细胞巢缺乏色素➡

专业术语

缩写

- 婴儿期黑色素神经外胚瘤（MNTI）

定义

- 罕见，位于颅面的双相成神经细胞组成的、色素沉着的上皮肿瘤

病因/发病机制

发育异常

- 表现为先天性
- 神经嵴来源
  - 黑素转铁蛋白表达（黑色素瘤特异性肽，可在铁代谢中发挥作用）

临床表现

流行病学

- 发病率
  - 罕见，报道的病例少于500例
- 年龄
  - 95%的患者小于1岁，80%的患者小于6个月
- 性别
  - 女性>男性（2∶1）

部位

- 上颌骨（70%）
- 下颌骨以及颅骨（分别为10%和10%）

症状

- 迅速生长的肿块，伴牙齿移位
  - 出现淡蓝色外观（色素呈蓝色贯穿黏膜）
- 通常发生于上颌骨的前牙槽突

实验室检查

- 香草扁桃酸水平升高

治疗

- 选择、风险及并发症
  - 尽管肿瘤迅速生长且具破坏性，但仍倾向于良性的临床病程
- 手术方式
  - 局部全切（通常为局部上颌骨切除术），手术边界明确
- 辅助治疗
  - 药物治疗用于治疗复发或残余肿瘤

预后

- 预后好，但病情反复
  - 根据临床或病理学特征无法预测预后情况
- 常发生复发（大约1/3的病例）
- 转移发生率小于10%

影像学检查

一般特征

- 放射线不透光的骨内膨胀区域，边缘常常界限不清
- 可见广泛的肿瘤钙化
- 牙齿常移位且出现在肿瘤的放射线不透光区域内

大体检查

一般特征

- 光滑的、硬的固定肿块
- 斑驳的灰白到蓝黑色切面

大小

- 范围：1~10cm；平均3.5cm

婴儿期黑色素神经外胚瘤

要点

临床表现
- 常累及上颌骨的前牙槽突
- 香草扁桃酸水平升高
- 发生于上颌骨（70%）
- 95%的患者小于1岁
- 尽管肿瘤迅速生长且具破坏性，但仍倾向于良性的临床病程

大体检查
- 灰白到蓝黑色

组织病理学检查
- 双相细胞群
  - 位于中央的小而深染的细胞
  - 较大的上皮样多边形色素性细胞
- 重度致密的硬化间质

鉴别诊断
- 横纹肌肉瘤
- 尤文肉瘤/原始神经外胚层瘤
- 淋巴瘤黑色素瘤和不成熟畸胎瘤

组织病理学检查

组织学特征
- 局限但无包膜
- 细胞呈腺泡状或管状排列
- 双相细胞群
  - 中央分布的小而深染的细胞占大部分
    - 具有神经的特性，细胞质稀少，呈纤丝状
    - 细胞核圆，核染色质粗且深染
  - 较大的上皮样多边形细胞伴泡状核
    - 更大量的不透明细胞质充满颗粒样黑色素
- 重度硬化的血管化纤维结缔组织间质
- 无有丝分裂象
- 缺乏出血和坏死

辅助检查

免疫组织化学
- 多种表型：神经的、黑色素细胞的、上皮的
  - 大细胞：角蛋白、波形蛋白、HMB-45、NSE、CD57
  - 小细胞：突触囊泡蛋白、GFAP、NSE、CD57
- EMA和S-100蛋白的各种表达

鉴别诊断

横纹肌肉瘤
- 发病年龄更大
- 肌肉标记强阳性，且特异性易位
- 在婴儿期黑色素神经外胚瘤中可见横纹肌母细胞分化

淋巴瘤
- 缺乏双相性形态以及色素
- 免疫组织化学淋巴标记阳性

尤文肉瘤/原始神经外胚层瘤（PNET）
- 片状不染色的小圆蓝细胞
- 阳性：CD99、嗜铬素、S-100蛋白
- 诊断性的t（11;22）*EWS/FLI1*基因融合产物

黑色素瘤
- 在婴儿中非常罕见，伴S-100蛋白反应，且上皮标记为阴性

不成熟畸胎瘤
- 必须有全部3层胚层（神经外胚层、外胚层、中胚层）

影像图库

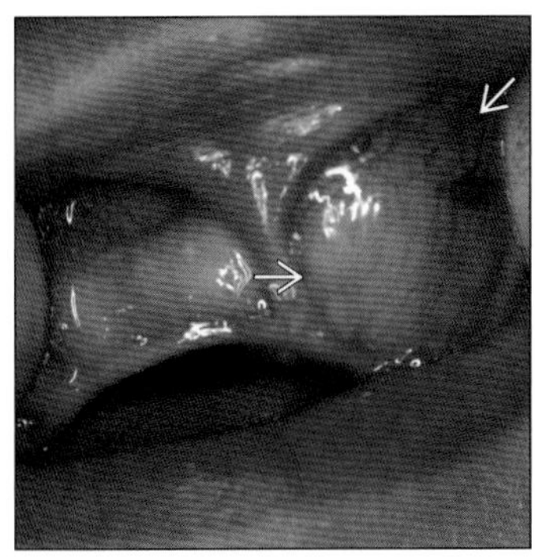

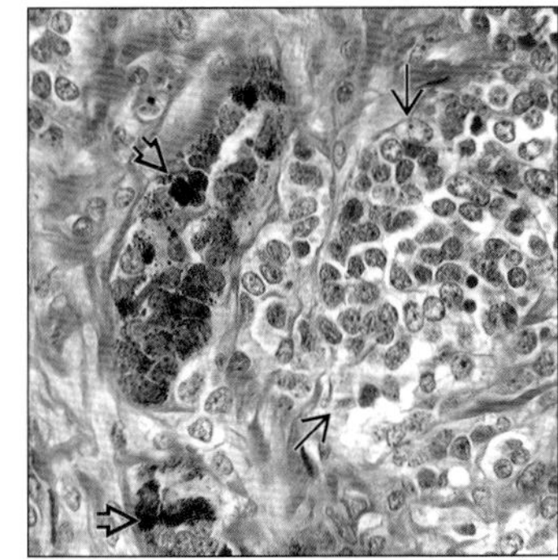

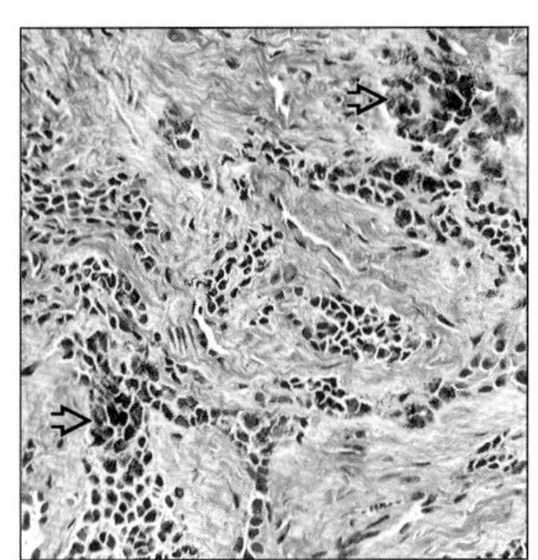

（左图）临床照片显示伴有左上颌骨婴儿期黑色素神经外胚瘤的婴儿体内有淡蓝色的隆起的胶质➡。（中图）神经型细胞核质比非常高，核染色质纤细➡，较大的细胞几乎被细胞质的浓厚颗粒样黑色素染色遮蔽⇨。（右图）肿瘤细胞交错成巢状，呈双相形态，由纤维性间质分隔，可见较大的色素性上皮样细胞⇨伴较小的神经样细胞

造釉细胞癌

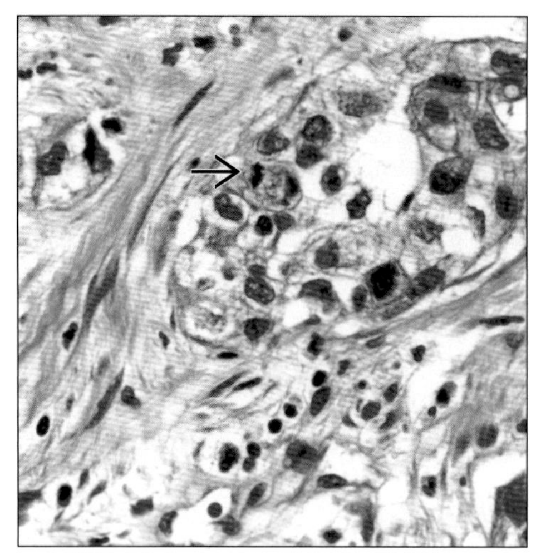

造釉细胞癌表现为核质比增高、多形性以及有丝分裂象→，该肿瘤很少表现出良性造釉细胞瘤的特征

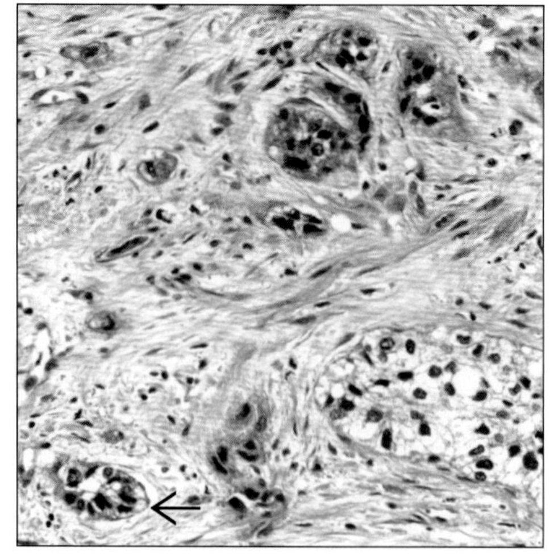

肿瘤区域显示出良性造釉细胞瘤的特征，包括上皮岛伴外周柱状细胞及极性倒置→，但需注意细胞黏附性丧失以及细胞多形性

专业术语

定义

- 牙源性肿瘤，于成釉细胞瘤内显示恶性组织学特征

病因/发病机制

类型

- 造釉细胞癌是新生成的
  - 原发肿瘤
- 造釉细胞癌来源于骨内的成釉细胞瘤
  - 继发（去分化）或出自骨内成釉细胞瘤的癌
  - 很少见
- 造釉细胞癌来源于外周成釉细胞瘤
  - 非常罕见

临床表现

流行病学

- 发病率
  - 极其罕见
- 年龄
  - 范围广
- 性别
  - 男性多于女性
- 种族
  - 在中国人中发病率可能增加

部位

- 大部分发生于下颌骨
  - 最常见于后区
- 上颌骨不常见
- 很少累及颅骨其他部位
  - 前颅骨底和鼻旁窦

症状

- 疼痛、肿胀或肿块
- 常于近期快速生长
- 溃疡或瘘管形成
- 下唇感觉异常
- 多数人发生转移
  - 转移至对应区域的淋巴结、肺部、骨

治疗

- 选择、风险及并发症
  - 由于报道的病例有限，难以做决定性处理
  - 长期随访是必要的
- 手术方式
  - 全部要根治性切除
    - 部分或全部下颌骨切除、上颌骨切除
  - 不提倡摘除或刮除
  - 临床上淋巴结可疑时行颈淋巴结清扫
- 药物
  - 药物治疗的应用有限
- 放射
  - 放射治疗有效性有限

预后

- 通常预后差
- 复发率高
  - 摘除或刮除治疗的患者复发率最高

影像学检查

放射学检查

- 边界不清或不规则的放射线透过的损伤
  - 多房的
  - 单房的
- 皮质扩展，常伴穿孔

造釉细胞癌

要点

专业术语
- 牙源性肿瘤，于成釉细胞瘤内显示恶性组织学特征

临床表现
- 极其罕见
- 大部分发生于下颌骨
- 由于报道的病例有限，难以做决定性处理

组织病理学检查
- 成釉细胞瘤特征
  - 外周栅栏样、极性倒置、星状的网状组织、任一类组织学亚型
- 上皮非典型性（恶性）
  - 重度多形性、伴深染、核质比升高、细胞黏附性丧失
- 有丝分裂增多，包括非典型有丝分裂
  - 坏死、血管和（或）外周神经侵犯

  - 大多浸润至附近结构
- 边缘明确

大体检查

需取材的部分
- 必须评估、取材上皮和骨质的边缘

组织病理学检查

组织学特征
- 成釉细胞瘤特征
  - 外周栅栏样
  - 极性倒置
  - 星状的网状组织的中央区
  - 成釉细胞瘤的任一类组织学亚型的其他特征
- 上皮非典型性（恶性）
  - 重度多形性、伴深染
  - 核质比升高
  - 细胞黏附性丧失
  - 有丝分裂增多，包括非典型有丝分裂
- 坏死
- 血管和（或）外周神经侵犯

辅助检查

流式细胞术
- 相比于成釉细胞瘤，造釉细胞癌常为非整倍性

分子遗传学
- CGH（比较基因组杂交）显示5q13扩增

鉴别诊断

成釉细胞瘤
- 缺乏细胞学的非典型性

骨内鳞状细胞癌
- 缺乏极性倒置及基底栅栏样排列

牙源性透明细胞癌
- 肿瘤细胞大部分透明
  - PAS染色阳性颗粒，可被淀粉酶降解

转移性疾病
- 无极性倒置
- 无基底栅栏样排列

影像图库

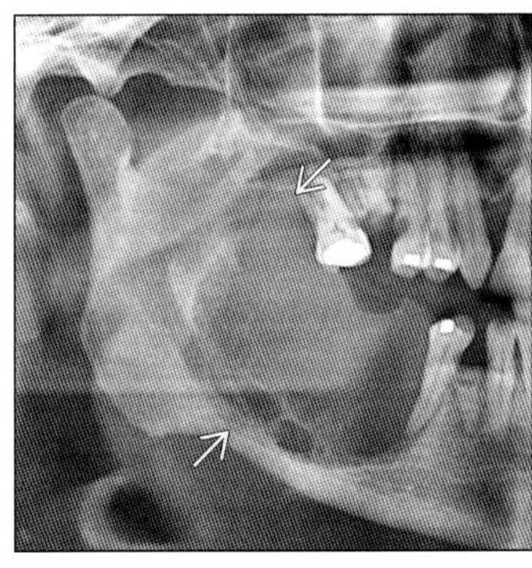

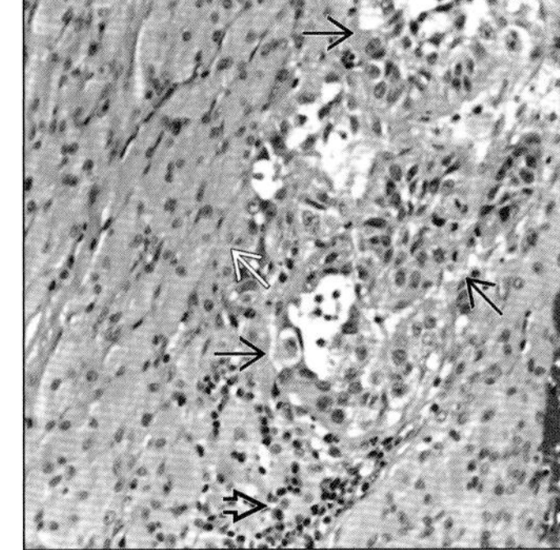

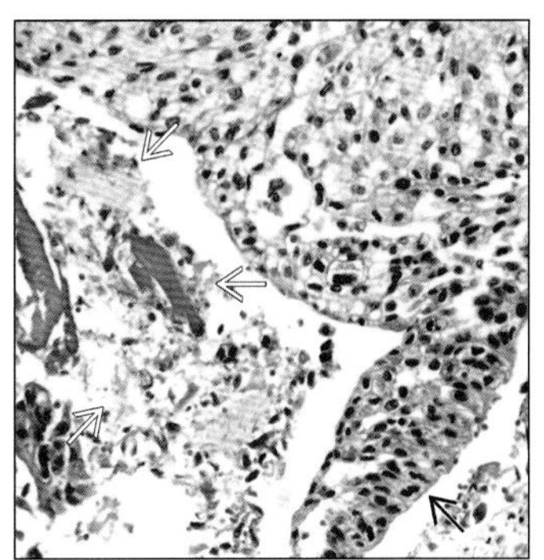

（左图）放射成像显示后部下颌骨为破坏性放射线可透性➡，随后的活检证实为造釉细胞癌。（中图）这张图显示肿瘤侵入➡骨骼肌➡并导致炎性反应➡。（右图）HE染色显示造釉细胞癌伴有灶状保守的极性倒置➡，病灶可穿透骨质。可见残存坏死骨和碎片➡，在这种肿瘤中不少见

牙源性透明细胞癌

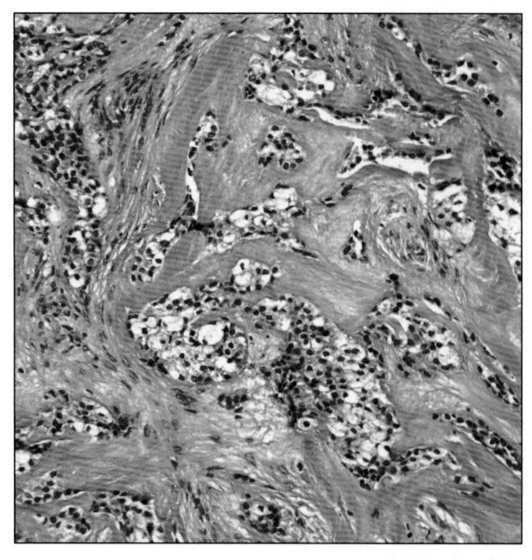

HE染色显示肿瘤细胞岛呈侵袭式生长的方式。这种侵袭性形态是恶性的提示，尽管细胞学上表现温和

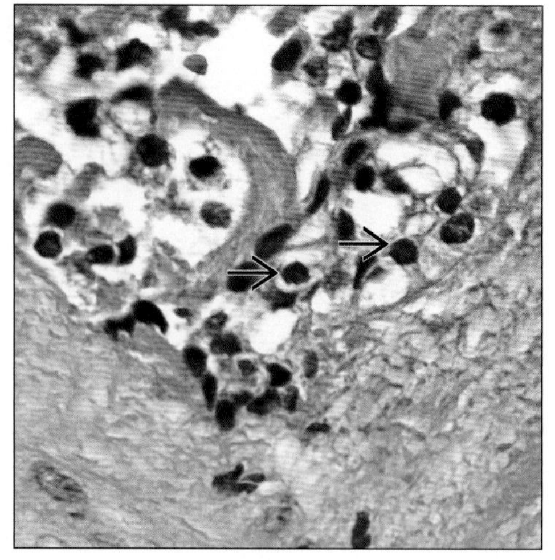

HE染色显示透明细胞质以及居中、一致的细胞核 ⇒，透明细胞含有不同量的糖原

专业术语

缩写
- 牙源性透明细胞癌（CCOC）

别名
- 牙源性透明细胞肿瘤
  - 曾被命名为透明细胞成釉细胞瘤

定义
- 牙源性恶性上皮肿瘤，主要由透明细胞组成
  - 既往被认为是良性的；最近世界卫生组织（WHO）中的术语有所改变

临床表现

流行病学
- 发病率
  - 很少见，报道的病例少于100例
    - 1985年初次报道
- 年龄
  - 平均60岁
  - 范围：17~90岁
- 性别
  - 女性>男性

部位
- 75%发生于下颌骨
  - 倾向发生于下颌骨前部

症状
- 肿胀
- 相关联的牙齿松动
- 疼痛
- 破坏性肿块
- 无症状

治疗
- 手术方式
  - 过度切除
  - 选择性颈淋巴结清除术
  - 重建
- 辅助治疗
  - 放射治疗
    - 有效性未知
- 长期随访

预后
- 复发率高
- 常发生转移
  - 由淋巴结向肺转移

影像学检查

放射学检查
- 放射线可透过，难辨认
- 骨破坏

大体检查

一般特征
- 无包膜
- 侵犯髓质骨
- 皮质破坏
- 可侵犯周围软组织

组织病理学检查

组织学特征
- 双相性肿瘤形态
- 上皮细胞岛或细胞索
  - 透明至细颗粒状，富含糖原

牙源性透明细胞癌

要点

专业术语
- 主要由透明细胞组成的牙源性恶性上皮肿瘤

临床表现
- 很少见
- 75%发生于下颌骨
- 过度切除
- 复发率高

组织病理学检查
- 小岛或小巢
- 双相变型
- 上皮细胞岛或细胞索
- 多边形
- 局灶栅栏样基底细胞
- 透明至细颗粒状，富含糖原
- 纤维性间质
- 可出现其他牙源性肿瘤岛

  - 多边形
  - 边界清楚
  - 局灶栅栏样基底细胞
  - 椭圆形细胞核
  - 泡状至深染的细胞核
- 纤维性间质
  - 广泛的透明带
  - 一些肿瘤可呈器官样
- 可出现其他牙源性肿瘤岛
  - 成釉细胞瘤
  - 钙化的牙源性上皮肿瘤

辅助检查

组织化学
- PAS-淀粉酶染色
  - 反应：阳性到可疑
  - 染色方式
    - 透明细胞的细胞质（局灶）
- 阿辛蓝染色（alcian blue）
  - 反应：阴性
- 黏蛋白胭脂红染色（mucicarmine）
  - 反应：阴性

免疫组织化学
- 基本没有实际作用
- 阳性：角蛋白（CK8、CK18、CK13、CK14、CK19）；EMA弱阳性
- 阴性：S-100蛋白、波形蛋白、SMA、HMB-45

鉴别诊断

肾细胞转移癌
- 很少见，有肾细胞癌病史
- 血管丰富
- 免疫组织化学可能有用（CD10、pax-2、RCC）

骨内黏液表皮样癌
- 黏蛋白阳性黏液细胞
- 中间细胞
- 细胞学特征可能更不典型

钙化的牙源性上皮肿瘤的透明细胞变形
- 砂样瘤钙化
- 淀粉样沉积

成釉细胞瘤
- 罕有病例出现透明细胞

影像图库

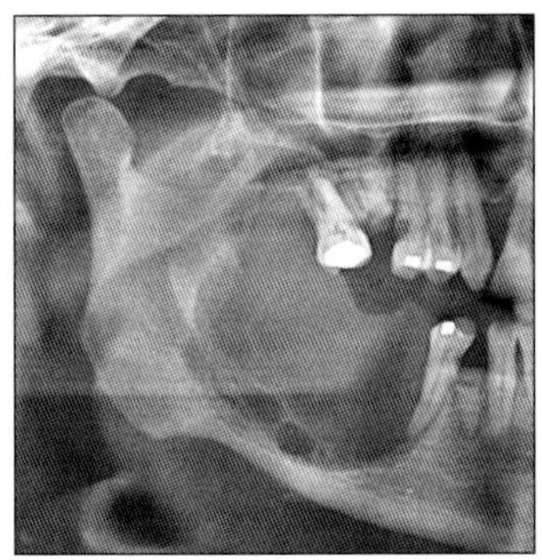
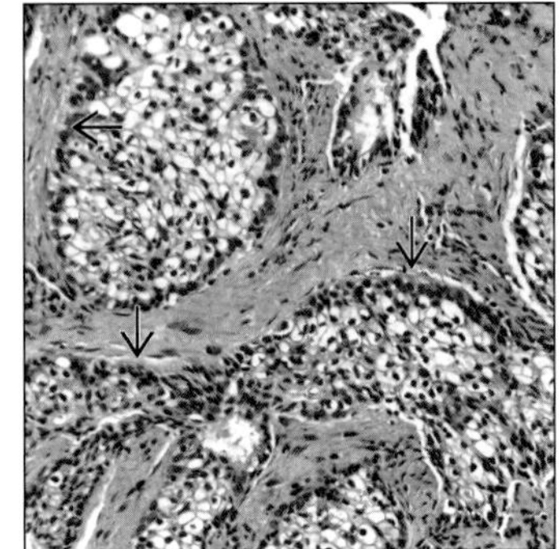
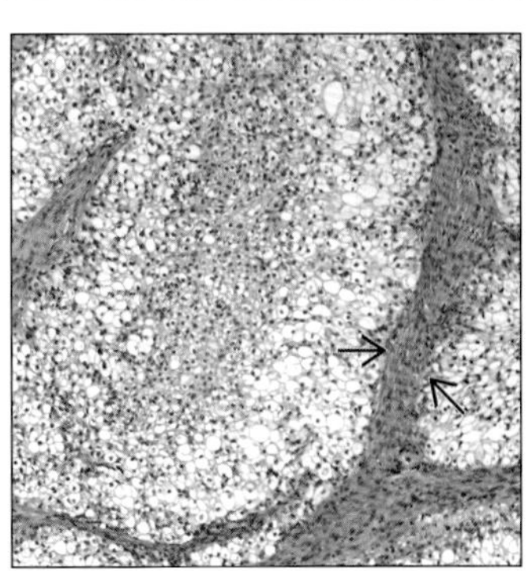

（左图）放射成像显示放射线可透过区伴局部不规则破坏性边界。（中图）HE染色显示透明细胞组成的肿瘤岛，周边栅栏样→。由于其栅栏样边界，该肿瘤可被误诊为成釉细胞瘤，也必须考虑转移的透明细胞瘤。（右图）HE染色显示，透明细胞肿瘤岛被增厚的透明胞膜围绕→

成釉细胞纤维肉瘤

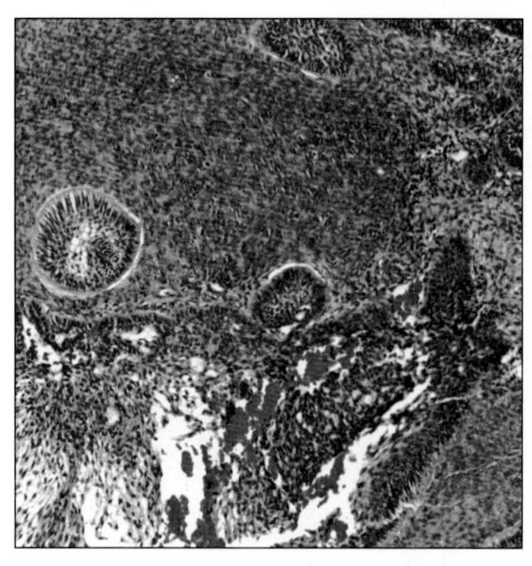

除了细胞丰富、深染、间质多形性，成釉细胞纤维肉瘤类似成釉纤维瘤，这一特征在低倍至中倍显微镜下易于看见

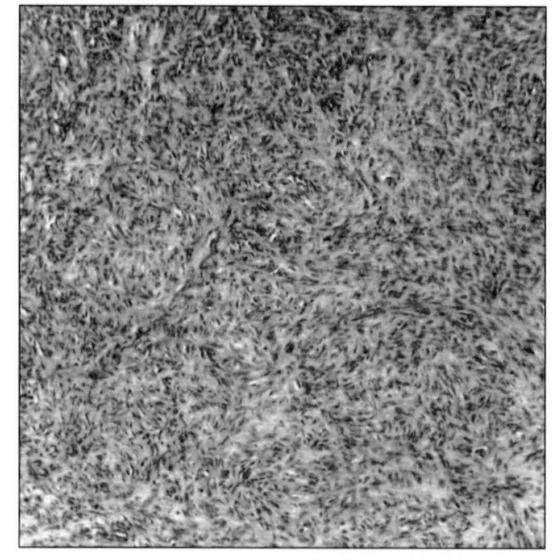

HE染色显示，成釉细胞纤维肉瘤的一个区域缺乏牙源性上皮，肿瘤这部分区域的间质较松散，并且席纹形态更明显

专业术语

缩写
- 成釉细胞纤维肉瘤（AFS）
- 成釉细胞纤维瘤（AF）

别名
- 成釉细胞肉瘤

定义
- 罕见，恶性，牙源性肿瘤；考虑是成釉细胞性纤维瘤或纤维牙瘤对应的恶性肿瘤

病因/发病机制

发病机制
- 许多肿瘤（45%）来源于成釉细胞纤维瘤

临床表现

流行病学
- 发病率
  - 极其罕见
- 年龄
  - 发病的年龄范围较大
    - 平均：30岁
    - 与患成釉细胞纤维瘤的年轻患者（14~25岁）相比，在年龄较大的患者中易发病
    - 新发肿瘤：平均年龄稍微小一些

部位
- 侵袭下颌骨最常见（80%）
  - 特别是发生于后部
- 上颌骨
  - 常延伸至窦

症状
- 疼痛和（或）肿胀
- 相关软组织溃疡

治疗
- 手术方式
  - 根治性切除（需要广泛的手术切除）
  - 颈部解剖常不指示肉瘤样血型播散
- 辅助治疗
  - 不同的有效性（放射治疗和药物治疗）

预后
- 尽管无法预测，但总体预后较好
- 复发率高
  - 高达45%
  - 常常是多发的复发
- 一般不发生远处转移
  - 肺部、纵隔淋巴结以及肝脏（如果存在）
- 通常死亡原因是肿瘤直接扩散至重要的结构致命（如颅底）

影像学检查

放射学检查
- 骨破坏、边缘不规则
  - 虫蛀样
- 膨胀的多腔的放射线可透射区
  - 可显示软组织膨胀
- 骨皮质穿孔
- 上颌骨肿瘤可侵蚀窦部
- 罕见，病理性骨折

成釉细胞纤维肉瘤

要点

专业术语
- 罕见牙源性肿瘤，考虑是成釉细胞性纤维瘤成纤维牙瘤对应的恶性肿瘤

病因/发病机制
- 超过40%的肿瘤来源于成釉细胞纤维瘤

临床表现
- 根治性切除
- 复发率高

组织病理学检查
- 立方形至柱状上皮细胞岛以及细胞索
- 间质是各种各样的细胞
  - 多形性
  - 深染
  - 大量有丝分裂象
  - 席纹状或人字形图案

大体检查

一般特征
- 大的溶骨性肿瘤扩散至软组织

组织病理学检查

组织学特征
- 双相性表现是特征性的
  - 恶性间充质性纤维性间质内的良性牙源性上皮
- 立方形至柱状上皮细胞岛以及细胞索
  - 与成釉细胞纤维瘤相似
  - 随着连续复发，上皮细胞减少
- 间质由成纤维细胞组成
  - 各种各样增多的细胞
  - 席纹状或人字形图案
  - 多形性以及深染
  - 大量有丝分裂象

辅助检查

免疫组织化学
- 间质：波形蛋白、肌肉特异性肌动蛋白、平滑肌肌动蛋白、p53阳性、CD68阳性的组织细胞
- 成釉细胞纤维肉瘤的Ki-67以及PCNA标记的表达高于成釉细胞纤维瘤（几乎增加10倍）

鉴别诊断

成釉细胞纤维瘤
- 更多成釉上皮
- 间质细胞较少，无多形性，缺少有丝分裂

成釉细胞纤维牙瘤
- 与成釉细胞纤维瘤相同，但有牙齿的硬组织

成釉细胞纤维牙本质肉瘤
- 有相似的组织学结果，伴有牙齿的硬组织
  - 牙本质和釉质
- 预后基本相同

成釉细胞瘤
- 成熟的、胶原间质
- 更多成釉上皮
  - 各种组织学亚型

纤维肉瘤
- 缺乏成釉上皮

影像图库

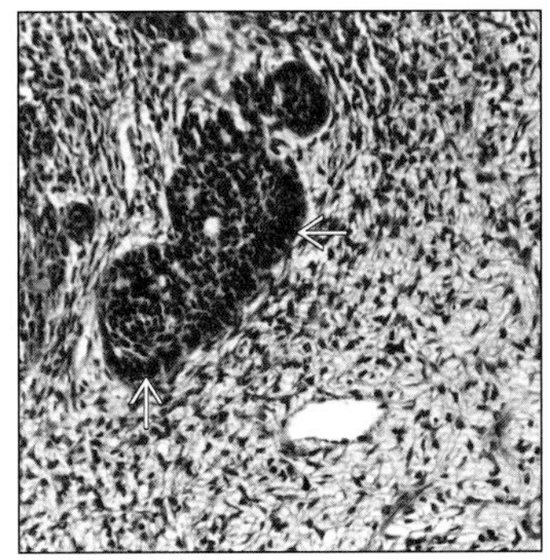

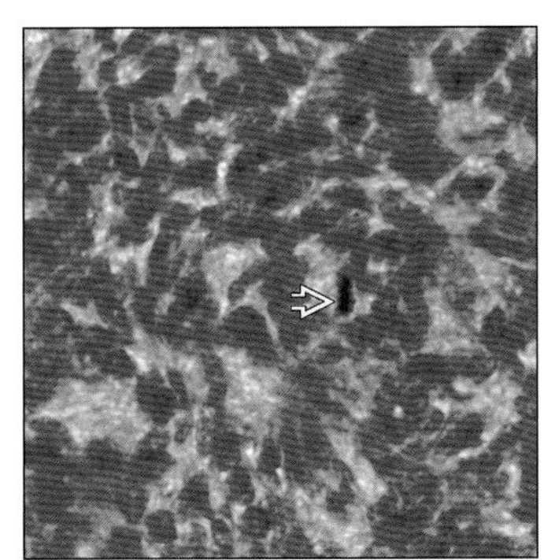

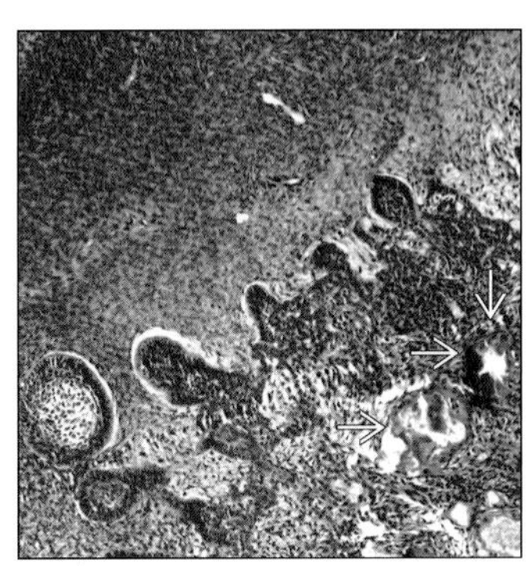

（左图）高倍视野显示牙源性上皮岛的富于细胞的间质内有特征性深染的柱状细胞➡。（中图）成釉细胞纤维肉瘤通常有大量有丝分裂象➡，如图所示。（右图）该肿瘤有发育不良的牙本质区➡，使肿瘤成为成釉细胞纤维牙本质肉瘤。普遍认为其预后与成釉细胞纤维肉瘤基本相同，世界卫生组织将这些肿瘤全部归类于牙源性肉瘤的宽范畴下

骨肉瘤

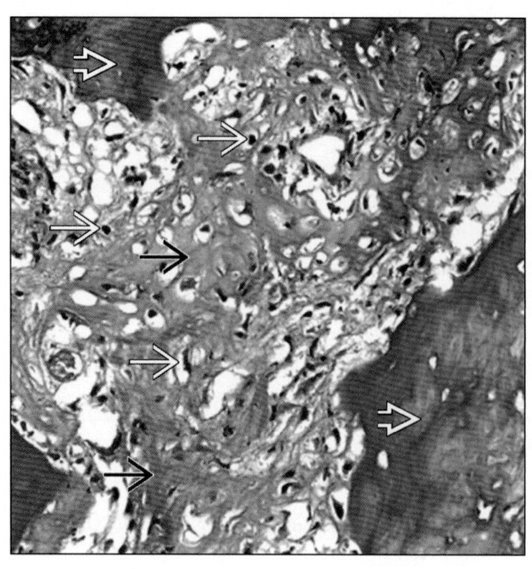

骨肉瘤有恶性间充质的谱系，来源于肿瘤性成骨细胞⇨的非典型骨基质➡，浸透原有的小梁➡

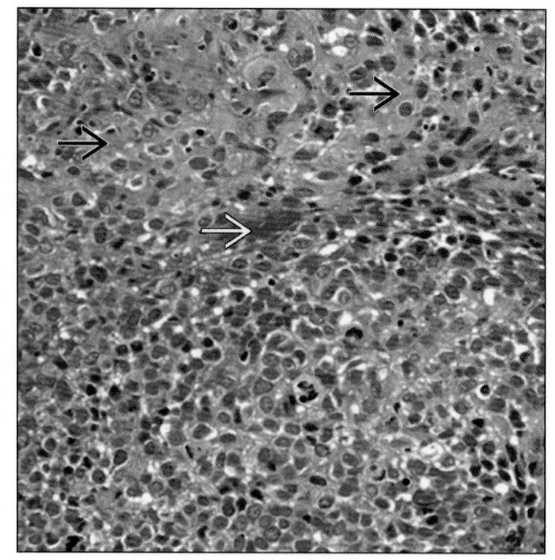

组织学上，骨肉瘤显示多种多样的排列方式。此图示为纤细的缎带样骨基质⇨，呈现于多形性成骨细胞周围，并应注意纤细的血管➡

专业术语

缩写

- 骨肉瘤（OS）

定义

- 间充质来源的原发髓内高度恶性肿瘤，里面的肿瘤细胞产生类骨质，即使仅产生少量类骨质

病因/发病机制

易感因素

- 可在其他肿瘤接受放射治疗或药物治疗后发生
  - 通常在治疗后5~15年发生
  - 有超过10%的腭部骨肉瘤为放射诱发
- 骨和视网膜母细胞瘤的佩吉特病
- 创伤史，但可能只使得潜在病变得到了临床关注

临床表现

流行病学

- 发病率
  - 骨肉瘤很少见，尽管是最常见的原发恶性骨肿瘤
    - 腭部发生率：0.0007‰
  - 颅面的骨肉瘤极其罕见
    - 占所有骨肉瘤患者的7%
- 年龄
  - 鼻窦骨肉瘤：30~40岁
  - 腭部骨肉瘤：30岁年龄段
  - 诊断较与长骨对应的肿瘤晚10~20年
- 性别
  - 男性>女性（1.5：1）

部位

- 下颌骨和上颌骨受侵犯的概率相当
  - 下颌角以及下颌体后部区域
  - 大部分位于髓内而不是骨膜外面
  - 上颌骨：后部牙槽突、窦部、窦底以及腭部
- 较不常见
  - 鼻旁窦、颧骨、眼眶嵴

症状

- 缓慢生长的肿块或膨胀
- 随时间推移，疼痛加剧
- 麻木、张嘴受限
- 牙齿咬合不正、牙齿缺失
- 感觉异常或感觉迟钝较少见
- 不常见的牙关紧闭、鼻部堵塞

治疗

- 选择、风险及并发症
  - 治疗包括手术、放射治疗和（或）药物治疗
- 手术方式
  - 手术是治疗的主要方法
  - 治愈骨肉瘤最重要的单因素是边缘干净
    - 由于解剖上的限制，难以获得干净的边缘
- 辅助治疗
  - 辅助药物治疗常被推荐用于治疗高级别骨肉瘤
    - 大部分腭部的骨肉瘤为软骨母细胞型，对药物治疗无反应
    - 腭部骨肉瘤对药物治疗的应答率小于25%
- 放射治疗
  - 骨肉瘤考虑为放射耐受
  - 术后放射治疗未明确
  - 3D适形放射治疗以及调强放射治疗可避免这些剂量受限因素

预后

- 局部复发率高达25%
  - 复发是治疗失败以及死亡的主要原因

骨肉瘤

要点

专业术语
- 间充质来源的原发髓内高度恶性肿瘤，里面的肿瘤细胞产生类骨质，即使仅产生少量类骨质

临床表现
- 骨肉瘤很少见，尽管是最常见的原发恶性骨肿瘤
- 鼻窦和腭部的骨肉瘤发病年龄：30~40岁
- 缓慢生长的肿块或膨胀
- 治疗包括手术、放射治疗和（或）药物治疗
  - 治愈骨肉瘤最重要的单因素是边缘干净
- 局部复发率高达25%
- 转移风险高
- 总体预后不佳

影像学检查
- 最佳诊断线索：骨破坏、伴侵袭性骨膜反应以及肿瘤骨形成
  - 肿瘤主要边缘呈典型日光放射（阳光照射）表现

组织病理学检查
- 标志为非典型成骨细胞生成的恶性骨或类骨质
  - 于恶性片状成骨细胞间呈细的、花边样嗜酸性条带样
- 中度至高度多形性

鉴别诊断
- 成骨细胞瘤、软骨肉瘤、骨折骨痂

  - 上颌骨肿瘤尤其难清除
- 转移风险高
  - 微小转移约占80%
    - 颅面的骨肉瘤转移率较低
  - 所有骨肉瘤患者中有20%在首次诊断时发生实体转移
  - 肺部是最常见的转移部位
    - 肺转移的预后好于其他器官转移
- 总体预后不佳
  - 边缘干净者有80%的生存率
- 分级需要包括胸部和腹部CT以及骨扫描

影像学检查

一般特征
- 最佳诊断线索：骨破坏、伴侵袭性骨膜反应以及肿瘤骨形成
  - 难确定的髓内肿块伴或不伴肿瘤钙化，显示侵袭性骨膜反应

放射学检查
- 变化大，从溶解的、斑点状的到浓厚的硬化性的毁坏性损害
  - 大部分损害有相关联的软组织肿块
  - 由于解剖关系，在传统的放射成像中可能不太明显
- 以肿瘤骨形成程度为基础
  - 由于皮质被侵蚀，肿瘤主要边缘呈典型日光放射（阳光照射）表现
  - 较高程度损害的显示透明度更高
  - 虫蚀骨伴破烂的溶解区
- 边缘难以界定，不同程度的放射线可透过或放射线不能透过
- 与肿瘤毗邻的牙齿可出现显著的牙齿再吸收、牙周韧带增宽、硬骨板溶解以及牙齿之间反应升高或恶性骨沉积

MRI
- 有助于鉴定软组织扩展、髓质骨受累以及评估骨髓转移

CT检查
- 无对比CT显示扩张的损害伴强度增强以及侵袭性骨膜反应
- 对比CT实性部分增强
- CT常显示未预料到的软组织肿块

骨扫描
- 常出现摄取增加
- 有助于分级、检测转移以及发现遗漏的损害

大体检查

一般特征
- 不规则，难界定的实性肿瘤有砂样区
- 肿瘤有各种密度和成分
  - 主要的成骨细胞肿瘤：非常硬且为硬癌
  - 软骨母细胞骨肉瘤：苍白的蓝灰色组织区
  - 高级：凝胶状、黏液样区域，出血、坏死
  - 软组织延伸：因肿瘤类型不同而不同

需取材的部分
- 肿瘤每厘米取一块
- 足够的手术边缘标本

大小
- 范围：2~15cm
- 大部分：小于10cm

组织病理学检查

组织学特征
- 标志为非典型成骨细胞生成的恶性骨或类骨质
  - 中度至高度多形性
  - 核质比高
  - 必须出现恶性类骨质方可诊断

骨肉瘤

- 极微的沉积物，于恶性片状成骨细胞间呈细的、花边样嗜酸性条带样
- 显著的类骨质以及骨产物，形成宽的小梁，伴孤立的单一成骨细胞

- 根据最明显的组织学特征对骨肉瘤进行再分类
- 肉瘤间质特征依肿瘤级别改变
- 低级
  - 中等程度的细胞，伴最少多形性
  - 有限的有丝分裂
  - 不规则骨以及类骨质，无板层
- 高级（大部分为腭部肿瘤）
  - 高细胞，伴紧密包裹的梭形至多边形细胞
  - 明显的多形性，核仁明显
  - 有丝分裂指数高，包括非典型有丝分裂
  - 很少或没有骨形成

组织学亚型

- 成骨细胞型
  - 几乎完全由骨基质组成，伴孤立的非典型成骨细胞
- 软骨母细胞型
  - 头颈部最常见的类型
  - 软骨必须是恶性的
    - 通常这种类型的肿瘤5%~50%为软骨肉瘤
- 成纤维细胞型
  - 5%~50%的肿瘤由非典型梭形细胞组成
- 毛细血管扩张型
  - 大的充血腔，被多形性细胞以及骨基质围绕

辅助检查

细胞学

- 细胞学标本难以获得
- 细胞涂片
- 多形性梭形以及圆形肿瘤细胞
- 嗜碱性细胞质伴微泡
- 大的深染细胞核伴锯齿状胞膜
- 常出现多核肿瘤细胞
- 不定形背景的类骨质：嗜酸性（酒精固定）、品红（风干）

细胞遗传学

- 癌基因*Rb*、*p53*以及*MDM-2*突变发生率高
- 骨肉瘤可见家族性癌症综合征
  - 遗传性视网膜母细胞瘤、Li-Fraumeni综合征、Rothmund-Thomson综合征、Bloom综合征

鉴别诊断

成骨细胞瘤

- 放射学：损害较小的硬化边缘包裹肿块
- 新形成的厚的骨小梁重塑
- 小梁环绕上皮成骨细胞片

软骨肉瘤

- 肿瘤里均可出现软骨样和类骨质
- 无恶性类骨质或骨肉瘤

骨折骨痂

- 放射学有助于区别
- 在愈合期骨形成非常活跃，但有软骨内的成骨以及软骨

骨纤维异常增生症

- 放射学检查通常有助于区别
- 无恶性类骨质

分级

低级

- 中度程度的细胞伴最低多形性以及有限的有丝分裂

中级

- 花边样类骨质或纹状非典型类骨质浸润原小梁

高级

- 很少或没有类骨质
- 显著的多形性、坏死以及有丝分裂

参考文献

1. Shao Z et al: Computed tomography findings in radiation-induced osteosarcoma of the jaws. Oral Surg Oral Med Oral Pathol Oral Radiol Endod. 109(3): e88-94, 2010
2. Guadagnolo BA et al: Osteosarcoma of the jaw/craniofacial region: outcomes after multimodality treatment. Cancer. 115(14): 3262-70, 2009
3. Franco Gutierrez V et al: Radiation-induced sarcomas of the head and neck. J Craniofac Surg. 19(5): 1287-91, 2008
4. Huber GF et al: Head and neck osteosarcoma in adults: the province of alberta experience over 26 years. J Otolaryngol Head Neck Surg. 37(5): 738-43, 2008
5. Laskar S et al: Osteosarcoma of the head and neck region: lessons learned from a single-institution experience of 50patients. Head Neck. 30(8): 1020-6, 2008
6. Fernandes R et al: Osteogenic sarcoma of the jaw: a 10-year experience. J Oral Maxillofac Surg. 65(7): 1286-91, 2007
7. Gorsky M et al: Craniofacial osseous and chondromatous sarcomas in British Columbia--a review of 34 cases. Oral Oncol. 36(1): 27-31, 2000
8. Smeele LE et al: Osteosarcoma of the head and neck: meta-analysis of the nonrandomized studies. Laryngoscope. 108(6): 946, 1998
9. Odell PF: Head and neck sarcomas: a review. J Otolaryngol. 25(1): 7-13, 1996

骨肉瘤

影像学、大体和显微镜下特征

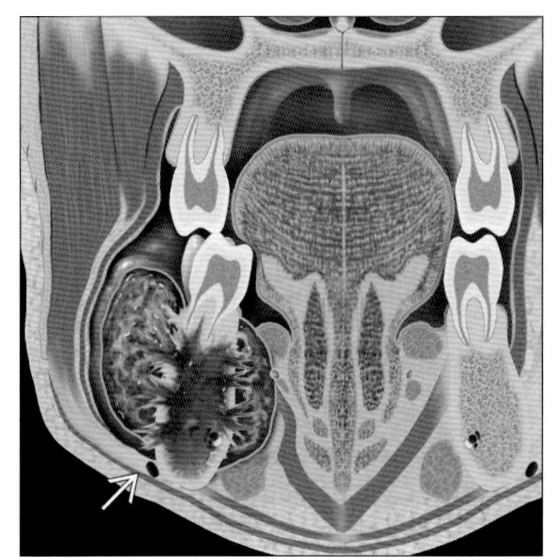

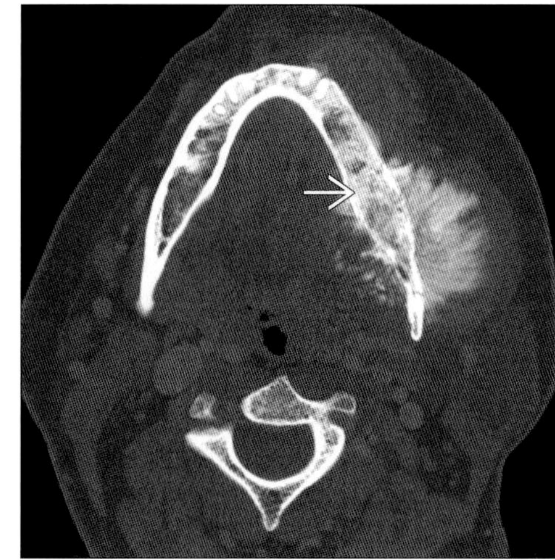

（左图）冠状面成像显示右侧下颌骨体骨肉瘤，牙根被破坏，此病例有软组织肿块➡。（右图）CT（骨窗）显示经典的与骨肉瘤相关的骨膜反应。骨膜反应通常被称为阳光照射，因为骨基质垂直于病变。下颌骨受累部分内的骨髓发生硬化➡，有软组织肿块覆盖

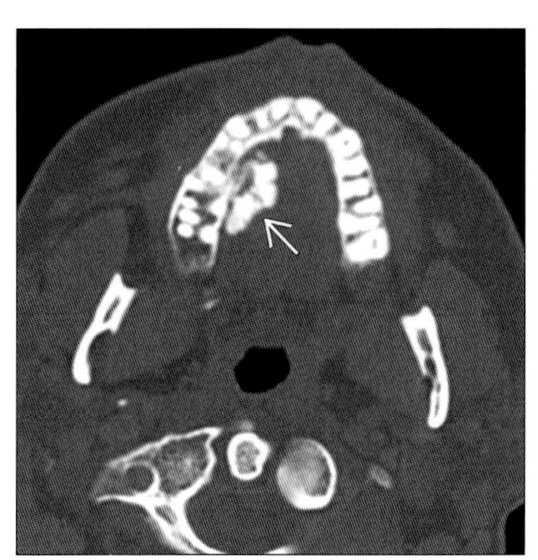

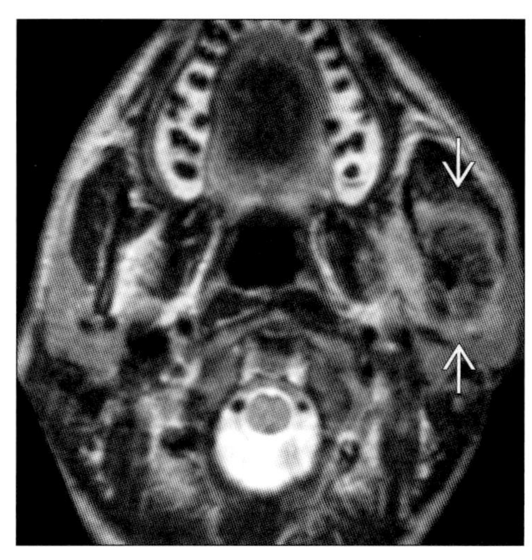

（左图）轴面骨CT成像显示外部生长的肿块伴无定形的不成熟新生骨，是骨肉瘤的特征➡。骨肉瘤在放射学上表现为异质性，此病例强调了紧密基质的形成。（右图）骨膜反应的阳光图案被高信号的软组织肿块包绕➡，在轴面T2影像上很明显。MR有助于描绘损害的范围以及骨髓累及情况

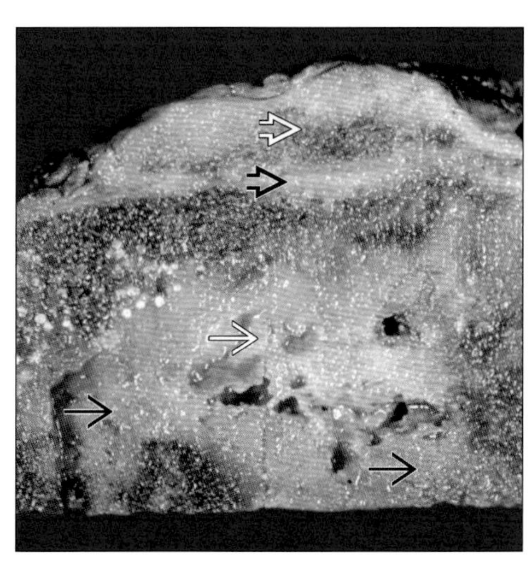

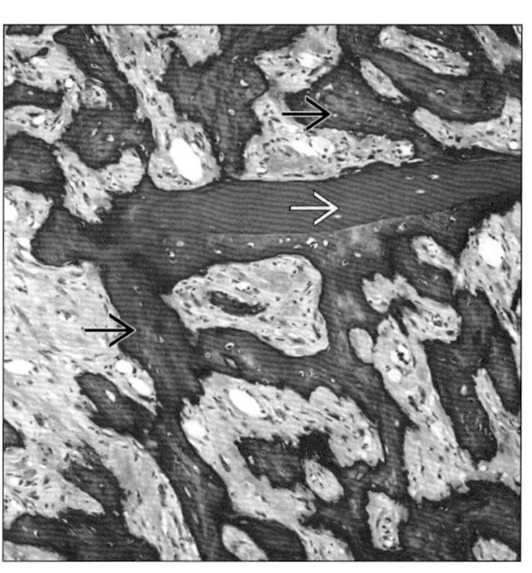

（左图）大体观察，病变显示致密的硬化➡伴囊性变区➡，这些肿瘤常随着相关软组织肿块⇨的生长突破被覆的皮质➡。（右图）中度分化的骨肉瘤可见非典型骨柱以及骨岛➡，可浸透及围绕原小梁➡。该肿瘤区内背景的间质相对温和

骨肉瘤

显微镜下特征

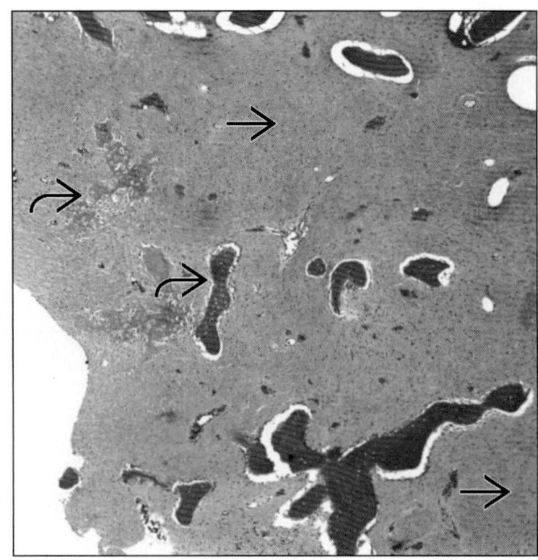
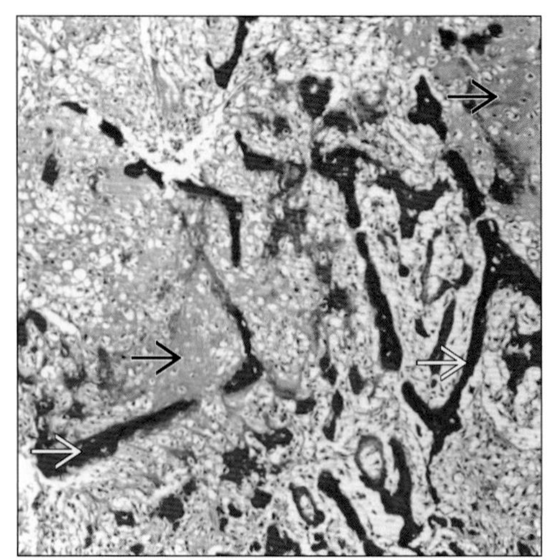

（左图）低级骨肉瘤的组织学通常表现为大的纤维样组织区域⇨，伴不规则形状的骨及骨样基质⇨，后者让人想到纤维发育不良，必须仔细搜索以发现散在的非典型细胞。（右图）原小梁骨➡被产生基质的肉瘤浸润、破坏，图中可见软骨型组织提示⇨，甚至可见于非成软骨型骨肉瘤

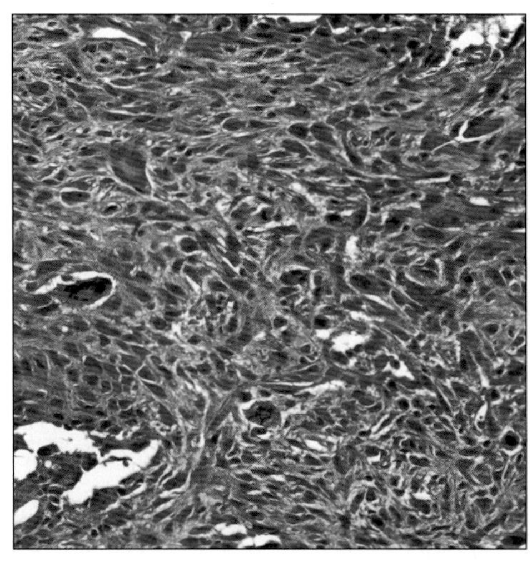
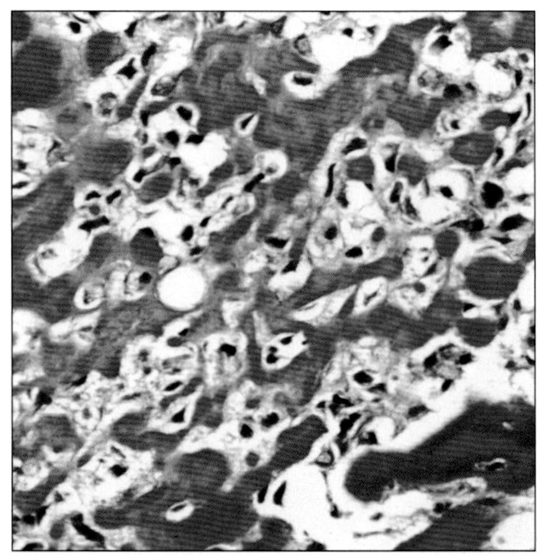

（左图）高级骨肉瘤含很少骨基质或没有骨基质。多形性明显且广泛，足以提示多形性骨肉瘤。大部分病例中会有孤立的、可识别的骨肉瘤病灶。免疫组织化学对这些病变提示作用通常很小，必须结合放射学。（右图）典型的骨肉瘤显示大小不一的非典型细胞伴易于识别的骨基质，骨组织缺乏哈弗系统

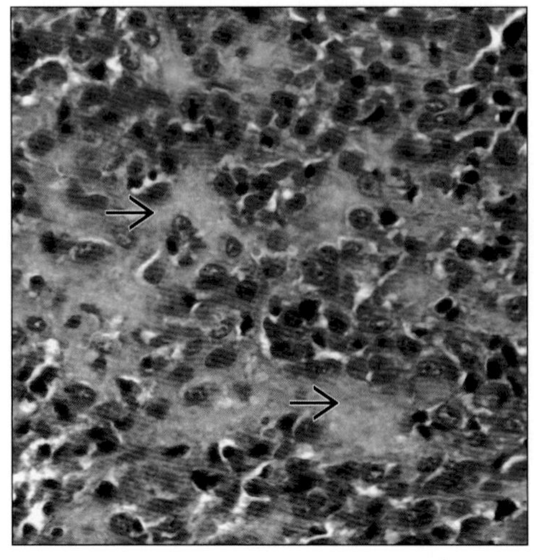
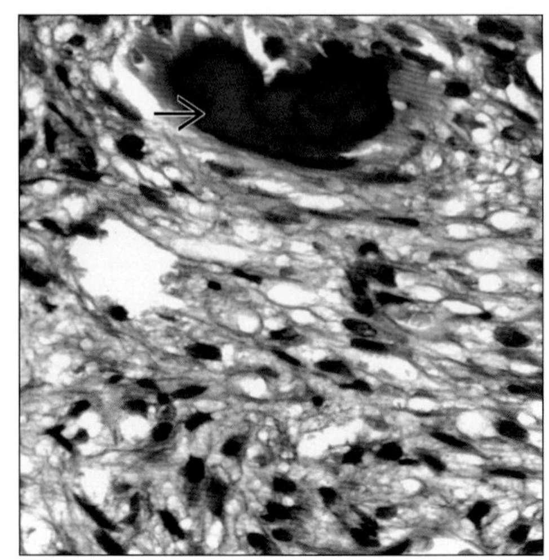

（左图）非典型细胞包埋在骨基质内⇨，注意有明显的核仁和大量凋亡细胞，细胞核质比非常高，类似浆细胞。（右图）骨肉瘤显示多形性非典型梭形细胞，核质比增高，核仁明显。骨组织⇨可表现为陷入的周边骨或新生骨

骨肉瘤

显微镜下和分子学特征

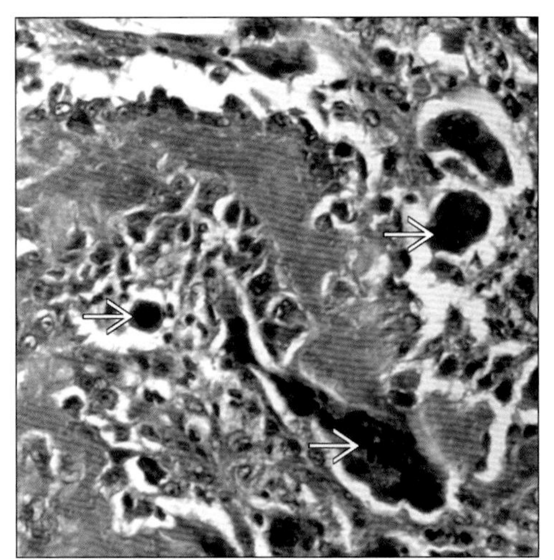

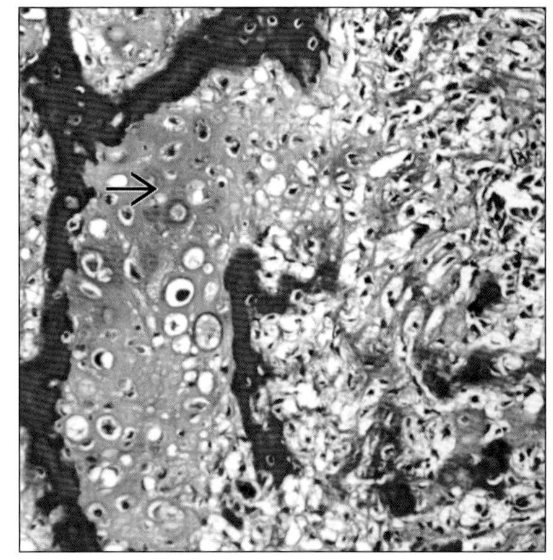

（左图）骨肉瘤中可见肿瘤巨细胞，要么在靠近肿瘤骨的部位形成，要么在间质基质内。（右图）软骨母细胞骨肉瘤显示典型的骨肉瘤特征，有恶性软骨样组织。骨折骨痂常导致诊断困难，但是软骨肉瘤成分的非典型特征在软骨母细胞骨肉瘤中易于鉴定，关键是识别浸润其他部分的基质

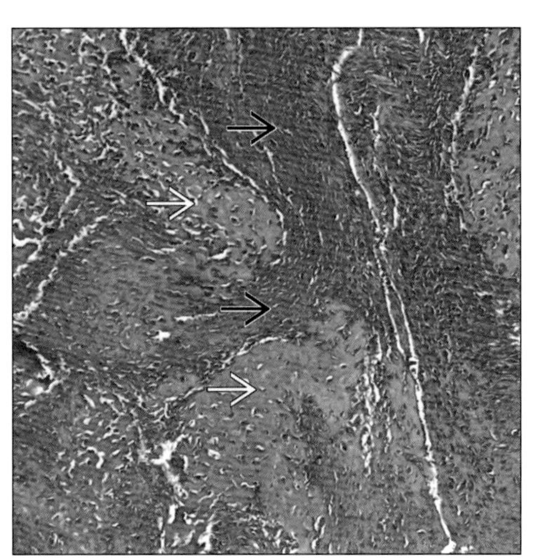

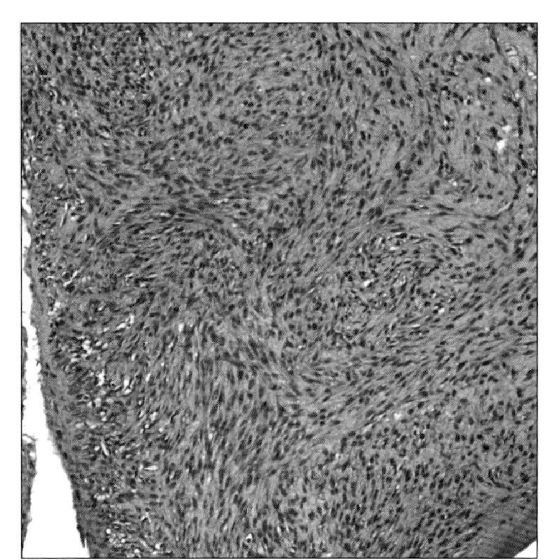

（左图）成纤维细胞骨肉瘤如其名称所示，由梭形细胞组成骨肉瘤的一部分，类骨质在这里的整个区域中均易于识别。（右图）成纤维细胞骨肉瘤表现为梭形细胞肿瘤，常缺乏基质形成。对于类似的区域，难以诊断肿瘤，病变的标本量和相关的放射学检查是必需的

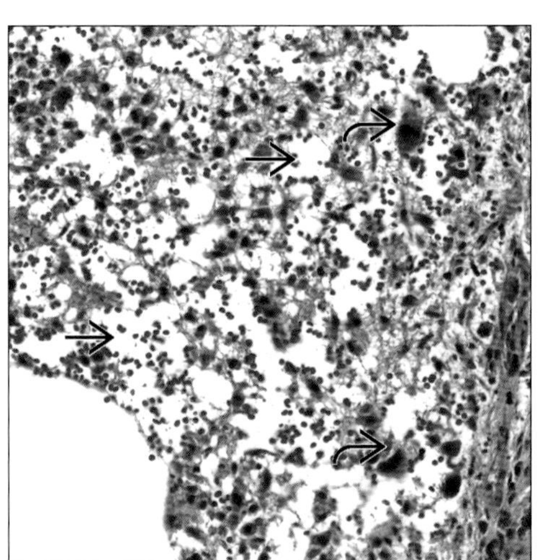

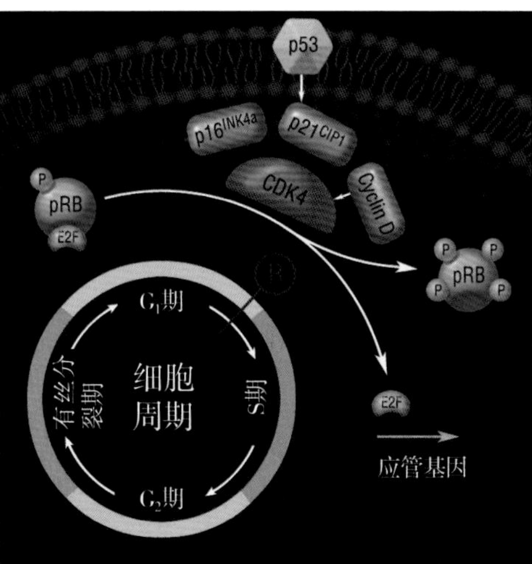

（左图）毛细血管扩张的骨肉瘤常显示充血的腔隙，伴不同量的血和（或）含铁血黄素。血池被大的非典型细胞包绕，伴有非典型有丝分裂。（右图）*RB*基因有A和B口袋区，与E2F转录因子相结合，并且可将低磷酸化的pRB结合到这些抑制基因转录的因子上。当发生磷酸化，E2F释放，相应的基因表达

软骨肉瘤

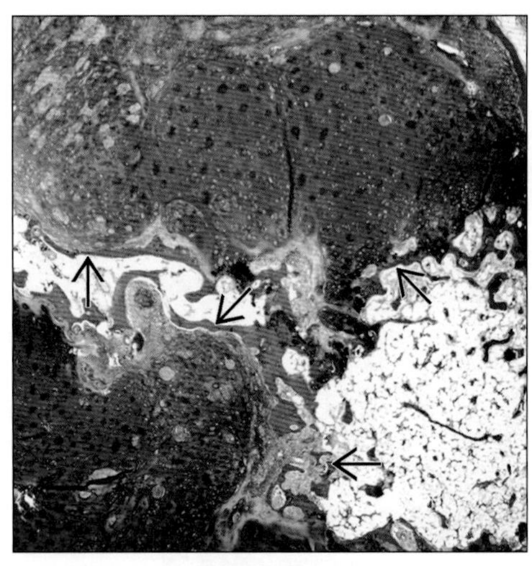

肿瘤软骨细胞对皮质骨造成破坏并侵入骨组织，细胞软骨基质小叶被骨刺分隔→，基质呈暗蓝色

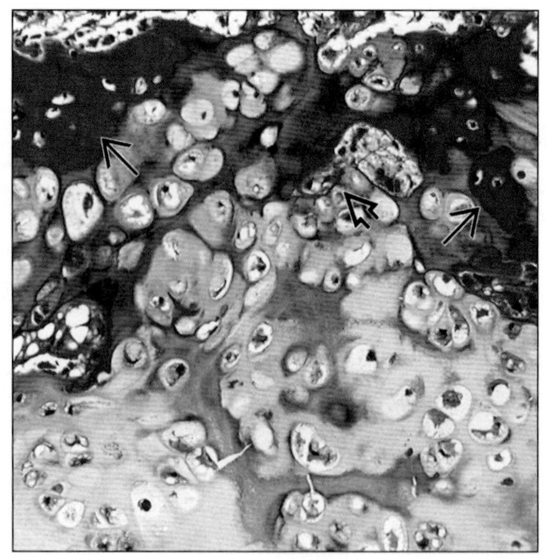

高度非典型软骨细胞存在于腔隙中，周围骨组织被破坏→。残存的软骨也可出现，同肿瘤组织间变化突然⇒

专业术语

定义

- 恶性间充质肿瘤伴透明软骨分化

病因/发病机制

发育异常

- 可能来源于软骨或胚胎残余
  - 多能间充质细胞

遗传的综合征

- Ollier病：内生软骨瘤，但发生软骨肉瘤的风险增加
- Maffucci综合征：内生软骨瘤以及血管瘤，但发生软骨肉瘤的风险增加

易感因素

- 缺血样改变促进软骨肉瘤发生

临床表现

流行病学

- 发病率
  - 排名第3的最常见骨肿瘤
    - 所有骨肿瘤中大约有25%为软骨肉瘤
  - 发生于头部和颈部的极其罕见，少于所有软骨肉瘤病例的10%
- 年龄
  - 范围广
  - 平均：50~70岁
- 性别
  - 男性>女性（1.5：1）

部位

- 最常见于上颌骨和颅底
- 也可见于上颌窦、喉部以及鼻中隔
- 累及乳突骨不常见

症状

- 大部分出现疼痛和（或）肿胀
- 牙齿松动
- 脑神经功能障碍
- 在肿瘤缓慢生长的长期过程中，其症状经常出现

治疗

- 手术方式
  - 根治性手术切除是首选治疗方式
    - 通常边缘需要切2~3cm的正常组织
    - 难以到达腭部和窦部的解剖界限

预后

- 总体预后：5年生存率70%
  - 1级：5年生存率90%
  - 3级：5年生存率50%
- 绝大多数患者为肿瘤1级
- 高达40%的病例出现复发
- 预后预测
  - 足够的切缘对于预测生物学行为很重要
  - 肿瘤分级预测生物学行为
  - 儿童患者预后较成年患者好（不依赖分级）
  - 去分化的肿瘤预后极差
- 转移性疾病不常见，但转移发生率呈分级依赖性
  - 1级：小于5%。2级：~20%。3级：70%

影像学检查

一般特征

- 最佳预后：CT显示特征性钙化，但MRI更适合描述肿瘤边界

软骨肉瘤

要点

专业术语
- 恶性间充质肿瘤伴透明软骨分化

临床表现
- 发生于头部和颈部的极其罕见，少于所有软骨肉瘤病例的10%
- 平均年龄：50~70岁
- 最常发生于上颌骨和颅底
- 大部分出现疼痛和（或）肿胀
- 根治性手术切除是首选治疗方式
- 总体预后：5年生存率70%
  - 足够的切缘是重要的预测因素

影像学检查
- 最佳预后：CT显示特征性钙化，但MRI更适合描述肿瘤边界
  - 环状和新月形钙化是低级肿瘤最特征性的表现

大体检查
- 切面毛玻璃状至半透明状的黏液样的蓝白色区

组织病理学检查
- 网状或皮质骨被肿瘤软骨细胞破坏
- 软骨基质小叶表现为大小和形状多变，伴不规则成熟
- 陷窝腔含非典型软骨细胞

鉴别诊断
- 软骨瘤、软骨母细胞软骨肉瘤、软骨黏液样纤维瘤、梭形细胞鳞状细胞癌、真正的恶性混合瘤、多形性腺瘤

- 伴不同形式的钙化累及骨组织的软组织肿块
- 钙化表现以及程度取决于肿瘤级别
- 原发骨及周围骨的侵及

MRI
- T1WI
  - 同质的中等信号
  - 钙化使信号出现异质性
- T2WI
  - 高信号（因为水含量高）
  - 同质到异质取决于钙化程度

CT检查
- 放射线可透射的肿块有小叶边缘且有散在钙化
- 环状及新月形钙化是低级肿瘤最特征性的表现

大体检查

一般特征
- 表现为光滑、膨胀性、质硬的损害
  - 可见皮质骨侵蚀及破坏
- 常见小叶样外观
- 切面毛玻璃状至半透明状、蓝白色到灰色
- 可见黏液样区
- 囊肿不常见
- 砂样钙化表现为白色的白垩样区域

需报告的部分
- 肿瘤每厘米切片1张

大小
- 范围：0.5~10cm

组织病理学检查

组织学特征
- 网状或皮质骨被肿瘤软骨细胞破坏
  - 肿瘤细胞侵入并代替骨组织
  - 没有骨形成，只有破坏或内陷
- 如果出现正常软骨，表示有从正常软骨到肿瘤软骨的突然变化
- 软骨基质小叶表现为大小和形状多变，伴不规则成熟
- 纤维带或纤维骨围绕或分隔小叶
- 细胞增多
  - 从一个区域到下一个区域有不同细胞，但总的细胞增多
  - 基质杂乱
- 可见双核或多核
- 有丝分裂罕见，但在高级别肿瘤中可见
- 黏液样改变或软骨液化常见
- 常出现缺血性坏死背景
- 坏死在高级别肿瘤中可见
- 分级依赖于细胞形态、胞核大小、胞核深染、有丝分裂以及坏死
- 类型
  - 骨膜型（近皮质的：根据位置）
  - 黏液样型
  - 间充质型
  - 透明细胞型
  - 去分化型

边缘
- 边缘明确，复发风险降低
  - 2~3cm的没有受累或正常组织已足够
  - 难以到达鼻窦道以及颅区底部

去分化软骨肉瘤
- 去分化软骨肉瘤显示低级到中级软骨肉瘤伴高级梭形细胞成分（肉瘤）

软骨肉瘤

辅助检查

细胞学

- 细胞量以及细胞学取决于肿瘤级别
- 细胞随核质比增加、形成细胞质空泡以及非典型胞核而扩大
- 软骨黏液样基质物质丰富，包绕非典型软骨细胞
  - 软骨基质显示纤维状基质，制备过程中呈品红深染
  - Pap染色物质难以检测基质

免疫组织化学

- S-100蛋白阳性

细胞遗传学

- 复杂的数量或结构上的染色体变化
  - 13q缺失与潜在的转移风险性增加相关

鉴别诊断

软骨瘤

- 放射学上，边缘良好，放射线可透射到较厚硬化区
- 无骨侵袭或骨破坏
- 细胞较软骨肉瘤少，无异型性
- 无有丝分裂或坏死

软骨母细胞软骨肉瘤

- 软骨组织与恶性骨增生相关
- 类骨质是肿瘤的一部分（无陷入）
- 放射学检测显示明显的骨肉瘤特征

软骨黏液样纤维瘤

- 可表现为骨陷入边缘
- 分叶状肿瘤伴黏液样基质内的梭形细胞
- 细胞质延伸形成纺锤形或双极
- 在大约20%的病例中可见透明软骨

软骨母细胞瘤

- 明显、均一的细胞构成的肿瘤，伴清晰、明显的细胞边界
- 假小叶生长或人行道图案
- 通常为透明至轻度嗜酸性细胞质
- 胞核常裂开或形成沟，无异型性
- 缺乏甚至没有成熟的透明软骨
- 可出现鸡爪样钙化

牙源性黏液瘤

- 黏液样基质是主要表现
- 肿瘤细胞过少，伴孤立的牙源性上皮岛

梭形细胞鳞状细胞癌

- 通常为息肉样肿瘤伴鳞状和梭形分化
- 可出现软骨成分（良性或恶性）
- 需要找到其他成分才能确诊（活检材料获得困难）

真正的恶性混合瘤

- 唾液腺肿瘤内出现癌和肉瘤
- 软骨肉瘤是最常见的肉瘤
- 通常出现良性多型性腺瘤

多形性腺瘤

- 根据组织学切片通常易于区分
- 细胞学可以证明

分级

低级

- 类似良性软骨
- 相对均一的小叶状组织学外观
- 细胞轻微增多
- 极少见有丝分裂象

中级

- 常为黏液样类型的间质以及透明型基质
- 细胞增多，常显示双核细胞
- 腔隙内大量细胞
- 偶有有丝分裂象

高级

- 细胞丰富，伴多型性
- 增殖指数高
  - 出现非典型有丝分裂象
- 可出现肿瘤坏死

参考文献

1. Hong P et al: Chondrosarcoma of the head and neck: report of 11 cases and literature review. J Otolaryngol Head Neck Surg. 38(2): 279–85, 2009
2. Prado FO et al: Head and neck chondrosarcoma: analysis of16 cases. Br J Oral Maxillofac Surg. 47(7): 555–7, 2009
3. Selz PA et al: Chondrosarcoma of the maxilla: a case report and review. Otolaryngol Head Neck Surg. 116(3): 399–400, 1997
4. Watters GW et al: Chondrosarcoma of the temporal bone. Clin Otolaryngol Allied Sci. 20(1): 53–8, 1995
5. Ruark DS et al: Chondrosarcomas of the head and neck. World J Surg. 16(5): 1010–5; discussion 1015–6, 1992
6. Finn DG et al: Chondrosarcoma of the head and neck. Laryngoscope. 94(12 Pt 1): 1539–44, 1984

软骨肉瘤

影像学特征

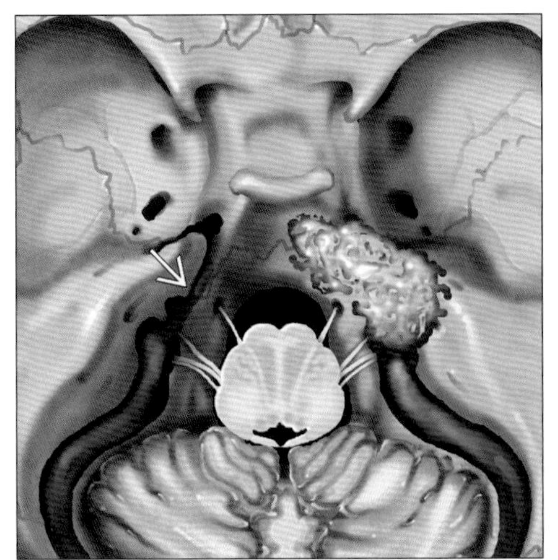

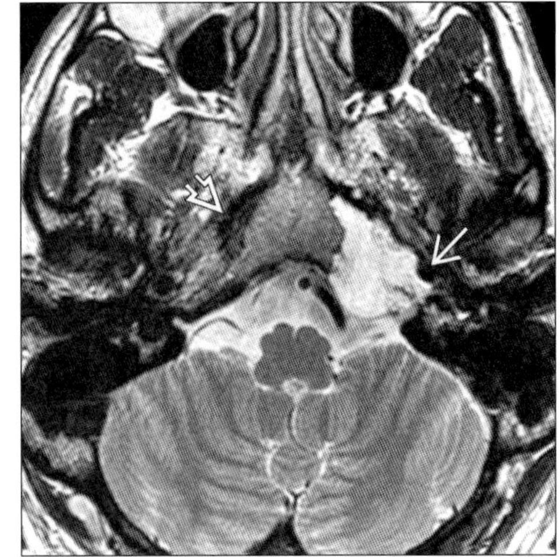

（左图）轴面图像显示颅底的软骨肉瘤集中在左侧岩枕沟，需注意损害内的钙化。图像也显示了正常的右侧岩枕沟➡。（右图）轴面T2WI MR显示岩枕沟的高信号软骨肉瘤，需注意岩部内颈动脉垂直部分受压➡，并且右侧岩枕沟表现正常➡

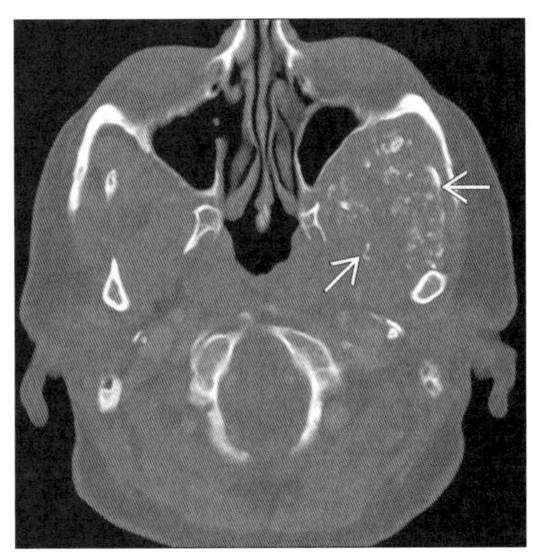

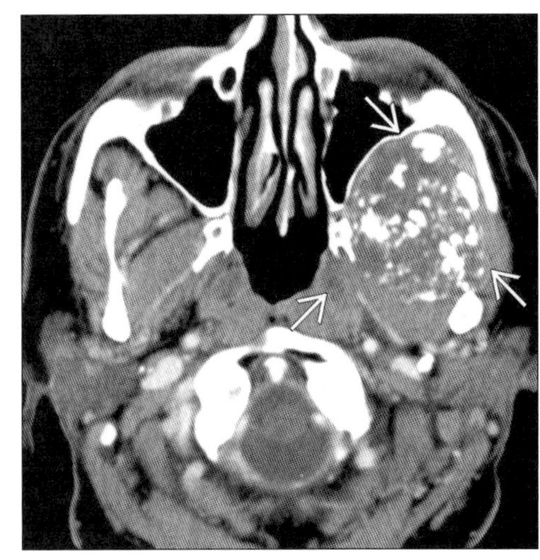

（左图）轴面CECT成像用骨窗显示软组织肿块充满咀嚼间隙，出现钙环和钙新月形➡，为软骨肉瘤非常典型的特征。（右图）轴面CECT在软组织窗成像显示固有的低信号肿块➡伴原有的钙化填充左侧颞下窝，钙化是松散的，呈环状和弧形。这些改变是软骨肉瘤放射成像学上的特征

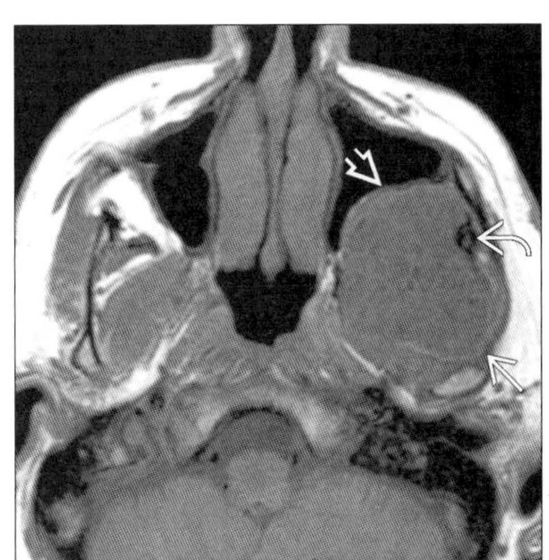

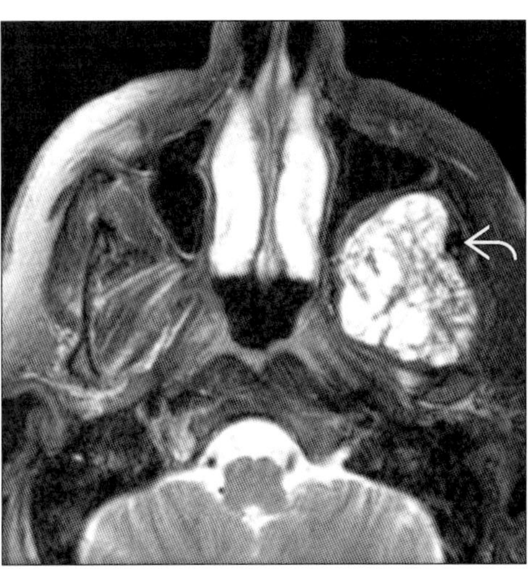

（左图）T1WI MRI显示肿块➡扩张咀嚼间隙并且向前弯曲的左侧上颌窦后壁➡，可见较大的局部钙化呈低信号➡。（右图）T2WI MR显示特征性的软骨肿瘤亮信号，可见较大的局部钙化呈低信号➡。肿瘤一般为异质性并伴钆信号增强

软骨肉瘤

临床和显微镜下特征

（左图）多小叶肿块引起下颌骨明显变形，导致牙齿移位。表面上皮完整。该肿瘤经组织学检查证实为软骨肉瘤。（右图）上颌骨软骨肉瘤显示桥接靠着牙齿→。肿瘤显示细胞增多伴核异型性。大量的区域显示双核以及多核。软骨基质易于鉴别

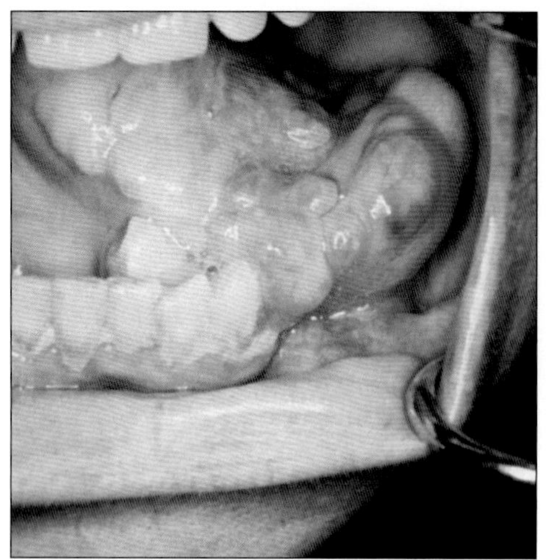

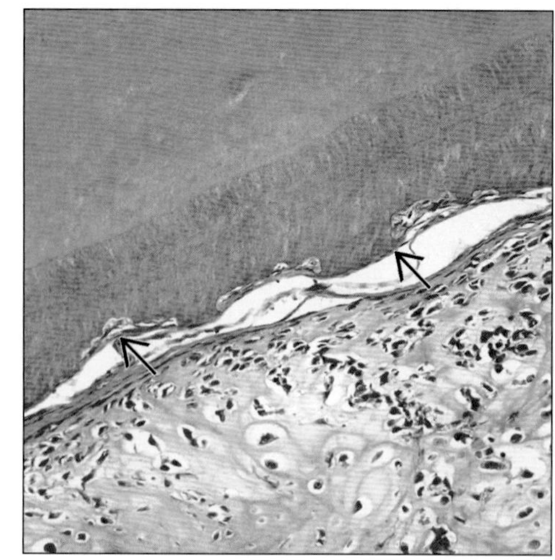

（左图）小叶内的非典型透明样软骨↷侵入并包绕存在的整个小梁骨→。这些肿瘤通常有黏液样退化⇨，可被认为是1级损害。（右图）细胞增多，伴杂乱的腔隙。胞核异型性，包括核深染。异型的程度与1级肿瘤一致

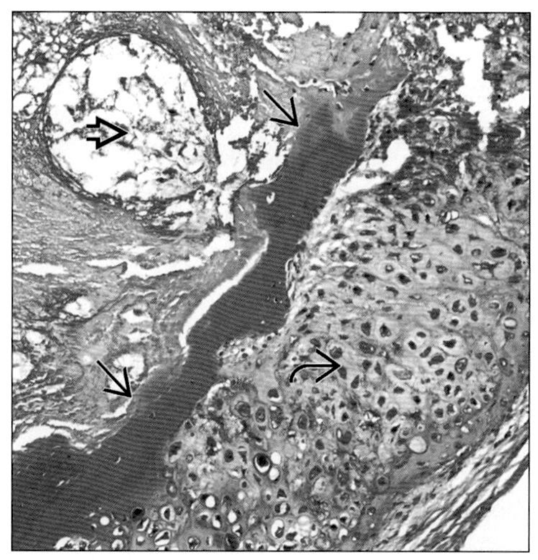

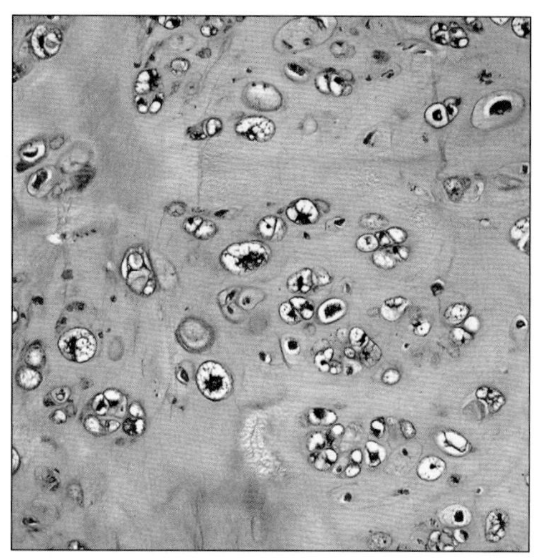

（左图）肿瘤显示细胞增多伴细胞扩大，充满腔隙。出现双核和多核细胞。可见该肿瘤内有丝分裂象→。该肿瘤可被评为2级肿瘤。（右图）软骨肉瘤和原软骨之间有不连贯的毗连→。很容易看出胞核的大小和形状的差异。核质比增加

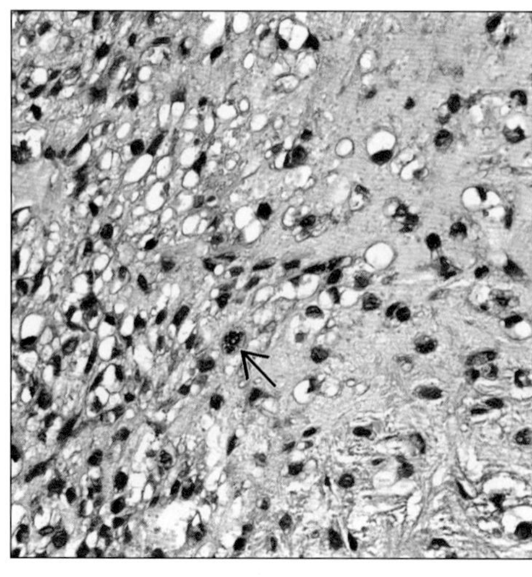

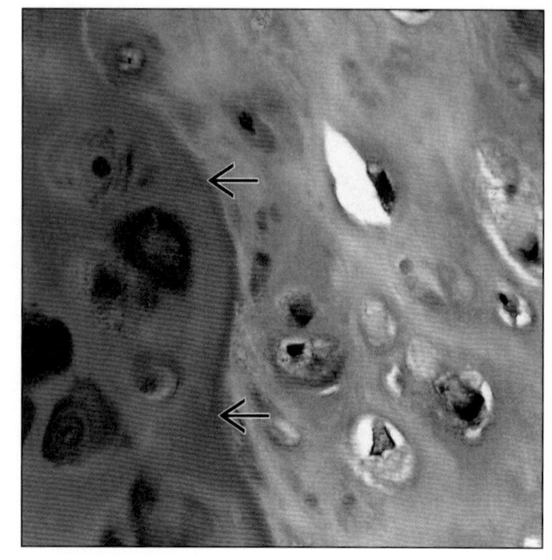

软骨肉瘤

显微镜下和细胞学特征

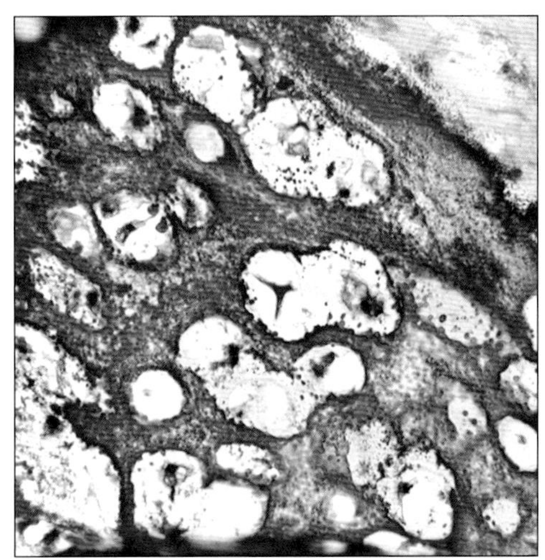

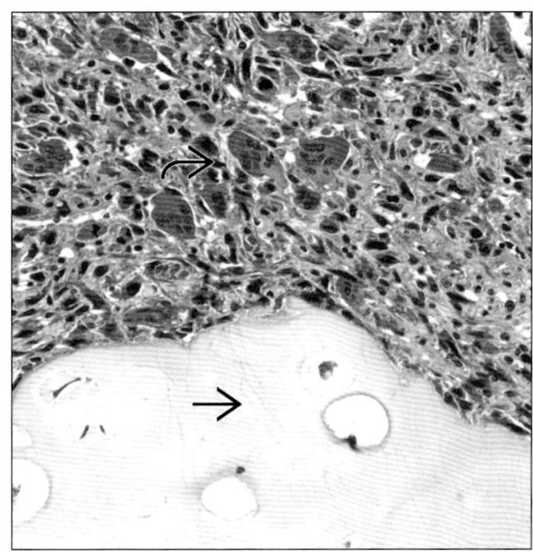

（左图）肿瘤周边或软骨瘤相关区域内常见缺血性坏死。细胞质呈颗粒状且嗜碱性暗染，胞核呈锯齿状。软骨内特征性表现为缺血性坏死。（右图）去分化软骨肉瘤有时显示与低级软骨肉瘤成分➡相关的巨细胞肿瘤➡。该区域内局部的肿瘤细胞细长

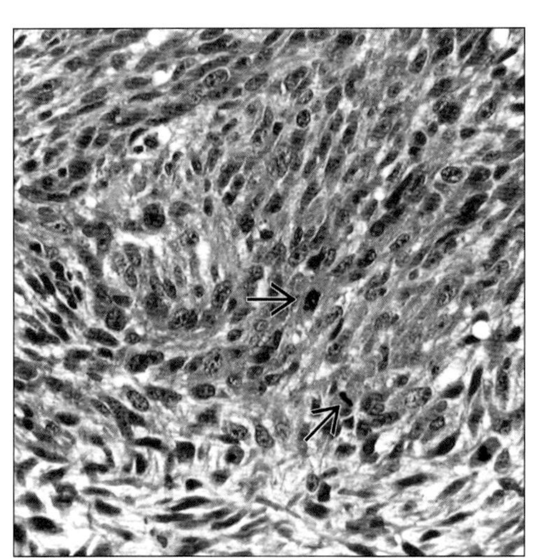

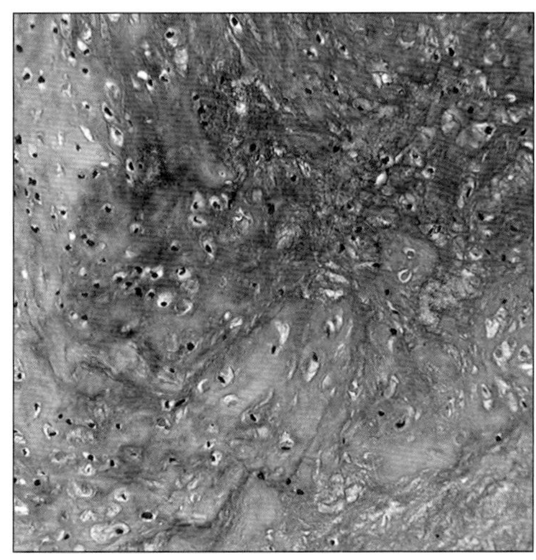

（左图）当出现软骨肉瘤以及高级别梭形细胞成分时诊断为去分化软骨肉瘤。梭形细胞显得像恶性纤维组织细胞瘤或纤维肉瘤。大量的多型性。可见有丝分裂象，包括非典型有丝分裂象➡。（右图）软骨肉瘤黏液样变性显示肿瘤显著的黏液样基质内悬浮着软骨细胞

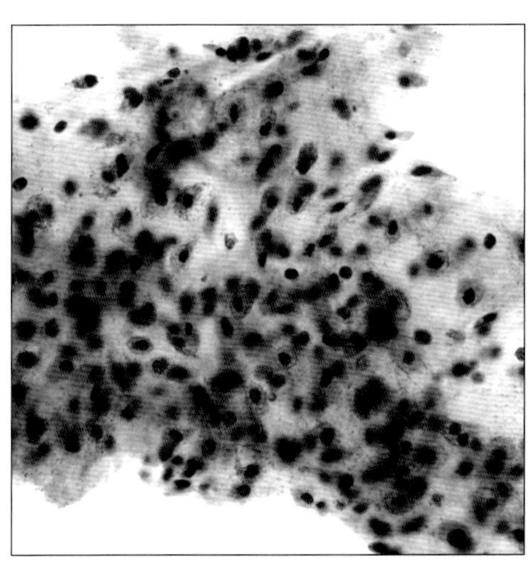

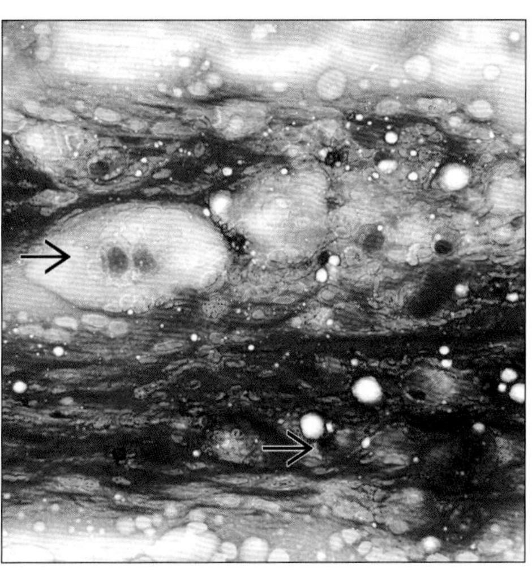

（左图）腭部肿块行细针抽吸的标本显示多细胞的肿瘤伴腔隙。需注意核异型性，包括双核。未见有丝分裂象。这些结果可提示软骨损害，但必须与放射学相关联才能被诊断。（右图）细胞学制备常显示黏多糖背景伴孤立细胞➡，核质比增加，软骨基质非常有特征性

纤维肉瘤

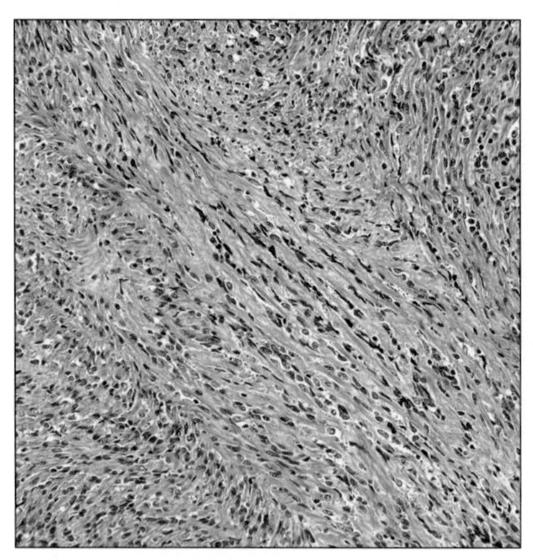

长梭形至轻度上皮样细胞束，被密集的瘢痕疙瘩样胶原分隔，是低级纤维肉瘤的特征性表现

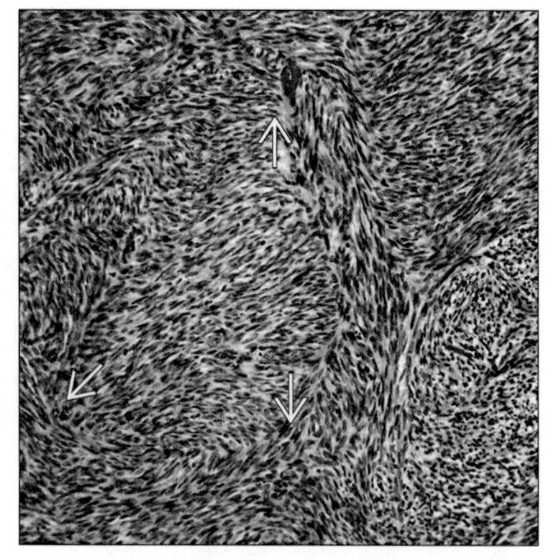

人字形➡图案形成短的交错锐角，接合到肿瘤细胞束。细胞核短、尖细且深染，有合胞体

专业术语

定义

- 成纤维细胞的恶性间充质肿瘤

临床表现

流行病学

- 发病率
  - 原发腭部损害罕见
    - 比例高达所有原发骨纤维肉瘤的6%
- 年龄
  - 平均：20~60岁
    - 30岁之前罕见，婴儿型除外
- 性别
  - 男性>女性（1.6：1）

部位

- 最常发生于下颌骨（后部），发病率远高于上颌骨

症状

- 肿胀是最常见症状
- 可能与这些表现相关
  - 疼痛、感觉异常、牙齿松动、黏膜溃疡

治疗

- 手术方式
  - 根治性手术是最佳治疗方式
    - 腭部解剖可使手术技术复杂化
- 辅助治疗
  - 辅助的放射治疗和（或）药物治疗仍不确定
    - 常用于高级肿瘤
    - 高级肿瘤可能在诊断过程中出现亚临床或显微镜下转移
- 药物
  - 药物治疗仅能缓解
- 放射
  - 用于不能切除的肿瘤

预后

- 高度依赖于组织学分级以及完全切除的顺利程度
- 可发生局部复发并且是一个预后因素
- 总生存率
  - 低级别肿瘤10年生存率为83%
  - 高级别肿瘤10年生存率为34%

影像学检查

放射学检查

- 放射线可透射损害
  - 地区性的虫蚀样或渗透性骨破坏
  - 无内部基质生成
  - 高达86%的病例可检测到软组织侵袭

大体检查

一般特征

- 通常黄褐色至灰白色、有弹性、无基质生成

需报告的部分

- 肿瘤每厘米需取材1块，尤其肿瘤边缘

大小

- 范围：3~15cm

组织病理学检查

组织学特征

- 均一的梭形细胞分布在交错的细胞束内
  - 细胞束的锐角交叉呈人字形
  - 肿瘤之间以及内部的细胞多样化
  - 纺锤形细胞，中央分布，伴深染针样空隙的胞核

纤维肉瘤

要点

专业术语
- 成纤维细胞的恶性间充质肿瘤

临床表现
- 平均年龄：20~60岁
- 男性>女性（1.6：1）
- 表现为肿胀
- 最常发生于下颌骨（后部），发病率远高于上颌骨
- 根治性手术是最佳治疗方式

影像学检查
- 放射线可透射损害，地区性的虫蚀样或渗透性骨破坏，无内部基质生成

组织病理学检查
- 均一的梭形细胞分布在交错的细胞束内
  - 人字形图案

辅助检查
- 阳性：波形蛋白

  - 锥形细胞质，形成合胞体外观
- 纤细的、薄的到厚的瘢痕疙瘩样胶原沉积

辅助检查

免疫组织化学
- 阳性：波形蛋白
- 阴性：肌源性标记
- 可有局部阳性
  - CD68、CD13、溶菌酶、S-100蛋白、NSE、CD34、CD1、CD2、CD4、CD24、CD30、结蛋白、EMA

鉴别诊断

纤维瘤病
- 温和的细胞学表现，无人字形图案以及有丝分裂，伴丰富的胶原生成

未分化多型性肉瘤
- 高度多型性，无人字形图案，仅有波形蛋白被染色

平滑肌肉瘤
- 交错的细胞束，卵圆形胞核呈雪茄形，核周透明，肌源性免疫组织化学标记染色阳性

黏膜黑色素瘤
- 可为梭形，伴或不伴染色，核仁明显，核内包含细胞质，有黑色素细胞标记

梭形细胞鳞状细胞癌
- 从梭形细胞直接延伸癌变，可出现上皮区及角蛋白免疫阳性

分级

低级
- 梭形细胞束状或人字形排列
- 少量至中等数量细胞伴轻度多型性，被胶原间质分隔，罕见有丝分裂象

高级
- 细胞增多，中度到重度多型性，非典型有丝分裂象及坏死

参考文献

1. Pereira CM et al: Primary intraosseous fibrosarcoma of jaw. Int J Oral Maxillofac Surg. 34(5): 579-81, 2005
2. Yamaguchi S et al: Sarcomas of the oral and maxillofacial region: a review of 32 cases in 25 years. Clin Oral Investig. 8(2): 52-5, 2004
3. Taconis WK et al: Fibrosarcoma of the jaws. Skeletal Radiol. 15(1): 10-3, 1986

影像图库

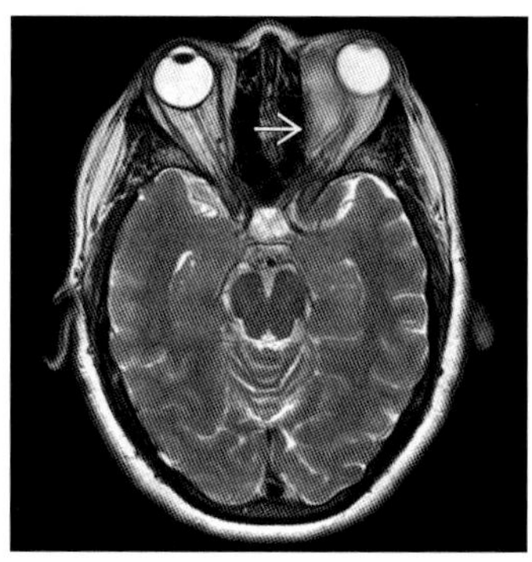

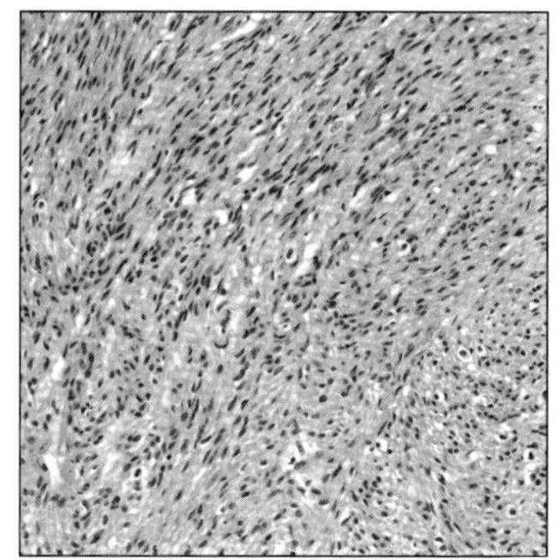

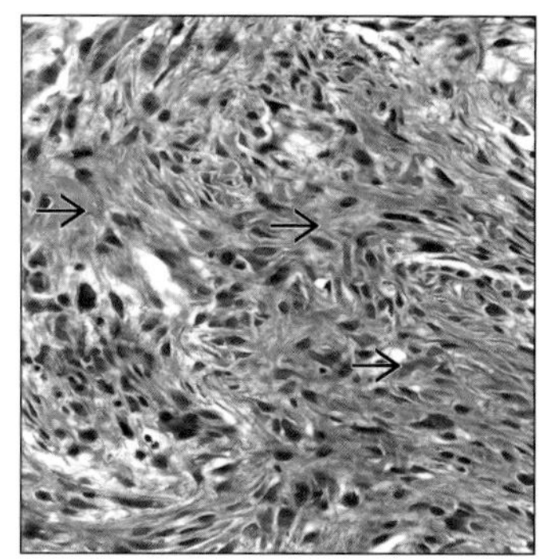

（左图）轴面T2WI MR显示骨膜肿块增强的异质性信号，伴鼻旁窦破坏➡。（中图）梭形细胞束排列成松散的束状。细胞核均一，被嗜酸性细胞质包围，间质含胶原，有小的、纤细的血管。（右图）在一些区域，胶原生成➡较明显，可出现有丝分裂象，但通常难找到，该区域未见有丝分裂象

浆细胞骨髓瘤

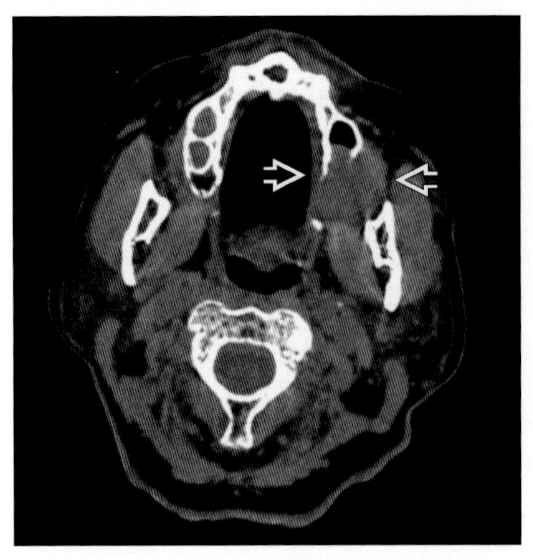
整个上颌骨的轴面CT成像➡显示患者近期有进展的上颌骨小孔病史，无法装假牙。患者5年前按多发性骨髓瘤治疗

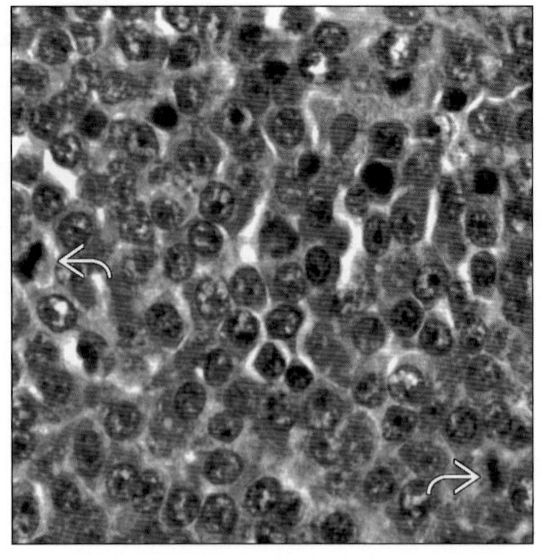
上颌骨软组织肿块显示成熟的和未成熟的浆细胞薄层特征为偏心性分布的胞核以及斑点状染色质，偶尔可见有丝分裂➡

专业术语

缩写
- 浆细胞骨髓瘤（PCM）

别名
- 多发性骨髓瘤

定义
- 多病灶的基于骨髓的浆细胞肿瘤，伴血清和（或）尿M蛋白
  - 骨的孤立性浆细胞瘤（P骨）：浆细胞的单克隆群体位于1个部位，无骨髓累及

临床表现

流行病学
- 发生率
  - 占所有恶性肿瘤的1% 4/（10万人・年）
    - 占血液恶性肿瘤的10%~15%
  - 孤立的以及骨外的浆细胞瘤占浆细胞肿瘤的3%~5%
- 年龄
  - 浆细胞骨髓瘤：中位年龄为70岁
    - 发病率随年龄增加（超过50岁发病率大于90%）
  - 骨的孤立性浆细胞瘤以及骨外的孤立性浆细胞瘤：中位年龄为55岁
- 性别
  - 浆细胞骨髓瘤：男性>女性（1.4：1）
  - 骨的孤立性浆细胞瘤：男性>>女性（3：1）
  - 骨外的孤立性浆细胞瘤：男性>>>女性（6：1）
- 种族
  - 黑种人>白种人（2：1）

部位
- 浆细胞骨髓瘤：全身骨髓累及
- 骨的孤立性浆细胞瘤：脊柱、肋骨、颅骨、骨盆
- 骨外的孤立性浆细胞瘤：80%发生于上呼吸道（URT）（鼻旁窦、口咽）

症状
- 骨疼痛是最常见的症状
- 迟发的症状包括贫血、肾衰竭、虚弱、头痛、神经病、视力改变

实验室检查
- 血清或尿液的M蛋白（Bence-Jones蛋白）
  - 副蛋白血症伴单克隆蛋白
  - 骨的孤立性浆细胞瘤：M蛋白可见于24%~72%的患者
  - 骨外的孤立性浆细胞瘤：M蛋白可见于20%的患者
- 高钙血症、肌酐升高、高尿酸血症、低白蛋白血症、红细胞沉降率高

自然病程
- 骨的孤立性浆细胞瘤患者有高达2/3的病例会发生额外损害或进化为全身性骨髓瘤
- 约70%的骨外的孤立性浆细胞瘤患者可维持无病生存10年

治疗
- 手术方式
  - 上呼吸道的孤立软组织疾病行肿瘤切除
- 辅助治疗
  - 采用不同的联合疗法取决于患者情况以及肿瘤风险状况
- 放射
  - 骨的孤立性浆细胞瘤和骨外的孤立性浆细胞瘤：局部放射治疗

浆细胞骨髓瘤

要点

专业术语
- 多病灶的基于骨髓的浆细胞肿瘤，伴血清和（或）尿M蛋白

临床表现
- 占所有恶性肿瘤的1%，占血液恶性肿瘤的10%~15%
- 孤立的以及骨外的浆细胞瘤占浆细胞肿瘤的3%~5%

组织病理学检查
- 多层的浆细胞伴少量的软组织
- 除分化不良的情况外，浆细胞通常可以被识别

辅助检查
- K/λ检查可以确定浆细胞单克隆的数量

- 骨髓移植
  - 干细胞（自体）移植作为一线治疗方法并应用于那些药物治疗失败的患者

预后
- 浆细胞骨髓瘤被认为无法治愈
  - 5年生存率：25%
- 因治疗耐受，复发率高

影像学检查

放射学检查
- 多种，融细胞表现
- 在P-单克隆中可见软组织肿块
- 可用MRI以及PET来排查其他病变

组织病理学检查

组织学特征
- 多层的浆细胞伴少量的软组织
  - 细胞核存在异常的替代表现
  - 核窝区存在强化的情况
  - 染色体分离呈时钟样
- 除分化不良的情况外，浆细胞通常可以被识别
- 多种有丝分裂表现

辅助检查

- 阳性：CD138最为敏感，有特异性
  - CD79a以及CD38存在于大多数浆细胞中
- K/λ检查可以确定浆细胞单克隆的数量

流式细胞学
- 可用来判断免疫类型
  - 骨髓抽取物、少量活检，或者细针抽取
- 倍数分析：高倍数提示不良预后

细胞基因学
- t(4;14),t(14;16)以及17p-提示预后不良

分子基因学
- 大约1/3的病例存在基因的异常，包括缺失、移位以及三体

鉴别诊断

淋巴瘤伴浆细胞分化异常
- 包括MALT以及B淋巴细胞
- 流式细胞学、FISH以及细胞基因都是诊断所需要的，同时也要结合临床检查、实验室检查、放射学检查

参考文献

1. Lae ME et al: Myeloma of the jaw bones: a clinicopathologic study of 33 cases. Head Neck. 25(5): 373–81, 2003
2. Mendenhall WM et al: Solitary plasmacytoma of bone and soft tissues. Am J Otolaryngol. 24(6): 395–9, 2003
3. Nofsinger YC et al: Head and neck manifestations of plasma cell neoplasms. Laryngoscope. 107(6): 741–6, 1997

影像图库

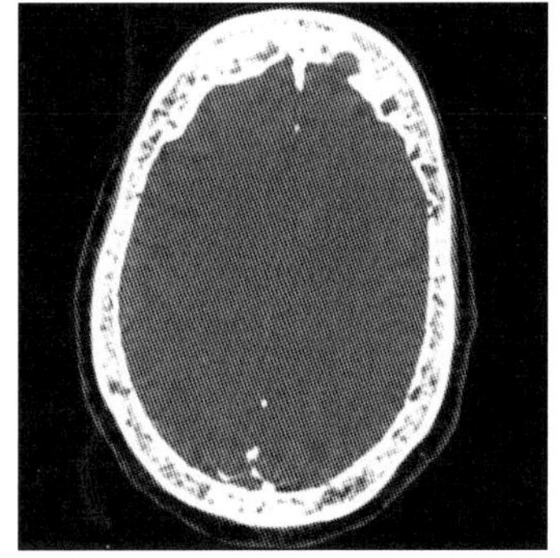

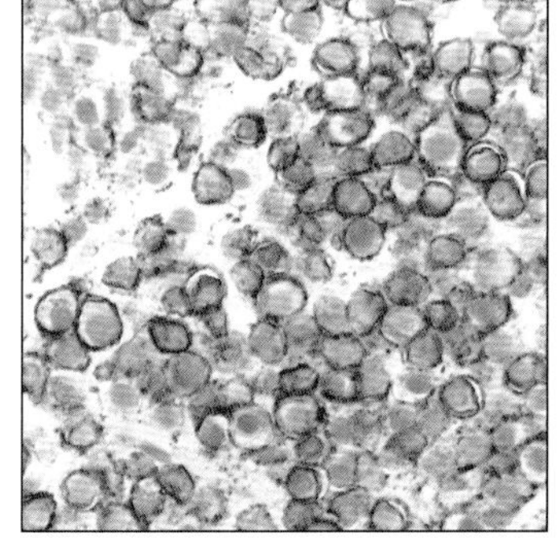

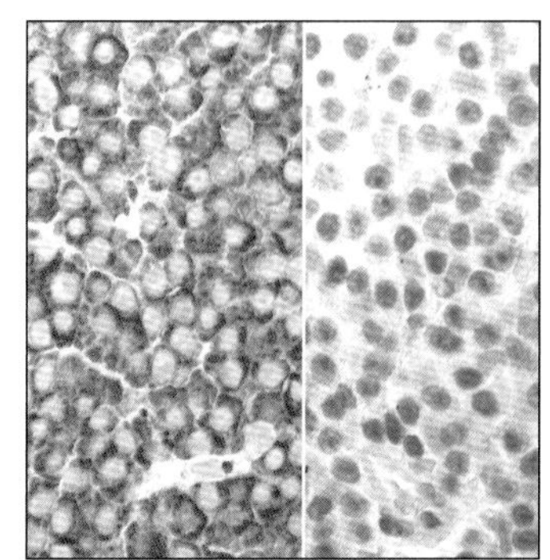

（左）一例浆细胞瘤患者颅脑轴位CT显示多发性“空洞样”放射线下改变。（中间）CD138是浆细胞的特异性标志物，经常用于浆细胞的鉴别和计数。在胞质和胞膜上均可表达。（右图）左边显示浆细胞k轻链免疫反应而右边显示λ轻链反应缺失，从而证明单克隆浆细胞种群的存在

第7章　耳及颞骨

侯丽珍　焦守恕　译　　魏　丽　赵晓丽　审校

先天性和遗传性疾病

感染性疾病

退行性疾病

代谢性疾病

反应性疾病

良性肿瘤

恶性肿瘤

副耳屏

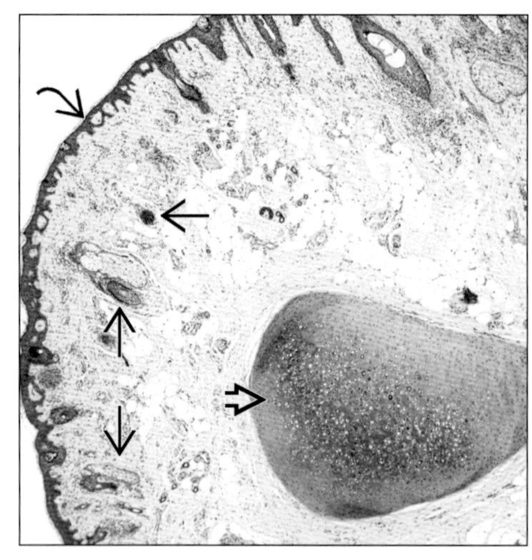

副耳屏的组织学可见正常的外耳结构，包括皮肤（鳞状上皮➙）、皮肤附属器结构➙和中心的软骨➩

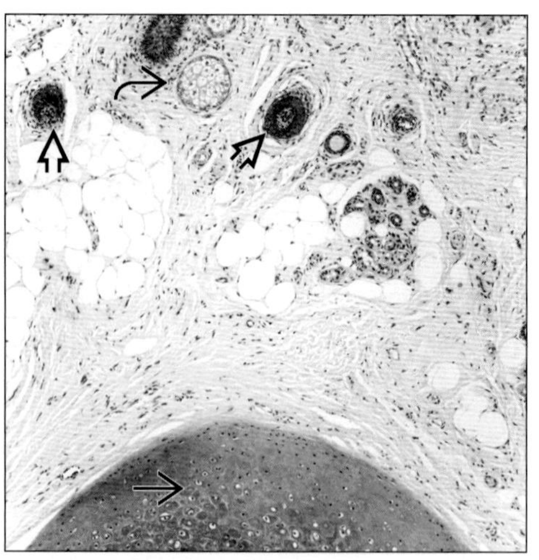

与鳞状上皮乳头状瘤相区别，副耳屏的诊断特点是具有皮肤附属器结构（皮脂腺➙）、毛囊➩和软骨➙

专业术语

别名
- 额外耳
- 副耳
- 多耳

定义
- 由于发育异常导致在正常耳郭以外长出的具有正常外耳结构的突起

病因/发病机制

发育异常
- 第二鳃弓发育异常
  - 可伴有其他发育异常疾病
    - 腭裂
    - 唇裂
    - 下颌骨发育不全
  - 可并发Goldenhar综合征
    - 又名眼-耳-椎骨发育异常综合征（OAV）
    - 有时指半面窄小症
    - 罕见的先天发育缺陷
    - 特征为耳、鼻、软腭、唇和下颌骨的发育不全
    - 与第一鳃弓和第二鳃弓发育不协调有关
  - 也可不伴有其他畸形而独立发病

临床表现

流行病学
- 年龄
  - 新生儿
- 性别
  - 男女无差别

位置
- 皮肤表面，常在耳前
- 单侧或双侧

症状
- 皮样结节或突起

治疗
- 手术
  - 单纯手术切除即可治愈

大体检查

一般特征
- 结节或丘疹
  - 无蒂或突起
  - 质软或软骨样

组织病理学检查

组织学特征
- 具有正常外耳结构
- 包括
  - 皮肤
  - 皮肤附属器结构
  - 中心的软骨结构

鉴别诊断

鳞状上皮乳头状瘤
- 鳞状上皮的良性肿瘤
- 中心为纤维血管的良性鳞状上皮的外生性生长
- 缺乏皮肤附属器结构和软骨结构

副耳屏

要点

专业术语

- 由于发育异常导致在正常耳郭以外长出的具有正常外耳结构的突起

病因与临床表现

- 第二鳃弓发育异常
- 可伴有其他发育异常疾病，如腭裂、唇裂、下颌骨发育不全、眼-耳-椎骨发育异常综合征（Goldenhar综合征）等
- 也可不伴有其他畸形而独立发病

治疗

- 单纯手术切除即可治愈

组织病理学检查

- 具有正常外耳结构
  - 包括皮肤、皮肤附属器结构和中心的软骨结构

畸胎瘤

- 肿瘤成分由3个胚层组织构成
  - 外胚层
    - 皮肤表皮
    - 中枢和外周神经系统
    - 其他
  - 内胚层
    - 柱状上皮
    - 有纤毛的呼吸道上皮
    - 胃肠道上皮及腺体
  - 中胚层
    - 软骨
    - 骨
    - 脂肪组织
    - 肌肉
    - 其他

诊断依据

病理要点

- 具有正常的外耳结构，包括以下结构
  - 皮肤
  - 皮肤附属器结构
  - 中心的软骨结构
- 与畸胎瘤比较，副耳屏缺乏完整的3个胚层结构

参考文献

1. Pan B et al: Surgical management of polyotia. J Plast Reconstr Aesthet Surg. 63(8): 1283–8, 2010
2. Lam J et al: Multiple accessory tragi and hemifacial microsomia. Pediatr Dermatol. 24(6): 65 7–8, 2007
3. Konaş E et al: Goldenhar complex with atypical associated anomalies: is the spectrum still widening? J Craniofac Surg. 17(4): 669–72, 2006
4. Jansen T et al: Accessory tragus: report of two cases and review of the literature. Pediatr Dermatol. 17(5): 391–4, 2000
5. Ban M et al: Hair follicle nevi and accessory tragi: variable quantity of adipose tissue in connective tissue framework. Pediatr Dermatol. 14(6): 433–6, 1997
6. Heffner DK et al: Pharyngeal dermoids（“hairy polyps”）as accessory auricles. Ann Otol Rhinol Laryngol. 105(10): 819–24, 1996
7. Jones S et al: Accessory auricles: unusual sites and the preferred treatment option. Arch Pediatr Adolesc Med. 150(7): 769–70, 1996
8. Cosman BC: Bilateral accessory tragus. Cutis. 51(3): 199–200, 1993
9. Tadini G et al: Familial occurrence of isolated accessory tragi. Pediatr Dermatol. 10(1): 26–8, 1993
10. Gao JZ et al: A survey of accessory auricle anomaly. Pedigree analysis of seven cases. Arch Otolaryngol Head Neck Surg. 116(10): 1194–6, 1990
11. Resnick KI et al: Accessory tragi and associated syndromes involving the first branchial arch. J Dermatol Surg Oncol. 7(1): 39–41, 1981

影像图库

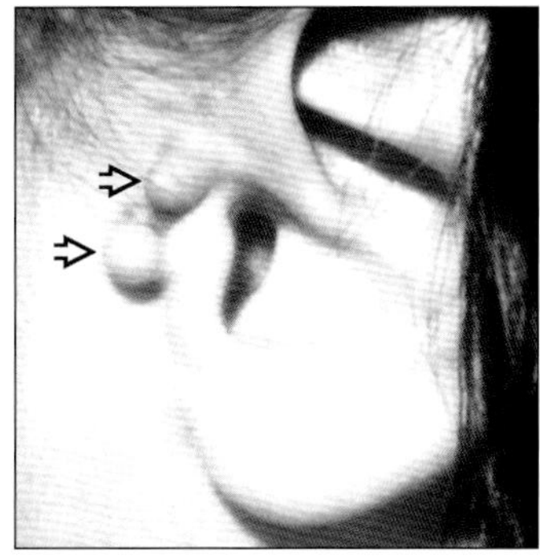

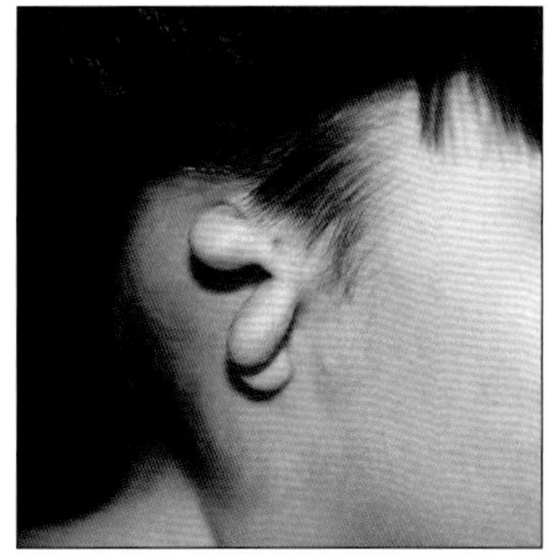

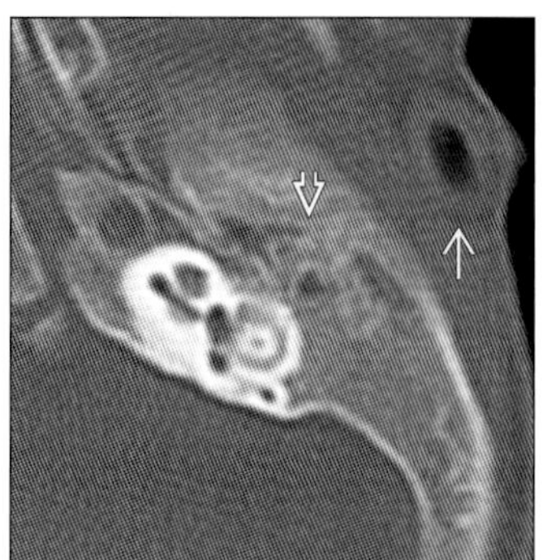

（左图）副耳屏⇨表现为耳郭前方的皮赘样突起物。（中图）副耳屏可能伴有其他发育异常疾病，如小耳畸形。（右图）轴位颞骨CT显示严重的小耳畸形➡伴有完全外耳道骨性闭锁⇨和退化的中耳腔，无可辨认的听小骨和正常的内耳结构

脑膨出

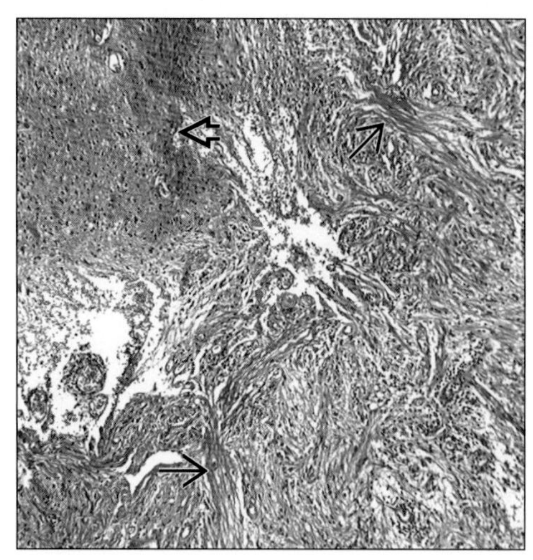

脑膨出镜检可见纤维化➡和混杂的神经胶质⇨。炎症细胞较少，耳部的脑膨出常伴有分泌性中耳炎

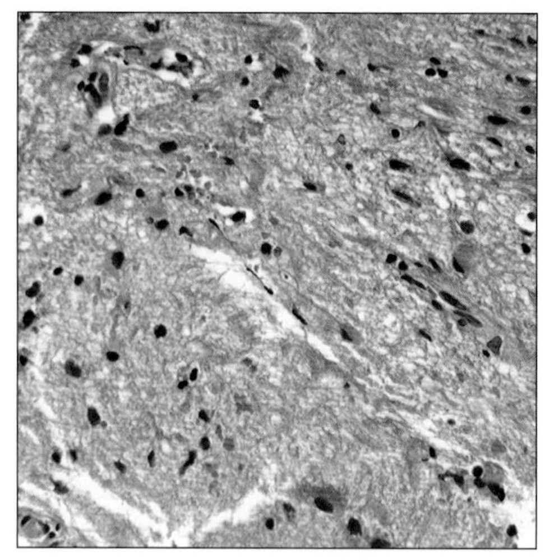

HE染色显示纤维条索样神经基质和成纤维细胞。有时这种特征类似于纤维化的表现，仔细辨别可见神经基质特征

专业术语

别名

- 神经胶质异位（neuroglial heterotopia）、颅外胶质瘤（extracranial glioma）、脑海绵样肿（brain fungus）、软脑膜神经胶质病变（leptomeningeal neurogial lesion）
- 孤立性脑膨出（sequestered encephaloceles）、错构瘤（hamartoma）、皮样囊肿（monodermal teratoma）

定义

- 脑膨出系指一部分脑膜、脑组织通过颅骨缺损处疝出至颅外，疝出部分组织与颅内正常组织相连接
- 异位脑组织是指孤立于颅腔和脊髓腔之外的成熟脑组织

病因/发病机制

发育异常

- 颅骨缺损或颅骨闭合不全
  - 如果与中枢神经系统的连接中断，可能形成异位脑组织

后天原因

- 手术、外伤、外伤后感染/炎症可导致脑膨出
- 大多数非中线位置的脑膨出多由后天原因导致

临床表现

流行病学

- 发病率
  - 少见，但术后、外伤和感染可增加患病风险
- 年龄
  - 患病部位与年龄相关
    - 非中线位置脑膨出发生于老年人（平均年龄：50岁）
    - 中线位置脑膨出发生于儿童（小于2岁）

位置

- 非中线：中耳、乳突、眶、头皮、颈部软组织
- 中线：鼻腔、鼻咽部、硬腭、舌

症状

- 因发病部位不同而表现各异
- 耳部发病常伴有慢性分泌性中耳炎和（或）中耳乳突炎
  - 耳聋、听力下降、耳鸣、鼓膜穿孔、脑脊液耳漏
- 鼻部发病常伴有鼻漏、鼻塞和呼吸困难
- 老年患者多有同侧的既往手术或外伤史

实验室检测

- 漏液可行糖和蛋白检测，除外脑脊液

治疗

- 手术中应避免颅骨缺损，防止脑膨出的发生
- 临床医师应与病理医师沟通以明确脑膨出的部位以及与脑膜、神经的关系

预后

- 单纯手术治疗预后较好，术中将脑组织回纳并避免脑脊液漏、感染和脑疝（颅内压增高）

影像学检查

放射学检查

- 必不可少，可明确与中枢神经系统的关系
- 结果阴性也不能排除脑膨出

脑膨出

要点

专业术语
- 脑膨出是指脑组织疝出

临床表现
- 常发生在鼻腔、鼻咽部、耳及颞骨
- 原因是颅骨存在先天的缺损或手术、外伤原因导致的颅骨未闭

影像学检查
- 关键是明确与中枢神经系统的关系

组织病理学检查
- 神经胶质异位不是脑膨出的特征性病理特点
- 神经元和神经胶质的比例变化较大
- 慢性炎症细胞（淋巴细胞和巨噬细胞）浸润

组织病理学检查

组织学特征
- 神经胶质异位不是脑膨出的特征性病理特点
- 神经元和神经胶质的比例变化较大
- 反应性神经胶质增生
- 几乎所有的病例均表现为慢性炎症细胞（淋巴细胞和巨噬细胞）浸润
  - 分泌性中耳炎可能伴有脑膨出
- 软脑膜、室管膜和脉络膜丛缺失
- 孤立的腺体样结构（顶分泌腺、浆液或黏液腺），皮肤和骨可能被包绕在其中
- 在中耳可能出现胆脂瘤的角蛋白碎片
- 鼓膜和咽鼓管上皮可能被误认为畸胎瘤成分

辅助检查

组织学
- Masson三色染色后，神经胶质呈红色，胶原蛋白/纤维呈蓝色

免疫组织化学
- 阳性
  - 神经胶质中的GFAP和S-100
  - 神经元中的神经丝蛋白
- 阴性：角蛋白

鉴别诊断

畸胎瘤
- 可能存在大量成熟神经胶质组织，但是一定存在来自3个不同胚层的组织

神经胶质瘤
- 肿瘤组织内表现为多细胞样、无序的生长、多无纤维化和炎症细胞

脑膜瘤
- 上皮细胞表现为螺纹状和多核样结构，可能存在砂砾体
- 阳性：EMA

Schwann细胞瘤
- Antoni A区和B区，梭形细胞增生，有伸长的及栅栏状细胞核

参考文献

1. Heffner DK: Brain in the middle ear or nasal cavity: heterotopia or encephalocele? Ann Diagn Pathol. 8(4): 252-7, 2004
2. Gyure KA et al: A clinicopathological study of 15 patients with neuroglial heterotopias and encephaloceles of the middle ear and mastoid region. Laryngoscope. 110(10 Pt1): 1731-5, 2000

影像图库

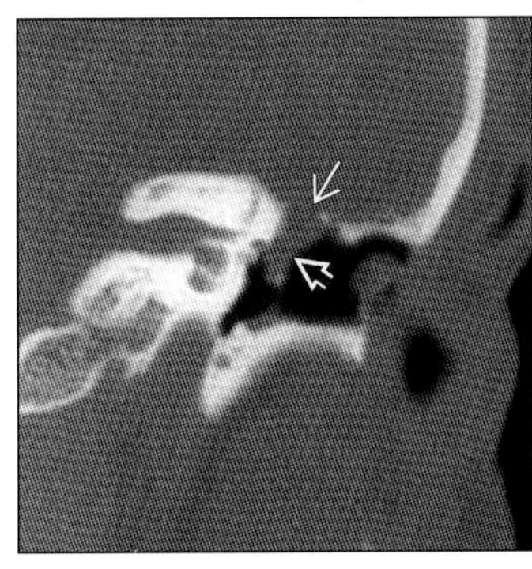

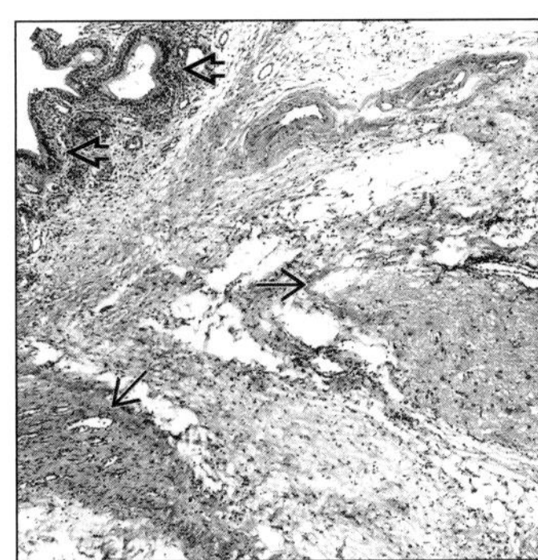

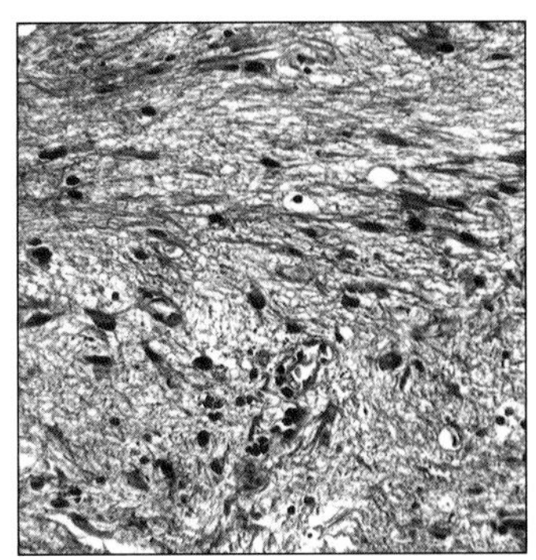

（左图）颞骨CT显示1例有蒂的脑膨出➡自鼓室盖➡疝出。（中图）1例鼻腔脑膨出病例显示呼吸道黏膜⇨和纤维化→，需要与神经胶质异位相鉴别。（右图）Masson三色染色显示背景中纤维化非常少（蓝色），轻微的嗜伊红染色区为神经胶质成分

第一鳃裂畸形

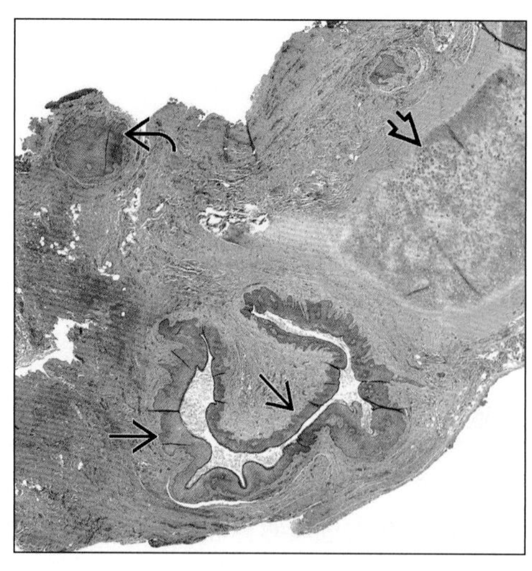

瘘管被覆角化的鳞状上皮[→]，[⇨]所示为软骨，[⇨]所示为瘘管的盲端

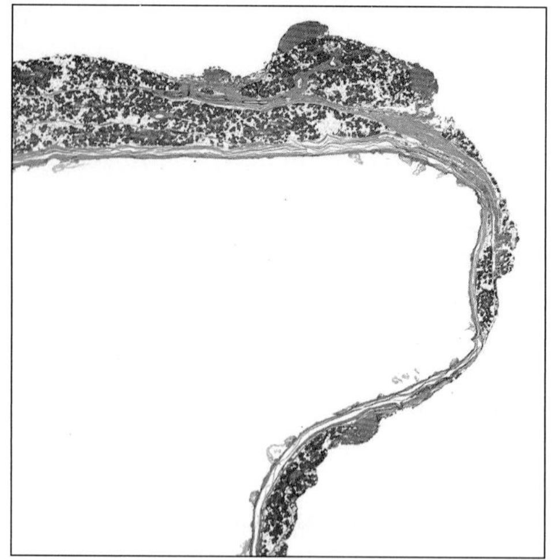

如图所示为1例鳃裂瘘管患者的腮腺浅叶内的囊性病变，从病理学角度可较好地诠释原发性腮腺病变

专业术语

缩写

- 第一鳃裂囊肿（1st BCC）

别名

- 耳颈囊肿
- 第一鳃器残留

定义

- 良性、先天性疾病，发生在腮腺区、下颌角后方或耳前区域的瘘管、窦道或囊肿
  - 由第一和第二鳃弓融合不全导致，为第一鳃裂腹侧的残留组织
  - 不包括其他鳃裂（第二到第四鳃裂）畸形

病因/发病机制

发育异常

- 第一鳃裂残留
  - 第一鳃裂发育成外耳道
  - 第一鳃弓发育成下颌骨、咀嚼肌、第5对脑神经、砧骨体和锤骨
  - 第一腮囊发育成咽鼓管、中耳腔和乳突气房
- 第一鳃裂囊肿没有内口（咽部）或外口（皮肤）与外界相通（盲囊）
- 第一鳃裂瘘管有内口和外口与外界相通
- 第一鳃裂窦道有内口（少见）或外口与外界相通（盲袋）。

临床表现

流行病学

- 发病率
  - 少见
    - 占所有鳃裂畸形的10%以下
    - 约2/3的第一鳃裂畸形表现为瘘管或窦道
    - Ⅱ型远多于Ⅰ型
  - 耳周窦道/瘘管发生在前外侧颈部或外耳道
- 年龄
  - 多见于儿童（10岁以下）
  - Ⅰ型多见于成人
    - 13~81岁
  - Ⅱ型多见于1岁以下的儿童
- 性别
  - 女性>男性（2∶1）

位置

- 耳周：耳前、耳后中部和腮腺区
- 与耳前囊肿或瘘管无关

症状

- 无痛囊肿
- 质软肿物
- 反复发作，耳前或腮腺区肿物
- 多表现为窦道或瘘管
- 窦道的外口为耳周皮肤（Ⅱ型）
- 慢性、无法解释的耳漏或外耳道的脓性分泌物
- 可能有反复发作的腮腺脓肿
- 先天胆脂瘤少见
- 伴有其他少见先天畸形：Melnick–Fraser综合征

自然病程

- 可随上呼吸道感染而变化
- 可能复发，需多次切开引流

治疗

- 选择、风险及并发症
  - 切除不彻底会导致复发
  - 术中可能损伤面神经

第一鳃裂畸形

要点

专业术语
- 良性、先天性疾病，发生在腮腺区、下颌角后方或耳前区域的瘘管、窦道或囊肿。由第一和第二鳃弓融合不全导致，为第一鳃裂腹侧的残留组织

临床表现
- 占所有鳃裂畸形的10%以下
- 大多数病例见于儿童（10岁以下）
- 反复发作，耳前或腮腺区肿物
- 窦道的外口为耳周皮肤（Ⅱ型）
  - 慢性、无法解释的耳漏或外耳道的脓性分泌物
- 完整切除病变，术前应用抗生素（如果存在感染）

影像学检查
- 囊性肿物位于耳郭周围（Ⅰ型）或从外耳道延伸至下颌角（Ⅱ型、Arnot分型）

组织病理学检查
- 囊肿、窦道或瘘管被覆复层鳞状上皮或呼吸道纤毛上皮
- Work病理分型
  - Ⅰ型：仅有上皮成分
  - Ⅱ型：上皮成分和皮肤附属器结构和（或）软骨

鉴别诊断
- 良性淋巴上皮囊肿、皮肤包涵囊肿、转移性囊性鳞状细胞癌、黏液表皮样癌

    - 尤其是幼儿（6个月以下），多瘘管和开口不规则的患者
  - 切除外耳道过多可能导致外耳道狭窄
- 手术技术
  - 完整切除病变（囊肿、瘘管、窦道），术前应用抗生素（如果并发感染）
  - 较容易切除
    - 反复感染者除外
  - 切除范围必须包括位于外耳道软骨部和骨部之间的盲端
  - Ⅱ型
    - 可能需要解剖面神经总干及分支
    - 切除难度较大
    - 建议术中面神经检测

预后
- 良性病变；无恶性可能
- 囊肿、窦道和瘘管的继发感染
- 避免面神经损伤
- 切除不彻底或仅切开引流会导致复发

影像学检查

一般特征
- 增强CT（高分辨）或MR最佳
- 囊性肿物位于耳郭周围（Ⅰ型）或从外耳道延伸至下颌角（Ⅱ型）
- 边界清楚、单室的软圆形囊肿
- Ⅰ型：耳周型（较少）
  - 位于耳郭的前、下或后方
  - 多见于耳郭前方
- Ⅱ型：腮腺型（较多）
  - 腮腺浅叶及咽旁间隙

CT检查
- 边界清楚、无强化或边缘强化的低密度肿物
- 并发感染可能出现边缘增厚强化
- Ⅰ型：病变可能位于尖端朝向外耳道的软骨部和骨部连接处
- Ⅱ型：病变位于腮腺浅叶或咽旁间隙、尖端朝向外耳道的软骨部和骨部连接处

大体检查

一般特征
- 连续性的囊肿、窦道或瘘管或三者并存
- 囊肿成分：黏液、浑浊液体、脓性或坏死性物质（并发感染时）
- 可能有软骨
- 窦道延伸至外耳道或耳周皮肤

大小
- 大小不等，可达4cm

组织病理学检查

组织学特征
- 囊肿、窦道或瘘管被覆复层鳞状上皮或呼吸道纤毛上皮
- 囊壁可能有淋巴细胞聚集，有时出现生发中心
- 病理分为2型
  - Ⅰ型
    - 常为囊肿
    - 常仅有上皮层、复层鳞状上皮或纤毛呼吸上皮
  - Ⅱ型
    - 囊肿伴有窦道或瘘管
    - 被覆复层鳞状上皮或纤毛呼吸上皮
    - 包含皮肤附属器结构和（或）软骨（中胚层组织）
    - 可能需要连续切片或深层切片以明确软骨或皮肤附属器结构
- 并发感染时，上皮层可能被炎性肉芽组织所取代

辅助检查

细胞学
- 所有的颈部囊性肿物均推荐用细针穿刺活检

第一鳃裂畸形

- 常应用于抗生素治疗后残余的囊性肿物
- 穿刺液为浓稠、黄色脓性分泌物
- 涂片可见细胞
- 无核或成熟鳞状上皮
  - 柱状呼吸道上皮少见
- 无定型碎片并伴有巨噬细胞
- 淋巴细胞浸润
- 针吸物中常无皮肤附属器结构

免疫组织化学

- p16（-）

细胞遗传学

- 无已知易感基因

鉴别诊断

良性淋巴上皮囊肿

- 内部为上皮和淋巴组织的混合
- 原发性腮腺侵犯：双侧受侵考虑是与HIV相关的疾病
- 无窦道和瘘管

皮肤包涵囊肿

- 囊肿内含角蛋白碎片，被覆鳞状上皮
- 只有结合临床才可鉴别，窦道和瘘管除外

毛囊炎/脓肿

- 发生在表皮
- 以毛发或毛囊为中心
- 无窦道、瘘管和发育良好的囊肿

转移性囊性鳞状细胞癌

- 常为颈部淋巴结受侵
- 单房囊肿
- 囊肿壁厚
- 被膜下淋巴窦、髓样区和滤泡间区可见
- 非典型上皮层的彩虹样结构
- 细胞增大、不成熟、有丝分裂象
- 多形性少见
- 原发肿瘤多位于Waldeyer淋巴环
  - 扁桃体、舌根、鼻咽
  - 常为非角化型，p16（+）
- 无原发鳃弓的恶性肿瘤

黏液表皮样癌

- 唾液腺的多囊恶性肿瘤（发生在此部位为腮腺）
- 表皮样细胞、中间细胞和黏液细胞混杂
- 侵袭性生长（包膜、血管、神经）
- 可见核分裂象

分型

Arnot（解剖学）分型

- Ⅰ型：囊肿或窦道位于腮腺（成人）
- Ⅱ型：囊肿或窦道位于颈前三角区，与外耳道相通（儿童）

Work（组织学和病理学）分型

- Ⅰ型：仅有外胚层结构；多为耳前病变，延伸至外耳道，伴或不伴有窦道
- Ⅱ型：源自外胚层和中胚层；多为下颌角后方或下方病变，窦道延伸至外耳道骨部和软骨部连接处（多伴有窦道）

参考文献

1. Martinez Del Pero M et al: Presentation of first branchial cleft anomalies: the Sheffield experience. J Laryngol Otol. 121(5): 455–9, 2007
2. D'Souza AR et al: Updating concepts of first branchial cleft defects: a literature review. Int J Pediatr Otorhinolaryngol. 62(2): 103–9, 2002
3. Triglia JM et al: First branchial cleft anomalies: a study of 39 cases and a review of the literature. Arch Otolaryngol Head Neck Surg. 124(3): 291–5, 1998
4. Doi O et al: Branchial remnants: a review of 58 cases. J Pediatr Surg. 23(9): 789–92, 1988
5. Harnsberger HR et al: Branchial cleft anomalies and their mimics: computed tomographic evaluation. Radiology. 152(3): 739–48, 1984
6. Belenky WM et al: First branchial cleft anomalies. Laryngoscope. 90(1): 28–39, 1980
7. Aronsohn RS et al: Anomalies of the first branchial cleft. Arch Otolaryngol. 102(12): 737–40, 1976
8. Gaisford JC et al: First branchial cleft cysts and sinuses. Plast Reconstr Surg. 55(3): 299–304, 1975
9. Work WP: Newer concepts of first branchial cleft defects. Laryngoscope. 82(9): 1581–93, 1972
10. Arnot RS: Defects of the first branchial cleft. S Afr J Surg. 9(2): 93–8, 1971

第一鳃裂畸形

临床、影像及组织病理学检查特征

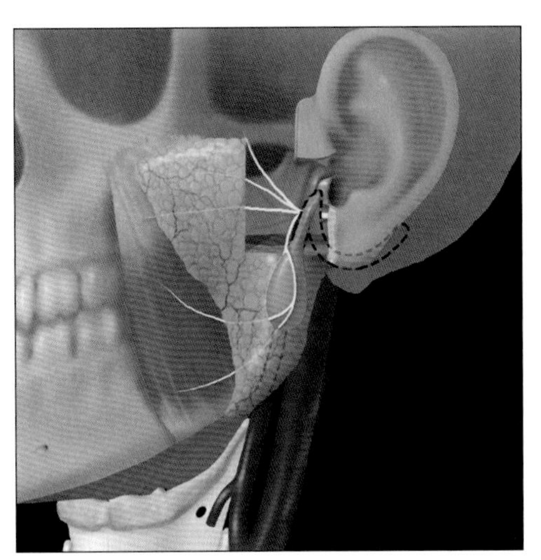

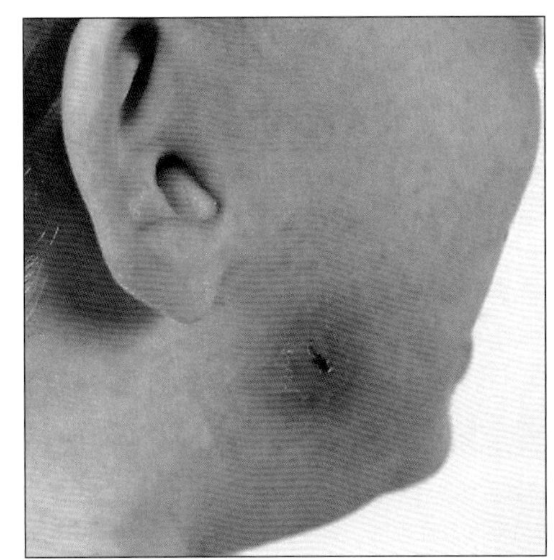

（左图）模式图显示面神经（黄色）和腮腺、第一鳃裂瘘管的密切毗邻关系。瘘管或窦道可起自外耳道向下到达舌骨或延伸至耳后（虚线）。（右图）此例年轻患者为Ⅱ型第一鳃裂瘘管，表现为右下颌角的皮肤瘘口，红斑表明有继发感染

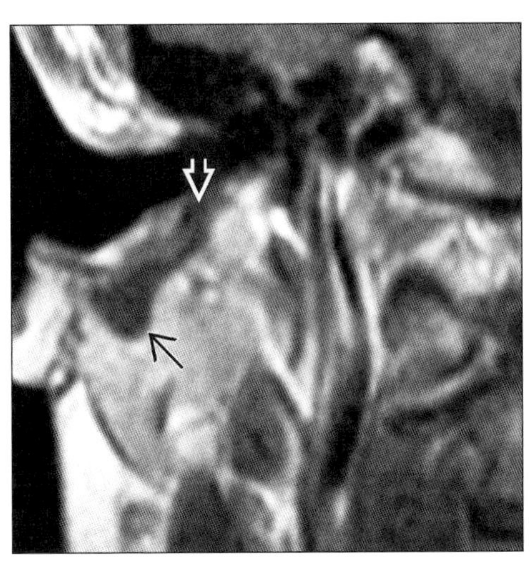

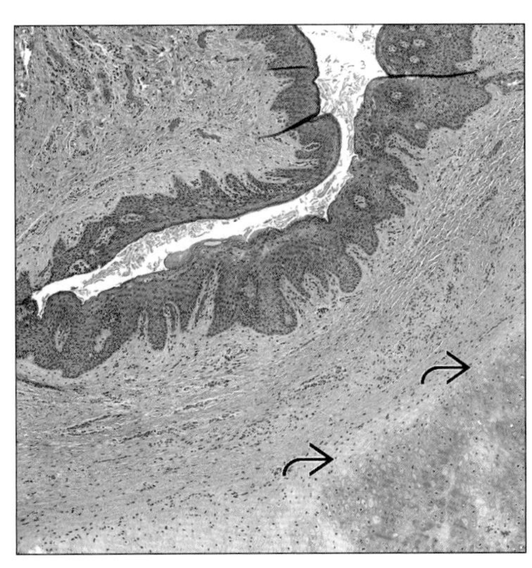

（左图）冠状位增强MR显示典型的Ⅰ型鳃裂囊肿→位于外耳道下方、面神经浅面。囊肿延伸至外耳道的软骨部和骨部连接处➡。（右图）瘘管或窦道包被角化的鳞状上皮（本例病例）或呼吸上皮。软骨结构↷可以明确为Work Ⅱ型病变。本病例无炎性反应

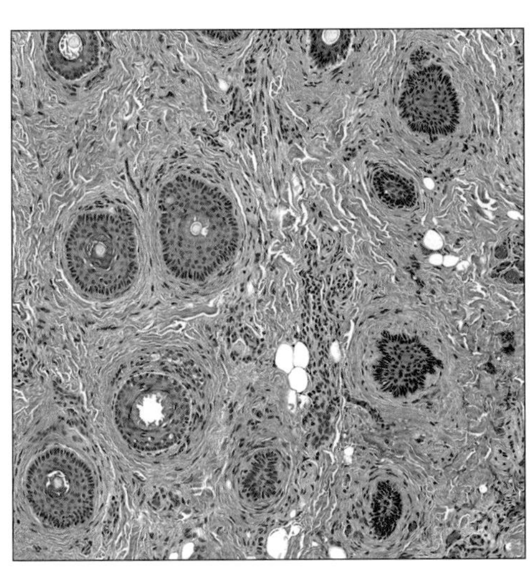

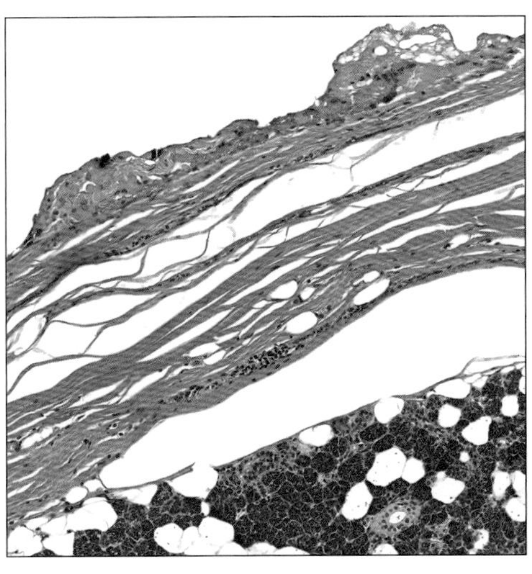

（左图）在Work Ⅱ型病变中，囊壁中可见毛干周围的皮肤附属器结构、滤泡结构或皮脂腺单位。（右图）腮腺组织被囊肿分离。大量的角化鳞状上皮已经被部分破坏。本病例无炎性反应，较好地诠释了原发性腮腺囊肿

中耳炎

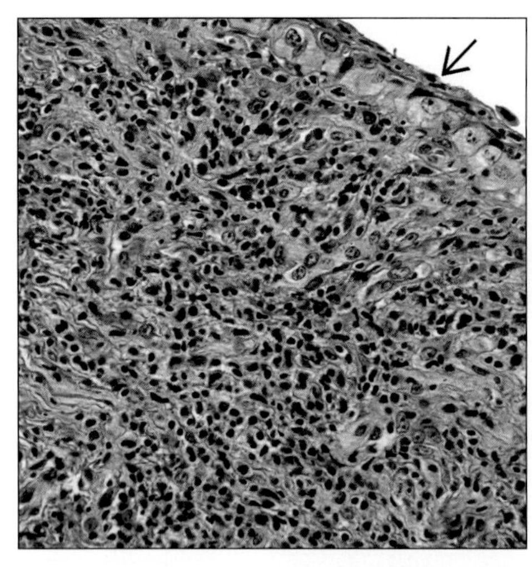

慢性中耳炎病例显示矮立方体样上皮➡，下部充满大量慢性炎症介质和炎症细胞，如淋巴细胞、浆细胞和嗜酸性粒细胞

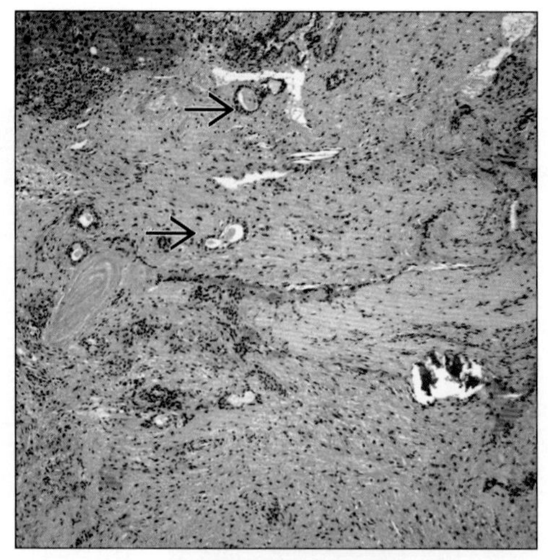

慢性中耳炎病例显示重度高密度的纤维化、慢性严重反应和上皮包含（epithelial inclusion）➡。上皮包含常被误认为肿瘤，而实际上其为转化过程

专业术语

定义

- 急性中耳炎（AOM）:中耳的病毒性或细菌性感染
- 慢性中耳炎（COM）:中耳及乳突气房的感染或炎症迁延不愈

病因/发病机制

感染因素

- 肺炎链球菌和流感嗜血杆菌是导致急性中耳炎的最常见致病菌（60%~80%）
  - 耐青霉素肺炎链球菌：最常见的导致反复/持续性急性中耳炎的致病菌
  - 自愈患者中感染流感嗜血杆菌者多于感染肺炎链球菌者
- 黏膜莫拉菌

高危因素

- 年龄、种族、颅面畸形、胃食管反流、腺样体肥大和易感体质

发病机制

- 变态反应或上呼吸道感染
- 咽鼓管咽口阻塞导致分泌物蓄积
  - 由于鼻腔/鼻咽部黏膜肿胀
  - 咽鼓管功能失调
- 继发感染
  - 反复发作的中耳炎患者可能缺乏足够的分泌性IgA
- 细胞因子导致的炎性反应
  - 细胞因子可诱导黏液素基因表达上调，增加中耳的黏液素分泌
  - 中耳分泌物黏性的改变影响了黏液纤毛清除系统

临床表现

流行病学

- 发病率
  - 高发病率：30~35000000例/年
    - 占门诊和急诊就诊人数的3%
- 年龄
  - 高峰：6~12月
    - 低峰：4~5岁
    - 1岁以下的儿童近60%患过急性中耳炎
  - 成年：占急性中耳炎患者总数的20%

位置

- 中耳
  - 可能发展成鼓膜穿孔，延伸至外耳道

症状

- 症状具有非特异性
  - 发热、刺激性抓耳、头痛、咳嗽、鼻炎、精神不振、厌食、呕吐、腹泻
  - 类似于上呼吸道感染症状
- 耳漏
  - 耳镜检查可发现
    - 鼓膜膨出、浑浊、充血、可能穿孔
- 慢性中耳炎：持续或反复发作的耳漏、鼓膜穿孔、鼓室黏膜粗糙、胆脂瘤
- 成人：表现为耳痛、耳漏、听力下降和咽痛

治疗

- 选择、风险及并发症
  - 70%~90%的急性中耳炎患者可在14天内自愈
    - 可能的并发症：鼓膜穿孔、外耳道炎、乳突炎、迷路炎、脑膜炎、前庭功能失调
- 手术治疗
  - 鼓膜穿刺适用于少数情况

中耳炎

要点

专业术语
- 急性中耳炎（AOM）:中耳的病毒性或细菌性感染
- 慢性中耳炎（COM）:中耳及乳突气房的感染或炎症迁延不愈

病因/发病机制
- 急性上呼吸道感染、咽鼓管途径感染
- 肺炎链球菌和流感嗜血杆菌是最常见的致病菌（60%~80%）

临床表现
- 高发病率：30~35000000例/年
- 高发年龄：6~12月
- 症状多不典型
- 70%~90%的急性中耳炎患者可在14天内自愈

组织病理学检查
- 慢性炎症、纤维化、上皮包含

    - 免疫缺陷患者、多疗程抗生素治疗无效患者
  - 鼓膜切开术伴或不伴鼓膜置管
  - 腺样体切除
- 药物治疗
  - 药物种类差异较大，阿莫西林最常用

组织病理学检查

组织学特征
- 水肿、充血、中性粒细胞浸润、出血、骨膜增厚、立方状细胞转化
- 慢性炎症
- 纤维化
- 腺体生成

辅助检查

细胞遗传学
- 复发性中耳炎伴有某些免疫球蛋白表达，如异型免疫球蛋白G2m-23和HLA-A2

鉴别诊断

中耳腺瘤
- 又名中耳神经内分泌腺瘤（NAME）
- 侵袭性腺瘤，不同上皮层来源，无炎性反应

耳息肉
- 外耳道，息肉样，慢性炎性反应

参考文献

1. Gould JM et al: Otitis media. Pediatr Rev. 31(3): 102–16, 2010
2. Vergison A et al: Otitis media and its consequences: beyond the earache. Lancet Infect Dis. 10(3): 195–203, 2010
3. Granström G: Middle ear infections. Periodontol 2000. 2009 Feb; 49: 179–93. Review. Retraction in: Periodontol 2000. 51: 276, 2009
4. Morris PS et al: Acute and chronic otitis media. Pediatr Clin North Am. 56(6): 1383–99, 2009
5. Vergison A: Microbiology of otitis media: a moving target. Vaccine. 26 Suppl 7: G5–10, 2008

影像图库

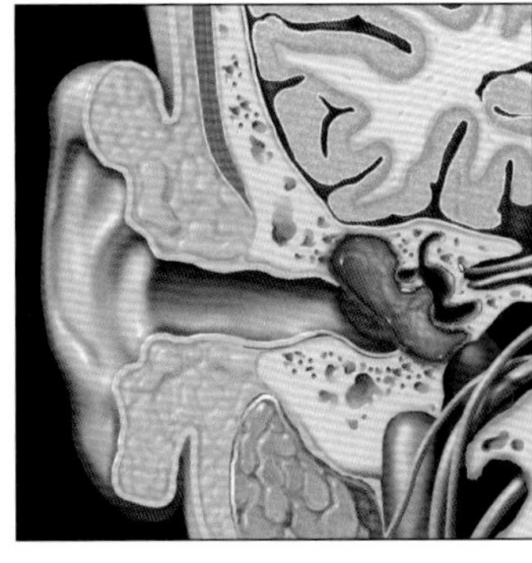

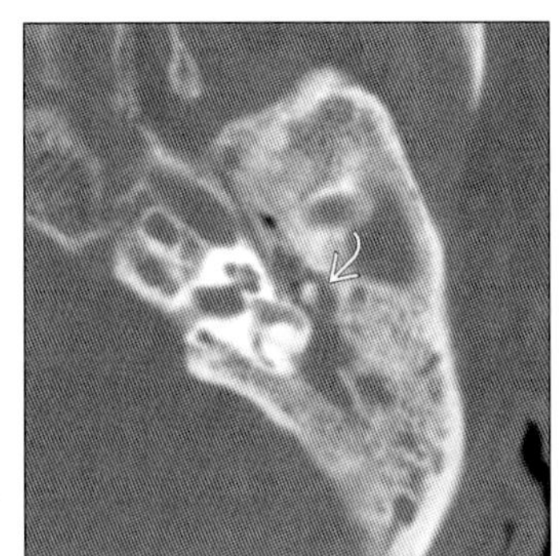

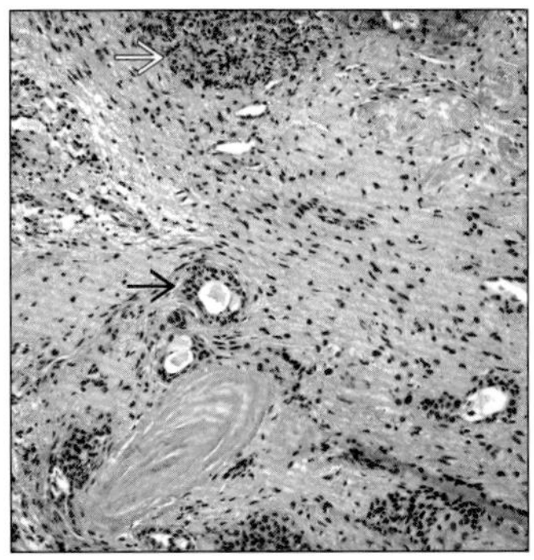

（左图）这张模式图显示中耳内的炎症蓄积（绿色）。（中图）轴位CT显示中耳乳突腔内充满浑浊低密度影，砧骨短脚部分消失➡。砧骨骨质的不完整性说明存在急性炎症。（右图）细胞纤维化，上皮被包裹于其中➡，⇨为含铁血黄素

坏死性外耳道炎

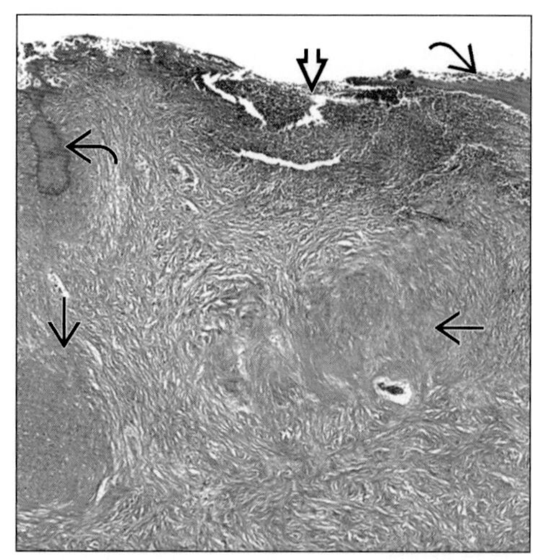

上皮溃疡伴大量炎症细胞浸润[→]，侵及骨质[→]，皮下组织[→]被厚的、无细胞的胶原蛋白所替代

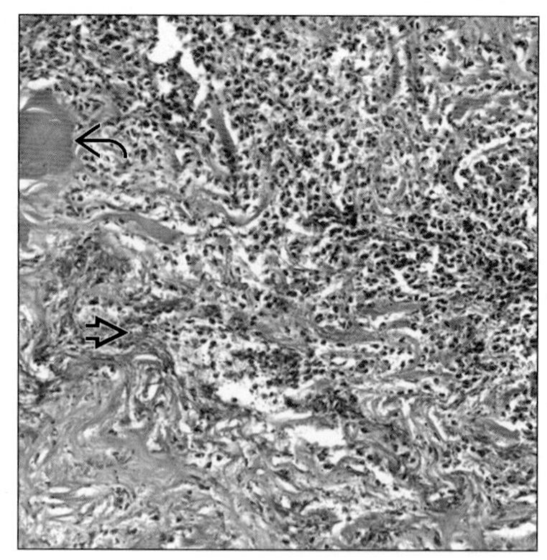

坏死[→]和严重的急慢性炎症细胞浸润到骨质[→]。结合临床表现，本例患者被证实为坏死性外耳道炎

专业术语

缩写
- 坏死性外耳道炎（NEO）
- 外耳道（EAC）

别名
- 恶性外耳道炎
- 坏死性肉芽肿性耳道炎

定义
- 由假单胞菌感染导致的可能致命的外耳道炎

病因/发病机制

感染因素
- 假单胞菌
  - 产出内毒素和外毒素、神经毒素、胶原酶、弹力蛋白酶、导致组织坏疽和血管坏死

发病机制
- 易感体质导致的组织缺血（如糖尿病血管病变）
- 由于系统疾病导致的多形核白细胞迁移障碍
- 以上原因和假单胞菌的破坏能力导致致命性的NEO

临床表现

流行病学
- 年龄
  - 老龄人多见，儿童罕见
- 性别
  - 无差别

症状
- 可发生于糖尿病患者、身体虚弱或免疫缺陷患者，也可发生于非糖尿病患者
- 脓性耳漏、耳郭肿胀、急性外耳道炎
- 随疾病进展，疼痛加剧
- 外耳道发病处可出现骨质改变
  - 皮肤溃疡产生的大量肉芽组织可遮盖已经暴露的骨质
- 坏死性外耳道炎继续发展，产生大量坏死组织和脓性分泌物，可阻塞外耳道

治疗
- 手术治疗
  - 手术清创
- 辅助治疗
  - 高压氧治疗
- 药物治疗
  - 静脉应用第三代头孢菌素和氟喹诺酮类抗生素

预后
- 如果诊断和治疗被延误，死亡率超过75%
- 感染广泛扩散，如侵及颅内，可导致死亡
- 早期确诊，经积极治疗可治愈
- 感染扩散可导致并发症
  - 骨髓炎、软骨炎、蜂窝织炎
  - 瘫痪、脑膜炎、颅内静脉血栓、脑脓肿

影像学检查

一般特征
- CT检查利于早期确诊：外耳道骨壁的骨髓炎，尤其会影响外耳道下部
- MRI利于评估脑膜病变

组织病理学检查

组织学特征
- 大量坏死组织和肉芽组织的出现

坏死性外耳道炎

要点

病因/发病机制
- 由假单胞菌感染导致的外耳道炎

临床表现
- 可发生于糖尿病患者、身体虚弱或免疫缺陷患者
- 多发生于老年人
- 如果诊断和治疗被延误，死亡率超过75%

组织病理学检查
- 大量坏死组织和肉芽组织的出现
  - 从皮下至骨质可见广泛的严重急慢性炎症
- 坏死性血管炎常常出现
- 皮下组织被厚的、无细胞的胶原蛋白所代替
- 坏死的骨质及软骨
  - 完整的上皮层可能表现为假上皮瘤样增生
- 坏死性血管炎常常出现
- 皮下广泛的重度急慢性炎症
- 从软骨至表皮被厚的、无细胞的胶原蛋白所代替
- 邻近的正常骨出现骨坏死和软骨坏死，并被炎症细胞浸润
- 可见死骨片和软骨片

辅助检查

组织化学
- 证实革兰阴性菌存在

鉴别诊断

鳞状细胞癌（SCC）
- 外耳道SCC临床表现类似于NEO,有时两者共同存在
  - 皮肤内有异型的鳞状上皮巢
  - 影像学显示的侵袭性生长
  - 如果标本量不足且SCC伴有广泛坏死，可能难以诊断
- 从病程和组织学看，NEO有明显的感染证据

参考文献

1. Hariga I et al: Necrotizing otitis externa: 19 cases' report. Eur Arch Otorhinolaryngol. 267(8): 1193–8, 2010
2. Kaide CG et al: Hyperbaric oxygen: applications in infectious disease. Emerg Med Clin North Am. 26(2): 5 71–95, xi, 2008
3. Franco–Vidal V et al: Necrotizing external otitis: a report of 46 cases. Otol Neurotol. 28(6): 771–3, 2007
4. Kwon BJ et al: MRI findings and spreading patterns of necrotizing external otitis: is a poor outcome predictable? Clin Radiol. 61(6): 495–504, 2006
5. Grandis JR et al: Necrotizing (malignant) external otitis: prospective comparison of CT and MR imaging in diagnosis and follow–up. Radiology. 196(2): 499–504, 1995
6. Sobie S et al: Necrotizing external otitis in children: report of two cases and review of the literature. Laryngoscope. 97(5): 598–601, 1987

影像图库

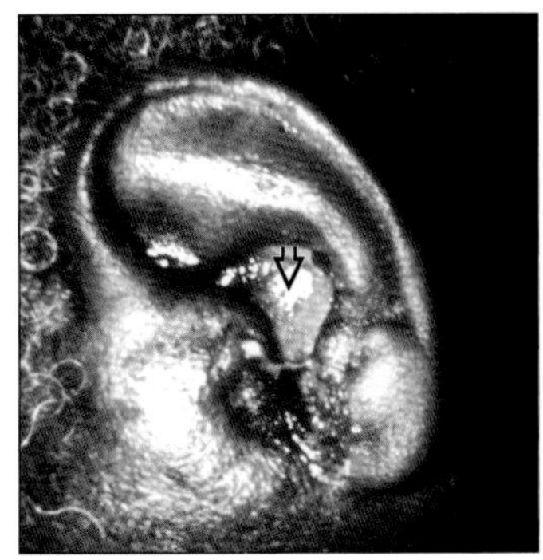
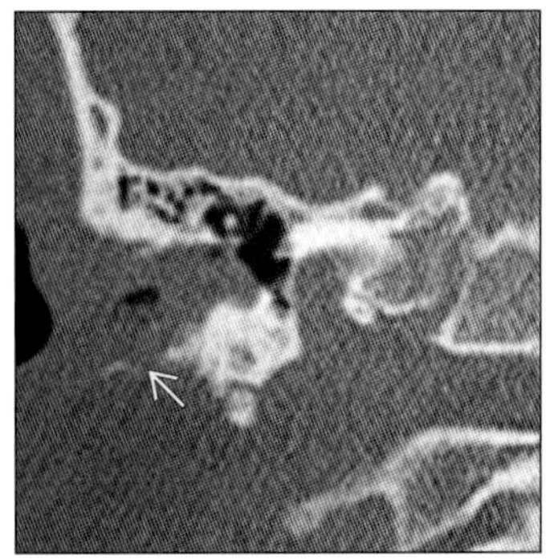
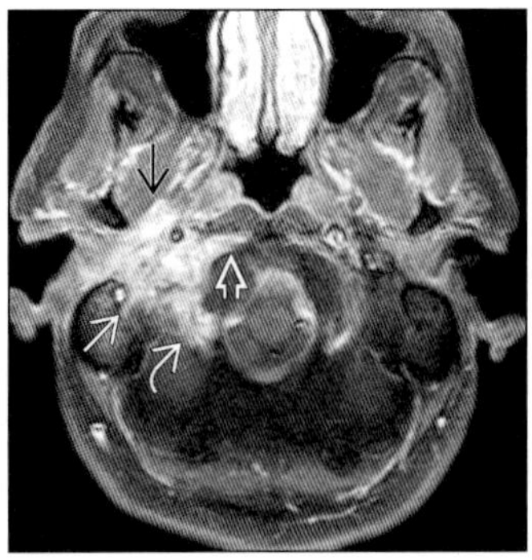

（左图）肿胀的耳郭和外耳道内坏死性分泌物➪。（中图）颞骨CT显示右侧外耳道内的炎性改变。外耳道下壁的骨缝处的骨质破坏➡表明骨髓炎的发生。（右图）T1轴位增强MR显示1例NEO患者的外耳道区域强化，延伸至咽旁间隙➙、椎前间隙➪、枕骨➡和茎乳孔➡

慢性结节性耳轮软骨皮炎

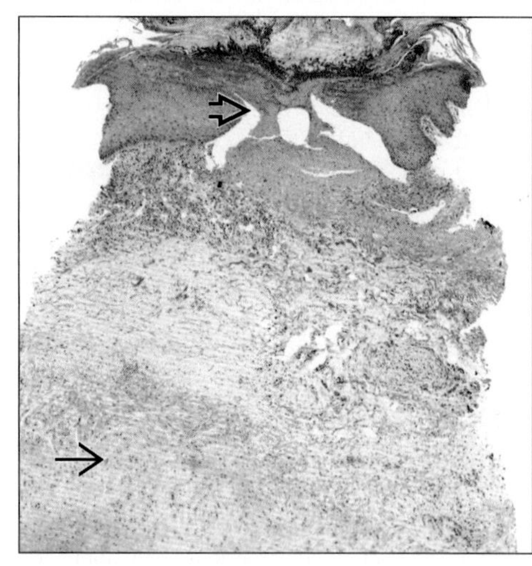

[空心箭头]所示为溃疡。本例患者可见胶原蛋白的渐进性坏死，侵及软骨[箭头]，并伴有炎性反应和日光性弹力组织变性

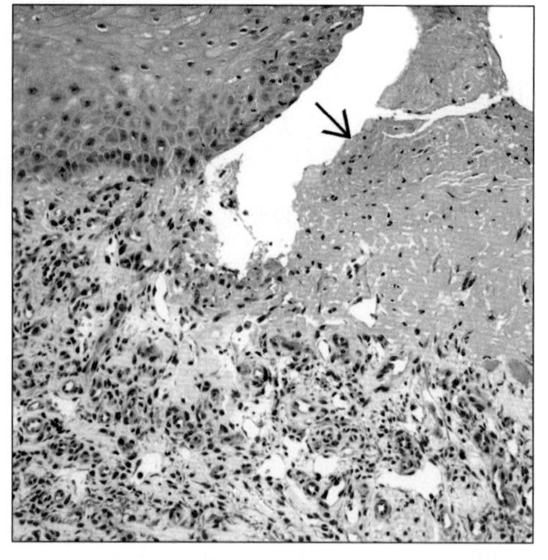

火山口样溃疡[箭头]内可见纤维蛋白样坏死，皮肤内可见大量炎症细胞浸润，有时浅表活检难以明确诊断

专业术语

缩写

- 慢性结节性耳轮软骨皮炎（CDNH）

别名

- 上皮减退症
- 穿孔性皮病
- Winkler病

定义

- 耳郭的非肿瘤性、炎性、退行性病变，以皮肤渐进性坏死及软骨膜退行性变为特点

病因/发病机制

损伤

- 多种原因导致的皮肤损伤
  - 局部创伤，如摩擦和压力（结节痒疹样）
  - 长期日晒导致的日光损伤
  - 耳廓血管分布稀少

免疫因素

- 可能与环形结节病、皮肌炎和系统性硬化病相关

临床表现

流行病学

- 发病率
  - 少见
- 年龄
  - 平均：60岁
  - 多40岁后发病
  - 如果患者年龄较小，可能存在系统性疾病
- 性别
  - 男性>女性（3∶2）
- 种族
  - 白种人多见

位置

- 男性患者耳轮
- 女性患者对耳轮
- 对耳屏少见

症状

- 疼痛、外耳的孤立结节
- 触痛明显
  - 常夜间被痛醒
- 灰色、红色肿物
- 圆形，周围形成环形边缘
- 中心溃疡或形成角栓，伴或不伴黄褐色分泌物
- 临床表现类似癌（基底细胞癌或鳞癌）
- 可能是微血管病变的特征表现
  - 糖尿病
  - 结缔组织病

治疗

- 选择、风险及并发症
  - 需要切除皮下软骨以彻底清除炎性反应
- 手术方式
  - 广泛切除
    - 皮下注射生理盐水、水分离技术切除小块皮肤
    - 再切除较大块的软骨
  - 深切

预后

- 切除不彻底会导致复发并增大手术难度
  - 近20%患者

慢性结节性耳轮软骨皮炎

要点

专业术语
- 耳廓的非肿瘤性、炎性、退行性病变，以皮肤渐进性坏死为特点
  - 病因包括局部创伤、光学损伤和血管分布稀少

临床表现
- 男性>女性（3：2）
- 发病的平均年龄：60岁
- 耳轮剧痛/触痛
- 中心溃疡及角栓，可伴有黄褐色分泌物

组织病理学检查
- 角栓周围可见上皮增生
- 上皮呈现纤维蛋白样坏死
- 坏死性胶原蛋白（溶胶原性损伤）
- 皮肤和皮下软骨间形成窦道

大体检查

大小
- 平均：4~7mm

组织病理学检查

组织学特征
- 角栓周围上皮增生
  - 皮肤可见火山口状缺损
- 跨皮肤的渐进性坏死
- 上皮呈现纤维蛋白样坏死或坏死性肉芽肿
- 肉芽组织内可见坏死性胶原蛋白（溶胶原性损伤）
  - 组织细胞、淋巴细胞和角化物碎片
- 皮肤和皮下软骨间形成窦道
- 嗜酸性粒细胞降解软骨
  - 从周围裂隙状到中间火山口状区域
  - 软骨膜出现纤维化和炎性反应
- 神经增生
  - 导致疼痛敏感
- 上皮层可见日光性弹力组织变性和毛细血管扩张

鉴别诊断

复发性多软骨炎
- 侵犯软骨的自身免疫性疾病
- 炎性反应下的嗜酸性粒细胞侵蚀软骨
- 无上皮或皮肤的改变

囊性软骨软化（耳廓假性囊肿）
- 无上皮和皮肤的改变
- 软骨内的囊性变
- 可出现肉芽组织和纤维化

鳞状细胞癌
- 活检切除困难
- 上皮出现非典型样变、有丝分裂象和侵袭

参考文献

1. Thompson LD: Chondrodermatitis nodularis helicis. Ear Nose Throat J. 86(12): 734–5, 2007
2. Zuber TJ et al: Chondrodermatitis nodularis chronica helicis. Arch Fam Med. 8(5): 445–7, 1999
3. Bard JW: Chondrodermatitis nodularis chronica helicis. Dermatologica. 163(5): 376–84, 1981
4. Weedon D: Elastotic nodules of the ear. J Cutan Pathol. 8(6): 429–33, 1981
5. Santa Cruz DJ: Chondrodermatitis nodularis helicis: a transepidermal perforating disorder. J Cutan Pathol. 7(2): 70–6, 1980

影像图库

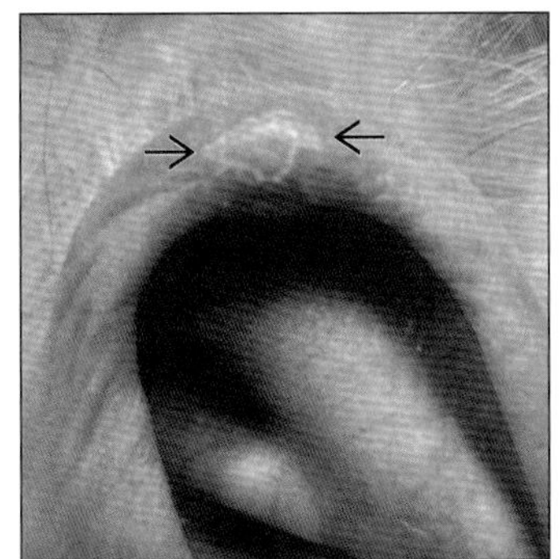

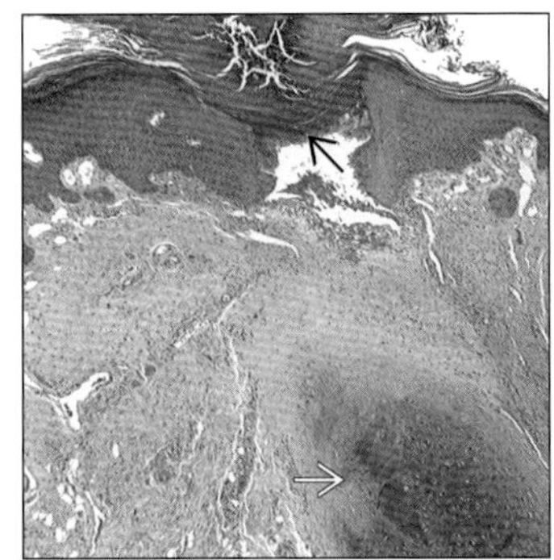

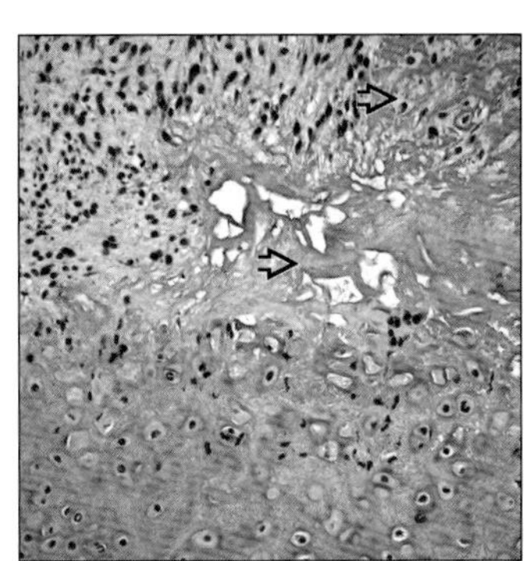

（左图）1例慢性结节性耳轮软骨皮炎患者的典型表现，→所示为耳轮皮肤的红色结节。（中图）1例大范围切除的活检标本，可见皮肤的退行性变，中心为溃疡及角栓➡，下方为软骨⇨。（右图）软骨内可见纤维化和炎性反应，皮肤可见纤维蛋白样坏死⇨

耳息肉

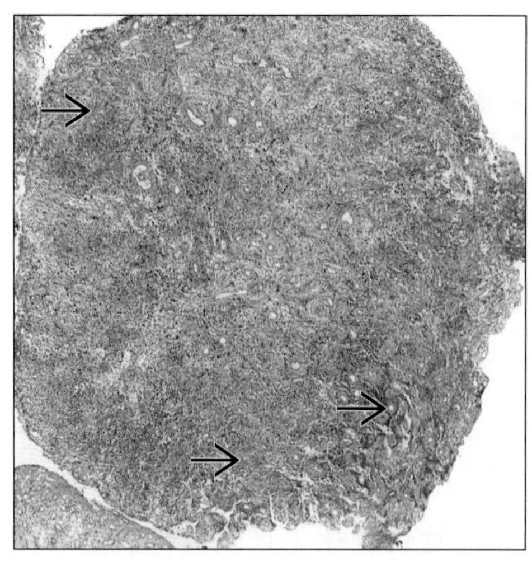

HE染色显示息肉组织由大量的炎症细胞和血管组成。→所示为腺体样结构，为包绕的皮肤附属器结构

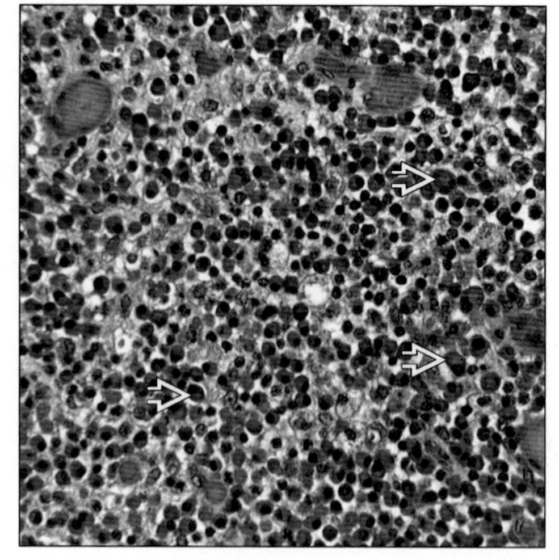

HE染色显示大量浆细胞和血管组织。浆细胞呈现不典型样结构，➡所示为偏心核浆细胞

专业术语

别名

- 听道息肉

定义

- 发生于中耳的慢性炎症细胞和肉芽组织的良性增生，多被覆良性反应性上皮，继发于长期炎症刺激

病因/发病机制

感染因素

- 继发于长期的慢性中耳炎

症状

- 流行病学
  - 少见
- 年龄
  - 年轻
  - 中位年龄：30岁
- 性别
  - 男性>女性（2∶1）

位置

- 中耳
- 如果鼓膜穿孔，可能出现外耳道肿物

症状

- 耳漏
- 传导性听力损失
- 耳痛、出血、异物感

治疗

- 选择、风险及并发症
  - 继发于长期的慢性中耳炎
- 手术方式
  - 抗生素治疗无效的二线治疗方法
  - 合并乳突病变可能需要更彻底的手术方式
  - 活检确诊存在胆脂瘤应手术治疗
- 药物
  - 应用针对致病菌敏感的抗生素

预后

- 良好

影像学检查

放射学检查

- 需要排除并发胆脂瘤的可能

大体检查

一般特征

- 单发、红色息肉样肿物
- 质脆

送检切片

- 所有组织需送镜检，胆脂瘤除外

大小

- 常小于2cm

组织病理学检查

组织学特征

- 息肉样结构
- 肉芽肿样组织伴水肿样基质和毛细血管形成
- 富含慢性炎症细胞
  - 淋巴细胞、浆细胞、组织细胞和嗜酸性粒细胞
- 浆细胞伴Russell小体、Mott细胞
- 多核巨细胞和钙化灶形成

耳息肉

要点

专业术语
- 发生于中耳的慢性炎症肉芽组织增生，继发于慢性中耳炎

影像学检查
- 需要排除并发胆脂瘤

大体检查
- 所有组织送检，胆脂瘤除外

组织病理学检查
- 肉芽肿样组织伴水肿样基质和毛细血管形成
- 富含慢性炎症细胞

鉴别诊断
- 浆细胞瘤
- 横纹肌肉瘤

- 可见胆固醇肉芽肿
- 慢性病例可见腺性包涵体
- 可见并发胆脂瘤
  - 多层鳞状上皮、大量肉芽组织和角化物

辅助检查

免疫组织化学
- 淋巴细胞和浆细胞呈现混合的B细胞和T细胞多克隆源性
- 肌源性标志物阴性

鉴别诊断

浆细胞瘤
- 单克隆性的非典型、双核浆细胞

横纹肌肉瘤
- 胚胎型横纹肌肉瘤的小圆蓝细胞表现类似于耳息肉
- 梭形细胞，破坏性生长和肌源性免疫表型

中耳腺瘤
- 也被称作中耳神经内分泌腺瘤（NAME）
- 双阶段腺体增生和假浸润生长
- 细胞核显示神经内分泌分化
- 上皮及神经内分泌的免疫组织化学阳性

参考文献

1. Nair S et al: Fibroblast growth factor receptor expression in aural polyps: predictor of cholesteatoma? J Laryngol Otol. 118(5): 338–42, 2004
2. Prasannaraj T et al: Aural polyps: safe or unsafe disease? Am J Otolaryngol. 24(3): 155–8, 2003
3. Hussain SS et al: Mast cells in aural polyps: a preliminary report. J Laryngol Otol. 109(6): 491–4, 1995
4. Gliklich RE et al: The cause of aural polyps in children. Arch Otolaryngol Head Neck Surg. 119(6): 669–71, 1993
5. Kurihara A et al: Bone destruction mechanisms in chronic otitis media with cholesteatoma: specific production by cholesteatoma tissue in culture of bone-resorbing activity attributable to interleukin-1 alpha. Ann Otol Rhinol Laryngol. 100(12): 989–98, 1991
6. Friedmann I: Pathological lesions of the external auditory meatus: a review. J R Soc Med. 83(1): 34–7, 1990

影像图库

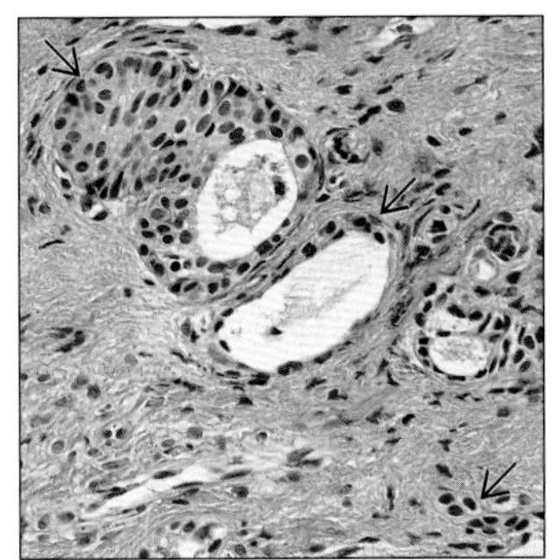

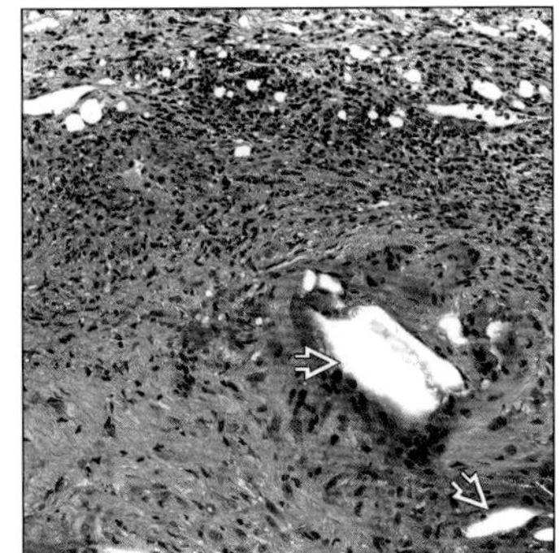

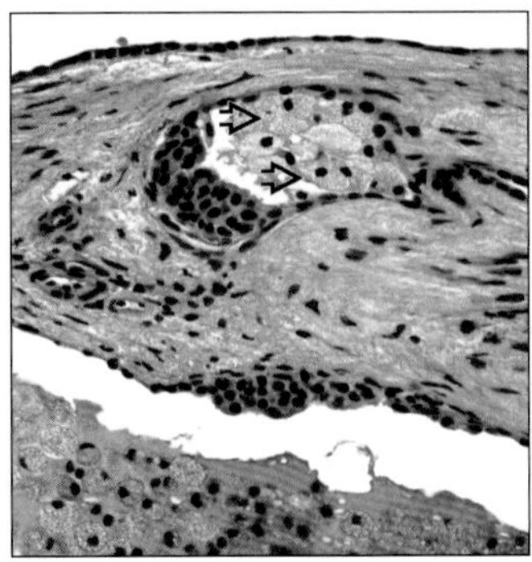

（左图）HE染色显示纤维化和被包绕的上皮→，类似于隧道群。（中图）如果炎性息肉离体时间较长，可形成胆固醇裂隙⇨，这些裂隙是切片制作过程中产生的。（右图）息肉的表皮被包绕到组织内，⇨所示为泡沫样组织细胞

复发性多软骨炎

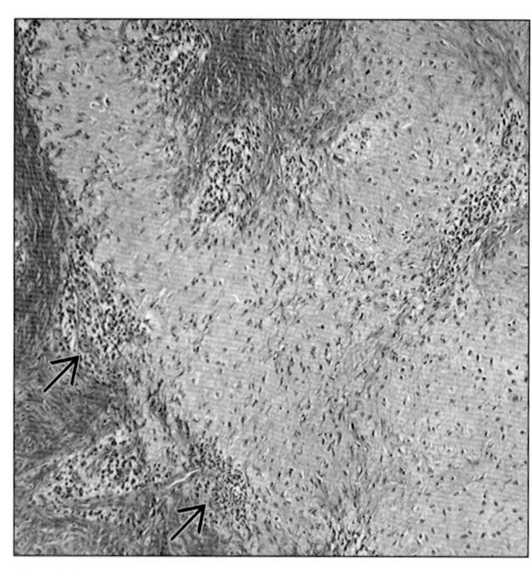

HE染色显示，炎症细胞自外周→向中心破坏软骨盘

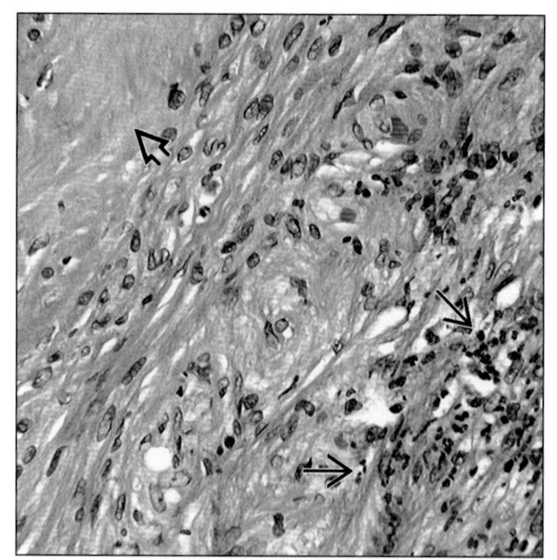

1例复发性多软骨炎患者，HE染色显示散在的炎症细胞→和受到破坏的软骨，缺少嗜碱性细胞的粉色软骨⇨

专业术语

定义

- 以Ⅱ型抗原为靶抗原的自身免疫性疾病，导致全身多处软骨或富含蛋白多糖的组织受损

病因/发病机制

发病机制

- 以Ⅱ型抗原为靶抗原的自身免疫性疾病
- 患病敏感性同HLA-DR4相关

临床表现

流行病学

- 发病率
  - 非常少见
- 年龄
  - 中位年龄：50~60岁
- 性别
  - 女性>男性（2：1）

位置

- 多数患者耳郭受累（85%）
  - 几乎均为双侧受累
- 其他受累部位（按受累频率高低排列）：鼻、关节、气管支气管、眼、心脏、血管

症状

- 急性期和慢性期
- 急性期：耳郭红肿疼痛
  - 无软骨的耳垂不受累
- 慢性期：耳廓变软
  - 多次急性发作后
- 其他症状根据发病部位不同而各异
  - 鼻软骨炎导致鞍状鼻（25%~50%）
  - 喉气管受累导致气道阻塞、喉塌陷，诱发肺部感染（可达50%）
  - 非侵袭性关节炎：第二多的受累部位，侵犯膝关节和手的小关节
  - 心血管疾病：血管炎（可达50%）
- 相关自身免疫综合征（可达35%）
  - 风湿性关节炎、慢性淋巴细胞性甲状腺炎、系统性红斑狼疮、干燥综合征、炎性肠病、糖尿病、原发性胆汁性肝硬化、骨髓异常增生综合征、急性发热性中性粒细胞皮肤病

实验室检查

- 血沉升高，重度贫血
- 抗Ⅱ型抗原抗体

治疗

- 选择、风险及并发症
  - 保证气道通畅
  - 常并发脊髓发育不良/白血病
  - 自体干细胞移植有一定前景
- 手术方式
  - 需要保持气道通畅（重建、肋骨移植）
- 药物治疗
  - 治疗成功与否取决于疾病进展程度
    - 可以降低疾病发作频率、持续时间和严重程度，但不能阻止疾病进展
  - 类固醇皮质激素、非甾体消炎药和免疫调节剂

预后

- 首要致死因素是气管支气管损伤导致的气道狭窄
  - 其他并发症及死亡原因：继发感染、心血管疾病
- 10年生存率（55%~95%）
  - 决定于疾病的严重程度和受侵的解剖部位数量
- 预后不良因素：初次诊断时高龄、贫血、气管支气管狭窄

复发性多软骨炎

要点

专业术语
- 以Ⅱ型抗原为靶抗原的少见的自身免疫性疾病，导致软骨受损

临床表现
- 多数表现为双侧耳郭受累
- 急性期和慢性期：耳郭肿胀到变软
- 相关自身免疫综合征可达35%
- 常伴有骨髓异常增生综合征/白血病
- 抗Ⅱ型抗原抗体
- 气管受损是本病致死的主要原因

组织病理学检查
- 软骨盘内缺少嗜碱性细胞
  - 损伤软骨呈现虫蚀样改变
- 软骨周围炎伴炎症细胞浸润

鉴别诊断
- 坏死性外耳道炎、韦格纳肉芽肿、囊性软骨软化

组织病理学检查

组织学特征
- 软骨盘内缺少嗜碱性细胞（早期改变）
- 软骨周围炎伴炎症细胞浸润
  - 中性粒细胞、淋巴细胞、浆细胞和嗜酸性细胞
  - 软骨盘和周围软组织界限模糊
- 损伤软骨呈现虫蚀样改变
  - 被肉芽组织替代
  - 最终纤维化替代肉芽组织

辅助检查

免疫荧光
- 在软骨纤维结合部和软骨周围的血管壁内可见颗粒状免疫球蛋白和C3

电镜
- 软骨细胞被大量致密颗粒和囊泡所包绕

鉴别诊断

坏死性外耳道炎
- 假单胞菌感染导致
- 疾病发展快，无软骨特异性

韦格纳肉芽肿
- 较少侵袭耳郭
- 在鼻腔鼻窦内可见溶胶原样、蓝色、颗粒状坏死

结外NK–/T细胞淋巴瘤
- 高度不典型的淋巴组织浸润
- 明显的坏死和血管受侵
- 耳郭受侵不典型

囊性软骨软化
- 软骨中心的假囊肿形成
- 可见肉芽组织
- 倾向于在软骨内发生

参考文献

1. Bachor E et al: Otologic manifestations of relapsing polychondritis. Review of literature and report of nine cases. Auris Nasus Larynx. 33(2): 135–41, 2006
2. Gergely P Jr et al: Relapsing polychondritis. Best Pract Res Clin Rheumatol. 18(5): 723–38, 2004
3. Zeuner M et al: Relapsing polychondritis: clinical and immunogenetic analysis of 62 patients. J Rheumatol. 24(1): 96–101, 1997

影像图库

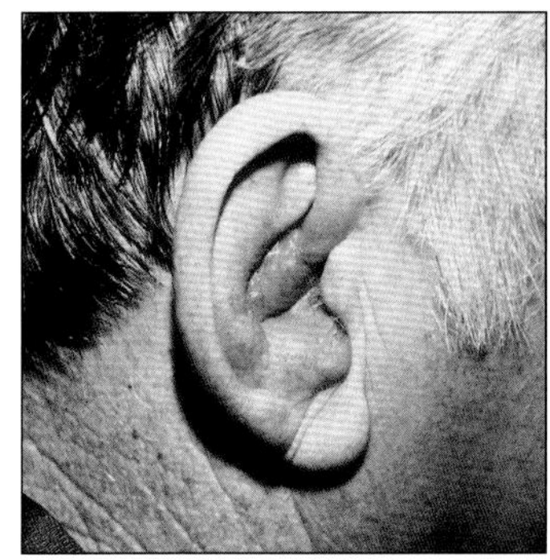
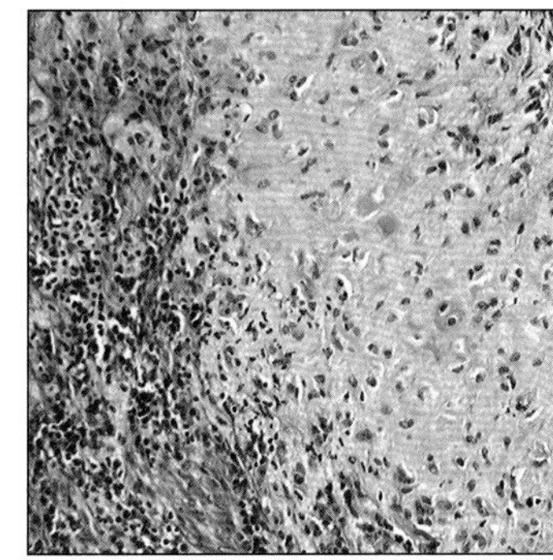
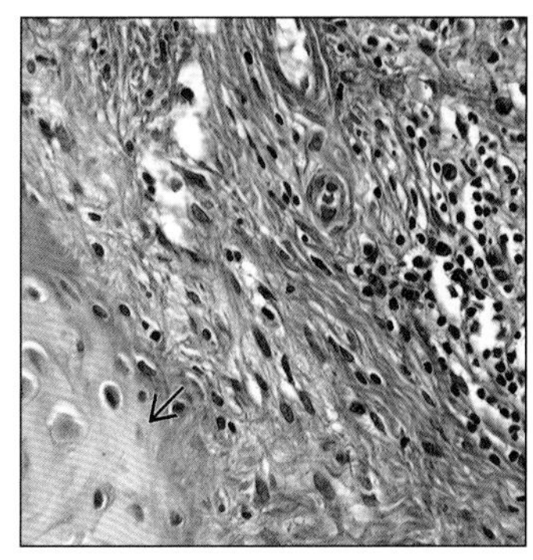

（左图）可见耳郭和舟状窝部位的软骨受侵而出现红斑和变形（V. Hyams医生馈赠）。（中图）HE染色显示失去软骨结构，炎症细胞破坏外周软骨，导致交界性软骨炎。（右图）HE染色显示炎症细胞和纤维化破坏了邻近的软骨→

囊性软骨软化（耳郭假性囊肿）

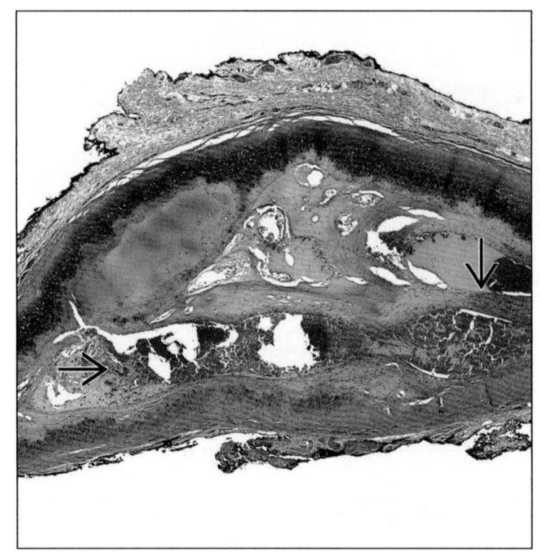

耳郭软骨盘被一个囊腔所分离开，囊腔内无上皮层，可见肉芽组织和血→

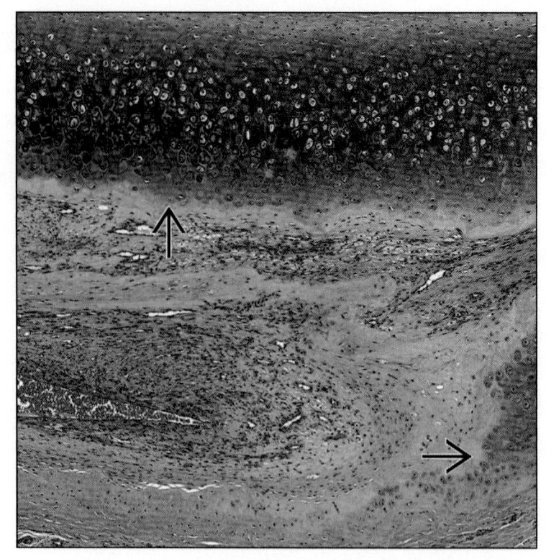

中心的囊腔被肉芽组织和纤维结缔组织充满。软骨盘可见轻微的退行性变→，位于本视野的上部和底部

专业术语

别名

- 耳郭假性囊肿
- 特发性囊性软骨软化
- 耳郭血肿

定义

- 耳郭软骨的退行性囊性病变

病因/发病机制

发育解剖学

- 胚胎期软骨融合不良可能会导致该病

炎症

- 细胞因子异常
  - 白细胞介素-1（IL-1，一种炎症介质）介导产生IL-6（刺激软骨细胞增殖）并刺激软骨细胞产生蛋白酶和前列腺素E2，导致细胞外基质的降解

创伤：缺血坏死

- 可能由创伤导致
  - 摩擦，应用较硬的枕头、耳机、手机或头盔
- 溶酶体酶的异常产生
  - 乳酸脱氢酶活性明显增高，主要为LDH-4和LDH-5

临床表现

流行病学

- 发病率
  - 少见
- 年龄
  - 多见于年轻人
  - 平均年龄：35岁
- 性别
  - 男性远多于女性（9：1）
- 种族
  - 中国人和马来人发病率略高

位置

- 耳轮或对耳轮常见
  - 最常见于舟状窝

症状

- 单耳患病
- 无痛
- 耳轮或对耳轮的梭形质软肿物
- 多诊治及时
- 皮肤褶皱不多见
- 可能伴有特异性皮炎

治疗

- 选择、风险及并发症
  - 常由于美容原因而寻求治疗
  - 必须保留耳廓支架
  - 切开引流和刮除术疗效不确定
  - 针吸和负压吸引有效
- 手术方式
  - 假性囊肿去顶术并植入硬化剂
    - 碘酊和米诺环素被证明有效

预后

- 较好
- 可能存在外观畸形

大体检查

一般特征

- 中央型裂片
- 囊内充满透明的黏稠或油样液体

囊性软骨软化（耳郭假性囊肿）

要点

专业术语
- 耳郭软骨的退行性囊性病变

临床表现
- 常见于年轻人
- 男性远多于女性
- 单侧
- 最常见部位为舟状窝
- 多因美容原因而寻求治疗
- 假性囊肿去顶术并植入硬化剂

组织病理学检查
- 软骨内的中央型囊肿
- 无上皮层（假性囊肿）
- 囊肿周围为肉芽组织和成纤维细胞
- 常见含铁血黄素沉积
- 囊内可被纤维结缔组织替代

鉴别诊断
- 复发性多软骨炎
- 结节性耳轮软骨皮炎

- 液体量多小于2ml
- 如囊肿形成时间较长，囊腔内可见肉芽组织

送检切片
- 一定包括软骨和内容物
  - 如标本仅为去顶的软骨，须结合本病的临床表现加以考虑

大小
- 可达3cm

组织病理学检查

组织学特征
- 软骨内的中央型囊肿
- 无上皮层（假性囊肿）
- 中心的囊性区边界可能不规则
  - 周围为肉芽组织和成纤维细胞
  - 炎症细胞
- 含铁血黄素沉积常见
- 病史较长的患者可能表现为囊内充满纤维结缔组织

鉴别诊断

复发性多软骨炎
- 耳痛，炎性反应破坏软骨
- 全身多处软骨受累（自身免疫性疾病）

结节性耳轮软骨皮炎
- 耳痛，并有耳郭皮肤溃疡和上皮胶原蛋白坏死
- 无囊肿形成

创伤性软骨炎
- 急性炎症（假单胞菌或变形菌属感染）
- 无囊肿形成

参考文献

1. Lim CM et al: Pseudocyst of the auricle: a histologic perspective. Laryngoscope. 2004 Jul; 114(7): 1281–4. Erratum in: Laryngoscope. 115(4): 759, 2005
2. Chang CH et al: Deroofing surgical treatment for pseudocyst of the auricle. J Otolaryngol. 33(3): 177–80, 2004
3. Nelson BL et al: Cystic chondromalacia of the ear. Ear Nose Throat J. 82(2): 104–5, 2003
4. Kopera D et al: "Pseudocyst of the auricle", othematoma and otoseroma: three faces of the same coin? Eur J Dermatol. 10(6): 451–4, 2000
5. Heffner DK et al: Cystic chondromalacia (endochondral pseudocyst) of the auricle. Arch Pathol Lab Med. 110(8): 740–3, 1986

影像图库

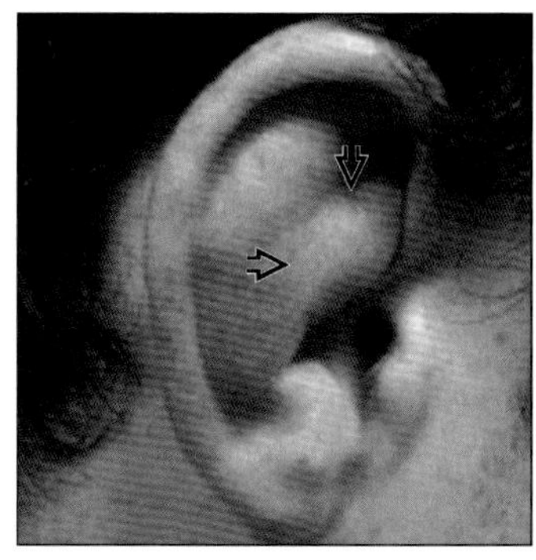

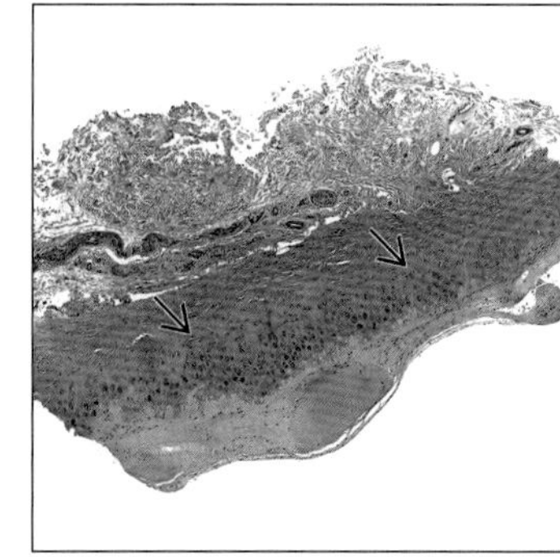

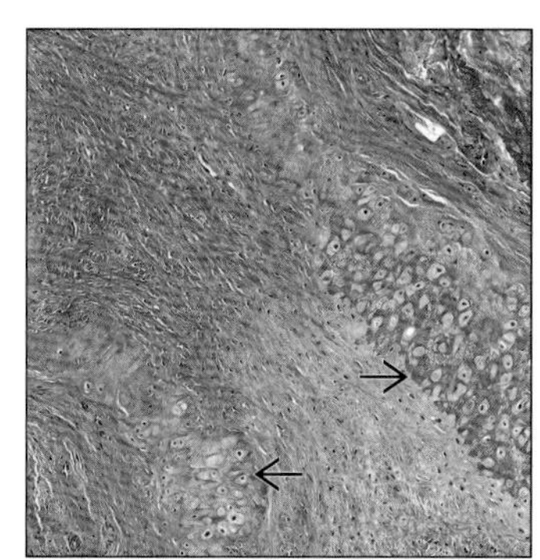

（左图）临床照片显示1位20岁的摔跤运动员发现右耳无痛性肿物1周，➩所示为波动性肿物，不伴有炎性反应（D. Elpem 医生馈赠）。（中图）1例囊肿去顶术的病理标本，→所示为软骨层。本标本未显示囊内的液体，但可看出无上皮层并伴有水肿和纤维化。（右图）晚期病例可看出，软骨盘→之间的腔隙被大量纤维结缔组织填充

耳硬化症

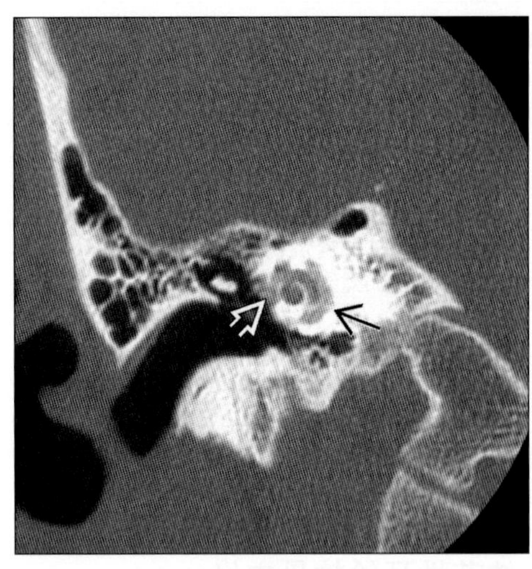

颞骨水平位CT显示前庭窗➪和耳蜗→病变。在耳硬化症中，CT是较好的显影技术，图中高密度影为纤维化所致

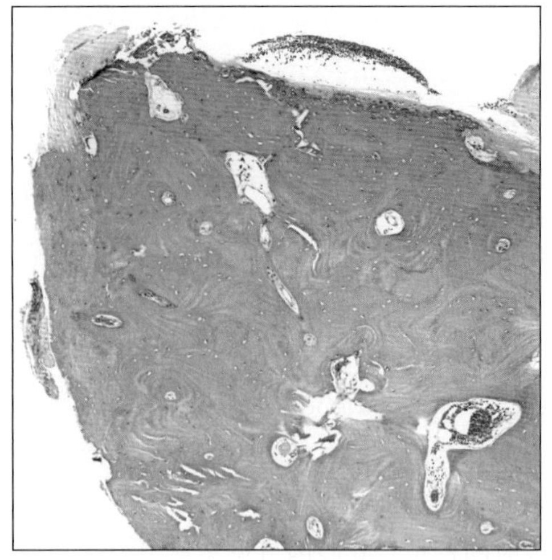

骨硬化的典型特征是病变区域骨质密度和厚度增加，最终形成的骨质类似于皮质骨

专业术语

定义

- 后天的骨质异常生长导致的镫骨或听骨链固定

病因/发病机制

环境暴露

- 饮用水中氟化物含量偏低导致发病率升高
- 耳硬化症患者的镫骨细胞培养显示对骨基质中氨基葡聚糖的硫酸化能力增强

感染因素

- 麻疹病毒可能导致本病

遗传因素

- 耳硬化症有明显的遗传相关性

病理生理

- 耳硬化症仅侵犯由听囊发育的骨
- 听囊骨质重塑是耳硬化症的典型特征
- 疾病发展分4期

临床表现

流行病学

- 发病率
  - 人群发病率约为0.5%
    - 尸体解剖发病率较高（10%）
- 年龄
  - 中年（90%以上患者在50岁以下）
    - 有家族史的患者患病年龄较年轻
- 性别
  - 女性>男性［（1.4~2）：1］（反映出遗传差异）
- 种族
  - 高加索白种人远多于亚洲人、黑种人和南美印第安人

位置

- 耳硬化症的异常骨质形成位于耳蜗的圆窗和前庭窗
  - 导致前庭窗的镫骨足板固定

症状

- 多数患者无临床症状
- 典型症状：进行性传导性听力减退、鼓膜形态正常、无中耳炎症状
  - 鼓岬表面的粉红色影：Schwartze征
- 最典型症状是听力减退
  - 多见传导性听力减退（低频）[Rinne和（或）Weber试验]
  - 其次是感音神经性听力减退（高频），约为10%，晚期多表现为感音神经性听力减退
- 早期单侧发病，晚期多双侧受累
- 分为3型
  - 经典型：镫骨固定导致的传导性听力减退
  - 混合型：镫骨固定和耳蜗受侵导致的混合性听力减退
  - 感音神经型：耳蜗受侵镫骨不固定
- 耳鸣
- 前庭功能改变（眩晕）约占10%

治疗

- 选择、风险及并发症
  - 药物或手术治疗
- 手术治疗
  - 镫骨切除或镫骨造孔术（微钻或激光法）可改善传导性听力减退
    - 人工耳蜗植入术
- 其他治疗
  - 助听器：疾病早期

耳硬化症

要点

专业术语
- 后天的骨质异常生长导致的镫骨或听骨链固定

临床表现
- 人群中约有0.5%出现临床症状
  - 高加索白种人远多于亚洲人和黑种人
- 典型症状：进行性传导性听力减退、鼓膜形态正常、无中耳炎症状

组织病理学检查
- 圆窗和前庭窗的异常骨质沉积
- 海绵化期：内生软骨层吸收并被大量血管和纤维组织所替代
- 硬化期：未成熟的嗜碱性骨形成和胶原纤维产生
- 纤维化期：成熟的嗜酸性网状骨

鉴别诊断
- 成骨不全、骨硬化病和Paget病

  - 氟化物：延缓疾病进展

影像学检查

一般特征
- 高分辨CT可见特征性改变
  - 分2型
    - 蜗窗型耳硬化症
    - 耳蜗型耳硬化症

组织病理学检查

组织学特征
- 中耳骨质的纤维化/硬化
- 3个病理期
  - 海绵化期：内生软骨层被成骨细胞破坏并逐渐被新生血管和纤维组织替代
    - 血管周围的骨质被吸收破坏，导致血管周围间隙增大
  - 硬化期：未成熟的嗜碱性骨形成，胶原纤维充填血管周围间隙
    - Manasse蓝
  - 纤维化期：成熟的嗜酸性网状骨

辅助检查

细胞遗传学
- PF4（platelet factor 4）上调
- IBSP表达增高
- *RELN*基因（reelin;7号染色体）改变

鉴别诊断

成骨不全
- 听囊的各层均受累
- 更大程度的结构破坏

骨硬化病
- 全身的骨密度增高

Paget病
- 成骨细胞活跃所导致的大量骨吸收和新骨形成
- 听囊骨质呈现由外周开始的虫蚀样改变

参考文献

1. Markou K et al: An overview of the etiology of otosclerosis. Eur Arch Otorhinolaryngol. 266(1): 25–35, 2009
2. Uppal S et al: Otosclerosis 1: the aetiopathogenesis of otosclerosis. Int J Clin Pract. 63(10): 1526–30, 2009
3. Marshall AH et al: Cochlear implantation in cochlear otosclerosis. Laryngoscope. 115(10): 1728–33, 2005

影像图库

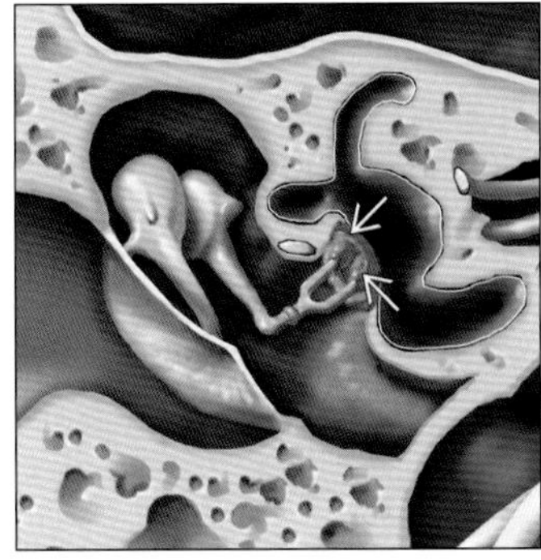

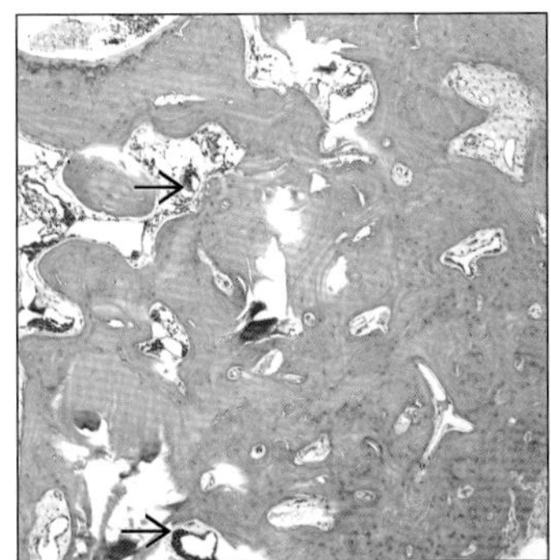

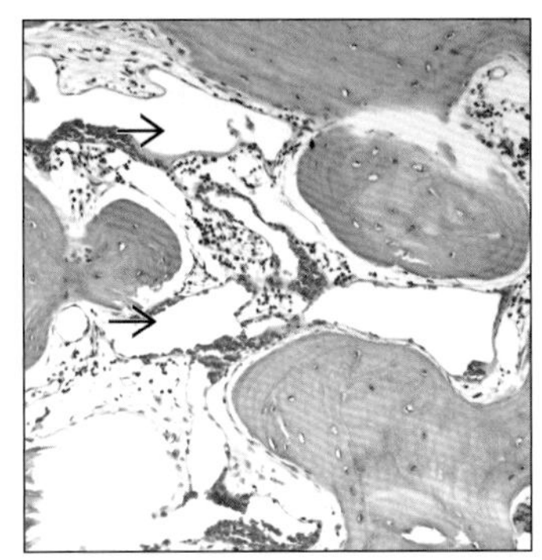

（左图）水平位模式图显示前庭窗型耳硬化症的镫骨足板周围包绕圆环状海绵状骨➡。前庭窗的清晰界限被模糊的斑块遮盖，而听骨并未受累。（中图）密质骨内新生血管➡形成伴有成骨细胞出现，新生骨呈片状、网状或半网状。（右图）血管腔➡宽大并伴有骨质沉积（成熟嗜酸性网状骨）

痛风

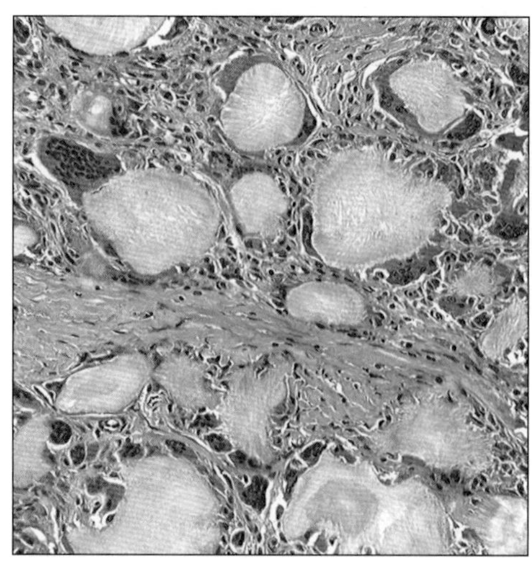

本图为痛风石的典型表现，尿酸盐结晶周围被异物巨细胞包绕

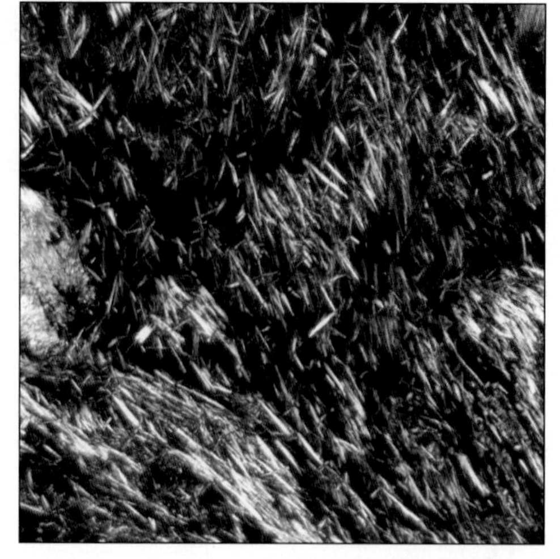

偏光灯下检查未染色的尿酸盐结晶为黑暗背景下的明亮的针样结晶，标本应快速送检以避免结晶降解

专业术语

定义

- 软组织内尿酸盐结晶沉积导致的炎性反应

病因/发病机制

发病机制

- 嘌呤代谢异常导致尿酸合成增加的尿代谢疾病
- 高尿酸血症是导致尿酸盐结晶形成增加的主要原因
  - 尿酸盐由肾脏过滤，重吸收大于90%
    - 肾功能受损是导致尿酸盐增多的主要原因
  - 尿酸盐产生受嘌呤摄取以及肝脏产生、循环和降解的影响
  - 过度的饮酒和果糖摄取可导致尿酸盐合成增加
- 尿酸盐结晶可激活白细胞的滑膜细胞的炎性反应
  - 尿酸盐结晶可被单核细胞吞噬

临床表现

流行病学

- 发病率
  - 在发达国家，痛风是最常见的炎性关节病
    - 发病率：0.1%~0.3%（男性），0.02%（女性）
  - 逐年增加，尤其是老年人
    - 肉、海鲜、果糖、啤酒和（或）酒精摄入量高的人群患病率高
- 年龄
  - 老年人
- 性别
  - 男性>女性（3：1）
    - 绝经后女性发病率增加（雌激素具有排尿酸作用）
- 种族
  - 黑种人、日本人和美国原住民发病率低

位置

- 痛风结石在头颈部最常见的形成部位是耳
  - 其他部位有喉、甲状软骨、鼻中隔和颞下颌关节

症状

- 痛风早期多有临床症状
  - 单关节痛及单关节炎，第一跖趾关节常见
- 耳：位于皮下的形态不规则的有痛感的沉积物
- 喉：气道狭窄和黏膜改变类似于鳞状细胞癌
- 药物可通过改变尿酸浓度而导致急性痛风
- 器官移植患者伴高尿酸血症，约有10%发展成痛风

实验室检查

- 痛风患者血尿酸水平增高，正常血尿酸值：200~410μmol/L（3.3~6.9g/L）

自然病史

- 痛风的自然病史
  - 无症状性高尿酸血症
  - 无症状间歇期伴间断痛风急性发作
  - 慢性痛风石关节炎

治疗

- 选择、风险及并发症
  - 急性发作期应休息，予以秋水仙碱和抗感染药物治疗
  - 保持尿酸盐浓度低于尿酸盐结晶饱和浓度
- 药物
  - 大量药物可治疗高尿酸血症及其并发症

预后

- 疾病消退
- 多关节的关节炎、肾脏损伤和肾结石

痛风

要点

专业术语
- 定义：软组织内尿酸盐结晶沉积导致的炎性反应

临床表现
- 痛风是发达国家最常见的炎性关节病
- 老年男性 [男性>女性(3∶1)]
- 预后：无症状高尿酸血症、急性发作、痛风石沉积
- 耳：位于皮下，形态不规则的有痛感的沉积物
- 急性发作期应休息，予以秋水仙碱和抗感染药物治疗

组织病理学检查
- 痛风石：软组织内被单核细胞和巨细胞包绕的尿酸盐结晶

鉴别诊断
- 类风湿性结节

大体检查

一般特征
- 大多数标本为液体，做结晶检测
- 痛风石为白色，质地均匀

大小
- 痛风石大小：1~6cm

组织病理学检查

组织学特征
- 痛风石：软组织内可见被单核细胞和巨细胞包绕的尿酸盐结晶
- 皮肤覆盖痛风石破溃
  - 尿酸盐结晶被福尔马林类防腐剂溶解
    - 显微镜下见嗜碱性肉芽残留
    - 标本应用乙醇固定
- 应该在室温下快速检查液体标本
  - 尿酸盐结晶的形成和溶解受到温度和pH的影响
  - 偏光下检查
    - 结晶呈现强烈的双折射性
    - 与光线平行时为黄色
    - 与光线垂直时为蓝色
    - 黑色背景下反光

鉴别诊断

类风湿性结节
- 坏死性肉芽肿性炎症伴外周栏栅状上皮组织细胞
- 血管炎

参考文献

1. Kalish LH et al: Pseudogout mimicking an infratemporal fossa tumor. Head Neck. 32(1): 127–32, 2010
2. Griffin GR et al: Auricular tophi as the initial presentation of gout. Otolaryngol Head Neck Surg. 141(1): 153–4, 2009
3. Hollowell M et al: Gout. Ear Nose Throat J. 87(3): 132, 134, 2008
4. Guttenplan MD et al: Laryngeal manifestations of gout. Ann Otol Rhinol Laryngol. 100(11): 899–902, 1991
5. Stark TW et al: Gout and its manifestations in the head and neck. Otolaryngol Clin North Am. 15(3): 659–64, 1982

影像图库

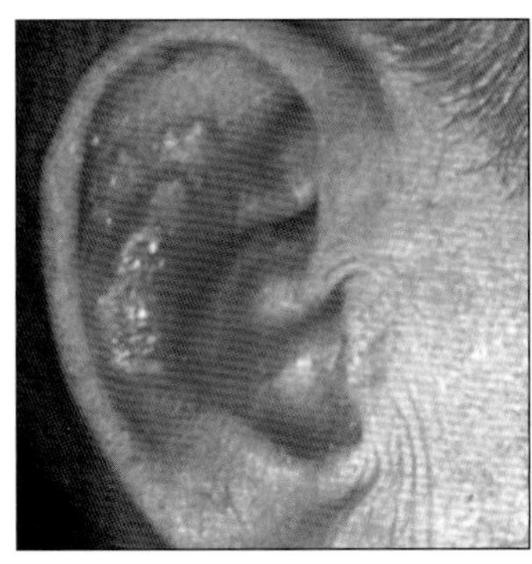

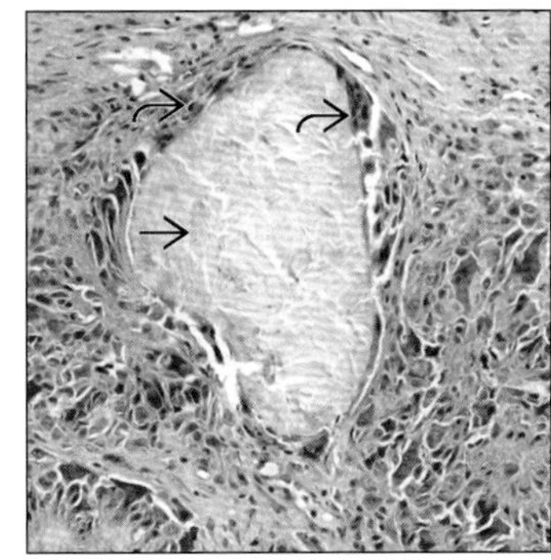

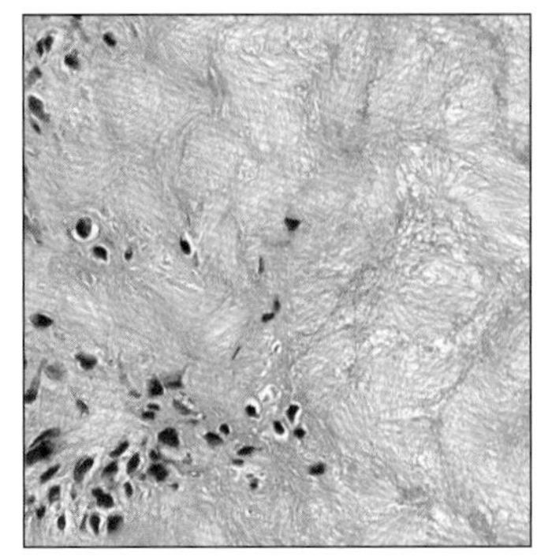

（左图）痛风石在耳部表现为位于皮下的形态不规则的沉积物。结晶切面为白色，质地均匀。（中图）痛风沉积物为被异物巨细胞➙和炎症细胞包绕的尿酸盐结晶➙。（右图）由于结晶是水溶性的，因此，如果用福尔马林固定，针样结晶不会具有明显的极性。乙醇固定可保留针样结晶的极性

胆脂瘤

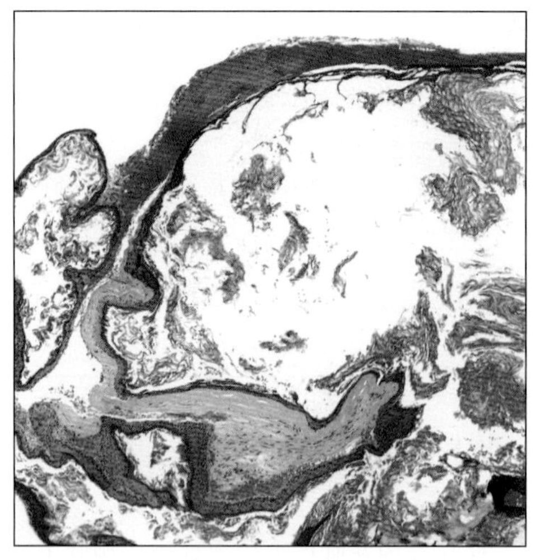

HE染色显示鳞状上皮、角质碎屑和纤维结缔组织，鳞状上皮并无增厚和异型性改变

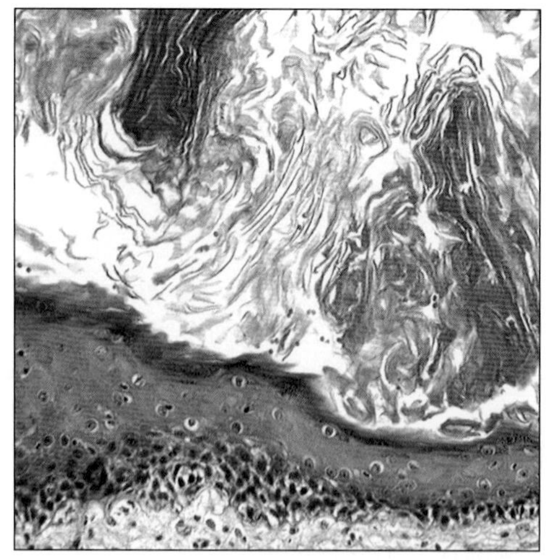

HE染色显示鳞状上皮、角质碎屑和纤维结缔组织。本图以颗粒细胞为主，尽管此种情况在胆脂瘤中并不多见

专业术语

别名

- 胶耳
- 乳突炎
- 耵聍栓塞（错误名称）
  - 外耳道（不是中耳）的角化物栓塞导致的急性疼痛

定义

- 非真性肿瘤，颞骨的囊性角化物导致听骨链的破坏
- 先天性
  - 在正常、完整的鼓膜后方
  - 无咽鼓管功能异常和中耳炎
  - 上皮层发育而成
- 后天性
  - 鼓膜缺损或穿孔
  - 伴有炎症
  - 上皮过度角化导致
    - 迁移、基底过度增生、内腺囊袋、外伤

病因/发病机制

感染因素

- 慢性炎症（多为细菌感染）
  - 在刺激上皮增生中发挥重要作用
  - 释放细胞因子 [肿瘤坏死因子-α（TNF-α）、RANKL和IL-1]，产生蛋白水解酶溶解骨质

先天性

- 胚胎发育期产生的小的上皮团块
  - 在中耳的前上四分之一象限内
  - 如果不能被吸收（常在2岁前），则可发育成先天性胆脂瘤

临床表现

流行病学

- 发病率
  - 常见
- 年龄
  - 各个年龄段均可
  - 常见于大龄儿童和年轻人（40岁以下）
- 性别
  - 男女无差异

位置

- 多单侧
- 中耳腔的上、后部（后天性），中耳的前、上部（先天性）
- 岩尖
- 可侵犯周围结构

症状

- 长期慢性中耳炎病史，多未经积极治疗
- 由于听骨链损伤导致的听力减退
  - 传导性为主
- 耳痛和耳漏
- 耳部臭味
- 鼓膜穿孔（后天性）
- 前庭功能受损、呕吐、眩晕和耳鸣
- 面神经瘫痪
- 头痛
- 颅内并发症少见，如果出现，需要紧急处理
- 先天性胆脂瘤患者无中耳炎和听力减退表现

治疗

- 选择、风险及并发症
  - 胆脂瘤具有侵袭性、进展性，并且容易复发。如

胆脂瘤

要点

专业术语
- 无论是先天性胆脂瘤还是后天性胆脂瘤，都是一种非肿瘤性的、发生在颞骨的侵蚀听骨链的囊性角化物

临床表现
- 慢性炎症时导致上皮增生的主要原因
- 上、后鼓室和岩尖
- 慢性中耳炎、臭味耳溢液和听力减退
- 彻底手术切除是主要治疗手段，复发率约为20%

大体检查
- 伴有臭味的薄片状角化物碎片
- 诊断三要素
  - 角化物（角化片、无核角质鳞屑）
  - 分层的鳞状上皮并伴有颗粒层
  - 基质及纤维结缔组织炎症

鉴别诊断
- 胆固醇肉芽肿
- 鳞状细胞癌

果处理不当可能导致死亡
  - 最佳治疗方式目前尚存争议，需要根据具体情况而定
    - 手术方式有完壁式和开放式
    - 如果需要二次手术，可能因为后中鼓室受侵、听骨链受侵或首次手术清除不彻底
    - 分期听骨链重建，包括人工听骨
  - 如果出现面神经瘫痪、眩晕或头痛等症状则需要急诊手术
  - 并发症包括耳后瘘管，乙状窦受侵，脑神经功能受损、脑膜炎、硬膜外或脑脓肿
- 手术方式
  - 手术彻底切除病灶
    - 改良根治（保留听骨）或根治（保留镫骨）性乳突切除术
  - 鼓室上隐窝需要引流
    - 通过清除鼓膜张肌和锤砧关节而实现
    - 根据听骨链完整与否选择不同的处理办法
- 药物
  - 中耳炎早期的抗生素治疗可降低胆脂瘤的发病率

预后
- 胆脂瘤的溶骨过程具有侵袭性并且容易复发
  - 复发率约为20%
  - 如下情况复发风险增加：年龄小于20岁、听骨链受侵、黏膜息肉样变和侵袭性病理
- 先天性胆脂瘤患者预后较好
  - 早期发现可达到较好的预后结果
  - 多无并发症，术后多无复发

影像学检查

放射学检查
- 术前的放射影像学检查对于识别解剖标志和病变范围至关重要
- 中耳腔内软组织影
- 多见骨质破坏

MRI检查
- 分辨岩尖部的侵袭性病变最佳
- 高分辨扫描技术可精确分辨中耳和内耳结构的空间关系
  - 尤其是与颈内动脉、颈内静脉的关系
- 尤其适合术后检查以评估病灶清除的彻底与否、并发症和复发
- 可评估是否有脑膜和静脉（乙状窦和颈内静脉）受侵
- 长T1和长T2信号
  - T1信号较低
  - T2信号较高

HRCT检查
- 在复杂的骨性结构中分辨出小的胆脂瘤病变
- 准确提示骨质受侵情况
- 分辨出颞骨面神经管

大体检查

一般特征
- 鼓膜后方的灰白色或黄色不规则肿物
- 薄片状角化物碎片
- 臭味
- 仔细观察可发现骨片

送检切片
- 所有组织均需送检

组织病理学检查

组织学特征
- 上皮层表现类似于损伤再愈合的过程
- 名字没有任何意义，因为胆脂瘤既不是真性肿瘤也不含胆固醇
  - 胆脂瘤侵袭周围组织并且可能复发
- 正常中耳内上皮为立方或柱状腺上皮：鳞状上皮为异常
- 诊断三要素
  - 角化物（角化片、死的无核角质鳞屑）

胆脂瘤

 ○ 分层的鳞状上皮并伴有颗粒层（来自外耳道）
 ○ 基质及纤维结缔组织炎症
- 上皮角化，鳞状上皮分层而无异形变，类似于营养不良，缺乏表皮突
- 上皮层内出现充满无核角质鳞屑的囊性区域
- 炎症细胞包括淋巴细胞、浆细胞、组细胞和肥大细胞
- 并发其他疾病包括胆固醇肉芽肿、耳息肉、鼓室硬化症、后天性脑膨出和中耳腺瘤

辅助检查

免疫组织化学

- 在侵袭性强的病例中Ki-67（MIB-1）和ErbB-2表达增高
- 角蛋白16（K16）高表达（角化细胞过度增殖的标志）

原位杂交

- FISH显示7号染色体扩增
 ○ 与增殖活性相关，在侵袭性强的病例中多见

鉴别诊断

胆固醇肉芽肿

- 胆固醇结晶溶解后出现的扩大的腔隙
- 异物巨细胞伴炎性反应
- 可见颗粒状组织
- 可能与胆脂瘤共存

鳞状细胞癌

- 鳞状上皮细胞异型性及不典型增生
- 细胞分化不成熟或缺少极性
- 无角化物和角化蛋白珠形成
- 较多的不典型有丝分裂象

中耳炎

- 缺少增生的鳞状上皮层和无核鳞屑

参考文献

1. Louw L: Acquired cholesteatoma pathogenesis: stepwise explanations. J Laryngol Otol. 124(6): 587–93, 2010
2. Vercruysse JP et al: Magnetic resonance imaging of cholesteatoma: an update. B-ENT. 5(4): 233–40, 2009
3. Isaacson G: Diagnosis of pediatric cholesteatoma. Pediatrics. 120(3): 603–8, 2007
4. Persaud R et al: Evidence-based review of aetiopathogenic theories of congenital and acquired cholesteatoma. J Laryngol Otol. 121(11): 1013–9, 2007
5. Vitale RF et al: The role of tumor necrosis factor-alpha(TNF-alpha) in bone resorption present in middle ear cholesteatoma. Braz J Otorhinolaryngol. 73(1): 117–21, 2007
6. Bennett M et al: Congenital cholesteatoma: theories, facts, and 53 patients. Otolaryngol Clin North Am. 39(6): 1081–94, 2006
7. Schraff SA et al: Pediatric cholesteatoma: a retrospective review. Int J Pediatr Otorhinolaryngol. 70(3): 385–93, 2006
8. Semaan MT et al: The pathophysiology of cholesteatoma. Otolaryngol Clin North Am. 39(6): 1143–59, 2006
9. Ryan AF et al: Recent advances in otitis media. 4B. Biochemistry. Ann Otol Rhinol Laryngol Suppl. 194: 50–5, 2005
10. Olszewska E et al: Etiopathogenesis of cholesteatoma. Eur Arch Otorhinolaryngol. 261(1): 6–24, 2004
11. Maroldi R et al: Computed tomography and magnetic resonance imaging of pathologic conditions of the middle ear. Eur J Radiol. 40(2): 78–93, 2001
12. Pisaneschi MJ et al: Congenital cholesteatoma and cholesterol granuloma of the temporal bone: role of magnetic resonance imaging. Top Magn Reson Imaging. 11(2): 87–97, 2000
13. Watts S et al: A systematic approach to interpretation of computed tomography scans prior to surgery of middle ear cholesteatoma. J Laryngol Otol. 114(4): 248–53, 2000
14. Palva T et al: Chronic inflammatory ear disease and cholesteatoma: creation of auxiliary attic aeration pathways by microdissection. Am J Otol. 20(2): 145–51, 1999
15. Albino AP et al: Cholesteatoma: a molecular and cellular puzzle. Am J Otol. 19(1): 7–19, 1998
16. Karmody CS et al: The origin of congenital cholesteatoma. Am J Otol. 19(3): 292–7, 1998
17. Ferlito A et al: Clinicopathological consultation. Ear cholesteatoma versus cholesterol granuloma. Ann Otol Rhinol Laryngol. 106(1): 79–85, 1997
18. Roger G et al: Predictive risk factors of residual cholesteatoma in children: a study of 256 cases. Am J Otol. 18(5): 550–8, 1997
19. Corbridge RJ et al: Epithelial migration in keratosis obturans. Am J Otolaryngol. 17(6): 411–4, 1996

胆脂瘤

胚胎、影像及组织病理学检查特征

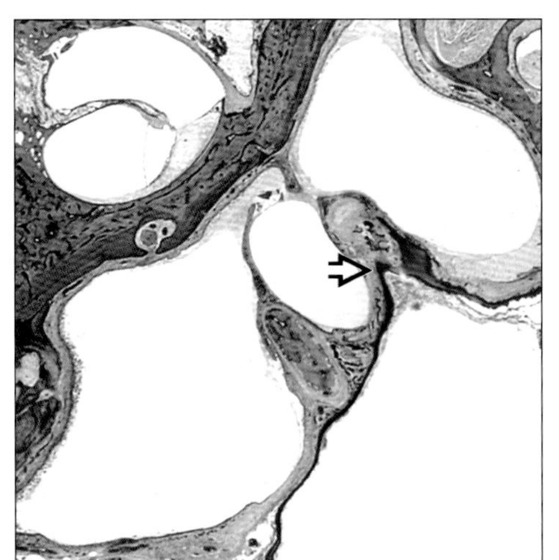

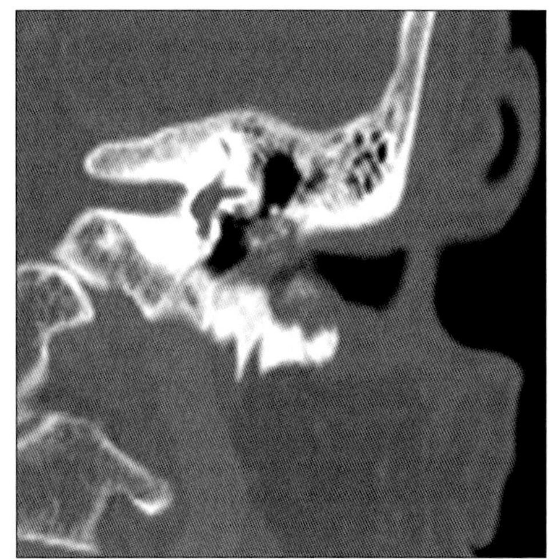

（左图）HE染色显示1例胎儿颞骨可见内陷囊袋形成➡（L. Michaels医生馈赠）。（右图）CT影像显示中耳炎伴骨质破坏，听骨链受侵

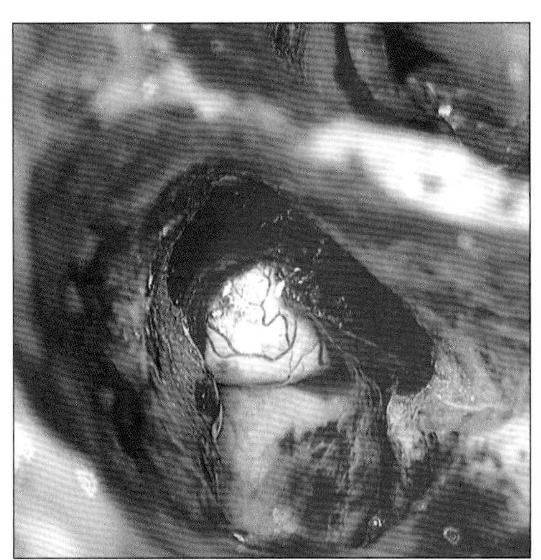

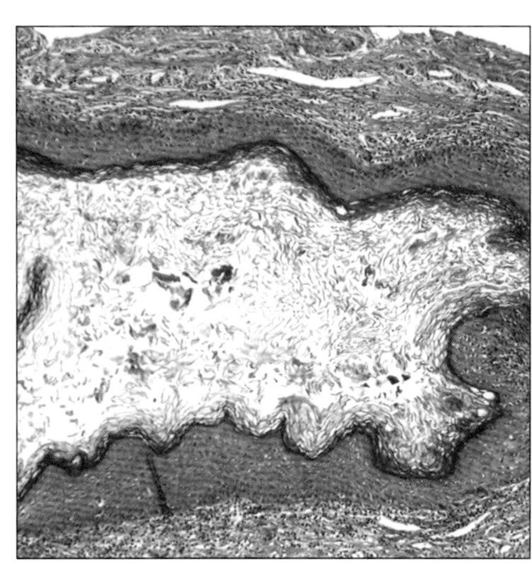

（左图）手术中照片可见中耳腔内的碎屑物（D. Cua医生馈赠）。（右图）HE染色显示鳞状上皮增生伴炎性反应和角化碎屑，上皮层有时为波状或疣状

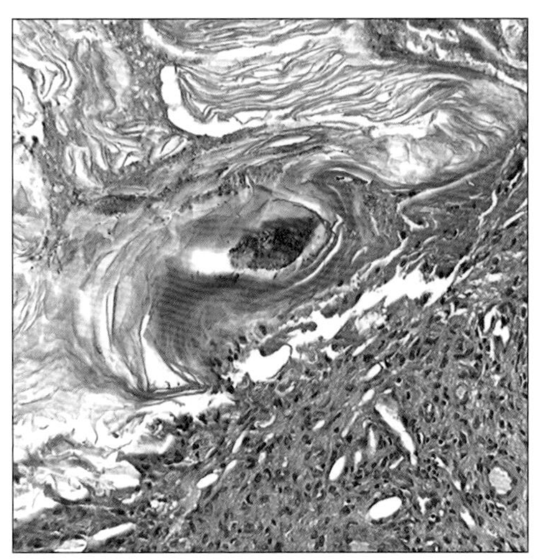

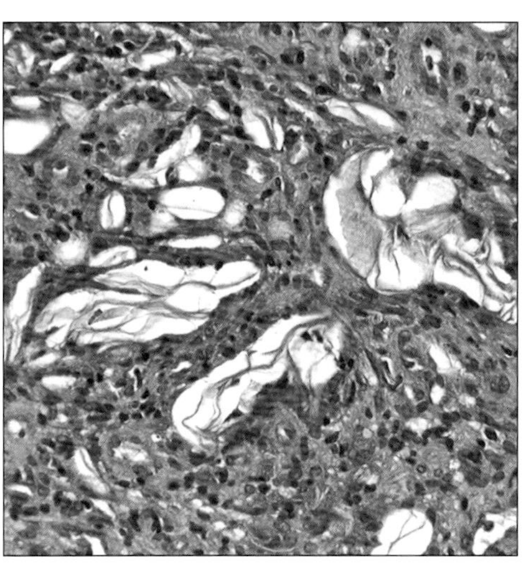

（左图）HE染色显示炎性反应和角化碎屑。本图内无上皮层，说明所有的送检标本均需认真检查。（右图）角化物常同炎性反应和异物巨细胞共存。本例为胆脂瘤，但有时与胆固醇肉芽肿共存

外生骨疣

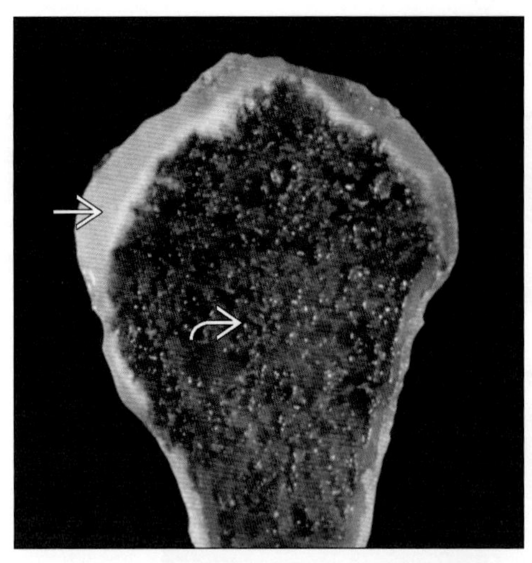

外生骨疣大体上由内含红、黄骨髓的骨茎➡和多层的蓝灰色软骨帽➡构成，外生骨疣可为带蒂或广基

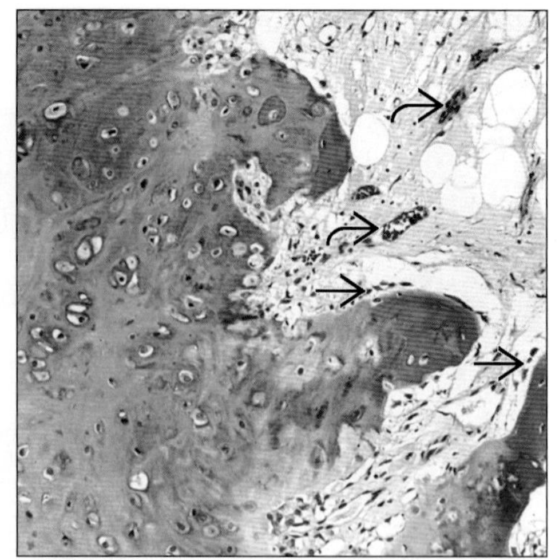

软骨和骨紧密融合，可见大量成骨细胞形成骨➡和相关的血管➡，具有软骨内成骨的特征

专业术语

别名
- 冲浪耳
- 冷水耳

定义
- 良性的外耳道骨质的外生性生长

病因/发病机制

环境暴露
- 冷水刺激导致外耳道外生骨疣，可能有2种原因
  - 外耳道的刺激
  - 血流速度加快
- 其他环境因素
  - 气候因素
    - 西海岸冲浪者中患右耳外生骨疣多于左耳
    - 可能面向西面冲浪时多遇到北风
    - 刮风时水汽蒸发带来的降温更明显

临床表现

流行病学
- 发病率
  - 少见，发病率与接触冷水时间相关
    - 多见于冲浪者：70%~80%
    - 在海水中游泳的发病率：6%
    - 在淡水中游泳的发病率：5%
- 年龄
  - 年轻人
- 性别
  - 男性远多于女性
- 种族
  - 黑种人少见（原因不明）

位置
- 多发生在外耳道中部到峡部
  - 多为前壁或后壁
  - 多起源于外耳道中部

症状
- 传导性听力减退
  - 80%患者为单侧发病
- 有长期接触冷水的病史
  - 游泳者、冷水冲浪者、跳水和皮划艇运动员
- 外耳道炎、耳鸣、耳痛

内镜检查
- 耳窥镜下可见位于皮下的环周狭窄

治疗
- 选择、风险及并发症
  - 良性病变，无须治疗
    - 耳塞可能减缓疾病进展
  - 如果手术治疗，术后出现并发症的概率约为5%，并发症有以下几种
    - 外耳道狭窄、颞下颌关节脱位、感音神经性听力减退、鼓膜穿孔
- 手术方法
  - 如患者有症状，可用电钻扩大外耳道
  - 可能的手术问题包括以下几种
    - 电钻扩大外耳道骨质过程中损伤皮肤
    - 鼓膜穿孔、听骨链或鼓索神经损伤
    - 颞下颌关节损伤

外生骨疣

要点

专业术语
- 良性的外耳道骨质的外生性生长

临床表现
- 发病率与患者接触冷水时间相关
  - 游泳者、冷水冲浪者、跳水和皮划艇运动员
  - 多见于冲浪者：70%~80%
- 男性远多于女性
- 多双侧
- 传导性听力减退
- 良性病变，无须治疗

组织病理学检查
- 组织学为多层的广基的骨构成

鉴别诊断
- 骨瘤

影像学检查

一般特征
- 良性的、广基的、环周的表面有正常软组织覆盖的外耳道骨质增生
- 颞骨平扫CT

大体检查

一般特征
- 接近骨环，位于颞乳裂和颞鳞裂

组织病理学检查

组织学特征
- 内为骨茎，外为软骨帽
  - 类似于正常骨骺生长
  - 软骨帽很薄并几乎成熟成骨
- 组织学为多层的广基的骨构成
  - 如果没有影像学和临床资料的帮助，外生骨疣和骨瘤在病理学上很难被区分

鉴别诊断

骨瘤
- 部位（峡部以后）和临床症状不同

参考文献

1. Kroon DF et al: Surfer's ear: external auditory exostoses are more prevalent in cold water surfers. Otolaryngol Head Neck Surg. 126(5): 499–504, 2002
2. Longridge NS: Exostosis of the external auditory canal: a technical note. Otol Neurotol. 23(3): 260–1, 2002
3. Agarwal A et al: Exostoses of the external auditory canal. Am J Otol. 20(6): 807–8, 1999
4. Wong BJ et al: Prevalence of external auditory canal exostoses in surfers. Arch Otolaryngol Head Neck Surg. 125(9): 969–72, 1999
5. Chaplin JM et al: The prevalence of exostoses in the external auditory meatus of surfers. Clin Otolaryngol Allied Sci. 23(4): 326–30, 1998
6. Whitaker SR et al: Treatment of external auditory canal exostoses. Laryngoscope. 108(2): 195–9, 1998
7. Fenton JE et al: A histopathologic review of temporal bone exostoses and osteomata. Laryngoscope. 106(5 Pt 1): 624–8, 1996

影像图库

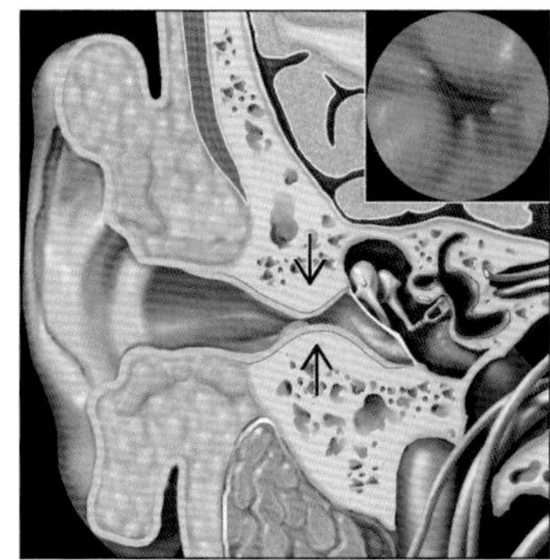

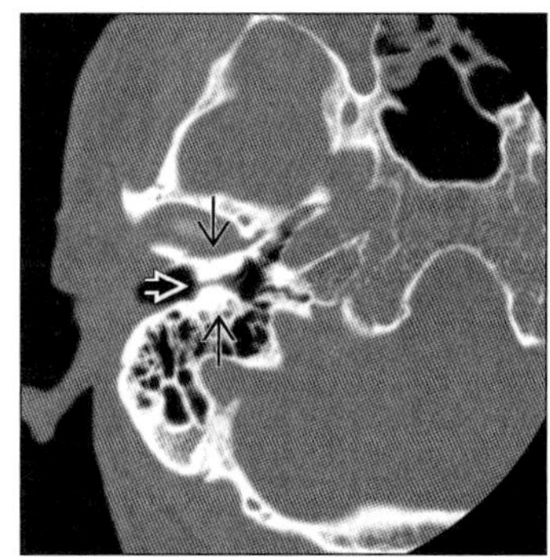

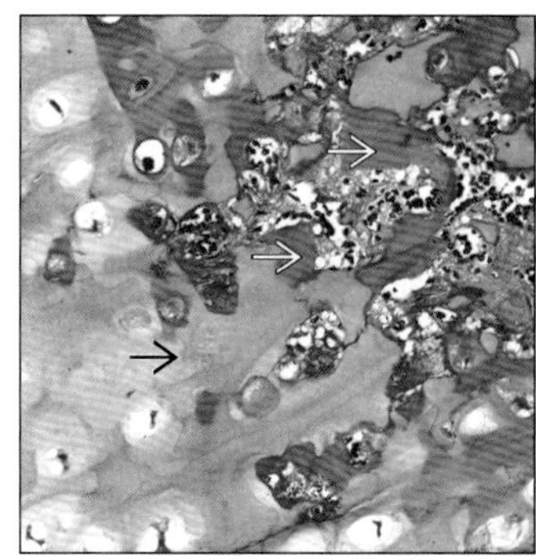

（左图）冠状位模式图显示右外耳道→的良性骨质增生，插图显示耳窥镜可见皮下的环形狭窄。（中图）右耳水平位颞骨CT骨窗像显示外耳道的骨质增生→，➡显示增生骨质表面为软组织。（右图）软骨内成骨类似于生长盘，软骨→成熟成骨➡

瘢痕疙瘩

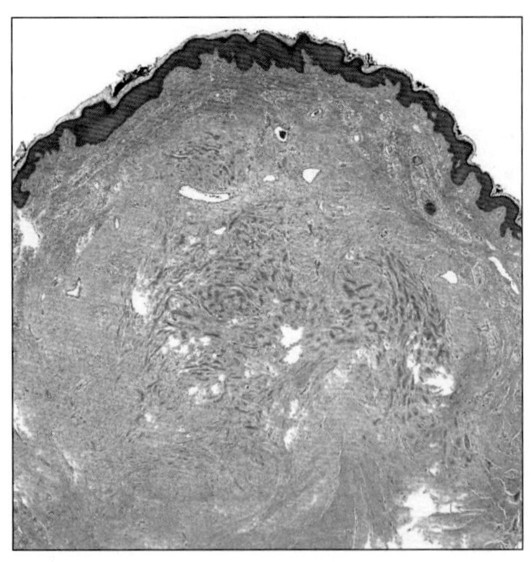

低倍镜视野可见息肉样皮肤和真皮层内致密的胶原

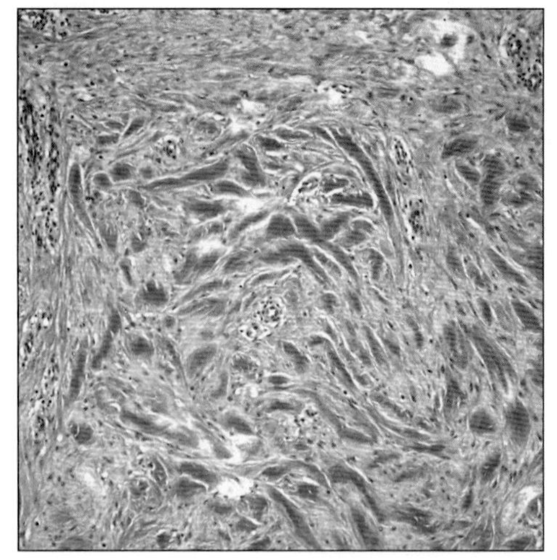

高倍镜视野可见增厚的、透明的嗜酸性的胶原束和增多的基质成纤维细胞和散在的淋巴细胞

专业术语

定义

- 增厚的、嗜酸性的胶原束超出原伤口位置而形成的瘢痕

病因/发病机制

特发性

- 瘢痕疙瘩内的成纤维细胞凋亡速度减慢
- 包括TGF-β和IL-15等细胞因子刺激成纤维细胞
- 基因改变

临床表现

流行病学

- 年龄
  - 多数患者在30岁以下
- 种族
  - 多见于黑种人
  - 白种人最少

位置

- 最多见于耳垂
  - 多数在打耳洞或创伤后出现
  - 多在数月内出现

症状

- 最常见为耳部肿物
- 瘢痕的生长超出原外伤范围
- 伴有红斑和瘙痒，多见于喜欢打耳洞的黑种人

治疗

- 选择、风险及并发症
  - 影响外观且复发率高
- 手术方式
  - 手术彻底切除，并予糖皮质激素局部注射或放射治疗以降低复发风险
- 药物
  - 首选糖皮质激素局部注射

预后

- 复发常见
- 无恶变风险

大体检查

一般特征

- 结节状肿物
- 质硬，切面为白色

组织病理学检查

组织学特征

- 真皮层内大量的、致密的、透明的胶原束
- 可能存在肥厚性瘢痕
  - 小的胶原束和垂直的血管
- 较肥厚性瘢痕而言，血管数量减少
  - 可见浅表毛细血管扩张的血管
  - 伴有轻度慢性炎症
- 被覆的表皮萎缩
- 成纤维细胞、淋巴细胞和肥大细胞增多

鉴别诊断

肥厚性瘢痕

- 缺少瘢痕疙瘩具有的透明的胶原束特征
- 更多小的垂直的血管
- 缺少毛细血管扩张
- 重叠生长的肥厚性瘢痕可能被诊断为伴有局部瘢痕疙瘩胶原的肥厚性瘢痕

瘢痕疙瘩

要点

专业术语
- 增厚的、嗜酸性的胶原束超出原伤口位置而形成的瘢痕

临床表现
- 复发常见，无恶变风险
- 瘢痕的生长超出原外伤范围
- 伴有红斑和瘙痒，多见于喜欢打耳洞的黑种人

组织病理学检查
- 真皮层内大量的、致密的、透明的胶原束
- 较肥厚性瘢痕而言，血管数量减少
- 成纤维细胞、淋巴细胞和肥大细胞增多

鉴别诊断
- 肥厚性瘢痕

- 临床表现不及瘢痕疙瘩明显

结缔组织增生性黑色素瘤
- 与瘢痕疙瘩差别较大，但如果患者无外伤或其他治疗史（穿刺或活检），则需鉴别本病
- 结缔组织增生性黑色素瘤反复活检后可能表现为瘢痕疙瘩
- 免疫组织化学S-100蛋白阳性
  - 瘢痕内真皮树突状细胞增多
  - 无纺锤形的结缔组织增生性黑色素瘤细胞

结节性筋膜炎
- 局部可见瘢痕疙瘩胶原
- 背景为典型的结节性筋膜炎特征

诊断要点

病理要点
- 结节状肿物
- 增厚的、透明的、嗜酸性的胶原束
- 背景可见肥厚性瘢痕

参考文献

1. Wolfram D et al: Hypertrophic scars and keloids--a review of their pathophysiology, risk factors, and therapeutic management. Dermatol Surg. 35(2): 171–81, 2009
2. Butler PD et al: Current progress in keloicl research and treatment. J Am Coll Surg. 206(4): 731–41, 2008
3. Köse O et al: Keloids and hypertrophic scars: arc they two different sides of the same coin? Dermatol Surg. 34(. 3): 336–46, 2008
4. Frcelich K et al: Therapy of auricular keloids: review of differert treatment modalities and proposal for a therapeutic algorithm. Eur Arch Otorhinolaryngol. 264(12): 1497–508, 2007
5. Rosen DJ et al: A primary protocol for the management of car keloids: results of excision combined with intraoperative and postoperative steroid injections. Plast Reconstr Surg. 120(5): 1395–400, 2007
6. Thompson LD: Skin keloid. Ear Nose Throat J. 83(8): 519, 2004
7. Thompson LD et al: Nodular fasciitis of the external ear region: a clinicopathologic study of 50 cases. Ann Diagn Pathol. 5(4): 191–8, 2001
8. Tuan TL et al: The molecular basis of keloid and hypertrophic scar formation. Mol Med Today. 4(1): 19–24, 1998

影像图库

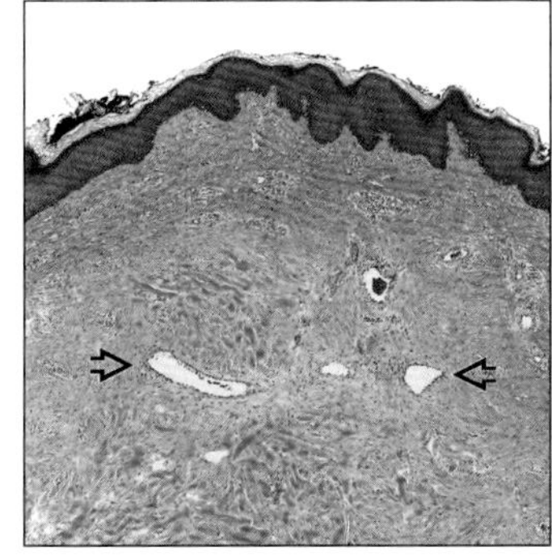

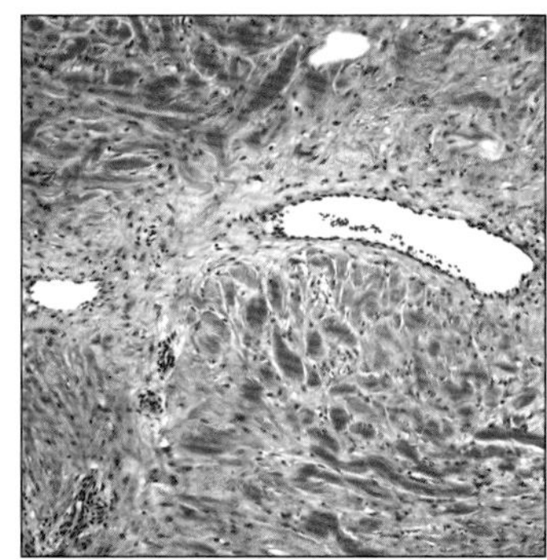

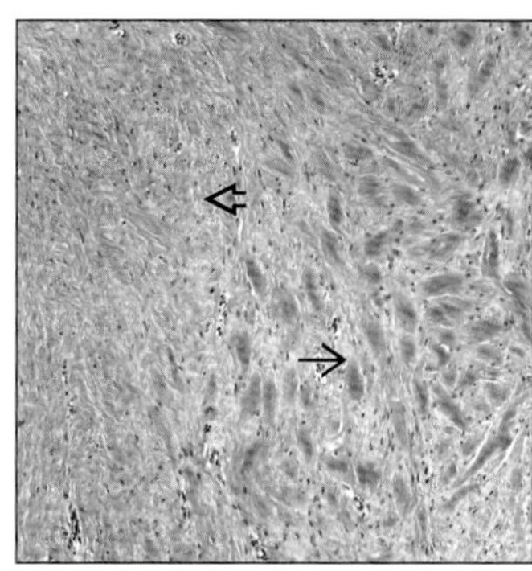

（左图）瘢痕疙瘩浅层可见瘢痕、毛细血管扩张⇨和大量的透明的胶原束。（中图）瘢痕疙瘩浅层可见增厚的胶原束包绕扩张的毛细血管。（右图）肥厚性瘢痕⇨和瘢痕疙瘩→的比较

朗格汉斯细胞组织细胞增生症

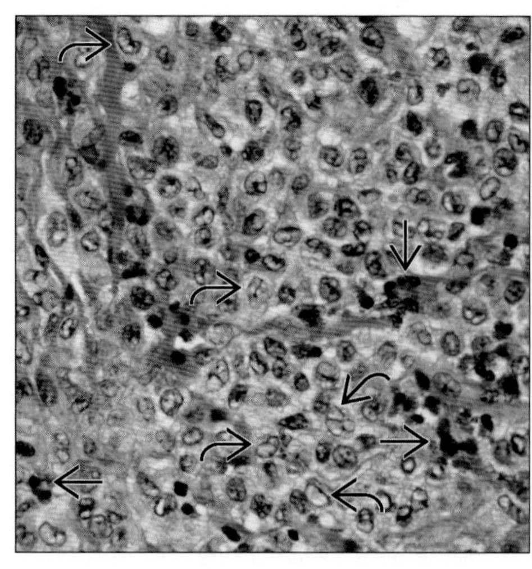

典型的朗格汉斯细胞片状增生可见泡状细胞核，分叶状核膜和嗜酸性细胞等炎症细胞

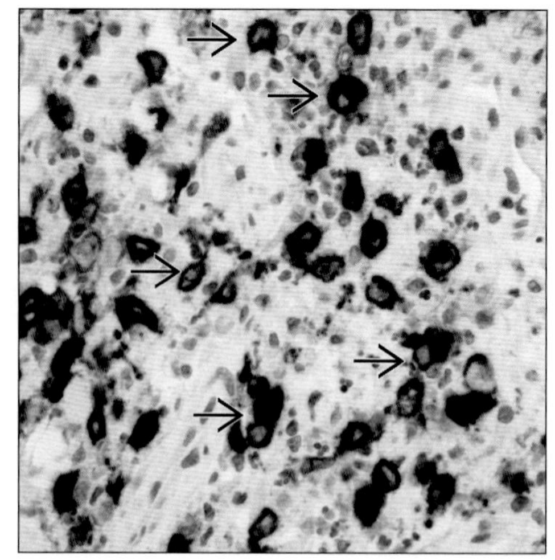

朗格汉斯细胞表现为Langerin染色阳性，如结合S-100蛋白和CD1a阳性，则可确诊朗格汉斯细胞组织细胞增生症

专业术语

别名

- 朗格汉斯细胞（嗜酸性）肉芽肿
- 嗜酸性肉芽肿
- 组织细胞增生症X包括
  - 嗜酸性肉芽肿、莱特勒-西韦综合征（Letterer-Siwe syndrome）和韩-薛-柯病（Hand-Schüller-Christian）3个亚型
  - 朗格汉斯细胞组织细胞增生症取代了过去的名称（组织细胞增生症X）

定义

- 朗格汉斯细胞（树突细胞的一种）异常增生导致单部位或多器官受累的疾病

临床表现

流行病学

- 年龄
  - 多见于20~30岁
- 性别
  - 男性>女性

症状

- 中耳和颞骨受累患者
  - 耳漏
  - 颞骨区肿胀
  - 中耳炎
  - 骨痛、耳痛
  - 听力减退、眩晕

治疗

- 选择、风险及并发症
  - 可选择手术切除和低剂量放射治疗
- 手术方式
  - 手术切除（刮除）
- 辅助治疗
  - 药物治疗应用于多器官受累患者
- 放射治疗
  - 500~1500 rads

预后

- 较好
  - 疾病诊断后1年内，如果没有新出现的骨受累病灶，则认为治愈
  - 预后不良的征象
    - 低龄患者
    - 多器官受累（如骨、内脏）
- 复发意味着多器官有受累可能
  - 多出现在疾病被诊断后6个月内

影像学检查

一般特征

- 单发或多发的、边界清晰的溶骨性病灶

组织病理学检查

组织学特征

- 朗格汉斯细胞
  - 增大的细胞核和泡状染色质，中心不易分辨的小的嗜碱性核仁和嗜酸性胞质
  - 肾形细胞核且核膜呈分叶状或凹陷形
  - 细胞核有多形性，有丝分裂少见
  - 可见泡沫状组织细胞和多核巨细胞
    - 可见单核细胞的吞噬现象
- 伴有炎症细胞浸润

朗格汉斯细胞组织细胞增生症

要点

专业术语
- 朗格汉斯细胞异常增生
  - 累及单部位或多器官

临床表现
- 多见于20~30岁
- 可选择手术切除和低剂量放射治疗

影像学检查
- 单发或多发的、边界清晰的溶骨性病灶

组织病理学检查
- 朗格汉斯细胞
  - 增大的泡状肾形细胞核
  - 嗜酸性细胞浸润

辅助检查
- S-100蛋白、CD1a和Langerin阳性

  - 嗜酸性细胞为主，可伴有淋巴细胞、浆细胞和中性粒细胞

辅助检查

免疫组织化学
- S-100蛋白、CD1a、Langerin阳性
  - CD163可能阳性

分子遗传学
- 可发现原癌基因*BRAF V600E*突变

电镜
- 可见变长的细胞膜颗粒（朗格汉斯或Birbeck颗粒）

鉴别诊断

窦组织细胞增生伴巨大淋巴结病（Rosai-Dorfman病）
- S-100蛋白、CD68阳性
- CD1a、Langerin阴性

非霍奇金淋巴瘤
- 光镜下与朗格汉斯细胞组织细胞增生症不难区别
  - 淋巴瘤细胞的来源特异性（B细胞或T细胞），无S-100蛋白、CD1a、Langerin表达

参考文献

1. Abla O et al: Langerhans cell histiocytosis: Current concepts and treatments. Cancer Treat Rev. 36(4): 354-9, 2010
2. Badalian-Very G et al: Recurrent BRAF mutations in Langerhans cell histiocytosis. Blood. 116(11): 1919-23, 2010
3. Nicollas R et al: Head and neck manifestation and prognosis of Langerhans' cell histiocytosis in children. Int J Pediatr Otorhinolaryngol. 74(6): 669-73, 2010
4. Sachdev R et al: CD163 expression is present in cutaneous histiocytomas but not in atypical fibroxanthomas. Am J Clin Pathol. 133(6): 915-21, 2010
5. Wang J et al: Langerhans cell histiocytosis of bone in children: a clinicopathologic study of 108 cases. World J Pediatr. 6(3): 255-9, 2010
6. Imashuku S et al: Langerhans cell histiocytosis with multifocal bone lesions: comparative clinical features between single and multi-systems. Int J Hematol. 90(4): 506-12, 2009
7. Lau SK et al: Immunohistochemical expression of Langerin in Langerhans cell histiocytosis and non-Langerhans cell histiocytic disorders. Am J Surg Pathol. 32(4): 615-9, 2008
8. Lieberman PH et al: Langerhans cell (eosinophilic) granulomatosis. A clinicopathologic study encompassing50 years. Am J Surg Pathol. 20(5): 519-52, 1996
9. Willman CL et al: Langerhans'-cell histiocytosis(histiocytosis X)--a clonal proliferative disease. N Engl J Med. 331(3): 154-60, 1994

影像图库

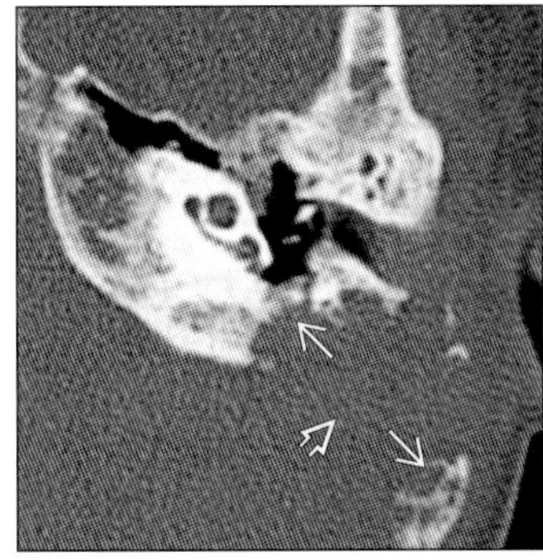
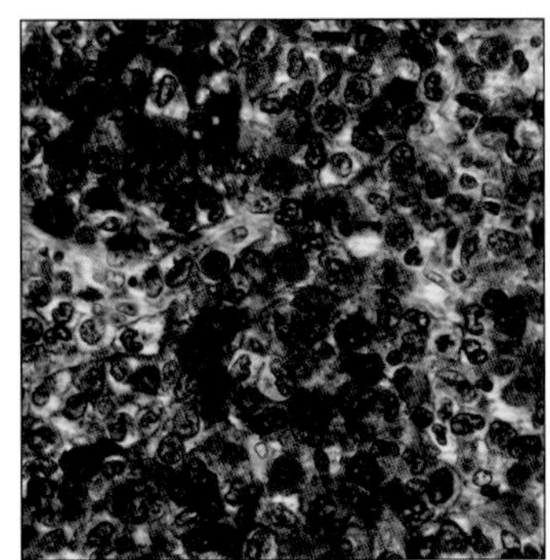
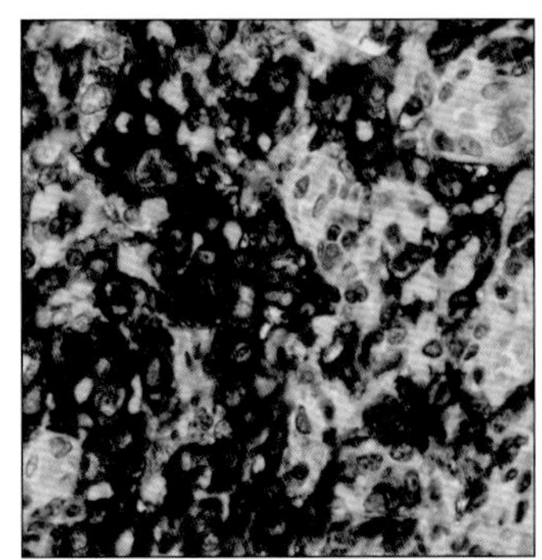

（左图）骨窗CT显示左侧乳突区破坏性病变。朗格汉斯细胞组织细胞增生症病变区和正常组织分界清晰➡，乙状窦骨壁消失⇨。（中图）朗格汉斯细胞的免疫染色为S-100蛋白阳性（细胞核和细胞质）。（右图）朗格汉斯细胞的免疫染色为CD1a阳性（细胞质）

血管淋巴增生伴嗜酸性粒细胞浸润

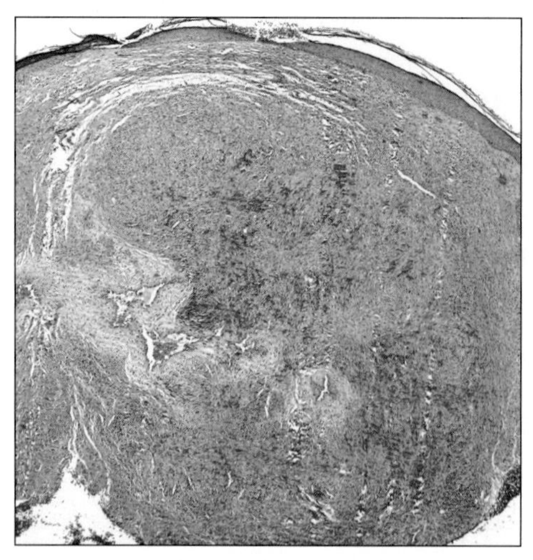

HE染色显示外包膜上皮层完整，内富含血管间质和淋巴样成分

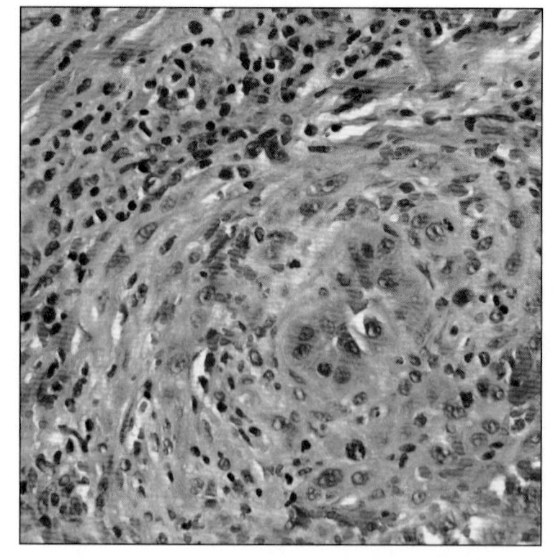

HE染色显示增厚的血管壁和内皮增生以及周围炎症细胞浸润，包括嗜酸性粒细胞。可见溢出血管的红细胞

专业术语

别名

- 表皮样血管瘤
- 结节样血管增生伴嗜酸性粒细胞和淋巴滤泡增生

定义

- 良性的血管瘤伴形态良好的发育不成熟的血管，血管由上皮样的内皮细胞组成
- 多伴炎性反应，以嗜酸性粒细胞为主

病因/发病机制

反应性

- 外伤病史，长期炎性反应导致大血管受损

肿瘤性

- 表现为良性肿瘤的特征

临床表现

流行病学

- 年龄
  - 各个年龄段均有发病，平均为30~50岁
- 性别
  - 女性>男性
- 种族
  - 亚洲人较少
    - 本病不是Kimura病

位置

- 头部（头皮、耳）多见
  - 手指、脚趾其次
  - 黏膜罕见

症状

- 皮下的结节性病变（非淋巴结），症状可持续1年
- 疼痛、瘙痒、易擦伤和出血
- 粉红色或棕红色（色素沉着），圆形的斑丘疹或结节
- 多发结节，最终融合
- 很少自行消退

实验室检查

- 部分患者外周血中可见嗜酸性粒细胞
- 无IgE水平增高

治疗

- 切除，易复发，需要长期随访

预后

- 良好，尽管易复发

大体检查

一般特征

- 可能类似于淋巴结

大小

- 平均0.5~2cm，大于5cm少见

组织病理学检查

组织学特征

- 低倍镜可见多结节样炎症细胞伴血管增多
- 包膜完整，可能有擦伤
- 小的未成熟的毛细血管和小血管增生
- 可能紧邻大血管
- 可能实性变
- 内皮细胞变大，类似于上皮细胞或组织细胞
- 内皮细胞胞质可能出现空泡样改变

血管淋巴增生伴嗜酸性粒细胞浸润

要点

专业术语
- 良性的血管瘤伴形态良好的发育不成熟的血管和炎症细胞，尤其是嗜酸性粒细胞浸润

临床表现
- 头部为常见部位，表现为皮下结节状肿物
- 可能表现为多发结节，最终融合

组织病理学检查
- 富含炎症细胞和血管的多结节状肿物
- 小的未成熟的毛细血管增生，血管内皮细胞增大
- 血管内皮细胞发生类似于上皮细胞或组织细胞样改变，胞质空泡形成

鉴别诊断
- 乳头瘤内皮样增生和Kimura病

- 内皮细胞核变大
- 可见大量嗜酸性粒细胞、淋巴细胞和肥大细胞，以嗜酸性粒细胞为主
- 淋巴滤泡稀少

辅助检查

免疫组织化学
- 内皮细胞的CD31、CD34、FVⅢRag阳性
- 血管肌层Actin阳性
- 肥大细胞IgE阳性，滤泡树突状细胞IgE阴性
  - 肥大细胞有IgE受体，而滤泡树突状细胞无该受体

鉴别诊断

乳头瘤内皮样增生
- 局限在血管间隙的病变
- 增大的内皮细胞的乳头瘤样突起

Kimura病
- 亚洲男性的耳前淋巴结肿大
- 外周血嗜酸性粒细胞
- 反应性淋巴滤泡伴滤泡溶解、嗜酸性粒细胞脓肿、多核细胞和IgE沉积

血管肉瘤
- 细胞高度异型性、有丝分裂象活跃、融合的内皮细胞
- 坏死和出血常见

转移性甲状腺乳头状癌
- 淋巴间质内可见细胞核内包含胞质的上皮细胞
- TTF-1和（或）甲状腺球蛋白阳性

参考文献

1. Effat KG: Angiolymphoid hyperplasia with eosinophilia of the auricle: progression of histopathological changes. J Laryngol Otol. 120(5): 411–3, 2006
2. Sun ZJ et al: Epithelioid hemangioma in the oral mucosa: a clinicopathological study of seven cases and review of the literature. Oral Oncol. 42(5): 441–7, 2006
3. Martin–Granizo R et al: Epithelioid hemangiomas of the maxillofacial area. A report of three cases and a review of the literature. Int J Oral Maxillofac Surg. 26(3): 212–4, 1997
4. Tosios K et al: Intravascular papillary endothelial hyperplasia of the oral soft tissues: report of 18 cases and review of the literature. J Oral Maxillofac Surg. 52(12): 1263–8, 1994
5. Sharp JF et al: Angiolymphoid hyperplasia with eosinophilia. J Laryngol Otol. 104(12): 977–9, 1990

影像图库

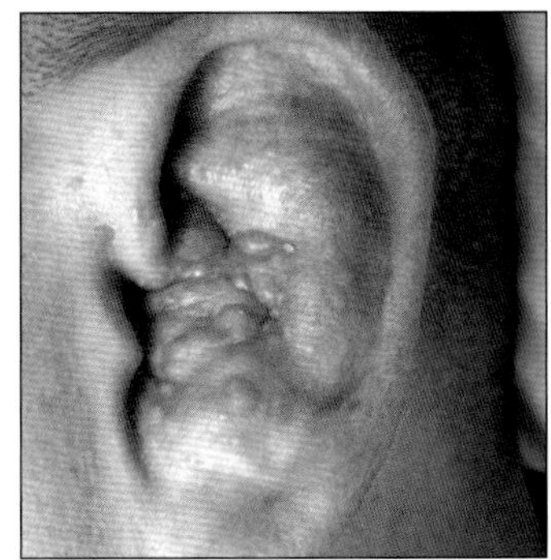

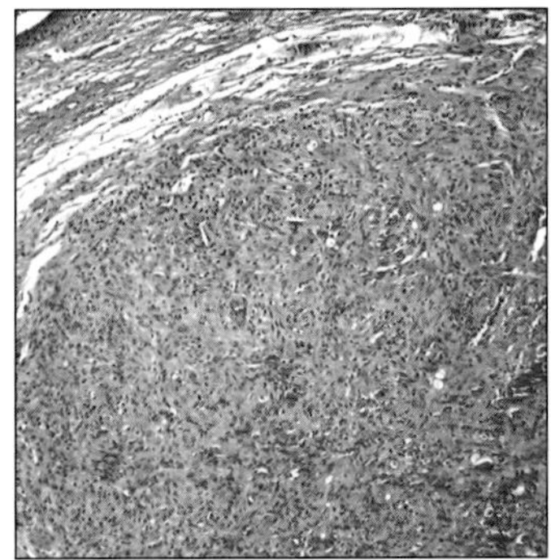

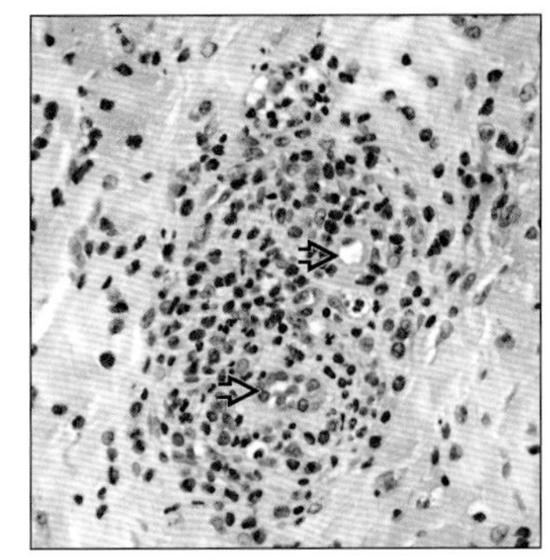

（左图）这是1例耳部受累的血管淋巴增生伴嗜酸性粒细胞浸润患者的典型临床表现，可见多发的浅表丘疹，局部融合成斑块状（M.Guralnick馈赠）。（中图）HE染色显示血管增生、增多的内皮细胞、溢出血管的红细胞以及嗜酸性粒细胞和淋巴细胞。（右图）HE染色显示2个血管⇨周围充满嗜酸性粒细胞和淋巴细胞

软斑病

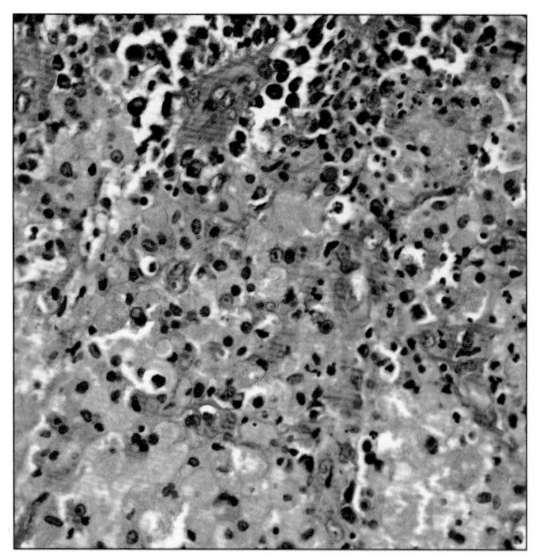

HE染色组织细胞伴炎性反应浸润和同心圆小体

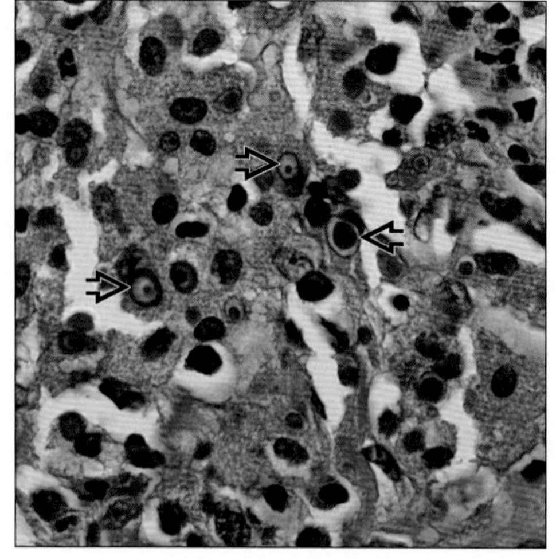

泡沫状的组织细胞的胞质为嗜酸性，并有特征性的位于胞质内的钙小体（Michaelis-Gutmann小体 ⇨）

专业术语

定义

- 罕见的肉芽肿性疾病，常由感染导致的异常炎性反应所致
- Michaelis和Gutmann最早描述此病，von Hansemann对此病分型
- 多发于术后部位

病因/发病机制

感染因素

- 巨噬细胞无法消化吞噬的细菌所导致的终末状态
- 吞噬溶酶体无法消化内容物而产生的Michaelis-Gutmann小体
- 大肠杆菌最常见，其他细菌和病毒也有报道

免疫抑制

- 器官移植、恶性肿瘤、糖尿病、获得性免疫缺陷综合征、结核、营养不良
- 结节病、过敏状态、免疫抑制状态（药物治疗和糖皮质激素）

临床表现

流行病学

- 发病率
  - 罕见
- 年龄
  - 多为成人，在各个年龄均可发病
- 性别
  - 男性>女性
    - 泌尿生殖系统和胃肠道系统发病率相反

位置

- 多见于泌尿生殖系统和胃肠道系统
- 头颈部罕见，多见于耳、口腔和喉

症状

- 非特异性临床表现
- 伴分泌物的肿物
- 听力减退
- 发热、寒战和夜间盗汗

治疗

- 选择、风险及并发症
  - 延长的抗生素治疗
- 手术方式
  - 切除肿物

预后

- 如果侵袭重要脏器，则有较高的死亡率
- 潜在感染经控制后一般预后较好

大体检查

一般特征

- 黄棕色质软斑块伴中心溃疡，周边充血
- 可达3cm

组织病理学检查

组织学特征

- 上皮为假上皮瘤样增生
- 皮下层充满嗜酸性粒细胞和组织细胞，大多数细胞胞质内可见颗粒样物质
- 大的颗粒状或泡沫状的组织细胞伴有低核质比（无异性变）

软斑病

要点

专业术语
- 罕见的肉芽肿性疾病，常由感染导致的异常炎性反应所致

病因/发病机制
- 因巨噬细胞无法消化吞噬的细菌所导致的终末状态

临床表现
- 罕见，头颈部常见发病部位为耳

组织病理学检查
- 假上皮瘤样增生
- 大的颗粒状或泡沫状的组织细胞伴有低核质比（无异性变）
- 严重的炎症浸润
- Michaelis-Gutmann小体为在胞质内和间质内均可见到的形成良好的蓝色的钙小体
  - 同心圆样
  - Von Kossa染色为黑色（钙染色）
  - 普鲁士蓝染色为蓝色（金属）

- 严重的炎症浸润
- 形成良好的蓝色的钙小体，在胞质内和间质内均可见：Michaelis-Gutmann小体
  - 同心圆样

辅助检查

组织化学
- Von Kossa（钙染色）：黑色（阳性）
- 普鲁士蓝（金属）：蓝色（阳性）
- PAS：可以提供器官来源

免疫组织化学
- CD68阳性组织细胞
- S-100、角蛋白、CD1a和CD20阴性

鉴别诊断

颗粒细胞瘤
- 有假上皮瘤样增生但是无炎性反应
- S-100阳性的多克隆细胞伴细胞质颗粒状物质

低分化癌
- 细胞异形变，侵袭性生长，无钙小体，角蛋白阳性

朗格汉斯细胞组织增生症
- 嗜酸性粒细胞增多的背景下，细胞核呈咖啡豆样的组织细胞增生并且CD1a染色阳性

淋巴瘤
- 单克隆的异型性淋巴细胞浸润

参考文献

1. Pang LC: Malacoplakia manifesting as a chronic inflammatory mass at the site of a nonhealing surgical wound. Ear Nose Throat J. 82(11): 876–8, 880, 2003
2. Schmerber S et al: Malakoplakia of the neck. Arch Otolaryngol Head Neck Surg. 129(11): 1240–2, 2003
3. Puente Lopez G et al: [Case presentation of malacoplakia of the middle ear.]Acta Otorrinolaringol Esp. 46(4): 315–6, 1995
4. Douglas-Jones AG et al: Prediagnostic malakoplakia presenting as a chronic inflammatory mass in the soft tissues of the neck. J Laryngol Otol. 106(2): 173–7, 1992
5. Azadeh B et al: Malakoplakia of the middle ear. Histopathology. 19(3): 276–8, 1991
6. Nayar RC et al: Malakoplakia of the temporal bone in a nine-month-old infant. J Laryngol Otol. 105 (7): 5 68–70, 1991
7. Azadeh B et al: Malakoplakia of middle ear: a case report. Histopathology. 7(1): 129–34, 1983

影像图库

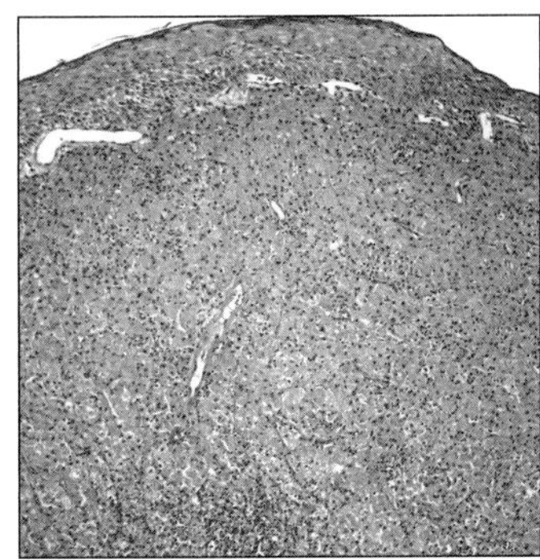

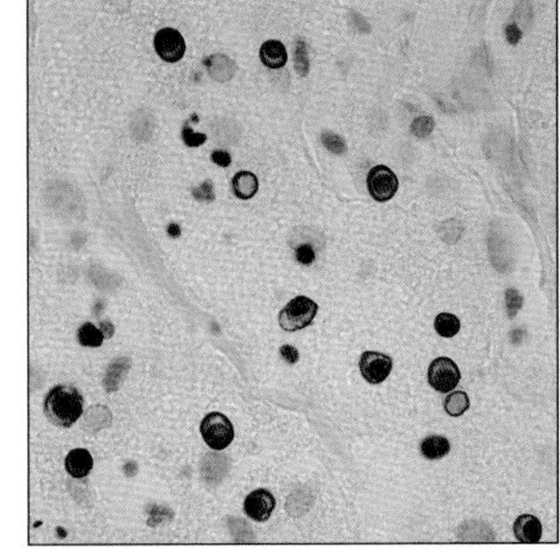

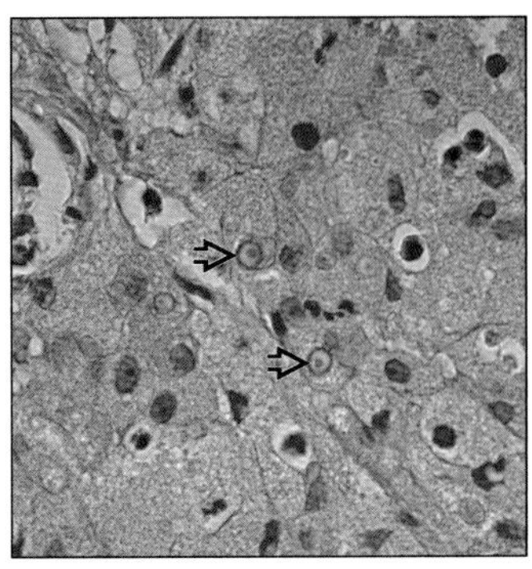

（左图）HE染色显示鳞状上皮包被的片状组织细胞伴炎性反应浸润。（中图）Von Kossa（钙染色）染色下的黑色的Michaelis-Gutmann小体。与其他疾病的钙染色不同，本病的钙染色为同心圆样。（右图）金属染色（普鲁士蓝）下的蓝色的Michaelis-Gutmann小体➩，注意同心圆结构中心为黑蓝色点，周围为浅色的晕，衬托出深色的细胞膜

滑液软骨膜病（颞下颌关节）

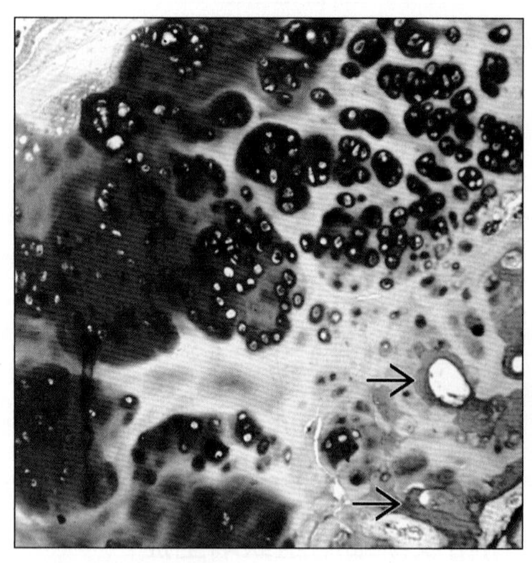

正常软骨发育的必然阶段之一是软骨内骨化→。回顾影像学特征和临床表现可加深此印象

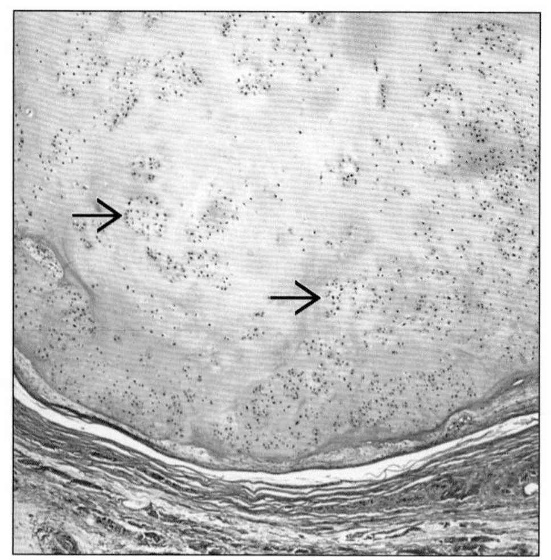

软骨及其周围的软组织。基质内可见增多的蜂窝状形态→，显示为粉红色而不是蓝色。回顾影像学特征和临床表现可加深此印象

专业术语

缩写
- 滑液软骨膜病（SC）

定义
- 良性的、结节性的、进展性的、后天性关节内软骨增生

病因/发病机制

原发性
- 原发性SC：无明显病因
  - 侵袭性更强
- 继发性SC：多见，多伴有炎性关节炎、非炎性关节病、关节老化

临床表现

流行病学
- 发病率
  - 颞下颌关节病变中少见（小于0.5%）
- 年龄
  - 平均：45~47岁
- 性别
  - 女性>男性（2.5：1）

位置
- 可能侵犯并破坏中颅窝底、耳及下颌骨髁突

症状
- 症状多不典型，类似于其他综合征
  - 疼痛和肿胀
  - 开口或下颌骨运动受限
  - 咬合关节紊乱或异响
  - 骨摩擦音
  - 症状多持续2年以上

治疗
- 手术治疗
  - 完全切除病变
  - 必要时切除滑膜

预后
- 良好，偶有复发

影像学检查

MRI
- T2WI相MR对游离小体、关节盘的位置、关节外组织和髁突移位有较好的显示

CT检查
- 明确游离钙化小体的大小、形态和位置（必须钙化才可被检测到）

大体检查

一般特征
- 滑膜体变成卵圆形、变硬
- 蓝灰色的光亮外观
- 切面砂砾样

大小
- 变化较大，多小于1cm

组织病理学检查

组织学特征
- 滑膜结缔组织内出现的新生软骨样结节

滑液软骨膜病（颞下颌关节）

要点

专业术语
- 良性的、结节性的、进展性的后天性关节内软骨增生

临床表现
- 平均年龄：45~47岁
- 女性>男性（2.5：1）
- 症状包括疼痛和肿胀
- 治疗：完全切除病变

影像学检查
- MRI：可见游离小体、关节外软组织和髁突移位

组织病理学检查
- 多个蜂窝状、透明状软骨（HE染色为蓝色）
- 软骨细胞成团聚集
- 发展分为3个阶段

  - 新生物逐渐出现脱离、钙化，形成关节内的游离体
  - 多个蜂窝状、透明状软骨（HE染色为蓝色）
    - 存在于滑膜内或在关节内浮动
  - 周围包裹纤维层伴或不伴滑膜层细胞
  - 软骨细胞成团聚集
    - 细胞核肥大也可有多形性改变
    - 双核细胞常见
  - 有丝分裂象少见
  - 软骨内骨化可见
  - 发展分为3个阶段
    - 早期：滑膜内病变不伴有游离小体出现，充血水肿的软骨岛局限于滑膜内的结缔组织内
    - 中期：充血的滑膜软组织和游离小体的出现
    - 晚期：仅有游离小体

鉴别诊断

退行性关节病
- 滑膜内关节样软骨和骨成分
- 可以演变成继发性滑液软骨膜病
- 影像学显示退行性改变
  - 关节腔狭窄、软骨下硬化、软骨下囊肿和骨赘形成

类风湿关节炎
- 滑膜内关节样软骨成分
- 滑膜增生伴急性或慢性炎症
- 临床症状和实验室检查（类风湿因子）辅助诊断

软骨肉瘤
- 软骨包绕，侵袭、破坏骨

分期

Milgram分期
- 1期：后天性无游离小体的滑膜
- 2期：后天性伴游离小体的滑膜
- 3期：仅有游离小体

参考文献

1. Boffano P et al: Diagnosis and surgical management of synovial chondromatosis of the temporomandibular joint. J Craniofac Surg. 21(1): 157–9, 2010
2. Guarda–Nardini L et al: Synovial chondromatosis of the temporomandibular joint: a case description with systematic literature review. Int J Oral Maxillofac Surg. 39(8): 745–55, 2010
3. Ida M et al: An investigation of magnetic resonance imaging features in 14 patients with synovial chondromatosis of the temporomandibular joint. Dentomaxillofac Radiol. 37(4): 213–9, 2008

影像图库

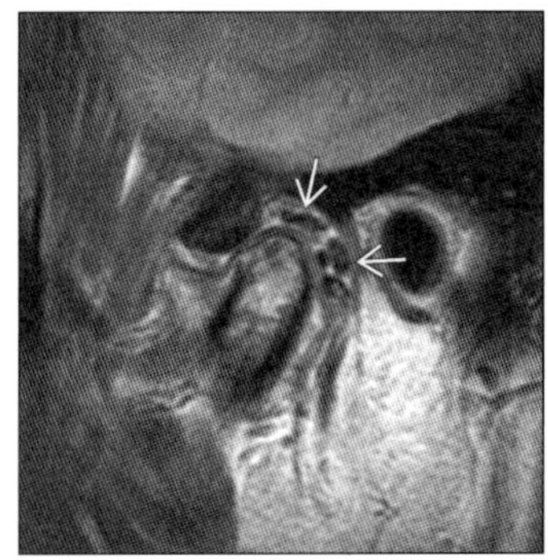

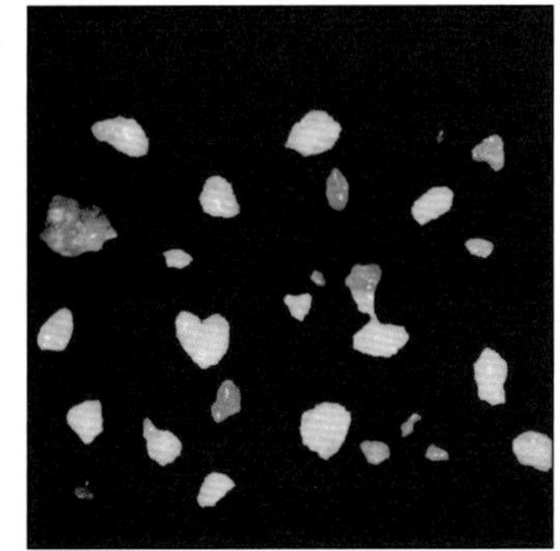

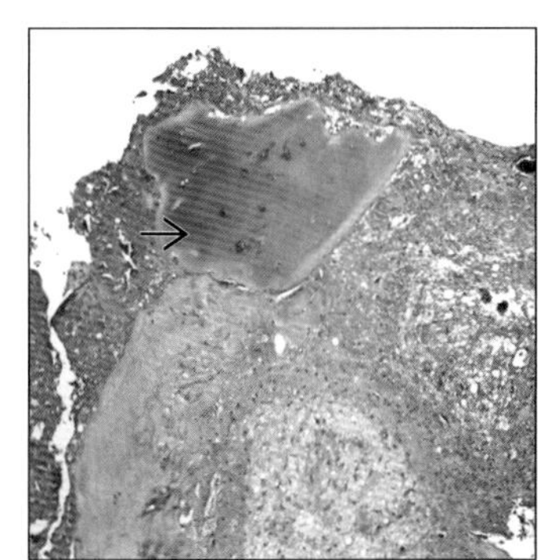

（左图）冠状位T2WI相MR显示高信号的液体包绕低信号的游离钙化小体➡。（中图）滑液软骨膜病的大体标本可见分叶状的、光亮的、白蓝色的钙化小体。（右图）本图为骨性关节炎病例，在关节腔的滑膜内可见关节软骨⇨，炎性反应导致关节软骨的外观不规则

耵聍腺瘤

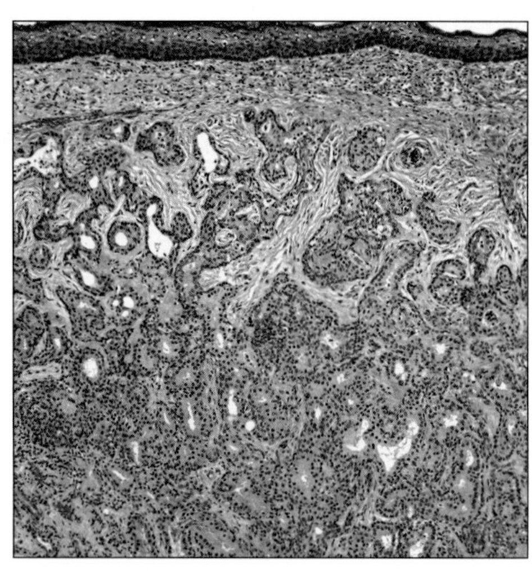

HE染色显示完整的上皮层下方的间质内腺样肿瘤增生

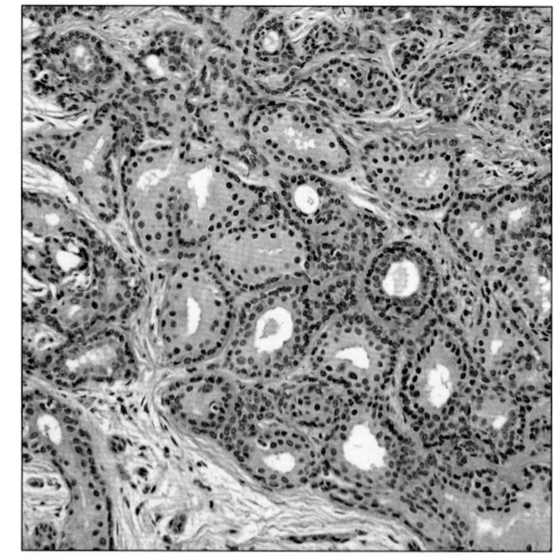

HE染色显示双相腺体增生，表现为管腔内的顶分泌细胞和基底膜的肌上皮细胞，中间为纤维结缔组织

专业术语

别名

- 耵聍腺癌
- 顶泌腺瘤
- 软骨样汗管瘤

定义

- 来源于外耳道耵聍腺的良性肿瘤

临床表现

流行病学

- 发病率
  - 少见肿瘤，发病率不足外耳道肿瘤的1%
- 年龄
  - 平均：55岁
  - 年龄范围：12~85岁
- 性别
  - 男女性别无差异

位置

- 外耳道的外1/3~1/2
- 后壁病变略多见

症状

- 肿物
- 可能会有疼痛
- 听力减退（感音神经性或传导性）、耳鸣
- 神经麻痹
- 无症状

治疗

- 手术治疗
  - 完全切除

预后

- 较好，如果切除不彻底可能复发

大体检查

大小

- 平均：1.2cm
- 约为：0.5~2cm

组织病理学检查

组织学特征

- 肿瘤分为3个组织亚型
  - 耵聍腺瘤
  - 耵聍腺多形性腺瘤
  - 耵聍乳头状汗管瘤
- 边界清楚，但包膜可能有缺损
- 包膜完整，包膜可能呈现腺瘤样改变
- 腺体和囊性形态
- 双相细胞群
  - 管腔内的分泌细胞胞质内含有大量嗜酸性的胞质
  - 管腔细胞的胞质内含有黄棕色、蜡样、脂褐质样（耵聍）色素颗粒
  - 基底膜周围可见基底及肌上皮细胞
  - 管腔细胞可见顶分泌囊泡或分泌物
- 低度或中度多孔状
- 局限性多形性
- 无坏死
- 耵聍腺多形性腺瘤
  - 肌软骨样基质和上皮层紧邻，有时混为一体
- 耵聍乳头状汗管瘤
  - 立方或柱状细胞包绕的乳头状结构
  - 大量的浆细胞包绕
- 有些病例的肿瘤内可见致密的硬化的纤维
- 局限的有丝分裂象，无异型性改变

耵聍腺瘤

要点

临床表现
- 侵犯外耳道的外1/3~1/2
- 肿物
- 可能会有疼痛
- 听力减退（感音神经性或传导性）、耳鸣

组织病理学检查
- 肿瘤分为3个组织亚型
- 边界清楚，但包膜可能有缺损
- 双相细胞群
- 管腔内的分泌细胞胞质内含有大量嗜酸性的胞质
  - 管腔细胞可见顶分泌囊泡或分泌物
- 基底膜周围可见基底及肌上皮细胞
- 管腔细胞的胞质内含有黄棕色、蜡样、脂褐质样（耵聍）色素颗粒
- 有些病例的肿瘤内可见致密的硬化的纤维

辅助检查
- 重点是双相肿瘤细胞
- 只有管腔细胞阳性：CK7
- 只有基底细胞阳性：CK5/6、p63、S-100和CD117（大部分阳性）

鉴别诊断
- 中耳腺瘤
- 副神经节瘤
- 内淋巴囊肿瘤
- 耵聍腺癌

辅助检查

免疫组织化学
- 重点是双相肿瘤细胞
  - 管腔细胞和基底细胞阳性：角蛋白、EMA
  - 只有管腔细胞阳性：CK7
  - 只有基底细胞阳性：CK5/6、p63、S-100和CD117（大部分阳性）
  - 阴性：CK20和嗜铬粒蛋白

鉴别诊断

耵聍腺癌
- 侵袭性和破坏性生长
- 多形性改变，如多个核仁
- 有丝分裂活性增加
- 缺乏蜡样色素沉积物
- 坏死

中耳腺瘤
- 又名中耳神经内分泌腺瘤
- 神经内分泌肿瘤伴细胞核染色质的椒盐样分布
- 中耳为原发部位
- 双相细胞可见
- 缺少顶分泌
- 胞质内无蜡样色素沉积物
- 神经内分泌标志物阳性（如嗜铬粒蛋白和突触囊泡蛋白）

副神经节瘤
- 球样（巢样）结构
- 嗜碱性，胞质略呈颗粒状
- 细胞核的多形性改变
- 免疫反应
  - 副神经节细胞嗜铬粒蛋白或突触囊泡蛋白染色阳性
  - 支持细胞S-100阳性

内淋巴囊肿瘤
- 颞骨内的特殊区域
- 囊性区域伴乳头样改变
- 矮柱状细胞及透明样胞质

参考文献

1. Magliulo G et al: Adenoma of the ceruminous gland. Otolaryngol Head Neck Surg. 143(3): 459-60, 2010
2. Markou K et al: Primary pleomorphic adenoma of the external ear canal. Report of a case and literature review. Am J Otolaryngol. 29(2): 142-6, 2008
3. Orendorz-Fraczkowska K et al: Middle-ear ceruminous adenoma as a rare cause of hearing loss and vertigo: case reports. Auris Nasus Larynx. 32(4): 393-7, 2005
4. Thompson LD et al: Ceruminous adenomas: a clinicopathologic study of 41 cases with a review of the literature. Am J Surg Pathol. 28(3): 308-18, 2004
5. Durko T et al: [Glandular neoplasms of the external auditory canal--clinical and morphologic observations] Otolaryngol Pol. 57(1): 51-7, 2003
6. Lassaletta L et al: Avoiding misdiagnosis in ceruminous gland tumours. Auris Nasus Larynx. 30(3): 287-90, 2003
7. Schenk P et al: Ultrastructural morphology of a middle ear ceruminoma. ORL J Otorhinolaryngol Relat Spec. 64(5): 358-63, 2002
8. Torske KR et al: Adenoma versus carcinoid tumor of the middle ear: a study of 48 cases and review of the literature. Mod Pathol. 15(5): 543-55, 2002
9. Mills RG et al: 'Ceruminoma'--a defunct diagnosis. J Laryngol Otol. 109(3): 180-8, 1995
10. Mansour P et al: Ceruminous gland tumours: a reappraisal. J Laryngol Otol. 106(8): 727-32, 1992
11. Lynde CW et al: Tumors of ceruminous glands. J Am Acad Dermatol. 11(5 Pt 1): 841-7, 1984
12. Hicks GW: Tumors arising from the glandular structures of the external auditory canal. Laryngoscope. 93(3): 326-40, 1983

耵聍腺瘤

影像学和显微镜下特征

(左图)CT显示外耳道➡内充满肿物影,中耳结构完整。(右图)HE染色显示腺瘤紧贴包膜,并没有突破包膜。可见腔内腺体细胞的腔外肌上皮细胞。本例可见明显的促结缔组织间质反应

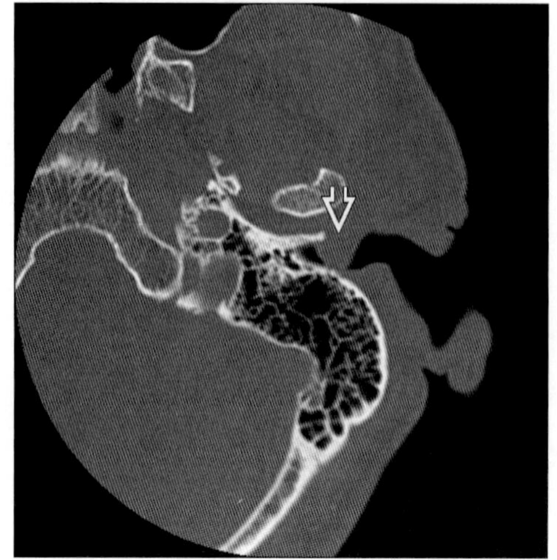

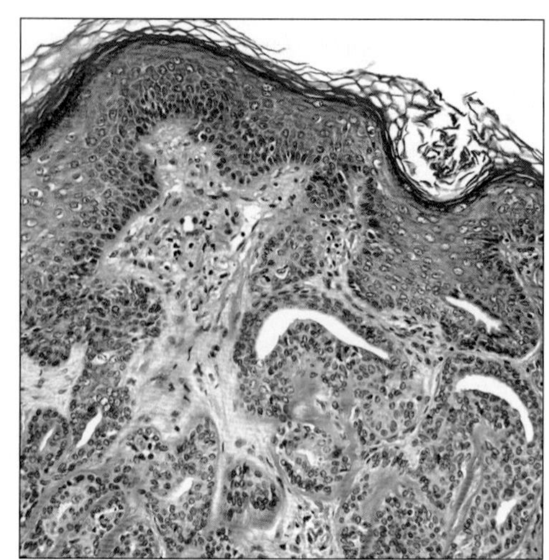

(左图)HE染色显示腔内的分泌细胞,可见明显的纤维结缔组织。(右图)HE染色显示腔内明亮的嗜酸性顶分泌细胞被基底细胞包绕,这种典型的双相为耵聍腺瘤的特征

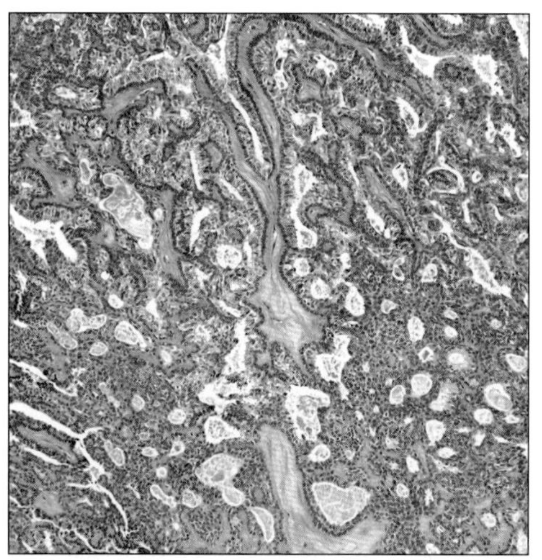

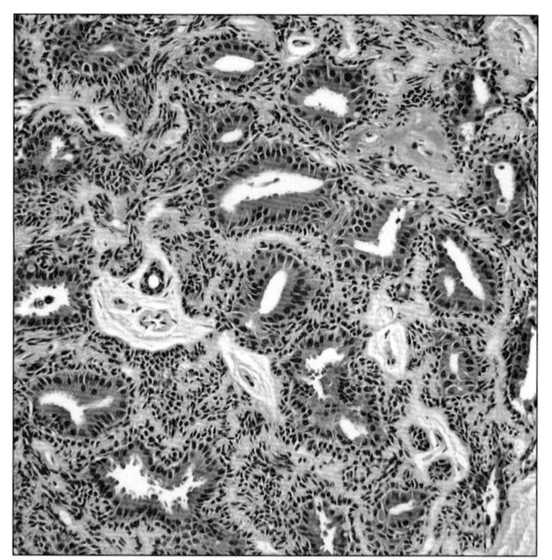

(左图)HE染色显示耵聍腺瘤的假侵袭性表现,这种细胞杂乱无序的排列在耵聍腺瘤中较常见。(右图)高倍镜下见顶分泌的高柱状分泌细胞被基底肌上皮细胞包绕,腺体间充满间质

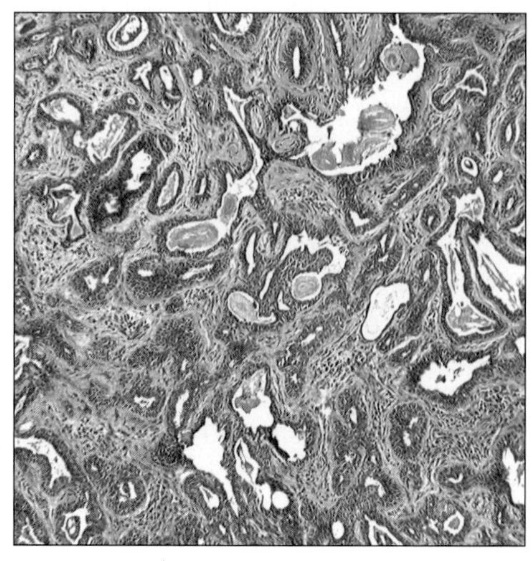

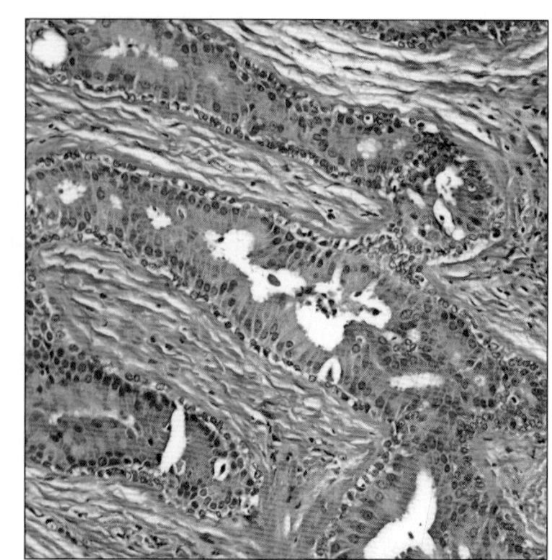

耵聍腺瘤

组织病理学检查和免疫组织化学特征

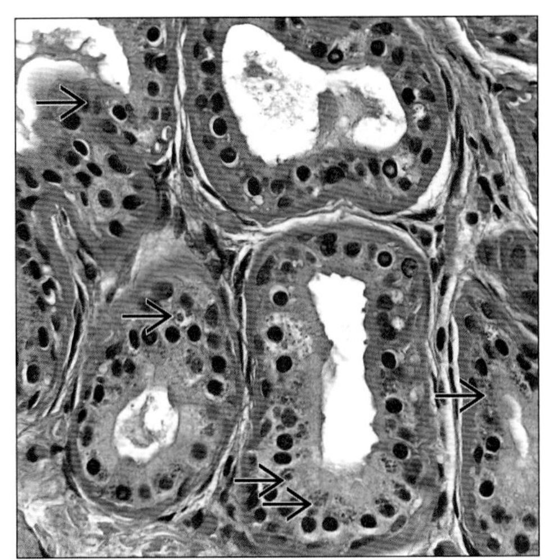

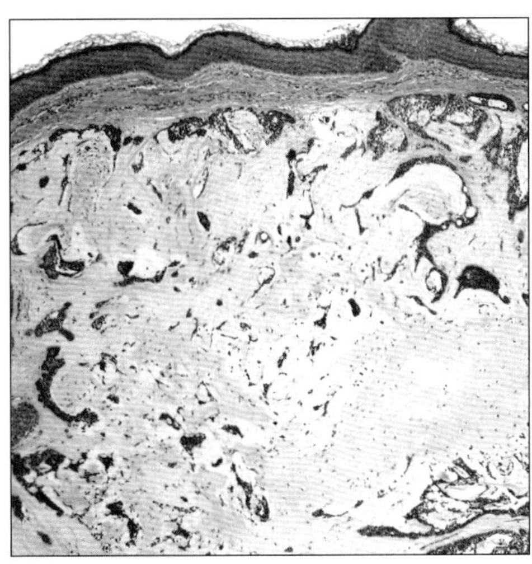

（左图）HE染色显示耵聍腺内的管腔细胞的胞质内可见黄色小体→，本图仅见少量基底细胞。（右图）耵聍腺多形性腺瘤的HE染色显示完整包膜下的肌软骨样基质和腺体细胞

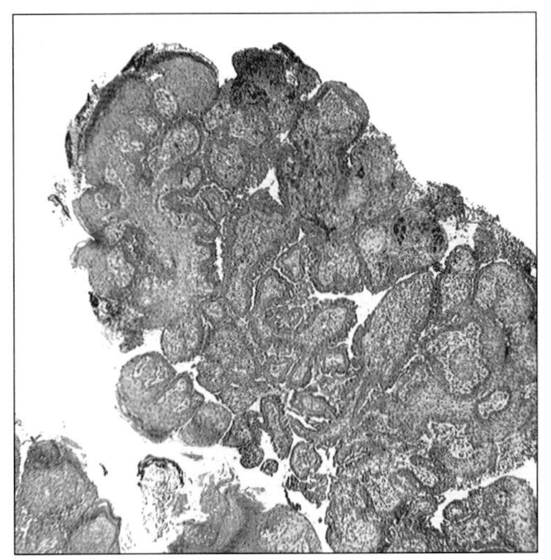

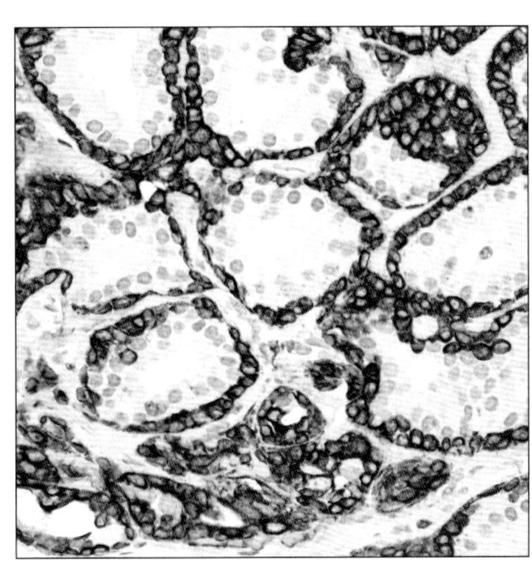

（左图）HE染色显示紧贴鳞状上皮层的乳头状突起和柱样上皮。耵聍乳头状汗管瘤的中心可见大量的浆细胞。（右图）基底膜CK5/6染色阳性

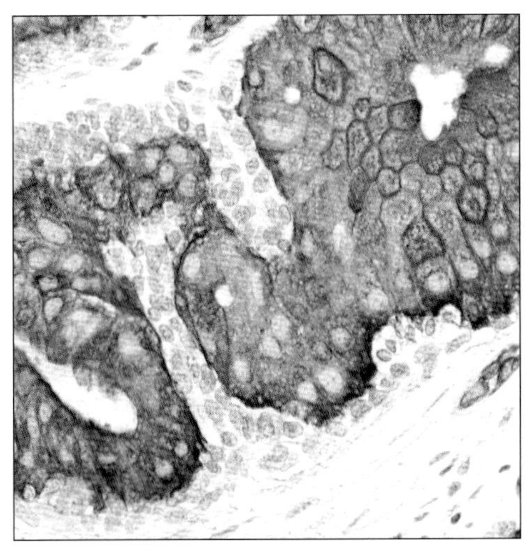

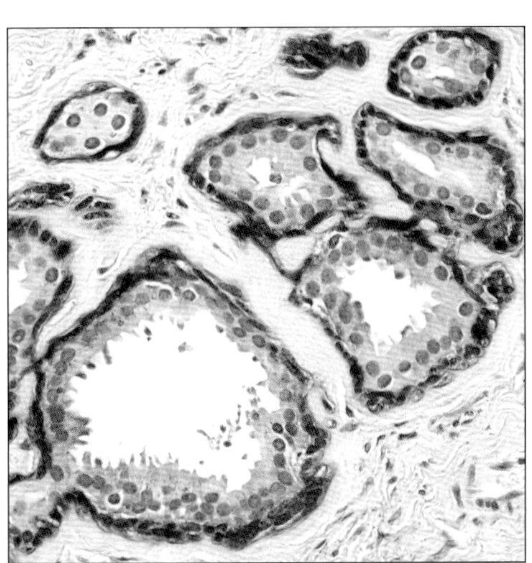

（左图）管腔分泌细胞的胞质呈现CK7强阳性，而基底细胞则缺乏CK7表达。（右图）基底细胞的胞质和细胞核呈现S-100强阳性，背景的管腔细胞为非特异性显色（可能与分泌细胞的内源性生物素有关）

中耳腺瘤

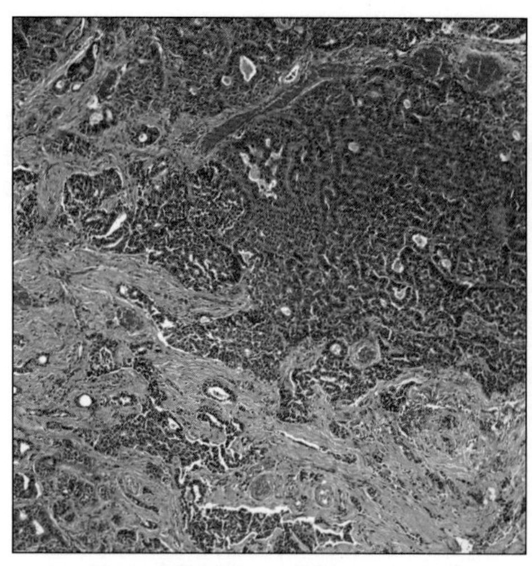
中耳腺瘤常无完整包膜，并侵袭性生长，表现为多种结构类型，如腺体样、小梁样、条索样或单个细胞

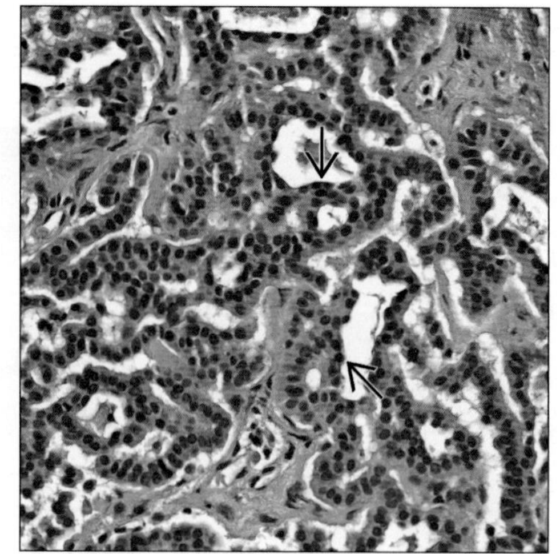
背靠背腺体样结构，腔内为扁平的嗜酸性细胞➡，基底为胞质为细小颗粒的立方样-柱状细胞

专业术语

缩写
- 中耳腺瘤（MEA）

别名
- 中耳神经内分泌腺瘤
- 类癌瘤
- 腺类癌
- 中耳腺类癌

定义
- 中耳的良性肿瘤，在细胞形态和免疫组织化学上表现为神经内分泌和黏液分泌的分化

临床表现

流行病学
- 发病率
  - 少见（小于2%的耳肿瘤）
- 年龄
  - 平均：45岁
  - 分布范围：20~80岁
- 性别
  - 男女无差异

位置
- 中耳腔
- 可能延伸到其他结构
  - 外耳道（通过鼓膜）
  - 乳突
  - 咽鼓管

症状
- 单侧听力减退
  - 如果听骨链受侵，则表现为传导性听力减退
- 耳闷胀感
- 耳鸣
- 耳溢液
- 分泌性中耳炎
- 出血
- 耳窥镜检查
  - 完整鼓膜后方的粉色软组织肿物
  - 鼓膜后方黑棕色液体
- 无血清学证据表明神经内分泌功能异常

治疗
- 选择、风险及并发症
  - 肿瘤可压迫神经，导致面神经麻痹和（或）感觉异常
- 手术方式
  - 完全手术切除
    - 须切除听骨链以防复发
  - 需要听力重建
- 放射治疗
  - 无适应证

预后
- 较高的长期生存率
- 切除不彻底可导致复发
  - 复发率约15%
  - 尤其是保留听骨链的患者复发率较高
- 无远处转移风险

影像学检查

一般特征
- 水平位和冠状位的平扫CT是最好的检查方法
- 气化良好的乳突内可见软组织影
  - 无慢性中耳炎表现
- 中耳内非侵袭性病变

中耳腺瘤

要点

专业术语
- 中耳的良性肿瘤，在细胞形态和免疫组织化学上表现为神经内分泌和黏液分泌的分化

临床表现
- 中耳最常见的原发肿瘤类型
- 平均年龄：45岁
- 单侧传导性听力减退最常见
  - 耳鸣、耳溢液
- 治疗方式为完全手术切除（包含听骨链）

影像学检查
- 完整鼓膜后方的中耳肿物
- 无慢性中耳炎表现

组织病理学检查
- 无包膜
- 形态变化多样：腺体样、小梁样、条索样或单个细胞
- 导管腺体为双细胞群
  - 腔内为扁平的嗜酸性细胞
  - 基底为立方样-柱状细胞
- 细小的椒盐样细胞核染色质分布

辅助检查
- 上皮和神经内分泌标志物阳性
  - 角蛋白、CK7、嗜铬粒蛋白、突触素、人胰多肽

鉴别诊断
- 副神经节瘤、耵聍腺瘤、转移性腺癌、脑膜瘤

  - 占据中耳腔（中鼓室）
  - 无骨质破坏，听骨链可能被包绕
  - 边界欠清
  - 鼓膜完整
- 如果病变较大或生长时间较长，可能出现骨质重塑

CT检查
- 完整鼓膜后方的中耳肿物
- 无慢性中耳炎表现
- 有时不易与胆脂瘤相区别

大体检查

一般特征
- 听骨链受侵
  - 肿瘤多易于从周围骨质中剥离
- 质地较软，包膜不完整
- 常为多个白色、黄色、灰红色碎片

大小
- 肿瘤常受解剖部位限制
- 多小于1cm

组织病理学检查

组织学特征
- 无包膜
- 中度多孔样
- 形态变化多样
  - 腺体样、小梁样、条索样或单个细胞
- “背靠背”腺体样结构
- 导管腺体为双细胞群
  - 腔内为扁平的嗜酸性细胞
  - 基底为立方-柱状细胞，胞质含有细小颗粒
  - 无肌上皮细胞层
- 圆形或卵圆形细胞核
- 细小的椒盐样细胞核染色质分布
- 小核仁
- 有丝分裂象少见
- 腺腔内可见分泌物
- 促结缔组织增生的间质常见
- 无多形性、坏死、骨及神经/淋巴管侵犯
- 可能与胆脂瘤并存，但发病机制与胆脂瘤不同

辅助检查

组织化学
- 腺腔内（偶尔在胞质内）可见黏蛋白样物质

免疫组织化学
- 上皮和神经内分泌标志物阳性
  - 角蛋白
  - CK7
  - CAM5.2
  - 嗜铬粒蛋白
  - 突触素
  - 人胰多肽（HPP）
- 可见不同的染色
  - 腔内细胞为CK7阳性
  - 外层基底细胞为神经内分泌标志物阳性
- 多肽也可为阳性

电镜
- 扫描
  - 2种细胞类型
    - A型：顶端黑色细胞伴有延长的微绒毛和分泌腺液颗粒
    - B型：基底细胞伴有胞质内的、实性的、神经分泌颗粒
  - 2种细胞的过渡类型很少见

中耳腺瘤

免疫组织化学			
抗体	结果	染色位置	评价
CK-PAN	阳性	胞质	所有的肿瘤细胞
CK7	阳性	胞质	腺体内的管腔细胞明显
CK8/18CAM5.2	阳性	胞质	所有的肿瘤细胞
嗜铬粒蛋白 A	阳性	颗粒状	基底层明显
突触素	阳性	胞质	基底层明显
NSE	阳性	颗粒状	
CD56	阳性	胞质	
HPP	阳性	颗粒状	多见于基底层
5-羟色胺	阳性	颗粒状	
胰高血糖素	阳性	颗粒状	
EMA	阴性		
S-100	阴性		
GFAP	阴性		
TTF-1	阴性		

鉴别诊断

副神经节瘤
- 球形结构
- 孤立的多形性细胞核
- 嗜碱性的、颗粒状的胞质
- 副神经节的嗜铬粒蛋白、突触素和CD56阳性
- 支持细胞为S-100阳性

耵聍腺瘤
- 侵犯外耳道
- 双相细胞
  - 腔内细胞和腔外基底细胞
- 顶分泌和耵聍
- 上皮源性标志物阳性
- 神经内分泌源性标志物阴性

转移性腺癌
- 肿瘤侵袭性生长
- 中度-重度多形性改变
- 有丝分裂象可见
- 结合临床病史的特异性的免疫组织化学有助于诊断

脑膜瘤
- 脑膜上皮形态为螺旋状
- 砂砾体常见
- 核内包涵体
- 轻微的EMA阳性
- 无神经内分泌标志物阳性

诊断要点

病理要点
- 肿瘤的假侵袭性生长是其特征表现
- 腺体和有分泌物的管腔样结构多见
- 细胞核内椒盐样染色质分布利于诊断
- 角蛋白和神经内分泌标志物均为阳性

参考文献

1. Leong K et al: Neuroendocrine adenoma of the middle ear(NAME). Ear Nose Throat J. 88(4): 874-9, 2009
2. Berns S et al: Middle ear adenoma. Arch Pathol Lab Med. 130(7): 1067-9, 2006
3. Ramsey MJ et al: Carcinoid tumor of the middle ear: clinical features, recurrences, and metastases. Laryngoscope. 115 (9): 1660-6, 2005
4. Thompson LD: Neuroendocrine adenoma of the middle ear. Ear Nose Throat J. 84(9): 560-1, 2005
5. Devaney KO et al: Epithelial tumors of the middle ear-are middle ear carcinoids really distinct from middle ear adenomas? Acta Otolaryngol. 123(6): 678-82, 2003
6. Torske KR et al: Adenoma versus carcinoid tumor of the middle ear: a study of 48 cases and review of the literature. Mod Pathol. 15(5): 543-55, 2002
7. Ketabchi S et al: Middle ear adenoma is an amphicrine tumor: why call it adenoma? Ultrastruct Pathol. 25(1): 73-8, 2001
8. Bold EL et al: Adenomatous lesions of the temporal bone immunohistochemical analysis and theories of histogenesis. Am J Otol. 16(2): 146-52, 1995
9. Amble FR et al: Middle ear adenoma and adenocarcinoma. Otolaryngol Head Neck Surg. 109(5): 871-6, 1993
10. Hale RJ et al: Middle ear adenoma: tumour of mixed mucinous and neuroendocrine differentiation. J Clin Pathol. 44(8): 652-4, 1991
11. Davies JE et al: Middle ear neoplasms showing adenomatous and neuroendocrine components. J Laryngol Otol. 103(4): 404-7, 1989
12. Wassef M et al: Middle ear adenoma. A tumor displaying mucinous and neuroendocrine differentiation. Am J Surg Pathol. 13(10): 838-47, 1989
13. Stanley MW et al: Carcinoid tumors of the middle ear. Am J Clin Pathol. 87(5): 592-600, 1987
14. McNutt MA et al: Adenomatous tumor of the middle ear. An ultrastructural and immunocytochemical study. Am J Clin Pathol. 84(4): 541-7, 1985

中耳腺瘤

影像学及显微镜下特征

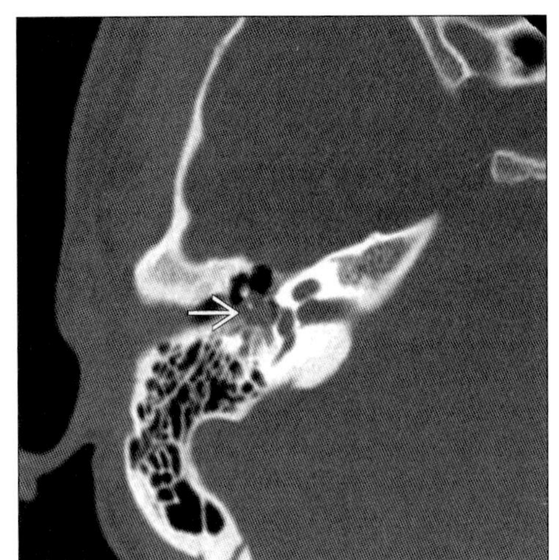

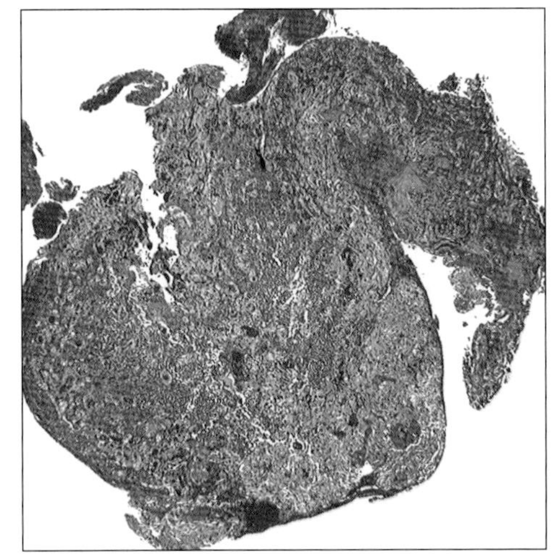

（左图）水平位颞骨CT显示中耳内的肿物影➡包绕听骨链，但是并没有明显的骨质破坏。（右图）HE染色显示息肉样组织和间质内的浸润。低倍镜下可见腺瘤的侵袭性生长，然而，在高倍镜下能够分辨腺瘤并不具有侵袭性特征

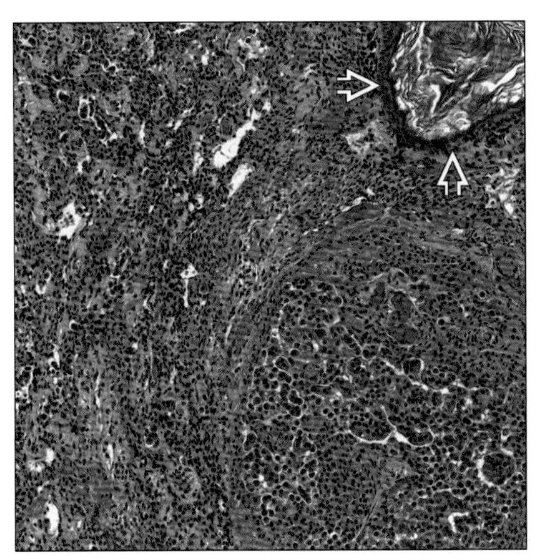

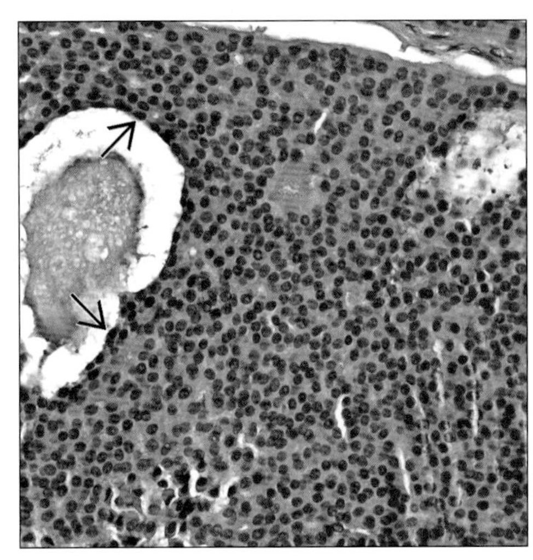

（左图）低倍镜下可见不同的组织类型。实性部分为假乳头瘤特征，➡为并发的胆脂瘤。此种并发现象并不少见。（右图）中耳腺瘤的实性部分。➡为开放的囊腔，常被少量的上皮细胞勾勒（CK7阳性）

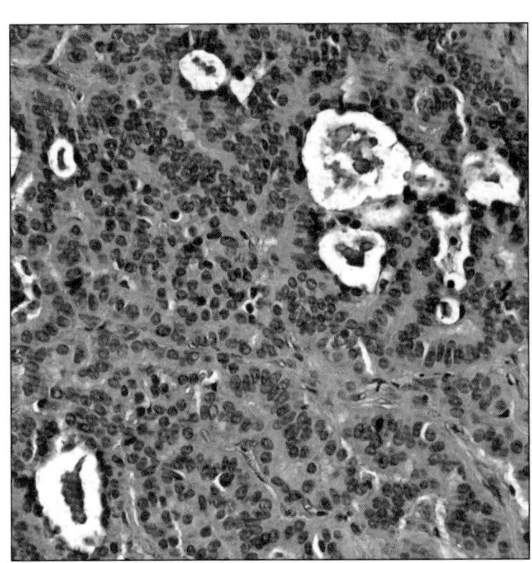

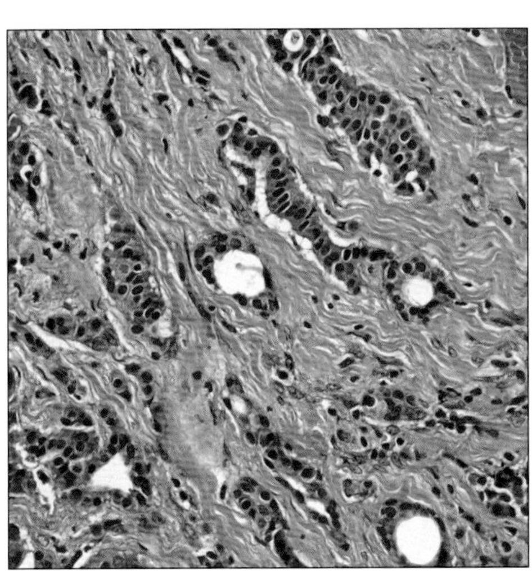

（左图）HE染色显示腺体型。管腔内可见结晶，细胞核可见细微的椒盐样核染色质分布。（右图）腺体型中的小细胞侵袭性生长类似于侵袭性腺癌。间质为纤维化和胶原化，并没有促结缔组织增生

中耳腺瘤

肿瘤类型

（左图）此肿瘤为中度多孔状，紧贴完整上皮层下方的并不是肿瘤➡。本图可见多种不同类型。（右图）中耳腺瘤可见腺体型和筛型。大多数腺体型的管腔内可见结晶。本视野内细胞形态多一致，细胞核内见细小的椒盐样染色质分布。➡为有丝分裂象

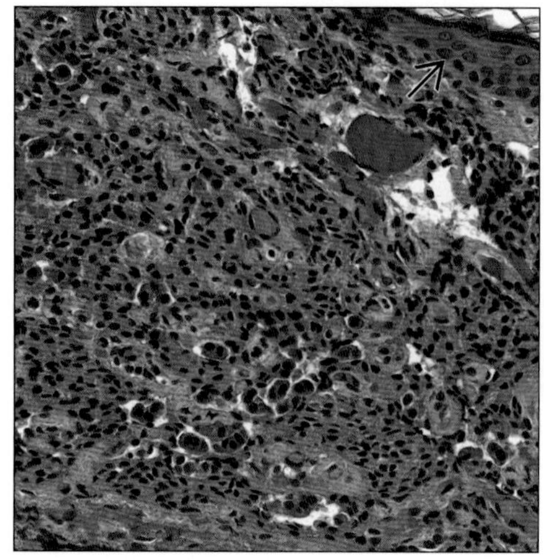

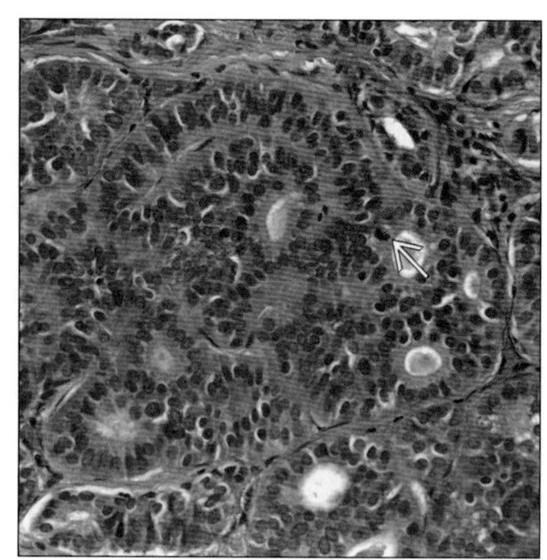

（左图）本图可见肿瘤内的双相腺体形态。腺体内层为细小的管腔层，外包绕立方样上皮细胞。免疫组织化学染色下，双相形态显示更为明显。（右图）腺瘤内常可见胞质包绕圆形或卵圆形的浓染细胞核，这些细胞呈现浆细胞样改变

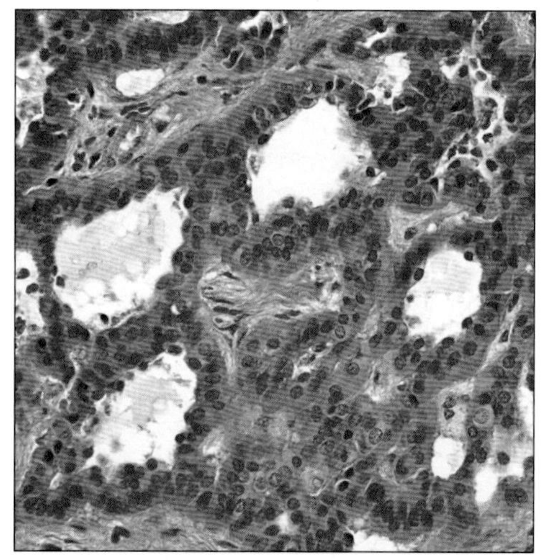

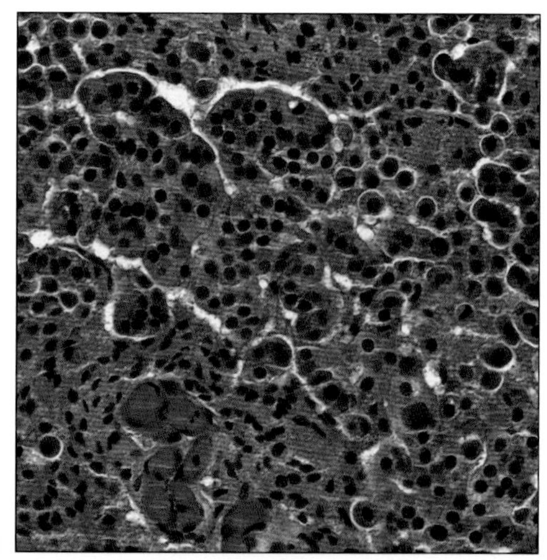

（左图）腺瘤内常见不同类型之间的断裂带。实型➡紧邻侵袭性更强的单细胞型➡。（右图）腺体型可见圆形细胞核伴有细小的染色质分布。本图可见溢出的红细胞

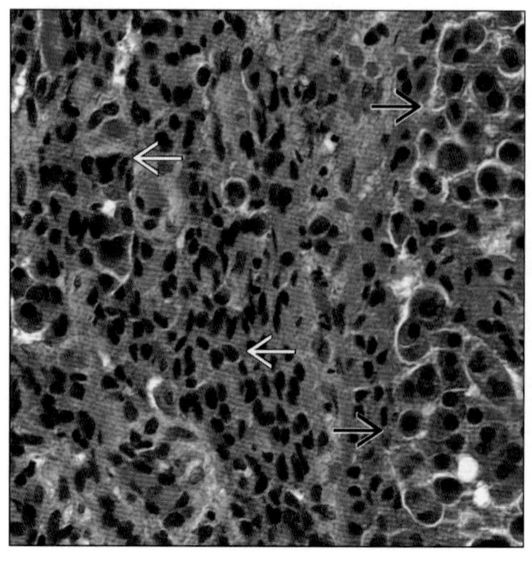

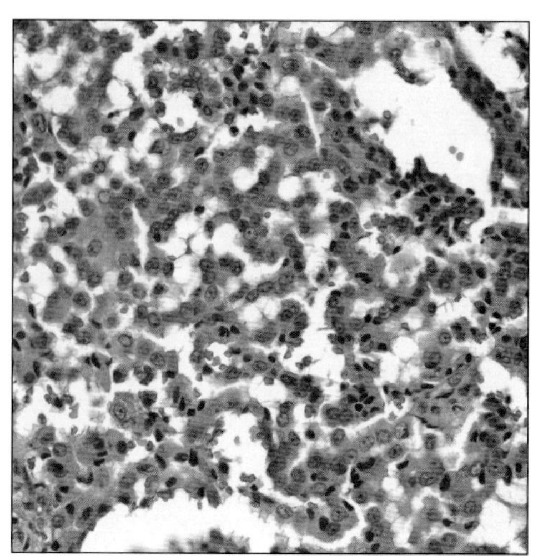

中耳腺瘤

免疫组织化学特征

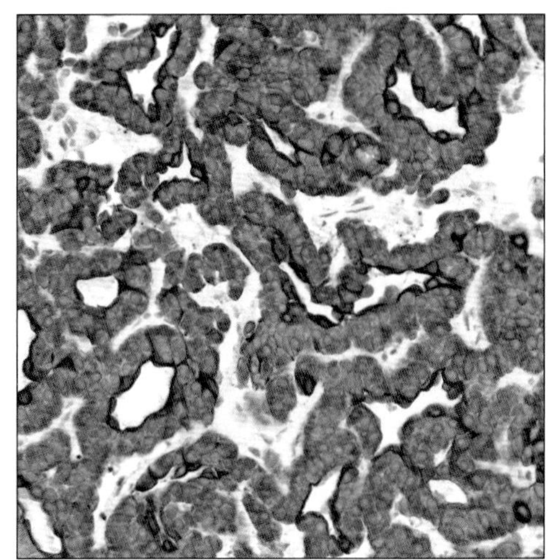
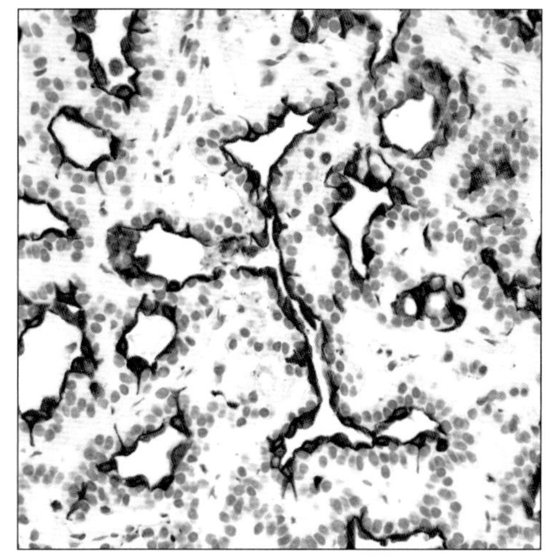

（左图）免疫组织化学对腺瘤的诊断很有帮助。本图可见角蛋白染色为强阳性，内层细胞可见深黑色的染色沉积。（右图）腺体内层细胞多为CK7阳性。这种标志物可协助分辨腺瘤的双相性特征，同时结合基底细胞的神经内分泌标志物阳性的特征

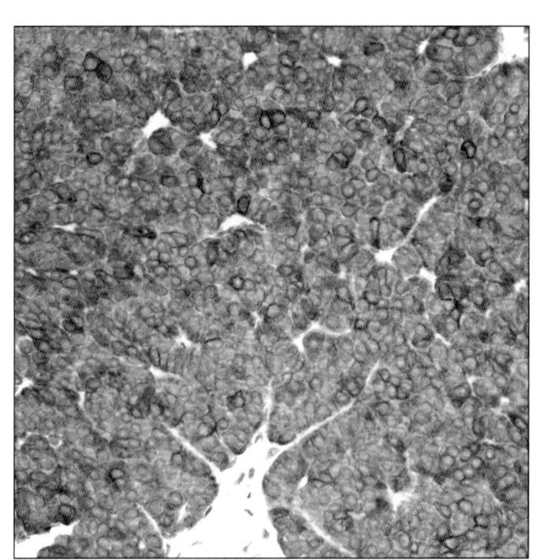
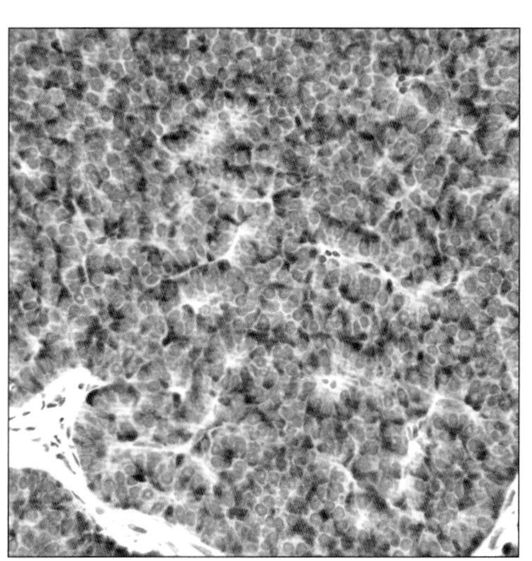

（左图）尽管本图为实型腺瘤，仍然可见角蛋白呈现广泛阳性。图中可见部分孤立细胞呈现角蛋白强阳性。（右图）中耳腺瘤内可见神经内分泌标志物阳性。基底细胞表现为突触素阳性

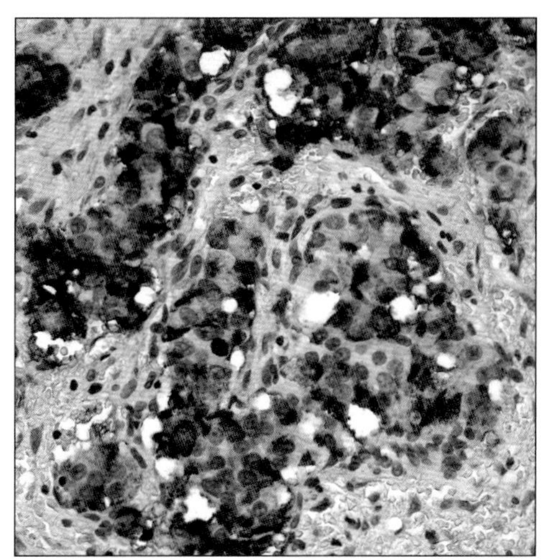
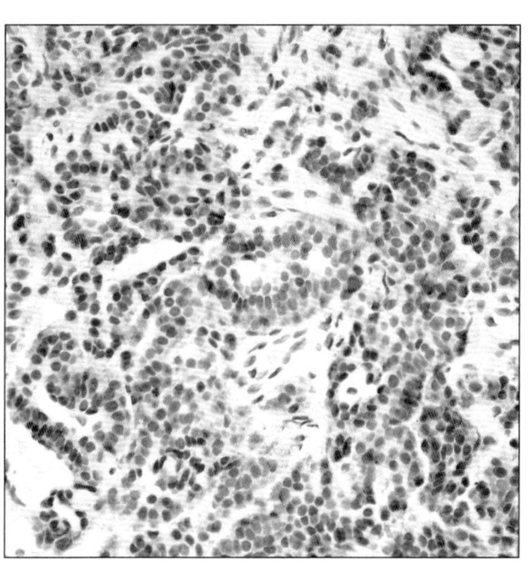

（左图）许多肿瘤细胞表现为嗜铬粒蛋白阳性，尽管多数内层细胞、管腔和腺体细胞为染色阴性。同CD56和突触素相比，嗜铬粒蛋白染色阳性的细胞更多。（右图）腺体的基底细胞可见广泛的人胰多肽染色阳性，许多神经内分泌标志物阳性表明了中耳腺瘤的神经内分泌特征

副神经节瘤（颈静脉球/鼓室）

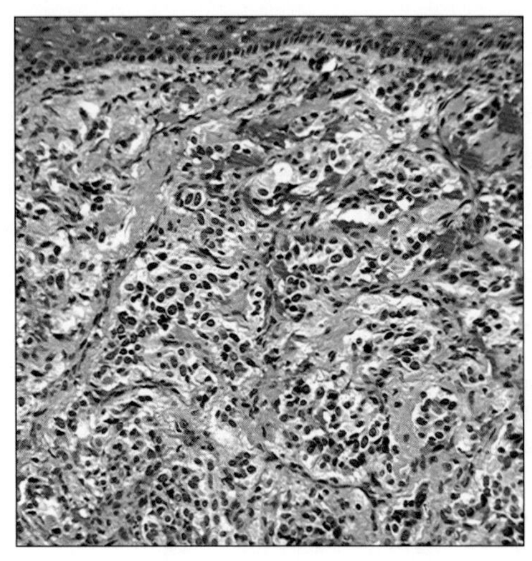

HE染色显示完整的鳞状上皮（外耳道上皮）下方被巢状的肿瘤细胞、丰富的血管和纤维结缔组织所占据

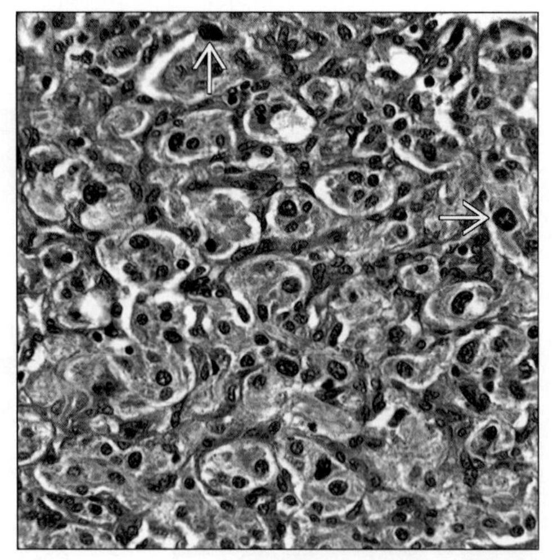

肿瘤细胞表现为特征性的巢状或齿巢状改变，➡为多形性的细胞核，肿瘤内分布有密集的血管网

专业术语

缩写

- 鼓室球瘤（GTP）
- 副神经节瘤（GJP）

别名

- 鼓室球
- 副神经节
- 鼓室化学感受器瘤
- 颈静脉球
- 颈静脉球瘤
- 鼓室球瘤
- 血管球瘤常指甲床的平滑肌血管瘤

定义

- 肿瘤起源于颈静脉球或中耳鼓岬附近的副神经节
  - 影像学和外科学认为鼓室球瘤和颈静脉球瘤二者不相同
  - 然而，病理学认为二者无差别，因此，鼓室球瘤和颈静脉球瘤应用于非病理学描述

病因/发病机制

细胞来源

- 来源于副神经节
  - 下鼓室神经（Jacobson神经）
  - 颈静脉孔周围
  - 迷走神经的耳支（Arnold神经）
- 化学感受器细胞起源于神经嵴
  - 感受血液中氧气和二氧化碳的浓度变化

临床表现

流行病学

- 发病率
  - 中耳最常见的肿瘤（GTP）
  - 颈静脉孔区最常见的肿瘤（约为90%）（GJP）
    - 头颈部约80%的副神经节瘤为GTP和GJP
  - 10%呈多中心生长
  - 10%呈双侧
  - 10%呈家族性
  - 10%发生于儿童
  - 10%为恶性
  - 可能同时合并患有嗜铬细胞瘤（肾上腺）和颈动脉体瘤
- 年龄
  - 范围：10~85岁
  - 平均：60岁
- 性别
  - 在散发患者中，女性>>男性（5∶1）
  - 在家族性或遗传性患者中，男性>女性

位置

- GTP：中耳鼓岬表面
  - 鼓膜的前下1/4象限
- GJP：颈静脉孔
  - 颈静脉球外壁

症状

- 搏动性耳鸣（约90%的患者）
- 听力下降（约50%的患者）
  - 传导性多于感音神经性
- 鼓室蓝染
- 疼痛
- 面神经麻痹

副神经节瘤（颈静脉球/鼓室）

要点

专业术语
- 别名：颈静脉球瘤、鼓室球瘤
- 肿瘤起源于颈静脉球或内侧耳蜗鼓岬附近副神经节

临床表现
- 10%多发性、10%双侧、10%家族性
- 散发病例，女性>>男性（5：1）
- 90%的颈静脉孔肿瘤为副神经节瘤
- 搏动性耳鸣
- 听力下降（传导性）
- 无法活检：因血供丰富会出血
- 术前给予栓塞可减少出血
- 因靠近致命的解剖结构，死亡率为15%

影像学检查
- CT：只有无增强骨成像才能显示耳蜗鼓岬上有扁平基底的肿块
- MRI T1WI：肿瘤内大量黑点提示供给的动脉分支发生高速血管流空
- 奥曲肽或MIBG显像有助于发现隐蔽性或家族性肿瘤

组织病理学检查
- 成簇的zellballen样结构
- 间质血供丰富，有时发生纤维化
- 小至中等大小的细胞也有大量颗粒状和嗜碱性细胞质

辅助检查
- 神经内分泌标记

- 具有儿茶酚胺功能者罕见
- 如果为家族性或综合征型，可有染色体基因改变

治疗
- 选择、风险及并发症
  - 无法活检：因血供丰富会出血
  - 生长缓慢但形成局部破坏性的肿瘤
    - 老年患者可观察到
  - 术前给予栓塞可减少出血
  - 约2/3的患者发生术后脑神经病变
- 手术方式
  - GTP
    - 小范围损害采用鼓室切开术
    - 较大范围损害采用乳突切开术
  - GJP
    - 颞下窝入路（Fisch术式A）
- 放射
  - 对局限的肿瘤可能有效
  - 可能需要联合手术治疗较大的肿瘤
  - 可减轻无法手术患者或老年患者的疾病

预后
- 总体预后佳
- 8%~10%的病例可见侵袭性临床表现
- 因靠近致命的解剖结构，死亡率为15%
- 极少发生远处转移

影像学检查

一般特征
- 放射成像可准确判断部位、大小及范围
- 鼓室球瘤
  - CT：只有无增强骨成像才能显示耳蜗鼓岬上有扁平基底的肿块
  - MR：耳蜗鼓岬上信号增强的有扁平基底的肿块
    - 骨CT成像后，MRI检测出现可疑结果
- 颈静脉球
  - CT：骨成像仅显示颈静脉孔内肿块附近的骨头有渗透样破坏性改变
  - MRI T1WI：肿瘤内大量黑点提示供给的动脉分支发生高速血管流空
- 血管造影：考虑到术前栓塞
  - 显示咽升动脉及其分支的血供
- 奥曲肽或MIBG显像有助于发现隐蔽性或家族性肿瘤
- 18FDG-PET：肿瘤细胞高摄取

大体检查

一般特征
- 因解剖结构限制而呈碎片状
- 不规则的淡红色肿块
- 肿块实性
- 出血和变性使切面显得斑驳
- 通常鼓膜是完整的
- 广泛侵袭
  - 充满颞骨岩部顶端及中耳

大小
- 多样性，但因碎片化难以测量
- 鼓室球瘤：范围为0.3~2.5cm
- 颈鼓室球瘤：范围为2~6cm

组织病理学检查

组织学特征
- 成簇的zellballen样结构
- 间质血供丰富，有时发生纤维化
- 少见包膜且边界不清，通常呈浸润性
- 中等量的细胞
- 囊肿形成、出血，常见充满含铁血黄素的巨噬细胞
- 小至中等大小的细胞也有大量颗粒状和嗜碱性细胞质
- 细胞核由圆形到核不规则且增大
- 多核细胞不常见

副神经节瘤（颈静脉球/鼓室）

免疫组织化学			
抗体	**反应**	**染色模式**	**注释**
嗜铬粒蛋白A	阳性	细胞质	副神经节细胞
突触素	阳性	细胞质	副神经节细胞
NSE	阳性	细胞质	副神经节细胞
CD56	阳性	细胞膜	副神经节细胞
S-100	阳性	细胞核和细胞质	支持细胞
GFAP	阳性	细胞质	支持细胞
CK-PAN	阴性		
CEA-M	阴性		
HPP	阴性		

- 几乎无有丝分裂象

辅助检查

细胞学

- 通常禁用细针抽吸，因为操作过程可能引起高血压危象或导致明显出血
- 涂片常常细胞过多、细胞单个或小群分布，常形成假菊形团
- 整张涂片分布3种细胞类型
  - 细胞小到中等大小，呈多边形，含纤细的颗粒状细胞质
  - 梭形细胞富含细胞质，胞核伸长
  - 大的带状细胞细胞核巨大，呈偏心性，核仁明显

免疫组织化学

- 神经内分泌标记

细胞遗传学

- 编码琥珀酸泛醌氧化还原酶基因不同亚单位（SDH）的一些基因发生获得性突变
  - 这些酶位于线粒体呼吸链复合体Ⅱ
  - PGL1-PGL4编码染色体11q、1q和1p上的SDH亚单位A-D
- *SDHB*、*SDHC*以及*SDHD*基因失活突变导致遗传性副神经节瘤
- 应为所有副神经节瘤患者提供遗传咨询并检测*SDHX*、*VHL*、*NF1*和*RET*基因

电镜

- 细胞质内有膜结合的电子致密神经分泌颗粒（150~250nm）

鉴别诊断

神经鞘瘤

- 梭形细胞、细胞密集区域和稀疏区交替分布
- S-100蛋白免疫组织化学弥漫阳性

脑膜瘤

- 旋涡状上皮样增生，核内有包涵体
- 砂砾体
- EMA免疫反应

中耳腺瘤

- 又名中耳神经内分泌腺瘤（NAME）
- 多种生长方式，呈腺体状
- 核的染色质呈椒盐样分布
- 免疫反应示角蛋白和神经内分泌标记

分级

Glasscock-Jackson分级

- Ⅰ型：肿瘤局限于耳蜗鼓岬
- Ⅱ型：肿瘤充满中耳腔
- Ⅲ型：肿瘤充满中耳，延伸至乳突气室
- Ⅳ型：肿瘤充满中耳，延伸至乳突骨和（或）外耳道或向前发展至颈动脉处

参考文献

1. Suárez C et al: Temporal paragangliomas. Eur Arch Otorhinolaryngol. 264(7): 719-31, 2007
2. Ramina R et al: Tumors of the jugular foramen: diagnosis and management. Neurosurgery. 57(1 Suppl): 59-68; discussion 59-68, 2005
3. Pellitteri PK et al: Paragangliomas of the head and neck. Oral Oncol. 40(6): 563-75, 2004
4. Tasar M et al: Glomus tumors: therapeutic role of selective embolization. J Craniofac Surg. 15(3): 497-505, 2004
5. Al-Mefty O et al: Complex tumors of the glomus jugulare: criteria, treatment, and outcome. J Neurosurg. 97(6): 1356-66, 2002
6. Myssiorek D: Head and neck paragangliomas: an overview. Otolaryngol Clin North Am. 34(5): 829-36, v, 2001
7. Weber PC et al: Jugulotympanic paragangliomas. Otolaryngol Clin North Am. 34(6): 1231-40, x, 2001
8. Somasundar P et al: Paragangliomas--a decade of clinical experience. J Surg Oncol. 74(4): 286-90, 2000
9. Rao AB et al: From the archives of the AFIP. Paragangliomas of the head and neck: radiologic-pathologic correlation. Armed Forces Institute of Pathology. Radiographics. 19(6): 1605-32, 1999

副神经节瘤（颈静脉球/鼓室）

图解、放射学和显微镜下特征

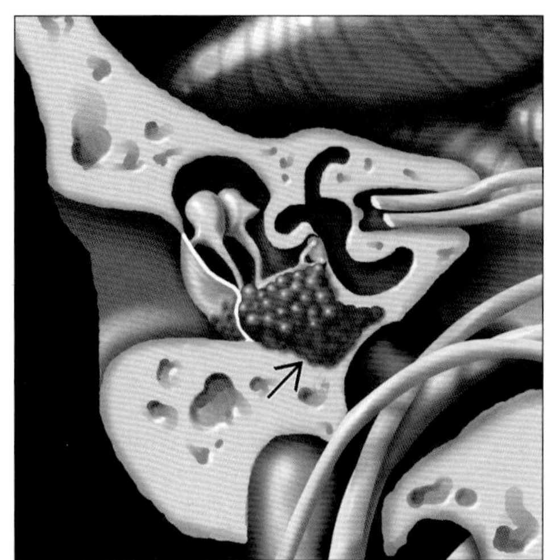

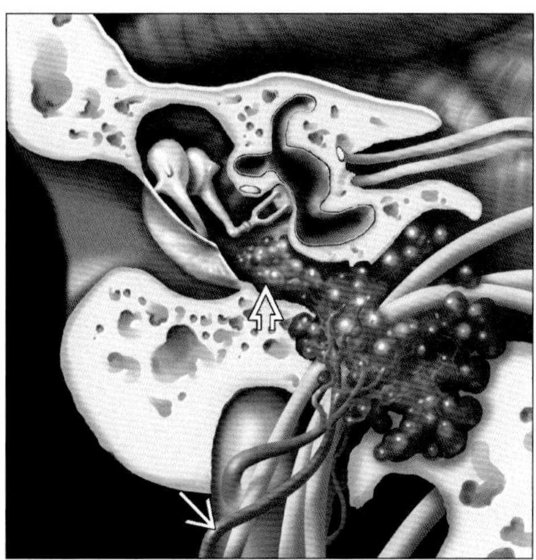

（左图）冠状面示血供丰富的鼓室副神经节球瘤离开耳蜗鼓岬，充满中耳腔，扩张至骨板➡。（右图）冠状面示颈静脉球副神经节瘤集中在颈静脉孔向上外侧延伸进入中耳➡。咽升动脉➡给该肿瘤供血，在血管造影中可栓塞此动脉

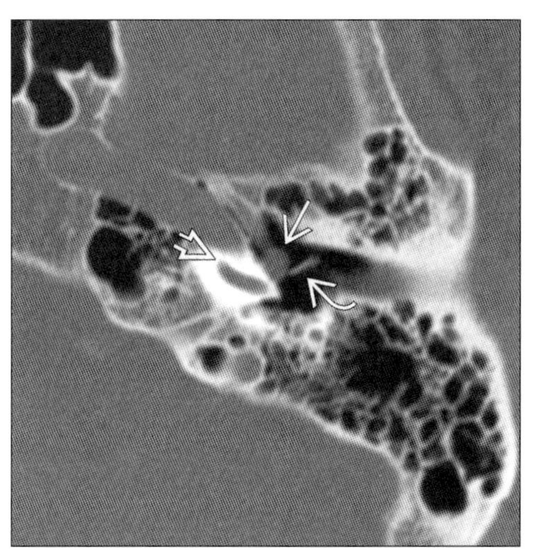

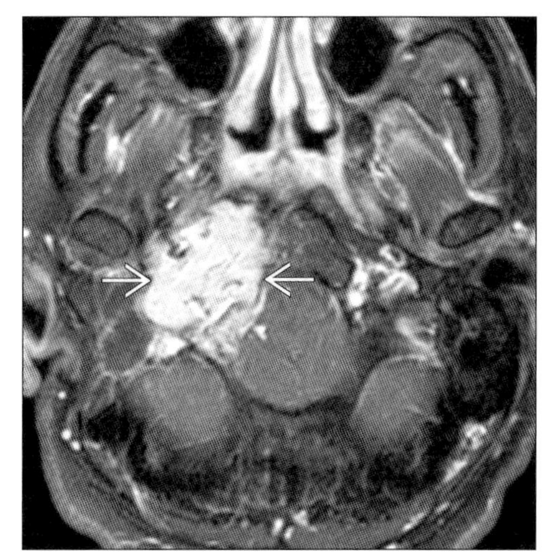

（左图）左耳轴面颞骨CT示鼓室副神经节瘤非常典型的特征。在毗邻锤骨柄➡的低处，耳蜗鼓岬➡上有卵圆形肿块，➡示耳蜗底层。（右图）静脉予造影剂钆，轴面T1WI FS MRI示巨大肿块➡，集中于右侧颈静脉孔。这是颈部副神经节瘤极典型的特征

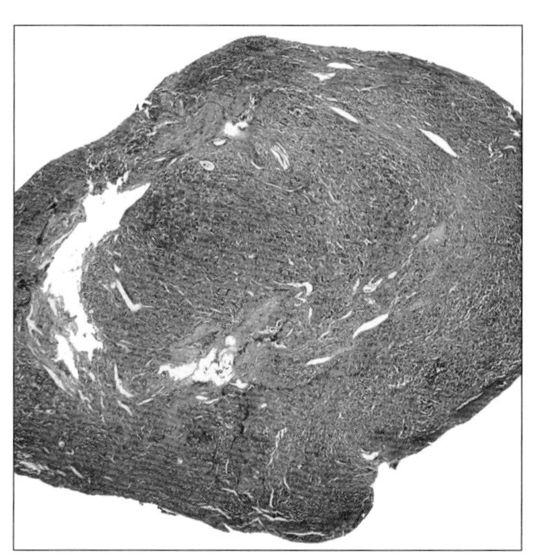

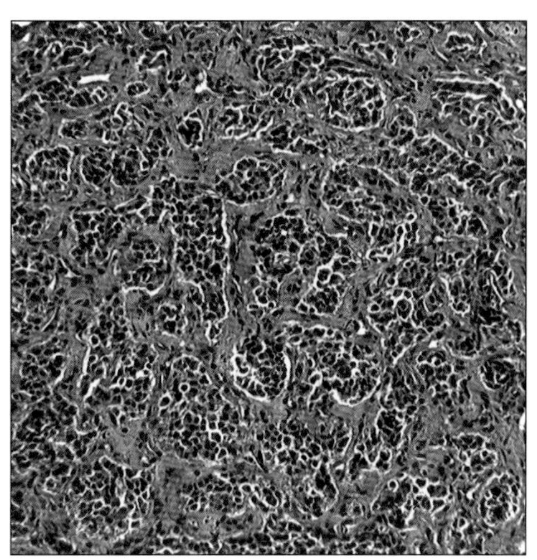

（左图）常见副神经节瘤为息肉样或带蒂肿块（如果未碎片化）。副神经节瘤少见包膜且边界不清，整个肿瘤呈现变性及红细胞渗出。（右图）纤维血管的间质纤维化更严重，尤其在耳朵和颞骨区的副神经节瘤。该肿瘤的细胞有着较高的核质比，核深染，类似淋巴细胞

副神经节瘤（颈静脉球/鼓室）

显微镜下特征

（左图）副神经节瘤为簇状、zellballen样结构。需注意间质血管丰富和局部纤维化。肿瘤是富于血管的。（右图）副神经节瘤特征相似，但不同病例之间差异显著。发育较好的纤维化间质会突显出zellballen结构，细胞的胞质丰富

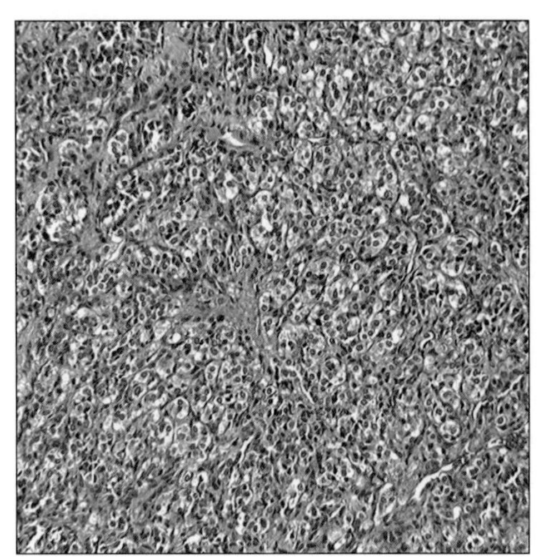

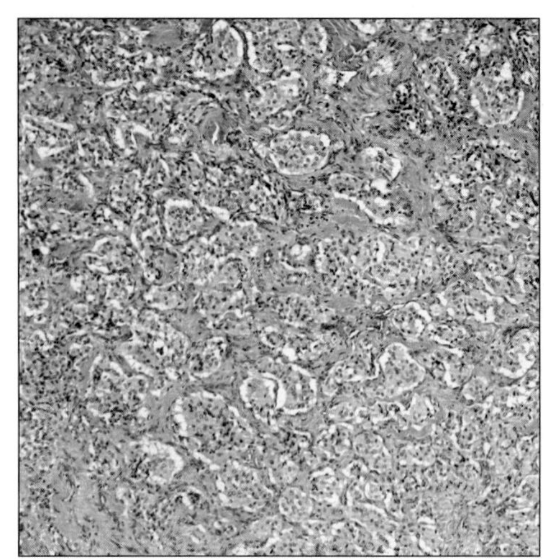

（左图）细胞构成的肿瘤呈现由巢状到局部小梁的结构。此处形成局部囊肿→，细胞小，呈合胞体结构。细胞质呈颗粒状、嗜酸性。（右图）HE染色示丰富的血管丛伴有相关的肿瘤巢。该肿瘤的细胞质不清且透明，肿瘤里有许多较大的血管→

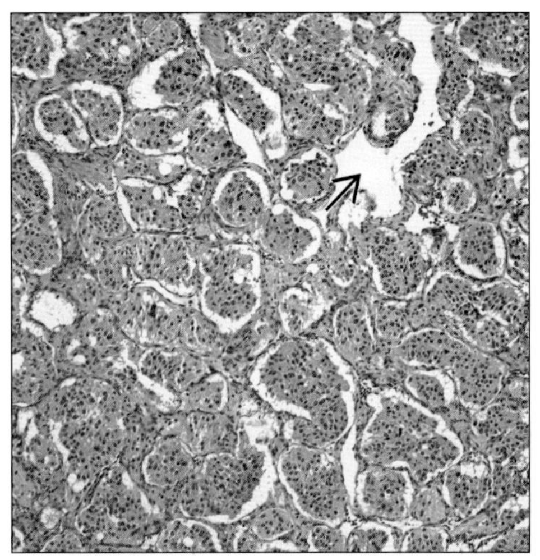

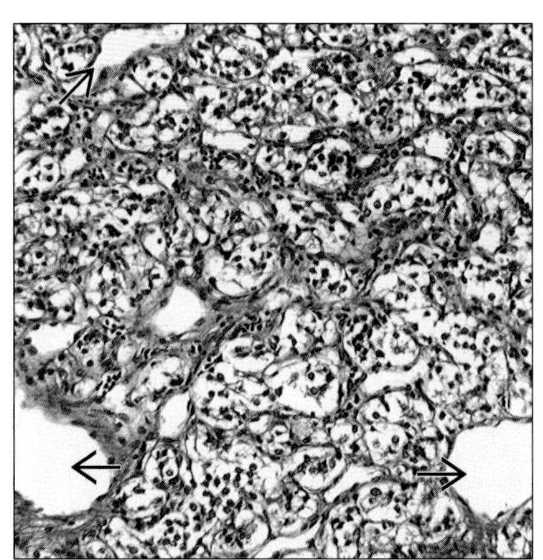

（左图）簇状生长的肿瘤表现为模糊的脑膜瘤样生长。间质纤维化网状结构仍有局部胞核呈多形性→。（右图）肿瘤细胞呈合胞体样，核小而圆，核染色质粗，细胞质轻度嗜碱。标准HE染色的切片不能检测到支持组织，有丝分裂象有限

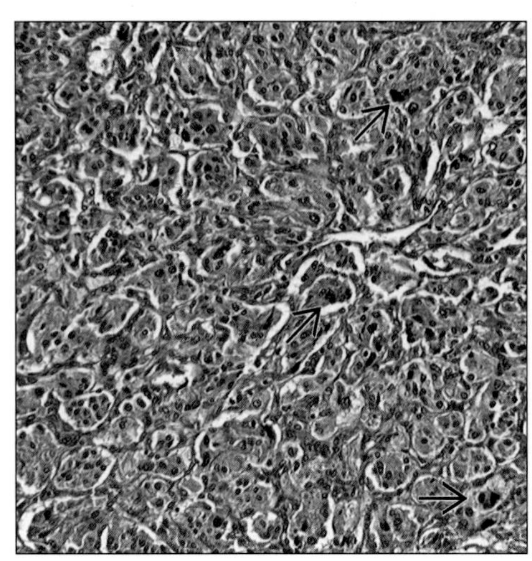

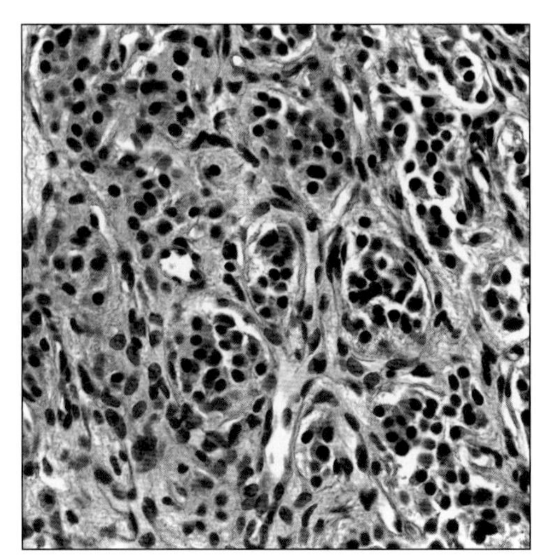

副神经节瘤（颈静脉球/鼓室）

辅助技术和分子学特征

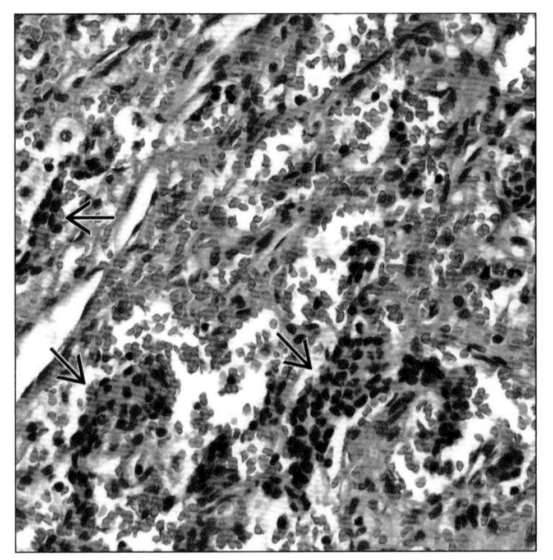

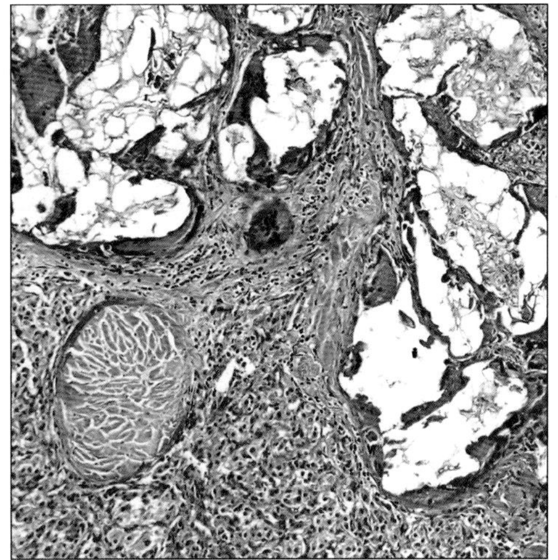

（左图）肿瘤血管丰富，所以常见出血渗入肿瘤。在这个病例中，仅有小的独立的肿瘤细胞巢➡，主要现象是出血或退变。（右图）血管造影可用于鉴别肿瘤的供给血管，以便进行栓塞，使术中出血减少以及可能使肿瘤梗死。需注意栓塞材料的异质性

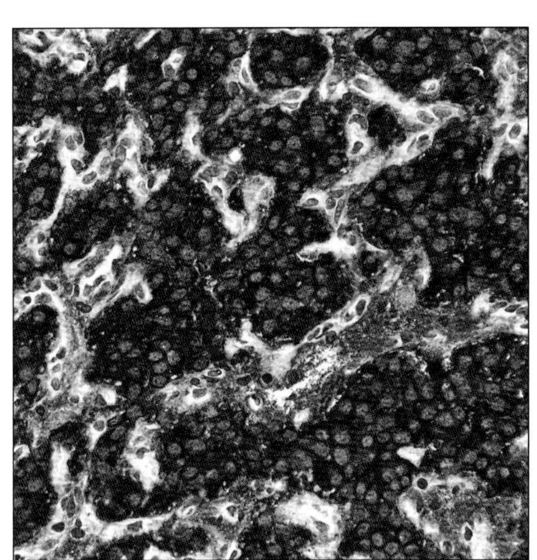

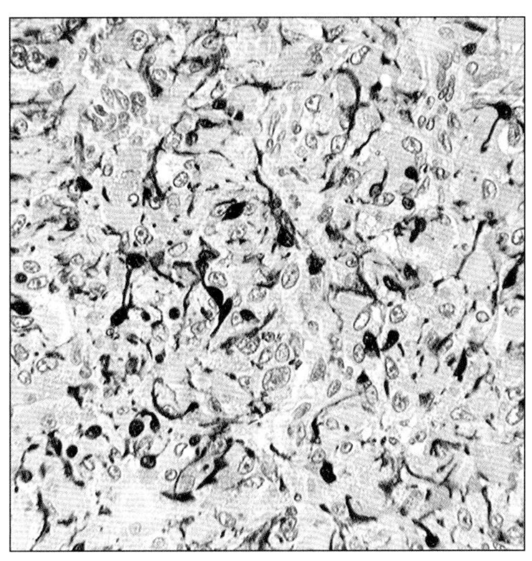

（左图）神经内分泌标记可突显副神经节细胞，其中包括嗜铬粒蛋白（已显示）、突触囊泡蛋白、CD56和NSE。（右图）支持组织由S-100蛋白标示。在二维截面上呈间断染色，染色可标示细胞核和纤细的束状细胞质

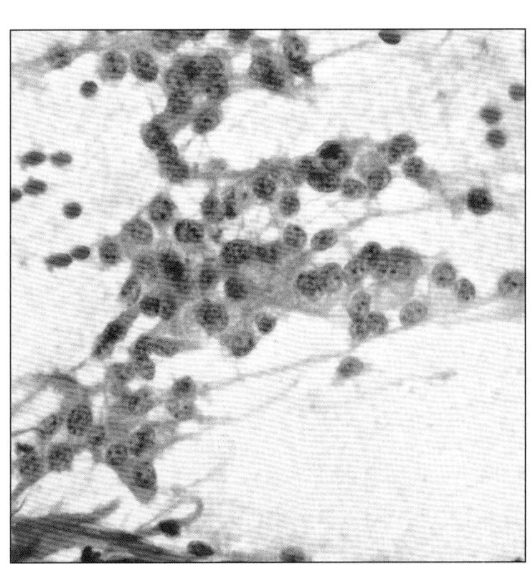

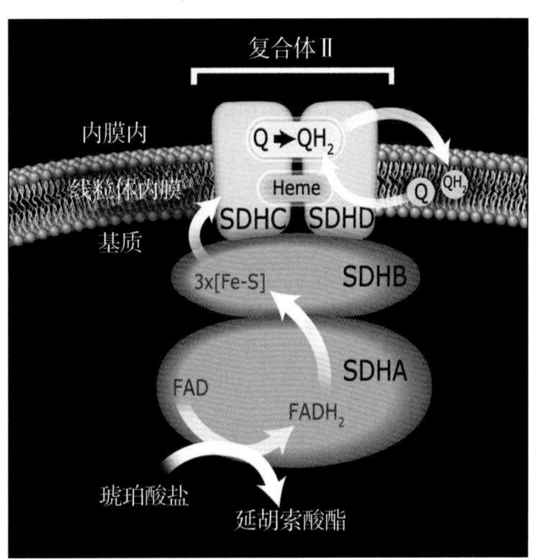

（左图）这是一张细胞涂片，显示细胞小群分布。在不同期常出现3种细胞类型。有小到中等大小的细胞，呈多边形，含纤细的颗粒状细胞质。（右图）线粒体呼吸链复合物II某部分的图解示琥珀酸泛醌氧化还原酶亚单位（SDHA-SDHD）之间的关系，失活突变会导致可遗传的副神经节瘤

注：线粒体复合体Ⅱ（即琥珀酸脱氢酶SPH）由4个亚单位组成（SDHD、SDHB、SDHC、SDHA）

神经鞘瘤（听神经瘤）

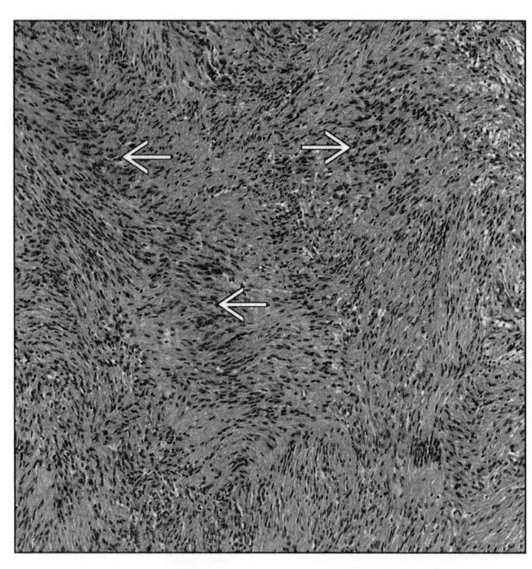

低倍视野显示交错的短梭形细胞簇。细胞核栅栏样排列➡，这是神经鞘瘤相当典型的特征

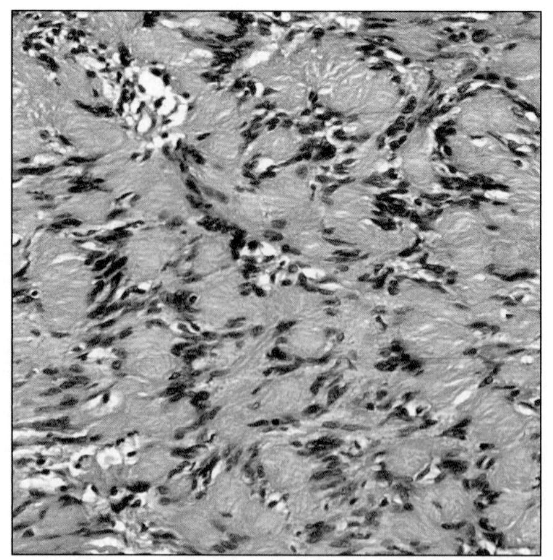

HE染色示梭形细胞核呈栅栏状排列，细胞核之间显示丰富的嗜酸性纤维样基质

专业术语

别名

- 外周神经鞘瘤（PNST）
- 神经鞘瘤
- 听神经瘤
- 听神经施万细胞瘤
- 听神经鞘瘤
- 前庭神经鞘瘤

定义

- 内耳道（IAC）内发生的良性神经鞘膜肿瘤

病因/发病机制

细胞来源

- 施万细胞（髓鞘形成）衍生形成的肿瘤
- 大部分来自前庭蜗神经（第8对脑神经）的前庭分叉部分

病因学

- 大部分病例病因不明
- 职业暴露于音量极大的噪声创伤，尤其长时间暴露（20年）可能是肿瘤发生的一个危险因素

临床表现

流行病学

- 发病率
  - 占所有颅内肿瘤的5%~10%
  - 颞骨肿瘤常见
    - 占小脑脑桥角（CPA）肿瘤的80%~90%
  - 95%的肿瘤为一侧且单发
  - 在全世界大约1/100000的人群中可检测到
- 年龄
  - 最常见于50~60岁人群
  - 伴有神经纤维瘤病2型（NF2）的病例倾向发生在较年轻的人群（21岁以下）

部位

- 小脑脑桥角
- 如为双侧，考虑NF2
- 内耳道
- 无单侧优势（右侧=左侧）

症状

- 听力丧失
  - 90%的患者表现为单侧进行性听力丧失
  - 感音神经性听力丧失，非传导性
- 耳鸣（80%的患者）
  - 高音调铃声或蒸气壶的嘶嘶声
- 头痛
- 眩晕，常伴恶心、呕吐
- 平衡失调，伴步态不稳
- 面部疼痛、味觉减弱或丧失
  - 压迫脑干的肿瘤进展，则面神经（第7对脑神经）受影响
- 症状频繁出现，持续多年
- 如果症状持续时间较长，肿瘤可能压迫脑桥及延髓，导致脑脊液流动受阻伴颅内压升高

治疗

- 选择、风险及并发症
  - 如果肿瘤小：可观察，用MRI扫描监测，并使用助听器（有需要时）
    - 肿瘤倾向于缓慢生长
    - 在老年患者（70岁以下）中尤其提倡使用助听器
  - NF2患者保留神经更困难（肿瘤浸润神经）
    - 尝试维持听力和前庭功能

神经鞘瘤（听神经瘤）

要点

专业术语
- 内耳道内发生的良性神经鞘瘤

临床表现
- 病变多位于颞骨
- 包括小脑脑桥角
  - 如果肿瘤是双侧的，考虑NF2
- 患者存在听力丧失
  - 90%患者存在单侧的听力丧失
  - 感音神经性听力丧失
- 复发可能性低

影像学检查
- 小脑脑桥角肿块
- 内耳道漏斗状增宽或骨头有小缺口
- 进展至前庭孔
- 脑桥角：微管内凹后侧肿块

组织病理学检查
- 多个梭形细胞相连
- 纤维囊或稀疏网状的细胞区
- 栅栏状细胞核
- 细胞呈梭形，伴紧密连接细胞核和纤维化的细胞质
- 中等大小的血管伴透明样变
- 辅助检查S-100蛋白免疫反应弥漫强阳性

鉴别诊断
- 脑膜瘤
- 神经纤维瘤

  - 脑膜炎是术后可能发生的并发症
- 手术方式
  - 经迷路入路
  - 开颅经中颅窝或枕骨下到达内耳道
    - 岩后
  - 术后重建手术缺口
- 放射
  - 主要方法
    - 立体定位引导下的γ刀放射外科手术
    - 分次立体定向放射治疗
    - 质子治疗（不常用）
  - 失败率可达到15%
  - 发生继发恶性肿瘤是一种风险

预后
- 总体预后佳
- 复发可能性低
  - 如果经过放射，可能更难以消除肿瘤

影像学检查

一般特征
- 最佳诊断要点
  - 小脑脑桥角肿块
- 部位
  - 小脑脑桥角
  - 后颅窝内肿块
- 形态学
  - 漏斗状增宽的内耳道或骨头有小缺口
  - 蘑菇形：管道内有蒂；小脑脑桥角有凸缘
- 仿真内镜重建的图形可生成图像用于手术计划，可为治疗带来希望

MRI
- T1加权像示均匀或低信号肿块
- T2加权像示高信号肿块（使用钆造影）
- 进入耳门有增强图像

CT检查
- 小脑等密度且内耳道增宽
- 可见钙化和血液

大体检查

一般特征
- 偏心性球形肿块
- 常黏附于颅内第8对脑神经（前庭蜗神经）前庭分叉处
  - 如果与耳蜗分叉处相关联，肿瘤会拉伸神经而非黏附
- 平滑、分叶的肿瘤表面
- 结实的黄褐色固体到囊肿样肿块
- 常见瘤内出血

大小
- 多样性，常小于2cm
  - 超过1.8cm的肿瘤较可能复发

组织病理学检查

组织学特征
- 施万细胞的来源显示了组织学特性
- 几乎充满梭形细胞的细胞区（Antoni A区）
- 栅栏状细胞核（Verocay小体）
- 纤维囊或稀疏网状的细胞区（Antoni B区）
- 细胞呈梭形
- 变形的细胞核
- 纤维化细胞质

有丝分裂象不常见
- 中等大小的血管伴透明样变
- 广泛变性导致仅剩孤立的肿瘤细胞
- 通常无坏死

神经鞘瘤（听神经瘤）

免疫组织化学			
抗体	**反应**	**染色模式**	**注释**
S-100蛋白	阳性	细胞核和细胞质	强阳、弥漫
波形蛋白（vimentin）	阳性	细胞质	强阳、但非特异
GFAP	阳性	细胞质	偶尔阳性
NSE	阳性	细胞质	偶尔阳性
Ki-67	阳性	细胞核	在NF2相关的肿瘤中表达率较高
CK-PAN	阴性		
EMA	阴性		
NFP	阴性		
Desmin（结蛋白）	阴性		
Actin-sm	阴性		
Actin-HHF-3S	阴性		
CD34	可疑	细胞质	只标记变性区域的孤立的细长形细胞

- 该部位无淋巴袖套或周围淋巴浸润
- 广泛多形性提示恶性肿瘤
  - 可见陈旧性改变，但发生在孤立的细胞
- 大的肿瘤有内淋巴系统积液，伴螺旋神经节细胞萎缩

辅助检查

免疫组织化学
- S-100蛋白免疫反应弥漫强阳性

细胞遗传学
- 神经纤维瘤病为常染色体显性遗传
- *NF2*是抑制基因，位于22号染色体长臂（22q12）
- 90%的突变由髓鞘素或神经鞘蛋白编码，导致蛋白功能丧失

电镜
- 交错细长的细胞质过程被连续基底层覆盖
- 明显无规律的长间距胶原结构（Luse小体）

鉴别诊断

脑膜瘤
- 涡旋状
- 砂砾体
- 核内有胞质内含物
- EMA或局部角蛋白免疫反应

神经纤维瘤
- 缺乏Antoni A和B区
- 血管周围透明样变少见
- 在这个解剖部位非常罕见
- 可能有NFP免疫反应

孤立性纤维瘤
- 细胞丰富的肿瘤
- 丰富的胶原包裹
- 梭形细胞短簇状排列
- 有CD34和Bcl-2免疫组织化学阳性

参考文献

1. Abram S et al: Stereotactic radiation techniques in the treatment of acoustic schwannomas. Otolaryngol Clin North Am. 40(3): 571–88, ix, 2007
2. Bennett M et al: Surgical approaches and complications in the removal of vestibular schwannomas. Otolaryngol Clin North Am. 40(3): 589–609, ix–x, 2007
3. Mirzayan MJ et al: Management of vestibular schwannomas in young patients–comparison of clinical features and outcome with adult patients. Childs Nerv Syst. 23(8): 891–5, 2007
4. Regis J et al: Modern management of vestibular schwannomas. Prog Neurol Surg. 20: 129–41, 2007
5. Sanna M et al: Surgical management of jugular foramen schwannomas with hearing and facial nerve function preservation: a series of 23 cases and review of the literature. Laryngoscope. 116(12): 2191–204, 2006
6. Thompson L: Temporal bone schwannoma. Ear Nose Throat J. 85(11): 704, 2006
7. Swartz JD: Lesions of the cerebellopontine angle and internal auditory canal: diagnosis and differential diagnosis. Semin Ultrasound CT MR. 25(4): 332–52, 2004
8. Huang MY et al: Clinical perspectives regarding patients with internal auditory canal or cerebellopontine angle lesions: surgical and radiation oncology perspectives. Semin Ultrasound CT MR. 24(3): 124–32, 2003
9. Neff BA et al: Intralabyrinthine schwannomas. Otol Neurotol. 24(2): 299–307, 2003
10. Brackmann DE et al: Prognostic factors for hearing preservation in vestibular schwannoma surgery. Am J Otol. 21(3): 417–24, 2000
11. Lim DJ et al: Advances in neurofibromatosis 2 (NF2): a workshop report. J Neurogenet. 14(2): 63–106, 2000

神经鞘瘤（听神经瘤）

放射学和显微镜下特征

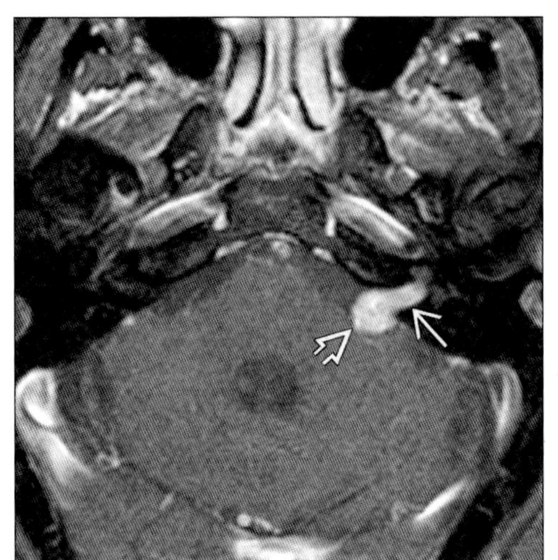

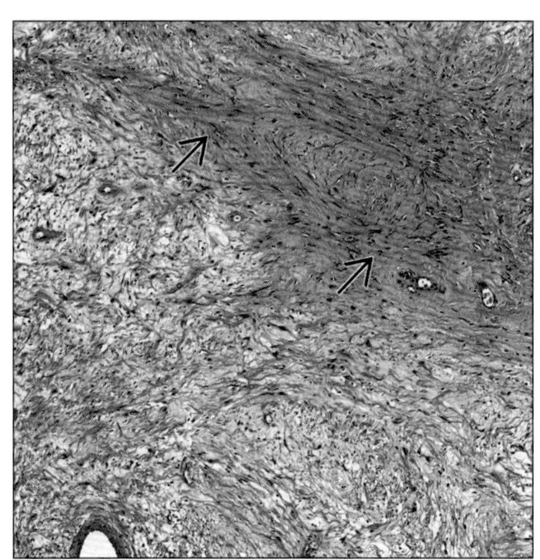

（左图）轴面对比增强T1 MR成像示一个增强的听神经瘤充满左侧内耳道（IAC➡）并向外延伸进入小脑脑桥角（CPA➡）。需注意典型的“冰激凌锥”（IAC部分）以及“冰激凌”（CPA部分）形态学。（右图）梭形细胞少，伴黏液性水肿的Antoni B区与Antoni A区➡的多细胞区毗邻。细胞核规则，无有丝分裂象

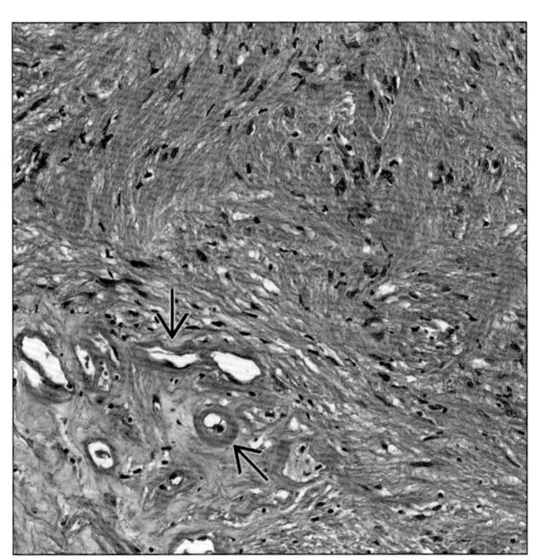

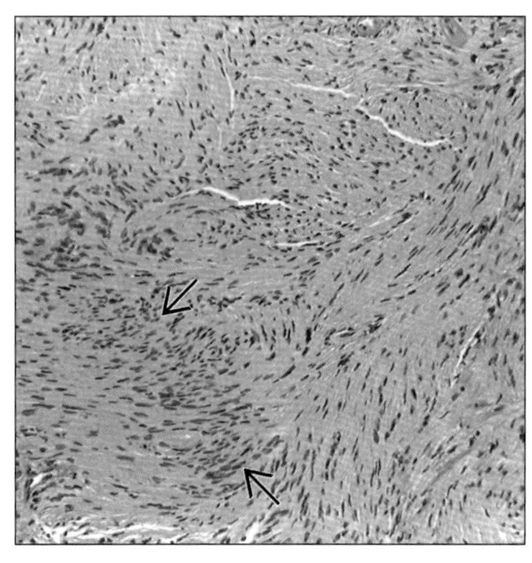

（左图）神经鞘瘤内一些血管伴透明样变➡。细胞过少，梭形细胞互相连接成簇排列。（右图）可见梭形细胞短束伴发育良好的栅栏状细胞核➡。多细胞区呈轻度多样性，但该区域所有组织来自Antoni A区

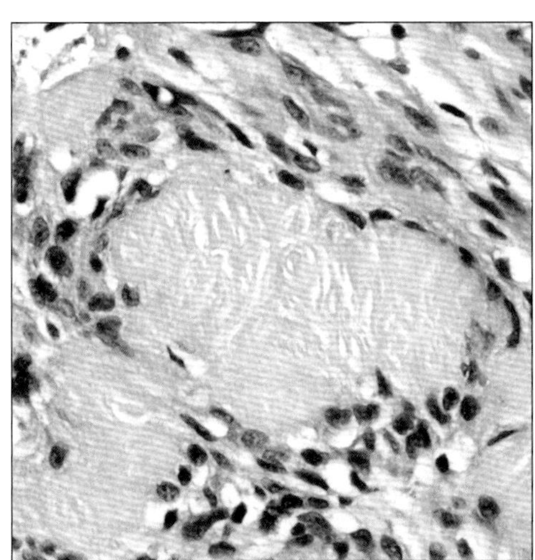

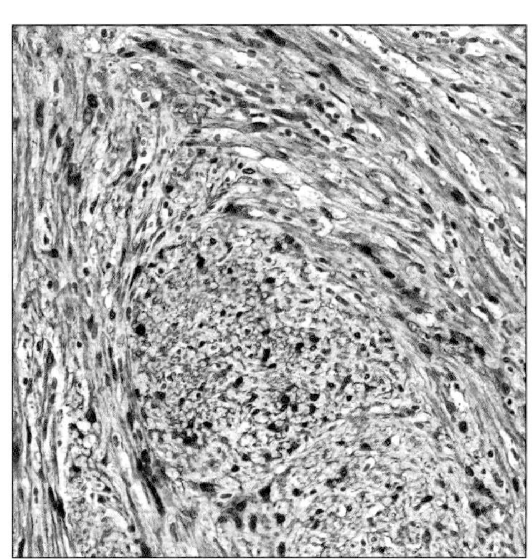

（左图）HE染色显示已完全成型的Verocay小体，形成栅栏状细胞核环绕一个嗜酸性无细胞中心。（右图）S-100蛋白标示出神经鞘瘤的梭形细胞的细胞核和细胞质。该染色突显了肿瘤生长方式，这一染色反应对神经鞘瘤既无特异性也不敏感，但有助于与其他耳朵/颞骨的间充质梭形细胞破坏相区别

脑膜瘤

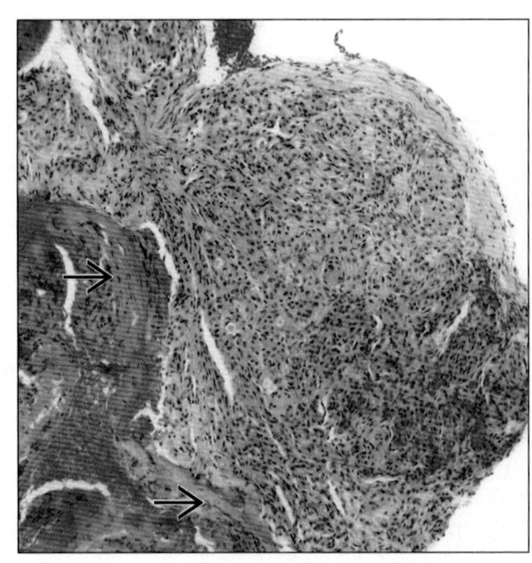

HE染色显示靠近骨头的息肉样肿块→。需注意模糊的涡旋状排列。边缘为纤维连接的组织，但不会形成包囊

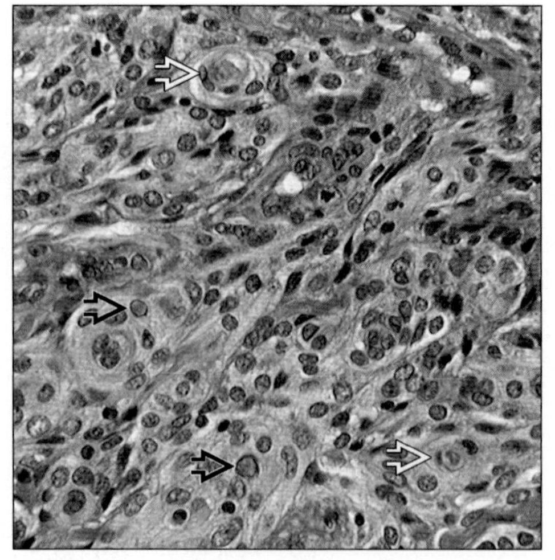

HE染色显示脑膜上皮样和涡旋样➡排列伴合胞体细胞。细胞核为圆形或卵圆形且淡染，包括一些核内包涵体⇨

专业术语

定义

- 耳朵和颞骨内脑膜上皮细胞良性肿瘤

临床表现

流行病学

- 发生率
  - 占耳朵和颞骨肿瘤的比例约为10%
- 年龄
  - 平均年龄50岁
  - 范围：10~90岁
  - 女性患者年龄大于男性患者
- 性别
  - 女性>男性（2∶1）

部位

- 内耳道
- 颈静脉孔、中耳
- 咽鼓管顶部

症状

- 听力丧失、耳鸣
- 耳炎、疼痛
- 头痛、头晕、眩晕

治疗

- 选择、风险及并发症
  - 如涉及颅底，治疗更复杂
- 手术方式
  - 根据清楚的边界广泛切除
- 放射
  - 用于无法手术的患者

预后

- 预后好：5年生存率为80%
- 将近20%的患者复发（但可能是残留病灶）
- 患者死于涉及中枢神经系统的并发症（乳突炎和脑膜炎），包括败血症

影像学检查

一般特征

- 必须除外由中枢神经系统直接延伸（脑膜膨出）
- 必须积极寻找并排除斑块病变
- 颞部气室
- 骨头侵蚀、硬化或肥大

MRI

- 在T1加权像与灰质等信号
- 在T2加权像等信号或高信号

大体检查

一般特征

- 骨头浸润性损害
- 皮肤/黏膜完整
- 颗粒、沙砾状物质伴钙化

大小

- 平均小于1.5cm

组织病理学检查

组织学特征

- 肿瘤细胞浸润骨头、皮肤/黏膜或软组织
  - 浸润情况不会改变患者的预后或处理
- 脑膜上皮样以及涡旋状结构

脑膜瘤

要点

临床表现
- 比例：女性>男性（2：1）
- 患者出现听力丧失

影像学检查
- 必须除外由中枢神经系统的直接延伸（脑膜膨出）

大体检查
- 骨头浸润性损害

组织病理学检查
- 脑膜上皮样以及涡旋状结构
- 砂砾体或砂砾前小体

辅助检查
- 阳性：EMA、角蛋白、CAM5.2、S-100蛋白呈弱阳性

鉴别诊断
- 副神经节瘤
- 脑膜膨出

- 肿瘤细胞呈小叶状以及巢状分布
- 上皮样细胞呈合胞体结构
- 淡染的圆形到卵圆形细胞核、纤细的细胞核染色质
- 核内包涵体
- 砂砾体或砂砾前小体

辅助检查

免疫组织化学
- 阳性：EMA、角蛋白（砂砾前体式）、CAM5.2
- 弱阳性：S-100蛋白
- 阴性：嗜铬粒蛋白、突触囊泡蛋白
- 增生：Ki-67标记率小于5%

鉴别诊断

神经鞘瘤
- 细胞密集区和细胞稀疏区交替
- 囊状及变性改变，血管伴透明样变
- 通常，S-100蛋白的免疫组织化呈强阳性

副神经节瘤
- Zellballen样结构，类器官或巢状结构
- 显著但孤立的细胞不典型
- 嗜铬粒蛋白反应伴S-100蛋白阳性

中耳腺瘤
- 又名中耳神经内分泌腺瘤（NAME）
- 类器官样生长，中耳腺瘤的细胞核染色质呈椒盐样，神经内分泌标记免疫组织化学染色阳性

脑膜膨出
- 通常为囊肿样，直接由中枢神经系统延伸出来
- 获得性（术后、感染或创伤）或先天性

耵聍腺瘤
- 位于外耳道
- 肿瘤双相性，伴耵聍分化（顶浆分泌口）
- 角蛋白免疫强阳性，伴肌上皮/基底表型

参考文献

1. Sanna M et al: Surgical management of jugular foramen meningiomas: a series of 13 cases and review of the literature. Laryngoscope. 117(10): 1710–9, 2007
2. Wu ZB et al: Posterior petrous meningiomas: 82 cases. J Neurosurg. 102(2): 284–9, 2005
3. Nakamura M et al: Meningiomas of the internal auditory canal. Neurosurgery. 55(1): 119–27; discussion 127–8, 2004
4. Thompson LD et al: Primary ear and temporal bone meningiomas: a clinicopathologic study of 36 cases with a review of the literature. Mod Pathol. 16(3): 236–45, 2003
5. Prayson RA: Middle ear meningiomas. Ann Diagn Pathol. 4(3): 149–53, 2000

影像图库

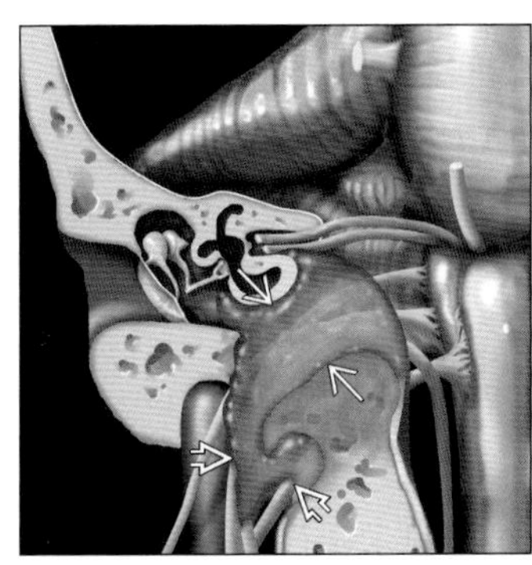

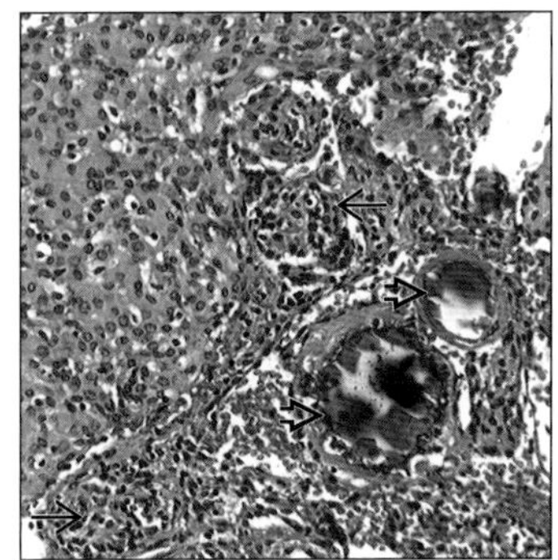

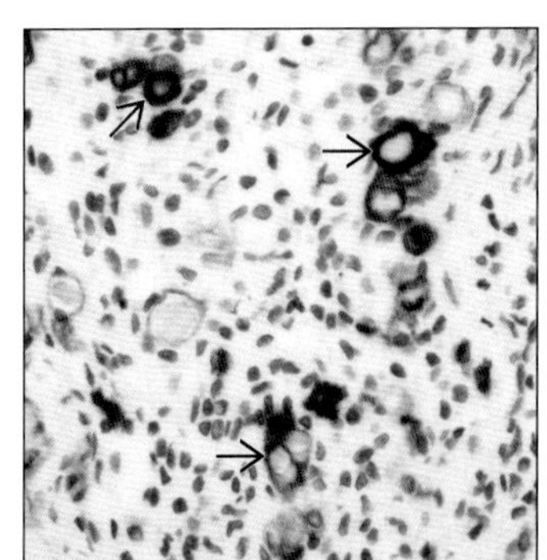

（左图）本图显示脑膜瘤延伸进入中耳➡并沿神经根伸展➡。（中图）HE染色显示肿瘤组织内砂砾体样钙化⇨，也需注意有炎性浸润→，尽管该现象不常见。（右图）细胞角蛋白染色显示特异的角蛋白免疫反应呈沙砾前小体样增强→。该标记对于头部和颈部的这类肿瘤具有特异性

内淋巴囊肿瘤

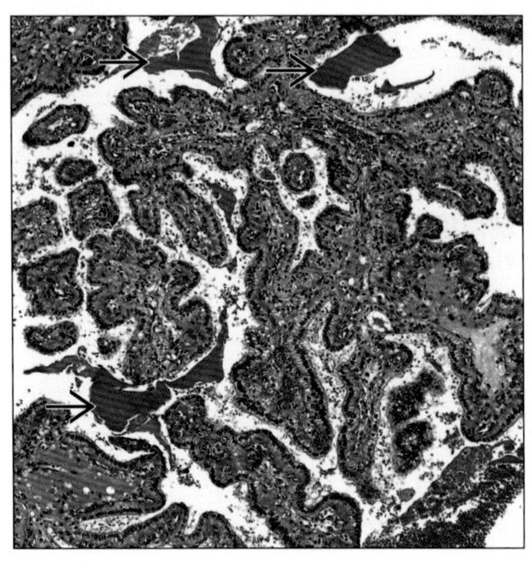

肿瘤细胞分布广泛，呈简单的乳头状凸起。肿瘤蒂通常是宽大的，充满血液或纤维连接样组织，可出现分泌现象→

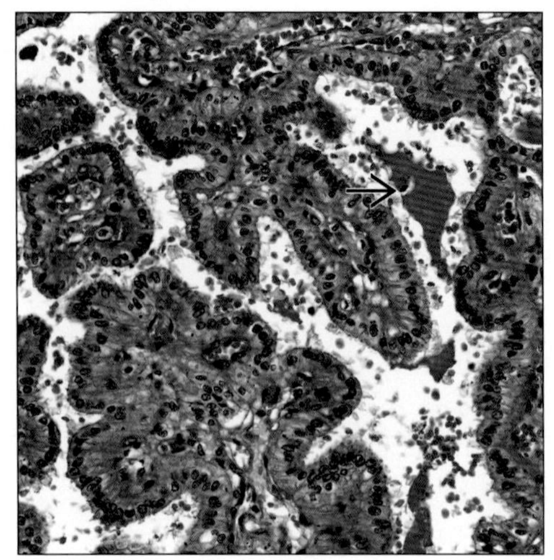

高倍视野显示矮立方形至矮柱状细胞沿宽大的乳头状凸起排列。细胞核规则，核染色质粗，可见浓缩的物质→

专业术语

别名

- 内淋巴囊乳头状瘤
- 侵袭性腺瘤
- 乳头状腺瘤
- 侵袭性乳头状瘤
- 侵袭性乳头状囊腺瘤
- 内淋巴囊乳头状瘤
- 颞部乳头状瘤
- 内淋巴囊癌
- 内淋巴囊腺癌
- Heffner瘤

定义

- 来源于内淋巴囊/淋巴管的乳头状上皮肿瘤，与von Hippel-Lindau综合征（VHL）高度相关

病因/发病机制

发育异常

- *VHL*基因获得性突变
  - 常染色体显性遗传
    - 大约20%的病例显示新的突变
  - von Hippel-Lindau肿瘤抑制基因（*VHL*肿瘤抑制基因）
    - 也称为延伸结合蛋白以及G7蛋白
  - VHL蛋白参与缺氧反应的上调（通过缺氧诱导因子HIF-1 α介导）
    - 突变：防止任何功能性的VHL蛋白生成或引起VHL蛋白结构改变
  - 也参与肿瘤形成
    - 中枢神经系统、肾脏、胰腺、肾上腺、附睾、阔韧带以及内淋巴囊
    - 用显微镜观察，附近的上皮在形态学上发生相似变化
- 绝大多数病例随着von Hippel-Lindau综合征进展

临床表现

流行病学

- 发生率
  - 罕见
  - 将近1/40000~1/35000的人群发生VHL
    - 大约10%的VHL患者有内淋巴囊肿瘤
- 年龄
  - 平均30~40岁
  - 范围：出现首发症状时年龄范围大
- 性别
  - 性别分布相等

部位

- 岩骨后部
  - 骨内-前庭导管部分或内淋巴导管/淋巴囊系统的囊盖
- 内淋巴囊或内淋巴导管、迷路后

症状

- 听力异常
  - 进展性单侧听力丧失
    - 通常感音神经性远大于传导性
  - 耳鸣
- 眩晕
- 共济失调
- 前庭功能障碍
- 面神经麻痹
- 在其他解剖部位可显示von Hippel-Lindau的特征
  - 肾脏、胰腺、小脑
- 症状通常持续多年，提示肿瘤生长缓慢

内淋巴囊肿瘤

要点

专业术语
- 来源于内淋巴囊的乳头状上皮肿瘤，与von Hippel-Lindau综合征高度相关

临床表现
- 内淋巴囊或内淋巴导管
- 症状通常持续多年，提示肿瘤生长缓慢
- 平均年龄30~40岁
- 其他解剖部位可显示von Hippel-Lindau特征：肾脏、胰腺、小脑

影像学检查
- T1加权像示异质性肿块高信号（血流丰富）

组织病理学检查
- 范围可达10cm
- 骨头受累并重建
- 囊腔内有单一的、粗的宽大乳头状凸起
- 单层矮立方形细胞至矮柱状细胞
- 透明至轻度嗜酸性颗粒状细胞质，细胞边界/细胞膜不清楚

辅助检查
- 上皮标记常为阳性

鉴别诊断
- 副神经节瘤
- 转移性肾细胞癌
- 转移性乳头状甲状腺癌

治疗
- 手术方式
  - 广泛切除
  - 在保留听力的情况下尝试进行手术

预后
- 预后好
  - 取决于肿瘤的范围（难以根据大小清除肿瘤）
  - 取决于存在的其他疾病
    - 血管细胞瘤、肾细胞癌、胰腺浆液性囊腺瘤
  - 清除难度可归因为解剖的复杂程度
- 如果没有彻底切除，肿瘤可复发
- 无转移风险

影像学检查

MRI
- T1加权像示异质性肿块高信号（血流丰富）

CT检查
- 溶解性损坏伴骨破坏
- 多腔隙
- 集中在内淋巴囊（内耳道与乙状窦之间）
- 肿瘤可扩展累及小脑脑桥角、颅窝以及中耳

大体检查

一般特征
- 双侧肿瘤几乎总是与VHL综合征相关联
- 乳突气室被破坏并延伸入中耳
- 常延伸进入后颅窝（小脑）

大小
- 取决于患者年龄
  - 年龄较大的患者肿瘤破坏范围更大
- 范围可达10cm

组织病理学检查

组织学特征
- 无包膜，呈毁坏性破坏
- 骨头受累并重建
- 单一的、粗的宽大乳头状凸起
- 囊腔常充满液体或外渗的红细胞
- 腺泡-囊泡腔内充满浓缩的物质，可类似甲状腺样分化
- 单层矮立方形细胞至矮柱状细胞
- 透明至轻度嗜酸性颗粒状细胞质以及细胞边界/细胞膜不清楚
- 小的、圆的深染细胞核
- 乳头状结构内有纤维管芯

辅助检查

细胞学
- 抽吸出来的包囊液体罕见乳头群
- 细胞均为胞核淡染
- 细胞质轻度嗜酸至空泡化
- 可见泡沫状巨噬细胞和血液

免疫组织化学
- 上皮标记常为阳性

细胞遗传学
- *VHL*肿瘤抑制基因获得性突变
  - 3p25-26（3号染色体短臂）基因突变
    - 发生在3号染色体上10、158、318碱基对到10、168、761碱基对之间

鉴别诊断

中耳腺瘤
- 难以诊断，不常见

内淋巴囊肿瘤

免疫组织化学			
抗体	反应	染色模式	注释
CK-PAN	阳性	细胞质	常为弱阳性
CK7	阳性	细胞质	
CK8/18/CAM5.2	阳性	细胞质	
上皮膜抗原（EMA）	阳性	细胞膜和细胞质	常为弱阳性
S-100	阳性	细胞核和细胞质	常为弱阳性
波形蛋白（vimentin）	阳性	细胞质	
神经特异性烯醇化酶（NSE）	阳性	细胞质	弱阳性、局部
GFAP	阳性	细胞质	弱阳性、局部
TTF-1	阴性		
甲状腺球蛋白	阴性		

- 细胞核多形性
- 必须排除从附近器官直接延伸过来的肿瘤

中耳腺瘤
- 又名中耳神经内分泌腺瘤（NAME）
- 累及中耳
- 浸润、腺样双相表现
- 纤细的椒盐样细胞核特征
- 神经内分泌标记免疫组织化学染色阳性

副神经节瘤
- 巢状Zellballen样结构
- 孤立的细胞核多形性
- 核染色质分布呈粗颗粒状至椒盐样
- 免疫组织化学
  - 阳性：嗜铬粒蛋白以及突触囊泡蛋白副神经节细胞、S-100蛋白支持细胞

脉络丛乳头状瘤
- 常位于正中线，无颞骨破坏

转移性肾细胞癌
- 乳头状结构不常见
- 较多细胞学异型性，渗出的红细胞常为假牙槽形式
- 免疫组织化学
  - CD10和RCC免疫阳性有助于诊断

转移性乳头状甲状腺癌
- 细胞核轮廓不规则，核染色质透明，细胞核重叠
- TTF-1以及甲状腺球蛋白免疫组织化学染色阳性

耵聍腺瘤
- 外耳道
- 双相表现，内部立方体细胞，外部基底细胞
- 可见顶分泌末泡以及耵聍
- 免疫组织化学：基底细胞p63、CK903以及平滑肌肌动蛋白阳性

参考文献

1. Connor SE et al: Imaging of the petrous apex: a pictorial review. Br J Radiol. 81(965): 427–35, 2008
2. Leung RS et al: Imaging features of von Hippel-Lindau disease. Radiographics. 28(1): 65–79; quiz 323, 2008
3. Doherty JK et al: Endolymphatic sac tumor: a report of 3cases and discussion of management. Ear Nose Throat J. 86(1): 30–5, 2007
4. Megerian CA et al: Evaluation and management of endolymphatic sac and duct tumors. Otolaryngol Clin North Am. 40(3): 463–78, viii, 2007
5. Patel NP et al: The radiologic diagnosis of endolymphatic sac tumors. Laryngoscope. 116(1): 40–6, 2006
6. Glasker S et al: Effects of VHL deficiency on endolymphatic duct and sac. Cancer Res. 65(23): 10847–53, 2005
7. Rodrigues S et al: Endolymphatic sac tumors: a review of the St. Vincent's hospital experience. Otol Neurotol. 25(4): 599–603, 2004
8. Devaney KO et al: Endolymphatic sac tumor (low-grade papillary adenocarcinoma) of the temporal bone. Acta Otolaryngol. 123 (9): 1022–6, 2003
9. Horiguchi H et al: Endolymphatic sac tumor associated with a von Hippel-Lindau disease patient: an immunohistochemical study. Mod Pathol. 14(7): 727–32, 2001
10. Murphy BA et al: Cytology of endolymphatic sac tumor. Mod Pathol. 14(9): 920–4, 2001
11. Richard S et al: Central nervous system hemangioblastomas, endolymphatic sac tumors, and von Hippel-Lindau disease. Neurosurg Rev. 23(1): 1–22; discussion 23–4, 2000
12. Kempermann G et al: Endolymphatic sac tumours. Histopathology. 33(1): 2–10, 1998
13. Richards FM et al: Molecular genetic analysis of von Hippel-Lindau disease. J Intern Med. 243(6): 527–33, 1998
14. Roche PH et al: Endolymphatic sac tumors: report of three cases. Neurosurgery. 42(4): 927–32, 1998
15. Batsakis JG et al: Papillary neoplasms (Heffner's tumors) of the endolymphatic sac. Ann Otol Rhinol Laryngol. 102(8Pt 1): 648–51, 1993
16. Heffner DK: Low-grade adenocarcinoma of probable endolymphatic sac origin A clinicopathologic study of 20cases. Cancer. 64(11): 2292–302, 1989

内淋巴囊肿瘤

放射学和显微镜下特征

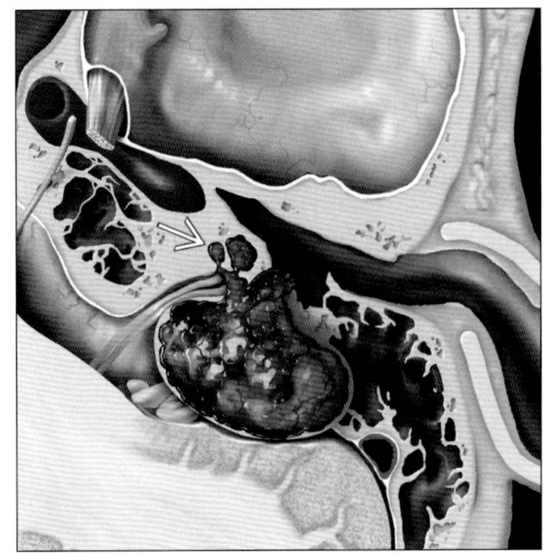

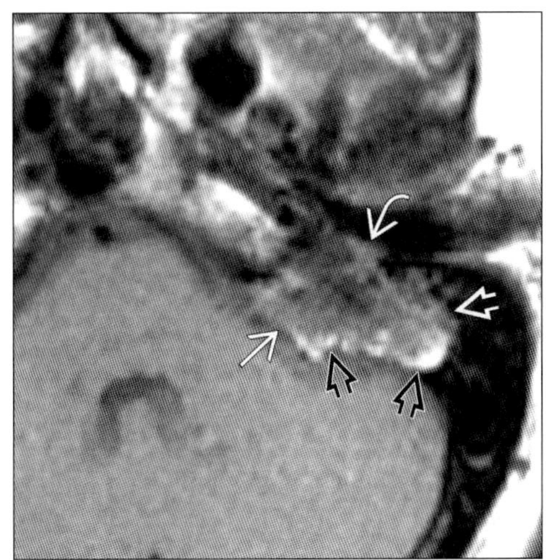

（左图）颞骨的轴面成像示内淋巴囊肿瘤典型表现。肿瘤有导管，提示具有使内耳形成瘘管的倾向➡，且肿瘤基质内包含骨碎片。（右图）轴面T1无增强，MRI示左侧颞骨后壁有一个侵入的肿瘤➡，达到乳突气室➡以及中耳➡。高信号（白色）物质代表肿瘤基质内的高铁血红蛋白⇨

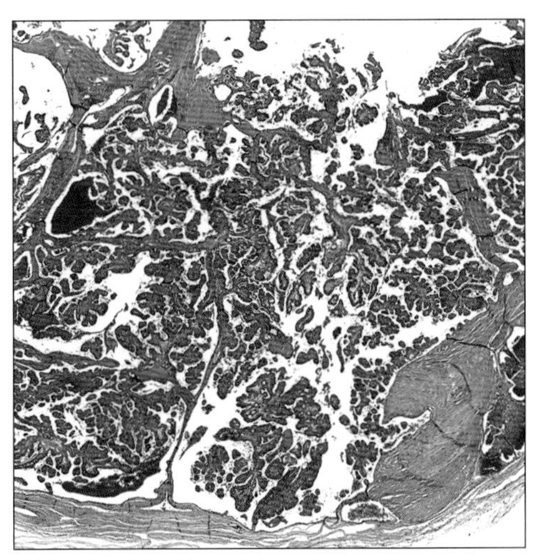

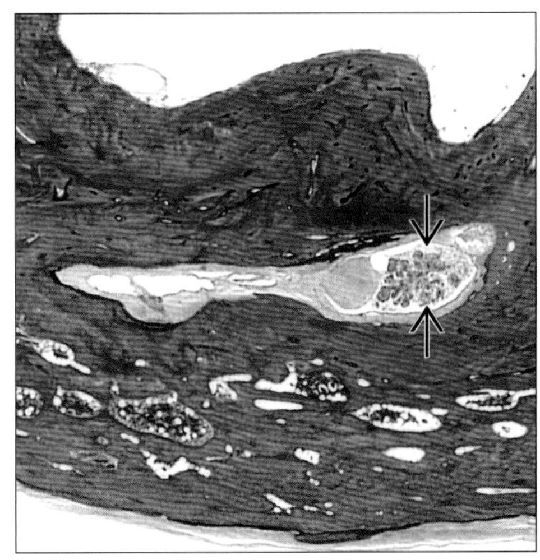

（左图）低倍视野示纤维连接组织间质将大量的乳头状凸起分隔开。这些结构在低倍镜下显示出复杂性，常常能辨认出血液和分泌物。（右图）该部分颞骨显示一个乳头状小凸起➡，一个早期发育的内淋巴囊肿瘤。该图像来自一位患von Hippel-Lindau综合征的患者（Courtesy L, Michaels，医学博士）

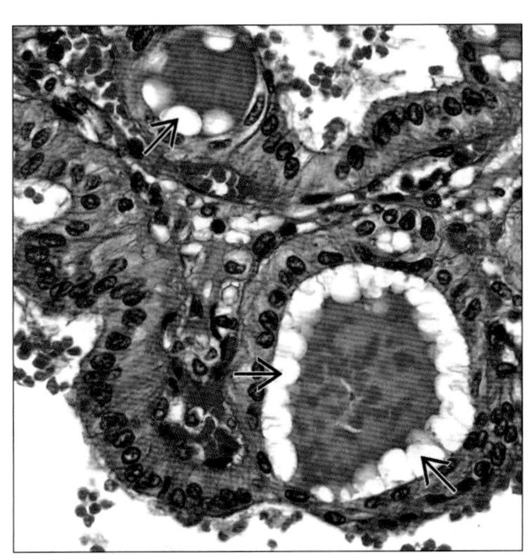

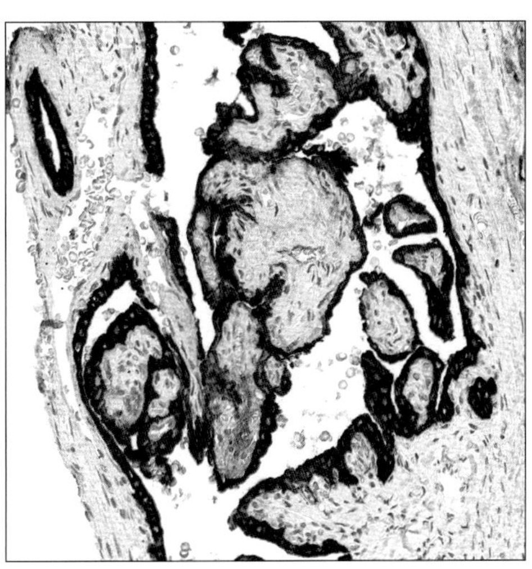

（左图）淡染的形态学表现以及立方体-柱状样结构有时与转移性甲状腺乳头状癌相似，需注意分泌物在管腔内形成扇状征➡。（右图）一些上皮的免疫组织化学标记在肿瘤细胞为广泛强阳性。在这个病例中，CK7可标记该肿瘤的细胞，角蛋白、CAM5.2、CK8/18或EMA也是阳性标记

非典型纤维黄色瘤

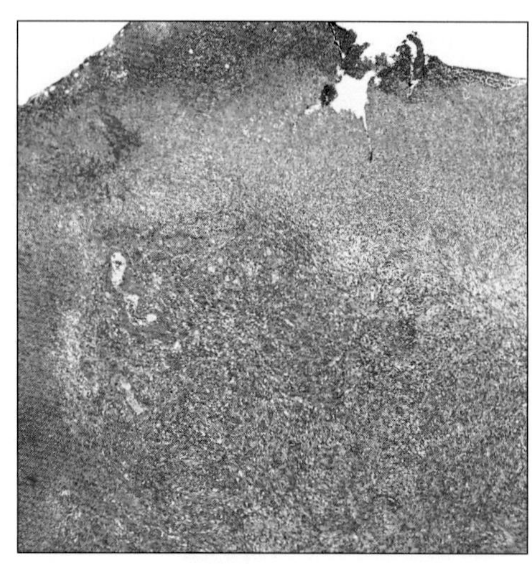

低倍镜示巨大的发生于真皮的结节样肿瘤覆盖着溃疡和浆液结痂

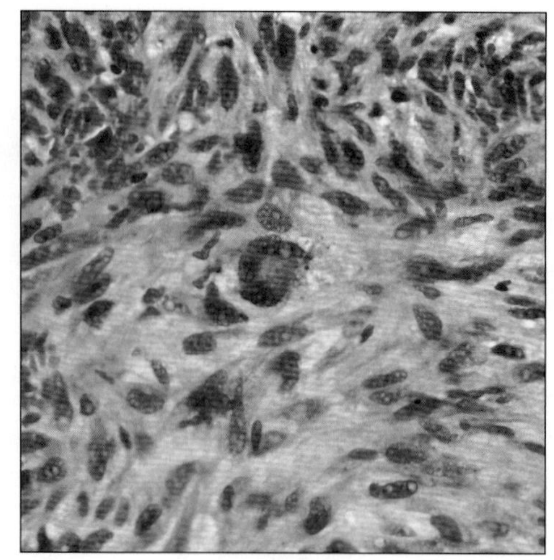

高倍镜示高度多形性的梭形以及多核肿瘤细胞增殖

专业术语

缩写

- 非典型纤维黄色瘤（AFX）
- 恶性纤维组织细胞瘤（MFH）

别名

- 表皮MFH/未分化多形肉瘤

定义

- 基于真皮的、恶性程度低的间充质肿瘤，无特定分化系

病因/发病机制

环境暴露

- 可能与紫外线暴露有关，因为大部分病例发生在日照损伤的皮肤

临床表现

流行病学

- 年龄
  - 常发生于老年患者
- 性别
  - 男性稍易患病

部位

- 耳郭
  - 一般头部和颈部常易受影响
  - 头皮是最常见的发生部位

症状

- 皮肤小结，大部分病例不对称发作
  - 基于真皮的损害
  - 可见覆盖着溃疡或出血/结痂
- 小部分病例可见局部淋巴结转移瘤

治疗

- 手术方式
  - 全切以及广泛手术切除
    - Mohs手术也有效
  - 不能切除的或转移的病例可进行药物治疗

预后

- 预后好，局部复发率低（低于10%）
- 大部分病例不转移
  - 累及皮下的病例考虑为MFH，可发生转移

大体检查

一般特征

- 巨大、结节状、无包囊、基于真皮的肿瘤

组织病理学检查

组织学特征

- 不规则的多形性梭形上皮样细胞显著增生
  - 变异的细胞包括梭形细胞、透明细胞、颗粒细胞、软骨样以及骨样细胞
  - 肿瘤细胞质丰富、嗜酸，有时成泡沫样
- 散在巨大、形状奇怪的多核巨细胞
- 多见有丝分裂象，包括不典型有丝分裂象

辅助检查

免疫组织化学

- 免疫组织化学（IHC）在确定诊断中起关键作用
  - 本质上用于排除特异诊断
- 非特异标记阳性，包括CD68、CD10、CD99以及波形蛋白
- 黑色素细胞的标记、细胞角蛋白（尤其HMWCK）、p63、肌肉以及血管标记阴性

非典型纤维黄色瘤

要点

专业术语
- 非典型纤维黄色瘤（AFX）
- 基于真皮的、恶性程度低的间充质肿瘤，无特定分化系

组织病理学检查
- 梭形上皮样细胞高度不典型且呈多形性增生
- 散在巨大、形状奇怪的多核巨细胞

辅助检查
- 免疫组织化学（IHC）在确定诊断中起关键作用
  - 本质上用于排除特异诊断
- 黑色素细胞的标记、细胞角蛋白（尤其HMWCK）、p63、肌肉以及血管标记阴性
- 非特异标记包括CD68、CD10、CD99以及波形蛋白阳性

鉴别诊断
- 肉瘤样癌（典型的SCC）
  - 应考虑转移癌
- 梭形细胞黑色素瘤
- 平滑肌肉瘤

诊断依据
- 累及深度：扩展至皮下，提示更具侵袭性
- 低分化恶性肿瘤常表现为形状奇怪的肿瘤细胞，IHC染色结果非特异性

电镜
- 过渡形式从成纤维细胞变成巨大的巨细胞，中间形式表现为两者特征皆具备

鉴别诊断

肉瘤样癌
- 通常为一种梭形细胞的鳞状细胞癌，尽管也考虑梭形基底细胞癌、附属器癌以及皮脂腺癌
  - 可鉴定出为上皮来源；通常多细胞；乳白的细胞质，核深染，非典型有丝分裂象
- 阳性：高分子量的细胞角蛋白（CK5/6、CK903）、p63（尤其皮肤原发的）、总角蛋白表达±（AE1/AE3）、EMA、CAM5.2

梭形细胞黑色素瘤以及结缔组织增生性黑色素瘤
- 一些病例中可出现混合的成分
- 阳性：S-100蛋白、Melan-A表达±、HMB-45、酪氨酸酶、MITF

平滑肌肉瘤
- 阳性：SMA、MSA、结蛋白（大部分病例）
  - 在一些非典型纤维黄色瘤病例中局部SMA阳性，提示很可能发生肌成纤维细胞样分化

其他肉瘤
- 可能性很小，包括转移肉瘤
- 血管肉瘤：CD31（+）、CD34（+）
  - 不太可能是其他血管的肿瘤
- 恶性外周神经鞘瘤
  - 通常深部被破坏
  - 50%~70%的病例S-100蛋白局灶性（+）到弱阳性

诊断依据

病理要点
- 累及深度（扩展至皮下，提示更具侵袭性）

病理解释
- 低分化恶性肿瘤常表现为形状奇怪的肿瘤细胞，IHC染色结果非特异性

参考文献

1. Luzar B et al: Cutaneous fibrohistiocytic tumours-an update. Histopathology. 56(1): 148-65, 2010
2. Ang GC et al: More than 2 decades of treating atypical fibroxanthoma at mayo clinic: what have we learned from91 patients? Dermatol Surg. 35(5): 765-72, 2009
3. Gleason BC et al: Utility of p63 in the differential diagnosis of atypical fibroxanthoma and spindle cell squamous cell carcinoma. J Cutan Pathol. 36(5): 543-7, 2009
4. Gonzalez-Garcia R et al: Atypical fibroxanthoma of the head and neck: report of 5 cases. J Oral Maxillofac Surg. 65(3): 526-31, 2007
5. Hultgren TL et al: Immunohistochemical staining of CD10in atypical fibroxanthomas. J Cutan Pathol. 34(5): 415-9, 2007
6. Rios-Martin JJ et al: Granular cell atypical fibroxanthoma: report of two cases. Am J Dermatopathol. 29(1): 84-7, 2007
7. Farley R et al: Diagnosis and management of atypical fibroxanthoma. Skinmed. 5(2): 83-6, 2006
8. Hartel PH et al: CD99 immunoreactivity in atypical fibroxanthoma and pleomorphic malignant fibrous histiocytoma: a useful diagnostic marker. J Cutan Pathol. 33 Suppl 2: 24-8, 2006
9. Murali R et al: Clear cell atypical fibroxanthoma-report of a case with review of the literature. J Cutan Pathol. 33(5): 343-8, 2006
10. Seavolt M et al: Atypical fibroxanthoma: review of the literature and summary of 13 patients treated with mohs micrographic surgery. Dermatol Surg. 32(3): 435-41; discussion 439-41, 2006
11. Rudisaile SN et al: Granular cell atypical fibroxanthoma. J Cutan Pathol. 32(4): 314-7, 2005

非典型纤维黄色瘤

显微镜下特征

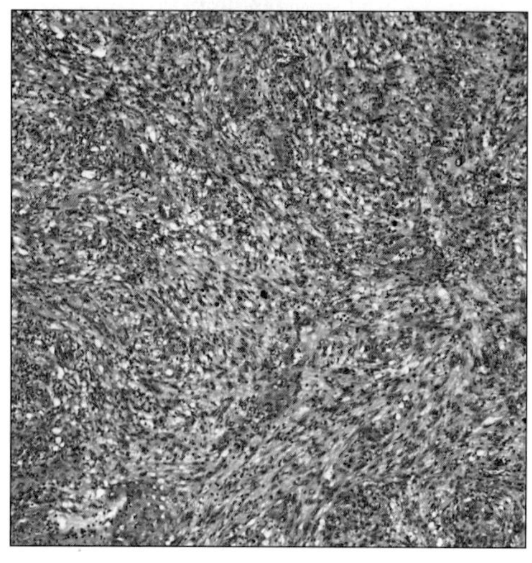

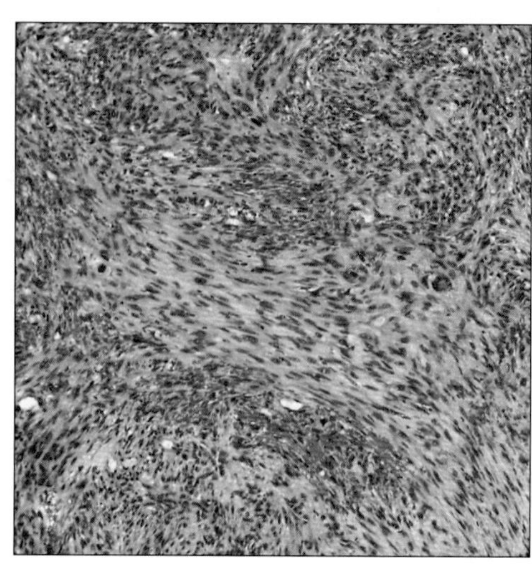

（左图）组织学检查示细胞增生，由片状杂乱的肿瘤细胞簇组成，伴有炎性水肿的间质。（右图）高倍镜组织学检查示梭形细胞组成密集的短簇区

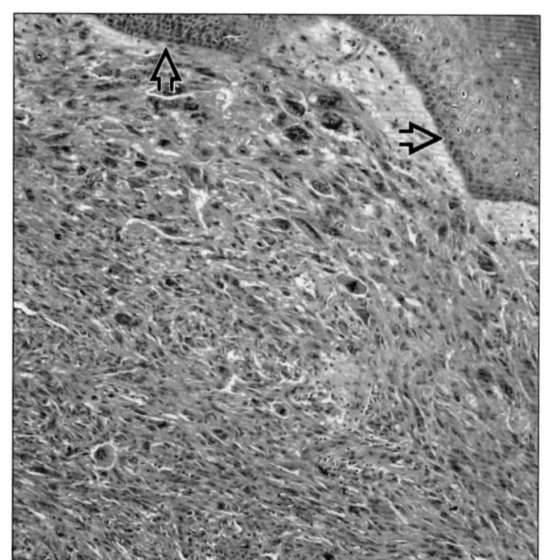

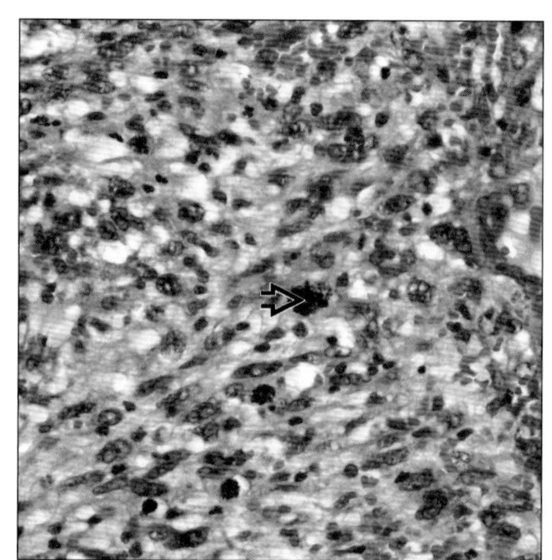

（左图）组织学检查示肿瘤的表面部分有明显非典型梭形细胞、上皮样细胞以及许多多核肿瘤细胞增生。肿瘤与覆盖的表皮紧密接触，但不累及表皮➡。（右图）高倍镜示高度非典型细胞有大量有丝分裂象，包括非典型有丝分裂象➡

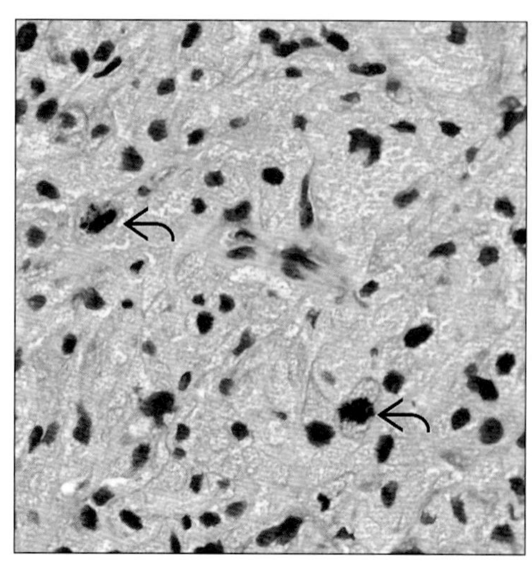

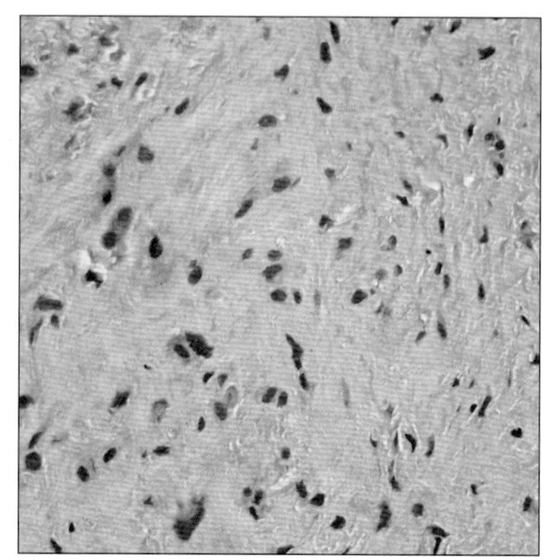

（左图）非典型纤维黄色瘤颗粒细胞变异的例子显示，巨大的形状奇怪的多核巨细胞含有丰富的颗粒样细胞质，与恶性颗粒细胞瘤相似，易看到有丝分裂象➡。（右图）高倍镜显示1例不常见的少细胞非典型纤维黄色瘤病例，伴有软骨样间质（软骨样非典型纤维黄色瘤）

非典型纤维黄色瘤

免疫组织化学特征

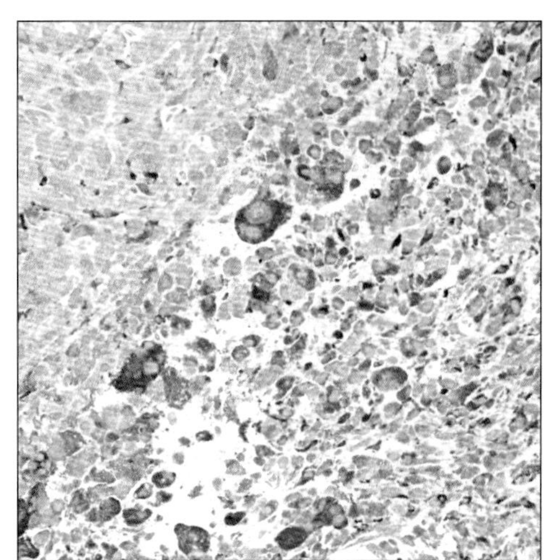

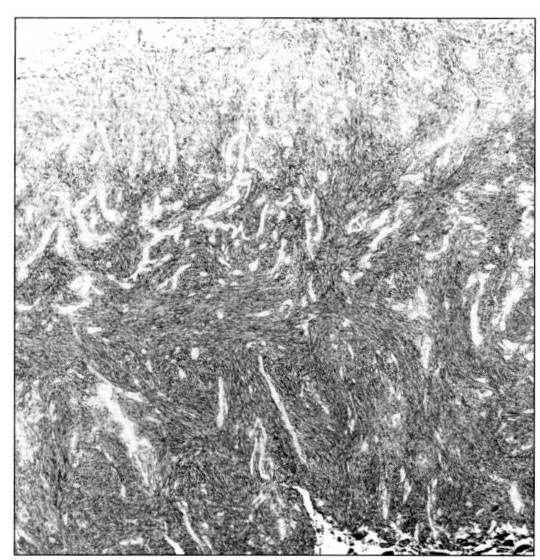

（左图）CD68染色显示，大部分肿瘤细胞，尤其大的多核巨细胞呈细胞质中-强染色。（右图）CD10标记示肿瘤细胞弥漫强阳染色，这一结果无特异性但有助于诊断，因为该染色在非典型纤维黄色瘤中为典型现象

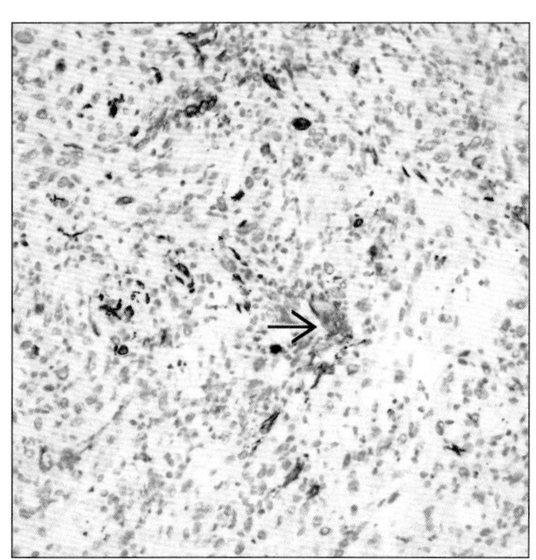

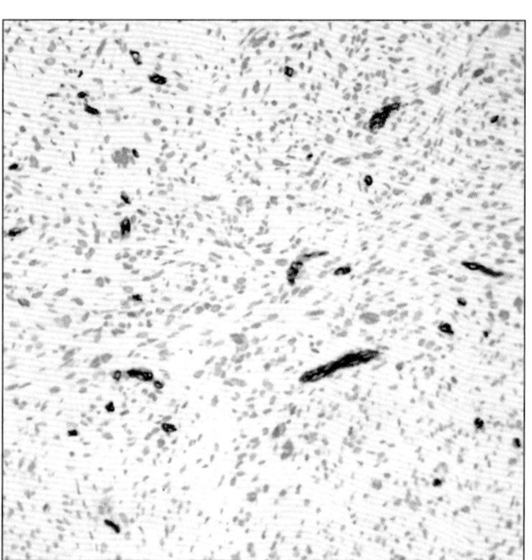

（左图）平滑肌肌动蛋白染色示散在的弱阳性细胞→，很可能提示肌成纤维细胞瘤分化。（右图）CD34免疫组织化学染色示血管强阳性，但肿瘤细胞阴性

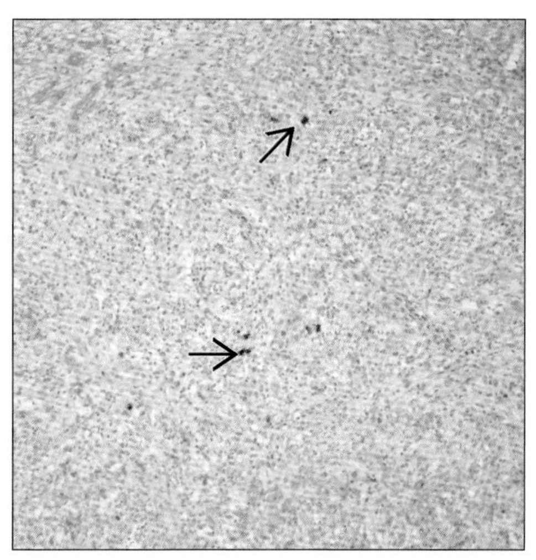

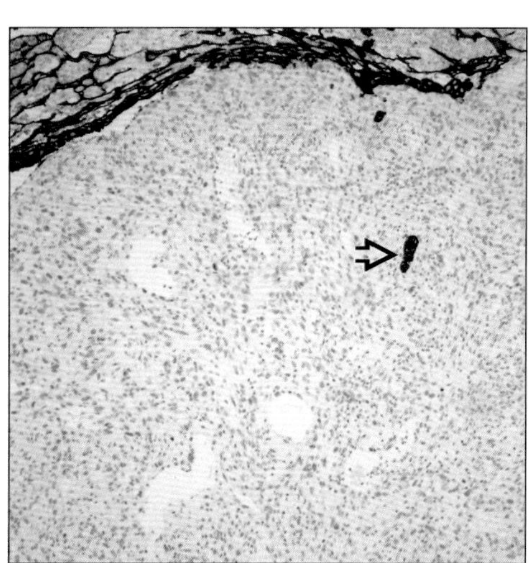

（左图）S-100蛋白免疫组织化学染色切片示肿瘤细胞未被染色，但该染色使一些真皮内的树突细胞突显出来→。（右图）高分子量细胞角蛋白染色显示表皮以及一些附属器导管内阳性⇨，但肿瘤细胞阴性

鳞状细胞癌

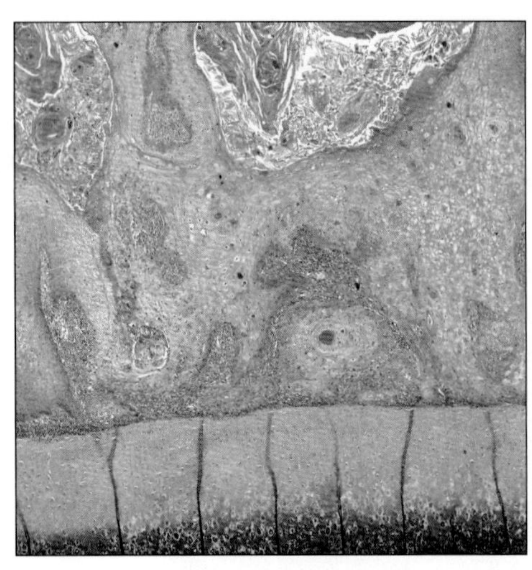

可见侵袭性、分化良好的耳鳞状细胞癌侵入耳软骨边缘

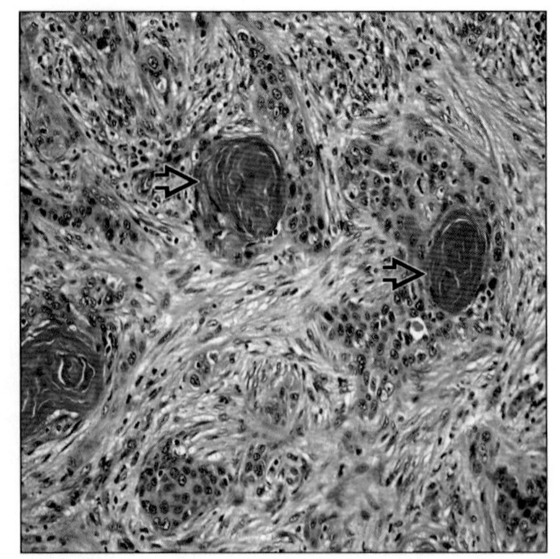

中度分化的侵袭性SCC显示明显的角化珠➡以及间质硬化伴散在的炎症细胞

专业术语

缩写
- 鳞状细胞癌（SCC）

别名
- 表皮癌
- 肉瘤样癌/梭形细胞癌/癌肉瘤/化生性癌（低分化变异）
- 腺型/假腺管型SCC（棘层松解性SCC）
- 疣状癌（分化良好的变异）
- 角化棘皮瘤（分化极好的变异）
- 皮肤淋巴上皮瘤样癌（LELC）变异

定义
- 鳞状角化细胞的恶性肿瘤

病因/发病机制

环境暴露
- 大部分病例与紫外线照射有关（外耳）
- 中耳的病例很有可能与慢性炎症相关
- 一些病例受既往放射治疗的影响，通常与更具侵袭性的SCC相关
- 慢性创伤以及烧伤的瘢痕也与高风险SCC相关
- HPV（人乳头瘤病毒）与一些病例相关
  - 尤其是疣状癌（低度）患者以及发生在免疫抑制患者中的SCC（高度）

临床表现

流行病学
- 年龄
  - 通常发生于老年人，尤其是耳郭损伤的患者
  - 发生中耳肿瘤的患者年龄范围宽泛（34~85岁）
- 性别
  - 耳郭损伤在男性患者中较常见
  - 外耳道肿瘤在女性患者中较常见
  - 中耳损伤在男女患者中分布相当

症状
- 缓慢生长的丘疹、结节状或斑块样破坏
- 通常发生在日照损伤的皮肤（外耳肿瘤）
  - 绝大多数病例与之前存在的光线性角化病（AK）相关
- 可发生溃疡或出血
- 耳道以及中耳肿瘤可伴有疼痛、听力丧失以及液体流出
  - 中耳肿瘤在发作时常为晚期，有骨侵袭且延伸进入内耳道
  - 外耳道肿瘤也可在现阶段出现，表现为侵入中耳以及周围组织

治疗
- 手术方式
  - 完全手术切除是最佳的决定性治疗方式
    - Mohs手术已被证明对于外耳道肿瘤非常有效
- 药物
  - 如患者无法进行手术，局部药物治疗或免疫调节剂可用于外耳道损伤
- 放射
  - 可用于手术无法治疗的晚期病例

预后
- 大部分病例通常预后佳
- 低分化、深度侵袭或不常见的侵袭性亚型预后较差
- 肿瘤发生部位对于预后很重要
  - 不管分化程度如何，中耳肿瘤预后极差
  - 外耳道肿瘤预后较好，但比外耳肿瘤要差

鳞状细胞癌

要点

专业术语
- 鳞状细胞癌（SCC）
  - 鳞状角化细胞的恶性肿瘤

病因/发病机制
- 大部分病例与紫外线照射有关（外耳）
- 一些病例受既往放射治疗的影响，通常与更具侵袭性的SCC相关

临床表现
- 通常发生在老年患者日照损伤的皮肤（外耳肿瘤）
  - 绝大多数病例与之前存在的光线性角化病（AK）相关
- 完全手术切除是最佳的决定性治疗方式
- 外耳肿瘤通常预后良好，耳道以及中耳肿瘤预后差
- 低分化、深度侵袭或不常见的侵袭性亚型预后较差

组织病理学检查
- 浸润性非典型角质细胞增生，常伴有角化（角蛋白珠）以及鳞状涡
- 细胞呈巢状、片状和浸润性条索状
- 细胞学检查显示细胞有丰富的嗜酸性细胞质，核大，有泡状核及明显的核仁
- 分化程度多样，范围从高分化到中分化至低分化
- 恶性程度不同的多种亚型

大体检查

一般特征
- 丘疹至结节或斑块样病变，可呈外生性生长
  - 可能有溃疡或出血

大小
- 大小不一，可以是小的或较大的病变

组织病理学检查

组织学特征
- 浸润性非典型角质细胞增生
  - 细胞呈巢状、片状和浸润性条索状
  - 常伴有角化（角蛋白珠）以及鳞状涡
  - 大部分病例中，肿瘤与覆盖的表皮相接合
  - 与AK相关的病例非常常见（外耳），不太常见的病例可能与原位鳞状细胞癌有关（Bowen病）
  - 细胞学检查显示，细胞有丰富的嗜酸性细胞质，核大，有泡状核以及明显的核仁
  - 高倍镜检时应出现细胞间桥（桥粒）
  - 出现角化不良的细胞（凋亡的角质细胞）是鳞状分化的可靠标志
  - 如果未出现明确的鳞状分化，应采用免疫组织化学（IHC）确诊
- 分化程度多样，范围从高分化到中分化至低分化
  - 在恶性程度高的病例中，典型角化的量减少，细胞非典型性增加
  - 常见大量的有丝分裂象，在中至低分化的病例中非典型有丝分裂象尤其常见
- 恶性程度不同的多种亚型
  - 低风险亚型，包括发生于AK、角化棘皮瘤、疣状癌以及透明细胞（毛根鞘）癌的高分化鳞状细胞癌
  - 中等风险亚型，包括棘层松解性SCC（腺样/假腺管型SCC）和淋巴上皮瘤样癌（LELC）变异
  - 高风险亚型，包括梭形细胞/肉瘤样、基底细胞样、腺鳞样、促结缔组织增生型以及放射、烧伤瘢痕和免疫抑制相关性鳞状细胞癌
  - 恶性程度未定的亚型，包括印戒细胞型、滤泡型、乳头状、色素沉着型以及来自附属导管或囊肿的鳞状细胞癌

细胞学特征
- 浓集的嗜酸性细胞质、胞核大，有泡状核以及明显的核仁

主要形式/损害类型
- 上皮样/鳞状

主要细胞/划分类型
- 鳞状细胞

辅助检查

免疫组织化学
- 免疫组织化学在高分化/中分化的病例中不是必做的检查，但在低分化以及梭形细胞鳞状细胞癌病例中可能需要免疫组织化学检查
- 角蛋白是最重要的标记，尤其是高分子量的角蛋白（HMWCK）

鳞状细胞癌
  - HMWCK（包括CK5/6和CK903）是低分化和梭形细胞癌/肉瘤样鳞状细胞癌的最敏感标记
    - 广谱CK以及CK AE1/AE3在低分化以及梭形细胞鳞状细胞癌病例中表达缺失
  - p63也是非常敏感的标记，是除了HMWCK以外可用于确诊的标志物
- 波形蛋白标记在梭形细胞癌/肉瘤样癌病例中可为阳性
- 染色阴性标志物如下
  - S-100蛋白、Melan-A以及HMB-45（在黑色素瘤中为阳性）
  - CD10和CD68（非典型纤维黄色瘤）
  - SMA以及结蛋白（平滑肌肉瘤）

鳞状细胞癌

- ○ BER-EP4和雄激素受体（基底细胞癌）

鉴别诊断

基底细胞癌（BCC）

- 细胞体积较小、核浓染、周边栅栏状排列、有黏液样间质以及收缩假象
- 细胞角蛋白不能区分基底细胞癌和鳞状细胞癌，但BER-EP4在基底细胞癌中几乎总是阳性，而在鳞状细胞癌中为阴性

非典型纤维黄色瘤（AFX）

- 通常在严重日照损伤的皮肤中有大的结节样病变
- 需要免疫组织化学来排除低分化鳞状细胞癌
  - ○ 鳞状细胞癌表现为典型的HMWCK和p63阳性；这些标记在非典型纤维黄色瘤中为阴性，并且常表现为CD10（+）和CD68（+）

低分化癌（包括转移癌）

- 临床病史以及影像学资料是最重要的，因为免疫组织化学可能无法将一些病例与原发性鳞状细胞癌区分
- 腺癌也显示不同程度的导管/腺样分化
  - ○ 如果出现分化，导管可被标志物标记，如EMA和CEA

假上皮瘤样增生

- 与鳞状细胞癌相似，尤其是原位鳞状细胞癌，但不显示浸润性特征或高度细胞学异型性
- 底部角化细胞可见大量有丝分裂象但没有非典型性

诊断依据

临床相关病理特征

- 分化程度
- 浸润深度
  - ○ 浸润深的肿瘤复发以及转移发生率较高
- 外周神经侵犯
  - ○ 侵犯神经的肿瘤局部复发率较高，转移风险增加
- 肿瘤发生部位重要（如外耳肿瘤与中耳肿瘤相对比）

病理要点

- 上皮样细胞浸润性增生，伴有角化（角化珠）以及鳞状涡
  - ○ 细胞间桥（桥粒）以及角化不良的细胞证实低分化病例出现鳞状分化
- 在外耳病例中常与AK病变毗邻或重叠

参考文献

1. Bridges MN et al: Cutaneous squamous cell carcinoma of the external auditory canal. Dermatol Online J. 15(2): 13, 2009
2. McGuire JF et al: Nonmelanoma skin cancer of the head and neck I: histopathology and clinical behavior. Am J Otolaryngol. 30(2): 121–33, 2009
3. Garcia–Zuazaga J et al: Cutaneous squamous cell carcinoma. Adv Dermatol. 24: 33–5 7, 2008
4. Ulrich C et al: Skin cancer in organ transplant recipients–where do we stand today? Am J Transplant. 8(11): 2192–8, 2008
5. Renzi C et al: Sentinel lymph node biopsy for high risk cutaneous squamous cell carcinoma: case series and review of the literature. Eur J Surg Oncol. 33(3): 364–9, 2007
6. Weinberg AS et al: Metastatic cutaneous squamous cell carcinoma: an update. Dermatol Surg. 33(8): 885–99, 2007
7. Cassarino DS et al: Cutaneous squamous cell carcinoma: a comprehensive clinicopathologic classification--part two. J Cutan Pathol. 33(4): 261–79, 2006
8. Cassarino DS et al: Cutaneous squamous cell carcinoma: a comprehensive clinicopathologic classification. Part one. J Cutan Pathol. 33(3): 191–206, 2006
9. Mizuno H et al: Squamous cell carcinoma of the auricle arising from keloid after radium needle therapy. J Craniofac Surg. 17(2): 360–2, 2006
10. Veness MJ et al: High–risk cutaneous squamous cell carcinoma of the head and neck: results from 266 treated patients with metastatic lymph node disease. Cancer. 106(11): 2389–96, 2006
11. Leibovitch I et al: Cutaneous squamous cell carcinoma treated with Mohs micrographic surgery in Australia I. Experience over 10 years. J Am Acad Dermatol. 53(2): 253–60, 2005
12. Lindelöf B et al: Cutaneous squamous cell carcinoma in organ transplant recipients: a study of the Swedish cohort with regard to tumor site. Arch Dermatol. 141(4): 447–51, 2005
13. Silapunt S et al: Squamous cell carcinoma of the auricle and Mohs micrographic surgery. Dermatol Surg. 31(11 Pt1): 1423–7, 2005
14. Ahmad I et al: Epidemiology of basal cell carcinoma and squamous cell carcinoma of the pinna. J Laryngol Otol. 115(2): 85–6, 2001
15. Baker NJ et al: Surgical management of cutaneous squamous cell carcinoma of the head and neck. Br J Oral Maxillofac Surg. 39(2): 87–90, 2001
16. Weinstock MA: Epidemiologic investigation of nonmelanoma skin cancer mortality: the Rhode Island Follow–Back Study. J Invest Dermatol. 102(6): 6S–9S, 1994

鳞状细胞癌

临床和显微镜下特征

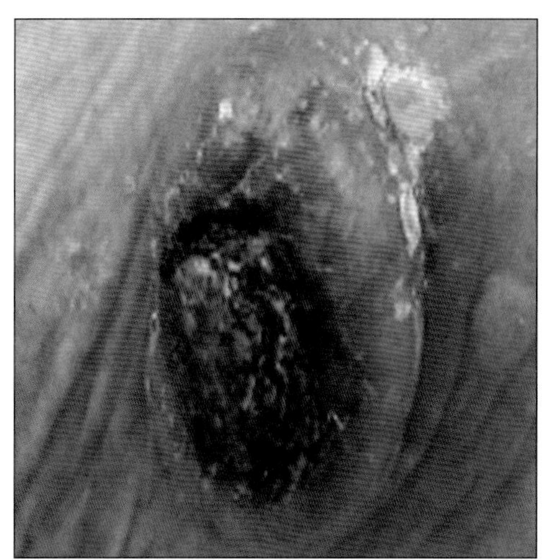

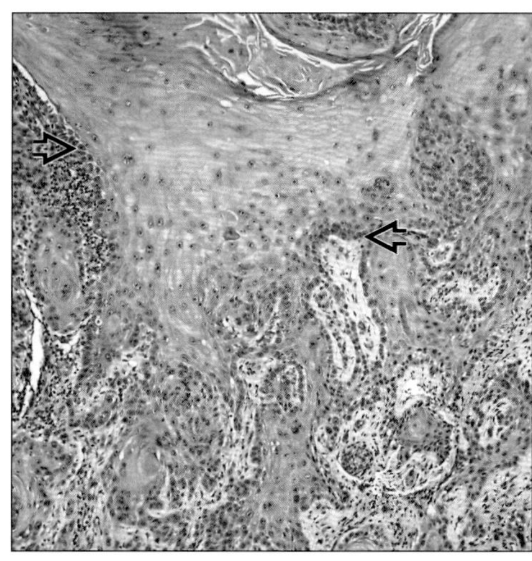

（左图）临床照片显示一个边缘凸起，中心由角蛋白填充的缺损的火山口样鳞状细胞癌，提示角化棘皮瘤类型（Courtesy S. Yahsr，医学博士）。（右图）起源于日光性角化病的浸润性高分化鳞状细胞癌➡

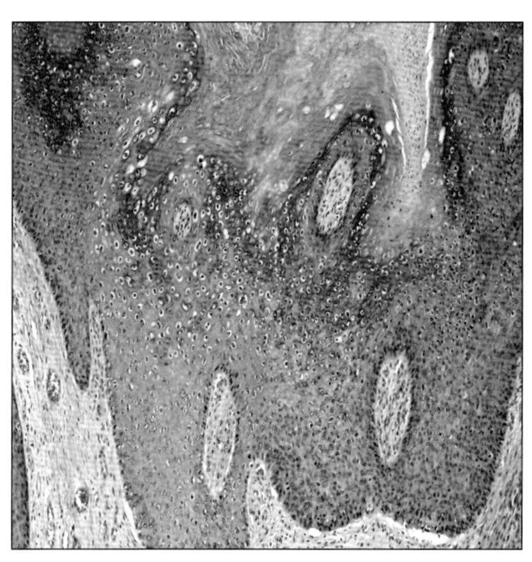

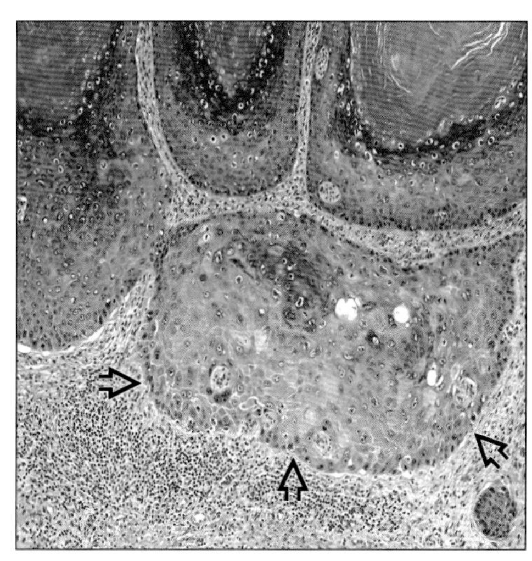

（左图）起源于长期存在的原位鳞状细胞癌（Bowen病）。（右图）高倍视野可见病变底部原位鳞状细胞癌切面边界光滑➡并且不呈浸润性生长，伴有炎症细胞浸润

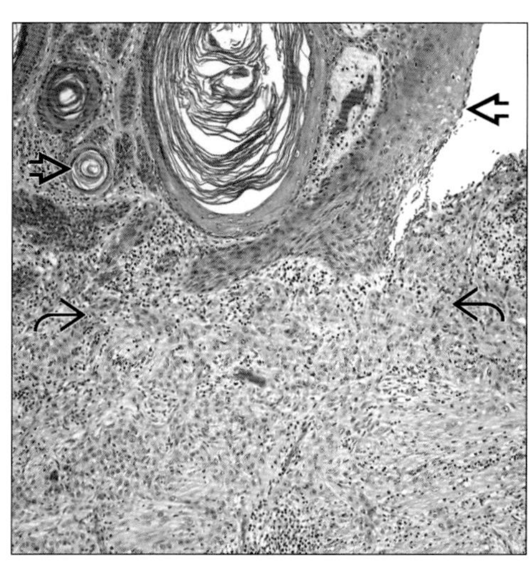

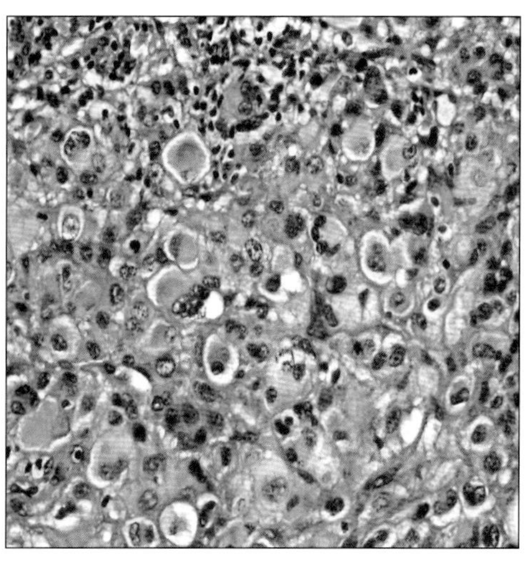

（左图）高倍视野观察伴有脂溢性角化病的浸润性鳞状细胞癌，显示浸润的低分化鳞状细胞呈片状➡伴有脂溢性角化病覆盖➡。（右图）高分化鳞状细胞癌表现为片状的非典型性、胞核浓染、核仁明显的多形性上皮样及多核细胞增生和丰富的玻璃样嗜酸性细胞质

鳞状细胞癌

显微镜下特征

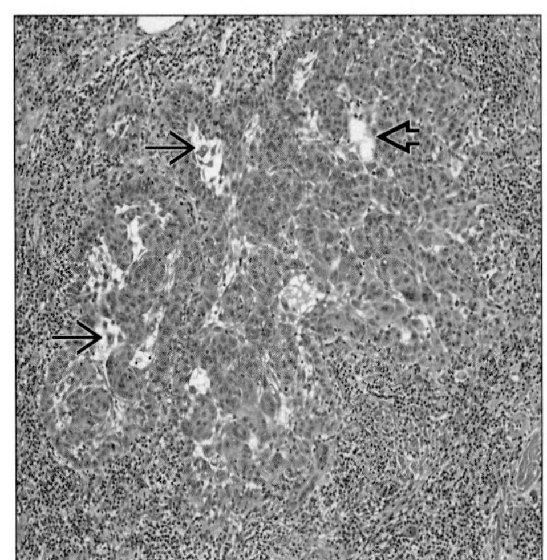
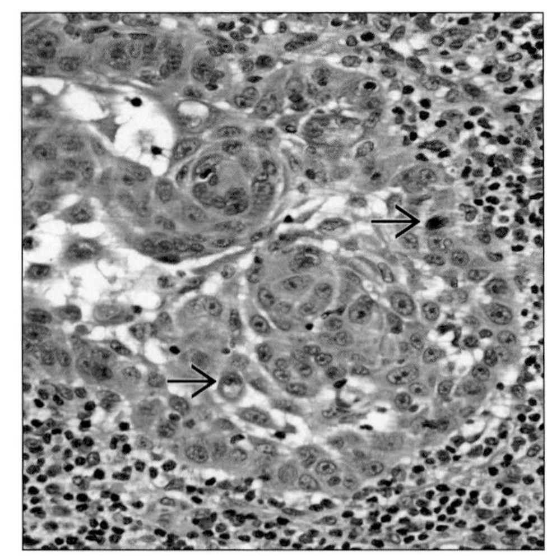

（左图）皮肤棘层松解性浸润性鳞状细胞癌的中心为囊腔状，⇨内含黏附性差的鳞状细胞→。（右图）高倍视野下皮肤棘层松解性鳞状细胞癌表现为具有浓集的嗜酸性胞质的上皮样大细胞以及散在的角化不良的（凋亡）细胞，→伴有重度炎症细胞浸润

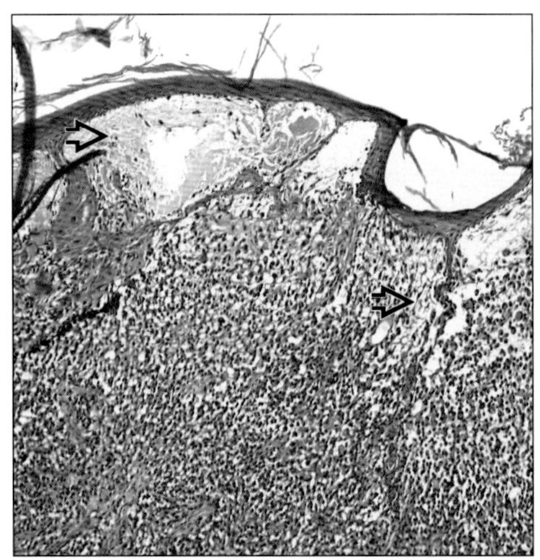
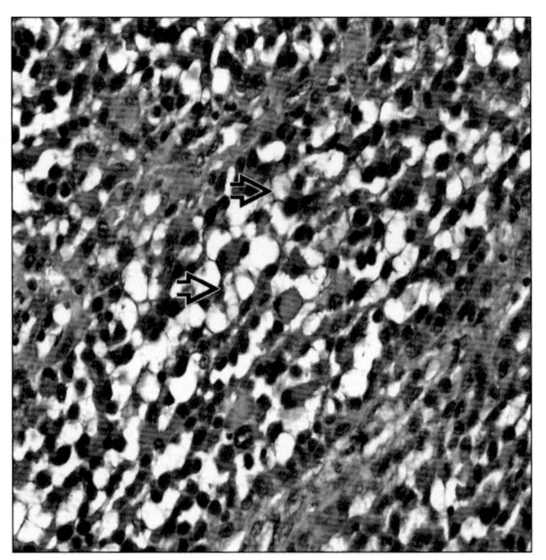

（左图）具有印戒细胞样特征以及局部黏液样间质的低分化浸润性鳞状细胞癌⇨。（右图）高倍视野下低分化鳞状细胞癌表现为嗜酸性染色的上皮样到印戒细胞样细胞，⇨伴有局灶细胞外黏液

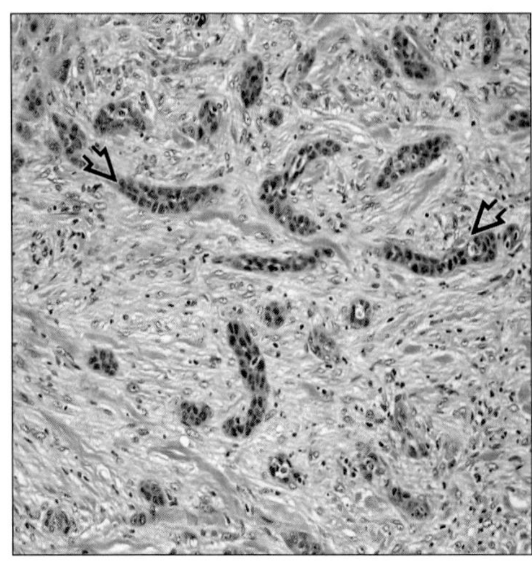
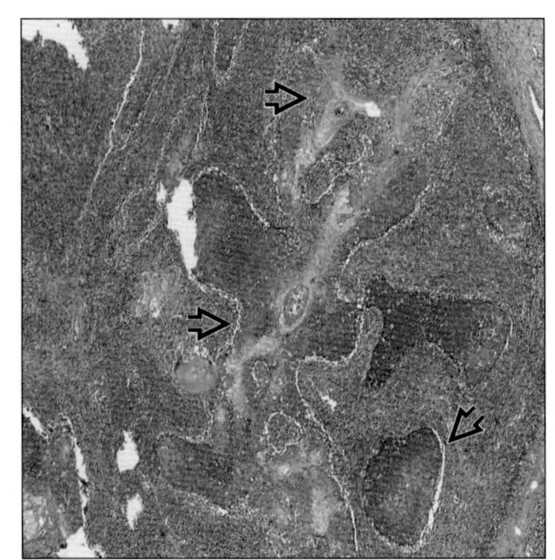

（左图）可见低分化浸润性鳞状细胞癌形成条索样导管结构⇨，伴有浓密的促结缔组织增生性间质。（右图）伴有重度炎症的中分化浸润性SCC的肿瘤岛⇨被许多炎症细胞包围，提示淋巴上皮瘤样癌（LELC）变异

鳞状细胞癌

显微镜下和免疫组织化学特征

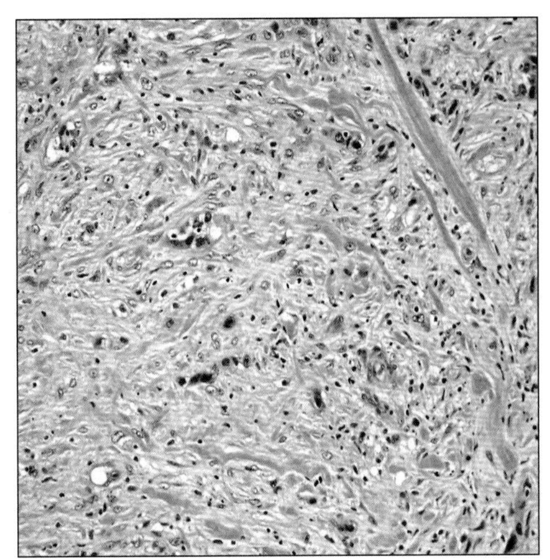

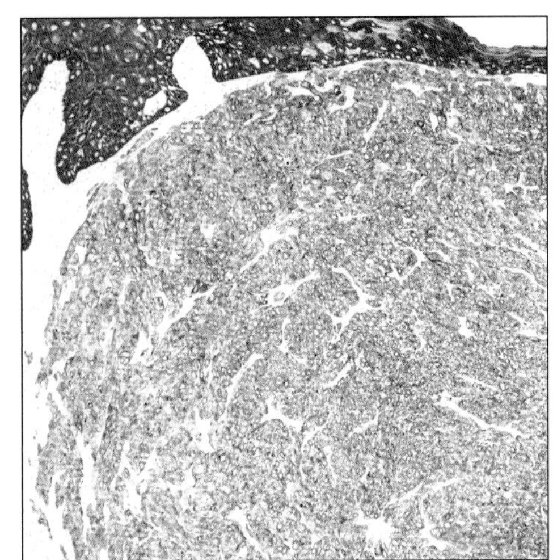

（左图）可见低分化浸润性鳞状细胞癌伴有硬化的结缔组织增生性间质。（右图）CK903标记显示浸润性、低浸润性鳞状细胞癌以及覆盖的表皮呈强阳性染色

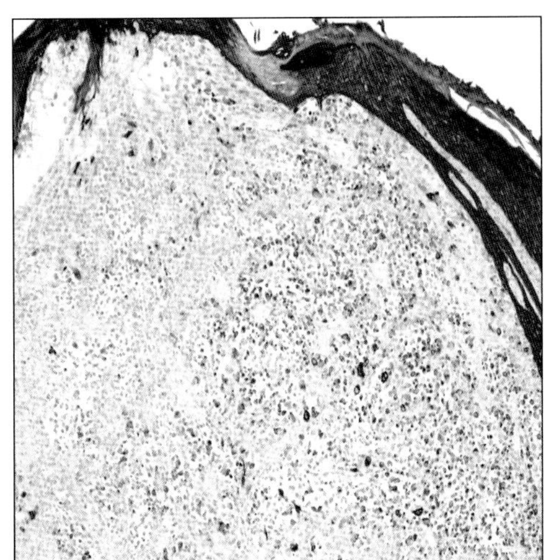

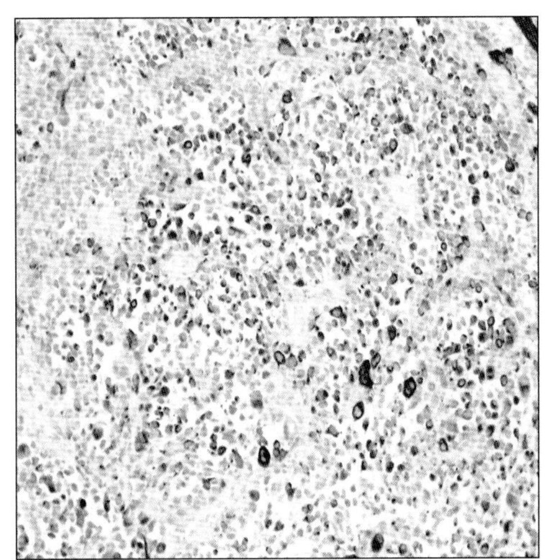

（左图）CK5/6（HMWCK）标记显示低分化鳞状细胞癌胞质强染色。（右图）高倍视野下CK5/6标记显示许多肿瘤细胞的胞质强染色，需注意皮肤棘层松解样增生

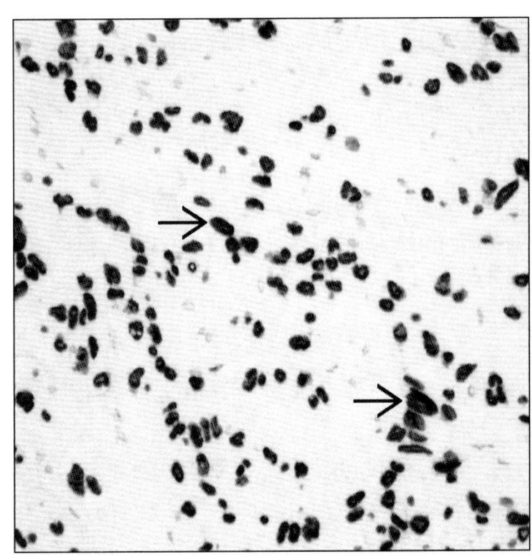

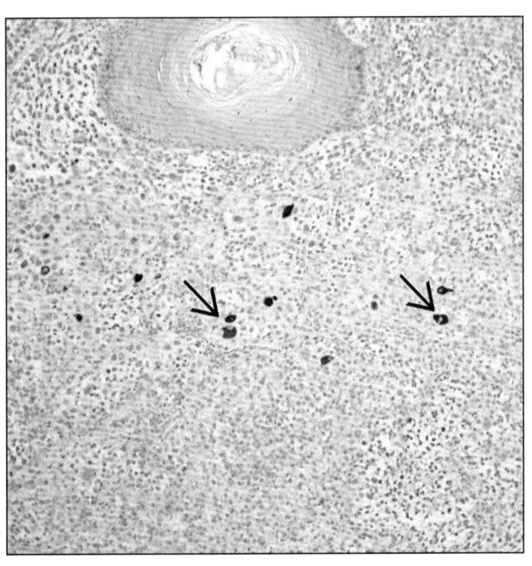

（左图）IHC标记p63显示，在低分化浸润性鳞状细胞癌中有强而弥漫性的核染色⇒。（右图）1例低分化鳞状细胞癌中显示，CK-PAN标记只有少许细胞局部染色⇒。在低分化以及肉瘤样鳞状细胞癌病例中，CK-PAN不如CK5/6和p63敏感

基底细胞癌

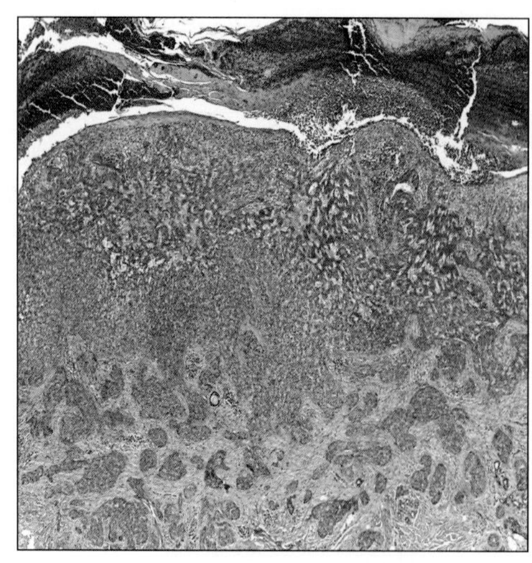

HE染色显示一个大的结节型以及微结节型的基底细胞癌，覆盖溃疡和浆液结痂

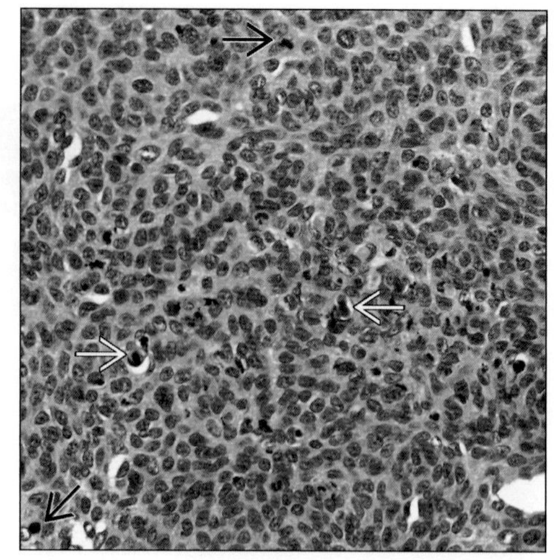

高倍镜示结节样基底细胞癌的非典型基底细胞样细胞呈片状增生，伴有高核质比以及大量凋亡➡和有丝分裂象⇨

专业术语

缩写

- 基底细胞癌（BCC）

别名

- 基底细胞上皮瘤（BCE）

定义

- 基底细胞的低度恶性肿瘤

病因/发病机制

多因素

- 与阳光暴露、放射、免疫抑制有关
- 可能来源于毛囊细胞

临床表现

流行病学

- 发生率
  - 非常常见：人类最常见的癌
- 年龄
  - 常发生于老年人，很少发生于青年人
- 性别
  - 略倾向发生于男性
- 人种
  - 白种人/浅肤色个体

症状

- 头部和颈部区域的典型的丘疹、结节样或斑块样损害
  - 通常发生溃疡，伴结痂覆盖

治疗

- 手术方式
  - 全切或电烧以及刮除
  - Mohs显微外科手术常用于治疗使用化妆品的敏感部位，如脸部

预后

- 通常预后佳，局部切除可治愈
- 侵袭性较强的亚型包括微结节型、浸润型、结缔组织增生型以及基底鳞状细胞型，复发率较高，转移风险低

大体检查

大小

- 多变，体积从小（仅几毫米）到大（几厘米）

组织病理学检查

组织学特征

- 肿瘤由结节样、巢状和（或）浸润条索状细胞组成
  - 在大肿瘤里常出现溃疡和浆液性结痂覆盖
- 小的基底细胞样细胞增生，边缘栅栏样
- 间质收缩假象
  - 发生在肿瘤细胞和间质之间
- 可出现黏蛋白物质
- 出现大量的有丝分裂象和凋亡
- 细胞表现为增大的浓染的胞核，核仁不明显，嗜酸性细胞质很少

亚型

- 表面-多中心型：与表皮相连的表浅的细胞巢被未累及的表皮分隔开
- 结节型：主要位于真皮的大的、圆的细胞巢，边缘明显呈栅栏样
- 微结节型：主要位于真皮的小的细胞巢浸润性增生
- 浸润型：细胞呈小的条索以及巢状，通常深度侵袭

基底细胞癌

要点

专业术语
- 基底细胞的低度恶性肿瘤

病因/发病机制
- 与阳光暴露、放射、免疫抑制有关
- 可能来源于毛囊细胞

临床表现
- 非常常见：人类最常见的癌
- 通常预后佳，局部切除可治愈
- 侵袭性较强的亚型包括浸润性、微结节样、结缔组织增生性以及基底鳞状细胞型，复发率较高，转移风险低
- 全切或电烧以及刮除

组织病理学检查
- 小的基底细胞呈结节样、巢状以及条索状增生，伴边缘栅栏样，间质可见收缩假象以及黏蛋白物质
- 存在大量有丝分裂象和凋亡
- 细胞表现为增大的浓染的胞核，核仁不明显，嗜酸性细胞质很少

鉴别诊断
- 鳞状细胞癌（SCC）
- 光线性角化病（AK）
- 毛囊肿瘤（毛发上皮瘤和毛母细胞瘤）
- Merkel细胞癌

- 结缔组织增生性/硬斑型：浸润性的条索状增生和巢状增生，伴有浓密的硬化间质
- 漏斗部囊性：成熟的囊性毛囊内含角蛋白样物质
- 基底鳞状细胞/变异型：明显的鳞状分化，较少出现边缘栅栏样
- 罕见的变异包括腺细胞样、透明细胞样、印戒细胞样、浆细胞样/肌上皮样以及Pinkus纤维上皮瘤

辅助检查

免疫组织化学
- 基底细胞癌与毛发上皮瘤和毛母细胞瘤比较
  - 基底细胞癌表现为Bcl-2、p53以及Ki-67染色较强
- 基底细胞癌与鳞状细胞癌比较
  - 基底细胞癌的Ber-Ep4染色阳性，鳞状细胞癌几乎均为阴性
  - 细胞角蛋白以及p63标记没有用处，因为在两类肿瘤中两者均为阳性

鉴别诊断

鳞状细胞癌（SCC）
- 大部分病例易于区分，但基底细胞癌的基底鳞状细胞型表现出明显的鳞状分化
  - 常见更多典型的基底细胞癌区，尤其在肿瘤边缘
  - 常见与鳞状细胞癌相关的AK或Bowen病覆盖

日光性角化病（AK）
- 非常表浅的刮取活检难以鉴别
  - 日光性角化病表现为典型的基底出芽以及覆盖在表面的角化不全
  - 大量凋亡以及有丝分裂象支持基底细胞癌诊断

毛囊肿瘤（毛发上皮瘤和毛母细胞瘤）
- 典型表现为缺乏基底细胞癌的细胞学异型性分级以及有丝分裂象和凋亡
- 在良性毛囊肿瘤中，明显缺乏黏液样间质以及肿瘤-间质的收缩假象

Merkel细胞癌
- 高度非典型基底细胞样细胞呈结节样至片状增生
  - 黏液样间质以及肿瘤-间质收缩假象很少见
- 胞核典型表现为小斑点、椒盐样染色质或透明核

诊断依据

病理要点
- 小基底细胞样细胞呈结节、细胞巢和细胞条索状增生，边缘栅栏样，间质有收缩假象及黏蛋白物质

参考文献

1. Ban JH et al: Basaloid squamous cell carcinoma of the external auditory canal: case report. Eur Arch Otorhinolaryngol. 264(6): 697-9, 2007
2. Cohen PR et al: Basal cell carcinoma with mixed histology: a possible pathogenesis for recurrent skin cancer. Dermatol Surg. 32(4): 542-51, 2006
3. Wadhera A et al: Metastatic basal cell carcinoma: a case report and literature review. How accurate is our incidence data? Dermatol Online J. 12(5): 7, 2006
4. Vandeweyer E et al: Basal cell carcinoma of the external auditory canal. Acta Chir Belg. 102(2): 137-40, 2002
5. Lim V et al: Primary basal cell carcinoma of the middle ear presenting as recurrent cholesteatoma. Am J Otol. 20(5): 657-9, 1999
6. Lobo CJ et al: Basal cell carcinoma of the external auditory canal and Gorlin-Goltz syndrome: a case report. J Laryngol Otol. 111(9): 850-1, 1997

基底细胞癌

显微镜下特点

（左图）微结节型基底细胞癌的组织学切片显示，在硬化的间质里出现了基底细胞样小巢增生。（右图）基底鳞状细胞型基底细胞癌表现为大的鳞状细胞，含丰富的嗜酸性细胞质并有局部黏蛋白聚集

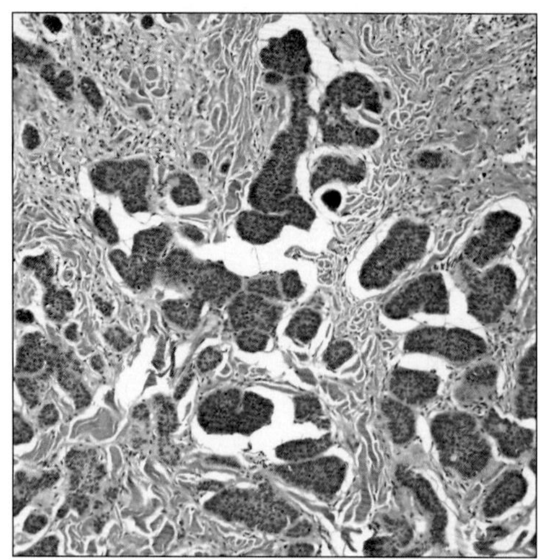

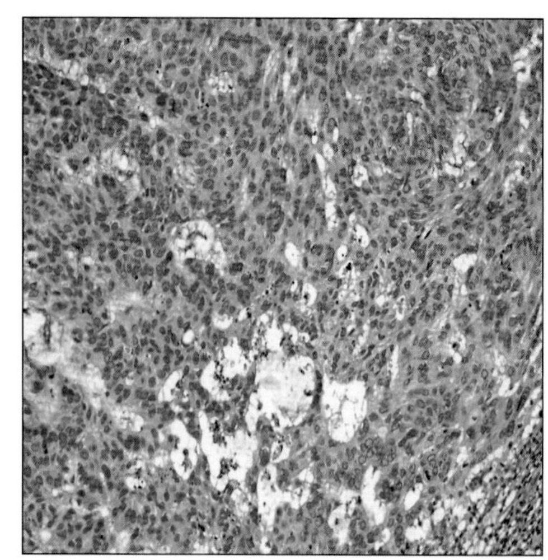

（左图）另一例基底鳞状细胞型基底细胞癌的病例显示，基底细胞癌的传统区域 ⇨ 伴有外周栅栏样，➡ 围绕着聚集的大的鳞状细胞，伴角化现象。（右图）HE染色显示基底鳞状细胞型基底细胞癌里有大块区域的中央粉刺样坏死

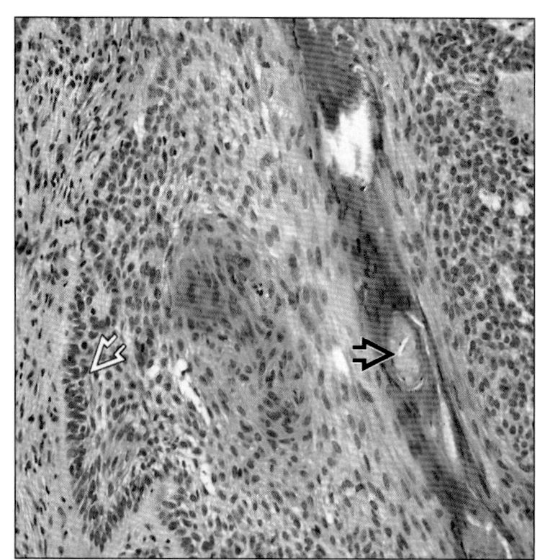

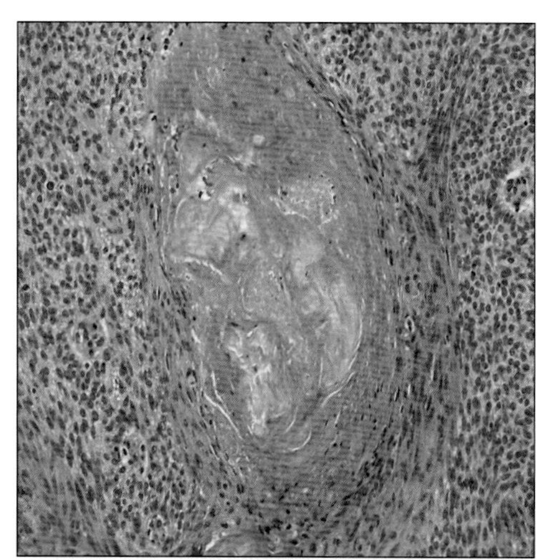

（左图）低倍视野显示基底细胞癌具有腺样囊性特征（腺样基底细胞癌），以含有大量黏液样物质的囊腔为特点。（右图）显微镜扫描放大图显示Pinkus型基底细胞癌的纤维上皮瘤，特征为形成大量小的相互吻合的基底细胞条索状增生

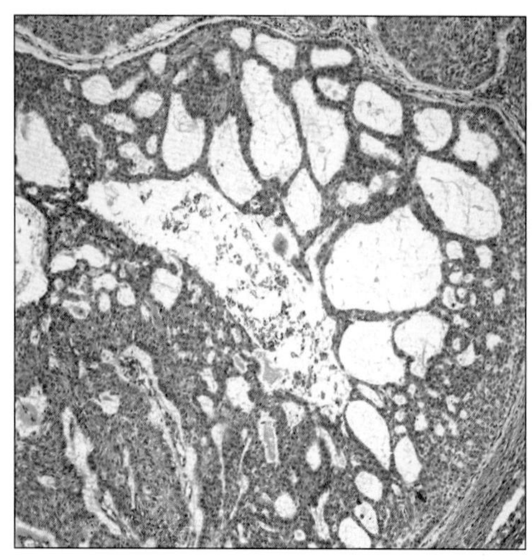

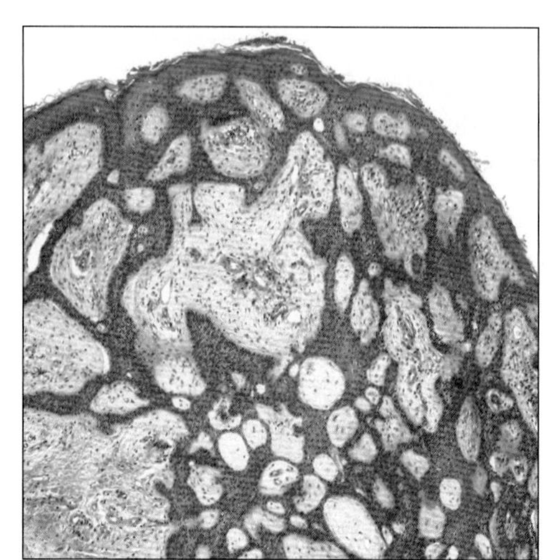

基底细胞癌

显微镜下及免疫组织化学特征

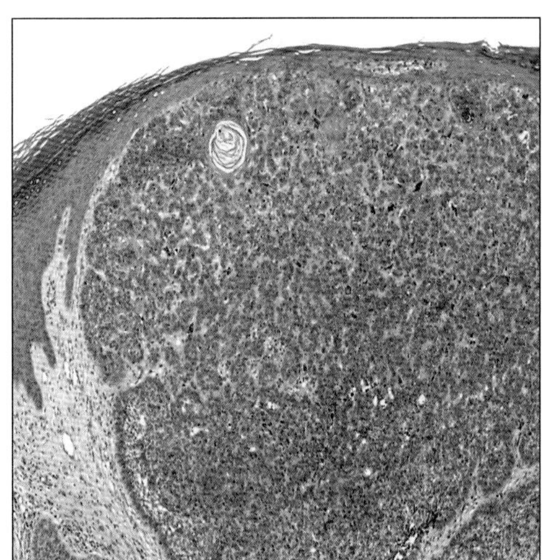

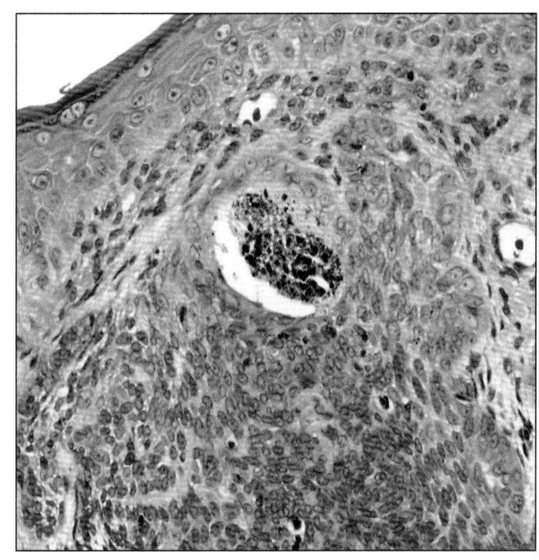

（左图）低倍视野显示，在一个大的结节型基底细胞癌中，黑色素沉积遍及整个结节。（右图）高倍镜检示色素性基底细胞癌的囊性结构里有一个大的黑色球

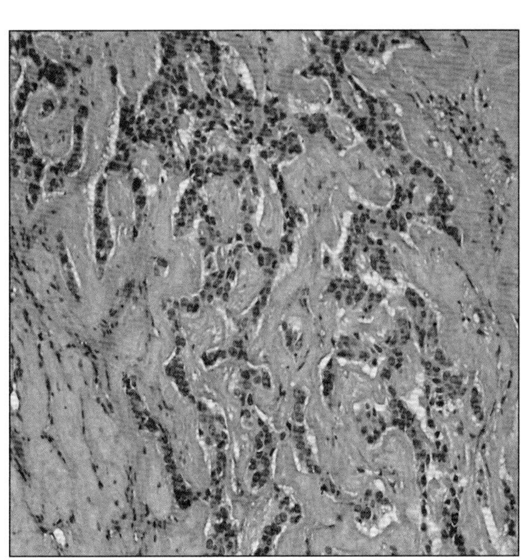

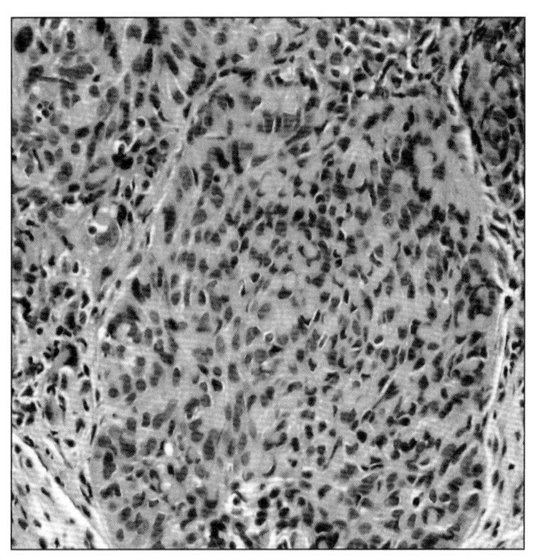

（左图）硬斑型（结缔组织增生性/硬化性）BCC基底细胞癌表现为非典型基底细胞样细胞条索浸润在浓密的结缔组织增生性间质中。（右图）高倍镜放大图片显示，浆细胞样或印戒细胞样基底细胞癌内含浓集的嗜酸性细胞质以及偏位核，这些病例已被证明有肌上皮样分化

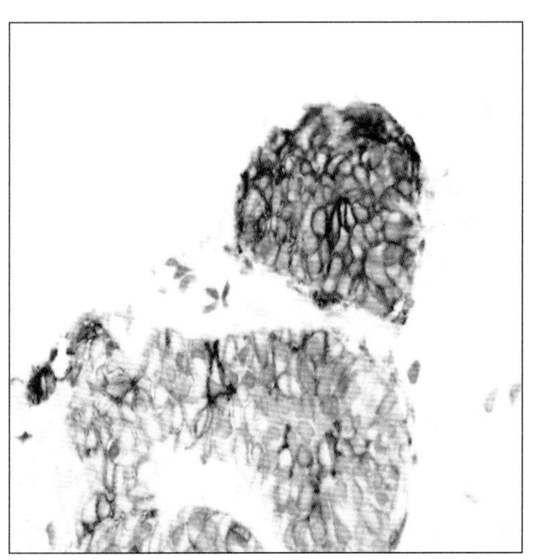

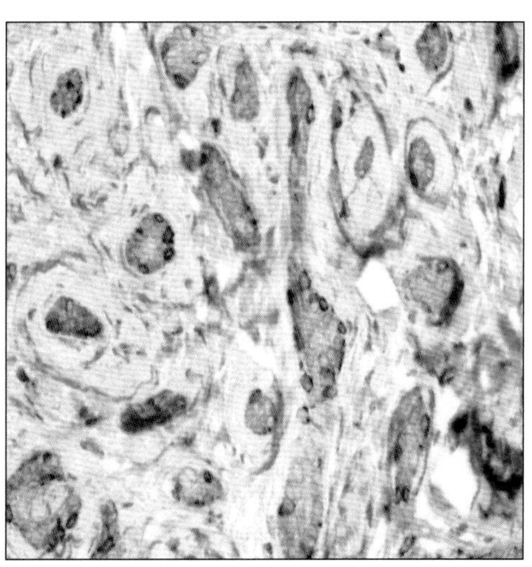

（左图）浆细胞样基底细胞癌的Ber-Ep4免疫组织化学染色显示，许多细胞膜染色为中等到强染色。（右图）微结节型基底细胞癌的Bcl-2免疫组织化学染色显示，肿瘤细胞的细胞质染色为中等到强染色

Merkel细胞癌

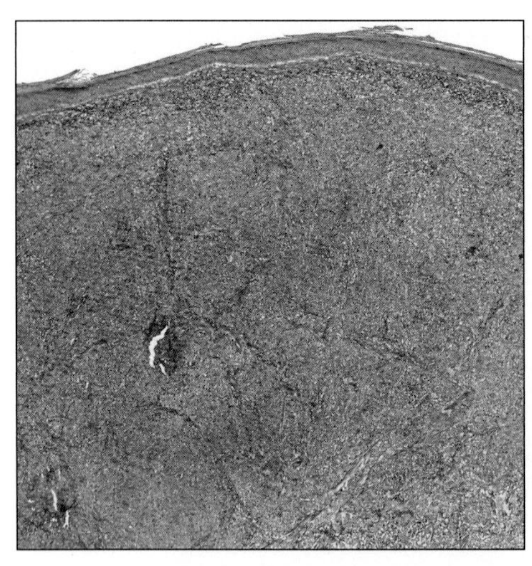

低倍视野显示片状和结节状蓝染细胞弥漫性累及真皮

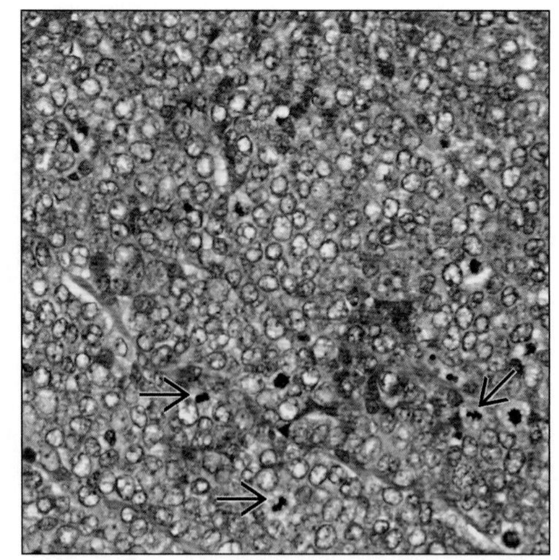

高倍镜示核型、深染和颗粒状染色质以及易于识别的许多凋亡和有丝分裂象→

专业术语

缩写
- Merkel细胞癌（MCC）

别名
- 皮肤神经内分泌癌
- 小梁性癌
- 皮肤原发性小细胞癌

定义
- 皮肤神经内分泌细胞恶性增生

病因/发病机制

传染源
- 最近的研究显示，本病与多瘤病毒感染有很大关系
  - 多达90%的病例可见Merkel细胞多瘤病毒感染
- 与免疫抑制相关
  - 器官移植和HIV（+）患者本病发生率高得多

来源的细胞
- 推测该病为皮肤神经内分泌Merkel细胞或多能干细胞恶性转化的表现，但这个假说还只是推测

临床表现

流行病学
- 发生率
  - 罕见
    - 在美国的发生率近500例/年
- 年龄
  - 好发于老年人（65岁以上）
- 性别
  - 男性>女性（2.5：1）
- 人种
  - 白种人远比其他种族常见

部位
- 日照损伤的皮肤
- 通常位于头部、颈部或手足

症状
- 真皮结节或斑块样病变
- 迅速增大的真皮肿块
  - 可发生溃疡和（或）出血

自然病程
- 复发、淋巴结转移以及远处转移发生率高的侵袭性肿瘤
- 临床分期应包括影像学分析，尤其胸部和腹部CT扫描

治疗
- 手术方式
  - 全切以及广泛手术切除以确保局部病灶完全清除
  - 可以考虑前哨淋巴结（SLN）活检
    - 前哨淋巴结阳性似乎对区域淋巴结累及情况不是非常敏感，因为很多患者的疾病进展表现为远处转移
- 辅助治疗
  - 通常采用放射治疗，可使病情缓解
  - 药物治疗效果较差，不会延长总生存期
- 总的预后差
  - 即使治疗，疾病致死率也很高
  - 预后较差，与老年人、发生在头部和颈部、肿瘤体积大以及免疫抑制等因素有关

大体检查

一般特征
- 结节样肿瘤呈现蓝色或红色外观

Merkel细胞癌

要点

专业术语
- 皮肤神经内分泌癌
- 皮肤神经内分泌细胞恶性增生

临床表现
- 转移的可能性高于黑色素瘤的高度侵袭性肿瘤
- 罕见（在美国的发生率近500例/年）
- 好发于老年人（65岁以上）和日照损伤的皮肤
- 男性>女性（2.5：1）
- 通常采用放射治疗，可使病情缓解

组织病理学检查
- 由浸润条索状细胞、小梁样、细胞巢样以及片状区域构成的高度非典型性基底细胞样肿瘤
- 典型的病变位于真皮，但在20%的病例中显示累及表皮（派杰特样）
- 可见细胞核挤压假象以及流水样核，与小细胞癌相似

辅助检查
- 免疫组织化学对于确诊很重要，并能排除转移性神经内分泌癌

鉴别诊断
- 基底细胞癌
- 转移性小细胞癌（尤其肺部来源）

大小
- 典型的病变小于2cm

组织病理学检查

组织学特征
- 高度非典型性侵袭性基底细胞样肿瘤
  - 由浸润条索状细胞、小梁样、细胞巢样以及片状区域构成
    - 可见真皮结缔组织增生
  - 增大的、染色质浓染的基底细胞样肿瘤细胞，伴有高核质比、胞质稀少、核大、颗粒状到透明的染色质以及模糊的核仁
  - 常见核透明，是该病与众不同的特征
    - 该特点不存在于基底细胞癌
  - 有丝分裂象丰富
  - 典型的大量凋亡细胞
  - 常出现地图样坏死区，尤其在较大的肿瘤中
  - 可见细胞核挤压假象以及流水样核，与小细胞癌相似
  - 淋巴管侵袭可在较多的病例中见到，常位于肿瘤周边
  - 部分肿瘤可发生变性
- 基于真皮为典型特征
  - 多达20%的病例可累及表皮
  - 已报道单纯的派杰特样病例
- 在少数病例中可出现鳞状或附属器样（包括毛囊样、导管样或腺状）分化区
  - 偶尔可出现黑色素细胞分化
  - 这些现象提示Merkel细胞癌可能由原始多能干细胞产生，可向多种不同的谱系分化，而不是分化为特定的神经内分泌细胞
- 偶尔呈梭形细胞/肉瘤样分化，类似非典型纤维黄色瘤（AFX）、平滑肌肉瘤、骨肉瘤或横纹肌肉瘤

辅助检查

免疫组织化学
- 对于确诊以及排除转移性神经内分泌癌很重要
  - Merkel细胞癌的角蛋白标记（广谱角蛋白、CK20、CAM5.2）呈典型阳性，常伴有核周点样染色
  - 推测预后的标记包括CD44、p53以及Bcl-2
  - 黑色素细胞标记以及淋巴细胞的标记染色为阴性

细胞遗传学
- 很多Merkel细胞癌病例可鉴定出6-三体细胞，在一些研究中这一比例高达50%
- 1号染色体短臂（1q36）丢失也常见

鉴别诊断

基底细胞癌
- 非典型性以及有丝分裂活动较少；大部分病例表现为周边栅栏样、黏液样间质以及收缩假象区域
- 在高级别/多形性的基底细胞癌病例中，常常要考虑Merkel细胞癌
- Ber-Ep4几乎常为阳性，但是CK20、嗜铬粒蛋白A以及突触素为阴性

转移性小细胞癌
- 尤其肺部来源的，TTF-1阳性，CK20阴性
- 其他部位来源的小细胞癌TTF-1阴性
- 临床病史以及全身检查对于排除转移癌至关重要

小细胞黑色素瘤
- 为黑色素瘤的少见亚型，典型者可见融合巢以及表皮上方的派杰特样延伸
- 细胞表现为丰富的细胞质、核仁明显，且可见胞质色素沉积以及胞核内的假包涵体
- S-100蛋白、HMB-45、Melan-A呈典型的阳性；细胞角蛋白、CK20以及神经内分泌标记为阴性

Merkel细胞癌

免疫组织化学			
抗体	**反应**	**染色模式**	**注释**
CK-PAN	阳性	点状阳性	阳性，伴或不伴点状阳性
CK20	阳性	点状阳性	罕见阴性
CK8/18/CAM5.2	阳性	点状阳性	大部分病例显示点样反应
NSE	阳性	细胞质	大部分病例阳性
嗜铬粒蛋白 A	阳性	细胞质	大部分病例阳性
突触素	阳性	细胞质	大部分病例阳性
CK7	阳性	点状阳性	单独几例为 CK7 阳性且 CK20 阴性
S-100	阴性		
melan-A103	阴性		
HMB-45	阴性		
TTF-1	阴性		
CD10	阴性		
CD45RB	阴性		
CD99	阴性		

淋巴瘤

- 淋巴瘤的结构黏附性差，没有Merkel细胞癌的条索状以及小梁样生长方式
- 各种淋巴标记表达阳性，但是CK20以及神经内分泌标记阴性

小圆细胞肿瘤

- 包括神经母细胞瘤、尤文肉瘤/原始神经外胚层肿瘤（PNET）、横纹肌肉瘤
- 发生于皮肤的非常罕见（典型的是从其他部位转移过来的），大部分病例发生于儿童

诊断依据

临床相关病理特征

- 有丝分裂的比率
- 血管淋巴管浸润
- 肿瘤体积
- 细胞的大小

病理要点

- 高级别的基底细胞增生，伴神经内分泌特征
- 由浸润条索状细胞、小梁样、细胞巢样以及片状区域组成
  - 细胞染色质浓染、细胞质缺乏、染色质呈颗粒状、核仁明显

参考文献

1. Becker JC et al: Merkel cell carcinoma. Cell Mol Life Sci. 66(1): 1-8, 2009
2. Sastre-Garau X et al: Merkel cell carcinoma of the skin: pathological and molecular evidence for a causative role of MCV in oncogenesis. J Pathol. 218(1): 48-56, 2009
3. Feng H et al: Clonal integration of a polyomavirus in human Merkel cell carcinoma. Science. 319(5866): 1096-100, 2008
4. Ball NJ et al: Merkel cell carcinoma frequently shows histologic features of basal cell carcinoma: a study of 30cases. J Cutan Pathol. 34(8): 612-9, 2007
5. Calder KB et al: A case series and immunophenotypic analysis of CK20-/CK7+primary neuroendocrine carcinoma of the skin. J Cutan Pathol. 34(12): 918-23, 2007
6. Eng TY et al: A comprehensive review of the treatment of Merkel cell carcinoma. Am J Clin Oncol. 30(6): 624-36, 2007
7. Plaza JA et al: The Toker tumor: spectrum of morphologic features in primary neuroendocrine carcinomas of the skin(Merkel cell carcinoma). Ann Diagn Pathol. 10(6): 376-85, 2006
8. Sandel HD 4th et al: Merkel cell carcinoma: does tumor size or depth of invasion correlate with recurrence, metastasis, or patient survival? Laryngoscope. 116(5): 791-5, 2006
9. Yom SS et al: Merkel cell carcinoma of the tongue and head and neck oral mucosal sites. Oral Surg Oral Med Oral Pathol Oral Radiol Endod. 101(6): 761-8, 2006
10. Gancberg D et al: Trisomy 6 in Merkel cell carcinoma: a recurrent chromosomal aberration. Histopathology. 37(5): 445-51, 2000
11. Yanguas I et al: Spontaneous regression of Merkel cell carcinoma of the skin. Br J Dermatol. 137(2): 296-8, 1997

Merkel细胞癌

显微镜下和免疫组织化学特征

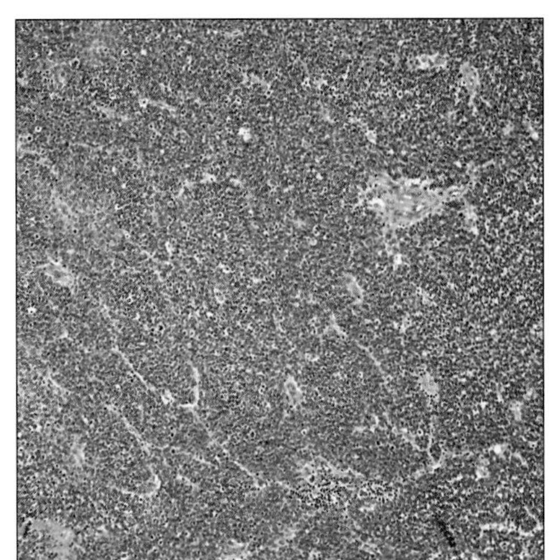
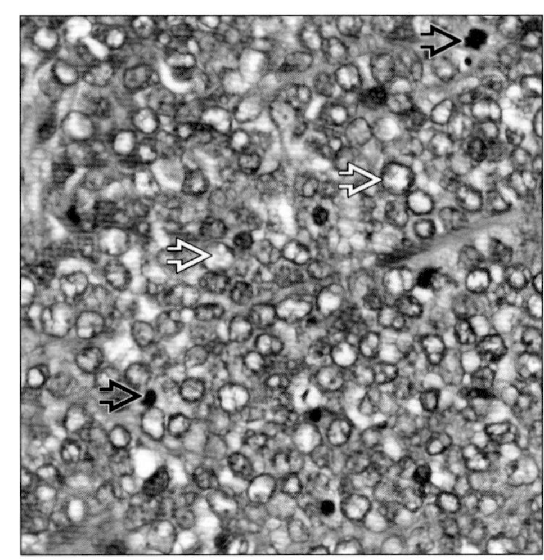

（左图）肿瘤由高度不典型的基底细胞样细胞呈宽大的条索和片状聚集组成，肿瘤细胞之间穿插很少量间质。（右图）在Merkel细胞癌中常见核透明➡，在基底细胞癌中无此特征，需注意凋亡细胞和有丝分裂象➡

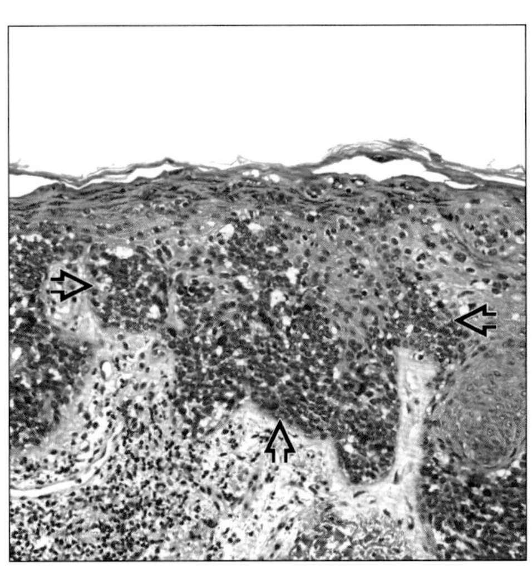
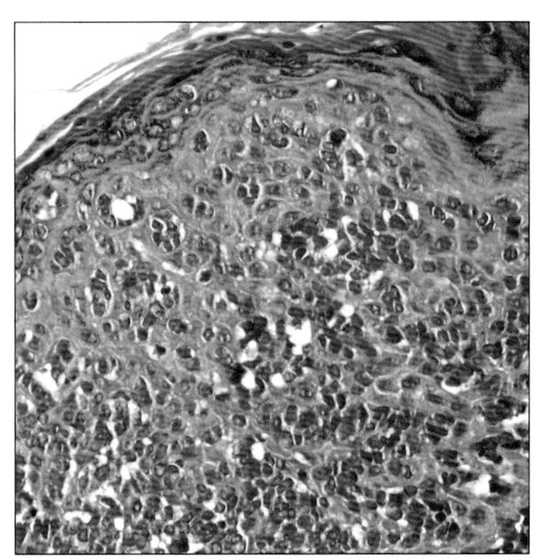

（左图）少数病例偶见的Merkel细胞癌呈派杰特样在表皮内播散➡。（右图）高倍镜下显示Merkel细胞癌呈派杰特样在表皮内播散

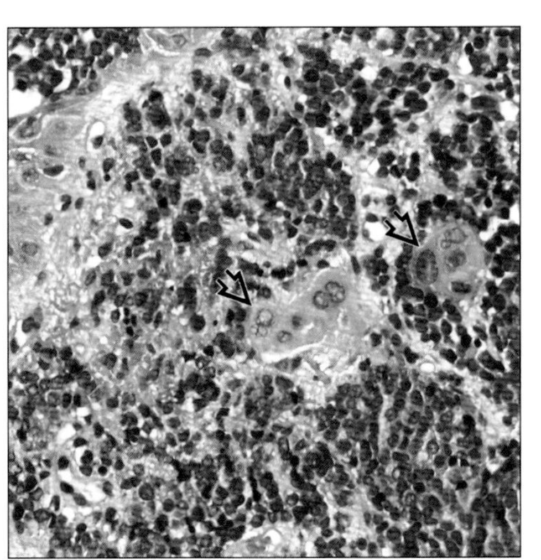
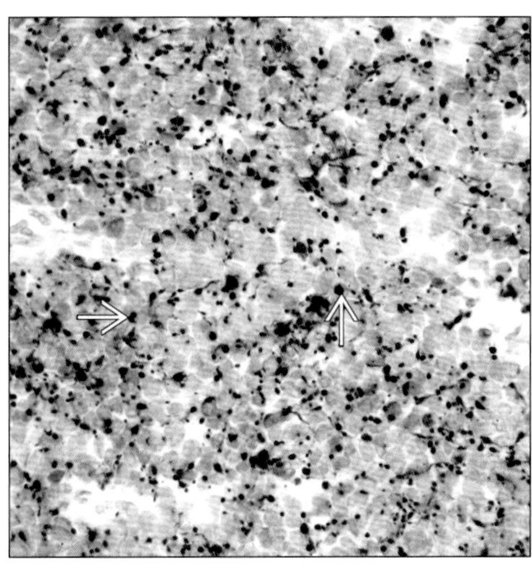

（左图）局部可见Merkel细胞癌内的鳞状分化➡。肿瘤细胞嗜碱性，核质比高，核染色质粗且很多，不见核仁。（右图）CK20免疫组织化学示胞质以及核周点样➡阳性

隆突性皮肤纤维肉瘤

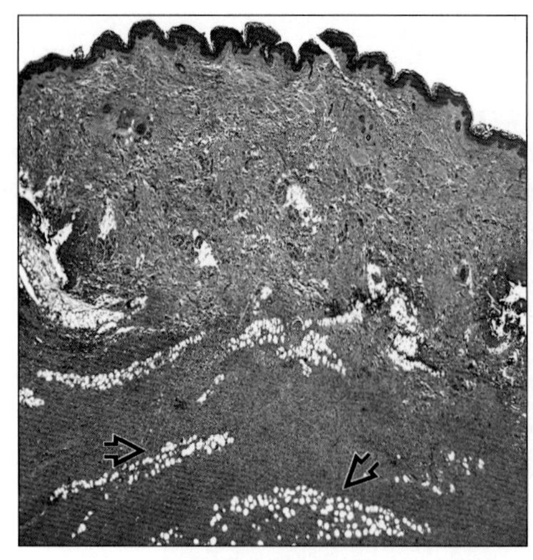

低倍视野下皮肤隆突性纤维肉瘤表现为真皮深层以及皮下被覆于细胞的梭形细胞肿瘤累及，伴脂肪陷入[➩]

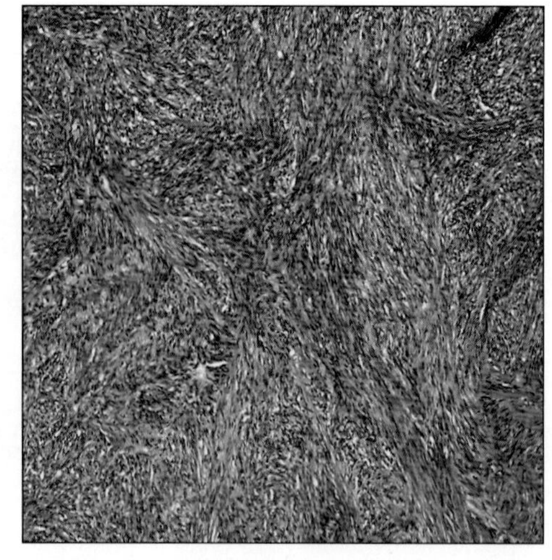

高倍镜示富于细胞的肿瘤呈席纹样增生。细胞单形性，呈梭形，细胞多形性不明显

专业术语

缩写

- 隆突性皮肤纤维肉瘤（DFSP）

别名

- Bednar肿瘤（色素性DFSP）

定义

- 皮肤低度恶性梭形细胞肿瘤，特征为明显的席纹样

病因/发病机制

大部分病例未知

- 很少病例报道与既往创伤、烧伤或砷暴露有关

临床表现

流行病学

- 发生率
  - 未知
- 年龄
  - 典型好发于年轻人
- 性别
  - 男性>女性

描述

- 真皮和皮下结节或斑块样肿物
- 头部和颈部区域不常见
  - 大部分常出现在躯干和手足

治疗

- 最佳治疗是手术全切

预后

- 大部分病例预后佳
- 在高达30%的病例中可见复发
- 转移率极低（仅发生在伴有纤维肉瘤转化的病例中）

大体检查

一般特征

- 息肉样、多结节或圆形隆起样肿瘤
  - 少数病例可呈萎缩样
- 切面常为灰白色
- 可显示出血以及囊性变

大小

- 直径：1~10cm

组织病理学检查

组织学特征

- 累及真皮和皮下
- 单形性梭形细胞增生
- 呈席纹样或车辐状排列
- 损伤细胞的典型表现为缺乏显著的多形性
- 伸长的梭形细胞核
- 轻度的胞核浓染，胞核小到不见核仁
- 中等量的嗜酸性胞质
- 有丝分裂象通常少见（分裂象<4/10 HPF）且不典型
  - 在纤维肉瘤样变化中，有丝分裂象以及非典型性增加
- 通常无坏死
- 皮下区域典型表现为蜂窝样脂肪陷入
- 在一些病例中明显出现间质黏液样变

隆突性皮肤纤维肉瘤

要点

专业术语
- 皮肤低度恶性梭形细胞肿瘤，特征为明显的席纹样
- Bednar肿瘤（色素性DFSP）

临床表现
- 典型好发于年轻人
- 大部分病例预后佳
- 相对低的复发率
- 极低的转移率（仅发生在伴有纤维肉瘤转化的病例中）

组织病理学检查
- 累及真皮和皮下
- 细胞呈席纹样或车辐状排列
- 单形性梭形细胞增生
- 损伤的细胞缺乏显著的多形性
- 有丝分裂通常少见（分裂象 < 4/10 HPF）
  - 通常未见非典型有丝分裂

辅助检查
- CD34是最可靠的标记，呈典型的弥漫强阳性
  - 一些病例可为局部弱阳性
- FXIIIA呈典型阴性反应
  - 通常在周围或散在的树突细胞局部染色

鉴别诊断
- 细胞皮肤纤维瘤/纤维组织细胞瘤
- 纤维肉瘤（包括隆突性皮肤纤维肉瘤里的转化病例）
- 平滑肌肉瘤

辅助检查

免疫组织化学
- 尽管大部分病例不是必须检查，但有助于确诊
  - CD34是最可靠的标记
    - 呈典型的弥漫强阳性反应
    - 一些病例可为局部弱阳性
  - FXIIIA呈典型阴性反应
    - 通常在周围或散在的树突细胞局部染色
  - CD68、溶菌酶以及糜蛋白酶典型阴性反应
    - 这些抗体相对非特异
  - S-100蛋白在一些树突细胞中偶尔呈阳性
    - 也突显Bednar肿瘤里的色素细胞

鉴别诊断

细胞皮肤纤维瘤/纤维组织细胞瘤
- 多样性的小的梭形成纤维细胞样细胞以及较大的组织细胞样细胞构成
- 无明显的席纹样以及蜂窝样脂肪陷入
- FXIIIA（+）以及CD34（-）
  - CD34可为局部阳性，通常在周围显示

纤维肉瘤（包括隆突性皮肤纤维肉瘤里的转化病例）
- 细胞以及有丝分裂（分裂象>5/10 HPF）增多
- 梭形细胞典型表现为明显的束状排列伴人字形外观

平滑肌肉瘤
- 通常显示较多的细胞学异型性以及多形性，还有大量有丝分裂
- 肌动蛋白以及结蛋白阳性，CD34阴性

梭形细胞/结缔组织增生性黑色素瘤
- 典型表现为较大的异型性、多形性以及核浓染
- 缺少席纹样区域
- 可见原位黑色素瘤覆盖
- S-100蛋白阳性，其他黑色素细胞标记常为阴性

诊断依据

临床相关病理特征
- 纤维肉瘤转化
- 肿瘤切缘阳性者，更有可能复发

病理要点
- 真皮/皮下呈席纹样或车辐样排列的梭形细胞增生

参考文献

1. Heuvel ST et al: Dermatofibrosarcoma protuberans: recurrence is related to the adequacy of surgical margins. Eur J Surg Oncol. 36(1): 89–94, 2010
2. Llombart B et al: Dermatofibrosarcoma protuberans: clinical, pathological, and genetic (COL1A1–PDGFB)study with therapeutic implications. Histopathology. 54(7): 860–72, 2009
3. Sundram UN: Review: Dermatofibrosarcoma protuberans: histologic approach and updated treatment recommendations. Clin Adv Hematol Oncol. 7(6): 406–8, 2009
4. Paradisi A et al: Dermatofibrosarcoma protuberans: wide local excision vs. Mohs micrographic surgery. Cancer Treat Rev. 34(8): 728–36, 2008
5. Wang J et al: Detection of COL1A1–PDGFB fusion transcripts in dermatofibrosarcoma protuberans by reverse transcription–polymerase chain reaction using archival formalin–fixed, paraffin–embedded tissues. Diagn Mol Pathol. 8(3): 113–9, 1999
6. Mopper C et al: Dermatofibrosarcoma protuberans. Am J Clin Pathol. 20(2): 171–6, 1950

隆突性皮肤纤维肉瘤

显微镜下特征

（左图）隆突性皮肤纤维肉瘤伴明显的蜂窝样⇒脂肪陷入，累及深部真皮和皮下。肿瘤富于细胞，在低倍镜下肿瘤呈蓝色，肿瘤边缘不规则。（右图）这个隆突性皮肤纤维肉瘤病例的深部皮下组织突出表现为明显的脂肪陷入或浸润。肿瘤细胞形态温和，有丝分裂象不易找到

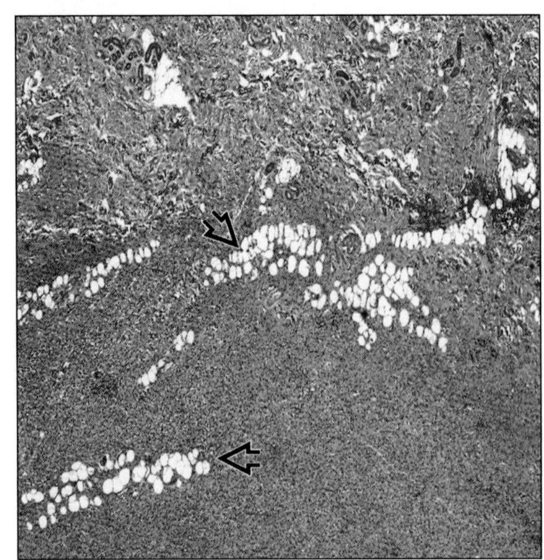

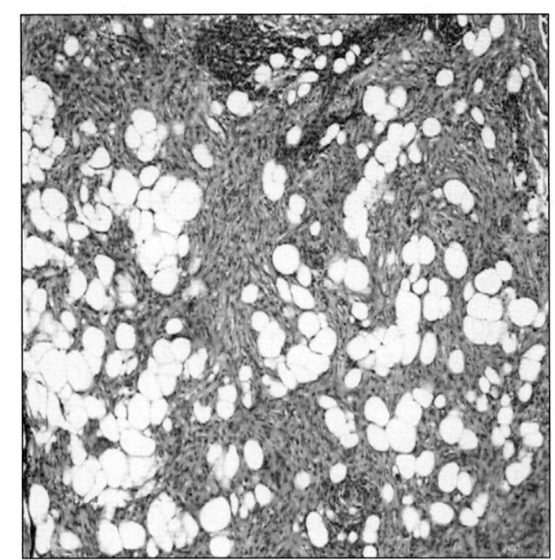

（左图）在此区域陷入的脂肪细胞已发生萎缩。这个区域的肿瘤细胞更多，且表现为浓染梭形的胞核，无坏死。（右图）低倍镜下，许多附件的腺体陷入⇒的模糊的席纹样肿瘤增生区，然而，这些附件结构不会被肿瘤破坏

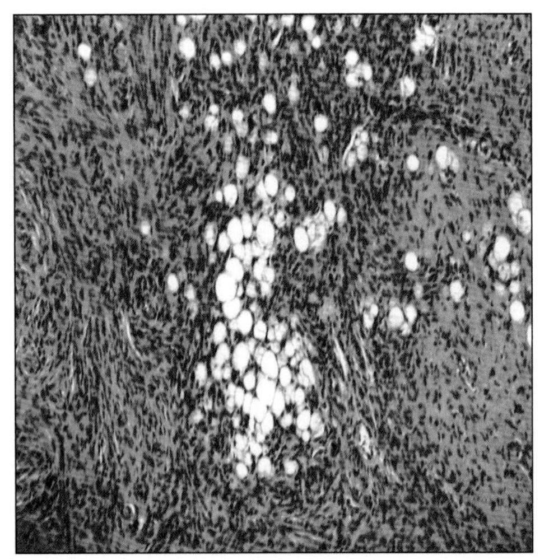

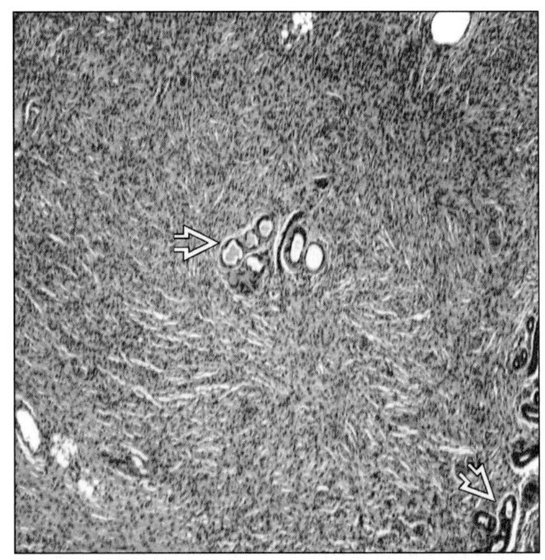

（左图）在少部分皮肤隆突性纤维肉瘤病例可见间质黏液样变区。黏液样变使肿瘤的间质外观较淡，其他地方常常非常浓染，肿瘤细胞较多。（右图）皮肤隆突性纤维肉瘤是一种由形态温和的肿瘤细胞构成，肿瘤常缺乏明显的多型性或间变。有丝分裂象常难以找到，需注意没有坏死

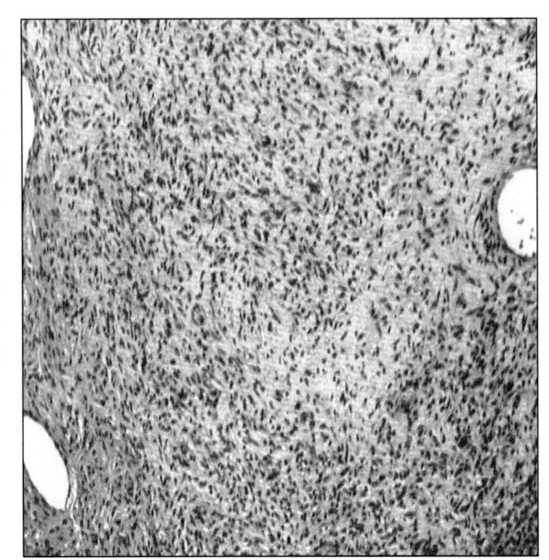

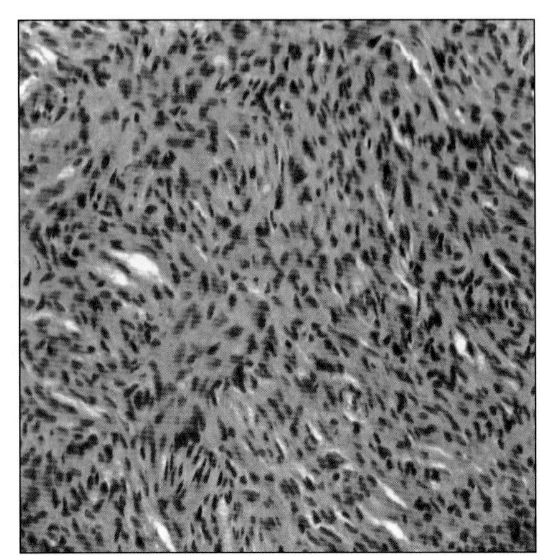

隆突性皮肤纤维肉瘤

显微镜下和免疫组织化学特征

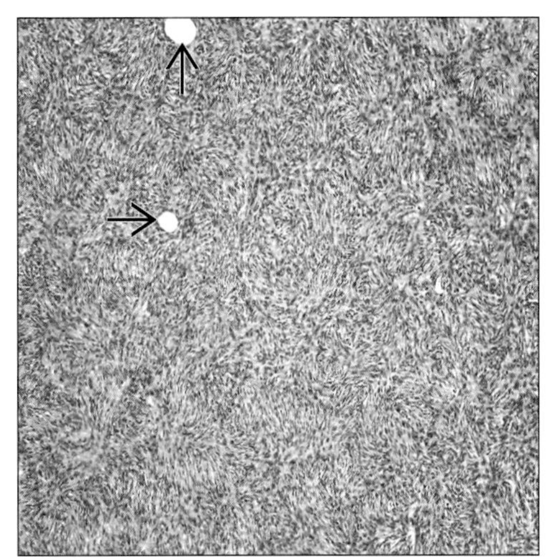

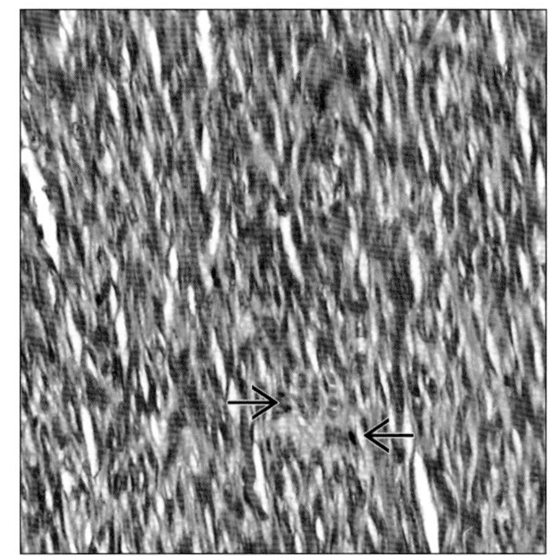

（左图）皮肤隆突性纤维肉瘤富于细胞的区域显示浓集的非典型梭形细胞席纹样增生。一对脂肪细胞→被肿瘤群围绕（陷入）。（右图）当细胞结构增大、细胞学异型性增多以及出现大量有丝分裂象时→，诊断为隆突性皮肤纤维肉瘤的纤维肉瘤转化。更多肿瘤呈簇状或人字纹样结构排列

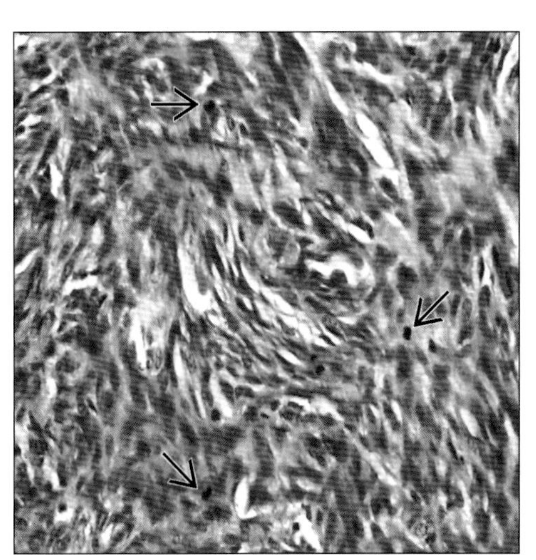

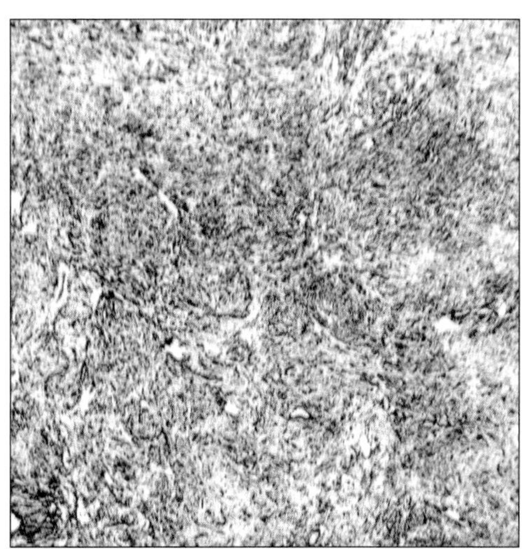

（左图）高倍视野下皮肤隆突性纤维肉瘤的纤维肉瘤转化表现为由伴大量有丝分裂象的→非典型梭形细胞构成的模糊的席纹样。皮肤隆突性纤维肉瘤的常见生长方式在这种类型中消失。（右图）CD34免疫组织化学显示典型的肿瘤细胞以及背景血管弥漫强染色，但需注意CD34在一些病例中可以呈弱阳性或不显色

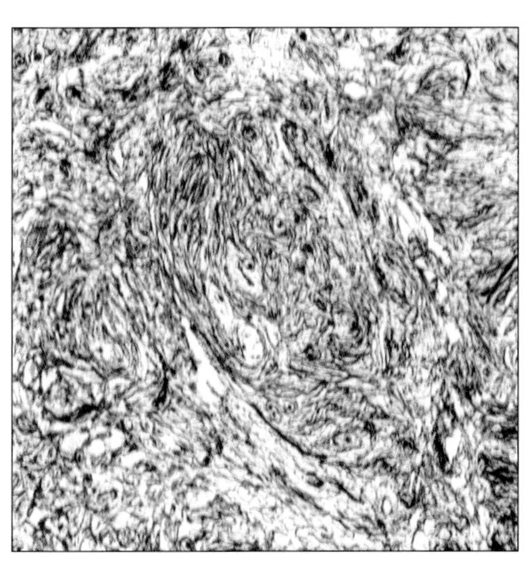

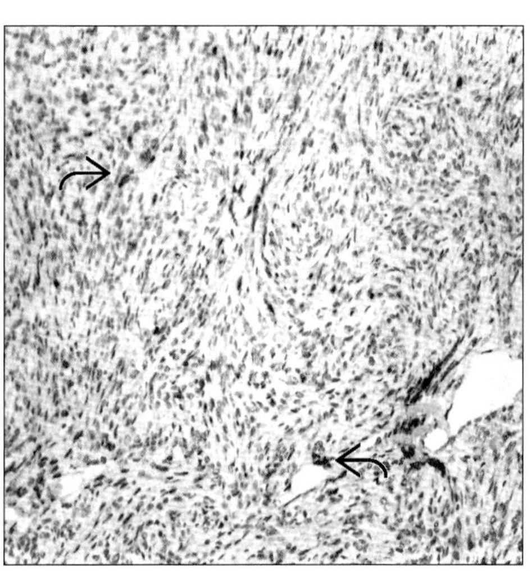

（左图）高倍视野下几乎所有梭形肿瘤细胞里的CD34免疫组织化学染色均较强。肿瘤以及非肿瘤血管也随着染色凸显出来，成为一个很好的内对照。（右图）FXIIIA免疫组织化学染色典型地显示了只有散在阳性的陷入的成纤维细胞或树突细胞→，但是大部分梭形细胞为阴性，染色凸显了这些细胞的细胞质

耵聍腺癌

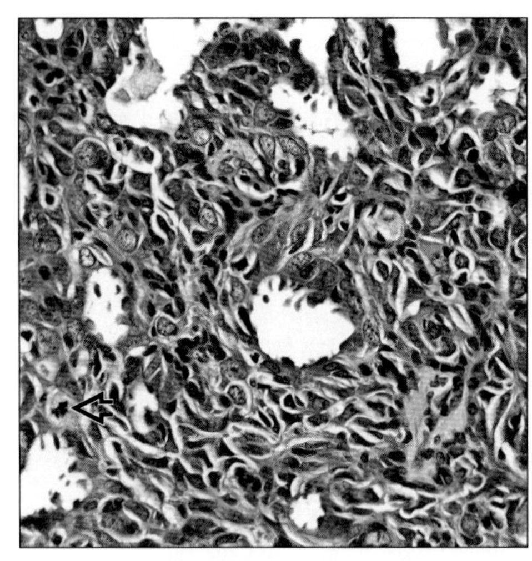

在这例非特殊型耵聍腺癌中，HE染色显示明显的多形性肿瘤性增生伴顶浆分泌，可见双相性表现以及有丝分裂象➡

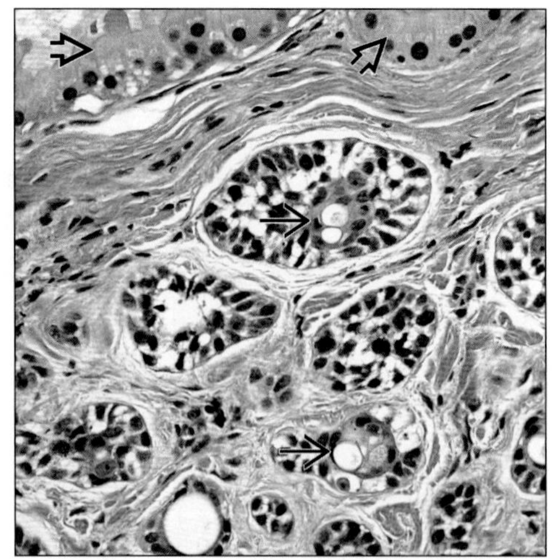

在这例耵聍腺的腺样囊性癌里，HE染色显示原本的耵聍腺➡和伴有耵聍分化的肿瘤腺体➡毗邻

专业术语

别名
- 耵聍腺癌、圆柱瘤、耵聍腺瘤
  - 耵聍腺癌，非特殊型（NOS）
  - 耵聍腺腺样囊性癌（ACC）
  - 耵聍腺黏液表皮样癌

定义
- 来源于外耳道耵聍腺的恶性肿瘤

临床表现

流行病学
- 发生率
  - 罕见的肿瘤
    - 占所有肿瘤将近0.0003%
    - 低于所有外耳肿瘤的2.5%
- 年龄
  - 平均年龄：49岁；范围：21~92岁
- 性别
  - 女性>男性（1.5：1）

部位
- 外耳道外1/3至1/2的位置

症状
- 疼痛是最常见的症状
- 听力丧失（神经性的或传导性的）
- 耳鸣
- 缓慢生长的肿块
- 流液、排出物或出血

治疗
- 手术方式
  - 广泛的完全根治手术，尤其是腺样囊性癌
- 放射
  - 用于治疗耵聍腺癌以及黏液表皮样癌，但通常只能缓解

预后
- 虽然将近50%的患者在发病3~10年内因疾病死亡，但本病预后好
- 常常复发，尤其手术切缘阳性的肿瘤或耵聍腺腺样囊性癌

影像学检查

一般特征
- 确定肿瘤范围
- 排除从腮腺或鼻咽部肿瘤直接延伸过来的肿瘤

大体检查

一般特征
- 息肉样，常位于外耳道后壁
- 可见表面溃疡

大小
- 平均：1.4cm
- 范围：0.5~3.0cm

组织病理学检查

组织学特征
- 分为3种肿瘤类型
  - 耵聍腺癌，非特殊型
  - 耵聍腺腺样囊性癌
  - 耵聍腺黏液表皮样癌

耵聍腺癌

要点

专业术语
- 来源于外耳道耵聍腺的恶性肿瘤

临床表现
- 发生在外耳道外1/3至1/2的位置
- 疼痛性肿块
- 常常复发，尤其手术切缘阳性的肿瘤或耵聍腺腺样囊性癌

组织病理学检查
- 诊断性的癌的肿瘤性坏死（粉刺样坏死）
- 神经浸润，如果存在，有助于诊断为恶性
- 恶性肿瘤里无蜡样脂褐素（耵聍、蜡状物）沉积
- 分为3种肿瘤类型
  - 耵聍腺癌
  - 耵聍腺腺样囊性癌
  - 耵聍腺黏液表皮样癌

辅助检查
- 免疫组织化学突出显示肿瘤的双相性
  - 腺腔内细胞：CK7、CD117
  - 基底细胞：p63（胞核）、S-100蛋白（细胞质和胞核）以及CK5/6

鉴别诊断
- 腮腺原发肿瘤
- 耵聍腺瘤
- 中耳腺瘤

- 浸润软组织、良性耵聍腺以及骨头
- 肿瘤其次可累及表皮黏膜
- 富于细胞，呈实性、囊样、筛状、腺样以及单个细胞的排列方式
- 肿瘤坏死（粉刺样坏死）以及诊断为癌的神经浸润
- 多形性胞核伴明显核仁
- 易于识别的有丝分裂象，包括非典型性有丝分裂（分裂象3/10 HPF）
  - 腺样囊性癌有丝分裂象较少
- 肿瘤上皮岛之间间质结缔组织增生
- 恶性肿瘤里无蜡样脂褐素（耵聍、蜡状物）沉积

切缘
- 必须是远离肿瘤有足够安全界才可达到更好的长期预后

辅助检查

免疫组织化学
- 突出显示肿瘤的双相性
  - 腺腔内细胞：CK7、CD117
  - 基底细胞：p63（胞核）、S-100蛋白（细胞质和胞核）以及CK5/6

鉴别诊断

腮腺原发肿瘤
- 直接扩散，尤其是腺样囊性癌
- 必须通过临床或放射成像排除

耵聍腺瘤
- 界限清楚，非浸润性，导管细胞内伴耵聍颗粒出现

中耳腺瘤
- 又名中耳神经内分泌腺瘤（NAME）
- 伴有多种生长模式的神经内分泌性以及上皮性肿瘤，细的椒盐样核染色质以及嗜铬粒蛋白、突触素蛋白以及HPP阳性

参考文献

1. Crain N et al: Ceruminous gland carcinomas: a clinicopathologic and immunophenotypic study of 17cases. Head Neck Pathol. 3(1): 1–17, 2009
2. Dong F et al: Adenoid cystic carcinoma of the external auditory canal. Laryngoscope. 118(9): 1591–6, 2008
3. Jan JC et al: Ceruminous adenocarcinoma with extensive parotid, cervical, and distant metastases: case report and review of literature. Arch Otolaryngol Head Neck Surg. 134(6): 663–6, 2008
4. Thompson LD et al: Ceruminous adenomas: a clinicopathologic study of 41 cases with a review of the literature. Am J Surg Pathol. 28(3): 308–18, 2004
5. Iqbal A et al: Ceruminous gland neoplasia. Br J Plast Surg. 51(4): 317–20, 1998
6. Aikawa H et al: Adenoid cystic carcinoma of the external auditory canal: correlation between histological features and MRI appearances. Br J Radiol. 70(833): 530–2, 1997
7. Contreras A et al: [Adenocarcinoma of the ceruminous glands: report of three cases.]Acta Otorrinolaringol Esp. 45(1): 49–51, 1994
8. Ito K et al: An immunohistochemical study of adenoid cystic carcinoma of the external auditory canal. Eur Arch Otorhinolaryngol. 250(4): 240–4, 1993
9. Mansour P et al: Ceruminous gland tumours: a reappraisal. J Laryngol Otol. 106(8): 727–32, 1992
10. Lynde CW et al: Tumors of ceruminous glands. J Am Acad Dermatol. 11(5 Pt 1): 841–7, 1984
11. Hicks GW: Tumors arising from the glandular structures of the external auditory canal. Laryngoscope. 93(3): 326–40, 1983
12. Perzin KH et al: Adenoid cystic carcinoma involving the external auditory canal. A clinicopathologic study of 16cases. Cancer. 50(12): 2873–83, 1982
13. Dehner LP et al: Primary tumors of the external and middle ear. Benign and malignant glandular neoplasms. Arch Otolaryngol. 106(1): 13–9, 1980
14. Michel RG et al: Ceruminous gland adenocarcinoma: a light and electron microscopic study. Cancer. 41(2): 545–53, 1978

耵聍腺癌

显微镜下特征

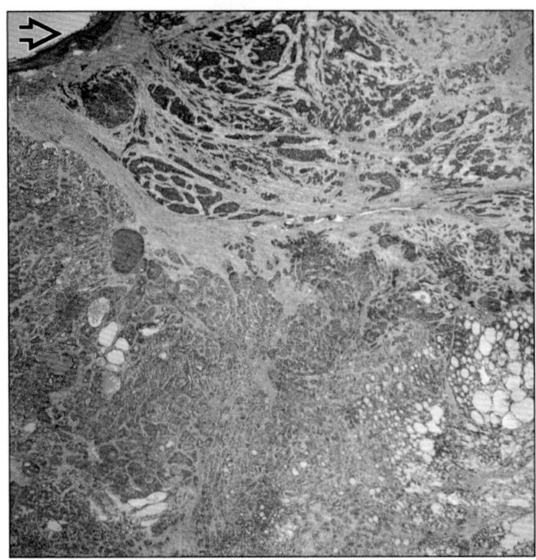

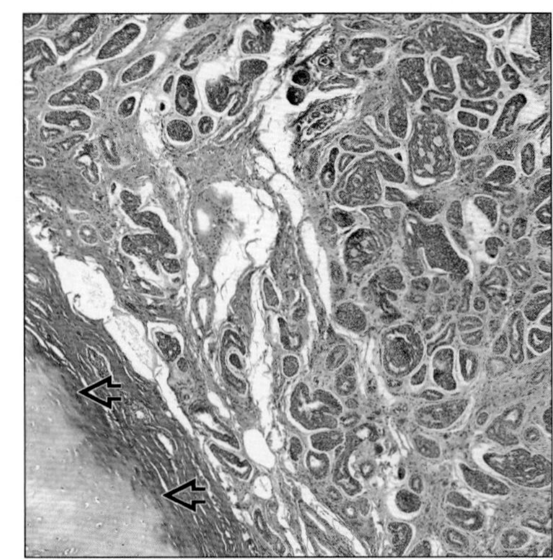

（左图）HE染色显示，在这个耵聍腺腺样囊性癌里，⇨伴有各种形式的混合浸润，未累及表面上皮。（右图）HE染色显示，在这个非特殊型的耵聍腺癌里，⇨腺样增生的肿瘤组织浸润至软骨

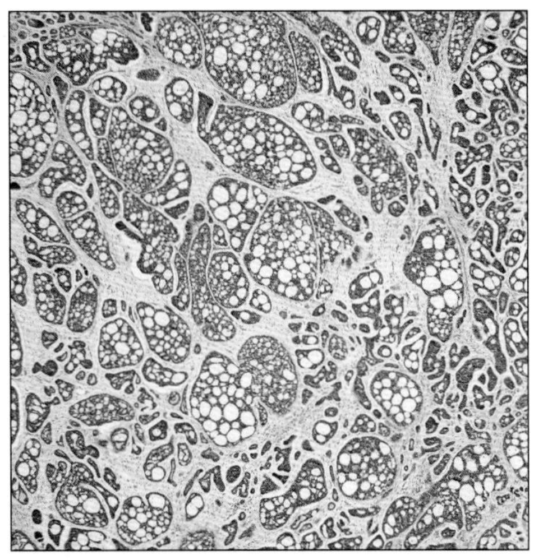

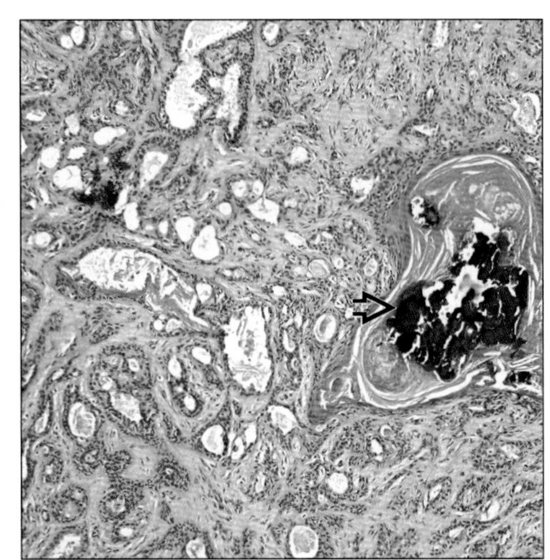

（左图）HE染色显示了腺样囊性癌经典的瑞士奶酪样筛状结构。（右图）在这个非特殊型的耵聍腺癌里，HE染色显示一个富于细胞的肿瘤，局灶有鳞状分化和钙化⇨

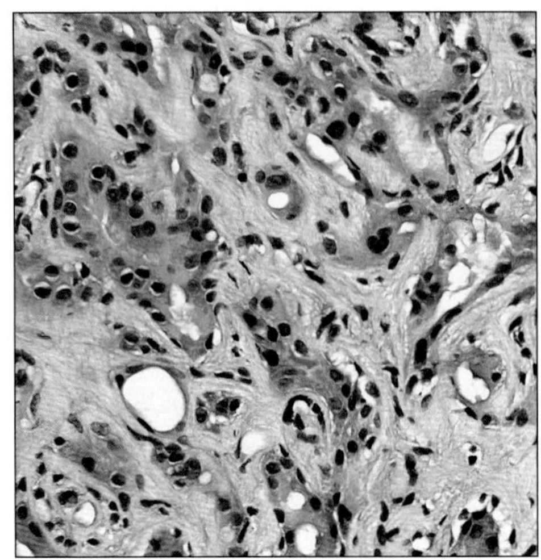

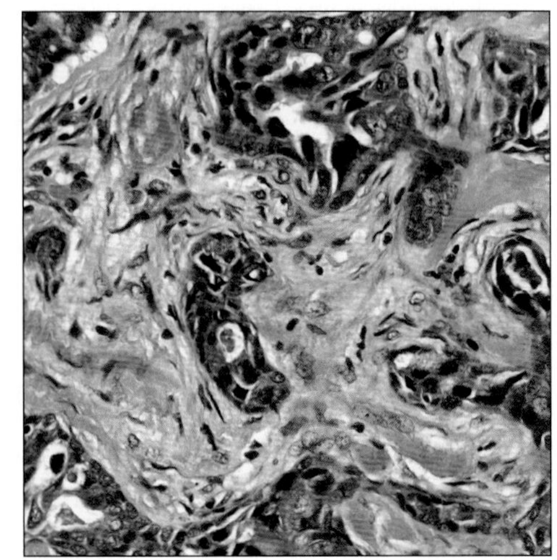

（左图）HE染色显示，这例非特殊类型耵聍腺腺癌里，结缔组织增生性间质位于表现为双相性的上皮细胞之间。（右图）HE染色显示，在这个非特殊类型的耵聍腺腺癌的腺样细胞里，细胞呈明显多型性伴顶浆分泌

耵聍腺癌

显微镜下和免疫组织化学特征

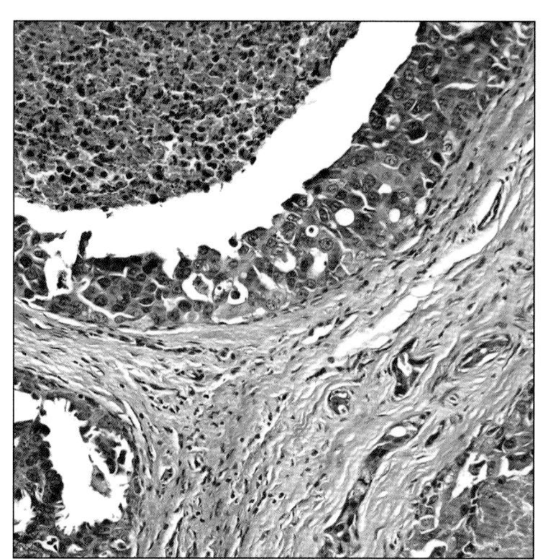

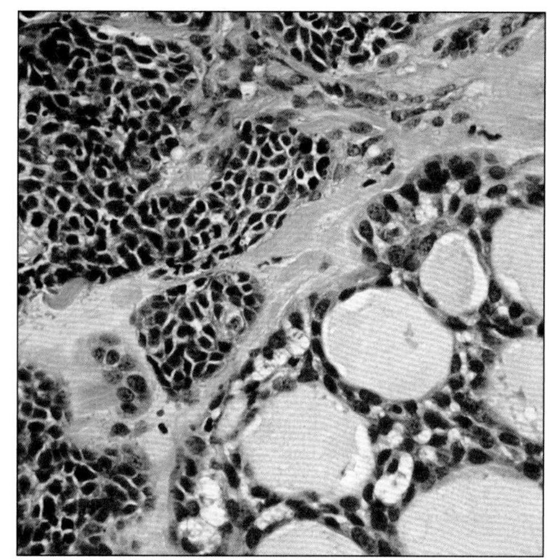

（左图）显著多型性上皮内可见粉刺样坏死。粉刺样坏死不常见，但是其出现有助于确定耵聍腺肿瘤的恶性程度。（右图）在这个耵聍腺腺样囊性癌里，可见固体的以及较有特征性的筛状模式。假性囊肿内的嗜碱性物质为葡糖氨基聚糖以及双重基底膜物质

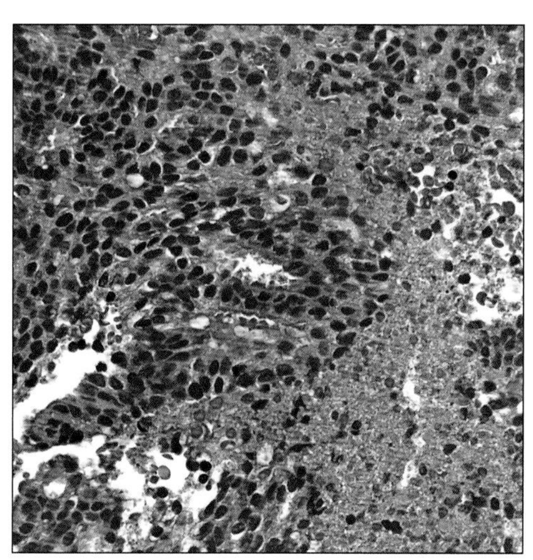

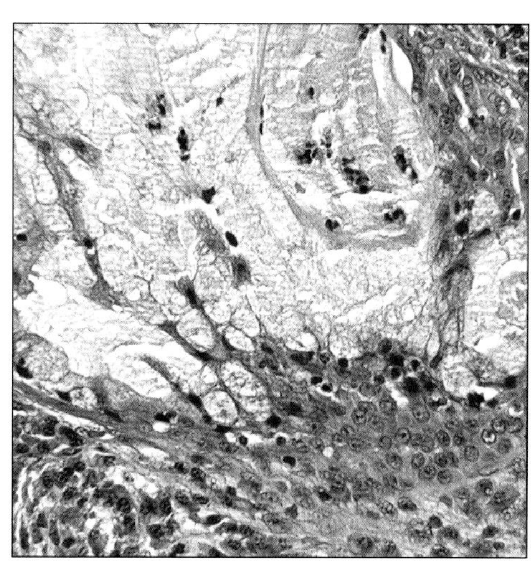

（左图）HE染色显示，非特殊类型的耵聍腺腺癌呈腺样模式伴坏死。（右图）HE染色显示黏液表皮样癌有鳞状上皮，内含黏液细胞

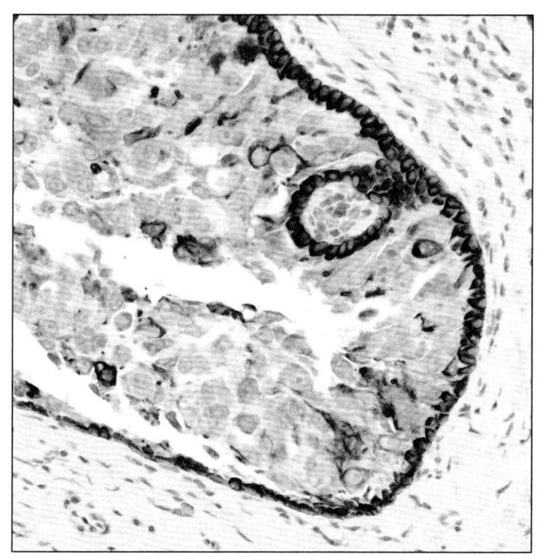

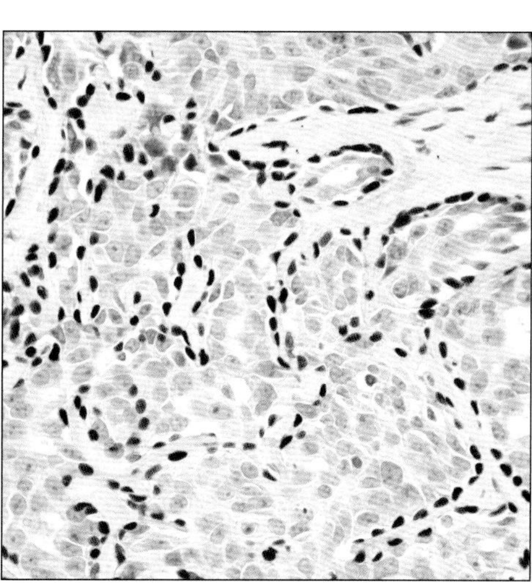

（左图）CK5/6标记显示耵聍腺腺癌的腺体里基底细胞有免疫活性。（右图）p63标记显示，在非特殊类型的耵聍腺腺癌里基底细胞有免疫活性

横纹肌肉瘤

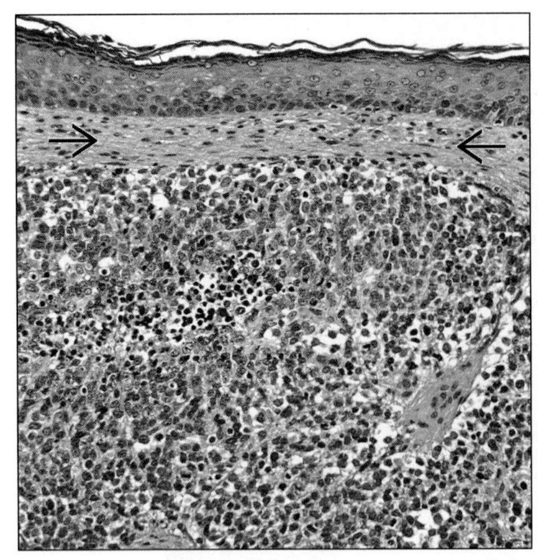

耳朵的横纹肌肉瘤表现为完整的鳞状上皮，伴有一个位于原始间充质细胞以及表面之间的移行区→。这类小圆蓝细胞模式常见于胚胎型横纹肌肉瘤

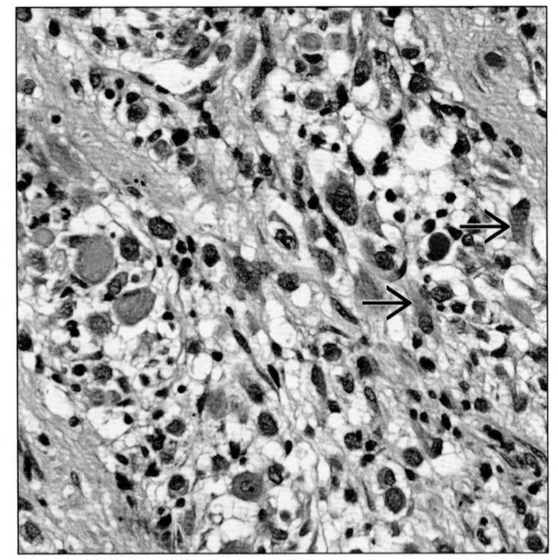

胚胎性横纹肌肉瘤伴有横纹肌母细胞，表现为原始细胞，有偏心的嗜酸性胞质。胞质扩大产生延长的或蝌蚪样细胞→，间质呈黏液样到水肿

专业术语

缩写

- 横纹肌肉瘤（RMS）

别名

- 胚胎型横纹肌肉瘤
  - 包括梭形的、葡萄状以及间变亚型
- 腺泡样横纹肌肉瘤
  - 包括间变性、葡萄状以及梭形亚型
- 平滑肌肉瘤
- 恶性横纹肌瘤
- 横纹肌样肉瘤
- 胚胎样肉瘤

定义

- 有组织学和胚胎骨骼肌表型特征的原始恶性软组织肿瘤

临床表现

流行病学

- 发生率
  - 儿童和青少年最常发生的软组织肉瘤
  - 软组织肉瘤最常发生于头部和颈部
  - 胚胎型横纹肌肉瘤最常发生于耳朵
  - 腺泡样横纹肌肉瘤最常发生于鼻窦
- 年龄
  - 年轻人（常20岁以下）
    - 胚胎亚型最常见
  - 该病可发生于成人，但较不常见
    - 最常见为腺泡亚型
- 性别
  - 男性>女性（1.2：1）

部位

- 侵袭的部位（按常见程度排序）
  - 头部和颈部
    - 眼眶和眼皮
    - 口咽
    - 腮腺
    - 耳朵（耳道和中耳）：黏膜层下有葡萄状亚型的发生
    - 鼻窦、鼻腔以及鼻旁窦
  - 泌尿生殖道
  - 手足：手臂和腿部

症状

- 单侧、顽固的中耳炎
- 单侧失聪
- 血红色或血性分泌物
- 耳痛
- 神经学的症状
- 肿块，缓慢扩大

治疗

- 处理、风险、并发症
  - 常被误认为感染或初诊为耳道息肉而处置不当
  - 早期诊断以避免骨破坏和累及脑膜
  - 治疗的并发症包括以下几种
    - 面部生长迟缓、智力迟缓、神经内分泌功能障碍
    - 视力变化、牙齿问题、听力丧失
    - 软骨坏死的延迟效应
    - 甲状腺功能减退、食管狭窄
    - 颅内出血
- 手术方式
  - 广泛的局部切除以治疗局部疾病
- 辅助治疗

横纹肌肉瘤

要点

专业术语
- 有组织学和胚胎骨骼肌表型特征的原始恶性软组织肿瘤

临床表现
- 儿童和青少年最常发生的软组织肉瘤
- 年轻人（常20岁以下）
- 男性>女性（1.2：1）
- 单侧、顽固的中耳炎
- 胚胎性横纹肌肉瘤最常发生于耳朵
- 常被误认为感染或初诊为耳道息肉而处置不当
- 相对好的预后：5年生存率为60%
  - 取决于年龄、分级、解剖部位以及组织学亚型

大体检查
- 息肉样肿块、常伴有完整的上皮表面

组织病理学检查
- 原始的间充质细胞
- 横纹肌母细胞：偏心的嗜酸性细胞质
- 细胞质嗜酸性伴蝌蚪样伸长的细胞质

辅助检查
- 易位产生*PAX3-FKHR*［t（2;13）（q35;q14）］以及*PAX7-FKHR*［t（1;13）（p36;q14）］基因融合

鉴别诊断
- 耳息肉
- 胚胎型横纹肌肉瘤
- 淋巴瘤

  - 多种药物治疗
    - 药物包括：长春新碱、放线菌素D、环磷酰胺、多柔比星、美法仑、异环磷酰胺、依托泊苷
- 放射
  - 特定用于治疗局部疾病
  - 与药物治疗联合
  - 对于I类患者可能没必要

预后
- 根据定义考虑为系统性疾病
- 相对好的预后：5年生存率为60%
  - 取决于年龄、分级、解剖部位以及组织学亚型
    - I类患者5年生存率为80%
    - 解剖部位的预后：预后较好，头部和颈部>泌尿生殖器官>手足>腹膜后腔
- 高度侵袭的肿瘤快速扩展进入咽部以及颅腔
- 大部分肿瘤表现为pT2期
- 较小的肿瘤倾向于预后较好
- PAX7-FKHR肿瘤：较年轻的患者，局部侵袭性较弱，预后似乎好于PAX3-FKHR肿瘤

影像学检查

一般特征
- 用于描述疾病范围以便分级
  - 包括胸部和腹部CT以及骨扫描检查转移瘤
- 膨胀的软组织肿块
- 异质性信号显示间质、坏死以及多血管混合

人体检查

一般特征
- 息肉样肿块，常伴有完整的上皮表面
- 边界不明
- 肉质的暗黄褐色肿块
- 梭形细胞肿瘤多纤维化、坚硬，切面涡旋状

大小
- 通常体积小（取决于解剖部位）
- 直径通常小于2.5cm

组织病理学检查

组织学特征
- 表面上皮通常完整
- 原始的间充质细胞
- 簇状以及涡旋状梭形细胞
- 可见横纹肌母细胞（偏心的嗜酸性细胞质）
- 核圆的星状细胞
- 细胞质嗜酸性，伴蝌蚪样伸长的细胞质
- 横纹不常见，且难以识别
- 可见多核化
- 常为黏液样间质
- 可见坏死
- 葡萄状亚型有形成层
  - 完整的表面下直接表现为多细胞增多
  - 更深入间质的区域出现细胞减少

辅助检查

细胞学
- 涂片作为辅助检查的选择（免疫组织化学、分子荧光原位杂交检测）
- 细胞涂片有类浆细胞的横纹肌母细胞
- 出现小圆蓝细胞
- 缺少淋巴结体以及细胞黏合

组织化学
- PAS-淀粉酶染色显示细胞质糖原

免疫组织化学
- 肌源性标记为阳性

横纹肌肉瘤

免疫组织化学			
抗体	反应	染色模式	注释
Viementin	阳性	细胞质	所有肿瘤细胞
肌形成蛋白	阳性	细胞核	所有肿瘤细胞
MITF	阳性	细胞核	所有肿瘤细胞
结蛋白	阳性	细胞质	大部分肿瘤细胞（偏心性）
Actin-HHF-35	阳性	细胞质	大部分肿瘤细胞阳性
Actin-sm	阳性	细胞质	
MYOD1	阳性	细胞核	成肌决定蛋白（MYOD1）
肌红蛋白	阳性	细胞质	
肌球蛋白	阳性	细胞质	
CD56	阳性	细胞质	许多病例有阳性反应
CK-PAN	阳性	点状阳性	少于5%的病例有独立细胞
CD45RB	阴性		
嗜铬粒蛋白A	阴性		
HMB-45	阴性		
S-100	阴性		

细胞遗传学

- 11号染色体短臂改变（11p15）

原位杂交

- 腺泡样横纹肌肉瘤表现为*FKHR*基因与*PAX3*或*PAX7*基因融合
  - *FKHR*：位于染色体13q14.1的叉头蛋白1
  - *PAX3*：配对盒同源异形基因3（2q35）
    - 与*FKHR*基因融合时的突变导致获得功能
  - *PAX7*：配对盒基因7（1p36.2-p36.12）
    - 变异易位
  - 易位产生*PAX3-FKHR* [t（2;13）（q35;q14）]以及*PAX7-FKHR* [t（1;13）（p36;q14）]基因融合
    - *5'PAX3-3'FKHR*嵌合式转录产生融合蛋白
    - 完整的*PAX3* DNA结合域截断*FKHR* DNA结合域以及C端的*FKHR*区
- 荧光原位杂交（FISH）分离探针最容易检测到*FKHR*融合

鉴别诊断

耳息肉

- 间质内有浆细胞和淋巴细胞

淋巴瘤

- 异型淋巴细胞，B或T细胞单克隆群

黑色素瘤

- 累及表面，有色素，S-100以及HMB-45有免疫反应

PNET/尤文肉瘤

- 小圆蓝细胞肿瘤，有坏死，胞核浓染，缺少肌源性免疫表型

胚胎型横纹肌肉瘤

- 幼稚的梭形细胞增生伴有细胞梯度变化，缺少细胞学的异型性，肌肉分化

分期

横纹肌肉瘤分期

- Ⅰ期
  - 只有局部病灶
- Ⅱ期
  - 肿瘤残留或局部扩散
- Ⅲ期
  - 未完全切除，有肉眼可见的残留病灶
- Ⅳ期
  - 已有转移病灶

参考文献

1. Raney B et al: Results in patients with cranial parameningeal sarcoma and metastases (Stage 4) treated on Intergroup Rhabdomyosarcoma Study Group (IRSG)Protocols II-IV, 1978-1997: report from the Children's Oncology Group. Pediatr Blood Cancer. 51(1): 17-22, 2008
2. Durve DV et al: Paediatric rhabdomyosarcoma of the ear and temporal bone. Clin Otolaryngol Allied Sci. 29(1): 32-7, 2004
3. Sautter NB et al: Embryonal rhabdomyosarcoma of the ear. Ear Nose Throat J. 83(5): 316-7, 2004
4. Hawkins DS et al: Improved outcome for patients with middle ear rhabdomyosarcoma: a children's oncology group study. J Clin Oncol. 19(12): 3073-9, 2001
5. Maroldi R et al: Computed tomography and magnetic resonance imaging of pathologic conditions of the middle ear. Eur J Radiol. 40(2): 78-93, 2001
6. Paulino AC et al: Long-term effects in children treated with radiotherapy for head and neck rhabdomyosarcoma. Int J Radiat Oncol Biol Phys. 48(5): 1489-95, 2000
7. Mehta S et al: Rhabdomyosarcoma of head and neck--an analysis of 24 cases. Indian J Cancer. 33(1): 37-42, 1996

横纹肌肉瘤

图解、放射学和显微镜下特征

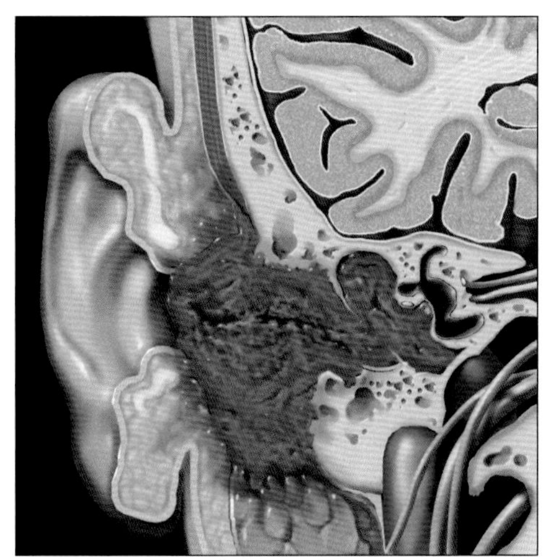

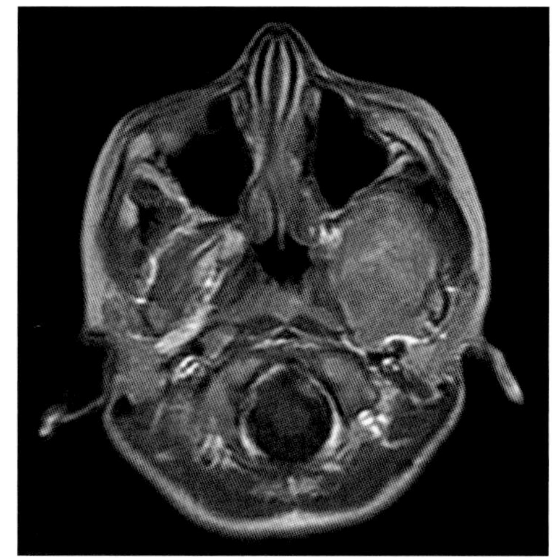

（左图）这张代表图显示横纹肌肉瘤侵袭外耳道、颞骨、中耳，并延伸进入唾液腺。外耳道内肿块是常常出现的症状。（右图）轴面MRI T1加权像（成像后对比）显示在耳朵和咀嚼肌间隙内的横纹肌肉瘤为轻度异质性增强。这一发现是非特异的，但是能描绘出肿瘤的范围

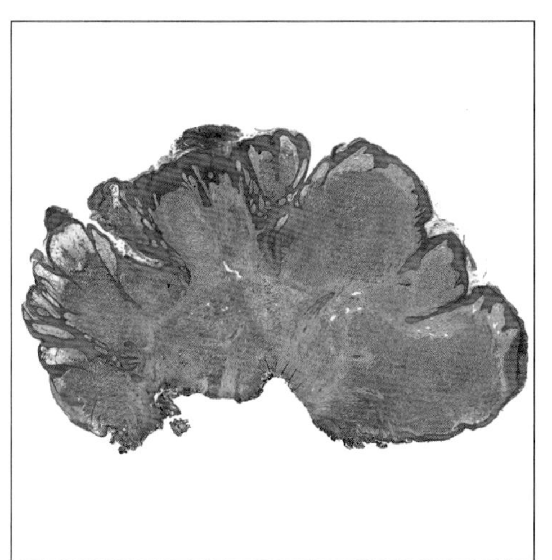

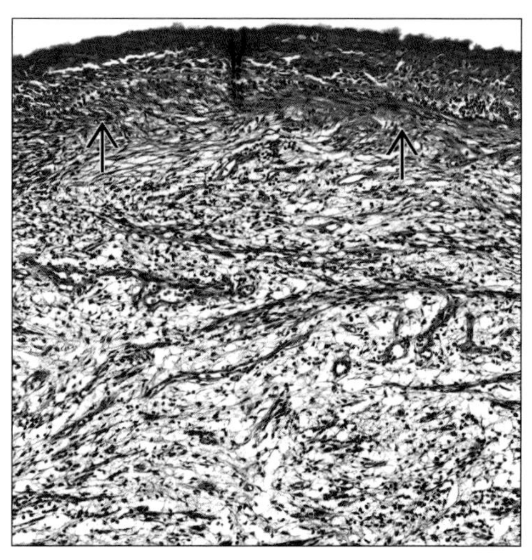

（左图）常见横纹肌肉瘤为息肉样肿块，通常有完整的上皮表面。这是一个外耳道内的耳朵息肉。（右图）覆盖在胚胎型横纹肌肉瘤的葡萄状变异上的表面上皮完整。形成层（完整表面下直接出现细胞增多➡）覆盖在有层次的细胞上，位置越深细胞越少，可见黏液样间质

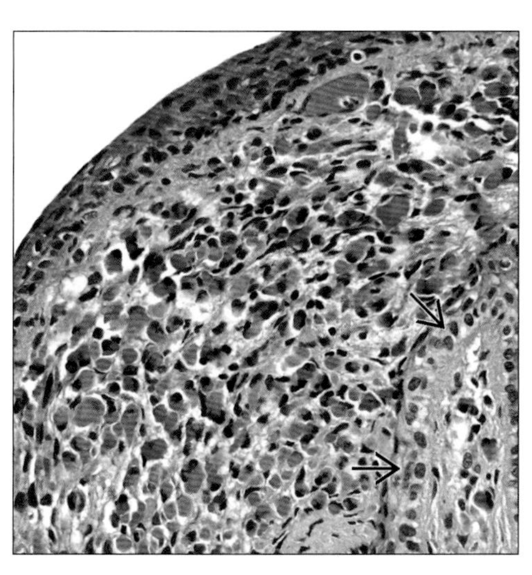

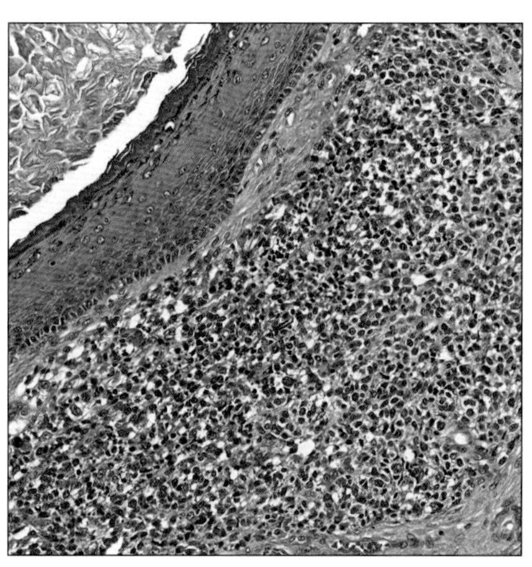

（左图）表皮完整，与片状分布的横纹肌母细胞相邻，表现为偏心的嗜酸性细胞质环绕深色的胞核，这里显示未累及的耵聍腺➡。（右图）胚胎横纹肌肉瘤的原始小圆蓝细胞模式常被误认为慢性炎症（中耳炎）的表现，但是异型性以及破坏性生长是诊断的线索

横纹肌肉瘤

显微镜下和细胞学特征

（左图）这些原始间质细胞随意排列，但是细胞为多形性且有丝分裂增多。这类肿瘤的诊断得益于免疫组织化学研究。（右图）横纹肌肉瘤里有梭形细胞以及横纹肌母细胞，核染色质粗且多。嗜酸性、偏心的细胞质有助于诊断

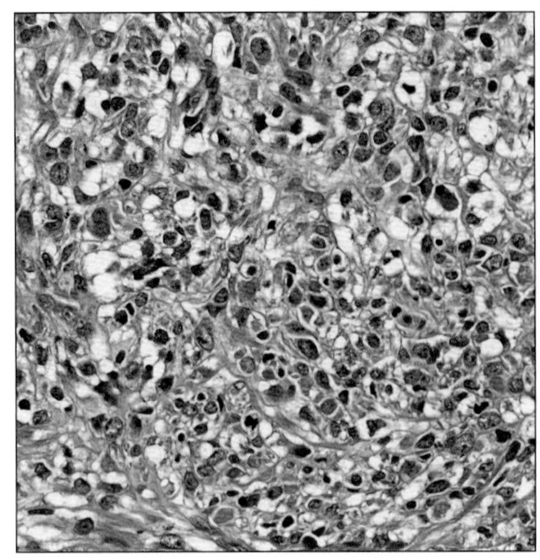

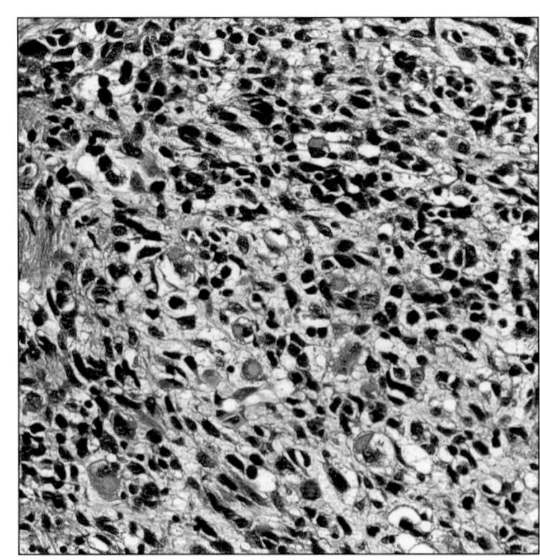

（左图）此横纹肌肉瘤为簇状排列。细胞呈星形，表现为明显的延长的细胞质。有几个细胞有十字条纹，但是特殊的染色方法或油镜镜检难以发现。（右图）腺泡样横纹肌肉瘤可见模糊的小泡→，伴瘤细胞在周围相互黏附而出现中央变性或破坏，需注意明显的偏心嗜酸性细胞质

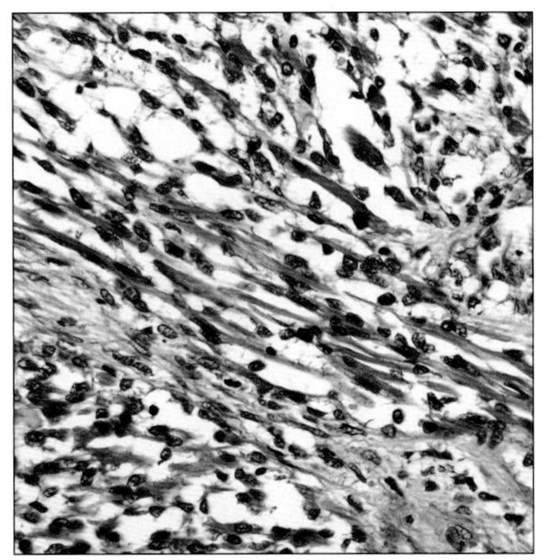

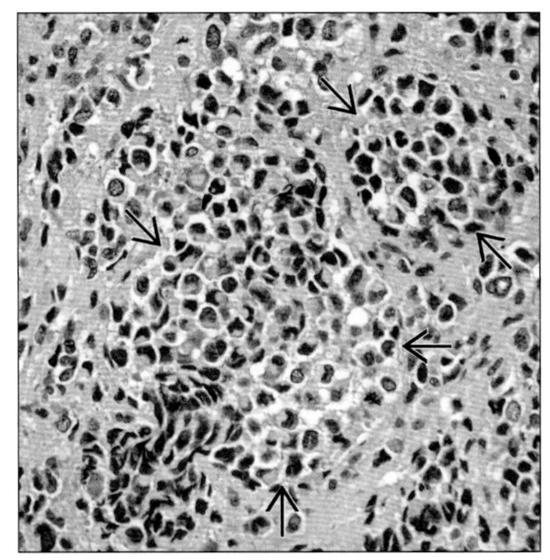

（左图）腺泡样横纹肌肉瘤由小圆蓝细胞组成，表现为从间质的支架上脱落→，出现肿瘤坏死➡，此现象在头部和颈部的肿瘤中不常见。（右图）细针穿刺涂片的细胞表现为黏合不良的小圆蓝细胞小群聚集，细胞质偏心位。背景变性，但没有淋巴腺小体或淋巴结

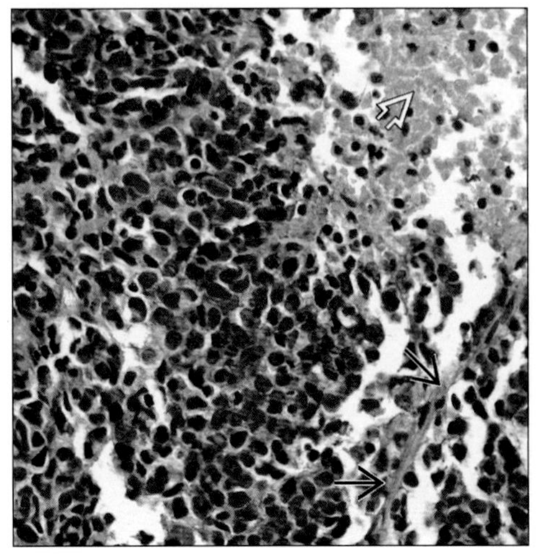

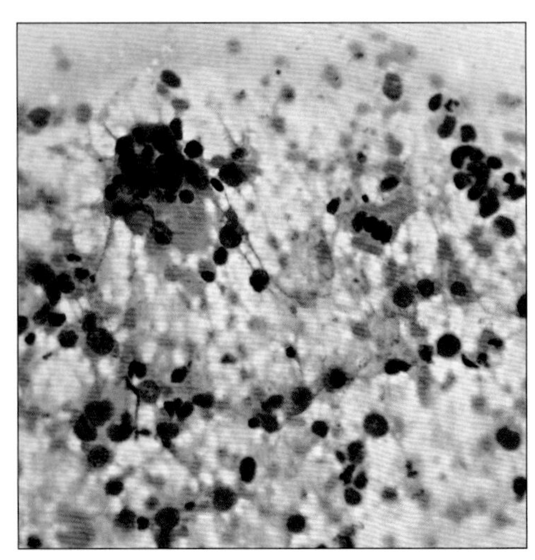

横纹肌肉瘤

辅助技术

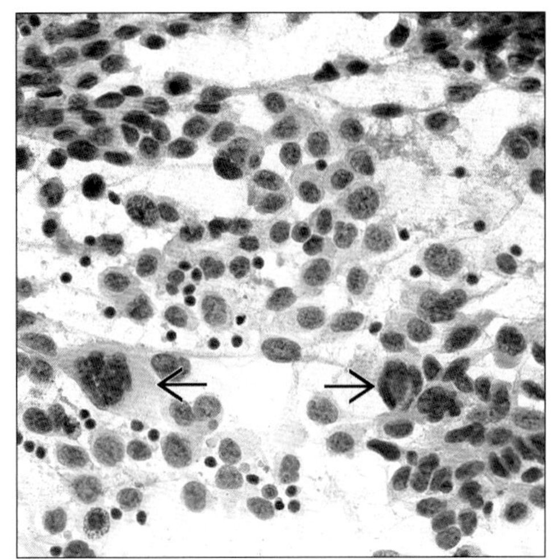
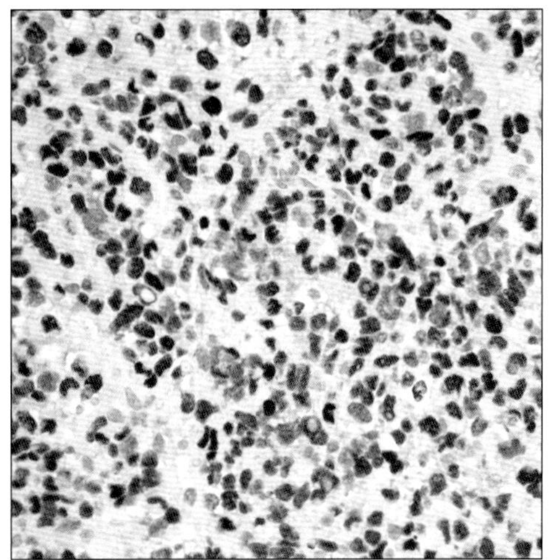

（左图）细胞涂片显示小量细胞质围绕在圆的细胞核周围，可见局灶的类浆细胞样表现，显示局灶变性改变，出现多核巨大的肿瘤细胞→。（右图）横纹肌肉瘤里多种肌肉标记为阳性。在几乎所有横纹肌肉瘤的肿瘤细胞内，Myogenin在胞核均产生强烈、弥散的反应

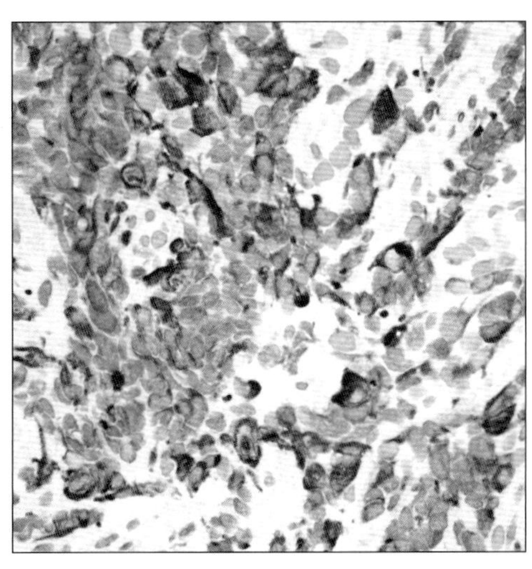
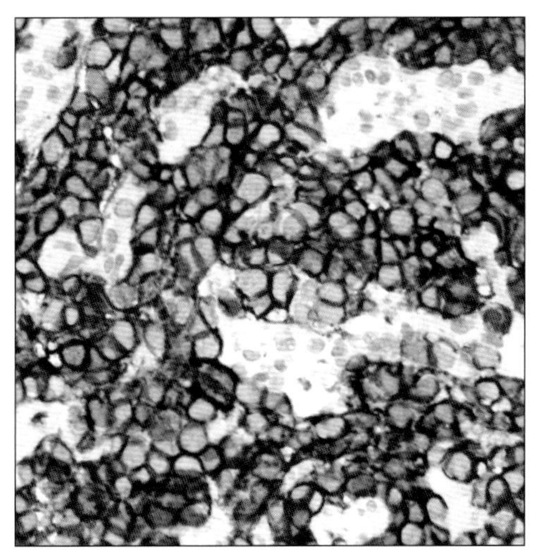

（左图）用于确诊横纹肌肉瘤的肌肉标记反应具有多样性。需注意并非所有肿瘤细胞对结蛋白都有反应，而阳性区域突出了偏心的或蝌蚪样细胞质。（右图）一些非肌源性标记在横纹肌肉瘤里呈阳性，包括强烈、弥散的胞膜CD56标记反应以及大约5%的病例出现的局灶点状角蛋白反应

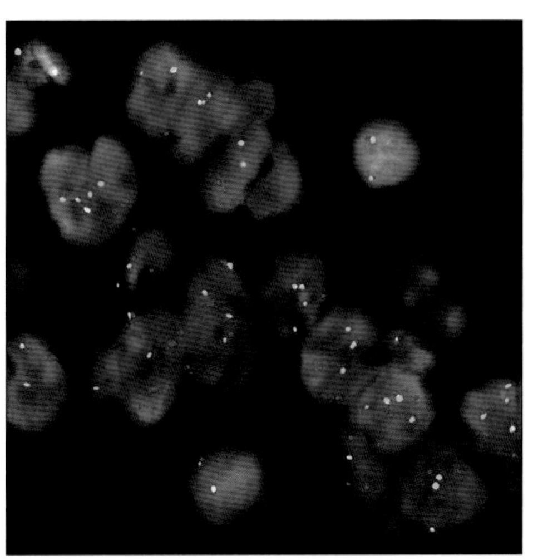
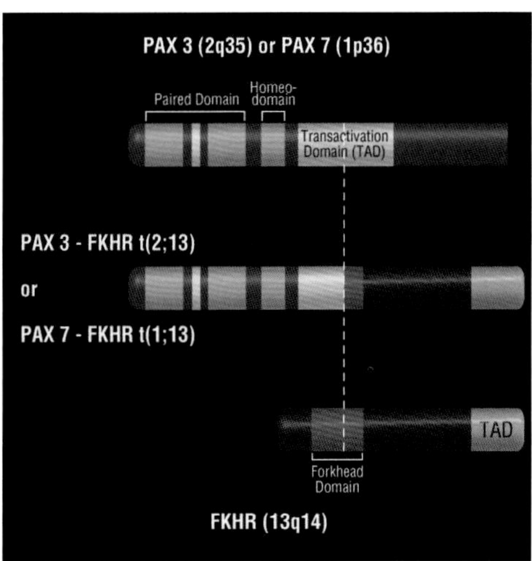

（左图）荧光原位杂交显示*FKHR*（*FOXO1*）基因重排。Vysis LSI分离探针里的2个探针（绿色和橙色）分离，通过检测绿色和橙色信号可检测出重排，而在没有易位的正常细胞内呈黄色信号。（右图）这张代表图显示了FKHR（13q14）叉头区和PAX3（2q35）或PAX7（1p36）反式激活域之间的断点以及其后的融合位置

转移/继发性肿瘤

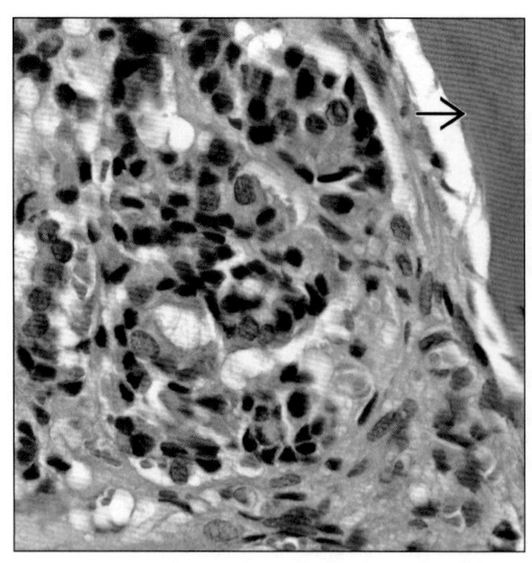

HE染色显示毗邻骨的间质内背对背的腺体→，这是转移性乳腺癌的病例

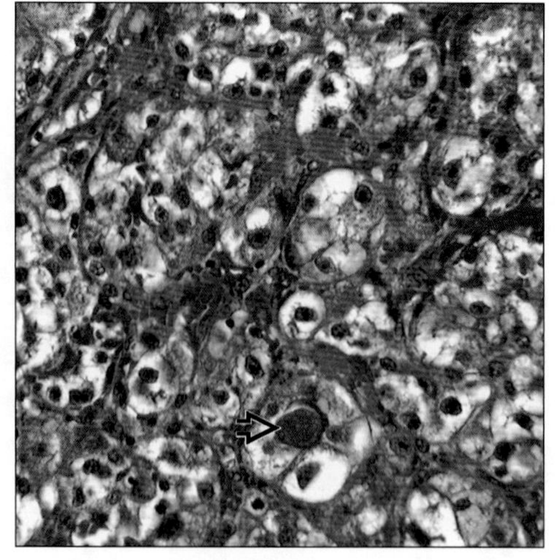

HE染色显示伴假腺腔内红细胞的腺体⇒，显示伴有假腺泡的转移性肾细胞癌

专业术语

别名

- 继发性肿瘤

定义

- 肿瘤来源于其他部位的原发恶性肿瘤，但不与后者相连续，继而累及耳朵和（或）颞骨
  - 在这个定义中，包括由原发性肿瘤直接蔓延而来的有些继发性肿瘤
  - 根据定义排除淋巴瘤以及白血病

临床表现

流行病学

- 发病率
  - 在手术病理学上不常见（少于所有耳朵和颞骨恶性肿瘤的2%）
  - 有远处转移的癌症患者行活检可检测出高达20%的比例
- 年龄
  - 老年人群，与其他解剖部位恶性肿瘤增多有关
- 性别
  - 女性>男性（取决于肿瘤类型）

部位

- 常为双侧，多发
- 岩骨尖是最常见部位（约80%）
- 乳突的骨头、内耳道以及中耳

症状

- 无症状
  - 常见于大部分病例（约1/3的患者）
- 在病程中发病迟
- 听力改变
- 眩晕、耳鸣
- 脸部麻痹以及耳痛
- 耳漏、肿块

治疗

- 选择、风险及并发症
  - 罕见，可能是孤立的转移
- 手术方式
  - 手术切除以缓解症状

预后

- 与基础疾病相一致，但通常是全身远处转移的一部分

大体检查

一般特征

- 溶解样或增殖性损害取决于肿瘤类型

大小

- 具有多样性，但差别相当大

组织病理学检查

组织学特征

- 血管-淋巴转移与直接蔓延有不同的特征
- 特定的肿瘤类型有特定的组织学特征
- 最常见的肿瘤是以下部位的癌
  - 乳腺（约为25%）
  - 肺（约为10%）
  - 前列腺（约为6%）
- 黑色素瘤（约为6%）
- 间充质肿瘤罕见转移至耳朵和颞骨
- 通过咽鼓管、后颅窝以及外耳从腮腺区直接延伸
  - 上呼吸消化道肿瘤最常见

转移/继发性肿瘤

要点

临床表现
- 最常见于中耳
- 岩骨尖为最常见部位（约80%）
- 发生于乳突骨、内耳道、中耳
- 常为双侧，多发
- 手术切除以缓解症状
- 与基础疾病相一致，但通常是全身远处转移的一部分
- 在手术病理学上不常见（少于所有耳朵和颞骨恶性肿瘤的2%）

组织病理学检查
- 最常见的肿瘤是以下部位的癌
  - 乳腺（约为25%）
  - 肺（约为10%）
  - 前列腺（约为6%）
- 直接蔓延过来的肿瘤必须排除（咽鼓管、后颅窝以及腮腺）

辅助检查

免疫组织化学
- 合适的靶向抗体，用于确认转移性疾病

鉴别诊断

直接延伸
- 需要排除从唾液腺、鼻咽、脑部或皮肤直接蔓延来的肿瘤
  - 通常可通过以下方法鉴别
    - 临床病史
    - 放射成像研究
    - 结构学以及组织学特征
    - 免疫组织化学
    - 分子学研究

原发肿瘤
- 低分化的耳原发肿瘤类似转移性肿瘤
  - 中耳腺瘤
  - 鳞状细胞癌
  - 原发中耳腺癌

参考文献

1. Shrivastava V et al: Prostate cancer metastatic to the external auditory canals. Clin Genitourin Cancer. 5(5): 341–3, 2007
2. Yasumatsu R et al: Metastatic hepatocellular carcinoma of the external auditory canal. World J Gastroenterol. 13(47): 6436–8, 2007
3. Suzuki T et al: Sudden hearing loss due to meningeal carcinomatosis from rectal carcinoma. Auris Nasus Larynx. 33(3): 315–9, 2006
4. Carson HJ et al: Metastasis of colonic adenocarcinoma to the external ear canal: , an unusual case with a complex-pattern of disease progression. Ear Nose Throat J. 84(1): 36–8, 2005
5. Michaelson PG et al: Metastatic renal cell carcinoma presenting in the external auditory canal. Otolaryngol Head Neck Surg. 133(6): 979–80, 2005
6. Ueyama H et al: Solitary metastasis of prostatic cancer to the internal auditory canal. Clin Neurol Neurosurg. 105(3): 180–2, 2003
7. Kundu S et al: Extensive metastatic renal cell carcinoma presenting as facial nerve palsy. J Laryngol Otol. 115(6): 488–90, 2001
8. Ziegler EA et al: [Bilateral progressive hearing loss as the first manifestation of metastatic carcinoma of the head of the pancreas. Case report]Laryngorhinootologie. 80(8): 436–8, 2001
9. Ferri GG et al: [Metastasis in the inner auditory canal]Acta Otorhinolaryngol Ital. 18(4): 269–75, 1998

影像图库

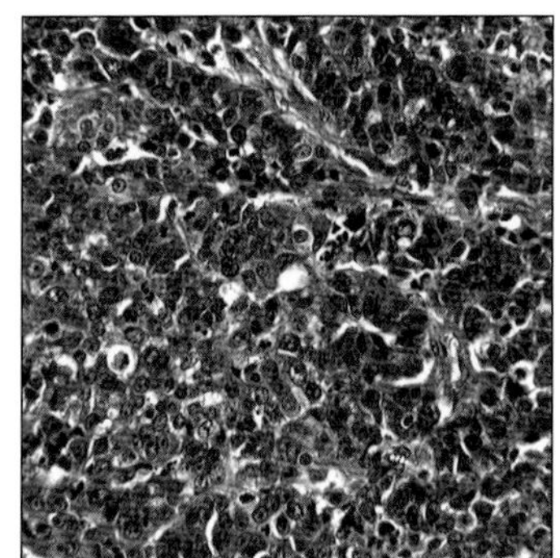

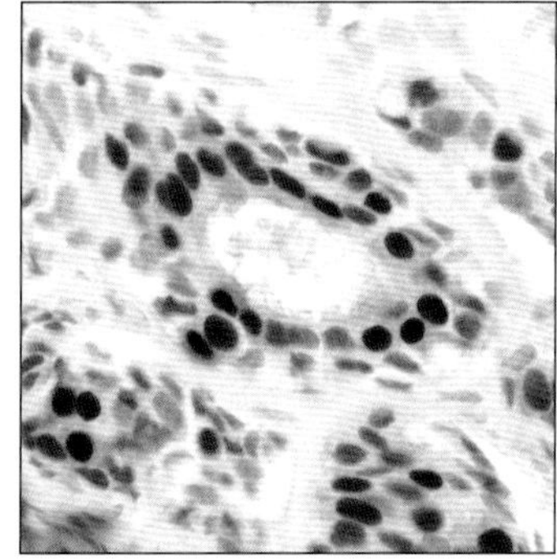

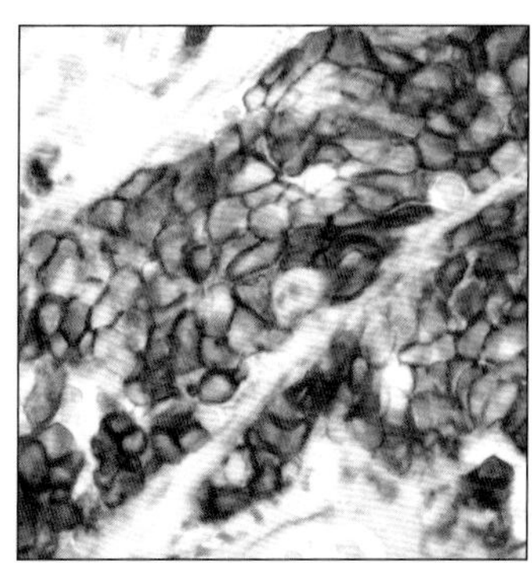

（左图）在转移性结肠腺癌里，背对背的腺体由圆柱形细胞排成一排，此外CDX–2以及CK20标记呈阳性反应将有助于确诊。（中图）雌激素受体显示腺样轮廓里有强烈、弥散的胞核的反应，这有助于支持转移性乳腺癌的诊断。（右图）这例转移性乳腺癌里有HER–2/neu标记的强烈的环状胞膜反应

第8章　颈部（软组织和淋巴结）

房居高　冯　凌　译　　赵晓丽　催素萍　审校

遗传性疾病

感染性疾病

反应性疾病

良性肿瘤

恶性肿瘤

鳃裂囊肿（BCC）

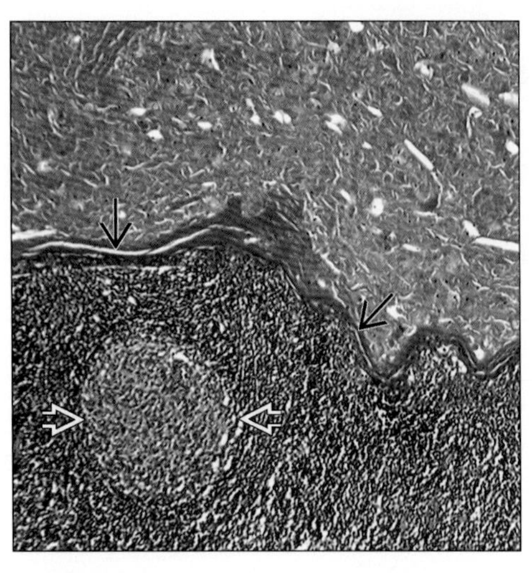

鳃裂囊肿囊腔内充满角化碎片，可见薄层鳞状上皮➡不伴非典型性，在周围的淋巴组织中可见生发中心➡

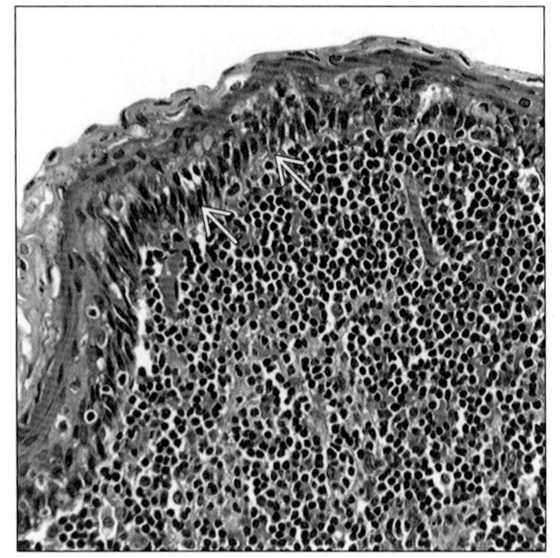

囊肿被覆化生鳞状上皮，仍可见柱状上皮残留➡。基底膜极薄，位于上皮和淋巴组织之间

专业术语

缩写
- 鳃裂囊肿

别名
- 颈侧囊肿
- 颈部淋巴上皮囊肿

定义
- 传统上，鳃裂囊肿指的是起源于第二鳃器残留的先天性颈侧囊肿
  - 80%~90%的腮异常起源于第二鳃器
  - 包含腮囊肿、窦、瘘管

病因/发病机制

鳃器
- 头颈部诸多结构的前体
- 第二鳃弓跨越第二、三、四鳃裂
- 这种跨越形成颈窦
- 通常在妊娠第6~7周发育
- 颈窦未能闭塞导致第二鳃裂残留（囊肿、窦、瘘管）
  - 呼吸上皮被覆咽扁桃体，而不是原生于唾液腺
  - 感染过程的免疫刺激导致鳞状化生和淋巴增生
- 第二鳃裂瘘管起自胸锁乳突肌（SCM）前部皮肤，穿过颈动脉分叉，止于扁桃体窝
- 第三、四鳃裂囊肿非常少见（少于5%）
  - 复发性颈部脓肿或急性化脓性甲状腺炎
  - 绝大多数发生于左侧（90%~95%）
- 有些可能是颈淋巴结的囊性转变
  - 特别是成人

临床表现

流行病学
- 发病率
  - 不常见
    - 但BCC仍是儿童耳鼻喉临床中最常见的先天性异常之一
    - 甲状舌管囊肿最常见
  - BCC约占先天性颈部囊肿的20%
    - 囊肿>>窦（3：1）
  - 80%~90%的鳃裂异常为第二鳃裂囊肿
  - 第四鳃裂异常罕见，累及喉部（新生儿喘鸣和复发性颈深部感染）
- 年龄
  - 双峰性
    - 5岁以下
    - 20~40岁（75%）
    - 约有1%的患者在50岁以上
- 性别
  - 性别分布无差异

部位
- 颈侧下颌角附近
- 沿SCM前缘
  - 从舌骨到胸骨上切迹的任意部位
- 注意，绝大多数第四鳃裂异常发生于左侧（90%以上）

症状
- 无痛性颈部肿胀
  - 沿SCM前缘
  - 病程多较长
  - 可有疼痛（感染时）
- 消涨性病变
  - 常在上呼吸道感染后肿大

鳃裂囊肿

要点

专业术语
- 鳃裂囊肿是指起源于第二鳃器残留的先天性颈侧囊肿

临床表现
- BCC：约20%为先天性颈部囊肿
- 发病年龄呈双峰（5岁以下；20~40岁）
- 时肿时消、无痛、可压缩、颈部肿胀
  - 上呼吸道感染后肿大
- 沿胸锁乳突肌前缘
- 对可疑鳃裂异常的初步诊治工作
  - 静脉或口服抗生素（如有感染）、FNA、内镜和（或）影像学检查、手术
- 完整的手术切除以获得较低的复发风险

组织病理学检查
- 常为单房囊肿
- 囊肿可被覆多种上皮（90%为复层鳞状上皮）
- 囊壁淋巴细胞聚集

鉴别诊断
- 转移性囊性鳞状细胞癌、支气管囊肿、颈部胸腺囊肿、转移性囊性甲状腺乳头状癌

  - 患者通常在增大期就诊
  - 可隐匿多年（临床无症状）
- 可压缩性、波动性
- 从窦道皮肤开口溢出黏液或脓样分泌物（当有开口时）
  - 患者表现为外瘘 ± 内口
- 临床上，有些病变类似腮腺肿物或牙源性感染
- 临床上，更多的第一或第四鳃裂瘘管被做切开引流术，导致复发
- 重要：成人必须考虑转移性囊性鳞状细胞癌

内镜检查
- 建议作为颈部囊肿初步评估的一部分
  - 评估内口或引流窦道/瘘管

自然病程
- 复发性感染和炎症

治疗
- 选择、风险及并发症
  - 对可疑鳃裂异常的初步诊治工作（按顺序）
    - 静脉或口服抗生素（如有感染）
    - 细针抽吸活检（FNA）
    - 内镜检查（部分病例在术中进行）
    - 影像学检查
    - 不缓解的病例应实施手术
  - 避免反复切开或引流
    - 导致高复发率
  - 非感染性病变比感染性病变容易切除得多
  - 必须切除整个瘘管以防止复发
  - 并发症包括
    - 可能的伤口感染
    - 脑神经轻瘫
- 手术方法
  - 内镜检查窦道的同时切除颈侧入路
    - 有人使用瘘管灼烧法
    - 手术探查前以内镜代替导管进入窦腔检查
  - 完整手术切除
    - 复发病例由于存在瘢痕，手术难度较大
    - 在静止期手术（无活动感染；使用抗生素6~8周后）
    - 可能需切除甲状腺腺叶以减少复发
  - 必须在囊肿床周围解剖以切除瘘管
    - 如位于上内侧：通常止于咽扁桃体
    - 如位于下部：沿颈动脉间隙下行，开口于锁骨上区皮肤

预后
- 良性病变无恶变可能
- 复发率差异较大
  - 如果术前没有感染，复发率在3%以下
  - 如果有感染或之前有过切开引流或不完整切除，复发率均为20%

影像学检查

放射学检查
- 联合放射学检查及内镜检查，能显著改善手术操作及预后
- 增强CT或MRI容易做出诊断并与实性肿物相区别
- 边界清楚、不强化的低密度囊性肿物，囊腔光滑、壁薄（有感染时除外）
  - 如有感染，囊壁增厚并强化（蜂窝组织炎）
- 囊性，特征性部位的卵圆形到圆形黏液密度肿物有诊断意义
- 部位
  - 颌下腺后外侧
  - 颈动脉间隙外侧
  - 胸锁乳突肌前内侧
  - 多数位于或紧邻下颌角尾端
- 囊肿边缘延伸至颈动脉分叉
  - 切迹征是第二鳃裂囊肿的特征性表现

大体检查

一般特征
- 单房
- 含清亮至黏液样的物质

鳃裂囊肿

大小
- 相差大，可达10cm

组织病理学检查

组织学特征
- 常为单房囊肿
- 囊肿被覆多种上皮
  - 复层鳞状上皮（90%）
  - 呼吸道上皮（约为8%）
    - 考虑为无炎症囊肿的原生上皮
  - 移行上皮或两者都有（2%）
- 很多病例腔内充满角化碎屑
- 淋巴细胞聚集通常朝向上皮层
  - 基底膜常见于上皮和淋巴细胞之间
- 反应性生发中心常见（约为80%）
- 无淋巴结结构
  - 无被膜下淋巴窦形成
  - 无髓质区
  - 无滤泡间区
- 常见急慢性炎症
- 囊壁内异物巨细胞反应
- 常见纤维化
  - 转移性囊性鳞状细胞癌无厚的囊壁
- 囊壁内可出现唾液腺组织
- 此类BCC中无附属器或软骨
  - 仅见于第一鳃裂囊肿/窦道
- 没有
  - 不典型增生
  - 多形性
  - 癌

辅助检查

细胞学
- 建议细针抽吸用于评估所有颈部囊肿
  - 通常用于抗生素治疗后的残余囊肿
- 抽出稠厚、黄色、脓样物质
- 涂片一般为细胞性
- 由无核鳞屑和成熟鳞状上皮构成
  - 柱状呼吸型细胞不常见
- 无定形碎屑常伴巨噬细胞
- 淋巴浸润，包括浆细胞

免疫组织化学
- 不同的被覆上皮呈现不同的角蛋白
  - 假复层呼吸上皮、移行上皮、复层角化或非角化鳞状上皮
- p16在BCC中阴性，但在口咽原发的转移SCC中阳性
- 葡萄糖转运蛋白1（GLUT1）在BCC中阴性，但在转移性囊性SCC中阳性

鉴别诊断

转移性囊性鳞状细胞癌
- 颈静脉-二腹肌淋巴结最常受累
- 单房囊肿
- 极厚并发育良好的被膜
- 被膜下淋巴窦、髓质区、滤泡间区常可见
- 非典型上皮呈缎带样分布
- 细胞增大，有丝分裂象
- 多形现象通常小而局限
- 原发肿瘤常见于以下部位
  - 扁桃体和舌根
    - 通常p16阳性
  - 鼻咽部
    - 通常EBER阳性
- 临床实践中，原发于鳃弓的癌是不存在的

支气管囊肿
- 见于锁骨上区的黏膜下组织
- 与鳃裂囊肿的影像学表现不同：位于颈下部
- 囊肿被覆呼吸道黏膜
- 囊壁包含平滑肌和支气管腺体

转移性囊性甲状腺乳头状癌
- 淋巴结结构易于辨认
- 可为单房病变，腔内仅有浆液性或清亮液体
- 内层具有甲状腺乳头状癌特征
  - 立方状或柱状细胞
  - 细胞聚集、重叠
  - 细胞高核质比
  - 乳头状癌的细胞核特征
    - 核沟
    - 核形不规则
    - 核内包涵体
    - 核染色质空泡状
  - 乳头状结构常缺失
  - 甲状腺球蛋白和TTF-1免疫反应阳性

颈部胸腺囊肿
- 常发生于儿童
- 累及颈侧区
  - 下颌角到胸骨，通常位于下颈部
- 囊壁内可见胸腺组织
  - Hassall 小体
  - 钙化
  - 淋巴成分

淋巴管瘤
- 通常为临床诊断
- 常累及颈后间隙
- 内皮被覆囊腔含浆液、淋巴细胞和平滑肌

鳃裂囊肿

甲状舌管囊肿

- 位于中线区
- 有甲状腺组织
- 舌骨受累

皮样囊肿

- 仅有外胚层组织
- 口底为最常见部位
- 鳞状内层无淋巴成分
- 无其他成分
  - 肌肉
  - 神经
  - 软骨

喉膨出

- 中线区病变，很少与BCC混淆
- 临床上分为喉内型、喉外型、喉混合型
- 无淋巴间质

参考文献

1. Nicoucar K et al: Management of congenital fourth branchial arch anomalies: a review and analysis of published cases. J Pediatr Surg. 44(7): 1432–9, 2009
2. Ozolek JA: Selective pathologies of the head and neck in children: a developmental perspective. Adv Anat Pathol. 16(5): 332–58, 2009
3. Doshi J et al: Branchial cyst side predilection: fact or fiction? Ann Otol Rhinol Laryngol. 116(2): 112–4, 2007
4. Kadhim AL et al: Pearls and pitfalls in the management of branchial cyst. J Laryngol Otol. 118(12): 946–50, 2004
5. Thompson LD: Branchial cleft cyst. Ear Nose Throat J. 83(11): 740, 2004
6. Weiner MF et al: Diagnostic value of GLUT–1immunoreactivity to distinguish benign from malignant cystic squamous lesions of the head and neck in fine–needle aspiration biopsy material. Diagn Cytopathol. 31(5): 294–9, 2004
7. Glosser JW et al: Branchial cleft or cervical lymphoepithelial cysts: etiology and management. J Am Dent Assoc. 134(1): 81–6, 2003
8. Prasad KK et al: Cervical thymic cyst: report of a case and review of the literature. Indian J Pathol Microbiol. 44(4): 483–5, 2001
9. Koeller KK et al: Congenital cystic masses of the neck: radiologic–pathologic correlation. Radiographics. 19(1): 121–46; quiz 152–3, 1999
10. Edmonds JL et al: Third branchial anomalies. Avoiding recurrences. Arch Otolaryngol Head Neck Surg. 123(4): 438–41, 1997
11. Regauer S et al: Lateral neck cysts––the branchial theory revisited. A critical review and clinicopathological study of 97 cases with special emphasis on cytokeratin expression. APMIS. 105(8): 623–30, 1997
12. Thompson LD: Diagnostically challenging lesions in head and neck pathology. Eur Arch Otorhinolaryngol. 254(8): 357–66, 1997
13. Choi SS et al: Branchial anomalies: a review of 52 cases. Laryngoscope. 105(9 Pt 1): 909–13, 1995
14. Clevens RA et al: Familial bilateral branchial cleft cysts. Ear Nose Throat J. 74(6): 419–21, 1995
15. Blackwell KE et al: Functional neck dissection for treatment of recurrent branchial remnants. Arch Otolaryngol Head Neck Surg. 120(4): 417–21, 1994
16. Golledge J et al: The aetiology of lateral cervical (branchial) cysts: past and present theories. J Laryngol Otol. 108(8): 653–9, 1994
17. Todd NW: Common congenital anomalies of the neck. Embryology and surgical anatomy. Surg Clin North Am. 73(4): 599–610, 1993
18. Rosenfeld RM et al: Fourth branchial pouch sinus: diagnosis and treatment. Otolaryngol Head Neck Surg. 105(1): 44–50, 1991
19. Takimoto T et al: Branchial cleft (pouch) anomalies: a review of 42 cases. Auris Nasus Larynx. 18(1): 87–92, 1991
20. Godin MS et al: Fourth branchial pouch sinus: principles of diagnosis and management. Laryngoscope. 100(2 Pt 1): 174–8, 1990
21. Kenealy JF et al: Branchial cleft anomalies: a five–year retrospective review. Trans Pa Acad Ophthalmol Otolaryngol. 42: 1022–5, 1990
22. Doi O et al: Branchial remnants: a review of 58 cases. J Pediatr Surg. 23(9): 789–92, 1988
23. Harnsberger HR et al: Branchial cleft anomalies and their mimics: computed tomographic evaluation. Radiology. 152(3): 739–48, 1984

鳃裂囊肿

图解和影像学特征

（左图）鳃裂（c）或鳃囊（p）在胚胎发育过程中没能消失或融合，导致发育过程中第二、三、四鳃裂异常。（右图）第二鳃裂囊肿/窦道/瘘管可发生于鳃囊或鳃弓正常发育的任意部位，开口于扁桃体，可能与沿SCM前缘的管道合并，管道沿胸锁乳突肌前缘走行，内口开于扁桃体，外口开于锁骨上区的皮肤

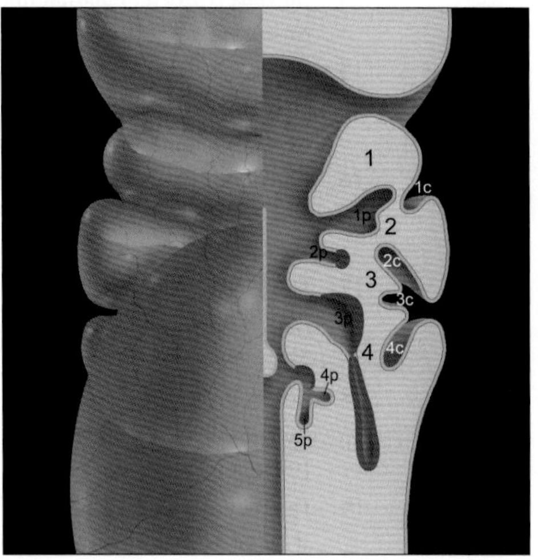

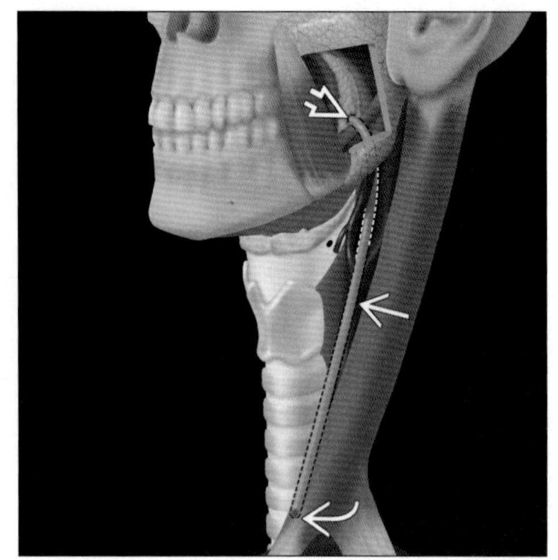

（左图）照片显示年轻男性成人侧颈部可压缩性肿物，具有第二鳃裂囊肿的典型特征。这位患者在一次上呼吸道病毒感染后就诊。（右图）CT显示低密度不强化的右侧鳃裂囊肿，位于颈鞘的前外侧、SCM前内侧、颌下腺的后外侧。这是无炎症的鳃裂囊肿的典型特征

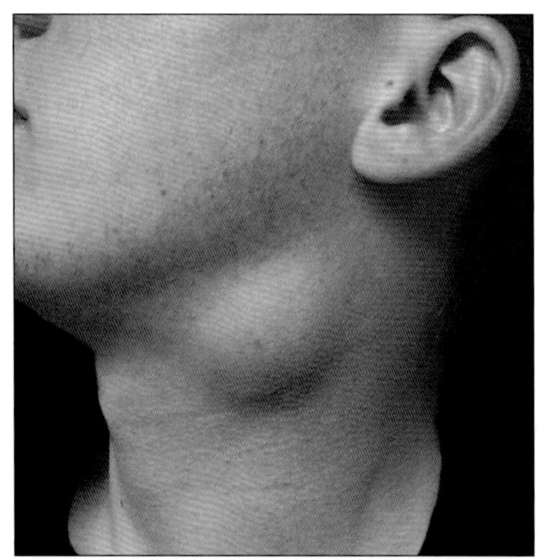

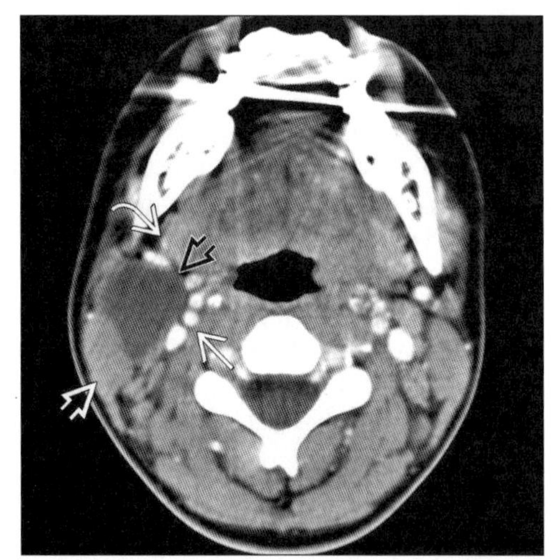

（左图）轴位增强CT显示典型的第二鳃裂囊肿，位于颌下腺后方、颈动脉间隙外侧、胸锁乳突肌前方。囊壁有轻度增厚，提示感染或炎症。（右图）平片碘油造影显示完整瘘管，从口咽部的扁桃体窝延伸至右侧锁骨上窝的皮肤开口

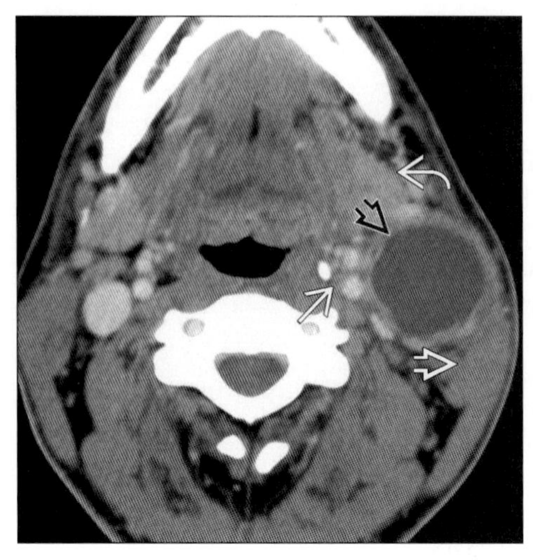

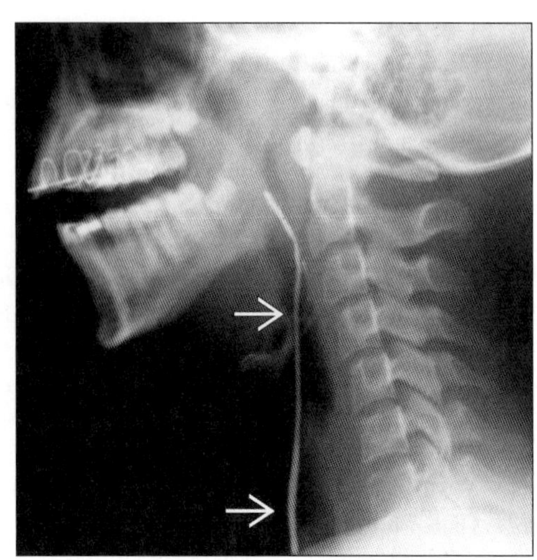

鳃裂囊肿

大体检查和显微镜下特征

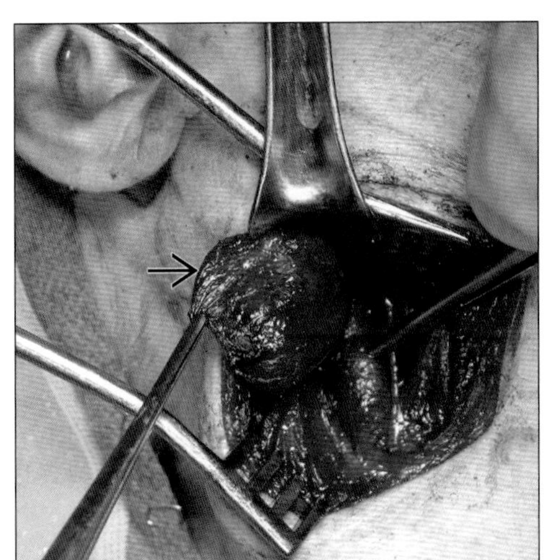

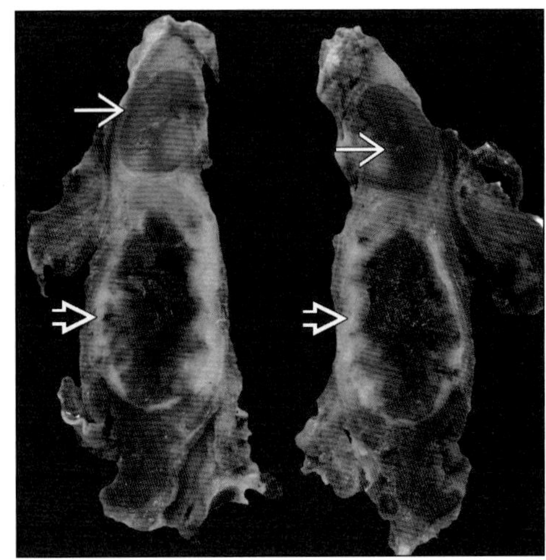

（左图）把囊肿➡从术野中牵拉出来，突出其与颈部肌肉、静脉、动脉及神经的密切关系。（右图）手术标本包含良性淋巴结➡，与其下方的囊肿完全分离。注意囊肿周围增厚的纤维结缔组织壁➡，囊肿内充满血和角化物，这种大体表现也可见于转移性囊性SCC

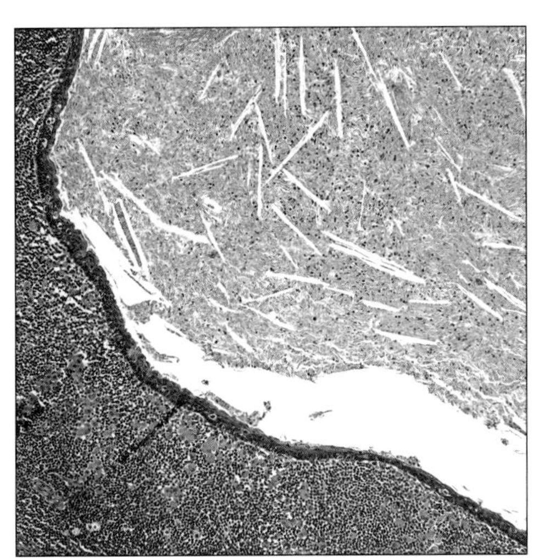

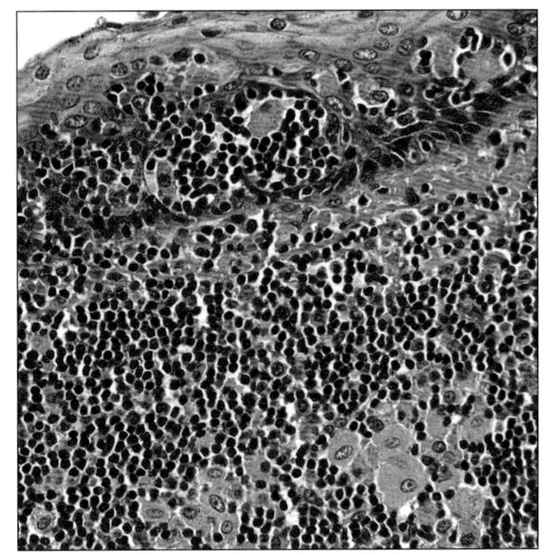

（左图）囊肿被覆较薄、成熟的鳞状上皮，其内可见鳞状碎片及胆固醇结晶，间质中包含淋巴成分。（右图）成熟鳞状上皮，无不典型性。可见发育良好的基底膜将上皮与间质分隔，淋巴成分背景中可见组织细胞

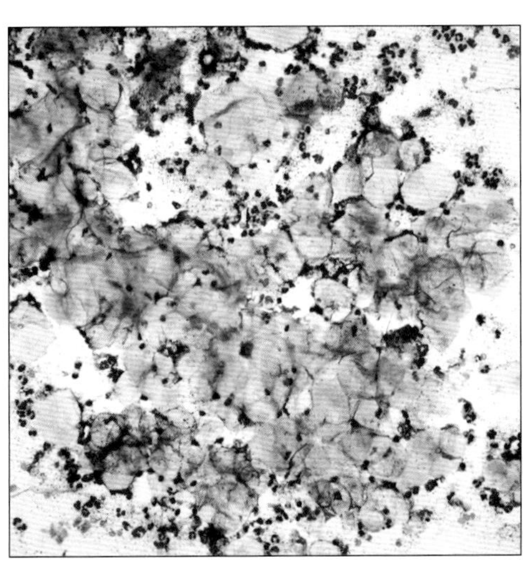

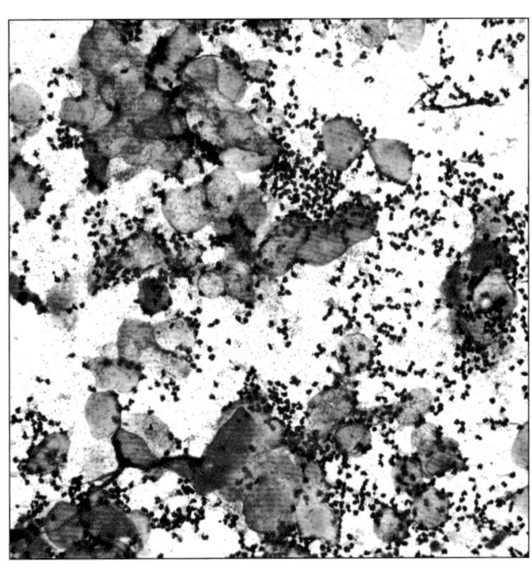

（左图）无核鳞状细胞伴大量急性炎症细胞。类似的角蛋白碎片是鳃裂囊肿的典型特征，没有细胞的不典型性及不规则核的细胞形态。（右图）BCC涂片中可见鳞状细胞及无核鳞屑中大量中性粒细胞，无多形性、无不规则形态、无有丝分裂象。虽然可见碎屑，但没有坏死

颈部胸腺囊肿

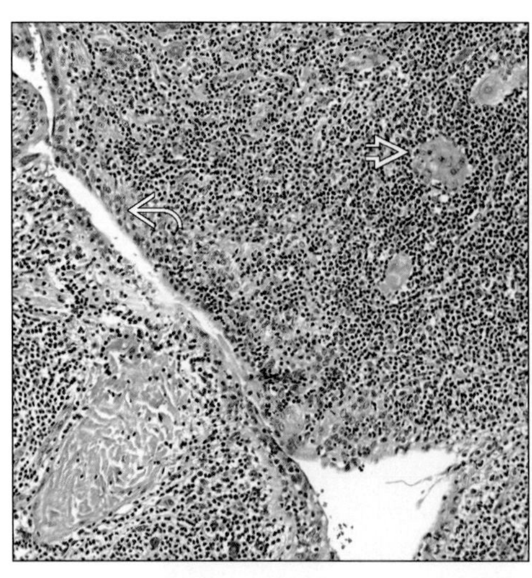

被覆上皮的囊肿➡内可见密集的混合炎症细胞浸润以及囊壁内的Hassall小体➡，这些表现足以诊断胸腺囊肿

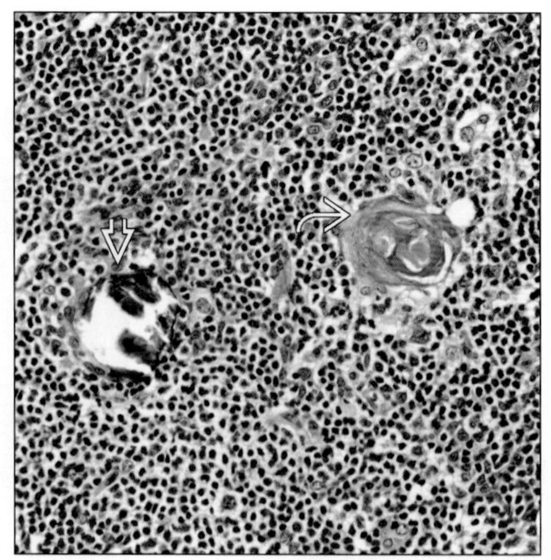

囊壁内包含明显的Hassall小体➡，其特征是同心圆状的鳞状细胞岛伴中央角化，可见灶状的微钙化➡

专业术语

定义

- 起源于胸腺胚胎残留的先天性囊肿

病因/发病机制

胚胎起源

- 胸腺于妊娠第6周开始发育，起源于第三鳃囊（中胚层）
  - 第三腮囊下降或内卷失败导致胸腺异常，包括颈部胸腺囊肿

临床表现

流行病学

- 发病率
  - 罕见
- 年龄
  - 最常见于儿童
    - 大多数发生于10岁以内
    - 其余发生于20~30岁
    - 成人罕见
- 性别
  - 男性>女性

部位

- 可发生于下颌角到胸骨间的任意部位，包括颈外侧区和颈中线区
  - 最常见部位为颈前三角
  - 指颈部胸腺囊肿与胸部内胸腺延续

症状

- 生长缓慢、无痛的单侧颈部肿物
  - 做Valsalva动作时可一过性增大
- 不常见的表现包括以下几种
  - 呼吸困难、吞咽困难、声嘶或疼痛
  - 声带麻痹、喘鸣、吞咽痛
  - 危及生命的气道梗阻
- 罕见：伴发窦道或瘘管

治疗

- 手术方法
  - 单纯切除术

预后

- 切除后治愈
  - 完整切除后无复发
  - 无恶变风险
  - 不会并发重症肌无力

影像学检查

CT检查

- 囊性病变特征
- 可见附近大血管（如与颈鞘关系密切）

大体检查

一般特征

- 单房或多房
- 囊肿内衬光滑或小梁状
- 囊壁厚度各异
- 囊肿内容物可为清亮浆液、血性液体、半固体碎片

大小

- 1.4~17.0cm

颈部胸腺囊肿

要点

专业术语
- 起源于胸腺胚胎残留的先天性囊肿

临床表现
- 大多数（67%）发生于10岁以内
- 最常见部位为颈前三角
- 多数患者表现为生长缓慢的、无痛的单侧颈部肿物
- 单纯切除可治愈

组织病理学检查
- 囊肿被覆立方、柱状和（或）鳞状上皮
- 根据定义，囊壁内包含的胸腺组织包括Hassall小体
  - 鳞状细胞聚集形成同心圆状岛，常伴中央角化
- 常见异物巨细胞反应和（或）胆固醇肉芽肿

组织病理学检查

组织学特征
- 囊肿被覆立方、柱状和（或）鳞状上皮
  - 感染时，被覆上皮可被纤维组织取代
- 根据定义，囊壁包含胸腺组织
  - Hassall小体：鳞状细胞聚集形成同心圆状岛，常伴中央角化
  - 淋巴滤泡
  - 鉴定胸腺组织可能需要广泛取材
- 常见异物巨细胞反应和（或）胆固醇肉芽肿
- 胸腺囊肿内可能出现甲状旁腺成分

鉴别诊断

鳃裂囊肿
- 多见于20~40岁
- 囊壁内有淋巴组织，无胸腺组织
- 常伴有窦道和瘘管

囊性水瘤（淋巴管瘤）
- 多见于侧颈部（颈后和颈前三角）
- 组织学特征包括内皮被覆的腔隙，内含蛋白性液体和淋巴细胞
- 间质内包含少量纤维结缔组织和肌肉，伴淋巴聚集
- 反复感染后，间质可能出现炎性或纤维化改变

皮样囊肿
- 囊壁内包含皮肤附属器结构（毛囊、皮脂腺、小汗腺或大汗腺）

甲状舌管囊肿
- 常见于颈中线区甲状腺峡部以上舌骨以下
  - 几乎都与舌骨有联系
  - 发生于颈中线旁较少见，但不会在颈外侧区出现（如颈内静脉外侧）
- 囊壁内可出现甲状腺滤泡上皮

参考文献

1. Komura M et al: A pediatric case of life-threatening airway obstruction caused by a cervicomediastinal thymic cyst. Pediatr Radiol. 40(9): 1569–71, 2010
2. Sturm-O'Brien AK et al: Cervical thymic anomalies--the Texas Children's Hospital experience. Laryngoscope. 119(10): 1988–93, 2009
3. Cigliano B et al: Cervical thymic cysts. Pediatr Surg Int. 23(12): 1219–25, 2007
4. Petropoulos I et al: Thymic cyst in the differential diagnosis of paediatric cervical masses. B-ENT. 2(1): 35–7, 2006
5. Ridder GJ et al: Multilocular cervical thymic cysts in adults. A report of two cases and review of the literature. Eur Arch Otorhinolaryngol. 260(5): 261–5, 2003
6. Burton EM et al: Cervical thymic cysts: CT appearance of two cases including a persistent thymopharyngeal duct cyst. Pediatr Radiol. 25(5): 363–5, 1995

影像图库

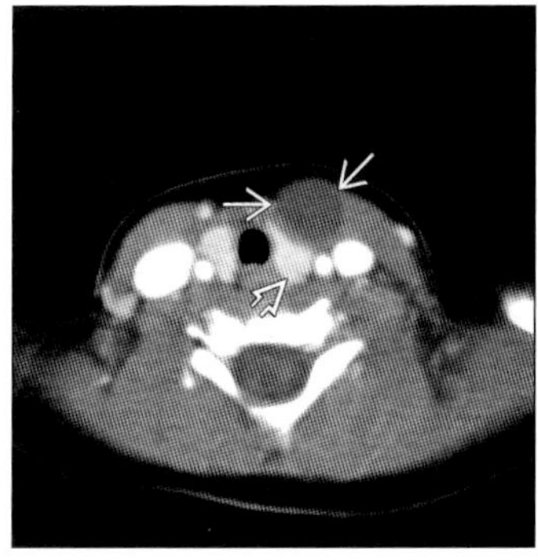
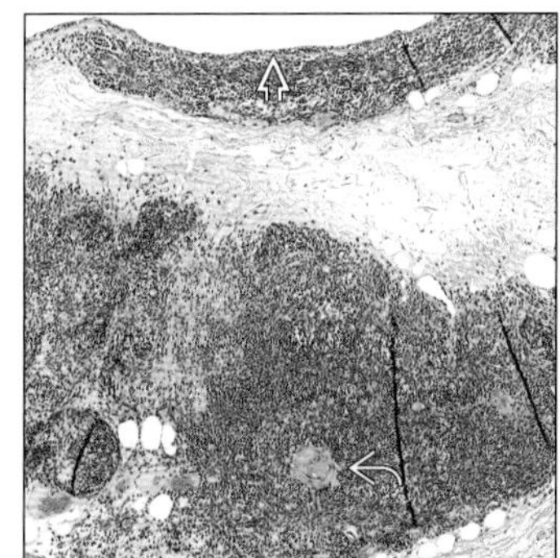
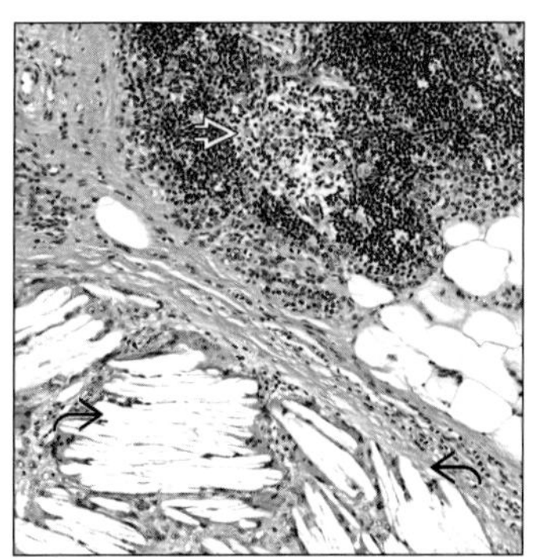

（左图）轴位增强CT显示边界清楚的囊性肿物➡紧邻颈鞘前方和甲状腺左叶➾的前外侧。（中图）单房囊肿被覆上皮➾，囊壁包含淋巴细胞和Hassall小体➡。（右图）在囊壁内常可见到胆固醇肉芽肿↷，也可存在淋巴滤泡及生发中心➾

支气管囊肿

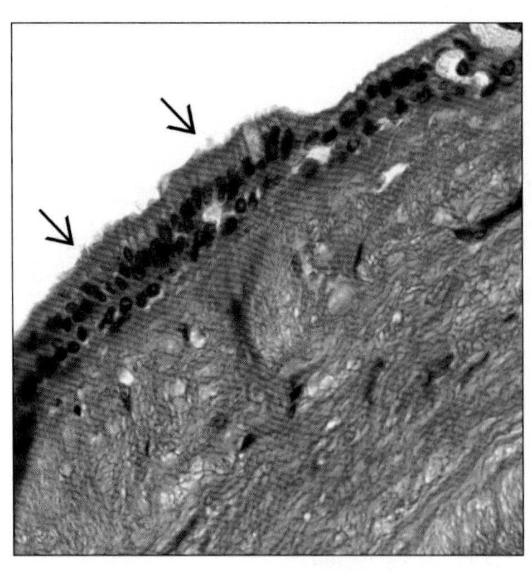

一个2月龄男婴颈侧部支气管囊肿，临床上曾考虑为鳃裂囊肿，注意纤毛呼吸上皮→

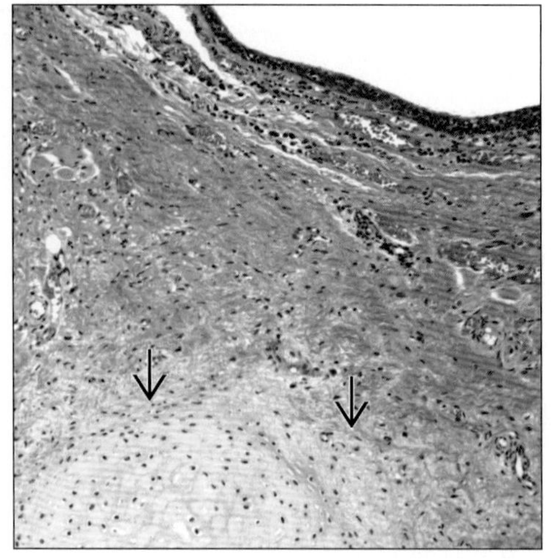

胸廓内支气管囊肿容易见到透明软骨→，而颈部变异型则较难诊断，可能需要较多的切片

专业术语

别名
- 支气管囊肿（bronchial cyst）

定义
- 腹侧前肠的罕见先天畸形
  - 肠源性囊肿，神经管原肠囊肿与其属同一家族

病因/发病机制

胚胎发生
- 在气管、支气管树形成过程中起源于从前肠分离出的憩室小芽
- 常发生于妊娠第26~40天

临床表现

流行病学
- 发病率
  - 罕见
- 年龄
  - 儿童；成人罕见
- 性别
  - 男性>女性（4：1）

部位
- 颈部
  - 中线区胸骨前或胸骨上表浅部最常见
  - 少见
    - 颈侧部
    - 甲状腺区
    - 皮下
- 非颈部
  - 纵隔
  - 肺门周围

症状
- 气道压迫
  - 呼吸窘迫
  - 咳嗽
  - 呼吸困难
- 吞咽困难
- 感染不常见
  - 窦道引流
  - 发热
- 无症状表现不常见

内镜所见
- 可见喉气管轴受压

治疗
- 选择、风险及并发症
  - 引流和感染是可能的并发症
- 手术方法
  - 可采用完整的手术切除
    - 经颈部入路的颈部探查和择区性清扫
    - 有损伤大血管和喉返神经的风险
    - 如果有窦道，需和囊肿一同切除
  - 引流和消融
    - 仅适用于高危成人

预后
- 长期预后良好
- 不完整切除可引起复发
- 少数癌变可起源于支气管囊肿

影像学检查

放射学检查
- 最佳方法：增强T1WI或T2WI MRI显示均一的高信号
- 边界清楚、孤立、边界光滑的肿物

支气管囊肿

要点

专业术语
- 腹侧前肠的罕见先天畸形

临床表现
- 主要见于儿童；成人罕见
- 中线区胸骨前或胸骨上表浅部最常见
- 男性>女性（4：1）
- 表现为气道压迫、吞咽困难、感染或无症状
- 可采用完整的手术切除

影像学检查
- 最佳方法：增强T1WI或T2WI MRI显示边界清楚、孤立、边界光滑的肿物

组织病理学检查
- 囊肿被覆呼吸上皮
- 囊壁包含黏液腺、透明软骨、平滑肌、少有淋巴组织

大体检查

一般特征
- 呈管状，感染时不同
- 切片可见清亮的浆液或黏液性物质

组织病理学检查

组织学特征
- 囊肿被覆呼吸上皮
  - 有纤毛
  - 假复层
  - 柱状
  - 感染时上皮可出现改变：复层鳞状上皮
- 囊壁包含
  - 黏液腺
  - 透明软骨
  - 偶见平滑肌
  - 少有淋巴组织

辅助检查

细胞学
- 正常纤毛柱状细胞
- 浆液或黏液性物质

鉴别诊断

畸胎瘤
- 组织来源于呼吸道以外部位

皮样囊肿
- 毛发和皮肤附属器
- 鳞状上皮

鳃裂囊肿
- 淋巴组织排列于生发中心
- 典型者为复层鳞状上皮
- 无平滑肌和软骨
- 临床上常见于颈侧区

甲状舌管囊肿
- 通常含甲状腺滤泡
- 缺乏平滑肌和软骨

囊性水瘤（淋巴管瘤）
- 大小不同的淋巴管

影像图库

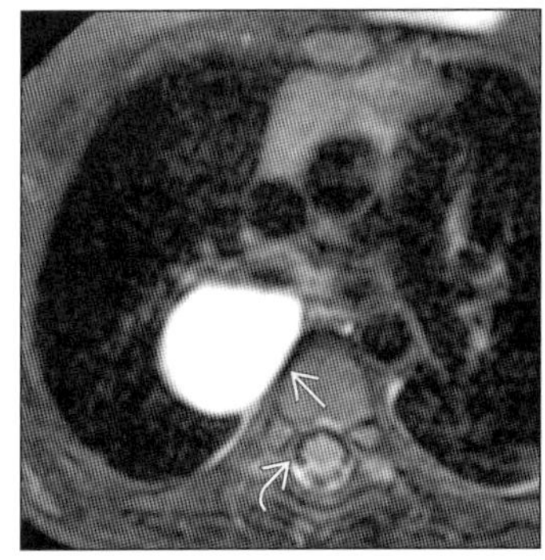
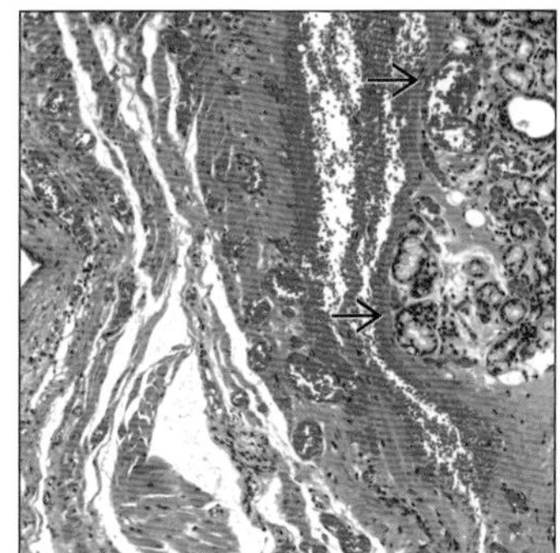
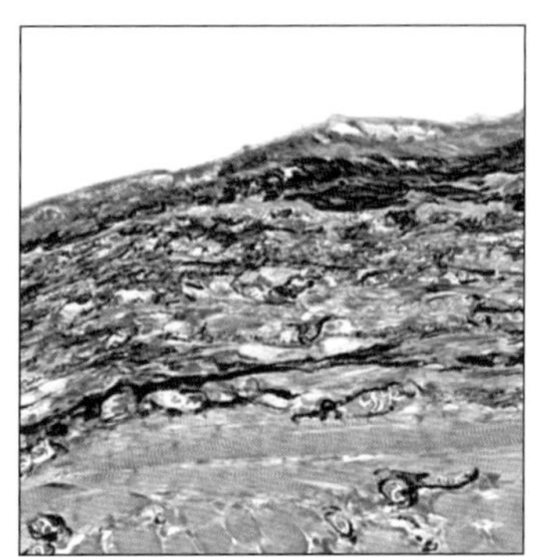

（左图）轴位T2WI MRI显示均一的、边界清楚的卵圆形肿物➡，信号高于CSF➡，病变延伸至下颈部。（中图）HE染色显示支气管囊肿的纤维性囊壁。浆黏液腺➡遍布囊壁，可能与囊肿内的黏液性物质有关。（右图）平滑肌，突出的平滑肌肌动蛋白是支气管囊肿囊壁内的特征性表现

猫抓病

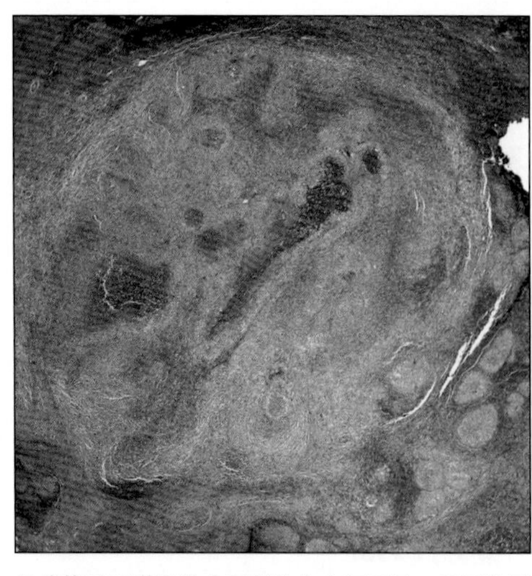
低倍镜显示淋巴结内星形的中央坏死区，坏死物呈蓝色、颗粒状，被组织细胞包绕

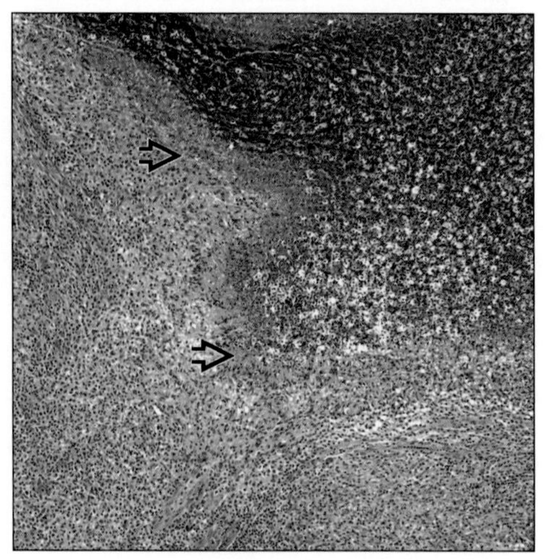
淋巴结内中央区的星形脓肿由碎屑和中性粒细胞组成，边界可见组织细胞层➡，外周为实质

专业术语

缩写

- 猫抓病（CSD）

别名

- 猫抓热
- 猫抓性淋巴腺炎
- 接种性淋巴网状内皮细胞增生症
- Debre综合征
- Foshay-Mollaret综合征
- 亚急性区域淋巴腺炎
- 眼腺综合征

定义

- 经由猫抓或咬进入人体内的巴尔通体属微生物引起的良性感染性疾病，导致坏死性肉芽肿性淋巴腺炎

病因/发病机制

传播

- 病原微生物为汉赛巴尔通杆菌，是一种革兰阴性的多形性棒状菌
  - 微生物起初分类为猫阿菲波菌（afipia felis）
  - 很少由巴尔通体引起
  - 猫蚤可能是猫-猫传播的载体或病原体经排泄物-伤口接触传播给人类
  - 因菌血症更严重，幼猫会比成年猫传播更多疾病
- 猫抓或咬后3~10天出现皮肤红疹
- 1~3周后在接种部位附近突发急性区域性淋巴结病
- 多数病例在1~3月内逐渐好转（自限性）

临床表现

流行病学

- 发病率
  - 不常见
    - 10%~12%的患者伴颈部淋巴结病
  - 秋季和冬季多发
- 年龄
  - 发病年龄范围广，但多为儿童或年轻人
- 性别
  - 男女相同

部位

- 淋巴结肿大：颈部至腋窝>肱骨内上髁>锁骨上至颌下

症状

- 皮肤接种部位和（或）区域淋巴结炎最常见
- 分为典型和非典型表现
  - 典型：免疫力正常患者
    - 抓、咬或最初损伤/接种（3~10天）部位出现丘疹，而后出现脓包或硬皮
    - 7~60天出现其他症状
    - 邻近区域淋巴结质软、疼痛、肿胀，表面皮肤见红斑
    - 粗糙结节可能化脓（10%~15%）
    - 部分患者可同时出现发热、寒战、不适、头痛、背痛、关节痛、腹痛
    - 30~120天后自然缓解
  - 非典型（约10%）：眼、神经和（或）内脏器官受累
    - 肉芽肿性结膜炎（Parinaud 眼腺综合征）
    - 视神经炎，累及视网膜，为神经病变
    - 免疫力低下患者可发展为致命性全身性疾病伴严重并发症

猫抓病

要点

专业术语
- 经由猫抓或咬进入人体内的巴尔通氏体属微生物引起的良性感染性疾病，导致坏死性肉芽肿性淋巴腺炎

病因/发病机制
- 病原微生物为汉赛巴尔通氏杆菌，一种1~3μm的棒状、球状或L形细菌
- 1~3周后接种部位附近的急性区域性淋巴结病

临床表现
- 年龄跨度大，但主要是儿童或年轻人
- 淋巴结肿大：颈部至腋窝>肱骨内上髁>锁骨上至颌下
  - 邻近区域淋巴结质软、疼痛、肿胀
- 多数患者表现为良性、自限性

组织病理学检查
- 滤泡增生
- 中央星形坏死
- 栅栏状上皮样组织细胞形成肉芽肿
- 多核异物型巨细胞

辅助检查
- Warthin-Starry染色显示局灶和稀少的病原菌

鉴别诊断
- 化脓性肉芽肿性炎症、转移性疾病、鳃裂囊肿、肉状瘤

    - 脾大（脓肿）、腮腺肿大（肉芽肿）、肝大（肉芽肿）
    - 颈部僵硬、喉痛、呼吸困难，如脓肿进展，会出现牙关紧闭
    - 少数出现结节性红斑（2%）
    - 淋巴腺炎可持续数月

实验室检查
- 特殊检查
  - B. henselae抗体血清学（免疫荧光分析、酶联免疫分析）敏感性/特异性低
  - 针对致病菌，聚合酶链反应（PCR）仅能在专门实验室开展
  - 致病菌培养困难，因其要求苛刻且生长缓慢
- WBC升高：嗜中性或嗜酸性粒细胞轻度升高
- ESR升高

治疗
- 选择、风险及并发症
  - 多数患者不经治疗可痊愈（1~3个月）
  - 切除、引流、抗生素治疗
- 手术方法
  - 由于致病菌难以培养且稀少，可行淋巴结活检
- 药物
  - 多种抗生素可用，阿奇霉素最常用
    - 口服或静脉使用抗生素，后者用于全身性疾病

预后
- 通常预后极好
  - 多数病例为良性、自限性
  - 少数情况下，淋巴腺病持续数月

影像学检查

放射学检查
- 增强CT是颈部腺病评估的首选方法
- 淋巴结团块边界清楚，外周增厚强化，中心低密度（化脓），周围蜂窝织炎

大体检查

一般特征
- 融合或粗糙淋巴结伴中心化脓

大小
- 范围：可达10cm

组织病理学检查

组织学特征
- 因为其他方法难以诊断疾病且太浪费时间，而行淋巴结活检
- 淋巴结改变依病期不同而明显不同
  - 滤泡增生（早期）
    - 灶状坏死伴中性粒细胞
    - 被膜下淋巴窦内充满单核细胞样B细胞
  - 中央星形坏死（中期）
    - 碎片和中性粒细胞充满中央坏死区：微脓肿
    - 纤维蛋白常容易鉴别
  - 栅栏状上皮样组织细胞形成肉芽肿（晚期）
    - 淋巴细胞与上皮样组织细胞混合
    - 多核异物型巨细胞
  - 肉芽肿可遍及淋巴结
  - 浆细胞样树突状细胞增加

辅助检查

细胞学
- FNA用于诊断肉芽肿性炎症并获得培养材料
- 背景中有坏死碎片，呈栅栏状的上皮样组织细胞以及巨细胞

组织化学
- Warthin-Starry染色显示局灶和稀少的病原菌
  - 细胞内1~3μm的棒状、球状或L型细菌（多形棒状）
  - 不易解释的背景中的坏死碎片和巨噬细胞中的大量银沉积

猫抓病

- 弱反应：Brown-Hopps组织革兰染色呈红色；阴性：Ziehl-Neelsen

免疫组织化学
- 阳性：抗B. henselae单克隆抗体（比组织化学染色敏感性和特异性高，但要求苛刻且变化较多）

PCR
- 靶向B. henselae和B. quintana都具有敏感性和特异性，但未广泛使用
  - 可能仅能在疾病初起时检测到（前6周）

鉴别诊断

化脓性肉芽肿性炎症
- 分枝杆菌感染（结核分枝杆菌、鸟型分枝杆菌、堪萨斯分枝杆菌、瘰疬分枝杆菌）：干酪样但通常不是星形，大量巨细胞，抗酸染色阳性
- 真菌感染：坏死性肉芽肿，但通常不是星形；特殊染色可见真菌
- 葡萄球菌和链球菌感染：起初表现为咽炎、龋齿或骨髓炎，而后扩展至颈部淋巴结
- 弓形虫病（刚地弓形虫）：猫媒，寄生虫感染，常见肉芽肿
- 兔热病（土拉弗朗西斯菌）：淋巴结肿大，可伴有坏死性肉芽肿
- 布氏杆菌病（布氏杆菌属）：人类接触污染奶制品后患病，非干酪样肉芽肿，革兰阴性杆菌
- 利什曼病（杜氏利什曼虫）：原虫感染；专性细胞内微生物（无鞭毛型），吉姆萨染色可见
- 软下疳（杜克雷嗜血杆菌）：头颈部罕见；无星形微脓肿，可见包膜水肿和窦道形成
- 性病性淋巴肉芽肿（沙眼衣原体）：头颈部罕见，有组织学特征性，培养和特殊染色可诊断
- 腹股沟肉芽肿（肉芽肿荚膜杆菌）：溃疡，坏死性皮肤病变；疾病晚期出现化脓和淋巴结肉芽肿；革兰氏染色或吉姆萨染色可见病原菌呈簇状

转移性疾病
- 无痛、质硬淋巴结，无皮肤红斑
- 转移性鳞癌、鼻咽癌、甲状腺癌
- 淋巴瘤，包括霍奇金淋巴瘤，可见广泛坏死
- 广泛的坏死和肉芽肿，但恶性细胞易见
- 免疫组织化学（角蛋白）突出上皮在淋巴结内，特异淋巴标志物可帮助排除淋巴瘤

鳃裂囊肿
- 通常为单个、单侧肿物，不伴肉芽肿性炎或化脓性坏死

肉状瘤
- 血清学和临床评估不同
- 质韧，形成良好的小肉芽肿
- 坏死或干酪样变不常见
- 常有星状体或邵曼氏体
- 感染性疾病相关检查［培养和（或）特殊检查］阴性

Kikuchi-Fujimoto病
- 组织细胞坏死性淋巴结炎：局部性淋巴结病
- 边界清楚，副皮质区坏死伴核破裂碎片
- 无急性炎症细胞（无中性粒细胞）
- 肉芽肿性炎可见（栅栏状上皮样组织细胞），伴大的、活化的淋巴细胞

川崎病
- 急性、非化脓性淋巴结病
- 结构消失伴滤泡间区扩大
- 坏死区常有融合
- 核碎片和血管内微血栓
- 无肉芽肿或化脓性坏死（本身）

参考文献

1. Caponetti GC et al: Evaluation ofimmunohistochemistry in identifying Bartonella henselae in cat-scratch disease. Am J Clin Pathol. 131(2): 250-6, 2009
2. Caponetti G et al: Cat-scratch disease lymphadenitis. Ear Nose Throat J. 86(8): 449-50, 2007
3. Cheuk W et al: Confirmation of diagnosis of cat scratch disease by immunohistochemistry. Am J Surg Pathol. 30(2): 274-5, 2006
4. Ridder GJ et al: Cat-scratch disease: Otolaryngologic manifestations and management. Otolaryngol Head Neck Surg. 132(3): 353-8, 2005
5. Lamps LW et al: Cat-scratch disease: historic, clinical, and pathologic perspectives. Am J Clin Pathol. 121Suppl1: S71-80, 2004
6. Chomel BB: Cat-scratch disease. Rev Sci Tech. 19(1): 136-50, 2000

猫抓病

临床、影像学和显微镜下特征

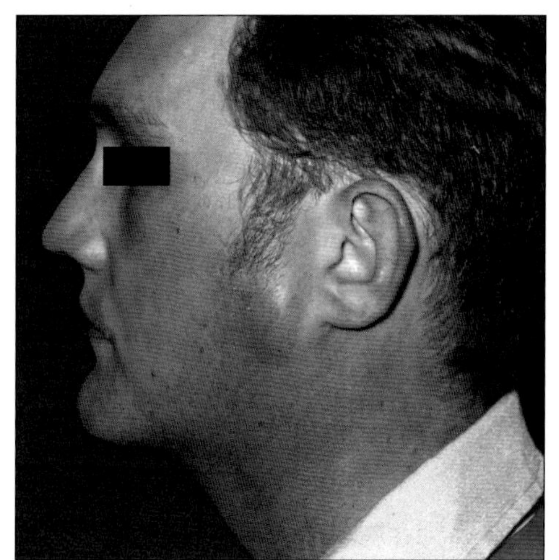

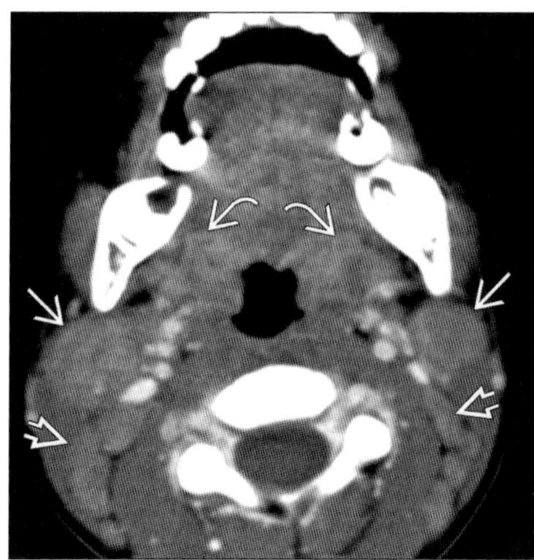

（左图）该男子3周前被野猫咬伤手臂，可见左侧耳前/腮腺区明显肿大，肿物表面皮肤发亮、发红，皮温升高。（右图）增强CT显示双侧颈二腹肌➡，副神经➡淋巴结肿大，扁桃体肥大➡。该患者被猫咬伤舌头。影像学表现并非CSD所特有（感谢R. Harnsberger, MD）

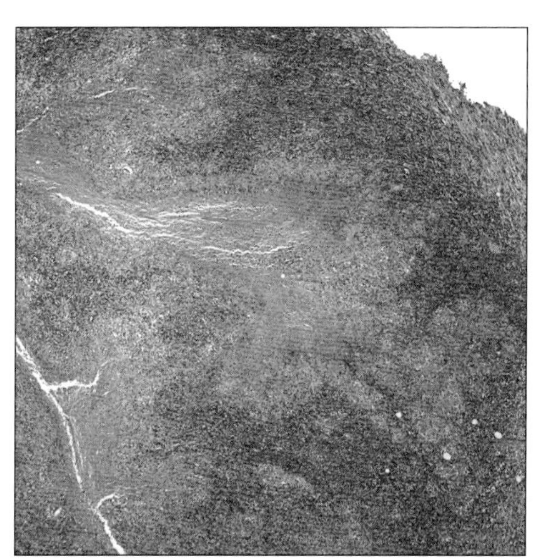

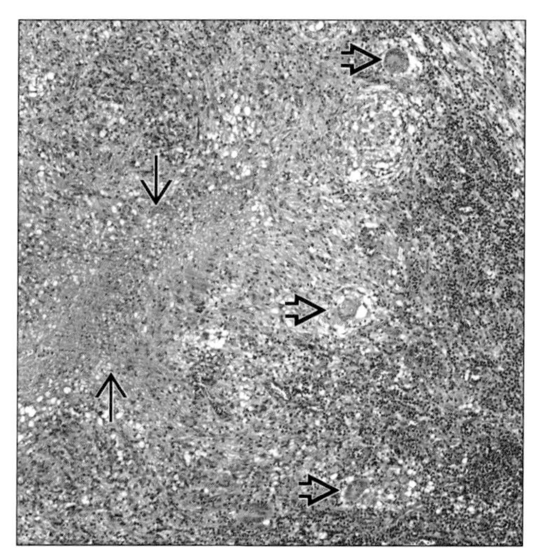

（左图）在滤泡增生的背景中可见淋巴结内星形脓肿形成，明亮的嗜酸性坏死区被栅栏状上皮样组织细胞和单核细胞围绕。（右图）坏死物➡被形成良好的组织细胞层围绕，在其表面与残留的淋巴实质交界处可见少量异物巨细胞➡。这些虽然是CSD的特征性表现，但不具有特异性

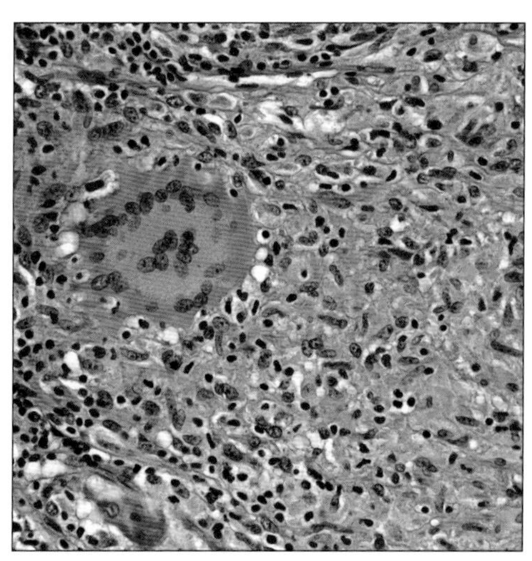

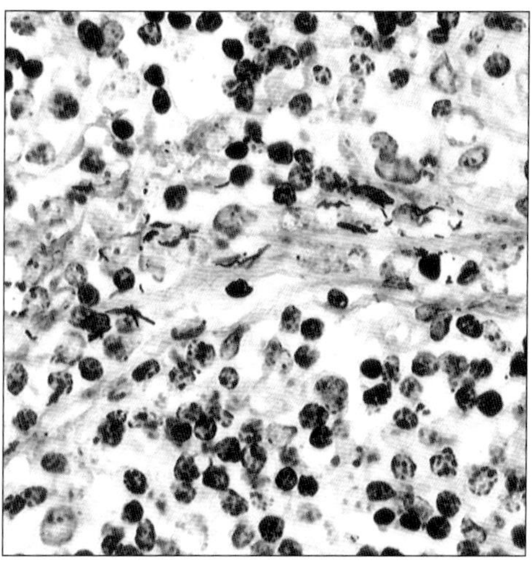

（左图）在CSD标本中，可见1个多核异物巨细胞紧邻上皮样组织细胞，但单凭这一发现还不能诊断CSD。（右图）在油镜下，Warthin–Starry染色多个多形棒状菌，它们通常在细胞内，为1~3μm的棒状、球状或L形。通常数量不会这么多，需要在油镜下仔细辨别

杆菌性血管瘤病

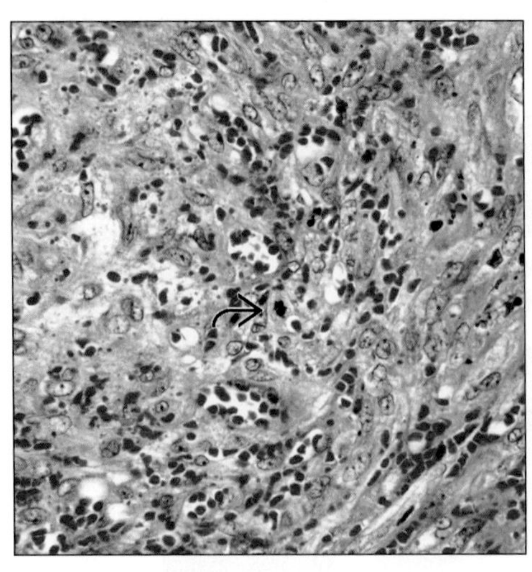

这是局限的黏膜下病变的一部分，可见血管增生。这些扩张的血管被覆显著的内皮细胞，有丝分裂象可见➡

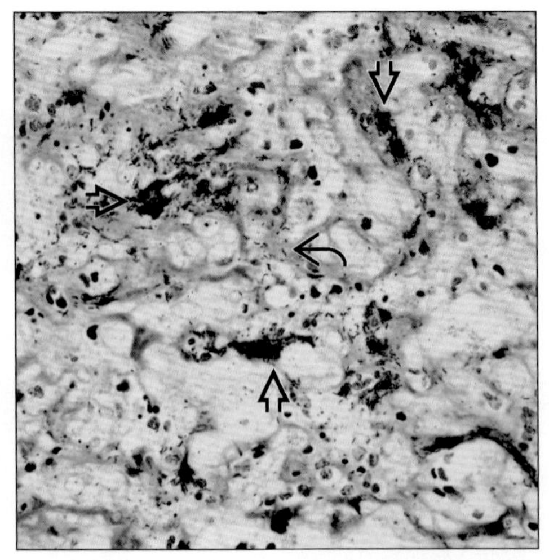

Warthin-Starry染色显示的细长杆菌➡是汉氏巴尔通体（Bartonella henselae）（以前称R. henselae），大量的杆菌形成深染的团块⇨

专业术语

缩写

- 杆菌性血管瘤病（BA）

别名

- 上皮样血管瘤病
- 上皮样血管瘤样血管增生

定义

- 由机会致病菌感染引起的假性肿瘤性毛细血管增生性病变

病因/发病机制

感染因素

- 由下列致病菌引起
  - bartonella henselae（以前称rochalimaea henselae）
  - bartonella quintana（战壕热）
- 通过暴露于猫、土壤或垃圾
- 作为HIV感染的并发症发生
  - 可伴发于卡波西肉瘤
- 可发生于免疫力正常的患者

临床表现

流行病学

- 年龄
  - 年龄跨度大（年轻到年老）
- 性别
  - 男女相同

部位

- 多数表现为皮肤或黏膜皮肤病变
  - 上呼吸道黏膜
    - 鼻腔、口腔、咽部
- 可累及其他器官
  - 淋巴结、脾、肝
  - 骨、脑、肺、心、结膜

症状

- 通常会合并全身性症状
  - 发热、寒战、体重下降、盗汗
- 多发红色丘疹±结痂

治疗

- 选择、风险及并发症
  - 首选全剂量红霉素
    - 不耐受红霉素者使用多西环素有效

预后

- 抗生素治疗有效，常可痊愈
- 如不加以治疗，疾病可能进展并危及生命

大体检查

一般特征

- 皮肤病变为红色或紫色丘疹或结节
  - 深在病变的外观类似蜂窝织炎，可侵蚀骨质
  - 黏膜肿物表现为红斑性结节病变

大小

- 0.5~4cm

组织病理学检查

组织学特征

- 边界清楚的分叶状毛细血管增生
  - 小毛细血管围绕扩张血管排列，这些扩张血管被覆显著内皮细胞
    - 内皮细胞浓染和多形性
  - 可见有丝分裂象，包括不典型和坏死

杆菌性血管瘤病

要点

临床表现

- 由bartonella henselae（以前称rochalimaea henselae），bartonella quintana（战壕热）引起的假性肿瘤性毛细血管增生性病变
- 足量红霉素是首选药物

组织病理学检查

- 小毛细血管围绕扩张血管排列，这些扩张血管被覆显著内皮细胞
  - 内皮细胞浓染和多形性
- 可见中性粒细胞及嗜中性碎片邻近的毛细血管增生，伴包含大量杆菌的颗粒团块

辅助检查

- Warthin–Starry染色可见间隙中包含杆菌的颗粒物质

- 可见中性粒细胞及嗜中性碎片附近的毛细血管增生
  - 颗粒团块伴中性粒细胞及大量杆菌
- 被覆上皮可出现溃疡、变薄或呈假性上皮瘤样增生
- 可存在于实体区域，并可掩盖血管增生

辅助检查

组织化学

- Warthin–Starry染色可见包含杆菌的颗粒物质
  - 杆菌呈细长状，位于间隙中

免疫组织化学

- 人类疱疹病毒8型（HHV–8）阴性

分子遗传学

- 因为普通培养不适合分离杆菌，PCR被用来确定诊断

鉴别诊断

血管瘤（上皮样分叶状毛细血管）

- 无簇状杆菌

血管肉瘤

- 互相连接的、分支状的血管及血管簇，内皮细胞不典型，有丝分裂象增加

卡波西肉瘤

- 梭形细胞、相互连接的血管、渗出性红细胞、玻璃样小体
- HHV–8阳性

秘鲁疣

- 由杆状巴尔通体感染引起的血管增生，秘鲁地方病
- 有特征性的Rocha–Lima包涵体

参考文献

1. Maguiña C et al: Bartonellosis. Clin Dermatol. 27(3): 271–80, 2009
2. Koehler JE et al: Molecular epidemiology of bartonella infections in patients with bacillary angiomatosis–peliosis. N Engl J Med. 337(26): 1876–83, 1997
3. C á ceres–Rios H et al: Verruga peruana: an infectious endemic angiomatosis. Crit Rev Oncog. 6(1): 47–56, 1995
4. Webster GF et al: The clinical spectrum of bacillary angiomatosis. Br J Dermatol. 126(6): 535–41, 1992
5. Chan JK et al: Histopathology of bacillary angiomatosis of lymph node. Am J Surg Pathol. 15(5): 430–7, 1991
6. LeBoit PE et al: Bacillary angiomatosis. The histopathology and differential diagnosis of a pseudoneoplastic infection in patients with human immunodeficiency virus disease. Am J Surg Pathol. 13(11): 909–20, 1989

影像图库

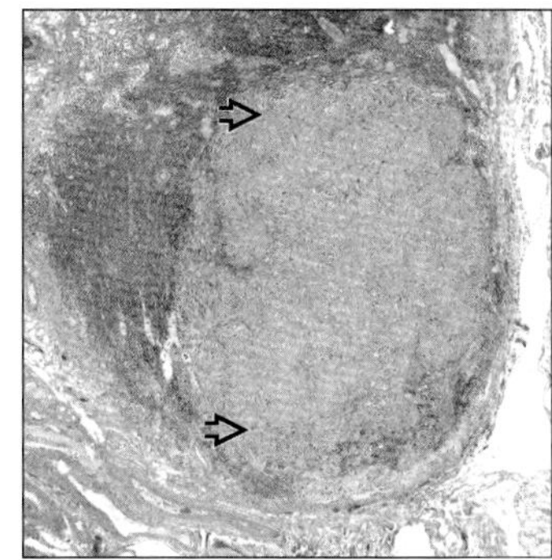

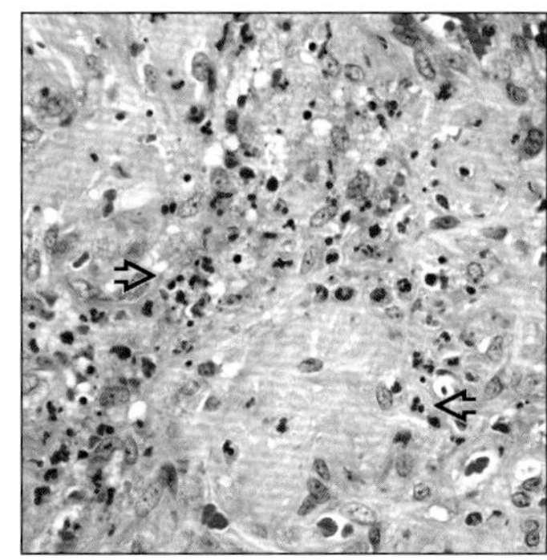

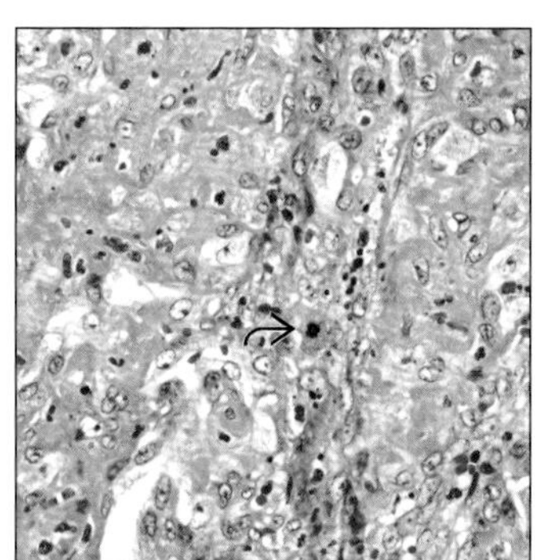

（左图）淋巴结部分被边界清楚的分叶状增生取代➡。（中图）毛细血管增生附近看到的中性粒细胞➡和嗜中性粒细胞碎片是诊断BA的关键组织学线索。（右图）可有实体区域掩盖血管增生，BA中出现多形核和有丝分裂象➡，增加了诊断恶性血管性肿瘤的可能性

分枝杆菌性梭形细胞假瘤

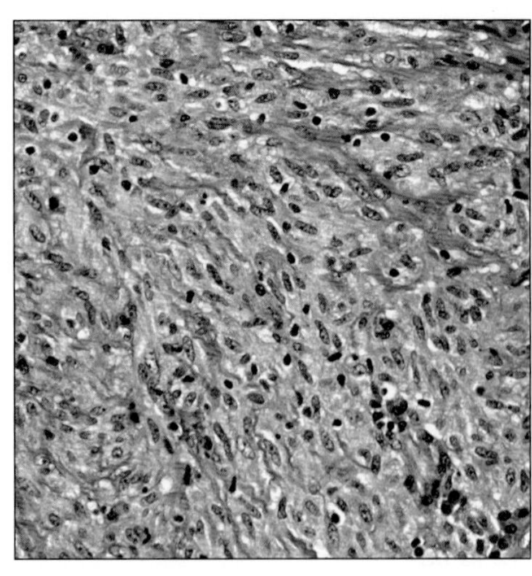
免疫缺陷患者表现出的淋巴结病。组织学上，淋巴结被梭形细胞增生取代，看不到分枝杆菌感染的特征

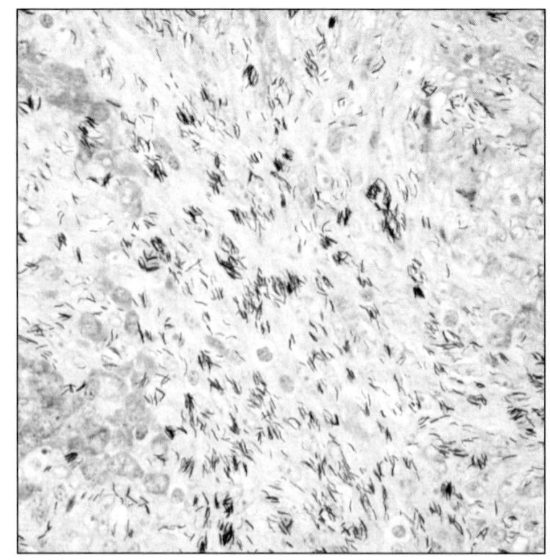
Ziehl-Neelsen染色可见梭形细胞胞质中大量阳性（红色）分枝杆菌，主要的诊断线索是免疫抑制病史

专业术语

缩写
- 非结核性分枝杆菌（MOTT）

别名
- 分枝杆菌假瘤
- M. avium-intracellulare 假瘤
- 梭形非结核性分枝杆菌病
- 组织样分枝杆菌病

定义
- 由M. avium-intracellulare引起的假瘤样梭形细胞增生，几乎全部发生于HIV感染患者

病因/发病机制

感染
- 病原微生物为M. avium-intracellulare
  - 几乎出现于所有免疫缺陷个体
    - AIDS/HIV阳性患者
    - 接受免疫抑制剂治疗的患者，包括使用类固醇激素的患者

临床表现

流行病学
- 发病率
  - 较低
- 年龄
  - 年龄跨度大
- 性别
  - 男女相同

部位
- 淋巴结
- 淋巴结外
  - 皮肤、脾、脑、骨髓
  - 少见于上呼吸消化道黏膜

症状
- 皮下或黏膜下固定结节
- 淋巴结肿大

治疗
- 选择、风险及并发症
  - 治疗指南基于分枝杆菌种类和检测敏感性制定
    - 有时需要根据患者免疫状态和其他同期治疗情况进行修正
  - MOTT对标准的抗M.tuberculosis药物敏感性较弱
    - 克拉霉素和阿奇霉素比标准的抗M.tuberculosis药物对MOTT有效

组织病理学检查

组织学特征
- 细胞增生由寻常外观的梭形细胞按席纹样构成
  - 梭形细胞为组织细胞
- 无肉芽肿形成
  - 一般情况下无多核巨细胞和泡沫样组织细胞
  - 可见坏死灶
- 可见相关淋巴细胞和浆细胞
- 淋巴结或黏膜结构部分或全部消失

辅助检查

组织化学
- 抗酸杆菌（AFB）或Ziehl-Neelsen染色
  - 梭形细胞胞质内可见大量AFB染色阳性微生物
    - 梭形细胞吞食（吞噬）微生物，发挥兼性组织细胞的作用

分枝杆菌性梭形细胞假瘤

要点

专业术语
- 由M. avium-intracellulare引起的假瘤样梭形细胞增生，几乎全部发生于HIV感染患者

临床表现
- 治疗指南基于分枝杆菌种类和检测敏感性制定

组织病理学检查
- 细胞增生由寻常外观的梭形细胞按席纹样构成
- 一般情况下无多核巨细胞和泡沫样组织细胞

辅助检查
- 抗酸杆菌（AFB）或Ziehl-Neelsen染色
- 梭形细胞胞质内可见大量AFB染色阳性微生物

免疫组织化学
- 梭形细胞CD68、溶菌酶、α-1-抗凝乳蛋白酶、波形蛋白阳性
- S-100、desmin、特异性肌动蛋白可为阳性
- CD31和CD34阴性

分子遗传学
- PCR用于鉴定分枝杆菌

鉴别诊断

卡波西肉瘤
- 可以与分枝杆菌梭形细胞假瘤并发（在同一淋巴结）
- 形态学特征
  - 梭形细胞呈显著束状排列，有撕裂样间隙
  - 渗出红细胞、透明小体，有丝分裂象增加
  - CD34、Podoplanin、HHV8（+）、CD68（-）

纤维组织细胞肿瘤
- 通常有多核细胞
- 无MOTT

霍奇金淋巴瘤（结节硬化型）
- CD30、CD15阳性；EBV（+）（10%~40%）
- 无MOTT

参考文献

1. Gunia S et al: Mycobacterial spindle cell pseudotumor(MSP) of the nasal septum clinically mimicking Kaposi's sarcoma: case report. Rhinology. 43(1): 70-1, 2005
2. Logani S et al: Spindle cell tumors associated with mycobacteria in lymph nodes of HIV-positive patients: 'Kaposi sarcoma with mycobacteria' and 'mycobacterial pseudotumor'. Am J Surg Pathol. 23(6): 656-61, 1999
3. Morrison A et al: Mycobacterial spindle cell pseudotumor of the brain: a case report and review of the literature. Am J Surg Pathol. 23(10): 1294-9, 1999
4. Chen KT: Mycobacterial spindle cell pseudotumor of lymph nodes. Am J Surg Pathol. 16(3): 276-81, 1992
5. Umlas J et al: Spindle cell pseudotumor due to Mycobacterium avium-intracellulare in patients with acquired immunodeficiency syndrome (AIDS). Positive staining of mycobacteria for cytoskeleton filaments. Am J Surg Pathol. 15(12): 1181-7, 1991
6. Brandwein M et al: Spindle cell reaction to nontuberculous mycobacteriosis in AIDS mimicking a spindle cell neoplasm. Evidence for dual histiocytic and fibroblast-like characteristics of spindle cells. Virchows Arch A Pathol Anat Histopathol. 416(4): 281-6, 1990
7. Wood C et al: Pseudotumor resulting from atypical mycobacterial infection: a "histoid" variety of Mycobacterium avium-intracellulare complex infection. Am J Clin Pathol. 83(4): 524-7, 1985

影像图库

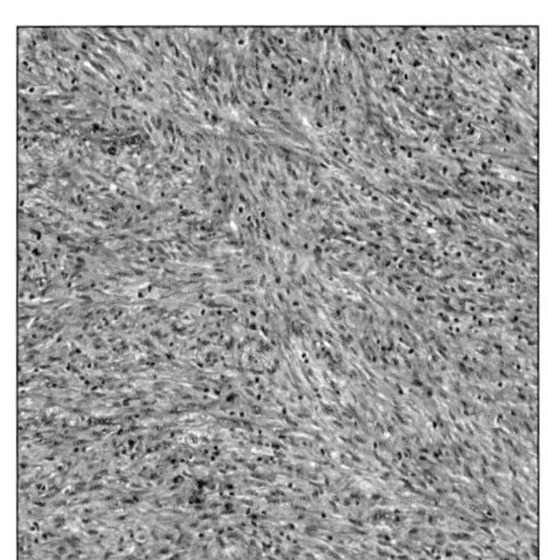

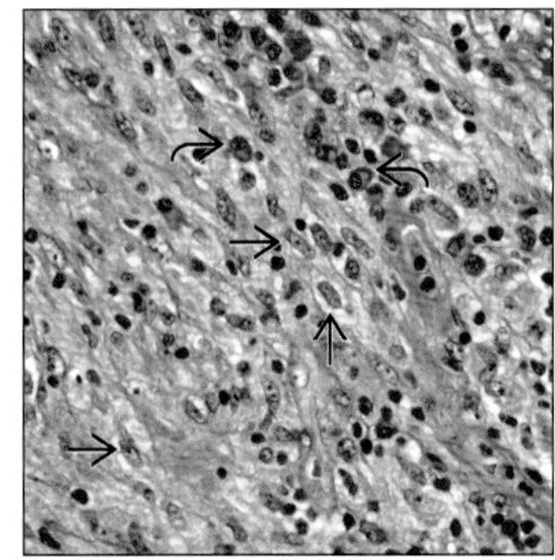

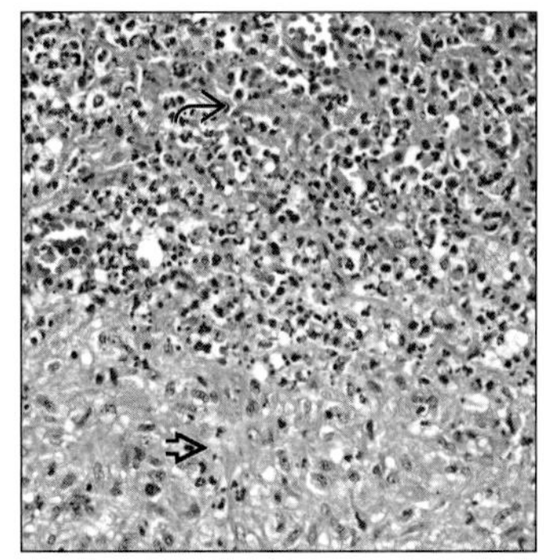

（左图）席纹样生长，由短的交织束构成，类似纤维组织肿瘤的生长形式。（中图）细胞增生由普通梭形细胞构成➡，无肉芽肿形成和多核巨细胞，可见散在的淋巴细胞和浆细胞➡。（右图）可见坏死灶➡邻近有梭形细胞增生⇨

肉瘤样病

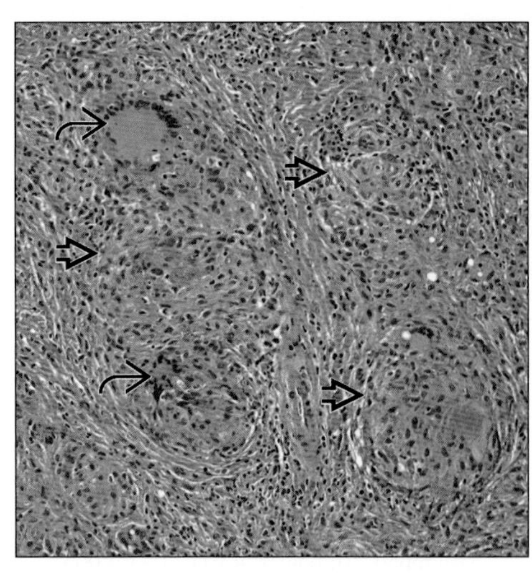

多个形成良好、非干酪性肉芽肿➩，由上皮样组织细胞结节构成，周围混合炎症细胞浸润，可见朗罕巨细胞↷

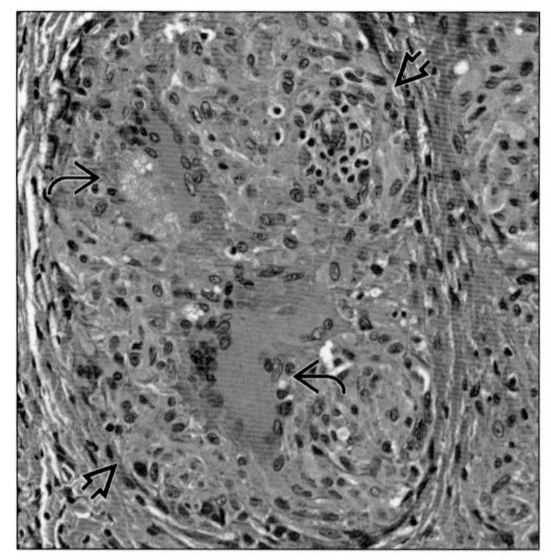

形成良好、非干酪性肉芽肿➩，由上皮样组织细胞构成，包含朗罕巨细胞↷，微生物特殊染色阴性

专业术语

定义

- 病因不明的多系统肉芽肿性疾病
  - 肉瘤样病诊断通常需由相关临床、放射学、病理学来排除其他疾病
  - 病理学特点有特征性但并非特异性
  - 仅能在感染性疾病被排除后做出诊断

病因/发病机制

病因

- 仍然不明
  - 在肉瘤样肉芽肿中通过PCR发现分枝杆菌DNA
  - 异物颗粒可能致病

临床表现

流行病学

- 发病率
  - 较低
- 年龄
  - 所有年龄均可发病，但主要见于年轻人
    - 发病高峰：20~40岁
- 性别
  - 女性略多
- 种族
  - 黑种人远多于高加索人（12∶1）

部位

- 所有器官均可受累，但最常见的是肺、淋巴结、皮肤
- 孤立的头颈部受累仅发生于少数病例，包括以下部位
  - 咽、扁桃体、鼻-鼻窦、喉、唾液腺
    - 唾液腺受累被称为Heerfordt综合征或眼色素层腮腺热
  - 耳及颞骨
  - 甲状腺、甲状旁腺

症状

- 最常见的临床表现包括发热、体重减轻和肺门腺病
- 耳鼻喉症状依受累部位而不同，包括以下症状
  - 颈部腺病、咽扁桃体炎伴扁桃体肥大、鼻塞、流涕、鼻出血、鼻中隔穿孔
  - 唾液腺受累可出现以下症状
    - 临床上类似干燥综合征、口腔干燥和眼干燥症
    - 面神经麻痹
- 可伴发于头颈部癌

实验室检查

- 血管紧张素转化酶（ACE）水平升高
- 结节病抗原试验（Kveim试验）无反应发生率60%~85%

治疗

- 选择、风险及并发症
  - 对有症状的患者采用皮质类固醇治疗
- 手术方法
  - 严重气道阻塞时有必要采用手术方法

预后

- 预后总体良好
  - 治疗后约70%好转或稳定
  - 10%~20%对治疗无反应
- 晚期多系统疾病引起广泛的肺部受累，可能出现呼吸衰竭
  - 仅见于少数病例
  - 约10%的患者死于呼吸系统或中枢神经系统并发症

肉瘤样病

要点

临床表现

- 病因不明的多系统肉芽肿性疾病
- 黑种人远多于高加索人（12：1）
- 最常累及肺、淋巴结、皮肤
- 临床表现包括发热、体重减轻和肺门腺病
- 血管紧张素转化酶（ACE）水平升高
- 对有症状的患者采用皮质类固醇治疗

组织病理学检查

- 形成良好的多发非干酪性肉芽肿

诊断依据

- 需排除感染性疾病；需相关临床、放射学和病理学相互印证

组织病理学检查

组织学特征

- 形成良好的多发非干酪性肉芽肿，由上皮样组织细胞结节构成，周围有混合炎症细胞浸润
  - 可见朗罕巨细胞
  - 无坏死，但一些病例特别是结外病变，可有中央坏死灶
  - 胞质内可见星形包涵体
  - 胞质内可见钙化板层小体（Schaumann 小体或Hamazaki-Wesenberg 包涵体）
  - 巨细胞胞质内可见草酸钙结晶

辅助检查

组织化学

- 微生物特殊染色阴性

鉴别诊断

感染性疾病

- 非干酪性肉芽肿性炎可见于以下疾病
  - 结核（典型和非典型）、真菌病、麻风病、猫抓病、其他感染性疾病
  - 可通过下列一种或多种方法鉴定致病微生物
    - 微生物培养
    - 组织化学染色
    - 分子诊断（如PCR和其他方法）

参考文献

1. Heffner DK: The cause of sarcoidosis: the Centurial enigma solved. Ann Diagn Pathol. 11(2): 142–52, 2007
2. Schwartzbauer HR et al: Ear, nose, and throat manifestations of sarcoidosis. Otolaryngol Clin North Am. 36(4): 673–84, 2003
3. Kardon DE et al: A clinicopathologic series of 22 cases of tonsillar granulomas. Laryngoscope. 110(3 Pt 1): 476–81, 2000
4. Shah UK et al: Otolaryngologic manifestations of sarcoidosis: presentation and diagnosis. Laryngoscope. 107(1): 67–75, 1997
5. Israel HL et al: 67Gallium scans in Lofgren's syndrome. Sarcoidosis. 12(1): 58–60, 1995
6. Roger G et al: Sarcoidosis of the upper respiratory tract in children. Int J Pediatr Otorhinolaryngol. 30(3): 233–40, 1994

影像图库

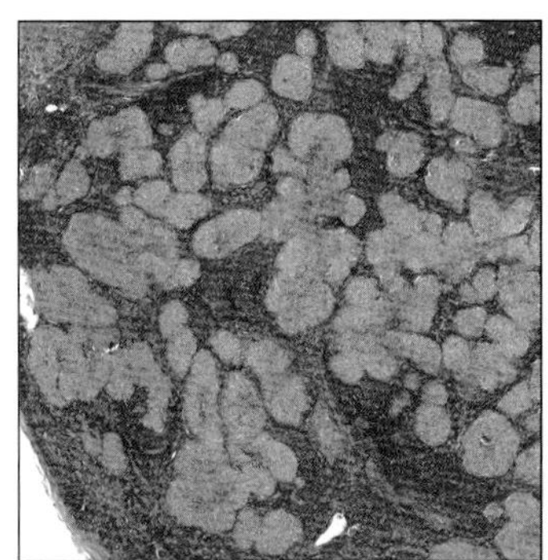

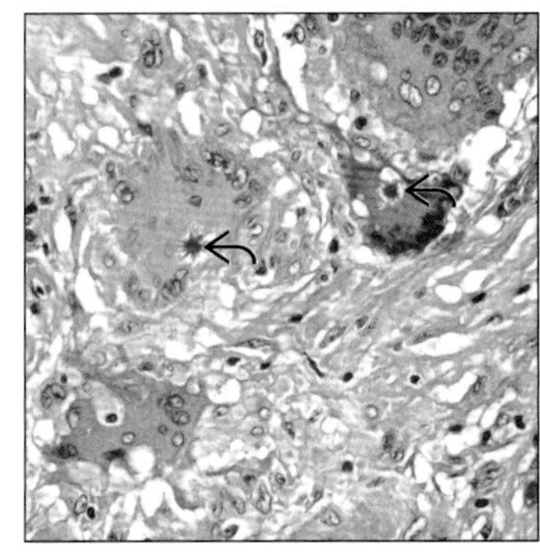

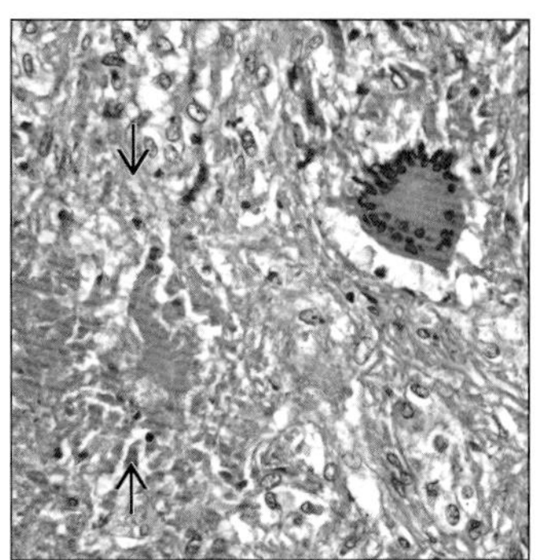

（左图）HE染色显示淋巴结被融合的形成良好的肉芽肿取代。（中图）巨细胞胞质内可见星形包涵体→，支持肉瘤样病诊断。（右图）通常，肉瘤样病的肉芽肿内少有坏死（干酪），但坏死→可见于肉瘤样肉芽肿。感染性疾病必须通过培养、染色和（或）分子诊断排除

结节性筋膜炎

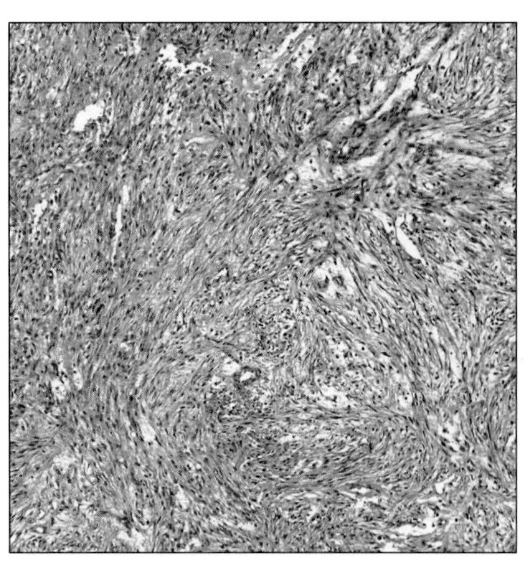

HE染色显示交织的梭形细胞短束，伴红细胞渗出和丰富的血管丛

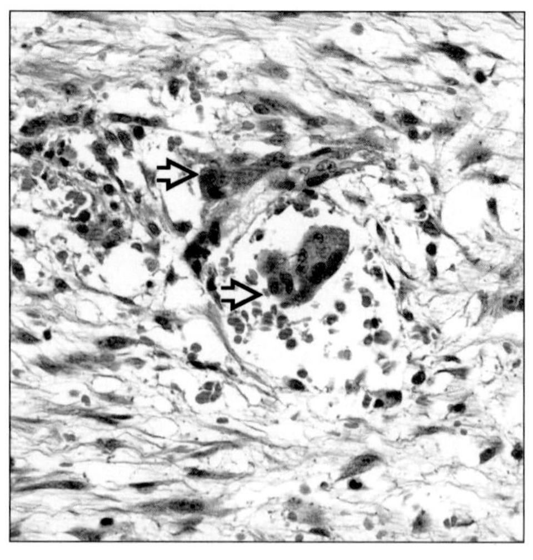

HE染色显示成纤维细胞及束状胞质、可见巨细胞➪伴红细胞渗出

专业术语

别名
- 颅部筋膜炎
- 血管内筋膜炎

定义
- 包块型肌成纤维细胞增生，呈组织培养样生长

病因/发病机制

创伤
- 可能轻微且局限，易被患者忽视

临床表现

流行病学
- 发病率
  - 不常见
  - 30%发生于头颈部
- 年龄
  - 儿童和年轻人（35岁以下）
  - 老年人罕见（60岁以上）
- 性别
  - 男女相同

部位
- 上肢和颈部
- 其次见于面部、眼眶、口腔

症状
- 肿块快速生长
- 病程短（3周以内）

自然史
- 随时间自发消退

治疗
- 单纯切除

预后
- 复发率2%，可能为持续存在的病变
  - 通常在术后短时间内复发

影像学检查

CT检查
- 边界光滑的中等到明显强化的软组织肿块

大体检查

一般特征
- 无包膜的圆形到卵圆形的结节状肿块，常与筋膜粘连
- 切面从坚韧到软甚至呈凝胶状，取决于病程
- 常见囊性区

大小
- 平均：小于3cm，有些可达5cm

组织病理学检查

组织学特征
- 边界不清，呈不规则星形
- 饱满的肌成纤维细胞呈组织培养样外观
- 排列呈席纹状、短的、不规则的交错束状
- 良性肌成纤维细胞伴椭圆核、苍白染色质、明显的核仁
- 有丝分裂象易见，但无不典型性
- 背景中可见渗出红细胞、炎症细胞、巨细胞
- 瘢痕疙瘩样胶原沉积
  - 病程越长，胶原越多

结节性筋膜炎

要点

临床表现
- 肿物快速生长
- 病程短（3周以内）
- 儿童和年轻人（35岁以下）

大体检查
- 无包膜的圆形到卵圆形的结节状肿块，常与筋膜粘连

组织病理学检查
- 饱满的肌成纤维细胞呈组织培养样外观
- 排列呈席纹状、短的、不规则的交错束状
- 背景中可见渗出红细胞、炎症细胞、巨细胞
- 瘢痕疙瘩样胶原沉积

辅助检查

细胞学
- 在轻度黏液样背景中，梭形成纤维细胞相互交织
- 成纤维细胞伴核位置异常，偶见双核
- 可见有丝分裂象
- 背景中见胶原蛋白束

免疫组织化学
- 非必须，肌动蛋白和波形蛋白阳性，CD68（+）组织细胞

电镜
- 长的双极成纤维细胞，广泛的粗面内质网和束状微丝

鉴别诊断

纤维肉瘤
- 细胞更密集，呈人字形排列，伴非典型有丝分裂象

横纹肌肉瘤
- 多形细胞，有丝分裂象增加，伴独特的免疫组织化学和分子表达谱

纤维瘤病
- 边界不清，细长的成纤维细胞与血管和胶原平行排列

胚胎型横纹肌肉瘤
- 肿瘤细胞呈条纹状的细胞梯度

参考文献

1. Abdel-Aziz M et al: Nodular fasciitis of the external auditory canal in six Egyptian children. Int J Pediatr Otorhinolaryngol. 72(5): 643-6, 2008
2. Silva P et al: Nodular fasciitis of the head and neck. J Laryngol Otol. 119(1): 8-11, 2005
3. Kong CS et al: Nodular fasciitis: diagnosis by fine needle aspiration biopsy. Acta Cytol. 48(4): 473-7, 2004
4. Thompson LD et al: Nodular fasciitis of the external ear region: a clinicopathologic study of 50 cases. Ann Diagn Pathol. 5(4): 191-8, 2001
5. DiNardo LJ et al: Nodular fasciitis of the head and neck in children. A deceptive lesion. Arch Otolaryngol Head Neck Surg. 117(9): 1001-2, 1991
6. Montgomery EA et al: Nodular fasciitis. Its morphologic spectrum and immunohistochemical profile. Am J Surg Pathol. 15(10): 942-8, 1991
7. Davies HT et al: Oral nodular fasciitis. Br J Oral Maxillofac Surg. 27(2): 147-51, 1989
8. Patterson JW et al: Cranial fasciitis. Arch Dermatol. 125(5): 674-8, 1989
9. Batsakis JG et al: The pathology of head and neck tumors: spindle cell lesions (sarcomatoid carcinomas, nodular fasciitis, and fibrosarcoma) of the aerodigestive tracts, Part14. Head Neck Surg. 4(6): 499-513, 1982
10. Patchefsky AS et al: Intravascular fasciitis: a report of 17cases. Am J Surg Pathol. 5(1): 29-36, 1981

影像图库

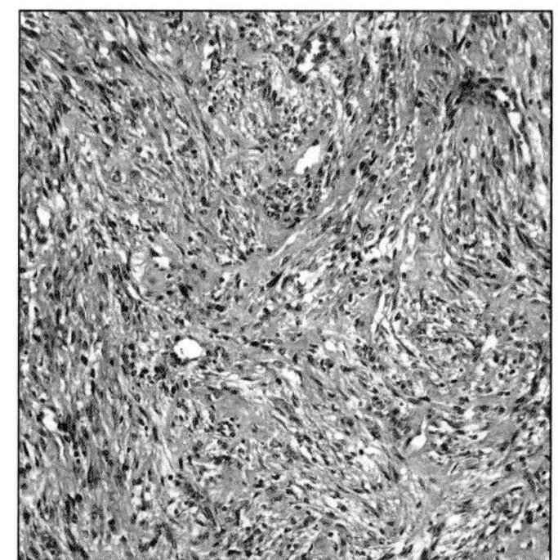

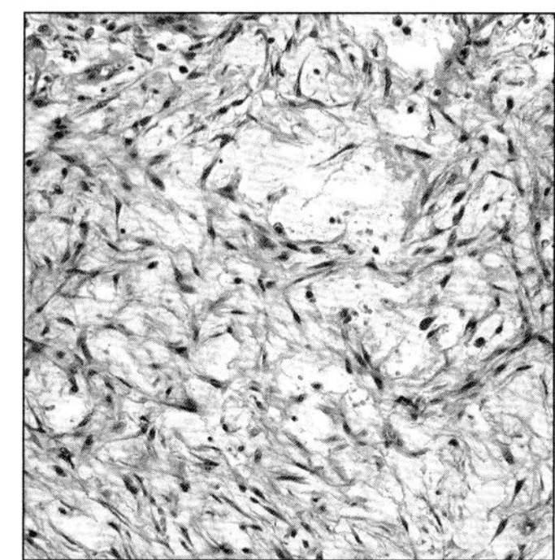

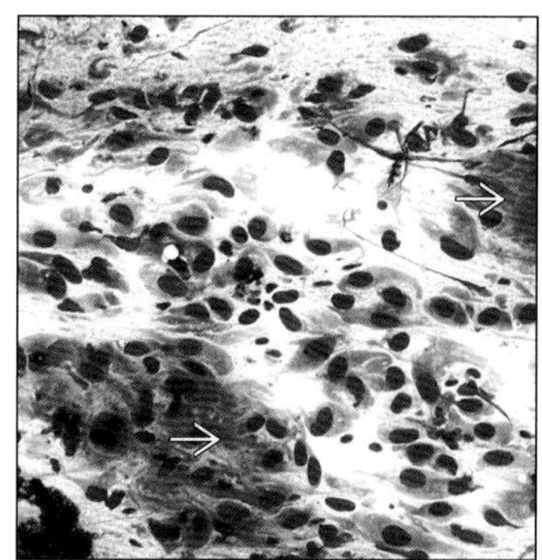

（左图）HE染色显示梭形成纤维细胞增生中瘢痕疙瘩样胶原沉积，可见红细胞。（中图）HE染色显示黏液背景中的成纤维细胞和红细胞。（右图）Diff-Quick染色显示双极成纤维细胞伴细长胞质延伸，背景中可见粉红色胶原物质➡

颈动脉体副神经节瘤

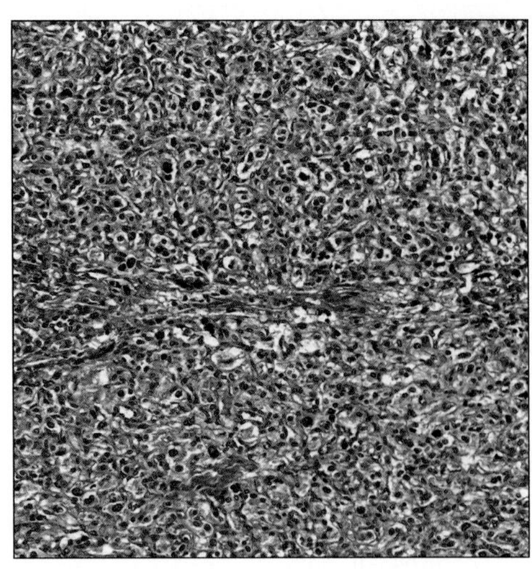
此例副神经节瘤中可见簇状和小球状（器官样）结构，可见发育良好的纤维血管间质分隔瘤巢

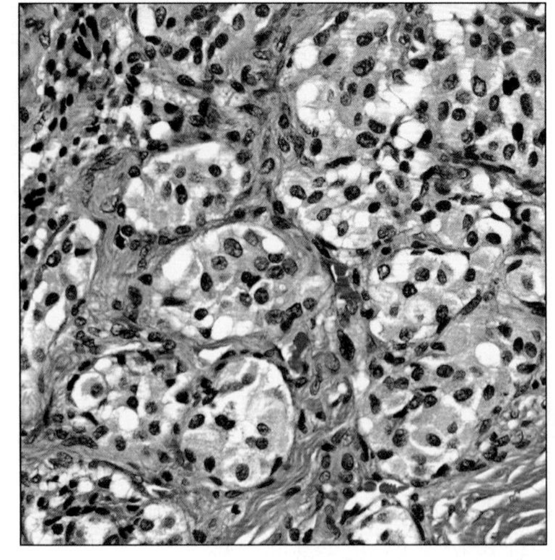
小到中等尺寸的细胞显示轻度嗜碱性，细颗粒状胞质围绕圆形到椭圆形核，包裹样结构周围纤维化较常见

专业术语

别名
- 化学感受器瘤、血管球瘤、非嗜铬性副神经节瘤、神经内分泌肿瘤、腮节副神经节瘤

定义
- 起源于颈动脉体副神经节的神经内分泌肿瘤，由主细胞和支持细胞构成，排列成特征性器官样结构

病因/发病机制

病因
- 家族遗传
  - 部分MEN2A和2B（胃肠道间质瘤）
  - 琥珀酸脱氢酶复合体突变（*SDHD*、*PGL2*、*SDHC*基因）
- 慢性缺氧为已知危险因素
  - 高海拔地区多发
  - 女性在高海拔地区缺氧更明显（可能与月经相关）
  - 运动员和肺活量大的患者可耐受缺氧

发病机制
- 副神经节瘤为特殊神经内分泌组织（球细胞）的聚集
  - 起源于胚胎神经脊（交感神经系统的一部分）
  - 位于颈总动脉分叉处
    - 后内壁、血管外膜中或紧贴外面
    - 双侧颈动脉体
    - 3~7mm大，3~15mg重
  - 由纤维血管组织束固定在动脉上（Mayer韧带）
- 起到化学感受器的作用
  - 对氧分压、二氧化碳水平、氢离子浓度急性改变做出反应

临床表现

流行病学
- 发病率
  - 约3%的副神经节瘤发生于头颈部
    - 腹部>>>胸部>>头颈部
  - 颈动脉体>颈内静脉，鼓室>迷走神经>>>喉，鼻旁窦>甲状腺
  - 10%的病例为多中心、双侧、家族性、儿童和（或）恶性
- 年龄
  - 平均：40~50岁
    - 儿童少见，家族性除外
- 性别
  - 女性>>男性［（4~8）：1］
    - 月经失血会加重缺氧
  - 遗传性/家族性肿瘤中男性患者多于女性患者

部位
- 颈总动脉分叉处
  - 颈外动脉（ECA）和颈内动脉（ICA）之间
- 胸锁乳突肌前缘深处、下颌角下方

症状
- 无痛性（无症状性）缓慢增大的颈部肿物
  - 水平方向移动容易（Fontaine征），不能在竖直方向移动
- 肿瘤大时出现脑神经轻瘫或麻痹
- 偶有吞咽困难、声嘶、头痛、Horner综合征、晕厥
- 血管杂音或震颤
- 儿茶酚胺功能罕见
  - 如果有，高血压最为常见
- 如为家族性或有症状病例
  - 常染色体显性遗传伴基因组印记

颈动脉体副神经节瘤

要点

专业术语
- 起源于颈动脉体副神经节的神经内分泌肿瘤，由主细胞和支持细胞构成，排列成特征性器官样结构

临床表现
- 约3%的副神经节瘤发生于头颈部
  - 颈动脉体>颈内静脉，鼓室>迷走神经>喉
- 女性>>男性［（4~8）：1］
- 颈总动脉分叉处
- 无痛、缓慢增大的颈部肿物
- 术前栓塞以减少出血
- 可手术治疗

影像学检查
- 显示精确的位置和肿瘤范围，指导手术径路，提供治疗选择

组织病理学检查
- 簇状、器官样、蜂窝状或旋涡样结构
  - 主细胞：小到中等大小，上皮样细胞伴丰富的颗粒样嗜碱性胞质
    - 胞核为圆形或局部不规则，增大
  - 支持细胞
- 高度血管化间质，有时伴纤维化
- 恶性肿瘤罕见（如有转移，则为恶性）

辅助检查
- 主细胞阳性：神经内分泌标志
- 支持细胞阳性：S-100、GFAP

鉴别诊断
- 甲状腺髓样癌、神经鞘瘤、未分化癌、转移性黑色素瘤

  - 双侧发病（30%）和（或）多灶性更常见
  - 合并甲状腺髓样癌、甲状旁腺疾病、胃肠神经瘤
  - 偶见合并凝血因子Ⅶ和Ⅹ缺乏

实验室检查
- 3%以下的肿瘤可分泌儿茶酚胺引起临床症状

治疗
- 选择、风险及并发症
  - 不要进行活检：血管丰富、出血剧烈
  - 术前栓塞以减少出血
- 手术方法
  - 切除，包括一支或多支颈动脉系统分支
- 辅助治疗
  - 目前效果不佳而未采用
  - 新的分子治疗
- 放射治疗
  - 放射治疗用于局部肿瘤
    - 立体、定向、安全
  - 联合手术治疗大肿瘤
  - 对不适合手术或高龄患者的姑息治疗

预后
- 总体预后很好
  - 生长缓慢（倍增时间约为7年）
- 复发率约10%（切除不彻底并再生长）
- 恶性肿瘤不常见（约10%）
  - 颈淋巴结（90%），肺和骨（10%）转移
  - 恶性肿瘤60%的5年生存率
  - 手术联合放射治疗预后更好

影像学检查

放射学检查
- 影像学显示肿瘤的准确位置、范围，指导手术径路，提供治疗选择
- 显著强化的血管性肿物可将ECA和ICA分开，将ICA向后外推挤
- 血管造影：位于颈总动脉分叉处高度血管化的肿物
  - 延长且强化的肿瘤显影
  - 可发现多灶性病变
  - 可术前栓塞
  - 为手术确定邻近器官及血管标志，特别是需要牺牲血管时
- 奥曲肽或MIBG显影有助于显示隐性或家族性肿瘤
- 用^{18}F-FDG行PET：肿瘤细胞高摄取

超声检查
- 固体、不均一的肿瘤；彩色多普勒血流显示广泛的血管化

MRI
- T1WI：当肿瘤大于1.5cm时可见椒盐征，因肿瘤血管化呈现低信号点状流空影
- 增强T2WI：明显强化，大血管呈高速流空影

大体检查

一般特征
- 质韧、橡皮样、边界清楚的息肉样肿物
- 红色、质韧肿物
  - 杂色切面，黄色、褐色、粉红色或棕色
- 可为巨大肿块并广泛侵袭

大小
- 范围：1~6cm（平均：4cm）

组织病理学检查

组织学特征
- 簇状、器官样（zellballen）、蜂窝状或旋涡样结构
  - zellballen在德语中是细胞球的意思
- 高度血管化的间质，有时伴纤维化

颈动脉体副神经节瘤

- 包膜不完整或边界不清，常有浸润
  - 血管和神经侵犯不常见，但与预后无关
  - 中度细胞性、双相肿瘤
  - 常见囊性变、出血、吞噬含铁血黄素的巨噬细胞
- 嗜铬细胞（主细胞）（Ⅰ型）
  - 小到中等大小，上皮样细胞伴丰富的颗粒样嗜碱性胞质
  - 胞核为圆形或局部不规则，增大
  - 或细或粗的核染色质
  - 多核巨细胞和梭形细胞不常见
- 支持细胞（Ⅱ型）
  - 在细胞巢周围提供网状支架
  - 需特殊染色观察（S-100、GFAP）
- 有丝分裂象罕见
- 恶性肿瘤不常见（约10%）
  - 发现转移即为恶性
  - 组织学特征与临床表现无关

辅助检查

细胞学

- 禁用细针穿刺，可能诱发高血压危象或大出血
- 细胞涂片可见血性背景中中度到高度细胞性
- 细胞呈单个或小群排列，有时形成腺泡或假菊形团
- 3种类型细胞散布于整个涂片
  - 小到中等大小的多边形细胞伴细颗粒胞质
  - 梭形细胞伴丰富颗粒胞质及细长核
  - 大的、带状细胞伴偏心核，核仁显著

免疫组织化学

- 主细胞阳性：突触素、嗜铬粒蛋白-A、NSE、CD56
- 支持细胞阳性：S-100、胶质纤维酸性蛋白（GFAP）
- 阴性：细胞角蛋白、癌胚抗原

细胞遗传学

- 线粒体内琥珀酸-辅酶Q氧化还原酶基因（*SDH*、*SDHB*亚基、*SDHC*、*SDHD*）的Ⅱ型复合物亚基灭活性遗传性突变与遗传性副神经节瘤相关
- 所有副神经节瘤患者均应行遗传咨询并检测*SDHX*、*VHL*、*NF1*和*RET*基因

电镜

- 主细胞：胞质、膜结合、高电子密度、儿茶酚胺结合神经分泌颗粒

鉴别诊断

甲状腺髓样癌

- 甲状腺肿物，常伴颈部转移
- 梭形上皮样细胞伴圆形或不规则核及椒盐样核染色质分布
- 阳性：降钙素、神经内分泌肿瘤的标志物、角蛋白、TTF-1、CEA-M

神经鞘瘤

- 梭形细胞，多细胞和少细胞区域交替
- 所有细胞的S-100呈弥散的强阳性

未分化癌

- 特别是颈部转移瘤
- 强阳性：角蛋白；阴性：S-100

转移性黑色素瘤

- 组织学上可与任何肿瘤相似，色素沉积，核内有包涵体
- 阳性：黑色素瘤标志（S-100、HMB-45、Melan-A）；阴性：角蛋白、神经内分泌肿瘤的标志物

参考文献

1. Zeitler DM et al: Preoperative embolization in carotid body tumor surgery: is it required? Ann Otol Rhinol Laryngol. 119(5): 279–83, 2010
2. Papaspyrou K et al: Management of head and neck paragangliomas: review of 120 patients. Head Neck. 31(3): 381–7, 2009
3. Jani P et al: Familial carotid body tumours: is there a role for genetic screening? J Laryngol Otol. 122(9): 978–82, 2008
4. Jech M et al: Genetic analysis of high altitude paragangliomas. Endocr Pathol. 17(2): 201–2, 2006
5. Pellitteri PK et al: Paragangliomas of the head and neck. Oral Oncol. 40(6): 563–75, 2004
6. Baysal BE et al: Etiopathogenesis and clinical presentation of carotid body tumors. Microsc Res Tech. 59(3): 256–61, 2002
7. Lee JH et al: National Cancer Data Base report on malignant paragangliomas of the head and neck. Cancer. 94(3): 730–7, 2002
8. Rao AB et al: From the archives of the AFIP. Paragangliomas of the head and neck: radiologic–pathologic correlation. Armed Forces Institute of Pathology. Radiographics. 19(6): 1605–32, 1999
9. Layfield LJ: Fine–needle aspiration of the head and neck. Pathology (Phila). 4(2): 409–38, 1996
10. Netterville JL et al: Carotid body tumors: a review of 30patients with 46 tumors. Laryngoscope. 105(2): 115–26, 1995

颈动脉体副神经节瘤

图解、影像学、临床和显微镜下特征

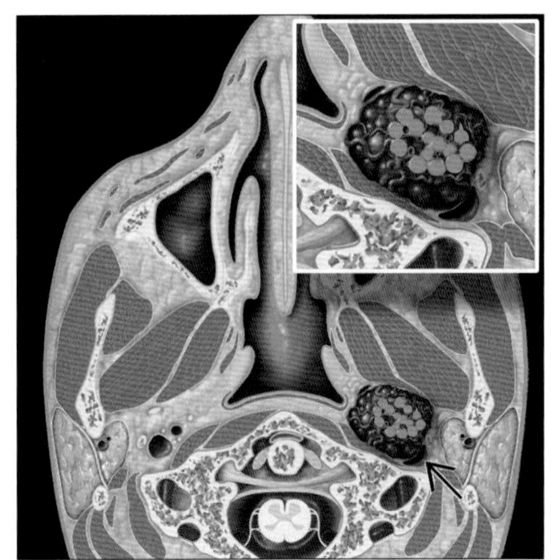

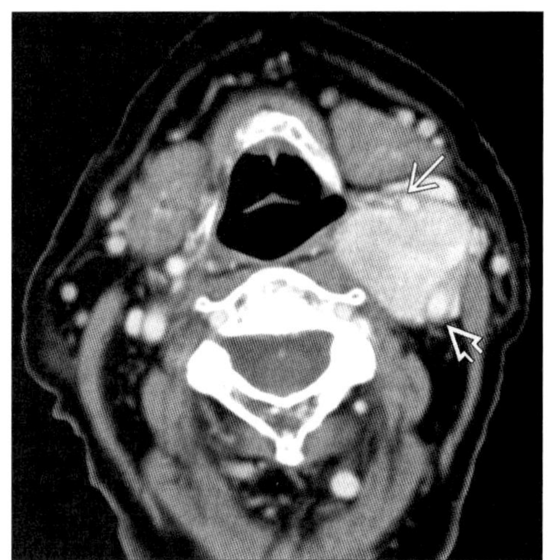

（左图）鼻咽部双侧颈动脉间隙轴位图示见副神经节瘤（插图），使左侧颈动脉鞘扩大并压迫颈内静脉→。脑神经（9、10、11、12）位于鞘内，可被肿瘤压迫。（右图）轴位增强CT显示典型的颈动脉体副神经节瘤，可见肿瘤位于颈总动脉分叉处，将颈外动脉→和颈内动脉→分开，强化明显

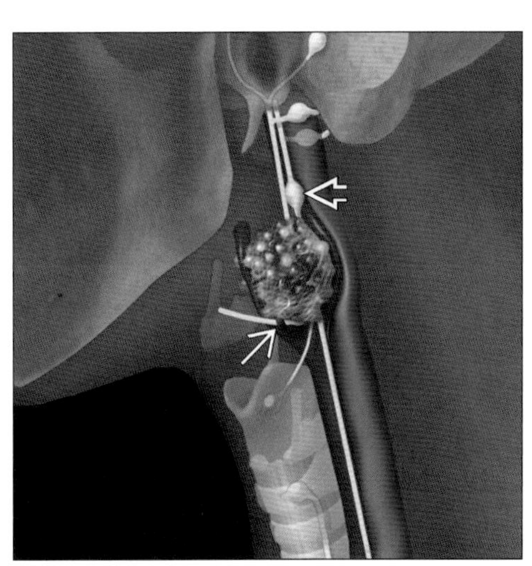

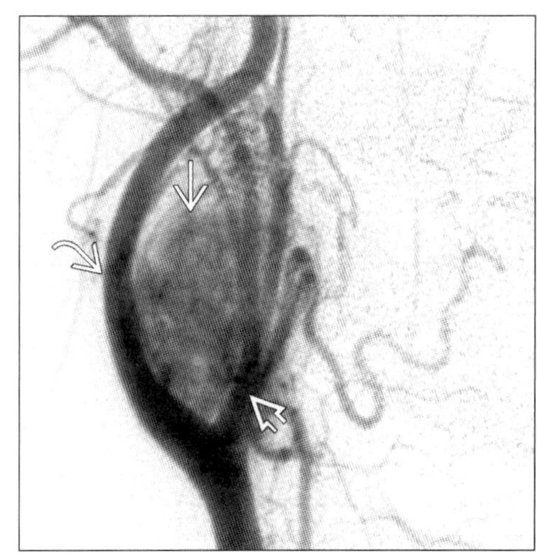

（左图）颈侧图示显示颈动脉体副神经节瘤将颈外和颈内动脉分开，其主要滋养动脉为咽升动脉→。图示中血管球位于CN10的结状神经节→。（右图）颈侧血管造影可见颈动脉体副神经节瘤显影→，位于颈外动脉→和颈内动脉→之间

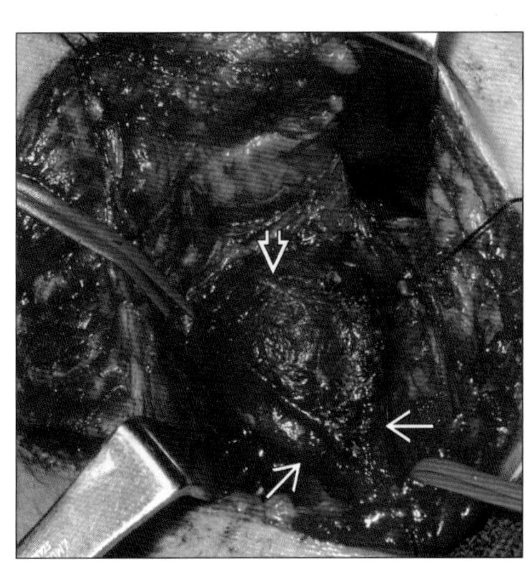

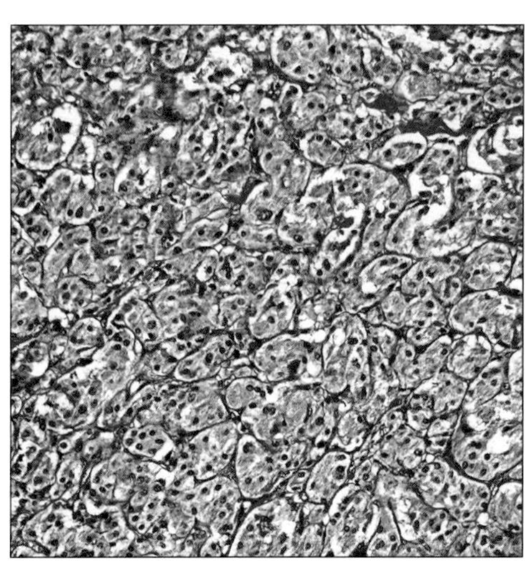

（左图）术中照片显示巨大、富血管化肿瘤→位于颈总动脉分叉处，将颈内和颈外动脉→分开。（右图）副神经节瘤最具特征性的是器官样结构，形成良好的肿瘤细胞小球被纤细的纤维血管丛分隔

颈动脉体副神经节瘤

显微镜下特征

（左图）细胞巢是副神经节瘤最具特征性的表现之一。这些细胞胞质丰富，更具嗜酸性，在副神经节瘤细胞周围有纤维血管丛分隔。（右图）副神经节瘤，特别是发生于颈动脉体时，会有更大的细胞巢➡被纤维血管丛分隔。细胞多形性常见，但并不等同于恶性肿瘤

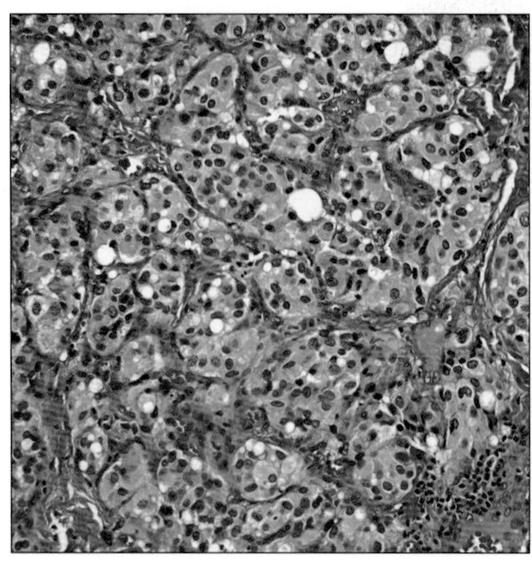

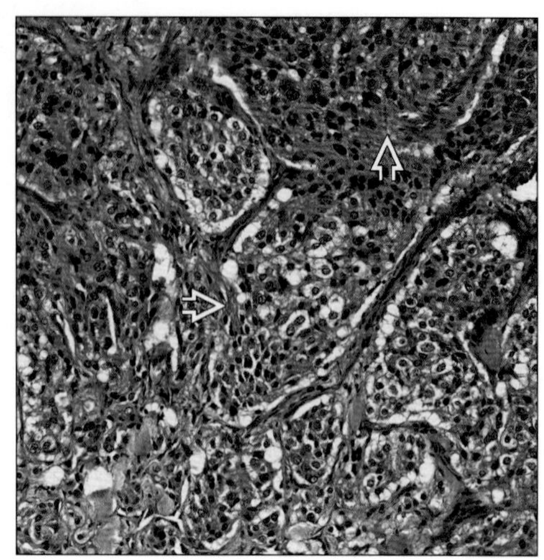

（左图）巢状结构由梭形细胞构成，胞质质地类似浓染的核染色质。（右图）在很多肿瘤中，器官样结构有时不明显，而呈现出片状分布。胞核在一些肿瘤细胞中呈现多形性，一般需通过免疫组织化学显示肿瘤中的细微器官样结构

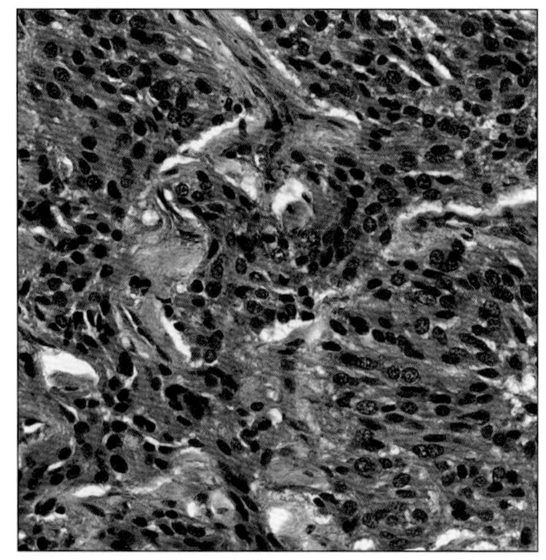

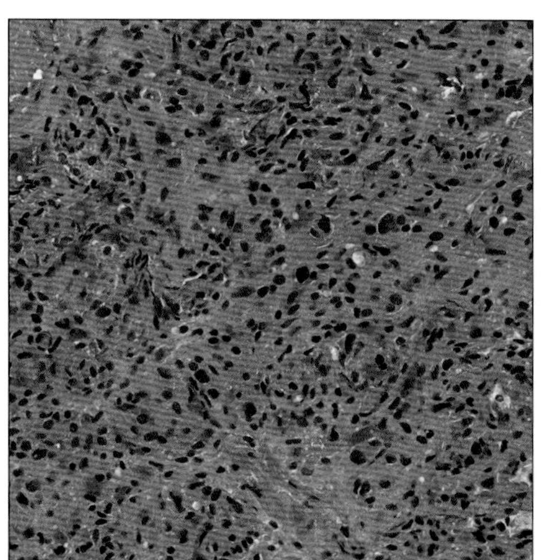

（左图）高倍镜视野下肿瘤细胞的合胞体样排列。在瘤巢周围有纤细的纤维血管丛分隔，细胞核呈粗糙的具有椒盐样核染色质分布。（右图）多数肿瘤细胞外观普通，伴圆形到椭圆形浓染核，但孤立肿瘤细胞显示出多形性➡

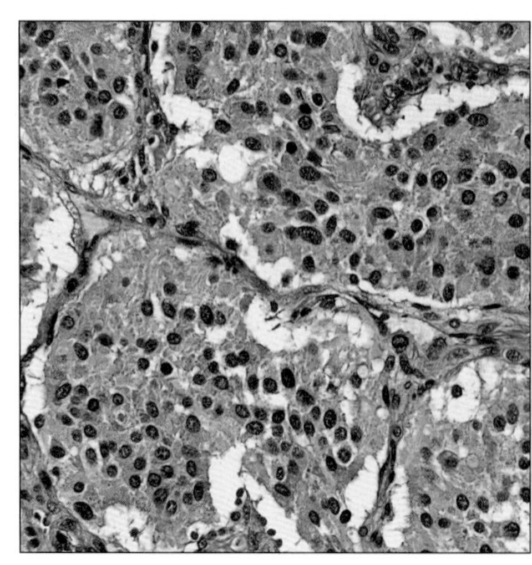

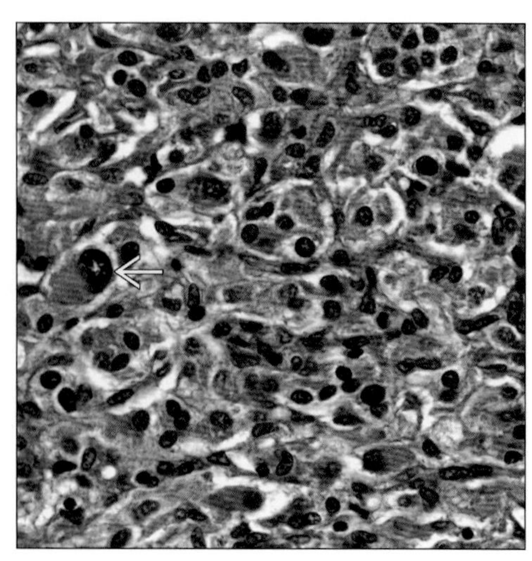

颈动脉体副神经节瘤

显微镜下特征及辅助检查

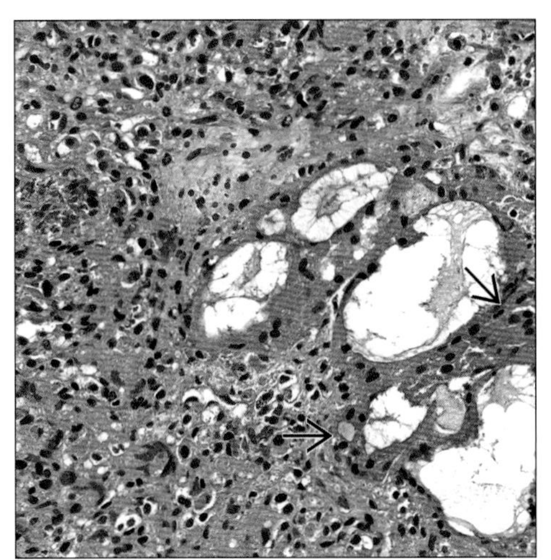

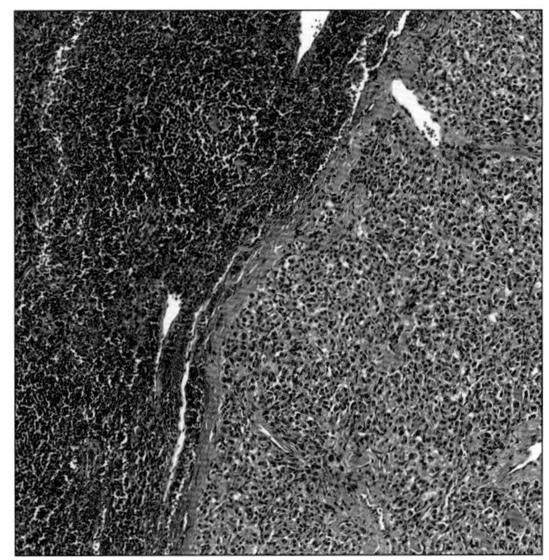

（左图）在这个视野中很难确定肿瘤结构。为减少出血而做过血管栓塞，肿瘤中可见对栓塞物的异物巨细胞反应➡。（右图）恶性副神经节瘤通常通过出现淋巴结转移或肿瘤出现在通常不存在副神经节的地方来诊断。恶变的组织学标准（除非转移）不可靠，所以需要对所有副神经节瘤患者长期随访

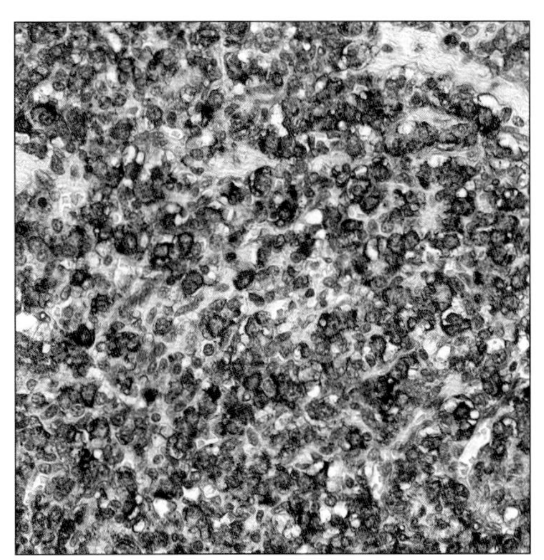

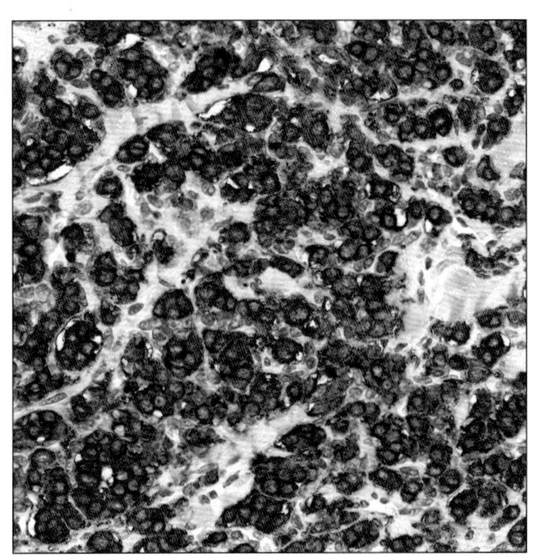

（左图）在副神经节细胞中，许多神经内分泌肿瘤的标志物呈阳性，嗜铬粒蛋白突出了肿瘤细胞。注意这个肿瘤中器官样结构相对较少。在同一肿瘤中，结构变化并不常见。（右图）突触素是副神经节瘤中主细胞（副神经节细胞）中阳性的神经内分泌肿瘤的标志物之一，其他标志包括嗜铬粒蛋白、CD56和NSE

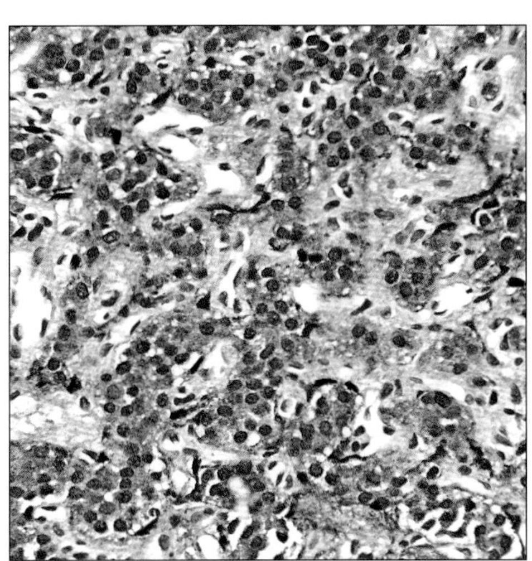

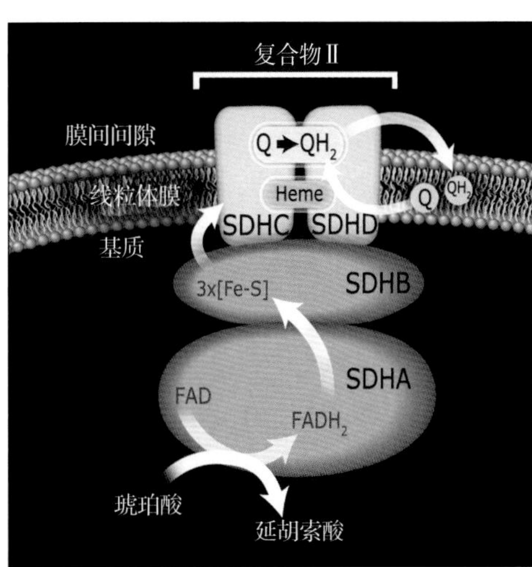

（左图）S-100在外周支持细胞的胞核和胞质中染色。发红或背景胞质反应不应被解读为阳性。（右图）线粒体呼吸链复合体II的一部分显示了琥珀酸-辅酶Q氧化还原酶基因（SDHA→SDHD）的关系，失活突变导致了遗传性副神经节瘤

弹力纤维瘤

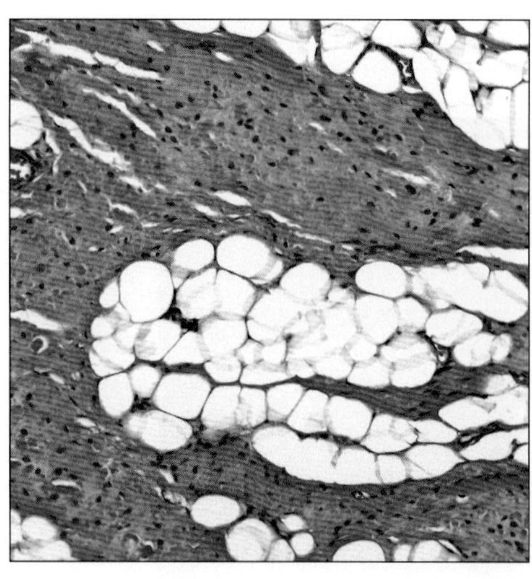

HE染色显示脂肪结缔组织中有大量胶原沉积，可见变性胶原纤维

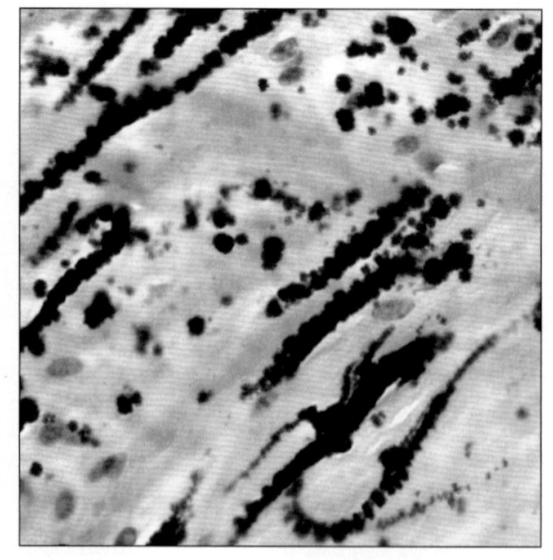

弹性纤维Van Gieson染色显示典型的“烟斗通条”样外观，背景中可见弹性纤维的变性小球

专业术语

别名

- 背部弹力纤维瘤

定义

- 由增粗的不规则弹性纤维构成的边界不清的瘤样病变

病因/发病机制

发育异常

- 支持遗传倾向（1号染色体短臂改变）
- 多灶性特点提示系统性酶缺陷，导致弹性纤维生成异常
- 反复创伤或摩擦引起发病的可能性小

临床表现

流行病学

- 发病率
  - 较低，据报道，在软组织肿瘤发病率低于0.001%
  - 在尸检中可见弹力纤维瘤前病变样反应（发病率为24%）
- 年龄
  - 老年患者，几乎全部在50岁以上
  - 发病高峰在60~70岁
- 性别
  - 女性远多于男性（5：1）
- 种族
  - 日本冲绳地区发病率高（可能为报道偏倚）

部位

- 肩胛下区，深达肌肉，有时附着于肋骨骨膜
- 在肩胛骨和下颈部之间
- 胸壁次之

症状

- 生长缓慢，深在质韧肿物，常为双侧
- 少见疼痛或压痛

治疗

- 手术方法
  - 有症状者可单纯切除
    - 术后血肿或水肿为常见并发症

预后

- 良好，偶有复发报道

影像学检查

MRI

- 不均一的软组织肿物伴强化

CT检查

- 边界不清、密度不均的软组织肿物
- 密度类似带脂肪的骨骼肌
- 常为双侧：肉瘤除外

大体检查

一般特征

- 边界不清、无包膜、橡皮样、质韧
- 白色纤维组织间有黄色脂肪

大小

- 平均：5cm
- 范围：可达20cm

组织病理学检查

组织学特征

- 大量的胶原组织夹杂脂肪和异常弹性纤维
  - 脂肪一般被包埋
- 大量的弹性纤维

弹力纤维瘤

要点

临床表现
- 肩胛下区
- 女性>>男性
- 老年患者，几乎全部在50岁以上
- 双侧病变多见

组织病理学检查
- 大量的胶原组织夹杂脂肪和异常弹性纤维
- 碎裂后呈线状排列的小球，类似串珠或“烟斗通条”样
- Weigert或Van Gieson染色呈串珠样排列
- 大量的弹性纤维

鉴别诊断
- 梭形细胞脂肪瘤
- 颈部纤维瘤

  - 弹性纤维粗大（肥大）、粗糙、肥厚、高度嗜酸性
  - 碎裂后呈线状排列的小球，类似串珠或“烟斗通条”样
  - 小球有锯齿样边缘
  - 变性弹性纤维在间质中形成嗜酸性小球或球

细针穿刺
- 细胞性，发辫样或蕨叶状细胞涂片

组织化学
- Weigert或Van Gieson染色呈串珠样排列

鉴别诊断

梭形细胞脂肪瘤
- 梭形细胞和脂肪组织，但没有变性胶原

颈部纤维瘤
- 颈部软组织见纤维结缔组织夹杂脂肪并包裹神经

纤维瘤病
- 重度胶原化间质伴梭形成纤维细胞平行于血管，呈单向排列

参考文献

1. Parratt MT et al: Elastofibroma dorsi: management, outcome and review of the literature. J Bone Joint Surg Br. 92(2): 262–6, 2010
2. Chandrasekar CR et al: Elastofibroma dorsi: an uncommon benign pseudotumour. Sarcoma. 2008: 756565, 2008
3. Daigeler A et al: Elastofibroma dorsi––differential diagnosis in chest wall tumours. World J Surg Oncol. 5: 15, 2007
4. Mortman KD et al: Elastofibroma dorsi: clinicopathologic review of 6 cases. Ann Thorac Surg. 83(5): 1894–7, 2007
5. Muramatsu K et al: Elastofibroma dorsi: diagnosis and treatment. J Shoulder Elbow Surg. 16(5): 591–5, 2007
6. Ochsner JE et al: Best cases from the AFIP: Elastofibroma dorsi. Radiographics. 26(6): 1873–6, 2006
7. Schafmayer C et al: Elastofibroma dorsi as differential diagnosis in tumors of the thoracic wall. Ann Thorac Surg. 82(4): 1501–4, 2006
8. Domanski HA et al: Elastofibroma dorsi has distinct cytomorphologic features, making diagnostic surgical biopsy unnecessary: cytomorphologic study with clinical, radiologic, and electron microscopic correlations. Diagn Cytopathol. 29(6): 327–33, 2003
9. Briccoli A et al: Elastofibroma dorsi. Surg Today. 30(2): 147–52, 2000
10. Nakamura Y et al: Elastofibroma dorsi. Cytologic, histologic, immunohistochemical and ultrastructural studies. Acta Cytol. 36(4): 559–62, 1992

影像图库

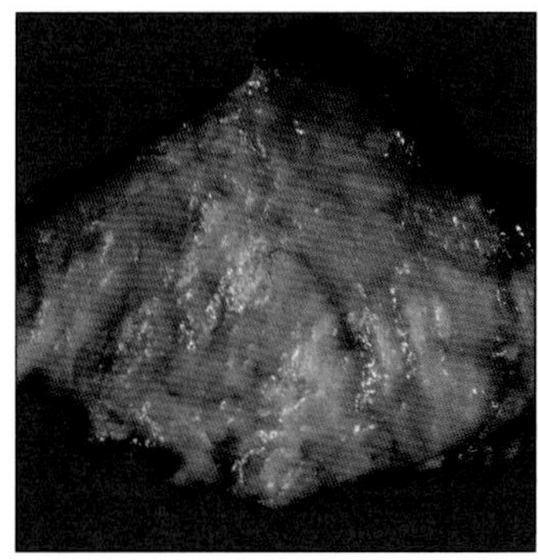
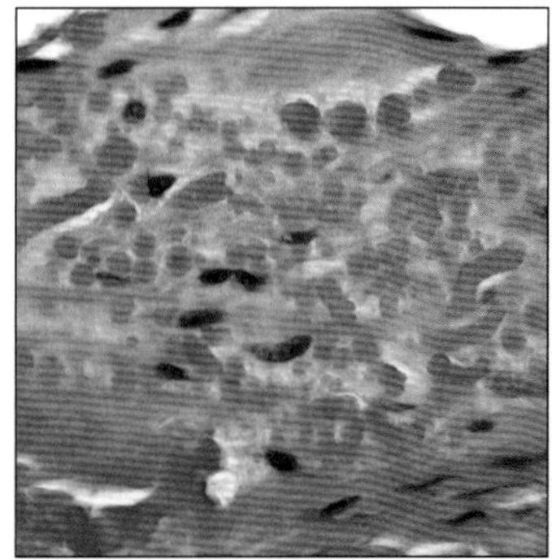
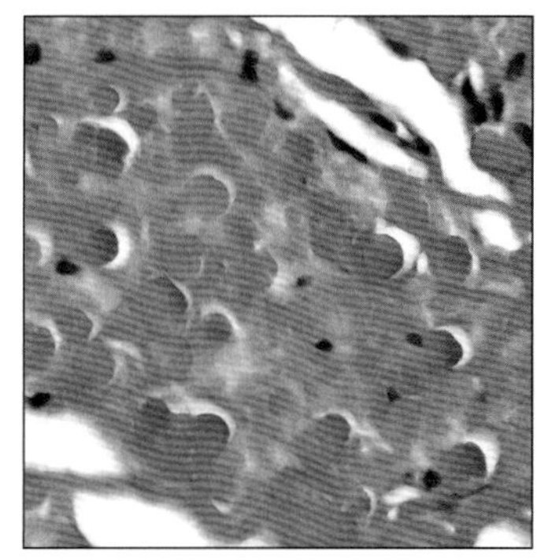

（左图）大体照片显示弹性纤维带夹杂于脂肪中，边缘不规则。（中图）HE染色显示变性弹性纤维小球伴胶原组织。（右图）HE染色显示由弹力纤维瘤特征性的变性弹性纤维形成的圆形小球

神经束膜瘤

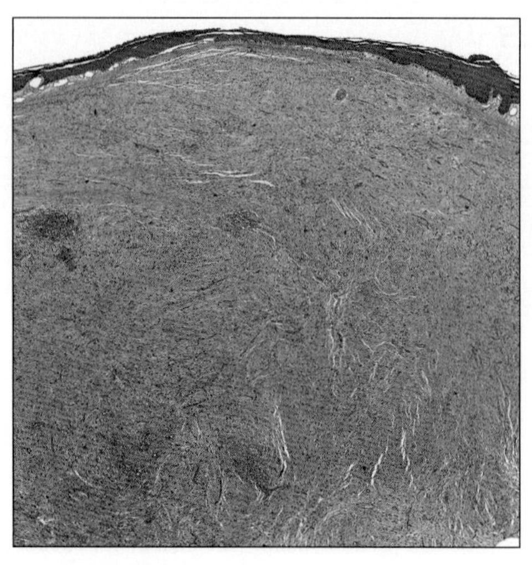
可见梭形细胞增生，呈席纹样排列伴局灶小旋涡状排列，被覆完整表皮，可见炎症细胞

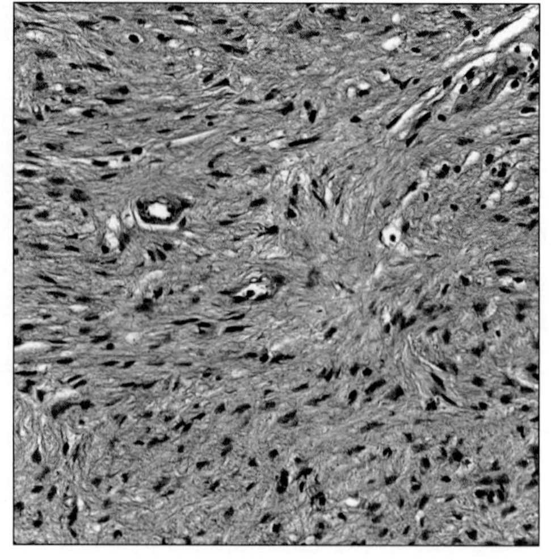
可见梭形细胞增生呈合胞体样外观，细胞核略呈梭形伴胞质突，背景间质疏松至黏液样

专业术语

缩写
- 软组织神经束膜瘤（STP）

别名
- 席纹状神经束膜瘤
- 神经束膜细胞瘤

定义
- 良性的外周神经鞘膜肿瘤，特指包绕神经纤维的神经内膜结缔组织间隙的神经束膜细胞起源的肿瘤
  - 传统上分为神经内型、硬化型、软组织型
  - 神经束膜细胞亦可见于其他肿瘤，如神经纤维瘤和神经鞘膜瘤

病因/发病机制

发病机制
- 可能与施万细胞、成纤维细胞或蛛网膜盖细胞相关

临床表现

流行病学
- 发病率
  - 极其罕见
  - 在外周神经鞘肿瘤中比例小于0.5%
- 年龄
  - 范围广：2~85岁
  - 主要：20~50岁
    - 平均：45岁
- 性别
  - 女性略多
    - 女性>男性［（1.1~1.2）：1］

部位
- 头颈部浅表皮下软组织
  - 约15%神经束膜瘤累及头颈部
  - 最常见于下肢和上肢软组织，躯干次之
  - 少数情况下可累及颌骨（下颌骨）
- 约4%累及口腔

症状
- 多数患者表现为孤立的无痛性肿物
- 可能与综合征/家族性相关
  - 神经纤维瘤病2型（NF2）
  - 痣样基底细胞癌（Gorlin）综合征
  - 有趣的是，两者都常见于脑膜瘤
    - 神经束膜可能来源于蛛网膜盖细胞

治疗
- 手术方法
  - 切除
    - 广泛切除以防止复发

预后
- 局部复发不常见（5%以下）
  - 可晚期发生
  - 仅见于初次手术切除不净
- 转移未见报道
- 多形细胞和浸润边缘不影响临床结果

大体检查

一般特征
- 通常是孤立的，但没有明显包膜
  - 边界清楚

大小
- 范围广：0.3~20cm
- 平均：约为3cm

神经束膜瘤

要点

专业术语
- 良性的外周神经鞘膜肿瘤，特指包绕神经纤维的神经内膜结缔组织间隙的神经束膜细胞起源的肿瘤。

病因/发病机制
- 可能与施万细胞、成纤维细胞或蛛网膜盖细胞相关

临床表现
- 约15%发生于头颈部浅表皮下软组织，为孤立的无痛性肿物

大体检查
- 通常孤立，但没有明显的包膜

组织病理学检查
- 浅表皮下或真皮层，边界清楚
- 梭形肿瘤细胞排列形式多样（束状、席纹样、风车样、旋涡样、层状）
- 双极、温和、饱满的梭形细胞伴苍白、嗜酸性胞质
- 背景间质为胶原性、黏液性或混合性，无血管透明样变

辅助检查
- 神经束膜标记（EMA、Claudin-1、GLUT1、CD34）阳性率不一和胶原蛋白Ⅳ强膜性染色

鉴别诊断
- 神经纤维瘤、神经鞘膜瘤、孤立纤维瘤、脑膜瘤

组织病理学检查

组织学特征
- 浅表皮下或真皮层
- 边界清楚，局部见胶原包膜
  - 浸润边界可见
  - 显著浸润罕见
- 梭形肿瘤细胞排列形式多样
  - 束状
  - 席纹样或风车样
  - 旋涡样到同心分层状
  - 层状
- 肿瘤少细胞或富含细胞
  - 可见转换区
- 双极、温和、饱满的梭形细胞伴苍白、嗜酸性胞质
  - 胞质边界模糊
- 胞核多样
  - 椭圆形、锥形、细长、三角形、弧形、扁平、扭曲或波浪形
  - 核内假包涵体少见
- 孤立多形细胞不常见
- 背景间质为胶原性、黏液性或混合性
  - 可见硬化的、圆形到椭圆形胶原沉积
  - 胶原和细胞之间的细胞外周破裂或出现裂隙
- 偶见有丝分裂象
  - 多数肿瘤没有
- 可见变性和出血
- 钙化（钙球体或化生骨）并非正常现象
- 慢性炎症不常见
- 无血管透明样变
- 硬化型、网状型、颗粒型和上皮样型可见，虽然在头颈部少见
  - 网状型：梭形细胞轴索吻合呈蕾丝样生长
  - 硬化型：密集的硬化间质中上皮样和梭形细胞呈小梁状或旋涡状生长

辅助检查

细胞学
- 细胞涂片见梭形肿瘤细胞呈片状和簇状排列
- 细胞呈双极并有胞质延伸
- 可有印戒样外观
- 显著的黏液样背景

免疫组织化学
- 神经束膜标记阳性率不一
  - EMA：所有病例都呈强阳性且弥散分布
  - Claudin-1：在几乎所有病例中均呈颗粒状沿细胞膜排列
  - GLUT1：通常呈膜状或点状
  - CD34：在65%的肿瘤中为阳性
  - 可有平滑肌肌动蛋白（约为20%）和S-100（约为5%）
- 胶原蛋白Ⅳ强膜性染色

细胞遗传学
- 22号染色体异常见于传统型STP
- 10号染色体异常见于硬化型
  - 10q缺失
  - t（2; 10）（p23; q24）
  - 10号单体型

电镜
- 长而薄的胞质突伴不完整的基底膜和胞饮小泡
- 锥形核伴浓缩异染色质
- 无轴索

鉴别诊断

神经纤维瘤和神经鞘膜瘤
- 良性周围神经鞘膜肿瘤包括神经纤维瘤、神经鞘膜瘤和神经束膜瘤
  - 存在神经鞘膜瘤/神经纤维瘤和神经束膜瘤混合出现的情况
  - 可见S-100阳性层和EMA阳性细胞层交替出现

神经束膜瘤

免疫组织化学			
抗体	反应	染色形式	简评
EMA	阳性	胞质	所有病例强阳性弥散
Claudin-1	阳性	胞膜	在几乎所有病例中均呈颗粒状沿细胞膜排列
GLUT-cytoplasm	阳性	胞膜	通常呈膜状或点状
CD34	阳性	胞质	在65%的肿瘤中为阳性
胶原蛋白Ⅳ	阳性	间质	强膜性染色
Actin-sm	阳性	胞质	20%阳性
S-100	阳性	胞核及胞质	5%阳性
CK-PAN	阴性		
GFAP	阴性		
NFP	阴性		邻近肿瘤的轴索可能被染色
Desmin	阴性		

- 在很多病例中与神经相关
- 波形核伴疏松间质背景
- Antoni A区和Antoni B区可见
- 血管周围透明样变常见
- 多数病例S-100呈阳性

孤立纤维瘤

- 梭形细胞性肿瘤
- 间质胶原化更显著
- CD34、Bcl-2、CD99阳性
  - CD34有局限性，它在很多神经束膜瘤中也呈阳性

脑膜瘤

- 中枢神经系统常见
  - 可见异位肿瘤
- 旋涡样结构伴砂砾体
- 胶原蛋白Ⅳ阴性
- EMA可阳性
  - 神经束膜细胞和蛛网膜细胞可能相关

参考文献

1. Fang WS et al: An unusual sinonasal tumor: soft tissue perineurioma. AJNR Am J Neuroradiol. 30(2): 437–9, 2009
2. Hornick JL et al: Hybrid schwannoma/perineurioma: clinicopathologic analysis of 42 distinctive benign nerve sheath tumors. Am J Surg Pathol. 33(10): 1554–61, 2009
3. Kum YS et al: Intraneural reticular perineurioma of the hypoglossal nerve. Head Neck. 31(6): 833–7, 2009
4. Hornick JL et al: Soft tissue perineurioma: clinicopathologic analysis of 81 cases including those with atypical histologic features. Am J Surg Pathol. 29(7): 845–58, 2005
5. Ide F et al: Comparative ultrastructural and immunohistochemical study of perineurioma and neurofibroma of the oral mucosa. Oral Oncol. 40(9): 948–53, 2004
6. de la Jarte-Thirouard AS et al: Intraneural reticular perineurioma of the neck. Ann Diagn Pathol. 7(2): 120–3, 2003
7. Chrysomali E et al: Benign neural tumors of the oral cavity: a comparative immunohistochemical study. Oral Surg Oral Med Oral Pathol Oral Radiol Endod. 84(4): 381–90, 1997
8. Li D et al: Intratemporal facial nerve perineurioma. Laryngoscope. 106(3 Pt 1): 328–33, 1996
9. Tsang WY et al: Perineurioma: an uncommon soft tissue neoplasm distinct from localized hypertrophic neuropathy and neurofibroma. Am J Surg Pathol. 16(8): 756–63, 1992
10. Housini I et al: Fine needle aspiration cytology of perineurioma. Report of a case with histologic, immunohistochemical and ultrastructural studies. Acta Cytol. 34(3): 420–4, 1990

神经束膜瘤

显微镜下和免疫组织化学特征

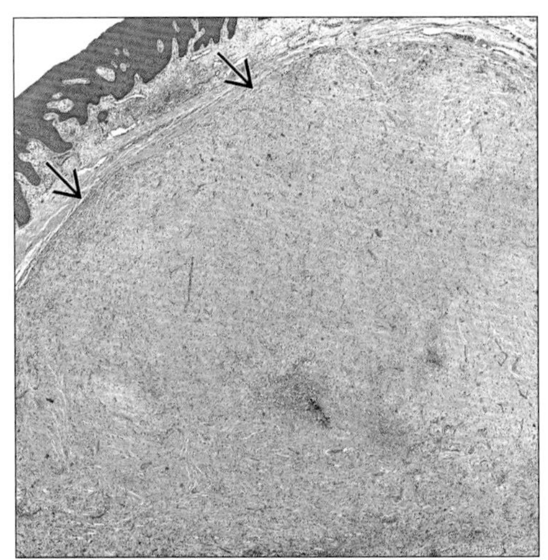

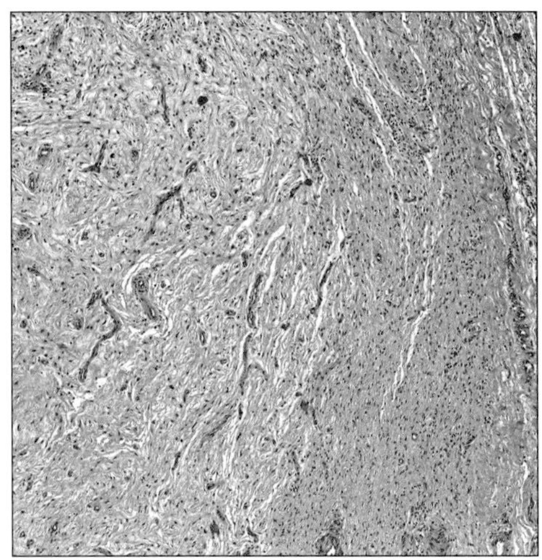

（左图）肿瘤似乎边界很清楚或者有包膜⇒，表皮完整，呈轻微的假上皮瘤样改变。（右图）肿瘤边界处增生的细胞和密集的胶原间质混合，偶见增生呈席纹样结构。间质呈黏液性或水肿性，或者呈模糊的组织培养样

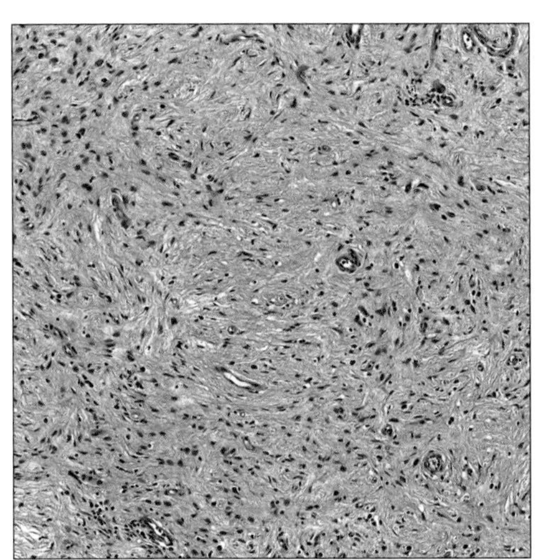

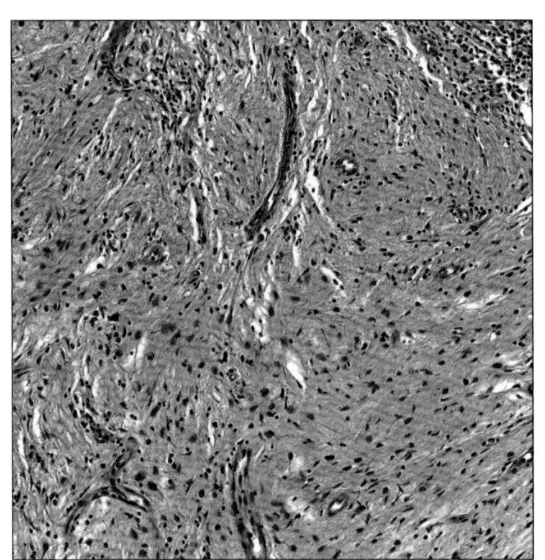

（左图）细胞排列呈合胞体样，但梭形细胞依然容易辨认。增生内可见血管，但没有透明管壁。（右图）该视野中细胞较少，而血管却更加明显，同样没有血管周围的透明样变。胞核小且呈梭形，可见细胞非典型性和有丝分裂象

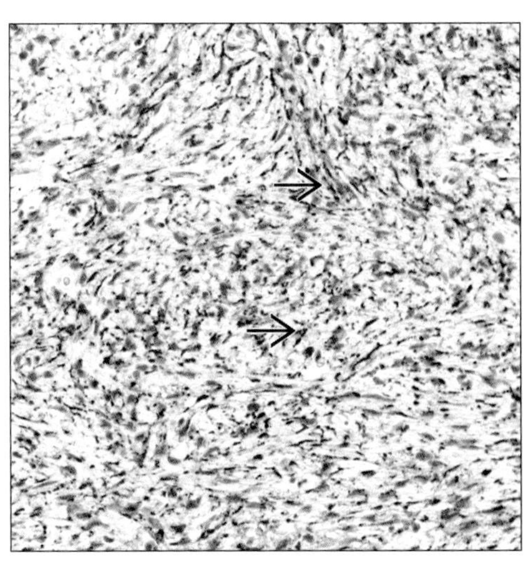

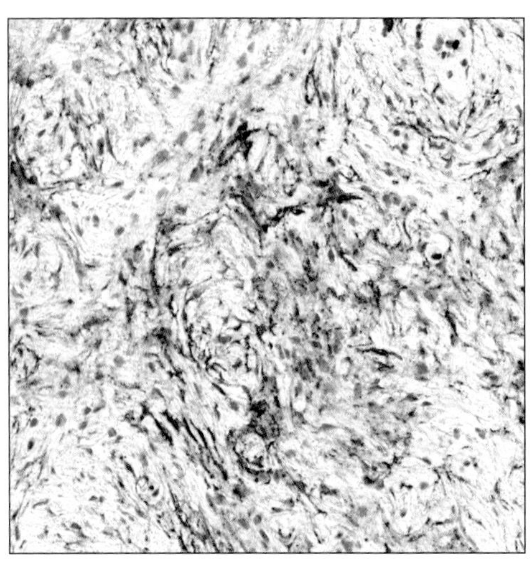

（左图）Claudin-1常呈颗粒状染色⇒，也突出了细胞膜。这种染色特点在这种肿瘤中具有特征性。（右图）肿瘤梭形细胞被GLUT1所突出，呈轻度的膜状或点状外观。胞质被染色，形成细胞的羽毛样外观

脂肪瘤

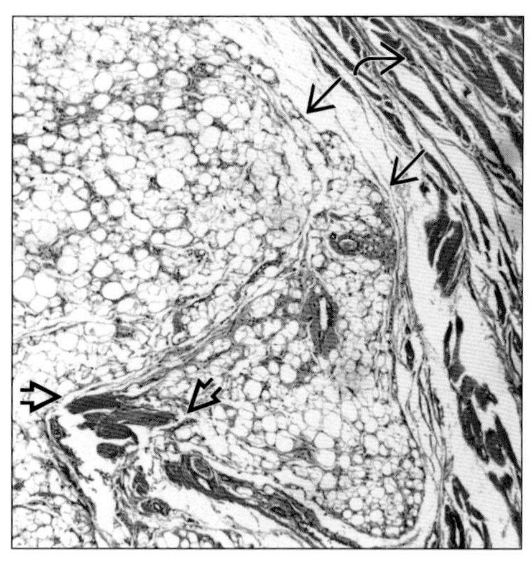

肌内脂肪瘤可与周围的骨骼肌➡有清晰的分界➡或呈浸润生长⇨。这个病变表现为生长缓慢的颈部肿物

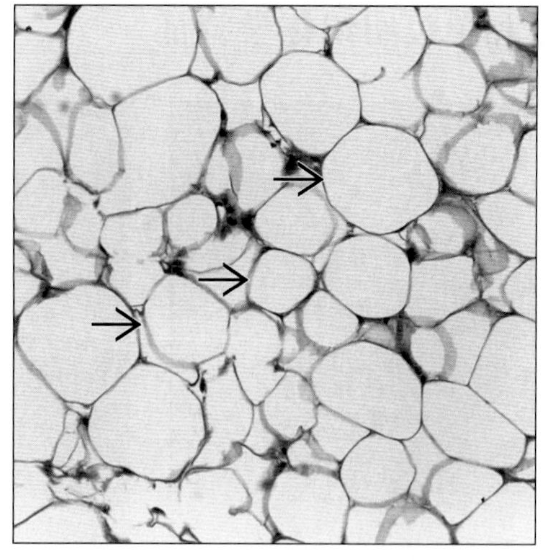

HE染色示成熟的脂肪细胞➡，它们在大小和形状上略有差异。临床和影像相结合在与正常脂肪组织鉴别时很重要

专业术语

定义

- 脂肪瘤：成熟白色脂肪组织形成的良性肿瘤
- 血管脂肪瘤：成熟脂肪混杂薄壁血管形成的良性肿瘤，通常有血栓形成
- 肌脂肪瘤：成熟脂肪和成熟平滑肌形成的良性肿瘤

临床表现

流行病学

- 发病率
  - 常见肿瘤，但在头颈部相对少见
    - 肌脂肪瘤极罕见
- 年龄
  - 跨度大
    - 血管脂肪瘤：年轻人和十来岁的少年
- 性别
  - 男女相同
    - 有些种类男性为主

部位

- 头颈部是不常见的原发部位
  - 颈后间隙
  - 颌下间隙
  - 颈前间隙和腮腺
  - 头皮和额部

症状

- 生长缓慢的软组织肿物
- 5%~15%为多发瘤（家族性）
- 血管脂肪瘤：有疼痛和压痛

治疗

- 完整切除

预后

- 总体预后极好
- 浸润性脂肪瘤容易复发
- 与解剖部位相关的并发症少见

影像学检查

放射学检查

- 边界清楚，均一的肿物，CT和MRI容易发现
- 包膜薄，边缘光滑，非侵袭性，凸圆形
- 主要是均一的脂肪成分
  - 可有薄纤维分隔

大体检查

一般特征

- 一般有包膜或边界清楚
- 黄色，脂性切面
- 血管脂肪瘤：黄粉色
- 肌脂肪瘤：混杂的白褐色质韧组织

大小

- 跨度大：0.5~30cm

组织病理学检查

组织学特征

- 脂肪瘤
  - 分叶状成熟细胞
  - 与正常脂肪相似，大小略有不同
  - 偶见其他类型组织
    - 骨：骨脂肪瘤；软骨：软骨脂肪瘤；纤维组织：纤维脂肪瘤
  - 肌内型：可有浸润
- 血管脂肪瘤

脂肪瘤

要点

临床表现
- 常见肿瘤，但在头颈部相对少见
- 软组织肿物
- 生长缓慢

大体检查
- 黄色、脂性切面
- 血管脂肪瘤：黄粉色
- 肌脂肪瘤：白褐色质韧组织混杂

组织病理学检查
- 脂肪瘤
  - 分叶状成熟细胞
  - 与正常脂肪相似，大小略有不同
- 血管脂肪瘤
  - 粗细不等的毛细血管伴纤维蛋白血栓
- 肌脂肪瘤
  - 平滑肌均匀分布或呈短束状

  - 成熟脂肪细胞
  - 粗细不等的毛细血管伴纤维蛋白血栓
  - 病变时间长的可见纤维化
- 肌脂肪瘤
  - 成熟脂肪细胞
  - 平滑肌：均匀分布或呈短束状
  - 硬化和局灶炎症

辅助检查

细胞学
- 遗传异常，3种主要类型
  - 12q13-15
  - 6p21-23
  - 13q部分缺失

鉴别诊断

脂肪瘤
- 非典型脂肪瘤（又称为分化好的脂肪肉瘤）
  - 大小各异，不规则浓染核，脂肪母细胞
- 脂肪母细胞瘤
  - 主要儿童发病
  - 分叶状，厚纤维分隔，脂肪母细胞
- 脂肪瘤病
  - 临床上，脂肪组织弥漫生长，可浸润其他组织
  - 可并发于多种遗传性疾病

血管脂肪瘤
- 血管瘤：只有血管，大小不一
- 卡波西肉瘤：浸润性、细胞性、嗜酸性小球，无血栓
- 血管肉瘤：浸润性，坏死，多形性

肌脂肪瘤
- 平滑肌瘤：无脂肪
- 平滑肌肉瘤：无脂肪且有多形性

参考文献

1. Arenaz Búa J et al: Angiolipoma in head and neck: report of two cases and review of the literature. Int J Oral Maxillofac Surg. 39(6): 610-5, 2010
2. El-Monem MH et al: Lipomas of the head and neck: presentation variability and diagnostic work-up. J Laryngol Otol. 120(1): 47-55, 2006
3. Murphey MD et al: From the archives of the AFIP: benign musculoskeletal lipomatous lesions. Radiographics. 24(5): 1433-66, 2004

影像图库

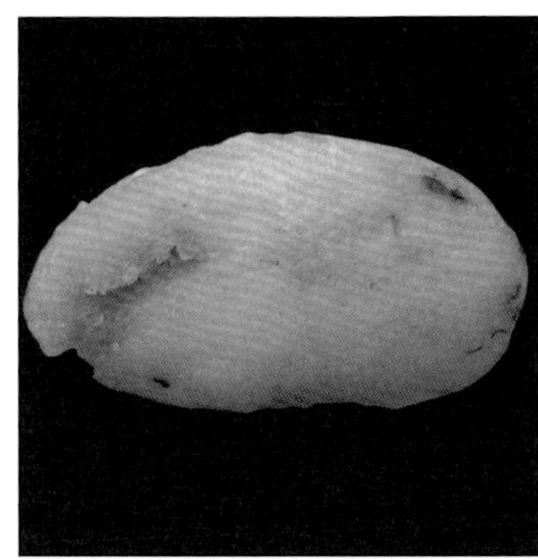

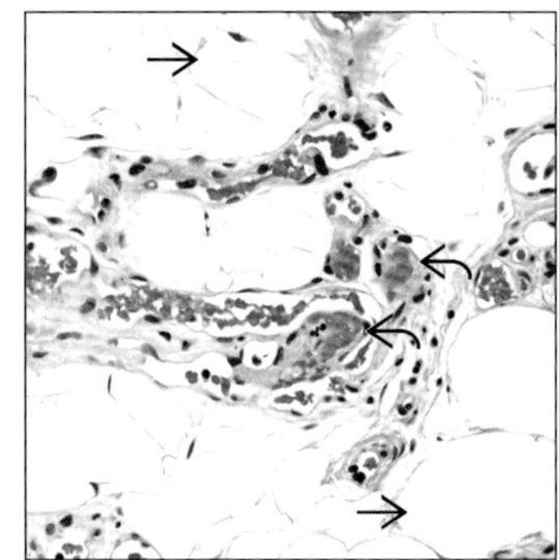

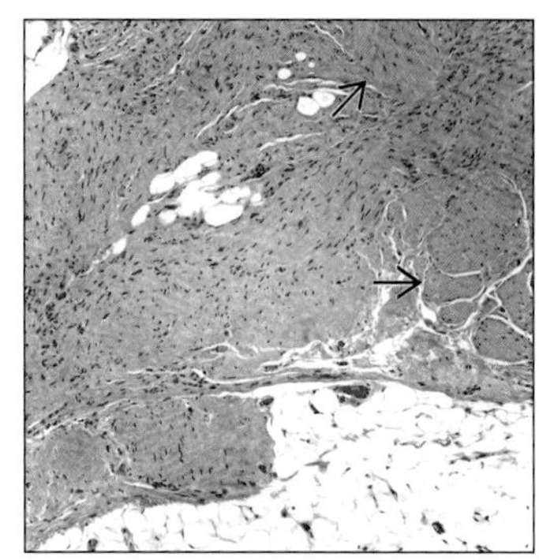

（左图）脂肪瘤切面见亮黄色分叶状脂肪，具有特征性。（中图）血管脂肪瘤由成熟脂肪细胞→和大量毛细血管构成，后者含有特征性的纤维蛋白血栓→。（右图）肌脂肪瘤见脂肪紧邻平滑肌束→，这种病变命名为“肌脂肪瘤”或“脂肪平滑肌瘤”

梭形细胞脂肪瘤

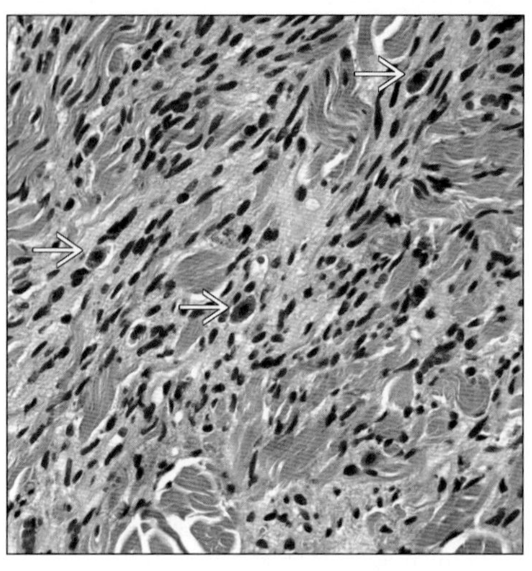

HE染色示成纤维细胞和双折光粗胶原蛋白束混合，成纤维细胞平行排列，黏蛋白变性和肥大细胞➡可见

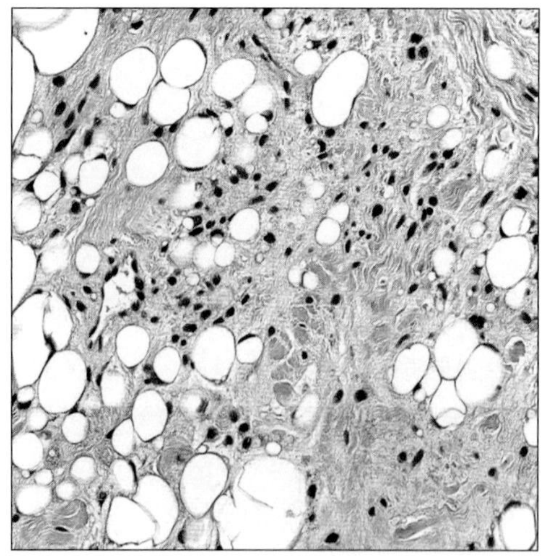

视野中可见脂肪细胞和成纤维梭形细胞混合，背景中可见黏液变性和局灶的核多形性

专业术语

缩写

- 梭形细胞脂肪瘤（SCL）

定义

- 由温和梭形细胞、浓染圆形细胞、多核巨细胞以及和胶原蛋白混合构成的脂肪瘤
  - 1975年首次描述

病因/发病机制

发病机制

- 原始脂肪小叶的星形间叶细胞分化成肿瘤中的梭形细胞

临床表现

流行病学

- 发病率
  - 所有脂肪瘤中占1.5%
    - 脂肪瘤：SCL（60：1）
- 年龄
  - 平均：55岁
  - 范围：40~70岁
- 性别
  - 男性远远多于女性（9：1）

部位

- 皮下脂肪
- 颈部、上背部
- 腮腺、口腔（特别是嘴唇）、颌面区是最常受累的黏膜部位

症状

- 通常无症状
- 有界限的、活动的、光滑肿物
- 多数患者发现肿物多年
- 家族性病例特殊

治疗

- 手术方法
  - 局部切除
  - 没有必要行根治性手术

预后

- 极好
- 局部复发罕有报道

大体检查

一般特征

- 黄色到灰色、粉红，有时呈黏液状
- 盘状到卵圆形肿物

大小

- 平均：5cm
  - 口腔病变，平均：2cm
- 范围：0.5~12cm

组织病理学检查

组织学特征

- 皮下脂肪内发生
- 脂肪细胞和梭形成纤维细胞混合
- 成纤维细胞通常呈平行阵列排列
- 多少不一的双折光胶原纤维和黏液物质混合
  - 黏液样或黏蛋白样物质
- 肥大细胞易见
- 显著的，常常是局灶性的核多形性
  - 考虑为返古的、退化的或者退行性改变（返古梭形细胞脂肪瘤）

梭形细胞脂肪瘤

要点

专业术语
- 由温和梭形细胞、浓染圆形细胞、多核巨细胞以及胶原蛋白混合构成的脂肪瘤

临床表现
- 在所有脂肪细胞肿瘤中占1.5%
- 男性远远多于女性（9∶1）
- 颈部

组织病理学检查
- 脂肪细胞和梭形成纤维细胞混合
- 多少不一的双折光胶原纤维和黏液物质混合
- 可有显著但局灶性的核多形性

辅助检查
- CD34强阳性
- S-100蛋白弱阳性（局灶）

- 浓染、多核巨细胞，胞核呈花环样排列
- 无有丝分裂象
- 可见继发性改变
  - 脂肪坏死、萎缩、透明样变

辅助检查

细胞学
- 成熟脂肪细胞、单一的梭形细胞和胶原纤维按不同比例混合
- 黏液样间质，肥大细胞可见

免疫组织化学
- CD34强阳性
- S-100蛋白弱阳性（局灶）

细胞遗传学
- 16q13-qter区缺失
- 13q缺失：13q12和13q14-q22

电镜
- 梭形成纤维细胞和成熟脂肪细胞

鉴别诊断

分化良好的脂肪肉瘤
- 脂肪母细胞，鸡笼样血管排列，黏液样变

神经鞘膜瘤
- Antoni A细胞区伴弯曲核和Verocay小体

脂肪瘤
- 血管脂肪瘤的血管排列形式不见于SCL
- 显著的、孤立的、非典型细胞不是脂肪瘤的特征

软骨样脂肪瘤
- 可见软骨样物
- 无梭形细胞和无胶原蛋白束

黏液瘤
- 无脂肪、无粗胶原蛋白束，肿瘤富于细胞性

参考文献

1. Billings SD et al: Diagnostically challenging spindle cell lipomas: a report of 34 “low-fat” and “fat-free” variants. Am J Dermatopathol. 29(5): 437-42, 2007
2. Mentzel T: Cutaneous lipomatous neoplasms. Semin Diagn Pathol. 18(4): 250-7, 2001
3. Fanburg-Smith JC et al: Multiple spindle cell lipomas: a report of 7 familial and 11 nonfamilial cases. Am J Surg Pathol. 22(1): 40-8, 1998
4. Weiss SW: Lipomatous tumors. Monogr Pathol. 38: 207-39, 1996
5. Fletcher CD et al: Spindle cell lipoma: a clinicopathological study with some original observations. Histopathology. 11(8): 803-17, 1987
6. Bolen JW et al: Spindle-cell lipoma. A clinical, light-and electron-microscopical study. Am J Surg Pathol. 5(5): 435-41, 1981

影像图库

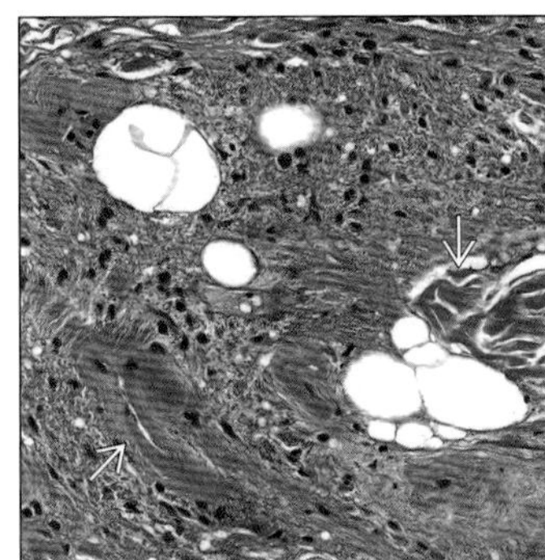

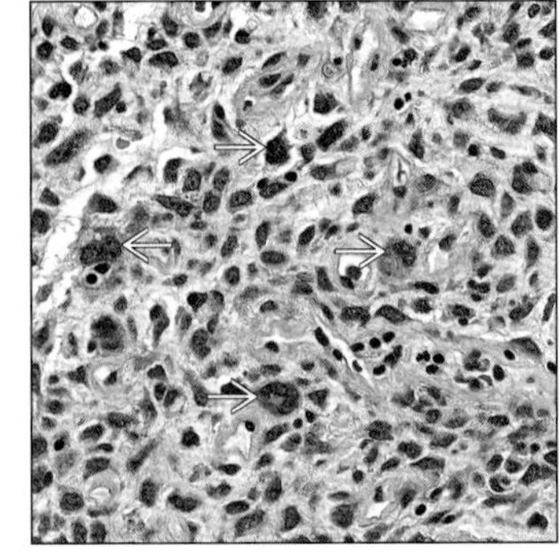

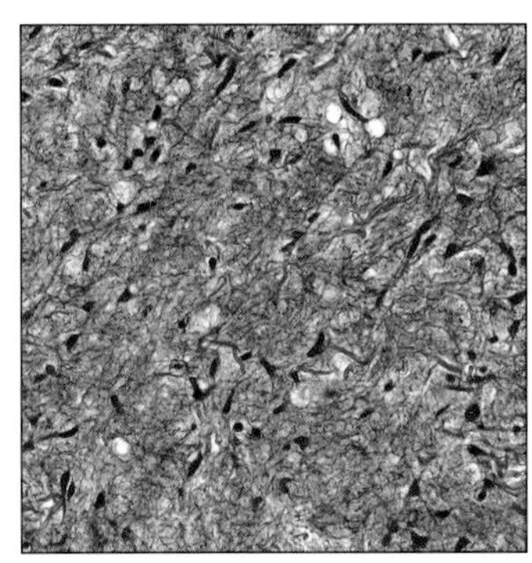

（左图）背景中可见透明样变，而胶原束➡和脂肪细胞排列于间质中。此视野中梭形细胞群局限。（中图）此视野中示大量的显著多形核，包括多核细胞➡。多形性考虑为返古改变。（右图）此图突出了梭形细胞脂肪瘤中显著的黏液样背景间质。成纤维细胞有细长的细胞突

脂肪母细胞瘤

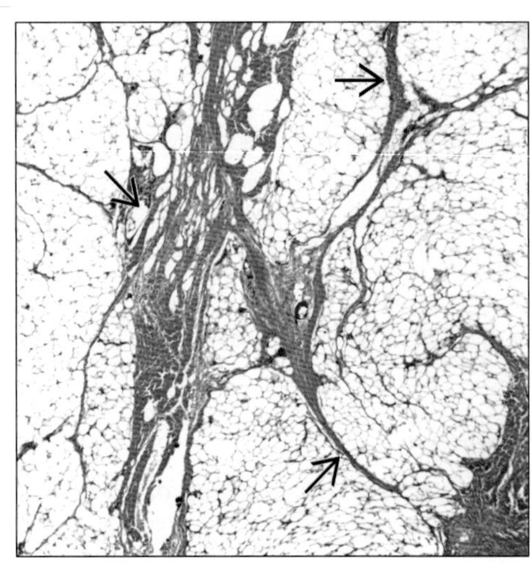
本图示脂肪母细胞瘤特征性的分叶状外观，结缔组织隔→分隔小叶，这些小叶由成熟脂肪细胞和脂肪母细胞构成

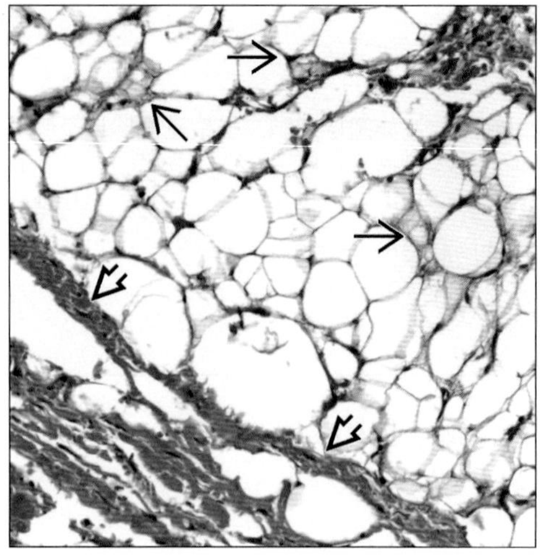
HE染色示多泡状脂肪母细胞→和成熟脂肪细胞混合，紧邻纤维结缔组织隔⇨

专业术语

定义
- 胚胎白脂肪起源的良性肿瘤

临床表现

流行病学
- 发病率
  - 极低
- 年龄
  - 婴儿和儿童
    - 平均：2岁
    - 范围：新生儿到12岁
- 性别
  - 男性多于女性（2∶1）

部位
- 颈部不常见
  - 小于8%发生于头颈部
- 最常见部位（按常见程度依次排序）
  - 四肢>腋窝>纵隔>腹膜后>椎前

症状
- 快速增大，无痛性肿物（小于50%）
- 压迫邻近神经或颈部结构
  - 呼吸窘迫
  - 吞咽困难和吞咽痛
  - 牙关紧闭，声嘶，呼吸困难
  - 轻偏瘫

治疗
- 手术方法
  - 完整切除
    - 必须保留重要结构

预后
- 长期预后良好
- 复发常见（小于30%）
  - 和切除不完整有关
  - 脂肪母细胞瘤病（弥散）更易复发

影像学检查

超声检查
- 实性、非囊性肿物

MRI
- 边界清楚，不均一肿物
  - T1WI：高信号为主，但比成熟脂肪信号低
  - T2WI：高信号为主，因脂肪母细胞和黏液样间质

大体检查

一般特征
- 有包膜
- 分叶状伴纤维带
- 切面白到黄色

大小
- 范围：1.2~15.5cm

组织病理学检查

组织学特征
- 分叶脂肪组织
- 纤维隔
- 包含骨骼肌纤维
- 成熟脂肪细胞和脂肪母细胞混合
  - 成熟细胞通常居中
  - 脂肪母细胞可为多泡状

脂肪母细胞瘤

要点

专业术语
- 起源于胚胎白脂肪的少见良性肿瘤

临床表现
- 婴儿和儿童
- 快速增大，无痛性肿物
- 完整切除，保留重要结构

组织病理学检查
- 分叶脂肪组织伴纤维隔
- 成熟脂肪细胞和脂肪母细胞混合
- 间质可为局灶黏液状

辅助检查
- *PLAG1*基因（8q12.1）重排
  - 融合蛋白（*HAS2-PLAG1*或*COL1A2-PLAG1*）编码*PLAG1*蛋白

鉴别诊断
- 脂肪母细胞瘤病、黏液样脂肪肉瘤、冬眠瘤

  - 脂肪母细胞可以在不同的分化期
- 间质可为局灶黏液状
  - 星形到梭形间叶细胞
- 有丝分裂象少（每20HPF小于1个）

辅助检查

免疫组织化学
- 肿瘤细胞阳性
  - S-100和CD34

细胞遗传学
- 很多病例中8号染色体增多

分子遗传学
- 染色体8q11q13区域重排
  - *PLAG1*基因（8q12.1）
  - 重排导致启动子交换，在其他基因启动子作用下*PLAG1*转录上调
  - 融合蛋白（*HAS2-PLAG1*或*COL1A2-PLAG1*）编码*PLAG1*蛋白
- 通过间期FISH用 PLAG1探针探测

鉴别诊断

脂肪母细胞瘤病
- 无包膜
- 弥散生长
- 浸润周围组织

黏液样脂肪肉瘤
- 初发于30~60岁
- 不典型脂肪母细胞
- 有丝分裂象
- 成熟脂肪细胞见于外周
- 特征性t（12; 16）（q13; p11）

脂肪瘤/纤维脂肪瘤/血管脂肪瘤
- 无脂肪母细胞

冬眠瘤
- 脂肪细胞嗜酸性，颗粒样胞质
- 染色体11q13重排

参考文献

1. Pham NS et al: Pediatric lipoblastoma in the head and neck: a systematic review of 48 reported cases. Int J Pediatr Otorhinolaryngol. 74(7): 723–8, 2010
2. Brodsky JR et al: Cervical lipoblastoma: case report, review of literature, and genetic analysis. Head Neck. 29(11): 1055–60, 2007
3. Sakaida M et al: Lipoblastoma of the neck: a case report and literature review. Am J Otolaryngol. 25(4): 266–9, 2004

影像图库

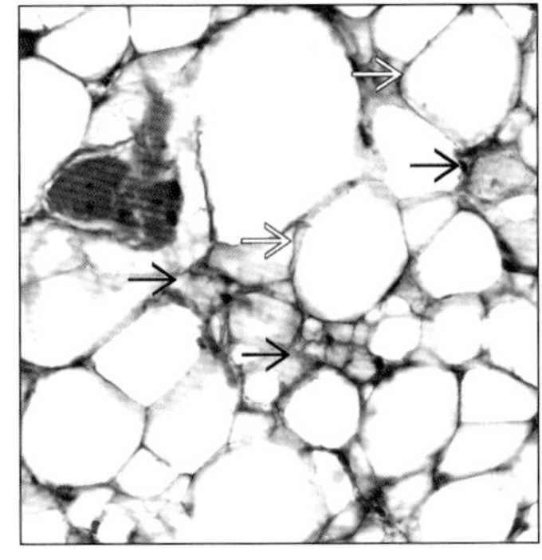

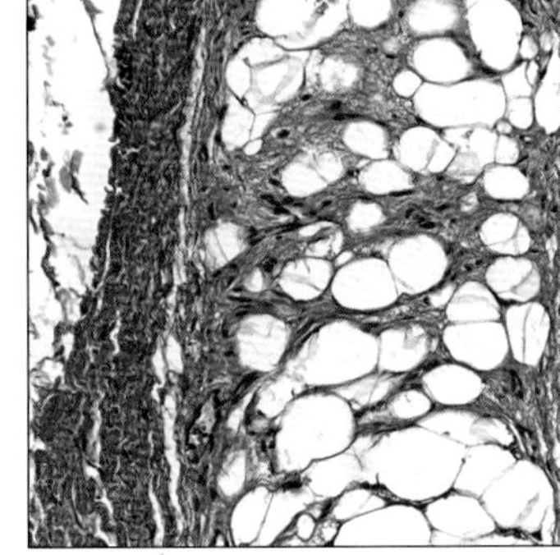

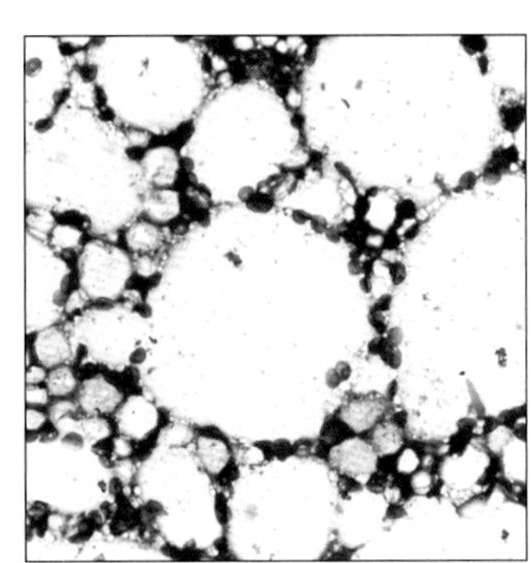

（左图）高倍镜下的脂肪母细胞瘤可见成熟脂肪细胞➡和特征性多泡状脂肪母细胞⇨。（中图）脂肪细胞混合于黏液样间质，黏液间质也是黏液样脂肪肉瘤的特点，但在脂肪母细胞瘤中没有不典型性。（右图）细胞学标本取材于1岁男孩颈部。良性的脂肪组织，结合患儿年龄，提示为脂肪母细胞瘤，虽然没有确诊

冬眠瘤

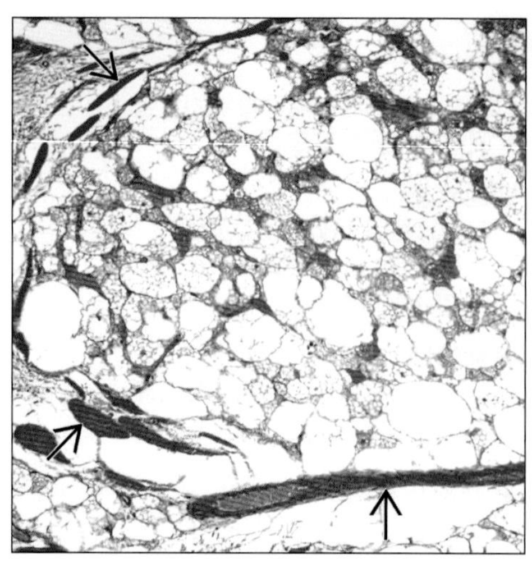

冬眠瘤以泡状颗粒样嗜酸性细胞为主。肿瘤结节边缘可见骨骼肌束→

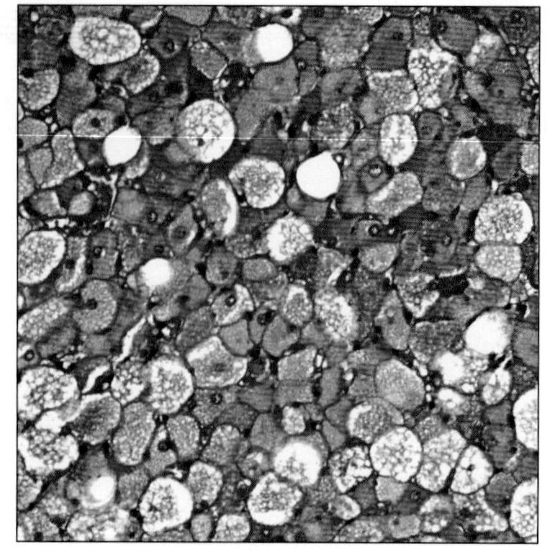

中倍镜下见冬眠瘤特征性的颗粒样、微泡状和多泡状细胞。这是典型表现

专业术语

别名

- 胚胎脂肪瘤
- 胚胎脂肪性脂肪瘤
- 不成熟脂肪组织脂肪瘤

定义

- 残余棕色脂肪的良性肿瘤
  - 最初由Gery于1914年命名

临床表现

流行病学

- 发病率
  - 罕见
- 年龄
  - 成人多发
    - 平均：40岁
  - 发病年龄比脂肪瘤年轻
- 性别
  - 男性稍多

部位

- 头颈部：肩、颈、肩胛
  - 大腿、后背、胸部、腹部、胳膊

症状

- 生长缓慢的无痛性孤立肿物
- 皮下组织最常见
  - 肌肉内少见
- 多年后出现症状

治疗

- 手术方法
  - 完整切除

预后

- 极好，无复发或进展
  - 即使没有完全切除

影像学检查

一般特征

- 边界清楚，不均一肿物
- MRI T1WI见弥散的比皮下脂肪信号略低的肿物
  - 遍及肿瘤的蜿蜒的、菲薄的低信号带（分隔或血管）提示诊断

大体检查

一般特征

- 边界清楚、有包膜或有界的肿瘤
- 柔软，黄色、褐色到深棕红色

大小

- 范围：1~27cm；平均：10cm

组织病理学检查

组织学特征

- 组织学上，类似棕色脂肪组织的肿物
- 有4种组织学类型，第1种最常见（典型）
- 富血管化背景
- 分叶型
  - 分化程度不同
    - 单一的、圆形到卵圆形细胞
    - 颗粒样嗜酸性粒细胞有显著边界
    - 粗糙多泡的脂肪细胞（苍白细胞）
    - 中位小核，无不典型性
    - 细胞质内大的脂滴散布

变异型

- 黏液型

冬眠瘤

要点

专业术语
- 残余棕色脂肪的良性肿瘤

组织病理学检查
- 单一的、圆形到卵圆形细胞
- 颗粒样嗜酸性细胞有显著边界
- 粗糙多泡的脂肪细胞（苍白细胞）
- 中位小核，无不典型性
- 富血管化背景
- 变异型：黏液型、脂肪瘤样型、梭形细胞型

辅助检查
- 油红O阳性的胞质脂滴
- S-100蛋白和CD31（胞膜和液泡）
- 11q13-21结构性重排

鉴别诊断
- 成人横纹肌瘤、颗粒细胞瘤、脂肪肉瘤

  - 疏松、嗜碱性间质，厚纤维分隔，泡沫样组织细胞
- 脂肪瘤样型
  - 单泡脂肪细胞，孤立的冬眠瘤细胞
- 梭形细胞型
  - 梭形细胞脂肪瘤合并冬眠瘤；颈部或肩胛受累；CD34阳性

辅助检查

细胞学
- 涂片见小圆棕色脂肪样细胞
  - 均一的小胞质液泡
  - 规则的小圆核
- 小的分支毛细血管
- 成熟脂肪细胞可见

组织化学
- 油红O阳性的胞质脂滴

免疫组织化学
- 阳性
  - S-100蛋白（约80%）
  - AP2蛋白强阳性（在脂肪母细胞中也是阳性）
  - CD31密集和弥散：胞膜和液泡
  - 多叶细胞表达非偶联蛋白1（UCP1），一种独特的棕色脂肪线粒体蛋白

细胞遗传学
- 11q13-21结构性重排最具特征性
  - 复合体重排通常用间期荧光原位杂交(FISH)检测
  - *MEN1*基因（11q13.1）最常缺失
  - *GARP*基因（11q13.5）可涉及

鉴别诊断

成人横纹肌瘤
- 多边形细胞，颗粒或泡状胞质
- 交叉纹，“蛛网”细胞，结晶
- 大量糖原

颗粒细胞瘤
- 嗜酸性、颗粒胞质，圆形核
- 神经受累；S-100和CD68强阳性

脂肪肉瘤
- 真性脂肪母细胞：核切迹和多形性
- 不同的间质和血管分布

参考文献

1. Furlong MA et al: The morphologic spectrum of hibernoma: a clinicopathologic study of 170 cases. Am J Surg Pathol. 25(6): 809-14, 2001
2. Paul MA et al: Hibernoma, a brown fat tumour. Neth J Surg. 41(4): 85-7, 1989

影像图库

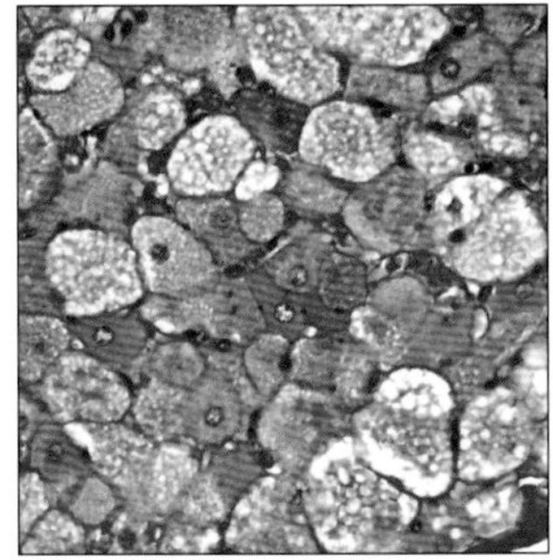

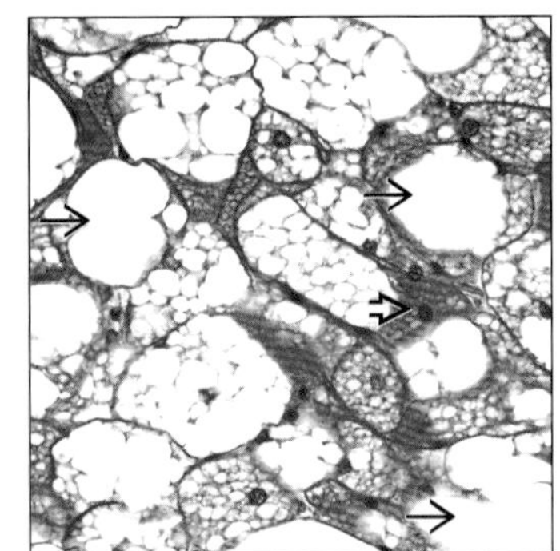

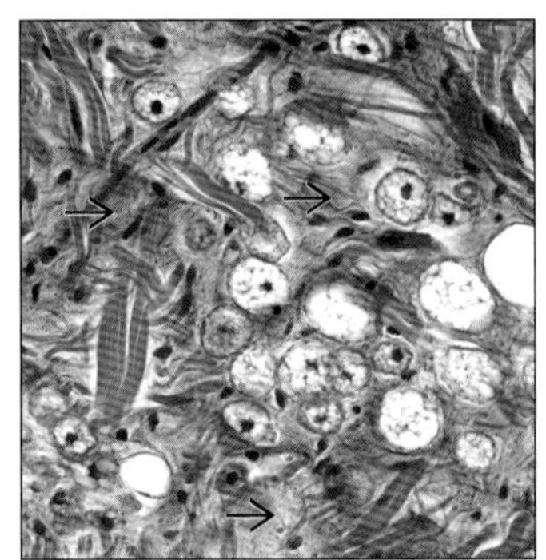

（左图）高倍镜下见很多细胞含微泡，而其他细胞呈实性或颗粒样。（中图）冬眠瘤可见更显著的胞质空泡形成。细胞内单个大空泡→及微空泡化的细胞并列，孤立的颗粒细胞可见⇨。（右图）黏液型可见间质中黏液样变→围绕颗粒状微空泡细胞。背景中亦可见脂肪

项型纤维瘤

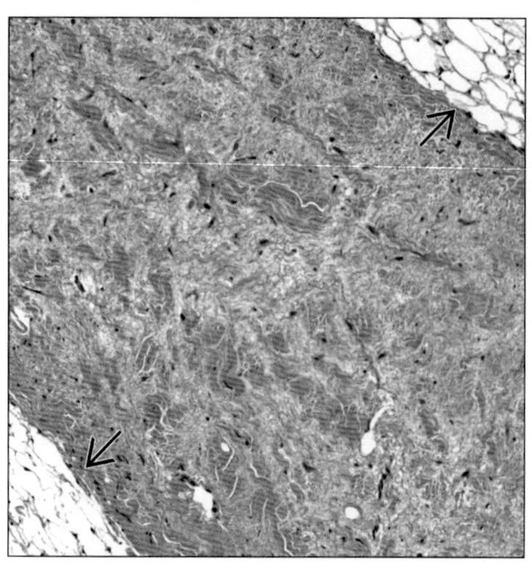

HE染色示项型纤维瘤中厚的、杂乱排列的纤维。脂肪存留➡是在NTF中具有高度重复性和特征性

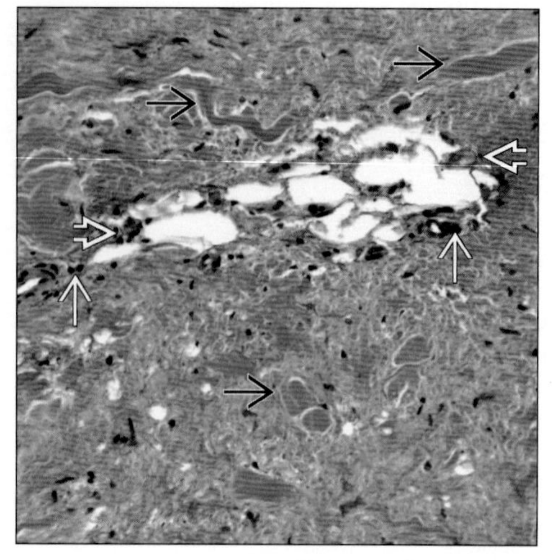

中倍镜下见NTF中富含胶原束➡少细胞区的纤维间质中被包裹的脂肪组织➡。注意散在的淋巴细胞➡

专业术语

缩写

- 项型纤维瘤（NTF）

别名

- 项部纤维瘤
  - 因为同样的病变也可以发生于后颈部以外的部位（虽然很少），这种命名显得不再科学

定义

- 透明样变的成纤维细胞增生累及皮肤及皮下的良性病变

病因/发病机制

发病机制

- 不明；可能和局部或全身性因素相关

临床表现

流行病学

- 发病率
  - 罕见
- 年龄
  - 范围广
  - 高峰：30~50岁
- 性别
  - 男性多于女性
    - 有症状者男女分布相同

部位

- 最常见于后颈部
- 其他部位
  - 四肢
  - 腰骶区和臀部
  - 头、颈、面

症状

- 一般无症状
- 浅表肿物，病史长
- 孤立病变
- 和糖尿病及加德纳综合征密切相关
  - 可能为加德纳综合征的前驱表现

治疗

- 选择、风险及并发症
  - 加德纳综合征的患者约45%会在其他部位出现韧带型纤维瘤病
- 手术方法
  - 切除

预后

- 预后极好，无功能受损
- 复发率高，需要随访

大体检查

一般特征

- 边界不清，无包膜
- 质韧，白色
- 可延伸至皮肤深层或骨骼肌

大小

- 范围：达8cm
- 平均：3.5cm

组织病理学检查

组织学特征

- 无包膜，边界不清
- 厚、排列紊乱的胶原纤维
- 细胞少，总体表现温和

项型纤维瘤

要点

专业术语
- 透明样变的成纤维细胞增生累及皮肤及皮下的良性病变

临床表现
- 最常见于后颈部
- 浅表肿物、病史长

组织病理学检查
- 厚、排列紊乱的胶原纤维
- 无包膜，细胞少
- 胶原束包裹脂肪和骨骼肌
- 周围神经增生

辅助检查
- 阳性：波形蛋白、CD34、核β连环蛋白

鉴别诊断
- 弹性纤维瘤、纤维脂肪瘤、韧带型纤维瘤病、项部纤维软骨假瘤

- 模糊分叶状
- 包裹
  - 胶原束包裹脂肪组织
  - 骨骼肌
  - 周围神经增生
    - 类似于创伤性神经瘤
    - 神经纤维瘤病
  - 可见散在的淋巴细胞
  - 可见皮肤附件
- 弹力纤维可偶有改变

辅助检查

免疫组织化学
- 阳性
  - 波形蛋白
  - CD34
  - CD99（一些病例）
  - 核β连环蛋白（2/3的病例）
- 阴性
  - 结蛋白和平滑肌肌动蛋白
- CD34突出血管

鉴别诊断

弹力纤维瘤
- 丰富的异常弹力纤维
- 一般细胞成分更多

纤维脂肪瘤
- 边界清楚，有包膜
- 更多脂肪组织，无神经包裹

韧带型纤维瘤病
- 细胞成分更多，但不在皮下组织
- 可呈进展性表现

项部纤维软骨假瘤
- 深达筋膜，位于颅底
- 软骨化生

脂肪瘤病
- 成片脂肪细胞浸润骨骼肌和其他组织
- 常合并全身性疾病

诊断要点

临床联系病理
- 需除外加德纳综合征

参考文献

1. Dawes LC et al: Nuchal fibroma should be recognized as a new extracolonic manifestation of Gardner-variant familial adenomatous polyposis. Aust N Z J Surg. 70(11): 824-6, 2000
2. Samadi DS et al: Nuchal fibroma: a clinicopathological review. Ann Otol Rhinol Laryngol. 109(1): 52-5, 2000
3. Michal M et al: Nuchal-type fibroma: a clinicopathologic study of 52 cases. Cancer. 85(1): 156-63, 1999

影像图库

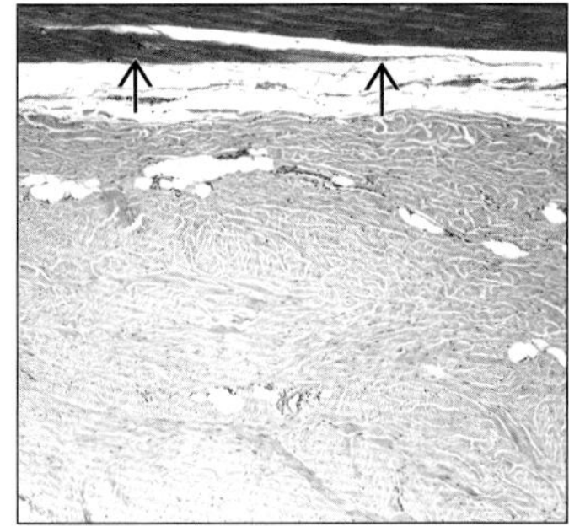

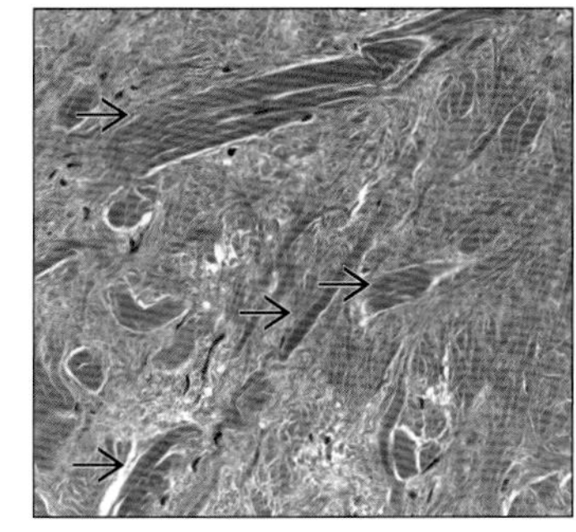

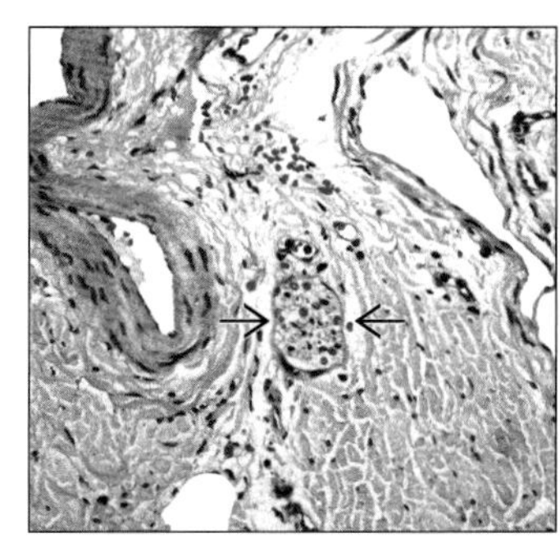

（左图）骨骼肌→被覆于高度胶原化的软组织病变。注意外围大量的脂肪细胞包裹于病变之中。（中图）HE染色示厚胶原束→，这些胶原束可交织成分叶状结构。（右图）项型纤维瘤常见神经支增生→被胶原纤维包裹。神经有助于鉴别诊断

淋巴管瘤

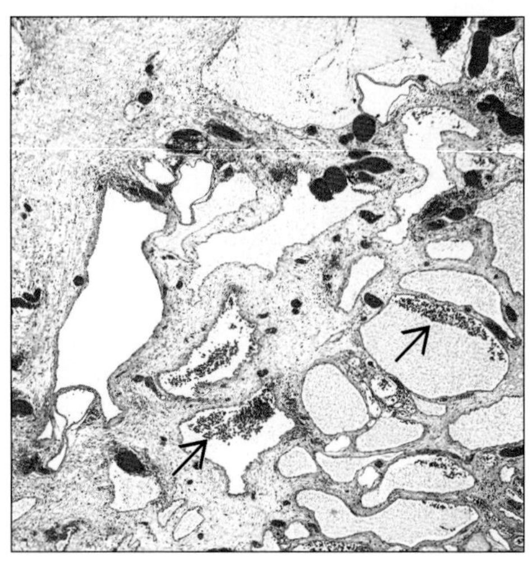

淋巴管瘤中见大量被覆内皮管腔，腔内可见小团淋巴细胞聚集➡，局部也可见红细胞

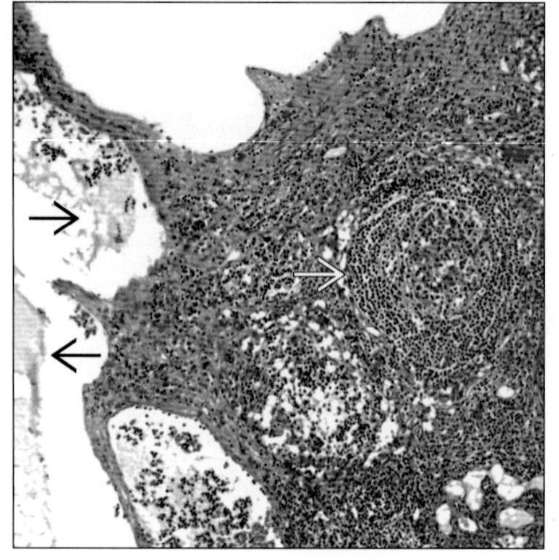

腔内被覆扁平内皮，含有蛋白黏液➡，注意结缔组织中淋巴细胞在生发中心➡聚集，有时可见平滑肌

专业术语

别名

- 囊性水瘤

定义

- 淋巴系统畸形，通常为先天性
  - 由扩张的淋巴管形成的窦状或囊状肿物
  - 毛细血管病变由小血管构成
    - 常见于皮肤

病因/发病机制

病因

- 先天性
  - 与染色体异常相关
    - 特纳综合征：45，XO
    - 努南综合征
    - 三体型：13、18、21
    - 其他
  - 环境因素
    - 孕期病毒感染
    - 药物滥用
- 成人患病少见，可能与感染或创伤相关

临床表现

流行病学

- 发病率
  - 儿童良性肿瘤中占6%
- 年龄
  - 多数出生时即存在
  - 通常2岁前诊断
    - 80%~90%
  - 成人极罕见

部位

- 头颈部最常见
  - 颈部病变
    - 最常见于颈后三角
    - 其次是颈前三角，但合并更多症状
    - 偶见延伸至纵隔或口腔
- 腋窝
- 腹股沟
- 腹腔
- 四肢
- 其他

自然史

- 大的先天性病变可做出产前诊断或导致自然流产
- 缓慢增大的肿物
- 通常无痛
- 体积大的病变
  - 呼吸窘迫
  - 吞咽困难

治疗

- 手术方法
  - 完整切除
    - 在累及重要结构时可能很困难
- 药物
  - 病变内注射硬化剂
    - 博来霉素（BLM）
    - OK-432

预后

- 复发率高与切除不完整有关
- 气道阻塞可致死
- 不发生恶变

淋巴管瘤

要点

专业术语
- 囊性水瘤
- 淋巴系统畸形，通常为先天性

病因/发病机制
- 与染色体异常相关

临床表现
- 头颈部最常见
- 可选择完整切除

大体检查
- 不同管径的淋巴管被覆内皮细胞
- 腔内含
  - 淋巴液
  - 淋巴细胞
  - 红细胞

影像学检查

超声检查
- 产前检查
- 囊性病变

CT检查
- 多发均一的腔隙
- 不增强

大体检查

一般特征
- 不同管径的淋巴管被覆内皮细胞
- 腔内含
  - 淋巴液
  - 淋巴细胞
  - 红细胞
- 大的淋巴管可有平滑肌层
- 长时间存在的病变
  - 纤维性
  - 炎症

辅助检查

免疫组织化学
- 阳性
  - FVIIIRAg
  - CD31
  - CD34
  - D2-40（肾小球足突细胞膜黏蛋白）

鉴别诊断

血管瘤
- 可能鉴别困难
- 无丰富淋巴
- 临床资料有助鉴别

参考文献

1. Kraus J et al: Cystic lymphangioma of the neck in adults: a report of three cases. Wien Klin Wochenschr. 120(7-8): 242-5, 2008
2. Mosca RC et al: Cystic hygroma: characterization by computerized tomography. Oral Surg Oral Med Oral Pathol Oral Radiol Endod. 105(5): e65-9, 2008
3. Gedikbasi A et al: Cystic hygroma and lymphangioma: associated findings, perinatal outcome and prognostic factors in live-born infants. Arch Gynecol Obstet. 276(5): 491-8, 2007
4. Okazaki T et al: Treatment of lymphangioma in children: our experience of 128 cases. J Pediatr Surg. 42(2): 386-9, 2007

影像图库

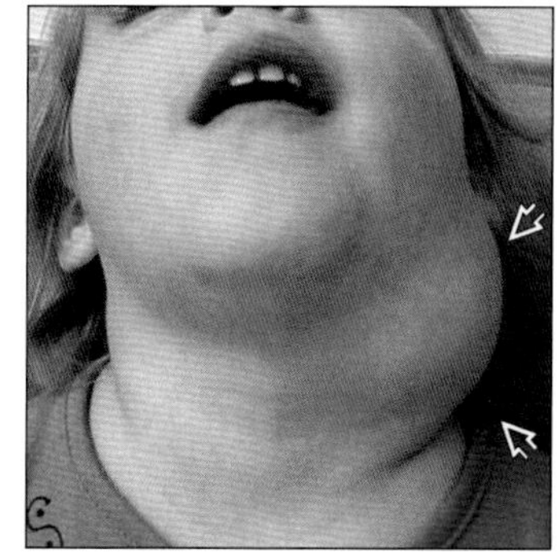

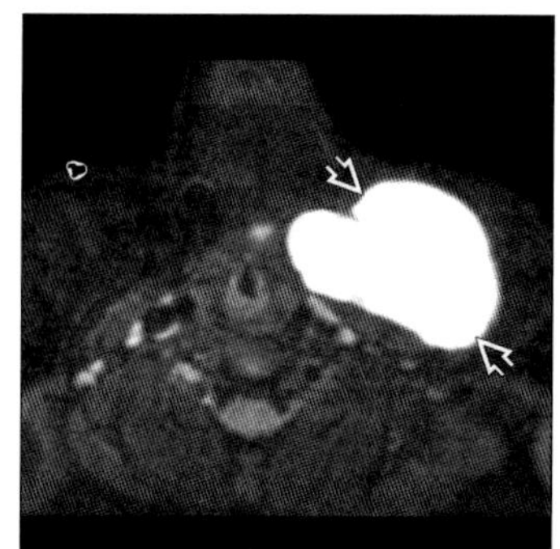

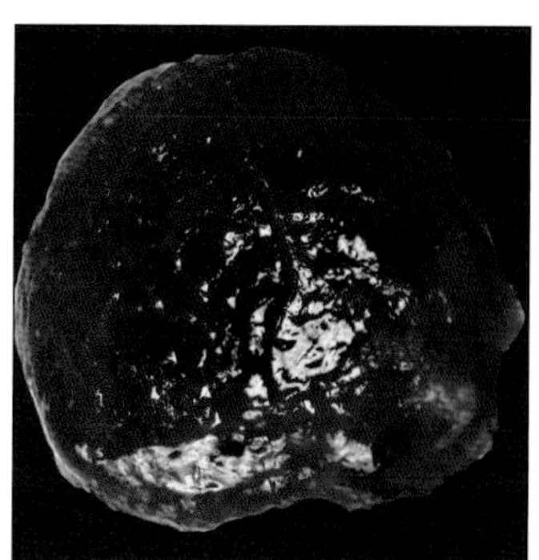

（左图）图中小女孩左侧颈部大而柔软的可触及肿物➡被证实是淋巴管瘤。（中图）轴位T2WI MRI示颈侧区大的高信号囊状结构➡伴分隔，诊断为囊性肿物，但具体类型还需组织学研究。（右图）淋巴管瘤的大体照片示为透明性肿物，包膜下可见小管，囊内充满清亮的水样液体

转移性囊性鳞状细胞癌

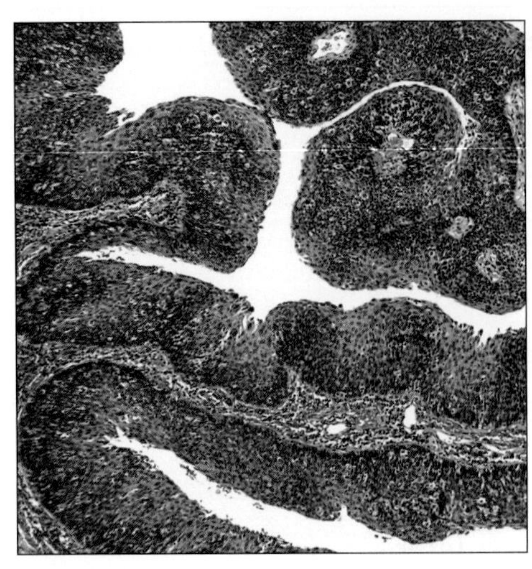

可见带状均一厚壁上皮被覆囊腔，低倍镜下难以鉴定多形性，乳头状突起可能为复合体

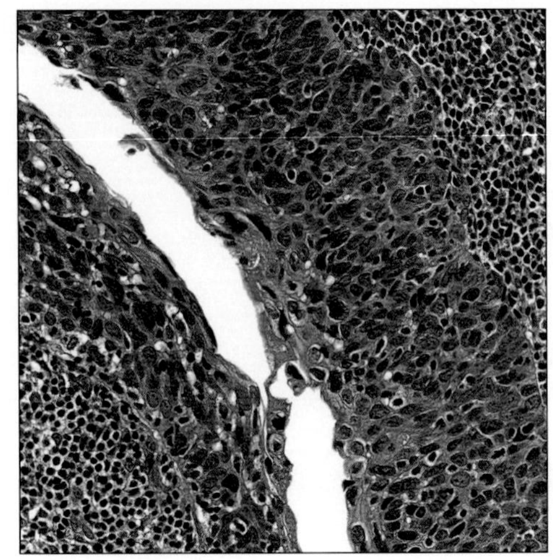

上皮被覆囊腔，无朝向腔面的成熟，表面可见局部角化，可见鳃裂囊肿所没有的多形性

专业术语

缩写
- 鳞状细胞癌（SCC）

别名
- 原发灶不明的颈部转移癌（MCCUP）
- 不明原发癌（CUP）

定义
- 主要是囊性SCC转移至颈部淋巴结
  - 转移癌从组织形态学可分为
    - 角化SCC
    - 非角化癌
    - 未分化癌
- MCCUP
  - 转移癌的组织学诊断，而原发灶不明

病因/发病机制

病因
- 吸烟和饮酒
  - 通常和角化型SCC相关
  - 原发癌可起源于上消化道的不同的黏膜部位
    - 组织形态学上和原发部位无特异性关联
- 病毒相关
  - 人乳头瘤病毒（HPV）
    - 可称为HPV相关SCC
    - 与非角化型原发SCC相关
    - 在免疫组织化学、原位杂交（ISH）、聚合酶链式反应（PCR）中p16阳性
    - p16阳性SCC意味着原发部位极可能是口咽（扁桃体、舌根）
    - 患者通常不吸烟、不饮酒
  - EB病毒（EBV）
    - 可称为EBV相关SCC
    - 与非角化型和未分化型原发SCC相关
    - 原发部位可定位于鼻咽或Waldeyer环的其他部位（扁桃体、舌根）
    - EB编码RNA（EBER）ISH阳性

原发部位
- 颈部淋巴结的精细引流区常常（不是总是）能确定原发部位
- 除口咽和鼻咽外，颈部淋巴结的转移SCC可起源于头颈部任何部位的黏膜
- 可在转移SCC的颈部淋巴结清扫术中偶然发现转移的甲状腺乳头状癌
  - 原发甲状腺乳头状癌
    - 通常位于同侧甲状腺叶
    - 可以是微小乳头状癌（直径小于1cm），临床上难以检查到

临床表现

流行病学
- 发病率
  - MCCUP
    - 在所有恶性肿瘤中约占3%
    - 作为单独的一类，在所有头颈部癌中占2%~9%
- 年龄
  - 多数诊断于50~70岁
    - 高峰：60岁
  - HPV相关
    - 患者比非HPV相关SCC患者年轻
- 性别
  - 男性多于女性（4：1）

部位
- 颈内静脉二腹肌淋巴结群

转移性囊性鳞状细胞癌

要点

专业术语
- MCCUP：转移癌的组织学诊断，而原发灶不明

病因/发病机制
- 吸烟和饮酒
- 病毒相关（HPV、EBV）

临床表现
- 头颈部无痛性肿物
- 颈内静脉二腹肌淋巴结群
- 30%患者始终未明确原发灶
- 放射治疗是主要治疗手段
- MCCUP：5年生存率18%~48%
- HPV相关SCC：预后比非HPV相关SCC好
- EBV相关SCC：5年生存率约65%

组织病理学检查
- 转移角化型SCC
  - 大部分癌中可见角化
- 转移性非角化型SCC
  - 常表现为囊性转移癌伴中央区坏死
  - 组织形态学上类似于原发口咽癌
  - 原发肿瘤可能很小且深藏于扁桃体隐窝内，使得临床上难以发现
- 转移性未分化SCC
  - 可表现为囊性转移癌伴中央区坏死
  - 组织形态学上与未分化型鼻咽癌相似

  - 富含Waldeyer环的淋巴丛，小的临床隐性肿瘤也容易出现早期转移
- 可出现于颈部的任何区域，但颈内静脉二腹肌淋巴结群最常见
  - Ⅱ区最常见，其次是Ⅰ区和Ⅲ区
- 颏下三角孤立淋巴结肿物很少是癌
  - 通常是炎症或唾液腺的良性病变
- 年轻患者颈后区可触及的淋巴结通常是良性病变（如炎症）

症状
- 近数月肿大的无痛性颈部肿物
  - 常固定
  - 通常病程小于6个月
- 10%患者可出现双侧肿大
- 当明确转移后，可寻找原发灶
  - 广泛内镜检查（鼻腔、鼻咽、口腔、口咽、食管、喉）
  - 高分辨PET/CT扫描以确定活检部位
  - 黏膜多点“盲”检，但口咽和鼻咽需重点关注
  - 活检阴性时可行扁桃体切除
  - 原发部位包括舌根、舌或腭扁桃体（Waldeyer环）、鼻咽、食管和喉
- 30%患者始终未明确原发灶
- 原发于扁桃体或舌根的肿瘤可能极小（小于0.1cm），难以诊断

治疗
- 选择、风险及并发症
  - 误诊为“鳃裂原发癌”，意味着原发灶未被发现并继续生长和转移
  - 必须完备的术前评估寻找原发灶
    - 广泛内镜检查、高分辨PET/CT、多点活检，必要时扁桃体切除
- 手术方法
  - 淋巴结切除
  - 上消化道黏膜多点“盲”检
    - 试图找到原发灶
  - 活检阴性时行扁桃体切除术
    - 单侧颈淋巴结转移时行同侧扁桃体切除
    - 双侧颈淋巴结转移时行双侧扁桃体切除
- 放射治疗
  - 主要治疗手段
  - 原发灶明确后，可采取增强放射治疗（IMRT）
    - 风险区给予治疗量，正常结构给予预防量
    - 优点是保护了正常结构（如喉、腮腺）而给予病变区足够的放射治疗剂量
  - 短距离放射治疗
    - 放射治疗的一种形式，放射源位于治疗区域内或邻近区域
    - 可单独使用或其他治疗如手术、外照射、药物治疗联合
    - 可用于治疗头颈部各种SCC包括HPV相关SCC

预后
- MCCUP
  - 5年生存率18%~48%
    - 取决于患者及肿瘤情况
- 预后因素包括
  - 颈部临床分期
    - 最可靠的临床预后指标
    - 临床分期越高预后越差（生存率下降）
  - 包膜外扩散（ECS）
    - 对复发、远处转移、总体生存率是最重要的单一组织学预后因素
  - 转移癌的组织学类型
    - HPV相关和EBV相关SCC比非病毒相关性SCC总体生存率高
    - 转移性腺癌比转移性SCC预后差
  - 最大淋巴结的位置
    - 任何治疗都难以治愈锁骨上或下颈部淋巴结转移癌
- HPV相关SCC

转移性囊性鳞状细胞癌

- 放射治疗敏感
- 预后（总体生存率和疾病特异生存率）比非HPV相关SCC好，可能原因有
  - 无区域性癌变
  - 放射治疗敏感
- 即使为晚期癌治愈率也较高
- EBV相关SCC
  - 放射治疗敏感
  - 5年生存率约65%

影像学检查

一般特征

- 高分辨PET/CT显示囊性肿物质
- 寻找可能的原发灶

大体检查

一般特征

- 单腔囊伴厚壁
- 囊内充满稠厚、脓性黄色到血性物质
  - 类似脓或感染

大小

- 平均：4cm

组织病理学检查

组织学特征

- 淋巴结转移
  - 多数为囊性
  - 可包括多种癌
    - 角化型SCC
    - 非角化型SCC
    - 未分化型SCC
  - 致密而厚的纤维结缔组织囊
  - 可见被膜下窦以确定为淋巴结
  - 囊下可见淋巴组织
  - 淋巴间质和肿瘤间常见隔离区
- 转移角化型SCC
  - 组织学分级包括高分化、中分化、低分化
  - 大部分癌中可见角化
    - 低分化SCC中角化可能很少
  - 常伴结缔组织增生反应
  - 癌的特征和结缔组织增生不同于非角化型和未分化SCC
- 转移性非角化型SCC
  - 常表现为囊性转移癌伴中央区坏死
    - 组织形态学与原发口咽癌相似
  - 带状均一的厚上皮被覆囊腔，常有乳头状皱褶或突起
  - 内生型可见朝向淋巴间质的突起
  - 缺乏朝向囊腔的成熟
  - 可见极性丧失、排列紊乱、细胞增大伴高核质比
    - 可有局部或广泛的显著多形性
  - 局限角化
    - 可见角化并不能除外非角化型SCC诊断
  - 过渡样上皮伴局限非典型可见
    - 显著的温和上皮
    - 良性表现的上皮提示鳃裂囊肿
  - 原发肿瘤可能很小且深藏于扁桃体隐窝内，临床上难以发现
- 转移性未分化SCC
  - 可表现为囊性转移癌伴中央区坏死
  - 巢状的合胞体生长
  - 肿瘤细胞核扩大伴囊状染色质及显著核仁
  - 局限角化
    - 可见角化并不能除外未分化型SCC诊断
  - 可能没有结缔组织增生反应
    - 肿瘤细胞可被大量的良性淋巴细胞掩盖
- 治疗后（放射治疗、药物治疗）转移SCC
  - 早期改变
    - 异常核增加（巨核仁，双核或多核）
    - 凋亡增加
    - 过度角化
  - 晚期改变
    - 坏死和钙化
    - 角质肉芽肿形成
    - 肿瘤细胞可完全消失或局部见残存小岛状的完整肿瘤
    - 恶性细胞消失，角质肉芽肿可被纤维化的非细胞结节代替

辅助检查

细胞学

- 涂片细胞成分多，主要是无核鳞状细胞和碎片
- 少见非典型鳞状上皮片段
- 单个非典型角化细胞伴核异型，核质比增加，“硬”角化，细胞形状不规则（蝌蚪细胞）
- 必须不仅仅有孤立的异型细胞，才能确定诊断

免疫组织化学

- 阳性：CK-PAN，CAM5.2，CK5/6，CK8，CK14，CK19，p63
- 阴性：CK7，CK20，EMA
- HPV相关SCC
  - p16阳性
    - HPV相关癌的替代标记
    - 胞核和胞质染色
    - 起源于口咽的可靠指标
    - 可在细胞学和（或）手术标本中染色
  - 口咽癌伴未分化SCC形态学特征可能p16阳性且

EBER阴性
- 这类肿瘤可能是MCCUP的转移癌，所以术前评估应包括p16和EBER染色

- EBV相关SCC
  - EBER阳性
    - 胞核染色
  - 肿瘤伴非角化型鼻咽癌的形态学特征，分化和未分化型，可能p16阳性且EBER阴性
    - 这类肿瘤可能是MCCUP的转移癌，所以术前评估应包括p16和EBER染色
- 治疗后转移SCC
  - 细胞角蛋白染色（CK-PAN，CAM5.2，CK5/6）有助于鉴定
    - 找到恶性细胞
    - 角化肉芽肿形成

鉴别诊断

鳃裂囊肿
- 良性上皮被覆囊腔，上皮和间质密切混合
- 成熟可见，无异型性和有丝分裂象
- 无结缔组织增生的或厚的纤维性囊壁
- p16和EBER阴性

原发鳃裂癌
- 不存在

参考文献

1. Ang KK et al: Human papillomavirus and survival of patients with oropharyngeal cancer. N Engl J Med. 363(1): 24–35, 2010
2. Cao D et al: Expression of p16 in benign and malignant cystic squamous lesions of the neck. Hum Pathol. 41(4): 535–9, 2010
3. Singhi AD et al: Comparison of human papillomavirus in situ hybridization and p16 immunohistochemistry in the detection of human papillomavirus-associated head and neck cancer based on a prospective clinical experience. Cancer. 116(9): 2166–73, 2010
4. Singhi AD et al: Lymphoepithelial-like carcinoma of the oropharynx: a morphologic variant of HPV-related head and neck carcinoma. Am J Surg Pathol. 34(6): 800–5, 2010
5. Nichols AC et al: HPV-16 infection predicts treatment outcome in oropharyngeal squamous cell carcinoma. Otolaryngol Head Neck Surg. 140(2): 228–34, 2009
6. Goldenberg D et al: Cystic lymph node metastasis in patients with head and neck cancer: An HPV-associated phenomenon. Head Neck. 30(7): 898–903, 2008
7. Begum S et al: Detection of human papillomavirus-16 in fine-needle aspirates to determine tumor origin in patients with metastatic squamous cell carcinoma of the head and neck. Clin Cancer Res. 13(4): 1186–91, 2007
8. Begum S et al: Tissue distribution of human papillomavirus16 DNA integration in patients with tonsillar carcinoma. Clin Cancer Res. 11(16): 5694–9, 2005
9. Iganej S et al: Metastatic squamous cell carcinoma of the neck from an unknown primary: management options and patterns of relapse. Head Neck. 24(3): 236–46, 2002
10. Gillison ML et al: Human papillomavirus-associated head and neck squamous cell carcinoma: mounting evidence for an etiologic role for human papillomavirus in a subset of head and neck cancers. Curr Opin Oncol. 13(3): 183–8, 2001
11. Hamakawa H et al: Histological effects and predictive biomarkers of TPP induction chemotherapy for oral carcinoma. J Oral Pathol Med. 27(2): 87–94, 1998
12. Thompson LD et al: The clinical importance of cystic squamous cell carcinomas in the neck: a study of 136 cases. Cancer. 82(5): 944–56, 1998
13. Carter RL et al: Radical neck dissections for squamous carcinomas: pathological findings and their clinical implications with particular reference to transcapsular spread. Int J Radiat Oncol Biol Phys. 13(6): 825–32, 1987
14. Tanner NS et al: The irradiated radical neck dissection in squamous carcinoma: a clinico-pathological study. Clin Otolaryngol Allied Sci. 5(4): 259–71, 1980

转移性囊性鳞状细胞癌

解剖学、影像学和显微镜下特征

（左图）可见舌根处小而边界清楚的肿瘤➡，出现了颈内静脉二腹肌淋巴结转移➡。这是特征性转移部位。（右图）颈部转移癌的原发部位最常见于Waldeyer环：舌和腭扁桃体➡、舌根和鼻咽。喉和食管也可出现颈部转移，但通常不是囊性

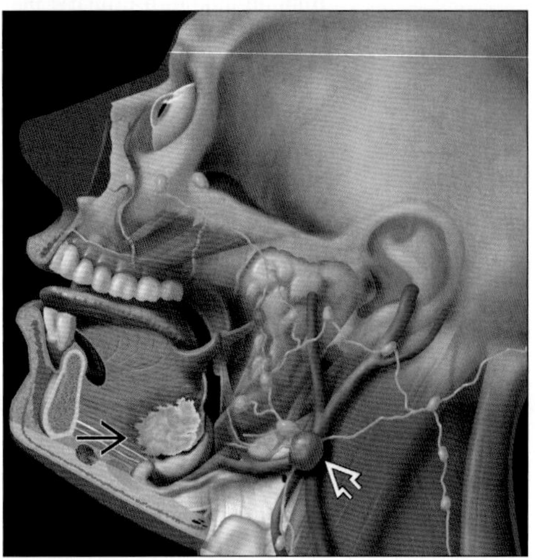

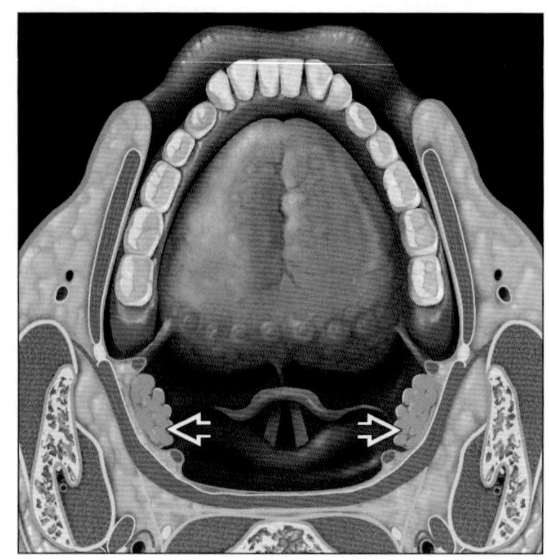

（左图）轴位CECT显示左侧口底略微不对称的饱满➡。这个患者最近诊断为左侧颈淋巴结转移性囊性鳞癌，原发灶不明。（右图）轴位融合PET/CT显示CT可疑饱满区高FDC活性➡，确定为恶性肿瘤。这是导致颈淋巴结转移的原发灶

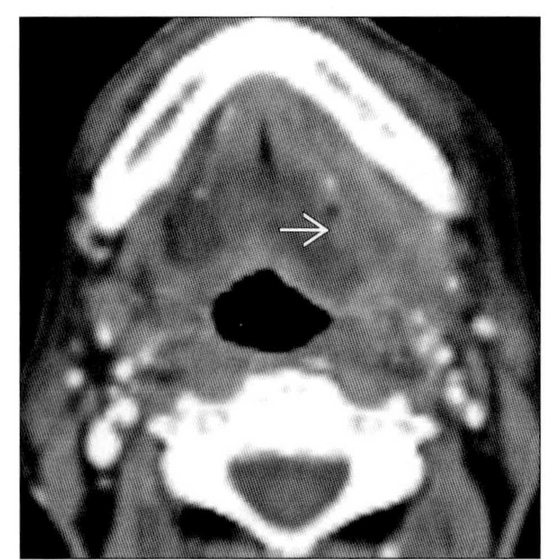

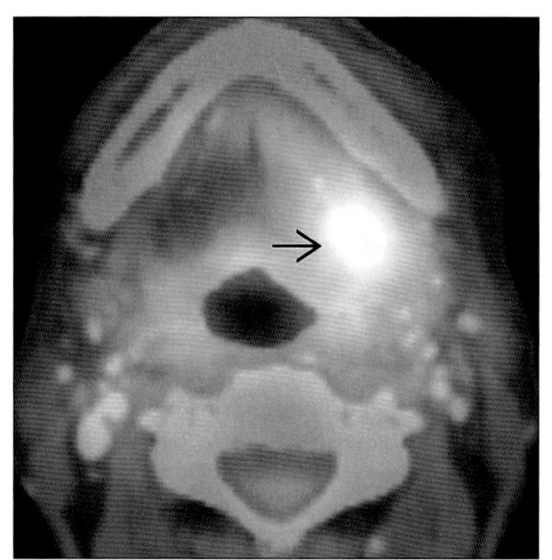

（左图）可见淋巴结内厚的纤维化结缔组织囊壁➡，可见大的充满碎片的囊腔被覆缎带样上皮。这是此类转移癌的特征性表现。（右图）此例中可见"被覆"上皮插入淋巴结的淋巴间质中，形成肿瘤岛和巢，但仍呈缎带样外观，局部可见坏死➡

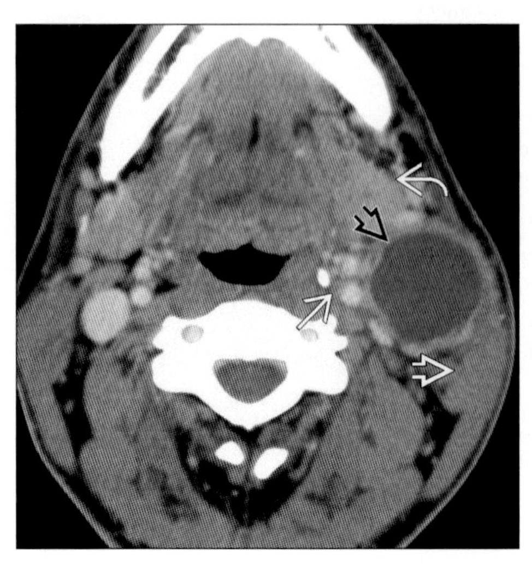

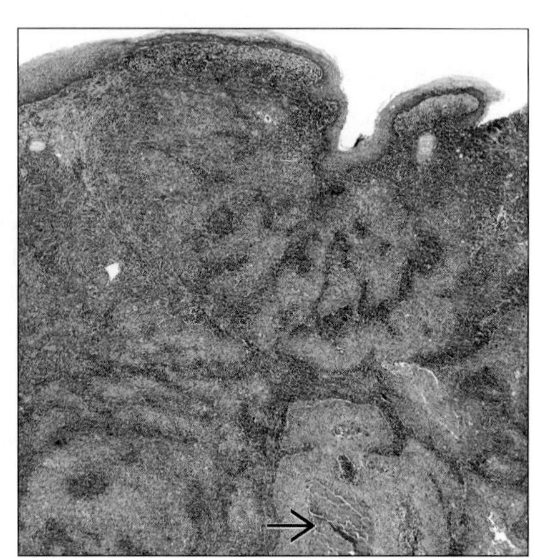

转移性囊性鳞状细胞癌

显微镜下和免疫组织化学特征

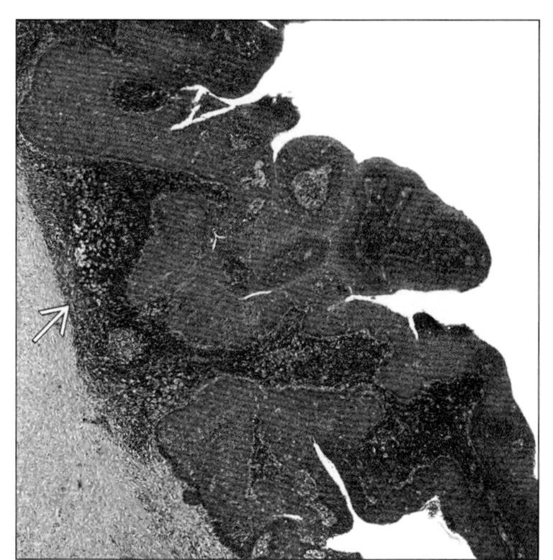
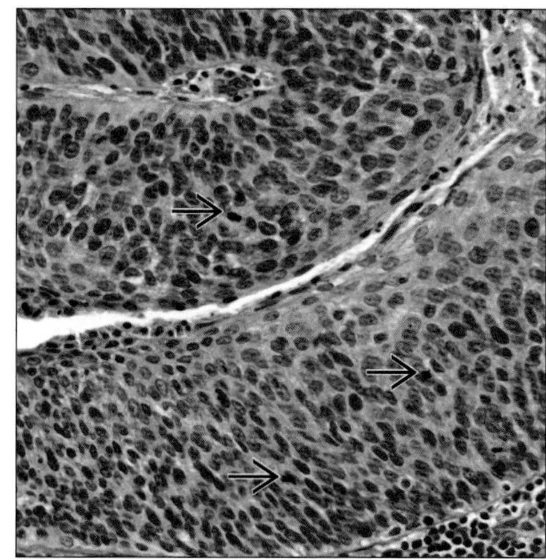

（左图）低倍镜下组织学上最具重复性的特征之一是淋巴结中均一厚壁带状上皮被覆囊腔，腔内可见乳头状突起。注意淋巴结的淋巴残余➡。（右图）上皮呈轻度细胞增多，无显著朝向表面的成熟，可见一些有丝分裂象➡，这在鳃裂囊肿中是没有的

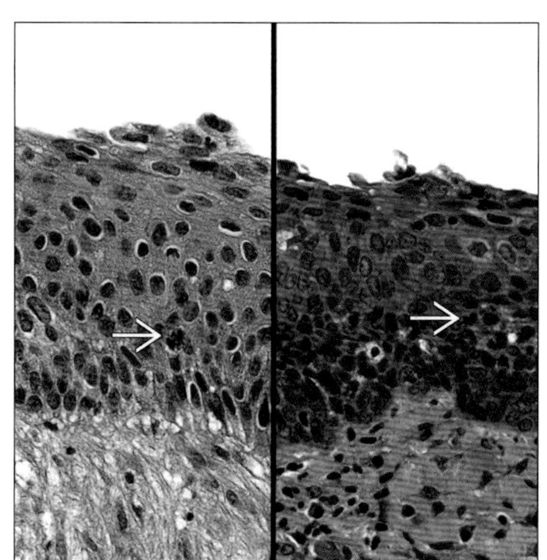
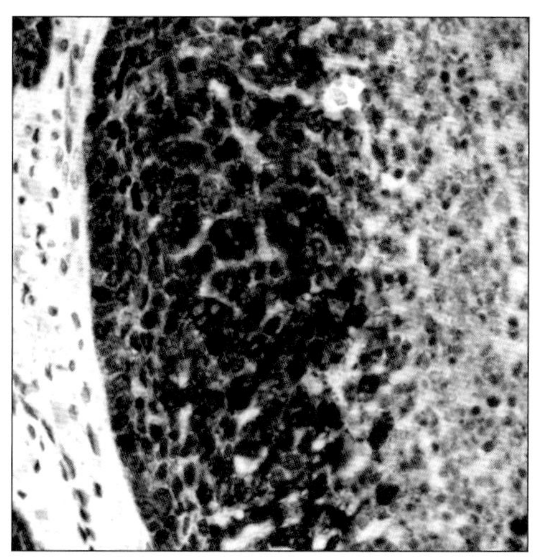

（左图）示转移性囊性SCC中精细的细胞性特征，可见轻度的多形性，细胞增多，孤立的有丝分裂象➡帮助确定诊断。（右图）转移性非角化SCC示弥散的胞核和胞质p16阳性，这是口咽部原发癌的可靠指征，原发灶可以很小且难以发现

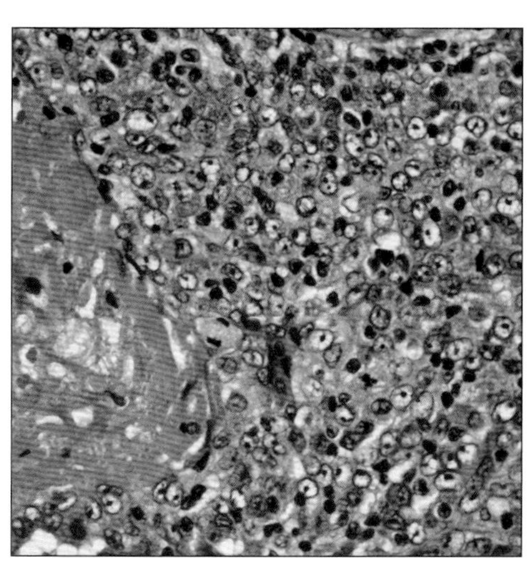
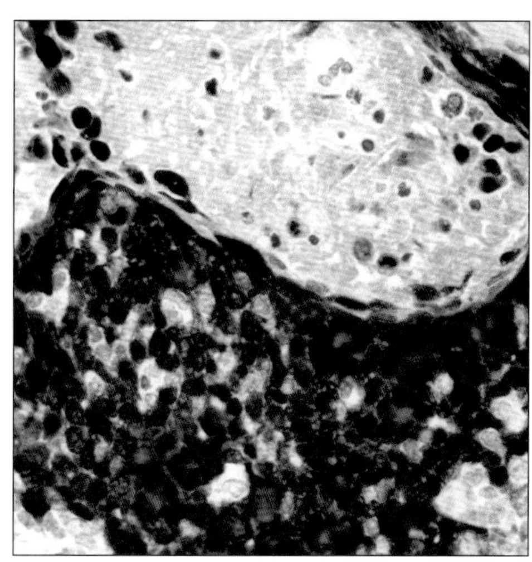

（左图）MCCUP组织学特征提示原发于鼻咽部未分化癌，胞核增大，空泡状染色质，显著核仁。（右图）肿瘤细胞p16阳性而EBER阴性。尽管组织学特征类似鼻咽未分化癌，但此转移癌的原发灶位于口咽（扁桃体隐窝）

转移性囊性鳞状细胞癌

显微镜下特征和辅助技术

（左图）MCCUP组织学特征提示原发于鼻咽未分化癌，胞核增大，囊状染色质，显著核仁。（右图）肿瘤细胞EBER阳性（胞核染色），p16阴性。组织学特征结合EBER染色阳性提示此MCCUP原发于鼻咽，原发灶可能很小且难以发现

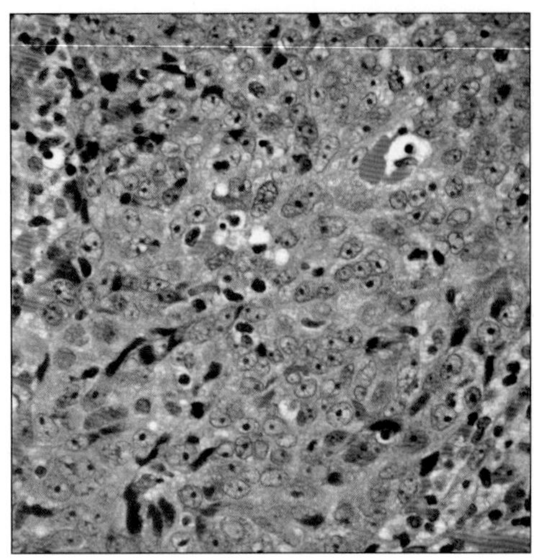

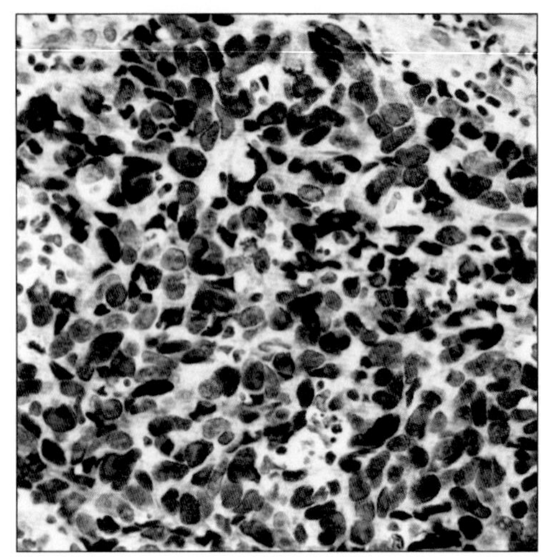

（左图）颈部淋巴结转移性囊性角化性鳞状细胞癌。转移局限于淋巴结内，无包膜外侵犯。（右图）一些病例中，上皮伴显著角化碎片，脱入囊性转移癌的腔内➪，可见明显的嗜中性反应。上皮基底区有异型性，包括浓染、核多形和角化不全细胞↷

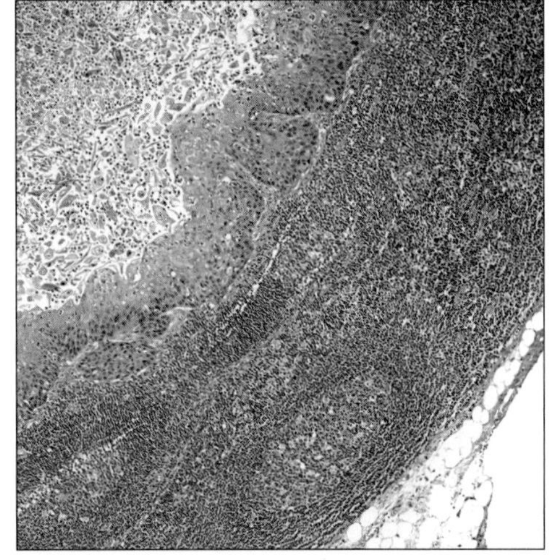

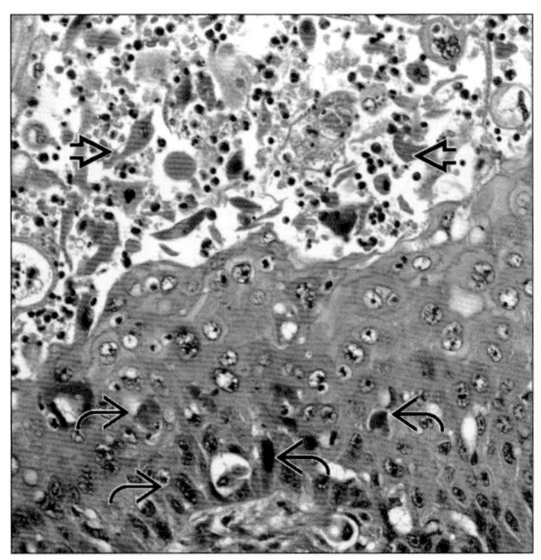

（左图）囊性转移性鳞状细胞癌通常不伴有显著的多形细胞，但此例中可见。非典型有丝分裂象亦可见→。（右图）无胞核鳞状上皮和炎症碎片是此例淋巴结转移性囊性SCC细针穿刺活检涂片的主要发现，视野中可见异型角化细胞伴“硬”角化➡和不规则形状细胞

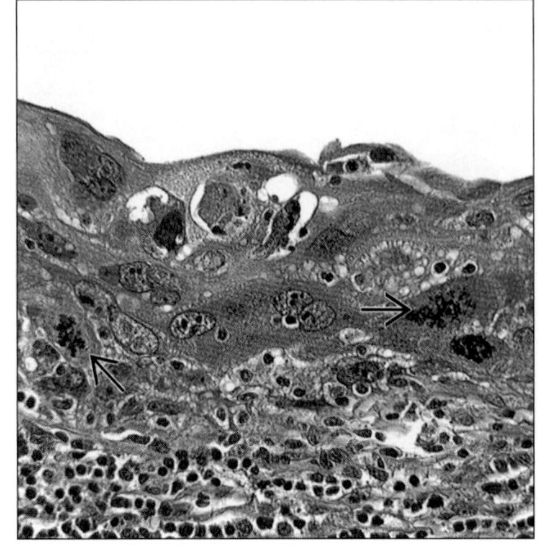

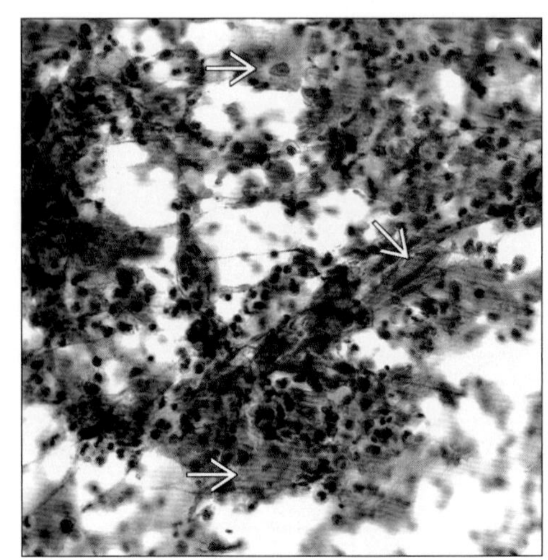

转移性囊性鳞状细胞癌

显微镜下特征

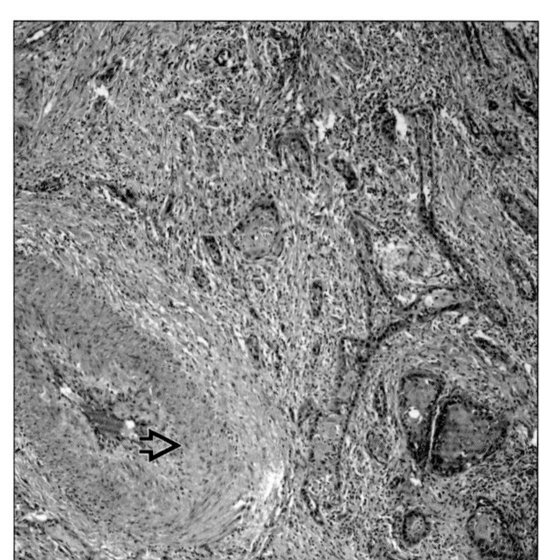
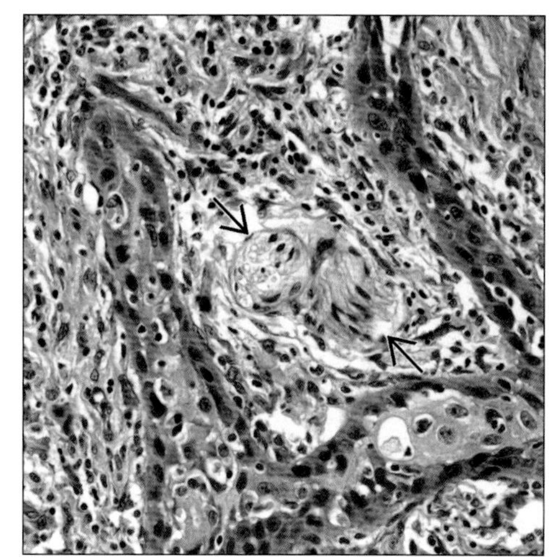

（左图）颈淋巴结转移性SCC见包膜外侵犯，累及淋巴结周围软组织，包括厚壁血管⇨。（右图）除累及血管外，包膜外侵犯还累及神经→。包膜外扩散对复发、远处转移、总体生存率是最重要的单一组织学预后因素

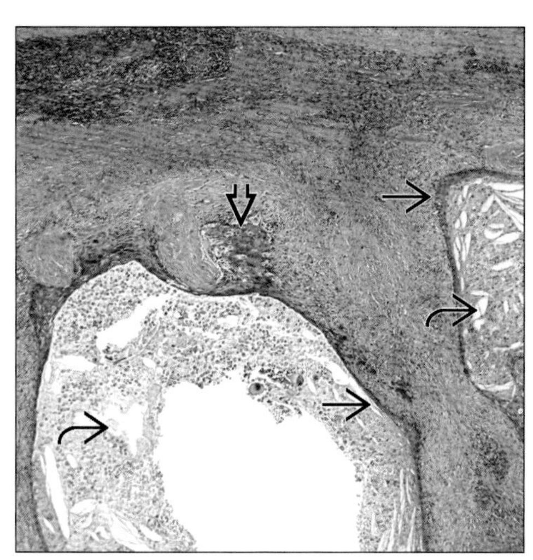
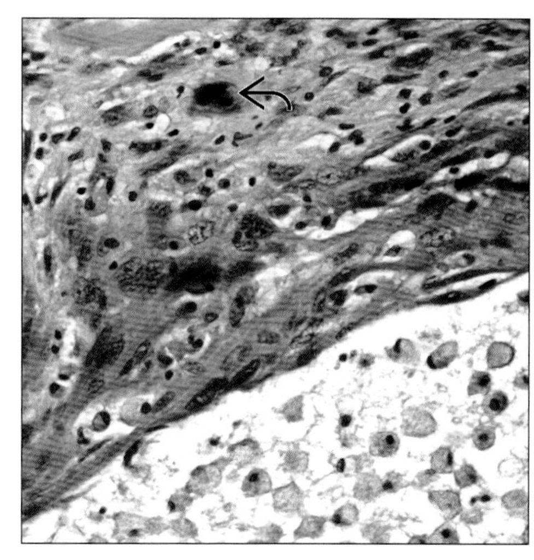

（左图）放射治疗后根治性颈部淋巴结清扫示灶状囊性转移SCC↷被纤维化区包绕。即使在这个放大倍率，被覆上皮仍然可见→以及更加实性的肿瘤灶⇨。（右图）尽管经历放射治疗，残存转移SCC仍然可见，恶性细胞被覆囊壁以及囊壁内孤立的恶性细胞↷

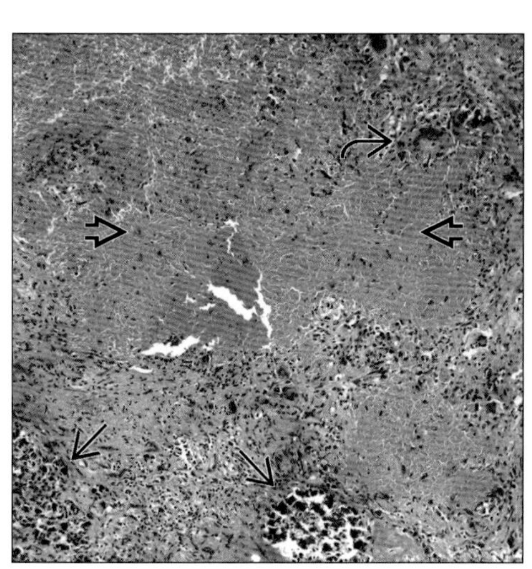
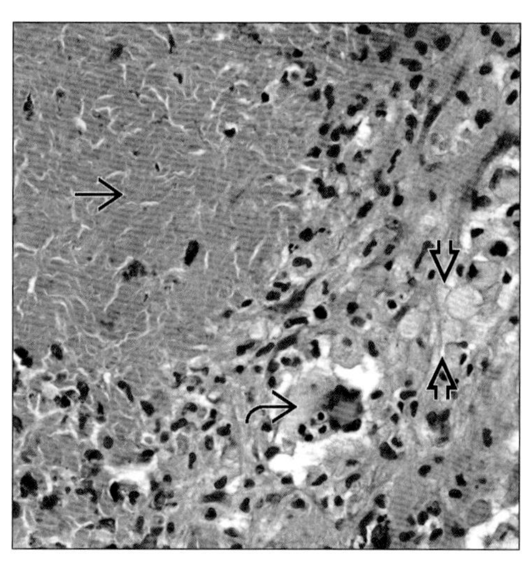

（左图）放射治疗后晚期，见淋巴结内宽坏死带⇨及钙化→。散在的多核巨细胞可见↷。（右图）存活肿瘤细胞完全消失，代之以纤维化无细胞结节→，额外发现包括多核巨细胞↷及泡沫状组织细胞⇨，后者标志肉芽肿形成

滑膜肉瘤

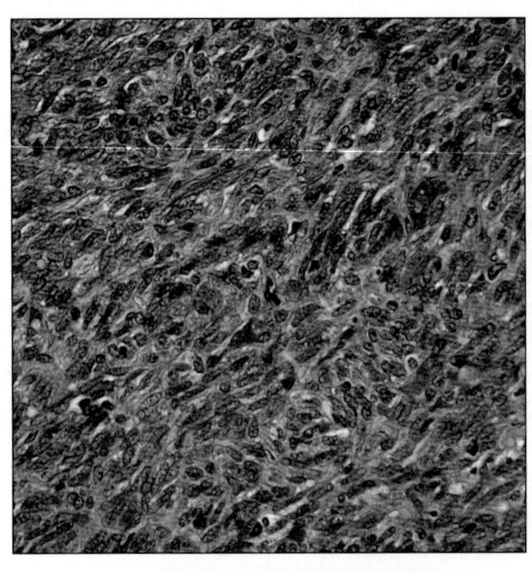

单相SS示密集排列，互相交错的梭形细胞增生，伴单一细胞排列于合胞体，胞核呈椭圆形，小核仁灰染，血管丰富

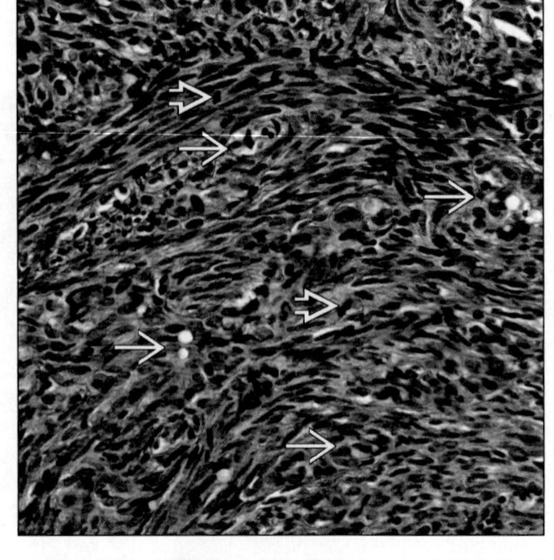

双相SS示上皮➡和梭形细胞混合，上皮细胞胞质丰富，形成腺体样外观及腔隙。有丝分裂象可见➡

专业术语

缩写

- 滑膜肉瘤（SS）

别名

- 肌腱滑膜肉瘤
- 滑膜细胞肉瘤
- 恶性滑膜瘤
- 成滑膜细胞肉瘤

定义

- 间叶梭形细胞肿瘤伴多种上皮分化和特异性染色体易位：t（X；18）（p11；q11）

临床表现

流行病学

- 发病率
  - 软组织肉瘤中占10%
    - 约10%发生于头颈部
- 年龄
  - 双相性
    - 年轻人（15~35岁；平均25岁）
    - 老年人（50岁左右）
- 性别
  - 男性多于女性（3∶1）

部位

- 和滑膜或囊无关
- 颈部、口咽、喉咽或喉
- 直接侵犯入喉可能是最初表现

症状

- 无特异性，通常和解剖部位相关
- 肿物
- 声嘶和吞咽困难
- 可有疼痛

治疗

- 选择、风险及并发症
  - 需要局部广泛切除
  - 有钙化则预后较好
- 手术方法
  - 广泛切除时需极注意切缘
- 辅助治疗
  - 联合放射治疗
- 放射治疗
  - 联合药物治疗

预后

- 头颈部黏膜肿瘤比软组织肿瘤预后好
- 复发率约25%
- 转移率约25%（肺）
- 约1/3的患者死于疾病
- 肿瘤较小、儿童患者、有丝分裂不活跃者预后最好
- 有*SSX2*基因者预后较好

影像学检查

一般特征

- 软组织肿物，常有钙化
- 常为多叶状及异质性
  - 出血、液平和分隔
- 可有清楚的边界

CT检查

- 明确原发部位及大小或范围
- 约20%的病例可见针状、不规则钙化

滑膜肉瘤

要点

专业术语
- 间叶梭形细胞肿瘤伴多种上皮分化和特异性染色体易位：t（X；18）（p11；q11）

临床表现
- 和滑膜或囊无关
- 年龄双相性
- 约10%发生于头颈部
- 男性多于女性（3：1）
- 头颈部黏膜肿瘤比软组织肿瘤预后好

影像学检查
- 软组织肿物，常有钙化
- 约20%的病例可见针状、不规则钙化

大体检查
- 通常小于5cm

组织病理学检查
- 分为单相型和双相型
  - 上皮和（或）梭形细胞成分
- 可呈大理石样

辅助检查
- 典型的t（X；18）（p11.2；q11.2）
- 梭形和上皮成分内见上皮标志物

鉴别诊断
- 梭形细胞肉瘤样鳞状细胞癌，恶性周围神经鞘瘤

大体检查

一般特征
- 黏膜内带蒂或息肉样
- 肿物有边界，但可有浸润
- 多结节，可多囊
- 切面黄色、灰色、砂砾样或沼泽土样
- 可有黏液样变性或出血变性

大小
- 范围：1~12cm
  - 通常小于5cm

组织病理学检查

组织学特征
- 分为单相型和双相型
  - 头颈部单相梭形细胞亚型最常见
- 双相
  - 有上皮和（或）梭形细胞成分
  - 比例不同
  - 上皮细胞有丰富细胞质
  - 腔隙形成腺样外观
  - 可有乳头样突起或假腺样间隙
  - 上皮成分可占多数
- 排列紧密，短束
  - 可呈大理石样：明暗交错
- 血管外皮瘤样脉管系统可见
- 梭形细胞均一伴模糊的细胞边界
- 卵圆核，苍白伴小核仁
- 有丝分裂象可见，但不增加
- 间质胶原纤细而稀疏
- 黏液样变可见
- 钙化可见
- 肥大细胞易见
- 血管丰富

辅助检查

细胞学
- 细胞涂片，细胞量多
- 几乎在所有病例中，均可见三维的、细胞致密的肿瘤组织碎片，边界不规则
  - 组织碎片中可见血管丛或网
  - 围绕毛细血管排列常见
- 背景中散在细胞，常见裸核
- 肿瘤细胞小到中等大小，单相且温和
- 细胞呈梭形到棒状，排列呈束状或螺纹状
  - 胞核呈梭形、卵圆形到圆形
  - 核染色质温和
  - 偶尔可见核仁
- 小的腺样结构可见（仅见于上皮样双相型）
  - 从梭形细胞中分离的多角形细胞
- 无定型、透明间质物质可与细胞混合
  - 胶原间质，透明样变到纤维样变
  - 可见菊形团样结构，细胞围绕中央粉色物质
- 肥大细胞可见
- 低分化和黏液样型在细胞学难以诊断
- 细针穿刺组织可做FISH检测染色易位

组织化学
- 上皮细胞、腺腔、细胞内可见黏蛋白卡红染色阳性
- 梭形细胞和黏液样区可见阿尔新蓝染色阳性（类似胶体铁）

免疫组织化学
- 梭形和上皮成分内可见上皮标志物

细胞遗传学
- X染色体的SSX1，SSX2，SSX4
  - 绝大多数是SSX1
- 18号染色体的SYT

原位杂交
- 典型的t（X; 18）（p11.2; q11.2）（诊断需要）

滑膜肉瘤

免疫组织化学			
抗体	反应	染色部位	简评
TLE1	阳性	胞核	几乎所有肿瘤细胞
CK-PAN	阳性	胞质	上皮细胞；孤立梭形细胞
CK7	阳性	胞质	上皮和梭形细胞
CK19	阳性	胞质	上皮和梭形细胞
EMA	阳性	胞质	腺腔和裂隙
S-100	阳性	胞核及胞质	约 30%
CD99	阳性	胞质	约 60%
Bcl-2	阳性	胞质	主要是梭形细胞
波形蛋白	阳性	胞质	主要是梭形细胞
CD34	阴性		
肌间线蛋白	阴性		

- FISH分离探针最好

电镜

- 上皮细胞半桥粒、微绒毛、张力微丝和基底膜

鉴别诊断

梭形细胞肉瘤样鳞状细胞癌

- 倾向原发于黏膜
- 上皮标志物阳性（角蛋白、EMA、CK1、CK5/6）
- 无SS的特征性易位

纤维肉瘤

- 人字形，长束
- 只有波形蛋白阳性
- 无SS的特征性易位

恶性周围神经鞘瘤

- 几乎无法辨别
- 都有大理石样外观
- S-100阳性，但在高级别肿瘤中弱
- 无SS的特征性易位

平滑肌肉瘤

- 更多的螺纹状外观
- 钝核伴核周胞质透明带
- 肌肉标志物阳性（结蛋白、SMA、MSA）

黏膜恶性黑色素瘤

- 组织学上可相似
- S-100亦为阳性
- 其他黑色素瘤标志物可帮助诊断
- 无SS的特征性转位

血管外皮细胞瘤←→孤立性纤维瘤

- HPC为无图案样外观
- 血管分布相似
- CD34、Bcl-2、和（或）CD99阳性

上皮样肉瘤

- 不常见于头颈部
- 双相性
- 免疫组织化学特征相似
- 无SS的特征性易位

参考文献

1. Wang H et al: Synovial sarcoma in the oral and maxillofacial region: report of 4 cases and review of the literature. J Oral Maxillofac Surg. 66(1): 161–7, 2008
2. Miettinen M: From morphological to molecular diagnosis of soft tissue tumors. Adv Exp Med Biol. 587: 99–113, 2006
3. Murphey MD et al: From the archives of the AFIP: Imaging of synovial sarcoma with radiologic-pathologic correlation. Radiographics. 26(5): 1543–65, 2006
4. Randall RL et al: Diagnosis and management of synovial sarcoma. Curr Treat Options Oncol. 6(6): 449–59, 2005
5. Artico R et al: Monophasic synovial sarcoma of hypopharynx: case report and review of the literature. Acta Otorhinolaryngol Ital. 24(1): 33–6, 2004
6. Meer S et al: Oral synovial sarcoma: a report of 2 cases and a review of the literature. Oral Surg Oral Med Oral Pathol Oral Radiol Endod. 96(3): 306–15, 2003
7. Potter BO et al: Sarcomas of the head and neck. Surg Oncol Clin N Am. 12(2): 379–417, 2003
8. Grayson W et al: Synovial sarcoma of the parotid gland. A case report with clinicopathological analysis and review of the literature. S Afr J Surg. 36(1): 32–4; discussion 34–5, 1998
9. Odell PF: Head and neck sarcomas: a review. J Otolaryngol. 25(1): 7–13, 1996
10. Miloro M et al: Monophasic spindle cell synovial sarcoma of the head and neck: report of two cases an review of the literature. J Oral Maxillofac Surg. 52(3): 309–13, 1994
11. Robinson DL et al: Synovial sarcoma of the neck: radiographic findings with a review of the literature. Am J Otolaryngol. 15(1): 46–53, 1994
12. Ferlito A et al: Endolaryngeal synovial sarcoma. An update on diagnosis and treatment. ORL J Otorhinolaryngol Relat Spec. 53(2): 116–9, 1991
13. Quinn HJ Jr: Synovial sarcoma of the larynx treated by partial laryngectomy. Laryngoscope. 94(9): 1158–61, 1984

滑膜肉瘤

影像学、大体和显微镜下特征

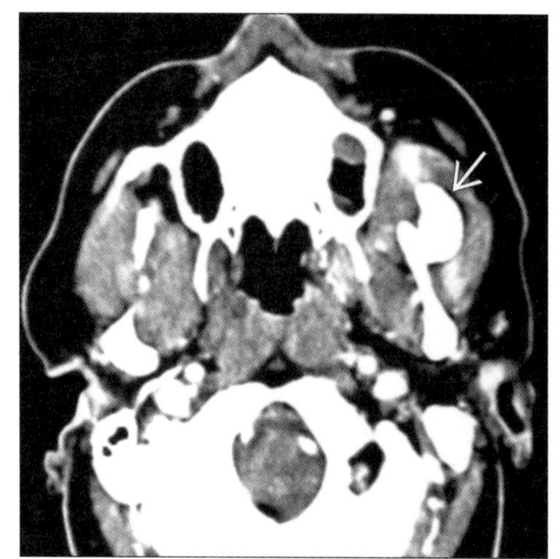

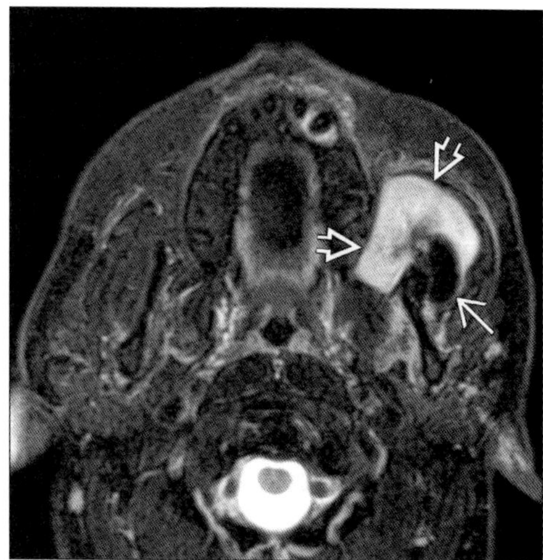

（左图）轴位CECT示左侧咀嚼肌间隙病变，下颌骨外侧可见新月形骨样组织➡。影像学所见咀嚼肌间隙的白色奇特的病变通常是肉瘤。（右图）轴位T2 MRI示咀嚼肌间隙滑膜肉瘤累及软组织➪，骨中心区➡表现为肿瘤的低信号部分，影像学上没有"特征性"标志

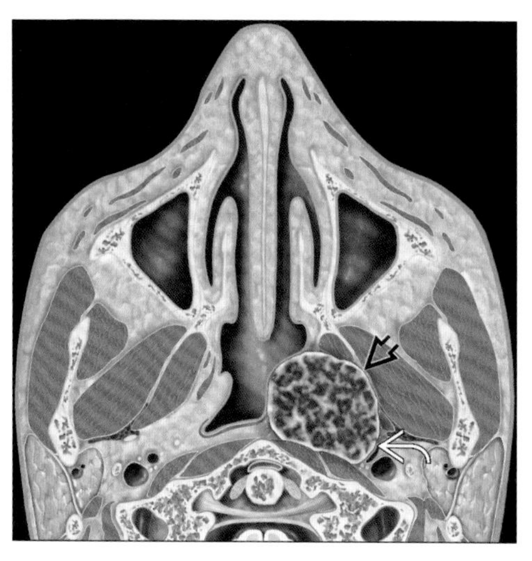

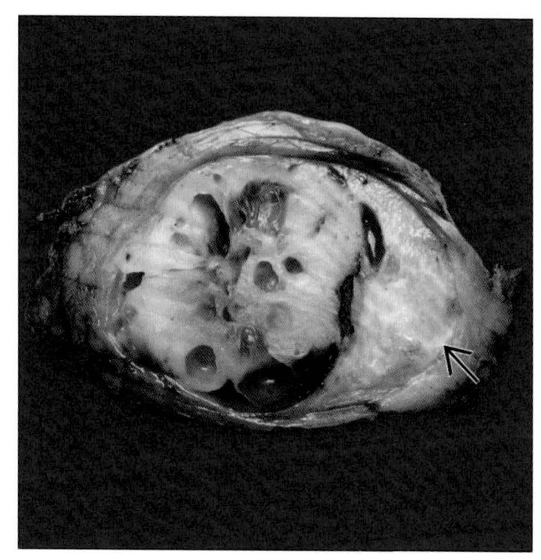

（左图）图片展示鼻咽和口咽区滑膜肉瘤。肿瘤向外压迫并取代肌肉➪，压迫颈动脉鞘，推挤但并未侵及颈动脉➡。（右图）颈部肿物边界清楚，略呈结节样外观，有多个囊，切面呈亮黄色区➡和灰色区，肿瘤大小约4cm

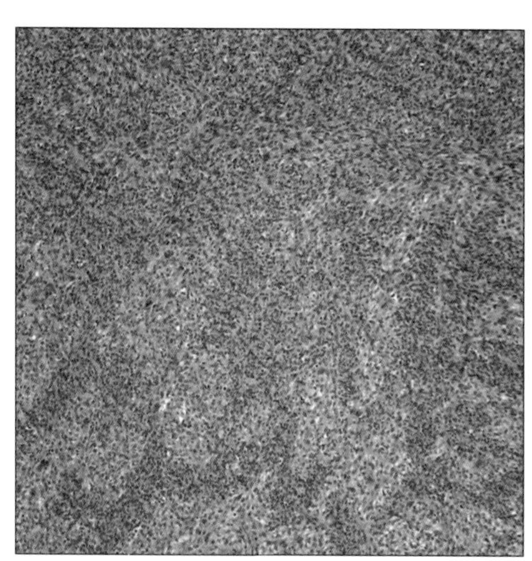

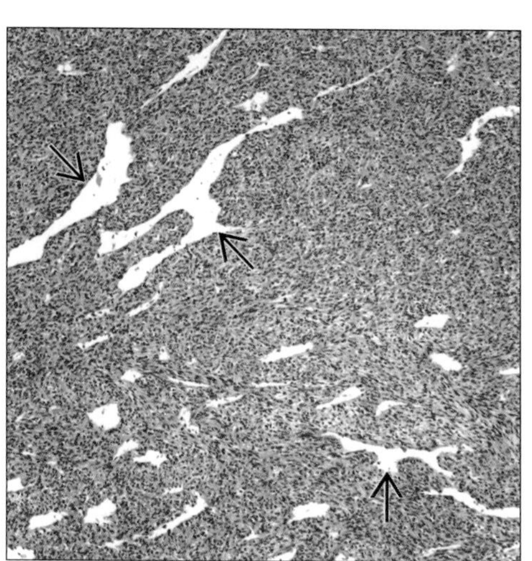

（左图）滑膜肉瘤的特征性表现之一是"大理石"样外观，由短束形成的明暗变化区，梭形细胞形态均一。（右图）单相型SS示梭形细胞围绕血管外皮瘤样脉管系统➡排列，这种表现在多种肿瘤类型中都可见到，没有特异性，但SS通常有丰富的脉管系统

滑膜肉瘤

显微镜下特征

（左图）单相梭形SS示细胞密集，伴大量炎症细胞➡。炎症细胞不常见，但肥大细胞常见。（右图）梭形细胞群可呈多种形式生长。此例中，以螺旋形为主，图像中也容易看到丰富的血管丛

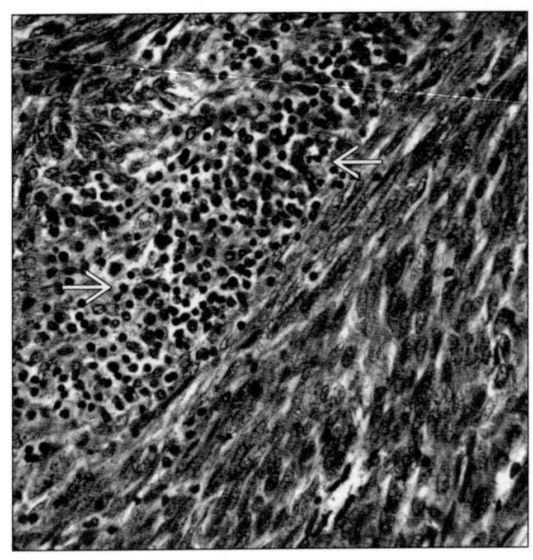

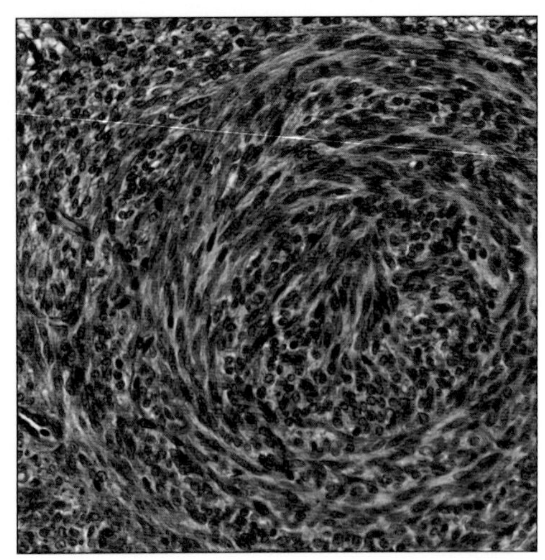

（左图）单相SS中密集排列的交错短束与丝状的间质胶原混合。有丝分裂象➡通常容易找到，但并不增多。（右图）交错束可呈横断或纵向切面，类似神经或平滑肌肿瘤，肿瘤中可见扩张血管➡，在SS中常见

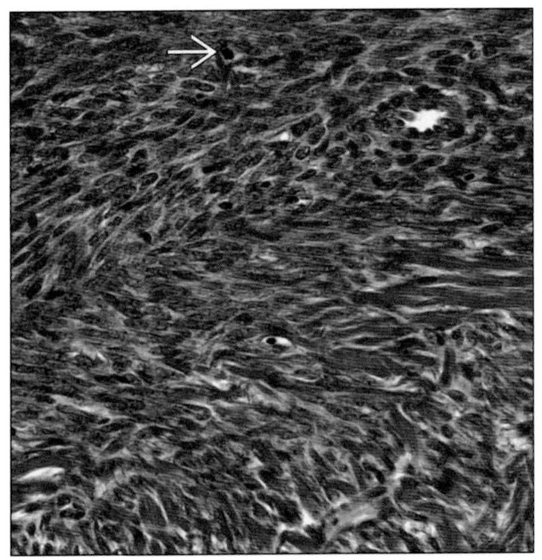

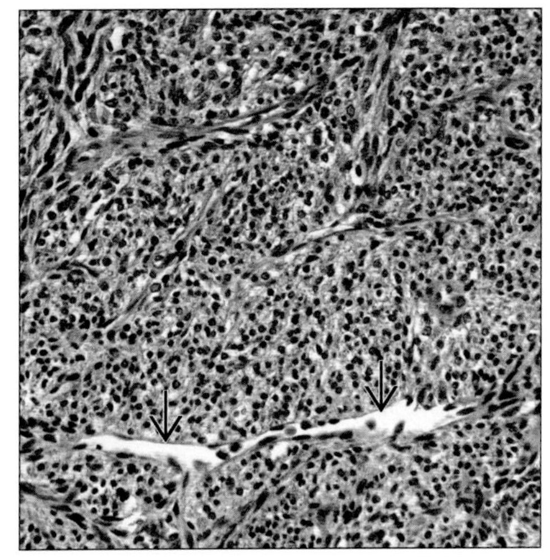

（左图）单相梭形SS可呈黏液样变或退变，真性肿瘤坏死少见，这种表现类似周围神经鞘瘤的Antoni B区。（右图）SS中细胞多形性少见，多为局灶性现象。这张照片展示了一小撮高度多形性肿瘤细胞，这种表现仅见于双相型SS，有的学者认为这是“返古”改变

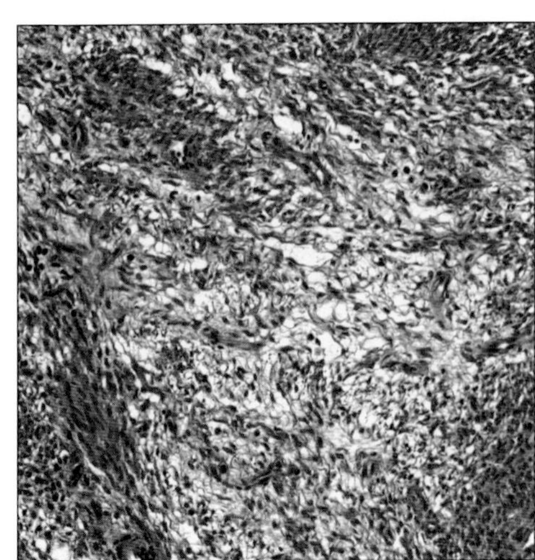

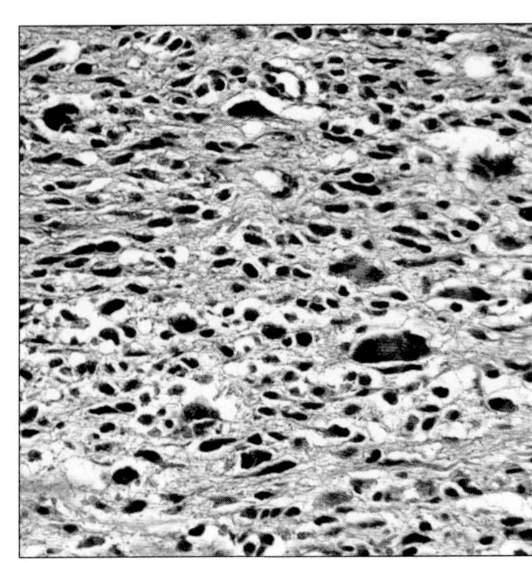

滑膜肉瘤

辅助技术

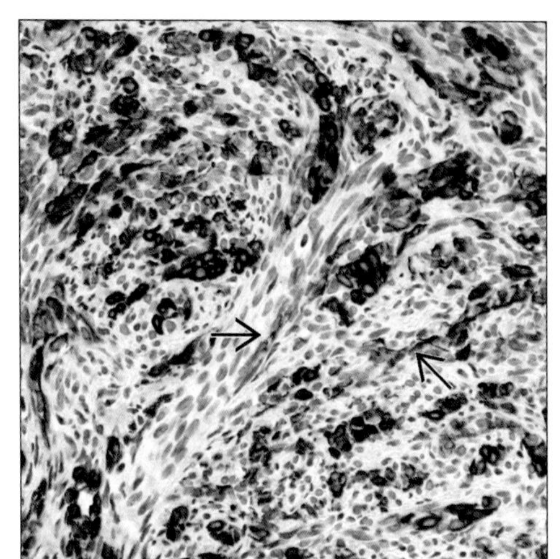

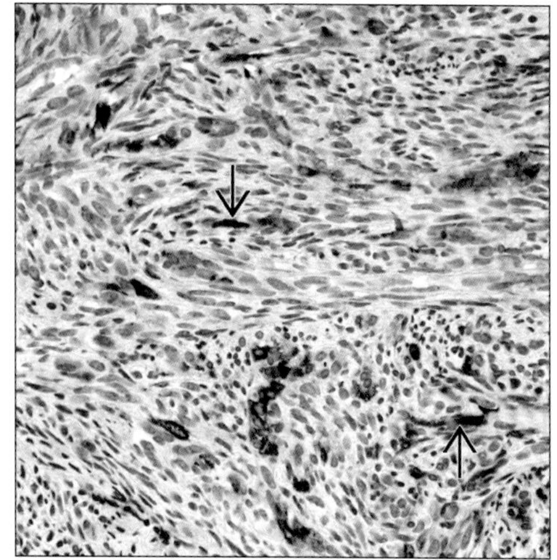

（左图）此例双相SS中，上皮细胞胞质示角蛋白阳性，仅有一些梭形细胞阳性→。各种角蛋白（CK7，CK19，EMA）反应类型略微不同。（右图）此双相SS中腺腔内胞质中EMA阳性，在梭形细胞群中裂隙样间隙呈灶状阳性→

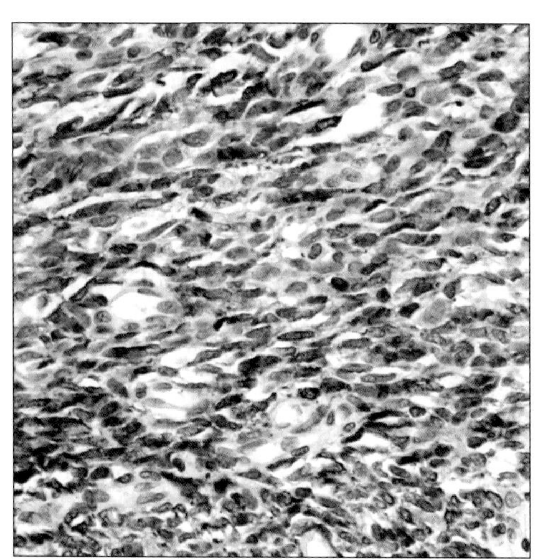

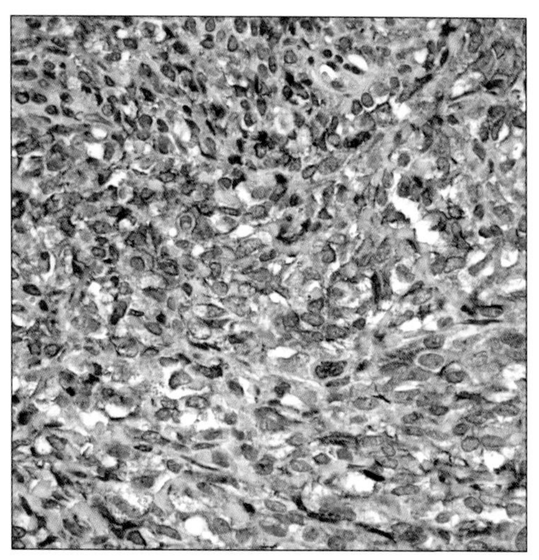

（左图）Bcl-2不是SS特征性或敏感性标志物，但在梭形细胞中呈特征性的强而弥散的反应。波形蛋白也呈相似的反应类型。（右图）约60%的SS病例可显示CD99阳性，呈精细的胞质反应，但CD99对滑膜肉瘤既没有特异性也没有敏感性

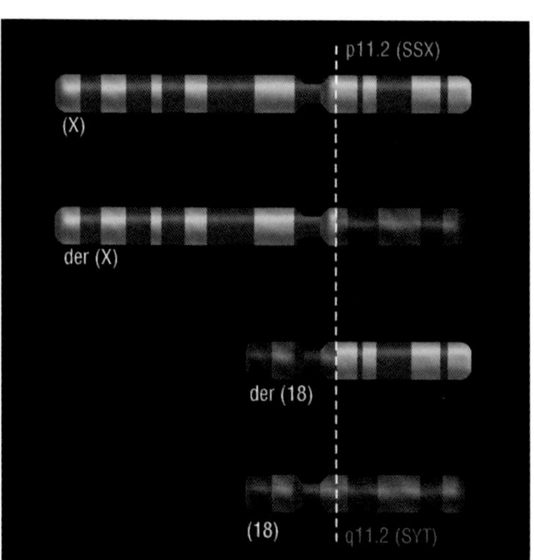

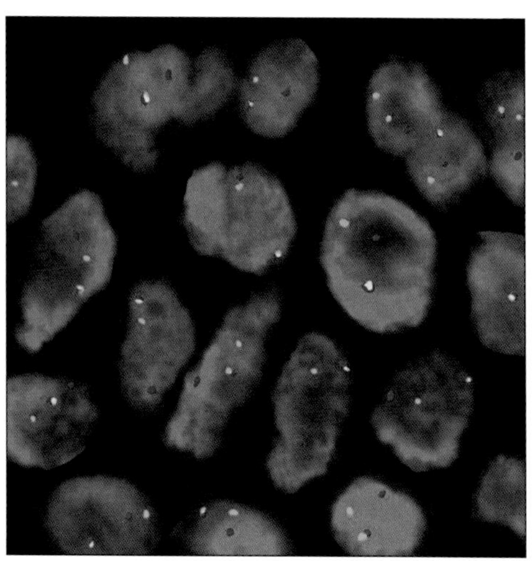

（左图）*SSX*基因（X染色体，绿色）和*SYT*基因（18号染色体，红色）之间的特征性易位：t（X; 18）（p11.2; q11.2）可见于大于95%的滑膜肉瘤中（中间显示易位）。融合蛋白可用FISH探针检测。（右图）FISH分裂探针可用于石蜡包埋组织来突出SSX和SYT间的易位，每个细胞中单独的红色和绿色信号证实了基因发生了断裂（黄色信号为正常）

脊索瘤

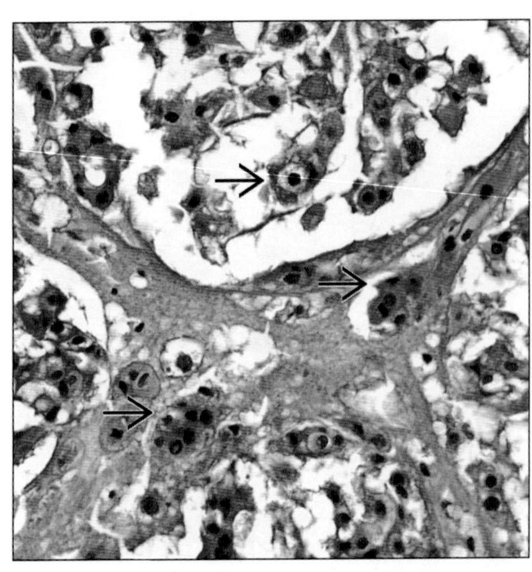

组织学上，脊索瘤包含两种细胞类型，嗜酸性主细胞→和位于黏液样背景基质中的空泡细胞，细胞排列呈巢状或条索状

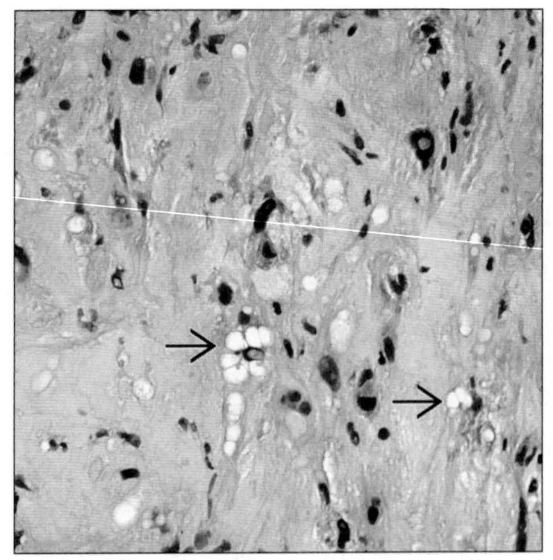

可见丰富的黏液样背景包绕非典型的上皮样多边形细胞，可见核内包涵体。空泡细胞→可见空泡状胞质

专业术语

定义

- 重现胚胎脊索发育的低度到中度恶性肿瘤
  - 分为3大组
    - 骶尾（60%）
    - 颅颈（蝶枕）（25%）
    - 脊椎（15%）

病因/发病机制

发育异常

- 胚胎脊索组织残余组织发生肿瘤性转化
- 脊索形成开始于胚胎第3周
  - 上脊索界：Rathke 袋
    - 位于蝶骨水平
    - 如果脊索管不消失，会导致Tornwaldt囊肿
  - 下脊索界：尾骨
    - 延伸至将来脊柱的全长
    - 被中胚层来源的椎体发育包裹
- 脊索在发育第8周消失
  - 遗迹形成椎间盘的髓核
- 脊索组织的不完全退化可导致脊索瘤

家族性

- 少数有家族相关性
  - 常染色体显性遗传

临床表现

流行病学

- 发病率
  - 每年约0.05/10万
  - 在所有骨源性恶性肿瘤中小于2%
  - 在中枢神经系统肿瘤中的比例小于1%
  - 在所有鼻咽部肿瘤中占0.2%
  - 去分化脊索瘤占脊索瘤的1%~6%
- 年龄
  - 可发生于任何年龄
  - 主要发生于40~50岁患者的头颈部
  - 斜坡-颅底肿瘤：高峰在20~40岁之间
  - 脊髓肿瘤：50~60岁最高发
- 性别
  - 男性多于女性（5∶3）
- 种族
  - 无种族差异

部位

- 颅颈部
  - 鞍背
  - 斜坡
  - 咽后区
  - 颈椎髓核
  - 异位
    - 额窦
    - 其他鼻旁窦
    - 下颌骨

症状

- 症状通常无特异性
  - 头痛
  - 复视（外展神经，常为左侧）
    - 视力丧失，视野缺损
  - 疼痛（取决于肿瘤位置）
  - 局部压迫的神经症状（神经冲击）
    - 脑神经障碍（第3对和第6对脑神经最常受累）
    - 脑积水
    - 感觉运动障碍

脊索瘤

要点

专业术语
- 重现胚胎脊索发育的低度到中度恶性肿瘤
- 分为3大组：骶尾、颅颈、脊椎

临床表现
- 主要发生于40~50岁患者的头颈部
- 男性多于女性（5：3）
- 症状通常无特异性
- 手术可作为治疗选择
- 术后放射治疗常被采用

影像学检查
- 破坏性生长的肿物伴骨侵蚀和膨胀，常合并软组织肿物

组织病理学检查
- 组织学上可分为经典型、软骨型和去分化型
- 分叶状生长，排列呈条索状、簇状、岛状
- 上皮样多角细胞，可轻度延长
- 大空泡样细胞
- 丰富的细胞间黏蛋白间质

辅助检查
- CK-PAN、EMA、S-100阳性

鉴别诊断
- 软骨肉瘤、脊索样脑膜瘤、脂肪肉瘤

  - 肿物，特别是咽旁间隙的
- 肿瘤生长缓慢，导致局部扩张
  - 鼻塞、流涕、失嗅、鼻音、鼻出血
  - 吞咽困难、呼吸困难、发音困难
  - 听力损失、耳鸣、眩晕、共济失调

治疗
- 选择、风险及并发症
  - 一过性并发症可包括
    - 脑脊液漏伴脑膜炎
    - 神经麻痹或轻瘫：第5、6、7对神经
    - 口鼻瘘
    - 鼻出血
- 手术方法
  - 可选择手术治疗
    - 因解剖部位关系，完整切除困难
    - 根据解剖部位选择入路
    - 经鼻-蝶窦入路治疗小的颅部肿瘤
    - 面中掀翻和翼上颌切开入路
    - 经口-咽入路
    - 颅中窝入路
- 药物
  - 药物治疗抵抗，甚至无法获得缓解
- 放射治疗
  - 术后放射治疗常被采用
    - 线性加速器或质子放射治疗
  - 趋向于放射治疗抵抗，需要高剂量以获得良好反应
  - 并发症包括
    - 垂体功能减退、记忆力受损、眼球运动障碍、严重听力损失、双侧视力丧失

预后
- 预后取决于部位、切除完整性、年龄、性别，是否放射治疗
  - 激进的手术联合放射治疗：5年生存率50%~75%；10年生存率45%~65%
  - 不完整切除联合传统放射治疗：5年生存率20%
  - 单纯放射治疗：30%生存率
  - 60%患者最终死于该病
- 治疗后许多年仍可观察到复发
  - 患者可能在复发后存活多年
- 转移不常见（小于10%）
  - 肺、骨、肝、软组织
- 预后因素
  - 肿瘤位置、大小、可切除性、性别、年龄
  - 软骨型预后稍好
- 存在遗传异常时，复发率增高，疾病易进展，预后差

影像学检查

一般特征
- 最佳方法：CT和MR互补
  - MR观察软组织范围
  - CT骨窗观察骨性改变
- MR上呈破坏性病变，伴大的、边界清楚的、T2高信号、强化的软组织肿物
- 最常见部位（按常见程度排序如下）
  - 骶尾>>蝶枕>>脊椎（C2-5和腰椎）
- 侵入硬膜外和脊椎周围间隙，伴椎动脉包裹
- 可沿神经根延伸
- 可扩大神经孔（类似周围神经鞘瘤）

放射学检查
- 膨胀性、溶解性、破坏性肿物伴广泛骨质受侵包括侵入蝶鞍
- 破坏性椎体肿物伴骨侵蚀和膨胀，而后部结构不受累
- 大的软组织肿物（可以是主要发现）
- 骨质溶解边界清楚，无骨硬化环
  - 椎体硬化常见
- 粗糙的、无定形肿瘤钙化（部位特异）
  - 骶尾（90%）
  - 斜坡（50%~60%）

脊索瘤

- ○ 脊椎（30%）

MRI

- T1加权像上呈均等肌肉信号
  - ○ 钆剂注射后呈中度强化
- T2加权像呈高信号（与CSF密度相同）
  - ○ 类似核髓

CT检查

- 异质性肿物
- 与邻近肌肉信号相似
- 肿瘤钙化明显

骨扫描

- 常为冷性病变

大体检查

一般特征

- 扩张性、分叶状肿瘤
- 切面呈凝胶状、光滑、黏液样
- 钙化区呈砂砾样

取材

- 每1cm取1块组织做组织学检查

大小

- 范围：1.5~15.0cm
  - ○ 中位数：4cm
- 肿瘤体积：2~125cm^3
  - ○ 中位数：21cm^3

组织病理学检查

组织学特征

- 组织学上分为经典型、软骨型、去分化型
- 4个主要组织学特征
  - ○ 分叶状生长
  - ○ 排列呈条索状、簇状、岛状、“肝样”列
  - ○ 上皮样多角细胞，可轻度延长
    - ■ 核呈圆形、较一致
    - ■ 可见多形性
  - ○ 大空泡样细胞
    - ■ 特征性空泡细胞
    - ■ 胞质充满黏蛋白
  - ○ 丰富的细胞间黏蛋白间质围绕上皮样细胞

软骨样脊索瘤

- 透明软骨或软骨样组织
- 在脊索瘤中仅占约5%
- 多见于女性及年轻患者

去分化脊索瘤

- 经典型软骨瘤伴肉瘤样结构
  - ○ 恶性纤维组织细胞瘤
  - ○ 纤维肉瘤
  - ○ 高级别软骨肉瘤
  - ○ 骨肉瘤
- 在脊索瘤中小于5%

辅助检查

细胞学

- 涂片中细胞量通常为中等到丰富
  - ○ 空泡细胞通常易见
    - ■ 微小气泡样胞质
    - ■ 比主细胞大
  - ○ 上皮样细胞
    - ■ 嗜酸性胞质
    - ■ 染色质均匀分布
    - ■ 核内胞质包涵体
- 黏液或软骨黏液背景间质
- 有丝分裂象少见

组织化学

- 黏蛋白卡红和过碘酸希夫染色显示黏蛋白阳性

免疫组织化学

- 标准阳性免疫组织化学组合包括
  - ○ 细胞角蛋白
  - ○ 上皮膜抗原（EMA）
  - ○ S-100蛋白和Brachyury
- GFAP阴性

细胞遗传学

- 70%的患者为正常核型
- 异常核型复杂多样
  - ○ 染色体3、4、12、13、14、21改变
  - ○ 1q21断点
  - ○ 常见7q增加

分子遗传学

- 1p36区杂合性缺失
- 发病或进展候选基因位点可能在染色体7q33
  - ○ SHH蛋白位于7号染色体，在调节脊索和椎体发育基因中起关键作用

电镜

- 大细胞伴丰富胞质和大小不同的液泡
  - ○ 液泡可能是空的或含糖原颗粒或无定形黏蛋白
- 线粒体粗面内质网（RER）复合体
  - ○ 单个RER囊泡围绕线粒体
- 胞质内腔隙含少量、小的、不成熟微绒毛
- 桥粒，原始细胞连接，中间丝状体，张力原纤维
- 碎裂的基板

脊索瘤

免疫组织化学			
抗体	反应	染色模式	说明
AE1/AE3	阳性	胞质	所有肿瘤细胞
CK-PAN	阳性	胞质	所有肿瘤细胞
CK8/18/CAM5.2	阳性	胞质	所有肿瘤细胞
Brachyury	阳性	胞核	约 95%
HBME-1	阳性	胞质	几乎所有肿瘤细胞
波形蛋白	阳性	胞质	几乎所有肿瘤细胞
CK19	阳性	胞质	几乎所有肿瘤细胞
EMA	阳性	胞膜及胞质	几乎所有肿瘤细胞
NSE	阳性	胞质	几乎所有肿瘤细胞；但无特异性
S-100	阳性	胞核及胞质	约 40%~50%，强而局限
34bE12	阳性	胞质	约 60%
CD24	阳性	胞质	约 50%
HMB-45	阳性	胞质	约 45%
CEA-P	阳性	胞质	约 40%
平足蛋白	阳性	胞质	同 D2-40；约 15%
CK7	阳性	胞质	仅约 10%
CEA-M	阴性		
GFAP	阴性		

鉴别诊断

软骨肉瘤
- 少见的软骨恶性肿瘤，占颅底肿瘤的6%~15%
- 多数颅底软骨肉瘤为高分化
- 肿瘤产生软骨间质和极少量黏液间质
- 无主细胞或空泡细胞
- Brachyury阴性黏液腺癌
- 唾液腺来源或转移性
- 异型上皮细胞呈腺样排列
- 间质为黏蛋白而非黏液样
- S-100和brachyury阴性脊索型胶质瘤
- 良性肿瘤，第3脑室
- 神经胶质标志物阳性

脂肪肉瘤
- 脂肪母细胞含多空泡细胞伴核压缩
- 背景中可见细胞，可为黏液样
- S-100可阳性，但角蛋白、EMA、brachyury阴性

脊索样脑膜瘤
- 少见，常有肿瘤周围淋巴浸润
- 几乎全在幕上
- 梭形、上皮样细胞伴黏液间质
- EMA阳性，但S-100或brachyury阴性

分期

AJCC骨肿瘤分期（2010）
- T1：肿瘤最大径小于8cm
- T2：肿瘤最大径大于8cm
- T3：原发骨部位肿瘤不连续

参考文献

1. Amichetti M et al: Proton therapy in chordoma of the base of the skull: a systematic review. Neurosurg Rev. 32(4): 403-16, 2009
2. Oakley GJ et al: Brachyury, SOX-9, and podoplanin, new markers in the skull base chordoma vs chondrosarcoma differential: a tissue microarray-based comparative analysis. Mod Pathol. 21(12): 1461-9, 2008
3. Chugh R et al: Chordoma: the nonsarcoma primary bone tumor. Oncologist. 12(11): 1344-50, 2007
4. Mendenhall WM et al: Skull base chordoma. Head Neck. 27(2): 159-65, 2005
5. Yamaguchi T et al: Benign notochordal cell tumors: A comparative histological study of benign notochordal cell tumors, classic chordomas, and notochordal vestiges of fetal intervertebral discs. Am J Surg Pathol. 28(6): 756-61, 2004
6. Kay PA et al: Chordoma. Cytomorphologic findings in14 cases diagnosed by fine needle aspiration. Acta Cytol. 47(2): 202-8, 2003
7. St Martin M et al: Chordomas of the skull base: manifestations and management. Curr Opin Otolaryngol Head Neck Surg. 11(5): 324-7, 2003

脊索瘤

影像学和显微镜下特征

（左图）矢状位图示起源于斜坡的膨胀性、破坏性肿物，推挤脑桥➡，并抬高垂体腺➡。注意脊索瘤中的骨片。（右图）矢状位MR T1增强示斜坡几乎全部被不均匀强化的破坏性肿物占据，可见侵入蝶窦➡和枕骨基底部➡，肿物向后推挤脑桥➡

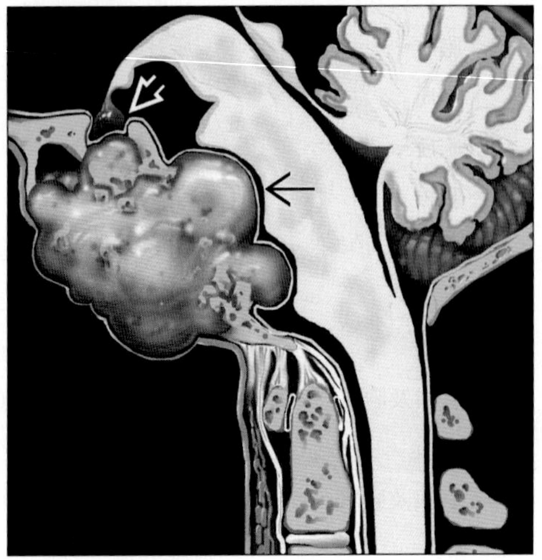

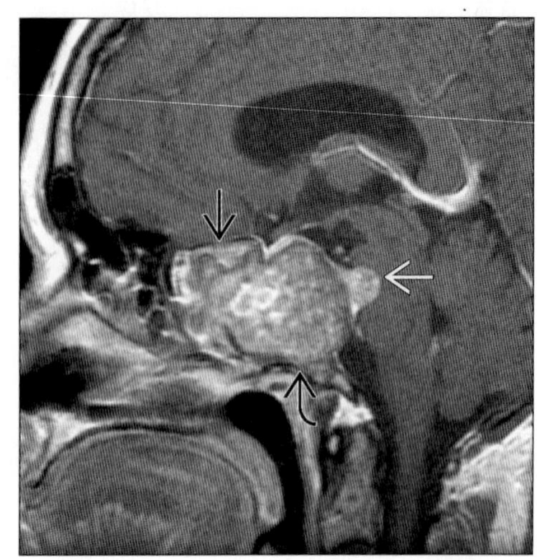

（左图）轴位增强CT示未强化的斜坡脊索瘤，显著的黏液成分包裹侵蚀右侧ICA并邻近左侧ICA➡。前界可见骨片➡。（右图）在中倍镜下，间质和细胞巢分布与许多病变相似，包括唾液腺肿瘤和转移癌。影像学结合免疫组织化学有助于鉴别

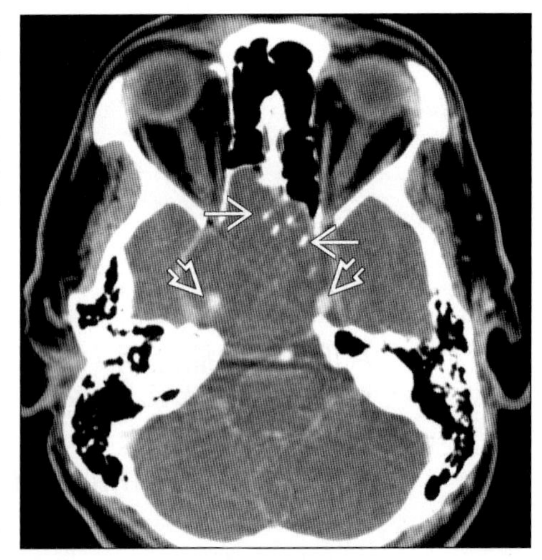

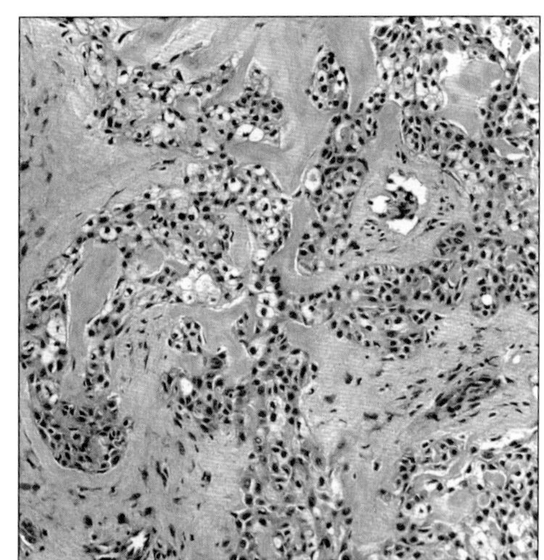

（左图）囊泡细胞➡是脊索瘤的特征，可见多泡的胞质和偏心核。上皮样多边形细胞短束➡分布于黏液性间质中➡。（右图）有时，脊索瘤灶可有类似于透明软骨间质的背景间质，这是一例软骨样脊索瘤。免疫组织化学有助于与其他肿瘤相鉴别

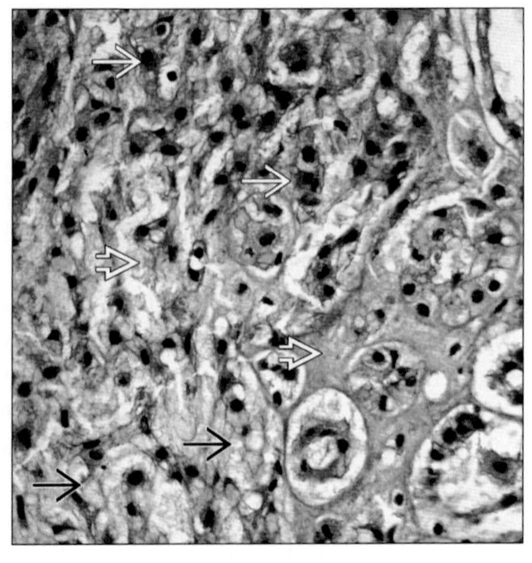

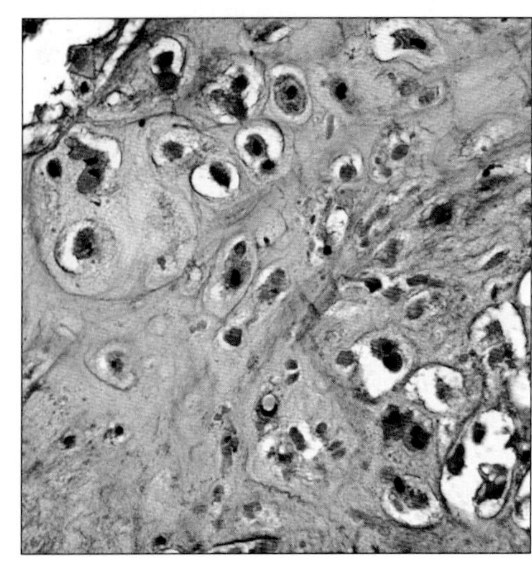

脊索瘤

辅助技术

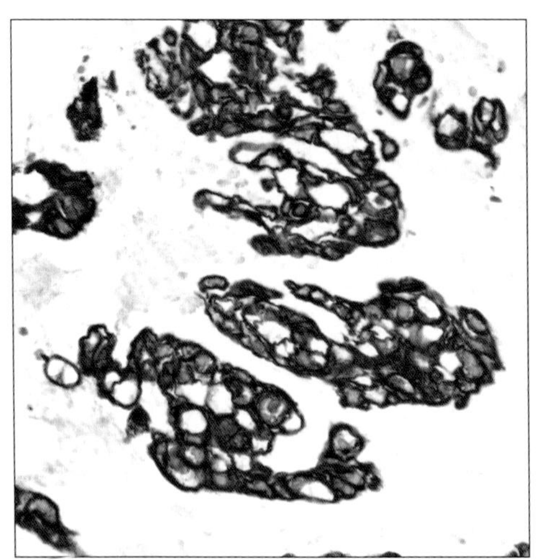

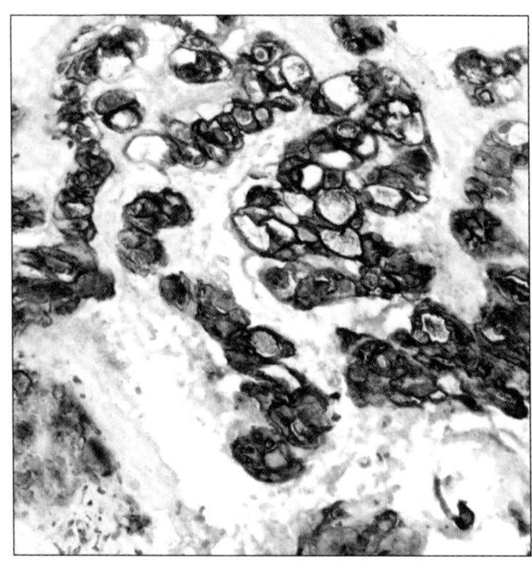

（左图）细胞角蛋白免疫组织化学染色可见脊索瘤中强而弥散的胞质反应，这是与软骨肉瘤相鉴别的可靠方法。（右图）上皮膜抗原（EMA）免疫组织化学在脊索瘤中强阳性，在细针穿刺活检和细胞学诊断中尤其有价值。EMA在软骨肉瘤中呈阴性，有助于鉴别这两种肿瘤

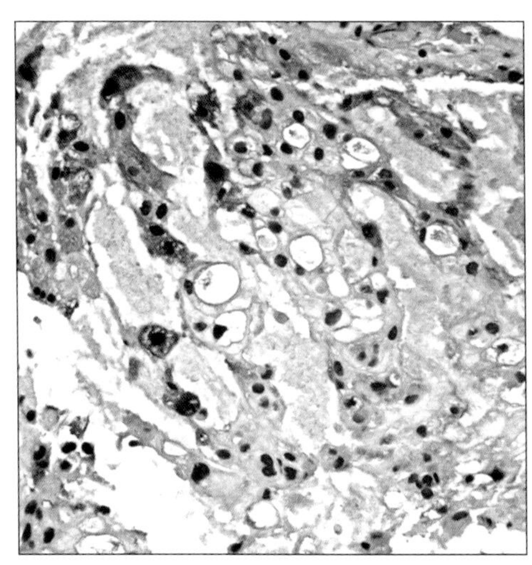

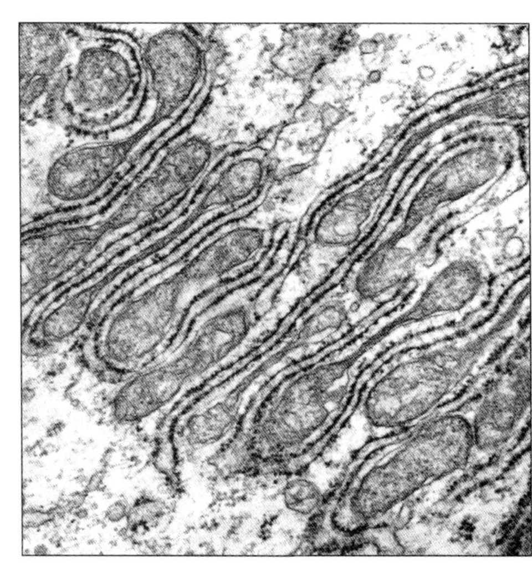

（左图）S-100蛋白在脊索瘤胞核和胞质中呈局限的强阳性。（右图）线粒体簇几乎全部被单一粗面内质网（RER）扁囊包绕，形成线粒体-RER复合体，这种复合体在脊索瘤中极具特征性。糖原、微绒毛和中间丝状体见于细胞的其他地方（Courtesy S. Bhuta, MD.）

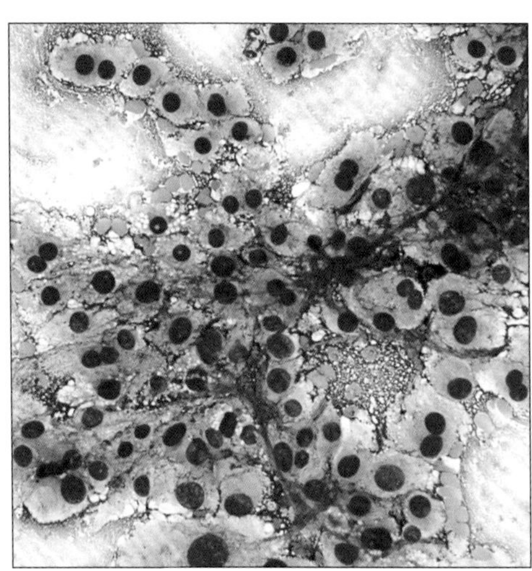

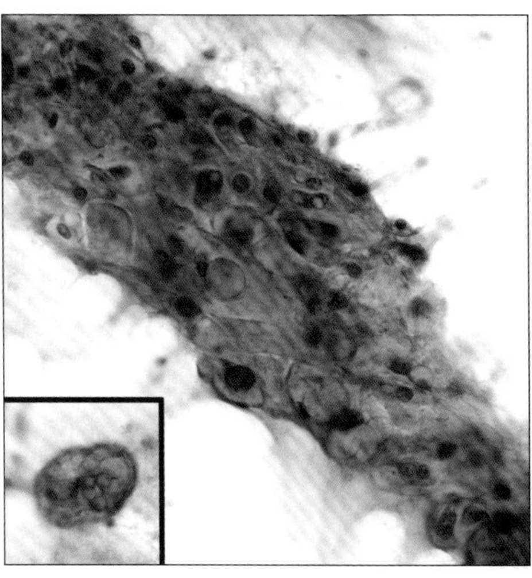

（左图）细针穿刺活检常可见细胞条索或细胞巢，这些细胞呈规则的多边形，双嗜的胞质和精细分布染色质的细胞核，它们可围绕血管核心排列，使得明确诊断变得困难。（右图）脊索瘤中可见2种细胞类型：主细胞和囊泡细胞。囊泡细胞（小图）可见小泡状胞质，在这些肿瘤中很特别

脂肪肉瘤

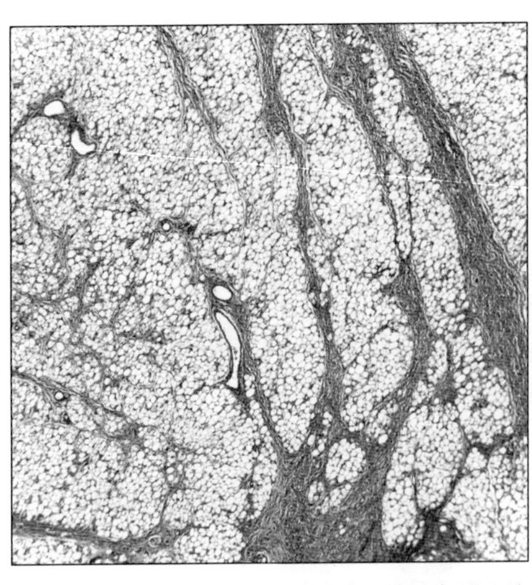

颈部高分化（脂肪瘤样）脂肪肉瘤，见无包膜脂肪组织增生，由脂肪细胞巢及纤维分隔构成

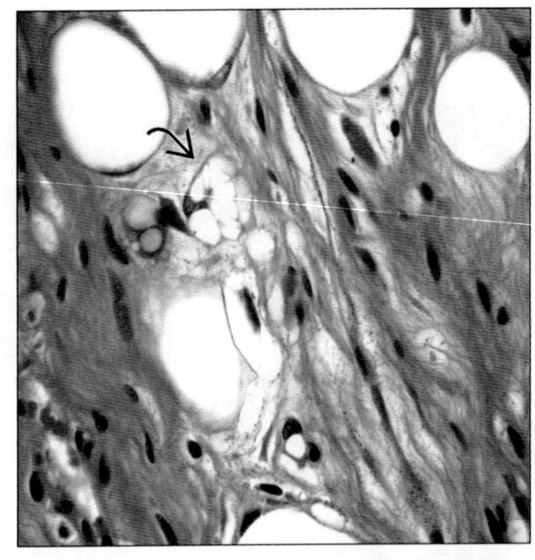

可见一个多液泡成脂细胞➡，这一特征支持脂肪肉瘤诊断

专业术语

缩写

- 脂肪肉瘤（LPS）

别名

- 脂肪瘤样脂肪肉瘤
- 高分化脂肪肉瘤（WDLPS）
- 不典型脂肪瘤或不典型脂肪肿瘤（ALT）
  - 浅表（皮肤或皮下）脂肪源性肿瘤，组织学表现为高分化脂肪肉瘤，有复发倾向
  - 当病变位于重要区域（深颈部、鼻咽、鼻腔鼻窦、喉及喉咽）时，命名需谨慎
    - 不适当的切除和后续的复发会导致发病率和死亡率上升
    - 使用高分化脂肪肉瘤这个名称，比起非典型脂肪瘤更能让术者理解尽可能完整切除并保证安全切缘的必要性

定义

- 脂肪组织的恶性肿瘤（脂肪细胞）
- 组织学类型包括
  - 高分化型
    - 脂肪瘤样亚型
    - 硬化亚型
    - 炎性亚型
    - 梭形细胞亚型
  - 黏液型
  - 圆形细胞型
  - 多形性型
  - 去分化型

病因/发病机制

先天性

- 致病因素未知
- 新发
  - 少数情况下可起源于先前存在的脂肪瘤

组织发生

- 起源于原始的间叶细胞而非成熟的脂肪组织
  - 可解释为什么发生于脂肪相对较少的区域（如头颈部黏膜）

临床表现

流行病学

- 发病率
  - 在所有软组织肉瘤中占18%
    - 约3%~6%的脂肪肉瘤发生于头颈部
- 年龄
  - 喉和喉咽脂肪肉瘤
    - 年龄跨度大，但最常见于60~70岁
  - 颈部脂肪肉瘤
    - 年龄跨度大，通常比非头颈部脂肪肉瘤发病年龄小（约10岁）
- 性别
  - 喉和喉咽脂肪肉瘤
    - 男性多于女性
  - 颈部脂肪肉瘤
    - 男女相等

部位

- 在头颈部，最常见的为喉及喉咽，其次是颈部

症状

- 症状依肿瘤部位和大小各异
  - 喉部

脂肪肉瘤

要点

专业术语
- 脂肪组织的恶性肿瘤（脂肪细胞）

临床表现
- 在所有软组织肉瘤中占18%
  - 约3%~6%的脂肪肉瘤发生于头颈部
- 在头颈部，最常见的为喉及喉咽，其次是颈部
- 包括无肿瘤切缘的广泛的局部切除为治疗选择
- 高级别组织学类型需要更广泛的切除

组织病理学检查
- 脂肪母细胞是关键诊断依据
- 组织学类型包括
  - 高分化型
  - 黏液型
  - 圆形细胞型
  - 多形性型
  - 去分化型

辅助检查
- MDM2和CDK4免疫反应以及荧光原位杂交（FISH）
  - ALT/WDLPS和去分化LPS相对敏感和特异的标记
- p16
  - 是区别ALT/WDLPS和深部脂肪瘤的有价值标志物
  - 在ALT/WDLPS中检出率大于80%
  - 脂肪瘤中阴性

    - 声嘶、发音困难、吞咽困难、气道梗阻
  - 咽部
    - 吞咽困难、气道阻塞
  - 颈部
    - 缓慢生长无痛性肿物

治疗
- 手术
  - 包括无肿瘤切缘的广泛的局部切除为治疗选择
    - 高级别组织学类型需要更广泛的切除
- 放射治疗
  - 放射治疗还存在争议
  - 下列情况，有证据支持术后放射治疗作为手术的补充
    - 肿瘤不能彻底切除
    - 肿瘤邻近切缘

预后
- 复发常见
  - 特别是WDLPS，最初可能诊断为脂肪瘤
    - 对“复发脂肪瘤”行分子学检测有助于诊断WDLPS，可见MDM2/CPM扩增
  - 通常在初次治疗3年内复发
  - 通常组织学类型与原发肿瘤相同
  - 少数情况可为“去分化”
    - 组织学表现分化较差
    - 较原发（“分化型”）肿瘤生物学行为侵袭性更强
- 淋巴结转移少见
  - 一般无须颈部淋巴结清扫
- 可发生远处转移
  - 高级别组织学类型更常见
  - 转移至肺、骨、肝
- 5年生存率与非头颈部脂肪肉瘤相似
  - 受组织学类型影响
  - 5年生存率
    - 所有头颈部脂肪肉瘤：约67%
    - 高分化LPS：85%~100%
    - 黏液型脂肪肉瘤：71%~95%
    - 圆形细胞脂肪肉瘤：12.5%~55%
    - 多形性脂肪肉瘤：45%
- 除组织学类型外，其他重要预后因素包括
  - 肿瘤大小
  - 肿瘤部位
    - 喉部或喉咽、面部肿瘤预后最好
    - 口腔和口咽肿瘤预后最差
  - 对多中心脂肪肉瘤还是转移性脂肪肉瘤存在争议

大体检查

一般特征
- 边界清楚和（或）有包膜，分叶状肿瘤
- 颜色可为黄色到褐白色
  - 黏液或凝胶状外观

大小
- 可非常巨大，特别是在软组织部位（如颈部）
- 黏膜区病变很少超过10cm，通常最大径小于5cm

组织病理学检查

组织学特征
- 脂肪母细胞是关键诊断依据
  - 从体积较小的原始样胞（不含脂质或含极少量脂质）到印戒细胞（胞质充满脂质而胞核位于边缘）
  - 脂肪母细胞必须与空泡细胞相鉴别，后者极似脂肪母细胞，见于其他软组织肉瘤
  - 鉴定脂肪母细胞需要仔细寻找和足够的切片
- 脂肪母细胞的典型外观有
  - 边界清晰的脂滴，引起胞核呈扇形或扭曲
  - 胞核位于细胞中央或周边
  - 大而深染的细胞核
- 所有的组织学类型中可见有丝分裂象、坏死和出血

脂肪肉瘤

- 通常和细胞多形性的数量相关
- 有丝分裂象在多形性型中尤其显著

高分化LPS

- 脂肪瘤样亚型：组织学上类似脂肪瘤，除了
  - 脂肪细胞大小和形状差异更大
  - 脂肪母细胞散在分布（未见脂肪母细胞不能排除诊断）
  - 无包膜
  - 最常见的形态学类型为上消化道相关（黏膜起源）脂肪肉瘤
  - 常诊断为脂肪瘤，因其组织学温和
    - 只有在一次或多次复发后才考虑脂肪肉瘤诊断
- 硬化型亚型
  - 由宽阔而浓密的纤维带构成，包含非典型或异型细胞，特征为核浓染，脂肪母细胞和脂肪瘤样增生区交替
  - 硬化灶可占据肿瘤大部分，脂源性区域局限且易被忽视
- 炎性亚型
  - 最常见于腹膜后
  - 慢性炎症细胞浸润，以成熟淋巴细胞和浆细胞为主
  - 异型多核间质细胞是重要的诊断线索
- 梭形细胞亚型
  - 由形态学温和的神经样梭形细胞及纤维和（或）黏液背景构成
  - 伴有包含脂肪母细胞的非典型脂肪瘤样增生

黏液型LPS

- 是软组织部位最常见的类型，约占所有病例的50%
- 特征为
  - 分叶或结节样生长
  - 均一的圆形到卵圆形间叶（非脂源性外观）细胞
  - 多少不等的印戒样脂肪母细胞
  - 显著的黏液样间质
  - 伴有树枝样（毛细血管样）血管丛
  - 细胞成分通常缺乏核多形性、明显的有丝分裂或肿瘤巨细胞
  - 细胞外黏蛋白池或湖形成淋巴管瘤样表现

圆形细胞LPS

- 为黏液型脂肪肉瘤的低分化形式
- 特征为
  - 密集实性成片的原始圆形细胞，核浓染，核仁显著，核质比增大，颗粒样到空泡样胞质
  - 有丝分裂增加，伴坏死和出血
  - 黏液、纤维或黏液黏蛋白间质稀疏或缺失
  - 血管可见，但通常被细胞增生挤压
  - 从黏液到丰富的圆形细胞过渡区为黏液型和圆形细胞型脂肪肉瘤在组织学上相延续的观点提供了支持
  - 相同的染色体异常也支持黏液型和圆形细胞型LPS在组织学上的延续性

多形性型LPS

- 多形性高级别肉瘤由下列构成
  - 数量不等的多形性脂肪母细胞，特征为梭形细胞和巨细胞伴一个或多个扩大深染核被胞质空泡推挤
  - 胞质空泡包含脂滴
  - 多数包含梭形细胞束以及小圆细胞混合多核巨细胞和多形脂肪母细胞
  - 可与其他肉瘤相似（如恶性纤维组织细胞瘤）
  - 有限的脂肪母细胞特征
  - 可有显著的胞质嗜酸性和有限的脂肪母细胞特征，可能提示为横纹肌肉瘤诊断
  - 细胞外和细胞内嗜酸性透明小球可见（可能是溶酶体结构）
  - 可见肿瘤坏死
- 上皮样变型多形性脂肪肉瘤
  - 主要由实体、粘连带和上皮样细胞簇构成，伴圆形到卵圆形核，显著核仁，嗜酸性胞质和明显的细胞边界
  - 多形性成脂细胞样的脂源性分化局部可见
  - 通常比多形性脂肪肉瘤（非上皮样变型）更多的有丝分裂象
  - 肿瘤坏死可见

去分化型LPS

- 原发肿瘤或复发肿瘤中出现从高分化脂肪肉瘤到非脂源性肉瘤的过渡区为其组织学标志
  - 非脂源性肉瘤类似纤维肉瘤或恶性纤维组织细胞瘤
  - 在高级别组分中可见脂肪母细胞分化，导致与多形性LPS不易区分
- 去分化区常为（但不总是）组织学高级别肉瘤，但可能是低级别肉瘤
- 异质分化出现率可达10%，通常伴有肌源性或骨（软骨）肉瘤成分

混合型LPS

- 极少见
- 组织学定义为出现多种组织学类型包括
  - 黏液型或圆形细胞型和高分化型或去分化型脂肪肉瘤
  - 黏液型或圆形细胞性和多形性脂肪肉瘤

辅助检查

细胞学

- 涂片可见看似成熟的脂肪组织被纤维胶原和血管分隔

脂肪肉瘤

- 脂肪组织和纤维带中的细胞核轻度不规则、浓染、增大，有1或2个小核仁
- 脂肪母细胞不常见

组织化学
- 显著的黏液样间质富含
  - 葡萄糖胺聚糖或透明质酸
  - 黏多糖
- 总体而言，特殊染色对于诊断帮助有限

免疫组织化学
- 脂肪细胞和脂肪母细胞
  - 不同程度的S-100蛋白免疫反应
  - 波形蛋白阳性
  - 所有其他标志物必须为阴性
- MDM2免疫反应和荧光原位杂交（FISH）
  - ALT/WDLPS和去分化LPS相对敏感和特异的标记
    - 胞核反应
    - ALT/WDLPS阳性率高
    - 绝大多数良性脂肪性肿瘤特别是深部脂肪瘤中阴性
    - 在少数梭形细胞或多形性脂肪瘤中阳性
    - 非脂肪性肉瘤中可阳性（如恶性外周神经鞘瘤）
  - MDM2/12号染色体FISH
    - 低级别脂肪瘤中敏感性和特异性（均为100%）
    - 除了去分化LPS的高级别肉瘤，MDM2扩增仅见于小部分多形性肉瘤和高级别肉瘤，因而在高级别肉瘤特异性低
    - 良性的脂肪瘤样病变中MDM2阴性
- p16
  - 是区别ALT/WDLPS和深部脂肪瘤的有价值的标志物
  - 在ALT/WDLPS中检出率大于80%
  - 脂肪瘤中阴性
- HMGA2
  - HMGA2蛋白免疫组织化学检测有助于区别正常脂肪组织和高分化病变
    - 正常脂肪组织中HMGA2阴性
    - 在诊断去分化LPS时敏感性低于MDM2
    - 在鉴别去分化LPS和其他低分化肉瘤时特异性更高

细胞遗传学
- 由12q13-15扩增子构成的环形和巨染色体，包含*MDM2*基因

分子遗传学
- ALT/WDLPS，去分化LPS特征为12q13-15区扩增
  - 良性脂肪瘤中未见报道
  - *MDM2*、*CPM*、*HMGA2*、*CDK4*、*SAS*是最常见的扩增基因
  - 去分化脂肪肉瘤和高分化脂肪肉瘤相比，2个基因共扩增及高水平扩增更常见
  - 脂肪瘤分子分析的指征包括
    - 可疑的细胞异型性
    - 复发“脂肪瘤”
    - 不伴细胞异型性的深在肿瘤，大于15cm
    - 不伴细胞异型性的腹膜后或腹腔内肿瘤

鉴别诊断

脂肪瘤
- 通常有包膜
- 无脂肪母细胞
- 多数MDM2和CDK4阴性

结节性筋膜炎
- 短时间内快速增大的肿物
- 特征性的“组织培养”型生长
- 肌成纤维细胞为主的病变，伴
  - 极少的细胞异型性
  - 有丝分裂增加
  - 渗出的红细胞
  - 无脂肪母细胞
  - MDM2和CDK4阴性

黏液瘤
- 一般为少量细胞增生
- 无脂肪母细胞
- 无树枝样（毛细血管样）血管丛
- MDM2和CDK4阴性

其他肉瘤
- 其他肉瘤特别是高级别肉瘤组织学特征有潜在重叠
- 可有“脂肪母细胞”样细胞
- 和某些肉瘤存在独特的免疫组织化学和（或）细胞遗传学关联（如横纹肌肉瘤、平滑肌肉瘤、滑膜肉瘤）

癌
- 上皮免疫标志物（细胞角蛋白，p63，其他）
- 无脂肪母细胞
- MDM2和CDK4阴性

恶性淋巴瘤
- 血液淋巴免疫标记（白细胞共同抗原，B细胞或T细胞标志物）
- 无脂肪母细胞
- MDM2和CDK4阴性

恶性黑色素瘤
- 黑色素免疫标志物（如HMB-45，Melan-A，tyrosinase）
- 无脂肪母细胞
- MDM2和CDK4阴性

脂肪肉瘤

参考文献

1. Dreux Net al: Value and limitation of immunohistochemical expression of HMGA2 in mesenchymal tumors: about a series of 1052 cases. Mod Pathol. 23(12): 1657–66, 2010
2. Makeieff Met al: Laryngeal dedifferentiated liposarcoma. Eur Arch Otorhinolaryngol. 267(6): 991–4, 2010
3. Mariñño–Enr í quez A et al: Dedifferentiated liposarcoma with "homologous" lipoblastic (pleomorphic liposarcoma-like)differentiation: clinicopathologic and molecular analysis of a series suggesting revised diagnostic criteria. Am J Surg Pathot. 34(8): 1122–31, 2010
4. Mentzel T et al: Well–differentiated spindle cell liposarcoma('atypical spindle cell lipomatous tumor') does not belong to the spectrum of atypical lipomatous tumor but has a close relationship to spindle cell lipoma: clinicopathologic, immunohistochemical, and molecular analysis of six cases. Mod Pathol. 23(5): 729–36, 2010
5. Zhang H et al: Molecular testing for lipomatous tumors: critical analysis and test recommendations based on the analysis of 405 extremity–based tumors. Am J Surg Pathol. 34(9): 1304–11, 2010
6. Chung L et al: Overlapping features between dedifferentiated liposarcoma and undifferentiated high–grade pleomorphic sarcoma. Am J Surg Pathol. 33(11): 1594–600, 2009
7. Davis EC et al: Liposarcoma of the head and neck: The University of Texas M. D. Anderson Cancer Center experience. Head Neck. 31(1): 28–36, 2009
8. He M et al: p16 immunohistochemistry as an alternative marker to distinguish atypical lipomatous tumor from deep–seated lipoma. Appl Immunohistochem Mol Morphol. 17(1): 51–6, 2009
9. Macarenco RS et al: Retroperitoneal lipomatous tumors without cytologic atypia: are they lipomas? A clinicopathologic and molecular study of 19 cases. AmJ Surg Pathol. 33(10): 1470–6, 2009
10. Mahmood U et al: Atypical lipomatous tumor/well–differentiated liposarcoma of the parotid gland: case report and literature review. Ear Nose Throat J. 88(10): E10–6, 2009
11. Weaver J et al: Fluorescence in situ hybridization for MDM2 gene amplification as a diagnostic tool in lipomatous neoplasms. Mod Pathol. 21(8): 943–9, 2008
12. Sirvent Net al: Detection of MDM2–CDK4 amplification by fluorescence in situ hybridization in 200 paraffin–embedded tumor samples: utility in diagnosing adipocytic lesions and comparison with immunohistochemistry and real–time PCR. AmJ Surg Pathol. 31(10): 1476–89, 2007
13. Binh MB et al: MDM2 and CDK4 immunostainings are useful adjuncts in diagnosing well–differentiated and dedifferentiated liposarcoma subtypes: a comparative analysis of 559 soft tissue neoplasms with genetic data. Am J Surg Pathol. 29(10): 1340–7, 2005
14. Hornick JL et al: Pleomorphic liposarcoma: clinicopathologic analysis of 57 cases. Am J Surg Pathol. 28(10): 1257–67, 2004
15. Hostein I et al: Evaluation of MDM2 and CDK4 amplification by real–time PCR on paraffin wax–embedded material: a potential tool for the diagnosis of atypical lipomatous tumours/well–differentiated liposarcomas. J Pathol. 202(1): 95–102, 2004
16. Collins BT et al: Fine needle aspiration biopsy of well–differentiated liposarcoma of the neck in a young female. A case report. Acta Cytol. 43(3): 452–6, 1999
17. Mandell DL et al: Upper aerodigestive tract liposarcoma: report on four cases and literature review. Laryngoscope. 109(8): 1245–52, 1999
18. Golledge Jet al: Head and neck liposarcoma. Cancer. 76(6): 1051–8, 1995
19. Wenig BM et al: Liposarcomas of the larynx and hypopharynx: a clinicopathologic study of eight new cases and a review of the literature. Laryngoscope. 105(7 Pt 1): 747–56, 1995
20. McCormick D et al: Dedifferentiated liposarcoma. Clinicopathologic analysis of 32 cases suggesting a better prognostic subgroup among pleomorphic sarcomas. Am J Surg Pathol. 18(12): 1213–23, 1994
21. Stewart MG et al: Atypical and malignant lipomatous lesions of the head and neck. Arch Otolaryngol Head Neck Surg. 120(10): 1151–5, 1994
22. Dal Cin Pet al: Cytogenetic and fluorescence in situ hybridization investigation of ring chromosomes characterizing a specific pathologic subgroup of adipose tissue tumors. Cancer Genet Cytogenet. 68(2): 85–90, 1993
23. Wenig BM et al: Laryngeal and hypopharyngeal liposarcoma. A clinicopathologic study of 10 cases with a comparison to soft–tissue counterparts. Am J Surg Pathol. 14(2): 134–41, 1990
24. Evans HL et al: Atypical lipoma, atypical intramuscular lipoma, and well differentiated retroperitoneal liposarcoma: a reappraisal of 30 cases formerly classified as well differentiated liposarcoma. Cancer. 43(2): 574–84, 1979
25. Saunders JR et al: Liposarcomas of the head and neck: a review of the literature and addition of four cases. Cancer. 43(1): 162–8, 1979
26. Kindblom LG et al: Liposarcoma of the neck: a clinicopathologic study of 4 cases. Cancer. 42(2): 774–80, 1978

脂肪肉瘤

显微镜下特征和辅助技术

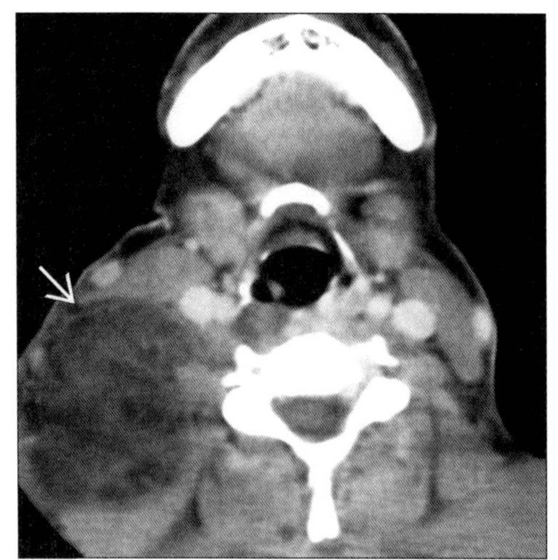

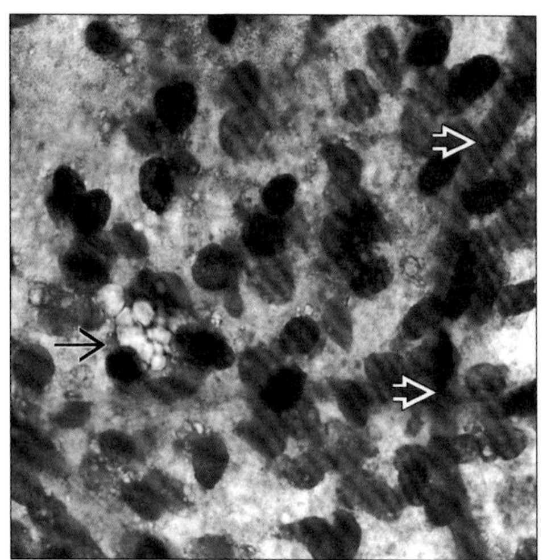

（左图）CT扫描见右侧颈后间隙典型的头颈部脂肪肉瘤➡。肿瘤主要由脂肪构成，间质中有许多细丝贯穿其中。（右图）一个脂肪母细胞➡在富含细胞成分的涂片中。标本取自前颈部或舌根区，细胞核被多泡胞质压缩，注意增生中的上皮➡

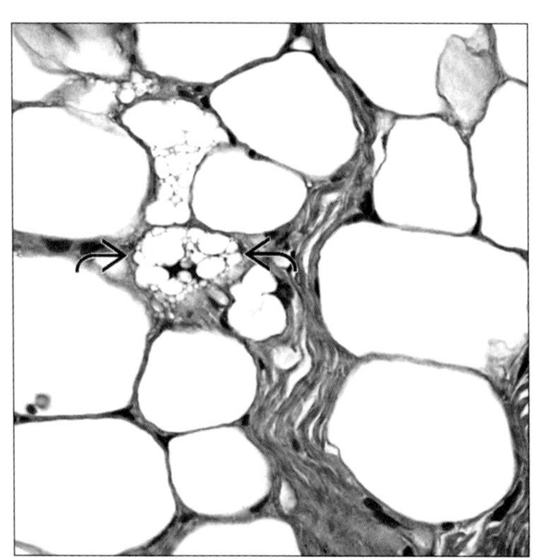

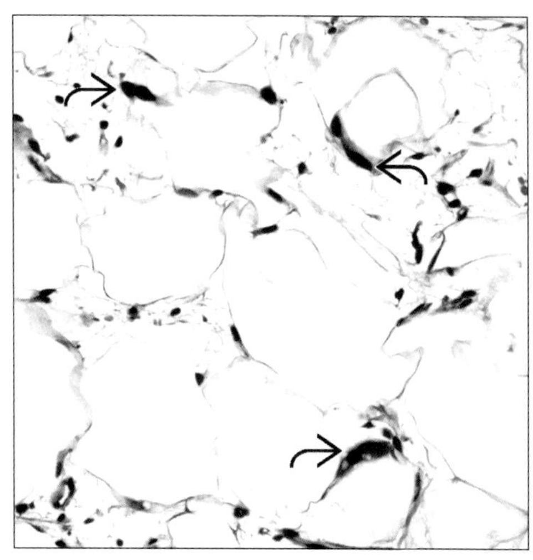

（左图）脂肪细胞巢和多泡的脂肪母细胞➡（脂滴清晰，并使胞核变形）构成的脂肪组织增生。细胞核位于中央或周边，胞核增大并深染。（右图）除脂肪母细胞的大小形状各异外，核多形性和深染➡可见于高分化脂肪肉瘤

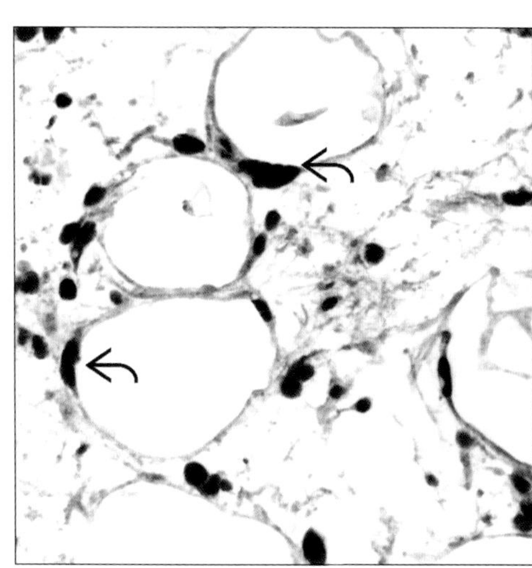

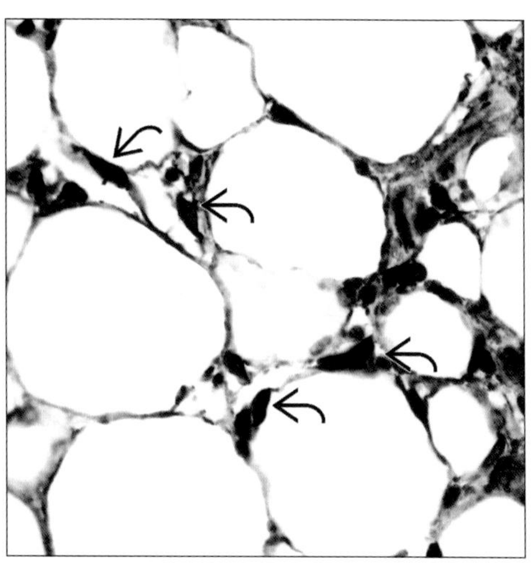

（左图）MDM2胞核显色➡见于WDLPS。MDM2是WDLPS（和去分化LPS）相对敏感和特异的标志物。MDM2在绝大多数良性脂肪源性肿瘤，特别是深部脂肪瘤中阴性。（右图）p16细胞核染色➡是诊断WDLPS的又一个有价值的标志物。p16见于多数（大于80%）WDLPS、脂肪瘤，特别是深部脂肪瘤中阴性

脂肪肉瘤

显微镜下特征和辅助技术

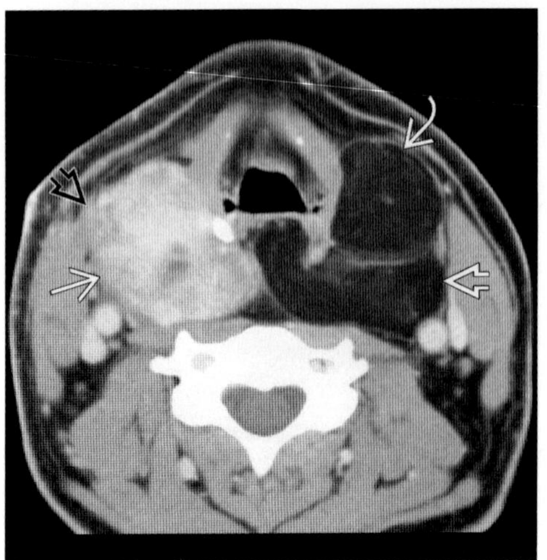

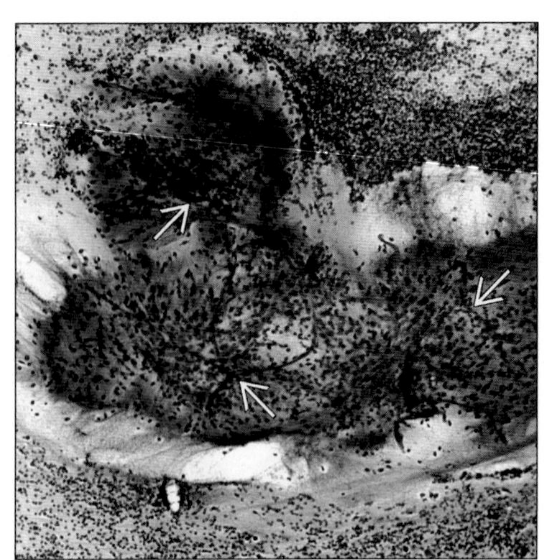

（左图）轴位增强CT可见边界清楚的咽后间隙肿物，右侧为结节增强➡，左侧主要显示脂肪密度➡。肿物左侧向前突出进入颌下间隙➡，将颌下腺抬高，右侧增强结节的前外侧界呈侵袭性生长➡。（右图）细胞涂片见细密的树枝样血管丛➡，是黏液型LPS的特征

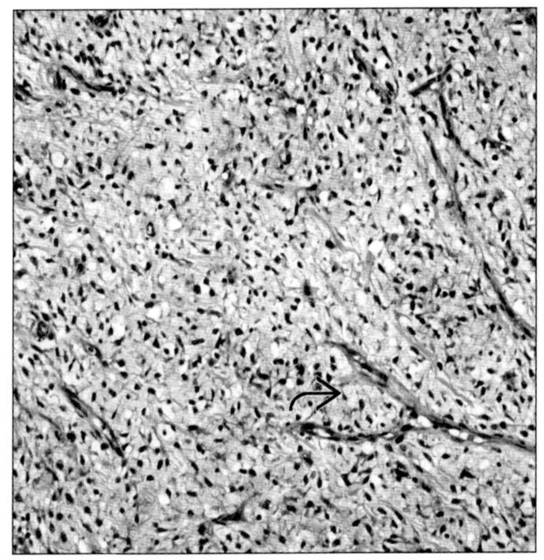

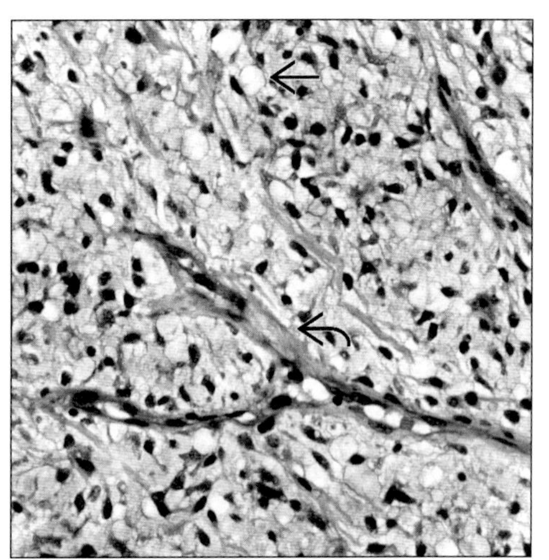

（左图）细胞黏液样病变伴树枝样（毛细血管样）血管丛➡，这种血管排列形式不出现在反应性和（或）良性病变。（右图）树枝样血管丛➡见于包括黏液型LPS的多种肉瘤。脂肪母细胞处于发育的不同阶段，可见印戒样细胞➡

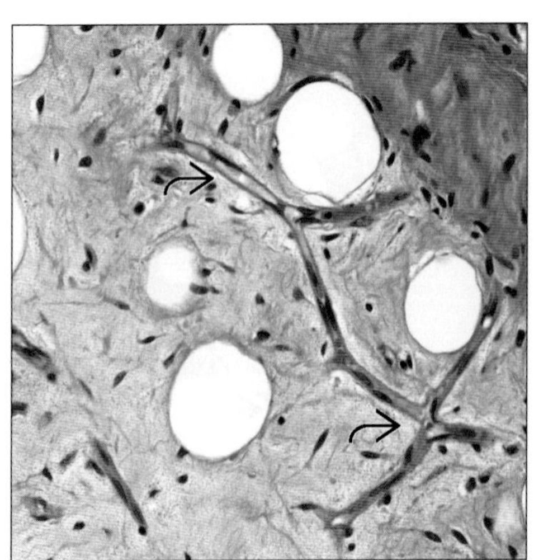

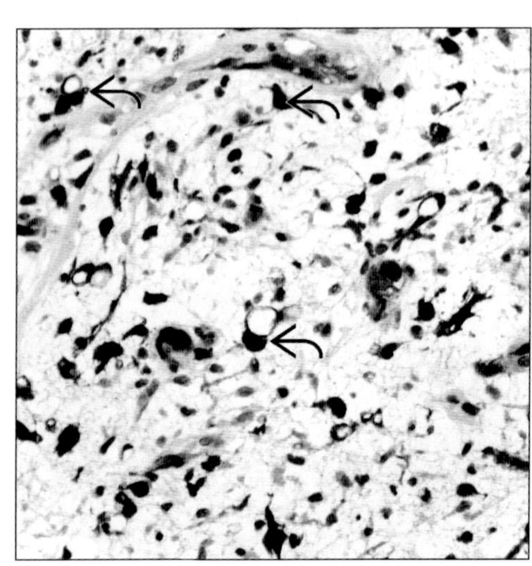

（左图）细胞较少的脂源性肿瘤，黏液样间质，外观相对温和的脂肪细胞，不伴核异型性和（或）成脂细胞，但细树枝状的毛细血管网➡支持诊断为LPS。（右图）p16胞核染色➡是诊断LPS的有价值的标记，且有助于区别WDLPS和脂肪瘤及其他具有黏液特征和纤细树枝样毛细血管网的肉瘤

脂肪肉瘤

显微镜下和免疫组织化学特征

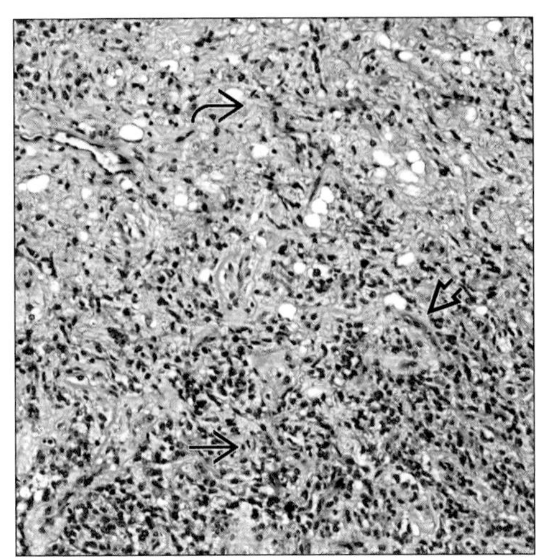

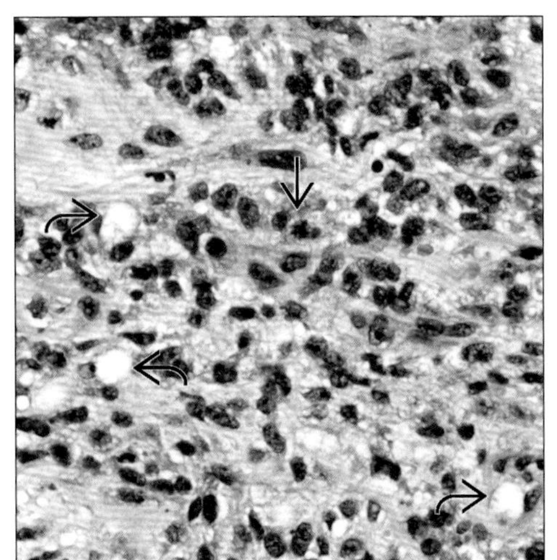

（左图）黏液型LPS➡向圆形细胞型LPS➡过渡。圆形细胞LPS可视作黏液型脂肪肉瘤的低分化形式，血管可见➡，但多数被细胞增生挤压。（右图）圆形细胞LPS的特征是密集的原始圆形细胞实体片，胞核浓染，核仁显著，颗粒样到空泡样胞质➡，有丝分裂增加➡

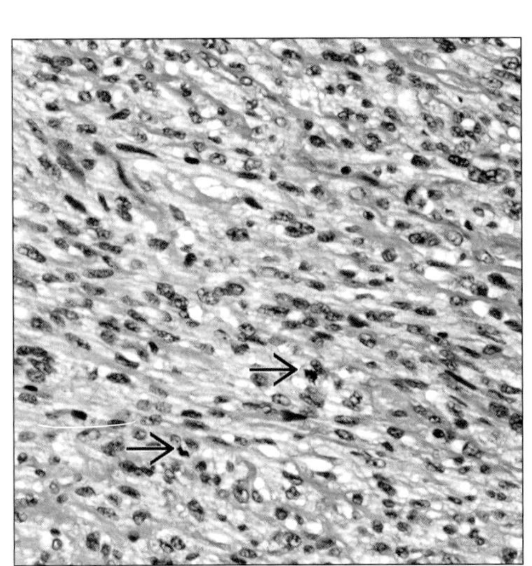

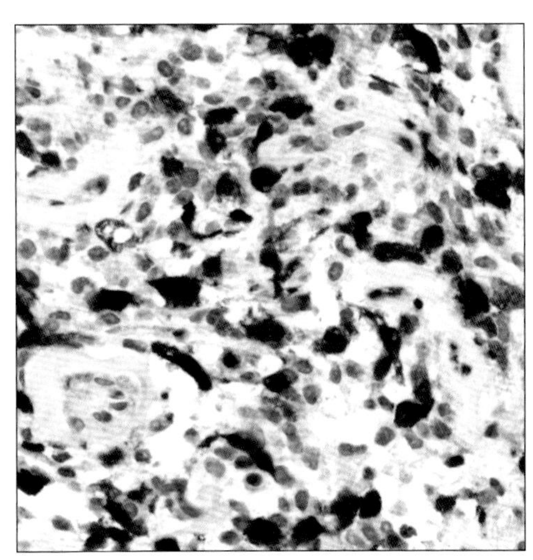

（左图）去分化LPS表现为组织学高级别肉瘤，有丝分裂象增加➡，伴有非脂源性肉瘤相似的组织学特征。组织学标志（未显示）是原发或复发肿瘤中出现从高分化LPS到非脂源性肉瘤的过渡。（右图）去分化LPS显示MDM2核染色，有助于与非脂源性肉瘤相鉴别

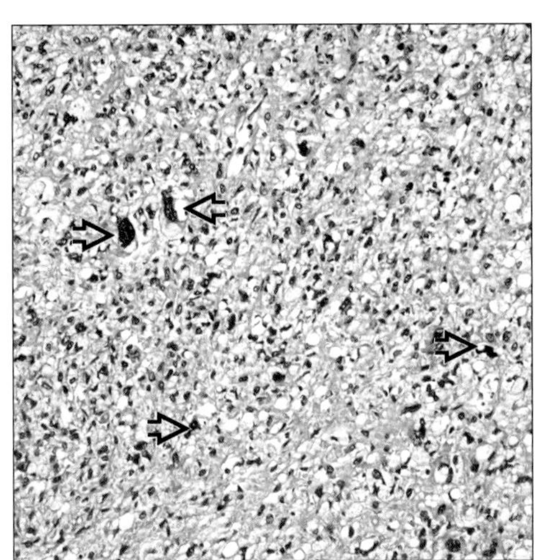

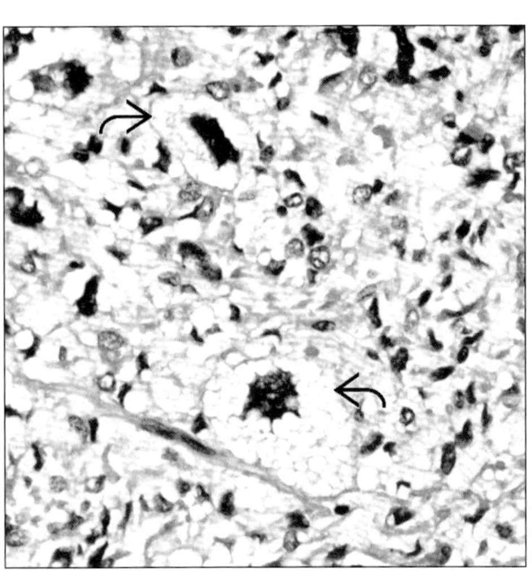

（左图）多形性LPS是一种由梭形细胞构成的富于细胞性病变，特征是空泡状胞质和显著多形性和核染色质浓染➡。（右图）多泡脂肪母细胞➡特征是1个（或更多）增大的浓染核被胞质液泡挤压。多形性LPS类似其他肉瘤，但脂肪母细胞是支持LPS诊断

第9章　甲状腺

钟　琦　郭　伟　译　　崔素萍　张　红　徐　仟　审校

先天性和遗传性疾病

感染性疾病

炎性免疫性功能障碍

反应性疾病

良性肿瘤

恶性肿瘤

甲状腺标本检查的方案

甲状舌管囊肿

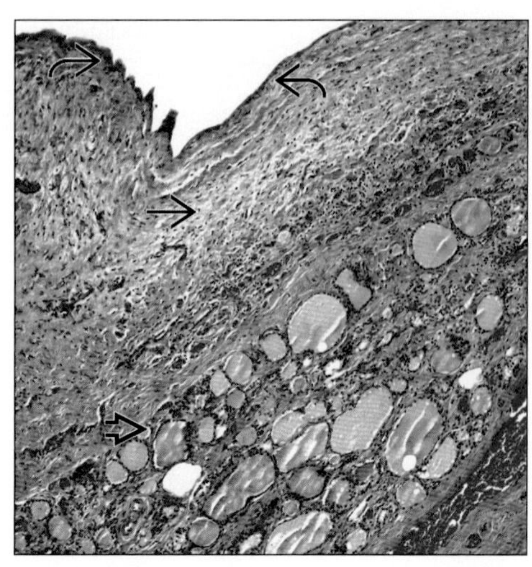

舌骨颈中线肿块病理组织切片显示，囊肿被覆立方及柱状上皮细胞➡，纤维组织性壁➡，以及囊壁内良性甲状腺细胞➡

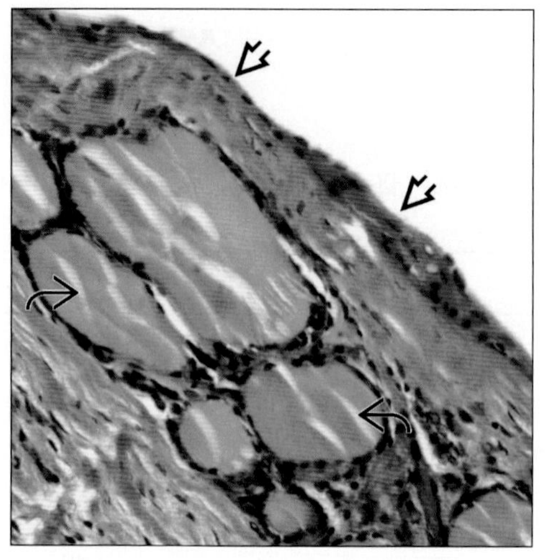

➡示位于囊肿复层立方上皮➡下的良性甲状腺滤泡内填充胶质。近25%的病例可见甲状腺组织

专业术语

缩写

- 甲状舌管囊肿（TGDC）

定义

- 颈前正中线甲状舌管的持续存在和囊性扩张

病因/发病机制

特发性

- 病因不明

甲状腺胚胎起源

- 甲状腺滤泡上皮由舌根处舌盲孔发育而来
  - 由中线向尾部迁移直至颈部正中正常解剖位置
- 沿甲状腺胚胎发育迁移途径形成
- 甲状舌管
  - 正常情况下妊娠第6 周时甲状舌管自行退化
  - 若退化不完全则可能会发展成囊肿

临床表现

流行病学

- 发病率
  - 5%~7%的人可能患有TGDC
  - 占先天性颈部肿瘤60%~70%
    - 为鳃裂囊肿的2倍
- 年龄
  - 年龄谱较广
    - 40岁以下多见
- 性别
  - 分布男女比例均等

部位

- 大部分（75%）位于颈前正中舌骨体正下方
  - 多与舌骨体粘连
  - 25%位于舌骨上，2%~4%位于舌根处
  - 偶见偏向一侧
    - 位于偏侧者易发生严重的炎性反应与纤维化
    - 颈外侧部少见（如颈静脉、颈动脉旁）
  - 可发生反复感染
    - 反复感染并开口于皮肤或咽部可继发瘘管形成

症状

- 无症状性颈前正中肿块
  - 随吞咽动作上下移动
  - 炎症及感染的TGDC可能会有疼痛与压痛
  - 新生儿外源性气管压迫可能会引起
    - 呼吸困难
    - 发绀
    - 呼吸压迫

治疗

- 外科术式
  - 首选手术切除（Sistrunk术式）
  - Sistrunk术式步骤
    - 囊肿完整切除
    - 切除1/3舌骨体
    - 舌骨上切除至舌盲孔（舌根处）

预后

- 手术治疗预后良好
  - 复发率低

甲状舌管囊肿

要点

专业术语
- 颈前正中线甲状舌管的持续存在和囊性扩张

临床表现
- 各年龄层均可发生，主要见于40岁以下
- 大部分（75%）位于颈前正中舌骨体正下方
  - 多与舌骨体粘连
- 无症状性颈前正中肿块
- 手术治疗预后良好，复发率低
- 首选手术切除（Sistrunk术式）
  - Sistrunk术式步骤
    - 囊肿完整切除
    - 切除1/3舌骨体
    - 舌骨上切除至舌盲孔（舌根处）

组织病理学检查
- 非炎性囊肿镜下可见
  - 呼吸道（柱状）上皮，有时也有鳞状上皮
- 炎性囊肿可能会导致化生
  - 鳞状上皮
- 甲状腺组织在囊壁上的出现率
  - 与标本的范围有关
  - 通常情况下25%以上的病例镜下可见甲状腺细胞组织
- TGDC癌变罕见
  - 大部分为甲状腺乳头状癌
  - 乳头状癌可由细针穿刺活检确诊
  - 确诊基于对细胞核改变的诊断

影像学检查

X线检查
- 颈前正中线圆形或细长囊性病变
- 可能出现舌骨体软骨结构扩张和（或）破坏
- 频闪扫描下少见完整的甲状腺滤泡组织

CT检查
- 颈前正中线处囊性肿块见结节型软组织赘生物
  - 可能提示TGDC甲状腺乳头状癌发生

大体检查

总体特征
- 囊壁光滑
- 囊内容物含透明黏液
  - 感染性囊肿含脓性黏液

尺寸
- 通常小于2cm

组织病理学检查

组织学特征
- 非炎性囊肿，衬覆上皮
  - 呼吸道（柱状）上皮，有时也有鳞状上皮
- 炎性囊肿，衬覆上皮
  - 继发性鳞状上皮化生
- 甲状腺组织在囊壁上的出现率
  - 与标本的范围有关
    - 通常约25%的病例可见甲状腺组织
    - 甲状腺组织可以是正常的、增生的、结节型的或肿瘤性的
- 囊壁可见纤维化及慢性炎症细胞
- 少见胆固醇性肉芽肿
- TGDC可能继发良性或恶性肿瘤病变
  - 良性肿瘤包括
    - 滤泡性腺瘤
  - 恶性肿瘤包括
    - 乳头状癌
    - 滤泡性癌
    - 其他
  - TGDC癌变罕见
    - 大部分为甲状腺乳头状癌
  - TGDC基础上发生的甲状腺乳头状癌
    - 女性比男性多见
    - 发病年龄广泛（1~80岁）
    - 甲状腺乳头状癌为最常见病理学类型
    - 与甲状腺源性的乳头状癌治疗方法相似
    - 与甲状腺原发的乳头状癌的预后相似或更好
    - 可能复发或出现转移
    - 极少致死
  - 基于TGDC发生的其他类型肿瘤罕见，包括
    - 鳞状（上皮样）细胞癌：囊肿衬覆上皮较甲状腺组织更易发生鳞状细胞癌变
    - 未分化（间变性）甲状腺癌
  - 包括不发生在TGDC的髓样癌的C细胞相关病变
    - C细胞的胚胎学起源与滤泡上皮细胞不同
    - C细胞由后鳃器沿神经嵴发育而来，而不经过舌根处的盲孔
    - C细胞迁移至甲状腺侧叶
    - C细胞并不沿颈中线迁移
    - C细胞起源病变包括髓样癌不发生于甲状腺峡部

辅助检查

细胞学
- TGDC细胞学涂片检查
  - 细胞密度低
  - 炎症细胞在数量上多于上皮细胞
    - 常见较多的炎症细胞，尤其是成熟淋巴细胞
  - 可能出现鳞状上皮或呼吸上皮
- 乳头状癌可由细针穿刺活检确诊

甲状舌管囊肿

- 诊断的依据为细胞核改变，包括
  - 细胞核大小和形状变异
  - 光镜下呈透明甚至弥散的核染色质
  - 核拥挤，核重叠
  - 核沟
  - 核内包涵体

鉴别诊断

鳃裂囊肿

- 通常位于颈外侧而不是颈正中线
- 不与舌骨体粘连
- 无甲状腺滤泡组织

颈部胸腺囊肿

- 通常不位于舌骨体处或不与舌骨体粘连
- 可见胸腺组织
- 无甲状腺滤泡组织

转移性（囊性）甲状腺乳头状癌

- 可见与TGDC相关的乳头状癌
  - 必须排除由正常甲状腺位置的甲状腺乳头状癌转移而来的可能性
- 可见从TGDC细胞到乳头状癌的过渡区
  - 支持乳头状癌原发于TGDC
  - 无共同发现
- 原发于TGDC的肿瘤与转移性乳头状癌的鉴别
  - 诊断依据
    - 临床特点
    - 影像学评估
  - 原发性与转移性乳头状癌在组织学上表现相同

参考文献

1. Shvili I et al: Cholesterol granuloma in thyroglossal cysts: a clinicopathological study. Eur Arch Otorhinolaryngol. 266(11): 1775–9, 2009
2. Ahuja AT et al: Imaging for thyroglossal duct cyst: the bare essentials. Clin Radiol. 60(2): 141–8, 2005
3. Aluffi P et al: Papillary thyroid carcinoma identified after Sistrunk procedure: report of two cases and review of the literature. Tumori. 89(2): 207–10, 2003
4. Dedivitis RA et al: Thyroglossal duct: a review of 55 cases. J Am Coll Surg. 194(3): 274–7, 2002
5. Doshi SV et al: Thyroglossal duct carcinoma: a large case series. Ann Otol Rhinol Laryngol. 110(8): 734–8, 2001
6. Josephson GD et al: Thyroglossal duct cyst: the New York Eye and Ear Infirmary experience and a literature review. Ear Nose Throat J. 77(8): 642–4, 646–7, 651, 1998
7. Hama Y et al: Squamous cell carcinoma arising from thyroglossal duct remnants: report of a case and results of immunohistochemical studies. Surg Today. 27(11): 1077–81, 1997
8. Batsakis JG et al: Thyroid gland ectopias. Ann Otol Rhinol Laryngol. 105 (12): 996–1000, 1996
9. Deshpande A et al: Squamous cell carcinoma in thyroglossal duct cyst. J Laryngol Otol. 109(10): 1001–4, 1995
10. Chen KT: Cytology of thyroglossal cyst papillary carcinoma. Diagn Cytopathol. 9(3): 318–21, 1993
11. Kashkari S: Identification of papillary carcinoma in a thyroglossal cyst by fine–needle aspiration biopsy. Diagn Cytopathol. 6(4): 267–70, 1990
12. Pelausa ME et al: Sistrunk revisited: a 10–year review of revision thyroglossal duct surgery at Toronto's Hospital for Sick Children. J Otolaryngol. 18(7): 325–33, 1989
13. Katz AD et al: Thyroglossal duct cysts. A thirty year experience with emphasis on occurrence in older patients. Am J Surg. 155(6): 741–4, 1988
14. LiVolsi VA et al: Carcinoma arising in median ectopic thyroid (including thyroglossal duct tissue). Cancer. 34(4): 1303–15, 1974
15. Jaques DA et al: Thyroglossal tract carcinoma. A review of the literature and addition of eighteen cases. Am J Surg. 120(4): 439–46, 1970

甲状舌管囊肿

影像学和显微镜下特征

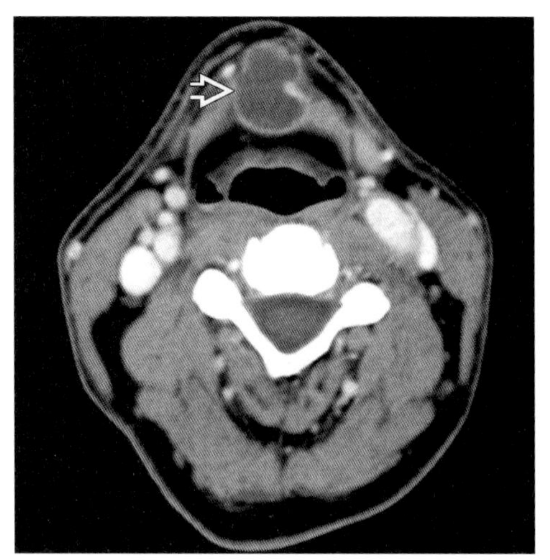

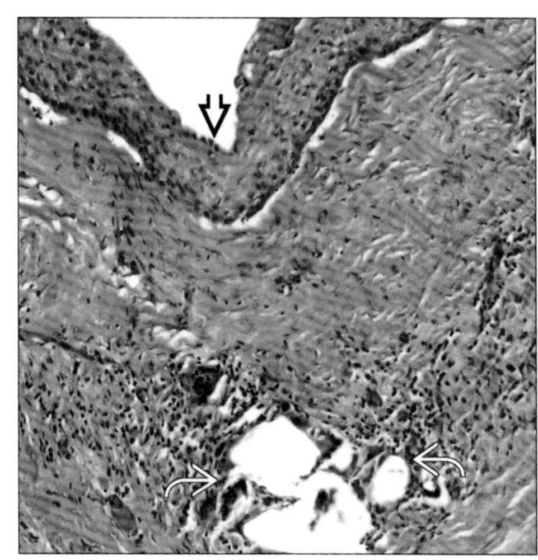

（左图）轴位CT示叶状低密度肿块影，在舌骨水平镶嵌于带状肌内，延伸至会厌前间隙，与气道无直接连接。（右图）囊肿可反复感染导致鳞状上皮化生，囊壁纤维化，及胆固醇性肉芽肿形成，未见甲状腺组织。甲状腺组织的检出可能需要更大范围的切除标本

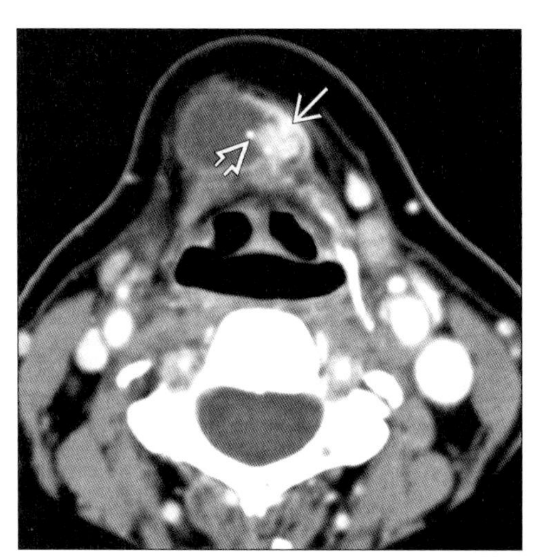

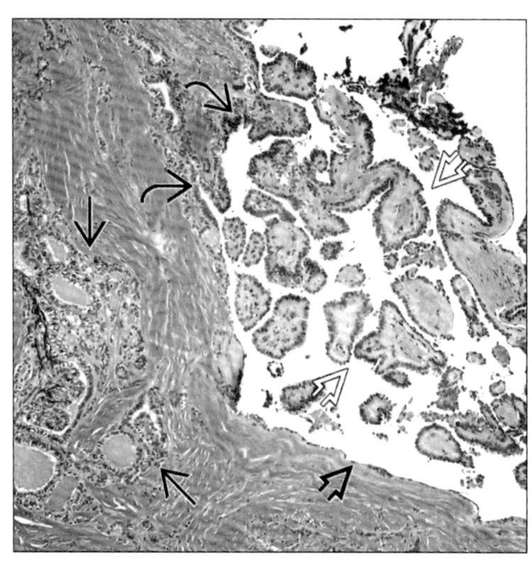

（左图）轴位CT示颈中线舌骨水平囊实性肿块，增强结节显示钙化灶，高度提示发生在TGDC的甲状腺乳头状癌。（右图）TGDC起源的乳头状癌示从非肿瘤性囊肿衬覆上皮组织到肿瘤性囊肿衬覆上皮组织的过渡，以及囊内乳头状生长，囊壁内亦可见癌组织

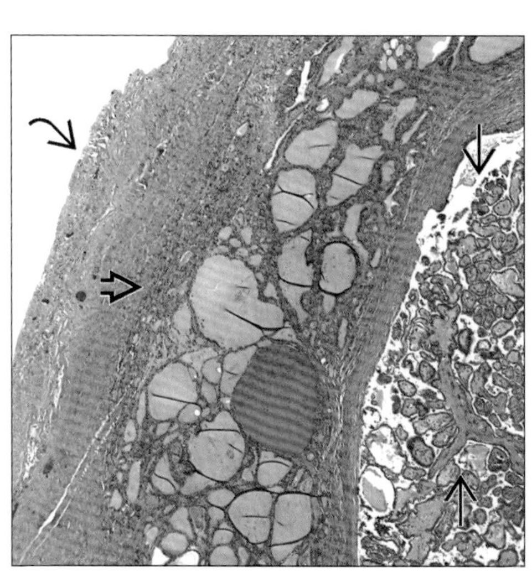

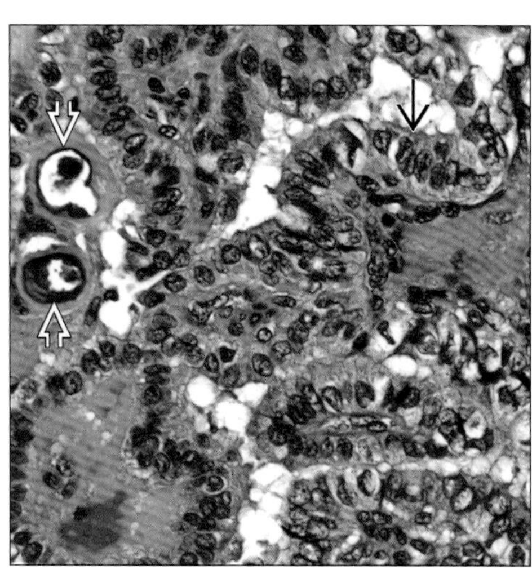

（左图）TGDC起源的乳头状癌示良性囊肿上皮，囊壁内良性甲状腺组织，囊壁深处甲状腺乳头状癌组织。（右图）示乳头状癌核诊断性特征，包括大小和形状改变，光镜下透明至扩散的核染色质，核拥挤，核重叠，核沟，还可见沙砾小体

异位甲状腺

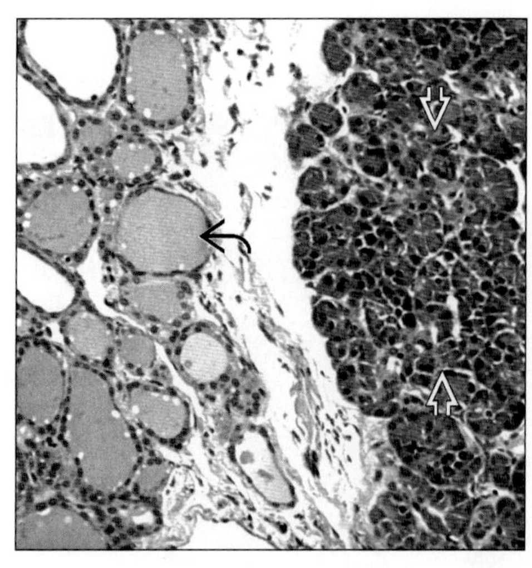

可见胰腺内➡异位甲状腺组织↩，缺乏乳头状癌的特征。此患者拥有正常位置的甲状腺，并且没有显著的病变（如滤泡状癌等）

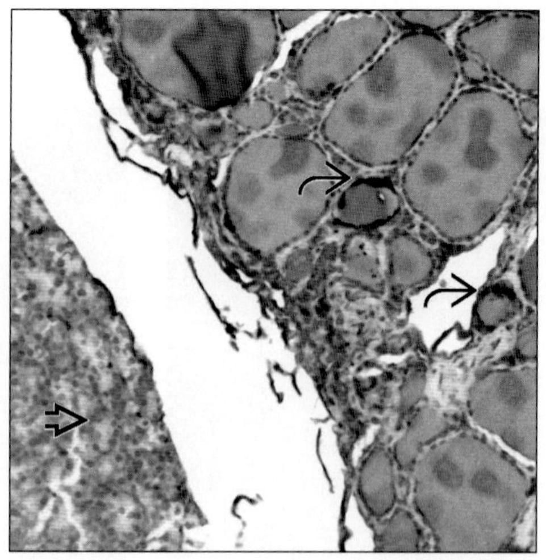

胰腺内甲状腺组织对甲状腺球蛋白免疫反应阳性↪，确认此为甲状腺组织。胰腺实质甲状腺球蛋白阴性➡

专业术语

别名

- 迷走性甲状腺残余
- 甲状腺异位
- 甲状腺迷离瘤

定义

- 正常甲状腺实质存在于除颈部正常位置以外的其他部位

病因/发病机制

异常发育

- 异位甲状腺组织可能代表甲状腺从盲孔下降失败
- 少数情况下，异位发生于甲状腺在异常部位的分化
- 甲状腺完全或部分发育不全极其少见
- 罕见家族性异位甲状腺

甲状腺胚胎起源

- 甲状腺滤泡上皮由舌根处舌盲孔发育而来
  - 由中线向尾部迁移直至到达颈正中部正常解剖位置
  - 迁移失败可能导致异位发生于颈中线，上自舌盲孔，下至胸骨切迹任何部位
- 甲状腺神经内分泌细胞（C细胞）由神经嵴发育而来
  - 迁移至位于第3~4鳃囊的后鳃体
  - C细胞迁移只发生于甲状腺外侧叶
  - C细胞并不迁移至颈正中线
    - 甲状腺峡部不存在C细胞

临床表现

流行病学

- 发病率
  - 罕见
- 年龄
  - 任何年龄
- 性别
  - 性别分布均匀

部位

- 异位甲状腺可发生于从舌（舌根处的舌盲孔）到锁骨上切迹（正常腺体位置）的任何部位
- 排除甲状舌管囊肿，异位甲状腺少见
  - 几乎仅见于舌骨上区，通常位于或靠近颈正中线
  - 大部分甲状腺异位位于舌根处（即舌甲状腺）
  - 其他位置包括
    - 蝶鞍
    - 下颌下腺区域
    - 喉、气管
    - 纵隔（位于上纵隔的异位甲状腺比位于下纵隔的异位甲状腺要多）
    - 主动脉弓、心包、心脏
    - 食管
  - 更多远处异位甲状腺组织位置包括
    - 肝胆系统（肝脏、肝门、胆囊、胆管）
    - 胰腺
    - 肾上腺
    - 腹膜后腔
    - 阴道和腹股沟区
    - 卵巢甲状腺组织（即卵巢甲状腺肿）
  - 罕见双重甲状腺异位，包括同一个患者不同部位甲状腺异位

异位甲状腺

要点

专业术语

- 甲状腺实质出现在除颈部正常位置外的其他部位
- 异位甲状腺组织可能代表甲状腺从盲孔下降失败
- 甲状腺滤泡上皮由舌根处舌盲孔发育而来
- 由中线向尾部迁移直至到达颈正中部正常解剖位置

临床表现

- 异位甲状腺可见于从舌（舌根处的舌盲孔）到锁骨上切迹（正常腺体位置）的任何部位
- 排除TGDC，异位甲状腺少见，通常仅见于位于或靠近中线的锁骨上区
- 大部分异位甲状腺位于舌根处（即舌甲状腺）
- 罕见双重甲状腺异位，包括同一个患者不同部位甲状腺异位
- 一般情况下异位甲状腺组织为良性
  - 亦可发生恶性肿瘤，包括乳头状癌和滤泡状癌

组织病理学检查

- 看似正常的甲状腺组织（填充胶质的滤泡）
- 未见神经内分泌C细胞

  - 原位甲状腺可能存在，也可能缺失
    - 异位甲状腺组织可能意味着只有甲状腺组织的存在

症状

- 排除TGDC与舌甲状腺，大部分异位甲状腺无症状
- 临床表现与位置相关，包括
  - 局部梗阻
  - 肿块病变表现
  - 喘鸣
  - 出血
  - 心脏杂音，和（或）巨大心脏肿块，类似心脏肿瘤

实验室检查

- 可出现甲状腺功能异常，包括甲亢、甲减

预后

- 一般情况下异位甲状腺组织为良性
  - 亦可发生不同类型的恶性肿瘤，包括乳头状癌和滤泡状癌

组织病理学检查

组织学特征

- 看似正常的甲状腺组织（填充胶质的滤泡）
- 未见神经内分泌C细胞
- 未见甲状腺乳头状瘤的细胞形态学特征
- 位于淋巴结的甲状腺组织
  - 对于淋巴结中是否存在良性甲状腺包含物以及所有淋巴结中的甲状腺组织是否代表转移性甲状腺乳头状癌有所争议
  - 淋巴结中可能存在良性甲状腺组织，但有严格的诊断标准
    - 淋巴结位于颈正中线或位于颈静脉内侧
    - 甲状腺组织位于淋巴结被膜内，并且未见于多个淋巴结和（或）取代淋巴结实质
    - 细胞学表现温和，无乳头状癌的组织学特征
    - 未见原发性乳头状癌
    - 值得注意的是，无*BRAF 600E*基因突变，该基因被视为乳头状癌的高度特异性生物标志物，并且已经被用于甲状腺包含物形态学的鉴定
  - 即使符合上述标准，对淋巴结内良性甲状腺包含物的诊断必须小心，因为这些病灶可能代表转移性甲状腺乳头状癌
- 甲状腺周围软组织内的甲状腺组织
  - 颈部骨骼肌组织与脂肪组织亦可见正常甲状腺组织
    - 表示发育异常，可能被误认为恶性
    - 骨骼肌内甲状腺组织通常与甲状腺峡部有关
    - 可于多种甲状腺组织病变内见到成熟脂肪组织

辅助检查

免疫组织化学

- 甲状腺球蛋白、TTF-1阳性
- 细胞角蛋白阳性
- 降钙素和神经内分泌标志物阴性

鉴别诊断

转移性甲状腺乳头状癌

- 显示核诊断性特征
- 任何大血管（如颈静脉、颈动脉）附近的淋巴结内的甲状腺组织均为转移性甲状腺乳头状癌转移
  - 即使缺乏明确的核形态特征也应考虑恶性转移可能
- 因其他原因而做的颈淋巴结清扫有时可发现淋巴结转移
  - 其他头颈肿瘤的颈淋巴结清扫分期（如黏膜鳞状细胞癌）
- 在有甲状腺乳头状癌存在时
  - 异位尤其是出现在淋巴结的甲状腺很可能为转移性病变

纵隔甲状腺（胸骨后甲状腺肿）

- 表示肿大的甲状腺从正常位置延伸至纵隔（胸骨下或胸骨后）
- 多发性结节性甲状腺肿倾向于沿筋膜平面向下迁移
- 大部分中纵隔甲状腺肿为良性（腺瘤样结节）
  - 亦可在纵隔甲状腺组织中发现恶性甲状腺组织（乳头状癌、滤泡状癌、未分化癌）

异位甲状腺

- 纵隔甲状腺肿对甲状腺一直无影响，需要手术切除
  - 因为纵隔内甲状腺可能突然增大引起气道压迫或梗阻，胸腔内的甲状腺肿需要外科手术切除

寄生性甲状腺结节（颈外侧异位甲状腺）

- 代表部分肿大的甲状腺结节
  - 与主体甲状腺相分离的、位于其周围颈部软组织内的甲状腺结节
    - 异常组织通过细纤维与甲状腺相连，而这在外科手术中难以发现
    - 由于位置远离甲状腺，容易误诊为恶性
  - 病理发现可能包括腺瘤结节和（或）淋巴细胞性甲状腺炎
    - 勿将淋巴细胞性甲状腺炎的甲状腺组织描述成是位于淋巴结内
    - 容易误诊为转移性乳头状癌
    - 可能会出现慢性淋巴细胞性甲状腺炎淋巴结的特征性改变：缺乏被膜下窦
- 诊断要点
  - 甲状腺组织经鉴别与淋巴结无关
  - 异常甲状腺组织未见乳头状癌的组织形态学特征

人工种植

- 甲状腺组织（正常的或增生的）与颈部甲状腺没有联系
  - 可能由于手术或偶然外伤所致
  - 这种情况下通常有显著的纤维化反应和（或）与甲状腺组织有关的缝线

参考文献

1. Chawla M et al: Dual ectopic thyroid: case series and review of the literature. Clin Nucl Med. 32(1): 1-5, 2007
2. Huang TS et al: Dual thyroid ectopia with a normally located pretracheal thyroid gland: case report and literature review. Head Neck. 29(9): 885-8, 2007
3. Mojica WD et al: Presence of the BRAF V600E point mutation in morphologically benign appearing thyroid inclusions of cervical lymph nodes. Endocr Pathol. 17(2): 183-9, 2006
4. Shuno Y et al: Ectopic thyroid in the adrenal gland presenting as cystic lesion. Surgery. 139(4): 580-2, 2006
5. Bowen-Wright HE et al: Ectopic intratracheal thyroid: an illustrative case report and literature review. Thyroid. 15(5): 478-84, 2005
6. Leon X et al: Incidence and significance of clinically unsuspected thyroid tissue in lymph nodes found during neck dissection in head and neck carcinoma patients. Laryngoscope. 115(3): 470-4, 2005
7. Maino K et al: Benign ectopic thyroid tissue in a cutaneous location: a case report and review. J Cutan Pathol. 31(2): 195-8, 2004
8. Ghanem N et al: Ectopic thyroid gland in the porta hepatis and lingua. Thyroid. 13(5): 503-7, 2003
9. Ihtiyar E et al: Ectopic thyroid in the gallbladder: report of a case. Surg Today. 33(10): 777-80, 2003
10. Williams RJ et al: Ectopic thyroid tissue on the ascending aorta: an operative finding. Ann Thorac Surg. 73(5): 1642-3, 2002
11. Ey ü boğlu E et al: Ectopic thyroid in the abdomen: report of a case. Surg Today. 29(5): 472-4, 1999
12. Shiraishi T et al: Ectopic thyroid in the adrenal gland. Hum Pathol. 30(1): 105-8, 1999
13. Jamshidi M et al: Ectopic thyroid nodular goiter presenting as a porta hepatis mass. Am Surg. 64(4): 305-6, 1998
14. Batsakis JG et al: Thyroid gland ectopias. Ann Otol Rhinol Laryngol. 105(12): 996-1000, 1996
15. Bando T et al: Ectopic intrapulmonary thyroid. Chest. 103(4): 1278-9, 1993
16. Salam MA: Ectopic thyroid mass adherent to the oesophagus. J Laryngol Otol. 106(8): 746-7, 1992
17. al-Hajjaj MS: Ectopic intratracheal thyroid presenting as bronchial asthma. Respiration. 58(5-6): 329-31, 1991
18. Carmi D et al: Ectopic thyroid in siblings. J Endocrinol Invest. 14(2): 151, 1991
19. Ogden CW et al: Intratracheal thyroid tissue presenting with stridor. A case report. Eur J Cardiothorac Surg. 5(2): 108-9, 1991
20. Takahashi T et al: Ectopic thyroid follicles in the submucosa of the duodenum. Virchows Arch A PatholAnat Histopathol. 418(6): 547-50, 1991
21. Richmond I et al: Intracardiac ectopic thyroid: a case report and review of published cases. Thorax. 45(4): 293-4, 1990
22. Snyder RW et al: Spontaneous hemorrhage of an ectopic mediastinal thyroid. Chest. 98(6): 1548, 1990
23. Hall TS et al: Substernal goiter versus intrathoracic aberrant thyroid: a critical difference. Ann Thorac Surg. 46(6): 684-5, 1988
24. Kaplan M et al: Ectopic thyroid gland. A clinical study of 30 children and review. J Pediatr. 92(2): 205-9, 1978
25. LiVolsi VA et al: Carcinoma arising in median ectopic thyroid (including thyroglossal duct tissue). Cancer. 34(4): 1303-15, 1974

异位甲状腺

显微镜下特征和鉴别诊断

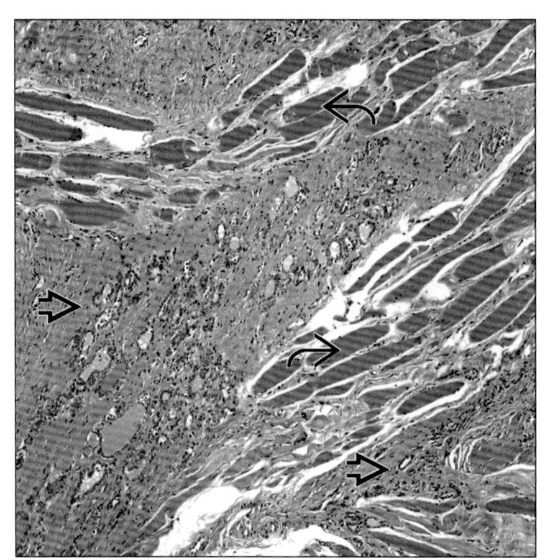

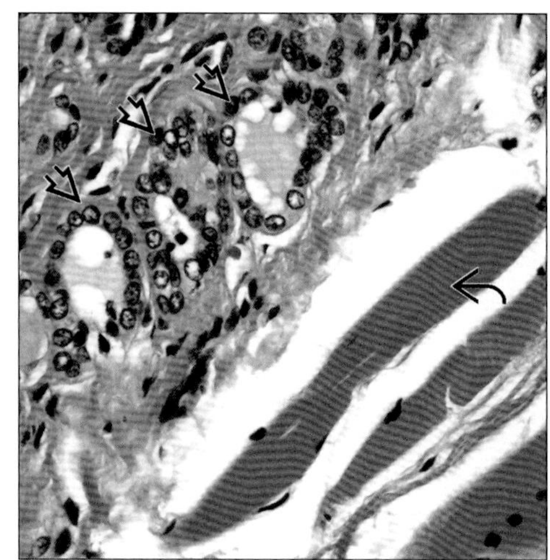

（左图）甲状腺滤泡上皮[⇨]位于腺体外骨骼肌内[⤻]，是一种正常的发育表现，典型者见于甲状腺峡部。（右图）位于骨骼肌内[⤻]的甲状腺滤泡上皮[⇨]，形态正常，缺乏乳头状癌的核改变特征，而且，没有证据显示甲状腺内存在滤泡细胞癌，后者可能包括甲状腺外侵袭

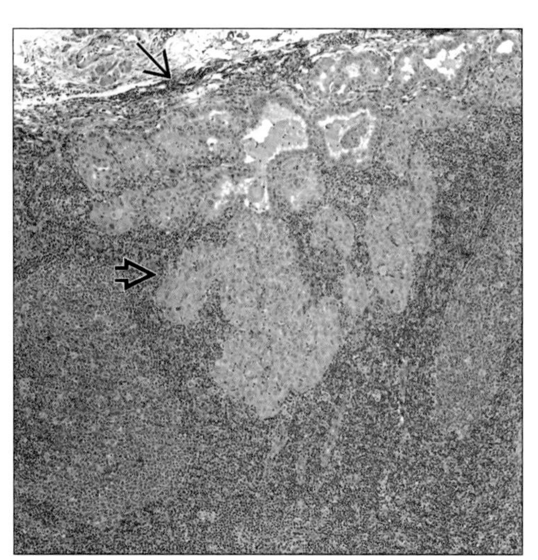

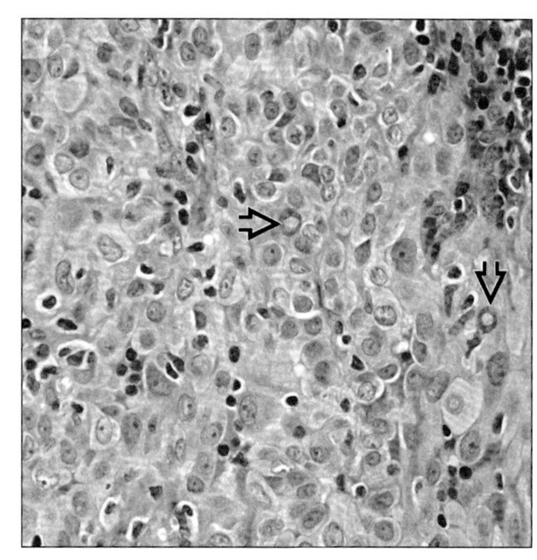

（左图）淋巴结转移性甲状腺乳头状癌显示肿瘤组织位于被膜下[→]，可见大量病变组织[⇨]，延伸进淋巴结实质，这些表现远远超过淋巴结内甲状腺组织的诊断标准。（右图）可见典型的乳头状癌细胞核改变，包括核增大，大小和形态不一，染色质弥散，核沟，[⇨]示核内容物

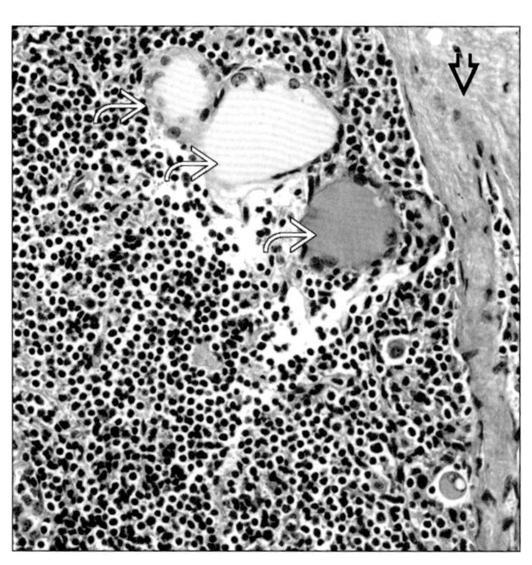

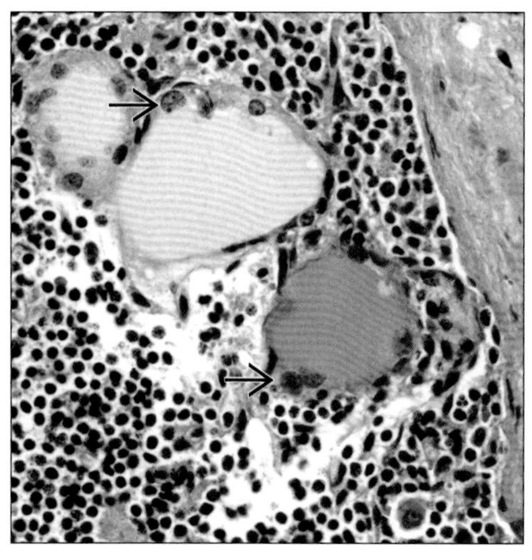

（左图）淋巴结内见3个填充胶质的甲状腺滤泡[➡]，位于淋巴结实质内，而不是被膜内[⇨]。（右图）[→]所示的细胞核并不能诊断乳头状癌，尽管病变较小，而且缺乏诊断性核形态特征，但根据病变累及实质（而不是被膜内）仍可诊断为转移性甲状腺乳头状癌，同侧原发性乳头状癌（本图未示）

实体细胞巢

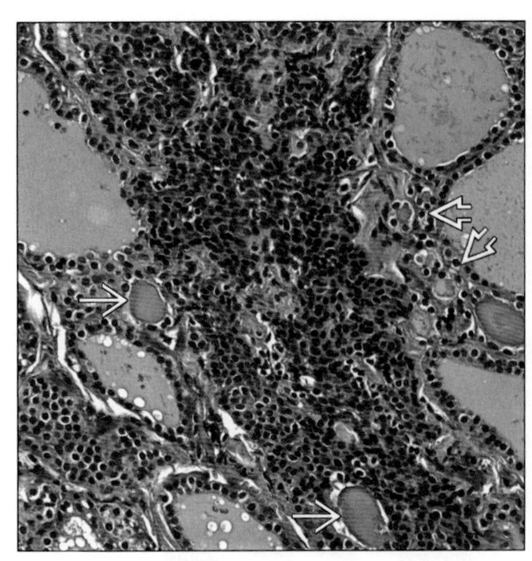

可见滤泡间分布有边界清楚的成簇上皮细胞，其间夹带小滤泡➡，⇨示C细胞

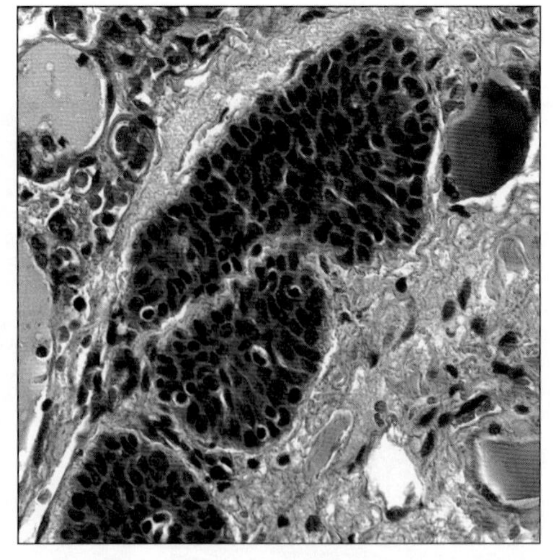

在很多实体细胞巢中，上皮细胞排列紧凑，并被基底膜包围，未见细胞异型性和有丝分裂

专业术语

缩写

- 实体细胞巢（SCN）
- 后鳃体（UBB）

定义

- 与甲状腺C细胞发育相关的小部分后鳃体残留

病因/发病机制

发病机制

- 可能由鳃囊残留发育而来
- 可能由后鳃体残留内胚层发育而来
  - SCN中夹杂有高密度的C细胞

临床表现

流行病学

- 发病率
  - 如果寻找的话，可见于所有甲状腺组织
  - 在25%的甲状腺组织中可偶然发现
- 年龄
  - 任何年龄
- 性别：
  - 性别分布均匀

部位

- 双侧甲状腺叶上中1/3的后内侧和外侧区域

症状

- 为广泛切除标本中的偶然发现
- 某些患者的发病率较高
  - 慢性淋巴细胞性甲状腺炎

大体检查

取材

- 甲状腺叶中上1/3，表面至后外侧区
- 需要用到多步骤，连续切片法

大小

- 小于0.1cm（仅见于光镜下）
  - 最大径：50~1000μm

组织病理学检查

组织学特征

- 滤泡间分布，有边界清晰的细胞巢
  - 其内常夹杂有滤泡上皮
- 不规则巢状、簇状或分叶状紧密排列
  - 其外包绕明显的嗜酸性基底膜
- 小上皮细胞，卵圆形到多边形，少见梭形
  - 其内可见C细胞增生
  - 这些细胞内含颗粒状细胞质
- 病变可能部分呈囊性（大于55%）
  - 自相矛盾的命名：实性细胞巢可以为囊性
  - 大的囊肿类似鳃裂囊肿
- 细胞核呈卵圆形，染色质分布均匀，细颗粒状
  - 常见纵行核沟
  - 核仁缺失或不明显
- 未见角化或细胞间桥
- 嗜双色性细胞质
  - 偶见透明细胞
- 变性可能导致黏蛋白卡红染色阳性的黏液性物质和凝结物形成
  - 上皮细胞巢内有时可见杯状细胞
  - 不常见纤毛柱状细胞
- 罕见软骨组织

实体细胞巢

要点

专业术语
- 与甲状腺C细胞发育相关的小部分后鳃体残留

临床表现
- 双侧甲状腺叶上中1/3的后内侧和外侧区域

组织病理学检查
- 最大径：50~1000μm
- 滤泡间分布有边界清晰的细胞巢
- 小上皮细胞，卵圆形到多边形
- 细胞核呈卵圆形，染色质分布均匀、细颗粒状
- 常见纵行核沟
- 未见角化或细胞间桥
- SCN中夹杂有高密度的C细胞

辅助检查
- p63、pCEA阳性，甲状腺球蛋白、TTF-1阴性

辅助检查

免疫组织化学
- 强阳性：p63、pCEA、高分子量和低分子量角蛋白、神经素、生长抑素、半孔凝素-3
- 不同程度阳性：嗜酪素-A、突触素、降钙素、降钙素基因相关多肽、神经特异性烯醇化酶
  - 特殊强调细胞巢内的C细胞
- 阴性：甲状腺球蛋白、TTF-1、HBME1

电镜
- 可见仅分布于C细胞的电子致密分泌性颗粒

鉴别诊断

鳞状上皮化生
- 腺体内多灶性分布，可见细胞间桥和蛋白角化
- 通常合并其他症状（慢性淋巴细胞性甲状腺炎、癌等）

乳头状癌
- 镜下呈实性或囊性
- 可见重度硬化和促纤维组织增生的浸润型
- 增大重叠的细胞，可见核沟，轮廓不规则，核内可见细胞质包涵体
- 甲状腺球蛋白、TTF-1阳性

组织学相关
- 正常胸腺组织（Hassall 小体、淋巴样组织）、甲状旁腺（细胞质可见，边界清晰）和唾液腺组织
- 组织学上与SCN不同

转移性鳞状细胞癌
- 位于淋巴结内，明显多形性，可见有丝分裂象，可见角化与细胞间桥

参考文献

1. Reis-Filho JS et al: p63 expression in solid cell nests of the thyroid: further evidence for a stem cell origin. Mod Pathol. 16(1): 43-8, 2003
2. Cameselle-Teijeiro J et al: Solid cell nests of the thyroid: light microscopy and immunohistochemical profile. Hum Pathol. 25(7): 684-93, 1994
3. Mizukami Y et al: Solid cell nests of the thyroid. A histologic and immunohistochemical study. Am J Clin Pathol. 101(2): 186-91, 1994
4. Harach HR: Solid cell nests of the thyroid. J Pathol. 155(3): 191-200, 1988

影像图库

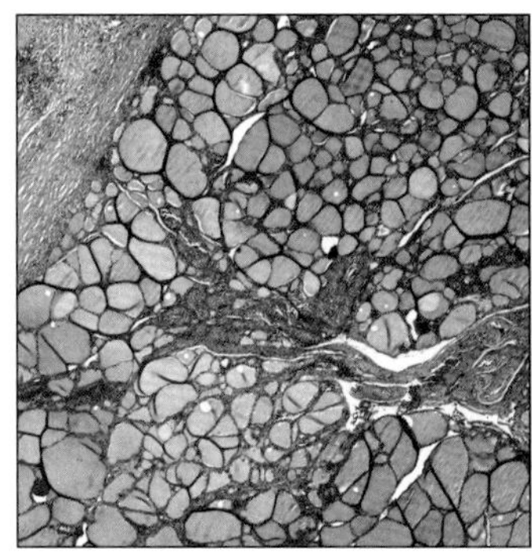
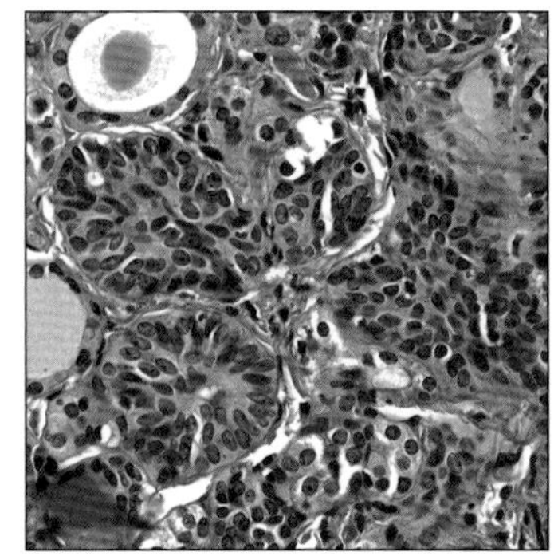
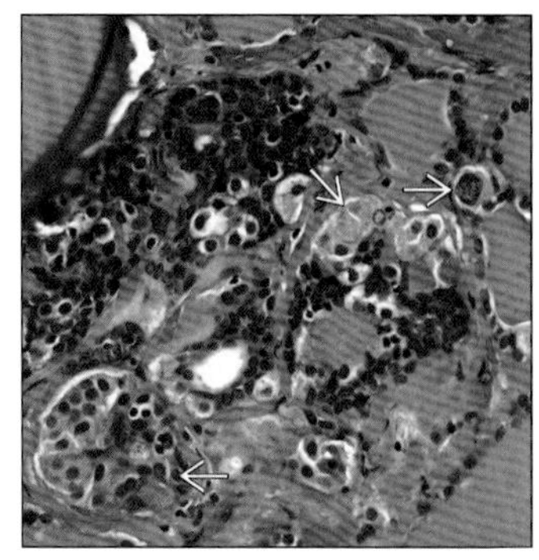

（左图）低倍镜下分叶状小细胞巢与周围甲状腺滤泡组织分界清楚，鳞状上皮细胞清晰可见。（中图）细胞呈上皮性、卵圆形，可见卵圆形核，染色质纤细、分布均匀，可见纵行核沟，未见细胞间桥。（右图）SCN与C细胞密切相关➡，C细胞胞质嗜碱性，可见浆细胞样外观

激素合成障碍性甲状腺肿

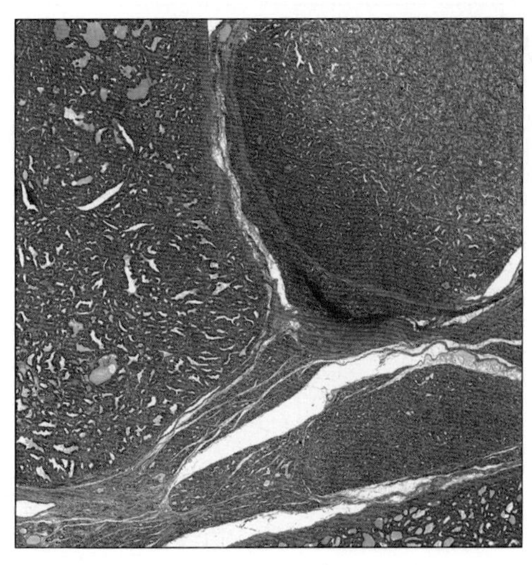

甲状腺不对称，结节状，结节类似腺瘤样结节，可见胶质量，但不明显，结节富于细胞

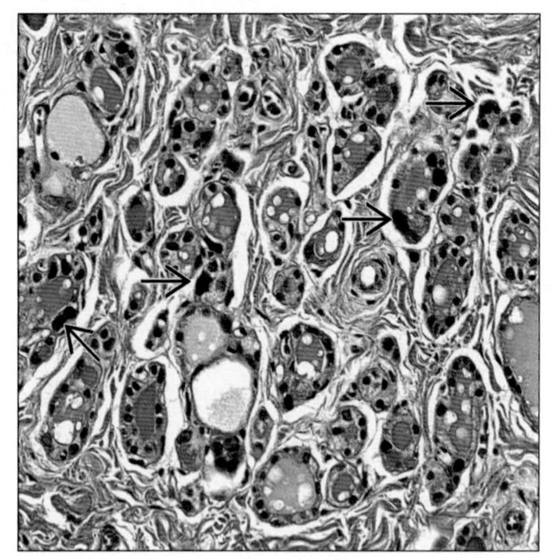

甲状腺间隔内可见大量孤立的高度异型细胞→，高倍镜下可见多少不等的胶样物质，背景可见纤维化

专业术语

别名
- 遗传性甲状腺肿

定义
- 遗传性甲状腺激素合成障碍所致的甲状腺肿大

病因/发病机制

发育异常
- 甲状腺激素合成的生物化学步骤中某种分子存在遗传缺陷
  - 通常为常染色体隐性遗传
  - 已知某些主要酶的遗传缺陷
    - 与甲状腺球蛋白合成、碘运输、碘的氧化和有机化、MIT和DIT的偶联、甲状腺球蛋白的水解和碘的回收这些步骤有关的分子发生基因丢失可导致遗传性甲状腺肿
    - 甲状腺过氧化物酶活性的缺失是激素合成障碍性甲状腺肿最常见的原因

临床表现

流行病学
- 发病率
  - 极少见，由先天性甲状腺功能减退症导致
    - 先天性甲状腺功能减退症是激素合成障碍性甲状腺肿的第二常见原因
  - 先天性甲状腺功能减退症（甲状腺发育障碍）在新生儿中发病率为1：（3000~4000）
    - 其中15%由激素合成障碍性甲状腺肿引起
  - 激素合成障碍性甲状腺肿在人群中的发病率为1：50000~1：30000
- 年龄
  出现症状的平均年龄为 16 岁
    - 大部分在25岁以前出现症状
  - 范围从新生儿到成人
- 性别
  - 女性略多于男性

部位
- 累及全甲状腺
  - 无论何时出现全甲状腺累及应考虑遗传性和自身免疫性因素

症状
- 甲状腺激素合成障碍或严重减少
  - 功能性甲减引起的TSH分泌增加
    激素分泌减少不足以维持负反馈循环
  - 激素分泌减少导致TSH持续激活
  - 导致甲状腺增生，但甲状腺功能没有改善
- 只有甲状腺合成障碍最严重的克汀病患者才会在婴儿时期就出现症状
- 大部分患者（2/3）发现甲状腺功能低下先于甲状腺肿
  - 甲状腺增大出现较晚
- 20%的患者有家族性甲减或甲状腺肿大史
- 罕见彭德莱综合征（*SLC26A4*于7q31）
  - 碘有机化缺陷导致激素合成障碍性甲状腺肿与家族性感音神经性耳聋相关
  - *SLC26A4*基因双侧等位基因突变
    - *SLC26A4*基因包括21个外显子和一个含有2343个碱基对的开放阅读框

实验室检查
- T_3、T_4水平低下或缺失
- TSH水平增高

激素合成障碍性甲状腺肿

要点

专业术语
- 遗传性甲状腺激素合成障碍所致的甲状腺肿大

临床表现
- 通常为常染色体隐性遗传，甲状腺激素合成过程中某步骤出现酶的缺失
  - 先天性甲状腺功能减退症（甲状腺发育障碍）在新生儿中发病率为1：(3000~4000)
    - 其中15%由激素合成障碍性甲状腺肿引起
- 出现症状的平均年龄为16岁
- 甲状腺激素合成障碍或严重减少
- 治疗主要针对甲减症状，若有甲状腺肿大则行手术切除

大体检查
- 甲状腺增大，非对称性，结节状，类似腺瘤样结节

组织病理学检查
- 所有甲状腺组织均异常
- 结节大小不一，富于细胞，胶质稀少甚至缺失
- 多形性异型细胞主要位于结节间的组织
  - 出现在纤维间隔内或结节间实质内

鉴别诊断
- 腺瘤样结节、弥漫性甲状腺肿（Graves病）、放射性甲状腺炎、甲状腺滤泡细胞癌、医源性甲状腺肿

自然病程
- 严重的或完全缺失的患者，出生时即表现为克汀病
- 若不进行替代治疗则会导致死亡

治疗
- 治疗策略、风险、并发症
  - 主要针对甲减症状治疗
- 手术方式
  - 如有症状可进行甲状腺全切术
- 药物疗法
  - 激素替代治疗甲减
    - 左旋甲状腺素

预后
- 甲状腺素替代疗法预后良好
- 不会引发癌变
  - 若确实出现癌变，远期预后不受影响

大体检查

一般特征
- 甲状腺增大，非对称性，结节状
- 甲状腺可轻度至明显增大
- 类似腺瘤样结节
  - 切面未见胶质
  - 结节不透明（如腺瘤样结节）

取材
- 结节与甲状腺实质交界处（纤维血管间隔）
- 全部带包膜病变必须全部取材

大小
- 最大高达600g
  - 通常50~250g

组织病理学检查

组织学特征
- 所有甲状腺组织均异常
  - 与正常甲状腺组织显著不同的病变见于腺瘤样结节之间的组织
- 结节变异显著
  - 与病程（诊断时的年龄）及不同的酶缺陷有关
  - 结节富于细胞
  - 实性或微小滤泡型
  - 可见乳头状、小梁状、海岛状结构
- 胶质通常稀少甚至缺失
  - 与正常的胶质颜色、质地、数量不同
  - 呈“冲洗样”“纤细”“含水样”外观
  - 与结节更容易鉴别
- 纤维化通常显著
  - 严重者纤维化范围广泛使结构扭曲，提示病变扩散
- 可常见异型细胞
  - 多形性异型细胞主要位于结节间的组织
    - 见于纤维间隔内或结节间实质内
    - 这些区域通常呈实性或微小滤泡状
    - 增大的，细胞核染色质丰富
    - 轮廓不规则，可见核沟
  - 细胞异型性可以非常明显，类似放射性甲状腺炎

辅助检查

细胞学检查
- 不能用于排除滤泡细胞性肿瘤
- 穿刺组织明显富于细胞
- 少或无胶质
- 常见显著的细胞核异型
- 可用来排除甲状腺乳头状癌

代谢检查
- 用于甲状腺功能的评估
- 垂体-甲状腺轴功能评估

鉴别诊断

腺瘤样结节
- 好发于中年人，为不对称甲状腺肿

激素合成障碍性甲状腺肿

与激素合成障碍性甲状腺肿相关的基因缺失

甲状腺合成步骤	相关基因
甲状腺球蛋白合成	甲状腺球蛋白（*TG*）
碘运输至滤泡细胞	钠－碘转运体（*SIS*）
碘运输至腔隙	Pendrin 蛋白（*PDS*）
碘氧化	甲状腺过氧化物酶（*TPO*）
	双氧酶基因（*DUOX1*，*DUOX2*），甲状腺过氧化物酶基因（*THOX1*，*THOX2*）
甲状腺球蛋白的有机化	甲状腺过氧化物酶（*TPO*）
MIT 与 DIT 的合成	甲状腺过氧化物酶（*TPO*）
TG 的蛋白水解	不同的内肽或外肽裂解酶
MIT 与 DIT 的脱卤化	脱卤化酶 1（*DEHAL1*）

- 增生仅见于结节内
- 可见明显的胶质
- 常见继发退行性改变（常见囊肿形成，含铁血黄素巨噬细胞，出血，钙化，纤维化）
- 结节间细胞缺乏异型性

弥漫性甲状腺肿（Graves 病）
- 甲亢症状
- 血清学检查可见自身抗体
- 累及全甲状腺
- 通常可见多少不一的胶质
- 以乳头状或滤泡状结构为主
- 缺乏多形性或异型性
- 常见淋巴组织增生，淋巴滤泡形成

放射性甲状腺炎
- 有放射线暴露病史，患者出现临床表现的年龄可帮助诊断
- 结节往往富于细胞
- 很少见到细胞异型性，未见结节间区细胞异型
- 纤维组织增生

甲状腺滤泡细胞癌
- 带包膜的肿瘤
  - 包膜通常很厚，结构清晰
  - 纤维化内网状纤维的存在有助于鉴别真性包膜
  - 纤维化中存在含平滑肌的血管有助于确定包膜
  - 激素合成障碍性甲状腺肿内不规则结节周围纤维化很像被膜侵犯
- 显示确定的被膜侵犯和（或）血管侵犯
- 细胞异型性不是诊断标准

医源性甲状腺肿
- 由抗甲状腺药物所致
- 可能有结节，结节内含少量胶质
- 仅凭组织学难以区别

诊断要点

病理要点
- 所有甲状腺组织都是异常的
- 实质内可见奇异、多形细胞核
- 少或无胶质

参考文献

1. Francois A et al: Fetal treatment for early dyshormonogenetic goiter. Prenat Diagn. 29(5): 543–5, 2009
2. Deshpande AH et al: Cytological features of dyshormonogenetic goiter: case report and review of the literature. Diagn Cytopathol. 33(4): 252–4, 2005
3. Park SM et al: Genetics of congenital hypothyroidism. J Med Genet. 42(5): 379–89, 2005
4. Thompson L: Dyshormonogenetic goiter of the thyroid gland. Ear Nose Throat J. 84(4): 200, 2005
5. Camargo RY et al: Pathological Findings in Dyshormonogenetic Goiter with Defective Iodide Transport. Endocr Pathol. 9(3): 225–233, 1998
6. Ghossein RA et al: Dyshormonogenetic Goiter: A Clinicopathologic Study of 56 Cases. Endocr Pathol. 8(4): 283–292, 1997
7. Medeiros-Neto G et al: Prenatal diagnosis and treatment of dyshormonogenetic fetal goiter due to defective thyroglobulin synthesis. J Clin Endocrinol Metab. 82(12): 4239–42, 1997
8. Matos PS et al: Dyshormonogenetic goiter: a morphological and immunohistochemical study. Endocr Pathol. 5: 49–58, 1994
9. Medeiros-Neto GA et al: Defective organification of iodide causing hereditary goitrous hypothyroidism. Thyroid. 3(2): 143–59, 1993
10. Yashiro T et al: Papillary carcinoma of the thyroid arising from dyshormonogenetic goiter. Endocrinol Jpn. 34(6): 955–64, 1987
11. Lever EG et al: Inherited disorders of thyroid metabolism. Endocr Rev. 4(3): 213–39, 1983
12. Kennedy JS: The pathology of dyshormonogenetic goitre. J Pathol. 99(3): 251–64, 1969

激素合成障碍性甲状腺肿

大体检查和显微镜下特征

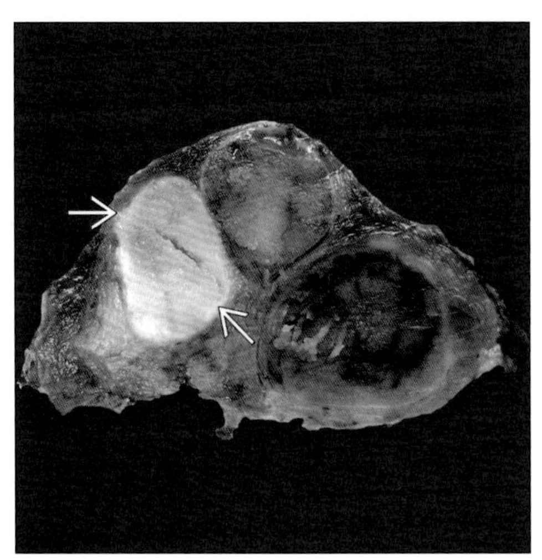

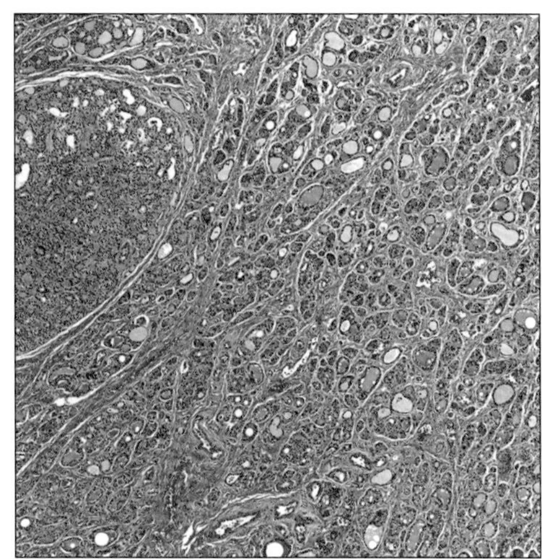

（左图）甲状腺呈多结节型外观，结节外观各异，与残留甲状腺实质不同，➡示肿块有包膜。（右图）该切面可见模糊不清的结节，注意不同程度胶质外观，总体上细胞丰富，纤维化明显

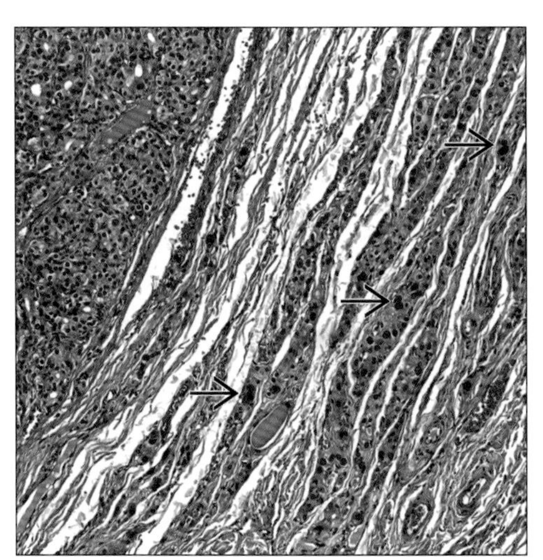

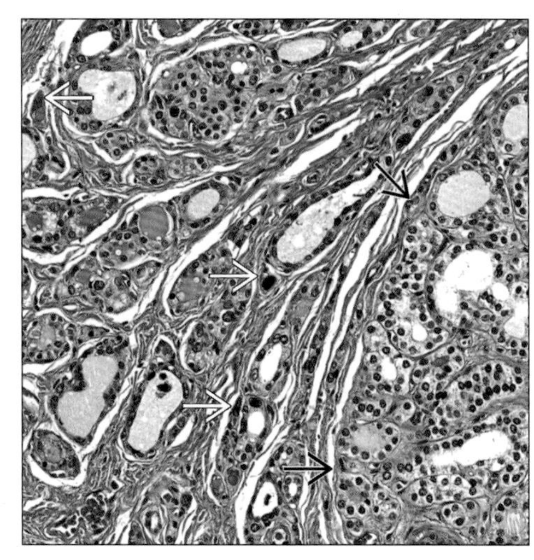

（左图）结节富于细胞，常无胶质，间隔可见纤维组织增生，大量单个的、明显异型、富含染色质的细胞核➡，结节内通常不见异型细胞，只见于纤维间隔。（右图）结节内含少量胶质➡，周围高度纤维化，含散在的异型滤泡上皮细胞➡

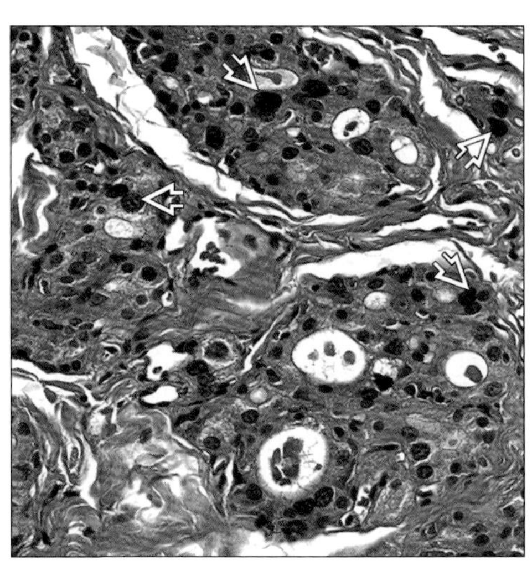

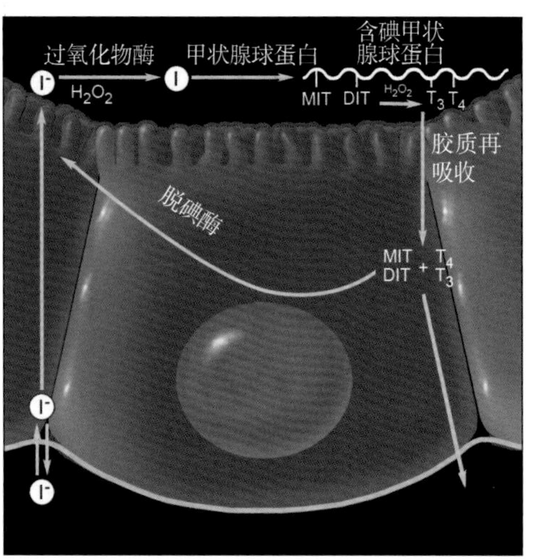

（左图）高倍镜下需注意上皮细胞的异型性➡，而非见于间质细胞（后者见于放射性甲状腺炎），此标本内未见异型细胞核。（右图）图示正常激素合成路径，已知某些主要的酶缺失，包括甲状腺球蛋白合成，碘运输，碘的氧化和有机化，MIT和DIT的偶联，甲状腺球蛋白的水解以及碘的回收

感染性甲状腺炎

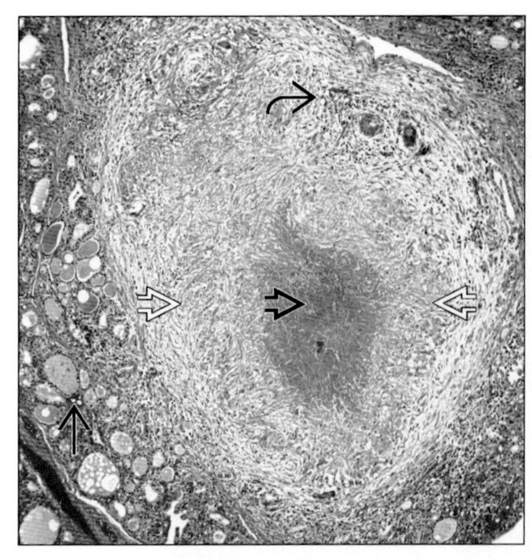

结核感染的甲状腺组织内➡见干酪性，肉芽性炎性改变，中央区坏死➡。➡标示组织细胞呈栅栏状排列，➡标示多核巨细胞

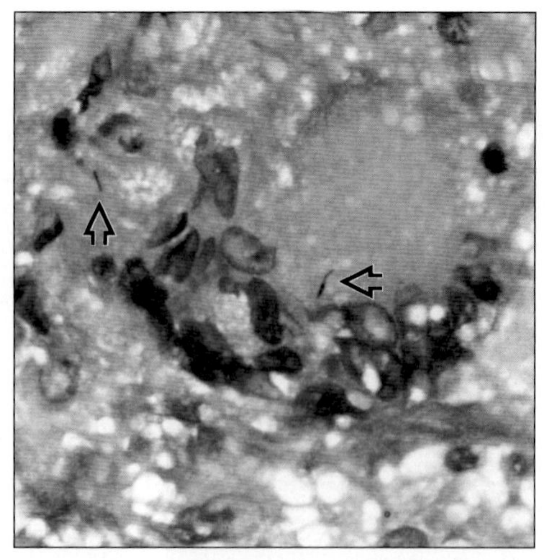

油镜下可见2个AFB有机体➡，多核巨细胞内可见明显的红色串珠样结构，这种有机体即使应用特殊染色法也难以发现

专业术语

别名

- 急性化脓性甲状腺炎
- 急性真菌性甲状腺炎

定义

- 由可辨认的微生物感染引起的甲状腺炎

病因/发病机制

感染因素

- 细菌，分枝杆菌，真菌，少见病毒感染
- 致病性细菌感染包括
  - 溶血性链球菌
  - 金黄色葡萄球菌
  - 肺炎球菌
  - 放线菌
  - 少见革兰阴性菌感染
- 分枝杆菌包括
  - 结核分枝杆菌、细胞内鸟分枝杆菌
  - 即使是粟粒性肺结核的患者，分枝杆菌感染依然少见
- 致病真菌感染包括
  - 念珠菌
  - 肺炎孢子菌
  - 少见隐球菌及毛霉菌感染
- 致病病毒包括：
  - 巨细胞病毒
    - 见于艾滋病患者

临床表现

流行病学

- 发病率
  - 不常见
  - 倾向好发于免疫功能低下、免疫抑制、营养不良患者
  - 往往与以下因素相关
    - 同时发生的局部感染
    - 系统性疾病累及
  - 通常经淋巴蔓延感染至甲状腺，少见情况下经血液扩散
  - 主要是散发病例（80%），余下的20%为遗传性病例（家族性）
- 年龄
  - 任何年龄段
- 性别
  - 男女分布均匀

部位

- 无特异性定位

症状

- 颈部红肿热痛，放射至下颌和（或）耳部
- 其他症状包括乏力、呼吸困难、吞咽困难、声嘶
- 对于急性甲状腺炎
  - 往往伴有先前发生的或同时发生的上呼吸道感染
- 触诊甲状腺温热

实验室检查

- 甲状腺功能一般正常，有时可见甲减或甲亢症状
- 微生物培养有助于诊断
  - 可对细针穿刺组织进行微生物培养分析

治疗

- 治疗策略、风险与并发症
  - 急性和肉芽肿性甲状腺炎
    - 治疗的依据为致病微生物的鉴别和诊断
    - 一旦明确感染的微生物，可以立即行抗生素治疗

感染性甲状腺炎

要点

专业术语
- 由微生物感染引起的甲状腺炎
  - 细菌
  - 分枝杆菌
  - 真菌
  - 少见病毒感染

临床表现
- 倾向好发于免疫功能低下、免疫抑制、营养不良患者
- 往往与以下因素相关
  - 局部并发感染，系统性疾病局部累及
- 通常经淋巴蔓延感染至甲状腺，少见情况下经血液扩散
- 细菌相关的急性甲状腺炎预后良好
- 真菌相关的感染预后较差

组织病理学检查
- 细菌性甲状腺炎
  - 局灶或弥漫性急性炎症细胞浸润（多形核白细胞），伴滤泡上皮结构破坏
  - 可见白细胞浸润、脓肿形成
- 肉芽肿性炎
  - 可见典型的干酪样肉芽肿
  - 可见中央区坏死，周围组织细胞反应性增生伴多核巨细胞包绕

- 外科术式
  - 若有脓肿形成，需引流治疗

预后
- 细菌相关的急性甲状腺炎预后
  - 大多数患者预后良好，可治愈
  - 少见情况下，可复发甚至死亡
  - 复发性急性化脓性甲状腺炎可能继发于梨状窝瘘
    - 梨状窝瘘形成可由X线检查确诊
    - 在这种情况下，甲状腺炎多发生于左侧
    - 治疗包括窦道切除
- 真菌相关的甲状腺炎预后较差
  - 常见于免疫功能低下患者终末期
- 分枝杆菌感染导致甲状腺炎的预后与系统疾病累及的其他器官相关

大体检查

一般特征
- 大体表现多种多样，可局部增大，或弥漫性增大
  - 某些情况下甲状腺外观正常
  - 软脓样区域可见脓肿形成
- 肉芽肿性炎
  - 包括干酪样坏死区域，脓肿形成，或粟粒性肺结核

组织病理学检查
- 细菌性甲状腺炎
  - 可为化脓性或非化脓性
  - 局灶或弥漫性急性炎症细胞（多形核白细胞）浸润，伴滤泡上皮结构破坏
  - 可见白细胞密集的脓肿形成区域
  - 某些区域可见坏死和白细胞残渣
  - 根据致病微生物种类的不同，光学显微镜下可能见到也可能见不到致病因素
- 肉芽肿性炎
  - 不论是真菌性还是分枝杆菌性感染均可见典型的干酪样肉芽肿
    - 包括中央区干酪样坏死，周围为反应性组织细胞增生，散在分布有多核巨细胞
  - 免疫功能低下患者
    - 即使伴有分枝杆菌性或真菌性感染，也可能不形成典型的肉芽肿
    - 可见急性甲状腺炎性改变
- 不论致病微生物感染种类，分枝杆菌感染导致的甲状腺炎的组织学表现相似

辅助检查

细胞学检查
- 细针穿刺检查是初步诊断方法
  - 诊断结果包括微生物鉴别检查
    - 细胞学检查
    - 其他辅助检查（如组织化学、免疫组织化学等）
  - 根据细胞学诊断结果
    - 避免手术干预
    - 允许采用合适的抗生素治疗

组织化学检查
- 组织化学染色有助于鉴别微生物
  - 真菌感染
    - GMS，PAS 阳性
    - 荧光染色有助于进一步鉴别
  - 分枝杆菌感染
    - 抗酸染色，Ziehl-Neelsen阳性
    - 难以鉴别具体何种感染
    - 可见红紫色串珠样结构
    - 荧光染色有助于诊断

免疫组织化学检查
- 免疫组织化学检查有助于鉴别具体微生物感染类型（如巨细胞病毒）

感染性甲状腺炎

鉴别诊断

结节病

- 不明原因引起的多系统肉芽肿性炎症
- 可作为系统性疾病进展累及甲状腺，少数情况下病变局限于甲状腺
- 血管紧张素转换酶（ACE）水平增高
- 由上皮样组织细胞组成的非干酪性肉芽肿，周围围绕多核巨细胞、混合性炎症细胞
    - 可见胞质内星状包含物（星状小体）和（或）钙化的层状小体（舒曼小体）
- 所有针对微生物的特殊染色均为阴性

亚急性甲状腺炎

- 具典型的临床以及病理学表现的甲状腺肉芽肿性炎性病变
- 病因学很可能与感染有关，有强有力的证据支持为病毒病原引起
- 自身免疫可能在亚急性甲状腺炎的进展中发挥一定作用
    - 某些患者的抗甲状腺抗体可暂时升高，随病情缓解而消失
- 组织学表现差别很大
    - 早期改变包括滤泡上皮细胞破坏，胶质减少和外溢
        - 炎症细胞浸润时，胶质可呈“漂浮样”改变
        - 过碘酸-希夫染色可有效识别胶质
        - 初期可出现多形核白细胞在滤泡中心定居（包括微脓肿形成）的现象
    - 晚期白细胞被包括淋巴细胞、组织细胞、巨细胞、浆细胞的慢性炎症细胞代替

触诊性甲状腺炎

- 粗鲁的甲状腺临床触诊可导致创伤引起的甲状腺炎
- 不引起甲状腺功能异常（甲减或甲亢）
- 在因其他原因切除甲状腺标本镜检时意外发现
    - 在操作过程中不慎破坏滤泡组织、胶质外渗引发局部或多区域病变
    - 滤泡上皮内单个滤泡或一簇滤泡可被慢性炎症细胞浸润代替
        - 主要是组织细胞、淋巴细胞、浆细胞、多核巨细胞（异物巨细胞反应）
        - 一般不会出现坏死，少数情况下可以出现
    - 胶质可见或缺乏
    - 微生物特殊染色阴性

参考文献

1. Paes JE et al: Acute bacterial suppurative thyroiditis: a clinical review and expert opinion. Thyroid. 20(3): 247–55, 2010
2. Ozekinci S et al: Histopathologic diagnosis of thyroid tuberculosis. Thyroid. 19(9): 983–6, 2009
3. Goel MM et al: Fine needle aspiration cytology and immunocytochemistry in tuberculous thyroiditis: a case report. Acta Cytol. 52(5): 602–6, 2008
4. Smith SL et al: Suppurative thyroiditis in children: a management algorithm. Pediatr Emerg Care. 24(11): 764–7, 2008
5. Zavascki AP et al: Pneumocystis jiroveci thyroiditis: report of 15 cases in the literature. Mycoses. 50(6): 443–6, 2007
6. Bulbuloglu E et al: Tuberculosis of the thyroid gland: review of the literature. World J Surg. 30(2): 149–55, 2006
7. Goldani LZ et al: Fungal thyroiditis: an overview. Mycopathologia. 161(3): 129–39, 2006
8. Karatoprak N et al: Actinomycotic suppurative thyroiditis in a child. J Trop Pediatr. 51(6): 383–5, 2005
9. Avram AM et al: Cryptococcal thyroiditis and hyperthyroidism. Thyroid. 14(6): 471–4, 2004
10. Brook I: Microbiology and management of acute suppurative thyroiditis in children. Int J Pediatr Otorhinolaryngol. 67(5): 447–51, 2003
11. Basilio–De–Oliveira CA: Infectious and neoplastic disorders of the thyroid in AIDS patients: an autopsy study. Braz J Infect Dis. 4(2): 67–75, 2000
12. Shah SS et al: Diagnosis and Management ofInfectious Thyroiditis. Curr Infect Dis Rep. 2(2): 147–153, 2000
13. Danahey DG et al: HIV–related Pneumocystis carinii thyroiditis: a unique case and literature review. Otolaryngol Head Neck Surg. 114(1): 158–61, 1996
14. Mondal A et al: Efficacy of fine needle aspiration cytology in the diagnosis of tuberculosis of the thyroid gland: a study of 18 cases. J Laryngol Otol. 109(1): 36–8, 1995
15. Gandhi RT et al: Diagnosis of Candida thyroiditis by fine needle aspiration. J Infect. 28(1): 77–81, 1994
16. Robillon JF et al: Mycobacterium avium intracellulare suppurative thyroiditis in a patient with Hashimoto's thyroiditis. J Endocrinol Invest. 17(2): 133–4, 1994
17. Das DK et al: Fine needle aspiration cytology diagnosis of tuberculous thyroiditis. A report of eight cases. Acta Cytol. 36(4): 517–22, 1992
18. Nieuwland Y et al: Miliary tuberculosis presenting with thyrotoxicosis. Postgrad Med J. 68(802): 677–9, 1992
19. Frank TS et al: Cytomegalovirus infection of the thyroidin immunocompromised adults. Yale J Biol Med. 60(1): 1–8, 1987

感染性甲状腺炎

显微镜下特征和辅助检查特点

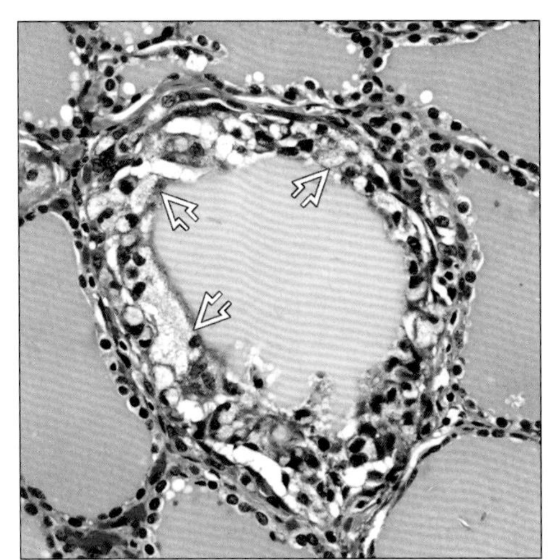

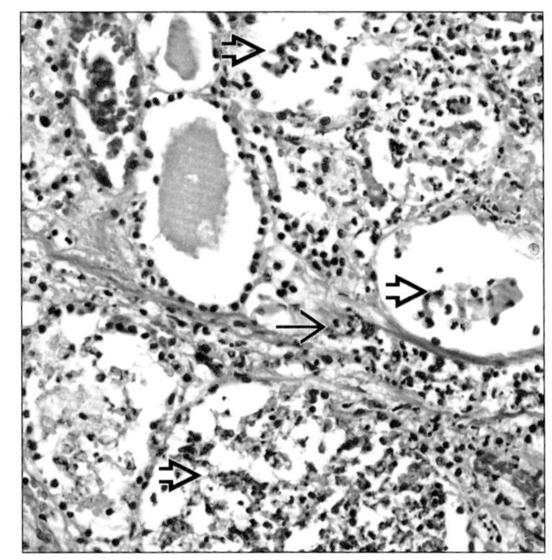

（左图）触诊性甲状腺炎为因粗鲁的甲状腺触诊引起的显微镜下偶然发现，表现为滤泡上皮细胞被组织细胞⇨和炎症细胞所取代。（右图）示急性化脓性甲状腺炎，显示甲状腺滤泡和滤泡间质明显的炎症细胞⇨浸润，以多形核白细胞定居在甲状腺滤泡为其最重要的特征→。可能与该病相关的细菌或真菌

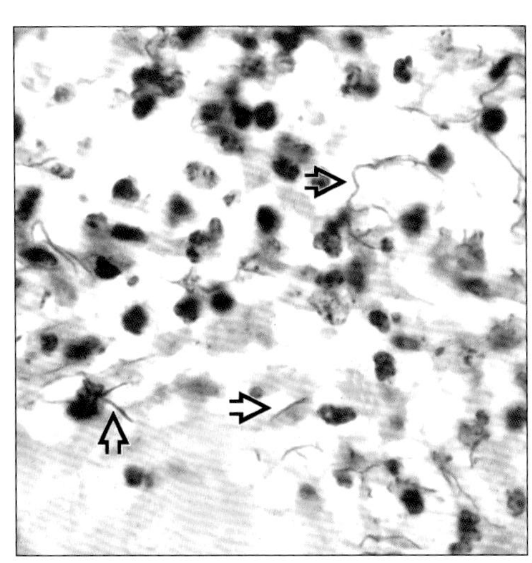

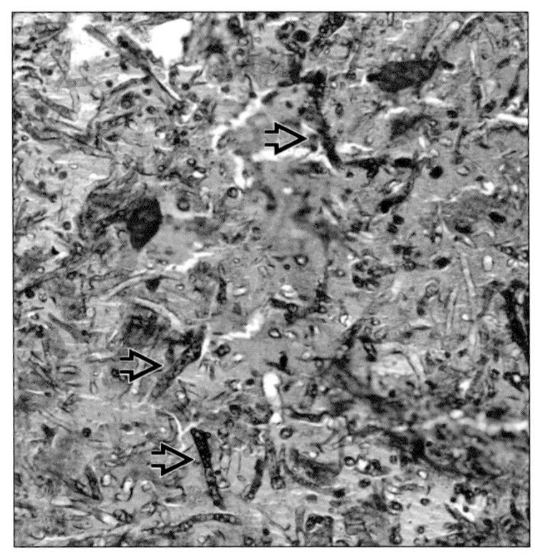

（左图）诺卡菌，一种需氧的、分支细丝状的放线菌，革兰染色阴性的微生物⇨，可以感染甲状腺，引发化脓性病变，以中性粒细胞浸润为特征。（右图）毛霉菌可以感染甲状腺引发急性甲状腺炎，这种真菌可被常规染色所识别，特征是有杂乱的分支⇨，与曲霉菌不同的是，其分支不规则，且无分隔

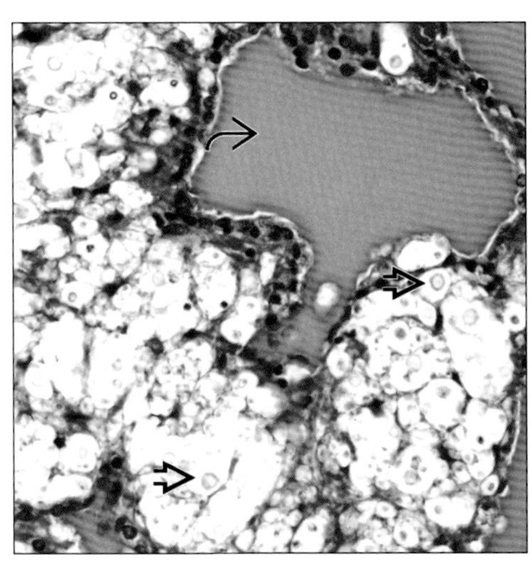

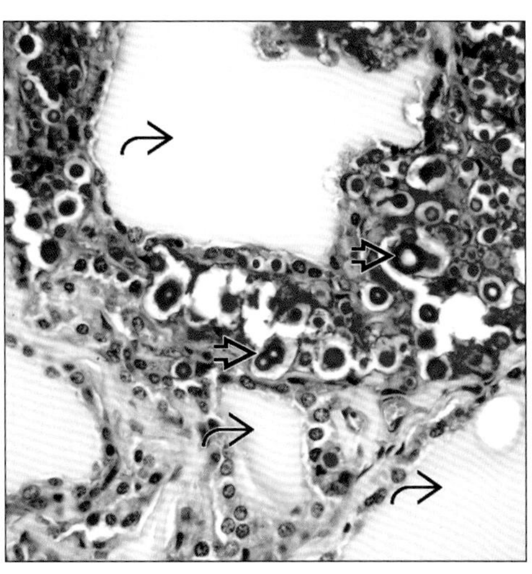

（左图）隐球菌，一种真菌，罕见感染甲状腺→，常规染色较易鉴别，可见宽厚的荚膜包裹的球形生物⇨。（右图）甲状腺滤泡→周围可见黏液卡红染色阳性的微生物⇨，隐球菌感染可引起急性炎症细胞浸润，但是免疫功能低下的患者可能不表现相关炎症

触诊性甲状腺炎

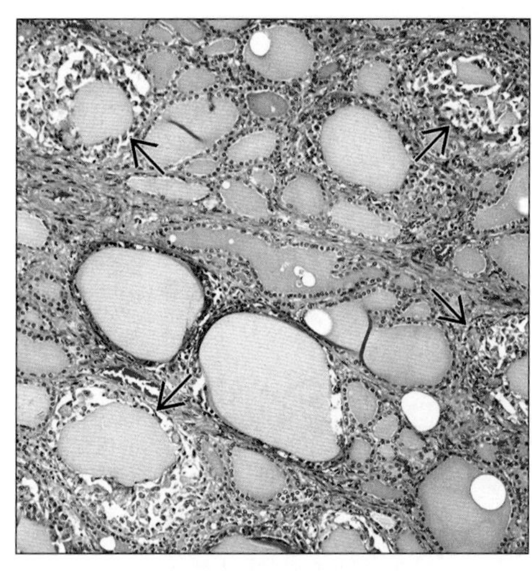

此例触诊性甲状腺炎中一个滤泡周围→多个分离的微小肉芽肿，可见散在的单个滤泡被破坏，腔内可见组织细胞填充

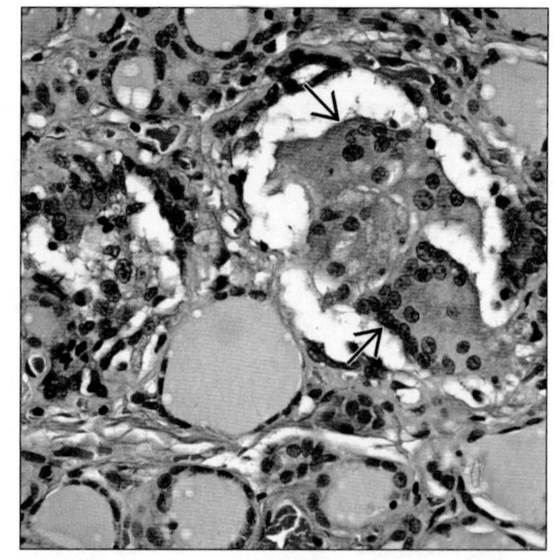

此例触诊性甲状腺炎中，在单个被破坏的滤泡内可见异物巨细胞→，可见组织细胞，但是滤泡上皮细胞缺失

专业术语

别名

- 多灶肉芽肿性滤泡性炎

定义

- 显微镜下可见的可能由触诊导致甲状腺滤泡破坏引起的以滤泡为中心的肉芽样病灶

病因/发病机制

发病机制

- 人工检查时压迫或甲状腺滤泡破裂引起
  - 触诊
    - 术前反复剧烈的甲状腺检查操作
    - 与在家死亡的患者相比，在医院死亡患者的甲状腺中可发现触诊性甲状腺炎
    - 武术外伤（空手道、柔道）
- 可能与滤泡基底膜生理改变相关（与亚急性甲状腺炎类似）

临床表现

流行病学

- 发病率
  - 常见于外科手术甲状腺切除组织中
- 年龄
  - 任何年龄段
- 性别
  - 男女分布均匀

部位

- 无特异性位置

症状

- 没有特征性的临床表现，即使有症状也是亚临床性的
  - 通常在之前粗鲁触诊的部位可见结节

实验室检查

- 甲状腺功能检查没有异常

自然病程

- 可自愈

治疗

- 治疗策略、风险与并发症
  - 不需任何治疗
    - 减少侵入性检查

预后

- 触诊性甲状腺炎没有临床意义
  - 预后与触诊的原因有关：结节形成、甲状腺炎、肿瘤形成

大体检查

一般特征

- 无特别发现
  - 偶然可见单个出血性病灶
- 通常是因为结节而触诊

大小

- 仅限显微镜可见：50~1000μm

组织病理学检查

组织学特征

- 整个甲状腺广泛散在分布
- 以一个或几个相邻滤泡为中心的小病灶
- 滤泡内泡沫状组织细胞聚集，少量淋巴细胞或浆细胞，偶然可见多核巨细胞
  - 所谓“微小肉芽肿”

触诊性甲状腺炎

要点

专业术语
- 显微镜下可见的以甲状腺滤泡为中心的肉芽样病灶

临床表现
- 可能由术前剧烈的反复的甲状腺检查操作引起
  - 通常在之前粗鲁触诊的部位可见结节
- 甲状腺全部切除标本比较显著

组织病理学检查
- 整个甲状腺广泛散在分布
- 以一个或几个相邻滤泡为中心的小病灶
- 滤泡内可见泡沫状组织细胞聚集，少量淋巴细胞或浆细胞，偶然可见多核巨细胞
  - 一般无滤泡上皮

鉴别诊断
- 桥本甲状腺炎、亚急性甲状腺炎、感染性甲状腺炎、结节病、FNA

  - 无中性粒细胞
  - 无坏死
  - 一般无滤泡上皮
- 滤泡破裂，与小纤维化相关
- 甲状腺全部切除组织明显
- 重要：通常有临床意义上的病变
  - 结节、肿瘤

鉴别诊断

慢性淋巴细胞性甲状腺炎（桥本甲状腺炎）
- 累及整个甲状腺
- 结节内滤泡上皮呈嗜酸性
- 淋巴细胞，浆细胞，生发中心
- 一般无滤泡破坏

亚急性甲状腺炎
- 大的以滤泡为中心的肉芽肿聚集灶
- 早期大量区域可见中性粒细胞和组织细胞
  - 可有坏死，但不常见
- 晚期纤维化明显，可见伴异物巨细胞

感染性甲状腺炎
- 结核、真菌感染、梅毒
- 肉芽肿更加明显，感染范围更广
- 可见坏死（干酪样坏死）
- 特殊检查可鉴别感染的病原体（组织化学、免疫荧光、免疫组织化学）

结节病
- 间质内簇状聚集
- 小、紧实、致密的肉芽肿
- 可见星状小体和舒曼小体
- 通常是系统性疾病的一部分

细针穿刺检查改变
- 有细针穿刺检查病史（FNA）
- 可见含铁血黄素、红细胞、反应性纤维增生
- 线性发展，通常位于结节或肿瘤内

参考文献

1. Mai VQ et al: Palpation thyroiditis causing new-onset atrial fibrillation. Thyroid. 18(5): 571–3, 2008
2. Harach HR: Palpation thyroiditis resembling C cell hyperplasia. Usefulness of immunohistochemistry in their differential diagnosis. Pathol Res Pract. 189(4): 488–90, 1993
3. Harach HR et al: The pathology of granulomatous diseases of the thyroid gland. Sarcoidosis. 7(1): 19–27, 1990
4. Hwang TS et al: Histopathologic study of the so called'palpation thyroiditis'. J Korean Med Sci. 3(1): 27–9, 1988
5. Carney JA et al: Palpation thyroiditis (multifocal granulomatour folliculitis). Am J Clin Pathol. 64(5): 639–47, 1975

影像图库

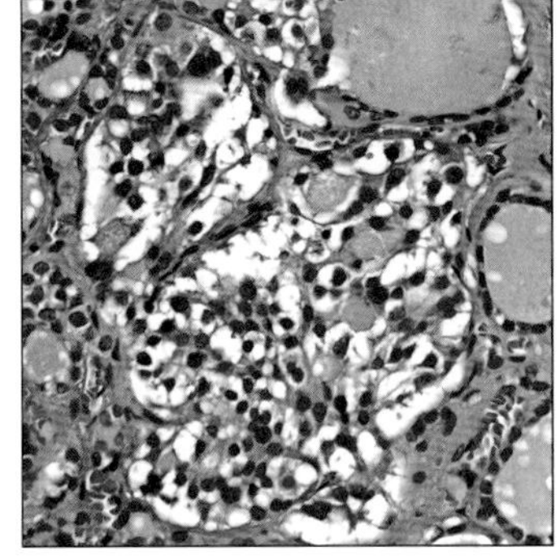

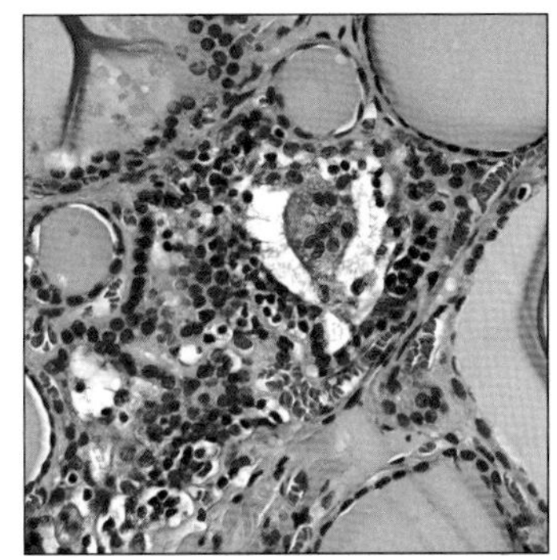

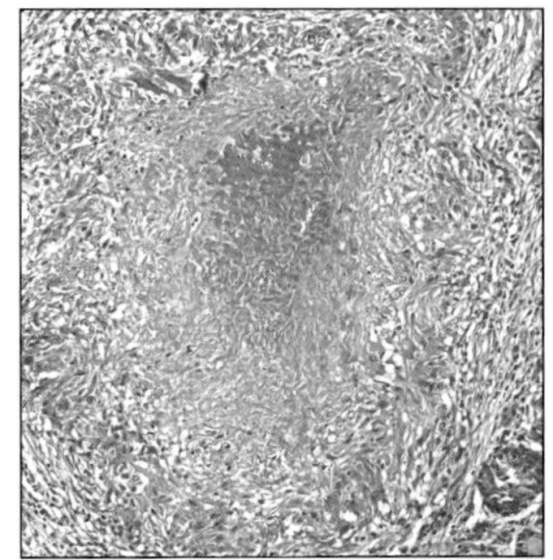

（左图）两个邻近的滤泡破坏，残存轮廓内填充淋巴细胞和组织细胞，未见滤泡上皮。（中图）这两个滤泡细胞内包含巨细胞和淋巴细胞，单个微小肉芽肿，常见于触诊性甲状腺炎。（右图）干酪性坏死性肉芽肿性炎，周围可见栅栏状排列的类上皮样组织细胞，已经完全破坏整个滤泡上皮。此例为结核病，需与触诊性甲状腺炎鉴别

亚急性甲状腺炎

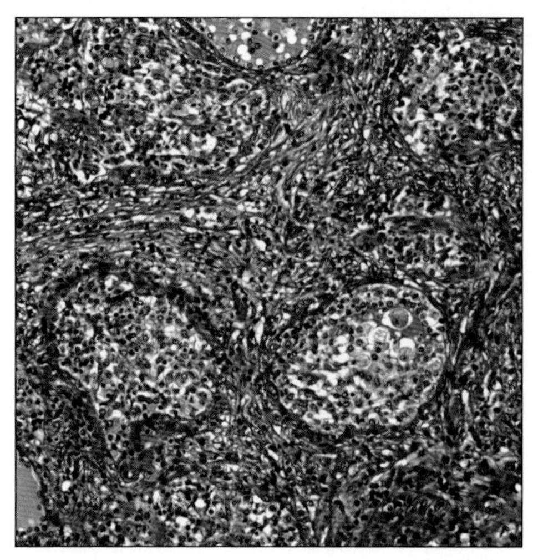

多个滤泡可见混合的炎症细胞浸润，包括组织细胞和中性粒细胞，背景可见滤泡间纤维化，早期显示病变以滤泡为中心

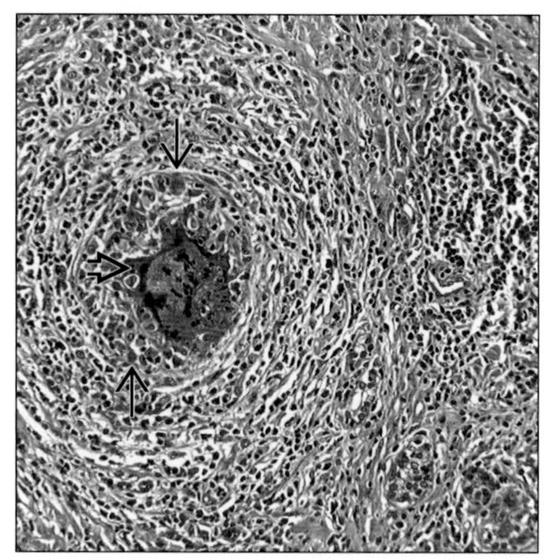

图示混合炎症细胞浸润，被破坏的滤泡周围可见淋巴细胞包绕[→]，其内充满上皮样组织细胞和多核巨细胞[⇨]以及中性粒细胞，可见纤维化

专业术语

缩写

- 亚急性甲状腺炎（SGT）

别名

- 亚急性肉芽肿性甲状腺炎
- 肉芽肿性甲状腺炎
- De Quervain甲状腺炎
- 亚急性疼痛性甲状腺炎
- 病毒感染后甲状腺炎
- 巨细胞甲状腺炎
- 亚急性非化脓性甲状腺炎
- 假结核性甲状腺炎
- 肉芽肿性甲状腺肿

定义

- 甲状腺的自限性炎性疾病，伴类上皮样组织细胞、多核巨细胞，在疾病发展的某些阶段，还可见急性炎症细胞
  - 需要联系已知的系统性疾病的临床病理特征
  - 肉芽肿性炎可见于结核病、真菌感染、结节病

病因/发病机制

感染

- 全身病毒感染最常见
  - 常有前驱症状
  - 甲状腺内细胞毒性T淋巴细胞激活，干扰素γ阳性
  - 夏季高发，伴肠病毒感染
  - 与腮腺炎病毒、流感病毒、腺病毒、柯萨奇病毒和麻疹病毒的流行相关
  - 但是，有相当一部分患者没有病毒感染
- 抗病毒治疗后发病，尤其是干扰素治疗后

遗传

- 基因易感性
  - *HLA-B35*单倍型患者发病率增加

自身免疫因素

- 可能由自身免疫病的组成部分，在少数患者体内发现甲状腺自身抗体

临床表现

流行病学

- 发病率
  - 每年发病率大约为5/10万
  - 春夏季节发病率较高
- 年龄
  - 好发年龄段广泛
    - 50岁左右发病率最高
  - 儿童少见
- 性别
  - 女性远远多于男性（女性：男性=3.5：1）

部位

- 通常全甲状腺受累
  - 可能局限于一叶甲状腺或单个结节

症状

- 前驱症状
  - 低热、肌痛、乏力、喉痛
- 甲状腺疼痛是最常见的症状
  - 亚急性甲状腺炎是引起甲状腺疼痛的最常见的病因
  - 疼痛放射至下颌
  - 触诊可见疼痛
  - 有些患者不出现肌痛、压痛

亚急性甲状腺炎

要点

专业术语
- 甲状腺的自限性炎性疾病，伴类上皮样组织细胞、多核巨细胞及急性炎症细胞

临床表现
- 女性远远多于男性（女性：男性=3.5：1）
- 通常全甲状腺受累
- 甲状腺疼痛是最常见的症状
- 患者常伴有甲亢症状
- 大多数患者甲状腺功能在12个月内自行恢复正常
- 甲状腺功能随病程进展出现相应的变化

组织病理学检查
- 甲状腺不对称性增大，结节界限不清楚并且呈褐色至黄白色
- 炎性病变不同程度累及整个甲状腺
- 疾病发展不同阶段组织学形态不同
- 急性期：以滤泡为中心，滤泡破坏，滤泡上皮和胶质缺失，由中性粒细胞取代
- 中期：慢性炎症，可见上皮样组织细胞，多核巨细胞，纤维化
- 恢复期：滤泡组织再生，恢复正常结构

鉴别诊断
- 亚急性淋巴细胞性甲状腺炎、肉芽肿性甲状腺炎、结节病、触诊性甲状腺炎

- 常伴有甲亢症状
  - 少见情况下，可见甲状腺危象
- 随后的几周到几个月内出现甲减症状
- 甲状腺功能在12个月内自行恢复正常
  - 约有7%的患者持续甲减
- 可合并其他伴随症状，包括
  - 吞咽困难、关节痛、震颤、盗汗、体重下降

实验室检查
- 随病程进展，甲状腺功能亦出现不同变化
  - 早期：滤泡破坏，激素释放，引发甲亢
    - TSH受到抑制，T_3、T_4水平上升
  - 中期：滤泡破坏后出现甲减症状
  - 晚期：疾病恢复期甲状腺功能恢复正常
  - 少数患者可有暂时性的抗甲状腺球蛋白抗体和抗甲状腺过氧化物酶抗体升高
- C反应蛋白和红细胞沉降率常增加

自然病程
- 自限性疾病
- 几个月后恢复
- 少数情况下，几年后可复发

治疗
- 治疗策略、风险与并发症
  - 支持治疗
    - 非甾体抗炎药
    - 禁用阿司匹林，因其会取代甲状腺激素与甲状腺结合球蛋白结合
    - 症状严重者可用激素治疗（如泼尼松）
    - 甲状腺毒症者可用β受体阻滞剂（如普萘洛尔）
  - 不一定需要手术治疗

预后
- 自限性疾病
  - 几个月内恢复正常
- 少数患者（约2%）可复发，通常在首次发病数年以后
- 约7%患者出现持续性甲减症状
- 少数情况下，可发展为慢性淋巴细胞性甲状腺炎或Graves病

影像学检查

X线检查
- 影像学诊断线索是临床表现甲减的患者甲状腺放射性碘摄取率极低
  - 急性期：放射性碘摄取率极低，每24小时小于1%
  - 随疾病的恢复而恢复正常

超声检查
- 急性期：随着炎症和组织破坏出现低回声区和无回声区
- 恢复期：等回声，血管回声影轻度增加

大体检查

总体特征
- 甲状腺不对称性增大（2倍），伴模糊的结节形成
- 褐色到黄白色界限不清楚的结节
- 质地偏硬

组织病理学检查

组织学特征
- 炎症病变不同程度累及整个甲状腺
  - 呈结节样，甚至全甲状腺受累
  - 少数患者表现为单个结节
- 疾病发展不同阶段组织学形态可有不同变化
  - 由淋巴细胞、浆细胞、泡沫样组织细胞、类上皮样组织细胞、多核巨细胞、中性粒细胞组成的炎症细胞浸润
  - 背景可见不同程度的纤维化
  - 炎症向未感染实质蔓延，活动性炎症区与纤维化区并存
- 早期（急性，甲亢症状）
  - 病变以滤泡为中心，滤泡破坏，滤泡上皮和胶质缺失

亚急性甲状腺炎

- 一组滤泡内可见混合性炎症细胞浸润
  - 以中性粒细胞为主，偶尔形成微脓肿
- 炎症（淋巴细胞为主）蔓延至邻近滤泡间质区
- 中期（甲减症状）
  - 慢性炎症
    - 淋巴细胞、浆细胞
  - 类上皮样和非上皮样巨噬细胞、多核巨细胞（组织细胞）
    - 巨细胞邻近或位于被破坏的滤泡内
    - 巨细胞可能包绕或吞没残余的胶质
  - 不同程度的纤维化
  - 被破坏的滤泡上皮较难识别
- 晚期：恢复期，甲状腺功能恢复
  - 纤维化取代被破坏的滤泡
  - 滤泡组织再生，恢复正常结构
  - 纤维化与炎症细胞浸润缓解

辅助检查

组织细胞学检查

- 通常不需要细针穿刺活检，尤其是无痛患者
- 混合有淋巴细胞、浆细胞、泡沫样组织细胞和类上皮样组织细胞、多核巨细胞
- 早期可能以中性粒细胞为主
- 巨细胞可包括胶质碎片
- 胶质和退变的滤泡上皮细胞通常减少，尤其是早期
  - 未见嗜酸性滤泡上皮细胞

鉴别诊断

亚急性淋巴细胞性甲状腺炎

- 也称产后淋巴细胞性甲状腺炎
  - 分娩后1~6个月发病
- 无痛，早期无症状
- 被认为是自身免疫介导的
  - 可能是桥本甲状腺炎的一种变异
- 淋巴样滤泡可有生发中心
  - 亚急性甲状腺炎无此症状

肉芽肿性甲状腺炎

- 典型的肉芽肿
  - 中央为干酪样坏死区，周围可见类上皮样组织细胞呈环状包绕
- 需排除感染性因素
  - 尤其是分枝杆菌和（或）真菌感染

结节病

- 通常见于间质
  - 不以滤泡为中心
- 小而致密的类上皮样组织细胞聚集灶
- 可见巨细胞
- 通常没有坏死

触诊性甲状腺炎

- 累及一个或几个滤泡
  - 也可能分布于整个甲状腺
- 无中性粒细胞浸润
- 多核巨细胞是恒定特征

参考文献

1. Desailloud R et al: Viruses and thyroiditis: an update. Virol J. 6: 5, 2009
2. Sarkar SD: Benign thyroid disease: what is the role of nuclear medicine? Semin Nucl Med. 36(3): 185–93, 2006
3. Mori K et al: [Subacute thyroiditis and silent thyroiditis.] Nippon Rinsho. 63 Suppl 10: 122–6, 2005
4. Cooper DS: Hyperthyroidism. Lancet. 362(9382): 459–68, 2003
5. Ogawa E et al: Subacute thyroiditis in children: patient report and review of the literature. J Pediatr Endocrinol Metab. 16(6): 897–900, 2003
6. Duininck TM et al: de Quervain's thyroiditis: surgical experience. Endocr Pract. 8(4): 255–8, 2002
7. Slatosky J et al: Thyroiditis: differential diagnosis and management. Am Fam Physician. 61(4): 1047–52, 1054, 2000
8. Summaria V et al: Diagnostic imaging in thyrotoxicosis. Rays. 24(2): 273–300, 1999
9. Ross DS: Syndromes of thyrotoxicosis with low radioactive iodine uptake. Endocrinol Metab Clin North Am. 27(1): 169–85, 1998
10. Garcia Solano J et al: Fine-needle aspiration of subacute granulomatous thyroiditis (De Quervain's thyroiditis): a clinico-cytologic review of 36 cases. Diagn Cytopathol. 16(3): 214–20, 1997
11. Walfish PG: Thyroiditis. Curr Ther Endocrinol Metab. 6: 117–22, 1997
12. Farwell AP et al: Inflammatory thyroid disorders. Otolaryngol Clin North Am. 29(4): 541–56, 1996
13. Schubert MF et al: Thyroiditis. A disease with many faces. Postgrad Med. 98(2): 101–3, 107–8, 112, 1995
14. Volpé R: The management of subacute (DeQuervain's) thyroiditis. Thyroid. 3(3): 253–5, 1993
15. Harach HR et al: The pathology of granulomatous diseases of the thyroid gland. Sarcoidosis. 7(1): 19–27, 1990
16. Felicetta JV. Painful et al: Distinct entities or merely variants? Postgrad Med. 86(5): 269–72, 277, 1989
17. Hwang SC et al: Subacute thyroiditis--61 cases review. Zhonghua Yi Xue Za Zhi (Taipei). 43(2): 113–8, 1989
18. Hamburger JI: The various presentations of thyroiditis. Diagnostic considerations. Ann Intern Med. 104(2): 219–24, 1986
19. Hay ID: Thyroiditis: a clinical update. Mayo Clin Proc. 60(12): 836–43, 1985
20. Volpé R: Subacute (de Quervain's) thyroiditis. Clin Endocrinol Metab. 8(1): 81–95, 1979
21. de Pauw BE et al: De Quervain's subacute thyroiditis. A report on 14 cases and a review of the literature. Neth J Med. 18(2): 70–8, 1975

亚急性甲状腺炎

影像学和显微镜下特征

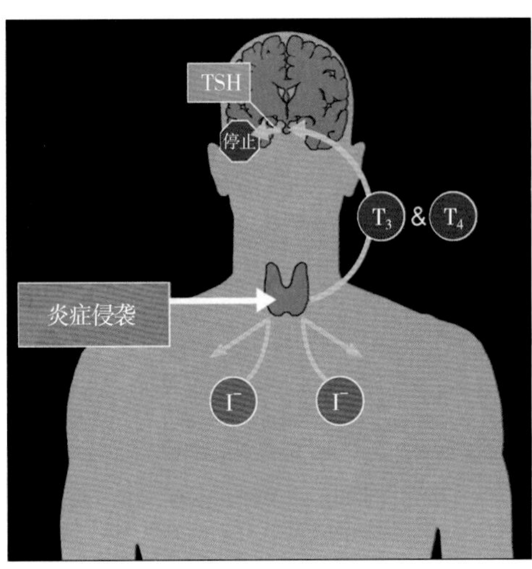

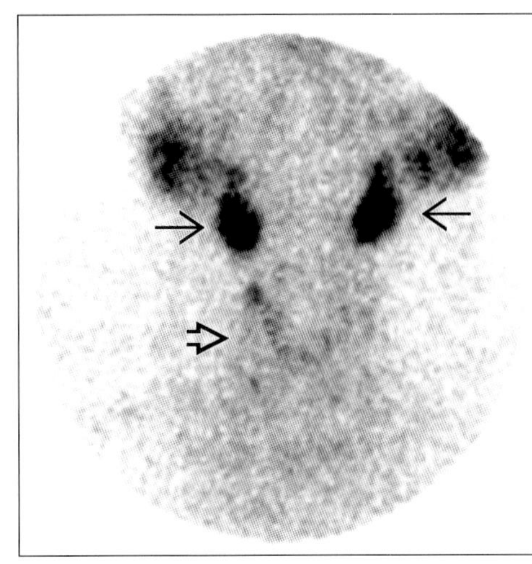

（左图）示亚急性甲状腺炎的生化途径，炎症刺激导致T_4释放，后者导致垂体TSH激素释放受到负反馈性抑制。（右图）影像学最具有诊断价值的线索是甲状腺的放射性碘摄取率极低（每24小时小于1%），常见于急性期（甲亢）患者。甲状腺正位扫描图像显示甲状腺放射性碘摄取几乎缺失→，而唾液腺甲状腺放射性碘摄取率正常→

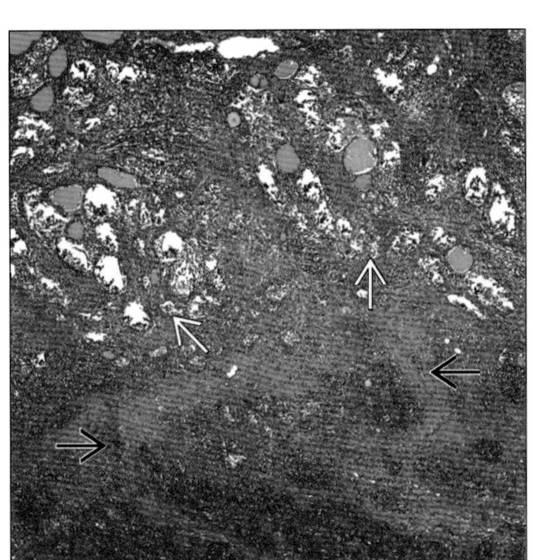

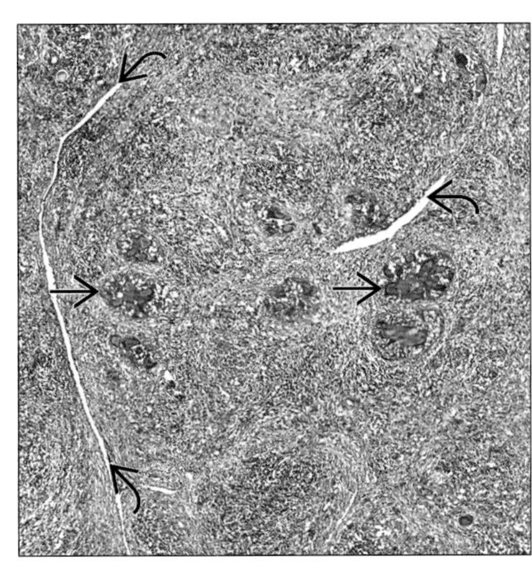

（左图）示纤维化结节→紧邻活动性炎症区→，由于活动性炎症蔓延至非感染性区域导致纤维化和活动性炎症同时存在。（右图）图示整个视野受到炎性反应累及，纤维化明显，淋巴管扩张→，被破坏的滤泡内可见簇状组织细胞填充，伴多核巨细胞吞噬胶质→

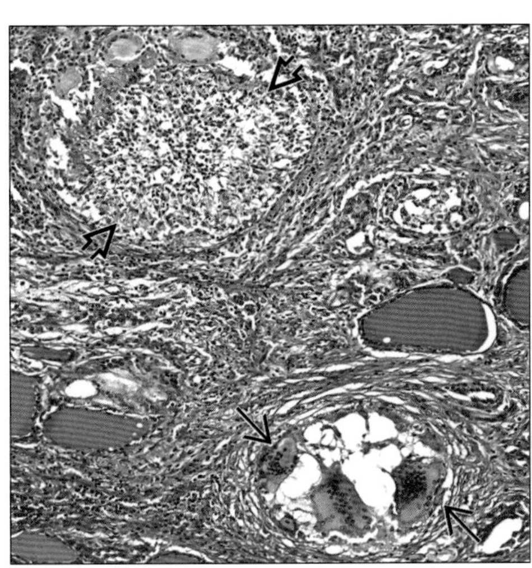

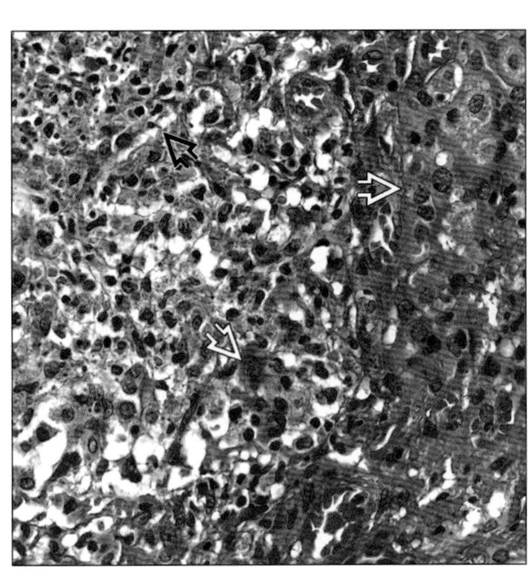

（左图）示同一时间不同区域存在不同的病变：→示急性期被破坏的滤泡内充满中性粒细胞（微脓肿），→示中期滤泡内的多核巨细胞，两区之间可见纤维化。（右图）高倍镜下滤泡内可见中性粒细胞和细胞碎片→，周围有泡沫样组织细胞和类上皮样组织细胞包绕→，未见胶质和滤泡上皮

慢性淋巴细胞性（桥本）甲状腺炎

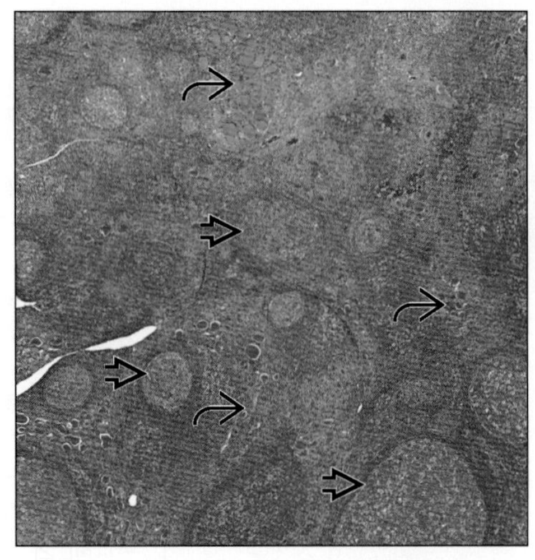

在残余的甲状腺实质[➩]内可见弥漫性淋巴细胞浸润伴生发中心形成[➝]

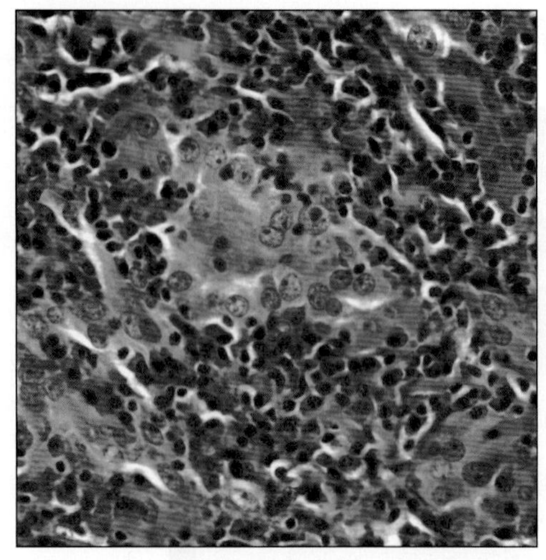

嗜酸性细胞化生可能包括核异型性，因此可被误诊为乳头状癌。细胞核增大，但缺乏乳头状癌其他的改变

专业术语

缩写

- 桥本甲状腺炎（HT）
- 淋巴细胞性甲状腺炎（LT）

别名

- 淋巴细胞性甲状腺肿
- 经典的自身免疫性甲状腺炎
- 淋巴结样甲状腺肿

定义

- 自身免疫性甲状腺炎的特点
  - 炎症细胞的浸润
  - 对甲状腺特异性抗原和甲状腺球蛋白产生自身抗体
  - 组织破坏和纤维化，最终替代滤泡上皮细胞导致甲状腺功能减退

病因/发病机制

自身免疫

- 自身免疫性甲状腺疾病（autoimmune thyroid disease, AITD）包括（HT）和Graves病
  - 易感基因和环境诱发因素之间相互作用引起的复杂疾病
- 引起自体致敏的致病抗原不明
  - 抗甲状腺球蛋白和抗微粒体抗体的存在表明了这些抗原参与疾病的发生
- HT的患者患有其他自身免疫性疾病的风险增高，这些自身免疫性疾病包括
  - 内分泌疾病
    - 胰岛素依赖型糖尿病
    - 艾迪生病
    - 自身免疫性卵巢炎
    - 甲状旁腺功能减退症及垂体炎
  - 非内分泌疾病
    - 干燥综合征
    - 重症肌无力
    - 恶性贫血
    - 血小板减少性紫癜
  - 与对照组相比，患有自身免疫性甲状腺疾病的患者下列自身抗体升高
    - 甲状腺特异性抗原
    - 非甲状腺特异性抗原
- HT和Graves病具有共同的特点，包括
  - 在同一个家庭或者同一甲状腺腺体同时存在两种病变
    - 比如：同卵双胎，一位患有HT，另一位患有Graves病
  - 在两种疾病中，甲状腺中可见淋巴细胞浸润和多种免疫球蛋白
  - 在两种疾病中都可见胸腺肿大和甲状腺自身抗体
  - Graves病可能演变成HT，伴有甲状腺功能减退
  - 在少数情况下，HT（伴或不伴有甲减）转化为伴甲亢的Graves病
- 尽管拥有共同的特点，但遗传、临床、免疫学、病理的差异充分表明（HT）和Graves病为不同的疾病

临床表现

流行病学

- 发病率
  - 原发的甲状腺功能减退非常常见
    - 人口调查显示，有5%的个体存在甲状腺功能减退
    - 最常见的原因是自身免疫性（桥本）甲状腺炎

慢性淋巴细胞性（桥本）甲状腺炎

要点

专业术语
- 自身免疫性甲状腺炎的特点
  - 炎症细胞的浸润
  - 产生针对甲状腺特异性抗原和甲状腺球蛋白的抗体
  - 甲状腺滤泡上皮破坏，最终被纤维组织取代导致甲状腺功能减退

临床表现
- 经典型：临床表现差异很大
  - 许多患者不具有诊断性的临床症状
  - 甲状腺功能的实验室检查
  - 甲状腺自身抗体的筛查
  - 患者可有占位性病变（甲状腺肿）
- 纤维化亚型
  - 甲状腺肿可能会导致呼吸困难和吞咽困难

组织病理学检查
- 经典型
  - 弥漫累及甲状腺腺体
  - 成熟的淋巴细胞浸润伴或不伴有生发中心形成
  - 滤泡上皮细胞的细胞质呈嗜酸性改变
- 纤维化亚型
  - 结节状或分叶状生长方式，伴有致密纤维化
  - 炎症细胞浸润包括成熟的淋巴细胞和浆细胞
  - 滤泡上皮的变化包括滤泡萎缩、细胞质嗜酸性改变

  - 纤维样变亚型
    - 约10%的HT患者伴有纤维化
- 年龄
  - 经典型
    - 发病范围广
    - 发病率随年龄增长
    - 碘充足地区儿童和青少年发生甲状腺肿和甲状腺功能减退的最常见原因
  - 纤维化亚型
    - 发生于年龄较大患者
- 性别
  - 经典亚型
    - 女性远远多于男性（女性：男性=10：1）
  - 纤维化亚型
    - 男性多于女性

部位
- 没有特定的发病部位

症状
- 经典型
  - 临床表现差异很大
    - 部分患者肿大的甲状腺为自身免疫性甲状腺炎的唯一临床特征
    - 多数患者可见甲状腺功能减退
  - 多数患者没有临床症状、诊断确立的主要依据
    - 甲状腺功能的实验室检查
    - 甲状腺自身抗体的筛查
    - 因其他原因进行的甲状腺手术切除中偶然发现
  - 患者可能表现为甲状腺肿
    - 典型的表现为双侧甲状腺弥漫性肿大
    - 少数情况下，局限于甲状腺一叶的明显占位性病变可能与肿瘤性增生很像
- 纤维化亚型
  - 巨大甲状腺肿可能导致呼吸困难和吞咽困难

实验室检查
- 经典型
  - 甲减的实验室证据可能包括
    - T_4降低和可能的T_3降低（尽管随后可能恢复正常）
  - 自身免疫性甲状腺炎的实验室证据包括针对抗以下物质的循环抗体
    - 甲状腺球蛋白
    - 甲状腺过氧化物酶（微粒体抗原）
    - 胶质抗原
    - 甲状腺激素
  - 随着疾病的发展，没有甲减临床表现的患者可能会在之后发生甲减
  - 患者可甲状腺功能正常
  - 少数情况下，患者伴有甲亢
- 纤维化型
  - 患者常常变现为严重的甲状腺功能减退
    - 高滴度的抗甲状腺球蛋白自身抗体

治疗
- 选择、风险及并发症
  - 自身免疫性甲状腺炎导致甲减，T_4疗法是所有甲减患者的治疗选择（不管是明显的甲减还是亚临床甲减）
    - 治疗一般都是终身的，如停止服用甲状腺素，甲减会复发
    - 甲状腺自身抗体水平的降低是T_4疗法有效的表现
  - 免疫抑制（皮质类固醇）治疗可使增大的甲状腺恢复正常，甲状腺自身抗体水平降低
    - 激素治疗有严重的副作用，甲状腺素治疗有效，免疫抑制治疗不具有适应证
  - 对甲状腺功能正常但伴有甲状腺腺体增大的患者没有确切的治疗方法
    - T_4的使用可能会导致腺体变小
    - 其他的患者可能会有甲状腺进行性增大
    - 此外，高达10%~15%的患者会发展为甲减
  - 甲状腺素治疗的并发症主要是医源性甲状腺毒症

慢性淋巴细胞性（桥本）甲状腺炎

- ■ 甲状腺毒症患者应进行相应的治疗
- 外科手术治疗
  - ○ 外科手术治疗适用于以下患者
    - ■ 甲状腺素治疗无效
    - ■ 甲状腺持续增大（伴或不伴局部症状）

预后

- 一般来说比较好
- 并发症以及恶性肿瘤的发生，包括
  - ○ 淋巴造血系统恶性肿瘤（淋巴瘤或白血病）
  - ○ 滤泡上皮来源肿瘤，包括甲状腺乳头状癌和滤泡细胞癌
- 发生甲状腺神经内分泌肿瘤（髓样癌）风险没有增加

影像学检查

放射学检查

- 正常的腺体增大或者弥漫异常异质性的回声
- MRI的T2WI可见信号增强区域
- 在纤维化型中，腺体可萎缩和纤维化回声不均匀

大体检查

一般特征

- 经典型
  - ○ 腺体对称性增大
    - ■ 质地硬，颜色苍白，呈明显的多结节状外观；切面结节突起于切面，由纤维组织分隔
    - ■ 与单个明显的占位性病变相比，弥漫的甲状腺增大不支持肿瘤性增生
    - ■ 甲状腺与其他周围组织没有粘连
- 纤维化型
  - ○ 甲状腺弥漫性增大，质地坚硬，呈淡褐色
    - ■ 可见纤维化和显著分叶状外观
  - ○ 甲状腺体可重达200g甚至更重
  - ○ 甲状腺不与周围组织粘连

组织病理学检查

组织学特征

- 经典型
  - ○ 弥漫累及甲状腺腺体
  - ○ 成熟的淋巴细胞浸润伴或不伴生发中心
  - ○ 滤泡上皮细胞胞质嗜酸性改变
    - ■ 嗜酸性颗粒状细胞质
    - ■ 细胞核增大
    - ■ 清晰至粗糙的染色质
    - ■ 细胞核保持圆形的外观
    - ■ 明显的核仁
  - ○ 可见鳞状上皮化生和实性细胞巢
- 淋巴上皮囊肿
  - ○ 部分改变与慢性淋巴细胞性甲状腺炎有关
  - ○ 代表继发性改变（比如：囊状病变鳞状化生）
  - ○ 通常是偶然发现
  - ○ 偶尔增大类似甲状腺肿块
  - ○ 常多发病灶并累及双侧
  - ○ 主要衬覆单层或多层鳞状上皮
  - ○ 可见柱状上皮细胞（呼吸道型上皮细胞），可包含杯状细胞
- 纤维化型
  - ○ 也称为晚期淋巴细胞性甲状腺炎
  - ○ 可见结节状或分叶状生长，伴有致密纤维化
    - ■ 不规则宽带状的无细胞纤维组织穿插生长于残余的甲状腺内及其周围，类似瘢痕疙瘩
    - ■ 纤维化没有延伸到腺体外组织
    - ■ 在纤维组织中可见慢性炎症细胞浸润
  - ○ 成熟的淋巴细胞浸润伴有或不伴有生发中心形成
    - ■ 浸润的炎症细胞包括成熟的淋巴细胞和浆细胞
  - ○ 滤泡上皮的改变包括
    - ■ 滤泡萎缩
    - ■ 细胞质嗜酸性改变
    - ■ 可见明显的鳞状细胞化生

辅助检查

细胞学

- 经典型
  - ○ 包括成熟的淋巴细胞和浆细胞的混合性炎症细胞浸润
  - ○ 可见多核巨细胞
  - ○ 多种淋巴细胞浸润和易染体巨噬细胞，生发中心的形成
  - ○ 滤泡上皮细胞可见嗜酸性改变
    - ■ 通常簇状出现，但也可表现为单个细胞
    - ■ 无胶质，或可见少量胶质
- 纤维化亚型
  - ○ 纤维化明显，穿刺仅抽出少量物质

免疫组织化学

- B细胞（CD20[L26]）和T细胞（CD45RO[UCHL-1]或CD3）标志物阳性
- B细胞和浆细胞显示
  - ○ κ 和 λ 阳性（即缺乏轻链限制性）
  - ○ 显示IgG、IgM和IgA的重链
  - ○ B细胞经常为IgG κ 型

细胞遗传学

- 分子研究显示缺乏*BRAF*点突变
  - ○ *BRAF*点突变出现在35%~69%的甲状腺乳头状癌
- 缺乏基因重组
- 即使在缺乏甲状腺乳头状癌的诊断性形态学表现的病例中，仍有*RET/PTC*重组的报道

慢性淋巴细胞性（桥本）甲状腺炎

- 加之有报告显示，部分病例伴有所谓的乳头状癌的免疫组织化学特征,提示自身免疫性甲状腺炎可能存在早期局灶性癌前病变
- 尽管如此，从实践的角度来看，缺乏具有甲状腺乳头状癌诊断性核形态特征可排除甲状腺癌的诊断
- 早期局部癌前病变的观点仍未经证实

鉴别诊断

非特异性慢性淋巴细胞甲状腺炎

- 没有肿块形成
- 在因其他原因进行的甲状腺切除组织中偶然发现
- 散在但灶状的淋巴细胞浸润
- 通常，滤泡上皮细胞缺乏嗜酸性改变
- 缺乏甲状腺功能异常的实验室证据

非霍奇金淋巴瘤

- 破坏甲状腺实质
  - 滤泡上皮细胞的破坏
- 淋巴上皮病变存在的特点是肿瘤细胞“挤满”或“塞满”滤泡
- 单一形态的恶性细胞渗透
  - 大部分是B细胞来源
- 恶性细胞常常浸润甲状腺周围软组织
  - 甲状腺可能附着于周围的结构

甲状腺乳头状癌

- HT滤泡上皮细胞的改变可能提高人们对乳头状癌诊断的关注
- 可见一系列诊断性核特征
- 35%~69%甲状腺乳头状癌病例存在*BRAF*基因突变
  - HT中甲状腺滤泡上皮缺乏*BRAF*基因的点突变

Riedel甲状腺炎（侵袭性纤维性甲状腺炎）

- 需要与淋巴细胞性甲状腺炎纤维化亚型进行鉴别
- 纤维化使甲状腺与周围组织发生粘连
- 缺乏高滴度的抗甲状腺球蛋白抗体
- 组织学包括
  - 致密瘢痕疙瘩样纤维化破坏和取代甲状腺实质
    - 病变不仅仅局限于甲状腺，还累及甲状腺外软组织
    - 滤泡上皮细胞萎缩性改变
    - 与滤泡上皮细胞嗜酸性化生无相关性
  - 以淋巴细胞和浆细胞为主的慢性炎性浸润
  - 主要累及静脉的血管炎（静脉炎）

淋巴结组织

- HT的组织学与淋巴结结构类似
  - 在这种情况下，甲状腺组织的存在可能会误诊为转移性甲状腺癌
- 淋巴结的特点
  - 存在被膜下窦
    - HT缺乏被膜下窦
  - HT的核不具有乳头状癌诊断性特征

参考文献

1. Anil C et al: Hashimoto's thyroiditis is not associated with increased risk of thyroid cancer in patients with thyroid nodules: a single-center prospective study. Thyroid. 20(6): 601-6, 2010
2. Sadow PM et al: Absence of BRAF, NRAS, KRAS, HRAS mutations, and RET/PTC gene rearrangements distinguishes dominant nodules in Hashimoto thyroiditis from papillary thyroid carcinomas. Endocr Pathol. 21(2): 73-9, 2010
3. Haberal AN et al: Diagnostic pitfalls in the evaluation of fine needle aspiration cytology of the thyroid: correlation with histopathology in 260 cases. Cytopathology. 20(2): 103-8, 2009
4. Nasr MR et al: Absence of the BRAF mutation in HBME1+and CK19+atypical cell clusters in Hashimoto thyroiditis: supportive evidence against preneoplastic change. Am J Clin Pathol. 132(6): 906-12, 2009
5. Burek CL et al: Autoimmune thyroiditis and ROS. Autoimmun Rev. 7(7): 530-7, 2008
6. Shih ML et al: Thyroidectomy for Hashimoto's thyroiditis: complications and associated cancers. Thyroid. 18(7): 729-34, 2008
7. Caturegli P et al: Autoimmune thyroid diseases. Curr Opin Rheumatol. 19(1): 44-8, 2007
8. Demirbilek H et al: Hashimoto's thyroiditis in children and adolescents: a retrospective study on clinical, epidemiological and laboratory properties of the disease. J Pediatr Endocrinol Metab. 20(11): 1199-205, 2007
9. McLachlan SM et al: The link between Graves' disease and Hashimoto's thyroiditis: a role for regulatory T cells. Endocrinology. 148(12): 5 724-33, 2007
10. Aust G et al: Graves' disease and Hashimoto's thyroiditis in monozygotic twins: case study as well as transcriptomic and immunohistological analysis of thyroid tissues. Eur J Endocrinol. 154(1): 13-20, 2006
11. Sargent R et al: BRAF mutation is unusual in chronic lymphocytic thyroiditis-associated papillary thyroid carcinomas and absent in non-neoplastic nuclear atypia of thyroiditis. Endocr Pathol. 17(3): 235-41, 2006
12. MacDonald L et al: Fine needle aspiration biopsy of Hashimoto's thyroiditis. Sources of diagnostic error. Acta Cytol. 43(3): 400-6, 1999

慢性淋巴细胞性（桥本）甲状腺炎

影像学、大体和显微镜下特征

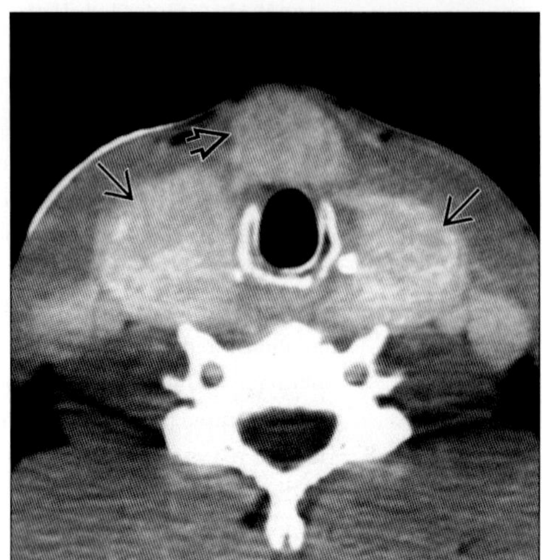

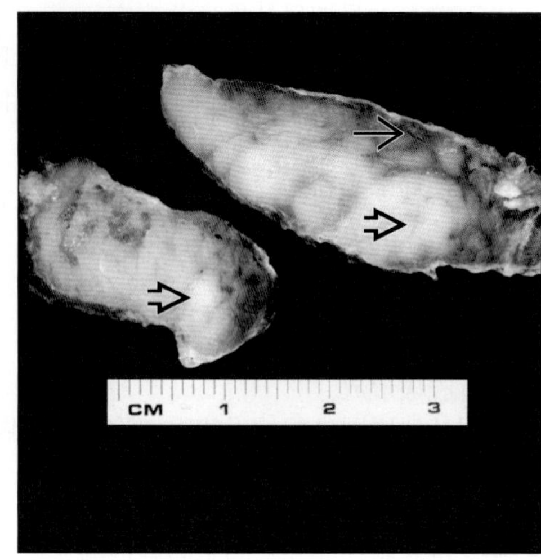

（左图）轴位CECT显示HT甲状腺的两侧叶➡和锥体叶➡弥漫性肿大。（右图）患有HT行甲状腺切除术的患者显示腺体弥漫性受累，由浅棕色组织取代正常的甲状腺实质，切面呈结节样外观➡，外周可见大体正常的残余甲状腺组织➡

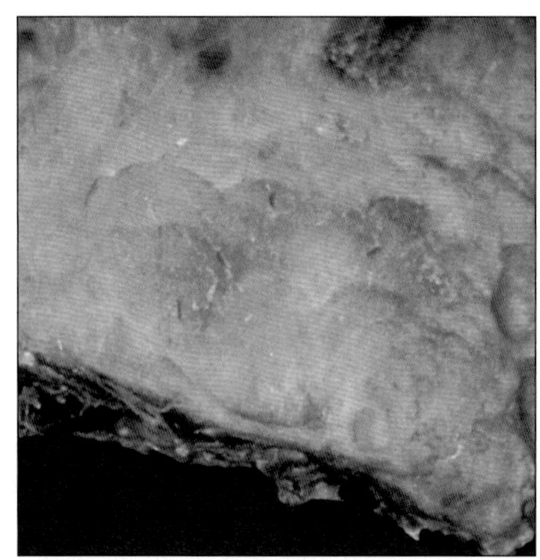

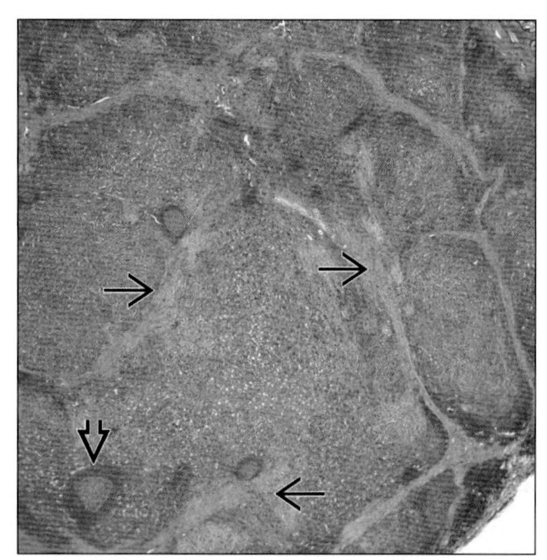

（左图）HT（晚期淋巴细胞性甲状腺炎）的纤维化亚型表现为弥漫性增大的腺体，腺体由于纤维化而质地坚硬，呈分叶状或结节状外观。由于明显的纤维化，穿刺通常很少，不足以做出诊断。（右图）纤维化亚型显示了带状纤维化➡，淋巴细胞浸润，生发中心形成➡侵占甲状腺组织。纤维化未延伸至腺体外

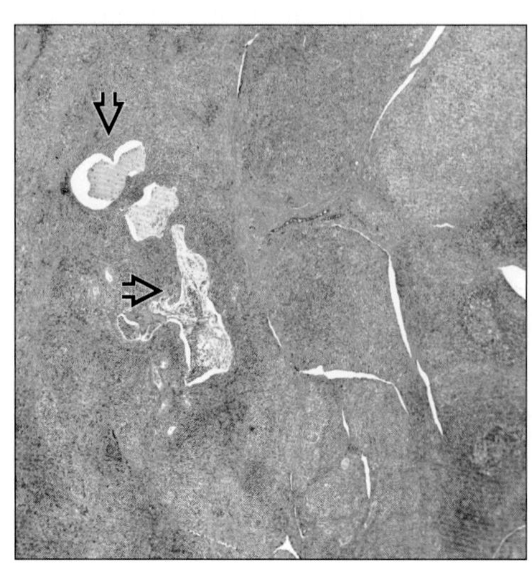

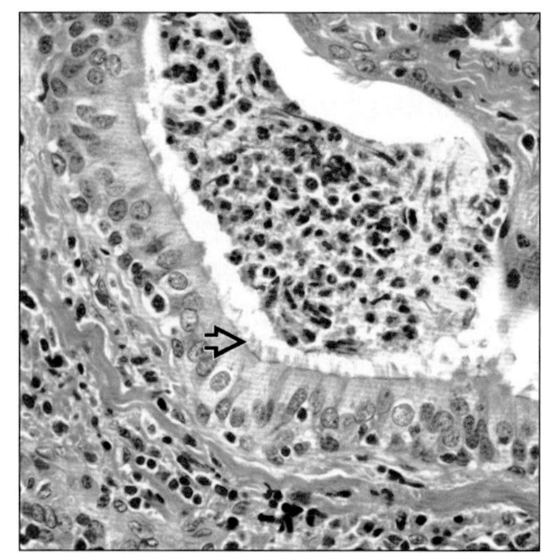

（左图）HT中可出现局灶性囊肿➡，囊肿通常为偶然发现，较小且与淋巴细胞浸润（淋巴上皮囊肿）难以区分，但囊肿有时比较大，占优势病变。（右图）囊肿衬覆柱状上皮细胞，可见纤毛➡。更经常的是在HT中见到囊肿衬覆一层或者多层鳞状上皮细胞（未显示）

慢性淋巴细胞性（桥本）甲状腺炎

显微镜下和细胞学特征

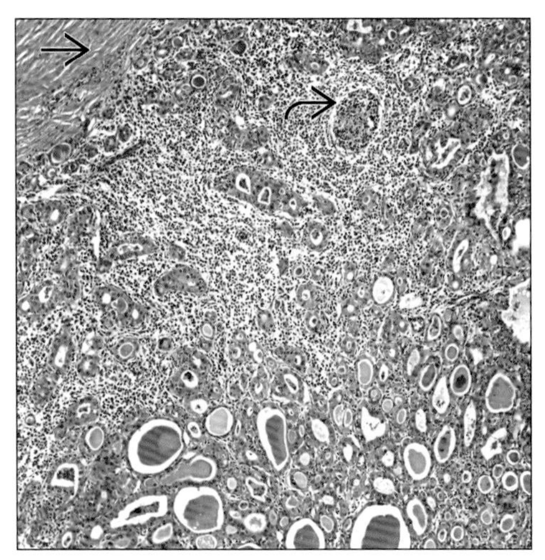

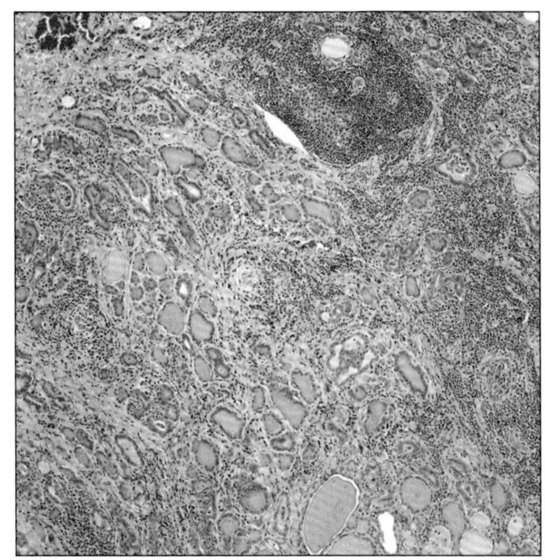

（左图）外周可见含有生发中心↷的淋巴组织，周围包绕着纤维组织→，类似淋巴结。缺少被膜下窦、可见与正常甲状腺相连续或邻近等形态学特征，可排除转移癌的可能。（右图）非特异性淋巴细胞性甲状腺炎，通常显示局灶（而非弥漫性）淋巴细胞浸润，未见滤泡上皮细胞的改变

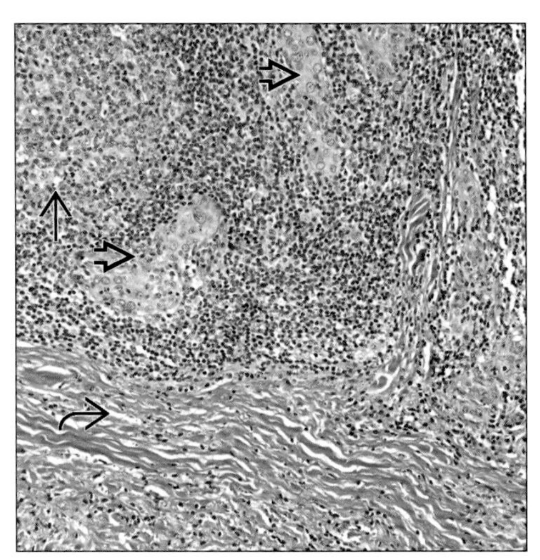

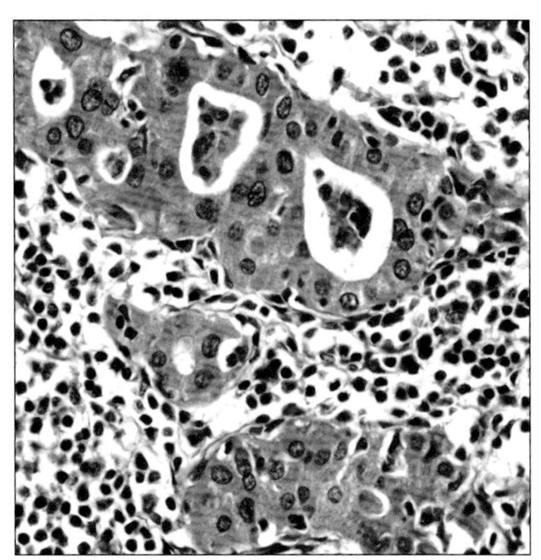

（左图）纤维化亚型显示淋巴细胞浸润、滤泡上皮萎缩⇨、瘢痕疙瘩样纤维化形成↷，→示部分可见生发中心。与Riedel甲状腺炎相比，HT纤维化亚型的纤维化一般局限于甲状腺内，而Riedel甲状腺炎延伸至甲状腺外。（右图）滤泡上皮细胞显示了明亮的嗜酸性胞质（嗜酸性）、圆形一致的细胞核及粗糙的染色质

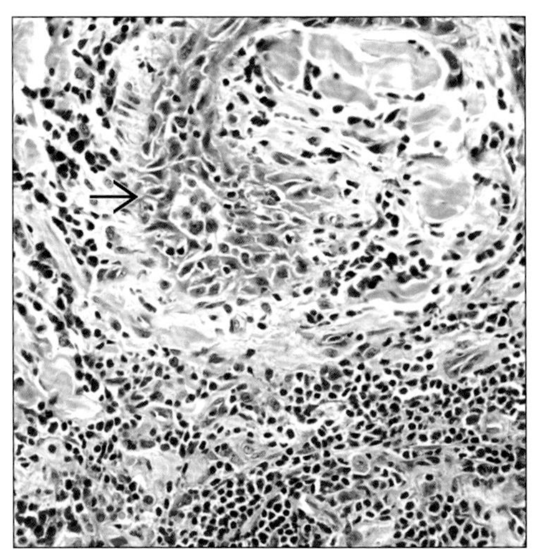

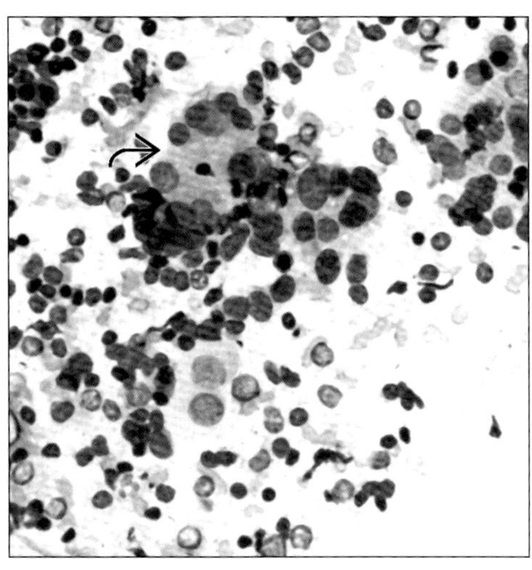

（左图）示甲状腺腺体可见成熟淋巴浆细胞浸润、鳞状上皮细胞化生、致密的纤维化→。（右图）HT的细针穿刺涂片显示混合的淋巴细胞浸润，其内可见簇状的滤泡上皮↷，滤泡上皮可见胞质嗜酸性改变，核增大和不同程度的核多形性

Graves病

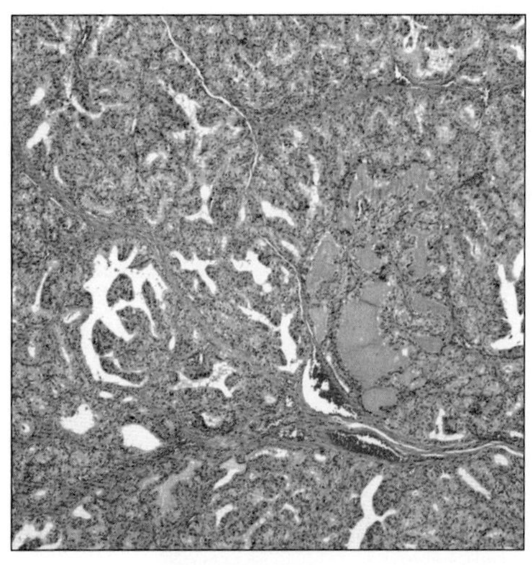

HE染色显示，整个腺体可见增生，图右侧滤泡含有胶质，可见精细的纤维血管间隔

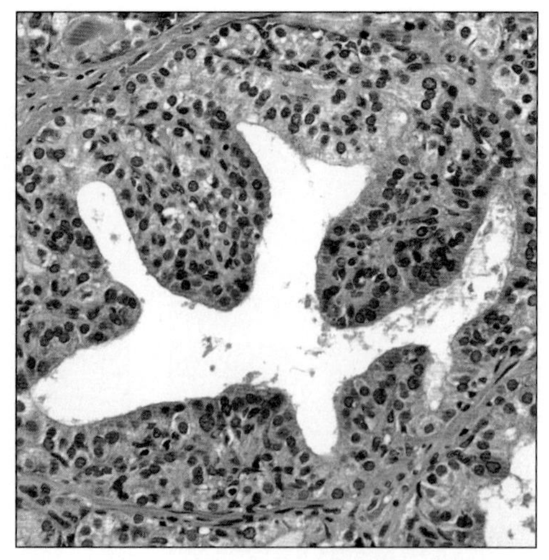

HE染色显示钝的单纯的乳头状突起于腔内，其内未见胶质，此为弥漫性增生的特征。注意缺乏异型性

专业术语

别名

- 弥漫性毒性甲状腺肿

定义

- 自身免疫性疾病，其特点是产生过量甲状腺激素致甲状腺弥漫性肿大
- 以爱尔兰医师Robert Graves的名字命名，他在1835年定义了心悸、甲状腺肿大、突眼为该病三个重要的特征

病因/发病机制

环境暴露

- 先前缺碘的人群中补碘与甲状腺功能亢进症的发病风险上升相关（Jod-Basedow 现象）
  - 显示潜在的免疫调节异常
- 压力
- 吸烟增加了2~3倍的患病风险，但是大部分对眼部症状影响显著

自身免疫

- 遗传易感性与环境诱发因素相结合,促使自身免疫反应的发生

女性

- 有趣的是，Graves病的发病风险在产后增加6倍
  - 可能为对胎儿免疫耐受后，免疫反应的反弹
  - 伴随着自身免疫的发展，胚胎细胞可能在甲状腺（胚胎微嵌合体）聚集

遗传

- 同卵双生的双胎的一致率为20%~30%
- 伴有*HLA-DR3*基因改变的患者发生弥漫性毒性甲状腺肿的风险增加3~4倍
- 细胞毒性T淋巴细胞抗原4基因多态性（*CLTA-4*）

发病原理

- 由于自身抗体（免疫球蛋白：甲状腺刺激免疫球蛋白）的产生导致甲状腺功能亢进
  - 产生针对位于滤泡细胞胞外结构域的促甲状腺激素受体（TSHR）的自身抗体
  - 先前称之为长效的甲状腺刺激分子（LATS）
    - 用Graves病患者的血清刺激实验动物的甲状腺要比TSH作用时间更长
  - *TSHR*基因位于常染色体14q31
- 免疫应答和免疫抑制的平衡被打乱导致自身免疫耐受性的缺失，为自身免疫的一般特征
- 自身抗体激活受体，刺激甲状腺激素合成和分泌，同时促使滤泡上皮细胞弥漫性增生
  - T淋巴细胞和B淋巴细胞与滤泡上皮细胞之间复杂的相互作用，T淋巴细胞起到关键性的作用
- 在TSHR的自身抗体的刺激下，滤泡细胞通过分泌血管内皮生长因子，促使甲状腺的血管增生

临床表现

流行病学

- 发病率
  - 最为常见的自身免疫性疾病之一
  - 发病率：0.4%~1%（美国人群）
  - 年发病率：20/10万~25/10万
- 年龄
  - 可见于所有年龄，青春期前患者罕见
  - 发病高峰:40~60岁
- 性别
  - 女性远远多于男性 [(7~10) ：1]
- 种族

Graves病

要点

专业术语

- 自身免疫性疾病，其特点是甲状腺激素的过度分泌和弥漫性甲状腺肿大

临床表现

- 女性远远多于男性 [(7~10) ：1]
- 一般表现为甲状腺功能亢进
- 轻度至中度甲状腺肿
- Graves眼病和胫前黏液性水肿
- 游离T_4升高、TSH降低或缺乏、可见TSH受体的自身抗体
- 临床上使用甲巯咪唑、卡比马唑和丙硫氧嘧啶治疗，放射性碘作为替代性治疗
- 手术仅适用于有症状或对药物无反应的患者

组织病理学检查

- 整个腺体滤泡上皮弥漫性增生
- 滤泡上皮形成简单无分支的乳头突入管腔内
- 缺乏胶质（未经治疗的患者），但大多数情况为经过治疗的患者，可见胶质
- 细胞核圆形到椭圆形，形态规则，位于基底部，染色质粗糙颗粒状
- 常见淋巴细胞浸润，生发中心形成
- 如果发生癌变，几乎总是甲状腺乳头状癌

鉴别诊断

- 甲状腺乳头状癌、慢性淋巴细胞性甲状腺炎

  - 日本患者中HLA-B35与Graves病具有相关性
  - 中国人群中HLA-Bw46与Graves病具有相关性

症状

- 一般表现为功能亢进
  - 患者表现为紧张、焦虑、疲劳、热敏感、排汗增加、心悸、食欲增加，但体重减轻
  - 温暖潮湿的皮肤、震颤、心动过速、高血压
  - 肌无力
  - 伴有自身免疫性疾病病史或家族中有自身免疫性疾病病史
- 轻度至中度甲状腺肿
- 眼眶组织的炎症（Graves眼病）
  - 眼睑后翻和突眼
  - 眼病是甲状腺外最常见和最显著的表现
  - 眼外肌炎性改变和水肿
    - 90%的患者双侧可见病变，即使在单侧出现症状的情况下，双侧可见病变
    - 70%为双侧对称性发生
    - 好发部位：下方>内侧>上方>后方>斜方
  - 眼眶纤维脂肪组织和泪腺体积增加
- 皮肤组织黏多糖过度累积
  - 小腿前部（胫前黏液性水肿）

实验室检查

- 游离T_4升高
  - 少数病例游离T_4水平正常
  - 游离T_3取代游离T_4升高
- TSH水平异常，水平低甚至检测不到
- 几乎所有未经治疗的病例都可检测到TSH受体自身抗体
  - 免疫测定，TSH结合抑制免疫球蛋白（TBII）；生物测定，甲状腺刺激免疫球蛋白或抗体（TSI）
  - 两种没有可比性
  - TRHR自身抗体可以是多相的，它们对受体的影响可以是激动性、拮抗性或中性的
  - 已经发现了激动性和拮抗性的抗体
- TBII测试又称为甲状腺受体抗体（TRAB）和长效甲状腺刺激物（LATS）
- 在大多数情况下，可以检测到甲状腺过氧化物酶（TPO）的抗体
- 大约1/2的患者存在甲状腺球蛋白抗体

治疗

- 选择、风险及并发症
  - 甲状腺功能亢进者复发的风险低
  - 有低到中度患有甲减的风险（手术后）
- 手术方法
  - 甲状腺全切或次全切除（弥漫性双侧病变）
  - 仅用于有甲亢症状和内科治疗无效或无反应的患者
  - 也适用于儿童，可降低放射诱发癌变的风险
  - 结节或恶变是手术适应证
- 药物
  - 甲巯咪唑、卡比马唑和丙硫氧嘧啶都是抗甲状腺药物
    - 主要通过干扰过氧化物介导的酪氨酸残基碘化过程抑制激素合成
    - 停药会导致症状复发
  - 非放射性碘抑制甲状腺激素的释放和T_4到T_3的外周转化
    - 减少甲状腺血管生成，增加胶质储备并促进滤泡上皮细胞萎缩
    - 减少血管生成有助于术前准备
  - β受体阻滞剂（普萘洛尔）可缓解症状（心血管和神经系统），但不影响甲状腺本身
- 放射性治疗
  - 放射性碘为替代性治疗
  - 甲状腺切除后
  - 消除甲状腺功能亢进的症状和体征
  - 一段时间后，患者需要T_4替代治疗

Graves病

预后
- 通常很好
- 治疗后甲状腺功能减退症必须用替代疗法进行控制

影像学检查

X线检查
- 整个腺体弥漫性肿大
- 放射性碘核素成像研究显示甲状腺弥漫性碘摄取率增高

大体检查

一般特征
- 弥漫性对称性肿大，结节不明显
  - 由于血管生成不同，切面的颜色不一
  - 未经治疗患者，切面血管较多，呈暗红色
  - 经过治疗的患者，血管生成减少，切面颜色较浅
- 海绵状或质韧
- 类似骨骼肌组织

重量
- 50~150g

组织病理学检查

组织学特征
- 整个腺体受到影响，尽管有时病变分布不均匀
- 滤泡上皮弥漫性增生
- 可见简单、无分支的乳头突入滤泡腔
  - 如不治疗，乳头状突起将更突出
- 缺乏胶质（未经治疗的患者），但大多数情况为治疗后的，可见胶质
  - 与正常甲状腺相比，胶质颜色较浅或者苍白
  - 显著的扇形突出，尤其是在上皮与增生乳头交界处
- 高柱状细胞可见嗜酸性甚至嗜双色性胞质
- 细胞核圆形到椭圆形，形态规则，位于基底部，染色质粗糙颗粒状
- 核可见非典型性，尤其多见于放射性碘消融治疗后
- 常见淋巴细胞浸润，生发中心形成
  - 未见滤泡上皮细胞嗜酸性细胞化生
- 纤维化不明显，沿纤维间隔加重
  - 病史较长患者或有过放射性碘治疗病史的患者纤维化较明显
- 眼外肌和软组织可见以T淋巴细胞为主的炎症细胞浸润
  - 亲水性黏多糖的过量累积
  - 后期眼外肌萎缩并伴有纤维化

治疗效果
- 增生性是减低、退化，但改变不均匀
- 仍然可见增生性区域
- 胶质增加
- 放射性碘治疗可致滤泡萎缩，纤维化，嗜酸性细胞化生，核异型性，增生性结节，持续性淋巴细胞浸润

并发肿瘤
- 高达25%结节性病变可见癌性病变（总发病率约1%~4%）
- 几乎所有的癌都是甲状腺乳头状癌
  - 大多数是偶发癌或微小癌

辅助检查

细胞学特征
- 很少需要穿刺组织病理活检，诊断通常根据临床结果和实验室检查
- 组织很少，红细胞丰富
- 细胞低到中等丰富
- 胶质是很少而且薄或浅（巴氏染色）
- 滤泡细胞排列成单层片状或呈微小滤泡
- 细胞质丰富、淡染、呈细颗粒状外观
  - 边缘细胞质空泡化（巴氏染色为透明，Diff-Quik染色为粉红色）被称为焰细胞或耀斑细胞
- 细胞核轻度肿大，核圆形，可见小核仁
- 可见淋巴细胞和嗜酸性细胞
- 治疗后穿刺组织病理检查可见异型性

免疫组织化学特征
- TTF-1和甲状腺球蛋白阳性
- Ki-67通常小于5%
- 大多数核P27阳性
- 淋巴组织相应部位CD3和CD20阳性

鉴别诊断

甲状腺乳头状癌
- 不是弥漫性病变
- 复杂且分叉样乳头状突起
  - 在增生的乳头状突起中缺乏纤维血管轴心
- Graves病中可见砂砾体
- 具有鲜明的核特征

慢性淋巴细胞性甲状腺炎
- 又称为桥本甲状腺炎
- 桥本甲状腺炎可见滤泡增生，类似于Graves病
- 嗜酸性细胞化生更明显
- 明显的淋巴细胞浸润和生发中心形成
- 滤泡萎缩和纤维化支持淋巴细胞甲状腺炎的诊断

毒性结节性增生
- 必须有临床病史和实验室检查结果
- 大体呈多结节状

Graves病

- 大多数腺体可见含丰富胶质的滤泡

激素生成障碍性甲状腺肿

- 遗传性疾病，主要为年轻患者
  - 通常伴有明确的家族史
- 累及全部甲状腺组织
- 结节容易识别
- 仅在结节间区见到明显异型的滤泡上皮细胞核
- 往往缺乏胶质或呈水样

腺瘤样结节

- 临床表现为多发结节性甲状腺肿
- 通常甲状腺功能正常
- 结节大小不一，背景或周围可见“正常”或未受累的甲状腺实质
- 胶质丰富，容易识别
- 缺乏细胞学异型性

参考文献

1. Abraham P et al: Antithyroid drug regimen for treating Graves' hyperthyroidism. Cochrane Database Syst Rev. (1): CD003420, 2010
2. Brand OJ et al: Genetics of thyroid autoimmunity and the role of the TSHR. Mol Cell Endocrinol. 322(1-2): 135-43, 2010
3. Davies TF et al: The genetics of the thyroid stimulating hormone receptor: history and relevance. Thyroid. 20(7): 727-36, 2010
4. Lindholm J et al: Hyperthyroidism, exophthalmos, and goiter: historical notes on the orbitopathy. Thyroid. 20(3): 291-300, 2010
5. Nakabayashi K et al: Recent advances in the association studies of autoimmune thyroid disease and the functional characterization of AITD-related transcription factor ZFAT. Nihon Rinsho Meneki Gakkai Kaishi. 33(2): 66-72, 2010
6. Okosieme OE et al: The utility of radioiodine uptake and thyroid scintigraphy in the diagnosis and management of hyperthyroidism. Clin Endocrinol (Oxf). 72(1): 122-7, 2010
7. Tomer Y: Genetic susceptibility to autoimmune thyroid disease: past, present, and future. Thyroid. 20(7): 715-25, 2010
8. Hoffmann R: Thyroidectomy in Graves' disease: subtotal, near total or total? Orbit. 28(4): 241-4, 2009
9. Rees Smith B et al: TSH receptor-autoantibody interactions. Horm Metab Res. 41(6): 448-55, 2009
10. Khoo TK et al: Pathogenesis of Graves' ophthalmopathy: the role of autoantibodies. Thyroid. 17(10): 1013-8, 2007
11. Lazarus JH et al: Significance of low thyroid-stimulating hormone in pregnancy. Curr Opin Endocrinol Diabetes Obes. 14(5): 389-92, 2007
12. McLachlan SM et al: The link between Graves' disease and Hashimoto's thyroiditis: a role for regulatory T cells. Endocrinology. 148(12): 5 724-33, 2007
13. Rapoport B et al: The thyrotropin receptor in Graves'disease. Thyroid. 17(10): 911-22, 2007
14. Smith BR et al: TSH receptor antibodies. Thyroid. 17(10): 923-38, 2007
15. Das DK: Marginal vacuoles (fire-flare appearance) in fine needle aspiration smears of thyroid lesions: does it represent diffusing out of thyroid hormones at the base of follicular cells? Diagn Cytopathol. 34(4): 277-83, 2006
16. Manji N et al: Influences of age, gender, smoking, and family history on autoimmune thyroid disease phenotype. J Clin Endocrinol Metab. 91(12): 4873-80, 2006
17. Ban Y et al: Genetic susceptibility in thyroid autoimmunity. Pediatr Endocrinol Rev. 3(1): 20-32, 2005
18. Ban Y et al: Susceptibility genes in thyroid autoimmunity. Clin Dev Immunol. 12(1): 47-58, 2005
19. Lazarus JH: Thyroid disorders associated with pregnancy: etiology, diagnosis, and management. Treat Endocrinol. 4(1): 31-41, 2005
20. Prummel MF et al: The environment and autoimmune thyroid diseases. Eur J Endocrinol. 150(5): 605-18, 2004
21. Cooper DS: Hyperthyroidism. Lancet. 362(9382): 459-68, 2003
22. Stocker DJ et al: Thyroid cancer yield in patients with Graves ' disease. Minerva Endocrinol. 28(3): 205-12, 2003
23. Tomer Y et al: Searching for the autoimmune thyroid disease susceptibility genes: from gene mapping to gene function. Endocr Rev. 24(5): 694-717, 2003
24. Ando T et al: Intrathyroidal fetal microchimerism in Graves' disease. J Clin Endocrinol Metab. 87(7): 3315-20, 2002
25. Szkudlinski MW et al: Thyroid-stimulating hormone and thyroid-stimulating hormone receptor structure-function relationships. Physiol Rev. 82(2): 473-502, 2002
26. Brown TR et al: Thyroid injury, autoantigen availability, and the initiation of autoimmune thyroiditis. Autoimmunity. 27(1): 1-12, 1998
27. Carnell NE et al: Thyroid nodules in Graves' disease: classification, characterization, and response to treatment. Thyroid. 8(8): 647-52, 1998
28. Stanbury JB et al: Iodine-induced hyperthyroidism: occurrence and epidemiology. Thyroid. 8(1): 83-100, 1998
29. Mizukami Y et al: Histologic changes in Graves' thyroid gland after 131I therapy for hyperthyroidism. Acta Pathol Jpn. 42(6): 419-26, 1992
30. Winsa B et al: Stressful life events and Graves' disease. Lancet. 338(8781): 1475-9, 1991
31. Brownlie BE et al: The epidemiology of thyrotoxicosis in New Zealand: incidence and geographical distribution in north Canterbury, 1983-1985. Clin Endocrinol (Oxf). 33(2): 249-59, 1990
32. Margolick JB et al: Immunohistochemical analysis of intrathyroidal lymphocytes in Graves' disease: evidence of activated T cells and production of interferon-gamma. Clin Immunol Immunopathol. 47(2): 208-18, 1988

Graves病

临床、影像学和显微镜下特征

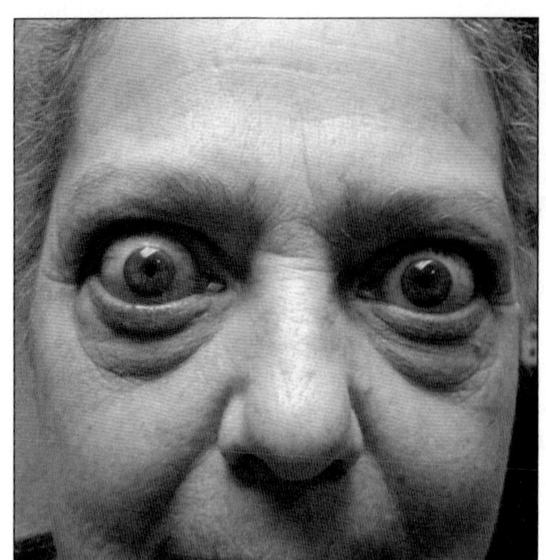

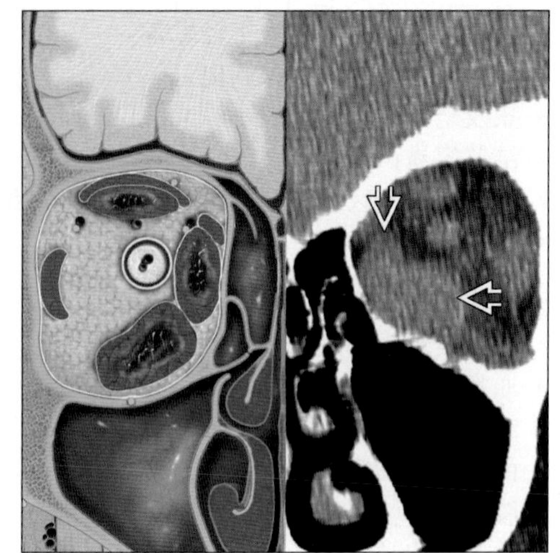

（左图）Graves病所致突眼，眼球明显突出、眼睑回缩（睑板后翻）。患者眼外肌发生浸润性病变，形成非常特征性的凝视眼神。（右图）左为眼外肌增生示意图，右为CT扫描图像，可见Graves病患者眼外肌发生浸润➡

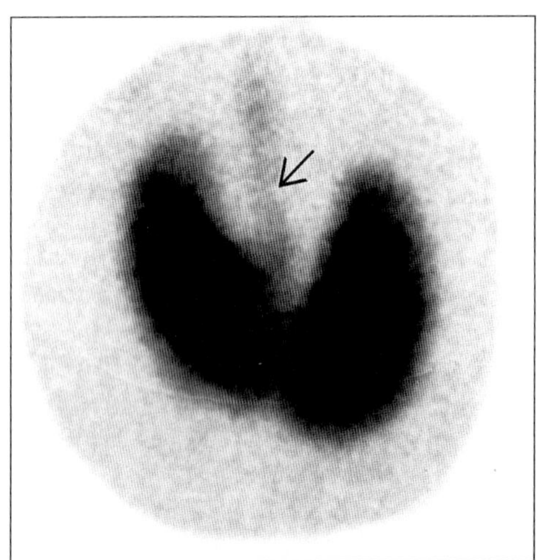

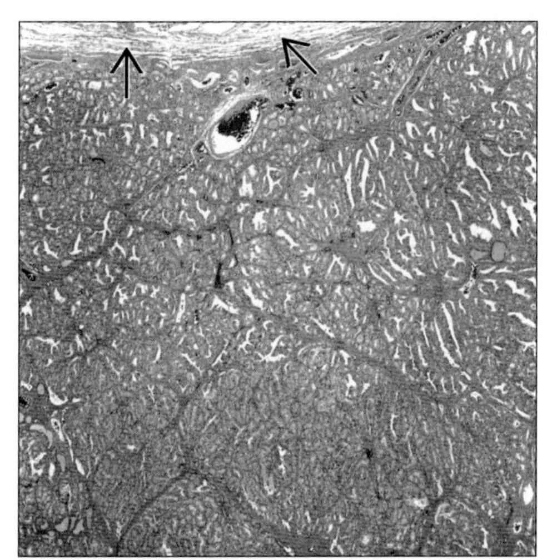

（左图）核医学研究显示腺体肥大。该患者甲状腺增大，锥体叶明显，摄取增高➡。在Graves病常见锥体叶摄取增高。（右图）HE染色显示甲状腺组织增生，顶部为甲状腺切缘➡，间隔纤维血管组织增生，胶质较少。

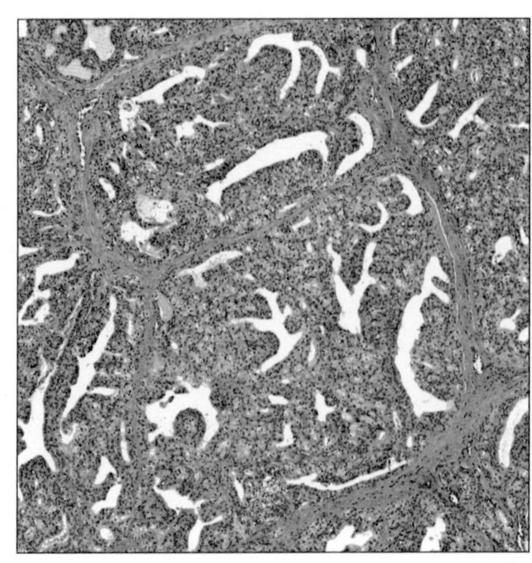

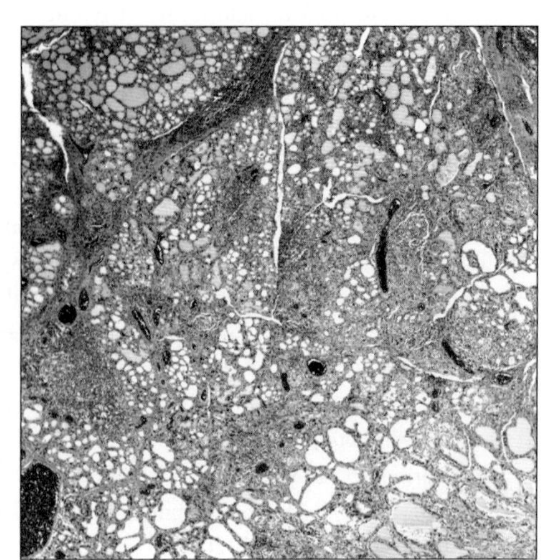

（左图）HE染色可见滤泡上皮向滤泡腔内乳头状增生，分支较少，结节间为纤维血管间隔，胶质不显著。（右图）HE染色显示腺体弥漫性增生，间质较多，淋巴细胞浸润，淋巴滤泡形成。低倍镜下可与慢性淋巴细胞性甲状腺炎类似。Graves病通常缺乏生发中心

Graves病

显微镜下和组织病理学特征

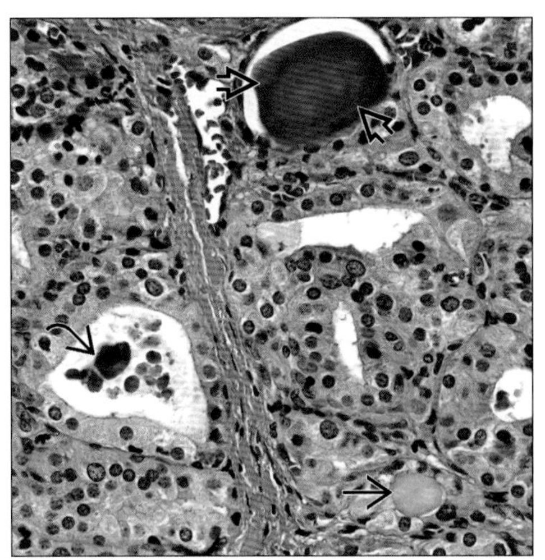

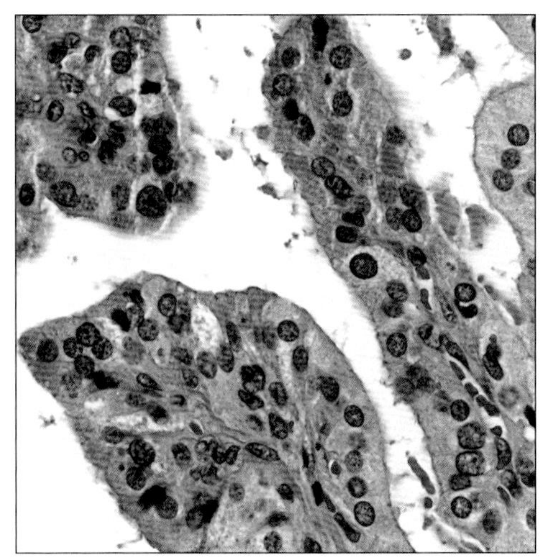

（左图）HE染色示高柱状细胞排列呈滤泡状，有的滤泡胶质浓稠、不规则⇨，有的滤泡胶质不明显→，还有的滤泡腔内可见钙化→。（右）HE染色显示滤泡上皮乳头状增生，分支简单。高柱状细胞核形态规则，染色质粗糙，可见纤细的血管纤维轴心

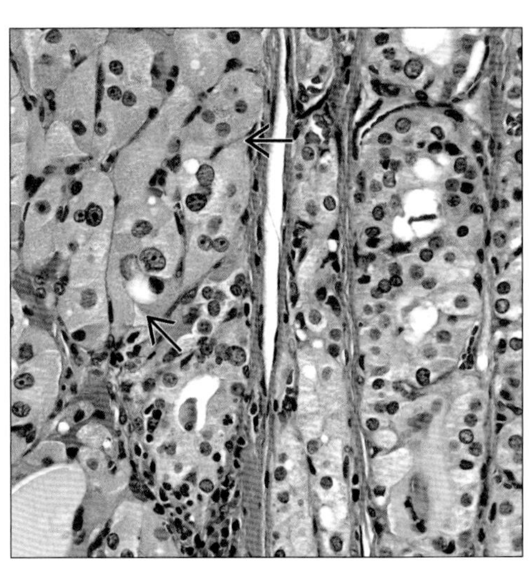

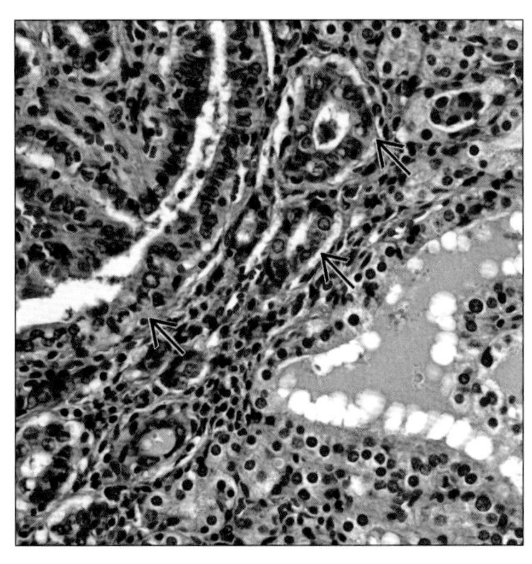

（左图）HE染色示弥漫性增生的腺体形态可有不同，与右侧视野相比左边视野甲状腺滤泡上皮细胞胞质呈颗粒状，嗜酸性（Hurthle细胞）→。（右图）甲状腺腺体弥漫性增生的背景中可见甲状腺乳头状癌→。细胞核可见明显差异，后者核拥挤、重叠、增大，核染色质分布均匀、呈毛玻璃样

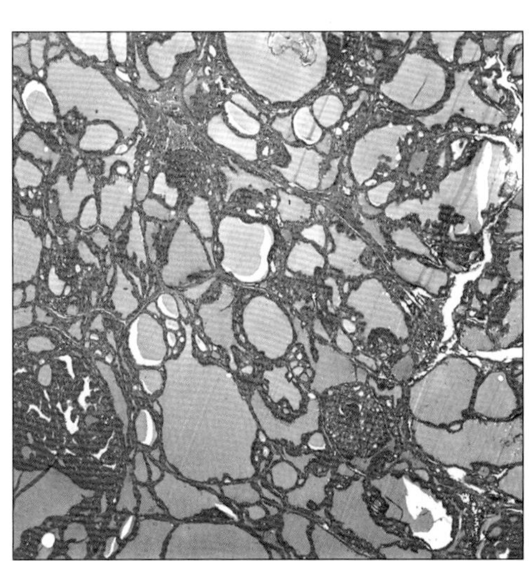

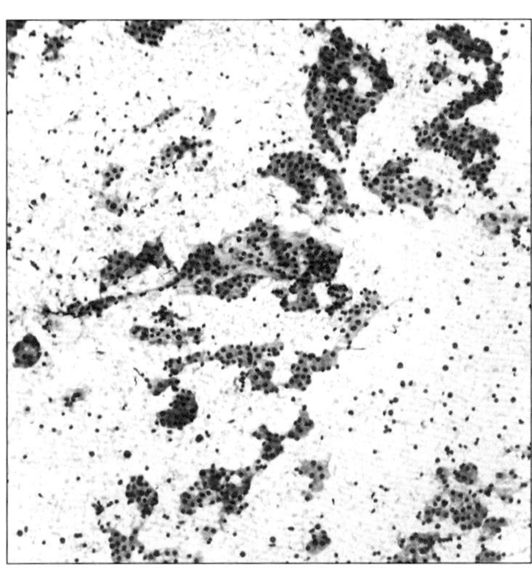

（左图）患者经药物治疗，胶质合成显著增加，仍然可以见到乳头状突起，但较之前不那么明显。（右图）Diff-Quik染色的细胞涂片。非常稀薄甚至难以察觉的胶质背景中可见团状和片状细胞群以及滤泡，可见较多火焰型细胞质，可与滤泡性肿瘤重叠，需要加以鉴别

Riedel甲状腺炎

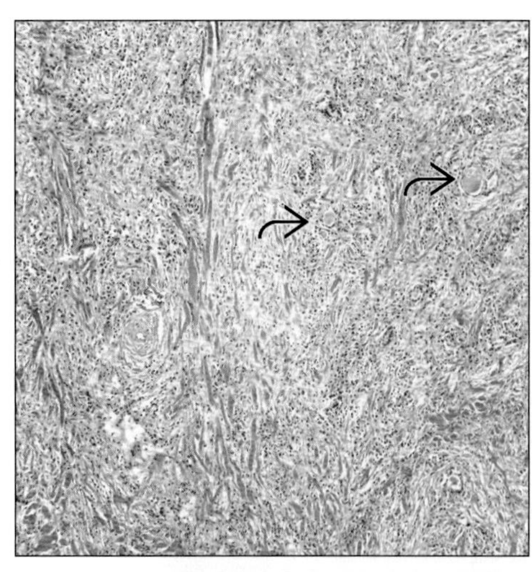

几乎所有的甲状腺组织都被瘢痕样宽大的纤维组织取代，伴有慢性炎症细胞浸润，滤泡腔内可见胶质➡

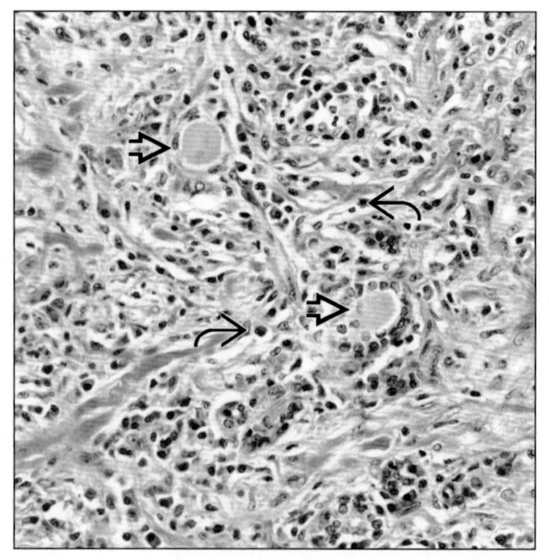

可见图中瘢痕样纤维组织伴浆细胞，淋巴细胞等炎症细胞浸润，➡为散在HE染色区⇨可见充满胶质的滤泡

专业术语

缩写

- Riedel甲状腺炎（RT）

别名

- 侵袭性纤维性甲状腺炎
- 侵袭性甲状腺炎

释义

- 特发性纤维化病变
  - 本身并不是一种炎症性甲状腺疾病（甲状腺炎）

病因/发病机制

自身免疫性疾病

- 单核细胞和针对甲状腺特异性抗原的自身抗体检测支持自身免疫反应为Riedel甲状腺炎的发病机制
- Riedel甲状腺炎和HT之间的关系进一步支持发病机制为自身免疫反应
  - Riedel甲状腺炎可能从先前存在的Graves病发展而来
- 可能与其他自身免疫性疾病相关，包括
  - 系统性红斑狼疮、硬皮病、结节性多动脉炎、多发性硬化

系统性纤维化疾病或IgG4相关的疾病

- Riedel甲状腺炎可能是系统性纤维化疾病的一部分（也称为炎症性纤维硬化）
- 最近的证据表明Riedel甲状腺炎是IgG4相关系统性疾病谱的一部分
  - 以IgG4（+）浆细胞浸润和多器官纤维化为特征
- 系统性疾病可能包括
  - 腹膜后、纵隔、眶后、肺、鼻窦道、腮腺、泪腺、肝胆道（硬化性胆管炎）
  - Riedel甲状腺炎可与一个或多个累及这些部位的疾病共存
    - 只有腹膜后纤维化与可能的致病因素有关（如二甲麦角新碱）

临床表现

流行病学

- 发病率
  - 为不常见疾病
- 年龄
  - 主要发生在成人
- 性别
  - 女性多于男性

症状

- 无痛性颈部肿块和（或）甲状腺肿大
- 颈前压迫可导致吞咽困难、呼吸困难、喘鸣
- 少数情况下，喉返神经反复受累，导致声带麻痹
- 可能发生压迫并包绕颈内静脉、颈总动脉
- 甲状腺增大，触诊可触及木质或石质坚硬感，与颈部周围结构黏附或固定
  - 甲状腺可局灶受累，主要以单侧受累为主
  - 也可出现双侧甲状腺受累
- 甲状腺占位硬且固定，临床表现类似肿瘤性病变（如癌）
  - 如果伴有颈淋巴结受累，需怀疑肿瘤
- 在临床上，伴有质地坚硬的甲状腺肿患者会出现压迫症状
- 包括颈内静脉在内的颈部周围结构受累，可进行性加重，容易诱发脑静脉窦血栓形成

实验室检查

- 可能存在高滴度的抗微粒体和抗甲状腺球蛋白抗体
  - 手术后二者水平降低

Riedel甲状腺炎

要点

专业术语
- 特发性纤维化的病变，而不是炎症性甲状腺（甲状腺炎）疾病

病因/发病机制
- Riedel甲状腺炎和桥本甲状腺炎之间的关系支持Riedel甲状腺炎为自身免疫性疾病
  - 可见甲状腺功能减退，双侧眼病以及促甲状腺激素受体刺激性自身抗体
- Riedel甲状腺炎可能是系统性纤维化疾病的一部分（也称为炎症性纤维硬化）
  - 最近的证据表明Riedel甲状腺炎是IgG4相关系统性疾病谱的一部分

临床表现
- 无痛性颈部肿块和（或）甲状腺肿大
- 甲状腺增大，触诊可触及木质或石质坚硬感，与颈部周围结构黏附或固定

组织病理学检查
- 致密的胶原（瘢痕疙瘩样带状纤维化）破坏和替代甲状腺实质成分
  - 纤维化过程并不限于甲状腺，还累及甲状腺外结缔组织
- 可见血管炎，主要累及静脉（静脉炎）
- 可见残余甲状腺滤泡（可能难以识别）

治疗
- 手术方式
  - 手术切除适应证
    - 从颈部软组织到甲状腺都发生广泛纤维化
    - 健侧甲状腺不需要切除
- 药物
  - 他莫昔芬和类固醇激素（泼尼松）治疗可能有效
    - 不适合手术的患者经他莫昔芬和泼尼松治疗后效果不明显
  - 最近发现霉酚酸酯可以治疗与系统性纤维化相关的疾病
    - 最近的证据表明联合霉酚酸酯和泼尼松对Riedel甲状腺炎患者有效
    - 减轻压迫症状和减小肿物大小（小到可以进行甲状腺次全切除）

预后
- 手术切除后症状可缓解

大体检查

一般特性
- 致密、灰白色、质地坚硬的组织取代了甲状腺正常组织

组织病理学检查

组织学特点
- 致密的胶原（瘢痕疙瘩样带状纤维化）破坏和替代甲状腺实质成分
- 纤维化过程并不限于甲状腺，还累及甲状腺外结缔组织，如
  - 肌肉、脂肪组织、神经和血管间隙
  - 甲状旁腺也可以累及
- 除了纤维化，可见慢性炎症细胞浸润
  - 主要有浆细胞和淋巴细胞
  - 可能存在嗜酸性粒细胞
  - 未见巨核细胞
- 可见血管炎，主要累及静脉（静脉炎）
  - 特点是血管外膜炎症“侵犯”血管壁全层并栓塞血管
- 可见残余甲状腺滤泡（可能难以识别）
  - 位于致密的胶原组织中
  - 呈萎缩性改变
  - 与嗜酸上皮化生（如慢性淋巴细胞性甲状腺炎所见）或肉芽肿性炎症无关
- 在一些情况下，先于Riedel甲状腺炎或与Riedel甲状腺炎同时存在的病变包括
  - 例如：腺瘤样结节、滤泡性腺瘤、滤泡癌、甲状腺乳头状癌

辅助检查

细胞学
- 通常情况下，穿刺抽出的细胞量稀少（干抽）

组织化学
- Riedel甲状腺炎
  - 胶质呈阳性染色
  - 可以协助识别胶质填充的滤泡上皮
- 弹力纤维染色
  - 可能有助于确诊血管炎

免疫组织化学
- 甲状腺球蛋白和甲状腺转录因子
  - 滤泡上皮细胞阳性
  - 有助于识别甲状腺组织

鉴别诊断

桥本甲状腺炎，纤维样变
- 病变局限在甲状腺内而没有扩展到甲状腺外
- 滤泡上皮细胞的胞质嗜酸变化
- 未见静脉炎
- 有病例报道称，同时伴有Riedel甲状腺炎和桥本甲状腺炎

Riedel甲状腺炎

亚急性甲状腺炎

- 甲状腺肉芽肿性炎性病变
- 临床表现
  - 颈部疼痛位于甲状腺或放射至下颌、耳部、面部、胸部
  - 全身表现可能包括全身不适、乏力、发热、寒战、消瘦、厌食、肌肉痛
- 实验室检查
  - 早期或甲亢期（甲状腺毒性的）包括
    - 血清T_3、T_4、甲状腺球蛋白水平升高，血清TSH水平降低
  - 后期或甲减期（由于腺体大部分被破坏）包括
    - 血清T_3、T_4、甲状腺球蛋白水平降低，血清TSH水平升高
- 各期组织学表现
  - 早期
    - 滤泡上皮细胞破坏导致胶质外渗和耗竭
    - 炎症细胞定居于甲状腺滤泡（微脓肿、淋巴细胞、组织细胞、多核巨细胞）
  - 后期
    - 白细胞被淋巴细胞、组织细胞、巨细胞、浆细胞取代
    - 未见滤泡上皮细胞被炎症细胞代替的现象
  - 再生期
    - 滤泡再生
    - 可见不同程度的微小残留不规则纤维化

间变性甲状腺癌，少细胞亚型

- 不常见，可与Riedel甲状腺炎类似
- 甲状腺间变性癌的临床特征
  - 发生于年龄较大的患者，迅速增大的颈部肿块，短时间内可导致死亡
- 组织学特征包括
  - 无细胞纤维化或组织梗死，伴中心性营养不良性钙化
  - 部分区域，细胞数量少，由非典型梭形细胞组成
  - 可见淋巴血管侵犯
  - 可见淋巴结转移
  - 上皮标志物（细胞角蛋白、上皮膜抗原）免疫反应呈阳性

参考文献

1. Dahlgren M et al: Riedel's thyroiditis and multifocal fibrosclerosis are part of the IgG4-related systemic disease spectrum. Arthritis Care Res (Hoboken). 62(9): 1312-8, 2010
2. Levy JM et al: Combined mycophenolate mofetil and prednisone therapy in tamoxifen-and prednisone-resistant Reidel's thyroiditis. Thyroid. 20(1): 105-7, 2010
3. Lorenz K et al: Riedel's thyroiditis: impact and strategyofa challenging surgery. Langenbecks Arch Surg. 392(4): 405-12, 2007
4. Kotilainen P et al: Riedel's thyroiditis in a patient with multiple sclerosis. Neuro Endocrinol Lett. 26(1): 67-8, 2005
5. Harigopal M et al: Fine-needle aspiration of Riedel's disease: report of a case and review of the literature. Diagn Cytopathol. 30(3): 193-7, 2004
6. Jung YJ et al: A case of Riedel's thyroiditis treated with tamoxifen: another successful outcome. Endocr Pract. 10(6): 483-6, 2004
7. Moulik PK et al: Steroid responsiveness in a case of Riedel's thyroiditis and retroperitoneal fibrosis. Int J Clin Pract. 58(3): 312-5, 2004
8. Papi G et al: Riedel's thyroiditis and fibrous variant of Hashimoto's thyroiditis: a clinicopathological and immunohistochemical study. J Endocrinol Invest. 26(5): 444-9, 2003
9. Baloch ZW et al: Combined Riedel's Disease and Fibrosing Hashimoto's Thyroiditis: A Report of Three Cases with Two Showing Coexisting Papillary Carcinoma. Endocr Pathol. 11(2): 157-163, 2000
10. Baloch ZW et al: Simultaneous involvement of thyroid by Riedel's [correction of Reidel's]disease and fibrosing Hashimoto's thyroiditis: a case report. Thyroid. 8(4): 337-41, 1998
11. Vaidya B et al: Cerebral venous sinus thrombosis: a late sequel of invasive fibrous thyroiditis. Thyroid. 8(9): 787-90, 1998
12. Few J et al: Riedel's thyroiditis: treatment with tamoxifen. Surgery. 120(6): 993-8; discussion 998-9, 1996
13. Wan SK et al: Paucicellular variant of anaplastic thyroid carcinoma. A mimic of Reidel's thyroiditis. Am J Clin Pathol. 105(4): 388-93, 1996
14. Bagnasco M et al: Fibrous invasive (Riedel's) thyroiditis with critical response to steroid treatment. J Endocrinol Invest. 18(4): 305-7, 1995
15. Best TB et al: Riedel's thyroiditis associated with Hashimoto's thyroiditis, hypoparathyroidism, and retroperitoneal fibrosis. J Endocrinol Invest. 14(9): 767-72, 1991

Riedel甲状腺炎

显微镜下特征和辅助技术

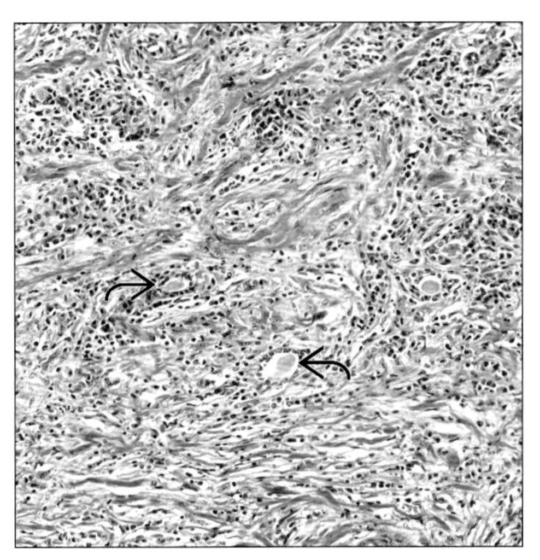

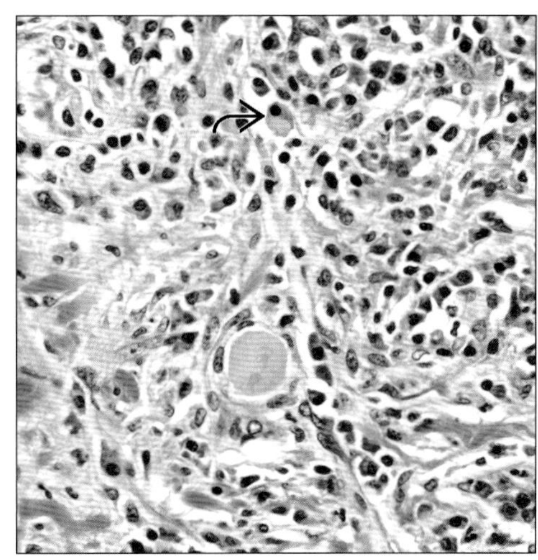

（左图）致密的瘢痕疙瘩样带状纤维破坏和取代甲状腺实质，伴有萎缩性甲状腺滤泡➡位于致密的胶原中。滤泡细胞缺乏通常见于慢性淋巴细胞性（桥本）甲状腺炎中嗜酸性细胞化生。（右图）Riedel甲状腺炎中可见大量的浆细胞浸润，可见Russel小体➡。存在特征的IgG4浆细胞，支持 Riedel甲状腺炎为IgG4相关系统性疾病谱的一部分

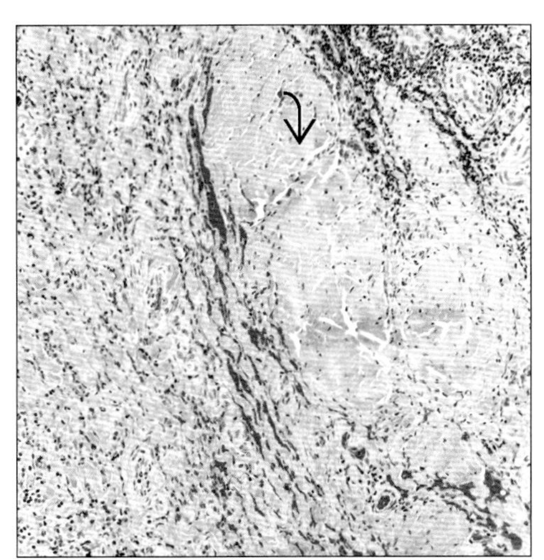

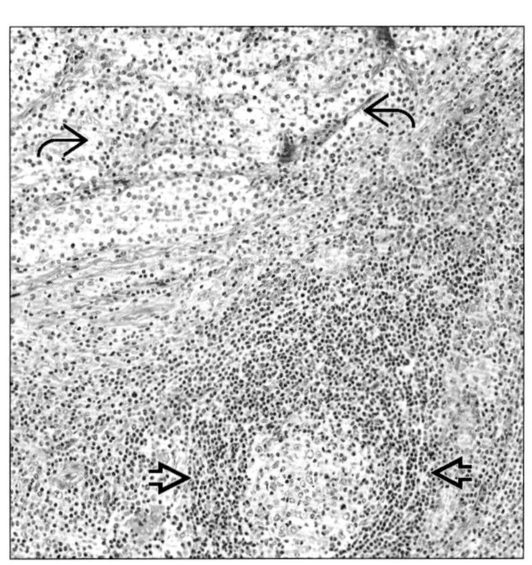

（左图）纤维化并不限于甲状腺，可累及包括骨骼肌➡在内的甲状腺外结缔组织。可累及其他甲状腺外结构，包括脂肪、神经和血管间隙（未示出）。（右图）瘢痕疙瘩样纤维化可累及甲状腺以外的其他结构，包括甲状旁腺➡，可见淋巴细胞浸润，淋巴滤泡形成➡

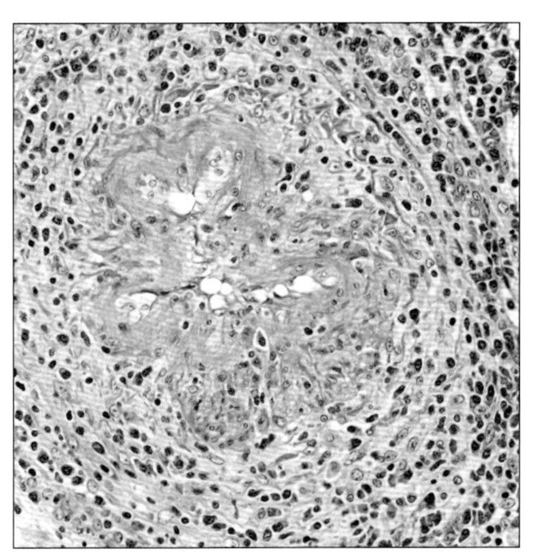

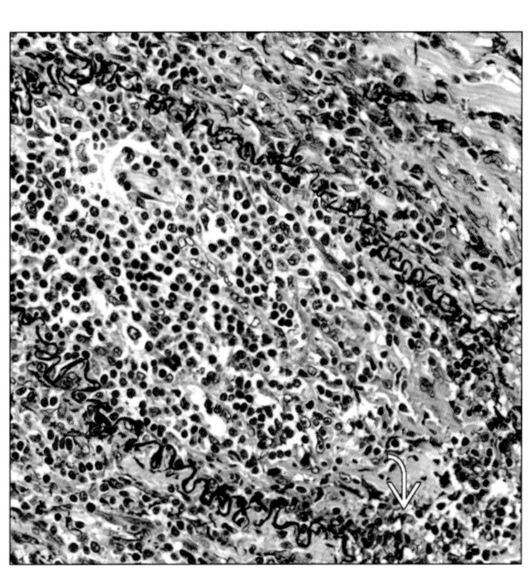

（左图）血管炎（常为静脉炎）是Riedel甲状腺炎的另一个组织学表现。由浆细胞和淋巴细胞组成的炎症细胞包绕和侵入到衬覆内皮细胞的血管间隙中。（右图）弹力纤维染色显示血管壁全层及血管腔隙（血栓样）可见炎症细胞浸润，染成黑色的弹性膜➡不连续，局部中断

腺瘤样结节

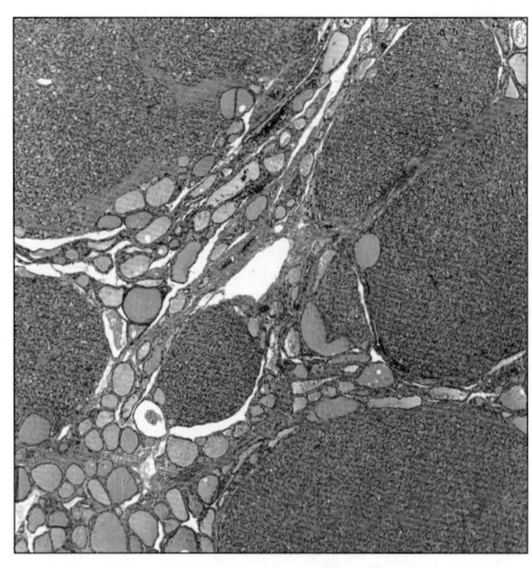
低倍镜下显示由不明显的甲状腺组织分隔的多个结节，结节内细胞丰富，未见纤维结缔组织被膜

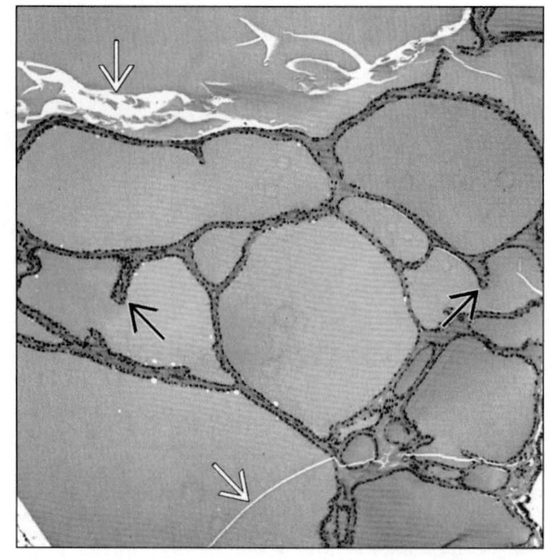
此结节包含大的含有丰富胶质的膨胀滤泡，可见简单地向胶质内突起的乳头状结构[空心箭头]，注意胶质中的人工裂隙[实心箭头]

专业术语

别名
- 多结节性甲状腺肿（MNG）（临床术语）
- 腺瘤样增生
- 非毒性结节性甲状腺肿
- 胶样甲状腺肿

定义
- 甲状腺激素生成障碍和（或）TSH分泌增加，滤泡上皮细胞增生导致不对称性多结节状甲状腺增大
  - “甲状腺肿”的意思是甲状腺增大，为非特异性的临床术语，不是外科病理诊断名称

病因/发病机制

病因
- 多因素共同作用：甲状腺滤泡上皮细胞改变的内在因素与遗传和环境因素共同作用
- 膳食中碘的缺乏
  - 吸烟加剧缺碘症状，可能与硫氰酸有关
  - 结节内碘浓度低可能为继发性改变而不是原发性的
  - 腺瘤样结节的许多方面无法用碘缺乏来解释
  - 甲状腺肿的大小经常与血清TSH水平成反比
- 大量容易导致甲状腺肿食物的食用
  - 一般原料（烹饪灭活容易导致甲状腺肿的物质）
    - 十字花科蔬菜（芸薹属植物，十字花科）
- 特别是那些可能影响甲状腺激素合成和（或）释放的药物
  - 碘、胺碘酮、锂、硫代酰胺（甲巯咪唑、卡比马唑、丙硫氧嘧啶）
- 遗传
  - 激素合成障碍性甲状腺肿
  - 与异卵双胞胎相比，同卵双胞胎的发病率增加

发病机制
- 结节的生成
  - 甲状腺激素生成受损：缺碘、致甲状腺肿因子、药物阻断（碘有机化过程中断）
  - TSH分泌增加
    - 涉及多种旁分泌和自分泌因子
  - 刺激甲状腺滤泡上皮细胞增生，甲状腺细胞功能和结构异质性导致形成的甲状腺滤泡差异显著
  - 导致甲状腺球蛋白生成增多
- 形成腺瘤样结节（基本单元）
- 多发腺瘤样结节导致临床甲状腺肿（集合单元）
  - 成为促甲状腺激素非依赖性的自主生长

临床表现

流行病学
- 发生率
  - 小于5%的患者可触及结节
    - 在尸检中更高，特别是如果包括微小结节（可高达50%）
  - 在缺碘饮食区发病率最高，在碘摄入过量区也可出现
- 年龄
  - 年龄范围广泛，但通常是成人
  - 高峰：50~70岁
- 性别
  - 女性远多于男性 [(5~10) ：1]
    - 怀孕期间常触及结节

症状
- 甲状腺增大，常呈不对称结节状
- 常规体检中发现

腺瘤样结节

要点

专业术语
- 甲状腺激素生成障碍和（或）TSH分泌增加，滤泡上皮细胞增生，导致不对称性多结节状甲状腺增大

临床表现
- 小于5%的患者可触及结节
- 高峰：50~70岁
- 女性发病率远高于男性 [(5~10) ：1]
- 甲状腺增大，常呈不对称结节状
- 大多数患者甲状腺功能正常
- 对有症状的患者行甲状腺全切除术

影像学检查
- CT是检查多结节性甲状腺肿最好的影像学检查
  - 超声检查：低回声实性结节，无回声囊肿，强回声纤维化或出血性区域

组织病理学检查
- 结节缺乏被膜，呈推挤性生长方式压迫周围甲状腺组织
- 滤泡因胶质含量多而增大膨胀，常伴有乳头状突起
- 可见表现为扁平、立方及柱状至嗜酸性滤泡上皮细胞
- 常见继发性及化生改变
- FNA活检不一定能区分结节和增生

鉴别诊断
- 滤泡性腺瘤，乳头状癌，滤泡细胞癌，激素合成障碍性甲状腺肿

- 少数情况下，可出现喘鸣（气管受压）、声嘶（反复喉返神经受损）、吞咽困难（干扰吞咽功能）
- 伴有纵隔甲状腺肿大时，可出现上腔静脉压迫综合征
- 症状和体征通常是逐步加重
  - 病灶出血可导致结节快速增大
- 单个或明显的结节提示可能为肿瘤

实验室检查
- 大多数患者甲状腺功能正常
  - 少数患者有甲亢（毒性结节性甲状腺肿或Plummer病）
- TSH和游离T_4水平通常是正常的
- TSH水平低：游离T_4和游离T_3，如果游离T_4不升高

治疗
- 治疗选择、风险及并发症
  - 甲状腺切除术后可能的并发症
    - 永久性甲状旁腺功能减退（高达7%）
    - 短暂或永久性反复喉返神经麻痹（高达1.5%）
    - 可能发生甲状腺功能减退症，需要终身激素替代治疗
- 手术方式
  - 对有症状的患者行甲状腺全切除术
  - 适用于明显的结节，怀疑肿瘤
    - 组织学检查有助于排除可能的恶性肿瘤（可见于7%~10%的病例）
- 药物
  - TSH抑制治疗
    - 甲状腺素用于抑制结节生长
    - 对小的甲状腺肿最有效
- 核医学
  - ^{131}I治疗
    - 特别适合老年患者
    - 有手术禁忌证或身体情况欠佳的手术患者
    - 毒性结节
    - 不愿意接受手术的患者
  - 可以使结节缩小，但是病程比较缓慢

预后
- 通常多结节性甲状腺肿多因美观和舒适等原因而接受治疗
  - 手术可以达到立即且永久的治愈，不再复发
- 如果症状和体征无变化可密切观察
- 不会发生恶变
  - 但是可见偶发或并发的恶性肿瘤

影像学检查

放射学检查
- 甲状腺弥漫性肿大伴多发结节
  - 约1/3患者常向胸骨后延伸
- CT是检查结节性甲状腺肿最好的影像学检查
  - 确定气道受压的程度和严重性
  - 确定胸骨后甲状腺肿的存在与否及肿大程度

超声检查
- 低回声实性结节，无回声囊肿，强回声纤维化或出血性区域
- 用于指导甲状腺FNA穿刺

CT检查
- 增大的甲状腺伴多发囊实性肿块且呈不均匀强化
- 局部区域有信号衰减（胶质囊肿）
- 出血部位呈高密度影
- 常见钙化

核医学
- 不均匀的放射性示踪物摄取伴有不规则、结节状甲状腺轮廓
- 结节可为热结节（放射性浓聚增高）、冷结节（放射性浓聚减低）、温结节或等信号（无法显示）

腺瘤样结节

大体检查

一般特征

- 腺体增大伴有大小不一的多个结节
  - 可见单个、明显的结节
  - 非对称性增大
  - 甲状腺轮廓扭曲
- 切面呈结节状、异质性
  - 切面呈胶冻样，可见胶质溢出
  - 有光泽，呈半透明样
  - 牛肉状，甚至质地坚实
  - 退行性或继发性改变
    - 出血、中心性瘢痕形成、纤维性假包膜、囊性变、钙化和骨化生
- 寄生性甲状腺结节由纤细的带状纤维组织附着于相邻的"主"甲状腺
  - 手术中可触及不到该附着结构
  - 缺乏淋巴结结构（被膜下窦，窦组织细胞增生，髓质区）

取材

- 取结节周围组织进行组织学检查
- 取外观不同或独特的结节（除恶性肿瘤以外）

大小

- 从仅见于光镜下到巨大都可能（最大可大于1000g，达35cm）

组织病理学检查

组织学特征

- 明显的结节性组织学检查
  - 少见情况下，可见结节压迫周围甲状腺组织
- 结节缺乏被膜，呈推挤性生长方式压迫周围甲状腺组织
  - 纤维化的假包膜缺乏弹性纤维和含有平滑肌的血管
  - 纤维化位于外周区，倾向于不规则、不完整的
  - 细胞增生区域见于整个甲状腺
- 大多数结节内可见含有丰富胶质的膨胀滤泡
  - 滤泡大小不一，大者内可见胶质湖导致滤泡膨胀
  - 乳头状突起显著
    - 乳头很简单，缺乏复杂性和树枝状分支
    - 滤泡细胞核圆形，核位于基底部，染色质粗糙致密
    - 细胞极性存在
  - 簇状滤泡（砂砾样膨出）可以扩展到胶质中
- 有些结节明显或细胞丰富（可呈实性、微小滤泡），或缺乏胶质
- 被覆上皮细胞
  - 上皮细胞扁平且不明显
  - 立方或柱状上皮细胞
    - 细胞质中可见含铁血黄素颗粒
  - 明显的嗜酸性变
    - 嗜酸性细胞可表现为核增大，染色质水泡化，核轮廓不规则和明显的核仁
  - 透明细胞或印戒空泡
- 常见继发性改变
  - 常见出血、吞噬含铁血黄素的巨噬细胞
    - 机化显示内皮增生（类似血管内皮细胞乳头状增生）
  - 囊性变，伴背景中可见多量组织细胞增生
  - 胆固醇裂隙
  - 纤维化，往往位于结节中心
  - 肉芽组织反应
  - 营养不良性钙化
  - 常见于细针穿刺部位处（突然的线性中断）
- 可见化生
  - 骨化生，尤其是靠近营养不良性钙化
  - 软骨化生不常见
  - 鳞状上皮化生
  - 脂肪化生
- 可见慢性、急性和（或）肉芽肿性炎症（由于滤泡破裂所致）
- 可同时存在两种表型不同的肿瘤
  - 最常见的是仅见于光镜下的甲状腺乳头状癌
- 不同于淀粉样甲状腺肿

辅助检查

细胞学

- 抽吸物可少到多，稀薄到黏稠，红色到褐色血性浆液
- 通常含有少量的细胞和丰富且稀薄的胶质
  - 胶质形成蛋白质膜，干燥后有划痕，波浪形，裂缝状，或马赛克样等人工假象
- 大片且平铺的滤泡上皮细胞排列成蜂窝状图案
  - 单层均匀分布的细胞
  - 微小滤泡团和（或）分离的细胞
  - 可见嗜酸性细胞（可为主要病变或单个细胞病变）
- 核小、圆形、染色质致密
  - 没有重叠、拥挤或核轮廓不规则
- 发生退变时背景中可见吞噬含铁血黄素的巨噬细胞或泡沫状组织细胞
- 可见多核巨细胞
- 很难可靠地区分结节和肿瘤性增生
  - 胶质丰富倾向于腺瘤样结节
  - 胶质缺乏、细胞丰富更倾向于肿瘤
  - 分子技术应用（特别是*BRAF*基因的检测）可帮助在FNA活检标本中区分乳头状癌和可疑结节

腺瘤样结节

冰冻切片

- 结节性病变中价值不高
  - 在大多数情况下，迟发的滤泡性病变并不改变治疗方案
  - 滤泡性肿瘤需要完整评估是否有包膜或血管侵犯，这个任务要在手术限制时间内完成是不切实际的
- 如果穿刺诊断结果是不确定的，冰冻切片可用于指导治疗
  - 触诊或涂片检查可证实乳头状癌
  - 仅在极少数临床上高度怀疑恶性肿瘤的情况下，选择单个结节做冰冻切片

细胞遗传学

- 与结节发生有关的一些易感基因及蛋白质包括
  - 甲状腺球蛋白、甲状腺过氧化物酶、钠碘共同转运体和促甲状腺激素受体（*TSHR*）
  - 基因位点包括位于染色体14q的*MNG1*和*TSHR*
- 偶然情况下，可检测到数量和结构的异常
  - 7号染色体三体或四体是最常见的

鉴别诊断

滤泡性腺瘤

- 单发结节
- 可见结节被不同程度增厚的纤维结缔组织包围，其内可见有平滑肌的血管壁
- 组织学形态单一，压迫相邻甲状腺实质，伴少量胶质
- 往往缺乏退变和胶质湖
- 腺瘤样结节和滤泡性腺瘤这两种病变可能存在，与其说是两种病变，不如说无侵袭性的多发滤泡性结节都属于结节性增生（腺瘤样结节）这一类别

乳头状癌

- 乳头状癌的结构可与腺瘤样结节重叠
- 诊断性乳头状核特征是必须具备的
- 在单个结节中，如果存在单独的形态不同的区域，特别是在周边，显示乳头状癌细胞核的特征，那么整个肿瘤应该被称为乳头状癌
- 诊断不确定的病例，Galectin-3、CITED-1和HBME-1或分子检测（特别是*BRAF*基因突变）有助于鉴别

滤泡细胞癌

- 包膜厚薄不一的肿瘤
- 可见包膜和（或）血管浸润
- 一些病例中采用FISH检测t（2；3）（q13；p25）（位于2q13的*PAX8*基因和位于3p25的*PPARγ*基因发生融合）

激素合成障碍性甲状腺肿

- 尽管胶质通常少甚至无，但大体非常相似
- 组织学上可见多发结节，但结节间区可见单个多形核

转移癌

- 寄生性的腺瘤样结节可与转移性乳头状癌相混淆
- 必须伴有可识别的淋巴结结构
- 通常可见乳头状癌细胞核的特征

参考文献

1. Tonacchera M et al: Assessment of nodular goitre. Best Pract Res Clin Endocrinol Metab. 24(1): 51–61, 2010
2. Efremidou EI et al: The efficacy and safety of total thyroidectomy in the management of benign thyroid disease: a review of 932 cases. Can J Surg. 52(1): 39–44, 2009
3. Layfield LJ et al: Thyroid aspiration cytology: current status. CA Cancer J Clin. 59(2): 99–110, 2009
4. Morris LF et al: Evidence-based assessment of the role of ultrasonography in the management of benign thyroid nodules. World J Surg. 32(7): 1253–63, 2008
5. Baloch ZW et al: Our approach to follicular-patterned lesions of the thyroid. J Clin Pathol. 60(3): 244–50, 2007
6. LiVolsi VA et al: Use and abuse of frozen section in the diagnosis of follicular thyroid lesions. Endocr Pathol. 16(4): 285–93, 2005
7. Prasad ML et al: Galectin-3, fibronectin-l, CITED-1, HBME1 and cytokeratin-19 immunohistochemistry is useful for the differential diagnosis of thyroid tumors. Mod Pathol. 18(1): 48–57, 2005
8. Gandolfi PP et al: The incidence of thyroid carcinoma in multinodular goiter: retrospective analysis. Acta Biomed. 75(2): 114–7, 2004
9. Hegedus L: Clinical practice. The thyroid nodule. N Engl J Med. 351(17): 1764–71, 2004
10. Ko HM et al: Clinicopathologic analysis of fine needle aspiration cytology of the thyroid. A review of 1, 613 cases and correlation with histopathologic diagnoses. Acta Cytol. 47(5): 727–32, 2003
11. Tonacchera M et al: Gain of function TSH receptor mutations and iodine deficiency: implications in iodine prophylaxis. J Endocrinol Invest. 26(2 Suppl): 2–6, 2003
12. Baloch ZW et al: Follicular-patterned lesions of the thyroid: the bane of the pathologist. Am J Clin Pathol. 117(1): 143–50, 2002
13. Derwahl M et al: Nodular goiter and goiter nodules: Where iodine deficiency falls short of explaining the facts. Exp Clin Endocrinol Diabetes. 109(5): 250–60, 2001
14. Salab è GB: Pathogenesis of thyroid nodules: histological classification? Biomed Pharmacother. 55(1): 39–53, 2001
15. Mittendorf EA et al: Follow-up evaluation and clinical course of patients with benign nodular thyroid disease. Am Surg. 65(7): 653–7; discussion 657–8, 1999
16. Oertel YC et al: Diagnosis of benign thyroid lesions: fine-needle aspiration and histopathologic correlation. Ann Diagn Pathol. 2(4): 250–63, 1998

腺瘤样结节

影像学，大体和显微镜下特征

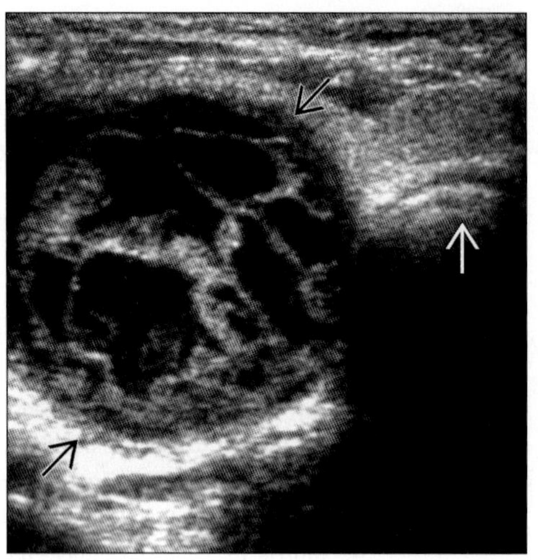

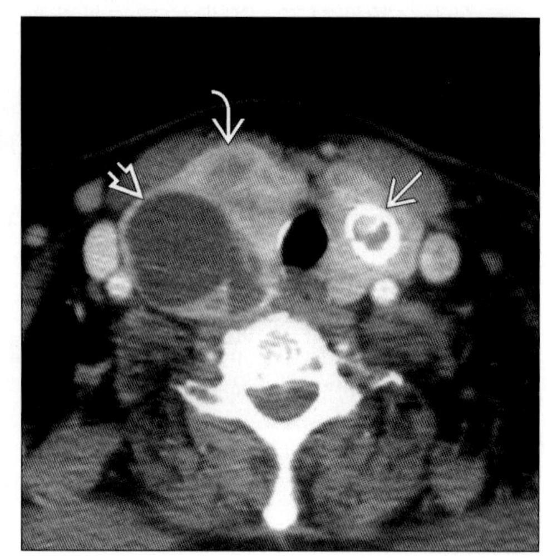

（左图）横向灰阶US显示一个界限清晰的、囊性甲状腺结节中可见的分隔➡，提示多发结节性甲状腺肿（MNG）先前存在的出血，常见于MNG。注意气管➡。（右图）甲状腺明显增大，可见多个不同的结节，可见钙化区➡、囊性变区➡和更加坚实的区域➡。这些为腺瘤样结节的特征

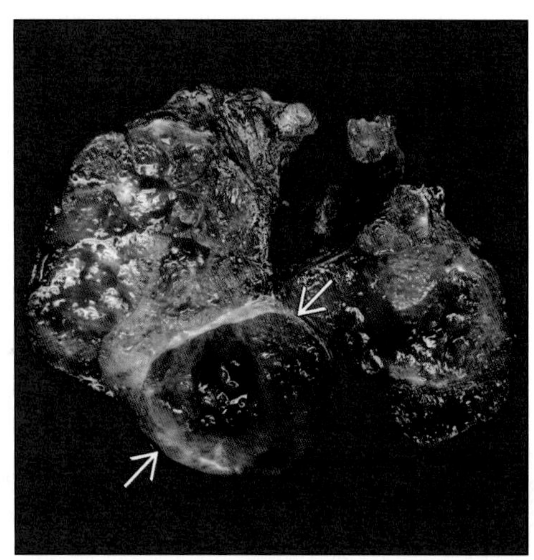

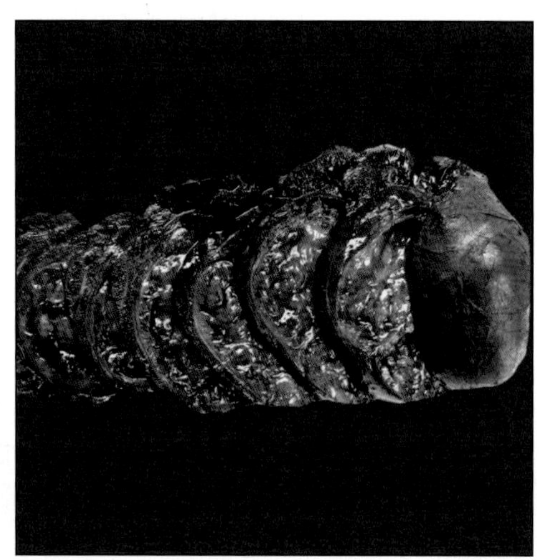

（左图）全切且甲状腺标本显示明显的不对称增大，伴有多发结节，一个结节➡显示中心出血性退变，甲状腺整体轮廓扭曲。（右图）甲状腺叶切除标本从顶部到底部连续取材，切面大范围，质地变软和退变。结节常常几乎完全替代甲状腺叶

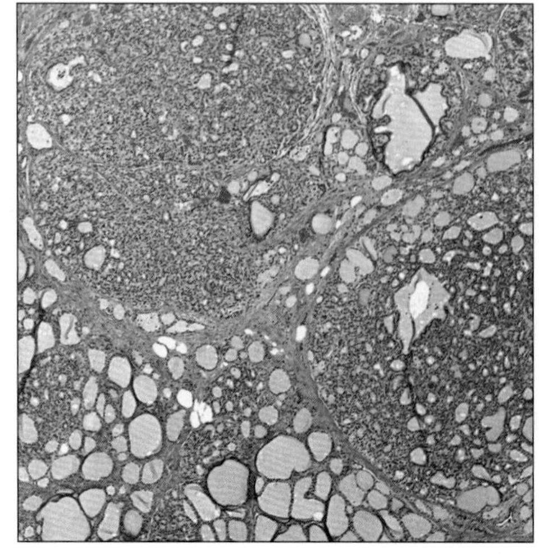

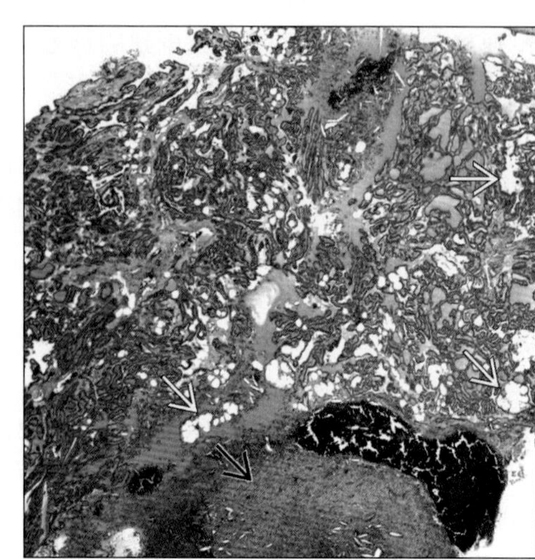

（左图）结节周围纤维化不完整，外观呈多结节状，细胞丰富程度不一，界限不清，可见结节内含有胶质。（右图）结节显示较多乳头状突起和肉芽组织➡、出血、脂肪化生的区域➡，结节内胶质含量不一和细胞丰富程度不一

腺瘤样结节

显微镜下特征

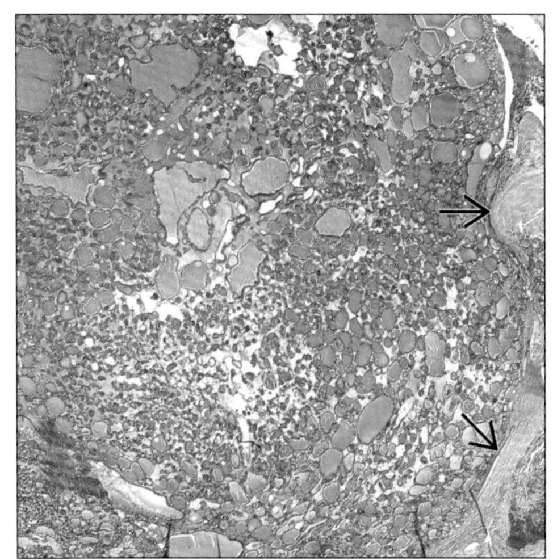

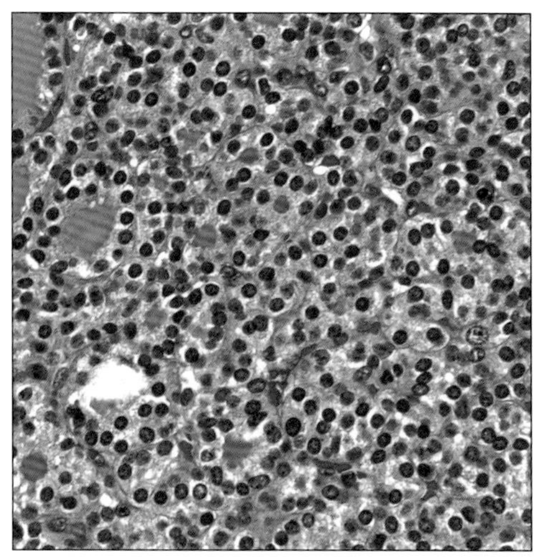

（左图）结节周边可见纤维结缔组织凝结➡。结节内细胞丰富程度不一，部分区域胶质含量多，部分区域胶质含量少，部分区域可见水肿。（右图）有的结节细胞丰富（实性、微小滤泡）和胶质含量少，正如图中结节所示，如不检查周边区域，这样的区域和滤泡性肿瘤难以区分

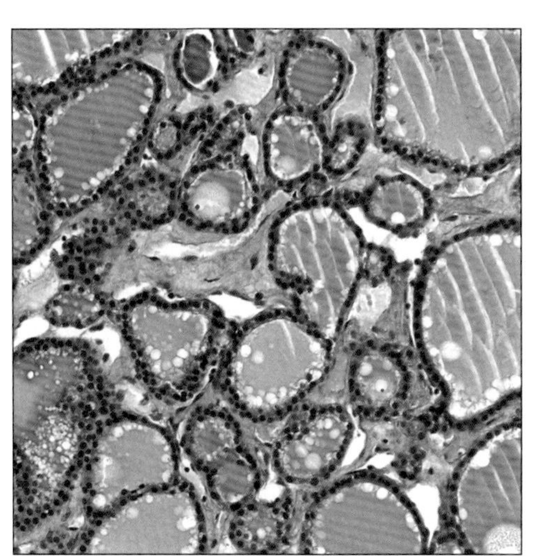

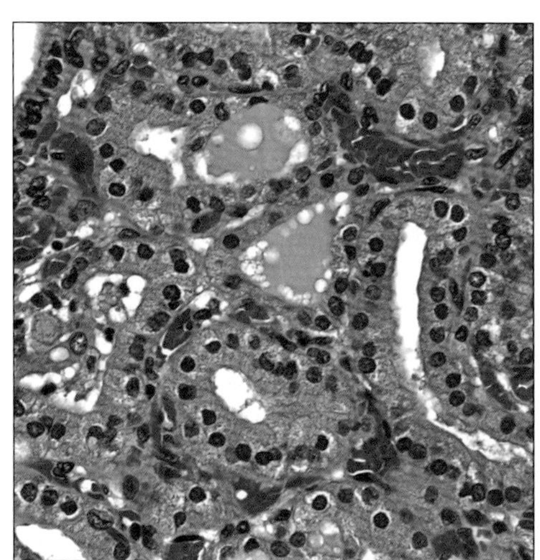

（左图）大部分结节内扩张的滤泡内含有丰富的胶质。滤泡上皮呈矮立方形，染色质丰富深染、核位于基底部。（右图）高倍镜下显示结节内细胞中等大小、核质比低、胞质丰富。这些细胞胞质嗜酸性、颗粒状，核圆且规则，深染，可见极性。胶体易于识别

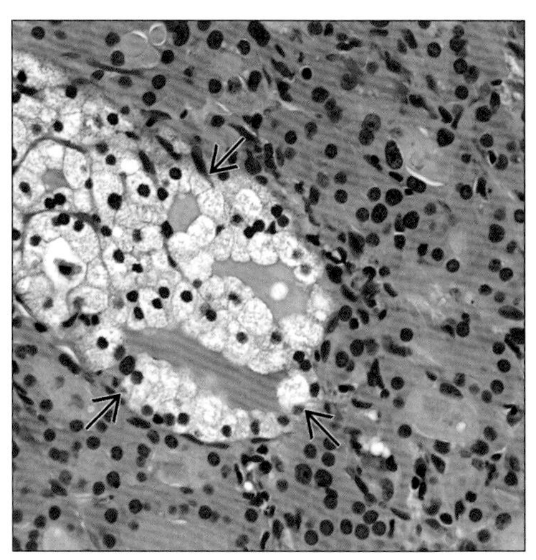

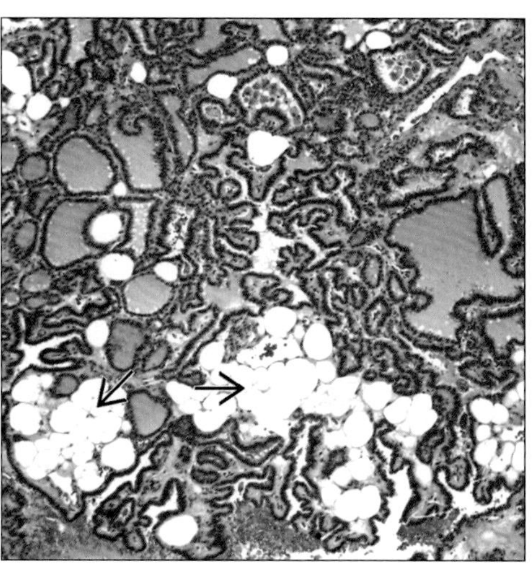

（左图）结节内可见多种细胞改变，➡示结节中单灶透明细胞改变，周围为数量较多的嗜酸性细胞，这样的改变是很常见的。（右图）结节内胶质易于识别，可见简单、无分叉的乳头状结构突入胶质填充的间隙。脂肪化生见于整个甲状腺➡

腺瘤样结节

显微镜下特征

（左图）少数情况下不常见，可见到印戒细胞。细胞透明的胞质甲状腺球蛋白染色呈阳性，提示增生细胞甲状腺球蛋白生成可能异常。可见胶质→。（右图）少数情况下，个别细胞显示核多形性→。单个细胞核呈多形性，该形态学改变不具临床意义，但常见于内分泌器官病变。个别细胞显示核多形性，这种表现可见于腺瘤样结节

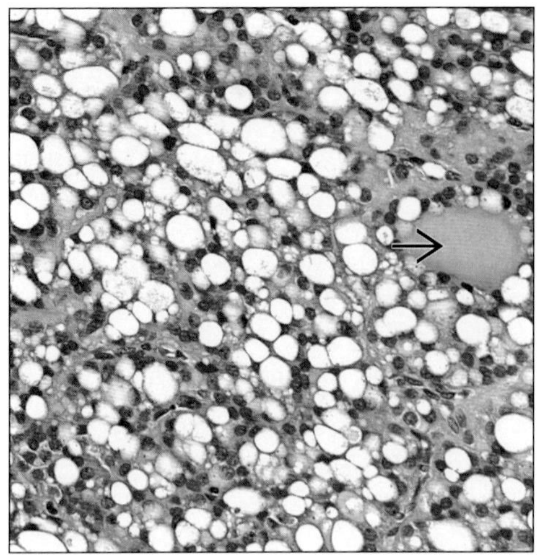

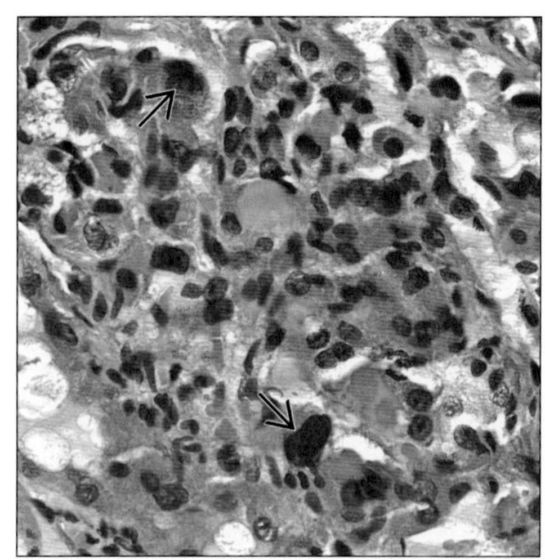

（左图）结节中央可见纤维化区域→。纤维化常见于结节中，被认为是一种退行性或继发性变化，与吞噬含铁血黄素的巨噬细胞一起常出现在FNA活检后组织。（右图）胆固醇裂隙→、多核巨细胞→和吞噬含铁血黄素的巨噬细胞为腺瘤样结节内常见的退行性改变

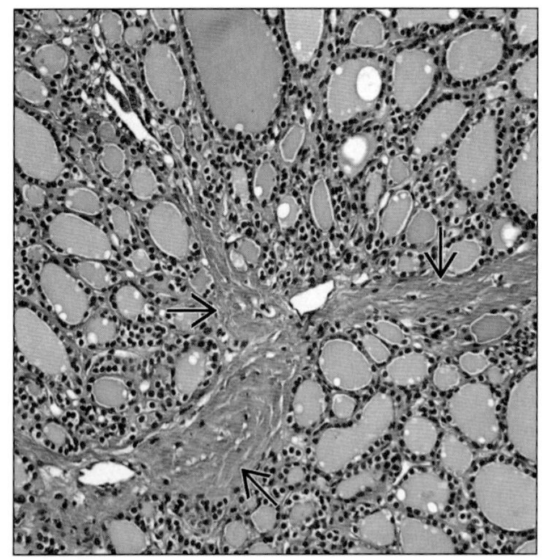

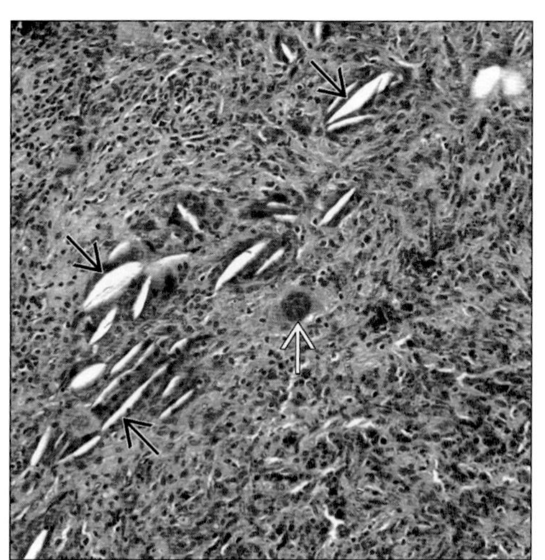

（左图）结节的胶质中可见吞噬含铁血黄素的巨噬细胞。大部分滤泡上皮细胞胞质内包含含铁血黄素，常见于良性病变中，肿瘤性病变中几乎没有。（右图）可见填充胶质的大滤泡，其中一个滤泡胶质中可见较多巨噬细胞或组织细胞→。FNA穿刺涂片中可见包含或不包含含铁血黄素的组织细胞或巨噬细胞

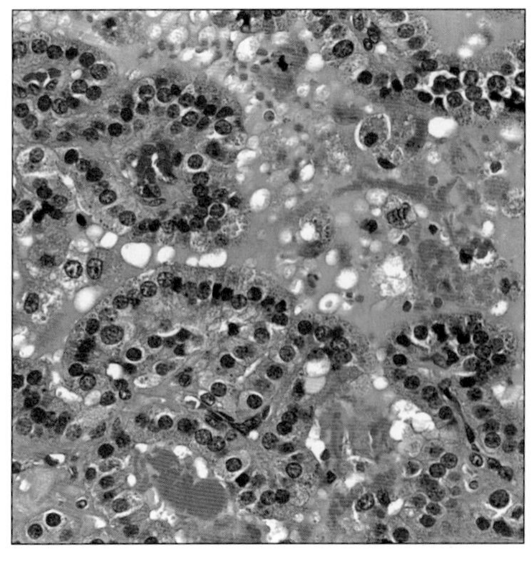

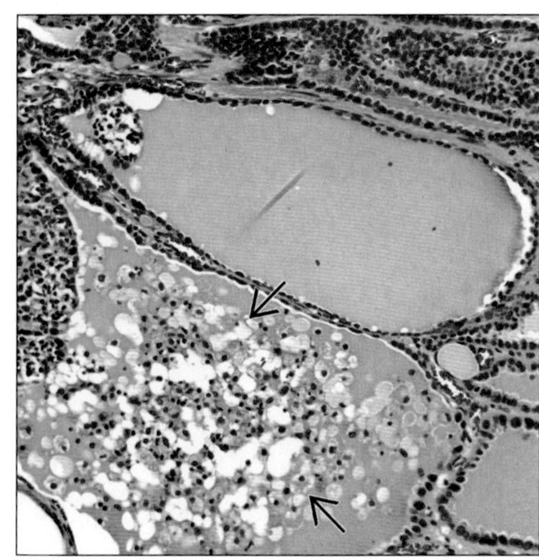

腺瘤样结节

显微镜下和组织细胞学特征

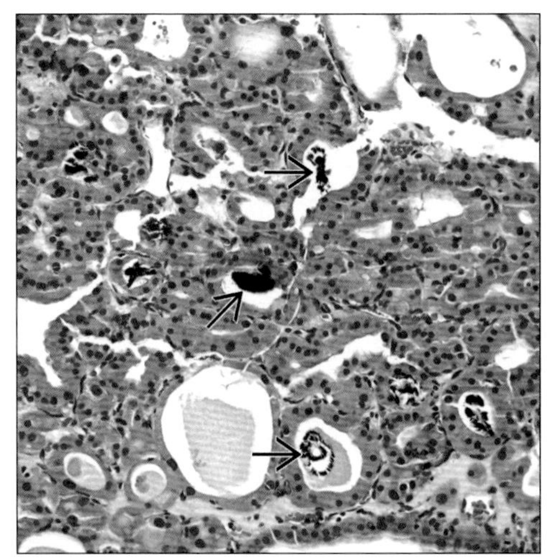

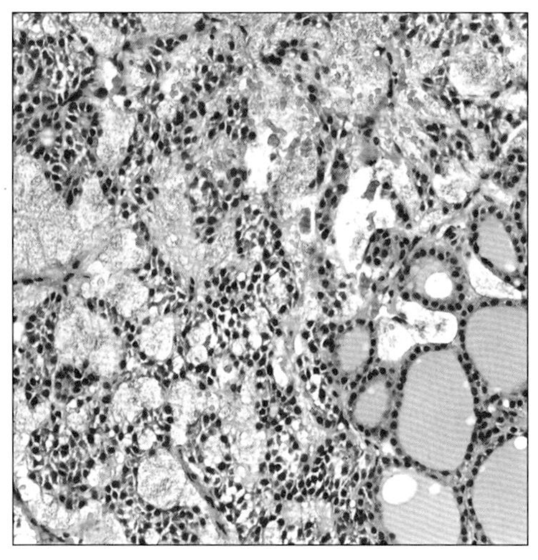

（左图）营养不良性钙化往往呈大块钙化组织，但也可为位于胶质内→的钙结石。这些钙结石类似砂砾体更常见于嗜酸性细胞结节，其他类型的结节少见。（右图）结节经常可见退行性变化，其中黏液样或水肿的变化是最常见的。该结节间质背景中可见黏液样变

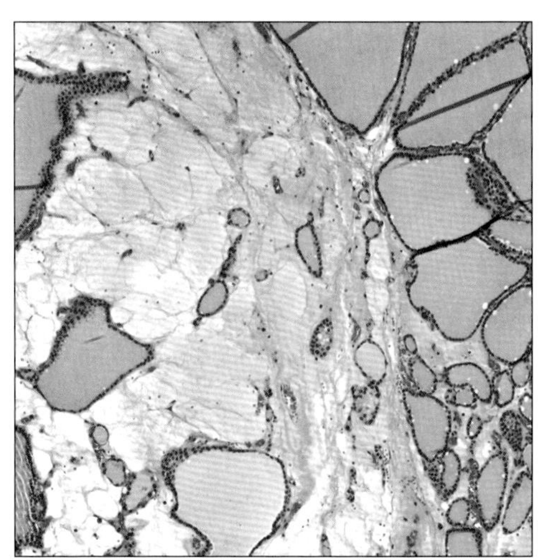

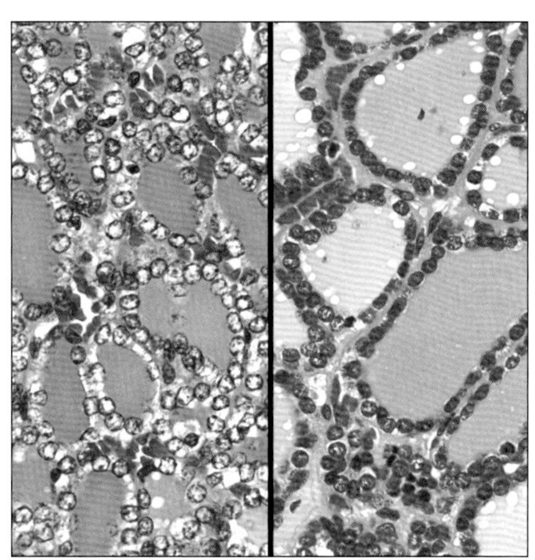

（左图）结节内可见水肿或浆液性渗出。胶质填充的滤泡与退化的区域形态不同。（右图）结节内普遍可见人工固定假象，左侧图片显示了一个结节染色后在干燥的加热块加热4小时后洗涤液除去多余的水分情况。右侧图片显示同一结节空气干燥后没有多余的水分。结节的处理是精确诊断的关键影响因素

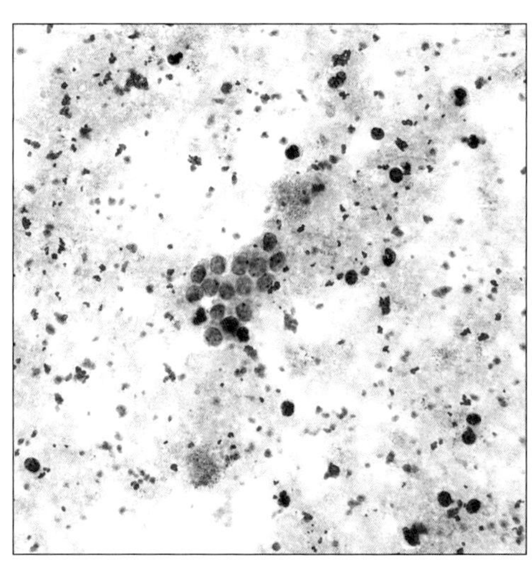

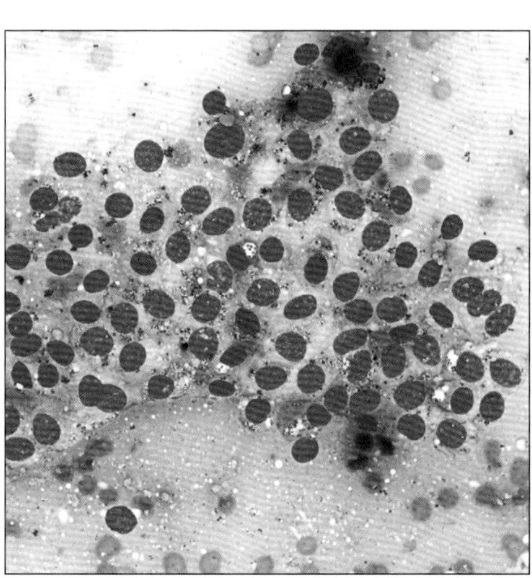

（左图）甲状腺FNA穿刺诊断数量标准为每张切片至少8~10个细胞簇，每团细胞至少含6~10个细胞。在退变的胶质和组织细胞中可见单簇细胞团。（右图）可见大片滤泡上皮细胞排列呈蜂巢状结构，这种改变常见于腺瘤样结节，注意这些细胞的细胞质含有轻度“蓝染”的含铁血黄素颗粒，该特点更常见于良性肿瘤，恶性病变少见

淀粉样甲状腺肿

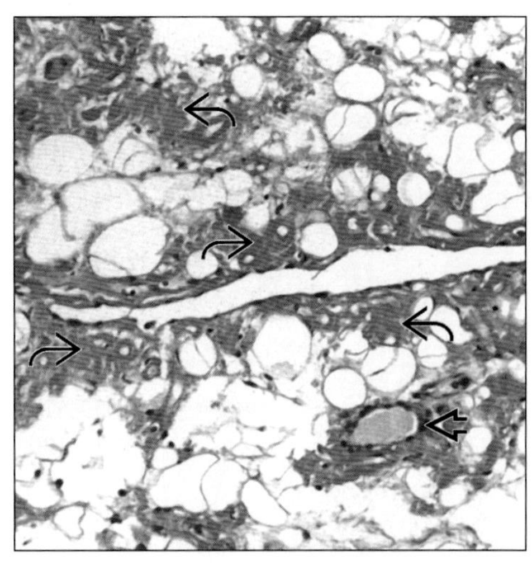

嗜酸性、无细胞、结节状的淀粉样蛋白沉积⇨及脂肪组织几乎完全取代甲状腺实质，可见胶质填充的滤泡⇨

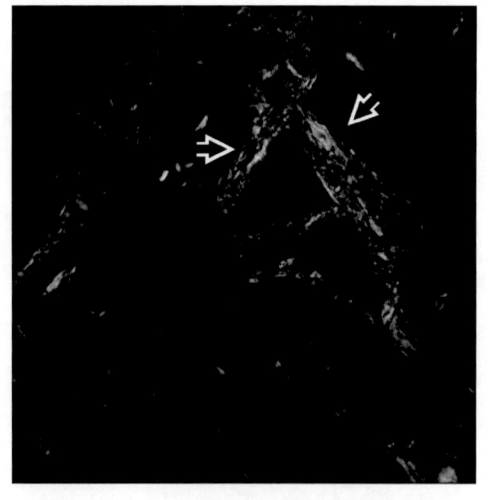

淀粉样甲状腺肿刚果红染色、偏振光镜下观察可见特征性的苹果绿双折射⇨

专业术语

定义

- 由于淀粉样蛋白沉积导致有症状的或临床可检测到的甲状腺肿大
  - 淀粉样蛋白沉积表现为细胞外纤丝状的蛋白累积
    - 可发生在多种组织中，见于多种临床疾病
  - 淀粉样变性的表现形式，包括
    - 系统性淀粉样变性（原发性和继发性）
    - 多发性骨髓瘤相关的淀粉样变性
    - 局灶性或孤立性的淀粉样变性
    - 家族性淀粉样变性

病因/发病机制

发病机制

- 淀粉样变性的分类包括
  - 系统性淀粉样变性（原发性和继发性）
  - 多发性骨髓瘤相关的淀粉样变
    - 化学成分：IgG轻链（κ或λ）
  - 局灶性或孤立性淀粉样变
    - 化学成分：IgG轻链（κ或λ）
  - 家族性地中海热
    - 化学成分：血清淀粉样蛋白A（SAA）
  - 家族性淀粉样变性
    - 化学成分：甲状腺素转运蛋白（TTR；前白蛋白）
  - 衰老相关的淀粉样变性
    - 化学成分：甲状腺素转运蛋白（TTR；前白蛋白）
  - 透析相关性淀粉样变性
    - 化学成分：β2微球蛋白（Aβ2M）
- 甲状腺淀粉样蛋白沉积最常见于甲状腺髓样癌病变中
- 甲状腺淀粉样蛋白沉积可作为系统性疾病的部分表现
  - 原发性淀粉样变性
  - 继发性淀粉样变性
- 原发性淀粉样变性
  - 定义为不伴有慢性基础性疾病
  - 多种脏器可见淀粉样蛋白沉积，包括心脏、胃肠道、舌
  - 化学成分：IgG轻链（κ或λ）
- 继发性淀粉样变
  - 定义为伴有慢性基础性疾病
  - 在肾脏、肾上腺、肝、脾可见淀粉样蛋白沉积
  - 化学成分：血清淀粉样蛋白A（SAA）
- 常见为全身性淀粉样变性的继发性病变
  - 常在尸检时发现淀粉样蛋白，不形成肿物，不伴有临床症状
- 甲状腺继发性系统性淀粉样蛋白沉积易发生于下列疾病，包括
  - 慢性炎症性疾病，包括感染
    - 慢性骨髓炎
    - 肺结核
    - 慢性支气管炎与支气管扩张
    - 慢性腹膜炎
  - 类风湿性关节炎
  - 家族性地中海热
  - 克罗恩病
  - 霍奇金淋巴瘤
  - 骨髓外浆细胞瘤（EMP），分为以下两种情况
    - 孤立性浆细胞瘤（原发性EMP）
    - 多发性骨髓瘤的部分表现（继发性EMP）

淀粉样甲状腺肿

要点

专业术语
- 由于淀粉样物的沉积导致有症状的或临床可检测到的甲状腺肿大

病因/发病机制
- 甲状腺内的淀粉样物沉积多与髓样癌有关
- 甲状腺内淀粉样物沉积可以作为原发或继发性系统性淀粉样变疾病的一部分
- 更常见的情况下，被看作继发性系统性淀粉样变的一部分
  - 在后一种情况下，淀粉样变通常在尸检时发现，不形成肿物，不伴有临床症状

临床表现
- 有症状的淀粉样甲状腺肿，临床表现为
  - 无触痛快速增大的颈部包块，可能与吞咽困难、呼吸困难和声音嘶哑相关

组织病理学检查
- 通常可见弥漫性淀粉样物沉积，也可见局灶性（结节状）沉积
- 淀粉样物为细胞外嗜酸性、无细胞结构、无定形物质
- 淀粉样物可见于滤泡旁或滤泡间，压迫滤泡细胞
- 淀粉样物可以在血管周围沉积（“血管为中心”）

辅助检查
- 刚果红、结晶紫、硫黄素T阳性
- 淀粉样蛋白A（SAA）抗体反应阳性

临床表现

流行病学
- 发病率
  - 非常低
- 年龄
  - 没有特定的年龄范围
- 性别
  - 性别分布均匀

部位
- 甲状腺的任何部位

症状
- 有症状的淀粉样甲状腺肿，临床表现包括
  - 无触痛的，快速增大的颈部包块
- 可能与吞咽困难、呼吸困难和声音嘶哑有关

实验室检查
- 患者甲状腺功能正常
  - 甲状腺功能异常不常见
- 广泛的淀粉样物沉积导致甲状腺功能减退
- 很少与甲状腺功能亢进相关
- 与甲状腺髓样癌有关
  - 血浆降钙素水平升高

治疗
- 外科方法
  - 有症状患者的治疗选择是行甲状腺切除术（部分或全部）

预后
- 与甲状腺内淀粉样物沉积相关的预后非常好
  - 可导致死亡
    - 死亡原因为淀粉样物沉积继发的特定器官衰竭（心脏、肾脏或肝脏衰竭）
- 由甲状腺髓样癌导致淀粉样物沉积的预后
  - 与甲状腺髓样癌的预后有关

大体检查

一般特征
- 腺体增大，呈结节状至弥漫性增大
  - 重25~300g
- 切面呈白色至褐色
  - 质韧至硬

组织病理学检查

组织学特征
- 常见弥漫性淀粉样物沉积，也可发生局灶性（结节状）沉积
- 弥漫性沉积中
  - 淀粉样物均匀地分布于全甲状腺
  - 取代甲状腺实质
- 局灶性沉积中
  - 可见局灶性淀粉样物沉积
  - 在沉积区域取代腺体
  - 未受累腺体本质上无明显变化
- 淀粉样物沉积
  - 淀粉样物为细胞外嗜酸性、无细胞结构、无定形物质
  - 淀粉样物沉积可中至重度，程度不一
- 淀粉样物可见于滤泡旁或滤泡间，压迫滤泡细胞
  - 残存的滤泡形态各异
    - 从包含正常胶质的拉长的滤泡细胞至裂隙状的不含胶质的萎缩的滤泡
  - 滤泡上皮细胞通常表现为扁平状的单个细胞
  - 可见鳞状上皮化生
- 淀粉样物可以在血管周围沉积（“血管为中心”）
  - 血管相关的淀粉样物沉积不影响受累血管的功能
  - 很少在血管壁内出现
- 其他伴随的发现可能包括
  - 慢性淋巴细胞性甲状腺炎
  - 异物巨细胞反应

淀粉样甲状腺肿

- 成熟的脂肪组织（局灶性的，弥漫性的）
- 甲状腺乳头状癌

辅助检查

细胞学

- 穿刺组织可见
  - 少量细胞（少细胞）
  - 嗜蓝色物质的小碎片（淀粉样物）
  - 淀粉样物刚果红染色阳性

组织化学

- 淀粉样物染色
  - 刚果红、结晶紫、硫黄素T阳性
    - 红色外观
    - 偏振光下呈现苹果绿双折射性

免疫组织化学

- 淀粉样蛋白A（SAA）抗体反应阳性
- 不伴髓样癌
  - 降钙素、神经内分泌标志物反应阴性

电镜检查

- 不分支纤维，直径50~150Å

鉴别诊断

甲状腺髓样癌

- 可见神经内分泌肿瘤细胞增生
- 降钙素、神经内分泌标志物免疫反应性
- 淀粉样物沉积局限于肿瘤细胞增生区域
  - 没有淀粉样甲状腺肿的弥漫性分布形式

腺瘤样结节伴退行性改变

- 腺瘤样结节中所见的退行性改变可能包含不规则的纤维化
- 纤维化可能位于
  - 仅位于病变内
  - 沿包膜外周
  - 病变内和周围
- 淀粉样物可能被误认为是许多甲状腺相关疾病中可见的纤维组织
- 纤维化刚果红阴性
  - 没有双折射性
- 与淀粉样甲状腺肿相关的免疫反应在纤维化中为阴性
  - AA型

玻璃样变梁状腺瘤

- 被认为是滤泡性腺瘤的亚型
- 特点
  - 小梁状至器官样（副神经节瘤样）生长方式
  - 纤维血管间质
  - 细胞外玻璃样变性
    - 可以很显著和广泛，类似淀粉样变
  - 肿瘤细胞增生表现
    - 拉长的细胞，细胞核形态学与甲状腺乳头状癌相似
    - 细胞核方向与纤维血管间质方向垂直
    - 可见核周晕
    - 细胞质（黄色）包涵体周围可见空晕
- 玻璃样变性细胞刚果红染色呈阴性
  - 没有双折射性
- 淀粉样甲状腺肿相关免疫反应性玻璃样变阴性
  - AA型

参考文献

1. Kazdaghli Lagha E et al: Amyloid goiter: First manifestation of systemic amyloidosis. Eur Ann Otorhinolaryngol Head Neck Dis. 127(3): 108–10, 2010
2. Ozdemir D et al: Endocrine Involvement in Systemic Amyloidosis. Endocr Pract. Epub ahead of print, 2010
3. Villa F et al: Amyloid goiter. Int J Surg. 6 Suppl 1: S16–8, 2008
4. Himmetoglu C et al: Diffuse fatty infiltration in amyloid goiter. Pathol Int. 57(7): 449–53, 2007
5. Siddiqui MA et al: Amyloid goiter as a manifestation of primary systemic amyloidosis. Thyroid. 17(1): 77–80, 2007
6. Ozdemir BH et al: Diagnosing amyloid goitre with thyroid aspiration biopsy. Cytopathology. 17(5): 262–6, 2006
7. Duzg ü n N et al: Amyloid goiter in juvenile onset rheumatoid arthritis. Scand J Rheumatol. 32(4): 253–4, 2003
8. Altiparmak MR et al: Amyloid goitre in familial Mediterranean fever: report on three patients and review of the literature. Clin Rheumatol. 21(6): 497–500, 2002
9. Ozdemir BH et al: Amyloid goiter in Familial Mediterranean Fever (FMF): a clinicopathologic study of 10cases. Ren Fail. 23(5): 659–67, 2001
10. Sbai A et al: Amyloid goiter as the initial manifestation of systemic amyloidosis due to familial mediterranean fever with homozygous MEFV mutation. Thyroid. 11(4): 397–400, 2001
11. Bourtsos EP et al: Thyroid plasmacytoma mimicking medullary carcinoma: a potential pitfall in aspiration cytology. Diagn Cytopathol. 23(5): 354–8, 2000
12. Coli A et al: Papillary carcinoma in amyloid goitre. J Exp Clin Cancer Res. 19(3): 391–4, 2000
13. D'Antonio A et al: Amyloid goiter: the first evidence in secondary amyloidosis. Report of five cases and review of literature. Adv Clin Path. 4(2): 99–106, 2000
14. Goldsmith JD et al: Amyloid goiter: report of two cases and review of the literature. Endocr Pract. 6(4): 318–23, 2000
15. Habu S et al: A case of amyloid goiter secondary to Crohn's disease. Endocr J. 46(1): 179–82, 1999
16. Sinha RN et al: Amyloid goiter due to primary systemic amyloidosis: a diagnostic challenge. Thyroid. 8(11): 1051–4, 1998
17. Nijhawan VS et al: Fine needle aspiration cytology of amyloid goiter. A report of four cases. Acta Cytol. 41(3): 830–4, 1997

淀粉样甲状腺肿

显微镜下特征及组织病理学检查

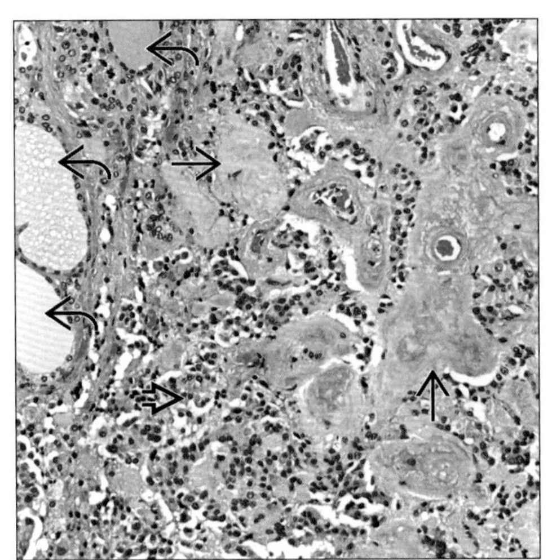

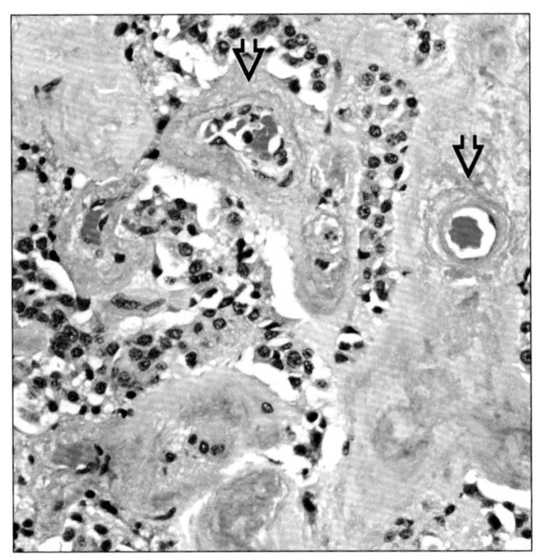

（左图）甲状腺髓样癌→相关的淀粉样物沉积表现为嗜酸性的、无细胞的细胞外物质→。淀粉样物取代甲状腺实质，可见胶质填充的滤泡→。（右图）淀粉样物沉积位于血管旁→，甲状腺髓样癌细胞之间，核染色质粗糙（呈“椒盐状”）为特征

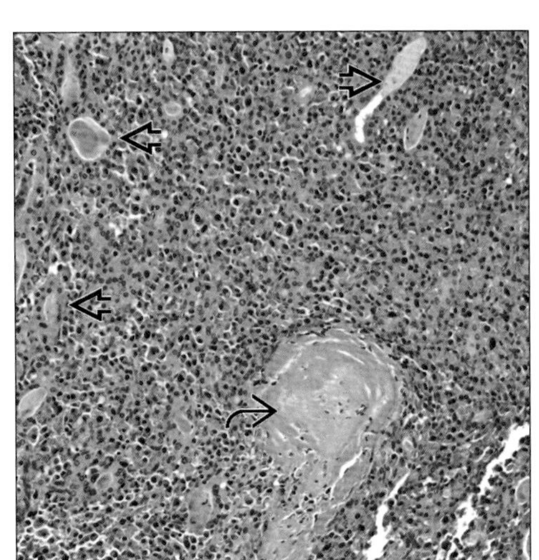

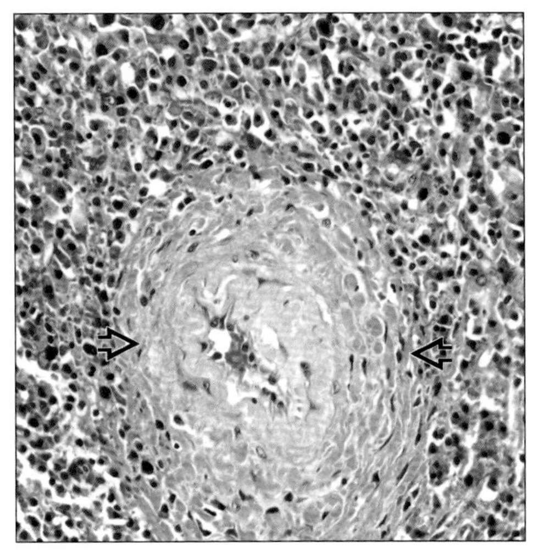

（左图）系统性多发性骨髓瘤累及甲状腺显示结节样淀粉样物沉积→，可见残余胶质填充的滤泡→，但是甲状腺组织被肿瘤细胞（浆细胞）浸润并取代。（右图）骨髓瘤累及甲状腺显示淀粉样物沉积位于血管周围→。刚果红染色阳性，显示苹果绿双折射（未在图中显示）

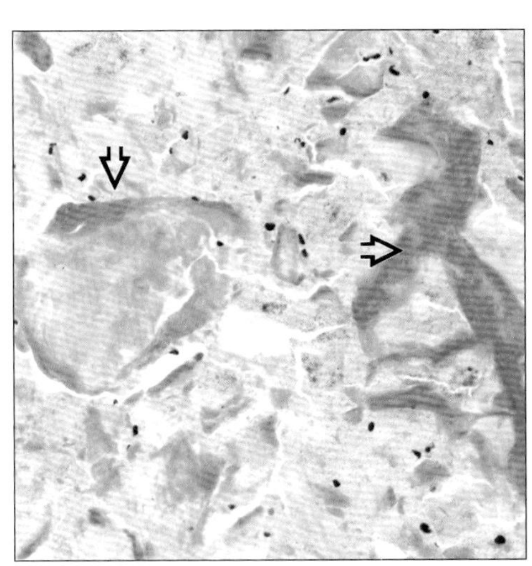

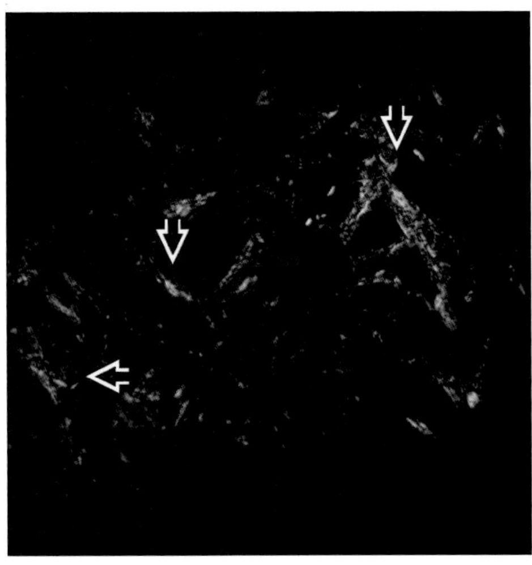

（左图）无论淀粉样物沉积发生于何种背景（如原发性淀粉样物沉积，继发性淀粉样物沉积），淀粉样物染色性质相同，包括刚果红阳性→。（右图）无论淀粉样物沉积发生在什么部位，刚果红染色偏振光检查显示苹果绿双折射特点→。如果需要，可行淀粉样蛋白A免疫染色以进一步证实

甲状腺内的色素和晶体

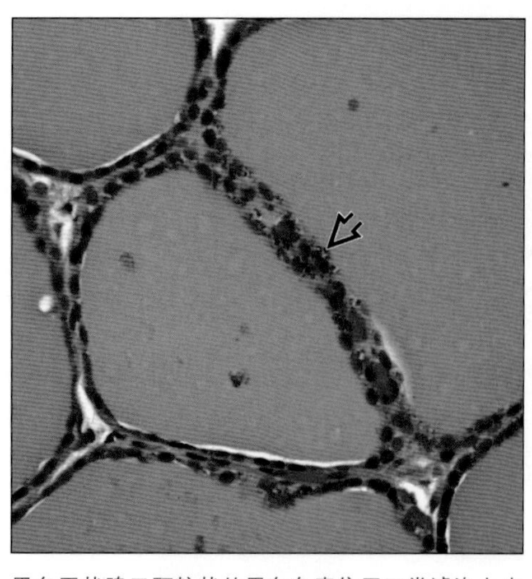

黑色甲状腺示颗粒状的黑色色素位于正常滤泡上皮细胞的胞质内➡，这种色素也可见于多种病理性甲状腺病变

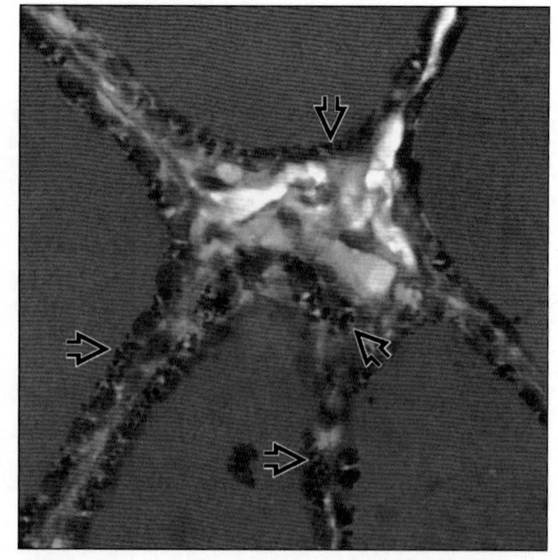

腺瘤样结节示黑色甲状腺改变。图示为甲状腺上皮细胞内的色素➡，为偶然发现，需与应用米诺环素的病史相联系

专业术语

别名

- 黑色甲状腺
  - 描述米诺环素在甲状腺内沉积的专用术语

定义

- 甲状腺内沉积的内源性或外源性物质包括
  - 铁
  - 脂褐素
  - 米诺环素的降解产物
  - 晶体

病因/发病机制

环境暴露

- 铁沉积
  - 出血后红细胞释放铁
    - 发生吸收，铁被转化为含铁血黄素
    - 含铁血黄素储存于吞噬细胞胞质内（巨噬细胞）
  - 少数情况下，铁储存于甲状腺内的原因为铁代谢障碍，而不是出血后继发性改变
- 脂褐素
  - 代表退化（衰老）现象
    - 本质有待研究证实
    - 包含组氨酸和色氨酸
- 米诺环素沉积
  - 由四环素的降解产物沉积导致
  - 四环素衍化物被应用于成人治疗多种疾病（感染、痤疮）
  - 可引起多部位黑色素沉积和褪色，包括
    - 皮肤
    - 甲状腺
  - 组织化学，电镜和成分分析显示米诺环素沉积与脂褐素具有相同特征
  - 构成成分，不是完全清楚，可能包括
    - 药物与脂质的降解产物
    - 药物本身的氧化降解
    - 药物相互作用和对酪氨酸代谢的改变
    - 溶酶体功能障碍
- 晶体
  - 草酸钙组成

临床表现

流行病学

- 发病率
  - 不详
- 年龄
  - 通常为成人但不仅限于成人（老年人）
    - 部分与铁沉积有关
    - 甲状腺内发现晶体的概率随着年龄的增加而增加
- 性别
  - 分布均匀

症状

- 铁沉积
  - 为偶然发现
    - 出血后继发性改变
    - 可见于创伤后（如细针穿刺活检）改变和（或）退化性改变
- 脂褐素沉积
  - 偶然发现
- 米诺环素沉积
  - 偶然发现
  - 与腺体增大（增生）或腺体功能异常无关
    - 极少情况下，患者可能有甲状腺功能减退，但

甲状腺内的色素和晶体

要点

专业术语
- 内源性或外源性物质在甲状腺内的沉积
- 黑色甲状腺
  - 米诺环素沉积的专用术语

组织病理学检查
- 铁沉积
  - 含铁血黄素可见于巨噬细胞、间质组织或滤泡上皮细胞
  - 含铁血黄素容易识别，表现为粗糙的褐色至黄色的色素
  - 铁染色可以识别，并可与其他色素相区别
- 脂褐素沉积
  - 色素位于滤泡上皮细胞内
  - 胞质内蓄积的小的黄色至淡褐色的颗粒状色素
  - 胞质内物质脂质（苏丹染料Ⅳ）染色阳性，脂褐素染色阳性，淀粉酶敏感，PAS染色阳性
- 米诺环素沉积
  - 位于滤泡上皮细胞胞质内的颗粒状的黑色色素
  - PAS染色阳性，嗜银染色可能阳性
- 晶体
  - 甲状腺内的晶体只在胶质中出现
  - 滤泡上皮细胞胞质内和间质组织内不出现

与米诺环素沉积无关
- 晶体
  - 偶然发现
  - 因慢性肾功能衰竭接受血液透析治疗的患者胶质内晶体的检出率增加

实验室检查
- 色素的滤泡内沉积
  - 不引起甲状腺细胞功能紊乱或功能受损

治疗
- 选择、风险及并发症
  - 不需要特殊治疗

预后
- 不影响预后

组织病理学检查

组织学特征
- 铁沉积
  - 含铁血黄素可以在巨噬细胞、间质组织或滤泡上皮细胞发现
  - 含铁血黄素易于识别，表现为粗糙的褐色至黄色的色素
  - 如果需要，可应用铁染色（普鲁士蓝染色和Mallory染色）识别铁沉积，并和其他色素相区别
- 脂褐素沉积
  - 可见于滤泡上皮细胞内
    - 胞质内蓄积的小的黄色至淡褐色的颗粒状色素
  - 多种甲状腺病变中偶然发现
    - 非肿瘤性病变
    - 肿瘤性增生
- 米诺环素沉积
  - 滤泡上皮细胞胞质内出现的颗粒状的黑色色素
  - 滤泡腔内可见大块的混有胶质的黑色沉积物
  - 多种甲状腺病变中偶然发现
    - 非肿瘤性病变
    - 肿瘤性增生
  - 色素沉积部位各异
    - 位于甲状腺的病变内，而非未受累的甲状腺
    - 位于非病理性甲状腺内，而不是病理性成分内
    - 病理性改变和周围未受累的甲状腺组织均可见
- 晶体
  - 甲状腺内的晶体只在胶质中出现
    - 滤泡上皮细胞胞质内和间质组织内不出现
  - 晶体在光学显微镜下易见
    - 晶体大小形状各异，呈现不同的几何形状
    - 偏振光增加晶体检出的概率
  - 胶质内晶体的检出与任何特异性诊断无关
    - 可见于所有的甲状腺异常
    - 胶质内晶体发病率高与良性病变具有相关性
    - 最常见于结节性甲状腺肿，其次是滤泡性腺瘤
    - 可能与恶性肿瘤相关（如乳头状癌、滤泡状癌），但发病率低
    - Graves病、淋巴细胞性甲状腺炎、亚急性甲状腺炎等疾病发病率低
  - 化学分析显示晶体由草酸钙构成

辅助检查

细胞学
- 细针穿刺可发现晶体
  - 细针穿刺细胞学检查的检出率比组织标本检出率低

组织化学
- 铁沉积
  - 普鲁士蓝染色、Mallory染色
    - 呈蓝色
    - 用来识别铁并与其他色素相区别
- 脂褐素沉积
  - 脂质（苏丹染料Ⅳ）和脂褐素染色阳性
  - 细胞质内物质呈淀粉酶敏感，PAS染色阳性
  - 铁染色阴性

甲状腺内的色素和晶体

- 米诺环素
  - 以下染色阳性
    - 过碘酸-希夫染色（PAS）
    - 脂类染色
    - 脂褐素染色
  - 嗜银染色（Fontana法）可能阳性
  - 铁染色阴性

电镜检查

- 可见溶酶体

鉴别诊断

黑色素

- 黑色素在甲状腺内很少见
- 与甲状腺髓样癌具有相关性，黑色素细胞变异
  - 嗜银染色（+）
  - PAS染色（-）
  - 肿瘤细胞
    - 降钙素（+）
    - 嗜铬素（+）
    - 突触素（+）
    - CD56（+）
    - 甲状腺转录因子1（TTF-1）(+)
    - 细胞角蛋白（+）
    - 甲状腺球蛋白（-）
    - S-100蛋白，黑色素细胞标志物（NMB-45，Melan-A，酪氨酸酶）(-)
- 与恶性黑色素瘤转移至甲状腺相关
  - 可能是孤立的转移或广泛转移的一部分
  - 嗜银染色（+）
  - PAS（-）
  - 肿瘤细胞免疫反应
    - S-100蛋白
    - HMB-45
    - Melan-A
    - 酪氨酸酶
    - 波形蛋白

参考文献

1. Kung B et al: Malignant melanoma metastatic to the thyroid gland: a case report and review of the literature. Ear Nose Throat J. 88(1): E7, 2009
2. Singh K et al: Melanotic medullary carcinoma of thyroid-report of a rare case with brief review of literature. Diagn Pathol. 3: 2, 2008
3. Oertel YC et al: Black thyroid revisited: cytologic diagnosis in fine-needle aspirates is unlikely. Diagn Cytopathol. 34(2): 106-11, 2006
4. Bozbora A et al: Thyroid metastasis of malignant melanoma. Am J Clin Oncol. 28(6): 642-3, 2005
5. Isotalo PA et al: Presence of birefringent crystals is useful in distinguishing thyroid from parathyroid gland tissues. Am J Surg Pathol. 26(6): 813-4, 2002
6. Bell CD et al: Histologic, immunohistochemical, and ultrastructural findings in a case of minocycline-associated “black thyroid”. Endocr Pathol. 12(4): 443-51, 2001
7. de Lima MA et al: Cytological aspects of melanotic variant of medullary thyroid carcinoma. Diagn Cytopathol. 24(3): 206-8, 2001
8. Koren R et al: Black thyroid adenoma. Clinical, histochemical, and ultrastructural features. Appl Immunohistochem Mol Morphol. 8(1): 80-4, 2000
9. Hecht DA et al: Black thyroid: A collaborative series. Otolaryngol Head Neck Surg. 121(3): 293-6, 1999
10. Shimizu M et al: Calcium oxalate crystals in thyroid fine needle aspiration cytology. Acta Cytol. 43(4): 575-8, 1999
11. Ikeda T et al: Medullary thyroid carcinoma with a paraganglioma-like pattern and melanin production: a case report with ultrastructural and immunohistochemical studies. Arch Pathol Lab Med. 122(6): 555-8, 1998
12. Katoh R et al: Birefringent (calcium oxalate) crystals in thyroid diseases. A clinicopathological study with possible implications for differential diagnosis. Am J Surg Pathol. 17(7): 698-705, 1993
13. Katoh R et al: Nature and significance of calcium oxalate crystals in normal human thyroid gland. A clinicopathological and immunohistochemical study. Virchows Arch A Pathol Anat Histopathol. 422(4): 301-6, 1993
14. Keyhani-Rofagha S et al: Black thyroid: a pitfall for aspiration cytology. Diagn Cytopathol. 7(6): 640-3, 1991
15. Sheppard BC et al: Malignant melanoma metastatic to the thyroid as initial evidence of disseminated disease. J Surg Oncol. 43(3): 196-8, 1990
16. Senba M et al: Black thyroid associated with minocycline therapy: histochemical and ultrastructural studies on the brown pigment. Isr J Med Sci. 24(1): 51-3, 1988
17. Reid JD et al: Calcium oxalate crystals in the thyroid. Their identification, prevalence, origin, and possible significance. Am J Clin Pathol. 87(4): 443-54, 1987
18. Alexander CB et al: Black thyroid: clinical manifestations, ultrastructural findings, and possible mechanisms. Hum Pathol. 16(1): 72-8, 1985
19. Marcus JN et al: Melanin production in a medullary thyroid carcinoma. Cancer. 49(12): 2518-26, 1982

甲状腺内的色素和晶体

显微镜下特征和组织病理学特征

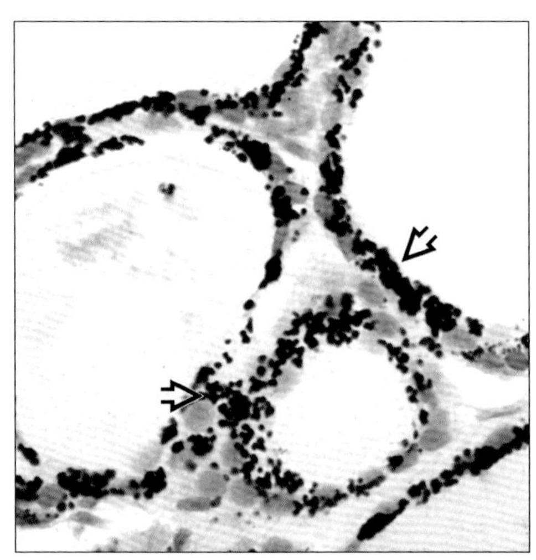

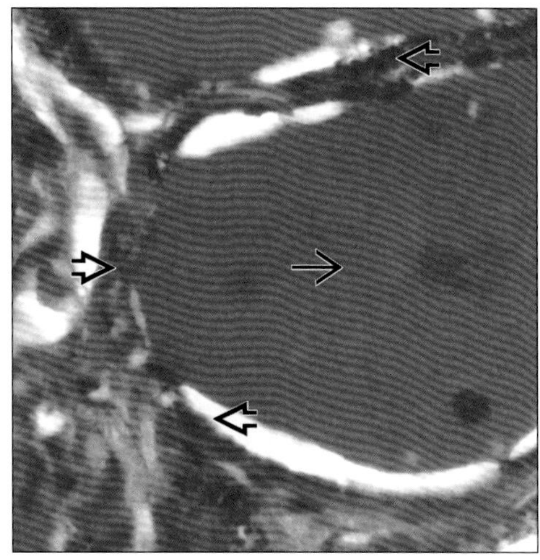

（左图）黑色甲状腺内Fontana染色显示暗黑色颗粒➪位于滤泡上皮细胞胞质内。（右图）黑色甲状腺内色素PAS染色显示红褐色的颗粒➪位于滤泡上皮细胞胞质内。PAS可染胶质→，黑色素在甲状腺内很少见，Fontana染色阳性，而PAS染色阴性

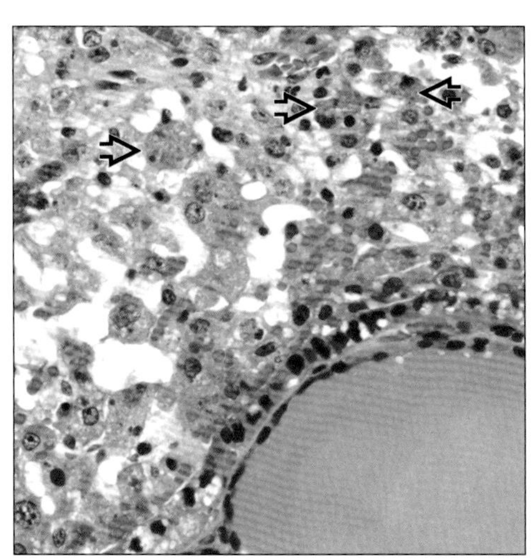

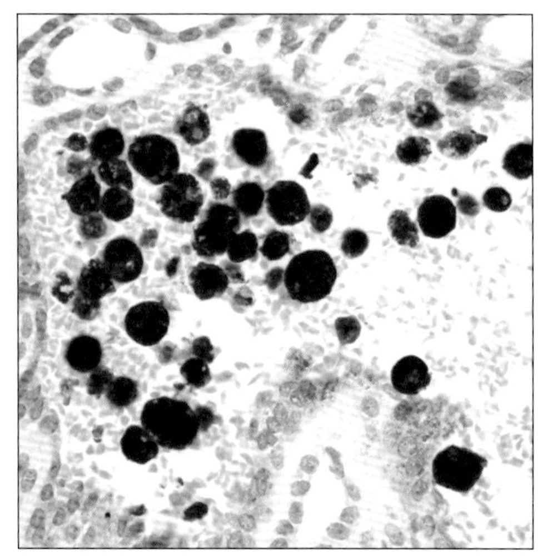

（左图）由于创伤引起的退化改变（如细针穿刺后），或者发生自发性出血，包含含铁血黄素，显示巨噬细胞内粗褐色至黄色的颗粒➪。（右图）铁染色显示巨噬细胞胞质内致密的蓝染，见于腺瘤样结节经细针穿刺活检后的退行性改变

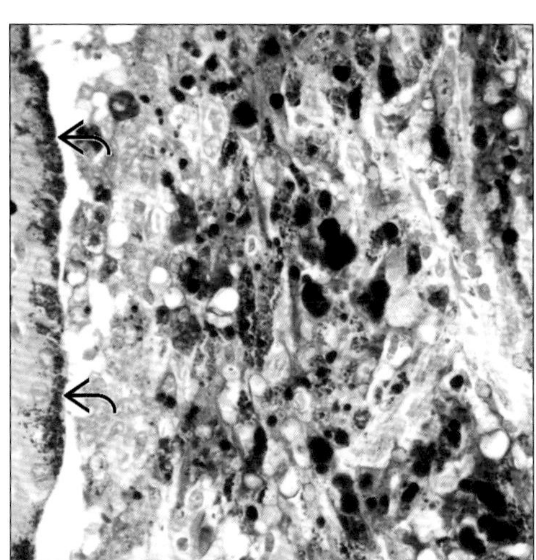

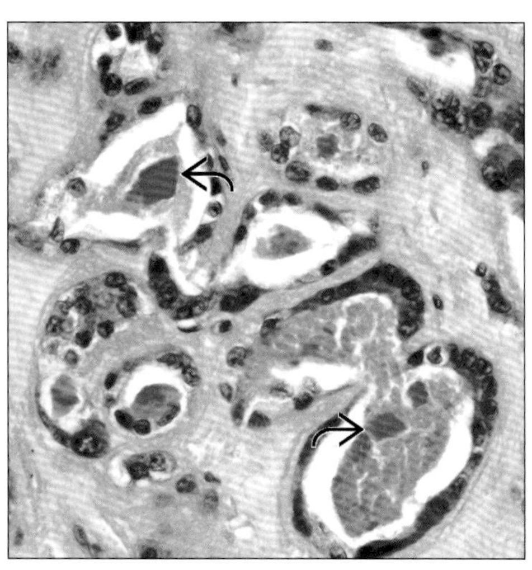

（左图）除了巨噬细胞内，铁染色显示含铁血黄素位于滤泡上皮细胞胞质内↶，尽管胞质内含有色素，但是对滤泡细胞的功能没有影响。（右图）滤泡内的晶体↶，大小形状各异，它们由草酸钙构成，只出现于胶质内，最常出现于腺瘤样结节和滤泡性腺瘤中

细针穿刺活检后甲状腺改变

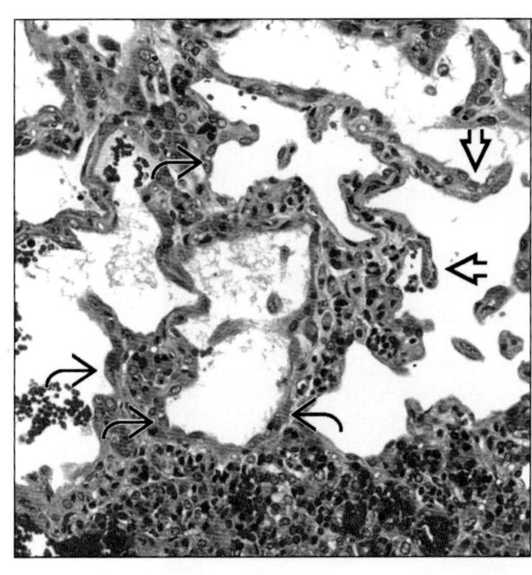

细针穿刺后改变累及滤泡上皮细胞⤻，包括扩大的和分支状的间隙，以及乳头状突起⇨，它可能会被误认为是血管性肿瘤

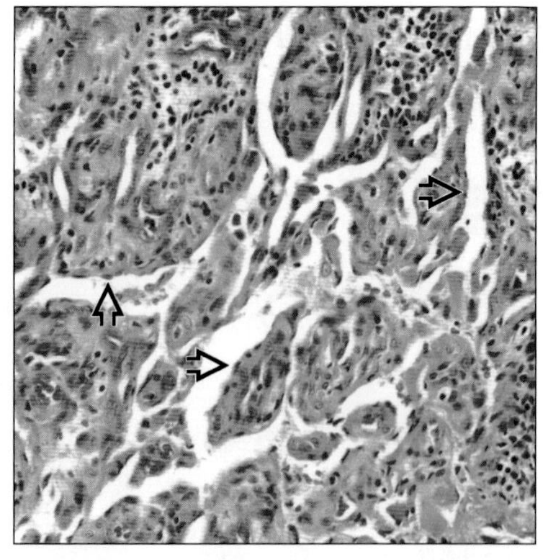

细针穿刺活检后的乳头内皮细胞增生显示乳头凸向由一层内皮细胞构成的管腔⇨，围绕胶原化间质核心

专业术语

别名

- 甲状腺细针穿刺活检后令人担忧的组织学改变（WHAFFT）

定义

- 细针穿刺活检后形成的甲状腺病变内反应性和（或）退行性形态学改变

病因/发病机制

医源性的

- 细针穿刺活检作为甲状腺包块的第一诊断手段应用广泛
- 细针穿刺活检对甲状腺包块的诊断敏感性和特异性高
- 在多数病例和一些特殊病例，治疗甲状腺包块性病变选择行外科手术切除，而不考虑细针穿刺活检诊断
- 细针穿刺活检后组织学改变在许多病变中出现，包括
  - 非肿瘤性病变
    - 腺瘤样结节
    - 增生性病变（如Graves病及其他病变）
  - 肿瘤
    - 滤泡性腺瘤及其亚型
    - 滤泡状癌及其亚型
    - 乳头状癌及其亚型
    - 髓样癌及其亚型
- 嗜酸性细胞的（所谓的Hurthle细胞）病变或肿瘤
  - 细针穿刺活检后比其他细胞类型更易发生退行性改变
  - 由于富含氧敏感性线粒体，嗜酸性细胞（Hurthle细胞）更易受损
    - 可能导致梗死和其他退行性改变

临床表现

流行病学

- 发病率
  常见
- 年龄
  - 所有年龄均可发病
- 性别
  - 性别分布平均
- 部位
  - 没有特定部位

预后

- 取决于基础病变性质
- 细针穿刺活检导致的组织学改变可导致误诊
  - 误把良性病变诊断为恶性

组织病理学检查

组织学特征

- 在切除的甲状腺中发现细针穿刺活检导致的多种反应性组织学改变
- 根据所见的反应类型，细针穿刺活检后改变包括急性和慢性改变
- 急性改变
  - 通常见于细针穿刺活检后3周内
  - 最常见的发现包括
    - 新鲜的出血
    - 以吞噬含铁血黄素的巨噬细胞形式存在的陈旧性出血
    - 肉芽组织
  - 其他改变可包括
    - 局灶性滤泡破坏
    - 包膜改变

细针穿刺活检后甲状腺改变

要点

专业术语
- 细针穿刺活检后甲状腺病变内反应性和（或）退行性形态学改变

病因/发病机制
- 医源性诱发的
  - 最常继发于细针穿刺活检
- 包含嗜酸性细胞（所谓的Hurthle细胞）的病变或肿瘤
  - 细针穿刺活检后更易发生退行性改变

组织病理学检查
- 急性改变：通常见于细针穿刺活检后3周内
  - 最常见的为出血和肉芽组织
- 慢性改变：通常见于细针穿刺活检后3周至手术切除的间期，包括
  - 梗死形成
  - 化生（鳞状、嗜酸性）
  - 包膜改变伴假性浸润生长
  - 血管改变［如血管腔扩张、血栓形成、机化和（或）乳头状内皮增生］，内皮细胞异型
- 术后梭形细胞增生
  - 梭形细胞过度增生，细胞学正常，有丝分裂多见
  - 可能提示未分化癌和肉瘤诊断

    - 反应性核异型包括细胞核扩大，核染色质透明，典型地发生于针道附近
    - 坏死和有丝分裂象
- 慢性改变：通常见于细针穿刺活检后3周至手术切除的间期，包括
  - 纤维化
  - 梗死形成
  - 化生（鳞状、嗜酸性）
  - 包膜改变伴假性浸润生长
    - 可沿针道蔓延伴线状出血
    - 可能提示存在包膜侵犯
    - 重要特征为针道内未见滤泡上皮，伴慢性炎症细胞浸润和出血（近期和远期）
  - 血管改变包括
    - 肿瘤细胞的人工种植或“侵袭”，包括肿瘤细胞漂浮于血管腔内，而不是黏附于血管壁
    - 血管腔扩张、血栓形成、机化和（或）乳头状内皮增生
    - 内皮细胞异型
- 腺瘤样结节细针穿刺活检后改变包括
  - 乳头状生长伴囊肿形成
  - 纤维化和钙化
  - 胆固醇肉芽肿形成
  - 核异型
- 嗜酸性细胞性病变细针穿刺活检后的改变（所谓的Hurthle细胞）
  - 嗜酸性细胞可见于所有病理改变（如化生、滤泡性腺瘤、滤泡状癌、乳头状癌）
    - 更容易发生细针穿刺活检后退行性改变
    - 因为这些细胞中富含氧敏感性线粒体
    - 对嗜酸性细胞供氧的任何损伤都可能导致退行性改变，这在非嗜酸性细胞中不常见
    - 改变包括出血、梗死形成、乳头状结构形成
- 细针穿刺活检后梗死的滤泡性腺瘤
  - 梗死可以是部分的或是完全的
    - 梗死看起来像凝固性坏死伴出血和炎症细胞浸润
    - 梗死可破坏组织，使得辨别病变性质变得困难
    - 外周可见到残余、存活的瘤细胞，瘤细胞可显示显著的反应性核异型
    - 梗死灶内细胞坏死，保留原有病变的结构类型
    - 随着时间推移，可见肉芽组织和巨噬细胞
- 术后梭形细胞增生
  - 梭形细胞过度增生，细胞学正常，有丝分裂多见
    - 可能提示未分化癌或肉瘤诊断
  - 相对界限清楚的和（或）没有包膜的结节
  - 通常局限于先前存在的甲状腺病变的中心部分
  - 细胞多少不等，细胞核轻度多形性，有丝分裂象少见
  - 梭形细胞肥胖，有丰富的薄壁血管网和慢性炎症细胞成分

辅助检查

组织化学
- 过碘酸-希夫染色（PAS）
  - 胶质红染
    - 有助于鉴别滤泡上皮肿瘤性病变

免疫组织化学
- 甲状腺球蛋白，TTF-1
  - 滤泡上皮细胞病变（肿瘤）呈阳性
    - 在表现为梗死的病例中，梗死病变细胞的抗原性得以保留
- 降钙素，神经内分泌标志物
  - C细胞源性病变（肿瘤）呈阳性
  - 尽管有退行性改变，病变细胞的抗原性得以保留
- 平滑肌肌动蛋白
  - 在术后增生的梭形细胞中呈弥漫的阳性反应
    - 提示为肌成纤维细胞来源

鉴别诊断

血管性肿瘤
- 反应性血管性改变可能提示血管性肿瘤的存在
  - 细针穿刺活检后血管改变包括

细针穿刺活检后甲状腺改变

- ■ 明显扩张和血液填充的间隙
- ■ 乳头状内皮增生
- 甲状腺内的血管性肿瘤包括
  - 血管瘤
  - 血管肉瘤
- 有助于避免把反应性血管性改变误诊为甲状腺血管性肿瘤的因素包括
  - 发生于甲状腺的原发性血管性肿瘤少见
  - 存在其他细针穿刺活检后反应性改变（非血管性）
  - 从细针穿刺活检到手术切除间隔时间短
    - ■ 从细针穿刺活检到手术切除的时间间隔相对短
    - ■ 近期术前细针穿刺活检史支持反应性改变，而非肿瘤性病变

甲状腺乳头状癌

- 乳头状癌的一系列诊断性核改变
  - 核增大
  - 核大小形状变异
  - 核透明、染色质弥散（看起来非常细腻）
  - 核拥挤和重叠
  - 核沟
  - 核内包涵体
- 可仅靠细胞核改变诊断乳头状癌，因此，即使在以下情况，诊断仍然成立
  - 缺乏乳头状结构，如
    - ■ 滤泡细胞亚型
  - 缺乏浸润性生长，例如
    - ■ 包膜侵犯
    - ■ 淋巴血管侵犯

间变性癌

- 致密的细胞增生伴随
  - 明显的核多形性
  - 有丝分裂象增加
  - 非典型有丝分裂象
  - 坏死
  - 侵袭性生长
- 人口特征和临床病史
  - 老年人好发
  - 长期存在甲状腺病变，短期内迅速增大
    - ■ 部分病例可能没有长期存在的甲状腺病变

肉瘤

- 甲状腺内不常见的肿瘤类型
  - 血管肉瘤
  - 平滑肌肉瘤
  - 恶性外周神经鞘膜瘤（恶性施旺细胞瘤）
- 肉瘤典型特点
  - 致密的细胞增生伴显著的核多形性，有丝分裂象增加，非典型有丝分裂，坏死
- 免疫组织化学有助于诊断
  - 血管肉瘤
    - ■ CD31，CD34，Ⅷ因子相关抗原
  - 平滑肌肉瘤
    - ■ 平滑肌肌动蛋白
  - 恶性外周神经鞘膜瘤（MPNST）
    - ■ 可见不同程度S-100蛋白阳性
    - ■ 在低级别MPNST，S-100蛋白呈弥漫性反应
    - ■ 在高级别的MPNST，S-100蛋白为典型的阴性或呈局灶性阳性

参考文献

1. Polyzos SA et al: Histological alterations following thyroid fine needle biopsy: a systematic review. Diagn Cytopathol. 37(6): 455-65, 2009
2. Baloch ZW et al: Cytologic and architectural mimics of papillary thyroid carcinoma. Diagnostic challenges in fine-needle aspiration and surgical pathology specimens. Am J Clin Pathol. 125 Suppl1: S135-44, 2006
3. Pandit AA et al: Worrisome histologic alterations following fine needle aspiration of the thyroid. Acta Cytol. 45(2): 173-9, 2001
4. Baloch ZW et al: Post fine-needle aspiration histologic alterations of thyroid revisited. Am J Clin Pathol. 112(3): 311-6, 1999
5. Baloch ZW et al: Post-fine-needle aspiration spindle cell nodules of the thyroid (PSCNT). Am J Clin Pathol. 111(1): 70-4, 1999
6. Kini SR: Post-fine-needle biopsy infarction of thyroid neoplasms: a review of 28 cases. Diagn Cytopathol. 15(3): 211-20, 1996
7. Ramp U et al: Fine needle aspiration (FNA)-induced necrosis of tumours of the thyroid. Cytopathology. 6(4): 248-54, 1995
8. LiVolsi VA et al: Worrisome histologic alterations following fine-needle aspiration of the thyroid (WHAFFT). Pathol Annu. 29 (Pt 2): 99-120, 1994
9. Layfield LJ et al: Necrosis in thyroid nodules after fine needle aspiration biopsy. Report of two cases. Acta Cytol. 35(4): 427-30, 1991

细针穿刺活检后甲状腺改变

大体和显微镜下特征

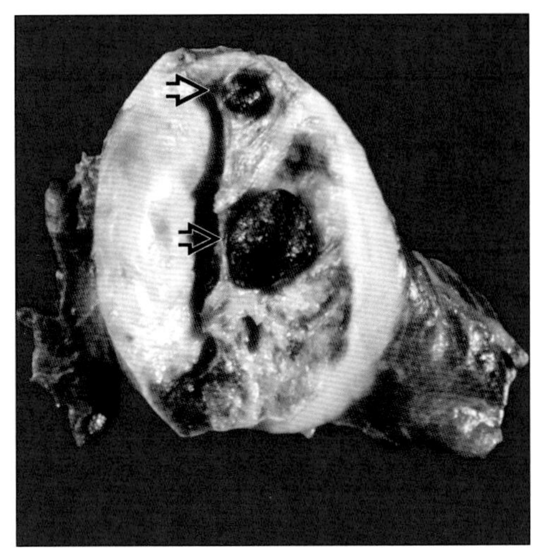

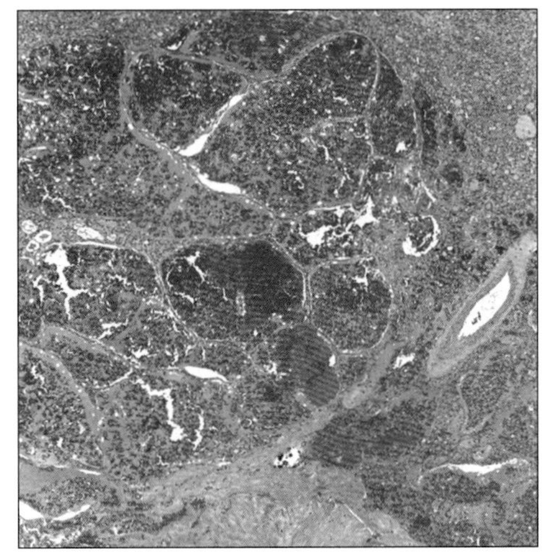

（左图）可见突出的腺瘤样结节，切面扩张的囊腔内可见栓子形成⇨。这些改变可见于细针穿刺活检后的甲状腺切除标本中，大体表现不倾向为血管性肿瘤。（右图）细针穿刺活检后的血管改变包括衬覆内皮细胞的血管扩张，血管腔内可见充血，这些组织学表现提示为血管性肿瘤，例如血管瘤

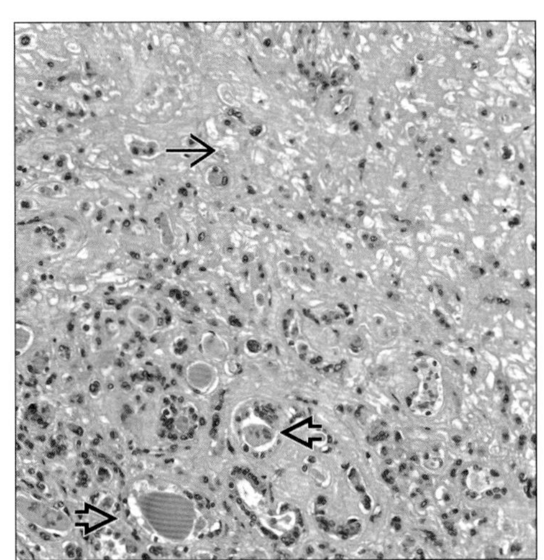

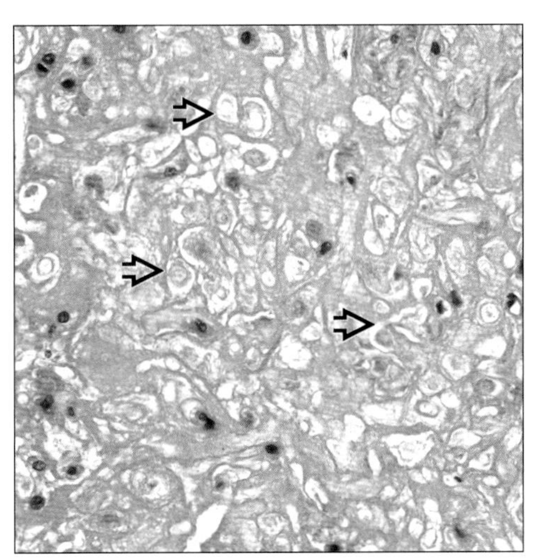

（左图）梗死的滤泡性腺瘤，周围为残余存活的可见胶质填充的滤泡细胞⇨，中心为彻底的梗死→，未见残留甲状腺组织。（右图）梗死的滤泡性腺瘤，嗜酸性细胞型，未见明确存活病变细胞，可见病变细胞的残影⇨，这些细胞残影保留抗原性，甲状腺球蛋白免疫阳性

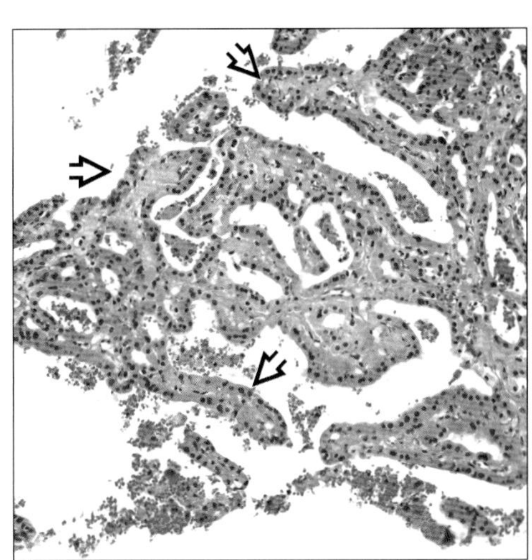

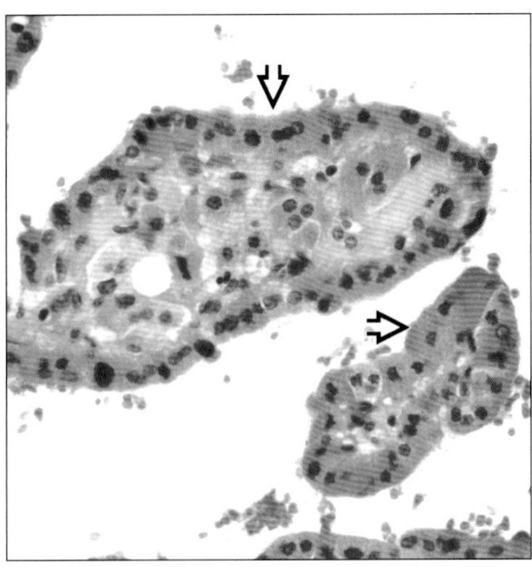

（左图）腺瘤样结节的嗜酸性细胞显示为细针穿刺活检后的退行性改变，包括囊肿形成、出血（新鲜或陈旧的）和乳头状结构⇨。（右图）继发于细针穿刺活检后的乳头比乳头状癌的乳头更宽大且不复杂，缺乏乳头状癌诊断性的核改变。嗜酸性细胞⇨更倾向于为细针穿刺活检后发生的退行性改变

C细胞增生（生理性）

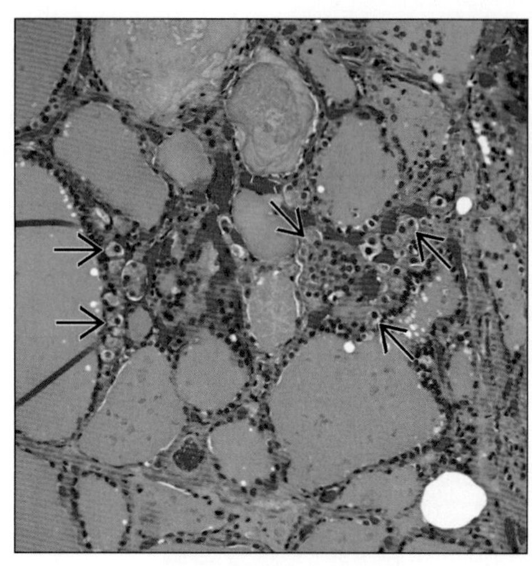

腺瘤样结节周围的甲状腺组织中，C细胞→数量增多。滤泡无破坏，上皮细胞无异型。细胞数目小于50个

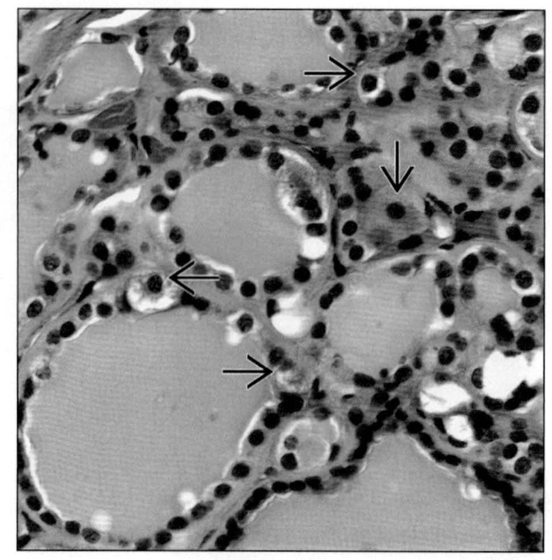

C细胞核略呈颗粒状，胞质呈蓝色至透明→，它们常呈单个细胞或小簇细胞分布于滤泡旁，细胞没有异型性和不破坏滤泡

专业术语

定义

- 甲状腺实质内C细胞的良性或非肿瘤性增加

病因/发病机制

发病机制

- 后鳃体产生C细胞
  - 甲状腺腺叶中上部可见
    - 峡部不可见
  - 神经内分泌细胞，细胞质含有嗜银颗粒
- C细胞最终导致髓样癌

临床表现

流行病学

- 发病率
  - 不详（如果仔细检查会很常见）
- 年龄
  - 年龄分布与手术切除甲状腺的基础疾病相似

部位

- 最常集中于双侧腺体中上叶的外部区域

症状

- 患者多无症状

预后

- 为生理性改变不影响预后

大体检查

取材

- 中上外部腺叶多取材可以提高诊断概率

大小

- 单个细胞至小簇细胞（小于50μm）

组织病理学检查

组织学特征

- 通常邻近或混杂于实性细胞巢
- 滤泡旁分布的小细胞
- 细胞质透明、着色较浅
  - 细胞质内常出现浅蓝色的颗粒
- 细胞核较滤泡上皮细胞的细胞核略大
  - 无核异型
- C细胞增生被分为几个亚型
  - 生理性或反应性
    - 局灶性，只有少数细胞
    - 通常3~5个细胞形成小细胞簇
    - 低倍视野下8~10个细胞簇（总放大倍数为40倍）
    - 可在其他甲状腺疾病或肿瘤中发现
    - 对促激素、高血钙、旁分泌因子或炎症可产生生理反应
  - 肿瘤性
    - 结节状和（或）弥漫性增生
    - HE染色切片容易识别
    - 没有滤泡破坏
    - 不伴淀粉样变或纤维化
    - 聚集灶少于50个细胞
    - 从概念上讲为“原位髓样癌”
    - 遗传性髓样癌被发现
    - 显示RET种系突变

辅助检查

免疫组织化学

- 通常需用免疫组织化学染色来显示C细胞

C细胞增生（生理性）

要点

专业术语
- 甲状腺实质内C细胞的良性或非肿瘤性增加
  - 后鳃体产生C细胞

组织病理学检查
- 通常邻近或混杂于实性细胞巢
- 小细胞，滤泡旁分布，细胞质透明至淡染
- 生理性或反应性
  - 趋于局灶性，只有少数细胞
  - 低倍视野下8~10个细胞簇（总放大倍数为40倍）
- 肿瘤性
  - 结节状和（或）弥漫性增生
  - HE染色切片易于识别
  - 聚集灶少于50个细胞
- 需行降钙素测定以证实诊断

- 细胞降钙素阳性
- 多数细胞也呈阳性反应：CD56、嗜铬粒蛋白、突触素
  - 以上指标敏感性及特异性均不如降钙素

分子遗传学
- 生理性C细胞增生无RET突变

鉴别诊断

微小髓样癌
- 聚集灶多于50个细胞
- 甲状腺滤泡被破坏，突破基底膜
- 纤维化和（或）淀粉样变可见
- 细胞多形性更易识别
- 可检测到RET突变

触诊性甲状腺炎
- 单个或少数滤泡破坏（滤泡中心）
- 全腺体随机分布
- 组织细胞和巨细胞

鳞状上皮化生
- 全腺体随机分布
- 铺路石状
- 易见细胞间桥
- 无滤泡旁分布

髓样癌腺体内播散
- 全甲状腺可见，主要位于外围，此处血管密集程度最高
- 只在淋巴血管内
  - 不分布于滤泡旁
- 细胞异型可见

微小乳头状癌
- 不分布于滤泡旁
- 经常伴纤维化或星状浸润
- 大细胞伴核质比升高
- 核重叠，核沟和不规则核，核内假包涵体

参考文献

1. Volante M: [Sporadic C-cell hyperplasia associated with multinodular goiter.] Pathologica. 98(2): 160-3, 2006
2. Albores-Saavedra JA et al: C-cell hyperplasia and medullary thyroid microcarcinoma. Endocr Pathol. 12(4): 365-77, 2001
3. Borda A et al: The C-cells: current concepts on normal histology and hyperplasia. Rom J Morphol Embryol. 45: 53-61, 1999
4. Perry A et al: Physiologic versus neoplastic C-cell hyperplasia of the thyroid: separation of distinct histologic and biologic entities. Cancer. 77(4): 750-6, 1996

影像图库

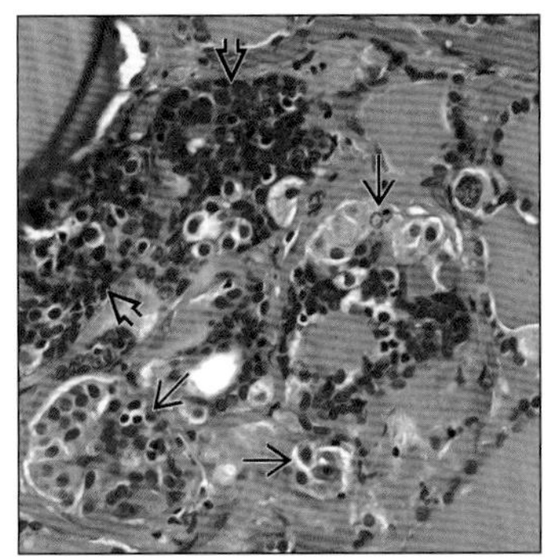

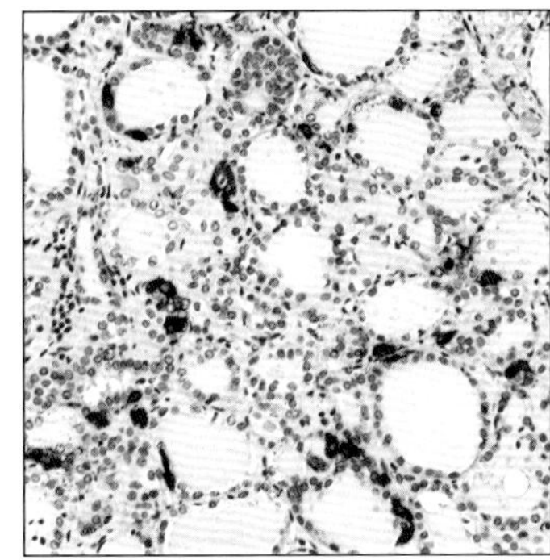

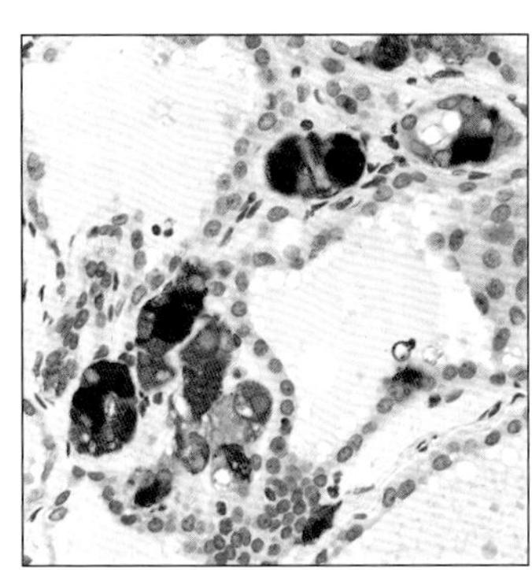

（左图）C细胞➡常被发现与实质细胞巢⇨相关，因为它们来源于这些结构，这里形成细胞簇，没有破坏性生长或淀粉样物。（中图）在生理性C细胞增生中突出C细胞最可靠的是降钙素染色。（右图）降钙素染色突出显示了细胞质呈弥漫至轻度的颗粒状，滤泡内皮细胞无反应

滤泡性腺瘤

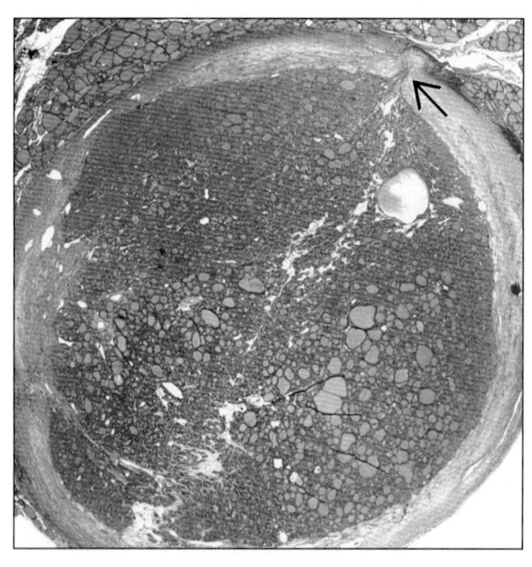

低倍镜下图像显示滤泡性肿瘤被形态良好、轻度增厚的包膜包绕，胶质容易被识别，没有侵袭的证据。→显示细针穿刺活检部位

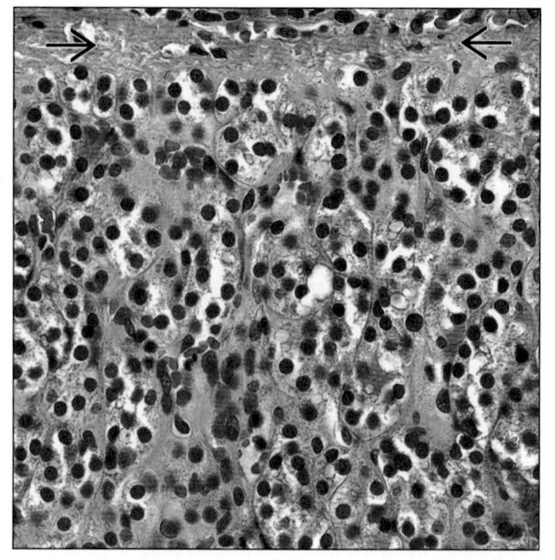

缺乏胶质的滤泡显示粗糙的核染色质分布，周围为胞核圆而规则的立方形细胞，含有大量的嗜酸性细胞。注意包膜→

专业术语

缩写

- 滤泡性腺瘤（FA）

定义

- 甲状腺滤泡上皮细胞的良性包裹性肿瘤
  - 组织学分型多样，嗜酸性细胞型最常见

病因/发病机制

环境暴露

- 碘缺乏
  - 低碘消耗区的结节发病率普遍高2~3倍
  - 可能是由于促甲状腺激素（TSH）刺激滤泡上皮
- 放射线（尤其是γ射线）
  - 儿童或青少年时期暴露
  - 风险增加约15倍
  - 暴露后10~15年发生滤泡性腺瘤

遗传性综合征

- 不常见，因为多数腺瘤都是散发的
  - 考登病
    - 多发性错构瘤综合征伴*PTEN*肿瘤抑制基因种系突变，导致*PTEN*功能丧失
    - 肿瘤常为双侧，多发
  - 黏液瘤综合征
    - 由*PRKARIA*基因种系突变导致的常染色体显性遗传疾病
    - 肿瘤常多发，嗜酸性细胞性

发病机制

- 单克隆增殖，起源于单个细胞

临床表现

流行病学

- 发病率
  - 难于精确确定，因为孤立性细胞结节不能经无创方法分离
  - 3%~8%的成人有可触及的孤立结节
    - 这其中腺瘤的发病率为75%
    - 需要进一步评估时必须排除癌
- 年龄
  - 年龄范围广
  - 多数50~60岁出现
- 性别
  - 女性远多于男性 [(4~5)：1]

部位

- 甲状腺任何部位

症状

- 无痛性甲状腺结节或包块
- 颈部触诊或超声检查时偶然发现
- 增大时，可出现吞咽困难和压迫症状
- 腺瘤生长缓慢
- 肿瘤内出血时可导致突然疼痛、触痛及增大
- 活动的、分离的、光滑的结节，随甲状腺活动

实验室检查

- 患者通常甲状腺功能正常
- 功能性腺瘤罕见

治疗

- 选择、风险及并发症
  - 既往放射线暴露，家族史，放射学和生化结果评估
  - 细针穿刺对甲状腺结节的最初评估很关键

滤泡性腺瘤

要点

专业术语
- 甲状腺滤泡上皮细胞的良性包裹性肿瘤

临床表现
- 可见于3%~5%的成人
- 多数于50~60岁出现
- 女性远多于男性 [(4~5) ∶ 1]
- 甲状腺功能正常的患者为无痛性甲状腺结节
- 选择性腺叶切除治疗可获得良好的远期预后

大体检查
- 孤立的，与邻近实质分界清楚
- 可达到完整切除肿块（实质到包膜再到肿瘤表面）

组织病理学检查
- 包裹性肿瘤被厚度不一的纤维结缔组织囊包绕
- 纤维化中发现平滑肌血管壁有助于证实包膜的存在
- 肿瘤结构和细胞学表现与周围的实质不同
- 立方形或多边形细胞，基底部、圆形、深染的胞核

辅助检查
- 细针穿刺活检细胞学检查不能鉴别腺瘤样结节、滤泡性腺瘤或滤泡癌

鉴别诊断
- 滤泡癌、乳头状癌（滤泡亚型）、髓样癌

  - 手术可能导致甲状旁腺功能低下和喉返神经麻痹
- 手术方法
  - 腺叶切除
- 药物
  - 左甲状腺素抑制TSH，可致结节缩小
    - 如果应用这个方法，患者应定期随诊

预后
- 远期预后良好
- 不同腺瘤的变异体之间的结局不易区别
  - 尤其是嗜酸性细胞亚型

影像学检查

放射学检查
- 影像学研究不能可靠地区别肿瘤的良恶性
- 最好的研究方法是超声

超声检查
- 鉴别单个或多发结节
  - 帮助区别腺瘤和腺瘤样结节
- 孤立、质地均一的包块
- 多数为等回声
  - 可以为强回声或低回声
- 包膜为周围少回声的晕环，薄，边界清楚
  - 边缘规则，边界光滑
- 彩色多普勒
  - “辐条和车轮”：外周血流流向病变中心

MRI检查
- MRI常用来评估复发性肿瘤，而不是甲状腺结节初用的检查方法
- T1WI：等信号或低信号；强度降低提示出血或变性
- T2WI：通常为高信号

CT检查
- 发现没有特异性
  - 结节通常偶然被发现
  - 甲状腺内低密度肿块
  - 没有侵袭和腺体增大提示良性诊断
  - 孤立的、边界清楚的结节常压迫正常腺体

核医学检查
- PET：检查时存在潜在的陷阱，因为甲状腺正常情况下吸收FDG
- 甲状腺^{99m}Tc、高锝酸盐或^{123}I扫描
  - 多数为“冷结节”（缺乏活动）
  - 高功能腺瘤很少表现为“热结节”
    - 热结节很少恶性（小于1%）

大体检查

一般特征
- 孤立性肿瘤
- 与邻近实质分界清楚
- 圆形或卵圆形的
- 有光泽，白灰色至黄褐色肿瘤，取决于细胞构成和组织学类型
- 切面有弹性，质软
- 可见继发性改变
  - 囊肿形成、梗死、纤维化、出血和钙化

提交组织切片
- 有清楚的肿瘤界线，除非结节很大
- 垂直于包膜进行切片

大小
- 各异
  - 目前认为1~3cm常见
    - 放射学技术和临床监测手段的进步有助于发现更小的病变
  - 多数小于4cm
  - 通常大于1cm时可被触及

组织病理学检查

组织学特征
- 包裹性肿瘤被厚度不一的纤维结缔组织囊包绕

滤泡性腺瘤

- 如果包囊厚，需另行切片以排除癌
- 纤维化中发现平滑肌血管壁有助于证实包膜的存在
- 纤维化中存在网状纤维和弹力纤维也可证实包膜的存在
- 可见内陷的滤泡上皮
- 肿瘤结构和细胞学外观不同于周围的甲状腺实质
- 细胞学变异
- 结构变异
  - 实性型（胚胎型），小梁型，微滤泡型（胎儿型），正常滤泡型，大滤泡型，孤立型，及乳头型
  - 通常以某一型为主
- 滤泡腔内常出现胶质，程度不一
  - 可有钙化，集结成砂砾体
    - 嗜酸性细胞型更常见
- 富含细胞质的立方形或多边形细胞
- 细胞边界清晰
- 细胞核位于基底（极化），等间隔，圆形至卵圆形，粗糙核染色质分布
- 细胞核小而偏位
- 偶可见形状怪异、深染的细胞核
- 胞质染色从透明、嗜酸性、双染性至嗜酸性细胞性
  - 嗜酸性细胞型是由于异常线粒体在胞质内堆积的结果
- 有丝分裂象不常见（细针穿刺活检后除外）
- 可见微毛细血管，但瘤内的纤维化中不常见
- 细针穿刺活检后改变（囊性变性，出血，吞噬含铁血黄素的巨噬细胞，钙化，纤维化）类似于浸润

变异型

- 嗜酸性细胞腺瘤
- 高功能腺瘤（毒性腺瘤）
- 乳头状增生的腺瘤
- 腺脂肪瘤（脂肪腺瘤）
- 印戒细胞型
- 透明细胞腺瘤
- 伴异型核的腺瘤
- 不典型滤泡腺瘤

辅助检查

细胞学

- 细针穿刺活检是孤立性甲状腺结节诊断的一线方法
- 细针穿刺活检细胞学检查不能鉴别腺瘤样结节、滤泡性腺瘤和滤泡癌
- 涂片需要5~6个滤泡细胞团，每个细胞团至少包含10个上皮细胞，这样才有诊断效力
- 通常的诊断为“甲状腺滤泡上皮增生，支持肿瘤诊断”或者“滤泡性病变”
- 通常细胞涂片含有许多微滤泡结构
- 胶质通常稀少
- 滤泡上皮细胞围绕胶质小滴呈球状聚集排列
- 滤泡上皮细胞呈圆形至多边形，排列稍紧密
- 核圆形，规则，核染色质分布均匀
- 嗜酸性细胞富含颗粒状胞质，常伴核内包涵体和核异型

冰冻切片

- 通常对滤泡性病变的确切分类无价值
- 需要评估包膜是否完整，以除外侵袭

组织化学

- 胶质PAS染色阳性

免疫组织化学

- 角蛋白、TTF-1、甲状腺球蛋白阳性

细胞遗传学

- 染色体数目改变，常为7号染色体数目增多，也可为12号和5号染色体数目增多
  - 约15%的滤泡性腺瘤可见7号染色体数目增多（三倍体），但在嗜酸性细胞腺瘤中约为45%（四倍体）
- 19q13和2p21易位（约10%的腺瘤）

分子遗传学

- *RAS*基因（尤其是*NRAS*和*HRAS*）点突变激活最常见（约30%）
- 嗜酸性细胞腺瘤中可见线粒体DNA（mtDNA）体细胞突变
- 如果检测到*PAX8/PPARγ*重组，需进一步切片检查，因为通常可见血管和包膜侵犯

鉴别诊断

滤泡癌

- 需明确是否存在侵犯
  - 包膜侵犯
  - 血管侵犯
- 细胞数增多
- 有丝分裂象增加

乳头状癌（滤泡亚型）

- 可见包膜和（或）血管侵犯
- 肿瘤内纤维化有助于诊断
- 致密、嗜酸性的胶质
  - 胶质内可见巨细胞、晶体和扇贝征
- 肿瘤细胞增大，核质比高
- 极性消失，排列紊乱（错位于滤泡周围）
- 核异型，核沟，核重叠，核内假包涵体，核染色质清晰
  - 有时可在孤立性肿瘤中发现被分隔的病灶

髓样癌

- 浸润性生长
- 缺乏胶质
- 浆细胞样到梭形肿瘤细胞

滤泡性腺瘤

免疫组织化学

抗体	反应	染色部位	注释
甲状腺球蛋白	阳性	细胞质	也可见于胶质腔，最特异性的标志物
TTF-1	阳性	细胞核	
pax-8	阳性	细胞核	
CK8/18/CAM5.2	阳性	细胞质	
CK-PAN	阳性	细胞质	
CK7	阳性	细胞膜和细胞质	
CK19	阳性	细胞膜和细胞质	见于 50% 的腺瘤
CK-HMW-NOS	阴性		
降钙素	阴性		
嗜铬粒蛋白 A	阴性		
CEA-M	阴性		
半乳凝素 3	不明		约 10% 的腺瘤
HBME-1	不明		约 10% 的腺瘤
MSG1	不明		约 10% 的腺瘤

- 细胞质呈轻度颗粒状，嗜碱性或嗜双色性
- “椒盐样”染色质分布
- 许多亚型可能和腺瘤重叠
- 降钙素、CEA、嗜铬粒蛋白、突触囊泡蛋白和TTF-1免疫反应阳性

腺瘤样（增生）结节

- 通常为多发结节
- 对周围甲状腺实质无挤压
- 没有包膜，尽管纤维组织类似包膜
- 结节生长方式各异
- 胶质丰富
- 变性改变：囊肿形成，吞噬含铁血黄素的巨噬细胞，出血，纤维化，钙化，胆固醇裂隙

甲状旁腺腺瘤

- 细胞边界更明显
- 细胞质透明，境界清楚
- 核染色质粗糙
- 嗜铬粒蛋白阳性，但是TTF-1和甲状腺球蛋白阴性

参考文献

1. Hunt JL: Molecular alterations in hereditary and sporadic thyroid and parathyroid diseases. Adv Anat Pathol. 16(1): 23-32, 2009
2. Layfield LJ et al: Thyroid aspiration cytology: current status. CA Cancer J Clin. 59(2): 99-110, 2009
3. Baloch ZW et al: Fine-needle aspiration of the thyroid: today and tomorrow. Best Pract Res Clin Endocrinol Metab. 22(6): 929-39, 2008
4. Faquin WC: The thyroid gland: recurring problems in histologic and cytologic evaluation. Arch Pathol Lab Med. 132(4): 622-32, 2008
5. Fischer S et al: Application of immunohistochemistry to thyroid neoplasms. Arch Pathol Lab Med. 132(3): 359-72, 2008
6. Osamura RY et al: Current practices in performing frozen sections for thyroid and parathyroid pathology. Virchows Arch. 453(5): 433-40, 2008
7. Serra S et al: Controversies in thyroid pathology: the diagnosis of follicular neoplasms. Endocr Pathol. 19(3): 156-65, 2008
8. Yeung MJ et al: Management of the solitary thyroid nodule. Oncologist. 13(2): 105-12, 2008
9. Baloch ZW et al: Our approach to follicular-patterned lesions of the thyroid. J Clin Pathol. 60(3): 244-50, 2007
10. Shaha AR: TNM classification of thyroid carcinoma. World J Surg. 31(5): 879-87, 2007
11. Wang TS et al: Management of follicular tumors of the thyroid. Minerva Chir. 62(5): 373-82, 2007
12. Rosai J et al: Pitfalls in thyroid tumour pathology. Histopathology. 49(2): 107-20, 2006

滤泡性腺瘤

影像学、大体和显微镜下特征

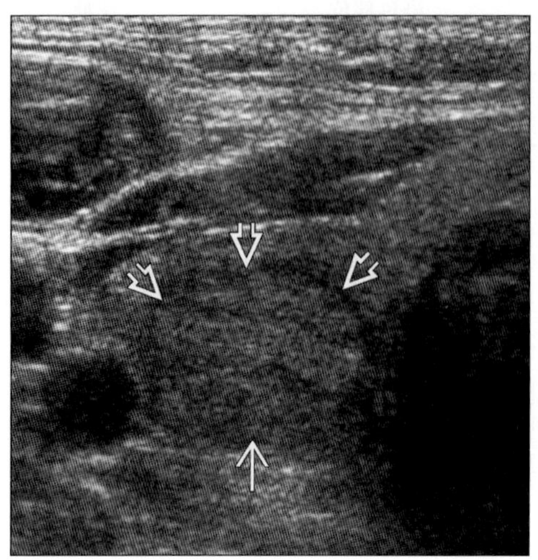

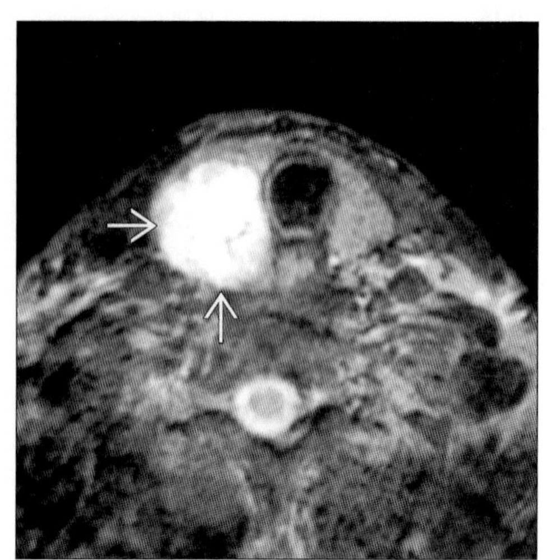

（左图）颈部超声显示等回声的甲状腺肿物➡及其低回声的包膜➡。滤泡性腺瘤的包膜呈薄的、边界清晰的、光滑的、低回声的晕环。（右图）MRI T2加权像显示甲状腺右叶内一个均匀的高信号肿物➡，肿物边界清晰，没有超过甲状腺，没有颈淋巴结肿大。MRI表现提示良性诊断

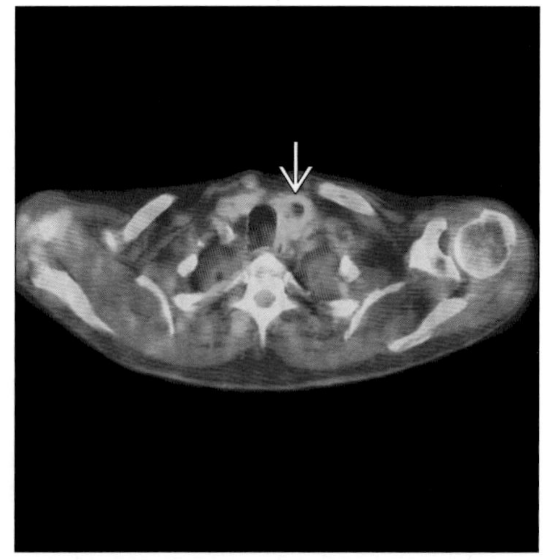

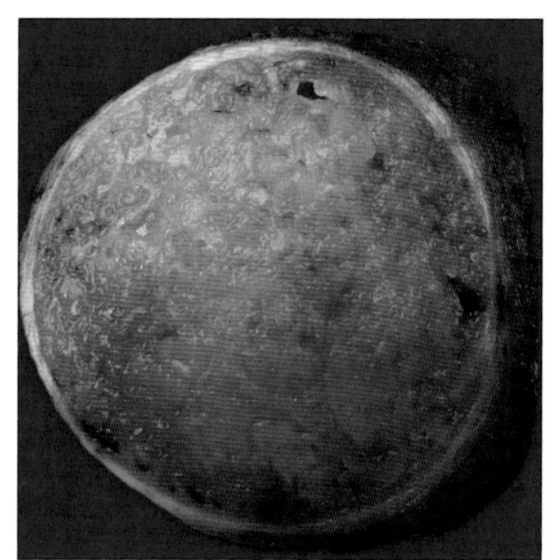

（左图）使用FDG进行PET扫描显示甲状腺内一个热结节➡，这可以证实肿物存在，但不能做出诊断（该例证实为腺瘤）。PET扫描常显示FDG吸收，但是孤立肿物吸收增加常需要进一步评估。（右图）显示一个厚的、完整的纤维结缔组织包膜将肿物和甲状腺实质分开，邻近腺体受压，呈牛肉样红色

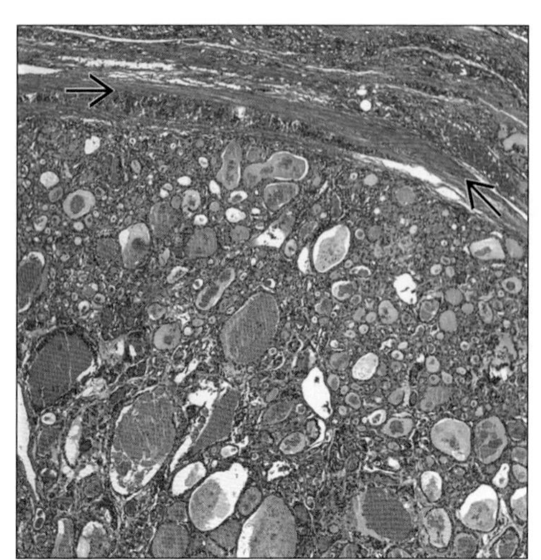

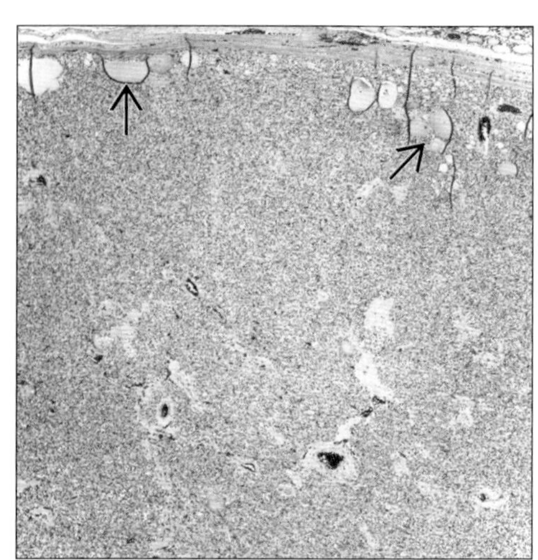

（左图）薄纤维结缔组织膜➡包绕肿瘤，肿瘤外观区别于邻近受压的腺体。滤泡内胶质易见，这是滤泡性腺瘤在低倍镜下的一个特点。（右图）薄而易于鉴别的包膜包裹滤泡性腺瘤。胶质可见➡，但不是处处可见，如此例所示，腺瘤可以富含细胞

滤泡性腺瘤

显微镜下特征

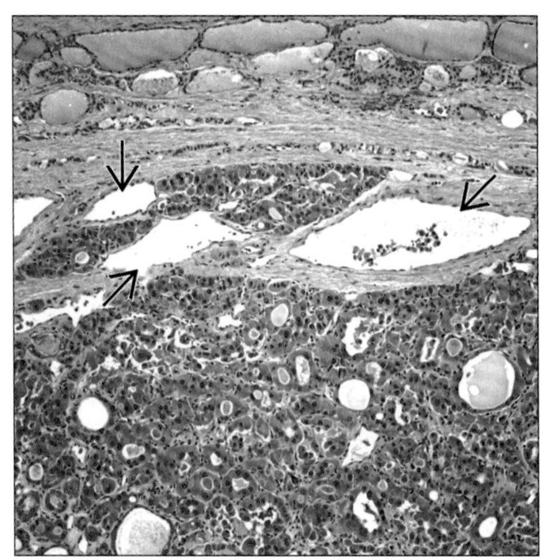
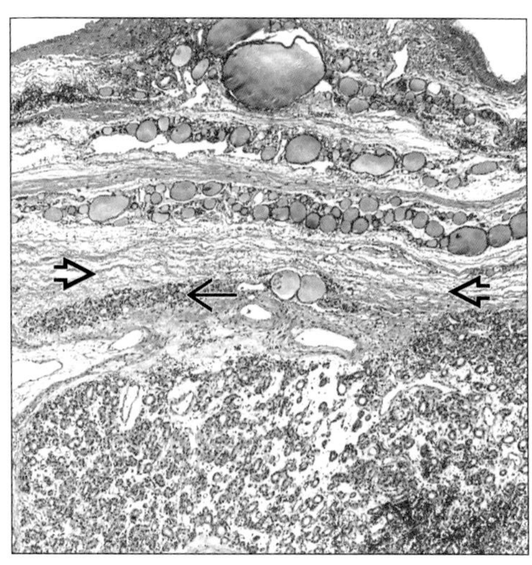

（左图）包膜轻度不规则，注意包膜下血管→，已经突入嗜酸性细胞腺瘤细胞之间，这不能说明是血管或包膜侵犯。（右图）薄的纤维结缔组织包膜⇨将一群滤泡细胞与周围未受累的甲状腺滤泡上皮分隔，在包膜区域的继发性纤维化内可见内陷的滤泡上皮→

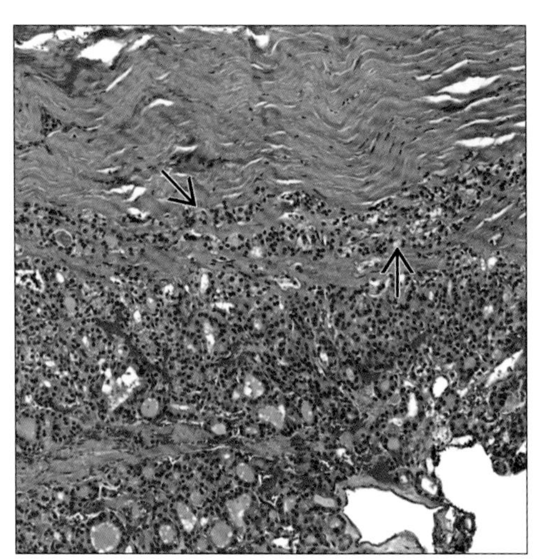
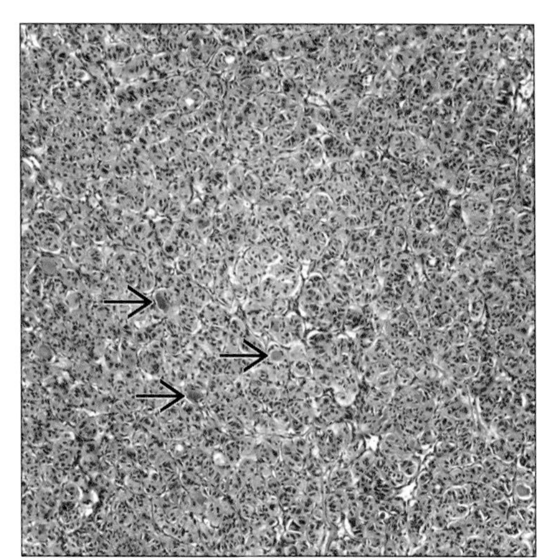

（左图）滤泡性肿瘤常常会有新的胶原沉积，新胶原常陷入肿瘤细胞内→，但这不代表侵袭性，胶原常和肿瘤细胞混合，需要仔细检查这些区域才能得出正确诊断。（右图）滤泡性腺瘤通常富含细胞结构，尽管含量不丰富，但胶质易于识别→肿瘤有模糊的小梁或岛状结构

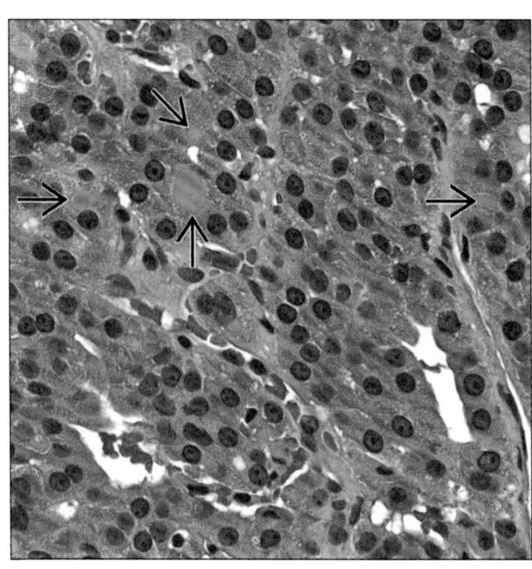
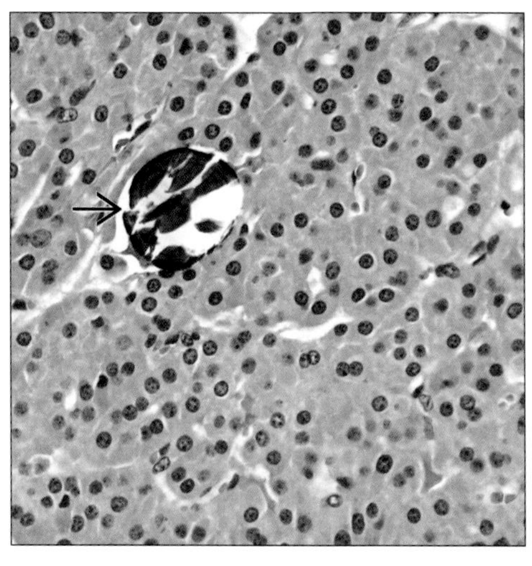

（左图）HE染色显示颗粒状、不透明的胞质，这在嗜酸性细胞范围内，不影响诊断，胶质通常难辨别→，嗜酸性细胞腺瘤的诊断需甲状腺球蛋白免疫组织化学证实。（右图）像这例腺瘤一样，嗜酸性细胞腺瘤胶质内常有砂砾样钙化→，偶尔显示层状结构，通常没有

滤泡性腺瘤

腺瘤变异性和继发性改变

(左图)有时腺瘤间质水肿，呈现假乳头外观。注意胶质局部显示早期滤泡内钙化➡。(右图)滤泡性腺瘤可见不同的形态。图示为小梁型，清楚的小梁被纤细的纤维血管间质分隔，胶质可见➡。细胞核呈圆形或卵圆形，伴粗糙的染色质分布

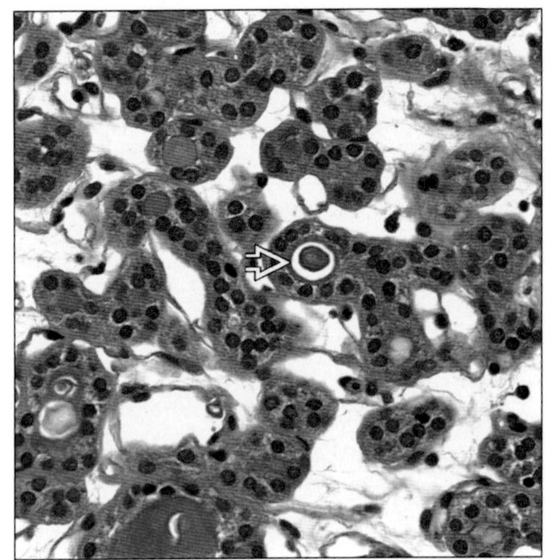

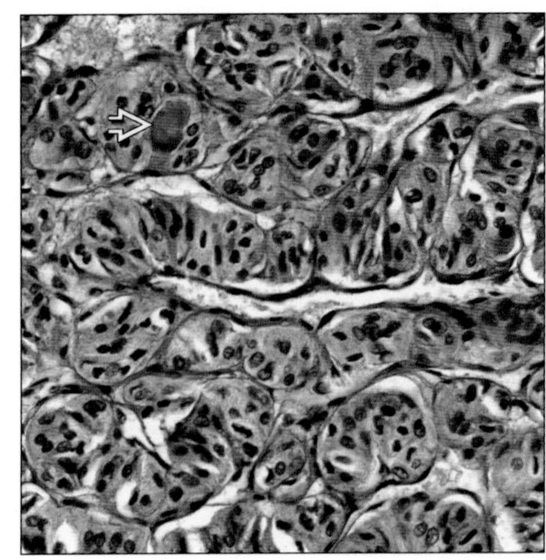

(左图)HE染色显示印戒形态，在一小部分滤泡性腺瘤中可见。甲状腺球蛋白免疫组织化学可以凸显“印戒”。(右图)在其他甲状腺肿瘤中，滤泡性腺瘤可见透亮的细胞质，肿瘤表现为副神经节瘤样生长。变异型腺瘤需要进一步辅助检查以明确诊断。免疫组织化学甲状腺球蛋白及TTF-1阳性

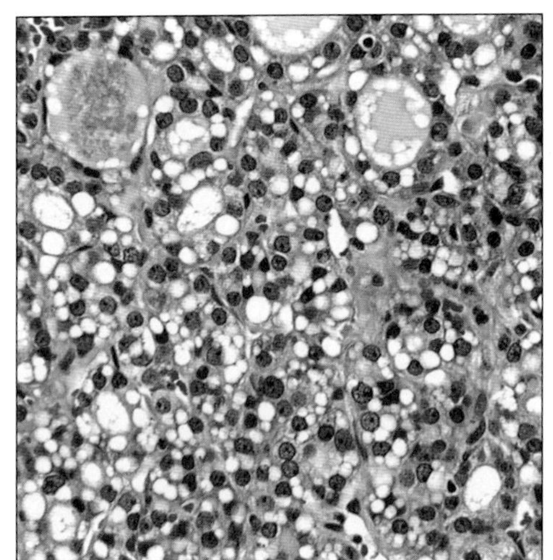

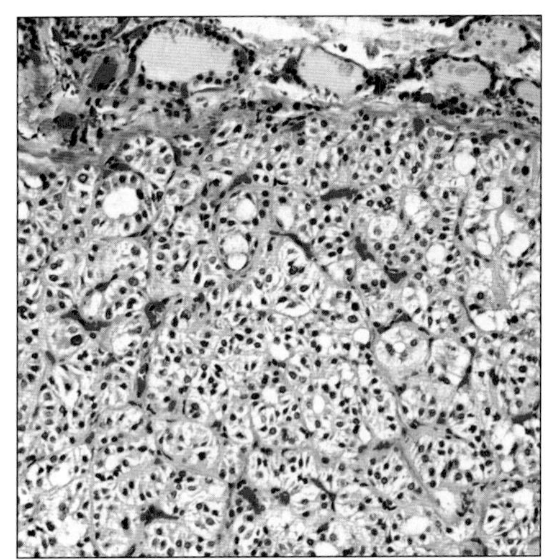

(左图)滤泡性腺瘤可有退行性改变，但发生频率不同于腺瘤样结节。图示肿瘤内黏液间质反应伴肉芽组织反应。(右图)细针穿刺活检的针道类似侵袭性改变，但是被膜内会出现突然的“切断”→(由锐利的针尖造成)，伴淋巴细胞、红细胞渗出及反应性间质黏液水肿，肿瘤细胞常在穿刺针道内“流动”

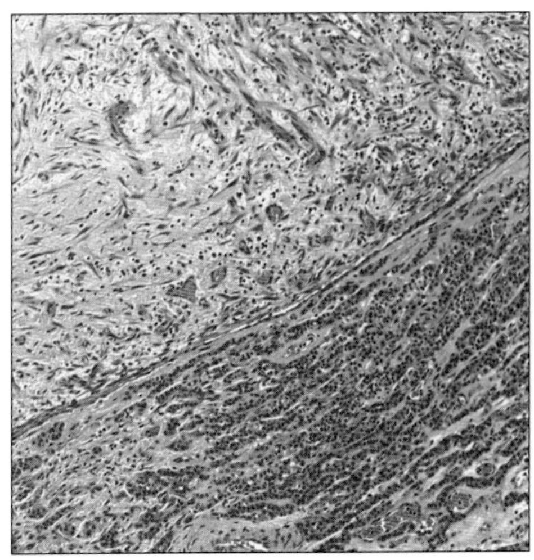

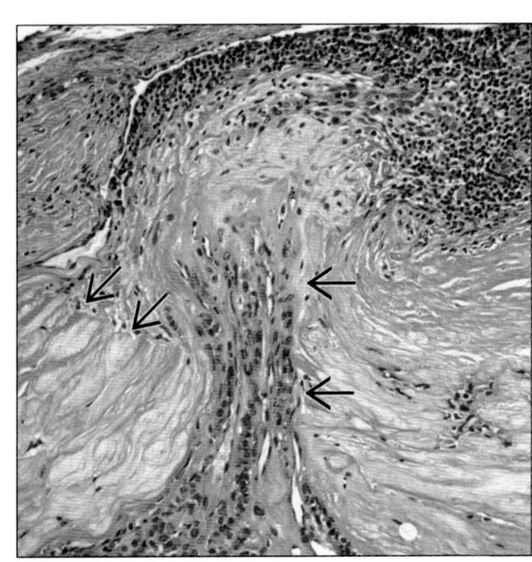

滤泡性腺瘤

组织病理学特征

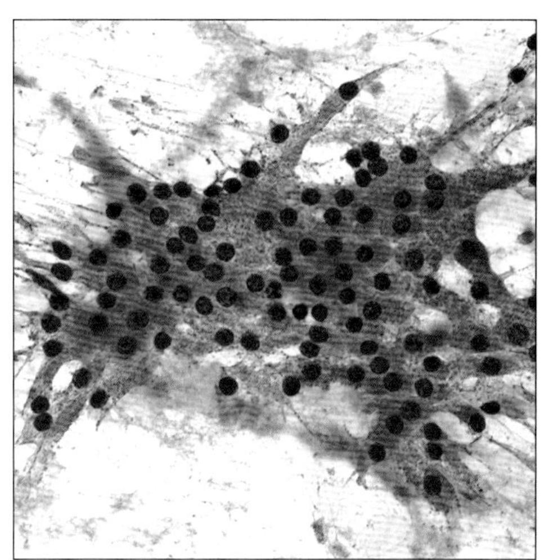

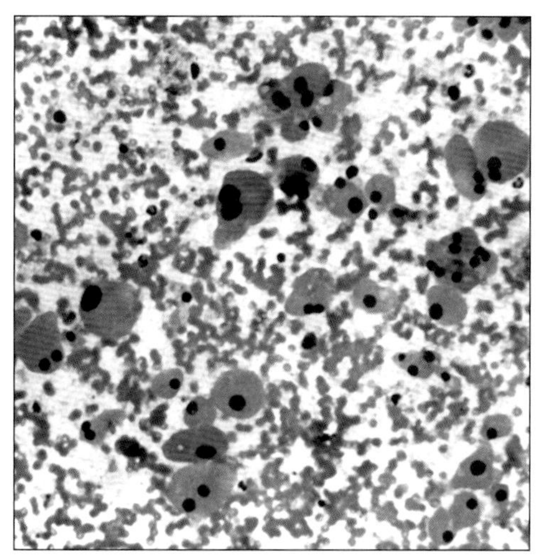

（左图）一簇滤泡上皮细胞排列成模糊的滤泡状外观，胞质丰富，颗粒状或嗜酸性，细胞核圆而规则，染色质分布均匀。（右图）滤泡性腺瘤中可见单个细胞或小细胞簇。本图的背景中没有显示胶质，细胞大，胞质丰富，呈颗粒状，胞核圆而深染，这些改变在腺瘤中可见

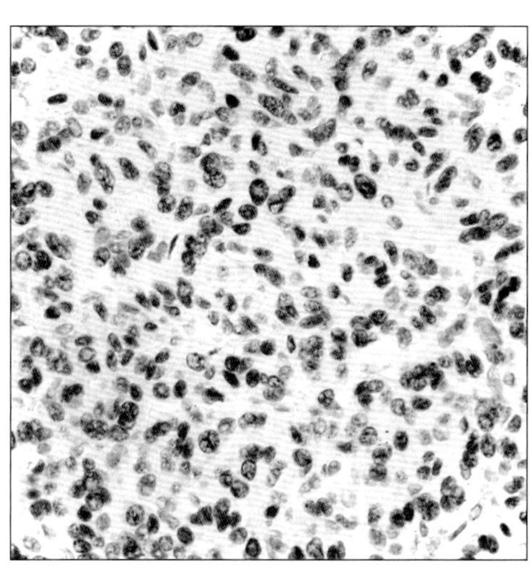

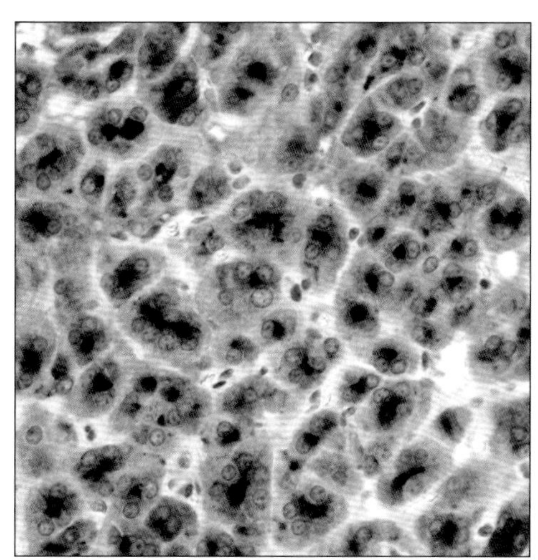

（左图）富细胞性肿瘤常显示为胶质缺失。有时TTF-1可用来加强显示肿瘤细胞的细胞核，尽管此反应可以证实为甲状腺来源，但不能区分良恶性病变。（右图）特别是嗜酸性细胞腺瘤，含有非常少的胶质。甲状腺球蛋白抗体染色可以用来显示位于胞质和滤泡腔内的甲状腺球蛋白小体

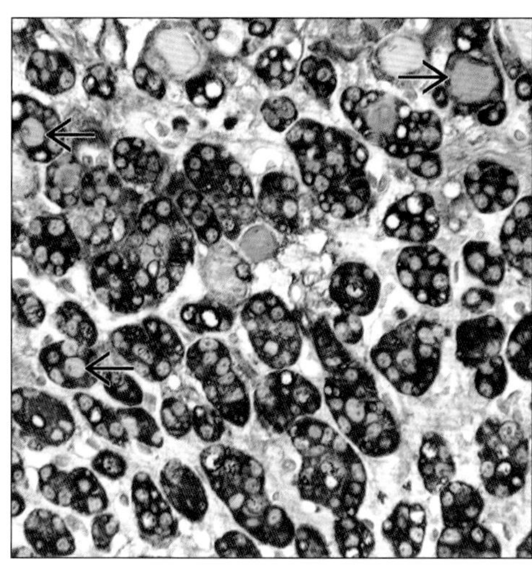

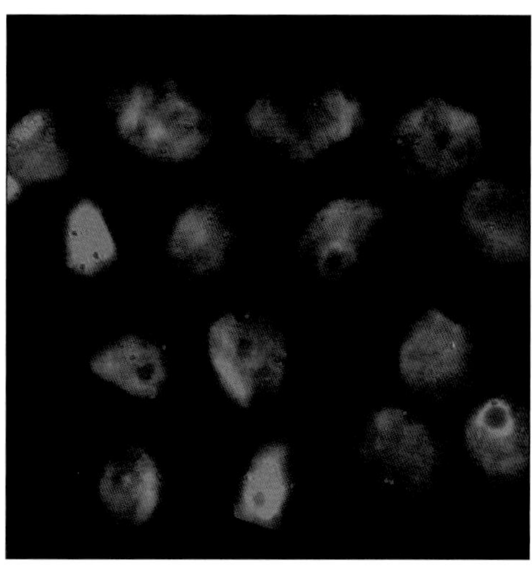

（左图）图示为印戒型滤泡性腺瘤，甲状腺球蛋白抗体染色，胞质染色反应明显，而背景的胶质→染色很弱。（右图）使用7号染色体着丝粒探针进行荧光原位杂交（FISH）显示7号染色体呈三倍体（每个细胞核中有3个红点），这是腺瘤中最常见的染色体数目增加（三倍体）

玻璃样梁状肿瘤

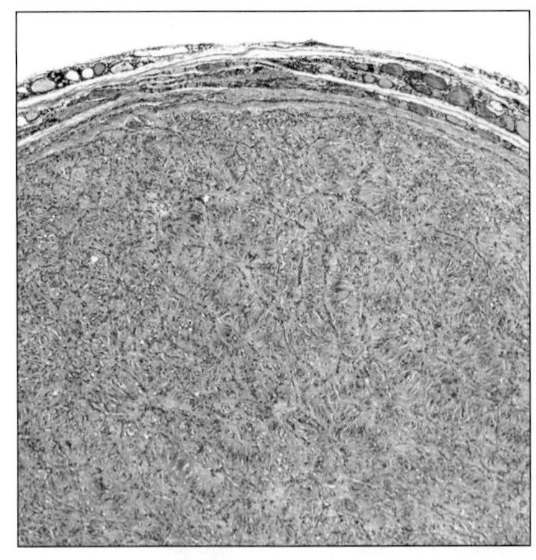

HE染色显示界限清楚的，有包膜的肿瘤，肿瘤排列成小梁状结构，细胞呈短小梁状和“带状”，排列成栅栏状

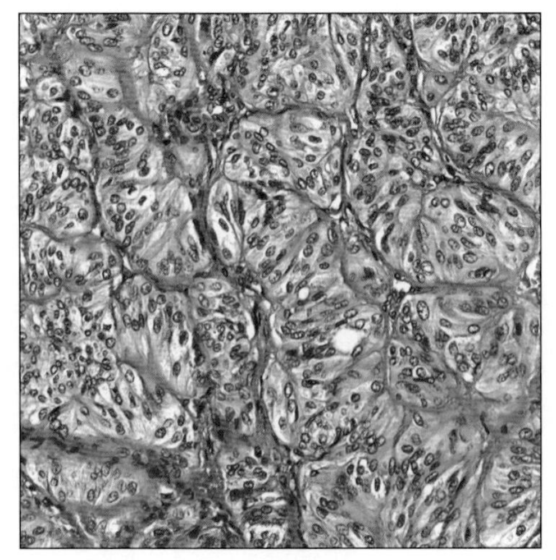

HE染色显示小梁状结构，由垂直于小梁长轴排列的细胞构成，细胞呈梭形或纺锤形

专业术语

别名

- 玻璃样梁状腺瘤
- 甲状腺副神经节瘤样腺瘤

定义

- 滤泡细胞起源非常少见的肿瘤，呈小梁状生长和小梁内玻璃样变性为特点
- 极少情况下，肿瘤显示包膜或血管侵犯，伴淋巴结转移，与乳头状癌并存，存在*RET/PTC*基因重排（没有定量分析），提示“肿瘤”倾向于“腺瘤”

病因/发病机制

放射线

- 某些病例在暴露于放射线后发生

与乳头状癌相关

- 细胞核特征提示与乳头状癌相关
- 一些肿瘤中伴*RET/PTC*基因重排支持此观点

临床表现

流行病学

- 发病率
  - 为非常罕见肿瘤类型
  - 小于原发性甲状腺肿瘤的1%
- 年龄
  - 平均年龄50岁
  - 30岁以下少见
- 性别
  - 女性远多于男性（6：1）

部位

- 没有特异性部位（即不是腺叶上部及外周）

症状

- 常无症状，常规体检时偶然发现
- 少数表现为可触及的孤立性肿物
- 于各种原因切除的多结节腺体标本中偶然发现
- 通常甲状腺功能正常
- 和放射线关系不大

治疗

- 外科方法
  - 完整，但保守的切除
    - 腺叶切除足够（尽管因各种原因的甲状腺全切除已经施行）

预后

- 几乎所有病变均为良性，远期预后良好
- 个别病例伴淋巴结转移
  - 转移发生于具有侵袭性的病例（包膜侵袭或血管侵袭）
  - 转移提示可能与乳头状癌有关
  - 112例的回顾性分析显示，仅有1例发生肺转移（肿瘤具有侵袭性）

影像学检查

放射学检查

- 超声显示实性结节，呈低回声或混杂回声
  - 彩色多普勒显示瘤内血流丰富
- 核素扫描常显示实性“冷结节”

大体检查

一般特征

- 孤立、实性、有包膜或边界清楚的肿瘤
- 切面呈实性、均质、小叶状
- 呈黄褐色或淡褐色的斑点和条纹状

玻璃样梁状肿瘤

要点

专业术语
- 滤泡细胞起源非常少见的肿瘤，呈小梁状生长和小梁内玻璃样变性为特点

临床表现
- 非常罕见的原发性肿瘤类型
- 平均年龄50岁
- 女性远多于男性（6：1）
- 几乎所有病变均为良性，远期预后良好

大体检查
- 孤立、实性、边界清楚的黄褐色肿瘤
- 切面呈实性、均质、小叶状
- 大小平均为2.5cm

组织病理学检查
- 瘤细胞呈小梁状排列
- 多边形或纺锤形细胞，核呈长椭圆形
- 细胞核排列垂直于小梁的长轴
- 核沟，核内包涵体，核周空晕
- 特有的核旁胞质黄色体
- 小梁内致密的透明嗜酸性间质
- 可见钙球

辅助检查
- 肿瘤细胞显示显著的Ki-67（MIB-1单克隆抗体）细胞膜染色

鉴别诊断
- 甲状腺乳头状癌和甲状腺髓样癌

- 扩张的血管和钙化少见

大小
- 平均为2.5cm
- 范围0.7~7cm

组织病理学检查

组织学特征
- 周围有薄、不规则、不均匀的纤维结缔组织包膜
  - 几乎没有血管或包膜侵犯
- 瘤细胞排列成小梁状、泡状或岛状生长
  - 2~4个细胞排列成直线或曲线束状
- 缺乏或没有胶质
- 细胞大小为中到大，形状为多边形或纺锤形
- 长椭圆形胞核，沿小梁长轴垂直排列，伴纤维血管间质
- 显著的核沟，胞核外形不规则，核内包涵体和核周空晕
- 胞质各异，常呈细颗粒状，嗜酸性，嗜双色性或透明状
  - 常有匀质的、玻璃状的或多颗粒的结构
- 显著的、圆的、可折射的、核旁的胞质黄色体或空泡（巨溶酶体），约5μm大小
  - 匀质的或颗粒状结构，偶尔被透明区域包裹
- 小梁密集形成瘤细胞巢，高度玻璃样变的嗜酸性纤维血管间质
  - 在小梁周围玻璃样变更明显
  - PAS阳性（抗淀粉酶）基底膜物质
  - 可以类似淀粉样物，但刚果红染色阴性
- 可能出现钙球（砂砾体或钙化）
- 有丝分裂象不常见
- 周围的甲状腺实质内可能存在慢性淋巴细胞性甲状腺炎

辅助检查

细胞学
- 涂片常被误诊为乳头状癌或髓样癌
- 细针穿刺细胞伴出血
- 聚集在一起的细胞簇胞质丰富
- 延长的细胞核染色质分布均匀，可见核内假包涵体及核沟
- 基底膜波浪状基质沉积
  - 细胞间不规则的沉积
  - 圆形的，中心部位聚集物质呈放射状，通常位于细胞周围
- 包浆体（黄色体）是绿色（巴氏染色）或粉色的（Diff-Quik染色）胞质结构
- 可见砂砾体或钙化

组织化学
- PAS阳性，抗淀粉酶基质

免疫组织化学
- 阳性：甲状腺球蛋白、TTF-1、角蛋白、CK7、Ki-67（MIB-1单克隆抗体）膜染色
- 阴性：降钙素、嗜铬粒蛋白、S-100蛋白

流式细胞学
- 几乎所有肿瘤都是二倍体

细胞遗传学
- 一些肿瘤中经RT-PCR检测到*RET/PTC1*融合基因
  - 石蜡包埋的肿瘤组织经35~40个循环扩增后用特异性探针杂交获得定性结果
  - 非定量结果：所有细胞突变还是单个细胞的异常扩增
- *RET/PTC3*融合基因见于少数肿瘤
- 无*BRAF*、*HRAS*、*NRAS*和*KRAS*基因突变
  - 缺少RAS突变显示HTT独特的分子途径

玻璃样梁状肿瘤

免疫组织化学

抗体	反应	染色部位	注释
TTF-1	阳性	胞核	几乎所有瘤细胞
甲状腺球蛋白	阳性	胞质	胞质和胶质型沉积
Ki-67	阳性	细胞膜	强而弥漫，但仅限于应用 MIB-1 单克隆抗体
CK-LMW-NOS	阳性	胞质	几乎所有瘤细胞
CK7	阳性	胞质	多数瘤细胞
半乳凝素 3	阳性	胞质	约 40% 的瘤细胞
层粘连蛋白	阳性	间质	玻璃样物反应
胶原蛋白Ⅳ	阳性	间质	玻璃样物反应
降钙素	阴性		
嗜铬粒蛋白 A	阴性		
S-100 蛋白	阴性		

PCR
- RET/PTC不能作为诊断标志物

电子显微镜下表现
- 细胞巢或细胞带被基片包围
- 多形性细胞伴短微绒毛
- 胞核呈不规则轮廓，伴有多个切迹和核沟及包涵体
- 胞质内中间丝束
- 膜包裹的大溶酶体，含有空泡、颗粒状物质和规则层积的膜，或者“指纹体”
- 基底膜粗糙的堆积物

鉴别诊断

甲状腺乳头状癌
- 由于共有的细胞核特点，须优先鉴别排除
- 乳头状癌中广泛的小梁内间质玻璃样变性罕见
- 乳头型和滤泡型提示为乳头状癌
- 砂砾体（不是胶质内钙化）
- 侵袭性生长
- 富含核沟和假包涵体
- HTT中单克隆MIB-1抗体反应可见
- *BRAF*基因突变可证实为乳头状癌，*RAS*基因突变可排除HTT

滤泡性腺瘤（癌）
- 广泛侵袭性生长（血管和包膜）支持滤泡性癌诊断
- 小梁间、间质血管周玻璃样变性可见于腺瘤（癌）
- 细胞核垂直排列，核沟和假包涵体在HTT中更常见

甲状腺髓样癌
- 侵袭性肿瘤
- 生长方式可有共同点
- 二者均为少胶质
- 淀粉样变可类似于玻璃样变，但是淀粉样变刚果红染色阳性
- 降钙素、嗜铬粒蛋白、CEA免疫反应强阳性，甲状腺球蛋白阴性

副神经节瘤
- 单纯组织学帮助不大
- 阳性：嗜铬粒蛋白，突触囊泡蛋白，CD56；S-100蛋白

参考文献

1. Carney JA et al: Hyalinizing trabecular tumors of the thyroid gland are almost all benign. Am J Surg Pathol. 32(12): 1877–89, 2008
2. Carney JA: Hyalinizing trabecular tumors of the thyroid gland: quadruply described but not by the discoverer. Am J Surg Pathol. 32(4): 622–34, 2008
3. Nosé V et al: Hyalinizing trabecular tumor of the thyroid: an update. Endocr Pathol. 19(1): 1–8, 2008
4. Casey MB et al: Hyalinizing trabecular adenoma of the thyroid gland: cytologic features in 29 cases. Am J Surg Pathol. 28(7): 859–67, 2004
5. Rothenberg HJ et al: Prevalence and incidence of cytoplasmic yellow bodies in thyroid neoplasms. Arch Pathol Lab Med. 127(6): 715–7, 2003
6. LiVolsi VA: Hyalinizing trabecular tumor of the thyroid: adenoma, carcinoma, or neoplasm of uncertain malignant potential? Am J Surg Pathol. 24(12): 1683–4, 2000
7. Papotti M et al: RET/PTC activation in hyalinizing trabecular tumors of the thyroid. Am J Surg Pathol. 24(12): 1615–21, 2000
8. Papotti M et al: Immunophenotypic heterogeneity of hyalinizing trabecular tumours of the thyroid. Histopathology. 31(6): 525–33, 1997
9. Bronner MP et al: PLAT: paraganglioma-like adenomas of the thyroid. Surg Pathol. 1: 383–89, 1988
10. Carney JA et al: Hyalinizing trabecular adenoma of the thyroid gland. Am J Surg Pathol. 11(8): 583–91, 1987

玻璃样梁状肿瘤

显微镜下特征和组织病理学特征

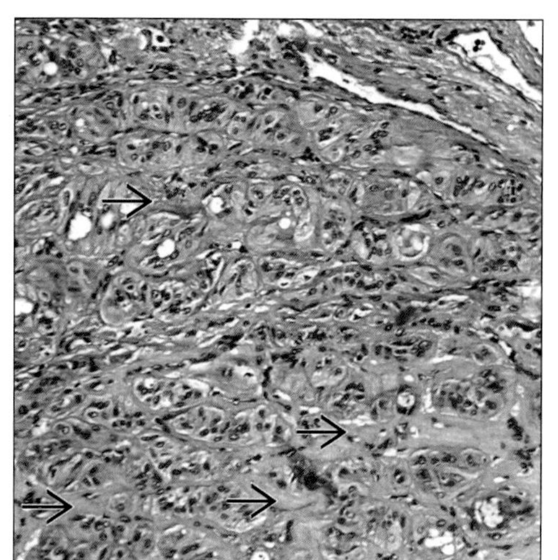

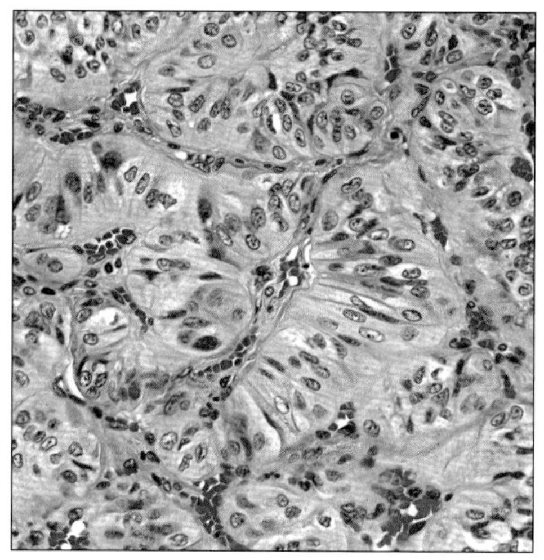

（左图）肿瘤细胞巢状聚集形成小梁的生长方式由玻璃样变性→凸显。玻璃样变性可见于小梁内和巢内或二者之间，这不是小梁间玻璃样变性，这种玻璃样变可在其他甲状腺肿瘤中见到。（右图）HE染色高倍镜下显示梭形细胞，胞核呈卵圆形，含有多个核沟。注意细胞核沿小梁长轴垂直排列

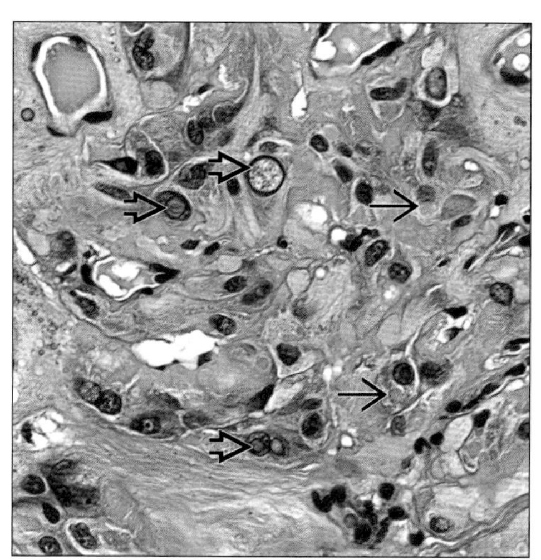

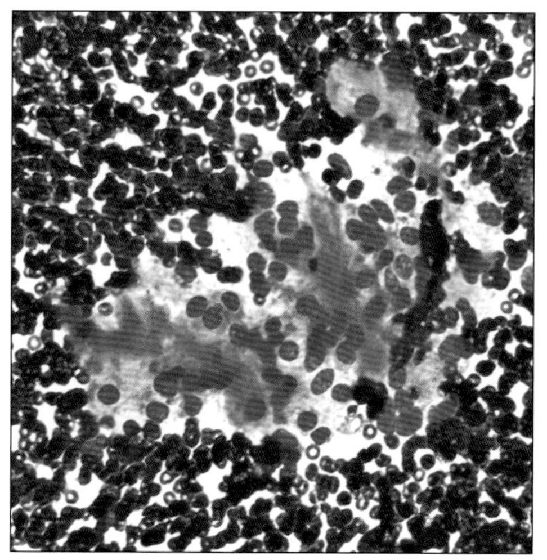

（左图）HE染色显示多边形细胞，胞质丰富，常见核内假包涵体⇨被核膜缘包绕，呈现致密的嗜酸性染色，类似于胞质。有时也可见黄色体→。（右图）Diff-Quik染色显示两簇肿瘤细胞聚集成致密的粉红色玻璃样物，这种玻璃样物具有“玻璃样变”的特点

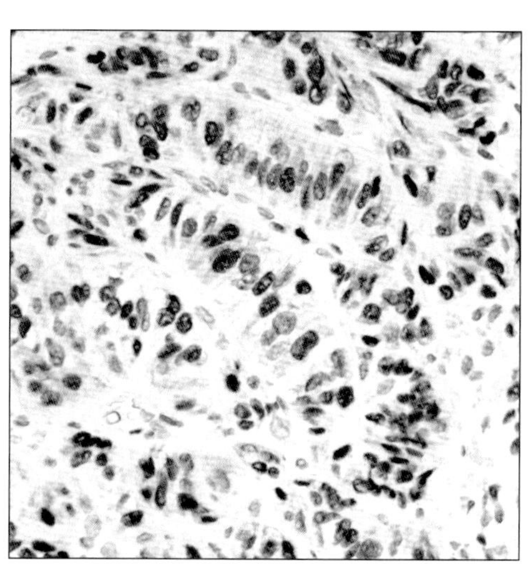

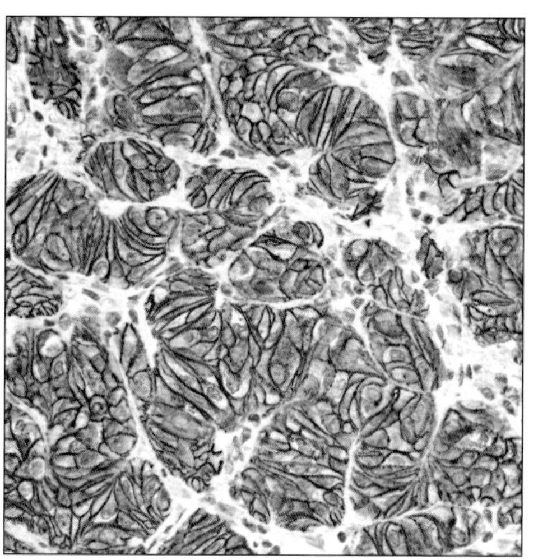

（左图）TTF-1染色显示了几乎全部肿瘤细胞的胞核，这种染色凸显了胞核延长的特点，染色强而弥漫，不受背景假象的影响。（右图）Ki-67染色呈强烈而特有的膜及周围胞质反应，这种膜染色只被Dako的MIB-1单克隆抗体识别（不依赖抗原修复），其他抗体不能识别

甲状腺畸胎瘤

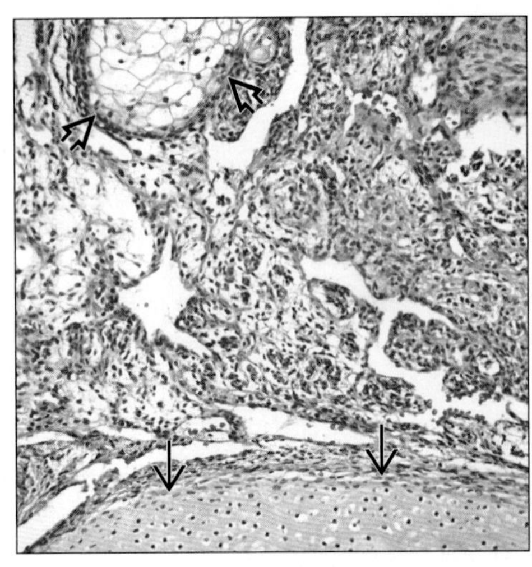

图示畸胎瘤由分化成熟的成分构成，此良性成熟的畸胎瘤中包含成熟软骨➡，及被软组织分隔的鳞状上皮➡

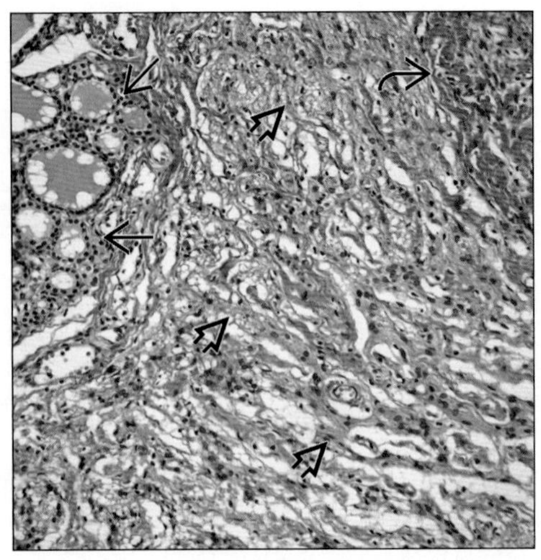

根据定义，甲状腺畸胎瘤中必须有甲状腺组织出现，甲状腺组织➡紧邻成熟的神经胶质组织➡与骨骼肌组织并存➡

专业术语

别名

- 只有畸胎瘤有三系分化
- 其他错误的名称包括
  - 迷芽瘤
  - 错构瘤
  - 上颌寄生胎畸胎
  - 内脏易位
  - 皮样囊肿

定义

- 生殖细胞起源肿瘤，由3个胚层细胞分化的成熟或不成熟组织构成
  - 外胚层、内胚层、中胚层
- 可定义为甲状腺畸胎瘤，如果
  - 肿瘤占据甲状腺的一部分
  - 肿瘤和甲状腺之间有直接延续或密切的解剖关系
  - 颈部畸胎瘤伴完全性甲状腺缺失
    - 甲状腺全部被肿瘤取代或甲状腺原基没有发育为成熟的甲状腺

病因/发病机制

胚胎发育异常

- 起源于甲状腺内的胚胎细胞错位，继续在新的位置发育

临床表现

流行病学

- 发病率
  - 低
    - 占原发性甲状腺肿瘤的比例小于0.1%
- 年龄
  - 年龄分布范围广：新生儿至85岁的成人均可发病
    - 平均年龄小于1岁
  - 年龄分布呈双峰
    - 新生儿和婴儿：大于90%为良性畸胎瘤
    - 儿童和成人：约50%为恶性畸胎瘤
- 性别
  - 性别分布平均

部位

- 颈前部，包括甲状腺区
  - 分离困难，尤其是大的新生儿肿瘤

症状

- 所有患者表现为颈部肿物
  - 肿瘤可以长得很大
- 常见症状
  - 呼吸困难
  - 喘鸣
- 新生儿患者可能伴其他先天异常

自然病史

- 如果不治疗，会导致新生儿病例死亡，由于气道压迫和（或）肿物作用
  - 不论组织学分级如何

治疗

- 选择、风险及并发症
  - 结果与患者的年龄、肿瘤大小和成熟成分所占比例有关
  - 新生儿病例应立即手术以避免发病或死亡
- 手术方法
  - 对于良性或不成熟畸胎瘤选择手术切除
  - 如果在子宫内探测到包块，应考虑在子宫外产处

甲状腺畸胎瘤

要点

专业术语
- 生殖细胞起源肿瘤，由3个胚层细胞分化的成熟或不成熟组织构成
  - 外胚层、内胚层、中胚层

临床表现
- 年龄分布呈双峰
  - 新生儿和婴儿：几乎全部为良性或不成熟畸胎瘤（0级、1级或2级）
  - 儿童和成人：恶性畸胎瘤居多
- 所有患者均表现为颈部肿物
- 结果与患者的年龄、肿瘤大小和成熟成分所占比例有关
- 新生儿病例应立即手术以避免发病或死亡

大体检查
- 肿瘤表面光滑，外生性圆形肿块或小叶状
- 质地从硬至软，含有多个囊腔
- 切面颜色呈灰褐色或黄白色至半透明状

组织病理学检查
- 组织来源于3个胚层
- 根据定义，应包含甲状腺组织
- 多种组织学类型和生长方式
- 多种不同的上皮、神经组织（最常见）和间叶组织成分
- 成熟组织和不成熟的神经外胚层组织的相对比例决定了分级
  - 完全成熟（0级）
  - 显著成熟（1级或2级）
  - 完全不成熟（3级或恶性）

理时递交胎儿标本
  - 当胎盘和脐带尚完整时行剖宫产手术递交部分胎儿标本
  - 保持子宫胎盘的气体交换
  - 当胎儿气道建立时应保证其血流动力学稳定
  - 避免在出生时尝试“拍打”来获得气道
- 药物
  - 恶性畸胎瘤可使用药物治疗，仅为姑息治疗
- 放射治疗
  - 仅用于恶性畸胎瘤，在多数病例中被认为是姑息治疗

预后
- 与发病年龄和肿瘤组织学明显相关
  - 新生儿和婴儿：几乎都为良性或不成熟畸胎瘤（0级、1级或2级）
  - 儿童和成人：恶性畸胎瘤居多（3级）
- 0级、1级或2级肿瘤（良性成熟畸胎瘤或良性不成熟畸胎瘤）患者中没有患者死于肿瘤，尽管有的患者带瘤死亡
  - 死亡常是严重并发症的直接后果，继发于气道压迫或生长发育过程中颈部重要结构未能发育
  - 新生儿的甲状腺畸胎瘤必须立即手术，以避免术前出现并发症（肿物作用）或死亡
- 恶性畸胎瘤表现出临床侵袭行为
  - 可直接扩展侵袭食管、气管、唾液腺和（或）颈部软组织
  - 约1/3患者发生复发和扩散（常为肺）
  - 这些病例中许多是致命的

影像学检查

放射学检查
- 超声检查（子宫内，出生时或出生后）提供最有价值的信息，并且容易施行
  - 最常见的发现是甲状腺内多囊腔的肿物
- CT显示甲状腺内不匀质的肿物
  - 无论组织学类型如何，均可见上气道压迫
- 核素扫描（如果施行）显示冷结节或碘吸收弥漫性减少

大体检查

一般特征
- 肿瘤表面光滑，外生性圆形肿块或小叶状
- 肿瘤外周边界清楚，广泛的浸入周围的甲状腺实质
- 质地从硬至软或囊性
- 多囊腔
  - 腔内含有乳脂状物质，类蛋白物质或者深褐色出血混有坏死碎片
  - 组织类似于脑组织，常伴黑色素沉着（视网膜原基）
  - 常可见砂样骨或软骨
- 半透明切面呈灰褐色或黄白色

病理切片
- 应包含周围甲状腺

大小
- 平均：6~7cm
- 范围：可超过14cm
- 大肿瘤引起压迫症状（喘鸣、声嘶、呼吸困难）

组织病理学检查

组织学特征
- 组织来源于3个胚层
  - 外胚层、内胚层、中胚层
- 根据定义，应含有甲状腺组织
  - 但恶性畸胎瘤中很少有或没有甲状腺组织
- 多种组织学类型和生长方式

甲状腺畸胎瘤

甲状腺畸胎瘤组织学分级

组织学特征	组织类型和分级
仅为成熟成分	良性、成熟为0级
小于等于1低倍视野（4倍物镜，10倍目镜）不成熟成分	良性、不成熟为1级
大于1但小于等于4低倍视野不成熟病灶	良性、不成熟为2级
大于4低倍视野不成熟成分，伴有丝分裂和细胞异型	恶性为3级

- 按各种成分的内在关系和比例将肿瘤分为3种类型：成熟、不成熟或恶性
- 呈小囊腔至实性细胞巢
- 多种不同上皮
  - 鳞状上皮（单层和多层）
    - 可见毛囊皮脂腺和其他附件结构
  - 假复层纤毛柱状上皮（呼吸性上皮）
  - 立方上皮（有或无杯状细胞）
  - 移行上皮
  - 真正器官分化（胰腺、肝脏、肺）可见
- 神经组织（外胚层来源）是最常见的成分
  - 成熟的胶质组织，脉络丛，有颜色的视网膜原基
  - 不成熟的神经母细胞成分
    - 不成熟组织类似于胚胎组织
    - 小至中度大小的原始神经上皮细胞，核质比升高
    - 排列呈薄层或玫瑰花结样结构（Homer Wright型或Flexner-Wintersteiner型）
    - 核染色质深染
    - 有丝分裂少见
- 间质组织混有其他成分
  - 软骨、骨、骨骼肌、平滑肌、脂肪组织、疏松黏液性至纤维性的间胚层结缔组织
- 成熟组织和不成熟的神经外胚层组织的比例决定了分级

辅助检查

细胞学

- 涂片富含细胞，但常被误读为“漏掉的”或“污染的”

免疫组织化学

- 不用于良性或成熟畸胎瘤
- 组织来源特异性标志物可来鉴别明确不成熟成分
  - 神经胶质成分：S-100蛋白、神经胶质纤维酸性蛋白（GFAP）、神经特异性烯醇化酶（NSE）、神经纤维蛋白
  - 骨骼肌：结蛋白、MYOD1、肌形成蛋白、肌球蛋白

鉴别诊断

皮样囊肿

- 组织学局限于皮肤成分

淋巴管瘤

- 位于颈外侧，而非中线
- 囊状扩大的管腔充满液体、淋巴细胞、伴平滑肌囊壁

小圆蓝细胞肿瘤

- 只见于恶性畸胎瘤
  - 尤文肉瘤、横纹肌肉瘤、小细胞癌、淋巴瘤、黑色素瘤
  - 发病年龄和组织学特点常可鉴别
  - 在有些病例中，免疫组织化学有助于鉴别

参考文献

1. Riedlinger WF et al: Primary thyroid teratomas in children: a report of 11 cases with a proposal of criteria for their diagnosis. Am J Surg Pathol. 29(5): 700–6, 2005
2. Tsang RW et al: Malignant teratoma of the thyroid: aggressive chemoradiation therapy is required after surgery. Thyroid. 13(4): 401–4, 2003
3. Thompson LD et al: Primary thyroid teratomas: a clinicopathologic study of 30 cases. Cancer. 88(5): 1149–58, 2000
4. Arezzo A et al: Immature malignant teratoma of the thyroid gland. J Exp Clin Cancer Res. 17(1): 109–12, 1998
5. Azizkhan RG et al: Diagnosis, management, and outcome of cervicofacial teratomas in neonates: a Childrens Cancer Group study. J Pediatr Surg. 30(2): 312–6, 1995
6. Zerella JT et al: Obstruction of the neonatal airway from teratomas. Surg Gynecol Obstet. 170(2): 126–31, 1990
7. Buckley NJ et al: Malignant teratoma in the thyroid gland of an adult: a case report and a review of the literature. Surgery. 100(5): 932–7, 1986
8. Wolvos TA et al: An unusual thyroid tumor: a comparison to a literature review of thyroid teratomas. Surgery. 97(5): 613–7, 1985
9. Fisher JE et al: Teratoma of thyroid gland in infancy: review of the literature and two case reports. J Surg Oncol. 21(2): 135–40, 1982

甲状腺畸胎瘤

临床、大体和显微镜下特征

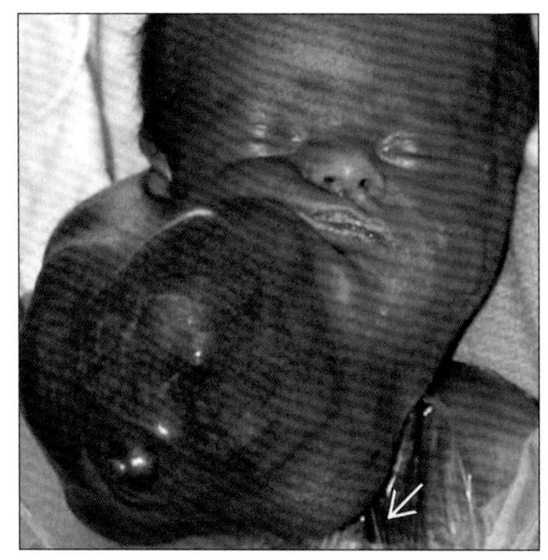

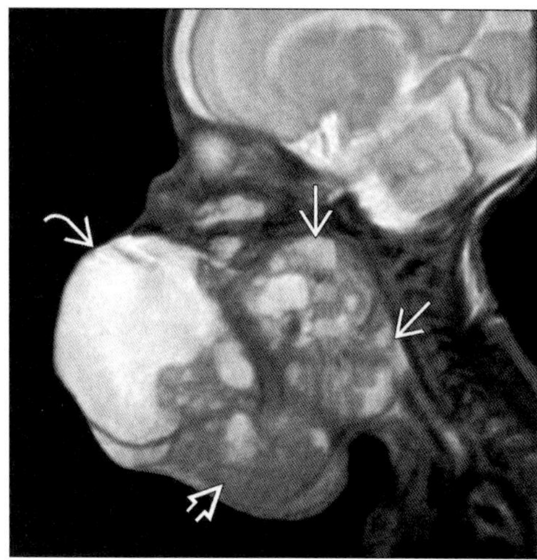

（左图）临床照片显示新生儿长有一个可经超声探测到的颈前部肿物，气道受压，在子宫外产时处理时行气管切开术→。（右图）矢状位 MRI T2加权像显示肿物向后扩展并侵入气道→，肿物既含有高信号的囊状区域→，又含有低信号的软组织成分→，为畸胎瘤典型的表现，诊断为非成熟畸胎瘤

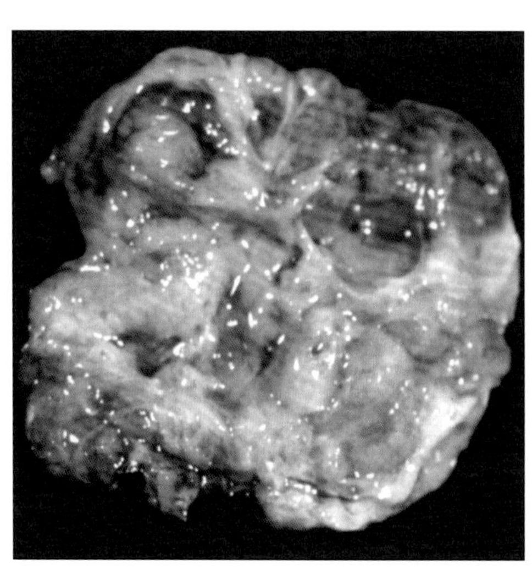

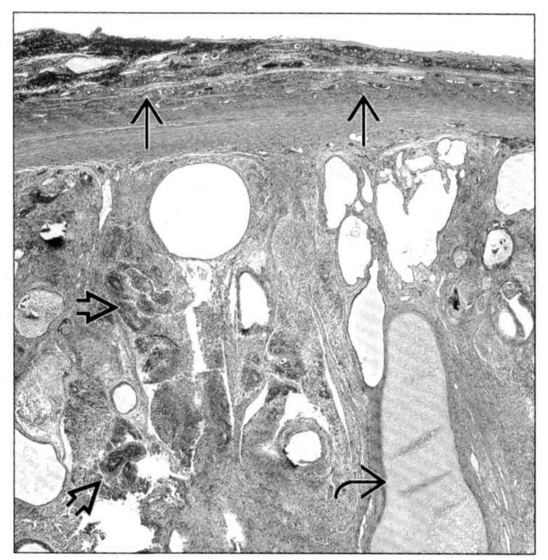

（左图）大体标本显示典型的甲状腺畸胎瘤病例。肿物大小大约与该患儿胎头大小相当，注意畸胎瘤中典型的复杂囊性和实性成分。（右图）周围的甲状腺实质→与畸胎瘤被一层纤维包膜分隔，肿瘤内包含成熟软骨→、不成熟的神经胶质组织→和许多衬有各种上皮的囊腔。这是一个良性、不成熟畸胎瘤

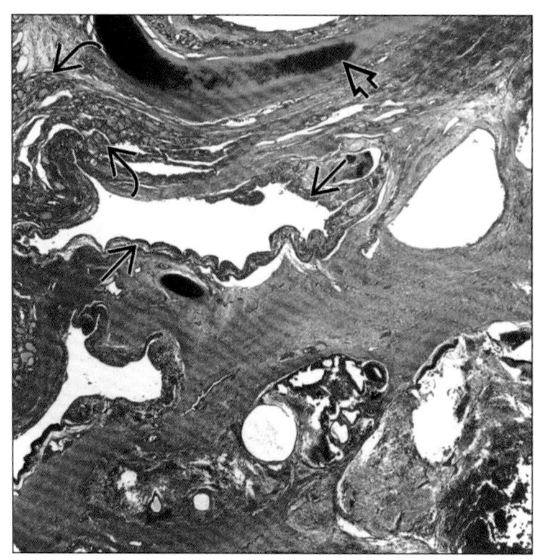

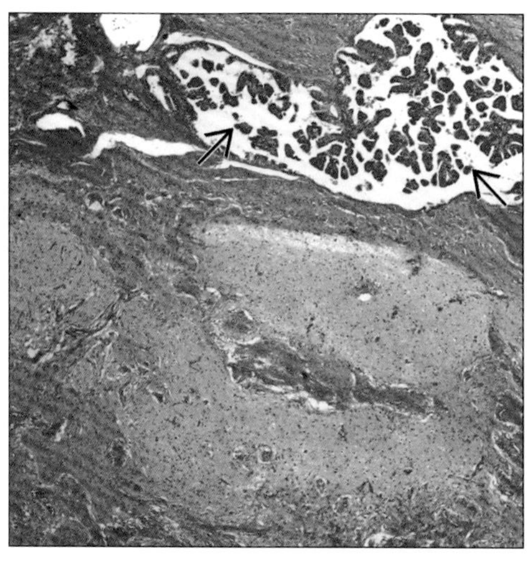

（左图）此畸胎瘤具有一个模糊的器官样外观，图示气管→和原始的食管→邻近囊性上皮结构，伴有腺性成分，甲状腺滤泡→陷于肿瘤内。（右图）常见成熟良性畸胎瘤含有成熟的神经胶质成分，紧邻脉络丛→，如此图所示畸胎瘤，恶性畸胎瘤中上述不常见。神经组织的出现可以有助于畸胎瘤分级

甲状腺畸胎瘤

显微镜下特征

(左图)成熟良性畸胎瘤的此区域显示胚胎期气管，注意软骨⇨、小黏液浆液腺→和呼吸性上皮→衬于原始结构的管腔内。甲状腺滤泡➡邻近软骨。(右图)视网膜原基色素沉积⇨位于更原始的或不成熟的神经母细胞组织内，神经组织显示假玫瑰花样外观。注意腺上皮→紧邻神经组织(不成熟，良性)

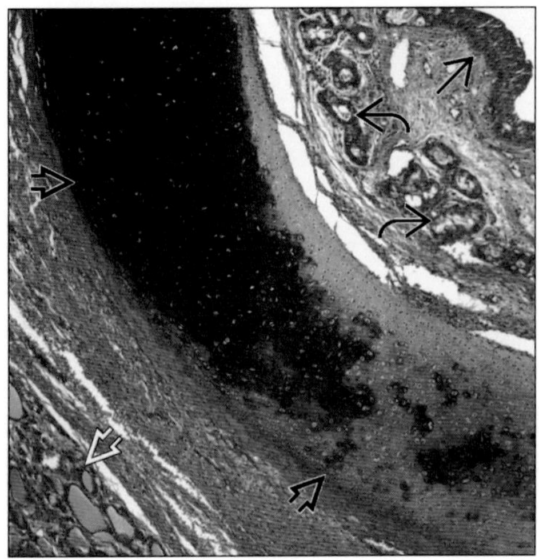

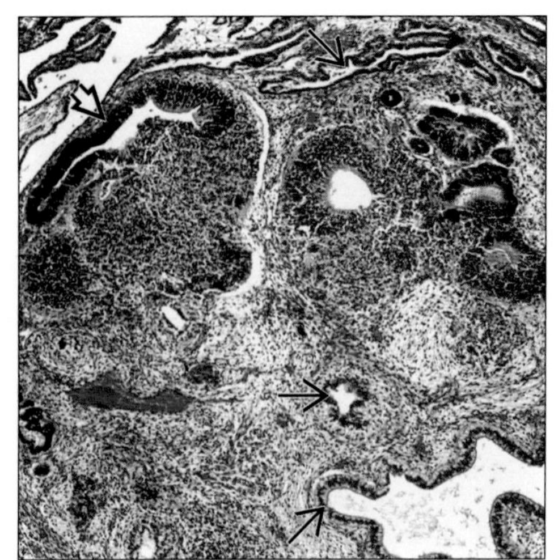

(左图)图示来源于原始层的成熟成分，包括软骨，视网膜原基色素沉积，呼吸性上皮和黏液性上皮，被成熟的神经胶质组织分隔。(右图)脂肪和不成熟的间质成分将鳞状上皮→和2个衬有立方上皮和填充碎片的大囊分隔，这种偶然的分布类型对畸胎瘤有诊断意义

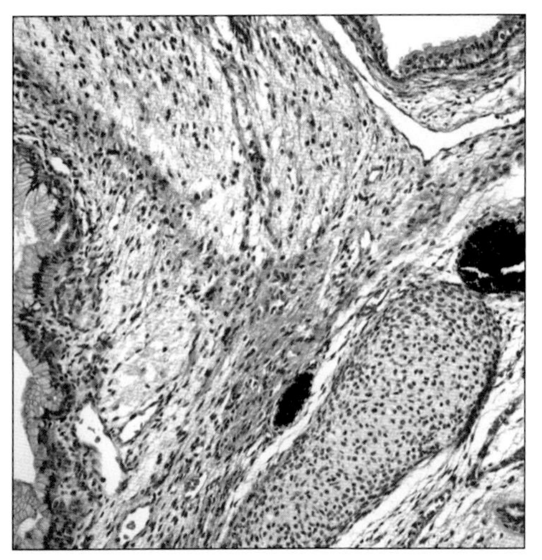

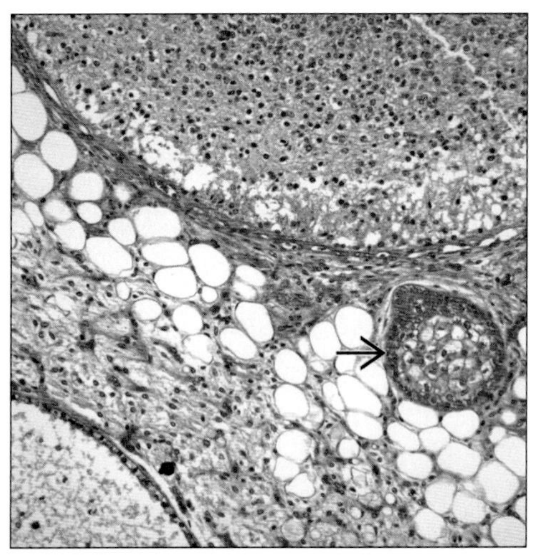

(左图)图示的两种成分均为良性，成熟的和正常的，尽管不在如下排列之内：神经胶质组织→围绕、分隔骨骼肌肌束⇨。(右图)原始的，不成熟的神经母细胞组织充满视野，神经纤维基质物质位于中心→形成模糊的Homer Wright型玫瑰花结样，如果此发现很显著，肿瘤是良性还是恶性取决于病灶的数量

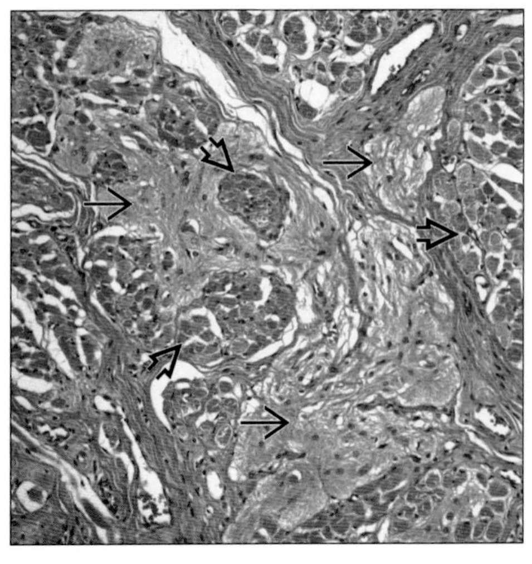

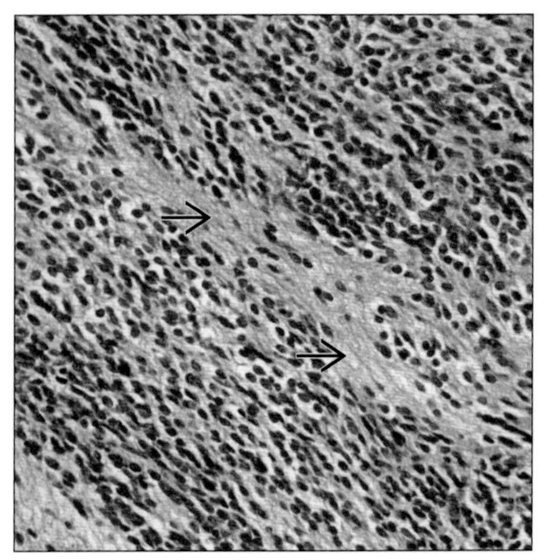

甲状腺畸胎瘤

显微镜下和免疫组织化学特征

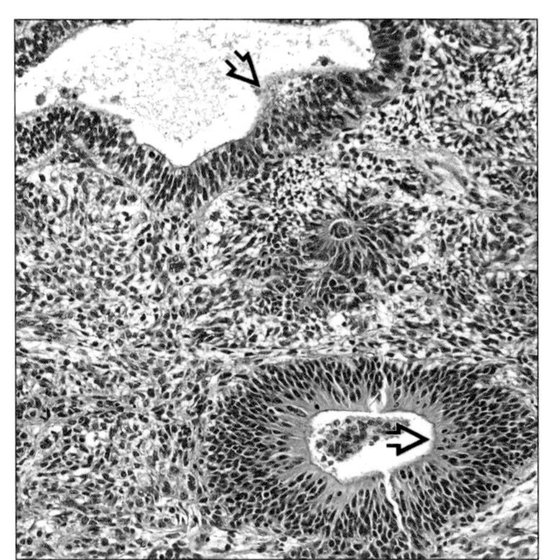
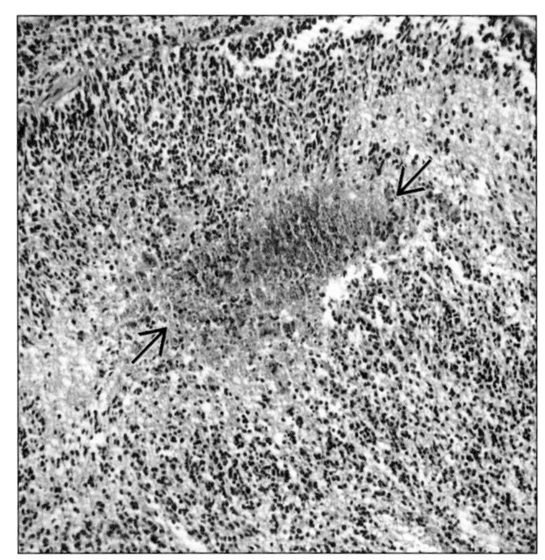

（左图）玫瑰花结样结构常在不成熟的神经成分中出现。该例显示非常有特点的Flexner-Wintersteiner玫瑰花结样结构⇨，表现为边界清楚的、腺样管腔。注意视野其他部位的不成熟神经组织。（右图）不成熟的母细胞围绕肿瘤坏死区域→，是诊断恶性畸胎瘤（3级）的一个特点。坏死和有丝分裂增多在恶性畸胎瘤中常见

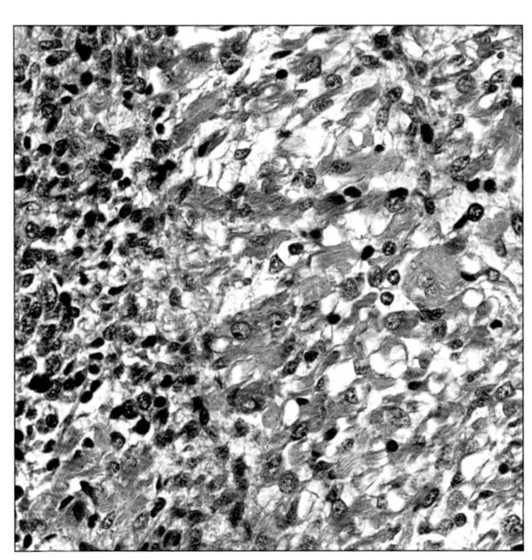
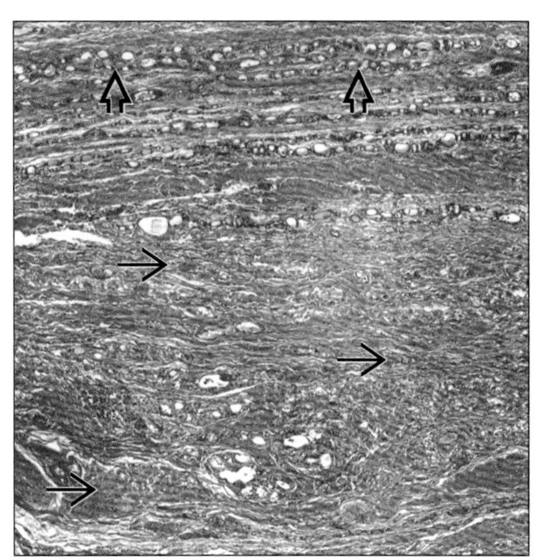

（左图）恶性畸胎瘤的不成熟区域显示棒状分化特点，伴“带状细胞”形状，这种类型细胞与成肌蛋白或MYOD1发生免疫反应。（右图）成熟的神经胶质成分→有时很难辨别，如此图所示。注意甲状腺滤泡上皮区域⇨，免疫组织化学非常有助于显示肿瘤中的不同的成分

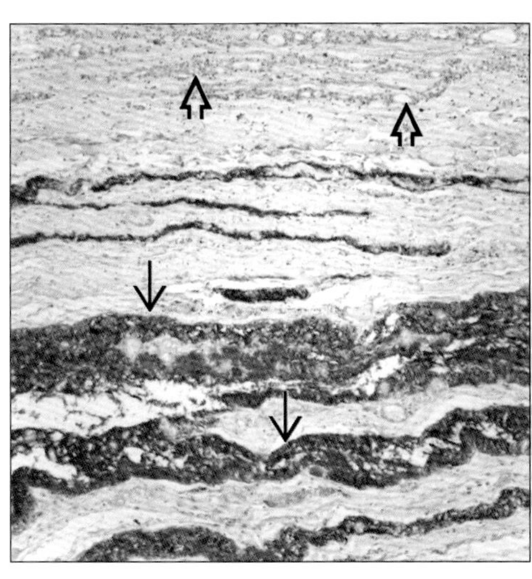
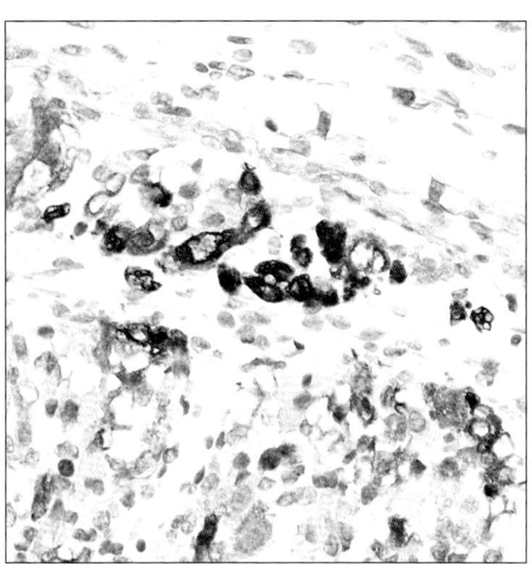

（左图）图示S-100蛋白如何显示成熟的神经胶质成分→，此区域和CFAP也会发生免疫反应。注意甲状腺滤泡上皮区域⇨缺少S-100蛋白染色。（右图）当不成熟区域行免疫组织化学评估时，有必要通过免疫组织化学证实细胞性质，该例经肌红蛋白免疫组织化学显示。角蛋白，成肌蛋白和CD99等可有助于诊断

异位错构瘤性胸腺瘤

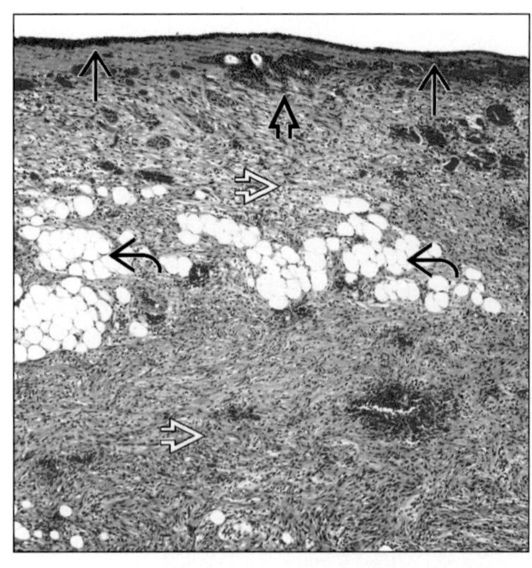

颈部软组织囊性病变内衬上皮细胞，其下方伴有鳞状细胞巢、梭形细胞和成熟的脂肪组织

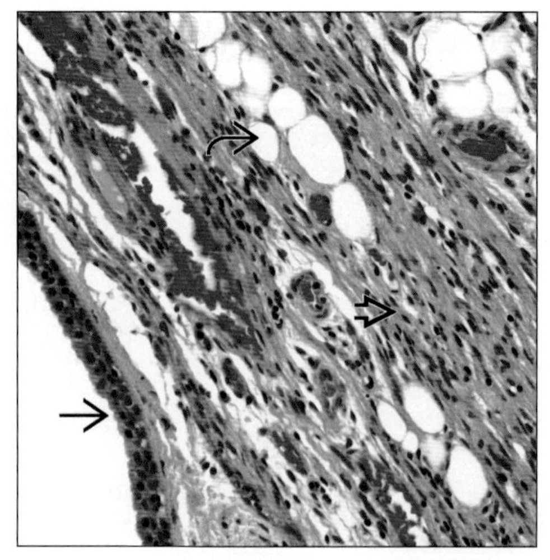

囊腔内内衬的上皮细胞包括立方细胞，囊壁内混有狭长的梭形细胞和成熟的脂肪细胞

专业术语

定义

- 颈部软组织良性肿瘤，并向胸腺组织分化

病因/发病机制

发育异常

- 起源于异位鳃囊衍化物
  - 提示为肌上皮鳃基分化，但无证据支持
  - 没有强有力的证据证明为胸腺分化

临床表现

流行病学

- 发病率
  - 少见
- 年龄
  - 范围从30岁至80岁（平均年龄47岁，中位年龄40岁）
- 性别
  - 男性远远多于女性（约为20∶1）

部位

- 主要累及下颈部，通常累及胸锁关节
  - 可邻近甲状腺

症状

- 表现为胸骨上区，锁骨上区缓慢生长的筋膜下肿物

治疗

- 选择、风险及并发症
  - 完整手术切除术

预后

- 呈惰性表现
- 肿瘤可局部复发，但不转移或引起肿瘤相关的死亡
- 很少情况下异位错构瘤性胸腺瘤可发展为腺癌

大体检查

一般特征

- 孤立的，小叶状或多小叶状的肿物

大小

- 最大径范围2~19cm

组织病理学检查

组织学特征

- 通常边界清楚
- 由3种细胞类型组成
  - 上皮细胞
    - 鳞状上皮（非角化），立方上皮和腺上皮成分
    - 上皮岛由实性细胞巢，小梁和囊肿组成
    - 局部可见内衬上皮的囊肿，最大径可达2cm
  - 成熟的脂肪组织
  - 梭形细胞
- 可见混合淋巴细胞浸润
- 有丝分裂率低
- 有的区域分化为皮肤附属器（包括皮脂腺分泌的、汗腺分泌的和顶浆分泌的成分）

辅助检查

免疫组织化学

- 上皮细胞
  - 细胞角蛋白、肌肉特异性肌动蛋白阳性
  - 结蛋白、S-100蛋白阴性
- 梭形细胞
  - 细胞角蛋白阳性（强烈而弥漫），肌肉特异性肌

异位错构瘤性胸腺瘤

要点

专业术语

- 颈部软组织良性肿瘤，向胸腺组织分化

临床表现

- 男性远远多于女性（约为20：1）
- 主要累及下颈部，通常累及胸锁关节
  - 可邻近甲状腺

组织病理学检查

- 由3种细胞类型组成
  - 上皮细胞
  - 成熟的脂肪组织
  - 丰满或纤细的梭形细胞呈束状至席纹状生长

辅助检查

- 上皮细胞和梭形细胞
  - 细胞角蛋白、肌肉特异性肌动蛋白阳性

动蛋白、雄激素受体（细胞核）阳性
    - 可能为解释主要发生于成年男性的原因
  - 结蛋白、S-100蛋白阴性

鉴别诊断

颈部异位胸腺瘤

- 良性肿瘤，可局部侵袭和特殊地转移
- 组织学上与纵隔胸腺瘤可鉴别
  - 肿瘤周边易见到残余的异位胸腺

稳定型腺瘤

- 高度细胞化肿瘤，由紧凑的长梭形上皮细胞束构成，与管状乳头结构和（或）黏液腺结合

不稳定型腺瘤

- 恶性肿瘤，组织学类似于胸腺癌（淋巴上皮癌或鳞状细胞癌）

滑膜肉瘤

- 有限的（弱而非弥漫）细胞角蛋白反应
- TLE1，Bcl-2，CD99，FLI-1等免疫反应阳性

恶性外周神经鞘瘤

- S-100蛋白阳性（高级别肿瘤反应受限）
- 细胞角蛋白反应缺失

参考文献

1. Weinreb I et al: Ectopic hamartomatous thymoma: a case demonstrating skin adnexal differentiation with positivity for epithelial membrane antigen, androgen receptors, and BRST-2 by immunohistochemistry. Hum Pathol. 38(7): 1092-5, 2007
2. Fetsch JF et al: Ectopic hamartomatous thymoma: a clinicopathologic and immunohistochemical analysis of 21cases with data supporting reclassification as a branchial anlage mixed tumor. Am J Surg Pathol. 28(10): 1360-70, 2004
3. Michal M et al: Carcinoma arising in ectopic hamartomatous thymoma. An ultrastructural study. Pathol Res Pract. 192(6): 610-8; discussion 619-21, 1996
4. Chan JK et al: Tumors of the neck showing thymic or related branchial pouch differentiation: a unifying concept. Hum Pathol. 22(4): 349-67, 1991
5. Fetsch JF et al: Ectopic hamartomatous thymoma: clinicopathologic, immunohistochemical, and histogenetic considerations in four new cases. Hum Pathol. 21(6): 662-8, 1990
6. Rosai J et al: Ectopic hamartomatous thymoma. A distinctive benign lesion of lower neck. Am J Surg Pathol. 8(7): 501-13, 1984

影像图库

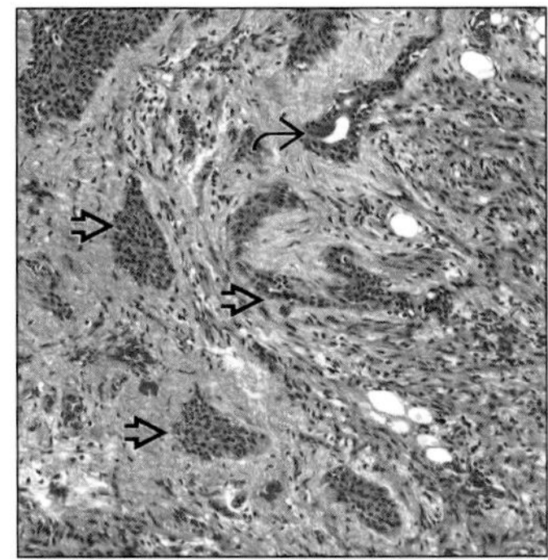

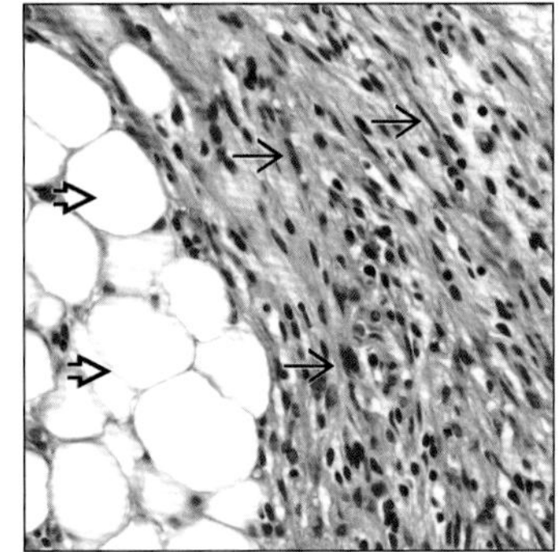

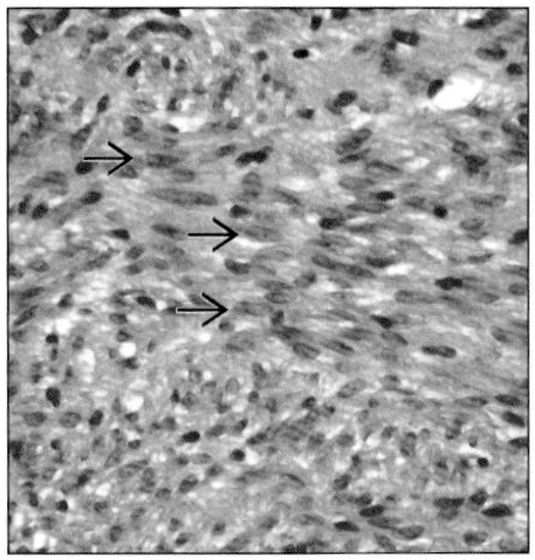

（左图）上皮也包含非角化的鳞状上皮⇨细胞巢和细胞带，局部伴囊性变→。（中图）HE染色显示成熟的脂肪组织⇨混有狭长的梭形细胞→缺少显著的多形性或有丝分裂增加。成熟的淋巴细胞和梭形细胞混合。（右图）丰满的梭形细胞→呈束状生长，缺少多形性或有丝分裂增加

孤立性纤维瘤

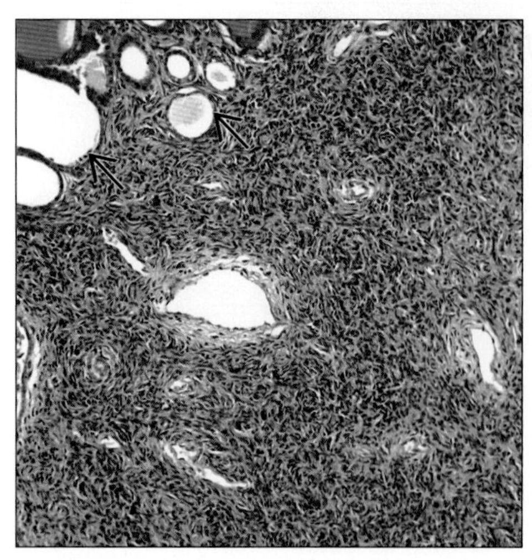

该例孤立性纤维瘤病例显示浸润性方式，其内有甲状腺滤泡→。注意细胞间质增生，表现为扩张、开放的血管

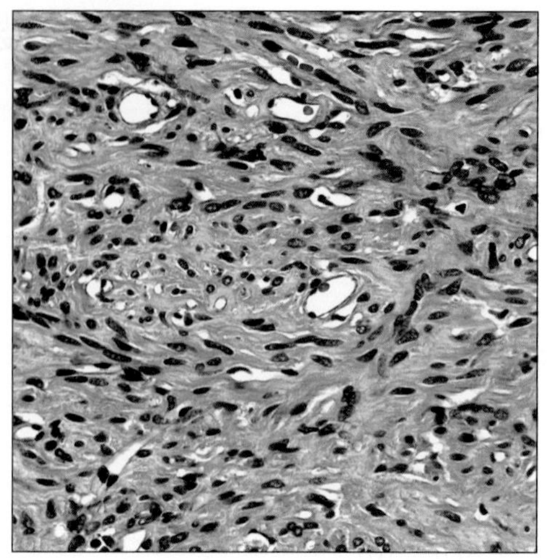

普通单一的梭形细胞没有特异性生长方式，而该例呈现模糊的束状外观。这些细胞具有合胞体外观

专业术语

缩写

- 孤立性纤维瘤（SFT）

定义

- 由产胶原的梭形细胞构成的间质肿瘤，梭形细胞排列成特征性的血管样
  - 和胸膜肿瘤具有相似的特点
  - 呈现从孤立性纤维瘤至血管外皮瘤的形态学谱系

病因/发病机制

发病机制

- 原始的间质细胞具有肌纤维母细胞和（或）成纤维细胞分化潜能

临床表现

流行病学

- 发病率
  - 极罕见
- 年龄
  - 中年患者，平均年龄48岁
- 性别
  - 女性多于男性

症状

- 无症状的逐渐增大的颈部肿物
- 可能出现声音嘶哑
- 生长非常缓慢，需要多年出现

治疗

- 外科方法
  - 腺叶切除

预后

- 此良性肿瘤远期预后良好
- 没有复发和转移的报道
- 细胞数增加、有丝分裂指数升高、细胞多形性、坏死和（或）神经周围侵袭性生长或血管侵犯均提示恶变

大体检查

一般特征

- 边界清楚，包膜完整
- 切面质地硬，颜色呈白灰褐色
- 偶可见囊性变
- 无坏死和钙化

大小

- 瘤体大，平均4.5cm

组织病理学检查

组织学特征

- 起源于甲状腺内，累及邻近软组织
- 形态学范围广，从良性至恶性
  - 形态学范围也可从孤立性纤维瘤至血管外皮瘤
- 边界清楚，包膜完整
- 可见浸润性生长方式，陷入的甲状腺滤泡
- 多样化的细胞间质增生
- 少细胞区和多细胞区相间
- 普通单一的梭形细胞无特异性生长方式
  - 可见席纹状、束状或箭尾形生长方式
  - 细胞呈梭形，胞核细长，周围胞质少
  - 细胞呈合胞体外观
  - 核染色质呈细腻状、纤细状至泡状
- 细胞被成束的瘢痕状胶原分隔

孤立性纤维瘤

要点

专业术语
- 由产胶原的梭形细胞构成的间质肿瘤，梭形细胞排列成特征性的血管样
- 形态学范围从孤立性纤维瘤至血管外皮瘤

临床表现
- 女性多于男性
- 颈部表现为无症状逐渐增大的肿物
- 远期预后良好

大体检查
- 边界清楚，包膜完整
- 切面质地硬，颜色呈白灰褐色
- 瘤体大，平均4.5cm

组织病理学检查
- 浸润性生长方式，甲状腺滤泡陷入其内
- 多样化的细胞间质增生
- 少细胞区和多细胞区相间
- 普通单一的梭形细胞无特异性生长方式
  - 梭形细胞，胞核细长，周围胞质少
- 细胞被成束的瘢痕状胶原分隔
- 膨胀的或开放的血管腔

辅助检查
- 免疫反应阳性：波形蛋白，CD34，CD99，Bcl-2

鉴别诊断
- 施万细胞瘤，平滑肌瘤，梭形细胞滤泡性腺瘤，玻璃样梁状腺瘤

- 背景含有纤细的，开放的或膨胀的血管腔
  - 血管不明显
  - 某些血管壁厚
- 囊肿不常见
- 可见黏液性改变
- 红细胞、炎症细胞和肥大细胞渗出常见
- 有丝分裂少见
- 没有坏死
- 可见脂肪瘤亚型报道

辅助检查

细胞学
- 细胞涂片细胞数少
- 黏附不良、细长、梭形的细胞群
- 胶原化间质碎片散落

免疫组织化学
- 免疫反应阳性：波形蛋白，CD34，CD99，Bcl-2
  - S-100蛋白可凸显脂肪细胞
  - 有报道称局部肌动蛋白反应阳性
- 阴性：TTF-1，甲状腺球蛋白，FVIIIR抗原，降钙素，HMB-45，EMA，ALK1，结蛋白，CD117和角蛋白

鉴别诊断

外周神经鞘瘤
- 网状形A、B区，波状核，锥形细胞，血管周玻璃样变性
- S-100蛋白反应强阳性，CD34免疫反应可能阳性

平滑肌瘤
- 短的或弯曲状的束状排列
- 卵圆形胞核，末端钝圆
- 胶原沉积少
- 肌动蛋白免疫反应阳性，但CD34，Bcl-2和CD99阴性

梭形细胞滤泡性腺瘤
- 缺少胶原沉积，而仍表现为胶质产生
- 角蛋白，TTF-1和甲状腺球蛋白免疫反应阳性

玻璃样梁状腺瘤
- 细胞内或细胞间玻璃样变性
- 滤泡上皮细胞呈小梁状排列
  - 细胞核垂直排列，核内包涵体或黄色体
- TTF-1，角蛋白，甲状腺球蛋白和Ki-67（膜性）免疫反应阳性

细针穿刺活检后改变
- 邻近结节的局限性现象，伴有含铁血黄素，红细胞渗出，反应性血管改变

髓样癌
- 细胞可呈梭形，但降钙素、CEA、嗜铬粒蛋白、TTF-1和角蛋白免疫反应阳性

参考文献

1. Farrag TY et al: Solitary fibrous tumor of the thyroid gland. Laryngoscope. 119(12): 2306-8, 2009
2. Papi G et al: Solitary fibrous tumor of the thyroid gland. Thyroid. 17(2): 119-26, 2007
3. Tanahashi J et al: Solitary fibrous tumor of the thyroid gland: report of two cases and review of the literature. Pathol Int. 56(8): 471-7, 2006
4. Boh ó rquez CL et al: Solitary fibrous tumor of the thyroid with capsular invasion. Pathol Res Pract. 199(10): 687-90, 2003
5. Rodriguez I et al: Solitary fibrous tumor of the thyroid gland: report of seven cases. Am J Surg Pathol. 25(11): 1424-8, 2001
6. Cameselle-Teijeiro J et al: Solitary fibrous tumor of the thyroid. Am J Clin Pathol. 101(4): 535-8, 1994

孤立性纤维瘤

显微镜下特征

(左图)尽管肿瘤呈边界清楚、包膜完整的病变，但可见浸润性生长方式，如此例所示肿瘤渗入甲状腺滤泡之间。(右图)甲状腺滤泡→未受累。梭形细胞排列成非特异性的合胞体结构，背景为纤细、开放至膨胀的血管腔⇨

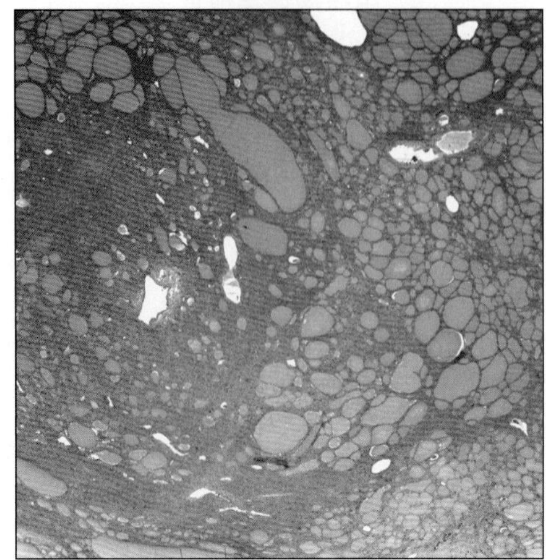

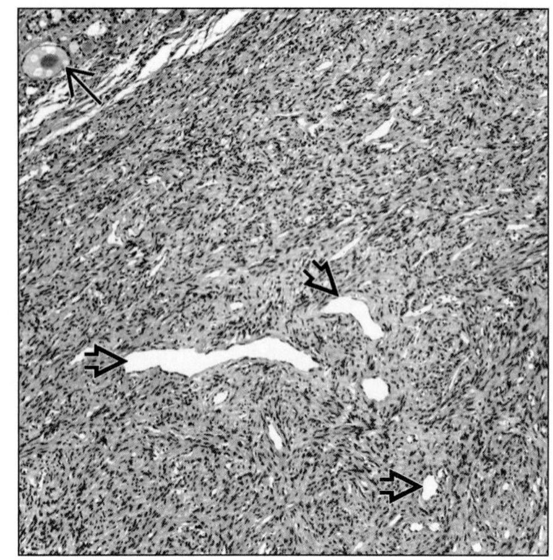

(左图)肿瘤细胞呈梭形，核狭长，周围胞质稀少，增生呈合胞体样外观，胶质沉积→于炎症细胞周围。(右图)纤细的梭形细胞呈束状排列，梭形胞核含有细腻状、纤细状至泡状的染色质，满视野可见渗出的红细胞。甲状腺滤泡→未受累

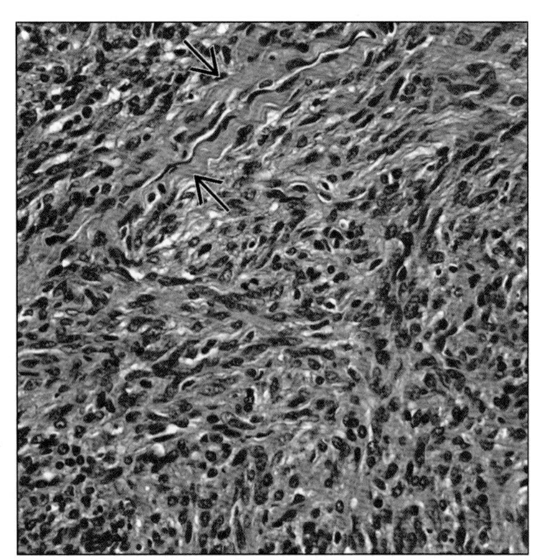

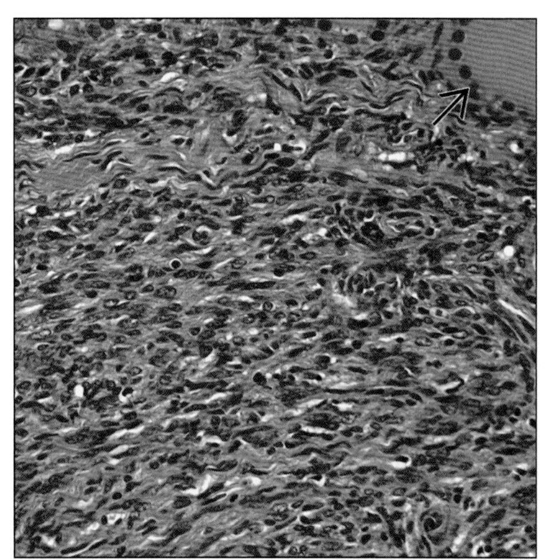

(左图)肿瘤细胞排列成席纹状。细胞增多伴裂隙状血管➡，辨别困难。肿瘤细胞呈单一的梭形。(右图)肿瘤细胞呈杂乱无章的席纹状外观，肿瘤细胞排列成合胞体，细胞核呈栅栏状➡。尽管不明显，此处含有胶原沉积

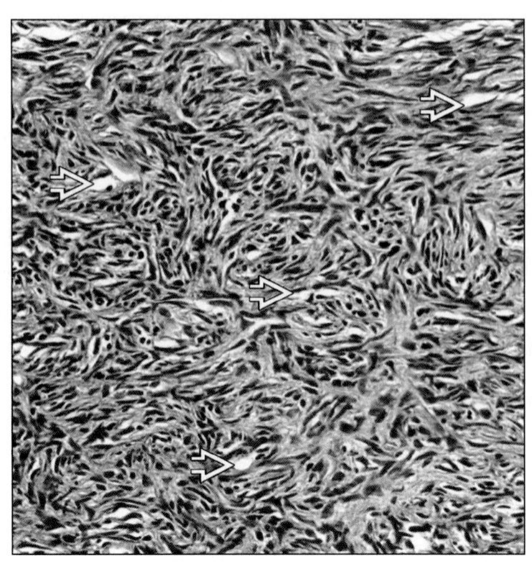

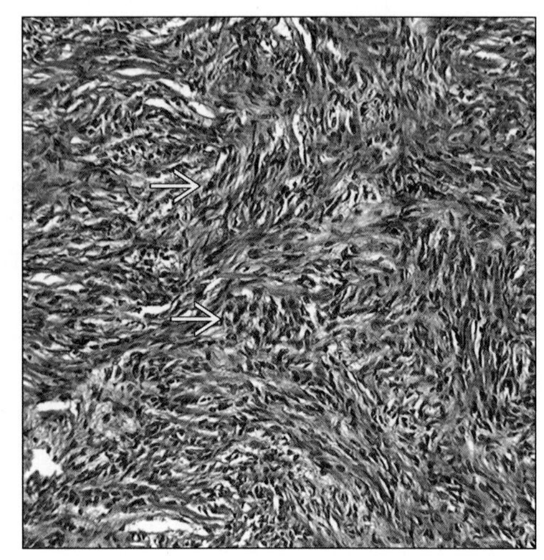

孤立性纤维瘤

显微镜下和免疫组织化学特征

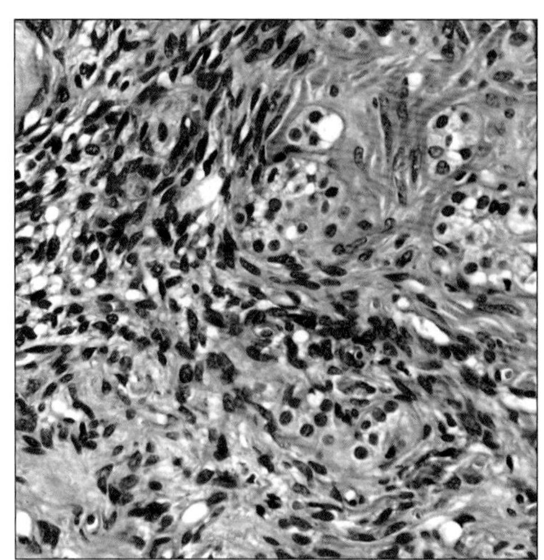

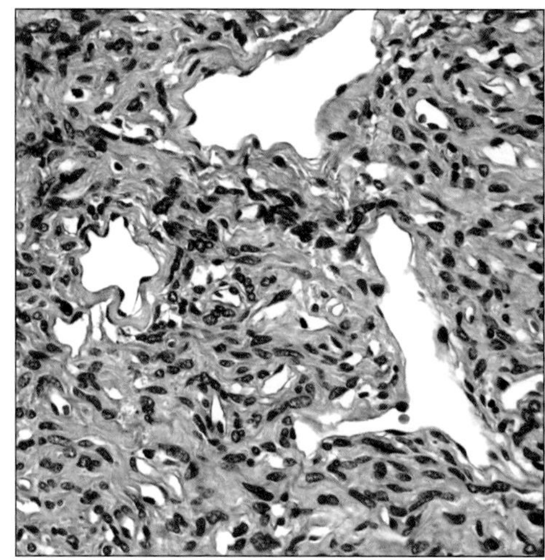

（左图）图示梭形肿瘤细胞被瘢痕样的胶原束所分隔。注意细胞透明变区域，这不是脂肪瘤样变。（右图）有时血管结构很明显，提示和血管外皮瘤的关系，肿瘤细胞沿血管周围排列，有丝分裂常不显著

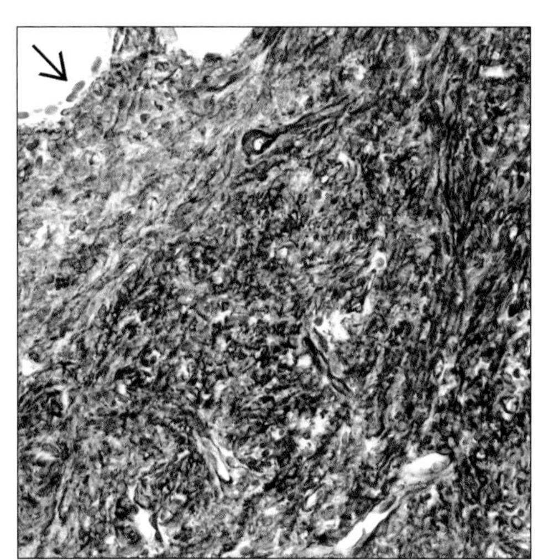

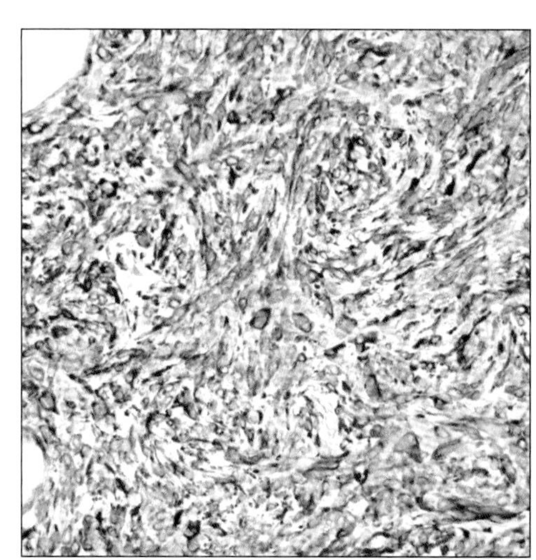

（左图）尽管诊断时不常用，波形蛋白、CD34和Bcl-2呈现强烈弥漫性的免疫反应，CD34的免疫反应性最强。注意甲状腺滤泡呈阴性反应→。（右图）该例中Bcl-2呈现强烈而弥漫的免疫反应，与CD34染色的切片极为相似，多数情况下，这两种染色有助于明确诊断

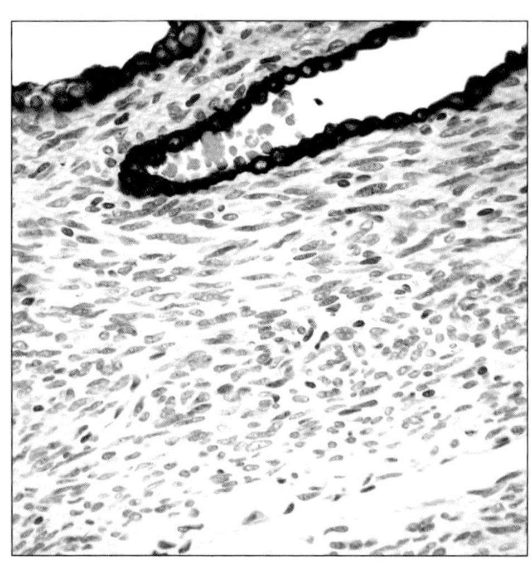

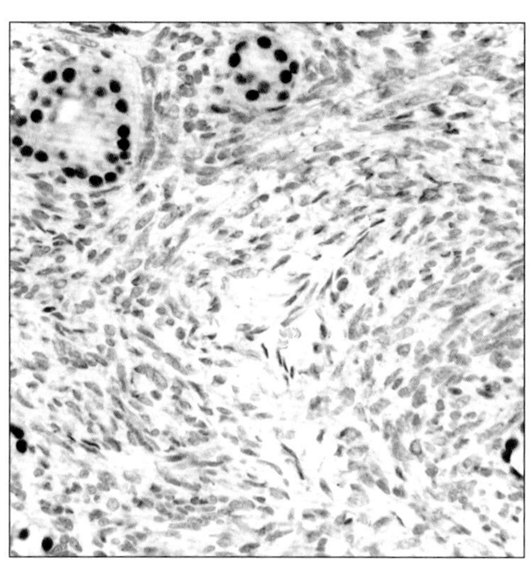

（左图）如果诊断有疑问，考虑未分化的或其他梭形细胞肿瘤，那么甲状腺球蛋白免疫反应阴性支持间质性病变诊断。（右图）陷入的甲状腺滤泡细胞TTF-1显示强烈而弥漫的胞核免疫反应，在梭形细胞群的背景中凸显了甲状腺上皮，这可以用来鉴别梭形细胞滤泡性腺瘤和孤立性纤维瘤

副神经节瘤

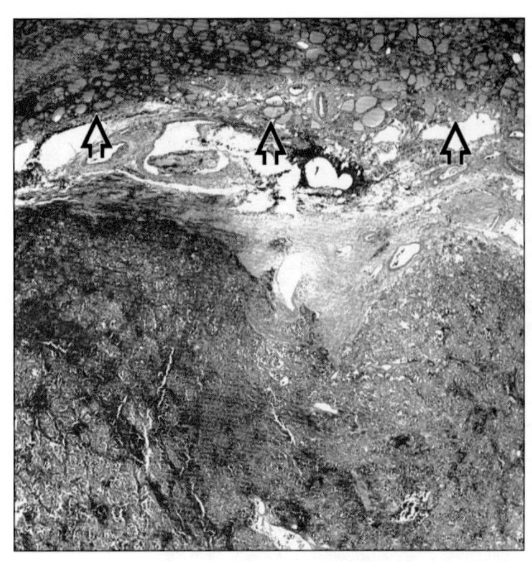

甲状腺副神经节瘤包膜完整，注意未受累的甲状腺实质▷。肿瘤富含血管，伴红细胞渗出

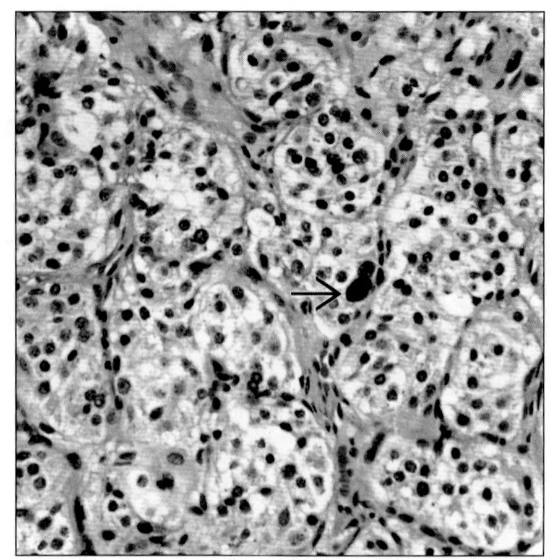

纤细的纤维血管分隔中可明显看出特征性的细胞球样排列方式。主细胞含有轻度嗜碱性的胞质包绕小细胞核。孤立的多形性的细胞核→

专业术语

定义

- 甲状腺原发性副神经节瘤是甲状腺内副神经节细胞起源的神经内分泌肿瘤

病因/发病机制

遗传性

- 尽管家族性肿瘤可见，但甲状腺原发肿瘤多为散发的

发病机制

- 可能起源于喉下副神经节（神经嵴）

临床表现

流行病学

- 发病率
  - 非常少见
- 年龄
  - 年龄范围广，但多为50岁左右
- 性别
  - 女性远远多于男性

症状

- 无症状的颈部肿物
- 如果为多病灶肿瘤，必须考虑相关综合征或家族性疾病

实验室检查

- 实验室检查须排除多发性内分泌肿瘤

治疗

- 选择、风险及并发症
  - 排除多灶性疾病
- 手术方式
  - 手术切除术

预后

- 几乎所有的甲状腺副神经节瘤均为良性病变
- 需长期随访，尤其是多灶性病变

影像学检查

放射学检查

- 奥曲肽、甲氧基异丁基腈或^{131}I间碘苯甲胍（MIBG）扫描可显示肿瘤
  - 可用来排除多灶性病变或转移性疾病

大体检查

一般特征

- 边界清楚，灰褐色

大小

- 平均3cm

组织学特征

- 甲状腺内肿物，边界清楚，包膜完整
  - 早有甲状腺外扩展报道
- 高度血管化，富含血管丛
  - 纤维血管分隔纤细、不连续
- 肿瘤细胞排列成小泡状、小叶状、板状或球状
- 副神经节主细胞为多边形，富含颗粒状的、嗜双色性的胞质
- 细胞核常为圆形至卵圆形，含有粗糙的核染色质
  - 孤立的多形性的细胞核
- 支持细胞仅在免疫组织化学时可见
- 坏死和有丝分裂象少见

副神经节瘤

要点

临床表现

- 甲状腺副神经节瘤是良性的
- 女性发病率远远高于男性

组织病理学检查

- 肿瘤细胞排列成球状
- 纤维血管分隔纤细而不连续
- 副神经节主细胞为多边形，富含颗粒状的、嗜双色性的胞质
- 细胞核常为圆形至卵圆形，含有粗糙的核染色质

辅助检查

- 主细胞阳性：突触素蛋白，嗜铬粒蛋白
- 支持细胞阳性：S-100蛋白

鉴别诊断

- 玻璃样梁状肿瘤，甲状腺髓样癌，转移性神经内分泌肿瘤

辅助检查

免疫组织化学

- 主细胞有多种阳性反应：突触素蛋白，嗜铬粒蛋白，NSE，酪氨酸羟化酶，CD56
- 支持细胞：S-100蛋白和胶质细胞原纤维酸性蛋白阳性
- 阴性：细胞角蛋白，EMA，甲状腺球蛋白，TTF-1，降钙素，5-羟色胺，波形蛋白

细胞遗传学

- 编码琥珀酸泛醌氧化还原酶（SDH）不同亚型的数个基因发生种系突变

电镜检查

- 主细胞胞质内含有致密的神经内分泌颗粒

鉴别诊断

玻璃样梁状肿瘤

- 曾称为“副神经节瘤样肿瘤”
- 肿瘤内发育良好的纤维化和小梁状结构
- 核周晕（空泡），核内包涵体和黄色体
- 免疫反应阳性：TTF-1，甲状腺球蛋白，MIB-1（膜染色）

甲状腺髓样癌

- 含有纤维化和淀粉样物，具有侵袭性
- 细胞角蛋白、降钙素、CEA免疫反应阳性

转移性神经内分泌肿瘤

- 多灶性肿瘤伴细胞异型（类癌，小细胞癌，Merkel细胞）
- 梭形细胞肿瘤伴“椒盐样”核染色质
- 角蛋白、TTF-1免疫反应阳性，CK20可能阳性

参考文献

1. Ferri E et al: Primary paraganglioma of thyroid gland: a clinicopathologic and immunohistochemical study with review of the literature. Acta Otorhinolaryngol Ital. 29(2): 97-102, 2009
2. Corrado S et al: Primary paraganglioma of the thyroid gland. J Endocrinol Invest. 27(8): 788-92, 2004
3. Baloch ZW et al: Neuroendocrine tumors of the thyroid gland. Am J Clin Pathol. 115 Suppl: S56-67, 2001
4. Cayot F et al: [Multiple paragangliomas of the neck localized in the thyroid region. Papillary thyroid cancer associated with parathyroid adenoma.]Sem Hop. 58(35): 2004-7, 1982
5. Buss DH et al: Paraganglioma of the thyroid gland. Am J Surg Pathol. 4(6): 589-93, 1980

影像图库

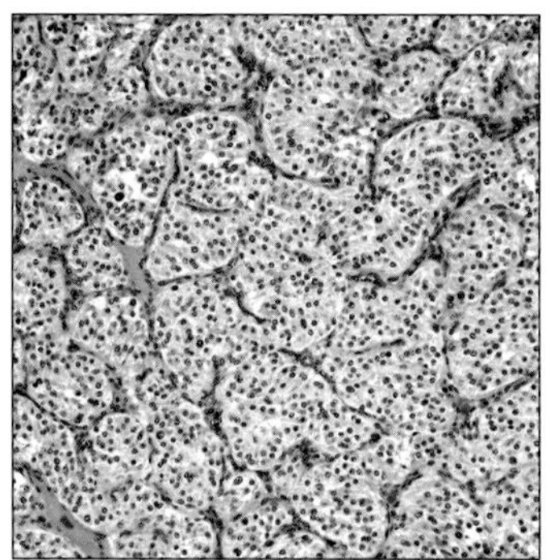

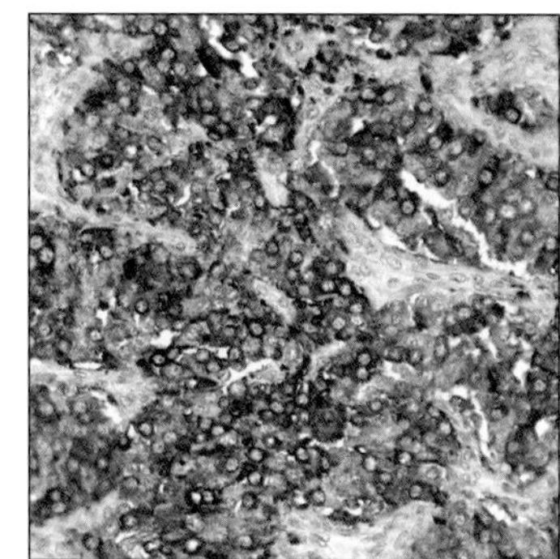

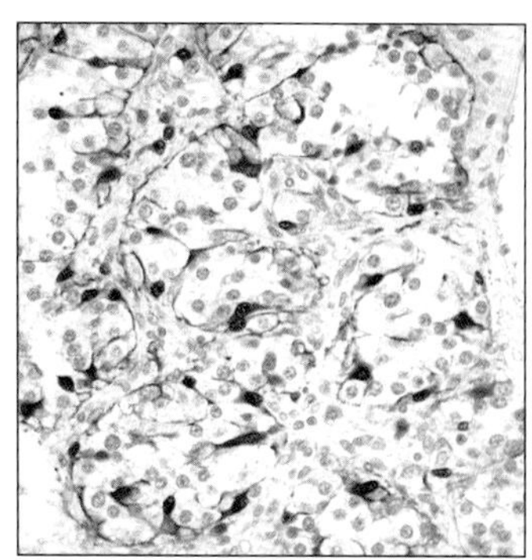

（左图）肿瘤富含细胞，肿瘤内含有巢状聚集的细胞球样结构，肿瘤细胞中等大小，细胞核小而富含胞质。（中图）副神经节细胞可显示多种神经内分泌标志物。该例中嗜铬粒蛋白表现为强烈而弥漫的免疫反应，呈颗粒状分布。（右图）S-100蛋白染色支持细胞，核和胞质呈阳性反应

平滑肌瘤

要点

专业术语
- 甲状腺原发良性肿瘤，组织学上由平滑肌细胞分化而成

病因/发病机制
- 可能来源于平滑肌——甲状腺外周血管的血管壁

临床表现
- 发病率非常低（占甲状腺肿瘤的比例小于0.02%）
- 年轻患者多见，性别分布平均
- 甲状腺肿物，多年缓慢生长
- 腺叶切除或甲状腺切除可治愈
- 预后良好，无死亡病例报道

影像学检查
- 甲状腺放射性同位素扫描显示为冷结节
- 甲状腺内匀质低密度肿物

大体检查
- 边界清楚，肿瘤表面光滑
- 平均大小：2cm

组织病理学检查
- 有包膜，边缘光滑，无侵袭
- 平滑肌纤维排列成束状，呈有规则的交叉
- 细胞呈梭形，末端圆钝或呈雪茄烟形状
- 细胞核位于中心，染色质轻度增多
- 核周空泡有时很明显
- 没有多形性，坏死或有丝分裂象增加

辅助检查
- 肿瘤细胞阳性：波形蛋白，SMA，MSA，结蛋白

鉴别诊断
- 外周神经鞘瘤，滤泡性梭形细胞腺瘤

（左图）甲状腺实质➡与肿瘤被一层薄而完整的纤维结缔组织囊分隔，肿瘤细胞呈短的交织的束状。（右图）高倍镜下，平滑肌纤维交织呈规则的束状，梭形细胞的胞核钝圆，位于中心，富含染色质，一些细胞的胞质内含有小空泡，没有有丝分裂象

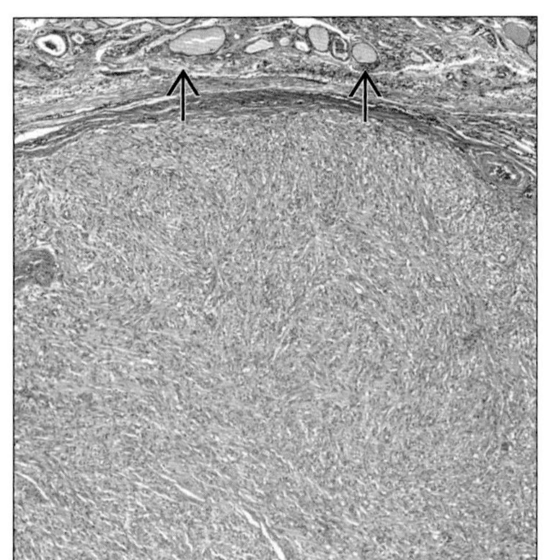

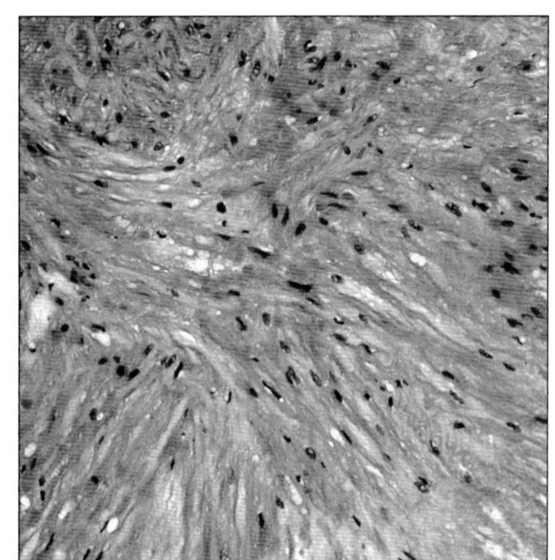

（左图）平滑肌瘤的瘤细胞与许多肌肉标志物呈强烈而弥漫的免疫反应，此例为平滑肌肌动蛋白。（右图）结蛋白显示平滑肌瘤内的瘤细胞的胞质。缺少细胞异型性。肌浆蛋白、MYOD1和肌红蛋白在良性肿瘤通常为阴性，TTF-1，甲状腺体蛋白，角蛋白也表现为阴性

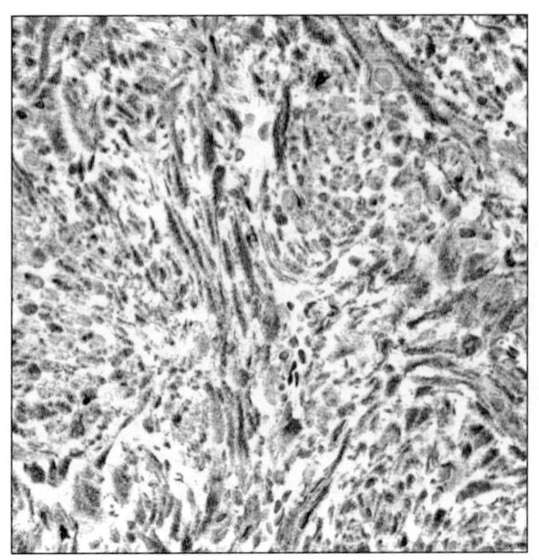

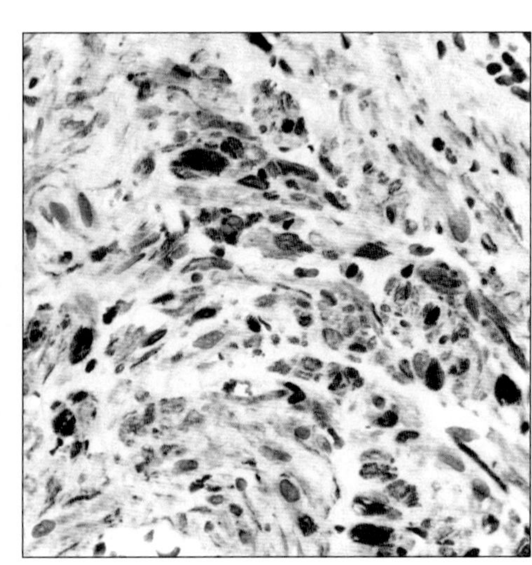

神经鞘瘤

要点

专业术语
- 良性肿瘤，组织学上构成细胞向周围神经鞘膜细胞分化
- 外周神经鞘瘤（PNST）包含神经鞘瘤和神经纤维瘤

病因/发病机制
- 可能起源于交感、副交感或感觉神经

临床表现
- 发病率很低（占所有甲状腺肿瘤的比例小于0.02%）
- 所有年龄均可发病，性别分布平均
- 可起源于甲状腺周围的中至大神经
- 表现为甲状腺肿物
- 外科切除可治愈
- 远期预后良好

影像学检查
- CT显示匀质的、低密度肿块，可与周围软组织鉴别

大体检查
- 表面光滑，边界清楚或有包膜
- 颜色从黄褐色至白色，带有神经的光泽

组织病理学检查
- 致密聚集的梭形细胞区（Antoni A束状型）
- 黏液样变性的少细胞区呈疏松排列（Antoni B网状型）
- 纤细的梭形细胞交织排列成束状
  - 纤维胞质扩展
  - 核呈栅栏状排列（贝罗凯小体）
  - 细胞核呈波状、梭形，缺少异型性
- 小至中等大小的血管，可伴有血管壁玻璃样变性

辅助检查
- 阳性：S-100蛋白（弥漫而强烈），波形蛋白
- 阴性：TTF-1，降钙素，肌动蛋白，结蛋白

鉴别诊断
- 平滑肌瘤和软组织原发肿瘤

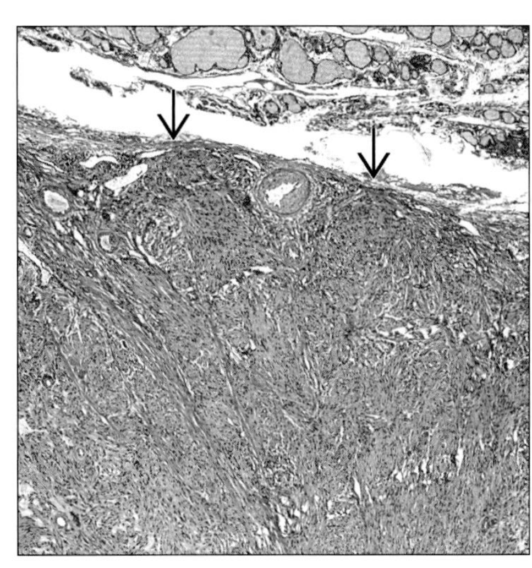

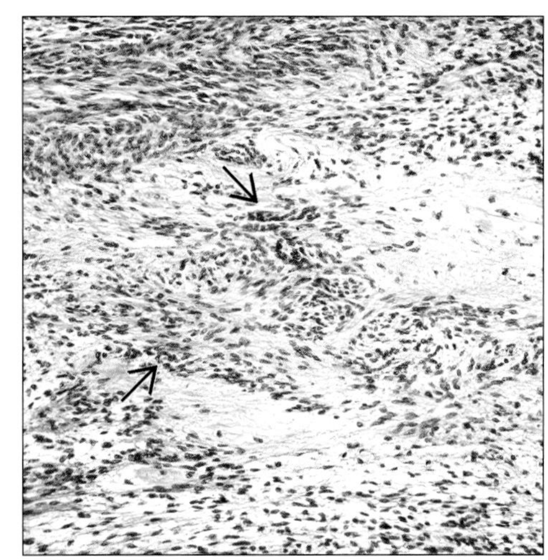

（左图）HE染色显示边界清楚的肿瘤➡，邻近未累及的甲状腺实质。低倍镜下显示肿瘤细胞呈交织的束状排列，一些区域有纤维化。（右图）HE染色显示多细胞区和少细胞区相间，其内有一个栅栏状核➡，为神经鞘瘤的一个特征性表现。神经基质容易辨别，没有细胞异型性

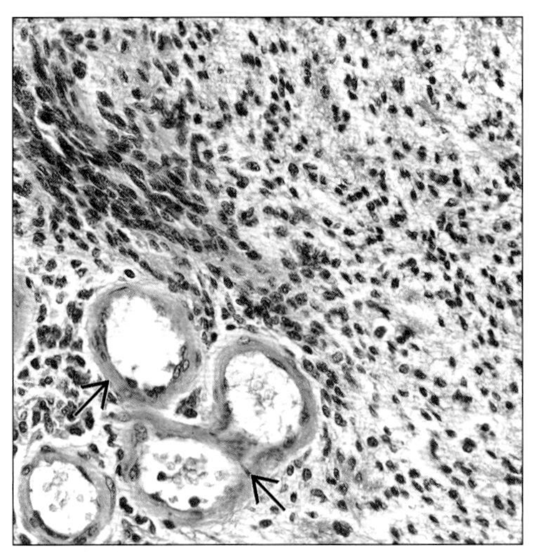

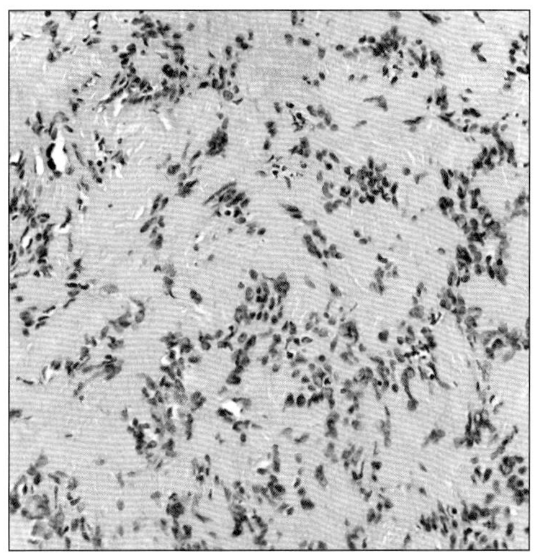

（左图）该区域含有梭形细胞的波状核排列成的“栅栏状”结构。注意血管管壁呈现明显的玻璃样变性➡，此为神经鞘瘤中一个非常普遍的特点。（右图）神经鞘瘤中细胞核呈明显的聚集或栅栏状。该例中神经基质呈明显的玻璃样变性，细胞多形性，坏死和有丝分裂缺失

朗格汉斯细胞组织细胞增生症

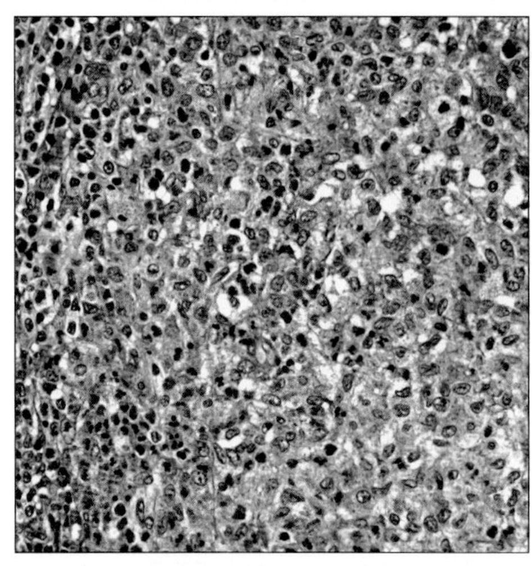

图示增大的细胞呈片状聚集，胞质细腻围绕泡状细胞核，细胞核有切迹或核沟，呈现咖啡豆外观，可见许多嗜酸性粒细胞

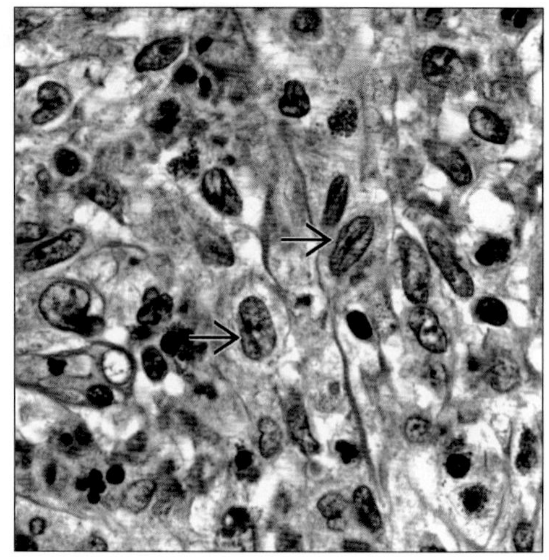

多边形至梭形细胞具有细腻的、泡沫状的胞质，围绕锯齿状的或折叠状的带有纵行核沟→的细胞核，可见许多嗜酸性粒细胞

专业术语

缩写

- 朗格汉斯细胞组织细胞增生症（LCH）

定义

- 朗格汉斯细胞数目增加：唯一含有伯贝克颗粒的组织细胞
- 3个不同但是相互关联的临床综合征有相同的组织学特点
  - 嗜酸性肉芽肿：主要为骨或肺的孤立性疾病
  - 慢性特发性黄瘤病：多器官系统受累，包括颅底
  - 非类脂组织细胞增多症：多为重型，通常累及腹部内脏

病因/发病机制

病因

- 不明，可能的原因包括肿瘤性过程、病毒因素或异常的增生过程

发病机制

- 朗格汉斯细胞的克隆异常，被认为是来源于树突状系统的已改变的组织细胞

临床表现

流行病学

- 发病率
  - 孤立性疾病非常少
    - 常为系统性疾病的一部分
- 年龄
  - 年龄分布范围广：出生至老年
    - 单纯甲状腺累及常见于老年患者
    - 系统性疾病常见于年轻患者（小于20岁）
- 性别
  - 性别分布平均

部位

- 可局灶性或弥漫性甲状腺受累

症状

- 鉴别是单纯性甲状腺疾病还是系统性疾病的一部分非常重要
- 通常表现为单侧甲状腺结节
- 少数情况下表现为咽痛，上呼吸道感染，皮疹，肺窘迫，胃肠道症状，淋巴结肿大
  - 常见于系统性受累的患者
    - 如骨、皮肤、肝脏、淋巴结、肺、中枢神经系统、脾、胃肠道受累
- 症状持续时间有赖于疾病本身
  - 数天：系统性疾病
  - 数年：孤立性疾病

治疗

- 选择、风险及并发症
  - 孤立性疾病和系统性疾病治疗方法不同
  - 必须排除系统性疾病
- 外科方式
  - 局部甲状腺病变外科切除可治愈
- 药物
  - 系统性疾病联合药物治疗

预后

- 和病变范围密切相关
  - 局灶性病变：良好
  - 系统性疾病：侵袭性，预后差
- 当甲状腺有原发病变时，随后发生系统性病变的概率减少

朗格汉斯细胞组织细胞增生症

要点

专业术语
- 朗格汉斯细胞数目增加：唯一含有伯贝克颗粒的组织细胞
  - 嗜酸性肉芽肿：主要为骨或肺的孤立性疾病
  - 慢性特发性黄瘤病：多器官系统受累，包括颅底
  - 非类脂组织细胞增多症：多为重型，通常累及腹部内脏

临床表现
- 单纯甲状腺累及常见于老年患者
- 鉴别是单纯性甲状腺疾病还是系统性疾病的一部分非常重要
- 预后和病变范围密切相关
  - 局灶性病变，良好；系统性疾病，侵袭性，预后差

组织病理学检查
- 被膜下或分隔处常见
- 浸润常累及甲状腺组织
- 扩大的细胞聚集，胞质细腻，色淡或嗜酸性，围绕泡状的细胞核
- 细胞核呈锯齿状，切迹状，分叶状，折叠状，核沟或咖啡豆状外观
- 嗜酸性细胞数量增加

辅助检查
- 阳性标志物：S-100蛋白，CD1a，朗格汉斯细胞特异性凝集素，CD68
- 内陷的细胞膜（伯贝克颗粒）
  - 染色处理后，电镜下交叉状的条纹和泡状扩张

影像学检查

放射学检查
- 无特异性
- 核素扫描显示冷结节
- 超声显示混合密度的肿物性病变

大体检查

一般特征
- 结节状，常区别于其他甲状腺结节

大小
- 范围：0.2~8cm

组织病理学检查

组织学特征
- 甲状腺局灶或弥漫性受累
  - 可超出甲状腺被膜外，导致与周围软组织或骨骼肌粘连
- 被膜下或分隔处常见
- 浸润挤压或破坏甲状腺实质，常致甲状腺滤泡结构消失
- 扩大的细胞聚集，胞质细腻，色淡或嗜酸性，围绕泡状的细胞核
- 细胞核呈锯齿状，切迹状，分叶状，折叠状，核沟或咖啡豆状外观
- 胞质常呈泡沫状，含吞噬的细胞碎片
- 嗜酸性细胞数目增加
  - 围绕坏死区域聚集
- 常见淋巴细胞性甲状腺炎
- 腺瘤样结节和甲状腺乳头状癌可同时存在

辅助检查

细胞学
- 细胞涂片细胞数增加，其内含分散的胶质
- 孤立的、分散的、不典型的、大单核细胞
  - 可疏松排列
- 扭曲的细胞核，带有纵行的核重叠或核沟
- 丰富的泡沫颗粒状胞质
- 背景为嗜酸性细胞、淋巴细胞和多核泡沫组织细胞
- 有丝分裂象常见

免疫组织化学
- 朗格汉斯细胞具有广泛的免疫组织化学样板
  - 在核周和高尔基体区域巨噬细胞聚集
- 阴性：细胞角蛋白，甲状腺球蛋白，TTF-1
- 阳性标志物：S-100蛋白，CD1a，朗格汉斯细胞特异性凝集素（CD207），CD68对于诊断LCH已经足够

电镜检查
- 折叠，卷曲或分叶状细胞核
- 细胞质呈伪足状延伸或内陷
- 细胞膜内陷被称为伯贝克颗粒或朗格汉斯颗粒
  - 颗粒呈盘状，但在横切面上为杆状
  - 染色处理后，交叉状的条纹和泡状扩张
    - 网球拍样外观
  - 朗格汉斯细胞特异性凝集素（CD207）是组成伯贝克颗粒的蛋白

鉴别诊断

罗道病
- 大量的淋巴结伴窦组织细胞增多症，具有特征性地伸入运动（组织细胞胞质内吞噬细胞核碎片）
- S-100蛋白免疫反应阳性
- 不在甲状腺内，而在甲状腺周围淋巴结内

慢性淋巴细胞性甲状腺炎
- 当甲状腺炎病变重而广泛，LCH的组织细胞和嗜酸性细胞可能被忽略

朗格汉斯细胞组织细胞增生症

免疫组织化学

抗体	反应	染色部位	注释
S-100	阳性	胞核和胞质	所有肿瘤细胞均阳性
CD1a	阳性	胞质	几乎所有病变细胞
CD207	阳性	胞质	朗格汉斯细胞特异性凝集素产生点状的核旁阳性
CD68	阳性	胞质	几乎所有病变细胞
溶菌酶	阳性	胞质	多数病变细胞
肌成束蛋白	阳性	胞质	变异阳性，取决于成熟程度
CD15	阳性	斑点阳性	高尔基体或核周区染色
CD30	阳性	斑点阳性	Ki-1 染色高尔基体和核周区
PLAP	阳性	胞质	多数病变细胞反应
PNA	阳性	胞质	多数细胞中的花生凝集素
CD2	阳性	胞质	
CD3	阳性	胞质	
CD4	阳性	胞质	
CD11c	阳性	胞质	
α1 抗糜蛋白酶	阳性	胞质	
CK-PAN	阴性		
TTF-1	阴性		
甲状腺球蛋白	阴性		

甲状腺乳头状癌
- 上皮细胞聚集成簇，伴核增大，核染色质淡染，核沟和核内包涵体
- 无嗜酸性细胞和组织细胞

未分化癌
- 异型性显著，广泛的坏死
- 缺少炎症细胞浸润
- 免疫组织化学反应不同于LCH

诊断要点

病理学要点
- 认识疾病应迅速排除系统性疾病

参考文献

1. Jamaati HR et al: Langerhans cell histiocytosis of the lung and thyroid, co-existing with papillary thyroid cancer. Endocr Pathol. 20(2): 133-6, 2009
2. Wohlschlaeger J et al: Immunocytochemicalinvestigation of Langerin (CD207) is a valuable adjunct in the cytological diagnosis of Langerhans cell histiocytosis of the thyroid. Pathol Res Pract. 205(6): 433-6, 2009
3. Burnett A et al: Thyroid involvement with Langerhans cell histiocytosis in a 3-year-old male. Pediatr Blood Cancer. 50(3): 726-7, 2008
4. Lollar K et al: Langerhans cell histiocytosis of the thyroid gland. Am J Otolaryngol. 29(3): 201-4, 2008
5. Ramadas PT et al: Fine needle aspiration cytology of Langerhans cell thyroid histiocytosis and its draining lymph nodes. Acta Cytol. 52(3): 396-8, 2008
6. Giovanella L et al: Imaging in endocrinology: Langherans cell histiocytosis of the thyroid gland detected by 18FDG PET/CT. J Clin Endocrinol Metab. 92(8): 2866-7, 2007
7. Yağci B et al: Thyroid involvement in Langerhans cell histiocytosis: a report of two cases and review of the literature. Eur J Pediatr. 166(9): 901-4, 2007
8. Elliott DD et al: Langerhans cell histiocytosis presenting as a thyroid gland mass. Ann Diagn Pathol. 9(5): 267-74, 2005
9. Foulet-Rog é A et al: Incidental langerhans cell histiocytosis of thyroid: case report and review of the literature. Endocr Pathol. 13(3): 227-33, 2002
10. Behrens RJ et al: Langerhans cell histiocytosis of the thyroid: a report of two cases and review of the literature. Thyroid. 11(7): 697-705, 2001
11. Saiz E et al: Isolated Langerhans cell histiocytosis of the thyroid: a report of two cases with nuclear imaging-pathologic correlation. Ann Diagn Pathol. 4(1): 23-8, 2000
12. Thompson LD et al: Langerhans cell histiocytosis of the thyroid: a series of seven cases and a review of the literature. Mod Pathol. 9(2): 145-9, 1996
13. Thompson LD: Langerhans cell histiocytosis isolated to the thyroid gland. Eur Arch Otorhinolaryngol. 253(1-2): 62-5, 1996
14. Tsang WY et al: Incidental Langerhans' cell histiocytosis of the thyroid. Histopathology. 24(4): 397-9, 1994
15. Coode PE et al: Histiocytosis X of the thyroid masquerading as thyroid carcinoma. Hum Pathol. 19(2): 239-41, 1988
16. Lahey ME et al: Involvement of the thyroid in histiocytosis X. Am J Pediatr Hematol Oncol. 8(3): 25 7-9, 1986
17. Sinisi AA et al: Thyroid localization in adult histiocytosis X. J Endocrinol Invest. 9(5): 417-20, 1986
18. Teja K et al: Involvement of the thyroid gland in histiocytosis X. Hum Pathol. 12(12): 1137-9, 1981

朗格汉斯细胞组织细胞增生症

组织病理学检查和显微镜下特征

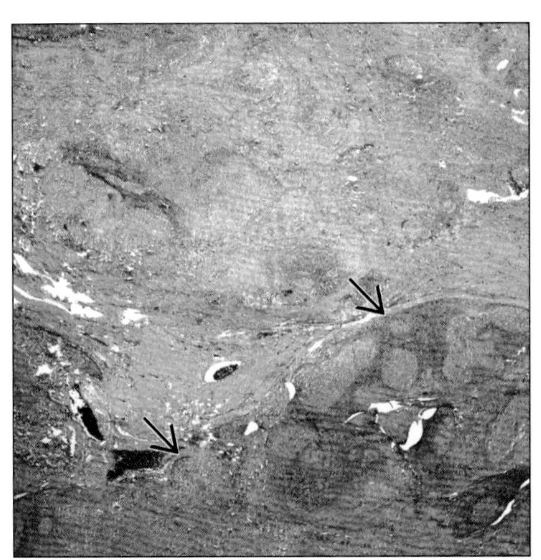

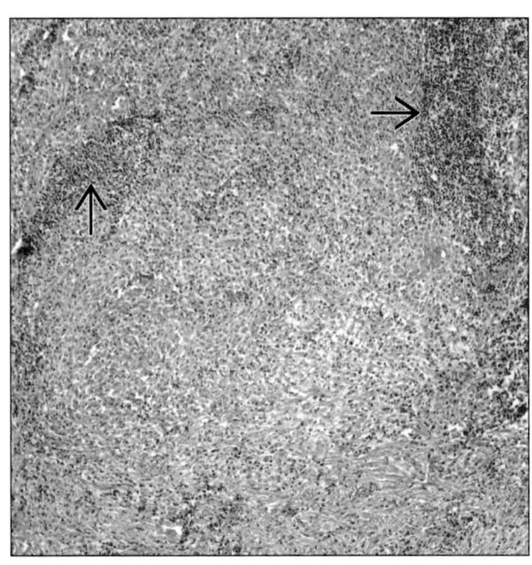

（左图）局灶的LCH伴淋巴细胞性甲状腺炎➡，浸润累及甲状腺滤泡结构，此例中含有相关的纤维化。（右图）组织细胞的局灶性聚集伴淋巴细胞性甲状腺炎➡，因为胞质呈泡沫状，病灶区域淡染，可见嗜酸性粒细胞

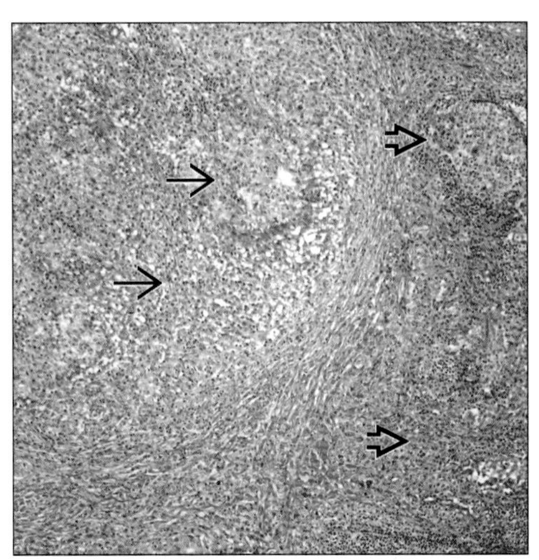

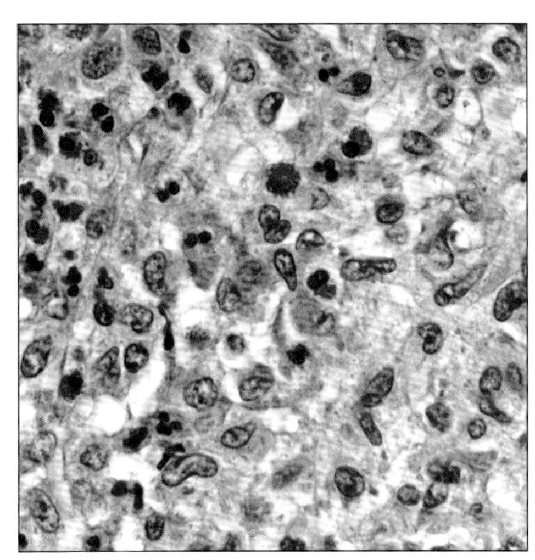

（左图）局灶性LCH伴脓肿形成，脓肿由嗜酸性粒细胞形成➡，甲状腺实质被破坏，外周呈现慢性淋巴细胞性甲状腺炎改变⇨。（右图）大细胞含有“足印状”细胞核，细胞核呈锯齿状、切迹状、分叶状、折叠状、核沟或咖啡豆样外观。注意背景中嗜酸性粒细胞数增加

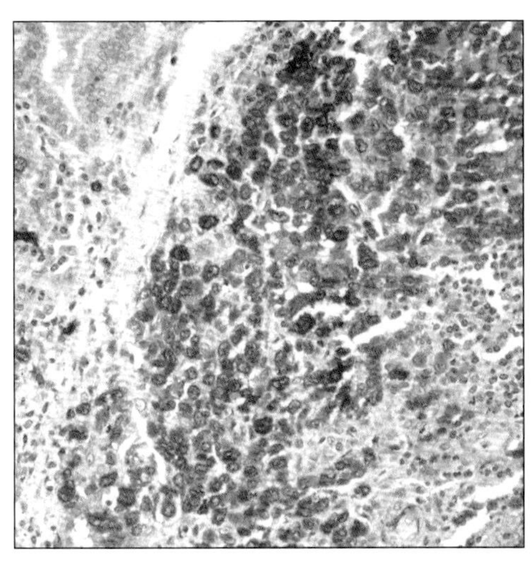

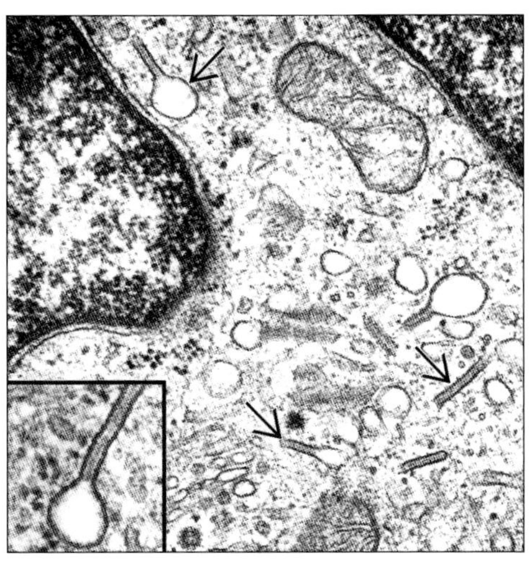

（左图）S-100蛋白免疫组织化学染色LCH胞质和胞核呈现强烈而弥漫的反应，CD1a和CD68有同样的结果，但只见于胞质。（右图）胞核呈折叠状或卷曲状，细胞膜内陷形成盘状颗粒，横切面呈杆状➡。这些伯贝克颗粒或朗格汉斯颗粒即为染色处理后，呈交叉条纹状或泡状扩张，网球拍样外观（插图）（Courtesy S. Bhuta, MD）

异位甲状腺滤泡细胞分化的病变（卵巢甲状腺肿）

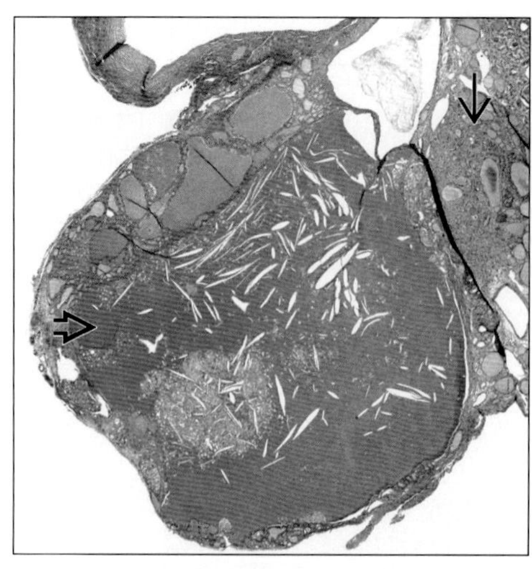

卵巢囊实性病变显示明显的甲状腺组织，包含正常的甲状腺实质→和腺瘤样结节改变⇨，伴变性改变

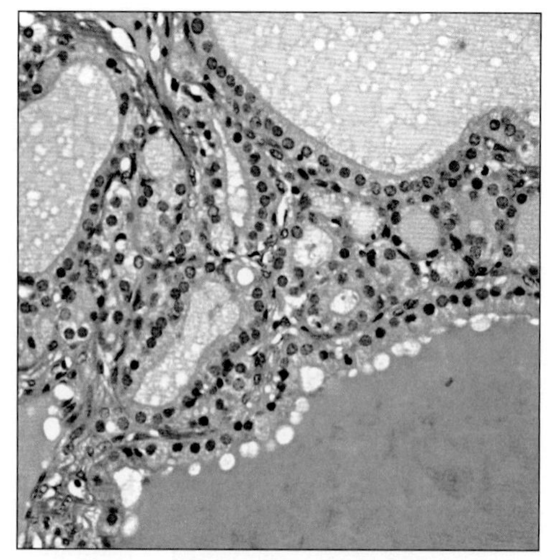

甲状腺组织显示滤泡上皮细胞构成的滤泡由胶质填充，圆形细胞核外观一致，朝向基底排列，含有粗糙核染色质

专业术语

定义

- 卵巢甲状腺组织
  - 卵巢畸胎瘤中出现甲状腺组织
  - 甲状腺组织仅占畸胎瘤的一小部分
- 卵巢甲状腺肿
  - 卵巢畸胎瘤中甲状腺组织为主（至少占50%）或为全部组织成分
- 甲状腺肿类癌
  - 卵巢肿瘤包含混有类癌的甲状腺组织
    - 这种情况下，其他畸胎瘤成分常缺如

病因/发病机制

先天性的

- 相关病因和危险因素不明

临床表现

流行病学

- 发病率
  - 5%~15%的成熟卵巢畸胎瘤含有甲状腺组织
    - 需足够的标本量才能证实
- 年龄
  - 卵巢甲状腺肿
    - 发病年龄广，2~90岁均可见
    - 多数发生于40岁以上
  - 甲状腺肿类癌
    - 多数发生于绝经后
    - 发病年龄广，30~80岁
- 性别
  - 只发生于女性

部位

- 仅局限于卵巢
  - 超过5%病例双侧发病

症状

- 卵巢甲状腺肿
  - 与卵巢畸胎瘤的表现相似
    - 逐渐增大的腹部肿块
    - 常规妇产科或泌尿科检查时偶然发现
  - 其他不常见的临床表现包括
    - 甲状腺成分功能相关症状（甲状腺功能亢进）发生率小于10%
    - 卵巢肿物伴腹水，应怀疑卵巢癌可能
    - 可发生腹腔积液和胸腔积液（假性梅热综合征）
- 甲状腺肿类癌
  - 与卵巢畸胎瘤表现相似
    - 腹部肿物
    - 急性腹痛
    - 常规妇产科或泌尿科检查时偶然发现
    - 少数情况下，在怀孕时检测到卵巢肿物
  - 其他不常见的表现可能包括
    - 便秘（发现与便秘相关的酪酪肽）
    - 排便疼痛
    - 男性化，多毛症
    - 甲状腺功能亢进相关的症状很少发生
  - 类癌综合征
    - 25%~33%的病例发生
    - 可能包括面部潮红，腹泻，支气管痉挛，高血压
    - 发生类癌心脏病鲜有报道；可包括水肿

实验室检查

- 卵巢甲状腺肿
  - 可能发生的功能异常包括

异位甲状腺滤泡细胞分化的病变（卵巢甲状腺肿）

要点

专业术语
- 卵巢甲状腺肿
  - 卵巢畸胎瘤中甲状腺组织为主（至少占50%）或为全部组织成分
- 甲状腺肿类癌
  - 卵巢肿瘤包含混有类癌的甲状腺组织

临床表现
- 5%~15%的成熟卵巢畸胎瘤含有甲状腺组织
- 与卵巢畸胎瘤的表现相似
- 逐渐增大的腹部肿块
- 卵巢甲状腺肿
  - 手术切除可治愈
  - 卵巢甲状腺肿中的恶性甲状腺肿瘤的预后良好，10年总生存率89%，25年总生存率84%
- 甲状腺肿类癌
  - 手术切除后预后良好，即便出现肿瘤转移

组织病理学检查
- 卵巢甲状腺肿
  - 正常外观的甲状腺滤泡组织（最常见）
  - 甲状腺肿瘤起源于卵巢甲状腺肿少见
  - 甲状腺乳头状癌最常见
- 甲状腺肿类癌
  - 特点为出现混有类癌的甲状腺正常组织

    - 甲状腺功能亢进（卵巢甲状腺肿少见，可能同时合并有Graves病）
    - 起源于卵巢甲状腺肿的转移性甲状腺癌可有血浆甲状腺球蛋白升高
    - 假性梅热综合征血浆CA125水平升高（腹腔积液和胸腔积液）

治疗
- 选择、风险及并发症
  - 卵巢甲状腺肿
  - 手术切除
    - 单侧输卵管-卵巢切除，或全子宫切除加输卵管-卵巢切除（单侧或双侧）
  - 如果颈部甲状腺无异常，不提倡手术干预
  - 手术切除治疗恶性卵巢甲状腺肿
    - 单侧输卵管-卵巢切除，或全子宫切除加输卵管-卵巢切除（单侧或双侧）
  - 卵巢甲状腺肿中转移性甲状腺癌（乳头状）的治疗包括
    - 单纯手术切除或加以辅助放射治疗
    - 使用放射性碘治疗需要切除部分颈部甲状腺
  - 甲状腺肿类癌
    - 年轻患者行单侧输卵管-卵巢切除
    - 老年患者行双侧卵巢切除和子宫切除

预后
- 卵巢甲状腺肿
  - 手术切除可治愈
- 卵巢甲状腺肿中的恶性甲状腺肿瘤的预后良好，总生存率
  - 10年为89%
  - 25年为84%
  - 广泛转移导致的死亡可发生，但不常见
- 来源于乳头状癌的转移病变可能发生
  - 可至对侧卵巢，腹膜，区域淋巴结，肝脏和脑
- 良性间质性子宫内膜异位症：用来描述腹膜内出现良性甲状腺滤泡上皮的专有名词
- 卵巢甲状腺肿中非霍奇金淋巴瘤案例报道较少
- 预测预后不良的病理因素包括
  - 体积大（大于等于10cm）
  - 甲状腺肿成分大于80%
  - 广泛的乳头状癌，尤其是伴实性区域
  - 坏死，每10个高倍视野大于等于5个有丝分裂
- 甲状腺肿类癌
  - 手术切除后预后良好，即便出现转移性肿瘤
    - 甲状腺肿成分和类癌成分均可出现转移

影像学检查

MRI检查
- 多囊性肿物，囊腔内信号高低不一
- 可显示分隔内小囊腔或囊肿
  - T1加权像呈低信号
  - T2加权像呈极低信号
- Gd-DTPA加强T1加权像显示
  - 厚的分隔
  - 囊壁局部增厚伴明显强化（对应显微镜下的甲状腺组织）

大体检查

一般特征
- 卵巢甲状腺肿
  - 常类似于结节性甲状腺肿外观，多发的亮褐色结节

组织病理学检查

组织学特征
- 卵巢甲状腺肿
  - 正常外观的甲状腺滤泡组织（最常见）
  - 多结节甲状腺肿，滤泡充满胶质，大小不一，其内衬有扁平的滤泡上皮细胞
  - 继发性变性（如纤维化，囊肿形成，出血）可见

异位甲状腺滤泡细胞分化的病变（卵巢甲状腺肿）

  - 可见淋巴细胞性甲状腺炎改变
  - 其他不常见的改变
    - 滤泡上皮细胞乳头状增生，透明细胞，印戒细胞
  - 增生性卵巢甲状腺肿
    - 是指由致密甲状腺滤泡构成的分散的肿物（无恶变证据）
- 少数情况下，甲状腺肿瘤起源于卵巢甲状腺肿
  - 甲状腺乳头状癌（传统的或滤泡亚型）最常见
    - 诊断依据细胞多形性特点（及细胞核异型性）
    - 侵袭性生长（血管或间质）对于乳头状癌诊断不需要
  - 滤泡性甲状腺癌
    - 诊断依据包膜或血管侵犯
- 甲状腺类癌
  - 特点为出现混有类癌的甲状腺正常组织
  - 只要两种成分均出现即可做出诊断，不论二者谁为主导成分
  - 类癌成分显示
    - 小梁状，类器官样，实性生长
    - 圆至卵圆形细胞核，漫布的核染色质（“椒盐样”）
    - 少数情况下可见淀粉样物沉积
    - 少数情况下，类癌成分呈现黏蛋白型（黏液分泌细胞）
    - 双折射草酸钙一水化物结晶可见于胶质内

辅助检查

免疫组织化学

- 卵巢甲状腺肿
  - 甲状腺球蛋白反应阳性
  - 甲状腺转录因子1（TTF-1）
    - 表达于滤泡上皮细胞内，也表达于呼吸道上皮内
  - 降钙素、嗜铬粒蛋白、突触素、CD56阴性
- 甲状腺类癌
  - 嗜铬粒蛋白、突触素、CD56、NSE、血清素阳性
  - 降钙素仅少见
  - 甲状腺球蛋白、TTF-1在类癌成分中阴性
    - 非类癌成分中呈阳性反应
  - 可见神经激素肽
    - 胰多肽，肠血管活性肽，胰岛素，胰高血糖素，P物质，生长抑素

分子遗传学

- BRAF突变阳性（K601E）
  - 起源于卵巢甲状腺肿的乳头状癌可见

鉴别诊断

卵巢甲状腺转移癌

- 极少发生
- 在卵巢甲状腺肿出现的恶性甲状腺肿瘤
  - 需立即仔细评估甲状腺

类癌转移至卵巢

- 来自胃肠道类癌的普遍特点（阑尾，小肠）
- 支持类癌转移至卵巢诊断的线索包括：双侧，多结节，出现腹膜转移

参考文献

1. Jiang W et al: Struma ovarii associated with pseudo-Meigs'syndrome and elevated serum CA 125: a case report and review of the literature. J Ovarian Res. 3: 18, 2010
2. Shaco-Levy R et al: Natural history of biologically malignant struma ovarii: analysis of 27 cases with extraovarian spread. Int J Gynecol Pathol. 29(3): 212-27, 2010
3. Wolff EF et al: Expression of benign and malignant thyroid tissue in ovarian teratomas and the importance of multimodal management as illustrated by a BRAF-positive follicular variant of papillary thyroid cancer. Thyroid. 20(9): 981-7, 2010
4. Robboy SJ et al: Malignant struma ovarii: an analysis of 88cases, including 27 with extraovarian spread. Int J Gynecol Pathol. 28(5): 405-22, 2009
5. Yoo SC et al: Clinical characteristics of struma ovarii. J Gynecol Oncol. 19(2): 135-8, 2008
6. Hamazaki S et al: Expression of thyroid transcription factor-1 in strumal carcinoid and struma ovarii: an immunohistochemical study. Pathol Int. 52(7): 458-62, 2002

异位甲状腺滤泡细胞分化的病变（卵巢甲状腺肿）

显微镜下特征和组织病理学特征

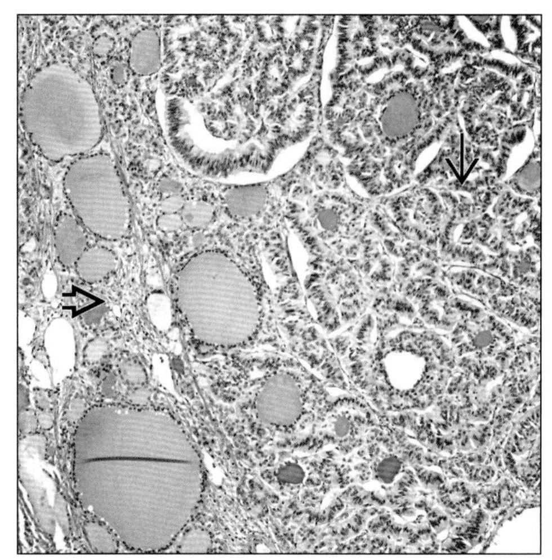

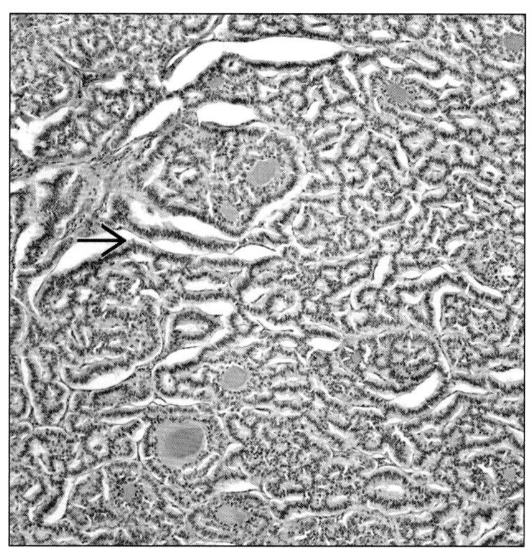

（左图）显示甲状腺肿类癌混有正常的甲状腺组织⇨和类癌→，另一特点是小梁状和类器官样生长。（右图）显示甲状腺肿类癌一部分病变由类癌肿瘤构成，特点为多细胞增生伴复杂性生长，包括小梁状生长→。诊断依据两种成分均有发现，不论其比例如何

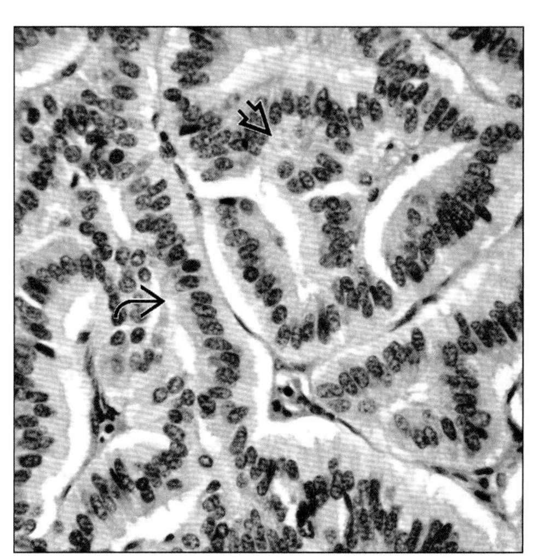

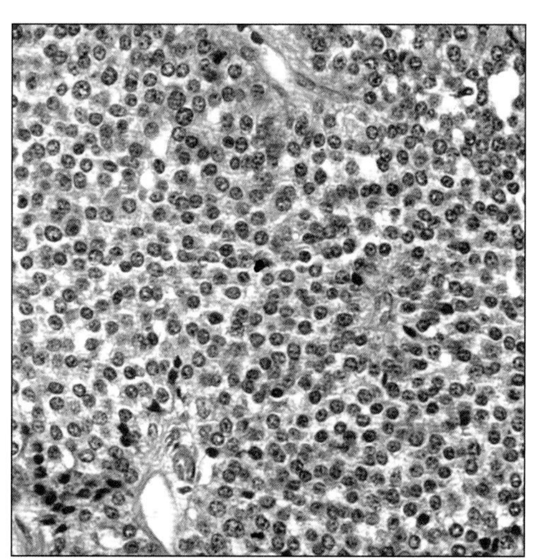

（左图）显示类癌小梁状↪和类器官样⇨生长，伴有被纤维血管中心分隔的细胞巢，细胞巢由外观相对一致的细胞构成，细胞核染色质分散（"椒盐样"），此为神经内分泌肿瘤的特点。（右图）显示类癌实性生长，由外观一致的细胞构成，细胞核染色质分散（"椒盐样"）。需行免疫组织化学确认为神经内分泌分化

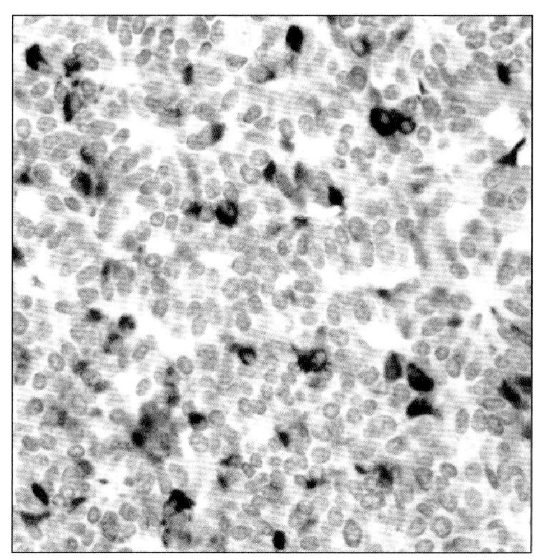

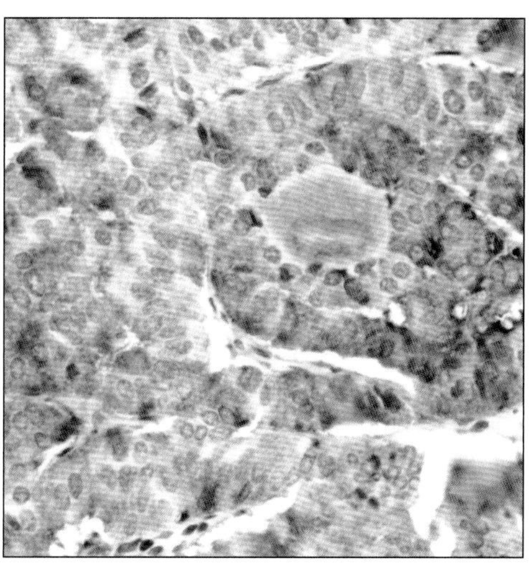

（左图）免疫组织化学显示甲状腺肿类癌嗜铬粒蛋白呈阳性反应。（右图）显示突触素免疫反应阳性，CD56和降钙素可能为阳性（未显示），但是甲状腺球蛋白和甲状腺转录因子1免疫染色阴性。相反，甲状腺肿类癌中的甲状腺组织呈甲状腺球蛋白和甲状腺转录因子1免疫反应阳性，但是神经内分泌标志物呈阴性反应

乳头状癌

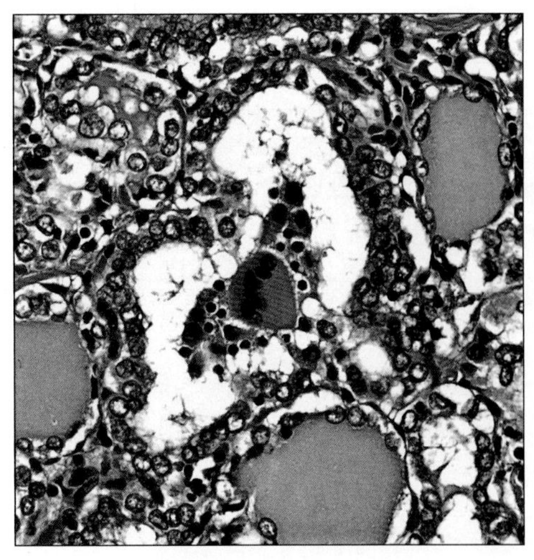

显示典型的细胞形态病理学特点：细胞增大，核质比增高，沿滤泡不规则分布，核沟，细胞核外形不规则，巨细胞位于胶质内

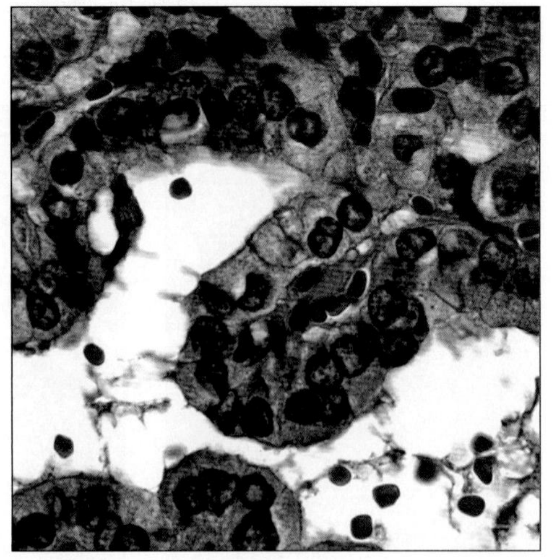

乳头状结构衬有不规则的细胞，核呈半月形，核沟，核染色质细腻均匀地分布，可见核仁，细胞核呈不规则排列

专业术语

缩写

- 甲状腺乳头状癌（TPC）
- 乳头状甲状腺癌（PTC）
- 滤泡亚型，甲状腺乳头状癌（FV-TPC）

定义

- 恶性上皮性肿瘤显示滤泡细胞分化和独特的细胞核特点

病因/发病机制

环境暴露

- 电离辐射暴露
  - 儿童时期暴露与发病关系明确
  - 尤其是实性TPC
- 先前存在的良性甲状腺病变
  - 甲状腺结节的发病风险增加6倍
  - 孤立性甲状腺结节的发病风险增加28倍

遗传

- TPC患者1级亲属的发病风险增加5~10倍
- 约5%的TPC是家族性的
  - 家族性腺瘤性息肉病（FAP）：*APC*基因种系突变
  - 黏液瘤综合征

发病机制

- 单克隆起源，常伴多灶性病变

临床表现

流行病学

- 发病率
  - 占甲状腺恶性肿瘤的85%
  - 7.9/10万
- 年龄
  - 通常为青年至中年患者
    - 女性20~40岁
    - 男性40~60岁
  - 儿童甲状腺肿瘤多为恶性
- 性别
  - 女性远多于男性（4：1）
- 种族
  - 白人多于黑人

症状

- 孤立、无痛的甲状腺肿物
- 可见颈部淋巴结（转移）肿大（约30%）
- 吞咽困难、喘鸣、咳嗽：常见于肿瘤巨大患者（压迫症状）
- 因无关的病情检查时偶然发现

实验室检查

- 通常甲状腺功能正常
- 少数病例有甲状腺功能亢进或低下
- 血浆甲状腺球蛋白水平可用来监测疾病状态（如果升高）

自然病史

- 尸检时有20%的TPC为惰性，非侵袭性肿瘤

治疗

- 选择、风险及并发症
  - 复发性喉返神经损伤和甲状旁腺功能减退是已知的并发症
- 手术路径
  - 选择的治疗方式为手术，尽管手术范围（单叶切除术、甲状腺次全切除术或甲状腺全切术）仍存在争议
  - 只有临床或放射成像发现淋巴结增大时，才建议

乳头状癌

要点

临床表现
- 占恶性病变的85%
- 女性远多于男性（4∶1）
- 通常选择手术治疗
- 20年生存率大于98%
- 年龄（小于45岁）、大小、性别都是预后相关因素

大体检查
- 分散的边界不规则不清晰的病灶
- 常见砂砾样、营养不良性钙化

组织病理学检查
- 同一肿瘤可见多种不同的生长模式
  - 乳头状，实性，微管型，大小腔囊泡等
- 混合型，树枝样分叉状以及狭窄乳头状
- 肿瘤外纤维硬化
- 砂砾体
- 细胞核扩大伴核质比增大
- 细胞核清晰轮廓不规则，细胞核外细胞质溶解
- 重点变化：滤泡，大滤泡，瘤细胞，显微镜下

辅助检查
- HBME-1，CITED-1，半乳凝素3都是很敏感的指标，尤其是TPC
- *BRAF*基因突变是TPC最常见的基因改变

淋巴结取样
- 放射治疗
  - 甲状腺全切术后合并放射性碘消融治疗
    - 肿瘤需要显示其对示踪性同位素的摄入以显示治疗的敏感性

预后
- 远期的临床预后极佳
  - 20年生存率大于98%
  - 死亡率小于0.2%
- 沿淋巴管选择性扩散
  - 甲状腺内扩散或转移至区域淋巴结
- 年龄（小于45岁）、大小和性别（女性）是最重要的预后因素
  - 大于45岁的患者需警惕甲状腺外扩散和转移
- RET/PTC3阳性的乳头状瘤（通常为固体变异型）通常具有稍差的预后

影像学检查

放射学检查
- MR扫描对突显增大的囊状淋巴结很有价值，帮助确定胸骨下损伤，并可能确定甲状腺外扩散的范围
- MR扫描显示T1加权像的信号强度增加并且可能显示点状钙化
- 放射性同位素扫描通常显示为“冷结节”，但已不再使用

超声检查
- 有效指引细针穿刺活检（FNA）
- 确定大小并显示损伤为固体的或囊状的
- 低回声或等回声的固体结节伴有模糊的边缘
- 可观察到囊性改变
- 乳头状癌常见点状微小钙化（砂砾体）
- 乳头状癌的彩色多普勒常见结节内中心血流量高

大体检查

一般特征
- 分散、不易区分的局限性团块伴有不规则或浸润性边界
- 常见砂砾样、营养不良性钙化
- 可观察到扩散至甲状腺被膜外或进入邻近的甲状腺实质
- 可观察到囊性改变
- 可为多灶性
- 切面为棕褐色、灰白色
- 乳头状结构形成粗糙的质地
- 可观察到纤维化的不规则区域并且必须取样
- 淋巴结可能包含充满出血性棕色液体的囊泡

提交的切片
- 必须是“肿瘤—被膜—实质”的横切面
- 通常而言，根据肿瘤大小每1cm取一块肿瘤制片
  - 但是，外周的肿瘤比中心的肿瘤重要

大小
- 变化范围广，从显微镜可见的至2cm的
- 平均：1~3cm

组织病理学检查

组织学特征
- 诊断特征包括生长模式、细胞核特征、砂砾体和肿瘤纤维化，但只有细胞核特征是诊断所必需的
  - 所有单个特征均不具有诊断性
- 通常显示浸润性生长伴有不规则、侵袭性边界
- 常见多结节的和多灶点的肿瘤
- 结构特点
  - 同一肿瘤内多种不同的生长模式
  - 多种生长模式：乳头状、实性、小梁状、小滤泡性或大滤泡性、囊性
  - 延长和（或）扭曲的滤泡

乳头状癌

- 混合型、分枝状、分叉状、树枝状、纤细状、狭窄的乳头状突起
  - 手指样突出包裹纤细的纤维血管中心，覆盖着上皮细胞
  - 单层上皮细胞伴有胞内无极性随机（上上下下）分布的细胞核
  - 可能具有松散的黏液状、水肿的或透明的间质
  - 乳头内可以见到淋巴细胞
- 瘤内、非细胞的、硬化的、致密的嗜酸性纤维化
  - 通常占全部病例的50%~90%
  - 有时伴有不规则的放射状纤维延伸至肿瘤外
  - 大体检查以确定取样区域时有帮助
  - 纤维化见于FV-PTC
- 木乃伊化（外周细胞死亡）极具特征性，但不常见
- “明亮的”、强嗜酸性的、黏稠的胶质（远离周边的甲状腺实质）
- 砂砾体
  - 见于50%以上的病例
  - 通常为圆形或球形
  - 代表病变中同层面的钙化细胞
    - 此前所存活肿瘤细胞的“墓碑”
  - 位置或与肿瘤细胞相连，或位于肿瘤基质内，或位于淋巴途径内
  - 常在淋巴-血管途径内确认，用于诊断腺体外播散
  - 内腔中浓缩的和钙化的砂砾体并不相同
- 胶质内可见晶体
- 出现鳞状上皮化生（约20%的病例），囊肿形成和退化，并伴有梗死
- 胶质内出现巨型细胞
- 可见慢性淋巴细胞性甲状腺炎

细胞学特征

- 与周围组织相比，肿瘤细胞体积大且核质比高
- 细胞核比非肿瘤的上皮细胞大2~3倍
- 细胞核重叠并聚集：随机分布、核缺乏极性，互相拥挤形成“兽群样”“湖样”或“鸡蛋篮样”
  - 细胞重叠和多层排列并非固定或具有截面厚度的组织
  - 染色质透明化：透明的染色质沿着核膜聚集产生增厚的核膜
  - 空白的、苍白的、透明的、毛玻璃样的或“独眼”样的细胞核
  - 需要组织固定，因为在冰冻切片和FNA涂片时不能观察到透明化
    - 福尔马林固定产生这一透明化，而乙醇固定剂（SafeFix，HistoChoice）不能
    - 可能与加热相关：切片染色前置于加热片上，显示透明化改变程度更大
- 细胞核轮廓不规则：椭圆的、延长的细胞核，伴有非对称的、成角的、新月形的、缠绕的和直角形以及高度不规则的、锯齿状的“鼠噬”的核膜
  - 不要评估此前冻存过的组织
- 核沟：分散的、沿着细胞核长轴纵向折叠
  - 线性且规则的（“咖啡豆”）
  - 弯曲且不规则的（“爆米花”）
- 核内假包涵体：核膜内陷推动细胞质进入细胞核
  - 细胞核内包含细胞质物质的圆形区域，通过厚的核膜可以明确区分
  - 最不常见的细胞核特征，但是固定伪影可能使这一现象出现在“全部”细胞内，应予以弃置
  - 固定“空泡”呈现空白的无结构状，没有核膜的边缘
  - “空泡”内的细胞质显示其并非真正的假包涵体
- 核质比高
- 核仁：如果出现，似乎为触碰到核膜而非被中心定位
- 细胞质的出现并无帮助，除了“嗜酸性细胞型”和“透明型”

淋巴或血管侵袭

- 见于众多病例，倾向于淋巴侵袭

边缘

- 必须评估以排除“甲状腺外”扩散

淋巴结

- 常见于转移性疾病
- 砂砾体代表转移
- “良性包涵体”并不存在，且应该考虑为转移性癌（横向转移至胸锁乳突肌）

变异型

- 微小亚型（显微型）
  - 即显微型、偶发型、隐蔽型或微小癌
  - 根据定义，任何TPC或变异体的大小可以小于等于1cm
  - 囊下区域具有此倾向
  - 频繁硬化伴有放射状“伤痕样”浸润边缘
  - 必须与腺体外扩散（血管内，无囊腔；具有放射状、浸润性生长）相区分
  - 该大小的肿瘤无须其他治疗（存在巨大争议）
- 滤泡亚型
  - 通常为有包膜的
  - 仅由细小的、紧密排列的滤泡组成
  - 缺少高嗜酸性粒细胞的基质
  - 乳头状突起缺如或逐渐消失
  - 细胞核大且具有从苍白到粉末状至透明的核染色质、核沟和包涵体
  - 内源性肿瘤硬化或纤维化极为有益
- 巨滤泡腺瘤型变异型
  - 大多数难以区分

乳头状癌

- 组织结构类似于腺瘤的或增生的结节
- 绝大多数为大或巨滤泡腺瘤伴有轻度增加的细胞密度，通常是在外周增加
- 胶质通常为扇形或空泡状（类似Graves病）
- 细胞核扁平且深染伴有游离的典型细胞核
- 发育不全的、“僵硬的”或笔直的乳头状结构延伸至充满胶质的滤泡中心

- 嗜酸性细胞型变异型
    - 大体上呈深红褐色，多为囊状
    - 大于70%的肿瘤应该具有复杂的、分叉的乳头状突起的结构
    - 增大的细胞伴有大量嗜酸性细胞型（嗜酸性、Askanazy、Hurthle）细胞质
        - 细胞质呈黏稠且“玻璃样”（线粒体增加）
    - 增大的细胞核倾向朝向顶端
    - 细胞核轻度的深染
    - 无数的核内细胞质包涵体
    - 与CK19反应呈阳性
    - 嗜酸性细胞可见于高细胞型变异
- 透明细胞型变异型
    - 极其少见的变异型
    - 细胞的胞质透明
    - 可能观察到嗜酸性细胞混杂透明细胞
    - 必须与侵袭转移的肾细胞癌或髓样癌相互区分
- 弥漫硬化型变异型（DSV）
    - 年轻患者（平均年龄：18岁）
    - 弥漫累及一侧或双侧甲状腺叶，而且近100%的患者在出现症状时，出现颈部淋巴结转移
    - 腺体固定伴有白色条带和砂砾样切口并存
    - 恶化的乳头状癌
        - 广泛纤维化，无数的砂砾体，广泛的血管内和腺体外扩散，典型的鳞状上皮化生，严重的淋巴细胞性甲状腺炎
    - 甲状腺全切术，淋巴结清扫和核素治疗，预后良好
- 柱状变异型
    - 绝大多数呈乳头状突起样生长，伴有显著的延长、平行滤泡（“火车道铁轨”）
    - 胶质不足
    - 高细胞伴有合胞体样排列
    - 绝大多数细胞核分层具有延长的细胞质以及粗糙而且沉重的染色质沉积（与众不同的）
    - 细胞质在核上或核下形成空泡
    - 常见形成“桑葚胚样”的鳞状上皮化生（“子宫内膜样结构”）
    - 可能出现有丝分裂，并伴有坏疽
- 高细胞变异型
    - 倾向于老年患者、男性、肿瘤尺寸更大（大于5cm），伴有甲状腺外扩散，且转移的可能性增加
    - 大于70%的肿瘤区域必须是高细胞
        - 高细胞：高度是宽度的3倍以上（必须考虑到切片的平面性）
    - 乳头状突起结构和延长的平行滤泡伴有胶质不足或缺如
    - 众多核内的细胞质包涵体和核沟槽
    - 细胞内边界划界清晰
    - 细胞核常位于中心
- 岛状–实质型变异型
    - 实质或岛状模式
        - 椭圆形的巢状或岛状，伴有胶质不足
    - 细胞的核质比高
    - 具有乳头状癌的细胞核特征
- 筛状–桑葚胚型变异型
    - 见于家族性腺瘤息肉病（FAP）的患者
        - 该诊断应该促使结肠和可能的针对生殖细胞系突变的基因检测
    - 多个边界清晰或有包膜的肿瘤结节
    - 混合的生长模式：筛状的、小梁状的、实质的、乳头状突起的和滤泡的
    - 纺锤细胞构成的轮生体或桑葚胚，无角化
    - 罕见TPC的典型细胞核特征
- Warthin样变异型
    - 具有淋巴基质的乳头状癌

辅助检查

细胞学

- 细针穿刺活检（FNA）是甲状腺结节检查的首选，具有极高的敏感性、特异性和阳性预测值
- 25号针头无抽吸取出极好的而且无血液污染的材料
- 充裕度：至少6组滤泡细胞而且每组多于10个滤泡细胞
- 按良性、不确定或疑似、恶性分类
- 细胞涂片使用单层细胞（合胞体）
- 增大细胞的三维簇群
- 细胞质是增大、重叠且具有不规则的边界
- 采用乙醇固定的预处理之后呈粉末状或灰尘状，纤细的细胞核染色体
- 亦常见细胞核折叠或形成沟槽，以及核内的细胞质包涵体
- 胶质变黏稠（“咀嚼口香糖”或劣质的）
- 罕见砂砾体

冰冻切片

- 由于术前FNA 结果，冰冻切片的使用急剧减少
- 只有当FNA怀疑乳头状癌时才进行冰冻切片
- 具有确诊的可能性，但FV–TPC仍然困难

免疫组织化学

- 偶有价值
    - 可能帮助确定甲状腺组织的范围

乳头状癌

- ○ 可能帮助确定恶性组织的范围（少数病例）
- 与角蛋白、CK7、甲状腺球蛋白、TTF-1、CK19、HBME-1、半乳凝素3、CITED-1之间发生强烈而且弥散的免疫激活反应
- 联合途径：HBME-1、半乳凝素3、CITED -1对甲状腺乳头状癌具有更高的敏感性和特异性

细胞遗传学

- 最常见于22号染色体缺失或Y染色体缺失以及7号染色体增加
- 倒置涉及10号染色体（q11.2；p21）段，导致*RET/PTC1*重排
- 移位或倒置涉及10q11.2（*RET*基因片段），对应*RET/PTC*重排的频率降低
- 比较基因组杂交（CGH）检测22q和9q的缺失（特别是9q21.3-32），以及17q、1q和9q33-qter的增加

分子遗传学

- 依据技术、免疫组织化学、原味杂交、成人或儿童、放射学病史和组织学变异体
- 丝裂原激活的蛋白激酶（MAPK）信号通路管控细胞生长、分化和存活
  - ○ 此信号通路的激活通过*BRAF*和*RAS*基因的点突变或*RET*和*NTRK1*基因参与的染色体重排
  - ○ 由于不同的表型和生物特性，每种特异的突变重排均有独特的作用
- *BRAF*基因的突变或重排是乳头状癌中最常见的基因改变
  - ○ 1799号核苷酸由T转变为A，导致残基600号位点的缬氨酸被谷氨酸取代（V600E）
  - ○ 突变导致BRAF激酶的结构性激活，导致MEK和ERK的持续性刺激，从而刺激下游受体MAPK信号通路
- 80%的肿瘤中可检测到*RET/PTC1*或*RET/PTC3*
- *RAS*突变见于15%的肿瘤
  - ○ 几乎仅在FV-TPC、有包膜的肿瘤以及淋巴结转移率低的肿瘤中发现
  - ○ 突变位于若干个特定位点：*NRAS*、*HRAS*和*KRAS*基因（密码子12、13和61）
  - ○ 突变使蛋白稳定激活，形成三磷酸鸟苷（GTP）结合的构象
    - ■ 导致对数个信号通路的慢性刺激，最重要的是MAPK和PI3K/AKT信号通路

电子显微镜

- 上皮的立方形、柱形或多边形细胞伴有细胞桥粒和紧密连接
- 顶孔处有大量微绒毛和单个纤毛
- 核膜呈现大量折叠和凹陷，导致核叶仅通过由核内物质构成的狭小通道相连

鉴别诊断

腺瘤样结节

- 大体可见多重结节，包膜缺如
- 乳头状突起短小、简单、无分支，而且通常较“厚”
- 细胞核呈圆形、有规则、基本固定而且深染
- 乳头状癌中没有胞质内含铁血黄素
- 数量上核质量上均缺乏乳头状癌的细胞核特征
- 乙醇固定通常引起细胞核增大和“视觉透明”

弥漫性肥大

- 整个腺体均受影响（即使不均匀）
- 乳头状突起结构短小、简单、无分支，并在单个极化的细胞层排列
- 无乳头状癌的细胞核特征（基底的、圆形、深染的细胞核）

滤泡癌

- 滤泡结构、侵袭性生长而且缺乏胶质
- 可见核内细胞质包涵体
- 降钙素、嗜铬粒蛋白和CEA有帮助

诊断要点

病理要点

- 乳头状癌几乎总是存在
- 乳头状癌可能误诊

分期

AJCC

- T1：肿瘤最大径小于等于2cm，局限于甲状腺内
- T2：肿瘤最大径大于2cm，但小于等于4cm，局限于甲状腺内
- T3：肿瘤最大径大于4cm，局限于甲状腺内或仅有局部的甲状腺外扩散
- T4：肿瘤从甲状腺扩散至毗邻的实质性软组织、喉、气管、食道、再生的喉返神经、椎前筋膜、包裹的颈动脉或纵隔血管
  - ○ 所有退行性改变定为T4
- N1：局部淋巴结转移
- 小于45岁
  - ○ Ⅰ期：任何T、任何N、M0
  - ○ Ⅱ期：任何T、任何N、M1
- 大于等于45岁
  - ○ Ⅰ期：T1、N0、M0
  - ○ Ⅱ期：T2、N0、M0
  - ○ Ⅲ期：T1~T3、N0~N1a、M0
  - ○ Ⅳ期：分为A期、B期和C期，转移至远端位点为ⅣC期

乳头状癌

免疫组织化学

抗体	反应	染色方式	意义
半乳凝素 3	阳性	细胞核和细胞质	几乎全部类型的乳头状癌；重点是具有细胞核和细胞质反应；并非甲状腺乳头状癌所特有
HBME-3	阳性	细胞膜和细胞质	在顶部的表面聚集；亦染胶质；比半乳凝素 3 更有特异性
MSG1	阳性	细胞核和细胞质	与 CITED-1 等效，应成为联合检查的一部分：半乳凝素 3、HBME-1 和 CITED-1
TTF-1	阳性	细胞核	所有细胞核通常强阳性，而且弥散
甲状腺球蛋白	阳性	细胞质	在腔表面和胶质聚集；弥散的伪影是一个缺点
CK19	阳性	细胞膜和细胞质	对于甲状腺乳头状癌的特异性低
pax-8	阳性	细胞核	尽管反应强烈，背景的滤泡细胞亦呈阳性
CK7	阳性	细胞质	几乎所有细胞
CK8/18/CAM5.2	阳性	细胞质	几乎所有细胞
CK-PAN	阳性	细胞质	几乎所有细胞
ret	阳性		与 *RET/PTC* 重排的关联性弱
S-100-A4	阳性	细胞质	效果有限
降钙素	阴性		
CK20	阴性		

参考文献

1. Chisholm EJ et al: Systematic review and meta-analysis of the adverse effects of thyroidectomy combined with central neck dissection as compared with thyroidectomy alone. Laryngoscope. 119(6): 1135–9, 2009
2. Donnellan KA et al: Papillary thyroid carcinoma and familial adenomatous polyposis of the colon. Am J Otolaryngol. 30(1): 58–60, 2009
3. Grodski S et al: An update on papillary microcarcinoma. Curr Opin Oncol. 21(1): 1–4, 2009
4. Rosenbaum MA et al: Contemporary management of papillary carcinoma of the thyroid gland. Expert Rev Anticancer Ther. 9(3): 317–29, 2009
5. Taccaliti A et al: Genetic mutations in thyroid carcinoma. Minerva Endocrinol. 34(1): 11–28, 2009
6. Baloch ZW et al: Fine-needle aspiration of the thyroid: today and tomorrow. Best Pract Res Clin Endocrinol Metab. 22(6): 929–39, 2008
7. Francis Z et al: Serum thyroglobulin determination in thyroid cancer patients. Best Pract Res Clin Endocrinol Metab. 22(6): 1039–46, 2008
8. Nikiforova MN et al: Molecular genetics of thyroid cancer: implications for diagnosis, treatment and prognosis. Expert Rev Mol Diagn. 8(1): 83–95, 2008
9. Osamura RY et al: Current practices in performing frozen sections for thyroid and parathyroid pathology. Virchows Arch. 453(5): 433–40, 2008
10. Lang BH et al: Staging systems for papillary thyroid carcinoma: a review and comparison. Ann Surg. 245(3): 366–78, 2007
11. Lee JH et al: Clinicopathologic significance of BRAF V600E mutation in papillary carcinomas of the thyroid: a meta-analysis. Cancer. 110(1): 38–46, 2007
12. Al-Brahim N et al: Papillary thyroid carcinoma: an overview. Arch Pathol Lab Med. 130(7): 1057–62, 2006
13. Albores-Saavedra J et al: The many faces and mimics of papillary thyroid carcinoma. Endocr Pathol. 17(1): 1–18, 2006
14. Baloch ZW et al: Cytologic and architectural mimics of papillary thyroid carcinoma. Diagnostic challenges in fine-needle aspiration and surgical pathology specimens. Am J Clin Pathol. 125 Suppl: S135–44, 2006
15. Baloch ZW et al: Microcarcinoma of the thyroid. Adv Anat Pathol. 13(2): 69–75, 2006
16. Baloch ZW et al: Pathologic diagnosis of papillary thyroid carcinoma: today and tomorrow. Expert Rev Mol Diagn. 5(4): 573–84, 2005
17. Jun P et al: The sonographic features of papillary thyroid carcinomas: pictorial essay. Ultrasound Q. 21(1): 39–45, 2005
18. Rosai J: Immunohistochemical markers of thyroid tumors: significance and diagnostic applications. Tumori. 89(5): 517–9, 2003

乳头状癌

影像学和一般特征

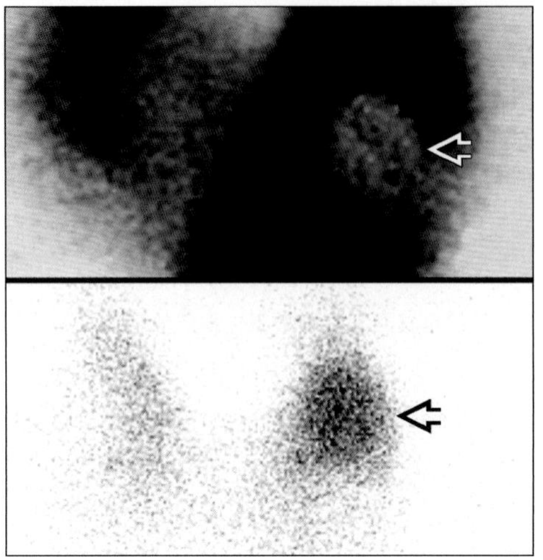

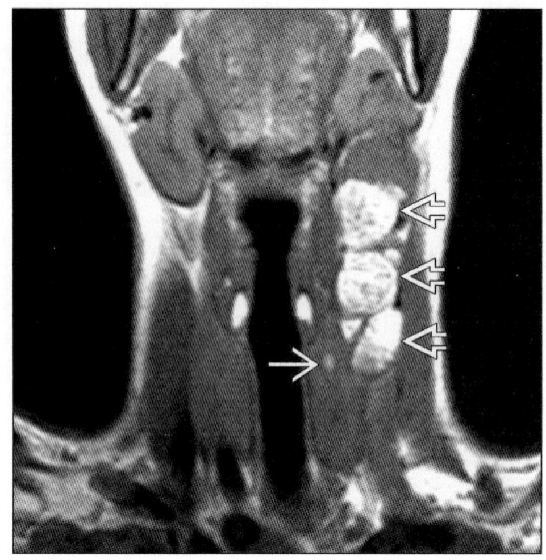

（左图）放射成像图片显示甲状腺内一个“冷结节”➡和一个“热结节”➡，尽管这（分别）与功能减退和功能亢进相关，但不能用于区分良性损伤和恶性损伤。（右图）MRI显示一个小于0.5cm的高信号乳头状癌➡，其至深部的颈部淋巴结的特征性高信号转移更大，亦更容易鉴别➡。原发瘤和转移瘤之间这种尺寸的差异非常常见

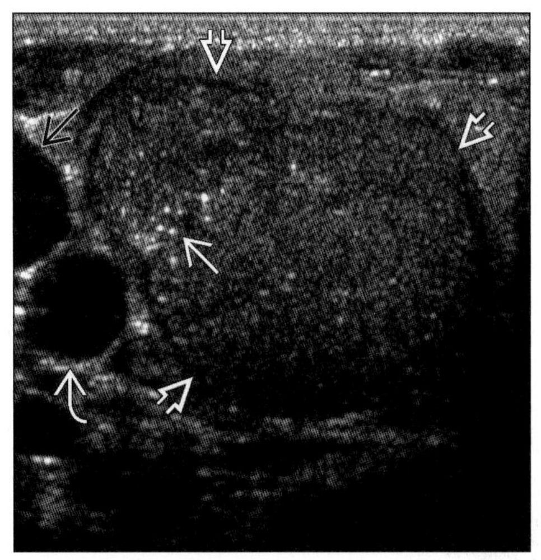

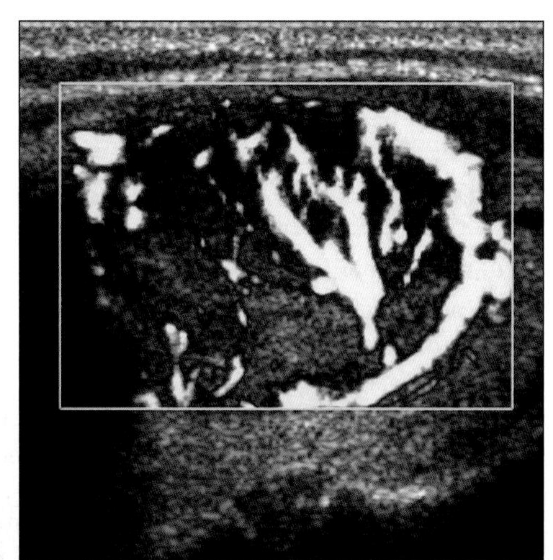

（左图）横向黑白超声显示局部光晕➡、固体、高回声甲状腺结节。这一光晕为包膜，有无数点状钙化➡，是为砂砾体。颈动脉➡和颈内静脉➡紧密相邻。（右图）多普勒超声显示丰富、混乱的瘤内血管形成，这一特点更常见于肿瘤而不是腺瘤样结节

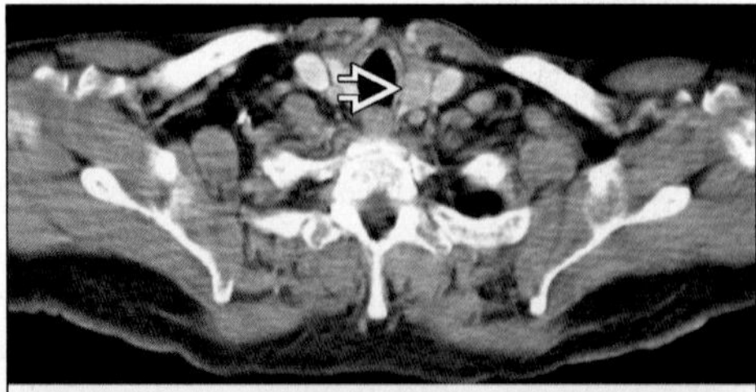

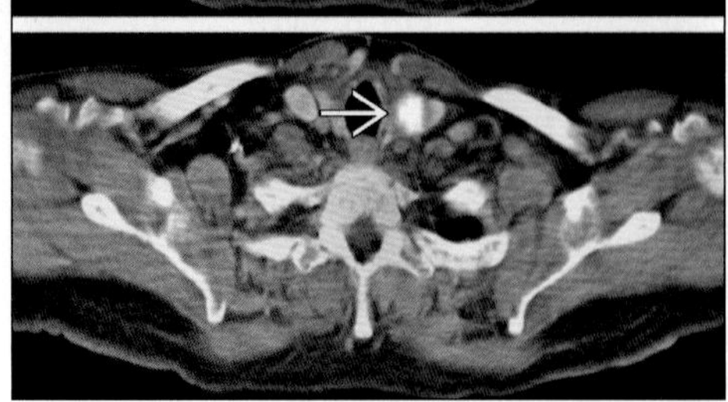

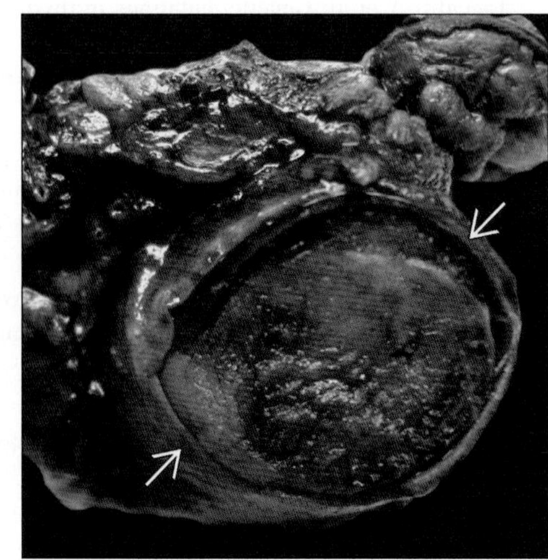

（左图）PET/CT融合图显示甲状腺左叶内不对称的FDG活动位点➡，对应CT中一个边界清晰的甲状腺结节➡（上）。（右图）有一成形的包膜➡包裹肿瘤，没有浸润区域。但是，肿瘤呈现无数乳头状突起，大体观察呈鹅卵石样。大体观察乳头状瘤可确定乳头状结构

乳头状癌

大体和显微镜下特异性特征

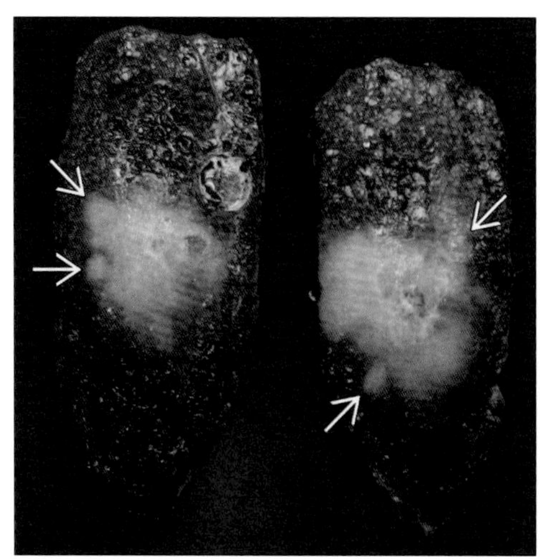

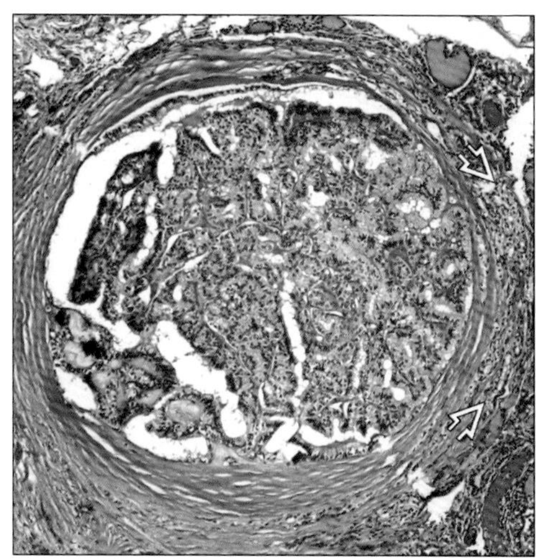

（左图）大体照片显示甲状腺癌呈现特征性的不规则、硬化性、浅褐色外观，主要小的浸润区域➡。甲状腺实质与肿瘤截然不同。（右图）该肿瘤被成形的纤维结缔包膜包裹，其中有2处包膜浸润➡，浸润使肿瘤成为癌，从而进一步分类至某一类型

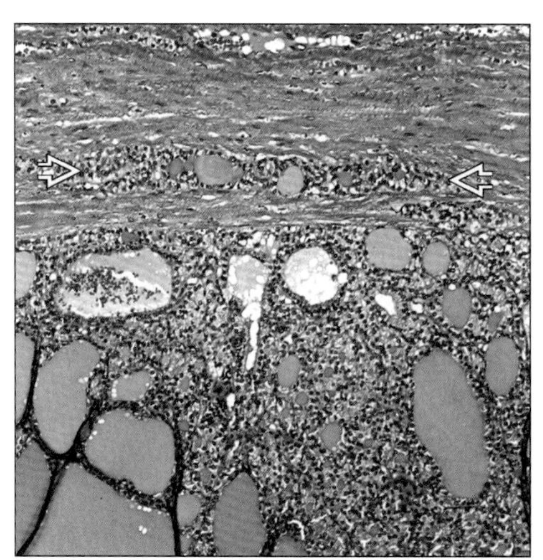

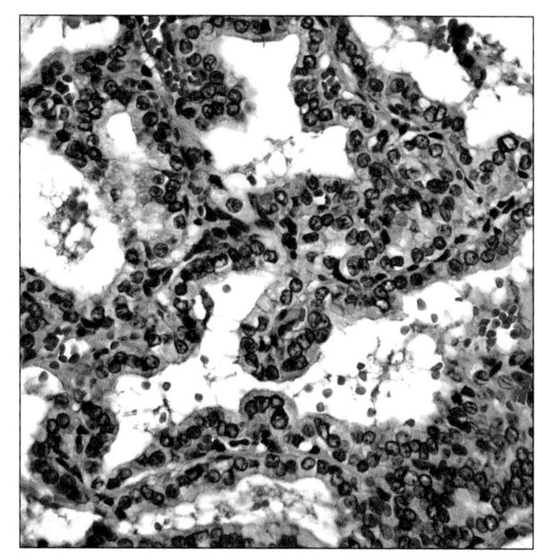

（左图）该肿瘤的包膜中易于确定一处血管浸润➡，常见包膜浸润和血管浸润，但有“包膜”的肿瘤缺乏上述特征，但仍是乳头状癌。（右图）乳头状突起呈复合、不规则、蔓延和重叠的分支样，这些细胞增大，而且细胞核没有极性，随意排列在细胞内。注意胶质缺如

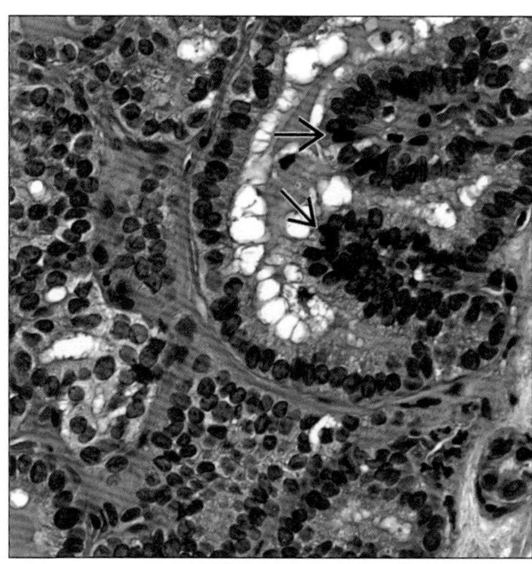

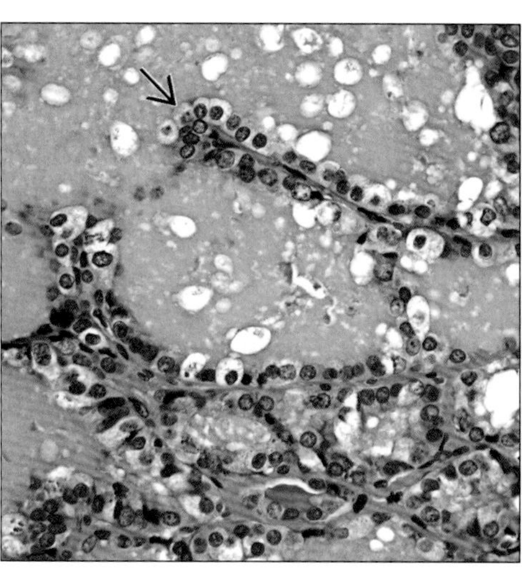

（左图）细胞质频繁重叠、混杂和无序分布➡。该肿瘤损伤部位的重叠被切割为4μm，胶质呈扇形分布。（右图）常见纤细、延长的乳头状突起➡，这些乳头状突起可能延伸至胶质腔较深的距离（达到数百微米）。这种“僵硬”的乳头状突起更常见于乳头状癌而不是腺瘤样结节

乳头状癌

显微镜下特异性特征

（左图）瘤内无细胞的、硬化的、深染嗜酸的纤维是乳头状瘤的显著特征，见于90%的病例。在显微灶内，或有不规则的放射状纤维延伸至肿瘤外。硬化区域应取样进行肉眼检查。（右图）肿瘤至包膜突起之间可见肿瘤细胞⇒外周木乃伊化的特征，这一细胞死亡现象并非甲状腺乳头状癌所“独有”，也见于其他损伤

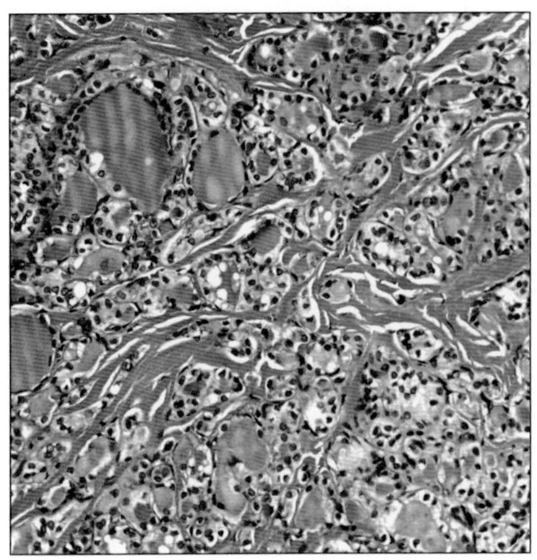

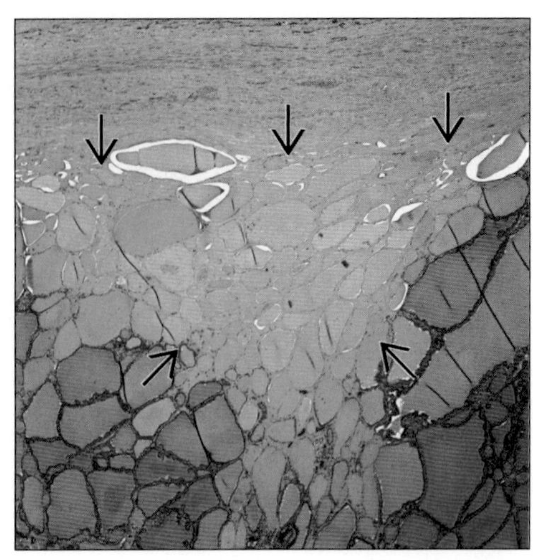

（左图）乳头状癌强调肿瘤巢内“亮的”高嗜酸性细胞性、黏稠的胶质，与邻近的甲状腺实质截然不同⇒，这是浸润的焦点，缺乏纤维包膜。（右图）瘤内、淋巴血管腔隙内以及淋巴结内可发现无数的砂砾体，它们是此前存活细胞的“墓碑”。这一截面显示圆形、同轴单层排列的钙

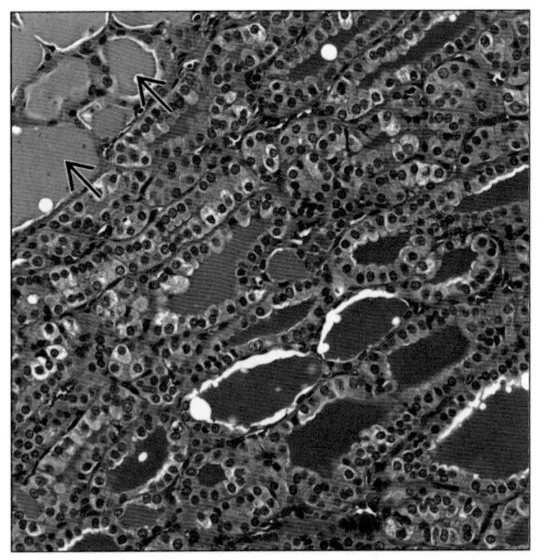

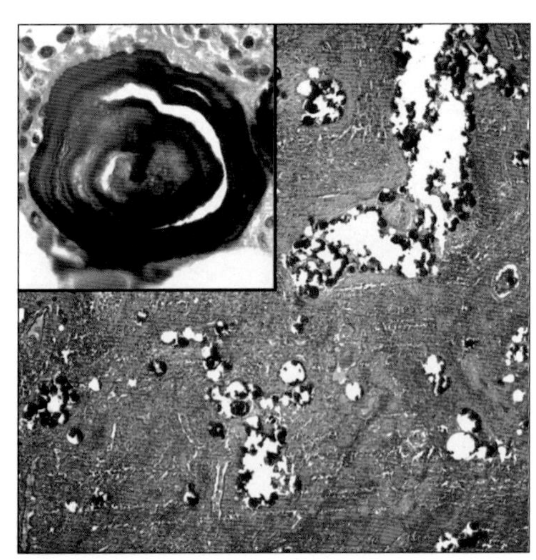

（左图）鳞状上皮化生⇒见于约20%的病例，它可能排列成囊腔（如本病例）或肿瘤的一部分。鳞状上皮化生也可见于邻近的淋巴细胞性甲状腺炎。（右图）巨细胞⇒在囊泡腔或胶质腔中并不罕见，它们是组织细胞，而非恶性的巨细胞。尽管不具有特异性，其仍可以帮助诊断疑难病例

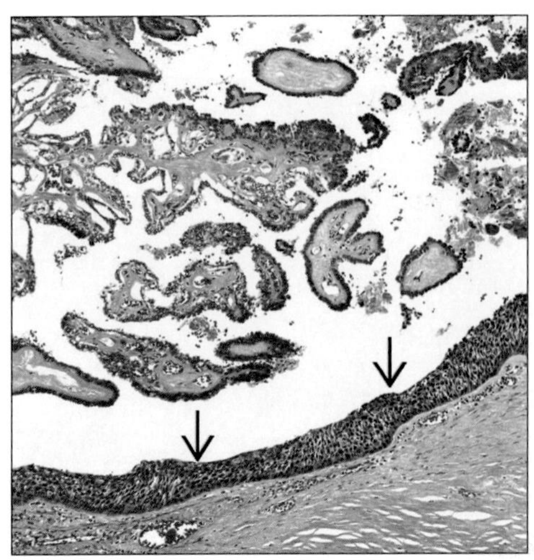

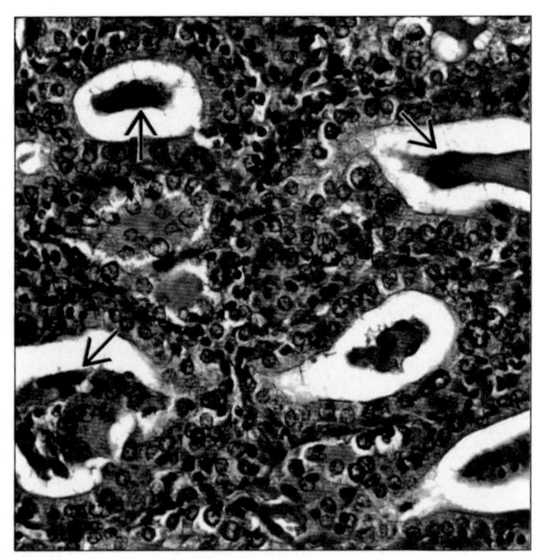

乳头状癌

乳头状癌的特异性特征

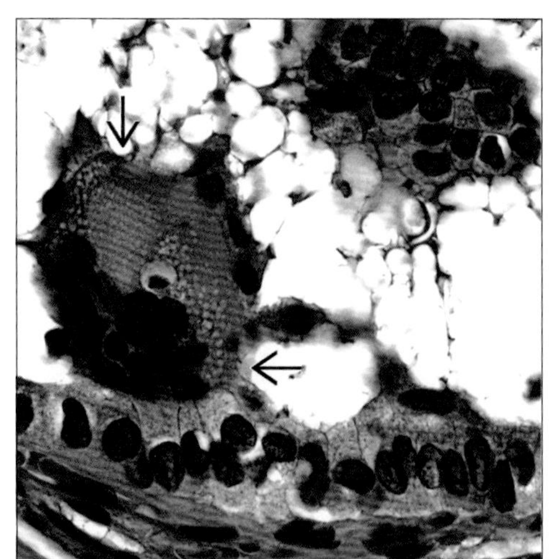

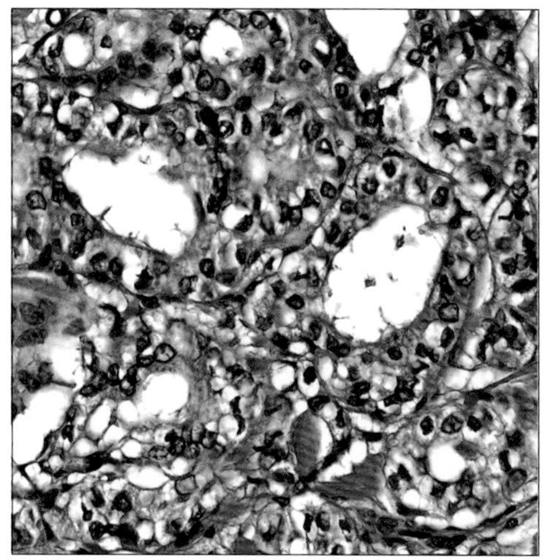

（左图）肿瘤细胞与周围组织相比体积大，核质比高，细胞核比非肿瘤的上皮细胞大2~3倍。巨细胞→显示与肿瘤细胞不同的细胞核特征。（右图）细胞核重叠和聚集，缺乏核极性。轮廓不规则，形成不对称、成角的、新月形、缠绕的以及多边形的形状

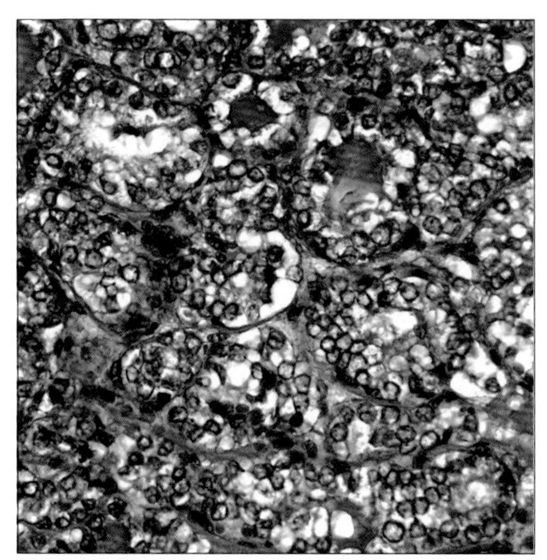

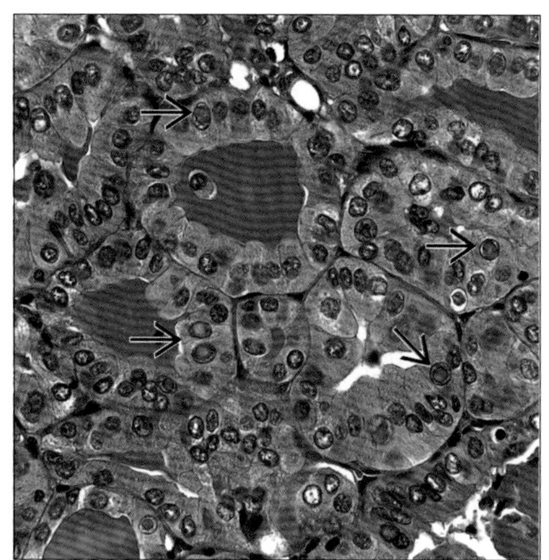

（左图）细胞核染色体透明化，沿着核膜聚集，从而产生增厚的核膜。空白的、苍白的、透明的、毛玻璃样的，或“独眼”样的细胞核，注意其聚集。（右图）核内假包涵体是核膜内陷推动细胞质进入细胞核→，通过核膜可以显著区分，其内包含与周边细胞质相同的物质

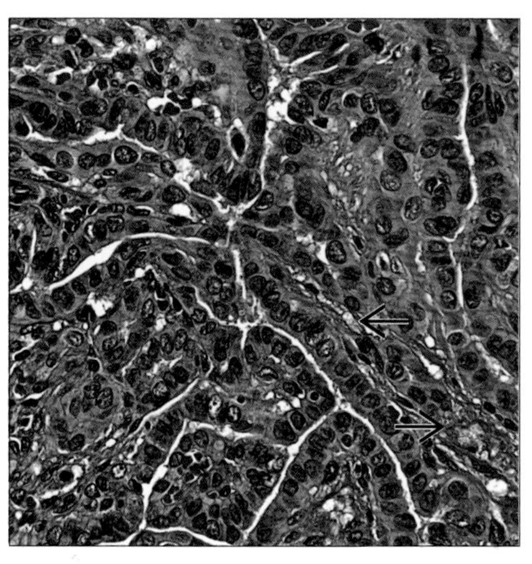

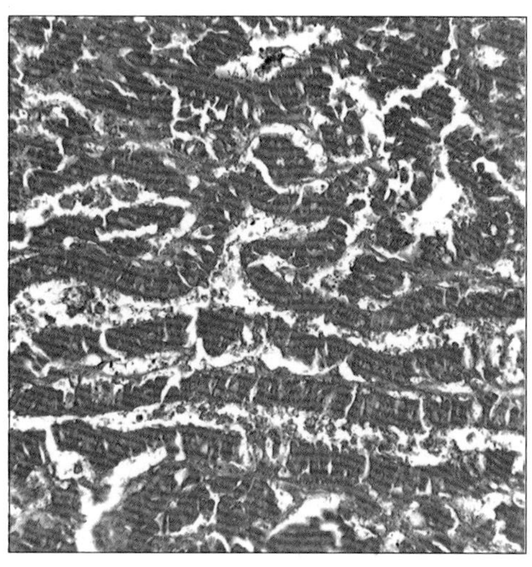

（左图）癌变细胞的核质比高，呈现椭圆形、延长的细胞核，其纵向有核沟延伸，这形成线性而有规则的“咖啡豆样”外观。注意松散的黏液状基质→。（右图）梗阻导致乳头状突起的残影，而这是甲状腺乳头状癌最重要的特点，应该在某处发现存活的肿瘤细胞从而确诊

乳头状癌

乳头状癌变异型显微镜下特征

（左图）Warthin样变异型，乳头状突起延伸，并充满大量的淋巴细胞和浆细胞。在各种类型的乳头状癌中均可观察到淋巴细胞，但淋巴细胞在此种变异型内聚集。（右图）频繁确定转移性疾病，在包膜下面的腔隙可见滤泡细胞聚集➡。在某些病例中，包涵体可能是唯一发现，在Ⅱ~Ⅳ期的颈部淋巴结中并不存在“良性包涵体”

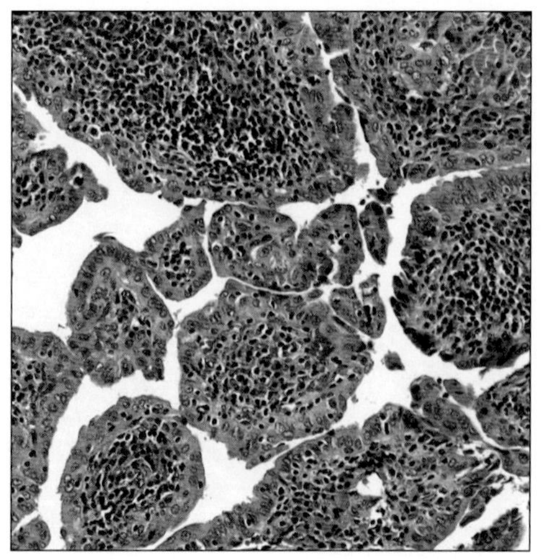

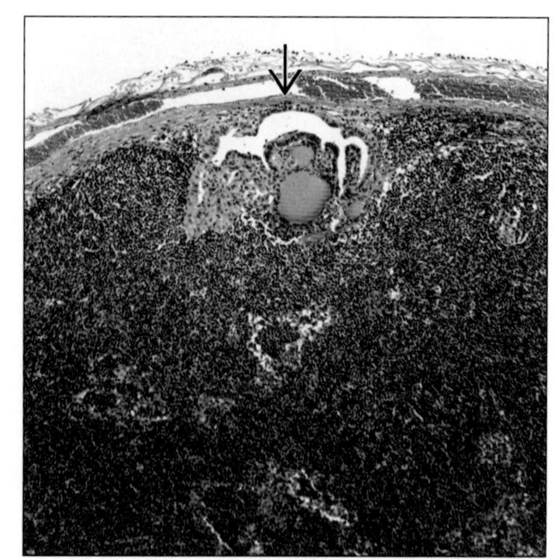

（左图）微小变异型（显微型）的乳头状癌的大小可以为1个滤泡大小，也可以为1cm大小。此处为单个滤泡的乳头状癌，显示乳头状癌的全部结构和细胞形态的细胞核。（右图）起始切片（左侧）未发现肿瘤，但是由于另一个不同的原因进行深部采样时，发现显微的乳头状癌➡

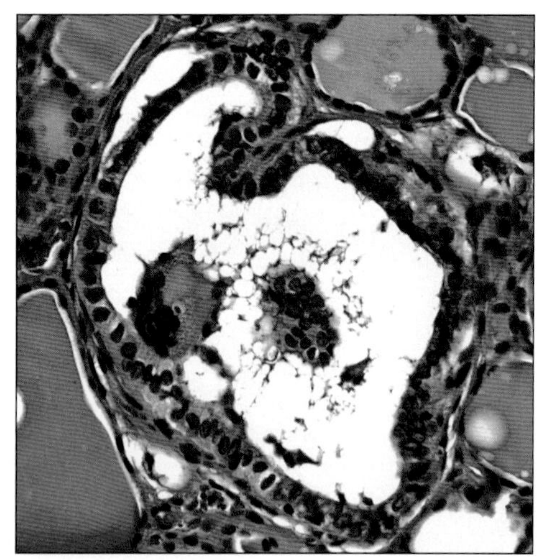

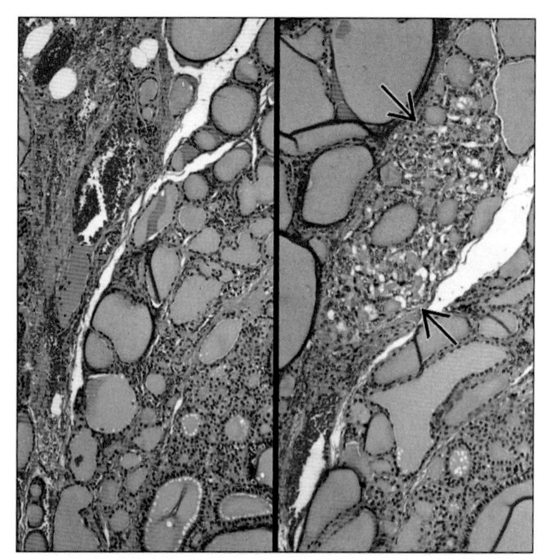

（左图）滤泡变异型：一层薄的包膜包裹肿瘤，注意肿瘤由大小均一的滤泡细胞构成，没有乳头状突起。（右图）滤泡变异型：具有成形的包膜。几乎所有的滤泡都是相同的，显示明亮且高嗜酸性细胞性胶质，乳头状突起是缺如的，肿瘤的内部僵化或纤维化对此种变异型的诊断非常有帮助

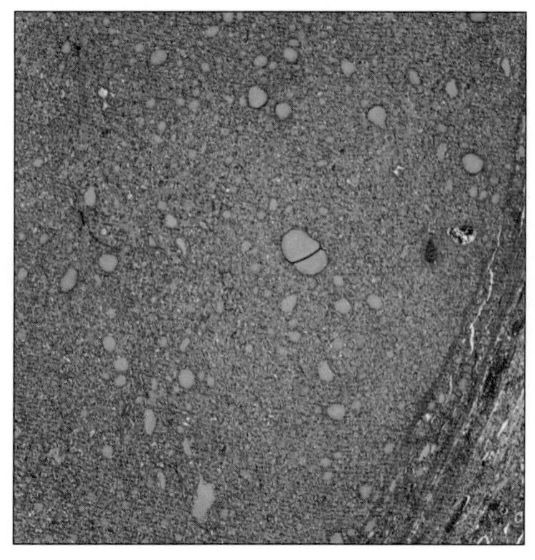

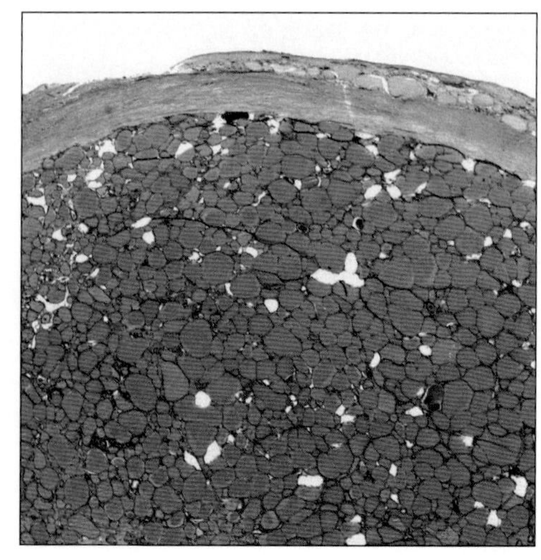

乳头状癌

乳头状癌变异型显微镜下特征

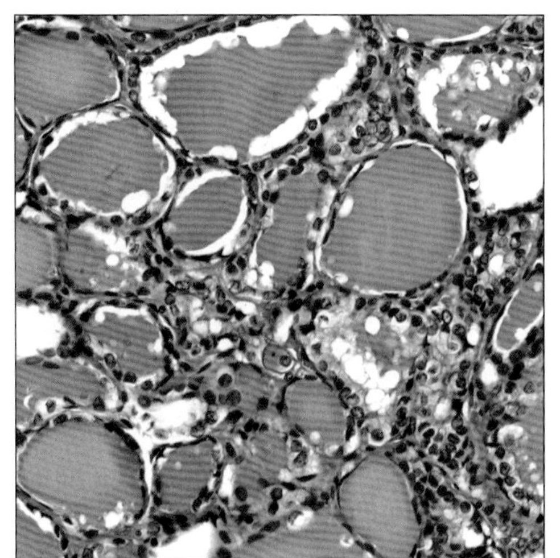

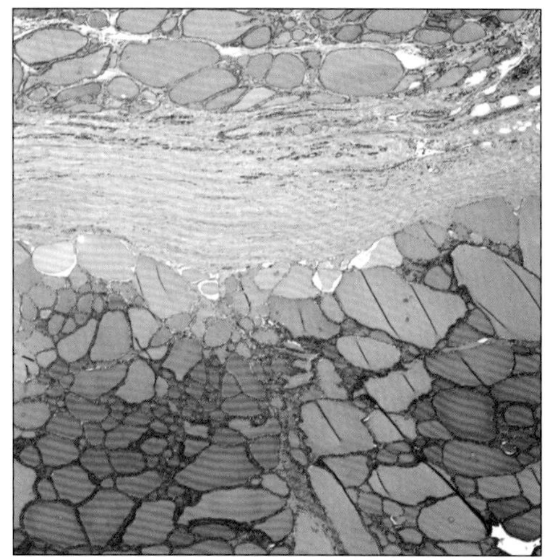

（左图）滤泡变异型：细胞核内排布的滤泡显示乳头状癌的典型特征，需要进行多个区域的多次高倍数检查以确认此变异型。（右图）巨滤泡腺瘤型变异型：具有成形的纤维结缔组织包膜，结构类似腺瘤样结节，低倍数下的巨滤泡腺瘤，需要高倍数检查以确诊此类疾病

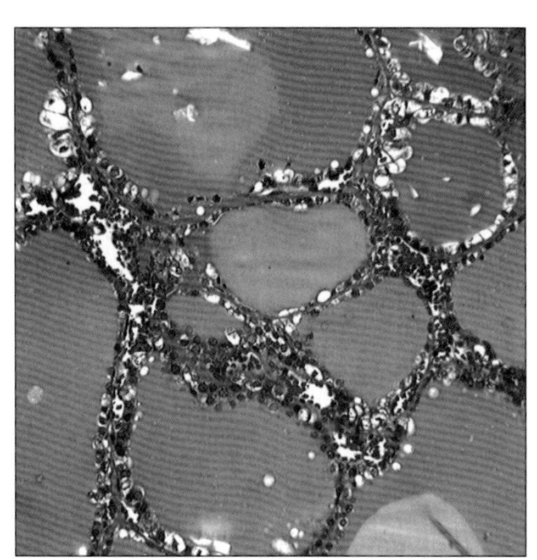

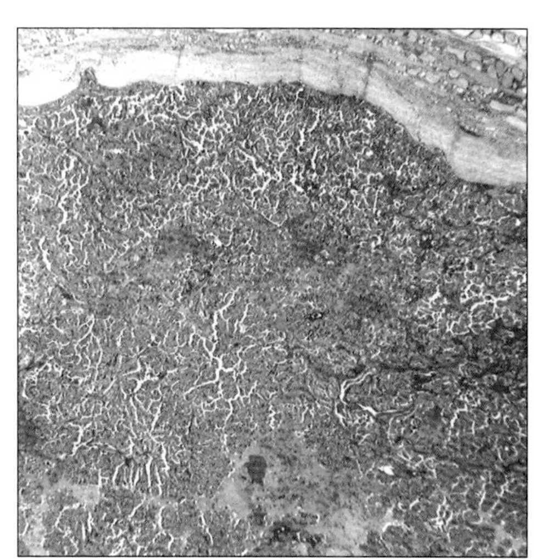

（左图）巨滤泡腺瘤型变异型：巨滤泡腺瘤内排列大细胞。通常而言，扁形或细胞质的透明化说明其非典型癌变细胞，细胞核扁平且深染，只有游离的典型细胞核。（右图）嗜酸性细胞型变异型：低倍镜检查至少70%的肿瘤必然有复合的、分支的乳头状突起结构，出血和退化明显，细胞具有大量的嗜酸性细胞质

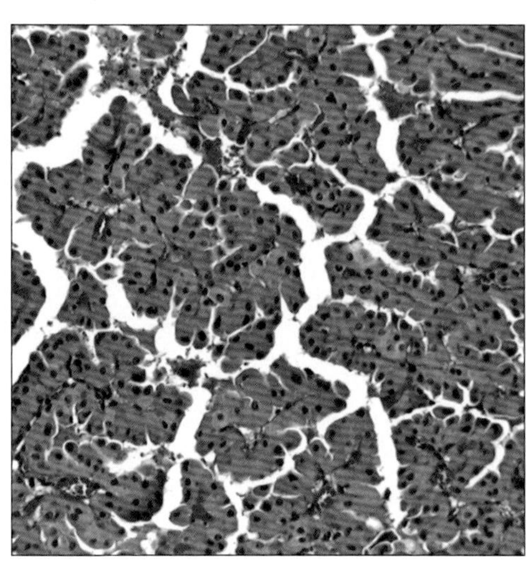

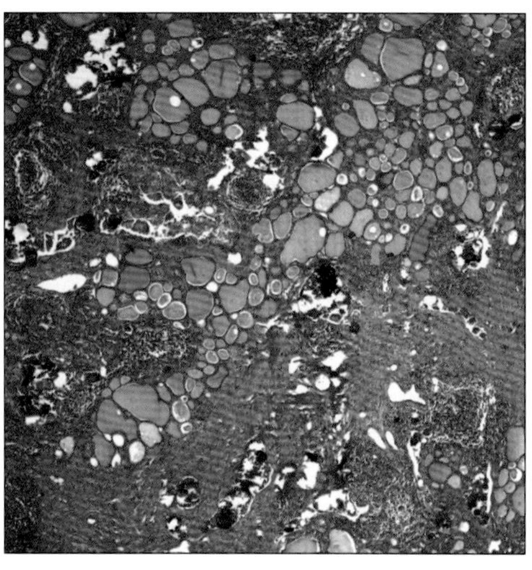

（左图）嗜酸性细胞型变异型：增大的细胞伴有大量嗜酸性细胞型（嗜酸性、Askanazy、Hurthle）细胞质，增大的细胞核倾向于顶孔定位，与传统的甲状腺乳头状癌相比轻度深染。（右图）DSV：弥漫涉及甲状腺癌的甲状腺可见无数的砂砾体、纤维化、慢性淋巴细胞性甲状腺炎以及弥漫性淋巴-血管浸润。DSV是乳头状癌，升至第三位

乳头状癌

乳头状癌变异型显微镜下特征

（左图）弥漫硬化型变异型：存在慢性淋巴细胞性甲状腺炎伴随重度纤维化。大量砂砾体→和鳞状上皮化生➡构成此变异型。（右图）弥漫硬化型变异型：淋巴-血管腔隙内的乳头状癌，沿着鳞状上皮化生的区域→，显示背景的纤维化。通常整个小叶受癌变过程影响

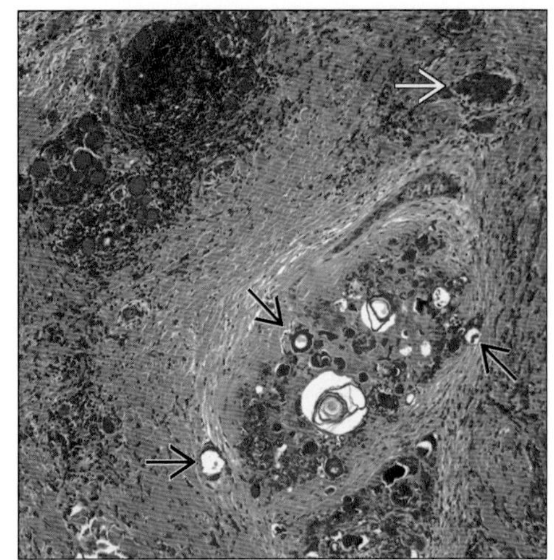

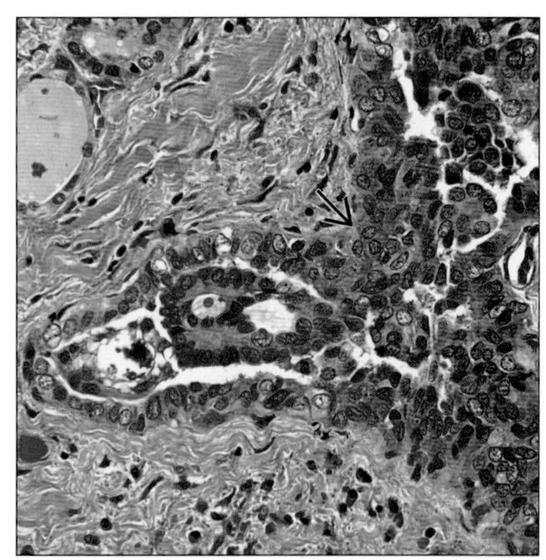

（左图）柱状变异型：主要的乳头状突起的生长显示显著拉长且平行的滤泡（“火车道铁轨”）→，胶质缺乏，由细胞质延长和粗糙染色体分层构成的细胞核产生“深染”。（右图）柱状变异型：乳头状突起的生长显示显著拉长且平行的滤泡，细胞内显示细胞核分层，产生类似呼吸道上皮的结构

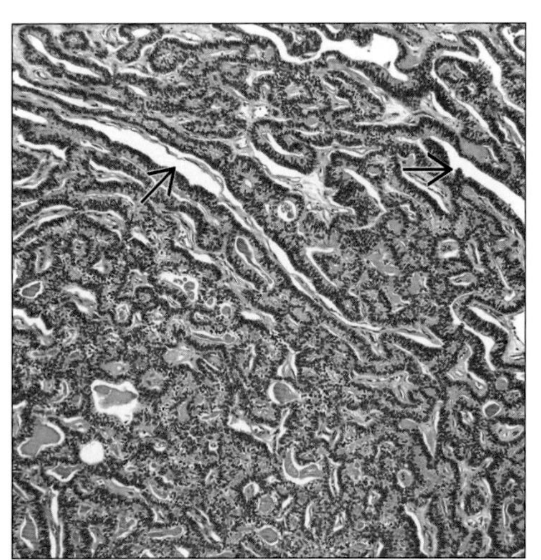

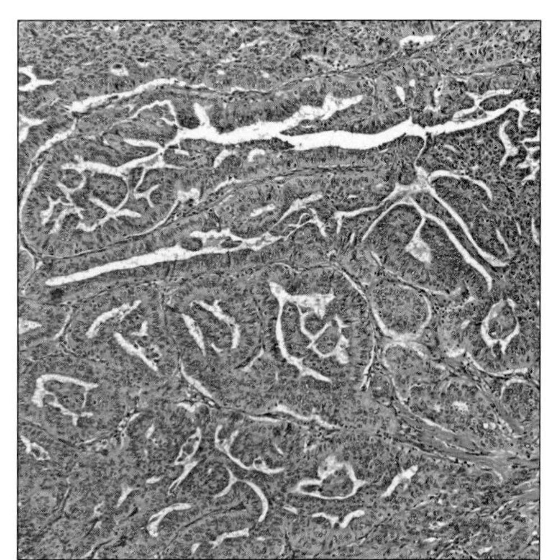

（左图）柱状变异型：高细胞伴有合胞体样排列，细胞质在核上或核下形成空泡。注意坏疽区域→。（右图）高细胞变异型：细胞必须为高细胞，高度是宽度的3倍以上（必须考虑到切片的平面性），胶质缺乏，细胞内边界划界清晰，细胞核位于中心，常见核内细胞质包涵体和核沟

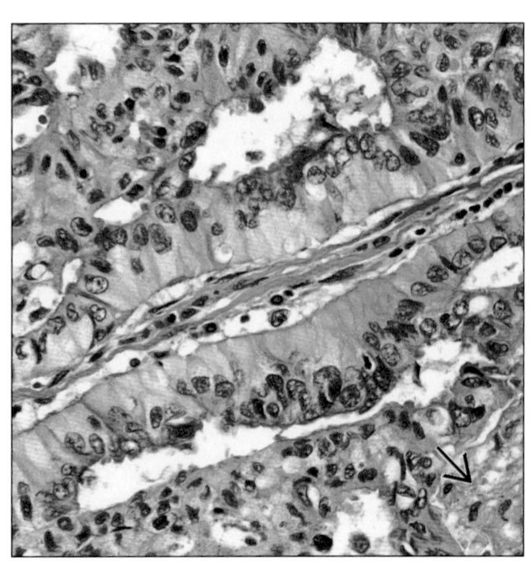

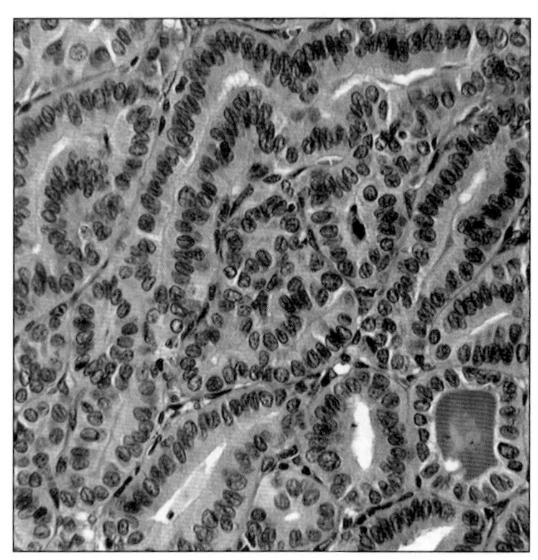

乳头状癌

乳头状癌变异型和组织病理学特征

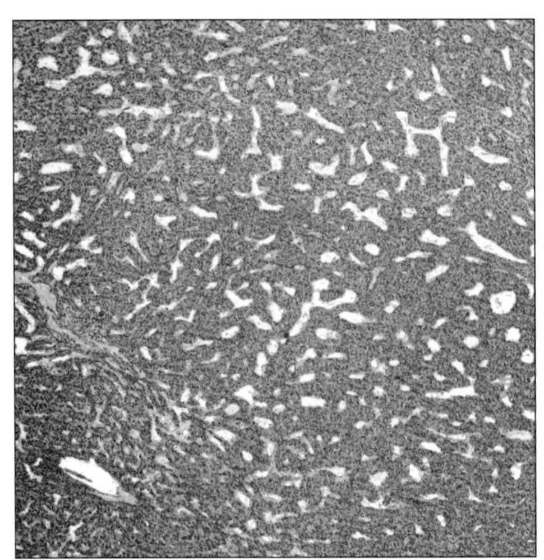

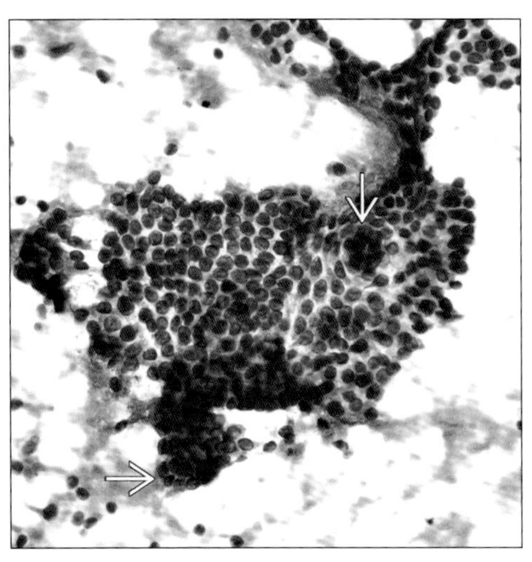

（左图）岛状-实质型变异型：乳头状癌中可见多种不同的模式。此图以岛状-小梁模式为主，显示胶质缺乏，显示乳头状癌的细胞核特点。（右图）单层细胞的细胞涂片（合胞体）显示聚集细胞形成的三维簇状结构➡，细胞质延长，伴有重叠和不规则的边界

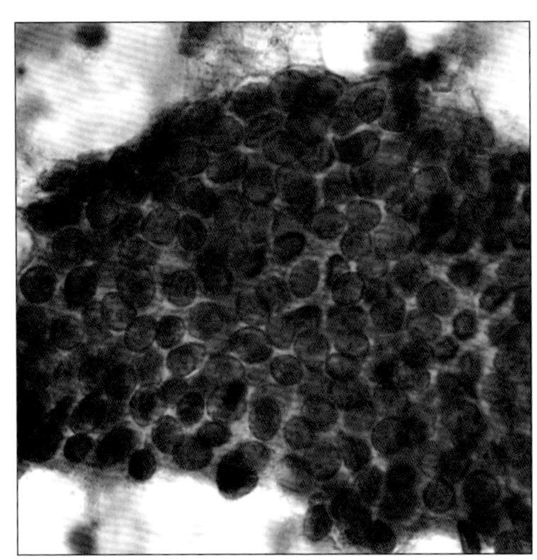

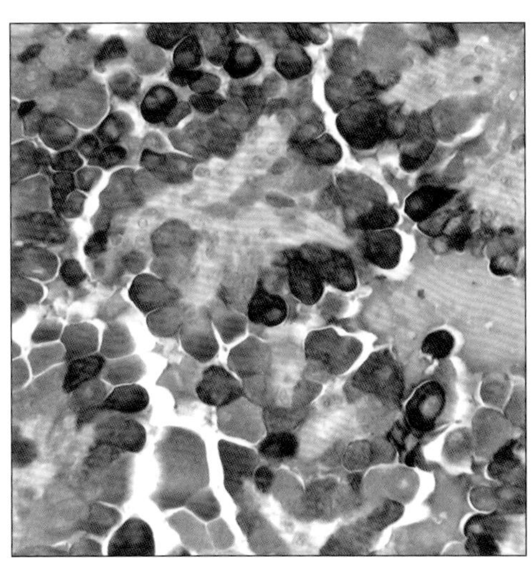

（左图）细针穿刺显示单层细胞，其细胞核增大、重叠，并且具有不规则的边界，细胞核内粉末状或灰尘状，纤细的染色体，并且有若干核沟。（右图）诊断时通常不需要免疫组织化学，如果使用，可能和其他实验（联合）一起确诊。CK19在嗜酸性细胞性甲状腺乳头状癌中通常为阳性

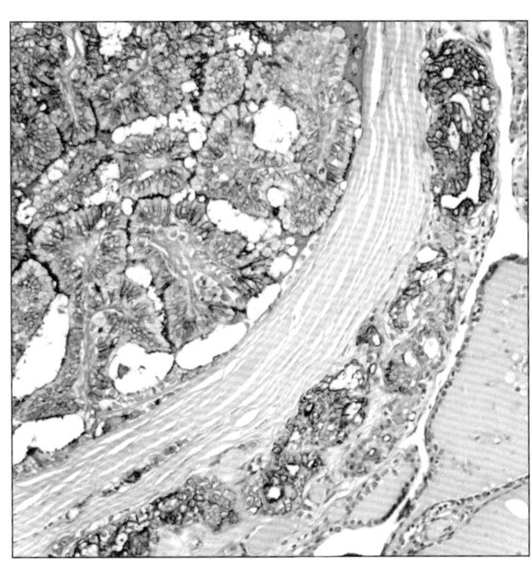

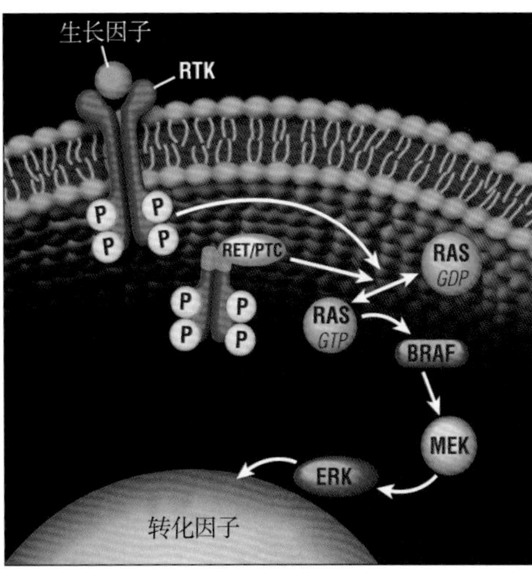

（左图）恶性肿瘤细胞与HBME-1发生剧烈的免疫反应。IHC联合检查时，HBME-1、半乳凝素3和CITED-1同时阳性反应比HBME-1单个阳性反应更具有灵敏性和特异性。（右图）图片显示丝裂原激活的蛋白激酶（MAPK）信号通路，乳头状癌中可见该信号通路的激活（*BRAF*和*RAS*基因的点突变或*RET*和*NTRK1*基因参与的重排）

滤泡状癌

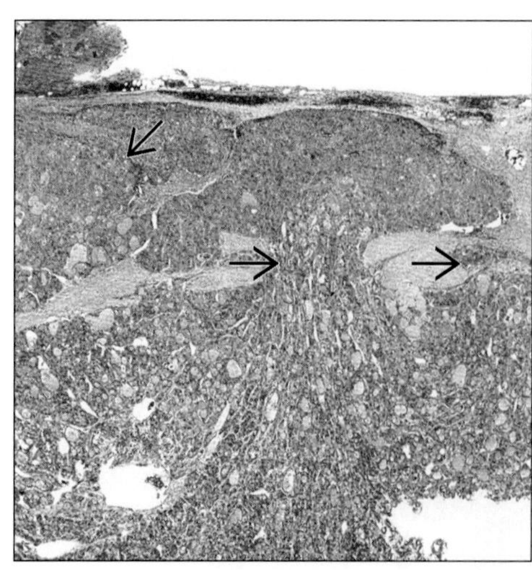

广泛浸润的滤泡状癌显示无数区域的包膜浸润→，形成一个蘑菇形图案

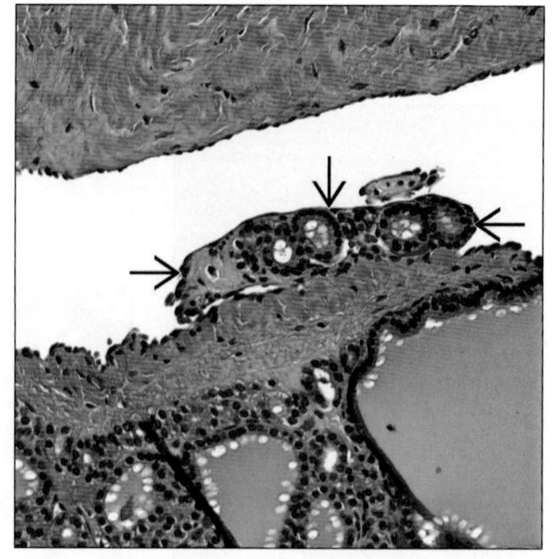

该肿瘤黏附于血管壁，与纤细、断裂的上皮层相连→。肿瘤细胞等同于损伤细胞，有助于确认实质性血管浸润的出现

专业术语

缩写

- 滤泡状癌（FC）

别名

- 滤泡状腺癌
- 嗜酸性细胞癌
- Hurthle细胞癌（不提倡）

定义

- 具有滤泡状细胞分化的恶性甲状腺上皮肿瘤，缺乏乳头状癌的细胞核特征
  - 嗜酸性细胞（Hurthle细胞）型滤泡状癌是最常见的亚型

病因/发病机制

- 类似症状：在美国滤泡状癌达4%
  - Cowden病
    - 常染色体显性疾病，由于10号染色体q22-23上*PTEN*基因的生殖细胞系突变导致
    - 甲状腺疾病见于2/3的患者，其中20%进展为滤泡状癌
  - Werner症
    - 常染色体显性疾病，由于8号染色体q11-12上*WRN*基因的生殖细胞系突变导致
    - 甲状腺疾病见于约3%的患者，通常为滤泡状癌，与不受影响的患者相比，罹患的患者更年轻
  - Carney 综合征
    - 常染色体显性疾病，由于*PRKARIA*基因的生殖细胞系突变导致

环境暴露

- 碘元素不足
  - 食物中碘的摄入低与风险增加三倍相关联（对比碘消耗充足的区域）
    - 低碘与TSH刺激增加相关联，产生甲状腺肿，促进滤泡状癌生成
- 放射暴露
  - 碘照射暴露导致发生滤泡状癌的相关风险增加5.2倍（比乳头状癌少50%）
  - 约4%的滤泡状癌患者具有放射暴露史

此前存在的甲状腺疾病

- 在多达15%的患者中确认
- 腺瘤
  - 滤泡状腺瘤可能为直接的癌前病变（进展为癌）
    - 均具有*RAS*、*PTEN*和*PIK3CA*突变，但癌的突变频率更高
  - 除浸润外，组织学特点相同
  - 癌鲜有小灶（小于1cm）
  - 滤泡状癌患者的平均年龄比腺瘤患者大8~10岁
- 腺瘤样结节
  - 由于TSH刺激的延长，甲状腺肿与细胞增殖速度加快相关，从而导致分裂细胞中突变的概率增加
    - 激素合成障碍性甲状腺肿的患者发生滤泡状癌的概率增加（遗传性缺陷伴有TSH水平急剧升高）
  - 慢性TSH刺激需要额外的诱导有机体突变物质（放射性物质或化学物质）以启动肿瘤形成机制

发病机制

- 起源于滤泡上皮细胞

临床表现

流行病学

- 发病率

滤泡状癌

要点

临床表现
- 占原发甲状腺恶性病变的10%（每年发病平均0.8/10万）
- 多见于50~60岁，每年长12岁癌变率增加
- 女性多于男性 [(2~2.5) ：1]
- 无症状，实性以及无痛性缓慢增大的甲状腺肿块
- 手术结合放射治疗
- 20年生存率：约为97%；20%出现远处转移
- 预后因素
  - 年龄大于45岁，甲状腺外侵袭，肿瘤大于4cm，存在远处转移

大体检查
- 与腺癌相比更厚并且不规则的囊状
- 薄壁囊性癌需提出病变范围

组织病理学检查
- 存在囊性或者血管浸润都可以诊断
- 侵袭血管可在囊内或者囊外，可表现为直接侵袭，侵袭囊壁或者肿瘤内层
- 小囊腔，实性，囊性，小梁样，岛状
- 细胞核小而圆、规则伴有平滑的轮廓
- 变化：广泛侵袭，瘤细胞，透明细胞

辅助检查
- 阳性：甲状腺球蛋白，TTF-1，CK7
- *PPAR*以及*RAS*基因重组占50%

  - 每年发病率：约0.8/10万
  - 占原发性甲状腺恶性肿瘤的10%
  - 第二常见的恶性肿瘤
    - 趋势下降，由于对乳头状癌滤泡状变异体的认知提高
  - 在碘缺乏区域增加
    - 饮食中碘的供应量与滤泡状癌相关发病率下降相关联
- 年龄
  - 峰值：50~60岁
  - 嗜酸性细胞型：约在10年后产生
  - 儿童罕见
- 性别
  - 女性多于男性 [(2~2.5) ：1]
  - 嗜酸性细胞型：女性多于男性（约1.7：1）

位置
- 任何腺叶和异常位点
  - 甲状舌管和卵巢甲状腺肿
- 罕见多灶点

症状
- 常表现为无症状、单个、无痛、缓慢增大、可触及的甲状腺肿块
- 通常比乳头状癌大
- 吞咽时结节常移动
- 淋巴结和远端转移罕见
  - 同侧的淋巴结病变出现率小于5%
    - 嗜酸性细胞型变异体中的比例稍高（淋巴转移vs血行转移）
  - 远端转移见于20%的患者
    - 肺和骨（骨痛或病理性骨折）
- 嘶哑、吞咽困难、呼吸困难和喘鸣罕见
- 放射性暴露罕见

实验室检查
- 甲状腺功能检查几乎正常

治疗
- 选择、风险及并发症
  - 并发症
    - 反复发生的喉返神经损伤达到3%
    - 甲状旁腺功能减退达到3%
    - 甲状腺功能减退没有替代治疗
- 手术途径
  - 手术（腺叶切除vs全甲状腺切除）是治疗选择
    - 只有当随后放射碘治疗和血清甲状腺球蛋白检测时才提倡甲状腺切除术
- 放射治疗
  - 放射性碘治疗
    - 无甲状腺全切时不能有效进行
    - 30%的肿瘤不能摄入，因此无效
    - 对传统的滤泡状癌的失败率达25%，对嗜酸性癌的失败率达到75%
  - 对未能完全切除的肿瘤进行外源性放射束治疗

预后
- 长期预后极佳
  - 微小浸润：20年生存率约97%
  - 广泛浸润：20年生存率约50%
- 嗜酸性细胞型的整体结局与传统滤泡状癌相同
  - 分期结局的分期相似
  - 发生甲状腺外浸润和局部复发的概率稍高
  - 与淋巴结浸润相关
- 甲状腺全切和腺叶切除产生相同的患者结局
- 不良预后因素
  - 年龄大于45岁
  - 甲状腺外侵袭
  - 肿瘤大于4cm
  - 存在远处转移
- 如果转移，肺和骨是最常见的位置
  - 淋巴结：嗜酸性细胞型（10%患者）
- RAS突变与肿瘤分化、远距离转移，还有生存期短有关
- 不明确的（非典型的）案例具有良性的结果

滤泡状癌

影像学检查

CT检查

- 影像学不能真实地区分良性和恶性甲状腺损伤
- MRI优于CT表现：要避免使用碘化造影剂，因为其妨碍^{131}I治疗
- 核素显像
  - 核素扫描通常显示为“冷”结节
  - 可能用于甲状腺术后复发和转移
  - 滤泡癌趋向浓缩^{131}I的能力比邻近正常甲状腺实质弱

B超检查

- 被用于连续追踪结节和指导FNA
- 超声经常发现实性、具有外周非回声波（囊）的低回声肿块
- 不规则的和很难定义的边缘，以及混乱的肿瘤内血流表明为恶性肿瘤

大体检查

一般特征

- 封闭的圆形变为卵圆形的、单独的、实性的肿瘤
- 相对于腺癌来说，变厚和不规则的囊变增多
- 横切面具有凸起和多肉表面
- 大多数浸润性滤泡癌可能表现为囊和血管浸润（包括腔静脉）
  - 有时密闭是很难去证明的
- 失血、坏死和梗死形成不常见
- 灰色-白色到棕色-黄褐色或者红褐色-棕色（大嗜酸粒细胞癌）

病理切片

- 以2~3mm区间形成结节的连续切片
- 除非大的、完整的实质-囊状-肿瘤区域应该被提取
  - 从囊-肿瘤界面得到10个最小块状物（每一块2~3切片）

大小

- 最大是2~4cm
  - 嗜酸性细胞肿瘤可能更大

组织病理学检查

组织学特征

- 大多数是传统类型（大约20%是变异）
- 缺乏乳头状瘤的细胞核特征
- 肿瘤被包膜围绕
  - 胶原纤维平行层的沉积围绕着肿瘤，含有具有平滑肌壁的血管
    - 连续的组织还有网状纤维
  - 厚而好的成形（0.1~0.4cm厚度）
  - 应该为完全的包裹性病变
  - 薄的，不规则的，细小的，不均匀的和差的成形（厚度小于0.1cm）
- 包膜浸润或者血管侵犯对于诊断是充分的
- 必须存在浸润
  - 包膜浸润
    - 穿透包膜大于1/2厚度（部分厚度）
    - 肿瘤结节外形以外
    - 与FNA前部位相关
    - 肿瘤细胞与甲状腺实质直接接触很罕见，因为新的胶原围绕前沿沉积
    - 更深入的切片可能发现肿瘤连接“卫星”结节和相邻的实质
    - 切向截面常限制解释
    - 细针穿刺活检人工假象：突然的包膜丢失，线性结构，反应性内皮细胞增殖，含铁血黄素，红细胞
  - 血管浸润
    - 血管在囊内或囊外
    - 不在肿瘤内
    - 肿瘤扩张直接进入血管
    - 在这些主要的肿瘤中肿瘤细胞要保持一致性
    - 填满内皮细胞
    - 肿瘤血柱黏附到血管内
    - 不具有撤离物质的截留细胞
    - 血清中没有自由悬浮和无法存活的细胞
    - 不是手术或切片操作的结果
    - 意识到“穿透”血管：无关切片的血管
- 精确数量的相关血管或者包膜浸润区域无法定义
- 好成形的滤泡（微滤泡）、实性、囊状、横隔片和孤立类型的重排
  - 1型通常是主要的
  - 巨滤泡型不常见
- 肿瘤是细胞性的，但是胶质通常易被识别
  - 大嗜酸粒细胞癌可能含有更多限制性的胶质
- 肿瘤细胞比邻近的实质稍大，立方形的和规则的
  - 可见病灶肿瘤细胞纺锤体
  - 细胞质丰富，从嗜酸性细胞到两性分离
- 细胞核仁小，通常是圆形和规则的光滑外形
  - 细胞核染色质粗糙和深染
  - 核仁小
  - 可见单独的细胞核多形性，但不能改变诊断
- 可能看见有丝分裂象
- 可能看见退化和坏死
  - 可能存在于FNA前的肿瘤
- 直接软组织和气管扩张罕见
- 不可见甲状腺外扩张

边缘

- 应该明确报告外科手术边缘
- 甲状腺“包膜”以外的扩张与越来越多的生物学侵入行为相关

滤泡状癌

变异及分型

- 广泛浸润型
  - 广泛包膜浸润（“蘑菇状”浸润）
    - 包膜可能丢失或者很难鉴定
  - 直接扩散到邻近甲状腺实质或甲状腺外周软组织中
  - 不常见，由于医师和患者意识的提高，更高级的放射影像技术和手术管理的进步
- 嗜酸性细胞亚型
  - Hurthle细胞，Ashkenazy 细胞，嗜酸性细胞；由于异常线粒体的快速积累
    - 以上术语并不推荐使用
    - Ashkenazy 在1898年第一次描述这类细胞
    - Hurthle 描述在狗的甲状腺中C细胞的情况
  - 恶变趋向比传统的滤泡癌更大
  - 总体上，红褐色和棕色表现是与众不同的
  - 浸润标准与滤泡癌一致
  - 大于75%肿瘤由大嗜酸粒细胞癌组成
    - 大的，多边形细胞，具体很好的细胞边界
    - 丰富的，变为轻微粗糙的、颗粒的和深度嗜酸性的细胞质
    - 乳白色的或光滑的细胞质
    - 核仁：圆的和规则的，具有粗糙的染色质
    - 多形性在这种变异中增加
    - 经常性与主要的，显著的嗜酸性细胞和中心部位的细胞核相关
  - 细胞质是易碎的，有变为梗死的趋势，通常在FNA前
    - 可能导致出血、退化和最终纤维化
  - 实性和有横隔片的类型表现为不足的或缺失的胶质
    - 在这些案例中，甲状腺转录因子1或甲状腺球蛋白是有用的
  - 胶质趋向于嗜碱性和钙化（与砂砾体相似）
- 透明细胞亚型
  - 主要的（大于75%）是透明细胞组成
  - 细胞质是无色透明的或者具有黄白的和嗜酸性的颗粒
  - 细胞质质量决定于糖原，脂质，甲状腺球蛋白，其他囊泡，或者膨胀的线粒体
    - 特别是可能在嗜酸性细胞癌中可见
  - 可以从转移性肾细胞癌和透明细胞骨髓瘤（通过免疫组织化学）分离到
- 印戒细胞亚型
  - 细胞含有大细胞内基质的液泡，液泡会取代和将细胞核挤到一侧
    - 物质对甲状腺球蛋白有免疫活性和对于PAS淀粉粒化酵素反应阳性
  - 必须判断是否存在浸润现象

辅助检查

细胞学

- 腺癌或结节从恶性肿瘤的分离不能用FNA进行可实现或预测性的开展
  - 灵敏度：78%
  - 特异度：98%
  - 阳性预测值：99%
- 细胞过多吸入
- 分散的微滤泡
  - 滤泡根据6~12个核仁形成的环状结构进行分组
  - 球形的，三维聚集
  - 含有一致的、圆形的和粗糙核染色质的光滑细胞核的立方形细胞增大
  - 细胞质边界经常是模糊的
  - 细胞核大小和形状变异
- 缺乏的胶质
- 嗜酸性细胞亚型：缺乏的胶质，不良的细胞；大的从圆形到卵圆形的细胞；低的细胞核和细胞质比例；丰富的颗粒细胞质；异常的圆形细胞核；可能看见双核或多核现象；通常细胞核很明显；无淋巴浆细胞性浸润

冰冻切片

- 几乎没有用，除非你“偶然”正好找到浸润区域
- 如果需要进行FNA，要减少冷冻
- 如果需要冷冻，在“遵从永久性”使用之前，囊泡用2~3个切片做标本

组织化学

- PAS强调的是胶质

免疫组织化学

- 阳性：甲状腺球蛋白，TTF-1，CK7
  - 成对阳性包括半乳凝素3，HBME-1和CITED-1，可能对于“恶性”的确定有帮助
  - 注意：大嗜酸粒细胞癌没有特异性染色和高的内源性生物素活性
- 阴性：嗜铬粒蛋白，降钙素，突触素，CD56，CEA-M
- CD34，CD31，FⅦ-RAg 可以强调血管（价值有限）

流式细胞术

- 在50%~60%的滤泡癌是非整数倍的

细胞遗传学

- 高比例的杂合性丢失（LOH）是滤泡癌的特征
  - 已知的肿瘤抑制基因：在3p 25-26的*VHL*，在17 p13的*TP53*，在10q 23的*PTEN*

分子基因学

- 在多于50%的滤泡癌中，可见过氧化物酶体增殖物激活受体γ（*PPARγ*）基因的重排
  - t（2；3）(q13；p25）会导致2q13上的*PAX8*基因

滤泡状癌

甲状腺滤泡癌的体细胞突变

突变类型	滤泡癌	嗜酸瘤细胞类型的滤泡癌
RAS 点突变	40%~50%	10%~15%
PAX8/ PPARγ 重排	30%~40%	小于 5%
PTEN 点突变，少量删除	5%~10%	NR
PI3CA 点突变	5%~10%	NR

NR- 未被报道

和3p25上的过氧化物酶体增殖物激活受体γ基因发生融合
  - FISH 被用于检测
  - 患者越来越年轻化；肿瘤越来越小；实性生长类型
  - 几乎不会表现为*RAS*突变的共发生
- 高于50%的滤泡癌中可见*RAS*异常（非恶性肿瘤特异性）
  - 最常见在*N*和*H-RAS*基因的61密码子活化突变
  - *GRIM-19*基因突变最近在嗜酸瘤细胞癌中被发现

电子显微镜
- 滤泡细胞具有保守的极性；细胞静止在连续的基膜上；顶面上有微绒毛；细胞核含有小而紧密的染色质；发育良好的颗粒状内质网
- 嗜酸性细胞内充满异常的线粒体，表现为大小的变化和多形性，还有表现为嵴消失

鉴别诊断

滤泡腺癌
- 封闭的单个肿瘤，无浸润
- 组织学特征与恶性肿瘤一致
- 外周必须存在丰富的取样

腺癌样结节
- 通常为多病灶
- 常表现为少细胞性，胶质比肿瘤多
- 含有不规则的纤维化而并非包膜
- 切向切片，不规则轮廓，细针穿刺活检和冷冻切片检查工件会妨碍理解

乳头状瘤
- 特异性的，FV-PTC
- 具有乳头状瘤的特征性细胞核特点
  - 透明的细胞核染色质，不规则的轮廓，细胞核沟，细胞核重叠，瘤外纤维化，砂砾体

骨髓瘤
- 细胞性肿瘤，缺少胶质
- 常可见淀粉体
- 在遗传性肿瘤的C细胞增生背景
- 巢形或独立的结构
- 卵圆形到纺锤体的细胞
- 圆形的、反常的核仁，具有细小加粗的染色质
- 嗜铬粒蛋白，突触素，降血钙素，CEA-m 和CD56为阳性

透明细胞瘤
- 副甲状腺肿瘤
  - 腺癌或恶性肿瘤表现为副甲状腺激素（PTH）和嗜铬粒蛋白活性
- 转移性肾细胞癌
  - 免疫组织化学研究将有帮助
  - 不要用甲状腺转录因子1或甲状腺球蛋白过度解释作为肿瘤细胞的截留甲状腺滤泡细胞

不良分化恶性肿瘤
- 固体的，有横隔片的和孤立的生长类型需要从不良分化恶性肿瘤中分离
- 增加的有丝分裂象和相对缺乏胶质产生的坏死

参考文献

1. Baloch ZW et al: Fine-needle aspiration of the thyroid: today and tomorrow. Best Pract Res Clin Endocrinol Metab. 22(6): 929-39, 2008
2. Nikiforov YE: Thyroid carcinoma: molecular pathways and therapeutic targets. Mod Pathol. 21 Suppl 2: S37-43, 2008
3. Baloch ZW et al: Our approach to follicular-patterned lesions of the thyroid. J Clin Pathol. 60(3): 244-50, 2007
4. LiVolsi VA et al: Use and abuse of frozen section in the diagnosis of follicular thyroid lesions. Endocr Pathol. 16(4): 285-93, 2005
5. Asa SL: My approach to oncocytic tumours of the thyroid. J Clin Pathol. 57(3): 225-32, 2004
6. LiVolsi VA et al: Follicular neoplasms of the thyroid: view, biases, and experiences. Adv Anat Pathol. 11(6): 279-87, 2004
7. Ko HM et al: Clinicopathologic analysis of fine needle aspiration cytology of the thyroid. A review of l, 613 cases and correlation with histopathologic diagnoses. Acta Cytol. 47(5): 727-32, 2003
8. Rosai J: Immunohistochemical markers of thyroid tumors: significance and diagnostic applications. Tumori. 89(5): 517-9, 2003
9. Thompson LD et al: A clinicopathologic study of minimally invasive follicular carcinoma of the thyroid gland with a review of the English literature. Cancer. 91(3): 505-24, 2001
10. Oertel YC et al: Thyroid cytology and histology. Baillieres Best Pract Res Clin Endocrinol Metab. 14(4): 541-57, 2000
11. Mazzaferri EL: An overview of the management of papillary and follicular thyroid carcinoma. Thyroid. 9(5): 421-7, 1999

滤泡状癌

影像学、大体和显微镜下特征

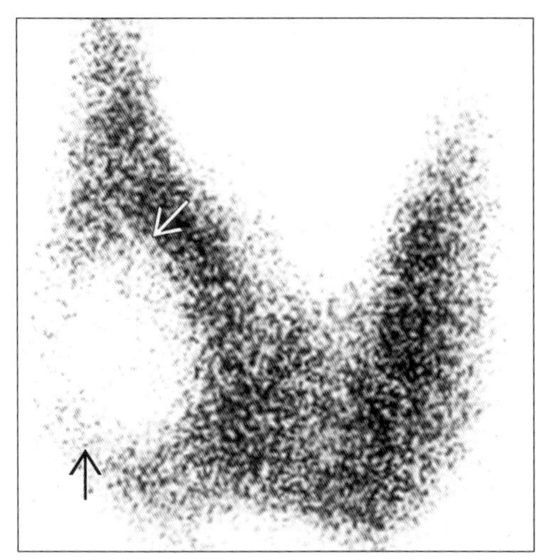

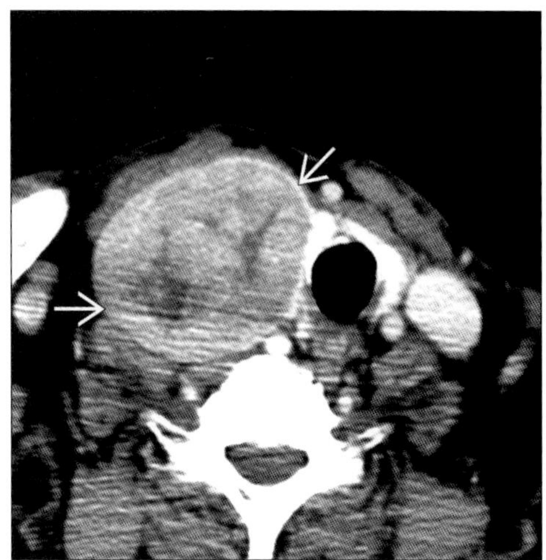

（左图）前平面^{123}I核素扫描，在右侧甲状腺叶中表现为冷结节⇨➡，一个冷结节具有接近20%的可能性变为恶性。这是一个滤泡癌的案例。（右图）这个CT影像发现了大的、实性的和严格限制的甲状腺瘤➡，缺乏包膜浸润，这是放射影像中常见但是非特异性的发现，还可见于良性或恶性损伤中

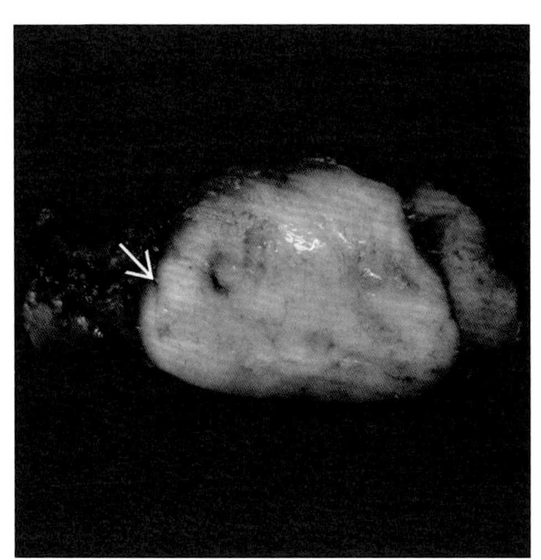

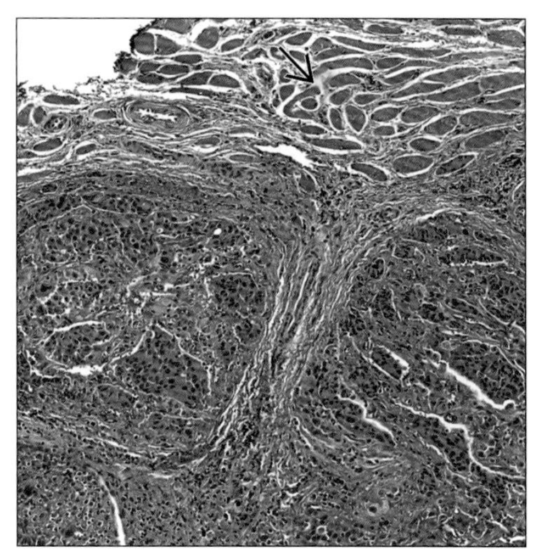

（左图）这是一个甲状腺中的实性肿瘤，与周围实质相比，肿瘤的切面表现为颜色浅亮区以及涉及的一个延伸区域➡，尽管没有诊断性的包膜浸润。（右图）甲状腺癌可能阐释了甲状腺实质之外扩张到邻近软组织，在这里，肿瘤组织中混杂骨骼肌组织⇨，甲状腺峡部也可能与骨骼肌混合

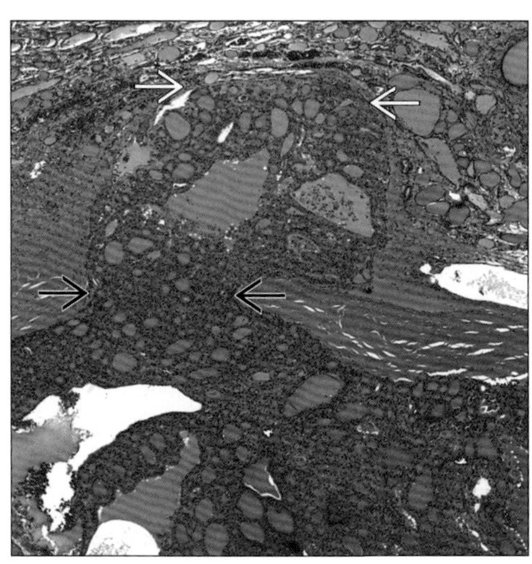

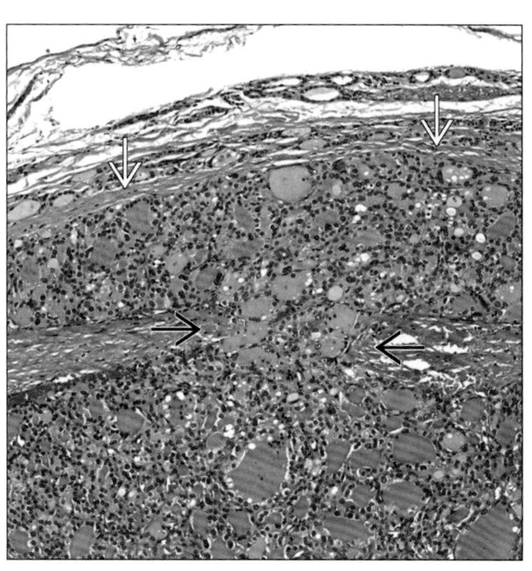

（左图）囊的完全穿刺是滤泡癌的诊断方法⇨，然而有时浸润不一定在这里发展很好。注意在肿瘤结节最前端会有新胶质沉积➡。（右图）肿瘤包膜会被嗜酸性细胞破坏⇨，这些细胞会形成“蘑菇状”然后扩张到周围实质中。注意在肿瘤投影最前端会有新胶质沉积➡

滤泡状癌

血管浸润

(左图)这是一个大的肿瘤投影→，在肿瘤轮廓和囊泡外面，可以将这个肿瘤归类为广泛性浸润损伤。肿瘤是一个嗜酸性细胞亚型。(右图)这是一个贯穿这个肿瘤包膜的大蘑菇状样投影→，这是滤泡癌的特征，能将这个肿瘤准确地归类在广泛性浸润类别。肿瘤在滤泡结构中发生重排

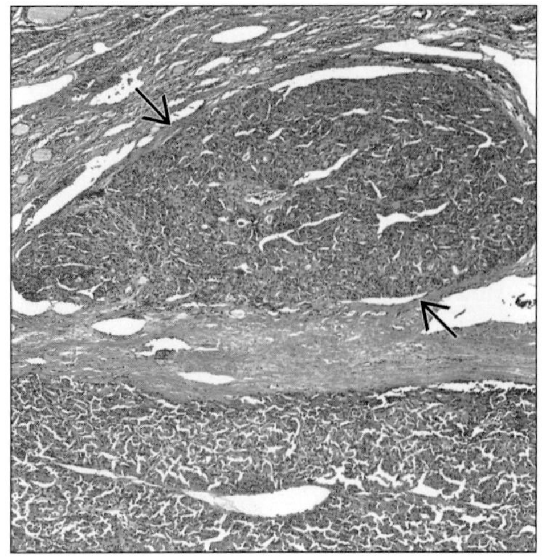

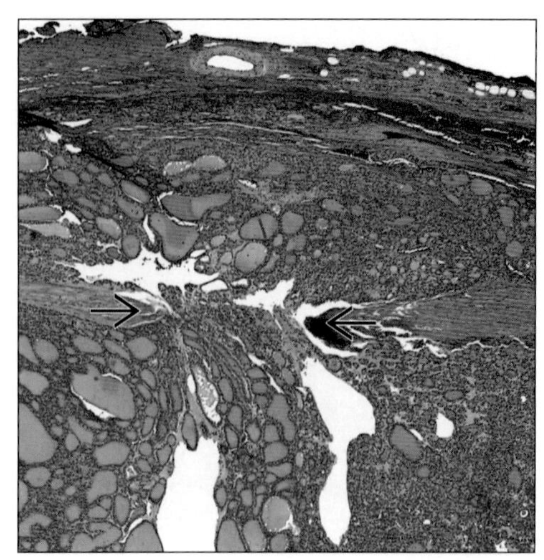

(左图)在一些肿瘤中，包膜穿刺可能“推”包膜到某个点上，这个点是肿瘤投影在肿瘤轮廓的外边→，起始时就在低能量状态下，观察整个囊泡从而得到这个肿瘤的形成和外周信息，很重要。(右图)HE染色发现了来自肿瘤细胞的纤维连续组织→通常穿刺后超过50%的患者会出现局部囊泡的扩张➡。没有特征表明这是前FNA的部位

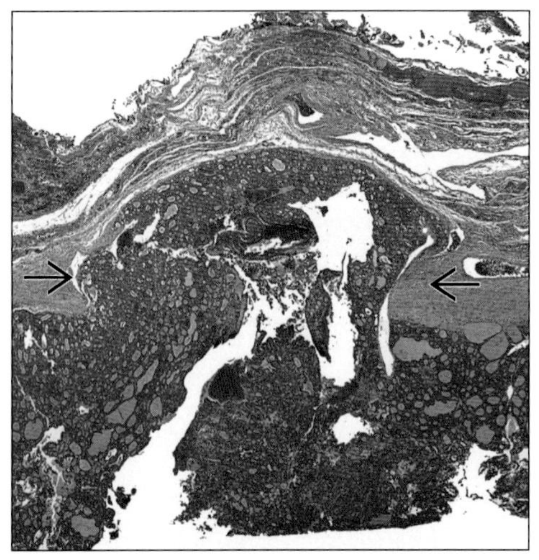

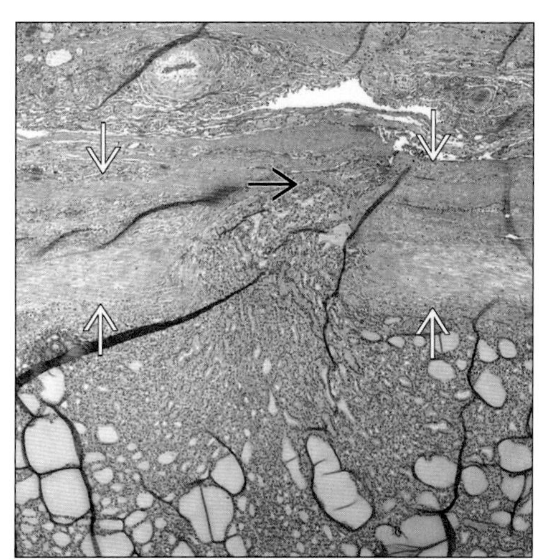

(左图)病灶→不能充分地判定为真正的包膜浸润，尽管这个囊被嗜酸性细胞部分穿刺。像这样的案例，多余的水平或切片被建议排除浸润。(右图)这是整个采样的肿瘤中，包膜浸润的唯一病灶→，此囊非常厚➡，肿瘤是细胞性的，但是这个区域还没有达到包膜浸润的阈值

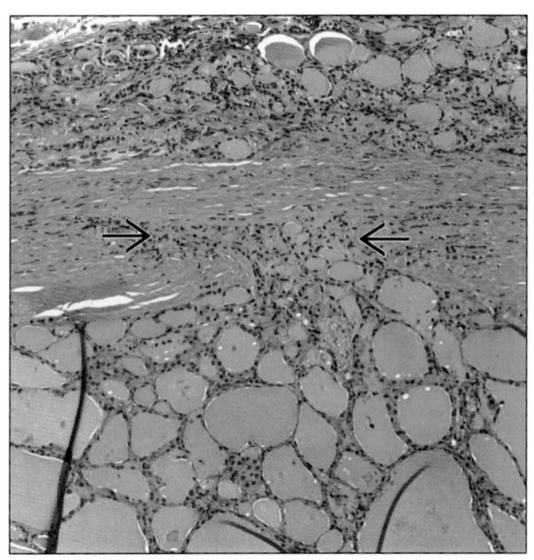

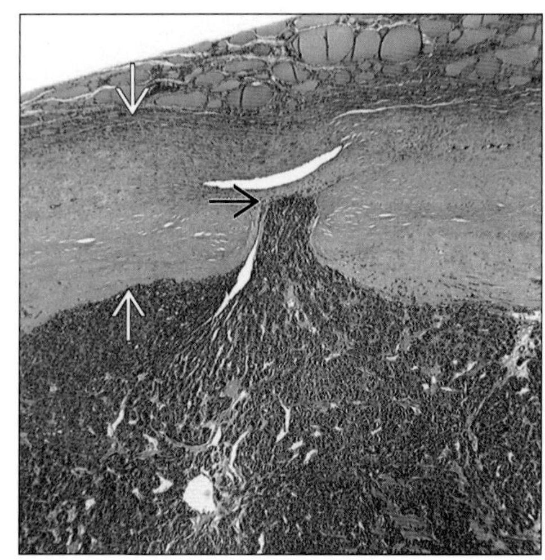

滤泡状癌

血管浸润

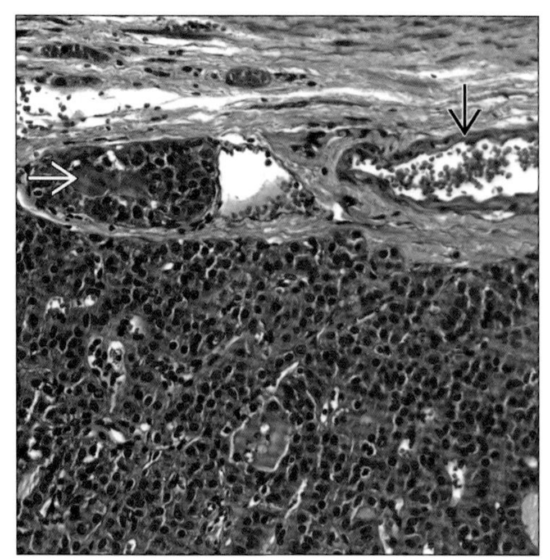

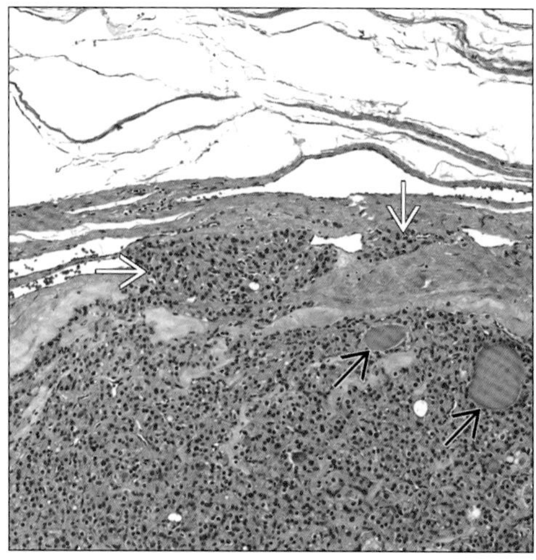

（左图）这个血管充满肿瘤，包括一个胶质产物➡。血管壁在邻近的血管连续的位置很容易明确⇨。（右图）滤泡癌的嗜酸性细胞在血管里与它们在主要肿块里是一致的➡。肿瘤填充扩张血管，可以看见一个精致的内皮分界线⇨，胶质产生在肿瘤里

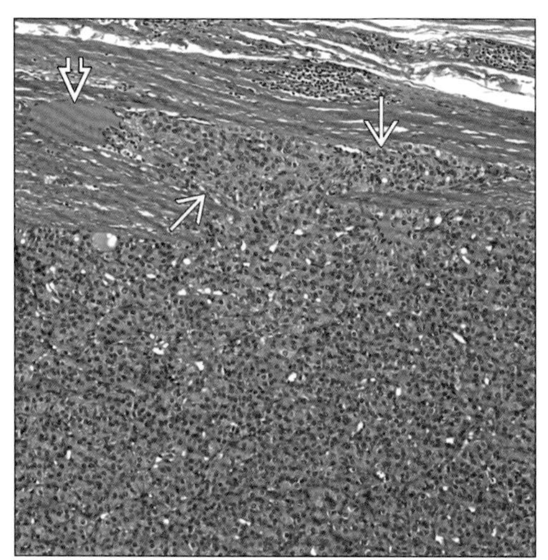

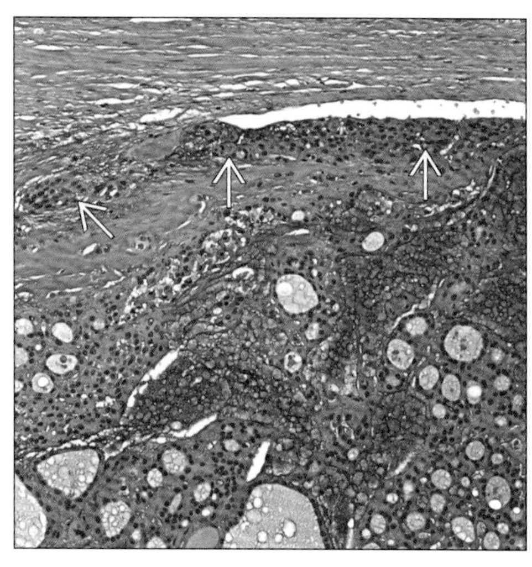

（左图）嗜酸性细胞浸润到肿瘤包膜中，充满整个血管空间➡，血管的一个边角处存在很少量的血清⇨，可以帮助定位肿瘤血栓的位置。（右图）嗜酸性细胞形成血管样边界➡，嗜酸瘤细胞滤泡癌与黏蛋白物质有关，黏蛋白物质是非特异性的，可以在甲状腺损伤中广泛被发现

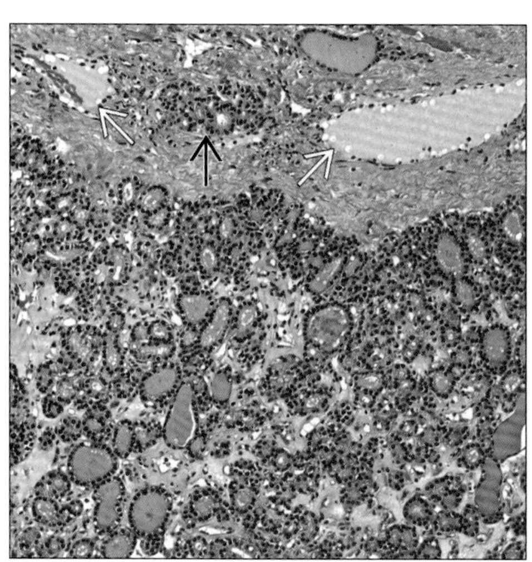

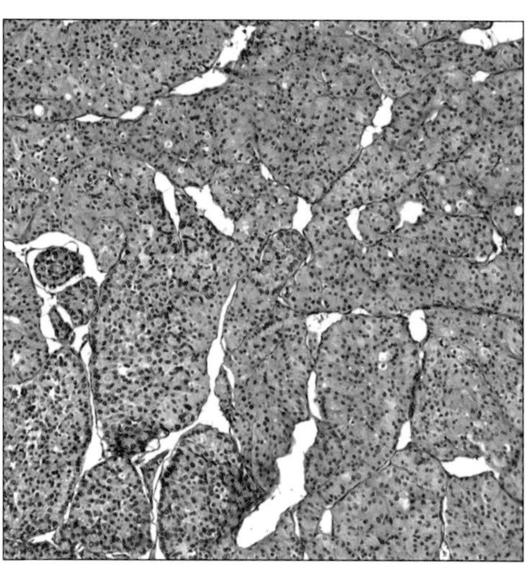

（左图）这是在两个血管之间⇨，滤泡细胞的包埋例子➡，这不是浸润，也没有在这个被诊断为滤泡腺癌的肿瘤里有额外的发现。包埋是滤泡肿瘤侵袭周围细胞的方式。（右图）在滤泡肿瘤中可有横隔片的和独立的类型。浸润被用于肿瘤的诊断，尽管有横隔片的和独立的类型在不同的滤泡损伤中也可见

滤泡状癌

显微镜下特征

（左图）尽管这是一个不常见发现，但是在这个滤泡癌中，肿瘤坏死是存在的[→]，注意到显著的核仁存在于几乎每一个肿瘤细胞中。在此区域发现胶质。（右图）嗜酸性细胞（嗜酸性Hurthle细胞）很大。多边形的细胞具有丰富的、颗粒状的和清楚的嗜酸性细胞占据的细胞质。细胞核染色质相对于血管来说是透明的，具有显著清楚的嗜酸性细胞，中心可见圆形到不规则的核仁

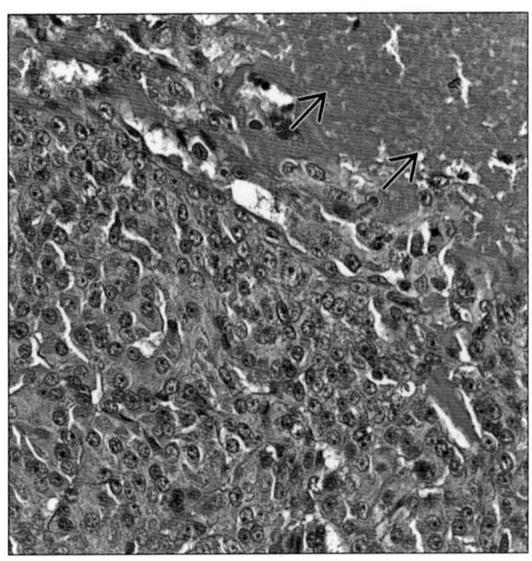

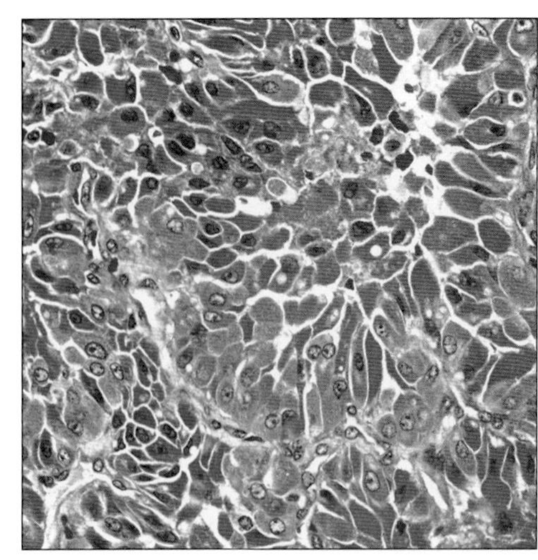

（左图）滤泡癌的细胞核经常表现为不规则的大小和形状，但是核染色质是粗糙的和密的。整个肿瘤中都存在胶质。（右图）大量的生长类型可见于滤泡癌中。举例来说，就像这个标本，一个类器官类型和骨髓瘤相似，当胶质不存在时，甲状腺球蛋白对于这个过程本质的确认有帮助

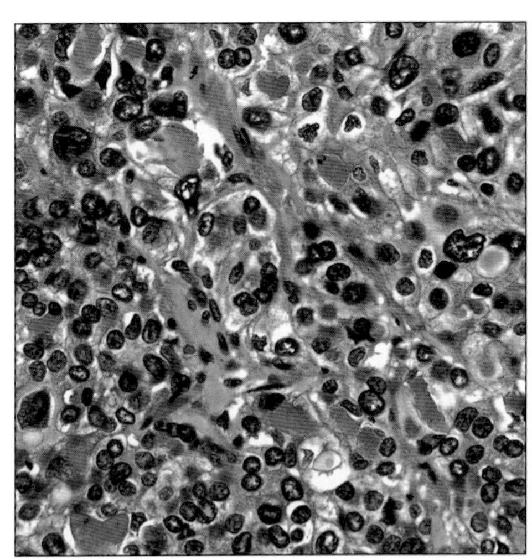

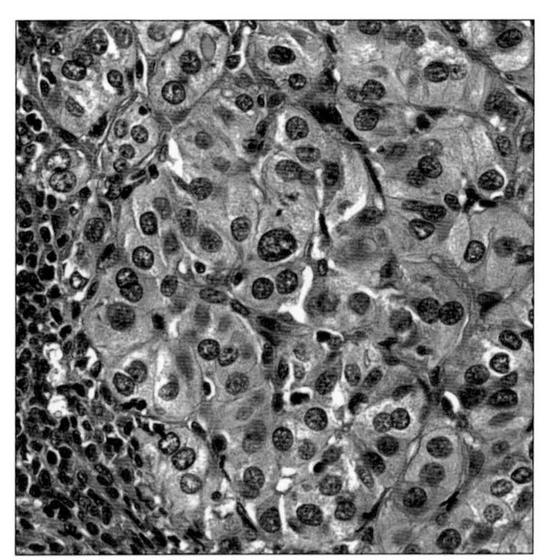

（左图）滤泡癌的瘤细胞通常是单调的，具有相对低的细胞核和染色质比例。可见一个有丝分裂象[➡]。含有丰富的细胞质，这个经常与细胞核外细胞质内含物有关[⇨]。（右图）在嗜酸瘤细胞损伤中，常可见透明细胞变化，但是也能在其本身上发现（印戒变异）这些内含物经常与甲状腺球蛋白具有强烈和弥漫性免疫反应

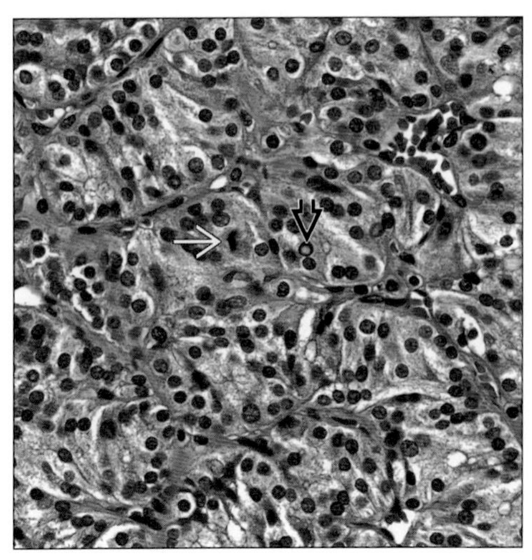

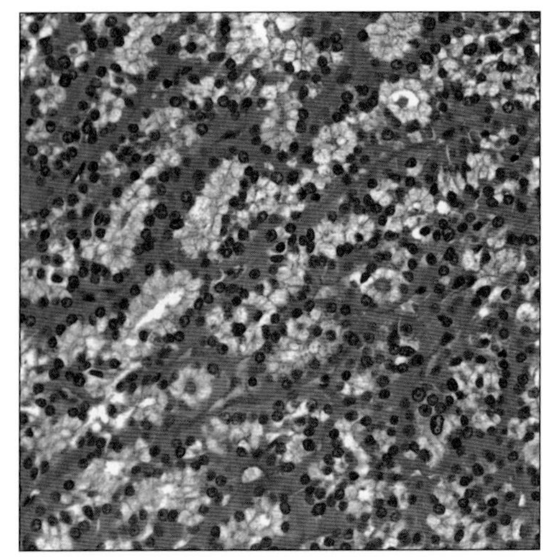

滤泡状癌

显微镜下和组织病理学特征

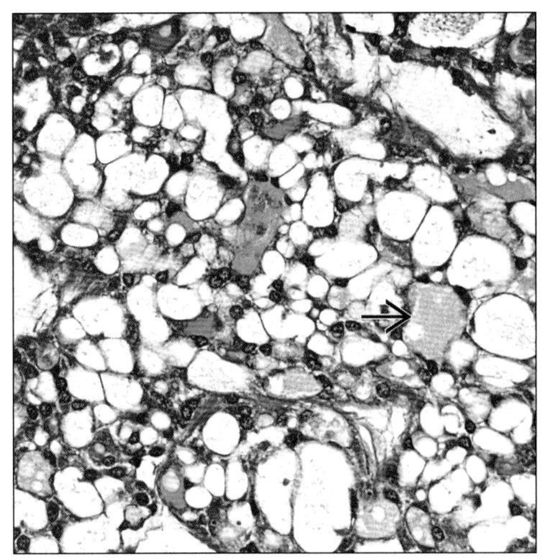

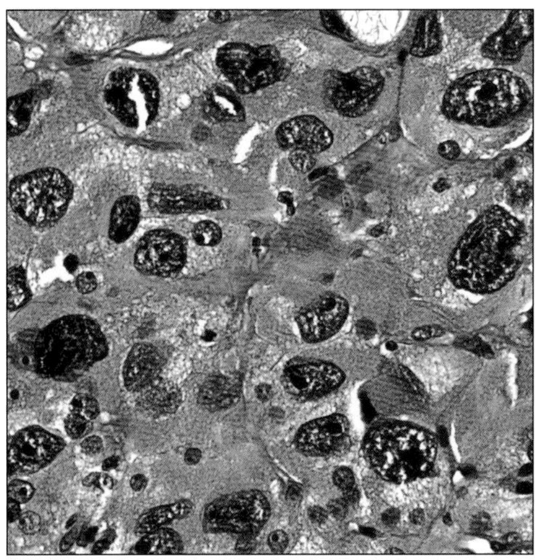

（左图）透明细胞变化会产生一个筛子状的外观和印戒形成的病灶区域，这是一个病灶胶质➡，可以帮助确定一个滤泡衍生物定位到这个肿瘤中。（右图）明显的多边形分离病灶可见于滤泡癌中，然而多形性独自存在于内分泌器官肿瘤不等同于恶化

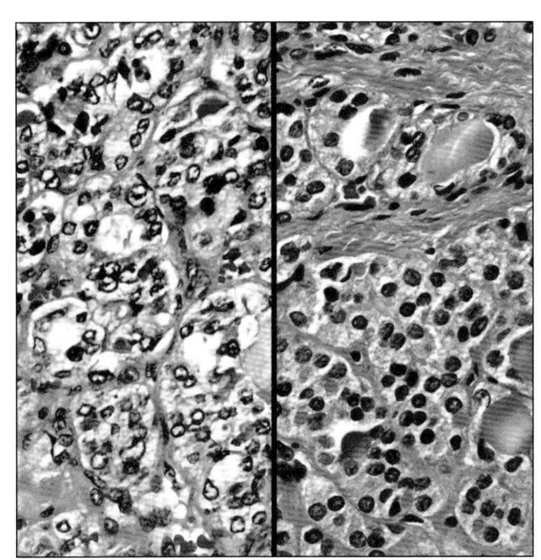

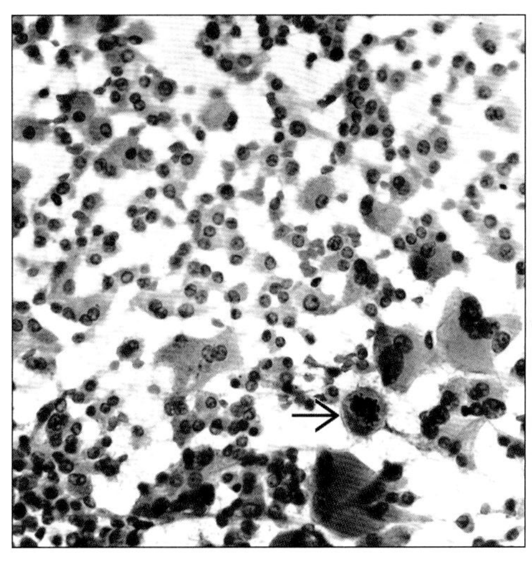

（左图）处理工件经常导致解释问题。左：在一个加热板上处理2个小时，同时开始时不清除水。右：再次处理，没有加热板和过多的水分。（右图）当细胞涂片无法分离良性和恶性细胞时，这个肿瘤表现为细胞性增加、细胞质嗜酸性和病灶细胞的多边形。一个非典型的有丝分裂象➡表明这是肿瘤而不是腺癌结节

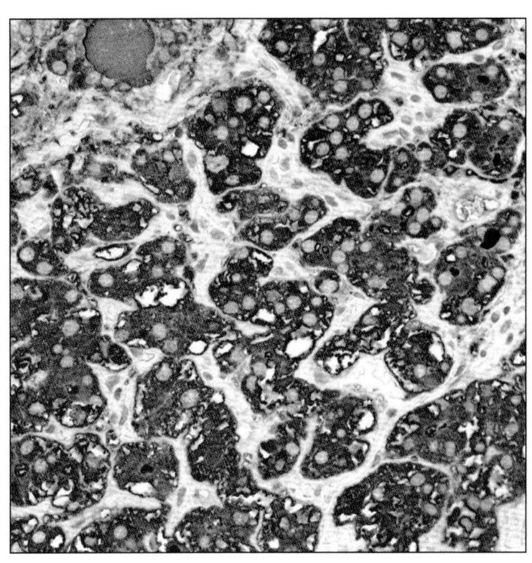

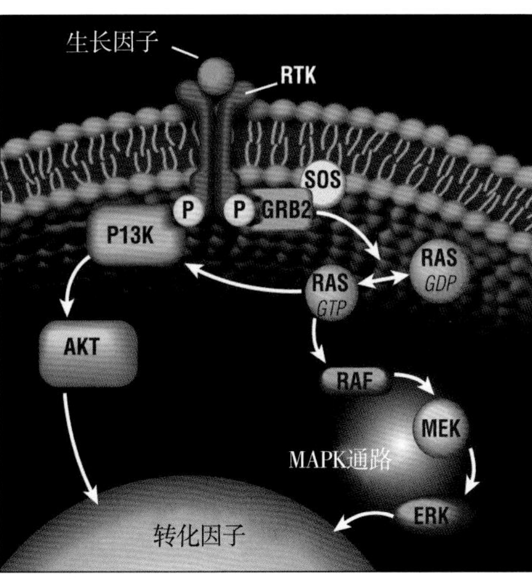

（左图）在大多数滤泡癌中，不需要免疫组织化学，有时，甲状腺球蛋白可能确认滤泡细胞起源。（右图）RAS功能是作为来自受体酪氨酸激酶的一个分子开关传导信号，激活时，RAS开关从一个非活化的，到GDP结合的活化，GTP结合形成和磷酸化下游的细胞质靶点。点突变会将这个蛋白固定在活化形式，从而导致MAPK和PI3K/AKT途径的持续活化

低分化甲状腺癌

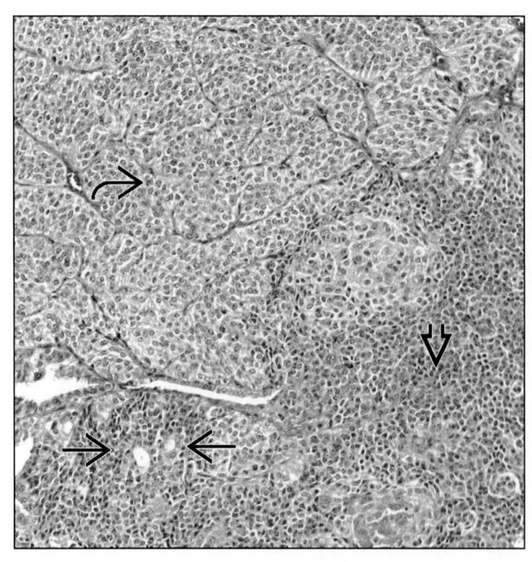

低分化甲状腺癌特征是岛状[→]和弥漫的（筛样）[⇨]生长类型。尽管滤泡缺乏胶质，但可见到滤泡生长[→]

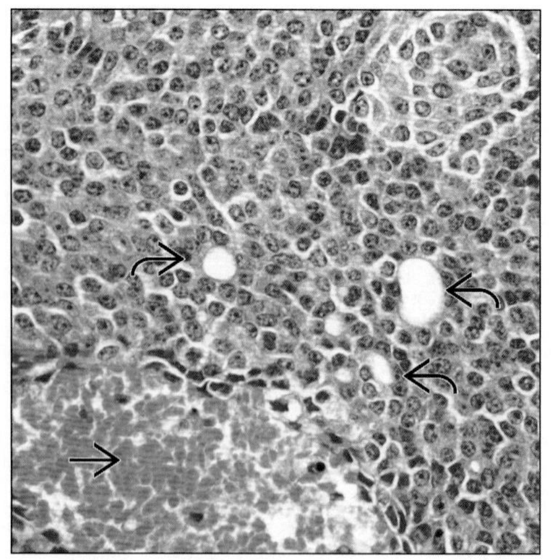

单一的细胞种群组成的实体生长可见在圆形的血管细胞核，无可见胶质的微滤泡[→]和坏死的融合焦点[→]

专业术语

缩写

- 低分化甲状腺癌（PDTC）

别名

- 岛状瘤
- 原始细胞癌
- 乌式甲状腺肿

定义

- 恶性上皮性甲状腺瘤的组织学和生物学特征表现在分化型甲状腺癌和未分化（退行性）癌之间
  - 低分化甲状腺癌的诊断，可依据以下因素预测
    - 有丝分裂指数
    - 存在坏死
  - 生长类型（如岛状、实质、有间隔的、其他）不能单独作为一个区分标准来将甲状腺肿瘤诊断为低分化
    - 良性肿瘤和分化型甲状腺癌可能表现为岛状、实质、有间隔的生长，一般缺少有丝分裂活性的增加和坏死

病因/发病机制

先天性的

- 通常是自出生产生
- 可能是分化型甲状腺癌转变而来（如乳头状瘤或滤泡癌）

临床表现

流行病学

- 发病率
  - 在美国不常见
  - 在意大利，在临床上诊断明确的甲状腺癌患者中占4%~7%
- 年龄
  - 大多数在6岁以后
- 性别
  - 女性多于男性

部位

- 无特定部位，甲状腺的任何位置

症状

- 甲状腺肿块持续时间不同
  - 快速生长颈部肿块
  - 长期存在的甲状腺肿物突然快速生长
- 目前，常见局部晚期患者具有甲状腺外侵犯

治疗

- 选择、风险及并发症
  - 治疗选择包括
    - 甲状腺全切除术，手术后的放射碘治疗和补充甲状腺素
  - 低分化甲状腺癌被认为晚期甲状腺癌
    - 对经典传统治疗普通抵抗
    - 放射性碘无反应
- 靶向治疗
  - 表观遗传药物（去乙酰化酶抑制剂和去甲基化试剂）
    - 靶向在快速分裂肿瘤中的染色质和可能修复正常的细胞功能
  - 去乙酰化酶抑制剂调控表观遗传和多个非表观遗传机制
    - 代表了一类有前景的抗肿瘤药物，可以有效治疗晚期甲状腺癌

低分化甲状腺癌

要点

病因/发病机制
- 恶性上皮性甲状腺肿瘤的组织学及生物学特征介于未分化甲状腺癌和分化型甲状腺癌之间
- 可以由分化型甲状腺癌转变而来

临床表现
- 通常会出现甲状腺外转移
- 低分化甲状腺癌被认为是晚期甲状腺癌，对传统治疗存在抵抗，并且对放射不敏感
- 由于此病死亡比较常见但是不如未分化癌进展快速
  - 5年生存率:大约为50%

组织病理学检查
- 病变呈实体性，岛状，带状等
- 多为小细胞伴圆形的过度分化的细胞核及模糊的细胞核和细胞质
- 有丝分裂活跃
- 可见坏死

辅助检查
- 甲状腺球蛋白、TTF-1以及细胞角蛋白阳性
  - 细胞旁可见点状的细胞角蛋白
- 降钙素、神经内分泌标志物（CD56，嗜铬粒蛋白，突触素）通常为阴性

- 因为多条通路被抑制，总体上影响甲状腺癌生长
  - 可能，如果要反应率显著上升，应结合药物治疗
- 结合2个表观遗传药物或者非表观遗传的药物治疗和表观异常药物
  - 被用于尝试治疗
- 酪氨酸激酶抑制剂和促血管生成抑制剂
  - 这些在晚期甲状腺癌的治疗中表现出鼓舞人心的结果

预后
- 因病致死很常见，但不会像未分化（退行性的）癌那样快速死亡
  - 死亡发生在数年之后
    - 5年生存率大约50%
    - 少部分患者生存期大于5年
    - 常见转移到局部淋巴结、肺和骨
- 结果受多种因素的影响，包括
  - 与非包裹性的或浸润性的肿瘤相比，包裹性的低分化甲状腺癌总体上具有显著高的生存率
  - 包膜浸润的扩展与无进展生存率较低有关
  - 肿瘤尺寸大于4cm，具有较低的无进展生存率
  - 年龄大于45岁，与不良预后有关
  - 存在着甲状腺外侵犯及甲状腺外软组织侵犯（如气管和其他）与总体生存率降低有关
  - 存在着转移性的疾病到
    - 颈部淋巴结
    - 存在远距离转移
  - 低分化甲状腺癌具有大量有丝分裂（大于等于5个有丝分裂每10倍视野）和坏死者，较有典型特征（如实质、有横隔片的、岛状类型）诊断的低分化甲状腺癌更具侵略性
    - 生长类型或细胞类型与预后无关
  - 其他已报道的预后不良因素包括
    - 与DNA异倍体性和高S期因子显著相关
    - 未进行高剂量的放射性碘疗法（RAI）
    - 临床晚期
  - 胰岛素样生长因子Ⅱ mRNA结合蛋白3（IMP3）的表达是预后不良因素

大体检查

一般特征
- 实体和硬的肿瘤经常与坏死有关
- 表现为明显的浸润性且非包裹性

大小
- 大多数直径大于5cm

组织病理学检查

组织学特征
- 主要的生长类型包括岛状、有间隔的或实体的
  - 癌细泡呈岛状生长，周围包围着薄的纤维血管间隔
    - 巢主要是实体生长（微滤泡）
  - 间隔生长，细胞排成绳状或带状
  - 实体生长，嗜酸性细胞成片状
- 可发现滤泡或胶质
  - 胶质可能表现为液滴样
- 小细胞的单一种群具有圆形多染色质的囊核仁，模糊的小核仁和模糊的细胞质
- 嗜酸瘤细胞质细胞占优势（嗜酸瘤变异）
- 可见到有丝分裂的增加
  - 通常每10个高倍视野，有大于等于3个有丝分裂
  - 可见非典型的有丝分裂
- 坏死通常可见
  - 病灶或出现类似融合病灶
  - 显著的外皮瘤表现
- 常见的侵袭性生长，包括
  - 甲状腺内侵犯
  - 甲状腺外侵犯
  - 血管侵犯
- 倾向于诊断低分化甲状腺癌以现有的被识别的高等级特征为基础，包括

低分化甲状腺癌

- 有丝分裂的指数和坏死有关的生长模式
- Turin提出针对诊断低分化甲状腺癌特征包括
  - 实体/间隔/岛状生长
  - 缺少常见的乳头状癌的细胞核特征
    - 复杂的核仁
    - 有丝分裂象≥3/10HPF
    - 肿瘤坏死
- Turin 提出的特征可能不太适用于美国和日本案例，可能是由于异质性的结构和细胞学特征
- 分化型甲状腺癌的最小成分（滤泡癌或乳突状癌）可能被发现
- 可能存在未分化（间变的）癌的转变区域
  - 在这些病例中，可能与间变的（未分化）癌一致

辅助检查

细胞学

- 高级细胞结构
- 大片的肿瘤细胞呈现微滤泡型或具有岛状、实体、有间隔的较小片状类型
- 细胞吸取物包括松散的、小的、单一的圆形到椭圆形细胞，具有
  - 高核质比，浓聚的、深染的细胞核，粗糙的或小颗粒状的核染色质，小核仁，轮廓差的细胞质
  - 缺乏胶质
  - 具有反常的高染色质的核仁，光滑的细胞核轮廓，小到不起眼的核仁和细微的颗粒，模糊的细胞质的类浆细胞可能被发现
  - 坏死和有丝分裂有些存在，有些不存在

组织化学

- 过碘酸希夫反应
  - 在胶质鉴定中有帮助
  - 胶质表现为红色
    - 胶质可能表现为滴状，容易被忽视
    - PAS染色［和（或）甲状腺球蛋白］在胶质的鉴定中很有帮助

免疫组织化学

- 甲状腺球蛋白阳性
  - 多样的（细胞质）染色
    - 阳性病灶邻近阴性病灶
  - 可能表现出核旁点样的染色
- 甲状腺转录因子1（TTF-1）阳性
  - 弥漫性和强（细胞核的）染色
- 细胞角蛋白（AE1/AE3，CAM5.2，其他）阳性
- 胰岛素样生长因子Ⅱ mRNA-结合蛋白3（IMP3）阳性的（细胞质）
- 降钙素阴性
- 神经内分泌的标志物（嗜铬粒蛋白，突触素，CD56）为阴性
- 在大于80%病例中，Bcl-2为阳性
- Ki-67（MIB-1）表现为高繁殖的指数

分子遗传学

- TP53和β连环蛋白突变
  - 在低分化的和未分化的（间变）癌发生率增高，分化型肿瘤中正常
  - 可能作为肿瘤去分化的直接分子触发开关
  - 在大于30%的低分化甲状腺癌中可发现
- 可见RAS突变
  - 主要的是N-RAS
- IMP3表达
- 未检测到BRAF突变
  - 支持假说：纯岛状和岛状样的低分化甲状腺癌与滤泡癌的紧密相关性比甲状腺乳头状癌高
- 低分化甲状腺癌没有基因突变或染色体畸形，并且不会存在完全分化或未分化（退行的）癌

鉴别诊断

甲状腺未分化（间变）癌

- 临床表现：快速增大的颈部肿块或甲状腺肿块可出现在超短周期时间内（几周到几个月不等）
- 生长模式包括实体、束状的和席纹状
- 大多常见的细胞包括
  - 梭形的（肉瘤）、鳞状的、巨大的细胞
  - 其他少量的不常见类型或变异型包括
    - 淋巴上皮瘤样
    - 小细胞型
    - 杆状的细胞类型
    - 低细胞性
    - 血管瘤样
- 与细胞类型无关，肿瘤细胞渗出物分化差没有胶质
  - 免疫组织化学
    - 细胞角蛋白活性是最有用的标志，在大多数的病例中可发现
    - 甲状腺球蛋白和甲状腺转录因子1活性是非常多变的，经常缺少，通常在诊断中没有用
    - 降钙素、嗜铬粒蛋白、突触素阴性
    - 波形蛋白活性常存在于所有细胞成分中
- 死亡率极高且与治疗无关
  - 死亡经常发生在很短的一段时间（6个月）
  - 5年生存率小于14%
  - 中位生存率：2.5~6个月

乳头状癌，实体亚型

- 针对甲状腺乳头状癌的诊断，表现出细胞核改变的群集现象，包括
  - 增大，尺寸和形状发生变化，透明到致密染色质，拥挤或重叠，核沟和假包涵体
- 弥漫性甲状腺球蛋白活性

低分化甲状腺癌

甲状腺髓样癌

- 生长类型可能包括岛状、有间隔的和实体
- 可能具有增加的有丝分裂和坏死
- 表现出特征性的细胞核染色质（有点状标记或者“椒盐样”）
- 针对降钙素和神经分泌的标志物（嗜铬粒蛋白、突触素、其他），甲状腺转录因子1和细胞角蛋白的免疫活性
- 甲状腺球蛋白阴性

参考文献

1. Asioli S et al: Poorly differentiated carcinoma of the thyroid: validation of the Turin proposal and analysis of IMP3 expression. Mod Pathol. 23(9): 1269–78, 2010
2. Catalano MG et al: Emerging molecular therapies of advanced thyroid cancer. Mol Aspects Med. 31(2): 215–26, 2010
3. Fat I et al: An Insular Variant of Poorly Differentiated Thyroid Carcinoma. Endocr Pract. Epub ahead of print, 2010
4. Rivera M et al: Encapsulated thyroid tumors of follicular cell origin with high grade features (high mitotic rate/tumor necrosis): a clinicopathologic and molecular study. Hum Pathol. 41(2): 172–80, 2010
5. Volante M et al: Poorly differentiated thyroid carcinoma: 5 years after the 2004 WHO classification of endocrine tumours. Endocr Pathol. 21(1): 1–6, 2010
6. Bongiovanni M et al: Poorly differentiated thyroid carcinoma: a cytologic–histologic review. Adv Anat Pathol. 16(5): 283–9, 2009
7. Pacini F et al: Targeted therapy in radioiodine refractory thyroid cancer. QJ Nucl Med Mol Imaging. 53(5): 520–5, 2009
8. Pita JM et al: Gene expression profiling associated with the progression to poorly differentiated thyroid carcinomas. Br J Cancer. 101(10): 1782–91, 2009
9. Pinto AE et al: Aneuploidy and high S–phase as biomarkers of poor clinical outcome in poorly differentiated and anaplastic thyroid carcinoma. Oncol Rep. 20(4): 913–9, 2008
10. Volante M et al: Poorly differentiated thyroid carcinoma: diagnostic features and controversial issues. Endocr Pathol. 19(3): 150–5, 2008
11. Jung TS et al: Clinical features and prognostic factors for survival in patients with poorly differentiated thyroid carcinoma and comparison to the patients with the aggressive variants of papillary thyroid carcinoma. Endocr J. 54(2): 265–74, 2007
12. Lin JD et al: Clinical characteristics of poorly differentiated thyroid carcinomas compared with those of classical papillary thyroid carcinomas. Clin Endocrinol (Oxf). 66(2): 224–8, 2007
13. Sanders EM Jr et al: An evidence–based review of poorly differentiated thyroid cancer. World J Surg. 31(5): 934–45, 2007
14. Volante M et al: Poorly differentiated thyroid carcinoma: the Turin proposal for the use of uniform diagnostic criteria and an algorithmic diagnostic approach. Am J Surg Pathol. 31(8): 1256–64, 2007
15. Hiltzik D et al: Poorly differentiated thyroid carcinomas defined on the basis of mitosis and necrosis: a clinicopathologic study of 58 patients. Cancer. 106(6): 1286–95, 2006
16. Nikiforov YE: Genetic alterations involved in the transition from well–differentiated to poorly differentiated and anaplastic thyroid carcinomas. Endocr Pathol. 15(4): 319–27, 2004
17. Sakamoto A: Definition of poorly differentiated carcinoma of the thyroid: the Japanese experience. Endocr Pathol. 15(4): 307–11, 2004
18. Soares P et al: BRAF mutations typical of papillary thyroid carcinoma are more frequently detected in undifferentiated than in insular and insular–like poorly differentiated carcinomas. Virchows Arch. 444(6): 572–6, 2004
19. Volante M et al: Poorly differentiated carcinomas of the thyroid with trabecular, insular, and solid patterns: a clinicopathologic study of 183 patients. Cancer. 100(5): 950–7, 2004
20. Volante M et al: Prognostic factors of clinical interest in poorly differentiated carcinomas of the thyroid. Endocr Pathol. 15(4): 313–7, 2004
21. Sobrinho–Simões M et al: Poorly differentiated carcinomas of the thyroid gland: a review of the clinicopathologic features of a series of 28 cases of a heterogeneous, clinically aggressive group of thyroid tumors. Int J Surg Pathol. 10(2): 123–31, 2002
22. Nishida T et al: Clinicopathological significance of poorly differentiated thyroid carcinoma. Am J Surg Pathol. 23(2): 205–11, 1999
23. Pilotti S et al: Insular carcinoma: a distinct de novo entity among follicular carcinomas of the thyroid gland. Am J Surg Pathol. 21(12): 1466–73, 1997
24. Ashfaq R et al: Papillary and follicular thyroid carcinomas with an insular component. Cancer. 73(2): 416–23, 1994
25. Papotti M et al: Poorly differentiated thyroid carcinomas with primordial cell component. A group of aggressive lesions sharing insular, trabecular, and solid patterns. Am J Surg Pathol. 17(3): 291–301, 1993
26. Zakowski MF et al: Cytologic features of poorly differentiated “insular” carcinoma of the thyroid. A case report. Acta Cytol. 36(4): 523–6, 1992
27. Flynn SD et al: Poorly differentiated（“insular”）carcinoma of the thyroid gland: an aggressive subset of differentiated thyroid neoplasms. Surgery. 104(6): 963–70, 1988
28. Carcangiu ML et al: Poorly differentiated（“insular”）thyroid carcinoma. A reinterpretation of Langhans' “wuchernde Struma”. Am J Surg Pathol. 8(9): 655–68, 1984

低分化甲状腺癌

显微镜下特征和组织病理学特征

(左图)低分化甲状腺癌的特征是弥漫性(片状样)生长,中度细胞核多形性和有丝分裂活性明显增加→。(右图)可发现坏死的融合病灶→。具有增加的有丝分裂和坏死病灶无关的生长类型(如岛状或其他)的甲状腺癌,可用于低分化甲状腺癌的诊断。岛状生长可见于良性甲状腺肿瘤和分化型甲状腺癌

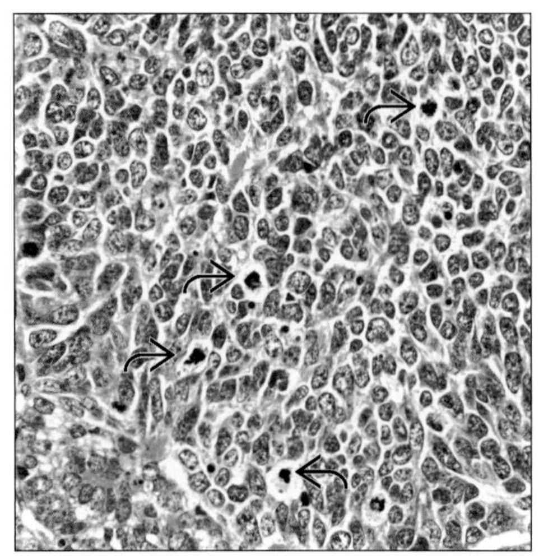

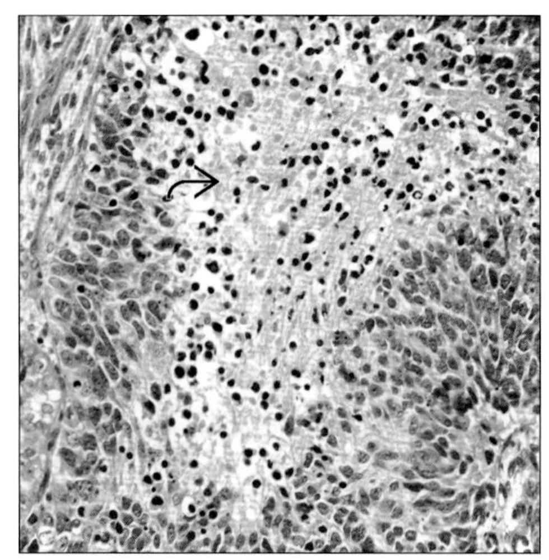

(左图)瘤巢组成的岛状生长可被维管组织硬化分离。瘤细胞相当单一,呈现出里面含有可辨别液滴状胶质→的分散微滤泡。(右图)浸润性生长是常见的,包括淋巴-血管浸润,其特征是内皮内衬⇨的血管壁的肿瘤克隆化。另外,常有甲状腺内浸润,甲状腺外浸润可能也同样存在(未显示)

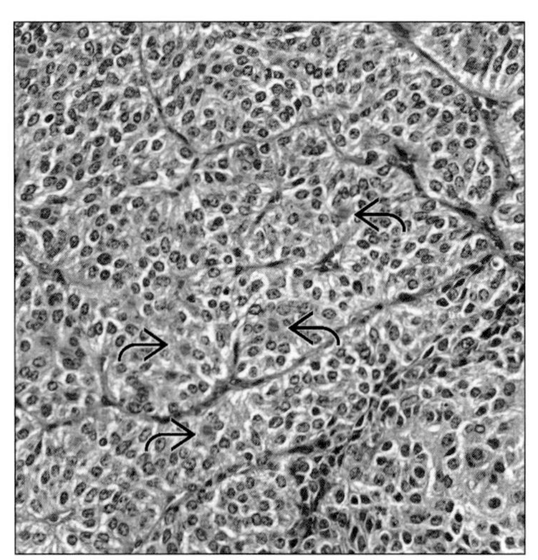

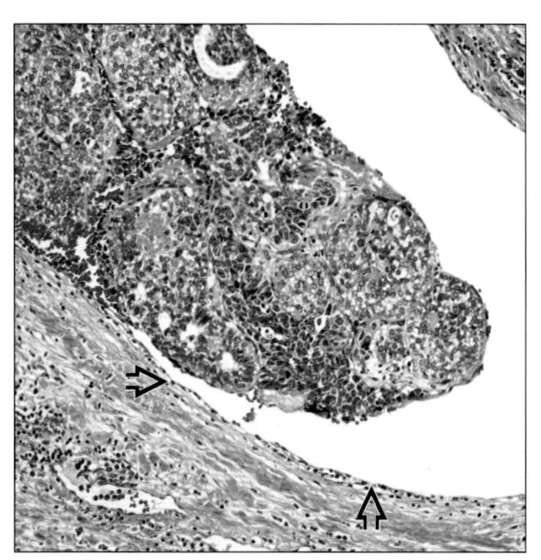

(左图)多样甲状腺球蛋白活性是存在的,包括瘤巢具有甲状腺球蛋白染色⇨,而邻近瘤巢的区域→没有甲状腺球蛋白。点状的核旁甲状腺球蛋白染色→可能存在于低分化甲状腺癌中。(右图)弥漫的甲状腺转录因子1(细胞核)。相反,未分化(间变)甲状腺癌典型的不表达甲状腺球蛋白和甲状腺转录因子1

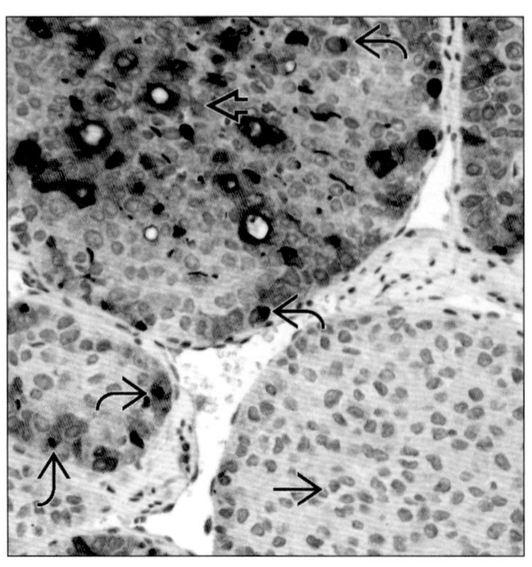

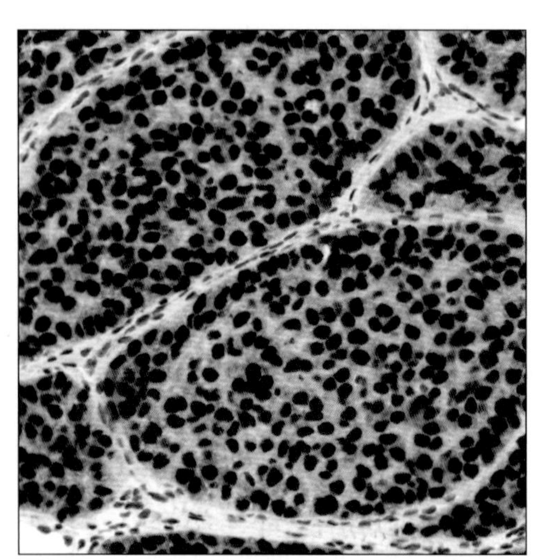

低分化甲状腺癌

鉴别诊断

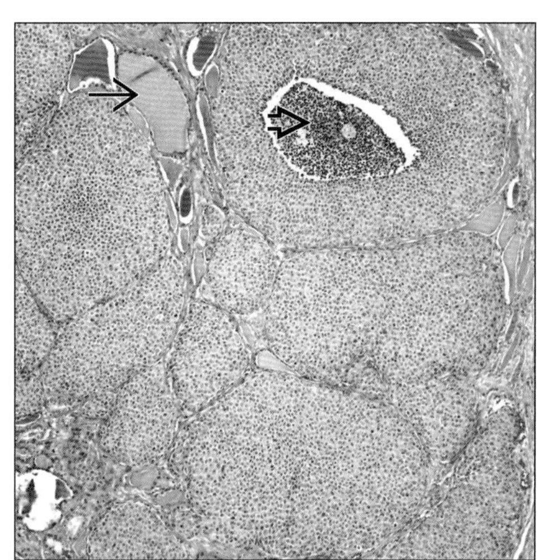

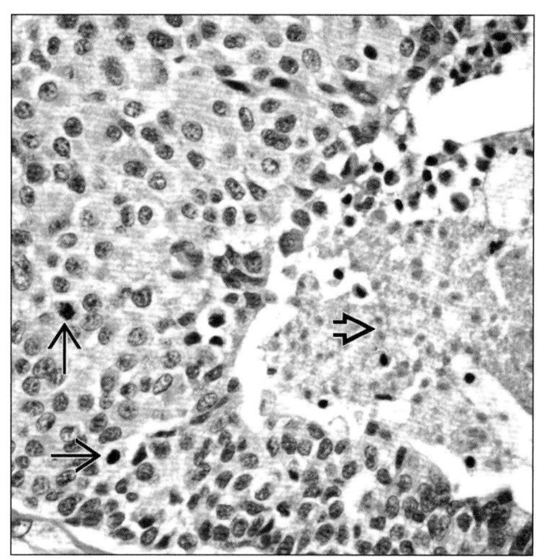

（左图）除未分化的（间变）甲状腺癌之外，对于低分化甲状腺癌的鉴别诊断可能包括甲状腺髓样癌，此肿瘤具有细胞巢和坏死的病灶⇨。介入非瘤胶质填充的滤泡是存在的→。（右图）相当单一的细胞种群表现为致密的细胞核染色质，缺乏胶质，有丝分裂活性的增加→和坏死⇨。分化需要免疫组织化学染色的结果

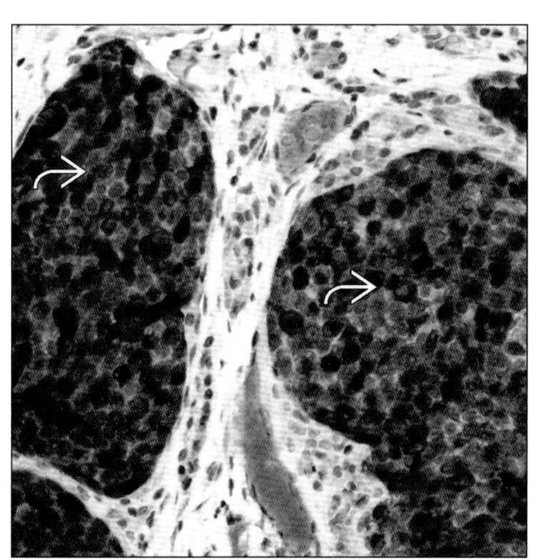

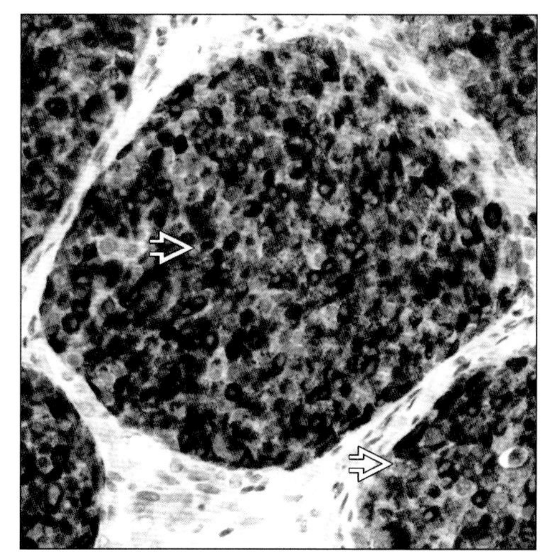

（左图）甲状腺髓样癌的瘤细胞降钙素阳性↪。（右图）甲状腺髓样癌的瘤细胞对于神经内分泌的标志物有活性，包括嗜铬粒蛋白⇨，同样也有突触素（未图示）。像低分化甲状腺癌，甲状腺髓样癌对细胞角蛋白也具有免疫活性（未图示）。降钙素（不存在甲状腺球蛋白）可以诊断甲状腺髓样癌，同时也可以将甲状腺髓样癌与低分化甲状腺癌区分开来

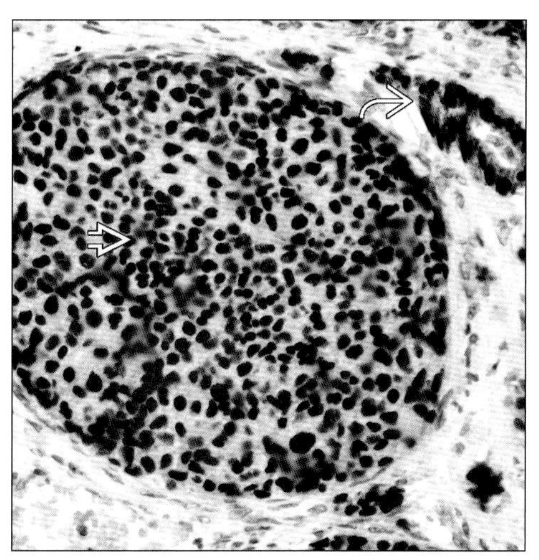

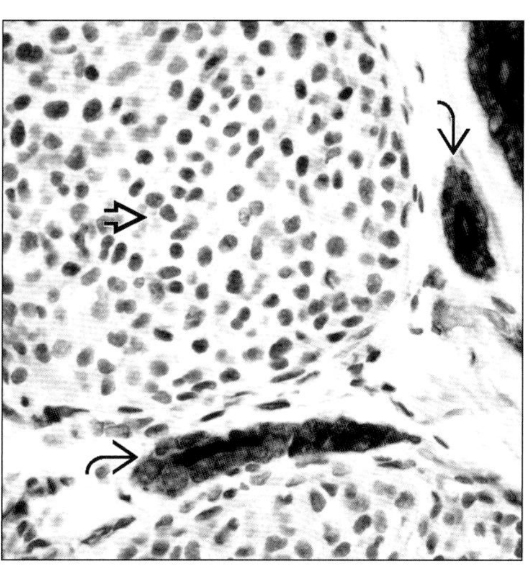

（左图）甲状腺髓样癌甲状腺转录因子1（细胞核）⇨具有（弥漫性）阳性与降钙素相似，甲状腺转录因子1存在于甲状腺髓样癌和低分化甲状腺癌中，同时它不能帮助将甲状腺髓样癌与低分化甲状腺癌区分开来。观察到甲状腺转录因子1存在于良性甲状腺滤泡中↪。（右图）甲状腺髓样癌缺乏甲状腺球蛋白的免疫活性⇨，但是它存在于良性甲状腺滤泡中↪

未分化（间变性）癌

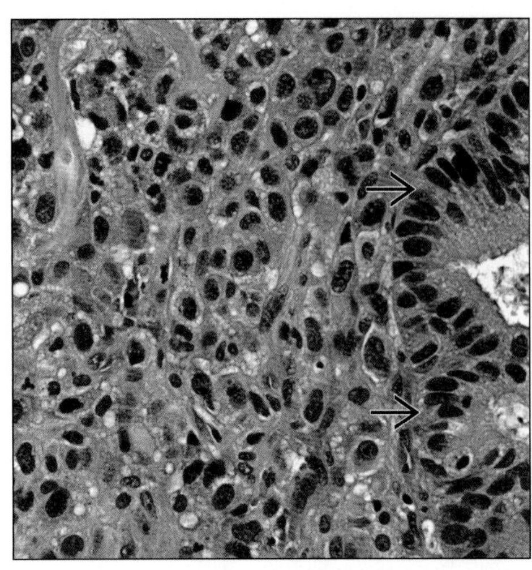

如图所示为乳头状癌周围多形性细胞→，是未分化癌的典型表现

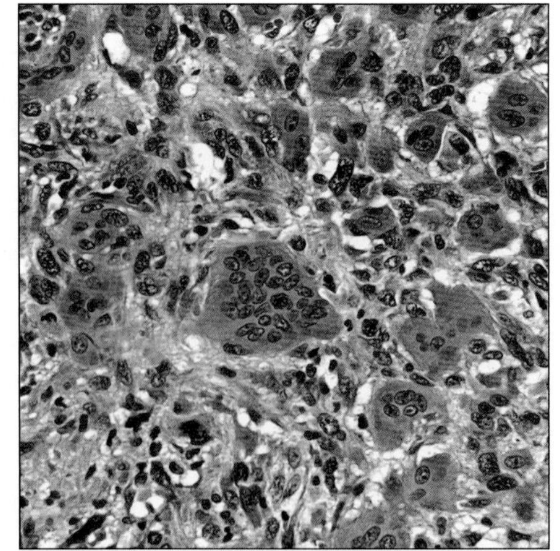

如图所示为破骨样巨细胞，细胞核融合，染色温和，伴CD68阳性，恶性病变区域位于细胞间

专业术语

别名

- 退行性发育癌
- 梭形及巨细胞癌
- 肉瘤样癌
- 多形性癌
- 去分化癌
- 化生性癌
- 癌肉瘤

定义

- 为高度侵袭性的甲状腺恶性病变，免疫组织化学及微细结构显示由未分化细胞组成

病因/发病机制

环境因素

- 放射
  - 大约10%的患者存在放射性暴露史
- 碘缺乏（至少达20年）

甲状腺疾病

- 近来的案例发现患者多于发病前存在甲状腺良性或恶性病变
  - 长期的甲状腺肿（结节）
    - 通常达20年
    - 长期持续刺激增加转变概率
- 既往分化型甲状腺癌转变
  - 滤泡状、乳头状及低分化癌
    - 可在80%的未分化癌患者中出现
    - 乳头状癌最为常见

发病机制

- 起源于甲状腺滤泡上皮
- 多数病例难以辨别起源

临床表现

流行病学

- 发病率
  - 约占甲状腺癌恶性疾病的2%
  - 每年发病率达1~2/1000000
  - 多见于地方性甲状腺肿多发区（碘缺乏），欧洲，欠发达地区
- 年龄
  - 年长者
  - 多见于65岁以上患者
- 性别
  - 女性多于男性（1.5:1）

发病部位

- 多发于单侧腺叶（60%）
- 可呈双侧（25%）或多发（40%）病变

症状

- 迅速增大的颈部肿物
- 肿块在1~2周内增大1倍
- 质韧或质硬
- 有长期的甲状腺疾病病史
- 声嘶、吞咽困难、声带麻痹、颈部疼痛、呼吸困难等症状常见
- 侵袭周围软组织（肌肉、脂肪组织、神经），食管，气管
- 淋巴结囊性变常见
  - 甲状腺功能亢进不常见，病变常迅速破坏滤泡细胞导致激素的释放

实验室检查

- 白细胞增多（多因巨噬细胞集落刺激因子）

治疗

- 选择方案、风险、并发症
  - 需要综合治疗

未分化（间变性）癌

要点

专业术语
- 未分化细胞形成的高度侵袭恶性病变

病因/发病机制
- 几乎所有患者发病前均存在甲状腺疾病病史，由既往甲状腺癌转化而来

临床表现
- 多见于65岁以上患者，伴快速增大的颈部肿物
- 总体预后：大于95%的患者在经过多种治疗后仍会死亡

大体检查
- 0~6cm大小质硬的肿块，甚至可以完全替代正常的甲状腺组织

组织病理学检查
- 突破甲状腺外，淋巴结、血管受累
- 可见明显的坏死及出血灶
- 可呈现多种表现：层状、纤维化、席纹状、血管瘤样及脑膜瘤样变
- 细胞分化程度低，呈多边形、梭形、巨细胞样、方形、多形性、上皮样等变化
- 重度多形性变，细胞分裂活动增加

辅助检查
- 阳性标志物：细胞角蛋白，p63，波形蛋白，EMA
- 阴性标志物：TTF-1，甲状腺球蛋白

鉴别诊断
- 转移癌，黑色素瘤，淋巴瘤，原发性肉瘤，慢性纤维性甲状腺炎

    - 靶向治疗显示出一定治疗希望（如吉非替尼、EGFR阻滞剂、贝伐单抗、VEGF-R拮抗剂）
- 手术治疗
    - 手术可提供诊断价值及姑息治疗
    - 手术无法减瘤
- 辅助治疗
    - 结合化疗（多西他滨、顺铂）
    - 化疗反应差
- 放疗
    - 放疗（外照射，三维适形治疗，强调放疗）
        - 超分割治疗或者增加病变区放疗剂量
        - 速率加倍需增加放疗剂量
        - 放化疗联合可更加有效
        - 注意监测至最小毒性

预后
- 局部病变进展迅速
- 多数患者存在淋巴结转移
    - 50%患者存在颈部淋巴结肿大
- 远处转移常见
    - 50%的患者可存在
        - 肺部（50%），骨（15%），脑（10%）
- 整体预后
    - 大于95%的患者因此病死亡
    - 中位生存期：3个月
    - 占甲状腺疾病死亡总数的50%以上
- 未分化癌局限于包囊内或少混杂其他癌种的患者预后较好
- 以下情况患者预后差：大于60岁，男性，肿瘤大小大于5cm，存在广泛的局部进展

影像学检查

一般特征
- 影像学重建可表现出病变范围
- 表现为有侵袭性，混杂密度肿块，边界不规则，局部坏死
- 可见钙化灶

大体检查

一般特征
- 质硬的肿块，可完全取代甲状腺组织
- 侵袭性无规则边界肿块
    - 甲状腺外受累：软组织，喉，器官，食管，淋巴结
- 呈灰白色，白棕混杂，棕色
- 颜色多混杂，存在局部坏死，出血区域

病理切片
- 需要充足的组织标本以发现混合存在的癌种

大小
- 范围：1~20cm
- 中位大小：6cm

组织病理学检查

组织学特征
- 50%的肿瘤表现为甲状腺外侵袭
    - 局部侵袭可至周围器官及软组织
    - 可影响至整个甲状腺
- 淋巴结，血管受累
    - 管壁受累，或压迫，损坏管壁
- 表现为凝固性坏死灶、出血及退化性病变
- 滤泡内胶质缺失，但外围滤泡轮廓仍可见
- 基质可见结缔组织增生
- 可呈现多种表现：层状、纤维化、席纹状、血管瘤样及脑膜瘤样变
- 低分化细胞
    - 细胞分化程度低，呈多边形、梭形、巨细胞样、

未分化（间变性）癌

方形、多形性、上皮样等变化
- 肿瘤内及各个病例间明显的多样性改变

- 重度多形性变
- 常见巨细胞及破骨样巨细胞
- 核分裂系数增加，形成未分化型及固缩细胞
- 病变局部可见急性炎症细胞浸润

种类
- 梭形细胞型
  - 最常见的类型，伴有高度肉瘤样变（纤维化，席纹状改变）
- 多形性巨细胞型
  - 第二常见类型，由层状排列的多形性细胞组成伴胞质内透明小体形成
- 鳞状细胞型
  - 肿瘤表现为呈巢状及层状的鳞状细胞伴纤维结缔组织增生
  - 细胞质缺失，呈乳白色，嗜酸性，偶尔可见细胞间桥及角化不良
- 破骨细胞型
  - 可见大量多核、非肿瘤样破骨巨细胞（CD68阳性）
- 血管瘤型
  - 弥漫性血管样病变，分支呈鹿角样或血管外皮细胞瘤样，存在血细胞外溢
- 癌肉瘤型
  - 癌和肉瘤的结合（骨肉瘤及软骨肉瘤最常见）
- 多细胞型
  - 多细胞性表现减少伴纤维组织及炎症细胞增生（与慢性纤维性甲状腺炎相似）
  - 大量非典型梭形细胞
- 杆状细胞型
  - 由于异常的核取代，细胞伴有密集的透明样胞质改变

辅助检查

细胞学
- 大量细胞
- 也可单独，或者呈簇状，层状分布
- 有标志性的细胞核改变：包括鳞状细胞、巨细胞、梭形细胞
  - 富含细胞质
- 异型，单倍或多倍的细胞核
  - 多为异常细胞核改变
- 可明确细胞分裂系数
- 多以坏死的细胞碎片及中性粒细胞为背景
  - 常缺乏胶质
- 有时可见分化完全的细胞成分（双重细胞标志）

免疫组织化学
- 约80%的患者中可出现细胞角蛋白
  - 仅部分区域可出现较弱的再生表现
  - AE1/AE3，以及CAM2.5可明确
- 30%~50%的患者中可见EMA
  - 仅部分区域可出现较弱的再生表现
- 大多数病例（70%）表现为p63阳性
- 几乎所有的患者中都可见波形蛋白
- CEA（约10%）多见于鳞状细胞区域
- 较少出现甲状腺球蛋白及TTF-1阳性
- p53的免疫反应极强且弥散
- 阴性：肌间线蛋白，肌细胞生成素，MYOD1，平滑肌蛋白，FVIIIRAg，CD31，CD34，S-100蛋白，HMB-45，Melan-A，CD45RB，ALK
- Ki-67常较高（约50%）

流式细胞学
- 几乎100%的肿瘤均为非整倍体
- 并非传统意义上的“单克隆体”，还是存在许多扩展出来的亚克隆表型细胞遗传学
- 存在复杂及多种染色体改变（数量和结构上）
  - 最常见为以下染色体的缺失或获得：1p，2p，5q，8p以及5p。
  - 去分化的多个步骤的活动增强
- 最常见的杂合性缺失的区域如下：1q，9p，17p，16p，17q以及18q。
- 在分化型及未分化型肿瘤中均可见的变异（*BRAF*，*RAS*）
  - 在甲状腺肿瘤发生中的早期病变以及外加因素的作用均可以造成未分化的出现
  - 约60%的肿瘤中可见*RAS*突变
    - 在分化型及未分化型部分均可出现
  - 约25%的肿瘤中可见*BRAF*突变
    - 乳头状瘤最为常见
    - 在分化型及未分化型部分均可出现
- 未分化肿瘤中最常见的为：TP53以及β连环蛋白
  - TP53仅出现在未分化部分（约80%肿瘤组织可出现）
    - 病变沉积于细胞核，免疫组织化增强
  - β连环蛋白（约65%肿瘤组织可出现）
    - 由于变异的低级化病变积于细胞核

电镜下特点
- 较少见紧密连接的组织和细胞桥粒，可出现复杂的细胞质融合伴张力原纤维的生成
- 微绒毛尖端罕见或缺失
- 基底核纤层常不完整

鉴别诊断

转移癌
- 组织标本呈未分化癌，根据病史及放射学检查均可区别

未分化（间变性）癌

- 甲状腺转移癌
  - 由远隔器官（肺，骨，胸部，消化道系统等）转移而来的分化较差的肿瘤
  - 可以为黑色素瘤及肉瘤
- 免疫组化标志物可有助于鉴别

原发性肉瘤

- 原发甲状腺肉瘤：平滑肌肉瘤，血管肉瘤，恶性末梢神经鞘瘤，滑膜肉瘤
  - 存在生长及细胞学表型特点，可通过免疫组织化学及分子学研究明确

黑色素瘤

- 黑色素瘤存在色素沉积，并伴有免疫组化阳性标志物的特征：S-100蛋白，HMB-45，Melan-A，酪氨酸酶
- 转移性黑色素瘤通常BRAF及NRAS表现为阳性

淋巴瘤

- 弥漫性大B细胞淋巴瘤最为常见
- 缺少未分化表现，伴有CD45RB，CD20以及其他血液学标志物阳性

甲状腺癌

- 在同一肿瘤中存在分化和未分化区域时，按照未分化瘤诊断
- 可表现为同一区域由一种肿瘤类型向另一种的转化
- 低分化甲状腺癌
  - 实性，可见小梁结构，或者呈孤立生长，非多形性细胞，可表现为分裂系数增高以及局部坏死表现伴滤泡胶质缺失
  - 通常以角蛋白及TTF-1阳性为主
- 髓样癌
  - 多见于青年患者伴双侧病变
  - 可表现为降钙素及CEA的失活但是存在RAS突变
- 梭形上皮细胞伴胸腺样分化
  - 细胞呈梭形，通常见于年轻患者，细胞非多形性，分裂系数增加伴坏死灶
- 伴胸腺样分化的肿瘤
  - 典型表现为腺叶中鳞将细胞改变或者由纤维组织分隔的巢状肿瘤灶，缺少未分化表现，CD5阳性

慢性纤维性甲状腺炎

- 表现为严重的纤维组织增生及炎症细胞浸润，血管炎等不伴细胞未分化表现
  - p53可以用以鉴别未分化细胞

分期

定义

- 所有肿瘤均被定义为T4期
  - T4a：局限于甲状腺内
  - T4b：侵袭至甲状腺外
- 具体分为IVA、IVB、IVC期（存在远处转移）

参考文献

1. Smallridge RC et al: Anaplastic thyroid cancer: molecular pathogenesis and emerging therapies. Endocr Relat Cancer. 16(1): 17–44, 2009
2. Chiacchio S et al: Anaplastic thyroid cancer: prevalence, diagnosis and treatment. Minerva Endocrinol. 33(4): 341–5 7, 2008
3. Neff RL et al: Anaplastic thyroid cancer. Endocrinol Metab Clin North Am. 37(2): 525–38, xi, 2008
4. Albores-Saavedra J et al: Changing patterns in the incidence and survival of thyroid cancer with follicular phenotype-papillary, follicular, and anaplastic: a morphological and epidemiological study. Endocr Pathol. 18(1): 1–7, 2007
5. Cornett WR et al: Anaplastic thyroid carcinoma: an overview. Curr Oncol Rep. 9(2): 152–8, 2007
6. Lang BH et al: Surgical options in undifferentiated thyroid carcinoma. World J Surg. 31(5): 969–77, 2007
7. Pudney D et al: Clinical experience of the multimodality management of anaplastic thyroid cancer and literature review. Thyroid. 17(12): 1243–50, 2007
8. Are C et al: Anaplastic thyroid carcinoma: biology, pathogenesis, prognostic factors, and treatment approaches. Ann Surg Oncol. 13(4): 453–64, 2006
9. Jiang JY et al: Prognostic factors of anaplastic thyroid carcinoma. J Endocrinol Invest. 29(1): 11–7, 2006
10. Papi G et al: Primary spindle cell lesions of the thyroid gland; an overview. Am J Clin Pathol. 125 Suppl: S95–123, 2006
11. Wang Y et al: Clinical outcome of anaplastic thyroid carcinoma treated with radiotherapy of once-and twice-daily fractionation regimens. Cancer. 107(8): 1786–92, 2006
12. Goutsouliak V et al: Anaplastic thyroid cancer in British Columbia 1985–1999: a population-based study. Clin Oncol (R Coll Radiol). 17(2): 75–8, 2005
13. Quiros RM et al: Evidence that one subset of anaplastic thyroid carcinomas are derived from papillary carcinomas due to BRAF and p53 mutations. Cancer. 103(11): 2261–8, 2005
14. Nikiforov YF: Genetic alterations involved in the transition from well-differentiated to poorly differentiated and anaplastic thyroid carcinomas. Endocr Pathol. 15(4): 319–27, 2004
15. Veness MJ et al: Anaplastic thyroid carcinoma: dismal outcome despite current treatment approach. ANZ J Surg. 74(7): 559–62, 2004
16. Heron DE et al: Anaplastic thyroid carcinoma: comparison of conventional radiotherapy and hyperfractionation chemoradiotherapy in two groups. Am J Clin Oncol. 25(5): 442–6, 2002
17. Fadda G et al: Histology and fine-needle aspiration cytology of malignant thyroid neoplasms. Rays. 25(2): 139–50, 2000
18. al-Sobhi SS et al: Management of thyroid carcinosarcoma. Surgery. 122(3): 548–52, 1997

未分化（间变性）癌

放射学、大体和显微镜下特征

（左图）如图所示，甲状腺右叶巨大肿物几乎替代了整个右叶，向周围软组织侵袭➡，可见于气管的间隔➡，虽然气管未受累，但存在淋巴结转移。（右图）如图所示，甲状腺腺叶被多处结节累及，肿瘤最大径为9cm

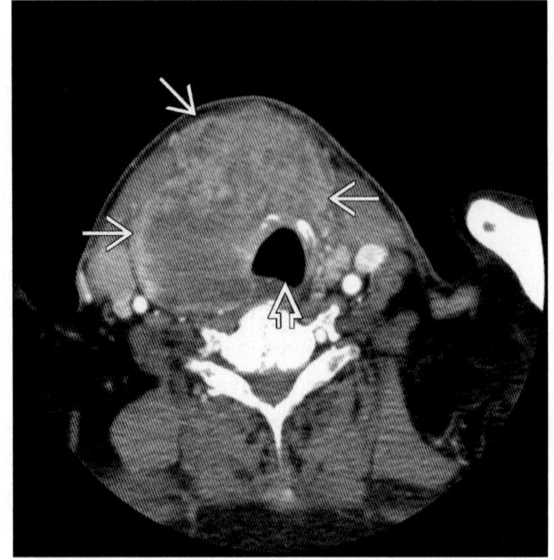

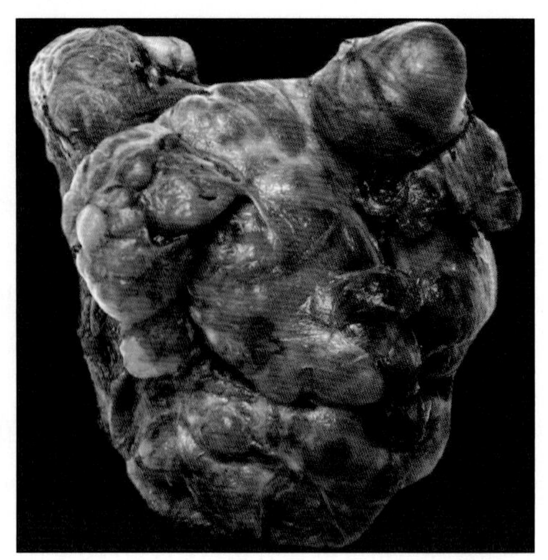

（左图）如图所示，肿瘤的切面显示甲状腺组织局部可见病变增殖，肿瘤组织呈鲜黄色，可见局部退行性变及出血灶，肿瘤侵袭至周围软组织。（右图）如图所示，可见单发的甲状腺乳头状瘤➡，周围存在多形性变，可见一定数量的破骨细胞样巨细胞➡，肿瘤上皮细胞呈纺锤形

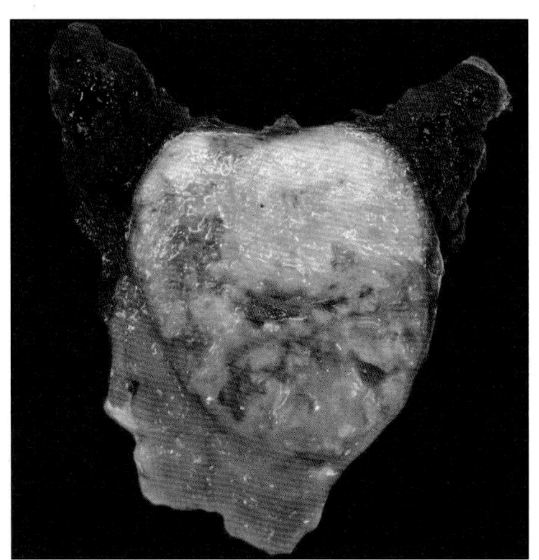

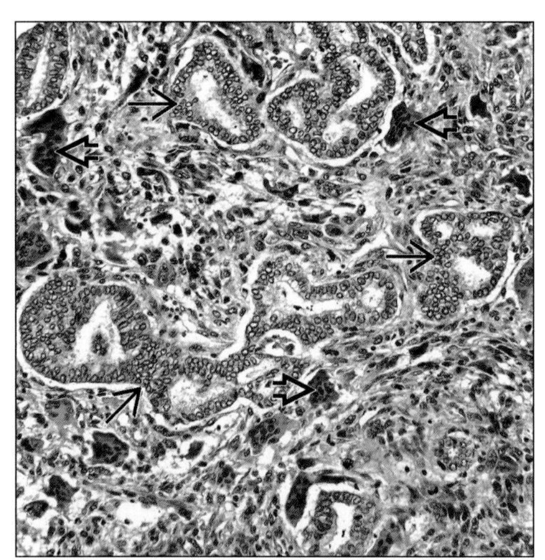

（左图）如图所示，未分化癌占了病变中的大部分，中央区域可见坏死➡，细胞分裂系数可明确➡。（右图）如图所示，病变呈现坏死状伴细胞的空影，这个病例中可见局部鳞状细胞样分化，周围的上皮细胞可呈现多形性变及合胞体结构

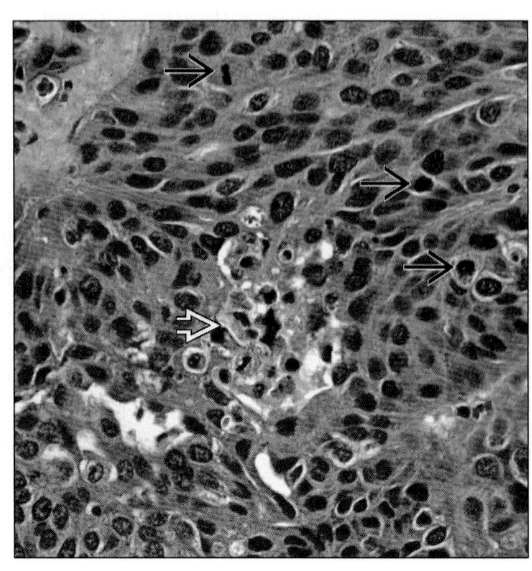

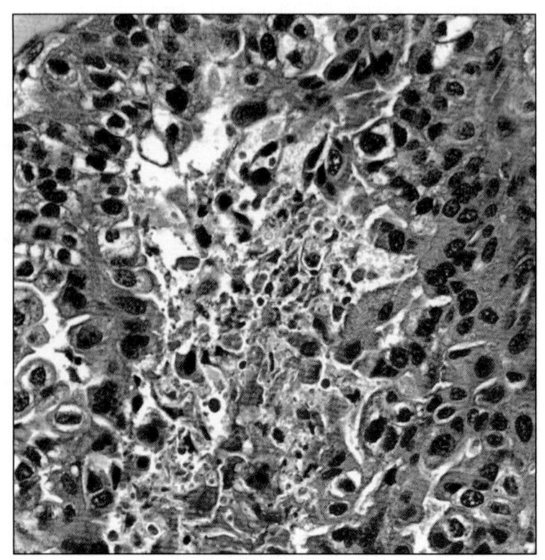

未分化（间变性）癌

显微镜下特征组织病理学特征

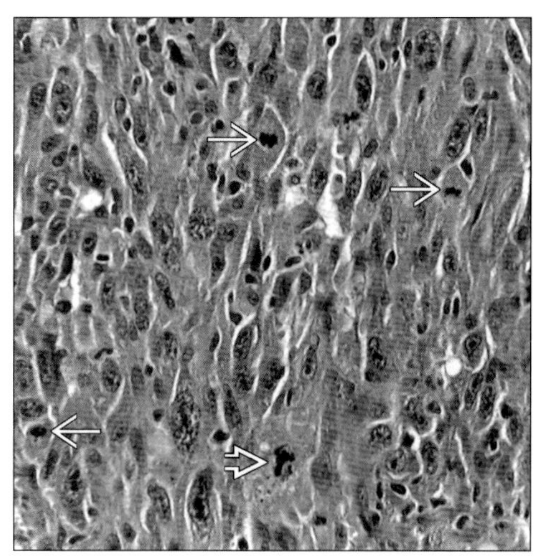

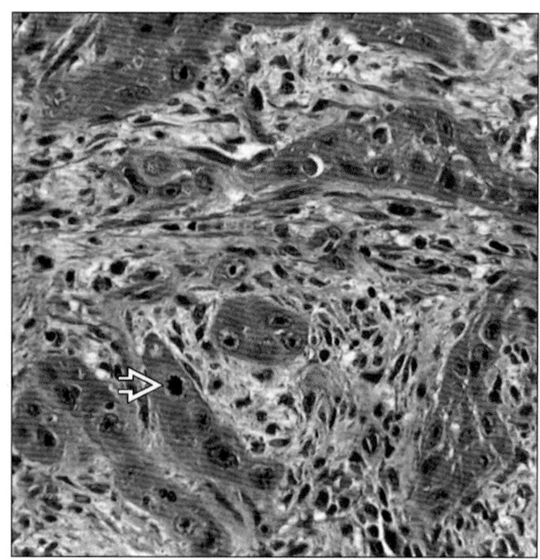

（左图）如图所示，在未分化肿瘤中可见纺锤形细胞构成的纤维条索。可见明显的细胞多形性及分裂系数的增加➡，包括未分化成分➡。（右图）如图所示，上皮增殖呈纤维结缔组织增生网瘤样，这也是这种未分化肿瘤的特征表现，箭头所示为有丝分裂➡。细胞呈多形性，细胞核明显

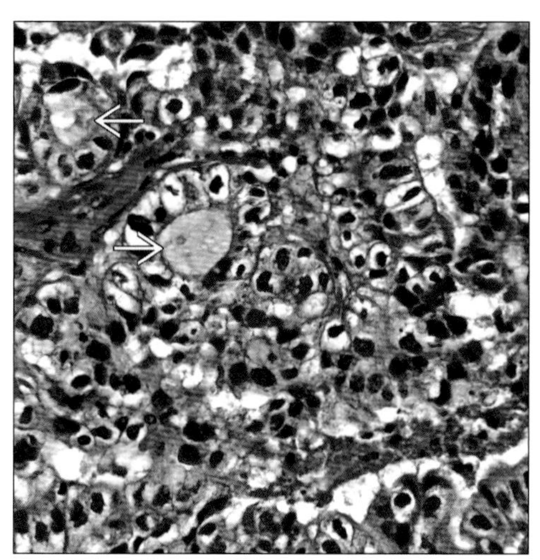

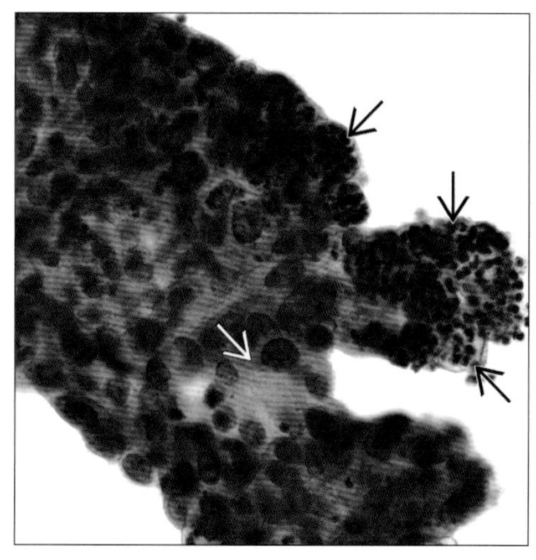

（左图）如图所示，层状排列的细胞结构被打乱伴局部黏蛋白生成➡，细胞呈多形性伴核质比增加，细胞核深染且不规则。（右图）细针穿刺病理显示的为层状上皮细胞，箭头处强调为滤泡➡，伴多种炎症细胞浸润（中性粒细胞，➡），这种情况在未分化癌中较为常见

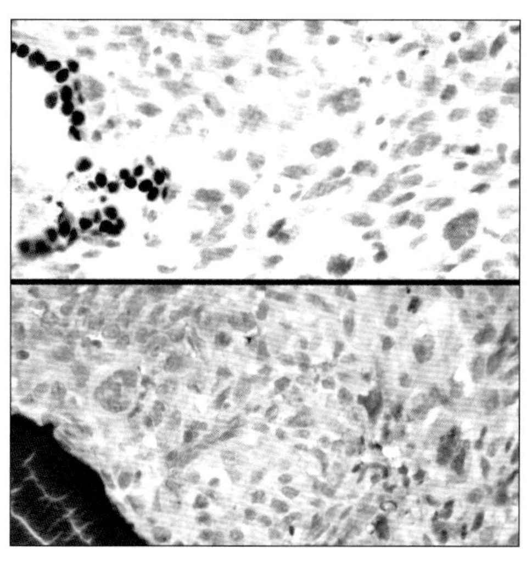

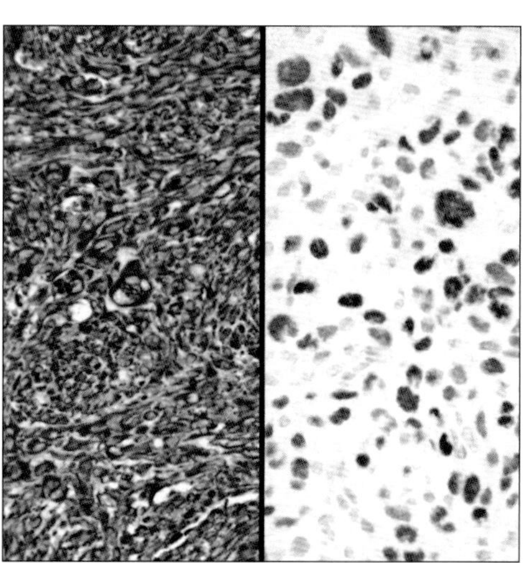

（左图）分栏图显示甲状腺滤泡上皮中TTF-1（上）及甲状腺球蛋白（下）。涂片以甲状腺球蛋白为背景，多形性细胞及异型细胞并没有被标志物深染。（右图）分栏图左图显示为严重的波形蛋白沉积区，免疫反应明显。右图中p63的几乎可见于所有肿瘤细胞中，伴深染

髓样癌

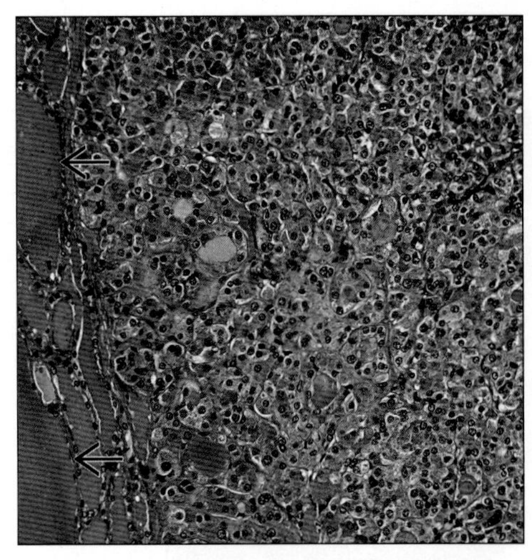
可见增生的上皮细胞呈片状或巢状排列。箭头标示为甲状腺滤泡→

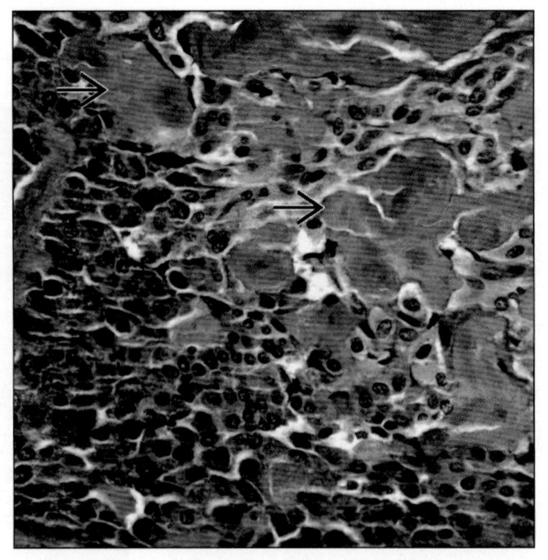
在很多实体细胞巢中，上皮细胞排列紧凑，并被基底膜包围，未见细胞异型性和有丝分裂→

专业术语

缩写

- 甲状腺髓样癌（MTC）

别名

- 实体癌
- 含淀粉样基质的实体癌
- 实体淀粉样癌
- C细胞癌
- 紧密型细胞癌
- 甲状腺神经内分泌癌

定义

- 甲状腺C细胞来源的恶性上皮细胞肿瘤

病因/发病机制

遗传学

- 与多发性内分泌肿瘤综合征（MEN）有很强的遗传相关性
  - MEN2A（Sipple）：甲状旁腺增生（甲状旁腺功能亢进）、甲状腺髓样癌、肾上腺嗜铬细胞瘤及胰腺内分泌肿瘤
  - MEN2B（Wagenmann-Froboese综合征）：除了以上还包括软组织肿瘤（通常是黏膜的）
  - 常染色体显性遗传，高侵袭性和各种表现形式
  - 发生在10q11.2上的导致*RET*基因功能增强（激活）的生殖细胞突变（通常是点突变）
    - *RET*是融合基因，包含编码酪氨酸激酶片段的基因（*RET*，rearranged during transfection contraction）
    - *RET*受体激活参与细胞增生、存活、分化、有丝分裂及趋药性的信号传导系统
    - *RET*包含21个外显子及大约55000个碱基对，编码RET。RET蛋白属于酪氨酸激酶超家族
    - 在95%的MEN2A和85%的家族性甲状腺髓样癌（familial medullary thyroid carcinoma，FMTC）可以看到5个细胞外半胱氨酸密码子的突变（外显子10：609，611，618，620、外显子11：634）
    - 特别是外显子634突变在80%~90%的MEN2A的病例中可以看到（精氨酸替代半胱氨酸是最为常见的）
    - 超过95%的MEN2B与外显子16的密码子918点突变有关（Met918Thr替换）
    - *RET*也与甲状腺乳头状癌相关（染色体重排也被称为*RET/PTC*）
- FMTC虽然没有合并甲状腺外疾病但是仍伴有生殖细胞的*RET*原癌基因突变。

散发病例

- 超过2/3的散发病例有体细胞的RET的突变
- 也可见其他基因或者表观遗传学改变

发病机制

- 后鳃体来源的C细胞是该肿瘤的原发细胞
  - C细胞（滤泡旁细胞）胚胎学上是由第四鳃囊或咽囊发育来的
  - 在甲状腺叶的中上部可以见到
    - 髓样癌不会起源于甲状腺峡部
  - 降钙素是由C细胞分泌的一种维持体内钙稳态的多肽类激素
- 在遗传性病例里C细胞增生是髓样癌的前驱表现

临床表现

流行病学

- 发病率
  - 在美国的甲状腺恶性肿瘤中占5%~8%

髓样癌

要点

专业术语
- 属C细胞来源的恶性肿瘤，伴随有*RET*基因功能增强（激活）的生殖细胞突变

病因/发病机制
- 与MEN2A和MEN2B相关的遗传性
- C细胞增生是髓样癌的前驱表现

临床表现
- 散发病例为50~60岁，家族性病例为30岁
- 颈部淋巴结增大：大于50%
- 血清降钙素和CEA水平增高
- 甲状腺全切（对于*RET*突变的预防）及颈淋巴结清扫术
- 10年总生存率70%~80%

组织病理学检查
- 家族性肿瘤是多发的及双侧的
- 呈现细胞团、孤立的、实性多样式
- 淀粉样基质沉积
- 圆形、椭圆形或纺锤形类浆细胞样细胞
- 点状的、细小的、均一的细胞核染色体
- 明显的淋巴-血管侵袭

辅助检查
- 降钙素、嗜铬粒蛋白、突触素、CEA-P、角蛋白、TTF-1阳性

鉴别诊断
- 滤泡状癌、乳头状癌、甲状旁腺腺瘤、副神经节瘤、未分化癌、转移癌、透明小梁肿瘤

 - 主要是散发病例（80%），余下的（20%）为遗传性病例（家族性）
- 年龄
  - 散发病例：50~60岁
  - 家族性病例：30岁
    - MEN2A：青春期的末期或者成年期的早期
    - MEN2B：婴儿期或儿童期的早期
- 性别：
  - 散发病例：女性多于男性（1.1：1）

部位
- 甲状腺叶中上部
  - 为C细胞和（或）后鳃体所在部位
- 甲状腺峡部不受影响

症状
- 散发病例
  - 无痛性、单侧、孤立的甲状腺肿物
  - 大约50%患者有颈部淋巴结增大
  - 大约有10%~15%患者出现声音嘶哑、喘鸣、上气道梗阻或者吞咽困难
- 遗传或家族性病例
  - 甲状腺或颈部表现与散发病例相同，只是患者较散发病例年轻
    - 30%以上的患者出现腹泻和面部潮红，此症状与血清降钙素水平增高相关
  - 多中心或者双侧甲状腺受累
  - 其他非甲状腺器官的临床症状也许占优势
    - 甲状旁腺功能亢进导致的钙离子紊乱
    - 嗜铬细胞瘤引发的多汗、头痛、阵发性高血压、心悸、晕厥和眩晕
    - 由肿瘤产生的ACTH或者垂体腺瘤多肽产物引发的Cushing综合征
    - 由胰腺内分泌肿瘤多肽分泌物引起的胃肠症状
    - 黏膜神经瘤（口腔、唇、舌和胃肠道）
  - 在一些家族性病例中，可以在临床症状出现前发现
    - 甲状旁腺、肾上腺、垂体、胰腺及胃肠道表现
    - 在对MEN综合征评估时偶然发现甲状腺疾病

实验室检测
- 血清降钙素水平不同程度升高
- CEA水平升高
- 钙离子失调（由降钙素及甲状旁腺激素异常引发）

治疗
- 治疗策略、风险与并发症
  - 对于生殖细胞*RET*突变（*RET*表型特异性）的患者预防性甲状腺切除
    - 对于特定的*RET*突变患者在建议的年龄段实施甲状腺切除
    - 对于密码子883、918及922突变的患者，在12个月之前给予甲状腺切除
    - 对于密码子611、618、620及634突变患者，在5岁之前给予甲状腺切除
    - 对于其他密码子突变患者：在出现五肽胃泌素刺激降钙素反应异常之后给予甲状腺切除
  - 术前检测血清降钙素和CEA水平以确定后续监测的基线
  - 检测血清钙和尿中甲基福林及儿茶酚胺水平以除外MEN相关性疾病
- 外科术式
  - 甲状腺全切
  - 颈部淋巴结清扫术
    - 中央区（Ⅵ区）
    - 如果中央区淋巴结阳性或者肿瘤大小超过1cm，应该行同侧颈部淋巴结清扫术
- 如果双侧肿瘤，应该行双侧根治性颈部淋巴结清扫术
  - 一些遗传性病例行甲状旁腺切除
- 辅助治疗
  - 对于一些患者可以行药物治疗、生长抑素类似物、抗CEA放射免疫治疗

髓样癌

- 放射治疗
  - 对于有大块残留病例或者远处转移病例可以行外粒子束放射治疗
- 附加治疗
  - 射频消融
  - 分子靶向治疗（针对RET激酶的酪氨酸激酶抑制剂）

预后

- 临床分期及遗传类型依赖
  - 10年总生存率70%~80%
  - 那些肿瘤较小仍局限在甲状腺内、偶然发现的、没有淋巴结转移的病例预后良好（100%）
  - 按预后优劣程度依次为，家族性非多发性内分泌肿瘤综合征、散发病例、MEN2A、MEN2B
  - 预防性甲状腺切除的病例预后最好，淋巴结转移最少见
- 肿瘤分期是最重要的预后因素（侵及甲状腺外的和转移的）
  - Ⅰ期：10年生存率100%
  - Ⅲ期：10年生存率65%~85%
  - Ⅳ期：10年生存率20%~50%
- 年轻患者（小于45岁）预后好于老年患者
- 男性预后稍差（此结果仍有争议）
- 淋巴结转移较为常见（约占50%）
- 远处转移少见（约15%）
  - 肝、肺、骨
- 富含淀粉样物质及超过75%细胞降钙素阳性的患者预后较好
- 如果存在体细胞RET突变，其中密码子918突变恶性程度最高
- 如果术前血清降钙素及（或）CEA水平高，则可以将其作为随访的检测指标
- 建议在家族的亲属中进行遗传筛查（发现10%~15%的病例）

影像学检查

一般特征

- ^{131}I-间碘苄胍（MIBG）阳性团块
  - 放射性药剂和胍乙啶模拟物证明肿瘤的神经内分泌特性
- 核素扫描中显示为“冷结节”
- CT显示肿瘤的范围及淋巴结状态
- PET-CT能够显示远处转移
- 超声显示团块状病变

大体检查

一般特征

- 散发肿瘤为单侧的及孤立的
- 家族性肿瘤可以是多发的和双侧的
- 通常界限清楚，包膜不全并且浸润生长
- 肿瘤位于腺叶的中上、侧部
- 颜色从黄褐色、白色到亮灰色
- 肿瘤切面坚硬或者有韧性，极少者呈柔软黏稠样
- 细小的颗粒样钙化导致砂砾样改变
- 通常出血和坏死比较少见

送交病理组织

- 如果是预防性甲状腺切除，甲状腺叶应该连续由上到下横行切断
  - 降钙素在C细胞增生或者微小癌的诊断中是最突出的

尺寸

- 显微镜下可见到10cm大的病灶
- 巨大的肿瘤可以完全替代甲状腺腺叶

组织病理学检查

组织学特征

- 组织学特征的大概范围
- 生长模式的多样性
  - 被透明化的纤维血管基质分割的孤立的片状、巢状病灶
  - 被基质分割成分叶状、细胞团状、巢状、孤立的和小梁状
    - 被肿瘤增粗的和透明化的基质分割的线状相互连接的细胞
- 淀粉样基质沉积（70%~80%的病例）
  - 均一的无细胞成分的嗜酸性细胞外基质
    - 似乎是降钙素衍生出的
  - 也许与降钙素相关
    - 降钙素可以像砂砾体但是没有同心圆样的分层
  - 缺少淀粉样变的肿瘤预后更差
- 周围经常包绕良性滤泡上皮细胞
  - 可以延伸到主肿瘤包块内
- 细胞从圆形到椭圆形，纺锤形到类浆细胞或多面细胞
  - 这些细胞类型经常混杂在一起
- 细胞核从圆形到椭圆形，可以看见点状的、细小的、均一的、“椒盐样”的染色质
  - 在嗜酸性变的细胞核中核仁明显
- 细胞核内包涵体较常见
- 虽然孤立的奇异核较常见，但是细胞呈轻至中度多形性
  - 可以看到双核细胞或多核细胞
- 细胞质不透明，细小的颗粒状，从嗜酸性到透明的、双染性和色素性的
  - 可见细胞质内黏蛋白空泡，其内有细胞外黏蛋白堆积
- 有丝分裂象并不常见
- 坏死并不常见，在巨大的肿瘤中可以出现

髓样癌

- 有明显的淋巴血管侵犯
- 肿瘤向外广泛侵犯，侵犯进入周围甲状腺组织和甲状腺外软组织
- 淋巴结内可见转移灶
  - 特别是中央区气管旁和上纵隔

前驱表现

- 孤立的细胞巢被认为是后鳃体的残留
  - 没有细胞间桥的铺路石样细胞巢
  - 经常可以看到中间或者周围C细胞增生
- C细胞增生：反应性的或者肿瘤性的
- 反应性增生（继发或生理性增生）
  - 在由于其他疾病（结节性、淋巴细胞性甲状腺炎，乳头状和滤泡状癌）而行甲状腺切除术之后的反应性增生
  - 没有大于50个细胞的聚集；非破坏性生长；无淀粉样堆积；无纤维化；无细胞多形性
  - 经常可见多个孤立细胞巢相比邻（后鳃体的残留）
  - 经常需要降钙素和（或）嗜铬粒蛋白染色
- 肿瘤
  - 也被称为原位C细胞癌或原位髓样癌
  - 可见髓样癌与没有症状的RET生殖细胞突变携带者之间的联系
  - 可以是局灶的、弥漫的或者结节的
  - 可以见到C细胞团围绕或者部分破坏腺泡
  - 聚集大于50个细胞
  - 也许存在淀粉样堆积及纤维化
  - 微小癌或者由髓样癌扩散而来的腺管内癌的鉴别很有挑战性

亚型

- 嗜酸性细胞，乳头状或假乳头状，腺状的或者腺泡的，大细胞，小细胞，副神经节瘤样细胞，纺锤样细胞，透明细胞，鳞状细胞，黑色素产生细胞，血管肉瘤样细胞，双向分化
  - 上面的这些与其他原发和继发肿瘤相似
  - 经常需要免疫组织化学证实

辅助检查

细胞学

- 经常存在广泛的细胞学变异
- 细胞抽吸液中含有单个细胞以及小的、松散的细胞团
- 细胞外均质、无定形的嗜酸性团块或淀粉样小球（70%以上的抽吸物）
- 没有胶质
- 细胞从圆形到椭圆形，纺锤形到双极或多边形
- 散在的双核或多核细胞
- “椒盐样”核
- 经常可以看到核内胞质包涵体
- 大量的嗜酸性胞质
- 降钙素免疫组织化学可能有帮助

免疫组织化学

- 阳性：降钙素、嗜铬粒蛋白、突触素、CEA-P、角蛋白和TTF-1
- 阴性：甲状腺球蛋白

流式细胞

- 大于30%的细胞为非整倍体（可能与不良预后相关）

细胞遗传学

- 生殖细胞或体细胞RET突变
- 外周血检测
  - RET外显子10、11、13、14、15及16应该被分析
    - 显著性片段长度多态性分析，单链结构多态性、杂合二倍体技术或者DNA序列

电镜

- 神经内分泌电子密度膜包裹颗粒（Ⅰ型和Ⅱ型）有助于证实
- 细胞外区域可见细微的原纤维淀粉样物质

鉴别诊断

滤泡状癌

- 小梁样结构及嗜酸样变常造成鉴别困难
- 胶质少见，细胞核呈浓染
- 甲状腺蛋白阴性
- 降钙素阴性（敏感性及特异性指标）

乳头状癌

- 乳头状癌细胞核特点通常不会在髓样癌中出现
- 细胞核内容物改变在两种肿瘤中均可出现
- 免疫组织化学可用以鉴别

甲状旁腺组织

- 甲状旁腺组织（正常或病变组织）通常表现为包膜完整，边界清楚
- 甲状旁腺激素阳性，缺少降钙素及甲状腺球蛋白

副神经节瘤

- 边界清楚的肿瘤，缺乏侵袭性
- S-100蛋白阳性
- 降钙素和甲状腺球蛋白阴性

未分化癌

- 通常为高龄，迅速生长的肿物
- 纺锤形细胞伴多形性变，通常鉴别有困难
- 有丝分裂增加、坏死、出血与甲状腺病变组织相关
- 降钙素可以鉴别

转移癌

- 肾细胞癌
  - 实性肿块伴淋巴结血管侵袭
  - 肿瘤细胞明显伴红细胞凝集
  - 甲状腺球蛋白，降钙素，CD10可以用来鉴别，仅CD10为阳性

髓样癌

- 黑色素瘤转移癌
  - 如果伴有黑色素沉积可以鉴别
  - Melan-A，HMB及角蛋白可鉴别（非S-100）
- 转移性神经内分泌癌
  - 较少见
  - 包括类癌、非典型类癌、神经内分泌肿瘤
  - 所有肿瘤降钙素、CEA阴性，需要临床实验室检查明确
  - 由喉侵袭至甲状腺的病变需要鉴别，因为降钙素为阳性

C细胞增多vs腺内传播

- 多病灶细胞聚集，与后鳃体相连
- 缺乏结构破坏
- 不伴有血管淋巴结侵袭
- 与纤维化相关
- 降钙素的累及多于髓样癌

透明小梁肿瘤

- 囊内病变不伴侵袭性
- 存在小梁样生长结构
- 病变区内呈透明样变不伴淀粉样变
- 细胞呈纺锤形，细胞基质重排
- 黄色胞质小体
- 甲状腺球蛋白（+），降钙素（-）

淀粉样变性甲状腺肿

- 囊内病变，累及整个腺体
- 鳞状上皮肥大增殖伴淀粉样变沉积（刚果红染色阳性）

淋巴瘤

- 弥漫性无包膜病灶
- 背景为慢性淋巴细胞性甲状腺炎（极少数为髓样癌）
- 存在淋巴细胞群（肥大细胞、免疫母细胞、中央细胞、单核B细胞）
- 血液学免疫组织化学（CD20，CD19，CD79a，CD138，κ，λ）

诊断要点

病理学要点

- 髓样癌表现为轻度异型性
- 细胞缺乏胶质产生，需通过PAS及甲状腺球蛋白来判断细胞分型

分期

分布

- Ⅰ期：20%
- Ⅱ期：33%
- Ⅲ期：32%
- Ⅳ期：15%

参考文献

1. Harvey A et al: Sporadic medullary thyroid cancer. Cancer Treat Res. 153: 57–74, 2010
2. Milan SA et al: Current management of medullary thyroid cancer. Minerva Chir. 65(1): 27–37, 2010
3. Pacini F et al: Medullary thyroid carcinoma. Clin Oncol (R Coll Radiol). 22(6): 475–85, 2010
4. Sadow PM et al: Mixed Medullary–follicular–derived carcinomas of the thyroid gland. Adv Anat Pathol. 17(4): 282–5, 2010
5. Tran T et al: Familial thyroid neoplasia: impact of technological advances on detection and monitoring. Curr Opin Endocrinol Diabetes Obes. 17(5): 425–31, 2010
6. Ye L et al: The evolving field of tyrosine kinase inhibitors in the treatment of endocrine tumors. Endocr Rev. 31(4): 5 78–99, 2010
7. American Thyroid Association Guidelines Task Force et al: Medullary thyroid cancer: management guidelines of the American Thyroid Association. Thyroid. 19(6): 565–612, 2009
8. Moo–Young TA et al: Sporadic and familial medullary thyroid carcinoma: state of the art. Surg Clin North Am. 89(5): 1193–204, 2009
9. Morrison PJ et al: Genetic aspects of familial thyroid cancer. Oncologist. 14(6): 571–7, 2009
10. Schlumberger MJ et al: Phase II study of safety and efficacy of motesanib in patients with progressive or symptomatic, advanced or metastatic medullary thyroid cancer. J Clin Oncol. 27(23): 3794–801, 2009
11. Castellani MR et al: MIBG for diagnosis and therapy of medullary thyroid carcinoma: is there still a role? QJ Nucl Med Mol Imaging. 52(4): 430–40, 2008
12. Dotto J et al: Familial thyroid carcinoma: a diagnostic algorithm. Adv Anat Pathol. 15(6): 332–49, 2008
13. Etit D et al: Histopathologic and clinical features of medullary microcarcinoma and C–cell hyperplasia in prophylactic thyroidectomies for medullary carcinoma: a study of 42 cases. Arch Pathol Lab Med. 132(11): 1767–73, 2008
14. Lodish MB et al: RET oncogene in MEN2, MEN2B, MTC and other forms of thyroid cancer. Expert Rev Anticancer Ther. 8(4): 625–32, 2008
15. Nikiforova MN et al: Molecular genetics of thyroid cancer: implications for diagnosis, treatment and prognosis. Expert Rev Mol Diagn. 8(1): 83–95, 2008
16. Rufini V et al: Role of PET in medullary thyroid carcinoma. Minerva Endocrinol. 33(2): 67–73, 2008
17. Ball DW: Medullary thyroid cancer: monitoring and therapy. Endocrinol Metab Clin North Am. 36(3): 823–37, viii, 2007
18. Bhanot P et al: Role of FNA cytology and immunochemistry in the diagnosis and management of medullary thyroid carcinoma: report of six cases and review of the literature. Diagn Cytopathol. 35(5): 285–92, 2007
19. Lewi ń ski A et al: Genetic background of carcinogenesis in the thyroid gland. Neuro Endocrinol Lett. 28(2): 77–105, 2007
20. Machens A et al: Genotype–phenotype based surgical

髓样癌

免疫组织化学

抗体	反应	染色部位	注释
降钙素	阳性	胞质	强阳性、弥漫是最为特异的标志，在 95% 的病例中存在
CGRP	阳性	胞质	也许只是局限于肿瘤内部的小病灶
CEA-P	阳性	胞质	在绝大多数肿瘤中呈阳性反应，甚至比率高于降钙素
TTF-1	阳性	胞核	各种强度的表达，比滤泡癌稍弱
嗜铬粒蛋白 -A	阳性	胞质	颗粒状反应
嗜铬粒蛋白 -B	阳性	胞质	颗粒状反应
突触素	阳性	胞质	从颗粒状到点状
NSE	阳性	胞质	在大多数肿瘤中呈阳性表达，但对于诊断经常没有帮助
血清素	阳性	胞质	经常呈阳性
生长激素抑制素	阳性	胞质	偶尔有反应
AE1/AE3	阳性	胞质	强阳性，弥漫性表达
CK7	阳性	胞质	强阳性，弥漫性表达，比角蛋白膜表达稍多
波形蛋白	阳性	胞质	在肿瘤细胞中呈各种程度的阳性表达
S-100	阳性	胞质和胞核	经常在巢状病灶周围支撑结构中分布
钙视网膜蛋白	阳性	胞质和胞核	肿瘤细胞中仅约 25% 阳性表达
半乳糖凝集素 -3	阳性	胞质	在 45%~80% 细胞中表达，强度从弱阴性到区域阳性
甲状腺球蛋白	阴性		
CK20	阴性		

concept of hereditary medullary thyroid carcinoma. World J Surg. 31(5): 957–68, 2007

21. Baloch ZW et al: Microcarcinoma of the thyroid. Adv Anat Pathol. 13(2): 69–75, 2006
22. Guy é tant S et al: C–cell hyperplasia. Ann Endocrinol(Paris). 67(3): 190–7, 2006
23. Izikson L et al: The flushing patient: differential diagnosis, workup, and treatment. J Am Acad Dermatol. 55(2): 193–208, 2006
24. Papi G et al: Primary spindle cell lesions of the thyroid gland; an overview. Am J Clin Pathol. 125 Suppl: S95–123, 2006
25. Clark JR et al: Prognostic variables and calcitonin in medullary thyroid cancer. Laryngoscope. 115(8): 1445–50, 2005
26. Hunt JL: Unusual thyroid tumors: a review of pathologic and molecular diagnosis. Expert Rev Mol Diagn. 5(5): 725–34, 2005
27. Ashworth M: The pathology of preclinical medullary thyroid carcinoma. Endocr Pathol. 15(3): 227–31, 2004
28. Cohen EG et al: Medullary thyroid carcinoma. Acta Otolaryngol. 124(5): 544–57, 2004
29. Takami H: Medullary thyroid carcinoma and multiple endocrine neoplasia type 2. Endocr Pathol. 14(2): 123–31, 2003
30. Albores–Saavedra JA et al: C–cell hyperplasia and medullary thyroid microcarcinoma. Endocr Pathol. 12(4): 365–77, 2001
31. Baloch ZW et al: Neuroendocrine tumors of the thyroid gland. Am J Clin Pathol. 115 Suppl: S56–67, 2001
32. Giammanco M: Medullary thyroid carcinoma. Natural history and surgical treatment. Minerva Endocrinol. 25(3–4): 75–9, 2000
33. Weber AL et al: The thyroid and parathyroid glands. CT and MR imaging and correlation with pathology and clinical findings. Radiol Clin North Am. 38(5): 1105–29, 2000
34. Green I et al: A spectrum of cytomorphologic variations in medullary thyroid carcinoma. Fine–needle aspiration findings in 19 cases. Cancer. 81(1): 40–4, 1997
35. Komminoth P: Multiple endocrine neoplasia type 1 and2: from morphology to molecular pathology 1997. Verh Dtsch Ges Pathol. 81: 125–38, 1997

髓样癌

影像学和一般特征

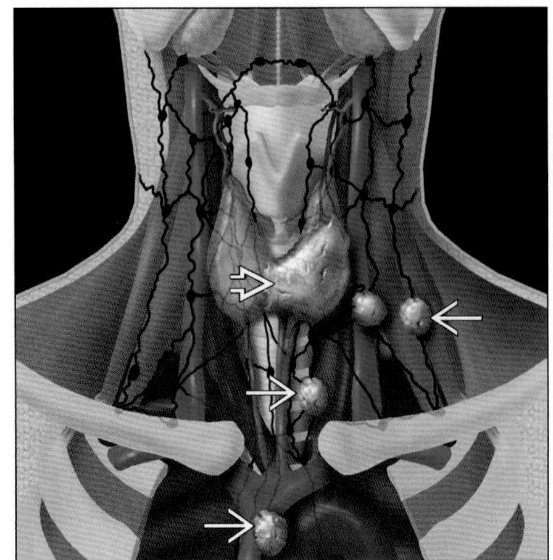

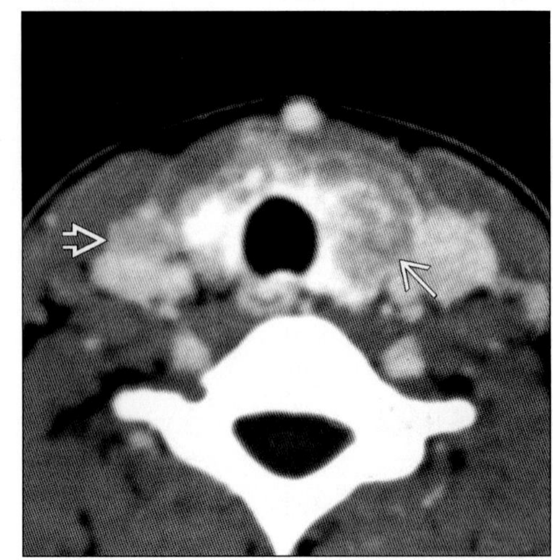

（左图）➡显示为髓样癌，➡显示髓样癌最常见的颈部和中央淋巴结转移。除外甲状旁腺疾病很重要。（右图）➡轴位颈部增强CT显示甲状腺多中心不规则低密度影，腺体边界模糊，➡邻近可见异常增大的淋巴结，考虑为转移

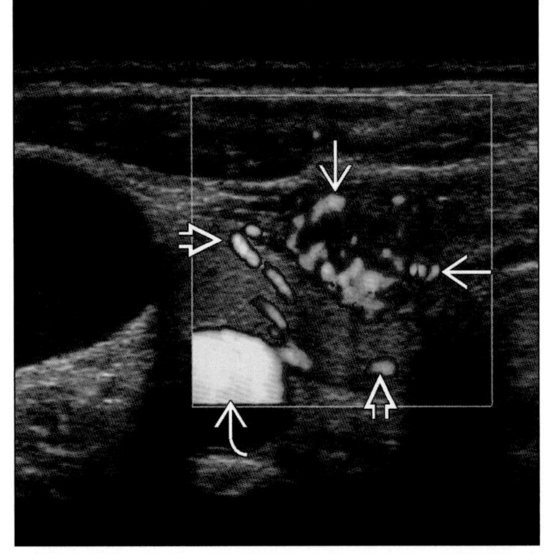

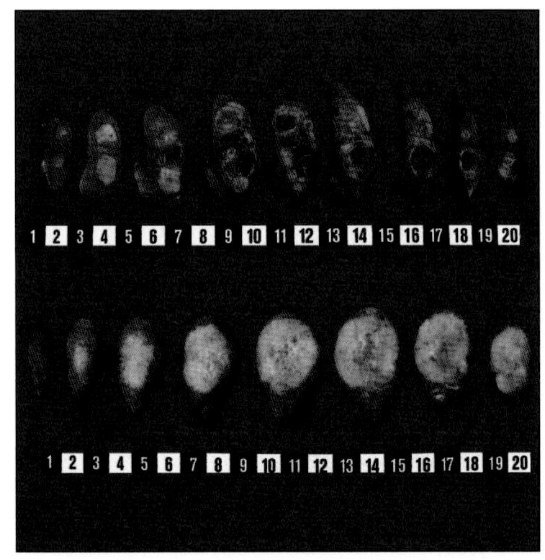

（左图）➡多普勒B超显示病灶内杂乱的血流，明显异于➡正常甲状腺组织，➡显示作为对照的颈内动脉血流（Courtesy A. Ahuja，MD）。（右图）显示一例家族性病例的双侧甲状腺连续切片，可以看到双侧多中心的肿瘤，上面的连续切片可以看到囊性改变

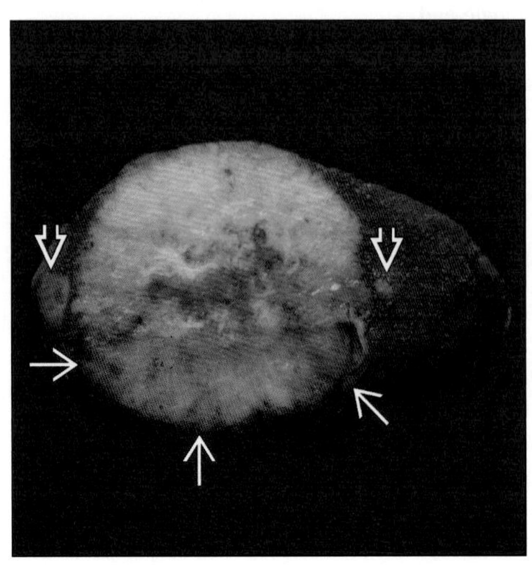

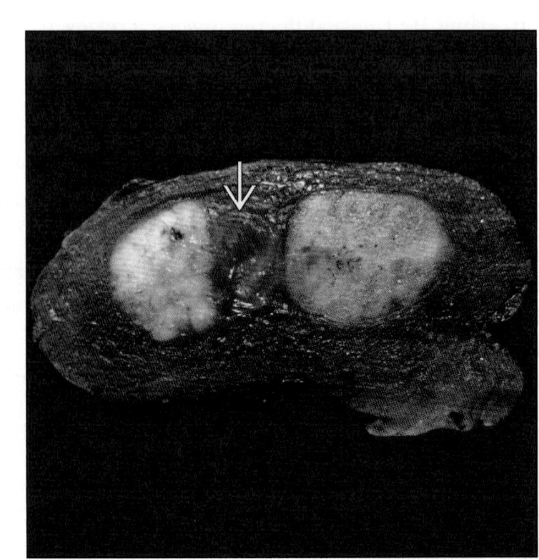

（左图）这是一例约3.8cm的巨大肿瘤，➡显示边缘呈浸润性，没有完整的被膜，➡显示在主要肿瘤附近还有些小的肿瘤结节。（右图）单侧腺叶中多中心肿瘤，肿瘤被分离，显示不同的切面特征。多中心发病是遗传性或家族性疾病的特点。➡显示肿瘤的囊性变

髓样癌

显微镜下特征

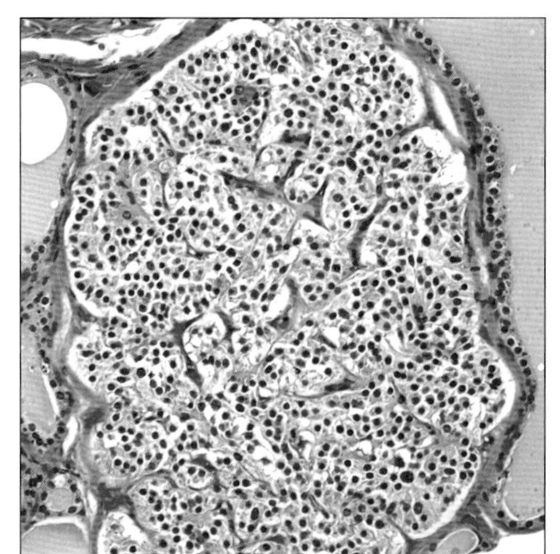

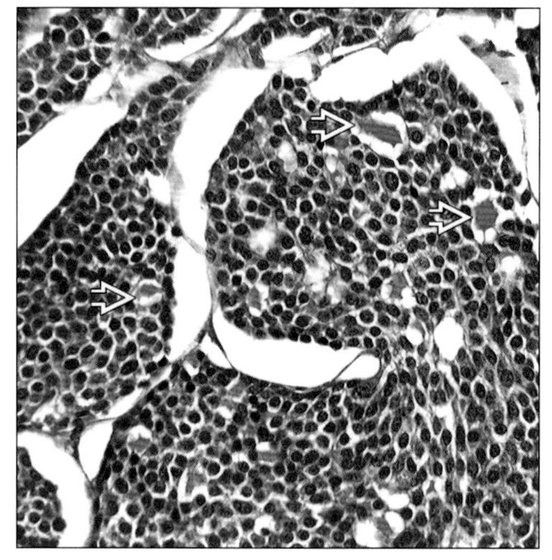

（左图）可见由超过50个C细胞聚集构成的小结节样结构，周围的甲状腺滤泡并未被破坏。在此例C细胞的瘤样增生中并未出现纤维样变性，淀粉样变性以及异形细胞。（右图）此肿瘤形成层状以及腺样结构，细胞为合胞体细胞，细胞质深染，这种多见于髓样癌腺样体腔内的分泌物已用➡标记出来

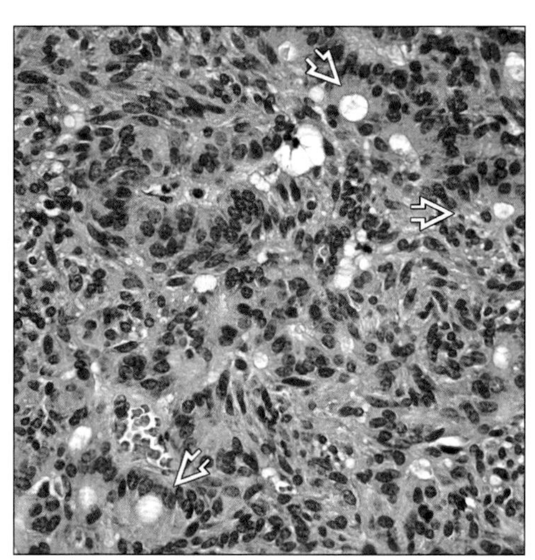

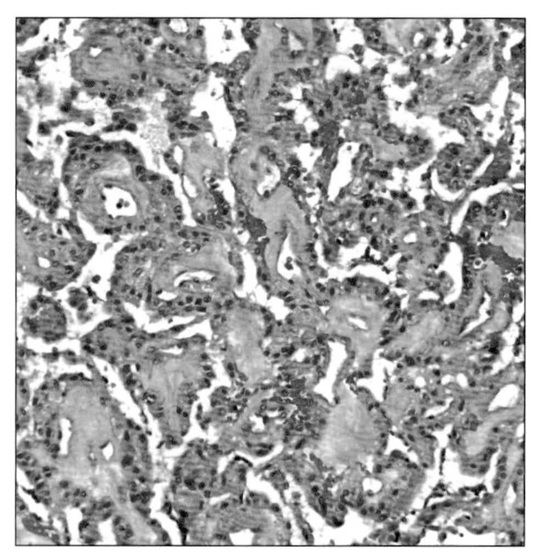

（左图）此例髓样癌由腺样细胞、岛状细胞以及纺锤样细胞混合而成，➡所指为玫瑰花结样结构，无分泌物。（右图）此例髓样癌中可见血管瘤或血管样结构，与血管肉瘤中的结构相仿，通常这种病例有多样的组织学表现，有时只出现于整个肿瘤的一小部分中，一些针对性的检查有助于诊断的证实

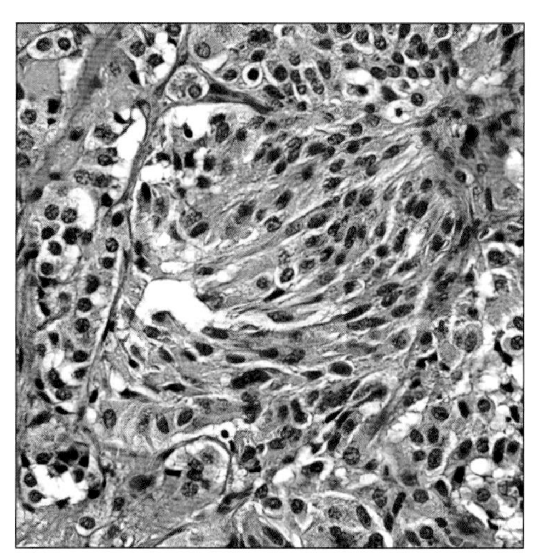

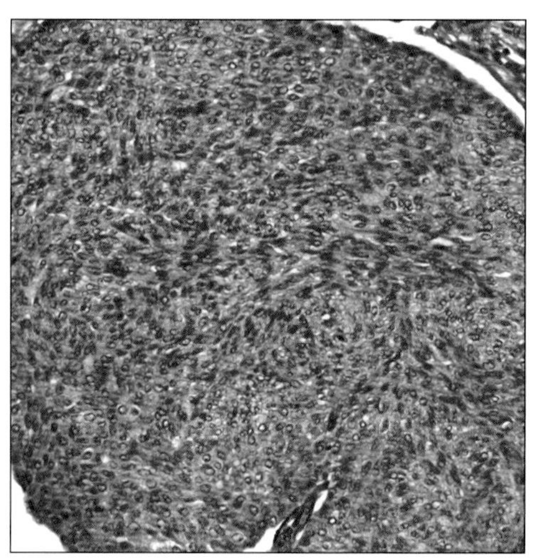

（左图）在髓样癌中纺锤样细胞虽然不是主要的结构，但是也是比较常见的，此例髓样癌中有融合细胞的表现，细胞核呈纺锤样近椭圆形伴有一些散在的染色质分布。（右图）为细胞成纺锤样的实体组织，光镜下细胞核清晰可见，这种发现并不是髓样癌的主要标志，只出现于少于20%的肿瘤中

髓样癌

显微镜下特征

（左图）这部分的瘤样细胞呈不明显的巢状结构，细胞核散在分布着染色体伴周围呈轻度嗜碱性的颗粒状染色质。（右图）图为典型的巢状细胞结构，伴有小而圆的细胞核以及颗粒状染色质。→所指的在图片边缘截取的胶状结构，不能误认为是滤泡的变异表现

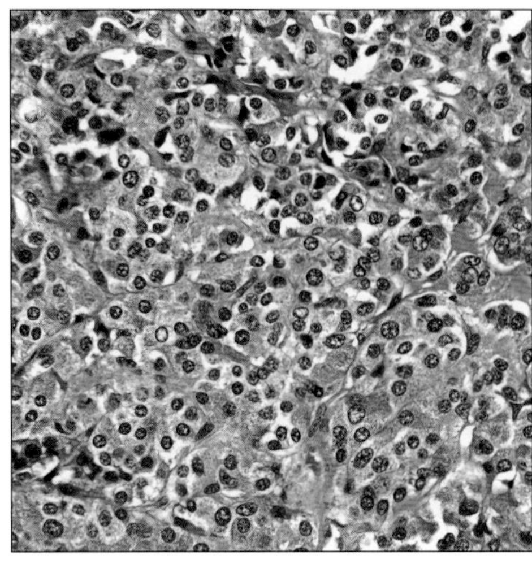

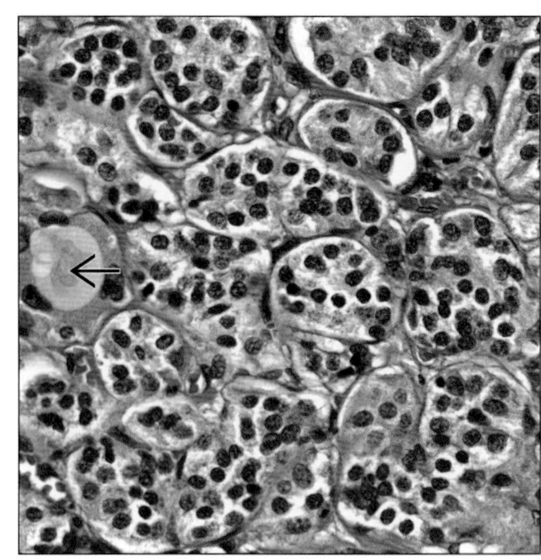

（左图）此例髓样癌呈明显的纤维化（高度嗜酸性→），将肿瘤分为多个小结节，图片中有大量的淀粉样变以及不明显的嗜酸样非生物物质，和细胞外基质➡。如⇨所示处，淀粉样变中同样也存在着钙化的表现。（右图）所示，对淀粉样变→以及胶质样变⇨的滤泡上皮细胞的鉴别是存在一定的难度的，一般存在着色状态的差异以及伪影

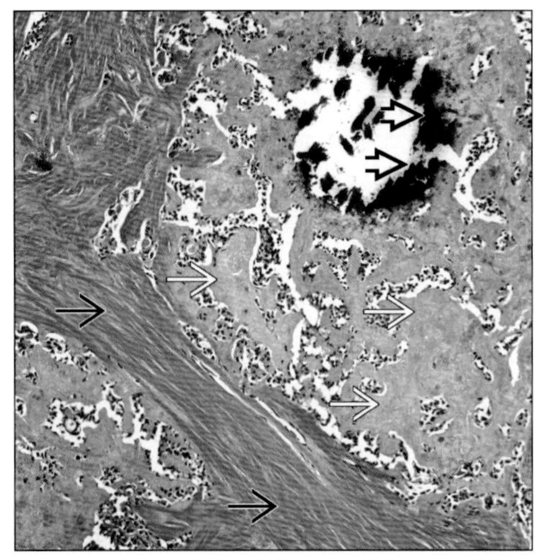

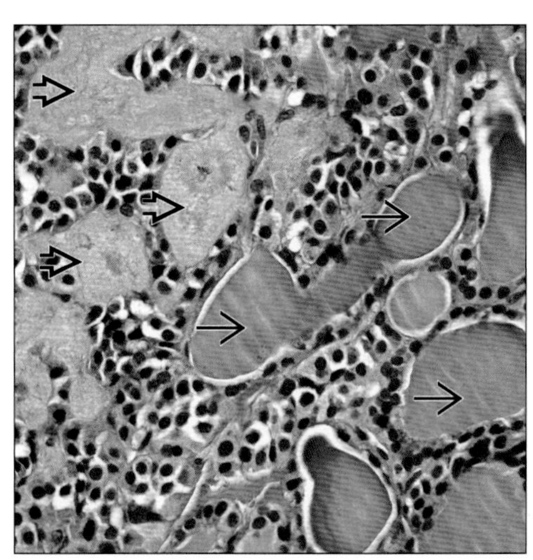

（左图）此例髓样癌呈层状的器官样结构，细胞存在轻度蓝染的颗粒状染色质，并有一定的类浆细胞表现。→为淀粉样变。（右图）瘤细胞存在多样性而难以诊断，一般存在小而明显的核仁，在细胞染色质以及细胞间存在类黏蛋白样物质→。免疫组织化学多用于此类病例以及确定C细胞的变异情况

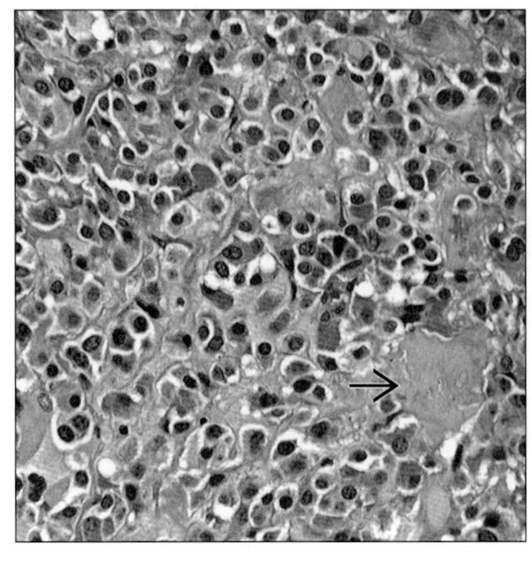

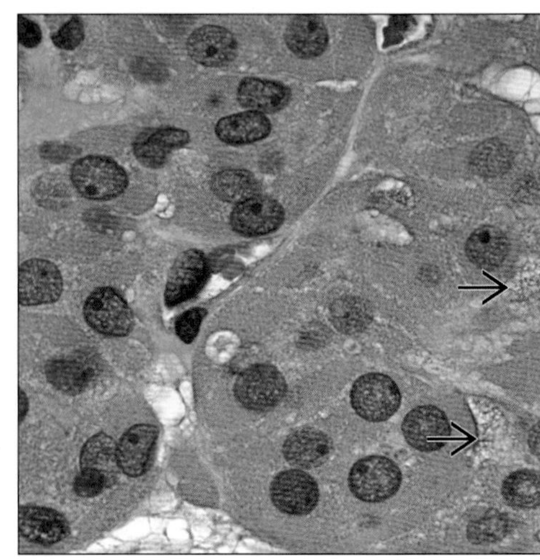

髓样癌

组织病理学特征

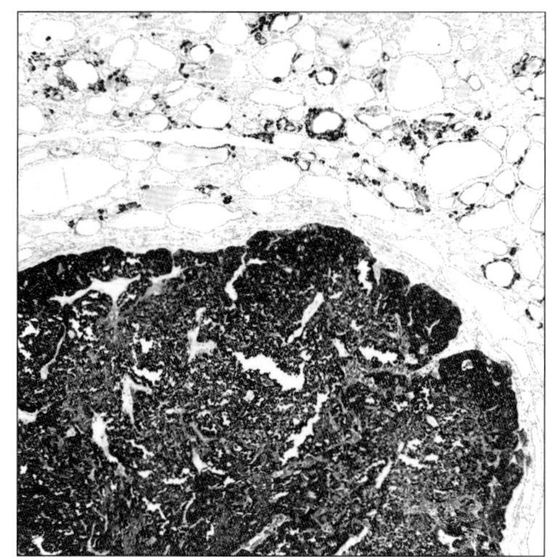

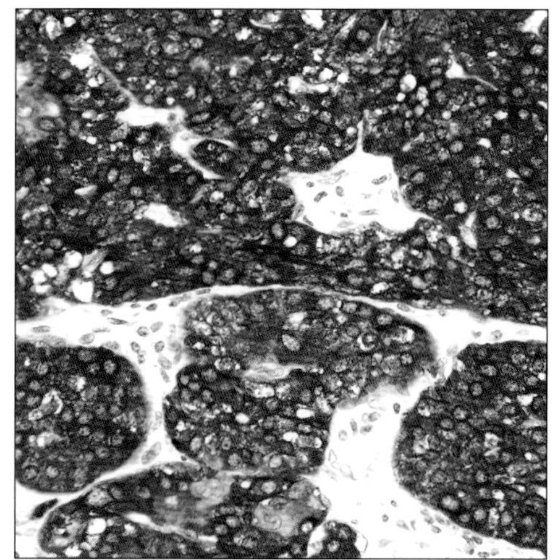

（左图）降钙素染色是髓样癌最特异染色特点之一。肿瘤内可见深染色素的沉积，但在周围实质中仍可见C细胞增生，降钙素免疫活性增强。（右图）CEA在髓样癌中经常呈现出强烈的细胞质颗粒状免疫活性，由于敏感性更强，多克隆的CEA抗体优于单克隆抗体

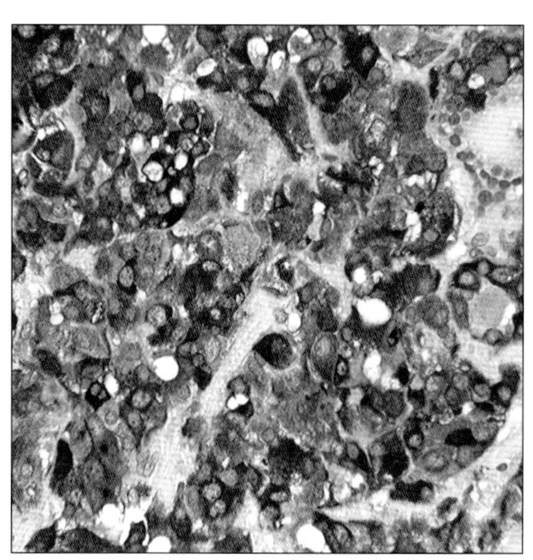

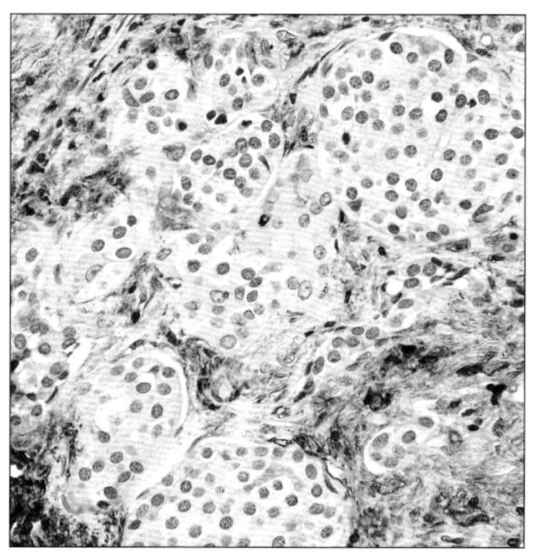

（左图）可见嗜铬粒蛋白不同程度的颗粒状免疫活性反应，部分细胞呈现强烈弥漫的免疫活性，另外部分细胞即呈现较弱的染色及活性。（右图）甲状腺球蛋白较难辨认，因为有弥散的人工假象与血浆、血清的背景反应。在髓样癌中肿瘤细胞呈阴性

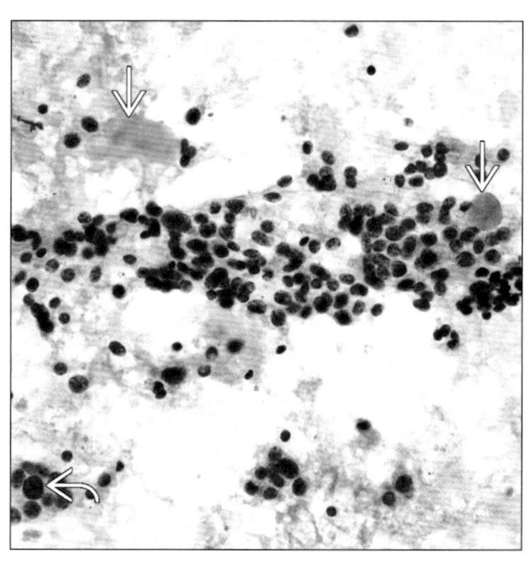

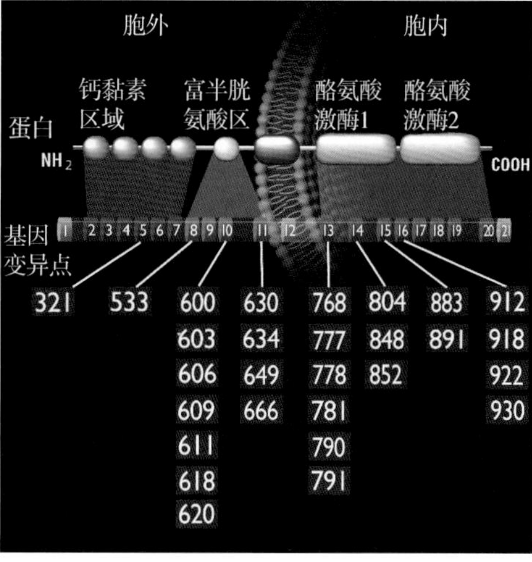

（左图）FNA检查可见均一的核染色质分布。PAP可见淡绿色不透明淀粉样小体➡。孤立细胞或细胞群可见异型性➡。即使有模糊的滤泡形式，胶质缺失。（右图）*RET*基因被认为与髓样癌进展相关，特定的密码子突变也被认为导致了甲状腺髓样癌的遗传性

胸腺样分化的梭形细胞肿瘤

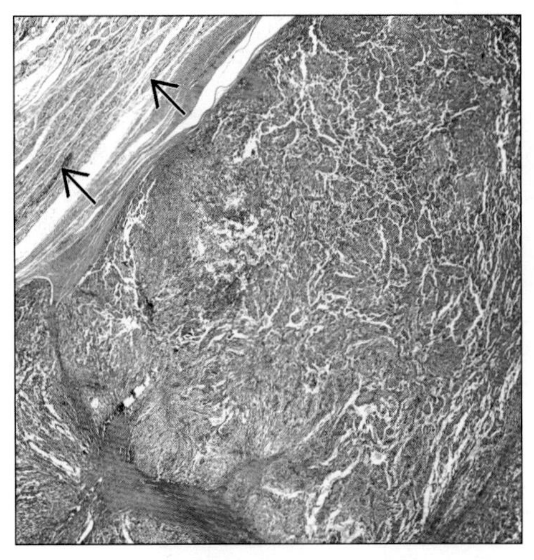

图中可见小叶状肿瘤细胞周围有完整包膜⇒。肿瘤中可见较短的相互交叉的肿瘤细胞束

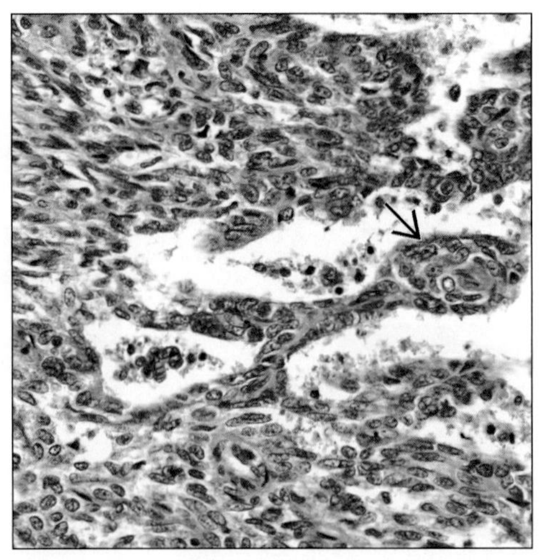

在很多实体细胞巢中，上皮细胞排列紧凑，并被基底膜包围，双相性表现为短小致密的梭形细胞束与腺样及乳头状结构混杂⇒。合胞体中可见增大的核质比。未见细胞异型性和有丝分裂

专业术语

缩写
- 胸腺样分化的梭形细胞肿瘤（SETTLE）

定义
- 这类甲状腺恶性肿瘤的特征以梭形上皮样细胞混入腺样结构（双相分化）为特点，显示原始胸腺分化

病因/发病机制

发病机制
- 囊内异位胸腺组织
- 由残存鳃袋保留分化形成

临床表现

流行病学
- 发病率
  - 极罕见
- 年龄
  - 好发于年轻人（小于20岁）
- 性别
  - 男性多于女性（2：1）

部位
- 常见单侧发病

症状
- 经常表现为无痛性肿块
- 较少见的表现为
  - 急速增大的颈部肿块
  - 局部类似甲状腺炎表现
  - 气管压迫
- 症状可持续数周至数年

治疗
- 方法、风险、并发症
  - 晚期转移需要长期的跟踪随访
- 外科治疗
  - 首选甲状腺切除术
  - 转移病灶切除术可获得更长的生存期
- 药物治疗
  - 药物治疗被应用于转移病灶
- 放射治疗
  - 应用于转移病灶

预后
- 肿瘤为无痛性（惰性、生长缓慢）
- 5年生存率90%
- 可发生局部淋巴结转移
- 70%的患者发生明显的远处转移
  - 晚期发生血源性转移（长达22年后）
  - 常见转移部位：肺部、淋巴结、肾、软组织
  - 由于病程延长，所有转移病灶均应切除

大体检查

一般特征
- 多种生长方式，包裹型、部分包绕型及浸润型
- 模糊的小叶状结构
- 可见软组织粘连（脂肪或骨骼肌）
- 有韧性或坚硬，多为实体
  - 可见小囊
- 横截面呈灰白色、棕褐色
  - 黄色区域提示坏死
- 可见颗粒状组织

大小
- 范围为1~12cm，平均为3.6cm

胸腺样分化的梭形细胞肿瘤

要点

专业术语
- 这类甲状腺恶性肿瘤的特征以梭形上皮样细胞混入腺样结构（双相分化）为特点，显示原始胸腺分化

临床表现
- 好发于年轻人（小于20岁）
- 常见单侧发病
- 肿瘤为无痛性（惰性、生长缓慢）
- 晚期转移需要长期的跟踪随访
- 晚期发生血源性转移

组织病理学检查
- 多细胞性肿瘤，肿瘤细胞具有明显的原始胸腺组织学特征
- 肿瘤被硬化的纤维隔膜分隔成小叶状结构
- 大多数肿瘤呈双相性
  - 致密到疏松的呈短梭状、网状、交织排列的束状结构
  - 混合腺样、管状-乳头状结构
- 长梭形细胞，细胞质较少
- 囊壁被覆立方及柱状淡染的细胞

辅助检查
- 梭形和腺管细胞阳性
  - AE1/AE3，CAM5.2，EMACK7，波形蛋白，INI1，CD117
- 阴性：甲状腺球蛋白，TTF-1，降钙素，CEA,CD5，S-100蛋白，突触蛋白，嗜铬粒蛋白，CK20

鉴别诊断
- 未分化肿瘤，滑膜肉瘤
- 髓样癌，异位胸腺瘤（梭形变异型）

组织病理学检查

组织学特征
- 多细胞性肿瘤，肿瘤细胞具有原始胸腺组织学特征
- 肿瘤被硬化的纤维隔膜分隔成小叶状结构
- 可见血管浸润
- 大多数肿瘤呈双相性
  - 致密到疏松的呈短梭状、网状、交织排列的束状结构
  - 混合腺样、管状-乳头状结构
- 长梭形细胞伴较少的细胞质
  - 缺乏明显细胞轮廓的合体样生长方式
  - 涡旋状或席纹状排列
- 细胞核细长，染色质细腻
- 局灶细胞核有多形性
- 腺管样结构
  - 较大被覆呼吸上皮的囊腔
  - 黏液性腺体，束样结构，巢样结构，Sertoli样小管及肾小球样结构
  - 囊肿周围排列淡染的立方细胞和柱状细胞
  - 可被覆杯状细胞或纤毛细胞
  - 细胞核可比梭形细胞更圆
- 缺乏有丝分裂象
  - 极少见坏死及有丝分裂
- 可见细胞内液与黏蛋白
- 鳞状上皮化生或角化珠
- 外周聚集淋巴细胞
- 极少见钙化
- 极少病例呈单相性（梭形或腺管样）

辅助检查

细胞学检查
- 细胞涂片呈多细胞性，粘连成簇或散在单个的梭形细胞
  - 梭形细胞有纤维状细胞质和不明显的核仁
- 背景：细胞外红色异染性（MGG）
  - 粉末状的颗粒或不规则的块状

免疫组织化学
- 梭形和腺管细胞：AE1/AE3，CAM5.2，EMA，CK7，波形蛋白，INI1，CD117
  - 部分细胞：SMA，MSA，CD99
- 阴性：甲状腺球蛋白，TTF-1，降钙素，CEA，CD5，S-100蛋白，突触蛋白，嗜铬粒蛋白，CK20

鉴别诊断

未分化肿瘤
- 老年患者伴有快速增大的肿块
- 浸润性生长，典型异型性，广泛坏死
- 有限或缺失的角蛋白免疫活性

滑膜肉瘤
- 好发于年轻人
- 经常为双相性肿瘤，伴大量梭形细胞
- t（X；18）*SYT-SSX*基因融合可确诊

髓样癌
- 常见基质内淀粉样物质
- 细胞染色质粗糙
- 阳性：降钙素、CEA、嗜铬粒蛋白

异位胸腺瘤
- 拼图样小叶状结构
- 富含未成熟的、TdT阳性的T细胞

胸腺样分化的梭形细胞肿瘤

大体和显微镜下特征

（左图）切面显示多肉样肿瘤累及整个甲状腺，有囊样结构，表面光亮。（右图）肿瘤的小叶状结构之间可见交织的硬化纤维组织，纤维组织包膜分隔了肿瘤与甲状腺实质→。图中放大倍数下梭形细胞清晰可见

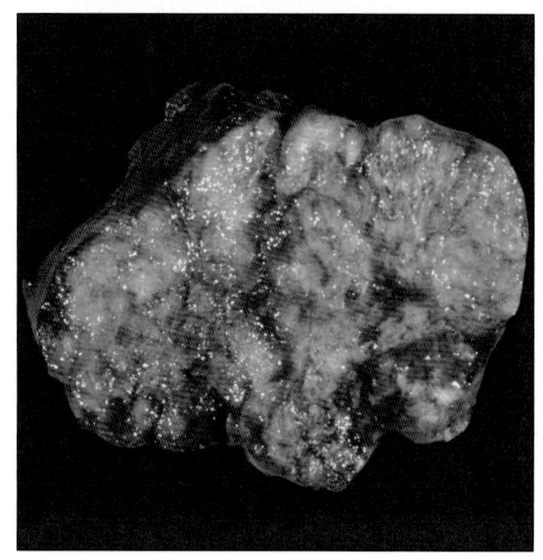

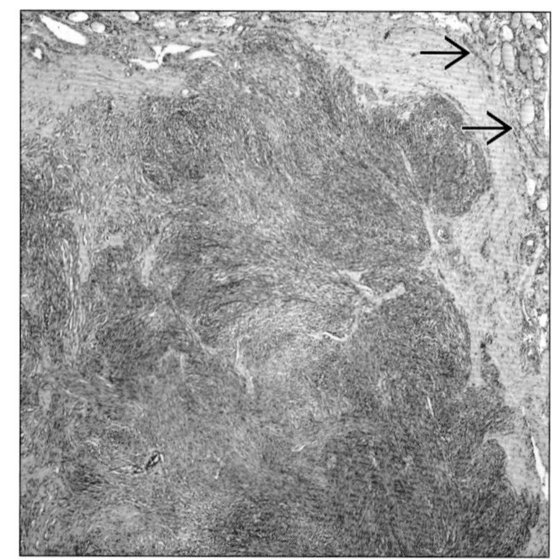

（左图）肿瘤的小叶状结构并非细胞组成的，而是由硬化的纤维结构分隔而成。此区域内，可见与甲状腺实质并列的短小纤维束→。（右图）非细胞纤维结构将梭形细胞分隔成致密的束状，细胞形态单一，可见一合胞体结构，缺少清晰的细胞边界。病变区基质呈轻微黏液变性→

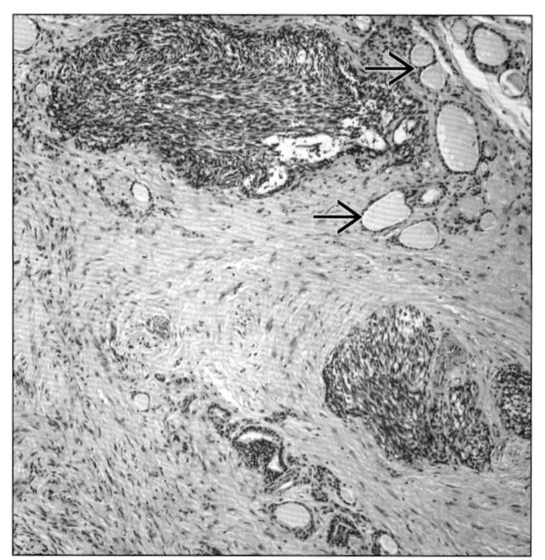

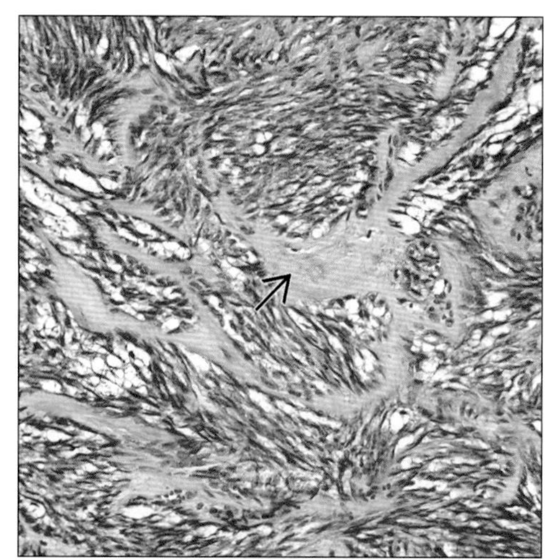

（左图）肿瘤中梭形细胞有更加典型的上皮样外观，合胞体表现出明显的腺管分化→。细胞核质比增加。（右图）此区域中显示较短的、交织成网状的致密纤维结构，边界不清的、拉长的梭形细胞，细胞质较少，细胞边界模糊

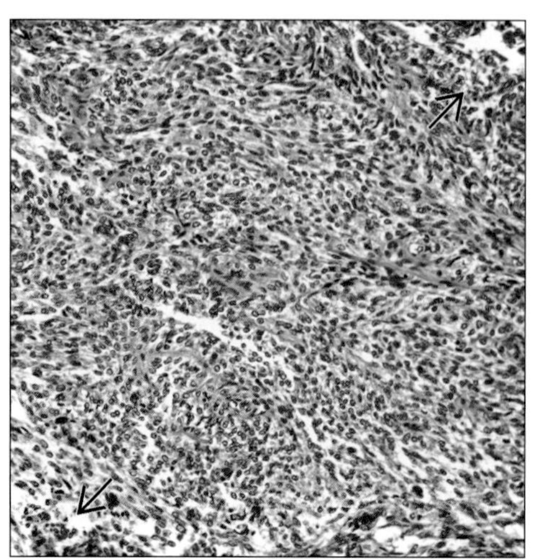

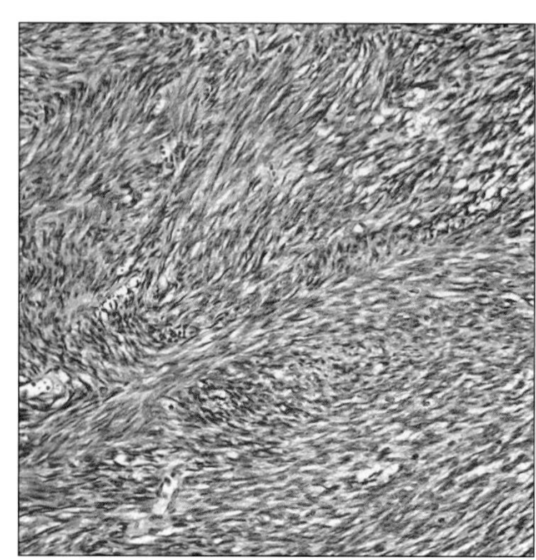

胸腺样分化的梭形细胞肿瘤

显微镜下和免疫组织化学特征

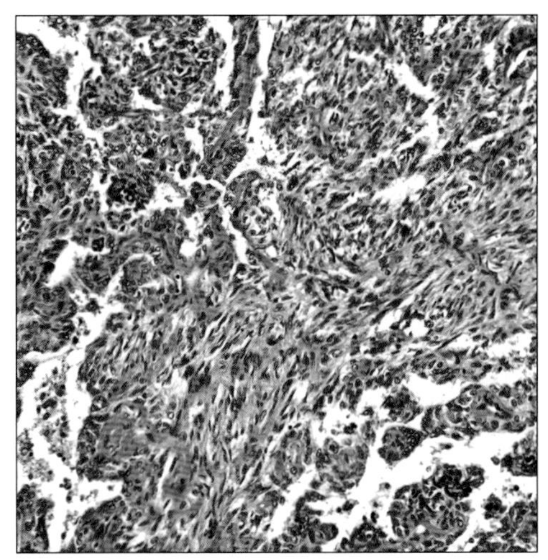

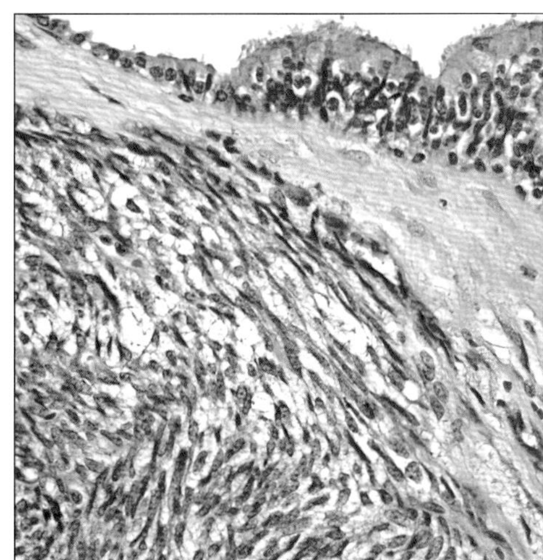

（左图）典型的双相性表现为梭形肿瘤细胞致密交织或网状微妙地混入管状一乳头状腺体中。立方或柱状细胞排列在囊肿周围。（右图）较短的梭形细胞被黏液性物质分隔，囊肿周围排列呼吸上皮细胞，表现为假复层柱状上皮，细胞核比梭形细胞更圆

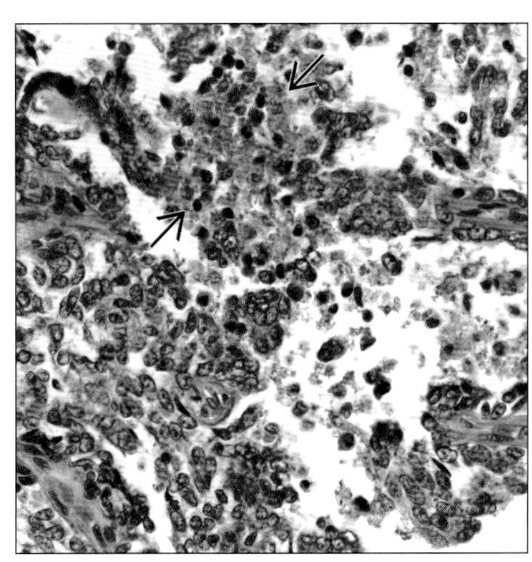

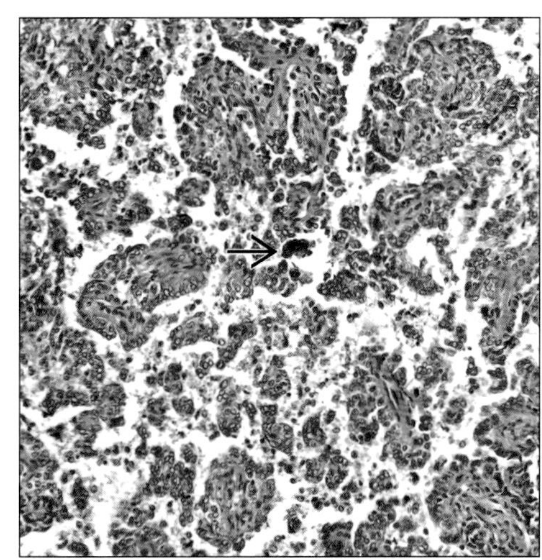

（左图）腺样及管状乳头样结构可见一坏死区→，伴有轻微异型性。细胞核有空泡，染色体轻微弥散。（右图）此图显示囊性空间由大量管状乳头样结构组成，有淡染的立方或柱状细胞排列，有孤立钙化区→

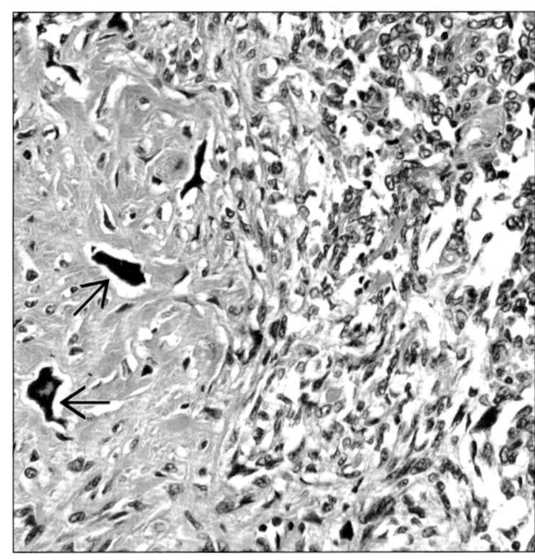

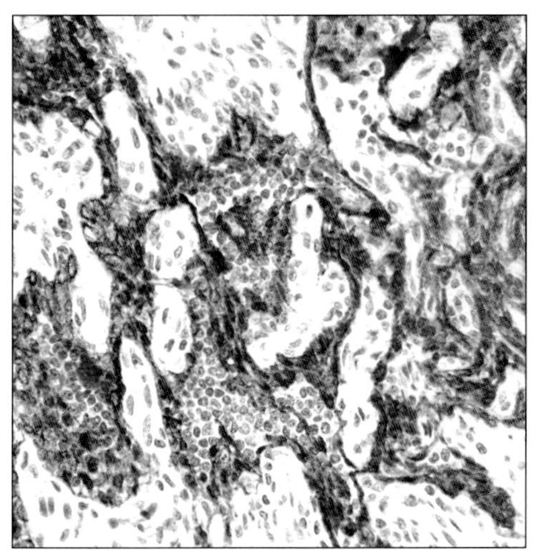

（左图）纤维分隔区含有高度异型性的肿瘤细胞→，剩下的肿瘤可见混合的梭形及管状乳头样结构，有拉长的、较少细胞质的、有限异型性的梭形细胞。（右图）多种不同的上皮细胞标志物阳性，细胞角蛋白突出于梭形细胞与腺体细胞。有些细胞可显示肌动蛋白反应活性。甲状腺球蛋白，TTF-1，降钙素，突触小泡蛋白及CD5缺失

甲状腺呈胸腺样分化癌

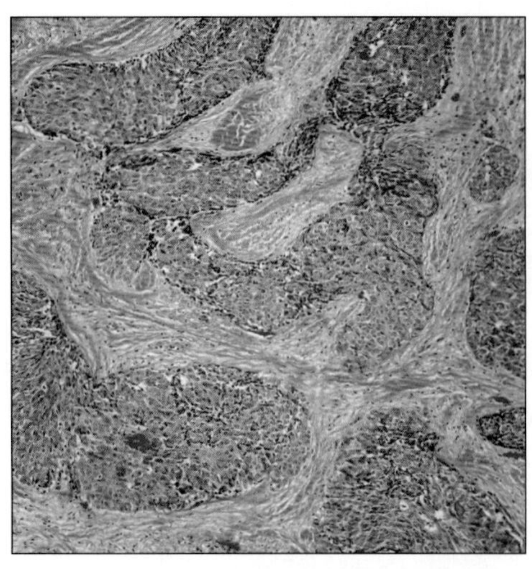

低度恶性的CASTLE表现为胸腺肿瘤，有明显的小叶状结构及深染的、浓密的、瘢痕样的胶原纤维索带

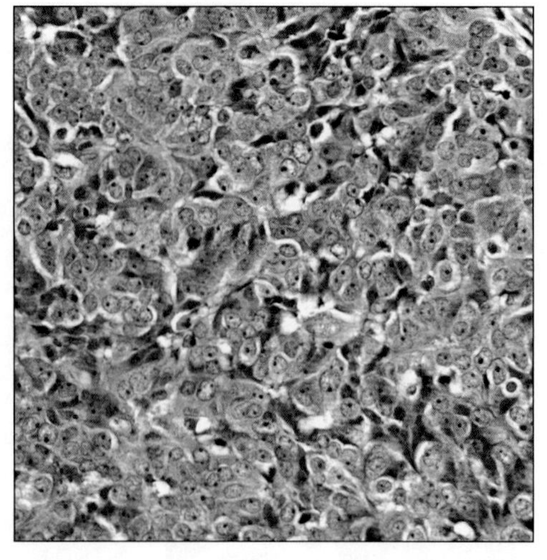

此区域可见CASTLE中特有的淋巴细胞特征，肿瘤呈非角化，未分化表现。气泡样染色质及小核仁

专业术语

缩写

- 甲状腺呈胸腺样分化癌（CASTLE）

别名

- 淋巴上皮样甲状腺癌
- 甲状腺上皮细胞胸腺瘤
- 原发性甲状腺胸腺瘤

定义

- 原发甲状腺恶性肿瘤，组织结构与细胞学上和胸腺上皮肿瘤类似

病因/发病机制

发病机制

- 发生于胸腺相邻或甲状腺内
  - 持续的胸腺发育
  - 鳃囊残留物（包括实体细胞巢），可在胸腺细胞系中分化

临床表现

流行病学

- 发病率
  - 极低（不到所有胸腺恶性肿瘤的1%）
- 年龄
  - 50岁最常见
- 性别
  - 女性多于男性（1.3：1）

部位

- 大部分位于甲状腺下极
  - 极少数病例可发生于甲状旁腺软组织

症状

- 常表现为甲状腺无痛性肿块
- 较少见的表现为
  - 气管压迫
  - 嘶哑
- 30%患者可见颈部淋巴结肿大
- CASTLE未被证实与胸腺瘤相关
  - 包括：重症肌无力，低丙球蛋白血症，红细胞发育不全，皮肌炎

实验室检查

- 甲状腺功能检查是常规检查

治疗

- 方法、风险、并发症
  - 持续的病程需要长期的临床随访
- 外科治疗
  - 首选是甲状腺切除术
  - 颈部淋巴结清扫术
- 辅助治疗
  - 新辅助药物治疗有可能减小肿瘤大小，允许手术切除
    - 依托泊苷与卡铂可减小肿瘤大小
- 药物治疗
  - 药物治疗可有效缓解症状，有助于减小肿瘤大小
- 放射治疗
  - 经常术后应用
    - 患者接受放射治疗后，有利于减少局部复发

预后

- 30%的患者可出现局部复发
- 30%的患者可出现颈部淋巴结转移
  - 与较差的预后相关联
- 总的来说，良好的长期预后
  - 10年特定生存率：82%

甲状腺呈胸腺样分化癌

要点

专业术语
- 原发甲状腺恶性肿瘤，组织结构与细胞学上和胸腺上皮肿瘤类似

病因/发病机制
- 持续的胸腺发育

临床表现
- 大部分位于甲状腺下极
- 常表现为甲状腺无痛性肿块
- 持续的病程需要长期的临床随访
- 10年特定生存率：82%

组织病理学检查
- 非常局限、轻微小叶结构，边界清晰
  - 甲状腺外侵袭常见
- 宽阔的、有挤压性的、边缘平滑的岛状结构
- 促结缔组织增生性的细胞基质
- 肿瘤细胞有鳞状细胞、合胞体样及梭形细胞
- 较少见明显的细胞边界、细胞间桥及角化
- 胞核卵圆形，淡染空泡染色体
- 淋巴细胞与浆细胞可见
- 中性粒细胞阳性：细胞角蛋白（特别是HMWK），CD5，p63

鉴别诊断
- 未分化癌，鳞状细胞癌，髓样癌，原发性胸腺癌

  - 少数患者短期内死亡

影像学检查

放射学检查
- 闪烁扫描显示冷结节
- CT常表现实性、非钙化软组织密度，可有浸润
  - 造影剂显像可见增强
- T1加权MRI表现为等或低信号，T2加权MRI表现为高信号
- 超声显示低回声、不均匀结节

大体检查

一般特征
- 非常局限、轻微小叶结构，边界清晰
- 横截面实性至多肉性
- 混杂黄色、灰色、棕黄色

组织病理学检查

组织学特征
- 类似胸腺肿瘤
- 甲状腺外侵袭常见，包括咽喉部及气管
- 宽阔的、有挤压性的、边缘平滑的岛状结构
  - 肿瘤细胞有鳞状细胞、合胞体样及梭形细胞
  - 较少的嗜酸性细胞质
  - 较少见明显的细胞边界、细胞间桥及角化
  - 胞核卵圆形，有限异型性，淡染空泡染色体
  - 核仁小但清晰可辨
- 促结缔组织增生性的细胞基质
- 肿瘤小叶伴轻微血管
- 淋巴细胞与浆细胞在肿瘤巢中可见
- 有丝分裂象可见但不增加（每10高倍视野下小于3个）
- 可见胸腺小体（在肿瘤外周）
- 肉芽肿经常不可见

辅助检查

细胞学检查
- 细胞涂片可见排列成片状的非典型上皮细胞及单个细胞
- 细胞核有空泡染色质及明显核仁
- 背景中可见淋巴细胞成分

免疫组织化学
- 中性粒细胞阳性：细胞角蛋白（特别是HMWK），CD5，p63
- 阴性：TTF-1，甲状腺球蛋白，降钙素，EB病毒编码RNA（EBER）

电镜检查
- 拉长的上皮细胞，明显的细胞桥粒，细胞质张力微丝束，缺少分泌颗粒及淀粉样纤维

鉴别诊断

未分化（间变性）癌
- 明显的浸润，显著异型性，非典型有丝分裂象，肿瘤坏死
- 在大部分病例中，波形蛋白经常表现出有限的免疫活性

鳞状细胞癌
- 明显的角化，角化珠形成，细胞间桥
- 侵袭性肿瘤
- S-100-A9阳性，CD5阴性

髓样癌
- 多样形态学特点，包括类浆细胞及梭形细胞
- 淀粉样物质及背景C细胞增生
- 阳性：降钙素，嗜铬粒蛋白，CDA-M，CD56

甲状腺呈胸腺样分化癌

免疫组织化学

抗体	反应活性	染色方式	备注
CK-HMW-NOS	+	细胞质	所有肿瘤细胞，强而弥散染色
CK-PAN	+	细胞质	几乎所有肿瘤细胞，强而弥散染色
CD5	+	细胞质	几乎所有肿瘤细胞
p63	+	细胞核	大部分肿瘤细胞
CEA-M	+	细胞质	大部分肿瘤细胞具有活性
Mcl-1	+	细胞核	大部分肿瘤细胞中呈阳性
Bcl-1	+	细胞核	抗凋亡原癌基因常呈阳性
S-100-A9	+	细胞核 & 细胞质	孤立细胞呈阳性
CD70	+	细胞质	强而弥散阳性
p53	+	细胞核	有增加趋势
TdT	−		在淋巴细胞区域
CD1a	−		在淋巴细胞区域
TTF-1	−		
甲状腺球蛋白	−		
降钙素	−		
EBER	−		
嗜铬粒蛋白 A	−		

滤泡树突状细胞肿瘤

- 侵袭甲状腺组织，有小叶结构
- 广泛血管性浸润
- 梭形上皮样细胞呈合胞体样生长方式
- 细胞核染色质有空泡，小而明显的核仁
- 阳性：CD21，CD23，CD35
- 阴性：角蛋白，CD5

原发性胸腺癌

- 原发性胸腺癌直接侵袭至甲状腺
- 影像学及手术发现应该能排除胸腺肿瘤的持续性

转移性淋巴癌

- 可发生在任何部位，最常见的原发灶在鼻咽部
- 缺少鳞状细胞分化，可见显著核仁
- EB病毒编码RNA（EBER）强阳性

异位胸腺瘤

- 胸腺瘤可发生在异位部位
- 非侵袭性，包被良好，有囊性结构
- Bcl-2与Mcl-1阴性，CD5与角蛋白阳性

异位错构胸腺瘤

- 发生于较低的颈部前侧，也可出现在甲状腺
- 特有的形式，脂肪组织与胸腺组织随意分布

参考文献

1. Chan LP et al: Carcinoma showing thymus-like differentiation (CASTLE) of thyroid: a case report and literature review. Kaohsiung J Med Sci. 24(11): 591-7, 2008
2. Chow SM et al: Carcinoma showing thymus-like element(CASTLE) of thyroid: combined modality treatment in 3patients with locally advanced disease. Eur J Surg Oncol. 33(1): 83-5, 2007
3. Ito Y et al: Clinicopathologic significance of intrathyroidal epithelial thymoma/carcinoma showing thymus-like differentiation: a collaborative study with Member Institutes of The Japanese Society of Thyroid Surgery. Am J Clin Pathol. 127(2): 230-6, 2007
4. Ito Y et al: Usefulness of S-100A9 for diagnosis of intrathyroid epithelial thymoma (ITET)/carcinoma showing thymus-like differentiation (CASTLE). Pathology. 38(6): 541-4, 2006
5. Papi G et al: Primary spindle cell lesions of the thyroid gland; an overview. Am J Clin Pathol. 125 Suppl1: S95-123, 2006
6. Reimann JD et al: Carcinoma showing thymus-like differentiation of the thyroid (CASTLE): a comparative study: evidence of thymic differentiation and solid cell nest origin. Am J Surg Pathol. 30(8): 994-1001, 2006
7. Yoneda K et al: CT and MRI findings of carcinoma showing thymus-like differentiation. Radiat Med. 23(6): 451-5, 2005
8. Ahuja AT et al: Carcinoma showing thymiclike differentiation (CASTLE tumor). AJNR Am J Neuroradiol. 19(7): 1225-8, 1998
9. Berezowski K et al: CD5 immunoreactivity of epithelial cells in thymic carcinoma and CASTLE using paraffin-embedded tissue. Am J Clin Pathol. 106(4): 483-6, 1996
10. Chan JK et al: Tumors of the neck showing thymic or related branchial pouch differentiation: a unifying concept. Hum Pathol. 22(4): 349-67, 1991

甲状腺呈胸腺样分化癌

显微镜下和免疫组织化学特征

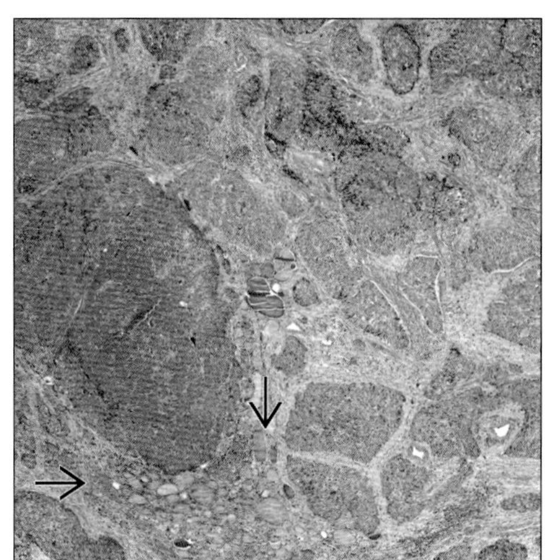

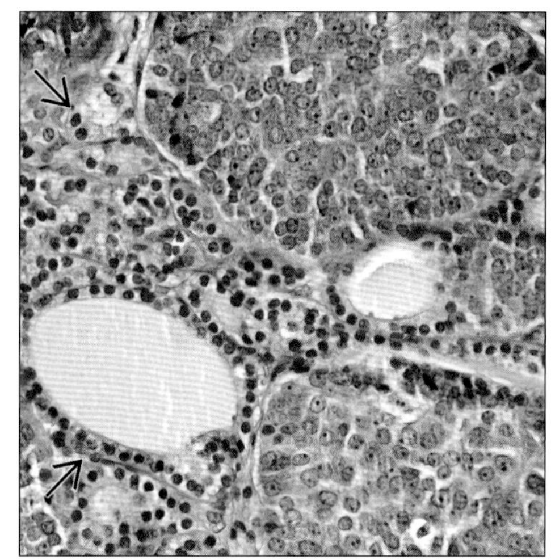

（左图）甲状腺实质➡被肿瘤上皮细胞小叶结构侵袭浸润。肿瘤细胞被致密、透明的纤维束状结构分隔成岛状，这是CASTLE的典型特征。（右图）肿瘤细胞小叶显示出合胞体外观，细胞核质比增加，染色质有空泡，轻微的核仁。甲状腺滤泡被增殖的肿瘤细胞包围➡

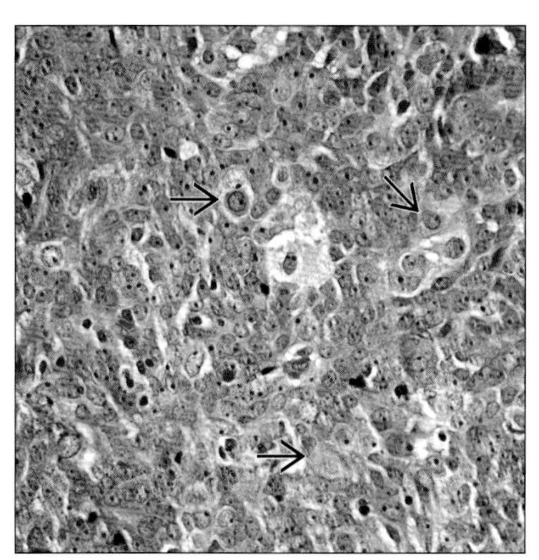

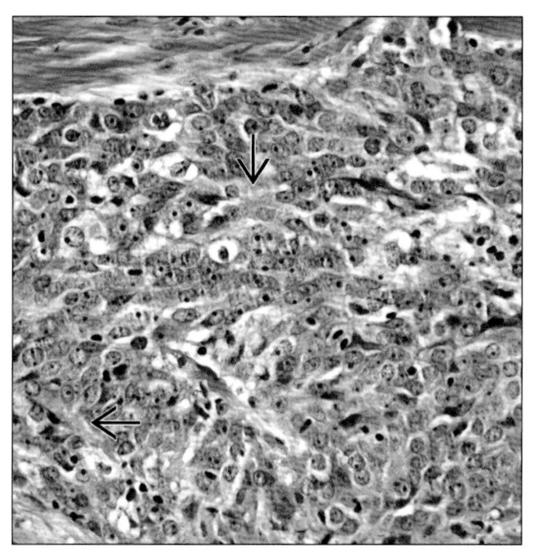

（左图）可见许多细胞呈模糊的鳞状细胞外观➡，排列成合胞体样。此区域细胞边界不明显，可见一些炎症细胞。（右图）肿瘤周围的纤维束状带。此区域中可见梭形细胞形态学特点➡，出现细胞间桥可有助于诊断

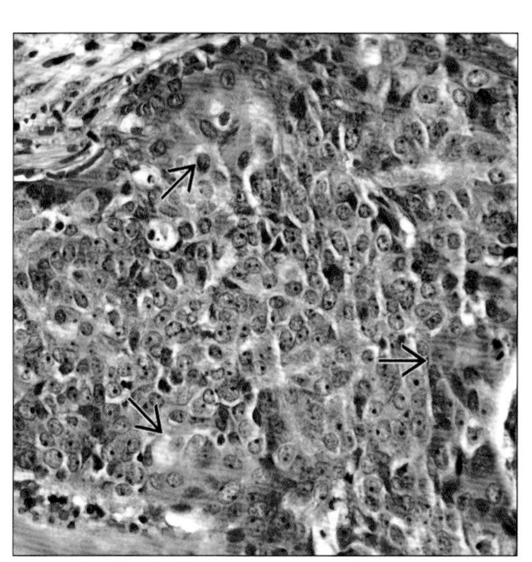

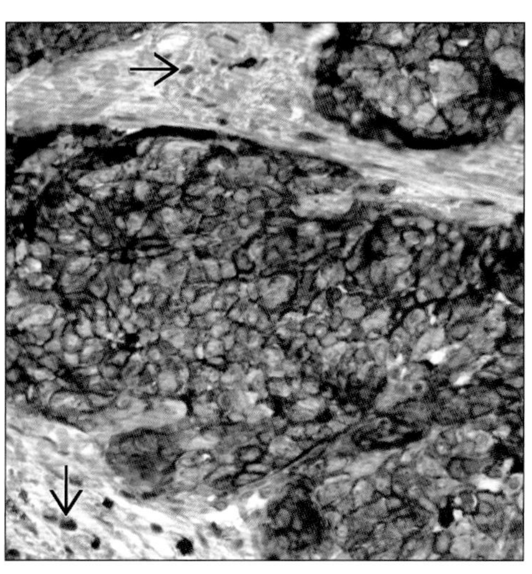

（左图）鳞状上皮分化有时非常轻微，如图中所示。肿瘤细胞中混杂鳞状上皮区域➡，在这些区域中一般很难见到。（右图）CASTLE中CD5表现强而弥散的免疫活性，在甲状腺部位是非常显著的表现。纤维变性区➡，T细胞可作为阳性的内部对照。CD5是T细胞生长的分子受体

黏液表皮样癌

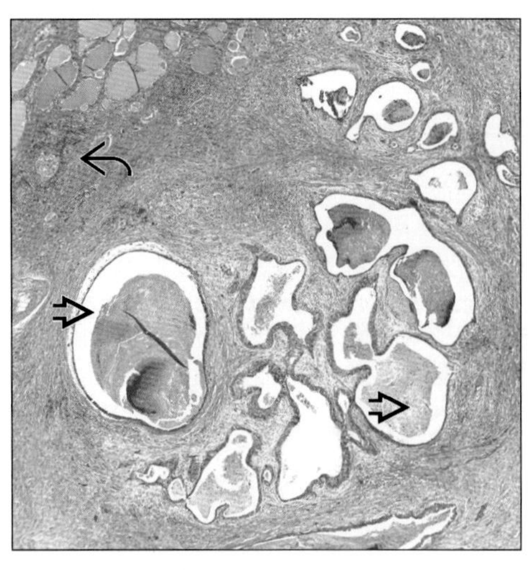

浸润性肿瘤细胞增殖主要表现为伴纤维化的囊性结构⇨。邻近甲状腺实质区↶，可见局部桥本甲状腺炎

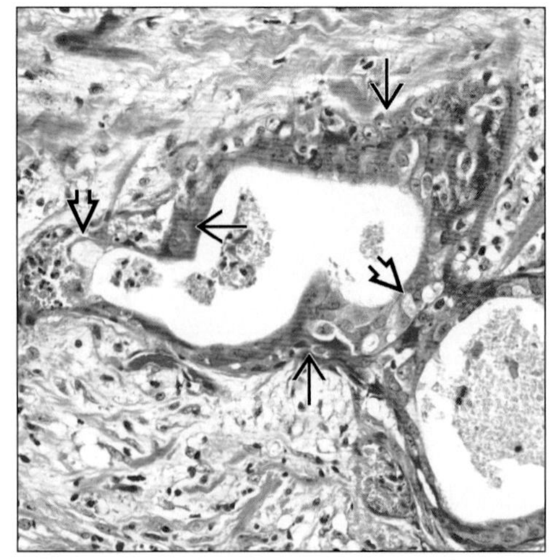

肿瘤细胞增殖包括表皮样或鳞状细胞混杂→，伴角化及黏液样变⇨，细胞质清亮，核仁位于边缘

专业术语

缩写

- 甲状腺黏液表皮样癌（MECT）

定义

- 低度恶性甲状腺肿瘤，组织学特点与低度恶性唾液腺癌类似
  - 2类组织学类型
    - 黏液表皮样癌
    - 硬化性黏液表皮样癌伴嗜酸性粒细胞增多
  - 2种组织学类型依据显微镜下特征与免疫组织化学特征区分
  - 区分仅是理论上的，2种肿瘤类型有类似的惰性生物学特征

病因/发病机制

特发性

- 无任何已知的特发因素

组织起源

- 起源于MECT原发细胞，目前尚有争议
- 滤泡上皮细胞起源，有如下依据
  - 甲状腺球蛋白，TTF-1表达活性
  - 甲状腺特异mRNA有表达（RT-PCR，TTF-1，TTF-2，pax-8，钠碘转运体，甲状腺过氧化酶mRNA）
  - 降钙素及嗜铬粒蛋白缺失
  - 与甲状腺乳头状癌（TPC）相关
    - 有些权威观点认为MECT表达多种乳头状瘤
  - 可见角化、细胞间桥
  - 可见砂砾体
  - 可发生桥本甲状腺炎、鳞状细胞化生发生的常见情景
    - 可能原发于鳞状细胞化生
  - 惰性生物学特点可以发生局部淋巴结转移
- 基于一些组织学、组织化学及免疫组织化学（p63）的特点，鳃后体原发的实体细胞巢（SCN）被认为是肿瘤起源
  - 非实体细胞巢起源的依据
    - SCN缺乏细胞间桥
    - MECT中缺乏降钙素、嗜铬粒蛋白免疫活性
    - MECT发生在峡部及锥状叶，而SCN在这些部位不可见

临床表现

流行病学

- 发病率
  - 不常见
    - 不到所有甲状腺恶性肿瘤的0.5%
- 年龄
  - 发病年龄范围广泛（20~80岁）
    - 大部分患者在50~70岁发病
- 性别
  - 女性多于男性

部位

- 甲状腺所有位置包括峡部

症状

- 常表现为颈部无痛性肿块
- 较少见的症状有疼痛、嘶哑，可发生声带麻痹

实验室检查

- 患者常表现为甲状腺功能正常

治疗

- 外科治疗
  - 首选外科治疗

黏液表皮样癌

要点

专业术语
- 低度恶性甲状腺肿瘤，组织学特点与低度恶性唾液腺癌类似

病因/发病机制
- 滤泡上皮细胞起源

临床表现
- 常表现为颈部无痛性肿块
- 首选外科治疗
  - 保守治疗（侧叶切除术或甲状腺全切术）
- 无痛性肿瘤预后极好

组织病理学检查
- 主要为边界清晰、无包膜的实性肿块
- 鳞状细胞或表皮样细胞
  - 圆形或卵圆形细胞，有圆形细胞核，位于中央的显著核仁及嗜酸性细胞质
  - 角化珠形成，个别的细胞角化，细胞间桥
- 黏液细胞
  - 细胞有大量清亮、泡沫样的细胞质，位于边缘的深染细胞核

-
    - ■ 保守治疗（侧叶切除术或甲状腺全切术）
    - ■ 若出现甲状腺外广泛侵袭，提倡甲状腺全切术

预后
- 无痛性肿瘤预后极好
- 可出现颈部淋巴结转移
  - 高达40%的患者
- 远处转移少见，可发生于肺部、骨、胸膜
- 老年患者可导致死亡
  - 有部分病例出现退行性变成分（未分化）

影像学检查

放射学检查
- 甲状腺影像可发现活动减退区（冷结节）

大体检查

一般特征
- 界限清晰、无包膜的肿块
  - 可有浸润性
  - 可见甲状腺外扩散
- 横截面表现
  - 实性、结节状外观
  - 棕黄色或橙黄色，有弹性或致密
  - 可见黏液样或类黏液样囊性结构

大小
- 最大径可达3.5cm

组织病理学检查

组织学特征
- 主要为边界清晰、无包膜的实性肿块
  - 典型囊性结构可见
- 纤维化基质中肿瘤细胞浸润，出现束状或巢样结构
- 肿瘤细胞增殖，黏液中混杂鳞状细胞及表皮样细胞
- 鳞状细胞或表皮样细胞
  - 圆形或卵圆形细胞，有圆形细胞核，位于中央的显著核仁及嗜酸性细胞质
  - 角化珠形成，个别的细胞角化，细胞间桥
  - 中度细胞异型性，核质比轻微增加，散在的有丝分裂象
- 黏液细胞
  - 细胞有大量清亮、泡沫样的细胞质，位于边缘的深染细胞核
  - 与鳞状细胞或表皮样细胞紧密地混杂在一起
  - 可见纤毛细胞
  - 黏液细胞胞质中可见透明小体
- 炎症细胞浸润，肿瘤增殖中可见成熟的淋巴细胞、浆细胞
  - 任何肿瘤中均可见嗜酸性粒细胞
- 肿瘤内硬化区为无细胞结构玻璃样变组织
- 偶见砂砾体
- 部分细胞可见核沟及核内包涵体
- 慢性桥本甲状腺炎常见，但不广泛存在于周围非甲状腺肿瘤区
  - 可包括鳞状上皮转移灶
- 可见乳头状瘤病灶（分离的或混合的）
  - 高于50%的病例中可见乳头状癌同时发生
  - 可见MECT和乳头状癌的转变区域
  - 可能很少包括高级别细胞特征
- 一般确定在甲状腺但是偶尔在甲状腺外延伸区发生
- 罕见，MEC相关
  - 未分化区域
    - ■ 转变发生在2个组织学类型中
  - 高级别细胞特征

辅助检查

细胞学
- 涂片显示单层相互黏着及片状合体样
  - 非晶碎片还有坏死和黏蛋白物质的背景可能存在
- 可鉴定到含有透明小体的蜂窝板，为微囊样结构
- 双细胞种群
  - 黏液变细胞：泡沫化的细胞质挤压细胞核
  - 表皮样细胞：多边形细胞具有清晰细胞边界，圆形核仁，泡状染色质，显著的细胞核，嗜酸性的细胞质

黏液表皮样癌

组织化学

- 淀粉酶的黏蛋白胭脂红和过碘酸希夫反应
  - 可见细胞质外和管腔内黏蛋白阳性
  - 囊性空间可见嗜黏蛋白胭脂红物质
- 透明小体PAS阳性

免疫组织化学

- 细胞角蛋白（高和低的分子量）阳性
- 甲状腺球蛋白、TTF-1可能病灶阳性但是经常阴性
- 表皮样细胞
  - p63、CK5/6阳性
- 黏液变细胞
  - 癌胚抗原（CEA）阳性
- 降钙素和神经内分泌标志物阴性

分子基因学

- RT-PCR中TTF-1、TTF-2、Pax-8、Na-Ⅰ转运体和甲状腺过氧化物酶mRNA的表达
  - 存在甲状腺特异的mRNA，表明是甲状腺滤泡上皮细胞来源
  - 未见*BRAF*（V600E）突变
- 可用RT-PCR鉴定到MECT1/TORC1/CRTC1-MAML2融合转录子
  - 一致的检测到易位t（11；19）
  - 共同存在的唾液腺MEC
- 钙黏着蛋白或连环蛋白复合物的标志性异常
  - P钙黏着蛋白的持续性异常表达
  - E连环蛋白表达的主要变化

鉴别诊断

淋巴细胞的鳞状化生甲状腺炎

- 不产生块状物
- 不存在黏液变细胞

淋巴细胞性甲状腺炎的上皮囊泡

- 鳞状上皮为主要标记
- 可见柱状上皮细胞（呼吸类型），包含黏液变细胞，可对黏蛋白染色
- 几乎所有可变的描述都与慢性淋巴细胞性甲状腺炎相关
- 单病灶或多病灶不含有浸润性生长或者相关的结缔组织生成

鳞状化生的TPC

- 细胞核特征用于乳头状癌诊断
- 不存在黏液变细胞

具有鳞状分化的髓样癌

- 存在降钙素和神经内分泌标志物

原发性甲状腺鳞状细胞癌

- 特征性的细胞异形变化
- 不存在黏液细胞

参考文献

1. Tirado Y et al: CRTC1/MAML2 fusion transcript in high grade mucoepidermoid carcinomas of salivary and thyroid glands and Warthin's tumors: implications for histogenesis and biologic behavior. Genes Chromosomes Cancer. 46(7): 708-15, 2007
2. Hunt JL et al: p63 expression in sclerosing mucoepidermoid carcinomas with eosinophilia arising in the thyroid. Mod Pathol. 17(5): 526-9, 2004
3. Minagawa A et al: A case of primary mucoepidermoid carcinoma of the thyroid: molecular evidence of its origin. Clin Endocrinol (Oxf). 2002 Oct;57(4): 551-6. Erratum in: Clin Endocrinol (Oxf). 58(1): 114, 2003
4. Rocha AS et al: Mucoepidermoid carcinoma of the thyroid: a tumour histotype characterised by P-cadherin neoexpression and marked abnormalities of E-cadherin/catenins complex. Virchows Arch. 440(5): 498-504, 2002
5. Baloch ZW et al: Primary mucoepidermoid carcinoma and sclerosing mucoepidermoid carcinoma with eosinophilia of the thyroid gland: a report of nine cases. Mod Pathol. 13(7): 802-7, 2000
6. Cameselle-Teijeiro J et al: Papillary and mucoepidermoid carcinoma of the thyroid with anaplastic transformation: a case report with histologic and immunohistochemical findings that support a provocative histogenetic hypothesis. Pathol Res Pract. 191(12): 1214-21, 1995
7. Wenig BM et al: Primary mucoepidermoid carcinoma of the thyroid gland: a report of six cases and a review of the literature of a follicular epithelial-derived tumor. Hum Pathol. 26(10): 1099-108, 1995
8. Larson RS et al: Primary mucoepidermoid carcinoma of the thyroid: diagnosis by fine-needle aspiration biopsy. Diagn Cytopathol. 9(4): 438-43, 1993

黏液表皮样癌

显微镜下特征和组织病理学特征

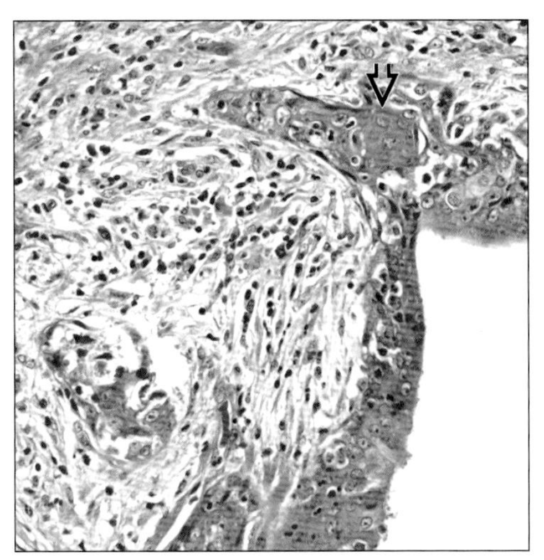

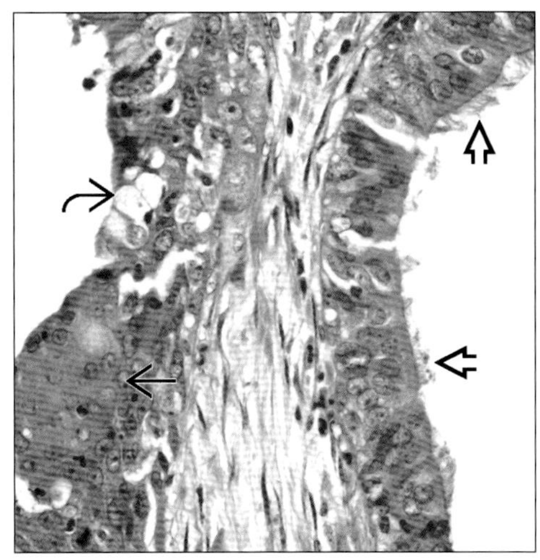

（左图）瘤的囊状和实体区域不包含组成鳞状或上皮细胞组分，表明单个细胞发生了角化➩。分散的黏液变细胞出现在瘤的其他部位（未图示）。（右图）囊状病灶显示鳞状或上皮细胞核➙和混合的黏液变细胞➙。纤毛细胞➩的存在提出了一个可能性（尽管没被证明），MECT的鳃裂衍生与鳃裂囊状具有相同的组织学特征

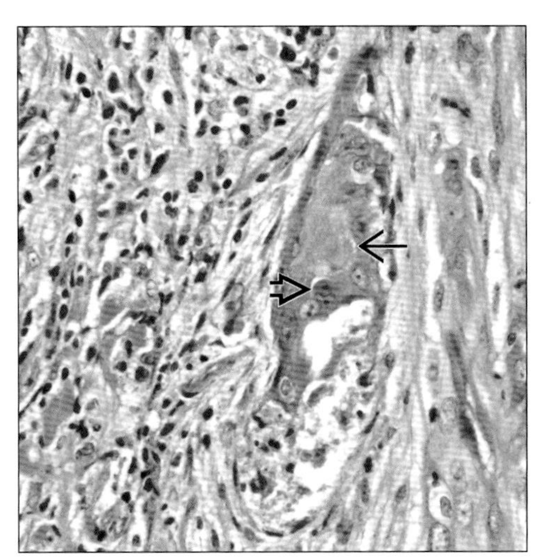

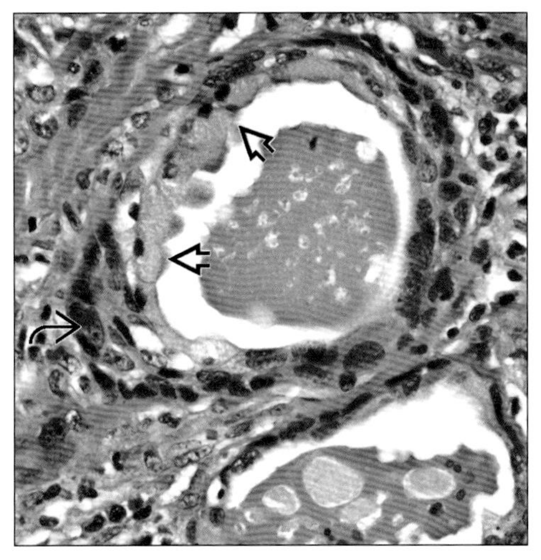

（左图）肿瘤包括角化的鳞状或上皮细胞、角化不良细胞➩、细胞间桥➙包围的炎症细胞，HE染色结果表明这样的肿瘤具有渗透的实体病灶分散的黏液细胞出现在肿瘤的其他部位（未图示）。（右图）瘤巢包含大量的黏液变细胞➩，这些细胞特征是大量的嗜碱性细胞质和周边放置的细胞核。周围可见鳞状或上皮细胞➙

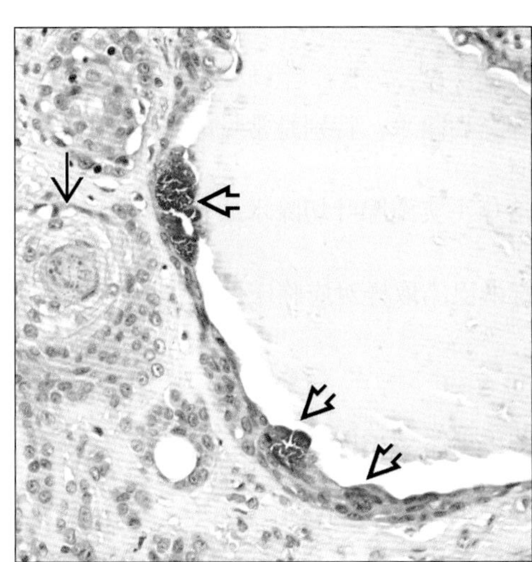

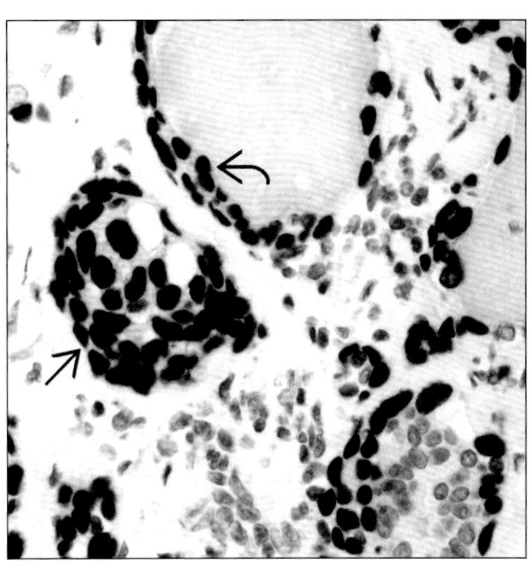

（左图）胞质内的黏蛋白阳性物质➩可用于黏液细胞的鉴定或确定，鳞状或上皮细胞的实体瘤巢周边是黏蛋白胭脂红阴性➙。（右图）囊肿衬里细胞➙和实体瘤巢细胞➙具有TTF-1（细胞核）免疫活性，这个发现和甲状腺球蛋白染色（未图示）支持了MECT的滤泡上皮细胞起源

硬化性黏液表皮样癌伴嗜酸性细胞增多

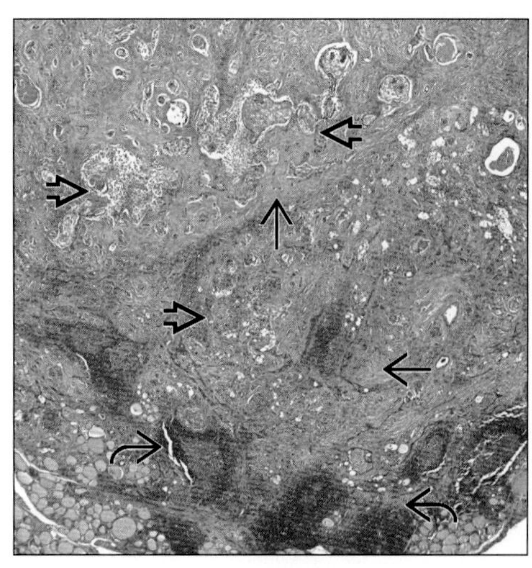

肿瘤是未封闭的和浸润性的，包含瘤巢[⇨]，并与巩膜基质[→]有关，发生在慢性淋巴细胞性甲状腺炎背景[↷]

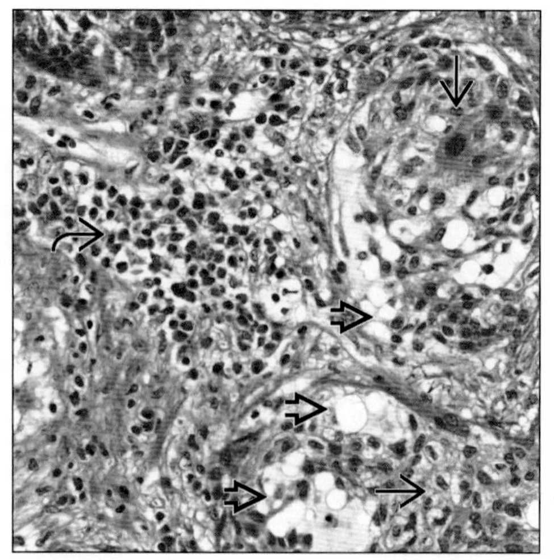

癌病灶包括了混合的鳞状或上皮细胞[→]和黏液变细胞[⇨]，以及由嗜酸性细胞主导的免疫细胞浸润[↷]

专业术语

缩写

- 甲状腺硬化性黏液表皮样癌伴嗜酸性细胞增多（SMECET）

定义

- 低分化恶性甲状腺肿瘤的组织学特征与低分化的唾液腺瘤表现类似，包括
  - 鳞状上皮细胞和黏液细胞的分化
  - 额外存在显著的硬化性间质，富含嗜酸性细胞和炎症细胞成分

病因/发病机制

先天性

- 无已知的病原作用

组织发生

- 假设起源于甲状腺滤泡上皮的鳞状化生
  - 经常发生于慢性淋巴细胞性（桥本）甲状腺炎
- 起源于鳃后小体（实体细胞巢），表明可能是甲状腺硬化性黏液表皮样癌伴嗜酸性细胞增多的起源
  - 一些组织学的、组织化学的和免疫组织化学的特征表明可能是SCN起源
  - 然而，也可起源于滤泡上皮细胞
    - 可见角化，细胞间桥，甲状腺球蛋白活性
    - 未见钙黏着蛋白和嗜铬粒蛋白活性
  - 通过RT-PCR可发现在甲状腺黏液表皮样癌中存在特殊mRNA，包括
    - TTF-1，TTF-2，pax-8，Na-I共输送体和甲状腺过氧化物酶mRNA，支持甲状腺滤泡上皮细胞起源

临床表现

流行病学

- 发病率
  - 罕见
    - 已知报道少于50个案例
- 年龄
  - 年龄范围较大（2~80岁）
    - 大多数患者是50~70岁
- 性别
  - 女性多于男性

症状

- 生长缓慢、无疼痛感的颈部块状物
- 少见快速进展、嘶哑或者声带麻痹

实验室检查

- 甲状腺功能正常

治疗

- 手术方法
  - 手术是常见选择
    - 甲状腺全切除术，特别是常见的甲状腺外浸润发生时
    - 保守治疗（实施腺叶切除术或者甲状腺次全切除术）
  - 选择颈部淋巴结取样对应临床性扩张结节

预后

- 预后良好
  - 通常伴随惰性生物学行为
- 可见到颈部淋巴结的转移瘤
  - 目前已知发生在高于30%的病例中
- 不常见远距离肿瘤转移
  - 可能发生（如肺、肝脏、骨）

硬化性黏液表皮样癌伴嗜酸性细胞增多

要点

专业术语
- 甲状腺低分化的恶性肿瘤与唾液腺的低分化肿瘤相似
  - 鳞状上皮细胞以及黏液细胞分化异常
  - 基质硬化伴炎症细胞成分

病因/发病机制
- 假设起源于甲状腺滤泡上皮的鳞状细胞转移
  - 通常发生在慢性淋巴细胞性甲状腺炎

临床表现
- 生长缓慢、无痛的颈部肿块
- 很少存在快速进展、声嘶以及声带麻痹
- 可以选择手术治疗
  - 通常选择甲状腺全切，尤其是甲状腺外浸润发生时
- 预后良好
  - 通常跟随惰性因素

组织病理学检查
- 周围环绕性但是非囊性病变
- 鳞状细胞或者上皮细胞
  - 角化以及细胞间桥可见
- 黏液细胞
  - 偶尔发生于黏液细胞或者黏液池
- 混合性炎症细胞浸润，通常包括明显的嗜酸性细胞成分

- 可能发生甲状腺外侵犯
- 特殊的预后因素是未知的

影像学表现

放射学检查
- 在甲状腺影像中表现为活动减弱的“冷结节”

大体检查

一般特征
- 肿瘤一般表现出定义模糊，白色到黄色，固定的，实性
- 可见胞囊变化，但不常见

尺寸
- 范围：1~13cm

组织病理学检查

组织学特征
- 边界清楚、但无包膜
- 梁索状、条带状肿瘤细胞浸润硬化间质
- 瘤细胞包括
  - 鳞状细胞或上皮细胞
    - 存在角化（角蛋白珠，角蛋白碎片）和细胞间桥
  - 黏液细胞
    - 可能的黏液细胞或黏液池
- 可能看见透明细胞
  - 代表少部分成分（10%~30%）
  - 表现为富含糖原的鳞状细胞
- 有混合性炎症细胞浸润，包括明显的嗜酸性细胞成分
- 慢性淋巴细胞性甲状腺炎通常存在于非肿瘤的甲状腺周围
  - 桥本甲状腺炎对于甲状腺的影响增加，特别是纤维化变化
  - 可能包括鳞状化生的病灶
- 需要与乳头状癌鉴别
  - 当其与甲状腺的黏液表皮样癌（MECT）相比时，含有甲状腺嗜酸性细胞增多的硬化性黏液表皮样癌与乳头状瘤之间的转变不常见
- 可能存在周围神经和血管入侵
- 瘤浸润常局限在甲状腺
  - 甲状腺外延伸也可能发生

辅助检查

细胞学
- 通过细针穿刺活检细胞学来定义诊断是很困难的，因为发现物没有特殊的特征
- 发现物包括嗜酸性黏液性间质的恶性上皮细胞群
- 细胞的结合集群
  - 鳞状或者腺样分化
- 提示恶变可能，但也可能是转移瘤可能性的提高或者是桥本甲状腺炎

组织化学
- 黏蛋白染色（淀粉酶的黏蛋白胭脂红和过碘酸希夫反应）
  - 细胞间和管腔内的黏蛋白阳性物质
  - 囊性空间可见嗜黏蛋白胭脂红物质

免疫组织化学
- 细胞角蛋白、TTF-1阳性
- 甲状腺球蛋白阴性
- 癌胚抗原
  - 有时在黏液细胞表达
  - 在鳞状或上皮细胞阴性
- 钙黏着蛋白、嗜铬粒蛋白阴性
- 在鳞状或上皮细胞中p63强烈染色
- 鳞状或上皮细胞偶尔可见p53染色

分子基因学
- 未鉴定到*BRAF*突变

硬化性黏液表皮样癌伴嗜酸性细胞增多

鉴别诊断

鳞状化生的慢性淋巴细胞性甲状腺炎

- 没有形成块状物的趋势
- 缺乏黏液变细胞，黏蛋白池，明显的嗜酸性细胞成分

从邻近器官中肿瘤的直接扩散

- 喉和食管的原发性鳞状细胞癌能侵入甲状腺
- 一般来说，临床或放射学证据表明甲状腺外肿瘤侵入甲状腺的存在
- 未见黏液变细胞或腺样分化

未分化甲状腺肿瘤

- 人口统计学和临床描述的特征
  - 易发于老年人
  - 长期存在甲状腺损伤时，通常发生颈部块状物快速增大
    - 没有长期存在的甲状腺损伤时，可能发生颈部块状物快速增大
- 组织学特征存在以下
  - 片状生长方式
  - 显著异型性
  - 有丝分裂象
  - 坏死
  - 淋巴-血管侵犯
  - 广泛浸润
    - 甲状腺内或甲状腺外
- 缺乏黏液细胞，黏液池，明显的嗜酸性细胞成分

鳞状细胞瘤

- 原发性甲状腺肿瘤的罕见类型
- 缺乏黏液细胞，黏液池，明显的嗜酸性细胞成分

甲状腺呈胸腺样分化癌（CASTLE）

- 结构表明和胸腺肿瘤（胸腺瘤和胸腺恶性肿瘤）的分叶状具有某些相似性，包括
  - 实体巢或小叶可扩张和浸润的生长到甲状腺组织的边界前面
  - 致密纤维组织产生分叶状或分离样
- 细胞组成与鼻咽癌类似，无角化和未分化类型，包括
  - 上皮样细胞具有大的、泡状染色质的多晶形细胞核，小而明显的核仁，模糊细胞边界的大量嗜酸性细胞质
- 每10个高倍视野平均1~2个有丝分裂象
- 可能存在鳞状分化，包括
  - 角化、细胞间桥、不连续的角化病灶（与胸腺小体相似）
- 可能含有黏液物质
- 缺乏黏液细胞，黏液池，明显的嗜酸性细胞成分
- 唯一的免疫组织化学结果包括
  - 细胞角蛋白阳性
  - 甲状腺球蛋白、TTF-1、钙黏着蛋白阴性
  - 与胸腺恶性肿瘤相关的标志物的免疫活性包括
    - 可能存在CD5，Bcl-2，Mcl-1
  - 也可见CD117（CKIT）活性
  - EBV阴性

霍奇金淋巴瘤

- 罕见，可能发生甲状腺的原发性霍奇金病
  - 霍奇金淋巴瘤累及甲状腺继发于颈部或纵隔淋巴结
- 结节硬化型为常见组织学类型

参考文献

1. Das S et al: Sclerosing mucoepidermoid carcinoma with eosinophilia of the thyroid. Indian J Pathol Microbiol. 51(1): 34-6, 2008
2. Musso-Lassalle S et al: A diagnostic pitfall: nodular tumor-like squamous metaplasia with Hashimoto's thyroiditis mimicking a sclerosing mucoepidermoid carcinoma with eosinophilia. Pathol Res Pract. 202(5): 379-83, 2006
3. Hunt JL et al: p63 expression in sclerosing mucoepidermoid carcinomas with eosinophilia arising in the thyroid. Mod Pathol. 17(5): 526-9, 2004
4. Shehadeh NJ et al: Sclerosing mucoepidermoid carcinoma with eosinophilia of the thyroid: a case report and review of the literature. Am J Otolaryngol. 25(1): 48-53, 2004
5. Albores-Saavedra J et al: Clear cells and thyroid transcription factor I reactivity in sclerosing mucoepidermoid carcinoma of the thyroid gland. Ann Diagn Pathol. 7(6): 348-53, 2003
6. Baloch ZW et al: Primary mucoepidermoid carcinoma and sclerosing mucoepidermoid carcinoma with eosinophilia of the thyroid gland: a report of nine cases. Mod Pathol. 13(7): 802-7, 2000
7. Solomon AC et al: Thyroid sclerosing mucoepidermoid carcinoma with eosinophilia: mimic of Hodgkin disease in nodal metastases. Arch Pathol Lab Med. 124(3): 446-9, 2000
8. Geisinger KR et al: The cytomorphologic features of sclerosing mucoepidermoid carcinoma of the thyroid gland with eosinophilia. Am J Clin Pathol. 109(3): 294-301, 1998
9. Sim SJ et al: Sclerosing mucoepidermoid carcinoma with eosinophilia of the thyroid: report of two patients, one with distant metastasis, and review of the literature. Hum Pathol. 28(9): 1091-6, 1997
10. Bondeson L et al: Cytologic features in fine-needle aspirates from a sclerosing mucoepidermoid thyroid carcinoma with eosinophilia. Diagn Cytopathol. 15(4): 301-5, 1996
11. Chan JK et al: Sclerosing mucoepidermoid thyroid carcinoma with eosinophilia. A distinctive low-grade malignancy arising from the metaplastic follicles of Hashimoto's thyroiditis. Am J Surg Pathol. 15(5): 438-48, 1991

硬化性黏液表皮样癌伴嗜酸性细胞增多

显微镜下特征和组织病理学特征

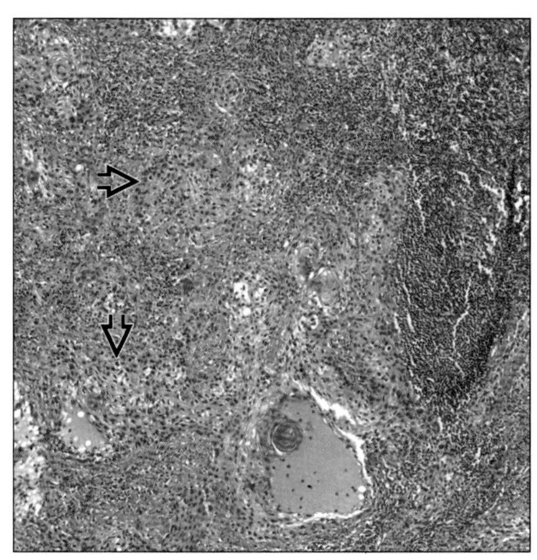

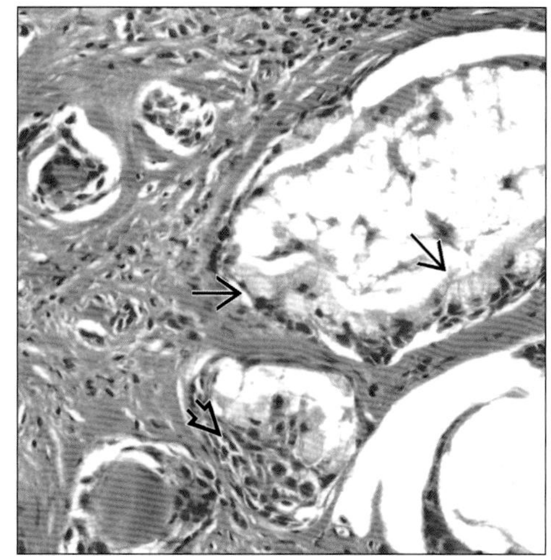

（左图）浸润的肿瘤主要由鳞状或上皮样细胞⇨组成实性细胞巢，伴有间质硬化，慢性炎症细胞浸润及慢性淋巴细胞性甲状腺炎改变。（右图）浸润的肿瘤细胞呈实体和囊状生长，其组成包括混合的鳞状或上皮样细胞⇨，硬化相关的黏液细胞→，慢性炎症细胞包括嗜酸性细胞

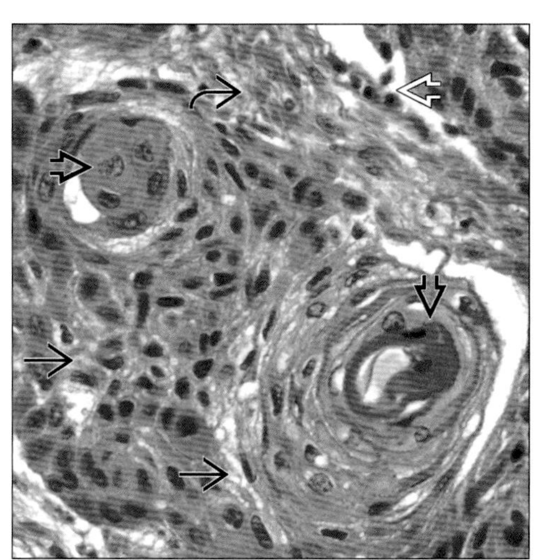

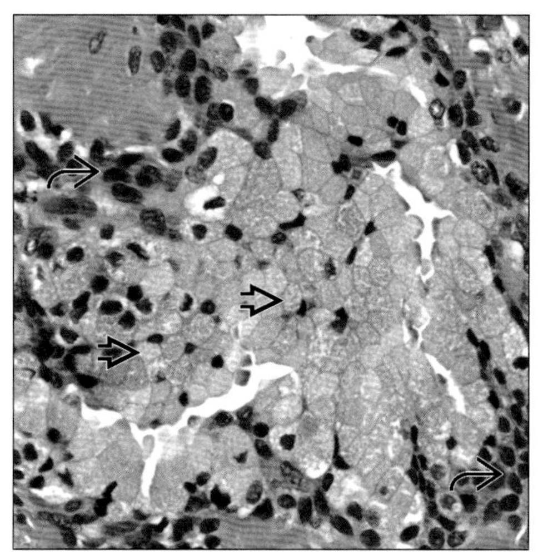

（左图）实体瘤巢全部由伴有角化⇨特征的鳞状或上皮样细胞、细胞间桥组成→，相关硬化→和嗜酸性细胞➡也存在。（右图）肿瘤区域几乎全部由具有大量嗜碱性细胞质⇨特征并且把细胞核挤压到周边的黏液细胞组成，细胞巢周围是鳞状或上皮样细胞→

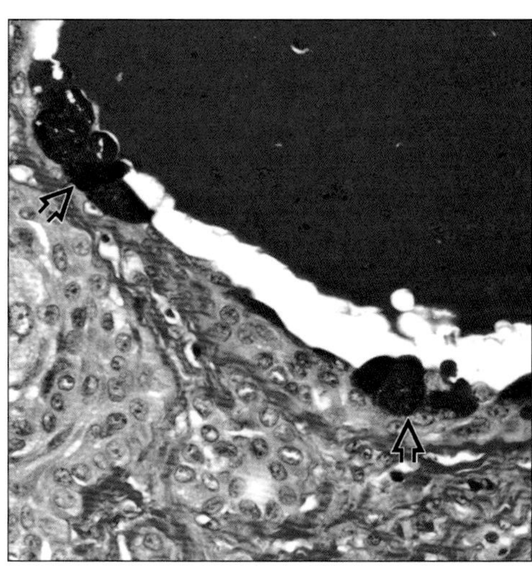

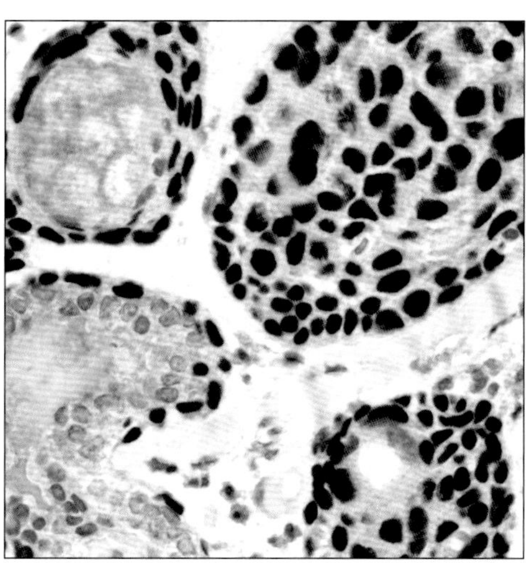

（左图）淀粉酶处理的PAS染色能够帮助识别与确认黏液细胞，胞质内抗淀粉酶PAS染色阳性⇨。（右图）鳞状或上皮样细胞的瘤巢是p63（细胞核）免疫活性。肿瘤细胞也有对于甲状腺免疫球蛋白和TTF-1的不同免疫活性（未图示）。这些支持含有甲状腺嗜酸性细胞增多的硬化性黏液表皮样癌是滤泡上皮细胞起源

鳞状细胞癌

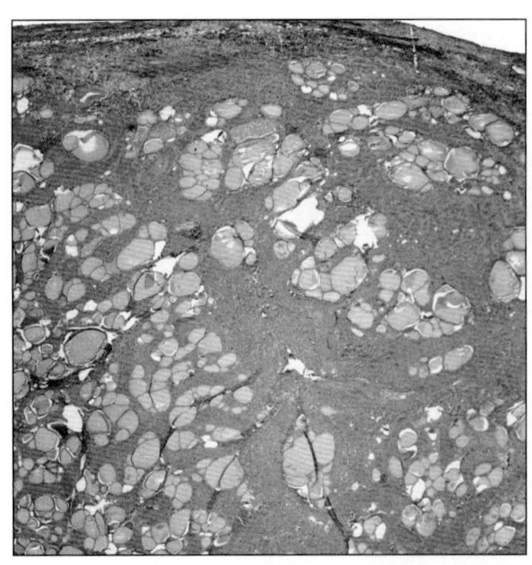

甲状腺几乎完全被广泛浸润的肿瘤所侵占。在此放大倍数下，肿瘤类型无法鉴定，但是甲状腺组织被替代组织替代明显可见

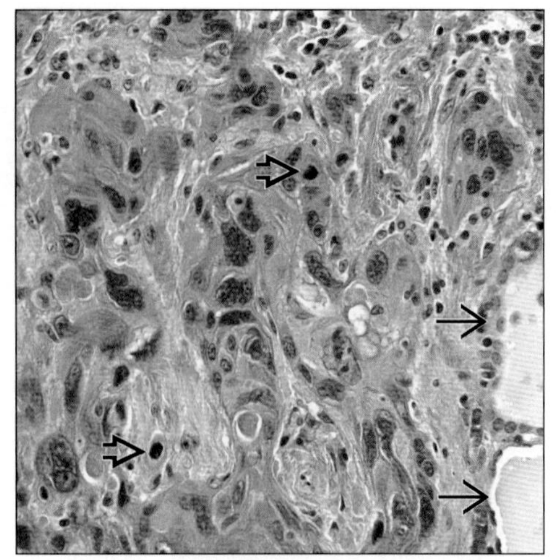

鳞状上皮细胞具有显著的细胞核多形性，这里是角化不良和角化，甲状腺滤泡在外周被发现→，有丝分裂也可见⇨

专业术语

缩写

- 鳞状细胞癌（SCC）

定义

- 甲状腺原发性鳞状细胞癌全部由鳞状细胞组成，不含有黏液细胞和邻近器官（喉、食管）直接侵犯

病因/发病机制

环境暴露

- 偶尔存在放射史

发病机制

- 源自甲状腺滤泡上皮
  - 直接或通过鳞状化生，加上其他因素导致恶性肿瘤
- 甲状舌管或鳃囊胚胎残余的持续

临床表现

流行病学

- 发病率
  - 罕见：占恶性甲状腺肿瘤的比例小于1%
- 年龄
  - 平均：60~70岁
- 性别
  - 女性多于男性（3∶1）

部位

- 影响甲状腺一侧或两侧的甲状腺表现
- 患者表现为快速增大的颈部肿块
  - 很多患者之前存在甲状腺疾病
- 经常复发的喉返神经挤压和压迫症状
  - 呼吸道梗阻，呼吸困难，吞咽困难
  - 神经、血管和软组织的直接关联
- 常见颈部淋巴结肿大
- 桥本甲状腺炎偶尔可在部分患者中被发现
- 副肿瘤综合征罕见
  - 高钙血症、发热和白细胞增多
  - 可能发展成为肿瘤来源的体液介质

内镜特征

- 内镜评估（喉镜检、食管镜检、支气管镜检）来排除直接扩张

治疗

- 选择、风险及并发症
  - 可能并发呼吸道塌陷和食管气管瘘
- 手术方法
  - 早期根治性切除产生良好预后
    - 当不能得到清晰边缘时，实行细胞减灭术
- 药物
  - 甲状腺激素抑制剂可能有帮助
    - 甲状腺刺激激素可能是生长因子
  - 药物治疗不能改变病程
- 放射
  - 治疗剂量放射治疗是初始治疗组成部分
  - 放射仅用于不可切除的肿瘤或不能接受手术的患者
  - 放射碘疗法一般不起作用

预后

- 几乎所有的患者都表现出进展期肿瘤
- 肿瘤可迅速进展
  - 预后差，平均生存时间小于1年，5年生存率小于10%
  - 局限性疾病；积极治疗，患者生存时间可能更长
  - 呼吸道并发症会导致死亡
- 局部的入侵和淋巴结转移常见

鳞状细胞癌

要点

专业术语
- 甲状腺原发性鳞状细胞癌基本上全部由鳞状细胞构成，不存在黏液细胞，也不是由周围的器官（喉部以及食管）转移浸润而来

临床表现
- 平均：60~70岁
- 女性多于男性（3：1）
- 患者存在快速增大的颈部肿块
- 早期的药物治疗抑制有助于预后
- 基础剂量的药物治疗是首选的治疗方式
- 预后差：平均生存时间小于1年，5年生存率小于10%

组织病理学检查
- 首要排除由喉部、食管的浸润
- 为广泛侵袭性肿瘤，破坏甲状腺软组织细胞
- 鳞状细胞或表皮样细胞
  - 圆形或卵圆形细胞，有圆形细胞核，位于中央的显著核仁及嗜酸性细胞质
  - 角化珠形成，个别的细胞角化，细胞间桥
- 黏液细胞
  - 细胞有大量清亮、泡沫样的细胞质，位于边缘的深染细胞核

辅助检查
- 阳性：角蛋白、CK5/6、CK19、p63
- 阴性：甲状腺球蛋白、CEA、CD5、降钙素

鉴别诊断
- 邻近器官的直接扩散
- 转移性鳞状细胞癌
- 广泛的鳞状化生
- CASTLE

- 远距离转移（肺）少见（大约30%）

影像学检查

放射学检查
- 大的肿块，经常表现为坏死
- 放射学研究排除从邻近器官直接入侵

大体检查

一般特征
- 包含一侧或两侧腺叶
  - 可见多结节的肿瘤
- 甲状腺外扩大是时常发生的
- 坏死是常见
- 固定、灰白色的肿块

尺寸
- 大小：可达12cm

组织病理学检查

组织学特征
- 应当首要排除直接侵犯（喉、食管）
- 广泛浸润性肿瘤，破坏甲状腺软组织细胞
- 常见血管和周围神经的侵犯
- 紧密结合的细胞排列成板片状、带状、巢状
- 有可变的多形性
- 多边形的、多面体的和细长的肿瘤细胞
- 角化和角质蛋白珠结构
- 有丝分裂指数高，包括非典型有丝分裂
- 分为角化或无角化
- 常可见炎性浸润和间质纤维增生
  - 已知与桥本甲状腺炎有关联
- 其他肿瘤可能存在：乳突状癌、滤泡性癌、滤泡性腺瘤
  - 按照惯例，如果有其他肿瘤并存，应与其合并诊断并诊断为“鳞状分化”

辅助检查

细胞学
- 在诊断前证实FNA的部位（甲状腺，喉，淋巴结，食管，转移）
- 背景充满了坏死和颗粒状、嗜酸性的角质碎片
- 细胞涂片包含紧密结合的群集和单独的细胞
- 不规则的形状（蝌蚪状的细胞）、着色过度的细胞核和嗜橙黄细胞的细胞质和角化病

免疫组织化学
- 阳性：角蛋白、CK5/6、CK19、p63
- 阴性：甲状腺球蛋白、CEA、降钙素、CD5

分子基因学
- p53异常表达和p21表达缺少
  - 在低鳞状分化的肿瘤中p53表达是增加的

鉴别诊断

邻近器官的直接扩散
- 比原发的甲状腺鳞状细胞癌更频繁
- 肿瘤或大块肿瘤的中心在喉、食管或气管
  - 高达25%喉全切除术表明有甲状腺直接侵犯，尤其是出现声带固定
  - 也可见环甲软骨膜、前联合、喉室和甲状软骨的侵犯
- 内镜、放射学检查或在手术期间确认
- 真性甲状腺鳞状细胞癌比肿瘤的直接扩散预后更差
- 甲状腺受累前，原发的恶性肿瘤已被检测

鳞状细胞癌

免疫组织化学

抗体	活性	染色类型	备注
CK-PAN	阳性	细胞质	所有肿瘤细胞
CK5/6	阳性	细胞质	几乎所有肿瘤细胞
CK19	阳性	细胞质	几乎所有肿瘤细胞
p63	阳性	细胞核	大部分肿瘤细胞
CK7	阳性	细胞质	弱的和病灶的或斑片状反应性
CK18	阳性	细胞质	弱的和病灶的或斑片状反应性
EMA	阳性	细胞质	弱的和病灶的或斑片状反应性
TTF-1	阳性	细胞核	强，但是只有病灶肿瘤细胞核反应性
S-100-A9	阳性	细胞质	弥漫，薄片阳性在大多数肿瘤细胞中
Ki-67	阳性	细胞核	高指数（通常大于50%）
p53	阳性	细胞核	当肿瘤低分化时，活性增加
甲状腺球蛋白	阴性		
钙黏着蛋白	阴性		
CEA-M	阴性		
CK1	阴性		
CK4	阴性		
CK10/13	阴性		
CK20	阴性		
CK5	阴性		
半凝乳素 3	阴性		
p21	阴性		

转移性鳞状细胞癌
- 临床已知不同的原发部位
- 趋向于多病灶，伴随着高淋巴-血管浸润

广泛的鳞状化生
- 在淋巴细胞甲状腺炎、腺瘤性结节、乳头状癌（弥漫性硬化性变异）、未分化癌可见鳞状分化
- 趋向于病灶，不形成临床肿块；缺少“浸润”、细胞异型性和坏死
- 鳞状化生没有发展为鳞状细胞癌的倾向

CASTLE
- 甲状腺（恶性肿瘤表现为胸腺样分化）
- 肿瘤细胞更多呈梭形，有更多瘢痕瘤样骨胶原沉积和炎症细胞
- CD5、S-100-A9阳性

分级

3 级
- 分化好、分化中等、分化差
  - 大多甲状腺肿瘤是分化差

分期

和未分化癌一样
- 按照惯例，甲状腺鳞状细胞癌的分期同未分化癌

参考文献

1. Fassan M et al: Primary squamous cell carcinoma of the thyroid: immunohistochemical profile and literature review. Tumori. 93(5): 518–21, 2007
2. Ryska A et al: Massive squamous metaplasia of the thyroid gland--report of three cases. Pathol Res Pract. 202(2): 99–106, 2006
3. Sparano A et al: Predictors of thyroid gland invasion in glottic squamous cell carcinoma. Laryngoscope. 115(7): 1247–50, 2005
4. Sahoo M et al: Primary squamous-cell carcinoma of the thyroid gland: new evidence in support of follicular epithelial cell origin. Diagn Cytopathol. 27(4): 227–31, 2002
5. Lam KY et al: Primary squamous cell carcinoma of the thyroid gland: an entity with aggressive clinical behaviour and distinctive cytokeratin expression profiles. Histopathology. 39(3): 279–86, 2001
6. Nakhjavani M et al: Direct extension of malignant lesions to the thyroid gland from adjacent organs: report of 17cases. Endocr Pract. 5(2): 69–71, 1999
7. Burman KD et al: Unusual types of thyroid neoplasms. Endocrinol Metab Clin North Am. 25(1): 49–68, 1996
8. Tsuchiya A et al: Squamous cell carcinoma of the thyroid--a report of three cases. Jpn J Surg. 20(3): 341–5, 1990
9. Simpson WJ et al: Squamous cell carcinoma of the thyroid gland. Am J Surg. 156(1): 44–6, 1988
10. Lee JR et al: Squamous cell carcinoma of the thyroid gland. J Med Assoc Ga. 69(9): 755–8, 1980

鳞状细胞癌

显微镜下特征和组织病理学特征

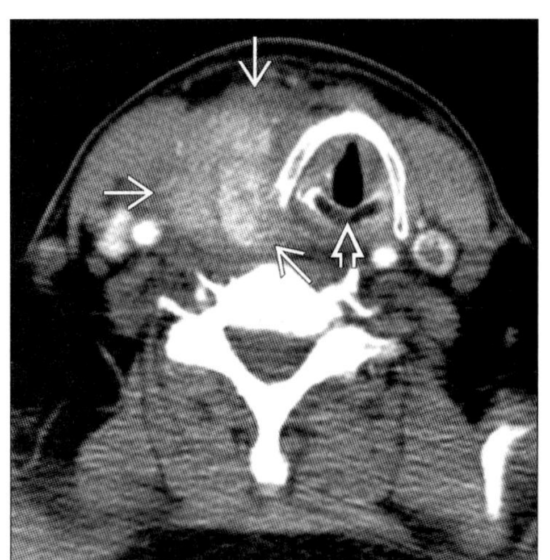

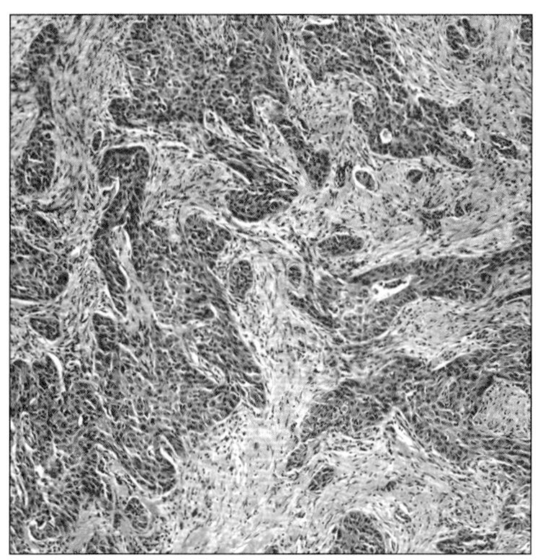

（左图）影像学检查用于观察肿瘤的范围，特别是排除邻近的喉⇨或食管病变的浸润。在这个案例中，一个大肿物➡替代右侧甲状腺叶。（右图）鳞状细胞癌被纤维结缔组织显著增生的间质分割为岛状癌巢，可见成片及单个肿瘤细胞的浸润

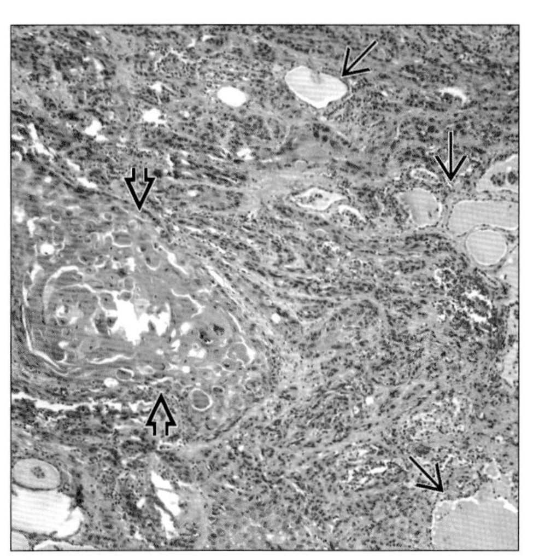

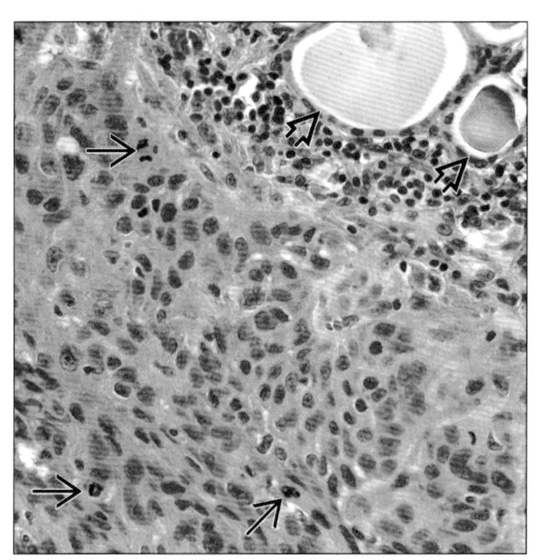

（左图）在鳞状细胞癌中可观察到角蛋白珠与角蛋白碎片⇨的形成，可见肿瘤广泛浸润并破坏滤泡上皮→。（右图）在鳞状细胞癌中，鳞状上皮细胞呈现铺路石样改变。成片生长的癌巢中有丝分裂象→易见。甲状腺滤泡未受累⇨

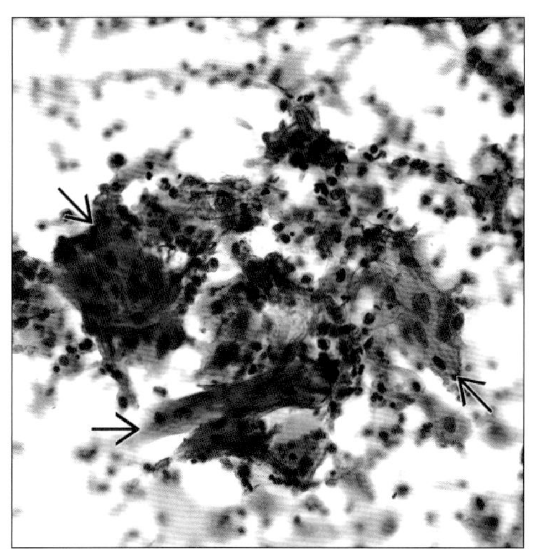

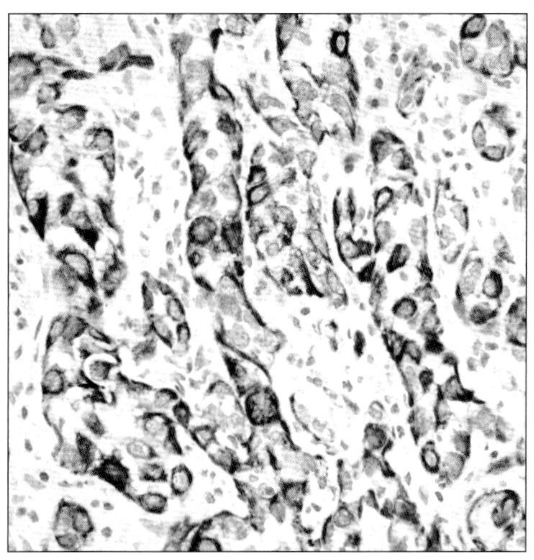

（左图）涂片表明了细胞大小和形状的显著变化，那些具有嗜橙黄细胞质→和鳞状分化的纺锤体和蝌蚪细胞。细胞核染色质致密，有炎性背景，需要该部位标本进行确认。（右图）癌细胞具有强的和弥漫的CK5/6标记，尽管一般情况下肿瘤诊断时不需要免疫组织化学检查

淋巴瘤

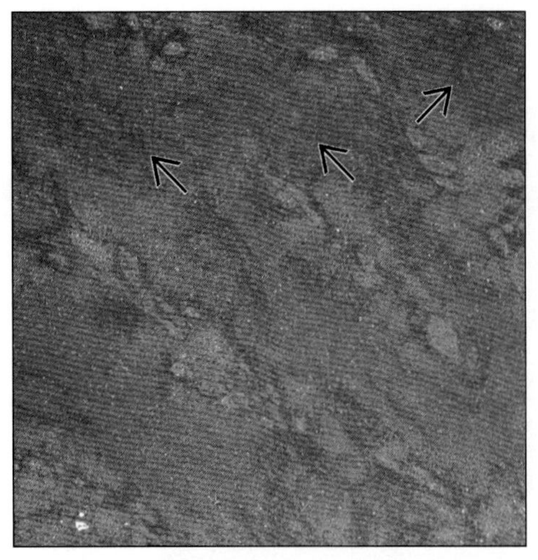

EMZBCL显示甲状腺内模糊结节或滤泡破坏，多病灶区域开始表明细胞在聚集。此为慢性淋巴细胞性甲状腺炎的背景

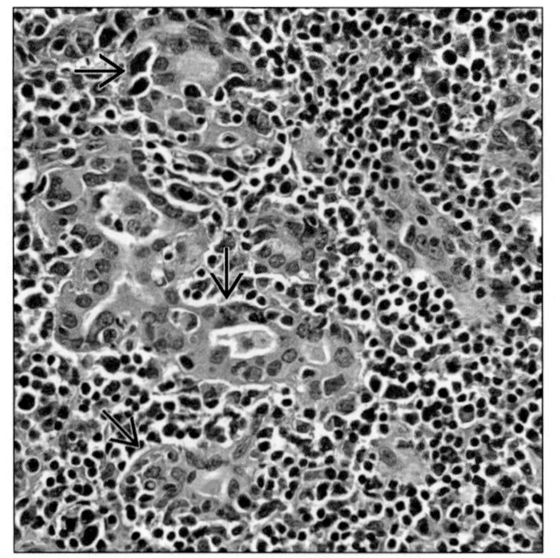

淋巴上皮病变（LEL）是甲状腺淋巴瘤最好的诊断特征，它由非典型淋巴细胞渗透和甲状腺滤泡上皮破坏组成

专业术语

缩写

- 弥漫大B细胞淋巴瘤（DLBCL）
- 结外边缘区域的B细胞淋巴瘤（EMZBCL）

别名

- 使用WHO的术语
  - 以往淋巴瘤分类系统不再适用定义
- 原发性淋巴瘤产生于甲状腺，通常与慢性淋巴细胞性甲状腺炎有关，组成一组异质性肿瘤
  - 黏膜相关淋巴组织（MALT）为结外边缘区域的B细胞淋巴瘤发生部位，但是可转化为弥漫性大B细胞淋巴瘤
  - 缺乏系统损伤
    - 区域性淋巴结可能被影响
  - 罕见：滤泡性淋巴瘤（FL），髓外（髓外的）浆细胞瘤，霍奇金淋巴瘤

病因/发病机制

发病机制

- 癌变是多步骤、多因子的过程，包括基因变化的渐进积累
- 几乎所有的淋巴瘤都产生于慢性淋巴细胞性甲状腺炎（桥本甲状腺炎）
- 获得性黏膜相关淋巴组织来自自身免疫、免疫缺陷和炎症过程
  - 淋巴细胞的结节或弥漫性侵入，通常在滤泡和生发中心，伴随甲状腺上皮细胞的嗜酸性细胞化生
  - 纤维化和上皮萎缩支持慢性发病过程
- 跟淋巴细胞性甲状腺炎相比，黏膜相关淋巴组织淋巴瘤中$CD8^+$细胞（抑制者或细胞毒细胞）和$CD4^+$细胞（促进或诱导细胞）比例升高
- MALT 淋巴瘤的来源是生发中心后、边缘区B细胞

临床表现

流行病学

- 发病率
  - 罕有的
    - 占所有甲状腺癌2%~5%
    - 占所有结外淋巴瘤的5%
    - 慢性淋巴细胞性甲状腺炎具有大于80倍的风险发展成淋巴癌（与年龄性别匹配的对照一致）
- 年龄
  - 平均值：65岁
    - 年龄范围：14~90岁
- 性别
  - 女性远多于男性 [(3~7) ：1]

部位

- 必须排除甲状腺继发性受累
  - 由于淋巴瘤的影响，让颈部或者纵隔淋巴结直接扩散到甲状腺中
  - 与不同分期和治疗有关

症状

- 块状或甲状腺肿块，通常近期迅速增大
  - 造成挤压相关的阻塞症状
- 疼痛
- 吞咽困难、呼吸困难和声音嘶哑
  - 大约有30%的患者
- 甲状腺功能减退（与桥本甲状腺炎有关）
  - 罕有，甲状腺功能减退由于滤泡破坏
- 一些病例中与胸腺病相关
- 窒息、咳嗽、咯血少见

淋巴瘤

要点

专业术语
- 原发性甲状腺淋巴瘤包含异质性肿瘤组
  - 几乎都来源于慢性淋巴细胞性甲状腺炎（风险增加80倍）

临床表现
- 在甲状腺肿瘤比例为2%~5%
- 平均年龄：65岁
- 女性多于男性[(3~7)：1]
- 患者通常处于ⅠE或ⅡE期
- 辅助性药物治疗和放射治疗
- 死亡率与肿瘤分级和分期有关（总体来说，5年生存率约为60%）

组织病理学检查
- 质地软到实、分叶状、切面膨出，“新鲜鱼肉样”
- 甲状腺被非典型淋巴细胞浸润
- 诊断性的淋巴上皮性病变（LEL）
- EMZBCL:从模糊结节状到弥漫性浸润
  - 肿瘤B细胞的定植或滤泡裂解
  - 非典型小淋巴细胞，边缘区细胞，单核B细胞，免疫母细胞和中心母细胞样细胞，浆细胞
- DLBCL：弥漫性、大、分裂象增加的非典型细胞

辅助检查
- B细胞免疫表型（CD20，CD79a）
- 角蛋白突出淋巴上皮性损伤

鉴别诊断
- 慢性淋巴细胞性甲状腺炎，未分化癌

- 症状一般只存在很短时间
  - EMZBCL平均值：6~12个月
  - DLBCL平均值：4个月
- 患者通常处于ⅠE或ⅡE期
- 患者通常缺乏B症状
  - 发热、盗汗、体重减轻、厌食

实验室检查
- 抗甲状腺的血清抗体通常存在
- 大多数患者甲状腺功能正常

治疗
- 选择、风险及并发症
  - 手术摘除和组织诊断
  - 放射治疗会造成黏膜炎、甲状腺功能减退症、放射性肺炎
- 手术方法
  - 诊断组织的获取：细针获取或者部分腺叶切除
  - 手术通常采取腺叶或甲状腺全切，同时行淋巴结清扫术
- 辅助治疗
  - 细针穿刺活检进行分类，再辅助药物治疗和放射治疗
  - DLBCL：结合情态疗法
- 药物
  - 根据组织学类型、分级、分期选择药物治疗方案
    - EMZBCL：口服苯丁酸氮芥或者静脉注射药物治疗
    - DLBCL：环磷酰胺、阿霉素、长春新碱和泼尼松药物治疗
- 放射治疗
  - 根据组织学类型、分级、分期
    - EMZBCL：单情态放射治疗（通常达40Gy）
    - 病灶部位或病灶延伸放射治疗，后者会有低的再生和复发风险
    - DLBCL：超分割放射治疗
- 新疗法
  - 抗CD20治疗和新的免疫疗法正处于试验中，但是前景可观

预后
- 死亡率依赖不同的肿瘤分级和分期
- 尽管与不同分级和分期相关，总体来说，5年生存率约为60%
  - ⅠE或ⅡE期，低级组织学特征的5年DSS大于95%
  - ⅠE或ⅡE期，DLBCL的5年DSS为50%~70%
  - ⅣE期：5年DSS大约为30%
- 不良预后特征包括
  - 年龄大于65岁
  - 男性
  - 分期高（ⅢE，ⅣE）
  - 吞咽困难（声带麻痹）
  - 甲状腺外扩散
  - 肿瘤组织学（预后不良程度由大到小顺序为DLBCL＞FL＞EMZBCL）
  - 弥漫性
  - 血管侵入
  - 高有丝分裂数
- 结合保守治疗：低复发率，降低再生率，副反应少
- 大多数患者处于ⅠE或ⅡE期
  - DLBCL大多处于ⅢE
- 如果肿瘤发生转移，最有可能的部位是
  - 区域性（颈部）、纵隔、腹部淋巴结
  - 少见区域：骨髓、胃肠道、肺、膀胱和肝

影像学检查

放射学检查
- 超声
  - 与周边甲状腺组织相比，标志性的低回声，不均

淋巴瘤

匀假囊性肿物
- 计算机断层扫描
  - 异质性肿块，有时存在囊变
- 放射性扫描
  - ^{131}I扫描：淋巴瘤通常是“冷结节”
  - ^{99m}Tc高锝酸盐闪烁扫描法：可能为“暖结节”

大体检查

一般特征
- 可能影响一个或两个腺叶
- 质地从软到实、分叶状、多结节
- 侵占正常甲状腺组织
- 实性及囊性区域
- 剖面：膨出、光滑、浅黄褐色、“新鲜鱼肉样”
- 通常均匀或斑驳
- 扩散至甲状腺前软组织

尺寸
- 范围大
- 最大可达20cm

组织病理学检查

组织学特征
- 几乎常有慢性淋巴细胞性甲状腺炎背景
- 正常甲状腺实质的浸润
  - 从模糊结节状到弥漫浸润
- 约50%患者会从甲状腺扩散到脂肪和骨骼肌
- 诊断性的淋巴上皮性病变（LEL）
  - 非典型淋巴细胞浸润和破坏甲状腺滤泡上皮
  - 2类
    - MALT球：圆形球状或块状，充满且扩大甲状腺滤泡腔
    - 淋巴上皮病变：单个或聚集的淋巴细胞位于滤泡上皮细胞之间
- 淋巴血管侵犯通常出现在高级别肿瘤中
- 剩余甲状腺实质的萎缩和纤维化
- 受累的甲状腺实质：可能含有腺瘤状结节、腺瘤、肿瘤病灶（肿瘤病灶数量由多到少依次为乳突的>>>卵泡的>髓样的）
- 大多数是B细胞淋巴瘤：EMZBCL和DLBCL两者转变
  - 大B淋巴细胞的单病灶或多病灶邻近低级别组分

结外边缘区域的B细胞淋巴瘤（EMZBCL）
- EMZBCL是黏膜相关的淋巴组织（MALT）伴或不伴大细胞成分
  - 定义中的低级别肿瘤
  - 由异质细胞组成的B细胞
  - 模糊结节状到弥漫性浸润
    - 单病灶或多病灶的大细胞转化
    - 由低级别到高级别
- 在所有甲状腺淋巴瘤的比例为20%~30%
- 几乎所有患者都有慢性淋巴细胞性甲状腺炎背景
- 活化的生发中心是存在的，但是滤泡植入不一定存在
  - 来自肿瘤B细胞的定植或滤泡裂解
  - 这些细胞来源于滤泡暗区
  - 滤泡结构可能会模仿淋巴瘤中心细胞来源的淋巴瘤
- 异质性B细胞包括
  - 非典型小淋巴细胞，边缘区（中心细胞样）小裂细胞，单核B细胞，分散的大免疫母细胞，中心母细胞样细胞，浆细胞
    - 单核B细胞是一类非典型淋巴细胞中的单核细胞，它具有高丰度，分叶形或肾形的浅色细胞质，能够看到单核细胞小灶状聚集
- Dutcher小体和Russell小体很容易被发现
  - 细胞质免疫球蛋白（“桑椹状细胞”）和明显的浆细胞样分化可能刺激浆细胞瘤
  - 可能看到含有结晶的组织细胞
- LEL很容易被发现
  - 角蛋白突出LEL
- 生发中心区域通常有增殖指数的增加
- 通常，疾病在胃肠道、唾液腺、眼眶、肺、皮肤或者乳腺中共发生

弥漫性大B细胞淋巴瘤
- 弥漫性非典型大B淋巴细胞具有有丝分裂增加的特点时，表明转化为弥漫性大B细胞淋巴瘤
- 在所有甲状腺淋巴瘤的比例为60%~70%
- 浸润甲状腺周围脂肪或骨骼肌中
- 常发生血管入侵
- 非典型淋巴细胞破坏甲状腺
  - EMZBCL和DLBCL之间的转变是常见的
  - 但是大部分发生在缺乏低级别的区域
- 大细胞具有细胞学特征的谱图
  - 中心母细胞，免疫母细胞，单核B细胞，浆细胞样细胞
  - 可见Reed-Sternberg细胞病灶
  - 具有活跃有丝分裂的Burkitt样生长、凋亡，“星空”类型
- 观察到剩余甲状腺萎缩和纤维化髓外浆细胞瘤
- 独立的髓外浆细胞瘤（EMP）
  - 无骨髓相关的证据（多发性骨髓瘤除外）
- EMP在甲状腺里罕见
  - 大多数患者可能是EMZBCL，含有广泛的浆细胞分化
- 一大片浆细胞可能形成结节
  - 生发中心移植或滤泡周围一大片浆细胞的弥漫
- 轻链限制解释了单克隆性

淋巴瘤

霍奇金淋巴瘤

- 典型的霍奇金淋巴瘤，结节硬化型只有一个在甲状腺中被发现
- 极罕见
- 典型的Hodgkin-Reed-Sternbeg（HRS）细胞在不同细胞背景因素的浆细胞、嗜酸性粒细胞和中性粒细胞中被发现
  - HRS细胞存在陷窝和木乃伊的变异
- 双折射的胶原蛋白带（间质纤维化），结节类型，上皮样组织细胞
- HRS细胞：CD45RB阴性，CD30和CD15阳性
  - 可能共表达B细胞标记（CD20），滤泡中心细胞标记（CD10，Bcl-x，Bcl-2）和肌成束蛋白，CD138，Bcl-6以及EMA
- HRS细胞也可以在DLBCL中（但是缺乏特异的免疫组织化学）被发现

滤泡性淋巴瘤（FL）

- 已知的原始类型的结节型淋巴瘤
- 极罕见
  - 滤泡型在EMZBCL：目前分类可能不包括FL
- 甲状腺消除通过肿瘤生发中心背靠背的减弱和不存在的外套区域
- 中心细胞或者中心母细胞的单种群特征没有易染体巨噬细胞
- CD10和Bcl-6突出了肿瘤生发中心和可能的弥漫表达

原发性外周T细胞淋巴瘤

- 极罕见
- 慢性淋巴细胞性甲状腺炎中可见T细胞受体β和γ引物的单克隆基因重排
  - 活化现象，特别是在HTLV-1血清阴性的患者中
- 诊断需要组织学、免疫学和分子生物学的支持

辅助检查

细胞学

- 细针穿刺活检（FNA）对于弥漫性的甲状腺扩张可能不起作用
- 细胞吸入，类似于慢性淋巴细胞性甲状腺炎
  - 通常缺乏甲状腺滤泡上皮
- 分散不黏附的混合淋巴细胞、中心细胞、单核B细胞、免疫母细胞、浆细胞、组织细胞
  - 细胞可能存在非典型性，但是局限于EMZBCL
  - 不存在易染体巨噬细胞
- 具有泡状核染色体、突出核仁和淋巴腺小体背景的大细胞单一非典型性种群表明DLBCL
  - 细胞是成熟淋巴细胞大小的2~3倍
  - 细胞坏死罕见存在
- 免疫组织化学、流式细胞术和（或）Ig重链重排可用于可吸收材料上

免疫组织化学

- B细胞免疫表型（CD20，CD79a）
  - κ或λ轻链限制
- 角蛋白突出淋巴上皮性损伤
- 生发中心滤泡树枝状细胞是混乱的或发育不全的

流式细胞术

- 可用于分离特殊的淋巴细胞种群

细胞遗传学

- 癌基因途径中细胞核因子（NF-κB）的结构活化
- t（1；14）（p22；q32）、t（14；18）（q32；q21）和t（3；14）（p14.1；q32）在少部分患者中被检测到，并且互斥
- 免疫球蛋白重链H（IgH）位点在十四号染色体上发生重排，成对基因在另一条染色体上
- 常见异常的p15、p16和p73启动子甲基化
- 第二等位基因缺失造成完全失活的TP53突变，与高等级转化有关
- CD40信号传导结合Th2细胞因子对于低等级MALT类型的B细胞淋巴瘤的发生和发展是必需的
  - 用CD40方式活化B细胞的T细胞，在淋巴瘤病理学中起作用，同时也在淋巴细胞性甲状腺炎中被发现

分子基因学

- 不同时期是不同B细胞克隆在起作用，表明寡B细胞增殖
  - MALT淋巴瘤细胞表达的免疫球蛋白重链和轻链（VH和VL），说明与种系基因不同的相关*VH*和*VL*基因具有多个点突变
  - 内无性系序列异质性，说明机体高频突变的进行
  - *Ig*基因高频突变发生在B细胞发生的后生发中心阶段
- 在淋巴细胞性甲状腺炎中，可见*Ig VH*和*VL*以及T细胞受体β链的基因重排
  - 不同的*VH*基因家族在不同的淋巴癌中被检测到
    - DLBCL表现在VH3
    - EMZBCL表现在VH4和VH3

鉴别诊断

慢性淋巴细胞性甲状腺炎

- 无淋巴上皮性损伤（MALT小球）
- 无弥漫过程，尽管通常多病灶
- 无生发中心植入或破坏
  - 滤泡周围的Bcl-2反应
- 甲状腺滤泡上皮嗜酸性变
- 无细胞异型性
- 缺乏Dutcher 小体
- 少量病例中，可能需要IHC、流式细胞术、分子基因学检查/诊断

淋巴瘤

免疫组织化学			
抗体	**反应性**	**染色类型**	**备注**
CD20	阳性	细胞质	主要反应在非典型淋巴细胞
CD79α	阳性	细胞质	特别是浆细胞样细胞
CD138	阳性	细胞质	可能在浆细胞样细胞中突出
κ 轻链	阳性	细胞质	在 EMZBCL 中存在 κ 或 λ 限制
λ 轻链	阳性	细胞质	在 EMZBCL 中存在 κ 或 λ 限制
Bcl-2	阳性	细胞质	在肿瘤性、植入细胞（正常生发中心阴性表达）
Bcl-10	阳性	细胞核和细胞质	可能存在于肿瘤淋巴细胞中
CD43	阳性	细胞质	共反应在 CD20 选择的病例中
CD45RA	阳性	细胞质	共反应在 CD20 选择的病例中
Bcl-6	阳性	细胞核	主要在 DLBCL 中被鉴定
Ki-67	阳性	细胞核	可变的，通常在 DLBCL 中高
CK-PAN	阳性	细胞核	破坏甲状腺滤泡上皮
CD3	阴性		

- 无轻链限制
- 缺乏CD10和Blc-6

未分化癌
- 从黏着至无黏着性的高度异型性的浸润
- 上皮细胞样
- 可与上皮肿瘤共发生（乳突或滤泡状肿瘤）
- 区别于DLBCL可能需要免疫组织化学
  - 细胞角蛋白，TTF-1，甲状腺球蛋白，CD45RB，CD20

异位胸腺瘤
- 具有上皮样和淋巴样两种成分
  - 无淋巴上皮性损伤
  - 无破坏性类型
- 肿瘤细胞含有上皮和T细胞抗原（CD5）

黑色素瘤
- 黑色素瘤很少转移到甲状腺
- 如果存在色素，将会有帮助
  - 黑色素：髓样癌中可有色素
- 非黏附细胞，梭形细胞、核内包涵体
- 阳性：S-100蛋白，HMB-45，Melan-A 和酪氨酸酶

含有嗜酸性粒细胞增多症的硬化性黏液表皮样癌
- 上皮细胞岛伴显著纤维化
- 可见黏蛋白产物
- 明显的嗜酸性粒细胞增多症
- 和霍奇金淋巴瘤相似
  - 免疫组织化学有助鉴别（CD15，CD30，EBER）

分期

总体淋巴瘤
- 加上“E”是因为是结节外
  - 包含甲状腺周围淋巴结
  - 其他淋巴结（纵隔和腹部的）和（或）骨髓也可能影响
  - 胃肠道、肺、膀胱和肝
- 大部分疾病是ⅠE或ⅡE期
- DLBCL具有更高分期（ⅢE或ⅣE）

参考文献

1. Graff-Baker A et al: Primary thyroid lymphoma: a review of recent developments in diagnosis and histology-driven treatment. Curr Opin Oncol. 22(1): 17-22, 2010
2. Koida S et al: Primary T-cell lymphoma of the thyroid gland with chemokine receptors of Th 1 phenotype complicating autoimmune thyroiditis. Haematologica. 92(3): e37-40, 2007
3. Mack LA et al: An evidence-based approach to the treatment of thyroid lymphoma. World J Surg. 31(5): 978-86, 2007
4. Green LD et al: Anaplastic thyroid cancer and primary thyroid lymphoma: a review of these rare thyroid malignancies. J Surg Oncol. 94(8): 725-36, 2006
5. Wang SA et al: Hodgkin's lymphoma of the thyroid: a clinicopathologic study of five cases and review of the literature. Mod Pathol. 18(12): 1577-84, 2005
6. Derringer GA et al: Malignant lymphoma of the thyroid gland: a clinicopathologic study of 108 cases. Am J Surg Pathol. 24(5): 623-39, 2000
7. Ansell SM et al: Primary thyroid lymphoma. Semin Oncol. 26(3): 316-23, 1999
8. Fonseca E et al: Primary lymphomas of the thyroid gland: a review with emphasis on diagnostic features. Arch Anat Cytol Pathol. 46(1-2): 94-9, 1998
9. Stone CW et al: Thyroid lymphoma with gastrointestinal involvement: report of three cases. Am J Hematol. 21(4): 357-65, 1986
10. Anscombe AM et al: Primary malignant lymphoma of the thyroid--a tumour of mucosa-associated lymphoid tissue: review of seventy-six cases. Histopathology. 9(1): 81-97, 1985
11. Devine RM et al: Primary lymphoma of the thyroid: A review of the Mayo Clinic experience through 1978. World J Surg. 5(1): 33-8, 1981

淋巴瘤

放射学、大体和显微镜下特征

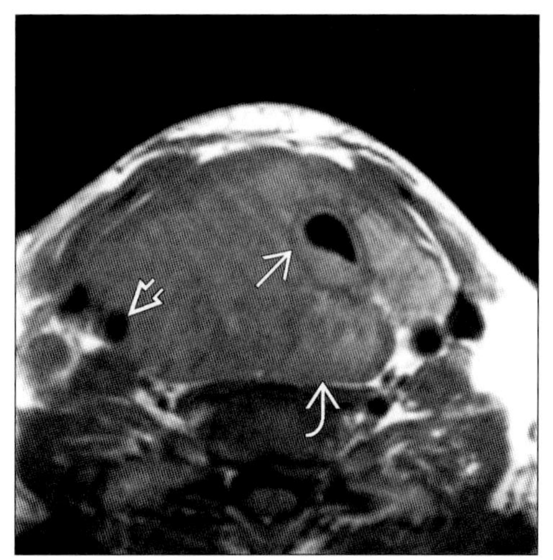
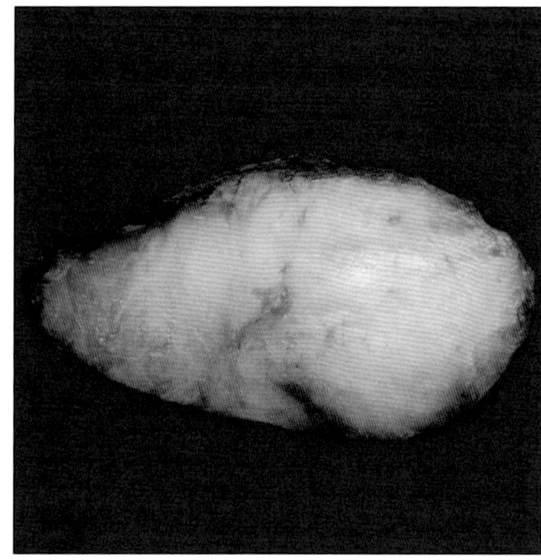

（左图）轴位核磁T1加权像显示甲状腺淋巴瘤呈匀质的、边界清楚的、实性肿物。气管和颈总动脉被挤压移位，同时伴有食管受侵。（右图）甲状腺腺叶显示质硬的、轻度分叶状的肿物，正常甲状腺组织消失。肿瘤切面呈膨出、光滑、苍白褐色、匀质的鱼肉样外观。常可见侵及甲状腺外组织

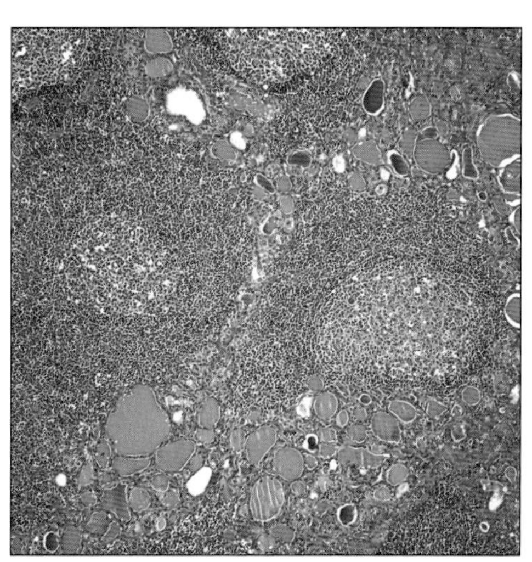
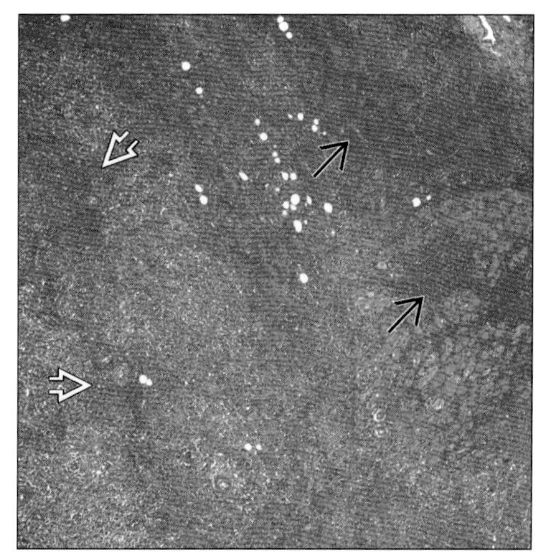

（左图）几乎所有的原发性甲状腺淋巴瘤均位于慢性淋巴细胞性甲状腺炎的背景内，尽管慢性淋巴细胞性甲状腺炎不易被识别。慢性淋巴细胞性甲状腺炎缺失的病例可能是由于被淋巴瘤掩盖了。（右图）多结节或“滤泡状”的生长方式见于EMZBCL。背景中可见慢性淋巴细胞性甲状腺炎，淋巴瘤中可见滤泡群聚，低倍镜下滤泡区内呈现暗色区域

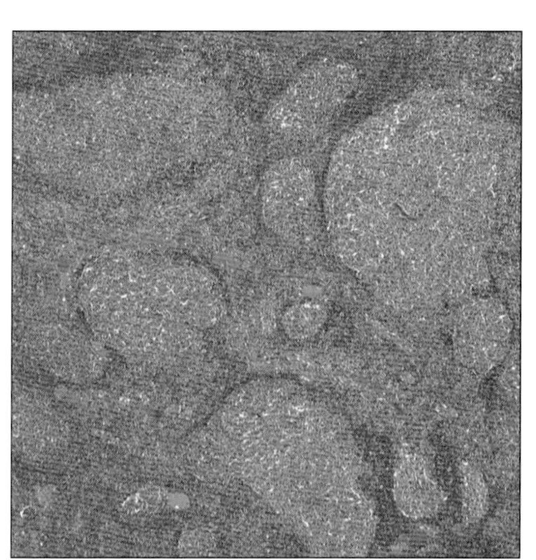
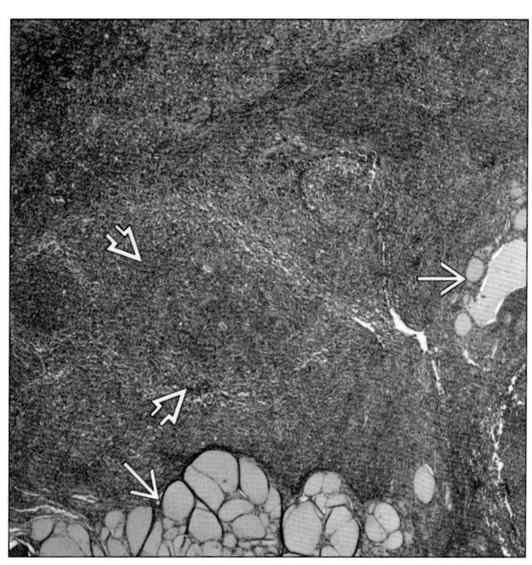

（左图）EMZBCL明显扩大的生发中心形成结节样或滤泡状，伴甲状腺实质消失。很容易看出这种形式是如何模仿滤泡中心细胞淋巴瘤的。（右图）该淋巴瘤有一个模糊的结节，侵蚀甲状腺实质，群集的内皮被肿瘤细胞溶解和内卷，在滤泡区域内呈现暗色区域

淋巴瘤

一般显微镜下特征

（左图）图示正常甲状腺组织完全消失，呈现模糊的结节状和弥漫状。病变向邻近的脂肪组织扩展→。（右图）弥漫性大B细胞淋巴瘤（DLBCL）细胞侵及甲状腺周围的骨骼肌，这种现象常见于高级别的淋巴瘤。注意许多肿瘤细胞呈现类浆细胞外观

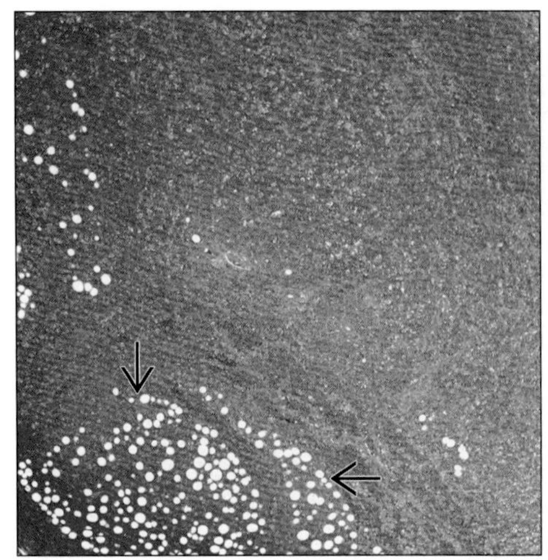

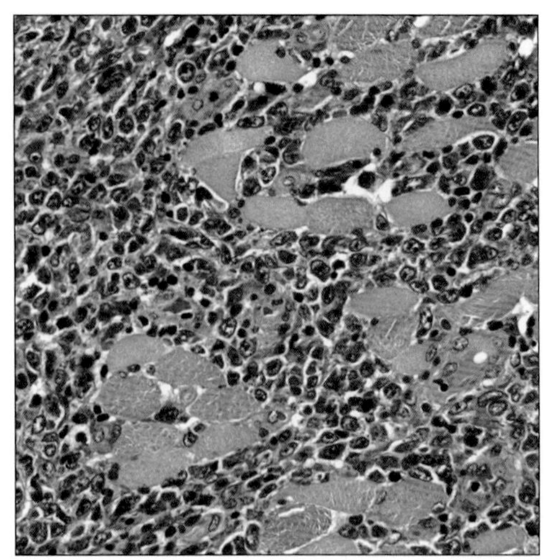

（左图）血管壁内可见不典型的淋巴瘤细胞，延续至血管内膜下间隙。血管侵犯最常见于高级别淋巴瘤。（右图）淋巴上皮病变（LEL）是证实淋巴瘤的最佳特点之一。非典型的淋巴样细胞浸润和破坏甲状腺滤泡上皮。在这两种类型中，“黏膜相关淋巴组织球”→是独特的圆球或团块充满并扩大甲状腺滤泡腔

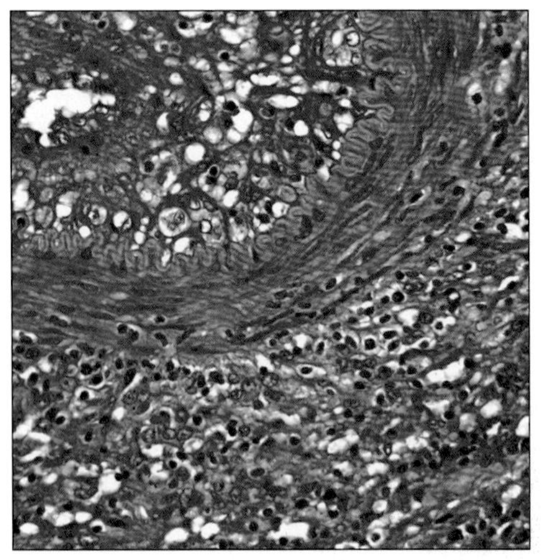

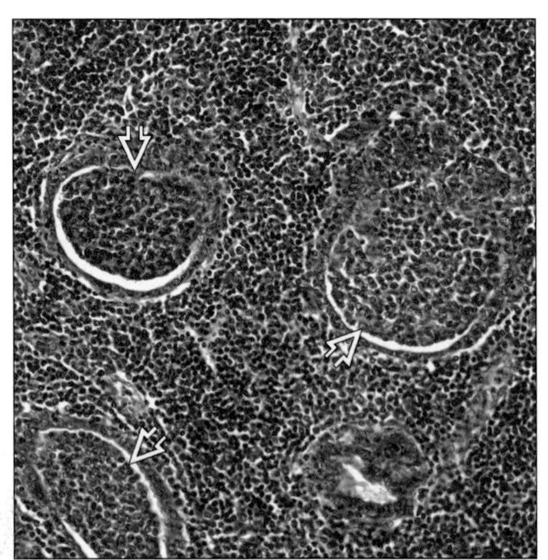

（左图）淋巴上皮病变（LEL）为非典型淋巴细胞侵入并破坏甲状腺滤泡上皮。图示单个或聚集的淋巴细胞位于滤泡内→或滤泡间。（右图）结外边缘区B细胞淋巴瘤（EMZBCL）含有不同种类的细胞群，包括边缘区细胞、单核细胞样B淋巴细胞和浆细胞。单核细胞样B淋巴细胞→为单一的非典型淋巴细胞群，含有丰富的苍白的胞质及分叶状或肾形的细胞核

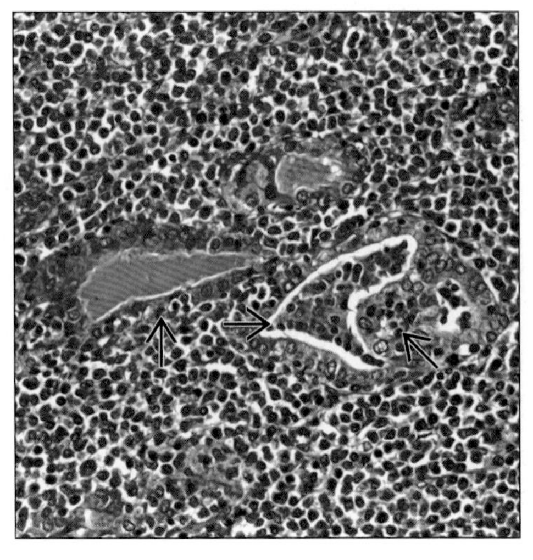

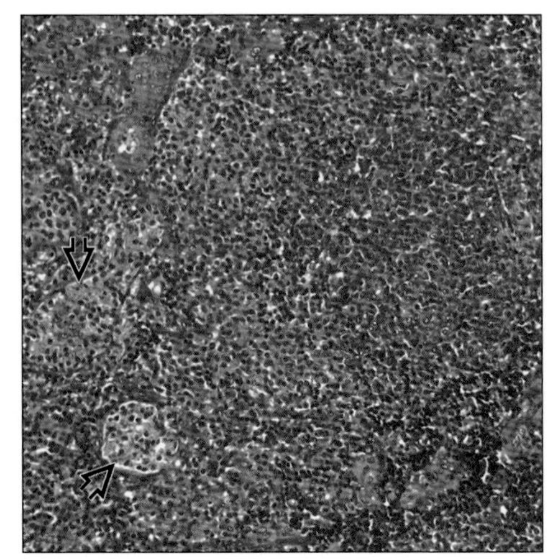

淋巴瘤

EMZBCL显微镜下特征、不常见淋巴瘤

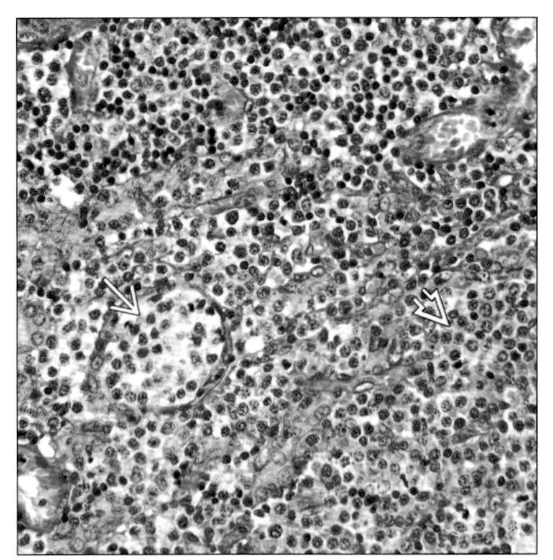

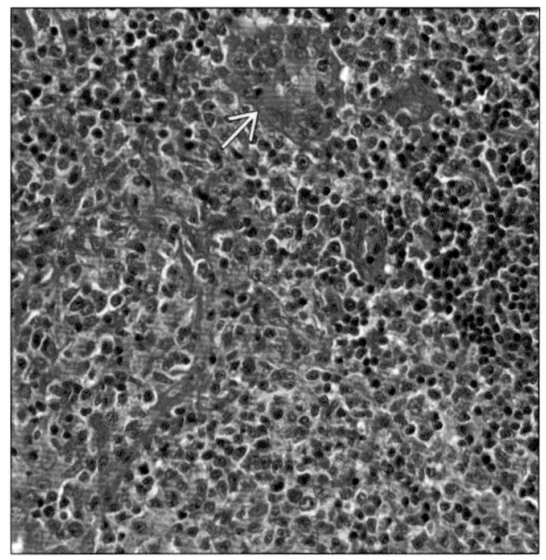

(左图)图示为非典型小淋巴细胞，边缘区域(中心细胞样)小裂细胞，单核细胞样B细胞➡和浆细胞➡。犹如此例一样，这些细胞常常混合在一起。(右图)结外边缘区B细胞淋巴瘤(EMZBCL)是异质的，这点很重要，在此视野内显示嗜酸性细胞、成熟的淋巴细胞、浆细胞和单核细胞样B细胞。此处显示部分破坏的甲状腺滤泡上皮➡

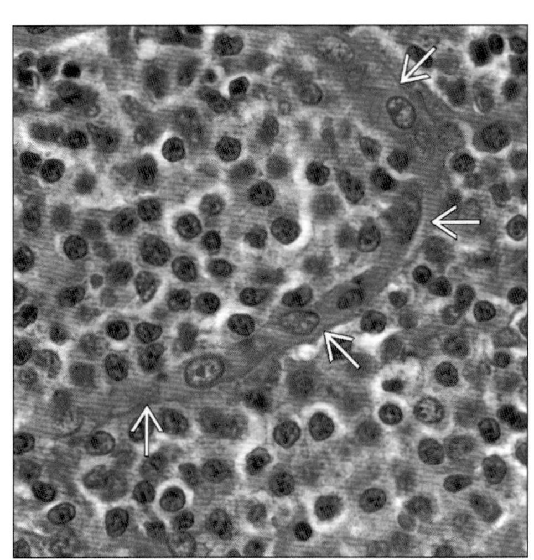

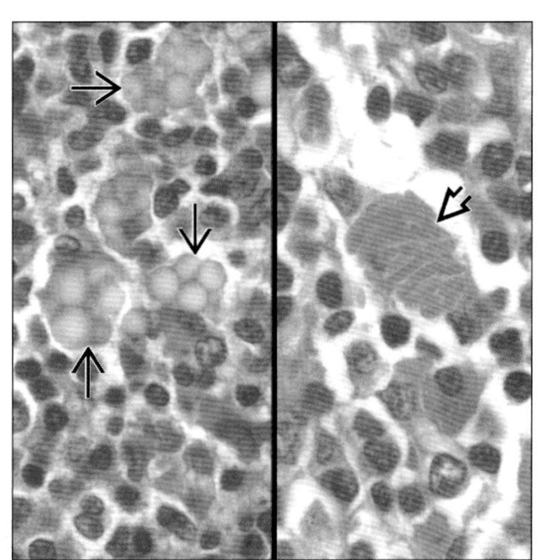

(左图)单核细胞样B细胞为单一的非典型淋巴细胞群，含有丰富的苍白的胞质及分叶状或肾形的细胞核，细胞常可见核沟或核裂。这些细胞常常聚集在一起，就像在甲状腺滤泡内一样➡。(右图)胞质免疫球蛋白(桑葚状细胞➡)使类浆细胞样分化显示明显，很少见吞噬晶体的组织细胞➡。Dutcher小体和Russell小体常见

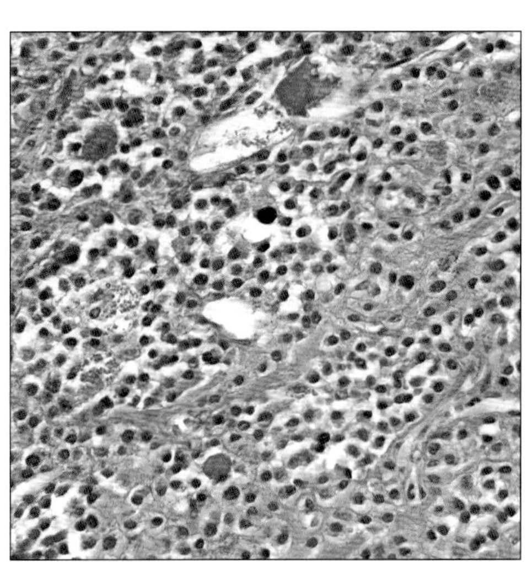

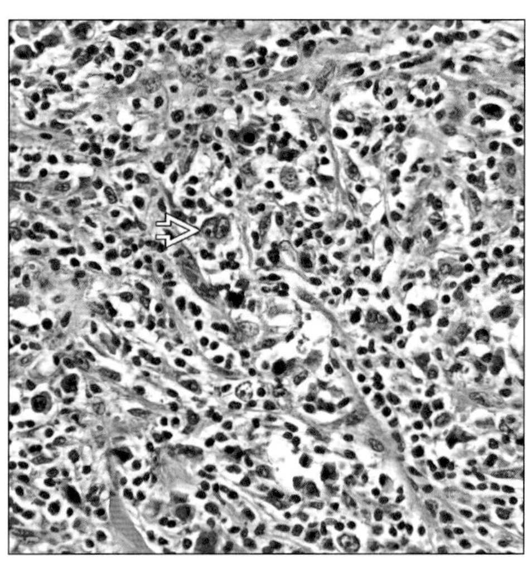

(左图)有时EMZBCL可呈现广泛的浆细胞分化(浆细胞层)，类似于浆细胞瘤。轻链限制证实为单克隆性的。(右图)典型的霍奇金淋巴瘤，甲状腺中只发现结节硬化型，可见典型的HRS细胞➡位于多样的细胞背景中，这些背景细胞包括浆细胞，嗜酸性细胞和中性粒细胞。诊断需要合适的免疫组织化学染色

淋巴瘤

弥漫性大B细胞淋巴瘤特征

(左图)图示EMZBCL➡向DLBCL➡转变区域，两种肿瘤类型的转变区域不常见。生长方式、异型性和有丝分裂象增加有助于区分。(右图)此视野内，淋巴样细胞群呈现类浆细胞样外观。然而呈弥漫性、大片状生长方式。这些细胞具有模糊的类浆细胞样外观

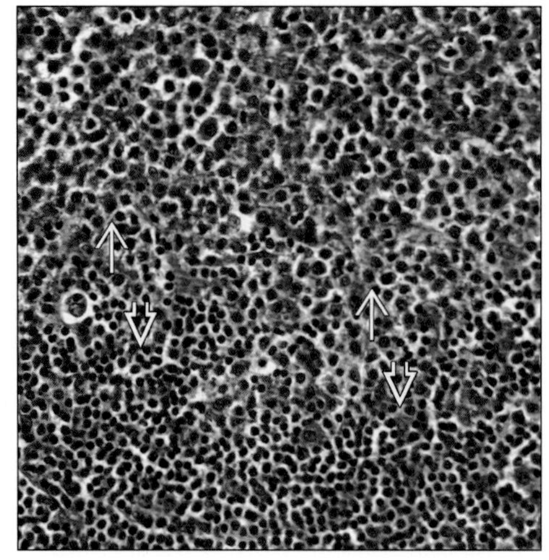

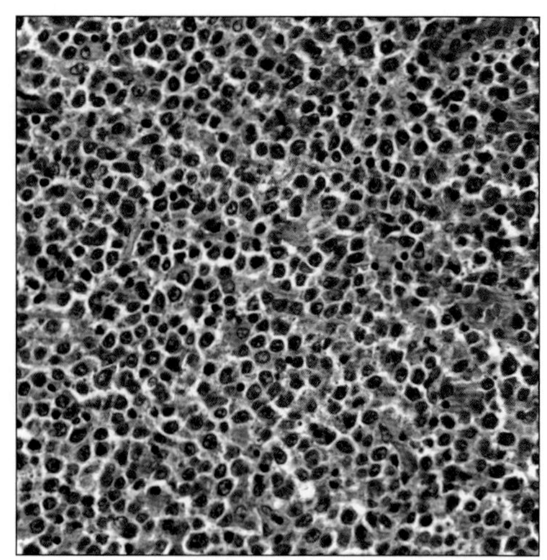

(左图)高倍镜下显示大细胞呈现一系列特点，伴有中心母细胞、免疫母细胞和单核细胞样B细胞和类浆细胞样细胞。局灶性坏死➡容易鉴别。(右图)DLBCL中可见弥漫分布形态相似的大细胞，然而这些细胞呈现单核细胞样外观却不常见。有丝分裂象可见，细胞呈中度多形性

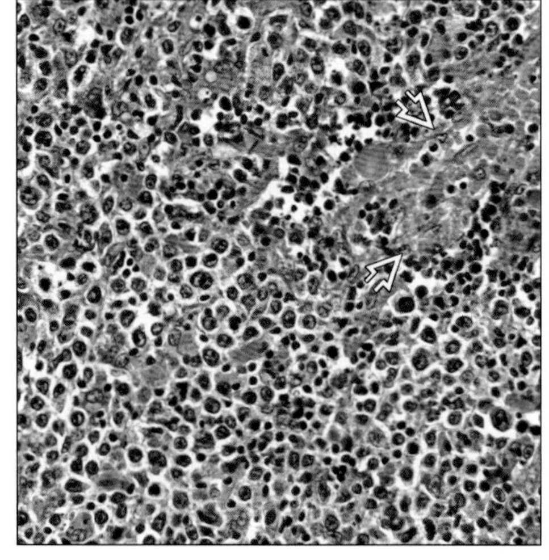

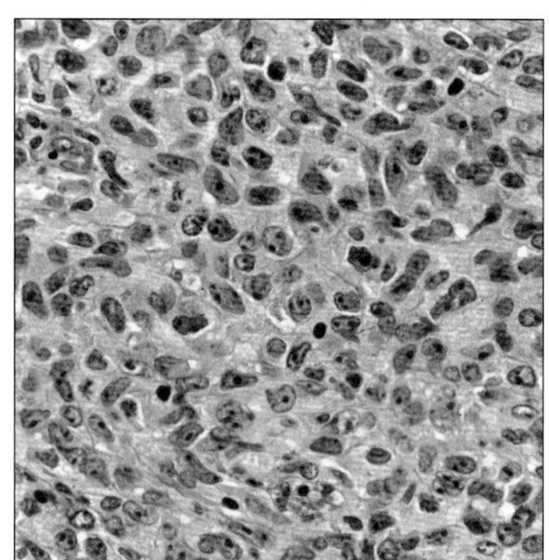

(左图)偶尔肿瘤细胞排列成伯基特样方式，伴有活跃的有丝分裂活动，细胞凋亡和“满天星”现象。可见残留的甲状腺滤泡➡。(右图)肿瘤呈现大中心母细胞样细胞弥漫或大片状排列，伴有大多核RS细胞➡。这些特点在DLBCL中非常常见

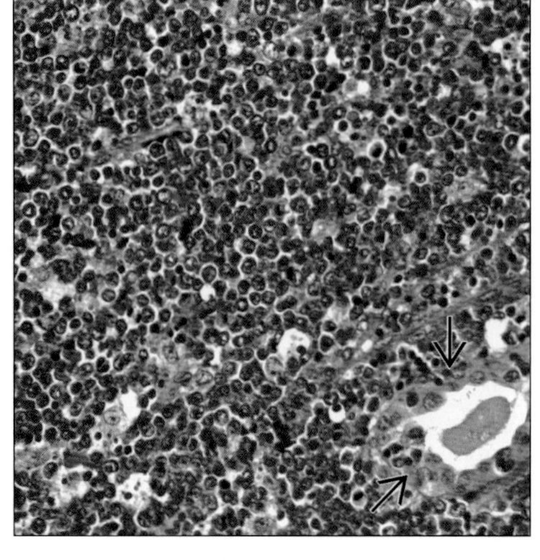

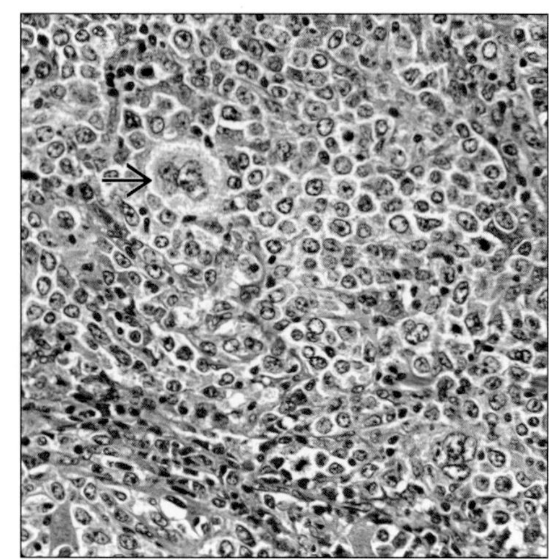

淋巴瘤

组织病理学特征

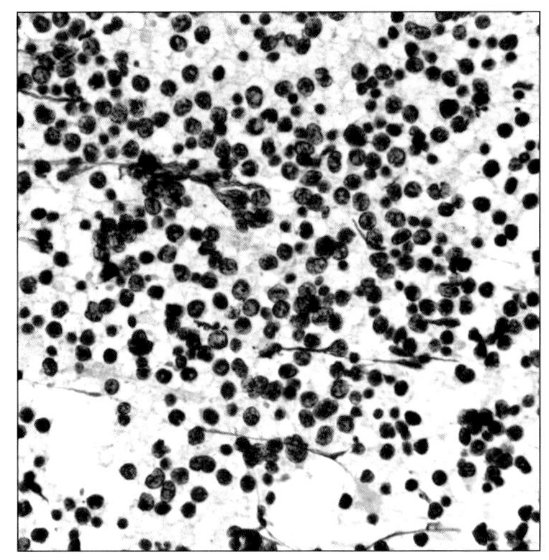

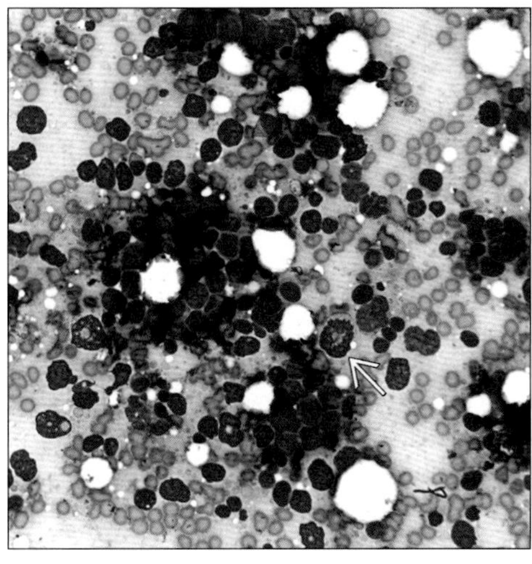

（左图）细针穿刺细胞涂片不含甲状腺滤泡上皮。这些细胞形态单一，轻度增大，显示淋巴腺体背景，染色质呈轻微的小泡状。这种方式类似于慢性淋巴细胞性甲状腺炎。（右图）涂片显示松散的非典型大细胞（体积是红细胞的3倍）的混合物，伴有淋巴腺体有丝分裂象➡。甲状腺上皮和着色体巨噬细胞缺失

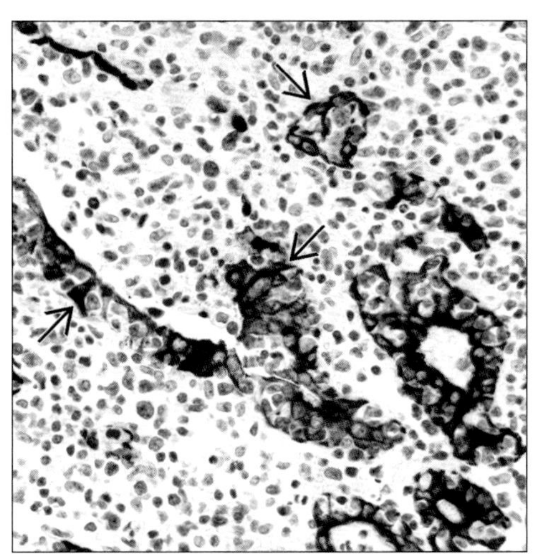

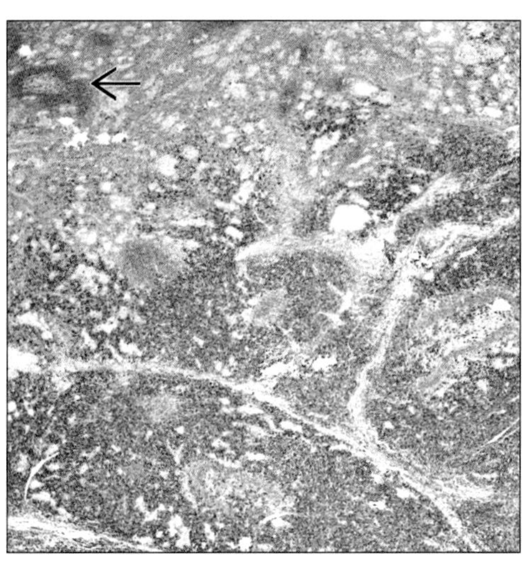

（左图）角蛋白染色➡可用来显示残留的甲状腺滤泡上皮，尤其是在淋巴上皮病变中，不典型的淋巴细胞侵及并破坏甲状腺滤泡。（右图）CD79α或CD138可用来显示结外边缘区域的B细胞淋巴瘤（EMZBCL）中的类浆细胞样细胞。该例中类浆细胞样细胞也在生发中心➡背景中显示。免疫组织化学分布位置对淋巴瘤诊断起重要作用

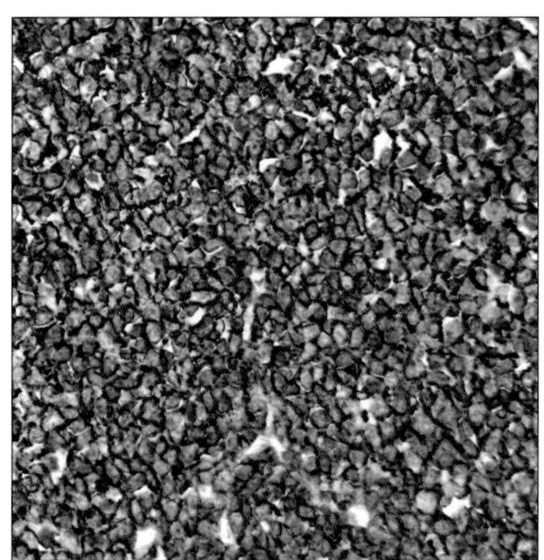

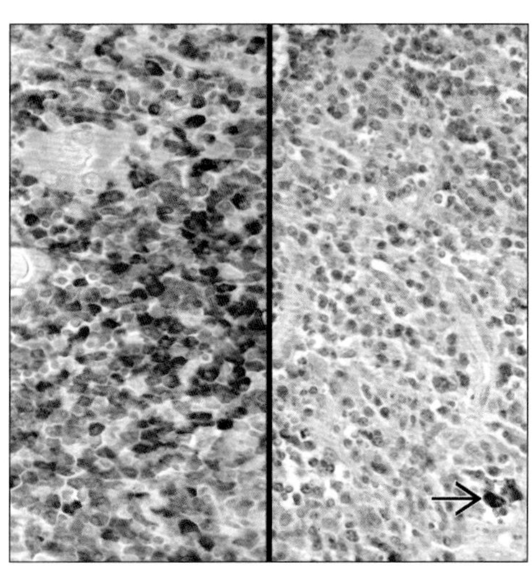

（左图）几乎所有的原发性甲状腺淋巴瘤对CD20免疫组织化学呈阳性反应，在不典型淋巴细胞中呈现强烈和弥漫的胞质反应。相反，CD3在慢性淋巴细胞性甲状腺炎或仅在肿瘤孤立的细胞中呈阳性反应。（右图）结外边缘区B细胞淋巴瘤显示κ轻链显著抑制（左），仅有孤立的非肿瘤细胞λ轻链阳性反应➡（右）

血管肉瘤

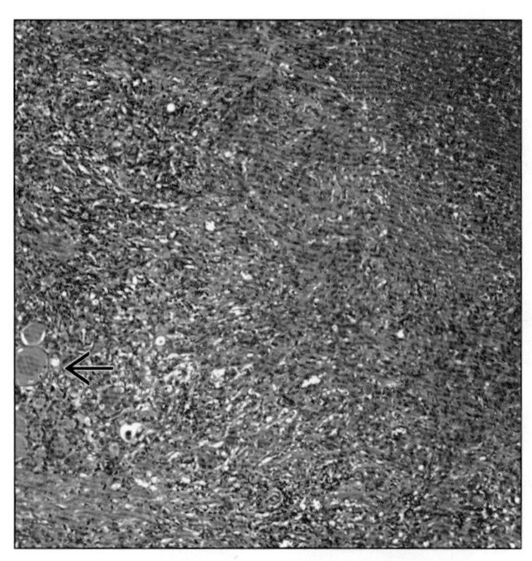

图示孤立的甲状腺滤泡群→被增生的血管包围，增生伴广泛的坏死，这在血管肉瘤中很常见

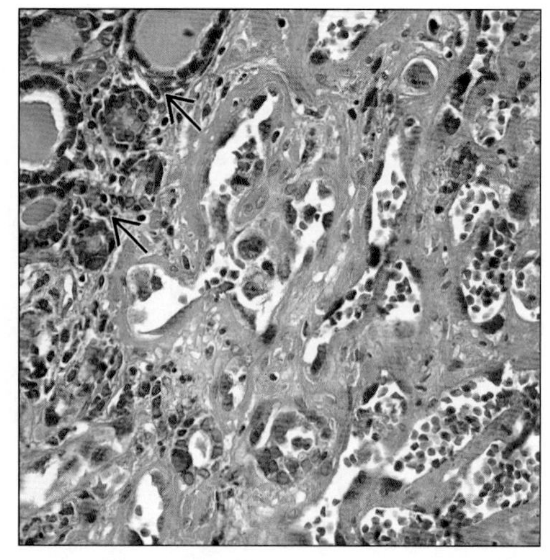

随意吻合的增生血管被甲状腺滤泡→旁增生的结缔组织间质分隔，血管腔内可见红细胞，血管内壁衬有不典型的内皮细胞

专业术语

定义

- 原发性甲状腺血管肉瘤是内皮细胞分化的恶性肿瘤

病因/发病机制

环境暴露

- 饮食中碘缺乏，尤其是在欧洲中部的高山地区
  - 碘盐预防可使患病率降低
- 工业氯乙烯和其他聚合物的职业暴露

多因素

- 其他致病因素

发病机制

- 似乎支持内皮细胞起源
  - 没有甲状腺球蛋白mRNA表达（原位杂交检测）

临床表现

流行病学

- 发病率
  - 不常见
  - 占甲状腺恶性肿瘤的比例小于2%
- 年龄
  - 常见于70岁
- 性别
  - 女性远多于男性（4∶1）
- 种族
  - 欧洲中部地区居民发病率增加（高山地区）

症状

- 无痛性肿块
  - 常见于长期甲状腺结节的患者
- 可有呼吸困难，乏力，体重减轻
- 极少：快速增大的肿物伴压迫症状
- 甲状腺功能亢进少见
  - 血管肉瘤对甲状腺滤泡上皮具有营养作用

治疗

- 选择、风险及并发症
  - 原发部位或转移部位剧烈的出血会使手术变得复杂
- 手术方法
  - 根治性手术（甲状腺全切除术）
- 药物
  - 可使用药物治疗，但为姑息性治疗
- 放射治疗
  - 辅助放射治疗，常使用短距离放射治疗
    - Razoxane作为放射治疗增敏剂对患者有益

预后

- 总体预后差
- 大多数患者死于本病（小于6个月）
- 极少情况下患者生存期大于5年
- 远处转移可致致命性出血
  - 最常见的转移部位：肺、胃肠道、骨

大体检查

一般特征

- 大体检查边界清楚，但是显微镜下呈侵袭性
- 切面呈杂色伴有广泛的出血和坏死

大小

- 倾向于很大，范围可达10~12cm

组织病理学检查

组织学特征

- 外周不规则，混合并侵及甲状腺实质

血管肉瘤

要点

专业术语
- 原发性甲状腺血管肉瘤是内皮细胞分化的恶性肿瘤

临床表现
- 欧洲中部地区居民发病率增加（高山地区）
- 女性远多于男性（4∶1）
- 原发部位或转移部位剧烈的出血会使手术变得复杂
- 总体预后差

大体检查
- 切面呈杂色伴有广泛的出血和坏死
- 大小倾向于很大（范围可达10~12cm）

组织病理学检查
- 外周不规则，混合并侵及甲状腺实质
- 坏死和出血遍及肿瘤
- 随意吻合的血管
- 不规则，裂隙状至扩张的血管
- 血管内壁衬有大多边形内皮细胞
- 新生血管腔内可见红细胞

辅助检查
- 阳性：血管内皮标志物（CD31、Ⅷ因子受体抗原、CD34），波形蛋白和角蛋白
- 电镜：膜包裹的、杆状胞质的Weibel-Palade小体

鉴别诊断
- 未分化癌
- 退行性腺瘤样结节
- 细针穿刺活检后改变
- 转移性血管肉瘤

- 随意吻合的血管
  - 多种类型：实体型、梭形、乳头型、假腺管型
- 坏死和出血遍及肿瘤
- 增加的有丝分裂象，包括不典型型
- 不规则，裂隙状至扩张的血管
- 吞噬含铁血黄素的巨噬细胞常见
- 血管内壁衬有大多边形内皮细胞
  - 丰富的嗜酸性至空泡性胞质，围绕圆形伴有泡状染色质的细胞核
  - 显著的巨大核仁
  - 新生血管腔内可见红细胞
  - 多核肿瘤巨细胞少见

辅助检查

细胞学
- 诊断性细胞学标本很难做出诊断
- 背景为坏死物质和出血

免疫组织化学
- 血管内皮标志物阳性：CD31、Ⅷ因子受体抗原、CD34、ULEX-1
  - 避免过度解释弥散的伪像
- 阳性：波形蛋白、偶尔角蛋白
- 阴性：TTF-1、甲状腺球蛋白、降钙素

鉴别诊断

未分化癌
- 未分化癌中可见假性血管肉瘤类型
- 显著多形性、肿瘤巨细胞、实性生长方式
- 未分化癌常伴发甲状腺疾病（结节，肿瘤）
- 免疫组织化学有助于鉴别，但是结果需谨慎解释

退行性腺瘤样结节
- 结节常经历退行性改变，伴出血，随之而机化
  - 肉芽型组织、出血、吞噬含铁血黄素的巨噬细胞、囊肿形成和钙化
- 没有细胞异型性，随意血管吻合，不典型有丝分裂象，坏死

细针穿刺活检后改变
- 常见“冰冻切片胶原纤维乳头内皮增生”类型反应
- 单一区域受累，伴有破损的包膜，吞噬含铁血黄素的巨噬细胞和血管外红细胞
- 无细胞异型性，没有随意吻合的血管

转移性血管肉瘤
- 富含血管；转移至甲状腺可见
- 必须结合既往病史、临床检查、放射学
- （软组织或皮肤）血管肉瘤直接侵入甲状腺

参考文献

1. Papotti M et al: Diagnostic controversies in vascular proliferations of the thyroid gland. Endocr Pathol. 19(3): 175-83, 2008
2. Ryska A et al: Epithelioid haemangiosarcoma of the thyroid gland. Report of six cases from a non-Alpine region. Histopathology. 44(1): 40-6, 2004
3. Cutlan RT et al: Immunohistochemical characterization of thyroid gland angiomatoid tumors. Exp Mol Pathol. 69(2): 159-64, 2000
4. Maiorana A et al: Epithelioid angiosarcoma of the thyroid. Clinicopathological analysis of seven cases from non-Alpine areas. Virchows Arch. 429(2-3): 131-7, 1996
5. Eusebi V et al: Keratin-positive epithelioid angiosarcoma of thyroid. A report of four cases. Am J Surg Pathol. 14(8): 737-47, 1990

血管肉瘤

大体和显微镜下特征

(左图)甲状腺切片显示带有包膜的肿物内有出血和坏死区域(Courtesy A. Ryška, MD.)。(右图)低倍镜下显示退行性肿瘤增生紧邻并累及甲状腺实质⇒,可见坏死区域。在此低倍视野下可能不会考虑到血管性肿瘤,但是可见广泛的坏死

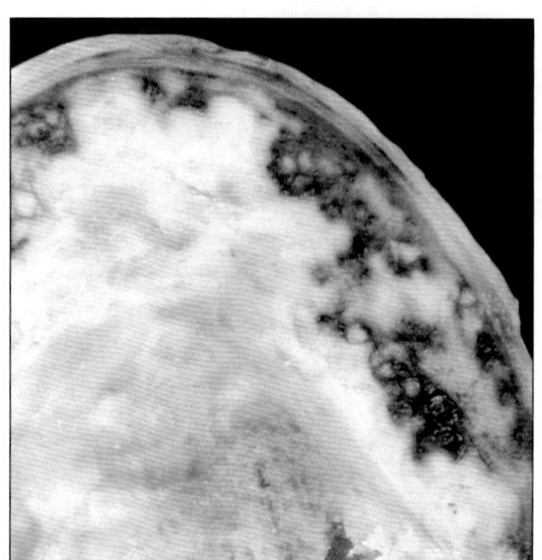

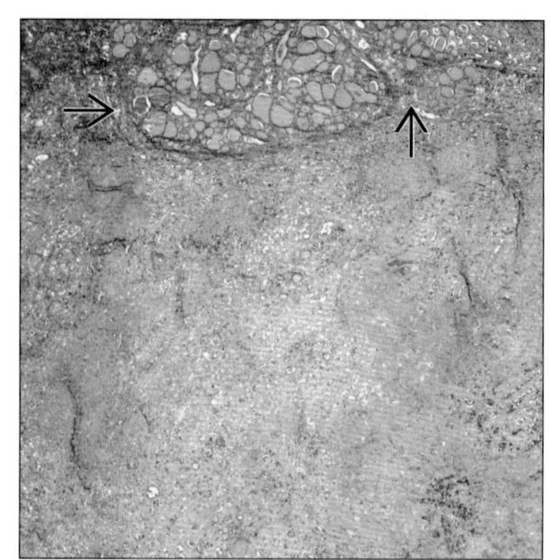

(左图)该血管肉瘤中可见开放的随意吻合的血管,肿瘤富含细胞,呈浸润性生长,累及甲状腺实质⇒。血管外可见大量的红细胞。(右图)血管肉瘤中可见梭形肿瘤细胞交织成束,仍有血管的特性,血管腔开放,管腔形成,可见肿瘤坏死⇒,血管肉瘤中常见的现象

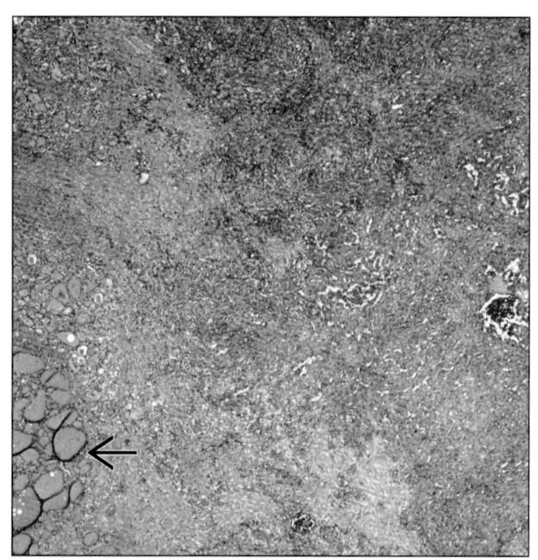

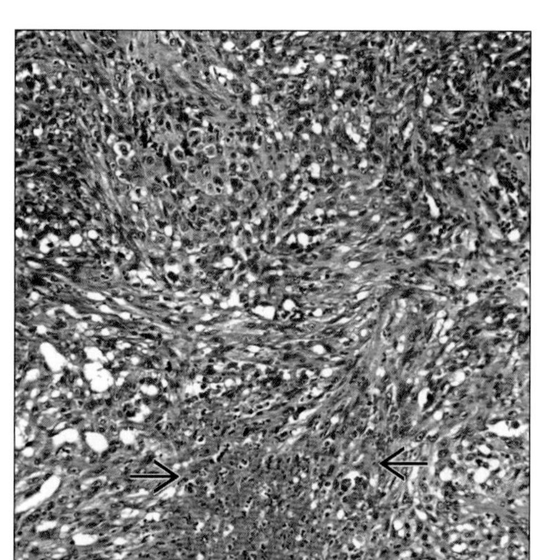

(左图)该肿瘤呈现许多原发性甲状腺血管肉瘤的特征性上皮样和梭形外观,细胞核呈开放的囊泡状。该视野中不能辨别甲状腺实质,血管呈裂隙状管腔。(右图)可见大量胶原间质分隔肿瘤。在该例中,开放的血管腔内衬有显著异型的上皮样内皮细胞。可见少量的甲状腺滤泡⇒

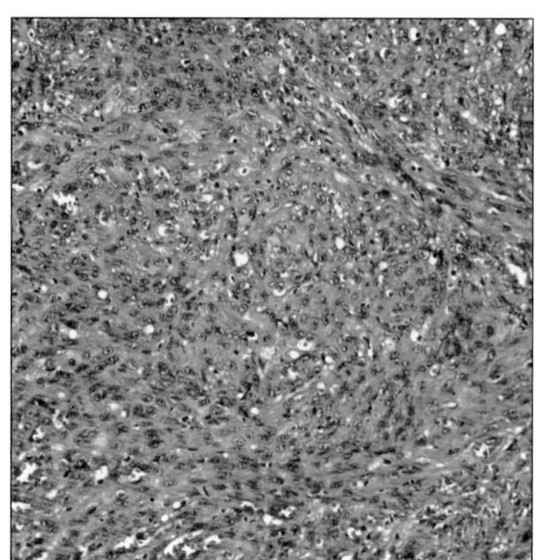

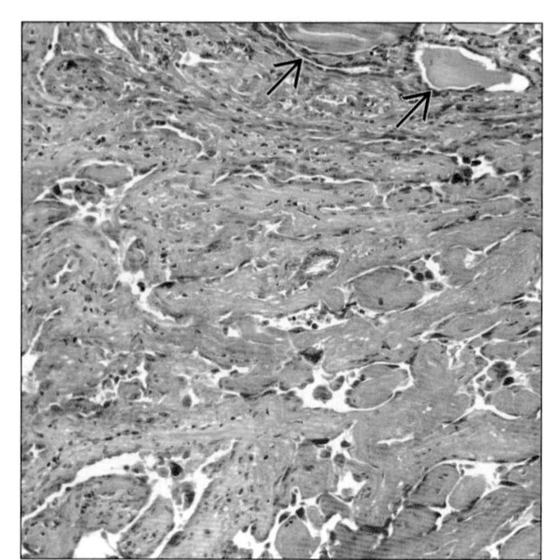

血管肉瘤

显微镜下特征和组织病理学特征

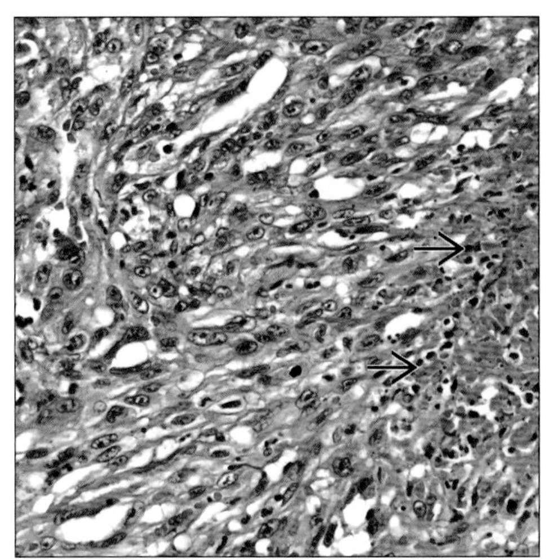

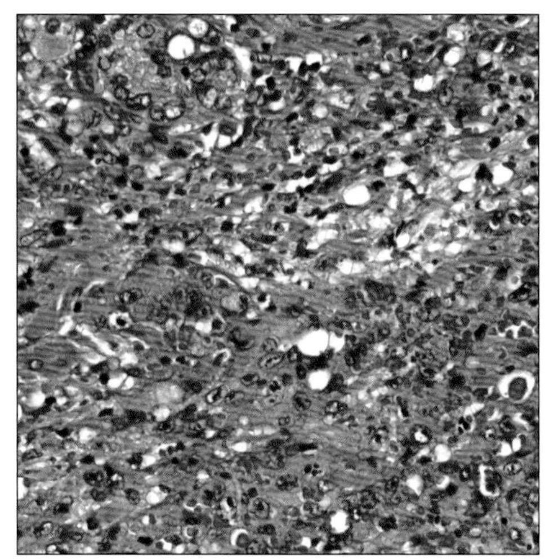

（左图）坏死→混入不规则裂隙状肿瘤性增生的血管内，细胞体积大，呈上皮样，核仁显著容易被辨别。血管外红细胞遍及整个病变。（右图）丰富的血管外红细胞遍及肿瘤，注意胞质内空泡形成，尽管为中度放大倍数，但核仁也容易被辨别。这些细胞具有合胞体的特性

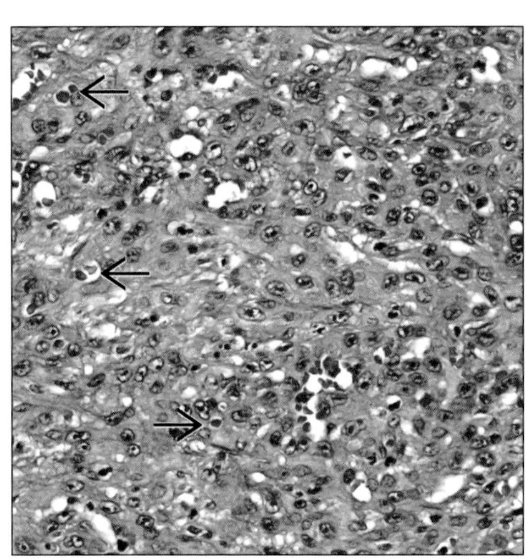

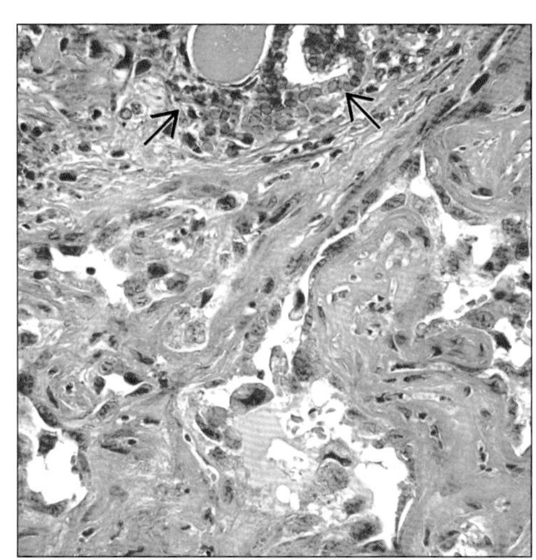

（左图）一些上皮样或多边形肿瘤细胞内可见显著的大核仁。新生管腔样结构→区域有助于证实肿瘤本质为血管肉瘤。管腔内可见红细胞。（右图）上皮样肿瘤细胞体积大，呈多边形，内衬于扩张的血管腔内，细胞核呈囊泡状。甲状腺滤泡上皮可见，可作为对比点→

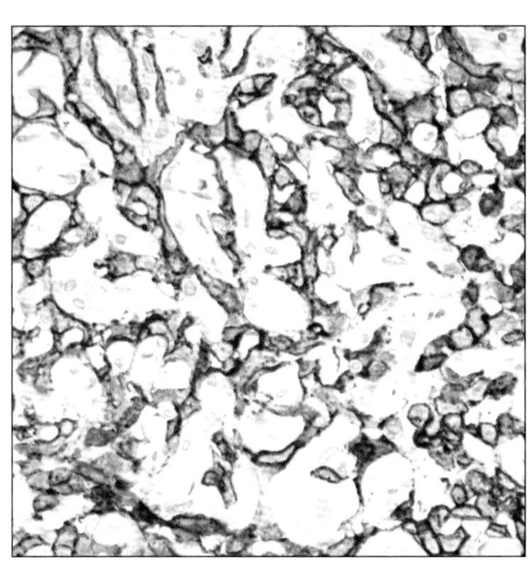

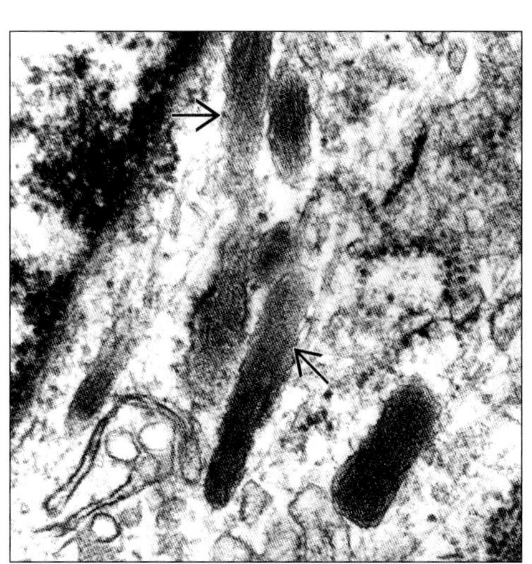

（左图）肿瘤内皮细胞对许多血管标志物（CD31，CD34，Ⅷ因子受体抗原）呈阳性免疫反应，但角蛋白也可呈阳性反应，犹如该例血管肉瘤所见。（右图）Weibel-Palade小体内含有细管→和内皮细胞胞质内储存的颗粒，这些结构中包含von Willebrand因子和P选择蛋白，为内稳态中所涉及的分子。（Courtesy S，Bhuta，MD.）

平滑肌肉瘤

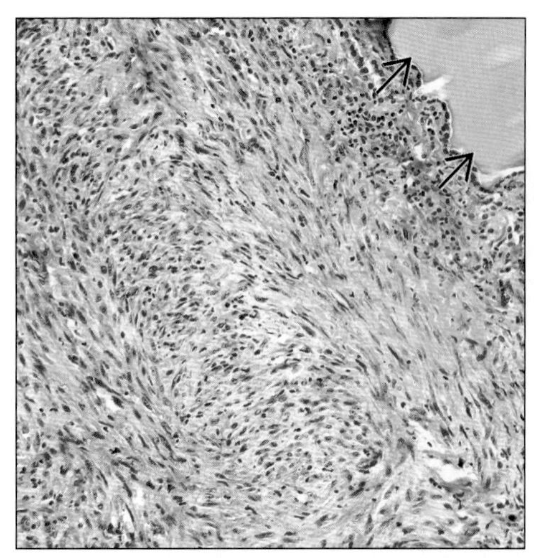

图示富含细胞的肿瘤，细胞排列成短的交织无序的肌束。瘤细胞呈梭形，细胞核呈梭形，深染。肿瘤边缘可见甲状腺滤泡陷入➡

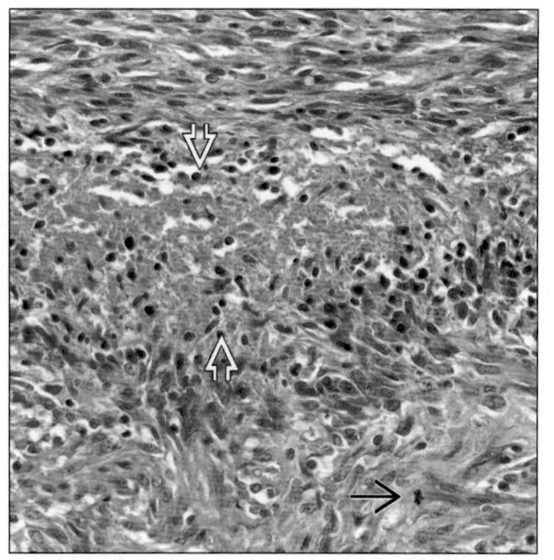

梭形肿瘤细胞呈随意分布，伴有坏死➡。有丝分裂象易见➡

专业术语

缩写

- 平滑肌肉瘤（LMS）

定义

- 原发性甲状腺恶性肿瘤，组织学上由明显的平滑肌分化的细胞构成

病因/发病机制

组织发生

- 甲状腺外周血管壁平滑肌起源假说

临床表现

流行病学

- 发病率
  - 极低，占所有甲状腺肿瘤的比例小于0.02%
- 年龄
  - 老年患者
- 性别
  - 年龄分布平均

部位

- 常为甲状腺外周

症状

- 没有特异性症状
- 甲状腺肿物，通常逐渐增大
- 可引起呼吸困难或喘鸣

治疗

- 手术方法
  - 彻底，根治性手术切除
- 药物
  - 药物治疗可能有价值
- 放射治疗
  - 没有显示明显获益

预后

- 预后差，所有报道的患者均死于本病

影像学检查

放射学检查

- CT检查示甲状腺内不均匀低密度肿物
  - 密度类似于周围软组织
  - 可有钙化
- 考虑为恶性但非诊断性的特点
  - 上气道压迫，侵及周围软组织或甲状软骨，甲状腺破坏和坏死

大体检查

一般特征

- 外表面呈结节状或圆凸状
- 外周倾向于向周围软组织广泛侵犯

大小

- 范围：可达12cm
- 平均：6cm

组织病理学检查

组织学特征

- 侵袭周围组织
  - 尽管侵袭常见，但仍可见包膜
- 侵入并破坏甲状腺滤泡
- 可见起源于血管壁平滑肌
- 常见血管和周围神经侵犯

平滑肌肉瘤

要点

专业术语
- 原发性甲状腺恶性肿瘤，组织学上由明显的平滑肌分化的细胞构成

病因/发病机制
- 甲状腺外周血管壁平滑肌起源假说

临床表现
- 常为老年发病
- 预后差，所有患者均死于本病

组织病理学检查
- 外表面呈结节状或圆凸状
- 不规则、侵及周围组织
- 侵入并破坏甲状腺滤泡
- 起源于血管壁平滑肌
- 肿瘤坏死常见
- 肿瘤富含细胞，细胞排列成束状或杂乱的丛状
- 梭形肿瘤细胞
- 位于中心的、深染的、末端钝圆的雪茄形细胞核
- 核周胞质空泡很有特点
- 细胞核多形性非常显著
- 有丝分裂象增加（每10倍视野下大于5个），包括不典型有丝分裂

辅助检查
- 阳性：波形蛋白，SMA，MSA，结蛋白

鉴别诊断
- 髓样癌，未分化癌，转移性平滑肌肉瘤

- 常见肿瘤坏死
- 肿瘤富含细胞，细胞排列成束状或杂乱的丛状
- 梭形肿瘤细胞
  - 位于中心的、深染的、末端钝圆的雪茄形细胞核
  - 核周胞质空泡很有特点
  - 细胞核多形性多见
- 有丝分裂象增加（每10倍视野下大于5个），包括不典型有丝分裂

辅助检查

免疫组织化学
- 肿瘤细胞阳性：波形蛋白、SMA、MSA、结蛋白
  - 局部免疫反应性：MYOD1、肌细胞生成素、CD117
- 高Ki-67标记指数
- 肿瘤细胞阴性：甲状腺球蛋白，细胞角蛋白，S-100蛋白，嗜铬粒蛋白和降钙素

电镜
- 胞质内稀疏的肌丝伴致密体和不连续的基板

鉴别诊断

髓样癌
- 梭形细胞形态可见
- 类浆细胞生长，细胞核"椒盐样"染色质分布，淀粉样蛋白沉积，背景C细胞增生
- 免疫反应性：TTF-1、降钙素、嗜铬粒蛋白、CD56、CEA-M

未分化癌
- 临床、放射学和组织学特点与平滑肌肉瘤及未分化癌有明显重叠
- 常有长期甲状腺病史，短期内迅速增大
- 残留分化好的甲状腺癌的存在支持未分化癌诊断
- 可显示上皮样（组织学、免疫表型、超微结构），但是缺少肌样标志物（结蛋白、肌动蛋白）

转移性平滑肌肉瘤
- 必须排除平滑肌肉瘤直接侵及或转移至甲状腺
- 需要临床与放射学相关性
- 最常见的原发部位：子宫、胃肠道、软组织
- 转移性疾病在甲状腺内常为多灶性
  - 很少单纯累及甲状腺

分级

未施行
- 未使用，但是应包括核间变、有丝分裂象增加和肿瘤坏死

参考文献

1. Just PA et al: An unusual clinical presentation of a rare tumor of the thyroid gland: report on one case of leiomyosarcoma and review of literature. Ann Diagn Pathol. 12(1): 50-6, 2008
2. Wang TS et al: Primary leiomyosarcoma of the thyroid gland. Thyroid. 18(4): 425-8, 2008
3. Eloy JA et al: Metastasis of uterine leiomyosarcoma to the thyroid gland: case report and review of the literature. Thyroid. 17(12): 1295-7, 2007
4. Tulbah A et al: Epstein-Barr virus-associated leiomyosarcoma of the thyroid in a child with congenital immunodeficiency: a case report. Am J Surg Pathol. 23(4): 473-6, 1999
5. Thompson LD et al: Primary smooth muscle tumors of the thyroid gland. Cancer. 79(3): 579-87, 1997
6. Chetty R et al: Leiomyosarcoma of the thyroid: immunohistochemical and ultrastructural study. Pathology. 25(2): 203-5, 1993
7. Kawahara E et al: Leiomyosarcoma of the thyroid gland. A case report with a comparative study of five cases of anaplastic carcinoma. Cancer. 62(12): 2558-63, 1988

平滑肌肉瘤

影像学和显微镜下特征

（左图）CT扫描显示甲状腺左叶内➡大肿瘤占位，中央有坏死。没有肿大的淋巴结。（右图）在不规则的侵袭性肿瘤外周，一些甲状腺滤泡陷入肿瘤并被破坏→。没有可辨认的包膜，虽为梭形细胞肿瘤，但是在此放大倍数下不能确定肿瘤类型

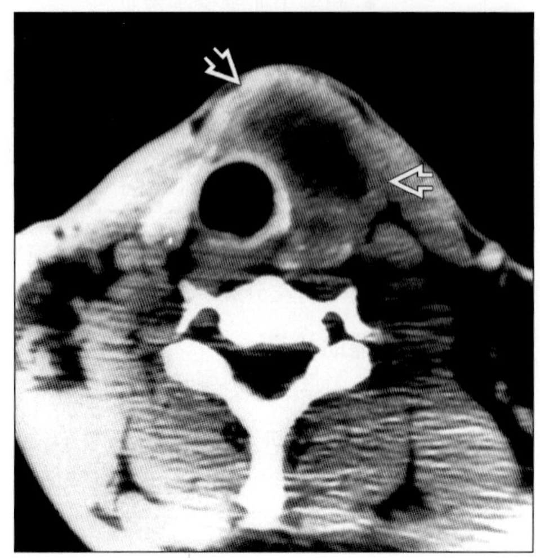

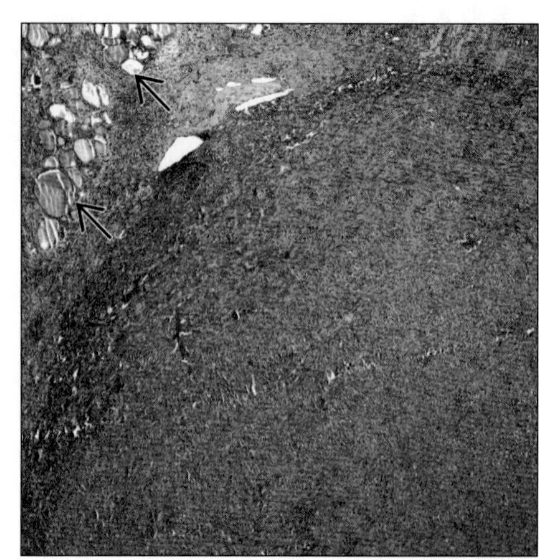

（左图）图示肿瘤没有包膜，而是不规则的侵袭性肿瘤。因肿瘤的侵袭，可见陷入其内并被破坏的甲状腺滤泡。注意供应肿瘤的大血管→。（右图）梭形肿瘤细胞侵及并破坏邻近甲状腺的甲状旁腺组织→。肿瘤内可见血管外红细胞

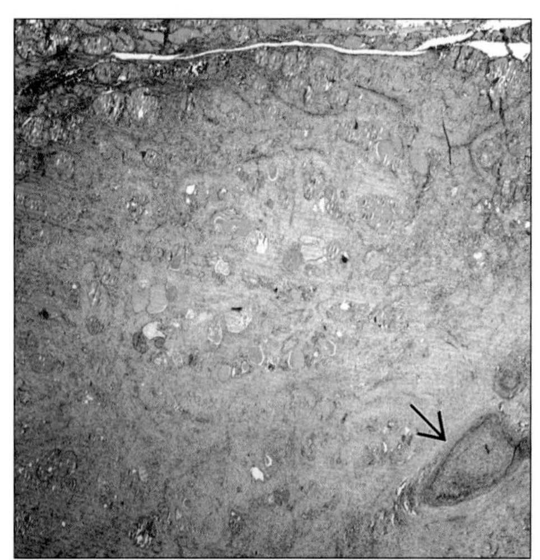

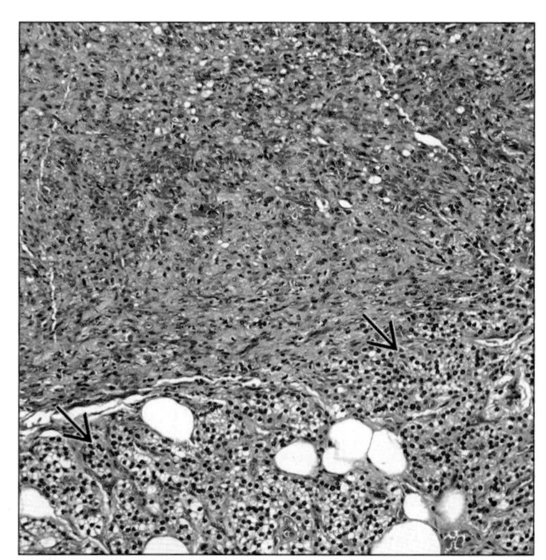

（左图）该平滑肌肉瘤中可见肿瘤起源于血管壁平滑肌⇨，肿瘤细胞围绕血管壁并侵及周围的甲状腺实质→。（右图）平滑肌肉瘤中可见肿瘤坏死→。肿瘤细胞排列紊乱，呈不规则的短束状，相交成锐角。这是甲状腺平滑肌肉瘤的一个特异形态表现

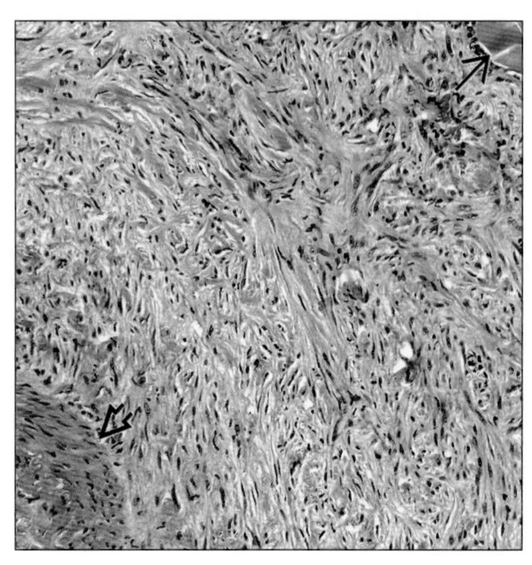

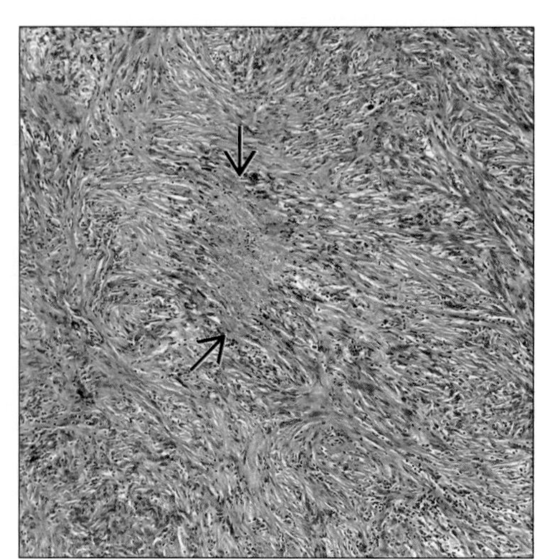

平滑肌肉瘤

显微镜下和免疫组织化学特征

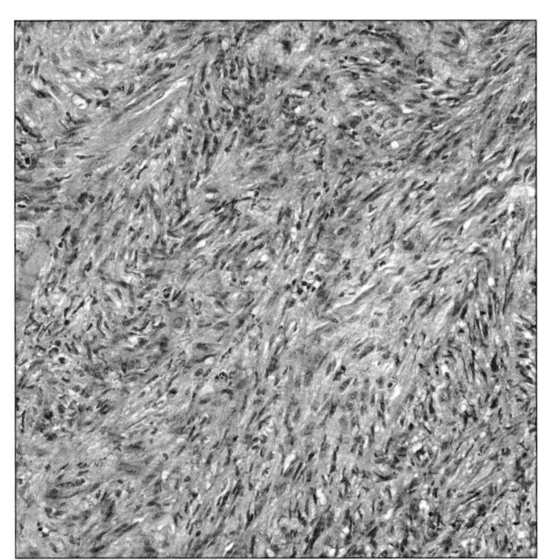

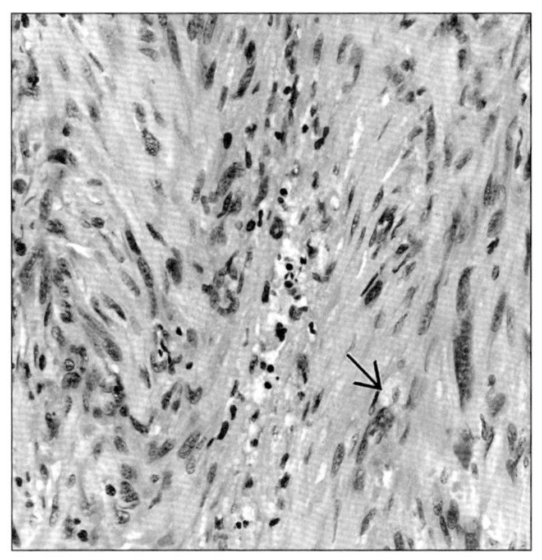

（左图）梭形细胞肿瘤性增生，排列成交织的束状。在中倍镜视野下，梭形细胞显示有限的多形性。（右图）交织束显示梭形肿瘤细胞呈中度多形性，细胞核位于中心，深染且两端钝圆，可见核周胞质空泡[→]

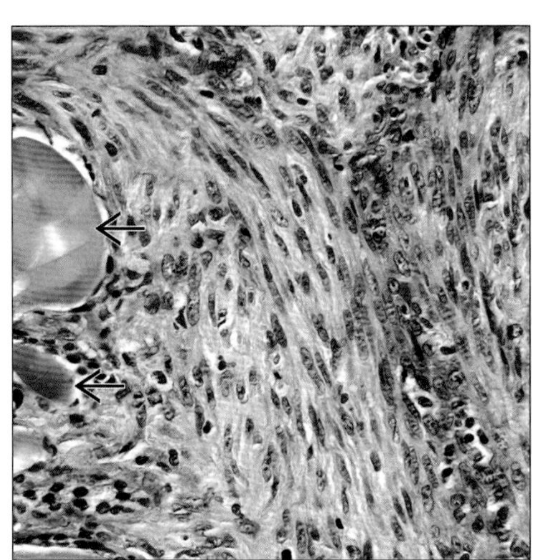

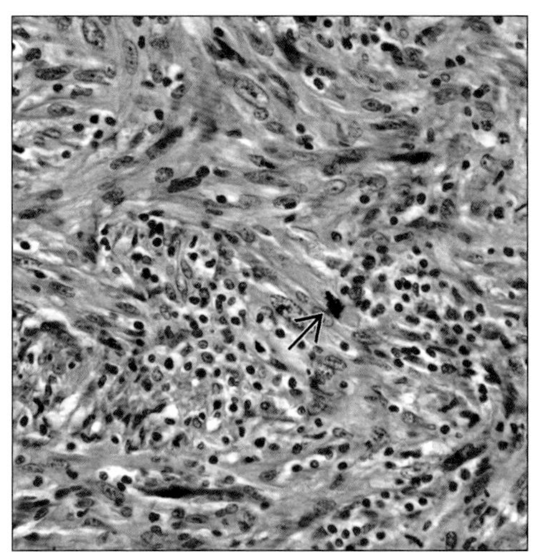

（左图）梭形肿瘤细胞显示钝圆的、雪茄形的细胞核，可见陷入的甲状腺滤泡上皮[→]。该视野内细胞核呈轻度至中度多形性。（右图）肿瘤显示中度多形性的梭形细胞交织成束状结构。注意有丝分裂象[→]，伴大量的炎症细胞

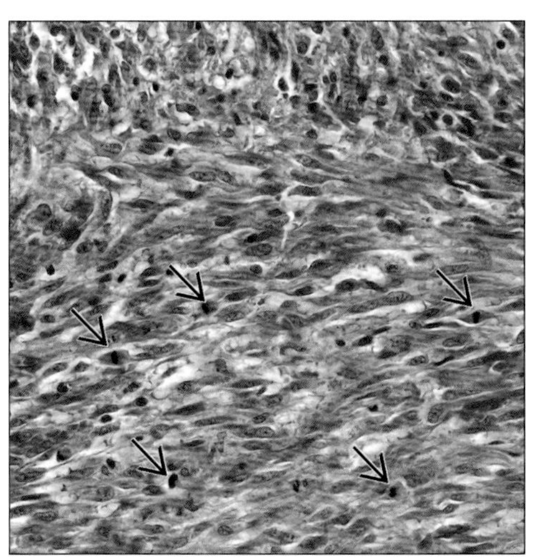

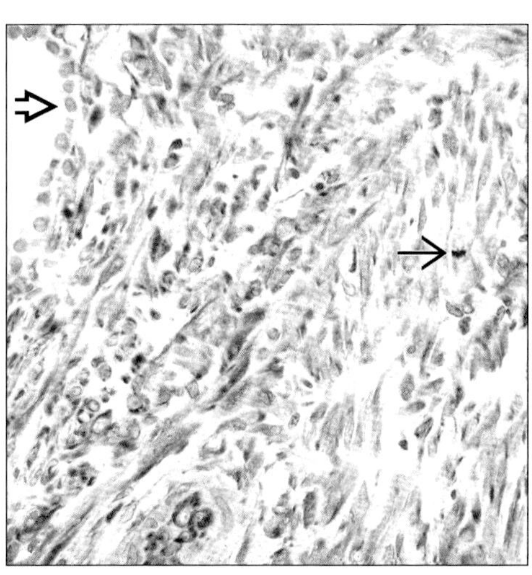

（左图）肿瘤细胞束清晰地显示大量有丝分裂象[→]，这个特点不见于良性肿瘤，也可见核周胞质空亮。（右图）肿瘤细胞结蛋白免疫组织化学呈强烈弥漫性反应，甲状腺滤泡呈阴性反应[⇨]。注意有丝分裂象[→]。肿瘤细胞对多数标志物呈阳性反应，包括波形蛋白、SMA、MSA和CD117

恶性周围神经鞘瘤

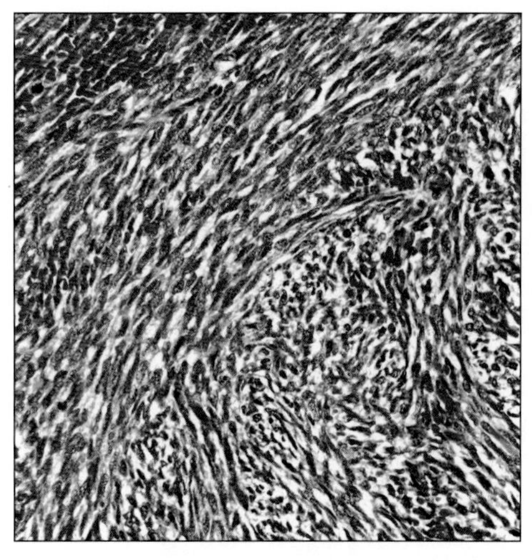

富含细胞的肿瘤，显示致密的梭形细胞排列成交织的束状，轻度多形性，没有胞质空泡

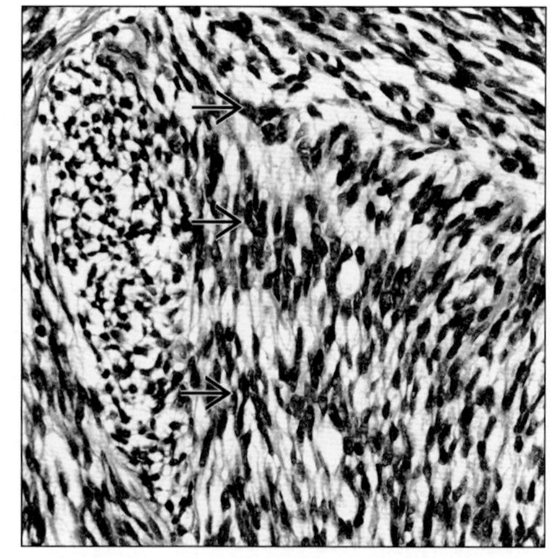

图示恶性周围神经鞘瘤内显示典型的栅栏样结构 →，梭形细胞显示Verocay小体形成。该视野内为有限的多形性

专业术语

缩写

- 恶性周围神经鞘瘤（MPNST）
- 周围神经鞘瘤（PNST）

定义

- 恶性肿瘤，组织学上由明显周围神经鞘分化的细胞构成
  - 起源于甲状腺实质或包含在甲状腺包膜内

病因/发病机制

组织发生

- 可起源于交感和副交感神经或感觉神经

临床表现

流行病学

- 发病率
  - 非常低，占所有甲状腺肿瘤的比例小于0.02%
  - 恶性周围神经鞘瘤的患病率在患神经纤维瘤病的家族中较高，尽管在甲状腺疾病中未监测到
- 年龄
  - 各个年龄均可累及，尽管常见于老年人
    - 综合征相关的肿瘤倾向于发生在年轻患者
- 性别
  - 性别分布平均

部位

- 尽管没有特异性部位，但常见于甲状腺外周中至大神经

症状

- 症状和体征无特异性
- 甲状腺肿物，常伴体积增大
- 常伴呼吸困难和体重减轻

治疗

- 手术方法
  - 切除
    - 常为腺叶切除或甲状腺全切除
- 放射治疗
  - 放射治疗仅为姑息性治疗

预后

- 不论肿瘤的临床特点、大小、分级或分期，其预后均差
- 未使用分级，但是局部效应较其他特点更能预测预后
- 报道的患者均死于本病

影像学检查

放射学检查

- CT显示不均匀低密度肿物
  - 密度类似周围软组织密度
  - 可能显示
    - 上气道压迫
    - 侵及周围软组织
    - 甲状腺破坏
    - 坏死
- 核素扫描显示冷结节
- 一般无淋巴结肿大

大体检查

一般特征

- 肿瘤颜色褐色至白色，伴有神经样光泽
- 切面局部可呈囊性，伴有黄色液体
- 侵蚀甲状腺实质和肿瘤包膜外侵犯常见

恶性周围神经鞘瘤

要点

专业术语
- 恶性肿瘤，组织学上由明显周围神经鞘分化的细胞构成

临床表现
- 可能起源于腺体周围中至大神经
- 不论肿瘤的临床特点、大小、分级或分期，其预后均差

大体检查
- 肿瘤颜色褐色至白色，伴有神经样光泽
- 范围：可达7cm

组织病理学检查
- 排列呈紧密的簇状
- 编织成模糊的鱼刺骨样
- 梭形或纺锤形细胞丰富
- 纤维状的胞质
- 细胞多形性和细胞坏死
- 增加的有丝分裂象，包括不典型有丝分裂象

辅助检查
- 阳性：S-100蛋白（可能为局灶性）、波形蛋白、p53
- 阴性：甲状腺球蛋白、TTF-1、降钙素、肌动蛋白、结蛋白

鉴别诊断
- 未分化癌，甲状腺髓样癌，慢性纤维性甲状腺炎
- 原发和转移性肉瘤，平滑肌肉瘤，横纹肌肉瘤，恶性纤维组织细胞瘤，血管肉瘤，黑色素瘤

- 起源于甲状腺外周中至大神经

大小
- 范围：可达7cm

组织病理学检查

组织学特征
- 无甲状腺周围肿瘤直接扩展
- 甲状腺浸润
  - 侵袭
  - 侵蚀
  - 破坏
- 起源于甲状腺周围的大神经
- 可见血管侵犯
- 排列成紧密的簇状，编织成模糊的鱼刺骨样
- 梭形细胞丰富
- 可见Antoni B少细胞区
- 肿瘤细胞呈梭形
- 纤维状的胞质位于疏松的背景下
- 细胞多形性
- 有丝分裂象增加
- 不典型有丝分裂象
- 坏死
- 出血

辅助检查

细胞学
- 颈部软组织肿瘤可表现为甲状腺原发
- 细胞丰富，高度异型的梭形至上皮样肿瘤细胞
- 延长的、细长的和波浪状的细胞核
- 可见纤维状的异染性间质（空气干燥环境下的Romanowsky染色切片）
- 可见坏死和有丝分裂
- 没有胶质或甲状腺滤泡上皮细胞
- S-100蛋白可证实神经分化

免疫组织化学
- 阳性
  - S-100蛋白（可为局灶性）
  - 波形蛋白
  - p53
- 阴性
  - 甲状腺球蛋白
  - TTF-1
  - 降钙素
  - 肌动蛋白
  - 结蛋白

流式细胞学
- 三倍体或四倍体相关的高级别肿瘤

细胞遗传学
- 22q染色体丢失
- 17号染色体单体
- 7号染色体三体

电镜
- 窄至宽的、卷入的细胞突
- 细胞突被不连续的基底膜物质覆盖
- 纤维性长空间胶原蛋白，伴有显著的周期性
- 胞质中间丝
- 原始的细胞连接
- 胶原纤维结合在一起插入基板

鉴别诊断

未分化癌
- 尤其是梭形细胞型
- 若单纯考虑治疗和预后，与恶性周围神经鞘瘤鉴别临床意义不大
- 常伴有前期存在的甲状腺疾病
- 常缺少所有甲状腺和上皮标志物，但也缺少神经标志物

恶性周围神经鞘瘤

免疫组织化学			
抗体	**反应**	**染色部位**	**注释**
S-100 蛋白	阳性	胞核和胞质	尽管可见强烈和弥漫性反应，但更倾向于仅局灶或有限数量的细胞呈阳性反应
波形蛋白	阳性	胞质	几乎所有肿瘤细胞（但非特异性反应）
p53	阳性	胞核	可以很高
CK-PAN	阳性	胞质	仅见于有限病例中的少数或孤立的肿瘤细胞
甲状腺球蛋白	阴性		
TTF-1	阴性		
嗜铬粒蛋白 A	阴性		
降钙素	阴性		
平滑肌肌动蛋白	阴性		
结蛋白	阴性		

  - 恶性周围神经鞘瘤在组织学上、免疫表型上和（或）超微结构上有证据证明特异性施万细胞分化

其他肉瘤
- 必须排除原发和转移性肉瘤
- 恶性蝾螈瘤（恶性施万细胞瘤伴横纹肌成肌细胞分化）濒临消失
- 纤维肉瘤，平滑肌肉瘤，横纹肌肉瘤，恶性纤维组织细胞瘤或血管肉瘤
  - 软组织原发部位直接扩展
  - 远处原发部位转移
  - 原发性甲状腺肿瘤
- 每种肿瘤都具有独特的生长方式和独特的免疫组织化学特点
- 转移性梭形细胞瘤S-100蛋白也呈阳性
  - HMB-45、Melan-A和酪氨酸酶反应有助于与MPNST相鉴别

甲状腺髓样癌
- 尤其是梭形细胞变异型
- 通常有类浆细胞、梭形细胞、“椒盐样”核染色质和淀粉样物
- 阳性：降钙素、嗜铬粒蛋白、CEA、TTF-1

慢性纤维性甲状腺炎
- 梭形细胞群伴炎症细胞
- 伴有血管炎和长期甲状腺功能紊乱
- 组织学本质上不是“肿物”
- 缺少神经标志物

分级

未使用
- 尽管未使用，特点包括
  - 核间变
  - 增加的有丝分裂象
  - 肿瘤坏死
  - 血管侵犯

分期

未使用
- 尽管不提倡，但是按未分化癌分期对于治疗可能有意义

参考文献

1. Kandil E et al: Primary peripheral nerve sheath tumors of the thyroid gland. Thyroid. 20(6): 583–6, 2010
2. Yildirim G et al: Concurrent epithelioid malignant peripheral nerve sheath tumor and papillary thyroid carcinoma in the treated field of Hodgkin's disease. Head Neck. 30(5): 675–9, 2008
3. Lucioni M et al: Paediatric laryngeal malignant nerve sheath tumour. Int J Pediatr Otorhinolaryngol. 71(12): 1917–20, 2007
4. Papi G et al: Primary spindle cell lesions of the thyroid gland; an overview. Am J Clin Pathol. 125 Supp1: S95–123, 2006
5. Aron M et al: Neural tumours of the neck presenting as thyroid nodules: a report of three cases. Cytopathology. 16(4): 206–9, 2005
6. Pallares J et al: Malignant peripheral nerve sheath tumor of the thyroid: a clinicopathological and ultrastructural study of one case. Endocr Pathol. 15(2): 167–74, 2004
7. Thompson LD et al: Peripheral Nerve Sheath Tumors of the Thyroid Gland: A Series of Four Cases and a Review of the Literature. Endocr Pathol. 7(4): 309–318, 1996

恶性周围神经鞘瘤

显微镜下和免疫组织化学特征

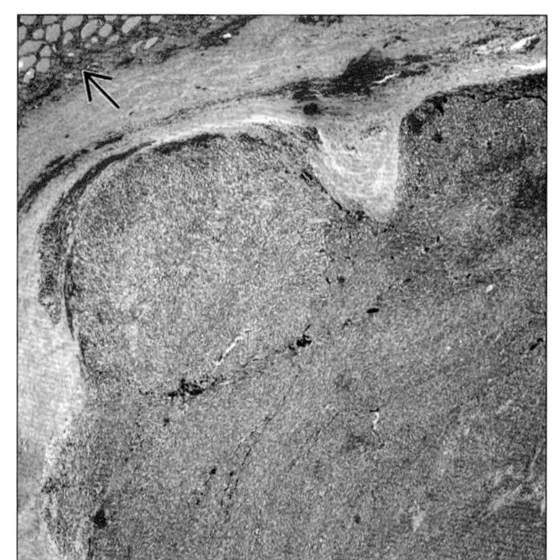
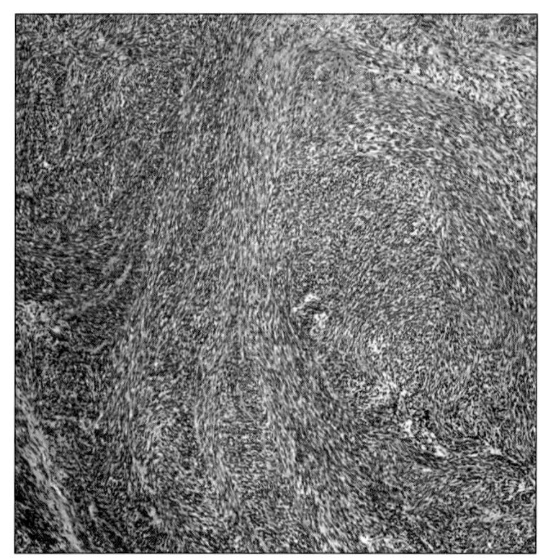

（左图）甲状腺实质→与肿瘤被一层厚而显像清楚的纤维结缔组织分隔，肿瘤富含细胞，边界推压周围组织，肿瘤细胞排列成模糊的束状。（右图）肿瘤细胞排列成致密的簇状，编织成模糊的鲱骨状，肿瘤细胞密度高，由纺锤形细胞构成，可见局灶的少细胞区

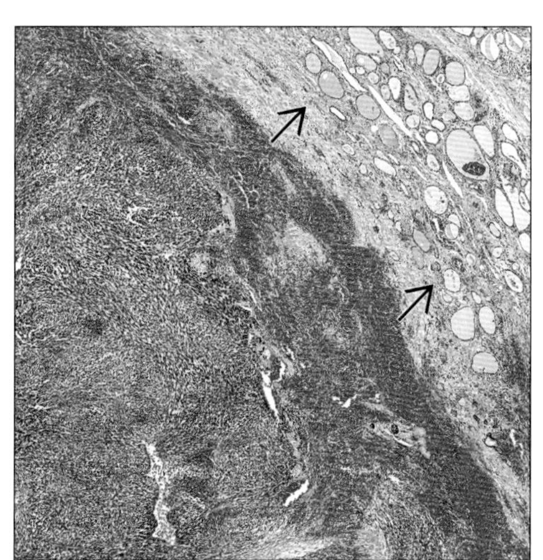
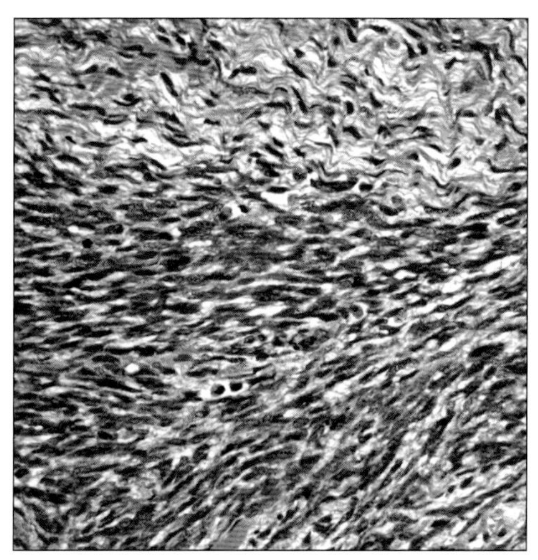

（左图）肿瘤毗邻甲状腺实质→，肿瘤的前沿可见出血。肿瘤富含细胞，尽管从此低倍镜视野下不能确定肿瘤的组织学类型。（右图）肿瘤细胞排列成致密的簇状，由纺锤形或梭形细胞构成。在外周，容易见到纤维状的胞质延伸排列于疏松的背景下。尽管显像不是很清楚，仍可见细胞异型

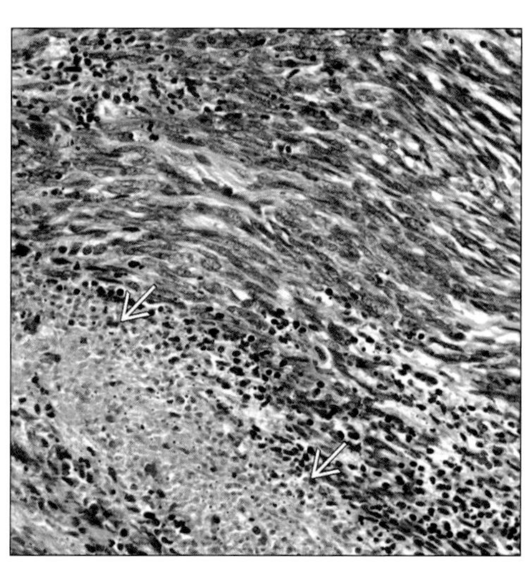
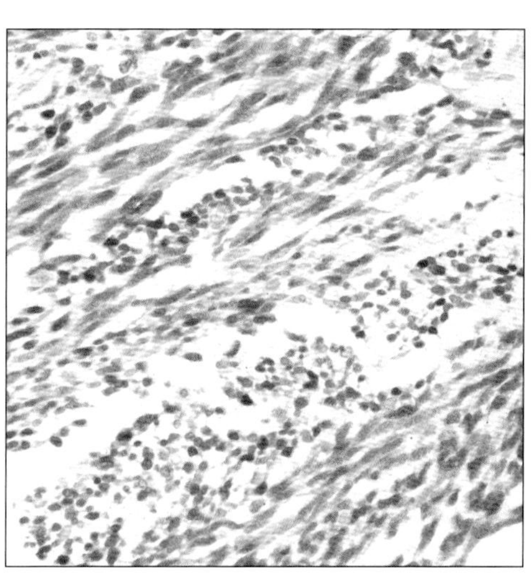

（左图）肿瘤细胞密度高，梭形肿瘤细胞排列成致密的簇状。肿瘤几乎呈合胞体特性，注意肿瘤内显著的坏死➡。（右图）细胞核和胞质对S-100蛋白呈如此强烈而弥漫的反应在恶性周围神经鞘瘤中不常见。然而，肿瘤特定区域呈现局灶性免疫反应

滤泡树突状细胞肿瘤

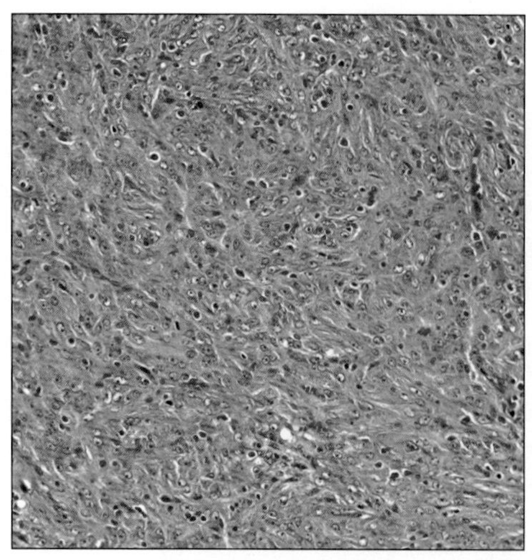

肿瘤呈层样生长方式，表现为弥漫的外观。肿瘤细胞呈轻微的梭形，伴模糊的合胞体结构

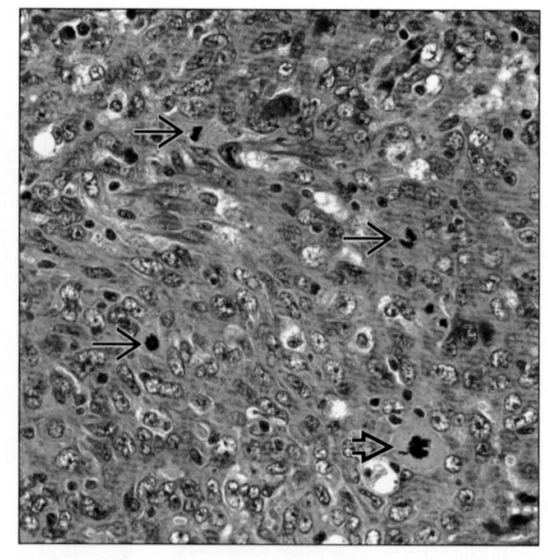

由梭形或上皮样细胞排列成的合胞体显示丰富的嗜酸性胞质围绕泡状细胞核。注意有许多有丝分裂象➡，包括不典型有丝分裂象⇨

专业术语

缩写

- 滤泡树突状细胞（FDC）肿瘤

别名

- 滤泡树突状细胞肉瘤（FDCS）
- 网状细胞肉瘤

定义

- 由滤泡树突状细胞构成的甲状腺原发肿瘤

病因/发病机制

病因学

- 可能与透明血管型Castleman病有关

组织发生

- 滤泡树突状细胞是抗原递呈细胞，见于原发或继发生发中心
- 可能的起源细胞是滤泡树突状细胞肿瘤

临床表现

流行病学

- 发病率
  - 极低
- 年龄
  - 老年人发病
- 性别
  - 性别分布平均

症状

- 表现为缓慢生长的无痛性肿块
- 颈部淋巴结可表现为透明血管型Castleman病改变
  - 达20%的病例

治疗

- 手术方法
  - 彻底手术切除
- 药物
  - 药物治疗已有应用
- 放射治疗
  - 可部分改善

预后

- 病例稀少使得预测预后困难
- 复发和转移常见
- 可有颈部淋巴结转移
- 也可见继发性甲状腺累及

大体检查

一般特征

- 边界清楚，实性，白褐色
- 体积大的肿瘤可见坏死和出血

组织病理学检查

组织学特征

- 肿瘤无包膜
- 侵入并和甲状腺实质相混合
- 淋巴管和血管侵犯常见
- 肿瘤富含细胞
- 瘤细胞排列成弥漫型、束状和涡旋状
- 梭形或上皮样细胞排列成合胞体
  - 丰富的嗜酸性胞质围绕圆形或梭形细胞核
  - 核染色质开放（空泡）
  - 小而清晰的核仁
- 有丝分裂象易见，有时增加
- 罕见地，葡萄簇样聚集的细胞核组成巨细胞，类似

滤泡树突状细胞肿瘤

要点

专业术语
- 由滤泡树突状细胞构成的甲状腺原发肿瘤
- 滤泡树突状细胞是抗原递呈细胞，见于原发或继发生发中心

临床表现
- 颈部淋巴结可表现为透明血管型Castleman病改变
- 病例稀少使得预测预后困难

组织病理学检查
- 边界清楚，实性，白褐色
- 侵入并和甲状腺实质相混合
- 淋巴管和血管侵犯常见
- 瘤细胞排列成弥漫型、束状和涡旋状
- 梭形或上皮样细胞排列成合胞体
- 丰富的嗜酸性胞质围绕圆形或梭形细胞核
- 核染色质开放（空泡）
- 有丝分裂象易见，有时增加

辅助检查
- 病变细胞呈强阳性
  - CD21，CD35，CD23，肌成束蛋白，丛生蛋白和波形蛋白

鉴别诊断
- 未分化癌，髓样癌，SETTLE，CASTLE
- 平滑肌肉瘤，恶性周围神经鞘瘤

免疫组织化学

抗体	反应	染色部位	注释
CD21	阳性	胞质	几乎所有肿瘤细胞，甲状腺滤泡上皮呈弱的斑驳的染色
CD23	阳性	胞质	几乎所有肿瘤细胞，淋巴生发中心显色，作为内部对照
CD35	阳性	胞质	多数肿瘤细胞
肌成束蛋白	阳性	胞质	多数肿瘤细胞
丛生蛋白	阳性	胞质	多数肿瘤细胞
波形蛋白	阳性	胞质	几乎所有肿瘤细胞
CD68	阳性	胞质	位置不定
EMA	阳性	胞质	位置不定
S-100 蛋白	阳性	胞核和胞质	位置不定，但是常有限
CD45RB	阳性	胞质	仅孤立的细胞
CD20	阳性	胞质	仅孤立的细胞
EBV-LMP	阴性		
CK-PAN	阴性		
CK8/18/CAM5.2	阴性		

于Warthin-Finkeldey细胞
- 肿瘤内可见淋巴细胞
  - 可见血管周围淋巴细胞套
- 常见慢性淋巴性甲状腺炎

辅助检查

免疫组织化学
- 病变细胞对CD21、CD35、CD23、肌成束蛋白、丛生蛋白和波形蛋白呈强烈阳性反应

鉴别诊断

梭形细胞肿瘤
- 一般来说，独特的组织学和免疫组织化学可区分
- 需高度怀疑
- 未分化癌，髓样癌，SETTLE，CASTLE，平滑肌肉瘤，恶性周围神经鞘瘤

参考文献

1. Yu L et al: Primary Follicular Dendritic Cell Sarcoma of the Thyroid Gland Coexisting With Hashimoto's Thyroiditis. Int J Surg Pathol. Epub ahead of print, 2009
2. Papi G et al: Primary spindle cell lesions of the thyroid gland; an overview. Am J Clin Pathol. 125 Suppl1: S95–123, 2006
3. Moz U et al: Follicular dendritic cell tumour of the cervical lymph node: case report and brief review of literature. Acta Otorhinolaryngol Ital. 24(4): 223–5, 2004
4. Biddle DA et al: Extranodal follicular dendritic cell sarcoma of the head and neck region: three new cases, with a review of the literature. Mod Pathol. 15(1): 50–8, 2002
5. Vargas H et al: Follicular dendritic cell tumor: an aggressive head and neck tumor. Am J Otolaryngol. 23(2): 93–8, 2002
6. Galati LT et al: Dendritic cell sarcoma of the thyroid. Head Neck. 21(3): 273–5, 1999

滤泡树突状细胞肿瘤

显微镜下特征

（左图）肿瘤的前沿➡可见显著的慢性淋巴细胞性甲状腺炎。肿瘤没有包膜，细胞呈分叶状或层状分布。（右图）肿瘤增生侵入甲状腺滤泡➡，肿瘤细胞排列成弥漫的层状，缺少特异性结构

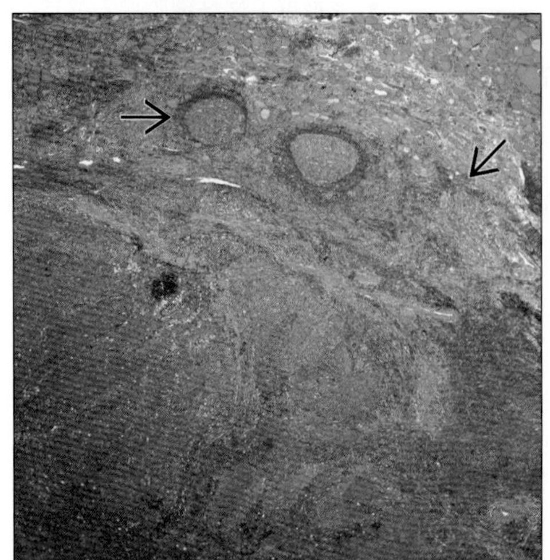

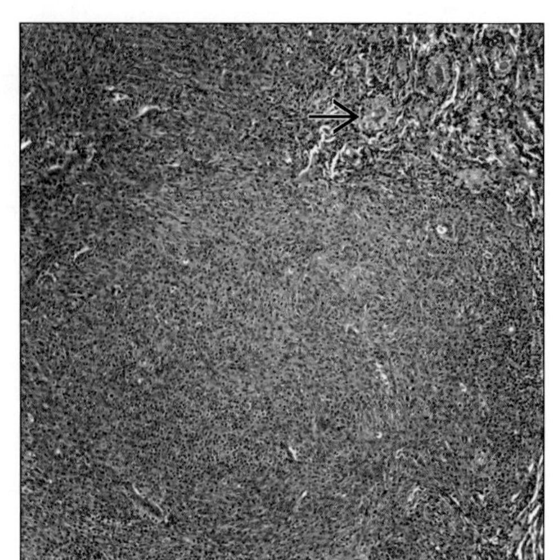

（左图）肿瘤富含细胞，显示旋涡状。肿瘤细胞呈梭形或上皮样，可见一些结缔组织，但是显像不清楚。（右图）肿瘤细胞形成短束状或旋涡状，合胞体显示丰富的嗜酸性胞质，围绕卵圆形细胞核，细胞核染色质呈空泡状并开放，伴小但清楚的核仁

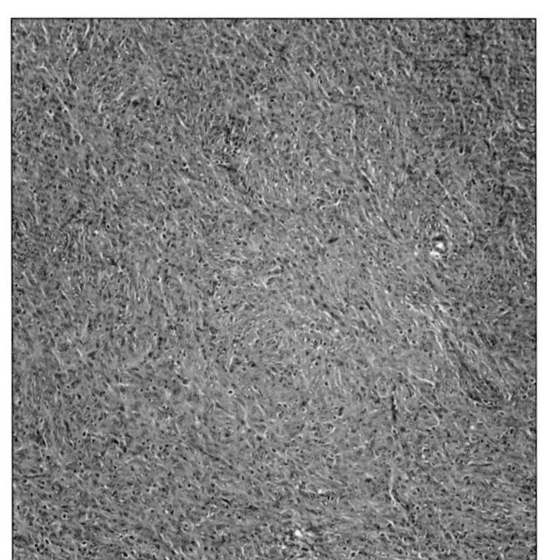

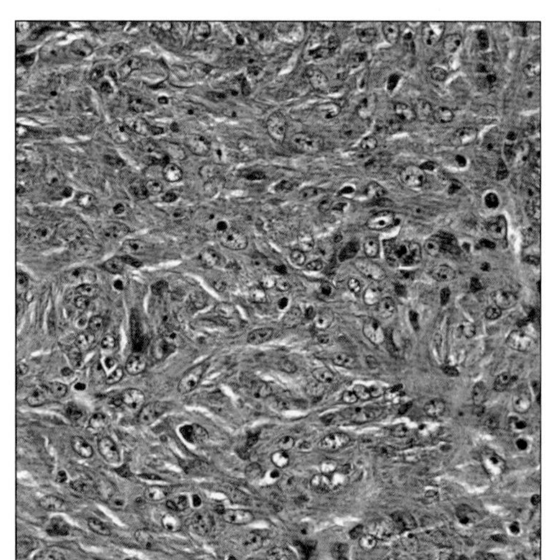

（左图）有时可见席纹状结构，伴肿瘤细胞被纤细的胶原分开，大量的淋巴细胞散布于肿瘤，病变内可见孤立的"肿瘤巨细胞"➡。（右图）在肿瘤边缘可见退化区域，产生透明的胞质，可见炎症细胞遍布。高倍视野下可见显著的血管化

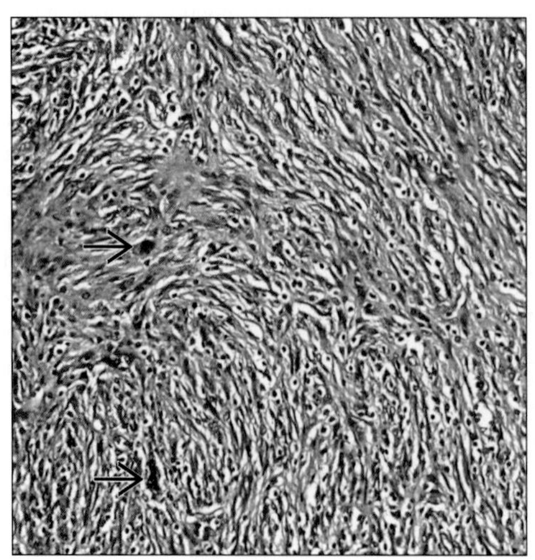

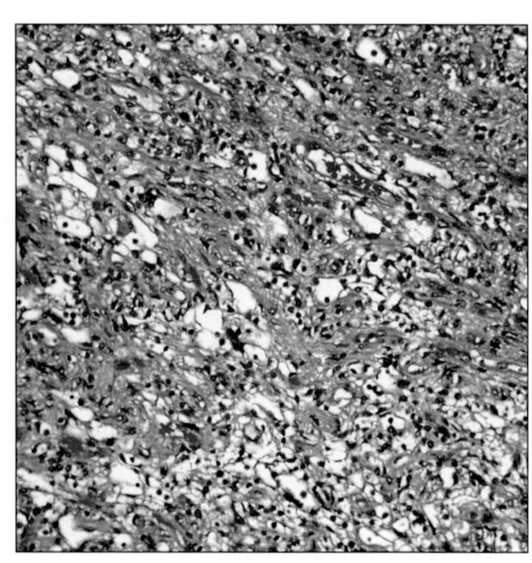

滤泡树突状细胞肿瘤

显微镜下和免疫组织化学特征

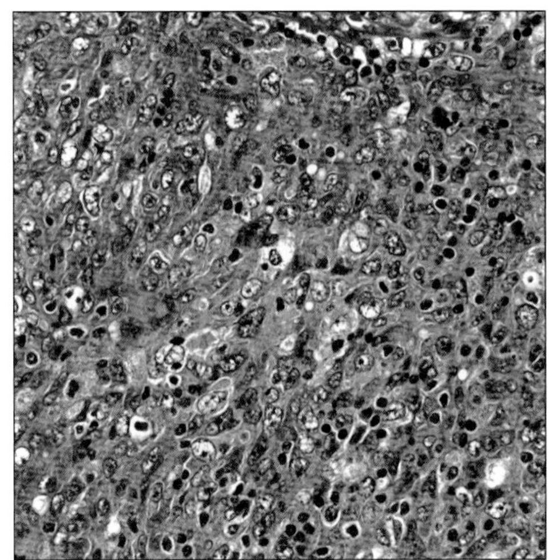

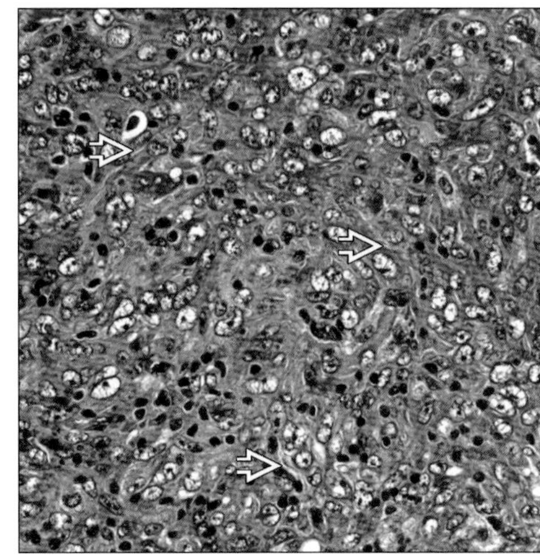

（左图）层样生长的上皮样细胞与淋巴细胞密切相关，呈现类似转移性淋巴上皮癌的外观。注意泡状核内显著的核仁。（右图）提示肿瘤呈上皮样生长。注意“细胞边缘”➡呈鳞状分化。细胞核呈泡状，伴显著的核仁，可见炎性成分遍布

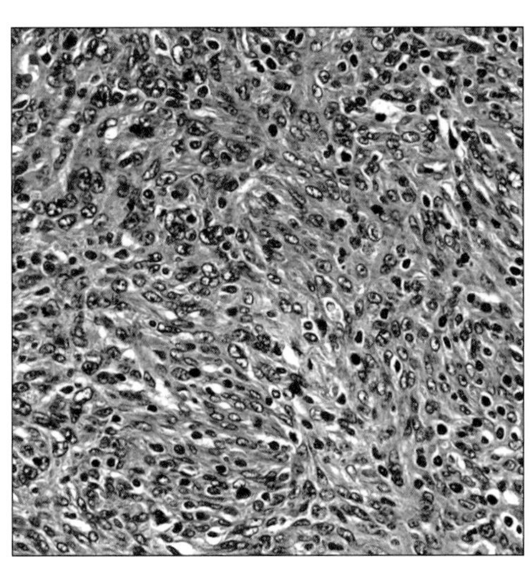

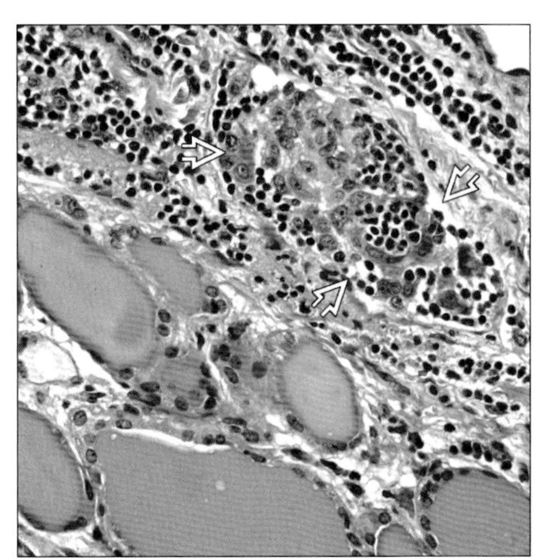

（左图）分化差的肿瘤细胞，细胞密度高，炎性成分与未分化癌相近，在这种情况下，免疫组织化学将很有帮助。（右图）甲状腺滤泡不显著，尽管伴有慢性炎症细胞浸润。注意血管内瘤栓形成➡，在FDC肿瘤中血管侵犯非常常见

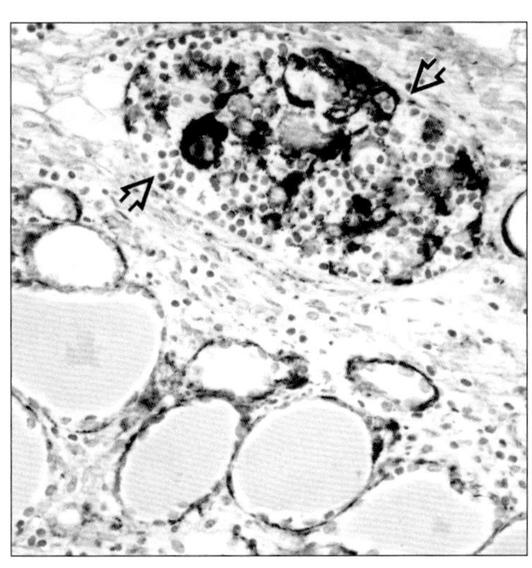

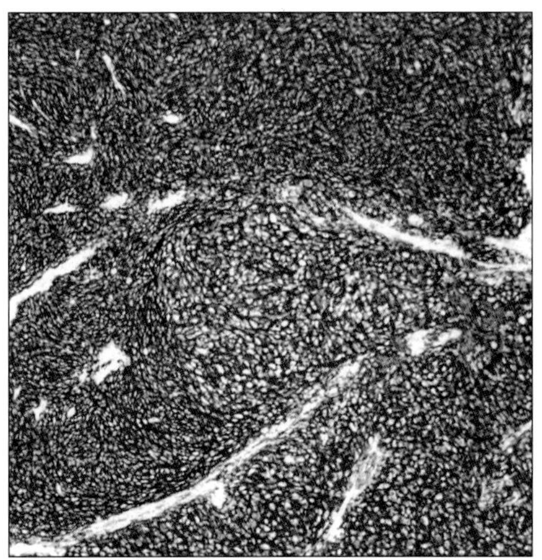

（左图）血管间隙的肿瘤细胞对CD21呈强烈而弥漫的染色➡。注意背景中染色的甲状腺滤泡。（右图）CD23呈弥漫的、层状的、强烈细胞膜免疫反应。CD35在FDC肿瘤中呈现类似的反应，类似的反应可见于淋巴细胞性甲状腺炎的生发中心，尽管仅滤泡树突状细胞染色

转移性/继发性肿瘤

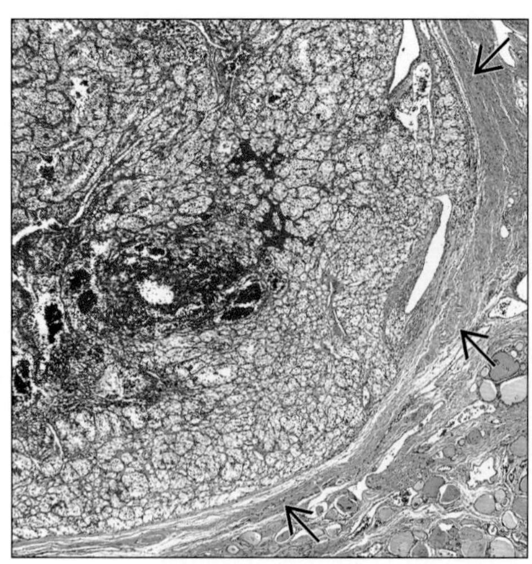

转移性肾细胞癌常表现为孤立的结节或肿块，可见清楚的包膜→。肿瘤由透明细胞构成，伴有血管外红细胞

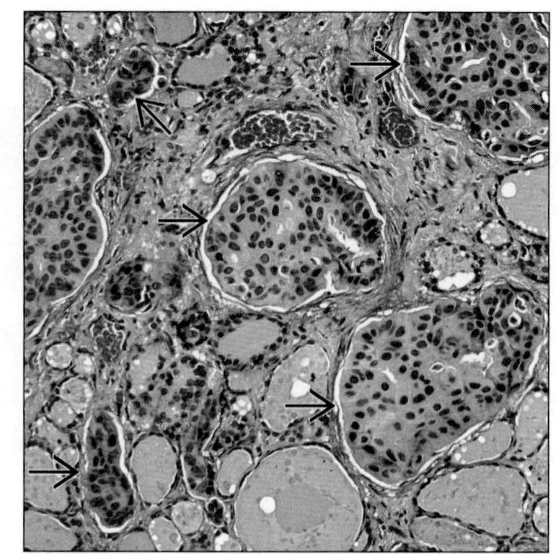

转移性乳腺癌最常见于淋巴管内→，肿瘤细胞可完全变异，呈腺样外观。单纯HE染色不能与其他腺癌相区别

专业术语

定义

- 由于远处原发恶性肿瘤经血性转移或淋巴转移累及甲状腺形成的继发性肿瘤
  - 排除连续结构（喉、气管、咽、食管、淋巴结、颈部软组织、纵隔）的直接扩展侵犯
- 需排除淋巴瘤和白血病

病因/发病机制

发病机制

- 甲状腺血管丰富，其他肿瘤转移至甲状腺的概率相对高
- 异常甲状腺组织（腺瘤样结节、甲状腺炎、肿瘤）较正常组织更易遭受转移
  - 血管或血流的改变可促使转移性疾病的发生

临床表现

流行病学

- 发病率
  - 取决于原发肿瘤的发病率
  - 达7.5%手术切除的甲状腺内可见转移
  - 下列因素导致发病率潜在的增加
    - 放射学技术应用增加
    - 治疗效果的改善，导致生存期延长
    - 甲状腺结节细针穿刺活检的使用频率增加
  - 达25%的尸体解剖患者伴有播散的恶性肿瘤
- 年龄
  - 所有年龄均可受累
  - 平均年龄：62岁
- 性别
  - 女性多于男性（1.2：1）
    - 乳腺和妇科原发肿瘤转移较前列腺原发肿瘤转移高

部位

- 甲状腺的任何区域均可受累
- 多数表现为单侧受累（80%）
- 偏爱甲状腺周围的大血管
- 后面区域（如果考虑直接扩展）

症状

- 潜在甲状腺病变导致患者有一定临床表现，通常表现为甲状腺肿物
  - 偶有甲状腺肿物迅速增大
- 声嘶、吞咽困难、发音困难、颈部疼痛，咯血不常见
- 由于甲状腺实质破坏及激素释放导致甲状腺功能亢进
- 达40%的患者以甲状腺转移灶作为首发表现，而原发部位隐匿
  - 最常见的原发部位是肾
- 发生甲状腺转移的时间可达22年
  - 约80%的转移发生于原发部位切除的3年之内（多数小于9个月）
  - 肾细胞癌潜伏期长
- 原发部位取决于性别和年龄
  - 癌最常见，肾和肺最常见
  - 所有的解剖部位都是潜在的原发部位

治疗

- 选择、风险及并发症
  - 术后甲状腺功能低下，喉返神经损伤，甲状旁腺功能低下
- 手术方法
  - 判断为原发甲状腺肿瘤的特殊方法（多数病例）
  - 如果肿瘤生长缓慢或为孤立甲状腺转移，提倡手术切除

转移性/继发性肿瘤

要点

专业术语
- 由于远处原发恶性肿瘤经血性转移或淋巴转移累及甲状腺形成的继发性肿瘤

临床表现
- 甲状腺血管丰富，其他肿瘤转移至甲状腺的概率相对高
- 达40%的患者以甲状腺转移灶作为首发表现，而原发部位隐匿
- 甲状腺潜在病变导致患者有一定临床表现常表现为双侧多发
  - 手术组，单侧孤立

组织病理学检查
- 尽管可发生去分化，但常类似于原发肿瘤
- 表现为淋巴血管内的小转移灶或孤立团块
- 小叶间纤维分隔增宽，肿瘤填充于淋巴管内
  - 甲状腺外周大血管易受累
- 癌最常见（约80%）
- 结构和组织学明显不同于原发性甲状腺疾病

辅助检查
- 涂片富含细胞，包含两个不同的细胞群
- 转移性肿瘤具有独特的免疫组织化学反应（甲状腺球蛋白阴性）

预后
- 尽管有例外发生，但通常临床预后差，取决于原发类型
- 预后取决于潜在的原发病变
  - 转移至甲状腺与预后不良有关
  - 如果转移仅限于甲状腺，那么手术切除可延长生存期
    - 尤其是肾细胞癌

影像学检查

放射学检查
- 超声显示单侧或双侧，多发的、边界不清的、浸润性的、不均匀低回声结节
  - 双侧，多发结节不伴微小钙化提示转移性疾病，尤其是伴有已知原发肿瘤的患者
- 直接活检或细针穿刺可能有用

大体检查

一般特征
- 常常双侧多发
  - 然而手术切除标本中常为单侧孤立性肿物
  - 肾细胞癌常表现为单侧、孤立性肿物
- 可转移至已存在的甲状腺病变内

大小
- 范围广，从微小病灶至直径15cm
  - 达50%的病例表现为微小病变

组织病理学检查

组织学特征
- 尽管可发生去分化，但常类似于原发肿瘤
- 腺体内的纤维分隔常增宽，伴肿瘤细胞浸润淋巴管
- 癌最常见（约80%）
  - 平滑肌肉瘤和皮肤黑色素瘤为最常见的非癌病变
- 分为两种类型
  - 淋巴血管内小的沉积灶
    - 外周的淋巴血管内最常见肿瘤
  - 孤立性团块
- 结构和组织学显著不同于原发性甲状腺疾病
  - 原发性肺腺癌
    - 腺体，大细胞，高核质比，粗糙的染色质，显著的核仁
  - 转移性肾透明细胞癌
    - 透明细胞伴透明胞质，显著的细胞膜，小核仁
    - 血管网丰富，假腺泡样结构，红细胞外渗到血管外
    - 转移性神经内分泌肿瘤主要位于纤维隔内
- 肉瘤可原发或转移
  - 平滑肌肉瘤，血管肉瘤，恶性周围神经鞘瘤
  - 临床、放射学、组织学和免疫组织化学共同用来鉴别
- 转移至甲状腺原发肿瘤内不常见

辅助检查

细胞学
- 细针穿刺活检或粗针活检作为最初的诊断选择
  - 细针穿刺证实为恶性，但常不能确定类型
- 涂片富含细胞，常显示两种不同的细胞群
  - 一种为未被累及的甲状腺实质
  - 一种为转移性肿瘤细胞
- 肾细胞癌表现为出血的背景，缺少胶质，显示条带状的细胞核或伴有透明胞质的少量细胞
- 腺癌：腺体形成，细胞边界清楚，粗糙深染的核染色质伴有显著的核仁
  - 常见坏死和有丝分裂象
- 分化差的转移性肿瘤可类似于原发甲状腺未分化癌
- 联合应用临床、放射学、细胞学和免疫组织化学做出诊断

免疫组织化学
- 转移性肿瘤具有独特的免疫组织化学反应，明显区别于甲状腺原发肿瘤
- 例外包括

转移性/继发性肿瘤

转移至甲状腺的肿瘤的原发部位

原发部位	大约的比例
肾（肾细胞癌）	25%
肺（鳞状细胞癌、腺癌、神经内分泌癌）	25%
乳腺	12%
食管（鳞状细胞癌、腺癌）	4%
胃	4%
皮肤（常为黑色素瘤）	4%
子宫（平滑肌肉瘤、宫颈鳞状细胞癌）	3%
结肠	3%
其他部位	20%

* 根据医学文献报道的 314 例病例

 - 肺腺癌：TTF-1、CEA-M、CK27阳性；甲状腺球蛋白阴性
 - 小细胞癌：嗜铬粒蛋白、突触囊泡蛋白、TTF-1阳性；降钙素、CEA-M阴性
- 甲状腺球蛋白在邻近组织内呈弥漫性反应或"陷入"转移灶内

细胞遗传学
- 尽管与其他突变有重叠结果，细胞遗传学有助于诊断（RET/PTC、PAX8/PPAR γ）
- BRAF
 - 见于甲状腺乳头状癌、黑色素瘤、结肠癌、卵巢癌和肺腺癌
- KRAS
 - 肺、结肠及其他部位较甲状腺更常有密码子12/13突变

鉴别诊断

滤泡性腺瘤（癌）
- 尤其是透明细胞腺瘤或癌
- 单侧、单发肿物，包膜完整
- 常可见胶质
- 缺少明显的血管化和血管外红细胞浸润
- TTF-1、甲状腺球蛋白和pax-8阳性

肿瘤转移至甲状腺原发肿瘤内
- 两种肿瘤同时存在
- 尽管偶尔呈单发肿瘤转移，但常为弥漫性转移

直接扩展
- 邻近器官的直接扩展侵及通常经影像学和临床诊断鉴别
- 鳞状细胞癌很少见于甲状腺原发肿瘤，所以必须排除直接扩展侵及

髓样癌
- 孤立实性肿物，常伴有C细胞增生背景
- 缺少显著的间质病变
- 降钙素、CEA-M、嗜铬粒蛋白、突触囊泡蛋白和TTF-1强阳性

参考文献

1. Nabili V et al: Collision tumor of thyroid: metastatic lung adenocarcinoma plus papillary thyroid carcinoma. Am J Otolaryngol. 28(3): 218–20, 2007
2. Papi G et al: Metastases to the thyroid gland: prevalence, clinicopathological aspects and prognosis: a 10-year experience. Clin Endocrinol (Oxf). 66(4): 565–71, 2007
3. Kim TY et al: Metastasis to the thyroid diagnosed by fine-needle aspiration biopsy. Clin Endocrinol (Oxf). 62(2): 236–41, 2005
4. Wood K et al: Metastases to the thyroid gland: the Royal Marsden experience. Eur J Surg Oncol. 30(6): 583–8, 2004
5. Heffess CS et al: Metastatic renal cell carcinoma to the thyroid gland: a clinicopathologic study of 36 cases. Cancer. 95(9): 1869–78, 2002
6. Chen H et al: Clinically significant, isolated metastatic disease to the thyroid gland. World J Surg. 23(2): 177–80; discussion 181, 1999
7. Nakhjavani M et al: Direct extension of malignant lesions to the thyroid gland from adjacent organs: report of 17cases. Endocr Pract. 5(2): 69–71, 1999
8. Lam KY et al: Metastatic tumors of the thyroid gland: a study of 79 cases in Chinese patients. Arch Pathol Lab Med. 122(1): 37–41, 1998
9. Nakhjavani MK et al: Metastasis to the thyroid gland. A report of 43 cases. Cancer. 79(3): 574–8, 1997

转移性/继发性肿瘤

放射学、大体和显微镜下特征

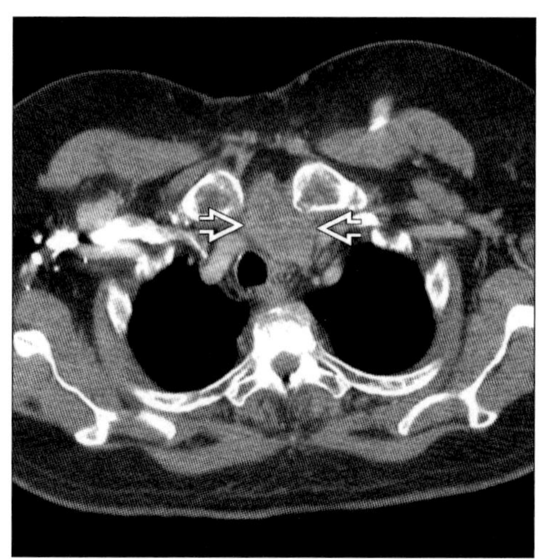

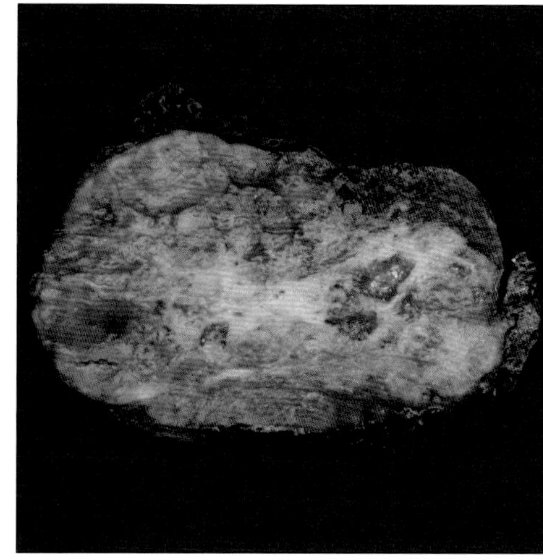

（左图）放射学发现常难以解释。该例中甲状腺增大，增大的甲状腺内可见肿物向纵隔内延伸➡，此为尿路上皮癌转移至甲状腺。（右图）甲状腺腺叶呈肉样外观，伴有多发结节和变性区域，没有清楚的肿物可见，组织学显示为转移性肺腺癌

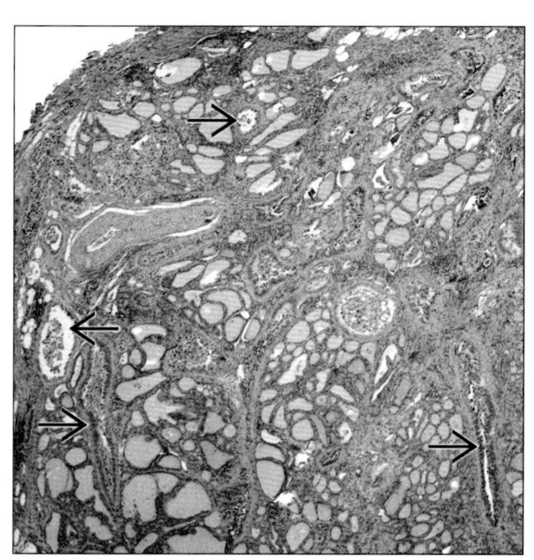

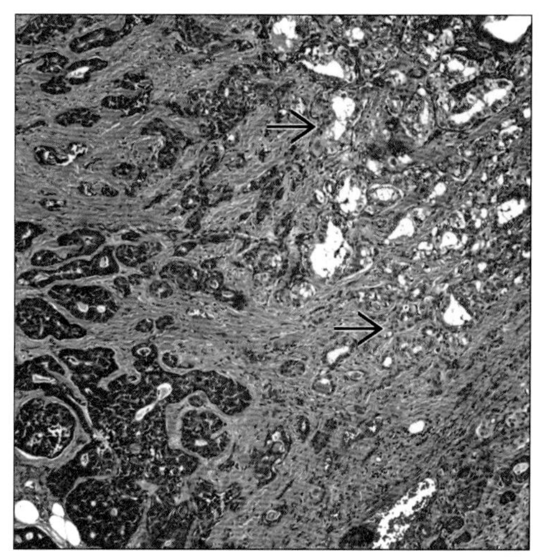

（左图）甲状腺显示腺瘤样结节和慢性淋巴细胞性甲状腺炎背景，大量的淋巴管内瘤栓→形成，转移自肺腺癌。（右图）肿瘤至肿瘤的转移常见。该例为腮腺腺样囊性癌转移至甲状腺乳头状癌中→，乳头状癌是最易被转移累及的原发性甲状腺肿瘤类型，注意观察细胞的混合

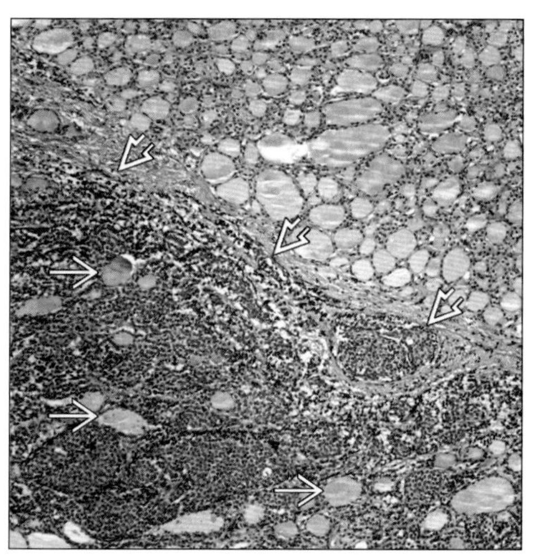

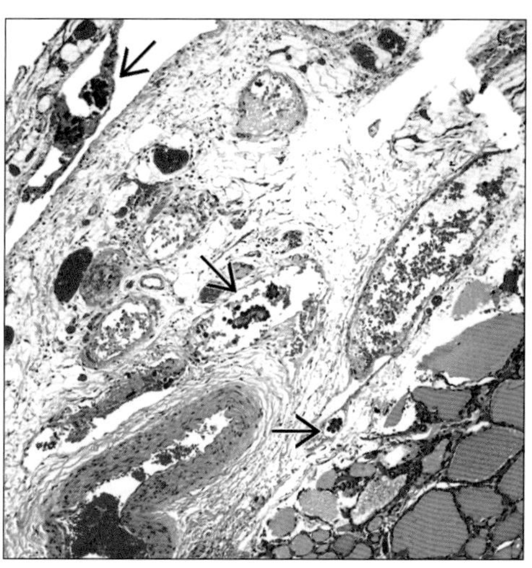

（左图）转移性乳腺导管癌呈团块➡外观。注意陷入其内的甲状腺上皮➡，为接下来解释免疫组织化学的一个重要的考虑因素。（右图）多数小淋巴管位于甲状腺外周，包含有转移性肺腺癌→的小病灶，这些病灶呈现“乳头”结构，但实际上是因为它们位于脉管内

转移性/继发性肿瘤

显微镜下特征

（左图）甲状腺纤维分隔增宽，伴有肿瘤细胞浸润淋巴管腔内。转移性肺腺癌形成硬化性外观，这可能类似于原发性乳头状癌。（右图）转移性腺癌局限于淋巴管腔内→，但是扩张的淋巴管分隔残存的甲状腺滤泡，在低倍镜下，甲状腺常形成“细胞”外观

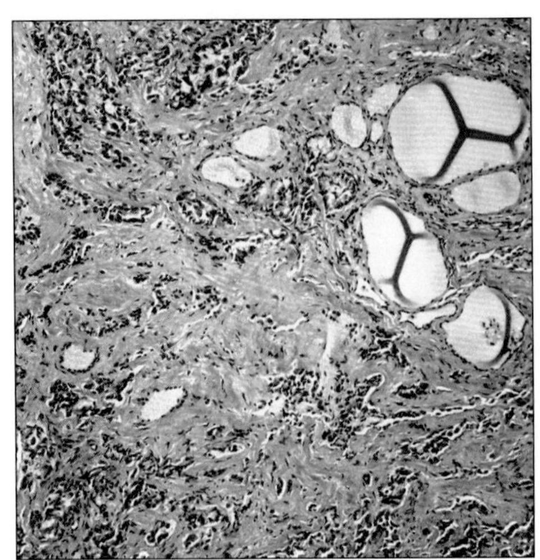

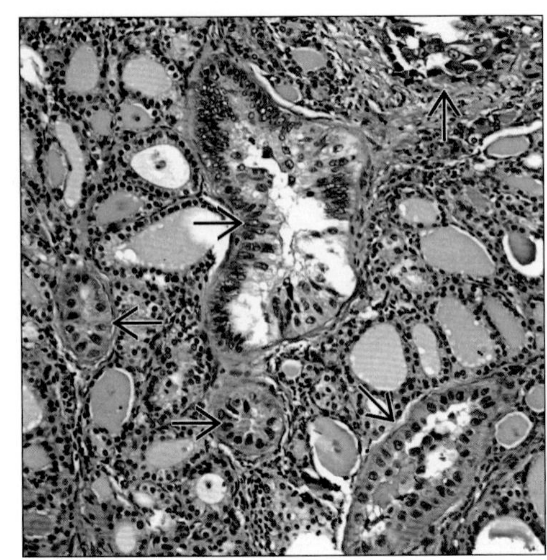

（左图）转移性尿路上皮癌含有不透明的胞质，伴有清楚的铺路石样→，肿瘤转移至甲状腺乳头状癌内，两肿瘤密切地混合在一起。（右图）转移性乳腺癌癌细胞➡与背景的甲状腺实质细胞相混合，在这种情况下，区分原发性肿瘤和转移性肿瘤很具有挑战性，尽管免疫组织化学常有助于区分

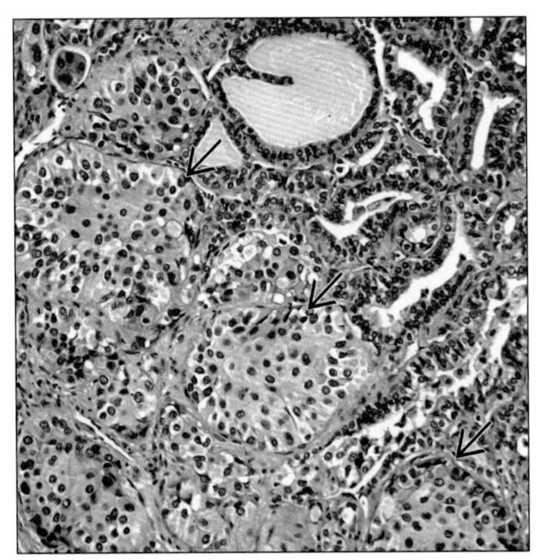

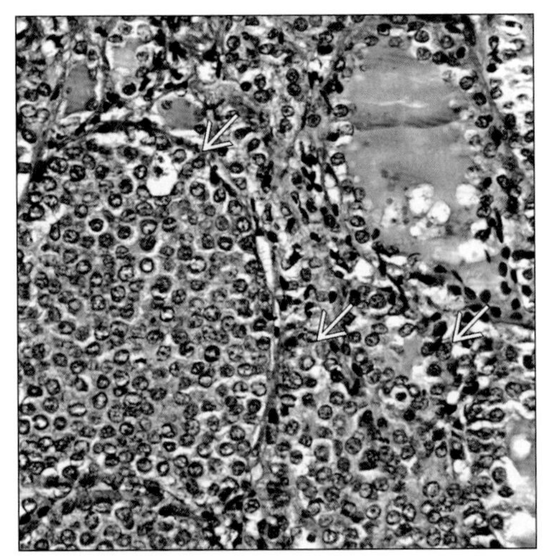

（左图）小叶间的分隔增宽，伴有转移性肺腺癌填充于淋巴管内，注意钙化→和肿瘤细胞的细胞外观，类似于甲状腺乳头状癌。（右图）丰富的血管网将此转移性肾透明细胞癌分隔成假腺泡状外观，伴有血管外红细胞浸润，细胞有非常明显的细胞膜和小核仁

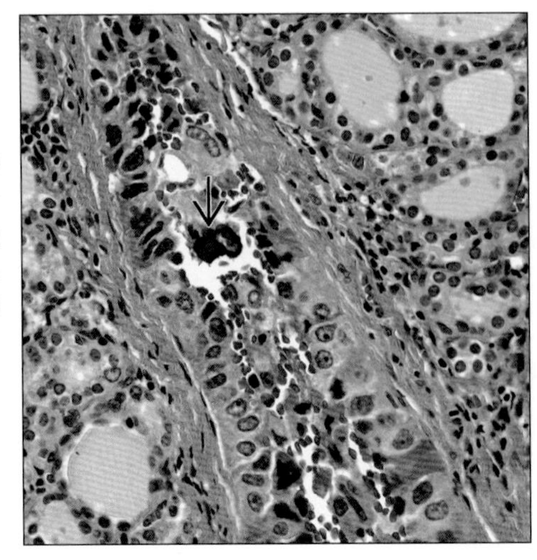

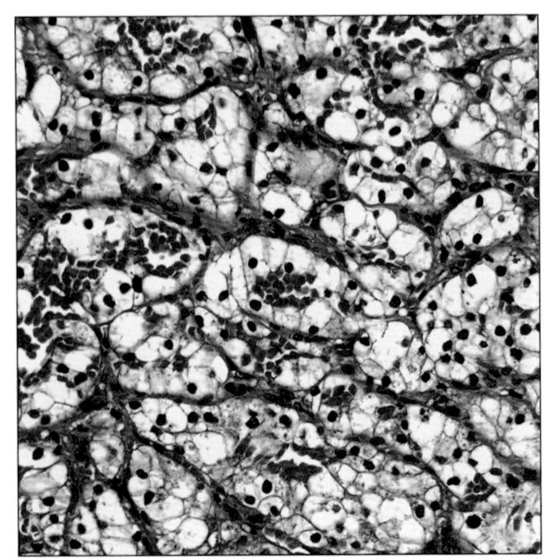

转移性/继发性肿瘤

组织病理学特征

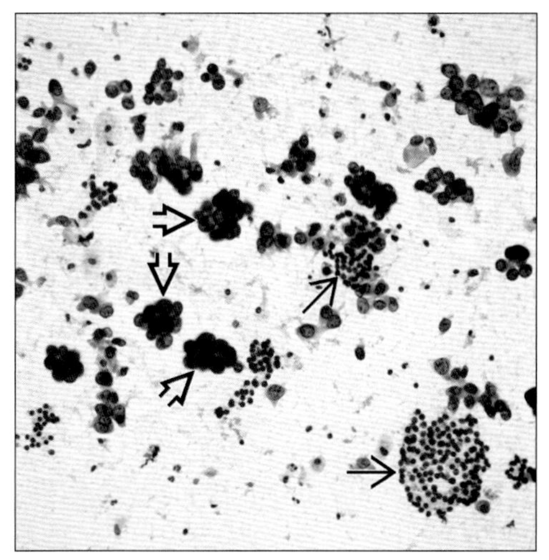

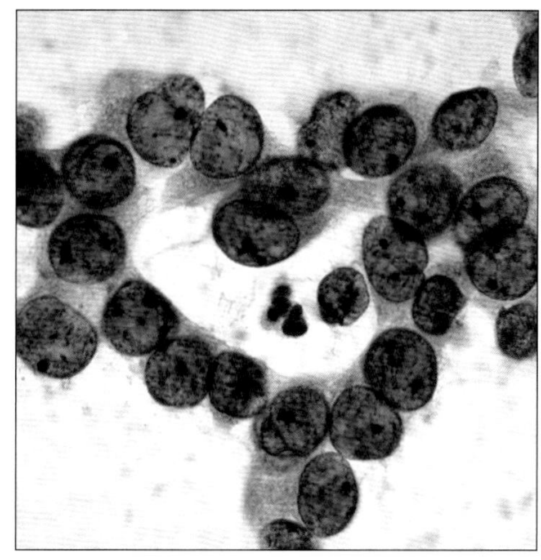

（左图）细胞涂片显示两种不同的细胞群。未受累的甲状腺上皮→散布于转移性肺腺癌癌细胞⇨之间，然而此处呈现乳头样外观，也有腺体和粗糙的染色质。（右图）高倍镜下显示“腺体”形成，染色质非常纤细，伴有小核仁。很容易说明是如何类似于甲状腺乳头状癌的

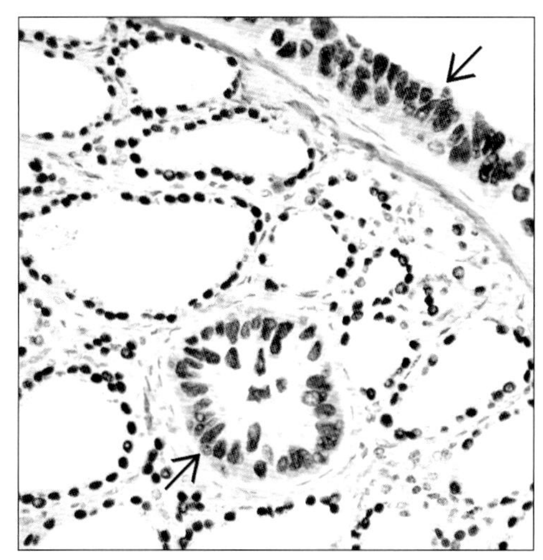

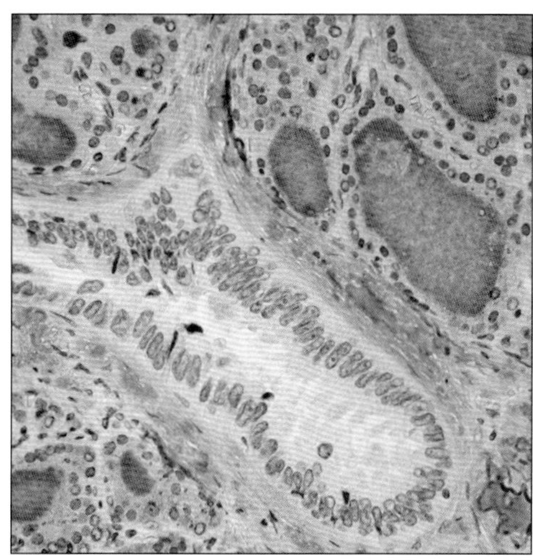

（左图）转移性肺腺癌→对TTF-1呈不同的染色的例子，与未受累甲状腺实质有不同的反应强度。然而此标志物需谨慎解读。（右图）甲状腺球蛋白染色甲状腺滤泡，但不染色淋巴管内的转移性肺腺癌癌细胞。甲状腺球蛋白染色阴性对于区别原发性与转移性肿瘤非常有帮助

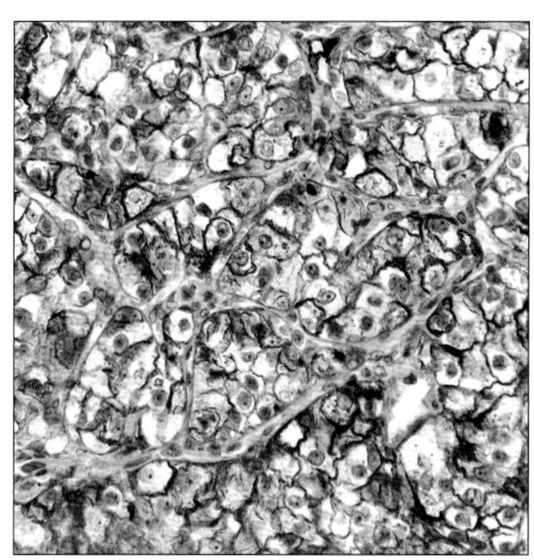

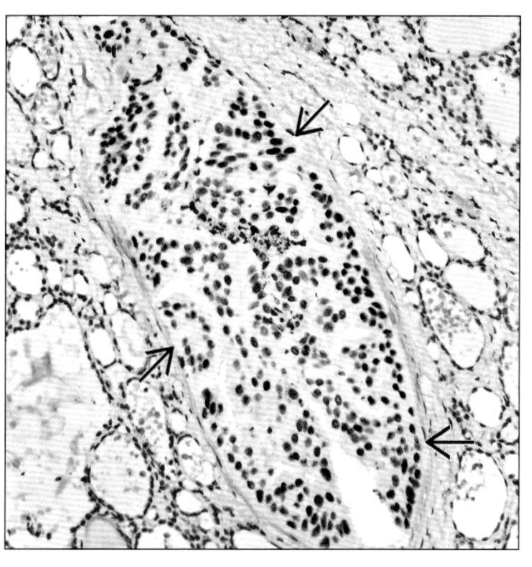

（左图）转移性肾细胞癌对RCC呈强烈而弥漫的免疫反应，突出膜反应。这种染色不单见于肾细胞癌，但在原发性甲状腺病变内常呈阴性反应。（右图）雌激素受体染色突出显示了淋巴管内的瘤栓→，注意淋巴管周围的甲状腺实质呈阴性反应。选择性抗体的鉴别行免疫反应对此类疾病的诊断非常有帮助

甲状腺标本检查的方案

甲状腺癌标本检查

切除

手术方式

____ 甲状腺腺叶切除

____ 右侧

____ 左侧

____ 甲状腺部分切除（任何小于单侧腺叶的切除）

____ 右侧

____ 左侧

____ 全甲状腺切除

____ 全甲状腺切除伴中央区颈部淋巴结清扫

____ 全甲状腺切除伴右颈部淋巴结清扫

____ 全甲状腺切除伴左颈部淋巴结清扫

____ 其他（详细说明）____

____ 未详细说明的

*** 接收到的标本**

*____ 新鲜标本

*____ 福尔马林浸泡标本

*____ 其他类型标本

标本完整性

____ 完整

____ 碎块

标本大小

右叶______ × ______ × ______ cm

左叶______ × ______ × ______ cm

峡部 ± 锥体叶______ × ______ × ______ cm

中央部分______ × ______ × ______ cm

右颈部清扫______ × ______ × ______ cm

左颈部清扫______ × ______ × ______ cm

额外测量（详细说明）______ × ______ × ______ cm

*** 标本重量**

* 详细说明______g

肿瘤灶（选择所有申请）

____ 单灶的

____ 多灶的（详细说明）

____ 单侧

____ 双侧

____ 中线（峡部）

主体肿瘤

肿瘤侧

____ 右叶

____ 左叶

____ 峡部

____ 未说明

肿瘤大小

最大径____cm

* 额外径____ × ____cm

____ 不能确定

组织学类型（选择所有申请）

____ 乳头状癌

变异体，列举

____ 典型的（常见）

____ 透明细胞变异型

____ 典型的

甲状腺标本检查的方案

____ 柱状细胞变异型
____ 筛孔 - 桑葚胚变异型
____ 弥漫硬化变异型
____ 滤泡变异型
____ 巨滤泡变异型
____ 嗜酸性细胞变异型
____ 实体变异型
____ 高细胞变异型
____ 沃辛变异型
____ 其他（列举）____________________________
结构
____ 经典的（乳头）
____ 筛孔 - 桑葚胚
____ 弥漫硬化
____ 滤泡
____ 柱状细胞
____ 大滤泡
____ 实体
____ 其他（列举）____________________________
细胞形态
____ 典型的
____ 透明细胞
____ 柱状细胞
____ 嗜酸性细胞
____ 高细胞
____ 滤泡细胞癌
变异型，列举
____ 透明细胞
____ 嗜酸性细胞（许特莱细胞）
____ 其他（列举）____________________________
____ 分化差的甲状腺肿瘤，包括岛状癌
____ 髓样癌
____ 未分化癌
____ 其他（列举）____________________________
____ 癌，类型不能确定
* 组织学分级
*____ 未使用
*____ GX：不能评估
*____ G1：分化好
*____ G2：中度分化
*____ G3：分化差
*____ G4：未分化
*____ 其他（列举）____________________________
切缘
____ 不能评估
____ 癌未累及切缘
* 癌累及至切缘的最小距离______ cm
____ 癌累及切缘
* 累及部位____________________________
肿瘤被膜
____ 不能评估
____ 全部有被膜
____ 部分有被膜
____ 无被膜

甲状腺标本检查的方案

肿瘤包膜侵犯
____ 不能评估
____ 未经鉴定
____ 存在
范围
____ 小范围侵犯
____ 广泛侵犯
____ 不确定的
淋巴、血管侵犯
____ 不能评估
____ 未经鉴定
____ 存在
范围
____ 局灶侵犯（<4 个血管）
____ 广泛侵犯（≥ 4 个血管）
____ 不确定的
* 周围神经侵犯
*____ 未经鉴定
*____ 存在
*____ 不确定的
甲状腺外侵犯
____ 不能评估
____ 未经鉴定
____ 存在
范围
____ 小范围侵犯
____ 广泛侵犯

第二肿瘤（仅针对多灶性肿瘤）

肿瘤侧（选择所有申请）
____ 右叶
____ 左叶
____ 峡部
____ 未说明
肿瘤大小
最大径______ cm
* 其他径：______ × ______ cm
____ 不能确定
组织学类型（选择所有申请标本）
____ 乳头状癌
变异型，列举
____ 典型（常见）
____ 透明细胞变异型
____ 筛孔 - 桑葚胚变异型
____ 弥漫硬化性变异型
____ 滤泡变异型
____ 大滤泡变异型
____ 微小癌（隐匿的，潜在的，小的，乳头状微肿瘤）
____ 嗜酸性细胞变异型
____ 实体变异型
____ 高细胞变异型
____ 沃辛变异型
____ 其他（说明）______________________________
结构
____ 典型（乳头）

甲状腺标本检查的方案

____ 筛孔－桑葚胚
____ 弥漫硬化
____ 滤泡
____ 大滤泡
____ 实体
____ 其他（列举）____________________________
细胞形态学
____ 典型的
____ 透明细胞
____ 柱状细胞
____ 嗜酸性细胞
____ 高细胞
____ 滤泡性癌
变异体，列举
____ 透明细胞
____ 嗜酸性细胞（许特莱细胞）
____ 其他（列举）____________________________
____ 分化差的甲状腺癌，包括岛状癌
____ 髓样癌
____ 未分化癌
____ 其他（列举）____________________________
____ 癌，类型不能确定
* 组织学分级
*____ 未使用
*____ GX：不能评估
*____ G1：分化好
*____ G2：中度分化
*____ G3：分化差
*____ G4：未分化
*____ 其他（列举）____________________________
切缘
____ 不能评估
____ 癌未累及切缘
* 癌累及至切缘的最小距离______ cm
____ 癌累及切缘
* 累及部位____________________________
肿瘤包膜侵犯
____ 不能评估
____ 未经鉴定
____ 存在
范围
____ 小范围侵犯
____ 广泛侵犯
____ 不能确定
淋巴、血管侵犯
____ 不能评估
____ 未经鉴定
____ 存在
范围
____ 局灶性侵犯（<4 个血管）
____ 广泛侵犯（≥ 4 个血管）
____ 不能确定
* 周围神经侵犯
*____ 未经鉴定
*____ 存在

甲状腺标本检查的方案

*____ 不能确定

甲状腺外扩展

____ 不能评估

____ 未经鉴定

____ 存在

范围

____ 小范围侵犯

____ 广泛侵犯

病理分级（pTNM）

TNM 描述（仅适用时需要）（选择所有申请）

____ m（多发原发肿瘤）

____ r（复发）

____ y（治疗后）

原发肿瘤（pT）+

____ pTX: 不能评估

____ pT0: 无原发肿瘤证据

____ pT1: 肿瘤大小≤ 2cm，局限于甲状腺内

____ pT1a: 肿瘤最大径≤ 1cm，局限于甲状腺内

____ pT1b: 肿瘤最大径 >1cm，但≤ 2cm，局限于甲状腺内

____ pT2：肿瘤最大径 >2cm，但≤ 4cm，局限于甲状腺内

____ pT3：肿瘤最大径 >4cm，局限于甲状腺内，或任何甲状腺外侵犯的肿瘤（如侵犯带状肌或周围软组织）

____ pT4a：中度进展疾病

任何大小的肿瘤扩展超出甲状腺包膜侵及皮下软组织、喉、气管、食管或喉返神经

____ pT4b：进展性疾病。肿瘤侵及椎前筋膜，包裹颈动脉或纵隔血管

未分化癌

____ pT4a：甲状腺内未分化癌，可手术切除

____ pT4b：侵及甲状腺外的未分化癌，不能手术切除

区域淋巴结（pN）++

____ pNX：不能评估

____ pN0：无区域淋巴结转移

____ pN1a：Ⅵ区淋巴结转移（气管前、气管旁和喉前或前哨淋巴结无转移）

____ pN1b：单侧、双侧或颈中区淋巴结转移（Ⅰ，Ⅱ，Ⅲ，Ⅳ，Ⅴ区）或咽后或上纵隔淋巴结转移（Ⅶ区）

说明：检查数量____________________________

累及数量____________________________

* 淋巴结结外侵犯

*____ 未经鉴定

*____ 存在

*____ 不确定

远处转移（pM）

____ 未应用

____ pM1：远处转移

* 如果已知，说明部位____________________________

* 转移性标本来源（说明）____________________________

其他病理学发现（选择所有申请）

*____ 腺瘤

*____ 腺瘤样结节或结节滤泡性疾病（如结节增生、结节性甲状腺肿）

*____ 弥漫性增生（Graves 病）

*____ 甲状腺炎

*____ 进展的

*____ 局灶性（无特殊）

*____ 触诊

*____ 其他（说明）____________________________

甲状腺标本检查的方案

*____ 甲状旁腺

　　*____ 在正常范围

　　*____ 细胞过多

　　*____ 其他（说明）____________________________

*____ C 细胞增生

*____ 其他（说明）____________________________

*____ 未经鉴定

*** 辅助检查**

　　* 说明类型（如组织化学、免疫组织化学、DNA 分析）____________________________

　　* 说明结果____________________________

*** 临床病史（选择所有申请）**

*____ 放射暴露

　　*____ 有（说明类型）____________________________

　　*____ 无

　　*____ 不能确定

*____ 家族史

*____ 其他（说明）____________________________

注：带 * 的数据部分不做要求。然而，这些数据临床上可能很重要，但是在患者的处理上尚未被常规应用。+ 注意：对于甲状腺癌，没有原位癌分类（pTis）。++ 上纵隔淋巴结被认为是区域淋巴结（Ⅶ区）。中线淋巴结被认为是同侧淋巴结。经美国病理学会同意改编，“甲状腺癌患者标本检查方案”2009 年 10 月网络公布，www.cap.org

甲状腺标本检查的方案

临床分期：甲状腺髓样癌（所有年龄组）

分期	T	N	M
Ⅰ期	T1	N0	M0
Ⅱ期	T2，T3	N0	M0
Ⅲ期	T1	N1a	M0
	T2，T3	N1a	M0
ⅣA 期	T1，T2，T3	N1b	M0
	T4a	N0，N1a，N1b	M0
ⅣB 期	T4b	任何 N	M0
ⅣC 期	任何 T	任何 N	M1

注：改编自第七版 AJCC 分期系统

临床分期：未分化癌（退行性发育）

分期	T	N	M
ⅣA 期	T4a	任何 N	M0
ⅣB 期	T4b	任何 N	M0
ⅣC 期	任何 T	任何 N	M1

注：所有的未分化癌均归为Ⅳ期。改编自第七版 AJCC 分期系统

甲状腺标本检查的方案

解剖即肿瘤临床分期图表

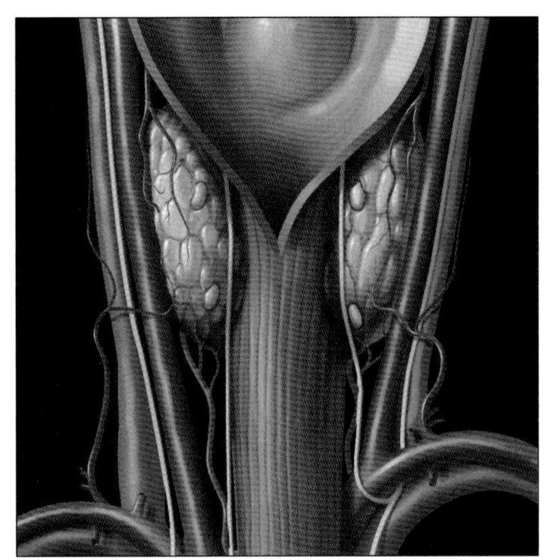

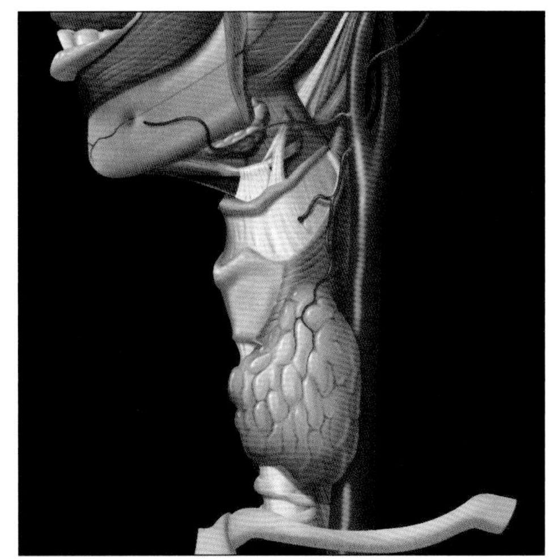

（左图）图示的冠状位后视图可看出甲状旁腺嵌于甲状腺内，具体的血管、神经位置关系如图所示。（右图）图示的矢状位图例强调了甲状腺左叶与喉软骨膜以及颈部血管的关系，这些解剖标志在疾病分期中起着重要作用

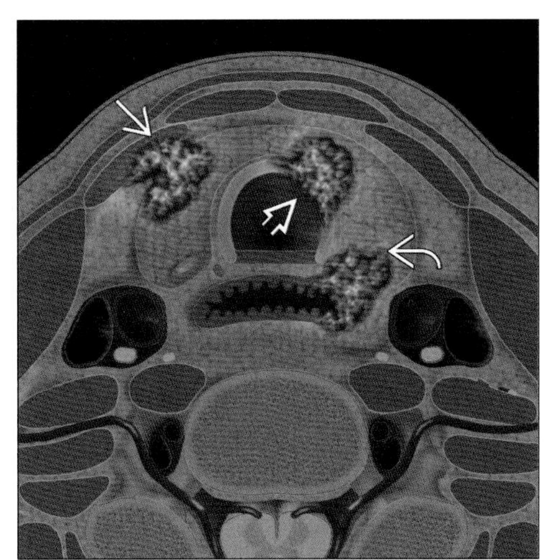

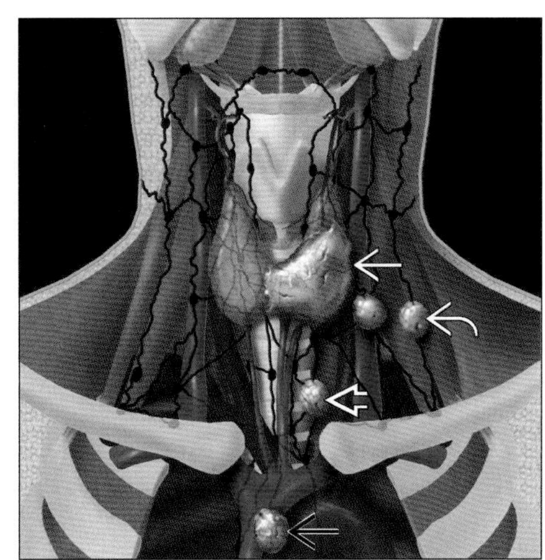

（左图）图示的轴位截面图可见三处源于甲状腺的病变，甲状腺右叶的病变突破甲状腺侵袭至周围软组织；左叶前方的病变侵袭至喉；左叶深方的病变表现为食管受侵。（右图）图示的冠状位图显示了源于左叶的甲状腺癌，伴多处淋巴结转移，如气管旁，下位颈静脉/脊柱旁，上纵隔淋巴结

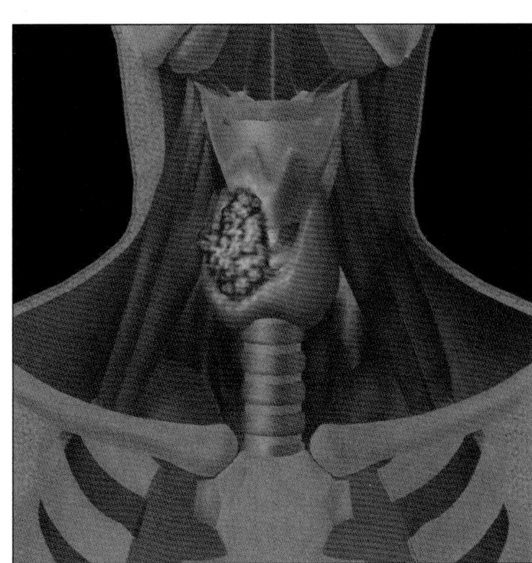

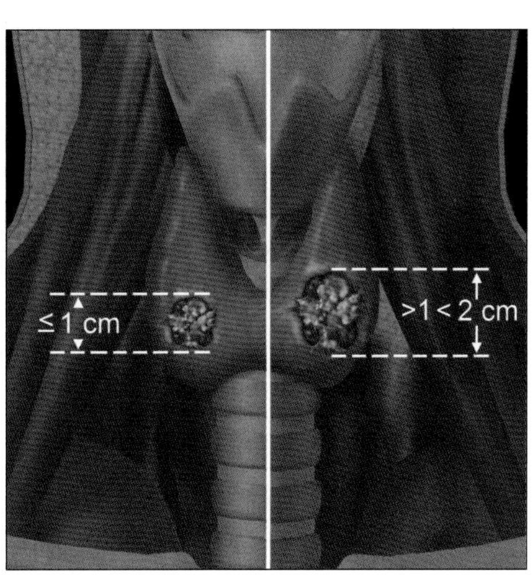

（左图）甲状腺右叶一突破甲状腺侵及周围骨骼肌间隙的肿瘤性增殖病变，为T3期分化型甲状腺癌。（右图）双侧腺叶的病变，左侧结节小于1cm（右），为“微小癌”，对于双侧的病变，在针对双侧肿瘤的分期中有涉及

第10章　甲状旁腺

钟　琦　郭　伟　译　　徐　仟　审校

非肿瘤性疾病

良性肿瘤

恶性肿瘤

甲状旁腺增生

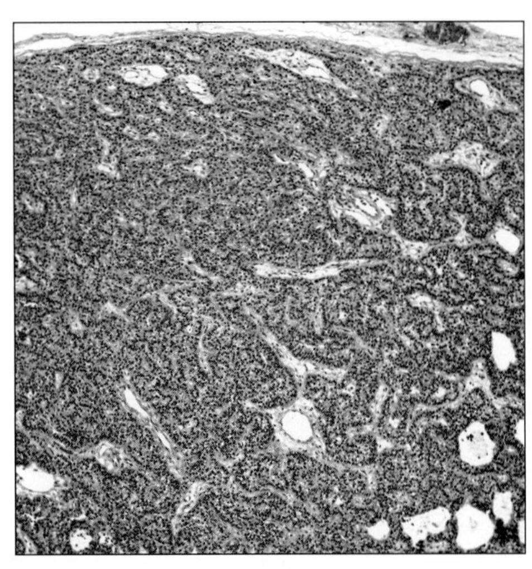

没有间质脂肪细胞和正常腺体轮廓的弥漫性增生。腺瘤也可有类似表现，鉴别需取另一腺体组织活检，观察是否累及一个以上腺体

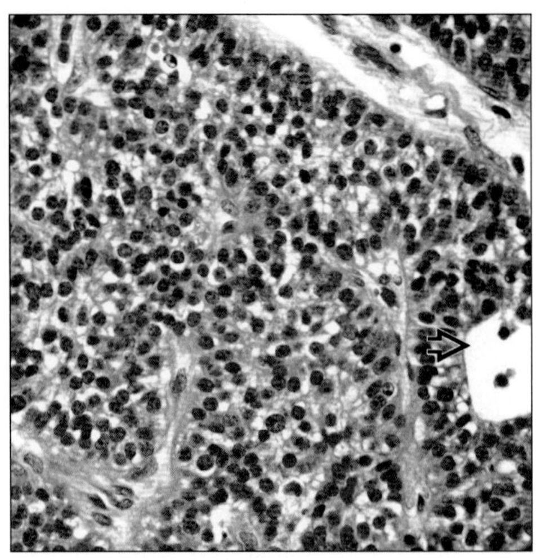

细胞增生以主细胞为主，排列成实性片状或条索状，似滤泡结构。⇨示意没有间质脂肪细胞

专业术语

别名

- Wasserhelle 细胞增生（也称作水-透明细胞增生）

定义

- 非肿瘤性实质细胞增生团块
  - 侵及多个甲状旁腺
  - 未知刺激导致的甲状旁腺激素PTH分泌增加
- 包括
  - 原发主细胞增生
  - 水-透明细胞增生

病因/发病机制

特发性

- 散发病例占80%，以主细胞增生为主

家族性

- 家族性占20%
  - 常伴发多发性内分泌肿瘤综合征（MEN）中的一种
  - 可发生在无其他内分泌异常的家族性甲状旁腺增生
  - 大约20%的患者伴有MEN的原发性主细胞增生
  - 在MEN1型（Wermer综合征）中发生较多
    - 常染色体显性遗传，外显率不等
    - 90%有甲状旁腺增生
    - 很少成为甲状旁腺肿瘤（腺瘤或癌）
    - 胰腺或十二指肠内分泌肿瘤（胃癌、胰岛素瘤、胰高血糖素瘤）
    - 胃肠道内分泌细胞增生或肿瘤（有功能或无功能）
    - 垂体前叶腺瘤（有功能或无功能）
    - 有些患者伴发肺或胸腺神经内分泌肿瘤、肾上腺皮质肿瘤、甲状腺滤泡癌
    - *MEN1*基因位于染色体11q13
  - 甲状旁腺增生疾病见于30%~40%MEN2A综合征患者，但很少见于MEN2B综合征患者

甲状旁腺功能亢进症（HPT）

- PTH过度分泌导致血清PTH增高
- HPT分为原发性、继发性、三发性
- 原发性HPT
  - 甲状旁腺自身异常导致PTH过度分泌
    - 未知刺激导致PTH过度分泌
    - 导致血清钙升高（高钙血症）和血清磷降低（低磷血症）
- 继发性HPT：已知刺激导致PTH过度分泌，甲状旁腺多个腺体实质细胞增生
  - 低钙血症和高磷血症
  - 刺激因素包括
    - 慢性肾脏疾病（最常见）
    - 饮食维生素D缺乏或维生素D代谢异常
    - 假性甲状旁腺功能亢进
  - PTH介导的骨质吸收，出现的症状包括
    - 骨质疏松或囊性纤维性骨炎
- 三发性HPT：实质细胞增生团块导致自发性高功能状态
  - 透析或肾移植继发HPT患者发生高钙血症
    - 高钙血症通常发生在肾脏疾病几年后
    - 三发性HPT高钙血症对移植肾严重威胁，急需手术治疗
  - 实验室检查结果与原发性HPT相似
    - 低钙血症和高磷血症
  - 肾衰竭患者出现甲状旁腺自主性高功能状态的原因还不知道

甲状旁腺增生

要点

专业术语
- 非肿瘤性实质细胞增生团块
  - 侵及多个甲状旁腺
  - 未知刺激导致的甲状旁腺激素PTH分泌增加
- 包括
  - 原发主细胞增生
  - 水-透明细胞增生

病因/发病机制
- 特发性
- 散发病例占80%，以主细胞增生为主

家族性
- 家族性占20%
  - 常伴发多发性内分泌肿瘤综合征（MEN）中的一种

组织病理学检查
- 原发主细胞增生
  - 实质细胞增生团块
  - 主要组成成分为主细胞
  - 可见嗜酸性细胞
  - 弥散或者结节状
  - 基质脂肪细胞缺乏或大面积减少
- 水-透明细胞增生
  - 由胞质透明的细胞组成
- 甲状旁腺瘤增生病
  - 颈部或纵隔的软组织，即甲状旁腺组织巢中原发主细胞增生

    - 血钙“设置点”提高
    - 即使正常血钙水平仍可刺激甲状旁腺
  - 甲状旁腺肿块伴三发性HPT可导致甲状旁腺自主功能
  - 大块增生组织去除可导致残余组织功能完全抑制
- 甲状旁腺增生性疾病（PPD）
  - 甲状旁腺组织增生诱发甲状旁腺功能亢进称之为PPD
  - PPD分类：
  - 甲状旁腺腺瘤
    - 引起大约85%的HPT
  - 甲状旁腺增生
    - 引起大约13%~15%的HPT
  - 甲状旁腺癌
    - 引起大约1%~2%的HPT

临床表现

流行病学
- 发病率
  - HPT每年发病率为4/10万
- 年龄
  - 2~90岁
    - 平均年龄：60岁
    - 随年龄增加，发病率增高
    - 中年人和老年人多见
- 性别
  - 女性多于男性（3：1）

部位
- 无特殊发生部位

症状
- 继发于甲状旁腺增生的HPT，可能致病因素包括
  - 原发主细胞增生
  - 水-透明细胞增生
- 主细胞增生
  - 引起HPT最常见的类型
  - 症状与血钙升高程度及持续时间相关
  - 患者通常无症状或主诉模糊
    - 如嗜睡、虚弱、多尿、烦渴、关节痛、便秘、抑郁
  - 非特异性症状多见于20岁左右的患者
    - 常规生化检查增加了无症状患者的检出率
  - 相较于20~30年前，原发性HPT典型的症状和体征并不多见
    - 曾经常见的骨质并发症现在已很少
  - 骨质表现常见于
    - 弥漫性骨质疏松和（或）压缩性骨折
    - 关节软骨钙质沉着症和其他关节疾病（假性、真性痛风）
  - 肾脏表现也不常见
    - 肾结石：复发或重度；结石由钙磷组成
    - 肾钙化：双侧，肾锥体或肾髓质广泛矿化
- 水-透明细胞增生
  - 很少引起HPT
    - 水-透明细胞增生可能先于主细胞增生
  - 90%发生肾结石（53%发生于主细胞增生患者）
  - 骨质疾病总体发生率与主细胞增生类型相似
    - 偶尔伴发纤维性骨炎
  - 未见报道的多发性内分泌肿瘤或其他家族性遗传症状

实验室检查
- 血钙升高
  - 大部分可准确反映血清钙离子水平
  - 钙调控与血浆蛋白无关
- 血PTH升高
  - 正常血清PTH水平210~310pg/ml
  - 升高变化根据类型不一样有所不同
- 血磷降低

甲状旁腺增生

- PTH作用于肾小管加速了尿磷丢失
- 减少肾小管对磷的重吸收，加速肾磷酸盐的清除率
- 相应尿AMP循环增加，伴随PTH诱导的尿磷代谢改变

治疗

- 手术
  - 原发性HPT
    - 常规手术：甲状旁腺次全切除术，即切除3个甲状旁腺，保留1个
    - 甲状旁腺全部切除，残余甲状旁腺组织种植到前臂
  - 继发性HPT
  - 甲状旁腺次全切除术是可选的
    - 剩余甲状旁腺组织可以留在原位，也可种植到前臂软组织中
  - 甲状旁腺全部切除，残余甲状旁腺组织种植到前臂肌肉中的相关因素
    - 种植失败和HPT
    - 移植的残余甲状旁腺组织增生导致的复发性HPT
  - 复发性HPT合并慢性肾衰竭患者的常见问题
    - 刺激甲状旁腺激素分泌不可纠正
  - 复发性增生相关因素
    - 在脂肪和骨骼组织中甲状旁腺组织多岛状增生
    - 甲状旁腺增生可能分散于原始移植部位
    - 增生细胞比原始甲状旁腺增生更具多形性
    - 增生细胞可见有丝分裂象
    - 不能作为恶变的证据
  - 三发性HPT
    - 优选甲状旁腺次全切除术
    - 术后8%患者有复发性HPT

预后

- 甲状旁腺次全切除术后HPT复发率约16%
- 几年内复发不明显
- 复发原因可能由于颈部切除不彻底
  - 不对称增生误诊为腺瘤
- 复发少见原因
  - 未识别出额外或异位的腺体
  - 甲状旁腺增生症
  - 手术颈部种植了增生的组织

影像学检查

放射学检查

- 通过影像学表现不容易鉴别增生腺体、腺瘤还是癌
- ^{99m}Tc甲氧基异丁基异腈显像可识别60%的增生腺体
  - 广泛应用于甲状旁腺切除术后复发HPT

大体检查

一般特征

- 增生腺体与腺瘤的区别无法粗略估计
  - 略微增生的腺体与正常腺体一样大小
- 所有的4个腺体都可能增大
  - 增生的腺体通常会出现1个、2个或3个腺体的不对称增生
  - 仅有1个腺体增生，考虑腺瘤
  - 为了鉴别增生腺体和腺瘤，应重点排查活检大体正常的腺体
- 弥漫性或结节性增大
- 质软、棕褐色
- 可能囊性变，不多见

大小

- 总腺体重量依据主细胞多少而定
  - 比例大约50%，总量小于1g
  - 比例大约30%，总量1~5g
  - 比例大约20%，总量5~10g

组织病理学检查

原发主细胞增生

- 实质细胞增生团块
  - 主要由主细胞组成
  - 可能存在嗜酸性细胞
- 可能弥漫或结节状
  - 排列成实性片状或条索状，囊性或滤泡结构，或混合其他类型
  - 各种结节；小结节（微结节）、单个或多发结节
  - 主细胞
    - 多角细胞
    - 圆形、中位核仁、染色质粗糙、核膜完整
    - 胞质由嗜酸性粒性，变为嗜双色性，变为透明或空泡
  - 嗜酸性细胞
    - 胞质含有丰富的嗜酸性颗粒
    - 胞核比主细胞大
- 基质脂肪细胞缺乏或大面积减少
  - 残余脂肪区模仿正常腺体
    - 大结节旁边无脂肪细胞，建议诊断腺瘤
  - 脂质增生：用于只增生腺体的大量脂肪
    - 这种背景中见到脂肪很难诊断腺体增生
    - 活检可能只含脂肪细胞，或大量脂肪细胞混杂少许实质细胞
    - 临床多个腺体增大是诊断脂肪增生的重要依据
- 有丝分裂象可见
  - 10高倍视野下每个视野小于1个有丝分裂象
  - 10高倍视野下每个视野1~5个有丝分裂象
  - 无不典型有丝分裂

甲状旁腺增生

水-透明细胞增生
- 很少引起HPT
- 组成细胞的都是透明胞质
- 可能含有多个胞质空泡

甲状旁腺瘤增生病
- 颈部或纵隔的软组织，即甲状旁腺组织巢中原发主细胞增生
- 在原发性HPT刺激下胚胎参与甲状旁腺细胞
- 不应该误认为浸润
  - 缺乏纤维组织反应或浸润表现
  - 缺乏血管内瘤栓
  - 缺乏癌的组织学表现
- 在甲状旁腺增生腺体切除术后诱发复发性HPT

继发性HPT
- 增生成分包括主细胞、嗜酸性细胞和转化细胞
- 间质细胞团块的多少依赖于疾病发生长短
  - 间质细胞可成片状、管状、腺泡状
  - 巨大腺体中常可见重度增生的结节状主细胞或嗜酸性细胞
  - 原发主细胞增生中嗜酸性细胞更多见
- 间质脂肪细胞的多少依赖于疾病病程
  - 晚期疾病中，脂肪细胞缺如
- 可能存在纤维化、囊性化及钙化

三发性HPT
- 95%患者有增生表现
  - 增生以主细胞为主
  - 嗜酸性细胞可见于弥漫性或结节性增生中
  - 很少见到水-透明细胞
  - 常见出血、纤维化、钙化
  - 有丝分裂象、核多形性不常见
  - 基质脂肪细胞散在分布于结节间
  - 分布情况更倾向于诊断为腺瘤，但是多发结节更倾向于增生性疾病
  - 仅5%存在腺瘤

辅助检查

细胞学
- 涂片检查不同于腺瘤

组织化学
- 过碘酸希夫实验
  - 小滤泡结构可能含有PAS阳性物质
    - 似胶体
    - 甲状腺球蛋白阴性
- 脂肪染色（油红O染色，苏丹黑染色）
  - 增殖细胞
    - 比正常或萎缩甲状旁腺胞质内脂肪含量少
    - 可能含有大量胞质内脂肪
    - 增生的结节之间的主细胞内含有大量胞质内脂肪，而结节内很少

免疫组织化学
- 主细胞
  - 细胞角蛋白、神经内分泌标志物（嗜铬粒蛋白、突触素）
    - 阳性（胞质）
    - 与正常腺体相比染色不深
    - 主细胞染色比嗜酸性细胞深
  - 甲状旁腺激素
    - 阳性（胞质）
  - CD4
    - 细胞表面染色
    - 仅表达于主细胞
    - 嗜酸性细胞无反应
  - 肾细胞癌抗原可能阳性
  - CD10阴性
  - 甲状腺球蛋白、TIF-1阴性
- 透明细胞
  - 细胞角蛋白、嗜铬粒蛋白阳性
  - 降钙素、降钙素基因相关肽阳性
  - Ki-67（MIB-1）增殖指数低

电子显微镜
- 主细胞
  - 分泌颗粒的特性
  - 大量线粒体、内质网、高尔基体
- 透明细胞
  - 富含膜绑定液泡，大部分呈现空细胞
  - 有些含有胞质内电子密度物质，类似主细胞中典型的分泌颗粒

鉴别诊断

甲状旁腺腺瘤
- 绝大部分是孤立的
- 边界清楚的包膜
- 缺乏基质脂肪细胞
- 可见到正常残余或萎缩腺体
  - 包含基质脂肪细胞

甲状旁腺癌
- 血清中血钙和甲状旁腺激素异常高
- 单个腺体增大
  - 常包绕周围解剖结构
- 2/3的患者有侵袭，包括
  - 血管浸润
  - 神经浸润
  - 周围组织侵袭（如甲状腺）
- 可能发生转移

甲状旁腺增生

甲状腺滤泡肿瘤

- 甲状腺球蛋白阳性
- 甲状旁腺激素免疫染色阴性

转移性肾细胞癌

- 可能转移到颈部淋巴结
- 有些特点与水-透明细胞增生类似
- 肾细胞癌抗原CD10阳性
- 甲状旁腺激素免疫染色阴性

锂治疗

- HPT的一种，类似原发性HPT
- 高钙血症和血清甲状旁腺激素水平升高
- 可同时见到主细胞增生和腺瘤
- 锂治疗后HPT缓解
- 治疗后成功行甲状旁腺次全切除术

恶性肿瘤的体液性高钙血症

- 重要的临床鉴别诊断疑似原发性HPT的患者
- 有远处转移，包括骨转移的患者
- 高脂血症、低磷血症及尿循环AMP升高
- 与HPT不同
  - 血清甲状旁腺激素和1,25-二羟基维生素D降低
- 高血钙症的机制可能是骨钙吸收增加导致
  - 病因与甲状旁腺激素-相关蛋白的体液因子相关
- 这种高钙血症机制通常发生于鳞状细胞癌患者
  - 肺、上消化道、女性生殖道
  - 肾细胞癌
  - 尿路上皮（移行区）细胞癌
- 高钙血症的第二个机制与恶性转移相关的骨转移时的溶骨效应有关
  - 这种高钙血症机制常见于乳腺癌和血液病
  - 患者甲状旁腺激素水平下降
    - 尿循环AMP不升高
    - 甲状旁腺激素相关蛋白不累及

参考文献

1. Alabdulkarim Y et al: Sestamibi (99mTc) scan as a single localization modality in primary hyperparathyroidism and factors impacting its accuracy. Indian J Nucl Med. 25(1): 6–9, 2010
2. Melck AL et al: Recurrent hyperparathyroidism and forearm parathyromatosis after total parathyroidectomy. Surgery. 148(4): 867–73; discussion 873–5, 2010
3. Santarpia L et al: Hypercalcemia in cancer patients: pathobiology and management. Horm Metab Res. 42(3): 153–64, 2010
4. Lew JI et al: Surgical management of primary hyperparathyroidism: state of the art. Surg Clin North Am. 89(5): 1205–25, 2009
5. Szalat A et al: Lithium-associated hyperparathyroidism: report of four cases and review of the literature. Eur J Endocrinol. 160(2): 317–23, 2009
6. DeLellis RA et al: Primary hyperparathyroidism: a current perspective. Arch Pathol Lab Med. 132(8): 1251–62, 2008
7. Seethala RR et al: Parathyroid lipoadenomas and lipohyperplasias: clinicopathologic correlations. Am J Surg Pathol. 32(12): 1854–67, 2008
8. Falchetti A, Marini F, Brandi ML. Multiple Endocrine Neoplasia Type 1. 1993–2005
9. Castleman B et al: Parathyroid hyperplasia in primary hyperparathyroidism: a review of 85 cases. Cancer. 38(4): 1668–75, 1976

甲状旁腺增生

图标和显微镜下特点

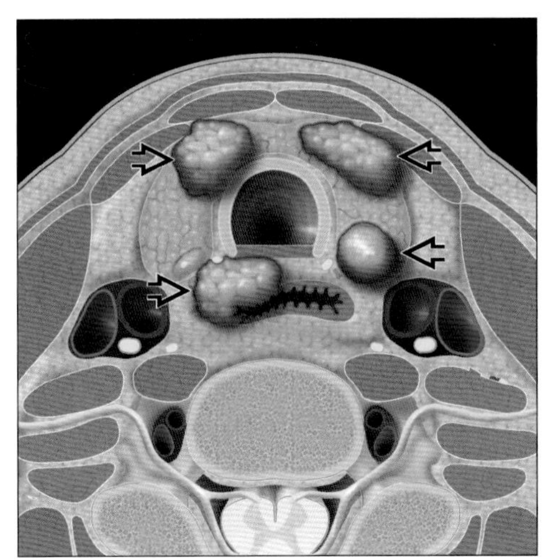

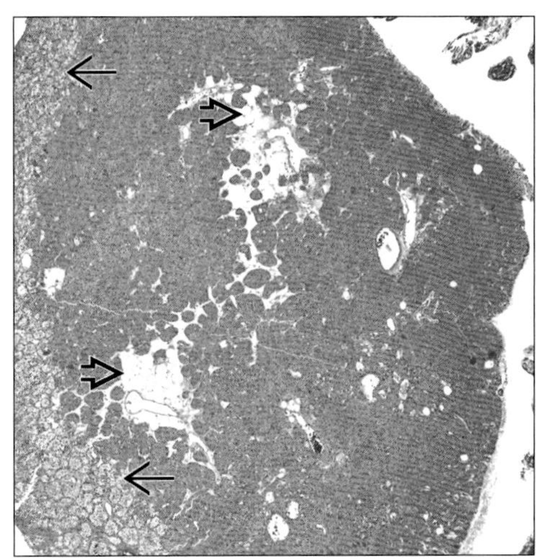

（左图）图示4个甲状旁腺全部增大➡。通常，腺体增生仅限于2个或3个，若仅有1个腺体增大，应与腺瘤鉴别。（右图）腺体增生呈结节状，可见少许基质脂肪➡，增生以嗜酸性细胞为主，也可见主细胞→，缺乏正常甲状旁腺组织轮廓

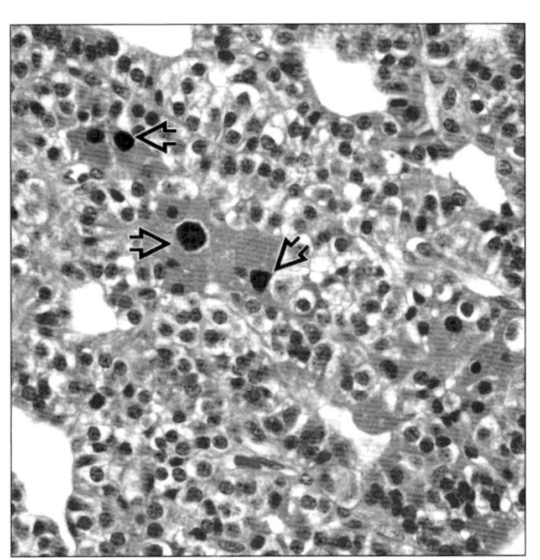

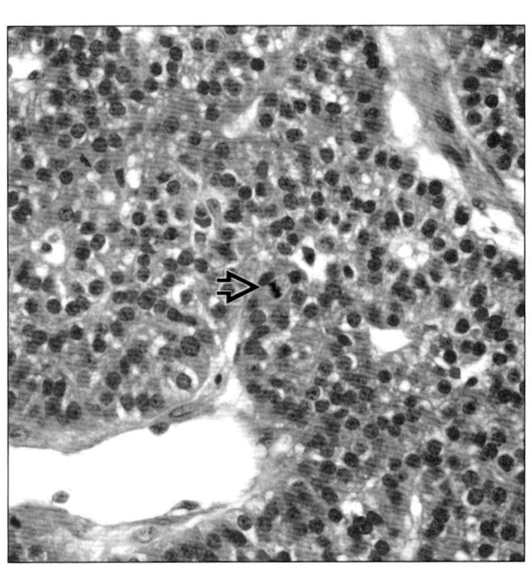

（左图）弥漫性细胞增生混杂有主细胞和嗜酸性细胞，嗜酸性细胞多形性增加且核深染➡。“有丝分裂象”

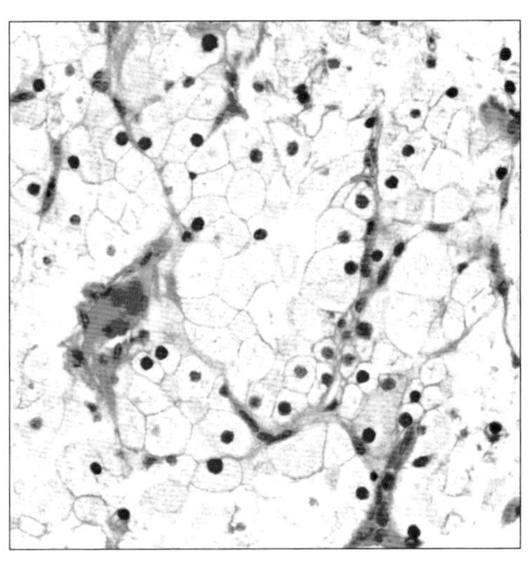

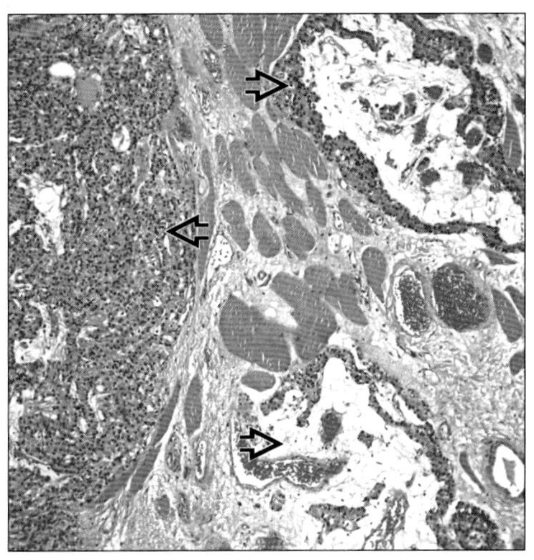

（左图）水-透明细胞增生示细胞透明胞质，很少引起HPT。（右图）甲状旁腺增生示颈部软组织中增生的甲状旁腺组织巢➡，不要误认为“转移”，缺乏成纤维细胞反应、浸润轮廓及癌症的组织学的特点。这种现象的发生可能由于刺激了胚胎细胞，从而在切除增大的甲状旁腺腺体后诱发复发性HPT

慢性甲状旁腺炎

要点

定义
- 甲状旁腺实质炎性浸润，可能与自身免疫相关

病因/发病机制
- 机制不清，可能与自身免疫相关
- 淋巴细胞浸润破坏性过程

临床表现
- 少见
- 老年多发
- 女性多于男性
- 可能累及一个以上甲状旁腺
  - 多灶疾病发生于干燥综合征（或其他免疫疾病）
- 很多患者无症状
- 腺体轻微增大（临床常检测不到）
- 可能发生于以下患者
  - 甲状旁腺功能亢进
  - 甲状旁腺功能减低
- 部分病例可见甲状旁腺组织抗体
- 如果临床需要，可给予支持治疗
- 疗效未知

大体检查
- 腺体轻度增生
- 表面特点非特异性

组织病理学检查
- 甲状旁腺实质内淋巴细胞聚集
- 实质可能正常或者增生
- 可能见到淋巴滤泡生成及生发中心
- 浆细胞为主
- 纤维细胞将腺体分割呈分叶状
- 可见到萎缩现象
- 有报道见实质破坏

鉴别诊断
- 甲状旁腺感染
  - 大量成熟淋巴细胞是主要病程
  - 散发血管浸润破坏
- 甲状旁腺癌
  - 显著非细胞性嗜酸性纤维化
  - 有以下成分浸润
  - 实质
  - 腺体外脂肪组织
  - 周围神经浸润
  - 血管浸润
  - 坏死
  - 显著核异型性
  - 大量有丝分裂象
- 淋巴瘤
  - 甲状旁腺可作为系统性疾病的一部分
  - 组织学特征包括：细胞单一、有丝分裂象、巨噬细胞易染体、免疫组织化学克隆性

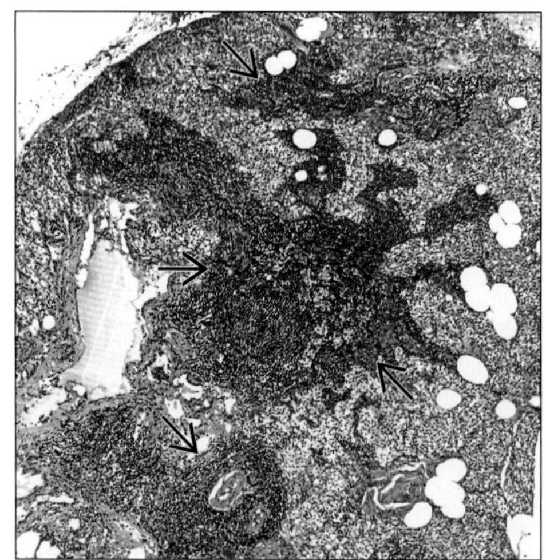

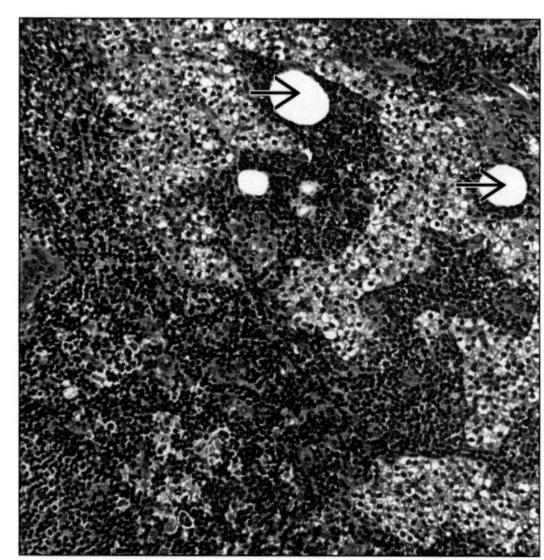

（左图）低倍镜视野下示→甲状旁腺实质细胞中的炎症细胞切片。这例中没有发育良好的生发中心，这种情况在实体标本中很常见。（右图）甲状旁腺实质细胞中或相邻区域间成片的淋巴细胞和浆细胞浸润切片。箭头示独立的间质脂肪细胞→

三发性甲状旁腺功能亢进症

要点

定义

- 甲状旁腺实质增生团块，与自主功能亢进相关
- 继发性HPT合并肾移植后肾透析的高血钙症患者

病因/发病机制

- 准确机制不清
  - 可能是钙“调节点”增高
  - 尽管血钙水平正常，甲状旁腺腺体也可刺激增生
  - 大量增生的甲状旁腺实质团块可诱发自主功能亢进
  - 如果大量增生腺体去除，参与的腺体可能受到抑制

临床表现

- 不常见
- 患病年龄范围广，基于慢性肾衰竭的发生率
- 无性别差异
- 甲状旁腺增大
- 肾脏疾病多年后发生高钙血症
  - 高钙血症是肾移植的显著威胁因素，需要即刻手术治疗
- 实验室指标
  - 钙离子增加
  - 甲状旁腺激素水平增加
  - 可能出现低磷血症
- 治疗
  - 治疗延误可导致肾移植失败
  - 甲状旁腺次全切除术
- 复发性HPT
  - 复发性HPT可见于10%的患者

大体检查

- 弥漫性或结节状腺体增生
  - 可能不对称增生
- 弥漫性增生：是正常腺体的10~20倍
- 结节性增生：是正常腺体的20~40倍

组织病理学检查

- 最常见增生的腺体（95%）
  - 小于5%三发性HPT为腺瘤引起
- 大部分实质由增生的主细胞构成
  - 可见孤立的嗜酸性细胞、转化细胞或透明细胞
- 常见出血、纤维化和（或）钙化
- 很少见有丝分裂和核异形
- 基质脂肪大量减少
  - 如果存在，分布于结节之间

鉴别诊断

- 甲状旁腺腺瘤
  - 单个腺体增大
  - 外周见萎缩或压迫的正常甲状旁腺组织
  - 缺乏脂肪的肿瘤压缩周围甲状旁腺并且界限清晰
  - 常为单一肿瘤细胞形态，腺体结构

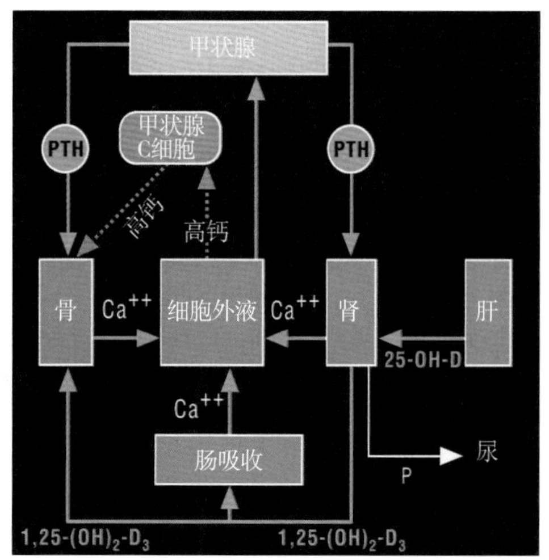

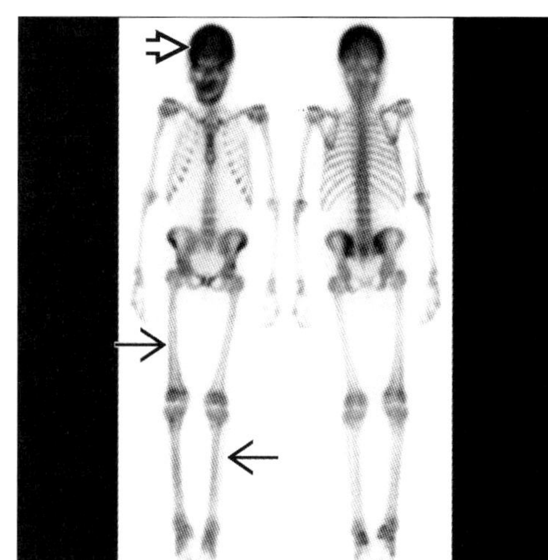

（左图）钙代谢由多个器官组成的复杂生物反馈机制调节的。PTH代表肾脏和骨骼来调节血钙水平，维生素D（1,25-二羟基维生素D）也参与钙代谢，包括肝脏、皮肤和小肠的各种转化。（右图）正面和背面骨扫描显示钙弥漫性吸收➩，中轴和四肢骨骼➞无软组织以及肾脏活性，典型的继发性或三发性HPT

甲状旁腺腺瘤

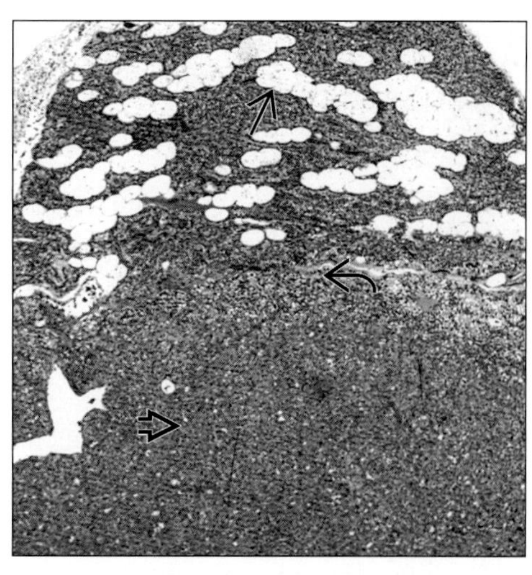

甲状旁腺腺瘤的特征是细胞增多、实质内脂肪减少➩，容易与正常甲状旁腺组织区分➝，显示基质脂肪➝

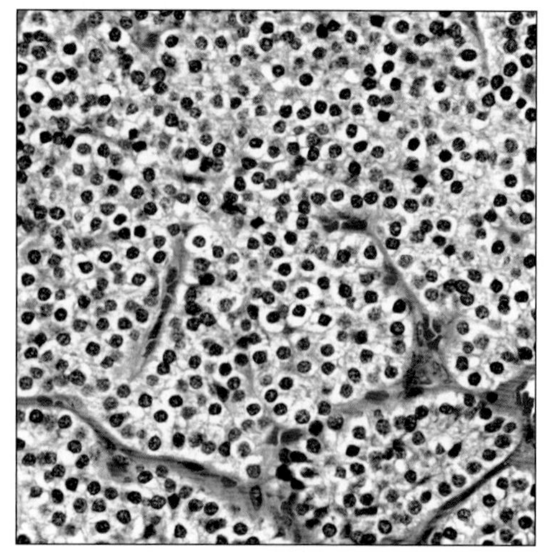

图片显示腺瘤完全由主细胞构成，这些主细胞的核较大，区别于正常腺体的主细胞。基质脂肪缺如

专业术语

定义

- 甲状旁腺实质细胞的良性肿瘤

病因/发病机制

特发性

- 无特殊诱因
- 一些研究发现与电离辐射有关

遗传性

- 可能与甲状旁腺功能亢进-颌骨肿瘤综合征（HPT-JT）有关
  - 常染色体显性遗传
  - 以甲状旁腺腺瘤或腺癌为主要特征
  - 颌骨骨纤维化病变（如下颌骨或上颌骨的骨化纤维瘤）
  - 肾囊肿或肿瘤
    - 80%患者伴发HPT
    - 肾脏病变包括肾囊肿、多囊肾、肾脏错构瘤
    - 肾乳头状细胞癌、肾皮质腺瘤、肾母细胞瘤
    - *HRPT2*基因定位于1q25-q31

临床表现

流行病学

- 发病率
  - 发病率不一
    - 因为缺乏统一的诊断标准
  - 单发腺瘤多与HPT有关
- 年龄
  - 范围广泛
    - 大多数发现于40~50岁
- 性别
  - 女性多于男性[(3~4)：1]

部位

- 90%患者腺瘤位于腺体常在的解剖位置
  - 下方的甲状旁腺更易受累
- 少数患者发生于任何存在甲状旁腺组织的位置
  - 异位位置包括纵隔、食管后软组织、甲状腺内及胸腺组织内
  - 有报道称腺体发生于迷走神经、心包或其他颈部软组织

症状

- 临床表现由于甲状旁腺增生，与原发性HPT相似
- 常规生化筛查及早期发现症状改变
  - 高钙血症可能偶然发现于无症状的患者
  - 很多患者主诉仅为乏力、虚弱或抑郁
- 肾结石发生于69%男性和36%女性，但发生率近年来降至5%~20%
- 以前常见的并发症，严重的骨病，现在很少发生
  - 骨质疏松（伴或不伴压缩性骨折）很常见
  - 关节软骨钙化及其他关节疾病（如假性痛风、真性痛风）
- 很少患者出现明显的包块

实验室检查

- 血清钙水平相较于原发主细胞增生患者更高
- 血清PTH升高
  - 正常血清PTH 210~310pg/ml
  - 升高程度取决于化验类型
- 低磷血症，高磷酸尿

治疗

- 手术方法
  - 广泛被接受的治疗包括

甲状旁腺腺瘤

要点

专业术语
- 起源于甲状旁腺实质细胞的良性肿瘤
- 没有特异性的病因
- 可能与甲状旁腺功能亢进-颌骨肿瘤综合征（HPT-JT）有关

临床表现
- 甲状旁腺功能亢进最常见的原因
- 临床发现与甲状旁腺增生导致的甲状旁腺功能亢进基本相似
  - 血清钙水平一般比原发主细胞增生患者的高

组织病理学检查
- 主要由主细胞组成
- 可有嗜酸性细胞，数量不定
- 约有50%的病例肿瘤周边可见非肿瘤性的甲状旁腺组织边缘
- 嗜酸性腺瘤由大细胞构成，伴有丰富的嗜酸性颗粒状胞质及深染的细胞核
- 脂肪腺瘤：少见的良性肿瘤，其特点为甲状旁腺实质细胞和间质脂肪细胞增生
- 不典型腺瘤：与甲状旁腺癌的部分特点相似，但是缺少侵袭性生长的证据

辅助检查
- Parafibromin
  - 阳性（核染色）
  - 甲状旁腺癌染色减少至缺失

- ■ 切除含腺瘤的腺体
- ■ 至少对另一个大小正常的腺体取活检

预后
- 术后甲状旁腺功能亢进复发可能是由于
  - 切除不完全
  - 肿瘤包膜破裂，瘤细胞溢出至术野
  - 甲状旁腺次全切除术后自体移植的甲状旁腺组织功能亢进
- 复发率显著不同可能反映了诊断分类的问题
  - 尤其是增生伴有结节的病例，可能被错误的诊断为腺瘤
- 在长期的随访中，多数非典型腺瘤证明是良性肿瘤
  - 治疗类似于典型的甲状旁腺腺瘤
  - 患者应随访，因为具有下列潜在可能性
    - ■ 甲状旁腺功能亢进复发
    - ■ 肿瘤局部复发
    - ■ 侵袭性生物学行为的证据（如转移）
- 纤维囊性骨炎
  - 也被称为“棕色瘤”
  - 可发生于任何病因导致的甲状旁腺功能亢进
    - ■ 与血钙升高的程度和持续的时间有关
  - 病变的特点为骨组织吸收，被纤维组织取代
  - 组织学特点包括
    - ■ 多核巨细胞和破骨细胞增生，伴出血和含铁血黄素沉积
    - ■ 随着时间推移，变性改变包括囊肿形成
    - ■ 组织学上不能与巨细胞肉芽肿相区别
  - 临床信息对于诊断非常必要

影像学检查

放射学检查
- 数个影像方法可用来定位功能亢进的甲状旁腺组织，包括
  - 取回流静脉血确定血清甲状旁腺激素水平
  - CT扫描，超声，MRI，铊吸收扫描，^{99m}Tc甲氧基异丁基异腈成像
- ^{99m}Tc甲氧基异丁基异腈成像最实用
  - 可以定位大于90%的腺瘤

大体检查

一般特征
- 几乎均为单发的
- 多数的“多发腺瘤”可能为不对称性的或结节状的增生
- 圆形的边界，质地硬，颜色呈棕色至褐色，被膜纤细
  - 可为卵圆形或分叶状
- 可在肿瘤周围见到残余的未受累的甲状旁腺组织
- 可见囊性变
  - 当囊性变明显时可掩盖肿瘤性增生的本质
  - 显著的囊性变常与瘢痕和钙化有关

大小
- 重量变化显著，多数为0.3~1.0g

组织病理学检查

组织学特征
- 主要由主细胞构成
  - 瘤细胞比非肿瘤性主细胞大，非肿瘤性主细胞位于边缘未受累的甲状旁腺组织内（如果存在的话）
  - 细胞核通常比非肿瘤性主细胞细胞核稍大
  - 细胞核为典型的圆形，位于中心或轻偏基底，核仁不显著
  - 胞质为典型的轻度嗜酸性，但可透明
  - 含有深染扩大的胞核的细胞，多核细胞通常呈分散分布或呈小聚簇灶
    - ■ 在缺少其他证据时不能作为恶性的诊断指标

甲状旁腺腺瘤

- 可出现数量不一的嗜酸性细胞
  - 可混合于主细胞，也可呈结节状聚集
  - 一些腺瘤完全由嗜酸性细胞构成
    - 即指“嗜酸性”或“嗜酸性细胞”腺瘤
- 细胞排列成板状、带状、巢状或腺样结构
  - 腺样结构形成可能含有嗜酸性的“胶质样”物质
  - 明显的小梁状结构不常见
- 有丝分裂象
- 约有50%的病例可见非肿瘤性的甲状旁腺组织边缘
  - 如果出现，将非常有助于区别腺瘤和增生
  - 通常含有丰富的脂肪间质细胞
  - 腺体实质细胞比肿瘤细胞小
  - 通常被结缔组织包膜与肿瘤分隔开
    - 包膜可能不明显或缺失
- 组织学变异体包括
  - 嗜酸性腺瘤
  - 脂肪腺瘤
  - 不典型腺瘤

变异型

- 嗜酸性腺瘤
  - 由大细胞构成，细胞含有丰富的嗜酸性颗粒状胞质和深染的细胞核
  - 可见分散的含有大的非典型胞核或多核的细胞
- 脂肪腺瘤
  - 即指甲状旁腺错构瘤
  - 少见的良性肿瘤，其特点为实质细胞和间质脂肪细胞增生
  - 有包膜
  - 可能与受压迫“正常”腺体边缘有关
  - 在小块的活检标本中很难被诊断为“异常”的甲状旁腺组织
    - 由于含有丰富的间质脂肪，很容易被误认为正常的甲状旁腺组织
    - 间质脂肪常含有纤维化或黏液样改变
    - 多数与甲状旁腺功能亢进有关
- 不典型腺瘤
  - 与甲状旁腺癌的部分特点相似，但是缺少侵袭性生长的证据
  - 不典型的组织学特点包括
    - 包膜不规则，不伴邻近软组织浸润
    - 生长特点令人担忧，但不是侵袭性诊断（血管侵犯，软组织侵犯）
    - 有丝分裂象
    - 小梁状生长，病变内纤维束，梭形细胞核
- 双发（多发）腺瘤
  - 是否有大于1个腺瘤发生仍有争议
    - 一些数据支持上述发生
    - 可能为不对称性增生

辅助检查

细胞学

- 偶尔增大的甲状旁腺因临床怀疑“孤立性甲状腺结节”而接受细针穿刺活检检查
- 细针穿刺活检的甲状旁腺组织包含
  - 多数裸露的细胞核和一小层细胞，有时形成腺泡或滤泡状结构
  - 可看到致密的胶质样物质呈小片聚集，但数量少
  - 一般为小细胞，细胞核大部分为圆形
    - 细胞核一般深染伴粗糙的染色质，为典型的神经内分泌细胞
    - 在散布的细胞中和偶见的大个不典型的裸露细胞核中核异型常见
  - May-Grunuald-Giemsa染色或Romanowsky染色
    - 胞质呈颗粒状，可表现为散落的大的异染性颗粒
  - 巴氏染色
    - 细胞胞质呈透明至细颗粒状
  - 与甲状腺滤泡上皮区别可能很困难
    - 细胞通常比甲状腺起源的细胞小
    - 免疫组织化学有助于鉴别诊断

组织化学

- 脂肪染色（油红O染色、苏丹黑染色）
  - 文献中关于在诊断中应用脂肪染色变化很大
  - 通常功能亢进的细胞，其间脂肪数量比正常细胞或受压的实质细胞明显减少

免疫组织化学

- 细胞角蛋白，神经内分泌标志物（嗜铬粒蛋白，突触素）
  - 阳性（胞质染色）
- 甲状旁腺激素
  - 阳性（胞质染色）
- 类纤维瘤蛋白
  - 为*HRPT2*基因的蛋白质产物，为甲状旁腺功能亢进-颌骨肿瘤（HPT-JT）综合征的病因
  - 阳性（细胞核染色）
  - 腺瘤中呈一致性表达
  - 下列情况染色减少至缺失
    - 甲状旁腺癌（但可能出现）
    - HPT-JT相关的腺瘤（但可能出现）
- CD4阳性
  - 细胞表面染色
  - 限于主细胞
  - 嗜酸性细胞无反应
- 甲状腺球蛋白、TTF-1阴性
- Ki-67（MIB-1）增生指数低
  - 指数大于5%癌的可能性增加，但需要确定性的发现

- 增生指数对于鉴别腺瘤和癌应用有限

分子遗传学

- 细胞周期蛋白D1改变
- 11q染色体杂合现象丢失
- 腺瘤性肠息肉病（APC）表达
  - APC肿瘤抑制蛋白表达减少或缺失与甲状旁腺恶性肿瘤相关
    - 腺瘤表达APC
    - APC丢失常为癌的分子事件，而不是腺瘤
    - 不典型腺瘤APC表达丢失可能预示着癌

电镜

- 可有大量微绒毛
  - 被认为是神经内分泌活动处于较高水平的反映
- 较非肿瘤性细胞含有丰富的粗糙内质网和高尔基体
- 可见环孔片层

鉴别诊断

甲状旁腺增生

- 多个腺体增大
- 多个腺体中PPD组织形态学改变
- 缺少正常和（或）萎缩腺体的边缘

甲状旁腺癌

- 血钙和血PTH水平比甲状旁腺腺瘤和甲状旁腺增生高
- 临床上可与周围组织粘连
  - 由于粘连导致手术切除困难
  - 甲状旁腺腺瘤和甲状旁腺增生与周围组织无粘连
    - 例外情况见于前期外伤（如前期手术、细针穿刺活检后）
    - 前期手术可形成瘢痕导致与周围组织粘连
    - 组织学证据包括含铁血黄素沉积，胆固醇肉芽肿，异物巨细胞反应
- 诊断性的组织学特点包括
  - 血管侵犯，侵犯邻近结构（如甲状腺及其他），嗜神经性，转移
- 类纤维瘤和APC肿瘤抑制蛋白表达减少或丢失
  - 类纤维瘤蛋白染色（细胞核）减少至缺失
    - 一些癌可为阳性
  - APC表达丢失是癌常见的分子事件

参考文献

1. Juhlin CC et al: Parafibromin and APC as screening markers for malignant potential in atypical parathyroid adenomas. Endocr Pathol. 21(3): 166–77, 2010
2. Lieu D: Cytopathologist-performed ultrasound-guided fine-needle aspiration of parathyroid lesions. Diagn Cytopathol. 38(5): 327–32, 2010
3. Iacobone M et al: Hyperparathyroidism-jaw tumor syndrome: a report of three large kindred. Langenbecks Arch Surg. 394(5): 817–25, 2009
4. Mihai R et al: Surgical strategy for sporadic primary hyperparathyroidism an evidence-based approach to surgical strategy, patient selection, surgical access, and reoperations. Langenbecks Arch Surg. 394(5): 785–98, 2009
5. DeLellis RA et al: Primary hyperparathyroidism: a current perspective. Arch Pathol Lab Med. 132(8): 1251–62, 2008
6. Delellis RA: Challenging lesions in the differential diagnosis of endocrine tumors: parathyroid carcinoma. Endocr Pathol. 19(4): 221–5, 2008
7. Gill AJ et al: Loss of nuclear expression of parafibromin distinguishes parathyroid carcinomas and hyperparathyroidism-jaw tumor (HPT-JT) syndrome-related adenomas from sporadic parathyroid adenomas and hyperplasias. Am J Surg Pathol. 30(9): 1140–9, 2006
8. Simonds WF et al: Familial isolated hyperparathyroidism is rarely caused by germline mutation in HRPT2, the gene for the hyperparathyroidism-jaw tumor syndrome. J Clin Endocrinol Metab. 89(1): 96–102, 2004
9. Tan MH et al: Loss of parafibromin immunoreactivity is a distinguishing feature of parathyroid carcinoma. Clin Cancer Res. 10(19): 6629–3 7, 2004
10. Shattuck TM et al: Somatic and germ-line mutations of the HRPT2 gene in sporadic parathyroid carcinoma. N Engl J Med. 349(18): 1722–9, 2003
11. Carpten JD et al: HRPT2, encoding parafibromin, is mutated in hyperparathyroidism-jaw tumor syndrome. Nat Genet. 32(4): 676–80, 2002
12. Snover DC et al: Mitotic activity in benign parathyroid disease. Am J Clin Pathol. 75(3): 345–7, 1981
13. Weiland LH et al: Lipoadenoma of the parathyroid gland. Am J Surg Pathol. 2(1): 3–7, 1978

甲状旁腺腺瘤

影像学和显微镜下特征

(左图)图示为孤立增大的甲状旁腺⇨，边界为圆形，压迫食管↗，但无浸润性生长，如果有浸润性生长则考虑甲状旁腺癌。腺瘤通常容易被切除。(右图)注射药物90分钟后行颈部^{99m}Tc甲氧基异丁基异腈扫描，前面(左)和侧面(右)显示甲状旁腺腺瘤➡，位于右侧甲状腺腺叶下面的后方

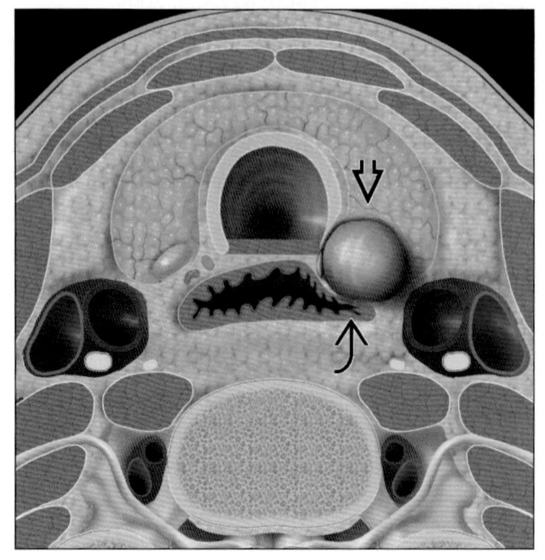

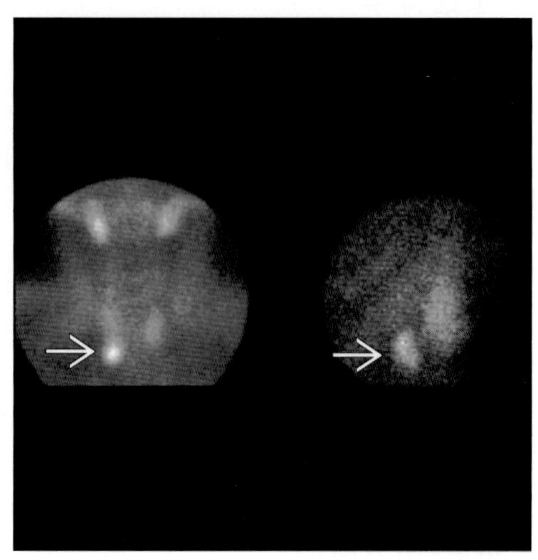

(左图)混合的细胞类型包括胞质为兼嗜性或透明⇨的主细胞以及胞质嗜酸性改变的混合细胞↗。(右图)甲状旁腺嗜酸性细胞腺瘤完全由嗜酸性细胞构成⇨，没有间质脂肪。间质脂肪→将腺瘤与正常的甲状旁腺边缘分开↗，腺瘤细胞的细胞核比非肿瘤性甲状旁腺细胞的细胞核大

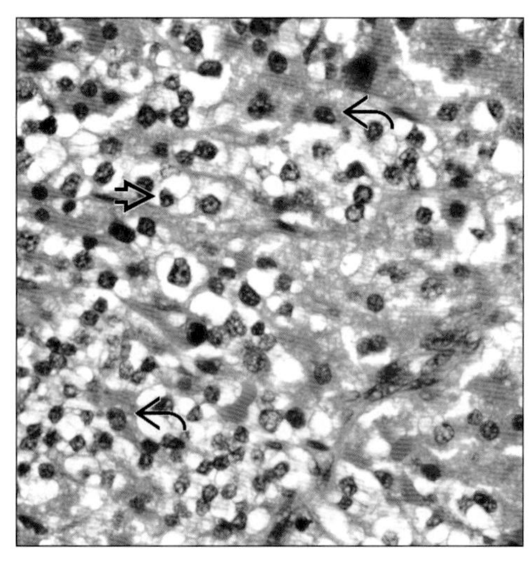

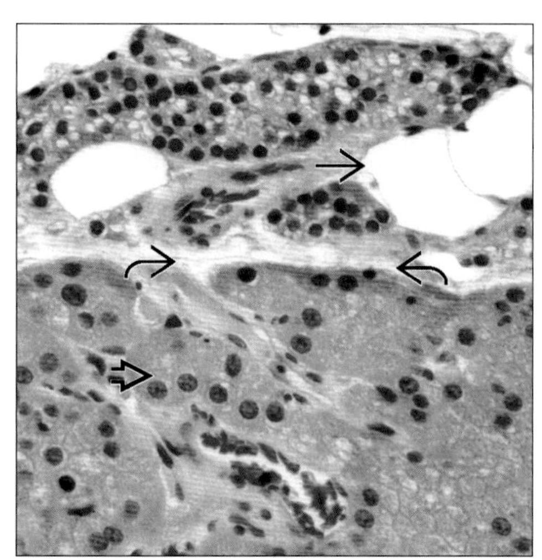

(左图)甲状旁腺腺瘤(PA)显示滤泡状生长方式，可与甲状腺滤泡肿瘤相混淆。滤泡内的嗜酸性物质类似于胶质⇨，但是与胶质不同的是甲状腺球蛋白免疫染色阴性(未显示)。(右图)PA显示显著的核异型性，显著增大、多形性和深染的细胞核⇨。细胞核多形性使诊断癌的可能性升高，但不是甲状旁腺癌的诊断标准

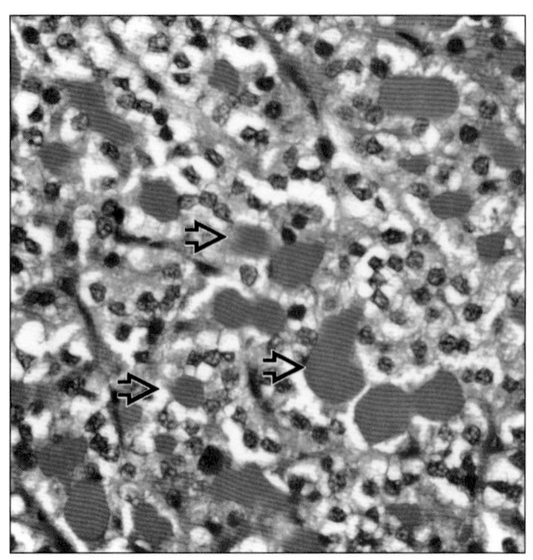

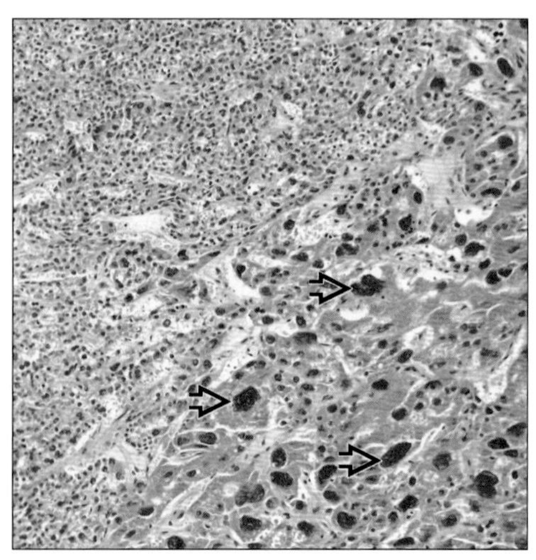

甲状旁腺腺瘤

显微镜下和组织病理学特征

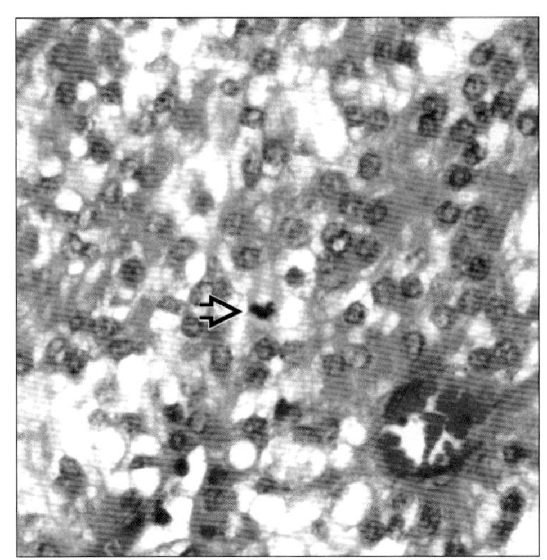

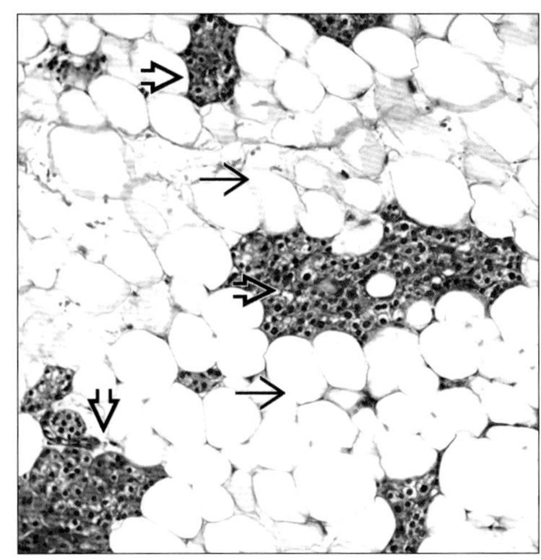

（左图）图示甲状旁腺有丝分裂象⇨可见于良性甲状旁腺增生（即增生，腺瘤），但不是甲状旁腺癌的诊断标准。（右图）脂肪腺瘤是一种独特的甲状旁腺腺瘤，引起甲状旁腺功能亢进，由增生的实质主细胞⇨和丰富的间质脂肪细胞构成→

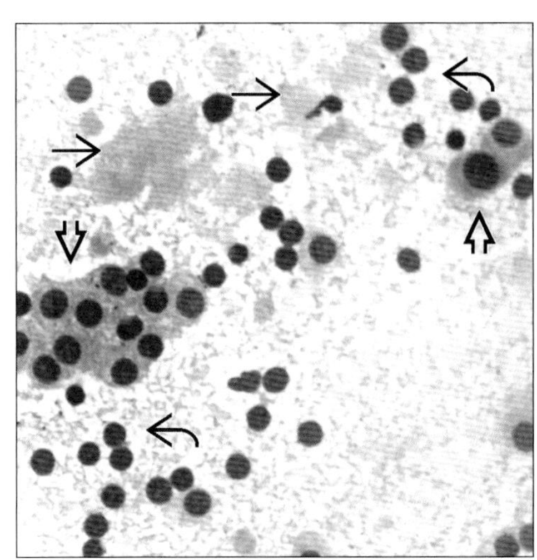

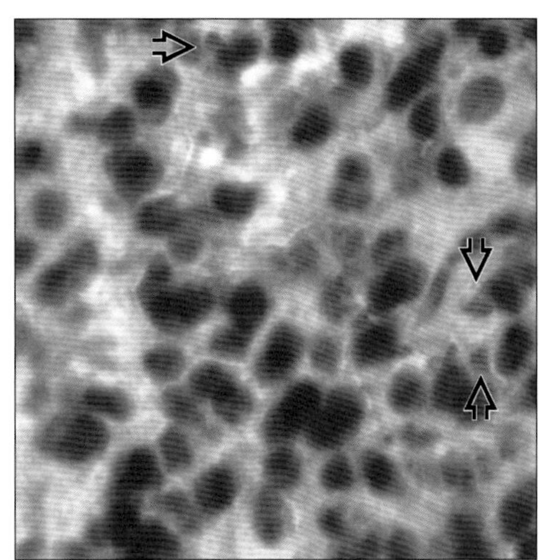

（左图）颈部肿物涂片示黏附的小上皮细胞群⇨及粉红色的胶质样物质的碎片→提示为甲状旁腺滤泡病变。胶质样物质稀疏，细胞易碎，导致涂片可见多数裸露的细胞核↩，这些发现支持甲状旁腺病变诊断。（右图）冰冻切片示腺瘤细胞内⇨少量脂肪。脂质减少提示为高功能病变，因为正常细胞含有丰富的脂肪

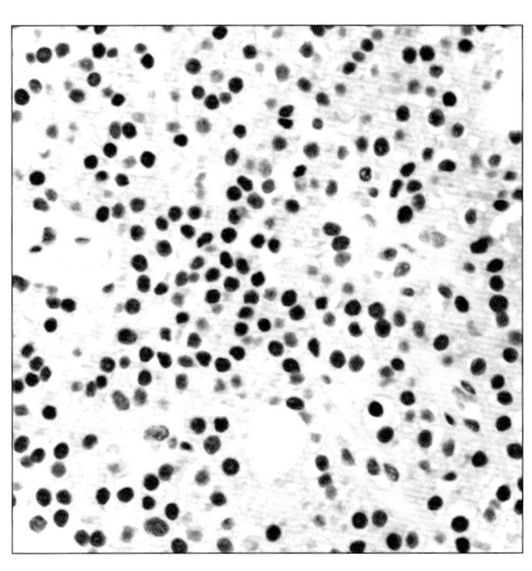

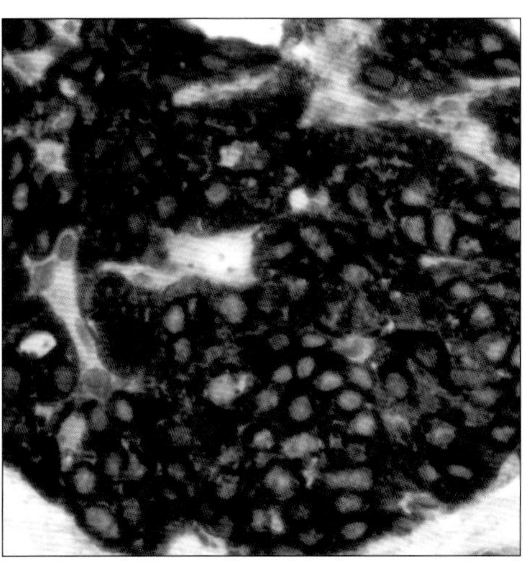

（左图）甲状旁腺腺瘤示弥漫性类纤维瘤蛋白染色，（细胞核）类纤维瘤蛋白表达被认为有助于鉴别腺瘤和癌。甲状旁腺癌表现为类纤维瘤蛋白表达减少或消失。（右图）甲状旁腺腺瘤示甲状旁腺激素（PTH）胞质染色。如果判断病变是否来源于甲状旁腺存在疑问，那么PTH表达可以确定为甲状旁腺增生

甲状旁腺癌

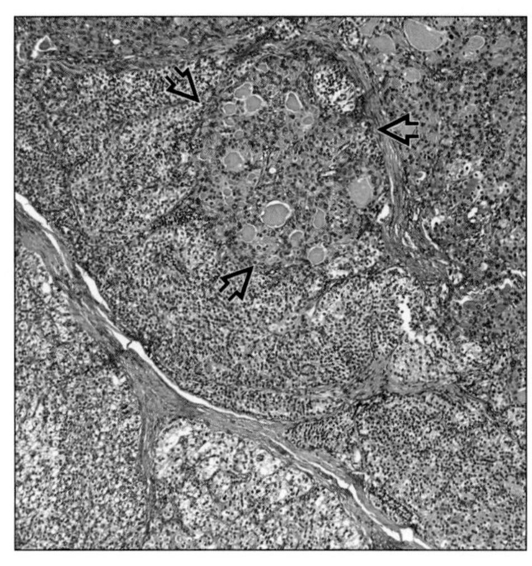

HE染色示侵袭性甲状旁腺癌几乎完全包裹甲状腺组织➡，与甲状腺粘连是恶性的组织学特点之一

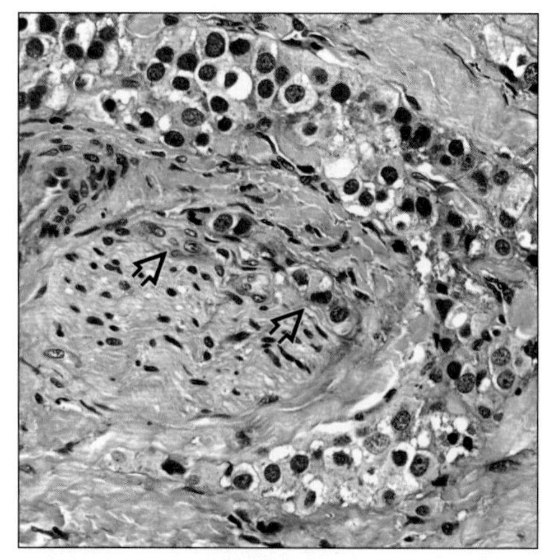

没有一个组织学特点对于甲状旁腺癌是诊断性的，神经内➡或神经周围侵犯是仅见于癌的一个特点，尽管只有约5%的肿瘤出现

专业术语

缩写

- 甲状旁腺激素（PTH）
- 遗传性甲状旁腺功能亢进-颌骨肿瘤综合征（HPT-JT）

定义

- 甲状旁腺实质细胞恶性肿瘤
  - 甲状旁腺内无恶性脂肪肿瘤

病因/发病机制

放射线

- 颈部放射线照射被认为是致病因素

遗传

- 甲状旁腺功能亢进-颌骨肿瘤综合征（1号染色体HRPT2位点）

增生

- 继发性甲状旁腺增生是可能的危险因素

临床表现

流行病学

- 发病率
  - 在西方国家占原发性甲状旁腺功能亢进症的比例小于2%
- 年龄
  - 年龄分布范围广，但主要为老年患者
- 性别
  - 性别分布平均
    - 与甲状旁腺腺瘤显著多见于女性不同
    - 进一步支持了甲状旁腺癌是从头发生的，而不是起源于腺瘤的观点
- 种族
  - 日本患者癌的发病率较高（5%的原发性甲状旁腺功能亢进）

部位

- 起源于任何可发现甲状旁腺的部位
  - 下甲状旁腺稍多见

症状

- 过多甲状旁腺激素分泌的效应和高钙血症引起的症状
- 非特异性症状包括虚弱、疲劳、厌食、体重减轻、恶心、呕吐、多尿、烦渴多饮
- 肾结石，肾钙质沉着症，肾功能不全和骨“棕色瘤”常见于血钙升高的患者，甲状旁腺癌更常见
  - 甲状旁腺癌伴发的骨和结石病比甲状旁腺腺瘤常见
- 可触及的颈部肿物，通常不易切除
  - 由于与软组织、神经（喉返神经）和（或）甲状腺粘连
  - 超过75%的甲状旁腺癌患者可见
- 喉返神经受累导致的声音嘶哑常见
  - 喉返神经麻痹伴原发性甲状旁腺功能亢进提示甲状旁腺癌可能

实验室检查

- 血钙水平明显升高（大于16mg/dL）在癌中更常见
- 极高的PTH水平（大于1000ng/L）
- 血碱性磷酸酶升高（大于200IU/L）

治疗

- 选择、风险及并发症
  - 必须治疗甲状旁腺激素和高钙血症导致的代谢障碍
    - 钙代谢对心血管系统有不利影响
  - 喉返神经损害或受累可致声音嘶哑

甲状旁腺癌

要点

专业术语
- 甲状旁腺实质细胞恶性肿瘤

临床表现
- 占原发性甲状旁腺功能亢进症的比例小于2%
- PTH过多分泌和高钙血症引起的症状
- 同时发生的骨病和肾结石在甲状旁腺癌中更常见
- 可触及的颈部肿物，手术切除困难
- 血钙大于16mg/dL，血PTH大于1000ng/L提示为甲状旁腺癌
- 约达60%的患者有复发
- 术中甲状旁腺包膜破裂可导致甲状旁腺组织种植

组织病理学检查
- 肿瘤伴包膜和血管侵犯
- 神经周围侵犯几乎是特异性的特点
- 显著的、嗜酸性的不规则巨细胞核
- 肿瘤细胞坏死（粉刺样坏死）
- 小梁状生长，被粗的无细胞的束状纤维分隔

辅助检查
- *HRPT2*基因突变与癌发生有关

鉴别诊断
- 甲状旁腺腺瘤
- 甲状腺髓样癌
- 甲状腺滤泡性腺癌
- 转移性肾细胞癌

- 手术方法
  - 第一次手术完整彻底的切除可获最好的结果

预后
- 惰性肿瘤5年生存率可达85%
  - 10年生存率约为50%
- 约达60%的患者有复发
  - 通过对高钙血症复发的患者进行局部研究证实
  - 一旦复发，治愈是不可能的，虽然姑息手术可以延长生存期
  - 手术至第一次复发的平均时间一般小于3年
- 术中甲状旁腺包膜破裂可导致邻近甲状旁腺组织种植
  - 切开活检也可造成肿瘤细胞种植
- 转移最常累及肺、骨、颈部和纵隔淋巴结、肝
  - 当发现转移时，这些患者最终死于该病
  - 良性的“棕色瘤”（由显著的甲状旁腺功能亢进引起）可出现类似骨转移的表现
  - 骨化纤维瘤、HPT-JT综合征的组成部分，也可出现类似骨转移的表现

影像学表现

一般特征
- ^{99m}Tc甲氧基异丁基异腈扫描阳性，可以确定部位，但不能与腺瘤相区别
- CT和MRI可发现肿物，但没有特异性的特点

大体检查

一般特征
- 肿瘤体积大
- 与软组织、甲状腺和神经粘连
- 切面质硬，颜色呈灰白色
- 可见中央坏死
- 如果有过既往手术史应提高警惕，因为瘢痕和出血可类似于“侵袭”

大小
- 范围：1.5~6.0cm
- 平均：3cm

组织病理学检查

组织学特征
- 除了转移，没有一个组织学特点对甲状旁腺癌是具有诊断确定性的
- 一组特点常可支持诊断
- 神经周围侵犯几乎是特异性病征
  - 仅见于约5%的病例
- 肿瘤细胞坏死（粉刺样坏死）
- 主细胞肿瘤较嗜酸性细胞肿瘤普遍
- 与甲状腺粘连
- 软组织扩展
- 包膜侵犯
  - 退化的纤维组织包围上皮细胞可类似于侵袭
  - 自体移植的增生甲状旁腺组织表面上呈侵袭性生长方式
- 血管侵犯
  - 血管腔内皮细胞受侵犯或血管内瘤栓形成
  - 在肿瘤包膜或周围软组织发现，而不是在肿瘤内
- 肿瘤细胞间粗的无细胞的束状纤维组织
  - 倾向于血管周围分布或起源
  - 可混有含铁血黄素和出血
- 小梁状生长高度提示为恶性
  - 实性的、弥漫性的或类器官样生长提示为恶性，但不具有诊断性
- 血管周围栅栏状排列的肿瘤细胞
- 肿瘤细胞形状单一，尽管可见明显的多形性
- 高核质比
- 梭形肿瘤细胞

甲状旁腺癌

- 显著的、嗜酸性的不规则巨细胞核
- 有丝分裂象增加，包括不典型有丝分裂象
  - 50高倍视野下大于5个应怀疑恶性可能
- 细胞呈梭形，“西瓜子状”和核固缩提示为恶性

非典型腺瘤
- 腺瘤和癌的中间类型
- 甲状旁腺肿瘤缺乏侵袭性的确凿证据，但是表现某些特点而怀疑为恶性
- 恶性潜能不确定，需要密切的临床随访
  - 长期随访常显示良性过程

辅助检查

细胞学
- 区分甲状腺和甲状旁腺可能很困难
- 不能区分良性肿瘤和原发恶性肿瘤
- 嗜铬粒蛋白、甲状旁腺激素和角蛋白免疫反应阳性

冰冻切片
- 对鉴别良恶性无价值

流式细胞学
- 无帮助：腺瘤为非整倍体，癌常为二倍体

细胞遗传学
- 有意义，甲状旁腺腺瘤有许多基因改变，包括11q（*MEN1*基因位置），而癌中很少见基因改变
- 甲状旁腺癌为原发性（并非来源于腺瘤）
  - 甲状旁腺癌没有被证明是MEN1肿瘤
- *HRPT2*基因突变（该肿瘤抑制基因种系突变失活），位于1q25，引起HPT-JT和某些散发甲状旁腺癌
  - 基因编码类纤维瘤蛋白，甲状旁腺癌中缺失（缺少核染色）
- 细胞周期蛋白D1在癌中过表达
- 甲状旁腺癌染色体13q重复丢失（CGH和分子等位基因）
  - 13q被认为是含有视网膜母细胞瘤（RB1）和*BRCA2*肿瘤抑制基因的区域
- 1p32.3-36.2杂合性丢失
- Rb蛋白表达减少

鉴别诊断

甲状旁腺腺瘤
- 既往颈部手术或颈部操作导致鉴别困难
- 腺瘤通常体积小，但当腺瘤体积增大时，倾向于伴有纤维化、含铁血黄素沉积和囊肿形成
- 甲状旁腺癌中很少见未受累的或正常的甲状旁腺实质边缘
- 腺瘤细胞体积明显增大，但没有显著的细胞核
- 有丝分裂象减少（Ki-67标记指数大于5%应怀疑恶性）
- 腺瘤中下列阳性
  - p27
  - Bcl-2
  - MDM2
  - 类纤维瘤蛋白

甲状腺髓样癌
- 直接扩展或转移
- 嗜铬粒蛋白阳性，降钙素和CEA-m也呈阳性

甲状腺滤泡性腺瘤
- “滤泡”型于两种肿瘤中均可见
- 甲状腺肿瘤有嗜酸性胞质
  - 甲状旁腺肿瘤为透明胞质和显著的细胞边界
- 甲状腺转录因子1和甲状腺球蛋白阳性

转移性肾细胞癌
- 可以作为透明细胞肿瘤在甲状旁腺中出现
- 血管状或窦隙状生长
- 渗出的红细胞有助于鉴别
- 波形蛋白、RCC、CD10和EMA免疫反应没有帮助
  - 肾肿瘤和甲状旁腺肿瘤均呈阳性反应

分级

系统
- 没有分级系统可用

分期

系统
- 没有AJCC分期标准

参考文献

1. Owen RP et al: Parathyroid carcinoma: A review. Head Neck. Epub ahead of print, 2010
2. Thompson LD: Parathyroid carcinoma. Ear Nose Throat J. 88(1): 722-4, 2009
3. Delellis RA: Challenging lesions in the differential diagnosis of endocrine tumors: parathyroid carcinoma. Endocr Pathol. 19(4): 221-5, 2008
4. Fakhran S et al: Parathyroid imaging. Neuroimaging Clin N Am. 18(3): 537-49, ix, 2008
5. Marcocci C et al: Parathyroid carcinoma. J Bone Miner Res. 23(12): 1869-80, 2008
6. DeLellis RA: Parathyroid carcinoma: an overview. Adv Anat Pathol. 12(2): 53-61, 2005
7. Woodard GE et al: Parafibromin, product of the hyperparathyroidism-jaw tumor syndrome gene HRPT2, regulates cyclin Dl/PRAD1 expression. Oncogene. 24(7): 1272-6, 2005
8. Erickson LA et al: Oxyphil parathyroid carcinomas: a clinicopathologic and immunohistochemical study of 10cases. Am J Surg Pathol. 26(3): 344-9, 2002

甲状旁腺癌

免疫组织化学

抗体	反应	染色部位	注释
嗜铬粒蛋白 A	阳性	胞质	几乎所有肿瘤细胞
PTH	阳性	胞质	几乎所有肿瘤细胞
CK-PAN	阳性	胞质	
CK7	阳性	胞质	
CK18	阳性	胞质	
RCC	阳性	胞膜和胞质	细腻的染色，常呈局灶性
CD10	阳性	胞膜和胞质	多数肿瘤阳性
EMA	阳性	胞质	多数肿瘤细胞反应
p16	阳性	胞核	
细胞周期蛋白 D1	阳性	胞核	多数癌中过表达
Ki-67	阳性	胞核	大于 5% 有助于鉴别良恶性
S-100	阳性		神经染色（而不是肿瘤细胞）可监测神经周围侵犯
类纤维瘤蛋白	阴性	胞核	腺瘤常阳性，癌常阴性
甲状腺转录因子 1	阴性		
甲状腺球蛋白	阴性		

9. Isotalo PA et al: Presence of birefringent crystals is useful in distinguishing thyroid from parathyroid gland tissues. Am J Surg Pathol. 26(6): 813–4, 2002
10. Kameyama K et al: Parathyroid carcinomas: can clinical outcomes for parathyroid carcinomas be determined by histologic evaluation alone? Endocr Pathol. 13(2): 135–9, 2002
11. Gupta A et al: Disseminated brown tumors from hyperparathyroidism masquerading as metastatic cancer: a complication of parathyroid carcinoma. Am Surg. 67(10): 951–5, 2001
12. Shane E: Clinical review 122: Parathyroid carcinoma. J Clin Endocrinol Metab. 86(2): 485–93, 2001
13. Kytölä S et al: Patterns of chromosomalimbalances in parathyroid carcinomas. Am J Pathol. 157(2): 5 79–86, 2000
14. Farnebo F et al: Evaluation of retinoblastoma and Ki-67immunostaining as diagnostic markers of benign and malignant parathyroid disease. World J Surg. 23(1): 68–74, 1999
15. Vasef MA et al: Expression of cyclin D1 in parathyroid carcinomas, adenomas, and hyperplasias: a paraffin immunohistochemical study. Mod Pathol. 12(4): 412–6, 1999
16. Agarwal SK et al: Comparative genomic hybridization analysis of human parathyroid tumors. Cancer Genet Cytogenet. 106(1): 30–6, 1998
17. Carling T et al: Parathyroid MEN1 gene mutations in relation to clinical characteristics of nonfamilial primary hyperparathyroidism. J Clin Endocrinol Metab. 83(8): 2960–3, 1998
18. Bondeson L et al: Cytopathological variables in parathyroid lesions: a study based on 1, 600 cases of hyperparathyroidism. Diagn Cytopathol. 16(6): 476–82, 1997
19. Vargas MP et al: The role of prognostic markers (MiB-l, RB, and bcl-2) in the diagnosis of parathyroid tumors. Mod Pathol. 10(1): 12–7, 1997
20. Cinti S et al: Ultrastructure of human parathyroid cells in health and disease. Microsc Res Tech. 32(2): 164–79, 1995
21. Lloyd RV et al: Immunohistochemical Analysis of the Cell Cycle-Associated Antigens Ki-67 and Retinoblastoma Protein in Parathyroid Carcinomas and Adenomas. Endocr Pathol. 6(4): 279–287, 1995
22. Hakaim AG et al: Parathyroid carcinoma: 50-year experience at The Cleveland Clinic Foundation. Cleve Clin J Med. 60(4): 331–5, 1993
23. Smith JF: The pathological diagnosis of carcinoma of the parathyroid. Clin Endocrinol (Oxf). 38(6): 662, 1993
24. Mallette LE: DNA quantitation in the study of parathyroid lesions. A review. Am J Clin Pathol. 98(3): 305–11, 1992
25. Sandelin K et al: Prognostic factors in parathyroid cancer: a review of 95 cases. World J Surg. 16(4): 724–31, 1992
26. Wynne AG et al: Parathyroid carcinoma: clinical and pathologic features in 43 patients. Medicine (Baltimore). 71(4): 197–205, 1992
27. Bondeson AG et al: Fat staining in parathyroid disease--diagnostic value and impact on surgical strategy: clinicopathologic analysis of 191 cases. Hum Pathol. 16(12): 1255–63, 1985

甲状旁腺癌

放射学和显微镜下特征

（左图）4小时延迟的放射性核素扫描（甲氧异腈）示颈部一个信号肿物。该检查不能鉴别甲状旁腺肿瘤良恶性，但是提示为肿瘤而非增生导致甲状旁腺功能亢进。（右图）肿瘤岛侵袭到肿瘤包膜以外，这一发现高度提示为甲状旁腺癌

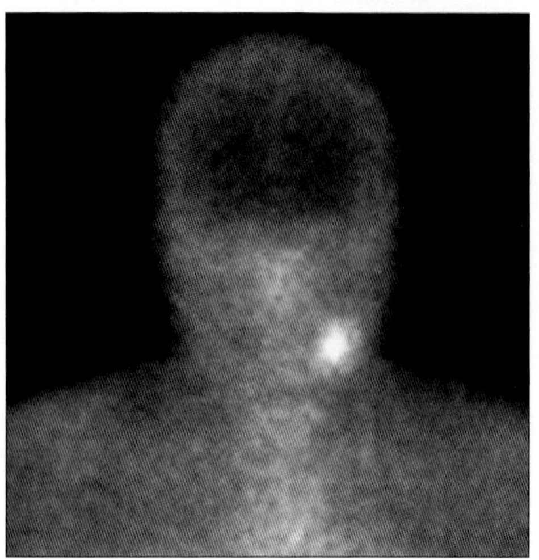

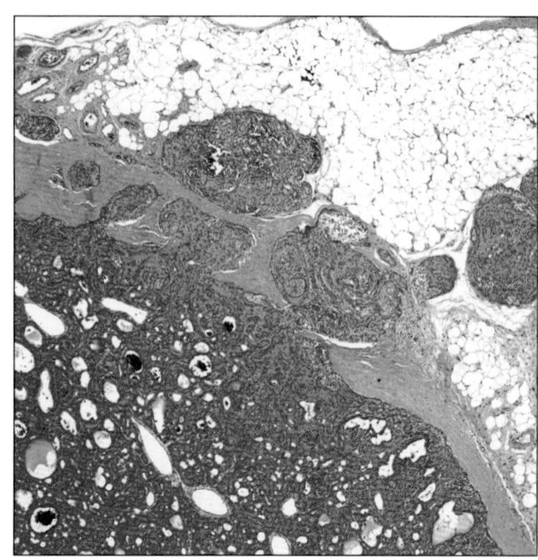

（左图）HE染色示血管腔内充满肿瘤细胞，像这种瘤栓不是良性病变的特点。（右图）肿瘤细胞排列成小梁状结构，被纤细的纤维结缔组织束分隔，小梁通常8~10个细胞宽，这不是腺瘤的特点，尽管腺瘤中可见到局部小梁结构

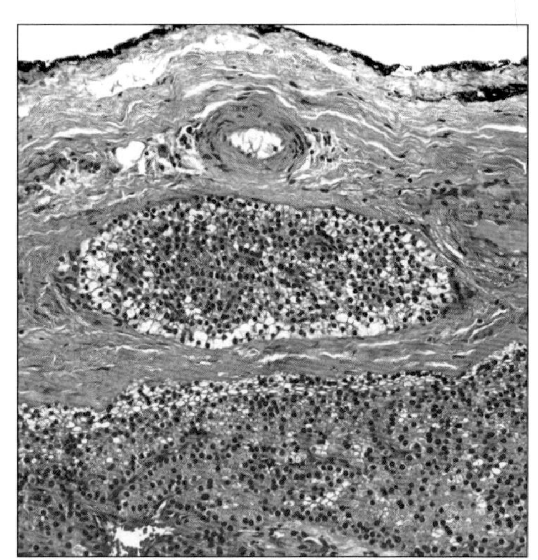

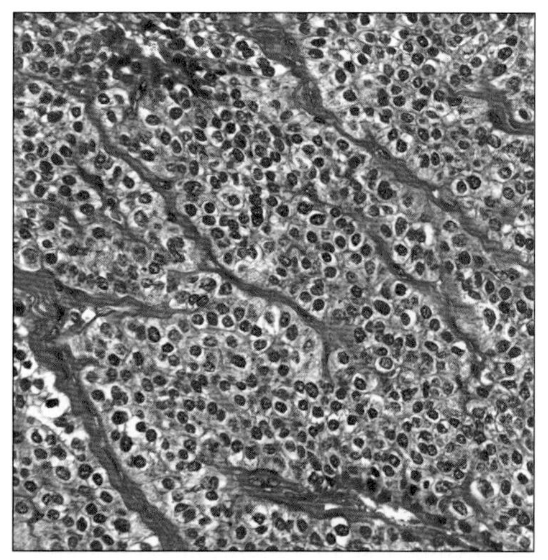

（左图）癌组织中常可见巨大的、致密的、无细胞结构的嗜酸性纤维化。这些纤维化常起源于血管周围⇨，没有相关的含铁血黄素和变性。（右图）肿瘤示从一种形式向另一种形式的突然转变，呈现完全不同的组织学外观。视野下方→示肿瘤细胞群，比视野上方细胞的核质比明显升高，并且有更多的腺样结构

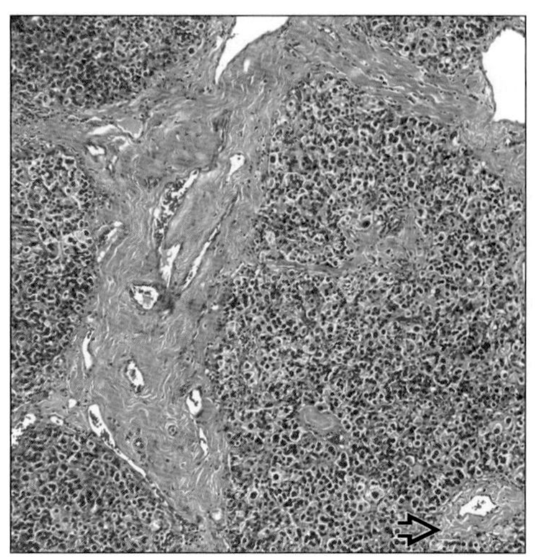

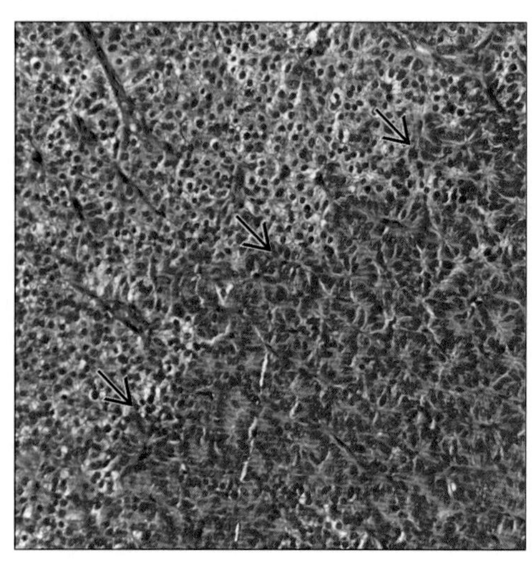

甲状旁腺癌

显微镜下和免疫组织学特征

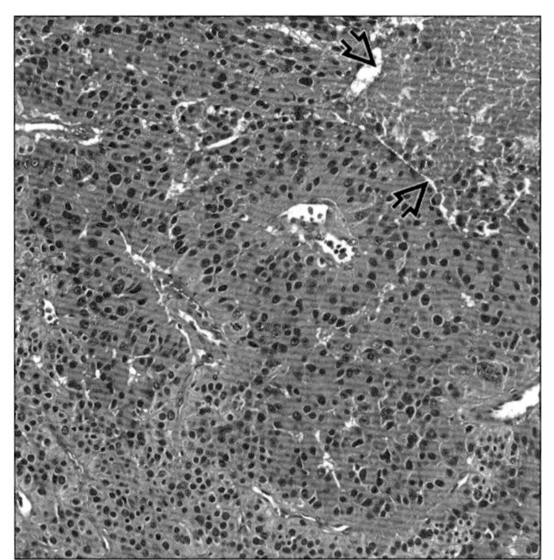
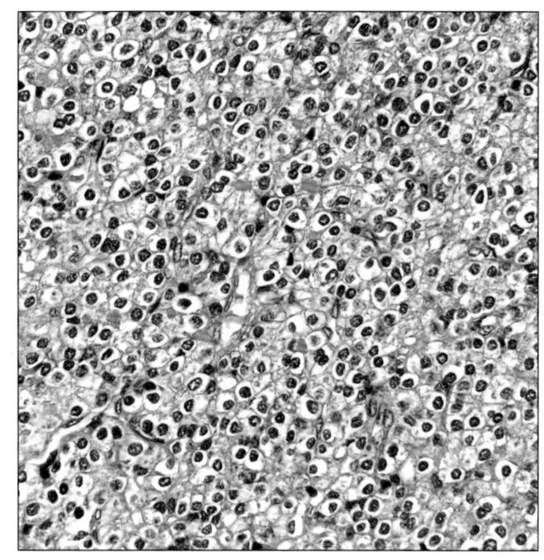

（左图）HE染色示嗜酸性肿瘤细胞群，细胞体积明显增大，可见肿瘤细胞坏死[⇨]。良性病变中不出现真性肿瘤细胞坏死。（右图）肿瘤细胞呈片状分布，核质比升高，核深染及核周晕，突显了细胞边界

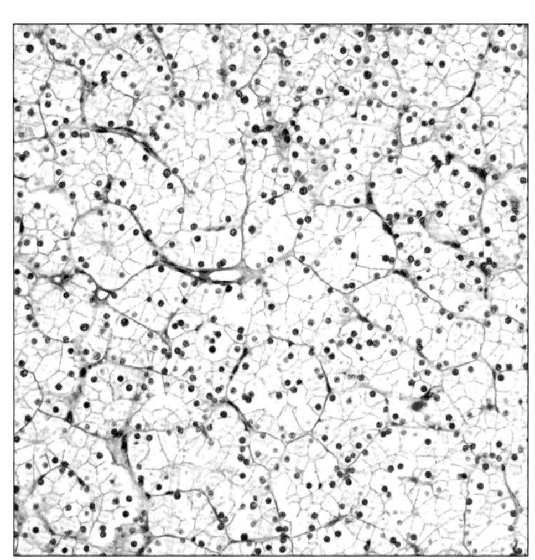
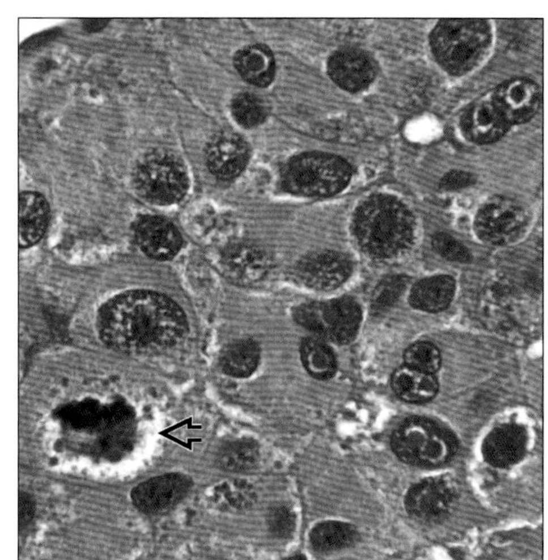

（左图）细胞透明样变在甲状旁腺癌中不常见。图示肿瘤，如果仅在高倍镜下观察，则不能显示甲状旁腺癌的特点，尽管肿瘤其他地方有坏死和神经周围侵犯。（右图）图示为体积巨大的肿瘤细胞，伴有明显的、鲜明的、嗜酸性的、不规则细胞核，可见核周晕，为癌的一个发现。注意非典型有丝分裂象[⇨]

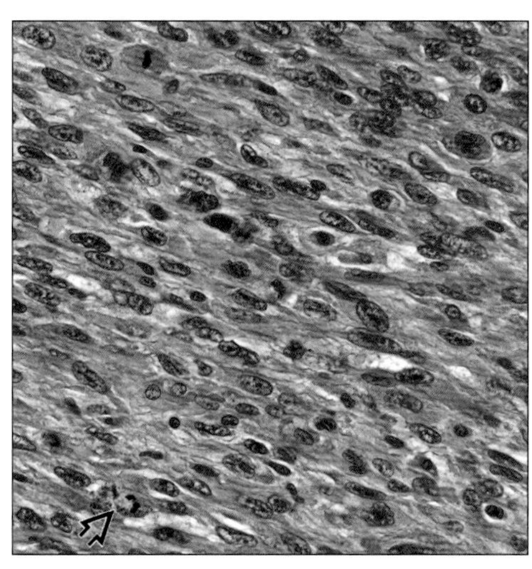
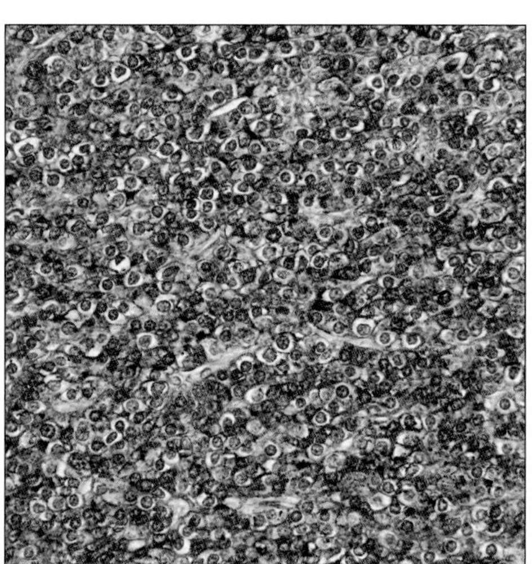

（左图）尽管不常见，但癌中仍可见显著的或局灶的梭形细胞，可见有丝分裂象，包括非典型有丝分裂象[⇨]。（右图）嗜铬粒蛋白在甲状旁腺中常为阳性。该例中细胞膜呈阳性反应，尽管常见的阳性反应为胞质呈颗粒状反应。单独免疫组织化学不能确定癌诊断

转移性/继发性肿瘤

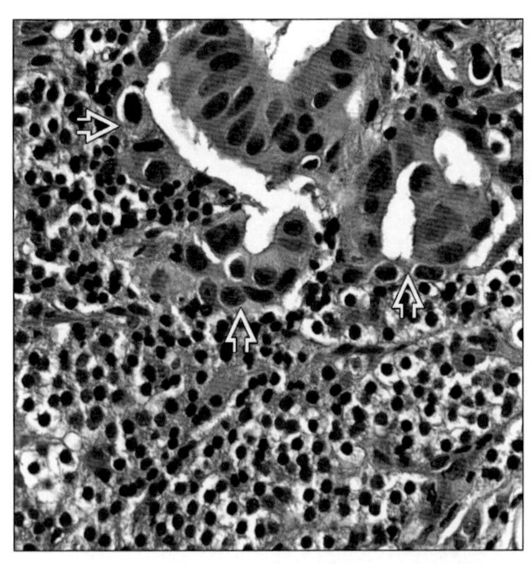

甲状旁腺腺瘤实质内可见转移性乳腺腺癌➡。异常的甲状旁腺组织中转移灶比正常组织内多见

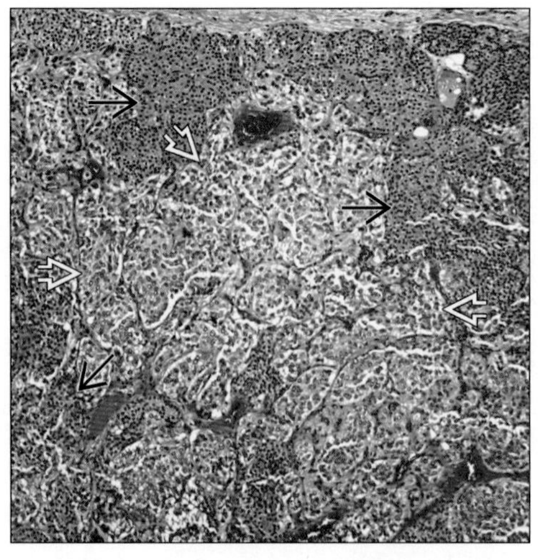

图示甲状旁腺实质→和副神经节瘤➡之间有密切的关系。区分这两种成分需要进行免疫组织化学评估

专业术语

定义

- 远处原发恶性肿瘤经血行或淋巴结转移累及甲状旁腺而形成的继发性肿瘤
  - 排除邻近结构（喉、气管、咽、甲状腺、食管、淋巴结、颈部软组织、纵隔）的直接扩展累及甲状旁腺
- 排除淋巴瘤和白血病

病因/发病机制

发病机制

- 甲状旁腺血供丰富，但转移率不高
- 异常的甲状旁腺组织（增生、腺瘤、癌）较正常组织含有转移灶的概率高
  - 血管和血流的改变可能是导致转移性疾病发生的原因

临床表现

流行病学

- 发病率
  - 取决于原发肿瘤的发病率
  - 占手术切除的甲状旁腺的比例小于0.1%
  - 恶性肿瘤全身扩散患者尸体解剖中发现甲状旁腺转移的比例小于1%
- 年龄
  - 所有年龄均可累及
  - 倾向于老龄化（平均70岁）
- 性别
  - 女性多于男性（1.2：1）
    - 乳腺和妇科原发肿瘤转移较前列腺原发肿瘤转移增加

部位

- 不清楚，因为没有症状描述
- 累及多个腺体（如果切除）

症状

- 多数患者无症状
- 偶有颈部肿物
- 甲状旁腺功能亢进或低下极其少见
- 原发肿瘤部位取决于年龄和性别
  - 癌最常见
    - 乳腺（乳腺小叶癌多于乳腺导管癌），肺，肾
    - 黑色素瘤，软组织肉瘤
    - 所有解剖部位均为潜在的发病部位
- 可见喉或食管鳞状细胞癌直接扩展累及甲状旁腺
- 副神经节瘤和软组织肿瘤很少累及甲状旁腺组织

实验室检查

- 通常没有甲状旁腺激素和血钙异常
- 可见原发性甲状旁腺功能亢进

治疗

- 手术方法
  - 甲状旁腺切除，尤其是生长缓慢的肿瘤或孤立的转移灶

预后

- 常预后差，取决于原发肿瘤类型
- 转移至甲状旁腺与预后不良相关
  - 很少有单纯的甲状旁腺转移，常为广泛的多器官转移
- 治疗常为对症治疗或姑息治疗

大体检查

一般特征

- 腺体可轻度增大

转移性/继发性肿瘤

要点

专业术语
- 远处原发恶性肿瘤经血行或淋巴结转移累及甲状旁腺而形成的继发性肿瘤

临床表现
- 占手术切除的甲状旁腺的比例小于0.1%
- 癌最常见
  - 乳腺（乳腺小叶癌多于乳腺导管癌），肺，肾
- 转移至甲状旁腺与预后不良相关

大体检查
- 原发性肿瘤的特点常被保留
- 淋巴管或血管处瘤栓形成

辅助检查
- 转移性肿瘤具有独特的免疫组织化学分布，区别于甲状旁腺原发肿瘤，肾细胞癌除外

  - 转移灶常不显著
- 直接扩展累及常导致“附着于”甲状腺、喉或食管
- 转移可以是多灶的

大小
- 大小范围广，但大多数为“微型的”

组织病理学检查

组织学特征
- 原发性肿瘤的特点常被保留
- 淋巴管或血管处瘤栓形成
- 如果为直接扩展累及，肿瘤体积常较大，偶可见包绕甲状旁腺
- 淋巴瘤和鳞状细胞癌容易与原发病变相区别
- 继发性肿瘤具有独特的形态学特点（淋巴瘤，副神经节瘤）

辅助检查

免疫组织化学
- 转移性肿瘤具有独特的免疫组织化学分布，区别于甲状旁腺原发肿瘤
  - 例外情况已知
  - 肾细胞癌和原发甲状旁腺癌EMA、RCC、CD10免疫反应阳性

鉴别诊断

透明细胞腺瘤
- 显著的细胞群压迫邻近的甲状旁腺实质
- 缺少淋巴管-血管侵犯
- 缺少血管型，没有渗出性红细胞

髓样癌
- 可直接侵及甲状旁腺组织
- 降钙素、CEA-M、TTF-1、嗜铬粒蛋白、突触素和CD56阳性

参考文献

1. Levy MT et al: Primary paraganglioma of the parathyroid: a case report and clinicopathologic review. Head Neck Pathol. 4(1): 37–43, 2010
2. Boggess MA et al: Renal clear cell carcinoma appearing as a left neck mass. Ear Nose Throat J. 75(9): 620–22, 1996
3. Bumpers HL et al: Endocrine organ metastases in subjects with lobular carcinoma of the breast. Arch Surg. 128(12): 1344–7, 1993
4. Benisovich VI et al: A case of adenocarcinoma of the lung associated with a neck mass and hypercalcemia. Cancer. 68(5): 1106–8, 1991
5. Goddard CJ et al: Symptomatic hypocalcaemia associated with metastatic invasion of the parathyroid glands. Br J Hosp Med. 43(1): 72, 1990

影像图库

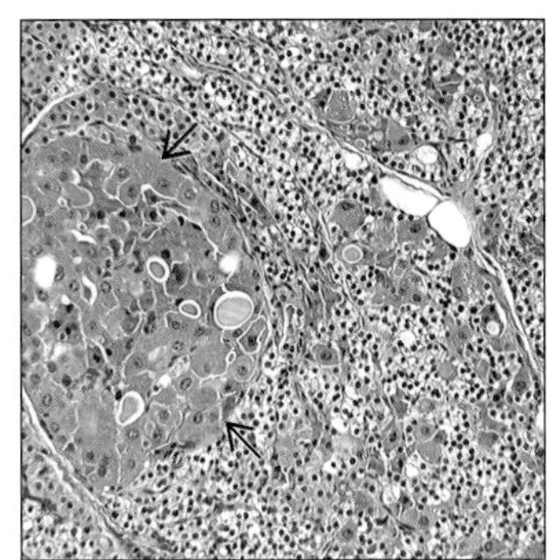

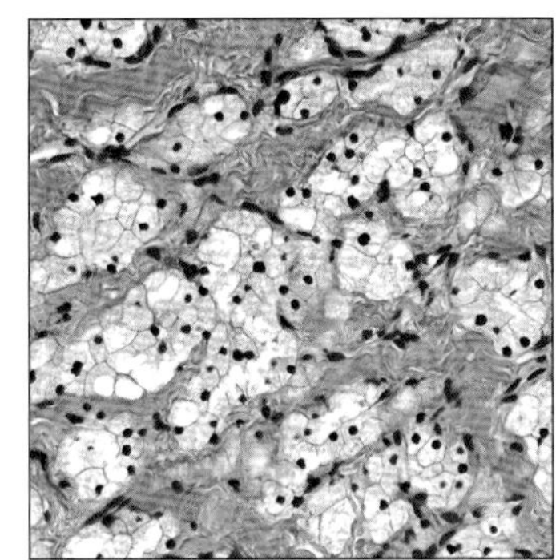

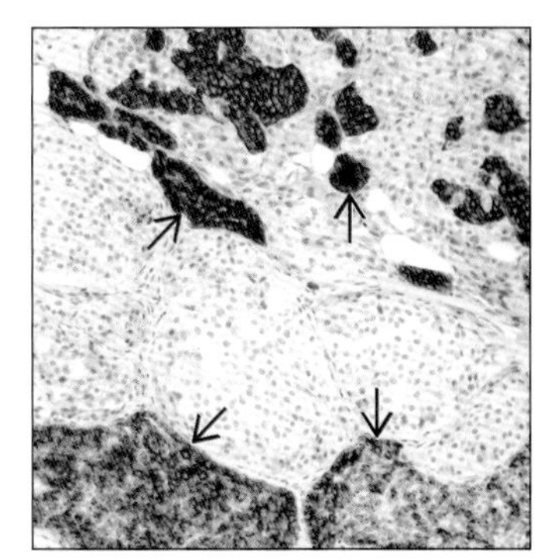

（左图）甲状腺滤泡性癌（嗜酸性细胞型）→转移至甲状旁腺。图示为明显的肿瘤“结节”，形态学上为恶性，与周围的甲状旁腺组织相区别。（中图）甲状旁腺透明细胞腺瘤形态学上可模仿转移性肾透明细胞癌。然而，胞质呈轻度嗜酸性，没有腺泡状结构内红细胞聚集。（右图）甲状旁腺激素染色→可将甲状旁腺组织与转移性肿瘤相区别

抗体名称 / 符号	抗体描述	克隆 / 别名
α-1 抗凝乳蛋白酶	抗 α1 胰凝乳蛋白酶	A1ACT
α-1 抗胰蛋白酶	抗 α1 胰蛋白酶	A1AT
α 淀粉酶	α 淀粉酶	A 淀粉酶
α 胎蛋白	α1 胎蛋白	AFP，Z5A06，CloneC3
钙紧张素	β 连环蛋白；通过 Wnt 信号通路调节细胞黏附和信号转导	β 连环蛋白，CLONE14，E-5，RB-9035Po，17C2，5H10
钙紧张素递质		B-caten-cyt
β 微管蛋白	β 微管蛋白	β 微管蛋白，TUJ1
κ 轻链	κ 轻链	KAPPA
λ 轻链	λ 轻链	LAMBDA
12C3	卵巢早期恶性肿瘤	
34βE12	高分子量的细胞角蛋白	MA-903，CK903
ACTH	促肾上腺皮质激素	
肌动蛋白 HHF-35	肌动蛋白，肌肉（HHF35）	MSA，HHF-35
肌动蛋白 SM	平滑肌肌动蛋白	SMA，ASM-1，GGA7，1A4，HUC1-1
AE1/AE3	AE1/AE3，用来检测高低分子量的角蛋白；两种抗细胞角蛋白的混合物	
AFP	甲胎蛋白	Z5A06，ClonC3，α 胎蛋白
ALK	间变淋巴瘤激酶 1	ALK1，5A4，ALKC
淀粉酶		
雄激素受体	二氢睾酮受体；核受体的第三亚种，C 组，	AR441，F39.4.1，AR-N20，AR27
APC	腺瘤结肠息肉病蛋白	
B72.3	肿瘤相关糖蛋白 72	TAG72，CC49，TAG-72，BRST-3
BCL-2	2 型 B 细胞淋巴瘤，在多种细胞体系中抑制细胞凋亡	ONCL2，BCL2/100/D5，124，124.3
BCL-6	B 细胞卷曲淋巴细胞性淋巴瘤或淋巴细胞瘤 6	LN22，GI191E/A8，N-3，PG-B6P，P1F6，3FR-1
BCL-10	B 细胞卷曲淋巴细胞性淋巴瘤或淋巴细胞瘤 10	151，331.3
BER-EP4	上皮细胞黏附分子	AUAI，VU-1D9，EPCAM，C10，HEA125
Brachyury	决定脊索生长的调节因素，并且是脊索瘤的生物标志	
BRST-2	巨囊性病蛋白 15	GCDFP-15，23A3，D6，AB-1，SABP，GPIP4，Gp17
CA125	黏蛋白 16	OV185:1，OC125，MUC16
降钙素	由甲状腺腺泡旁腺细胞（c 细胞）分泌的多肽激素	CALB1NDIN28
钙结合蛋白	细丝组成的蛋白，管理调节平滑肌的收缩	N3，26A11，CALP，CNN1，SMCC，SmCalp
钙视网膜蛋白	29kDa 钙结合蛋白，在中枢或者外周神经系统以及正常或者病理组织中表达	DAK-CALRET，5A5，CAL3F5，DC8，AB149
CAM5.2	细胞角蛋白 8/18(CAM5.2)	5D3，Zym5.2，5D3，CAM5.2，KER10.11，NCL-5D3
CD1a	T 细胞表面糖蛋白	JPM30，CD1A，O10，NA1/34
CD2	T 细胞表面抗原，LFA2	271，MT910，AB75，LFA-2
CD3	T 细胞受体	F7238，A0452，CD3-P，CD3-M，SP7，PS1
CD4	T 细胞表面糖蛋白 L3T4	IF6，1290，4B12，CD4
CD5	T 细胞表面糖蛋白 Leu1，T1	NCL-CD5 4C7 54/B4 54/F6

抗体名称 / 符号	抗体描述	克隆 / 别名
CD8	T 细胞复合受体抗原，Leu2，细胞毒性 T 细胞	M7103，C8/144，C8/144B
CD10	中性肽链内切酶	CALLA，脑啡肽酶，中性肽链内切酶，NEP
CD11c	整合素 αX 链	LEU-M5
CD15	由霍奇金淋巴瘤中的里一施细胞以及粒细胞应答	VIM-2，3C4，LEU-M1，TU9，VIM-D5，MY1，CBD1，MMA，3CD1，C3D1，Lewis x，SSEA-1
CD20	四域 B 淋巴细胞跨膜	FB1，B1，L26，MS4A1
CD21	CR2，补体受体 2，EB 病毒受体	IF8
CD23	Fc ε RII，低亲和力 IgE 受体，IGEBF	1B12，MHM6BU38
CD24	B 淋巴细胞唾液酸决定簇	BA-1
CD30	肿瘤坏死因子受体 SF8	BER-H2，KI-1，TNFRSF8
CD31	PECAM-1，血小板内皮细胞黏附因子	JC/70，JC/70A，PECAM-1
CD34	造血干细胞抗原	MY10，IOM34，QBEND10，8G12，1309，HPCA-1，HPCA，NU-4A1，TUK4，clone581，BI-3c5
CD35	红细胞补体受体，CR1，免疫黏着受体，C3b/C4b 受体	CR1，BER-MAC-DRC，TO5，CD35，E11
CD38	急性淋巴细胞白血病细胞抗原	SPC32，VS38，T10
CD43	人体 T 淋巴细胞表面主要唾液糖蛋白	LEU-22，DF-T1，L60，MT1，Sialophorin，leukosialin，SPN
CD45	白细胞共同抗原	LCA，PD7/26，1.22/4.14，T29/33，RP2/18，PD7，2D1，2B11+PD7/26
CD45RA	由幼稚 T 细胞表达的 CD45 亚型	4KB5，MT2，CD4 5RA，MB1
CD45RB	由幼稚与记忆 T 细胞表达的 CD45 亚型	
CD56	NCAM（中性粒细胞黏附分子）	MAB735，ERIC-1，25-KD11，123C3，24-MB2，BC56C04，1B6，14-MAB735，NCC-LU-243，MOC-1，NCAM
CD57	β-1,3 葡萄糖醛酸 1	LEU-7，NK1，HNK-1，TB01，B3GAT1
CD68	单核细胞的胞质颗粒蛋白	PG-M1，KP-1，LN5
CD70	TNF 受体家族成员 CD27 是一种细胞配体，用以短暂地激活 T、B 细胞	
CD79-α	相关免疫球蛋白 α	MB-1，11D10，11E3，CD79A，HM47/A9，HM57，JCB117
CD99	细胞表面糖蛋白，与移行相关并与 T 细胞黏附有关	CD99-MEMB，M3601，MIC2，12E7，HBA71，O13，P30/32MIC2
CD117	C-kit，酪氨酸蛋白激活	C-19（C-KIT），104D2，2E4，C-KIT，A4502，H300，CMA-767
CD138	多配体，血浆细胞的标识物	B-B4，AM411-10M，MI15
CD163	巨噬细胞血红蛋白清除系统	10D6
CD207	由朗格汉斯细胞产生的 II 型跨膜细胞表面受体	langerin
CDK4	周期素依赖性蛋白激酶 4	DCS-31
CDX-2	尾型同源盒转录因子 2	AMT28，7C7/D4，CDX-2-88
CEA-M	癌胚抗原，单克隆	mCEA-B18，CEA-D14，CEA-GOLD1，T84.6，CEA-GOLD2，CEA11，CEA-GOLD3，CEA27，CEA-GOLD4，CEA41，CEA-GOLD5，T84.1，CEA-M，A5B7，CEJ065，IL-7，T84.66，TF3H8-1，0062，D14，alpha-7，PARLAM1，ZC23，CEM010，A115，COL-1，AF4，12.140.10，11-7，M773，CEA-M431_31，CEJO65

抗体名称 / 符号	抗体描述	克隆 / 别名
CEA-P	癌胚抗原，多克隆	
CGRP	降钙素基因相关肽	
嗜铬粒蛋白 A	垂体分泌蛋白 1	PH-5，PHE5，E001，DAK-A3
嗜铬粒蛋白 B	分泌粒蛋白	PE-11，SECRETONEUR
CITED-1	黑色素特异性基因 1 抗体，CBP/P300 相互作用	J72220K，MSG1
CK1	细胞角蛋白 1	CK01，34BB4
CK4	细胞角蛋白 4	215B8，6B10
CK5/6	细胞角蛋白 5/6，高分子量细胞角蛋白	D5/16B4
CK7	细胞角蛋白 7，低分子量细胞角蛋白	K72.7，KS7.18，OVTL 12/30，LDS-68，CK07
CK8	细胞角蛋白 8	K8.8，4.1.18，TS1，C-51，M20
CK10	细胞角蛋白 10	LHP1，DE-K10，RKSE60
CK10/13	细胞角蛋白 10/13	DE-K13，A3.3
CK13	细胞角蛋白 13	KS13.1，KS-1A3，AE8，2D7
CK14	细胞角蛋白 14，高分子量角蛋白	LL002
CK17	细胞角蛋白 17	E3
CK18	细胞角蛋白 18	M9，DC-10，CY-90，KS18.04
CK19	细胞角蛋白 19，低分子量角蛋白	BA17，RCK108，LP2K，B170，A53-BA2，KS19.1，170.2.14
CK20	细胞角蛋白 20，低分子量角蛋白	KS20.8
CK8/18/CAM5.2	细胞角蛋白 8/18，单纯上皮型角蛋白	5D3，Zym5.2，CAM5.2 KER10.11，NCL-5D3，cytokeratinLMW
CK-HMW-NOS	高分子量角蛋白，未被归为他类	
C-KIT		CD117，C-19CC-KIT1，104D2，2E4，C-KIT，A4502，H300，CMA-767
CK-HMW-NOS		
CK-PAN	细胞角蛋白泛（AE1/AE3/LP34）；高低角蛋白合成物	Keratin pan，MAK-6，K576，LU-5，LK-1，KC-8，MNF116，pankeratin，pancytokeratin
Claudin-1	与衰老相关的上皮膜蛋白	JAD.8
Clusterin	丛生蛋白，特异 α 链	41D，E5
CMV	巨细胞病毒	
Collagen Ⅳ	层黏连蛋白，糖蛋白以及肌动蛋白均为基底层的主要组成部分	CIV22，COL4A[1-5]，collagen α -1（Ⅳ）chain
Cylin-D1	有着重要细胞循环管理功能的蛋白	Bcl-1（cyclinD1）A-12，PRAD1，AM29，DCS-6，SP4，5D4，D1GM，P2D1IE11，CCND1Cyl-1
Desmin	在肌细胞中发现的Ⅲ型中间丝	M760，DE-R-11，D33，DES，DE-U-10，ZC18
EBER	EB 病毒编码的 RNA	
EBV-LMP	EB 病毒潜在膜蛋白	LMP1，CS1-4
E-cadherin	上皮钙依赖黏附蛋白	36B5，ECH-6，ECCD-2，CDH1，5H9，NCH38，CLONE 36，4A2 C7，E9，67A4，HECD-1，SC-8426
EGFR	v-erb-b1 成红细胞白血病病毒基因，表皮生长因子受体	2-18C9，EGFR1，EGFR PHRMDX，NCL-R1，H11，C-ERBB-1，E30，EGFR，EGFR. 113，31G7，3C6
EMA	上皮细胞膜抗体	GP1.4，214D4，MC5，E29
EpCam/BER-EP4/CD326	上皮细胞黏附分子	AUA1，VU-1D9，EPCAM，C10，HEA125，BER-EP4

抗体名称 / 符号	抗体描述	克隆 / 别名
ER	雌激素受体蛋白	1D5，6F11，SP1，15D，H222，TE111，ERP，ER1D5，NCLER611，NCL-ER-LH2，PGP-1A6
ERP-β	雌激素受体 β 蛋白	ER-BETA，14C8，57/3，PPG5/10
Fascin	霍奇金淋巴瘤中里一施细胞的标志物	55K2
FLI-1	Friend 白血病病毒结合 1	GI146-222，SC356
F Ⅷ RAg	第八因子相关抗体	F8/86，von Willbrand factor
F ⅩⅢ A	第十三因子	
Galectin-3		NCL-GAL3，B2C10，9C4
GCDFP-15	巨囊性病蛋白 15	23A3，BRST-2，D6，SABP，GPIP4，Gp17
GFAP	胶质纤维嗜酸蛋白	6F2，M761，GA-51，GFAP，GFP-8A
GH	生长因素	HGH，hGH
GLUT1-cytoplasm	细胞质葡萄糖转运体 1	GLUT1-CYT
HAM56	IgG 抗体 Fc 受体，高亲和力	CD64
HBME-1	间皮瘤抗体	
HER2	v-erb-b2 成红细胞白血病病毒基因蛋白，人表皮生长因子受体 2	Her2/neu，NEU，Her2，NCL-CBE1，10A7，9G6.10，SP3，4B5，P185，9G6.20，A0485，C-ERBB-2，CB11，ERBB-2，3B5，TAB250，HERCEPTEST，E2-4001，HER-2_NEU
HHV8	人疱疹病毒 8	13B10，LNA-1
HMB-45	对抗黑色素瘤表达抗原的单克隆抗体	
HMFG	人类乳糖蛋白 1	HMFG-2
HMGA2	高速泳动蛋白 A2	HMGI-C
HPP	人胰肽	
HPV	人乳头瘤病毒	
HPV16	人乳头瘤病毒 16	
IgA	免疫球蛋白 A	
IGF-2	胰岛素样生长因子 2	W2-H1
IgG	免疫球蛋白 G	IGG
IgM	免疫球蛋白 M	
IL-15	白细胞介素 15	
IMP3	胰岛素样生长因子 Ⅱ MRNA 结合蛋白 3	L523S
Inhibin-α	由卵巢颗粒细胞分泌，促进或抑制垂体促性腺激素的分泌，是性腺肿瘤的敏感标志物	
Keratin-Pan	细胞角蛋白泛素（AE1/AE3/LP34）高低分子细胞角蛋白复合物	Keratin pan，MAK-6，K576，LU-5，KL-1，KC-8，MNF116，pankeratin，pancytokeratin
KI-67	细胞增殖的标志物	MMI，KI88，IVAK-2，MIB1
层黏连蛋白	基底层的主要蛋白	LAMININ-4C7，4C12.8，LAM-89
Langerin	CD207 分子	CD207
LCA	白细胞的共同抗原	PD7/26，1.22/4.14，T29/33，CD45RB，RP2/18，CD45，PD7，2D1，2B11+PD7/26
LF	乳铁蛋白	
LH	黄体素	Beta-LH
LMP1	EB 病毒潜在膜蛋白	EBV-LMP，CS1-4
Lysozyme	1,4-β N- 乙酰酪胺蛋白 C	Lyz，lzm，Ec3.2.1.17
MAC387	巨噬细胞抗体	
MBP	主要碱性蛋白	

抗体名称 / 符号	抗体描述	克隆 / 别名
mCEA	癌胚抗原	CEA-M，CEA-B18，CEA-D14，CEA-GOLD1，T84.6，CEA-GOLD2，CEA 11.CEA-GOLD3，CEA27，CEA-GOLD4，CEA41，CEA-GOLD5，T84.1 CEA-M，A5B7，CEJ065，IL-7，T84.66，TF3H8-1，0062，D14，alpha-7，P ARLAM1，ZC23，CEM010，A115，COL-1，AF4 12.140.10，11-7，M773，CEA-M431_31，CEJO65
Mcl-1	髓系细胞白血病	38G3，MCL-1，S-19
MCM2	微粒维持蛋白 2	
MDM2	小鼠双分钟的癌基因	HDM2，IF2，2A10，1B10，SMP14，MDM-2
Melan-A	由 T 细胞识别的黑色素瘤抗原，黑色素细胞中发现的蛋白黑色素细胞分化抗原	M2-7C10，CK-MM
Melan-A103	Melan-A 的克隆体	A103
MIB1	细胞增殖的标识物	MMI，KI88，IVAK-2，MIB1
MIC2	用以移行的细胞表面糖蛋白	CD99，CD99-MEMB，MIC2，I2E7，HBA71，O13，P30/32MIC2，M3601
MITF	小眼畸形相关转录因子	34CA5，D5，C5+D5
MK	促神经生长因子 2	MIDKINE，MK1
MSA	平滑肌细胞抗体	ACTIN-SM，ASM-1，CGA7，1A4，HUC1-1
MSG1	黑素细胞特异性基因 1 抗体	CITED-1，J72220K
MSH2	mutS 同源物 2	FE11
MT	金属硫蛋白	CLONE E9
MUC1	上皮层抗原	LICR-LON-M8，BC3，DF3，VU3D1，MUSEII，RD-1，MA695，MA552，PS2P446，115D8
MUC2	胃肠道黏蛋白 1	CCP58，MUC2-P，M53，MRP，LUM2-3，LDQ10
MYOD1	肌源性分化 1	5.8A，5.2F
Myogenin	生肌因子 4	F50，MYF3，MYF4，LO26，BHLHC3，cb553，MYF4，MYOG
Myoglobin	肌肉组织中发现的铁和氧结合蛋白	Mg-1
Myosin	马达蛋白负责横纹肌和平滑肌细胞中的肌动蛋白为基础的蠕动	
N3	一种钙结合蛋白	26A11，CALP
NFP	神经丝蛋白 H/M 磷酸化蛋白	TPNFP-1A3，SMI31，SMI33，NFP，SMI32，TA-51，2F11
NGFR	神经生长因子受体	
NSE	神经元特异性烯醇酶	BSS/H14
P14	周期素依赖性蛋白激酶 4 抑制因子 A	P14_ARF
P16	周期素依赖性蛋白激酶 4 抑制因子 2A	P16_INK4A，E6H4，sc1661，JC8，ZJ11，P16，G175-405，F-12，DCS-50，6H12，16P07，16P04
P21	周期素依赖性蛋白激酶抑制因子 1A	WAF1，DCS-60.2，EA10，6B6，4D10，SX118，P21，P21_WAF1，WAFT
P27	周期素依赖性蛋白激酶抑制因子 1B	P27_KIP1，S7，1B4，DCS-72.F6，SX53G8，P27，K25020，DCS72，KIP-1
P53	p53 肿瘤抑制基因蛋白	DO7，21N，BP53-12-1，AB6，CM1，PAB1801，DO1，BP53-11，PAB240，RSP53，MU195，P53
P63	肿瘤蛋白 p63	H-137，7JUL
P73	肿瘤蛋白 p73	AB7824

抗体名称 / 符号	抗体描述	克隆 / 别名
P80	间变性淋巴瘤激酶 1	KU
parafibromin	抑癌伴有甲状旁腺功能亢进 - 颌骨肿瘤综合征	2H1
Pax-2	配对方块基因 2	Z-RX2， PAX-2
Pax-8	配对方块基因 8	PAX-8
p-cadherin	胎盘依赖黏附蛋白	56， clone 56
PCNA	增殖细胞核抗原	19 A2， PC10
PDGF-B	血小板衍生生长因子 B	D2-40， M2A
PGP9.5	蛋白基因产物 9.5	13C4
PLAP	胎盘碱性磷酸酶	228M， 8A9， 88B
PNA	花生凝集素	
Podoplanin	活性滤泡树长细胞标志物	D2-40， M2A
PR	孕激素受体蛋白	10A9， PGR-1A6， KD68， PGR-ICA PRP-P， PRP， PRI， 1A6， 1AR， HPRA3， PGR-636， 636， ， PR88， NCL-PGR
PRL	催乳素	
PSA	前列腺特异性抗原	PSA-M， PSA， ER-PR8， PSA-P， F5
PTEN	磷酸酶及相似物	PN37
PTH	甲状旁腺激素	
Rb	视网膜母细胞瘤相关蛋白	3C8， 3H9， PRB1， G3-245， RB1， RB-WL 1， RB-1， 1F8， RB
RCC	肾细胞癌	66.4C2， PN-15 RCC， RCC MA
ret	多发性内分泌腺瘤和甲状腺髓样癌	3F8
S-100	低分子蛋白在细胞中通常存在于神经嵴，软骨细胞，脂肪细胞，肌上皮细胞，巨噬细胞，朗格汉斯细胞，树突细胞以及角化细胞	S-100， A6， 15E2E2， Z311， 4C4.9
S-100-A4	S-100 钙结合蛋白 A4	
S-100-A9	S-100 钙结合蛋白 A9	MRP14
SCC	鳞状细胞癌相关抗原	F2H7C
Serotonin	5- 羟色胺	5-HT， 5HT-H209
SMHC	肌球蛋白轻链	ID8， SM_MYOSIN_H， HSM-V SMMS-1
SNF5	SWI / SNF 染色质重塑复合体	BAF47/SNF5， INI1
Somatostatin	生长激素释放抑制因子	
Synaptophysin	主要的突触蛋白 p38 抗体	SVP38， SY38， SNP-88， SYP， SYPH， Sypl， Synp38
SYT	SYT 同系物 1	
Tag-72	肿瘤相关糖蛋白 72	CC49， B72.3， BRST-3
TCR	T 细胞抗原受体	T_CELL_AG_R， BETA-F1， 8A3， BF1
TdT	末端脱氧核苷酰酶酸转移酶	SEN 28
Tenascin	胞外基质糖蛋白	DB7， TN2
TF	TF 家族抗体	HB-T1， TF ANTIGEN
Thyroglobulin	甲状腺特异蛋白二聚体	DAK-TG6
TIA	T 细胞胞内抗原 1	NS/1-AG4， 2G9， TIA-1
TLE1	转导蛋白样增强子 1	
TNF-α	γ 连环蛋白	G-catenin， TNF alpha， alpha alpha
TPO	甲状腺过氧化物酶	THYROPEROX

抗体名称 / 符号	抗体描述	克隆 / 别名
TSH	促甲状腺激素	Beta-TSH
TTF-1	转录终止因子	8G7G3/1，SPT-24，SC-13040
Tyrosinase	酪氨酸酶	NCL-TYROS，T311
ULEX-1	荆豆凝集素 1	ULEX，UEA1
VCA	EB 病毒衣壳抗原	EBV-VCA
Villin	蛋白结合微丝微绒毛核心	1D2C3
Vimentin	间质细胞中间丝蛋白主要亚单位	43BE8，3B4，V10，V9，VIM-B34，VIM
Von willebrand factor	八因子相关抗原	F Ⅷ Rag，F*/86
WT1	肾母细胞瘤基因 1	6F-H2，C-19